Practice of Infectious Diseases

4th Edition

第4版

Practice of Infectious Diseases

4th Edition

第4版

实用传染病学

主　　编　王宇明　李梦东

人民卫生出版社

图书在版编目(CIP)数据

实用传染病学/王宇明,李梦东主编. —4 版. —北京:人民卫生出版社,2016

ISBN 978-7-117-21942-6

Ⅰ. ①实… Ⅱ. ①王…②李… Ⅲ. ①传染病学 Ⅳ. ①R51

中国版本图书馆 CIP 数据核字(2016)第 037887 号

实用传染病学

第 4 版

主　　编: 王宇明　李梦东
出版发行: 人民卫生出版社(中继线 010-59780011)
地　　址: 北京市朝阳区潘家园南里 19 号
邮　　编: 100021
E - mail: pmph @ pmph. com
购书热线: 010-59787592　010-59787584　010-65264830
印　　刷: 北京盛通印刷股份有限公司
经　　销: 新华书店
开　　本: 889×1194　1/16　　**印张:** 100
字　　数: 2957 千字
版　　次: 1994 年 1 月第 1 版　2017 年 2 月第 4 版
2022 年 12 月第 4 版第 3 次印刷(总第 10 次印刷)
标准书号: ISBN 978-7-117-21942-6/R · 21943
定　　价: 368. 00 元

编写委员会

主　　编　王宇明　第三军医大学西南医院
　　　　　　李梦东　第三军医大学西南医院

副 主 编　毛　青　第三军医大学西南医院

编　　委（按姓氏笔画排序）

于乐成　南方医科大学南方医院
万谟彬　第二军医大学长海医院
王小红　第三军医大学西南医院
王英杰　第三军医大学西南医院
王贵强　北京大学第一医院
王福生　中国人民解放军第三〇二医院
王慧芬　中国人民解放军第三〇二医院
牛俊奇　吉林大学第一医院
邓国宏　第三军医大学西南医院
白雪帆　第四军医大学唐都医院
宁　琴　华中科技大学同济医学院附属同济医院
成　军　首都医科大学附属北京地坛医院
任　红　重庆医科大学第二附属医院
刘　沛　中国医科大学附属第一医院
汤　勃　中国人民解放军第三〇二医院
孙永涛　第四军医大学唐都医院
汪茂荣　中国人民解放军第八一医院
张大志　重庆医科大学附属第二医院
张欣欣　上海交通大学医学院附属瑞金医院
张绪清　第三军医大学西南医院
陈　嵩　第三军医大学西南医院
陈士俊　济南市传染病医院
陈耀凯　第三军医大学西南医院
林世德　遵义医学院附属医院
孟庆华　首都医科大学附属北京佑安医院
胡仕琦　第三军医大学西南医院
赵　伟　东南大学附属第二医院
赵英仁　西安交通大学第一附属医院
侯金林　南方医科大学南方医院
施光峰　复旦大学附属华山医院
聂青和　第四军医大学唐都医院
翁心华　复旦大学附属华山医院
唐　红　四川大学华西医院
盛吉芳　浙江大学附属第一医院
斯崇文　北京大学第一医院
谢　青　上海交通大学医学院附属瑞金医院
雷学忠　四川大学华西医院
窦晓光　中国医科大学附属盛京医院
谭德明　中南大学湘雅医院
魏　来　北京大学第一医院肝病研究中心

学术秘书　涂洋粟　汤　勃　夏　浪

前　言

《实用传染病学》第3版于2004年出版，至今已有十余年，其间感染病发生众多改变。随着社会经济发展、人民生活水平提高、医疗卫生条件改善，感染病出现了新的发展趋势和特点：大多数旧的感染病还在蔓延或重新肆虐，特别是在发展中国家，肺结核、细菌性肠道疾病、病毒性肝炎和肠道疾病、流行性脑脊髓膜炎、乙型脑炎、肾综合征出血热、丝虫病、血吸虫病等感染病仍严重危害着人们的健康；各种新发感染病不断出现，如艾滋病（AIDS）、严重急性呼吸综合征（SARS）、新型冠状病毒感染、H1N1流感、肠出血大肠埃希菌感染、新型布尼亚病毒、中东呼吸系统综合征、H7N9及H10N8禽流感病毒感染等，且这些新发感染病呈现出多变异的特点，尚无有效的疫苗预防，随时都可能引起疫情暴发；已得到良好控制的感染病再度增加，发病呈上升态势，如结核病、各种性传播疾病等；抗生素耐药的迅速增加（如产NDM-1细菌）使感染治疗面临困境；医院感染成为威胁患者安全的重要公共卫生挑战；有害生物因子泄漏与人为生物恐怖袭击事件也随时可能影响社会稳定；全球气候变暖和全球人员的广泛流动有利于病原微生物的生长和快速扩散，使得原本地区局限性的感染病常可导致国际性的疫情传播，成为全球性的公共卫生问题。

同时，随着科学及技术的长足进步和全球对感染病防治和控制意识的提高，感染病学的发展也取得了重要进展，一批新的研究成果和技术手段亦不断出现：通过分子生物学、分子遗传学、微生态学、流行病学等学科的交叉与综合研究，深入和拓展了人们对感染病的认识；随着感染病基础研究的不断提高，对感染病的病理生理学基础的认识得到进一步的深入；伴随基因组技术的发展，对感染病病原微生物的分子遗传学基础和感染的宿主遗传学基础的研究取得了长足的进步；随着应用研究的不断转化，新微生物检测法如核酸扩增试验已被批准在临床应用，基因组技术、蛋白质技术以及纳米技术越来越多地被应用于感染的诊断检测、治疗、微生物研究和药物、疫苗设计开发等领域；包括我国自主研发的戊型肝炎疫苗成功上市在内，越来越多的预防和治疗性疫苗取得新的突破，部分新发感染病的疫苗研究及研制周期明显缩短，这将有助于快速控制疫情的蔓延；随着新药技术的发展，越来越多的有效的抗感染病药物可用于感染病的治疗和预防，为广大感染病患者带来了福音；随着对公共卫生意识的加强，包括我国在内的全球感染病防治体系得到初步建立和完善。所有这些，无不反映出感染病的发展取得了可喜的进步。

10年来感染病的变化和发展使我们认识到大规模改版更新《实用传染病学》已刻不容缓。因此，我们一直不断收集广大临床医生的宝贵意见及相关文献，反复讨论和修改，坚持精益求精的原则致力于本书的修订工作。第4版继续沿用前三版的核心思想，根据循证医学的原则，以临床实践经验为基础，以适合我国国情和感染病现状为出发点，结合当今感染病学的新观点和对感染病防控工作的新要求，将先进、科学的感染病防治文献和成熟的临床经验与理念进行总结和归纳。一如既往，本书宗旨是体现新颖、实用和丰富三大特色。“新颖”是指内容能反映最新且较为成熟的研究成果，学科研究前沿及发展趋势，首次采用系统感染与传统的病原体分类相结合的编排方式，有助于临床工作中的鉴别诊断；“实用”是指内容具有良好的实用价值，理论结合实际，易懂易用；“丰富”是指内容较为完整而无重大遗漏。

全书共分为26章，系统、全面、深入地介绍了感染病的基础研究、新出现的新发/再发感染病、感染病的防治及各类病原体所致感染等基础和临床进展。现将本书内容分述如下：前十章阐述感染病的历史、病理生理学基础、感染与免疫、诊断技术、治疗原则及感染病的预防等问题。其后为系统感染，系统阐述感染病常见临床症候/综合征，这亦为本书的新增内容，便于读者系统了解相关疾病及相关器官的基础与临床知识，实现了系统理论与临床实践的最佳衔接，符合临床实际。之后以病原体分类，分别阐述病毒性疾病、朊粒感染、衣原体、立克次体、支原体、细菌、真菌、原虫及蠕虫感染病。最后本书对常见综合征及感染病研究领域中的热点问题进行概述，以期反映感染病的研究进展。

自《实用传染病学》前三版出版以来，一直受到全国同道的关心和爱护，特别是第3版《实用传染病学》更受到了医学院师生及从事感染病防治工作的医务人员、全科医师、各级卫生防疫人员的广泛好评。本版写作队伍吸收了不少勇于上进，眼界开阔的从事感染病专业的中青年学者，同时老一辈专家发扬了学风严谨，不断进取的精神，形成了以老带新的可喜局面。承蒙全体编委、所有作者和人民卫生出版社编辑的尽心尽责，本书在每个章节在内容上均对最近年来相关领域的最新成果进行了更新和丰富，实用性上也有了更大的改观。但由于版本改动大，新增内容和作者较多，学术造诣和写作水平不尽一致，祈望各位读者和有关专家批评和指正。

本书于去年5月送交出版社，其后经过反复审阅、修正并更新内容，终于完全定稿。在最后发排之际，深感著书不难，但写一本好书实在不易。本书从最初的五年制教材，发展到当前的第4版人民卫生出版社实用系列丛书，其间凝集了几代人的心血，见证了感染病学的发展历程，也伴随着学科队伍及事业成长。在感慨万分之余，谨向一切关心和爱护本书的人们表示衷心感谢！

王宇明　李梦东

2016年12月1日

目 录

第一章 概述…………………………………… 1
第二章 感染病的历史………………………… 4
第三章 新发/再发感染病…………………… 17
第四章 感染病的病理生理学基础 ………… 26
第五章 感染病的遗传学基础 ……………… 37
第一节 微生物的分子遗传学 ………… 37
第二节 感染病的宿主遗传学 ………… 46
第六章 感染与免疫 ………………………… 58
第一节 寄生物的致病性 ……………… 58
第二节 非特异性免疫 ………………… 73
第三节 特异性免疫应答 ……………… 80
第七章 感染病的特征……………………… 100
第一节 感染病的流行病学特征………… 100
第二节 感染病的临床特征……………… 102
第八章 感染病诊断技术…………………… 109
第一节 概述……………………………… 109
第二节 病原体的分离与证实…………… 114
第三节 免疫学诊断……………………… 120
第四节 基因诊断技术…………………… 131
第五节 临床病原体检测技术的历史、现状和未来……………………… 146
第九章 感染病的治疗原则及现状………… 153
第一节 抗菌药物………………………… 153
第二节 抗病毒药物……………………… 163
第三节 抗寄生虫药物…………………… 175
第四节 对症支持治疗及护理…………… 179
第五节 免疫治疗………………………… 187
第六节 基因治疗………………………… 196
第七节 人工肝支持系统与肝移植……… 205
第八节 中医中药治疗在感染病中的应用……………………………… 212
第十章 感染病的预防……………………… 216
第一节 急性感染病的管理……………… 216
第二节 旅行者感染病的防护…………… 218
第三节 环境因素对感染的影响………… 223
第四节 消毒与隔离……………………… 224
第五节 杀虫与灭鼠……………………… 227
第六节 疫(菌)苗的现状及研究进展 … 230
第七节 基因疫苗的研究进展…………… 241
第八节 感染病与自然灾害及生物恐怖……………………………… 250
第十一章 感染病常见临床症候/症候群 … 254
第一节 概述……………………………… 254
第二节 发热性感染病与不明原因发热……………………………… 263
第三节 发疹性感染病…………………… 277
第四节 中枢神经系统感染……………… 295
第五节 胃肠道感染……………………… 313
第六节 呼吸道感染……………………… 336
第七节 肝胆胰感染……………………… 358
第八节 泌尿生殖系统感染……………… 371
第九节 心血管系统感染………………… 389
第十节 骨关节系统感染………………… 418
第十二章 病毒性疾病……………………… 435
第一节 概述……………………………… 435
第二节 流行性感冒(附 甲型 H1N1 流感)…………………… 439
第三节 人禽流行性感冒(附 H7N9 禽流感) ……………………… 443
第四节 严重急性呼吸综合征…………… 448
第五节 其他呼吸道病毒性感染(附 中东呼吸综合征) ……… 459

第六节　流行性腮腺炎…………………… 464
第七节　麻疹…………………………… 467
第八节　其他副黏液病毒感染………… 472
第九节　风疹…………………………… 474
第十节　幼儿急疹……………………… 478
第十一节　天花（附　种痘）………… 480
第十二节　水痘及带状疱疹…………… 482
第十三节　单纯疱疹…………………… 487
第十四节　其他疱疹病毒感染………… 491
第十五节　手足口病…………………… 495
第十六节　人巨细胞病毒感染………… 498
第十七节　传染性单核细胞增多症…… 505
第十八节　传染性淋巴细胞增多症…… 509
第十九节　腺病毒感染………………… 511
第二十节　人类乳头瘤病毒及其他多瘤病毒感染………………… 514
第二十一节　人细小病毒 B19 感染 …… 517
第二十二节　病毒性肝炎……………… 520
第二十三节　脊髓灰质炎……………… 566
第二十四节　柯萨奇病毒感染………… 573
第二十五节　埃可病毒感染…………… 576
第二十六节　新型肠道病毒感染……… 577
第二十七节　病毒性胃肠炎…………… 580
第二十八节　人类微小病毒感染……… 585
第二十九节　慢性疲劳综合征………… 588
第三十节　甲型脑炎…………………… 591
第三十一节　流行性乙型脑炎………… 592
第三十二节　森林脑炎………………… 602
第三十三节　其他病毒性脑炎………… 604
第三十四节　淋巴细胞脉络丛脑膜炎…… 616
第三十五节　病毒性出血热概述……… 618
第三十六节　肾综合征出血热………… 620
第三十七节　发热伴血小板减少综合征布尼亚病毒感染………… 643
第三十八节　黄热病…………………… 648
第三十九节　登革热和登革出血热…… 652
第四十节　克里米亚-刚果出血热 ……… 659
第四十一节　其他病毒性出血热……… 664
第四十二节　病毒性脑膜炎…………… 702
第四十三节　口蹄疫…………………… 705
第四十四节　狂犬病…………………… 708
第四十五节　艾滋病…………………… 714
第四十六节　非 HIV 逆转录病毒感染 … 737
第四十七节　急性出血性结膜炎……… 741
第四十八节　慢病毒感染……………… 743
第十三章　朊粒感染及朊粒病……… 750
第十四章　衣原体感染……………… 765
第一节　概述…………………………… 765
第二节　鹦鹉热………………………… 767
第三节　肺炎衣原体感染……………… 769
第四节　沙眼衣原体感染……………… 773
第十五章　立克次体病……………… 776
第一节　概述…………………………… 776
第二节　流行性斑疹伤寒……………… 779
第三节　地方性斑疹伤寒……………… 784
第四节　恙虫病………………………… 786
第五节　Q 热…………………………… 789
第六节　斑点热………………………… 791
第七节　埃利希体病…………………… 795
第八节　人粒细胞无形体病…………… 796
第九节　附红体感染…………………… 799
第十六章　支原体感染……………… 802
第一节　概述…………………………… 802
第二节　支原体肺炎…………………… 803
第三节　泌尿生殖系支原体感染……… 807
第四节　其他支原体感染……………… 809
第十七章　细菌性感染病…………… 811
第一节　概述…………………………… 811
第二节　猩红热………………………… 813
第三节　丹毒…………………………… 816
第四节　类丹毒………………………… 819
第五节　肺炎链球菌感染……………… 820
第六节　猪链球菌感染………………… 834
第七节　其他链球菌病………………… 838
第八节　流行性脑脊髓膜炎…………… 844
第九节　化脓性脑膜炎………………… 852
第十节　白喉…………………………… 857
第十一节　百日咳……………………… 863
第十二节　军团病杆菌感染…………… 875
第十三节　葡萄球菌感染……………… 883
第十四节　伤寒………………………… 890
第十五节　副伤寒……………………… 897
第十六节　鼠伤寒沙门菌感染………… 898
第十七节　其他沙门菌感染…………… 901
第十八节　细菌性痢疾………………… 904
第十九节　细菌感染性腹泻…………… 912
第二十节　细菌性食物中毒…………… 922
第二十一节　耶尔森菌感染…………… 929

第二十二节　弯曲菌肠炎 …………………… 932
第二十三节　螺旋菌感染…………………… 935
第二十四节　亲水气单胞菌胃肠炎……… 939
第二十五节　类志贺毗邻单胞菌肠炎…… 942
第二十六节　难辨梭状芽胞杆菌结肠炎…………………………… 944
第二十七节　致病性大肠埃希菌感染…… 948
第二十八节　霍乱…………………………… 955
第二十九节　副溶血弧菌食物中毒……… 964
第三十节　其他弧菌感染…………………… 968
第三十一节　厌氧菌感染…………………… 974
第三十二节　巴西紫癜热…………………… 978
第三十三节　淋球菌感染…………………… 982
第三十四节　破伤风………………………… 988
第三十五节　铜绿假单胞菌感染………… 993
第三十六节　李斯特菌感染……………… 999
第三十七节　不动杆菌感染 …………… 1001
第三十八节　克雷伯菌感染 …………… 1004
第三十九节　肠球菌属感染 …………… 1007
第四十节　变形杆菌感染 ……………… 1010
第四十一节　肠杆菌属感染 …………… 1012
第四十二节　嗜麦芽窄食单胞菌感染 … 1014
第四十三节　布鲁司菌病 ……………… 1016
第四十四节　兔热病 …………………… 1023
第四十五节　炭疽 ……………………… 1026
第四十六节　鼻疽 ……………………… 1030
第四十七节　类鼻疽 …………………… 1032
第四十八节　鼠疫 ……………………… 1035
第四十九节　麻风 ……………………… 1040
第五十节　分枝杆菌感染 ……………… 1053
第十八章　放线菌感染与诺卡菌病 ……… 1068
第一节　放线菌病 ……………………… 1068
第二节　诺卡菌病 ……………………… 1070
第十九章　巴尔通体病 ………………… 1074
第一节　概述 …………………………… 1074
第二节　战壕热 ………………………… 1074
第三节　猫抓病 ………………………… 1076
第二十章　螺旋体病 …………………… 1080
第一节　概述 …………………………… 1080
第二节　钩端螺旋体病 ………………… 1081
第三节　回归热 ………………………… 1088
第四节　蜱媒螺旋体病（莱姆病） …… 1092
第五节　鼠咬热 ………………………… 1103
第六节　梅毒 …………………………… 1106
第七节　雅司 …………………………… 1112
第八节　品他病 ………………………… 1114
第二十一章　深部真菌病 ……………… 1117
第一节　概述 …………………………… 1117
第二节　组织胞浆菌病 ………………… 1122
第三节　球孢子菌病 …………………… 1126
第四节　芽生菌病 ……………………… 1128
第五节　副球孢子菌病 ………………… 1130
第六节　新型隐球菌病 ………………… 1131
第七节　孢子丝菌病 …………………… 1135
第八节　假丝酵母菌病 ………………… 1137
第九节　曲霉病 ………………………… 1141
第十节　毛霉病 ………………………… 1144
第十一节　着色真菌病 ………………… 1146
第十二节　肺孢子菌病 ………………… 1148
第十三节　其他深部真菌病 …………… 1151
第二十二章　原虫病 …………………… 1154
第一节　概述 …………………………… 1154
第二节　阿米巴病 ……………………… 1157
第三节　小袋纤毛虫病 ………………… 1169
第四节　贾第虫病 ……………………… 1171
第五节　滴虫病 ………………………… 1176
第六节　疟疾 …………………………… 1180
第七节　内脏利什曼病(黑热病) ……… 1191
第八节　弓形虫病 ……………………… 1198
第九节　巴贝虫病 ……………………… 1204
第十节　等孢子球虫病 ………………… 1206
第十一节　隐孢子虫病 ………………… 1208
第十二节　圆孢球虫病 ………………… 1212
第十三节　人芽囊原虫病 ……………… 1215
第十四节　肉孢子虫病 ………………… 1216
第十五节　锥虫病 ……………………… 1218
第二十三章　蠕虫病 …………………… 1221
第一节　概述 …………………………… 1221
第二节　血吸虫病(附　异位血吸虫病) ………………………… 1222
第三节　并殖吸虫病 …………………… 1232
第四节　华支睾吸虫病 ………………… 1237
第五节　肝片形吸虫病 ………………… 1240
第六节　姜片虫病 ……………………… 1242
第七节　丝虫病 ………………………… 1243
第八节　钩虫病 ………………………… 1252
第九节　蛔虫病 ………………………… 1259
第十节　鞭虫病 ………………………… 1265

第十一节 蛲虫病 …………………………… 1269
第十二节 线虫病分类及特征 ………… 1273
第十三节 龙线虫病 ……………………… 1275
第十四节 类圆线虫病 …………………… 1278
第十五节 毛圆线虫病 …………………… 1282
第十六节 筒线虫病 ……………………… 1284
第十七节 广州管圆线虫病 …………… 1286
第十八节 旋毛虫病 ……………………… 1289
第十九节 绦虫病 …………………………… 1293
第二十节 猪囊尾蚴病 …………………… 1296
第二十一节 棘球蚴病 …………………… 1302
第二十二节 曼氏裂头蚴病 …………… 1307
第二十三节 猪巨吻棘头虫病 ………… 1310
第二十四节 蠕虫蚴移行症 …………… 1312

第二十四章 体外寄生虫病 ……………… 1317

第一节 医学节肢动物与感染病 ……… 1317
第二节 虱病 ………………………………… 1320
第三节 疥疮 ………………………………… 1321
第四节 蝇蛆病 ……………………………… 1323
第五节 螨虫皮炎 ………………………… 1325

第二十五章 常见综合征及感染病研究领域中的热点 ………… 1327

第一节 感染相关疾患 …………………… 1327
第二节 输入及旅行相关感染 ………… 1332
第三节 先天性、围生期及儿童感染…… 1342
第四节 全身炎症反应综合征 ………… 1352
第五节 菌血症与脓毒症 ……………… 1361
第六节 感染性休克 ……………………… 1373
第七节 中毒性休克综合征 …………… 1380
第八节 成人呼吸窘迫综合征 ………… 1396
第九节 感染病中的弥散性血管内凝血 ……………………………… 1402
第十节 皮肤黏膜淋巴结综合征 ……… 1408
第十一节 感染中毒性脑病 …………… 1411
第十二节 病毒感染与肿瘤 …………… 1415
第十三节 医院获得性感染 …………… 1420
第十四节 免疫缺陷与感染 …………… 1426
第十五节 老年感染病的特点 ………… 1434
第十六节 溶血-尿毒综合征 ………… 1439
第十七节 肝硬化 ………………………… 1444
第十八节 肝衰竭 ………………………… 1458
第十九节 原发性肝癌 ………………… 1465
第二十节 自发性细菌性腹膜炎 ……… 1473
第二十一节 婴儿肝炎综合征 ………… 1478
第二十二节 性病的研究概况 ………… 1484
第二十三节 生物战剂与生物恐怖的防护 ……………………… 1498
第二十四节 感染病与互联网 ………… 1506

第二十六章 附录 ………………………… 1515

附录一 常用抗微生物药物的剂量与用法 ………………………… 1515
附录二 常见传染病的潜伏期、隔离期及检疫期 ……………………… 1523
附录三 计划免疫程序及其接种程序 … 1527
附录四 常见感染病的消毒方法 ……… 1529
附录五 实验室检验项目及其正常值 … 1536
附录六 中华人民共和国传染病防治法 ………………………………… 1550
附录七 突发公共卫生事件应急条例 … 1558
附录八 突发公共卫生事件与传染病疫情监测信息报告管理办法 … 1563

中文索引 ………………………………… 1568

英文索引 ………………………………… 1577

第一章

概述

各种致病性或条件致病性病原微生物或病原体(pathogen)克服机体的防御功能,侵犯或侵入机体的特定部位,并在入侵处或其他部位生长繁殖者,称为感染(infection)。已知对人类有致病性的病原体约在500种以上,包括病原微生物如病毒、衣原体、立克次体、支原体、细菌、螺旋体、真菌及寄生虫如原虫及蠕虫等。感染在宿主(host)内发生、发展及转归的过程称感染过程。在此过程中,由于宿主与病原体相互作用及斗争,引起宿主发生临床或亚临床的生物化学、病理生理学、新陈代谢、免疫学或形态学改变者,可认为是发病。其中,出现症状及体征者为显性感染,症状及体征难以察觉者多为隐匿性感染。每个人一生中要经历约100~150次感染,多为一过性或隐匿性感染,能发现患病者仅数次至数十次,隐匿性感染与显性感染之间的界限有时很难区别。

感染病(infectious diseases)系指能够在正常人或非正常人群中流行的疾病,包括可传播及非传播疾病(communicable and noncommunicable diseases),可传播的感染病即为传染病。感染病不一定具有传染性,而传染病(communicable disease)应属感染病范畴,反之则不能成立。为了适应我国感染病发展的需要,增强学科完整性,方便医患与学科教学,减少社会公众误解,有利于学科与国际体制相对应并进行国际学术交流,1995年我们提出在我国将传染病学及传染科(病院)更名为感染病学及感染病科(医院),得到全国同道的认同,1999年天津第六届全国传染病和寄生虫学会议一致通过学科改名的决议,以后的各次感染病会议不仅实现了名称的更改,更重要的是会议交流的实质内容已发生了改变。同时,传染科(病院)的更名很快在全国实现。临床学界公认,对于感染病可以发生在各类疾病的现状,感染病科责无旁贷,应当像国际上那样作为会诊医生承担起协助相关科室正确诊断及处置感染病的任务。

感染病是常见病、多发病,就其种类、数量及范围而言,非其他疾病能比。由于有多少种生物性病原体,就可能有多少种感染病,可以说目前所能认识的感染病,仅仅是一部分,很大部分感染病及其病原体尚属未知。总的来说,感染病可分为三类:第一类是传染性强烈的疾患,可致流行甚至是世界性大流行的感染病;第二类是受气候、地理及其他条件等约束,而只能导致部分人、地方性或季节性流行的感染病;第三类是虽受病原因子的感染而发病,但一般不再传播给他人,这一类感染病涉及所有临床学科,内容十分广泛,其中部分病原体并非绝对导致流行,例如金黄色葡萄球菌、军团菌及某些株大肠埃希菌等。因此,从事感染病防治工作的范围相当宽泛,其所涉及的理论知识及诊治手段均十分深刻而先进。随着医学科学的发展,已经明确又有不少疾患与感染因子有关,使得感染病视野更加宽阔,目标更加远大,任务更加艰巨,且意义更为重大。

我国传统习惯上已沿用多年的传染病科收治对象主要是急性、有流行性(或地方性)的感染性疾患,其原因主要是便于消毒、隔离及管理。然而,随着国家经济建设的发展,人民物质生活水平、文化知识及卫生知识水平日益提高,传染病专业医疗机构及卫生防疫机构的不断发展,我国感染病格局已经发生明显变化,表现在以下方面:①某些烈性感染病已得到控制或绝迹,如天花、鼠疫等;②感染病总体发病率明显降低,经典感染病呈显著减少趋势,如疟疾、血吸虫病、丝虫病、钩虫病及黑热病五大寄生虫病大幅下降;麻疹、白喉、猩红热及脊髓灰质炎等发病率显著降低;乙型肝炎病毒表面抗原(HBsAg)人群携带率降为7.18%,并保持持续下降趋势;③部分感染病发生“回潮”,包括霍乱、伤寒、结核病等;④少数感染病如性传播疾病呈增加趋势,如艾滋病等;⑤新发感染病(emerging infectious diseases,EID)层出不穷,如严重急性呼吸综合征(SARS)、甲型H1N1及H7N9流感、手足口病、埃博拉(Ebola)出血热、拉沙热、西尼罗河脑炎、新型布尼亚病毒感染所致的发热伴血小板减少综合征等；⑥部分病原体发生由野生动物到人的物种间宿主转换，往往会导致一种新的感染病流行，且异常凶猛，蜱、蝙蝠等作为经典储存宿主，被发现是多种人类病原体的媒介；⑦由于儿童预防接种，0～10岁年龄组感染病发病率呈逐年下降趋势；⑧部分病原出现新流行株或临床特点：如霍乱弧菌出现新的流行株；葡萄球菌中毒休克综合征出现新特点；现代伤寒与过去相比已有很大区别；莱姆病、登革热、HIV病毒流行病学的演变与病原的进化，疟疾对全球的新特点、产超广谱β-内酰胺酶（ESBL）肠杆菌与耐万古霉素肠球菌的“超级感染”等都成为全球关注的焦点；⑨病原体变异与耐药问题严重：病原体变异、进化速率快，病原体发生基因突变可能形成新毒株，改变侵袭力、毒力及繁殖力等性状，导致传播及致病性增强、预后差；如致病性大肠埃希菌O157∶H7、A组链球菌疾病的复燃、韩国出血热与汉坦病毒肺综合征、埃博拉病毒的来源与变迁等。

鉴于上述特点及从感染病的深度、广度及其发展趋势来看，感染病科的工作范围不仅限于法定传染病。为了保持传统上的连续性，学科工作的主要对象在于可传播给他人，并可能导致流行的感染病。

感染病是感染过程中的表现形式之一，但不是唯一形式。研究感染病在机体发生、发展及转归的原因及规律，并研究其诊断治疗措施，促进患者恢复健康，并消除其传染性以防止疾病传播的科学为感染病学。以群体为对象，研究感染病在人群中发生、传播及分布的原因及规律，并研究应采取的预防措施和对策的科学为流行病学（epidemiology）。感染病学与流行病学的侧重点虽有不同，但关系十分密切，最终目标一致，均为尽早使感染病的发生或流行得到控制及消灭。

人类在自然界生产斗争得以生存并繁衍后代的历史，在很大程度上可以说是与疾病斗争的历史。从新中国成立前数千年期间我国人口增长速度不快而平均寿命仅35岁的事实来分析，在过去的历史长河中对我国人民生命威胁最大的并非肿瘤或老年性疾病，而主要是感染病的流行。新中国成立后半个世纪以来，我国在感染病防治方面取得卓越成就，急性感染病病死率已从解放初期的第1～3位，降至第7～10位，人均寿命已达74.83岁（2010年全国第六次人口普查结果）。

近代医学经历了16～17世纪的奠基，18世纪的系统分类，19世纪的大发展，到20世纪进入了以科技为基础的现代医学阶段。医学模式亦发生转变，由古代的神明模式及自然哲学模式，到后来依次经历机械唯物论医学模式、生物医学模式，到现代的生物-心理-社会医学模式。现代医学的突出特点系依托生物科技的发展，将微观与宏观相结合，认识到疾病系由各环节因素，即生物-人类本身-自然及社会环境密切相互作用的结果。由此，感染病所面临的挑战，不再仅仅是医学范畴（病原体），人类本身与自然社会环境等因素亦制约着人类征服感染病的进程。具体表现有两大因素。

首先，人类是内在因素，主要包括以下方面：①个体行为方式的变化，性行为的混乱与异常，吸毒等各种感染病的传播起推波助澜的作用，如HIV的世界范围流行；②滥用抗生素，滥用抗生素诱导病原体耐药，WHO报道“药物失效和新药研发的速度持平”，也许有一日人类将面对无药可治的“超级病原体”；③商业活动与国际旅行的发展变化，人员及货物在世界范围内广泛流动，导致各类感染病扩散，如20世纪末霍乱通过航空器的跨国传播，艾滋病的扩散等；④由于旅游、勘探及居住等原因，人类活动范围不断扩大，深入森林、草原、洞穴等，打破了病原体、宿主动物及媒介生物之间的生态平衡，导致与病原体的“亲密接触”。

其次，是外在因素，即自然生态与社会环境因素，主要包括以下方面：①社会条件的变化：世界人口持续增长，贫穷与战争仍然困扰着广大发展中国家，健康状况与医疗条件每况愈下；现代社会的开放和包容亦带来文明的副产品，如性乱及吸毒等；②生态环境的变化：人口增长促进农业发展，水生态系统的变化，森林与植被的破坏与再造，洪水、干旱等恶劣的气候等导致某些感染病的发生与流行，如植树工首发莱姆病，1993年厄尔尼诺效应影响下，美国发生汉坦病毒肺综合征；③技术和工业的发展与应用：如食物供应全球化，食品包装和加工工艺的改变，输血及组织和器官移植等，导致食源性、血源性感染病扩散，如丙型肝炎病毒（HCV）、戊型肝炎病毒（HEV）、O157∶H7的传播等；④公共卫生措施的缺乏与失效：控制措施的制订与落实不利，病媒生物的播散，饮水净化设施的不足与失效等，亦可导致各类感染病的发生与流行；⑤医学科技进步带来一些弊端：如器官移植后免疫抑制剂的应用，抗肿瘤化学治疗、放射治疗的增加，血液透析及其他诊疗操作的开展，都能破坏或干扰人体的免疫防御功能，造成医院内获得性感染及条件致病菌感染增加，如葡萄球菌感染或大肠埃希菌感染等，并可流行。

面对挑战，医学研究者应该反思如何从各环节防控感染病的发生和流行。从沙漠化、全球温室效应，到近年的雾霾，生态环境整治迫在眉睫；管理及约束个体行为，杜绝性乱、吸毒，避免滥用药物；管理好自然疫源性疾病的传播途径，在进入疫区前做好防护。挑战亦是机遇，随着系统生物学、转化医学（translational medicine）及循证医学（evidence-based medicine，EBM）的发展，感染病诊疗技术革命带来新机遇，当前已进入个体化感染病学时代。伴随着高通量快速分子诊断技术即将全面应用、生物靶标的发现及新药的研发等，人类有望在极短时间内鉴定出类似甲型流感、“超级细菌”、“蜱咬热”（现证实为布尼亚病毒所致）的新型病原体而找到治疗方法。现代医学的发展日新月异，感染病科研、临床人员亦面临着巨大机遇与挑战，应加强时代紧迫感及使命感，为感染病学科发展贡献力量。

（王宇明　李梦东）

参考文献

1. 王宇明. 顾长海. 感染病学新进展. 4 版. 北京：人民卫生出版社，2001.
2. 陈耀凯，王宇明. 从传染病学到感染病学：学科发展的必然. 西北医学教育，2006，14(1)：1，2，6.
3. 翁心华. 感染病学新发展时期的省思：转折还是腾飞. 微生物与感染，2011，6(1)：2-3.
4. 梁伟峰，李兰娟. 中国感染病学科发展 30 年回顾与展望. 中国实用内科杂志，2011，31(11)：832-834.
5. Spicuzza L，Spicuzza A，La Rosa M，*et al*. New and emerging infectious diseases. Allergy Asthma Proc，2007，28(1)：28-34.
6. Altizer S，Ostfeld RS，Johnson PT，*et al*. Climate change and infectious diseases：from evidence to a predictive framework. Science，2013，341(6145)：514-519.
7. Wu XB，Na RH，Wei SS，*et al*. Distribution of tick-borne diseases in China. Parasit Vectors，2013，6：119.
8. Yang X，Yang H，Zhou G，*et al*. Infectious disease in the genomic era. Annu Rev Genomics Hum Genet. 2008，9：21-48.
9. Tanca A，Deligios M，Addis MF，*et al*. High throughput genomic and proteomic technologies in the fight against infectious diseases. J Infect Dev Ctries，2013，7(3)：182-190.

第二章

感染病的历史

感染病(infectious diseases)系由各种致病的或条件致病的病原微生物(病原体)在机体定殖,导致机体发生病理生理反应的疾病,能在正常或非正常人群中导致流行,包括可传播及不可传播疾病(communicable and noncommunicable diseases)。根据病变部位及传播特点可进一步分为呼吸道感染病(如流感、肺结核病、腮腺炎、麻疹及百日咳等)、消化道感染病(如蛔虫病、蛲虫病、细菌性痢疾及甲型肝炎等)、血液感染病(如乙型肝炎、丙型肝炎及艾滋病即 AIDS 等)、虫媒感染病(如鼠疫、莱姆病、疟疾及登革热等)及体表感染病(如沙眼、破伤风、淋病、疥疮等)。对人类有致病性的病原生物约在500种以上,包括微生物(如病毒、衣原体、支原体、立克次体、螺旋体、细菌、真菌)及寄生虫(如原虫、蠕虫等)。新近病原体范畴有所扩大。从小处看已打破了最简单的微生物范畴,不再要求核酸(DNA 或 RNA)的存在,亦包括朊粒(即可传播的蛋白质颗粒);同时亦打破最复杂病原体(寄生虫)范畴,倾向于将某些节肢动物所致感染病如疥疮等纳入感染病范畴。因此,感染病学实际上是研究病原性生物所致人类疾病的科学。

为了加强感染病学科完整性,促进学科的发展,自20世纪90年代中期我国感染病学界已达成一致,将传染病学科改成感染病学科,由于感染可发生于多器官系统,感染病研究领域亦在不断扩大。

【感染病的过去】

古籍《山海经》中,已经记载有蛊虫、疫、疠痈、疽、风及疥等名称。公元前12世纪的甲骨文中亦有疥、疟、痛首、风等感染病名称记载,并提出人畜分居、清扫房屋、除虫及洗澡等卫生防病措施。我国封建社会两千多年来,虽历经战乱及朝代更迭,但这个时期仍可谓我国经济、文化的昌盛时期。东汉末年张仲景的《伤寒杂病论》、东晋葛洪的《肘后方》、隋代巢元方的《诸病源候论》等古代医籍中把感染病均称之为疫、疫疠、疠疾、天行、时气、时行、温疫、温病及伤寒等。至金元时,刘完素(字守真,约公元1120—1200年)根据当时热性病流行特点,提出伤寒与温病不同的见解。后来,清代叶天士的《温热论》、吴鞠通的《温病条辨》等著作对温病学说做出卓越贡献。我国传统医学文献中,对众多感染病如天花、麻疹及鼠疫等均早有详细描述,对呼吸道感染病、肠道感染病及皮肤感染病等已有认识,并提出一些有效治疗方法。自17世纪以来,随着物理学、化学及生物学等基础科学的发展,由于列文虎克(Leeuwenhoek,1632—1723年)、巴斯德(Pasteur,1822—1895年)、郭霍(Koch,1843—1910年)等对细菌学的重大贡献,众多感染病病原得到证明,感染病学才得以沿着现代医学的轨道迅猛发展。1953年,沃森(Watson)及克里克(Crick)DNA 双螺旋结构的发现,开启了应用分子生物学技术解密生命及疾病的时代。

在感染病的历史长河中,不同时期、不同地域,均曾大小不等和多寡不一地流行过各种各样的感染病,诸如天花、鼠疫等,且严重威胁人类的生存与发展。Folke Henschen 说过:"人类的历史即疾病的历史"。即人类历史绝大部分是感染病的历史(history of infectious diseases, infective history)。直至今日,人类与感染病的斗争虽已取得巨大成就,亦出现某些新问题。对从事感染病的医务工作者来说,既是巨大挑战,亦是振兴传统学科的难得机遇。

一、感染病构成谱的变迁

近二三十年来,感染病构成谱发生了巨大变化。部分经典感染病逐渐被控制,如1980年全球消灭了天花,近40年来我国消灭及基本消灭了人间鼠疫和新生儿破伤风,麻疹、白喉、猩红热及脊髓灰质炎等感染病发生率亦显著下降;此外,就全球而言，出现了若干新感染病或某些感染病更突出，其中最为引人注目的有以下方面：结核病发病率持续不下或在某些国家与地区上升；抗生素耐药问题突出；致病性大肠埃希菌 O157∶H7出现暴发；霍乱弧菌出现新流行株；A 组链球菌疾病复燃；葡萄球菌中毒休克综合征出现新特点；肾综合征出血热与汉坦病毒肺综合征再发；埃博拉（Ebola）病毒感染暴发震惊全球。此外，莱姆病、登革热、HIV 流行病学的演变与病原的进化、疟疾对全球的新威胁等均成为包括感染病医生在内的全球卫生工作者关注焦点。而各传统疾病并非一成不变，近年来病原方面亦发生变迁。近年来的研究表明，胃肠内细菌可逆向定居于口腔，影响口腔革兰阴性杆菌的比率，后者则与医院内感染肺炎密切相关。

“前事不忘，后事之师。”通过复习感染病的历史，温故知新，可重新评价感染病在整个医学中的地位并展望它的未来及人类的对策。

二、历史上的重大感染病暴发或大流行

（一）“黑死病”曾导致欧洲超过 1/3 的人口死亡

历史上最骇人听闻的瘟疫之一是黑死病（black death）即鼠疫（bubonic plague）。鼠疫对于亚洲、非洲及欧洲来说，是一种恐怖的灾难，甚至改变了历史进程。例如，它间接促使了东罗马帝国的崩溃。

最广为人知亦最为悲惨的鼠疫发生于中世纪的欧洲，它由人类历史上最早的一次使用“生物武器”所致。1346 年，西征的蒙古军队包围黑海港口城市克法（今乌克兰的费奥多西亚），把患鼠疫死亡的死者尸体用投石机射入城内，城里鼠疫自此开始流行。城里居民热那亚人逃离此城，鼠疫跟随他们传播到意大利西西里，随后又传播到欧洲大陆。在短短 5 年内，第一波鼠疫就导致欧洲 1/3～1/2 的人口死亡。随后的 300 多年间，鼠疫在欧洲仍反复出现暴发，直到 17 世纪末至 18 世纪初才得以平息。当时由于病因不明，更加重了鼠疫的神秘及恐怖色彩。许多无辜者被指控传播鼠疫而被恐慌的民众处死。

（二）天花成了殖民者的秘密武器

另一种恐怖程度可与鼠疫相比的感染病即天花。古代世界大约 60% 的人口受到了天花的威胁，约 1/4 的感染者死亡，大多数幸存者会失明或留下瘢痕。幸运的是，天花已被人类彻底消灭，成了第一种，亦是至今唯一被消灭的感染病。天花危害人类的历史可能比鼠疫还久远，据传其在 3000 年前起源于印度或埃及。从古埃及法老拉米西斯五世等人的木乃伊上，可发现天花留下的瘢痕。

天花原来只在“旧世界”（亚洲、欧洲及非洲）流行，在 17 世纪和 18 世纪，它是西方最严重的感染病。然而，其在历史上的影响却比不上鼠疫，这可能是因为其受害者以儿童为主（约 1/10 的儿童因天花夭折），活下来的成年人大多已有免疫力。

然而，当欧洲殖民者在 15 世纪末登上新大陆的时候，情况发生了改变。欧洲殖民者给新大陆原住民带去了多种从未遇到过且不具有任何免疫力的感染病，其中最为致命的一种就是天花。科尔特斯率领 300 名西班牙殖民者征服有 2500 万人口的阿兹台克帝国（现墨西哥）靠的秘密武器就是天花：阿兹台克人俘虏的一名西班牙士兵不幸染上天花，自此 10 年内不断传播，致使阿兹台克人口减少到 650 万人，生存者丧失斗志，一个强大的帝国就此消亡。另一个强大的帝国印加帝国（现秘鲁及周边国家）亦因为天花流行而被皮萨罗带着 180 名西班牙殖民者轻而易举地征服。北美的殖民者则有意将天花传给印第安人，给他们送去天花患者用过的毯子。在天花的肆虐下，几个原先有数百万人口的主要印第安部落减少到只剩数千人或完全灭绝。在与殖民者接触之前，美洲原住民大约有两三千万人口，而到 16 世纪末，只剩下 100 万人口。

（三）霍乱是最可怕的瘟疫之一

霍乱通常通过不洁饮用水传播，它能寄存于肉类、牛奶及苹果等食物上数日。霍乱的滋生地是印度，通常因水源污染所致。19 世纪初期，霍乱还只局限在当地。此后，世界经济贸易的发展打开了历史性的霍乱封锁线。据记载，一百多年来，有 7 次世界性大流行的记录。第一次始于 1817 年，当时霍乱起于印度，传到阿拉伯地区，然后到非洲及地中海沿岸；在 1826 年的第二次大流行中，它抵达阿富汗及俄罗斯，然后扩散到整个欧洲；第三次大流行则漂洋过海，1832 年抵达北美。20 年不到，霍乱就成了“最令人害怕、最引人注目的 19 世纪世界病”。到 1923 年，所致损失难以计算，仅印度死者就超过 3800 万人。1961 年后霍乱又开始第 7 次大流行。这次起于印度尼西亚，

然后传到亚洲其他国家及欧洲；1970 年进入非洲，百年不见霍乱踪影的非洲从此深受其苦。据 WHO 统计，2001 年非洲霍乱患者占全球的 94%；1991 年霍乱袭扰拉丁美洲，一年内就有 40 万人发病并有 4000 人死亡，仅秘鲁经济损失就达 7.7 亿美元。WHO 称其是对全球的永久威胁且在增大。专家认为，霍乱之所以多年后卷土重来，与环境恶化、卫生设施落后、居住条件恶劣及营养不良等因素有关。

（四）AIDS 是当代威胁最大的致死性疾病

AIDS 是“获得性免疫缺陷综合征（acquired immune deficiency syndrome，AIDS）”的英文简称。因其病死率极高，治疗困难而被称为“超级绝症”。目前公认，AIDS 起源于非洲，后由移民带入美国。1981 年 6 月 5 日，美国亚特兰大疾病控制中心（CDC）在《发病率与死亡率周刊》上简要介绍了 5 例 AIDS 患者的病史，这是世界上第一次有关 AIDS 的正式记载。1982 年 7 月，美国有 23 个州报道 AIDS 病例，感染者总数上升至 452 人。同年，该疾病被命名为“AIDS”。不久以后，AIDS 迅速蔓延到各大洲。1985 年，一位到中国旅游的外籍青年患病入住中国某医院后很快死亡，后被证实死于 AIDS。这是我国第一次发现 AIDS。随着 AIDS 病例不断增加，它所危及的人群范围亦在不断扩展。

（五）SARS 是新世纪最可怕的病毒杀手

2003 年 2 月，WHO 将“非典型肺炎”命名为严重急性呼吸综合征（severe acute respiratory syndrome，SARS）。2003 年 4 月 17 日，WHO 宣布，由 11 个国家共计 24 个实验室参加的 WHO SARS 研究项目组发现，SARS 病原体为一种属于冠状病毒科的新型病毒。截至 2003 年 12 月末，全球 32 个国家和地区共报道非典型肺炎患者 8440 例，死亡 814 例，病死率达 9.64%。中国内地 24 个省、市、自治区（除外西藏、青海、新疆、海南、云南、贵州及黑龙江以外）报道临床诊断病例 5328 例（其中医务人员 969 例），死亡 349 例（另 19 例死于其他疾病而未列入 SARS 死亡人数），病死率 6.53%，治愈出院 4959 例。然而，这种原寄生于动物，“走错道”侵犯人类后，形成盲端感染（某些感染病从动物传播到人类，但不能长期和反复再从人传播到人），在近 10 年内除了偶尔引起实验室感染外，再没有“走错道”——侵犯人类。

（六）历史上死亡人数最多的一次瘟疫是流感

历史上死亡人数最多的一次瘟疫既不是鼠疫亦不是天花，而是几乎人人都得过的流行性感冒。

1918 年，一场致命的流感席卷全球，导致 2000 万～5000 万人死亡。尽管这场流感在美国被称为“西班牙女士”，但是它实际上名不副实，因其起源于美国，可能通过猪传播。在那一年，近 1/4 的美国人得了流感，导致 50 多万人死亡，几乎一半是健康的年轻人。通常流感没有如此致命，但美国平均每年亦导致 11 万多人住院，3.4 万人死亡。作为一种由病毒所致的感染病，流感威胁持续存在，尚无特效药物，可注射流感疫苗预防，有效率为 70%～90%。由于流感病毒类型不一样，因此必须每年注射疫苗才能发挥作用。

（七）生物恐怖主义的潜在威胁

近年虽然多种新发感染病（emerging infectious diseases，EID）如埃博拉出血热已使数千名患者死亡，AIDS 亦呈扩大趋势，然而人类体会到真正的瘟疫威胁是 2001 年美国发生的肺炭疽。尽管受累者仅 29 人，但病死率极高，且这种生物恐怖主义的人为扩散令人防不胜防。如前所述，生物恐怖主义从古到今，可采用的病原、病种及扩散形式多种多样，极难预测及侦破。虽然天花已被消灭，但专家提出，为了预防出现变异天花病毒而致流行，有必要保留其原始病毒。然而，这种病毒可能被生物恐怖主义者用来制造生物武器；新近出现的 SARS 冠状病毒亦可能随时被用作生物武器。

面对生物恐怖主义的巨大威胁，目前全世界组成了广泛的统一战线。主要的措施有二：一是可采用任何必要手段，消灭可能导致人类灾难的生物恐怖主义团伙；二是注意保护各种病原体毒株，以免被生物恐怖者所利用。例如，2002 年有关利用合成 RNA 生成脊髓灰质炎病毒的论文，受到广泛关注。2013 年报道研究人员将 H5N1 型禽流感病毒和 2009 年大流行的甲型 HIN1 流感病毒重组后，某些病毒具备在哺乳动物间传播的能力。当然，研究动机是为探索不同流感病毒基因重组的途径，重组后的毒力及对人、动物的致病性，从而找到遏制 H5N1 病毒流行的方法。然而，更应警惕生物恐怖主义者可能利用此机制，生成新病原体并攻击人类。

表 2-1-1　历史上新发感染病的重要事件

年代	新发疾病	病因	估计死亡人数（万人）	疾病影响因子（定义见注 1～13）
公元前 430—公元前 426	雅典瘟疫	未明确	4	2、5、7、9、11
14 世纪 40 年代	鼠疫	鼠疫耶尔森菌	～5000	2、5、6、7、8、10、11、13
1494—1499	法国痘（梅毒）	梅毒螺旋体	>5	1、2、5、7、11
1520—1521	天花	重型天花病毒	350	2、7、10、11、13
1700	欧洲疯牛病	牛瘟病毒、口蹄疫病毒、炭疽芽孢杆菌	>1.5	4、5、6、7、8、9、10、11、13
1793—1798	美国鼠疫	黄热病毒	～2.5	2、3、4、5、6、7、8、9、10、12
1832	巴黎第二次霍乱大流行	霍乱弧菌	1.8402	3、5、7、8、10
1875	裴济处女地流行病	麻疹病毒	4	2、3、5、7、9、10、11、12
1918—1919	西班牙流感	H1N1 流感病毒	≥5000	1、2、5、7、11
1981	AIDS 大流行	HIV	>2500	1、2、4、5、7、8、9、10、12

注：1. 国际贸易和商业；2. 人类人口统计因素及行为；3. 人类感染的易感性；4. 贫困和社会不平等；5. 战争和饥荒；6. 失败的公共保健措施；7. 科技和产业；8. 改变生态系统；9. 气候和天气；10. 蓄意伤害；11. 缺乏政治意愿；12. 微生物适应和改变；13. 经济发展和土地利用（疾病因子栏中的数目表示影响疾病出现的因素，且仅用于本表特定的流行病）。病死率（人数）一般为基于推测数据的大致估算。因牛疫引起的人类疾病尚不清楚；口蹄疫病毒少见且罕见重症病例；炭疽则常见于 18 世纪，据记载一次流行死亡即可达到 15 000 人

三、感染病暴发流行的历史启迪

感染病暴发流行的历史给了我们以下启迪：①感染病只能控制而不可能消灭：这是因为病原生物不可能被消灭，而只能相互交替，此起彼伏；②感染病多为人类侵犯自然的结果：这些侵犯可追溯到人类第一次农业定居所致天花流行、水源污染所致霍乱流行、人类与各种动物的接触导致鼠疫、SARS 等的流行；③忽略感染病的防控将受到大自然的惩罚：最好的例证是各种 EID 的出现和多种再发感染病的回潮；④虽然感染病格局可发生很大变化，但历史仍常常重演：战争、贫穷、灾害等因素不断再现易于造成感染病的流行；新的生物恐怖主义行为更具威胁；日益发达的商贸和旅游致使疾病的传播更快、更广、更容易；人类居住更加拥挤，对大自然的侵犯和破坏日益增多；因抗生素和抗病毒药物耐药，微生物适应和改变更为明显；⑤正确策略应当是预防为主：即大处着眼，小处着手，未雨绸缪，防患于未然。

【感染病的现在】

一、古老假说面临挑战

（一）Koch 原则的修正

1884 年 Koch 提出著名的 Koch 原则：①特殊的病原菌应在同一种疾病中查见，在健康者中不存在；②该特殊病原菌能被分离培养得到纯种；③该培养物接种至易感动物，能产生同样病症；④自人工感染的实验动物体内能重新获得该病原菌的纯培养。以后在感染病学实践中，发现 Koch 原则存在严重局限性。例如，许多病原体有大量携带者及隐性感染者，有的病原体迄今未能体外人工培养，有的病原体尚未发现有易感动物，正常菌群所致的机会感染现已占相当大的比例，同一细菌可因基因水平转移（horizontal gene transfer）而产生或丧失毒力等。

Fredricks 及 Relman 对 Koch 原则进行了修正，提出了分子生物学时代新病原体鉴定的原则：①假定病原的同一序列应在同一疾病的大多数病例中存在；②病原序列应易于在靶器官中查见；③病原序列的拷贝数在无该疾病的宿主或组织中应较少或缺如；④在病变区域以原位杂交和（或）电镜可检出病原序列；⑤病原序列有关结果可在不同的独立实验中被重复检出；⑥随着疾病痊愈，病原体拷贝数应下降或检测不到；⑦在发病前病原序列应能检出和（或）其拷贝数应与疾病严重性相关。此外，对细菌来说，检测相应毒力岛比检测菌株更为重要。

（二）感染病单病因学说的质疑

19 世纪后半叶由于细菌学几乎占领了整个

医学舞台,以 Pasteur 为首的占主导地位的看法是“一切疾病均有病原菌”;一种病原体引起一种疾病的单一因果律是其基本论点。当前,疾病的感染病因学说受到动摇。鉴于人类所处环境较为复杂,以单一因果律有时不能满意解释感染病病因,更难反映非感染疾病病因。考虑宿主-病原体相互作用,人们将病原体按损伤-应答分类法分为6大类:①只在弱免疫应答情况引起宿主损伤;②在弱免疫应答或正常免疫应答情况下引起损伤的病原体;③能在正常宿主,亦能在弱或强免疫应答的情况下引起损伤的病原体;④主要在弱和强免疫应答两端引起损伤的病原体;⑤超越免疫应答范围导致损伤的病原体,但强免疫应答可加剧损伤;⑥仅在强免疫应答情况下引起损伤的微生物。近年来在越来越多的“非感染病”中发现了感染因子的参与,如螺杆菌所致消化性溃疡和胃癌、单纯疱疹病毒和伯道疏螺旋体所致面神经炎、大肠埃希菌 O157:H7所致溶血性尿毒综合征及巨细胞病毒和肺炎衣原体所致冠心病及肠道菌群的代谢产物氧化三甲胺(TMAO)水平的增高,可导致心血管不良事件的风险增加等。

以 AIDS 为例,HIV 侵入体内并不一定发病,可因各种机会感染(典型者为卡氏肺孢菌、隐孢子虫、结核杆菌等感染)及继发肿瘤(典型者为卡氏肉瘤及非霍奇金病等)而发病。医院感染及应用广谱抗菌药物以后出现的二重感染更是单因素基因上发生多因参与的例证。

我们主张将感染病分成两类来加以研究,一类是直接因果关系者,如多数细菌性疾病、丙型肝炎等;第二类是间接因果关系者,如人们早已熟知的链球菌感染后变态反应性疾病及按此新标准纳入的乙型肝炎等。

二、感染病防控的成就

我国感染病防控的成就可分为以下两大方面:

(一)新中国成立初至20世纪末

新中国成立以来,随着社会经济的发展,我国的公共卫生基础设施、居民生活环境卫生及生活质量得到很大改善。我国已于1963年消灭天花;1950—1989年基本消灭鼠疫;20世纪80年代末至90年代初,布鲁氏菌病的发病率低至0.02/10万人;1990年以后我国的伤寒、副伤寒的平均发病率在(4.08~10.45)/10万人之间;1990—2000年间虫媒或自然源性感染病如疟疾等的发病率逐年下降。2000年,白喉、百日咳、流行性脑脊髓膜炎及流行性乙型脑炎的发病率分别下降到0/10万人、0.45/10万人、0.19/10万人、0.95/10万人。

(二)21世纪以来

经过几十年计划免疫工作的开展,大多数可用疫苗预防的感染病均得到有效控制。在泰国进行的 AIDS 疫苗Ⅲ期临床试验,共耗资1.05亿美元,招募超过16 000名受试者。该试验于2003年启动,2009年9月公布初步结果,结果表明这种疫苗具有一定保护作用。进入21世纪,城市化进程加快,人口增加,人类活动范围的扩大且流动速度加快,全球气候变暖和海啸、飓风、洪水等自然灾害以及微生物自身基因变异等因素使得感染病构成发生根本性变化。2004年修订后颁布的《中华人民共和国传染病防治法》将 SARS、肺炭疽及人感染高致病性禽流感定为乙类传染病,但按甲类传染病上报疫情。

三、EID 的涌现及经典感染病的回潮

由于病原体变异、人类自然环境及社会行为改变等原因,近年来全球感染病有死灰复燃趋势,如结核病、血吸虫病等过去被控制的“老”感染病均有上升趋势。随着人类生存条件的变化,全球贸易活动、远程旅行的频繁,以及气候变化等,新感染病会不断出现,未来同样如此(图2-1-1)。

(一)EID 的涌现

EID 系指人群中新出现的感染,或过去存在但在发病率或地理分布上正在增加的感染病。其发生与多种病原体及其因素相关,包括微生物基因变异、病毒基因重组或重排、储存宿主如昆虫间媒介的群体变化、微生物宿主从动物到人类的变迁、人类行为改变(主要是人类的迁移及都市化)及环境因素等。按照其历史认识过程可以分为三类:①已存在的被认定为非感染病而又被重新定义为感染病:如消化性溃疡、T 细胞白血病等;②已存在的近代才被认知的感染病:如丙型及戊型病毒性肝炎(HCV、HEV)、军团菌病、莱姆(Lyme)病等;③新发生的感染病:如甲型 H1N1 流感、SARS 及 AIDS 等。目前全球表现为新感染病及传统感染病交替并存的格局,近30年来新发40多种感染病,其中中国新发20多种。

当前,中国感染病流行形势严峻,表现为一些

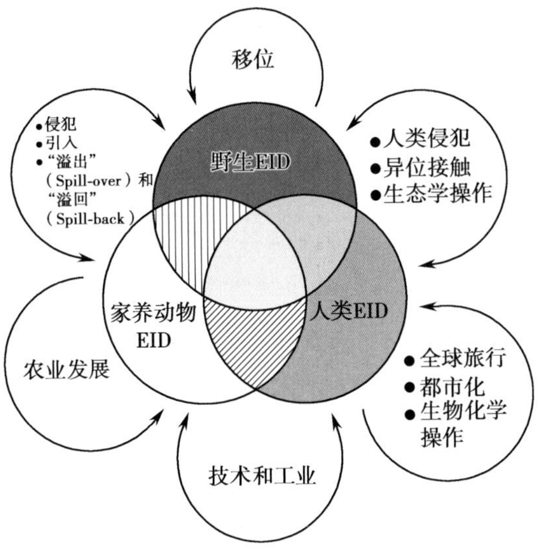

图 2-1-1　宿主-寄生物生态连续体

注：多数 EID 存在于野生动物、家养动物及人群之间的宿主-寄生物连续体中。大多数疾病都不是孤立存在，而是相互紧密联系，相互重叠。例如，由犬瘟热病毒（canine distemper virus）所致犬瘟热（canine distemper）系家犬传播到野犬；莱姆病系从野生动物传播到人；猫抓病系从家养动物传播到人；狂犬病的传播途径则包括上述 3 种。箭头表示引起 EID 的关键因素

基本控制的感染病重燃、新感染病不断流入及已存在流行的新感染病未被认知等。目前流行于中国的新发感染病包括 AIDS、出血性大肠埃希菌 O157∶H7感染、O139 霍乱、军团菌病、空肠弯曲菌腹泻、莱姆病、单核细胞李斯特菌所致食物中毒、小肠结肠炎耶尔森菌（*Yersinia enterocolitica*）感染、汉坦病毒肾综合征出血热、新型肝炎、肺炎衣原体感染、小隐孢子虫（*cryptosporidium parvum*）感染腹泻、汉赛巴尔通体（*Bartonella henselae*）感染的猫抓病、SARS、甲型 H1N1 流感、甲型 H7N9 禽流感等。迄今，在中国尚未发现的新发感染病有人类克雅病、埃博拉出血热、立克病毒脑炎、拉沙热、裂谷热及埃里希体病等。目前社会及环境因素的巨大变化如全球一体化、生态环境改变、人口增长、城市化及人口流动、不良行为方式等促进了 EID 的不断出现及扩散；随着科学技术的进步，对新发感染病及病原体的认识和识别能力提高，使 EID 在全球的不断暴发流行成为可能（图 2-1-2）。

（二）经典感染病的回潮

经典感染病卷土重来系当前感染病疾病谱变迁的一个重要特点。最引人注目的为结核病发病率持续居高不下，多重耐药结核病成为结核病不能得到有效控制的关键因素；霍乱弧菌出现新的流行株；肾综合征出血热与汉坦病毒肺综合征再发；莱姆病、登革热、埃博拉出血热、AIDS 流行病学的演变与病原体的进化；A 组链球菌疾病的复燃；葡萄球菌中毒休克综合征的新特点，疟疾对全球的新威胁，产超广谱 β-内酰胺酶（ESBL）肠杆菌与耐万古霉素肠球菌的"超级感染"等均成为包括感染病医师在内的全球卫生工作者关注的焦

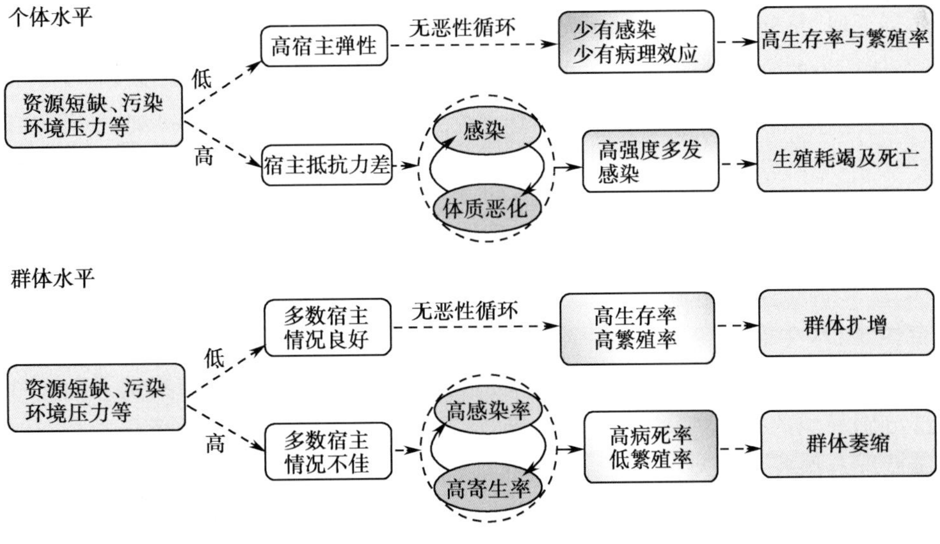

图 2-1-2　条件和感染之间的相互关系

注：在个人和群体水平上的恶性循环（因贫致病，因病致贫，并互为因果，形成恶性循环，最终影响整个人群）。由资源短缺、竞争、气候变化等造成的主体条件初始的微小差异，就能被扩大，群体就可能被"极化"到弱者和强者。条件差的个体易感染，病情也更易加重或发展，并造成健康状况日益恶化，最终影响其生存。在群体水平，大部分处于贫穷状况的人将导致大量的和更严重的感染，导致病原体得以扩散，将会对主体的生存产生更大的影响

点。近年来病原体方面亦发生变迁。就临床中最常见的肺炎而言，肺炎链球菌独占鳌头的局面已不复存在。流感嗜血杆菌、金黄色葡萄球菌、卡他莫拉菌、大肠埃希菌、肠杆菌、军团菌、厌氧菌等大幅度增加。肺炎衣原体与肺炎支原体所致的非典型肺炎在老年与儿童中不容忽视。

四、当今儿童感染病的特点

儿童感染病的特点亦是已被控制感染病的卷土重来及EID：①儿童结核病例大量增多；②性传播疾病对儿童的危害日趋严重；③HIV感染及AIDS在全球迅速蔓延使儿童深受其害；④肠道感染病是儿童感染病的重要内容；⑤丙类传染病对儿童危害相当严重；⑥猩红热对我国儿童的危害仍值得重视。

【感染病的未来】

一、感染病面临的挑战

我国感染病防治所面临的挑战主要来自病原体、人类本身、自然及社会环境：①病原体因素：病原体基因突变影响其致病力、繁殖力、传播途径、药物敏感性、疾病临床表现与转归预后。进而影响感染病格局，即传统感染病威胁持续存在，EID雪上加霜，其起病急，早期发现及诊断较为困难，缺乏特异性防治手段，早期病死率较高；②人类本身因素：人类个体行为的改变，如性行为方式的改变、吸毒和滥用药物，导致梅毒、AIDS等性传播疾病比例升高；滥用抗生素使抗生素耐药问题突出；商贸、旅游、战乱迁徙等人口流动增加了感染病跨域传播风险及防治难度，人畜共患病持续发生，近年的多数新发感染病病原体来源于野生动物；③自然及社会因素：水生态系统的改变、全球变暖、雾霾及洪水、干旱、地震、海啸、飓风等自然灾害往往导致部分感染病的发生与流行；贫穷及战争使人类健康状况与医疗条件每况愈下；食品加工和包装工艺改变、供应全球化，输血及组织和器官移植等，导致食源性、血源性感染病的扩散；公共卫生措施的缺乏与失效，野生动物排泄物缺乏有效管理，病媒生物的播散，饮水净化设施的不足与失效等，亦导致各类感染病的发生与流行；医疗干预有时是把双刃剑，在试图缓解疾病的同时，亦能破坏或干扰人体的免疫防御功能，造成医院内获得性感染及条件致病菌感染及流行，如免疫抑制剂的应用，抗肿瘤放、化疗应用的增加，血液透析及其他诊疗操作的开展等。

挑战是动力，亦是机遇。面对挑战，医学研究者应该深刻反思，如何从各环节防控感染病的发生和流行。因为病原生物种类繁多，感染病可能涉及多系统损害，很多疾病尚没有根治的办法，因此感染病防治是一个庞大的系统工程。宏观上来讲，避免战乱、维护世界和平，生态环境的治理，提高人类生活和医疗卫生水平，管理和约束个体行为，把好人流、物流的检验检疫关，实现病原体快速侦检、生物预警、防止生物恐怖事件，切断传播途径，对于致病力强的感染病，能够迅速反应，制定出临床诊疗方案，筛选敏感药物、研制疫苗等。

二、研究前沿

随着人类基因组草图的完成及注释工作的深入，人类基因组研究已经进入信息提取及数据分析的全新阶段，人类的遗传语言将被逐渐破译，以揭示生物发生、发展、代谢及进化的规律，阐明疾病产生的遗传背景及分子生物学机制并提出相应的预防、治疗策略等显得尤为关键。当前，感染病科技革命具有如下特点：

（一）宏观和微观相结合

与微观研究相对应，宏观主要集中在基因结构与进化、发病机制与免疫反应等方面。其中，群体生物学（population biology）可探索病毒与宿主非线性相互作用网络所致复杂的、通常是非直觉的动力学行为；在病因学方面，可探讨医疗保健干预对病原体的影响等。

（二）未明病原体

分子生物学的快速发展，为未明病原体（unrecognized pathogens）的鉴定开辟了一条新途径。在未知病原体发掘的探索历程中，代表性差异分析、共用序列PCR、cDNA文库筛选等方法被广泛采用，这些方法的共有特点是：实验在核酸水平上进行，不必分离、培养整个病原体。即只需找到病原体特异性的核酸片段，然后通过随机引物向两端延伸、探针杂交等方法，找出病原体的某个或某些基因，甚至病原体基因的全序列，再把所得到的序列与现有基因数据库进行对比，确定该病原体与哪些病原体的核酸序列同源性大,以确认其在种系发生上的位置及是否为新病原体等。随着测序平台及生物信息学的发展,高通量测序技术逐渐取代传统的分子生物学手段,可实现广谱、高效、快速、大规模、多临床样本的检测,且由于特异性序列接头的使用,可整合多测序样本在一个测序反应中完成,大大节约了测序成本,有望应用于病原体常规临床检测。而高通量测序技术的最大优势是新型病原体发掘,针对海量测序数据,过滤出重复序列、已知的细菌、病毒及人类基因组等序列,对于特有的唯一序列进行组合拼装,能够快速拼装出新型病原体的全基因组序列,并确定其种系亲源性,对病原体蛋白表达、结构、功能、抗原表位、致病性预测,并能够进行药物靶标筛选。现有的生物信息学技术甚至能够在没有真正分离到病原体之前,模拟出该病原体的全貌,对于 EID 的监控及防治具有重要意义。

(三) 宿主遗传学的研究

临床研究发现,针对同一病原体感染,不同个体应答、转归各异,如 HBV 感染,从无症状携带者、急性感染、慢性感染、肝硬化、肝衰竭,到肝癌疾病谱极为复杂。提示除病原体因素外,宿主的遗传学背景可能是影响疾病转归的重要因素之一。人类基因组保守性高、突变率低,然而人群中存在单核苷酸多态性(single nucleotide polymorphism,SNP)变异、短串联重复序列(STR)、拷贝数变异(CNV)等序列标签。其中,SNP 是人类可遗传的变异中最常见的一种,数量多,在人类基因组中广泛存在。近年来,SNP 与复杂性状疾病易感基因关联研究的策略被应用在多种感染病的研究中,如乙型肝炎、丙型肝炎及结核病等。2002 年,全球启动“国际人类基因组单体型图计划(HapMap)”,目的是建立人类全基因组遗传多态图谱,为遗传性疾病致病基因在基因组上的定位提供高密度的 SNP 位点。高密度的 SNP 位点,为全基因组关联研究(Genome Wide Association Studies,GWAS)提供了可能,以发现疾病高危群体、鉴定疾病易感或抗性基因、针对分子靶点的药物研发以及为分子生物学研究奠定基础等。对 HCV 感染者 GWAS 研究发现,IL28B SNPs 与急性 HCV 感染的病毒自发清除和抗病毒应答类型密切关联。其中,与持续病毒学应答(SVR)关联最强的是 IL28B 的 rs12979860。

(四) 其他研究

主要包括 EID 流行病学、发病机制、诊断及防治措施。

综上所述,在新的世纪中,感染病学科的发展有赖于从民众到政府的支持、包括感染病学在内的学术界的协作、学术界与行政部门的合作、国内及军内外的协作,以及政府和非政府的经济支持。我们相信在不久的将来一个崭新的感染病学科将有条件、有能力、有干劲,有力推动我国的 EID 防治工作。

(王宇明 徐宝燕)

参考文献

1. Beldomenico PM, Begon M. Disease spread, susceptibility and infection intensity: vicious circles? Trends Ecol Evol, 2010, 25(1): 1-7.
2. Pearson A. Historical and changing epidemiology of healthcare-associated infections. J Hosp Infect, 2009, 73(4): 296-304.
3. Lupiani B, Reddy SM. The history of avian influenza. Comp Immunol Microbiol Infect Dis, 2009, 32(4): 311-323.
4. Morens DM, Folkers GK, Fauci AS. Emerging infections: a perpetual challenge. Lancet Infect Dis, 2008, 8(11): 710-719.
5. Khasnis AA, Nettleman MD. Global warming and infectious disease. Arch Med Res, 2005, 36(6): 689-696.
6. Lipkin WI, Firth C. Viral surveillance and discovery. Curr Opin Virol, 2013, 3(2): 199-204.
7. Tang WH, Wang Z, Levison BS, *et al*. Intestinal microbial metabolism of phosphatidylcholine and cardiovascular risk. N Engl J Med, 2013, 368(17): 1575-1584.
8. Jaunmuktane Z, Mead S, Ellis M, *et al*. Evidence for human transmission of amyloid-β pathology and cerebral amyloid angiopathy. Nature, 2015, 525(7568): 247-250.
9. 周晓明,王宏萍,袁正宏. 中国的传染病防治形势和防治策略的变化. 公共卫生与临床医学,2009,5(1):2-5.
10. 王淑萍,王扬,刘永丰,等. 生态环境与传染病防控措施. 职业与健康,2007,23(7):559-560.

附表

感染病研究历史大事记(history memorabilia)

世纪	年代(年)	内　容
14	1346	黑死病(鼠疫)开始在欧洲蔓延
15	1492	Ghristopher Columbus 启动欧美两洲接触,从而开始了两个大陆间感染病的相互传播
16	1530	Girolamo Fracastoro 揭示了疾病的细菌学理论的序幕
17	1627	含奎宁的金鸡纳树皮被引进到欧洲以治疗疟疾
	1683	Antony van Leeuwenhoek 使用自制显微镜从牙垢观察到细小生命,以后被证实为细菌
18	1796	Edward 发展出疫苗技术,最初用于预防天花
19	1848	Ignaz Semmelweis 发展出石灰水洗手消毒方法
	1854	John Snow 发现了霍乱传播与饮用水供应之间的关系
	1860	Louis Pasteur 提出感染病系"细菌"("germ")有机物所致,据此 Joseph Lister 使用石炭酸对伤口进行消毒
	1876	Robert Koch 证明了疾病的细菌学理论,发现炭疽系由细菌所致,此发现启动了对细菌的科学研究
	1880	Louis Pasteur 发展出将毒性病原体如鸡霍乱减毒的方法,获得免疫防护效果;他于 1881 年和 1885 年分别研制出炭疽菌苗和狂犬病疫苗。Charles Laveran 在疟疾病人红细胞中发现了疟原虫,并显示出疟原虫在宿主体内的复制
	1890	Emil ven Behring 和 Shibasaburo Kitasato 发现了白喉抗毒素血清,并首次将抗血清用于治疗感染病
	1891	Paul Ehrlich 提出抗体与免疫有关
	1892	Dmitri Ivanowski 在寻找烟草镶嵌病(tobacco mosaic disease)时发现特小病原体(以后被证明为病毒),从而启动了病毒学研究
	1896	Widal 证实伤寒病人恢复期血清可以使伤寒杆菌凝集到一起成球状,失去活动力,把此种成分称为凝集素(agglutinin)
	1899	美国细菌学家协会(Society of American Bacteriologist)在耶鲁大学成立,以后被改名为美国微生物学协会 (American Society of Microbiology)
20	1900	基于 Walter Reed 的研究,研究人员发现,黄热病系由一种来自蚊的病毒引起。自此开始了灭蚊运动
	1905	Gotschlish 在 EL Tor 检疫营中麦加朝圣返回的病人尸体中分离出 6 株特殊的霍乱弧菌
		Fritz Schaudinn 和 Erich Hoffmann 发现了梅毒的病因—*pallidum* 密螺旋体
	1908	Landersteiner 和 Poper 把人脊髓匀浆注射给猴子
	1909	在流产的羊胎儿中分离到空肠弯曲菌
	1910	Ehrlich 合成治疗梅毒的砷凡纳明,后又合成新砷凡纳明(即"606"),开创了微生物性疾病的化学治疗时代
	1911	Francis Rous 报道了癌症的病毒学病因(Rous 肉瘤病毒)
	1918—1919	"西班牙"流感("Spanish flu")导致 2500 万人死亡
	1928	Frederick Griffith 在肺炎球菌中发现遗传转化现象,据此建立了分子遗传学基础
	1929	Alexander Fleming 报道在真菌中发现了青霉素
	1933	Smith 等在雪貂中分离出 A 型流感病毒

续表

世纪	年代(年)	内　容
	1935	Gerhard Domagk 合成抗感染药磺胺药物百浪多息(protosil),它可杀死小鼠中的链球菌
	1936	Robert Debre 认为人局部淋巴腺炎与猫抓伤有关
		Burnet 发现感染流感病毒可以在鸡胚中生长,此发现促进了流感病毒的研究及疫苗的研制
	1937	Ernst Ruska 使用电镜获得第一张病毒照片
	1939	Francis 分离出 B 型流感病毒
	1941	Selman Waksman 提出"抗生素"("antibiotics")一词,指具有抗微生物作用的化合物或制剂。2 年以后他和同事一起在土壤真菌中发现了链霉素,这是能有效治疗 TB 的第一个抗生素
		Hirst 血凝现象的发现,导致简便、价廉的测定病毒及抗体方法的产生
	1944	Oswald Avery、Colin MacLeod 及 Maclyn McCarty 在肺炎球菌转化中鉴定 DNA 为遗传活性物质
	1945	Paul Erlich 发现一种不同于其他胞内寄生菌,建立起 *Erilichia* 菌种
	1946	Edward Tatum 和 Joshua Lederberg 发现细菌的"性"接合("sexual conjugation")
		证实链霉素治疗结核病有效
	1948	世界卫生组织(World Health Organization,WHO)在联合国成立
		用氯霉素治疗马来西亚伤寒病人获得成功
	1949	Ender、Weller 和 Robbins 发现脊髓灰质炎病毒可以在非神经的人胎组织中传播
	1952	Renato Dulbecco 发现一种单病毒颗粒能引起鼠疫
		Ziner 和 Lederberger 使用伤寒杆菌发现遗传转导,后来用于对伤寒杆菌遗传作图
		更有效的抗 TB 药物异烟肼研制成功
	1953	James Watson 和 Francis Crick 揭示 DNA 的双螺旋结构
	1954	Enders 和 Peebles 在人原代肾细胞中培养麻疹病毒传代成功,后来在猴肾中亦传代成功,导致麻疹活疫苗的产生
		中国制定了《急性传染病的管理办法》
	1955	脊髓灰质炎疫苗注册,用于人体预防,导致脊髓灰质炎病人的急剧减少
	1957	发现抗病毒因子干扰素
	1958	分离出麻疹病毒
	1959	Taylor 发现流感 C 病毒
	50 年代后期	Frank Burnet 明确提出免疫应答的克隆选择
	1960	Arthur Kornberg 在无细菌提取物中显示了 DNA 合成 Francis Jacob 和 Jacques Monod 报道酶的遗传控制及病毒合成研究工作
	1961	霍乱 EL Tor 生物型造成菲律宾霍乱大流行
	1963	美国注册了第一个麻疹活疫苗
	1965	Blumberg 等发现澳大利亚抗原(HAA),后经证实为乙型肝炎表面抗原(HBsAg)
		制成麻疹减毒活疫苗
	1966	WHO 号召全球开展消灭天花运动

续表

世纪	年代(年)	内　　容
	60年代中期	使用金刚烷胺治疗流感有效
	1970	Howard Temin 和 David Baltimore 分别发现,某些 RNA 病毒可使用从 RNA 到 DNA 的反转录作为其部分复制周期
		证实利福平抗结核病有效
	1971	Diener 等从马铃薯纺锤形块茎病中发现一种不具有蛋白质组分的 RNA 致病因子,称为类病毒(viroid)。后来在研究类病毒时发现另一种引起苜蓿等植物病害的拟病毒(virusoid)。以后将这些微生物统称为亚病毒(subvirus)
	1973	Armes 等用伤寒杆菌异样突变体测试化学物质的突变源活性,称为 Armes 测试
		Feinstone 应用免疫电镜在经含有甲型肝炎病原体的血清感染的志愿者的粪便中观察到 27nm 的病毒颗粒,并证实此颗粒可以被恢复期血清凝集,证实为甲型肝炎病毒(HAV)
		Bishop 在儿童非细菌性急性肠胃炎病人的十二指肠黏膜细胞中发现轮状病毒
	1975	亚洲消灭了天花
		美国 Connecticut 州 Lyme 地区发现儿童关节炎,称为 Lyme 关节炎,后经证实此病为包柔螺旋体引起
		Asilomar 会议制订整套有关以微生物进行重组 DNA 实验可能含有的生物有害物质标准
	1976	美国费城军团大会 221 人感染了肺炎 34 人死亡,CDC 调查人员从肺标本中分离出一种军团肺炎球菌(军团菌)
		在扎伊尔北部及苏丹南部的两次不相关的流行中分离出埃博拉病毒
		李镐旺应用恢复期病人血清检测到各脏器的流行性出血热致病因子的分布,两年后将该病毒命名为汉坦病毒(Hantavirus)
		美国报告了两例受微小隐孢子虫感染的腹泻病人
	1977	分离到空肠弯曲菌
	1978	意大利 Rizzetto 发现丁型肝炎病毒(HDV)
	1979	美国 Todd 率先描述了中毒性休克综合征(TSS)病例
		WHO 有关根除天花计划顺利完成,从而宣布全世界消灭了天花
	1980	美国洛杉矶、纽约、旧金山三地内科医生首先描述了男性同性恋中人类免疫缺陷病毒(HIV)诱导的免疫缺陷性疾病,特征是细胞免疫缺陷($CD4^+$T 淋巴细胞减少)及机会性感染
		美国 Gallo 实验室报道在一名恶性 T 细胞肿瘤病人分离到一种 C 型逆转录病毒,称为人嗜 T 淋巴细胞病毒(HTLV-1)
	1981	血浆来源的 HBV 疫苗在美国注册
		美国疾控中心(Centers for Disease Control and Prevention,CDC)率先鉴定 AIDS(AIDS)为一种新感染病
		证明肾综合征出血热病毒分布于多种动物宿主的多种体液及脏器中,且从病人血清、尿液、体内脏器、血细胞和脑脊液中分离出 EHF 病毒,并找到病毒敏感的培养细胞
		经发现 TSS 与噬菌体 I 群金黄色葡萄球菌产生的中毒性休克综合征毒素-1(TSST-1)有关
	1982	经典生物型霍乱在孟加拉国出现流行

续表

世纪	年代(年)	内　　容
		科学家 Barre-Sinoussi F 等在一有获得性免疫缺陷的病人血清中分离到嗜 T 淋巴细胞的逆转录病毒
		Stanley Prusiner 发现一种感染性蛋白能引起羊的相互厮打,并将其命名为朊粒(prion)
	1983	Luc Montagnier 和 Robert Gallo 宣布发现(HIV),并认为 HIV 系 AIDS 病因
	1984	Barry Marshall 表明胃、十二指肠溃疡患者的分离株中包含一种细菌,以后被称为幽门螺杆菌(HP)。此发现揭示了以病原体为基础的溃疡新病因
	1985	Rober Gallo、Dani Bolognesi 及 Sam Broder 等表明叠氮胸苷(AZT)具有体外抑制 HIV 作用
	1986	酵母表达的 HBV 重组疫苗在美国注册
		在 AIDS 患者找到环孢子隐球菌
	1988	Kary Mullis 报道将多聚酶链反应(PCR)用于检测单一 DNA 分子的原理
		J. Crig Venter、Hamilton Smith 及 Claire Fraser 等公布了嗜血流感杆菌的全基因组序列
	1989	美国 Chiron 公司的 Michael Houghton 实验室和疾控中心的 Daniel Bradley 实验室一起克隆出非甲非乙型肝炎病毒(NANBHV)感染相关的病毒相关抗原,发现了丙型肝炎病毒(HCV)
		我国颁布《中华人民共和国传染病防治法》
	1990	Reyes 等用分子克隆方法克隆出戊型肝炎病毒(HEV)cDNA
	1991	霍乱 EL Tor 型在秘鲁暴发,并很快在拉丁美洲传播
		Lancet 报道了委内瑞拉出血热病原体为 Guanarito 病毒
	1992	Bengal 将开始于孟加拉大流行的霍乱弧菌定性为 O139 霍乱弧菌
	1993	美国报道了 50 余例由汉坦病毒属 Muerto Canyon 病毒引起的肺综合征
		金刚烷胺用于治疗流感 A2 型病毒感染
	1996	发现牛海绵状脑炎即"疯牛病"("mad cow disease")和人类疾病(新型变异克-雅病)之间的相互关系,从而导致对英国牛的大规模控制
		英国出现疯牛病,后经证实为朊粒(Prion,普利翁蛋白)感染引起
		日本发现经血传播输血传播病毒(TTV),TTV 也可经粪-口传播,其致病性尚不明确
	1998	CDC 制定了《预防新发感染病(EID)的 21 世纪战略》(Preventing Emerging Infectious Diseases:A Strategy for the 21st Century) 核苷(酸)类似物拉米夫定开始应用于慢性乙型肝炎病人,自此开辟了不同于 IFNα 的另一类新方法
	1999	纽约发生了经鸟和蚊传播的西尼罗河脑炎(West Nile encephalitis)的暴发
21	2000	抗生素耐药病原体正在多种环境条件下蔓延 口蹄疫在欧亚国家动物中蔓延,进一步激起对"克-雅病"研究热潮
	2001	美国发生多起生物恐怖主义者袭击,炭疽致死者达 29 人,自此激起了对生物恐怖主义防范的研究
	2002	中国疾病预防控制中心成立 中国报道全国 HIV 感染者达 83 万人
	2002—2003	2002 年 11 月从我国广东省开始流行"非典型肺炎",2003 年 2 月 WHO 命名为"严重急性呼吸综合征(severe acute respiratory syndrome,SARS),经证实 SARS 的病原体可能为一种动物源性新型冠状病毒(SARS 冠状病毒) 截至 12 月 31 日全球共报告病人 8440 例由肠道病毒感染引起的儿童手足口病在全国各省流行

续表

世纪	年代(年)	内　容
	2009—2010	甲型 H1N1 流感最初发现于 2009 年 3 月,在墨西哥暴发的“人感染猪流感”疫情,并迅速在全球范围内蔓延。世界卫生组织(WHO)初始将此型流感称为“人感染猪流感”,后将其更名为“甲型 H1N1 流感”。截至 2010 年 1 月 10 日,中国内地已有 124 764 例甲型 H1N1 流感确诊病例),其中 744 例死亡。同年,H1N1 疫苗问世,但应用者远少于预期
	2013 年	甲型 H7N9 流感病毒本为低致病性感冒病毒,仅在禽间发现。1988 年美国从明尼苏达州的火鸡身上率先检出。2013 年 3 月下旬,该病毒全球首次感染人类,从上海开始,陆续蔓延至长江三角洲一带,截至 2013 年 5 月 29 日 10 时,全国已确诊 131 人,37 人死亡,76 人临床痊愈
	2014	2014 年 2 月暴发的埃博拉出血热是历史上最大的一次流行,世界卫生组织(WHO)8 月 28 日发表疫情最新通报,在几内亚、利比里亚、塞拉利昂和尼日利亚 4 国已有 3 069 人感染,其中 1 552 人死亡。此外,刚果(金)确诊的 EBOV 感染者已增至 6 人。证据显示,埃博拉出血热疫情仍在继续蔓延,其中 8 月 29 日塞内加尔宣布本国出现首宗感染 EBOV 个案
	2015 年	2012 年,中东地区一种新型冠状病毒导致严重的下呼吸道感染。2013 年 5 月 23 日,WHO 将这种新型冠状病毒(曾被称为“类 SARS 病毒”)感染命名为中东呼吸综合征。据 WHO 通报,截至 2015 年 5 月 25 日,全球累计实验室确诊的感染中东呼吸综合征病例共计 1139 例,其中 431 例死亡(病死率达 37.8%),这些病例来自 24 个国家和地区,主要集中在沙特和阿联酋等中东地区,该地区以外国家的确诊病例发病前多有中东地区工作和旅游史。2015 年 5 月 21 日韩国确认首个中东呼吸综合征病例。2015 年 6 月 1 日,韩国保健福祉部通报称,当天有 3 名中东呼吸综合征病例密切接触者被确诊感染,至此韩国中东呼吸综合征确诊患者增至 18 人。而在 2015 年 5 月 29 日我国确诊首例输入性中东呼吸综合征病例,该患者系韩国的中东呼吸综合征病例的密切接触者
	2016 年	美洲出现了一种虫媒病毒的暴发流行,称为寨卡病毒(Zika virus)。2014 年 2 月,智利在复活节岛发现了寨卡病毒感染的首位本土病例。2015 年 5 月,巴西开始出现寨卡病毒感染疫情,截至 2016 年 1 月 27 日,巴西的“新生儿小头畸形症”病例已增至 4180 例,在寨卡病毒感染暴发前,巴西每年记录到的小头畸形症仅有 150 例。截至 2016 年 2 月 3 日,寨卡病毒感染已在南美 25 个国家肆虐

第 三 章

新发/再发感染病

自地球上出现人类以来,感染病(infectious diseases)就一直威胁着人类的健康和生命。随着抗菌药物的发展、疫苗的研制成功、社会文明的推进和物质生活水平的提高,人类才逐渐在与感染病的斗争中稍占上风。因此有学者提出人类是战胜感染病的胜利者,然而,近几十年来感染病领域中出现的新发及再发感染病促使我们看到问题的严重性。感染病已被列为当今美国第三大死亡原因,全球第二大死亡原因,作为一个严重威胁人类健康的公共卫生问题,感染病重新摆在我们的面前。

一、新发感染病

新发感染病(emerging infectious diseases, EID)系指过去的二十年中发病率增加的人类感染病,或在不久的将来可能增加的感染病,常由新种或新型病原微生物所致,如艾滋病(AIDS)、严重急性呼吸综合征(SARS)、埃博拉出血热、O139霍乱及H7N9禽流感等。

EID的病原体可分为以下几类:①明确的新病原体;②再发病原体或感染;③与原有感染病(包括机会和非机会感染)相关的病原体;④新近确定的感染病;⑤新发的耐药菌株。

近40年来全球出现EID约40多种(表3-1-1、表3-1-2),并以大约每年新发一种的态势发展,其传播范围广、传播速度快、社会危害影响大,已经成为全球公共卫生中的重点和热点领域。

表3-1-1 1972年以来新发现的病毒及其所致疾病

发现年份	病毒	所致疾病
1972	诺沃克病毒(Norwalk virus)	腹泻
1973	小儿腹泻轮状病毒(rota virus)	婴幼儿腹泻
1973	甲型肝炎病毒(hepatitis A virus)	甲型病毒性肝炎
1973	细小病毒B19(parvovirus B19)	5号病、慢性溶血性贫血中再障危象
1977	埃博拉病毒(Ebola virus)	埃博拉出血热
1977	汉坦病毒(Hantavirus)	肾综合征出血热
1977	丁型肝炎病毒(hepatitis D virus)	丁型肝炎病毒(hepatitis D virus)
1979	犬细小病毒(canine parvovirus,CPV)	犬细小病毒病
1980	人嗜T细胞病毒Ⅰ型(human T-lymphotropic virus 1,HTLV-Ⅰ)	T细胞淋巴瘤/白血病
1982	人嗜T细胞病毒Ⅱ型(human T-lymphotropic virus 2,HILV-Ⅱ)	毛细胞白细胞病
1982	朊粒[1](Prion)	朊粒病
1983	人类免疫缺陷病毒(human immunodeficiency virus,HIV)	AIDS
1988	人疱疹病毒6型(human herpesvirus-6,HHV-6)	突发性玫瑰疹
1989	戊型肝炎病毒(hepatitis E virus)	戊型病毒性肝炎
1989	丙型肝炎病毒(hepatitis C virus)	丙型病毒性肝炎
1991	瓜纳里托病毒(Guanuarito virus)	委内瑞拉出血热
1993	汉坦病毒分离株(Hanta virus isolates)	汉坦病毒肺综合征
1994	萨比亚病毒(Sabia virus)	巴西出血热

续表

发现年份	病毒	所致疾病
1994	亨得拉病毒(Hendra virus)	脑炎
1995	人疱疹病毒8型(human herpesvirus-8,HHV-8)	卡波西肉瘤
1997	输血传播病毒[2](transfusion transmitting virus,TTV)	经输血传播性肝炎
1997	禽流感病毒(avian influenza virus,H5N1)	人禽流感
1999	尼派病毒(Nipah virus)	脑炎、脑膜炎
2003	SARS相关冠状病毒(SARS-associated coronavirus)	严重急性呼吸综合征
2003	猴痘病毒(monkeypox virus)	人猴痘
2005	人类逆转录病毒(human retroviruses)HTLV3 and HTLV4	
2007	肠道病毒(enterovirus)	儿童手足口病
2008	Lujo病毒(Lujo virus)	类似埃博拉病毒出血热症状
2009	甲型H1N1流感病毒(H1N1 influenza A virus)	甲型H1N1流感
2009	下刚果病毒(Bas-Congo virus,BASV)	出血热
2010	淮阳山病毒(Huaiyangshan virus)	淮阳山出血热
2010	新型布尼亚病毒(New Bunia virus)	发热伴血小板减少综合征
2011	猪流感病毒H3N2变异株(swine flu H3N2 virus variants,H3N2v)	H3N2v流感
2012	中东呼吸系统综合征冠状病毒(Middle East respiratory syndrome-coronavirus)	中东呼吸系统综合征
2013	H7N9禽流感病毒(avian influenza A H7N9 virus)	H7N9禽流感
2013	H10N8禽流感病毒(avian influenza A H10N8 virus)	H10N8禽流感
2015	寨卡病毒	寨卡病毒感染(小头综合征)

表3-1-2　1972年以来新发现的细菌及其他病原所致疾病

发现年份	细菌/寄生虫	所致疾病
1976	隐孢子虫(*Cryptosporidium parvum*)	急、慢性腹泻
1977	嗜肺军团菌(*Legionella pneumophila*)	军团病
1977	空肠弯曲杆菌(*Campylobacter jejun*)	全球分布的肠炎
1981	产外毒素金黄色葡萄球菌(toxic producing strains of *Staphylococcus aureus*)	中毒性休克综合征
1982	大肠埃希菌O157:H7(*Escherichia coli* O157:H7)	出血性肠炎、溶血性尿毒综合征
1982	伯氏疏螺旋体(*Borrelia burgdorferi*)	莱姆病
1983	幽门螺杆菌(*Helicobacter pylori*)	急、慢性胃炎,消化性溃疡
1992	O139霍乱弧菌(*Vibrio cholerae* O139)	霍乱
1986	卡晏环孢子球虫(*Cyclospora cayatanensis*)	顽固性腹泻
1989	查菲尔立克次体(*Ehrlichia chafeensis*)	人立克次体病
1992	巴尔通体(*Bartonella henselae*)	猫抓热
1994	埃利希体(*Ehrlichia*)	人粒细胞埃利希体病
2008	诺氏疟原虫(*Plasmodium knowlesi*)	疟疾
2011	肠出血性大肠埃希菌(EHEC)O104:H4	出血性肠炎

二、再发感染病

再发感染病(re-emerging infectious diseases, REID)系指那些早就为人们所知,并已得到良好控制,发病率已降到极低水平,不再被视为公共卫生问题,但现在又重新流行、再度威胁人类健康的感染病,如结核病、性传播疾病、疟疾及狂犬病等(表3-1-3)。

表3-1-3　近20年再发的部分老感染病

病毒性疾病	寄生虫性疾病	细菌性疾病
狂犬病	疟疾	A族链球菌感染
登革热	血吸虫病	战壕热
黄热病	神经系统囊虫病	白喉
埃博拉出血热	棘阿米巴病	结核病
SARS冠状病毒	内脏利什曼病	百日咳
甲型H1N1流感	贾第鞭毛虫病	肺炎球菌感染
人禽流感	包虫病	霍乱
	类圆线虫病	鼠疫
	人粒细胞无形体病	沙门菌感染
新布尼亚病毒感染引起的发热伴血小板减少综合征	弓形虫病	

三、流行病学特点

(一)人畜共患性

EID中约75%为人畜共患病。近年来出现的SARS、人禽流感、甲型H1N1流感及H7N9禽流感等重要EID均为人畜共患病。野生动物疫源性人畜共患病的全球分布情况见图3-1-1。

(二)病毒及细菌为主导病原体,且部分病原体具有较大变异性

病毒及细菌基因的突变使得新发病原体不断增加,使EID的流行成为可能。如流感病毒变异的速度之快,甚至使流感疫苗跟不上形势,并逐渐呈现对已有药物的抗药性。又如正常情况下在猪群之间传播的是猪流感病毒H3N2不会感染人类,而在2011年发现猪流感病毒H3N2变异株(H3N2v)可感染人类。

(三)人类对EID普遍易感,其传播速度快,流行范围广

人类通常对EID缺乏特异性免疫,同时各地区间的频繁交往和便利的交通方式,为疾病的快速传播提供了有利条件,从而致使一些外来病原体被引入新的地区,导致EID的大流行,对公共卫

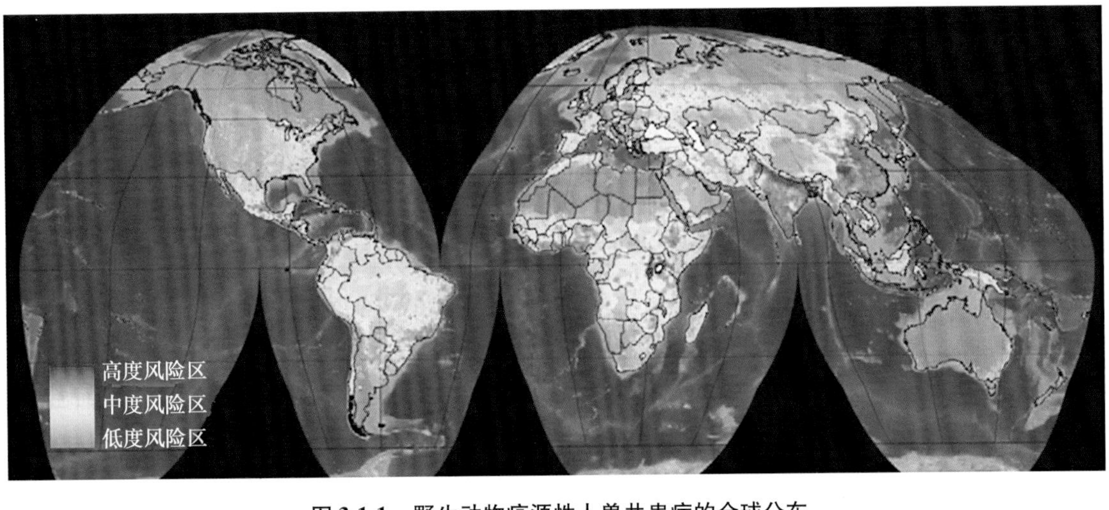

图3-1-1　野生动物疫源性人兽共患病的全球分布

生安全造成严重威胁(图 3-1-2)。如 SARS、人禽流感及甲型 H1N1 流感均在较短时间内形成全球大流行。据估计,2006 年有 21 亿人次的航空旅客,可以说世界上任何一个地方一旦发生疾病暴发或流行,那么仅仅几小时后就会使其他地区受到威胁。

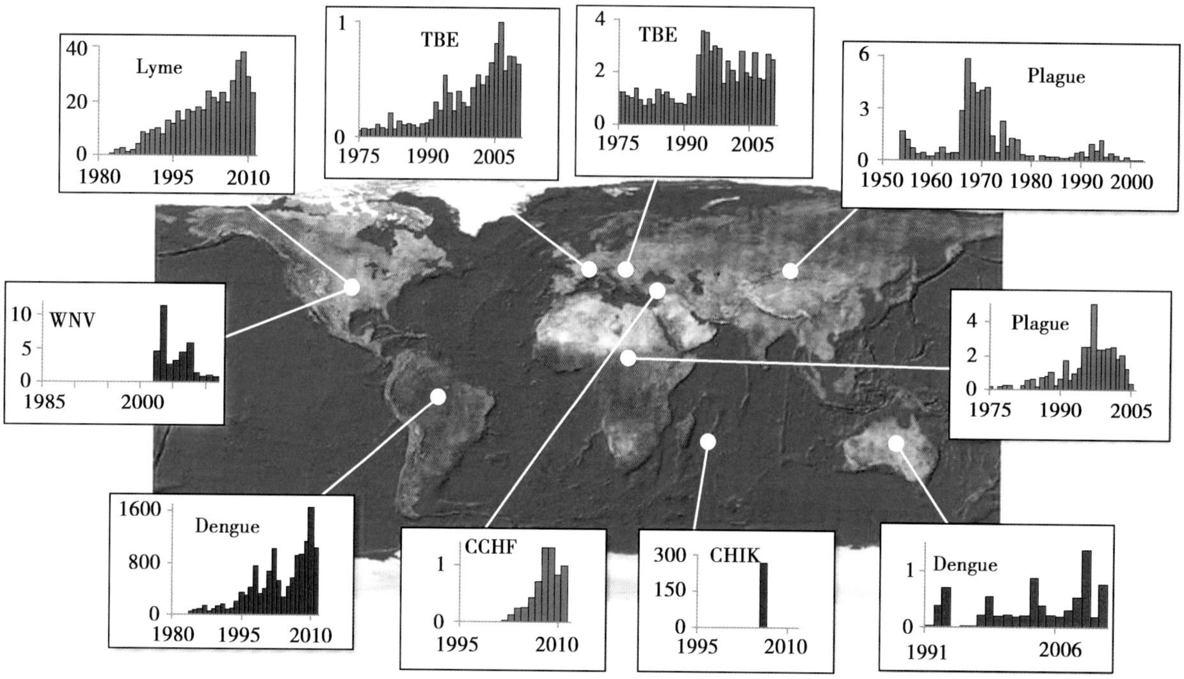

图 3-1-2 30 余年来媒介传播病原体(红色)及新发感染病(蓝色)在六大洲的分布情况

注:Lyme:莱姆病;Plague:鼠疫;Dengue:登革热;WNV:西尼罗河病毒;CHIK:基孔肯亚热;TBE:蜱媒脑炎;CCHF:克里米亚-刚果出血热

(四) 传播途径各异,感染方式复杂多变

目前,有五种主要的传播途径均可传播 EID:①呼吸道传播,如 SARS、人禽流感、甲型 H1N1 流感及军团菌病等;②消化道传播,如 O139 群霍乱、肠出血性大肠埃希菌 O157∶H7感染及轮状病毒肠炎等;③接触传播,如猫抓病、肾综合征出血热等;④虫媒传播,如莱姆病、西尼罗河病毒性脑炎等;⑤血液、体液传播,如 AIDS、丙型病毒性肝炎等。2003 年 12 月 17 日,英国政府宣布了 1 例因输血感染克-雅病的病例,打破了人们认为克-雅病经食物链传播的常规认识,而有的 EID 其确切的传播途径尚无定论。

(五) 行为生态性

过去诸如霍乱、鼠疫、天花、血吸虫病及疟疾等主要与贫穷、落后、营养不良及卫生条件差等因素有关;然而现代感染病主要与社会行为、个人习惯、生产模式、生活方式、环境和生态等因素相关,称为行为生态型感染病(behavioral and ecological infectious diseases)。果子狸的消费在 SARS 发生发展中起了很重要的作用;不健康的养猪模式助长了人感染猪链球菌发病;而接触携带 H1N1 和 H7N9 病毒的活禽是人类发病的重要因素。

(六) 不确定性

由于对 EID 的传播规律认识不足,而且缺乏基线资料评估,因此在对其流行趋势进行判断及采取控制措施方面存在一定的不确定性。

四、EID 的流行因素

新感染病的发生可分为两步:第一步是新的病原体被引入人群;第二步则是新病原体在新的人群宿主中确立并进一步传播。近年来人类行为和生态环境的变化、国际旅行和商业活动、病原体基因变异及公共卫生措施的削弱与失效等在 EID 的发生及流行中起着举足轻重的作用(表 3-1-4)。

微生物本身具有进化过程,一些细菌或病毒在外界环境的作用下,其基因发生了变化,原来不致病的病原体增加了可以致病的毒力基因,或原来的基因发生了突变,改头换面成为一种新的病原体,或宿主改变,引起人类疾病。此外,耐药株、可变异株导致众多老感染病复燃,如抗药株引起疟疾、登革热、结核的发病及变异株所致的流感的流行。

表 3-1-4 导致 EID 流行的生物、社会及环境等因素

微生物的适应和改变
易感染性
气候、天气及环境
经济发展与土地利用
人类人口学特征及行为因素的变化
技术与工业
国际旅行和贸易
公共卫生的破坏
贫困和社会不平等
战争与冲突
市区的老化
政治意愿的缺乏
蓄谋的生物攻击

众多社会因素亦可导致 EID 的流行:①全球气候的变化引起海洋微生物的大量繁殖以及昆虫媒介和动物宿主栖息环境与迁徙方式的改变,导致疟疾、乙型脑炎、登革热等部分感染病的暴发流行。②部分地区人口密集,卫生条件差亦可导致感染病的流行及传播,尤其是发展中国家及贫困地区。③旅游业的发展及人口流动的频繁使传统的隔离方式难以生效,加剧感染病的传播。我国 1985 年发现的第一例 AIDS 病例就是一位来自美国的旅游者。2003 年席卷全球的 SARS 最初仅仅在中国广州、香港等地局部流行,最后疫情扩大到全国 24 个省、市、自治区以及加拿大、新加坡、中国台湾、越南等多个国家和地区;2009 年 4 月墨西哥出现新的甲型 H1N1 流感,通过旅游者将病毒迅速播散到世界多个国家,感染发病的患者大多来自疫区或从疫区回来。④人类不良行为或生活方式的改变导致感染病广泛流行,性乱和静脉注射毒品是导致 AIDS、丙型和乙型病毒性肝炎及性传播疾病广泛流行的主要原因。⑤自然灾害(洪水、干旱、地震、火山爆发、海啸、旋风、滑坡等)主要通过两个途径影响人类健康:一是直接对人类生命财产及安全造成毁灭性破坏与打击;二是造成生态环境的破坏,使人类生活、生产环境质量恶化,形成疾病、感染病易于发生和流行的条件(又称灾害"后效应")。当自然灾害的直接后果被基本消除以后,这种"后效应"还将存在一个时期。2003 年 10 月墨西哥由于连续遭受飓风、热带风暴和暴雨的袭击,在墨北部、中部和墨西哥湾、太平洋沿岸一些地区发现 8500 多例病毒性结膜炎病例,北部和西北部地区发现近 4 万例登革热病例。"大灾之后必有大疫"的谚语,表明感染病的发生往往伴随"大灾"而来。⑥医源性感染:医源性感染率在发达国家平均为 5% 左右,在发展中国家平均约为 10%。输血和血制品的广泛应用,使经血传播疾病增多,如 AIDS、丙型病毒性肝炎等;由于器官移植而造成的某些病毒性疾病的传播亦屡有报道;介入性诊疗技术的应用、免疫抑制人群的增多等,均可增加医源性感染率。⑦抗菌药物耐药性:抗菌药物和杀虫剂的滥用,使耐药病原体显著增加。调查表明,金黄色葡萄球菌(简称金葡菌)对青霉素 G 的耐药率,由 20 世纪 40 年代的 1% 上升到目前的 90%,一种耐药性极高、致病力极强的耐甲氧西林金葡菌(MRSA)已增至 39.7%,成为导致医院内严重细菌感染的主要致病菌。我国抗菌药物的滥用现象较为严重。2000 年,我国某大城市医院用药情况统计表明,使用各类抗菌药物的经费占各类药品总金额的 40.1%,各级医疗单位抗菌药物及合成抗菌药物的使用频度高达 60% ~90%。世界卫生组织(WHO)对我国滥用抗菌药的评估是:中国 97% 的病毒性支气管感染患者使用了抗菌药物;在初级医疗保健体系中 30% ~60% 患者使用了抗菌药物;私人医师对儿科病人的 41% 使用了抗菌药物。抗菌药物在农业和畜牧业中的滥用亦十分普遍。抗菌药物在人类与感染病的斗争中起到了举足轻重的作用。然而,当今在控制感染病上抗菌药物已显得越来越力不从心,致病微生物对抗菌药物的耐药性已成为了一个世界性的大难题。

五、EID 的诊治进展

全球 EID 的发病率及病死率逐年上升,严重威胁人类健康。EID 病原体出现后，要求我们对其做出快速的诊断以便于疾病的控制和预防。经近几十年的研究发展，在诊断方面也取得较大进展，如通过全基因测序快速识别新病原；通过对生物系统完整全面的描绘（系统生物学）以揭示致病微生物与人类宿主间复杂的交互关系。这些研究得出的数据可为药物与疫苗的开发提供有用的信息。近期，对寄居在人体肠道、口腔、皮肤与其他微环境的微生物菌群存在某些益处的认知，改变了感染病的传统定义，不再简单地认为感染病仅仅是入侵的致病病原体与人类免疫系统之间的相互斗争。然而，这些高度自动化的检测多局限在中心实验室或大型医院，仪器要求高、技术要求严格，为此有必要进一步发展和开发即刻检验技术。目前用于即刻检测前景较好的技术包括实时聚合酶链反应（PCR）、纳米探针技术、生物发光实时扩增、微阵列及微型泵技术等。它们成本低、方便实用，能及时、准确地进行诊断，从而有利于进行积极有效的治疗，但需要解决的问题是如何进一步提高其诊断特异性和实验商品化，以提高新发病原体的检测和监控，这需要进一步的研究验证。

同时，众多 EID 尚无特效药物治疗，使用普通抗感染药物虽有一定疗效，但仍不能降低某些疾病的病死率，不断探索有效的抗感染药物已迫在眉睫。新型流感病毒感染主要采用接种疫苗预防和抗病毒药物治疗来防治，后者在疾病早期尤为重要。M2 蛋白离子通道抑制药如金刚烷胺（amantidine）和金刚乙胺（remantidine）对甲型流感（包括敏感 H5N1）病毒有预防和治疗作用，而对乙型流感无效。美国疾病预防控制中心（CDC）已建议禁止 M2 蛋白离子通道抑制药用于预防和治疗 H1N1 甲型流感和 H5N1 型禽流感，以免加重流毒出现病毒耐药株。神经氨酸酶抑制药（NAIs）如磷酸奥司他韦及扎那米韦已被美国食品药品管理局（FDA）紧急批准用于治疗和预防 H1N1 甲型流感和 H5N1 型禽流感，极少产生耐药性及交叉耐药性。但丹麦、日本、中国香港、美国已相继报道甲型 H1N1 流感奥司他韦耐药病例。

此外，美国科学家设计了一种新型碳环流感 NA 抑制药 GS4104 化合物，能抑制高致病性 H5N1 禽流感病毒的增殖，是目前发现的对 NA 特异性最高的药物。正在研发的长效神经氨酸酶抑制药 CS28958（laninamivir prodrug）和 HR1039/HR1040 及血凝素神经氨酸酶抑制药 BCX22798，对甲乙型流感病毒均有抑制作用。干扰 RNA 能有效抑制甲型流感病毒在动物体内的复制，对高致病性禽流感病毒 H5 和 H7 亚型亦有很强的抑制作用，故干扰 RNA 有望成为控制流感病毒的有力武器。

重组人 IFN-α 2b 喷雾剂已被我国认定为防治 SARS 病毒临床试验药品；我国自主研发的世界上第一种对于 SARS 的特效药物—人抗 SARS 特异性免疫球蛋白作为 SARS 治疗应急使用药物，但目前还不能作为常规药物使用。

六、我国 EID 的现状

EID 的分布具有地域差异，比如野生动物和病媒生物传播的人兽共患病在低纬度的不发达地区（如拉丁美洲、热带非洲和亚洲）较为集中。目前我国陆续发现了 10 余种 EID，已造成暴发或流行的包括 AIDS、非典型 SARS、人禽流感、甲型 H1N1 流感、肠出血性大肠埃希菌 0157：H7感染、O139 群霍乱及肾综合征出血热（HFRS）等。国外有报道而国内尚未发现的有埃博拉出血热、拉沙热、裂谷热、马尔堡出血热和西尼罗病毒性脑炎等。然而，随着全球贸易、国际交往活动的日益频繁，国外的 EID 传入我国的危险性正在不断增加。

我国 EID 有以下特点：①病毒性肝炎发病率居高不下。我国是乙型肝炎高发区之一，现有约 9300 万慢性 HBV 感染者，约 2000 万慢性乙型肝炎患者。②结核病等感染病回潮。③AIDS 迅速增多。我国于 1985 年首次报道 AIDS 病例，此后感染人数逐年上升；截至 2009 年 10 月底，存活 HIV 感染者和病人约 74 万人，其中 AIDS 病人 10.5 万人，估计 2009 年当年新发 HIV 病毒感染者达 4.8 万人。目前，我国的 AIDS 疫情呈现四个方面的特点，一是 AIDS 疫情上升幅度进一步减缓，AIDS 综合防治效果开始显现；二是性传播持续成为主要传播途径，同性间的传播上升速度明显；三是全国 AIDS 总体呈低流行态势，部分地区疫情严重；四是全国 AIDS 受影响人群增多，流行模式多样化。④SARS、禽流感及人类猪链球菌感染等 EID 相继出现。

七、EID 的防治对策

EID 的出现、老感染病的复燃、病原体对抗菌药物耐药性的增加等，构成了对人类健康的巨大威胁。今后，我们将面对的问题包括：老感染病引起老的问题，老感染病引起新的问题，新感染病引起新的（也可能是老的）问题。因此，同感染病的斗争仍然是人类的重要任务之一。人类与感染病的斗争不仅是一个卫生问题，也是一个社会问题。

在全球 32 种 EID 中，我国已出现了 15 种，这使我们面临着新老感染病的双重挑战。面对 EID，我国感染病监测系统存在以下问题：①投入少；②监测形式单一；③监测流程不畅，包括信息资料不全面、质量差，缺报和漏报较多等。因此，EID 的出现对我国的感染病领域提出更高的要求：①运用现代高新技术成果结合我国不同地区的实际情况，建立成本效益合理的 EID 监测系统；②提高检验检测水平，建立国家及地方监测实验室；③建立和健全 EID 网络系统及与之匹配的应急机制；④完善疾病监控及报告手段，在原有基础上注重特异性和时效性；⑤稳定现有基础、临床和防疫队伍，提高专业人员的综合素质；⑥开展全民健康教育；⑦加强国际之间合作。

（一）建立和完善全球联动的防控信息平台

EID 的全球化特点要求世界各国共同应对，及时沟通 EID 疫情，共享防控经验，防范疫情的大面积扩散。加强传染病的疫情交流，对局域传染病可能的扩散传播风险进行评估，对其他区域出现的本区域传染病应加强协作控制，建立全球感染病的防控信息平台和专家库，并制定相关的制度，形成有效的联动网络。《国际卫生条例（2005）》使集体防御的重点从少数“检疫”疾病扩大到包含在卫生方面可造成国际反响的任何突发事件，其中包括新出现和有流行趋势的疾病暴发。2006 年 7 月联合国粮食及农业组织、世界动物卫生组织和世界卫生组织正式启动全球可传人动物疾病（人兽共患疾病）全球预警和应对系统，目的是对全世界动物疾病（包括人兽共患疾病）做出预报和应对，其中就包括描述动物疾病传播对国家、区域和国际的可能影响及其潜在公共卫生影响。2010 年 10 月第 61 届西太平洋区域委员会上通过了亚太区域 EID 战略（2010），旨在从战略上构建可持续发展的国家和区域能力以及合作伙伴关系，并通过对 EID 及其他突发公共卫生事件的准备计划、预防、早期发现及快速应对，以确保公共健康安全。现代的监控系统应充分应用电子网络技术，通过数字化储存分析公共卫生信息，通过互联网资源对 EID 进行实时在线跟踪监测，可更好地辅助传统监测系统作好监控工作（图 3-1-3）。2012 年，利用互联网资源，如新发疾病监测网络（ProMED）让科学界与公众获知在中东出现的新型致病性冠状病毒、在约塞米特蒂国家公园出现一种汉他病毒及在美国农场社区出现的由猪传人的变种流感病毒 H3N2。

（二）完善 EID 的监测网络

我国已有覆盖全国的感染病和突发公共卫生事件网络直报系统，为未知传染病的发现提供了

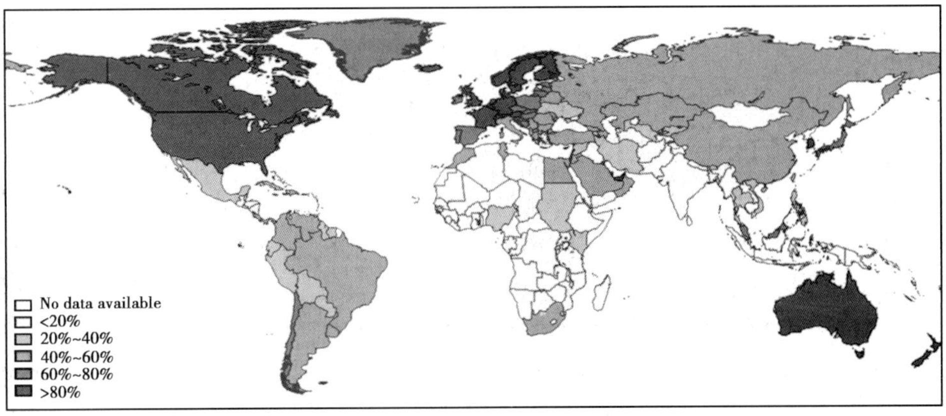

图 3-1-3　世界各国网络用户人数情况

极有价值的线索,2010 年新型布尼亚病毒的发现就得益于此。然而现有监测网络对于 EID 的监测和预警能力仍然十分有限;实验室监测体系比较薄弱,尚未纳入网络直报;数据的分析和共享严重不足。应该探索并建立针对 EID 早期预警的监测方法和网络体系;尽快建立 EID 监测网络体系,并进一步提高疫情管理分析人员的疾病识别、检验和分析能力等。美国的部队健康监测中心(AFHSC)通过综合分析生态学和气象学资料、病媒生物监测资料、动物宿主监测资料以及人群疾病监测资料,实现对 EID 暴发的预测和预警,并取得了成效。国内有学者尝试建立 EID 诊断及鉴别诊断预警系统。该系统兼容性好,如能直接与国家疫情网络连接,当出现新的不明原因疾病时,可发挥提示作用,以利于传染病疫情的早期预警。

(三）完善法规,加强教育

要加强环境保护立法、禁止乱采滥伐森林、滥捕滥杀野生动物等。在国际法规中应补充合理防治和控制感染病的法律,特别要针对感染病暴发流行做出国际性紧急反应的法律规定。

(四）完善队伍,面向基层

建立和完善感染病防治队伍,重视专业人才的培养。感染病专业医务人员和相关医疗机构是防疫工作的基本力量,不应该忽视和削弱。各级医院都应设有感染病专科,备有合格隔离病区和病房。强化防疫部门的层层监控,特别是农村医疗防疫机构要设专人负责疫情报告和计划免疫接种工作。加快卫生基本设施、污水处理、垃圾管理、公厕卫生、通讯设备建设。普及接种各种疫苗,尤其是儿童。

(五）加强对 EID 的研究

主要包括以下方面:①深入开展流行病学研究:阐明 EID 的流行环节、流行特征及影响因素,为制订防制对策及措施提供科学依据;②加强疫苗研制:在与感染病斗争中,已证明应用疫苗预防感染病有其独特的、巨大的作用,是预防感染病的主要手段和措施;③加快诊断试剂的研究:建立 EID 的快速鉴定诊断的实验方法;④加快新药尤其是抗菌药物的研制开发。

(六）加强国际合作,拓展研究领域

引进国外理论和技术,积极争取国际学术界和投资者合作。加强对感染病社会科学和行为科学的研究,如减少传播 AIDS 的危险因素,拓展防治感染病课题的研究等。EID 统战(EID governance)即全球应付 EID 的挑战,包括水平和垂直两种策略。前者是各国或联邦各州之间的合作,包括跨国(州)EID 的监控、流动人群的追踪和管理及国际间法规和规章的协调。其主要目标为降低因贸易和旅游所致健康问题,减少因上述交流所致病原输入;后者则强调国(州)内病原体统战,即国内或地区内作好 EID 监控工作。“全球公共健康产品”(“global public goods for health,GPGH”)是全球统战的明显进步的标志。

(七）搞好环境卫生

搞好环境卫生,切断传播途径。主要包括消灭四害(老鼠、臭虫、苍蝇、蚊子)及蟑螂等有害昆虫媒介。对饮食、水源、粪便加强管理或无害化处理,拒绝生吃各种海产品和肉食,不喝生水。不随便堆放垃圾。清理卫生死角,减少或消灭蚊蝇滋生的场所,建立符合卫生条件的公厕。

（王宇明）

参考文献

1. 王宇明,顾长海.感染病学新进展.北京:人民卫生出版社,2001.
2. 王宇明,王小红.军队感染病学科的现状及未来.解放军医学杂志,2005,30(2):93-95.
3. 范学工.新发感染病学.长沙:中南大学出版社,2007:1-7.
4. Anthony SF, Nancy AT, Gregory KF. Emerging infectious diseases:a 10-year perspective from the National Institute of Allergy and Infectious Diseases. Emerg Infect Dis, 2005,11(4):519-525.
5. Morens DM,Folkers GK,Fauci AS. The challenge of emerging and re-emerging infectious diseases. Nature, 2004, 430(6996):242-249.
6. Wang C,Xu J,Zhou X,*et al*. Strongyloidiasis:an emerging infectious disease in China. Am J Trop Med Hyg,2013,88(3):420-425.
7. Budke CM. Global socioeconomic impact of cystic echinococcosis. Emerg Infect Dis,2006,12(2):296-303.
8. Kilpatrick AM,Randolph SE. Drivers,dynamics,and control of emerging vector-borne zoonotic diseases. Lancet, 2012,380(9857):1946-1955.

9. Morens DM, Fauci AS. Emerging infectious diseases in 2012:20 years after the institute of medicine report. MBio, 2012,3(6):e00494-512.

10. van Doorn HR. Emerging infectious diseases. Medicine (Abingdon),2014,42(1):60-63.

11. Milinovich GJ, Williams GM, Clements AC, *et al*. Internet-based surveillance systems for monitoring emerging infectious diseases. Lancet Infect Dis,2014,14(2):160-168.

第 四 章

感染病的病理生理学基础

病原体入侵并导致感染病发生，通常可分为如下几个步骤：①病原体通过各种途径接触并入侵人体；②病原体入侵后的定植及繁殖；③人体固有免疫及特异性防御系统对病原体的反应；④继发炎症反应及其调节；⑤组织损伤及修复；⑥病原体释放及再次传播。

本章主要简述感染病的共同发病机制，即病原体与人体相互作用并导致炎症反应与组织损伤的基本过程，以及人体防御体系的基本构成，并以图解形式说明几种常见感染病或临床表现的病理生理学基础。

感染病的致病依赖于宿主、病原体与环境之间的相互关系（图 4-1-1）。病原体可以是外源性的（通常人体内并不存在）或者内源性的（生存于某一特定解剖部位但通常不引发疾病），当外源性病原体进入人体或者内源性病原体克服宿主免疫系统时，则会发生感染病，宿主免疫系统在上述两种情况下均扮演重要角色。

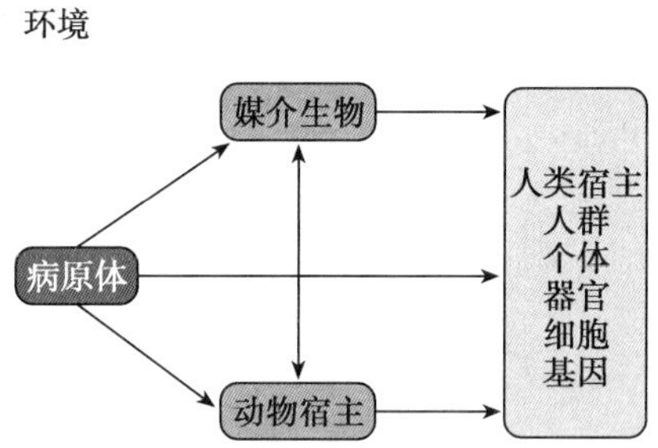

图 4-1-1　感染病发生过程中的环境-宿主-病原体关系简图（箭头指示为病原体传播方向）

环境因素包括媒介生物（vectors，昆虫等携带病原体的生物）、动物宿主（reservoirs，保存并扩增病原体的动物）。例如，白足鼠（*Peromyscus leucopus*）是伯氏疏螺旋体（*Borrelia burgdorferi*）的动物宿主，其本身并无症状，但螺旋体在其体内可大量增殖；硬蜱（*Ixodes*）是媒介生物，当蜱虫幼虫吸食受染白足鼠的血液时被螺旋体感染，并持续携带，当蜱虫再次叮咬人类时，伯氏疏螺旋体随之进入人体循环，导致莱姆病。

研究感染病需要从人群、个体、细胞及基因来理解病理生理过程。以结核病为例，在人群层面，结核在社区的传播与患者的社交关系密切相关，当患者进入监狱、餐馆、演唱会等地与易感者近距离接触可致结核病局部暴发；个人通过呼吸道吸入结核分枝杆菌微粒可致感染；在细胞层面，结核菌可激活 T 细胞，而 T 细胞在结核发病过程中扮演关键性角色；最后，在基因层面，带有某种特异性巨噬细胞蛋白多形性基因的个体，患肺结核病的几率显著增高。

特定的病原体倾向于诱发特定感染，例如肺炎链球菌（*Streptococcus pneumoniae*）往往导致肺炎及脑膜炎，但极少导致心内膜炎；大肠埃希菌（*Escherichia coli*）是常见的肠道感染及泌尿系统感染致病菌；疟原虫（*Plasmodium*）感染红细胞与肝细胞并引发疟疾；阿米巴原虫（*Entamoeba histolytica*）诱发阿米巴痢疾及肝脓肿等。因此，详细采集患者病史，把宿主及环境因素纳入考量，往往能够获得与某些临床特征相关联的病原体线索。

【病原体入侵及黏附】

理论上讲，病原体可入侵任何人体组织，而其所致疾病往往与其入侵部位有直接关系。最常见的入侵途径是黏膜及皮肤，如呼吸道黏膜、消化道黏膜、泌尿生殖器黏膜、全身皮肤等，病原体通常以经口摄入、呼吸、性接触及各类皮肤损伤等途径入侵体内。某些病原体如血吸虫，可穿透无损伤的皮肤表层并导致感染。

病原体进入人体后，通常需要以某种方式与组织、细胞相黏附，其表面存在的各类物质及结构作为配体与宿主组织特异性或非特异性受体相结合。一方面，病原体通过这个过程试图完成定植；另一方面，宿主亦通过这个过程完成对病原体的初步识别并激发进一步的防御反应。表 4-1-1 列举了常见病原体的配体及宿主相应受体。

表 4-1-1　常见病原体配体和受体列表

病原体	配体	宿主受体
病毒		
流感病毒	血凝素	唾液酸
麻疹病毒	血凝素	CD46/膜突蛋白(moesin)
单纯疱疹病毒	糖蛋白 C	硫酸乙酰肝素
人类免疫缺陷病毒	表面糖蛋白	CD4/CCR5/CXCR4
EB 病毒	包膜蛋白	CD21
细菌		
奈瑟菌属	菌毛	CD46
铜绿假单胞菌	菌毛和鞭毛	唾液酸神经节甘脂(asialoganglio-N-tetraosylceramide,ASGM1)
大肠埃希菌	菌毛	神经酰胺/甘露糖/双半乳糖
化脓性链球菌	透明质酸	CD44
嗜肺军团菌	吸附性 C3bi	CR3
结核分枝杆菌	吸附性 C3bi	CR3、DC-SIGN
真菌		
皮炎芽生菌	WI-1	基质蛋白及整合素
白色假丝酵母菌	Int1p	胞外基质蛋白
原虫		
间日疟原虫	裂殖子	Duffy Fy 抗原
恶性疟原虫	红细胞结合蛋白 175	血型糖蛋白 A
阿米巴原虫	表面凝集素	N-乙酰氨基葡萄糖

值得注意的是,某些特定人群由于缺少受体,从而获得对相应病原体的天然抵抗力。例如,70% 的西非人群由于没有 Fy 抗原,不会被间日疟原虫感染;4% ~5% 的欧洲血统人群由于受体基因变异,减少了感染伤寒杆菌的几率。

宿主受体表达会影响感染病的发病机制甚至传播机制。例如,由于甲型流感 H1 亚型病毒利用的受体是唾液酸 α-2-6 半乳糖(气道上皮细胞高度表达),因此类病毒易于被咳出并导致人与人传播;另一方面,禽流感 H5N1 所利用的宿主受体是唾液酸 α-2-3 半乳糖(主要由肺泡上皮细胞高度表达),因此其病死率较高,但人-人传播几率较低。

【宿主抗感染机制】

多细胞生物自进化伊始即会遭遇各类病原体,因此逐渐发展出固有防御系统进行初步抵抗,同样,经过长期进化,人体通过各种机制建立了控制感染的免疫系统。物理屏障如完整的皮肤黏膜能够阻止外界环境中的病原体入侵,或者阻止正常定植的微生物进入人体其他无菌部位。当物理屏障被破坏,免疫系统随之激活(图 4-1-2)。固有免疫(亦称先天免疫)系统包括蛋白(如补体)及免疫细胞(如吞噬细胞),由非特异性异种蛋白激

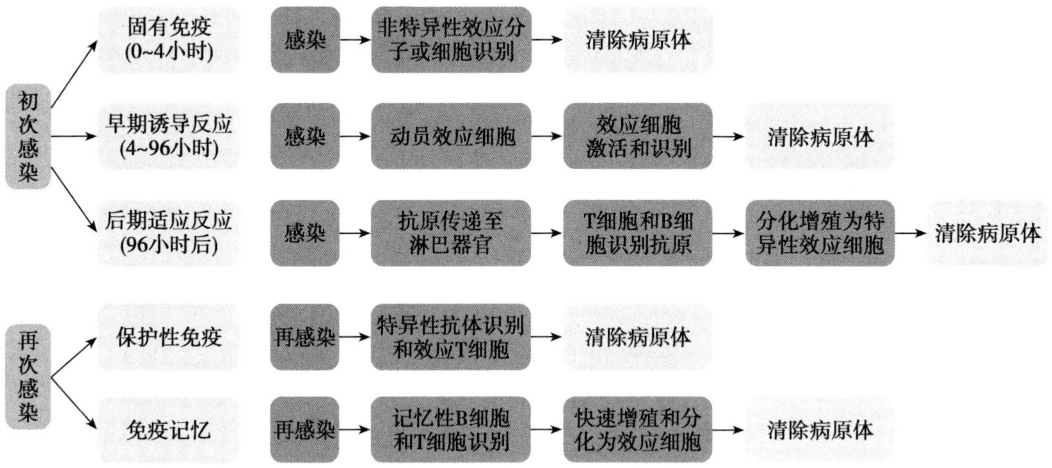

图 4-1-2　感染免疫反应示意图

活，形成最早期防御反应；诱导免疫（后天免疫、获得性免疫）系统包括早期及后期反应，由特异性病原体抗原蛋白激活；保护性免疫通过对初次感染之后形成的记忆性淋巴细胞及抗体，对再次感染进行快速反应。

一、理化屏障

机体对抗病原体的首要防御机制包括物理屏障（如皮肤）及化学屏障（如胃酸），能够抵挡大多数微生物入侵；某些病原体利用媒介生物如昆虫等突破上述结构屏障直接入侵血液或皮下组织，这种情况下机体将立即动员急性炎症反应及补体系统进行防御，中和病原体、动员吞噬细胞，并通过体液或细胞介导的免疫诱导特异性反应。上述非特异性的防御机制是人类在长期进化过程中建立的有效措施，为机体应对不断变化的外界环境奠定基础。

皮肤表面不断更新的角质化鳞状上皮是阻挡外界微生物的第一道防线，且由于皮肤汗腺及脂腺产生带有脂肪酸的分泌物，亦能抑制细菌生长。如果皮肤血供较差，削弱了防御能力（例如长期卧床患者持续压迫某些支撑部位、糖尿病等），将可能导致原本无害的皮肤菌落入侵机体，诱发压疮等严重感染。

黏膜亦是物理屏障，口腔、咽喉、食管及下尿道等处黏膜由若干层上皮细胞组成，而胃肠道及上尿道黏膜为单层上皮细胞，这些黏膜表面覆盖有保护性黏液，可阻挡微生物接触上皮细胞；这种黏液具有亲水性，机体产生的抗微生物分子如溶菌酶及过氧化物酶能够溶入黏液，进一步增强抵抗能力。

二、炎症反应

当微生物穿过皮肤黏膜的物理屏障，将会遇到其他非特异性固有防御手段如炎症反应。此类反应无需人体提前接触病原体即可生效。临床上，炎症反应 4 种典型症状（红、肿、热及痛）是局部感染、组织损伤及机体修复的具体表现。炎症部位毛细血管通透性提高可促使抗体、补体及白细胞穿越内皮细胞到达损伤部位。炎症反应的一个重要变化是局部 pH 值降低，使病原体生存环境恶化。炎症部位血管扩张使血供增加，保证了炎症细胞及必要的组织修复成分能够持续供应。

微生物进入人体激活补体系统及凝血连锁反应，诱导炎症反应化学介质的释放，这些介质增加了血管通透性及血流量。例如，补体激活后产生的过敏毒素（anaphylatoxins）C3a、C4a、C5a 刺激了肥大细胞释放组胺，从而扩张血管并进一步增加血管通透性；缓激肽（bradykinin）亦同时释放，增强了血管通透性。

促炎细胞因子包括白介素-1（interleukin-1，IL-1）、IL-6、肿瘤坏死因子（tumor necrosis factor，TNF）及干扰素等，这些因子单独或联合诱发局部炎症信号、诱导发热和触发分解代谢反应。严重感染情况下，肝脏合成蛋白谱将发生改变，所谓“急性期反应物（acute-phase reactants）”合成上升即血清白蛋白浓度下降，而类风湿因子、C 反应蛋白、铁蛋白、降钙素原及各种蛋白酶抑制剂浓度上升，血清锌离子及铁离子水平同期下降，血沉（非特异性炎症标志物）速率加快。循环类固醇、胰高血糖素、儿茶酚胺及其他激素水平上升，进一步加重分解代谢。

轻度到中度炎症反应是机体重要的防御机制，例如，体温升高可抑制病毒复制，局部充血有利于输送吞噬细胞至炎症部位，铁离子水平降低可抑制以此为营养素的病原体如耶尔森菌（*Yersinia*）的繁殖。然而，炎症反应过强如脓毒血症（sepsis），可导致明显的组织损伤。

三、补体系统

补体系统由一系列血浆蛋白及细胞膜受体组成，是重要的机体防御及炎症调节因子，补体系统的大部分生物效应均由第3组分（third component，C3）及末端组分（C5～C9）调节，它们是首先被激活的分子。目前认为有两条补体激活通路，包括经典激活通路及替代激活通路，经典激活通路由抗原-抗体复合物或者抗体包被微粒来触发，而替代激活通路的触发通常是细菌表面组分诱导，与抗体无关。两条通路均产生共同的关键蛋白质——C3转化酶（C3 convertase），并进一步将C3分子切割，按顺序激活末端组分，最终形成膜攻击复合体（membrane attack complex），插入微生物，提高其通透性并最终使目标溶解。遗传性补体系统缺陷患者（如C3缺乏）易于受到荚膜细菌如肺炎链球菌（*S. pneumoniae*）及嗜血流感杆菌（*haemophilus influenzae*）感染；另一方面，缺乏C5～C9者由于C3调理素作用仍然存在，因此能够正常抵抗荚膜细菌入侵，但这类患者无法生成膜攻击复合物去溶解奈瑟菌细胞膜，故易于受到脑膜炎奈瑟菌（*N. meningitidis*）及淋球菌（*N. gonorrhoeae*）

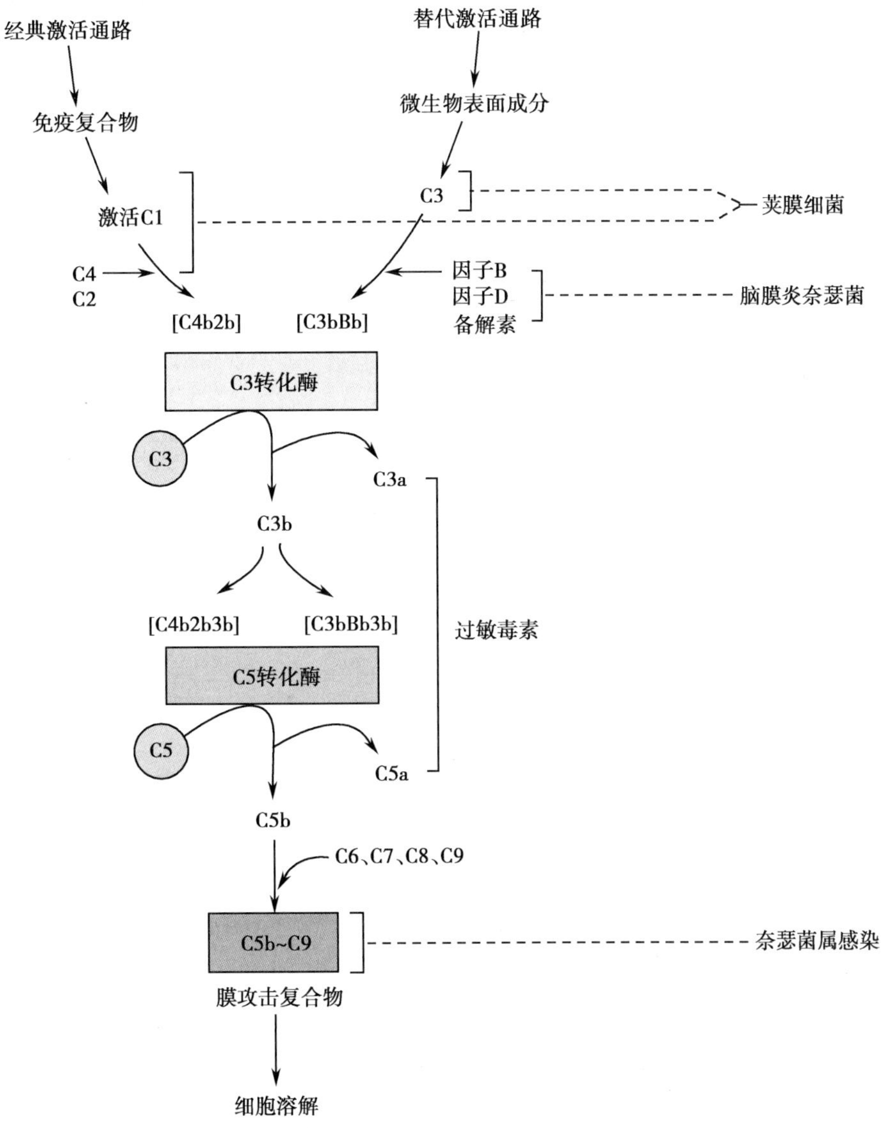

图4-1-3　补体系统激活示意图

感染(图 4-1-3)。

四、吞噬反应

吞噬作用是宿主主要的固有防御措施之一,伴随炎症反应,吞噬细胞(中性粒细胞、单核细胞、吞噬细胞及嗜酸性粒细胞等)很快出现在感染区域。细菌主要由多形核中性粒细胞(polymorphonuclear neutrophils, PMNs)所吞噬,而原虫或多细胞寄生虫感染多由嗜酸性粒细胞进行控制。通常情况下,循环中的吞噬细胞处于静息状态,在被趋化因子、花生四烯酸代谢物、补体片段结合至细胞受体后,吞噬细胞迅速激活并接触病原体,伸出伪足包裹病原体并内吞,形成吞噬体(phagosome),并进一步通过需氧及不需氧两类途径变成吞噬溶酶体(phagolysosome),摧毁病原体。粒细胞缺乏症(中性粒细胞小于 1000/μl)患者发生严重感染的几率很高,包括细菌及真菌感染。Chédiak-Higashi 综合征是一种常染色体隐性遗传病,患者的中性粒细胞可正常内吞病菌,但无法形成细胞内吞噬溶酶体颗粒,不能杀死细菌。故此类患者经常发生感染,特别是皮肤软组织、呼吸道等处。髓过氧化物酶(myeloperoxidase)缺乏是最常见的中性粒细胞缺陷,人群发生率约 1/2000,中性粒细胞杀菌作用减缓,但往往并不导致严重反复感染。慢性肉芽肿病患者由于其吞噬细胞无法正常产生超氧化物酶,需氧途径杀菌作用严重削弱,常常发生严重感染,特别是金黄色葡萄球菌与曲霉。

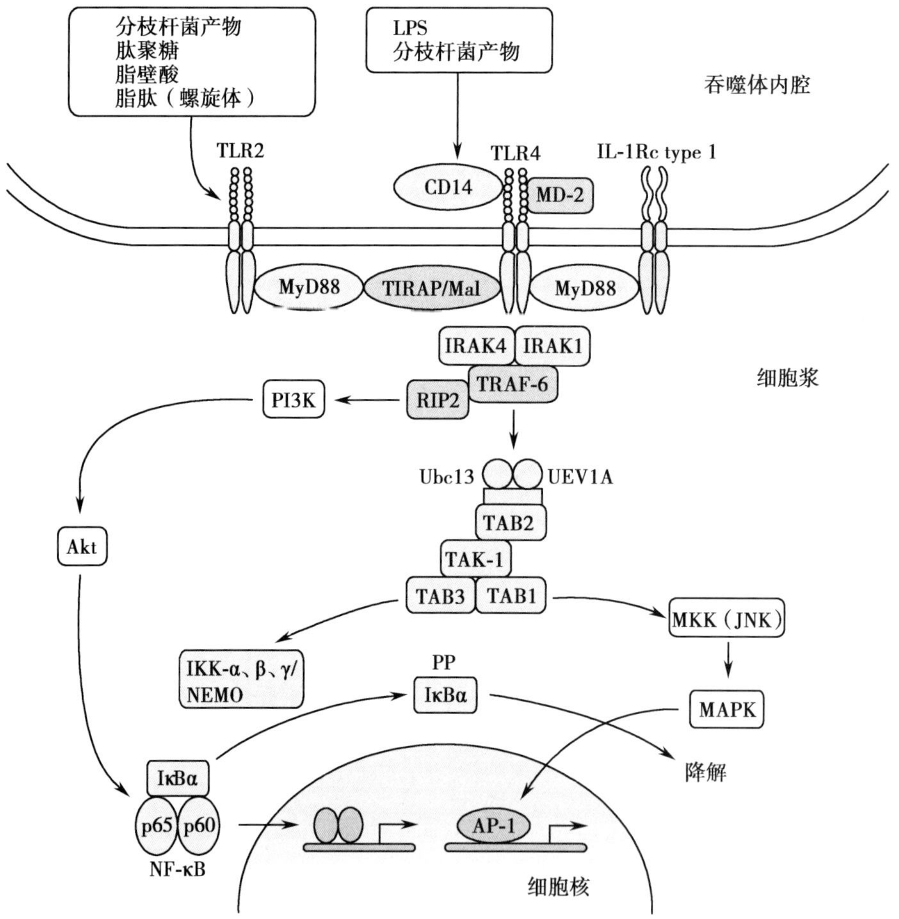

图 4-1-4　病原体产物激活的促炎细胞因子细胞信号传导途径示意图

注:Ubc13:泛素结合酶 13(ubiquitin-conjugating enzyme 13);UEV1A:Ubc 样蛋白 1A(Ubc-like protein 1A);PI3K:磷脂酰肌醇 3-激酶(phosphatidylinositol3-Kinase);Akt:蛋白激酶 B(protein kinase B, PKB);IKK-α/β/γ:可诱导激酶复合体(inducible kinase complex);NEMO:核因子 κB 基本调节蛋白;NF-κB:核因子 κB(nuclear factor κB);IκBα:核因子 κ 轻链多肽基因增强子 B 细胞抑制子 α(nuclear factor of kappa light polypeptide gene enhancer in B-cells inhibitor-α);JNK:c-jun N 端激酶(c-Jun N-terminal kinase);MKK:有丝分裂原激活蛋白激酶激酶;MAPK:有丝分裂激活蛋白激酶(mitogen-activated protein kinases);PP:磷酸化(phosphorylated);AP-1:激活子蛋白 1(activator protein 1);LPS:细菌脂多糖

目前认为,局部吞噬细胞的激活是启动炎症反应并进一步动员更多吞噬细胞聚集的始动环节,而病原体的特定结构是激活吞噬细胞的主要因素。图4-1-4是目前研究比较透彻的一个病理生理过程:革兰阴性细菌脂多糖(lipopolysaccharides,LPS)及吞噬细胞表面甘油磷酸肌醇(glycosylphosphatidylinositol,GPI)锚定的CD14膜蛋白之间的相互作用,及其激活的信号通路。此外,血浆及黏膜表面亦存在可溶性的CD14分子,在LPS结合蛋白(LPS-binding protein,LBP)的协助下,病原体LPS可与可溶性CD14结合,形成CD14/LPS/LBP复合体。该复合体可结合至很多种细胞并通过吞噬进入细胞,启动防御反应。图4-1-4显示革兰阳性细菌肽聚糖及脂壁酸等亦可与CD14相互作用。

由图中可见,病原体表面若干成分如分枝杆菌产物、肽聚糖、脂壁酸及脂蛋白首先与吞噬细胞表面CD14分子发生相互作用,CD14随后与Toll样受体(Toll-like receptors,TLRs)交互作用(某些病原体成分可直接与Toll样受体发生作用)。髓样分化蛋白2(myeloid differentiation protein 2,MD-2)是一种辅助因子,可强化针对LPS的反应。CD14及TLRs都具有富含亮氨酸的胞外结构,可与病原体成分结合。髓样分化初级反应基因88蛋白(myeloid differentiation primary response gene 88,MyD88)是通用接头蛋白,TIR接头蛋白(TIR domain-containing adaptor protein,TIRAP)亦参与TLR4信号传导。MyD88/TIRAP复合体激活信号传导分子如白介素1受体相关激酶1/4(Interleukin-1 receptor-associated kinases 1/4,IRAK1/IRAK4)、肿瘤坏死因子受体相关因子6(tumor necrosis factor receptor-associated factor 6,TRAF6)、转化生长因子β激活激酶1(transforming growth factor β-activating kinase 1,TAK1)和TAK1结合蛋白1/2/3(TAK1-binding proteins 1/2/3,TAB1/2/3)。

上述信号转导途径最终通过NF-κB激活重要的炎症细胞因子TNF-α和IL-1。炎症反应既可由LPS和肽聚糖启动,亦可由病毒颗粒、多糖、酶及毒素启动。TLR5可通过结合细菌鞭毛的某个保守区域来启动炎症反应,某些病原体如空肠弯曲菌、幽门螺杆菌及巴尔通体的鞭毛缺少这一区域,因此不会结合至TLR5,从而逃避了宿主的炎症反应。TLR9可结合细菌的DNA非甲基化CpG残基,TLR3则可结合病毒复制过程中产生的双链RNA(模式识别分子),这些方式均可启动炎症反应过程。

五、病原体的对抗措施

作为对抗措施,病原体可针对吞噬细胞释放毒素,杀伤吞噬细胞或者干扰细胞对病原体的降解消化。例如,葡萄球菌溶血素(staphylococcal hemolysins)可抑制吞噬细胞趋化并杀伤细胞;链球菌溶血素O(streptolysin O)可结合至吞噬细胞膜上的胆固醇,释放颗粒溶解成分进入细胞浆,启动细胞降解过程;溶组织阿米巴原虫可通过释放磷脂酶A(phospholipase A)及穿孔肽来直接破坏吞噬细胞膜。此外,结核杆菌及肖地弓形虫可在细胞内阻止吞噬体与溶酶体融合,从而避免被溶菌酶杀伤。在进入宿主组织及血液后,细菌通常会依赖其表面的多糖结构阻止宿主补体系统的激活和(或)中和补体调理素(opsonins),或者通过分子模拟(molecular mimicry)以实现免疫逃避(例如B组脑膜炎奈瑟菌表面的聚唾液酸结构非常类似于人类脑细胞寡糖成分)(表4-1-2)。

表4-1-2 宿主防御机制和病原体对抗机制

宿主防御机制	微生物对抗机制	实 例
补体系统激活	隐藏补体激活物质	金黄色葡萄球菌的表面荚膜
		脑膜炎球菌利用IgA包裹覆盖
	抑制补体激活	曼氏裂体吸虫的降解加速因子
	抑制膜攻击复合物	沙门菌表面O抗原
	灭活补体C5a	铜绿假单胞菌
吞噬细胞	抑制吞噬细胞动员	百日咳杆菌抑制化学趋化因子
	直接杀灭吞噬细胞	铜绿假单胞菌的杀白细胞素
	逃避吞噬	葡萄球菌表面蛋白A

续表

宿主防御机制	微生物对抗机制	实　　例
	吞噬后生存	锥虫进入细胞浆
		立克次体进入细胞浆
		结核分枝杆菌抑制溶酶体
		鹦鹉热衣原体抑制溶酶体
		军团菌抑制溶酶体
	抑制吞噬细胞需氧激活途径	葡萄球菌产生过氧化物酶
细胞介导的免疫	杀灭 CD4 T 细胞	HIV
	降低 B 细胞免疫球蛋白生成	麻疹病毒
	抑制淋巴因子合成	利什曼原虫
体液介导的免疫	改变表面抗原	流感病毒
		淋球菌
		布氏锥虫
	酶解抗体	流感嗜血杆菌的 IgA 蛋白酶
细胞及体液免疫	将自身核酸整合入宿主基因组	单纯疱疹和带状疱疹
		乙型肝炎病毒

【感染发生的各个阶段】

除了子宫内获得的先天性感染(如风疹病毒、苍白螺旋体及巨细胞病毒等)外,人类在出生时即开始遭遇微生物,如分娩时新生儿接触到母体产道及皮肤上的微生物。这些微生物绝大多数无害,而且新生儿通过被动继承免疫获得了若干来自母体的抗体,例如新生儿在6个月内可免受流感嗜血杆菌侵袭,此后由于母体抗体消退,其感染风险逐渐升高。另一方面,若产道中定植有B群链球菌,会加大新生儿围生期严重感染如脓毒症或脑膜炎的概率。

当病原微生物直接复制或者诱发炎症反应时,可能引发器官功能障碍,即发生了感染病。但很多感染是亚临床状态,未必有明显临床表现。通常,微生物要导致感染病,必须完成以下各个阶段:①接触宿主;②进入宿主;③从进入区域开始繁殖扩增并扩散;④直接或间接地引发组织损伤,其程度从无症状到致病都有可能。感染的结局分为:①痊愈(病原微生物被清除);②慢性活动性的感染如HIV或肝炎病毒;③长期无症状但不断排出病原体如伤寒杆菌;④潜伏感染如结核分枝杆菌;⑤宿主因感染死亡(表4-1-3)。

表 4-1-3　感染发生阶段及其影响因素

感染阶段	表现形式	影响因素
接触	宿主免疫状态 外源性(定植) 内源性(正常菌群)	
进入	体腔开口进入	呼吸道吸入(如结核分枝杆菌) 消化道摄入(如甲型肝炎病毒)
	黏膜入侵(如精液细胞中的HIV可穿透阴道黏膜) 穿透	昆虫叮咬(如蚊虫传播疟疾) 伤口或破损(如口腔溃疡) 医源性损伤(如静脉穿刺)

续表

感染阶段	表现形式	影响因素
繁殖与播散	接种数量 物理因素（如气管纤毛运动正常与否） 微生物营养环境 解剖因素（如是否存在杀菌物质） 微生物播散方式（皮肤、皮下组织、血管、淋巴管） 微生物毒力	
损伤	机械性（如梗阻） 细胞死亡（如脊髓灰质炎病毒导致神经细胞溶解） 微生物产物诱导（如破伤风毒素诱导肌肉强直） 宿主诱导	 炎症 免疫反应　体液免疫 　　　　　细胞免疫
感染自然史	从无症状到致命性 急性、亚急性、慢性	
感染预后	痊愈（自限性疾病或治疗后病原体清除） 慢性化 死亡	 携带状态（伤寒、乙型肝炎） 潜伏感染并再激活（如水痘）

一、病原体在组织内扩散的方式

多数病毒是在入侵处的皮肤黏膜繁殖并引发疾病，但部分病毒可扩张至组织内部。例如，狂犬病毒（rabies virus）通过神经组织扩散，微小核糖核酸病毒（picornaviruses）通过血浆扩散，脊髓灰质炎病毒及EB病毒等通过循环血细胞扩散。细菌可通过被上皮细胞吞入、穿过细胞连接间隙等方式深入组织，例如葡萄球菌及链球菌可释放透明质酸酶、脂酶、核酸酶及溶血素等来破坏细胞及基质结构。真菌则几乎都是在宿主免疫下降的情况下进行血源播散的，例如，艾滋病患者多有肺、血及神经系统严重真菌感染。此外，真菌和原虫往往可以通过变形进行播散。例如白色假丝酵母菌可以菌丝形式侵入组织深部；疟原虫在肝细胞内以裂殖子（merozoites）形式繁殖，以滋养体（trophozoites）形式释放入血并感染红细胞；阿米巴原虫则以滋养子形式进行系统播散并导致肝脓肿。

二、组织损伤的形成

疾病是一个复杂过程，由组织入侵、损伤、毒素扩散及宿主反应等综合作用下形成。几乎所有病毒复制对于宿主细胞来说都是有害的，往往抑制细胞DNA、RNA复制与蛋白质合成。这种抑制效应可能源于病毒生存的需要即病毒通过非特异性地抑制宿主细胞功能以减少固有免疫效应分子的产生，如干扰素等。此外，病毒亦可通过攻击细胞翻译启动基团的部件以特异性地抑制细胞功能。例如，脊髓灰质炎病毒蛋白酶2A通过与细胞翻译启动基团帽状结构相互作用，干扰了细胞mRNA的翻译过程；同时病毒本身mRNA内置有核糖体进入位点，从而使自己的mRNA翻译不受帽状结构缺失的影响。流感病毒则通过“夺取”宿主细胞RNA帽状结构用于自身mRNA合成引物。

由于宿主细胞大分子合成受抑制，而病毒核酸不断复制，细胞往往发生凋亡（apoptosis）。从一般意义上讲，细胞凋亡是机体对抗病毒感染的一种防御措施。除了部分非包膜病毒需要促使细胞凋亡以便释放子代病毒颗粒外，很多病毒实际上具有阻止宿主细胞凋亡的基因，以保障病毒自身复制周期的完成。腺病毒及疱疹病毒合成宿主细胞Bc12蛋白的模拟蛋白，可阻断线粒体的促凋亡程序；痘病毒及部分疱疹病毒可合成细胞凋亡酶抑制剂（caspase inhibitors）；人乳头瘤状病毒（human papillomavirus，HPV）可合成蛋白，抑制细胞p53蛋白及其下游产物的促凋亡效应。

细菌毒素是细菌感染病的重要致病机制。例如白喉、破伤风及肉毒中毒分别由白喉棒状杆菌(*Corynebacterium diphtheriae*)、破伤风梭状芽胞杆菌(*Clostridium tetani*)、肉毒梭状芽胞杆菌(*Clostridium botulinum*)在机体局部繁殖释放毒素引起;大肠埃希菌(*E. coli*)、沙门菌(*Salmonella*)、志贺菌(*Shigella*)、葡萄球菌(*Staphylococcus*)及霍乱弧菌(*V. cholerae*)通过产生肠毒素(enterotoxins)导致患者腹泻性疾病。很多细菌毒素(包括霍乱毒素、白喉毒素、百日咳毒素、大肠埃希菌不耐热毒素、铜绿假单胞菌外毒素等)具有二磷酸腺苷核糖转移酶活性,可催化ADP转移至目标蛋白,导致蛋白灭活。葡萄球菌产生的中毒性休克综合征毒素1(toxic shock syndrome toxin 1,TSST-1)具有超抗原(superantigen)特性,可无需抗原提呈细胞加工而直接激活特定T细胞,并刺激促炎细胞因子如IL-1及TNF-α的产生,最终导致中毒性休克综合征。部分革兰阴性细菌如沙门菌、耶尔森菌及铜绿假单胞菌等可通过Ⅲ型分泌系统(type Ⅲ secretion system)将毒素直接注入宿主目标细胞,导致细胞功能失调或损伤。这是此类细菌的重要致病机制之一。

革兰阴性细菌LPS脂质A具有很强的生物活性,在细菌性感染中可导致发热、肌肉蛋白溶解、血管内凝血及休克等,属于内毒素。目前研究认为,脂质A的病理生理效应源于LPS与CD14结合后,通过TLRs(特别是TLR4)信号传导途径诱发促炎细胞因子的产生(图4-1-4)。这些细胞因子通过作用于下丘脑、血管渗透性、上皮细胞等导致体温上升、血管高渗、凝血异常等。针对上述机制,目前有一种处于实验室阶段的药物(drotrecogin α)可使严重脓毒血症病死率降低20%左右。

很多疾病是由病原体在原本无菌的组织内繁殖导致。例如,肺炎链球菌在肺部的繁殖以及随后的机体炎症反应,是链球菌性肺炎的最主要致病机制;另外一个例子是细菌性脑膜炎,脑膜炎奈瑟菌(*N. meningitidis*)、流感嗜血杆菌(*H. influenzae*)、大肠埃希菌K1及B组链球菌如果进入脑膜部位并繁殖,就会损伤组织并诱发后续的机体炎症反应,进一步加剧组织损害。

三、病原体的排出

大部分病原体是通过与入侵相同的途径排出,如呼吸道病原体往往通过喷嚏与咳嗽形成的飞沫或者鼻涕等分泌物排出,消化道病原体的排出基本上都是粪-口途径,虫媒病原体亦往往是被昆虫叮咬后进入虫体。某些情况下,病原体会直接或间接促进自身的排出以利于再次传播,例如呼吸道感染通常会使呼吸道分泌物增多,从而刺激咳嗽;霍乱毒素、大肠埃希菌不耐热毒素及志贺菌毒素可促进肠道大量分泌水分,导致腹泻及细菌排出。

总体来说,病原微生物定植、入侵、感染、排出等各个过程都非常复杂,涉及不同的分子机制,每个阶段都是病原微生物和机体防御机制互相作用的结果,阐明这些阶段的影响因素,为干预及控制感染的发生发展提供了决策依据。

【几种感染病理生理学机制】

一、发热

人体温度由下丘脑调节。下丘脑接收来自外周温度感受器及内脏温度感受器的神经信号,并调节来自肌肉/肝脏代谢产热与皮肤/肺部散热的平衡,以维持相对恒定的体温。根据18~40岁正常人群的研究,口腔平均温度为36.8±0.4℃,其中早晨6时为低值,下午4~6时为高值。最高正常口温在早晨6时为37.2℃、下午4时为37.7℃。肛温通常较口温高0.4℃。在患有呼吸道感染的情况下,由于呼吸频率加快,口温测值可能较实际体温为低,在这种情况下,可以考虑测量肛温。每天的体温变化幅度通常不高于0.5℃,但对于处于发热性疾病恢复期的人而言,每日的体温变化可达1.0℃。育龄期妇女在排卵前的体温较排卵后的体温低0.6℃。此外,老年感染病患者发热程度往往较低,即便是严重感染,亦可能仅表现为中度发热。

感染病中通常所见到的外源性致热原(exogenous pyrogens)多来自病原体产物、毒素或者微生物本身,经典的例子包括革兰阴性菌所产生的LPS(内毒素)及革兰阳性菌如金葡菌产生的肠毒素。内毒素是高度致热性分子,当给予志愿者静脉注射2~3ng/kg剂量的内毒素,即可导致发热、全身不适、白细胞增多等表现。

细胞因子是调节免疫、炎症及造血等的小分子蛋白(分子量多为10 000~20 000Da),其中某些细胞因子可诱导发热,被称为内源性致热原

(endogenous pyrogens),现在多称致热性细胞因子(pyrogenic cytokines),目前已知包括 IL-1(IL-18虽然属于 IL-1 家族,但并无致热作用)、IL-6、TNF、睫状神经营养因子(ciliary neurotrophic factor,CNTF)及 INF-α。在低剂量(10~100ng/kg)下,IL-1 及 TNF 即可导致志愿者发热,而 IL-6 则需要较高剂量(1~10μg/kg)。

发热的病理生理过程(图 4-1-5)。

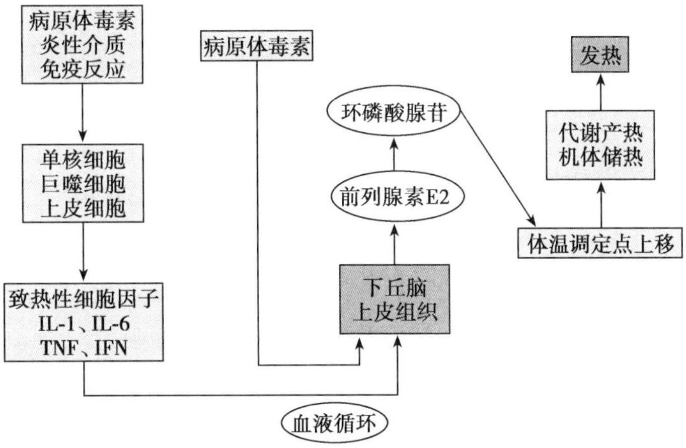

图 4-1-5　发热的病理生理简图

二、呼吸道感染的防御

在上呼吸道,主要利用黏液困住外来微生物,并利用咳嗽、咽部反射及单向纤毛运动逐渐来排出病原体;如果微生物成功通过上呼吸道,进入下呼吸道及肺泡中,体液免疫(分泌型 IgA、IgG)、细胞免疫(吞噬细胞)是主要的防御机制,补体亦参与其中(图 4-1-6)。

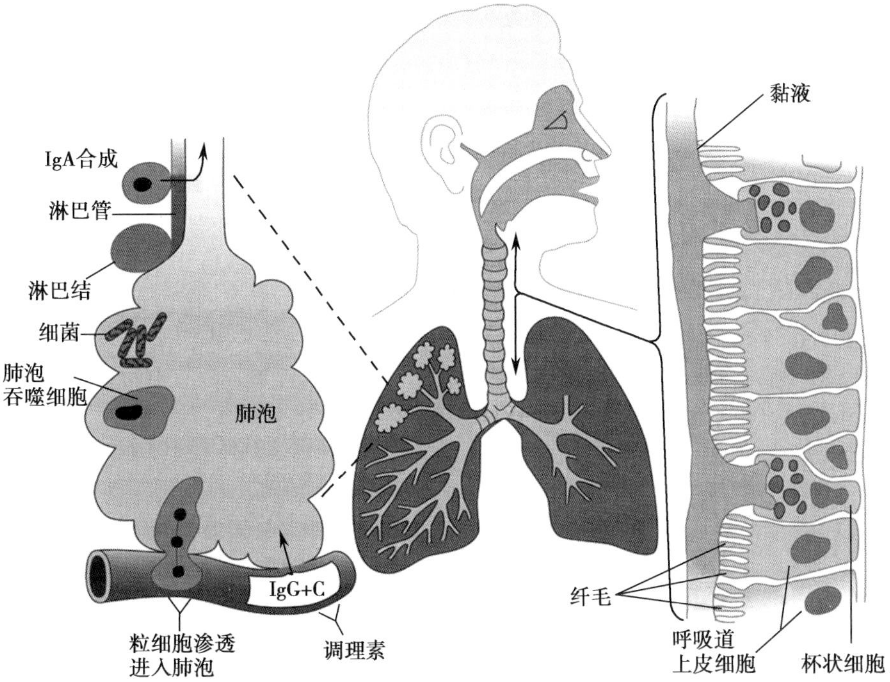

图 4-1-6　肺部防御机制示意图

三、霍乱毒素的作用机制

霍乱的主要病变部位是小肠黏膜,经兔小肠动物研究实验说明细菌分泌的外毒素即霍乱肠毒素(cholera enterotoxin,CT)的作用。CT 具有 1 个 A 亚单位及 5 个 B 亚单位,对肠黏膜的作用过程是B单位首先与小肠黏膜刷缘细胞表面受体神经节苷脂(ganglioside,GM)牢固结合,然后A亚单位进入细胞内并促进前列腺素(prostaglandin E,PGE)合成释放增加,后者再激活腺苷环化酶(adenylcyclase, AC)使三磷酸腺苷(adenosine triphosphate,ATP)迅速转化为环磷腺苷(cyclic adenosine monophosphate,cAMP),cAMP既可使细胞大量分泌水及电解质,又抑制绒毛细胞吸收氯化物,CT这一作用过程不可逆,可持续作用达1周(图4-1-7)。

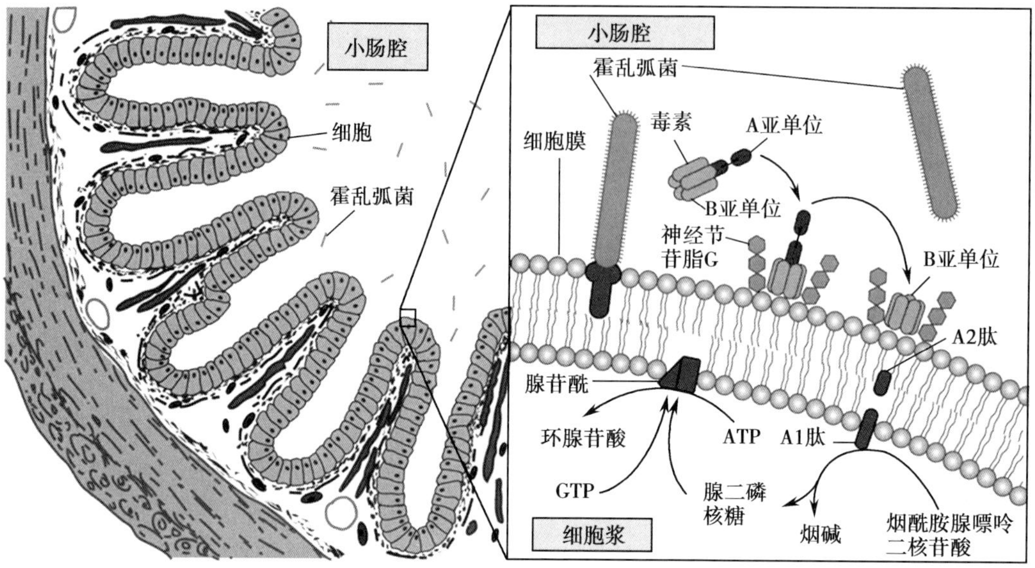

图4-1-7　霍乱发病机制示意图

（汤　勃）

参考文献

1. Gibson DG,Glass JI,Lartigue C, *et al*. Creation of a bacterial cell controlled by a chemically synthesized genome. Science,2010,329(5987):52-56.
2. Monsalvo AC,Batelle JP,Lopez MF,*et al*. Severe pandemic 2009 H1N1 influenza disease due to pathogenic immune complexes. Nat Med,2011,17(2):195-199.
3. Sogaard OS,Lohse N,Harboe ZB,*et al*. Improving the immunogenicity of pneumococcal conjugate vaccine in HIV-infected adults with a Toll-like receptor 9 agonist adjuvant:a randomized controlled trial. Clin Infect Dis,2010,51(1):42-50.
4. Turvey SE,Broide DH. Innate immunity. J Allergy Clin Immunol,2010,125(2 Suppl 2):S24-S32.
5. Vijay-Kumar M, Aitken JD, Carvalho FA,*et al*. Metabolic syndrome and altered gut microbiota in mice lacking Toll-like receptor 5. Science,2010,328(5975):228-231.
6. Pirofski LA, Casadevall A. The damage-response framework of microbial pathogenesis and infectious diseases. Adv Exp Med Biol,2008,635:135-146.
7. Kadioglu A,Weiser JN,Paton JC,*et al*. The role of *Streptococcus pneumoniae* virulence factors in host respiratory colonization and disease. Nat Rev Microbiol,2008,6(4):288-301.
8. Rittirsch D,Flierl MA,Ward PA. Harmful molecular mechanisms in sepsis. Nat Rev Immunol,2008,8(10):776-787.
9. van der Poll T, Opal SM. Host-pathogen interactions in sepsis. Lancet Infect Dis,2008,8(1):32-43.
10. Bowie AG,Unterholzner L. Viral evasion and subversion of pattern-recognition receptor signalling. Nat Rev Immunol,2008,8(12):911-922.
11. Roy CR,Mocarski ES. Pathogen subversion of cell-intrinsic innate immunity. Nat Immunol,2007,8(11):1179-1187.
12. Peterson DA,Frank DN,Pace NR,*et al*. Metagenomic approaches for defining the pathogenesis of inflammatory bowel diseases. Cell Host Microbe,2008,3(6):417-427.
13. Moodley Y,Linz B,Yamaoka Y,*et al*. The peopling of the Pacific from a bacterial perspective. Science,2009,323(5913):527-530.
14. Jones KE, Patel NG, Levy MA, *et al*. Global trends in emerging infectious diseases. Nature,2008,451(7181):990-993.

第五章

感染病的遗传学基础

第一节　微生物的分子遗传学

遗传学（genetics）系研究生物遗传及变异的科学。遗传学逐渐从生物个体水平、细胞水平、染色体水平发展到分子水平，故称分子遗传学。微生物的分子遗传学系研究微生物生长、发育、分化、代谢、进化的规律及其与疾病关系的科学。从1900年孟德尔遗传定律的发现，100年内遗传学经历了经典遗传学、生化遗传学、微生物遗传学、分子遗传学。近年来，微生物的分子遗传学已成为微生物学、感染病学界等的热门研究学科。现将有关基础知识做简要介绍。

一、细菌

（一）细菌的遗传物质

细菌的基因组系细菌染色体及染色体以外遗传物质所携带基因的总称。染色体以外的遗传物质有质粒DNA及转位因子等。

1. 染色体　细菌染色体是单一的环状双螺旋DNA长链，附着于横隔中介体上或细胞膜上。但近来有报道部分细菌的染色体已可由环状变成线状。一般认为细菌染色体缺乏组蛋白，外无核膜包围。然而，从大肠埃希菌染色体中分离到30～100种蛋白质，其中有类似真核细胞中的组蛋白，据此将它们称为组蛋白样蛋白。这些蛋白质及RNA亦是原核细胞基因的成分，它们对维系DNA分子折叠形成环状结构域（domain）必不可少。以大肠埃希菌K12为例，染色体长1300～2000μm，约为细胞膜长度的1000倍，在菌体内高度盘旋缠绕成丝团状。染色体DNA的分子量为3×10^9左右，约含4700kb。若以平均600bp为一个基因计算，整个染色体含4000～5000个基因，现已知编码了2000多种酶类及其他结构蛋白。

2. 质粒　质粒存在于细菌的胞质中，是染色体以外的遗传物质，为环状双螺旋DNA，经人工抽提可变成线状或开环状，亦可为超螺旋状，大小约为染色体的0.5%～10%。质粒基因可编码很多具有重要生物学功能的物质，但它们对于宿主细胞（细菌）的生存并非必需。研究表明，质粒与细菌的耐药性、毒力等生物学性状，及细菌产生细菌素、代谢酶等生命活动有密切关系。质粒有如下特征：

（1）自我复制能力：质粒在细菌的胞浆中可复制出拷贝，部分质粒的复制与细菌染色体的复制同步，称紧密型质粒；有的则可随时复制，与染色体的复制不相关，称松弛型质粒。

（2）编码的基因产物可赋予细菌某些特殊性状：包括耐药性、毒力及致育性等。

（3）可自行丢失与消除：经紫外线等理化因素处理后可消除质粒。质粒亦可自行丢失。质粒丢失或消除后其所赋予细菌的性状随之消失，但细菌的生存及繁殖不受影响。

（4）转移性：质粒可通过与性菌毛结合、噬菌体转导及直接整合等方式在细菌间及细菌与哺乳动物细胞间转移。

（5）相容性与不相容性：具有相同复制起始位点及分配区的两种质粒不能共存于一个宿主菌，此为质粒的不相容性，因它们共用同一分配系统，彼此之间存在竞争。经过几代细胞分裂，最初在随机分配过程中产生的微小差异会很快导致更严重的失衡乃至失去其中一种质粒。反之，几种质粒的复制起始位点不同时，它们有各自的分配系统来精确调节其在子代细胞中的分配，因此可在子代细胞中稳定共存，此为质粒的相容性。

3. 转位因子　转位因子（transposable element）系存在于细菌染色体或质粒DNA分子上的特异性核苷酸序列片段，它能在不同的DNA片段间发生随机移位（脱出或插入），通过移位改变原DNA序列，从而影响脱出点或插入点附近基因的表达。转位因子主要有三类：

（1）插入序列（insertion sequence，IS）：IS系

一类较小的没有表型效应的转位因子，长度约700～2000bp，由一个转位酶基因及两侧的反向重复序列（inverted repeat sequence，IR）组成。IR的对称结构使IS可呈双向插入靶位点，并在插入后于两侧形成一定长度（3～11bp）的顺向重复序列（direct repeat sequence，DR），DR是靶位点序列复制产物。目前认为IS只携带与自身插入功能相关的基因片段，在插入后与插入点附近的序列共同起作用。IS可能发挥类似基因“开关”的作用，通过自身的插入或脱出控制该部位基因的表达。

（2）转座子（transposon，Tn）：较插入序列大，长度一般超过2kb，除携带与插入功能有关的基因外，亦携带耐药性基因、抗金属基因、毒素基因及其他结构基因等。目前认为转座子不仅与细菌的多重耐药性、细菌毒素等特性有关，同时基于其活跃的插入功能，在基因治疗及遗传学研究等方面有着广阔的应用前景。

（3）转座噬菌体（transposable phage）或前噬菌体（prophage）：一些具有转座功能的溶原性噬菌体，当整合到细菌染色体上时，能改变溶原性细菌的某些生物学性状，如白喉杆菌、肉毒杆菌等的外毒素就是由转座噬菌体的有关基因所编码的。同时，转座噬菌体从细菌染色体分离脱落时，可能连带有细菌的DNA片段，故它还可能在遗传物质转移过程中起载体作用。

4. 非编码小RNA　非编码小RNA（small non-coding RNA，sRNA）是一类长度在50～500nt，不编码蛋白质的RNA。迄今，在各种细菌中共发现超过150多种sRNA。他们通过与靶标mRNA以不完全配对方式结合来发挥调控作用，参与转录、翻译、mRNA稳定、成熟及加工等多个过程，是细菌代谢、毒力及适应环境压力的重要调节因子。

（二）细菌的变异及突变

任何与已发表的野生型序列不同的变异均可称为“变异体”（“variant”）；只有在特定的选择压力下出现的并且被证实有特殊表型者称之为“突变体”（“mutant”）。然而，在实际应用中两者区别不甚明显。变异按是否发生了基因水平的改变可分为遗传性与非遗传性变异，前者是细菌的基因结构发生了改变，主要通过基因突变、基因损伤后修复、基因转移与重组等来实现，故又称基因型变异，常发生于个别细菌，不受环境因素的影响，变异发生后不可逆，产生的新性状可稳定地遗传给后代，如细菌耐药性变异；后者是细菌在一定的环境条件影响下产生的变异，其基因结构未改变，称为表型变异，凡处在某一特定环境因素作用下的所有细菌都可出现此变异，且当此影响因素去除后，变异的性状又可复原。表型变异不能遗传。

1. 细菌变异的意义

（1）疾病的诊治与预防：细菌的变异可发生在形态、结构、染色性、生化特性、抗原性及毒力等方面。如当前绝大多数金黄色葡萄球菌菌株所产生的色素已由金黄色变为灰白色；从伤寒患者分离到的伤寒沙门菌中10%的菌株不产生鞭毛，亦不产生抗鞭毛（H）抗体，致使肥达试验出现假阴性。同时由于抗生素的广泛应用，临床分离的细菌中耐药株日益增多，给临床治疗带来极大困难。另一方面，亦可诱发病原菌突变产生减毒株或无毒株以制备相应菌苗，近年来尚出现了具有治疗作用的菌苗，为菌苗的应用拓宽了范围。

（2）测定致癌物质：凡能诱导细菌突变的物质都有可能是致癌物质。Ames试验选择鼠伤寒沙门菌组氨酸营养缺陷型（his-）作为试验菌，以待检的可疑化学物质为诱变剂。因his-菌不能在培养基上生长，若突变成为his+则能生长。故凡能提高突变率、诱导菌落生长较多者，证明被检物有致癌可能。

（3）流行病学调查：质粒指纹图（plasmid fingerprinting，PFP）被用于检测不同来源细菌所带质粒的大小，比较质粒的各种酶切图，其产生片段的数目、大小、位置导致某一疾病暴发流行的流行菌株与非流行菌株，调查医院感染的各种细菌的某种耐药质粒的传播扩散情况。

（4）基因工程的工具：基因工程系用人工方法将所需要的某一供体生物的目的基因DNA片段提取出来，在离体的条件下用适当的工具酶切割，将它与载体（vector）的DNA分子连接构建重组载体，再将其导入某一易生长、繁殖的受体细胞中，让外源遗传物质在受体细胞中进行正常的复制和表达，从而获得新产物。

基因工程的主要操作步骤有：①目的基因分离；②目的基因与载体DNA的体外重组，形成一个完整的有复制能力的嵌合体（chimaera）；③重组载体导入受体细胞，通常用转化的方法，导入能容纳外源载体的受体细菌；④复制与表达。重组载体在受体细胞内必须自主复制而获得扩增，以表达目的基因特有的遗传性状或产物，使之成为“工程菌”。如将人胰岛素的人工合成基因组合到大肠埃希菌的质粒上，然后再转移至菌体内，生产出胰岛素。近年来，应用微生物的遗传工程获得如脑啡肽、卵清蛋白、干扰素等，极大地改进了这些生物制剂的生产工艺。应用基因工程技术来使细菌表达病毒的抗原成分，用以制备新型诊断试剂或疫苗，或用一种细菌表达出两种细菌的抗原，制备多价菌苗等。

2. 细菌变异的机制

（1）突变：细菌遗传物质的结构或 DNA 上的核苷酸序列发生稳定的改变。一个或几个碱基的置换、插入或丢失，所造成的影响在一个或几个基因内，导致较少的性状变异，称小突变或点突变（point mutation）；涉及几百至几千个核苷酸的大段 DNA 序列改变，称大突变或染色体畸变（chromosome aberration）。

（2）DNA 损伤修复：细菌 DNA 受损时，若在修复过程中出现错误，亦可导致细菌突变。

（3）基因的转移与重组：主要通过转化（transformation）、结合（conjugation）、转导（transduction）、溶原性转换（lysogenic conversion）及原生质体融合（protoplast fusion）等方式实现。

3. 细菌耐药性的分子遗传学　细菌耐药性变异已成为感染病治疗的世界性难题，目前认为细菌耐药的机制有产生灭活酶、改变细胞膜通透性、改变药物的结合部位、建立新的代谢途径等。与细菌耐药性有关的遗传物质主要有细菌染色体、质粒、转座子、前噬菌体及耐药岛（tolerance island）等。

（1）质粒与细菌耐药性：质粒与多种细菌的抗生素耐药密切相关，其可通过多种方式改变细菌与抗生素的相互作用，最终导致细菌耐药，最常见的是编码抗生素灭活酶。

（2）转座子与细菌耐药性：转座子同样可编码抗生素灭活酶。

（3）染色体突变与细菌耐药性：染色体突变亦可导致细菌耐药。以大肠埃希菌内 β-内酰胺酶的表达为例，正常大肠埃希菌基因组中含有的 Amp C 基因可编码低水平的 β-内酰胺酶。染色体突变可以通过三种方式增加 β-内酰胺酶的表达：①启动子突变：较少见，但一旦发生可刺激 RNA 多聚酶立即启动 Amp C 的表达，致细菌内 β-内酰胺酶水平明显升高；②终止子突变：Amp C 5′端非翻译区内的终止子可被消除，从而使 β-内酰胺酶的表达提高 5 倍以上；③基因转移：插入序列 IS2 与野生株启动子整合，形成比野生株启动子更强的启动子，增强 AmpC 基因的表达；④DNA 重组：通过小段同向重复序列间的 DNA 重组，可使 Amp C 基因倍增，导致 β-内酰胺酶的高表达。

（4）药物排出泵与细菌耐药性：研究铜绿假单胞菌发现其菌体表面有能量依赖的多药物射流泵（energy-dependent multidrug efflux pumps），不仅能促进抗生素的排出，亦能加快染料、洗涤剂、抑制剂、消毒剂及有机溶剂等的排出。射流泵蛋白有高度同源性，包括附着于内膜的转运子（transporter）、附着于外膜的孔道形成蛋白（channel-forming protein）和其间的连接蛋白（linker protein）。药物排出泵存在于大部分细菌，但一般仅在细菌发生基因突变导致射流泵基因过度表达时才产生耐药等作用。在铜绿假单胞菌，mexR 及 nfxB 是射流泵基因 mexAB-oprM 及 mexCD-oprJ 的抑制基因，前两者的突变致后两者所受抑制降低或消失，从而导致射流泵的大量表达。

4. 细菌致病性的分子遗传学　病原菌的致病机制有其特异性，其基因组表达一系列分子，这些分子与宿主靶细胞之间发生复杂的生物作用从而导致宿主机体产生应答，最终导致发病。分子遗传学的研究为我们更好地认识病原菌的致病性带来了契机。随着几种细菌全基因组序列的解密，可预见细菌的致病机制及相应对策的研究将会发生质的飞跃。

细菌通过多种机制与宿主相互作用从而导致疾病，目前已知的为对宿主细胞的吸附作用，对宿主的干扰、破坏作用，对宿主的侵袭作用及对宿主防御机制的抵抗作用。芽胞、细胞壁成分、毒素、黏附因子（adhesin）等在细菌的致病中起着重要作用。

（1）黏附因子：细菌的黏附因子可由蛋白及多糖构成。蛋白黏附因子又分为菌毛型（fimbrial）及非菌毛型（afimbrial），菌毛常由几个蛋白亚单位紧密排列成螺旋状的圆柱体，其中有一个蛋白亚单位形成主架构，其他蛋白亚单位位于菌毛基底部及尖端，一般由处于尖端的蛋白亚单位与宿主受体结合起黏附作用；革兰阴性菌如大肠埃希菌、霍乱弧菌、铜绿色假单胞菌及奈瑟菌属主要依赖菌毛产生黏附作用。非菌毛型黏附因子同样由蛋白构成，但不形成长而紧密的菌毛形结构，由其介导的细菌-宿主黏附更加紧密，革兰阴性菌如假结核耶尔森菌、肠致病性大肠埃希菌，革兰阳性菌如葡萄球菌、链球菌及分枝杆菌可表达非菌毛型黏附因子。多糖黏附因子多为细菌胞膜、胞壁或芽胞的成分。如葡萄球菌、链球菌胞膜多糖成分胞壁酸(teichoic acids)可产生黏附作用。

黏附因子在宿主体内存在多种受体,如跨膜蛋白、表面免疫球蛋白、糖脂、糖蛋白、细胞外基质蛋白(如纤维结合素及胶原蛋白)。目前尚发现细菌(如肠产毒大肠埃希菌)自身可编码其黏附因子的受体并在宿主细胞表面表达,一旦在宿主细胞膜上表达出该受体,其非鞭毛型黏附因子即可产生黏附作用。同时,所有的细菌都可编码不止一种黏附因子。目前正在研究用于对抗细菌黏附因子的疫苗及药物。如奇异变形杆菌乏尿素酶突变株的菌毛黏附因子 MR/P 有望成为新一代疫苗,以预防奇异变形杆菌感染及其导致的尿路结石。目前认为黏附因子是金黄色葡萄球菌感染早期最重要的致病因子,金黄色葡萄球菌产生凝集因子 A(Clf A),Brouillette 等用编码胶原蛋白结合区 A(凝集因子 A 的特异性结合区)的质粒诱导小鼠产生强烈而特异性的抗 Clf A 抗体反应,这种特异性的 DNA 免疫为金黄色葡萄球菌的预防提供了新的策略。

(2) 毒力岛(pathogenicity island):近年来对病原菌致病机制的研究有了长足的进步,毒力岛的发现更是使我们对细菌致病性的认识发生了深刻的变化。毒力岛是细菌基因组中编码病原体毒力因子(附着因子、毒素、侵袭透明质酸酶、蛋白分泌系统及铁吸收系统等)的特定区域,其普遍存在于致病菌株中,对细菌的致病性起决定性作用。一般认为毒力岛有以下特点:①是编码细菌毒力基因簇的一个相对分子量较大的染色体 DNA 片段,一般在 10～200kb;②一些毒力岛的两侧具有重复序列及插入元件;③毒力岛多位于细菌染色体的 tRNA 基因位点内或附近,或位于与噬菌体整合有关的位点;④毒力岛 DNA 片段的 G+C mol% 和密码使用与宿主菌染色体有明显差异;⑤毒力岛编码的基因产物许多是分泌型蛋白及细胞表面蛋白,一些毒力岛编码细菌的分泌系统、信息传导系统及调节系统;⑥一种病原菌可有一个或几个毒力岛;⑦毒力岛可能与新发现的病原菌有关。

二、病毒

病毒(virus)是最微小、结构最简单的微生物。但随着朊粒被发现,这一概念正在受到挑战。病毒最重要的特征是非细胞结构,只含一种核酸,不含产生能量的酶系,只能在活细胞内以复制方式进行增殖,故被称为超级寄生(superparasitism)。

(一) 病毒基因组的特点

1. 病毒只含 DNA 或 RNA 中的一种核酸,并可藉此将其归类为 DNA 病毒或 RNA 病毒。

2. 核酸大小相差悬殊,从 3.2kb(HBV)～300kb(痘类病毒)以上不等,其中 DNA 病毒较大,RNA 病毒较小。

3. 病毒基因组的编码序列大于 90%。

4. 含有操纵子、内含子结构。

5. 编码功能相关蛋白质的基因往往丛集在基因组的特定部位,形成一个功能单元或转录单元,被一起转录成多顺反子 mRNA,然后加工成各种蛋白质的 mRNA 膜。

6. 编码的几个开发阅读框间有重叠现象,即同一段核酸序列能编码 2 种或 2 种以上蛋白质;易被宿主细胞所解码,从而发生转录并翻译出病毒蛋白。

7. 除逆转录病毒基因组有两个拷贝外,至今发现的病毒基因组均是单倍体,每个基因在病毒颗粒中只出现 1 次。

8. 病毒基因组含有不规则结构基因,转录出的 mRNA 分子亦不规范。常见的有:①几个结构基因的编码区无间隔;②mRNA 没有 5′端的帽结构;③结构基因本身没有翻译起始序列。

(二) 病毒的蛋白

病毒蛋白分为结构蛋白及非结构蛋白两种。前者是组成病毒体的成分,如病毒体的衣壳、基质或包膜。后者可存在于病毒体内,如病毒的酶,亦可不存在于病毒体内而仅存在于被感染的细胞内,例如抑制细胞生物合成的蛋白或抑制主要组织相容性抗原(MHC)递呈病毒抗原的蛋白等。非结构蛋白中具有酶功能的蛋白如逆转录酶、蛋白水解酶、DNA 多聚酶及胸腺嘧啶核苷激酶等已作为抗病毒药物作用的靶位而备受关注。部分非结构蛋白具有转化宿主细胞的作用,其机制或是通过激活宿主细胞的癌基因,或是其自身有此作用;编码此类蛋白的病毒基因称病毒癌基因。部分病毒的非结构蛋白亦具有抗细胞因子的作用。因此研究非结构蛋白对阐明病毒的致病机制具有重要价值。

（三）病毒的增殖

病毒以其基因为模板，依赖 DNA 多聚酶或 RNA 多聚酶及其他必要条件，通过调控宿主细胞的代谢，使宿主细胞停止合成细胞的蛋白质及核酸，转而复制病毒的基因组，合成相应的病毒蛋白，最终释放出子代病毒。这一过程称为一个复制周期。一般将病毒的复制分为吸附与穿入、脱壳、生物合成、装配与释放四个步骤。

1. 吸附与穿入（absorption and penetration） 吸附主要是通过病毒的包膜或无包膜病毒衣壳表面的配体位点与细胞表面的特异性受体相互作用完成的。各种病毒有不同的配体及其相应受体。如 HIV 包膜糖蛋白 gp120 的受体是人辅助淋巴细胞表面的 CD4 受体，HCV E2 蛋白与 CD81 的相互作用与 HCV 进入细胞有直接关系。细胞表面的受体数量与其对某种病毒的易感性有关。CCR5 基因编码细胞表面的趋化因子受体分子，该分子是 1 型人类免疫缺陷病毒（HIV-1）亲巨核细胞株的主要受体。研究表面 CCR5 基因增强子变异所致的细胞表面受体的高效表达，将使患者对 HIV-1 亲巨核细胞株的易感性明显增加，同时加快病情的进展速度。病毒可有不止一种受体，且尚有不少病毒的受体仍不确定。病毒体吸附于宿主细胞膜上后，有包膜病毒多通过包膜与宿主细胞膜融合而进入细胞，然后将核衣壳释放入细胞质内。无包膜病毒一般通过细胞膜以胞饮方式将其衣壳吞入。

2. 脱壳（uncoating） 病毒的脱壳可发生在胞浆内，亦可发生在宿主细胞核内。多数病毒在穿入时在细胞溶酶体酶作用下脱壳并释放出病毒的基因组。少数病毒依赖其自身的 DNA 合成酶转录出 mRNA，并翻译成与脱壳有关的蛋白（早期蛋白），参与上述过程。

3. 生物合成（biosynthesis） 早期病毒基因组在细胞内进行转录、翻译需先合成一些非结构蛋白，即必须的复制酶及抑制细胞核酸与蛋白质合成的酶，从而启动自身复制并阻断宿主细胞的正常代谢。然后根据病毒基因组的指令，复制病毒的核酸，合成结构蛋白与一系列的非结构蛋白。生物合成阶段尚无完整病毒可见，亦不能用血清学检测出病毒的抗原。

按病毒的核酸分类，可将其分为 DNA 病毒或 RNA 病毒；单股或双股；环状或线状；另外，将核酸极性与 mRNA 一致的病毒称为正义（正股、正链）病毒，不一致的称反义（负股、负链）病毒。各类病毒的生物合成过程有其特殊之处，并有严格的生物合成机制，但均必须合成有功能的 mRNA。

4. 装配与释放（assembly and release） 病毒的蛋白、核酸的复制完成后，根据病毒的种类不同，在宿主细胞的不同部位组装，这些部位包括细胞核、细胞质、细胞膜及质膜。无包膜病毒装配成核衣壳后即成为成熟的病毒体；有包膜的病毒，装配成核衣壳后以出芽方式释放，释放时可包有核膜或胞质膜而成为成熟病毒体（图 5-1-1）。

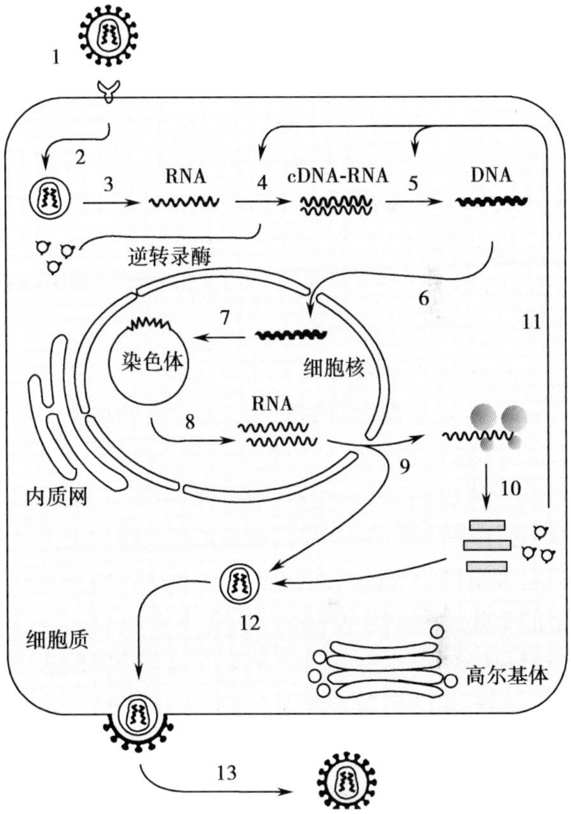

图 5-1-1　病毒的复制过程

（四）病毒的变异

由于病毒无细胞结构、缺乏独立的酶系统，故其易受周围环境特别是宿主细胞内环境的影响，从而发生变异。

1. 性状的变异　包括毒力变异、抗原性变异、空斑变异及对某些理化因素抵抗力的变异等。如流感病毒的抗原漂移及抗原改变。

2. 突变　可自然发生，亦可经理化因素诱导产生。可根据突变原因分为自发突变及诱发突变，亦可根据突变范围分为点突变及缺失性突变，前者为单一核苷酸的碱基发生变化，后者为核苷酸缺失了一个或多个序列。这与细菌的突变有所不同。突变的自然发生率为 $10^{-8} \sim 10^{-4}$，部分RNA病毒因自身RNA聚合酶缺乏校读功能(proof-reading)，而更易发生突变，如丙型肝炎病毒(HCV)可在同一宿主体内经突变而形成多个相互关联而各不相同的准种(quasispecies)。多数点突变株为条件致死性突变株，只在某些条件下增殖，如温度敏感突变株(temperature sensitive mutant，TS突变株)，只能在较低温度中(28～31℃)增殖，而在较高温度下(如37℃)不能增殖，脊髓灰质炎减毒活疫苗就是其温度敏感突变株经通过多次诱变而得的稳定的TS突变株。

3. 基因重组　同源染色体通过交换遗传物质从而产生新的基因型的过程称为基因重组。重组的机制有两种：多数病毒通过核酸分子的断裂及交叉连接，核酸分子内部序列重新排列进行重组；在分节段RNA病毒，如流感病毒、轮状病毒等，通过交换RNA节段进行，此过程被称为重配(reassortment)。重配发生的几率可高于基因组为单一分子的其他病毒。

4. 基因产物的相互作用

(1)表型混合：两株病毒共同感染宿主细胞时，一种病毒核酸被另一种病毒核酸所编码的蛋白衣壳包裹后，可发生一些生物学特征(如耐药性、嗜细胞性等)的改变，这种改变不是基因改变而是表型混合，经再次传代后，子代病毒的特性仍由原来病毒体的核酸决定，从而失去由表型混合而出现的性状改变。

(2)缺陷病毒与互补作用：因病毒基因不完整或发生改变，致使不能复制出完整的有感染性的病毒体，这种病毒称为缺陷病毒(defective virus)。当与另一种病毒共同感染宿主细胞，在宿主细胞内通过基因产物的相互作用，一种或两种病毒都能产生具有感染性的后代，称互补作用。如丁型肝炎病毒(HDV)需在HBV存在的情况下才能复制。一种或两种灭活病毒共存时，可通过互补作用而复活，称交叉复活。

(五)病毒致病性的分子遗传学

病毒感染宿主细胞后，通过一系列的分子遗传学途径导致细胞的损伤或产生其他病理生理变化而致病。

1. 细胞凋亡　有些病毒(如人类免疫缺陷病毒、腺病毒)感染细胞后，可直接或间接诱导细胞凋亡。Bcl-2家族对线粒体膜的选择性滤过(mitochondrial membrane permeabilization，MMP)起关键性调节作用，腺病毒EIB 19kD突变株因其功能基因EIB 19kD缺失，导致其与野生株的表型完全不同。它可与Bcl-2家族发生作用而改变线粒体膜的通透性，从而诱导细胞凋亡。

2. 阻断宿主细胞代谢　多数杀细胞病毒所编码的蛋白能终止宿主细胞RNA与蛋白质的合成，继而抑制宿主细胞DNA的复制，阻断细胞的有丝分裂。DNA病毒则在细胞核内复制核酸，直接破坏宿主细胞的代谢。

3. 染色体畸变　多瘤病毒、腺病毒、疱疹病毒、副黏病毒及造血组织增生病毒等可导致宿主细胞染色体畸变，其中主要是染色体断裂，罕有染色体“粉碎”。

4. 细胞增生与细胞转化　少数病毒感染细胞后不仅不抑制细胞DNA的合成，反而促进细胞DNA合成。以SV40病毒为代表，其编码一种T蛋白，可与细胞的DNA复制起始点及细胞的DNA多聚酶结合，从而促进细胞增生，将SV40病毒注射入小鼠中可诱导肿瘤发生。

5. 病毒基因的整合　病毒基因可通过两种方式与宿主细胞基因组发生整合：一是逆转录病毒(如HBV)在复制过程中以双链DNA整合入宿主细胞染色体DNA；二是病毒感染细胞后，病毒DNA的部分基因片段在细胞核内可偶然与细胞染色体DNA随机进行重组，从而使整合的病毒DNA随细胞分裂而被带入子细胞中。如果整合部位或附近有原癌基因或抑癌基因存在，则可导致肿瘤的发生。

(六)病毒的分子遗传学研究进展

分子遗传学的研究极大地推进了病毒学研究，目前，已发现的病毒有4000多个，大规模测序已完成了多个重要物种的序列分析，推测仍存在未知病毒，当前生物科技能够实现快速病原体诊断，甚至发现新的病原体，而对获得的全新的基因序列的功能解析则需藉助生物表达系统，最终了解基因的结构与功能的关系。

1. 生物表达系统的构建　病毒特定基因片段的表达及调控是病毒分子遗传学研究的重要方面，对病毒特定基因片段的研究必须依赖一定的生物表达系统作为其基础架构。Cre/loxP重组系统由Cre重组酶及loxP位点两部分组成，loxP位点由两个13bp反向重复序列及中间间隔的8bp序列共同组成，其中13bp的反向重复序列是Cre酶的结合域。如果两个loxP位于同一条DNA链上，且方向相同，结果将使 loxP 位点之间的序列被删除。通常的策略是在两个 loxP 位点之间插入停止序列，即这个 loxP-STOP-loxP 序列位于启动子与目的基因之间，此时目的基因不表达，当两种品系的动物杂交以后，在杂合体细胞中，Cre 酶识别 loxP 位点，将 loxP 之间的停止序列去除，目的基因被激活。该策略被广泛用于条件性基因表达系统，如诱导性或条件性基因敲除。Tet-off/Tet-on 基因表达系统是新近发展起来的具有严密开关功能的基因表达系统。其中 Tet-off 系统在无四环素或其衍生物强力霉素存在的情况下，引起插入启动子下游目的基因的高效表达。随着四环素浓度的增加，基因表达以一种剂量依赖性的方式逐渐关闭，直至为零。而 Tet-on 基因表达系统受四环素的作用刚好与 Tet-off 系统相反。Tet-off/Tet-on 被认为是目前最为理想的真核生物基因表达系统。最近，新一代表达系统，LightOn 光控基因表达系统被建立，具有诸多优点：①以蓝光激活外源基因表达，对人和动物安全，对环境无污染；②诱导表达活性高，本底低；③依赖于光照量，表达量易于调节；④其各个元件来自酵母和真菌，与哺乳动物无同源性，不会对宿主细胞内源细胞通路造成干扰；⑤目的基因的表达可逆，去除光照后目的基因的表达可关闭；⑥最重要的是可在空间上调控目的基因在哺乳动物细胞及小鼠中的表达。

2. 病毒变异、准种动力学与进化　以 HBV、HCV、HIV 等为例，在漫长的病毒演变与进化中，病毒的基因型、亚型、血清型、病毒的变异、准种动力学等病毒因素，被证明可能与疾病的易感性、耐药性、疾病进展风险、临床转归、抗病毒治疗反应、预后等有关。病毒的基因型、亚型具有人群、地域、种族等分布特点，是长期进化的结果。病毒在复制过程中可能在全基因组范围内发生变异，且动态变化，同种生物在同一个体内的遗传异质性称为准种（quasispecies），是变异与宿主压力选择之下的平衡。研究发现，准种是 RNA 病毒具有的一种普遍特性，在部分 DNA 病毒中亦被检测到。如针对 HBV 的 S 基因区、反转录酶区、PreC/C 基因序列、X 基因及涵盖了 DRⅡ、DRⅠ、ENⅡ等调控序列的 HBV 核心启动子序列等的研究显示，前 S 或 S 基因变异可逃逸宿主的免疫应答，如 G587A 变异，则失去与抗-HBs 结合的能力，血清中无法测出 HBsAg。如前 S 基因缺失前 S2 启动子或 B 细胞及 T 细胞表位编码区，仍保留前 S1 基因的肝细胞结合位点编码区，所出现的 S 基因突变株仍可穿入肝细胞而发生感染，且难于清除，易导致慢性化过程。PreC 区 G1896A 变异、BCP 区 A1762T/G1764A 联合突变都与 HBeAg 阴性的慢性 HBV 感染有关。G78A、A233G、G418T、A2240G、C2241T、C2435A 及 A2485G 突变可能与隐匿性 HBV 感染相关，突变位点涉及 HBV 基因组 S、P 和 C 3 个 ORFs，其中意义更大的位点为 A233G，此位点突变可导致 S 和 P 2 个 ORFs 以及聚合酶、大表面抗原、中表面抗原及小表面抗原 4 种蛋白结构发生改变。随着抗病毒药物的临床应用，病毒耐药现象亦越来越普遍，目前已知的耐药位点为：I169T 突变、T184G 突变、S202I 突变、M250V 突变（恩替卡韦耐药相关）；V173L 突变（拉米夫定和恩曲他滨耐药相关）；L180M 突变（拉米夫定/替比夫定/恩曲他滨/恩替卡韦耐药相关）；M204V/I 突变（酪氨酸-蛋氨酸-天门冬氨酸-天门冬氨酸（YMDD 突变），拉米夫定/替比夫定/恩曲他滨/恩替卡韦耐药相关）；A181V/T 突变、N236T 突变（阿德福韦耐药相关）；A194T 突变（替诺福韦耐药相关，但尚未明确）。

三、真菌耐药性的分子遗传学进展

近年来真菌感染受到越来越多的重视，强力广谱抗生素（如亚胺培南、万古霉素等）的普遍使用直接增加真菌感染发生的可能性，而抗真菌药物的广泛及长期使用则是导致真菌耐药性出现的主要原因，如 AIDS 患者使用氟康唑预防机会性真菌感染。目前已知的真菌耐药机制有：

（一）ERG11 基因的修饰（基因突变、基因转化及过表达）

ERG11 是所有真菌中编码 14α-去甲基酶的基因。对比耐氟康唑及不耐氟康唑白色假丝酵母菌 ERG11 的 DNA 序列，发现耐药株 ERG11 基因发生了点突变（R467K），导致去甲基酶第 467 位氨基酸由精氨酸变为赖氨酸，从而减低了该酶与氟康唑的亲和力；另一类似的点突变（T315A）可使第 315 位的苏氨酸变为丙氨酸，同样可降低去甲基酶与氟康唑的亲和力。耐吡咯类白色假丝酵母菌及新生隐球菌（azole-resistant *C. albicans* and *Cryptococcus neoformans*）的耐药还可能与其他基因（如 ERG2、ERG3）突变有关，这些基因编码的酶同样作用于麦角甾醇生物合成通路，但作用部位在 ERG11 编码酶作用区的下游。

（二）特异性药物排出泵（specific drug efflux pumps）的过表达

这一点与细菌类似。比较光滑假丝酵母菌感染患者氟康唑治疗前的敏感菌株及治疗后的耐药菌株发现耐药株菌体内氟康唑蓄积量明显减少，进一步研究发现耐药株中特异性药物排出泵的表达明显升高。真菌有至少两套泵出系统，分别为 ATP-结合盒（ABC 蛋白）（ATP-binding cassette，ABC proteins）及主要促进蛋白超家族（major facilitator superfamilies of proteins，MF proteins）。通过基因分析已知编码 ABC 蛋白的基因有 30 个，分为 6 个亚家族（subfamily）：PDR5、ALDP、CFTR/MRP、MDR、YEF3 及 RLI，其中只有 PDR5、CFTR/MRP 和 MDR 编码已知与吡咯耐药有关的蛋白。编码 MF 蛋白的基因有 28 个。目前已知的编码致病性真菌中 MF 转运子的基因除最近克隆出的 FLU1 外，只有从白色假丝酵母菌中克隆出的 CaMDR1。

（三）固醇生物合成的改变

多烯类耐药菌株并不常见，如葡萄牙假丝酵母菌、光滑假丝酵母菌等。其机制可能与菌体细胞内甾醇含量的变化有关。耐多烯白假丝酵母菌中麦角固醇合成受抑制导致其含量下降有力支持了这一假设。

真菌耐药常由多种机制共同作用所致。伊曲康唑常用于曲霉感染。目前已分离出烟霉菌及构巢霉菌耐伊曲康唑菌株，其耐药机制至少包括：①伊曲康唑蓄积量的降低；②麦角甾醇含量改变；③CYP依赖的 C-14 羊毛甾醇 α-去甲基酶的扩增或过表达。

四、微生物与基因工程

基因工程的基本思路是在体外对 DNA 分子按照既定的目的和方案进行人工重组，将重组分子导入到合适的细胞，使其在细胞中扩增和繁殖以获得该 DNA 分子的大量拷贝及大量表达产物。基于此思路，目的 DNA 由于缺乏明显的遗传标志及自主复制能力，必须由能在宿主细胞中进行自我复制和表达的载体来携带，载体实际上亦是 DNA。目的 DNA 片段与宿主细胞在体外连接，构成 DNA 重组体，然后导入宿主细胞进行扩增或表达。

（一）以微生物为基础构建的克隆载体

目前以大肠埃希菌为宿主细胞的载体主要有：质粒、λ 噬菌体、黏性质粒及丝状噬菌体。

1. 质粒　作为克隆载体的质粒应具备以下特点：①分子量相对较小，能在细菌内稳定存在，有较高的拷贝数；②具有一个以上的遗传标志，便于对宿主细胞进行选择，如抗生素的抗性基因，β-半乳糖苷酶基因（*β-gal*）等；③具有多个限制酶的单一切点，即多克隆位点（multiple cloning sites，MCS）便于外源基因的插入。如果在这些位点有外源基因插入，会导致某种标志基因失活，而便于筛选。目前符合上述标准的质粒如 pBR322 质粒等已广泛用于 DNA 分子克隆。其长度为 4.3kb，含氨苄西林和四环素的抗性基因，在两抗性基因间有限制酶位点，插入成功后导致抗性消失，据此作为选择标记。另一种广泛应用的质粒是 pUC 系列，由 pBR322 的氨苄西林抗性基因和复制起始位点及大肠埃希菌 *β-gal* 基因片段构成，在 *β-gal* 基因中加入了 MCS，可利用 *β-gal* 基因进行颜色筛选。pBC 系列的不同成员的区别在于 MCS 中的限制酶识别位点的数目不同，每一对 pUC 质粒（偶数与随后的奇数质粒，如 pUC18 和 pUC19）的多克隆位点中的限制酶识别位点数目相同，顺序则相反。

质粒一般只能容纳小于 10kb 的外源 DNA 片段，主要用作亚克隆载体。一般来说，外源 DNA 片段越长，就越难插入，越不稳定，转化效率越低。

2. 噬菌体　噬菌体（bacteriophage，phage）是感染细菌的病毒，按其生活周期分为两溶菌性（lytic）及溶原性（lysogenic）。溶菌性噬菌体感染细菌后，连续增殖，直到细菌裂解，释放出的噬菌体又可感染其他细菌。溶原性噬菌体感染细菌后，可将自身的 DNA 整合到细菌的染色体中去，与细菌的染色体一起复制。用作克隆载体的噬菌体有两种：λ 噬菌体及 M13 噬菌体。λ 噬菌体含有 60 多个基因，其基因组可划分为三个区域：左侧区包括使噬菌体成熟为有包壳的病毒颗粒所需要的全部基因；中间区域包含与重组有关的基因及使噬菌体 DNA 整合到大肠埃希菌染色体中去及把原噬菌体 DNA 从宿主染色体上切割下来的基因；右侧区域包括所有的主要调控成分。λ 噬菌体载体的最大容量一般在 9～23kb。M13 噬菌体最大的优点是噬菌体颗粒中所含的是单链 DNA，该单链 DNA 可作为模板用于 DNA 序列分析。亦可利用单链 M13 克隆制备单链 DNA 探针用于杂交分析,或作为基因定点诱变的载体。

3. 黏性质粒　由 λ 噬菌体 DNA 的 cos 区与质粒重新构建而成,为双链环状 DNA,其容量在 40～50kb。兼有 λ 噬菌体及质粒的一些优点。

4. 酵母人工染色体(YAC)　细菌人工染色体(BAC)由酵母基因及质粒 pBR322 衍生物构成,能在大肠埃希菌中复制,同时含有酵母基因组的基本功能单位,着丝粒、端粒和自主复制顺序,其容量巨大,可达数百 0.5～2mb。BAC 由类似方法获得,容量在 0.1～0.4mb。

(二)基因治疗载体

若要将外源基因导入真核细胞,就需要利用能在真核细胞中自主复制的载体。由于病毒基因组的结构简单,分子背景较清楚,易于改造和操作,转染效率高并有较高的靶细胞特异性,在以基因治疗为目的的载体系统中常用动物病毒作载体。理论上任何病毒均可发展成为基因转移或基因表达载体。目前以逆转录病毒介导的基因转移最为普遍,但由于其只能感染分裂复制的细胞,滴度较低,应用范围受到局限。此外,在辅助细胞中,逆转录病毒载体有可能同源重组为野生型病毒,导致恶性转化。近年来通过改造得到了腺病毒、细小病毒(如腺相关病毒)、慢病毒(如 HIV)、单纯疱疹病毒、EB 病毒等载体。

1. 逆转录病毒载体　切除野生型逆转录病毒的 *gag*、*pol* 及 *env* 结构基因,换为目的基因,并保留包装信号 Φ 及 LTRs 序列,从而得到逆转录病毒载体。一般目的基因不超过 7kb,否则逆转录病毒载体将不能有效包装。目的基因的转录可在病毒 LTRs 或目的基因中的增强子-启动子元件控制下调控。这种人工改造后的基因组由于切除了 *gag*、*pol* 及 *env* 结构基因,不能自身包装成病毒颗粒,必须依赖于包装细胞(含有完整的 *gag*、*pol* 及 *env* 基因,但缺乏协助病毒 RNA 进入颗粒的 Φ 序列的细胞)。将重组的逆转录病毒导入包装细胞系,可被包装产生只有一次感染能力的逆转录病毒颗粒。包装细胞生长的培养液含有感染性病毒颗粒,用于感染靶细胞,使目的基因稳定地整合于靶细胞的染色体,最终实现基因的转移。

2. 慢病毒载体　以逆转录病毒载体为模型,在 LTRs 间插入目的基因,并具有一个包装序列构建出慢病毒载体(lentiviral vectors)。*env* 基因产物限制 HIV 来源的载体只感染表达 $CD4^+$ 蛋白的细胞,因此,这类载体中,*env* 基因由来源于其他 RNA 病毒的 *env* 序列取代后,可具有更为广泛的感染范围。

3. 腺病毒载体　*e1* 基因在腺病毒载体的构建中起重要作用,它可激活其他启动子。*e3* 基因相对为非必需区域,在构建载体时去除 *e3* 基因,可使外源基因的容量增至 4～5kb,而不影响自身复制。

4. 腺相关病毒载体　腺相关病毒(adeno-associated virus, AAV)是目前动物病毒中最小的 DNA 病毒,属细小病毒属,是一种简单的、无致病性、单链 DNA 病毒。现有的 AAV 载体多是将外源基因及其调控序列插入到基因组 2 个末端的反向重复序列(ITR)之间。由于 AAV 基因组容量局限,在构建 AAV 载体时,常去除了除 ITR 外的所有序列。

5. 痘苗病毒载体　痘苗病毒具有庞大的基因组,具有复杂的 DNA 结构,其特性有:①安全,可长期保持稳定,接种方法简单;②插入外源基因容量大,可表达 25～40kb 的 DNA,并能同时表达多种外源基因;③病毒宿主范围广,可在多种原代细胞中生长而不依赖于肿瘤或传代细胞;④病毒在细胞浆中繁殖,不与宿主细胞的染色体整合,无致癌性;⑤表达的产物可以糖基化,能保持外源基因产物的生物学与理化性质。

6. 其他病毒载体　单纯疱疹病毒可感染神经细胞,在神经疾患的基因治疗方面有一定发展潜力。*ie3* 可被取代作为载体插入位点。但其表达的部分病毒蛋白对靶细胞有毒性,若除去编码这些蛋白的基因,则可携带更多外源基因。其他研究中的病毒载体有空泡病毒,目前其大多用于产生疫苗;Sindbis 和 Semliki 森林脑炎病毒正在被研制为不整合入细胞核的细胞质载体。

虽然病毒载体为基因治疗提供了美好的前景,但仍然存在不少令人担忧的问题,如逆转录病毒载体 DNA 有随机整合入宿主染色体的可能性,可能导致激活原癌基因或灭活肿瘤抑制基因。在以腺病毒为载体的基因治疗中,由于大多数人在以往自然发生的病毒感染中可能已有腺病毒抗体,靶细胞很可能含有腺病毒蛋白合成的全部因子,从而导致免疫反应,最终不仅不能得到目的基因的产物,还可能导致细胞杀伤。国内外均有学者对基因治疗的安全性提出质疑,这些问题尚需进一步研究解决。

（三）合成生物学

伴随着2010年人类历史上首个人造细菌染色体的“诞生”，合成生物技术受到极大关注。合成生物学作为一门新兴的交叉科学，是利用工程学原理进行遗传设计、基因组改造和（或）合成及人造细胞合成的科学，能在从分子到细胞，组织到机体的多个水平上参与包括遗传与进化在内的复杂生物学行为。由于微生物结构简单，遗传物质相对清楚，拥有完整的生命调节机制，故常用作合成生物学的材料，因而合成生物学和微生物遗传学紧密相关。应用合成生物学，可创造简单生命形式，如病毒及细菌，利用“合成生物体”模拟“自然生物体”的生物学特性；亦可将自然生物体中的一部分重构到具有非天然功能的生物系统当中来改造生命的过程或形式。合成生物学在医药领域的应用广泛，包括疫苗的生产、新药研发和制药工艺改进（降低药物成本）、靶向抗癌、生物传感器等，如利用大肠埃希菌及酵母细胞合成青蒿素前体-青蒿酸，能够使其产量提高100万倍，大大降低药品成本；设计靶向抗癌细菌，在细菌中引入控制器与反应器模块，探测肿瘤低氧等微环境，当超过一定阈值时，启动杀癌细胞程序；合成生物学还可用于构建微生物或其他生物，对毒素、化学品或其他病原微生物进行监测，以发现新传染物质及病毒，对新发感染病的早期监测及控制具有重要作用。合成生物学必将极大地促进整个生物医药领域的发展。

微生物学、感染病学的发展是与运用现代有关学科的新理论、新技术密切相关的。微生物的分子遗传学为微生物学和感染病学的研究显示了广阔的前景。它有助于阐明感染病的病原学、流行病学、发病机制及病理改变，并对感染病诊断、预防及治疗提供先进的方法及途径。虽然我国感染病学界开展微生物的分子遗传学研究的起步较晚，但已取得显著成果，部分已跨入世界先进行列，如甲型流感H1N1等重大病原体的基因诊断检测、甲型肝炎和戊型肝炎疫苗的研制HBV受体NTCP的发现及结核分枝杆菌的基因检测等。

（王宇明　徐宝燕）

参 考 文 献

1. 王宇明，顾长海．感染病学新进展．北京：人民卫生出版社，2001.
2. 张炜，童贻刚，冯福民．细菌非编码小RNA研究进展．微生物学通报，2009，36（7）：1025-1030.
3. 冯娇，何珣，陈怡露．合成生物学在医药领域中的应用．东南大学学报（医学版），2012，31（2）：220-224.
4. 张磊，张淑云．乙型肝炎病毒的基因变异及其临床意义．世界华人消化杂志，2012，20（18）：1644-1652.
5. Wang X，Chen X，Yang Y. Spatiotemporal control of gene expression by a light-switchable transgene system. Nat Methods，2012，9（3）：266-269.
6. Esvelt KM，Wang HH. Genome-scale engineering for systems and synthetic biology. Mol Syst Biol，2013，9：641.
7. Tomkinson AE，Howes TR，Wiest NE. DNA ligases as therapeutic targets. Transl Cancer Res，2013，2（3）：pii：1219.

第二节　感染病的宿主遗传学

遗传学与感染病学诞生于同一时代。当孟德尔计数豌豆杂交结果的时候，巴斯德正给小女孩接种狂犬疫苗，而郭霍正在疫区观察霍乱和炭疽流行。由于孟德尔的研究长期被埋没，遗传学研究发展缓慢，且缺乏有效的检测手段，导致过去对感染病原体的研究占据了绝对优势，宿主遗传因素作用长期未受重视。经典感染病学将感染分为五种类型：一过性感染、隐性感染、潜伏感染、病源携带状态及显性感染，说明学者注意到感染的发生、发展及结局在人群中表现出巨大差异，但仅归因于病原体的致病力及机体免疫功能不同。实际上，许多感染病的发生、发展及严重性受到宿主遗传的影响。所谓宿主遗传因素，不能认为仅仅是人类白细胞抗原（HLA），宿主的遗传易感性是全基因组范围的，每个基因都可能是易感基因。近10余年来，人类基因组、模式生物基因组及微生物基因组得到充分认识。至2003年2月，已完成1265种病毒、95种细菌及酵母、疟原虫、线虫、小鼠及水稻等多种生物的全基因组测序，2009年又完成黄瓜及玉米的全基因组测序，2013年中澳合作完成高粱全基因组测序。而人类基因组于1994年完成密度为0.6M的遗传图，2001年完成草图，2003年完成全序列和SNP单倍体图。2003年启动“DNA元素百科全书”计划（简称ENCODE），联合了来自英国、美国、西班牙、新加坡及日本等众多科学家，描绘出了人类基因组上的转录区域、转录因子结合、染色质结构和组蛋白修饰等，获得并分析了超过15兆字节（15万亿字节）的原始数据，在人类基因组图上标出了各个基因的功能信息，迄今已获得最详细的人类基因组分析数据,这是人类基因研究领域取得的又一重大进展。

基因组数据的增长及遗传学研究方法的充分发展,使得研究病原体与宿主基因的相互作用成为可能。“宿主基因型+环境型(包括病原因素)=临床表型”已成为共识,感染病的遗传易感性逐渐成为人们关心的热点。

一、遗传易感性的概念

易感性概念源自流行病学,指特定人群对某种疾病的易感程度,是基于群体水平而言的概念,个体不存在易感性问题。流行病学的易感性包括很多方面,如暴露/未暴露的易感性、年龄易感性、性别易感性、职业易感性及免疫学易感性等。

同理,遗传易感性指不同基因型(遗传类型)的人群对某种疾病的易感程度。与非感染疾病的遗传易感性有所不同,感染病的遗传易感性至少包括三个方面:①感染易感性:即同样暴露于某一病原后,感染/不感染、持续感染/自限性清除的可能性;②发病易感性或疾病严重程度易感性:即感染同样的病原体后,不同个体表现不同的疾病类型或严重程度;③应答易感性:即不同个体接受相同疫苗等反应差异;或感染相同的病原体后,不同个体接受相同药物治疗后应答的差异性。

二、感染病的遗传易感性研究流程

虽然现在感染病的遗传易感性研究成为人们关心的热点,但病原体与宿主的相互作用极其复杂。作为感染病学家,如何从临床病例出发,对经验观测数据进行科学分析,进行遗传学研究呢?一般可采用如下流程:

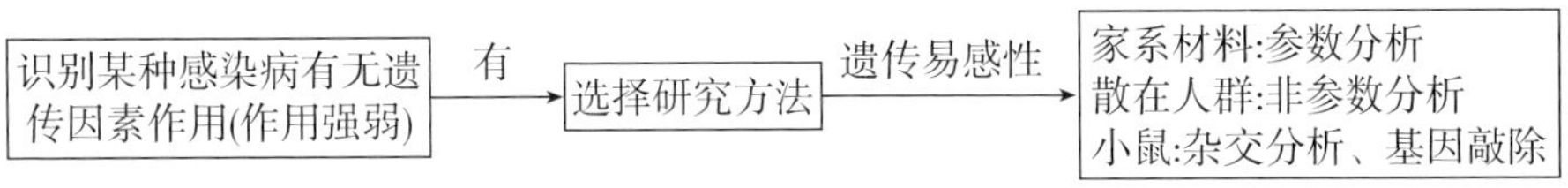
识别某种感染病有无遗传因素作用(作用强弱)
有
选择研究方法
遗传易感性
家系材料:参数分析
散在人群:非参数分析
小鼠:杂交分析、基因敲除

(一) 识别影响疾病的遗传因素

经验观测有时会产生误解,认为家族聚集性等于遗传性。遗传病虽由于继承共同致病基因而表现疾病家族聚集,但这并非必然。首先,一些常染色体隐性遗传病就常看不到家族性发病,而表现为散发病例。即使是罕见的常染色体显性或X染色体连锁隐性遗传病,也可看到新生突变所致散发病例。相反,一些环境因素所致疾病,由于同一家族不同成员生活于相同环境中,也可表现疾病的家族聚集。例如在缺碘地区,甲状腺功能低下所致痴呆就有家族聚集,但与遗传因素关系不大。

还有误解认为先天性疾病就是遗传病。所谓先天性疾病是指出生时即表现的疾病。一种病如果是遗传因素决定的,且致病基因或染色体异常在出生前即已表达,这种病具有先天性。然而,不少遗传病致病基因在出生后的漫长过程中才逐步表达,因此不表现为先天性。例如甲型血友病一般在儿童早期发病,成年型多囊肾和脊髓小脑性共济失调一般中年后才发病。另外,有些环境因素作用于发育中的胚胎使某些器官异常,导致其结构或功能缺陷,产生先天畸形或出生缺陷。如母亲在妊娠前三个月内感染风疹病毒可使胎儿出生时有先天性白内障。这虽然是先天的,但并非遗传因素造成。

通过初步识别,只有受遗传影响达到显著程度的感染病才有必要进行易感性研究。可采取以下方法识别遗传因素对感染病的影响程度:

1. 患病率或病死率的分析

(1) 患病率在时间上的动态:一些主要受环境因素影响的疾病可随时间变迁而发生患病率的改变;相反,那些主要受遗传因素作用的疾病,则不会发生这种改变。

(2) 胎次发病率:以环境因子为主导病因的疾病的发生时间上较集中,表现在患者近胎次同胞的发病率高,而远胎次同胞的患病率较低。反之,主要受遗传因素控制的疾病在不同胎次的发病率则比较接近。

(3) 发病年代及年龄:遗传病好发生在相同年龄,而不受年代和季节的影响。

(4) 移民患病率:若移民后代中患病率或病死率与原籍人不同而接近迁居地居民,则这种疾病受环境影响大。相反若移民的某患病率或病死率与原籍人相同,而与迁居地居民不同,则该病受遗传因素作用大。移民患病率分析尤其应注意移民人群在移居地出生的后代患病率或病死率与原居住地人群做比较。

2. 家族或种族聚集性分析 疾病家族聚集通常是由患者或其医生首先想到。但证实这种家族聚集性确实存在则需生物统计学或流行病学家来完成。通常采用的方法有：①比较患者亲属与普通人群的患病率或发病率，若前者的患病率或发病率大于后者，提示有家族聚集性；②比较患者亲属与对照亲属的患病率或发病率，若前者大于后者亦提示有家族聚集性；③患者家属的患病率或发病率如随亲缘级数降低而逐渐升高，则表明有家族聚集性；④证实有家族史患者亲属的发病风险高于从群体中随机抽取患者亲属的发病风险，也说明有家族聚集性；⑤对某些数量性状，如血压水平等，亲属之间的相关大于非亲属之间者，则提示该性状有家庭聚集性。

3. 半同胞分析法、双生子分析法和养子分析法 对于一种疾病在家族中的聚集现象，通常有三种解释：①患者家族中有致病基因的遗传；②由于教养传递，致病行为及生活方式等危险因素通过学习或模仿在家庭中由上代延续到一代；③由于共同的环境因素，即家庭中各成员暴露在同一危险因素的环境之中。为得到这三种解释，通常采用的研究设计或分析方法有：双生子分析法、半同胞分析法及养子分析法。以双生子法为例，通过对比单卵双生子及双卵双生子中疾病感染率或发病率的一致性有无显著差异，即可粗略估计出遗传因素是否对该感染病有重要作用。双生子研究表明，结核病、脊髓灰质炎、麻风、慢性 HBV 感染、幽门螺杆菌感染、疟疾等在单卵双生子中的表型一致率显著高于双卵双生子，提示宿主遗传因素在这些感染病中起重要作用。

（二）了解遗传学知识

在初步识别和判断遗传因素起显著作用后，感染病学家必须了解一些遗传学知识，以指导遗传易感性研究的对象选取、标本收集及方法选用。

1. 医学遗传学基础知识 包括单基因遗传病（常染色体显性、常染色体隐性、X 染色体连锁、Y 染色体连锁等）、多基因遗传病、线粒体遗传病、交换与连锁、系谱图绘制及分析等知识。

2. 基因组多态性标记 基因组多态性标记与病原体一样，人类亦是具有多样性的群体，表现在基因组，为多态性。除了单卵双生子之外，即使是兄弟姊妹，世界上任意两个人基因组之间的序列不可能完全相同。人群中基因组序列的差异，即多态性，是形成不同个体的遗传学基础，也使群体对疾病的易感性、对药物与环境因子的反应存在明显差异。

人类基因组中存在广泛多态性，主要可分为：①染色体片段重排、转位，大片段插入、缺失等；②多碱基变异，如微卫星、MHC 系统等，一般为多等位型；③单核苷酸多态性（single nucleotide polymorphism，SNP），指发生在基因组中的单个核苷酸的替代、插入或缺失。上述 3 种多态形式中，SNP 最简单、最常见、分布密度最高，研究表明人类基因组中每隔 100～300bp 就有 1 个 SNP，占人类基因组变异的 95% 以上，且能稳定遗传，目前已成为继第一代限制性片段长度多态性标记、第二代微卫星即简单的串联重复标记之后的第三代遗传学标记，广泛用于连锁分析与基因定位、疾病易感性、群体遗传学与进化生物学、药物基因组学及环境基因组学等研究。

3. 复杂疾病遗传学研究的最新发展 虽然人们逐渐认识到影响感染的宿主遗传因素，但欲对其因果关系做出科学解释，需有效的研究方法。近 20 年来遗传流行病学逐渐兴起，藉助群体遗传学的基本理论、分子遗传学的实验技术、流行病学的人群现场资料收集和处理及生物学统计模型，使得宏观与微观、现场与实验室相结合，为正确地分析感染的遗传、病原和这两类因素的相互作用提供了强大的理论支持。

根据染色体上不同位点上的等位基因的重组率和非独立传递等关系来计算两个基因位点之间的染色体图距或位置关系的连锁分析（linkage analysis）是最重要的基因定位方法之一。随着人类基因组研究的快速进展，应用疾病家系的连锁分析已对大量符合经典孟德尔遗传方式的 400 余种单基因疾病进行了基因定位，其中许多已被定位克隆（positional cloning）。对于简单孟德尔遗传的单基因性状，采用基因组遗传图构建方法，通过经典的优势对数记分统计方法可完成连锁定位分析。然而，经典连锁分析在寻找诸如糖尿病、哮喘、高血压、动脉粥样硬化、精神分裂症、肿瘤及感染病等复杂性状易感基因时遇到很大困难。复杂性状是由许多微效累加基因与环境因素共同作用而决定的，往往存在多基因相互作用、遗传异质性、性状变异呈现连续的数量级差、遗传模式不明确、不完全外显等特征，经典单个位点 Lod 值分析方法已不能满足复杂性状易感基因的定位分析。

近年来发展了多位点 Lod 值连锁分析、连锁不平衡（linkage disequilibrium）分析、基于血缘同一性（identity by descend，IBD）的受累同胞对分析（affected sib-pair，ASP）、基于核心家系的传递不平衡检验（transmission disequilibrium test，TDT）、基于家系资料的关联分析（disease association study）、基于病例-对照研究的疾病关联分析等实验设计与数据分析方法，这些方法适用于不同的资料类型并具有不同的检验效能。人类感染病的遗传流行病学研究在 3 个方面不同于其他复杂病（如哮喘、高血压、糖尿病及肿瘤）的同类研究：①影响感染危险性的环境因素已知，当测量数据精确时可纳入分析体系；②可根据基因的功能对病原体的反应及人鼠嵌合染色体试验结果来选择候选基因；③对病原体反应的主要基因可通过宿主对病原体的反应表型（如临床、生物学或免疫学表型）得到鉴定。

（三）选择适合的研究方法

复杂性状（疾病）遗传易感性研究方法有很多，通常可分为小鼠杂交遗传分析、参数分析（模型依赖）方法和非参数分析（非模型依赖）方法（如非参数连锁分析、关联研究等）三类。参数分析方法是在预设遗传模式的基础上确定表型与其影响因素（通常为基因变异和环境协变量）的关系。非参数分析（nonparametric or model-free analysis）无需知道遗传模式而直接研究遗传因素与表型的关系。三种方法各有优越性及局限性，且互相补充。遗传易感性研究方案的选择取决于与疾病表型（性质、发病率）、人群对象、环境因素的可测量程度及宿主的遗传背景等。三种方法在几种感染病遗传易感性研究中都有成功的基因定位、鉴定的例子。

1. 小鼠杂交的遗传分析　人类作为遗传研究材料受到很大限制，主要有世代太长，生育力低，回交和测交等动、植物遗传研究方法无法应用，遗传异质性难以控制，群体分层等问题。解决上述问题的较好办法是建立动物模型，找出与人类相近的病理生理变化，通过基于全基因组扫描的遗传连锁分析-定位克隆方法，可找出控制这些变化的遗传基础。目前常用的主要为小鼠，其世代短，为多胎妊娠，遗传背景均一，可回交或测交。小鼠基因组与人类具有更多的可比性，已在 2002 年完成了小鼠基因组全序列测定。选择纯种小鼠进行杂交实验，消除了遗传异质性影响；根据研究需要，可敲除（knock out）某些基因，以观察这些基因的生理功能；可控制环境因素的影响，以便只考虑遗传因素的作用，即遗传力的作用。一旦小鼠易感基因得到确认，有助于其人类同源基因的定位、鉴定、克隆及功能研究。用这种方法成功确定了人类天然抗性相关巨噬细胞 1 型蛋白（natural resistance associated macrophage protein 1，NRAMP1）在决定结核病易感性中的作用。对小鼠不同品系的定位克隆发现，小鼠对沙门菌、利什曼原虫及部分分枝杆菌的易感性受单一主基因 NRAMP1 的影响，然后在人类基因组序列中查找到同源基因。NRAMP1 基因多态性影响结核病严重性的程度高于对感染易感性的影响程度。

2. 参数分析方法　该方法包括分离及连锁分析，无需事先知道基因功能的任何信息即可定位易感基因位置，甚至常可鉴定出未知功能的新基因。但这类方法在复杂性状遗传易感性研究中的统计能力低于关联研究。

分离分析可明确遗传模式，为连锁分析特别是基于 lods 法的连锁分析提供条件。该方法最早由 Elston 及 Stewart 提出，常采用 Pointer 混合模型与 Bonney 等提出的 Logistic 回归模型进行复杂分离分析。可将遗传和环境因素共同进行研究，把资料按照不同的模型进行拟合，与一般模型进行比较，结果如符合非传递模型或单纯环境模型，则可能遗传因素的作用较小；若符合主基因模型、显性、隐性或共显性模型，则可进一步得到遗传模式及有关参数。对单基因孟德尔遗传疾病，分离分析已得到许多满意的结果。但常见复杂疾病的遗传方式的综合分离分析结果尚存在许多问题。连锁分析是根据基因重组率来计算两基因之间的染色体图距的遗传分析方法，主要得益于 Fisher 提出的似然性的概念。似然性估计在方法上常采用对数概率，这样可将概率密度的相乘转化为对数密度的相加。Morton 利用似然性估计的原理提出了优势对数分数法，简称为 Lods 法，主要检测在两基因以某一重组率（θ）相连锁时，出现这种情况的似然性（L）有多大。例如，在巴西、越南及加勒比海岛的几个人群中通过分离分析鉴定了在决定麻风表型中起作用的一个隐性主基因。60 岁以上个体此基因纯合子的外显度约为 0.6，而其他型别的外显度在 0.02 以下；但 Lods 连锁分析未发现这个麻风病易感位点与五种遗传标志（包括 HLA）的连锁。参数分析方法在血吸虫病易感基因研究中取得了特别的成功。在一个巴西群体中分离分析表明曼氏血吸虫感染强度受主基因SMI控制。SMI对感染强度的影响占66%，其他变量占34%（水接触程度、年龄及性别等）。最近，在塞内加尔人群中亦证实5q31-q33与曼氏血吸虫感染水平相关。此区与控制支气管哮喘高反应性和家族性嗜酸性粒细胞增多症易感纯合子基因的区域相连锁。易感纯合子aa表现为Th0/1型反应，抗性纯合子AA表现为Th0/2型反应，强烈提示人类一个控制T细胞亚群分化的基因多态性影响对曼氏血吸虫病的易感性。

3. 非参数分析方法　非参数分析方法主要为受累同胞（亲属）对连锁分析（非参数连锁分析）和关联研究-连锁不平衡分析。在复杂疾病遗传易感性研究中，非参数分析方法最为常用，统计效能亦远高于参数分析。

Lods分析的弱点是必须确定一个含各种参数的遗传模型。对许多常见病，不仅其遗传模型不知道，而且也难以通过分离分析了解。受累同胞（亲属）对连锁分析是通过受累亲属标记座位的基因分布来检验记等位基因与致病基因的分离不独立，从而推断两者是否连锁的一种统计方法。若标记等位基因与致病基因的分离不独立，则结论就提供了两者遗传座位连锁的依据。同lods连锁分析等技术比较，受累亲属对连锁分析法具有许多优点：①不需准确设定疾病的遗传模型，特别适用于不符合简单孟德尔遗传方式的复杂疾病的连锁定位分析；②对于迟发性遗传疾病很难获得多代的标记基因型与发病状态的数据，这时Lods法等就无法应用，而受累同胞（亲属）对法仍可应用。受累同胞（亲属）连锁分析方法属于“等位基因共享”（alelle-sharing）的范畴，即通过比较同胞对之间是否非随机地“共享”某一位点上相同的等位基因，推测出疾病易感基因是否与该位点连锁。如果分享的这一相同的等位基因来源于该家系的同一祖先，称为血缘一致（IBD）。如果不知道某一对子是否由于遗传而分享了一条染色体的同一区域，只知道其共同具有某一多态性位点的一个等位基因，则称为状态一致（identical-by-state，IBS）。等位基因共享方法不是基于构建一种模型，而是基于拒绝一种模型，比Lods连锁分析更稳定。该方法分析在一个家系中受累亲属是否较多地共享一段IBD染色体区域（或其中的标记），即是否来自家系中的一个共同祖先。

疾病关联分析是在可能的候选致病基因附近选择多态性遗传标记在患者和对照之间进行比较，得到某一遗传标记等位基因和引起疾病基因关联的相对危险度，即判断所选标记与疾病易感位点是否存在连锁不平衡。肯定存在遗传标记与疾病关联的现象可归纳为两类：一种是致病基因位点与遗传标记位点存在很强的连锁不平衡；一种是遗传标记位点本身与疾病发生相关。按照是否预先假定候选关联基因，关联研究有两种主要的研究策略，即基于候选基因的关联分析和基于全基因测序分析的全基因组关联研究（genome-wide association studies，GWAS）。关联研究中候选基因的选择有多种来源，可采用定位候选法、功能候选法及同源候选法等。通过不同品系的小鼠易感基因作图鉴定出一些小鼠的感染病易感基因，它们在人类中的同源基因就可以作为易感候选基因进行人群筛查。通过基因敲除小鼠对病原体易感性的变化得到了大量的易感候选基因。GWAS指在全基因组层面上，开展多中心、大样本、反复验证的基因与疾病的关联研究，是通过对大规模的群体DNA样本进行全基因组高密度遗传标记（如SNP或CNV等）分型，从而寻找与复杂疾病相关的遗传因素的研究方法，全面揭示疾病发生、发展与治疗相关的遗传基因。这一研究方法的引入，使对遗传流行病的发病预测不再停留在传统的年龄、家族史等“环境性”因素分析，而是通过对人体的全基因组的分析，找出可能导致今后发病的基因，并结合“环境性”因素，得出包括感染病在内的多种复杂疾病的发病率。目前国内外已通过全基因组遗传流行病研究策略，先后对艾滋病、乙型肝炎、丙型肝炎、结核病、出血热及疟疾多种感染病进行了全基因组关联研究。

三、已报道的感染病易感和抗性基因

随着分子生物学技术和基因组学的发展，一大批与感染病发生发展相关的基因不断被证实，并且部分感染病相关基因得到精确的定位和初步的功能研究。目前已报道的感染病易感和抗性基因达到200余个（表5-2-1）。这200余个关联基因多归属于与免疫炎症相关的HLA抗原分子、细胞因子通路、趋化因子及其配体通路、Toll样受体通路、Killer样受体通路，亦有部分关联基因属于血型、代谢等其他通路。

表 5-2-1　目前已报道的感染病易感和抗性基因及其所属通路

基因通路	数量	基因名称
HLA	n=17	*HLA-DMA、HLA-DMB、HLA-DPA1、HLA-DPB1、HLA-DQA1、HLA-DQB1、HLA-DRA、HLA-DRB1、HLA-DRB3、HLA-DRB4、HLA-DRB5、HLA-A、HLA-B、HLA-B、HLA-E、HLA-G、HLA-F*
细胞因子	n=72	*IL-10、IL-1B、IL-6、IL-1RN、IFNG、IL-4、TGFB1、IL-1A、IL-12B、IL-4R、IFNGR1、IL-2、IL-1R1、IL-13、IL-18、IL-12A、IFNAR1、IL-10RA、IL-12RB1、MX1、IRF1、IL-8RA、IL-8RB、IL-2RB、IL-12RB2、IFNGR2、IL-5、IL-10RB、IL-6R、IL-2RA、IL-1RAP、IL-1R2、IL-17F、IL-18R1、IL-19、IL-20、IL-9、IL-1RL1、IL-23R、IL-15、IL-16、IL-17A、IL-22、IL-24、IL-2RG、IL-3、IL-5RA、IL-7R、IL-11、IL-13RA1、IL-13RA2、IL-15RA、IL-17RA、IL-21、IL-26、*IL-27、*IL-27RA、IL-3RA、IL-7、IL-9R、IL-28B、IL-28A、IL-29、TNF、LTA、LTB、TNFRSF1A、TNFRSF1B、LST1、FAS、TNFSF15、TGFBRAP1*
趋化因子及其配体	n=46	*CCR5、CCR2、CXCL12、CCL5、IL-8、CCL2、CX3CR1、CCL3L1、CCR3、CXCR4、CCL3、CCL11、CCL8、CXCL2、CCL1、CCL16、CCL4、CCL4L1、CCL7、CXCL10、CXCL14、CXCR6、CCR1、CCR6、CCL13、CCL14、CCL15、CCL17、CCL18、CCL19、CCL22、CCL23、CCL24、CCL25、CCL26、CCL27、CCL28、CX3CL1、CXCL1、CXCL13、CXCL16、CXCL3、CXCL5、CXCL6、CXCL9、CXCR3*
Toll 样受体通路	n=11	*TLR1、TLR10、TLR2、TLR3、TLR4、TLR5、TLR6、TLR7、TLR8、TLR9、CD14*
补体及其配体通路	n=14	*C2、C3、C5、CR35、CR1、CD32、FCGR1A、FCGR2A、FCGR2B、FCGR3A、FCGR3B、FCRL3、C13orf31、C14orf143*
Killer 样受体通路	n=15	*KIR2DL1、KIR2DL2、KIR2DL3、KIR2DL4、KIR2DL5A、KIR2DP1、KIR2DS1、KIR2DS2、KIR2DS3、KIR2DS4、KIR2DS5、KIR3DL1、KIR3DL2、KIR3DL3、KIR3DS1*
血型抗原通路	n=8	*GYPB、HBA1、HBB、DARC、SLC4A1、G6PD、HP、Duffy*
代谢及其他通路	n=67	*NRAMP1、SLC11A1、SLC11A2、SLC40A1、ESR1、HMGB1、eNOS、ICAM-1、VDR、SDF-1、MASP1、MASP2、MBL1P1、MBL2、PRP、AL591509. 5、AC009271. 7、AC023798. 16、RP11-100A16. 1、NAALADL2、ZFHX3、HCP5、AKD2、SCO1、DDC、SOX5、RXRG、HCP5、MICB、MCCD1、BAT1、ZNRD1、RNF39、RYR3、GRM8、RFPL1、AP1B1、THOCS、NF2、MAST4、GABBR1、NOD2、RIPK2、RIPK2、MCM8、AOAH、EVI5L、GPC5、PPP3CC、SORBS3、CFH、CFHR3、GATA6、CTAGE1、RBBP8、CABLES1、KIF1B、UBE4B、PGD、GLRX3、TXNL3、FAM174B、ZDHHC19、BUD13、GLB1、MICA、PSORS1C3*

（一）HLA

HLA 是人类主要组织相容性复合物（MHC）的基因产物，为目前已知的最复杂的人类基因复合体。MHC 分子在个体免疫调节中起主要作用，因此其在控制对疾病的易感性方面亦起重要作用。早期研究认为 HLA Ⅱ类分子型别影响麻风病的表型，其后的研究证实在亚洲人群中 *HLA-DR2* 还与麻风病本身的疾病进程相关。此外一些亚洲群体中，*HLA-DR2* 还与结核病易感性相关。这些易感相关性的机制尚不清楚，可能因 *HLA-DR2* 影响免疫反应的类型，导致对分枝杆菌抗原的体液免疫反应增强，而具保护性的细胞免疫反应减弱。最先作为 HBV 感染的易感性研究的候选基因也是 *HLA-DR* 基因，但结果不一，荟萃分析表明，*HLA-DR** 04 等位和 *HLA-DR** 13 等位与 HBV 感染后清除相关，而携带 *HLA-DR** 03 等位和 *HLA-DR** 7 等位的患者则增加了 HBV 持续感染的风险。新近的 GWAS 研究表明，在日本和泰国人群中，*HLA-DP/DQ* 基因单核苷酸多态性与 HBV 感染的易感性相关，随后这一研究在中国和其他亚洲人群中得到证实。此外，进一步的研究还发现 *HLA-DP/DQ* 基因单核苷酸多态性还与慢性 HBV 感染后表面抗原的清除以及与 HBV 相关肝癌的发生发展相关。在一个大的冈比亚群体中，HLA Ⅰ类抗原 HLA-B* 5301 与严重疟疾抗性相关。这种 HLA 型别在非洲人群中特别常见，可能是疟疾选择的结果。HLA Ⅱ类分子 *HLA-DRB1** 1302 也与一种严重疟疾抗性相关。目前存在的几种解释 HLA 与疾病相关性的假说尚未得出统一认识。然而，多数研究资料表明，与免疫因素有关的 HLA 抗原影响了感染因子感染机体后的不同转归。作为宿主免疫反应的基本调节因子，HLA 分子提呈外源性抗原到 $CD4^+T$ 淋巴细胞及 $CD8^+$细胞毒性 T 淋巴细胞，从而启动体液免疫及细胞免疫。

多数 HLA 易感性研究仅基于单个位点，且病例对照样本量不足，因而有时结果互相矛盾。由于 HLA 分子是高度多态的多碱基变异，已发现 1100 余种等位型，且各基因座位间呈强烈连锁不平衡，故应做单倍型的关联和连锁不平衡分析，统计分析时应做多项比较（multiple comparison）校正以减少假阳性的可能。已积累的证据表明，HLA 型别与许多感染病的易感性变化相关，显示出病原体与宿主作用导致的自然选择使 HLA 产生庞大的多样性。

（二）细胞因子

炎症细胞因子如 Th1 细胞分泌的细胞因子（包括 IL-2 和 IFN-γ）及 TNF-α 已经被研究证实参加了宿主抗感染因子的清除机制和免疫反应。相反，Th2 分泌细胞因子 IL-10 是 Th1 效应细胞的基本抑制因子。多种证据均表明，细胞因子在不同宿主体内的释放量和类型的差别主要系因基因或附近区域的多态性而造成的，某些特殊的免疫调节分子包括细胞因子基因多态性与感染病的宿主易感性有关。

TNF-α 是参与非细胞毒性抗病毒机制的一种重要细胞因子，TNF 基因启动子区存在点突变，可导致 TNF 水平的变化。例如，此基因-308 位的变异在非洲与脑型疟有关，在南美与皮肤黏膜利什曼原虫病相关，在印度人群中与结节型麻风病相关。TNF-α 启动子区中两个位点（-308G/A 和 -238G/A）的多态性与患者的 HBV 和 HCV 持续性感染有显著的相关性；TNF-α 基因启动子区多态性影响了 TNF-α 基因表达 TNF-α 的水平，而 TNF-α 可抑制 HBV 基因的表达，从而有利于病毒的清除和抗病毒免疫反应。上述情况下血清 TNF 水平上升，遗传关联分析表明 TNF 水平升高是发病原因。TNF 多态性还与沙眼、持续性 HBV 感染等相关。

与 TNF-α 相似，IFN-γ 亦是通过非细胞毒效应来参与对体内感染因子的清除。研究发现，亚洲人比非洲人中有更多 IFN-γ 基因型，从而导致了低水平的表达，提示亚洲人对 HBV 的高度易感可能与低水平的 IFN-γ 表达相关。相继有研究发现 IFN-γ 基因编码区+874 位点存在着 T/A 的突变，IFN-γ 基因等位多态性与直接导致了三种不同水平的 IFN-γ 表达量，纯合子 T/T 基因型与高水平的 IFN-γ 表达量有关，而杂合子 T/A 基因型则表现为中等水平的 IFN-γ 表达量，纯合子 A/A 与低水平的 IFN-γ 表达量有关；IFN-γ 基因的突变导致 IFN-γ 的低表达，从而对 HBV 感染易感。因此，IFN-γ 基因是 HBV 感染慢性化发展的一个易感基因。

IL-10 主要是由巨噬细胞分泌，能下调 Th1 型细胞因子的表达，是一种强有力的免疫抑制因子和协同刺激分子。IL-10 基因启动子区存在着三个重要的 SNP，分别是位于转录起始位点上游的 -1082A/G、-819T/C 和-592A/C。研究发现 IL-10 启动子区-819T/C 和-592A/C 的野生型在 HBV 无症状携带者中比慢性进展性肝病患者中显著增多，肝炎肝硬化患者中单倍型 IL-10-ht2（A-C-C-T）出现频率比无症状携带者显著偏高，IL-10-ht2（A-C-C-T）单倍型与 HBV 感染者进展为肝细胞癌（HCC）的发生率显著相关，提示 IL-10 启动子单核苷酸多态性与 HBV 感染的进行性发展有关，可能是因为 IL-10 启动子-819T 和-592A 单倍型等位基因导致 IL-10 产生水平的下降。体外实验证实，HBV 感染相关急性肝衰竭相关联的 IL-10 启动子区 A-592C 位点存在核蛋白结合位点，且两种等位的结合能力存在差异。IL-10 A-592C 位点是一个功能性调节性 SNP，-592C 等位通过上调 IL-10 基因的表达而增加了 HBV 相关肝衰竭发病的危险因素。

（三）趋化因子及其配体

某些趋化因子受体作为 HIV 侵入巨噬细胞和淋巴细胞的共受体，这个发现使得研究趋化因子受体基因多态性与 HIV 感染易感性及 AIDS 疾病严重性的关系成为热点。CCR5 趋化因子受体在欧洲人群中存在一种 32bp 的缺失变异，频率在 5%～10% 左右。CCR5 受体基因 32bp 缺失杂合子个体感染 HIV1 后疾病进展缓慢，但不能降低 HIV 感染的风险性；相反，纯合子缺失个体对 HIV 感染有显著抗性。*CCR2* 基因的一个氨基酸改变亦与 AIDS 病程减慢有关，但此关联可能是次级关联，因为 *CCR2* 变异与 *CCR5* 变异呈连锁不平衡状态。

CXCL10 为一种 IFN-γ 诱生的趋化因子，IFN-γ 是清除 HBV 的主要机制，也和肝细胞坏死、凋亡及肝炎有关，活化 NK T 细胞产生的 IFN-γ 可诱导肝实质细胞和非实质细胞产生高水平的 CXCL10，CXCL10 在效应 T 细胞（$CD4^+$ 和 $CD8^+$）的产生和分布过程中起作用，表达于发生 Th1 型炎症反应的多种组织细胞表面，介导淋巴细胞、单核细胞在肝内聚集，导致肝组织炎症。近年来，CXCL10 的表达在 HBV 感染中的重要性受到重视。Narumi 等发现在慢性病毒性肝炎患者血清中 IP-10 水平比志愿献血者显著增高，提示 IP-10 在慢性肝炎的肝细胞坏死的肝小叶的炎症中起特殊的作用。最近，我们对 CXCL-10 基因变异进行了系统的扫描，对该基因的变异与中国人群中 HBV 感染疾病进展的易感性之间的关系进行病例对照研究分析。结果证实 CXCL10 基因启动子区 G-201A 多态性与男性 HBV 感染者疾病进展的易感性相关，功能研究显示 G-201A 多态性可改变核蛋白的结合力并调节 CXCL10 的表达。我们观察到携带易感基因型的经 IFN-γ 刺激的 PBMC 中 CXCL10 的转录增高。ELISA 和免疫组化分析显示在进展期 HBV 感染者的血清和肝组织中 CXCL-10 的表达增高。CXCL10 基因启动子区新的调控性多态性位点 G-201A 可能是影响 HBV 感染病进展个体易感性的部分潜在遗传变异。

（四）血型抗原通路基因

很多早期的研究关注 ABO 血型在感染病中的作用，但结果不一。部分研究表明 O 型血可增强霍乱症状的严重程度；此外，O 型血和消化性溃疡及幽门螺杆菌感染相关。其可能机制在于，A 或 B 型血人群胃黏膜上皮的幽门螺杆菌 Leb 受体发生岩藻糖基化，使得其对幽门螺杆菌的结合能力受到损害。人体唾液腺和其他黏膜表面分泌血型物质，但也有约 20% 的个体不分泌血型物质，此类人的岩藻糖基转移酶-2 基因发生变异。在小样本研究中，不分泌血型物质的个体对一些细菌和真菌感染易感，而对某些普通病毒感染有抗性。此外，不分泌血型物质的个体与反复性尿路感染之间的相关性已得到充分证实。令人吃惊的是 Duffy 血型与间日疟易感性之间具有显著相关性。间日疟原虫利用 Duffy 血型抗原为侵入红细胞的受体。Duffy 血型抗原是一种趋化因子受体。大多数南撒哈拉非洲人是 Duffy 血型阴性，因为该基因启动子有一突变型纯合子，他们不能被间日疟原虫感染。有趣的是，这类人的其他组织可以表达 Duffy 抗原，因为其启动子变异位点为一红系特异的增强子识别位点，因而此变异具有组织特异性。现在已无从查证究竟是 Duffy 阴性基因型阻止了间日疟原虫进入非洲，还是远古时期非洲间日疟原虫的一种强毒株感染选择出这种 Duffy 阴性基因型人群。

α 和 β 地中海贫血是常见的血红蛋白疾病。200 多种血红蛋白基因变异均可引起地中海贫血，轻型地中海贫血是最流行的单基因疾病之一。α 和 β 地中海贫血均可能使个体对恶性疟产生一定抗性，这与它们的地理分布一致。这些血红蛋白基因变异对疟疾的保护机制迄今尚不清楚。体外实验表明 HbAS 红细胞氧合能力下降，氧张力低，导致恶性疟原虫侵袭和生长受到抑制。在重型地中海贫血的婴儿中，其胎儿血红蛋白（HbF）的消失速率也降低，HbF 可抑制疟原虫的生长。然而体外实验观察的结果是否在体内也存在尚不清楚，且轻型地中海贫血患者的红细胞在体外没有表现出抑制疟原虫侵袭或生长的能力。其他实验还观察到感染红细胞玫瑰花环形成率降低，红细胞表面疟原虫主要新生抗原表达降低，单核-吞噬细胞系统清除能力增强等现象。

在热带和亚热带人群中，红细胞 6-磷酸-葡萄糖脱氢酶（G-6-PD）缺陷的发病率高，这是一种 X 染色体连锁的遗传病，患者在某些外因作用下可导致红细胞破坏。某些药物、感染或食入蚕豆可触发急性溶血，而男性 G-6-PD 缺陷婴儿可发生新生儿黄疸。运用分子生物学方法发现了 100 余种不同的 G-6-PD 变异，部分稀有变异个体在无任何环境因素作用下的发生慢性溶血性贫血。大多数 G-6-PD 变异频率高，引起的 G-6-PD 酶缺陷程度较轻。和血红蛋白病一样，G-6-PD 缺陷也分布于疟疾地带，表明其在疟疾流行区具有选择优势。疟疾流行区的人群和无疟疾地区人群相比，G-6-PD 缺陷发病率显著升高。在东非和西非的调查表明，无论是杂合子女性还是半合子（hemizygote）的男性，G-6-PD 缺陷均对严重疟疾有显著抗性。体外实验证实恶性疟在 G-6-PD 缺陷红细胞中的生长受到抑制。相反，G-6-PD 缺陷对落矶山斑点热和地中海斑点热无保护作用，反而增加疾病的严重程度。

（五）其他基因

1. 甘露糖结合凝集素（mannose-binding lectin or protein，*MBL* 或 *MBP*）　*MBP* 是一种血清蛋白，在天然免疫中起作用。其在宿主天然防御屏障中发挥作用：一是结合微生物表面的糖类促进巨噬细胞的吞噬作用；二是通过两种 *MBL* 相关丝氨酸蛋白酶激活补体。*MBL* 基因启动子区的变异也使 *MBL* 水平降低。血清中 *MBL* 低水平使个体易于感染细菌、真菌和病毒。小范围研究表明 *MBL* 缺陷使个体对多种感染病易感。*MBL* 纯合子变异使个体对有荚膜细菌侵袭易感，尤其是肺炎球菌。对 33 名高加索慢性 HBV 感染者的研究表明，*MBL* 密码子 52 变异与 HBV 持续感染有关。然而最近对德国人中 61 名慢性 HBV 感染者，28 名急性感染者和 60 名对照的 *MBL* 基因的外显子 1 用 PCR 扩增。结果显示，HBV 慢性感染者与对照或急性感染者的密码子 52 变异的发生率无显著差别，密码子 54 的变异率也是如此。在中国的 5 个民族中，*MBP-54* 变异流行率高，但与乙型肝炎持续无显著关联。

2. 维生素 D 受体（*VDR*）　维生素 D 的活性形式维生素 D_3，具有免疫调节功能，且在钙代谢中起重要作用。*VDR* 在单核细胞和淋巴细胞中表达，对此受体的刺激可影响免疫应答。维生素 D 的活化形式（1,25 dihydroxyvitamin D_3）是具有免疫调节作用的类固醇分子，可抑制 Th1 细胞反应，活化 Th2 细胞的免疫反应。维生素 D 受体基因多态性与结核抗性及持续性 HBV 感染相关，并且影响麻风病进展的类型，通过影响 CD4 T 细胞反应的极化发生作用。在非洲对大样本的感染病患者和对照组进行基因多态性分析，他们研究了 HBV 感染患者中两个已知的 *VDR* 基因多态性，发现其中一个多态性的“T/T”基因型与病毒的清除有相关性；在带有 *VDR* 密码子 352 位的纯合子（“T/T”基因型）的个体比其他基因型的个体感染结核和慢性乙型病毒性感染更少见。

3. 细胞间黏附分子-1（*ICAM-1*）　*ICAM-1* 基因的多态性可能与脑型疟易感性相关。补体受体 CR35 或 CR1，在感染红细胞玫瑰花环形成过程中起作用。因此，这些与受染红细胞表面相互作用的宿主受体可作为疟疾抗性的易感候选基因，表明，Fcγ RⅡ免疫球蛋白受体 CD32 第 132 位突变，使其调理素活性增强，这种变异频率在呼吸道反复性细菌感染、全身性脑膜炎球菌感染者中频率显著降低，但尚需大样本研究证实。*ICAM-1* 是属于免疫球蛋白超家族中的一员，在正常肝细胞中并无 *ICAM-1* 的表达，但当 HBV 感染肝细胞后，活化的淋巴细胞就表达 *ICAM-1* 从而介导嗜中型粒细胞的黏附及浸润。鉴于 *ICAM-1* 在 HBV 感染发病机制中发挥重要作用，因此有学者采用关联研究分析 *ICAM-1* 基因多态性与 HBV 相关肝病易感性之间的关系。研究发现 *ICAM-1 G241R* 和 *K469E* 位点与 HBV 感染后失代偿肝硬化密切相关，*G241R* 和 *E469K* 纯合的个体发生失代偿肝硬化的易感性明显增加。

4. 雌激素受体 α（*ESR1*）　雌激素受体（*ESRs*）在其他多基因遗传病中的作用有众多相关报道，在 HBV 感染中的作用也很早就受到遗传学和病毒学者的关注。人们很早就发现临床上 HBV 慢性感染男性患者比女性患者更多见，动物实验中亦发现 HBsAg 在雄性转基因小鼠中的表达水平也比雌性小鼠高。基础研究证实雌激素在 HBV 感染所致的肝病中发挥重要的作用，对肝脏基因的表达和 mRNA 的稳定有重要的意义。人 *ESRs* 可分为雌激素受体 α（*ESR1*）及雌激素受体 β（*ESR2*）两类，无论 *ESR1* 或 *ESR2* 的遗传变异都会导致雌激素功能的下降，从而有可能导致对 HBV 感染形成不同类型的宿主遗传易感性。大样本对 *ESR1* 基因多态性与慢性持续性 HBV 感染之间的关联研究表明，*ESR1* T29C 转换来源于 *ESR1* 本身，中国人群中 *ESR1* 基因多态性与 HBV 持续感染显著相关。同时也在中国人群中证实 *ESR1* 基因多态性与 HBV 相关肝硬化和肝癌的宿主遗传易感性密切相关。

5. 分泌性磷蛋白质 1（*SPP1*）　*SPP1* 是一种包含有精氨酸-甘氨酸-天冬氨酸（RGD）基序的分泌型磷蛋白质。转移性肝细胞癌中 *SPP1* 过度表达，可作为转移性肝细胞癌诊断的指标，也可作为转移性肝细胞癌潜在的治疗靶点。Shin 等研究发现 *SPP1* 基因多态性与 HBV 感染后病毒的清除和 HCC 的发生具有显著关联，他们发现在韩国人群中，*SPP1* 单倍型 *SPP1-ht2*［T-T-C-T-A］与 HBV 感染后病毒的清除相关；携带单倍型 *SPP1-ht2*［T-T-C-T-A］/ht2［T-T-C-T-A］和基因型 1800T/T 的个体比其他个体更容易发生 HCC。因此，*SPP1* 基因也是一个值得关注的 HBV 感染相关肝病遗传易感性候选基因。

6. MHCⅡ反式激活因子（*C2TA*）　*C2TA* 是 *MHC*Ⅱ基因表达的限速因子，*C2TA* 基因缺失后，*MHC*Ⅱ的组成性表达和 *IFN-γ* 诱导性表达均消失，*IFN-γ* 诱导的 *MHC*Ⅰ表达亦受 *C2TA* 的影响，人 *C2TA* 缺陷导致裸淋巴细胞综合征。正常情况下肝细胞不表达 MHCⅡ，为免疫特惠器官。HBV 感染后，肝细胞表面 *MHCⅡ* 分子的表达影响宿主对 HBV 的免疫耐受、免疫识别及免疫清除过程。最近，对 HBV 感染者和献血员 *C2TA* 基因启动子 *IV-1350C/T* 和-*944G/C* 位点进行基因分型，结果显示-*1350T -944G*单倍型与 HBV 持续感染相关。荧光素酶报告基因实验表明-*1350T -944G*单倍型的启动子活性较-*1350C-944C* 单倍型增强。

对西欧 7 个罕见的家族性克雅病家系的研究中发现宿主朊粒蛋白（human prion protein，*PRP*）基因密码子 178Asn 变异与克-雅病发病有关。Brown 等收集了法国和美国经医源性感染的 26 名克雅病患者，以及在 20 号染色体上 *PRP* 基因有变异的 110 名对照的 DNA 样本，对其 *PRP* 基因序列进行了分析。结果表明，患者和对照中均不存在家族性克雅病患者中存在的致病点突变或插入突变，但 *met129val* 位多态纯合子频率在患者中显著高于对照（$P<0.001$），表明 *PRP* 基因 129 位纯合子多态（*met* 或 *val*）增加克雅病的易感性。

四、从进化的角度看感染病的遗传易感性

感染病的遗传易感性体现出病原体与宿主基因组之间长期共进化作用，是以人群 DNA 分子的多态性为基础的。木村的分子进化中性论认为，遗传变异是随机近中性的，既无所谓好，也无所谓坏，环境外力因素对种群基因组的遗传变异具有塑造作用。宿主-病原体共进化就像分子水平的军备竞赛，在宿主防御病原体感染中起作用的基因其进化速度显著快于其他类型的基因。多数成功寄生物走的是中间道路。它们通过入侵手段进入宿主，产生局限性反应以克服宿主防御功能，但一旦得以立足即见好就收，与宿主和平共处。感染的发生即是共生关系遭到破坏的结果。例如 HIV，酷似于同黑猩猩共生的一种病毒。1934 年以来在西非和欧美曾注射黑猩猩血液，以预防猿-人共患同种疟疾，有可能因此导致当前全球的 HIV 大流行。人类介入破坏了 HIV 与猿类的共生关系，引发了 HIV 感染。有学者提出，将来人类宿主与 HIV 可能向建立共生关系方向发展，以求使各自遗传信息代代相传。人类基因组中包含许多逆转录病毒序列，这可能是病毒与人类斗争后的痕迹。

镰状细胞贫血亦是一个经典的例子。引起镰状细胞贫血的基因大都来自疟疾流行的非洲。这个基因的杂合子个体因为这个基因改变了血红蛋白的结构加快了清除循环中被疟原虫感染的细胞而在一定程度上对疟疾有限制作用；而纯合子变异个体则患镰状细胞病，他们的红细胞扭曲成新月形或镰刀形，以致不能正常循环，所以引起出血、气短、骨痛、肌痛及腹痛等症状。患此病者在儿童期的病情十分严重，一般都在生育龄以前死去。有正常等位基因的纯合子个体的红细胞虽然是完全正常的，但缺乏对疟疾的抵抗作用。镰状细胞基因说明杂合子优势（heterozygote advantage）。由于杂合子对疟疾的抵抗性，它比两种纯合子有明显的生存优势。有镰状细胞基因的纯合子因镰状细胞病而不能适应生存，在成年前死去，无生育机会；有正常等位基因的纯合子又因为易感疟疾而不适应生存。这两种选择力的比较强度决定这个位点的基因频率。因此，一种引起致命的儿童疾病的基因和一种使人易感疟疾的正常基因可以同时在人群中维持很高的频率。在疟疾少见的地区，可预期镰状细胞等位基因的频率会下降。若干其他遗传性血液系统疾病也有防御疟疾的作用，包括 G-6-PD 缺陷。有这种异常的人接触氧化剂如奎宁时，可发生严重溶血。而奎宁又是最原始的，现代仍然有效的抗疟药。当疟原虫在红细胞中耗氧时，因缺乏 G-6-PD 而使红细胞破裂，从而干扰疟原虫的繁殖。某些疟原虫能自己产生 G-6-PD，这又说明宿主-病原体相互作用和斗争的普遍性。

对感染病抗性的自然选择有助于解释为什么观察到的大多数个体易感基因变异幅度处于中等水平。如果缺乏反向平衡选择作用，疾病风险等位将急剧减少以至消失或迅速选择为高频等位，导致多态性程度的降低。假定具有选择优势的变异受恒定选择压力作用，那么进化生物学中关注的群体中维持遗传多样性的机制是什么？有学者认为杂合子优势可以使两种等位在人群中均得到维持，镰状红细胞血红蛋白多态性与疟疾抗性就是一个经典的例子。但这种机制在维持宿主遗传多样性方式中较为少见，其他机制如频率依赖选择、选择波动似乎更为重要。另一种因素是病原体基因组的变异。特定的 *HLA* 型别（*HLA DRB1*1501-DQB1*0602*）与人乳头瘤病毒 HPV16 血清型引起的宫颈癌显著相关。在非洲恶性疟儿童中，恶性疟原虫变异株的分布受到限制该变异株

表位的宿主 *HLA* 型别的影响。地理分隔导致病原体基因组变化、病原和宿主基因作用的频率高低以及局部环境生态因素影响，使感染病的易感基因在不同人群间表现出显著的遗传异质性，这在疟疾易感性中得到充分体现。

五、展望

迄今为止，来自于世界各地的不同实验室均相继报道了对感染病的宿主遗传易感性的研究结果，但结论却不完全一致，同一个遗传因素在不同的研究中对感染病是有利清除还是有利持续存在有时出现完全相反的结论。造成这种结论不一致的原因大体有：①感染因子与具有多等位基因的宿主之间的作用的复杂性；②不同实验室的研究对象来自于不同的人种和（或）民族；③有时研究的基因可能与某个 *HLA* 等位基因具有连锁不平衡；④遗传易感性机制可能涉及多个基因位点和单倍体的变异之间的相互作用，对此迄今知之甚少。

遗传作用是复杂的，不可能把感染病的易感性或者抵抗性归结于单一的等位基因的变异，但几个 SNPs 或单倍型的整体改变就可对 HBV 感染产生整合或协同增效作用。人类基因组的全序列和单倍型图已经完成，生物学研究将重新从还原走向综合，将基因组学、蛋白组学、转录组学、结构生物学及生物信息学整合在一起的系统生物学研究正在蓬勃兴起。功能研究方面，研究病原与宿主细胞相互作用的细胞微生物学得到广泛开展，差异显示分析（DD-RTPCR）、消减抑制杂交（SSH）、系列表达分析（SAGE）、DNA 芯片（DNA microarray）检测、RNA 干扰（RNA interference）等技术鉴定出大量的宿主应答基因及应答通路。在此基础上，我们深信有关感染病的遗传易感性研究也必将进入一个新的时代。

近年，遗传流行病学策略和高密集全基因组范围搜寻技术不断取得进步，还有大量有用候选基因及其序列信息迅速增长，为鉴定 HBV 感染相关性基因及其功能研究提供了基本的技术平台。有理由相信，感染病的宿主遗传易感性研究的研究范围和研究模式必将发生巨大变化。以后必将涉及遗传因素与其他因素之间的相互作用，包括遗传因素与感染表型、人种特征、环境因素准确定量等之间的关系也将得到阐明。当前除了应该加紧筛选感染病的关联基因外，也应该加紧研究已经鉴定出的候选基因的功能。HBV 感染相关性基因的筛选和功能研究不断的深入，不仅更好地阐明 HBV 感染的病理学机制，且能提供一种探索 HBV 感染诊断和治疗方法的新思路。

采用强大的现代分子遗传学方法研究感染病的遗传易感性将带来以下好处：①疾病风险预测：针对这种风险可改变行为方式，使用预防性药物，选择免疫接种和旅行方式。不远的将来可针对个体对特定病原的易感性做出遗传诊断和评价。例如，HBV 无症状携带者，如果遗传评估其发生重型肝炎或肝硬化风险性很高，且处于反应时间遗传学（reaction time genetics）的发病阶段，就有必要早期抗病毒治疗；②了解宿主抗感染机制：例如，HLA-B53 与疟疾抗性相关，提示 $CD8^+$T 细胞具有抗疟疾感染的保护作用，从而可能研发促进 $CD8^+$T 细胞功能的疫苗。而 *MBL* 缺陷与脑膜炎球菌感染相关证实 *MBL* 在细菌天然免疫中起作用；③鉴定药物标靶分子及疾病通路：*CCR5* 基因的一种纯合子缺失导致对 HIV-1 感染产生完全抗性，使人们开始致力于发展这种病毒共受体的药物阻断剂。*NRAMP1* 基因产物亦是一个潜在的药物标靶。

（晏泽辉　邓国宏）

参 考 文 献

1. Ge D, Fellay J, Thompson AJ, *et al*. Genetic variation in IL28B predicts hepatitis C treatment-induced viral clearance. Nature, 2009, 461(7262): 399-401.
2. Kamatani Y, Wattanapokayakit S, Ochi H, *et al*. A genome-wide association study identifies variants in the HLA-DP locus associated with chronic hepatitis B in Asians. Nat Genet, 2009, 41(5): 591-595.
3. Davila S, Wright VJ, Khor CC, *et al*. Genome-wide association study identifies variants in the CFH region associated with host susceptibility to meningococcal disease. Nat Genet, 2010, 42(9): 772-776.
4. Clifford RJ, Zhang J, Meerzaman DM, *et al*. Genetic variations at loci involved in the immune response are risk factors for hepatocellular carcinoma. Hepatology, 2010, 52(6): 2034-2043.
5. Tse KP, Su WH, Chang KP, *et al*. Genome-wide association study reveals multiple nasopharyngeal carcinoma-associated loci within the HLA region at chromosome 6p21.3. Am J Hum Genet, 2009, 85(2): 194-203.
6. Zhang FR, Huang W, Chen SM, *et al*. Genome wide association study of leprosy. N Engl J Med, 2009, 361(27):

2609-2618.

7. Zhang H, Zhai Y, Hu Z, *et al*. Genome-wide association study identifies 1p36.22 as a new susceptibility locus for hepatocellular carcinoma in chronic hepatitis B virus carriers. Nat Genet, 2010, 42(9): 755-758.

8. Rowell JL, Dowling NF, Yu W, *et al*. Trends in population-based studies of human genetics in infectious diseases. PLoS ONE, 2012, 7(2): e25431.

9. Malogajski J, Brankovic I, Verweij SP, *et al*. Translational potential into health care of basic genomic and genetic findings for human immunodeficiency virus, *Chlamydia trachomatis*, and human *Papilloma Virus*. Biomed Res Int, 2013, 2013: 892106.

10. Loeb M. Host genomics in infectious diseases. Infect Chemother, 2013, 45(3): 253-259.

11. Shen S, Pyo CW, Vu Q, *et al*. The essential detail: the genetics and genomics of the primate immune response. ILAR J, 2013, 54(2): 181-195.

12. Sajadi SM, Mirzaei V, Hassanshahi G, *et al*. Decreased expressions of Toll-like receptor 9 and its signaling molecules in chronic hepatitis B virus-infected patients. Arch Pathol Lab Med, 2013, 137(11): 1674-1679.

13. Anastasiou E, Mitchell PD. Palaeopathology and genes: investigating the genetics of infectious diseases in excavated human skeletal remains and mummies from past populations. Gene, 2013, 528(1): 33-40.

第六章

感染与免疫

第一节 寄生物的致病性

创伤、感染、退行性变所致疾患及肿瘤系导致人类死亡的四大重要原因。前两种原因可在发育成熟之前致死,故任何可降低或消除这两种原因的机制,对人类生命的延续均具有重大价值。因此,两者对于抗感染的机制进行深入探讨非常重要。

自从荷兰显微镜学家雷文赫克(Antony von Leeuwenhock,1632—1723 年,)构建了简单的显微镜之后,才有可能描述多种微生物及细胞的生命特性,并进行深入研究。微生物在世界范围内已经导致多次瘟疫大流行,并改变了人类的历史进程。在过去的 20 世纪及 21 世纪早期,HIV 的流行是性病历史上的一个独特现象。微生物仍在困惑人类的才智,它们试图抗拒化学药物、疫苗及人类免疫系统对它们的控制。未来瘟疫流行的威胁不会停止,故深入研究微生物学及其与人类宿主相互作用的基本原理十分重要,这类微生物包括细菌、病毒、真菌(包括酵母菌)、寄生虫(如原虫)及多细胞微生物(如蠕虫)五类。

与人类有关的微生物及寄生虫,可统称为寄生物(parasites)。有致病性的寄生物称为病原体,无致病性者常称为正常菌群(normal endogenous flora)。病原体致病力(pathogenicity)的强弱叫做毒力(virulence),毒力主要表现在侵袭力与毒素的强弱。早期学者把发生感染病的原因主要归咎于病原体的性质、数量及毒力,近年来普遍认识到宿主的反应性在感染病的发生与转归方面起着主导作用,外界环境因素的影响亦不容忽视,这是三个基本条件。

毒力在致病性方面是一种定量尺度,或可以说是一种致病性大小的程度。毒力因子(virulence factor)系指一种微生物能使其本身在特定宿主身上或其内部定植(colonization),并能增强其致病潜力的基因产物。致病菌在外部环境中必须是存活的,才能有效地传播给他人。为了达到此目的,传染性微生物必须利用运动性、趋化性及黏附作用。对于一种病原来说,必须有一些遗传属性,使其能成功地确立感染或致病。这种遗传属性可反映在一种或数种基因及基因产物上。先进的分子生物学技术有可能对这些基因及其产物进行鉴定、纯化并进行特征性分析。例如对补体成分基因序列及致病菌的某些毒力因子基因序列的精确分析,可对其在感染中的作用地位进行测定及评价。

传染性(infectivity)的强弱与致病性的强弱密切相关,决定其致病性的因素主要包括寄生物的入侵门户及穿透作用、病原体和宿主细胞的特异性结合、病原体在体内的扩散以及细菌的毒素。

一、寄生物的入侵门户及穿透作用

病原体入侵哺乳类动物宿主的门户有消化道、呼吸道、泌尿生殖道、结合膜及皮肤。大多数寄生物不能穿透完整皮肤,但部分病原体具有某种主动侵袭能力;或藉助其自身的特殊功能而侵犯宿主,如虫蚴能消化组织而打开皮肤通路。阿米巴滋养体接触到宿主组织时,藉助其在上皮细胞间的积极活动,可穿过黏膜屏障阻碍较少的地方;同时,溶组织阿米巴、锥虫及弓形虫亦可依靠其溶酶体酶类,破坏宿主细胞膜,有些则能主动地穿透细胞膜。痢疾杆菌及沙门菌属可引起细胞膜结构局部的破坏,从而进入肠道上皮细胞。病原体还可利用其多种酶类如透明质酸酶、链激酶、链道酶及胶原酶等,破坏组织而使感染扩散。主动侵袭并穿透细胞膜是病原体侵入的第一种方式。病原体入侵宿主的第二种方式,主要是由节肢动物叮咬而将病原体介导入宿主体内,其例证见表 6-1-1。

表 6-1-1　通过媒介感染皮肤或进入体内的主要病原体

微生物	疾患	传播途径
节肢动物虫媒病毒	各种热性病	大约有 150 种不同的病毒经过受染节肢动物而传播
狂犬病毒	狂犬病	受染动物咬伤
牛痘病毒	皮肤损伤	接种牛痘
汉坦病毒	肾综合征出血热	接触受染鼠类排泄物
立克次体	斑疹伤寒、斑点热	随受染节肢动物而传染
钩端螺旋体	钩体病	接触受染动物尿的疫水而传染
伯道疏螺旋体	蜱媒旋体病	经受染蜱而传播
耶尔森鼠疫杆菌	鼠疫	受染啮齿类的蚤叮咬
疟原虫	疟疾	受染蚊虫叮咬

病原体侵入宿主的第三种方式系在宿主防御功能损伤时乘虚而入，如皮肤伤口、某种原因引起呼吸道损伤或泌尿道异常。病原体的大小与侵入宿主的方式有时会有一定关系，图 6-1-1 显示了各种微生物的相对大小。

人类呼吸道有一层黏液纤毛层覆盖表面，包括纤毛状细胞与黏液分泌细胞（杯状细胞）。吸入颗粒越大越不容易达到肺的终末部分。所有颗粒，无论是病毒性、细菌性、真菌性或灭活性颗粒，较大者可被鼻孔毛过滤出来，直径 10μm 左右的颗粒倾向于沉积到鼻腔内屏障；较小者容易达肺，小于 5μm 直径的颗粒可达肺泡。肺炎球菌仅当黏液纤毛机制受损或其他原因使宿主防御能力减弱时，才有机会引起肺炎。由病毒如麻疹病毒先引起呼吸道破坏性病变后，各种细菌才有机会在肺内生长并导致继发性肺炎。有慢性支气管炎的患者黏液纤毛功能受损，亦可促进肺内细菌感染。同样，香烟及大气污染物亦可导致黏液纤毛防线暂时性或永久性损害。还有众多方式可使住院患者的自然防御减弱，如气管插管后呼吸道特别容易感染，因为进入气管空气既未经过滤亦未在鼻内湿化。干燥空气可损害纤毛活性，插管亦可进一步导致上皮细胞损伤。全身麻醉亦有同样的作用，一方面减低进入肺部的阻力，另一方面可抑制咳嗽反射。

某些微生物可直接抑制纤毛活性并促进感

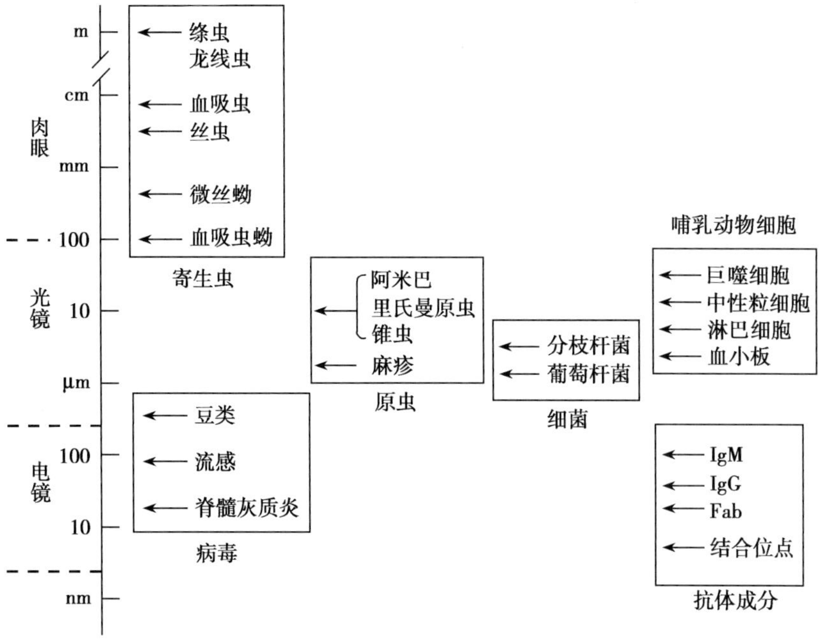

图 6-1-1　各种微生物的相对体积大小

染，百日咳杆菌附着于呼吸道上皮细胞以某种方式可干扰纤毛运动。嗜血流感杆菌可产生一种因子，可减慢纤毛煽动，并干扰其协调配合，最后导致纤毛丢失。铜绿假单胞菌至少可产生7种纤毛抑制物质，使囊性纤维化患者发生致命性呼吸道感染。肺炎支原体亦可抑制纤毛活性，支原体附着于呼吸道上皮细胞时支原体增殖，在局部产生的过氧化氢可能对纤毛有抑制作用。这些微生物入侵后进一步藉其稳固的接触机制与宿主细胞相结合。例如黏液病毒类（myxoviruses）中，流行性感冒的高度传染性乃因其表面具有一种血凝素（haemagglutinin）可与上皮细胞受体类物质如糖蛋白上的唾液酸类有特异性反应，此时病毒才有机会感染细胞。普通感冒的鼻病毒类（rhinoviruses）有其本身的受体。有时病毒受体仅出现在某种类型的细胞上，可作为细胞趋向性（cell tropism）及病变的某种特点。例如EB病毒的受体为B细胞上的C3d受体，因而可感染B细胞并造成多克隆激活作用。人类免疫缺陷病毒（HIV）的受体为辅助性T细胞上的$T4^+$（$CD4^+$）受体，受染后会导致严重的免疫缺陷。肺炎支原体的表面上具有一种特殊的投影，藉此可接触到上皮细胞表面的神经胺酸受体。百日咳杆菌亦有类似机制以接触呼吸道上皮细胞。

结核杆菌是在被巨噬细胞吞噬后继续在细胞内生存繁殖而发病的。而普通感冒病毒经常是在入侵处即被吞噬，因此不会导致下呼吸道感染，当鼻腔黏膜温度在33℃左右时最适宜这种病毒生长。在某种情况下，肺泡巨噬细胞抗菌活性下降，例如吸入毒性石棉颗粒，并被肺泡巨噬细胞吞噬之后，对结核杆菌的易感性增加。肺泡巨噬细胞有时被吸入的病毒感染，处理吸入细菌的能力下降，即使是吸入正常非致病菌亦可成为继发性细菌性肺炎的原因。

消化道除腹泻及呕吐外，并无特殊的清除机制。肠道较下段是细菌的集中地，细菌增殖与排出维持平衡。肠道内容流动速度越快，微生物生长的机会减少，因而在腹泻的大便比正常大便中细菌总数要少得多，流动速度减低，会导致肠道细菌增殖增加。

肠道可能会有少量细菌毒素、内毒素及异种蛋白质被吸收，从而诱导免疫反应。大分子量物质如病毒颗粒亦可从肠腔吸收，集合淋巴结（Peyer's patches）是摄取的场所，此处的上皮细胞高度特征化，形成所谓的M细胞，将摄取的颗粒、异物蛋白由胞浆加以处理后，传给所联系的免疫细胞。

正常时尿液无菌，由于每2～4小时尿路即被尿液冲洗一次，侵入的微生物很难在泌尿道定植。淋球菌容易在尿路寄生，主要由于其表面菌毛能稳固黏附上皮细胞之故。淋球菌在酸性尿中（$pH<5.5$）很快被杀死，此点可解释为何膀胱及肾脏不易被感染，而前列腺液含有精胺（spermine）及锌，故可受淋球菌感染。男性尿道长达20cm，上段2/3无菌，只能藉助导尿细菌才能侵入。女性尿道仅约5cm且距肛门很近，易被肠道细菌侵入。女性尿路感染较男性高14倍，女性常有菌尿症存在，但并无尿频，排尿困难等症状，尿常规检查细胞数超过$10^5 ml^{-1}$（每ml尿达10^5以上）才有重要意义。常见经性传播的疾患如表6-1-2。

表6-1-2 人类主要性传播的疾患

病原体	疾患	主要特点
单纯疱疹病毒2型	生殖器疱疹	很常见，反复发作
人类乳突状瘤病毒	生殖器疣	很常见，包括阴茎癌致“菜花状”
痘病毒（poxvirus）	接触性软疣	不常见
巨细胞病毒（只限Ⅲ型）	巨细胞包涵体病	病毒存在于精液及宫颈，提示性传播
HIV（HTLV）	艾滋病	男性同性恋者常见，可能由肛门性交传播，但非洲主要由异性交（阴道）而传播
肝炎病毒（B、C、D）	病毒性肝炎	性交不是主要传播途径
沙眼衣原体（D～K型）	非特异性尿道炎	尿道炎此病原体常见，对新生儿引起眼部感染
沙眼衣原体（L_1～L_3型）	腹股沟淋巴肉芽肿	溃疡性乳突及化脓性淋巴结炎，在热带及亚热带常见
解脲支原体类	非特异性尿道炎	主要经性交传播，婴儿可见宫内感染

续表

病原体	疾患	主要特点
淋球菌	淋病	男性可引起急性严重尿道炎，在女性可引起慢性盆腔炎，新生儿为眼炎
梅毒螺旋体	梅毒	见于成年人各期梅毒、新生儿先天性梅毒
杜克雷嗜血杆菌	软下疳	生殖器病损，淋巴结化脓，亚热带较常见
肉芽肿杜诺凡菌	腹股沟肉芽肿	溃疡性病变，亚热带较常见
白色假丝酵母菌	外阴阴道炎（男性为龟头包炎）	常见无症状阴道携带状态
阴道毛滴虫	外阴阴道炎（男性为尿道炎）	在女性较淋病为重

二、病原体和宿主细胞的特异性结合

黏附作用（adherence）是致病性微生物与其宿主始动性的相互作用，亦是微生物病原体释放毒素及杀死宿主细胞的第一步。黏附素（adhesin）是介导黏附作用或微生物向宿主结合的微分子物质，其受体则是宿主小分子物质或叫配体（ligand，配基）。一个黏附素分子可能适合多个受体，一个受体可能被众多不同的黏附素所识别。

已经证明链球菌、大肠埃希菌、淋球菌及霍乱弧菌等可与宿主细胞特异性结合。脂壁酸（lipoteichoic acid，LTA）是链球菌等的特异性结合物质，宿主血小板、淋巴细胞、红细胞及口腔上皮细胞表面均有链球菌 LTA 的特异性结合点（受体）。链球菌能够恒定地把 LTA 分泌到菌体外周表面，故菌体表面呈高度疏水性。LTA 与菌体表面蛋白形成复合体，这种复合体构成不规则的网状结构，称为纤毛（fibrillae）。

一般讲，革兰阳性菌的黏附素多伴随于表面纤毛，革兰阴性菌的黏附素多伴随于光镜看不到的表面菌毛（surface fimbriae，pili）。菌毛为蛋白质，直径约 2～7nm，细杆状，很容易与鞭毛（plagella）区别，后者直径约 20nm。每个菌体约有 100～1000 条短而直的普通菌毛（common fimbria）及少数稍长的性菌毛（sex fimbria）。性菌毛可传播 R 因子（resistance factor）。

寄生物必须接触宿主表面，靠近细胞或组织并建立密切的结合，才能最终定植于适宜其繁殖的场所。黏附素及受体的存在或缺乏决定着传染因子的种属及其对宿主组织的特异性。例如变异型链球菌（*S. mutans*）是一种致龋齿细菌，在牙体上大量存在，但在舌面上皮细胞上仅少许存在或完全不存在。唾液链球菌（*S. salivarius*）是一种 α-溶血性链球菌，一般存在于人类口腔，牙体上却是缺乏。化脓性链球菌主要限于鼻咽部及皮肤，而致病性大肠埃希菌（*E. coli*）则是泌尿道感染最常见的病原体，很少寄生于鼻咽腔。已明确有特异结合的病原体见表 6-1-3。

主要的黏附素受体类型及其相应的病原微生物见表 6-1-4。

表 6-1-3　病原体与宿主细胞特异性结合的主要例证

微生物	疾病	接触位点	机制
流感病毒	流行性感冒	呼吸道上皮细胞	病毒血凝素与细胞上神经胺酸受体结合
脊髓灰质炎病毒	脊髓灰质炎	易感组织细胞（神经元）	病毒核囊蛋白与细胞上特异性受体结合
腺病毒	结膜炎、咽炎、呼吸道疾病	易感组织细胞	病毒核囊蛋白与细胞上特异性受体结合
肺炎支原体	非典型肺炎	呼吸道上皮细胞	支原体表面的“脚”与细胞上神经胺酸受体接触
脑膜炎球菌	携带状态或患者	鼻咽上皮细胞	菌毛
淋球菌	淋病	尿道上皮细胞	细菌菌毛上的肽片段与细胞上碳水化合物多聚体接触

续表

微生物	疾病	接触位点	机制
霍乱弧菌	霍乱	小肠上皮细胞	受体为岩藻糖及甘露糖
致病性大肠杆菌	腹泻、尿路感染	小肠上皮细胞	需要菌毛上的特异性细菌表面成分(即猪和小牛腹泻中的K88及K99抗原)与D-甘露糖受体接触菌毛与D-甘露糖受体黏附
伤寒沙门菌	肠热症	小肠上皮细胞	细菌黏附素与上皮细胞甘露醇样受体相接触
变异链球菌	携带者	牙齿	细菌结合到糖基转移酶,连结到"glucanglue"(细菌产物),并接触到牙齿
化脓性链球菌	咽喉炎	咽上皮细胞	通过菌毛上的脂壁酸使细胞结合
唾液链球菌		颊上皮细胞及舌	
梅毒螺旋体	梅毒	宿主细胞表面或组织内的蛋白质(纤连蛋白)	通过外膜内的肽结合到宿主细胞
间日疟原虫	疟疾	易感者的红细胞	疟原虫裂殖子接触到红细胞表面的"Duffy"抗原上,无需补体
巴贝虫	牛巴贝虫病	红细胞	巴贝虫结合补体并接触到红细胞上的C3b受体
贾第虫	腹泻	十二指肠、空肠上皮细胞	接合到宿主细胞上的6-磷酸盐甘露糖,加上机械吸吮作用
溶组织阿米巴	痢疾	结肠上皮细胞	阿米巴黏附素结合到上皮细胞上的受体,即非唾液酸胎球蛋白(asialofetuin)

表 6-1-4 宿主细胞受体的性质

受体性质	主要结合病原体
糖类:	
唾液酸	正黏病毒及副黏病毒,多瘤病毒
半乳糖	溶组织阿米巴
半乳糖脑苷脂	HIV
免疫球蛋白超家族科(Ig superfamily):	
细胞间黏附分子-1(ICAM-1)	鼻病毒
CD4	HIV
脊髓灰质炎病毒受体	脊髓灰质炎病毒
生长因子类:	
表皮生长因子(EGF)受体	牛痘
促红细胞生成素受体	Friend 白血病病毒
白介素-6(IL-6)	乙型肝炎病毒(HBV)
结合素类:VLA-2	埃可病毒
细胞外基质成分:层黏连素	鼠弓形虫
纤连素	链球菌
转输蛋白质类:基本氨基酸及磷酸盐转输因子	某些逆转录病毒
补体受体:CR2	EB 病毒
抗体依赖性或补体依赖性黏附作用的增强	抗体包被的登革热病毒通过 Fcr1 IgA 包被的 EB 病毒通过 IgA 受体 HIV 抗体依赖性增强作用乃通过 CR2

宿主组织与病原体之间的结合有严格的特异性，这种特异性结合是一种复杂过程。例如霍乱弧菌的感染，细菌向小肠上皮细胞的结合，还取决于一系列因素，如细菌的运动能力，趋化性，对小肠微绒毛的黏附作用等，最后才能繁殖并产生霍乱肠毒素。故致病性微生物在接触到上皮细胞之前，就必须跨越一系列局部的非特异性防御体系。

在病原体与宿主细胞之间相互作用时，在宿主细胞表面的信号反应是一种复杂的高度进化的相互结合（coadaptation）及相互选择（cooptation）过程。这些信号引起宿主细胞胞质支架的再排列，以便于病原体的进入。例如肠道致病性大肠埃希菌（entero pathogenic *E. coli*）可导致正常上皮细胞表面结构的消失，形成一种特殊的结构，含有重新构成的肌动蛋白（actin），从宿主细胞表面伸出，称为伪足（pedestal or pseudopod）。伪足使病菌容易向宿主密切接触，但并未进入，再由细菌黏附素或内膜素（intimin）以及一种受体即 Tir 介导而接触。Tir 系由这种大肠埃希菌分泌到宿主细胞内，然后在伪足尖端表面上定位于宿主细胞膜。这些反应需要有一个特异性化的分泌系统，不仅产生 Tir，亦可产生效应器蛋白。所有这些都是由“致病性岛”（pathogenicity islands）内的基因编码。已知此岛是使肠道细胞消失的一个位点，这种染色体岛（chromosomal island）亦见于产志贺毒素大肠埃希菌的某些株。从产志贺毒素大肠埃希菌分离的 Tir，对人类有免疫原性，其序列在不同分离菌株之间的抗原性有差异。

细胞支架重新排列的其他形式，对于沙门菌、志贺菌及其他细胞内病原体进入宿主细胞的过程均非常重要。沙门菌可导致宿主细胞膜的翻皱（ruffling），然后吞没细菌，并通过巨噬细胞的吞噬作用而内涵化。这种藉助非吞噬细胞的反应在鼠弓形虫（*Toxoplasma gondii*）的入侵最为重要，该虫可入侵哺乳动物所有类型的有核细胞并在其中繁殖。通过某种受体进入后，居住在一个隐蔽的寄生性空泡（parasitophorous vacuole）之内，这种空泡不再与其他细胞器融合，缺乏酸化，无溶酶体成分，并通过特殊机制获得营养。

沙门菌的 Sip 蛋白，相关志贺菌的 Ipa 蛋白在与宿主细胞表面接触之后，均被分泌进入宿主细胞，有利于改变宿主细胞支架，以便致病菌进入。

众多黏附素需要转录后处理，才能表现其全部生物学活性。例如血凝素的膜融合活性对于病毒的传染性是必要的。这种融合活性需要无活性的血凝素（hemagglutinin，HA_0）。经宿主蛋白酶处理成为 HA_1 及 HA_2，这样经过蛋白溶解成片段后，才会在 HA_2 的氨基末端暴露出一个高度保守的疏水序列，在酸性 pH 条件下，参与病毒外膜的融合，使病毒进入细胞膜内空泡。同样的处理对于 HIV 的 gp160 黏附素亦极为重要，经宿主蛋白酶激活后，黏附素融合细胞膜的功能才会显现出来。这一理论似乎可部分地解释微生物病原体的组织亲和性，因为激活黏附素的蛋白酶可能仅存在于某些组织中。

关于黏附作用的第二种理论是“峡谷假说（canyon hypothesis）”。此假说认为黏附素的活性部位可能是处于抗体不易接近的“峡谷”中，或者是在其分子中被包埋。这个位置可保护黏附素不受抗体的影响，使微生物保存结合位点所必要的氨基酸，因为在黏附素序列中除这个结合部位之外的其余部分，经常会处于抗体压力之下的变异。这一现象在流感病毒及鼻病毒的黏附作用中特别突出，它们的黏附素结合位点大都深藏于“峡谷”中，仅有部分可接触到抗体（图 6-1-2）。

关于黏附作用的理论还有认为其活性受黏附素构型所控制的学说。例如溶组织阿米巴的半乳糖黏附素，抗体对抗这种黏附素上的不同表型，可能是藉助改变构型而从非活性到活性构型，既可增强亦可抑制其结合活性。这一现象亦见于 HIV、登革热及 EB 病毒感染中，藉助亚中和性抗体（subneutralizing antibody）及 Fc 受体阳性的大单核细胞及巨噬细胞使黏附作用增强，其传染性亦随之增强，这种抗体依赖性的增强作用，在多种感染中均占重要地位。

三、病原体在体内的播散

微生物在入口处上皮细胞表面繁殖或在上皮细胞内繁殖，然后向周围直接扩散（图 6-1-3）。这是微生物最简单的直接播散类型。如果感染进展迅速，子代病原体在数日内即向外部播散，整个过程可能在免疫应答发挥作用之前即被终止，这种情况见于多种呼吸道病毒感染，特别是鼻病毒、冠状病毒、副流感病毒及流感病毒。上皮细胞可能被破坏，引起炎症应答，但很少或没有病毒侵入基层组织。感染部分地被免疫学因素所终止，如上皮细胞感染后数小时即有 IFN 产生，IFN 是重要的非免疫学抵抗因素，当在上皮细胞表上有更多

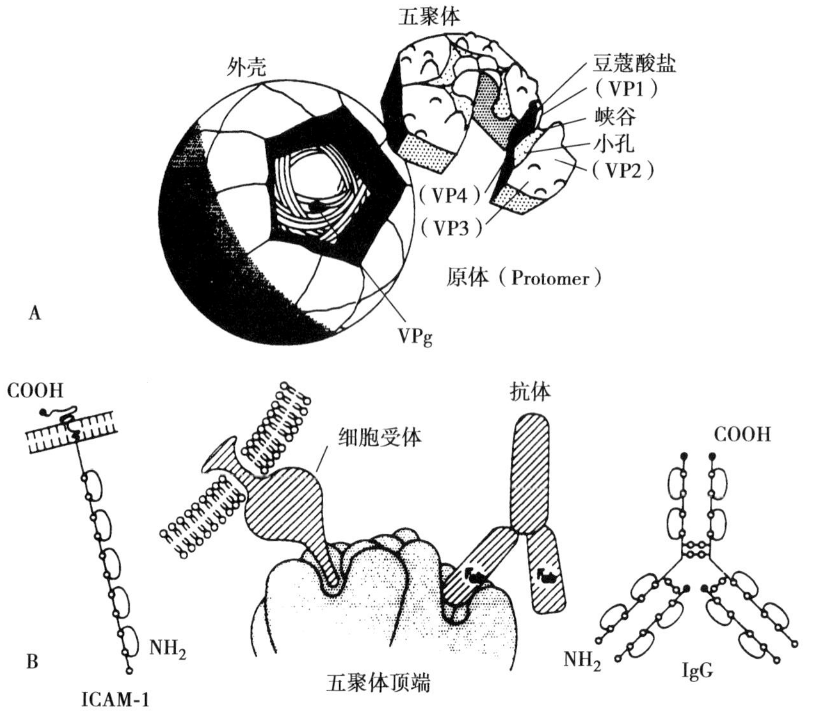

图 6-1-2　典型微小核糖核酸病毒黏附功能中的关键步骤

注：A. 在病毒膜蛋白 VP4 五聚体（pentamer）中心部位的中部为“峡谷”位置；B. 细胞受体在“峡谷”的底层，并指导 ICAM-1 分子的结合处。鼻病毒的主要群受体直径大致上只相当于 IgG 抗体分子直径的一半

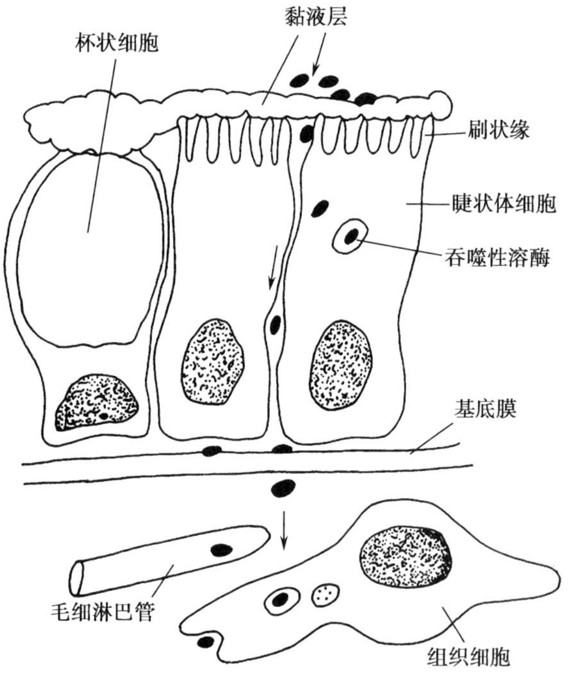

图 6-1-3　微生物穿过上皮细胞入侵宿主

的 IFN 时，亦会使更多的细胞得到保护。其他抗病毒因素可能也起一定作用。免疫应答仅在后期再感染（reinfection）时提供保护。感染在上皮细胞表面扩散很迅速，因为微生物很容易在细胞表面液体层上扩散。呼吸道及肠道上皮细胞均有类似黏液层。

许多细菌感染亦可限制于上皮细胞表面。如咽部白喉及链球菌感染，尿道或结合膜的淋球菌感染及多数肠道沙门菌感染，大都是表浅的感染。在很大程度上是因为宿主的抗菌能力，不允许病原菌进一步侵入组织，但淋球菌及链球菌至少可以在局部组织内播散，有时亦可全身播散。这些细菌有能力抵消宿主的防御能力。例如淋球菌引起男性尿道一片柱状上皮细胞感染之后，约 3 ~ 4 日可达到上皮下组织（subepithelial tissue），形成的黄色分泌物包括有脱落的上皮细胞、炎症渗出物、白细胞及淋球菌。在上皮下使感染达到尿道其他部分及局部淋巴结。

大多数革兰阴性菌侵入宿主的能力具有局限性，致病性大肠埃希菌、变形杆菌及铜绿假单胞菌只能在防御功能受损患者或无意中将细菌导入身体适当部位而导致感染。在全身虚弱、营养不良或免疫受抑制的患者，这些菌可导致全身性感染。流产后可在子宫感染而引起败血症，藉助器械或导管将细菌导入体内时亦可致败血症。某些革兰阴性细菌可穿过肠道上皮细胞但不能再深入，如细菌性痢疾及沙门菌属感染，仅1～2种高度特征化的革兰阴性菌可穿过肠道上皮，进入淋巴组织并扩散到全身导致肠热症（伤寒或副伤寒）。少数病原体有温度限制性，类似上述鼻病毒，如麻风分枝杆菌的病变大多局限于身体较凉的部位如皮肤、表浅神经、鼻黏膜及睾丸等。在细胞内寄生物与细胞外寄生物之间有重要区别。一个专性细胞内寄生物必须首先进入血液或淋巴，并黏附到上皮淋巴管或血管腔，既可作为一种游离体；也可选择性进入运动细胞（白细胞）之后，被血流带到其他部位。在进入易感细胞之前不能复制，当易感细胞缺乏或寿命短而死亡时，均会妨碍此病原体向全身扩散。轮状病毒及鼻病毒只在上皮表面复制但不能感染白细胞，即使进入到血管或淋巴管内亦不容易侵入细胞。某些病毒如黄热病毒及脊髓灰质炎病毒，当游离病毒颗粒进入皮肤或肠道上皮细胞之下的血管或淋巴管后，便可在体内扩散到达易感靶器官（肝脏、中枢神经系统）。麻疹病毒或结核杆菌可感染白细胞，并被携带到肝、脾、皮肤及肺等器官。

另一方面，部分微生物无需寻找易感细胞而能在细胞外繁殖，主要是在血液或淋巴内复制。这种情况本身就预示有严重的不利，因为此微生物是裸露的，会接触到机体激发起来的所有抵抗力量而被消灭。有能力在细胞外复制的微生物一般均藉助释放多种产物到周围环境维持其生存，这些产物可引起炎症，并从而吸引免疫球蛋白、补体及白细胞进到感染部位。淋巴管亦会扩张，并带着感染性微生物到淋巴结使之进一步暴露到抗菌及免疫力量面前。反之，细胞内寄生物只有从一个感染细胞转移到另一个感染细胞期间才会直接暴露于全身防御功能。然而，如果受染细胞本身亦被免疫功能所识别，便会遭到破坏。部分细菌及原虫如结核杆菌、布鲁司菌或杜诺凡-利什曼小体在被吞噬后的巨噬细胞内进行大量繁殖，虽然它们不是专性细胞内寄生物，但可把宿主与微生物间的斗争转移到细胞内；在受染的巨噬细胞内进行，这些受染细胞的抗病能力及所能参加的免疫功能就显得非常重要。

在穿过上皮细胞层之后，微生物将遇到基底膜，此膜起到过滤作用，并在某种程度上阻止感染扩散，但其完整性很快会被炎症或上皮细胞的损伤而破坏。侵入的微生物此时可达上皮下组织，此处病原体将暴露在组织液、淋巴系统及吞噬细胞3种重要的防御系统面前。这三种宿主防御机制极端重要，无论身体任何部位感染，这些功能均起作用，一方面引起炎症应答，使吞噬细胞及血清因子向感染部位集中，并促进从此部位向淋巴系统引流。这三种抗微生物系统彼此既独立又互相联系，在以后防止感染扩散的转归中，以及免疫力的形成方面均有重要意义。

四、细菌毒素

细菌致病性与非致病性的差别，主要在于有无编码致病性特征的毒力相关基因序列，这个序列常常局限地装配在染色体某一位点的DNA片段之中，称为致病岛。自1996年以来已得到证实，致病岛与毒素及血清耐药因子的表达均密切相关，它们是35～200个kb片段的染色体DNA，其侧翼为插入或重复成分。致病岛还包含编码特异性分泌系统，分泌效应器分子、黏附素类及调节蛋白质等毒力相关的基因。对微生物完整基因组序列的研究，可将毒力相关基因的组成展现更完善的基因序列图谱。对自由生存的微生物进行研究，并获得的第一个完整基因组序列是嗜血流感杆菌（*H. influenzae*，1995年），以后陆续有20个以上完整的微生物基因组序列已经完成，并公布于众。这些序列的大小及复杂性从最小的生殖系支原体（*Mycoplasma genitalium*）基因组仅0.58Mbp（mega-base pair，1 mega = 百万），到幽门螺杆菌、结核杆菌及致病性大肠埃希菌的基因组分别为1.66～4.4Mbp及4.6Mbp。利用这些基因组进行流行病学研究，有利于发现毒力株及新菌株。

破伤风毒素及白喉毒素是最早被证实并分离成功的细菌毒力因子，并从而使人相信所有致病微生物都能产生毒素而引起对宿主不利的反应。然而当前已了解致病过程很复杂，许多微生物成分均起一定作用，这些不同的微生物产物可使病原体接近宿主的适当部位，并将环境信号传达到细菌，表明条件已具备可表达毒素及其他毒力因子，还要保护微生物对抗宿主防御功能的清除。所有这些功能都是在细菌基因组序列严格控制之下来实现的。参与感染与疾病的毒力因子除毒素之外，还有影响组织通透性和凝血的其他毒力因子，如胞外酶（exoenzyme）等，还有新近认识到的某些细菌具有一种新的分泌器官，称为Ⅲ型分泌途径（type Ⅲ secretion pathway）或称接触依赖性分泌途径（contact-dependent secretion pathway），这是细菌鞭毛器在进化过程中形成的微器官，这一系统也是由“致病岛”内的一组基因区编码。病原体利用这种超分子结构，可横跨细胞膜，将某些毒力因子注入宿主细胞。沙门菌及志贺菌分别利用Ⅲ型分泌系统的 SPI-1（侵袭性质粒系统）及 SPI-2，以便在细胞空泡内成功地进行繁殖。

外毒素（exotoxin）早期系指的是革兰阳性细菌在生长期产生并释放出来的蛋白质毒素，而内毒素（endotoxin）仅用于革兰阴性菌细胞内以及细胞相关的毒性成分，包括脂多糖。现在已认识到革兰阴性菌亦可产生典型的蛋白质毒素，而蛋白质性质的细菌产物，是在细菌指数生长期释放出来；对靶细胞或实验动物是有毒害的小分子物质，这一定义适合于外毒素。革兰阴性菌的脂多糖及其他毒力因子，似并不具备对宿主直接的毒性作用，可视为特殊的一类毒素（表 6-1-5）。

表 6-1-5　外毒素与内毒素的区别

外　毒　素	内　毒　素
革兰阳性及阴性菌均能产生	仅由革兰阴性菌产生
蛋白质有多种抗原型	单一型为脂多糖的脂质 A
可分泌在细菌细胞之外	仅在细菌细胞壁内
不耐热	耐热
通过特异性受体作用于靶细胞，对特异性宿主产生效应	对多种宿主细胞及组织起作用，可引起异常的生理学改变及系统性病变
高毒性，并可致死	毒性较弱，并不直接致死
可形成类毒素，用于疫苗接种	不能形成类毒素，免疫接种无效
强力的抗原性，可诱生抗体，称为抗毒素	很少有免疫原性

许多可称为毒素的小分子物质对宿主细胞大多具有很特异性的靶向酶类作用，其结构模式大都是由一个结合主区（B domain）或称亚单位，及在细胞内负担毒性作用的酶主区 A（enzymatic domain A）构成。单独的 A 亚单位有酶活性，但缺乏结合及进入细胞的能力，因此可以说它并无生物学活性，单独的 B 亚单位可结合到靶细胞，不应该有生物学活性。然而，近期发现有不少例外，如百日咳毒素及霍乱毒素的 B 亚单位，都可与靶细胞表面受体相互作用而引发生物学活性。毒素的其他标准可以认为是：①其作用靶位是细胞或组织，如肠毒素（enterotoxin）、神经毒素（neurotoxin）及白细胞毒素（leukotoxin）等；②其作用机制为使蛋白质溶解，如二磷酸腺苷-核糖基化毒素（ADP-ribosylating toxin）、腺苷环化酶毒素（adenylate cyclase toxin）（表 6-1-6）；③细胞内有其靶物质，小分子量 G 蛋白如 Rho 或三聚体 G 蛋白（trimeric G protein：Gs 或 Gi）；④主要生物学活性为表皮坏死毒素（dermonecrotic toxin）、致水肿毒素（edema-producing toxin）、溶血毒素（hemolytic toxin）及促淋巴细胞增多毒素（lymphocytosis-promoting toxin）；⑤是由微生物产生的毒素（如百日咳毒素、霍乱毒素）。以上叙述提示描述及分类这些细菌产物具有难度，亦反映出对它们的产生、作用及临床意义的知识仍具有局限性。

表 6-1-6　有代表性的具有酶作用机制的细菌毒素

毒素类型	毒素	来源	生物学作用及机制
腺苷环化酶毒素	腺苷环化酶毒素 致水肿因子 腺苷环化酶	百日咳杆菌 炭疽杆菌 铜绿假单胞菌	由宿主细胞产生 cAMP 及 cAMP 效应同百日咳杆菌 借Ⅲ型分离作用导入宿主细胞激活宿主细胞产生 cAMP 及 cAMP 效应
ADP-核糖基化毒素	霍乱毒素	霍乱弧菌	Gsa 的 ADP 核糖基化，激活宿主细胞腺苷环化酶，cAMP↑，液体分泌↓

续表

毒素类型	毒素	来源	生物学作用及机制
	不耐热毒素	大肠埃希菌	同霍乱弧菌
	白喉毒素	白喉杆菌	延长因子2(EF-2)的ADP-核糖基化作用抑制蛋白合成,并引起细胞死亡
	外毒素A	铜绿假单胞菌	同白喉毒素
	百日咳毒素	百日咳杆菌	一些异质性三聚体G蛋白的ADP-核糖基化作用,导致传导信号的阻断
	C2毒素	肉毒杆菌	肌动蛋白的ADP-核糖基化导致聚合作用的抑制及细胞变圆
	C3 ADP-核糖基化转移酶	肉毒杆菌	Rho A、B或C的ADP-核糖化,引起这些蛋白的灭活及靶细胞内病变
脱酰胺毒素	细胞毒性坏死因子(CNF1、CNF2)	大肠埃希菌	Rho的脱酰胺作用抑制其GTP-酶活性,并导致其结构活性,肌动蛋白应激纤维增加,局灶黏附增加
	表皮坏死毒素	百日咳杆菌	可能与细胞毒性坏死因子相同
葡萄糖基化毒素	毒素A及B	难辨梭状芽胞杆菌	Rho蛋白(Rho、Rac、CDC42)的单葡萄糖基化作用,引起它们的灭活、靶细胞病变及细胞因子释放
金属蛋白酶毒素	脆弱类杆菌肠毒素	脆弱类杆菌	黏附素蛋白小带裂解,小肠紧密联结的破裂,F-肌动蛋白的重新排列,液体分泌
	肉毒杆菌神经毒素	肉毒杆菌	分泌性复合蛋白的裂解,阻断乙酰胆碱液分泌并引起弛张性瘫痪
	破伤风神经毒素	破伤风杆菌	分泌性复合蛋白的裂解,阻断传导介质的分泌,引起痉挛性瘫痪
	致死性因子	炭疽杆菌	致裂原激活的蛋白激酶的激酶(MAPKK)的裂解,刺激细胞因子释放,宿主动物死亡
RNA糖基化酶毒素	志贺毒素	志贺痢疾杆菌	核糖体RNA的单位点去嘌呤作用,引起蛋白合成抑制及细胞死亡
	志贺样毒素	大肠埃希菌	与志贺毒素相同

目前大多仍根据传统上的认识,将增殖中的细菌所分泌者称外毒素,微生物裂解而释放者称为内毒素。研究最充分的是细菌内毒素,而毒力最强的外毒素是肉毒杆菌毒素。1g此类毒素足以使 2×10^{11} 只小鼠致死。产气荚膜梭状芽胞杆菌是气性坏疽最主要的病原菌,其毒素可破坏结缔组织导致细胞坏死,使其容易扩散,其α-毒素是一种卵磷脂酶,到达血循环后,此酶可引起大量血管内溶血。金黄色葡萄球菌的表皮剥脱毒素可使儿童发生少见的所谓皮肤烫伤综合征(scalded skin syndrome),皮肤颗粒层裂开,形成大疱。此类毒素亦有全身作用,如白喉杆菌在上皮细胞内繁殖,并不向组织深部穿透,但白喉毒素可到达血循环,引起肾脏、心脏及神经组织损伤,亦在局部起作用导致上皮细胞坏死,使吞噬细胞失去功能。破伤风毒素可结合到脊髓内的突触体。肉毒杆菌毒素可在胆碱能神经接头间及运动终板处干扰乙酰胆碱的释放。某些化脓性链球菌的致红斑毒素,可致猩红热样皮疹。

另一类为细菌肠毒素(enterotoxin),如霍乱弧菌肠毒素作用到胃肠道与上皮细胞膜受体结合后,可激活腺苷环化酶,导致细胞内cAMP浓度升高,随后,水分及电解质丢失。致病性大肠埃希菌的肠毒素亦有类似作用。志贺痢疾杆菌的肠毒素可穿透上皮细胞并导致细胞变性,亦可与血管相互作用而导致休克。

内毒素是革兰阴性菌的脂多糖(lipopolysaccharides,LPS),对热稳定,不能转变成无毒型,可引起内源性致热原及TNF的释放,并可通过经典途径激活补体,大量释放入血循环时,容易导致严重休克。已证明LPS是淋巴细胞的丝裂原(mitogen),并且是B细胞的多克隆激活剂。

(一)内毒素的结构

革兰阴性菌胞壁由黏肽和外膜构成,外膜含有LPS、磷脂及蛋白质等成分,磷脂构成外膜双磷脂层,其外层含大量LPS,LPS由抗原特异性多糖链(即"O"抗原)、核心多糖链及脂质A三部分组成,而脂质A是内毒素的主要毒性成分(图6-1-4)。

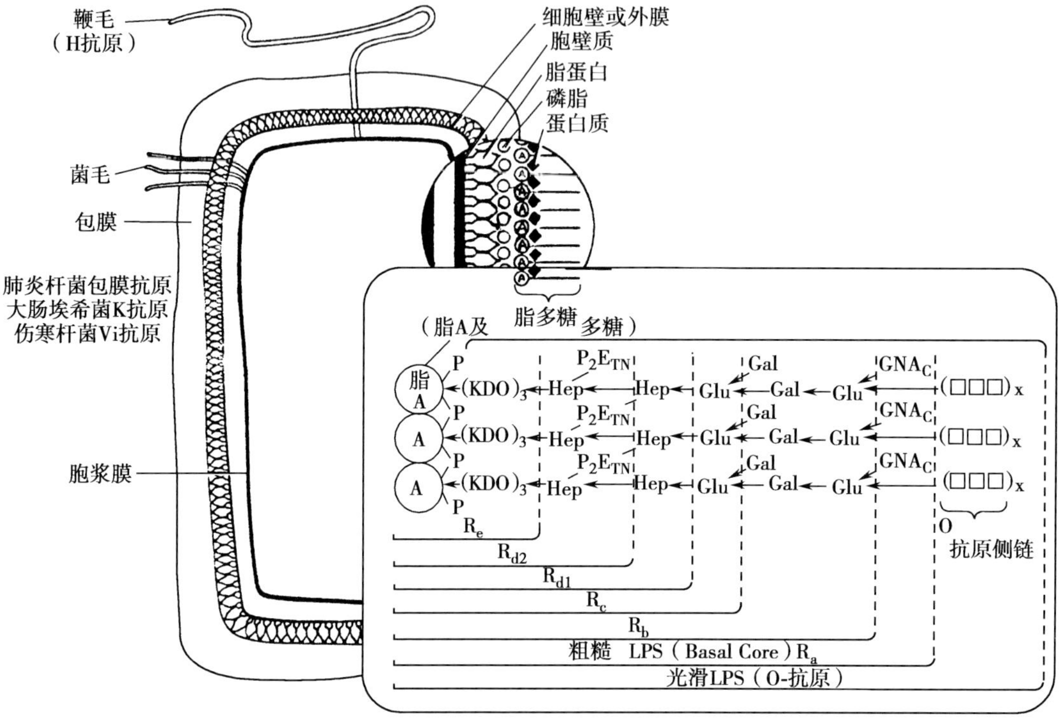

图6-1-4　革兰阴性菌细胞外膜结构及抗原表位

注:图中着重表明沙门菌属光滑型(S)及粗糙型(R)脂多糖(LPS)的化学结构。LPS核心部分糖的进行性丢失而引起的粗糙性增加依次用Ra、Rb、Rc、Rd1、Rd2及Re来表示R变异株。GNAc为氨乙酰基葡萄糖胺,Glu为葡萄糖,Gal为半乳糖,Hep为庚糖,KDC为2-酮-3-脱氧辛酮糖酸盐,P为磷酸盐

1. O-特异性链游离于菌体表面,基部与核心多糖相连;它以3~5个单糖组成的低聚糖为基本单位,重复连接构成多糖链,每条链重复多聚糖单位的数目少者仅2个,多者达10个,最多者可达成25个。多糖链上单糖种类繁多,因菌而异,包括戊糖、4-氨基戊糖、己糖、6-脱氧己糖、3′,6-2二脱氧己糖、6-脱氧氨基己糠及氨基己糖醛酸等。O-特异性链上单糖的种类、位置、排列顺序及多糖链的空间构型,构成了O-特异性链上抗原表位,它是决定光滑型(S型)菌株种与型的O-抗原特异性的物质基础,当菌体由S型变为粗糙型(R型)后,O-特异性链即消失。

2. 核心多糖链由内外两部分较短的低聚糖链组成,链的内侧端以其特有的脱氧糖2-酮基-3-脱氧-辛酮糖酸酯(deoxysugar-2-keto-3-deoxy-octulosonate,KDO)与脂质A相连结。核心多糖与脂质A镶嵌于外膜磷脂层的外层。外部核心低聚糖含有数种己糖,其中包括葡萄糖半乳糖和N-乙酰氨基葡萄糖,内部核心含有庚糖及KDO。此外,核心多糖链还含有磷酸及由焦磷酸键连接的乙醇胺。核心多糖链为一大群细菌所共有,同属的革兰阴性菌的核心部分结构相似,无种的特异性;各菌属间则有差异,故有属的特异性。

3. 脂质A内毒素的主要毒性成分,它与核心多糖的KDO共价相连。目前将脂质A分为两类。第一类由二氨基葡萄糖(glucosamine)在β-1',6位相连作为骨架,连以长链脂肪酸和焦磷酸盐而成。它们分别以酯键和酰胺键与氨基葡萄糖相连。如沙门菌脂质A由D-氨基葡萄糖(22%)、磷酸(10%)及长链脂肪酸(60%)组成,分子量为

2000,以及 β1',6-键连结的氨基葡萄糖双糖构成脂质 A 骨架,双糖之间以焦磷酸键于 1,4'位相连。双糖的 3′位羟基与核心多糖的 KDO 相接,氨基以酰胺键与 β-羟基脂肪酸相连,而双糖上 3、4、6'位上的羟基则以酯键分别与各种不饱和脂肪酸及 D-3-羟基脂肪酸相连。第二类脂质 A 不含氨基葡萄糖,它以 2,3-二氨基-2,3-二脱氧-D-葡萄糖为骨架,糖分子中两个氨基被 D-3 羟基四价癸酸酰化,仅含少量脂肪酸。第一类与第二类脂质之间不发生免疫交叉反应。脂质 A 成分中,脂肪酸约占 70%~80%。各种细菌的脂肪酸性质和排列不一。脂质 A 既含有磷酸化的氨基葡萄糖双糖亲水性边缘,又含有长链脂肪酸的疏水性中心,故为双相分子。这种特殊结构赋予脂质 A 以特殊的功能及致病作用,它既与多糖链结合 LPS,构成菌体细胞壁的重要成分,成为防止外界有害物质侵入,保护自身生存的屏障结构,又能与宿主的膜受体结合发挥各种生物学效应。

(二)内毒素的生物学活性

内毒素的生物学活性错综复杂,各活性之间常相互联系,相互促进或制约。在体内或特定的体外条件下,所表现的活性,有时为数种活性综合作用的结果。内毒素进入循环后可立即与补体系统、凝血系统、激肽系统及纤溶系统起作用,及与细胞成分即血小板、白细胞、内皮细胞、浆细胞、吞噬细胞及大单核细胞起作用产生有毒的中间产物,或使细胞黏附聚集,导致膜损伤和细胞溶解等。再者,内毒素与体液成分形成的中间产物,又可影响细胞成分的功能变化和加重体液成分的改变。由此可见,内毒素与血液体液成分的相互作用是一个较为复杂的连锁反应。此外,内毒素脂质 A 具有免疫性,注入动物体内可产生相应抗体(表 6-1-7)。

表 6-1-7 脂质 A 生物学活性

生物活性	作用环节
对生物膜的影响	• 激活膜上腺苷酸环化酶 • 损伤溶酶体膜 • 损伤线粒体膜 • 引起细胞膜损伤,促进前列腺素合成
影响糖代谢过程	• 血糖于初期升高,而后迅速下降 • 抑制磷酸烯醇式丙酮酸羧激酶合成,影响糖原异生
对机体抵抗力的影响	• 佐剂作用 • 激活单核-吞噬细胞系统,对 LPS 产生耐受性 • 激活淋巴细胞,产生抗体及 IFN • 增强抗感染的非特异性免疫力 • 诱生 TNF,使瘤细胞坏死
对血液系统的影响	• 激活补体系统、血凝系统、纤溶系统及激肽系统 • 引起骨髓坏死及末梢血液中白细胞数量变化
对循环系统的影响	• 能促进肾上腺对皮肤血管的反应 • 能引起微循环障碍,血压下降 • 能导致 DIC
其他	• 使微粒体中细胞色素 P450 降解 • 使胚胎骨质耗损,使小白鼠致死等

许多细菌毒素及其他毒力因子的合成,均受环境条件的调节及控制,例如白喉毒素的产生,可因培养基中存在铁而被清除,耶尔森菌毒力基因的表达可被钙所抑制,霍乱毒素及其相关毒力因子的表达常受其环境的渗透压所控制。在许多情况下,环境感受系统(enviromental-sensing system)是在调整子(regulon)控制之下,负责协调毒素及毒力因子的表达,使之在感染的特殊时相中协调地产生,例如在百日咳杆菌感染中,最先产生接触因子(attachment factor)以确立感染,然后合成毒素并加以释放,以对抗宿主的免疫应答,从而维持细菌自身的生存。(metalloregulatory protein)称为 DtxR 的物质而实现的,这种蛋白则是在细菌染色体上编码的。破伤风毒素的结构基因已知位于一个大的(75kb)质粒之上。百日咳毒素基因是在染色体上,但仅在百日咳杆菌中表达,因为在副百日咳杆菌(*bordetella parapertussis*)及支气管败血百日咳杆菌(*bordetella bronchiseptica*)基因的启动子(promoter)位置中已有突变。葡萄球菌的肠毒素基因既在染色体内,亦存在于质粒之中,但其产生是受质粒上的基因所调节的。

已经阐明细菌具有特殊的通道以输出毒素。传统上的外毒素在其氨基末端的信号序列是少数(1~3 个)带电荷的氨基酸引导序列;以及连续的(14~20 个)疏水氨基酸构成。信号序列可结合并被插入到胞浆膜内,然后裂解,留有完整的毒素分子游离在宿主细胞内。使得引导序列横跨细胞膜,可能有或不需要转输分子的协助,传统上通常需要有陪伴蛋白

(chaperone proein)来引导此过程,如大肠埃希菌的溶血素、百日咳杆菌的腺苷环化酶及百日咳毒素的合成和释放均需要有多个基因产物的参与。Ⅲ型分泌途径是细菌毒力因子向靶细胞转送的另一替代机制。例如耶尔森菌的多种毒性产物,假单胞菌的某些毒性产物,包括胞外酶S(exoenzyme S)、腺苷环化酶等都是从黏附菌体通过Ⅲ型分泌途径而注入宿主细胞。电镜下可观察到Ⅲ型分泌途径是与皮下注射器极为相似的一种微器官(表6-1-8)。

表6-1-8 质粒及噬菌体编码的毒力因子举例

微生物	毒力因子	生物学功能
质粒编码		
产肠毒素的大肠埃希菌	耐热及不耐热肠毒素	激活小肠腺苷酸/鸟苷酸环化酶,导致腹泻
	CFA-Ⅰ及CFA-Ⅱ	黏附、定植因子
肠道外大肠埃希菌	溶血素	细胞毒素
志贺菌属及侵袭性大肠埃希菌	基因产物参与侵袭	藉助肠道上皮细胞而入侵
耶尔森菌属	黏附因子基因产物参与侵袭	接触/入侵
炭疽杆菌	水肿因子、致死因子及保护性抗原	水肿因子有腺苷环化酶活性
金葡菌	剥脱毒素	引起中毒性表皮坏死溶解
破伤风杆菌	破伤风神经毒素	阻滞抑制性神经介质的释放,导致肌肉痉挛
噬菌体编码		
白喉杆菌	白喉毒素	抑制真核细胞蛋白合成
化脓性链球菌	产红疹毒素	猩红热皮疹
肉毒杆菌	神经毒素	阻断突触乙酰胆碱释放,导致弛张性瘫痪
		抑制真核细胞蛋白合成
出血性大肠埃希菌	志贺样毒素	兴奋宿主细胞内的腺苷环化酶
霍乱弧菌	霍乱毒素	

五、寄生物对宿主防御功能的逃避

大部分微生物,尤其是病毒、立克次体及某些细菌的适应能力惊人。它们的传代周期比人类要短得多,大多数细菌约需1小时或更短,人类则需20年左右。因此,当与宿主的防御机制竞争时,寄生物在选择优势并发展优势方面,具有充分的便利条件。这种适应能力在抗原性变异、遗传信息的交换、以及抗药性的产生及扩散方面均有重要意义,使得人类在进化过程中发展起来的高度特异的防御功能不能保证防止病原体的入侵。

(一) 寄生物外壳的保护作用

许多动物病毒外表有蛋白质衣壳,或有脂质双层膜,除可增进病毒体向宿主细胞膜吸附之外,亦能保护病毒的核酸不受宿主酶类的作用。革兰阳性菌大多有一种厚的黏肽层,还可能有血浆凝固酶使血浆蛋白在其表面凝固,保护细菌不受酶类的消化,但人类溶酶体酶仍能有效地消化黏肽。革兰阴性菌比阳性菌的黏肽层薄,但亦有一个外膜,防止与酶类接触(图6-1-5)。

耐酸细菌具有特殊的细胞壁成分,对大多数化学消毒剂有抵抗力,在飞沫及尘土中可存活1周以上。部分细菌能产生芽胞,通过休眠而延长生存。许多细菌及真菌能产生黏液多糖荚膜,以防止与宿主的免疫反应相互作用。形成荚膜株能产生光滑菌落(S),无荚膜株常产生粗糙的菌落(R)。从光滑到粗糙菌落的转换常伴有毒力及抗原性的变异。当细菌受到体内外各种因素影响时,可出现细胞壁的部分或全部缺失,其胞浆膜完整,在一定条件下仍可生存和繁殖,但菌体出现多形态变异。这种现象是1935年Lister研究所一位女科学家发现,她以该所名称第一个字母命名,称L型细菌。此后各国学者陆续发现许多细菌均有L型。用一般的细菌学方法不能分离出来,为临床诊断带来困难。

(二) 寄生物的运动及其对吞噬细胞的对策

众多寄生物利用各种运动方式在宿主体内扩散,亦可在血液中或生存在游动的宿主细胞如吞

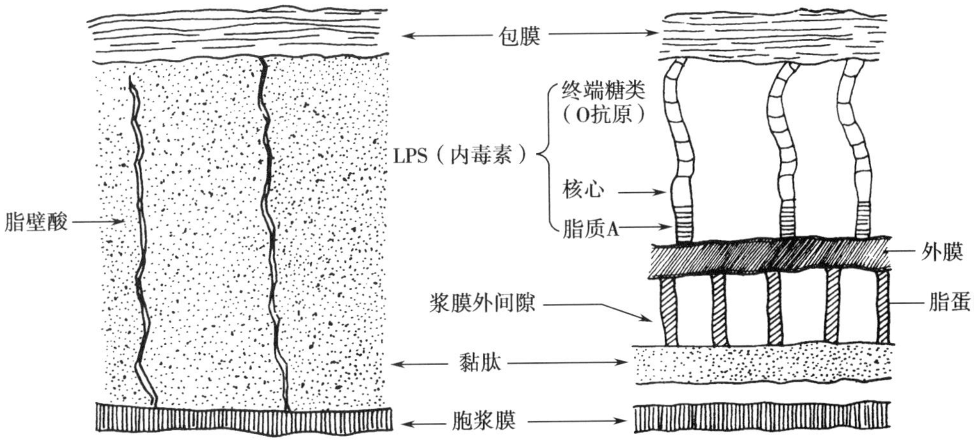

图 6-1-5 革兰阳性及阴性菌细胞壁结构的比较

噬细胞内，达到扩散的目的。流感病毒、分枝杆菌、某些原虫及细菌皆有此种运动方式。寄生物的运动，会使吞噬作用更为困难，寄生物体积过大亦可妨碍有效吞噬。例如，生长中的真菌菌丝可推动巨噬细胞而不被吞噬。众多病毒及细胞内寄生物要在巨噬细胞内繁殖，有能力抵抗吞噬细胞的杀灭作用，甚至可利用溶酶体酶使其本身获得利益，如呼肠病毒（reovirus）必须被吞噬并与溶酶体酶接触以松解其外壳，才能进行复制。

（三）病原体对吞噬细胞的毒害

吞噬细胞参与防御的第一线及感染的全过程，并和免疫应答及炎症反应紧密联系。寄生物可产生一系列物质使吞噬细胞的吞噬功能降低，并损害吞噬细胞，如攻击素（aggressin）。阻碍吞噬作用而不引起吞噬细胞损伤者称为阻抗素（impedin）。化脓性链球菌产生的溶血素 O（streptolysin O）可溶解红细胞，而且对多形核细胞及巨噬细胞亦有重要的毒性作用。溶血素 O 可与细胞膜胆固醇相结合，中性粒细胞加上溶血素 O 之后，1 ~2 分钟之内细胞内颗粒即可破裂，其内容被分泌到胞浆之内，当所含酶类局限于吞噬性空泡内时，可协助细胞进行有意义的消化，但当分泌到胞浆内的量达到一定浓度时，便可作用到细胞成分，1 ~2 分钟之内胞浆可液化而使细胞死亡。链球菌溶血素 S 对细胞膜亦有潜在作用。致病性葡萄球菌释放的各种溶血素亦能杀死吞噬细胞。此外，葡萄球菌毒力株可产生非溶血性杀白细胞素（nonhemolytic leucocidin），它包括两种抗原性不同的蛋白质，协同地作用到白细胞膜并引起溶酶体颗粒的分泌。一般讲，中性粒细胞比巨噬细胞更容易被毒素杀死，可能因为它们的溶酶体更容易被排出之故。溶组织阿米巴原虫的毒力株，完全靠接触并杀死多形核细胞而发挥作用。实验证明，毒力株志贺菌在被吞噬后可杀死小鼠巨噬细胞，而无毒力株则不能，同时，细菌本身也会被杀灭并被消化。在巨噬细胞内寄生并增殖的多种寄生物，最终都可导致巨噬细胞的破裂。寄生物向吞噬细胞靠近，并被吞噬是它们破坏吞噬的先决条件。

（四）寄生物对免疫应答的逃避

寄生物可利用多种方式以逃避、逆转或延迟宿主的免疫反应。淋球菌及脑膜炎球菌可产生一种蛋白酶来裂解人类 IgA 的某种亚型；有毒力的葡萄球菌，可产生 A 蛋白，可与免疫蛋白的 Fc 段结合，使之失去活性。细胞内寄生物有闭锁的环境，当其在宿主细胞表面只有少量抗原表位表达时，更不易被宿主免疫系统所识别。循环淋巴细胞被 EB 病毒感染；麻风杆菌及黑热病原虫感染的巨噬细胞；以及含有疟原虫的肝细胞都是细胞内寄生物不易被消灭的例证。伤寒杆菌携带者，细菌在胆道或泌尿道被纤维性隔膜遮盖或阻挡，使宿主免疫系统难以发挥作用。寄生物的抗原可能与宿主细胞或组织抗原有交叉，因而宿主对此类抗原不能识别为异物，亦不会发生免疫应答。另一方面，抗原的交叉有可能引起自身免疫性疾患。血吸虫有充分的适应性模拟机制，可用宿主抗原覆盖其表面，所以不易被当作异物处理。使免疫应答转向是寄生物生存竞争的另一有效方式，与寄生物内部成分起反应的抗体可能不是保护性抗体（例如在乙型肝炎等）。同样地，与寄生物表面结构起反应的抗体，大多不能结合补体而不会发生靶细胞溶解，这样会增加寄生物存活的机会而并不保护宿主(伤寒等可能属此类)。

（五）关于准种的形成

自从公认有丙型肝炎病毒(HCV)并对其基因序列进行研究以来,已经发现其整个基因组内容易发生随机的突变。也就是说,在一个受感染的个体血浆或其肝脏内任何时候都能找到 HCV 的多种变异体。这种变异体与 HCV 基因序列密切相关,但又明显不同,故将这种变异体称之为准种(quasispecies 或叫 swarm)。例如在近期感染 HCV 者血中,从病毒 RNA 获得的克隆 DNA 中有近 85% 的克隆可能都是独特的基因变异体。在准种群体内何种突变可以增殖;并可能成为优势株而继续传代或继续突变下去;是否会成为新的基因型或血清型;甚而成为新的病原体,这些均为极为深刻而颇值得探讨的课题。

一般认为 RNA 病毒在宿主的免疫力或抗生素药物的压力下,其核酸成分在某些位点上发生突变是一种十分常见的现象。这种突变不断累积,就可能发展为核酸成分的显著差别,最终形成不同的基因型。如果某些核酸序列位点的改变导致其编码抗原位点的改变,就构成了不同的血清型。但是对于感染的单一病原体来说,在相对较短的时间内,病原微生物核酸的突变会造成体内同时存在基因序列有微小差别的种群。种群的各个成员之间,其差别程度一般不会超过核苷酸总长度 2% ~5%,这种差别不至于构成病原体不同的基因型或血清型这种现象就称为准种。

国内外的研究均早已明确乙型肝炎病毒(HBV)基因组中,除主要在 C 区外,其他区域也易发生突变,并形成了不同的基因型和某些亚型。我国学者在对 2 个慢性 HBV 感染者血清中 HBV DNA 序列;特别是相对保守的 S 基因区的核苷酸序列不均一性的特点进行克隆研究中,在每一例患者中至少发现 5 种以上的表现形式,经限制性片段长度多态性(RFLP)分析及核苷酸序列测定,正式提出在慢性 HBV 感染者体内存在 HBV DNA 的准种现象。病原体准种的形成及其可能进一步演变的事实,不仅对诊断及免疫预防提出了新的挑战;有可能导致感染者及献血员检测的漏诊及现行疫苗自动免疫的失败,更有可能造成抗病原体药物治疗的困难及治疗失败。

（六）微生物的生物膜(**biofilm**)

在自然界许多细菌都生存在一种复杂的群落样结构之中,这种结构可称为生物膜。细菌种群一般都被某种基质包围,这种基质可结合到菌落表面、内介面并互相结合。微菌落常呈锥形或蕈形外观,在微菌落表面有充满水分的水沟槽围绕,其功能有些类似原始的循环系统,使营养物质接近,废物清除并使之在细菌之间交流。生物膜所管辖的物质类似牙斑(dental plaque)、贮污桶以及阻塞的水管。生物膜在医学界引起极大兴趣的原因是它们也可在合成性医学植入器材上形成,包括血管内导管、人工瓣膜、起博器、矫形装置及隐形眼镜等,其特性之一就是对抗生素的耐药性增加,与游离的细菌比较对抗生素的耐药性可增加 500 倍以上,其耐药机制尚不完全了解。有些研究提示在生物膜中含有细胞的多糖基质或黏泥(slime),这些物质可能构成对抗生药物的一种屏障,甚至可使某些抗生药物灭活。这也是微生物病原体对抗外界压力的一种手段,这一领域已成为医学界逐渐关注的课题。

（王英杰　李梦东）

参 考 文 献

1. Playfair JHL, Chain BM. Immunology at a glance. 9th ed. Oxford: Wiley-blackwell, 2009: 8-11.
2. Hojo K, Nagaoka S, Ohshima T, *et al*. Bacterial interactions in dental biofilm development. J Dent Res, 2009, 88 (11): 982-990.
3. Nobbs AH, Lamont RJ, Jenkinson HF. *Streptococcus* adherence and colonization. Microbiol Mol Biol Rev, 2009, 73 (3): 407-450.
4. Sperandeo P, Deho G, Polissi A. The lipopolysaccharide transport system of Gram-negative bacteria. Biochim Biophys Acta, 2009, 1791 (7): 594-602.
5. Fishman SL, Branch AD. The quasispecies nature and biological implications of the hepatitis C virus. Infect Genet Evol, 2009, 9 (6): 1158-1167.
6. Huang J, Brumell JH. Autophagy in immunity against intracellular bacteria. Curr Top Microbiol Immunol, 2009, 335: 189-215.
7. Fey PD, Olson ME. Current concepts in biofilm formation of Staphylococcus epidermidis. Future Microbiol, 2010, 5 (6): 917-933.
8. Paterson GK, Orihuela CJ. Pneumococcal microbial surface components recognizing adhesive matrix molecules targeting of the extracellular matrix. Mol Microbiol, 2010, 77 (1): 1-5.
9. Brandenburg K, Schromm AB, Gutsmann T. Endotoxins: relationship between structure, function, and activity. Subcell

Biochem,2010,53:53-67.
10. Peri F,Piazza M,Calabrese V,*et al*. Exploring the LPS/TLR4 signal pathway with small molecules. Biochem Soc Trans,2010,38(5):1390-1395.
11. Vandevenne P,Sadzot-Delvaux C,Piette J. Innate immune response and viral interference strategies developed by human herpesviruses. Biochem Pharmacol, 2010, 80(12):1955-1972.
12. Beiting DP,Roos DS. A systems biological view of intracellular pathogens. Immunol Rev, 2011, 240 (1): 117-128.

第二节 非特异性免疫

宿主非特异性免疫(nonspecific immunity)亦称先天性免疫,代表一系列机体抵抗因子,初步干扰并对抗微生物的入侵。这种天然的稳定的保护作用包括物理屏障、细胞因素及化学因子等。这一系统代表一种有效的广谱的监视及防御功能,但这种功能只是暂时性的,不能继续扩大,大多不能定量评估。非特异性免疫是对抗微生物入侵的初级阶段,为特异性免疫的形成及发展提供时间上的支持。

一、非特异性防御功能

宿主有许多机械屏障以防止病原体入侵,如皮肤、黏膜及毛发等。机体表面还有许多清除机制,如角化的上皮不断脱屑,呼吸道上皮细胞纤毛有节律地活动,把黏液及颗粒状物体转运到咽部,咳嗽及喷嚏可增加这种转运能力。肠道有节律的蠕动,可使某些寄生物不易接触到上皮细胞,呕吐及腹泻可增加肠道的清除效果。唾液可清洗口腔,眼泪能清洗结合膜等。宿主各种分泌物不仅可机械地清洗而防止感染,这些分泌物的某些成分还可使多种微生物致死。例如胃酸可杀死病原体;皮肤腺体产物可使皮肤保持适宜酸度,不利于微生物生长;尿液中的氨对微生物亦有抑制作用;胆汁的小分子成分可溶解多种微生物;胆盐可激活多种酶类等。

二、非特异性免疫的主要成分

(一) 溶菌酶

中性粒细胞胞浆、鼻腔上皮、小肠黏膜、唾液及泪液内溶菌酶的浓度较高。溶菌酶是一种低分子量蛋白质,在血清中的浓度为6~5μg/ml,此酶对众多革兰阳性菌都有杀菌作用,其杀菌效果主要依赖于水解细菌胞壁上黏肽的乙酰氨基多糖及阳离子抗微生物肽性能。金黄色葡萄球菌(金葡菌)黏肽的改变或杆菌属膜内缺乏N-乙酰基时,溶菌酶则无效。溶酶体内的其余成分、血清或补体存在时,有助于溶菌酶杀灭有抗性的微生物。然而,细菌的敏感性并不一致。不同来源的溶菌酶活性亦不一致,从人类血清制得的溶菌酶最为有效,对枯草杆菌或其他腐物寄生菌均能杀死。

(二) 铁结合蛋白及过氧化物酶

铁对于许多细菌的生存极其重要。乳铁蛋白(lactoferrin)是一种强力的铁离子结合物,所以对致病性大肠埃希菌等有抗菌活性。在临床上注射铁剂后,新生儿败血症发病率增加,证实了铁结合物的抑菌机制。在人乳中及婴儿肠道内乳铁蛋白的抑菌活性可被重碳酸盐增强。血清中、胆汁中及黏液中的转铁蛋白(transferrin),由于能结合铁,故可使寄生物丧生。

乳内及唾液中乳过氧化物酶能触发硫氰酸盐的氧化作用,促进这些体液的抗微生物活性。氧化氢存在时,乳过氧化物酶可触发硫氰酸盐的氧化作用,变成低硫氰酸盐离子(hypothicocyanateion),这种物质对多种细菌如致病性大肠埃希菌均有抑制作用。

(三) 干扰素(interferon,IFN)

一种广谱抗病毒剂,并不直接杀伤或抑制病毒,而主要是通过细胞表面受体作用使细胞产生抗病毒蛋白,从而抑制病毒的复制;同时还可增强自然杀伤细胞(NK细胞)、巨噬细胞和T淋巴细胞的活力,从而起到免疫调节作用,并增强抗病毒能力。干扰素的作用具有种属特异性,人类白细胞产生的干扰素用于人类才能收到效果。

依据IFN的抗原性,分为α、β及γ三种。曾将IFN-α称为白细胞干扰素(leukocyte IFN),将IFN-β称为成纤维细胞干扰素(fibroblast IFN),这种分法不尽合理,因为两者往往可由同一种细胞产生。IFN-γ又称免疫干扰素(immune IFN)。目前主张将IFN-α和IFN-β两者统称Ⅰ型IFN,将IFN-γ称为Ⅱ型IFN,因为IFN-α与IFN-β许多特性相似,而IFN-γ不论在生物学及生物化学特性上均与IFN-α及IFN-β完全不同。IFN-α由抗原性相关联的IFN-α_1、IFN-α_2等一组蛋白质构成,IFN-β系单一的蛋白质,与IFN-α抗原性虽有某些关联,但差别较大。IFN-γ亦是单一蛋白质,其抗原性与IFN-α及IFN-β完全无关。

（四）补体系统

补体(complement,C)是血清中的正常成分,至少包括近 40 种不同的蛋白质。此外,还有一些对基本成分起调整作用或激活作用的血清蛋白。基本成分蛋白质根据其发现的先后依次命名为C1、C2、C3……C9 等,但它们的反应顺序却是C1、C4、C2、C3……C9。C1 成分比较独特,它是由钙离子连接的 4 个蛋白质分子的复合物,分别命名为 C1q、C1r、C1s 及 C1t。涉及替代反应途径(alternative pathway)的辅助蛋白命名为因子,用大写字母表示,如因子 A、B、C、D、P 等。新发现的或涉及调节补体系统的一些蛋白,则依其功能命名,如诱发因子(initiating factor)、备解素转换酶(properdin convertase)及 C1 抑制因子(C1 inhibitor)等。许多蛋白质在反应时被分裂为较小的片段,这些片段用小写字母表示,在其前冠以母体蛋白的大写字母及序数,如 C2a、C2b、Ba、Bb等。当某种蛋白处于活化状态或具有酶活性时,则用横线划在数字或字母之上方,如 C1、B,以便与其自然形式区别(表 6-2-1)。

表 6-2-1 血浆补体及相关蛋白

成分	血清大约浓度(μg/ml)	分子量	链结构＊	基因位点数目	染色体归属
经典途径					
C1q	70	410 000	(A、B、C)×6	3(A、B、C)	1p
C1r	34	170 000	两个相同链的二聚体	1	12p
C1s	31	85 000	两个相同链的二聚体	1	12p
C4	600	206 000	β-α-γ	2(C4A、C4B)	6p
C2	25	117 000	单链	1	6p
替代途径					
D(adipsin)	1	24 000	单链	1	ND
C3	1300	195 000	β-α	1	19q
B	200	95 000	单链	1	6p
攻膜复合物					
C5	80	180 000	β-α	1	γ9p
C6	60	128 000	单链	1	5p
C7	55	97 000	单链	1	5p
C8	65	150 000	三条不同链 α-γ、β	3(A、B、C)	α,β
C9	60	79 000	单链	1	1p γ9p 5p
调控蛋白质					
正性调节					
备解素	25	220 000	单一 57-kD 链呈环状聚合	1	Xp
负性调节					
C1 INH	200	105 000	单链	1	11q
C4b BP	250	550 000	7 条相同链	1	1q
因子 H	500	150 000	单链	1	1q
因子 I	34	90 000	β-γ	1	4q
变态反应毒素灭活剂(羟基肽酶 N)	35	310 000	2 条不同链的二聚体(H、L)×2	ND	ND
S 蛋白(vitronectin)	350	80 000	单链	1	ND
SP-40,40(clusterin)	50	80 000	α-β	1	8p

注：* 对多链结构,括号内表示亚单位结构。逗号表明从不同的基因来源的链的非共价连接。实现代表一种酶前身分子翻译后的裂解而产生的链的共价连接,酶前身分子的氨基末端按开始的顺序举出的链,破折号线表明从不同基因来源的链共价连接。编写:BP——binding protein,p 代表染色体短臂,q 代表长臂;C1 INH:C1 抑制剂;H:重链;L:轻链;ND:未明确

补体系统的激活伴随一系列酶反应，结果使一些成分被分裂，形成具有新的生物学活性的补体复合体。补体的激活途径可分为：经典途径（classical pathway）、替代途径、备解素激活途径，有学者另分出 C1 旁路激活途径（C1 bypass activation pathway）。补体系统被激活之后，可在细胞表面形成多分子聚合物，影响细胞表面特性、结构及功能，致使细胞溶解，达到杀菌或溶菌的目的。在病毒感染早期，抗体产生较少时，补体的抗感染作用可主要依据经典途径或替代途径激活 C3b 来实现。补体的激活还可调节各类吞噬细胞的活性、数量及运动方向；释放多种活性物质构成炎症反应的基础；控制和调节淋巴细胞的分化和增殖；调节抗体的产生等。在适当情况下，激活的补体可能对机体有益，而在不适当的情况下，补体一旦被激活则可能有害。补体系统在机体的防御功能方面是一个极其复杂的生物反应系统，可以说它是细胞免疫与体液免疫、非特异性免疫与特异性免疫的枢纽环节（图 6-2-1）。

补体虽有重要的防御功能及调节免疫功能的能力，但许多补体缺乏症患者并不一定反复感染，主要因为在补体系统各激活途径之间，有交错重叠现象，可代偿某种成分的不足。只有在补体系统广泛缺乏时，感染的发生率才会明显增多。

（五）调理素及其他体液因子

除了 IgG 及 C3b 增强吞噬作用外，血清中亦存在有非特异性调理素（opsonin）。这种糖蛋白不仅能增强特异性抗体对病原体的杀灭作用，而且对各类吞噬细胞的吞噬功能亦有增强作用。

噬菌体（bateriophage）系细菌寄生病毒，其研究较早，而近年来在分子生物学中应用十分广泛。噬菌体如同细菌一样，品种很多，且分布很广，凡是有细菌的地方就可能有噬菌体存在。有学者断言：世界上有多少种细菌，必定会有多少种相应的

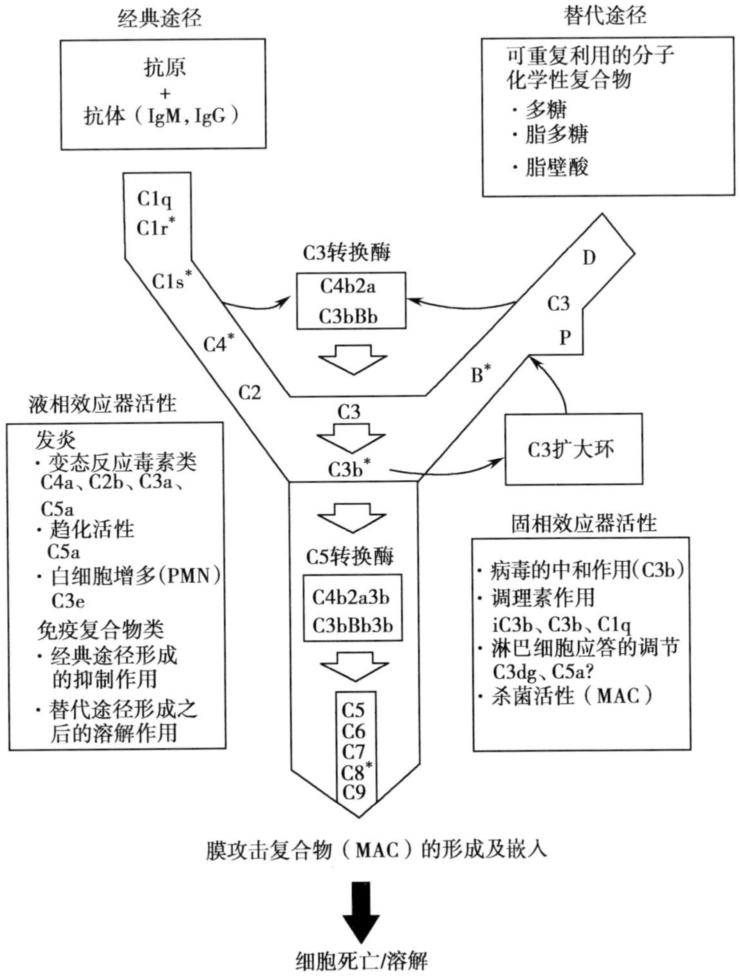

图 6-2-1　补体激活途径及其连锁反应

注：在每个反应途径中，补体成分按活化的顺序排列、功能及结构相似者尽量平排。* 表明补体活性向下调

噬菌体。噬菌体只裂解相应细菌，利用这一特性，可对细菌进行分类。利用其繁殖极快及杀菌特点可将噬菌体用于治疗。

近年来研究较多的是纤维连接素（fibronectin，简称纤连素），该糖蛋白可能属于调理素成分。它主要存在于多种正常组织细胞外间隙中，血浆中的浓度为300μg/ml。不溶性纤连素主要参与多种组织的细胞外纤维基质的构成，可溶性纤连素则可促进吞噬细胞功能。宿主的其他酶类如胰蛋白酶及胰糜蛋白酶，均能降解并消化细菌外衣的非黏肽类蛋白成分。其次如C-反应性蛋白、多肽丛毛素（polypeptide tuftsin）等，亦是非特异性的抗菌活性分子。

三、非特异性免疫过程

（一）单核-吞噬细胞系统

单核-吞噬细胞系统（mononuclear phagocytic system）在骨髓内起源，由大单核母细胞演变成熟而构成。外周者称大单核细胞（monocyte），随血流转运并在不同组织内局限者又有不同的名称，如在骨髓、脾、淋巴结内称巨噬细胞（macrophage），在肝脏内称库普弗细胞（Kupffer 细胞），在神经组织称小神经胶质细胞（microglia，gitter cell），在脊髓系统称破骨细胞（osteoclast）等（图6-2-2），在病理情况下可形成朗罕细胞（Langerhans cell）、类上皮细胞（epithelioid cell）及多个核巨细胞（multinucleated giant cell）等。此类细胞存活的时间可达数月，并可在组织中增殖，加之成纤维细胞的参与，构成一种屏障，以防止寄生物进一步扩散。巨噬细胞在形成肉芽组织方面是重要的反应细胞。

在防御的第一线，吞噬作用可能是非特异性的或特异性的。吞噬作用可被外来物质、植物血凝素、C3a片段及炎症介质所激活。内毒素可激活补体；或经免疫复合物介导的补体激活之后，吞噬作用均可进一步增强。吞噬细胞亦能被细胞免疫所产生的反应物如IFN-γ及IL-2等所加强。巨噬细胞表面携带HLA Ⅱ类抗原，遇到免疫球蛋白的Fc片段及补体成分时，其受体数目增加。此类细胞内溶酶体数目较多，被激活后，其吞噬功能可剧增至数千倍，同时亦产生多种酶类如蛋白酶、胶原酶、弹力纤维酶、纤溶酶原活化剂及前凝血素等，这些物质在炎症反应过程中皆很重要。活化的巨噬细胞亦释放单核细胞因子（monokines），如IL-1及TNF等。巨噬细胞、中性粒细胞及肥大细胞均能利用花生四烯酸，一方面合成前列腺素类，

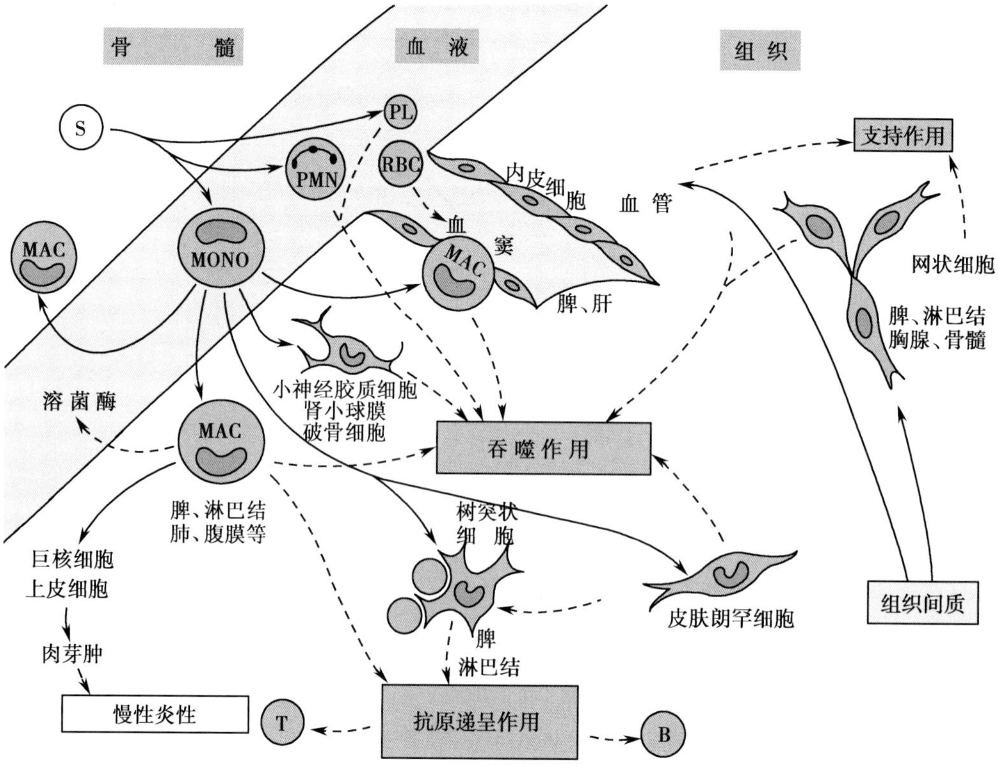

图6-2-2　吞噬细胞及单核-吞噬细胞系统

另一方面经脂肪氧化酶作用而合成白三烯(leucotrienes)。此类物质亦是一种炎症介质,在不少变态反应性炎症疾患的发病机制中起重要作用。

近年来TNF的研究受到高度重视且取得不少重要进展。很早以前已经了解到各种病原微生物感染可致一系列炎症反应后,能导致组织损伤、发热,甚至休克及死亡。细菌内毒素能诱发急性呼吸窘迫综合征、肝脏损害、急性肾小管坏死及胃肠道缺血性出血等多器官衰竭。这一系列病理变化可用革兰阴性细菌内毒素注射实验动物加以复制,但并非内毒素的直接作用,而是巨噬细胞产生的一种细胞因子起重要作用。传染性因子能刺激单核-吞噬细胞系统增生,使动物对内毒素的作用极度敏感。体外用内毒素激活单核-吞噬细胞,所释放的可溶性因子对耐受内毒素的实验动物有杀伤作用。现已证明这种可溶性因子即TNF-α。TNF在多种疾患发病机制中的地位日益引起重视。

由单核-吞噬细胞产生的TNF称为TNF-α,亦名恶液质素(cachectin),由活化的T淋巴细胞产生者称为TNF-β,旧称淋巴毒素(lymphotoxin),自然杀伤细胞(natural killer cell,NK细胞)产生者称为TNF-γ。单核-吞噬细胞既是TNF的产生细胞,又是TNF的反应细胞。人类Ⅱ类HLA的DR抗原或小鼠Ia抗原(immune response gene-associated antigen)在细胞活化时增加。TNF可促进此类抗原在单核-吞噬细胞上的表达,并刺激单核-吞噬细胞产生及分泌IL-1,因而对单核-吞噬细胞提呈抗原功能有调节作用。TNF还能促进特异抗原激活的B细胞增殖,加强IL-2诱导B细胞产生特异抗体的功能,亦可促进中性粒细胞黏附血管内皮细胞和游走出血管外,刺激中性粒细胞脱颗粒、氧化代谢、分泌髓过氧化物酶及产生毒性超氧化物,从而增强对病原微生物的吞噬及消化。

TNF的作用十分广泛,在局部暂时性产生对机体有益,在全身持续性产生对机体反而有害。它们是参与免疫反应和炎症反应的重要介质,能调控多种重要生物因子,间接调节免疫活性细胞而增强机体免疫防护能力,抵御病原微生物感染。

巨噬细胞具有高度活性,它在免疫反应转化成炎症反应中起重要作用,促进肉芽肿的形成,并可形成类上皮细胞及巨细胞,又可产生许多酶类促进肉芽肿的消散;可吞噬外来异物并处理抗原,又可以产生多种活性因子以调动全身的免疫反应,把致病因素的损害减轻或清除。然而在这些免疫应答及炎症应答过程中均会带来一些不利的影响,甚至造成不良后果。

革兰阴性菌脂多糖(LPS,内毒素)所含的类脂A是LPS的主要活性成分。单磷酸类脂A是类脂A失去1-磷酸所形成的一种衍生物,基本上已无LPS毒性,但仍保留一定的免疫调节作用,亦能诱导产生TNF。已经证明TNF、IFN、IL-6及前列腺素均能介导LPS的毒性,是LPS致热、致休克的重要中间介质。巨噬细胞在处理内毒素过程中,一方面有解毒作用,另一方面也带来一系列影响,由此例证推论,机体不少疾患的发病机制颇似古老的自身中毒学说(autotoxicus)。

有荚膜的细菌为专性细胞外寄生菌,主要可被吞噬作用杀灭。IgG的Fc组分和C3b能够部分改变此类微生物的表面特征,然后借吞噬细胞上的Fc受体及C3b受体使之更容易被吞噬。当C3b结合于细菌表面时,许多革兰阴性菌均会遭到补体系统的终末膜攻击复合体的作用而溶解。这些成分中的先天性缺乏,有可能导致弥漫性或反复性奈瑟菌属感染。有抗体形成异常或补体系统异常的人,亦可被有荚膜的细菌感染。有中性粒细胞缺乏或吞噬细胞功能障碍的人,所引起的感染常常是毒力较低的细菌或机会致病性真菌。

(二)吞噬作用

对大分子物质或液体的摄取过程称吞饮作用(pinocytosis),对颗粒性物质如细菌的摄取称吞噬作用(phagocytosis),两者合称细胞摄粒作用(endocytosis)。皮肤及肠上皮细胞及血管内皮细胞均能摄取碳粒及其他颗粒,但此种活性非常局限。中性粒细胞在单核-吞噬细胞系统,对某些特殊物质的内涵作用(internalization)和降解作用中具有重要意义。可把吞噬作用分为几个阶段:①对摄取的颗粒物质识别(recognition),然后才能与吞噬细胞膜接触,并被包围在细胞膜内,在胞浆内形成由膜围绕的泡囊,即吞噬体(phagosome);②溶酶体与吞噬体互相靠近,并互相之间建立接触,在接触处发生融合作用(fusion)。溶酶体内容注入吞噬体内,两者膜壁(溶酶体及吞噬体)合二为一,形成继发性泡囊叫吞噬性溶酶体(phagolysosome)。在此泡囊中并开始对摄入颗粒的杀灭和消化,未消化的颗粒残体仍留在泡囊中,形成残留小体(residual body)(图6-2-3)。

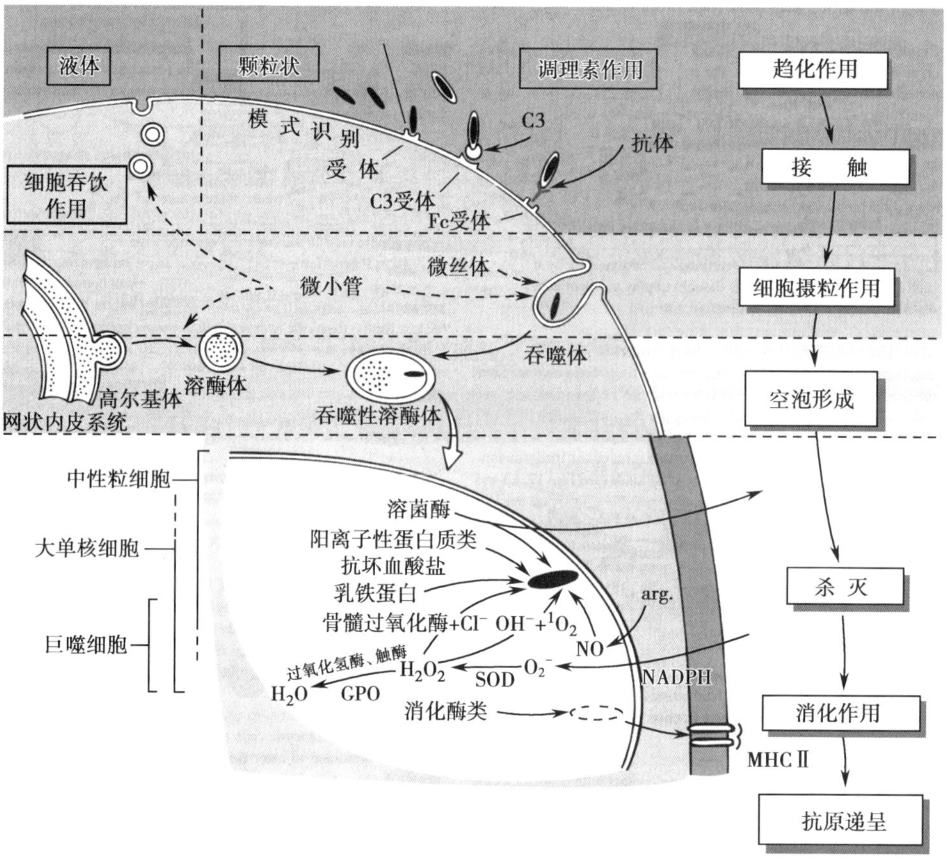

图 6-2-3 吞噬作用及细胞内消化

中性粒细胞可每分钟达40μm的移动速度运动,它们离开血循环在组织中运动,由趋化因子控制做定向运动,使它们在传染因子处定位。寄生物在炎症及免疫应答过程中的产物,能吸引吞噬细胞沿浓度梯度向感染部位移动。重要的趋化因子有补体成分C3a、C5a和C5、6、7复合体以及一系列淋巴因子。吞噬细胞到达感染部位之后,即受移动抑制因子(如MIF)或补体成分C3b的约束而停留下来。

(三)溶酶体的构造及细胞内消化过程

发生吞噬作用之前,必须先有物体与吞噬表面的初步接触。二价阳离子如Ca^{2+}或Mg^{2+}对于吞噬作用是必需的,在启动黏附作用时静电力(electrostatic force)亦很重要,这些阳离子普遍存在于组织中。调理作用及吞噬作用的启动取决于吞噬细胞表面所带有的特异性Fc受体与免疫球蛋白的Fc部位相结合。在人类,除IgG_2亚类之外,所有IgG均可黏附于多形核细胞。吞噬细胞对覆盖有抗体的微生物亦具有一种特殊的亲和性。如果补体成分(C3b片段)出现在微生物上,吞噬细胞的C3b受体可与之起反应,并进一步促进黏附作用及消化作用。通常的组织细胞不同于职业性吞噬细胞,它们不含有这种特异性受体,所以不能黏附并消化调理素化的微生物。

吞噬作用伴有能量消耗,包括通过磷酸戊糖途径使葡萄糖氧化。细胞的呼吸率可增加10~20倍,胞浆膜磷脂的代谢活动也有增加,因为当主动吞噬作用时,在细胞表面与病原体的接触过程中,约达35%的胞浆膜可被内涵,显然需要合成更大量的细胞膜。吞噬作用的结果,微生物被包围在吞噬细胞浆内由膜排列形成的空泡之内,以后的反应取决于溶酶体颗粒的活性。溶酶体颗粒的丢失称作脱颗粒(degranulation)。当在体外把大肠埃希菌加到白兔多形核细胞上,几分钟之内即发生吞噬作用。几乎所有多形核细胞均参加,每一个细胞可摄入10~20个细菌。

实验证明细菌被吞噬之后1~2分钟之内即可被杀死(指从吞噬细胞释放出来后不再能繁殖)。空泡的pH降低(pH 3.5~4.0)已可将某些微生物灭活,然后进行消化,首先是对细胞壁成分的消化,然后是细菌内容物质。大约在15分钟之后用电镜观察,可见细菌胞壁呈"绒毛状"。早期杀灭可能是细菌胞壁的完整性受损，细菌的消化只能在后期用生化方法测出。

杀灭细菌及其他微生物的生物化学基础复杂，迄今仍了解甚少。大致上可认为，随着吞噬作用的呼吸活动加强，细胞膜伴联的 NADPH 氧化酶被激活，以后在空泡内所产生的氧加一个电子而形成超氧化物，两个超氧化物分子可以互相作用（歧化作用）并形成过氧化氢，可以是自发也可藉超氧化物歧化酶（superoxide dismutase，SOD）的帮助形成过氧化氢。过氧化氢可再次还原而形成羟基（OH^-），亦可在髓过氧化酶介导的加卤作用下，产生 OCl^-，后者不仅可破坏细菌胞壁，也可与 H_2O_2 反应形成抗菌性的单态氧（singlet oxygen）。游离羟基（OH^-）及超氧化物（O_2^-）基因，H_2O_2、OCl^- 及单态氧均在吞噬细胞内吞噬体壁内，主要藉一个电子转移链的方式而产生，也包括细胞色素 b 的参与。但还不清楚是否全部或某些产物负责杀灭作用；或者是否电子转移链也有杀灭活性。多形核细胞经常可在低氧或缺氧条件下有效杀灭微生物，乃因为多形核细胞不仅含有髓过氧化物酶，亦含有乳铁蛋白、维生素 B_{12}、结合蛋白及一些阳离子蛋白（cationic proteins）等。阳离子蛋白可结合到细菌上，在碱性环境下具有明显的抗菌活性。溶酶体酶可水解大多数革兰阳性菌胞壁的黏肽交联分子。革兰阴性菌胞壁外面结合有脂多糖，对溶酶体酶有一定的抵抗力。巨噬细胞并不含有髓过氧化物酶系统，因此它们杀死和裂解寄生物的效能较弱。在中性粒细胞及巨噬细胞这两型吞噬细胞内的其他多数溶酶体成分均极为相似。

1980 年有学者发现血管内皮细胞能释放一种介质，引起血管平滑肌松弛，故名血管内皮舒张因子（endothelium-derived relaxing factor，EDRF）。后来证实一氧化氮（NO）具有与 EDRF 相同的生物学特性，而 EDRF 就是 NO。

NO 是一种由机体多种细胞合成，可作用于多种组织器官、引起多种病理生理效应的活性氮介质。能合成和释放 NO 的细胞包括内皮细胞、白细胞、单核-吞噬细胞、肝细胞、心肌细胞、血管平滑肌细胞、神经小胶质细胞等。NO 合成酶（nitric oxide synthase，NOS）至少可分两型，即依赖于钙离子和钙调蛋白的基础酶和不依赖于钙离子和钙调蛋白的诱导酶。前者主要存在于内皮细胞、血小板及神经元，可合成少量 NO，具有调节血管张力、维持神经传导等重要生理功能；后者分布广泛，在内毒素、IL-1 及 TNF 等细胞因子作用下，可合成大量 NO，具有复杂的病理生理效应，在多种疾病的发病机制中占有重要地位。

NO 的生物合成过程主要是，左旋精氨酸受 NOS 作用，生成 NO，NO 的半衰期仅约 6 秒，迅速转化为较稳定的代谢产物亚硝酸/硝酸盐（nitrites/nitrates，NO_2^-/NO_3^-）及左旋瓜氨酸。NO 与鸟氨酸环化酶活性基因上的铁结合，激活该酶，使三磷酸鸟苷（GTP）转化为环磷鸟苷（cGMP），从而产生各种生物学效应。同时 NO 本身可致 DNA 损伤，抑制线粒体呼吸及降低含硫蛋白酶的活性。大量 NO 还可与超氧阴离子（O_2^-）相互作用，产生过氧化亚硝酸基团（$ONOO^-$），成为重要的毒性致病因素。如同 IL-1 及 TNF 等细胞因子一样，NO 在不同情况下，有益和有害作用截然不同，现按其生理和病理的生物学效应归纳如表 6-2-2。

表 6-2-2　NO 的主要生物学效应

组织器官	生理性	病理性
脑	神经递质	神经毒性
心血管	调节心血管张力和血压，维持微血管通透性，抗凝血	低血压和休克
肺	控制支气管舒缩功能	介导内毒素性肺损伤
肾	调节基础血流动力学	介导免疫复合物沉积
胃肠道	保护局部黏膜，调整胃部平滑肌舒缩特性	介导细菌移位
肝	保护肝细胞	肝细胞损伤
胰腺	胰岛素释放	β 细胞损伤
白细胞	非特异性免疫防御	自身性免疫损伤

（王英杰　李梦东）

参 考 文 献

1. Playfair JHL, Chain BM. Immunology at a glance. 9th ed. Oxford: Wiley-blackwell, 2009: 24-27.
2. Takeuchi O, Akira S. Innate immunity to virus infection. Immunol Rev, 2009, 227(1): 75-86.
3. Harrison CJ. Innate immunity as a key element in host defense against methicillin resistantStaphylococcus aureus. Minerva Pediatr, 2009, 61(5): 503-514.
4. Nahrevanian H. Involvement of nitric oxide and its up/down stream molecules in the immunity against parasitic infections. Braz J Infect Dis, 2009, 13(6): 440-448.
5. Foster TJ. Colonization and infection of the human host by Staphylococci: adhesion, survival and immune evasion. Vet Dermatol, 2009, 20(5-6): 456-470.
6. Dunkelberger JR, Song WC. Complement and its role in innate and adaptive immune responses. Cell Res, 2010, 20(1): 34-50.
7. Ubol S, Halstead SB. How innate immune mechanisms contribute to antibody-enhanced viral infections. Clin Vaccine Immunol, 2010, 17(12): 1829-1835.
8. Harris J, Keane J. How tumour necrosis factor blockers interfere with tuberculosis immunity. Clin Exp Immunol, 2010, 161(1): 1-9.
9. Kutateladze M, Adamia R. Bacteriophages as potential new therapeutics to replace or supplement antibiotics. Trends Biotechnol, 2010, 28(12): 591-595.
10. Keystone EC, Ware CF. Tumor necrosis factor and anti-tumor necrosis factor therapies. J Rheumatol Suppl, 2010, 85: 27-39.

第三节　特异性免疫应答

哺乳类动物的防御能力除先天性免疫之外，还进化成更为复杂的防御系统，能够辨认并记忆特异性病原体，这一系统称为适应性免疫(adaptive immunity)，主要由B及T淋巴细胞构成。该防御体系更为精确，与先天性免疫协调在一起，使得哺乳类动物保护自身的能力进一步完善，可对抗多种病原体，如小到亚细胞的病毒，大到多细胞的线虫而不受侵犯。哺乳类动物宿主的生存，有赖于清除或至少是控制那些已经穿过皮肤角化层上皮及黏膜上皮细胞的病原体。大多数杆菌、线虫类、吸虫类及绦虫类等对于补体及粒细胞介导的先天性防御功能易感。在这些感染中，适应性免疫藉助特异性抗体的产生，主要通过增强先天性防御机能而起一种支持作用。抗体可增强补体及粒细胞介导的对入侵病原体的杀伤作用，这种适应性免疫称为体液免疫(humoral immunity)。部分病原体如病毒、某些细菌、某些原虫及一些真菌可有效地避开大多数先天性防御功能而与宿主共存，特异性抗体在这种情况下，几乎是无能为力的。NK细胞虽也能识别异常细胞，但其识别功能常常不太有效。

T淋巴细胞有独特的抗原受体武装，称为T细胞受体(T-cell receptor，TCR)，这种细胞巡逻在循环系统及软组织中，寻找被宿主细胞所提呈的“异己”物质。T淋巴细胞的监视作用特异地集中在病原体及先天性防御功能引起的炎症区域，一旦发现宿主细胞在其胞浆中窝藏有“异己”，它们会被T淋巴细胞溶解，并将病原体揭露给抗体、补体及粒细胞，以便将病原体清除，或至少是能藉助肉芽肿形成而控制感染扩散。适应性防御功能的这一分支，称为细胞免疫(cellular immunity)。在免疫抑制剂应用，血液系统患恶性肿瘤，化学治疗，先天性异常或人类免疫缺陷性病毒(HIV)感染等引起的细胞免疫受干扰的患者中，细胞内病原体会成为特别重要的感染因子。

一、特异性免疫器官及免疫活性细胞

特异性免疫是机体与病原体及其抗原物质(包括疫苗)相互作用后，获得的抗病能力，作用对象专一，主要分为特异性细胞免疫及体液免疫两类。要完成这一复杂过程，还必须有巨噬细胞及补体系统的参与，这是动物机体在种系发生及进化过程中所形成的完善的防御功能。

中枢免疫器官主要是胸腺衍生T细胞及腔上囊(鸟类特有)类似器官，如骨髓及肠道淋巴组织衍生B细胞。外周免疫器官主要是外周淋巴结及脾脏等。参与特异性免疫的活性细胞及其他成分主要应包括以下内容：

(一) 抗原

抗原应为大分子，为了刺激免疫应答，一种抗原至少要5个氨基酸。然而，如果把小分子偶联到较大的载体蛋白质上，用较小分子制造抗体也是可能的。按这种方式近年来利用人工合成肽，单独或偶联免疫佐剂免疫动物，获得抗体用作诊断试剂已取得不少重要资料。同样的机制，所有药物及其他小的化学基团如半抗原(hapten)均可用来制造抗体。另一方面是抗体分子也可能成为一种抗原，当其抗原性表位也是一种抗体的结合位点时，此抗体的结合位点可能与原始抗原的抗原表位（antigenic determinant）相似。因此，在抗体与抗体之间；受体和抗体之间或受体和受体之间存在一种相互作用的网络，这网络是调节免疫反应的一种基本机制。

（二）组织适应性（相容性）抗原

Gorer 与 Snell 早在 1948 年首先论述了对同种异体移植的排斥反应是一种细胞表面高度多态性抗原所致，此抗原称为主要组织相容性抗原，人类的主要组织相容性抗原简称人白细胞抗原（human leucocyte antigen，HLA），其编码基因称为主要组织相容性复合体（major histocompatibility complex，MHC）。它是一组紧密连锁的，存在于人第 6 号染色体短臂上的多等位基因复合体，现已对该基因产物即 HLA 的分子生物学特性及其与许多疾病的关系进行了大量研究，并积累了不少有价值的资料。HLA 最主要的特点是多态性，早先已确定的抗原特异性至少有 124 个抗原，分别属于 6 个位点（-A、-B、-C、-DR、-DQ、-DP），新位点和新的抗原特异性还不断被发现（表 6-3-1 及图 6-3-1）。

表 6-3-1　HLA 两类抗原的组织分布与功能

	Ⅰ类 HLA			Ⅱ类 HLA		
	A	B	C	DR	DQ	DP
基因编码位点	1	5（51、W52）	W1	1	W1	W1
	2	7	W2	2	W2	W2
	3	8	W3	3	W3	W3
	9（23，24）	12（44、45）	W4	4		W4
	10（W25，W26，W34，W66）	13	W5	5（W15、212）		W5
	11	14（W64、W65）	W6	W6（W13、W14）		W6
	W19（29，30，31，32，W33）	15（W62、W63）	W7	7		
	28（W68，W69）	16（38、39）	W8	W8		
	W36	17（W57、W56）		W9		
	W43	18		W10		
		21（49、W50）				
		W22（W54、W58）				
		27				
		35				
		37				
		40（W60、W61、W63、W64、W65）				
		W41				
		W42				
		W46				
		W47				
		W48				
		W53				
		W59				
		W67				
		W70（W71、W72）				
		W73				
组织分布	广泛分布于全身组织的大多数有核细胞表面			分布于 B 淋巴细胞、单核细胞、巨噬细胞、树状突细胞、精子、血管内皮细胞、激活的 T 细胞		
主要功能	诱导同种异型抗体及同种异型免疫排异反应杀伤效应中的主要靶抗原；病毒感染中控制 Tc 杀伤效应			激发同种异型反应，包括抗体诱导混合淋巴细胞反应 通过细胞间相互作用调控免疫应答，包括 T 细胞-巨噬细胞、T 细胞-T 细胞、T 细胞-B 细胞间的相互作用		

注：括号内与其左边者密切相关或共有抗原表位，DRw52DRw53 可能是另一条 DR 链上的抗原表位

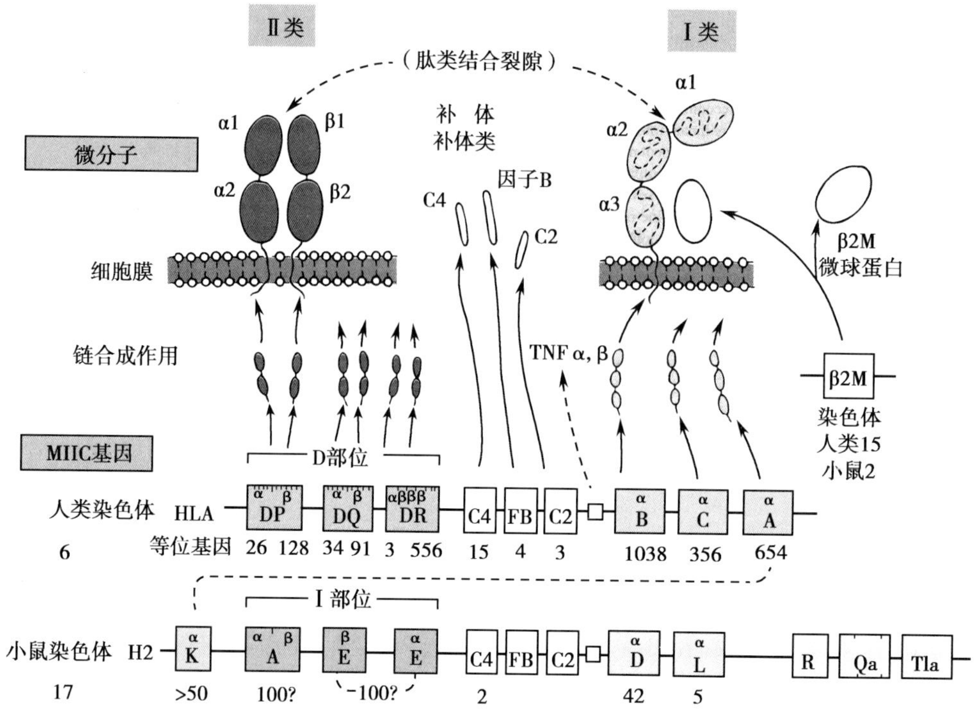

图 6-3-1　主要组织相容性复合体

MHC 抗原是抗原提呈细胞（APC）上的糖蛋白异质性二聚体（glycoprotein heterodimer）家族，负责将外来大分子抗原提呈给 TCR。典型的 HLA 成员有 HLA-A、-B、-C、-D；非典型的成员是 HLA-E、-F 及-G，这些成员的基因位点均在染色体 6 号。非典型的 HLA 糖蛋白位点的第二个家族是在染色体 1 号上的 CD1A ~ CD1E。MHC 分子及抗原提呈的类型可分为 MHC Ⅱ类、MHC Ⅰ类（Ⅰa 类）及非典型 MHC Ⅰ类（Ⅰb 类）。MHC 相关分子可称为杂类，包括有热休克蛋白（heat shock protein，HSP）等。

1. MHC Ⅰa 类　MHC Ⅰa 类分子是异质性二聚体，含有 4 个免疫球蛋白的主区，3 个免疫球蛋白主区为 α 链编码，第 4 个主区编码 MHC、非跨膜糖蛋白，称为 β_2-微球蛋白（β_2-microglobulin）。人类有三个 HLA Ⅰa 基因命名为 HLA-A、-B、-C，其分子量大约为 45kD。MHC Ⅰ类分子的表达很广泛，除成熟的红细胞外，体内所有细胞几乎都有 MHC Ⅰ类分子，但各种细胞膜上含量不同，淋巴细胞含量较高，血小板和脑、肾、肝细胞次之。IFN-γ 能使 MHC Ⅰ类的表达上调。MHC Ⅰa对结合肽的要求有严格的长度，一般为 8 ~ 11 个氨基酸长度。β_2 微球蛋白是一个分泌型 12kD 糖蛋白，在人类由染色体 15 编码，与 α 链以非共价键连接组成一个蛋白异质性二聚体。它的作用主要是稳定Ⅰa 类异质性二聚体的三维空间结构，对 HLA Ⅰ类抗原在细胞膜上表达具有重要作用，并促进肽的运载与提呈。MHC Ⅰa 类主要负责对内生性抗原；即由宿主细胞核糖体（ribosome）从入侵的病毒合成的抗原；或由其他细胞内病原体合成之后出现在胞浆中的抗原提呈。这种抗原藉细胞器如蛋白酶复合体（proteasome complex）被分解成肽。从内生性蛋白产生的 MHC Ⅰ结合性肽，大多数需要有蛋白酶体及伴有抗原处理的运输者（transporter associated with antigen processing，TAP）的处理及协助。

2. MHC Ⅰb 类　Ⅰb 类非典型 MHC 分子在提呈的抗原性质、组织分布及多态性的程度均与Ⅰa 类有相当的差别。这种非典型性 MHC 基因在人类染色体 6 上邻近典型的 MHC 基因，为 HLA-E、-F 及-G 基因，与 MHC Ⅰa 类基因 HLA-A、-B 及-C 基因类似。非典型性 MHC Ⅰb 基因还有第二个亚类或叫分支是 CD1 基因，CD1 基因还有多个亚基因如：CD1A ~ CD1E 等。MHC Ⅰb 只提呈有限数目的外来大分子物质，如细菌的糖脂及甲酰基化肽（formylated peptides）。反之，多态性 MHC Ⅰa 分子已进化到能提呈广泛的抗原性肽，可识别几乎全部潜在的病原体。

3. MHCⅡ类分子 这种蛋白异质性二聚体也是由非共价键连接组成的二条肽链，其中α链为34kD，β链的29kD。二条链均由MHC编码，每条链均有2个细胞外结构主区，1个越膜结构主区和1个胞浆结构主区。α链和β链两者都是免疫球蛋白的超科（或超家族，superfamily）中的成员。两个链的细胞外部分的两个免疫球蛋白主区的基因紧密地联结在三个位点中，在人类命名为DP、DR及DQ。Ⅱ类区域呈高度多态性，到1997年时，已经有62个DPβ、8个DPα、25个DQβ、16个DQα及122个DRβ等位基因，而DRα则为单一形态。在B细胞、树突状细胞（dentric cell）、巨噬细胞、胸腺上皮细胞上所表达的MHCⅡ的基本成分是非共价联结的34kDα及29kDβ链。IFN-γ也可诱导其他细胞；包括内皮细胞、上皮细胞、神经元、神经胶质细胞及纤维母细胞表达MHCⅡ类分子。

目前对MHCⅡ类及MHCⅠa分子提呈抗原的方式研究比较深入，其方式见图6-3-2。

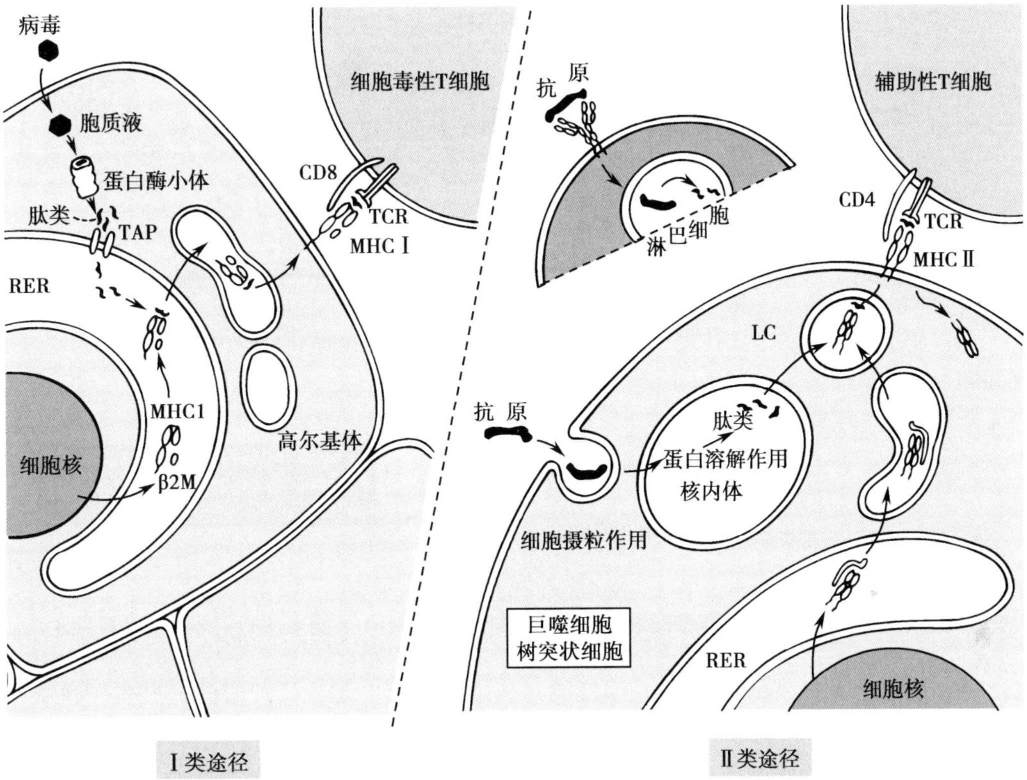

图6-3-2 抗原的处理及递呈作用

注：抗原递呈有两种方式，一种是在内质网里将外来抗原与MHCⅠ结合然后递呈给$CD8^+$T细胞，另一种是在胞质里将处理过的外来抗原与内质网合成的MHCⅡ结合然后递呈给$CD4^+$T细胞

归纳起来讲，每个人均有自己专一的HLA。HLA参与免疫细胞间的相互作用和免疫识别过程，Ⅰ类抗原主要将外来抗原（如病毒糖蛋白）信息提呈给细胞毒性T细胞；Ⅱ类抗原则参与将处理过的外来抗原信息提呈给辅助性T细胞。Ⅱ类抗原可以决定仅有少数表位不同于自身的一些抗原能否被识别。Ⅰ类抗原在免疫应答较晚些时候，引起更持久的、特异性的T细胞毒性，并在抗体应答中起作用。HLA的主要生物学功能大致有以下几点：①机体识别自己与异己的功能与HLA有关；②T细胞对外来抗原的识别过程中，存在着MHC的限制效应，如细胞毒性T细胞只能溶解表达HLAⅠ类抗原的病毒感染细胞；③HLA控制着抗原诱导的激发过程及免疫细胞间的相互作用，如T细胞与抗原提呈细胞之间；T细胞与B细胞之间均存在HLA的限制效应；④HLA多态性可导致不同个体对于某些特异性抗原反应的差异，出现HLA与某些疾病相关的现象；⑤由于HLA的差异可导致同种异体器官移植中排斥反应，在器官移植中Ⅱ类抗原的配型较Ⅰ类抗原更有价值。

（三）T 淋巴细胞

1. 命名及分类　此类细胞依赖胸腺而发育，并由一系列特征性表面糖蛋白以受体的形式加以定型，大致可分为两类：效应 T 细胞（effector cell）包括细胞毒性（cytotoxic，Tc）及诱导性 T 细胞（inducer，Ti）可促进延迟性超敏反应（delayed hypersensitivity，Td）；调节性（regulator）T 细胞包括辅助性（helper，Th）及抑制性（suppressor，Ts）T 细胞。近些年对 T 细胞受体已有了比较明确的认识（图 6-3-3）。

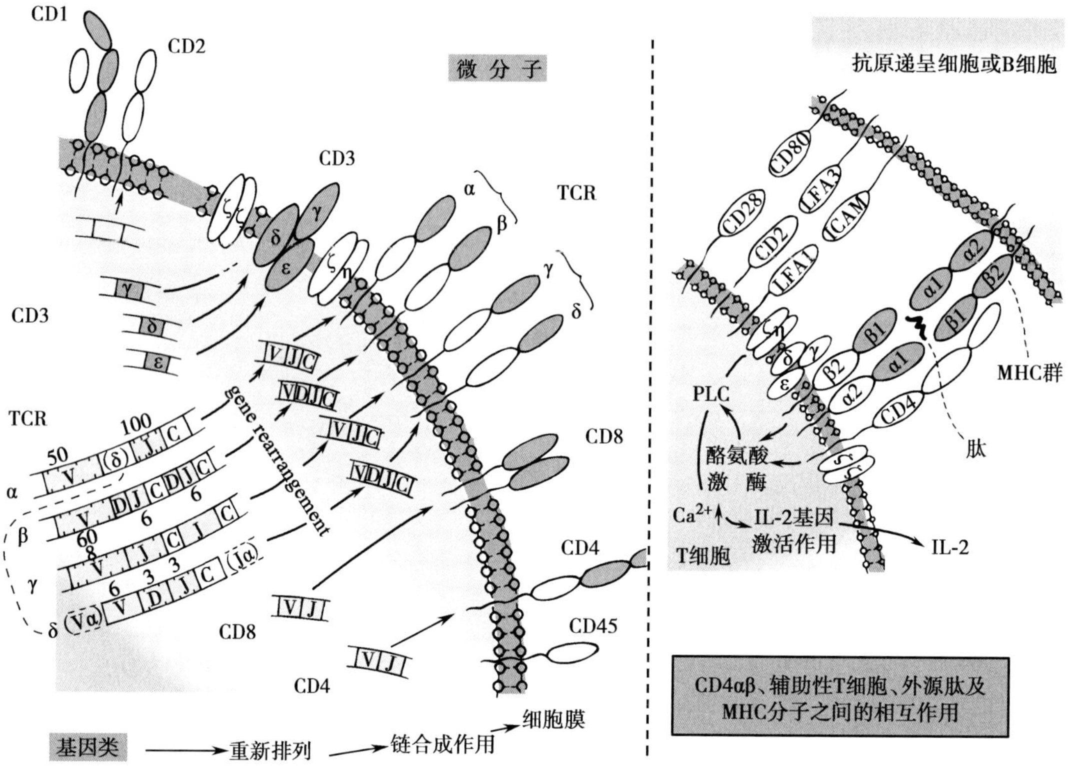

图 6-3-3　T 细胞受体

注：基因的重排致使不同的 T 细胞表达不同的肽链，从而决定了不同 T 细胞受体的相对特异性

细胞分化群（cluster of differentiation，CD）的数目最初是 1983 年国际会议制订的，用来说明细胞表面抗原的差别，用此抗原制备的单克隆抗体可将这些细胞加以鉴别。有些 CD（如：CD25、CD35、CD71）显然是功能性分子，另一些（如：CD3、CD4 及 CD8）广泛地被用来作为特殊细胞类型的标志。迄今已证明的一些 CD 涵盖着淋巴细胞及髓样细胞上的许多关键性功能分子。新的 CD 分子命名是由人类细胞分子分化作用组织（Human Cell Differentiation Molecules Organization，HCDMO）规定的。迄今已有 350 多个 CD 分子，现将重要者列出（表 6-3-2）。

表 6-3-2　CD 分子的功能及分布

CD 数目	功能	分布	CD 数目	功能	分布
1a-c	非肽性抗原提呈	T、B、DC	9	协同刺激/黏附/激活作用	T、B、P、E
2	协同刺激作用	T	10	内源性肽酶	B、G、其他
3	抗原特异性 T 细胞活化	T	11a-c	黏附作用（整合素 α 链）	T、B、M、DC、G
4	T 细胞协同作用	T、M、DC	12	不详	T
5	协同刺激作用（CD72 的配基）	T、某些 B	13	氨基肽酶 N	M. DC、G、E
6	黏附/协同刺激作用	T、某些 B	14	LPS 受体	M
7	T→T、T→B 细胞相互作用	T	15	黏附作用（Lewis X）	M、G
8	协同刺激作用	T	16	低亲和性 IgG 受体	M

续表

CD 数目	功能	分布
17	不详	广泛
18	黏附作用(整合素 β2 链)	B、T、M、G
19	协同刺激作用	B
20	协同刺激作用	B
21	补体受体	B
22	黏附/协同刺激作用	B
23	低亲和性 IgE 受体	B
24	黏附作用、凋亡	B、G
25	IL-2 受体链	T
26	二肽基肽酶	E
27	协同刺激作用	T、B
28	协同刺激作用	T
29	黏附作用(整合素 β1)	广泛
30	协同刺激作用	B
31	黏附作用	M、G、E
32	低亲和性 IgG 受体	M、G、P
33	黏附作用	M、G
34	黏附作用	E
35	补体受体	M、G
36	游走细胞受体	M、P
37	协同刺激作用、信号传导	T、B
38	ADP-核糖基环化酶	T、B
39	不详	B、??
40	协同刺激作用	B、M、DC
41	黏附作用(整合素)	P
42a-d	黏附作用	T、P
43	黏附作用/抗黏附作用	T、B、M、DC、G
44	黏附作用/协同刺激作用	T、B、M、DC、G
45,45RA	协同刺激作用,B、C、O T 记忆细胞标志	广泛
46	补体调节剂	广泛
47	黏附作用于	广泛
48	黏附作用	广泛
49a-f	黏附作用(整合素 α1-6 链)	广泛
50	黏附作用(ICAM)	B、T、M、DC、G
51	黏附作用(整合素 α 链)	P、E
52	不详	T、B、M
53	协同刺激作用	T、B、M、G
54	黏附作用(ICAM)	广泛
55	补体调节作用	广泛
56	黏附作用	NK
57	黏附作用	NK、?
58	协同刺激作用	广泛
59	补体调节作用	广泛
60a-c	协同刺激作用	P、E
61	黏附作用(整合素 β3)	P、E
62E、62L、62P	黏附作用,引导作用	广泛
63	四距整合素受体	M、G、P、E
64	高亲合性 IgG 受体	M
65	黏附作用	M、G
66a-f	协同刺激/黏附作用	G
67	CD66b 的替代名称	G
68	溶酶体受体	M
69	协同刺激/活化作用	T、M、G、P
70	协同刺激作用	B
71	转铁蛋白受体	B、T
72	CD5 配基	B
73	外-5′-核苷酸酶	B
74	抗原处理(恒定链)	T、B、M、DC
75s	乳糖胺类、黏附作用	B、T
76	归并于 CD75s	B
77	凋亡	B
78	未定名	
79a、b	抗原特异性活化作用	B
80	协同刺激作用(CD28 的受体)	B、DC
81	协同刺激作用	T、B
82	协同刺激作用	T、B、M、G
83	抗原提呈	B、DC
84	抗原提呈	B、M
85	抑制性信号受体类识别 MHC	T、B、DC、NK
86	(B7)协同刺激作用	B、M、DC
87	脲激酶纤溶酶原激活剂受体	广泛
88	补体受体	M、G
89	Fcα 受体	M、G
90	造血功能(Thy1)	T、B、E
91	α2-巨球蛋白受体	M
92	脂类转运及代谢	T、B、M、G
93	C1q 受体,凋亡细胞的清除	M、G、E
94	NK 抑制性受体	NK
95	凋亡	T、B、E

续表

CD 数目	功能	分布	CD 数目	功能	分布
96	黏附作用	T、NK	133	造血功能(?)	干细胞
97	黏附作用	T、B、M、G	134	黏附/协同刺激作用	T
98	氨基酸转运,黏附作用细胞活化作用	广泛	135	造血功能	仅幼稚细胞
99	凋亡	T、B、P、E	136	分化作用	仅幼稚细胞
100	协同刺激作用	广泛	137	协同刺激作用	T
101	协同刺激作用	M	138	黏附作用	T、B
102	黏附作用(ICAM)	??	139	不详	广泛
103	黏附作用(整合素)	T、B	140	PDGF 受体	E
104	黏附作用(整合素)	T、B、E	141	血凝	E
105	TGF-co-受体	E	142	血凝	E
106	黏附作用	E	143	血管紧张素转换酶	E
107a、b	不详(LAMP)	B、E	144	黏附作用	E
108	不详	广泛	145	不详	E
109	不详	T、E	146	黏附作用(?)	B、E
110	产生血小板作用(TPO 受体)	P	147	黏附作用(?)	广泛
111	趋化因子受体	M	148	活化作用(?)	广泛
112	趋化因子受体	M	149	重新分类如 47	
113	未定名		150	协同刺激作用	T、B
114	造血功能	G、P	151	黏附作用	广泛
115	M-CSF 受体	B、M	152	协同刺激作用	T、B
116	GM-CSF 受体	M、G	153	协同刺激作用	T、B
117	造血功能	S	154	协同刺激作用	T、B
118	未定名		155	不详(灰髓炎受体)	T、E
119	IFN-γ 受体	广泛	156	金属蛋白酶	M、G
120a、b	TNF-α 受体	广泛	157	ADP-核糖基环化酶	M、G
121a、b	IL-α 受体	广泛	158a、b	NK 抑制性受体	NK
122	IL-2、IL-15 受体	T、B	159	NK 抑制性受体	NK
123	IL-3 受体	广泛	160	协同刺激作用(?)	T、NK
124	IL-4、IL-13 受体	T、B	161	NK 抑制性受体	NK
125	IL-5 受体	B	162	黏附作用	不详
126	IL-6 受体	广泛	163	不详	不详
127	IL-7 受体	T	164	黏附作用	广泛
128	趋化因子受体	M、G	165	黏附作用	T、P
130	IL-6、IL-11 及多种细胞受体	E	166	黏附作用	T、B、E
131	IL-3、IL-5、GM-CSF 受体	广泛	281	TLR1,先天性免疫识别	广泛
132	IL-2、IL-4、IL-7、IL-9、IL-15 受体	T、B	283	TLR3,先天性免疫识别	广泛

注:CD 分布指主要的细胞类型。B:B 细胞,DC:树突状细胞,E:内皮细胞,G:粒细胞,M:大单核细胞/巨噬细胞,NK:自然杀伤细胞,P:血小板,T:T 细胞,MHC:主要组织相容性复合体

2. T 淋巴细胞的发育及分化过程 淋巴细胞前身(precursor)从骨髓出来到达胸腺,这些细胞是 TCR^-,$CD8^-$及 $CD4^-$。初期的 TCR 表达组合是在 γ 链及 δ 链内,造成 $CD4^-$、$CD8^-$的 γδT 淋巴细胞,再经过负性筛选,在移向外周之前,除去自身反应性 T 细胞,才能使 γδT 淋巴细胞发育成熟。

αβ 链的启动反应是由 TCR β 链开始,αβT 淋巴细胞前身表达 β 链并带有一个 α 链替身,叫

做前 T-α(pre-Tα),即 CD3 复合体及 CD25(IL-2 受体 α 链)。扩增一个时期之后,CD25 的表达降低,CD4 及 CD8 的表达出现。当前身 αβT 淋巴细胞开始表达 TCR α 链时,CD4 及 CD8 两者的辅助受体(coreceptor)表达便会丢失。$\alpha\beta TCR^+$ T 细胞表达 CD4 者一般称为 Th 细胞,而表达 CD8 者称为 Tc 细胞。

3. Tc 淋巴细胞　$CD8^+$ T 细胞受 MHC Ⅰ类分子限制识别抗原肽,被称为细胞毒性,因为它们的功能效应是杀死感染性或新生细胞。Tc 淋巴细胞的活化,可上调其表面上的 FAS 配基(FASL),T 淋巴细胞 FASL 与靶细胞上的 FAS(CD95)相互作用会导致靶细胞凋亡(apoptosis),这种死亡的连锁反应是分解代谢性蛋白酶(caspase)的活化,线粒体完整性丢失,ATP 丢失,最后是能切割核 DNA 的核酸内切酶(endonuclease)的活化作用,使 DNA 断裂。第二个机制是补体样活性,由一种 Tc 颗粒蛋白,称为穿孔素(perforin)所介导。穿孔素的作用主要是增强储存在 Tc 细胞胞浆中的颗粒酶(granzyme)的作用。此外,$CD8^+$Tc 细胞还能释放一些细胞因子,如淋巴毒素-α(LT-α)及 TNFα,从而导致某些类型的细胞凋亡及溶解。

虽然大多数 Tc 为 $CD8^+$受Ⅰ类 MHC 限制性,其中亦有一小群为 $CD4^+$受Ⅱ类抗原限制性。在与病毒感染细胞接触时,携带适宜受体的 Tc 记忆细胞或其前身克隆被激活而分裂及分化,大约经 3 日细胞毒特性即可发育充分,其分裂要依赖 IL-2。Tc 细胞本身不能制造 IL-2,而只能由 Th 细胞提供。当感染细胞表面上有抗原时,Tc 细胞可使此靶细胞溶解,不需要补体系统或吞噬细胞的超氧化物系统参与。Tc 也能释放淋巴因子,特别是 IFN-γ,它能抑制病毒复制,并增加在靶细胞上的 HLA 抗原表达以增强 T 细胞的识别作用,还可激活自然杀伤细胞(NK 细胞)。有实验证明此种免疫在人类流感病毒、EB 病毒及巨细胞病毒等感染时是很重要的,并推论 Tc 细胞免疫在人类许多其他急性病毒感染,包括麻疹、疱疹病毒感染也是有效的。然而,在某种情况下 Tc 细胞毒性可能引起较重的损伤,如腮腺炎并发脑炎及其他病毒性脑炎。

4. Th 淋巴细胞　此类细胞对 B 细胞、Tc 及 Ts 细胞(可能还有 Td 细胞)的活化非常重要。它能表达一种克隆限制性受体(CD4 抗原),并与细胞上表达的 HLA Ⅱ类抗原联合识别外来抗原。具有此种受体的 Th 细胞可被 APC 处理过的抗原片段激活,激活的细胞可出现钙离子的流入,IL-2 受体的表达以及 IL-2 的分泌。Th 细胞可分裂并分泌淋巴因子(lymphokines),一些重要的淋巴因子包括 IL-2、B 细胞生长及分化因子和 IFN-γ 等。B 细胞的特异性因子可调控并促进抗体应答效应,IL-2 主要负责促进细胞毒性 T 细胞应答。在与外来抗原相互作用之后所释放出来的这些特异性因子,是独立起促进作用的。IFN-γ 也是一种有效应功能的介质,它不仅能抑制病毒复制,还可活化巨噬细胞和自然杀伤细胞,也能增进许多类型的 HLA 抗原合成,并诱导 HLA Ⅱ类抗原在胰腺、肠道及甲状腺细胞上表达,在正常情况下,这些细胞 HLA Ⅱ类抗原为阴性。巨噬细胞的活化会增进延迟性超敏反应。巨噬细胞吞噬活性增强,可更有效地杀灭摄入的颗粒。IFN 可能也是巨噬细胞活化因子(macrophage activation factor, MAF)的生物学活性的一部分。根据上述机制,说明 $CD4^+$ Th 细胞可介导辅助作用及延迟性超敏反应。

$CD4^+$T 淋巴细胞也有细胞溶解作用,可能也是藉穿孔素及 FASL 来介导细胞溶解,但这种作用远不如 $CD8^+$ T 淋巴细胞的强大有力。关于 Th1/Th2 细胞在免疫应答中向两极分化的模式见图 6-3-4。

Th 细胞有一种特殊的应答是混合淋巴细胞反应(mixed lymphocyte reaction, MLR)。Th 细胞中有相当高的比例(约 1%)对外来的 HLA Ⅱ类抗原可以起强烈反应而不需要事先致敏。这类外来Ⅱ类抗原必须是有生命的细胞表达,其应答的机制颇类似 Th 细胞对外来蛋白加上自身 HLA Ⅱ类抗原双重识别时的应答。如果应答性 Th 细胞具有相同的 HLA Ⅱ类抗原,将不会起反应。这就是 MLR 中组织定型为 HLA-D(可能为 DR、DQ 及 DP 之和)的基础。MLR 在人体的实际意义是在首次接受骨髓移植者见到的排斥反应,供者 Th 细胞与受者的细胞起反应。Tc 细胞可能也继发地参与此种反应。

5. Th1/Th2 细胞的功能模式　在免疫应答过程中,Th 细胞的发育有一种倾向,优先扩增并活化 Tc 及 B 淋巴细胞,分泌 IL-2、LT-α 及 IFN-γ 的 Th 细胞可称为 Th1 细胞;那些分泌 IL-4、IL-5、IL-6 及 IL-13 的 Th 细胞则称为 Th2 细胞。自从 20 世纪 80 年代后期以来,免疫学家试图根据

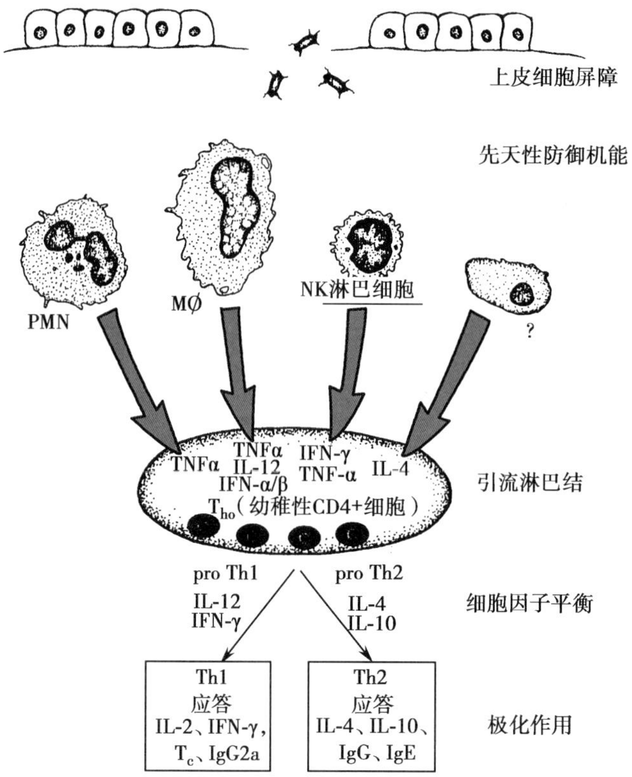

图 6-3-4　Th1/Th2 细胞的发育及功能示意图

注:入侵的微生物穿过上皮细胞屏障,激活原有的先天性防御功能,所产生的细胞因子以及病原体的抗原,经由传入淋巴管引流入局部淋巴结。比 pro-Th2 细胞因子(IL-4 及 IL-10)更为丰富的 pro-Th1 细胞因子(IL-12 及 IFN-γ)会作用到抗原刺激性 $CD4^+$ T 淋巴细胞(Th0),使之分化成 Th1 及 Th2 细胞

Th1/Th2 的功能将其与感染性疾病相关联的细胞因子加以分类。Th1 淋巴细胞活化其细胞因子促进 Tc、NK 及巨噬细胞的活化,以及 B 淋巴细胞产生 IgG 2α;Th2 淋巴细胞活化及其细胞因子促进 IgG 及 IgE 抗体,即不促进细胞免疫。Th1 及 Th2 细胞两者活化时均可分泌 IL-3、IL-10、TNF-α、TGF-β(transforming growth factor-β)以及 GM-CSF 等。Th0 细胞是免疫应答启动时 Th 淋巴细胞的复杂模式。

Th1/Th2 淋巴因子之间有拮抗作用,已经被体内及体外的研究资料所支持,IL-4 促进 Th2 发育并对抗 Th1 的发育;而 IFN-γ 及 IL-12 可促进 Th1 的发育而对抗 Th2 发育。

入侵的病原体先在局部引起炎症,先天性防御功能首当其冲。巨噬细胞及树突状细胞直接吞没入侵的病原体或病原体碎片,并被活化以分泌 IL-12、TNF-α 及其他细胞因子。其他的先天性效应细胞在此期也产生细胞因子,NK 细胞分泌 IFN-γ,自然 T 细胞(natural T cell)制造 IL-4。在引流淋巴结中幼稚型抗原特异性 $CD4^+$ Th0 细胞与 MHC Ⅱ 分子控制下的携带抗原的树突状细胞相互作用,基于前 Th1(pro-Th1)细胞因子(IL-12、IFN-γ)与前 Th2(pro-Th2)细胞因子(IL-4、IL-10)的相对平衡,Th0 $CD4^+$T 细胞可分化成 Th1 及 Th2 细胞。如果有 MHC Ⅰ类限制抗原存在,$CD8^+$ Tc 细胞产生的 IFN-γ,可以影响进化中的 Th0 向 Th1 发展,如果 MHC Ⅱ 类分子表型很少,$CD8^+$T 淋巴细胞很少有明显的扩增与活化,进化中的 Th0 应答便会倾向 Th2 细胞。在细胞外感染(如蠕虫)少有 MHC Ⅰ 表型参与,$CD8^+$ T 细胞的作用降低,并会发展成 Th2 型应答。

6. Ts 淋巴细胞　抑制性 T 细胞受 Th 细胞介导,并反馈控制 Th 细胞和 Th 细胞一起共同调节所有免疫应答。Ts 细胞并无细胞毒性,因而有别于 Tc 细胞。Ts 细胞虽然携带有 CD8 抗原,但对其受体的性质仍不清楚,至今仍未能克隆出 Ts 细胞受体,直到最近才证明此细胞亚群中有一些是受 HLA Ⅰ 类抗原所限制的。Ts 调节 B 细胞上的独特型表达,并且也控制着T细胞受体分子上的独特型表位的表达。由Ts释放的抗原特异性抑制因子,曾认为是Ts细胞控制免疫应答的介质。然而,至今没有人能在分子水平上加以肯定。Ts细胞在免疫耐受性方面也起重要作用。免疫耐受性可以理解为对某种抗原(包括自身抗原)缺乏免疫应答(图6-3-5);或应有的免疫应答受到抑制,这种抑制作用是由Ts细胞介导的。Ts细胞功能缺陷会导致许多自身免疫性疾病,这是当前经常用来解释一些疾患的免疫病理学基础,虽然在动物模型中已得到证实,但在临床上的证据仍不充分。

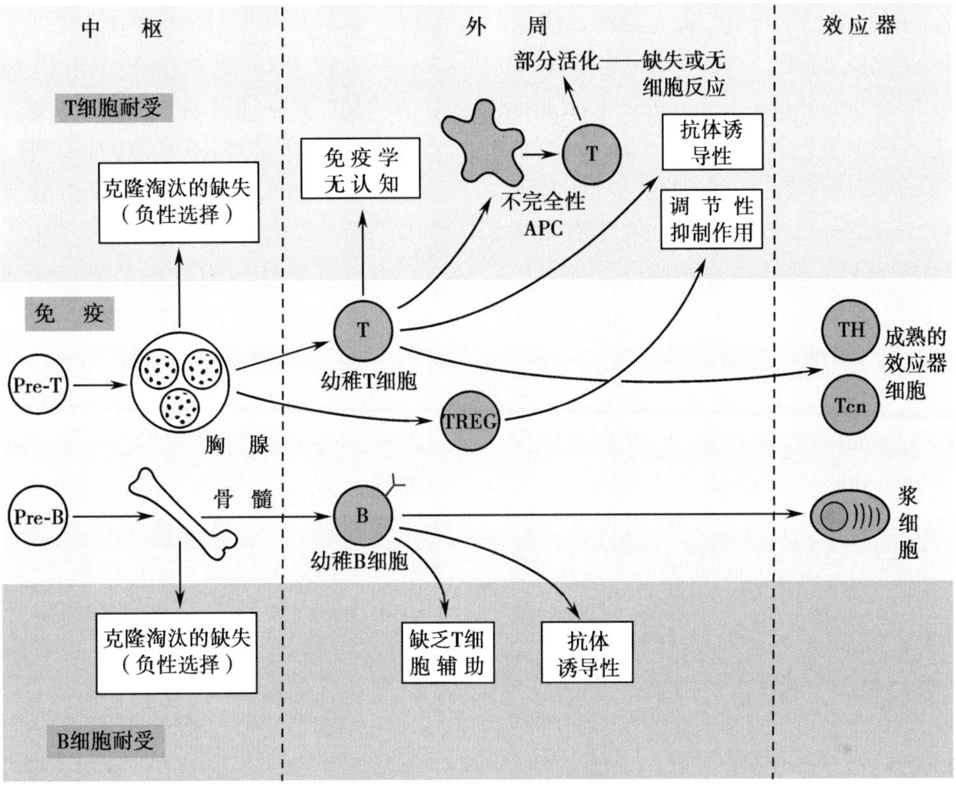

图6-3-5　对免疫的耐受性

7. 自然T淋巴细胞(natural T lymphocyte)　αβ链TCR+淋巴细胞中还有一个具有NK细胞表面标志的亚群,这些T淋巴细胞为典型的$CD4^-$及$CD8^-$,故称为NK^+T细胞或自然T细胞。一般情况下,自然T细胞仅占外周T细胞库中的1%,但在某些正常人,它们可能达到外周T细胞的几乎10%。在自身免疫性疾病中,这个亚群可以达到循环性T淋巴细胞的50%,在肝脏及骨髓中自然T细胞特别突出。除它们独特的表面表型之外,这些淋巴细胞也有独特的生长特性,它们可以利用IL-3作为生长因子。

8. γδT淋巴细胞的效应器功能　不像对αβT淋巴细胞那样,关于γδT淋巴细胞的功能研究并不深入。初步了解的是γδT淋巴细胞在其对靶细胞的细胞溶解功能及淋巴因子的模式都颇相似于Tc淋巴细胞。γδT淋巴细胞所造成的细胞溶解作用,均可由穿孔素或FASL途径所介导。动物实验中,可见到外源性凝集素(lectins)刺激γδT淋巴细胞,分泌IFN-γ及IFN-α的能力显著增加。

9. 不依赖MHC的T淋巴细胞的抗微生物活性　免疫系统的一个难题是对大的入侵病原体(真核性病原体)的杀灭作用,这些病原体常常是多细胞性,体积较大,或因为包膜多糖或其他保护性结构而不能有效地被职业性吞噬细胞所吞噬。这类病原体包括真菌类、原虫类、吸虫类、绦虫类、线虫类,T细胞缺陷能使宿主患严重感染。对这一现象一种解释可能是由于T淋巴细胞功能低下,有关的细胞因子缺乏,嗜酸性粒细胞的召集能力及活化作用降低所致。虽然嗜酸性粒细胞增多是宿主对多细胞病原体感染应答中很突出的表现,但并不是所有较大病原体感染都合并有嗜酸性粒细胞增多,嗜酸性粒细胞增多也不提示皆为较大病原体感染。另一种解释是体内存在某种T淋巴细胞及NK细胞，它们有一种先天性功能可以结合并杀死真核性以及某些原核性病原体，而这类效应细胞是不依赖MHC的，缺乏且无需要APC的参与。有这种免疫缺陷的人，对此类病原体的易感性增加。

10. 一些重要的淋巴细胞因子　在参与免疫应答及炎症反应的淋巴因子中，研究最深入者是影响巨噬细胞的淋巴因子。它们主要包括巨噬细胞移动抑制因子（macrophage migration inhibition factor，MIF）、巨噬细胞趋化因子（macrophage chemotactic factor，MCF）、巨噬细胞活化因子（macrophage activation factor，MAF）。有学者认为IFN-γ就是一种MAF。影响炎性细胞的其他淋巴因子还有嗜碱性细胞趋化因子（basophil chemotactic factor，BCF）、嗜酸性细胞趋化因子（eosinophil chemotactic factor，ECF）、嗜中性细胞趋化因子（neutrophil chemotactic factor，NCF）及白细胞抑制因子（leukocyte inhibiting factor，LIF）等。

在诸多淋巴因子或细胞因子中，IFN系统及近年来发展起来的白细胞介素（interleukin，IL）系统最引人注目。这些淋巴因子在激活T细胞、激活B细胞、促进造血、细胞毒性诱导及炎症方面均发挥极重要的影响。有些淋巴因子具有极其广泛的生物活性，可作用于多种不同的靶细胞，在特定情况下还作用于不同的器官系统。这种多效性提示，淋巴因子或细胞因子必然在体内受着严格的调控，使其作用局限于体内某些特定部位。有些因子在体内如不受限制地连续产生，在一定程度上对人体可能有害。各种因子以相互配合或连锁方式发挥生物效应，呈现明显的协同作用。细胞因子网络及其作用见图6-3-6。

自发现PHA能刺激人T淋巴细胞增殖以来，人们陆续发现这种细胞上清液含有多种可溶性“致有丝分裂因子”。1979年第二届国际淋巴因子会议将这些在白细胞间起媒介作用的活性因子命名为白细胞介素。白细胞介素系统是一组由免疫活性细胞分泌的淋巴因子或细胞因子。在机体的免疫识别、应答和调节中，尤其在免疫活性细胞的激活、增殖、成熟、分化及免疫效应细胞功能的发挥等方面均起重要作用。这些因子通过与自己受体的相互作用，调控其他白细胞介素或其受体的基因活化、分泌或表达而发挥功能，参与机体的免疫调节过程。这些淋巴因子的名称繁多、混乱易重复，而且新的因子不断出现，为了深入开展这些淋巴因子的研究，有必要统一命名。现将目前主要的细胞因子名称及功能情况列出（表6-3-3）。

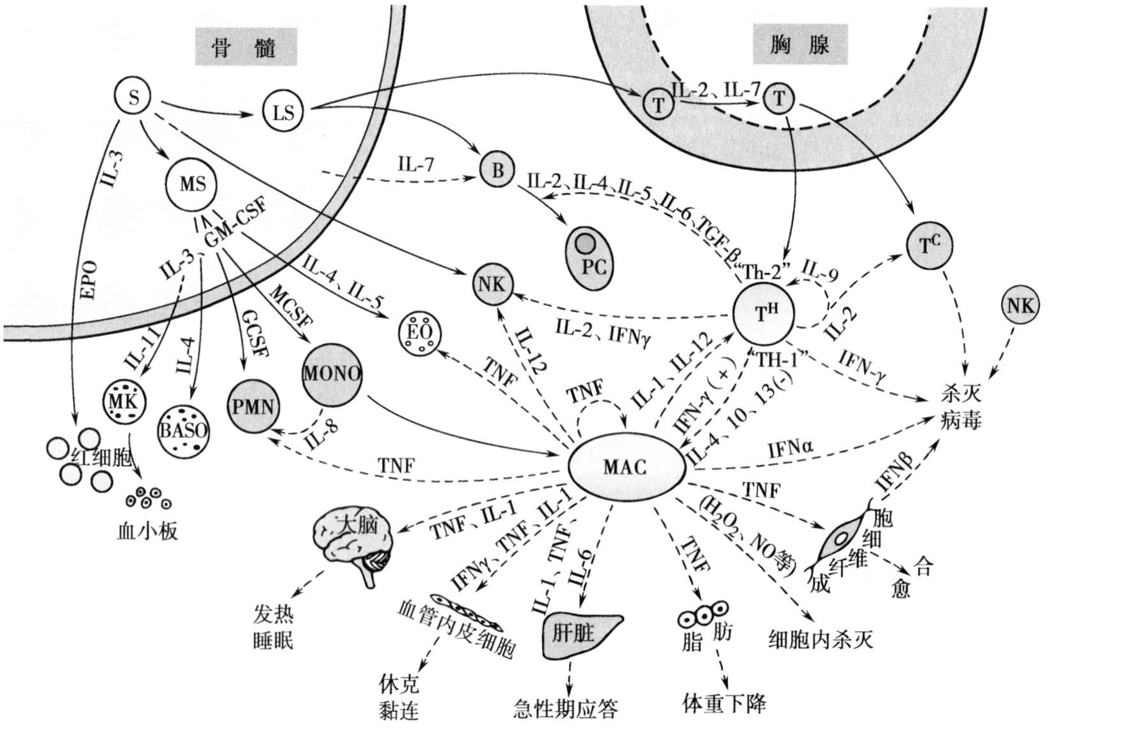

图6-3-6　细胞因子网络及其作用

表 6-3-3 主要细胞因子及其功能

细胞因子	相对分子量	主要细胞来源	重要生物学效应
IL-1	17 500	IL-1 由多种细胞产生主要为单核-吞噬细胞	IL-1 是淋巴细胞、巨噬细胞活化因子及内源性致热原。它有两种活化形式:-α 和-β,以及其受体的竞争性拮抗因子 IL-Ira
IL-2	15 500	T 淋巴细胞	早期称为 T 细胞生长因子,也能激活多种细胞类型
IL-3	15 000	T 细胞、肥大细胞	也称多重集落刺激因子,能刺激多种类型的骨髓干细胞及 T 细胞的生长
IL-4	20 000	T 细胞、肥大细胞	IL-4 是由 Th2 亚群产生的 B 细胞生长因子之一,可促进 IgE、IgG 的分泌,及嗜碱性细胞的生长
IL-5	45 000	T 细胞、肥大细胞	IL-5 是另一种 Th2 衍生的 B 细胞生长因子,能刺激并促进嗜伊红细胞的成熟,及 IgM、IgG、IgE 抗体的产生
IL-6	26 000	多种细胞类型,主要为单核-吞噬细胞、内皮细胞、T 细胞等	也称 B 细胞分化因子,可促进抗体的分泌它也是急时相炎症反应的重要介质
IL-7	25 000	骨髓基质、胸腺细胞	促进 T 及 B 细胞的生长发育
IL-8	8500	多种细胞类型;主要为单核-吞噬细胞、内皮细胞、T 细胞等	早期称为“巨噬细胞衍生的中性粒细胞趋化因子”,当前称趋化因子(chemokine)
IL-9	分子量?	早期认为来自 $CD4^+$ T 淋巴细胞,是肥大细胞生长因子,现在对其已很少提及	
IL-10	40 000	多种细胞如:单核-吞噬细胞、T 及 B 细胞等	IL-10 是限制细胞免疫应答的抑制性因子
IL-11	23 000	骨髓基质细胞	作用于干细胞,促进巨核细胞、血小板及急性期炎症蛋白的产生
IL-12	70 000	树突状细胞、巨噬细胞	应答微生物的刺激,兴奋 Th1 细胞
IL-13	12 000	Th2 细胞的产物	促进 IgE 的分泌,也能抑制巨噬细胞的应答
IL-14	分子量?	产自 B 及 T 细胞,能促进 B 细胞增殖。现在已很少提及	
IL-15	11 000	骨髓基质细胞、上皮细胞、巨噬细胞	促进 NK 细胞、T 记忆细胞的分化与增殖
IL-16	13 000	多种细胞如;T 及 B 淋巴细胞、嗜酸性粒细胞、上皮细胞、肥大细胞	IL-16 是 T 细胞、嗜酸性粒细胞及大单核细胞的趋化因子
IL-17	20 000	来自 T 细胞亚群中的 Th17 细胞	激活急性炎症时的中性粒细胞功能,也与许多自身免疫性疾病相关
IL-18	23 000	巨噬细胞及角蛋白细胞	诱导产生 IFN-γ,及 Th 细胞功能,其结构类似 IL-1、IL-12,但受体不同
IL-23	60 000		IL-23 由两个链构成,其一与 IL-12 所共有,另一个链是独特的。它在 Th17 细胞的分化中起重要作用
IFN-α 及-β	20 000	由单核-吞噬细胞、淋巴细胞、类浆细胞、树突状细胞产生	属 I 型 IFN,可刺激细胞内产生抗病毒蛋白,并在 Th1 型细胞的应答中起重要作用
IFN-γ	45 000	T 细胞、NK 细胞	常为二聚体,主要可激活巨噬细胞,增强 NK 细胞活性,是 Th1 的发育,对抗 Th2 细胞
GM-CSF	18 000 ~ 24 000	由多种细胞产生如:T 细胞、内皮细胞、单核-吞噬细胞、纤维母细胞、肥大细胞	主要促进粒细胞-巨噬细胞前身,促进其增殖及功能
G-CSF	19 000 ~ 22 000	由单核-吞噬细胞、上皮细胞、成纤维细胞产生	主要继续促进粒细胞的增殖及成熟

续表

细胞因子	相对分子量	主要细胞来源	重要生物学效应
M-CSF	40 000~90 000	由大单核细胞、内皮细胞、成纤维细胞产生	主要促进大单核及巨噬细胞的发育及活性
TNF-α	17 000	由单核-吞噬细胞、T 细胞、NK 细胞、肥大细胞、嗜酸性粒细胞产生	初期由于它能使一些肿瘤固缩而得名。现在已知 TNF-α 藉助增加炎症使血液供应增加,而促进某些肿瘤生长及迁徙。TNF-α 产生过量,可致休克,并且与类风湿性关节炎密切相关
TNF-β	17 000	T 淋巴细胞	通常称之为淋巴毒素,对外周淋巴结有促进发育的作用
趋化因子			它在使白细胞集聚作用中起关键的调节作用(吸引中性粒细胞、淋巴细胞及大单核细胞到炎症部位)。它们可以与相应受体(CCRs 及 CXCRs)相结合。趋化因子有多种功能,其生物学效应涉及多种病理生理学过程
TGF-β	25 000	T 淋巴细胞、单核-吞噬细胞	能够诱导成纤维细胞非黏连性生长,抑制细胞免疫,调节 B 细胞对 IgA 的分泌
EGF			表皮生长因子也称神经生长因子及血小板衍化生长因子,对于皮肤和骨骼的修复和造型具有重要作用

（四）B 淋巴细胞

B 细胞是分泌抗体的浆细胞前身,在其表面表达免疫球蛋白,并将这些免疫球蛋白作为抗原的受体。一种 B 细胞只表达一对重链可变区(VH)及轻链可变区(VL)基因的产物,因而只有一种受体。此类细胞的后代或叫克隆保留相同的义务,分泌相同的抗体,此抗体来自相同的可变基因。因此,首次免疫攻击的抗原会选择已经表达适当受体的 B 细胞,这些细胞可分裂增殖,一些发育成熟,成为产生抗体细胞,另一些发展成记忆细胞。后者在数量上远远超过其原始群,当轮到它们被抗原激活时,也会变成产生抗体细胞,这就是所谓的记忆现象(memory phenomenon)。未成熟的 B 细胞表达 IgM 或 IgM 加 IgD 免疫球蛋白作为其受体。当 B 细胞分化时,它们转变其重链基因产物,以联合 γ、α、ε(epsilon)链,因而从分泌 IgM 转变成 IgG、IgA 或 IgE。记忆细胞也具有 γ、α 或 ε 链受体,并可分泌此类免疫球蛋白而不需要一个中间时相。

用小鼠制备的抗人淋巴细胞单克隆抗体进行研究,已发现一些 B 细胞分化抗原(表 6-3-4)。正像对 T 细胞抗原一样,逐渐认识到这些抗原也具有重要功能。对 CD20 的抗体可启动 B 细胞分裂,CD21 为 C3b 的受体,可使 B 细胞免疫球蛋白与免疫复合物的结合更牢固,CD21 抗原也是 EB 病毒的受体,EB 病毒在体外可以恒定地转化 B 细胞,在体内也可能如此,并可能与某些白血病及淋巴瘤的发生有关。

B 淋巴细胞的活化需要抗原以及从同一抗原刺激 Th 细胞的信号。Th 细胞至少释放三种多肽,B 细胞生长因子、B 细胞分化因子(即现在的 IL-4、5 等)及 IL-2。在有抗原的情况下,它们会激活 B 淋巴细胞,使之分裂并分化。B 淋巴细胞的个体发育也有重要的临床意义,因为各种白血病和淋巴瘤的发展阶段均可表达 B 细胞的表面抗原。图 6-3-7 绘出 B 细胞分化的顺序。

表 6-3-4 重要的 B 细胞表面分子

分子	功 能
IgM、IgD	B 细胞上抗原特异性受体,激发细胞活化并将结合抗原内摄作用
Igα、Igβ	B 细胞受体复合物的附属分子,与 IgM 及 IgD 伴联,并转导由胞浆主区来的活化信号
B7 分子(CD86、CD80)	活化的 B 细胞标志,由表面免疫球蛋白或 MHC Ⅱ 的交联而诱发,是 T 细胞 CD28 的黏附性受体,也为 T 细胞活化作用提供严格的辅助刺激因子(costimulus)
CD5	CD72 的配基(ligand),由 B 细胞的 B1 亚群表达,可能调节活化信号
CD19	与表面免疫球蛋白及 CD21 伴联,当免疫球蛋白交联时,会降低活化作用的阈值

续表

分子	功　能
CD21（CR2）	结合 C3 的 C3d 片段，激活 CD19
CD22	跨膜分子具有赖氨酸激酶活性，参与信号转导，是 T 细胞 CD45RO 和其他未定性配基的黏附受体
CD40	是 T 细胞协助的受体，藉与 T 细胞上表达的 CD40 配基结合而活化，可转导对于 B 细胞生长及分化所必需的信号，X 伴联的 CD40 配基缺乏可引起高 IgM 综合征
CD45	是活化作用所需的磷酸酶蛋白，在 B 细胞个体发育中均表达
CD72	是 CD5 的配基，在 T 细胞及 B 细胞 B1 亚群上表达
Fc 受体	分布在大单核细胞、活化的中性粒细胞、嗜酸粒细胞、B 淋巴细胞、血小板、巨噬细胞、自然杀伤细胞
MHC Ⅱ	参与将抗原性肽向补体结合性 T 细胞受体异质性二聚体提呈
细胞因子受体	转导对于增殖、活化及分化所必需的信号

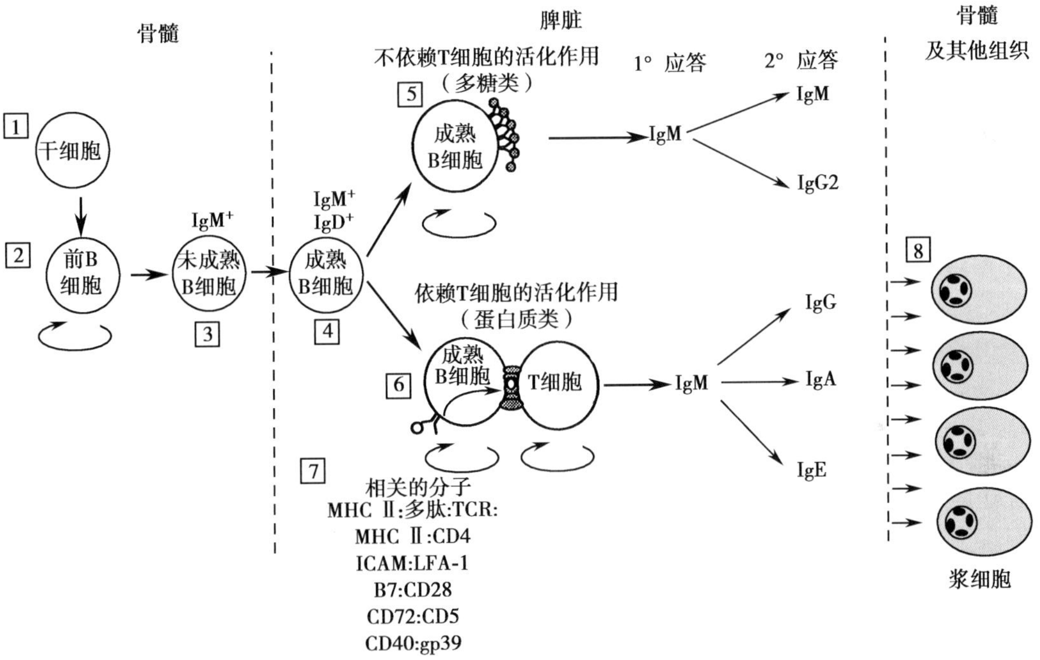

图 6-3-7　B 细胞从骨髓干细胞向分泌抗体浆细胞发育的主要步骤

注：①骨髓干细胞不依赖抗原的增殖，导致大量前 B 细胞（pre-B）。半圆箭头表明增殖阶段。②当前 B 细胞阶段发生重链和轻链基因复合体重组，并产生未来 B 细胞全部功能的抗原结合差异性。③大约有 10% 的细胞达到功能性重组并表达表面 IgM。这些表面 IgM 阳性细胞在它们尚不能被接触抗原而活化之前，均称为未成熟 B 细胞，在此阶段自身反应性 B 细胞被程序性细胞死亡（凋亡）所清除，它们可以识别自身抗原。④选择后的存活细胞发育成成熟 B 细胞（表面 IgM 及 IgD 阳性细胞），它们可以在各自的抗原识别之后被活化而增殖，并产生抗体。⑤在不依赖 T 细胞的途径中，当表面免疫球蛋白被多体抗原广泛交联时，如细菌多糖的类似碳水化物结构，B 细胞被活化，导致抗原特异性 B 细胞增殖，当原发性抗体应答时（1°应答）产生 IgM。在这一活化途径中，记忆细胞形成较少，因此，当继发性应答（2°应答）时，抗体产生量较低，主要是 IgM 及少量 IgG（常量 IgG2）。⑥在依赖 T 细胞途径中，低浓度的单体抗原被处理并作为肽片段结合到表面 MHC Ⅱ，并有特异性免疫球蛋白受体参与，T 细胞识别并结合到 MHC Ⅱ肽复合物，这样便可激活多种细胞内分子的相互作用。⑦从而引起 T 及 B 细胞的相互活化作用。活化的 B 细胞增殖并产生 IgM，如原发性抗体应答所述。T 细胞依赖性应答可导致更有效的记忆细胞的形成及更大量的继发性抗体应答，此在生发中心发生抗体的亲和性，T 细胞通过与 B 细胞 CDAO 配接，并通过产生可溶性细胞因子如 IL-4 促进 IgE 形成；通过 IL-5/TGF-β 引起 IgA 产生。⑧随着反复刺激，引起产生大量抗体的短寿命的浆细胞出现在骨髓及其他组织中

（五）抗体

一个 IgG 分子由 4 个链组成，2 个相同的重链（50 000Da），以及 2 个相同的轻链（25 000Da）。可用酶将一个免疫球蛋白分子裂解成片段。轻链和重链的序列分析及结晶摄影研究表明，它们是由大约 100 个氨基酸的一些结构主区所构成，由 2 个半胱氨酸之间的二硫键所支持（与 HLA 分子中所见者相似）。在一个 IgG 分子中，每个轻链（L）有 2 个恒定主区（Ck）及 γ 重链（H）有 3 个结构主区（$C_H1\sim3$）。当比较不同抗体分子时，发现轻链和重链的 N 末端结构主区均为高度可变区，含有抗原结合位点（Fab）。每个重链的恒定结构主区是不同的基因产物，这种基因决定抗体的同型（isotype），IgG、A、D、M 或 E，分别用希腊字母 γ、α、δ、μ 及 ε 表示其重链。各种重链恒定区之间的主要差别列出见表 6-3-5。图 6-3-8 显示了抗体的结构及每种免疫球蛋白的特殊功能。

表 6-3-5　人类免疫球蛋白的分子及功能特性

特性	IgG	IgA	IgM	IgD	IgE
基本结构	单体	单体/二聚体	五聚体	单体	单体
分子量	150 000	160 000/400 000	900 000	180 000	190 000
分子公式	γ_2L_2	$\alpha_2L_2(\alpha_2L_2)_2$ 分泌成分 J 链	$(\mu_2L_2)5J$	δ_2L_2	ε_2L_2
血清中平均浓度及范围（mg/dl）	989（600～1600） IgG_1 670～1050 IgG_2 250～420 IgG_3 54～100 IgG_4 38～67	200（60～330）	120（45～150）	微量	微量
血清半衰期（T1/2，d）	23	6	5	3	2
激活补体					
经典途径（C1q 结合）	++	0	++++	0	0
替代途径	+	+	+	+	+
调理素活性（FcR 结合）	++++	++	0	0	0
反应素活性（reaginic activity）	0	0	0	0	++++
B 细胞表面抗原受体功能		+	+	++++	++++

注：L：轻链（κ 或 γ）；0：无活性；+～++++：活性渐增

已知 IgA 是一种上皮细胞膜上的分泌性抗体。此抗体可先被摄粒作用结合到一个特异的 Fc 受体上，然后运输穿过细胞释放出来到肠腔、胆道、呼吸道或乳腺管等。

轻链恒定区属 Kappa 或 Lamda 两类之一，两者之间功能上的差别仍不清楚。L 和 H 链的 N 末端结构主区是可变区，在不同抗体之间有显著的变动。可变区的序列比较表明，在 L 及 H 链内，在氨基酸 28～34、45～56 及 91～97 之间，均有三个短的高度可变区。抗体的晶体结构证明，这些高度可变区形成一个裂口作为抗原结合点，这个裂口足以容纳大约 6 个氨基酸的结合位置，这与抗原表位的研究是一致的。序列分析也表明可变区必定有多个基因，或者可能上百个，因为它有很大的可变性。用各种方法来估计，一个人能生长出百万种以上不同的抗体分子。轻链和重链两者似乎是独立联系并控制着可变区，意味着至少有千个以上的可变轻链及重链序列。

（六）免疫应答中的从属细胞

1. 抗原提呈细胞　职业性 APC（professional APC）起源于造血系统，包括巨噬细胞、大单核细胞、树突状细胞及 B 细胞。这些细胞被认为是职业性，乃由于它们有能力表达 MHC Ⅱ 类分子，并有吞噬作用及受体介导的摄取可溶性抗原的能力，容易实现 MHC Ⅱ 限制性表型处理抗原。这种功能对于 Th 细胞的活化作用十分重要，从而产生调控 B 淋巴细胞及 Tc 细胞对感染应答的细胞因子。除它们能够在 MHC Ⅱ 的范围内处理并提呈抗原之外，职业性 APC 还具有重要的附属分子，如 CD58（intercellular adhesion molecule-3，ICMA-

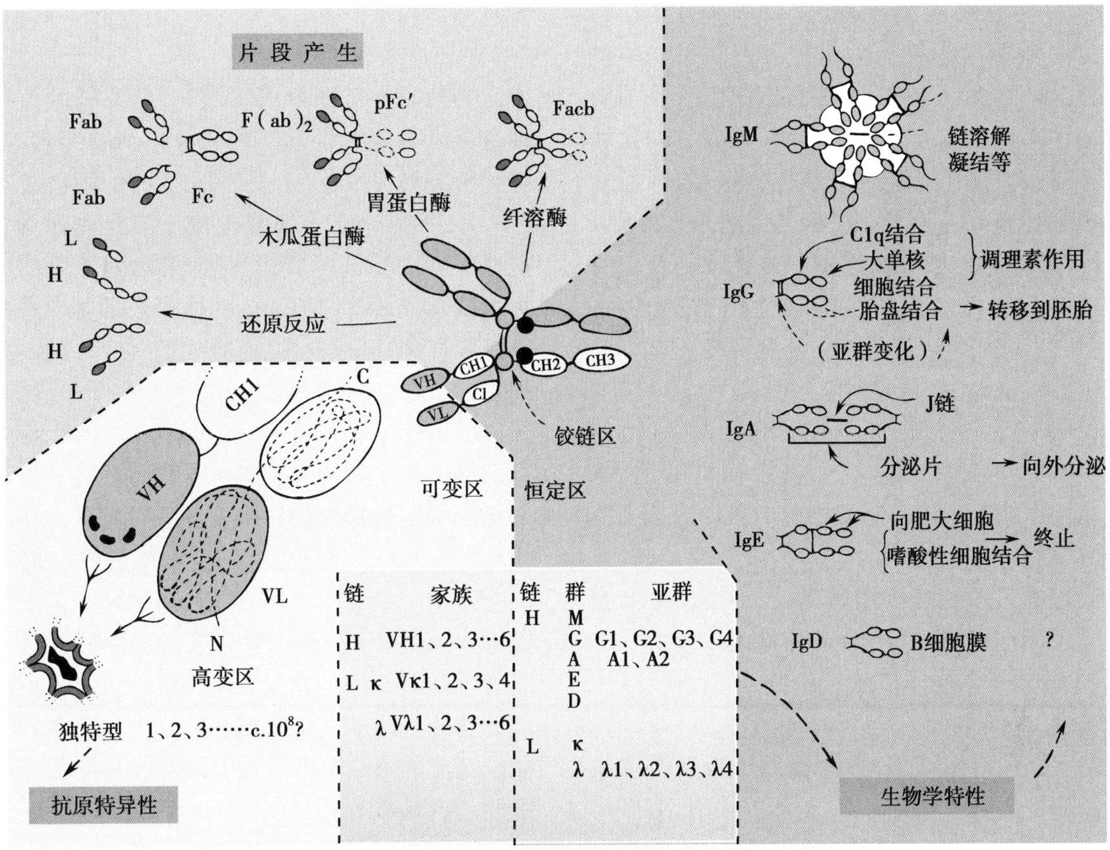

图 6-3-8 抗体的结构及功能

3)、B7-1 及 B7-2,这些对于 T 淋巴细胞的活化作用都是必需的。这些分子对于幼稚型淋巴细胞(naive lymphocyte)在原发性免疫应答中的活化作用也是很重要的。

树突状细胞(dendritic cell,DC)是体内功能最强的抗原提呈细胞,其最大的特点是在体内能够刺激幼稚型淋巴细胞增殖,并作为机体免疫反应的始动者,在机体抗病毒、抗肿瘤免疫应答的诱导中具有独特的地位。

HBV 持续感染形成的免疫耐受或免疫低反应性与肿瘤发生的免疫低反应机制有相似之处。除母婴垂直感染造成的部分克隆丢失外,其中抗原提呈细胞功能的异常以及共刺激信号分子的表达异常也是重要的原因。机体清除乙型肝炎病毒的重要方式是通过依赖于 HLA Ⅰ、HLA Ⅱ类分子限制 $CD8^+$细胞毒性 T 细胞介导的细胞免疫应答。在 HBV 慢性感染者体内 CTL 应答往往是低下的。T 淋巴细胞活化为杀伤活性的 CTL 除接受 HLA 分子第一信号外,抗原提呈细胞、表面的 CD80(B7-1)、CD86(B7-2)等提供第二信号给 T 细胞表面的 CD28 受体,形成强烈的共刺激信号,活化 CTL 等免疫活性细胞,从而清除病毒。目前在感染性肝病及肿瘤的研究中,DC 的作用地位已受到极大的关注。

2. 肥大细胞(mast cell) 除抗原提呈细胞之外,还有另一种附属细胞可以称为加强细胞(enhancers)类,对其特征最明确的是肥大细胞,它具有对 IgE ε 链 Fc 部分的受体。当此 IgE 抗体结合抗原时,在 Fc 部位的构型改变可激发肥大细胞脱颗粒,导致组织胺、激肽类(kinins)及白三烯的释放,引起炎症反应。

肥大细胞是体内仅有的可以在其分泌性颗粒中储存事先合成的 TNF-α,亦是仅有的非淋巴细胞而能产生 IL-4 的细胞类型。肥大细胞能识别入侵的细菌,既可通过直接地与细菌结合,也可间接地通过细菌活化补体成分 C3a 及 C5a 的受体。这些作用均可导致肥大细胞脱颗粒,并释放 TNF-γ。TNF-α 可藉在内皮细胞上直接合成炎症分子前身;亦可作为化学性吸引物(chemoattractant)而吸引中性粒细胞及淋巴细胞介导炎症。IL-4 是一个强力的 B 细胞生长因子和重要的 Th2 发育促进因子(contributor)。

3. 自然杀伤细胞(natural killer cell, NK 细胞) NK 细胞一般被认为是先天性防御功能的一部分,其活化后可溶解感染性靶细胞,而不需要对病原体特异性抗原的识别作用,因为它们在功能上不需要事先与特异性病原体的接触,因而它们也没有免疫记忆功能,故称为自然杀伤细胞。IFN 是 NK 细胞的强力激活剂。此类细胞在全身形成监视系统,遇到瘤细胞或病毒感染细胞,即可将其杀伤。它不同于杀伤性(细胞毒性)T 细胞,不需抗原致敏即有杀伤作用。NK 细胞能杀伤的细胞仅限于部分瘤细胞(尤其是淋巴系肿瘤)和部分病毒感染细胞。据认为,其杀伤机制是 NK 细胞藉助瘤细胞或病毒感染细胞上出现的某种糖蛋白,从而发挥杀伤作用。

最近通过单克隆抗体研究,已证明 NK 细胞表面有 CD16,这是一种低亲和性 IgG 受体(FcrRⅢ),能够介导抗体依赖性细胞介导细胞毒性(antibody-dependent cell-mediated cytotoxicity, ADCC)。这种杀伤细胞,必须藉助于 IgG 类抗体才能杀伤靶细胞。凡具有 Fc 受体的细胞,大多均有 ADCC 活性,尤以 K 细胞的活性更高,关于 K 细胞的来源等仍不清楚,一般认为与 NK 细胞属于同一类淋巴细胞。抗体 IgG 与靶细胞结合后,IgG 的 Fc 段与 K 细胞的 Fc 受体结合,经“搭桥”后 K 细胞释放出某种具有细胞毒性的物质杀伤靶细胞。

NK 细胞分泌的细胞因子类似 $CD8^+$ Tc 细胞所产生者,主要有:IL-3、IFN-γ、TNF-α、LT-α、M-CSF 及 GM-CSF 等。

二、特异性免疫的形成

(一) 感应阶段

抗原物质先由巨噬细胞消化降解,抗原的有效成分即抗原表位与巨噬细胞 mRNA 相结合,成为抗原-mRNA 复合物。然后将抗原信息传递给辅助性 T 细胞,由 T 细胞传给 B 细胞。巨噬细胞在活化过程中,合成并分泌多种免疫调节因子。

(二) 反应阶段

免疫活性细胞先识别抗原,然后被抗原所致敏。T 细胞分化增殖为致敏淋巴细胞,B 细胞分化为浆细胞,部分 T、B 细胞将抗原信息储存而成为免疫记忆细胞。此阶段中,T 细胞也能合成并分泌少量淋巴因子及 IL 类,但其量甚少,作用微弱。B 细胞也能合成并分泌少量抗体,但速度较慢且效价较低。

(三) 效应阶段

当特异性抗原再次刺激时,已致敏的免疫活性细胞会释放大量淋巴因子及白细胞介素,不断扩大特异性免疫反应,发挥强有力的免疫效应。

1. 细胞免疫 细胞免疫反应是由致敏的 T 淋巴细胞;或通过 T 细胞释放淋巴因子杀伤或破坏再次入侵的抗原物质。对大多数细胞内寄生物如结核杆菌、麻风杆菌、布鲁司菌、伤寒杆菌、多种病毒、真菌、立克次体及原虫等的杀灭和清除,都是以细胞免疫反应为主(图 6-3-9)。细胞免疫还可引起迟发型超敏反应,使外来抗原局限在入侵部位。某些自身免疫性疾患的发生、器官移植的排斥反应和抗肿瘤免疫等,与细胞免疫的关系也十分密切。致敏 T 淋巴细胞释放的淋巴因子如淋巴毒素、转移因子、促分裂因子、趋化因子、移动抑制因子及 IFN 等均能发挥免疫效应或增强免疫效应的功能。辅助性 T 细胞还能释放具有多种促进免疫功能的 IL,如 IL-2 对 T 细胞及其他免疫活性细胞均有增殖作用;IL-3 不仅可促进 T 细胞分化成熟,亦能增进造血干细胞的发育;IL-4、IL-5 主要对 B 细胞的生长分子起促进作用。

2. 体液免疫 B 细胞再次受特异性抗原刺激后,分裂增殖为大量浆细胞,合成并分泌特异性免疫球蛋白(immunoglobulin, Ig)或称抗体,以往称 γ 球蛋白,可中和外毒素,防御某些细菌及病毒感染。抗体免疫可以说是远距离作用,与细胞免疫近距离作用不同(图 6-3-10)。

抗体一般是 IgM 出现最早,在血液中只能维持数周至数月,不能通过胎盘。IgM 型抗体接近消失时,出现 IgG 型抗体,在血液中可维持数年。IgA 型抗体常在 IgM 或 IgG 出现后 2 周至 1 ~ 2 个月时,才能在血液中测出,含量也很少,但持续时间较长。IgE 又称过敏反应素(reagin 或 allergin)它与 IgD 的作用均与过敏反应有关,两者的含量皆甚微,半衰期均为 2 ~ 3 日。

三、变态反应

变态反应(allergy)亦称超敏反应(hypersensitivity),是机体受同一抗原再次刺激后,引起组织损伤或生理功能紊乱的一种特异性免疫反应。实质上是异常的或病理性免疫反应,其特点是免疫反应异常增高。由变态反应引起的疾病又称过敏性疾病,许多感染病的发病机制与变态反应有关。根据

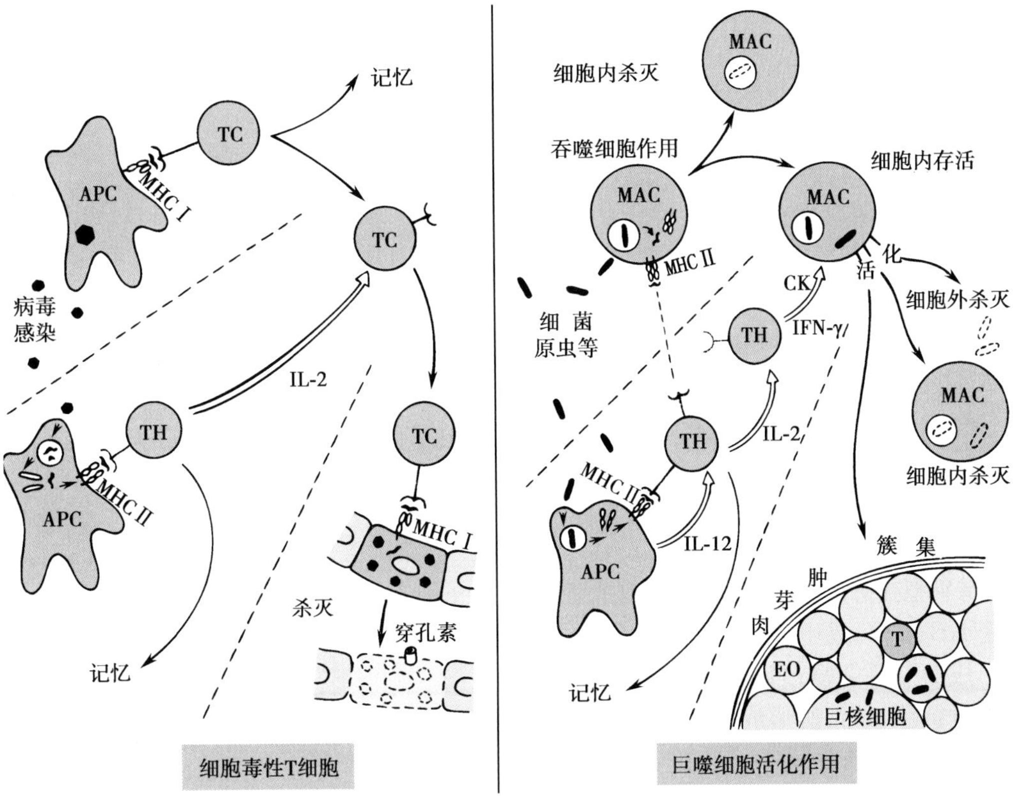

图 6-3-9　细胞介导的免疫应答

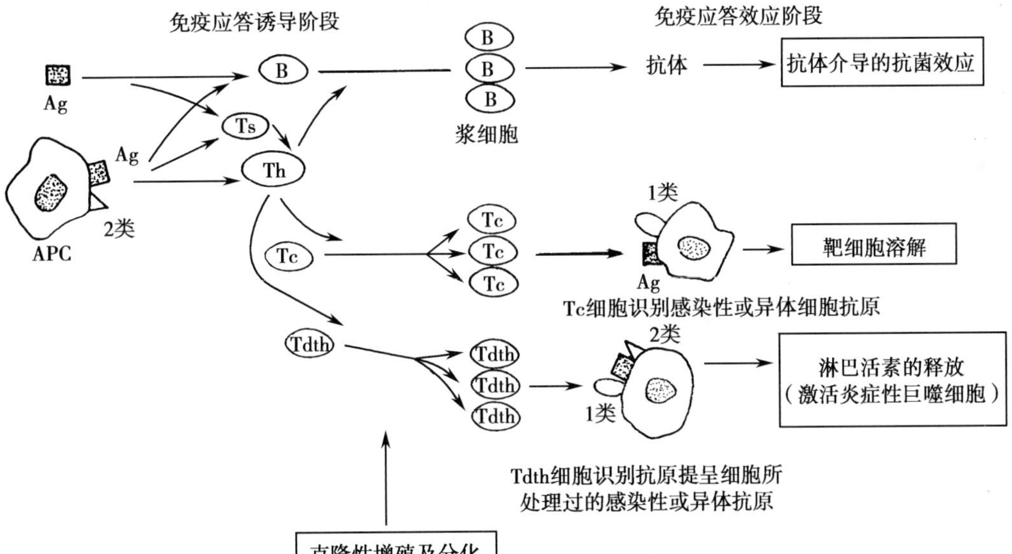

图 6-3-10　T、B 淋巴细胞免疫学效应方式及其差别

变态反应出现的速度、抗原抗体的类型、对细胞作用的方式以及补体是否参与等，分为四型或六型。

（一）第Ⅰ型变态反应（过敏反应或速发型变态反应）

有过敏体质的人再次接触某种抗原时，可产生大量 IgE 型抗体，IgE 为亲细胞性抗体，其 Fab 段与抗原结合；Fc 段可与肥大细胞及嗜碱性粒细胞膜上的 Fc 受体结合，激发细胞内释放出大量活性物质如组胺等。临床上常见的支气管哮喘、荨麻疹、血清病、药物过敏及过敏性休克等，大多属此种类型。

有一些婴幼儿早期发病、外周血嗜酸性粒细

胞增多、IgE 类抗体与发病密切相关，例如花粉症、过敏性鼻类、特应性皮炎、支气管哮喘、食物性过敏反应等，此类疾患有遗传性过敏体质称特应性（atopy），以区别于同遗传因素无关的超敏反应。诊断特应性疾病时，应参考病史及家族史，血清 IgE 水平，外周血嗜酸性粒细胞数等。为检查引起过敏的变应原可进行皮内试验或斑贴试验。

（二）第Ⅱ型变态反应（溶细胞反应）

主要 IgG 型抗体，少数为 IgM 型抗体参与，可激活补体或不激活补体。由巨噬细胞或 ADCC 细胞所介导使靶细胞溶解或破坏，如某些新生儿溶血、自身免疫性溶血性贫血、血型不符的输血反应、药物过敏性粒细胞或血小板减少、抗肾小球基底膜型肾炎等，多属此型变态反应。

（三）第Ⅲ型变态反应（免疫复合物型损害）

多由于 IgG 抗体，或由于 IgM、IgA 型抗体与相应抗原形成免疫复合物，当抗原抗体的量相当或抗体量超过抗原量时，所形成的大分子不溶性免疫复合物可沉积在抗原输入部位，产生局部过敏反应，称为 Arthus 反应。当抗原量超过抗体量时，形成的中分子可溶性复合物不易被巨噬细胞吞噬，较长时间存留在血液中，可沉积于血管壁、肾小球基底膜或关节滑膜等组织上，激活补体系统，产生过敏毒素及炎症介质，吸引粒细胞，损伤血管内皮及组织细胞，并可使血小板发生凝聚而形成血栓。属此类变态反应的疾病主要有：变态反应性血管炎、类风湿性关节炎及免疫复合物型肾小球肾炎等。

（四）第Ⅳ型变态反应（延迟型变态反应）

再次与相应抗原接触时，致敏的 T 淋巴细胞释放多种淋巴因子，吸引并激活巨噬细胞向局部集中，形成以单核细胞为主的局部炎症浸润，甚至组织坏死。此型变态反应不需要抗体参加。再次接触抗原后 12～24 小时开始反应；36～48 小时反应可达高峰。临床上常见的现象有：传染性变态反应、接触性皮炎、接种后变态反应性脑炎及器官移植后的排斥反应等。此型变态反应无个体差异。

（五）第Ⅴ型变态反应（细胞刺激型）

其特点是抗细胞成分的某种抗体与细胞膜上的抗原结合后，不激活补体，不破坏细胞，却起刺激作用使细胞代谢增强，分泌功能增加，如甲状腺功能亢进症，本型原属第Ⅱ型变态反应的一种特殊类型。第Ⅳ型变态反应即抗体依赖性细胞毒性，其特点是非吞噬性杀伤靶细胞，亦属第Ⅱ型变态反应的范畴。

（王英杰　李梦东）

参考文献

1. Landsverk OJ, Bakke O, Gregers TF. MHC Ⅱ and the endocytic pathway: regulation by invariant chain. Scand J Immunol, 2009, 70(3): 184-193.
2. Mondelli MU, Varchetta S, Oliviero B. Natural killer cells in viral hepatitis: facts and controversies. Eur J Clin Invest, 2010, 40(9): 851-863.
3. Pagliaccetti NE, Robek MD. Interferon-lambda in the immune response to hepatitis B virus and hepatitis C virus. J Interferon Cytokine Res, 2010, 30(8): 585-590.
4. Nagafuchi S. The role of B cells in regulating the magnitude of immune response. Microbiol Immunol, 2010, 54(8): 487-490.
5. Li XC, Raghavan M. Structure and function of major histocompatibility complex class I antigens. Curr Opin Organ Transpl, 2010, 15(4): 499-504.
6. Chen X, Oppenheim JJ. TNF-alpha: an activator of CD4+ FoxP3+TNFR2+ regulatory T cells. Curr Dir Autoimmun, 2010, 11: 119-134.
7. Ohkura N, Sakaguchi S. Regulatory T cells: roles of T cell receptor for their development and function. Semin Immunopathol, 2010, 32(2): 95-106.
8. Walker LJ, Sewell AK, Klenerman P. T cell sensitivity and the outcome of viral infection. Clin Exp Immunol, 2010, 159(3): 245-255.
9. Yokosuka T, Saito T. The immunological synapse, TCR microclusters, and T cell activation. Curr Top Microbiol Immunol, 2010, 340: 81-107.
10. Fahey LM, Brooks DG. Opposing positive and negative regulation of T cell activity during viral persistence. Curr Opin Immunol, 2010, 22(3): 348-354.
11. Agarwal S, Busse PJ. Innate and adaptive immunosenescence. Ann Allergy Asthma Immunol, 2010, 104(3): 183-190.
12. Cui GY, Diao HY. Recognition of HBV antigens and HBV DNA by dendritic cells. Hepatobiliary Pancreat Dis Int, 2010, 9(6): 584-592.
13. Shea-Donohue T, Stiltz J, Zhao A, *et al.* Mast cells. Curr Gastroenterol Rep, 2010, 12(5): 349-357.
14. Miroux C, Vausselin T, Delhem N. Regulatory T cells in HBV and HCV liver diseases: implication of regulatory T lymphocytes in the control of immune response. Expert Opin Biol Ther, 2010, 10(11): 1563-1572.
15. Bedoui S, Gebhardt T. Interaction between dendritic cells

and T cells during peripheral virus infections: a role for antigen presentation beyond lymphoid organs? Curr Opin Immunol, 2011, 23(1): 124-130.

16. Van Kaer L, Parekh VV, Wu L. Invariant natural killer T cells: bridging innate and adaptive immunity. Cell Tissue Res, 2011, 343(1): 43-55.

17. Whitmire JK. Induction and function of virus-specific $CD4^+$ T cell responses. Virology, 2011, 411(2): 216-228.

第七章

感染病的特征

第一节 感染病的流行病学特征

感染病的基本特征系指所有感染病特有的共同特点，是鉴别感染病与非感染病的主要依据，主要包括病原体、感染性、流行性及免疫性四大特征。

一、病原体(pathogen)

每一种感染病均由特异性的病原体所致，包括病毒、衣原体、支原体、立克次体、细菌、真菌、螺旋体、原虫及蠕虫等。目前，部分感染病的病原体尚未得到充分认识。在历史上许多感染病(如霍乱及伤寒)均是先认识其临床及流行病学特征，然后认识其病原体。此外，原来认为不具有致病性的微生物，现已明确可引起感染病，并可发生暴发流行。感染病的病原体大多有特定侵犯部位，在机体内增殖、播散有阶段规律性。根据这些规律进行分离或检测，有助于及早发现并证实病原体的性质。

人体与外界相通的组织器官如体表、消化道及呼吸道等正常情况下即存在有大量的微生物。空气中含有大量细菌，建筑物内大约有微生物400～900个/m^3(即每立方米含量)，其中大部分为非致病菌或真菌。休息时平均呼吸通气量为每分钟6L，人类平均每分钟吸入8个微生物，或大约每日10 000个微生物，故呼吸道有大量细菌存在。正常人体表面约有10^{12}个细菌，口腔内有10^{10}个细菌。人类肠道的微生物大部分为类杆菌属(*Bacteroides*)中的厌氧菌、大肠埃希菌、肠球菌(*Enterococci*)、乳酸杆菌(*Lactobacilli*)及类白喉杆菌(*Diphtheroids*)亦很常见。从小肠到结肠随着肠腔的变动细菌总数也增加，至回肠末段有细菌10^8～10^{10}/g，结肠及直肠可增加到10^{11}/g。正常菌群处于平衡状态，并可抵抗其他细菌的定植，其机制包括用杀菌素(bacteriocins)杀灭其他细菌，竞争食物或定居位点，并产生细菌抑制因子(bacterial inhibitors)等。这类菌群大多与宿主维持共生或共栖状态，即使引起宿主极轻微的损害，或少量有毒物质吸收，亦不会引起宿主的炎症反应及免疫应答，故不能称为感染。对这类细菌一般称为正常菌群，正常菌群一般不致病，但并不绝对，任何寄生物只要宿主不能适应或不能耐受时，都有可能致病。当宿主免疫防御功能受到干扰或损害时，才能感染宿主，能引起发病的寄生菌，称为条件致病菌或机会致病菌(opportunistic pathogens)。这种机会感染的病原体可能是毒力较弱的条件致病菌，亦可能是居住在体内的正常菌群或是处在隐匿状态的致病菌。当前，机会性感染逐渐增多，部分原因是许多特殊病原体逐渐已被削减，机会性感染逐渐占据优势。另一方面，现代医疗条件的进步能使抵抗力受损的众多患者生存期延长，如先天性免疫缺陷者、肿瘤患者、监护病房的患者及各种疾患的晚期患者。此外，现代医疗技术常可破坏宿主的免疫防御能力，如器官移植、放射治疗及透析疗法等。这些情况均易引起机会感染。还有一些机会感染性病原体如白色假丝酵母菌及铜绿假单胞菌等实际上是一些自然存在的微生物，它们对许多抗生素及抗感染药都有耐药性，对营养要求又很简单，而且在医院环境内广泛存在，因此已成为当前机会性感染的重要病原体。病毒亦是一种机会性病原体，许多免疫功能受抑制者可发生巨细胞病毒、单纯疱疹病毒及水痘-带状疱疹病毒等的持续感染。

在许多急性感染病的初期，病原体在局部生长繁殖后，可突破防御屏障进入血循环，形成菌血症(bacteremia)或病毒血症(viremia)或立克次体血症(rickettsiemia)，然后被清除或局限化，部分病原体可长期在血循环中存在。病原体不断或间歇地进入血循环，并能在血循环中生长繁殖，产生严重临床表现者称败血症(septicemia)。不论有无病原体血症存在，主要是病原体所产毒素或代谢产物被吸收入血循环后，所引起的症状，甚可发生中毒性休克及中毒性心肌炎等，可称为毒血症（toxemia）。在败血症的基础上，病原体随血循环播散至全身脏器，形成多处迁徙性化脓病灶，引起严重的毒血症者可称为脓毒血症（pyemia）或脓毒败血症（pyosepticemia）。近年，常采用的名词有全身炎症反应综合征（systemic inflammatory response syndrome，SIRS）系指感染或非感染性损害因子所致的全身过度炎症反应及其临床表现，本质上相当于毒血症。脓毒症（sepsis）系泛指各种感染因子（细菌、真菌、病毒及寄生虫等）所致的SIRS。因脓毒症包含了败血症及脓毒败血症的概念，故近年临床及文献中多以 SIRS 取代毒血症，以脓毒症取代败血症及脓毒败血症等称谓。

二、感染性（infectivity）

这是感染病与其他感染病的主要区别。传染性意味着病原体能通过某种途径感染他人。感染病患者有传染性的时期称为传染期，在每一种感染病中都相对固定，可作为隔离患者的依据之一。

一般认为，微生物的传染性与黏附能力平行。易感者的上皮细胞对细菌的黏附作用增加，而有耐性者或有先天性免疫力者对相应病原体的黏附作用降低。因此，可以把细菌的黏附作用看作是感染病发病机制中最基本的第一步。黏附作用对病原体是有利的，因病原体为了生存及产生足量毒素，必须黏附于易感组织以获得营养物质。然而，黏附作用对于病原体亦有不利影响。实验研究证明，有菌毛的奇异变形杆菌能牢固地黏附于泌尿道上皮细胞，并能对大白鼠引起上行性肾盂肾炎，然而，这种细菌比其无菌毛的变异株亦更能恒定地接触到吞噬细胞，并被吞噬致死。有浓厚菌毛的大肠埃希菌能够顺利地黏附于上皮细胞，导致上行性肾盂肾炎，但将此菌株静脉注射时，则易被吞噬而不能引起肾脏感染。菌毛稀少的大肠埃希菌黏附能力很差，未能导致上行性感染，但血循环注入则能引起感染，表明其被吞噬的机会较少。从慢性携带脑膜炎球菌者的鼻咽部分离的脑膜炎球菌，黏附能力很差或完全不黏附，由此看来黏附作用与感染性一致。如果能在微生物入侵之前，阻止病原体对细胞表面的黏附作用，可能会防止感染病的发生。

三、流行性（epidemicity）

感染病可以在人群中散发（sporadic），亦可连续传播导致不同程度的流行（epidemic），短时间内（数日内）集中发生多数病例称暴发（outbreak）。流行范围超越国界，甚而超越洲界的强大流行，称为大流行（pandemic）。由于自然地理条件及社会条件，部分感染病只在一定地区流行称为地方性（endemic）；只在某种气候条件下流行者称季节性（seasonal）。

感染病在人群中发生、传播及终止的过程，称为流行过程。流行过程必须具备传染源、传播途径及人群易感性三个基本环节。此外，流行过程还受自然因素及社会因素的影响，这与某些疾病呈现地方性及季节性流行有关。

（一）传染源

传染源系指病原体已在体内生长繁殖并能将其排出体外的人和动物。主要见于病原体携带者、隐性感染者及显性发病患者，感染或携带病原体的昆虫、鱼类、甲壳类动物、野生动物、禽类或家畜等。

（二）传播途径

传染源通过分泌物或排泄物及其适应的外界环境，将病原体传播给易感者的过程称为传播途径。传播途径可以分为：①消化道传播：藉助水源或食物传播，可导致大流行及暴发流行；②呼吸道传播：藉助空气中的飞沫或气溶胶传播，可导致大流行及暴发流行；③虫媒传播：藉助昆虫机械携带或叮咬而传播，有明显的季节性及地区性；④接触传播：皮肤或黏膜与病原体污染的水或土壤接触后，病原体主动侵入；或皮肤黏膜破损，病原体被动侵入；⑤性传播：经性行为传播如淋病及梅毒等；⑥经血液传播：经污染的血液或血制品及针刺纹身传播；⑦垂直传播：由感染的母亲传播给胎儿，可发生于宫内及围生期。部分感染病的传播途径是多方面的如乙型肝炎、丙型肝炎及艾滋病等。在自然界野生动物间不经人而传播，只在一定条件下才传播给人的疾病称为自然疫源性疾病，如鼠疫、森林脑炎、兔热病及蜱传回归热等，它可长期在自然界野生动物间通过媒介（绝大多数是吸血节肢动物）循环延续。

（三）人群易感性

人群的易感性是群体对某种感染病的免疫水平，易感性高反映其对某种感染病的免疫水平低下，这种感染病易于在该群体发生流行。新生人口增加，易感人口大量流入，或计划免疫实施情况不佳均可使人群易感性增加。根据免疫力消长及人口出生的规律,以往曾有麻疹约2～3年流行一次;百日咳约2～4年流行一次;流行性脑膜炎约7～9年流行一次;流行性腮腺炎约7年流行一次的规律。这种周期性一般见于人口集中的大城市。实施计划预防接种后,这种周期现象即会消失。

职业、性别及年龄的不同,使感染病流行的易感人群亦有所差别。6个月以内的婴儿由于母亲传递的免疫力依然存在,喂养及衣着均防护较好,可避免众多病原体感染。由于男性野外活动或作业较多,故自然疫源性疾病一般多见于男性。钩体病及肾综合征出血热则是以农业人口为主的感染病。

四、免疫性(immunity)

感染病痊愈后大多可获得对该病原体的特异性细胞免疫及体液免疫,再遇该病原体入侵,可获得保护而不再感染。这种免疫力持续的时间一般可达2～4年,病原体抗原性强者,感染后免疫力较持久,甚至可终生免疫,如天花、麻疹等。普通感冒、流行性感冒及细菌性痢疾等感染病的病原体型别较多,多数原虫、蠕虫的抗原结构复杂,故其所激发的免疫力较弱,再次感染时很难得到保护。许多病原体如伤寒往往是靠细胞免疫及体液免疫的互相协调配合才能被清除。此外,部分病原体由于其抗原结构复杂,虽能引起某种特异性免疫应答,病原体反可得到某种程度的保护而继续生存,表现为伴随免疫(concomitant immunity),如某些原虫及蠕虫感染,乙型肝炎病毒及其他病毒感染亦可能属类似情况。

(王小红　李梦东)

参考文献

1. Balk RA. Systemic inflammatory response syndrome (SIRS):Where did it come from and is it still relevant today? Virulence,2013,5(1):20-26.
2. Del Valle SY,Hyman JM,Chitnis N. Mathematical models of contact patterns between age groups for predicting the spread of infectious diseases. Math Biosci Eng,2013,10(5-6):1475-1497.
3. Levy O,Wynn JL. A prime time for trained immunity:innate immune memory in newborns and infants. Neonatology,2013,105(2):136-141.

第二节　感染病的临床特征

感染病系由病原生物所致的一类疾病,其临床特征主要包括:①病程发展具有明显阶段性;②患者发热;③炎症;④皮疹;⑤血象变化。

一、病程发展的阶段性及临床类型

大多数感染病病程的发展均有明显阶段性,这是感染病的共同规律。

(一)潜伏期(incubation period)

自病原体侵入人体至发病之间的这段时间,称潜伏期。感染病的潜伏期长短不一,短者仅数小时,如细菌性食物中毒;长者可达数月或10多年,如狂犬病等。潜伏期是判断流行过程、追溯传染源及推测传播途径的依据,有助于诊断,亦是制订检疫期限的依据。

(二)前驱期(prodromal period)

从潜伏期末到出现疾病典型特殊症状之间,称前驱期。此期可出现轻微的非特异性症状如乏力、头痛及发热等,通常持续1～3日。急性发病者可无前驱期。

(三)症状明显期(period of apparent manifestation)

感染病的特有症状及体征在此期内逐渐出现,由轻到重,然后逐步缓解。因此,又可将此期分为上升期、极期及缓解期若干阶段,或以各阶段突出的表现来描述病情的发展,如麻疹、百日咳、伤寒及肾综合征出血热等。此期持续时间长短不一,最后体温徐降(lysis)或骤降(crisis),症状减轻而开始恢复。死亡亦多发生在本期。

(四)恢复期(convalescent period)

在此期症状及体征逐步消失。组织修复,精神、体力及食欲恢复,最后完全康复。此期恢复时间随人体素质、病情轻重、何种组织受损及损伤程度而异。神经组织的损伤恢复较慢。只有在恢复期过后,仍留有不能消失的症状、体征或功能障碍者,才能叫做后遗症(sequela)。

上述各期仅有典型病例才比较明显,非典型病例的分期则不明确,甚至越期或重叠,例如轻型(mild type)、暴发型(fulminant type)、顿挫型(abortive type)或逍遥型(ambulatory type)等。根据发病的快慢及病程长短可分为急性(acute)、亚急性(subacute)及慢性(chronic)。根据严重程度则可分为轻型、普通型(common type)或重型(severe type)。

二、发热及热型

多种刺激如气温升高、潮湿环境、剧烈运动、细菌、病毒、抗原抗体复合物、炎性渗出物、异物蛋白质及体内某些类固醇等,均能导致机体体温上升,谓之发热。感染病所致发热可能与致热原作用于体温调节中枢有关。致热原(pyrogen)系一类能导致恒温动物体温异常升高的物质的总称。目前已知的致热原可概括为两类:外源性致热原(exogenous pyrogen)及内生性致热原(endogenous pyrogen,EP)两类。外源性致热原如病毒、衣原体、支原体、立克次体、螺旋体、细菌及其毒素、真菌、原虫、抗原抗体复合物、致热类固醇(如原胆烷醇酮)等分子结构复杂,不能透过血-脑屏障,故不能直接进入下丘脑作用于体温中枢,而是通过宿主的细胞产生所谓内生性致热原再作用于体温调节中枢,导致发热。但内毒素例外,它既能直接作用于下丘脑,又能促使各种宿主细胞合成内生性致热原。内生性致热原系从宿主细胞内衍生的致热物质,为对热不稳定的蛋白质,主要来自大单核细胞及吞噬细胞。淋巴细胞一般不产生 EP,但淋巴细胞可使吞噬细胞产生 EP 的作用增强。内生性致热原主要有白细胞介素(interleukin,IL)包括 IL-1α 及 IL-1β、肿瘤坏死因子(tumor necrosis factor,TNF)及干扰素(interferon,IFN)(表 7-2-1)。EP 如何作用于体温调节中枢引起发热的机制尚未完全阐明。

表 7-2-1　有致热原活性的蛋白质

内源性致热原	别名或缩写	主要来源	诱导剂	主要活性及效应
恶病质素/肿瘤坏死因子-α	TNF-α	巨噬细胞	脂多糖(LPS) 微生物其他产物	发热、休克、消瘦、食欲下降、肿瘤坏死、骨吸收脂肪细胞脂蛋白脂酶↓、嗜中性细胞活化、内皮细胞黏附性↑、促凝血作用↑
淋巴毒素/肿瘤坏死因子-β	TNF-β、LT	淋巴细胞(T 及 B)	抗原性有丝分裂	
白介素-1α(IL-1α)	白细胞活化因子(LAF) 白细胞内生性介质(LEM) 单核细胞因子(MCF) 内生性致热原(EP)	巨噬细胞及多种其他细胞	LPS 其他产物 TNF	发热,产生 IL-2,骨吸收,血管翳形成、嗜中性细胞活化,内皮细胞黏附性↑,促凝血作用↑
白介素 1β(IL-1β)				
干扰素-α	IFN-α、白细胞干扰素	白细胞(尤其是单核-吞噬细胞)		诱生抗病毒状态
干扰素-β	IFN-β、纤维母细胞干扰素	纤维母细胞	LPS 病毒感染 双链 RNA	
干扰素-γ	IFN-γ、免疫干扰素、乙型干扰素	T 淋巴细胞		巨噬细胞活化 上调 MHC 分子Ⅰ及Ⅱ

TNF 是一种内生性致热原。动物实验证实,静注 TNF 后体温迅速升高,表现为双峰热。第一热峰系 TNF 直接刺激下丘脑体温调节中枢所致,第二热峰系 TNF 刺激单核-吞噬细胞释放 IL-1 所致。已证实 IL-1 是一种内生性致热原,这些物质之间的关系颇值得进一步加以阐明。近 10 余年中受到重视的中间物质还有前列腺素 E1 及 E2,注射少量到猫及兔的脑室系统后,于数分钟内可导致发热。因而推测致热作用可能是通过前列腺素的增加而致。退热药如阿司匹林及吲哚美辛均是强力的抑制前列腺素合成的物质。但仍有不少资料反对这一假说,认为前列腺素并非在所有发

热者中起作用，而前列腺素所致的发热与致热原引起的发热并不完全相同。众多外伤性发热如挤压综合征（crushing syndrome）、热烧伤及严重的外伤等，可释放足够浓度的前列腺素及其代谢产物而导致发热。许多激素类物质及神经介质（去甲肾上腺素、多巴胺及cAMP等）亦曾被认为可能是体温调定点改变的原因，但其证据不太充分。有证据表明，发热在很多情况下对宿主的防御功能有益，其作用取决于体温相对的增加而并非其绝对值。家兔在体温升高时，对肺炎链球菌的抵抗力比正常温度时有所增加。在巴斯德菌（*Pasteurella multocida*）感染之后，仅有轻度发热的家兔比高热的家兔更容易死亡，但极高热的家兔其存活率亦下降。因此，宿主防御功能有个最适宜的温度范围。在人类，高热及人工所致的发热曾用于治疗某些感染病，如人工感染疟原虫治疗神经梅毒、淋菌性关节炎、心内膜炎及肺炎链球菌所致的脑膜炎。然而，随着抗生素的发展，发热疗法已被放弃。有报道用化疗与高热疗法联合治疗所得的最大效果优于两者单独的治疗效果。

机体的体温调定点类似一个标尺，如果调定点升高，实际体温暂时低于此调定点时，便会导致寒战、发抖、外周血管收缩或适当行为应答，使体温上升来适应此调定点。这种情况常见于骤然发热的初期。当实际温度超过调定点时，便导致出汗、外周血管扩张，喜冷饮或其他措施使体温下降以符合此调定点，此情况常见于发热的后阶段。

正常人夏季及冬季体温均保持在36.2～37.3℃，个体之间、昼夜之间可有少许差别。许多感染病各有特殊的发热规律称热型。如体温保持在39℃以上，昼夜波动少于1℃者，称为稽留热（sustained fever，continuous fever），多见于典型伤寒。一昼夜间体温波动超过1℃，而且最低温度仍超过正常者，称弛张热（remittent fever），可见于伤寒后期或化脓性感染。一昼夜间体温上下波动达3～4℃者称消耗热（hectic fever），见于脓毒症及重症结核病。高热与不发热间隙出现，称间隙热（intermittent fever），见于疟疾。高热持续数日后骤退，正常数日后又出现上次的发热者称回归热（recurrent fever），在回归热型中，发热期呈缓慢升降者称波浪热（undulant fever）。一昼夜体温两次升降者称双峰热（double peaked fever）。发热期过后已进入恢复期数日，又见体温上升者称后发热或继发热。病程中最高温度不超过38℃者为低热，39℃以内为中度发热，39.1～41℃者为高热，超过41℃者为超高热。发热超过2周者为长程发热。热型在感染病的诊断上具有一定的价值，但由于抗感染药物的及时应用，典型热型在临床上现已少见。

三、炎症

正常组织液含有不等量的血浆蛋白，包括IgG抗体。在无特异性抗体的情况下，组织液是大多数细菌的良好培养基，细菌繁殖不可避免地会引起炎症。当炎症存在时，立即会有较多的IgG及激活的补体成分出现在组织液中。稍晚阶段，吞噬细胞的分泌产物（溶酶体类、氧自由基、乳铁蛋白等）亦可出现，而且组织的裂解产物和死亡的血小板、多形核细胞及巨噬细胞释放出来的抗菌物质亦会增多。

当组织受损伤或受染时微循环会发生迅速而重要的变化，毛细血管及毛细血管后血管扩张，内皮细胞之间出现空隙，通透性增加，使得富含蛋白质的液体从血液漏出。纤维蛋白原可能变成纤维蛋白，形成弥漫性网络。循环性白细胞（特别是多形核及大单核细胞）黏附到内皮细胞上，然后是白细胞从内皮细胞之间主动穿出而进入组织。受影响的部位出现炎症的四个基本特征即红、热（血管扩张）、肿（血管扩张后细胞及体液渗出）及疼痛（组织肿胀、疼痛介质出现）。研究表明，细胞黏附在炎症、免疫反应、血栓形成及肿瘤转移等过程中起着关键作用。细胞与细胞、细胞与基质之间的相互黏附，依赖于细胞黏附分子（cell adhesion molecule，CAM）。现已发现有许多黏附分子家族（图7-2-1）。

（一）免疫球蛋白超家族黏附分子

包括细胞间黏附分子-1和-2（intercellular adhesion molecule-1 and 2，ICAM-1，ICAM-2）及血管细胞黏附分子（vascular cell adhesion molecule，VCAM）。它们具有共同的免疫球蛋白样结构区。ICAM-1的主要受体为淋巴细胞功能相关抗原-1（lymphocyte function associated antigen-1，LFA-1）。VCAM又称诱导性细胞黏附分子（inducible cell adhesion molecule，INCAM）。它只在细胞因子（IL-1，TNF-α）活化的血管内皮上表达。VACM可与单核细胞、淋巴细胞有关受体结合。

（二）整合素族黏附分子

系由α及β二亚单位组成的异二聚体受体，

- 细胞黏附分子
  - 免疫球蛋白超家族(Ig superfamily)
    - ICAM-1
    - ICAM-2
    - VCAM
  - 整合素族(integrin)
    - β1亚族
      - VLA1-4
      - 纤维连接蛋白受体
      - 层黏连蛋白受体
    - β2亚族
      - LFA-1(CD11a/CD18)
      - MAC-1(CD11a/CD18)
      - P150/95(CD11a/CD18)
    - β3亚族
      - 透明连接蛋白受体
      - 血小板蛋白gpⅡb/Ⅲa
  - 选择素族(selectin)
    - ELAM-1
    - GMP-140
    - LAM
  - 血管附着素族
    - 黏膜血管黏附素HCAM
    - 外周淋巴结血管黏附素-LAM-1

图 7-2-1　细胞黏附分子的分类

存在于细胞膜上。α、β 亚单位都由细胞外区、跨膜区及细胞质区组成。α 亚单位上有 Mg^{2+}/Ca^{2+} 结合区、β 亚单位上有富含半胱氨酸重复区。由于 β 亚单位组成不同，又可分为 β1、β2、β3 三个亚族。整合素为联系细胞外环境与细胞内骨架之间的重要结构。β1 亚族成员有最晚期抗原（very late antigen，VLA）、纤维连接蛋白受体及层黏连素（laminin）受体。β 亚族对白细胞穿过血管内皮至细胞外基质起重要作用。β2 亚族包括 LFA-1、MAC-1 及 P150/95。β3 亚族包括透明连结素（vitronectin）受体和血小板糖蛋白 gpⅡb/Ⅲa。β3 亚族与配基上精氨酸-甘氨酸-天冬氨酸（RGD）序列结合。缺乏 gpⅡb/Ⅲa 的血小板功能不全症患者，因血小板缺乏凝集性而有出血倾向。

（三）选择素族黏附分子

亦称白细胞黏附分子族。是一类涉及白细胞与内皮细胞的黏附分子。此类分子均为高度糖基化的单链跨膜糖蛋白，其结构特点是氨基端有凝集素样区（约含 120 个氨基酸）。属于此族的成员有内皮细胞白细胞黏附分子-1（endothelial leukocyte adhesion molecule-1，ELAM-1）、颗粒膜蛋白-140（granule membrane protein-140，GMP-140）及白细胞黏附分子（leukocyte adhesion molecule，LAM）。ELAM-1 是至今了解最多的一种黏附分子。血管内皮细胞受内毒素、细胞因子（如 IL-1 及 TNF）作用后开始表达 ELAM-1。ELAM-1 主要集中在毛细血管、后微静脉，而小动脉内皮不表达。炎症时白细胞与此处内皮细胞黏附增加而游走入炎症区。肿瘤患者的巨噬细胞产生 TNF 可使局部细胞表达 ELAM-1，加强肿瘤细胞与内皮细胞的黏附，促进肿瘤转移。最近明确 ELAM-1 受体是粒细胞及单核细胞上的唾液岩藻乳糖胺寡糖（sialylfucosyl lactosamine oligosaccharide）。GMP-140 又称血小板活化依赖性颗粒表面膜蛋白（PADGEM），主要集中在小静脉、微静脉内皮细胞及血小板 α 颗粒内。经凝血酶、组胺或白三烯、C4 等刺激后，GMP-140 可被动员与质膜融合而在细胞表面表达，发生内皮细胞、血小板与中性粒细胞、单核细胞间的黏附，参与炎症及血栓形成。

LAM 又称归巢受体（homing receptor），位于淋巴细胞表面。淋巴细胞通过此受体与淋巴结内高内皮细胞微静脉（high endothelial venule，HEV）结合而入淋巴组织，归巢受体亦控制淋巴细胞循环的器官特异性。此受体在人外周淋巴结称 LAM-1，在人黏膜称归巢相关细胞黏附分子（homing associated cell adhesion molecule，HCAM）。

（四）血管附着素（vascular addressin，VA）

血管内皮细胞表达的黏附分子，其作用是使淋巴细胞黏附于特异淋巴组织的血管内皮上，进行淋巴细胞的再循环。VA 有黏膜型即 Mad 及外周淋巴结型即 PLad 两型。Mad 存在于黏膜的 HEV 内皮上，与淋巴细胞回归黏膜组织有关；Plad 存在于外周淋巴结的 HEV 内皮上，与淋巴细胞回归外周淋巴结组织有关。

在炎症组织中，白细胞与血管内皮细胞发生黏附是白细胞在微血管内靠边及游走至血管外的前提，亦是中性粒细胞损伤血管内皮的基础。在炎症中常有多种黏附分子的表达，与炎症有关的内皮细胞和白细胞的黏附分子见表 7-2-2。总之，细胞黏附分子有多种，它们在活化的淋巴细胞与血管内皮结合时，发挥重要作用。细胞毒性 T 细胞与靶细胞结合时；辅助性 T 细胞与抗原递呈细胞结合时，也有这类细胞结合分子的参与。实验证明，给小鼠注射抗 ICAM-1 单克隆抗体，可延缓移植排斥反应，亦可显著抑制实验性炎症反应。对细胞黏附分子的深入研究，有助于进一步阐明炎症、过敏、血栓形成及肿瘤转移的机制，对于研制新的免疫抑制剂及抗炎药物亦提供重要的理论依据。

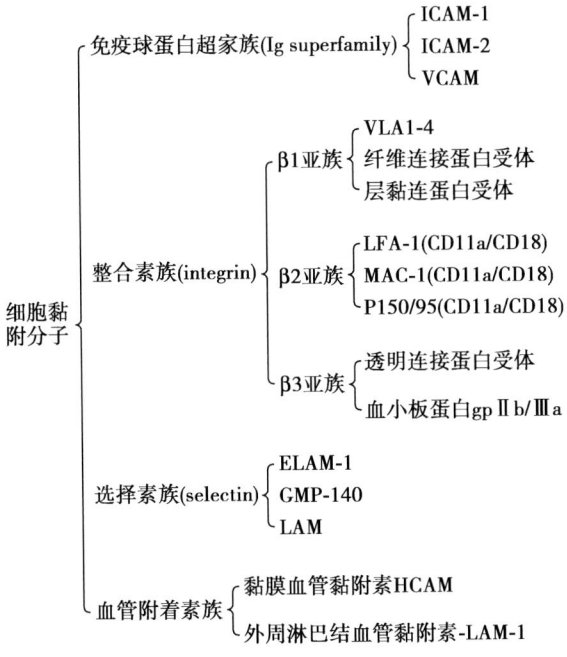

表 7-2-2 与炎症有关的内皮细胞-白细胞黏附分子

内皮细胞			白细胞		
黏附分子（配基）	族	刺激表达	黏附分子（受体）	族	刺激表达
ICAM-1	Ig	IL-1、TNF、IFN-γ	LFA-1	β1 整合素	中性粒细胞、单核细胞、淋巴细胞
ICAM-2	Ig		LFA-1	β2 整合素	中性粒细胞、单核细胞、淋巴细胞
VCAM-1	Ig	IL-1、TNF	VLA-4	β1 整合素	单核细胞、淋巴细胞
ECAM-1	选择素	IL-、TNF	CD15	?	中性粒细胞、单核细胞

炎症是机体对损伤的基本反应，其主要生理意义在于限制组织损伤的发展，并促进损伤修复。如炎症反应过剧，则出现一系列不良后果，其特点是内皮细胞受损，细胞过度浸润及血管的渗漏。参与免疫反应的调节因子一般分为两类，第一类包括5-羟色胺、组胺、白三烯、前列腺素、神经肽类及多种急性时相蛋白（如补体、C-反应蛋白）等，它们主要参与早期炎症过程。第二类可能亦包括上述某些因子，但主要是细胞因子如TNF、生长因子、集落刺激因子（CSF）及白细胞介素类等，它们主要调节炎症中各种相关细胞如淋巴细胞、大单核细胞、内皮细胞、中性粒细胞及血小板等的相互作用，并参与损伤后修复过程，而一氧化氮及上述黏附分子可能是两个基本环节。

炎症应答的起始阶段，无论组织损害的性质如何，其改变均由相同的急性炎症介质所致，包括组胺（血管附近的肥大细胞所释放）、激肽类（kinins，血浆中的激肽前身所衍生）及补体活化产物（C3a 及 C5a）。部分激肽有高度活性，例如缓激肽（kallidin）是从缓激肽原（kallidinogen，一种 α2-球蛋白）形成的 10 肽，它在引起炎症方面比组胺的作用强约 15 倍。炎症介质不仅有多种抑制因子，而且也在局部被灭活，例如激肽可被激肽酶类（kininases）灭活。在稍晚期，前列腺素类及白三烯将会起作用。它们是从白细胞、内皮细胞及血小板所产生，既可介导炎症应答亦可对炎症加以限制。

如果炎症是由化脓菌所致的感染，循环性多形核细胞数会急剧增加。在骨髓中多形核细胞的储存量比外周血中多 20 倍。如果某些疾患使骨髓供应耗竭，当细菌感染时循环性多形核细胞下降是一种不祥的预兆。多形核细胞生存不超过1～2日，其死亡及自溶不可避免地导致溶酶体酶向组织内释放，当发生此现象而程度很轻时，吞噬细胞会摄取衰老的多形核细胞，所致的损伤很小。当程度严重时，坏死的多形核及宿主其他细胞，加上死亡或生存的细菌、自溶及发炎产物，形成脓液。脓液可以是稀水样（链球菌）、浓黏样（葡萄球菌）、干酪样（结核杆菌）、绿色（铜绿假单胞菌）或恶臭（厌氧菌）。病毒在组织内产生的炎性产物为坏死宿主细胞产物或抗原-抗体复合物形式，其反应不如细菌产物强烈，并且急性炎症的时限较短，多形核细胞被单核细胞所取代。单核细胞浸润亦有助于证明是病毒感染。

白细胞从血管穿出血管外之后，不会自动准确地移向感染部位。多形核细胞在组织内表现为任意移动，且根据趋化物质所产生的化学物质梯度而出现方向性移动。大单核细胞很少或几乎没有任意运动，对相似的趋化物质应答灵敏。趋化物质如白三烯、C3a 及 C5a 是在发炎应答过程中所形成的。如果炎症变得严重或广泛播散，全身性的调节是增加肾上腺皮质激素的分泌量，同时也发生全身性代谢性应答而维持生理功能。这称为急性期时相应答（acute phase response）。肝脏释放出蛋白质如亲血色球蛋白（haptoglobulins 及 α2-glycoproteins）、蛋白酶抑制剂、纤维蛋白原及C-反应性蛋白等。这些急性时相蛋白质的确切功能尚未清楚，但它们的出现会伴有红细胞沉降率的加速，患者可能出现头痛、肌痛、发热、贫血伴有血清铁、锌、铜及血浆铜蓝蛋白（ceruloplasmin）增加。许多急性时相应答的表现似乎是由于巨噬细胞释放 IL-1 的作用。这是一种很复杂的应答，总体上说这种应答是要提供有益的帮助，但有些作用益处不大，不良反应亦不可避免（表 7-2-3）。

表 7-2-3　急性时相反应性增加的血浆蛋白质

中文名称	英文名称
C-反应性蛋白	C-reactive protein
血清淀粉样蛋白 A	serum amyloid A protein
α1-糖蛋白	α1-glycoprotein
血浆铜蓝蛋白	ceruloplasmin
α-巨球蛋白类	α-macroglobulins
补体成分	complements
α1-抗胰蛋白酶	α1-antitrypsin
α1-抗凝乳蛋白酶	α1-antichymotrypsin
纤维蛋白原	fibrinogen
凝血酶原	prothrombin
因子Ⅷ	factorⅧ
纤溶酶原	plasminogen
亲血色球蛋白	haptoglobin
铁蛋白	ferritin
免疫球蛋白类	immunoglobulins
脂蛋白类	lipoproteins

不少研究对自由基在组织损伤中的地位比较重视，但这种病理生理机制既有杀菌功能，亦有致组织损伤能力，既是防御机制，又是发病的中间环节。在外层电子轨道上具有奇数电子的任何分子或原子团都称为自由基。它可以是有机分子（如醌类等），亦可以是无机分子（如 O_2 等），均具有高度活泼及易变的特性。机体内的自由基是正常生理代谢的副产物，如花生四烯酸代谢过程中产生脂过氧化物，吞噬细胞在吞噬过程中释放自由基等。正常情况下机体内自由基的产生与清除保持着动态平衡，但在某些情况下平衡遭到破坏，使自由基的产生远远超过清除能力，结果多种细胞成分就会受到损害。这种物质亦可在非生理条件下产生，如接受电离辐射，摄入能参与体内氧化还原循环（redox cycling）的药物及感染等。常见的自由基种类和来源如表 7-2-4，氧自由基是医学上最重要的自由基，其中又以羟自由基毒性最强，又因其无相应的酶来清除，故一旦生成则危害极大。

表 7-2-4　常见的自由基种类及其来源

种　类	来　源
O_2、H_2O_2、OH^-、AgO_2	氧代谢产物，在高氧、炎症及放射情况下产生增加
NO_2、O_3、过氧酰基氮类	光化学空气污染
过氧化脂质	自由基传播副产物或前列腺素类代谢产物
次氯基团	炎症细胞
半醌类	线粒体电子传递
芳香簇化合物	环境污染
二价金属离子	血红素或其他含金属蛋白质及游离或结合的金属离子

四、皮疹（rash，eruption）

皮疹是由于病原体或其毒素造成的损害或过敏，使毛细管扩张、渗出或出血所致。皮疹常见于各种病毒，立克次体或细菌性感染病，是部分感染病的特征之一，对辅助诊断有重要意义。因此，对皮疹的观察和描述必须按其形态、色泽、数量、分布、感觉以及出疹时间、顺序、持续时间及消退情况等详细记载。

感染病中常见的皮疹有：①斑疹（macule）：初呈鲜红色，压之褪色，不高出周围皮肤，直径多在 1cm 以内，见于斑疹伤寒等；②斑丘疹（maculo-papule）：为小片状红色充血疹，稍隆起，压之可暂时褪色，常相互融合，见于麻疹等；③玫瑰疹（rose spot）：为斑丘疹中一种色淡而边界不清楚的皮疹，见于伤寒及副伤寒；④红斑疹（erythema）：为大片潮红、压之褪色的皮疹，见于猩红热等。直径小于 2mm 的瘀点（petchia）及较大的瘀斑（ecchy-mosis）均为出血性皮疹，由鲜红色转为暗紫色，压之不褪色，常见于流行性脑膜炎、肾综合征出血热等；⑤疱疹（resicle）：隆起皮肤、内含浆液，见于水痘及带状疱疹等。疱疹巨大者称大疱疹（bulla）及大疱（bleb），见于表皮坏死松解症（烫伤综合征）。疱疹如有感染，浆液混浊者称脓疱疹（pus-tule），见于水痘；⑥荨麻疹（urticaria）或称风团（wheal）：呈斑块或片状，粉红色或肉色隆起，周围可有红色晕圈，大小不定，有痒感不溃破。结节（nodule）为硬结状高起，大小不定；⑦黏膜疹或称内疹（enanthem）。麻疹斑（koplik's spot）出现在口腔双侧颊黏膜，直径不超过 1mm，多少不定，表浅溃破，可互相融合，见于麻疹早期。

在发疹性感染病的发热病程中，皮疹出现的时间、出疹顺序及分布大多有某些规律。如风疹、水痘的皮疹出现于发热起病第 1 日，猩红热在第 2 日，天花在第 3 日，麻疹在第 4 日，斑疹伤寒在第 5 日，伤寒在第 6 或第 7 日。麻疹始自耳后、发缘，继而面部，再躯干四肢；猩红热从颈部上胸部开始，蔓延至全身。水痘的皮疹多集中于躯干，所谓向心性分布；天花的皮疹则多见于四肢及头面部，所谓离心性分布。

五、血象（blood picture）

血象的变化亦是多数感染病的特征，临床工作者仔细观察血片，是不能忽略的常规工作。除在血片中或血液中查找有关病原体之外，特别应注意血细胞的形态学改变，例如疟疾患者的血片中常有疟色素沉着。由于贫血常有靶形红细胞及网织红细胞增加，发生 DIC 时，血片中除贫血特点外，尚可见裂细胞（schistocyte）及盔细胞（helmet cell）。大多数病毒性感染病表现为白细胞减少或正常，但流行性乙型脑炎、肾综合征出血热、传染性单核细胞增多症及狂犬病则有白细胞计数明显增高。细菌性感染病则白细胞计数大多增加。严重细菌感染（偶有白细胞总数不升者），大多有白细胞分类的核左移及中性粒细胞的中毒性改变，如胞浆中可见明显中毒颗粒及空泡等。较长时间发热而白细胞减少者常见于疟疾、伤寒及黑热病。出现类白血病反应者多见于百日咳、肾综合征出血热或暴发型流行性脑膜炎，但百日咳患者血片中的小淋巴细胞可达 80% 以上。肾综合征出血热的血象特点是红系统可出现晚幼红细胞；粒系统可出现中度左移及中毒现象并有异型淋巴细胞数目增多；血小板减少。暴发型流行性脑膜炎患者则以中性粒细胞的数量增加、中毒现象及幼稚细胞表现为主。外周血象出现少数异型淋巴细胞，常见于某些病毒性疾患的早期，异型淋巴细胞如达到 10% 以上，最大可能是肾综合征出血热或传染性单核细胞增多症。外周嗜酸性粒细胞增多，常是某些寄生虫病的特点，骨髓细胞有促嗜酸性粒细胞生成素，蠕虫本身也可能释放嗜酸细胞刺激因子，使嗜酸性粒细胞增多。宿主受感染后致敏的 T 细胞或者速发型变态反应时的肥大细胞及嗜碱性粒细胞均可能释放嗜酸粒细胞趋化因子，导致局部及血循环中嗜酸性粒细胞的增多。此类情况主要见于与血液有密切接触的蠕虫病及内脏虫蚴症。在肠腔寄生的蠕虫成虫或在血液等处感染的原虫病均不导致血中嗜酸粒细胞过度增加，可能与前者如肠道蛔虫病及钩虫的代谢产物不易被吸收；后者如疟疾及黑热病等不产生嗜酸性粒细胞刺激因子有关。肾上腺皮质激素可促使嗜酸性粒细胞进一步裂解及储存，因此在严重感染时如伤寒可使嗜酸性粒细胞在外周血中减少或消失。

有关感染病诊断、治疗及预防的特点，将在专门章节中阐述。

（王小红　李梦东）

参 考 文 献

1. Finfer S. The surviving sepsis campaign：robust evaluation and high-quality primary research is still needed. Crit Care Med，2010，38（2）：683-684.
2. Latz E. The inflammasomes：mechanisms of activation and function. Curr Opin Immunol，2010，22（1）：28-33.
3. 陈澍，翁心华. 发热//陈灏珠. 实用内科学. 第 13 版. 北京：人民卫生出版社，2009.
4. Hasiwa N，Daneshian M，Bruegger P，*et al*. Evidence for the detection of non-endotoxin pyrogens by the whole blood monocyte activation test. ALTEX，2013，30（2）：169-208.
5. Graczyk M，Przybyszewski M，Kuźmiński A，*et al*. Role of E-selectin and platelet endothelial cell adhesion molecule 1 in gastritis in food allergy patients. Postepy Dermatol Alergol，2013，30（5）：271-276.
6. Silveira CG，Finas D，Hunold P，*et al*. L1 cell adhesion molecule as a potential therapeutic target in murine models of endometriosis using a monoclonal antibody approach. PLoS One，2013，8（12）：e82512.

第八章

感染病诊断技术

第一节 概 述

感染病尤其是传染病具有病种繁多、涉及多器官系统及各年龄患者等特点，同时多数疾病具有明显规律性，能做出病原（病因）诊断，因此在做临床诊断时既要注意融会贯通，又要抓住每个疾病的特点。做出正确临床诊断的第一步是对完整的病史资料及常规化验进行全面系统分析，在此基础上进一步选择一些必要的特殊检查，反映各种特殊改变的血生化、影像学或病理学检查等。由于感染病均由感染因子所致，因此应致力于通过病原学或血清学检查来明确病因，为特异性治疗提供依据。

一、临床诊断

正确的临床诊断是临床工作的核心和治疗的前提，亦是判断预后和采取预防措施所必需。诊断通常包括第一印象的初步诊断及最后的确定诊断。初步诊断即第一诊断或印象诊断，要求通过症状、体征或一般常规检查能快速、早期、相对准确地做出诊断，以有利于对感染病的早发现、早报告、早隔离、早治疗，这不仅是使患者早期得到有效治疗、控制病情发展的需要，亦是防止感染病继续传播和疫情扩散的重要措施。确定诊断则需通过系统观察及反复验证，并获得病原学、免疫学、分子生物学、影像学、病理学或其他特殊检查的支持，最后确诊。正确的临床诊断必须依靠翔实的病史采集及全面细致的体格检查、对病情发展特点的动态观察，并结合实验室及各种特殊检查，进行综合分析，全面判断，与相关疾病鉴别后才能获得最后的结论。

（一）病史采集

采集病史是诊断疾病的第一步，应做到全面而翔实，主要通过问诊获取疾病相关资料（包括流行病学资料），以了解疾病的发生、发展、演变及诊治经过。其内容主要有：

1. 流行病学资料　流行病学资料是诊断感染病必不可少的基本条件，对于临床诊断而言，有明确接触史有利于做出早期诊断。作为感染病专科医生应尽可能熟知本地及周边地区感染病流行情况，对任何感染病首先必须了解传染源、传播途径、人群易感性及流行特征等，有的感染病上述因素比较明确，可短时间内问明；有的则不易确定，须通过查阅资料、咨询 CDC 等方式获得。各种感染病均有其发病特点，如发病季节、地区、患者年龄、性别、职业、接触史、家庭或集体有无类似发病情况、旅居地区史等，根据这些资料常可提供诊断的重要线索，如当时有无某些感染病的流行或大流行，与该病的密切接触史或集中发病等特点，均有助于该病的诊断。常见感染病中的流感、登革热、流行性乙型脑炎、流行性脑脊髓膜炎、细菌性食物中毒、疟疾及钩端螺旋体病等，根据该病的流行病学资料再结合症状、体征，即可能迅速获得诊断线索或初步诊断的依据。

对于自然疫源性疾病，应详细了解疫源地的状况，包括地区、季节、地形地貌、动物宿主及传播媒介等，特别是动物和家畜中该病的感染率及发病率，以及患者的职业暴露及与动物的密切接触程度亦是重要诊断线索。例如在夏秋季有过进入森林脑炎疫区，有被蜱叮咬史，应想到森林脑炎；在牧区与牛、羊及其制品接触密切或在产幼仔季节，极易感染布鲁菌病、皮肤炭疽等；在疫区被犬、狼咬伤而后发病者应考虑狂犬病的可能。

近年来生态环境不断恶化、经济发展及城镇化加速导致人口大量流动、滥捕乱杀野生动物，使病原微生物进一步由野生、家饲动物向人类转移，新发感染病（emerging infectious diseases，EID）不断发生，如大肠埃希菌 O157∶H7所致的肠出血性肠炎、马尔堡和埃博拉病毒感染、朊粒（Prion）所致克-雅病、冠状病毒变异株导致严重急性呼吸综合征（severe acute respiratory syndrome，SARS）及人感染禽流感(如 H5N1、H7N9)等,已完全打破已知的流行模式或规律,常以新的形式和表现突然出现,对临床的诊断及防治带来不少新问题,应高度警惕和重视。

2. 主诉及现病史 主诉是患者就诊时的主要症状和病情表现的中心,简短的一句话可概述疾病的特征。现病史则应询问起病诱因及发病时间,了解起病缓急,有无前驱症状,所有症状的起始时间、程度、性质、演变过程及诊治经过,尤其弄清症状之间的主次关系,对诊断具有重要参考价值。如高热伴头痛、呕吐、神志改变等颅内压增高表现者,应考虑中枢神经系统感染;腹痛、腹泻、大便带黏液或脓血,则为肠道感染;同餐进食者短时内多人出现类似症状而发病,就有食物中毒的可能等。而对发热患者必须了解发热起始时间、发热程度、热型、热程及伴随症状,以及治疗经过等,如寒战、高热、大汗是疟疾的典型症状;长期高热应考虑伤寒、败血症;低热消瘦则可能为结核病、黑热病;波状热应考虑布鲁菌病;发热伴皮疹者有发疹性感染病或立克次体病的可能等;发热伴呼吸道症状抑或消化道症状,甚至高热昏迷、惊厥或休克等,均反映不同系统的疾病。

3. 病史资料完整 采集病史一定要全面客观,实事求是,真实反映病情,遇有些微线索或对诊断有价值的蛛丝马迹,均要彻底追问;若有遗漏或发现病情表现与体检、化验等结果不符或有矛盾之处时,应再反复追问病史,或通过其他途径了解调查,以完善和充实第一手资料,对确定诊断更有价值。完整的病史资料必须包括过去史、家族史、预防注射史、饮酒史、药物输血史、过敏史及旅行史等,这些病史与疾病诊断密切关联,如家族病史除反映某些遗传性疾病外,更可提示感染病家庭聚集发病情况;预防接种史及过去病史可了解患者免疫状态及抵抗力强弱,接种过疫苗或患过某些感染病后可获得对该病的免疫力,再次感染发病的机会就少,否则易感性高,免疫功能低下或缺陷者对许多疾病均易感;旅行史既要了解目的地的感染病发病情况、与传染源的接触程度和有无传播途径,又可提供旅行者易发疾病的线索(如旅行者腹泻、疟疾、登革热,以及当地正在流行的某些感染病等)。但如加强预防措施、采取主动或被动免疫注射等,可避免许多感染病。

(二)全面、细致的体格检查

体格检查对临床诊断至关重要。首先从患者一般情况、体温、呼吸、脉搏和血压等基本项目观察和检测,再依靠传统的视、触、叩、听等基本方法和简单器具进行全面系统且有目的地重点检查,主要在心、肝、脾、肺、肾、脑等重要器官及各系统检查,注意有无异常,对五官、淋巴结、皮肤及毛发等表面部位亦不放过任何有意义的阳性体征,如轻度黄疸、皮肤小包块、出血点、皮疹、肝脾及淋巴结轻度肿大等,对临床诊断都是重要依据。若发现特殊体征意义更大,如麻疹的口腔黏膜斑、伤寒的玫瑰疹、咽白喉的假膜、恙虫病的焦痂溃疡及中枢神经系统感染的脑膜刺激征等,据此即可做出某些相关感染病的初步诊断。

体检时应依据病史提示的线索,对重点部位更要仔细检查,寻找有利于诊断的阳性体征,同时应重视具有鉴别诊断价值的阴性体征。如2003年流行的SARS,除发热、咳嗽、胸闷外,应有肺部的体征和胸部X线表现,若无则可能仅为上呼吸道感染或一般感染病早期。然而应注意,体检当时未发现阳性体征,尤其是急性感染病的“前驱期”最突出的表现往往只有发热,随病情进展将不断出现新的具有特征性的体征,所以必须要连续、系统、反复的检查和观察,防止遗漏,以尽早做出正确诊断。

(三)密切病情观察

感染病急性期,病情发展变化快,有时一日几变(如发热、毒血症状、皮疹、出血点等),有的甚至几小时就变个样,如肾综合征出血热早期出现尿蛋白,上午为(+)或(++),下午检查则可为(+++)或(++++),有显著不同;有的症状体征入院时尚未发现,以后陆续出现或增加,如流行性脑膜炎的出血点初为散在、点片状,可迅速发展为大片瘀斑;中枢性高热的患者可迅速出现惊厥、抽搐或意识障碍。而这些变化特征又是诊断相应疾病的重要依据。各种疾病的症状和体征,既有相同的共性表现,可以交叉和重叠出现,亦有本病的特有征象及不同的个性表现,大都按一定的规律发展变化。因此,应发挥临床医生的勤勉和睿智,加强临床观察和必要检查,特别是应逐步缩小范围再进行相关检查和观察,或通过各种现代化的监护检查仪,随时发现病情变化,及时做出正确诊断和评估病情。

应特别提出,目前许多感染病的发生率与临床表现均有较大改变,EID的出现,临床表现与传统疾病可能不完全相同,给临床诊断带来不少困惑。例如近年来结核病的发病率逐渐增高，呈现死灰复燃、重新加剧的态势，且表现各异，缺乏典型的临床症状，甚至仅以长期发热为主要临床表现且缺乏其他诊断依据，常需诊断性抗结核以明确。而过去表现典型的症状及体征，现在可能少见或缺如，如伤寒的相对缓脉和玫瑰疹、布鲁司菌病的波状热、猩红热的大片脱皮及肺结核病的大咯血等，目前均较少见。而耐药菌株的出现、病原体变异，以及个体和环境等因素，致使病原改变、毒力加强、病情迥异，且极为严重、病死率高；此外，近年新发生的 SARS、人感染禽流感（如 H5N1、H7N9）等，更是由于对其认识不足、诊断未明，采取措施不力，导致迅速传播，危害极大。

（四）综合分析、全面判断

掌握了第一手症状、体征及病情变化资料，必须加以筛选、整理、衡量，分清主次，并进一步核实主要材料综合分析，为正确诊断打好基础。特殊病征或典型病象固然具有重要的诊断价值，但疾病的表现形式各异，在不少情况下出现“同病异症”或“异病同症”。如结核病、疟疾及钩端螺旋体病等，可能有多种临床表现，类似多种不同的疾病；亦如肝肿大可见于某些寄生虫或细菌、病毒感染病，亦可见于肝硬化、肝癌。故对所获取的资料必须去粗取精、去伪存真、由表及里、由此及彼、综合分析、全面判断，发挥正确推理和逻辑思维，找出诊断的特殊病征和确切依据，比较各种共性和个性，才能得出比较客观和正确的诊断。

（五）鉴别诊断

由于临床表现常有“多因一果”或“一因多果”特征，众多感染病都有不少共性的症状和体征，容易混淆诊断。最初诊断时可将范围扩大，提出疑问，然后逐渐缩小，与可疑类似疾病进行鉴别并一一排除。必要时重复进行常规实验室或特殊检查，尤其是进行感染病特有的病原学或免疫学检查，寻找证据。鉴别诊断须注意以下几点：①在几个可能的疾病中进行选择时，一般应先考虑常见病、当地的多发病或当时的流行病，至于罕见病，只有用上述疾病不能满意解释时才予以考虑；②未有充分的诊断依据时不要轻易做出神经官能症或癔病的诊断；③应先考虑可治之病，其次才考虑不治或难治之病；④当用某种“特殊病征”不能解释某一疾病的全部重要临床现象时，须考虑患者同时存在两种或多种疾病，或有并发症的存在。

二、常规实验室检查

（一）三大常规检查

三大常规检查简单、方便、实用，对各种感染病必须做相应检查，常能为临床诊断提供重要信息，是临床检验中最基本的手段之一。

1. 周围血常规　血常规系最普通、最基本的检验。对于临床工作者，不仅要重视血细胞数量的变化，同时特别要注意血细胞形态学的改变。红细胞系统主要反映血液疾病和血液浓缩、稀释改变，结合血红蛋白、血细胞比容、血沉降率等检查，对许多感染病的诊断、鉴别及指导治疗均有重要价值。

绝大多数病毒性感染病白细胞计数减少或正常，但肾综合征出血热、流行性乙型脑炎、传染性单核细胞增多症及狂犬病等，白细胞总数可增高；细菌性感染病白细胞总数大多增加，唯伤寒及沙门菌等感染时常常减少，而布鲁司菌病可减少或正常。严重细菌感染不但白细胞总数升高（偶有不升者），且粒细胞有核左移及中毒颗粒、空泡出现。较长时间的发热白细胞亦可减少，见于疟疾、黑热病；而百日咳、肾综合征出血热或暴发型流脑可出现类白血病反应。白细胞的绝对值在辅助临床诊断上比较重要，若结合细胞分类意义更大。

由于成人白细胞以中性粒细胞最多，故白细胞总数及中性粒细胞增多或减少在多数情况下意义一致。急性化脓性感染中性粒细胞常增多，而结核病、伤寒、副伤寒、流感及疟疾等中性粒细胞常正常或减少。寄生虫疾病或过敏常有嗜酸性粒细胞增多。病毒性疾病以淋巴细胞为主，异常淋巴细胞的出现多见于病毒感染（如 EB 病毒、肝炎病毒及巨细胞病毒等）的外周血中。疾病的早期，异常淋巴细胞的数量如达到 10% 以上，要高度怀疑传染性单核细胞增多症或肾综合征出血热。

血小板计数（PLT）的改变可用于感染病的早期诊断，如肾综合征出血热患者早期血小板减少极为多见。随着新型血细胞分析仪的不断问世，PLT、平均血小板体积（MPV）、血小板比容（PCT）及血小板分布宽度（PDW）四项分析参数在国外广泛被采用，由于其与体外血小板功能有较好的相关性，四项参数的测定可直接反映血小板功能状况。研究发现，病毒性肝炎肝衰竭（尤其是慢加急性肝衰竭）患者PLT、MPV及PCT都明显下降，且和病情严重程度相一致，其中PLT和MPV又与血小板功能检测结果一致，提示这四项检测参数能够初步反映病毒性肝炎肝衰竭患者血小板的功能情况。

高科技的联合检测及电子计算机在血液分析仪中的广泛应用，使血常规测量参数不断增多，血液分析仪的白细胞分类技术，已由粗略区分细胞大小发展为依靠高新技术的五分类，相当于目视显微镜分类的水平；不过，虽然血液分析仪的细胞分类程度相当完善，但尚不能完全替代镜检方法。特别是血细胞的形态学检查，疟疾患者的血涂片中常见疟原虫和疟色素的沉着，黑热病患者外周血涂片检查可找到利杜体等，直接有助于临床的快速诊断。

2. 尿液常规　应注意尿量、气味、颜色、透明度、酸碱度及比重，肉眼观有无血尿、脓尿、酱色尿、乳糜尿或有无膜状物等。直接或取沉渣镜检有无各种细胞、管型、结晶或杂质等，亦是常规检查的重要部分，进一步则可做生化检查。

尿胆原及尿胆红素的检测有助于黄疸的鉴别诊断。正常人尿中应含有少量尿胆原，检查可呈弱阳性，胆红素阴性。黄疸型肝炎早期尿胆原即可呈阳性，稍后尿胆原和胆红素均阳性，且胆红素阳性早于巩膜及皮肤黄疸的出现。阻塞性黄疸时，尿胆原往往呈阴性，尿胆红素试验阳性反应。其他原因引起的肝细胞黄疸，如药物、毒物引起的中毒性肝炎亦可出现双阳性的结果。尿液中发现“膜状物”，结合临床，要疑为肾综合征出血热。

尿液常规检查时要注意送检标本应新鲜，在寒冷环境中放置时间亦不宜超过6小时，否则细胞破坏会影响结果的准确性。留置12小时或24小时尿液时，需加用防腐剂。如送尿培养标本，则需在消毒条件下留取中段尿或导尿。

3. 粪便常规　肉眼观察粪便的量、颜色、性状、有无黏液或脓血等，不但有助于诊断和鉴别，而且是观察病情的内容之一。正常粪便呈黄褐色成型软泥状，每日1～2次。若解便次数增加，伴有黏液或脓血，则为肠道感染性疾病；水样便或蛋花样便可见于儿童秋季腹泻；脓血便见于细菌性痢疾、肠道恶性肿瘤；米泔水样便见于霍乱等。阻塞性黄疸粪便呈浅色或灰白色、结肠直肠癌或肛门出血时有鲜红色血便、上消化道出血时为柏油色、阿米巴痢疾呈果酱色。伪膜性肠炎（pseudomembranous colitis，PMC）为抗生素或腺上素皮质激素诱发的难辨梭状芽胞杆菌肠炎、手术后肠炎等所致，粪便中可发现片状假膜。粪便中发现寄生虫或虫卵提示有寄生虫感染。

粪便涂片显微镜检查简易、方便、快速，镜检下发现红细胞、脓细胞、吞噬细胞及各种寄生虫卵，极有利于相关疾病的诊断，甚至是确定诊断的依据。近年来应用免疫学、分子生物学技术，在寻找病原体、提高检出阳性率及快速诊断方面，提供了广阔的途径。

（二）脑脊液检查

中枢神经系统疾病则应做脑脊液检查。正常脑脊液外观无色、水样，清晰透明，不凝固，压力（侧卧位）在0.686～1.76kPa（70～180mmH_2O）。通过脑脊液的常规、生化等检查，可初步判定脑脊液的性质，若能进一步检测到相应的病原体则更加有助于病因确诊。通过腰穿进行脑脊液检查是中枢神经系统感染性疾病诊断中的一种常规方法。在进行腰椎穿刺时应严格掌握适应证、禁忌证及注意事项。如颅内压显著增高者，不宜穿刺，以免导致脑疝，若因特别需要做时，应先用脱水剂降低颅内压，然后用细针穿刺，缓慢放出脑脊液，最好不超过1ml。术后再用脱水剂几次。

对检查结果须具体分析，如化脓性脑膜脑炎脑脊液外观早期正常，稍后变浑浊或呈脓样；结核性脑膜炎脑脊液外观清亮或呈毛玻璃样，放置后出现薄膜；病毒性脑膜脑炎脑脊液外观澄清或微混。化脓性脑膜炎急性期的脑脊液细胞数增高，以中性粒细胞为主，伴有少量单核细胞和浆细胞。结核性和病毒性脑膜炎急性期的脑脊液多以淋巴细胞（含异型淋巴细胞）为其特点，一般少有嗜中性粒细胞、单核细胞和浆细胞的出现。脑脊液的生化检查显示：化脓性脑膜炎与结核性脑膜炎相似，蛋白明显增高，糖及氯化物降低，结核性脑膜炎氯化物的减低更为显著；病毒性脑膜炎蛋白可稍增高，糖和氯化物可正常或偏高。真菌性脑膜脑炎急性期的脑脊液细胞学检查常与结核性相似，且很难区别，若以脑脊液涂片墨汁染色发现新型隐球菌，则极有利于诊断和鉴别。

当腰穿发现为血性脑脊液时，需注意判定是病理性的或是穿刺误伤性血性脑脊液。因血性脑脊液中吞噬细胞的形成和出现均需经过一定的时间，因而在由腰穿误伤所致的新鲜血性脑脊液中，是不会也来不及出现吞噬细胞的，这为两者鉴别提供了可靠佐证，但应严格排除由既往腰穿时所致创伤的可能性。

（三）浆膜腔积液检查

浆膜腔液包括胸水、腹水、心包腔积液等，正常时腔内仅有少量液体，胸膜腔液<30ml，腹膜腔液<100ml，清亮、淡黄色，若有病理改变，不仅液量增多，且有性质改变，根据积液的性质可分为漏出液及渗出液两大类。可疑或确诊有积液时可进行胸（腹）腔穿刺抽液检查，检查时应注意颜色、透明度、比重、凝固性，然后再进行显微镜、生化和病原学检查。

漏出液与渗出液的区别对临床上十分重要，漏出液亦称滤出液，是一种非炎性积液，形成原因有：①血浆蛋白减少引起胶体渗透压减低；②毛细血管内压力增高；③淋巴管阻塞，常见肿瘤压迫或丝虫病引起淋巴液回流受阻；④毛细血管通透性增加；⑤血中盐类成分的变化，如钠潴留等。渗出液大多由细菌感染所致，如结核性胸膜炎、腹膜炎，慢性肝炎或肝硬化导致的自发性腹膜炎等，少数为寄生虫感染、恶性肿瘤、外伤及化学刺激等所致。特别是自发性腹膜炎常以腹水中多形核细胞超过 2.5×10^{8}/L（250/mm^3）为诊断标准。有些顽固性腹水早期多为漏出液，若继发感染亦可为渗出液。两者相互对比（表 8-1-1）。

表 8-1-1 浆膜腔漏出液与渗出液鉴别要点

	漏出液	渗出液
原因	非炎症性	局部炎症所致
外观	淡黄、透明或微混	黄色、血性，多混
比重	低于 1.018	高于 1.018
凝固性	不自凝	多自凝
粘蛋白试验	阴性	阳性
蛋白定量	25g/L 以内	≥25g/L
细胞总数	常<0.3×10^{9}/L	常>1.0×10^{9}/L
细胞分类	淋巴细胞、间皮细胞为主，多形核细胞<2.5×10^{8}/L	急性感染以多形核细胞为主，>2.5×10^{8}/L，慢性感染淋巴细胞增多
葡萄糖	低于血糖	与血糖一致
细菌	无	常有

（四）其他判断感染的检测

1. 降钙素原（procalcitonin，PCT） PCT 系无激素活性的降钙素前体，由 116 个氨基酸组成的糖蛋白质，分子量约 14.5 kDa。其编码基因为位于 11 号染色体上（11p15.4）降钙素 I 基因（CALCI）。PCT 主要在甲状腺滤泡旁细胞内合成。1993 年，Assicot 在 Lancet 上首次报道严重细菌感染时血清 PCT 水平显著升高，而非细菌感染则不升高或轻微升高，从而可以鉴别细菌感染及非细菌感染。此后，大量研究证实 PCT 在脓毒症情况下血清 PCT 水平迅速升高，而病毒、真菌感染时则正常。研究发现脓毒症发生 3～6 小时即可检测到其水平的增高，早于外周血白细胞和 C 反应蛋白质等的改变，且其增高水平与感染程度呈正比，因此可用于细菌感染的早期诊断及程度判断；同时，由于其半衰期约 20～24 小时，血清 PCT 的下降程度可作为判断预后和评价疗效的良好指标。此外，PCT 还能很好的指导临床医生使用抗生素，研究表明依据 PCT 水平来调整抗生素的使用剂量和时间，可显著降低剂量及缩短时间（图 8-1-1）。

应注意 PCT 在以下情况下亦可增高：①手术创伤、多处创伤、严重烧伤；②出生 48 小时以内的新生儿；③免疫刺激药物（OKT3、TNF-α、IL-2）；④血液透析：通常在严重创伤或手术后 72 小时内 PCT 明显增高，但如未继发细菌性感染，PCT 随后即迅速下降，具有重要鉴别意义。

2. C 反应蛋白（C-reactive protein，CRP） CRP 为急性期反应蛋白，在感染和组织损伤时血浆浓度快速升高。血清 CRP 由肝脏合成，其分子量为 105 500，含 5 个多肽亚单位，每个亚单位含有 187 个氨基酸，通过非共价键连结成环状五聚体。CRP 可结合多种细胞、真菌及原虫等体内的多糖物质，复合体可激活补体和加强吞噬细胞的吞噬而起调理作用，从而清除入侵机体的病原微生物及损伤、坏死、凋亡的组织细胞。一般认为 CRP 是一种非特异的炎症标志物，长期以来导致 CRP 增高的因素众多，包括各种急性炎症、心肌梗死、恶性肿瘤、组织损伤、手术创伤、放射性损伤等，影响了其在临床特异性诊断中的应用价值，常需要结合其他生化和影像学检查才能作出诊断。

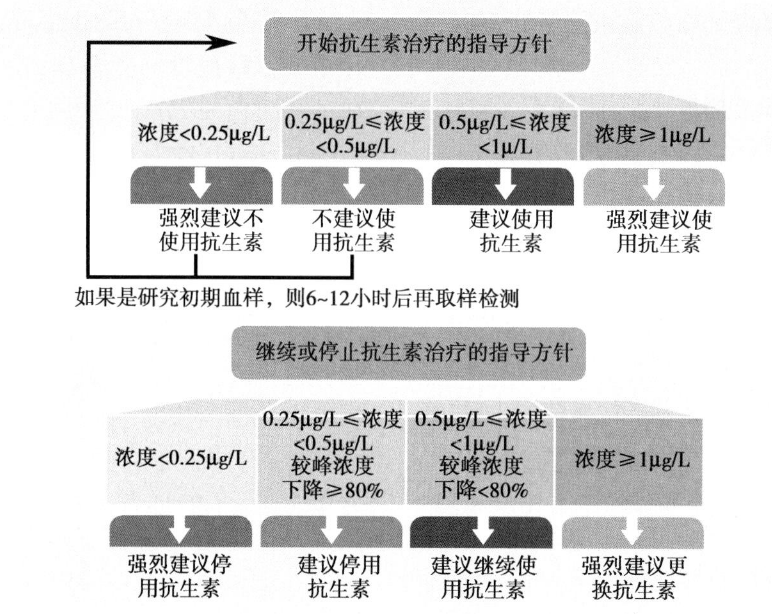

图 8-1-1　降钙素原指导抗生素的应用

CRP 与其他反应细菌感染的指标如外周血白细胞、中性粒细胞及 PCT 等结合可提高细菌感染的准确性。此外，病毒性感染时 CRP 大都正常，有助于鉴别诊断。CRP 作为急性期反应蛋白起病时升高和下降迅速，且升高幅度与感染的程度呈正相关，有助于判断病情及疗效。

（毛　青）

参考文献

1. 尹培达. 全科医学临床诊断学. 北京：科学技术出版社，2001.
2. 陈鸿恩，黄丽辉. 血清降钙素原测定在感染性疾病中的诊断价值. 检验医学与临床，2008，5(1)：20-21.
3. 任建安，复杂腹腔感染诊断与治疗策略. 中国实用外科杂志，2011，31(9)：871-873.
4. 巫晓芳，刘充. 基因诊断技术进展. 检验医学与临床，2010，7(20)：2287-2288.
5. Christ-Crain M，Jaccard-Stolz D，Bingisser R，*et al*. Effect of procalcitonin-guided treatment on antibiotic use and outcome in lower respiratory tract infections：cluster-randomised，single-blinded intervention trial. Lancet，2004，363(9409)：600-607.
6. Kaur K，Mahajan R，Tanwar A. A novel marker procalcitonin may help stem the antibiotic overuse in emergency setting. Int J Appl Basic Med Res. 2013，3(2)：77-83.
7. Bouadma L，Luyt CE，Tubach F，*et al*. Use of procalcitonin to reduce patients' exposure to antibiotics in intensive care units (PRORATA trial)：a multicentre randomised controlled trial. Lancet，2010，375(9713)：463-474.
8. Nabulsi M，Hani A，Karam M. Impact of C-reactive protein test results on evidence-based decision-making in cases of bacterial infection. BMC Pediatr，2012，12：140.
9. Goldsmith CS，Miller SE. Modern uses of electron microscopy for detection of viruses. Clin Microbiol Rev，2009，22(4)：552-563.
10. Wang Z，Li H，Zhen S，Zhang Y，*et al*. Preliminary studies on palladium nanoparticle as a novel label for DNA microarray and their corresponding detection. J Biomed Nanotechnol，2013，9(6)：1050-1059.
11. Sharma A，Rai A，Lal S. Workflow management systems for gene sequence analysis and evolutionary studies：a review. Bioinformation，2013，9(13)：663-672.

第二节　病原体的分离与证实

感染病与其他内科疾病的本质差别在于所有感染病均是由感染因子所致，包括细菌、病毒、支原体、衣原体、螺旋体、真菌及寄生虫等。因此，获得病原体和（或）其相关依据是确诊感染病最重要的指标。常用病原学诊断方法系通过直接镜检、分离培养、动物接种及相关抗原抗体检测与基因诊断等方法，检测患者相应标本，及时发现病原体及其相关证据，为诊断、治疗、观察病情变化及判断疗效提供依据。病原体分离与证实是否及时、正确，不仅关系到疾病确诊、早期治疗及直接影响治疗效果，亦牵涉到感染病的预防和控制，防止其扩散和流行。因此，病原体的分离及证实是临床、检验及防疫工作者所共同面临的重要课题。分离病原体时，从标本的采集、送检、检查方法及结果判定等各环节均十分重要。

一、检测病原体的标本采集

绝大多数细菌性、真菌性、寄生虫性感染病均可从相应标本中分离到病原体。病原体的分离应根据该病原体的入侵途径、定植部位及发展规律，及时正确地采集标本。标本质量往往受标本采集、送检、操作过程及实验条件等多种因素影响，因此必须严格控制检测过程的每个环节。同时，需防止标本被污染及避免标本污染环境，导致疾病传播。病原体检出的阳性率与标本的采集方法、量、用具，以及标本的转运、保存等密切相关。

留取标本时首先应注意几个共性问题：①既要注意无菌操作，又要避免碘和乙醇等消毒剂的残留污染；②应根据病原体在不同病程患者体内的分布及排出部位，采集不同标本，以提高阳性检出率；③采集标本尽量在抗病原体药物应用之前，且尽可能采集病变明显部位的材料；④标本采集后应立即送检，尤其对温度敏感的细菌，如脑膜炎球菌，若不能立即送检应将标本放置于运送培养基或保存液中，部分标本可置于4℃环境中；⑤送检标本的化验单上应注明标本来源和检验目的，使实验室能正确选用相应培养基及适宜培养环境。

（一）血液标本

血液标本的细菌培养是诊断菌血症或脓毒症的基本方法。正常人的血液无菌，如从患者血液中检出细菌，提示有菌血症或脓毒症。采取血液标本一定要做到：①必须严格无菌操作，一般应在床边或无菌室采血，避免皮肤正常菌污染血标本，血液抽出后立即更换针头以无菌法注入培养管；②采血时间最好在畏寒、寒战期或发热初期时抽血，提高培养阳性率；③应在使用抗生素或抗菌药物之前抽血，或避开给药的血药浓度高峰期；④多次抽血或增加抽血量，可提高阳性检出率和排除污染。一般对有畏寒、寒战的患者建议在寒战时于不同部位两名护士同时采血，而对于仅表现为持续高热的患者建议于不同部位、间隔30分钟采血2次，但24小时内采血不超过3次；⑤采集时应从不同部位分别采集2套血培养，每套培养包括需氧及厌氧培养瓶各1个，采集后立即送实验室；⑥每次采血量以培养基的1/10～1/5为宜，成人一次采血量8～10ml，如通过骨髓采样，一般抽取1～2ml骨髓液；⑦尽量避免从静脉给药位置或血管导管内采血。若需同时采血标本进行多项检查，应先做血培养。

（二）痰标本

痰标本的细菌学检查对呼吸道感染诊断有重要意义，下呼吸道的痰液无细菌，而经口腔咳出的痰可带有多种上呼吸道及口腔的正常寄生菌。若从患者痰标本中查见致病菌或条件致病菌，提示有呼吸道细菌感染的可能，但不能确诊。

采集痰标本时一般以晨痰为好。在留取痰标本之前，用清水反复漱口，以减少定植菌的污染，应嘱患者深吸气后用力咳出痰，吐入洁净无菌容器内，及时送检。检查结核分枝杆菌应收集12～24小时痰液以提高阳性检出率。对于痰量少或无痰的患者，可采用雾化吸入加温45℃左右的10% NaCl水溶液，使痰易于咳出。对咯痰量少或不合作的幼儿，可轻轻压迫胸骨上部的气管，使其咳嗽，当其咯痰后用无菌棉签采取标本。咽拭子取标本是常用方法，可用无菌棉签涂擦咽部和扁桃体，取出时应避免接触舌及口腔黏膜等处，然后置入增菌管中送检。必要时亦可采用气管镜、支气管镜、气管切开或气管穿刺等途径采集分泌物，所取得的标本检测阳性率更高，结果更可靠。

（三）穿刺液标本

胸水、腹水、心包液、关节液及鞘膜液等的细菌学检查对于确定该部位是否有细菌感染具有确定诊断的价值。穿刺时以无菌技术用注射器抽取病变部位液体，注入无菌试管立即送检。如怀疑厌氧菌感染，应做床边接种。穿刺时应注意避免误伤器官。

脑脊液的细菌学检查对于细菌性、病毒性及真菌性脑膜炎的诊断均有重要的临床诊断价值。临床医师按医疗技术操作常规进行腰椎穿刺，将脑脊液分别收集到3个无菌小瓶内，第1瓶做细菌培养，第2瓶做生化或免疫检测，第3瓶做细胞学检查。脑脊液细菌学检查无论是涂片或培养，均应注意无菌操作，必须于采集后立即送检。

（四）分泌物或脓液标本

各种分泌物包括口、鼻咽部、外耳道、皮肤病变、尿道或阴道分泌物，以及疖、痈、脓疱（脓肿）、溃疡的脓液等，一般应用无菌盐水擦净病灶表面，以棉签拭子采取脓汁或病灶深部的分泌物标本，或以无菌注射器抽取病灶内脓液。分泌物或脓液虽大多为污染标本，取样时不一定要求无菌，但应及时送检，以免再污染其他细菌。十二指肠引流液对检查伤寒带菌者、华支睾吸虫病及贾第虫病等病原体均有较大价值。

（五）尿液标本

尿液细菌学检查对于泌尿道感染的诊断有重要价值。正常尿液无菌，而外尿道口多有正常菌群寄生，因此细菌学检测必须留取中段尿标本。留取中段尿标本时，可先用肥皂水及无菌生理盐水清洗外阴及尿道口（男性应翻转包皮冲洗），但不要用消毒剂，然后让患者排去前段尿，留取中段尿 5～10ml 于无菌试管或容器内。必要时亦可采用导尿法留取标本。细菌学检查的尿液标本必须新鲜，标本容器应用有盖无菌瓶。接种培养细菌需在 1 小时之内进行，其他理化检查亦不宜超过 24 小时，且应保存在 4℃的环境下。

（六）粪便标本

采取粪便标本应注意：①从粪便中检出致病菌对感染性腹泻的诊断及鉴别诊断具有决定意义。留取标本常规检查时，仅需取粪便 5～10g，挑取带有黏液、脓血等异常部分。疑为霍乱患者的水样便时，尽可能留异常部分，立即送检；②需做细菌培养者应采用高压消毒带胶盖的消毒瓶为容器，以消毒棉签或小竹棒挑取 3～5g 带有黏液或脓血的粪便，立即送检或在床边接种。如 2 小时内不能接种，则应用生理盐水浸湿的棉签插入所采的标本中，并转动几次，然后放入 3～5ml Cary-Blair 运送培养液中，折去棉签外部，塞紧胶盖，4℃保存，并尽快送实验室检查；③有时患者解不出大便，如刚解过大便或小孩不合作，而病情又必须做粪便检查，可采用肛拭子或指肛检查法，以获取粪便标本。将无菌棉签沾湿生理盐水，或以手指戴好消毒指套后，轻轻插入肛门 4～5cm（儿童 2～3cm）处，微微转动，擦取肠表面黏膜后取出，放入无菌试管或增菌管中，立即送检；④采集粪便标本时应注意某些病原体的特性，如取粪便检查阿米巴原虫标本应新鲜且须保温，否则影响滋养体的活动；蛲虫卵检查宜在清晨用棉拭子在肛门周围采集标本，阳性率高。

（七）组织标本

有些感染病可通过组织活检标本找病原体，如流脑取皮下瘀点瘀斑压片查细菌；肺吸虫病、猪囊尾蚴病的皮下结节或包块活检查虫体或虫卵；旋毛虫病只有在肌肉组织活检发现包囊才可最后确诊；血吸虫病可进行肠黏膜活检找虫卵；弓形虫病取淋巴结活检组织印片或切片，除可查见滋养体及包囊外，亦可见细胞内弓形虫呈花环、链条或簇状群体。

二、分离与证实病原体的方法

分离与证实病原体的方法有直接镜检、培养分离病原体、组织培养及动物接种等方法。

（一）直接镜检

通过镜检检查病原菌的形态、性质、大小及数量等是最为简便易行的方法，亦是临床及实验人员的基本功。

1. 普通显微镜检查　适用于细菌、真菌、寄生虫及其虫卵等体积较大的病原体，可通过直接或染色后镜检查出。而病毒、支原体、衣原体等均因体积太小，无法在普通光镜下发现。最常应用的镜检内容有：①在外周血片中发现细菌形态、查疟原虫及微丝蚴；②骨髓血片中查疟原虫、利杜体、组织胞浆菌；③尿沉渣细胞中查找巨细胞包涵体；④十二指肠引流液中查华支睾吸虫卵；⑤咽部假膜、皮肤瘀点瘀斑、分泌物或脓液涂片染色找病原菌；⑥粪便直接或浓缩、漂浮找虫卵，或进行孵化法查血吸虫毛蚴等。

直接涂片、染色、镜检找病原体系最常用、最简单方法，可用血、尿、粪及分泌物等直接涂片。自然干燥、固定、镜检，经常是根据细菌特殊形态选用不同染色法，再用低倍、高倍或油镜观察。染色方法较多，依据不同目的可选用革兰染色、Giemsa 染色、Wright 染色及其他特殊染色法，从病原体的形态、染色等特点即可初步报告。一般是镜下能明确的病原体可直接报告，不能明确但可见其基本形态者，亦可报革兰阳性或阴性的球菌、杆菌或链球菌，或有抗酸杆菌等。直接镜检可作为细菌培养的导向，为选用培养基和实验方法提供重要参考。

临床初步怀疑霍乱的患者，传统粪便悬滴+制动试验仍有较大价值，简单、快速是其最大优点。先取一小滴标本置于载玻片上，于镜下先观察霍乱弧菌活泼的穿梭状运动后，再加等量特异性抗血清，3～5 秒钟内运动即被抑制减慢，逐渐静止。

直接镜检从粪便中发现寄生虫及虫卵是简单、快速、常用的方法，粪便中查出蠕虫虫卵或原虫滋养体、包囊等均为病理状态。采用直接涂片或集卵法用显微镜检查，极易发现蛔虫、钩虫、鞭虫、蛲虫、华支睾吸虫、血吸虫、姜片虫及绦虫等虫卵。发现原虫类如阿米巴原虫、贾第鞭毛虫、隐孢子虫等的滋养体或包囊，即可确定临床诊断。

2. 荧光显微镜检查 有直接免疫荧光法及间接免疫荧光法两种，均采用荧光标记已知的特异性抗原或抗体后，再与未知的抗体与抗原结合，在荧光显微镜下观察发荧光的抗体或抗原。主要用于检测无较好的特异性染色的细菌（如痢疾杆菌的免疫荧光球菌法等）、病毒包涵体（如流感鼻甲黏膜印片、麻疹鼻咽分泌物检查等），以及寄生虫病等的免疫荧光检查，发展较快，应用普遍。

3. 暗视野显微镜检查 主要用于检测钩端螺旋体、梅毒及雅司病变中的螺旋体，或某些细菌。不但可观察其形态，且可观察病原体的运动情况，便于识别。近年来因有其他更方便的诊断方法，如血清学、免疫学检查等，此法已少用。

4. 电镜及免疫电镜检查 主要是检查比细菌还小，在光镜下检查不出的病原体，如病毒、立克次体等，采取直接观察或通过与特异性抗体相结合后再以电镜检测，以早期、快速检出病原体。然而由于电镜设备难以普及、操作复杂、且费用昂贵，临床上很少使用，而科研应用价值大。

（二）细菌培养和分离

细菌培养不但可证实病原体，更重要的是可依据药敏试验的结果指导抗菌药物使用。根据不同标本及不同培养目的，可选用不同的接种及培养方法。合适的培养包括培养基的选择、温度、气体要求及培养时间等。

1. 培养基的选用 在标本的采集、增菌及培养分离中，恰当地选用培养基可提高准确率、节省时间、减少浪费。常用的培养基有：①普通培养基：如营养琼脂、营养肉汤、血液肉汤及血液琼脂等，绝大多数细菌均可在其中生长；②选择性增菌培养基：一些标本中目标菌较少，而混有的杂菌较多，用选择性培养基增菌后，可使目标菌数大大增加，成为培养基中的优势菌，再转种鉴别培养基，可显著提高检出率；③鉴别培养基：将标本从增菌培养基转到此类培养基进行培养，细菌生长后从菌落形态、颜色、大小等，有利于快速、正确鉴别。如SS琼脂对大肠埃希菌抑制作用强，对沙门菌和志贺菌则无抑制作用；④专用分离培养基：指一些生长需要特殊条件和营养的细菌培养基，如罗琴培养基供培养结核分枝杆菌用；亚碲酸钾血液琼脂供分离白喉杆菌用；肉渣培养基供分离厌氧菌用；Worfel-Ferguson培养基供培养克雷伯菌属的荚膜抗原用；真菌最常用的培养基为沙保（Sabouraud）培养基等。

2. 增菌 血液/脑脊液标本中细菌很少培养困难时，可先通过增菌培养基增菌，再进行培养可大大提高检出率。如血液培养时先加入营养牛肉浸汤液增菌，37℃ 18～24小时后，凡是培养肉汤呈均匀混浊，出现气泡、溶血、颗粒、表面形成菌膜并产生色素之一者，均表示有菌生长，必须再进一步培养分离。培养液清晰透明而无上述现象者，表示培养阴性，继续培养7日仍无菌生长者，可确定无细菌生长。

3. 分离鉴定 上述培养、增菌过程虽可发现细菌，根据其平板上菌落的大小、颜色、生长情况，并结合涂片染色，可大致判断出细菌属别，但属何种细菌还必须进一步分离鉴定。分离鉴定的方法常采用：先将标本接种于平板或培养基，一般细菌可置于35～37℃孵箱，孵育24小时即可有菌生长。但不同细菌有不同要求，如钩端螺旋体需30℃，弯曲菌、肠球菌为42℃，真菌22～28℃；有的细菌生长时需氧，而有的则需厌氧环境；有的菌（如结核分枝杆菌、布鲁司菌、诺卡菌及嗜血杆菌等）需培养时间较长。溶血性链球菌在痰中培养生长迅速，而在亚急性心内膜炎患者的血中往往需1～2周才能生长。

厌氧菌的分离培养必须建立厌氧环境，可用厌氧袋或一种新的厌氧培养系统Oxyplate™（可自动形成厌氧环境）分离培养厌氧菌。最简单方法是在一般培养怀疑有厌氧菌生长时，可在培养平皿上贴一甲硝唑（灭滴灵）纸片，若纸片周围有明显抑菌圈，则表明标本中有厌氧菌。此时可在抑菌圈外采样接种，同时通知病房按厌氧菌感染处理，并再送标本进行分离培养。

细菌培养除观察菌落外，主要以生化反应和免疫血清学鉴定。血清学是基于抗原抗体特异性结合出现肉眼可见的凝集反应，如志贺菌属及沙门菌属等，鉴定较为简单；生化检查包括内容很多，程序复杂，费时，主要用于微生物的分类，而临床诊断时除非特殊需要，一般只选择性应用。如有无动力，是否需氧、糖试验、触酶反应及氧化酶反应、发酵试验等初步试验，一般临床检验不需系统去做。已有一种微生物自动鉴定仪器，将不同微生物多种生化反应组成编码，按编码加以检索，用于临床微生物的细菌鉴定，较为方便、快速。

近年来，国内外广泛使用自动化血液培养及鉴定装置，使用的培养基营养丰富、检测方法灵敏、可自动监测，且能分别采用需氧、厌氧及真菌等不同的全自动血液培养仪，由计算机控制，一般可每分钟检测1次，在48小时内可获92%的阳性结果，缩短了培养时间。自动血液培养仪需要血量仅为0.5～1ml，鉴定出的菌种多，有报道仅葡萄球菌属即可鉴定出20种之多，大大提高了脓毒症和严重感染的病原学诊断，简化人工的繁杂操作，为临床提供快速而准确的报告。

（三）组织培养及动物接种

主要应用于病毒、衣原体、支原体等的病原体分离。将标本接种于动物体内、鸡胚（鸭胚等）或组织培养中，如动物发病、鸡胚或组织培养产生病变，常提示有病原体存在，可进一步进行鉴定。如病原体不产生直接损害，则可应用间接的方法如血凝抑制试验、补体结合试验、免疫荧光等方法进行检测，以判定是否有病原体繁殖，然后再进一步鉴定。

各种病原体的易感动物及易感组织各不相同，应根据所要分离的病原体选用不同的动物及组织。目前常用的动物有小鼠或乳鼠、豚鼠、树鼩、兔、猴及灵长类动物等。组织细胞有：鸡胚、鸭胚、人胚肾、原代细胞、人二倍体细胞、以及HeLa、Hep2、Vero细胞等。各种病原体的接种部位不同，如动物可接种于腹腔内、脑内、皮下等，鸡胚则可接种于羊膜腔、卵黄囊、尿囊等，根据需要分别采用。除主要用于病毒、立克次体及衣原体外，对某些难以培养的细菌亦可考虑应用，如分离布鲁司菌，可先将标本接种于鸡蛋的卵黄囊中，然后再转种；各种脑炎病毒的分离亦多采用接种动物或组织培养法，以分离病毒。由于这些方法耗时较长、操作复杂、价格较昂，加之分子诊断技术的日臻完善，组织培养及动物接种已很少用于临床诊断。

三、结果的判断与评价

（一）血液感染

正常人血液无菌，只有菌血症或脓毒症时才可能培养出细菌。大多急性感染病早期均有菌血症阶段，若能抓住时机即可从血液中发现细菌。近年来因滥用抗生素、免疫抑制剂及各种有创检查或手术等致脓毒症的发病率不断增高，血液中培养出阳性病原菌为确诊依据。评价细菌培养结果时应分析下列几种情况：①血培养阳性，特别是两次以上培养出同一种病原菌价值大，可以确诊；②血培养出条件致病菌生长，必须排除污染的可能性；③一次血培养阴性不能否定菌血症或脓毒症，应结合临床表现及其他检查综合分析；④多次普通血培养阴性尚应考虑厌氧菌可能；⑤真菌性脓毒症培养阳性率亦仅10%～33%左右，故阴性不能轻易排除真菌感染；⑥进行血培养的同时应结合其他方法的病原学检查，如局灶分泌物涂片或培养、骨髓培养等，以综合分析和判断。

骨髓培养阳性率常较血液培养略高，尤其在使用抗菌药物后。主要因为骨髓中单核-吞噬细胞摄取病原体较多，且出现早，持续久，准确性高，因此不论病情早晚均可进行。骨髓涂片找疟原虫、发现黑热病小体等，仍有确定诊断价值。

（二）肠道感染

肠道感染是最常见的一类感染，感染的细菌种类繁多，生物学性状各异，且致病菌与正常菌群共生，致病作用与病理过程各不相同，故病原学诊断较为困难。肠道中存在大量对人体无致病作用的细菌，常与肠道致病菌在性状上非常近似，在直接镜检时很难区分，必须依靠细菌培养和分离鉴定。一旦从粪便中发现病原体对临床诊断意义重大，可为最后确诊的依据。

感染性腹泻系病原体感染所致的以腹泻为主要临床表现的疾病的总称，常见病原体有志贺菌属、沙门菌属、致腹泻性大肠埃希菌、结肠耶尔森菌、弧菌、真菌及寄生虫等。粪便异常表现在便次增加，粪便稀薄，带有黏液、脓血。常见的细菌性痢疾、伤寒、细菌性食物中毒及各种肠道菌感染等，根据临床表现、肠道症状、结合粪便涂片镜检或培养分离病原体，容易诊断，病原学的检出更是确诊依据。

肠道寄生虫疾病只要在粪便中直接找到虫卵或虫体，即可确诊，如钩虫、蛔虫、鞭虫、蛲虫及华支睾吸虫等。但有些病例粪便直接镜检虫卵检出率不高，尚须进行其他途径或方法寻找病原体。如钩虫病取粪便以饱和盐水或硫酸锌进行漂浮法、离心沉淀法，以及改良加藤法；蛲虫可采用透明胶纸法；血吸虫的毛蚴孵化法等。然而，粪便检查仍受到虫卵在粪便中的密度不高或间歇出现的限制，有时阳性率不高，故诊断寄生虫病的免疫学检查越来越受到重视。

（三）呼吸道感染

呼吸道感染的细菌复杂。正常咽喉部常有葡萄球菌、链球菌、肺炎克雷伯菌及卡他奈瑟菌等定植，平时这些细菌大多为非致病菌，但数量占优势时亦可致病。一般以咽拭子取鼻咽部分泌物作细菌学检查，对诊断有一定价值，如猩红热患者在治疗前咽拭子涂片的细菌检出率高达98%，百日咳的咽拭子涂片或咳碟培养阳性率亦较高。涂片染色镜检虽简单、快速，能提供诊断，但不能凭此确诊，如涂片检查发现白喉杆菌时，必须与形态相似的非致病性类白喉杆菌区别，只有分离出有毒性的白喉棒状杆菌才能确诊。脑膜炎球菌属奈瑟双球菌，咽拭子涂片发现革兰阴性双球菌并不能确诊，因口咽部存在非致病的奈瑟菌。

肺部感染的细菌种类较多，以金葡菌、链球菌、流感嗜血杆菌、肺炎克雷伯菌、大肠埃希菌、假单胞菌、结核分枝杆菌及支原体较多，特别在近年由于广谱抗生素、肾上腺皮质激素、免疫抑制剂等广泛使用，使免疫力低下者常发生由革兰阴性杆菌、真菌、厌氧菌等所致的肺部感染，其病原多数为呼吸道局部入侵，少数肺部感染来自严重的全身感染，或远处感染灶经血流播散迁徙而来。

肺部真菌病大多由条件致病性真菌所致，如假丝酵母菌、曲霉、孢子丝菌、毛霉及隐球菌等，在一定条件下才引起免疫功能低下者致病，故对长期使用广谱抗生素、肾上腺皮质激素、免疫抑制剂的患者，或患糖尿病、肿瘤等慢性消耗性疾病者，以及外伤、大手术、放射治疗等医源性因素所致肺部感染，要高度重视真菌的可能。然而应注意隐球菌感染常可发生在无明确诱因或免疫功能正常的情况下。

（四）尿路感染

尿路感染系指微生物在尿中生长繁殖并侵犯泌尿道黏膜所致的感染。以妇女和儿童多见。正常情况下外尿道口可寄生少量细菌，但尿中无菌，尿中菌量≥10^5个/ml时，称为菌尿，是尿路感染的重要指标。尿路感染中80%为革兰阴性杆菌，以大肠埃希菌多见，其次为铜绿假单胞菌、变形杆菌、克雷伯杆菌、肠杆菌属等。革兰阳性菌约占20%，以肠球菌多见，其次为葡萄球菌。一般情况下，因膀胱黏膜能抵抗细菌入侵及尿液的冲洗，故不易发生感染。临床上多见为上尿路感染或尿道炎，近年来性病有增多趋势，临床上应高度重视。

新鲜尿液直接涂片染色镜检，发现细菌，提示为菌尿，如查到革兰阴性肾形双球菌，对淋病的诊断有重要意义。在未离心尿液涂片上，一个油镜视野发现1个以上细菌，相当于每毫升尿液中有10^4～10^5个细菌，一般尿路感染时每毫升尿液中至少有10^5个以上的细菌。如涂片细菌阳性而培养阴性，可能是尿液中有一种生长缓慢的细菌或厌氧菌，此时应进一步检查。

对女性患者进行尿液细菌评价时要注意清洁中段尿的定量培养，MSU培养菌落计数是有效方法，如女性菌落数>10^8个/L，应认为有感染，而<10^7个/L则基本可排除感染；男性≥10^6个/L则认为有感染存在。对于慢性感染者和已使用抗菌药物者上述数值并不适用，需结合临床症状进行综合判定。如果患者在尿标本收集前接受过抗生素治疗，或已收集的尿液标本pH<5，比重<1.003，致细菌的数量可能降低，标本放置时间过长，亦能影响结果。

（五）皮肤或外伤感染

皮肤及外伤感染比较表浅，临床诊断较容易，若有病原学确诊则极有利于治疗。皮肤感染有毛囊炎、疖、痈、乳腺炎等，外科感染实质是手术部位的感染或是医院感染，常以化脓性炎症为主。可由单一细菌所致，亦可由多种细菌所致。取脓液或分泌物检查，发现病原菌不仅为确诊依据且极有利于治疗。

感染灶的外观对临床诊断极为重要，如炭疽皮肤伤口为黑色焦痂及周围组织水肿；产气荚膜梭菌主要是芽胞污染伤口，细菌繁殖时产生大量气体，使组织膨胀而发生气性坏疽。对脓液的性质检查十分重要，如脓液为绿色者提示有铜绿假单胞菌感染的可能；有恶臭标本，应考虑为厌氧菌或变形杆菌感染的可能。

烧伤创面在24小时内几乎无菌，随着时间推移，细菌很快感染创面。最常见的细菌为革兰阴性杆菌，占71%，其次是革兰阳性球菌，占28%，可为单独感染，亦可为混合感染。发生烧伤感染的原因除创面广泛、暴露于空气、皮肤及黏膜失去屏障作用外，近年发现细菌可通过肠道黏膜进入血液而发生内源性感染，亦是烧伤感染重要原因。故应积极监控和检测，预防感染发生。

（六）厌氧菌感染

通常指专性厌氧菌、微需氧厌氧菌和兼性厌

氧菌，广泛存在于自然界，人与动物的体表和体内亦大量存在，特别是肠道，其数量远较需氧菌为多，大肠中厌氧菌是需氧菌的 1000～10 000 倍，99% 的肠道细菌为厌氧菌。正常时寄居人体的厌氧菌属正常菌群，对人无害，当机体抵抗力下降，菌群失调、细菌易位等条件改变时，则可导致内源性感染，是医源性感染的重要病原。

厌氧菌的培养、分离和鉴定都比较困难，用常规实验方法不易检出，且费时。而这类疾病的病情重、发展快，等待培养鉴定结果会延误治疗，所以凡有以下情况时应警惕厌氧菌感染：①口腔、结肠或阴道等部位，因其附近有大量厌氧菌存在，易发生厌氧菌感染；②感染的渗出物有恶臭或含有黄色颗粒的脓液；③感染局部产气或渗出液中有气泡；④组织坏死、坏疽或假膜形成，或继发于肿瘤、产后及手术后的有关感染；⑤创口有黑色或出血性渗液，在紫外线灯下发出荧光的感染；⑥长期应用免疫抑制剂等药物而后发生感染，且一般抗生素治疗无效；⑦渗出物或脓液涂片检查见大量革兰阴性或阳性球菌或杆菌，而常规培养为阴性时；⑧脓毒症、血栓性静脉炎或糖尿病相关感染；⑨深部外伤，如枪伤及咬伤后发生的感染。

（七）真菌感染

真菌种类多、分布广，真菌感染包括浅表真菌病及侵袭性真菌病。从感染部位分有皮肤黏膜真菌病、呼吸道真菌病、消化道真菌病、真菌性脓毒症等。随着感染与免疫缺陷性疾病增多，器官移植术的广泛开展等因素，真菌感染亦有增多趋势。诊断真菌感染的实验室检查主要依靠直接镜检、真菌培养及其他特殊检查。判断结果时应注意：严格无菌操作，培养基中可加少量抗生素，以防止其他细菌生长；保持标本新鲜，尽量迅速送检，室温放置时间不超过 2 小时；直接镜检与培养同时进行，直接镜检简单、快速，但阴性结果不能排除，培养阳性率又不高，故若两者结果一致，价值较大；1,3-β-D 葡聚糖定量分析（G 实验）及半乳甘露聚糖检测（GM 实验）在诊断侵袭性真菌感染时注意结合临床表现及镜检、培养结果综合判断，以排除假阳性或假阴性。

肠道真菌感染多继发于其他疾病，多见于免疫力低下的婴幼儿。病原菌多为假丝酵母菌等，由于本菌为肠道正常菌群之一，所以不能仅凭培养阳性就确定为肠道真菌感染。必须具备下列条件之一，方可确定：①粪便培养多次连续为阳性，且几乎为同一真菌者；②粪便培养与镜检均为阳性，且镜检时真菌数每高倍视野 10～30 个以上者；③镜检时除见有真菌孢子外，尚有菌丝存在；④应用抗真菌药物治疗后，病情明显好转，粪便真菌检查转为阴性者。

随着免疫学及分子生物学的发展，近年来在病原诊断技术及诊断方法上出现了飞跃进展，大大提高了检测的特异性、敏感性及准确性。长期来在病毒培养、分离较为困难的情况下，已发展到直接提取病毒核酸，用基因工程的方法进行扩增，对其序列进行分析外，并可将核酸技术用于诊断及基础研究。免疫学检查及基因技术本书另有专门介绍。

（毛　青）

参考文献

1. 孙荣武，王鸿利. 临床实验诊断学. 上海：科学技术出版社，2001.
2. 王宇明，顾长海. 感染病学新进展. 北京：人民卫生出版社，2001.
3. 张正. 临床微生物检测血培养标本留取建议. 临床检验杂志，2012，30(1)：1.
4. Yagi K, Nakamura A, Sekine A. Accuracy of magnifying endoscopy with methylene blue in the diagnosis of specialized intestinal metaplasia and short-segment Barrett's esophagus in Japanese patients without *Helicobacter pylori* infection. Gastrointest Endosc, 2003, 58(2): 189-195.
5. Hooton TM, Bradley SF, Cardenas DD, *et al*. Infectious Diseases Society of America. Diagnosis, prevention, and treatment of catheter-associated urinary tract infection in adults: 2009 International Clinical Practice Guidelines from the Infectious Diseases Society of America. Clin Infect Dis, 2010, 50(5): 625-663.
6. Peterson LR. Molecular laboratory tests for the diagnosis of respiratory tract infection due to *Staphylococcus aureus*. Clin Infect Dis, 2011, 52(Suppl 4): S361-S366.
7. Chu YW, Wang BY, Engebretson DA, *et al*. Single step, rapid identification of pathogenic microorganisms in a culture bottle. Analyst, 2013, 138(20): 5879-5885.

第三节　免疫学诊断

外界抗原的进入可诱发机体产生特异性抗体及致敏淋巴细胞，在体外运用一定的方法检测此种免疫反应的产物，即为免疫诊断（immunodiagnosis）。免疫学检测方法具有高度的特异性及敏感性，对感染病与免疫有关的疾病而言，免疫检测对于疾病诊断、发病机制的研究、病情监测与疗效评价等具有重要意义。传统的血清学诊断，主要依据体液免疫原理，采用已知抗原检测抗体。由于抗体多在病程后期才显著上升，故早期诊断意义不大。采用已知抗体检测抗原的方法为感染病的早期诊断提供了重要依据，对部分免疫功能低下的感染病患者尤为重要。

常用的免疫检测方法可分为抗原或抗体检测及细胞免疫检测两大类，本章仅对免疫诊断常用技术的原理、基本步骤及其应用意义做一简单介绍。

一、抗原或抗体的检测

体内抗体可与相应抗原发生特异性结合，在机体其他免疫因素的参与下，将抗原清除。在体外一定条件下，抗原与相应抗体亦可结合并出现肉眼可见的多种反应，由于抗原的物理性状及参加反应的其他物质不同，抗原与抗体结合后可呈现凝集、沉淀及补体结合等不同现象。通过对这些现象的观察、分析，可鉴定抗原或抗体，故既可用已知抗原检测未知抗体，又可用已知抗体检测未知抗原，由于抗体主要存在于血清中，试验时要用血清作为实验材料，所以常把检测抗原、抗体的试验称为血清学反应。随着单克隆抗体技术的建立及应用，抗体已不一定来自血清，故“血清学反应”一词已有局限性。

（一）抗原抗体结合反应的特点

1. 特异性　抗原与抗体的结合具有高度特异性，即抗原表面的抗原表位必须与相应抗体分子的超变区在结构与空间构型上互补。同一抗原可有多个抗原表位，若两种不同的抗原分子具有一个或多个共同的抗原表位，则与抗体结合时可出现交叉反应，如伤寒杆菌的菌体抗体不仅能与伤寒杆菌菌体抗原结合，亦能与甲型或乙型副伤寒杆菌菌体抗原结合，反之亦然。

2. 可逆性　抗原与抗体的结合是分子表面的结合，两者犹如酶与底物的结合，为非共价键结合，结合稳定且可逆。在一定条件下，抗原抗体结合形成的复合物可解离，解离后的抗原抗体仍保持其原有特性，如解离的细菌仍可存活，解离的外毒素仍有毒性，抗原抗体结合的可逆性主要取决于抗体超变区与抗原表位空间互补构型的互补程度，互补程度越高，两者的结合越牢，反之则易解离。

3. 可见性　抗原抗体结合能否出现肉眼可见的反应，取决于两者的分子比例。一般抗原多价，抗体为双价，一个抗原分子可与多个抗体分子结合。当抗原抗体分子比例适当时，可结合形成大分子晶格状结构；抗体或抗原任何一方过剩时，虽也能结合，但形成的复合物体积较小，肉眼难以观察。根据参与反应的抗原抗体分子比例的不同，可形成三个区带：平衡区表示抗原抗体比例最合适，两者全部参与反应形成大而多的复合物，抗体或抗原过剩区表示抗原抗体的比例不适当，抗体或抗原过剩时，形成的复合物少且小，抗原抗体分子比例与结合物大小的关系及区带见图8-3-1。小分子可溶性抗原，因单位体积内其表面积较大，与抗体反应时易致后带现象，而颗粒性抗原则易呈现前带现象，为了使抗原抗体结合呈肉眼可见的反应，试验时应依据抗原的物理性状，对抗原或抗体进行稀释。

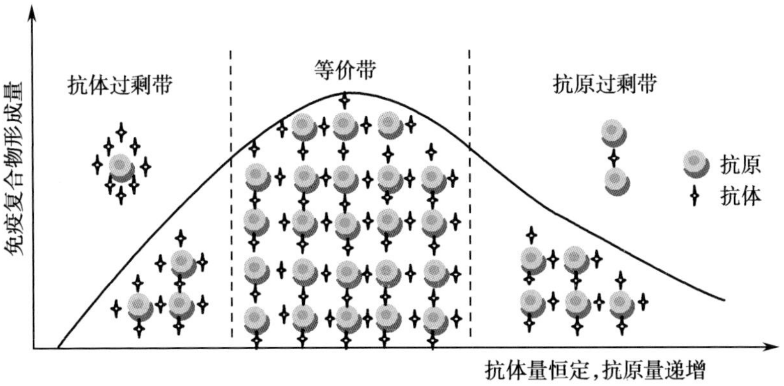

图8-3-1　沉淀反应中抗原抗体分子的比例关系

（二）抗原抗体反应的基本类型

根据抗原的性质、出现结果的现象、参与反应的成分不同，可将抗原抗体反应分为凝集反应、沉淀反应、采用标记物的抗原抗体反应等。

1. 凝集反应（agglutination）　即细菌、红细胞等颗粒性抗原与相应抗体结合后形成凝集团块。

（1）直接凝集（direct agglutination）：将细菌或红细胞与相应抗体直接反应，出现细菌凝集或红细胞凝集现象。一种方法是把抗原和相应抗体在玻片上反应，用于定性测抗原，如ABO血型鉴定、细菌鉴定。另一种方法是在试管中系列稀释待检血清，加入已知颗粒性抗原，用于定量测抗体，如诊断伤寒和副伤寒的Widal反应（肥达试验），诊断斑疹伤寒、恙虫病等立克次体感染的Weil-Felix反应（外-斐试验），诊断布鲁司菌病的Wright反应（瑞特试验）等。

（2）间接凝集（indirect agglutination）：将可溶性抗原包被在红细胞或乳胶颗粒表面，与相应抗体反应出现颗粒物凝集的现象。例如，用γ-球蛋白包被的乳胶颗粒检测患者血清中的一种抗人γ-球蛋白的抗体（类风湿因子）。也可用已知抗体包被乳胶颗粒，检测标本中的相应抗原。此外，有一种抗球蛋白试验（antiglobulin test），又称库姆试验（Coomb's test）也属间接凝集。用该法检查血清中的抗Rh抗体（不完全IgG）诊断免疫性溶血性贫血时，因Rh抗体与Rh^+红细胞结合后，很难直接引起红细胞的凝集，但加入抗人IgG的抗体后，通过二抗将一抗和红细胞的复合物连接起来，从而出现可见的血细胞凝集现象。间接凝集试验简便易行、成本低廉、敏感度较高，在感染病中应用的有：①检测抗体：如沙门菌、痢疾杆菌、肉毒杆菌、布鲁司菌、结核分枝杆菌、肺炎支原体、钩端螺旋体、疟原虫、血吸虫等病原体抗体的检测；病毒性肝炎、流感、风疹、疱疹等病毒抗体的检测；②检测自身抗体：如检测DNA抗体、抗核抗体等；③测定抗原：如检测乙型肝炎表面抗原（HBsAg）和甲胎蛋白（AFP）等用于原发性肝癌的早期诊断。

近年来建立的明胶凝集试验（PA）亦属间接凝集的一种，其作为艾滋病的初筛试验，具有快速、特异性高、简便无需特殊设备等优点，应用日益普遍。其原理为将全病毒抗原或重组抗原吸附于粉色明胶颗粒上，当颗粒与血清作用时，若血清中含有HIV抗体，抗原与抗体的结合使得明胶颗粒被动地拉在一起而产生凝集。

（3）间接凝集抑制试验（indirect agglutination inhibition test）：将可溶性抗原与相应抗体预先混合并充分作用后，再加入致敏载体，此时因抗体已被可溶性抗原结合，阻断了抗体与致敏载体上抗原的结合，不再出现载体的凝集现象，称为间接凝集抑制试验。临床常用的免疫妊娠试验即属此类。

（4）协同凝集试验（coagglutination test）：金葡菌细胞壁中的A蛋白（SPA），具有与人及多种哺乳动物血清中IgG的Fc段相结合的能力，IgG的Fc段与A蛋白结合后，其Fab段暴露在金葡菌的表面，当遇有特异性抗原时可与之结合导致有金葡菌的凝集试验。这种待测抗原与SPA上相应抗体结合而出现的凝集称为协同凝集试验。该试验在感染病中可用于：①细菌快速鉴定和分型：可用于肺炎球菌、乙型溶血型链球菌、脑膜炎双球菌、志贺痢疾杆菌、布鲁司菌、铜绿假单胞菌等的分群及鉴定；分枝杆菌和淋球菌的鉴定，以及脑脊液、血液和尿中病原菌的检测；②病毒鉴定：可检测腺病毒抗原，区分甲、乙型流感病毒及鉴定甲型流感病毒的亚型；③测定细菌的可溶性产物：如用白喉抗毒素标记SPA菌体测定相应毒素，可测出0.4μg以下的白喉毒素。

2. 沉淀反应（precipitation）　沉淀反应系指血清、细菌浸出液等可溶性抗原与相应抗体结合，在有适量电解质存在的条件下，形成肉眼可见的沉淀物。其抗原可以是多糖、类脂、蛋白质等，由于其体积小，相对反应面积大，试验时常需稀释抗原，以避免发生滞后现象。沉淀反应的种类很多，常用的有环状沉淀反应、絮状沉淀反应、免疫扩散试验及免疫电泳等。

（1）环状沉淀反应（ring precipitation）：系将已知抗体放入小口径（2～2.5mm）玻璃管内，小心放入已适当稀释的抗原溶液于抗体表面，使两种溶液界面清晰。数分钟后，在抗原抗体交界处出现白色沉淀环者为试验阳性。此法操作简便，常用于血迹鉴定、微生物分型等。

（2）絮状沉淀反应（flocculation precipitation）：系指抗原与相应抗体在试管内或凹玻片上结合后，凝聚成絮状沉淀物，即为阳性反应，此法可用于检查梅毒的不耐热反应素及毒素或抗毒素的含量。

（3）单向免疫扩散试验（single immunodiffusion test）与火箭电泳（rocket electrophoresis）：这是一种在凝胶中进行的沉淀反应。两者均是将一定量已知抗体混于琼脂凝胶中制成琼脂板，在适当位置打孔后将抗原加入孔中扩散。抗原在扩散过程时与凝胶中的抗体相遇，形成以抗原孔为中心的沉淀环，环的直径与抗原含量成正相关。待检标本的抗原含量可根据形成的沉淀环直径从标准曲线中查到。本法常用于测定血清 IgG、IgM、IgA 及 C3 等的含量。而火箭电泳是将琼脂板置于电场中，通电后抗原由负极向正极定向扩散。与板中抗体结合形成火箭形的沉淀峰。火箭峰高度与抗原浓度成正比，故两者均为定量试验。常用于测定体液中各类免疫球蛋白、补体成分的含量。火箭电泳由于受电场力的作用，带负电荷较多的抗原可快速泳动与相应抗体结合而沉积，故需时较短。

（4）双相免疫扩散（double immunodiffusion）与对流免疫电泳（counter immunoelectrophoresis）：双相免疫扩散是将抗原与抗体分别加于琼脂凝胶的小孔中，两者自由向四周扩散并相遇，在比例合适处形成沉淀线。如果反应体系中含两种以上的抗原抗体系统，则小孔间可出现两条以上的沉淀线。本法常用于抗原或抗体的定性检测、组成和两种抗原相关性分析。

对流免疫电泳是在双相免疫扩散的基础上加电泳，将抗原孔置负极端，抗体置正极端。由于抗原所带的负电荷较抗体多，且抗原分子量小于抗体，在电场中抗原可克服电渗作用而从负极泳向正极；而抗体却不能克服电渗作用，反而从正极泳向负极，这样抗原与抗体形成对流，短时间内即相遇形成沉淀线，故实验所需时间甚短，敏感性亦较双相免疫扩散高。

（5）免疫电泳（immunoelectrophoresis）：系先将待检血清标本作琼脂凝胶电泳，血清中的各蛋白组分被分成不同的区带，然后与电泳方向平行挖一小槽，加入相应的抗血清，与已分成区带的蛋白抗原成分作双向免疫扩散，在各区带相应位置形成沉淀弧。对照正常血清形成的沉淀弧数量、位置及形态，可分析标本中所含抗原成分的性质和相对含量。该法常用于血清蛋白种类分析，以观察免疫球蛋白的异常增多或缺失。如骨髓瘤及低丙种球蛋白血症的诊断。

（6）免疫比浊（immunonephelometry）：系在一定量的抗体中分别加入递增量的抗原，经一定时间后形成免疫复合物。用浊度计测量反应液体的浊度，复合物形成越多，浊度越高，绘制标准曲线，并根据反应液体的浊度推算样品中的抗原含量。该法快速简便，可取代单向免疫扩散测定免疫球蛋白的含量。

3. 补体结合试验（complement fixation test，CFT） 系在补体参与下，以绵羊红细胞和溶血素为指示系统，来观察有无抗原抗体反应的一种血清学试验。本试验共有 5 种成分参与，即已知抗原（或抗体），被检血清（或抗原）、补体，溶血素及绵羊红细胞，分为指示系统及待测系统两个系统。试验时先让待测系统与补体作用，然后加入指示系统。若待测系统有相应的抗原抗体形成的复合物，则可消耗补体，指示系统因无补体参与而无溶血现象，此即补体结合试验阳性；反之为阴性。本试验影响因素较多，操作亦繁琐，但敏感性及特异性较高，且对颗粒性抗原或可溶性抗原均适用，临床常用于检测某些病毒、立克次体和螺旋体在血清中的抗体，亦可用于病毒分型。

4. 免疫标记技术（immunolabeling technique） 系用荧光素、酶或放射性核素等标记物，标记抗体或抗原进行的抗原抗体反应，是目前应用最广泛的免疫学检测技术。标记物与抗体或抗原连接后，不改变后者的免疫特性，不仅大大提高了抗原抗体结合反应的敏感性，且与光镜或电镜技术相结合，可对待检物质精确定位，从而为基础及临床医学研究和诊断提供了方便。本方法可用于定性、定量及定位检查。

（1）免疫荧光法（immunofluorescence）：将荧光素与抗体连接成荧光抗体，再与待检标本中的抗原反应，置荧光显微镜下观察，在激发光的作用下，抗原抗体复合物发出荧光，借此对样本中的抗原作鉴定和定位。常用的荧光素有异硫氰酸荧光素（FITC）和藻红蛋白（PE），前者发黄绿色荧光，后者发红色荧光。可单独使用一种荧光素，也可同时使用两种荧光素标记的不同抗体，做双色染色，检查两种抗原。其一是直接荧光法，系将荧光素直接标记抗体，做标本染色（图 8-3-2）。该法优点是特异性强，但敏感性较差，且每检查一种抗原必须制备相应的荧光抗体；其二是间接荧光法，系以一抗与标本中的抗原结合，再用荧光素标记的二抗结合一抗（图 8-3-2）。该法优点是敏感性比直接法高，制备一种荧光素标记的二抗可用于多种抗原的检查，但特异性较差，由于间接法的中间层可结合更多的标记抗体，致非特异性荧光增加。其三是补体法，系利用补体结合反应的原理，用荧光素标记抗补体抗体，鉴定未知抗原或未知抗体。染色程序也分二步：先是将未标记的抗体和补体加在抗原标本

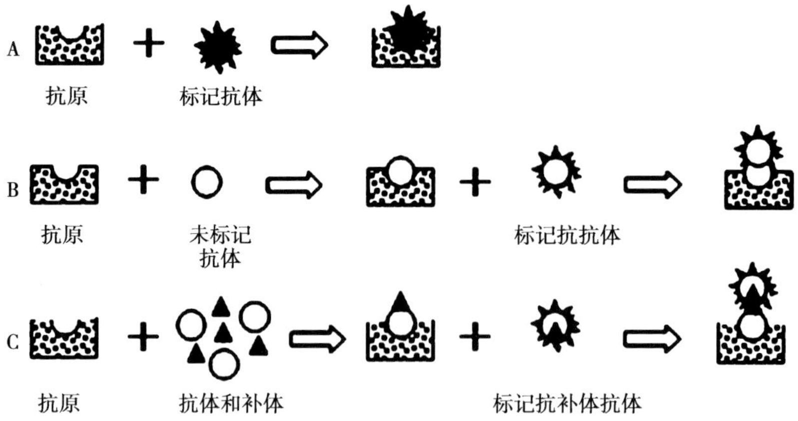

图 8-3-2 荧光抗体染色法

注:A. 直接法 B. 间接法 C. 补体法

上,使其发生反应,随后再加标记抗补体抗体,使之形成抗原-抗体-补体-抗补体抗体复合物(图 8-3-2)。补体法与间接法相同,但它有其独特的优点,即只需要一种标记抗补体抗体,便能检测各种抗原-抗体系统,且因补体可被任何哺乳动物的抗原-抗体系统所固定,故可用于各种动物的已知抗体或待检血清。然而由于参与反应的成分较多,染色程序较复杂,故特异性亦较差。

免疫荧光抗体检测几乎可快速鉴定全部感染病的病原体。在细菌检测方面可以快速鉴定甲组乙型溶血性链球菌、脑膜炎双球菌、致病性大肠埃希菌、痢疾杆菌、霍乱弧菌、布鲁司菌、鼠疫杆菌、炭疽杆菌、白喉杆菌、百日咳杆菌、伤寒杆菌、流感嗜血杆菌及肉毒杆菌等。在螺旋体的检测方面,可检测钩端螺旋体、梅毒螺旋体等。在病毒检测方面,可对流感病毒、EB 病毒、麻疹病毒、风疹病毒、单纯疱疹病毒、乙型脑炎病毒、甲型肝炎病毒(HAV)、乙型肝炎病毒(HBV)、狂犬病病毒、脊髓灰质病毒及腺病毒等做快速鉴定。利用原发感染的材料(如血液、尿液、粪便、脊髓液、咽喉鼻拭子含漱液、渗出液及尸检材料等)直接制片,亦可经组织培养细胞作间接荧光法检测。在寄生虫的检测方面,几乎对所有人体寄生虫如疟原虫、阿米巴原虫、利什曼原虫、弓形虫、血吸虫、肺吸虫、钩虫、绦虫、蛔虫等及其抗原均可采用本法,除了在临床诊断上可进行病毒抗体或抗原的检测外,荧光抗体检测法尚可用于细菌的菌种鉴定、抗原结构的研究、病毒感染细胞的计数、感染细胞内病原的定位等,且可结合显微分光光度计直接测量单个细胞内的荧光强度,使定量更为客观。免疫荧光技术具有快速、敏感、应用范围广,能将特异性和形态学进行结合等优点,但亦有其不足之处,如只能看到细胞的荧光,不能对组织细胞进行细微的观察;荧光易消退,难以得到永久性标本;非特异性荧光干扰较多,结果判断的客观性略差;需高精密的荧光显微镜设备等,致其使用受到一定限制。

(2)酶免疫测定(enzyme immunoassay,EIA):系以酶标记的抗体进行的抗原抗体反应。它将抗原抗体反应的特异性与酶催化作用的高效性相结合,通过酶作用于底物后显色来判定结果。可用酶标测定仪测定光密度(OD)值以反映抗原含量,敏感度可达每毫升 ng ~ pg 水平。常用于标记的酶有辣根过氧化物酶(horseradish peroxidase,HRP)、碱性磷酸酶(alkaline phosphatase,ALP)等。常用方法包括酶联免疫吸附试验(enzyme linked immunosorbent assay,ELISA)及酶免疫组化法,前者测定可溶性抗原或抗体,后者测定组织中或细胞表面的抗原。

ELISA 是酶免疫测定技术中应用最广的技术。其基本方法是将已知的抗原或抗体吸附在固相载体(聚苯乙烯微量反应板)表面,使抗原抗体反应在固相表面进行,用洗涤法将液相中的游离成分洗除。其操作方法很多,包括间接法(图 8-3-3)、双抗夹心法(图 8-3-4)、竞争抑制法(图 8-3-5)及生物素-抗生物素系统酶联免疫吸附测定(biotin-avidin system-enzyme linked immunesorbent assay,BAS-ELISA)。

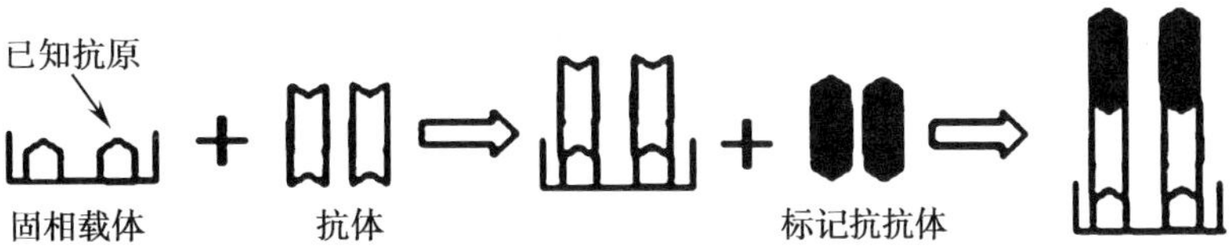

图 8-3-3　酶联间接法(应用标记抗抗体检测未知抗体)

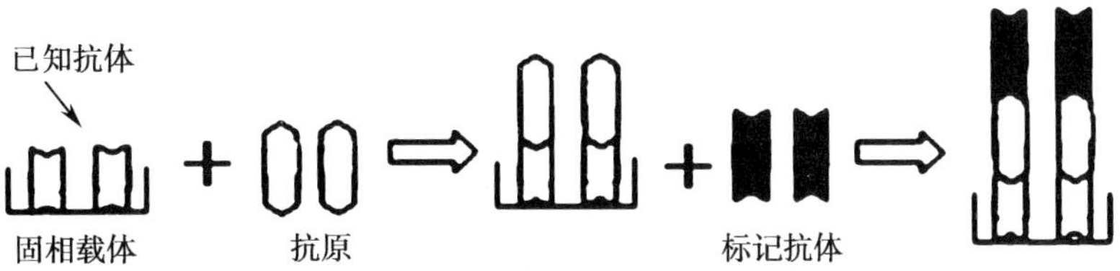

图 8-3-4　酶联固相夹心法(应用标记抗体检测病毒抗原)

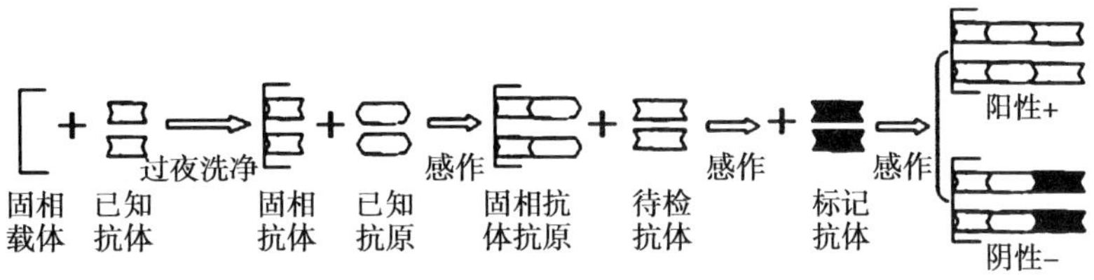

图 8-3-5　酶联测定固相阻断法(应用标记抗体检测未知抗体)

酶联免疫吸附技术的应用范围日益广泛。在感染病方面的应用,几乎可检测到所有病原体抗原、抗体或毒素,如细菌感染,采用 ELISA 法检测患者血清中沙门菌属“O”抗体,敏感性较肥达反应提高 100 倍以上,重复性好,且交叉反应较少;已用本法检测霍乱弧菌毒素诊断霍乱;检测白喉毒素,其敏感性比常规方法高 100~1000 倍,检测布鲁司菌病抗体亦较血凝法敏感、快速和简便,且可分别检测 IgG、IgM、IgA 抗体以区别急、慢性布鲁司菌病。其他如结核抗体、大肠埃希菌毒素,亦可用本法检测。真菌感染、深部白色假丝酵母菌感染时用 EIA 法测抗原有早期诊断价值。螺旋体感染,可检测梅毒螺旋体病及钩体病的抗体,后者尚可检测 IgM 型梅毒螺旋体病、钩体病的抗体。衣原体感染可迅速检测出眼部及生殖道衣原体。对于病毒感染,ELISA 已广泛应用于检测下列各种病毒抗原或抗体,如乙型肝炎、甲型肝炎、合胞病毒、腙毒、巨细胞病毒、疱疹病毒、EB 病毒、柯萨奇病毒、轮状病毒以及乙型脑炎、黄病,登革热、狂犬病、风疹、流行性感冒、腮腺炎等疾病的确诊。用 ELISA 法检测寄生虫感染者血清中的抗体,应用范围也日益广泛,如血吸虫病、疟疾、丝虫病、弓形虫病、棘球蚴病、肝吸虫病及蛔虫病等。

酶联免疫斑点法(enzyme-linked immunospot, ELISPOT)是一种既可检测细胞又可检测抗体分泌量的方法。其原理是用抗原包被固相载体,再加入抗体产生细胞,即可诱导抗体的分泌。分泌的抗体与包被抗原结合,在抗体分泌细胞周围形成抗原-抗体复合物,然后加入相应的酶标二抗,通过与底物显色反应的深浅测定抗体量。其主要优点是抗原用量少,可同时检测不同抗原诱导的不同抗体,并可定量。可检测组织切片中分泌抗体的单个细胞。

(3) 免疫印迹(Western bloting):可用于检测单克隆或多克隆抗体识别的抗原。其原理是将变性的蛋白分子经电泳分离后,通过抽滤法或电转移的方法转移到固相载体上,转移后的载体与相应的探针杂交,漂洗后置于含底物或探针的溶液中孵育,经过底物显色或放射自显影以检测电泳分离的特异性目的基因表达的蛋白成分。

(4) 磁性抗体免疫技术:本技术是以一种磁性微粒标记特异性抗体形成免疫磁珠(immune magnetic bead,IMB),IMB 与表达相应膜抗原的待检物质结合,应用强磁场分离 IMB 及其所吸附的待检物质,从而对其分选,此为直接分离法。亦可用二抗包被磁性微珠,与任何已结合鼠源性一抗的待检物质进行反应，从而对其分选，此为间接分离法。该方法反应过程均在液相中进行，接触面积大、反应充分、速度快、时间明显少于固相分离，其标准曲线相关性好，线性范围宽，显色结果稳定，重复性较好，准确度高，无放射性污染。

（5）放射免疫测定法（radioimmunoassay，RIA）：RIA 系用放射性核素标记抗原或抗体进行免疫学检测的技术。它将放射性核素显示的高灵敏性和抗原抗体反应的特异性结合，使检测的敏感度达 pg 水平。常用于标记的放射性核素有 ^{125}I 和 ^{131}I，采用液相法或固相法。常用于微量物质测定，如胰岛素、生长激素、甲状腺素、孕酮等激素、吗啡、地高辛等药物及 IgE 等。

（6）化学发光免疫试验（chemiluminescence enzyme immunoassay，CLEIA）：CLEIA 系将化学发光物引入 ELISA 而建立。苯巴比妥及异苯巴比妥是最常用的两种发光底物。测定系统中的过氧化物酶催化 H_2O_2 氧化苯巴比妥，产生激发态的氨基苯甲酸离子，后者恢复到基态时，发出蓝光子，可被敏感的光电倍增管检出。该方法已成功用于人血清中 HBsAg 的检测。按化学反应类型可分为酶促化学发光和非酶促化学发光，前者包括辣根过氧化物酶系统、碱性磷酸酶系统及黄嘌呤氧化酶系统；后者包括吖啶酯系统、草酸酯系统和三价铁-鲁米诺系统。化学发光免疫分析术彻底消除了放射性危害、无半衰期限制，易实现自动化，可进行复合标记并行测定多个指标，具有高灵敏度和宽线性范围。

（7）电化学发光免疫分析技术（electro-chemiluminescence immunoassay，ECLIA）：本技术与一般化学发光技术的主要区别是标记物不同。ECLIA 采用联吡啶钌 $Ru(bpy)_3^{2+}$ 作为发光试剂标记分子，在三丙胺阳离子自由基（TPA+）的催化以及三角形脉冲电压激发下，可产生高效稳定的连续发光。一般的化学发光（酶促发光）是标记催化酶（辣根过氧化物酶、微过氧化物酶等）或化学发光分子（苯巴比妥），这样的发光不稳定，为间断的、闪烁性发光，且反应过程中易发生裂变，导致反应结果不稳定。而 ECLIA 检测采用均相免疫测定技术，无需像一般发光检测时需将结合相、游离相分开，大大简化检测步骤，亦更容易自动化。故 ECLIA 具有十分明显的优点：①标记物吡啶钌可与蛋白质、半抗原激素、核酸等各种化合物结合，使其检测项目极广；②采用新型“链霉亲和素-生物素”磁性微珠包被技术，使检测灵敏度更高（<1pmol），线形范围更宽（>10^4），反应时间更短（<20 分钟）；③钌化合物稳定性好，被其标记的蛋白质活性在 4℃ 可保持 1 年以上，这使得应用更加方便、经济。目前该技术已开发出一系列试剂盒用于抗原抗体如 HBsAg、AFP、CEA、抗-HCV 的检测，具有良好的发展前景。

（8）时间分辨荧光免疫分析技术（time-resolved fluoroimmunoassay，TR-FIA）：亦称分解-增强-镧系荧光免疫分析技术（DELFIA），是继 RIA 后在 FIA 技术的基础上发展起来的一种新型非放射配基结合分析法，采用稀土元素标记抗体，利用时间分辨荧光计测量，排除样品中非特异荧光的干扰，最大限度地提高了测量方法的灵敏度，并具有特异性强、标记物稳定、标准曲线量程宽、无放射性污染、简便快速等多种优点。TR-FIA 反应原理与 RIA 完全相同，常用测定方法可分为双位点夹心法及固相抗原竞争法。其目前已用于 IgE、HBsAg、抗-HBs、AFP、CEA、铁蛋白、甲状腺素、促甲状腺素、卵泡激素、催乳素、三碘甲状腺原氨酸等的检测。

稀土元素铕（Eu）、钐（Sm）、铽（Tb）及钕（Nd）的螯合物具有双功能基团，在水溶液中易与抗体分子以共轭双链结合，制成标记抗体。当标记抗体和待测抗原结合成复合物后，其荧光信号很微弱。当加入一种增强溶液，稀土离子可以从免疫复合物中解离出来，与增强液中的某些成分生成一种新的螯合物可在时间分辨荧光比色计上测量到很强的荧光信号。铕和钐螯合物经紫外线激发不仅荧光强度高，而且与传统应用的荧光物比较，铕及钐螯合物具有很长的衰变时间，分别为 430μs 和 41μs。而样本非特异的自然本地荧光的生命期约为 0.001～0.01μs。如此大的差异，在时间分辨荧光光度计上测量时，利用延缓测量时间，避免了背景荧光的干扰，此为 TR-FIA 最大特点。

5. 荧光偏振免疫分析（fluorescence polarization immunoassay，FPIA）　FPIA 系一种利用物质分子在溶液中旋转速度与分子大小呈反比的特点对荧光标记抗体进行检测的技术。在免疫系统中，Ag 旋转较 Ag-Ab 复合物快，以荧光物质标记的 Ag^F 与标本中的 Ag 竞争结合特异性 Ab，形成 Ag^F-Ab，Ag^F-Ab 旋转比 Ag^F 慢。当反应接受一个偏振光的投入时，若 Ag^F 分子的长轴与投入的偏振光平行，荧光物吸收的偏振光最多，分子呈激发态，当回到基态时发出一个偏振荧光；若反应液中的分子发生旋转，发出的偏振光就会减弱，减弱的程度与分子旋转的速度呈正比，与分子大小呈反比。与其他免疫学分析方法相比，FPIA 具有以下优点：①简便的均相测定方案易于快速、自动化进行；②荧光标记试剂效期相对较长，标准化结果可靠；③用空白校正去除干扰，测定结果准确。但与非均相免疫分析方法相比，灵敏度稍低。FPIA 技术最早被用于体内药物分析，现已被广泛用于检测艾滋病抗体Ⅰ+Ⅱ型、抗-HCV、HBV 的五项、抗-HAV、抗-HAV IgM、抗 HAV 定量及 HBeAg 定量等。

6. 均相荧光免疫测定　该方法无需对游离的标记物和已结合标记物进行分离，仅需将各种有关试剂混合在一起，反应达到平衡后即可直接测定结果。该技术是利用荧光的激发、吸收、猝灭等理化特性，当标记抗原与特异性抗体结合后发生改变的原理而建立起来的检测方法。常用的是荧光猝灭免疫测定法（fluorescence quenching immunoassay，FQIA）及荧光保护免疫测定法（fluorescence protection immunoassay，FPIA）。荧光猝灭免疫测定反应系统内除了待测药物外，同时加入某种待测小分子抗原和一定量用荧光物质标记的该抗原，两者与有限量的特异性抗体竞争结合。当抗体与此种标记抗原结合后时，发生猝灭使荧光物质的荧光消失；因而无需分离直接测定反应系统的偏振光强度。如样本中未标记抗原含量高，则竞争结合的抗体多，使游离的标记抗原增多，经紫外光激发后荧光强度高，两者呈正相关，据此可以定量测定样品抗原含量。荧光保护免疫测定法是利用荧光素标记某种抗原，并用两种不同的抗体进行某种抗原的定量检测。一种抗体是某抗原的特异性抗体，另一种抗体是抗荧光素抗体。当这些试剂混合孵育时，抗荧光素抗体的猝灭作用可减少游离的 FITC 标记抗原的荧光发射量，而对已和特异性抗体结合的 FITC 标记抗原的荧光发射则无影响。当标本中含某种抗原较多时，竞争与特异性抗体结合，使游离的 FITC 标记抗原增多。由于受到抗荧光素抗体的猝灭作用，受激发后荧光的发射量反而减少，两者呈负相关。据此可定量地检测标本中某种抗原物质的浓度。

7. 免疫胶体金技术（immune colloidal gold technique）　本技术是一项利用氯金酸（chloroauric acid，$HAuCl_4$）的水溶胶具有高电子密度、能和多种生物大分子结合的特性。作为非放射性免疫示踪剂的免疫学检测技术。其基本原理为：氯金酸在枸橼酸钠、鞣酸等还原剂的作用下，可聚合成一定大小的金颗粒，并由于静电作用而成为一种稳定的胶体状态。由于它在碱性环境下带负电荷，可与蛋白质分子的正电荷基团通过静电吸引而形成牢固的结合。根据胶体金的物理与化学特性，如高电子密度、大小、形状、颜色等，可用于免疫电镜检查、免疫组织化学检查、细胞分类等免疫学检查。经过多年发展，现已将该项技术用于免疫测定、免疫转印、流式细胞术等各种免疫学检测。

胶体金标记技术由于标记物的制备简便，方法敏感、特异，无需使用放射性同位素，或有潜在致癌物质的酶显色底物，亦无需荧光显微镜，它的应用范围广，除应用于光镜或电镜的免疫组化法外，更广泛地应用于各种液相免疫测定和固相免疫分析以及流式细胞术等。

（1）胶体金液相免疫测定：将胶体金与抗体结合，建立微量凝集试验检测相应的抗原，如间接血凝一样，用肉眼可直接观察到凝集颗粒。利用免疫学反应时金颗粒凝聚导致颜色减退的原理，建立均相溶胶颗粒免疫测定法（sol particle immunoassay，SPIA）已成功地应用于 PCG 的检测，直接应用分光光度计进行定量分析。

（2）胶体金固相免疫测定：将蛋白质抗原直接点样在硝酸纤维膜上，与特异性抗体反应后，再滴加胶体金标记的第二抗体，结果在抗原抗体反应处发生金颗粒聚集，形成肉眼可见的红色斑点。该方法主要包括斑点金银染色免疫测定、斑点金染色免疫测定和斑点金免疫渗滤测定法。后者已成功地应用于 HIV 的检查及人血清中甲胎蛋白的检测。

二、细胞免疫功能检测

细胞免疫是由多种细胞及细胞因子相互作用的结果，因此细胞免疫功能检测不仅涉及 T 细胞的数量和功能，亦包括各类因子活性的测定。

（一）细胞总数测定

1. E 花环试验（E rosette test）　人类的 T 细胞表面具有绵羊红细胞（E）受体（即 CD2），在体外它能与绵羊红细胞结合形成花环样结构。试验时将外周血中分离的淋巴细胞与绵羊红细胞按一定比例混合，温育后置 40℃过夜，取细胞悬液涂片、染色、计数淋巴细胞，凡结合有3个及3个以上绵羊红细胞的淋巴细胞即为T细胞，计算出T细胞数的百分率。

2. T细胞特异性抗原的检测　CD3是T细胞表面特有的抗原成分，可用其相应的单克隆抗体进行检测，常采用间接免疫荧光法，先用鼠抗人CD3单克隆抗体与人外周血淋巴细胞结合，再加入荧光标记的兔抗鼠球蛋白抗体，于荧光显微镜下观察并计数荧光阳性细胞的百分率，即T细胞总数。

（二）T细胞亚群测定

不同的T细胞亚群含有其特有的分化抗原，如T_H/T_{DTH}含有CD4抗原，Ts/Tc含有CD8抗原，可用其相应的单克隆抗体，采用上述间接免疫荧光法进行测定。传染性单核细胞增多症患者CD8明显增加，AIDS患者CD4与CD8的比值小于1.7∶1，而正常人比值约为2∶1，这些测定均有助于临床诊断。

（三）T细胞功能测定

1. 淋巴细胞转化试验（lymphocyte transformation test）　T细胞在受到非特异性有丝分裂原如植物血凝素（PHA）等或特异性抗原刺激后，可转化为淋巴母细胞，依据T细胞的转化率，可判断机体的细胞免疫功能水平。

试验采用外周血分离的淋巴细胞或全血，刺激物常用PHA。常用的方法有形态学法和同位素掺入法。形态学方法简便易行，无需特殊设备，但受客观影响较多，重复性差；同位素掺入法结果客观，重复性好，但需一定的仪器设备。另外一种方法是MTT法，MTT是一种噻唑盐，化学名3-(4,5-二甲基-2噻唑)-2,5-二苯基溴化四唑。在细胞培养终止前数小时加入的MTT，作为细胞内线粒体琥珀酸脱氢酶的底物参与反应，形成褐色的甲臜颗粒，并沉积于细胞内或细胞周围。甲臜可被随后加入的盐酸异丙醇或二甲基亚砜完全溶解，可用酶标测定仪测定细胞培养物的OD值。因甲臜的生成量与细胞增殖水平正相关，故可用样品的OD值反应细胞增殖水平的高低。该法也用于某些细胞因子活性的测定（细胞因子依赖的细胞株增殖法）。MTT法敏感性虽不及^{3}H-TdR掺入法，但操作简便，无放射性污染。

2. 细胞毒试验（cytotoxicity test）　测定Tc杀伤功能的一种试验。将受检者外周血分离的单个核细胞与^{51}Cr标记的靶细胞按一定比例混合，37℃温育后，用测量仪检测上清液中^{51}Cr的含量。靶细胞被杀伤的越多，上清中^{51}Cr的量就越多，据此推算出Tc杀伤活性的高低。本试验主要用于判断机体免疫力是否低下，在一些免疫力低下的疾病如艾滋病、病毒感染、恶性肿瘤中^{51}Cr的释放率可明显降低。

（四）荧光激活流式细胞术（fluorescence-activated cell sorter，FACS）

利用荧光标记抗体通过细胞抗原与细胞结合，用流式细胞仪作细胞分离、分析的新技术。流式细胞仪集光学、流体力学、电子学和计算机技术于一体，可对细胞做多参数定量测定和综合分析。样品经多种荧光素标记的抗体染色，因荧光素发射光谱的波长不同，信号能同时被接收，故能同时分析细胞表面多个分子的表达及其水平。该法可检测T细胞、B细胞、NK细胞、单核-吞噬细胞、树突状细胞等及其比率，以及$CD4^+$/$CD8^+$T细胞比值等。此外，藉助光电效应，微滴通过电场时出现不同偏向，从而可分类收集所需细胞。

（五）胶体金流式细胞术

主要利用胶体金对光的散射作用，在波长为632nm时，胶体金标记的细胞可以明显改变红色激光的散射角，90°散射角可放大10倍以上。同时胶体金不影响细胞活性，且与荧光素进行多重标记时彼此互不干扰。故胶体金标记可用作流式细胞术的细胞分选与分析的标记物。

（六）体内检测法

细胞免疫的体外测定可在一定程度上反映机体的细胞免疫水平，但临床上更为常用的是体内皮试法。细胞免疫功能正常者，当再次接触相同抗原时，皮肤上可出现红肿、硬结等Ⅳ型变态反应，细胞免疫功能低下者可呈弱阳性或阴性反应。临床常以此作为某些感染病的诊断或判断肿瘤患者的细胞免疫状态、疗效及预后。

1. 生物抗原皮试法（biological antigen skin test）　生物抗原有特异性与非特异性两种，前者系由病原菌中提取的抗原成分，如结核菌素（OT）、纯蛋白衍生物（PPD）等，其中以OT应用最为普遍。将上述抗原定量注射于前臂皮内，24～48小时观察结果，局部出现红肿，硬结直径>0.5cm为阳性。非特异性生物抗原常用的有PHA，一般于注射后6～12小时出现红斑、硬结，24～48小时达高峰，硬结直径>1.5cm为阳性。前者常因受试者从未接触过所试抗原，使结果难以判断，往往需采用两种以上抗原皮试，综合分析判断。后者敏感性高，且安全可靠，临床更为常用。老年人、应用免疫抑制剂、放疗、维生素K和铁缺乏、蛋白性营养不良、免疫缺陷、病毒感染、细菌感染或真菌感染、恶性肿瘤、肝脏病变等生理及病理情况时，皮试反应性均可降低。

2. 化学性半抗原皮试法（chemical hapten skin test）　常用的有二硝基氯苯（DNCB）和二硝基氟苯（DN-FB），它们均系小分子半抗原，进入皮肤后易与组织蛋白结合成完全抗原，诱发皮肤Ⅳ型变态反应。试验前先用1%的DNCB或DNFB涂布于前臂皮肤，使其致敏，24小时后洗去。2～3周后再以小剂量DNCB或DNFB涂布于同侧或对侧皮肤，24～48小时后局部发生红肿、硬结、水疱或溃疡者为阳性。此法不受试验者有无感染史的限制，反应细胞免疫功能更为确切，但局部反应较大，不易为受试者接受。

三、其他具有临床应用前景的免疫检测技术

免疫组织化学技术（immunohistochemistry technique）利用抗体抗原结合的特异性用示踪物标记的抗体特异性识别组织细胞的目的抗原，通过直接或间接的显色反应，对组织切片或细胞标本中的成分进行原位的定性、定位或定量的研究。组织或细胞中凡是能作抗原或半抗原的物质，如蛋白质、多肽、氨基酸、多糖、磷脂、受体、酶、激素、核酸及病原体等都可用相应的特异性抗体进行检测。示踪物主要有荧光物质、过氧化物酶、生物素、胶体金、胶体银和胶体铁等。该技术的特点是将免疫反应的特异性与组织化学的直观性紧密地结合起来，具有特异性强、敏感性高和定位准确。目前，该项技术已被广泛地应用于感染病及其他领域的临床与科研工作。

免疫组织化学技术主要包括免疫荧光组织化学技术、免疫酶组织化学技术、亲和组织化学技术及免疫金属标记组织化学技术。

（一）免疫荧光组织化学技术

免疫荧光组织化学技术是采用荧光素来标记抗体，与待检组织或细胞中的目的抗原形成荧光素-抗体-抗原免疫复合物，根据其发出的荧光，判断有无某种特异性抗原存在及其所处的位置、范围和强弱。免疫荧光组织化学技术可分为直接法、间接法、补体结合法和双重免疫荧光染色法4类：①直接法：是直接用荧光素标记的抗体或抗原检测组织、细胞中的特异性抗原或抗体。该法的优点是操作简便、快速、干扰因素少和特异性强。缺点是用荧光素标记物只能用于检测一种抗原或抗体，且灵敏度偏低。②间接法：是藉助抗原的IgG抗体作为第一抗体，最终形成"抗原-一抗-荧光素"标记二抗的免疫复合物，通过荧光对抗原进行检测。间接法的优点是可用一种荧光素标记的抗体与不同的第一抗体配合检测多种靶抗原，而且检测灵敏度比直接法高；③补体结合法：是用荧光素标记抗补体C3的抗体，形成"抗原-抗体-补体-荧光素"标记抗体的免疫复合物；④双重免疫荧光染色法：是指在一次操作中同时检测标本中两种或多种抗原。主要利用产生不同荧光颜色的荧光素标记两种或多种特异性二抗，再通过标记荧光素相应的激发光激发产生多色荧光，继而对多种抗原同时进行检测。

（二）免疫酶组织化学技术

免疫酶组织化学技术是采用酶标抗体，与待检组织或细胞中的目的抗原形成"抗原-抗体-酶免疫"复合物，利用酶与底物的显色反应，判断有无某种特异性抗原存在及其所处的位置、范围和强弱。本方法与免疫荧光技术相比的主要优点是：定位准确，对比度好，染色标本可长期保存，适合于光、电镜研究等。

免疫酶组织化学技术又可分为酶标记免疫酶组织化学技术与非酶标记免疫酶组织化学技术两大类，前者的原理是用过氧化物酶，如辣根过氧化物酶（horseradish peroxidase，HRP）标记某种抗体（或抗原），让其在一定条件下与组织细胞中的相应抗原（或抗体）发生免疫反应而产生带过氧化物酶的免疫复合物，加入无色底物后可催化其发生显色反应，因而可通过观察是否显色和显色的强弱判断标本中是否存在某种抗原、其分布的位置及数量多少。免疫酶组织化学技术中常用的酶是辣根过氧化物酶，常用的底物是3，3-二氨基联苯胺盐酸盐（diaminobenzidine，DAB）；后者的原理是用过氧化物酶作为抗原，制备出特异性抗体，当免疫复合物中含有该抗体时，加入过氧化物酶与反应底物后即发生显色反应。

免疫酶标方法的发展非常迅速，已经衍生出了多种标记方法，且随着方法的不断改进和创新，其特异性和灵敏度都在不断提高，使用也越来越方便。目前在病理诊断中广为使用有PAP法、

ABC 法、SP 法等。

（三）亲和组织化学技术

本技术主要是利用两种物质之间的高度亲和力而结合，常用的有亲和素与生物素、植物凝集素和糖类、葡萄球菌 A 蛋白与 IgG、激素与受体等。亲和素与生物素的结合，虽不属免疫反应，但特异性强，亲和力大，两者一经结合就极为稳定。如果此将亲和素和生物素与 ELISA 偶联起来，还可提高 ELISA 的敏感度。此方法具有特异性强、灵敏度高、操作简便等优点。

（四）免疫金属标记组织化学技术

免疫金属标记组织化学技术是利用用金属分子作为示踪标记，判断有无某种特异性抗原存在及其所处的位置、范围和强弱。主要包括免疫胶体金法、免疫胶体金银法、彩色免疫金银法及免疫胶体铁法。

1. 免疫胶体金法　胶体金是指金的水溶胶，它能迅速而稳定地吸附蛋白，对蛋白的生物学活性则没有明显的影响。故用胶体金标记一抗、二抗或其他能特异性结合免疫球蛋白的分子（如葡萄球菌 A 蛋白）等作为探针，就能对组织或细胞内的抗原进行定性、定位，甚至定量研究。由于胶体金有不同大小的颗粒，且胶体金的电子密度高，所以免疫胶体金技术特别适合于免疫电镜的单标记或多标记定位研究。由于胶体金本身呈淡至深红色，因此也适合进行光镜观察。如应用银加强的免疫金银法则更便于光镜观察。该方法的检测结果易于观察，操作简便快捷。不足之处是须制备高浓度的免疫金溶液，目前已有商品化供应。

2. 免疫胶体金银法　其原理是利用胶体金颗粒催化显影液中的银离子在还原剂（对苯二酚）存在的情况下被还原为银原子，在金颗粒周围形成一个银圈，使结果更明显，从而提高检测灵敏度及敏感性。其优点是可用于光镜和电镜观察、定位准确、敏感性高和标本可长期保存。

3. 彩色免疫金银法　其原理是在抗原处形成的银颗粒经铁氰化钾与溴化钾作用被氧化为溴化银，后者与彩色显影剂接触时被还原为金属银，而彩色显影剂则被氧化而由无色变为有色，沉积于银颗粒部位，使金属银变为银离子。此方法实验结果彩色影象鲜明，易于判读。

4. 免疫胶体铁法　采用胶体铁标记抗体，通过与普鲁蓝反应而显色，可用普通光学显微镜或免疫电镜观察直接检测结果。

四、免疫学诊断的发展趋势

免疫学的发展日新月异，新型的免疫学诊断技术不断涌现，这极大地推动了免疫学诊断在临床疾病预防、诊断、治疗及探索疾病发病机制研究中的应用。

在实验技术平台上，免疫学诊断主要向自动化、一体化、小型化及高通量的方向发展。自动化可有效地提高工作效率、保证实验的重复性和减少污染。同时，亦为生物安全防护提供了基础，实验室的自动化程度越高越能降低操作者被感染的几率，高度自动化是感染病医院发展的必然趋势。一体化是指将免疫学测定与其他测定系统整合在一起，如用轨道传递系统使免疫学测定和化学测定整合在一个平台上。这样可使一次测试完成多个项目的检测，节约人力物力。仪器的小型化可降低生产成本，便于运输和减少占据的空间；试剂的小型化可降低样本用量和试剂消耗，减少患者的损失，提高实验室的效益。

在方法学上，免疫学诊断主要发展方向是降低干扰因素的影响，如内源性底物等对标记物的干扰，胆红素对光学检测的影响等，以便提高免疫学测定的特异度及灵敏度。

在疾病预防、诊断上，免疫学诊断主要向研发新的诊断指标发展，特别是一些尚缺乏有效诊断和预测手段并严重影响人类健康的疾病如心脏疾病、脑卒中和恶性肿瘤等疾病相关的新的免疫学诊断标记物和新的检测方法。

人们还探索用口腔分泌液和尿液等非创伤性采集的样本代替血液样本检测 HIV 及肝炎病毒等，这种做法可使医护人员在给患者抽血采样时免遭针刺而感染的意外的几率，同时也可减轻患者的痛苦。

综上所述，免疫学诊断已广泛地应用于临床诊断，为临床医生诊治疾病提供了强有力的支撑，但本身还有待完善和拓展的地方，需要广大医疗工作人员去探索及研究。

（王海滨　刘立明　王福生）

参考文献

1. 王兰兰. 临床免疫学检验的现状与发展趋势. 中华检验医学杂志，2013，36（1）：29-31.
2. 王坤，侯玉泽，胡骁飞，等. 时间分辨荧光免疫分析技术在真菌毒素检测的应用. 中国免疫学杂志，2013（2）：

197-201.

3. Martinez J O, Brown B S, Quattrocchi N, *et al*. Multifunctional to multistage delivery systems: The evolution of nanoparticles for biomedical applications. Chin Sci Bull, 2012, 57(31): 3961-3971.
4. Gao Y, Yang M, Peng C, *et al*. Preparation of highly specific anti-zearalenone antibodies by using the cationic protein conjugate and development of an indirect competitive enzyme-linked immunosorbent assay. Analyst, 2012, 137(1): 229-236.
5. Sampedro-Martinez A, Padilla-Malo A, Gomez-Camarasa C, *et al*. Evaluation of a new chemiluminescence immunoassay for laboratory diagnosis of syphilis. J microbiol methods, 2013, 94(2): 133-134.

第四节 基因诊断技术

【概述】

随着现代分子生物学的研究进展，特别是人类基因组计划(human genome project，HGP)的完成及后基因组计划的深入，人们认识到除外伤以外的几乎所有人类疾病均与基因异常有关。基因异常包括内源基因变异和外源基因侵入(即病原体感染)。内源基因异常可分为结构异常及表达异常或两者共存，前者如点突变、缺失、插入、染色体易位及基因重排等，后者如正常基因表达量异常或原癌基因异常表达、抑癌基因失活等，这些往往可导致各种遗传性疾病、肿瘤及免疫紊乱性疾病等。

在感染病诊断领域，基因诊断(gene diagnosis)是继形态学、生物化学及免疫学之后的第四代诊断技术。基因是遗传的物质基础，决定病原体的生物学特性。任何病原体均有其独特的基因组成和结构，尤其是决定基因一级结构的核苷酸组成，这为病原体基因诊断奠定了物质基础。感染病的基因诊断包括两方面含义：从病原体方面来讲，基因诊断系指通过杂交、扩增及信号放大等各种基因分析技术去寻找及发现这些病原体独特的基因片段、基因或基因组以证实某种病原体的存在；从宿主方面来讲，系指寻找易于罹患某种疾病的易感基因。

与传统诊断技术相比，基因诊断有以下特点：①采用了分子杂交、多聚酶链反应(polymerase chain reaction，PCR)等现代分子生物学技术，或具有信号放大效应，或直接放大目的基因，灵敏度很高；②检测对象是病原体自身的特异性基因或其片段，特异性强；③检测迅速，特别是对于培养及分离困难的病原体，基因诊断更具优势；④对存在明显基因缺陷的患者可做出前瞻性诊断；⑤可检出因病毒变异不能表达相应抗原或因机体免疫异常不能产生相应抗体的病原体感染；⑥可用于疗效判断及预后评估。

基因诊断敏感性及特异性高，简便、快捷，因此在病毒、细菌、支原体、衣原体、立克次体及寄生虫感染诊断中得到广泛应用。基因诊断技术在病毒基因分型方面更是发挥了巨大作用，然而，基因诊断不可能完全取代病原体直接分离、培养技术，细菌对药物的敏感性检测亦不能用基因诊断法来替代。

不同的基因诊断技术，灵敏度亦有差异，通常基因扩增技术，如 PCR 等的灵敏度优于核酸杂交。基因检测的特异性亦受很多因素影响，如待测目的基因的特异性及保守性，探针或扩增引物的特异性，待测标本质量等。

目前感染病病原体基因诊断主要包括病原体定性、定量、分型及耐药检测等。

病原体的定性检测主要用于病原体鉴定，是通过对其特异性基因或 DNA 片段的检测，来确定相应病原体的存在及感染。通过对病原体基因序列分析，亦可鉴定出新的病原体，如 SARS 病原最终确定为新型冠状病毒，就是利用基因诊断手段。

病原体定量分析，如 HBV、HCV 及 HIV 载量的定量检测能反映患者体内病毒复制情况，了解病情进展，指导临床治疗方案制定及调整。

病原体基因分型检测可判断临床分离株与野生株的关系，追溯传染源，有助于明确传播途径。病原基因分型在临床诊断、治疗及疾病预后判断方面具有重要意义。HCV 感染者干扰素治疗前基因分型检测，可决定疗程及预测预后，更好地指导用药，避免不必要的长期治疗。

传统体外培养耐药性检测耗时较长，操作繁琐，检测结果滞后。分子诊断技术通过探针杂交、核酸单链构象多态性分析或直接基因测序分析，可以在临床耐药及表型耐药之前检测到基因型耐药，对治疗调整具有重要指导意义。

此外，基因诊断技术亦可用于感染病发病机制及宿主易感性分析研究，感染病的感染与发病是病原体与宿主相互作用的结果，宿主易感基因在其中起重要作用。通过对病原体、宿主基因表达、调控及功能基因特性分析，有助于阐明感染病的发病机制。

【基因诊断常用技术】

DNA 及其双螺旋结构的发现，揭示了基因复制和遗传信息传递的奥秘，微生物基因序列的阐明及相应功能基因的确定，是基因诊断兴起及发展的前提和基础。

基因诊断技术分类方法较多。首先，根据目的基因是否被放大可分为杂交法和扩增法，前者被检测的目的基因不被放大，如分支链 DNA 技术，后者包括 PCR 及连接酶链反应、Qβ 复制酶系统等。用杂交法可进一步检测经过放大的基因片段，如 PCR 产物杂交分析。其次，根据被检测基因的核酸类型分类：①在杂交法中，Southern 印迹用于检测 DNA，Northern 印迹用于检测 RNA，斑点印迹（斑点杂交）既可检测 DNA 亦可检测 RNA；②PCR 法主要用于直接扩增 DNA；通过逆转录技术亦可将 RNA 先转变为 cDNA 再进行扩增（逆转录 PCR），如检测 HCV、HGV 及 HIV 等；③原位杂交或原位 PCR，亦可分为 DNA 或 RNA 原位杂交、原位 PCR 或原位逆转录 PCR。另外，根据是否提高敏感度分类：分支链 DNA 技术根据固相杂交的原理，采用一种放大标记探针，目的基因不被放大，但检测信号被放大，从而提高了敏感度；套式 PCR（nested-PCR）是用两套引物（外、内引物）做两轮 PCR，第二轮 PCR 以第一轮 PCR 的产物为模板，敏感度进一步提高，常用于检测极微量的病毒基因及大多数 RNA 病毒（逆转录套式 PCR）。最后，根据诊断目的可分为定性诊断、定量或半定量诊断以及基因序列分析等。在实际应用中，这些技术常常需要综合应用、有侧重地选择。

一、核酸分子杂交（molecular hybridization）

（一）原理

具有互补碱基序列的单链核酸分子，通过碱基之间非共价键结合可形成稳定的双链。其基本原理是待测单链核酸与已知序列的单链核酸（探针）间通过碱基配对形成可被检测的双链片段。杂交可在 DNA 与 DNA、RNA 与 RNA、或 DNA 与 RNA 之间进行。探针 DNA 或 RNA 片段一般为 30～50 个核苷酸长，多用化学方法合成，亦可从载体或细胞中提取。探针必须预先标记以便检出杂交分子。常用同位素标记法及生物素标记法。核酸分子杂交技术是研究分子遗传学及病原微生物的重要方法。

杂交分子的形成并不要求两条单链的碱基序列完全互补，不同来源的核酸单链只要有一定程度的互补序列即可形成杂合双链。由于 DNA 一般以双链形式存在，因而在杂交前需先把待检测 DNA 加热或加碱使之变性成单链，然后加入放射性核素或生物素标记的核酸探针，降温退火，即可获得带有标记的双链杂交分子。

（二）关键技术

在核酸分子杂交过程中需要解决两个问题：一是基因探针的选择（或设计）及标记，二是目的基因的支持或捕获系统。

1. 基因探针的选择　根据探针的核酸性质不同可分为 DNA 探针（包括 cDNA 探针）、RNA 探针及寡核苷酸探针等几类。

（1）DNA 探针与 cDNA 探针：DNA 探针是最常用的核酸探针，长度一般在 0.5～2.0kb。目前已获得多种克隆化 DNA 探针，包括细菌、病毒、原虫、真菌、动物及人类细胞 DNA 探针。这类探针多为某一基因的全部或部分序列，或某一非编码序列。制备某一病原体的 DNA 探针，首先要获得其基因组 DNA（其序列已知或未知均可），用某一限制性内切酶进行酶切，然后将所获得的基因组 DNA 小片段与某一克隆载体连接，转化或感染大肠埃希菌，即得到该病原体的基因组文库。用该种方法得到的基因组 DNA 文库很难保证是表达性 DNA 文库，因而需用其他已知病原体的 DNA 探针对该文库进行筛选，剔除能够产生杂交信号的菌斑，最后得到的不能与其他已知病原体 DNA 探针产生杂交信号的菌斑即含有该病原体的特异性 DNA 片段，然后再对该 DNA 片段的重组质粒进行鉴定。

DNA 探针（包括 cDNA 探针）的主要优点有：①克隆在质粒载体中，可无限扩增，制备简便；②与RNA 探针相比，DNA 探针不易降解；③标记方法较成熟，有多种方法可供选择，如缺口平移法、随机引物法及 PCR 标记法等，能用同位素或非同位素标记。

（2）RNA 探针：在检测 RNA 病毒或基因的转录水平时，需要用 RNA 探针。由于 RNA 是单链分子，序列复杂度低，故无论是 RNA：DNA 还是 RNA：RNA 杂交，其杂交体的稳定度均要比 DNA：

DNA 杂交体的稳定度高。随着体外反转录技术的不断完善，目前 RNA 探针的产量及标记准确率均有了显著提高，但由于 RNA 探针易于降解且标记过程复杂等缺点，它更多的是用于科学研究，而非临床检验。

（3）寡核苷酸探针：在已知病原微生物基因组 DNA 全部或部分序列，并对其结构及功能有一定了解后，即可根据其特异性序列设计寡核苷酸探针。寡核苷酸探针是在全自动 DNA 合成仪上化学合成的单链多核苷酸链。化学合成的寡核苷酸探针具有一些独特优点：①链短，序列复杂度低，分子量小，与等量靶位点完全杂交所需的时间较短。如 20nt 寡核苷酸探针在浓度为 100ng/ml，靶序列为 1～100pg、1kb 片段或 3×10^{-18}～3×10^{-16} mol/L 的条件下达到最大程度的杂交只需 10 分钟，而用 2kb 的克隆探针在同样条件下达到完全杂交则需 16 小时；②可识别靶序列内 1 个碱基的变化，因为短探针中碱基的错配能大幅度降低杂交体的 Tm 值；③一次可大量合成（1～10mg），目前已可商品化供应且价格低廉；④在化学合成过程中，寡核苷酸探针能够方便地用酶或化学方法进行修饰；⑤合理筛选适当长度的序列（>30nt），亦可设计出特异性极高的寡核苷酸探针。以上优点使其成为感染病基因诊断中的首选探针。

2. 基因探针的标记　无论是 DNA 探针、RNA 探针还是寡核苷酸探针，均需要用标记物对其进行标记。标记物进一步产生可视信号从而提示被探针所结合的目的基因存在。理想标记物至少应同时具备以下条件：①标记物易于同核酸牢固结合并能产生容易检测的较强信号；②标记物不影响探针与其互补核酸的杂交复性；③标记物在杂交过程中升高温度时仍能保持其固有稳定性。目前所采用的标记物大致可分为放射性及非放射性两类。末端标记系指只在探针的 3′或 5′端带有标记物分子；均一性标记是指探针分子中的部分单核苷酸分子上带有标记物分子，与末端标记相比，可产生更强的检测信号，因而更灵敏。

（1）放射性标记：在以硝酸纤维素膜、尼龙膜及 PVDF 膜等作为目的基因的支持物进行杂交（称为膜杂交）时，往往采用放射性同位素标记探针。常用的放射性同位素有 ^{32}P、^{35}S 及 ^{125}I 等。放射性探针的标记已可利用商品化的试剂盒来完成，或将标记有同位素的 dNTP 掺入 PCR 反应系统，通过 PCR 反应进行标记。放射性标记探针具有灵敏度高、成像清晰、信号检出方便及背景信号低等优点，且已杂交过的膜经煮沸去除已结合的探针后可换用其他探针进行二次杂交。缺点包括环境污染、同位素半衰期较短、标记探针不能长期存放及放射自显影所需的时间较长等。

（2）非放射性标记：常用的非放射性标记物有生物素、辣根过氧化物酶（HRP）和碱性磷酸酶（ALP）、地高辛及荧光素等。这些分子可通过偶联剂、酶促反应或非酶促化学反应与基因探针或单核苷酸牢固相连。非放射性标记克服了放射性标记的某些缺点，但与同位素标记探针相比灵敏度略低。

非放射性标记物与相应的报告分子可构成一个信号报告系统，如生物素+链亲和素；酶+酶底物；地高辛+酶标抗地高辛抗体+酶底物等。荧光素可直接用荧光显微镜检测目的信号，亦可用酶标荧光素抗体+酶底物进行检测。

3. 目的基因的支持系统　目前常用的分子杂交技术可根据目的基因的支持系统不同分为液相杂交、固相杂交、原位杂交及基因芯片（gene chip）技术等。基因芯片技术是当前最新的杂交技术，由于其所采用的探针、固相支持系统及信息分析系统的特殊性，特另行介绍。

（三）核酸杂交的主要技术类型

核酸分子杂交按杂交中单链核酸所处的状态可分为液相、固相及原位 3 类。前两者均要求预先从细胞中分离并纯化待检测核酸。

1. 液相杂交（solution hybridization）　液相杂交与固相杂交的主要区别是探针与靶分子直接在溶液中作用，不用固定靶分子，步骤简单，速度较快，反应的特异性及敏感性较好。反应结束后，将未被杂交的单链与杂交双链分开，然后检测杂交分子中的探针量，可确定被测的核酸量。

杂交后通过羟基磷灰石（hydroxyapatite，HAP）、酰化亲和素包被的固相支持物及磁珠等吸附杂交核酸双链，从而与未杂交链分离并进行进一步检测。发光液相杂交是通过探针携带的发光标记在杂交后改变进行检测。此外还有液相夹心杂交及复性速率液相分子杂交等。

2. 固相杂交　在固相杂交中，目的基因是以各种固相介质如膜（如硝酸纤维素膜、尼龙膜及 PVDF 膜等）、微反应板及琼脂糖珠等作为载体。此杂交技术实际应用较多，有菌落原位杂交、斑点杂交、Southern 印迹杂交、Northern 印迹杂交、组织原位杂交及夹心杂交等。

首先利用碱、热等使双链 DNA 解链变性，DNA 样品转移或加至硝酸纤维素膜后干燥，预杂交液处理，用含有标记核酸探针的杂交液进行杂交，洗膜去除未杂交的多余探针，然后进行结果显示。

（1）菌落原位杂交（colony *in situ* hybridization）：将细菌从培养平板转印到硝酸纤维素膜上，然后裂解释出 DNA，再烘干固定 DNA 于膜上，与 P^{32} 标记的探针杂交，放射自显影检测菌落杂交信号，并与培养平板上的菌落位置比对。

（2）斑点杂交（dot blotting）：分为 DNA 斑点杂交、RNA 斑点杂交及完整细胞斑点杂交。是将被检标本点到膜上，烘烤固定，杂交后检测。完整细胞斑点杂交由于细胞直接在膜上溶解，DNA 含量比常用提取法高，但 DNA 纯度不够，用非放射性标记探针检测会产生高本底。

（3）Southern 印迹杂交（Southern blot）：用于 DNA 杂交检测，DNA 片段经琼脂糖凝胶电泳分离后，经碱变性，从凝胶中转印至硝酸纤维素滤膜（或尼龙膜）上，烘干固定用于杂交，从而确定某一特定序列的 DNA 片段的位置和大小。

（4）Northern 印迹杂交（Northern blot）：能对组织细胞中的 RNA 进行定性及定量分析。RNA 的转膜固定与 Southern 印迹杂交方法类似，操作中应避免 RNA 酶的污染。

（5）组织原位杂交（tissue *in situ* hybridization）：细胞学技术与核酸杂交技术相结合，与菌落的原位杂交不同，细胞不需裂解，而是经适当处理使细胞通透性增加，让探针进入细胞内与 DNA 或 RNA 杂交。可确定探针互补序列在胞内的位置，具有重要的生物学及病理学意义。原位杂交还可用于分析细胞内病原微生物存在方式及部位。

此外，还有固相夹心杂交，需要两个靠近而不互相重叠的探针，一个做固相吸附探针，一个做标记检测探针，只有两个探针都杂交才能产生可检测的信号，特异性更强。

HIV 感染的确诊试验 Western Blot 就是免疫印迹技术在临床的具体应用，当今生物技术领域中占重要地位的基因芯片技术（microarray）亦是一种基于核酸分子杂交和印迹技术的衍生技术。

3. 基于杂交的信号放大检测技术

（1）分支 DNA 技术（bDNA）：基于一系列连续 DNA 杂交将待测核酸序列信号放大，样本最终产生的化学发光信号与待检核酸量成正比，通过计算机比对样本信号值和标准品产生的信号曲线，计算出实际样品核酸含量。已有商品化试剂盒临床用于 HBV、HCV 等的检测。

（2）杂交捕获：RNA 探针结合到细菌或病毒的靶 DNA 上，形成“杂交”，DNA-RNA 结合物被加入溶液的抗体“捕获”，再加入另一种抗体（在杂交物存在的情况下会发光），抗体结合到杂交物上会产生光散射，酶标仪检测到的光量与样本中的靶 DNA 成正比。经 FDA 批准的检测试剂盒有人类乳头瘤病毒 DNA（HPV-DNA）的试剂盒、淋球菌（GC）、沙眼衣原体（CT）及巨细胞病毒（CMV）。

（四）基因芯片原理及应用

基因芯片是按特定排列方式固定有大量基因探针/基因片段的硅片、玻片、塑料片。这一技术是 20 世纪 90 年代初随着 HGP 的实施而产生的新兴技术，它将当前生命科学研究中许多不连续的分析过程集成于硅芯片或玻璃芯片等介质上，使这些分析过程连续化、微型化、集成化及自动化。典型的基因芯片是在介质表面有序地点阵排列 DNA，故亦称 DNA 微阵列（DNA microarray）。将待测样本标记后同芯片进行杂交，检测杂交信号并进行计算机分析，可判定待测标本中目的基因是否存在及含量。随着基因芯片技术的发展，又出现了以蛋白、组织及细胞等为材料的芯片，统称为生物芯片（biochip），其中基因芯片使用最普遍、技术最成熟。目前，该技术的应用领域主要有基因表达谱分析、新基因发现、基因突变及多态性分析、基因组文库作图、疾病诊断和预测、药物筛选及基因测序等。

基因芯片最大的特点是其信息的“高通量”，它可同时分析成千上万种核酸序列。病原体基因诊断芯片就是将待测病原体的特异性基因片段（靶基因）或特异性寡核苷酸固定于玻片上制成芯片，将从标本中抽提得到的 DNA 或 RNA 经扩增标记荧光后与之进行杂交，杂交信号经扫描仪扫描、计算机分析后判断标本中病原体的类型。与其他检测手段相比，诊断芯片的优点为：①检测样品为各类致病基因片段，提高了检测效率；②是 DNA 杂交技术与 PCR 扩增技术相结合的分子诊断方法，有极高的灵敏度、特异性及可靠性；③自动化程度高，有利于大规模推广应用；④寡核苷酸芯片亦可用于病原体基因分型，从而实现用药个体化。在疾病诊断方面，已有部分单一疾病基因诊断芯片产品上市。以乙型肝炎为例，根据HBV基因组的特异性序列（包括亚型及耐药位点）设计寡核苷酸探针制备基因芯片，将待测样本经PCR标记后，与芯片进行杂交，从而检测标本中有无病毒基因、感染病毒的种类及其亚型、病毒的耐药情况等，这是常规检测方法所不能做到的。除上述应用外，基因芯片亦可对病原体基因进行测序。

二、聚合酶链反应（polymerase chain reaction，PCR）技术

PCR是基因扩增技术的一次重大革新，亦引发了基因检测技术上的一次重大革命。它可将极微量的靶核酸在短时间内特异扩增上百万倍，达到纳克（ng）乃至微克（μg）水平。由于PCR技术具有高敏感性、高特异性、简便及快速等特点，故被临床广泛用于病毒及细菌等的基因诊断。

PCR技术的基本原理类似于DNA天然复制过程，由高温变性-低温退火-适温延伸三个基本步骤构成。模板DNA经加热至93℃左右，双链解离成为单链，温度降至55℃左右，引物与模板DNA单链的互补序列配对结合，在Taq DNA聚合酶的作用下，以靶序列为模板，按碱基互补配对原则，以引物3′端为起点，合成与模板DNA链互补的新链。每一双链的DNA模板，经过一次温度循环就扩增成两条完全相同的双链DNA分子。重复温度循环，就会不断以指数方式扩增。

1986年，美国化学家Kary Mullis将热稳定性Taq DNA聚合酶用于PCR扩增，对于PCR技术的发展具有里程碑意义，该酶可耐受90℃以上的高温而不失活，无需每个循环加酶，使PCR技术可实现自动化。之后这一技术在生物化学、分子生物学、基因、药物及法医等众多领域得到广泛应用，并逐步应用于临床，极大促进了基因诊断技术的发展。

PCR产物分析最常采用琼脂糖凝胶电泳。凝胶中加1%溴化乙锭（EB），待测样品与分子量标准一起电泳，在紫外灯下直接观察，扩增片段荧光强度与DNA含量成正比，条带大小符合的片段可进一步测序鉴定。

影响PCR扩增的因素主要有温度循环参数、扩增片段长度、引物质量及特异性、模板纯度及反应体系中是否有影响酶活性的物质等。为了提高PCR扩增的特异性及效率，在温度循环方面常采用热启动PCR及退火温度递减PCR（touch-down PCR）。

（一）不同的PCR扩增策略

1. 套式（nested）PCR　实际应用中较多，是利用两对引物对靶基因进行两轮PCR扩增。应用外侧引物进行第一轮扩增，第二轮是内侧引物对第一轮产物的扩增。两轮扩增可在同一反应体系中进行。由于靶基因需与两对引物都互补才能有效扩增，检测的特异性及可靠性增强，两次扩增亦增加了检测敏感性。

2. 多重/复合PCR（multiplex PCR）　用多对引物在同一反应体系同时对不同基因进行扩增。反应试剂及操作过程与一般PCR相同。可用于环境样品中不同属细菌相关基因序列同时扩增。复合PCR中引物退火温度应接近，不然会明显影响扩增产物量，结果难以判断。

3. 简并引物（degenerate primer）PCR　目的基因氨基酸序列已知时，可逆推其编码基因序列，由于密码子具有简并性，引物合成时在某些位置需分别用不同碱基，合成的是系列引物混和物，但实际与模板DNA配对的仅占其中一定比例，已成功用于氨基酸序列已知而编码DNA未知的扩增、克隆及序列分析。

4. 反向PCR（inverse PCR或reverse PCR）　反向用于研究与已知DNA区段相连接的外侧未知染色体序列，亦称为染色体缓移或染色体步移。与已知序列两端互补的引物3′端相互反向。需先挑选合适的限制性内切酶样品DNA，然后用DNA连接酶连接形成一个环状DNA分子才能进行有效扩增。

5. 不对称PCR（asymmetric PCR）　不对称PCR是用不等量的一对引物扩增产生大量的单链DNA（ss-DNA）。两条引物比例一般为1∶（50～100）。产生的ds-DNA与ss-DNA由于分子量不同可在电泳中分开，得到纯ss-DNA。不对称PCR主要为测序制备ss-DNA。

6. 逆转录（reverse transcription，RT）PCR　RT-PCR是RNA逆转录与PCR的结合，用于检测细胞内特异RNA，亦广泛用于RNA病毒检测。逆转录是用3′端引物在逆转录酶催化下，合成RNA的互补链cDNA。PCR过程与常规PCR相同，可在同一反应体系完成。

RT-PCR 对 RNA 样品要求较为严格，微量 DNA 残留亦会出现非特异性扩增，残留蛋白质与 RNA 结合影响逆转录和 PCR 反应，RNase 的污染易将模板 RNA 降解。

7. 原位 PCR 该方法结合了具有细胞定位能力的原位杂交及高度特异敏感的 PCR 技术的优点，在细胞的靶 DNA 位置上进行基因扩增，有利于探讨靶 DNA 与细胞之间的关系。处理后的标本要充分暴露目的 DNA 或 RNA，使引物能有效进入胞内发生反应，又要保持组织细胞的形态结构。PCR 扩增结束后用标记的寡核苷酸探针进行原位杂交，在显微镜下观察判断。

原位 PCR 主要用于检测外源性基因片段，提高检出率，如 HIV、HPV、HBV 及 CMV 等病原体在细胞内的存在。

（二）基因突变的 PCR 分析

1. 单链构象多态性（single strand conformation polymorphism，SSCP）分析 PCR-SSCP 分析检测突变的基本原理是基于单链 DNA（ssDNA）在普通的变性聚丙烯酰胺凝胶中电泳速率仅与其分子量有关而与其构型无关，但在非变性聚丙烯酰胺凝胶中，ssDNA 的电泳速率与其分子量及其空间构型密切相关。ssDNA 可因碱基序列的差异（少至单碱基改变）而导致其构型发生变化。在非变性聚丙烯酰胺凝胶电泳条件下，将目的基因 ssDNA 片段与正常无突变的同样大小的 ssDNA 片段在两个泳道同时电泳，若待测基因存在突变，则两个泳道即可表现出不同的电泳带型。PCR-SSCP 不能检测突变发生的类型及位置，如果电泳结果有差异还需进行测序分析。

PCR-SSCP 具有简单、快速、敏感性较高、成本低及可同时处理多个样本等特点，适用于检测 400bp 以内 DNA 片段的多态性，对于较长的片段可结合 RFLP 进行。已应用于结核分枝杆菌的异烟肼（INH）、利福平（RFP）、链霉素（SM）及氟喹诺酮类药物耐药基因突变的筛选。由于 PCR-SSCP 是基于 PCR 的突变检测技术，因而 PCR 本身的忠实度将成为影响检测结果可信度的一个重要因素，故在 PCR 时，应采用高保真耐热 DNA 聚合酶，如 Pfu 酶及 Tfu 酶等。

2. 限制性片段长度多态性（restriction fragment length polymorphisms，RFLP）分析 基因突变导致碱基组成发生改变，可能会在基因结构中产生新的限制性内切酶位点或使原有的位点消失。用限制性内切酶对 PCR 产物进行消化后，电泳条带的数目及大小就会产生改变，据此可判断是否存在基因突变。RFLP 是基于核酸限制性内切酶的一种序列分析技术。限制性内切酶可识别 DNA 特定碱基序列并进行切割，识别的特定碱基序列长度一般为 4～6bp。理论上，若内切酶所识别的碱基序列为 4bp，则 DNA 链中每间隔 250bp 左右即会出现一个这样的内切酶识别位点，若为 6bp，则一般要间隔 4kb 左右。由于内切酶所识别的序列在生物基因组中可出现不只一次，因此一条完整的 DNA 链经酶切可形成长度不同的多个片段，这些片段统称限制性片段，经电泳可形成特定的电泳图谱，称为 RFLP 图谱。不同生物由于各自基因组序列的差异，或同种生物不同个体由于存在碱基突变（可能是原有酶切位点消失或出现新的酶切位点，亦可能是两个酶切位点之间出现插入或缺失突变），当用相同的内切酶进行酶切后，其 RFLP 图谱不同。根据 RFLP 谱型的变化，比如增加或减少一个片段，或片段大小发生变化，即可推断该目的基因序列是否存在变异。常用内切酶有 100 多种，绝大多数已商品化。RFLP 分析是限制性内切酶、核酸电泳与其他技术的综合应用，其缺陷主要是克隆可表现基因组 DNA 多态性的探针较为困难，同时要对探针进行同位素标记，分析过程较繁琐。近年来利用 PCR 技术将目的基因片段大量扩增，再行酶切，电泳后经 EB 染色观察其 RFLP 图谱，称为 PCR-RFLP，这一方法对病毒的基因分型尤为便利。

3. 等位基因特异性寡聚核苷酸（allele specific oligonnucleotide，ASO）探针斑点杂交（PCR-ASO） 该方法用于诊断已知位点的基因突变。PCR 扩增受检者目的 DNA 片段，再分别与合成的野生型及突变型探针杂交来判断是否存在相应位点突变。

（三）定量 PCR 技术

半定量 PCR 可通过测定 PCR 产物电泳条带亮度及利用倍比稀释模板作系列稀释 PCR 来完成。定量 PCR 有采用外参照的非竞争性对照法及采用内标的竞争抑制法对靶核酸进行定量。

荧光定量 PCR（fluorescence quantitative，FQ-PCR）是利用荧光信号变化实时检测 PCR 扩增过程中每一个循环扩增产物量的变化，通过始点定量及荧光检测系统实时监测累计荧光强度而实现。是目前国内外应用较广泛的定量 PCR 技术，具有灵敏度高及特异性强等优点。以扩增循环数为横坐标,荧光信号强度为纵坐标绘制实时扩增曲线,前15个循环的荧光信号作为本底信号(样本的荧光背景值和阴性对照荧光值),通过CT值分析确定起始DNA模板拷贝数。

CT(threshold cycle)值是扩增产物的荧光信号达到设定阈值所经过的扩增循环数,具有极大可重复性。模板起始DNA量越多,荧光达到阈值循环数越小,即CT值越小。Log浓度与循环数呈线性关系,通过已知起始拷贝数的标准品做出标准曲线,根据样品CT值就可以计算出样品中所含的起始模板量。实时荧光标记非特异性荧光标记有SYBR Green。特异性荧光标记有Taqman法、分子(Molecular beacon)法及Amplisensor法等。

FQ-PCR已批准用于临床HBV、HCV,HIV病毒,人巨细胞病毒(HCMV),人乳头瘤病毒等的定量检测。

(四) 其他核酸链扩增技术及应用

1. 免疫PCR(immuno PCR,IM-PCR)　该技术的基本原理是已知DNA分子与抗体连接作为探针,探针与待测抗原结合,PCR扩增黏附在抗原抗体复合物上的DNA分子,根据特异性PCR产物的有无,来判断待测抗原是否存在。其敏感性受连接分子、显示系统、DNA报告分子浓度及PCR循环次数等因素影响。

2. 依赖核酸序列的扩增(nucleic acid sequence-based amplification,NASBA)　亦称自主序列复制(self-sustained sequence replication,3SR)或再生长序列复制技术。1990年由Guatelli等首先报道描述。NASBA主要用于RNA的扩增、检测及测序。这一反应依赖于AMV逆转录酶、RnaseH及T7 RNA多聚酶的共同作用。其RNA扩增过程无需进行温度循环。制备引物A、B,引物A有T7 RNA多聚酶识别、结合位点。将引物、标本加入扩增反应液,65℃1分钟使RNA分子二级结构打开,降温至37℃加入逆转录酶、T7 RNA聚合酶及RNaseH,逆转录酶合成cDNA第一链后,RnaseH降解模板RNA,逆转录酶合成cDNA第二链,形成的DNA双链含有T7 RNA多聚酶的启动子,T7 RNA多聚酶以此cDNA为模板,高效转录出与样本RNA序列相同的RNA。

NASBA操作简便,无需特殊仪器及温度循环。保真性高,扩增效率高于PCR。逆转录酶具有RnaseH活性,反应在37℃中进行,因而推测部分病毒,如HIV-1在细胞内可能存在类似3SR的病毒基因扩增机制。临床用于HCV及HIV等RNA病毒检测。

此外核酸扩增技术还有连接酶链式反应(ligase chain reaction,LCR),链置换扩增术(strand displacement amplification,SDA)及转录依赖的扩增系统(transcript-based amplification system,TAS)等。

(五) PCR中的常见问题与对策

PCR实验中最常见问题是假阴性及假阳性。假阴性常见的原因有引物设计不合理、模板质量或数量不过关、Taq DNA聚合酶活力不够或活性受抑;PCR循环参数(温度、时间、循环数等)设定不当或反应液成分不良亦可导致假阴性。目前多选用商品化试剂盒,较少出现假阴性。PCR结果的假阳性系针对被检测标本而言,即所扩增的产物是真实的,但并非来自特定待测标本。因为PCR高度灵敏,极微量靶基因污染即可导致大量扩增,因此污染是PCR假阳性的主要根源。主要存在标本间交叉污染、实验室克隆质粒污染及PCR扩增产物污染三个污染源,以第三个污染源最为重要。为避免因污染导致假阳性,PCR操作时要隔离不同操作区、分装试剂、简化操作程序及使用一次性吸头等。

PCR的假阴性及假阳性可避免。首先,要强调每次PCR均必须设立阳性及阴性对照管,设立严格的对照可说明反应系统的有效性,并有助于及时发现假阳性及假阴性。其次,PCR实验室要有严格的功能分区,包括前PCR区(标本处理)、PCR区(反应液的配制与分装)及后PCR区(PCR产物分析),进出各区要遵循一定规则。在PCR过程中亦可采用一些特殊方法以避免假阳性;如尿嘧啶糖苷酶(UNG)法,原理是在PCR产物或引物中用dU代替dT,并在PCR反应体系中加入UNG,加入模板后将PCR反应体系与UNG一起孵育,UNG可裂解尿嘧啶碱基与糖磷酸骨架间的N-糖基键,除去dU而阻止TaqDNA聚合酶的延伸。UNG对不含dU的模板无任何影响。UNG可去除单或双链DNA中的尿嘧啶,对RNA中的尿嘧啶及单一尿嘧啶分子则无任何作用。UNG法的具体应用有两种:①dUTP法:用dUTP代替dTTP,使产物中掺入大量dU。当再次进行PCR扩增前,用UNG处理PCR混合液即可消除PCR产物的残留污染。由于UNG在高温下可被灭活,故经PCR循环中的变性过程,酶即被灭活,不会影响dU的掺入;②dU引物法:合成引物时以dU

代 dT,在设计引物时最好将 dU 设计在 3′端或近 3′端。再次 PCR 时,若有上次 PCR 产物的污染,经 UNG 处理后,污染成分将失去引物结合位点而不能被扩增。对同一病原体设计几对不同的引物(它们的扩增产物不能完全重叠),当一对引物出现假阳性后可换用其他引物,但这只能暂时解决 PCR 产物污染问题,最根本的解决方法是要进行严格的操作技能培训,按照正规的操作方法进行操作。最后还要注意 PCR 试剂的质量、试剂的存放及 PCR 扩增仪的保养等。

三、DNA 序列分析

在感染病中,致病微生物侵入机体后,一方面要受到机体免疫系统的攻击(免疫压力),另一方面要受到抗感染药物的破坏(治疗压力)。在双重压力的作用下,病原体尤其是复制频率较高的病毒常常会出现基因变异,从而逃避机体免疫系统的攻击或获得对抗感染药物的耐药性。这些基因变异的出现会影响感染病的治疗、预后及诊断结果的准确性,包括免疫学诊断及基因定性诊断。

DNA 序列分析技术所获得的是目的基因片段一级结构信息(序列信息)。一段基因片段的序列信息包括其全部准确的碱基序列、限制性酶切位点、基因型别及碱基序列有无变异和变异的类型等,不同的序列分析技术提供的信息量不同。病原体基因组的某些特定基因片段可用作基因分型,如 HCV 的 E1、NS4、NS5 基因,HBV 的 $preS_1$(3′端)+$preS_2$+S(5′端),根据这些基因片段的全部碱基序列,通过系统进化分析即可对相应毒株进行基因分型。由于待测标本量往往很少,因而要得到其核酸序列相关信息,仍需通过 PCR 或基因克隆使目的基因片段得到大量扩增才能进一步进行序列分析。

(一) 常用的 DNA 序列分析技术

DNA 基因序列分析技术是一个发展极为迅速的领域,一些新技术方法不断涌现,以下是常用于临床工作中的一些 DNA 序列分析技术。

1. 直接测序列法　包括双脱氧链终止法(Sanger 法)及化学修饰法(Maxam-Gilbert 测序法)。

(1) 双脱氧链终止法(Sanger 法):双脱氧核苷酸分子的脱氧核糖 3′位置的 OH 缺失,能够以其 5′位置的磷酸基,与上位脱氧核苷酸的 3′位置的 OH 结合参与 DNA 合成,但由于其 3′位置 OH 的缺失,下位核苷酸的 5′磷酸基无法与之结合,链合成终止。

基于双脱氧核苷酸的这种特性,Sanger 于 1977 年建立了以双脱氧链终止法为基础测定 DNA 序列的方法。该方法以待测单链 DNA 为模板,与寡核苷酸引物结合后,在 DNA 多聚酶的催化作用下合成新的 DNA 链。反应体系中除含有四种脱氧核苷酸(dATP、dCTP、dGTP 及 dTTP),还加入了一种放射性同位素 P^{32} 或 S^{35} 标记的双脱氧核苷酸(ddATP 或 ddCTP 或 ddGTP 或 ddTTP),在 DNA 合成过程中,标记的 ddNTP(如 ddATP)将与相应的 dNTP(如 dATP)竞争掺入到新合成的 DNA 互补链中。由于双脱氧核苷酸的掺入是随机的,各新合成 DNA 片段的长度互不相同。准备四个单独的 DNA 合成反应,分别加入一种 ddNTP。不同长度 DNA 片段在聚丙烯酰胺凝胶中电泳移动速率不同,能分辨出小至一个碱基长度差异的 DNA 片段,再通过放射自显影曝光,根据片段尾部的双脱氧核苷酸读出该 DNA 的碱基排列顺序。

亦可用同位素标记引物,用双脱氧核苷酸随机终止 DNA 链的延伸,产生长度不同的 DNA 片段,经 PAGE 胶电泳分离,放射自显影读出结果。

(2) 化学修饰法(Maxam-Gilbert 测序法):1977 年,Maxa 及 Gilbert 报道了化学修饰法 DNA 测序。将 DNA 片段的 5′端磷酸基作放射性标记,用限制性内切酶 R 去掉其中一个 5′标记末端,采用不同化学方法修饰裂解特定碱基,从而产生一系列长度不一 5′端标记的 DNA 片段,这些以特定碱基结尾的片段群经凝胶电泳分离,放射自显影,确定各片段末端碱基,从而推测出目的 DNA 碱基序列。反应关键在于使 DNA 的 4 种核苷酸中,只有 1 ~2 种发生特异性的化学切割反应,专门用来对核苷酸作化学修饰,并打断磷酸二酯键的化学试剂有作用于鸟嘌呤 G 的硫酸二甲酯(dimethyl sulphate,DMS),肼(hydrazine)作用于胞嘧啶 C。化学修饰不会产生由于酶催化反应而带来的误差,DNA 片段可直接测序。

近年来,在 Sanger 测序法基础上,美国应用生物系统公司发明了四色荧光标记的双脱氧核苷酸,建立了一种基于 PCR 的无放射性标记的 DNA 序列自动分析系统。它使用 4 种不同颜色的荧光染料分别标记 4 种不同碱基,并在一个凝胶电泳泳道中进行电泳,然后通过激光作用诱发荧光,再通过 CCD 相机探测荧光，信号传至计算机，经软件分析后直接打印出 DNA 序列。1998 年前后，出现了用毛细管电泳代替凝胶电泳的方法，大大加快了电泳速度且提高了分辨率，并实现了自动灌胶及自动进样，真正实现了 DNA 测序的自动化。基因测序技术的逐步成熟及自动化程度的不断提高，开辟了直接测序技术的临床应用领域，目前国内有数个生物技术公司可提供商品化基因测序服务。由于该技术是对基因碱基序列的直接分析，因此堪称各种基因序列分析技术的“金标准”。

2. DNA 指纹图谱分析　包括限制性片段长度多态性（restriction fragment length polymorphism，RFLP）、随机扩增多态性 DNA（randomly amplified polymorphic DNA，RAPD）、细菌基因组重复序列 PCR（repetitive extragenic palindromic PCR，REP-PCR）及扩增片段长度多态性（amplified fragment length polymorphism，AFLP）等。通过这些技术所获得的病原体基因组 DNA 图谱可以反映出病原体基因组间的差异，为病原体基因分型提供依据。

【基因诊断技术在感染病诊治中的应用】

基因诊断技术在感染病中的临床应用日益广泛。病原体基因定性、定量及 DNA 序列分析均已成为现代临床医学所必需。杂交法及 PCR 扩增仍然是主流技术，新近发展的各种检测手段绝大多数都要以此两项技术为基础或依托。在感染病中，基因诊断常用于检测与鉴定病原体、评价治疗反应、评估疾病预后及检测病原体耐药性等。表 8-4-1 列出了部分目前已可开展基因诊断的病原体。

表 8-4-1　已可开展基因诊断的病原体

病毒	HIV、肝炎病毒、柯萨奇病毒、埃可病毒、脊髓灰质炎病毒、腺病毒、EB 病毒、单纯疱疹病毒（HSV）、HCMV、人疱疹病毒 6 型、登革热病毒、汉坦病毒、乳头瘤病毒、轮状病毒、肠病毒、人 T 细胞白血病病毒、人类微小病毒 B19 及水痘病毒等。
细菌	产毒性大肠埃希菌、奈瑟淋球菌、李斯特菌、沙门菌、结核分枝杆菌、幽门螺杆菌、弯曲菌、军团病菌、分枝杆菌、铜绿假单胞菌、志贺菌、弧菌及耶尔森菌等。
其他	恶性疟原虫、利什曼原虫、克鲁斯锥虫、马来丝虫、血吸虫、梨浆虫、肺孢子虫、贾第虫、弓形虫、肠球虫、白色假丝酵母菌、曲霉、隐球菌、立克次体及巴尔通体等。

一、核酸分子杂交技术在感染病诊断中的应用

Southern 印迹、Northern 印迹及斑点杂交等膜杂交技术是感染病基因诊断中相对“经典”的技术，但是由于此类固相杂交技术操作繁琐、敏感度不高，已不再是临床常规定性检测手段，更多的是用于细菌、真菌的基因型分型鉴定，如制备的 16s rRNA、18s rRNA 及 23s rRNA 探针。

20 世纪 90 年代中后期发展起来的 bDNA 技术及 MESH 技术均是针对 HBV 所开发的基因定量诊断技术，突破了以膜为载体的种种局限性，实现了定性和定量检测的高精确性及操作上的简便性，成为颇受广大检验工作者和感染病医师欢迎的检测技术，临床应用范围越来越广，目前在 HBV、HCV、HIV 及 CMV 等病毒基因组定性、定量诊断方法中具有重要地位，今后可能会扩展到其他病原体，如细菌耐药质粒、真菌、衣原体、支原体等的基因诊断。这两项技术的最大优点在于：①可检测小分子如病毒的基因组；②采用的是信号放大系统，而非基因扩增，故假阳性少；③可进行全定量检测；④采用人工合成的寡核酸探针，成本低，检测时间大大缩短；⑤技术要求不高。

二、PCR 技术在感染病诊断中的应用

PCR 技术在感染病基因诊断中有广泛应用价值，目前已成为基因定性及定量诊断的主要技术手段。随着试剂的商品化、试剂盒质量的提高、检验操作的规范、检验技术队伍的扩大及检验水平及能力的提高，PCR 已作为一项成熟的技术已广泛应用于各种感染病比如病毒、细菌、结核分枝杆菌、真菌及其他病原体感染的基因诊断并发挥重要的作用。

（一）病毒感染的基因诊断

人类感染病主要由病毒所致，病毒以 DNA 或 RNA 为遗传物质，基因组有四种不同类型，分别是双链 DNA、单链 DNA、双链 RNA 或单链 RNA，可呈线状或环状，对于单链 DNA 或 RNA 病毒而言，如果基因组序列与 mRNA 相同，称为正链 DNA 或正链 RNA 病毒，如果与 mRNA 序列互补，则称为负链 DNA 或负链 RNA 病毒。在待检者体内检测到病毒核酸的存在，是病毒感染的直接证据。

1. 病毒性肝炎　一般认为 HBV 以经血液传

播为主，主要在肝细胞中增殖。但利用PCR技术证实在部分肝外组织如肾脏、胰腺、骨髓细胞及外周血白细胞中亦存在HBV DNA，从泪液、乳汁及胃液中亦检出了高滴度HBV DNA，提示可能存在其他的感染途经。PCR法检测HBV有以下优势：①可早期诊断，在感染潜伏期即可检出HBV DNA；②对低滴度持续感染患者的诊断有特殊优势，对于献血员的筛选尤为重要；③疾病进展评估、抗病毒疗效评价和耐药监测。在治疗前后及治疗过程中通过监测血清中病毒基因存在与否及其含量的动态变化可准确了解病情，有助于适时调整治疗方案，实现优化治疗。HBV DNA定量是慢性乙型肝炎的基本诊疗依据，可判断病情和治疗效果、耐药监测，指导治疗方案的制定和调整，实现优化治疗。

临床上不仅需要HBV DNA检测结果准确、灵敏度高，且能够覆盖不同基因型和亚型。目前HBV核酸检测方法主要为信号放大定量及靶基因扩增定量两大类，其中实时荧光定量PCR技术在临床应用最广泛。信号放大定量分析未对受检核酸进行扩增，操作简单，可避免假阳性，但敏感度较低。bDNA灵敏度约为2×10^3拷贝/ml～1×10^8拷贝/ml（3.5×10^2 IU/ml～1.8×10^7 IU/ml）。实时荧光定量PCR的应用明显提高了定量分析的测量范围及精确性，操作相对简单，可避免扩增产物之间的相互污染。最早的商业化PCR检测HBV DNA方法是瑞士罗氏（Roche）诊断公司研发的AMPLICOR HBV MONITOR。此后，罗氏开发的COBAS Ampliprep & COBAS Taqman 48全自动实时荧光定量PCR系统，已成为"国际分子诊断金标准"检测平台。其中COBAS Ampliprep是基于磁珠分离技术的全自动核酸分离纯化系统。COBAS Taqman 48分析仪是基于TaqMan探针的实时定量PCR检测技术，具有更高的灵敏度及特异性。实时定量PCR及改良信号放大技术检测值之间缺乏标准化，为了方便结果的统一比较，已确立HBV DNA国际标准化参考值，统一用国际单位（IU），1IU/ml≈5.6copies/ml。

基因诊断技术亦可用于HBV基因分型，既往HBV根据抗原表位的差异可划分为4个不同的血清型及9个血清亚型，但血清亚型的区分并不能反映HBV基因组的差异。根据HBV全基因核苷酸序列异源≥8.0%或者S基因区核苷酸序列异源≥4.0%，将不同病毒株分为A～H 8个基因型。目前HBV基因分型主要采用基因芯片技术进行检测。HBV基因分型的检测有助于判断疾病进展、对于扰素治疗应答的预测。

HCV的特点是在肝细胞内复制后间断释放入血，且在血清中的浓度很低。利用RT-PCR技术可直接检测血清中低浓度HCV RNA，了解病毒在体内复制的动态状况。

对于HCV的定量诊断，同样分为信号放大定量、靶基因扩增定量两大类，目前临床上应用较广泛的是荧光定量PCR技术。靶基因扩增定量主要有竞争性PCR定量，如罗氏的Amplicor HCV Monitor及COBAS Amplicor HCV Monitor；实时荧光定量PCR，如雅培（Abbott）的RT-PCR及罗氏的RT-PCR；依赖核酸序列的扩增（NASBA）。拜耳（Bayer）的bDNA方法对HCV各种基因型的定量检测结果可信度较高，在检测线性范围内重复性很好，是获得美国FDA批准的HCV RNA定量检测方法。国内的实时荧光定量PCR法已获准用于临床，有较宽的检测范围以及完整的自动化检测系统，但在检测HCV不同基因型时会有差异，需要经过核酸的提取、扩增及检测等复杂过程，各环节都可能出现问题而影响结果。

为了使不同检测方法的结果便于对比，WHO制定了统一的国际单位（IU）。不同HCV RNA定量检测法拷贝/ml与IU/ml两种表示方法之间的换算方式不同，如罗氏公司COBAS V2.0的IU/ml与美国国立遗传学研究所的SuperQuant拷贝数/ml换算方式是：IU/ml＝0.854×拷贝数/ml＋0.538。拜耳公司的Versant HCV RNA定量测定，1IU相当于5.2copies/ml。目前各实验室所用的方法及试剂并不统一，用一种方法动态观察HCV RNA的变化，远比单独一次报告的结果更有意义。

HCV RNA定量检测可反映血清中HCV的载量，是预测和监测抗病毒疗效的重要考核指标，亦是评价患者传染性的有效指标。敏感且特异性强的HCV RNA检测技术是实现丙型肝炎诊疗一体化的基石，亦是实现RGT（response-guided therapy，应答指导下的治疗）治疗策略的根本。如血清中HBV、HCV核酸定量很高则对干扰素（HBV/HCV）或核苷类（HBV）的治疗应答较差。此外，若母亲血清HCV RNA高于1×10^6拷贝/ml，其子代经垂直传播感染HCV的几率明显增加，且正常分娩者感染率高于剖腹产者。

基因诊断技术亦可用于HCV基因型分析，HCV基因分型有多个命名系统，目前通用的HCV分型命名系统是Simmonds命名系统，它针对HCV基因组C区、E1区与NS5区的核苷酸序列差异，将HCV分为6个主要的基因型（genotype，以阿拉伯数字1～6表示），每个基因型内部又分为不同亚型（subtype），以字母标注，根据基因差异，亚型又分为不同准种（quasispecies）。不同基因型在全球分布不同，北美1a型为主，其次为1b、2a、2b及3a。欧洲1b型为主，其次为2a、2b、2c及3a。基因4、5型仅在非洲流行。我国大部分地区流行的HCV型别为1b，其次为2a。HCV基因型与干扰素疗效密切相关，基因1型及4型对干扰素为基础的抗病毒治疗应答差，基因型2、3、5及6对抗病毒治疗的应答相对较好。HCV基因分型常被作为干扰素联合利巴韦林治疗丙型肝炎的重要的基线预测因子。

HCV基因分型方法主要有直接测序法、型特异性引物扩增，型特异性寡核苷酸探针对HCV的5′-UTR、C区及NS5B区进行检测、基因芯片法和限制性片段长度多态性分析等。PCR限制性片段长度多态性方法（RFLP）及型特异引物PCR方法较早用于HCV基因分型。PCR-RFLP扩增的区域可以是5′UTR、核心区及NS5B。5′UTR的PCR-RFLP在检测HCV主要基因型时效果最好。型特异引物PCR扩增HCV的5′UTR、NS5B或核心区，扩增产物电泳，根据是否出现特异条带确定基因型。直接测序法是通过RT-PCR扩增HCV基因组有代表性的基因片段如5′-UTR区、C区或E1区、NS5B区，测序后与已知基因型序列比较，是HCV基因分型的"金标准"，拜耳公司的TRUGENE HCV 5′NC是已商品化的测序试剂盒，检测5′UTR区域，可以区分主要基因型，但不能准确区分亚型。

线性探针反向杂交技术（LiPA）是利用生物素标记的引物扩增HCV 5′UTR，得到生物素标记的HCV DNA片段，变性后，与固定在纤维素膜上的基因型特异探针杂交，同时加入碱性磷酸酶和显色剂，通过LiPA条带放射自显影就能检测HCV基因型。新一代的LiPA（Bayer VERSANT HCV genotype 2.0）可准确区分1a及1b亚型与6型亚型，是临床较常采用的分型方法。但LiPA对HCV低载量患者的检测效果不好，拜耳公司又开发出更敏感的转录介导扩增（TMA）-LiPA技术，把HCV TMA技术与LiPA技术联合使用，TMA技术的高敏感性使低载量HCV病毒亦能检测。

Invader HCV是荧光探针与内切酶联用的基因分型检测技术，多采用Taqman探针，可检测HCV 1～6型在5′UTR的序列变异，但不能区分亚型。雅培HCV ASR采用Real-time RT-PCR技术，扩增5′UTR及NS5B 2个区域，不但可以检测HCV主要的基因型，还能区分1型中的1a和1b亚型。

此外还有血清学HCV基因分型方法，高效液相色谱法、质谱分析法等亦有报道。我国已研制成功多种HCV基因分型检测芯片。

2. HIV感染　HIV是一种逆转录病毒，感染宿主细胞后即逆转录产生DNA并整合到宿主细胞DNA中成为前病毒，作为病毒复制的模板。一旦发生整合，宿主细胞即无法清除病毒。HIV-1分为3型：M型（Group Main）、O型（Group Outlier）及N型（Group N、Non-M、Non-O）。M型分为9种亚型（A、B、C、D、F、G、H、J、K）及几种常见重组型。大多数血清学方法均可检测HIV-1所有的M亚型。有三种病毒载量检测法可定量测定最常见的非B亚型（例如亚型A、C、A/E及A/G），但尚未明确是否和B亚型定量检测一样可靠。目前批准使用的抗反转录病毒药物对非B亚型病毒与B亚型病毒的作用相同，但非B亚型对治疗耐药的遗传基础可能存在细微差别。

目前认为，用PCR法检测HIV感染者血液、淋巴细胞或其他组织和体液中的病毒载量与$DC4^+$细胞计数具有同等重要的临床意义。HIV在血浆中的载量与患者的疾病状态密切相关，病毒滴度较低时，患者可表现为持续的无症状携带状态；而在出现血清转换后，病毒滴度的持续升高则预示着患者可迅速进入AIDS。另外，当血浆中HIV达到30 000～50 000拷贝/ml时，无论其处于何种疾病状态，均应接受抗病毒治疗；抗病毒治疗后HIV水平明显下降则表明抗病毒治疗有效。HIV核酸检测可在感染的窗口期即抗体尚未产生时确定感染状态。对HIV的定量诊断目前主要采用RT-PCR、FQ-PCR、免疫杂交PCR、bDNA技术及NASBA技术，对判断病情进展及临床疗效观察具有重要意义。

FDA已批准了三种商品化的血浆HIV-1 RNA病毒载量检测系统：罗氏的AMPLICOR HIV Monitor Test Version 1.5为定量PCR检测系统；

Versant（亦称 Quantiplex）HIV-1 RNA 3.0 检测（Bayer），为分枝 DNA（bDNA）信号放大检测系统；Nuclisens HIV RNA QT（BioMerieux）是核酸序列依赖性扩增系统（NASBA）。

Amplicor HIV-1 Monitor 使用具有逆转录酶及 DNA 聚合酶活性的 rTth DNA 多聚酶，生物素标记的 HIV gag 区引物，扩增产物变性成单链 DNA 与微孔板上包被的 HIV 特异性寡核苷酸探针结合、加过氧化物酶标记的亲和素与生物素标记的扩增产物结合，加入 HRP 显色底物，根据光密度确定扩增产物量。实验使用已知浓度的内部定量标准。由于是 PCR 扩增方法，受 PCR 固有的一些因素的影响。

HIV-1 Quantiplex（bDNA），血浆 HIV-1 RNA 通过逐级放大的信号定量，其中第一组探针与 HIV-1 pol 基因的保守区杂交，HIV-1 RNA 的绝对量由在同一板上反应的外标曲线来确定。使用针对 HIV-1 pol 基因多个保守区的 80 多条寡核苷酸探针，能够与 HIV-1 M 群的所有亚型结合，最大限度减少了病毒基因变异对实验准确性的影响，避免了 RNA 提取及扩增过程带来的影响及偏差。

NucliSens HIV-1，采用 NASBA 技术选择性地直接扩增 HIV gag 区基因，不需要温度循环、不受抑制 PCR 扩增的干扰物质影响。以 HIV 特异的 gag 及 pol 区的 3 段核酸序列作为内标同时扩增，具有高度敏感性。进一步将 NASBA 核酸扩增技术与实时（real-time）检测技术结合，能够对扩增进行实时监控。

研究表明，在允许的动态范围内三种方法测定的结果有高度相关性，亦都具有较高的敏感性和重复性，抗病毒治疗后血浆病毒载量的变化用三种方法测量的结果亦相似。但是三种方法测定的绝对值却不能直接比较，不同方法间的差异可以达到 1.2～1.9 倍。

三种病毒载量测定方法均具有高度的特异性，未感染的标本几乎均可得出阴性结果。然而可能由于污染或非特异交叉而出现假阳性结果。因此，病毒载量测定方法并非 HIV 感染诊断的金标准，最可靠的仍是血清学诊断方法。

由于不同病毒载量测定结果的差异，WHO 组织了协作研究，利用人工制备的三种标准品建立了病毒载量测定结果的国际标准。含量为100 000IU/ml 的标本用 bDNA、Monitor 及 NucliSens 三种方法检测的结果分别是 4.61log（4.51log～4.69log）、4.71log（4.37log～5.16log）和 5.01log（4.94log～5.12log），亦就是国际单位（IU）与拷贝数（copy/ml）的换算大约是 1∶0.92～1∶1.00。

多种因素可影响 HIV 载量测定结果，血浆及血清标本都可用来测定病毒载量，血清的检测值大约是血浆的 50%，可能是因为血液凝固的过程中 HIV 颗粒被包裹在纤维蛋白网络中，导致血清中病毒的浓度下降。临床测定病毒载量应该首选血浆标本。抗凝剂能够显著影响测定的结果，肝素是 PCR 反应的潜在抑制剂，肝素处理的血浆中病毒颗粒降解的速率显著高于 EDTA 钠盐和枸橼酸钠处理的标本，通常不同抗凝剂处理的血液 6 小时之内 HIV RNA 的降解速率分别是每小时 1.8%（EDTA）、3.3%（枸橼酸钠）及 5.0%（肝素）。所有商品化的检测方法，均将血浆收集在含 EDTA 抗凝剂或枸橼酸盐抗凝剂的试管中，不使用肝素抗凝。HIV-1 在体内平均半衰期大约是 6 个小时，体外全血中病毒 RNA 不稳定，最大的降解速率是在采血后 6～8 小时。为了减少病毒颗粒降解对检测的影响，如不能立即检测，则需要在 4～6 小时内分离出血浆，并保存在 -70～-20℃。

基因诊断技术常可用于 HIV 耐药监测，HIV 的耐药检测分为基因型耐药及表型耐药检测。基因型耐药是检测耐药相关的基因突变。表型耐药将 HIV 在系列稀释药物的培养基中进行培养。多数耐药实验能可靠地检测出血浆中浓度为 1000 拷贝/ml 以上的病毒。由于耐药不是“全或无”的现象，多数耐药检测报告将耐药性分为敏感、低度耐药及高度耐药 3 个程度。

Virco 公司及 ViroLogic 公司建立了标准化、高通量的表型敏感性检测技术，两者均是从患者血浆分离 HIV RNA，扩增全长蛋白酶基因、绝大部分逆转录酶基因及部分 gag 基因，将扩增的 cDNA 整合到 pol 基因缺失的重组病毒，在系列稀释药物的条件下检测病毒的复制。药物敏感性报告为抑制 50% 病毒复制时所需的药物浓度（IC_{50}），通过与野生型病毒株 IC_{50} 的比值来计算耐药倍数。这种基于重组病毒的试验简单、快捷，能够提供更具可比性的结果。

基因型药物敏感检测主要通过序列测定，比表型检测应用更广泛，容易操作，费用低，时间短，且可了解耐药性的进化过程。TRUEGENE（Visible Genetics 公司）及 VIROSEQ（Applied Biosystems 公司)两种试剂盒已被美国 FDA 批准用于临床。

由于 HIV 高度变异,同一患者体内的病毒彼此亦有达 10% 的基因差异,通常耐药性检测结果是反映患者体内占优势的病毒,很多高度耐药的病毒的复制适应性较野生型病毒的明显降低,即使出现耐药,患者仍可从继续治疗中获益。体内 HIV 群体中的少量突变毒株通常无法检测出来。即使敏感性试验未发现耐药,用既往治疗失败的方案往往效果不佳。

3. 疱疹病毒感染　包括 HSV、HCMV、EB 病毒(EBV)、人疱疹病毒 6 型(HHV-6)等,在正常人群中感染率很高,例如 60% ~90% 的成人 HCMV、HHV-6 IgG 抗体阳性。对正常人群而言,绝大多数为无症状感染,临床意义不大;但对于 AIDS 患者、器官移植术后及其他原因而致免疫功能低下的人群而言,潜伏感染的病毒则可被激活而发展为持续的急性感染,从而威胁患者生命或导致移植物出现排斥反应。由于肾移植、骨髓移植、肝移植等器官移植术的广泛开展以及 AIDS 的蔓延等原因,这类病毒的感染亦越来越受到重视。

目前诊断 HCMV、HHV-6 等现症感染的"金标准"是病毒的分离培养,而免疫学检测及 DNA 定性检测的临床意义有限。近年来研究发现, PCR 技术对 HCMV 感染的检测具有临床应用价值,对这类病毒作基因定量分析对于判断现症感染、病情轻重及疗效评估有重要价值。体液中病毒 DNA 先于病毒感染的临床症状及血清学证据出现,可作为 HCMV 感染的早期指标。HCMV 可通过宫内感染、产道感染,受感染的新生儿死亡率较高,利用 PCR 进行早期诊断并及时采取治疗措施。利用基因诊断方法,亦可鉴定器官或组织移植手术供体是否为 HCMV 隐性感染。大多数学者认为,HCMV DNA 或 mRNA 定量检测是活动性 HCMV 感染较为可靠的指标。患者血清 HCMV DNA 超过 400 拷贝/ml 或短期内明显增加,特别是 pp67 mRNA 阳性可作为开始抗病毒治疗的标志。EBV 基因定量结合外周血淋巴细胞计数对诊断器官移植后淋巴细胞增生障碍(PTLD)有重要价值。

(二) 细菌感染的基因诊断

临床细菌感染病的基因诊断主要用于病原菌的鉴定及耐药菌株的筛选等。目前分枝杆菌及幽门螺杆菌(Hp)感染应用较多等。临床上检测结核分枝杆菌最可靠的方法是培养法,但费时、昂贵;痰涂片或集菌后抗酸杆菌染色镜检是常规方法,但镜检阳性率低且不能区分结核分枝杆菌与其他分枝杆菌;检测抗体简便可行,但假阳性及假阴性率均高,实用价值不大。PCR 在检测敏感度可达 10 个结核分枝杆菌体,其高度的特异性可直接诊断结核分枝杆菌而无需进行进一步菌属鉴定,并可早期诊断。由于尚无完整的结核分枝杆菌基因图谱,因而目前文献报道的结核分枝杆菌 PCR 检测引物均分别来自不同基因片段,且一般均需要同时合成相应的探针来检测扩增产物。这些基因片段计有:36/65kD 抗原蛋白基因,染色体重复插入序列 IS986、IS960、IS6110、PH7311、PMTB4、P36 基因等。其中最常用的是染色体重复插入序列 IS986 或 IS6110, IS6110 重复序列特异性最强且敏感性较高,被认为是设计人型结核分枝杆菌 PCR 引物的首选基因区段。目前 PCR 法检测结核杆菌感染的阳性率不高,可能与引物设计不当、标本处理不当及患者不规律排菌(痰)等因素有关。

目前已商品化的结核诊断 NAATs(nucleic acid-amplification tests)技术在研究中仅需十个菌就能产生阳性检测结果。经 FDA 批准用于呼吸道标本检测的商品化检测系统包括实时 COBAS TaqMan® MTB 用于痰涂片阳性或阴性肺结核, AMPLIFIED™ *M. Tuberculosis* 用于痰涂片阳性的肺结核。其他商品化分枝杆菌检测试剂盒还有 Roche LightCycler®、Seeplex™ TB、半自动 ProbeTec ET 系统。美国 CDC 指南推荐对每一位有肺结核相应症状和体征而未能确诊的患者采用核酸扩增技术检测呼吸道标本。但上述商品化检测系统的敏感性及特异性差异较大,与培养法相比,敏感性平均 0.85(0.36 ~1.00),特异性平均 0.97(0.54 ~1.00)。此外,还需单独隔离的特殊实验室条件和技术人员培训,因而尚不能取代传统的肺结核诊断试验。

Hp 可导致胃炎、胃溃疡及胃癌等。我国 Hp 感染率约 50%,比 HBV 更严重。Hp 的常规检测是经胃镜以生化法检测胃内尿素酶,或用免疫法检测血清抗 Hp 特异性抗体,亦可对胃液、胃黏膜标本进行细菌培养及菌种鉴定。用 PCR 法检测 Hp 敏感性及特异性均高,从患者唾液或口腔含漱液中即可检出 Hp 基因片段,是目前最理想的检测方法。

国内有学者建立了检测脑膜炎常见病原体的多重 PCR 诊断技术，可同时检测结核分枝杆菌、脑膜炎球菌及新型隐球菌。败血症病原菌多种多样，临床确诊有赖于血培养，但血培养不能用于早期诊断且有时难以获得阳性结果；对临床常见的败血症病原菌可尝试特异性多重 PCR 或基因芯片技术进行诊断。

抗生素的不合理应用使细菌耐药问题日益突出，细菌耐药的出现可以是质粒介导的耐药基因或细菌染色体出现了突变。设计针对于耐药质粒保守序列的 PCR 引物可用于耐药性监测，与传统培养试验相比更简便、直接，并具有预测作用。已有学者建立了相应的 PCR 检测方法。结核分枝杆菌耐药菌株与染色体基因位点突变相关，少见质粒介导，因而对结核分枝杆菌耐药菌株的检测需采用序列分析技术。

目前尚无成熟的细菌基因定量诊断方法。有报道通过构建竞争性内参照菌，初步建立了铜绿假单胞菌的竞争 PCR 半定量检测方法，可用于鉴别致病菌与定植菌，结束了长期以来细菌定量必须依靠定量培养的状态。

RFLP 检测技术亦被应用于细菌鉴定中，采用多种限制性内切酶对不同细菌 PCR 扩增后产物进行切割，由于不同细菌在其基因保守区有一到几个碱基序列不同，切割后产生不同数目条带，由此鉴定不同菌种。

基因探针技术，用标记物标记细菌染色体或质粒 DNA 上的特异片段制备成细菌探针，待检标本经过短时间培养后，点膜、裂解变性、经过预杂交和杂交，根据探针标记检测结果判断病原体的性质。

（三）其他感染病的基因诊断

大多数致病真菌的培养鉴定需要较长时间，及时诊断有较大困难。随着对真菌各菌种基因组结构的逐步了解，目前已建立了多种真菌 PCR 诊断技术。根据真菌共同序列设计的“全能引物”（pan-primer）可扩增出真菌所共有的 580bp 的产物，以此引物检测血液标本即可明确体内有无真菌感染。基于白色假丝酵母菌特异片段 EO_3 和细胞色素 $P450L_1A_1$ 基因的 PCR 诊断技术、新型隐球菌套式 PCR 诊断技术及基于曲霉 IgG 结合蛋白基因的曲霉病 PCR 诊断技术均有很高的灵敏度，但可行性差异很大，至今未能实现标准化而用于临床。

PCR 亦用于淋病、梅毒及解脲支原体、沙眼衣原体所致的非淋菌性尿道炎等各种性传播疾病（STD）的诊断。以诊断沙眼衣原体感染为例，PCR 法的敏感性（95%）高于传统的培养法（86%），并可在数小时内得出结果。此外，PCR 法还可用于快速鉴别非淋菌性尿道炎及淋病。PCR 法还可检测螺旋体感染，其优点是可检测到标本中含量很少的螺旋体 DNA，用于早期诊断。

【基因诊断技术的质控指标】

在临床实际应用中，针对基因定量诊断所设定的正常值或定性诊断结果中的“阴性”，实际上是相对于所采用的基因诊断技术的灵敏度而言的。灵敏度、精确性、特异性及结果的可重复性是考评任何一项检测技术的质量的四项关键指标。

一、灵敏度

简单地说，灵敏度就是检测的最小值。一般来说，某一种检测技术的敏感度越高越好。PCR 技术灵敏到能够将反应管中的一个基因拷贝扩增出来。而过高的灵敏度可能要以牺牲部分精确性及特异性为代价，追求过高的检测灵敏度并没有实用意义，尤其是定量诊断。

二、精确性

精确性就是真实性。任何一个检测技术的精确性越高越好，获得的结果与患者的病情吻合程度亦高。但精确性受两个条件制约：①技术本身存在的局限性：一般地说，灵敏度越高，精确度可能越低。比如 PCR 技术，由于将待测基因扩大了数百万倍，很难保证扩增过程中不会出现碱基的错配。此外，如果引物设计不合理，循环条件未优化等均会导致 PCR 的假阳性及假阴性。②实验室条件及操作技能：PCR 法最难克服就是假阳性问题，实验室产物污染会毁掉一个实验室，而恢复一个实验室的正常检测需要相当长的时间。假阴性亦同样给临床工作带来不便，可影响临床医师对病情和治疗效果做出正确判断。

三、特异性

特异性与精确性有一定关系，但并不完全一致。假阳性率及假阴性率的高低是衡量基因检测技术特异性的两大指标。PCR 产物污染所致的假阳性主要与实验室条件及操作技能有关，严格讲与特异性高低的关系不大。特异性由检测手段的内在因素决定，有以下几个：①待测目的基因的特异性及保守性：选择目的基因应尽可能避开不同种、属、株之间的同源性基因，同时所选特异性目的基因片段的变异频率应尽可能小；这是决定基因检测技术特异性高低的首要因素。②引物质量：主要针对PCR技术而言。主要应保证其与目的基因片段上的引物结合区完全结合，而且与基因组序列其他区域的同源性不超过70%，否则可能会出现假阳性。Tm值、引物长度，形成发夹结构和引物二聚体的能量值等亦是比较重要的因素。目前已有各种设计软件可用于引物设计与评价。③探针的制备：系针对杂交技术而言。设计寡核苷酸探针的要求基本同引物；制备较长探针时还要考虑标记物的选择，如因组织细胞中含有大量生物素，不宜选择生物素标记探针做原位杂交。④标本的准备：在痰液、脓液及阴道分泌物等临床标本中常含有较多抑制物，可能会干扰检测结果；处理这些标本一定要掌握正确的方法。⑤检测条件的优化：指检测试剂的组合、试剂最佳浓度的选择、杂交或扩增的温度优化及时间确定等。

四、可重复性

它与精确性有关，但又不完全由精确性所决定，因为还与技术难度有关。比如微反应板杂交，操作过程与ELISA相似，但难度要比ELISA大得多。对特定检测技术而言，如果设计合理，影响可重复性的重要环节是试剂盒的质量。临床诊疗机构应选用经SFDA批准、符合操作规程和有完整质控资料的试剂盒。中华人民共和国卫生部于2002年1月专门颁发了《临床基因扩增检验实验室管理暂行办法》，强调了实验室质控的有关问题。

【基因诊断技术临床应用的选择】

基因诊断技术的选择有两层含义：①什么情况下选择基因诊断；②应当采用哪一种基因诊断技术。

一、选择基因诊断的依据

基因诊断在许多方面为免疫学等方法无可比拟，但不能完全取代其他诊断技术。

（一）基因诊断可弥补免疫学检测技术的缺陷

免疫学诊断主要依赖于抗原抗体反应，应用于临床只能在体内产生抗体以后，常不能早期诊断。此外，抗原抗体反应亦可出现非特异交叉反应。基因诊断检查解决了免疫学检测的“窗口期”问题，可判断疾病是否处于隐性或亚临床状态。临床上还有下述几种情况只能用基因诊断方法而不能依赖于免疫学诊断技术：①血清学结果模棱两可不能得出结论时，或血清学指标与临床表现不符；②使用疫苗或特异性抗血清治疗或免疫后的病例；③某些病原体基因可整合入细胞内成为整合型，免疫学方法只能测其细胞外表型；④献血员的筛选试验仅采用免疫技术是不够的，PCR方法可提高筛选试验的可靠性；⑤某些病原体感染后，特异抗体的产生并不意味着临床恢复及感染终止。

然而，与免疫学技术相比，基因检测所显示的优越性亦恰恰是它的缺陷，因为我们只能通过它来判断病原体的有无、量的多少、基因序列的变异，至于病原体进入体内之后，机体做出何种反应及结果如何，基因检测结果不能对此做出全面回答。因此，基因检测与免疫学检测技术相互补充。

（二）基因诊断是病原学诊断的组成部分

传统的病原学检测系指病原体的分离培养及形态学观察，但分离及培养技术迄今尚不能被运用于所有病原体，比如HCV颗粒至今未在电镜下观察到，HBV至今不能在建株细胞上长期存活，某些细菌在体外培养的条件非常苛刻或培养周期太长（如结核分枝杆菌）等。此外，不同病期病原体的含量不同，培养的阳性率亦不同。再者，用药会直接影响到细菌培养的阳性率。基因检测技术基本上可以弥补上述不足，成为病原体分离培养的有益补充。此外，基因诊断方法还是细菌、病毒等鉴定的简便、特异及快捷的手段。近年来，基因诊断技术在病毒基因分型方面更是发挥了巨大作用。

然而，基因诊断尚不可能完全取代病原体直接分离、培养、鉴定技术。对某些病原体而言，基因诊断的特异性问题尚未完全解决；细菌的药敏检测目前还不能完全用基因诊断法来解决；某种病原体的毒性，如病毒的细胞毒性测定亦不能用基因诊断法完成；病原体形态学研究有特殊价值，更不能为基因诊断取代。

（三）基因诊断是一种微量和快速诊断技术

在标本量很少、需要快速获取结果时，PCR法很有优势。

（四）基因诊断对原始标本的要求不高

这是其他现有技术无法比拟的。DNA不及蛋白质（抗原或抗体）容易失活，因此无论标本呈液性还是干燥，亦无论是污染的还是非污染，均可用于基因检测。此外，任何标本均可通过纯化或抽提以供基因检测，这就避免了标本中可能存在的污染及毒性物质对检测过程的干扰。

二、基因诊断技术的选择

目前临床上常用的基因诊断可分为杂交法和PCR法。对敏感度要求不高时可用杂交法，实验室条件较好可开展PCR诊断技术。标本量较少、含杂质较多以PCR法为宜，标本中待测基因含量很低亦以PCR法为佳；检测组织细胞内的基因表达或定位应采用原位杂交；观察药物抗病原体的疗效可采用基因定量分析技术。病原体基因分型、基因变异等对分子流行病学研究和临床抗感染治疗效果评价等有重要价值，因此基因序列分析亦已成为基因诊断的一项重要内容。基因诊断技术发展很快，在方法上可供选用的余地很大，但与其他任何一种实验室诊断技术一样，它仍然受制于某些条件，选择时应加以考虑。

（谢青　姜山）

参考文献

1. 高原，郑文岭，马文丽. 基因诊断技术的临床应用进展. 基础医学与临床，2013，33（1）：15-18.
2. Janner CR, Brito AL, Moraes LM, *et al*. pPCV, a versatile vector for cloning PCR products. Springerplus, 2013, 2: 441.
3. Saad Y, El-Serafy M, Eldin MS, *et al*. New genetic markers for diagnosis of hepatitis C related hepatocellular carcinoma in Egyptian patients. J Gastrointestin Liver Dis, 2013, 22(4): 419-425.
4. Soverini S, Rosti G, Baccarani M, *et al*. Molecular Monitoring. Curr Hematol Malig Rep, 2014, 9(1): 1-8.
5. Gill MK, Kukreja S, Chhabra N. Evaluation of nested polymerase chain reaction for rapid diagnosis of clinically suspected tuberculous pleurisy. J Clin Diagn Res, 2013, 7(11): 2456-2458.
6. Shaat SS, El Shazly SA, Badr Eldin MM, *et al*. Role of polymerase chain reaction as an early diagnostic tool for neonatal bacterial sepsis. J Egypt Public Health Assoc, 2013, 88(3): 160-164.
7. Simmonds P, Bukh J, Combet C, *et al*. Consensus proposals for a unified system of nomenclature of hepatitis C virus genotypes. Hepatology, 2005, 42 (4): 962-973.
8. Chiappini E, Venturini E, Galli L, *et al*. Diagnostic features of community-acquired pneumonia in children: what's new? Acta Paediatr Suppl, 2013, 102(465): 17-24.

第五节　临床病原体检测技术的历史、现状和未来

在人类与疾病斗争的漫长历史中，病原体在疾病中的作用被逐渐认识。任何感染病均有明确的病原体，在治疗过程中对病原体进行及时监测能评估药物的治疗效果，观察病原体是否出现耐药及指导临床医生合理用药。了解病原微生物型别，可为流行病学打下理论基础。医学微生物学一系列的病原体检测技术，包括形态学检测、生化鉴定、免疫学检测及基因诊断等的广泛应用，极大地提高了临床感染病的诊疗水平。

一、临床病原体检测技术的历史

在中国、希腊、印度及埃及等的古医书中就有对感染病的记载，人们早就认识到"疫病"可能是由一种看不见的致病因子所致，并可通过各种途径在人群中传播。

1676年荷兰人列文虎克（Leeuwenhoek，1632—1723）发明了一架能放大200～300倍的显微镜，观察了齿垢、污水、人及动物的粪便等，发现了许多肉眼看不见的微小生物，并描述了这些微生物的形态有球形、杆状及螺旋形等，首次为微生物的存在提供了直接证据。显微镜的发明揭开了微生物形态学检测的序幕。

19世纪中期，物理、化学、发酵行业的进步以及显微镜的改进，促进了细菌学的诞生。法国微生物学家巴斯德（Louis Pasteur，1822—1895）证实发酵作用是由于微生物引起，并创立"巴氏消毒法"（60～65℃短时间加热处理）用于杀灭食物及饮料中有害微生物。巴斯德的另一重大贡献是提出了预防接种措施，认为感染病的微生物在特殊的培养之下可减轻毒力，成为防病的疫苗。他还发现不同细菌所产生的代谢产物各异，利用细菌不同的生化特性可对其进行鉴定，这成为病原体

生化鉴定的起源。

与巴斯德同时代的德国医生、微生物学家郭霍(Robert Koch,1843—1910)首次分离出导致炭疽热的炭疽杆菌,后来又分离出导致结核病的结核杆菌,并证实霍乱的病原体为霍乱弧菌。提出采用高热对外科手术工具进行消毒。通过使用琼脂(agar)及凝胶(gelatin)等介质设计出琼脂细菌培养基,首次使用苯胺染料(aniline dyes)对细菌染色使细菌在显微镜下更易被识别。这些技术至今仍广泛应用于生物研究。

Koch 还提出了用以鉴定病原微生物的著名科赫法则(Koch's postulates),内容包括:①每一病例都有相同的微生物,但在健康者体内不存在;②能从寄主分离出该微生物并在培养基中得到纯培养(pure culture);③纯培养的微生物接种健康者会导致同样的疾病;④从实验发病的寄主中能再分离培养出这种微生物。

Koch 法则提出后的 20 年是细菌学发展的黄金时代,利用已有的微生物形态学检查方法及生化鉴定技术,相继分离出炭疽芽胞杆菌、伤寒沙门菌、结核分枝杆菌、霍乱弧菌、白喉棒状杆菌、葡萄球菌、破伤风杆菌、脑膜炎奈瑟菌、鼠疫耶菌、肉毒杆菌及痢疾志贺菌等多种病原体。当时条件下细菌研究主要是显微镜下形态的鉴别,发展至今天,细菌培养及直接镜检仍是细菌感染诊断的基础。

血清学诊断方法的出现,是以免疫学的发展为前提,对人体免疫功能的认识首先从抗感染免疫开始,18 世纪 90 年代英国医生琴纳(Jerner,1749—1823)发明了用牛痘苗预防天花感染。19 世纪 80 年代法国巴斯德研制了炭疽、狂犬病减毒疫苗,为免疫学兴起奠定了基础。19 世纪 90 年代德国贝赫(Behring)发现抗体。1900 年以前,限于微生物学和免疫学的发展水平,未出现血清学诊断,1913 年 Jones 最早将试管凝集试验用于鸡白痢的诊断。1920 年开始应用皮肤试验测定人体的免疫水平。不同细菌抗原成分(包括菌体抗原、鞭毛抗原)不同,利用已知的特异抗体测定有无相应的细菌抗原可确定菌种或菌型。人体受病菌感染后,经一定时间产生抗体,抗体的量随病菌感染过程而变化。因此,用已知的细菌或抗原检测患者体液有无相应抗体及抗体量的动态变化,可辅助诊断。血清学试验适用于抗原性较强的病原菌及病程较长的感染病诊断。

在细菌学迅速发展的同时,病毒学的相关研究亦在悄然进行。1892 年,俄国植物生理学家伊凡诺夫斯基及荷兰植物学家贝杰林克发现烟草花叶病原体是比细菌还小的、无法在光学显微镜下显示、能通过细菌滤器的更小微生物,标志着病毒病原研究的开始,他们的研究及发现使人们对病毒性疾病的认识由感性阶段上升到理性阶段。德国细菌学家莱夫勒(Loeffler)及弗罗施(Frosch)证明动物中的口蹄疫病亦由病毒所致,且还提出其他一些感染病如天花、麻疹及牛痘等可能亦由病毒所致。1901 年,细菌学家里德(Reed)证明了黄热病传染因子是病毒,这种疾病同疟疾一样由昆虫传播,使人类第一次认识了虫媒病毒。病毒培养是病毒研究中最基础、最关键的一步,由于病毒在一般的细菌培养基上不能繁殖,因而早期的病毒研究是将标本接种于敏感动物或鸡胚。1943 年,黄祯祥的研究成果使在试管内繁殖病毒成为现实,从而把病毒培养从动物水平提高到体外组织培养的细胞水平。1952 年,杜贝克(Dulbecco)发明的空斑技术,使病毒的定量检测及克隆成为可能。对在细胞培养中不能生长的病毒,电镜技术是一种重要诊断手段;1960 年以后将样品用重金属盐类溶液作负染,能更详细研究病毒的结构。

我国古人的痘苗法及英国人琴纳发明的牛痘苗法预防天花是原始免疫学的代表,但此时由于对天花的病原体尚未了解,难以上升至理论水平。巴斯德及郭霍的工作在方法学上解决了细菌的分离培养,为人工菌苗的制备创造了条件。1881 年巴斯德应用高温培养法获得了炭疽杆菌减毒株,从而制备了炭疽菌苗。其后他又将狂犬病毒在兔体内经连续传代获得了狂犬病毒减毒株疫苗。巴氏减毒菌苗的发明为实验免疫学建立了基础。1890 年,德国学者贝林及日本学者北里在 Koch 研究所发现了白喉抗毒素,并成功地用白喉抗毒素治疗了一个白喉患者。这些研究结果代表着经典免疫学的开始。然而,在这一时期,免疫学更多的是应用于预防医学,尚未能应用于病原体的诊断。

病毒分离及血清学检查是既往病毒感染诊断的常规实验室方法。分离培养,对于能在细胞培养中复制或有合适动物宿主的病毒感染,采集合格标本,选择恰当细胞系或动物进行接种,根据病毒增殖指标、培养细胞或接种动物的典型表现可进行识别鉴定。不同病毒的特异性抗原及抗体检测是免疫学诊断病毒感染的主要手段。此外,很多病毒存在血凝素,能凝集鸡、豚鼠或羊红细胞,可被相应抗体抑制,特异性较高,可鉴定不同型别。1931 年 Ruska 研制出了第一台透视电子显微镜(TEM),1937 年第一台扫描透射电子显微镜(SEM)推出。采用电子代替可见光作为光源,分辨率可达到 0.2nm,通过电镜技术可了解病毒的形态学。但由于成本较高,目前仍以研究应用为主。

细菌及病毒的研究对于其他病原体的检测盒诊断提供了良好的基础,包括衣原体、寄生虫及螺旋体等。1907 年,捷克学者 Halberstaeder 及 Prowazek 发现沙眼包涵体。最初诊断沙眼衣原体感染的试验是 Giemsa 染色,在沙眼衣原体成功分离之前就已应用,细胞内衣原体包涵体的存在即提示感染。亦有采用碘染色。由于标本收集困难,敏感性低,现已很少采用。1956 年,我国汤非凡教授首次在鸡胚卵黄囊培养沙眼衣原体成功,十余年后在组织细胞中培养获得成功,染色后在显微镜下观察细胞内有无包涵体,特异性 100%,长期以来作为衣原体感染的确证试验。但受标本采集、保存及培养等多因素影响,敏感性最高仅 90% 左右。

二、临床病原体检测技术的现状

近二三十年来,感染病的构成发生了巨大变化。部分经典的感染病渐被控制,同时一些新的病原体不断被发现,如朊粒(prion)被确定为疯牛病及人类克-雅病的病原体。WHO 宣布,近 30 年来,新发现的病原体已达四十余种。此外某些感染病变得更为突出,如结核病发病率呈上升趋势,疟疾对全球仍有巨大威胁,致病性大肠埃希菌 O157∶H7 及 A 组链球菌疾病复燃,性传播疾病(STD)不断增多及蔓延,HIV 在世界范围内肆虐,西尼罗河病毒、埃博拉病毒及黄热病毒局部暴发,霍乱弧菌亦出现了新的流行菌株等。常见致病微生物如葡萄球菌、肠球菌、铜绿假单胞菌、大肠埃希菌及克雷伯杆菌等的威胁依然存在并出现严重耐药问题。

严峻的现实向微生物检验提出了更快、更准确地检出与监测病原体的要求。传统的病原体检测方法难以适应临床诊断早期、快速的要求。随着医学微生物学、免疫学及分子生物学的进展,人们对各种病原体的抗原特性、机体抗感染机制的认识更为透彻,对各种病原体的形态、结构、代谢特征及基因结构的了解不断深入,促使新的病原体检测技术不断产生。

(一) 形态学诊断技术

将临床标本制成涂片,经革兰染色或其他处理,置普通显微镜下直接检查,仍然是目前临床上诊断众多感染病病原体最基本及快速的方法。部分标本经适当处理,利用倒置相差显微镜及荧光显微镜等能提高检出率。电镜检查主要用于观察病毒及细菌的超微结构。

病原体的培养不仅可用于诊断感染病,而且经药敏试验可使治疗更具针对性。针对不同病原体的生物学特性,已开发出相应的培养基,并确定了某些特殊病原体的生长条件,如布鲁司菌属的初次分离需在含 5% ~10% CO_2 环境中生长。大多数细菌可经体外人工培养,但部分病原体则尚不能体外培养,如梅毒螺旋体等。病毒及立克次体等需用活细胞进行培养分离。不同病毒对各细胞系的敏感性不同,导致的细胞病变(CPE)各有特征,如腺病毒可使培养细胞圆缩、单层破坏,HIV 可使细胞变圆并堆积成葡萄状,非 CPE 病毒可使细胞形成多核巨细胞(合胞体)等,据此亦可进行初步分类。此外,选择合适的动物(主要为小鼠、豚鼠、家兔等)接种临床标本或已分离出的微生物,可对某些感染病如鼠疫、霍乱、布鲁司菌病、肉毒中毒、葡萄球菌食物中毒、难辨梭菌性肠炎、梅毒、立克次体病及狂犬病等做出鉴别诊断。

在上述的病原体检出方法中,直接镜检法快速、特异,但检出率较低。培养分离特异性较高,并可进一步进行生化鉴定及药敏试验等后续分析,但阳性率仍较低。目前我国临床厌氧菌检测与国外差距较大,仅有部分大型医院、教学及科研单位开展了临床厌氧菌检测,检出的阳性率亦较低。实际上临床厌氧菌感染范围广,感染率高。

(二) 病原体的生化鉴定与药敏试验

病原体的生化鉴定依然是临床确定病原体种属(主要是细菌、真菌)的重要方法,常用来鉴别部分在形态及其他方面不易区别的病原体。不同病原体的化学组成及其产生的代谢产物各异,这是病原体生化鉴定的基础。常用的试验包括糖酵解试验、淀粉水解试验、V-P 试验、靛基质试验及尿素酶试验等。利用某些细菌的专有酶,在培养基中加入相应底物,于菌种分离的同时直接进行鉴定,在临床上已广为应用,特异性较高。如大肠埃希菌具有 β-葡萄糖醛酸酶,而以 O157∶H7为代表的肠出血性大肠埃希菌(EHEC)不具此酶,故β-葡萄糖醛酸酶阴性已成为初步筛查 EHEC 的重要特征。白色假丝酵母菌具有脯氨酸肽酶及 N-己酰 β-D 半乳糖苷酶,两酶均阳性即为白色假丝酵母菌。利用气相色谱及高效液相色谱技术可直接分析各种体液中的细菌代谢产物、细胞中的脂肪酸、蛋白、氨基酸、多肽及多糖等,以确定病原微生物的特异性化学标志成分,协助病原诊断。用气相色谱分析血、脓液或伤口渗出液中挥发性脂肪酸成分—异丁酸、丁酸及异戊酸等所呈现的图形,可作为存在厌氧菌的可靠指标,该法简单、快速、可靠,在数小时内即可得出结果。

细菌鉴定的微量化及自动化,是微生物学诊断的发展方向。20 世纪 60 年代以后,计算机与微生物技术相结合,利用微量快速培养基及微生物编码鉴定技术,创造了半自动及全自动微量生化反应系统,使传统的微生物手工操作技术进入自动化及计算机化的时代。近年来出现的部分新型细菌生化反应成套系统已采用新型色原或荧光底物来代替传统的糖类及氨基酸。这种底物是用色原(呈色)或荧光与糖类或氨基酸人工合成,无色,经细菌细胞内酸或细胞外酶的作用释放出色原(呈色)或荧光,特异性强,反应迅速,易于自动化检测,明显提高了细菌生化反应的准确性。目前已有全自动微生物鉴定/药敏分析系统应用于临床微生物鉴定,这些新型的微生物鉴定系统从接种物稀释、密度计比较到卡冲填和封卡等步骤均实现了全自动化。一些新型的微生物鉴定系统可鉴定出 100 余种革兰阴性杆菌、40 余种革兰阳性菌、80 余种厌氧菌、10 余种需氧芽胞杆菌及多种奈瑟菌、嗜血杆菌等,几乎涵盖了目前所有的临床常见致病菌,并可完成数十种药敏测试。此外,在某些细菌鉴定与药敏分析仪(如 VITEK)上还配备有“专家系统”,可根据抗生素种类、细菌种类与美国临床实验室标准化委员会(NCCLS)及其他数据信息比较,为药敏结果提供推论性的解释说明。目前在我国由于受经济因素的制约,自动化微生物鉴定系统的应用还非常有限,但常规的临床细菌学诊断已有商品化试剂盒成套供应,与传统的手工生化鉴定手段比较,鉴定时间明显缩短,同时促进了实验室内及实验室间的标准化。

药敏试验是病原体分离培养、鉴定的后续研究,对于指导临床合理用药具有重要意义。当前,检测细菌对抗菌药物的敏感性试验需用 NCCLS 推荐的方法与标准。对于厌氧菌的药敏检测方法,2001 年 NCCLS 最新推荐的方法包括参考琼脂稀释法、肉汤微量稀释法及 β 内酰胺酶检测 3 种方法。自动化药敏测试仪、浓度梯度法等可提高准确性与效率。快速纸片法(nitrocefin)检查 β 内酰胺酶,对革兰阳性球菌、淋病奈瑟菌、流感嗜血杆菌、卡他莫拉菌等菌种有重要意义。此外,细菌代谢指示剂在药敏检测中亦被广泛应用,利用氧化还原指示剂,可提示存活细菌的代谢活动,其颜色改变可由敏感光度计测定,使检测时间明显缩短。已应用的指示剂包括氯化三苯四氮唑(TTC)及四甲基偶氮唑盐(MTT),后者优于前者。最新的敏感指示剂是 Alamar blue,现已应用于革兰阴性杆菌、革兰阳性球菌、酵母样菌、丝状真菌及结核杆菌的 MIC 测定,对多数细菌 4～6 小时即可判读结果。

(三)微生物标志检测技术

微生物标志检测开辟了微生物检测的新途径。目前临床常用的细菌标志物有 C 反应蛋白(C reactive protein,CRP)、降钙素原(procalcitonin,PCT)及白细胞介素-6(IL-6)。

降钙素原是降钙素 Ⅰ 基因表达产物,细菌感染时可诱导全身各组织多种细胞的 PCT 表达及释放,感染控制后 PCT 水平亦随之下降,而病毒感染时始终不升高或轻度升高,故 PCT 已成为鉴别细菌与病毒性感染的主要生物标志物。但创伤、手术、急性呼吸窘迫综合征(ARDS)等亦可导致 PCT 含量增加。临床 PCT 检测主要有免疫发光法及全自动扩散定量法等。

C 反应蛋白是能与肺炎链球菌 C 多糖发生反应的急性时相反应,血清 CRP 主要受炎症影响,但作为一种非特异性蛋白损伤,出血等很多因素亦可致其升高,可能有假阳性。CRP 检测方法有单向免疫扩散法、乳胶凝集法、酶联吸附法(ELISA)及免疫比浊法等,临床最常用免疫比浊法。

IL-6 是重要的炎症介质,在炎症刺激下,体内多种细胞可产生 IL-6,能诱导 PCT 及肝脏 CRP 产生,是炎症、脓毒症的早期敏感性“警示”标志物。实验室检测人 IL-6 的方法主要有 ELISA 法、化学发光酶免疫分析及电化学发光法。

临床细菌成分检测主要是内毒素测定。内毒素(endotoxin)是革兰阴性菌细胞壁结构中的脂多糖,细菌死亡后从细胞结构中释放。内毒素可引起发热、白细胞升高,激活补体及凝血系统等,导致组织损伤。内毒素检测能对内毒素血症及革兰阴性菌感染患者做出早期诊断。1968 年 Levin 及 Bang 建立了鲎试验(LAL)检测细菌内毒素。鲎是一种海洋生物,鲎血提取物能被微量内毒素凝胶化,通过检测凝胶形成来检测内毒素。目前内毒素的检测方法还有比色法、ELISA、化学发光法及浊度法等。

(四) 免疫学诊断技术

免疫学检测的基本原理是抗原抗体反应。通过检测痰、尿、粪、血液及其他体液等临床标本中病原体的特异性抗原或宿主所产生的特异性抗体,可确定是否存在相应病原体感染。这类技术对诊断病毒、立克次体、支原体、衣原体及深部感染真菌等常规方法难以进行分离培养的病原体尤为适用。

单克隆抗体、各种免疫标记技术的出现及间接凝集反应的建立衍生出一系列免疫学诊断技术,如放射免疫分析(RIA)、酶联免疫吸附分析(ELISA)、荧光免疫分析(FIA)、时间分辨荧光免疫分析(TRFIA)、化学发光免疫分析(CIA)、生物发光免疫分析(BIA)及免疫电化学发光法(ECM)等,这些免疫学检测技术均具有较高的灵敏度及特异性,足以检出临床标本中微量的微生物抗原、抗体或细菌的代谢产物(可达 ng 甚至 pg 水平),免去了细菌或病毒的培养过程,直接完成微生物感染的快速诊断,尤其是在鉴别菌种型及亚型、病毒的变异株及寄生虫不同生活周期的抗原性等方面更具独特优势。目前已建立了针对几乎所有病原体的免疫学诊断方法,并有大量的商品化诊断试剂盒或检测卡可供选择,如用于诊断 HBV、疱疹病毒、CMV、EBV 及其他各种病原体的试剂等。ELISA 以其技术成熟、方法稳定、结果可靠、操作简便及无放射性污染、无需特殊仪器设备等特点,在很多领域取代了放射及荧光免疫技术,并在基层单位得以推广。荧光免疫分析的优点是可对抗原进行定位标记观察,如病毒及病毒相关抗原在感染细胞内的定位,这对研究病毒感染过程及致病机制尤为适用。

间接凝集反应将可溶性抗原(或抗体)吸附于载体颗粒(致敏载体),再与相应抗体(或抗原)结合,观察是否出现特异性凝集现象;已广泛应用于抗原及抗体的检测,操作简便、反应快速。所采用的载体可以是聚苯乙烯粒子(Latex)、明胶粒子、炭末、含蛋白 A 的金葡菌、胶体金及胶体硒等,已有多种商品化试剂供应,如自粪便中直接检出轮状病毒的 Latex 凝集试剂;自脑脊液中直接同时检出多种病原体的 Latex 凝集试剂(可同时检出脑膜炎奈瑟菌、肺炎链球菌及 B 型流感杆菌),此外将不同颜色的 Latex 粒子分别结合不同的单抗,可用于细菌快速分群。

免疫组织化学是又一类重要的病原体免疫学诊断技术。常用的免疫组化方法有荧光免疫和酶免疫组化技术及胶体金、铁蛋白等免疫电镜技术。免疫组化技术弥补了上述血清学诊断方法的不足,使得在细胞或组织内检测病原微生物成分成为可能,可了解病原体与组织病变间的相互关系。

(五) 基因诊断技术

详见本章第四节。

三、临床病原体检测的挑战及展望

临床病原体检测技术发展至今已取得巨大成就,在感染病的诊断中发挥着重大作用。医疗模式的转变、循证医学的兴起、抗生素后时代的来临及医学微生物学、分子生物学等相关学科的不断发展为临床病原体检测既提出了新的问题,又提供了新的历史机遇。

(一) 医学发展对临床病原体检测提出了新的要求

循证医学的基本原理之一就是要求所有的医疗活动要有充分的客观依据。对感染病而言,迅速地对病原体做出种类、分型、毒力、药物敏感性等(甚至还要包括患者对该病原体的遗传易感性)评价,可以为感染病患者的治疗方案选择、疗效判定及预后评估等提供尽可能详细的依据。各种耐药细菌包括多重耐药菌株的感染率逐年上升,治疗前的“全面评价”将有助于抗生素的合理应用,建立国家细菌耐药监测的早期预警系统,预防耐药细菌的出现和播散;在抗生素后时代,这已成为应对产 ESBLs 肠杆菌、耐万古霉素肠球菌等“超级病原体”的重要手段。AIDS、器官移植使 HCMV 等机会性感染的发生率逐渐增加,故如何评价这些病原体的活动,成为临床病原体检测的新的课题。基因诊断广泛应用促进了感染病循证医学的发展,但目前的病原体临床检测水平距离“全面评价”的理想目标尚有相当大的差距。

（二）临床病原体检测的未来发展方向

1. 建立病原体基因数据库　临床病原体检测的未来将属于基因诊断时代，病原体基因诊断的基础是对其基因组一级结构要有一定了解。理论上，只要病原体有限的核酸序列是清楚的，即可运用基因诊断技术进行检测。例如，现有的细菌基因型分类鉴定是基于基因组的某些片段而建立，最常用的靶序列为核糖体小亚基 RNA 或 DNA（Ssu rRNA，rDNA），它们可稳定地反映物种的进化，目前 Ssu rRNA 已形成了一个巨大的数据库，有 7000 余种细菌的 16s rRNA 已经测序应用。

目前已有 20 余株细菌及 600 余株病毒完成了全基因组测序，最近又公布了曲霉及棒状杆菌的基因组序列。有理由相信，将来必能建立各种病原体的完整基因库，弄清所有耐药现象的基因基础，充分了解各种病原体全面的生物学特性。病原体基因数据库的建立亦将大大促进其他基因诊断技术如基因芯片技术的进一步发展与成熟。

2. 拓展基因定量诊断的应用范围　基因定量诊断的临床价值显而易见，但目前基因定量诊断的临床应用仅局限于几种病毒性疾病。相信随着病原体基因组数据库内容的丰富和基因定量诊断技术的完善，基因定量诊断技术的应用范围将不断扩大。细菌耐药性检测有望成为基因定量诊断技术新的应用领域。目前临床上抗菌素的选择要根据药敏测试结果，如传统的药敏测试表明青霉素 MIC≤0.1μg/ml 的肺炎链球菌对大环内酯类、克林霉素及复方新诺明及亚胺培南均高度敏感，青霉素 MIC≥2μg/ml 的肺炎链球菌则对以上抗生素的敏感性极差。细菌对某抗菌素耐药，则该菌对该抗菌素的 MIC 与其耐药基因的表达水平密切相关，通过定量检测耐药基因表达水平就可以预测细菌对该药的耐药程度，为抗菌素的选择提供依据。初步建立的铜绿假单胞菌内参照 PCR 半定量方法，可用于鉴别致病菌与定植菌。

3. 基因诊断的标准化问题　这是一个必须尽快解决的问题，尤其是对于自发突变率较高的病毒（如 HIV、HBV）等的定量诊断。以 HBV 为例，有不少单位采用的是克隆的 HBV DNA 质粒作标准品。有学者认为，克隆 HBV DNA 与载体构成了闭环超螺旋结构，这与体内的 HBV 颗粒内 HBV DNA 结构差异很大。后者呈部分双链，在血清中尚有裂解片段及复制中间体等形式。因此，无论是在分子杂交，还是在 PCR 过程中，质粒 HBV DNA 结构与人体内 HBV DNA 结构在杂交效率或扩增效率上必然有细微差别，结果将影响定量分析的准确性。如从高水平 HBV 阳性患者血清大量抽提，或从转基因动物血液中纯化得到 HBV DNA，可能是一个制备标准品的途径。欧洲"病毒性肝炎研究组"经常向欧洲的某些研究机构提供 HBV 血浆标准品作定量分析参考；国内还没有类似的标准品供应，这亦是导致国内同一患者在不同单位定量结果不具可比性的原因之一。

4. 提高基因定量诊断的敏感性问题　在病毒感染病中，尤其是 HBV 及 HCV 核酸的定量检测，不仅用于肝炎病毒的诊断、传染性的评估、疾病进展风险的预测、抗病毒疗效的评估及实现个体化治疗的基础。目前国内检测 HBV 及 HCV 核酸的灵敏度仍不尽如意，一般的检测下限为 1×10^3IU/ml，这对于抗病毒治疗的疗效评估及根据病毒学应答指导治疗实现个体化治疗带来一定影响，未来临床上需要灵敏度更高的定量检测用于指导治疗。

5. 生物芯片技术在临床病原体检测中的应用前景　生物芯片技术是随着 HGP 的进展而发展起来的一类新的生物技术平台。最先研制成功的是基因芯片（或称 DNA 芯片），随后出现了蛋白质芯片、组织芯片及样品制备芯片等。最近，美国普杜大学已开发出一种芯片实验室技术（lab-on-a-chip），样品的制备、检测及结果显示等整套过程可在一张芯片上完成。

生物芯片在生命科学领域具有广泛的应用前景。在感染病领域，生物芯片可用于病原体基因组及后基因组研究，病原体变异、耐药机制及耐药基因的转录表达研究，微生物感染的快速诊断，可同时检测多种病原体基因，微生物基因分型及分子流行病学的调查，抗感染药物的研制等。随着部分病原体全基因组数据库的建立，生物芯片尤其是基因芯片在感染病中的应用已成为现实，目前已有肝炎病毒检测诊断芯片、结核杆菌耐药性检测芯片面世并已逐步走向市场，生物芯片要真正地应用于临床仍有一些关键问题亟待解决，如进一步提高基因芯片的特异性、简化样品制备和标记的操作及增加信号检测的灵敏度等。

（谢青　姜山）

参考文献

1. 李喜莹，李珊珊. 生物芯片技术及其在临床检验医学中的应用进展. 分子诊断与治疗杂志,2011,3(1):62-67.
2. 陆青云,陈峰,吴尔翔,等. 悬浮芯片技术对3种常规病原体检测的敏感性和特异性的判定,中国卫生检验杂志,2013,23(8):1922-1923.
3. 黄烈,张银辉,聂署萍,等. 全自动微生物分析仪检测细菌耐药表型性能评价. 国际检验医学杂志,2012,33(5):602-604.
4. MacNeil A, Lederman E, Reynolds MG, *et al*. Diagnosis of bovine-associated parapoxvirus infections in humans: molecular and epidemiological evidence. Zoon Pub Heal, 2010,57(7-8):e161-164.
5. Farahani A, Mohajeri P, Gholamine B, *et al*. Comparison of different phenotypic and genotypic methods for the detection of methicillin-resistant *Staphylococcus aureus*. N Am J Med Sci, 2013,5(11):637-640.
6. Tuuminen T, Lounamo K, Leirisalo-Repo M. A review of serological tests to assist diagnosis of reactive arthritis: critical appraisal on methodologies. Front Immunol, 2013,4:418.
7. Saadouni A, Tbai N, Takourt B. Comparison of two techniques for serological diagnosis of chlamydial infections: MIF and immunoblotting. Ann Biol Clin (Paris), 2013,71(6):663-666.

第 九 章

感染病的治疗原则及现状

第一节 抗 菌 药 物

抗生素(antibiotics)原指“在高稀释度下对部分特异性微生物有杀灭或抑制作用的微生物产物”,后将化学方法合成的仿制品,具有抗肿瘤、寄生虫等作用的微生物产物,以及抗生素的半合成衍生物等也统称为抗生素。抗菌药物及抗生素这两个名称常在临床上彼此混用,但前者包含的范围较后者为广。抗菌药物系指具杀菌或抑菌活性的各种抗生素、磺胺药、吡咯类、硝咪唑类、喹诺酮类、呋喃类等化学药物。

【抗生素与化学合成药物的发展简史】

用抗菌药物治病,并不是最近数十年的新发现,而是数世纪前即有,如古人用“霉菌产物”来医治疮、痈等疾病。

磺胺药为最早发现的毒性低而抗菌活性强的化学药物。1907 年首先报道,继而于 1935 年第一个合成的磺胺药——百浪多息(prontosil)的应用使 A 组 β 溶血性链球菌所致产褥热的病死率有显著下降。此后,磺胺嘧啶(sulfadiazine,SD)、磺胺异噁唑(sulfafurazole,SIZ)、磺胺甲噁唑(sulfamethoxazole,SMZ)等相继出现;更重要的是 1968 年后发现的磺胺增效剂甲氧苄啶(trimethoprim,TMP),与磺胺药特别是 SMZ 或 SD 合用后抗菌活性显著增强,抗菌和治疗范围也有所扩大。

1929 年,Fleming 发现,污染葡萄球菌平皿上的青霉菌有拮抗和溶解球菌菌落的现象,并进一步从青霉菌培养液中获得一活性物质,称之为“青霉素”。1940 年 Florey 及 Chain 等发明可供人体注射用的青霉素(青霉素 G,penicillin G);1945 年后青霉素进入大规模生产阶段。

自青霉素 G 问世后,抗生素的研发进入飞速发展的时代。1944 年在美国新泽西大学分离出第二种抗生素——链霉素(streptomycin),发现它可拮抗结核分枝杆菌。1947 年出现氯霉素(chloramphenicol),主要针对痢疾、炭疽病菌等。1948 年四环素(tetracycline)出现,这是最早的“广谱”抗生素。当时发现它能有效用于尚未确诊的感染,而当前则主要用于家畜饲养。1952 年,异烟肼(lsoniazid)问世,由于其毒性小、药理性能好、价格低,至今仍为治疗结核病的一线药物之一。1956 年发明了万古霉素(vancomycin),当时被称为抗生素的最后武器。因为它对革兰阳性细菌细胞壁、细胞膜和 RNA 有三重杀菌机制,故不易诱导细菌对其产生耐药。

甲硝唑(metronidazole)过去称“灭滴灵”,系因其具有抗阴道滴虫作用而得名,于 1970 年代始被广泛应用于厌氧菌感染。

吡咯类(azoles)是重要的抗真菌合成药,应用的品种有咪唑类(imidazole)的酮康唑(ketoconazole)、咪康唑(miconazole)和三唑类(triazole)的伊曲康唑(itraconazole)、氟康唑(fluconazole)等。

喹诺酮类是 20 世纪 80 年代后期迅速发展并应用于临床的一类抗菌合成药。第一代品种萘啶酸早在 1962 年应用于临床,由于抗菌活性差,细菌易产生耐药性,已遭淘汰。第二代的主要代表为吡哌酸,其对革兰阴性杆菌有较强抗菌活性,临床上常用于尿路和肠道感染。第三代为含氟衍生物,或称为氟喹诺酮类,主要品种有诺氟沙星(norfloxacin,氟哌酸)、依诺沙星(enoxacin,氟啶酸)、氧氟沙星(ofloxacin,氟嗪酸)、环丙沙星(ciprofloxacin,丙氟哌酸)、氟罗沙星(fleroxacin)等,1980 年后应用于各种感染,包括呼吸道、胆管和前列腺感染,以及伤寒、淋病等,取得显著效果。20 世纪 90 年代开发和正在研发的新品种,如司氟沙星(sparfloxacin)、加替沙星(gatifloxacin)、曲伐沙星(trovafloxacin)等,增强了对于葡萄球菌属、链球菌属和肺炎球菌等革兰阳性球菌、厌氧菌和军团菌属、衣原体属等病原的作用,应用范围更广。

青霉素母核和头孢菌素母核于1960年前后被分离出来，这为以后半合成β内酰胺类（青霉素类、头孢菌素类等）的研究提供了必要基础，并在新品种的开发方面取得了辉煌成果，其中尤以半合成头孢菌素类的品种为最多，临床疗效也最为突出。此外，尚对四环素类、氨基糖苷类、利福霉素类、大环内酯类等进行了结构改造，制成了一些具较强抗菌活性和较好药理性能的半合成新品种。

半合成青霉素类中的较好品种有氨苄西林（ampicillin）、阿莫西林（amoxicillin）、苯唑西林（oxacillin）、氯唑西林（cloxacillin）、哌拉西林（piperacillin）等。半合成头孢菌素类中的较好品种有头孢唑啉（cefazolin）、头孢拉定（cefradine）、头孢克洛（cefaclor）、头孢呋辛（cefuroxime）、头孢他啶（ceftazidime）、头孢曲松（ceftriaxone）、头孢噻肟（cefobtaxime）、头孢克肟（cefixime）、头孢匹罗（cefpirome）、头孢地嗪（cefodizime）、头孢吡肟（cefepime）等。半合成氨基糖苷类中较好者有阿米卡星（amikacin）、奈替米星（netilmicin）、异帕米星（isepamicin）等。半合成利福霉素类中常用者有利福平（rifampicin）。半合成四环素类中常用者有多西环素（doxycycline）、米诺环素（minocycline）等。半合成大环内酯类中较好者有罗红霉素（roxithromycin）、克拉霉素（clarithromycin）、阿奇霉素（azithromycin）等，其他半合成抗生素尚有亚胺培南（imipenem）、美罗培南（meropenem）、克林霉素（clindamycin）等。

全合成的抗生素除氯霉素、磷霉素外，尚有环丝氨酸（cycloserine）、甲砜霉素（thiamphenicol）、氨曲南（aztreonam）等。

β内酰胺酶（β-lactamases）的抑制剂于1969年开始研制，通过微生物筛选和青霉素结构改造，已获得多种酶抑制剂。这些酶抑制剂与对酶不稳定的某些β内酰胺类合用时可保护后者，使免受β内酰胺酶水解而保持其抗菌活性。常用者有克拉维酸（clavulanicAcid，棒酸）、舒巴坦（sulbactam，青霉烷砜）、三唑巴坦（tazobactam）等。舒巴坦的抑酶活力略弱，但较稳定。上述β内酰胺酶抑制剂的某些复方已制成口服或注射剂，并应用于临床。

进入21世纪以来，加紧开发新的“经典”抗菌药以及对现有抗菌药进行化学改造，研制对耐药菌株有效的新药，如噁唑烷酮类衍生物利奈唑胺，半合成四环素类衍生物甘氨酰环素类（glycylcycline）的替加环素（tigecycline）等，对耐甲氧西林金黄色葡萄球菌（MRSA）、耐万古霉素肠球菌等均有良好作用。然而，在21世纪，人类仍将面临耐药菌感染的巨大挑战，继续开发与研究针对各种耐药菌的有效药物仍是一项艰巨的任务。

【抗生素与化学合成药物的临床应用基本原则】

一、应及早确立病原学诊断

确立病原学诊断为合理选用抗菌药物的先决条件。应尽一切努力及早分离出致病菌。在开始用抗菌药物治疗前，根据患者不同病情对一些体液、渗出液标本的直接镜检或革兰染色镜检，是寻找病原菌最简便和有用的方法。反复抽血送培养可提高感染性心内膜炎、败血症的病菌检出率。由于痰中杂菌较多，送检前应清洁口腔，鼓励患者深咳嗽，以获得较满意的标本，应同时做涂片和培养检查。败血症患者的皮疹，特别是瘀点的涂片中也有查见病原菌的机会，不可忽视。分离和鉴定病原菌后必须做细菌药敏试验，有条件者宜同时作联合药敏测定，并保留细菌标本，以备做血清杀菌试验等之用。联合药敏对免疫缺陷者伴发感染时有重要意义。血清杀菌活性试验有助于判断疗效和预后。

二、熟悉选用药物的适应证、抗菌活性、药代动力学和不良反应

在药敏结果未知晓前或病原未能分离而临床诊断较明确者可先进行经验治疗。选用药物应结合其抗菌活性、药动学、药效学、不良反应、药源、价格等综合考虑。药敏结果获知后是否调整用药应以经验治疗的临床效果为主要依据。应定期对各种抗菌药物做重新评价，了解细菌耐药变迁、新的不良反应以及上市后监测等的详细情况等。培养标本的诊断价值在很大程度上取决于所采标本是否被正常菌群所污染，是否以适当方式送至实验室以及选用的培养基营养成分是否合适等。且细菌药敏结果与临床疗效的符合率在80%左右，此时应以临床疗效作为继用药或换用药物的依据。

三、应根据患者的生理、病理、免疫等状态而合理用药

新生儿体内肝酶系统发育不全，缺乏解毒功能，血浆蛋白结合药物的能力较弱和肾小球滤过率较低，其血药（特别是游离部分）浓度较年长儿童和成人为高，血药半衰期也见延长，若抗菌药物应用剂量不当，易造成中枢神经系统毒性反应或发生耳肾毒性。因此，新生儿应用抗菌药物时应按日龄调整剂量或给药间隔。

孕妇血浆容积增大，血浆蛋白量减少，肾血流量、肾小球滤过率和肌酐清除率均增加，使主要通过肾排泄的抗菌药物消除加快，血药浓度降低，因此妊娠期间用药量应略高于一般常用量。孕妇的肝脏易遭受药物损伤，宜避免采用四环素类和红霉素酯化物；氨基糖苷类可进入胎儿循环中，用后有损及胎儿听力的可能，故应避免使用。

老年人中血浆蛋白减少较为常见，肾功能也因年龄增长而日益减退，致用同量抗微生物药后血药浓度较青壮年为高，血药半衰期亦有延长。因此，老年人应用抗菌药物时应根据肾功能情况予以调整，用量以偏小为宜，如能定期监测血药浓度则更为妥当。免疫缺陷者发生感染时，病原多样，混合感染多，且病情发展迅速，一旦疑有感染，须进行必要的病原学检查，同时应立即开始抗感染治疗，选用广谱、高效、低毒的杀菌剂。若有真菌、病毒或原虫等混合感染时，尚需联合应用相应药物。在进行抗菌治疗时加强综合治疗措施，如丙种球蛋白及转移因子等亦属必要。

肝功能减退或肝病患者应慎用或避免使用在肝内进行代谢及对肝脏有毒性的药物，如氯霉素、四环素类、红霉素酯化物、两性霉素 B、利福霉素类、异烟肼、磺胺药、酮康唑等；肾功能减退时氨基糖苷类、万古霉素、多黏菌素类、呋喃妥因、四环素、磺胺药、头孢噻啶均不宜使用；其他药物可根据肾功能损害程度（以内生肌酐清除率作为参考值较为可靠），调整药物剂量。血药浓度监测可做到给药剂量个体化，是目前较理想的方法。

四、抗菌药物应用的掌握及控制

（一）病毒性疾病和发热原因不明者

不宜用抗菌药物，上呼吸道感染、咽峡炎等大部分为病毒所引起，因此除继发细菌感染或已确定为细菌性感染，以及发热原因不明而病情严重，疑有细菌感染者外，一般无采用抗菌药物的指征。

（二）应尽量避免皮肤、黏膜等局部应用抗菌药物

除新霉素等主要供局部应用的抗菌药物外，应尽量避免抗菌药物的局部应用，以防止过敏反应及耐药菌的产生。

（三）抗菌药物的预防应用要严加控制

目前存在抗菌药物的预防滥用问题，估计约占药物总用量的 30% ~40% 以上，而有明确指征者仅限于以下少数情况：①风湿热复发的预防：多数学者认为宜对易于复发的儿童或成人患者进行长期用药预防，直至病情稳定为止。常用药为苄星青霉素，每月肌注 1 次，儿童每次 60 ~120 万 U；成人 120 万 U；对青霉素过敏者可改用红霉素口服。②流行性脑脊髓膜炎（流脑）的预防：在流脑流行时，可对重点机构（托儿所及部队）、学校中的密切接触者采用磺胺药预防，磺胺耐药者可用利福平，每 12 小时一次，共 4 次，成人每次 0.4 ~0.6g，儿童为 10mg/kg。③疟疾的预防：目前多采用乙胺嘧啶与磺胺多辛（周效磺胺）的复方制剂作为预防用药，每 2 周一次，每次 2 片，连用 3 个月。应在进入疫区前 2 周开始，离开疫区后继续服药 6 周。④新生儿眼炎的预防：致病菌主要为淋球菌和沙眼衣原体，宜用红霉素、四环素或利福平等眼药水滴眼。⑤实验室感染的预防：布鲁司菌病、鼠疫等实验室工作者不慎感染时宜用四环素及链霉素或庆大霉素常用剂量，疗程 10 日；⑥结核病的预防：与新发现排菌患者密切接触的儿童，结核菌素试验近期阳转的青年以及糖尿病等患者中结核菌素试验阳性者为预防对象。异烟肼剂量为成人 300mg，儿童 5 ~10mg/kg，一次顿服，疗程 6 ~12 个月。⑦菌尿症：妊娠期和婴儿菌尿症宜给予相应抗微生物药治疗以防止感染上行至肾。⑧外科领域中的抗微生物药预防应用：目前多主张术前或麻醉开始皮肤切开前 30 分钟给予一次药物静滴，术中（手术时间较长者）短程应用，如手术部位原有感染则术后可继续用药数日，所用药物视手术部位而定。⑨严重烧伤、创面或焦痂下常有金黄色葡萄球菌（简称金葡菌）、铜绿假单胞菌、肠杆菌科细菌、A 组溶血性链球菌，扩创前可用哌拉西林或头孢唑林静脉注射，术后每 4 ~6 小时一次，疗程 3 ~5 日。

（四）抗菌药物的联合治疗应控制指征

抗菌药物的联合应用在体外或动物实验中可

出现“无关”、“累加”、“协同”或“拮抗”四种作用。联合用药的目的在于获得协同或累加作用。联合用药的指征为：①病原未明的严重感染；②多种细菌的严重混合感染，如脑膜炎、盆腔感染及脑脓肿等；③单一抗菌药物不能控制的严重感染，如感染性心内膜炎及败血症；④防止耐药菌的出现，如结核病及慢性骨髓炎等；⑤联合用药后可减少某些毒性较强药物的剂量，以减少药物毒性反应的发生，如两性霉素 B 及氟胞嘧啶合用治疗深部真菌病，前者的用量可减少，从而减轻毒性反应。

五、抗菌药物的给药方案

抗菌药物的给药方案如给药途径、给药间隔时间、给药方法，如饭前或饭后给药、静滴时间快慢等均会影响治疗效果，因此在采用任何抗菌药物前必须充分了解其临床药理特性，尤其是药代动力学特性（如吸收、分布、排泄、消除半衰期、生物利用度等）及药物可能产生的一些不良反应。由于不同个体对药物可存在着药代动力学差异和耐受性不同，故应用毒性较大的抗菌药物如氨基糖苷类、万古霉素、多黏菌素类、两性霉素 B 等时应尽可能做到用药个体化，有条件的单位宜定时监测血药物峰浓度及谷浓度，并据此调整给药方案。

（一）抗菌药物的给药途径

抗菌药物的给药途径分全身应用和局部应用两类，全身应用包括静脉推注（静注）和静脉滴注（静滴）、肌注和口服。局部应用包括气溶吸入（也称气雾吸入）、鞘内和脑室内注射、滴鼻、滴耳、滴眼、皮肤和黏膜应用、胸、腹腔和关节腔内应用等。

1. 全身应用　全身应用的方法包括：①口服：全身用药中以口服最为简单，对于门诊患者尤为方便。很多抗菌药物均可口服，且多数口服制剂均有较高的生物利用度，口服后约可吸收给药量的 80% ~90% 以上。虽然吸收程度很不一致，但一般于 1 ~3 小时内即可到达血中峰浓度，尿、胆汁、胸、腹腔、组织脏器内浓度也可望于数小时内达到有效水平，因此轻、中度感染均可采用口服法给药。氨基糖苷类、多烯类（两性霉素 B、制霉菌素等）、多黏菌素类、万古霉素、部分 β 内酰胺类等口服后极少吸收（约 0.5% ~3%），故不能用口服法治疗全身性感染，唯可选用其中某些药物治疗敏感致病菌所致的肠道感染，或作为肠道手术前预防用药以杀灭肠道中的敏感菌群。②肌注：处理中等度感染除口服抗菌药物外，尚可采用肌注给药，肌注后一般于 0.5 ~1 小时达血中峰浓度。重症感染静注用药病情改善后也可改为肌注。各种 β 内酰胺类、氨基糖苷类、多黏菌素类、氯霉素类、林可霉素类及磺胺药等均可肌注。万古霉素、两性霉素 B 等药物由于刺激性强，不宜肌注给药，而宜缓慢静滴。③静注或静滴：处理伴毒血症或休克的严重感染如血液感染、脓毒性胆管炎、化脓性脑膜炎等，口服或肌注给药由于吸收较慢，吸收程度差及血药浓度低，均不适宜。应将抗菌药物溶于适量注射用水或其他溶液中，分次推注或滴注于静脉内。

2. 局部用药　局部用药时应注意下列各点：①选用能杀灭或抑制局部细菌而毒性较小的抗菌药物；②选用的药物应无或极少刺激性，以免损伤局部组织；③药物应不易诱发过敏反应；④宜多采用主要供局部应用的药物如新霉素、杆菌肽等，而少用供全身应用的抗菌药物，以免细菌对这些药物产生耐药性；⑤用于大面积烧伤或创伤时，要注意抗菌药物因创面吸收过多而发生不良反应的可能。

鞘内注入抗菌药物带有一定危险性，现已较少采用。

对气溶吸入抗菌药物治疗肺部感染的意见尚不统一，因大多数抗菌药物包括 β 内酰胺类、大环内酯类、四环素类、氯霉素、氨基糖苷类、复方 SMZ-TMP、氟喹诺酮类等经口服、肌注或静注后，在痰、支气管分泌物以及肺组织中的药物浓度可达有效水平，临床应用于各种肺部细菌感染也获得较好效果，因此加用气溶吸入在大多数情况下并无必要。气溶吸入主要适用于抗菌药物毒性大而患者肾功能差、不能耐受全身用药者以及慢性支气管炎并发肺部感染及全身用药而效果不显著者。常用的气溶吸入药物有氨基糖苷类（庆大霉素、妥布霉素等）、两性霉素 B 等，浓度以偏低为宜。

浆膜腔和关节内注入抗菌药物现已少用，因很多药物全身用药后在上述浆膜腔内已能到达有效浓度，约为血药浓度的 50%。

（二）给药间隔时间

给药间隔时间（不论口服、肌注或静注），除少数情况外以每 6 ~12 小时给药 1 次为宜，即 1 日量平分 2 ~4 次给予。现大多抗菌药物的 1 日量可平分2～3次给予。一般无必要进行24小时持续静滴。

（三）口服制剂和进食

抗菌药物的口服制剂以空腹（饭前1小时或饭后2小时）服用为宜，以求血峰浓度及早到达和获得较高的生物利用度。进食后服用酯化物则往往可增加其生物利用度。应用抗菌药物口服制剂时应密切注意胃肠道反应、菌群交替性腹泻、与其他药物发生相互作用等的可能。

（四）静脉滴注

抗菌药物的静滴速度过快常可因静脉炎和某些严重反应（癫痫等）而影响治疗效果。氨基糖苷类和多黏菌素类等的每次静滴时间不宜少于1小时，以免产生对神经肌肉接头的阻滞作用。氟喹诺酮类和亚胺培南-西司他丁注射液的每次静滴时间也宜为1～2小时，否则可因脑内药物浓度过高而导致包括癫痫等中枢神经系统症状。万古霉素的每次静滴时间也需在1小时以上。大多数β内酰胺类可于静脉内快速滴注，每次用量溶于100～250ml，溶液中在30～60分钟内滴入。

【常用抗菌药物的合理选用】

一、β内酰胺类抗生素

β内酰胺类抗生素是化学结构中具有β内酰胺环的一大类抗生素，包括青霉素类、头孢菌素类、头霉素、碳青霉烯类、单环类及其他一些β内酰胺类。此类抗生素影响细菌细胞壁的合成，为杀菌剂，具有抗菌活性强、毒性低、临床疗效好等优点。

（一）青霉素类

1. 青霉素　本品虽为第一个发现的抗生素，但由于其高效，低毒，因而临床应用广泛，至今仍是治疗很多感染的首选药物。

（1）抗菌作用：青霉素主要作用于革兰阳性球菌和杆菌，肺炎链球菌、草绿色链球菌、溶血性链球菌对青霉素高度敏感，但已出现耐青霉素的肺炎链球菌、金葡菌和表皮葡萄球菌已有95%以上的菌株产酶，这些产酶株对青霉素均耐药；白喉杆菌、李斯特菌、梅毒螺旋体以及厌氧菌（梭状芽孢杆菌属、梭形杆菌）对青霉素敏感。革兰阴性奈瑟菌属的脑膜炎球菌对青霉素仍相当敏感。青霉素对肠杆菌科细菌、假单胞菌、不动杆菌、脆弱类杆菌以及支原体、衣原体、立克次体等均无抗菌作用。

（2）临床适应证：青霉素迄今仍为治疗由草绿色链球菌、肺炎链球菌、A群和B群溶血性链球菌、不产酶金葡菌和表皮葡萄球菌、不产酶淋球菌、白喉杆菌、破伤风杆菌、炭疽杆菌、梅毒螺旋体等敏感菌引起的各种感染的首选药物。

（3）剂量与用法：青霉素供肌肉注射及静脉给药，临用前新鲜配制。成人每日剂量为160～480万U，分2～3次肌内注射或静脉滴注。用于感染性心内膜炎的治疗时，每日可应用2000万U，分次给药。普鲁卡因青霉素和苄星青霉素只供肌内注射，前者每次40万～80万U，每日1～2次，后者每次60万～120万U，每月1～2次。严重肾功能减退或同时有肝病者，剂量应适当调整。

（4）不良反应：变态反应是青霉素最重要的不良反应，可表现为过敏性休克、各种皮疹、药物热、血清病样反应、间质性肾炎等。快速大剂量青霉素静脉给药，尤其是失水、老人、肾功能减退者可出现惊厥、抽搐、震颤等“青霉素脑病”。大剂量青霉素在肾功能减退者应用时可影响血小板功能，造成凝血障碍。

2. 耐酶青霉素　甲氧西林是第一个应用于临床的耐酶青霉素，因其活性不强，疗效不满意，不良反应较多，现已不用。异噁唑青霉素耐酸、耐酶，包括苯唑西林、氯唑西林、双氯西林等，其抗菌活性均比甲氧西林强，对溶血性链球菌、肺炎链球菌、草绿色链球菌等革兰阳性球菌有抗菌作用，但较青霉素为差，限用于治疗产酶金葡菌和凝固酶阴性葡萄球菌感染，MRSA对异噁唑青霉素也耐药。剂量与用法为：苯唑西林或氯唑西林肌内注射或静脉给药，成人每日剂量为2～6g，儿童按每日50～100mg/kg，分3～4次给药。

3. 广谱青霉素　有氨基青霉素（常用者为氨苄西林）和抗假单胞菌青霉素（包括羧苄西林、阿洛西林、美洛西林及哌拉西林等，以后者作用最强）。

（1）氨苄西林：对β-内酰胺酶不稳定，对A组和B组溶血性链球菌、肺炎球菌和青霉素敏感的金葡菌有较强活性，但略逊于青霉素；对草绿色链球菌有良好抗菌作用；对肠球菌和李斯特菌属的作用优于青霉素；医院内分离的大肠埃希菌等肠杆菌科细菌和铜绿假单胞菌对氨苄西林耐药。临床主要用于治疗敏感菌所致各种感染，如肺炎、胆道感染、尿路感染、小儿败血症及儿童脑膜炎等。不良反应与青霉素相似,以变态反应为多见,皮疹的发生率高达20%左右。

(2)阿莫西林:为氨苄西林同类物,抗菌作用与氨苄西林基本相似,对多数细菌的作用则较氨苄西林迅速而强。应用范围与氨苄西林相同,可口服治疗。成人每日剂量为1.5~4g,儿童按每日40~80mg/kg,分3~4次口服。不良反应亦以变态反应为多见。皮疹及胃肠道反应比氨苄西林少见。

(3)哌拉西林:抗菌谱广,对铜绿假单胞菌有良好的抗菌活性,对革兰阳性菌的作用与氨苄西林相仿,对肠杆菌科细菌、链球菌、奈瑟菌属及嗜血杆菌的作用较强。临床主要用于治疗铜绿假单胞菌及肠杆菌科细菌所致各种感染。成人每日剂量为12~8g,分次静脉注射或静脉滴注。大剂量应用可致白细胞低下,变态反应可见皮疹及药物热。

(二)头孢菌素类

1. 第一代头孢菌素 除MRSA及耐甲氧西林表皮葡萄球菌(MRSE)外,对其他革兰阳性菌都有良好抗菌作用。对革兰阴性菌作用差,仅对部分大肠埃希菌、肺炎杆菌、奇异变形杆菌等有一定作用。血药半衰期大多较短,不易进入脑脊液中,某些品种对肾有一定毒性。第一代头孢菌素主要品种有头孢噻吩、头孢唑林、头孢拉定、头孢氨苄(主要供口服)等。临床主要用于治疗金葡菌等敏感细菌所致的呼吸道感染、尿路感染、皮肤软组织感染、败血症、眼耳鼻喉科感染,亦广泛应用于预防外科手术后感染,以头孢唑啉应用较多。①头孢唑啉的成人剂量为每日4g,儿童按每日40~100mg/kg,分2~4次肌内注射或静脉给药。②头孢拉定成人口服剂量为1~2g/d,肌内注射或静脉给药分别为每日2~4g和每日4~6g,儿童口服按每日20~40mg/kg,肌内注射或静脉注射为每日50~100mg/kg及50~150mg/kg,分2~4次;③头孢氨苄为口服制剂,成人每日剂量为为1~2g,儿童按每日20~40mg/kg,分2~4次。

2. 第二代头孢菌素 对革兰阳性菌的作用与第一代者相似,对革兰阴性菌的作用明显比第一代强,对多数肠杆菌科细菌有较好的抗菌活性,但脆弱类杆菌、铜绿假单胞菌、不动杆菌对该组药物耐药。对各种β-内酰胺酶较稳定,且无显著肾毒性。除头孢呋辛能通透血脑屏障外,其余药物在脑脊液的浓度不足以治疗感染性脑膜炎。第二代头孢菌素的主要品种有头孢呋辛、头孢孟多等,以前者为优,应用亦较多。其各自主要特点有:①头孢呋辛主要用于敏感革兰阳性和阴性细菌的各种感染,亦被广泛用于预防外科手术后感染,成人每日剂量为4.5~6g,儿童剂量按每日20~40mg/kg,分2~3次静脉给药。头孢呋辛酯为头孢呋辛的酯化物,口服吸收良好,为治疗轻、中度感染的选用药物,尤宜用于儿童,成人剂量为,每日500mg,儿童剂量每日250mg,分2次口服。②头孢克洛亦为第二代口服头孢菌素,其抗菌活性较头孢氨苄强,国外应用较广泛,成人剂量为每日1~2g,分4次口服。③头孢孟多的抗菌谱与抗菌活性与头孢呋辛相似,常用剂量成人为每日2~8g,儿童每日50~200mg/kg,分次肌内注射或静脉给药。不良反应除常见的变态反应外,大剂量应用可出现因凝血障碍所致的出血倾向,但维生素K可予以纠正。

3. 第三代头孢菌素 其特点为对革兰阴性菌,尤其是肠杆菌科细菌、奈瑟菌属、流感杆菌均有强大抗菌活性;对β-内酰胺酶高度稳定;对葡萄球菌的作用较第一、二代弱,对肠球菌耐药;某些品种,如头孢曲松血药半衰期可长达8小时,每日用药1~2次即可;在胆汁和脑脊液中浓度较第一、二代为高;基本无肾毒性。常见品种有头孢噻肟、头孢曲松、头孢他啶及头孢哌酮等。①头孢噻肟有广谱抗菌作用,对肠杆菌科细菌有强大抗菌活性,对β-内酰胺酶耐受性好;革兰阳性菌中除MRSA、肠球菌及李斯特菌外,对葡萄球菌、溶血性链球菌、肺炎链球菌(除产酶株外)均有高度抗菌活性;阴沟杆菌、不动杆菌对头孢噻肟的敏感性较差,铜绿假单胞菌则基本耐药。肌内注射及静脉注射头孢噻肟后血药浓度高,体内组织分布广,脑膜通透性好。成人剂量为每日2~4g,儿童每日50~500mg/kg,分2~4次肌内注射及静脉给药;②头孢曲松的抗菌谱与抗菌活性与头孢噻肟相似,单剂治疗淋病效果较好。头孢曲松每日用药1次,每次0.5~2g,病情严重者,每12小时1~2g,儿童按每日50~100mg/kg,分2次肌内注射或静脉给药;③头孢他啶对铜绿单胞菌的作用为目前临床应用的头孢菌素中最强者,对不动杆菌属作用亦较好,对肠杆菌科细菌的抗菌活性不及头孢噻肟,但对铜绿假单胞菌有强大抗菌作用。成人剂量为每日2~6g,儿童按每日50~150mg/kg,分3次肌内注射或静脉给药;④头孢哌酮的胆汁中浓度高、血浓度为头孢噻肟的 2～3 倍，但对β 内酰胺酶不甚稳定，对铜绿假单胞菌有良好的抗菌作用，对其他革兰阳性球菌和阴性杆菌的抗菌谱与头孢噻肟相似，但抗菌活性较头孢噻肟等其他第三代头孢菌素为弱。成人剂量为每日 2～6g，儿童按每日 50～200mg/kg，分 2～3 次静脉给药。个别患者用药期间有血小板减少、凝血酶原时间延长，甚至出血现象。

4. 第四代头孢菌素　与第三代头孢菌素相比抗菌谱更广，抗菌活性更强，对细菌产生的 β-内酰胺酶更稳定。已上市的品种有头孢匹罗、头孢吡肟，对革兰阳性球菌作用较第三代头孢菌素明显增强，对革兰阴性菌的作用与第三代头孢菌素相似，对肠杆菌科细菌的作用优于头孢噻肟和头孢他啶，对铜绿假单胞菌的作用与头孢他啶相仿或略差，但比头孢哌酮强，对某些染色体介导的 AmpC 酶较第三代头孢菌素稳定，因而对沙雷菌、柠檬酸杆菌、阴沟肠杆菌、摩根菌属、普罗威登菌属等的作用优于第三代头孢菌素。

5. 其他 β-内酰胺类抗生素

(1) 头霉素类抗生素：有头孢西丁、头孢美唑、头孢替坦等。其各自特点有：①头孢西丁的特点为对革兰阴性杆菌所产生的 β-内酰胺酶高度稳定，因而对之有较强抗菌活性；对革兰阳性菌的作用与头孢氨苄相似，不及头孢噻吩和头孢孟多；对厌氧菌包括脆弱类杆菌有高度抗菌活性。头孢西丁适用于需氧菌和厌氧菌（尤其是脆弱类杆菌）的混合感染，用于治疗腹腔、妇科生殖道感染科获得满意疗效。成人剂量为每 6～8 小时1～2 g，严重感染时每日 8～10g；儿童每日 50～150mg/kg，静脉给药，肾功能减退时酌减剂量。②头孢美唑对肠杆菌科细菌的作用优于头孢西丁，对脆弱类杆菌的作用与头孢西丁相仿或略差。临床应用范围与头孢西丁相仿，成人剂量为每日 1～4g，分 2 次肌内注射，严重感染者，成人可用每日 3～8g，儿童按每日 50～150mg/kg，分 2 次静脉给药。③头孢替坦对多数革兰阳性菌（除肠球菌及 MRSA）有中等作用；对革兰阴性菌、厌氧菌包括脆弱类杆菌有显著抗菌作用，与头孢西丁相似。成人每日给药 2 次，每次 0.5～1g，重症感染剂量可加倍，儿童按每日 40～60mg/kg，肌内注射或静脉给药。

(2) 青霉烯类和碳青霉烯类抗生素：本类具有超广谱、高效能抗菌活性，品种有硫霉素、亚胺培南、美罗培南、帕尼培南和厄他培南等。硫霉素因稳定性差而不能用于临床，亚胺培南抗菌活性甚强，抗菌谱极广，较硫霉素稳定。临床上亚胺培南与等量西司他丁（为肾去氢肽酶-1 抑制剂，后者可使亚胺培南在近端肾小管细胞中代谢失活）合用，主要用于治疗重度感染病因未明者和多菌感染、腹腔与盆腔感染等，偶可引起癫痫发作。亚胺培南/西司他丁主要适用于医院内重度耐药菌感染，尤其是免疫缺陷者、需氧菌与厌氧菌的混合感染。美罗培南对肾去氢肽酶稳定，不需合用酶抑制剂，抗菌谱与抗菌作用均与亚胺培南相似。帕尼培南对葡萄球菌的抗菌活性略有增强。厄他培南对铜绿假单孢菌无作用。

(3) 单环 β-内酰胺类抗生素：主要有氨曲南等。抗菌谱狭窄，仅对革兰阴性菌（包括肠杆菌科细菌及铜绿假单胞菌）有较强抗菌作用，对后者的活性与头孢哌酮和哌拉西林相仿而逊于头孢他啶，对不动杆菌属、产碱杆菌属和各种厌氧菌耐药。根据感染程度，成人每日 3～6g，儿童按每日 30～50mg/kg，严重感染为 80～120mg/kg，分3～4 次静脉给药。肾功能减退时宜适当减量。

(4) 氧头孢烯类抗生素：为广谱抗生素，其抗菌谱及抗菌作用与第三代头孢菌素相仿，但氧头孢烯类药物对拟杆菌属等厌氧菌具有良好抗菌活性。本类药物主要品种为拉氧头孢、氟氧头孢等，临床主要用于下呼吸道感染、尿路感染、腹腔感染、盆腔感染、血液感染及中枢神经系统感染。

二、氨基糖苷类抗生素

（一）主要特点

本类主要共有特点有：①水溶性好，性质稳定，在碱性环境中作用较强；②抗菌谱广，对葡萄球菌、需氧革兰阴性杆菌均有良好抗菌活性，某些品种对结核杆菌及其他分枝杆菌属有作用；③属杀菌剂，对细菌的作用机制主要为抑制蛋白质的合成；④胃肠道吸收差，肌注后大部分经肾以原形排出，肾功能减退时血药半衰期显著延长；有不同程度的肾毒性和耳毒性，并可有神经肌肉接头的阻滞作用；⑤细菌对不同品种间有部分或完全交叉耐药。

（二）临床应用

主要用于敏感需氧革兰阴性杆菌所致全身感染。单独用药常由于毒性大、用量不足、病灶缺氧、酸性环境以及不易渗入某些部位等因素使疗效不够理想，因而常与β-内酰胺类药物联合应用。对金葡菌感染的疗效不及青霉素类及第一代头孢菌素，对MRSA感染治疗无效；与哌拉西林联合应用对铜绿假单胞菌感染治疗有效。氨基糖苷类抗生素通常不用于治疗脑膜炎球菌、各群链球菌及厌氧菌感染。

（三）临床应用选择

本类主要选用原则有：①链霉素主要用于结核病初治病例，常与异烟肼、利福平等联合应用；此外亦与其他药物联合，如与青霉素合用治疗草绿色链球菌心内膜炎；与四环素或氯霉素合用治疗布鲁司菌病、鼠疫等。剂量为每日0.5～1g，肌内注射。毒性反应中，以耳毒性反应较为严重，耳蜗损害可致听力减退。孕妇应用后可引起胎儿先天性听力受损，应予注意。肾毒性一般程度较轻，不影响继续用药，停药后即可恢复。如出现肾功能减退，则应减量或停用。②庆大霉素、妥布霉素、奈替米星、阿米卡星的抗菌谱和抗菌作用基本相似，妥布霉素对铜绿假单胞菌活性较强。庆大霉素对沙雷菌属及其他肠杆菌科细菌活性较妥布霉素稍强，奈替米星对金葡菌及其他革兰阳性球菌活性较强，但对铜绿假单胞菌活性较差。阿米卡星对细菌产生的钝化酶稳定，对庆大霉素耐药菌株多数仍具抗菌活性，因此在庆大霉素与妥布霉素存在普遍耐药的医院中，阿米卡星为革兰阴性菌感染时的首选药物。③新霉素由于毒性大，仅口服用作肠道消毒剂，或供局部用。④阿米卡星因近年来临床分离的革兰阴性菌对其耐药率高（>50%），故已趋于淘汰。⑤大观霉素对淋球菌有高度抗菌活性，其临床应用的唯一适应证为无并发症的淋病。成人单次肌内注射2g，治疗单纯性淋球菌感染，播散性淋球菌感染可用每日4g，分2次肌内注射，疗程3日。大观霉素使用安全，不良反应少，无耳、肾毒性。

三、大环内酯类抗生素

大环内酯类为快效抑菌剂，主要作用于需氧革兰阳性菌，军团菌、弯曲菌、衣原体、支原体、某些厌氧菌、奴卡菌、分枝杆菌和弓形体；在碱性环境中抗菌作用较强；血药浓度一般较低，而痰、皮下组织和胆汁中药物浓度却明显超过血药浓度，主要经胆汁排泄；不易透过血脑屏障；毒性低微，静脉给药易引起血栓性静脉炎。品种有红霉素、麦迪霉素、乙酰螺旋霉素、交沙霉素等。近年开发的新大环内酯类，如罗红霉素、阿奇霉素、克拉霉素等，其抗菌谱和抗菌作用与红霉素相近，但具有良好的药动学特性，例如半衰期延长，趋组织性增强，可减低用量，减少给药次数或减少不良反应等。本类抗生素的重要适应证为革兰阳性菌感染、支原体肺炎、军团病、衣原体感染、L型细菌感染、弯曲菌肠炎及白喉带菌者等。

四、氯霉素类抗生素

为快速抑菌剂，抗菌谱广，作用于各种需氧菌和厌氧菌，包括革兰阳性和阴性菌，如各种链球菌、肺炎球菌、奈瑟菌属、嗜血流感杆菌、沙门菌属及包括脆弱类杆菌在内的各种厌氧菌，对金葡菌和某些肠杆菌科细菌有一定抗菌活性，但铜绿假单胞菌、沙雷菌、不动杆菌属等耐药。对螺旋体、军团菌、胎儿弯曲菌、衣原体、肺炎支原体和立克次体具良好作用。胃肠道吸收好，易透过血脑屏障，易渗入细胞内。主要品种为氯霉素和甲砜霉素（人工合成）。两者抗菌作用基本相似，主要适应证为伤寒、副伤寒、立克次体病、厌氧菌感染以及敏感菌所致的脑膜炎、细菌性眼科感染。

五、四环素类抗生素

为快效抑菌剂，抗菌谱广，除常见致病菌外，对立克次体、支原体属、衣原体属、非典型分支杆菌属和阿米巴原虫均有抑制作用，但近年来细菌对四环素的耐药现象严重，大多数常见致病菌所致感染的疗效较以往为差，半合成四环素类抗菌活性高于四环素，耐药菌株较少，且用药次数少，不良反应轻，已取代四环素及土霉素。该类抗生素品种有金霉素（现已不用）、土霉素、四环素，以及多西环素、米诺环素等半合成四环素类。为治疗布鲁司菌病、霍乱、回归热，衣原体感染及立克次体病的首选药，其次用于支原体肺炎，以及敏感细菌所致的呼吸道、胆道、尿路感染等。

六、林可霉素与克林霉素

为快速抑菌剂，抑制细菌蛋白的合成，抗菌作用与红霉素相似，但抗菌谱窄。对大多数革兰阳性菌以及各种厌氧菌具良好活性，对肠球菌及需氧阴性菌均耐药。在肝内代谢，经胆汁和粪便排泄，骨与骨髓中浓度高，易透过胎盘，易引起难辨梭菌假膜性肠炎，主要用于革兰阳性球菌感染、骨髓炎及厌氧菌感染。

七、喹诺酮类药物

本类药物为杀菌剂，抗菌谱广，是全合成的化学药物。对革兰阳性和阴性菌均具抗菌作用，对革兰阴性菌尤具强大杀菌作用，某些品种对结核杆菌、支原体、衣原体及厌氧菌亦有作用；与其他抗菌药物间无交叉耐药性；口服吸收良好，部分品种可静脉给药；体内分布广，可透入脑脊液，细胞内浓度亦较高，对细胞内细菌如军团菌、沙门菌、分枝杆菌等作用良好；多数经肾排出，尿中浓度高；半衰期较长（大多在3～7小时或更长）。目前应用于临床主要是含氟的喹诺酮类，品种有诺氟沙星、氧氟沙星、环丙沙星、依诺沙星、培氟沙星、洛美沙星和氟罗沙星等，主要用于敏感菌所致各种感染和细胞内病原体感染。近年合成的品种有司帕沙星、加替沙星、莫西沙星和帕珠沙星等，其抗革兰阳性菌、厌氧菌及细胞内病原体的活性增强。喹诺酮类药物在孕妇和小儿骨骼发育不良者不宜应用。大剂量静注可引起抽搐。

八、磺胺药

磺胺药为抑菌剂，与TMP联合则使细菌的叶酸代谢遭到双重阻断，对某些细菌具杀菌作用。抗菌谱广，对金葡菌、溶血性链球菌、脑膜炎球菌、大肠埃希菌、伤寒杆菌、志贺菌属等有良好抗菌作用。对卡氏肺孢菌病有特效。磺胺药的品种主要有口服易吸收的磺胺嘧啶（SD）和复方磺胺甲噁唑（SMZ与TMP的复合剂），口服不易吸收的柳氮磺胺吡啶（SASP），以及局部用的磺胺嘧啶银和磺胺醋酰钠等。复方磺胺甲噁唑和磺胺嘧啶主要用于临床多种细菌性感染、肺孢子菌病、弓形虫病和疟疾的治疗。磺胺多辛与乙胺嘧啶联合用于耐药虫株所致疟疾的防治。柳氮磺胺吡啶为治疗非特异性溃疡性结肠炎的首选药物。磺胺药的不良反应主要有药疹、肾损害、骨髓抑制、肝损害以及胃肠道反应等。

九、利福霉素类

本类品种有利福平、利福定、利福喷丁等。主要用于治疗结核病和金葡菌（包括MRSA）感染，亦可用于其他革兰阳性菌和厌氧菌感染。由于致病菌对之易产生耐药性，需与其他药物合用。

十、多肽类抗生素

本类抗菌谱不广，但抗菌作用强，属杀菌剂，毒性多较明显，肾损害尤为突出，适应证较严格。本类抗生素主要包括以下品种：①多黏菌素：多黏菌素B和E的抗菌谱相似，抗菌活性以前者为强。对绝大多数肠杆菌科细菌（除变形杆菌和沙雷菌属外）及铜绿假单胞菌高度敏感。②万古霉素与去甲万古霉素：仅用于严重革兰阳性菌感染，特别是MRSA、MRSE及肠球菌感染。口服对难辨梭状芽胞杆菌所致的假膜性肠炎具良好疗效。③替考拉宁：对革兰阳性需氧和厌氧菌具强大作用，对大多数敏感菌的抗菌活性比万古霉素强2～4倍，不良反应较万古霉素低，因此可作为万古霉素的替代用药。肾功能正常的成人首剂400mg，继则200～400mg。

十一、噁唑烷酮类抗生素

利奈唑胺是一种全新类别的噁唑烷酮类合成抗菌药物，体外研究和临床应用结果均已证实，利奈唑胺对屎肠球菌、金葡菌（包括甲氧西林耐药菌株）、无乳链球菌、肺炎链球菌（包括多重耐药菌株）、化脓性链球菌等显示出抗菌活性。临床可适用于耐万古霉素屎肠球菌感染（包括并发的菌血症），院内及社区获得性肺炎，复杂性皮肤和皮肤软组织感染等的治疗。成人剂量为600mg，静注或口服，每日2次；儿童剂量为10mg/kg，静注或口服，每日3次。

十二、抗结核药物

异烟肼对细胞内外的结核菌均有杀菌作用，口服后吸收迅速而完全，药物在体内分布广，可透过血-脑屏障，脑膜炎症时脑脊液浓度几乎与血浓度相等，亦可通过胎盘进入胎儿体内。对肝和周围神经有损害。此外尚有利福平、链霉素，对氨基水杨酸（PAS）、乙胺丁醇、吡嗪酰胺等。PAS为抑菌剂，仅对细胞外结核菌有抑制作用，其抗菌活性不如链霉素和异烟肼，单用易导致耐药株的产生，与异烟肼、链霉素有协同作用。口服吸收好，体内分布广，但脑脊液中药物浓度低。乙胺丁醇口服吸收迅速而完全，脑膜有炎症时，有少量药物进入脑脊液中，每日剂量>25mg/kg时较易发生球后视神经炎，中毒剂量与治疗剂量接近，应严格按体重计算给药量，12岁以下儿童不宜应用。吡嗪酰胺口服吸收良好，现已成为结核病化疗特别是短程化疗的主药之一。代谢静止的结核杆菌对其有抵抗，故长程疗法中应用价值不高。吡嗪酰胺单独应用极易产生耐药性。

十三、其他类抗生素

(一) 磷霉素

抗菌谱广,对金葡菌等革兰阳性菌、革兰阴性菌及铜绿假单胞菌均有抗菌活性。但作用较弱,与青霉素类、头孢菌素类、氨基糖苷类以及万古霉素等合用可增强抗菌活性,呈现协同作用。与其他抗菌药间无交叉耐药性,口服吸收不受食物影响,体内分布广,可通过炎症脑膜,脑脊液浓度可达血浓度的50%,毒性低微,适用于敏感细菌所致的各种感染。成人每日12~16g,静脉滴注,儿童每日200~300mg/kg,分2~3次给予。

(二) 达托霉素(daptomycin)

达托霉素属环脂肽类,该药对金葡菌包括甲氧西林耐药的金葡菌,凝固酶阴性葡萄球菌、肠球菌均有良好的抗菌活性,主要用于治疗敏感菌所致的复杂性皮肤软组织感染、菌血症以及右心心内膜炎,达托霉素不良反应较少见,主要表现为便秘和腹泻,部分患者可有血清磷酸肌酸激酶(CK)的增高,达托霉素用于复杂性皮肤软组织感染的剂量为4mg/kg,每日1次静脉滴注,而治疗金葡菌菌血症以及右心心内膜炎也为每日1次静脉滴注,剂量为6mg/kg,本品主要自肾排泄,内生肌酐清除率<30ml/分钟,需延长用药间隔时间,此外疗程中需密切随访CK检测。

(三) 替加环素(tigecycline)

替加环素为米诺环素的衍生物,属甘氨酰环素类抗生素,本品抗菌谱广,对大肠埃希菌、肺炎克雷伯菌属、柠檬酸杆菌属,阴沟肠杆菌等肠杆菌科细菌、粪肠球菌(仅限于万古霉素敏感株),金葡菌(甲氧西林敏感及耐药株),化脓性链球菌和脆弱拟杆菌等均有良好抗菌活性。本品2005年已在美国上市,主要用于复杂性皮肤软组织感染、复杂性腹腔感染、社区获得性肺炎的治疗。替加环素推荐初始剂量为100mg,维持剂量为50mg,每次静脉滴注时间应大于30~60分钟。本品常见的不良反应为恶心、呕吐、腹泻等消化道不良反应。肾功能减退者不需要调整剂量。

(四) 硝基呋喃类药

硝基呋喃类药物属广谱抗菌药物,细菌对之不易产生耐药性,口服吸收差,血药浓度低。本类药物包括呋喃妥因、呋喃唑酮。呋喃妥因主要用于敏感菌所致的急性单纯性膀胱炎的治疗以及反复发作性尿路感染的预防,呋喃唑酮主要治疗肠道感染,贾第虫、阴道滴虫病的治疗。

十四、抗真菌药

1. 多烯类

(1) 两性霉素B:最有效的控制深部真菌感染药,其抗菌谱广,但其毒性大,应用受到限制。

(2) 制霉菌素:亦属多烯类抗生素,可制成混悬剂、软膏、阴道栓剂等局部应用。

2. 氟胞嘧啶　毒性小,但其抗真菌谱窄,且真菌易对之产生耐药性,故需与两性霉素B合用。

3. 吡咯类　抗真菌谱广,真菌对其产生耐药性较缓慢,毒性也小。

(1) 氟康唑:目前在临床上作为全身用药最常用的品种,用于各种真菌感染如隐球菌病、慢性黏膜皮肤假丝酵母菌病和播散性假丝酵母菌病等。

(2) 伊曲康唑:是轻、中度组织胞浆菌病、芽生菌病的首选药,对各种类型曲霉病也有效。伊曲康唑有口服和注射两种剂型。片剂的口服吸收不完全,其混悬口服液的吸收较好。

(3) 伏立康唑:对曲霉属、隐球菌、镰霉属、足分支菌属、着色菌属等均有较强抗菌活性,可口服或静脉使用,药物组织分布广(包括脑和脑脊液),安全性较好。体内外试验显示,伏立康唑对曲霉的抗菌活性要优于两性霉素B和伊曲康唑。

4. 棘白菌素类　卡泊芬净是新一类的抗真菌药,对假丝酵母菌属、曲霉属、组织胞浆菌属及卡氏肺胞菌均有良好的抗真菌作用,该药口服不吸收,不透过血-脑屏障,主要在肝脏代谢,主要推荐用于其他抗真菌治疗无效或不能耐受的假丝酵母菌及曲霉感染。

(施光峰)

参考文献

1. Genilloud O. Current challenges in the discovery of novel antibacterials from microbial natural products. Recent Pat Anti-infect Drug Discov, 2012, 7(3):189-204.
2. Bremus A, Dietrich R, Dettmar L, *et al*. A broadly applicable approach to prepare monoclonal anti-cephalosporin antibodies for immunochemical residue determination in milk. Anal Bioanal Chem, 2012, 403(2):503-515.
3. Wasyl D, Hasman H, Cavaco LM, *et al*. Prevalence and characterization of cephalosporin resistance in nonpatho-

genic *Escherichia coli* from food-producing animals slaughtered in Poland. Microb Drug Resist,2012,18(1):79-82.

4. Becker B and Cooper MA. Aminoglycoside antibiotics in the 21st century. ACS Chem Biol,2013,8(1):105-115.

5. Suzuki J,Ogawa M,Hishikari K. et al. Novel effects of macrolide antibiotics on cardiovascular diseases. Cardiovasc Ther,2012,30(6):301-307.

6. Lewis RE,Viale P,Kontoyiannis DP. The potential impact of antifungal drug resistance mechanisms on the host immune response to *Candida*. Virulence,2012,3(4):368-376.

7. Amruthwar SS and Janorkar AV. Preparation and characterization of elastin-like polypeptide scaffolds for local delivery of antibiotics and proteins. J Mater Sci Mater Med, 2012,23(12):2903-2912.

8. Rodriguez-Martinez JM,Fernandez-Echauri P,Fernandez-Cuenca F,*et al*. Genetic characterization of an extended-spectrum AmpC cephalosporinase with hydrolysing activity against fourth-generation cephalosporins in a clinical isolate of *Enterobacter aerogenes* selected *in vivo*. J Antimicrob Chemother,2012,67(1):64-68.

9. Mandal J,Sangeetha V,Ganesan V,*et al*. Third-generation cephalosporin-resistant *Vibrio cholerae*,India. Emerg Infect Dis,2012,18(8):1326-1328.

10. O'Neal CS,O'Neal HR,Daniels TL,et al. Treatment outcomes in patients with third-generation cephalosporin-resistant *Enterobacter* bacteremia. Scand J Infect Dis,2012, 44(10):726-732.

第二节 抗病毒药物

近年来,抗病毒药物(antiviral drugs)的研究进展较快,不断有新的核苷类似物已经或将要用于艾滋病(AIDS)病毒(HIV)、乙型肝炎病毒(HBV)及丙型肝炎病毒(HCV)感染的治疗。迄今已有40余种药物被批准用于抗病毒治疗。然而,众多病毒性疾病,如HIV感染、慢性乙型肝炎(CHB)等仍缺乏根治药物。目前,对抗病毒药物的分类主要有3种方法:①根据所抗病毒种类的不同可分为抗HIV药物、抗疱疹病毒类药物及抗流感病毒类药物等(表9-2-1);②根据药物结构的不同,可分为核苷类似物、三环胺类及干扰素类(IFN)等(表9-2-2);③根据抗病毒药物作用的靶位,可分为阻止病毒吸附的药物、辅助受体拮抗剂、逆转录酶抑制剂及DNA聚合酶抑制剂等。本节根据抗病毒药物的结构分类,对临床上常见的抗病毒药物作简要介绍。

表9-2-1 按抗病毒药物的作用分类

作用类别	药物
抗逆转录病毒药物	地丹诺辛、扎西他宾、司他夫定、齐多夫定、阿巴卡韦、拉米夫定、地拉韦定、奈韦拉平、依法韦伦、依曲韦林、茚地那韦、奈费那韦、沙奎那韦、利托那韦、安普那韦、阿扎那韦、福沙那韦、替拉那韦、达卢那韦、洛匹那韦、恩曲他滨、替诺福韦
抗疱疹病毒药物	阿昔洛韦、泛昔洛韦、阿糖腺苷、喷昔洛韦、膦甲酸钠
抗巨细胞病毒药物	更昔洛韦、膦甲酸钠
抗乙型肝炎病毒药物	IFN-α、PEG IFN-α、拉米夫定、阿德福韦酯、恩替卡韦、替比夫定、恩曲他滨、替诺福韦、克拉夫定
抗丙型肝炎病毒药物	IFN-α、PEG IFN-α、利巴韦林
抗人乳头瘤病毒药物	西多福韦
抗流感病毒药	利巴韦林、金刚烷胺、金刚乙胺、扎那米韦、奥司他韦

表9-2-2 按抗病毒药物的结构分类

结构分类	药 物
核苷类似物	地丹诺辛、扎西他宾、司他夫定、阿巴卡韦、齐多夫定、拉米夫定、阿昔洛韦、泛昔洛韦、阿糖腺苷、喷昔洛韦、利巴韦林、阿德福韦酯、恩替卡韦、替诺福韦、西多福韦、替比夫定、克拉夫定、恩曲他滨
三环胺类	金刚烷胺、金刚乙胺
焦磷酸类	膦甲酸钠
神经氨酸类似物	扎那米韦、奥司他韦
蛋白酶抑制剂	沙奎那韦、利托那韦、茚地那韦、奈费那韦、安普那韦、阿扎那韦、福沙那韦、替拉那韦、达卢那韦、洛匹那韦
IFN类	IFN-α、PEG IFN-α
非核苷RT抑制剂	地拉韦定、奈韦拉平、依法韦伦、依曲韦林

一、三环胺类抗病毒药物

(一)金刚烷胺

金刚烷胺(amantadine)为人工合成的三环癸烷衍生物,在低浓度(≤1.0mg/L)时能特异性抑制甲型流感病毒。金刚烷胺与甲型流感病毒M2蛋白相互作用,使M2离子通透功能受到抑制,阻止病毒脱壳及其核酸的释出,从而抑制病毒的复制及增殖。

口服后,金刚烷胺在胃肠道可被完全吸收,成人口服 100mg 单剂量 2～4 小时后,血浓度峰值平均达 0.2～0.4mg/L。成人 100mg 每日 2 次,其血浆峰值稳定于 0.5～0.8mg/L。有证据提示,服该药后,药物可浓集于肺组织、鼻部分泌物及唾液内,其浓度接近血浓度,容易透过生物膜,脑脊液的浓度为血浆浓度的一半。金刚烷胺半衰期为 12～17 小时,在体内不被代谢,几乎全部以原药形式从尿排出。1 次口服后,1 周内仍可从尿中测出。金刚烷胺主要用于甲型流感的防治,对乙型流感无效。口服该品可使 50% 成年患者发热及其他症状持续时间缩短 1～2 日,排毒量减少。要求在发病 24～72 小时内服用,否则无效。该品不影响流感疫苗的免疫反应,可与疫苗(包括近年的流行株)同时使用至 2 周,抗体产生后再停用该品。在甲型流感流行期间,服用该品可防止55%～80%的接触者发病,尤其是老年人或有原发病者(如心血管疾患、肺病、神经肌肉病及免疫缺陷者)。因动物实验有致畸胎作用,孕妇应禁用。

常见不良反应包括头痛、易激动、头晕目眩、失眠、发音不清、共济失调、食欲减退及恶心、腹泻、口干及皮疹等。不良反应的发生率为 6%～11%。长时间服用该品可导致视网膜炎、周围水肿及直立性低血压,个别患者可有充血性心力衰竭、视力丧失及尿潴留。有肾功能损害者,当血浓度在 1.0～5.0mg/L 时,可出现精神错乱、谵妄、幻觉、眩晕、癫痫样症状及昏迷,故癫痫及精神病者禁用。不良反应多见于用药的第 1 周,短期继续用药后的不良反应常可耐受,停药后反应即可消失。一般无严重的肝、肾及造血系统的毒性反应。金刚烷胺与抗胆碱药同时应用时,可产生急性精神症状,应避免合用。

(二) 金刚乙胺

金刚乙胺(rimantadine)为金刚烷胺的衍生物,作用与金刚烷胺类似,抗甲型流感病毒的作用比金刚烷胺强 4～10 倍,且抗病毒谱广,毒性低。半衰期为 24～36 小时。当血浓度 1mg/L 时,多数甲型流感病毒被抑制。可用于成人甲型流感的防治以及儿童甲型流感的预防。不推荐用于儿童甲型流感的治疗。甲型流感病毒可对此药产生交叉耐药性。耐药病毒的传播主要为预防用药失败所致。

二、核苷类似物

近年有关核苷类抗病毒药物的研究十分活跃,相继推出了一系列高效低毒的核苷类抗病毒药物,主要用于 HIV 感染及疱疹病毒感染的治疗,部分已批准用于 HBV 及 HCV 感染的治疗。

(一) 阿糖腺苷

阿糖腺苷(adenine arabinoside, Ara-A; vidarabine)为人工合成的嘌呤核苷类似物,有广谱的抗病毒作用。对疱疹病毒属如单纯疱疹病毒 1 及 2 型、带状疱疹病毒、痘病毒及 HBV 等多种 DNA 病毒有较显著的抑制作用,其抗病毒机制长期未能阐明,但目前已证实其主要作用是抑制病毒 DNA 的合成。

Ara-A 进入细胞后,经磷酸化而生成 Ara-AMP、Ara-ADP 及 Ara-ATP,后者是生物活性成分,能与脱氧 ATP 竞争地结合到病毒的 DNA 聚合酶上,从而抑制 DNA 聚合酶的活性及病毒 DNA 的复制。

Ara-A 对单纯疱疹病毒脑炎的疗效不如阿昔洛韦(ACV)。但对免疫缺陷患者伴发的带状疱疹亦有疗效,用药后可减少带状疱疹的排毒量,促使病损愈合,并缩短疱疹后神经痛的时间;对免疫抑制的水痘患者,用药后可减少皮疹扩散及内脏并发症,并可加速退热。Ara-A 每日剂量为 15～30mg/kg,静脉缓慢滴注,疗程为 10 日。Ara-A 对耐 ACV 的单纯疱疹病毒毒株无效。新生儿单纯疱疹病毒感染,用 Ara-A 每日 15mg/kg 治疗,其播散性疱疹常于 48 小时内得到控制。治疗 4～5 日后,病死率可从 86% 降至 57%。

Ara-A 的不良反应为可逆性,多与剂量成正比,在每日剂量为 10～15mg/kg 时,人体耐受性较好,不良反应较少。每日剂量在 20mg/kg 以上时,少数患者可出现血小板、红细胞及白细胞下降等骨髓抑制现象,停药后可自行恢复,其他反应主要为肌痛综合征,偶见共济失调、震颤及癫痫发作,恶心、呕吐及腹痛等,尤其在合并肝、肾功能不全的情况下更易发生,其他还有发热、皮疹及全身乏力,有报道出现 Ara-A 神经病,但较少见,停药后可消失,这可能系因大的有髓纤维障碍引起。局部滴眼可致结膜炎、疼痛及变态反应。动物实验可致畸胎或突变,孕妇及哺乳妇女禁用。由于 Ara-A 适应证已多数为 ACV 所替代,且后者的应用更为安全有效,故目前 Ara-A 的治疗在临床上已很少应用。

（二）阿昔洛韦

阿昔洛韦（acyclovir，ACV，无环鸟苷）是嘌呤核苷衍生物，其抗病毒作用具有高度选择性，这与其作用机制有关。ACV 在疱疹病毒感染的细胞内经磷酸化形成单磷酸 ACV 后才能起抗病毒作用，而磷酸化需藉助病毒编码的胸腺嘧啶脱氧核苷激酶（TK）的作用，故在未受感染的细胞内，ACV 不能转化为单磷酸 ACV。单磷酸 ACV 又经宿主细胞激酶的作用，转变成三磷酸 ACV。后者在感染单纯疱疹病毒细胞中的浓度比未感染细胞中高 40～100 倍。三磷酸 ACV 通过以下两种方式抑制病毒：①干扰病毒 DNA 聚合酶以抑制病毒；②在 DNA 聚合酶的作用下，与增长的 DNA 链结合，导致 DNA 链的中断。

本品为广谱抗病毒药物，主要对单纯疱疹病毒 1 型和 2 型有强烈抑制作用，其抗病毒的活性比 Ara-A 强 160 倍，对其他病毒如水痘-带状疱疹病毒、EB 病毒及 HBV 亦有抑制作用，对巨细胞病毒的抑制作用相对较弱。HBV 的基因组内尚未发现病毒编码。TK 的基因，对它的抑制作用推测是感染细胞内激酶将 ACV 磷酸化成为三磷酸 ACV，从而抑制 HBV 复制。少数水痘带状疱疹病毒株因不产生 TK 而对 ACV 耐药。ACV 可作为单纯疱疹病毒性脑炎的首选药物。在降低病死率、提高痊愈率及减少后遗症等诸方面均优于 Ara-A。

ACV 对免疫缺陷者皮肤、黏膜疱疹的疗效较为显著，可加快愈合，缩短疼痛时间，减少病毒排放。ACV 静脉使用或口服给药，需根据疾病的严重程度及患者能否口服而定。对处于化疗期或器官移植后的患者，预防性静脉用药可减少单纯疱疹病毒相关疾病的发生率。

在外生殖器单纯疱疹病毒感染中的应用最为广泛，疗效亦较显著。ACV 治疗并不减少复发率，说明其不能清除潜伏的单纯疱疹病毒感染。复发性外生殖器单纯疱疹病毒感染者，仍可用 ACV 口服治疗。疱疹性角膜炎可用3% ACV 软膏每日 5 次，其溃疡愈合时间较碘苷短，与 Ara-A 相近。

ACV 的不良反应较其他抗病毒药物为少，常见的不良反应包括恶心、呕吐及腹泻等。偶有发热、头痛、不适、低血压及皮疹等，停药后迅速消失。大剂量静脉滴注可发生肾毒性，尿素氮、肌酐升高，肾小管内出现结晶而致肾小管阻塞。部分患者发生静脉炎，局部疼痛及暂时性 ALT 升高。少数患者可出现嗜睡、谵妄、震颤及癫痫等，停药后可恢复。与氨基糖苷类合用可增加肾毒性。丙磺舒、青霉素类及头孢菌素类均可提高 ACV 的血药浓度，使半衰期延长，增加其毒性反应。

（三）更昔洛韦

更昔洛韦（ganciclovir，DHPG）亦称丙氧鸟苷，系去氧鸟苷类化合物，化学结构与 ACV 相似，仅在侧链上多一个羟基，使其能掺入宿主及病毒的 DNA 中，从而抑制 DNA 合成。

本品能对抗所有的疱疹病毒，其作用机制与 ACV 相似，但对巨细胞病毒有强烈的抑制作用。在体外及动物试验中，其抑制病毒作用较 ACV 强 25～100 倍。感染巨细胞病毒的细胞内三磷酸盐的浓度比非感染巨细胞病毒的浓度至少高 10 倍，细胞内 DHPG 浓度亦超过 ACV 浓度约 10 倍。对病毒 DNA 多聚酶的抑制作用较宿主细胞的 DNA 多聚酶为强。

本品主要用于 AIDS 患者及其他免疫缺陷者并发的巨细胞病毒感染，如巨细胞病毒视网膜炎、骨髓移植后巨细胞病毒肺炎及胃肠炎等。

骨髓抑制作用是最常见的毒性反应。用药 1 个月后约 40% 患者中性粒细胞低至 1×10^9/L 以下，20% 患者的血小板减至 5×10^9/L 以下。并可导致贫血。中性粒细胞低至 0.5×10^9/L 时需停药。此外，不良反应还有轻度的肝功能损害、尿肌酐升高、恶心、厌食，中枢神经系统障碍（主要为定向力障碍）及局部渗出痛等。少数患者出现皮疹，动物试验有致畸、致癌及致突变作用。

（四）喷昔洛韦及泛昔洛韦

喷昔洛韦（penciclovir）为 ACV 和 DHPG 类似物，在细胞内磷酸化量较大和存在时间长，半衰期 10～20 小时，为无环鸟苷的 14 倍。动物实验证明有长效，每日给药 1 次即可，临床用药剂量小，可口服。治疗单纯疱疹及带状疱疹感染，优于无环鸟苷。

泛昔洛韦（famciclovir）为喷昔洛韦的前身，口服吸收好，生物利用度高于 ACV，口服治疗优于喷昔洛韦，对鸭乙型肝炎病毒（DHBV）DNA 有抑制作用。有报道临床治疗 50 例 CHB 患者 30 日以上，HBV DNA 消失，症状改善，生化指标好转，除 1 例发生胰腺炎外，无不良反应。然而，随着多种 NUCs 的问世与应用，目前本品已不再用于治疗 CHB。

（五）利巴韦林

利巴韦林（三氮唑核苷，病毒唑，virazole，ribavirin）系鸟苷、次黄嘌呤核苷类似物，为广谱抗病毒药物。药物本身并无直接灭活病毒作用，其作用机制是药物进入细胞后磷酸化为利巴韦林单磷酸，能竞争地抑制肌苷5′-单磷酸脱氢酶，使肌苷单磷酸不能转化为次黄嘌呤单磷酸，阻断鸟苷单磷酸合成，从而抑制多种DNA及RNA病毒复制。

口服该药3mg/kg 1～1.5小时后，血药峰值达1～2mg/L，血浆半衰期为20小时，主要从肾排出，24小时尿中排出33%，72小时排出53%，少量由粪排出，红细胞中有3%，在红细胞内的半衰期为40小时。不易透过血脑屏障。

本品水溶性好，可作为气雾剂用于幼儿呼吸道合胞病毒性支气管炎和肺炎，甲、乙型流感及副流感病毒Ⅰ、Ⅲ型感染。治疗拉沙热早期用药可使病死率明显下降。治疗肾综合征出血热可使发热期缩短，减少并发症，降低病死率。单纯疱疹性角膜炎时，用0.1%的利巴韦林溶液滴眼，效果较好。

多年来，采用IFN-α类与利巴韦林联合治疗慢性丙型肝炎（CHC），收到较好疗效，持久病毒学应答率（SVR）可明显提高。利巴韦林与IFN-α类联合应用已成为公认的CHC治疗方案。

目前，认为利巴韦林直接抗HCV的作用很弱，其作用机制主要是通过增强Th1细胞的功能而发挥抗病毒作用。长期大量使用该品，可致贫血、白细胞下降及免疫抑制，均为可逆性。部分患者可出现胃肠道出血、肝功能异常。因动物试验可致畸胎，故孕妇慎用。

（六）齐多夫定

齐多夫定（zidovudine，AZT，ZDV）为核苷类似物，在感染细胞的TK作用下磷酸化后转变为三磷酸盐，能竞争性地抑制逆转录酶及病毒核心蛋白的合成，并终止病毒DNA链的延伸，从而使HIV复制受到抑制。在体外，本品与某些药物合用，于较低浓度时具有抗HIV活性。

AZT口服后迅速被胃肠吸收，生物利用度为52%～75%，蛋白结合率为35%，达峰时间为0.5～1.5小时，口服200mg，30～90分钟到达血药峰浓度（3～4μmol/L），血浆半衰期为1小时。血-脑屏障通透性良好，脑脊液浓度为血浓度的50%，60%～70%通过肝脏迅速代谢，75%代谢物由肾脏排出，用量的15%～20%以原形从尿排出。AZT在精液中浓度高，并能通过胎盘。该药在乳汁中的分泌情况尚无资料。

AZT是第一个被获准治疗HIV感染的药物，已作为一线药物治疗晚期HIV感染（AIDS或AIDS相关综合征）。能减少机会性感染，延缓AIDS相关综合征向AIDS发展，延长存活期达3年。与双去氧胞嘧啶核苷DDC（2′，3′dideoxycytidine，DDC）等其他抗病毒药联用对HIV有相加或协同作用，可阻止或减少AZT耐药株的出现。

AZT可致骨髓抑制，细胞缺乏症及贫血的发生率为45%左右。其他不良反应包括头痛、失眠、肌无力、唇舌肿胀、口腔溃疡、喉痛、发热、肝功能异常、呕吐及厌食等。对指甲、皮肤、黏膜色素沉着过度已有报道。联用丙磺舒、丙戊酸、萘普生、阿司匹林、西咪替丁、保泰松及吲哚美辛等药时，因均可抑制葡萄糖苷酸化而使毒性增加。

（七）双去氧胞嘧啶核苷（DDC）

本品亦称扎西他宾（zal-citabine），为人工合成的2′，3′双脱氧核苷类之一，需经宿主细胞激酶作用磷酸化后成为有活性的5′-三磷酸盐，DDC通过抑制HIV的逆转录酶而产生抗病毒作用。与其他核苷类药物相比较，该品与HIV逆转录酶有较强的亲和力，抑制HIV复制所需的浓度仅为抑制宿主细胞增殖浓度的1/10～1/20。AZT由于其严重的骨髓抑制反应而使临床应用受到限制。

DDC主要用于AIDS的治疗，可降低AIDS患者血清中P24抗原的水平，增加$CD4^+$细胞数。与AZT联合使用对抑制HIV有相加或协同作用，减少毒性反应，并阻止耐药株的产生。

DDC最主要的毒性反应是外周感觉神经病变，以双脚灼痛、刺痛为突出症状，可向小腿放射，呈手套、袜子样分布。先从双脚开始，逐渐累及双手，用药2周可达高峰。其神经系统症状与剂量呈线型相关。其他的毒性反应有皮疹、发热、唇或踝部水肿。血液系统的毒性反应较轻，为可逆性。

（八）双去氧肌苷

双去氧肌苷（2′，3′dideoxyinosine，DDI）亦称地丹诺辛（didanosine），为逆转录酶抑制剂，在细胞内磷酸化成dd-ATP，可竞争性抑制逆转录酶，影响病毒DNA的合成，从而抑制HIV，与DDC有交叉耐药性。该品可口服，对酸不稳定。空腹时与抗酸剂合用，生物利用度为35%。进食服用则可减少吸收至少50%。约40%用药量自肾清除。dd-ATP半衰期为8～24小时。本品用于治疗成人及儿童对 AZT 耐药的 HIV 感染,可提高 $CD4^+$ 细胞,降低 P24 抗原水平,改善 AIDS 患者的症状。治疗 2～6 个月时,约 1/3 患者发生外周神经痛,5%～10% 发生胰腺炎。其他不良反应有头痛、失眠、恶心、呕吐、发热及皮疹,少见的有血液毒性(白细胞及血小板减少等)。

(九) 阿巴卡韦

阿巴卡韦(abacavir,ABC)是一个新的碳环 2'-脱氧鸟苷核苷类药物,其口服生物利用度高,易掺入中枢神经系统。与其他核苷类逆转录酶抑制剂一样,它是一个无活性的前药,在体内经 4 个步骤代谢成为具有活性的三磷酸酯,并通过以下 2 条途径发挥抑制 HIV 逆转录酶的作用:①竞争性地抑制 2'-脱氧鸟苷三磷酸酯结合进入核酸链。②通过阻止新碱基的加入而有效地终止 DNA 链的合成。与其他抗 AIDS 药物联合应用,治疗 HIV 感染的成年患者及 3 个月以上儿童患者。

不良反应主要有恶心、呕吐、不适及疲劳,口服液有轻微的胃肠道反应,未见导致胰腺炎、骨髓抑制及肾功能异常的病例报道。

(十) 司他夫定

司他夫定(stavudine,D4T)又称双脱氧胸腺嘧啶(dideoxythymidine),它是合成的嘧啶核苷类似物抗病毒药物,口服吸收后的生物利用度高,可透过血脑屏障,特别适用于单核-吞噬细胞内 HIV 感染的治疗。它在靶细胞内首先磷酸化,通过与内源性三磷酸脱氧胸腺嘧啶竞争逆转录酶,阻止病毒 DNA 链的延伸。该药与 AZT 无交叉耐药性,但与 DDI 及 DDC 可能有交叉耐药。D4T 目前已被 FDA 推荐用来治疗对 AZT、DDI 及 DDC 不能耐受或无效的 AIDS 患者。D4T 仅能更持久更显著地增加 $CD4^+$ 细胞数,降低病毒载量,且能明显增加体重,改善患者身体一般状况。亦有学者认为 D4T 的效果不如 DDI,主要不良反应包括周围神经病变、无症状性转氨酶升高及胰腺炎。毒性作用主要与其抑制细胞线粒体 DNA 聚合酶有关。

(十一) 西多福韦

西多福韦(cidofovir)系单磷酸核苷类似物抗病毒药物,勿需病毒胸腺嘧啶核苷激酶活化即可发挥抗病毒作用,具有广谱抗病毒活性,尤其对耐其他核苷类似物抗病毒药物的病毒株感染有效。该药在体内半衰期较长,可用于治疗 HSV1、HSV2、VZV、CMV、ERV 及 HPV 感染。西多福韦对肾近曲小管细胞有毒性,临床上常与丙磺舒同服,并应嘱患者多饮水,以减轻药物的肾毒性。当血清肌酐水平超过 1326.03μmol/L(15mg/dl)时,或尿蛋白"++"以上时,应禁用该药。

(十二) 拉米夫定

拉米夫定(lamivudine,LAM,3TC)是核苷类抗病毒药,对体外及实验性感染动物体内的 HBV 有较强的抑制作用。LAM 可在 HBV 感染细胞和正常细胞内代谢生成 LAM 三磷酸盐,它是 LAM 的活性形式,既是 HBV 聚合酶的抑制剂,亦是此聚合酶的底物。LAM 三磷酸盐掺入到病毒 DNA 链中、阻断病毒 DNA 的合成。LAM 三磷酸盐不干扰正常细胞脱氧核苷的代谢,它对哺乳动物 DNA 聚合酶 α 和 β 的抑制作用微弱,对哺乳动物细胞 DNA 含量几乎无影响。LAM 对线粒体的结构、DNA 含量及功能无明显的毒性。对大多数 CHB 患者的血清 HBV DNA 检测结果表明,LAM 能迅速抑制 HBV 复制,其抑制作用持续于整个治疗过程,同时使血清氨基转移酶降至正常。长期应用可显著改善肝脏坏死炎症性改变,并减轻或阻止肝脏纤维化进展。

LAM 可用于治疗 HIVⅠ及 HIVⅡ的感染,对耐药株亦有效。在治疗过程中,HIV 常因 RT184 位出现变异而产生耐药性。但与 AZT 联合使用可减少耐药性,并有显著疗效。

CHB 患者治疗期间应对临床情况及病毒学指标进行定期检查,少数患者停止使用本品后,肝炎病情可能加重。因此,如果停用本品,要对患者进行严密观察,若肝炎恶化,应考虑重新使用本品治疗。患者肾功能不全会影响 LAM 的排泄,对于肌酐清除率<每分钟 30ml 的患者,不建议使用本品。肝脏损害不影响 LAM 的药物代谢过程。

国内外随机对照临床试验结果表明,每日 1 次口服 100mg LAM 可明显抑制 HBV DNA 水平;HBeAg 血清学转换率随治疗时间延长而提高,治疗 1、2、3、4、5 年时分别为 16%、17%、23%、28%、35%;治疗前 ALT 水平较高者,其 HBeAg 血清学转换率较高。随机双盲临床试验表明,CHB 伴明显肝纤维化及代偿期肝硬化患者经 LAM 治疗 3 年可延缓疾病进展、降低肝功能失代偿及肝癌的发生率。失代偿期肝硬化患者经 LAM 治疗后亦能改善肝功能,延长存活期。国外研究结果显示,LAM 治疗儿童 CHB 的疗效与成人相似,安全性良好。我国临床研究亦显示相似的临床疗效和安全性。

LAM不良反应发生率低，安全性类似安慰剂。常见不良反应有上呼吸道感染样症状、头痛、恶心、身体不适、腹痛及腹泻，症状一般较轻并可自行缓解。

随治疗时间延长，病毒耐药突变的发生率增高（第1、2、3、4年分别为14%、38%、49%、66%）。

（十三）阿德福韦酯

阿德福韦酯（adefovir，ADV）系嘌呤类核苷类似物，阿德福韦双酯（adefovir dipivoxil）为ADV的前体药，可口服，口服后可在体内迅速水解为ADV，不需磷酸化即有抗病毒作用，具有抗逆转录病毒、嗜肝病毒及疱疹病毒的作用。能抑制HIV的逆转录酶及HBV DNA聚合酶，并能掺入病毒的DNA中，终止病毒DNA链的延长，抑制病毒的复制。

本药适应证主要根据48周临床试验结果确定。治疗的最佳疗程尚未确定。使用剂量尽量不超过推荐剂量（每日1次，每次10mg），然而，研究显示每日1次，每次20mg的用药剂量亦有良好的疗效性及安全性。患者应当定期监测CHB生化指标、病毒学指标及血清标志物，至少每6个月1次。

ADV经肾脏排泄，因此肾功能不全的患者需要调整给药间期。肌酐清除率≥每分钟50ml的患者无需调整给药间期。

国内外随机双盲临床试验表明，HBeAg阳性CHB患者口服ADV可明显抑制HBV DNA复制、促进ALT复常、改善肝组织炎症坏死及纤维化。对HBeAg阳性患者治疗1、2、3年时，HBV DNA<1000拷贝/ml者分别为28%、45%及56%，HBeAg血清学转换率分别为12%、29%及43%；耐药率分别为0、1.6%及3.1%。对HBeAg阴性患者治疗5年，HBV DNA<1000拷贝/ml者为67%、ALT复常率为69%；治疗4年及5年时，有肝脏炎症坏死及纤维化程度改善者分别为83%及73%；治疗5年时患者的累积耐药基因突变发生率为29%、病毒学耐药发生率为20%、临床耐药发生率为11%；轻度肌酐升高者为3%。

ADV联合LAM，对于LAM耐药的CHB能有效抑制HBV DNA、促进ALT复常，且联合用药者对ADV的耐药发生率更低。多项研究结果显示，对发生LAM耐药的代偿期和失代偿期肝硬化患者，联合ADV治疗均有效。

（十四）恩替卡韦

恩替卡韦（entecavir，ETV）为鸟嘌呤核苷类似物，对HBV多聚酶具有抑制作用。它能够通过磷酸化成为具有活性的三磷酸盐，三磷酸盐在细胞内的半衰期为15小时。通过与HBV多聚酶的天然底物三磷酸脱氧鸟嘌呤核苷竞争，ETV三磷酸盐能抑制病毒多聚酶（逆转录酶）的所有三种活性：①HBV多聚酶的启动；②前基因组mRNA逆转录负链的形成；③HBV DNA正链的合成。

健康人群口服用药后，ETV被迅速吸收，0.5~1.5小时达到峰浓度（Cmax）。每日给药1次，6~10日后可达稳态，累积量约为两倍。进食标准高脂餐或低脂餐的同时口服0.5mg ETV会导致药物吸收的轻微延迟（从原来的0.75小时变为1.0~1.5小时），Cmax降低44%~46%，药时曲线下面积（AUC）降低18%~20%。因此，ETV应空腹服用（餐前或餐后至少2小时）。

过去曾建议对LAM耐药突变的患者可改用药品，用法为每日1次，每次1.0mg，但后因其交叉耐药问题已不做推荐。在肾功能不全的患者中，ETV的清除率随肌酐清除率的降低而降低，肌酐清除率<每分钟50ml的患者（包括接受血液透析或CAPD治疗的患者）应调整用药剂量。肝功能不全患者无需调整用药剂量。

在与LAM对照的研究中，ETV与LAM的不良反应和实验室检查异常情况相似。最常见不良反应包括头痛、疲劳、眩晕及恶心。

当CHB停止ETV治疗后，已经发现有重度急性肝炎发作的报道。对那些停止抗HBV治疗的患者的肝功能情况应从临床及实验室检查等方面严密监察，且至少随访数月。如有必要，可重新恢复抗HBV的治疗。ETV在单独或与其他抗逆转录病毒药物联合使用时，已经有乳酸性酸中毒和重度的脂肪性肝肿大，包括死亡病例的报道。

一项随机双盲对照临床试验表明，对于HBeAg阳性CHB患者，ETV治疗48周时HBV DNA下降至300拷贝/ml以下者为67%、ALT复常者为68%、有肝组织学改善者为72%，均优于接受LAM治疗者；但两组HBeAg血清转换率相似（21%及18%）。对于HBeAg阴性患者，ETV治疗48周时HBV DNA下降至PCR检测水平以下者为90%、ALT复常率为78%、肝组织学改善率为70%。

长期随访研究表明，对达到病毒学应答者，继续治疗可保持较高的的持续 HBV DNA 抑制效果。日本一项研究显示，用 0.01mg、0.1mg 或 0.5mg ETV 治疗 24 周后的 167 名患者，继续服用 0.5mg，治疗到 3 年时，其总体累积耐药率为 3.3%，其中一开始就服用 0.5mg 患者的 3 年累积耐药率为 1.7%。研究结果还证实，LAM 治疗失败的患者使用 ETV 每日 1.0mg 亦能抑制 HBV DNA、改善生化指标，但疗效较初治者降低，且病毒学突破发生率明显增高。我国的临床试验结果与以上报道基本相似。

（十五）替比夫定

替比夫定（telbivudine，LdT）是一种合成的胸腺嘧啶核苷类似物，具有抑制 HBV DNA 多聚酶的活性。LdT 可被细胞激酶磷酸化，转化为具有活性的三磷酸盐形式，三磷酸盐在细胞内的半衰期为 14 小时。LdT-5′-三磷酸盐通过与 HBV DNA 聚合酶（逆转录酶）的天然底物-胸腺嘧啶-5′-三磷酸盐竞争，抑制该酶活性。LdT-5′-三磷酸盐掺入病毒 DNA 可导致 DNA 链合成终止，从而抑制 HBV 复制。LdT 同时是 HBV 第一条链（EC50 = 0.4 ~ 1.3mol/L）与第二条链（EC_{50} = 0.12 ~ 0.24mol/L）合成的抑制剂，而且对第二条链的抑制作用更明显。LdT-5′-三磷酸盐即使在浓度达到 100mol/L 时对人细胞 DNA 聚合酶亦没有抑制作用。LdT 在浓度达 10mol/L 时，在 HepG2 细胞中未发现明显的线粒体毒性。

每日口服一次 LdT 600mg，稳态血浆浓度在给药后 1 ~ 4 小时（中位数 2 小时）达到峰值（Cmax 的均数±标准差为 3.69μg/ml±1.25μg/ml）。每日给药 1 次，5 ~ 7 日后达到稳态，蓄积量约为 1.5 倍，这说明其有效蓄积半衰期大约为 15 小时。当 LdT 600mg 单一剂量与高脂（约 55g）、高热量（约 950 千卡）饮食同时给予患者服用时，LdT 的吸收及暴露均不受影响，因此 LdT 在进食或空腹的条件下均可服用。

LdT 主要以原形通过尿液排泄。其肾清除率接近正常肾小球滤过率，提示主要排泄机制为被动扩散。单剂量口服 600mg 后，约 42% 剂量在给药后的 7 日中通过尿排泄。由于肾排泄是 LdT 的主要消除途径，对中到重度肾功能不全的患者及正在接受血液透析的患者，需要调整给药间期。

肾功能损伤且肌酐清除率≥每分钟 50ml 患者，按照推荐剂量及用法服用即可；肾功能损伤且肌酐清除率<每分钟 50ml 患者包括进行血液透析终末期肾病（ESRD）患者，应在医生的指导下调整剂量及用法。ESRD 患者服用本品应在血液透析完后进行。肝功能损伤患者，无需改变推荐剂量及用法。服用本品期间，应当定期监测 CHB 相关指标、病毒学指标及血清标志物，至少每 6 个月 1 次。

一项为期 2 年的全球多中心临床试验表明，HBeAg 阳性患者治疗 52 周时，LdT 组 HBV DNA 下降至 PCR 法检测水平以下者为 60.0%，ALT 复常率为 77.2%，耐药发生率为 5.0%，肝组织学应答率为 64.7%，均优于 LAM 治疗组，但其 HBeAg 血清转换率（22.5%）与后者相似；HBeAg 阴性患者治疗 52 周时，其 HBV DNA 抑制、ALT 复常率及耐药发生率亦优于 LAM 组。治疗 2 年时，其总体疗效（除 HBeAg 消失及血清转换率外）及耐药发生率亦优于 LAM 组。我国的多中心临床试验亦表明其抗病毒活性和耐药发生率均优于 LAM。国内外临床研究提示，基线 HBV DNA<10^9 拷贝/ml 及 ALT≥2×ULN 的 HBeAg 阳性患者，或 HBV DNA<10^7 拷贝/ml 的 HBeAg 阴性患者，经 LdT 治疗 24 周时如达到 HBV DNA<300 拷贝/ml，治疗到 1 年、2 年时有更好的疗效及较低的耐药发生率。

LdT 的总体不良事件发生率与 LAM 相似，但治疗 52 周及 104 周时发生 3 ~ 4 级肌酸激酶（CK）升高者分别为 7.5% 及 12.9%，高于 LAM 组的 3.1% 及 4.1%。

（十六）克拉夫定

克拉夫定（clevudine，L-FMAU）具有抗 EBV 活性，同时具有较强的抗 HBV 作用。在旱獭肝炎病毒感染模型中，克拉夫定使肝外病毒 RNA 及 cccDNA 显著下降。

两项初步Ⅲ期临床试验对克拉夫定（30mg）的疗效进行了分析。一项是 HBeAg 阳性患者（182 例克拉夫定，61 例安慰剂）：治疗 24 周时，克拉夫定组 HBV DNA 水平下降了 5.10 对数值，而安慰剂组下降了 0.27。另一项是 HBeAg 阴性患者（63 例克拉夫定，23 例安慰剂）：治疗 24 周时，克拉夫定组 HBV DNA 水平下降了 4.25 对数值，而安慰剂组下降了 0.48。在撤除治疗后，48 周时检测 HBV DNA 水平，HBeAg 阳性组较治前下降 2.02，HBeAg 阴性组下降 3.1。克拉夫定这一独特的停药后持续抗病毒作用的机制尚不清楚，推测与克拉夫定抑制 cccDNA 有关。然而，该作用只维持数月,6个月后HBV DNA水平会逐渐回到治疗前基线水平。

体外试验结果表明,克拉夫定与LAM存在交叉耐药,包括YMDD突变。尽管治疗12周时未见耐药发生,30mg剂量24周已见个别患者出现rtA181T变异。

(十七)恩曲他滨

恩曲他滨(emtricitabine,FTC)为化学合成类核苷胞嘧啶。其抗HIV-1的机制是通过体内多步磷酸化,形成活性三磷酸酯竞争性地抑制HIV-1逆转录酶,同时通过与天然的5-磷酸胞嘧啶竞争性地掺入到病毒DNA合成中,最终导致其DNA链合成中断。其抗HBV的机制是由于HBV复制过程含有恩曲他滨的作用靶点,即逆转录过程。对哺乳动物DNA聚合酶α、β、ε及线粒体DNA多聚酶γ抑制活性弱。

口服给药吸收迅速,分布广泛,给药1～2小时后血浆药物浓度达峰值,血浆半衰期约10小时,肾脏恩曲他滨清除率比血肌酐清除率大,推测通过肾小球滤过及肾小管分泌途径排出,可能有与其竞争的经肾排泄的物质。

恩曲他滨用于成人HIV-1感染及CHB感染的治疗,最常见不良反应包括头痛、腹泻、恶心及皮疹,程度从轻到中等严重。

美国一项研究显示,对于男同性恋人群,恩曲他滨与替诺福韦作为暴露前预防药物可显著降低AIDS发生率,提示暴露前口服预防药物与预防效果关联密切。

(十八)替诺福韦

替诺福韦酯(tenofovir disoproxil fumarate,TDF)是一种新型核苷酸类逆转录酶抑制剂,分别于2001年10月及2008年被美国FDA批准用于HIV感染及成人CHB的治疗。目前,包括中国在内的100多个国家已批准TDF用于AIDS的治疗,我国已完成进行治疗CHB的Ⅲ期临床试验,并已正式上线。

TDF是替诺福韦(tenofovir)的酯类前体,口服后很快水解为替诺福韦,并被细胞激酶磷酸化生成具有药理活性的产物-替诺福韦二磷酸,后者可与5′-三磷酸脱氧腺苷酸竞争掺入到病毒DNA链中,由于其缺乏3′-OH基团导致DNA延长受阻而阻断病毒复制。TDF是迄今抗HBV活性最强,耐药屏障最高的核苷(酸)类药物,临床研究显示其对HBV、HBV合并HIV感染及LAM耐药患者具有良好的抗病毒作用。最新的研究亦表明,TDF单药治疗单纯的HBV感染亦有着良好的疗效及安全性。基于TDF良好的抗HBV活性、安全性及高基因屏障,2009年AASLD及2012年(APASL)及2012年(EASL)指南均推荐将TDF作为CHB抗病毒治疗的一线用药。

在一项随机双盲对照临床试验中,TDF或ADV治疗HBeAg阳性CHB患者HBV DNA<400拷贝/ml者分别为76%及13%,ALT复常率分别为68%及54%;对HBeAg阴性CHB 48周时HBV DNA<400拷贝/ml者分别为93%及63%;该研究显示其抑制HBV的作用优于ADV,未发现与TDF有关的耐药突变。持续应用TDF治疗3年时,72%的HBeAg阳性患者87% HBeAg阴性患者血清HBV DNA<400拷贝/ml,亦未发现耐药变异。

三、病毒蛋白酶抑制剂抗病毒药物

HIV最初编码的蛋白质是一种多蛋白,需经过病毒蛋白酶裂解后才能为病毒所利用,组装为成熟的病毒颗粒。HIV的蛋白酶由两条同源二聚体多肽组成,每条肽链上均有天冬氨酸-苏氨酸-甘氨酸组成的保守序列,是蛋白酶的催化活性部位。病毒多蛋白上则有多个苯丙氨酸或酪氨酸与脯氨酸连接位点,是蛋白酶作用的主要部位。蛋白酶抑制剂主要模拟多蛋白水解部位的构型,在感染细胞内与多蛋白竞争蛋白酶,从而抑制蛋白酶活性。蛋白酶抑制剂主要作用于病毒感染晚期,抑制病毒颗粒的成熟,使细胞只能产生非感染性的病毒颗粒,因此可阻断病毒传播。所有蛋白酶抑制剂均有抑制细胞色素P450的作用,这是导致药物不良反应的主要原因,临床上已发现耐蛋白酶抑制剂的病毒株。

(一)利托那韦

利托那韦(ritonavir,RTV)主要用于HIV晚期感染者,或与其他核苷类似物或蛋白酶抑制剂联合应用。该药在体内的生物利用度为60%～70%,尽可能与食物同服。主要不良反应有恶心、呕吐、口周发麻、血管扩张、周围神经病变、高尿酸血症、高血糖、肝功能损害及出血倾向。胶囊制剂需冷藏,口服液在30日以上要冷藏。

(二)沙奎那韦

沙奎那韦(saquinavir,SQV)的生物利用度仅为4%左右,并要求与食物同服。主要不良反应有高间接胆红素血症、高血糖及肝功能严重损害等。

（三）茚地那韦

茚地那韦（indinavir,IDV）常与其他抗 HIV 药物联合应用，饭前 1 小时或饭后 2 小时服用。常见不良反应有肾疼痛、间接胆红素升高、高血糖、皮肤干燥、味觉倒错、皮疹及出血倾向等。

（四）奈费那韦

奈费那韦（nefinavir,NFV）不良反应同茚地那韦。

（五）阿扎那韦

阿扎那韦（atazanavir,ATV）口服剂量为 400mg，每日 1 次，并与食物同服；或 300mg 与利托那韦 100mg 合用，与食物同服。常见的不良反应为恶心、呕吐、腹泻、胃痛、皮疹、发热、咳嗽、失眠、抑郁及手脚麻木等，可出现皮肤及眼睛发黄、眩晕，可诱发糖尿病及血糖升高，对血液病患者可能会增加出血倾向，可使心电图显示 P-R 间期延长，严重者可发生代谢性酸中毒，一般多发生于女性或肥胖患者。

（六）替拉那韦

替拉那韦（tipranavir,TPV）可与利托那韦联合应用于已经接受抗逆转录病毒治疗或者感染多药耐药毒株，且病毒仍在体内进行复制的成年 AIDS 患者。推荐剂量为 500mg，每日 2 次。须与利托那韦（200mg）合并应用，以便提高替拉那韦血药浓度，取得相应治疗效果。

（七）达卢那韦

达卢那韦（darunavir,DRV）应联合利托那韦及其他抗逆转录病毒药物及食物共同使用，对于 AIDS 初治患者，每日一次 800mg；接受过治疗的患者达卢那韦的推荐剂量为 600mg，每日 2 次。

（八）洛匹那韦

洛匹那韦（1opinavir,LPV）与利托那韦联合应用于成人 AIDS 患者比例为 400/100mg，每日 2 次，与食物同服。最常见的不良反应是腹泻，通常为轻至中度，其他不良反应有皮疹、腹痛、无力、头痛、大便异常、恶心、呕吐、失眠、葡萄糖耐受下降、乳酸性酸中毒、肥胖、周围性水肿、体重下降、焦虑、情绪不稳、性欲下降、周围性神经炎、射精异常、男子乳腺发育、男性性腺功能减退及肾结石等。

四、非核苷类 RT 抑制稍剂抗病毒药物

这是一类强力抗病毒药物，能直接与 HIV 的逆转录酶（RT）结合，导致 RT 活性下降，病毒的复制减弱。病毒易对此类药物产生耐药性，常用的药物有两种。

（一）奈韦拉平

奈韦拉平（nevirapine,NVP）口服生物利用度在 90% 以上，血清半衰期 25～30 小时，推荐剂量为 200mg，每日 1 次，连服 14 日，然后 200mg，每日 2 次。不良反应有皮疹及肝功能损害。

（二）地拉韦定

地拉韦定（delavirdine,DLV）口服生物利用度约为 85%，血清半衰期 5.8 小时，推荐剂量为 400mg，每日 2 次，不良反应包括皮疹及头痛。

（三）依法韦伦

依法韦伦（efavirenz,EFV）通常不单独使用，而与其他药物一起组成复合剂，成人通常可使用剂量为每日 600μg，需在睡前空腹服用。

（四）依曲韦林

依曲韦林（etravirine,TMC-125）可与其他抗逆转录病毒药物联合应用治疗经抗逆转录病毒药物初步治疗后出现耐药的成年 AIDS 患者。至少联合应用另外 2 种抗逆转录病毒药物，不能单独用药。可能引发脂肪重新分布及免疫重建综合征。若出现严重皮疹，应停止治疗。

五、焦磷酸类抗病毒药物

此类药物主要有膦甲酸钠（phosphonoformate,foscarnet,foscavi,PFA），为焦磷酸盐衍生物，是广谱抗病毒药，可竞争性地抑制病毒 DNA 聚合酶（包括巨细胞病毒，EB 病毒，水痘带状疱疹病毒，1、2 型单纯疱疹病毒，HBV）及流感病毒 RNA 多聚酶，亦可非竞争性地抑制逆转录病毒等。膦甲酸钠的作用机制与核苷类药物不同，为直接作用于核酸聚合酶的焦磷酸结合部位，不涉及 TK，故对 ACV、DHPG 等耐药病毒株仍有抑制作用。

膦甲酸钠因口服吸收差，生物利用度<20%，通常需静脉给药。该药消除半衰期为 3～6 小时，血浆蛋白结合率约 15%，可部分通过血脑屏障，脑脊液中的浓度约为同期血药浓度的 13%～68%。约 20% 的药物沉积于骨，其次为肾、肺和心脏，体内分布广，在体内不被代谢，主要由尿排出。由于药物的肾毒性，当血清肌酐升高时，必须减少药量。

膦甲酸钠主要用于 AIDS，AIDS 伴发带状疱疹、单纯疱疹及生殖器疱疹、CHB、肾脏及骨髓移植患者合并巨细胞病毒肺炎、视网膜炎，或对

ACV、更昔洛韦耐药者的治疗。

膦甲酸钠的不良反应有:①贫血;②肾功能损害、血肌酐升高(约占用药者50%以上);③低钙血症及高磷血症,血肌酸升高;④局部注射处可产生血栓性静脉炎;⑤发热、恶心、呕吐及头痛;⑥生殖器溃疡、癫痫及其他中枢神经障碍。同时使用肾毒性药物如两性霉素B、氨基糖苷类抗生素等可增加肾毒性。

六、神经氨酸类似物抗病毒药物

流感病毒的扩散与其表面的2种糖蛋白有关,即血凝素(haemagglutinin,HA)及神经氨酸酶(neuraminidase,NA),两者均可与末端含有神经氨酸残基的受体相互作用。HA与被感染细胞表面的受体结合后,病毒开始入侵细胞。NA能够破坏被HA识别的受体,即切断神经氨酸残基与邻近寡糖之间的α-糖苷键,这样病毒便能在感染的呼吸道内扩散,否则病毒只能黏附在细胞的表面。新合成的子代病毒的HA及NA寡糖链上亦含有神经氨酸残基,HA能够识别邻近病毒的神经氨酸残基并与之结合,导致子代病毒自我聚集,因而无法释放。此外,呼吸道的黏蛋白中亦含有神经氨酸残基,因此受体的破坏对于病毒穿透呼吸道的黏液层亦至关重要。病毒的顺利入侵、扩散及释放都必须依赖NA的生物活性。

流感病毒神经氨酸酶抑制剂是一类新型的抗流感病毒药物,可选择性、竞争性地抑制流感病毒NA,使新形成的病毒无法从细胞表面释放,并使病毒自身聚集,阻断病毒在呼吸道黏膜分泌物中传播。由于所有A型和B型流感病毒NA活性中心的氨基酸序列均高度保守,故若NA抑制剂(如oseltamivir)对某一流感病毒的NA具有抑制作用,它对其他病毒的NA同样具有抑制作用。因此,神经氨酸酶抑制剂的疗效明显优于其他抗流感病毒药物,具有良好的临床应用前景。

(一) 扎那米韦

扎那米韦(zanamivir,OR121167X,GG167)是第一个新型的抗流感病毒的神经氨酸酶抑制剂,是von Hzstein等于1993年基于神经氨酸酶三维结构而设计出来的唾液酸类似物,能黏附于糖结合物表面的唾液酸受体,作用于流感病毒神经氨酸酶的活性位点,选择性地抑制A型、B型流感病毒神经氨酸酶的活性。

在离体试验中,扎那米韦与以往抗流感病毒药物如金刚烷胺、金刚乙胺、利巴韦林相比,其作用明显为优。此外,在体外扎那米韦还能特异性地抑制A型鸟流感病毒的神经氨酸酶,对H5N1感染的小鼠亦有保护作用,表明扎那米韦具有抗人类新型的A型流感亚型的作用。一系列临床试验的结果显示,扎那米韦(10mg,每日2次吸入)可减少主要症状持续时间约1～2.5日,对发病6～30小时内的患者疗效明显,且可减少病程中解热镇痛药物的用量,改善流感患者的一般状况,且不良反应并不比安慰剂组增加。扎那米韦还可用于流感的预防,健康成人每日1次吸入,用药4周,67%～84%能有效预防流感季节的流感发生。

该药口服生物利用度低,只有2%,体内分布容积小,肾脏清除快,所以只能局部经鼻腔或口腔吸入给药。扎那米韦最常见不良反应包括鼻部不适、腹泻、恶心、头痛、支气管炎、咳嗽及咽痛等,但其发生与安慰剂对比统计学并无差异。

(二) 奥司他韦

奥司他韦(oseltamivir,GS4104/R064-0796)的商品名为达菲,是第二个上市的神经氨酸酶抑制剂,对流感病毒的NA具有特异性的抑制作用,能够抑制流感病毒在机体内的扩散。

离体实验显示,GS4071在极低浓度时就对流感病毒A和B各种亚型具有抑制作用,对于其他来源(如副流感病毒)的NA,其抑制活性则至少低10^6倍,提示其对流感病毒NA的抑制作用具有特异性。动物实验发现,口服奥司他韦具有很强的抗流感病毒作用。

人体试验性流感的研究表明,奥司他韦能够显著减少流感病毒A和B扩散的数量并缩短病毒扩散及症状的持续时间。给易感成人鼻腔接种约10^6半数组织培养感染量(TCIDSO)的流感病毒A/Texas/91(H1N1),28小时后进行治疗。在已证实流感病毒感染的个体中,奥司他韦组与安慰剂组比较,体内病毒的量在22小时及36小时分别减少100倍及1000倍,病毒扩散的持续时间与疾病的恢复时间均明显缩短。此外,奥司他韦对于人体试验性流感具有良好预防作用。

多项随机、双盲及安慰剂对照研究显示,奥司他韦治疗流感具有较好疗效,能够缩短病程、缓解症状、降低并发症的发生率及减少抗生素用量。流感患者(18～65岁)口服奥司他韦后,24小时之内症状即开始缓解,与安慰剂组比,病程由4.3

日降为3日(缩短30%),症状的严重程度评分降低了40%,咳嗽及肌痛的持续时间较安慰剂组分别缩短27%及42%,流感相关并发症的发生率及治疗所需抗生素的用量均减少50%。在高危人群(老人、存在慢性心血管或呼吸系统疾病者),奥司他韦亦能明显缩短病程并缓解临床症状。患流感儿童口服奥司他韦混悬液(2mg/kg,每日2次,共5日),病程较安慰剂组缩短36小时,症状的严重程度评分降低29%。因流感相关并发症而需抗生素的应用减少40%,并发急性中耳炎的危险性减少44%。

大量研究表明,奥司他韦对流感具有预防作用,能够降低流感发生率。预防性用药推荐应用于与流感患者接触2日之内,当社区流感暴发时,服药时间应尽可能延长。

口服奥司他韦最常见的不良反应为恶心及呕吐,发生率约10%左右,其他如腹痛、腹泻、咳嗽、头痛、头晕、失眠及疲劳的发生率小于7%。奥司他韦的胃肠道反应一般比较轻微,多发生于开始用药的最初2日,且多为一过性,一般不需治疗。奥司他韦与食物同时服用能够减轻胃肠道反应。

奥司他韦耐药的发生率很低,免疫力正常的成人,耐药率约1%左右。临床中的耐药问题,尤其在儿童及免疫功能低下者尚需进一步研究,但就目前的耐药情况看,大多并不影响奥司他韦的临床应用。

七、IFN类抗病毒药物

IFN是人体受各种诱导物刺激而产生的一类蛋白质,具有抗病毒、免疫调节及抗增殖作用,因而抑制病毒生长。IFN可分为α、β、γ三种主要类型,其中,IFN-α抗病毒作用最显著,在临床上应用最为广泛,所用者大多为基因重组IFN。

IFN并不直接进入宿主细胞杀伤病毒,而是在细胞表面与特殊受体结合,诱导产生二十余种细胞蛋白,其中某些蛋白对不同病毒具特殊抑制作用。针对不同宿主细胞及不同病毒,IFN可通过抑制病毒进入宿主细胞,阻止其脱壳、mRNA的合成或甲基化,阻止病毒蛋白的翻译或病毒装配和释放等而抑制病毒的生长繁殖。另一方面IFN可作用于机体免疫系统,包括增加炎性细胞因子的产生,增强(低浓度)或抑制(高浓度)抗体生成,增强NK细胞活性、吞噬细胞的吞噬作用及溶细胞作用,抑制吞噬细胞移动,增强细胞表面MHC抗原的表达、细胞毒T淋巴细胞的溶解作用、IgE介导的组胺释放、淋巴细胞和辅助细胞FC受体表达,干扰激素与某些毒素在细胞膜上神经节苷脂受体的附着等。总之,IFN通过其抗病毒作用和对免疫反应的调节作用而减轻及消除病毒感染。然而,IFN在部分病毒感染中亦产生全身症状或导致组织损伤。

我国已批准普通IFN-α(2a、2b及1b型)及Peg IFN-α(Peg IFNα-2a及Peg IFNα-2b)用于治疗CHB及CHC。

荟萃分析表明,普通IFN治疗CHB患者,HBeAg血清转换率、HBsAg清除率、肝硬化发生率、HCC发生率均优于未经IFN治疗者。有关HBeAg阴性患者的4项随机对照试验表明,治疗结束时应答率为38%~90%,但持久应答率仅为10%~47%(平均24%)。有研究认为,普通IFN-α疗程至少1年才能获得较好疗效。

国际多中心随机对照临床试验显示,HBeAg阳性的CHB患者,PEG IFNα-2a治疗(87%为亚洲人)48周,停药随访24周时HBeAg血清学转换率为32%;停药随访48周时HBeAg血清学转换率可达43%。国外研究显示,对HBeAg阳性CHB患者,应用PEG IFNα-2b亦可取得类似的HBV DNA抑制、HBeAg血清学转换、HBsAg消失率。对HBeAg阴性CHB患者(60%为亚洲人)用PEG IFNα-2a治疗48周,停药后随访24周时HBV DNA<2 ×10^4拷贝/ml(相当于2000IU/ml)的患者为43%,停药后随访48周时为42%;HBsAg消失率在停药随访24周时为3%,停药随访至3年时增加至8%。

IFN-α是抗HCV的有效药物,包括普通IFN-α、复合IFN及PEG IFN-α。后者是在干扰素分子上交联无活性、无毒性的聚乙二醇分子,延缓IFN-α注射后的吸收和体内清除过程,其半衰期较长,每周1次给药即可维持有效血药浓度。PEG IFNα与利巴韦林联合应用是目前最广泛有效的抗病毒治疗方案,其次是常规IFN-α与利巴韦林联合疗法,均优于单用IFN。研究结果显示,PEG IFN α-2a 180μg/kg和PEG IFN α-2b 1.5μg/kg每周1次皮下注射联合利巴韦林口服治疗48周的疗效相似,持续病毒学应答(SVR)率可达54%~56%,普通IFN-α 3MU肌内注射每周3次联合利巴韦林治疗48周的SVR率稍低,为44%~47%,单用PEG IFN-α 2a或普通IFN-α治疗48

周的 SVR 率分别仅为25%~39%及12%~19%。因此，如无利巴韦林的禁忌证，均应采用联合疗法。

IFN 治疗的绝对禁忌证包括妊娠、精神病史(如严重抑郁症)、未能控制的癫痫、未戒断的酗酒或吸毒者、未经控制的自身免疫性疾病、失代偿期肝硬化及有症状的心脏病。相对禁忌证包括甲状腺疾病、视网膜病、银屑病、既往抑郁症史，未控制的糖尿病、高血压，治疗前中性粒细胞计数<1.0×10^9/L 和(或)血小板计数<50×10^9/L，总胆红素>51 μmol/L。

治疗过程中应定期检查血常规、生化学指标、病毒学标志及尿常规等指标；如治疗前就已存在甲状腺功能异常或已患糖尿病者，应先用药物控制甲状腺功能异常或糖尿病，然后再开始 IFN 治疗，同时应每月检查甲状腺功能和血糖水平；定期评估精神状态：对出现明显抑郁症和有自杀倾向的患者，应立即停药并密切监护。

八、特异性靶向抗 HCV 小分子化合物

由于干扰素治疗难治性 CHC 部分患者无应答且在特殊人群中使用受限，选择合理的药物靶点、研发高效抗 HCV 药物成为亟待解决的问题。近年研发的直接作用抗病毒药物(direct acting antiviral agent DAA)就给这些难题带来了希望。其主要作用靶标是 NS3/4A 蛋白酶、NS5A 蛋白及 NS5B 聚合酶，其中 NS5B 聚合酶提供了不同的作用靶点，即 NUCs 的催化结构域和非 NUCs 的一些变构位点。最近已有多个 NS3/4A 蛋白酶抑制剂、NS5A 蛋白及 NS5B 聚合酶抑制剂获得批准，40 余种新的 NS3/4A、NS5A 或者 NS5B 抑制剂正在研发中。Boceprevir(BOC)和 Telaprevir(TVR)两种口服蛋白酶抑制剂(protease inhibitors，PIs)为第一代 DAA，以及在临床上，索非布韦、雷迪帕韦及达卡他韦已被批准与 PEG-IFN/RBV 联合治疗 HCV 感染患者。采用这种新的 DAA 治疗方案，HCV 慢性感染者的治愈率已大幅增加，同时显著减少了治疗周期。

在临床上，以 DAA 为基础的抗病毒方案包括 DAA 联合 PR(即干扰素+利巴韦林)、DAA 联合利巴韦林以及不同 DAA 联合或复合制剂。目前的临床研究对 DAA 药物绝对禁忌证尚不明确。上述 DAA 的三种方案可以涵盖几乎所有类型的 HCV 现症感染者的治疗，2015 年我国《丙型肝炎防治指南》亦明确指出，这些含 DAA 的方案尤其适用于 PR 治疗后复发或是对 PR 应答不佳的患者。初治患者也可考虑使用含 DAA 的方案，以缩短疗程，增加耐受性，提高 SVR。当患者有干扰素治疗禁忌证时，可考虑使用无干扰素方案；当患者有利巴韦林禁忌证时，可考虑使用不同 DAA 联合或复合制剂。不同类型 DAA 有不同的联合方案，某一 DAA 与不同药物联合后适用的感染者人群受病毒基因型的影响。有的 DAA 联合方案适用于所有基因型 HCV 感染的人群，有的仅适用于某些基因型。DAA 的适应证同时受疾病状态与药物相对禁忌证的影响，而对于儿童及孕妇等患者，DAA 药物尚无临床数据，故尚需要进一步的研究数据以确定其有效性和安全性。

(邢铭友　宁琴)

参考文献

1. 钟石英，曾伟强，邓小梅. 干扰素与阿德福韦酯治疗慢性乙型肝炎的效果比较. 实用医学杂志，2011，27(14)：2644-2645.
2. Cho HG, Choi JH, Kim WH, *et al*. High prevalence of amantadine-resistant influenza A virus isolated in Gyeonggi Province, South Korea, during 2005-2010. Arch Virol, 2013, 158(1): 241-245.
3. Shibnev VA, Garayev TM, Finogenova MP, *et al*. New adamantane derivatives and ways of overcoming the resistance of influenza A viruses to rimantadine and amantadine. Vopr Virusol, 2011, 56(2): 36-39.
4. Zhou Y, Zhang Y, Yang X, *et al*. Novel nucleoside analogue FNC is effective against both wild-type and lamivudine-resistant HBV clinical isolates. Antivir Ther, 2012, 17(8): 1593-1599.
5. Yokosuka O, Takaguchi K, Fujioka S, *et al*. Long-term use of entecavir in nucleoside-naive Japanese patients with chronic hepatitis B infection. J Hepatol, 2010, 52(6): 791-799.
6. Bigoloni A, Gianotti N, Spagnuolo V, *et al*. Long-term glucose tolerance in highly experienced HIV-infected patients receiving nucleoside analogue-sparing regimens. AIDS, 2012, 26(14): 1837-1840.
7. Pawlotsky JM, Najera I, Jacobson I, *et al*. Resistance to mericitabine, a nucleoside analogue inhibitor of HCV RNA-dependent RNA polymerase. Antivir Ther, 2012, 17(3): 411-423.
8. Trottier B, Machouf N, Jacobson I. Abacavir/lamivudine fixed-dose combination with ritonavir-boosted darunavir: a safe and efficacious regimen for HIV therapy. HIV Clin Trials, 2012, 13(6): 335-342.
9. Sonneveld MJ, Rijckborst V, Cakaloglu Y, *et al*. Durable hepatitis B surface antigen decline in hepatitis B e antigen-positive chronic hepatitis B patients treated with pegylated interferon-alpha2b: relation to response and HBV genotype. Antivir Ther, 2012, 17(1): 9-17.

10. Zhu Y, Qin B, Xiao C, *et al.* Cell-type specific interferon stimulated gene staining in liver underlies response to interferon therapy in chronic HBV infected patients. Dig Dis Sci, 2012, 57(9): 2355-2361.
11. Akuta N, Suzuki F, Seko Y, *et al.* Determinants of response to triple therapy of telaprevir, peginterferon, and ribavirin in previous non-responders infected with HCV genotype 1. J Med Virol, 2012, 84(7): 1097-1105.
12. Shiffman ML, Esteban R. Triple therapy for HCV genotype 1 infection: telaprevir or boceprevir? Liver Int, 2012, 1(32): 54-60.
13. Asselah T. Triple therapy with boceprevir or telaprevir for prior HCV non-responders. Best Pract Res Clin Gastroenterol, 2012, 26(4): 455-462.
14. Clark V, Nelson DR. The role of ribavirin in direct acting antiviral drug regimens for chronic hepatitis C. Liver Int, 2012, 1 (32): 103-107.
15. Shobugawa Y, Saito R, Sato I, *et al.* Clinical effectiveness of neuraminidase inhibitors-oseltamivir, zanamivir, laninamivir, and peramivir for treatment of influenza A (H3N2) and A(H1N1) pdm09 infection: an observational study in the 2010-2011 influenza season in Japan. J Infect Chemother, 2012, 18(6): 858-864.
16. Escuret V, Cornu C, Boutitie F, *et al.* Oseltamivir-zanamivir bitherapy compared to oseltamivir monotherapy in the treatment of pandemic 2009 influenza A(H1N1) virus infections. Antiviral Res, 2012, 96(2): 130-137.
17. Liaw YF, Gane E, Leung N, *et al.* 2-Year GLOBE trial results: telbivudine is superior to lamivudine in patients with chronic hepatitis B. Gastroenterology, 2009, 136 (2): 486-495.
18. Zeuzem S, Gane E, Liaw YF, *et al.* Baseline characteristics and early on-treatment response predict the outcomes of 2 years of telbivudine treatment of chronic hepatitis B. J Hepatol, 2009, 51(1): 11-20.
19. Marcellin P, Bonino F, Lau GK, *et al.* Sustained response of hepatitis B e antigen-negative patients 3 years after treatment with peginterferon alpha-2a. Gastroenterology, 2009, 136(7): 2169-2179.
20. de Bruijne J, Weegink CJ, Jansen PL, *et al.* New developments in the antiviral treatment of hepatitis C. Vox Sang, 2009, 97(1): 1-12.
21. Westgeest KB, de Graaf M, Fourment M, *et al.* Genetic evolution of the neuraminidase of influenza A (H3N2) viruses from 1968 to 2009 and its correspondence to haemagglutinin evolution. J Gen Virol, 2012, 93(Pt 9): 1996-2007.
22. Lascaux AS, Caumes E, Deback C, *et al.* Successful treatment of aciclovir and foscarnet resistant herpes simplex virus lesions with topical imiquimod in patients infected with human immunodeficiency virus type 1. J Med Virol, 2012, 84(2): 194-197.

第三节　抗寄生虫药物

根据病原不同，将寄生虫感染可分为多细胞的蠕虫（helminths）及单细胞的原虫（protozoa）两大类。前者有着复杂的内部结构，后者则是依赖细胞分裂而繁殖的较简单生物。蠕虫可进一步分为线虫（nematodes）及扁蠕虫（platyhelminths）。线虫基本上分为两大类，一类生活在胃肠道内，另一类在身体其他区域；扁蠕虫则可分为绦虫（cestodes, tapeworms）及吸虫（trematodes, flukes）。原虫则可进一步分为厌氧环境原虫（如胃肠道及阴道）、需氧环境原虫。最常见的致病原虫基本均可归入顶复亚门（*Apicomplexa*，如疟原虫、巴贝虫、弓形虫），及动质体目（*Kinetoplastida*，如非洲锥虫、美洲锥虫及利什曼原虫）。本节根据抗寄生虫药物（anti-parasite drugs）的分类进行概述。

【蠕虫感染的治疗】

一、肠道线虫感染的治疗

粪-口传播的肠道线虫，是世界上感染率最高的寄生虫之一，多见于卫生条件较差的欠发达地区。据估计，蛔虫（*Ascaris lumbricoides*）、十二指肠钩虫（*Ancylostoma duodenale*）、美洲钩虫（*Necator americanus*）及鞭虫（*Trichuris trichiura*）感染均超过10亿人。众多疫区患者同时感染多种肠道线虫。此类感染虽然经常为亚临床性，但营养不良、缺铁性贫血、生长发育迟缓、效率低下等很常见。粪类圆线虫（*Strongyloides stercoralis*）感染率稍低，可通过自体感染（autoinfection）而维持多年寄生状态，且对某些免疫力受损的人群，如人类T细胞白血病病毒1型（human T-cell lymphotropic virus type 1, HTLV-1）感染、使用类固醇、营养不良等，可发生重度弥漫性感染。蛲虫（*Enterobius vermicularis*）感染多见于儿童。

阿苯达唑（albendazole）对肠道线虫有广谱活性，可对抗蛔虫、钩虫及毛首鞭线虫等，单次口服400mg即可。已在我国进行广泛应用，并取得明显效果。因反复感染多见，可间隔3～4个月重复治疗。重症毛首鞭线虫可进行阿苯达唑3日疗法，每日给药1次，每次400mg。粪类圆线虫感染，亦可使用阿苯达唑，每日2次，每次400mg口服，每疗程7日；如果是重症播散性感染，可联合使用阿苯达唑及伊维菌素（ivermectin）。相隔2周分别口服1次阿苯达唑，可有效治疗蛲虫。旋毛虫病及毛圆线虫（*Trichostrongylus*）的二线药物亦是阿苯达唑。

甲苯达唑与阿苯达唑的抗虫谱基本类似，包括蛔虫、钩虫及鞭虫，用法是每日2次，每次口服100mg，连续3日。有研究认为，此方案疗效较阿苯达唑单次口服更好。如果是大规模人群治疗，500mg甲苯达唑单次口服系可选方案。100mg间隔2周分别口服，可治疗蛲虫。由于甲苯达唑吸收较差，治疗粪类圆线虫无效。

双羟萘酸噻嘧啶（pyrantelpamoate）系一类安全性较高的抗线虫药物，可治疗蛔虫、钩虫及蛲虫，但对鞭虫及粪类圆线虫无效。治疗儿童蛲虫感染时，剂量为11mg/kg，最大1g，相隔2周分别口服1次。伊维菌素每日口服200μg/kg，连续2日，系粪类圆线虫感染的治疗选择。蛔虫亦有效，但对于钩虫无效。

相对于较古老的肠道线虫治疗药物如哌嗪（piperazine）、噻苯咪唑（thiabendazole），新一代阿苯达唑、甲苯达唑、双羟萘酸噻嘧啶及伊维菌素的疗效更好，不良反应更少。

二、系统线虫感染的治疗

乙胺嗪（亦称海群生，diethylcarbamazine）系丝虫感染的经典药物，包括班氏丝虫（*Wuchereria bancrofti*）、马来丝虫（*Brugia malayi*）、帝汶丝虫（*Brugia timori*）及罗阿丝虫（*Loa loa*）等。可杀灭或抑制宿主体内的微丝蚴及成虫。由于与丝虫共生的沃尔巴克体（*Wolbachia*）释放脂多糖，治疗中患者可能会出现较重炎症反应。沃尔巴克体是丝虫发育过程中必须的共生物，因而亦是治疗的靶点之一，口服多西环素可有一定疗效。重症感染者，可先用血浆置换或阿苯达唑降低体内微丝蚴载量；伊维菌素亦有对抗微丝蚴的活性，但不能杀灭成虫，故不作为一线治疗推荐。伊维菌素单剂150μg/kg口服，可治疗盘尾丝虫（*Onchocerca volvulus*）感染，降低幼虫产出，减少皮肤及眼内微丝；然而，在6或12个月后往往需要巩固治疗。通常不应使用乙胺嗪治疗盘尾丝虫病，因为此药快速杀灭了微丝蚴，可能导致患者皮肤或全身严重的变态反应（Mazzotti反应）及眼科反应，这些反应可能是由于死亡的微丝蚴尸体引起的过敏与炎症反应。

三、绦虫感染的治疗

吡喹酮（praziquantel）是广谱绦虫治疗药物，单次口服即可有效治疗猪肉绦虫（*Taenia solium*）、牛肉绦虫（*Taenia saginata*）、阔节裂头绦虫（*Diphyllobothrium latum*）、短膜壳绦虫（*Hymenolepis nana*）。氯硝柳胺（niclosamide）可作为牛肉绦虫及阔节裂头绦虫的替代选择，亦可杀灭猪肉绦虫的成虫，但虫体破裂释放的虫卵进入肠腔，理论上可能导致自体感染。短膜壳绦虫可选用硝唑尼特（nitazoxanide），每日500mg，连续3日。猪肉绦虫感染诱发的脑囊虫病，是疫区癫痫、中枢神经系统异常的常见原因。阿苯达唑及吡喹酮巨均可有效杀灭颅内囊幼虫，不过阿苯达唑的颅内有效药物浓度更高，可作为首选。同时应联合使用肾上腺皮质激素以减轻病灶部位炎症反应、降低颅压。阿苯达唑每日2次，每次400mg，连续使用8~30日；吡喹酮首日使用100mg/kg，分3次给予，此后每日50mg/kg，分3次口服，连续29日。要注意的是，肾上腺皮质激素可增加阿苯达唑血清浓度，降低吡喹酮浓度。当眼部或脊髓发现囊幼虫时，不应使用杀虫药物，以免局部抗原释放诱发严重的破坏性免疫反应。

阿苯达唑亦可治疗包虫病。成人每次口服400mg，每日2次，疗程常为1~6个月，能够治愈大约1/3无并发症的细粒棘球绦虫（*Echinococcus granulosus*）的肝囊肿。在行超声引导下囊液抽吸或者外科手术治疗前，给予阿苯达唑可减少腹腔接种可能。

四、吸虫感染的治疗

吡喹酮是治疗所有类型血吸虫感染的首选药物，以及肠道、肺部和肝部吸虫（除了肝片吸虫，*Fasciola hepatica*）。曼氏裂体吸虫（*Schistosoma mansoni*）亦可选用奥沙尼喹（oxamniquine），但毒性较大，疗效一般。吡喹酮或阿苯达唑均可用于治疗华支睾吸虫（*Clonorchis sinensis*）；肝片吸虫可选用三氯苯咪唑（triclabendazole），硝唑尼特备选。

五、蠕虫感染主要治疗用药评价

(一) 阿苯达唑

阿苯达唑难溶于水,与脂肪类食物同服吸收较好。经过肝脏首过效应(liver first-pass effect)代谢后转变为阿苯达唑亚砜的活性形式,有非常好的抗蠕虫能力。阿苯达唑亚砜的血清半衰期是8~9小时,主要通过肾脏清除。阿苯达唑结合至寄生虫微管蛋白,阻止微管系统装配,降低糖类吸收,同时亦不影响宿主微管蛋白。此外,阿苯达唑抑制蠕虫的富马酸还原酶(fumarate reductase)。如果同时给予地塞米松(常用于脑囊肿病减轻脑水肿),阿苯达唑血清浓度可上升50%;脑脊液中阿苯达唑的浓度大约相当于血清浓度的40%。单剂治疗肠道线虫感染时,阿苯达唑耐受性良好,部分患者可能有胃肠道不适。眼部囊虫或脊髓囊虫病是阿苯达唑的禁忌证。若大量、长期使用阿苯达唑(细粒棘球绦虫感染),可能出现脱发、骨髓抑制、肝损伤,停药后多数可恢复。阿苯达唑有胚胎毒性,孕妇禁用。

(二) 甲苯达唑

甲苯达唑微溶于水,肠道吸收差,因此治疗肠道内寄生虫较有优势。已吸收的药物经过肝脏代谢,肾脏排出。此药同样选择性结合至蠕虫微管蛋白,阻止微管合成,抑制糖类吸收,使得寄生虫耗竭糖原储备并死亡。治疗剂量下,药物耐受性良好,部分患者可能出现短暂腹痛或腹泻。孕妇禁用。

(三) 伊维菌素

伊维菌素系阿维链霉菌(*Streptomyces avermitilis*)产生的大环内酯类药物,广谱抗蠕虫及节肢动物活性(包括疥疮),口服吸收良好,血清半衰期12小时,累积于脂肪组织及肝内,有肠肝循环,最终通过粪便排出。伊维菌素激活蠕虫氯离子通道,使氯离子内流,麻痹虫体神经及相应肌肉收缩,导致寄生虫死亡。耐受性较好。

(四) 乙胺嗪

乙胺嗪系哌嗪衍生物,口服吸收良好,半衰期8小时,主要通过肾脏代谢排除。具体抗寄生虫机制不完全明确,可能是麻痹虫体导致死亡。乙胺嗪可改变微丝蚴表面膜蛋白,诱导宿主免疫系统攻击。主要不良反应包括药物本身所致的恶心、呕吐、厌食、头痛、关节痛、虚弱等。淋巴管丝虫病患者在治疗期间可能出现肿胀结节,或短暂淋巴水肿、阴囊积液。

(五) 吡喹酮

吡喹酮口服吸收良好,有明显首过效应,代谢物无抗寄生虫活性,通过肾脏排除。80%药物被蛋白结合,血清半衰期4~6小时。吡喹酮损伤血吸虫外膜,导致广泛通透性增加,钙离子流入,成虫出现麻痹,抗原暴露,有利于宿主免疫攻击。脑囊虫病时,吡喹酮系阿苯达唑的备用选择。应当注意,同时使用肾上腺皮质激素会减低吡喹酮血清浓度。吡喹酮脑脊液浓度大约相当于血清浓度的15%~20%。吡喹酮不良反应短暂而轻微,包括头痛、疲倦、头晕、恶心、呕吐及腹部不适,很少严重到需要停药程度。血吸虫或肺吸虫病治疗过程中可能由于虫体抗原释放导致系统炎症反应。脑囊虫病治疗过程中,颅压升高需高度警惕。同样,眼部囊虫或脊髓囊虫病系吡喹酮的禁忌证。

【原虫感染的治疗】

一、肠道及阴道原虫感染的治疗

几种主要的阿米巴原虫,如溶组织阿米巴原虫(*Entamoeba histolytica*)、贾第鞭毛虫(*Giardia lamblia*)及阴道毛滴虫(*Trichomonas vaginalis*)生活在厌氧环境中,对于甲硝唑(metronidazole)及替硝唑(tinidazole)敏感,后者药代动力学更好,不良反应亦更少。为了彻底根除溶组织阿米巴的包囊,可联用巴龙霉素(paromomycin)或双碘喹啉(iodoquinol)。若患者为无症状带虫者,可单独使用巴龙霉素或双碘喹啉。

贾第鞭毛虫病可选用硝唑尼特治疗,耐受性良好,有儿童的口服剂型。硝唑尼特目前被认为是隐孢子虫病(cryptosporidiosis)的有效药物,可用于免疫力正常人群,但通常不能用于艾滋病患者。

复方磺胺甲噁唑(trimethoprim sulfamethoxazole)抑制寄生虫叶酸代谢途径,可用于治疗环孢子菌(*Cyclospora cayetanensis*),环丙沙星系后备选择。四环素可治疗结肠小袋纤毛虫(*Balantidium coli*),甲硝唑及双碘喹啉备选。

(一) 甲硝唑

甲硝唑系硝基咪唑类药物,口服快速吸收,半衰期8小时,一半以上通过肝脏代谢,原形药物及代谢产物通过肾脏排出。甲硝唑在厌氧病原体内可抑制氧化还原反应,使氮链发生断裂。甲硝唑不良反应常见，恶心、呕吐、腹泻、口苦等，随着剂量降低，发生率及严重性亦降低。服用甲硝唑期间饮酒可能诱发严重的类双硫仑样反应。

（二）替硝唑

替硝唑同样是硝基咪唑衍生物，与甲硝唑有着类似的抗寄生虫机制及作用范围，但胃肠道不良反应较小，且血药浓度较高、持续时间较长（半衰期12小时），疗程短。目前已被广泛用于贾第鞭毛虫病、肠道阿米巴及阴道滴虫病的治疗。服用替硝唑期间饮酒亦可能诱发严重的类双硫仑样反应。

（三）硝唑尼特

硝唑尼特系5-硝基噻唑水杨酸衍生物，广谱抗原虫及蠕虫活性，儿童有液体剂型。口服吸收良好，本品进入血浆后迅速被代谢成具有活性的替唑尼特，然后被葡糖醛酸化为葡糖醛酸替唑尼特。最大血药浓度出现在口服1～4小时后。此活性代谢物随尿排出30%，随粪便排出60%。理论上讲，硝唑尼特抑制病原生物主要是通过抑制其厌氧能量代谢过程，对人体及动物体影响较小，能避免传统抗原虫药物的毒性作用，因此不良反应较少。

二、弓形虫及巴贝虫感染的治疗

弓形虫（*Toxoplasma gondii*）及巴贝虫（*Babesia*）系重要病原体，均属于顶复亚门。治疗方面，弓形虫感染通常使用乙胺嘧啶（pyrimethamine）及磺胺嘧啶（sulfadiazine）进行治疗，这两种药物通过抑制弓形虫叶酸代谢通路而发挥作用。乙胺嘧啶选择性抑制寄生虫的二氢叶酸还原酶（dihydrofolate reductase），口服吸收良好，可联合克林霉素（clindamycin）或阿托伐醌（atovaquone）以增强疗效。主要不良反应是巨红细胞性贫血（可通过同时补充亚叶酸来防止此种不良反应）。磺胺嘧啶通过抑制二氢蝶酸还原酶活性来杀灭弓形虫。如果眼部黄斑受累，在使用上述药物治疗弓形虫感染的同时，需加用皮质激素以减轻由于虫体破裂诱发的局部炎症反应。艾滋病患者预防用药方案包括每日口服复方磺胺甲噁唑、乙胺嘧啶加氨苯砜（dapsone）、乙胺嘧啶加阿托伐醌等。孕妇的弓形虫感染，可使用螺旋霉素（spiramycin）进行治疗。

巴贝虫感染常用两种治疗方案，克林霉素联合奎宁（quinine）系既往使用较多的药物，但不良反应较大。因此，近来改用阿托伐醌联合阿奇霉素（azithromycin）进行治疗，效果满意，且不良反应小。

三、疟原虫感染的治疗

主要药物包括氯喹、青蒿素类等，具体请参见本书第二十二章第五节的相关部分。

【锥虫及利什曼原虫感染的治疗】

美洲锥虫病亦称恰加斯病（Chagas disease），由枯氏锥虫（*Trypanosoma cruzi*）感染所致；非洲锥虫病亦称睡眠病，由罗德西亚锥虫（*Trypanosoma brucei rhodesiense*）及冈比亚锥虫（*Trypanosoma brucei gambiense*）感染所致。硝呋莫司（nifurtimox）及苄硝唑（benznidazole）是目前可用于枯氏锥虫感染的药物，缩短病程并降低病死率。目前认为，即使是无症状的早期感染，亦应及时治疗。这两种药物还不能改变慢性感染的临床过程。不良反应常见，且随着患者年龄增加而逐渐加重。苄硝唑可导致变应性皮炎、外周神经病、失眠及胃肠道反应；硝呋莫司常有厌食、恶心、呕吐、头痛、头晕、感觉异常等。苏拉明（suramin）、戊烷脒（pentamidine）、二氟甲基鸟氨酸（eflornithine）及美拉胂醇（melarsoprol）等可用于治疗非洲锥虫病。其中，推荐在罗德西亚锥虫感染的血液淋巴期使用苏拉明进行治疗，若伴有中枢神经系统症状，则改用美拉胂醇治疗。不过，这两种药物均有较大不良反应。二氟甲基鸟氨酸不良反应较小，耐受性良好，可用于冈比亚锥虫感染的血液淋巴期及中枢神经系统受累期的治疗，但对于罗德西亚锥虫无效。其价格昂贵，产量有限，难以满足需求（非洲睡眠病患者多数为经济落后地区人群，难以支付昂贵的药价，因此研发厂商生产意愿低下）。戊烷脒可作为冈比亚锥虫感染血液淋巴期的替代药物，而美拉胂醇可作为中枢神经系统受累期的替代药物。

两性霉素B脂质体（liposomal amphotericin B）系目前治疗内脏利什曼原虫感染的首选药物，脂质体将两性霉素B释放入巨噬细胞内，可有效杀灭藏身于其中的利什曼原虫，且不良反应较小。既往常用五价锑剂如葡萄糖酸钠锑（stibogluconate sodium）及葡甲胺锑酸盐（meglumine antimoniate）治疗内脏利什曼原虫病，但目前耐药现象严重，且不良反应多见：胃肠道反应、胰腺炎、肌痛、头痛、肝脏损害、骨髓抑制、非特异性ST-T段改变等。米替福星（miltefosine）是一种磷酸胆碱拟似物，原本研发用于抗肿瘤，目前发现其对于锑剂抵抗的利什曼原虫有明显活性，亦为目前唯一可供口服的抗利什曼原虫病药物。米替福星不良反应较小，大剂量时可出现恶心、呕吐。偶见肝酶增高、血尿、血清肌酐增高等，但随着疗程持续可自行缓解。孕妇禁用米替福星。有研究认为，静脉给予巴龙霉素可治疗锑剂抵抗的利什曼原虫。

皮肤利什曼原虫感染的治疗，取决于皮损的大小、位置、病原体种类等，目前缺乏一致意见。葡萄糖酸钠锑及葡甲胺锑酸盐依旧是广泛使用的药物，初步的研究认为米替福星亦有效果，且可以口服给药。巴龙霉素联合甲苄索氯铵（methylbenzethonium）通过石蜡载体局部治疗皮肤利什曼原虫病，效果良好。咪唑类的抗真菌药物如酮康唑（ketoconazole）、氟康唑（fluconazole）、伊曲康唑（itraconazole），在新近的某些临床试验中表现出抗利什曼原虫的活性，亦可试用两性霉素B脂质体。其他治疗手段包括局部冷冻疗法或热疗。黏膜利什曼原虫病治疗更加困难，时有复发，目前可用的药物包括锑剂、两性霉素B及米替福星。

（汤　勃）

参考文献

1. Keiser J, Utzinger J. Efficacy of current drugs against soil transmitted helminth infections: systematic review and meta-analysis. JAMA, 2008, 299(16): 1937-1948.
2. Basanez MG, Pion SD, Boakes E, *et al*. Effect of single-dose ivermectin on *Onchocerca volvulus*: a systematic review and Meta-analysis. Lancet Infect Dis, 2008, 8(5): 310-322.
3. Botros S, El-Lakkany N, Seif el-Din SH, *et al*. Comparative efficacy and bioavailability of different praziquantel brands. Exp Parasitol, 2011, 127(2): 515-521.
4. Endara P, Vaca M, Chico ME, *et al*. Long-term periodic anthelmintic treatments are associated with increased allergen skin reactivity. Clin Exp Allergy, 2010, 40(11): 1669-1677.

第四节　对症支持治疗及护理

感染病科系医院感染病诊治场所。当前，感染病严重威胁人民群众的生命健康，原已被控制的感染病死灰复燃，新的感染病陆续出现，突发性感染病暴发流行时有发生。切实做好感染病管理、诊疗及护理工作，对提高感染病的筛查、预警和防控能力及感染病的诊疗水平，实现对感染病的早发现、早报告、早治疗，及时控制感染病的传播，有效救治感染病患者，保护人民群众身体健康具有十分重要的意义。

一、感染病护理工作特点

感染病包括传染病及非传染性感染病。对感染病患者进行护理，与内科患者护理有相同之处，亦有其特殊性。其特殊性由传染病的特点决定。传染病具有传染性，在一定条件下可导致传播，故做好护理工作有重要意义。在感染病学与护理学理论的指导下，应用现代护理学技术兼容了对感染病的预防、治疗、保健与康复等多方面的知识，系护理学的一个重要组成部分。

二、感染病常见的护理措施

（一）消毒隔离

严格按隔离消毒原则进行工作，避免交叉感染，防止感染病扩散。为做好这一工作，感染病院（科）的工作人员必须了解各种病原体的性质及各种感染病流行过程的3个环节，掌握各种隔离技术及消毒方法。各种管理制度，如感染病院（科）的组织设施、探视及陪住制度等。探视、陪住亦应严格按照消毒、隔离原则进行。

（二）生活护理

1. 活动与休息　感染病的急性期症状重、代谢增加，许多重要脏器均可有不同程度的病理损害，故应绝对卧床休息，以减少机体消耗，减轻病损器官负担，防止并发症发生。随着症状减轻、病情好转，方可逐步起床活动。

2. 饮食护理　感染病患者大多有高热、新陈代谢增加，同时亦伴有食欲减退、进食少，故饮食的调配十分重要，可采用易消化、高热量、富营养的流质或半流质饮食。对重症患者应喂食，昏迷患者应用鼻饲。

3. 补充水分　充足的水分对于高热、机体代谢增加的患者非常必要，它维持水、电解质平衡，促进体内毒素排泄。应鼓励患者多饮水（包括淡茶叶水、淡糖盐开水），成人每日需饮水3000ml以上，儿童一般每日每公斤体重需80～100ml，不能进食者应按医嘱给予静脉补液，但应密切注意滴速，以免心脏负担过重及发生肺水肿，必要时需记录出入液体量。

4. 口腔护理　患者发病后体质虚弱，抵抗力差,要注意口腔及皮肤护理。嘴唇干裂时可涂以石蜡油,每日用温盐水或复方硼酸溶液含漱3~4次。昏迷患者应彻底清洁唇颊、舌、硬腭及牙齿,以防止发生口腔炎。

5. 皮肤护理 保持床铺干燥、整洁,勤换衣被。昏迷患者应定时翻身,防止局部受压,骨突处每日应用50%乙醇揉擦数次以防褥疮发生。

(三) 发热的观察及护理

1. 病情观察 应注意观察发热程度、热型及体温变化,根据不同病种决定测量体温时间,如乙型脑炎应密切监测体温变化。同时亦应观察脉搏、呼吸、意识状态、出入量及发热所致的身心反应,如头痛、全身酸痛、烦躁、焦虑及治疗效果等。

2. 卧床休息,保持体位舒适 患者宜穿透气、棉质衣服,避免衣服过厚影响散热。患者若有寒战应保暖。

3. 适宜的环境 病房经常通风换气,保持室内空气清新,室温维持16~18℃,湿度以55%~60%为宜。

4. 补充营养及液体 指导患者摄取足够液体与热量,除非有心肾功能损害,一日至少摄入2000ml水分以防脱水。结合病情,可给予高热量、高维生素、营养丰富流质或半流质饮食,维持水及电解质平衡。必要时遵医嘱予静脉输液。

5. 加强口腔、皮肤的护理 高热患者易发生口腔炎,可予生理盐水于饭后、睡前漱口。病情重者,协助口腔护理。患者大量出汗后应温水擦拭,更换内衣、寝具,保持皮肤清洁、干燥,预防感染。

6. 降温 常用物理降温,可用冰袋冷敷头部或大血管处,或给予25%~50%乙醇、32~36℃温水擦浴,冷(温)盐水灌肠等。但要避免持续长时间冰敷同一部位,以防止局部冻伤。全身发疹者禁擦浴降温。遵医嘱采用药物降温,应注意用量不宜过大,以免大量出汗导致虚脱。持续高温物理降温效果欠佳者可遵医嘱采用亚冬眠疗法。

7. 对患者及其家属的宣传教育 向患者及其家属讲解发热相关知识,介绍降温方法及注意事项,指导患者及其家属学会处理发热的方法,学会自我护理。如体温计的使用及注意事项;冰袋冷敷时,如何观察体温的变化及局部皮肤颜色有无改变;温水擦浴时,水的温度及擦浴方法等。

8. 遵医嘱给予病因治疗 如使用抗生素时,应了解药物的作用、用法、剂量及间隔时间等,注意观察药物的疗效及不良反应。

(四) 腹泻的观察及护理

1. 休息 腹泻频繁,全身症状明显者应卧床休息,避免精神紧张及烦躁。

2. 饮食护理 频繁腹泻并伴有呕吐的患者可暂禁饮食,并给予静脉补液。能进食者应给予少渣、少纤维素、高蛋白、高热量、易消化的流食或半流食,脂肪不宜多,忌食生冷及刺激性饮食,少量多餐,腹泻好转后逐渐增加饮食量。

3. 病情观察 应注意观察生命体征,记录出入量、排便情况(大便次数及性状等),脱水及电解质紊乱的情况,肛门周围皮肤有无破损及治疗效果等。

4. 保持水、电解质平衡 根据每日吐泻情况,及时、准确地补充水分及电解质,以免发生水、电解质平衡紊乱。在快速输液过程中,应观察心率及肺部啰音,避免发生急性肺水肿。亦应注意追询血清电解质检查结果,发现异常及时向医师报告。

5. 肛周皮肤护理 对排便频繁者,便后宜用软纸擦拭,避免损伤肛周皮肤。有脱肛者可用手隔以消毒纱布轻柔局部,帮助肠管还纳,每天用温水或1∶5000高锰酸钾水坐浴,然后局部涂以消毒凡士林油膏,以保护局部皮肤。亦应注意保持肛周皮肤清洁及内裤、床单清洁和干燥。

6. 药物治疗的护理 肠道感染的病因治疗常用喹诺酮类药物或其他抗生素,使用时应了解药物的作用、用法、剂量及不良反应等。

7. 标本采集 腹泻患者常需留取粪便标本做常规检查及培养,标本应新鲜,并应选取脓血、黏液部分,及时送检,以提高粪便检查阳性率。还应向患者说明留取标本的目的、方法及注意事项。

8. 健康教育 向患者进行有关腹泻的知识教育,并对腹泻时的饮食、饮水、用药及预防方法等给以具体指导。

(五) 出疹的观察及护理

1. 保持皮肤清洁,每日用温水轻擦皮肤,禁用肥皂水、酒精擦拭皮肤。皮疹已破,可涂1%龙胆紫。

2. 有皮肤瘙痒者应避免搔抓,防止抓伤皮肤造成感染。应注意修剪指甲。幼儿自制能力差,将其手包起来,防止抓破皮肤造成感染。皮肤剧痒者可局部涂5%碳酸钠或炉甘石洗剂止痒。

3. 皮疹结痂后不要强行撕脱,应让其自行脱落。亦可常用温水洗澡,剪去翘起的干痂皮。皮肤干燥可涂石蜡油。

4. 避免吃辛辣刺激性食物。

（六）惊厥的观察及护理

1. 病情观察　观察窒息表现（呼吸困难、呼吸节律不整、发绀等）、惊厥先兆（烦躁不安、双目凝神或上翻或斜视、屏气、头向后仰及肌张力增高等）、抽搐表现（抽搐次数、发作持续时间、间隔时间、抽搐部位和方式、意识丧失时间及有无大小便失禁），生命体征及瞳孔大小、形状、对称性等。

2. 保持呼吸道通畅　立即放置患者于仰卧位，头偏向一侧，清除呼吸道分泌物。松解衣服及领口。如有假牙应取下。用包纱布的压舌板置于上下齿列之间，并用舌钳夹住舌向外牵拉，以防止舌后坠阻塞呼吸道或将舌咬伤。

3. 持续吸氧。

4. 将患者放置于光线暗、安静的房间内，防止声音、强光刺激。各种检查、护理、治疗操作集中进行，尽可能减少对患者的刺激，防止惊厥发作。

5. 药物治疗的护理　按医嘱给予速效解痉药物，应用时注意药物作用的时间及不良反应，应特别注意观察有无对呼吸的抑制。

（七）意识障碍的观察及护理

1. 病情观察　密切观察生命体征、昏迷程度的变化、瞳孔大小、形状、对光反射，角膜反射，眶上压痛反应；心、肺体征；神经系统体征；准确记录出入量。

2. 体位　乙型脑炎昏迷患者应取头高脚低位，呈 15°～30°，头偏向一侧，待病情好转后可酌情采取侧卧位。

3. 保持呼吸道通畅　呕吐物及呼吸道分泌物要及时吸收，定时翻身、拍背，并用雾化吸入等方法助痰排出。有舌后坠者用舌钳将舌拉出，并将下颌托起。有假牙者应取下。

4. 持续吸氧。

5. 维持水、电解质平衡及营养的需要　昏迷早期禁食，按医嘱静脉输液。有明显颅内压增高者，输液每日不宜超过 1500～2000ml，小儿每日 50～80ml/kg。一般以 5%～10% 的葡萄糖液为主，适当补充钠盐及钾盐，以维持电解质平衡。昏迷时间较长者可用鼻饲。

6. 预防并发症的护理　①皮肤护理：需要给患者 2～3 小时翻身一次，用热湿毛巾擦洗骨骼突起处，并作局部按摩，至少每日 2～3 次，及时清洗更换床单；搬动患者时应将患者抬离床面，以免擦伤皮肤；骨突起处应垫海绵垫、气圈，如有条件者可睡气垫床；注意观察受压部位皮肤，有无发红，发白；②口腔护理：做口腔清洗每日 2 次；张口呼吸者，可用双层湿纱布盖于口鼻部，避免口腔及呼吸道黏膜干燥；口唇涂以甘油以防干裂。若发现口腔或上呼吸道感染应及时处理；③眼睛护理：若眼睑闭合不全者，每日清洗眼睛 1～2 次，并用生理盐水湿纱布或眼罩进行保护；④泌尿系统护理：昏迷患者一般需留置导尿管，应每 4 小时放尿 1 次；定时更换导尿管及集尿袋；定时清洗尿道外口，女性患者定时冲洗外阴；大便后肛门及周围皮肤亦应冲洗干净。

7. 肢体按摩及被动运动　有肢体瘫痪者，应将肢体放于功能位，并进行肢体按摩及被动运动，以防止肌肉萎缩及功能障碍。

（八）心理护理

1. 观察患者焦虑表现　如面色变化、坐立不安、失眠、注意力不能集中等，根据其表现评估焦虑程度。

2. 与患者进行有效沟通，尊重患者，态度和蔼，耐心倾听其叙述，鼓励其诉说，认同患者目前的应对方式。

3. 提供安全、舒适的环境，减少对患者的不良刺激。

4. 针对患者焦虑原因进行指导与教育　首先应使患者认识自己的焦虑，帮助其分析产生焦虑的原因，针对焦虑原因进行指导与教育。如向患者介绍住院环境、生活制度，消毒及隔离目的、隔离方法、要求、解除隔离的标准及隔离时间；说明隔离目的是保护患者、保护他人、防止交叉感染，希望患者自觉遵守隔离制度。护理人员对患者要热情，不可流露担心受染的厌恶之感。并向患者介绍周围环境，这些都会使患者有可信赖感、安全感，从而消除焦虑、紧张不安心理。

对于进行抢救的患者，护士应保持镇静，守候在患者身边，密切观察病情变化，及时采取措施，态度认真，动作迅速，技术熟练，工作有条不紊。对于慢性感染病患者，应向其介绍疾病发展过程、预后、治疗过程中的注意事项及复发因素等。护士应对患者表示理解与同情，并根据每个患者的不同情况教会其应对措施。

5. 指导患者使用松弛术，如进行深而慢的呼吸、气功、按摩、听轻松而愉快的音乐等，这些有助于减轻焦虑。

三、营养支持治疗

营养支持治疗目的系通过合理安排饮食，补充疾病时相对缺少的营养素，最大限度的保证机体的能量需求及细胞代谢所需的物质，促进机体康复。

（一）饮食营养治疗

饮食治疗是使疾病康复的重要手段，亦是治疗某种疾病的一项基本措施。

1. 医院膳食分类

（1）常规膳食：①定义：根据不同疾病的病理和生理需要，将各类食物用改变烹调方法或改变食物质地而配制的膳食，其营养素含量一般不变；②种类：普食、软食、半流食、流食、清流食及冷流食等。

（2）特殊治疗膳食：①定义：在常规膳食基础上采取调整膳食中营养成分或制备方法而设置的膳食；②种类：高蛋白质膳食、低蛋白质膳食、高膳食纤维（多渣）膳食、低膳食纤维（少渣）膳食、低盐膳食（低盐、无盐和低钠膳食）、糖尿病膳食、高钾膳食及管饲膳食等。

2. 常规膳食

（1）普食：①性质及特点：与正常人平时所用膳食基本相同。住院患者中采用普食的患者数目最多，所占比例最大；②适应证：凡体温正常、咀嚼能力正常、消化功能正常、在治疗上无特殊的膳食要求亦不需任何膳食限制的患者，都可接受普食；③膳食原则及要求：热量及营养素含量必须达到每日膳食供给量的标准；④能量：每日2000～2500kcal；⑤蛋白质：每日70～90g，占总能量12%～14%，优质蛋白质应占蛋白质总量的50%以上，其中一部分应为大豆蛋白质。

（2）软食：①性质及特点：质软、易咀嚼、比普食更易消化；②适用对象：牙齿咀嚼困难、不能食用大块食物、消化吸收能力稍弱的患者、低热患者、老年人及儿童等；③膳食原则及要求：能量每日1800～2200kcal，蛋白质每日70～80g。

（3）半流质膳食：①性质和特点：较稀软，成半流质状态，易于咀嚼及消化。质地介于软饭和流质饭之间；②适应证：体温增高、胃肠疾患、口腔疾病或咀嚼困难、外科手术后、身体比较衰弱缺乏食欲或暂时食用稀软食物的患者等；③原则及要求：应较稀软，膳食纤维较少，易于咀嚼和消化。

（4）流食：①性质及特点：液体状态或在口腔内能融化为液体，比半流质更易吞咽和消化；②适应证：急性重症、极度衰弱、无力咀嚼食物的患者；高热；③膳食原则及要求：所提供的能量、蛋白质及其他营养素均不足，只能短期或过渡期应用，如长期应用时必须增加能量、蛋白质等的入量。少量多餐，每日进食6～7餐。

（5）清流食：①性质及特点：为限制较严的流质膳食，不含胀气食品，比一般全流质膳食更清淡；②服用清流质膳食，可供给液体及少量能量及电解质，以防身体脱水；③适应证：用于准备肠道手术或钡灌肠之前；作为急性腹泻的初步口服食物以液体及电解质为主，仅可作为严重衰弱患者的初步口服营养；④原则及要求：不用牛奶、豆浆、浓汤及一切易胀气的食品。每餐数量不宜过多。

（6）冷流食：①性质及特点：冷的、无刺激性的流食；②适应证：上消化道出血患者；③原则及要求：不用热食品、酸味食品及含刺激性香料的食品，防止伤口出血及对喉部的刺激。

3. 治疗膳食

（1）高热能高蛋白质膳食：①性质及特点：此类膳食的热能及蛋白质含量均高于正常人膳食标准。成年人每日能摄入量应大于2000kcal，蛋白质每日≥1.5g/kg，即100～120g，其中优质蛋白要占50%以上；②适应证：适于严重营养缺乏的患者或手术前后的患者，凡处在分解代谢亢进状态下的患者等均可应用，例如营养不良、高热等疾病。

（2）低蛋白质膳食：①性质及特点：此种膳食较正常膳食中蛋白质含量低，目的是尽量减少体内氮代谢产物，减轻肝、肾负担。以较低水平蛋白质摄入量维持机体接近正常生理功能的运行；②适应证：急性肾炎、急性肾功能不全、慢性肾功能不全、肝性脑病或昏迷前期；③原则及要求：蛋白质供应量应根据病情随时调整，每日供给蛋白质0.6～0.8g/kg，必要时辅助麦淀粉饮食。在蛋白质限量范围内设法供给适量的含优质蛋白较多的食品，如蛋、乳、瘦肉类等。热量供应必须充足，以节约蛋白质使用并减少机体组织分解。

（3）高钾及低钾膳食：①性质及特点：钾是人体细胞内液的主要阳离子，有维持体内水、电解质平衡，维持渗透压以及加强肌肉兴奋性和心跳规律性等方面的生理功能。我国推荐成人适宜的每日摄入量为1950～3500mg；②种类：高钾膳食用于纠正低钾血症(血清钾<3.5mmol/L),高钾膳食的钾含量应高于80mmol/L(3120mg),适用于防治高血压,可预防服用利尿剂所致的低钾血症。低钾膳食用于纠正高钾血症(血清钾>5.5mmol/L)。低钾膳食的钾含量应低于40~60mmol/L(1560~2340mg),适用于肾排钾功能障碍所致的高钾血症;③膳食原则:对于高钾膳食应多选择富含蛋白质的瘦肉、鱼、虾、豆类食品(低蛋白质饮食除外)、粗粮、鲜水果;可用土豆、芋头代替部分主食(土豆、芋头含钾丰富)。浓肉汤、菜汤和鲜果汁饮料等亦是钾的良好来源。对于低钾膳食应少用富含蛋白质的瘦肉、鱼、虾、豆类食品和浓的汤汁、果汁;尽量选用含钾以下的食物;将食物置水中浸泡或水煮去汤以减少钾含量。

(4)限钠(盐)膳食:①性质及特点:钠是细胞外液的主要阳离子,是维持机体水、电解质平衡、渗透压及肌肉兴奋性的主要成分。一旦体内水、钠平衡的调节机制遭到破坏,即可出现水、钠潴留或丢失过多。限钠(盐)膳食是纠正水、钠潴留的一项治疗措施。食盐是钠的主要来源。因此,限钠实际上是以限食盐为主。我国膳食中的食盐含量每人每日8~15g,远远超过需要;②适应证:肝硬化腹水、高血压、缺血性心力衰竭、肾脏疾病、用肾上腺皮质激素治疗的患者;③种类:包括低盐、无盐及低钠膳食。低盐膳食为全日供钠2g左右,饮食中忌用一切咸食,如咸菜、甜面酱、咸肉、腊肠及各种荤素食罐头等,允许在烹制或食用时加食盐2~3g或酱油10~15ml。无盐膳食为全日供钠1g左右,除限制低盐膳食中的食盐和酱油外,其他同低盐膳食。低钠膳食为全日钠供给量控制在0.5g内,除无盐膳食的要求外,还要限制一些含钠量高的蔬菜(每100g蔬菜含钠100mg以上),如油菜苔、芹菜、茴香以及用食碱制作的发面蒸食等(然而可以用酵母代替食碱发酵)。

(5)管饲膳食(制剂):①性质及特点:管饲膳食系一种由多样食物混合制成的流质状态的膳食,具有充分而适当的营养,黏稠度适宜,便于通过导管饲喂,是供给不能口服自然食物患者的一种营养较为全面的肠道营养膳食,因此对它的应用与配制不容忽视;②适应证:不能经口摄食,需用管饲方法来维持营养的患者,如严重昏迷、失去知觉的患者;③原则及要求:管喂部位有鼻胃管喂养、胃造口喂养、空肠造口喂养等。管饲膳食的食物内容须成流质状态,其稠度要易于通过管子,便于饲喂。管饲膳食营养要充分、平衡。蛋白质、脂肪、碳水化合物配比合理,无机盐、电解质及维生素能满足患者需要(如有不足,须另外补充)。管饲膳食在制备、输送、保存及饲喂的每一过程中,都必须严格遵守卫生要求,严防细菌污染,保证卫生安全。24小时内未用完部分应废弃。

(二)维生素的补充

维生素是维持人体正常功能的一类小分子有机化合物,它们在体内不能合成或合成量不足以满足人体需要,故维生素需由外源性(食物)供给。分为脂溶性维生素及水溶性维生素两类。前者包括维生素A、维生素D、维生素E、维生素K等,后者有B族维生素及维生素C。维生素缺乏或不足时即会出现营养缺乏病。

1. 导致维生素缺乏的原因

(1)维生素摄取量不足:膳食调配不合理或有偏食习惯以致维生素摄取不足。有的地区食物单调,如以玉米为主,则易患尼克酸缺乏的癞皮病。

(2)吸收不良:多见于消化系统疾病的患者,如长期腹泻,消化道或胆管梗阻者。

(3)肠道细菌生长抑制:使用杀菌药物而使消化道细菌受到抑制,合成维生素的量减少,亦可导致某些维生素(K、B_6、尼克酸)的缺乏。

(4)需要量增加:生长期儿童、妊娠及哺乳期的妇女、重体力劳动及特殊工种的工人及长期高热和患慢性消耗性疾患的患者等,需要量比一般人要高。

(5)食物储存及烹调方法不当:弃掉烹调用水,则使水溶性维生素损失。煮粥或炖肉时加碱,维生素B_1被破坏。维生素C在储存及烹调时最易破坏。

2. 各类维生素补充

(1)维生素A:生理功能包括维持视觉、促进生长发育、维持上皮结构完整与健全、加强免疫能力及清除自由基。正常成人每日维生素A最低需要量约为3500国际单位(0.3μg维生素A或0.332μg乙酰维生素A相当于1个国际单位),儿童约为2000~2500国际单位,不能摄入过量。维生素A食物来源有动物的肝、肾、蛋及奶中均有维生素,尤以肝中最丰富,绿色蔬菜及红黄色蔬菜与水果中有胡萝卜素,但各种胡萝卜素的生物效用不一样,以β-胡萝卜素最高。

（2）维生素D：维生素D的生理功能包括维持血清钙磷浓度的稳定和促进妊娠及哺乳期输送钙到肢体。由于日光照射皮肤可产生维生素D，从外界应予补充量受日光照射的影响。从出生到青春期供应量为10μg，孕妇乳母10μg。在整个生命过程中，钙磷处于动态平衡，骨骼不断进行重建，成人亦需要一定量的维生素D，约为5μg。老年人为10μg。

鱼肝油、牛奶、蛋黄等动物性食品中有维生素D_3，蕈及麦角中有维生素D_2，皮肤中7-脱氢胆固醇经紫外线照射变为维生素D_3前体，然后在一定温度下异构为维生素D_3。

（3）维生素E：维生素E的生理功能包括抗氧化作用、对脂类代谢的影响、对衰老的影响、对前列腺素类化合物的影响、对眼的影响、对环境污染的抗击作用及抗癌作用。

成人每日的维生素E需要量尚不清楚，但动物实验结果表明，每日食物中有50mg即可满足需要。妊娠及哺乳期需要量略增。

维生素E广泛存在于植物食品中，一般情况下并不缺乏。植物油（橄榄油及椰子油除外）的维生素E含量较多，与亚油酸等多烯脂肪酸含量相平行。

（4）维生素K：维生素K的生理功能为谷氨酸γ-羧基化酶系统中的必需因素；血液凝固过程中一些酶原的合成与维生素K有关。缺乏导致维生素K依赖凝血因子等合成及激活障碍，造成各种出血。维生素K可促进骨的重建及钙的动员。维生素K的适宜需要量成人为每日120μg，青少年为每日2μg/kg。

人类维生素K的来源有两方面：一方面从肠道细菌合成，占50%～60%。另一方面从食物中来，占40%～50%，绿叶蔬菜含量高，其次是奶及肉类，水果及谷类含量低。

（5）维生素B_1：维生素B_1的生理功能是能增进食欲，维持神经正常活动等，缺少它会得脚气病、神经性皮炎等。成人每日需摄入2mg。它广泛存在于米糠、蛋黄、牛奶、番茄等食物中，目前已能由人工合成。

（6）维生素B_2：维生素B_2的主要功能是构成体内许多黄素酶中的辅酶（FMN及FAD），且为维持动物正常生长所必需的因素，严重缺乏时生长停顿。人体缺少它易患口腔炎、皮炎、微血管增生症等。成年人每日应摄入2～4mg，它大量存在于谷物、蔬菜、牛乳和鱼等食品中。

（7）尼克酸：尼克酸的代谢产物尼克酰胺为辅酶Ⅰ及辅酶Ⅱ的组成成分。尼克酸缺乏可致赖皮病，主要临床表现为胃肠道黏膜、皮肤、口腔黏膜损害，体重减轻，头痛，失眠及神经系统损害等。建议成人每日摄取量为13～19mg。富含尼克酸的食物有肝、肾、牛、羊、猪肉、鱼、花生、黄豆、麦麸、米糠、小米等，含量中等的有豆类、硬果类、大米、小麦等，而玉米、蔬菜、水果、蛋、奶中含量较低。

（8）维生素B_6：维生素B_6有抑制呕吐、促进发育等功能，缺少它会导致呕吐、抽筋等症状。人体每日需要量约为1.5～2mg。酵母、肝、瘦肉及谷物、卷心菜等食物中均含有丰富的维生素B_6。

（9）叶酸：叶酸在体内被还原为具有生理功能的活性形式四氢叶酸，后者作为一碳单位的载体发挥重要作用，并参与氨基酸代谢和血红蛋白及甲基化合物的合成。叶酸盐的缺乏导致巨红细胞性贫血。妊娠早期缺乏叶酸可导致胎儿神经管畸形。叶酸缺乏亦可导致高同型半胱氨酸血症。成人建议每日摄取量为180～200μg。叶酸天然广泛存在于动植物类食品中，尤以酵母、肝及绿叶蔬菜中含量比较多。

（10）维生素B_{12}：维生素B_{12}在体内以甲基B_{12}及辅酶B_{12}两种形式参与体内多种生化反应，参与一碳单位的代谢，参与甲基丙二酸和琥珀酸的异构化作用及同型半胱氨酸甲基化转变为蛋氨酸的过程，亦参与胆碱的合成及脂蛋白形成。维生素B_{12}缺乏可导致巨幼红细胞贫血、高同型半胱氨酸血症及神经系统损害。人体对B_{12}的需要量极少，人体每日约需12μg。植物性食品中维生素含量甚少，肉及乳中较多。

（11）维生素C：维生素C在体内可能有清除自由基的作用。作为酶的辅因子或羟化过程底物参与多种重要的生物合成过程，特别是对结缔组织中胶原蛋白及基质中酸性黏多糖的合成都有影响。促进铁的吸收和储存。促进钙吸收。降低血清胆固醇。防止联苯胺、萘胺及亚硝盐的致癌作用。成年人膳食摄入量为每日100mg，最多摄入量为每日1000mg，新鲜植物中维生素C含量较多。

（三）支持治疗

支持治疗目的在于维持机体内环境的稳定，提高机体的抗感染能力。包括基础、营养、器官功能支持治疗等。

1. 基础支持治疗　根据各种感染病的不同阶段采取合理饮食，补充营养，维持水、电解质平衡。必要时可输注新鲜血浆、人血白蛋白、凝血因子、人免疫球蛋白等血制品，增强患者体质及免疫功能。

（1）新鲜血浆：血浆的化学成分中，水分占90%～92%，其他10%以溶质血浆蛋白为主，并含有电解质、营养素（nutrients）、酶类（enzymes）、激素类（hormones）、胆固醇（cholesterol）及其他重要组成部分。

（2）人血白蛋白：白蛋白具有多种生理功能，包括增加循环血容量和维持血浆所必需的胶体渗透压；作为载体将人体中的许多离子、营养物、代谢物及其他化合物（如药物和激素）运送到相应作用器官或排泄器官，促其发挥生理及药理作用；作为人体重要的基础营养物质，对维持正常生命活动发挥不可或缺的作用。人血白蛋白在临床上的应用已有近百年的历史。人血白蛋白能快速给人体补充大量的蛋白质营养而显著改善人体的低蛋白血症，适用于住进医院的接受手术治疗的患者、患有癌症施行放疗或化疗的患者、失血过多的产妇、长期体弱多病者，以及烧伤、肝病、肾病、糖尿病及水肿患者。

（3）人免疫球蛋白：俗称人丙种球蛋白，是从上千份血浆中提取的一种生物制剂，其主要成分是免疫球蛋白IgG抗体。主要功能系与抗原起免疫反应，从而阻断抗原（比如病毒产生抗原）对人体的危害。注射人免疫球蛋白制品，可帮助受者从低或者无免疫状态很快达到暂时免疫保护状态，因此免疫球蛋白制品对预防细菌、病毒性感染有一定的作用。临床主要用于预防麻疹及病毒性肝炎。若与抗生素合并使用，可提高对某些严重细菌及病毒感染的疗效。

（4）冷沉淀：冷沉淀中含有Ⅷ因子及纤维蛋白原，可治疗缺乏Ⅷ因子及纤维蛋白原而出血不止的患者或血友病患者。融化后6小时内输完，输速不低于每小时200ml。冷沉淀适用于儿童及成人轻型甲型血友病、血管性血友病、先天性或获得性纤维蛋白原缺乏症及因子XIII缺乏症患者。有时亦用于手术后出血及DIC等患者的替代治疗。

2. 肠道内及肠道外营养支持治疗　一般应首选肠内营养，有利于门静脉循环、肠动力及肠道激素分泌，亦对肠屏障有保护作用。对于肠内营养耐受较差者，可用肠外营养补充其不足，联合使用肠内营养及肠外营养。

（1）肠内营养：肠内营养指经鼻胃/鼻肠管或经胃肠造瘘管滴入要素制剂，亦可经口摄入。肠内营养可提供各种必需营养素以满足患者的代谢需要，导管应放在空肠内。

临床上有以下多种情况适合肠内营养：①经口摄食不足或禁忌：如中枢神经系统紊乱，知觉丧失等患者；②胃肠道疾病：如短肠综合征、胃肠道瘘等；③其他：如肝或肾衰竭患者。

肠内营养的禁忌证包括年龄<3个月的婴儿、小肠广泛切除后、胃部分切除后、空肠瘘的患者、严重应激状态、麻痹性肠梗阻、上消化道出血、顽固性呕吐、腹膜炎或腹泻急性期。

（2）肠外营养：指从静脉内供给营养作为手术前后及危重患者的营养支持。目前临床上多采用“氨基酸中低浓度葡萄糖脂肪”系统，可由中心静脉或周围静脉输入，并发症少。

肠外营养的适应证：①胃肠道梗阻；②胃肠道吸收功能障碍：如短肠综合征、小肠疾病及放射性肠炎，严重腹泻等患者；③重症胰腺炎：先输液抢救休克或多器官功能障碍综合征（multiple organ dysfunction syndrome，MODS），待生命体征平稳后，若肠麻痹未消除、无法完全耐受肠内营养，则属肠外营养适应证；④高分解代谢状态：大面积烧伤、严重复合伤、感染等；⑤严重营养不良：蛋白质-热量缺乏型营养不良常伴胃肠功能障碍，无法耐受肠内营养。

禁忌证包括胃肠功能正常、适应肠内营养或5日内可恢复胃肠功能者；不可治愈、无存活希望、临终或不可逆昏迷患者；需急诊手术、术前不可能实施营养支持者；心血管功能或严重代谢紊乱需要控制者。

3. 器官支持治疗　感染病可对组织、器官功能产生影响。通过针对病原体的治疗和一般对症支持治疗，大多数很快康复。重症感染时，相应感染组织器官的功能存在障碍，进一步可导致MODS，包括急性肾衰竭（ARF）、心力衰竭、肝衰竭、凝血功能紊乱、急性呼吸衰竭及脑损伤等。器官支持治疗目的在于提供暂时的功能替代以维持正常生理活动。

常用技术包括血液净化技术、高容量血液滤过（HVHF）、人工肝支持技术及呼吸支持技术等。

血液净化技术不但可清除小分子的毒素，亦可清除部分中大分子的炎症介质，在全身炎症反应综合征（SIRS）/脓毒症（sepsis）及 MODS 治疗中起到免疫调节作用。HVHF 更加拓宽了血液滤过的应用范围，不仅仅是单纯的肾脏替代，已具有多器官支持的功能。人工肝支持技术是目前治疗肝衰竭不可或缺的重要手段之一，其原理系藉助机械、化学或生物反应装置，暂时辅助或部分代替严重病变的肝脏功能，清除体内各种有害物质，为肝细胞再生，自体肝脏功能恢复或肝移植争取时间。呼吸支持技术系针对各种原因导致的呼吸功能不全或衰竭而采取的系列治疗，主要包括氧气治疗、人工气道的建立与管理、机械通气技术、气道净化技术、气溶胶吸入技术等。

总之，恰当的支持治疗，能改善患者近期及远期预后，提高生活质量，延长生存期。临床医师应注重患者合理的营养支持治疗。

四、心理治疗

心理治疗，系以医学心理学的各种理论体系为指导，以良好的医患关系为桥梁，应用各种心理学技术包括通过医护人员的言语、表情、行动或通过某种仪器及一定的训练程序，改善患者的心理条件，增强抗病能力，消除心身症状，重新保持个体与环境之间的平衡，达到治疗的目的。

作为非心理学专业的临床医生，在临床工作中亦需掌握一定的心理治疗理论及方法（如人本疗法、支持疗法及认知疗法等），并应用于临床的实践中，对于患者的疾病恢复起着至关重要的作用。

感染病与其他疾病一样，表现为急性起病及慢性起病两种。对于急性起病的患者，一般起病急，病情较重，常存在严重的焦虑、抑郁等心理反应，有时给予临床医疗紧急处置的同时，需要进行一定的心理治疗，以帮助患者认识疾病的性质，降低心理应激反应水平，增强治疗疾病的信心。而慢性疾病的患者，病程一般较长，由于无法康复，往往存在较多的心理问题，尤其是具有传染性的感染病，对患者产生沉重的思想负担，产生自卑情绪、不愿与人交往、导致疾病症状的复杂化，进一步影响机体的康复过程，甚至加重疾病的进展。心理支持与治疗往往对他们有很大的帮助。而对于已发展至身心疾病的患者，心理治疗是不可缺少的。首先，需要临床医生对患者的疾病状态做出正确的判断，针对致病的心理因素，通过帮助患者消除或缓解心理应激反应，以减轻疾病症状，改变疾病的发展过程，并促进其康复。其次，直接针对疾病的病理过程而采取心理学矫正措施。

由于我国 HBV 感染率较高，慢性乙肝患者大多存在不同程度的心理疾病，故医生在应用药物同时应注重心理干预。对于轻度抑郁症或焦虑症患者，在积极治疗原发病的同时，应针对患者本身个性特点，适当做好心理治疗及护理，改善心理状态，提高自身免疫力，树立生活信心，从而大大减缓患者的心理压力，改善临床症状。心理治疗主要包括：①对初次发病的患者给予支持性心理治疗，以消除应激因素，劝导患者对疾病采取既来之则安之的态度；②对反复多次住院的患者实施认知疗法，让患者正确认识疾病的规律及疾病的可治性，详细讲解病情恢复进程及注意事项，树立战胜疾病的信心及勇气；③多与患者交流，解释疾病发生的原因、可能出现的症状、治疗方法，使患者清楚认识到本身所处的状态，同时使患者对医生树立信心。通过心理治疗，患者躯体化症状亦得到改善，促进疾病转归，针对不同的乙型肝炎患者，制定个体化的治疗方案，给予积极的指导，以期获得良好的治疗效果。

近年来由于人们对于 AIDS 的认识不全面，对 HIV 感染者及 AIDS 患者带有偏见及歧视，他们承受的心理压力比常人多，因此医生应对 HIV 感染有全面而正确的理解，加强对感染者的心理治疗非常重要。

随着心理学研究的深入，人们越来越重视心理因素对疾病进展的影响。因此，在临床工作中，临床医生应掌握心理学理论与心理治疗方法，应用到临床工作中，学会倾听，加强与患者的交流与沟通，宣传疾病的防治知识，保证治疗的持续性，减轻患者心理压力，达到有效治疗，提高患者生活质量。

（赵英仁）

参 考 文 献

1. 吴小红. 重型肝炎患者的营养支持治疗体会. 中国实用医药，2011，6（7）：225-225.
2. 虞海燕，邱建章，李运萍，等. 传染病密切接触者居家医学观察的人文关怀护理. 护理学杂志，2013，28（13）：82-83.
3. 姜乾金，丁宝坤. 医学心理学. 北京：人民卫生出版社，

2002.

4. 郭福玲,王娜,孙月吉. 慢性乙型病毒性肝炎患者心理状况及治疗现状相关研究. 医学综述,2011,17(5):729-732.
5. 王全楚,申德林,许丽芝. 病毒性肝炎患者焦虑与抑郁症状的临床调查与心理治疗. 实用医药杂志,2005,22(11):990.
6. de Andrade LL,da Nóbrega MM,Freire ME,*et al*. Nursing diagnoses for clients hospitalized in an infectious disease clinic. Rev Esc Enferm USP,2013,47(2):448-455.
7. Griffith R. Professional boundaries in the nurse-patient relationship. Br J Nurs,2013,22(18):1087-1088.
8. Williams PL,Chernoff M,Angelidou K,*et al*. Participation and retention of youth with perinatal HIV infection in mental health research studies:the IMPAACT P1055 psychiatric comorbidity study. J Acquir immune Defic Syndr,2013,63(3):401-409.

第五节 免疫治疗

1890年德国细菌学家贝林(Emilven Behring)和日本学者百里柴三郎(Shibasaburo Kitasato)共同研制白喉与破伤风免疫血清,并将其应用于临床治疗取得显著疗效,揭示了血清疗法的原理,震动了整个医学界,1901年他们为此获得了首次诺贝尔生理学或医学奖。1898年法国微生物学家巴斯德(Louis Pasteur)等研制了抗狂犬病血清,以后相继又出现肉毒抗毒素等多种抗毒、抗菌或抗病毒血清,为治疗和预防某些感染病起到极为重要的作用。随着抗病原微生物药物的兴起,人们主要着力寻找新型抗病原微生物药物。在20世纪80年代以后,随着严重感染综合征和耐药病原体的出现,以及对感染与免疫关系的认识加深,人们对免疫调节的价值有了新的认识。人们认为机体有可能通过某种途径来调节免疫应答。随后若干免疫调节剂在临床上的应用亦取得一定疗效。随着对免疫网络系统的深入认识,可预见在不久的将来,有可能联合应用抗病原微生物药物和某种细胞因子或某种合成成分来"微调"免疫反应,从而使抗感染治疗的水平达到新的高度。

一、免疫调节剂

免疫调节(immune regulation)系指在免疫应答过程中,各种免疫细胞和免疫分子相互作用,并构成复杂的网络结构,在基因控制下实现免疫系统对抗原的特定识别和应答。免疫调节机制的失控或异常,可以导致病理过程的形成和疾病的发生。免疫调节剂(immunomodulators)系指能直接影响机体特定免疫功能,或通过影响机体免疫调节网络中的一种或多种成分而间接影响特定免疫功能的生物性或非生物性物质。使用免疫调节剂的目的是试图调整失控的免疫应答,从而达到治疗疾病和挽救生命的目的。

免疫调节剂可根据功能分为免疫增强剂(immunoenhancer)和免疫抑制剂(immunosuppressor),前者提高机体免疫功能,后者抑制机体免疫功能。但此分类方法缺点有二:①难以将免疫调节剂尽数分类。免疫系统是一个极其复杂的网络结构,对其描述和理解已进入分子水平,每一种调控因子都有可能具有双向的性质,如IL-6,既可将其归为促炎细胞因子(proinflammatory cytokine)类,亦可归为抗炎细胞因子(anti-inflammatory cytokine)类;②体内免疫紊乱并非总是可以简单的判定为"免疫低下"或"免疫过强"。如在大部分感染病的急性阶段,用目前通行的方法测定免疫时,非特异性免疫常常是"免疫低下",而特异性免疫常常是"免疫过强",因此单从治疗学角度而论,难以简单地给予"免疫增强剂"或"免疫抑制剂"。

免疫调节剂按其来源可分为五组。它们分别是:①自然形成的细胞因子,如集落刺激因子(CSF)及干扰素(IFN)等;②单克隆抗体和炎性细胞因子受体阻断剂;③免疫球蛋白;④肾上腺皮质激素类药物;⑤具有免疫调节功能的合成物质等。

(一) 促炎细胞因子及其阻断剂

应用某些微生物或微生物产物可促进机体的非特异性免疫,如卡介苗(BCG)、短小棒状杆菌、白色假丝酵母菌等。其作用是诱导促炎细胞因子(proinflammatory cytokines),如IL-1、IL-2、IL-6、IL-12、IFN-γ及TNF-α等,以促进机体的细胞免疫应答。

在感染性实验动物中,应用小剂量促炎细胞因子有一定保护作用,但大多数的促炎细胞因子具有促进炎症反应的功能,并可加重临床表现。因此除非有明确的临床适应证,一般不用细胞因子治疗。基础和临床的研究目标主要是研究抗炎细胞因子或促炎细胞因子的阻断剂。

1. 抗TNF-α单克隆抗体 TNF-α是病原微生物及其代谢产物诱导产生的早期促炎细胞因子,主要由单核-吞噬细胞产生。目前认为 TNF-α 是决定机体免疫应答类型和应答强度的主要因素。

TNF-α 水平高低与感染病的病死率直接相关。因此可应用中和 TNF-α 的方法作为辅助治疗手段。在动物实验中,应用致死剂量的活大肠埃希菌后,再给予抗 TNF-α 的多克隆抗血清或抗 TNF-α 单克隆抗体可以使动物免于死亡。临床研究表明,败血症患者中具有较高 TNF-α 水平的患者应用抗 TNF-α 单克隆抗体后有一定的效果,表现为接受抗 TNF-α 治疗的患者几乎未出现多器官功能衰竭,病死率大幅下降。

2. 可溶性 TNF-α 受体　TNF-α 的致炎症效应是由细胞表面 55kD（Ⅰ型）和 75kD（Ⅱ型）受体介导（图 9-5-1）。这些受体的胞外部分（可溶性 TNF 受体）在体内脱落,与循环中的 TNF-α 结合,并阻断其生物学功能。因此可以应用基因重组合成可溶性 TNF 受体治疗败血症。早期应用可溶性 TNF 受体干预治疗可以阻止败血症患者发展为感染性休克。研究表明,在 TNF-α 毒性作用出现之前存在抑制 TNF-α 活性的机会,否则 TNF-α 的出现可迅速引起靶细胞的明显改变,可溶性 TNF 受体将失去作用。Abraham 等以临床症状和免疫学特征对患者进行分类,这有助于选择正确的用药时机（图 9-5-2）。

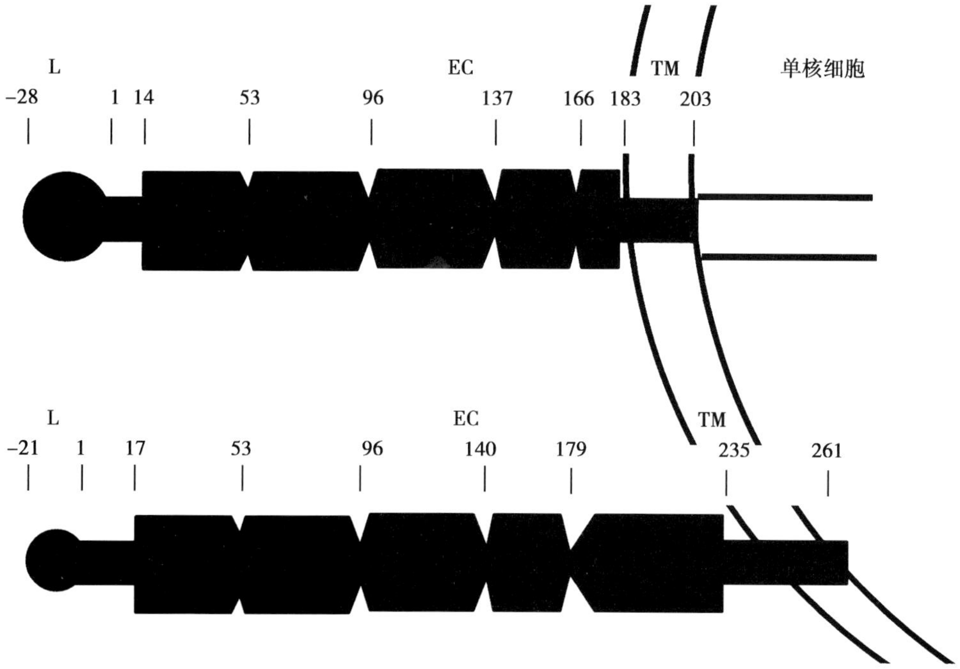

图 9-5-1　单核细胞表面的 TNF-α 受体示意图

注:由图可见,单核细胞表面分别有 55kD 和 75kD 两个受体。此两个受体细胞外部分脱落后,成为可溶性 TNF-α 受体,并可与循环中的 TNF-结合,并阻断其生物学功能

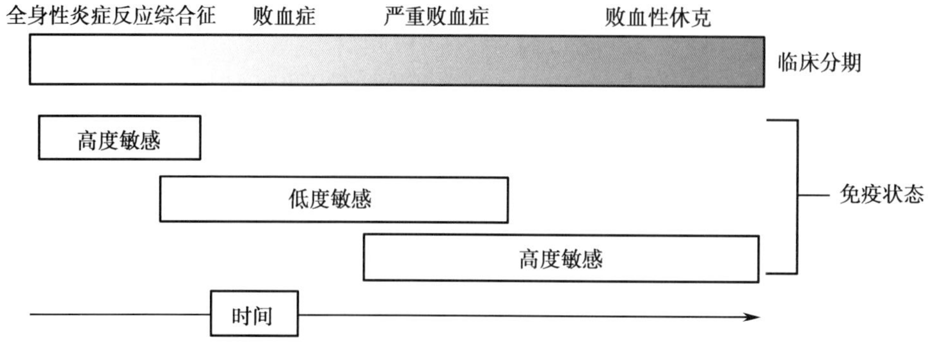

图 9-5-2　可溶性 TNF 受体临床效果窗口期示意图

注:在败血症早期应用可溶性 TNF 受体可获得较好的临床效果。随着病程的进展,进入严重败血症或感染性休克后,机体的免疫状态对可溶性 TNF 受体不再敏感或虽恢复敏感,但由于 TNF-α 的毒性使多器官功能受损,可溶性 TNF 受体也将失去临床效果

3. IL-1 受体阻断剂　IL-1 与 TNF-α 一样，是病原微生物及其代谢产物诱导产生的早期促炎细胞因子，由单核-吞噬细胞产生，是炎症、发热和急性期应答的关键中间产物，同时也参与组织破坏和纤维化。IL-1 受体阻断剂是人体自然产生的一种蛋白，它可与 IL-1 受体结合，阻止 IL-1 发挥作用。在动物实验中注射细菌前或注射细菌 2 小时之内应用 IL-1 受体阻断剂可以提高动物的存活率。目前对 IL-1 的研究主要集中在如何缓解败血症患者炎症效应，在败血症和感染性休克患者中应用不同剂量的 IL-1 受体阻断剂可以降低病死率，且效果与 IL-1 受体阻断剂所用的剂量成正相关。进行遗传或药物阻断 IL-1 可降低 1 型糖尿病动物模型的发病率，目前临床上正在研究 IL-1 阻断治疗的可行性、安全性和有效性。

（二）用于免疫增强作用的细胞因子

1. IL-2　IL-2 广泛作用于多种 T 细胞亚群和 NK 细胞，IL-2 同 IFN-γ 具有许多相似的功能，因此与 IFN-γ 有相似的治疗适应证。虽然仅被 FDA 批准用于恶性黑色素瘤和肾细胞癌，但是目前临床上已用于多种疾病，如神经细胞瘤、乳腺癌、艾滋病（AIDS）及原发性免疫缺陷病等，并有一定疗效。

在皮肤利什曼病患者的皮损处注射重组 IL-2 10μg，48 小时一次，连用 14 日，可观察到利什曼原虫数量明显下降，部分患者皮损消失。对麻风患者注射重组 IL-2 10μg，可以促进细胞免疫，减少皮损处病原体数量。对 HIV 感染者注射重组 IL-2，每日 1800 万 U，连用 5 日，每 2 个月一次，持续 1 年。在 IL-2 治疗组中 $CD4^+$ 细胞数量明显升高。

应用 IL-2 后常伴随着葡萄球菌感染率上升，推测葡萄球菌感染率上升的原因可能是由于 IL-2 诱导 TNF 水平上升，引起中性粒细胞趋化能力缺陷所致，临床上可用地塞米松降低 TNF 水平，以防止发生此类感染。

组胺和 IL-2 联合应用可使 T 细胞和 NK 细胞活化，从而杀伤肿瘤细胞，包括白血病细胞，而且两者在缓解期的维持使用可延长白血病患者的无病生存期。但这种治疗也存在一定的不良反应，包括血小板减少、头痛、中性粒细胞减少发热、嗜酸性粒细胞增多及腹泻等。

2. IL-12　IL-12 主要由巨噬细胞及 B 淋巴细胞产生，调节细胞毒性 T 细胞和 NK 细胞的活性。它在预防细胞内病原体感染中起着非常关键的作用。可将 IL-12 作为分枝杆菌和利什曼原虫感染的辅助治疗，在 AIDS 的临床研究中也正在探索将 IL-12 联合抗病毒药物治疗 HIV 感染。此外，IL-12 的阻断剂还可用来治疗中-重度斑块型银屑病和炎症型肠病。

（三）集落刺激因子

集落刺激因子（CSFs）是一组天然糖蛋白，对髓系血细胞的产生、分化、存活以及活性均有一定的作用。目前有 7 种 CSFs 可供临床使用，分别是：粒细胞集落刺激因子（G-CSF）、粒细胞-巨噬细胞集落刺激因子（GM-CSF）、巨噬细胞集落刺激因子（M-CSF）、IL-3、IL-5、血小板生成素（TPO）及红细胞生成素（EPO）。IL-3 是多重集落刺激因子，可刺激多种细胞系。IL-5、TPO、EPO 分别主要促进嗜酸性和嗜碱性细胞、巨核细胞、红细胞的生成。

1. 粒细胞集落刺激因子（G-CSF）　G-CSF 是一种多肽链的细胞生长因子，主要特异性地调节粒系细胞的增殖与分化，并增强成熟粒细胞的功能。G-CSF 刺激粒细胞增加的主要原因是缩短粒细胞成熟时间，增加产出率，而中性粒细胞的半衰期则无变化。注射 G-CSF 5～60 分钟后有一过性的中性粒细胞减少，而后表现为稳定的、剂量依赖性的中性粒细胞数量升高。其作用可持续 5～6 日。继续用药，中性粒细胞数量将不再继续升高，或反而轻度下降。停药后 7 日内细胞数量即可恢复到用药前水平。当剂量超过每日 10g/kg 时，G-CSF 可轻微增加单核细胞和淋巴细胞数量，当剂量超过每日 30g/kg，并持续 2 周，血小板数量可轻度下降。

G-CSF 的主要适应证是促进骨髓移植后中性粒细胞的增加和肿瘤化疗引起的粒细胞减少，以防止由此产生的感染。应用 G-CSF 后，可降低因粒细胞减少所致感染的发生率、缩短抗菌药物使用时间和住院日数。由于肿瘤患者应用 G-CSF 后，并不能降低其最终病死率，因此它的应用颇受争议。白血病患者在化疗后是否可以使用 G-CSF 存在一定争议，但目前尚无临床证据表明 G-CSF 可以增加白血病患者的复发。

G-CSF 还作为造血干细胞动员剂，以动员造血干细胞至外周血中，用于相关疾病的骨髓移植，并可促进骨髓移植患者粒细胞减少症的康复，缩短抗菌药物的使用时间和住院天数，但 G-CSF 并不影响移植物抗宿主反应的发生率。药物经济学分析表明,G-CSF 的应用可降低自身骨髓移植患者费用的 3%。然而目前对于健康供者使用 G-CSF 的安全性尚无系统的随访和研究。

在 HIV 感染患者中,中性粒细胞减少症也相当常见,特别是应用更昔洛韦和齐多夫定的患者。在没有其他药可供选择时,G-CSF 可升高粒细胞数,以便继续使用这两种药,但使用 G-CSF 的 HIV 感染者可能发生顽固性的口腔溃疡。

此外,G-CSF 还适用于周期性粒细胞减少症、特发性粒细胞减少症、先天性粒细胞减少症和急性心肌梗死等疾病中。G-CSF 与抗真菌药物合用治疗真菌感染有较好的疗效。目前对于严重感染但不伴粒细胞减少的患者是否应用 G-CSF 尚有争议。有报道认为,肝移植的患者应用 G-CSF 后,其败血症的发生率、败血症所致的病死率及急性排斥反应发生率均明显降低。此外,最初的一些小样本研究提示 G-CSF 用于严重败血症和脓毒性休克患者可降低病死率,但是大规模、双盲、前瞻性研究的结果并不支持这样的结果,因此不推荐将 G-CSF 作为这些患者的辅助治疗。

2. 巨噬细胞集落刺激因子(M-CSF) M-CSF 是一种糖蛋白,能刺激单核细胞的产生,并促进单核细胞和巨噬细胞的活性。M-CSF 可应用于同种异体骨髓移植、急性髓性白血病、卵巢肿瘤的化疗。重组人 M-CSF 用于因骨髓移植引起广泛真菌感染的患者,可明显提高患者的存活率。然而另有研究表明,骨髓移植患者应用重组人 M-CSF 后,其移植物抗宿主病的发生率无改善,中性粒细胞、单核细胞和淋巴细胞数量没有明显变化。在代谢性骨病和关节炎中,破骨细胞的形成和作用需要 M-CSF 和 RANKL,即核因子 κB(NFκB)受体活化因子配体等细胞因子的调节,其可激活大量的信号途径,形成潜在的治疗靶点。M-CSF 应用中重要的毒性反应是一过性剂量相关的血小板减少。

(四) 干扰素

干扰素(interferon,IFN)是一类糖蛋白细胞因子,在细胞受到病毒、细胞内细菌或细菌毒素等刺激而诱导产生。虽然一般情况下组织和细胞内 IFN 含量很低,但在免疫应答中 IFN 起着非常复杂的作用。IFN 与细胞受体结合可以诱导或促进机体产生三种抗病毒蛋白,即 RNA 依赖性蛋白激酶,2′5′寡腺苷酸合成酶(2′5′AS)和磷酸二酯酶,阻止病毒蛋白合成和抑制病毒复制。IFN 还具有免疫调节作用,能激活巨噬细胞的吞噬功能,增强自然杀伤(NK)细胞的细胞毒性及 ADCC 活性。IFN-γ 可刺激 NK 细胞活化为淋巴因子激活性杀伤(LAK)细胞。IFN 可以增强组织相容性抗原和某些受体的表达,增强 T 细胞对病毒识别。IFN 对免疫应答效应的影响,随应用剂量及时间不同而异,小剂量应用对细胞免疫与体液免疫免疫均有增强作用,但大剂量应用则有抑制作用。同时,IFN 对免疫的自稳功能亦有调节作用。

供药用的人干扰素依抗原性可分为:人白细胞干扰素(α-干扰素,IFN-α)、人成纤维细胞干扰素(β-干扰素,IFN-β)及人免疫干扰素(γ-干扰素,IFN-γ)。干扰素的来源有两类,一类是“天然干扰素”(nIFN),另一类是用 DNA 重组技术合成的“重组干扰素”(rIFN)。IFN-α、IFN-β 的主要功能是抗病毒,IFN-β 还可预防恢复期多发性硬化症的复发,IFN-γ 主要是巨噬细胞激活因子。这些 IFN 在临床上主要用于治疗两类疾病:一是病毒感染性疾病,包括 CHB、CHC、病毒性角膜炎、慢性宫颈炎、新生儿病毒性脑炎及病毒性感冒等;二是肿瘤,IFN 对多种肿瘤有良好的近期疗效,如白血病、淋巴瘤、乳腺癌、食管癌及艾滋病相关肿瘤等。然而,远期疗效有待进一步的观察和研究。

1. 人白细胞干扰素(IFN-α) IFN-α 不是单分子物质,目前已知至少有 25 种不同亚型,它们的活性及作用仍有待进一步研究。现在已有 5 种 IFN-α 亚型应用于临床,分别是重组 IFN-α 2a(Roferon-A,Roche);重组 IFN-α 2b(Intron A,Schering),它与 IFN-α 2a 只有一个氨基酸的差异;天然 IFN-α n3(Alferon-N,Purdue Frederick),是从人白细胞中提取纯化出来的,包含多种亚型的 IFN-α;组合 IFN(干复津,Infergen,consensus IFN,Amgen),这种 IFN 非天然产生,它采用目前已知的多种 IFN-α 亚型氨基酸序列中每一活性位置上最具有代表性的氨基酸序列用生物工程技术合成;PEG IFN-2a(罗氏公司产品)及 PEG IFN-2b(先灵葆雅公司产品),为 IFN-α 与聚乙二醇的聚合物,具有长效的特点。

根据临床应用疗效分析,IFN-α 是治疗 HBV 感染的主要药物。足量、足疗程的注射用 IFN-α 对治疗慢性 HBV 感染有肯定的疗效。研究发现,应用 IFN-α 每日 500 万 U,16 周,可使 20% ~ 40% 患者的血清 HBeAg 消失、HBV DNA 抑制与组织学和生化学指标明显改善，且能够维持较长时间，停药后复发率低。IFN 治疗在感染时间较长、合并 HIV、HDV 或 HCV 等病毒感染、组织学活检和酶学指标提示没有炎性活动的男性患者中效果较差。IFN 治疗能否降低肝纤维化、肝硬化和肝细胞癌发生率以及能否改善生存质量仍需长期观察。

IFN-α 在治疗 HCV 感染中亦具有肯定的疗效。目前，IFN 联合利巴韦林是欧洲肝病研究学会（EASL）、美国肝病研究学会（AASLD）和中华医学会肝病学分会丙型肝炎诊疗指南中的标准化治疗方案。Peg IFN-α-2a/2b 联合利巴韦林治疗 24 周可诱导 40% ~50% 的基因 1 型和 80% 或以上的基因 2、3 型 HCV 感染者获得持续病毒学应答，我国人群应答率更高。

IFN-α 亦可治疗人乳头状瘤病毒感染引起的尖锐湿疣。应用 IFN-α 2b 100 万 ~500 万 U，每周 3 次，连用 3 周对 60% ~70% 应用其他治疗方案复发的患者是有效的。IFN-α 是治疗呼吸道乳头状瘤病的有效手段。亦有研究用 IFN-α 治疗普通感冒，预防性应用 IFN-α 鼻腔喷雾制剂对鼻病毒所致的上呼吸道感染有效，但对于其他病毒引起的上呼吸道感染则无效，如冠状病毒、流感病毒、副流感病毒。

成人 T 细胞白血病淋巴瘤（ATL）是一种外周 T 淋巴细胞的恶性肿瘤，与人类嗜 T 淋巴细胞 1 型病毒感染密切相关，齐多夫定/IFN-α 在治疗该病中有应用前景，但是疗效需要更多设计严谨的前瞻性研究进行证实。

2. 人免疫干扰素（IFN-γ） IFN-γ 可增强机体单核细胞对金黄色葡萄球菌的杀菌能力。IFN-γ（剂量 100 ~400μg/m^2 体表面积/日，肌内注射，10 ~14 日）联合五价锑对 75% ~88% 的黑热病患者可获得疗效，一年随访的总应答率仍在 70% 以上。IFN-γ 联合锑酸葡胺治疗皮肤利什曼病亦有效。

瘤型麻风是一种慢性无痛性感染，可伴有 IFN-γ 产生下降和巨噬细胞活性下降。IFN-γ 可以提高巨噬细胞对麻风分枝杆菌的活性，促进清除皮肤麻风分枝杆菌。鸟-胞内分枝杆菌复合群（MAC）是细胞内寄生的细菌，它可导致慢性播散性感染，特别是在 AIDS 患者中。虽然 AIDS 患者体内 T 细胞产生的 IFN-γ 功能缺陷，但单核吞噬细胞产生 IFN-γ 功能正常，因此可以应用 IFN-γ 来治疗 MAC。IFN-γ 50μg/m^2 体表面积，每周 3 次，皮下注射，患者的临床症状有明显改善。

3. IFN 的不良反应 急性反应主要表现为流感样症状，表现为发热、怕冷、乏力、头痛、关节痛等，一般出现于第一次注射后的 6 ~8 小时，持续 12 小时左右，随着使用可逐渐耐受。慢性反应多种多样：①全身症状：如乏力、肌肉关节酸痛、体重减轻、脱发等；②消化系统症状：食欲不振、恶心、呕吐、腹痛、腹泻、急性肝功能衰竭等；③神经精神症状：注意力不集中、焦虑、激惹、压抑、性欲减退、听力下降、视力下降、眩晕、头痛、头晕、失眠、迟钝、定向力丧失、谵妄、昏迷等；④血液系统症状：溶血性贫血、血红蛋白下降、白细胞下降、血小板减少及血小板减少性紫癜等；⑤心血管系统症状：心律紊乱、充血性心力衰竭等；⑥泌尿系统症状：泌尿道感染、蛋白尿、肾病综合征等；⑦免疫系统症状：可出现自身抗体和 IFN 抗体、狼疮样症状等，并易发生细菌感染，如疖肿、鼻窦炎、气管炎、肺炎、肺脓肿、胸膜炎、细菌性腹膜炎、败血症及脑脓肿等。

（五）免疫球蛋白

1. 丙种球蛋白 丙种球蛋白是从健康人血中提取的免疫球蛋白制剂。制剂中 95% 以上为 IgG，少量为 IgA 和 IgM。丙种球蛋白主要用于补充抗体，纠正体液免疫缺陷。如先天性无丙种球蛋白血症，先天性低丙种球蛋白血症，婴儿暂时性低丙种球蛋白血症等。性联高 IgM 综合征为性联遗传性疾病，患者常反复发生化脓性感染。实验室检查表现为 IgM 增高，而 IgG 及 IgA 极度低下，丙种球蛋白治疗有效。IgG 亚型缺陷症为先天性遗传性疾病。患者血清中有一种或几种 IgG 亚型缺陷，临床表现为对多糖荚膜细菌如流感嗜血杆菌及肺炎链球菌易感。这些患者血清的总 IgG 可以正常。因此，当临床疑有 IgG 亚型缺陷症，而血清 IgG 水平正常者，应测定 IgG 亚型。本病应用丙种球蛋白治疗有效。

丙种球蛋白因含有健康人群血清所具有的多种抗体，因而有预防某些感染病的作用。临床上用丙种球蛋白预防的感染病有甲型病毒性肝炎、麻疹、水痘、流行性腮腺炎等。

2. 高效价特异性免疫球蛋白 高效价特异性免疫球蛋白可以从某种感染恢复期患者血清或最近接种和重新接种某种疫苗人血清中制备。这种高效价特异性免疫球蛋白可用于治疗和预防相应的感染病，如乙型肝炎高效价免疫球蛋白（HBIG）用于乙型肝炎HBV意外感染者以及阻断乙型肝炎的母婴传播。对于HBsAg阳性、HBeAg阳性的孕妇，其新生儿联合使用HBIG及乙型肝炎疫苗，母婴传播阻断率可达90%左右。麻疹免疫球蛋白（MIG）用于未经免疫的幼儿或有慢性疾病的体弱儿童，可以预防感染和减轻病情。破伤风免疫球蛋白（TIG）用于预防破作风。当创伤皮肤有伤口，有污染破伤风杆菌芽胞可能时，应注射此制剂。高效价特异性免疫球蛋白的其他临床应用包括狂犬病、流行性腮腺炎、流行性乙型脑炎、克-雅病及一些过敏性疾病如花生过敏等。

3. 抗内毒素抗体　革兰阴性细菌可导致严重感染，且为院内感染的主要原因，治疗费用昂贵且疗效欠佳。抗内毒素抗体治疗革兰阴性细菌感染的主要依据是这些细菌产生的内毒素可引起一系列的临床症状。由于在不同革兰阴性细菌中，内毒素脂质A的毒性高度保守，在大约20世纪70年代，人们设想中和脂质A可能对革兰阴性细菌感染产生治疗作用。动物实验中显示，脂质A特异性抗体治疗革兰阴性细菌感染有一定的疗效，但临床试用结果仍不明确。

人们应用多种方法来治疗细菌感染所致的败血症和多器官衰竭，主要包括抑制或清除感染细菌或中和其毒性产物，以及限制机体的炎症反应以减轻组织损伤等。至今还没有能够产生确切治疗效果的免疫调节剂，相反，一些免疫调节剂还会导致病死率的增加。一些免疫调节剂的疗效可能会被忽略，因为研究对象选择错误。另外，研究新型免疫调节剂时应注意每个患者的免疫状态和感染情况是千差万别的，因此在选择研究对象时，要注意患者当时所处的免疫状态和感染情况，并严格规定研究对象的纳入标准。

二、免疫血清的应用

免疫血清（immune serum）是抗毒、抗菌、抗病毒、抗Rh血清的总称。凡用细菌的类毒素或毒素作为抗原，免疫马或其他大动物所取得的免疫血清称抗毒素（antitoxin），或称抗毒血清（抗血清，antiserum），如白喉抗毒素、破伤风抗毒素、肉毒抗毒素等；凡用细菌或病毒本身免疫马或其他大动物获得的免疫血清称抗菌或抗病毒血清，如抗炭疽血清、抗狂犬病血清、抗腺病毒血清等。Rh阴性的人受Rh阳性红细胞（带有Rh抗原）刺激后产生抗体，其血清即可制成抗Rh血清，用于预防新生儿溶血症。由于这些免疫血清中含有大量特异性抗体，进入患者体内，直接对抗和中和该病原体及其毒素，阻止其对机体组织细胞的损害，减轻毒血症状，达到控制或治愈疾病的目的，同时大量抗体进入机体，亦可起被动免疫的作用，故有的免疫血清可直接作为预防之用。

（一）免疫血清的种类和剂型

感染病的治疗和预防中，常用的免疫血清有白喉抗毒素、肉毒抗毒素、破伤风抗毒素、抗狂犬病血清、多价气性坏疽抗毒素、抗炭疽血清、抗腺病毒血清等。随着一些新发感染病的出现，用于临床的免疫血清的种类也在不断增加，如禽流感病毒免疫血清、SARS病毒免疫血清等。从血清来源上分如下两大类。

1. 动物源性　临床常用的免疫血清几乎都来自马或其他大动物的血清。通常选择4～12岁的健壮马，经过长期多次接种相关抗原（类毒素、毒素、细菌或病毒），使其产生对该抗原的特异性高效价抗体，待其达到规程要求时，开始对动物分2～3次或1次采取全部血，将血浆或血清用胃蛋白酶消化、硫酸铵盐析、浓缩、纯化、精制而成注射用液体剂或冻干粉剂。制品的效价滴度、蛋白含量，以及无菌、热原、安全试验等各项指标均须通过严格检测，符合国家药典规定标准。制品应尽量提纯精制，其精制度愈纯，不良反应愈少。

2. 人源性　由于马血清为异体蛋白，可对人体产生过敏反应等不良反应，故对某些感染病尚可采用人源性的血液制品，如由健康血液制成的普通丙种球蛋白，或以某些抗原免疫人体待其产生抗体后，采血制备特异性免疫球蛋白；也可自恢复期患者血中提取免疫球蛋白或直接应用恢复期血清等，因免疫球蛋白或恢复期血清主要含有特异的IgG抗体和一定量IgA、IgM等，用以预防和治疗某些疾病有一定疗效。如森林脑炎、狂犬病、乙型肝炎、麻疹、肾综合征出血热、破伤风，及丙种球蛋白缺乏症等，临床上应用或试用人源免疫球蛋白或恢复期血清后，可显著提高机体免疫力，在清除病原体及其毒素方面，取得较好的疗效。

近年来鉴于人被毒蛇咬伤后，蛇毒中的神经毒、心脏毒及其他毒素，毒性剧烈、作用迅速，可在短时间内致人于死命，目前尚无特殊有效的抢救治疗措施，病死率极高。现已仿照细菌抗毒素中和毒素的机制，将自毒蛇提取的蛇毒免疫马、骡等大动物，然后制备具有特异抗体的抗蛇毒血清（如抗腹蛇、抗五步蛇、抗眼镜蛇、抗银环蛇等的蛇毒血清），用以治疗相应的毒蛇咬伤，中和其剧烈毒素，以抢救治疗毒蛇和毒蜘蛛咬伤，具有良好疗效。

动物源免疫血清的剂型一般为两种，都是供肌肉或静脉注射应用，两种剂型为：①精制注射剂液体型：外观为无色或淡黄色的澄明液体，不含有渣粒或异物，除血清本身及防腐剂的特有气味外，不得有其他气味。②冻干粉剂型：为白色或乳白色的疏松体，使用时加入规定量注射用水后轻轻摇动，应于15分钟内完全溶解，溶解均匀后的外观与液体剂型相同。两种剂型各有其优越性，液体制剂的制作规程较简单，使用方便，不需配制，置2～8℃暗处保存，自效价测定合格之日起，有效期一般为3～4年，25℃以下暗处保存，有效期2～3年；而冻干制品效价较稳定，有效期较长，一般为5年，有的可长达7年，且便于运输、保存和使用。

临床常用并列为国家基本规范的免疫血清及其用法见表9-5-1。

表9-5-1　国家基本免疫血清及用法

常用制品名称	剂型规格	治疗剂量	预防剂量
精制白喉抗毒素	每支10 000U、3000U	依病情及假膜范围而定，2万～10万U	1000～2000U
精制破伤风抗毒素	每支1500U、10 000U	第一次肌内或静脉注射5万～20万U，以后根据病情肌内或静脉滴注	1500～3000U
精制肉毒抗毒素	A型：10 000U B、E型：5000U	1万～2万U（一个型） 以后视病情	1000～2000U（指一个型）
多价精制气性坏疽抗毒素	注射剂每支5ml含5000U（混合）	首次3万～5万U，静脉或适量于伤口周围注射，后视病情	10 000U（混合）
精制抗炭疽血清	注射剂每支5ml	第1日注射20～30ml后根据病情	
精制抗狂犬病血清	每支200U、400U、700U、1000U		咬伤部位处理后浸润注射及肌注40U/kg
抗腺病毒血清	注射剂每支2ml	每次2～5ml，每日1次肌注或雾化吸入	

其中列入《国家基本药品目录》（2012年版）的有：破伤风抗毒素（注射液、注射用无菌粉末：1500IU、10 000IU）、抗狂犬病血清（注射液：400IU、700IU、1000IU）、抗蛇毒血清（注射液，注射用无菌粉末。包括抗蝮蛇毒血清、抗五步蛇毒血清、抗银环蛇毒血清及抗眼镜蛇毒血清）。

（二）免疫血清的作用机制

免疫血清中含有大量特异性抗体，进入机体后，其作用机制的核心主要是抗体与抗原的特异性结合，以对抗病原及其毒素，如抗毒素中和相应毒素，或特异性抗体对抗抗原（病原体），使其失去致病性。当某一种病原体或其产生的毒素致病时，及时使用该病原或毒素的特异性免疫血清，在血循环中起中和作用，以去除毒素对机体的损害，达到阻止其发病或减轻毒血症状，为治疗提供了最直接最有效的手段。目前临床应用较广泛的白喉抗毒素、肉毒抗毒素等都属于治疗该病最直接、最有效的疗法之一。白喉杆菌、肉毒杆菌、破伤风杆菌等均能产生毒力极强的外毒素，感染后作为该病的主要致病因子，引起组织和（或）细胞损伤，当体内毒素尚未与组织细胞结合造成严重损伤时，若及早应用特异性抗毒血清，迅速中和伤口局部或血循环中游离的毒素，避免毒素造成组织细胞的损伤，以减轻症状、阻止病情发展，最终达到治愈疾病的目的。抗毒素只能中和游离的毒素，一旦毒素与人体组织细胞结合，造成病变，再使用抗毒素治疗亦不再起作用。

由于血清中含有现成的大量特异性抗体，注射进入人体后，不用自己制造就可迅速获得对某些疾病的免疫力（被动免疫）。因此，免疫血清可用于预防相应疾病。如与白喉患者密切接触，过去无白喉类毒素免疫注射史或免疫史不清者，可注射白喉抗毒素紧急免疫。这类制剂注入人体后，马上获得免疫，起效迅速，但也很快会被排泄，预防时间短暂(1～3周),故只能作为一种临时性应急措施,对过去未进行预防接种、感染后尚未发病者应用,以期减少发病或减轻症状,或与白喉类毒素同时应用,以获得自动免疫。从健康人血液获得的丙种球蛋白,或恢复期血清对某些疾病的预防效果亦较好,临床上较常用,且一般过敏反应很少。

免疫血清只能中和毒素,提供特异性抗体,增加机体抗病能力,不能直接作用于病原体,起杀菌、抑菌或去除病原的作用,故不能替代抗菌或抗病毒药物的治疗,也不如各种疫(菌)苗所起自动免疫的预防效果持久,这可能是近年来血清制剂在治疗和预防上不能进一步发展的原因。随着分子生物学和基因技术的进展,单克隆抗体或基因治疗用于治疗某些感染病,在中和游离病毒及毒素、抑制病毒增殖、消除毒血症状等方面发挥作用,为治疗感染病开辟了新的途径。

抗Rh血清则是一种较为特殊的免疫血清。当Rh阴性的母亲娩出第一胎Rh阳性的胎儿时,在分娩过程中,Rh阳性胎儿的红细胞进入Rh阴性的母体,刺激母体产生IgG型抗Rh抗体。若下次再怀有Rh阳性胎儿,则这种抗体可经胎盘进入胎儿,有可能会引起新生儿溶血症。如果在第一胎Rh阳性胎儿娩出后72小时内,给Rh阴性母体注射从抗Rh血清中提取的Rh免疫球蛋白,能阻止胎儿Rh阳性红细胞对母体的致敏作用,可预防下一胎Rh阳性的新生儿溶血症。

(三)免疫血清的使用原则和注意事项

各种免疫血清在相关疾病中的临床应用,有关章节中均有介绍,使用免疫血清时总的原则有以下几点:

1. 准确选择　应根据不同病种、病期和病情,准确选用相应血清制剂。免疫血清种类虽不多,但针对性极强,每一种血清制剂只能对相应的毒素或病原体起作用。如肉毒抗毒素,目前常用的有A、B、E三种类型,每种抗毒素只能中和相应的毒素,对其他毒素无效,故应根据诊断有针对性的选用,若治疗时诊断尚不明确毒素的类型,则可采用多价抗毒血清或几种血清联合应用。

2. 尽早应用　抗毒血清以中和血清中毒素为目的,因必须尽早使用抗毒血清,在诊断明确或高度怀疑该病后的第一时间内,毒素尚在伤口局部或血循环中即将其中和,不让其进入组织或与组织细胞结合造成病变,否则就达不到治疗的效果。有些病毒性疾病如肾综合征出血热、森林脑炎等毒血症状严重,应用恢复期血清治疗,亦应在早期使用。但早期应用并不排除以后必要时的再用药,因为一则可能毒素一次未结合完;二则病原体有继续产毒的可能性,故有时需要第2、3次或多次给药。但重复注射血清时更易发生过敏反应。Rh阴性母亲怀Rh阳性胎儿,即使未足月流产,在流产后也应同样处理。因Rh阳性胎儿在胚龄2个月左右就出现Rh阳性红细胞,这种胎儿血液只要0.1～0.25ml进入母体即能致敏,故小产或人工流产后都应考虑Rh致敏的预防。

3. 足够剂量　毒素在人体血液中,必然进入组织造成损害,早期足量使用抗毒血清,以达到完全结合血循环中游离毒素的目的,消除致病因子。若用抗毒素剂量不足,未能完全结合游离毒素,则有继续对组织造成损伤的可能。足量是根据病情轻重、病变部位、范围大小及治疗早晚等条件,确定应给予的剂量,一次给足。如咽白喉起病在48小时内、有明显中毒症状、假膜局限于扁桃体,属普通型咽白喉,用白喉抗毒素2万～4万U,肌内或静脉注射;若起病时间较长、假膜扩展到悬雍垂、咽后壁等其他部位,临床上诊断为中型,则应用白喉抗毒素5万～6万U;严重型白喉则可用至10万～12万U。足量也不能过量,因为血清制剂的用量越大,使用次数越多,发生不良反应的机会亦多。

4. 联合用药　抗毒血清的作用只能中和毒素或部分病原体,对彻底控制病原体不起作用,故抗毒血清绝不能代替特效抗菌药物,因而,在用抗毒血清的同时,必须与去因治疗联合用药,既及时、足量使用免疫血清,又要选择有效抗菌药物抑制或杀灭病原体,以尽快去除病因或减少病原体继续产生新的毒素。临床症状明显、病情较重时,相应的支持、对症治疗更是必不可少的综合疗法。

5. 密切观察　抗毒血清一般为马血清,属异源性蛋白,进入人体后可能产生过敏反应,严重者可发生过敏性休克或血清病,故在注射血清前应仔细阅读说明书,询问患者过去有无过敏史,且必须先做皮肤过敏试验,若皮肤试验阳性,病情又需要使用抗血清时,可采取脱敏法注射。同时在做皮试和注射抗血清过程中应密切观察,做好应急抢救准备,以防严重不良反应发生。白喉在应用白喉抗毒素见效后,假膜松动、脱落可能阻塞气道引起窒息,必须严密防范。

（四）免疫血清的使用方法

免疫血清的临床应用包括治疗及预防两个目的。治疗时使用免疫血清的剂型、剂量、用法各不相同，应依据临床诊断、病情轻重、患者个体状态、免疫血清的剂型等决定。给药途径一般取决于制品的种类、性质、用量大小、给药速度及患者的耐受性等因素，一般制剂采用肌内或静脉注射，1 次或分次注入。狂犬病、破伤风等感染途径都是通过局部伤口，为达到预防发病或早期治疗的目的，可以部分免疫血清采用局部浸润注射。抗腺病毒血清亦可用雾化吸入法。

目前国内外学者认为免疫血清静脉注射优于肌内注射，因为前者注射后 30 分钟即可使血清中抗毒素水平达到最高峰，能迅速中和毒素，减少毒素吸收和致病。但肌内注射吸收虽较慢，约需 24 小时才达血药峰浓度，但却有一个缓冲作用机会，抗毒素通过吸收，逐步进入血循环，不断地对继续产生的毒素起中和作用，故临床上常采取两种途径相结合或各用应注射剂量的一半。被狂犬咬伤严重或靠近头颈部位的伤口，以及可能感染破伤风杆菌的伤口周围，采用部分抗毒血清局部浸润注射，比单用肌肉或静脉注射为优，使药物在病原体或毒素侵入机体的局部即能早期、迅速发挥中和作用，消除或阻断病原体侵入机体致病。

鉴于免疫血清的特异疗效，在某些疾病治疗中必需使用，但马血清对人体又极易产生过敏反应，故在应用免疫血清前，必须常规做过敏试验。传统的方法是：用生理盐水将免疫血清原液稀释 10 倍（0.1ml 免疫血清加 0.9ml 生理盐水），以 0.1ml 注射于前臂掌侧皮内，可见直径约 0.3cm 的皮丘，30 分钟观察结果，注射局部无任何反应为阴性。若注射部位皮丘增大、红肿或有浸润，有放射状伪足或局部皮肤伴痒感者，即为阳性。皮试阳性而又必须用免疫血清治疗时则应采用脱敏法注射。各种免疫血清的脱敏法大致相同。

脱敏法注射：一般情况下先用生理盐水将抗毒素稀释 10 倍，第 1 次注射 0.1 ~0.2ml 于皮内，观察 30 分钟，无发绀、气喘或显著呼吸短促、脉搏加速时，视为无过敏现象，即可注射第 2 次，若仍无过敏可每隔半小时再依次注射，剂量逐渐加大，抗血清由稀释到不稀释，最后将剩余量由肌肉或静脉全部注入。脱敏法具体注射步骤可参考表 9-5-2：

表 9-5-2　脱敏注射具体步骤

顺序	血清稀释倍数	注射量	给药途径
1	1∶10	0.2ml	皮下
2	1∶10	0.4ml	皮下
3	1∶10	0.8ml	皮下
4	未稀释	0.1ml	肌内
5	未稀释	0.2ml	肌内
6	未稀释	0.5ml	肌内
7	未稀释	剩余量注完	肌内和静脉一次

应注意，若第 1 次注射从 0.1ml 开始，则第 2 次为 0.2ml，以后依次加量后推。患者过去有血清注射史，再次注射发生过敏反应的几率多，以前无过敏史或此次过敏试验阴性，也并非没有过敏反应的可能，注射时仍应高度警惕，床旁应备有肾上腺素等急救用品。

（五）血清反应的表现和处理

血清反应主要是过敏反应，轻者可有一般过敏症状，如全身发痒、局部红肿、红疹或荨麻疹、血管神经性水肿等，短时内服抗过敏药即可恢复。严重的反应有：

1. 过敏性休克（anaphylactic shock）　以休克为主要表现的过敏反应，属变态反应第Ⅰ型，可在注射血清过程中或注射后立刻（数分钟内）至 45 分钟内发生，严重者可在 1 小时内导致死亡。发生的机制主要是注射血清后大量异种蛋白进入机体，其 Fc 段与体内抗原结合，致使与肥大细胞及嗜碱细胞膜上的 Fc 段结合、脱颗粒，释放出一系列活性物质，作用于效应组织或器官，导致微循环障碍等综合征，产生过敏性休克。临床表现轻者有烦躁不安、恶心、头晕、喉部发痒、胸闷、气喘、心跳加快、呼吸困难、腹痛、腹泻、腰痛等；重者除上述症状外，尚有发绀、喉头水肿、支气管痉挛或窒息，甚至面色苍白、肢端发凉、大汗淋漓、血压下降以致意识障碍、昏迷、抽搐等休克表现。若抢救不及时可因窒息或循环衰竭死亡。发生率各地或各种抗血清制品不同，约为 5% ~20%。

在过敏性休克的紧急处理中，肾上腺素是抢救的首选药，具有兴奋心脏、升高血压、解除支气管痉挛等作用，立即皮下或肌内注射 1mg/1ml，让患者平卧，头部放低，饮温开水，吸氧等，反应轻者短时内即能缓解；重者有休克表现时应按休克抢救，迅速采取输液、纠酸、升压等措施，可每15分钟重复注射肾上腺素1次，或以0.1～0.5ml肾上腺素用生理盐水10ml稀释后，静脉内缓慢注射，或同时将氢化可的松100～300mg，加入5%葡萄糖液500ml稀释后静脉滴入。也可使用其他抗组胺药物：如苯海拉明、赛庚啶、异丙嗪等，口服或肌内注射。若有呼吸困难、喉水肿，应气管插管给氧，必要时气管切开。

2. 血清病(serum disease)　血清病属第Ⅲ型变态反应，注入抗血清后，大量抗体与体内抗原结合，形成免疫复合物，这些可溶性抗原抗体复合物沉积于毛细血管基底膜或其他部位的组织间隙，激活补体，释放各种活性物质(如前列腺素等)，导致血管扩张，血管壁通透性增加及血管内凝血等，同时补体激活后也可释放出趋化因子、溶酶体酶等，导致组织损伤，引起过敏反应。血清病的发生率约为5%～20%，多发生在注射抗血清后7～12日，少数在3～5日内发生，若为第二次注射后发生，则潜伏期较短。

(1) 临床表现：主要为发热、哮喘、恶心、食欲不振、周身出现点、片状荨麻疹、皮肤红肿、颌、颈、腋下及腹股沟淋巴结肿大、关节痛及脾大等，注射部位可出现红斑、瘙痒及水肿，实验室检查可有蛋白尿和周围血中性粒细胞减少。

(2) 处理：轻度过敏反应一般为自限性，随着体内异种血清水平逐渐下降，通常在3～5日后症状即可消失，处理的方法基本以抗过敏和对症治疗为主，可使用钙剂和抗组胺药物。主要在预防，如注射血清前询问过去有无过敏史，严密观察皮试结果，有人还主张，即使皮试阴性，仍采用脱敏法注射，以减少发生过敏的几率。注射时密切观察，注射后向患者详细交代，若有发热、不适、皮肤痒或红疹、淋巴结肿痛等反应，及时到医院诊治；在制品方面应尽可能精制，除去免疫球蛋白分子中与抗原结合无关的重链Fc段，以及其他杂质，提高其纯度，减少不良反应的发生。

(王福生　张学秀)

参考文献

1. Desai D, Brightling C. Cytokine and anti-cytokine therapy in asthma: ready for the clinic? Clin Exp Immunol, 2009, 158(1): 10-19.
2. Hansbro PM, Kaiko GE, Foster PS. Cytokine/anti-cytokine therapy: novel treatments for asthma? Br J Pharmacol, 2011, 163(1): 81-95.
3. Sumita Roy-Ghanta, Jordan S. Orange. Use of cytokine therapy in primary immunodeficiency. Clinic Rev Allerg Immunol, 2010, 38(1): 39-53.
4. Mandrup-Poulsen T, Pickersgill L, Donath MY. Blockade of interleukin1 in type 1 diabetes mellitus. Nat Rev Endocrinol, 2010, 6(3): 158-166.
5. Yang LP, Perry CM. Histamine dihydrochloride: in the management of acute myeloid leukaemia. Drugs, 2011, 71(1): 109-122.
6. Mohammad RA. Use of granulocyte colony-stimulating factor in patients with severe sepsis or septic shock. Am J Health Syst Pharm, 2010, 67(15): 1238-1245.
7. Skurkovich B, Skurkovich S. Inhibition of IFN-gamma as a method of treatment of various autoimmune diseases, including skin diseases. Ernst Schering Res Found Workshop. 2006, (56): 1-27.
8. Pavlin D, Cemazar M, Sersa G. IL-12 based gene therapy in veterinary medicine. J Transl Med, 2012, 10: 234.

第六节　基因治疗

一、基因治疗的发展简史

基因治疗(gene therapy)系指将外源正常基因导入靶细胞，以纠正或补偿因基因缺陷及异常所致的疾病，以达到治疗目的。基因治疗是随着DNA重组技术的成熟而发展起来的，它是现代医学和分子生物学相结合而诞生的新技术，即利用分子生物学方法将目的基因导入患者体内，使之表达目的基因产物，从而使疾病得到治疗。1990年美国国立卫生研究院Abderson等人进行第一例基因治疗，并取得成功，而我国于1991年进行首例基因治疗临床试验。2003年世界首个基因治疗药物在中国诞生，即重组人P53腺病毒注射液。目前基因治疗在遗传性疾病、肿瘤性疾病、自身免疫疾病等方面都取得了明显的成果，基因治疗亦被应用于感染病领域，并取得很多可喜成果。

感染病的基因治疗主要包括三大类：①依赖于核酸的基因治疗，包括反义DNA或RNA，具有催化活性的RNA(核酶)；②蛋白质的研究，例如单链抗体；③免疫治疗的研究，包括基因疫苗或特异性致病的淋巴细胞。基因治疗的临床试验已被应用于感染病，主要是艾滋病(AIDS)，同时在其他病毒性感染病(乙型肝炎、丙型肝炎等)的体外实验及动物实验中亦表现出良好前景。

二、基因治疗的原则

基因治疗基本原则有:①必须分离出含有调节序列的特异性基因;②必须能够获得足够数量携带该基因的载体或(和)细胞;③必须建立一条产生足够量的产物,可维持适当长的时间,且不产生不良反应。简言之,导入体内的基因要有针对性、稳定性、高效性、安全性及可调控性。

(一)目的基因的选择

用于基因治疗的目的基因选择原则为:①该基因的异常是疾病发生的根源;②该基因遗传的分子机制清楚;③基因已被克隆,一级结构和表达调控机制较为清楚;④可在体外操作,而且安全有效;⑤转移基因在受体细胞内最好能够完整地、稳定地整合并能适时适量表达功能性蛋白质。基因治疗中选择的目的基因可来自染色体基因组,亦可来自互补DNA(complementary DNA,cDNA)。目的基因必须置于适当的启动子的控制之下,编码基因的信号肽序列必须完整。只有这样,目的基因才可适量表达,其表达产物可分泌至细胞外。

(二)受体细胞的选择

在基因治疗中,选择适当的受体细胞作为基因转导的靶细胞是基因治疗成败的一个关键因素,可选择病变发生细胞(如肿瘤细胞),亦可选择非病变细胞(如成纤维细胞)。其原则为:①最好选择组织特异性细胞,即外源基因仅在该组织中表达,而在其他组织中不表达或表达水平低;②细胞要易于从体内取出,有增殖趋势,且生命周期较长,使得有足够的时间进行体外基因操作;③离体的细胞要能接受外源基因的转染;④细胞经过体外基因操作后能够存活下来,并能安全输送回体内。

(三)基因导入系统的选择

目的基因本身一般不含有启动子等调控序列,导入靶细胞后很难得到目的基因的表达,因此必须藉助基因导入系统将目的基因重组于表达载体的合适位置,再导入细胞,在特定调控序列指导下进行表达。

(四)基因治疗中的载体

基因导入系统(gene delivery system)是基因治疗的核心,可分为病毒载体系统及非病毒载体系统,用于人类基因治疗的病毒载体系统主要包括逆转录病毒(retrovirus,RV)、腺病毒(adenovirus,ADV)、腺相关病毒(adeno-associated virus,AAV)、单纯疱疹病毒(herps simplex virus,HSV)及SV40病毒等。非病毒载体通常是利用亲水或疏水的多价阳离子物质来聚集DNA和包装质粒。疏水性介质形成脂质体或微泡(minicells),从而形成脂质体/DNA复合物(lipoplex),而亲水性介质则形成多聚物/DNA复合物(polyplex)。非病毒运载系统具有以下优点:①不需包装细胞,制备易,省时,滴度也不受限制,且对质粒或其他形式核酸进行快速分析;②对基因大小和核酸类型不限制;③免疫原性低,急性毒性小,机体无潜在免疫力,对受者比较安全;④具有特异靶向性,且能转移至非分裂期细胞并有效表达;⑤制备方便且重复性好,安全且可人工合成及大规模生产,因此较简单和廉价。但是也有一些不足,主要体现在转染效率不如病毒载体,而且基因表达持续时间短暂,并且很多方面的问题仍需求助病毒或病毒成分来解决。非病毒载体主要包括裸DNA(naked DNA),多聚物/DNA复合物,脂质体/DNA复合物等,脂质体/DNA复合物包括阳离子(cationic)脂质体、阴离子脂质体、pH敏感型脂质体、融合(fusogenic)脂质体。

三、基因治疗的种类

(一)根据基因转移的途径,可将基因治疗分为两种:*ex vivo*(回体转移或称二步法)和*in vivo*(活体直接转移或称一步法)

ex vivo 指将外源基因克隆到一个合适的载体,首先导入体外培养的自体或异体(有特定条件)的细胞,经筛选后将含外援基因的受体细胞重新输回受试者体内。*in vivo* 指将含有外源基因的重组病毒、脂质体或裸露的DNA直接导入体内(图9-6-1)。*ex vivo* 比较经典、安全,而且效果较易控制,但是步骤多、技术复杂、不容易推广。*in vivo* 法操作简便,容易推广。然而,对这种方式导入的治疗基因以及其载体必须证明其安全性,而且导入体内之后必须能进入靶细胞,有效地表达并达到治疗目的,故在技术上要求很高,其难度明显高于 *ex vivo* 的导入途径。

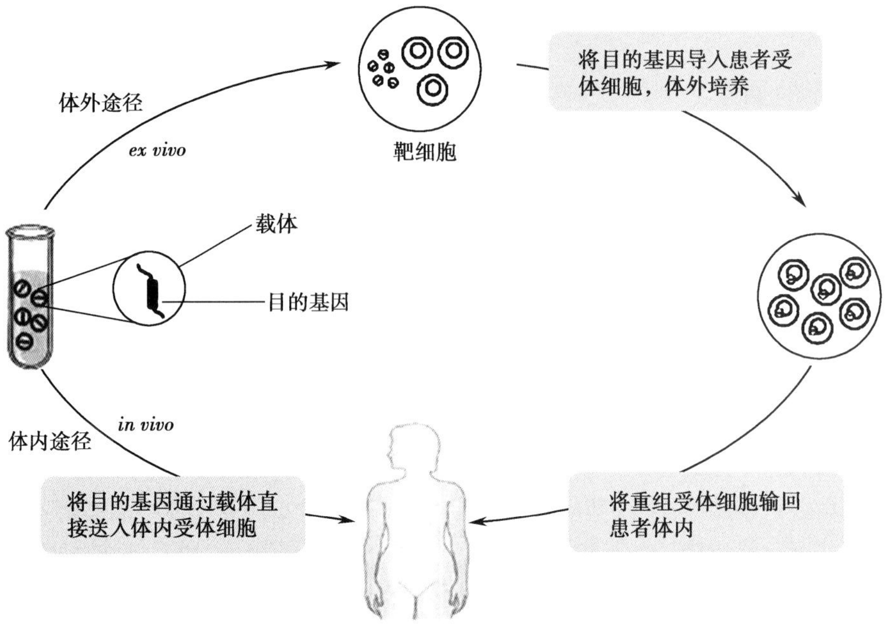

图 9-6-1　基因治疗的两种途径

（二）根据基因转移载体的不同可分为非病毒方法和病毒方法

非病毒基因转移法有 DNA 直接注射法、磷酸钙转染法、电穿孔法、颗粒轰击技术、脂质体重组乳糜微粒残余体、DNA-RNA 寡核苷酸介导的 DNA 转移法及受体介导的基因转移法等。非病毒基因转移法常采用前述的 *in vivo* 转移途径。病毒基因转移法常用的病毒载体有 RV、ADV、AAV、HSV、SV40 及慢病毒等。用病毒为载体的基因转移法常用 *ex vivo* 转移途径，其效率一般高于非病毒的转移方法，而且目的基因较少降解。

四、基因治疗中有待解决的关键问题

（一）高效的靶向性基因导入系统

基因治疗的首要问题，是能够将治疗基因输送到并进入特定的靶细胞，且能在该细胞中得到高效表达，这对于恶性肿瘤治疗尤为重要。如果一个治疗基因不能导入大多数肿瘤细胞，至少要求它尽可能不进入或少进入正常细胞。当然，针对免疫系统的体内基因治疗可以是例外，但也必须尽可能靶向地或相对地更多进入免疫系统的细胞，同样也有一个靶向导入的问题。迄今为止，病毒性载体中，如 RV、ADV 在体内肿瘤基因治疗时，除直接注入瘤体外，若用全身给药，在肿瘤中分布极低，很难达到治疗的作用。

（二）外源基因表达的可控性

表达分泌性蛋白质的基因导入人体后，如表达处于无控制状态，将会造成严重后果。最理想的可控性是模拟人体内基因本身的调控形式，但其难度极大，一是需要全基因或包括上下游的调控区及内含子，设计的载体须有几十个甚至上百个 kb 的包装能力，同时又涉及存在重复序列时的 DNA 重排及丢失问题；二是一个长片段进入细胞及是否能整合，设计整合的位点，最终的理想是实现定点插入。

（三）治疗基因数量过少

对极大部分多基因疾病，如恶性肿瘤等的治疗基因还有待阐明，同时还有些基因的功能目前尚未明确，其表达调控序列的确定以及其相互作用规律有待阐明。

五、核酶及 RNA 干涉技术推动基因治疗的应用

核酶（ribozyme）是具有酶活性的 RNA 分子，它能与 RNA 特异性以碱基配对方式结合，且有剪切有害 RNA 分子和修饰突变细胞 RNAs 的能力，用它作为基因治疗手段具有很大的潜力（图 9-6-2）。某些催化核酶亦可通过切割和拼接细胞内的 RNAs 的能力，以修正编码基因的信息。核酶调整基因的表达，其结构简单、位点特异性切割和催化潜能，应是有效工具。

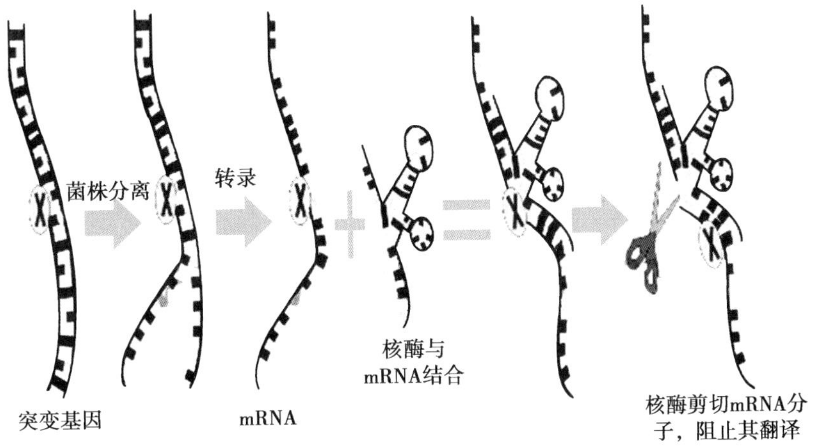

图 9-6-2　核酶的作用机制

核酶具有多种形式，如发夹样、斧头样及锤头样等，其中锤头样核酶被证实是最小最有特异性的。天然存在的锤头样核酶在病毒的滚环式复制中具有顺式酶切作用，将它们用于基因工程时，则起反式调节作用，可切割其他 RNA 分子。反式调节的锤头样核酶由两部分组成：①反义功能区（茎状部分Ⅰ和Ⅲ或称两侧翼）：用于识别结合靶 RNA，分别由 6～8 个碱基与靶 RNA 配对结合，决定着核酶特异性；②催化活性中心（茎Ⅱ部分）：由 22 个核苷酸组成一个茎 2 个环状结构，用以识别裂解靶 RNA 序列中 NUX 三联体下游序列。为了证实具有活性结构的核酶对于靶序列的要求，有学者在顺式和反式反应系统中进行了更广泛的保守区遗传诱导突变研究。目前人们普遍接受的 NUX 规律中 N 为任何碱基（A、U、G、C），X 为 A、C 或 U，中间位置上的 U 对切割是必须的。带有 NUX 三联体的底物可以被特异的核酶切割。

锤头样核酶是金属酶，其切割活性依赖于金属 Mg^{2+} 的存在。反式激活锤头样核酶的反应底物和 Mg^{2+} 一起结合到核酶上，通过茎Ⅰ、Ⅲ碱基配对形成 Michaelis-Menten 复合体。然后，在复合体底物中特异的磷酸二酯键被 Mg^{2+} 活性剪切，产生 2′、3′环磷酸和 5′-羟基基因。最后，被剪切的片段从核酶上游离下来。释出的核酶可不断参加新的催化反应。每一个反应速率对于一个完整的酶动力方式是固定的。

由于核酶具有高效性和特异性，临床上应用核酶进行病毒性疾病的治疗已取得了一定的成效。应用于临床的核酶有两种来源：一是化学合成的核酶；二是用 DNA 模板来表达核酶。前者的实现需要解决两个问题：①找到很好的药物传递系统即载体；②获得耐 RNA 酶的核酸 RNA。

近来，有学者以 U1 小核糖核酸（U1 small nuclear RNA，U1snRNA）为载体构建嵌合体获得成功。U1snRNA 是指存在于真核细胞胞核中的一种富含尿苷酸（uridylic acid，U）的具有酶活性的小分子量 RNA，其主要功能是剪接核内非均一性 RNA（包括 mRNA 前体）使其成为成熟 RNA，且有核内定性的特性。基于 U1snRNA 核内定位以及参与 mRNA 前体的剪接反应的特性，有些研究者将其作为基因治疗的手段治疗某些人类疾病。

核酶在体内外应用研究已取得较大进展，但多数研究仍处于实验阶段，为了使核酶成功地用于临床治疗，还要进行以下的研究：①设计最佳的核酶结构，选择适当种类的核酶；锤头样核酶对靶序列的要求较低，且分子量较小，易于获得较高产量，也较经济，是目前广泛使用和首选的类型。其次是选择靶 RNA，核酶的作用效率与其裂解的靶序列有关，不同的 NUX 序列能使其裂解效率改变 100 倍以上。锤头样核酶包括 2 个侧翼的臂，选择合适长度的侧翼对提高核酶作用效应极其重要，一般认为设计 6～9nt 可获最佳效率；②寻找有效的导入及表达系统，最常用的载体是选择病毒载体系统，如腺病毒载体和逆转录病毒载体；③提高核酶在细胞内的稳定性，为了稳定核酶在细胞内结构，可对核酶结构进行特定的化学修饰；④多位点核酶联合，分别瞄准一条 mRNA 在不同位点进行多位点破坏，可以提高核酶的剪切率，可阻止变异病毒逃逸核酶的攻击和减少空间构型的影响，这种方法有人称为第二代核酶；⑤减少影响核酶作用效率的因素,某些抗生素能与一些核酶相互作用而影响其催化效率,在应用时应加以注意。

RNA 干扰(RNAi)是一种由双链 RNA(dsRNA)引发的序列特异性基因沉默机制,是通过利用 dsDNA 诱发对宿主细胞特异性 RNA 转录的抑制,从而抑制特异目的基因的表达。其机制是在细胞中导入 dsDNA,切割酶 dicer(由核酸内切酶和解旋酶等组成)将 dsDNA 剪切成21 ~23bp 的小干扰 RNA,siRNA 与酶蛋白结合形成 RNA 诱导的沉默复合体(RISC),RISC 根据碱基互补配对原则与靶向 mRNA 结合,在 ATP 参与下利用酶切作用降解 mRNA,从而导致目的基因表达沉默,而 RISC 则可继续参与下一个 RNAi 作用循环。可以通过体外合成和细胞内表达两种方式获得 siRNA,促使宿主细胞内形成 RISC,启动基因沉默机制,达到抗病毒作用。该技术已被迅速应用于抗癌、抗病毒等领域的研究中。miRNA 是一种小的、类似于 siRNA 的分子,由高等真核生物基因组编码,miRNA 通过和靶基因 mRNA 碱基配对引导 RISC 降解 mRNA 或阻碍其翻译。miRNAs 在物种进化中相当保守,在植物、动物和真菌中发现的 miRNAs 只在特定的组织和发育阶段表达,miRNA 组织特异性和时序性,决定组织和细胞的功能特异性,表明 miRNA 在细胞生长和发育过程的调节过程中起多种作用。已有研究发现体内一些 miRNA 分子对 HBV、HCV 复制、表达有调控作用。

六、基因治疗在病毒性肝炎中的应用

抗病毒治疗是病毒性肝炎的重要治疗手段之一,病毒性肝炎抗病毒的主要适应证是易发展为慢性肝炎的乙型和丙型肝炎,其目的在于抑制病毒复制,以控制炎症活动,降低其感染性,防止慢性化及发展为肝硬化和癌变,最终将病毒清除。

病毒性肝炎基因治疗的抗病毒策略主要是针对肝炎病毒复制周期的某些环节,如在 RNA 的转录、蛋白质的翻译、DNA 复制及 RNA 转录后修饰等水平上发挥作用。目前主要采取以下策略。

(一) 反义核酸策略(antisense oligonucleotides,ASON)

ASON 策略是针对肝炎病毒的转录或逆转录水平。ASON(包括反义 RNA 与 DNA)的互补结构,即 RNA-DNA(反义 DNA)或 RNA-RNA 杂交(反义 RNA),选择性地干扰或封闭基因表达而达到治疗的目的。反义寡核苷酸已被成功地用于抗 HBV 和抗 HCV 基因治疗的实验中。体外试验已证明,ASON 能特异性地抑制 HBV DNA 的复制和 HCV RNA 的复制。

核酸酶可将核酸降解,其中 RNA 酶(RNase)是一类生物活性非常稳定的酶类。这类酶耐热、耐酸、耐碱,煮沸也不能使之完全失活,蛋白质变性可使之暂时失活,但变性剂去除后,又可恢复活性。为提高寡聚物对核酸酶抗性及透过细胞膜的能力,设计各种修饰体及衍生物,如甲基化、烷基化、硫代化或其5′端及3′端耦联某些基因,可较好地增强抑制效果。把反义 RNA 与核酶串联成融合基因,可同时具有反义抑制及剪接功能,必定会提高 ASON 的抑制效率。Stein 等认为,脂质体修饰能够明显增强硫代磷酸化寡聚核苷酸(PS-ASON)的反义抑制作用。此增强效应可能与下面两个因素有关:①脂质体使核酸的转染效率提高;②包裹的 PS-ASON 可避免核酸酶的降解作用,从而提高其稳定性。Vidalin 等分别用 α-硫代磷酸化、β-硫代磷酸化和硫代磷酸化等基因修饰反义寡聚脱氧核酸,对 HCV 复制均有较好的抑制作用,认为经过化学修饰的寡聚核苷酸类似物能抵抗核酸酶的降解,提高其生物活性。

(二) 反基因寡脱氧核苷酸策略(antigene oligodeoxynucleotides,ANON)

ANON 技术是近年认识的在作用方式上不同于反义寡脱氧核苷酸(ASON)的一种基因表达的调控手段,能与双链 DNA 分子特异性结合形成局部三螺旋结构,从而在转录水平抑制基因表达。通过三螺旋形成,ANON 充当了切割 DNA 的“分子剪刀”,提供了基因治疗的新策略。研究表明,ANON、ASON 能明显抑制 HBV 复制及抗原合成,两者联合应用时抑制作用增强,提示作用于 HBV 生活周期不同环节的药物联合应用可能提高抗 HBV 效果。

(三) 核酶策略

前面已经提到了核酶在基因治疗中的作用,20 世纪 90 年代国外的研究者就将核酶引入了乙型肝炎抗病毒治疗的研究领域,并取得了较好的抗病毒效应。近年来对核酶的研究相对较少,研究主要集中在如何提高核酶作用的靶向型、作用时间等方面,Nash 等应用慢病毒载体表达的针对 HBV S 区、X 区的锤头样核酶,使核酶在细胞内表达持续时间明显延长。有学者针对 HCV 5′NCR

序列设计了3个锤头样核酶，在体外实验中发现核酶对靶RNA具有有效、特异的切割作用。国内有研究在核酶的基础上合成U1-Rz嵌合体，发现其在细胞内能有效切割HCV基因组，并证实以U1小核糖核酸作为核酶载体可以增加核酶在细胞内的切割活性。日本有学者设计抗HCV的核酶时，使用唾液粘蛋白定向提高了核酶的切割效率。

核酶在体内环境中相对脆弱，化学修饰虽可增强其稳定性，但却降低甚至消除酶的活性。大多数核酶是依赖重组载体在体内表达来发挥作用。反义寡核苷酸虽在体内有更长的半衰期，但却缺乏酶的催化切割活性，不能破坏靶基因，仅起到基因封条的作用，这些均限制了它们的药学应用。

（四）脱氧核酶策略

由于反义寡核苷酸和核酶在应用过程中需要修饰，最近一类具有催化活性的单链DNA分子已经由体外筛选获得，即脱氧核酶（DNA酶），包括有铅、锌、锰、镁及钙依赖型脱氧核酶，主要催化RNA切割反应。1997年Santoro和Joyce从体外筛选获得了一类有催化活性的脱氧核酶构型，命名为8～17 DNAzyme和10～23 DNAzyme。这2个脱氧核酶几乎可以特异地结合任何靶RNA，尤其是10～23 DNAzyme，它的切割位点序列要求非常简单，即嘌呤-嘧啶结构，此分子包括一个长约15bp的催化活性区和两个分别长7～8bp的侧翼序列以识别底物。由于脱氧核酶切割效率高、易于合成、相对稳定使之在病毒性疾病基因治疗的药物开发中具有广阔的前景。已有研究将10～23 DNAzyme应用于抗HBV和抗HCV的体外实验及动物实验水平，均取得了良好的抗病毒效果。由于DNA酶的一系列优点，使其应用前景光明。目前脱氧核酶的实际应用仍有一定的限制，如何提高其在细胞、体内的稳定性又不降低活性，如何高效地导入靶细胞和特定的器官等问题有待解决。

（五）小RNA技术策略

1. siRNA RNA干涉　本法已被广泛应用于HBV、HCV基因治疗的研究中。

2003年Hamasaki等人将带有HBV全长基因组的质粒转染到人肝癌细胞来源的Huh 7和HepG 2细胞中，使其可以稳定复制HBV基因并表达病毒蛋白，其后转染直接于体外针对HBV合成成对的siRNA，发现siRNA明显抑制了HBeAg的表达，并使3.5kb的mRNA明显减少，同时胞内HBV DNA复制中间体明显减少了。同年，有研究者将体外合成的针对HBsAg的siRNA转染包含HBV基因的人肝癌细胞系HepG2.2.15，使HBsAg和HBeAg分泌明显减少；同时他们还将其与含HBV基因组的质粒通过从尾静脉注射的方法共同应用于小鼠，使HBV转录、翻译产物及HBV DNA显著减少。随后，RNAi应用于抗HBV表达和复制的研究逐步增加，而且siRNA由体外制备逐步发展为体内表达，部分研究采用PCR制备的siRNA表达框架体系（SECs），其后大多数研究采用siRNA质粒表达载体和siRNA病毒表达载体的方法，并继续尝试将此项技术应用于动物实验。研究证实HBV特异的siRNA表达载体可有效抑制细胞培养体系内及HBV感染动物模型内的HBV转录产物、表达产物以及复制中间产物的水平，同时与体外合成相比具有价格便宜，作用持久等优点。而且Shlomai和Shaul的实验通过将GFP基因序列插入到HBV基因组中，破坏病毒核心蛋白和聚合酶活性，从而中断病毒的复制活动，在此基础上引入特异性siRNA表达载体，RNAi效应依然存在，表明RNAi的序列特异性抗病毒作用并不依赖于病毒复制活动。这一点在乙型肝炎的治疗研究中非常重要，RNAi可以用于抑制处于复制静止期的HBV，而现有乙型肝炎抗病毒药物如拉米夫定等只能适用于复制活动期。还有实验表明多靶点联合可提高RNAi抑制病毒的作用。

由于HCV是RNA病毒，这一特性使其成为RNAi技术最好的目标。国内外大量实验把RNAi技术应用于抗HCV基因治疗中。最早研究者利用的是HCV RNA亚基因组的复制子进行RNAi研究，同时包含一段荧光素酶基因用于监测复制子的表达水平。研究的靶位点选择于HCV的5′-UTR或荧光素酶基因，应用siRNA后使荧光素酶表达水平下降了85%～90%，而有错配的siRNA不能使荧光素酶的表达下降。其后有研究者应用siRNA直接作用于HCV的不同复制子，直接证实了RNAi对HCV的复制和蛋白表达具有强烈的抑制作用，而这种抑制作用有一定的量效关系和高度的序列特异性。近年相关实验多应用特异性RNAi表达质粒或RNAi病毒载体，靶位点多选择在E2、NS3、NS5b区域，对HCV的复制和表达取得较持久的抑制效果。

由于 HCV 主要定位于肝脏，而肝脏非常容易接受核酸分子以及病毒载体，同时 RNAi 的高度特异性可以减少非特异靶向带来的不良反应，所以应用 RNAi 技术治疗 HCV 感染有巨大应用前景，可能为最终永久地清除病毒提供良好的途径。

2. miR-122 近年来 miRNA 与病毒性肝炎的基因治疗研究热点主要集中在 miR-122（一种肝脏特异性 miRNA），最近有研究证实 miR-122 通过抑制 p53 而作用于 HBV 的转录，从而抑制 HBV 复制，并对 HBV 相关的肝癌有抑制作用。多项研究提示 miR-122 可能在 HCV 复制周期中一个补充步骤中起作用。miR-122 可能成为病毒性肝炎基因治疗的一个新的靶位。

（六）基因疫苗

基因疫苗可定义为将某种保护性抗原的基因插入适当的真核细胞表达质粒中，构建成重组质粒，将其直接接种机体后，即可在被接种者体内表达该抗原蛋白，从而诱导机体的保护性细胞免疫和体液免疫应答，产生针对该抗原所属病原体的特异性细胞杀伤（CTL）或抗体中和作用。鉴于迄今研制的基因疫苗普遍采用 DNA 重组质粒表达技术，所以又称基因疫苗为 DNA 疫苗。研制一种能同时编码表达多个抗原蛋白的基因疫苗，即有可能实现对多种病毒性肝炎的预防，基因疫苗亦可用于治疗病毒的慢性感染。包含有目的基因的质粒 DNA 在体内被宿主细胞吸收，合成目的基因所编码的蛋白质。内源性产生的蛋白质被蛋白酶加工为肽类。膜相关的抗原肽转运子（transporters of antigeneic peptides，TAP）把这些抗原肽转运到内质网，在内质网抗原肽与 MHC-Ⅰ类分子结合。MHC-Ⅰ类肽复合体被转运到细胞表面，被 $CD8^+$的 T 细胞识别。$CD8^+$的 T 细胞一旦被激活，即获得抗原特异性的细胞毒性功能，产生特异性的细胞杀伤作用。目前已有多个治疗性 HBV DNA 疫苗项目进入了Ⅱ期临床试验阶段，并证实 HBV DNA 疫苗有治疗作用。有研究针对 HCV 核心区、包膜区、结构区、非结构区构建 HCV 的 DNA 疫苗，国内有研究用 HCV 核心（C）基因进行基因免疫，证明不仅可以诱导机体产生特异性的体液免疫，而且产生特异性的细胞免疫，是治疗 HCV 的有效方法。

现阶段病毒性肝炎的基因治疗与其他方面的基因治疗一样，还有许多问题要深入研究，如目的基因的选择，病毒表达载体的安全性，表达基因的选择及基因转移靶细胞的选择和其导入方法，基因导入靶细胞后其表达产量低，治疗结束后如何终止导入基因的表达等。然而，HBV 基因疫苗能否应用于临床并且最终商业化，主要是基因疫苗载体方面的问题，它也是基因治疗和基因疫苗的瓶颈问题。

（七）其他治疗策略

目前研究表明，HCV 感染者对 IFN 抗病毒应答低下的原因与 HCV 的非结构（HCV-NS5A）蛋白诱导 IL-8 的产生有关，导致对 IFN 诱导的抗病毒应答受抑制，通过导入针对 IL-8 的 ASON 可达到抑制其产生，增加机体对 IFN 的抗病毒应答。

七、基因治疗在 HIV 感染中的应用

从理论上讲，许多慢性感染病包括几型病毒性肝炎，是基因治疗研究的合适目标。然而，到目前为止，HIV 感染受到了更多的关注。HIV 的基因治疗是利用物理或化学的方法，将目的基因导入机体适当的靶细胞内，间接或直接抑制病毒的复制，或提高机体对 HIV 的免疫能力。基因治疗的靶细胞一般是 HIV 敏感细胞，如人的 T 淋巴细胞或其他 $CD4^+$细胞。下面对上述一些研究的现状进行介绍。

（一）HIV 基因治疗的靶细胞

针对 HIV 感染的基因治疗，其靶细胞一般均为 HIV 的敏感细胞，因为 HIV 主要感染造血系统、多潜能干细胞或更成熟的 $CD4^+$细胞，所以将 HIV 复制和/或扩散的外源抗病毒基因导入上述潜在的靶子，将基因修饰的细胞再植入 HIV 感染患者，理论上可使耐受 HIV 的 $CD4^+$细胞在宿主体内再繁殖，可能在体内控制病毒传播。

（二）目的基因的导入技术

在 HIV 感染基因治疗研究中，目的基因的导入方式一般采用 *ex vivo* 法，把基因导入靶细胞的方法绝大多数是采用病毒感染法，这是由于用病毒感染法转基因效率最高。

多数研究采用的是重组的 Moloney 小鼠白血病病毒（MoML V），它是一种广泛应用的逆转录病毒。通过改造包装细胞，使病毒包装时掺入 HIV 的被膜糖蛋白，可形成所谓假型（pseudotype）病毒，使之特异性地感染 $CD4^+$细胞。

重组的 HIV 病毒亦得到较广泛的应用，且有独特的优点，特别适用于 HIV 感染的基因治疗。它不但可以特异性把目的基因导入分裂状态的

$CD4^+$细胞，而且能够进入非分裂状态细胞。少数研究者用腺相关病毒（AAV）把目的基因导入细胞。

（三）HIV 基因治疗策略

1. 反义技术　应用于 HIV 基因治疗的反义技术包括反义 RNA、核酶和反义寡核苷酸。反义技术所选择的靶基因有多个，包括 *TAR*（Tat 蛋白的反义激活应答序列）、*rev* 和 *gag* 等。Vcres 等比较了针对 *pol*、*vif*、*env* 及 3′端 *LTR* 的反义 RNA 对 HIV 的抑制作用效率，认为针对 *env* 的反义 RNA 抑制效率最高。

目前在抗 HIV 基因治疗中应用的核酶仍然主要是锤头状核酶和发夹式核酶两种类型。设计的核酶所选择的靶基因包括 *ref*、*env*、*RRE*（Rev 蛋白应答元件序列）和 5′端引导序列。已经有多项应用核酶技术的基因治疗方案获准进入临床试验。有研究应用反义肽核酸针对 HIV RNA 5′端 TAR，可以抑制 HeLa 细胞中 HIV Tat 反式激活作用，也有研究发现体外实验中，反义寡核苷酸和脱氧核酸经锁核酸修饰，可增强其抑制 HIV 表达的作用。

2. siRNA 技术　目前研究最直接的方式就是将针对 HIV 的 RNA 或其 mRNA 的特定序列的 siRNA 导入细胞来降解病毒，已证明了 siRNA 在抑制 HIV 的复制、整合和基因表达方面有非常有效的作用。应用 siRNA 技术的 HIV 基因治疗的临床试验已获得美国 FDA 批准，其结果将有助于确认基于 siRNA 的 HIV 基因治疗的可行性及该策略能否够预防耐药逃逸突变的发生。

3. RRE 和 TAR 的类似物　HIV 的 mRNA 的合成受病毒 Tat 蛋白的调节，合成的 mRNA 从细胞核到细胞质运输受病毒 Rev 蛋白的调节，这些调节蛋白通过与病毒 mRNA 某些特殊区域的结合而起作用。由于 Tat/TAR 和 Rev/RRE 在 HIV 生活周期中的重要性，从而成为细胞内抗体、反义核酸和核酶等基因治疗技术针对的主要靶细胞分子。

应用 RRE 和 TAR 的类似物进行抗 HIV 基因治疗的思路是在 HIV 感染的细胞内表达这些类似物（RNA），它们可以竞争性结合病毒的调节蛋白 Tat 和 Rev，组织调节蛋白与病毒 mRNA 上的相应序列结合，从而抑制 HIV mRNA 的合成和运输。

4. 细胞内抗体　最近抗体工程的进展允许编码抗体的基因被操纵，以至于抗原结合表位能够在胞内表达，抗体的特异性和高亲和力结合的特性，结合它们在哺乳动物细胞确定的细胞内位点能被稳定表达，已经提供了一个用于基因治疗的有力的新的分子家族，这些细胞内抗体被称为“胞内抗体”。

“胞内抗体”可被设计为单链抗体。单链抗体是指重链的可变区和轻链的可变区通过一种肽连接物结合，这种抗体保持亲本抗体的亲和力。把 HIV 被膜糖 gp120 蛋白的单链抗体基因导入 HIV 感染细胞，表达的单链抗体滞留于内质网，可将此单链抗体结合的被膜蛋白扣留在内质网，从而减少其表达。抗体针对的病毒靶蛋白主要有 Tat、Rev、gp120。国内有应用 HIV-1 Rev 单链抗体进行细胞内免疫，研究在入 T 细胞核周围血淋巴单核细胞内抗病毒机制的效果，结果显示，抗 Rev 单链抗体细胞内表达能有效地抑制病毒在细胞内的复制。还有对细胞内表达抗 HIV-1 整合酶单链抗体（IN-SFV）基因抗 HIV-1 复制的研究，表明细胞内表达的 HIV-1 整合酶单链抗体，可显著抑制病毒的整合，从而阻断细胞内病毒的复制。

5. 细胞内趋化因子（intrakine）　近年来相继发现了 HIV-1 的多个辅受体（coreceptor）。亲巨噬细胞性 HIV 的辅受体主要是 CCR5；亲 T 细胞性 HIV 的辅受体是 CXCR4。这些辅受体的本质是与炎症反应有关的一类细胞因子——趋化因子的受体。Intrakine 方法是针对 HIV-1 的辅受体，它的结构具有稳定性，在病毒感染细胞之前关闭其进入细胞的大门，使其无法进行复制和繁殖。最新研究表明通过破坏 CCR5/CXCR4，取得了非常好的抗 HIV 作用。

6. 清除 HIV-1 感染的细胞　把 HSV-tk 基因导入到 HIV 感染细胞，使其基因的表达受病毒 Tat 蛋白的调控，在前体药物作用下，也可使 HIV 感染细胞“自杀”。

7. 针对 CCR5 基因的治疗策略　2008 年有学者发现利用锌指蛋白核酸酶技术将 CCR5Δ32 突变型基因同源重组至 T 淋巴细胞，并通过小鼠实验证明，该重组细胞具有一定抗 HIV 感染能力。2010 年德国学者 Kristina Allers 报道一例利用 CCR5Δ32 基因型骨髓移植治愈一名有白血病的 HIV 患者，这位患者成为目前唯一被治愈的 AIDS 患者。国外研究者模仿这一疗法的两组基因治疗研究中获得了可喜的研究成果。

8. 基因疫苗　基因疫苗主要有亚单位疫苗、HIV 病毒样颗粒、重组基因工程疫苗、DNA 疫苗及合成肽疫苗等。用 HIV 病毒本身提取的抗原制备亚单位疫苗，其中 HIV 包膜糖蛋白 gp120 是制备疫苗的首选抗原。已经从 HIV 感染细胞培养物中提纯 gp120，制成候选疫苗，并在小鼠和黑猩猩中诱发中和抗体。HIV-1 Tat 蛋白制备的 Tat 疫苗的临床试验在意大利已经正式启动。HIV 病毒样颗粒是利用 *gag* 基因自身可以组装成颗粒样结构的特性，在昆虫细胞的杆状病毒表达系统中表达 *gag* 基因后分离纯化得到的一种不含病毒核酸的假病毒颗粒。由于它具有很强的免疫原性及安全性，作为 HIV 的候选疫苗倍受学者们的重视。表达 HIV gp160 和 HIV gp120 蛋白重配痘苗病毒疫苗已经进入了临床试验。美国 Vax Gen 公司研制的重组 gp120 蛋白疫苗是唯一已经进入人体Ⅲ期临床试验的 HIV-1 疫苗。但该疫苗由于是单体重组蛋白，刺激产生的中和抗体谱较窄，抗 HIV-1 野生株的攻击力有限。DNA 疫苗也是 HIV 基因疫苗的研究热点，并有研究已进入人体试验阶段。美国研究机构从 4 名 HIV 阳性患者血液中分离出 17 种具有广谱中和 HIV 变种活性的新单克隆抗体，研究人员认为大部分抗病毒疫苗依赖于激活抗体反应才能产生效果，分析这些抗体的结构和生化特性有助于揭示其 HIV 结合形成疫苗的活性成分和免疫机制。研制 AIDS 疫苗的最大障碍之一就是 HIV 是一种变异率极高的 RNA 病毒，对某些 HIV 株有效的疫苗对同时大量存在的变异株可能完全无效，这是 AIDS 疫苗研制最大的困难。尽管目前在 HIV 疫苗研究上遇到了一些挫折，但新的进展仍不断涌现，随着人们对 HIV 的深入研究，将不断地开发出新的疫苗，国内外学者对 HIV 基因疫苗的前景仍充满期待。

以上方法并非孤立应用的，一些研究同时针对 HIV 生活周期不同阶段其作用的病毒靶因子，将两种方法有机地结合，观察到对病毒的抑制有协同作用。

八、基因治疗在其他感染病的应用

目前对前述几种感染病的基因治疗研究较多，对利什曼原虫感染、日本血吸虫、弓形虫、莱姆病等一些感染病的基因治疗也有研究报道，研究方向主要集中在宿主免疫调节及基因疫苗研制方面。

只要有人类存在就会有感染病的发生，而对于有些感染病目前的治疗效果并不令人满意。基因治疗将可能是 21 世纪医药领域的最大突破之一。随着人类基因组计划的完成，人体的重要生理活动与疾病相关基因正不断被发现，人们已经逐渐认识到大多数疾病是由于基因结构和功能的改变而引起的，基因治疗将带来临床医学的巨大革命。基因治疗的手段将越来越多地应用于诸如病毒性或细菌性感染病的治疗。尽管基因治疗仍存在安全性、伦理性等多种多样的问题，但我们相信，随着科学研究的深层次进行，随着人们知识水平的提高，以及基因治疗的普及，基因治疗必将会得到更加广泛、更加科学的应用，基因治疗前景将是光明的。

（牛俊奇）

参考文献

1. 温晓玉，鲍万国，杨秀云，等. 特异性脱氧核酶对丙型肝炎病毒的体外消化作用. 中华肝脏病杂志，2005，3(12)：900-902.
2. 任娜，王峰，牛俊奇. 10-23 脱氧核酶抑制乙型肝炎病毒基因表达的实验研究. 中华肝脏病杂志，2005，13(10)：745-748.
3. Yang J，Bo XC，Ding XR，*et al*. Antisense oligonucleotides targeted against asialoglycoprotein receptor 1 block human hepatitis B virus replication. J Viral Hepat，2006，13(3)：158-165.
4. Nash KL，Alexander GJ，Lever AM. Inhibition of hepatitis B virus by lentiviral vector delivered antisense RNA and hammerhead ribozymes. J Viral Hepat，2005，12(4)：346-356.
5. Wu Y，Huang AL，Tang N，*et al*. Specific anti-viral effects of RNA interference on replication and expression of hepatitis B virus in mice. Chin Med J，2005，118(16)：1351-1356.
6. Sendi H. Dualrole of miR-122 in molecular pathogenesis of viral hepatitis. Hepat Mon，2012，12(5)：312-314.
7. Jangra RK，Yi M，Lemon SM. Regulation of hepatitis C virus translation and infectious virus production by the microRNA miR-122. J Virol，2010，84(13)：6615-6625.
8. C W Peterson，P Younan，K R Jerome，*et al*. Combinatorial anti-HIV gene therapy：using a multipronged approach to reach beyond HAART. Gene Therapy，2013，20(7)：695-702.
9. Allers K，Hutter G，Hofmann J，*et al*. Evidence for the cure

of HIV infection by CCR5Δ32/Δ32 stem cell transplantation. Blood,2011,117(10):2791-2799.

第七节　人工肝支持系统与肝移植

肝脏是机体重要的解毒器官,各种原因一旦造成肝细胞大量坏死,并出现肝衰竭,必将导致机体的代谢紊乱及毒性物质的大量堆积,二者又进一步影响肝细胞功能,加剧肝细胞坏死,形成肝衰竭的恶性循环。迄今为止,肝衰竭的内科治疗尚无重大突破,肝移植(liver transplantation)是最有效的治疗手段,但由于受供肝来源的严重制约,多数患者难以等到供肝、通过肝移植而存活。因此,可靠、有效的过渡支持治疗成为肝衰竭患者肝移植的关键。

人工肝支持系统(artificial liver support system,ALSS),简称人工肝(artificial liver),系一类具有解毒及代谢等作用的体外装置及替代肝脏功能的技术方法。根据采用的技术、方法及材料的不同,人工肝大致可分为物理型人工肝、生物型人工肝及介于两者之间的中间型人工肝三大类,主要用于肝衰竭患者的辅助治疗。随着材料与技术方法的不断改进、提高与成熟,现已被证实人工肝可成为肝衰竭患者等待肝移植的过渡"桥梁",甚至为部分患者通过自身肝再生而恢复争取时间、创造条件。

一、物理型人工肝

物理型人工肝源于血液净化技术,主要以机械方式去除肝衰竭患者体内堆积的代谢产物及毒性物质。

(一) 血液透析、滤过

血液透析及血液滤过是典型的血液净化技术,适应证是肾功能不全,亦可用于肝衰竭治疗,被称为物理型人工肝。其主要通过降低血氨等中、小分子物质,改善患者的肝性脑病,或用于并发肝肾综合征以及水、电解质紊乱和酸碱失衡的治疗。在临床实际应用中,两者往往与其他人工肝方法结合使用。

1. 血液透析　透析(dialysis)是一种溶液通过半透膜与另一种溶液进行溶质交换的过程。当膜两侧存在浓度差时,双侧的溶质及溶剂(水分子)按浓度梯度、渗透压梯度或静水压梯度作以弥散为主的跨膜运动,最终达到动态平衡。血液透析治疗肝衰竭的主要适应证是肝肾综合征,因为它可使血液中的小分子毒物(分子量<500Da),如尿素氮、肌酐及酸根等跨过半透膜向透析液中扩散。近年一些特殊材料半透膜的应用使透析物质的分子量达到15 000Da,能清除氨、胆红素及芳香族氨基酸等亲脂及亲水性毒性物质,提高肝性脑病的神志恢复率。血液透析对患者的长期存活影响较小,但当同时采用肝衰竭的根本性治疗肝移植时,其对等待肝移植的急性肝衰竭患者的肝肾综合征治疗有积极意义。

2. 白蛋白透析(albumin dialysis,AD)　白蛋白透析系将白蛋白加入透析液进行血液透析,其原理是亲脂性毒素与白蛋白呈配位键结合,透析液中加入白蛋白可与血浆白蛋白竞争结合毒素,而达到跨膜清除亲脂性毒素的目的。白蛋白透析分为单次白蛋白通过透析及重复白蛋白透析两种,前者透析液中白蛋白的浓度为2~10g/dl,主要弥补单纯透析不能清除大、中分子毒素(小分子量<40 000Da,大分子量>140 000Da)的缺陷,增加透析液白蛋白浓度或流速,均可改善非结合胆红素的清除率,且治疗无明显不良反应;后者使用略高于血清白蛋白浓度的白蛋白透析液在膜外反复循环透析,直至透析液中白蛋白配位结合点饱和为止,可充分利用白蛋白的吸附效能,减少了白蛋白的用量和浪费。国内研究显示,白蛋白透析能清除水溶性和蛋白结合性毒素及炎症介质,改善临床症状和肝功能,治疗重型肝炎疗效肯定。

3. 血液滤过(hemofiltration)　血液滤过是模仿肾脏的滤过重吸收原理,选择有良好通透性并与肾小球滤过面积相当的半透膜过滤器,使除蛋白质、细胞等以外的大量液体及中小分子物质(如小分子尿素氮、肌酐,中分子炎症介质等)滤出,同时补充与血浆液体成分相似的电解质溶液,以达到血液净化的目的。血液滤过可通过清除氨等毒性物质来治疗肝性脑病,通过滤出过多水分缓解脑水肿。目前认为,血液滤过清除的仍以小分子物质为主,血液透析滤过则主要清除中分子物质,故在肝衰竭的治疗中更多的是采用透析滤过法,其治疗肝性脑病比血液透析效果好,但比血浆置换、血液灌流效果差。

(二) 血液/浆灌流

血液灌流(hemoperfusion)亦称血液吸附(hemosorption),系指在体外循环条件下,血液通过装有吸附剂的容器以吸附清除某些内源性或外源性毒物，达到净化血液的一种治疗方法。肝衰竭时，大量本应由肝脏转化处理的毒性物质及代谢产物蓄积于患者血液中，并与肝衰竭形成恶性循环。因此，血液/浆灌流吸附作为物理型人工肝较早已应用于肝衰竭的治疗。血液灌流的最大缺点是吸附材料本身选择性较差，在清除患者体内毒性物质的同时，亦可吸附部分机体有用的物质，故虽可显著改善肝衰竭患者的肝性脑病，但病死率并未明显下降，目前主要与其他人工肝方法联合使用，以提高疗效。

1. 活性炭吸附（activated carbon adsorption） 活性炭灌流吸附是以一种多孔性、高比表面积的颗粒型无机吸附剂活性炭为材料，能有效吸附分子量5000Da以内的中小分子水溶性物质，但不能有效吸附血氨及脂溶性毒素，对与白蛋白结合的毒素吸附能力亦较差。活性炭颗粒形状不规则，机械强度较差，容易脱落炭粒，直接与血液接触会导致溶血及微血管栓塞，须经包膜处理，使用前还要仔细检查有无漏气及吸附剂微粒脱落。大量资料显示，血液灌流对肝性脑病有较好的治疗作用，因其可清除氨、假性神经传导递质，如羟乙苯乙醇胺、游离脂肪酸、酚、硫醇及芳香族氨基酸，并可提高支链与芳香族氨基酸的比例，增加脑脊液中cAMP的含量，从而改善脑内能量代谢，促使肝性脑病患者苏醒。然而，多数研究显示活性炭灌流吸附并不能提高患者的长期存活率。

2. 树脂吸附（resin adsorption） 树脂是一类高分子网状结构的聚合物。用于临床血液/浆灌流吸附的树脂分为吸附树脂（中性树脂）及阴、阳离子交换树脂。吸附树脂是一种球形合成交联共聚物，具有多孔、高比表面积等特征，而且在制备过程中可人为控制其化学、物理结构，使其对某些物质具有选择性吸附。吸附树脂对与蛋白质紧密结合的毒物，或脂溶性高的毒物具有较高吸附能力，能够清除芳香族氨基酸，改善血浆及脑脊液中支链氨基酸与芳香氨基酸的比例。离子交换树脂利用电荷相吸相斥原理对物质进行选择性吸附，其中应用较多的是阴离子交换树脂，它对未结合胆红素及巴比妥类药物具有良好的清除效果。炭化树脂是兼备活性炭与吸附树脂特点的新型吸附材料，对一些脂溶性及水溶性物质有较好的吸附能力，可有效吸附TNF-α等促炎性细胞因子。

3. 免疫吸附（immunoadsorption） 免疫吸附系将特定的抗原或抗体与某些物质制成吸附剂，通过抗原抗体的免疫反应或物理化学作用，从血液中特异性地吸附并清除与免疫有关的致病因子。血液灌流免疫吸附对内毒素、TNF-α、IL-1β及IL-6有较好清除的作用，尤其将多黏菌素B结合在碳或其他载体上，可选择性与内毒素结合，使患者的中毒症状显著改善。由于急性肝衰竭时内毒素及内毒素-TFN-IL激发的“瀑布效应”对肝细胞的毒害非常严重，可迅速导致细胞变性、坏死、凋亡及功能衰竭，故灌流吸附内毒素及细胞因子在急性肝衰竭的治疗中具有重要意义。

（三）透析吸附与吸附滤过

血液透析吸附（hemodiasorption）系血液透析与吸附组合的一种血液净化方法，可更高效、有选择性地清除肝衰竭患者血液中的毒性物质及代谢产物。血浆灌流吸附滤过系血液灌流吸附与血液滤过结合的方法，不同的是将血浆分离出来，对其进行灌流吸附和滤过，以提高血液净化效率。

1. 分子吸附再循环系统（molecular adsorbent recirculating system，MARS） 分子吸附再循环系统是前述多种血液净化技术巧妙结合的产物，它采用了一种特殊的透析膜和含白蛋白的透析液，并组合了吸附剂为活性炭及阴离子交换树脂的吸附器。患者体内的毒素（包括蛋白结合毒素及非结合毒素）通过透析器转移至白蛋白透析液中，白蛋白结合毒素经活性碳和阴离子树脂吸附清除，在线净化后的白蛋白透析液又重复下一个循环，再与患者血液进行交换，从而有效清除水溶性毒素及白蛋白结合毒素。此外，MARS中还设置了一个低流量透析器，可清除某些水溶性毒素如肌酐、氨等，并通过向该系统输入有益物质来保证体液平衡、酸碱平衡、糖及盐平衡。MARS是目前世界上应用较多的体外肝脏支持技术，在欧洲的临床研究取得满意的结果，在过渡肝支持及等待肝移植方面效果明显。由于MARS人工肝治疗要使用大量的人血白蛋白，血制品的缺乏及治疗本身昂贵的价格使其在我国的进一步临床应用受限。

2. 蛋白吸附再循环系统（protein absorbent recirculating system，PARS） 蛋白吸附再循环系统系在MARS基础上，用高通量滤器代替透析器的血液净化装置。如国内有学者采用高通量聚砜膜血滤器、20%白蛋白透析液、日产BL300胆红素吸附器或国产丽珠HA-330血液灌流器（代替

MARS 白蛋白循环中的活性炭吸附器和阴离子交换吸附器）构建了 PARS，在清除肌酐、氨等水溶性毒素方面与 MARS 具有相似效能，对于总胆红素的清除率，BL300 胆红素吸附器达 30% 以上，国产丽珠灌流器亦能达到 20% 左右，治疗肝衰竭的性能较好。

3. Prometheus 系统 Prometheus 系统是近来国外推出的另一种血液净化方法。它借鉴了 MARS 的原理，不同的是结合了部分血浆分离吸附系统及持续血浆灌流吸附滤过，后两者均系先用血浆成分分离器分离血浆，分离的血浆再通过吸附器、高通量透析器或滤过器进行净化处理。Prometheus 系统由部分血浆分离吸附及高通量血液透析联合组成，运行时患者血浆中的白蛋白及白蛋白结合毒物经血浆分离器分离，进入一个包含有中性树脂吸附器及阴离子交换器的特殊吸附装置进行解毒，解毒后的白蛋白再次入血并进入置于体外血液循环的末端高通量血液透析器，净化后的白蛋白返回体内。有学者在临床应用中对比 Prometheus 与 MARS 在物质清除等方面的作用，结果发现前者各方面疗效均优于后者。

二、中间型人工肝——血浆置换

血浆置换（plasma exchange）系一种以正常人新鲜血浆或血浆替代物取代患者体内成分异常的血浆，清除体内毒素，净化血液的方法。在肝病治疗领域，由于血浆置换既可机械性被动去除肝衰竭患者体内毒素，又能人为补充白蛋白、凝血因子等生物活性物质，故为介于物理与生物人工肝之间的肝支持方法，称为中间型人工肝。

（一）原理与治疗作用

血浆置换属典型的血液净化技术，系采用血浆分离技术将患者血液中的细胞成分与血浆成分分离开来，用正常人血浆或血浆替代品加以置换的治疗方法。用新鲜冰冻血浆或人血白蛋白等溶液进行血浆置换，既可清除肝衰竭患者血液的中、小分子毒性物质、与血浆蛋白结合的大分子毒性物质、自身抗体、免疫复合物及同种异体抗原等致病相关性因子，又能补充肝功能不全病人缺乏的凝血因子、白蛋白及调理素等机体所需物质，并可快速、有效地清除血液中的胆红素，故起辅助性肝支持的作用，被认为是目前较为成熟的肝脏替代疗法。

血浆置换治疗肝衰竭的不足之处是分离与清除血浆无选择性，即清除血浆中有毒物质同时，亦可清除血液中大量有益的物质。同时，需消耗大量新鲜冷冻血浆。由于我国各地血浆来源均较困难，用血浆置换术治疗肝衰竭目前已大大减少，血浆来源紧张的矛盾有待采用开源节流的方式加以解决。

（二）基本方法

目前用于肝病治疗的血浆置换基本采用非选择性膜式血浆分离器进行血浆置换术。该分离器一般由天然高分子材料或高分子聚合物质制成，膜上具有无数小的膜孔（0.2～0.6μm），只准许滤过所有溶于血浆中的各种成分如激素、电解质、糖、维生素、蛋白质及免疫复合物等，血细胞及血小板等不能透过膜孔而留在膜另一侧，与等量置换液混合后输回体内。血浆置换方法简单、操作简便，置换过程中严格控制血浆分离和补充血浆或代用品的量，保持出入平衡，即可达到治疗目的。

应用小孔径（0.03μm）血浆分离器进行选择性血浆置换可更多保留凝血因子，减少白蛋白丢失，除可直接清除蛋白结合毒素及水溶性毒素，对胆红素、内毒素及血氨等物质的清除率可达 50%，有单位用此法治疗重型肝炎亦取得较好的效果。

（三）血浆置换的临床疗效

20 世纪 70 年代初国外研究证实血浆置换可减轻肝性脑病，但对肝衰竭患者存活率毫无影响。由于引起肝性脑病的大多毒性物质都存在于血浆，要想广泛地去除肝衰竭所产生的大量毒性物质，只有大剂量血浆置换才在理论上有可能清除全身的毒性物质。有研究报道大量血浆置换治疗 18 例急性肝衰竭患者，存活 11 例，其中 9 例接受了肝脏移植，2 例肝再生而恢复健康。另有研究报道，对 15 例等待肝移植的Ⅲ和Ⅳ度肝性脑病患者进行了高容量血浆置换，平均置换量为 9900ml（5000～16 000ml），置换次数 1～8 次不等，最终有 9 例（60%）患者等到供肝，肝移植后存活。

国内大多数单位的临床结果证实其治疗早、中期重型肝炎疗效较好。虽然单独进行血浆置换并不能显著降低肝衰竭患者的病死率，但在减少肝衰竭患者体内毒性物质，改善肝脏功能和凝血状态，促进细胞再生及病情恢复及等待肝移植等方面均有积极意义。为提高疗效，国外采用以血浆置换为主，再组合长时间的持续式血液滤过透析等血液净化法，有报道使患者肝性脑病改善明显。国内亦有报道采用血浆置换联合血浆灌流等治疗重型肝炎，使治愈好转率有所提高。

三、生物型人工肝

生物型人工肝是用培养肝细胞的生物反应器或供肝灌流装置，进行肝衰竭患者的体外血液循环，通过肝细胞或供肝的解毒、生物合成、代谢等多种功能为患者提高全面的辅助肝支持。由于体外全肝脏灌流实施要求高、供肝来源困难，现已鲜有临床研究报道。目前通常所说的生物人工肝系指以培养肝细胞为基础的生物人工肝支持系统。理论上讲，以肝细胞为材料的生物人工肝最能模拟正常肝脏的功能，为肝衰竭患者提供可靠的肝支持，使患者通过自身肝再生或肝移植而恢复。多年来，生物人工肝从个例成功报道发展至今的Ⅱ～Ⅲ期临床研究，可望为肝衰竭治疗提供新的手段。

（一）基本原理

培养肝细胞型生物人工肝是肝细胞培养技术与血液净化技术相结合的产物，其核心材料一是培养的具有正常活性与功能的肝细胞，二是可供细胞培养或放置并能与人工肝治疗对象接触的生物反应器，两者相互依存，共同完成生物人工肝的生物功能。具体来说，生物人工肝的基本原理是将体外培养的肝细胞置于特殊的生物反应器内，利用体外循环装置将肝衰竭患者血液/血浆引入生物反应器，通过反应器内的半透膜进行物质交换与生物作用。由于这一过程如同正常机体血液流过肝脏肝窦一样，一方面血液中的毒性物质被培养肝细胞摄取、转化、代谢；另一方面血液中因肝衰竭而缺乏的机体必需物质由培养肝细胞合成、补充，从而实现理想模式的人工肝支持与治疗。

（二）肝细胞及培养

肝细胞是生物人工肝的核心成分，不仅要求有特异的细胞功能，而且应无不良反应。目前，细胞源是生物人工肝进一步临床研究与应用的"瓶颈"。人肝细胞是最佳选择，但成人供肝来源缺乏，人肝手术标本细胞数量有限，人胎肝细胞临床应用困难较大。目前，国外大多使用来源广泛的猪肝细胞和肝细胞株，两者均可在一定程度上代替人肝细胞，并取得较好效果，但仍存在传播动物源性传染病的可能性和远期致瘤危险。近年来干细胞的研究为解决生物人工肝的细胞来源带来了新的希望。

生物人工肝肝细胞培养的原则是大量、高密度、高活性培养，并尽可能地长期培养。因为要保持完整的肝脏功能，成人至少要150～450g肝细胞，传统的单层培养方法难以达到细胞量的要求。在新分离的肝细胞悬液中，加入经胶原被覆的葡聚糖微载体间隙振动，可使肝细胞黏附于微载体进行高密度培养。根据肝细胞有相互聚集的特性，在肝细胞分离后，采用抑制肝细胞单层贴壁生长方法，可促进其相互聚集成多细胞球形体。将肝细胞直接置于生物反应器培养，如中空纤维培养细胞法及胶原凝胶制动等亦可实现肝细胞的高密度、长期高活性培养。

（三）生物反应器与体外装置

反应器是生物人工肝系统中肝衰竭患者血液或血浆与肝细胞相互作用，进行人工肝支持的关键部位。理想的生物反应器应为肝细胞提供良好的生存条件，并进行高效的物质交换。目前的生物反应器大致分为中空纤维生物反应器、平板单层生物反应器、灌注床或支架生物反应器和包被悬浮生物反应器4类。其中，研究最多并被应用的生物反应器为中空纤维型，其形似透析器，半透膜允许约100 000Da以下的物质通过，而细胞及免疫球蛋白不能通过，起到免疫隔离作用。近年来，研究者们不断推出一些新的生物反应器设计，但多数尚不能达到长期为肝细胞生长提供合适微环境以保持肝细胞功能的要求。

体外装置是生物人工肝进行临床肝支持必不可少的部分，担负着完成体外血液循环及维护生物反应器内肝细胞活性的双重任务，肝细胞、生物反应器与体外装置三者共同组成体外生物人工肝支持系统。国外已进入临床研究并取得成效的有美国Circe Biomedical公司的BAL系统（bioartificial liver）、美国Hept Assist的ELAD（extracorporeal liver assist device）、荷兰的AMC-BAL系统（Amsterdam Medical Centre-BAL）及德国的BELS生物人工肝（bioartificial extracorporeal liver system）等。

（四）混合生物人工肝

混合生物人工肝是以培养肝细胞型生物人工肝为主，联合应用偏重于解毒的物理型、中间型人工肝技术与方法构成的一种复合型体外人工肝支持系统。旨在充分利用各种人工肝支持方法的优点，克服各自缺点，满足肝衰竭患者人工肝辅助支持治疗所需的效果。美国的 HepatAssist 2000 型人工肝是混合生物人工肝的代表，它由活性炭吸附器与生物反应器组合而成，该系统中血浆分离器将患者血浆分离至血浆池，血浆池中的血浆在以较高速度循环于串连的活性炭吸附器和生物反应器的同时，又以血浆分离的速度输回人体血液，该系统已完成Ⅲ期临床研究（图 9-7-1）。

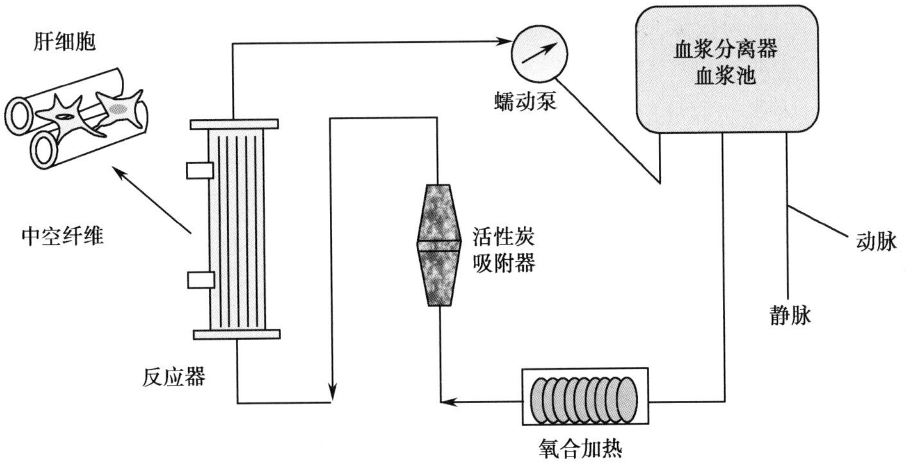

图 9-7-1 混合型生物人工肝示意图

（五）生物人工肝的临床研究与应用

自 1987 年肝细胞型生物人工肝首次治疗暴发性肝衰竭获得成功以来，生物人工肝逐步进入临床试用阶段，迄今已有不少成功报道。最具代表性的临床研究是 HepatAssist 2000 型混合系统的多中心随机临床研究，该混合系统治疗 85 例肝衰竭患者的 30 日存活率为 71%（对照组 62%），其中的对乙酰氨基酚中毒性肝衰竭患者的生存率为 70%，对照组仅 37%。表 9-7-1 显示了几种生物人工肝装置/系统特征及主要临床研究结果。

表 9-7-1 生物人工肝临床研究概况

型号/研发机构	细胞	反应器	临床研究结果
HepatAssist® （Arbios Systems，美国）	解冻的猪肝细胞 $(5\sim7)\times10^9$	中空纤维型	Ⅲ期临床研究，171 例 85 例肝衰竭患者的 30 日生存率为 71%（对照组 62%）
ELAD® （Vital Therapies，美国）	C3A 细胞 200～400g	中空纤维型	Ⅰ期临床研究，2 组 24 例 生存率无显著差异 延缓肝性脑病进展，改善半乳糖清除
MELS （Charité，Campus Virchow-Klinikum，Humboldt 大学，德国）	新分离人/猪肝细胞，>600g	新型编织中空纤维型	Ⅰ期临床研究 7 例过渡到肝移植，1 例死亡
BLSS （Excorp Medical，美国）	新分离猪肝细胞 70～120g	中空纤维型	Ⅰ期临床研究，4 例 血氨、胆红素下降
AMC-BAL （Academic Medical Center，Amsterdam 大学，荷兰）	新分离猪肝细胞 10×10^9	非编织支架型	Ⅰ期临床研究，7 例 6 例过渡到肝移植，1 例自行康复 血氨下降、肝性脑病改善

四、肝移植

肝移植就是对终末期肝病患者，通过手术切除病变肝脏，植入一个或者部分健康肝脏的手术方式。自 Starzl 于 1963 年施行首例人体原位肝移植以来，随着 20 世纪 70 年代环孢素 A 的出现、80 年代 UW 液和体外生物泵静脉转流技术的临床应用和 90 年代亲体供肝肝移植的顺利开展，肝移植已成为治疗终末期肝病的唯一最有效的手段，肝移植患者的1年存活率约80%～90%，5年为60%～70%，最长存活者达28年以上。

（一）肝移植的种类

1. 经典全肝移植术　经典全肝移植包括供肝切取术、供肝修整、病肝切除术及供肝植入术4步。供肝来自脑死亡或非脑死亡器官捐赠者，采取腹部大十字形切口入腹切取肝脏，以标准重力法迅速灌入UW液；在尽可能的低温状态下将供肝置于1～4℃的UW液或平衡液中，对供肝进行修整，在第一肝门处找出肝动脉、门静脉、下腔静脉及胆总管。采用上腹部倒"T"形切口切除病肝，仔细检查保留的相应吻合血管残端和腹膜创面，完善止血后开始肝脏植入术，依次吻合供、受体肝上下腔静脉、门静脉、肝下下腔静脉、肝动脉及胆总管。

2. 背驮式原位肝移植术　背驮式原位肝移植术即为切除受体病肝时保留肝后下腔静脉及肝左、中、右静脉，将供肝肝上下腔静脉与受体肝静脉共干行端端吻合，或者将供肝的肝上下腔静脉与受体的下腔静脉侧侧吻合或端侧吻合的术式。

3. 减体积肝部分移植术　减体积肝部分移植术指将体积较大的供肝切除一部分，缩小其体积后再原位植入受体腹腔的手术方法。该术式主要适用于难以获得合适体积供肝的儿童患者。

4. 分割式肝部分移植术　分割式肝部分移植术即将一个完整的成人供肝以外科手术的方式分割为两个部分，并同时移植给两个不同的受体，亦称劈离式肝移植术。

5. 原位辅助性肝部分移植术　原位辅助性肝部分移植术指切除受体病变的部分肝脏，再切取与切除病肝相似的部分正常肝脏作为供肝，原位植入受体腹腔的手术方法。该术式主要适用于某种特定功能缺陷者，其优点在于最大限度地保留了患者肝脏的其他功能。

6. 活体肝部分移植术　活体肝部分移植术指以健康成人作为供体，有计划地切取其部分肝脏，再原位移植给另一个受体的手术方法。属于减体积肝部分移植术的一种特殊形式。

（二）供肝的选择

一般要求供体达到下列要求：①年龄45岁以下；②生命体征平稳；③生长发育正常，营养状态良好；④肝脏形态结构完整，无严重畸形，无任何外伤；⑤无腹部空腔脏器损伤；⑥无性病；⑦无恶性肿瘤；⑧无各种病原体导致的急性感染。为确保供肝质量、加快肝移植术后肝功能的恢复，选择供肝时需尽量避免肝脏热缺血现象，最好选择脑死亡作为供肝。肝脏功能良好及形态结构正常是供肝的基本条件，除在肉眼下对供肝进行仔细检查排除各种损伤和病变、血管变异外，所有供肝在移植前应通过快速冰冻切片做组织学检查。供肝保存质量与肝移植术后疗效密切相关，目前全球公认的肝脏保存液为UW液，但其在保存时限上及温度上仍需达到一定条件。

（三）肝移植的适应证及禁忌证

肝移植适用于进行性不可逆性终末期肝疾患，主要适应证包括：①胆汁淤积性疾病，如先天性胆道闭锁症、原发性胆汁性肝硬化等；②肝细胞大量坏死性疾病，如重型肝炎及药物性肝炎等；③先天性代谢性疾病，如肝豆状核变性及酪氨酸血症等；④肝脏肿瘤，如肝细胞癌及肝胆管癌等。

肝移植术的禁忌证多指患者存在严重威胁生命的全身性疾病及植入新肝脏亦无法挽救患者生命的疾病，主要包括HIV阳性患者、肝癌出现肝外转移者、不可逆转的肝性脑病者、各种败血症及严重全身性感染、进行性心肺疾患、酒精依赖症者及烈性感染病患者等。

（四）肝移植的并发症

由于多数肝移植患者术前全身状况差，加之肝移植手术创伤大、时间长，术后管理复杂，因此，术后极易出现各种并发症，其中主要有出血、血栓形成、感染及排斥反应等，1994年Furukawa等报道了美国匹兹堡器官移植中心肝移植术后并发症的发生状况，首位为感染，发生率为50.5%，其中细菌感染28%，病毒感染19%，真菌感染3.5%；第二位为外科并发症，主要是出血、血栓、胆道狭窄及胆漏，约20%～35%的患者需再次剖腹手术；第三位为原发性供肝无功能（primary non-function，PNF）及急性排斥反应。可见并发症是导致肝移植失败的主要因素，其防治是肝移植术后管理的关键。

（五）肝移植治疗急性肝衰竭

近年来ALF应用肝移植的比例增多并取得较好的效果，在技术条件尤其是供肝保障的情况下，肝移植已成为国外ALF（包括暴发性、亚暴发性肝衰竭）治疗的首选方案。

1. ALF患者的肝移植指征及禁忌证　迄今，国内外对ALF行肝移植的适应证尚无统一标准，较多采纳和应用的适应证标准是英国皇家学院和法国 Bernuau 研究小组的肝移植指征。英国皇家学院的指征中，由对乙酰氨基酚引起者，pH 值<7.30，同时伴有：①凝血酶原时间（PT）的国际正常化比率（INR）>7（PT>100 秒）；②血肌酐>300μmol/L；③处于Ⅲ或Ⅳ期肝性脑。对于非对乙酰氨基酚引起者，INR>7（PT>100 秒，无论何期肝性脑病）并满足以下任何 3 项者（无论何期肝性脑病）为其适应证：①年龄<10 岁或>40 岁；②非A-E 型肝炎、氟烷中毒、特发性药物反应；③出现黄疸至发生肝性脑病的时间>7 日；④INR>3.5（PT>50 秒）；⑤血清 T. Bil>300μmol/L。该标准注重患者准确的临床表现和生化指标的异常，以便尽可能准确、快速、及时地做出肝移植决定并在最短的时间内获得供肝。法国 Bernuau 研究小组的指征为：有肝性脑病的 ALF 患者，年龄<30 岁，Ⅴ因子水平<正常对照值 20%，或年龄>30 岁，Ⅴ因子水平<正常对照值 30%，应列入肝移植。

ALF 肝移植的禁忌证主要包括严重的不可逆脑损害、严重的 ARDS 可能导致麻醉时氧合障碍、活动性酒精性肝病或滥用药物所致肝病基础、感染性休克、未控制的先天和获得性免疫缺陷、门静脉及肠系膜静脉广泛血栓形成、严重出血性胰腺炎、恶性肿瘤已有全身转移等。

2. 存活率及影响肝移植预后的因素　ALF 肝移植的存活率，欧洲国家约为 50%～75%，美国报道的存活率在 46%～89% 之间。由于对 ALF 患者实施的是紧急肝移植，受体肝衰竭状态及供体质量均无法得到令人满意的保障，故 ALF 肝移植的存活率要低于其他肝病择期肝移植。肝移植前脑病程度，尤其是肝性脑病程度对患者的预后有较大影响，四期脑病患者肝移植的病死率可高达 72.7%。供体死亡的原因、种族、性别、ABO 配型、部分使用供肝及供肝冷缺血时间等对移植物 1 年存活率均有明显影响，其中 ABO 配型和使用少部分供肝作为移植物的影响最大。此外，移植肝的肝炎病毒感染亦对存活率有较大影响。

3. ALF 患者肝移植前的处理　患者一旦列入肝移植，立即按常规例行术前准备，主要内容有：①立即移入 ICU，深Ⅱ度以上昏迷者行气管插管；②通知血库、实验室（检验科）等做相关准备；③诊断性抽血行血清学检查和药物过敏等试验；④做血培养，检查肝脏大小，血细胞计数，电解质、EEG、CT 检查；⑤避免注射肾上腺皮质类药物及镇静剂，给予维生素 K 和预防性抗生素，使用足量的 H_2受体阻滞剂，保持胃液 pH 值>5.0；⑥给Ⅲ～Ⅳ度昏迷病人放置硬膜外压力监测器，脑水肿者常规使用甘露醇脱水，注射戊巴比妥对抗颅内压增高。此外，还要重点监测和防治感染、出血、肾衰竭、酸中毒及血流动力学异常等，尽可能地稳定患者病情、延缓脑死亡，帮助患者等到供肝。

4. 人工肝的过渡支持　由于供体的严重缺乏，在等待紧急肝移植的 ALF 患者中，只有 10%～20% 的患者有幸接受原位肝移植，其中部分病例还要因不可逆转的神经系统损伤、脑水肿、严重感染及肝外多器官功能损害等影响肝移植的成功，另有 2%～23% 的病例有可能出现肝移植后的 PNF。因此，ALF 患者围手术期的肝支持治疗对于原位肝移植十分重要。国外生物人工肝研究的初衷，很大程度上就是要使其成为等待肝移植患者的临时辅助支持手段，使患者病情稳定，争取更多时间寻找合适供肝，同时尽可能地改善患者脑水肿、肝性脑病、凝血机制及血流动力学状态等，为肝移植及 PNF 的再移植成功创造条件。已有的研究显示生物人工肝作为肝移植的“桥梁”正发挥着越来越重要的作用，如 Demetriou 等用混合型生物人工肝对 10 例严重肝衰竭患者进行人工肝支持治疗，结果 7 例患者经 36 小时的人工肝支持顺利地等到了肝移植，1 例完全恢复并于 6 个月后实施了选择性肝移植，存活率达到 80%。另 2 例患者因并发败血症、多器官衰竭和可卡因试验阳性未能实行肝移植手术而死亡，提示生物人工肝在此类患者的救治过程中具有重要的意义。

综上所述，经过不懈的努力，人工肝支持系统和肝移植均取得了显著进展，尤其是人工肝支持与肝移植联合治疗肝衰竭取得了令人鼓舞的成绩，为肝衰竭的治疗开辟了新的途径及广阔的前景。

（王英杰）

参考文献

1. Saliba F, Camus C, Durand F, *et al*. Albumin dialysis with

a noncell artificial liver support device in patients with acute liver failure: a randomized, controlled trial. Ann Intern Med, 2013, 159(8): 522-531.

2. Xu X, Liu X, Ling Q, *et al*. Artificial liver support system combined with liver transplantation in the treatment of patients with acute-on-chronic liver failure. PLoS One, 2013, 8(3): e58738.
3. Rademacher S, Oppert M, Jörres A. Artificial extracorporeal liver support therapy in patients with severe liver failure. Expert Rev Gastroenterol Hepatol, 2011, 5(5): 591-599.
4. Cerdá J, Tolwani A, Gibney N, *et al*. Renal replacement therapy in special settings: extracorporeal support devices in liver failure. Semin Dial, 2011, 24(2): 197-202.
5. Carpentier B, Ash SR. Sorbent-based artificial liver devices: principles of operation, chemical effects and clincal results. Expert Rev Med Devices, 2007, 4(6): 839-861.
6. Carpentier B, Gautier A, Legallais C. Artificial and bioartificial liver devices: present and future. Gut, 2009, 58(12): 1690-1702.
7. Mitzner SR, Stange J, Klammt S, *et al*. Albumin dialysis MARS: knowledge from 10 years of clinical investigation. ASAIO J, 2009, 55(5): 498-502.
8. Hessel FP, BramlageP, Wasem J, *et al*. Cost-effectiveness of the artificial liver support system MARS in patients with acute-on-chronic liver failure. Eur J Gastroenterol Hepatol, 2010, 22(2): 213-220.

第八节 中医中药治疗在感染病中的应用

中医中药在感染病中的应用已有数千年历史，中医诊断感染病主要以致病物质“邪”进入人体所致的各种反应特点为辨证依据。邪进入人体的门户为皮肤与口鼻。中医学将邪分为风、寒、暑、湿、燥、火与疫疠之气，把四季流行病的规律分为风温、春温、湿温、暑温、秋燥、冬温等。辨证论治系中医治疗的总原则，整体调整为指导思想。中医中药在治疗感染病方面积累了丰富的经验，总结了大量的防治理论、治疗方法及方剂，并记载于有关医学专著，其中包括张仲景的《伤寒杂病论》、吴有性（又可）的《瘟疫论》、叶桂（天士）的《温热论》以及吴瑭（鞠通）的《温病条辨》，一直沿用至今。

一、中医药治疗感染病具有悠久历史

早在两千余年前《黄帝内经》中就记载：“五疫之至，皆相染易，无问大小，症状相似”，并指出有金、木、水、火、土五种疫病。隋代巢元方《诸病源候论》中提到：“人感乖戾之气而生病，则病气转相染易，乃至灭门”的严重性。东汉张仲景，目睹“余宗族素多，向余二百。建安纪年以来，犹未十稔，其死亡者，三分有二，伤寒十居其七”的惨象。张仲景将自己诊治外感热病的经验提升为理论，著《伤寒杂病论》，为中医辨证论治奠定了基础。明代崇祯辛巳年（1641 年），山东、河南、河北、浙江等省疫病流行，吴又可推究病情，悟出疫病的病因：“非风非寒，非暑非湿，乃天地间别有一种异气所感”，并把祛邪作为治温疫的第一要务，已很接近现代医学传染源的认识及治疗思想。

由病原微生物（细菌、病毒等）感染致人发病，且具传染性、流行性的一类疾病，中医称之为疫病。传染病多属外因的外感病类。风、寒、暑、湿、燥、火为外感病的病因，统称外邪。《内经》中就有寒邪致疫、六淫致疫、疠气致疫、时行之气致疫等记载。东汉张仲景《伤寒杂病论》强调寒邪。金元时代，刘河间创立“六气皆从火化“的学说。明代吴又可《瘟疫论》对急性感染病的病因提出“戾气”“厉气”“杂气”说，标志中医疫气学说已经创立。如果从感染病的病理机制来看，清代吴鞠通《温病条辨》已比较完整地提出了中医的认识，即感染病系由气候环境因素、人体内在因素及戾气、时行之气共同作用的结果。

《伤寒杂病论》奠定了急性感染病辨证论治的理论。《温疫论》首次提出“杂气致病论”，并提出温病的辨证与伤寒不同，不可沿用六经辨证方法套用温疫的辨证；吴鞠通的《温病条辨》在借鉴六经辨证的过程中，参照叶天士的卫气营血辨证的理念，进一步提出三焦辨证理论。卫气营血与三焦辨证经纬交错，有机配合使用，可将病变阶段、病变部位辨析清楚、准确，而有效地指导临床治疗。清代温病学说的确立，把中医学对感染病的诊断、辨证、治疗引向规范化、系统化，逐渐形成了三焦辨证定部位、六经辨证定脏腑、卫气营血辨证定表里的立体辨证体系，简化了辨证论治的方法，形成了一种简便的辨证论治体系，为防治感染

病提供了辨证思维的方法及临床经验的指导。

二、中医药治疗感染病的基本特点

中医药治疗感染病不依赖于病原体，而是以临床表现为基础，所以对于突发性传染病可达到早期治疗、减缓病情及截断病势目的；对于慢性传染性疾病通过祛邪与扶正结合，在杀灭病原体同时，通过调动人体自身防病抗病能力，提高机体对病原微生物的适应性，降低病原微生物对人体伤害。同时，由于中医药是对人体进行整体调节，长期服用不但不容易导致药源性疾病及产生耐药性，亦可以缓解放疗及化疗药物的不良反应及耐药性，提高治疗效果。

三、中医药在感染病治疗中的应用

中医药对感染病的防治主要通过辨证论治或个体化治疗而发挥作用。

（一）辨证治疗

感染病的治疗应以辨证为依据，结合辨病治疗的方法。属于“伤寒”的感染病应按六经辨证方法治疗，属于“温病”的感染病应按卫气营血、三焦辨证方法治疗。因此，根据辨证而确立的治疗原则有六经辨证、卫气营血辨证及三焦辨证等。

六经辨证始见于《伤寒论》，是东汉医学家张仲景在《素问·热论》等篇的基础上，结合伤寒病证特点所创立的一种论治外感病的辨证方法。它以六经（太阳经、阳明经、少阳经、太阴经、少阴经、厥阴经）为纲，将外感病演变过程中所表现的各种证候，总结归纳为三阳病（太阳病、阳明病、少阳病）及三阴病（太阴病、少阴病、厥阴病）六类，分别从邪正盛衰，病变部位，病势进退及其相互传变等方面阐述外感病各阶段的病变特点。凡是抗病能力强、病势亢盛的，为三阳病证；抗病力衰减，病势虚弱的，为三阴病证。六经病证，是经络，脏腑病理变化的反映。其中三阳病证以六腑病变为基础；三阴病证以五脏病变为基础。所以说六经病证基本上概括了脏腑及十二经的病变。运用六经辨证，不仅仅局限于外感病的诊治，对内伤杂病的论治，亦同样具有指导意义。

卫气营血辨证，是清代医学家叶天士首创的一种论治外感温热病的辨证方法。四时温热邪气侵袭人体，会导致卫气营血生理功能失常，破坏人体的动态平衡，从而导致温热病。此种辨证方法是在伤寒六经辨证的基础上发展起来的，又弥补了六经辨证的不足，从而丰富了外感病辨证学的内容。卫、气、营、血，即卫分证、气分证、营分证、血分证这四类不同证候。当温热病邪侵入人体，一般先起于卫分，邪在卫分郁而不解则传变而入气分，气分病邪不解，以致正气虚弱，津液亏耗，病邪乘虚而入营血，营分有热，动血耗阴势必累及血分。

三焦辨证，系外感温热病辨证纲领之一，为清代医家吴鞠通所倡导。它根据《内经》关于三焦所属部位的概念，大体将人体躯干所隶属的脏器，划分为上、中、下三个部分。从咽喉至胸膈属上焦；脘腹属中焦；下腹及二阴属下焦，并在《伤寒论》六经分证及叶天士卫气营血分证的基础上，结合温病的传变规律特点总结出来。三焦病的各种证候，标志着温病病变发展过程中的三个不同阶段。其中上焦病证候，多表现于温病的初期阶段；中焦病证候，多表现于温病的极期阶段；下焦病证候多表现于温病的末期阶段。三焦病的传变过程，虽然有自上而下，仅针对一般情况，并非固定不变。在实际运用时，要依据具体病情而有所变化。

除六经辨证、卫气营血及三焦辨证论治外，脏腑辨证在感染病治疗中亦有广泛应用。脏腑辨证系根据脏腑的生理功能、病机变化，对四诊所收集的疾病的症状及体征进行分析、归纳，藉以推求病因，判断病变部位，病变性质及正邪盛衰状况，最后确定某一脏腑寒、热、虚、实的一种辨证方法。多数与感染有关，而非具备六经、卫气营血及三焦辨证的疾病，需要应用脏腑辨证。如急性感染性多发性神经根炎（即格林巴利综合征）、急性脊髓炎等，通过“审证”，未必能求得“邪毒”或“热毒”病因，不一定具有热毒证候，而瘫痪则是其主要表现，属于中医“痿证”范围，因其一般无邪可祛，故不宜采取攻击祛邪为主的治疗方法，而应按脏腑辨证，采取调节阴阳、气血、脏腑、经络功能，同样可以达到痊愈疾病的目的。

（二）辨病治疗

感染病治疗除传统辨证论治外，亦应结合辨病治疗，这是时代要求，亦是现代中医感染病治疗的需要。辨病主要包括四个方面：其一，辨西医之病。中医辨病与辨证之争由来已久，至今尚无定论，但有一点已形成共识，属于感染病的“伤寒”、“温病”虽从“寒”和“温”反映了两类疾病的本质区别，但作为疾病名称尚欠笼统，故应用西医病名，然后按中医理论阐述其病因病机、传变规律及治疗方药；其二，重视病因治疗。感染病，特别是属于温病的感染病，瘟疫学家强调病因治疗。由于温病系由特异的温邪所致，并造成人体功能失调及实质损伤，因此祛邪是治疗温病关键。祛邪务早、务快、务尽，由此可见，及早祛除病邪，可减少病邪对机体的损害及并发症的发生，解除患者病痛，有利于健康的恢复。特异的温邪包括风热病邪、暑热病邪、湿热病邪、燥热病邪的温热病邪、疠气等，其性质各异，致病后发生的变化，产生的证候不同，治则治法有异，故在临床上审证求因，审因论治，即在辨别出致病原因、病邪性质的基础上，拟定出针对病因的特异治疗方法，是取得疗效的可靠保证。这种“治邪”的观点，体现了针对病原的攻击性治疗措施；其三，辨病之必然证。病与证之间的关系是病决定证，病的本质一般规定着证的表现及证的变动，即一个病必然出现一个或几个证，通常称为必然证，它反映病证之间的内在统一，如细菌性肺炎热壅肺、病毒性肝炎湿热蕴结、泌尿系感染湿热下注等。然而，由于疾病在演变过程中容易受各种因素影响，比如体质强弱、男女老幼、天时地域、感邪轻重等的不同，所见证候亦异，肯定会出现多种多样的证候，通常称之为或然证或兼夹证。因必然证体现了病证之间的内在联系，故辨别必然证对疾病的治疗具有重要意义。目前病下分证随意性较大，难以反映病证之间的内在规律，应当在总结前人治疗感染病成就的基础上，努力辨别必然证，实现病与证之间的真正统一；其四，辨特异治疗方药。临床实践表明，将古代本草知识与现代药理研究成果相结合，选择针对感染病的特异治疗方药，然后与辨证论治相结合，往往能显著地提高临床疗效。古人在这方面已做出一定努力，如黄连治痢，茵陈退黄，土茯苓治梅毒，乌梅丸治蛔厥，大黄牡丹皮汤治肠痈，养阴清肺汤治疗白喉等。

（三）邪正合治

中医药治疗感染病并非只针对病原体，不强调单纯与病毒对抗，而通过整体治疗，体现出邪正消长关系，在拟定其治疗方法时，应权衡邪气与正气盛衰情况合理使用祛邪与扶正的方法，务使邪去而正安。感染病病程演变过程是邪正相互斗争的过程，正胜则邪却，正虚则邪陷。感染病的发展演变具有阶段性，邪正消长变化明显，因此治疗感染病主要通过审证求因，而审因论治。中医对于感染病防治重视“邪气”对人体的危害，“祛邪”是治病常法，叶天士的“或透风于热外，或渗湿于热下，不与热相结，势必孤矣”，可看作是中医治疗感染病的思想。中医不仅重视“邪气”在发病中的作用，更重要的是从正、邪关系的演变转化来认识及治疗感染病，注重权衡感邪轻重、正气盛衰的情况，辨证用药。此外，亦要注意本证与兼证的关系，以及患者体质属性等而确定相应的治疗方案。

四、中医药防治病毒性疾病的优势

中国有着五千年文明，历经数百次大的战争、自然灾害的磨难，亦经历过多次瘟疫的侵袭，中医中药曾发挥重要作用。目前80%以上的感染病系由病毒所致。在病毒性疾病的治疗中，现代医学针对病毒性感染病的防治主要以抗病毒药物及特异性疫苗的研制与应用为主，取得了较好成绩，中医与西医各有优势，西医不可能替代中医，多数病毒性疾病至今尚无特效药物，中医学从整体调整入手，调动机体的免疫力，对病毒感染病具有一定效果。尽管中医药尚未发现有特效杀灭病毒的单味药或复方，但是通过辨证治疗，中医药对某些病毒性疾病，如AIDS、乙型肝炎等的治疗显示出一定的优势。随着人类的延续，会有新的病原微生物出现及新的病毒性感染病产生，治疗这些感染病，中西医结合将是重要的手段。

当前新老感染病频发，我们要在继承中医疫病防治经验的基础上，将传统理论与现代感染病的认识相结合，构建中医疫病防治新体系，建立完善的防治辨证体系，发掘、确立有效的防治方药。随着现代制药技术的发展和研究的不断深入，温病学所创立的相应治疗方法及具体方药，在现代感染病临床抢救及治疗中发挥更为重要的应用价值。

（赵英仁）

参 考 文 献

1. 张之文，杨宇. 现代中医感染性疾病学. 北京：人民卫生出版社,2004:49-93.

2. 江锋,刘保延. 中医药防治传染病的研究现状与展望. 传染病信息,2010,23(50):257-259.
3. 陈利平,王发渭,郝爱珍. 中医对传染性疾病的认识与防治. 中华医院感染学杂志,2008,18(11):1587-1588.
4. 陈利平,吴整军.《温疫论》对中医感染病学的影响. 中华医院感染学杂志,2006,16(5):532-534.
5. Li T, Peng T. Traditional Chinese herbal medicine as a source of molecules with antiviral activity. Antiviral Res, 2013,97(1):1-9.

第十章

感染病的预防

第一节　急性感染病的管理

感染病一直是威胁人类生命与健康的严重疾病。随着社会经济的发展，感染病不再是单纯的卫生和健康问题，而成为一个与政治、经济、安全、稳定等密切相关的重大社会问题。

自2003年传染性非典型肺炎（严重急性呼吸综合征，SARS）暴发以后，国家逐步建立了公共卫生事件应急机制及感染病防控和救治体系。但由于全球化步伐的加快、人类生存环境的破坏、人们生活观念和行为方式的改变，使感染病变得越来越复杂化，危害性越来越大。同时，我国目前按人口计算经济水平较低，传染病各项监控制度尚不健全，群众防治意识仍有待提高，这些都给我国传染病的防控带来诸多困难。

为加强我国新形势下传染病防控工作，我国人大修订了《中华人民共和国传染病防治法》，2004年12月1日正式实施。新传染病防治法着重突出以下六个方面：①突出传染病的预防和预警；②完善传染病疫情报告、通报和公布制度；③进一步完善传染病暴发、流行时的控制措施；④设专章规定传染病救治工作制度；⑤加强传染病防治保障制度建设；⑥做到保护公民个人权利与维护社会公众利益的平衡。

针对急性呼吸道感染病，于2007年5月制定并开始实施《全国不明原因肺炎病例监测、排查和管理方案》，并于2013年进行修订，在全国范围内进行急性呼吸道感染病的排查和管理，并应用于随后发生的人感染H7N9禽流感病毒以及中东呼吸综合征新型冠状病毒感染的管理。

通过立法和宣传，提高全社会对感染病严重性的认识，加大防治宣传力度，加强感染病的依法管理、科学管理和严格管理，对保障社会稳定与建设的顺利进行具有重大的现实意义。

一、认真落实《中华人民共和国传染病防治法》，建立和完善各项规章制度

2003年SARS的暴发，暴露了我国公共卫生基础建设和突发公共卫生应急系统建设与管理中的许多不足。党和国家对此高度重视，及时总结了抗击SARS和人感染高致病性禽流感（avian influenza，简称禽流感）疫情的经验教训，先后颁布、修改了《突发公共卫生事件应急条例》和《传染病防治法》等一系列法律、法规，为感染病的现代化管理提供了法律依据。各级相关部门应该加强监管，同时完善一些相关制度，加强执行力。

二、大力加强感染病防治宣传

由于我国地区发展水平不平衡，受教育程度参差不齐，对感染病的危害认识不足。大多数农村地处偏远地区，经济落后，缺乏感染病防控技术和设备，专业人员和资金短缺，群众防治知识和意识薄弱。因此，应加大感染病防治宣传力度，提高群众对感染病的防范意识，增加防治知识，改变不良生活习惯和行为，提高素质，创建全民参与防治感染病的良好社会氛围。感染病防治的经验和实践表明，防控传染性疾病全社会都有责任，只有人人参与，才能合力防控感染病。

三、加强国内外的交流与合作

经济全球化同时也使感染病全球化，使得感染病可在全球范围内迅速传播。因此，对感染病，特别是有全球大流行潜在威胁的感染病的监控和预防，不是一个地区和国家能够承担的，需要国际、国内各个层次和领域之间的通力合作，SARS和禽流感的防治经验就充分证明了这一点。加强各个层次和领域之间的交流与合作，首先是需要加强国际间的交流与合作，特别是对有全球流行趋势的感染病的防治管理。其次是需要国内各个层次和领域之间的交流与合作。如卫生、农业、科

学、交通口岸、制药业等部门的大力协作,以及社会和公众的配合。只有这样才能达到迅速、全面控制感染病流行的目的。

四、采取有效感染病预防措施

(一) 控制和管理传染源

对病人、病原携带者应早期发现,早期诊断,及时隔离,尽早治疗。对感染病的接触者进行检疫和处理,对感染和携带病原体动物及时处理。应加强感染病患者、病原携带者的管理,严格执行法律、法规、规章,认真落实各种常规和技术规范,在规定时间内进行准确网络上报。

卫生部颁布的《突发公共卫生事件与感染病疫情监测信息报告管理办法》要求:对突发公共卫生事件和感染病要实行属地化管理,当地疾病预防控制机构负责对突发公共卫生事件和感染病进行信息监督报告和管理,并建立流行病学调查队伍和实验室,负责公共卫生信息网络维护和管理、疫情资料报告等工作。卫生部要求各级疾病预防控制机构要按照国家公共卫生监测体系网络系统平台的要求,充分利用报告的信息资料,建立突发公共卫生事件和感染病疫情定期分析通报制度,常规监测时每个月不少于3次疫情分析与通报,紧急情况下每日进行疫情分析与通报。对突发公共卫生事件和感染病疫情,卫生部将如实通报公布。

对感染病患者和病原携带者按照“强制管理、严格管理、分类管理、监测管理”的原则,进行综合防控,对各类感染病患者统一由感染病专科医院收治,严禁进入食品、饮水等行业。加强对高危人群的监控,定期进行查体、监测,以防患于未然。尽可能减少感染病对人民群众健康和生命的危害。感染病的管理也应该与时俱进,不同时期,管理的侧重点也有所不同。目前阶段,应关注以下几方面。

1. 加强对农民工等流动人员的感染病管理 随着市场经济的发展,大量的农民工进入城市,由于从一个相对封闭的区域进入开放地区,使农民工成为感染病的高危人群。同时,由于其流动性和聚居性,也成为了感染病流行的重要途径。因此加强对农民工等流动人口的教育和管理,为他们提供必要的医疗保障,是感染病防治管理工作中的重要环节。

2. 加强对传染源动物的防治措施 很多急性感染病通过动物可引起更大范围的传播和流行。除了鼠疫、肾综合征出血热、钩体病、狂犬病等经典感染病以外,一些新发感染病如禽流感、人感染猪链球菌病等也被明确与某些动物传染播散有关。因此,必须对可疑动物采取捕杀、隔离治疗、检疫等相关措施,以利于疫情的控制、疾病的预防。

3. 加强医院感染管理,防止医源性感染 医院是各种患者的聚居处,人员流动大,病种情况复杂,如缺乏对感染病的高度警惕,很可能成为感染病传播的源头,SARS 流行期间,我国有惨痛的教训。因此,应大力加强医院管理,按照布局科学、结构合理、设施先进、功能齐全的原则,严格按照国家的有关标准进行。综合医院应坚持开设不同出、入口的肠道门诊和发热门诊,防止交叉感染做好疫源检查。严格消毒隔离工作,控制好感染病源头。积极对医务人员进行感染病防治教育,及时更新感染病防治知识,强化法制观念,认真执行疫情报告制度。

加强一次性医疗用品和医疗废物的管理:按照《医院感染管理办法》要求,医院应对购进的消毒药械、一次性使用医疗器械、器具的相关证明进行审核,必须各种证件齐全,才能进入医院,要求临床科室在使用一次性无菌医疗用品前认真检查,凡有质量问题或过期产品严禁使用,并及时反馈。医疗废物严格分类收集,感染性废弃物、病理性废弃物、损伤性废弃物、药物性废弃物及化学性废弃物等不得混合收集,做到分类放置、专人回收。

4. 公共卫生系统的快速反应和隔离观察的管理 SARS 和禽流感之后,卫生系统认真总结了经验和教训,建议了一系列公共卫生事件的应急措施和快速反应的管理流程。不仅要求对急性期患者进行网络上报、积极治疗及隔离,同时基于完善的登记制度,对所有与传染源有密切接触、可能受染的易感者进行管理,不仅接种相应的疫苗和特异性免疫球蛋白以及药物的预防,同时应对接触者进行严格的医学观察、卫生处理以及检疫。常见感染病的潜伏期、隔离期及检疫期可参阅“第二十六章附录二”。

(二) 切断传播途径

各种感染病通过不同的传播途径进行传播和流行。对于新发感染病,一定要尽快研究确定传染源和传播途径,才能消除公众恐慌并进行有效的疫情控制。根据《中华人民共和国传染病防治法》、《医院感染管理办法》及《消毒管理办法》制定了《医院隔离技术规范》标准。规定了医院隔离的管理要求、建筑布局与隔离要求、医务人员防护用品的使用和不同传播途径疾病的隔离与预防。其中明确了一些相关定义：

1. 标准预防　针对医院所有患者和医务人员采取的一组预防感染措施。包括手卫生，根据预期可能的暴露部位选用手套、隔离衣、口罩、护目镜或防护面屏，以及安全注射。也包括穿戴合适的防护用品处理患者环境中污染的物品与医疗器械。标准预防基于患者的血液、体液、分泌物（不包括汗液）、非完整皮肤和黏膜均可能含有感染性因子的原则，进行相应的预防。

2. 空气传播　带有病原微生物的微粒子（≤5μm）通过空气流动导致的疾病传播。

3. 飞沫传播　带有病原微生物的飞沫核（>5μm），在空气中短距离（1m 内）移动到易感人群的口、鼻黏膜或眼结膜等导致的传播。

4. 接触传播　病原体通过手、媒介物直接或间接接触导致的传播。

不同的感染病，传播途径不同。应根据实际情况，做以下隔离消毒。

1. 呼吸道隔离　主要措施有：①患同种疾病的病员安置一室，有条件的医院应使此种病员远离其他病区。病室通向走廊的门窗须关闭，出入应随手关门，以防病原体随空气向外传播，接触病员须戴口罩、帽子及穿隔离衣；②病室内每日用紫外线进行空气消毒一次；③病员的口鼻分泌物及痰需用等量的20%漂白粉溶液或生石灰混合搅拌后静置2小时才能倒掉。也可将痰液煮沸15～30分钟。

2. 消化道隔离　主要措施有：①不同病种最好能分室居住，如条件不许可，也可同居一室，但必须做好床边隔离，每一病床应加隔离标记，病员不准互相接触，以防交叉感染；②每一病员应有自己的食具和便器（消毒后方可给他人使用），其排泄物、呕吐物、剩余食物均须消毒；③护理人员在接触病员时，须按病种分别穿隔离衣，并消毒双手；④病室应有防蝇设备，保持无蝇，无蟑螂。

3. 洗手　要符合卫生部颁发的医务人员手卫生规范标准（WS/T 313）。大力宣传六步洗手法。

4. 环境、食品、水卫生的管理和监督　大多数感染病与环境卫生、食品卫生不良以及水污染相关。因此，加强环境、食品以及水源的卫生管理和监督至关重要。

（三）保护易感人群

积极开展预防接种，提高人群的免疫力、降低易感性是十分重要的措施。继乙型肝炎疫苗纳入计划免疫后，已取得了喜人成绩，我国1～59岁人群HBsAg流行率已由1992年的9.75%降至2006年的7.18%。此外，天花的消灭、脊髓灰质炎的控制，均与接种疫苗有关。因此，继续坚持有效的预防接种，对感染病的预防可起到关键作用。此外，还应注意生活规律，加强身体锻炼，提高体质。

（四）检疫

对有全球流行趋势的感染病的防治管理中，检疫起到非常重要的作用。分为国境卫生检疫和疫区检疫。

1. 国境卫生检疫　为控制感染病由国外传入或由国内传出，在海关、边境、口岸等国境对人员、行李、货物以及交通工具实施医学、卫生检查和处理。根据不同疾病的潜伏期制定检疫期并按规定进行预防接种或医学观察。

2. 疫区检疫　包括国内不同流行区（疫区）或疫区与非疫区之间限制往来；对传染源进行隔离治疗；对疫区进行消毒、杀虫、带菌动物处理；对接触者进行医学观察、隔离治疗；对易感者进行预防接种、被动免疫或药物预防等。

虽然我国感染病的防治和管理工作取得了可喜的成绩，但由于新的感染病不断出现、旧的感染病的重新肆虐，其防治和管理工作仍任重而道远。我们要认真贯彻落实《中华人民共和国传染病防治法》等法律、法规和规章，努力把感染病纳入法制化、科学化和规范化管理的轨道，为人类最终消灭感染病做出应有的贡献。

（王艳　斯崇文）

参考文献

1. 周先志. 加强传染病的管理. 传染病信息，2006，19(1)：1-2.
2. 徐宝庆，慕莹，尹冀源. 传染病管理中有关问题的探讨. 中国公共卫生管理，2010，26(1)：61-63.
3. 张林，邵兴兰. ISO9001标准在医院传染病管理工作上的运用. 中国误诊学杂志，2005，5(16)：3112-3113.
4. Mitsuma SF, Mansour MK, Dekker JP, *et al*. Promising new assays and technologies for the diagnosis and management of infectious diseases. Clin Infect Dis, 2013, 56(7): 996-1002.

第二节　旅行者感染病的防护

随着工作、学习的需要和人们生活水平的逐

渐提高，外出旅行成为日常生活的重要内容之一。为保证旅行者安全愉快的旅行，现代医学应当为旅游者提供全面的医疗卫生服务。旅行者出发前应备足药品和相关用品，并针对目的地可能有的传染病做好必要的预防接种。医生应当熟悉人们因外出旅行可能罹患的疾病，避免漏诊和误诊。

一、旅行前的准备

（一）总体建议

旅行者在外出前4周应由其医生或医院做体检。为了对旅行中可能接触到的传染病，对已回家的旅行者做出全面的医学观察，旅行者应在出行前充分了解目的地的情况（如当地的流行病、饮食卫生、医疗服务等），并据此做旅行计划，包括个体化的“防病备忘录”等。旅行者应列出已进行过的免疫接种种类、既往病史、目前疾病的用药情况等，并准备相应医药用品。在日程表上应留有足够的时间，做必要的免疫接种、准备预防用药（如抗疟药等）。

旅行者常备的医药用品包括：体温计、绷带、纱布、阿司匹林、制酸剂、抗眩晕药（如苯海拉明）等。一般不应自备广谱抗生素（如氟喹诺酮类药物、复方新诺明等），除非是去缺医少药或交通不方便的地区旅游。抗疟药、抗腹泻药及驱虫剂将在后边讨论。慢性病患者外出旅游时应带足旅行期间疾病所需的药品，如洋地黄类制剂、胰岛素等，因为同一种药品在不同国家、地区的生产商、药名、剂量都可以是不同的。

不同地域、同一地域不同季节的疾病流行情况不同。如登革热常见于热带地区。中美、南美、海地、多米尼加、非洲、印度次大陆、南亚、中东部分地区和大洋洲均有疟疾的传播和流行。发展中国家和地区旅行者腹泻的发生率较高。旅行者应对目的地的传染病和医疗卫生机构的情况有充分的了解。可供查阅的相关网址，如世界卫生组织（WHO）的 http://www.who.int/topics/travel/en/和美国疾病预防控制中心（CDC）的 http://wwwnc.cdc.gov/travel/。

（二）预防接种

1. 常用疫苗　旅行者应根据所去国家的检疫要求和目的地的传染病流行情况提前进行有效的预防接种。因预防接种后需要一段时间，体内才会产生特异性抗体；而有些疾病的预防接种需接种数次且其间需有间隔期才可完成，所以应在旅行前至少4周咨询医生，并完成相应疾病的预防接种。

通常，灭活疫苗可以与其他灭活疫苗或者活疫苗同时接种。大多数活疫苗也可以在身体的不同部位同时接种。因此，对于没有接种禁忌证的人群，可以一次同时在身体的不同部位接种多种疫苗；也可在接种灭活疫苗的不同日，接种另外一种灭活疫苗或活病毒疫苗。另外，联合疫苗的出现也为旅游者提供方便。国外已有多种联合疫苗，如白喉-破伤风疫苗和白喉-百日咳-破伤风（简称白百破）三联疫苗、麻疹-风疹-腮腺炎（简称麻风腮）三联疫苗、甲型肝炎疫苗、乙型肝炎疫苗、甲型肝炎联合伤寒疫苗、灭活脊髓灰质炎病毒和白百破联合疫苗、麻风腮和水痘联合疫苗等。已有的资料提示：联合疫苗和单个疾病疫苗接种的安全性和有效性相似。

目前在我国人群已经推广了计划免疫和其他免疫接种，因此多数时候仅需加强免疫接种即可。表10-2-1列出加强免疫的疫苗接种。

表10-2-1　加强免疫接种建议

疫苗	建议
甲型肝炎（HAV）	接受过规范免疫接种的儿童和成人无需加强
乙型肝炎（HBV）	接受过规范免疫接种（0、1、6个月3剂免疫接种）的儿童和成人无需加强
流行性感冒	每年1剂；减毒活疫苗仅适用于2～49岁非妊娠人群
流行性乙型脑炎	近1～2年未接受过规范免疫接种的17岁以上人群需加强1剂，用于到东南亚旅行者
麻疹-风疹-腮腺炎三联疫苗（MMR）	曾经规范免疫接种者，无需加强；未接受者可在出行前4周给予2剂免疫接种，2剂间隔至少4周
脑膜炎双球菌四价疫苗（A/C/Y/W-135）	到高流行区的旅游者需加强免疫接种
脊髓灰质炎病毒疫苗（灭活疫苗）	已接受过规范免疫接种的成人旅游者，到存在脊髓灰质炎病例的地区，须接受单剂疫苗加强
狂犬病	不建议加强免疫接种
轮状病毒	不须加强免疫接种
白喉-百日咳-破伤风（Td，Tdap）	白喉和破伤风需每10年加强1剂免疫接种
伤寒	口服疫苗需每5年加强1次，肌肉注射疫苗须每2年加强1次
水痘	无须加强免疫接种
黄热病	每10年加强免疫接种1次

2. 几种重要旅行者感染病的预防接种

（1）黄热病：黄热病的病原体是黄热病病毒，由伊蚊叮咬传播。流行于非洲、南美和巴拿马，流行区有扩大趋势。我国要求入境者出具免疫接种的国际证明。将去、来自或途经流行区的旅行者均应接种疫苗。黄热病疫苗为减毒活病毒疫苗，仅需每10年加强1次。孕妇、免疫功能障碍者、对鸡蛋有严重过敏反应者、9个月以下的婴儿应避免接种。注射疫苗5～10日内，可能出现的不良反应包括：轻微头痛、肌痛、低热等。

（2）脊髓灰质炎：西方国家已消灭了脊髓灰质炎。大多数人在儿童期间已经接种了三价混合口服疫苗，因此，旅行前仅需加强1次即可，最好在出发前4周完成。进入脊髓灰质炎已被消灭的国家，旅游者需提供已完成全程接种的证明。关于脊髓灰质炎的流行态势，可在WHO网站查询http://www.who.int/csr/don/archive/disease/poliomyelitis/en/index.html。

（3）流行性脑脊髓膜炎：流脑由脑膜炎双球菌引起。细菌有A、B、C、D、E、X、Y、Z、w135、H、I、K及L等13个群，20多个血清型。以A、B和C三群最常见，占90%以上。亚洲、非洲以A、C群为主，B、C群多见于欧洲、北美洲、拉丁美洲、澳大利亚和新西兰，Y群在美国、瑞典、以色列有上升趋势，W135群最近见于沙特阿拉伯。我国一直以A群为主，近年B群有上升趋势。我国目前仅有A群荚膜多糖菌苗。国外已有单价（A群或C群）、双价（A+C）和四价（A+C+Y+w135）疫苗，对成人和2岁以上者都是安全的，有效率为85%～100%。多价疫苗的抗体应答是年龄依赖性的，对成人的保护力强。目前尚无针对B群的疫苗。进入沙特阿拉伯参加麦加朝觐的旅游者，必须接种脑膜炎球菌疫苗。

对于密切接触者，24小时内即应予预防性治疗。儿童可用利福平，<1个月者5mg/kg，每12小时1次，连服2日；>1个月者10mg/kg，每12小时1次，连服2日；<15岁的儿童还可用头孢三嗪，125mg肌内注射1次。成人还可选择环丙沙星500mg或氧氟沙星400mg口服1次。另外，国内还选用复方新诺明，成人每日2g，儿童每日30～50mg/kg，分2次口服，连服3日。

（4）流行性乙型脑炎：是黄热病病毒属的乙型脑炎病毒引起的传染病，流行于远东和东南亚地区，由受染的库蚊传播。到乡村或养猪场的旅行者发病的危险性明显高于普通旅行者。大多数受染者为隐性感染，但显性感染的病死率高达20%～30%。去疫区旅行超过30日、在流行季节以户外活动为主（露营、徒步旅行等）的旅行者应接种乙脑疫苗；接种后的有效率约为90%。乙脑疫苗为灭活病毒疫苗。接种后数小时到2周可发生不良反应（如局部红肿，偶有发热、过敏反应等），故应在旅行开始2周前完成接种。

3. 特殊人群的预防接种

（1）孕妇：应避免使用减毒活病毒疫苗和减毒活菌苗，如卡介苗、伤寒口服减毒活菌苗、麻风腮疫苗、水痘活疫苗或甲型肝炎减毒活疫苗及麻疹-风疹-腮腺炎、水痘、流感病毒等减毒活疫苗。对黄热病活疫苗、脊髓灰质炎疫苗，在确有暴露史且使用益处大于不良反应时，仍可在孕期使用。孕期可以使用免疫球蛋白、类毒素疫苗和灭活疫苗，不可接种卡介苗。

（2）HIV感染者：免疫接种可短暂加重HIV感染的病情，但随着积极有效的抗HIV治疗，这种情况会逐渐消退。免疫功能受损的HIV感染者，接受预防接种后的免疫反应能力随HIV感染的进展而降低。免疫功能严重障碍、$CD4^+$T淋巴细胞绝对计数小于0.2×10^9/L的旅行者，建议在旅行前开始HARRT治疗，且应避免使用减毒活病毒疫苗或减毒活菌苗。

二、旅行中的防护

（一）旅行者腹泻（travelers' diarrhea，TD）

腹泻是最常见的旅行者疾病。美国旅行者根据出游地区不同，TD的发生率为30%～70%；出游东南亚国家的我国公民罹患TD的发生率为15.3%，明显高于去其他国家旅行者（5.3%）。

TD是指旅行者在旅行期间或旅行结束返回后7～10日内发生，24小时内出现≥3次不成形大便且有至少1种肠道疾病伴随症状，如发热、恶心、呕吐、腹痛、里急后重或血便等。TD多为良性自限性（3～4日）疾病。8%～15%的患者病程持续超过1周，约20%的患者须卧床休息1～2日，仅2%的患者病程持续超过1个月。TD的后遗症包括活动性关节炎、吉兰-巴雷综合征、感染后肠易激惹综合征等。儿童、老人、孕妇和有基础病的旅行者，TD病程长，危险性大。

1. 病原学　多种病原体（病毒、细菌及寄生虫等）均可引起TD，世界各地的微生物和寄生虫发病率不同，与当地流行的致病菌谱、流行菌株有关。不同季节、不同地区，TD 的病原组成不同。80%～85%的 TD 由细菌引起，最常见的细菌为肠产毒性大肠埃希菌（enterotoxigenic *Escherichin coli*，ETEC），尤以非洲和中美洲最多；此外，肠聚集性大肠埃希菌（enteroaggregative *Escheriaci coli*，EAEC）、志贺菌、空肠弯曲菌（亚洲国家尤多）、沙门菌、产气单胞菌（泰国、拉丁美洲、亚洲多见）、副溶血弧菌（东南亚沿海国家多见）也是常见致病菌。病毒如肠道病毒、轮状病毒、诺瓦克病毒等也可致 TD，后两种病毒是墨西哥 TD 的重要病原。寄生虫如溶组织阿米巴、蓝氏贾第鞭毛虫和隐孢子虫、环孢子虫及小孢子虫等也可致 TD。当 TD 持续超过 10～14 日时，应考虑蓝氏贾第鞭毛虫和隐孢子虫、环孢子虫、小孢子虫感染。后三种寄生虫尤其多见于 HIV 感染者。蓝氏贾第鞭毛虫和隐孢子虫是俄罗斯圣彼得堡 TD 的常见病原体。有近 20%的患者在 1 次病程中可检出 2 种以上的肠道致病菌。有 20%～50%的患者病原体未明，可能是肠道细菌或毒素或非感染性原因所致。美国 9 年（1996—2005 年）的哨点监测数据提示：寄生虫（环孢子虫、隐孢子虫、小孢子虫等）在 TD 中所占比例有所增加，应当警惕。

2. 流行病学　旅行者腹泻是食入污染的食物、饮水和各种饮料，通过粪-口途径传播的。10 多岁的儿童和年轻人的发病率高，与进食量大和喜欢冒险的生活方式有关。长年发病，但夏秋季更多见。热带和不发达国家的发病率较高，高危地区为亚洲的多数国家、中东、非洲和南美洲，发病率可高达 30%～50%；中危地区包括东欧、南非和部分加勒比海国家，发病率为 8%～20%；低危地区为欧美发达国家和澳大利亚、新西兰、日本等国家，发病率仅为 2%～4%。自低危地区到高危地区旅游，发生 TD 的危险性约为 40%；自低危地区到中危地区，发生 TD 的危险性约为 10%。

3. 诊断　除有腹泻的临床表现外，流行病学资料是诊断 TD 的重要依据。旅行者的行程表和饮食、其他旅行者的发病情况也是协助诊断的重要依据。

4. 防护　因为 TD 的发生与不洁饮食有关，故旅行时选择危险性小的食物和饮料，如食用熟食前应加热到 60℃以上、尽量吃自己洗净的水果和蔬菜等。避免进食室温保存的熟食和未削皮的水果、当地产的奶制品和冷饮、自来水等。注意个人手卫生，餐具、牙具等器物要消毒。

旅游时间超过 3 周的长期旅行者不宜给予药物预防。不主张给健康人常规使用预防性药物。对于有基础疾病如慢性胃肠炎、免疫功能障碍、血液系统疾病、内分泌紊乱等患者、有严重 TD 病史者等，应给予药物预防 TD。预防性治疗应在到达目的地后开始，持续到返回后 2 日。预防 TD 的理想药物应当是安全（可自己服用、不良反应少）、方便（最好是每日 1 次）、无药物的相互作用、无耐药问题、保护率超过 75%。以前因四环素的抗菌谱广，TD 的预防首选多西环素每日 100mg。现在随着耐药地区的增多已很少使用多西环素。在过去的 10 年中，氟喹诺酮类药物（诺氟沙星、环丙沙星、氧氟沙星、左氧氟沙星、氟罗沙星）因广谱、安全、有效、方便而广泛用于 TD 预防。氟喹诺酮类药物不可用于儿童和孕妇。利福昔明（rifaximin）是利福霉素的一种衍生物，在肠道内的药物浓度高、抗菌活性强、不良反应少、保护率超过 90%，亦可用于 TD 预防。

5. 处理原则　与急性腹泻的处理原则一样，预防和纠正脱水，补充电解质，合理用药，儿童和重症患者须就医诊治。口服补盐液是防治脱水及补充电解质的最佳选择。饮食须选择淀粉类半流食为宜。如体温>40℃、血性大便、症状较重者，应到医院就诊。

（二）疟疾（malaria）

疟疾是由疟原虫引起，由受染雌性按蚊叮咬传播。中美、南美、海地、多米尼加、非洲、印度次大陆、东南亚、中东部分地区和大洋洲都有疟疾的传播和流行。世界范围内最常见的是恶性疟和间日疟，无免疫力的旅行者因疟疾死亡的几乎都是恶性疟原虫所致。

按蚊主要在夜间和黄昏叮咬人，故除药物预防外，旅行者应采取以下措施：①合理安排活动时间：避免或减少在黄昏至黎明间的户外活动；②减少身体暴露：穿长衣长裤，尽量逗留在有纱窗、蚊帐的地方；③使用驱蚊剂：用含 30%～35% DEET（N，N 二乙基甲基苯甲酰胺）的驱蚊剂涂抹暴露皮肤；室内喷洒除虫菊类灭蚊剂；用氯菊酯喷洒蚊帐、处理衣物；④尽管采用了各种防护措施，在流行区暴露后仍可发病，早者可在暴露后 8～9 日发病，迟者可在返回后数月甚至数年发病，故一旦旅行者突然出现发热等疟疾表现，应当迅速就医。约 50%感染间日疟者在离开疫区 2 个月后发病，但由于恶性疟的潜伏期最短，感染恶性疟者几乎都在离开疫区2个月内发病。

常用于疟疾预防的药物有甲氟喹、氯喹、氯胍、伯氨喹和多西环素。不同国家、地区，疟疾的流行情况不同，预防用药也不同。世界各地疟疾的分布、耐药情况等具体信息可查询 http://www.who.int/ith/en/。

在海地、大多数中东地区（叙利亚、约旦、伊拉克）、巴拿马运河西部的中美地区、墨西哥、多米尼加共和国，预防疟疾首选氯喹。剂量成人为300mg/周、儿童为每周5mg/kg。这些地区的恶性疟原虫也对氯喹敏感。氯喹可用于孕妇和婴儿。最常见的不良反应是消化道症状、瘙痒、粒细胞减少、光过敏等。对于耐氯喹的恶性疟疾，除在泰国、柬埔寨周边地区和缅甸外，可选用甲氟喹，250mg/周。孕妇和儿童使用也安全。最常见的不良反应有恶心、眩晕、头痛等。有精神病、癫痫和心功能不全者应慎用。在泰国、柬埔寨周边地区和缅甸存在耐甲氟喹的恶性疟，因此去这些地区的旅行者应选择多西环素，每日100mg，孕妇和小于8岁的儿童禁用。甲氟喹和氯喹至少应在到达流行地区前2周开始服用，以达到稳定的血药浓度；多西环素应在到达前1～2日服用。甲氟喹、氯喹、多西环素均应服用到离开流行区后4周。

青蒿素及其衍生物是从黄花蒿叶子中提取的药物，半衰期短于奎宁，可杀灭间日疟、恶性疟原虫，可用于间日疟、恶性疟及耐氯喹恶性疟的治疗和预防。不良反应少见，偶有一过性网织红细胞减少、皮疹。青蒿琥酯或蒿甲醚定期每7日口服100mg或双氢青蒿素80mg，均具有可靠的预防效果。

美国准许体重超过10kg的儿童在预防疟疾时选用阿托泛醌（atovaquone）和氯胍的复方制剂（Malarone，每片含250mg阿托泛醌和100mg氯胍），前者可抑制疟原虫体细胞线粒体内的电转换，后者抑制疟原虫的DNA合成；用法为出发前2日开始至旅行后1周，每日1片。严重肾功能障碍者禁用。最常见的不良反应包括腹痛、恶心、头痛等。

如果旅行者在疟疾流行区停留较长时间，可定期用伯氨喹预防间日疟和卵形疟（可在离开流行区后3年发病）：成人每日15mg，14日为一疗程；儿童每日0.3mg/kg，总量不超过每日15mg。伯氨喹禁用于孕妇和葡萄糖-6-磷酸脱氢酶（G-6-PD）缺乏者。

疫苗的研究工作正在进行中。

三、返回后的检查

旅行结束返家的旅行者应进行体检，包括血、尿、大便常规，肝功能和胸片。应在不同时间检查3次大便常规，1次大便常规阴性不能除外寄生虫感染，不同时间3次大便常规均阴性可除外70%的肠道寄生虫感染。

旅行结束返回者最常发生的疾病是疟疾、登革热、旅行者腹泻、肝炎、阿米巴肝脓肿、立克次体病、钩体病及性传播疾病等。旅行返回者，引起嗜酸性粒细胞增多的常见寄生虫病为蛔虫病、丝虫病、钩虫病及肝吸虫病等。

旅行返回者一旦有不适就医时，医生一定要重视旅行史。

（赵鸿　斯崇文）

参考文献

1. Schlagenhauf P, Weld L, Goorhuis A, *et al*. Travel-associated infection presenting in Europe (2008-12): an analysis of EuroTravNet longitudinal, surveillance data, and evaluation of the effect of the pre-travel consultation. Lancet Infect Dis, 2015, 15(1): 55-64.
2. Zimmerman RF, Belanger ES, Pfeiffer CD. Skin infections in returned travelers: an update. Curr Infect Dis Rep. 2015, 17(3): 467-468.
3. Balaban V, Warnock E, Ramana Dhara V, *et al*. Health risks, travel preparation, and illness among public health professionals during international travel. Travel Med Infect Dis, 2014, 12(4): 349-54.
4. Leder K, Torresi J, Libman MD, *et al*. GeoSentinel surveillance of illness in returned travelers, 2007-2011. Ann Intern Med, 2013, 158(6): 456-468.
5. Leder K, Torresi J, Brownstein JS, *et al*. Travel-associated illness trends and clusters, 2000-2010. Emerg Infect Dis, 2013, 19(7): 1049-1057.
6. Ross AG, Olds GR, Cripps AW, *et al*. Enteropathogens and chronic illness in returning travelers. N Engl J Med, 2013, 368(19): 1817-1825.
7. Zanger P, Nurjadi D, Gabor J, *et al*. Effectiveness of rifaxi-

min in prevention of diarrhoea in individuals travelling to south and southeast Asia:a randomised,double-blind,placebo-controlled,phase 3 trial. Lancet Infect Dis,2013,13(11):946-954.

第三节　环境因素对感染的影响

除病原体的致病性和机体的防御功能之外，环境因素的影响也是决定感染发生、发展与转归的重要条件。自然环境因素包括气候、温度、湿度以及其他因素，例如寒冷能使呼吸道黏膜的抵抗力降低；空气中的污染粉尘或刺激性气体等也能损害呼吸道黏膜，降低屏障作用。环境中存在放射性物质或有毒物质，对免疫系统的影响也是显而易见的。社会环境因素包括经济条件、营养调配、体育锻炼、卫生习惯及卫生设施等，均会对感染过程产生重要影响。如果上述环境因素及机体防御功能完善良好，适度的病原体入侵后，均有可能被机械防御功能及化学性杀菌、溶菌能力及时消灭清除，病原体不能在特定部位有机地结合，更不会生长繁殖，感染不能成立。这种抵御、清除病原体的机制在呼吸道、消化道等处是随时经常发生的，但机体大多都能保持健康而不被感染。一旦上述条件失去稳定平衡，寄生物得以侵犯或侵入机体的特定部位并定植下来生长繁殖，造成感染。如前所述，感染是一种病理概念，只有特殊的实验室检验才能证实，临床上是看不到的。以往所谓的“隐性感染”实际上大多是隐性染病，例如灰髓炎病毒侵入消化道，仅引起轻微的损害及症状，或者完全无症状，但病毒并未能侵犯神经组织即被终止，从此获得持久的特异性免疫；又如肝炎病毒感染后，不少人并无自觉症状，但化验时，却会有生化的异常及病毒感染标志的出现，根据前述定义，这些均属已患病的范畴。把感染与隐性染病严格分开，有时是困难的。显性发病后，有些病人虽自我感觉良好，但医生看来已有异常症状或体征者，可以称之为亚临床型发病。感染过程大致有以下表现形式或经过。

一、一过性感染

寄生物仅有少量定植，少量生长繁殖，其侵袭力及毒力不足以引起机体的病理生理改变，很快可被机体消灭清除。机体不一定能获得免疫力，即使用免疫学方法也难以证明机体已发生过该病原体的感染。

二、潜伏性感染

病原体侵犯或侵入机体，可在特定部位定植，可能仅有少量生长繁殖，故不会排出大量病原体。尚未被机体免疫系统所识别，也不足以引起病理生理反应，因而未能清除，和机体防御免疫功能处于暂时的平衡局面。一旦此种平衡被打破，便可能发病后清除病原体，或不发病而成为长期携带状态。

三、病原体携带状态

病原体侵犯或侵入机体特定部位定植，不断生长繁殖，可能经常排出病原体，局部可能有轻微损害，但并不足以引起机体的病理生理反应，也不足以被机体免疫系统所识别，因而未能获得免疫力。宿主大多较长时间仍保持健康，故有人称为健康携带者。一旦此种稳定平衡打破，有可能会发病。潜伏期带病原体及恢复期仍携带病原体者，均有其特殊的感染过程表现形式，也多有机体的免疫学识别应答，故不同于此类携带者。

四、隐性染病

可能由于机体原有部分免疫力，或是数量不多、毒力不强的病原体感染时，只能引起机体发生轻微的生物化学、病理生理异常反应。免疫学应答后，可获得特异性免疫力。隐性染病一般没有临床症状及体征，但与症状体征轻微而不易被察觉的亚临床型传染病，有时难以鉴别。在许多传染病中，隐性染病远远超过显性发病的病例数。

五、显性发病

当机体抵抗力降低时，病原体得以侵犯，不断增殖并释放有毒物质，引起宿主各种功能异常及组织学病变，在临床上出现特有的症状及体征者为显性发病。

感染过程的上述 5 种表现形式，在一定条件下可互相转化。在发病的过程中，病情的发展与转归也是很复杂的。病情开始缓解，体温尚未降至正常时，病情又见加重，体温再次升高者称再燃（recrudescence）。此情况大多由于病原体仅暂时受到抑制而未被消灭，得以恢复生长繁殖之故。病情已进入恢复期或痊愈初期，体温已降至正常时，症状重现，体温再次上升者为复发（relapse）。此种情况可能由于第一批病原体已被消灭，而潜在的病原体开始活跃所致。再感染（reinfection）乃指同一种病原体一次痊愈后，又再次感染。同时感染（coinfection）乃指两种病原体同时感染而发病，很难分清病原体的主次地位，如乙型肝炎与丁型肝炎病毒等。叠加感染（supperinfection）乃指两种病原体先后感染，常使病加剧。重复感染（repeated infection）乃指同一病原体先一次未愈而再次感染，如血吸虫病等。先有病毒或细菌感染，又夹杂真菌感染，常称为双重感染（double infection）或混合感染（mixed infection）。

（王英杰　李梦东）

参 考 文 献

1. Shigayeva A, Atun R, McKee M, *et al.* Health systems, communicable diseases and integration. Health Policy Plan, 2010, 25(1): 4-20.
2. Coker RJ, Hunter BM, Rudge JW, *et al.* Emerging infectious diseases in Southeast Asia: regional challenges to control. Lancet, 2011, 377(9765): 599-609.

第四节　消毒与隔离

消毒是用物理、化学、生物的方法杀灭或清除不同媒介上的致病微生物，使其达到无害化要求。消毒是感染病防治工作中的重要环节，是控制传染源、切断传播途径的有效措施之一，藉以阻止及控制感染病的传播及流行。

一、消毒

消毒（disinfection）系把存在体外环境中的病原体通过物理、化学等方法彻底消灭，切断传播途径，阻止病原体的传播，达到控制感染病的目的。

（一）消毒的分类

消毒分为防疫消毒及医院消毒两种。

1. 防疫消毒　分为疫源地消毒及预防性消毒。

（1）疫源地消毒：是指对存在或曾经存在传染源的场所进行的消毒。又可分为随时消毒和终末消毒。其中随时消毒是指有传染源存在时，对其排出的病原体、可能污染的环境和物品及时进行的消毒。而终末消毒是指传染源离开疫源地如病愈、迁移或死亡等，对其原居住或活动地点进行的彻底消毒。

（2）预防性消毒：是指对可能受到病原体污染的物品和场所进行的消毒。如饮水、食品、公用票证、电话、餐具等消毒。

2. 医院消毒　医院消毒系将医院内各种消毒法的作用水平依剂量或强度及作用时间对微生物的杀灭能力分四级：①灭菌：杀灭所有微生物（包括细菌芽胞）；②高水平消毒法：能杀灭所有细菌繁殖体、病毒、真菌及其孢子和绝大多数细菌芽胞；③中水平消毒法：能杀灭和去除除了细菌芽胞以外的各种病原微生物；④低水平消毒法：只能杀灭细菌繁殖体（分枝杆菌除外）及亲脂病毒（有脂质膜，如乙型肝炎病毒、流感病毒等）。

（二）消毒方法的分类

分为物理消毒法及化学消毒法。

1. 物理消毒法

（1）煮沸消毒：利用煮沸的高温、水的对流及物体的传热性达到消毒目的。适用于除细菌芽胞以外的多种病原体的消毒。

（2）高压时蒸气消毒：通过高温及蒸气的潜伏热，遇冷释放潜伏热，使温度急剧升高，并利用高压蒸气的穿透力达到消毒目的，对细菌芽胞有消毒作用。

（3）巴斯德消毒法：适用于不耐高温的物品及器械消毒。

（4）紫外线消毒：210～328nm 波长的紫外线能阻碍细菌 DNA 的合成，从而达到消毒的目的。仅对一般细菌、病毒起作用。因穿透力差，仅对空气消毒及物体表面消毒。

2. 化学消毒法

（1）高效消毒剂：可杀灭包括细菌芽胞在

内的各种微生物的消毒剂。主要包括含氯消毒剂、过氧乙酸、过氧化氢、甲醛、戊二醛及环氧乙烷等。

（2）中效消毒剂：可杀灭细菌繁殖体（包括结核分枝杆菌）、真菌与大多数病毒的消毒剂。主要包括乙醇、酚类（如石炭酸、煤酚皂溶液）及含碘消毒剂等。

（3）低效消毒剂 可杀灭多数细菌繁殖体、真菌及病毒，不能杀灭结核分枝杆菌及某些抗力较强的真菌和病毒。主要包括氯己定（洗必泰）、季铵盐类消毒剂如苯扎溴铵（新洁尔灭）及度米芬等。

（三）常用的消毒方法

根据施药方法分为普通喷雾消毒，气溶胶喷雾消毒，熏蒸消毒，擦拭及浸泡消毒。

1. 地面、墙壁、门窗 用0.2%～0.5%过氧乙酸溶液或500～1000mg/L二溴海因溶液或含1000～2000mg/L有效氯的含氯消毒剂溶液喷雾。泥土墙吸液量为150～300mg/m^2，水泥墙、木板墙、石灰墙为100mg/m^2。对上述各种墙壁的喷洒消毒剂溶液不宜超过其吸液量。地面消毒先由外向内喷雾一次，喷药量为200～300mg/m^2，待室内消毒完毕后，再由内向外重复喷雾一次。以上消毒处理，作用时间应不少于60分钟。

2. 空气 房屋经密闭后，每立方米用15%过氧乙酸溶液7ml（相当于1g/m^3），放置于瓷或玻璃器皿中加热蒸发，熏蒸2小时，即可开门窗通风。或以2%过氧乙酸溶液（8ml/m^3）气溶胶喷雾消毒，作用30～60分钟。

3. 衣服、被褥及耐热、耐湿的纺织品 可煮沸消毒30分钟，或用流通蒸气消毒30分钟，或用250～500mg/L有效氯的含氯消毒剂浸泡30分钟；不耐热的毛衣、毛毯、被褥、化纤尼龙制品等，可采取过氧乙酸熏蒸消毒。熏蒸消毒时，将欲消毒衣物悬挂室内（勿堆集一处），密闭门窗，糊好缝隙，每立方米用15%过氧乙酸7ml（1g/m^3），放置于瓷或玻璃容器中，加热熏蒸1～2小时。或将被消毒物品置环氧乙烷消毒柜中，在温度为54℃，相对湿度为80%条件下，用环氧乙烷气体（800mg/L）消毒4～6小时；或用高压灭菌蒸气进行消毒。

4. 患者排泄物及呕吐物 稀薄的排泄物或呕吐物，每1000ml可加漂白粉50g或2g/L有效氯含氯消毒剂溶液2000ml，搅匀放置2小时。无粪的尿液每1000ml加入干漂白粉5g或次氯酸钙1.5g或1g/L有效氯含氯消毒剂溶液100ml混匀放置2小时。成形粪便不能用干漂白粉消毒，可用20%漂白粉乳剂（含有效氯5%），或5g/L有效氯含氯消毒液2份加于1份粪便中，混匀后，作用2小时。

5. 餐（饮）具 首选煮沸消毒15～30分钟，或流通蒸气消毒30分钟。亦可用0.5%过氧乙酸溶液或250～500mg/L二溴海因溶液或含250～500mg/L有效氯含氯的消毒剂溶液浸泡30分钟后，再用清水洗净。

6. 食物 瓜果、蔬菜类可用0.2%～0.5%过氧乙酸溶液浸泡10分钟，或用12mg/L臭氧水冲洗60～90分钟。患者剩余饭菜不可再食用，煮沸30分钟，或用20%漂白粉乳剂、500mg/L有效氯含氯消毒剂溶液浸泡消毒2小时后处理。亦可煮沸消毒。

7. 盛排泄物或呕吐物的容器 可用2%漂白粉澄清液（含有效氯5g/L）或5g/L有效氯的含氯消毒剂溶液或0.5%过氧乙酸溶液浸泡30分钟，浸泡时消毒液要漫过容器。

8. 家用物品及家具 可用0.2%～0.5%过氧乙酸溶液或1～2g/L有效氯的含氯消毒剂进行浸泡、喷洒或擦洗消毒。

9. 手与皮肤 用0.5%碘伏溶液（含有效碘5g/L）或0.5%氯己定醇溶液涂擦，作用1～3分钟。也可用75%乙醇或0.1%苯扎溴铵溶液浸泡1～3分钟。必要时，用0.2%过氧乙酸溶液浸泡，或用0.2%过氧乙酸棉球、纱布块擦拭。

10. 患者尸体 用0.5%过氧乙酸溶液浸湿的布单严密包裹后尽快火化。

11. 运输工具 车、船内外表面及空间可用0.5%过氧乙酸溶液或1g/L有效氯的含氯消毒剂溶液喷洒至表面湿润，作用60分钟。密封空间可用过氧乙酸溶液熏蒸消毒。对细菌繁殖体的污染，每立方米用15%过氧乙酸7ml（相当于1g/m^3），对密闭空间还可用2%过氧乙酸进行气溶胶喷雾，用量为8ml/m^3，作用60分钟。

12. 垃圾 可燃物质尽量焚烧，亦可喷洒1g/

L 有效氯的含氯消毒剂溶液，作用 60 分钟以上，消毒后深埋。

（四）消毒效果的评价

使用“自然细菌消亡率”作为消毒效果的评价指标。用于空气消毒检查、物体表面消毒检查、排泄物检查等。计算公式如下：

自然菌消亡率＝（消毒前菌落数－消毒后菌落数）÷消毒前菌落数×100%

根据公式，计算得到的自然菌消亡率>80% 为消毒效果良好；自然菌消亡率<60% 为不合格。

二、隔离（isolation）

采用各种方法、技术，防止病原体从患者及病原携带者传播给他人的措施。是管理及预防感染病的重要措施。

（一）隔离的管理要求

在原卫生部医院感染控制标准专业委员会制定的医院隔离技术规范中强调：在新建、改建与扩建医院时，建筑布局应符合医院卫生学要求，并应具备隔离预防的功能，区域划分应明确、标识清楚。应根据国家的有关法规，结合本医院的实际情况，制定隔离预防制度并实施。隔离的实施应遵循“标准预防”及“基于疾病传播途径的预防”原则。加强感染病患者管理，包括隔离患者，严格执行探视制度。采取有效措施，管理感染源、切断传播途径及保护易感人群。同时，加强医务人员隔离与防护知识的培训，为其提供合适、必要的防护用品，正确掌握常见感染病的传播途径、隔离方式及防护技术，熟练掌握操作规程。医务人员的手卫生应符合原卫生部颁发的手卫生标准（WS/T 313）。隔离区域的消毒应符合国家有关规定。

（二）隔离原则

1. 在标准预防的基础上，医院应根据疾病的传播途径（接触传播、飞沫传播、空气传播及其他途径传播），结合本院实际情况，制订相应的隔离与预防措施。

2. 一种疾病可能有多种传播途径时，应在标准预防的基础上，采取相应传播途径的隔离与预防。

3. 隔离病室应有隔离标志，并限制人员的出入。黄色为空气传播的隔离，粉色为飞沫传播的隔离，蓝色为接触传播的隔离。

4. 感染病患者或可疑感染病患者应安置在单人隔离房间。

5. 受条件限制的医院，同种病原体感染的患者可安置于一室。

6. 建筑布局符合相应的规定。

（三）常用的几种隔离措施

1. 接触传播的隔离与预防　经接触传播疾病如肠道感染、多重耐药菌感染、皮肤感染等的患者，在标准预防的基础上，还应采用接触传播的隔离与预防。

（1）患者的隔离：应限制患者的活动范围。减少转运，如需要转运时，应采取有效措施，减少对其他患者、医务人员及环境表面的污染。

（2）医务人员的防护：接触隔离患者的血液、体液、分泌物、排泄物等物质时，应戴手套；手上有伤口时应戴双层手套。进入隔离病室，应穿隔离衣；接触甲类传染病应按要求穿脱防护服。

2. 空气传播的隔离与预防　接触经空气传播的疾病，如肺结核、水痘等，在标准预防的基础上，更加严格。

（1）患者的隔离：无条件收治时，应尽快转送至有条件收治呼吸道感染病的医疗机构进行收治，并注意转运过程中医务人员的防护。当患者病情允许时，应戴外科口罩，定期更换，并限制其活动范围。应严格空气消毒。

（2）医务人员的防护：应严格按照区域流程，在不同的区域，穿戴不同的防护用品，离开时按要求摘脱，并正确处理使用后物品。防护用品使用的具体要求应遵循规定。

3. 飞沫传播的隔离与预防　接触经飞沫传播的疾病，如百日咳、白喉、流行性感冒、病毒性腮腺炎、流行性脑脊髓膜炎等，在标准预防的基础上，还应采用飞沫传播的隔离预防。

（1）患者的隔离：遵循空气隔离要求对患者进行隔离与预防。应减少转运，当需要转运时，医务人员应注意防护。患者病情允许时，应戴外科口罩，并定期更换。应限制患者的活动范围。患者之间，患者与探视者之间相隔距离在 1m 以上，探视者应戴外科口罩。加强通风，或进行空气消毒。

（2）医务人员的防护：正确使用防护用品并按要求处理使用后物品。与患者近距离（1m 以内）接触，应戴帽子、医用防护口罩；进行可能产生喷溅的诊疗操作时，应戴护目镜或防护面罩，穿防护服；当接触患者及其血液、体液、分泌物、排泄物等物质时应戴手套。

4. 急性传染性非典型肺炎、人感染高致病性禽流感的隔离

（1）患者的隔离：安置于有效通风的隔离病房或隔离区域内，必要时置于负压病房隔离。严格限制探视者，如需探视，探视者应正确穿戴个人防护用品，并遵守手卫生规定。限制患者活动范围，离开隔离病房或隔离区域时，应戴外科口罩。应减少转运，当需要转运时，医务人员应注意防护。

（2）医务人员防护：医务人员应经过专门的培训，掌握正确防护技术，方可进入隔离病区工作。应严格按防护规定着装。不同区域应穿不同服装，且服装颜色应有区别或有明显标志。医务人员穿脱防护用品应遵循正确程序。

5. 其他传播途径疾病的隔离与预防　应根据疾病的特性及不同传播途径，采取相应的隔离与防护措施。

（王艳　斯崇文）

参考文献

1. 李志荣. 谈消毒隔离与医院感染二者的关系. 中国医药指南，2011，9(9)：330-331.
2. Shandala MG. Disinfection problems in food hygiene. Vopr Pitan，2013，82(2)：42-47.
3. Yassin MH，Gupta V. Role of infection control in prevention of hepatitis B virus (HBV) in hemodialysis (HD) patients. Infect Disord Drug Targets，2013，13(3)：162-168.
4. Ostoich M，Serena F，Falletti L，*et al*. Control of dangerous substances in discharges and microbiological abatement：European framework and a case study of an ozone disinfection system. Water Sci Technol，2013，67(6)：1238-1246.
5. 张以梅，王茜，张伟. 细化消毒隔离工作的管理控制感染. 中华医院感染学杂志，2014，22：5707-5708.

第五节　杀虫与灭鼠

一、杀虫

防杀医学昆虫可预防及控制虫媒感染病，如疟疾、丝虫病、流行性乙型脑炎、登革热、斑疹伤寒、恙虫病、回归热及黑热病等，并可减少及消除对人体的叮咬和骚扰。常见医学昆虫有蚊、蝇、蚤、虱、蜱、恙螨、革螨、白蛉及臭虫等。

由于各种高效杀虫剂的研制及应用，防杀医学昆虫取得良好效果。但实践证实，仅靠杀虫剂不能完全解决医学昆虫的控制问题。相反，由于大量及长期使用杀虫剂，环境严重受污染，并使医学昆虫产生耐药性而降低杀虫效果。因此，目前对医学昆虫的防杀，应采取加强卫生宣传教育、充分发动群众，采用综合性防杀措施。医学昆虫的防杀措施有以下几个方面。

（一）环境治理

通过环境改造及治理，如填平水坑、排水、平整土地、翻盆倒罐及间歇灌溉稻田等，消灭及减少医学昆虫的滋生地及滋生条件，达到控制医学昆虫繁殖的目的。环境治理亦包括改善人类的居住条件；培养良好的卫生习惯；及时清除及无害化处理垃圾及粪便，以减少苍蝇、蚤的滋生场所；经常换洗衣服，以防止虱的滋生。

（二）物理防杀

即用物理方法防杀医学昆虫。如安装纱窗、纱门、纱罩及蚊帐等，防止蚊及蝇侵入。设置蚊(蝇)拍、蚊(蝇)罩拍打及诱捕蚊蝇。应用高压光电灭蚊(蝇)器，捕杀蚊(蝇)。使用烫、煮、蒸、烧等方法，消灭虱、蚤、蟑螂及臭虫等，均有较好效果。

（三）化学防杀

使用各种杀虫剂杀灭医学昆虫，虽然可污染环境，并使媒介昆虫产生耐药性，但因其具有高效、速效、广谱的杀虫效果，并可大面积使用，是综合性防杀措施中不可缺少的组成部分。近年来，有效的新杀虫剂不断研制及应用，剂型、使用方法及喷洒技术的改进，大大提高杀虫剂的效果。目前常用杀虫剂（表10-5-1）有：①有机氯杀虫剂：六六六、三氯杀虫剂；②有机磷杀虫剂：2，2，2-三氯-1-羟基乙基膦酸酯（敌百虫）、2，2-二氯乙烯基磷酸酯（敌敌畏）、马拉硫磷、倍硫磷、辛硫磷、双硫磷、杀螟硫磷（杀螟松）、甲嘧硫磷及毒死蜱等；③氨基甲酸酯类杀虫剂：西维因、残杀威、速灭威、混灭威及巴沙等；④拟除虫菊酯类杀虫剂：丙烯菊酯、胺菊酯、速灭菊酯、二氯苯醚菊酯（氯菊酯）及溴氰菊酯等。

表 10-5-1　常见医学昆虫的杀虫剂用法

医学昆虫	杀虫剂	剂型和浓度	剂量	使用方法	药效
成蚊	2,2-二氯乙烯基磷酸酯(敌敌畏)	50% ~80%乳剂配成0.5%水剂	20~40ml/m^2	喷洒墙面、家具背后阴暗角落	
		50% ~80%乳剂浸蘸棉球、布条或装塑料袋中	70~100ml/m^2	将浸装药液的布条、棉球或塑料袋悬挂室内	持效较长
	马拉硫磷	50%乳剂稀释成2%水剂	50~100ml/m^2	喷洒室内墙面、阴暗角落或喷洒室外	室内持效2~3个月、室外持效7~10日
	氨菊酯	0.3%油剂	0.1ml/m^2	喷洒室内	25分钟内全部杀灭成蚊
蚊幼虫	敌敌畏	0.05%水剂	50~80ml/m^2	喷洒在污水表面	持效5~7日
	马拉硫磷	2%水剂	20~50ml/m^2	喷洒在污水表面	持效5~7日
	杀螟松	2%水剂	50~100ml/m^2	喷洒在污水表面	持效20~30日
	双硫磷		0.05~0.5ppm	喷洒在污水表面	持效40日
成蝇	2,2,2-三氯-1-羟基乙基膦酸酯(敌百虫)	毒饵:90% 2,2,2-三氯-1-羟基乙基膦酸酯(敌百虫)1份、糖10份,食物89份		诱杀成蝇	持效7~10日
	敌敌畏	0.5%水剂	20~50ml/m^2	喷洒在成蝇停落场所	持效5~7日
	氨菊酯	0.3%油剂	0.1ml/m^2	喷洒室内	20分钟内全部杀灭成蝇
	桐油和松香	桐油2份、松香1份,熬成胶涂在牛皮纸上		将涂药的牛皮纸挂在室内黏捕成蝇	持效5~7日
	辛硫磷	0.3%乳剂	1ml/m^2	喷雾	
蝇蛆	敌敌畏	0.5%水剂	50~100ml/m^2	喷洒在粪坑表面	持效5~10日
	马拉硫磷	2%水剂	50~100ml/m^2	喷洒在粪坑表面	持效5~10日
蚤	敌敌畏	0.5%水剂	40~60ml/m^2	喷洒在室内地面及鼠道	持效5~7日
虱	敌敌畏	配成0.1%水剂或将粉笔浸入80%乳剂中3~5分钟	50ml/m^2	喷洒在有虱的衣服上,用浸过敌敌畏的粉笔在衣缝上涂擦	
臭虫	敌敌畏	0.5%水剂	200~500ml/床	毛笔或毛刷蘸药液涂刷缝隙	持效1~2个月
蟑螂	敌敌畏	0.5%水剂	30~50ml/m^2	喷洒在蟑螂活动场所	持效5~7日
	硼砂	硼砂1份、红糖1份、面粉1份	每片5g	放置在蟑螂活动场所	持效2~3个月
	敌百虫	2,2,2-三氯-1-羟基乙基膦酸酯2%、硼砂10%、黄豆粉20%、面粉48%	每片5g	放置在蟑螂活动场所	持效2~3个月
	溴氰菊酯	0.003%可湿性粉剂	25~30mg/m^2	喷雾	
白蛉	敌敌畏	0.5%水剂	30~50ml/m^2	喷洒室内外	
	敌百虫	0.2%水剂		喷洒在工作服或衣服上	
蜱、螨	敌敌畏	0.3% ~0.5%水剂	200ml/m^2	喷洒在蜱、螨活动场所	持效7~10日

此外，尚有昆虫生长调节剂，通过阻碍昆虫正常发育而杀虫。如甲氧保幼素及敌灭器（喷头），可将高浓度的杀虫油剂雾化成细小均匀的颗粒进行喷洒。该法较常规水剂喷洒的杀虫剂用量大大减少，具有高效、省工、省药、省钱及减少环境污染等优点，且可处理一般喷洒所不能及的地方。现场应用取得良好效果。

在杀虫剂的新剂型及使用方法的研究中，最引人注目的是缓释剂及控释技术，既可延长药效，又能减少药物损失，降低成本和减少环境污染。

（四）生物防杀

利用某些生物来控制医学昆虫的生长发育。这种防杀方法的优点是对人畜无害，不造成环境污染，并能产生持久的杀虫效果。但作用缓慢，并有较高的特异性，实际应用有一定限制，主要用于消灭蚊虫。生物防杀有两种方法：①利用生物消灭害虫，如利用柳条鱼、鲤鱼、草鱼等鱼类，可捕食大量孑孓，其他捕食蚊虫幼虫的动物有巨蚊、松藻虫、水螅等；②部分病原微生物，如苏云金杆菌以色列变种含有6毒素，被蚊虫幼虫吞食后可致死，对多种蚊虫均有毒杀作用。国内生产的菌粉，取名“孑孓灵”，现场应用有良效，且对人畜无毒，生产工艺简单，使用方便。其他如球形芽胞杆菌、食蚊罗索虫等亦正在研究。尚有遗传防杀法，如释放大量绝育雄蚊，使其数量超过自然界的雄蚊，并使之与自然界的雌蚊交配而不能传代，达到灭蚊目的。

（五）个人防护

可使用驱蚊剂及驱虫剂防蚊和防虫。亦可穿长袖衣及长裤，扎紧袖口和裤口，防止蜱及恙螨爬至人体叮咬等。

二、灭鼠

世界卫生组织（WHO）的资料提示，有1515种鼠与传播疾病有关，至少能传播35种人的疾病。人可因直接接触鼠类的排泄物、分泌物或被鼠咬伤，而感染疾病；亦可被寄生在病鼠的蜱、螨、跳蚤等叮咬而获病。常见疾病包括鼠疫、肾综合征出血热、沙拉热、钩端螺旋体病、淋巴细胞脉络丛脑膜炎、鼠咬热、兔热病、沙门菌病、地方性斑疹伤寒、莱姆病、恙虫病、人粒细胞无形体病、西部马脑炎及森林脑炎等。除此之外，老鼠还毁坏器物、盗食粮食等。因此，灭鼠对预防疾病具有重大意义。

灭鼠应发动群众，采用综合性灭鼠方法，才能取得良好效果。灭鼠方法有以下几类。

（一）器械灭鼠法

利用各种捕鼠器械，如鼠夹、鼠笼、鼠套、黏鼠贴及电子捕鼠器等，亦可翻草堆、堵（挖）鼠洞和灌水等。利用鼠笼、鼠夹等时，须掌握鼠情、选择合适诱饵、将捕鼠器放置在老鼠必经之路上。器械灭鼠方法简便易行，但耗费人力及物力较多，灭鼠不彻底，不利于大面积灭鼠，多与其他灭鼠法配合使用。

（二）化学药物灭鼠法

把灭鼠药加入鼠类喜食的食饵中制成毒饵，放在鼠类出没的活动场所，鼠类食入毒饵后致死。此法灭鼠效果好，见效快，成本低，使用方便，缺点是容易导致人畜中毒。因此，须选择对人畜安全、低毒的药物，由专人撒药、捡拾鼠尸。主要的灭鼠药有以下几种：

1. 磷化锌 为磷制剂，暗灰色粉末、有蒜味、干燥状态下稳定性好，主要作用于神经系统、影响代谢，中毒后活动性下降、食欲减退，常出现后肢麻痹，终至死亡。对鼠致死量为10～50mg/kg，配成3%～5%的浓度，粉剂为10%～20%，毒杀效果好，不宜连续使用，多次使用可使鼠产生拒食，但不引起耐药性，作用发挥较快，服后半小时即可中毒死亡。该药对人、畜、禽（尤其鸡、鸭）有毒，使用时须注意安全。

2. 毒鼠磷 白色粉末，无臭无味，不溶于水，易溶于丙酮及二氯甲烷。对犬及猴毒力较弱，对家畜如牛、羊等毒力强，对鸡几乎无毒。作用稍慢，服药后4～6小时出现症状、24小时内死亡。蓄积中毒不甚明显，无耐药性。

3. 甘氟 无色或微黄色透明油状液体，易溶于水、乙醇、乙醚等，比较稳定。具有选择性毒力，对猫、犬、羊毒力较强，对鸡、鸭的毒力低。鼠食毒饵后多于24小时内死亡、亦有长达72小时。

以上三种灭鼠药作用较快，1次服药后即可致死，称为急性灭鼠药。

抗凝血灭鼠药包括敌鼠钠、杀鼠灵、杀鼠醚及杀鼠溴敌隆等，主要成分是4-羟香豆素和1,3-茚满二酮。老鼠进食后因出血而死亡。对人、畜、禽的毒性较小。

4. 敌鼠钠 为茚满二酮抗凝血灭鼠药，呈黄色粉末、难溶于水。此药的作用是破坏凝血酶原、凝血时间延长；同时可损伤毛细血管壁、使毛细血管通透性增加，从而导致严重出血而死亡。此药作用缓慢,常需几次投药。鼠类在服药后4～7日死亡,而中毒鼠无剧烈不适表现、不引起同类警觉,因此鼠类不易拒食,灭鼠较彻底。常用浓度为0.05%～0.5%、毒粉用量为0.2%～0.5%,可和毒饵混合及浸泡毒饵,需多次投药。配制时须戴口罩,用具和手须先用肥皂洗2遍,再用清水洗净。对猫、狗、兔毒性较大,对鸡、猪、牛、羊等的毒性较小。

5. 杀鼠灵　为香豆素类抗凝血灭鼠药,白色粉末,难溶于水。毒理作用与敌鼠钠相似。但较敌鼠钠安全。常用的浓度为0.02%～0.05%。须多次投药。

6. 鼠得克　为第二代抗凝血灭鼠剂,属于4-羟香豆素。突出特点是能杀灭对杀鼠灵产生抗药的鼠类、兼有急性及慢性灭鼠剂的优点。常用的浓度为0.005%。

7. 大隆　与鼠得克相似、均为4-羟香豆素类第二代抗凝血灭鼠药。呈乳白色或淡黄色粉末,不溶于水,溶于各种有机溶剂。是一种广谱灭鼠药,能杀灭家鼠或野鼠。亦能杀灭对灭鼠灵等耐药的鼠类。一次投药就能将鼠杀死,是一种理想的灭鼠药。适宜的浓度为0.005%。

8. 灭鼠宁　为灰白色粉末,无臭、无味,不溶于水,溶于稀盐酸。此药可致鼠的外周血管收缩、组织及器官缺血坏死。中毒症状类似氰化物中毒,中毒鼠四肢苍白、呼吸困难、缺氧抽搐而亡。仅对一些鼠类如褐家鼠、仓鼠等有选择性毒力,作用快速,鼠类一般在15分钟～2小时发生中毒死亡。对褐家鼠的用量为10～13mg/kg。

(三) 化学熏蒸剂灭鼠法

熏蒸剂是磷化铝、氯化物及不同配方的烟剂,经呼吸道毒杀鼠类。磷化铝片剂由磷化铝、氨基甲酸铵及石蜡混合而成,遇水后,分解产生剧毒的磷化氢及二氧化碳。可放入鼠洞内进行毒杀。此外,尚有氯化物、溴甲烷及氰化钙等均可直接投入鼠洞内,迅速堵塞鼠洞,散发有毒气体毒杀鼠类。

(四) 其他灭鼠法

尚有生物灭鼠法、生态灭鼠法等。利用鼠类的天敌如猫、鼬、鹰等灭鼠,亦可作为灭鼠措施之一。通过恶化鼠类的生存条件、降低环境对鼠类的容纳量,从而达到灭鼠的生态灭鼠法,可作为灭鼠措施的又一有效方法。

(赵鸿　斯崇文)

参考文献

1. 苏亚卫. 规模化猪场鼠害及灭鼠方法. 养殖技术顾问, 2010,4:151.
2. Agossa FR, Aïkpon R, Azondékon R, *et al*. Efficacy of various insecticides recommended for indoor residual spraying: pirimiphos methyl, potential alternative to bendiocarb for pyrethroid resistance management in Benin, West Africa. Trans R Soc Trop Med Hyg, 2014, 108(2):84-91.
3. Akogbéto MC, Aïkpon RY, Azondékon R, *et al*. Six years of experience in entomological surveillance of indoor residual spraying against malaria transmission in Benin: lessons learned, challenges and outlooks. Malar J, 2015, 14:242.
4. Cisse MB, Keita C, Dicko A, *et al*. Characterizing the insecticide resistance of Anopheles gambiae in Mali. Malar J, 2015, 14(1):327.

第六节　疫(菌)苗的现状及研究进展

应用普通技术或以基因工程、细胞工程、蛋白质工程及发酵工程等生物技术获得的微生物、细胞及各种动物和人源组织和体液等生物材料制品,用于人类疾病预防、治疗及诊断的药品,称为生物制品。生物制品按其用途分为预防用、治疗用及诊断用生物制品。预防用生物制品即疫(菌)苗(vaccine),包括细菌类菌(疫)苗、病毒类疫苗、类毒素、亚单位疫苗、基因工程疫苗及核酸疫苗等。治疗用生物制品包括各种抗毒素、特异性免疫球蛋白、各种细胞因子、干扰素(IFN)、某些血液制剂及核酸疫苗等,在某些感染病的急救和治疗中发挥重要作用。由细菌或病毒的特异性抗原、抗体及有关生物物质制备的体外诊断制品,和由变应原或有关抗原材料制备的体内诊断制品,则在感染病和变态反应性疾病的特异性诊断,尤其是疾病的早期诊断中发挥重要作用。

疫苗起源于我国宋朝(公元10～11世纪)民间创造的应用天花患者干痘痂粉末,接种于婴幼儿易感者的鼻腔内,获得人工主动免疫的方法,其后通过俄国和日本流传至世界各地。虽然接种人痘有感染发病的危险性,但在当时曾起到预防天花的重要作用。1796年史上第一剂疫苗诞生,即英国乡村医生Jenner通过挤牛奶女工不患天花的观察性研究,发明了接种牛痘预防天花方法,并推广至全世界。经过一百多年来在全世界推广接种牛痘的努力，1980 年 5 月第 33 届世界卫生组织（WHO）大会上宣布，人类在全世界消灭了天花。此后，霍乱、炭疽、狂犬病、破伤风、伤寒、鼠疫及结核病等疫苗相继研发成功。Salk（1954 年）及 Sabin（1956 年）等利用细胞培养法分别研制成功脊髓灰质炎灭活疫苗（Salk 疫苗）和减毒活疫苗（Sabin 疫苗）。1978 年在 WHO 第 31 届大会上提出全球扩大免疫规划（expanded program on immunization，EPI）中，规定在 1990 年以前全世界儿童都能接种卡介苗、白百破联合疫苗、麻疹疫苗及脊髓灰质炎疫苗（简称"四苗"）。EPI 是实现 WHO 提出总目标"2000 年人人享有健康保健"（"health for all by the year 2000"）的关键措施，并取得显著成效。众多国家消灭了脊髓灰质炎。WHO 于 2000 年 10 月 29 日在日本东京都宣布，包括中国在内的西太地区 37 个国家和地区已消灭了脊髓灰质炎。我国是乙型肝炎高流行区，表面抗原（HBsAg）携带率为 7% ~8%，即 1.2 亿人为慢性乙型肝炎病毒（hepatitis B virus，HBV）携带者，人群中 HBV 自然感染率约为60%，即6.9 亿人已感染 HBV，慢性肝炎患者达 2000 万 ~ 3000 万例。20 世纪 90 年代以来，我国对新生儿推行乙型肝炎疫苗预防接种，尤其是将乙型肝炎疫苗与"四苗"共同列入我国儿童计划免疫接种后，取得了阻断母-婴传播 HBV 的显著成效，使部分大城市儿童的 HBV 携带率降到 1.5% 以下（降低 80% 以上）。近 20 多年来，随着我国落实扩大免疫预防计划，使许多曾经严重威胁人类生命健康酿成流行的感染病，如麻疹、白喉、新生儿破伤风、霍乱、鼠疫及钩端螺旋体病等，在我国亦得到控制或初步控制。研制并推广接种安全高效又价廉方便的疫苗，从预防感染病的社会效益与经济效益上分析，均应作为主导措施。

一、疫（菌）苗种类及其应用

（一）细菌类菌（疫）苗

1. 冻干皮内注射用卡介苗（bacillus Calmette-Guerin vaccine，BCG） 全世界预防结核病所用的卡介苗即减毒牛型结核菌种均来自法国巴斯德研究院，为纪念两位研究并发现减毒牛型结核菌株的科学家 Calmette 和 Guerin，故命名为 BCG。BCG D2-PB302 菌株是生产 BCG 的菌种，该菌株免疫原性较强，接种后淋巴结反应较轻。BCG 株经 Souton 培养基培养后，加入保护液配成细菌浓度为 1.0mg/ml，分装 0.5mg（10 人份量）并冻干。接种对象为≤3 个月龄婴幼儿以及旧结核菌素（old tuberculin，OT）或结核菌素纯化蛋白衍生物（purified protein-derivative tuberculin，PPD）试验阴性的儿童，于上臂外侧三角肌中部略下处皮内注射 0.1ml BCG 稀释菌苗。在接种后 2 周左右，注射局部会出现红肿浸润，经 8 ~12 周后形成结痂。如发现异常不良反应（side reaction），应及时就医。接种的禁忌证为现患结核病、急性感染病、肾炎、心脏病、湿疹、免疫缺陷病或其他皮肤病患者。BCG 预防结核病效果肯定，其保护率为 80% ~ 90%。

2. 冻干皮上划痕用鼠疫活菌（疫）苗（plague attenuated live vaccine） 经多年反复培育和试验证明，我国使用鼠疫杆菌 EV 株菌种是毒力弱和免疫原性强的菌种。选育的 EV 株菌种经系统检定后并冻干保存，菌种取出后在厚金戈尔（Hottinger）琼脂培养基上传 2 代，将菌苔刮入保护剂中，稀释成含菌数为 7 亿 ~9 亿个菌/人份并冻干备用。接种对象为疫源地或进入疫区人员，在上臂外侧上部皮肤表面滴上疫苗 2 滴，用专用划痕针呈"#"形划痕接种（皮肤划痕间距 3 ~4cm 长 1 ~1.5cm 呈"#"形，严禁注射），用划痕针反复涂压，以使菌苗渗入划痕皮肤内。接种不良反应较轻，免疫效果良好，鼠疫患者若先前接种过该疫苗，则 90% 以上患者可治愈。

3. 冻干皮上划痕用布鲁司菌病活菌（疫）苗（brucellosis attenuated live vaccine） 该菌苗系用布鲁司菌弱毒株 104M 菌种接种于肝浸液琼脂斜面培养基，37℃培养 44 ~48 小时为第一代。挑取光滑型菌落再传一代后，方可大量增殖，将菌苔刮入保护液中分装并冻干，每毫升含菌量为1800 亿 ~2000 亿个，每人份含菌量为 90 亿 ~100 亿个。接种对象为与布鲁司菌病传染源密切接触者，畜牧人员尤其是接羔员和挤奶员，皮毛和乳制品加工人员以及兽医等。每年接种一次，于上臂外侧上部皮肤表面滴上菌苗 2 滴，同上用专用划痕针呈"#"形划痕接种（严禁注射）。对于布鲁司菌素反应阳性者，不予接种。接种后局部反应轻微，少数可有低热反应。

4. 皮上划痕人用炭疽活菌（疫）苗（anthrax attenuated live vaccine） 本品系用炭疽菌弱毒株 A16R 株芽胞，经牛肉消化液琼脂培养基培养，加入甘油蒸馏水制成容量比50%悬液，约含0.5亿个活菌/ml。接种对象为食草动物炭疽病高发地区的农牧人群，皮毛加工与制革工人及牲畜屠宰人员。每半年或一年接种1次。接种方法同上，在上臂外侧上部皮肤上滴菌苗2滴，“#”形划痕接种（严禁注射）。

5. 钩端螺旋体灭活菌（疫）苗（leptospirosis inactivated vaccine）　钩端螺旋体（简称钩体）血清型十分复杂，我国迄今已发现19个血清群75个血清型，流行于全国28个省、市、自治区，不同血清型之间交叉保护免疫不明显，因此必须选用钩体流行血清型1～3株来制备疫苗。生产菌种应选用繁殖力强，免疫原性好，并通过豚鼠传2～3代后，应用无蛋白综合培养基培养菌种，收获的培养物中经加入0.25%～0.35%（g/ml）苯酚灭菌，即制备成灭活菌（疫）苗。在钩体灭活菌苗中，每一菌型的死菌数应含1亿～1.5亿条/ml。疫苗接种对象为流行区7～60岁高危人群，以及可能与疫水和患病动物接触者。于流行季节前，全程皮下注射疫苗2针，成人剂量为第一针0.5ml，第二针1.0ml，间隔7～10日；7～13岁儿童剂量减半；必要时7周岁以下儿童酌情注射1/4成人剂量。疫苗接种不良反应轻微，免疫效果明显，使我国多年来已基本控制了钩体病的流行。

6. 吸附纯化无细胞百日咳疫苗（pertussis vaccine）　我国采用含有百日咳杆菌1、2和3血清型的CS疫苗株作为生产百日咳纯化疫苗的菌种。CS菌种接种于半中和碳培养基中，用发酵罐深层培养法制备疫苗原液，其有效抗原释放至培养基上清液内，以化学和物理方法提纯并经甲醛液和戊二醛液解毒，然后去除解毒剂制成纯化成分疫苗。该疫苗含有丰富的丝状血凝集素（FHA）和毒素两种保护性抗原，含有效抗原成分15～18μg总蛋白氮（PN）/ml。接种对象为3个月龄至6岁儿童，皮下注射接种，每次注射剂量为0.5ml，3～12月龄内共接种3次，每次间隔4～6周，在18～24月龄时再注射第4针加强。纯化疫苗较全菌体菌苗不良反应明显下降，其接种后发热率仅为后者的十分之一，而两者的接种保护率均达到85%～90%。按照抗原纯化工艺的不同，可分为共纯化工艺制备的百日咳疫苗和分别纯化定量配比的百日咳疫苗即百日咳组分疫苗。中国和日本部分企业采用的是共纯化工艺，即细菌培养后，盐析沉淀PT、FHA等保护性抗原，然后用蔗糖密度梯度离心法去除杂质，同时收集富含PT和FHA的有效成分。欧美等国家采用柱层析法，将不同的保护性抗原分别纯化，然后再将各抗原定量配比成疫苗。两法各有优缺点，前者产率相对较高，且成本较低，但共纯化工艺不利于产品的质量稳定。柱层析法成本较高，但优点是成分明确，较易进行质量控制，不良反应更小。自20世纪90年代中期以来，大多数发达国家均采用柱层析分离纯化制备各组分来生产无细胞百日咳疫苗，而中国目前仍然停留在共纯化工艺生产无细胞百日咳疫苗的水平上。

7. 伤寒Vi多糖疫苗（typhoid Vi polysaccharide vaccine）　伤寒沙门菌灭活菌（疫）苗其保护效果肯定，但接种不良反应大，且对2岁以下儿童无效。伤寒Ty2菌株含有丰富的微荚膜Vi抗原，经在发酵罐半中和培养基中培养8～12小时，将收获物加入甲醛液灭菌并取上清液，以脑膜炎球菌多糖疫苗相似的程序提取制成伤寒Vi多糖疫苗。接种对象为高发人群及军人，于上臂外侧三角肌处皮下或肌内注射，1次0.5ml。接种反应轻，仅有个别人有轻度且短暂低热。经现场调查表明，我国伤寒Vi多糖疫苗的保护率为70%，免疫持久性不少于2年，但其长期免疫性有待进一步观察证实。

8. 精制白喉类毒素（diphtheria toxoid）　制备白喉外毒素的菌种为罗马尼亚白喉棒状杆菌PW_8株，经国内培育筛选出产毒率高的亚株，每隔5年需进行1次产毒菌筛选。菌种接种于Pope或林氏培养基应用深层通气培养，外毒素效价不低于150Lf（絮状反应量）/ml，经加入0.5%～0.6%甲醛液脱毒成为类毒素，再经硫酸铵沉淀法纯化精制成类毒素疫苗。疫苗要求纯度≥1500Lf/mg PN。白喉外毒素可先脱毒后精制，亦可先精制后脱毒，前者脱毒需时长并应不断地检查脱毒效果，后者需添加赖氨酸以防脱毒后毒性逆转。接种对象为6月龄至12岁儿童，初次免疫皮下注射2针各0.25ml，间隔4～6周。接种不良反应轻微，但在成人接种时，易引起变态反应或称超敏反应（hypersensitivity），故成人接种宜用低剂量（2～5Lf），其免疫效果亦佳。

9. 精制破伤风类毒素（tetanus toxoid）　破伤风芽胞梭菌菌种自罗马尼亚引进，经中国药品生物制品检定所培育筛选出产毒量高的L58株。蛋白水解液加入适量的氨基酸和维生素为破伤风菌种的培养基，在34℃厌氧条件下培养6日，除去菌体并加入0.3%～0.4%甲醛液脱毒后，以硫酸铵沉淀法纯化为精制破伤风类毒素疫苗，类毒素纯度应≥1000Lf/mg PN。破伤风外毒素亦可先行精制后再脱毒。接种对象为儿童、发生创伤机会较多的人群（如军人、警察及地下施工人员等）和孕妇。WHO主张破伤风类毒素与白喉类毒素、百日咳疫苗混合成为联合疫苗，给予儿童接种。对于已有基础免疫者，于受外伤后应再注射1针类毒素，可不必接种破伤风抗毒素，以防发生过敏反应。

10. A群脑膜炎球菌多糖疫苗（*Meningococcus* polysaccharide vaccine）　A群脑膜炎球菌菌种为A群脑膜炎CMCC29201（A4）菌株，菌种在发酵罐半中和培养基中通气搅拌培养，培养物立即加入甲醛液灭菌并去除菌体，以免释放内毒素，亦可采用超速离心法除去内毒素，在上清液中加入阳离子去污剂沉淀球菌荚膜多糖，收集沉淀物提取多糖即为多糖疫苗。接种对象为6个月龄至15岁儿童，3岁以下儿童于疾病流行前接种2针，间隔3个月，每3年复种一次。多糖疫苗接种反应轻微。根据流行病学调查结果表明，接种后1～3年持续保护率分别为96.47%、92.62%和82.8%。多糖抗原是B细胞依赖性抗原，因此对1岁以下儿童免疫效果差，如将多糖抗原与其他蛋白抗原（如破伤风类毒素）偶联而成为结合疫苗，则可提高免疫原性。

此外，细菌性痢疾口服双价联合疫苗的预防效果有待于提高，国外进口的肺炎链球菌多糖疫苗因价格昂贵难于推广。

（二）病毒类疫苗

用病毒、衣原体、立克次体或其衍生物制成，进入人体后使机体产生抵抗相应病毒能力的生物制品。

1. 减毒活疫苗（attenuated live vaccine）

（1）口服脊髓灰质炎活疫苗（oral polio attenuated live vaccine，OPV或称Sabin活疫苗）：我国一直仅使用口服脊髓灰质炎活疫苗（OPV）即Sabin活疫苗，毒种为Sabin Ⅰ、Ⅱ和Ⅲ型株（或$Ⅲ_2$株或Ⅲ型Pfizer株），亦可使用经人胎二倍体细胞培育纯化的3个型Sabin毒株。制备生产种子所用的细胞为胎猴肾、清洁级猴肾或人胎二倍体细胞（2BS）。每人份0.1ml三价联合疫苗中，病毒含量（滴度）为Ⅰ型6.0、Ⅱ型5.0、Ⅲ型5.5log $CCID_{50}$/ml（每毫升含50%细胞感染量）。服用接种对象为≥2月龄儿童，从2月龄开始，口服糖丸1粒或2滴液体疫苗，连续3次，每次间隔4～6周，4岁时再加强免疫一次。由于推广口服脊髓灰质炎活疫苗，使我国早在1992年便基本消灭了脊髓灰质炎，发病率已降至0.01/10万人以下，并最终在我国境内彻底消灭了脊髓灰质炎。

（2）麻疹活疫苗（measles attenuated live vaccine）：麻疹疫苗株毒种为我国自行研制的沪191株和长春的长47株，经在人胎肾细胞、人羊膜原代细胞上传代后，转种鸡胚细胞培养适应使毒力减弱和保持良好的免疫原性。毒种在9～10日龄SPF鸡胚细胞上，于31～33℃静止或旋转培养，病毒滴度≥4.5log CID_{50}/ml，添加适宜保护剂并冻干制成麻疹活疫苗。接种对象为≥8个月龄麻疹易感儿童进行初次免疫，一次免疫的抗体阳转率≥95%，7岁时再复种一次。于上臂外侧三角肌附着处皮下注射0.5ml。接种不良反应一般轻微，少数人在接种后6～10日可有一过性低热，偶有散在性皮疹。自1978年麻疹活疫苗被纳入计划免疫以来，我国每年麻疹病例数显著下降，近年全国每年麻疹发病数少于10万例，仅为使用疫苗前病例数的1%。

（3）甲型肝炎活疫苗（viral hepatitis A attenuated live vaccine）：1978年以来我国自行研制并被国家批准上市的甲型肝炎减毒活疫苗有2种：长春生物制品研究所生产的LA-1减毒株及浙江省医学科学院及中国科学医学院生物学研究所生产的H2减毒株，均为皮下接种。甲型肝炎活疫苗接种后可产生病毒血症和特异性抗体，并从粪便排出少量病毒，但未发现实验动物之间或人与人之间相互传染。接种对象为1～16岁易感儿童，以及高危人群诸如饮食服务行业和托儿所幼儿园工作人员。接种1针疫苗后，可使95%以上接种者产生抗体，接种保护率达95%以上。经过多次人群血清流行病学调查表明，甲型肝炎活疫苗均具有良好的安全性和显著的免疫学效果和预防效果，接种保护率达95%以上。由于接种甲型肝炎减毒活疫苗可使机体产生更完全的细胞免疫及体液免疫，加之成本低廉，仅需注射接种1次，故用来降低甲型肝炎发病率，更适合我国及其他发展中国家的国情。在甲型肝炎暴发疫情早期，应急接种甲型肝炎疫苗，亦可有效地控制疫情。

（4）风疹冻干活疫苗（rubella attenuated live

vaccine):风疹病毒野毒株在人二倍体细胞(2BS)30℃连续传代培养12代,得到BRD Ⅱ减毒活疫苗毒株。用人2BS培养疫苗毒种,用RK-13细胞或其他敏感细胞滴定病毒,1人份疫苗剂量(0.5ml)病毒含量≥4.5log $CCID_{50}$/ml。加入人白蛋白作保护剂,并冷冻干燥制成风疹疫苗。接种对象为8个月龄以上的易感者,重点对象为10~14岁少女,于上臂外则三角肌附着处皮下注射0.5ml。在注射后6~11日,少数人可有一过性的低热反应。成人接种后2~4周内可能出现轻度关节炎反应。孕妇禁止使用。育龄妇女注射疫苗后3个月内应避免怀孕。本疫苗主要用于预防孕妇患风疹,继而引起胎儿和新生儿的先天性风疹综合征,即先天性耳聋、白内障、心脏病及死胎和其他先天性畸形等。我国医务人员和群众对于接种风疹疫苗的重要性,目前有待于提高认识并予以重视。

(5) 流行性腮腺炎活疫苗(mumps attenuated live vaccine):我国使用的流行性腮腺炎活疫苗是上海S79减毒株,为从患者体内分离后,在三级(SPF)鸡胚细胞上连续传代,收获病毒并冻干制成疫苗,其病毒含量≥4.75log $CCID_{50}$/ml。人用剂量为0.5ml,于上臂三角肌附着处皮下注射。本疫苗一般与麻疹、风疹疫苗制成联合疫苗(MMR)使用。

(6) 黄热病活疫苗(Arilvax):我国采用国际通用的17kD减毒株,在三级(SPF)鸡胚卵黄囊中接种培养,取全胚研磨制成悬液,经离心后取上清液,加入保护剂并冻干制成黄热病活疫苗。接种对象为进入或途经黄热病流行区人员,皮下注射0.5ml,接种者几乎100%产生中和抗体并持续较久。

(7) 冻干乙型脑炎活疫苗(Japanese encephalitis attenuated live vaccine):乙型脑炎活疫苗由我国独创的减毒株SA14-14-2株制成。本疫苗可提高免疫效果和减少接种次数,便于推广使用。SA14-14-2株是强毒株SA14经地鼠肾单层细胞传100代后,用蚀斑筛选出无致病性的毒株,再通过动物神经外途径传代以稳定残余毒力,使之毒力不再返祖和提高免疫原性。经各种动物实验证明,SA14-14-2株适合于制成活疫苗,该毒株除具有致病性和免疫原性外,在地鼠肾单层细胞上培养时可形成界线清晰的小蚀斑,无明显的TS特征。基因序列分析表明,减毒株与原强毒株核酸序列比较有57个核苷酸改变,发生2个氨基酸改变。用地鼠肾细胞接种SA14-14-2株,当出现明显细胞病变时收取病毒原液,加适当的保护剂并冻干制成疫苗,其病毒滴度≥7.2PFU/ml为合格。接种对象为1周岁以上儿童,于上臂外侧三角肌处皮下注射0.5ml,1岁儿童注射1针,于2岁和7岁时分别各再加强免疫1次。经大量临床试验和流行病学效果考核证明,乙型脑炎活疫苗的不良反应轻微而免疫原性良好,其保护率达80%~90%。

2. 灭活疫苗(inactivated vaccine)

(1) 乙型脑炎灭活疫苗(Japanese encephalitis inactivated vaccine):其毒株为乙型脑炎病毒P3株。P3株经地鼠肾单层细胞旋转培养,病毒滴度达到≥7.0log LD_{50}/ml,加入甲醛液制成灭活疫苗。接种对象主要为6个月龄至7周岁儿童和由非疫区进入疫区的易感者,初次接种2针,于上臂外侧三角肌附着处皮下注射0.5ml,间隔7~10日,于初次免疫后1年、4岁及7岁时各再接种0.5ml。注射时加入适量亚硫酸氢钠液中和,可减轻甲醛刺激引起的疼痛。多次注射后,有时机体可产生过敏反应(低热、皮疹等),经一般对症处理即可。

(2) 人用提纯狂犬病灭活疫苗(rabies inactivated vaccine):狂犬病灭活疫苗的毒种为狂犬病固定毒适应于细胞培养的aG株或其他经批准的毒株。我国用地鼠肾细胞或Vero传代细胞在静置或旋转瓶中培养毒种,病毒滴度≥5.5log LD_{50}/ml,加入甲醛或β丙内酯灭活,经过物理化学方法提纯后制成冻干制品,以适于应急备用。疫苗效价以NIH法检测≥2.5IU/安瓿。接种对象为被疯犬或其他可疑动物咬伤、抓伤者。对被咬伤者应于第0、3、7、14及30日各注射1安瓿量疫苗。此外,要及时消毒处理伤口,对于严重被咬伤的部位(头、脸、颈、手指及多部位)或深部伤口的受伤者,除全程疫苗注射外,需再增加注射2~3针疫苗,并在伤口周围注射特异性抗狂犬病血清或特异性免疫球蛋白。儿童和成人用量相同,成人在上臂三角肌处肌内注射,儿童则在大腿前内侧区肌内注射。狂犬病疫苗是唯一急救性制品,其预防效果与注射疫苗的早晚、咬伤部位及咬伤程度有关，重要的是早注射与全程注射疫苗和以及处理伤口。提纯疫苗的不良反应一般较轻。

（3）肾综合征出血热灭活疫苗（hemorrhagic fever with renal syndrome inactivated vaccine）：肾综合征出血热灭活疫苗是我国率先由汉坦病毒Ⅰ型（汉滩型）和Ⅱ型（汉城型）毒株，应用单层细胞培养后制成的灭活疫苗。毒种为经过筛选具有抗原谱广、免疫原性好和产率高的毒株，经灭活处理和添加吸附剂，制备成单型疫苗或双型联合疫苗。疫苗接种对象为疫区各年龄组人员，若为Ⅰ型流行区，应重点对野外接触野鼠的高危人群接种Ⅰ型或双型联合疫苗。接种部位为上臂三角肌肌内注射，于第0、7和28日全程接种3针，每次1.0ml，1年后再加强免疫1次。经实验室研究和流行病学考核表明，接种后不良反应轻微且能诱发产生中和抗体，其保护率可达90%左右。目前在研究改进提纯疫苗工艺，以进一步减轻不良反应、减少接种次数及提高免疫效果。

（4）森林脑炎灭活疫苗（forest encephalitis inactivated vaccine）：1952年我国应用森林脑炎病毒“森张株”，以地鼠肾细胞培养病毒株并以甲醛灭活制成灭活疫苗，一直沿用至今，其生产工艺与乙型脑炎灭活疫苗相同。注射疫苗后，预防效果较好，不良反应轻。

（5）脊髓灰质炎灭活疫苗（polio inactivated vaccine 或称 Salk 疫苗）：Salk 灭活疫苗系1954年应用脊髓灰质炎病毒Ⅰ、Ⅱ和Ⅲ型强毒株分别在猴肾细胞中增殖，收获病毒加入甲醛液在一定温度下灭活而成的三价联合疫苗。Salk 灭活疫苗为皮下注射制剂，初次免疫需注射3针，每针间隔4～6周，第3针后间隔6～12个月加强注射第4针，此后每隔数年需再加强注射1针。Salk 灭活疫苗经在北美及西欧等地区多年使用，证明安全有效，尤其是对免疫缺陷或免疫受抑制者使用灭活疫苗较为安全。目前我国已经消灭了脊髓灰质炎，而周边部分国家（如印度、巴基斯坦、尼泊尔及朝鲜等）仍存在本病，故我国仍需对高危的易感儿童接种脊髓灰质炎疫苗。鉴于脊髓灰质炎活疫苗株可基因重组变异为衍生脊髓灰质炎病毒（VDPV），使神经毒力返祖而致急性弛缓性麻痹（AFP），我国有可能以 Salk 灭活疫苗替代 Sabin 活疫苗，并重新制定预防策略和接种程序。

（6）甲型肝炎灭活疫苗（viral hepatitis A inactivated vaccine）：目前国外有4种被批准的甲型肝炎灭活疫苗，均为细胞培养甲型肝炎病毒（HAV）经甲醛灭活的制剂。我国已批准进口的甲型肝炎灭活疫苗有2种：①源于澳大利亚 HAV HM175 株，由比利时 SmithKline Beecham 公司应用人2BS细胞培养适应并传接40代获得减毒株，从细胞培养液中收获病毒，经甲醛灭活后加入铝盐吸附而制成，称为 Havrix™（贺福立适）甲型肝炎灭活疫苗。成人初次接种剂量为1m（含1440抗原单位），儿童剂量减半，于上臂三角肌处肌内注射，间隔6～12个月后再加强1针；②源于拉丁美洲哥斯达黎加 CR326-F 株，由美国 Merck 公司生产的 VAQTA™ 灭活疫苗，1ml 含 50IU 抗原单位即 50ng 抗原，接种方法同上。两种疫苗接种对象同甲型肝炎活疫苗，均于10年后需复种1次。虽然甲型肝炎灭活疫苗免疫学效果和流行病学预防效果均较肯定，但因其价格昂贵，不适合我国推广使用。中国药品生物制品检定所和唐山怡安公司共同研制的国产甲型肝炎灭活疫苗，于2002年通过国家鉴定，用于特定适应人群（如免疫功能低下的易感者等）的预防接种。

（7）肠道病毒71型（EV71）灭活疫苗：EV71是引发手足口病或咽峡炎的主要病原体之一。2008年EV71病毒在中国流行，共造成49万人感染，126人死亡。感染及死亡病例集中在3岁以下的婴幼儿。来自江苏省疾病预防控制中心、中国疾病预防控制中心、中国食品药品检定研究院等多家机构的科研人员研制出一种基于 Vero 细胞、以氢氧化铝为佐剂的 EV71 灭活疫苗。Ⅰ期和Ⅱ期临床试验结果已经表明，该疫苗可诱导6～35月龄婴幼儿产生针对 EV71 的免疫反应，其安全性也得到了证实。近年，该 EV71 疫苗的Ⅲ期临床试验结果再次肯定了其有效性、安全性和免疫原性，研究结果发表在2014年2月的新英格兰医学杂志上。

病毒类及细菌类减毒活（菌）疫苗与灭活疫（菌）苗相比，各有其优缺点，一般前者免疫效果和预防效果更好，但灭活疫（菌）苗的安全性相对更好一些（表10-6-1）。

表 10-6-1 减毒活疫(菌)苗与灭活疫(菌)苗特点比较

比较要点	减毒活疫(菌)苗	灭活疫(菌)苗
疫(菌)苗来源	无毒或弱毒的微生物疫苗株	用甲醛等灭活的病原微生物
免疫机制	类似自然感染,诱导机体细胞免疫和体液免疫,且产生接种局部免疫	刺激机体产生体液免疫(中和抗体)为主,不产生接种局部免疫
免疫学效果	好,免疫持续3~5年或更长	较好,免疫持续数月至1年
禁忌接种人群	免疫功能缺陷及低下者	过敏体质者
不良反应	较小,但疫苗株有毒力返祖之虞	较大,常有低热、接种部位疼痛等
接种剂量与次数	剂量小,多为接种1次	剂量大,多为接种2~3次
疫苗保存及成本	需要低温,有效期较短,价廉	温度不严格,有效期较长,较昂贵

3. 基因重组疫苗(gene-recombinant vaccine) 在20世纪90年代,我国生物制品研究机构应用中国地鼠卵巢细胞传代细胞中转染HBV S重组基因并表达HBsAg成功,投入试生产后,其产量有限。其后从美国MSD公司引进的酵母重组乙型肝炎疫苗生产线,于1998年正式投产。自2000年起,基因重组乙型肝炎疫苗已完全替代乙型肝炎血源性亚单位疫苗。

基因重组乙型肝炎疫苗接种对象主要为新生儿,其次为幼儿和高危人群(医务人员、托幼机构工作人员、职业献血员等)。注射程序称为0、1、6月程序,即第1针后,间隔1个月及6个月注射第2及第3针疫苗。新生儿接种乙型肝炎疫苗越早越好,要求于出生24小时内接种,因为年龄越小,受乙型肝炎病毒(HBV)感染后越易成为慢性HBV携带者,且可能至青壮年时发病。接种方法,在婴幼儿为大腿内侧肌肉接种,儿童和成人在上臂三角肌处肌内注射。接种剂量:新生儿及儿童接种酵母重组乙型肝炎疫苗为5μg(0.5ml),成人为10μg(1ml);接种CHO重组乙型肝炎疫苗,则不分年龄大小,均注射10μg(0.5ml)。由于HBsAg和HBeAg双阳性母亲的新生儿受感染几率大,可双倍量接种疫苗,并加用乙型肝炎高价免疫球蛋白(HBIg)。重组乙型肝炎疫苗不良反应轻微,其免疫学和预防效果均较理想,保护率可达80%~90%。

(三) 联合疫苗(combined vaccine)

由两种或两种以上安全有效的疫苗按一定搭配比例组成的疫苗称为联合疫苗。在目前新疫苗日益增加的情况下,应用联合疫苗接种1剂可预防多种感染病,因此可减少接种次数、降低疫苗成本及利于推广使用。不同的疫苗在组成联合疫苗时,必须证明机体对各个疫苗及其抗原的免疫应答互不干扰和不增加不良反应。研制联合疫苗是生物制品研究的重要课题之一。

1. 联合灭活疫苗(combined and inactivated vaccine) 伤寒、副伤寒甲、乙三联疫苗及伤寒、副伤寒甲、乙与霍乱四联疫苗,最早主要在军队中使用,后来又增添破伤风类毒素。据报告在二次世界大战时已证明其预防效果较满意,但接种后不良反应大,难于在平时推广应用。百日咳、白喉、破伤风联合疫苗(简称DPT),在儿童免疫中已使用多年,各成分均要纯化,否则不良反应大。此外,使用中的联合疫苗还有钩端螺旋体多价灭活菌(疫)苗、出血热双价灭活疫苗及脊髓灰质炎3价灭活疫苗(Salk疫苗)等。联合疫苗中各成分应按比例合理组合,否则强抗原可能干扰弱抗原。经实验证明,百日咳灭活疫苗可以提高白喉与破伤风类毒素的免疫原性,故WHO主张将百日咳与白喉、破伤风类毒素混合制成DPT联合疫苗并纳入世界儿童扩大免疫接种规划。

2. 联合活疫苗(combined and attenuated live vaccine) 较成功的联合活疫苗有:①麻疹、腮腺炎、风疹联合活疫苗(MMR);②脊髓灰质炎Ⅰ、Ⅱ、Ⅲ型联合活疫苗。影响联合活疫苗免疫学效果的因素,除了各病毒疫苗株含量以外,疫苗毒株的残余毒力强者可能干扰残余毒力弱者,使后者降低其诱导免疫应答作用。例如,MMR加入水痘活疫苗联合接种,会干扰水痘活疫苗的免疫原性。

3. 灭活疫苗与基因重组联合疫苗(gene-recombinant combined vaccine with inactivated agent) 1996年以来,含甲型肝炎灭活疫苗和重组乙型肝炎疫苗组成的联合疫苗,已被批准并在部分国家1岁以上儿童中接种注射。此联合疫苗的全程3针免疫采用0、1和6个月间隔程序,我国尚未使用此种联合疫苗。

（四）用于预防的其他生物制品

1. 抗毒素（antitoxin）及抗血清（antiserum）　抗毒素及抗血清系指用细菌外毒素免疫动物（马）后，取得免疫血清并精制成的蛋白制剂。用于被动免疫，预防各种感染病。用马血清制备的抗毒素注射人体无疑易产生某些不良反应，包括过敏性休克、血清病及局部过敏性反应等。因此，在使用时应先仔细阅读使用说明书，要询问过敏史，务必做皮肤过敏试验。如皮肤试验阳性，应采用脱敏注射法以避免过敏反应。一旦发生过敏反应，应及时采取相应的抢救措施。

（1）精制白喉抗毒素（diphtheria antitoxin）：与白喉患者接触而未接种白喉类毒素的易感儿童，可一次皮下注射抗毒素 1000 ~ 2000IU，并立即全程接种白喉类毒素，以预防发病。

（2）精制破伤风抗毒素（tetanus antitoxin，TAT）：对于未预防接种过破伤风类毒素的受外伤者，在进行外科扩创处理的同时，应皮下或肌内注射破伤风抗毒素 1500 ~ 3000IU，使之在 2 ~ 3 日内血中抗毒素能保持 10.3IU/ml±0.6IU/ml 水平，随后再全程接种破伤风类毒素。

（3）精制肉毒抗毒素（botuline antitoxin）：肉毒外毒素有不同型别，人的肉毒食物中毒主要由 A 型、B 型或 E 型外毒素引起。我国肉毒抗毒素制剂为单型抗毒素，注射时需予以混合。可疑肉毒中毒者，应皮下或肌内注射相应型或混和型抗毒素每型 1000 ~ 2000IU，预防效果显著。

（4）抗狂犬病血清（rabies antiserum）：抗狂犬病血清系由狂犬病固定毒免疫马，采其血浆经胃酶消化后，用硫酸铵盐析法制成液体或冻干的免疫球蛋白制剂。制造工艺基本上与其他抗血清相同。当马血浆的中和效价≥80IU/ml 时，采马血并精制后的成品效价应≥200IU/ml。人被疯动物咬伤后注射抗狂犬病血清越早越好，咬伤后 48 小时之内注射，可减少发病，特别是对于严重咬伤如头、脸、颈部、手指或多部位咬伤者更应注射抗血清。在对受伤部位做外科处理的同时，在伤口部位浸润注射抗血清，然后把余下抗血清注射肌肉内。注射剂量按体重计 40IU/kg，重伤者可酌量增加至 80 ~ 100IU/kg，在 1 ~ 2 日内分数次注射。注射完毕后或同时开始全程接种狂犬病疫苗。

2. 用于预防的血液制品（blood agent）　人用血液制品取材于人血，分为血细胞制剂和血浆蛋白制剂，注射后均罕有过敏反应。人血浆中共有百余种蛋白质，现简述血浆蛋白制剂中常用于预防的制品。

（1）人血丙种球蛋白（human serum γ-globulin）：人血丙种球蛋白含有甲型肝炎、麻疹、脊髓灰质炎和白喉抗体，主要为 IgG 和一定量的 IgA、IgM。本品中丙种球蛋白含量≥血浆蛋白总量的 90%，其中 IgG 含量占丙球的 90% 以上。人血丙种球蛋白按 0.1 ~ 0.4ml/kg 体重肌内注射，或≤5 岁肌注 5ml，≥6 岁肌注 10ml，主要用于早期预防甲型肝炎、麻疹及脊髓灰质炎以及应急接种。接种后的被动免疫可持续 6 个月。我国已淘汰胎盘血丙种球蛋白制剂。

（2）特异性丙种球蛋白（specific γ-globulin）：经特异性疫苗免疫的人，取其血浆制成提纯的特异性丙种球蛋白液体或冻干制品，可用于预防相应疾病。乙型肝炎特异性丙种球蛋白（HBIg），内含抗-HBs 效价≥100IU/ml，每安瓿装量分别为 100IU、200IU 和 400IU。HBsAg 和 HBeAg 双阳性母亲的新生儿，最好于出生 24 小时内肌内注射 100IU HBIg，同时另一部位注射乙型肝炎疫苗；尔后隔 2 ~ 4 周重复一次，再按上述程序全程接种乙型肝炎疫苗。当不慎被带有 HBV 阳性血的针头刺伤皮肤等暴露于 HBV 时，立即肌内注射 HBIg 200 ~ 400IU，以预防 HBV 感染。此外，我国还制成抗狂犬病特异性丙种球蛋白，当人被可疑狂犬咬伤时，尽快按 20IU/kg 体重肌内注射；抗破伤风特异性丙种球蛋白，当人体受深部外伤时，尽早肌内注射 250IU，均有一定预防发病作用，但仍需全程接种狂犬病疫苗或破伤风类毒素。

在预防疾病方面，血液制品是不可缺少的重要生物制剂。近年来经血液制品传播 HCV、HBV 及 HIV 等屡见不鲜，故应加强落实对献血员的筛选和在采血与生产过程中各项监督管理措施，以确保各种血液制品的安全。

二、预防接种不良反应及其处理原则

预防接种使机体接受外来抗原刺激，除产生有益的抗感染免疫应答外，还可产生无益的甚至有害的免疫应答或非免疫反应。接种灭活疫（菌）苗常因异体蛋白和免疫佐剂的作用，引起注射局部的红肿浸润及疼痛，甚至引起淋巴管炎和淋巴结肿疼，少数人于接种疫苗后 6 ~ 24 小时出现 37.5℃左右低热，一般不需特殊处理，在 2 ~ 3

日内消退。此外,由于接种者免疫异常或疫苗的因素,引起局部或全身较严重的异常反应称作预防接种不良反应。

(一)局部或淋巴结化脓灶

有菌性化脓灶是由于疫(菌)苗染菌和不洁注射引起的。卡介苗应做皮内接种,如注射至皮下或肌肉时,可发主疫苗中减毒结核杆菌引起的“寒性脓肿”,甚至延及淋巴结,经久不愈。

(二)过敏反应(变态反应)和超敏反应(hypersensitivity)

在接种疫苗的同时或稍后,机体出现的速发型过敏反应(或称变态反应)与超敏反应是预防接种不良反应中最为常见的。

1. 过敏性休克 含有异种动物蛋白的抗毒素、类毒素及疫苗,如破伤风抗毒素、白喉抗毒素、肉毒抗毒素、破伤风类毒素、白百破三联疫苗、地鼠肾乙型脑炎疫苗、多种灭活疫苗及麻疹减毒活疫苗等,在注射抗毒素或疫苗的当时或几分钟~45分钟急性发作,表现为全身奇痒、水肿、出红疹或荨麻疹,在呼吸道过敏症表现为胸闷、干咳、窒息和发绀;在消化道过敏症表现为恶心、呕吐、腹痛和腹泻;均伴有严重低血压、四肢冰冷和心率缓慢,如果抢救不及时,在发作后10~20分钟内可因窒息和末梢血液循环衰竭而死亡。

2. 过敏性皮疹 过敏性体质的人在接种抗毒素及灭活疫苗后几小时至数日内,可于耳后、面部、躯干及四肢等处出现荨麻疹或斑丘疹。

3. 血管神经性水肿 当接种白喉类毒素或含有动物血清成分的抗毒素及灭活疫苗时,尤其是重复使用同一种疫苗抗原时,可在注射后24小时内出现注射局部红肿,逐渐扩大范围至上臂甚至面部,并可伴有荨麻疹。

上述3种过敏反应均属于Ⅰ型速发性或延迟相超敏反应,可采用抗组胺药物如苯海拉明或氯苯那敏(chlorphenamine),口服或肌内注射治疗。一旦出现过敏性休克,应立即采取急救措施,患者平卧,头部放低,立刻肌内注射或皮下注射肾上腺素(adrenaline)0.3~0.5mg,紧急时可将0.1~0.5mg肾上腺皮质激素以10ml生理盐水稀释后,静脉内缓慢注射。情况仍不见好转者,采用4~8mg肾上腺皮质激素溶于5%葡萄糖溶液500~1000ml中,静脉点滴和其他抗休克治疗,包括气管切开等抢救措施。

4. 过敏性紫癜 接种疫苗2~7日后,少数人可出现Ⅱ型(细胞毒性)超敏反应,即出现皮下出血点、出血斑,有的伴有关节痛,严重者可伴有血便和血尿等内出血症状。治疗过敏性紫癜首选氢化可的松(hydrocortisone)100~300mg溶于5%葡萄糖溶液500ml中,静脉点滴,连用7日后改为口服泼尼松。儿童剂量减至成人的1/3~1/2。并可并用止血剂,维生素C、维生素K等。

5. 血清病 当注射含马血清的疫苗7~10日后,在机体内产生免疫复合物引起的Ⅲ型过敏反应,称为血清病。血清病的临床表现有2种,一种主要表现为发热、哮喘、淋巴结肿大、蛋白尿及上睑水肿等;另一种表现为粒细胞减少、淋巴结肿大和关节痛等。

6. 局部过敏性反应(Arthus反应) Arthus反应系由接种含有动物异体蛋白疫苗及霍乱、伤寒灭活疫苗引起的Ⅲ型超敏反应。于接种7~10日后,接种部位痒疼、红肿和硬结,轻者于数日内自行消退,重者红肿可波及上臂外侧,甚至注射部位坏死溃烂。对于血清病和Arthus反应,应用上述抗过敏和对症治疗为主,严重者可使用氢化可的松等肾上腺皮质激素治疗。

(三)精神性异常反应

1. 晕厥 在极少数成年人及少年在初次注射接种疫苗时,由于精神过分紧张、对疼痛的恐惧、过度疲劳及空腹等原因,可出现面色苍白、四肢厥冷、出冷汗、恶心呕吐、心动过速甚至骤然失去知觉。

2. 精神因素反应(神经官能性反应) 极个别人在接种疫苗后,出现一系列与疫苗无关的神经和精神症状,但查不出任何器质性病变,是由于个体的心理障碍引起幻觉所致。精神因素反应的症状可多种多样:①感觉障碍:知觉麻木或过敏,自觉视觉、听觉及嗅觉障碍;②运动障碍:自觉麻痹或瘫痪;③抽搐或语言障碍;④自主神经或内分泌障碍;⑤严重患者:类似癫痫发作及假死。对于精神性异常反应以心理疏导和暗示疗法为主,辅以药物安慰作用,一般预后良好。

(四)神经性严重异常反应

1. 变态反应性脑脊髓膜炎 变态反应性脑脊髓膜炎曾发生在接种含有动物脑组织的疫苗,如鼠脑培养的乙型脑炎疫苗和狂犬病灭活疫苗(现均已被淘汰),偶尔发生在接种百日咳灭活疫苗、国外的黄热疫苗、伤寒疫苗、破伤风类毒素及一些抗毒素等,发生率仅为百万分之一至数十万分之一。疫苗变态反应性不良反应属于Ⅳ型超敏反应，于接种疫苗后经 14 日左右（1 周～1 个月）潜伏期，突然出现发热、恶心呕吐和精神萎靡，随后出现局部和全身抽搐，1 周左右达高潮，出现高热、颈项强直和意识障碍，进而出现弛缓性瘫痪，但脑脊液检查其压力和性状基本正常。经使用氢化可的松等肾上腺皮质激素及对症治疗，多于1～2 周内康复，重症者可遗留肢体瘫痪和（或）智能障碍，重笃者可导致死亡。

2. 脊髓灰质炎活疫苗引起急性弛缓性麻痹症　急性弛缓性麻痹症可由疫苗相关脊髓灰质炎病毒（vaccine associated poliovirus，VAPV）或疫苗衍生脊髓灰质炎病毒（vaccine derived poliovirus，VDPV）感染引起。

（1）疫苗相关脊髓灰质炎病毒（VAPV）：VAPV 引起的 AFP，发生于口服脊髓灰质炎减毒活疫苗（Sabin 疫苗）儿童及其密切接触的易感儿中，从患儿粪便中分离的毒株核酸序列与 Sabin 疫苗株的同源性达 99% 以上。患者于服疫苗后 4～30日内出现与野毒株感染相似的 AFP，但为时短暂，均能康复。在口服 Sabin 疫苗的儿童中，AFP 发生率约为 1/50 万人，免疫功能缺陷者的 AFP 发生率是正常人的 1000 倍。

（2）疫苗衍生脊髓灰质炎病毒（VDPV）：Sabin Ⅰ、Ⅱ、Ⅲ型株之间，或疫苗株与野毒株之间，或疫苗株与其他肠道病毒之间发生基因重组，可产生的新病毒 VDPV，它与 Sabin 疫苗株核苷酸序列同源性差异>1%，其神经毒力已回复。经调查Ⅰ、Ⅱ、Ⅲ血清型 Sabin 疫苗株均可衍生脊髓灰质炎病毒，其中尤以Ⅱ型株毒力更易回复。VDPV 引起的 AFP，多发生在低服苗（OPV）率地区的未服苗儿童中，且有传染性和病例聚集现象，发病后常可导致永久性肢体麻痹后遗症。

三、疫（菌）苗研究进展

分子遗传学、分子和细胞免疫学、结构生物学、生物信息学、计算生物学及纳米技术的最新技术进步将迎来疫苗发现的新时代（图 10-6-1）。

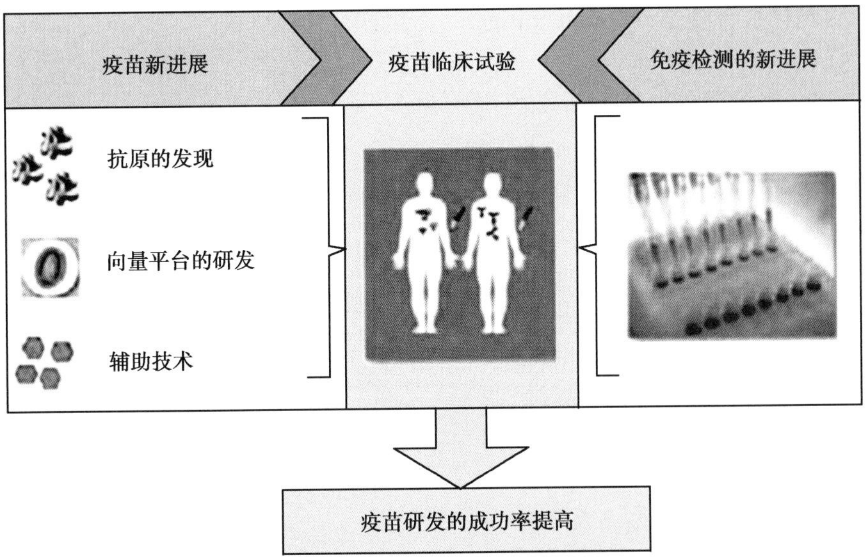

图 10-6-1　疫苗研发的相关因素

（一）基因重组活疫苗（gene-recombinant live vaccine）

由于使用传统方法筛选弱毒菌株或弱毒病毒株均十分困难，近年来采用基因重组新技术，在活的载体上插入目的基因以表达病原微生物特异性抗原的疫苗称为基因重组活疫苗。研制基因重组活疫苗常用的载体有脊髓灰质炎病毒 Sabin 株、黄热病毒 17D、痘苗病毒、金丝鸟痘病毒、腺病毒等和卡介苗（BCG）菌株等，研制表达特异性抗原的目的基因有 AIDS 病毒（HIV）各种基因、脊髓灰质炎、乙型脑炎病毒以及原虫、血吸虫等抗原的基因，尤其是采用 HIV 组合 *gag*、*pol*、*env*、*nef*、*tat* 等基因插入到各种活载体上，构建的候选 AIDS 基因重组活疫苗，已在巴西、泰国、南非、肯尼亚等国进行了严格的临床实验。基因重组活疫（菌）苗的研制，为研制新型活疫苗开辟了道路。

（二）基因重组多肽疫苗（polypeptide vaccine）

20 世纪 70 年代以来，国内外研究成功的基因重组多肽疫苗当属第二代乙型肝炎疫苗。经筛选较为理想的细胞表达 HBsAg 系统主要有酿酒酵母、甲基营养型酵母、CHO 细胞系统，在不同表达系统表达的基因重组 HBsAg 多肽有一定差别：①酵母系统比 CHO 细胞系表达 HBsAg 量（μg/ml）高 20 倍以上，而甲基营养型酵母系统又比酿酒酵母系统表达 HBsAg 量高 10 倍；②酵母发酵培养基简单，尤其甲基营养型酵母培养基成分简单，较细胞培养成本低；③CHO 细胞表达抗原为糖基化抗原，酵母表达的抗原为非糖基化抗原，后者在新生儿中免疫原性较强。如近年来获得国家科技进步奖的厦门大学夏宁邵等研发的 HEV 239HE 疫苗，经历了 14 年的开发历程。该疫苗将免疫原性低的 HEV E2 蛋白延伸，形成病毒样颗粒 p239，适用于 HEV 的易感人群，预防效果良好。研究基因重组多肽疫苗需解决的关键问题是：①克隆并表达微生物目的多肽抗原的立体结构发生改变，从而影响免疫原性；②微生物膜蛋白基因发生变异；③优选合适载体，有的载体能使目的基因正常表达，有的则不能。

（三）亚单位纯化抗原疫苗（subunit antigen vaccine）

接种以微生物全颗粒为原料的灭活疫苗，存在不良反应大或免疫原性不理想等缺点。采用提纯技术从微生物中提取有效成分即有效保护性抗原，所制备的疫苗称为亚单位纯化抗原疫苗。例如，目前已被基因重组疫苗取代的血源性乙型肝炎疫苗，是从慢性 HBV 携带者血浆内纯化提取的 HBsAg 成分。目前对 EB 病毒、疱疹病毒及幽门螺杆菌等，仍在进行去除潜在危险成分提纯保护性抗原的研究，以期研制成亚单位纯化抗原疫苗。

（四）核酸疫苗（nucleic acid vaccine）

核酸疫苗的种类包括 DNA 疫苗和 RNA 疫苗。目前研究最多的是 DNA 疫苗，它是在分子生物学技术基础上发展起来的新型疫苗，是近年来疾病治疗中衍生起来的一种全新的免疫防治剂。它是指将编码某种抗原蛋白质的外源基因与真核表达载体重组后直接导入机体内，通过宿主细胞的转录翻译合成抗原蛋白，激活宿主产生免疫应答，从而让机体获得相应的免疫保护，起到预防和治疗疾病的作用。美国 FDA 已批准 AIDS、流感、结核病及乙型肝炎等 10 余种疫苗进行临床试验，其中有的疫苗已进入临床Ⅱ、Ⅲ期试验阶段。已正式通过批准或有条件批准临床使用的疫苗有：鲑鱼传染性出血坏死病毒 DNA 疫苗和狗黑素瘤 DNA 疫苗。2005 年，美国 FDA 批准了马西尼罗病毒 DNA 疫苗 West Nile Innovator 及鲑鱼传染性出血性坏死病毒 DNA 疫苗 APEX-IHN 上市。Fla Ⅰ基因真核表达载体的构建，为研制副溶血弧菌 DNA 疫苗奠定了基础；有学者利用塞姆利基森林病毒（SFV）复制子构建新型真核表达载体，并对含 HIV21 中国流行株 B 亚型核心蛋白 p24 及多表位 MEG 嵌合基因的核酸疫苗进行了表达与鉴定，所构建的核酸疫苗可在 BHK221 细胞系内进行表达；新型 HIV 复合多表位疫苗在小鼠体内显示了良好的免疫原性；新构建的重组腺病毒 Ad/MDC-VP1 能提高机体免疫应答；构建的血吸虫和结核分枝杆菌的相应 DNA 疫苗，在实验动物体内都获得了很好的免疫应答。目前我国尚无人用 DNA 疫苗，主要在实验动物身上进行相关研究工作，但其在人类尚未攻克的疑难病症的预防和治疗方面显示了良好的应用前景。目前 DNA 疫苗还面临两个主要问题：第一，有时其引发的体液及细胞免疫达不到理想状态；第二，人们对其安全性的担忧。

（王宇明　汤勃）

参考文献

1. 王秀茹. 预防医学微生物学及检验技术. 北京：人民卫生出版社，2002.
2. 郭永豪. DNA 疫苗及其在传染病控制中的应用. 中国生物制品学杂志，2011，24（2）：245-247.
3. 付延军，金宁一，金洪涛，等. DNA 表达载体构建及 HIV 多表位核酸疫苗的设计与表达. 中国生物制品学杂志，2007，20（4）：237-239.
4. 闫立景，李剑，温婵，等. CVB3 腺病毒载体疫苗 VP1 与 DNA 疫苗联合应用的免疫效果. 中华微生物学和免疫学杂志，2009，29（6）：533-537.
5. Oyston P，Robinson K. The current challenges for vaccine development. J Med Microbiol，2012，61（Pt 7）：889-894.
6. Hendrickx G，Vorsters A，Van Damme P. Advances in hepatitis immunization（A，B，E）：public health policy and novel vaccine delivery. Curr Opin Infect Dis，2012，25（5）：578-583.
7. Riley EM，Stewart VA. Immune mechanisms in malaria：new insights in vaccine development. Nat Med，2013，19（2）：168-178.
8. Zhu FC，Zhang J，Zhang XF，*et al*. Efficacy and safety of a recombinant hepatitis E vaccine in healthy adults：a large-scale，randomized，double-blind placebo-controlled，phase 3 trial. Lancet，2010，376（9744）：895-902.

9. Wu T, Li SW, Zhang J, *et al*. Hepatitis E vaccine development: a 14 year odyssey. Hum Vaccin Immunother, 2012, 8(6): 823-827.

10. Zhu F, Xu W, Xia J, *et al*. Efficacy, safety, and immunogenicity of an enterovirus 71 vaccine in China. N Engl J Med, 2014, 370(9): 818-828.

11. Herweijer E, Leval A, Ploner A, *et al*. Association of varying number of doses of quadrivalent human papillomavirus vaccine with incidence of condyloma. JAMA, 2014, 311(6): 597-603.

第七节 基因疫苗的研究进展

基因疫苗(gene vaccine)已成为疫苗研究领域中的热点之一，特别是其研究方向与世界卫生组织儿童免疫长远目标(用一种疫苗预防多种疾病)相吻合。令人鼓舞的是艾滋病(AIDS)和T细胞淋巴瘤的基因疫苗已进入到了临床前阶段。基因疫苗不仅能预防某些传染病，尚可用来治疗一些复杂难治的疾病，如病毒性肝炎、AIDS、癌症等。这些均已显示出基因疫苗的巨大潜力和应用前景。然而，基因疫苗的历史毕竟很短，实验结果均来自动物，用在人体之前还有许多工作必须完成，其中最重要的是解决基因疫苗对人体的安全性和有效性问题。这些问题主要包括：①须用与人类疾病相关的动物模型证实其效果；②须用高度敏感的PCR技术等确证所注射的DNA不与宿主细胞基因组DNA整合，这是确保DNA疫苗遗传学安全性的重要指标之一；③最终还需要近期和长期的临床试验以明确其不良反应和免疫保护效果。我国已制定了基因转移治疗的管理条例，基因免疫作为预防性基因治疗技术，同样应遵守此条例，这样才有利于基因治疗的健康发展。

人类与传染病抗争最有效和最全面的方法是免疫接种，这种制剂被称之为疫苗。疫苗的研究历史是短暂的，可划分为三代：第一代是灭活、减毒或无毒的完整病原体(整株疫苗)；第二代是病原体的蛋白、多糖或脂质等结构成分(成分疫苗)；第三代是核酸(DNA或RNA)，既是载体，又是抗原的来源，具有疫苗的功能，可称为基因疫苗或核酸疫苗。

【基因疫苗的发展史】

1990年Wolff等试图用注射方法促使小鼠的肌细胞吸收质粒DNA以产生新的蛋白质，其设置的对照组在注射DNA时未加任何化学佐剂，出人意料的是，对照组动物的肌细胞吸收这种裸露的质粒DNA后，能高水平地表达外源蛋白。Tang等于1992年在表达人生长激素基因的质粒DNA导入小鼠表皮细胞后，在小鼠血清中可检测到特异性的抗人生长激素抗体，从而提出基因免疫的概念。随后，人们在鱼、鸡、大鼠、兔、猪、牛、雪貂、猴和黑猩猩的骨骼肌以及大鼠的心肌中注射裸露DNA，均能观察到外源蛋白的持续表达。在部分研究中证实，此途径引起的免疫应答对野生病毒的攻击具有保护作用。研究表明，直接给动物接种编码抗原的基因片段可使该动物获得对该抗原的免疫力，即将编码某种蛋白的外源基因直接导入动物细胞可达到免疫接种的目的。这一基因免疫接种技术的出现，为新型疫苗的研制开辟了一条崭新的途径。所接种的核酸(DNA或RNA)既是载体，又是抗原的来源，具有疫苗的功能，可称为基因疫苗或核酸疫苗。基因疫苗的最新定义为，能够编码某种特异性抗原并在人体或动物体细胞内表达这种抗原的DNA或RNA等。因DNA分子较RNA分子小、性质稳定、可操作性强，因此目前研究最多的是DNA疫苗，由于此疫苗不需任何化学载体，故又称为裸露DNA疫苗(naked DNA vaccine)。

【基因疫苗的作用机制】

基因疫苗一般由病原体抗原编码基因和以真核细胞作为表达载体的质粒构成。基因疫苗实验技术见表10-7-1。抗原编码基因可以是完整的一组基因或单个基因的cDNA；也可为编码抗原决定簇的一段核酸序列。总之，其表达产物为病原体的有效抗原成分，可引起保护性免疫。载体质粒多以pBR322或pUC质粒为基本骨架，带有细菌复制子(ori)能在大肠埃希菌内高效稳定的复制，但缺乏在哺乳动物细胞内复制的能力。质粒载体所带启动子多来源于病毒基因组，如CMV、RSV和鼠白血病病毒长臂末端重复序列(LTR)等启动子。此类启动子具有较强的转录激活作用，能保证抗原基因在真核细胞内有效表达并引起免疫应答。

基因疫苗激活免疫系统的详细机制尚不十分清楚。一般认为，含病原体抗原基因的核酸疫苗被导入宿主骨骼肌细胞或皮肤细胞后，可在细胞内表达病原体的蛋白质抗原，经加工后形成的多肽抗原可与宿主细胞 MHCⅠ类和Ⅱ类分子结合，并被提呈给宿主的免疫识别系统，从而引起特异性体液和细胞免疫应答。肌细胞吸收和表达外源DNA 的效力较高，这可能与肌细胞本身的结构特点有关。肌细胞可形成多核细胞，含有肌质网；骨骼肌和心肌还具有 T 小管系统，该系统含有细胞外液并能伸入到细胞内部。Wolff 等发现组织培养的肌细胞 T 小管和细胞膜穴样内陷可将质粒纳入。Vahlsing 等认为，肌细胞可作为一种中心成分直接参与诱导免疫应答。例如，流感病毒 NP 基因只有在肌细胞内表达并分泌到胞外，才能刺激机体产生抗-NP 抗体，介导体液免疫应答；而经肌细胞蛋白酶加工处理后的 NP 则可在 MHCⅠ类分子的限制下提呈给 T 淋巴细胞，导致体内 CTL 应答。所需刺激信号来源于肌细胞本身，或者来源于注射引起的损伤区域的浸润细胞。另一种观点是，肌细胞的直接参与并非必需，NP 从肌细胞分泌出来后，被巨噬细胞和(或)树突状细胞吞噬、处理、提呈、分别在 MHCⅠ和Ⅱ类分子的限制下，诱导 CTL 前体、B 细胞和特异性 Th 细胞。还有一种解释是用 DNA 免疫时，肌细胞和抗原呈细胞(APC)均被转染，引起 $CD4^+$、$CD8^+$T 细胞亚群的同时活化，从而产生特异性细胞免疫应答。

表 10-7-1 基因疫苗实验技术

选择基因	导入技术	作用目标细胞	技术要点
• 选择癌基因、抑癌基因、凋亡抑制基因、生长因子及其受体信号转导系统基因、细胞周期调控和酶类基因等，及外源致病微生物如 HIV、SARS 的结构基因 • 最好选择单基因突变导致的疾病导入抑癌基因、免疫基因、自杀基因、抗肿瘤血管形成基因、耐药基因。如人类50%以上的肿瘤与抑癌基因 p53 的变异有关，因此重组人 p53 腺病毒注射液的成功之处在于治疗基因的选择上具有优势	靶细胞有效转移目的基因的载体系统： • 显微注射 • 电子打孔 • 磷酸钙转染 • 融合法 • 生物载体 逆转录病毒(RV)载体 腺病毒(Adv)载体 腺相关病毒(AAV)载体 嵌合型病毒载体 单纯疱疹病毒 人工脂质球 纳米分子 新载体分子	生殖细胞基因治疗和体细胞基因治疗 体细胞基因治疗不会造成遗传改变，且具有较好的可操作性，是基因治疗主流。已治疗患者 2000 余例，体细胞治疗靶细胞造血细胞和干细胞、成纤维细胞、肝细胞、肿瘤细胞、内皮细胞、角化细胞、上皮细胞等 • 考量依据 疾病累及的主要部位 靶细胞来源的难易程度 体外培养的成活率和存活时间 接受正常基因的能力 新的正常基因在靶细胞中能否正常表达和持续时间	使目的基因在靶细胞中表达，发挥生物学效应，达到治疗目的 • 导向性 特异的受体与目的基因相连，可以介导目的基因在表达 VEGF 受体的细胞特异性转导 • 调控性 对目的基因的修饰，能在局部选择性的攻击肿瘤细胞，即通过构建含有细胞特异性启动子序列的重组载体来调控目的基因定向地仅表达于肿瘤细胞

【基因疫苗的影响因素】

一、肌细胞和髓源性 APCs 在基因疫苗接种中的作用

（一）骨骼肌细胞在基因疫苗接种中的作用

骨骼肌细胞能够摄取注入其周围的质粒 DNA，使通过肌内注射进行基因疫苗接种的方法显得颇为简单、直接。据报道，局部肌内注射丁哌卡因或心脏毒素可导致肌肉组织损伤，肌纤维在损伤逐步恢复的过程中对质粒 DNA 的摄取会增加，因此有时可借助这种现象提高基因疫苗的接种效率。然而，肌组织并非免疫相关组织，因为肌细胞不具有抗原提呈细胞(APCs)的特征，不表达 MHC-Ⅱ限制性抗原和各种免疫识别所需的共刺激分子(costimulatory-molecules)，不能分泌相应的细胞因子(cytokines)；即使有相关共刺激分子的表达或存在粒细胞-巨细胞集落刺激因子(GM-CSF)、白细胞介素-12(IL-12)等细胞因子的作用，非造血干细胞也不能转变为有效的 APCs。成纤维细胞等非职业性 APCs 虽能在体内成功地将抗原呈递给幼稚 T 细胞，但这些抗原仅限于那些具有足够的免疫原性、能够克服共刺激分子缺乏的病毒抗原。此外，研究显示，如肌注质粒 DNA 后

10分钟内将注射部位的肌肉切除，并不明显影响针对特异抗原的抗体免疫应答的程度和持续时间，这进一步表明在通过肌内注射途径进行基因疫苗接种时，肌细胞本身对免疫应答并不具有十分重要的作用，亦即肌细胞本身并不参与免疫激活过程，而只是起一种抗原或基因疫苗运送转站的作用。的确，注射疫苗的肌肉部位并无明显的炎性细胞浸润，特别是在疫苗接种后的急性效应相消失后。肌内注射基因疫苗之所以可以启动免疫应答，可能的机制为：①肌细胞是抗原贮存库，可向专业APCs提供全长蛋白或多肽以诱导免疫应答；②处于肌纤维间隔但未被肌细胞摄取的质粒DNA也可因穿刺操作进入血液循环，而直接被流经局部的APCs摄取，并在APCs内表达；在上述两种情况下，表达抗原的髓源性APCs随血流迁移入淋巴结组织，在此处激活T淋巴细胞和B淋巴细胞；③由于表达疫苗抗原的肌细胞易于被CTLs攻击和破坏，因此其中的质粒DNA可释放入血而持续转染包括单核-吞噬细胞在内的APCs。

（二）髓源性APCs在基因疫苗接种中的作用

骨髓重建技术显示，髓源性APCs（bone marrow-derived APCs，BM-APCs）在基因疫苗的激活免疫机制中具有关键作用。已观察到携带有质粒疫苗的巨噬细胞自注射部位的肌组织迁移至淋巴结，并在被免疫动物的区域淋巴结和脾脏中发现少量疫苗质粒。基因枪接种后可在局部淋巴结中观察到被转染的树突状细胞，如果在体外将转染有基因疫苗的树突状细胞选择性耗竭，再将未被转染的APCs回输入动物体内，则不能诱导T细胞活化。树突状细胞不仅对以质粒DNA为基础的疫苗接种极为重要，对重组病毒疫苗等顺利发挥活性也十分关键。此外，研究显示应用在体外能发挥最大表达活性的启动子未必能在体内诱发最强的免疫应答，但如果使用一种在树突状细胞内具有较高活性的启动子，则可达到较理想的免疫效果。因此，基因疫苗的改建优化可以树突状细胞为基础。

二、细菌免疫促进性序列作为基因疫苗免疫佐剂的可能性

近年来发现卡介苗（BCG）具有一定的抗肿瘤活性，表现在可激活NK细胞、诱导Ⅰ和Ⅱ型IFN的产生等，而用DNA酶（DNAase）处理则可使之丧失这种活性。进一步分析发现其基因组某些区域富含5′GACGTC3′、5′AGCGCT3′、5′AACGTT3"等回文结构，且每一种这样的序列中均含有5′…CpG…3′两个碱基。以后又发现原核生物基因组中几乎平均每16个碱基中就出现一个5′…CpG…3′，且胞嘧啶甲基化者高达70%～90%。现已基本明确原核生物基因中这种富含5′…CpG…3′且胞嘧啶不被甲基化的序列是一种免疫增强序列（ISS），体外人工合成含有这种序列的寡核苷酸片段（CpG-oligodeoxyonucleotides CpG-ODN）也具有免疫佐剂活性；这种5′…CpG…3′基序（motif）可诱导B细胞增殖和合成免疫球蛋白，刺激IL-6、IFN-α、IL-12、IL-18等分泌，其中IL-8又能诱导NK细胞产生IFN，这些均有助于应答向Thl型发展。ISS在体内外均可激活皮肤来源的树突状细胞，提示它可能有助于质粒疫苗发挥效应。ISS具有完全弗氏佐剂的作用，且对宿主无明显毒性。在基因疫苗接种时，ISS可以寡核苷酸的形式与质粒DNA同时应用，也可在质粒骨架中增加ISS的数量以提高质粒疫苗的免疫效果。

三、异载体同抗原基因疫苗“致敏-强化”接种方案可提高基因疫苗免疫效果

使用基于病毒的可表达某种抗原的同一基因疫苗重复接种（homologous boosting），其缺点之一在于可刺激宿主产生针对疫苗载体的回忆反应，这种回忆反应可以破坏再次进入体内的基因疫苗，从而降低其免疫效果。“异载体疫苗‘致敏-强化’接种方案（heterologous prime-boost-regimens）”则克服了这种缺点。该方案采用表达同一抗原但载体不同的基因疫苗先后进行接种，即在初期接种采用抗原性较高但能高效表达编码抗原的、结构较复杂的载体。这种接种方案不仅可克服宿主回忆反应对接种效果的影响，且可使免疫应答向Th1型方向发展，即使是在重组蛋白已启动了Th2型免疫应答的情况下。应用Pbergheei疟疾模型研究显示，先用质粒载体、继用重组牛痘病毒载体接种的这种“异载体同抗原免疫接种法”有利于产生完全保护，而“同载体同抗原免疫接种法”则收效甚微。动物实验还证实，先后分别用基因枪、牛痘病毒、鸟痘病毒将某一种肿瘤抗原接种动物，可显著提高免疫应答。这种先用简单载体（如质粒DNA）继用复杂载体（如牛痘病毒）携带抗原进行的免疫接种方案，之所以能取得相对理想的结

果,可能有以下原因:①病毒本身的表达产物,如可溶性分泌性细胞因子受体类似物,有可能干扰初次接种的效果,对弱抗原尤其如此;②来自病毒载体的表位较之所携带的弱抗原可能具有免疫优势,在初次免疫时阻碍针对弱抗原的免疫应答,并进而削弱加强阶段的免疫应答;但如果初次接种时应用质粒 DNA 载体避免这种干扰,则在加强接种时由于针对弱抗原的免疫已得到放大,这种病毒表位免疫优势的影响就相对较小;③人体可能存在对某些病毒载体的免疫性,从而增加了应用这些载体进行接种时免疫结果的复杂性。

四、免疫因素

理论上,不论宿主的体积大小,一定剂量的基因疫苗均可能有效诱发特异性免疫应答。但目前各家报道的结果不一致,难以进行比较。因为许多因素可影响免疫应答的程度和类型。表 10-7-2 以质粒 DNA 为例,概括了影响其效果的主要因素。

表 10-7-2 质粒 DNA 疫苗免疫效果的决定因素

影响因素	评论或可供解决的方案
质粒 DNA 骨架的结构	引入免疫促进性序列或聚腺苷(polyA)序列等将有助于提高免疫效果
导入质粒 DNA 的剂量	一般越大越好
抗原的表达水平	应使用高效表达抗原的载体;表达的抗原越多,免疫应答的程度越强,尽管未必呈现线性关系
接种间隔	确定各次接种间的合适时间间隔可大大提高免疫效果
接种途径	合理选择接种方法,如肌内或皮内注射、基因枪皮肤接种、黏膜接种等
接种的靶组织	不同的接种部位效果不同
接种次数	必须保证足够的次数
报告基因前是否存在内含子	有内含子存在时可提高接种效果
接种对象的种类	如不同株小鼠对 DNA 疫苗的反应性有质和量的差别
接种对象的年龄	较年轻的小鼠免疫应答能力较强
特异性抗原对被转染细胞的毒性	毒性抗原的表达不宜过高

【基因疫苗的特点】

基因疫苗与传统疫苗相比,具有以下特点:①直接 DNA 接种:避免了制备传统疫苗的繁琐过程;②基因疫苗接种后蛋白质抗原可直接与 MHC Ⅰ类和Ⅱ类分子结合形成免疫复合物,与减毒活疫苗或载体活疫苗一样能引起 CTL 反应,但不存在后者的毒力回升等危险;③基因免疫时产生的抗原多肽的提呈过程和自然感染时相似,以其天然构象被提呈给免疫识别系统,此特性对于构象型抗原表位引起的保护性免疫尤为重要,而用目前的重组技术在体外合成的蛋白抗原,常造成构象型抗原表位的改变或丢失;④基因疫苗具有共同的理化性质为联合免疫提供了可能;⑤作为一种重组质粒,基因疫苗能在大肠埃希菌工程菌内快速增殖,且提取纯化简便,可大幅度降低成本,省时省力;⑥可同种异株交叉保护。选择某一种病原体的编码保守蛋白的核酸序列作为基因疫苗,因其不会变异,故可对同一种病原体的变异型或新型产生交叉免疫,从而起到免疫保护作用,这是基因疫苗突出的优点之一;⑦受宿主预存免疫性(pre-existing immunity)的影响很小,这是基因疫苗无可比拟的优点之一;⑧基因疫苗不仅用于预防,还可用于治疗。从效力到成本的潜在优点已使基因疫苗成为今后疫苗制造的选择,故 Waine 和 McManus 在 *Parasitology Today* 上称基因疫苗为“第三次疫苗革命”。

【某些传染病基因疫苗的研究现状】

目前,对动物用和人用 DNA 疫苗的研究日益深入,表 10-7-3 列出已在动物中进行 DNA 疫苗防治试验的病原体。

表 10-7-3 动物中进行 DNA 疫苗防治试验的病原体

病毒类	鸟流感病毒、牛疱疹病毒、牛病毒性腹泻病毒、登革热病毒、脑炎病毒、猫免疫缺陷病毒、乙型肝炎病毒(HBV)、丙型肝炎病毒(HCV)、人类巨细胞病毒、单纯疱疹病毒、人类免疫缺陷病毒-1 型(HIV-1)、人流感病毒、淋巴细胞脉络丛脑膜炎病毒、麻疹病毒、人乳头状瘤病毒、狂犬病毒、呼吸道合胞病毒、猴免疫缺陷病毒、猴病毒 40(SV40)等
细菌类	结核杆菌、牛嗜血杆菌、沙门菌、破伤风杆菌、Burgdorferi 疏螺旋体(Lyme 病病原体)、支原体、立克次体等
寄生虫类	隐孢子虫、利什曼原虫、疟原虫、血吸虫等
真菌类	球孢子菌、新型隐球菌等

现就几种重要的人用 DNA 疫苗的研究现状介绍如下。

一、流感 DNA 疫苗

Robinson 等直接将编码流感病毒血凝素(HA)的 DNA 肌内注射小鸡和小鼠,结果这些动物产生了抗 HA 特异性抗体并能抵抗致死剂量流感病毒的攻击。随后,她用 DNA 滴鼻接种,能诱导呼吸道黏膜对病毒侵袭的免疫保护作用。甲型流感病毒经常发生变异,以逃避免疫系统的监视,使原有的疫苗对新毒株不起作用。Merck 研究室的 Ulmer 等选择甲型流感病毒中序列保守的核蛋白(NP)基因制备 DNA 疫苗。将高度保守的流感病毒 A/PR/8/34 株的 NP 编码基因接种在 Rous 肉瘤病毒或 CMV 的启动子的控制下。将质粒直接注射 BALB/C 小鼠四头肌后,NP 基因在小鼠内转录成 mRNA 后表达 NP 蛋白。在致死剂量同型病毒异源毒株 A/HK/68 或 A/PR/8/34 株(两株为不同亚型,分离时间相隔 34 年)的攻击下,免疫小鼠的存活率为 90%,而注射空白载体(无 NP 序列)的小鼠存活率为 0,未注射的小鼠存活率为 20%。经纯化的 NP 蛋白免疫后产生抗-NP 蛋白抗体的小鼠及输入高效价的抗 NP 抗体小鼠,均不能抵抗病毒攻击,说明抗-NP 蛋白抗体介导的体液免疫无效,而 CTL 介导的细胞免疫则能防止动物感染流感病毒。可见基因疫苗的作用机制与传统疫苗不同:编码 NP 的外源 DNA 在宿主细胞内表达,可产生 NP 蛋白,经加工处理后与 MHC Ⅰ类分子形成复合物,提呈到细胞表面,CTL 能加以识别并发挥杀伤作用。此种疫苗可抵抗发生显著变异的各型甲型流感病毒。

二、AIDS DNA 疫苗

Wistar 研究所的科学家给小鼠和非人灵长类动物肌内注射含有 HIV-1 包膜蛋白(env)基因的质粒 PM160,结果产生了抗 HIV-1(env)的特异性抗体,它能中和 HIV-1,在体外能抑制 HIV-1 介导的合胞体形成及 CD4 与 gp120 结合。同时还观察到特异性 T 细胞和 CTL 应答,表明 HLV-1 env DNA 可在宿主肌细胞内表达和加工。表达产物 gp160 被切割成 gp120 和 gp41 后,可折叠成天然结构,从而诱导全面的免疫反应。诱生的特异性抗体不仅可与 gp120 和 gp41 结合,还能与 tat、tev 基因产物反应,这是 mRNA 发生剪接的结果。Agracetus 公司正在非人灵长类动物中试验 HIV 和猿猴免疫缺陷症病毒(SIV)gp120 亚单位疫苗,预计进入人体试验至少还需 1 年。质粒 DNAgp120 和重组 DNAgP120 不同,后者为细胞外传递,而前者由细胞内表达产生。因此,虽然 gp120 疫苗在其他系统中效果不佳,但其 DNA 疫苗可能有效。

研制 AIDS 疫苗的最大障碍之一就是 HIV 是一种变异率极高的 RNA 病毒,对某些 HIV 株有效的疫苗,对同时大量存在的变异株可能完全无效。上述流感疫苗的研究结果给 AIDS 疫苗的研究提供了一条新思路,HIV 包膜蛋白变异性很大,这与流感病毒相似,但其核心蛋白高度保守。因此,通过基因疫苗方法将 HIV-C cDNA 导入体内,表达 C 蛋白后,藉助 CTL 介导的细胞免疫,能否预防 HIV 感染,颇值得探索。

三、狂犬病 DNA 疫苗

狂犬病病毒(RV)糖蛋白与 RV 的致病性有关,又可诱生保护性中和抗体。Xiang 等将编码 RV 糖蛋白的 cDNA 插入质粒 DNA,在 AV40 早期启动了控制下表达。用该质粒 CAN 直接注射小鼠腓肠肌,免疫 3 次,间隔 2~3 周,每次 150μg,免疫后小鼠产生了抗-PN 中和抗体、抗-PV 糖蛋白特异性 CTL 和分泌淋巴因子的 Th 细胞,末次免疫后 2 周用半数致死量(LD50)病毒标准株(CVS)攻击,结果均获得完全保护;而用空白载体质粒免疫的对照组,在相同剂量攻击下 14 日内全部死亡。

四、单纯疱疹 DNA 疫苗

Kriesel 等将编者编码 HSV-2 型 gD2 和 pRSVmt 免疫 DALB/c 小鼠,13 日后用半数致死量的 HSV 攻击,获得满意结果,而对照组的小鼠均先后死亡,表明单纯疱疹 DNA 疫苗对动物有保护性作用。

五、结核病 DNA 疫苗

麻风杆菌中分子量为 65kD 的热休克蛋白具有高度保守性,它与结核杆菌的抗原非常相似,单独以该抗原免疫即可获得有效的保护作用。Lowrie 等以含该基因的质粒 DNA 肌内注射免疫小鼠,再用结核杆菌感染,然后检查肝脏内的活菌数,结果表明,裸露 DNA 免疫与常规卡介苗有相似的保护作用。

六、疟疾 DNA 疫苗

Sedegah 等构建的质粒 DNA 中，含有编码尤氏疟原虫环子孢子蛋白（PyCSP）的基因。该疫苗与目前试验中的疫苗（辐射处理的子孢子）相比，能诱导更高水平的抗-PyCSP 抗体和 CTL，并使 16 只免疫小鼠中的 9 只获得了针对疟原虫感染的抵御作用。最近研究表明，疟疾基因疫苗有可能成为最早用于人类的基因疫苗。

七、真菌 DNA 疫苗

真菌在自然界广泛存在，但临床上所见到的严重真菌感染者多有自身免疫功能不同程度的缺陷或抑制。近年来，由于肾上腺皮质激素、广谱抗菌药物及免疫抑制剂的广泛应用，导管插管、腹膜透析、放疗等侵入性诊疗操作的大量开展及 AIDS 的出现，使深部真菌病日益多见。目前认为治疗真菌除了抗真菌药外，还需使机体处于高免疫状态。基于这种情况，真菌疫苗的研制工作显得格外重要，也是近年来基因疫苗研究活跃的领域之一。

（一）球孢子菌 DNA 疫苗

球孢子菌可通过被吸入其分生孢子途径感染人体，引起球孢子菌病。大多数可在宿主体内刺激免疫反应，能有效控制疾病进展，对再次感染提供持久的保护作用。因此，疫苗的研制很重要，它可能提供与自然获得性感染相同的保护作用。研究证实，抗球孢子感染主要依赖 T 细胞介导的免疫。几种候选疫苗已被发现可用于抗实验小鼠球孢子菌感染。

1. PRAcDNA 疫苗　Kirkland 等报道克隆了一个球孢子菌 PRA 基因，该基因编码一个 48kDa 的对 T 细胞起反应的胞质蛋白，对通过腹腔途径的球孢子菌感染可起显著的保护作用。随后，Raed 等报道了用该基因的 cDNA 构建的质粒 pCVP20. 17 免疫小鼠的实验。实验选用不同 H-2 背景的 BALB/C 小鼠和 C57BL/6 小鼠，实验组肌内注射 100μg 质粒 pCVP20. 17 进行免疫，对照组注射盐水或空质粒，共免疫 2 次，4 周后用球孢子菌分生孢子通过腹膜内注射途径感染小鼠。2 周后发现接种盐水或空质粒的小鼠体重明显下降，而 DNA 免疫的小鼠体重未减轻，甚至增加，且肺内球孢子菌的集落形成单位（CFU）显著减少，体外实验结果证实 IFN-α 及 IgC2a 释放增加，这提示 DNA 免疫引起 Th1 应答。因此，PRA 基因是一个有希望的疫苗候选物，值得深入研究。

2. Ag2cDNA 疫苗　Cheng 等首次报道了用球孢子菌 Silveria 株编码细胞壁多糖抗原的 Ag2 基因制备的 DNA 疫苗。Ag2CAN 开放读码框被克隆进真核表达质粒 PVR1012，构建了 DNA 疫苗 PVR1012-Ag2。选用 5 周龄 BALB/C 小鼠，腿部肌内注射 50μg PVR1012-Ag2 或 PVR1012 空质粒，共免疫 3 次，隔周 1 次，2 周后用 2500 个球孢子菌分生孢子通过腹膜内注射途径感染小鼠。结果显示：与对照组接种空质粒的小鼠相比，接种 PVR1012-Ag2 小鼠肺、肝、脾内球孢子菌 CFU 显著下降，出现迟发型变态反应（DTH）。测小鼠生存率，实验组 11 只小鼠存活全部超过 40 日，对照组 11 只中只有 1 只存活超过 40 日。经由肺吸入途径的球孢子菌攻击显示，用 PVR1012-Ag2 免疫的小鼠有 22% 存活时间超过 30 日，对照组空质粒免疫的小鼠存活率为 0，但基因疫苗未能有效降低肺内的真菌载量。

3. UREcDNA 疫苗　球孢子菌 URE 基因编码的蛋白（脲酶）是能引起 T 细胞反应的抗原。最近，Kun 等将孢子菌 URE 基因克隆人真核表达质粒，构建了一个新的质粒 pSecTag2A. URE，并用于接种 BALB/C 小鼠。实验组与对照组各 15 只小鼠，用基因枪将包被质粒 DNA 的 1. 6μm 直径的金颗粒轰击至小鼠腹部皮内注射质粒 2μg，间隔 1 个月，共免疫 3 次。末次免疫后 30 日，每组 3 只小鼠被处死用于检测 T 细胞增殖反应及细胞因子的分泌，每组剩余 12 只小鼠腹膜内注射感染球孢子菌。结果发现，质粒 pSecTag2A. URE 免疫的小鼠有 83% 存活超过 40 日，对照组接种空质粒的只有 17%。接种质粒 pSecTag2A. URE 的小鼠，80% 肺内未发现球孢子菌，且显示高水平的 T 淋巴细胞增殖反应，并释放 IFN-γ 及 IL-2，未发现 IL-4 及 IL-5 mRNA 表达。结果提示，DNA 疫苗主要引起 Th1 应答。

（二）副球孢子菌 DNA 疫苗

副球孢子菌是一种二态的真菌，可引起副球孢子菌病（PCM），主要通过吸入副球孢子菌繁殖体引起，慢性感染常易累及肺部。实验和临床证据表明，宿主体内的细胞免疫比体液免疫能更有效地抵抗和控制副球孢子菌的感染，也表明削弱 DTH 反应与疾病严重程度之间的关系。研究显示，副球孢子菌像其他真菌一样，细胞介导的免疫是最主要的防御机制。Aguinaldo 等报道了副球孢子菌 gp43cDNA 疫苗的研究情况。*gp43* 基因编码一种 43kDa 的糖蛋白，是主要的毒力因子，对小鼠的层黏连蛋白能特异性吸附。gp43 由生长中的副球孢子菌酵母相分泌，它含有一个 15 个氨基酸的肽（P10），带有主要的激发 DTH 反应的表位，具有诱导 T 细胞增殖反应和抗 PCM 的保护作用。该实验将 gp43cDNA 克隆人真核表达质粒 VR-1012，制备了 VR-gp43 质粒，通过肌内注射和尾部皮内注射两种途径分别免疫 BALB/C 小鼠，每次 100μg，每隔 2 周免疫 1 次，共免疫 4 次。末次免疫后 3 周，小鼠气管内接种 2×10^5 副球孢子菌。结果显示，VR-gp43 能诱导特异、持久的体液免疫和细胞免疫应答，该菌在小鼠肺内 CFU 显著下降，肝、脾内未发现菌落扩散。这说明 gp43cDNA 疫苗能有效诱导抗 PCM 的保护作用。

八、乙型肝炎 DNA 疫苗

由于 HBV 变异及宿主免疫耐受等因素，使乙型肝炎疫苗接种可能失败，给乙型肝炎预防带来困难。Davis 和 Whalen 已在小鼠中证明，含编码 HBsAg 及 preS 基因并有真核细胞启动子的重组质粒 DNA 免疫后，可诱导抗-HBs 和致敏 CTL 产生。最近，在黑猩猩中进行的实验说明，用 2mg 裸 DNA 做肌内注射，一次免疫力后即可诱导产生抗-HBs 达 100mIU/ml。再刺激后，抗-HBs 效价可达 14 000mIU/ml。然而，仅用 400μg 的 HBV-DNA 免疫，则一次免疫后未能测出抗-HBs，如再刺激，则仅有 60mIU/ml，且抗-HBs 持续时间短暂。实验结果提示，这种疫苗不仅可预防 HBV 感染，且极有可能发展为可供治疗乙型肝炎患者的治疗性疫苗。

近年来，用乙型肝炎病毒转基因鼠的实验研究证明，乙型肝炎治疗性疫苗能打破小鼠对 HBV 的免疫耐受。Mancini 等构建的这种转基因鼠模型，其肝组织内能表达部分或全部 HBV 基因组的基因产物，并且进行活跃的病毒复制，其体内有大量的 HBsAg 存在，却检测不到抗-HBs，从而成为临床前研究的慢性 HBV 感染模型。当给这些鼠肌内注射编码 HBsAg 的 DNA 疫苗后，这种针对 HBV 感染的免疫耐受被打破，血液循环中的 HBsAg 和肝细胞内的 HBV mRNA 迅速消失，并产生抗-HBs。目前认为，这种现象系因 CTL 介导细胞因子分泌，从而抑制和下调转基因表达的结果。这一发现受到广泛关注，引起了许多学者对乙型肝炎治疗性疫苗的兴趣。从此人们认识到，能够产生特异性 CTL 的治疗性疫苗可能是解决慢性乙型肝炎病毒感染的新治疗手段。

在动物实验成功的基础上，Mancini-Borugine 等应用 pCMV-S2. sDNA 疫苗（该疫苗编码 small S 及 middle S 蛋白）对 10 名慢性乙型肝炎患者进行了临床Ⅰ期实验。在 0、2、4 个月的时候在两侧三角肌各注射 0.5mg DNA 疫苗，并在 10 个月的时候进行 1 次加强免疫。通过检测 PBMC 增殖情况、ELISPOT 分析、四聚体（tetramer）染色等方法观察特异性的 CTL 反应，并通过监测 HBV 病毒血症及血清标志物来观察疫苗的安全性。结果发现 DNA 疫苗接种后，其中 2 个患者体内产生了针对 HBV 的特异性的 CTL 反应，这两个患者体内分泌 IFN-γ 的 T 细胞数量在免疫前很少，但是当完成 3 次免疫接种后，特异性 T 细胞数量明显增加。且在 3 次免疫后有 5 个患者血清 HBV DNA 水平下降，1 个患者彻底清除了体内感染的 HBV。所有受试患者对疫苗的耐受性良好，仅见轻微的炎症反应，无明显临床血清学异常。

九、丙型肝炎 DNA 疫苗

HCV 所编码蛋白的结构和功能，将 ORF 分为结构基因和非结构基因，结构基因分为核心区基因和包膜基因，相应编码病毒的核心蛋白和包膜蛋白（E1 及 E2），这些蛋白参与病毒的组装，又称结构蛋白。E2 区有 30 个氨基酸为高变区，可导致感染后的免疫逃避，使感染持续存在。非结构基因包括 NS2/NS3、NS4A、NS4B、NS5A 和 NS5B，其中 NS5B 蛋白为 RNA 依赖的 RNA 多聚酶，由于其缺乏校读功能，使得 HCV RNA 呈现高度异质性。正是由于 HCV 病毒的高度变异性，其疫苗研究进展缓慢，举步维艰。

（一）HCV C 区 DNA 疫苗

Lagging 等构建了 C 基因（第 1～191aa）重组质粒 pCDNA3 HCV corE，经 0.2mg 质粒肌内注射免疫 BALB/C 小鼠 2～3 次后，于第 6 周处死小鼠，可检测到较高水平的抗 C 抗体，免疫 2 次或 3 次的抗体滴度相似。免疫小鼠中还可检测到针对 C 蛋白一个保守 10 肽 LMGYIPLVGA（第 133～142aa，C7 A10）的淋巴细胞增殖反应，增殖刺激指数为 7.5～10.5。用痘苗病毒表达载体 vv/

HCV1～967 感染 pCDNA3 HCV corE 重组质粒免疫小鼠的脾细胞后，37℃培养7日，制备效应细胞。靶细胞选用 BALB/C 3T3 细胞，同样用 vv/HCV1～967 刺激，当效应细胞∶靶细胞＝100∶1时，靶细胞的溶解率为22%～26%，而对照载体组只约为4%，证实免疫小鼠脾细胞中存在特异性 CTL 前体，C 蛋白免疫后可诱发特异性 CTL 效应。用表达 C 蛋白的载体 pHCV2-2（C 基因）及 pHCV4-2（5′UTR+C 基因）分别转染人肝癌细胞株 HuH7、人横纹肌肉瘤细胞株 RDj 及鼠成肌细胞株 G8 后，在胞内表达了21kDL 的 C 蛋白，pHCV2-2 表达效率高于 pHCV4-2. 0. 1mg 质粒 DNA 免疫 BALB/C 小鼠后，只有40%诱发了低水平的抗 C 抗体，这与 Lagging 等报道的 C 蛋白可诱发较高水平抗体反应有所不同，可能与他们各自使用的抗原检测系统的敏感性不同有关。

Saito 等构建于多种 pRC/CNN 真核表达载体，分别编码 HCV 核心-（pC）、E1（pE1）、E2（pE2）、C 与 E1 和 E2 的复合体（pCE1E2）、E1 和 E2 的嵌合体（pE1E2）、以及除去 N 端的 HVR 的 E2 载体（pE1-HVR）。这些载体在大肠埃希菌内扩增，纯化后转染293细胞，然后将质粒 DNA 注射到 BALB/C 小鼠骨骼肌内，结果这些重组质粒能够激发抗 HCV C、E1 和 E2 的特异性抗体应答。pE2-HVR 也可激发抗 E2 抗体应答，且注射编码 C 区及其他结构区组分的质粒还可检出特异 CTL 应答。这些结果提示 HCV C 区将有助于 HCV 疫苗的研制。有国内学者在 HCV DNA 疫苗方面做了不少实验，也得到了类似结果。以上实验说明，HCV C 区构建的重组质粒均能在真核细胞中表达，且能诱导出特异性体液免疫和细胞免疫，加上 C 区相对保守，是研制 HCV DNA 疫苗的主要靶抗原之一。

（二）HCV E 区 DNA 疫苗的构建及免疫反应

由于 E 抗体具有中和作用，故 E 蛋白在 DNA 疫苗中的作用受到重视。Tedeschi 等构建了重组 E2DNA 表达载体，免疫12只 BALB/C 小鼠，通过免疫荧光法检测到 E2 蛋白的表达，于免疫后第2周开始可检测到抗-E2 抗体，且确定 E2 至少有两个线性抗原表位。Lee 等构建了不同的含有 HCV/E 基因的表达质粒，其中有 HCV/E 和 GM-CSF 融合基因质粒，结果显示 GM-CSF 基因也得到表达，并可加强 HCV/E 的体液免疫和细胞免疫反应，提示 GM-CSF 可增强 HCV/E 的免疫效果。现已证明，HCV E 区 E2 上至少有2个中和位点，与病毒的清除有关。由以上结果可以推断，HCV E 区可能是今后 HCV DNA 疫苗的重要研究方向，但 E 区的高度变异给疫苗的研制带来了一定的难度。

Fournillier 等以 HCV1a 基因型 E2 区不同基因片段构建了3种不同重组体，用肌内注射或肌内注射加皮下注射等不同途径免疫小鼠，抗体阳性率在60%～100%之间，其中以肌内注射加皮下注射方法效果最好，iE 方法其次，主要是 IgG2a、IgG2b，未检出 IgG1，显示出 Th1 样抗体反应。免疫鼠脾细胞还可分泌 IFN-γ，但未检出 IL-4，可见 HCV DNA 免疫，肌内注射加皮下注射是最有效的方法。

（三）HCV C+E 区 DNA 疫苗的构建

Saito 等将编码结构区（C+E1+E2）基因片段（341～2449nt）克隆入含 CMV 启动子的 PRC 载体中，构建 HCV 结构区 DNA 疫苗，通过哺乳细胞体外表达和免疫小鼠研究证实，其不仅能在 Human293、BALB/3t3、cos1 中表达 C、E1、E2 蛋白，且还能诱导 BALB/C 小鼠产生抗体和特异性 CTL 的活性。另有人用 HCV C+E2 序列构建的质粒 DNA 疫苗免疫小鼠能诱导特异性的 CTL 活性、抗-C 和抗-E2 抗体应答，与 Th1 为主的增殖有关。

（四）HCV NS 区 DNA 疫苗的构建

Kurokohchi 等证实在 HCV NS3 区存在一个 CTL 表位，其最小单位由10肽组成，推测其可作为 HCV DNA 疫苗构建的有效组分。然而，近来对 HCV NS 区疫苗构建的报道研究较少，可能与 NS 区编码的非结构蛋白抗原性及诱导宿主产生特异性免疫应答反应较弱有关。

即便如此，仍有许多实际问题阻碍了 HCV DNA 疫苗的发展。主要体现在：①HCV 属 RNA 病毒，具有高度的变异性；②难以体外培养；③仅对人及黑猩猩易感；④缺乏有效的体外复制系统。此外，HCV DNA 疫苗的安全性仍有许多方面值得探索，如外源 DNA 与染色体整合、免疫耐受、自身免疫及激活癌基因、抑癌基因失活及产生抗-DNA 抗体等。虽然目前在动物实验中未出现此类现象，仍需进一步观察。

【存在问题及展望】

一、基因转移技术尚不完善

基因转移技术不完善，是当前基因治疗面临

的最大难题。解决这一问题集中在两个方面，一是提高病毒滴度，二是增强靶向性。目前体外基因转移技术已日趋成熟，但是体内基因转移的研究尚不完善。许多研究者认为靶向性问题是基因疫苗成功与否的重要因素。而当前正处于研究阶段的抗体介导或受体介导的基因靶向性转移技术有可能成为今后提高基因治疗成功性的研究热点。

二、病毒载体的安全性

将外源基因导入细胞的方法很多，但最常用的方法是以病毒作为载体进行的基因转移。如腺病毒载体、反转录病毒载体、腺相关病毒载体及单纯疱疹病毒载体等所介导的基因转移。这些用于基因治疗的载体系统都是经过人工改造的一些缺陷型病毒，但其是否仍存在着在人体组织细胞内通过重组或突变而“复活”的可能，一直为人们所担忧。

三、癌基因的活化问题

当病毒载体携带基因进入人体后，它本身是无法定位的。这种不确定性表现在两个方面：一是靶细胞的转染为非特异性感染；二是基因组的整合为非定点整合。后者给基因疫苗的疗效发挥以及不良反应的产生带来了很大的不确定性。插入突变可能使一个重要基因失活，或者更严重的是激活一个原癌基因，这个问题的危险程度到底有多大目前并不清楚。

四、免疫反应

宾夕法尼亚大学基因治疗研究所的研究者们对患有遗传性鸟氨酸氨甲酰基转移酶(ornithine transcarbamylase，OTC)部分缺陷症者进行基因治疗，他们采用重组腺病毒介导的基因转移策略，希望外源基因的表达可校正 OTC 缺陷。但是患者在接受基因治疗 4 日后，突然出现高热等异常反应，很快死亡。可以认定，患者是由于腺病毒载体所引起的免疫反应致死的。可见腺病毒载体系统最大的问题就是严重的免疫反应，虽然人们在这方面做了许多努力，但要想真正解决腺病毒载体的免疫反应问题还有待时日。

五、基因表达调控水平低

目的基因表达的调控是影响基因治疗效果的另一个重要因素，只有基因疫苗达到目的基因表达水平及其调控近似于体内正常环境状态下才能取得相应疗效。目前基因疫苗中这一问题尚未解决，基因表达调控水平低，是影响基因疫苗的一个重要因素。

基因疫苗研究应致力于以下几方面：①开发具有高转染效率、高基因容载量、目的基因高效表达及低毒性的新型载体和基因表达系统，使目的基因在调控的情况下，长期、高效地杀伤癌细胞的产物；②寻找理想的用于治疗的基因或多种基因组合；③评价不同转染途径的治疗效果，实现从动物实验到临床应用的过渡研究；④探讨联合疗法。随着人类基因组计划的顺利实施和完成，新的人类疾病基因的发现和克隆，相信基因疫苗、基因治疗研究和应用将不断取得突破性进展。

（聂青和）

参 考 文 献

1. Herrero MJ, Monleon D, Morales JM, *et al*. Analysis of metabolic and gene expression changes after hydrodynamic DNA injection into mouse liver. Biol Pharm Bull,2011,34(1):167-172.
2. Latorre-Romero C, Marin-Yaseli MR, Belmar-Lopez C, *et al*. Using living cells to transport therapeutic genes for cancer treatment. Clin Transl Oncol,2011,13(1):10-17.
3. Toro H,Suarez DL,Tang DC,*et al*. Avian influenza mucosal vaccination in chickens with replication-defective recombinant adenovirus vaccine. Avian Dis, 2011, 55(1): 43-47.
4. Zhou Q,Schneider IC,Gallet M,*et al*. Resting lymphocyte transduction with measles virus glycoprotein pseudotyped lentiviral vectors relies on CD46 and SLAM. Virology, 2011,413(2):149-152.
5. Barkhordarian A,Iyer N,Shapshak P,*et al*. Influenza 2009 pandemic: cellular immunemediated surveillance modulated by TH17 & Tregs. Bioinformation,2011,6(1):39-40.
6. Flatz L,Roychoudhuri R,Honda M,*et al*. Single-cell gene-expression profiling reveals qualitatively distinct CD8 T cells elicited by different gene-based vaccines. Proc Natl Acad Sci USA,2011,108(14):5724-5729.
7. Tan L,Lu H,Zhang D,*et al*. Efficacy of seasonal pandemic influenza hemagglutinin DNA vaccines delivered by electroporation against aseasonal H1N1 virus challenge in mice. Sci China Life Sci,2011,54(4):293-299.
8. Liu KH, Ascenzi MA, Bellezza CA, *et al*. Electroporation enhances immunogenicity of a DNA vaccine expressing

Woodchuck hepatitis virus surface antigen in Woodchucks. J Virol, 2011, 85(10): 4853-4862.

9. Bucasas KL, Franco LM, Shaw CA, *et al*. Early patterns of gene expression correlate with the humoral immune response to influenza vaccination in humans. J Infect Dis, 2011, 203(7): 921-929.

10. Narushima R, Shimazaki T, Takahashi T. Development of a real-time reverse-transcription-PCR method for detection of RD114 virus in canine vaccines. Biologicals, 2011, 39(2): 89-93.

第八节　感染病与自然灾害及生物恐怖

一、自然灾害与感染病流行

自然灾害是发生于自然界的不易预测、无法抗拒及难以避免的灾难性事件。自然灾害多会破坏人与生活环境间的生态平衡，形成了感染病易于流行的条件，多会伴有感染病的发生，严重威胁广大人民群众的健康。自然灾害特别是突发性灾害，包括水灾，地震、火山喷发、海啸及台风等，可在短时期内造成人员、物质及环境重大损害，伴随着伤亡及自然条件的改变，很容易发生新发或再发感染病的流行和大流行。因而在灾害条件下如何控制感染病的发生和流行便成为抗灾工作的重中之重。

（一）灾害后可能面对的感染病

1. 自然灾害导致的肠道感染病　绝大多数自然灾害如地震、海啸等，可能造成饮用水供应系统的破坏，原来安全的饮用水源被淹没、被破坏或被淤塞，人们被迫利用地表水作为饮用水源。这些水源往往被上游的人畜排泄物、人畜尸体及被破坏的建筑中的污物所污染，特别是在低洼内涝地区，灾民被洪水较长时间围困，残存的水源极易遭到污染。一旦这些水源受到污染，常在灾害后早期引起大规模的肠道感染病的暴发和流行。此外，自然灾害导致食物、燃料短缺，人们被迫在恶劣条件下储存食品，很容易造成食品霉变及腐败，从而造成食物中毒以及食源性肠道感染病流行。食物短缺亦会造成人们的身体素质普遍下降，从而使各种疾病易于发生和流行。燃料短缺首先是迫使灾民喝生水，进食生冷食物，从而导致肠道污染病的发生与蔓延。燃料短缺可能造成居民个人卫生水平下降。特别是进入冬季，人群仍然处于居住拥挤状态，可能导致体表寄生虫的滋生和蔓延，从而导致一些本来已处于控制状态的感染病（如流行性斑疹、伤寒等）重新流行。洪水往往造成水体污染，造成一些经水传播的感染病大规模流行，如血吸虫病、钩端螺旋体病等。

2. 自然灾害导致的虫媒和动物源性感染病　自然环境的破坏，如房倒屋塌，人们常常会露宿在外或简易的帐篷中，易受到吸血节肢动物的袭击，虫媒感染病的发病率可能会增加，如疟疾、乙型脑炎及流行性出血热等。灾害条件破坏了人类、宿主动物、生物媒介及疾病的病原体之间原有的生态平衡，并将在新的基础上建立新的生态平衡。因此，灾害对这些疾病的影响将更加久远。蝇类是肠道感染病的重要传播媒介，其滋生与增殖，主要由人类生活环境的卫生状况来决定。大的自然灾害会对人类生活环境的卫生条件造成重大破坏，蝇类的滋生几乎是不可避免的。

蚊类系传播疾病的最主要的吸血节肢动物，与灾害的关系亦最为密切。在我国常见的灾害条件下，疟疾和乙型脑炎对灾区居民的威胁最为严重。寄生虫类疾病如血吸虫病多分布于一些易于受到洪涝灾害的区域，而钉螺的分布，则受洪水极大影响。在平时，钉螺的分布随着水流的冲刷与浅滩的形成而不断变化。洪水有可能将钉螺带到远离其原来滋生的地区，并在新的适宜环境中定居下来。因此，洪涝灾害常常会使血吸虫病的分布区域显著扩大。家畜是许多感染病的重要宿主，例如猪和狗是钩端螺旋体病的宿主，猪和马是乙型脑炎的宿主，牛是血吸虫病的宿主。当洪水灾害发生时，大量的灾民和家畜往往被洪水围困在极为狭小的地区。造成房屋大量破坏，亦会导致人与家畜之间的关系异常密切。这种环境，会使人与动物共患的感染病易于传播。

3. 自然灾害导致的呼吸道感染病　人口居住的拥挤状态，有利于一些通过人与人之间密切接触传播的疾病流行，如病毒性肝炎、红眼病等。如果这种状态持续到冬季，则呼吸道感染病将成为严重问题，如流行性感冒、流行性脑脊髓膜炎等。居民机体免疫力下降，感染病易感性增强。

（二）自然灾害后感染病的防控措施

鉴于自然灾害对感染病发病的上述影响，自然灾害后的感染病防治工作，应有与正常时期不同的特征，且防治的组织领导应是政府有关部门。根据灾害时期感染病的发病特征，应采取以下的防控措施。

1. 灾害发生前的预防工作　我国幅员广阔，人口密集，且是自然灾害的易发地区。因此，应建立灾害过后感染病防控的长效机制，包括制订科学的防治对策，建立人群健康资料、地区性感染病发病资料、主要的地方病分布资料及主要的动物宿主与媒介的分布资料等。同时制订感染病控制预案，特别是在一些易于受灾的地区，如地震活跃区、大江大河下游的低洼地区及分洪区等，都应有灾害时期的紧急处置预案，其中亦应包括感染病控制预案。由于自然灾害的突发性，不可能针对每一个可能受灾的地区制订预案，应根据一些典型地区制订出较为详细的预案，以作示范之用。更重要的是建立机动防疫队，随时准备应对突发的感染病。当重大的自然灾害发生后，必须要派遣机动防疫队伍进入灾区支援疾病控制工作。

2. 灾害发生后的应对措施　当灾区居民脱离险境，在安全地点暂时居住下来后，就应系统地进行疾病防治工作。首先要立即建立群众性疾病监测系统，并根据灾民居民的分布情况重新建立疫情报告系统，以便及时发现疫情并予以正确处理。监测的内容不仅应包括法定报告的感染病，亦应包括人口的暂时居住及流动情况、主要疾病的发生情况，及居民临时住地及其附近的啮齿动物和媒介生物的数量。同时，要迅速恢复安全饮水系统，因为饮水系统的破坏对人群构成的威胁最为严重，应采取一切可能措施，首先恢复并保障安全的饮用水供应。还要积极开展卫生运动，改善灾后临时住地的卫生条件，消除垃圾污物，定期喷洒杀虫剂以降低蚊、蝇密度，必要时进行灭鼠、防止吸血昆虫的叮咬，如利用具有天然驱虫效果的植物熏杀和驱除蚊虫，并应尽可能地向灾区调入蚊帐和驱蚊剂等物资。

3. 出现感染病疫情后患者的处理　一旦发现感染病患者，就应及时正确的隔离及采取有效治疗措施。有一些疾病如伤寒、病毒性肝炎和疟疾等，人类是其唯一的传染源，在灾区居民中应特别注意及时发现这类患者，并将其转送到具有隔离条件的医疗单位进行治疗。此外，亦有许多疾病不仅可发生在人类身上，动物亦会成为这些疾病的重要传染源。因此，应注意对灾区的猪、牛、马、犬等家畜和家养动物进行检查，及时发现钩端螺旋体、血吸虫病及乙型脑炎感染情况，并对成为传染源的动物及时进行处理。

二、生物恐怖与感染病

所谓生物恐怖系指恐怖分子使用致病性病原微生物或毒素等作为恐怖袭击武器，通过一定途径散布致病性病原微生物，造成烈性感染病的暴发和流行，它不但可使目标人群死亡或功能丧失，亦可在心理上造成人群和社会恐慌。作为制造生物恐怖事件的生物武器，其使用方式包括散布细菌性气溶胶、污染水源和食品、散布带菌昆虫等。其中炭疽杆菌、产气荚膜梭菌、霍乱弧菌、伤寒杆菌、天花病毒、黄热病毒、汉坦病毒、班疹伤寒立克次体、肉毒杆菌毒素等，都可以被用作生物武器。采用生物武器用于生物恐怖活动由来已久，特别是在第一次及第二次世界大战期间，生物武器不时地被一些国家用于战场。现代生物恐怖事件亦时有发生，如1984年在美国新奥尔良发生的餐馆和超市的伤寒杆菌事件，造成了大批人群感染；1992年在俄罗斯的基地恐怖组织声称他们用天花病毒做成并有能力发射生物导弹；1995年东京地铁的毒气弹爆炸事件造成重大人员伤亡；2001年发生在美国的“炭疽邮件”，亦造成了人员的伤亡和恐怖。因此，即使在现在的和平年代，亦要时刻警惕生物恐怖事件发生。生物恐怖影响面广、危害性大。由微生物所致的感染病发病快、病死率高、传播范围广，不仅严重危害人们的健康，而且极易引起大众的心理恐慌，这正是恐怖分子所期望的。

（一）生物恐怖事件的特点

生物恐怖事件具有以下特征：①能以多种性状如致病性气溶胶、媒介昆虫及容器、投掷物、毒液等和多种途径如空气、水、食物、媒介昆虫、伤口等使人畜受染；②可以通过不同方式投掷包括直接由飞机喷洒、微生物液滴落到地面后蒸发、邮件传送、经风将病后腐烂的动物或昆虫尸体组织吹入空气中等造成人群的迅速感染；③发病特点为自其受到感染至发病，必须经过潜伏期的一段间隔，而不一定出现立即杀伤作用。因而在此期间容易被忽视，导致更大的损害。生物恐怖事件流行的特点是在一个健康人群中发病率迅速增长（以小时或日计），特别是出现发热、呼吸道或胃肠道症状。地方流行性疾病出现在异常时间或地点，大量患者出现迅速致命的症状或者出现可能是生物武器引起的异常疾病（如肺炭疽、野兔热、鼠疫）等。

（二）常见的用作生物武器的病原体

目前常见的被用作生物武器的病原体包括埃博拉病毒、天花病毒、炭疽杆菌和鼠疫杆菌等。它们的共同特点为：①致病性强：人或牲畜吸入或接触就会致病；②容易生产及传播：通过气溶胶、牲畜、植物、信件等释放传播，容易批量生产；③人群易感性强：在正常情况下人群的感染很少见，使他们缺乏特异性免疫，一旦感染多为显性感染且病情较重；④有一定潜伏期：潜伏期最短的至少也有3～6小时，一般是3～4日，一般潜伏期症状不明显，难以及时发现。

目前，世界上公认的对人类危害最大、最易散发的3种生物武器是：①炭疽：炭疽杆菌主要以孢子形式存在。孢囊具有保护功能，能使细菌不受阳光、热和消毒剂的破坏而在自然界中长期存活。其传染途径主要有皮肤接触、空气传播及食用受染肉类等三种方式。在美国发现的通过邮件寄送的白色粉末就是烘干后的炭疽热孢子。②天花：天花病毒具有极大的传染性及杀伤性，其繁殖很快，能在空气中以惊人的速度传播，且在感染后的短短15～20日内致命率高达30%。③肉毒中毒：肉毒杆菌是一种会造成肌肉麻痹的神经毒素。人吸入后，肉毒杆菌即开始繁殖，并迅速扩散至全身，导致患者因呼吸衰竭致死。

（三）生物武器感染途径

生物武器的感染途径主要有：细菌可以附着于食物进入肠道，形成肠道性感染；细菌飘浮在空气中，吸入肺部形成吸入性感染；手或身体外部接触到细菌后形成接触渗透性感染。吸入性感染的病死率非常高，而皮肤接触性感染的病死率相对较低。另一方面，生物武器的制造和使用方法非常简单，例如把100kg的炭疽芽胞通过飞机、航弹、老鼠携带等方式释放散播在一个大城市，300万市民就会感染毙命。生物武器一旦释放后，可在该地区存活数十年，导致感染持续存在。例如炭疽芽胞具有很强的生命力，可数十年不死，即使已经死亡多年的朽尸，亦可成为传染源，并且极难根除。

（四）生物恐怖事件防范措施

当前在全球范围内生物恐怖仍在严重威胁整个世界的安全，例如美国“炭疽邮件”事件，虽然被确诊由于感染炭疽热病导致死亡的人数很少，然而，它的出现极大地打击了人们的安全心理，改变了人们的安全观。生物恐怖事件之所以难于防范，其主要原因是制造生物恐怖所选用的生物武器很多，到目前为止有70多种，属于烈性的生物武器就有20多种。同时生产这些生物武器亦不需要特别高深的专业知识，只要稍有生物常识，就可以轻而易举地掌握其增殖技术。生物武器可以是随身携带的装有生物剂的胶囊，使用时不需要其他相关的设备和装置，使用后表面一般不会留下痕迹，同时释放生物武器的方法非常简单，不需要事先进行太多的物资准备，可以抛撒、散布，这就使得通过技术检查手段获得对生物恐怖的早期预警较为困难。

防范措施即要用法律形式制约生物武器的生产及监管，只有加强反恐立法，才能提高打击生物恐怖主义的力度。美国总统就如何打击生物恐怖主义提出了新的看法和建议，要求把购买、出售或制造生物武器定为刑事犯罪行为，并在联合国建立一套调查可疑的细菌攻击的机制。从1972年开始，世界上有143个国家签署了《禁止生物武器公约》，要求禁止发展、生产、储存和使用攻击性生物武器。要求禁止的生物战剂有：埃博拉病毒、结核分枝杆菌、天花病毒、霍乱孤菌、炭疽杆菌、甲型肝炎病毒、乙型肝炎病毒、森林脑炎等38种对人、动物、植物有攻击性的微生物。建立常态的全民防范生物恐怖事件的意识及预防措施，确立有效的及时发现和正确诊断、治疗的医疗团队及操作规程，在特殊时期对特殊人群进行预防接种。更重要的是组建快速反生物恐怖部队，开展反击生物恐怖演习。目前美国、英国等国军队都编有反生物恐怖的机动部队，配备的机动检测车可对重要目标进行50千米范围内的实时监控，亦可对随时发生的生物恐怖地点，进行流动侦测，以便采取迅速应对措施，防止生物袭击的感染和扩散。

（窦晓光　王静艳）

参考文献

1. 姜广启，隋宏. 自然灾害引发感染病的对策和研究进展. 职业与健康，2010，26（11）：1298-1300.

2. Kemp M, Dargis R, Andresen K, *et al*. A program against bacterial bioterrorism: improved patient management and acquisition of new knowledge on infectious diseases. Biosecur Bioterror, 2012, 10(2): 203-207.

3. Prakash N, Sharada P, Pradeep GL. Bioterrorism: Challenges and considerations. J Forensic Dent Sci, 2010, 2(2): 59-62.

4. Shelton SR, Connor K, Uscher-Pines L, *et al*. Bioterrorism and biological threats dominate federal health security re-

search; other priorities get scant attention. Health Aff (Millwood), 2012, 31(12): 2755-2763.

5. Lane JE, Dimick J, Syrax M, *et al*. Bioterrorism and disaster preparedness among medical specialties. Am J Disaster Med, 2012, 7(1): 48-60.
6. Danzig R. A decade of countering bioterrorism: incremental progress, fundamental failings. Biosecur Bioterror, 2012, 10(1): 49-54.
7. Kuroda M, Sekizuka T, Shinya F, *et al*. Detection of a possible bioterrorism agent, *Francisella* spp., in a clinical specimen by use of next-generation direct DNA sequencing. J Clin Microbiol, 2012, 50(5): 1810-1812.

第十一章

感染病常见临床症候/症候群

第一节 概 述

【"症候/症候群"产生的背景及其内涵】

随着人类基因组计划的完成,人类向着真正意义上解码生命与疾病进军。然而,即使在系统生物学和转化医学迅猛发展的今天,尚不能完全揭示人类所患各种疾病的本质及规律。自 20 世纪 20 年代以来,在临床中遇到许多找不到病灶部位及致病因子的疾病,但具有特征性、较为典型的一组共性"症候"(symptom)或临床表现,因此,"症候群/临床综合征"(syndrome)一词应运而生,产生了诸多以"症候"或"症候群"即"综合征"命名的疾病。前者有发热、发疹、腹泻、黄疸及头痛等,后者包括感染病中的中毒性休克综合征、溶血性尿毒综合征及婴儿肝炎综合征等。具有同一症候群的多种疾病,可具有不同病因、发病机制、疾病进程及转归,因为疾病在发生、发展中千变万化的病理生理基础上出现近似的理化改变,故表现近似的临床症状、体征及实验室检查结果,符合自然界事物发展及客观辩证规律。

【感染病临床症候/症候群的研究价值和意义】

感染病临床症候/症候群的概念的提出,正是对事物客观发展规律逐步探索的过程,符合系统化、集约化及避重就轻的原则。对于探索疾病本质和规律、有效地指导临床治疗、教学模式改革具有重要的研究价值和意义。

一、探索疾病本质和规律

"症候/症候群"类似于"黑匣子"/"暗箱",在尚不明确疾病致病因素的情况下,对疾病以"症候群"分类,有助于探索疾病本质及规律、揭开疾病的神秘面纱。如对艾滋病(AIDS)的认识,1980 年 10 月至 1981 年初,五位卡氏肺孢菌肺炎患者引起了加州大学洛杉矶分校的 Gottlieb 医生的注意,他们均是年轻的同性恋者,有各种免疫缺陷问题,对治疗无应答,并先后死去。而同性恋人群的各种免疫缺陷问题(包括肝炎、性病、多种病毒性感染及寄生虫病等),早在 1978—1979 年就引起了同性恋社区工作的医生们的关注。随着认识的深入,这类疾病病例特点被总结为"获得性免疫缺陷综合征"。最终证实人类免疫缺陷病毒(HIV)是导致该病的元凶。2009—2010 年春,湖北、河南、东北及中部等地陆续报道了以蜱为媒介传播的,以发热、胃肠道症状、血小板减少及白细胞减少为主要临床表现的感染性病例,亦称为"蜱咬热",少数患者病情较重,并因多器官衰竭救治无效而死亡,引起广泛关注。2010 年 5 月,中国疾病预防控制中心(简称中国疾控中心,CDC)将该类病例定义为"发热伴血小板减少综合征",最终成功地从患者血清中分离到病毒,全基因序列测定显示一种新布尼亚病毒与该病致病相关。以上两例均说明,症候群是对疾病共同特征的总结,能够为疾病诊断及治疗提供线索及方向。

二、指导临床治疗

即使在病因尚未明确的情况下,及时有效的干预及对症支持治疗,往往为患者赢得时间及机会,以便进一步深入明确其病因,尤其对于感染病暴发流行、危急重症的抢救更为重要,如严重急性呼吸综合征(SARS)、肾综合征出血热及霍乱等。感染病常规临床处置的对症支持治疗包括:①降温:对高热患者可用头部放置冰袋,酒精擦浴,温水灌肠等物理疗法,亦可针刺合谷、曲池、大椎等穴位,超高热患者可用亚冬眠疗法,亦可间断应用肾上腺皮质激素;②纠正酸碱失衡及电解质紊乱:通常由高热、呕吐、腹泻、大汗、多尿等所致,通过口服及静脉输注及时补充纠正;③镇静止惊:因高热、脑缺氧、脑水肿、脑疝等发生的惊厥或抽搐,应立即采用降温、镇静药物、脱水剂等处理；④心功能不全：应给予强心、利尿、吸氧、改善循环、纠正与解除引起心功能不全的诸因素；⑤微循环障碍：扩容、纠酸、血管活性药物等；⑥呼吸衰竭：去除导致呼吸衰竭的原因，保持呼吸道通畅，吸氧，呼吸兴奋药，人工呼吸器。

三、教学模式改革

传统的感染病学专科参考书一般是按病原体的微生物学及寄生虫学分类，按病原体结构从小到大或从简单到复杂（从病毒到寄生虫）进行编排，其优点是从病原学角度具有完整性和系统性。但病原体种类繁多，且在临床上的重要性并不一致，不加选择地全面叙述必然致使临床重点不突出。从教学角度来讲，不同种类的病原体感染常可引起相似的特征性临床表现，没有必要一一赘述。因此，目前全国医学院校均不同程度地采用了专题式教学，包括发热待查、发疹性感染病、感染性腹泻、黄疸待查、中枢神经系统性感染等。这种"系统教学"的优点在于：①符合临床实际（患者常因症状/症候而就诊）；②便于系统讲授相关疾病（症状）和受累器官（系统）的相关基础及临床知识；③更有助于培养学生科学的临床思维及分析和解决问题的能力；④实现系统理论和临床实践的最佳衔接，提高教学效果；⑤同时体现三大教学模式：一是以问题为中心（PBL），即围绕病例症候/症候群产生的问题展开叙述；二是以学生为中心（SBL），使教授内容与临床实践相一致，易教易学；三是以器官（系统）为中心（O/SBL），因症状常反映器官（系统）的受累。

感染科常见的临床症候群包括发热、腹泻、黄疸、皮疹及头痛等，下面分述其诊断及处理流程。

【发热待查的诊断思路及处理原则】

发热（fever）系指致热原直接作用于体温调节中枢，体温中枢功能紊乱或各种原因所致的产热过多，散热过少，导致体温升高超过正常范围的情形。据统计约有200多种疾病可致发热。总体上可分为感染性发热及非感染性发热。

一、分类及临床表现

（一）感染性发热和非感染性发热

感染性发热指由各种病原体，如病毒、细菌、支原体、衣原体、立克次体、螺旋体、真菌及寄生虫等所致的感染病导致发热。非感染性发热包括：①变态反应性结缔组织病，亦包括药物热及药物不良反应；②血液系统疾病；③肿瘤；④各系统疾病。表11-1-1列出了引起发热的常见疾病分类。

表 11-1-1 常见导致发热的疾病总体分类

发热性质	病　因	疾　病
感染性发热	各种病原体（细菌、病毒、支原体、衣原体、螺旋体、立克次体及寄生虫等）	急性、慢性全身或局部感染
非感染性发热	血液病	淋巴瘤、恶性组织细胞病、噬血细胞综合征、白血病等
	实体肿瘤	肾癌、肾上腺癌、肝癌、肺癌等
	变态反应及结缔组织病	风湿热、药物热、红斑狼疮（SLE）、皮肌炎、多发性肌炎、结节性多动脉炎、脂膜炎、成人Still病等
	理化损伤	热射病、大手术、创伤及烧伤等
	神经源性发热	脑出血、脑干损伤、自主神经功能紊乱等
	其他	甲状腺功能亢进、内脏血管梗塞、组织坏死、痛风

（二）不明原因发热

不明原因发热（fever of unknown origins, FUO）指发热并未因自限性感染而自动消失，且经一定诊断检查病因仍未明确者。不明原因发热中感染病约占40%～55%，肿瘤占15%～20%，结缔组织疾病占20%～25%，但仍有8%～10%的发热原因始终不明。1961年，Petersdorf及Beeson引入FUO概念，提出发热超过3周，最高体温达38.3℃（101°F）以上，且经住院1周以上仍未明确诊断者为FUO。1999年日本Kohno等提出新的FUO诊断标准：门诊及住院患者发热分别在2周和1周以上，最高体温超过37.5℃而尚未明确诊断者（表11-1-2）。

表 11-1-2　不明原因发热诊断标准的变迁

年代	作者	定　义
1961	Petersdorf RG	发热超过 3 周，最高体温在 38.3℃以上，住院 1 周以上仍未明确诊断者
1963	Sheon RP	发热超过 3 周，最高体温在 38.1℃以上仍未明确诊断者
1996	Bannister BA	发热超过 3 周，最高体温在 37.8℃以上仍未明确诊断者
1999	河野宏	门诊：发热超过 2 周，最高体温在 37.5℃以上仍未明确诊断者 住院：发热超过 1 周，最高体温在 37.5℃以上仍未明确诊断者

二、诊断

诊断 FUO，首先需要进行详细的病史询问，全面、细致及反复的体格检查，有的放矢地完善相关实验室检查、影像学检查及临床病理检查，必要时应反复检查。应具有缜密、系统的临床思维，并注意动态观察热型、病情变化，综合辩证分析。在临床诊断过程中一般遵循下列思路，即定性→定位→定因：①定性：即判断导致 FUO 的疾病属于感染性还是非感染性；②定位：即判断导致 FUO 的疾病大概属于哪个系统或器官；③定因：即明确导致 FUO 的具体病因。此外，诊断还应遵循“先常见病、多发病，后少见病、罕见病；先器质性疾病，后功能性疾病；先一元论，后二元论”的原则。在诊断过程中，亦需具体问题具体分析，注意一些特殊情况：如免疫功能低下者可能出现特异性抗体缺如，PPD 皮试假阴性等情况；或者某些细菌感染性疾病早期应用抗菌药物治疗后，疾病的临床表现不太典型，如伤寒早期治疗后极少出现典型临床表现者。发热待查的诊断程序见图 11-1-1。

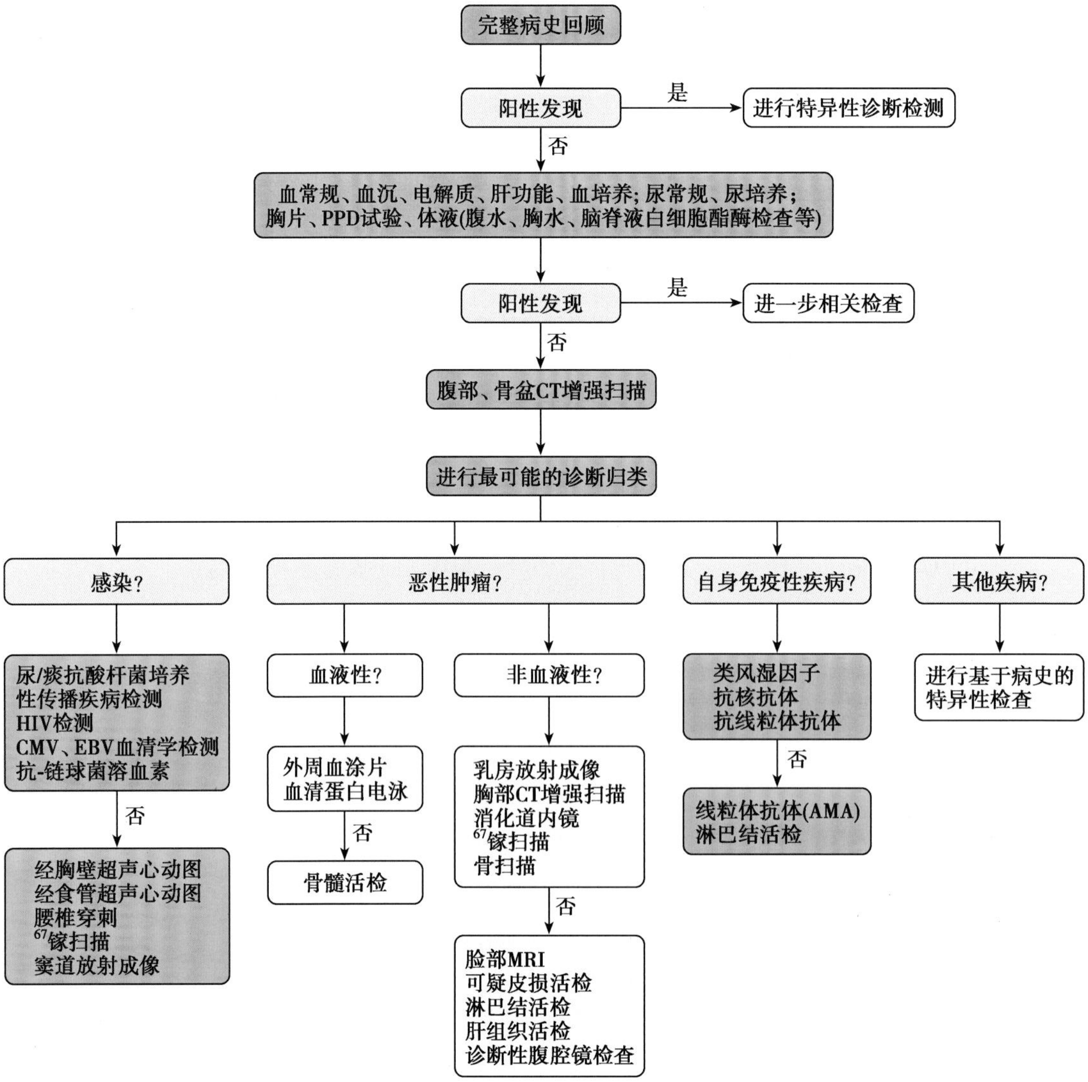

图 11-1-1　发热待查的诊断程序

三、治疗和处理

病因未明前，发热性疾病的治疗及处理的原则为：注意区分病情轻重缓急，评估预后风险，按原则处置。根据疾病进展速度、是否易造成系统性感染及预后特点，可先按感染病处置，后按非感染病处置；临床上最常见感染性发热的病因为细菌感染及病毒感染。因此在感染性发热中，先考虑细菌、病毒感染，后考虑结核分枝杆菌等特殊病原体感染；病毒感染有一定自限性，故不建议对所有患者使用抗病毒治疗，一般仅对症处理、防治继发细菌感染即可。细菌感染病应根据病原学检查结果或经验给予敏感药物治疗，要强调足量、全程用药。目前常用抗菌药物有 β-内酰胺类、喹诺酮类、大环内酯类、万古霉素及碳青霉烯类等。非感染性发热临床上最常见的为结缔组织病性发热及肿瘤性发热。结缔组织病性发热的治疗主要应用为非甾体类镇痛消炎药、肾上腺皮质激素及环磷酰胺、硫唑嘌呤等慢效抗风湿药。肿瘤性发热的治疗首先应针对肿瘤病灶及性质选择合适的手术或放化疗方案，如果有新出现的体温异常升高，应注意是否合并感染或肿瘤恶化和转移。应完善血常规、病原学及影像学等检查，以免延误治疗。

FUO 病因经过各种检查尚难以查明时，必要时，对无明显禁忌证，临床高度怀疑的疾病，在权衡利弊后进行诊断性治疗，可起辅助诊断的作用。进行诊断性治疗，应注意以下几点：①应用于可能有高度危险而必须紧急治疗的疾病，例如败血症、感染性心内膜炎及恶性疟疾等；②仅适用于那些对拟诊疾病有特异性强、疗效确切且安全性高的治疗药物的患者；③高度怀疑为某种疾病但暂又无明确依据，可使用对该病原体有特效而对其他病原体无效，且短期使用即可见效的药物，如结核病、疟疾、阿米巴痢疾、血吸虫病、肺吸虫等寄生虫感染；④诊断性治疗一般否定的意义较肯定的意义大；⑤诊断性治疗剂量和疗程均应充足，否则无助于判断。应特别指出，诊断性治疗须慎用，使用不当可能会给诊断增加困难，甚至加重病情。

诊断性治疗用药时应注意以下几点：①肾上腺皮质激素：禁止滥用肾上腺皮质激素，以免改变原来的热型及临床表现，给诊断带来困难；长期应用可能加重原有感染或诱发新感染，加重病情；②抗菌药物：几乎所有的发热常因患者均已接受了时间不等的抗生素治疗，抗生素诊断性治疗针对性不强，不仅干扰及时正确的诊断及治疗，且容易导致耐药、二重感染或药物热；③抗结核病的诊断性治疗：因疗程长、药物不良反应大，需慎重考虑；④退热药：确诊前使用退热药会改变热型或掩盖病情，影响诊断。发热一般不主张积极退热，即使高热亦不要轻易应用退热剂，若需退热，首选物理降温，包括降低室温、酒精擦浴、冰敷或冰盐水灌肠，可单独采用亦可联合应用。然而，对高热中暑、术后高热、物理降温无效的高热、高热伴休克、心功能不全、昏迷、抽搐、谵妄及呼吸困难等，应采取紧急降温措施，可选用退热剂甚至亚冬眠疗法。婴幼儿退热指征宜放宽。

【腹泻待查的诊断及处理】

腹泻（diarrhea）系指每日排便 3 次或以上，且粪便含水量超过 85% 以上，粪便性状异常，如稀便、水样便、黏液便、脓血便或血便等。腹泻是一个症候群，病因复杂多样，以生物性感染居多，即主要由细菌、病毒与寄生虫等微生物及其产物所致。临床上，腹泻常伴发热、腹痛、恶心、呕吐、里急后重、消瘦、皮疹或皮下出血、腹部包块、重度失水、休克或关节痛、肿胀等。确诊须依赖病原学检查。处理原则亦相似，然而，不同病原体所致腹泻在流行病学、发病机制、临床表现及治疗上亦有不同特点。全球每年约有 20 亿例腹泻患者，腹泻是 5 岁以下儿童营养不良的主要原因，是 5 岁以下儿童死亡的第二大原因，每年共有 150 万儿童死于腹泻病。感染性腹泻是我国的常见病和多发病，以夏秋季多见。

一、分类和临床表现

腹泻临床上可分为急性腹泻及慢性腹泻。急性腹泻起病骤然，病程较短，多为感染或食物中毒所致；每日排便次数可达 10 次以上，如为细菌感染，常有黏液血便或脓血便；常伴有腹痛，尤以感染性腹泻较为明显。慢性腹泻起病缓慢，病程较长，超过 4 周以上，多见于慢性感染、非特异性炎症、吸收不良、肠道肿瘤或神经功能紊乱等。

腹泻的发病机制复杂，有些因素互为因果，从病理生理角度可归纳为下列几方面：①分泌性腹泻：由胃肠黏膜分泌过多的液体所致，如由霍乱弧菌外毒素所致的大量水样腹泻属于典型的分泌性腹泻；②渗透性腹泻：由肠内容物渗透压增高，阻碍肠内水分与电解质的吸收所致；③渗出性腹泻：由黏膜炎症、溃疡、浸润性病变致血浆、黏液、脓血渗出，见于各种肠道炎症疾病；④动力性腹泻：由肠蠕动亢进致肠内食糜停留时间缩短，未被充分吸收所致的腹泻；⑤吸收不良性腹泻：由肠黏膜的吸收面积减少或吸收障碍所致。

二、诊断

腹泻的诊断一般应注意以下几点：①腹泻起因：是否有不洁饮食、旅行、动物接触、聚餐等病史，腹泻是否与脂餐、厚味摄入有关，或与紧张、焦虑有关；②腹泻次数及粪便量：有助于判断腹泻的类型及病变部位；③粪便的性状及臭味：对判断腹泻的类型十分有帮助；④腹泻伴随症状：对判断病因有帮助；⑤同食者群集发病的历史；⑥腹泻加重和缓解的因素：如与进食、油腻食物的关系等（图 11-1-2）。

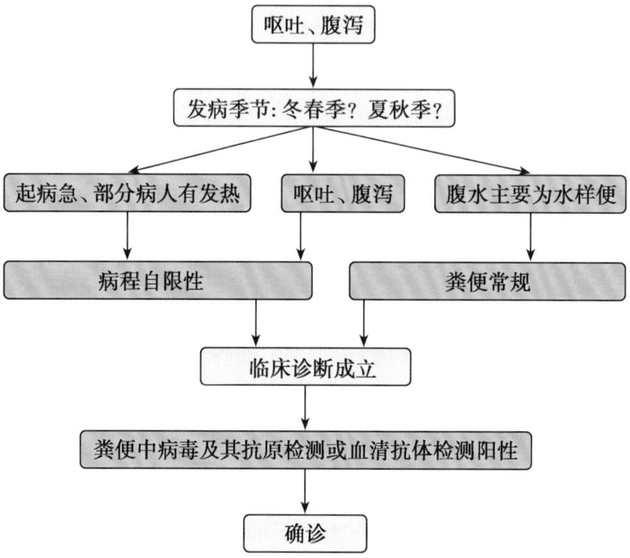

图 11-1-2　腹泻诊断流程图

三、治疗和处理

腹泻的治疗和处理可归纳为：①补液疗法：补液是感染性腹泻病例（如霍乱）首先考虑的治疗措施，尤其是儿童、老年人、伴发热及腹泻量很大的患者；近 20 余年来口服补液盐（ORS）受到 WHO 及学术界广泛推荐，简便易行，并获良好疗效；②抗感染疗法：曾认为由于大多数感染性腹泻具有自限性，抗感染治疗不作为首选；然而，近年认为主要应根据不同病因采用相应的措施；③抑制肠蠕动、抗分泌及肠黏膜保护疗法：感染性腹泻患者不宜使用抑制肠蠕动的药物，这类药物一方面可能延缓细菌及其毒素的排泄，增加毒素吸收，还可能导致鼓肠，延长腹泻时间；④纠正微生态失衡：腹泻症可能是微生态失衡的原因，亦可能是结果，因此纠正微生态失衡的措施显得越来越重要；⑤替代疗法：对胰源性消化不良，补充胰酶制剂。

【发疹待查的诊断和处理】

常见的发疹性（dermexanthesis，exanthesis，eruptive）感染病包括风疹、麻疹、猩红热、幼儿急疹及传染性单核细胞增多症等，它们均有发热、皮疹等症状，但从病原学、流行病学、临床表现、实验室检查、并发症、治疗及预防上都各有不同。在临床工作中必须熟练掌握各自的特点，才能做出正确诊断，对治疗及隔离、预防有重要意义（图 11-1-3）。

分类和临床表现

（一）常见发疹性感染病

发疹性感染病常因细菌或病毒感染，呈急性发病，全身皮疹伴有各系统症状。发疹性传染病有以下共同特点：①有大地区流行病史或小环境、地区内暴发病史，如小学、幼儿园及生活小区内有接触史；②有感染病流行季节，不同感染病有不同的流行季节，如胃肠道传感染病如菌痢以夏季为发病高峰，而发疹性感染病以春季为发病高峰；③有严重的全身症状，常见高热，并伴有实验室诊断依据；④如果找到病原菌，对确诊有重要价值。

1. 麻疹　民间俗称“庄家”，意为轮流坐庄。历史上法乐群岛及格陵兰岛与外界隔绝，无人患麻疹，但一旦出现，全岛从小到老几乎全部发病。

发热

↓

前驱期(发疹前)表现
- 呼吸道卡他症状(“一把鼻子一把泪”)及柯氏斑(麻疹黏膜斑)
- 咽峡炎(猩红热和传单)、化脓性扁桃体炎(猩红热)
- 枕后和颈部淋巴结肿大(风疹)
- 肝脾肿大(传单)

↓

发热到发疹的大致时间*
1日：水痘、风疹、药物疹(再次用药)
2日：猩红热、风疹
3日：麻疹(3~7日)、幼儿急疹(3~5日)
4日：传单(4~6日)、幼儿急疹(3~5日)
5日：斑疹伤寒(4~6日)
6日：伤寒(6~12日)
7日：药物疹(初次用药)

↓

发疹顺序及形态
- 麻疹：耳后发际至全身,红色斑红疹
- 风疹：面部至全身,红斑疹(“一日似麻疹,二日似猩红热”)
- 水痘：耳前后至全身,先后呈斑疹、红疹、疱疹及结痂四期,同一部位可见不同期皮疹
- 幼儿急疹：热退时全身斑(丘)疹,主要见于躯干部和上臂及大腿
- 猩红热：颈部至全身,红斑疹,疹间无正常皮肤,口周苍白圈,杨梅舌
- 药物疹：全身对称分布,皮疹呈多形性,轻重悬殊
- 传单：躯干至上肢和下肢,皮疹呈多形性,用青霉素类后易诱发

↓

实验室检查
- 外周血WBC总数及中性粒细胞比例增高：细菌感染(猩红热、丹毒等)
- 外周血WBC总数及淋巴细胞比例增高：传单及肾综合征出血热
- 外周血WBC总数及嗜酸性细胞比例增高：药物疹、寄生虫感染
- 外周血WBC正常或降低：传单和肾综合征出血热以外的病毒感染

图 11-1-3　发疹诊断流程图

注：WBC：外周血白细胞；传单：传染性单核细胞增多症；＊据过去感染病格局，一般规律是第一日水痘，第二日猩红热，第三日天花，第四日麻疹，第五日斑疹伤寒，第六日伤寒；故可按“水、猩、花、麻、斑、伤”的次序记忆，其谐音为“水仙花，莫悲伤”

提示本病高度易感,故接触史对诊断十分重要。民间总结本病病程分期为“烧(发热)三天,出(疹)三天,褪(疹)三天”,正好对应前驱期、出疹期及恢复期三期,具体过程为“三齐四透五褪七尽”。民间总结麻疹面容为“一把鼻子,一把泪”。实验室检查周围血象 WBC 计数正常或轻度下降,麻疹特异性 IgM 抗体测定阳性可确诊。

2. 风疹　临床上总结本病特点为:“一日麻疹,2 日猩红热,3 日褪疹”,故称为三日麻疹,亦称德国麻疹。临床上以发热、全身性皮疹、淋巴结肿大尤其是枕后淋巴结肿大为特点。孕妇在妊娠早期感染风疹病毒,可引起胎儿发育迟缓及胎儿畸形等严重后果。对于无皮疹性风疹靠临床难以诊断,检测风疹抗体(IgM 或 IgG)可确诊。

3. 猩红热　猩红热临床特征为发热、咽峡炎、全身弥漫性鲜红色皮疹及皮疹消褪后脱屑。皮疹主要有以下特点:①发热后 24 小时内开始发疹,始于耳后,颈部及上胸部,然后迅速蔓及全身。典型的皮疹为在皮肤上出现均匀分布的弥漫充血性针尖大小斑丘疹(鸡皮疹),压之褪色,伴有痒感,部分患者表现为“粟粒疹”。严重者出现帕氏线(Pastia lines)。颜面部位仅有充血而无皮疹,出现口周苍白圈;②病程初期舌为“草莓舌”,2 ~ 3 日舌苔脱落,舌为“杨梅舌”;③皮疹于 48 小时达高峰,然后按出疹顺序开始消褪,褪疹后开始皮肤脱屑。

4. 幼儿急疹　顾名思义,幼儿急疹是常见于婴儿(多小于 2 岁)的急性发疹性热病,病原体是特殊病毒,其特征是突起高热、热退疹出或疹出热退起病急,无前驱症状,体温骤升。患病儿童的一般情况良好,与一般高热不同,呼吸道症状以咽炎为最多,发热时白细胞减少,起病早期诊断不易,往往在 3 ~4 日热退疹出时得以诊断。

(二) 药疹

药疹是非感染性疾病的基本形式,是指药物按常规剂量及正确给药途径应用于疾病的预防、诊断和治疗过程中所出现的预期疗效以外或有害

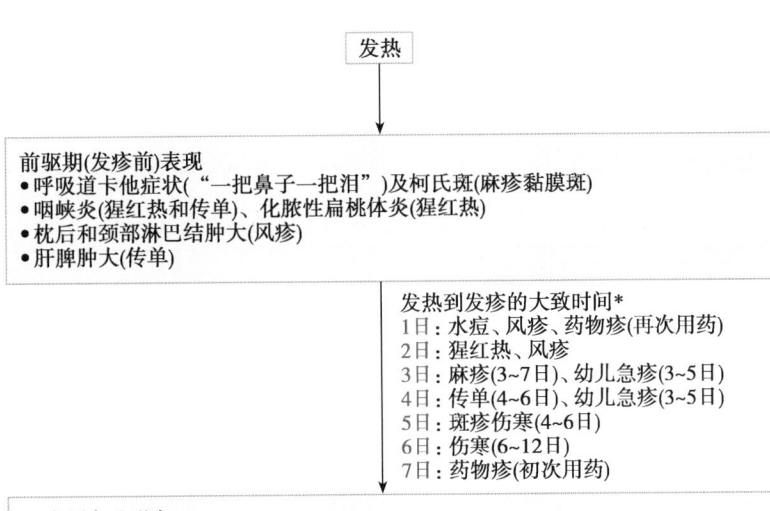

的反应。其临床特点为：①有用药史；②皮疹为多形性，轻重不一，除病情严重者（如 Steven-Johnson 综合征）外，少有并发症；③停药后常可恢复；④部分病有嗜酸性粒细胞增高。药疹的发生率很高，单纯药疹给予停药、抗过敏及对症治疗。药疹不需要隔离，需要药物治疗时应详细询问患者的药物过敏史及被选用药物是否易于发生药疹等。临床常见感染病皮疹与药疹的鉴别要点见表 11-1-3。

表 11-1-3 临床常见感染病皮疹与药疹的鉴别要点

病名	麻疹	风疹	猩红热	幼儿急疹	药疹
病原体	麻疹病毒	风疹病毒	乙型溶血链球菌	人疱疹病毒 6 型	药物过敏
潜伏期	7～14 日	12～21 日	2～5 日	1～2 周	用药后 6～10 日
发疹时间	3～4 病日	1～2 病日	1～2 病日	热退发疹	用药后 6～10 日
皮疹特点	红色斑丘疹，初见于耳后、颈部，以后延及全身，皮疹大小不等，可互相融合，疹间有正常皮肤，以躯干最密集，2～5 日出齐，后变暗红色疹褪后有糠麸样脱屑和棕褐色色素沉着	皮疹发展快，1～2 日内布满全身，呈浅红色斑疹，大小形态不一，可融合成片，有痒感，躯干密集，手掌足底无疹，疹褪后无疤痕及色素沉着	在普遍充血的皮肤上弥漫密集针尖大小丘疹（鸡皮样皮疹）先见于耳后及颈部，一日内蔓延至全身，可融合成片，皮肤皱褶处最密集，压之褪色，疹间无健康皮肤，有痒感，疹褪后可见脱屑或大片脱皮	热退同时出疹，皮疹为不规则红色斑点或斑丘疹，压之褪色，疹褪无色素沉着	可见红斑、荨麻疹、丘疹等多形性皮疹，呈对称性分布
血象	白细胞↓ 淋巴细胞↑	白细胞↓ 淋巴细胞↑	白细胞↑中性粒细胞↑及病原小体出现	白细胞↓ 淋巴细胞↑	典型病例白细↓ 嗜酸性粒细胞↑
其他特点	前驱期有明显上呼吸道炎症，有麻疹黏膜斑，全身中毒症状较重	前驱期上呼吸道炎症轻，耳后枕下淋巴结肿大，全身中毒症状轻	咽峡炎、扁桃腺炎、杨梅舌、帕氏线、皮疹消褪试验阳性	颈、枕部淋巴结肿大	有药物治疗史
并发症	肺炎、喉炎、肠炎、脑膜炎、口腔炎、中耳炎、结核病恶化及心血管功能不全	很少见，偶有脑膜炎或脑膜脑炎，但较轻	中毒性心肌炎、肾小球肾炎、关节炎	很少见，偶有脑膜炎，较轻	一般无

【黄疸待查的诊断和处理】

黄疸（jaundice）系因血液中胆红素浓度增高，致使皮肤、巩膜、黏膜及某些体液出现发黄的体征。正常血液总胆红素浓度为 2～17.1μmol/L（0.1～1.0mg/dl），当其超过 34.2μmol/L（2.0mg/dl）时，临床上出现黄疸。在大多数情况下，黄疸为胆汁淤积所致。黄疸可分为溶血性黄疸、肝细胞性黄疸、胆汁淤积性黄疸及先天性非溶血性黄疸。在正常情况下，胆红素的生成与排泌处于动态平衡，血清胆红素量相对稳定。在病理情况下，胆红素代谢过程中的某一环节发生障碍，则胆红素的生成与排泌失去平衡，致血清胆红素升高，临床上即可出现黄疸。

一、分类和临床表现

临床上，黄疸常伴有发热、腹痛、皮肤瘙痒、肝大、脾大、胆囊肿大、体重减轻、尿和粪的色泽改变等。黄疸种类繁多，病因复杂。黄疸形成机制可概括为溶血、肝损及阻塞三个方面的原因。黄疸的鉴别主要有体征、化验、影像三个方面。黄疸的实验室检查主要有：①胆红素检查：判断是否发病、鉴别及程度；②血清酶检查：确定肝胆病因并形成诊治方向；③血液学检查：诊断各种溶血性黄疸。

二、诊断

虽然黄疸的诊断方法多且较先进，但黄疸的诊断并非容易，有的需靠一系列检查方法方可明确(图 11-1-4)。尤其是黄疸发展到一定程度后病情相互影响与转化,常造成诊断困难,临床上只有 50% ~60% 的患者经详细病史询问和体格检查可明确诊断。因此,应根据病情有目的、有序地选择适当实验室诊断技术及功能检查,进行综合分析,从而获得正确诊断。在黄疸的问诊中,亦应注意患者的性别与年龄、接触史、用药史、家族史、既往史、妊娠史、饮酒史及病程等。

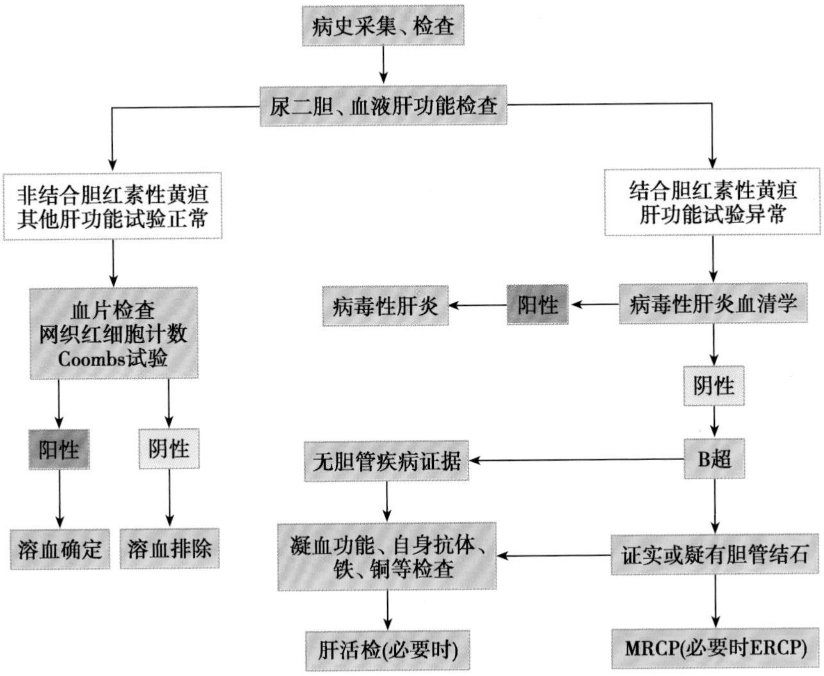

图 11-1-4　黄疸的诊断程序

MRCP:磁共振胰胆管造影;ERCP:经内镜逆行胆管造影

三、治疗和处理

(一)治疗原则

病因治疗,应根据病史、临床症状、体征及有关实验检查尽可能及早明确诊断,根据不同病因选择不同治疗。

(二)对症处理

主要针对三大类处理:①溶血性黄疸:除纠正及阻断急性溶血外,应注意预防急性肾衰竭;贫血严重者紧急输血,必要时根据病情应用强的松治疗;②肝细胞性黄疸:给予保肝抗炎治疗的同时,可给予腺苷蛋氨酸(商品名思美泰)或熊去氧胆酸(商品名优思弗)退黄治疗;③阻塞性黄疸:停用损肝药物,对肝外阻塞者注射维生素 C,瘙痒者可使用少量抗组胺药物,外用薄荷炉甘石洗剂。肝内阻塞者可服消胆胺 4g,每日 3 次。高度怀疑肝外恶性病变引起梗阻时,可考虑剖腹探查。

【头痛待查的诊断和处理】

头痛(headache)是临床最常见的症状之一,一般泛指头部上半部至枕下部(发际以上)范围内的疼痛,可见于多种疾病,大多无特异性,可有全身性疾病伴有疼痛,亦可有过度疲劳、精神因素导致的疲劳。

一、分类和临床表现

头痛的病因及分类十分复杂,包括颅内病变(如血管病变、感染、占位性病变、脑外伤)、颅外病变(神经痛、颅骨疾病)、全身性疾病(急性感染、中毒性疾病、心血管及神经系统疾病)等。临床上往往缺乏客观体征,给临床医师的诊断及治疗造成困难,且部分严重疾患常常以头痛为先发症状。临床上,头痛患者常伴有发热、眩晕、剧烈呕吐、意识障碍、精神症状、视力障碍、脑膜刺激征、癫痫发作及神经功能紊乱症状等。

中枢神经系统感染主要包括病毒性脑膜炎和脑炎、化脓性脑膜炎、结核性脑膜炎,是世界各国疾病死亡的重要原因之一,其临床特点为发热、头痛、呕吐、烦躁不安、惊厥、嗜睡、昏迷、前囟隆起(婴儿)、颈项强直及脑脊液改变等。

二、诊断

头痛疾患的诊断程序见图 11-1-5。病史是诊断头痛疾患的主要依据。在大多数情况下，在患者描述完一套典型的头痛先兆症状或丛集性头痛的表现后，诊断便可基本明确；一旦了解到明确的外伤或药物滥用史，诊断线索亦较为清晰。除须了解头痛的发生、演变、诱因等病史资料外，必须着重询问头痛的性质及伴随症状：每次头痛发作的持续时间是否超过 4 小时，头痛是单侧还是双侧，头痛呈现搏动性或是非搏动性，头痛轻重程度，头痛是否会因日常活动而加重，头痛是否伴有恶心、呕吐、畏光、怕声及其他自主神经症状等。

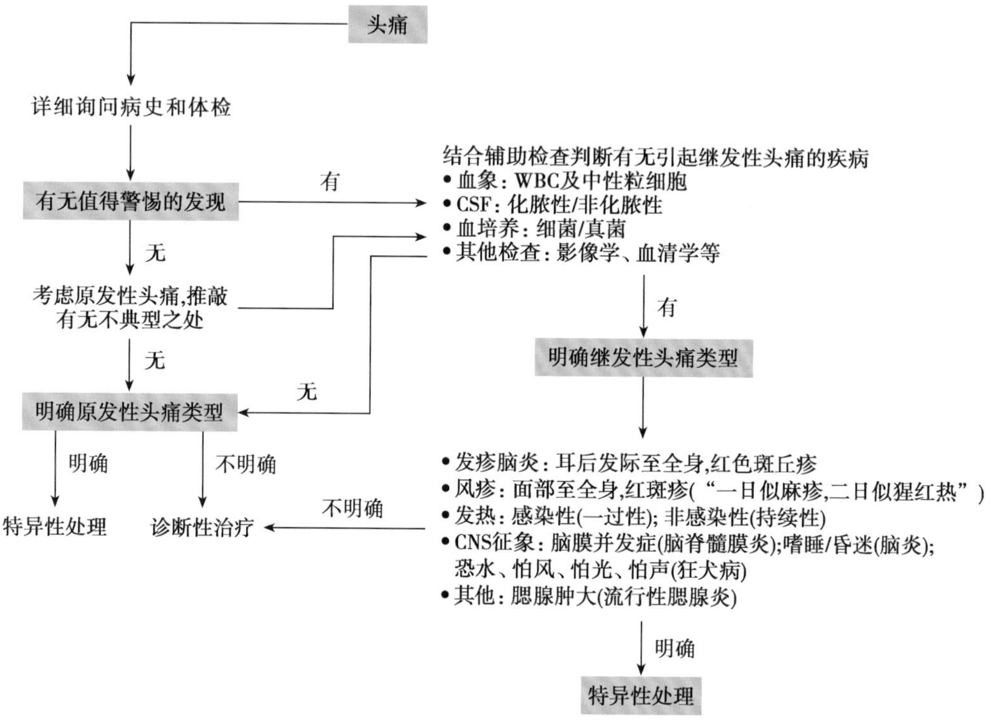

图 11-1-5　头痛待查的诊断程序

三、治疗和处理

主要治疗和处理措施有：①明确病因者应针对病因治疗，对感染病主要是抗感染及对症治疗（如脱水、抗炎、镇静、止痛、退热等）；②偏头痛的治疗：颅外动脉收缩药物，如麦角胺，必须在头痛开始发作时服用；5-羟色胺对抗剂及受体激动剂，如苯噻啶，英铭格（sumatriptan）；钙拮抗剂，如尼莫地平；受体阻滞剂，如普萘洛尔等；③精神性头痛的治疗：对部分精神因素所致的慢性头痛，可使用抗抑郁药物。

（王宇明　徐宝燕）

参考文献

1. 鲍德国. 发热的诊断要点. 全科医学临床与教育，2005，3(4)：201-203.
2. 刘庄. 常见感染性腹泻的诊治. 中国临床医生，2009，37(10)：16-18.
3. 梁大斌，林玫. 特殊类型感染性腹泻. 预防医学情报杂志. 2008，24(12)：991-993.
4. 内野誠. 头痛的鉴别诊断. 日本医学介绍，2007，28(1)：16-19.
5. 虞瑞尧. 发疹性传染病与药疹的诊断、鉴别诊断与治疗. 传染病信息，2007，20(1)：23-26.
6. Chand N，Sanyal AJ. Sepsis-induced cholestasis. Hepatology，2007，45(1)：230-241.
7. Hayakawa K，Ramasamy B，Chandrasekar PH. Fever of unknown origin：an evidence-based review. Am J Med Sci，2012，344(4)：307-316.
8. Varghese GM，Trowbridge P，Doherty T. Investigating and managing pyrexia of unknown origin in adults. BMJ. 2010，341：C5470.
9. Gadewar S，Fasano A. Current concepts in the evaluation，diagnosis and management of acute infectious diarrhea. Cur Opin Pharmacol，2005，5(6)：559-565.
10. Abdullah M，Firmansyah MA. Clinical approach and man-

agement of chronic diarrhea. Acta Med Indones,2013,45(2):157-165.
11. Saltoglu N,Tasova Y,Midikli D,*et al*. Fever of unknown origin in Turkey:evaluation of 87 cases during a nine-year-period of study. J Infect,2004,48(1):81-85.
12. Baicus C,Bolosiu HD,Tanasescu C,*et al*. Fever of unknown origin-predictors of outcome:A prospective multicenter study on 164 patients. Eur J Intern Med,2003,14(4):249-254.

第二节 发热性感染病与不明原因发热

发热指人体体温高于正常水平。正常人体体温与机体的生理和代谢均相关。99%正常人群的口腔体温为36~37.7℃,全天在清晨最低点和夜晚最高点之间有1℃或以上的波动。正常成人的平均口腔体温是36.8℃±0.4℃,女性较高(36.7~36.9℃)。在行经妇女,清晨的体温在排卵时上升0.6℃,并持续到月经开始。直肠体温比口腔体温高0.4℃,比耳部(鼓膜)温度高0.8℃。然而,仍存在个体差异。通常认为口温高于37.3℃,肛温高于37.6℃,或一日体温变动超过1.2℃时即称为发热。在大多数情况下,发热是人体对致病因子的一种病理生理反应。

热程在2周以内的发热称为急性发热,急性发热患者多伴有明显的伴随症状,大部分急性发热性疾病都有感染性的病因。感染主要发生在机体表面,如上呼吸道、下呼吸道、胃肠道、泌尿生殖系统及皮肤。大多数急性的呼吸道和胃肠道的感染是病毒性的。发热持续3周以上,体温多次超过38.3℃,经过至少1周深入细致的检查仍不能确诊的一组疾病称为原因不明发热(fever of unknown origin,FUO)。FUO是一组重要疾病,由于其病因庞杂、常缺乏特征性的临床表现及实验室发现,已成为医学实践中极富挑战性的问题。体温(口温)37.5~38.4℃持续4周以上者称长期低热,临床上亦具有其特殊性。

【发热的病理生理】

一、体温的调节

正常健康人的体温比较恒定,一般保持在37℃上下的狭窄范围内(36.2~37.2℃),不因地域或外界环境温度的改变而有所变异。个体间的体温虽可有一定的差异,但就每一个人体而言,其体温的生理节奏性变化基本相同。

正常健康人所以有比较恒定的体温,是由于体温调节中枢通过神经、体液因素调节产热与散热两个过程,使其保持动态平衡的结果。产热的主要来源是身体的代谢活动,安静时产热的主要场所是肝脏和骨骼肌,在运动或疾病伴有发热时,骨骼肌是产热的重要场所。机体的散热主要以辐射、传导、对流、蒸发等方式进行,据估计约90%的热量通过上述方式散失,人体主要的散热部位为皮肤。

机体具有两种控制体温的系统,包括行为调节及自身调节(即反馈调节系统)。前者是有意识的活动;后者是通过神经体液的作用而实现,其调节机构包括温度感受器和位于下丘脑的体温调节中枢。

目前生理学上多采用调定点(set point)的学说来解释下丘脑的体温调节中枢对体温调节的功能活动。该学说认为下丘脑的体温调节中枢存在着与恒温箱温度调节器相类似的调定点,此调定点的高低决定体温的水平。体温中枢调定点上移,中心温度低于调定点时,调定点的冲动发放,调温指令抵达产热和散热器官,一方面通过运动神经引起骨骼肌的张力增加或寒战,使产热增多;另一方面经交感神经系统引起皮肤血管收缩,使散热减少,最终导致发热。

二、致热原与发热的机制

据现有的资料表明,除由甲状腺功能亢进(包括甲状腺危象)、剧烈运动、惊厥或癫痫持续状态等情况导致的产热过多,或因广泛皮肤病变、充血性心力衰竭等所致的散热障碍造成的发热以及功能性低热外,其他原因所致的发热皆可能与致热原作用于体温调节中枢有关。致热原(pyrogens)是一类能引起恒温动物体温异常升高的物质的总称,微量物质即可引起发热。目前已知的致热原可概括为两类:

(一)外源性致热原

此类致热源如病毒、衣原体、支原体、立克次体、螺旋体、细菌及其毒素、真菌、原虫、抗原抗体复合物、致热类固醇(如原胆烷醇酮,又名尿睾酮),炎症的某些内源性因子、尿酸结晶、博来霉素等,这一类致热原的分子结构复杂,不能透过血-脑脊液屏障,故不能直接进入下丘脑作用于体温中枢,而是通过宿主的细胞产生所谓内源性致热原再作用于体温调节中枢，引起发热。然而，极少数外源性致热原例外，例如内毒素既能直接作用于下丘脑，又能促使各种宿主细胞合成内源性致热原。

（二）内源性致热原（endogenous pyrogens，EP）

EP是从宿主细胞内衍生的致热物质，体外细胞培养显示其主要来自大单核细胞和巨噬细胞。目前认为主要有下列因子：

1. 白细胞介素（interleukin，IL）　内源性致热原为对热不稳定的蛋白质，注入周围血循环后作用于下丘脑体温调节中枢可引起发热。体外细胞培养显示，内源性致热原在细胞液（cytosol）内产生，大单核细胞和巨噬细胞接触激活剂后2小时，即可产生致热原，5～6小时在培养基中可测出大量致热原，至18～24小时后达高峰。在体内致热原的产生较体外为快，一般与激活剂接触后1/2小时内即可产生致热原。合成内源性致热原时需要微量钙、信使核糖核酸（mRNA）和蛋白质，因此mRNA和蛋白质合成抑制剂皆可阻断内源性致热原的产生。自兔细胞获得的致热原相对分子质量为14 000～17 000，自人单核细胞获得的两种致热原等电点分别为5.1及6.8～7.0，此外尚有人致热原相对分子质量为38 000的报道。纯化的人和兔内源性致热原有几乎相同特异活性，25～50ng/kg可使兔体温升高1℃。

根据基因编码IL-1可分为IL-1α和IL-1β两型，二者的氨基酸排列顺序仅有短段相同。人细胞产生的IL-1α量远较IL-1β为低，但其生物活性较后者为强。

由人内皮细胞产生的IL-1与大单核细胞PI7（β）型相同或为密切相关的分子。IL-1也可自中枢神经系统内星形细胞（astrocyte）和小胶质细胞（microglia）产生，但远较周围巨噬细胞产生者为慢。IL-1来源于人大单核细胞，白血病细胞者可致热，但来自腹膜细胞则具有淋巴细胞激活因子的活性。最近有证据说明IL-1所致的发热和淋巴细胞激活是相关的宿主效能。IL-1的活性对温度特别敏感，在39℃时IL-1对T细胞和B细胞的激活增强显然高于37℃时。体温的升高可增强淋巴细胞功能及细胞毒T细胞和T细胞介导的肿瘤靶位杀伤的诱导作用。体温升高时B细胞也产生更多抗体。

白细胞介素-2（IL-2）、IL-6亦可引起发热，但并不是直接作用于下丘脑，而可能是诱导IL-1、TNF和干扰素（inteferon，IFN）的结果。

2. 肿瘤坏死因子（TNF）　由于TNF可直接作用于下丘脑，所以列为内源性致热原。在体外TNF与下丘脑前部碎片共同孵育时，可于30分钟内增加PGE_2的产生。TNF与IL-1有许多共同生物学特性，如重组的IL-1和TNF可刺激滑囊细胞PGE和胶原酶（collagenase）的产生；内皮细胞前凝血活性和血小板激活因子的释放，两者对某些肿瘤细胞均具有细胞毒作用和诱导肝急性时相蛋白（hepatic acute phase proteins）的作用。淋巴细胞激活、对产胰岛素β细胞的细胞毒性和促肾上腺皮质激素的释放仅为IL-1所特有，TNF则不具备。两者的受体明显不同。

TNF在家兔、小鼠可产生典型的内源性致热原发热。内毒素在体内可刺激TNF的大量产生。TNF在体内外均可诱导IL-1，且不受多黏菌素B的影响，但TNF加热至70℃、30分钟或以胰蛋白酶处理后，则诱导IL-1的能力消失。TNF的某些效能可能为IL-1的作用。IL-1和TNF对内皮细胞功能有强烈作用，在体外能激活人内皮细胞，合成并释放PGI_2和PGE_2。

3. IFN　IFN的生物作用包括抗病毒作用、致热作用及自然杀伤活性的增加等。致热效能比较突出，其机制与其他内源性致热原相同，为脑部前列腺素的合成。重组IFN-α在体外刺激下丘脑碎片可产生PGE_2，注射IFN-α后第三脑室PGE浓度增高。

IFN-β与IFN-α具有相同的重要氨基酸，但对人的致热性弱。IFN-γ对人也有致热作用，在体外不能刺激下丘脑前部碎片合成前列腺素。IFN-γ的氨基酸仅有17%与IFN-α或IFN-β相同。

新近研究显示致热原性细胞因子（pyrogenic cytokines）在体内、体外能互相诱导。如在家兔IL-1可再诱导IL-1，在体外自人大单核细胞、人内皮细胞和人平滑肌细胞的IL-1可诱导出IL-1。在体内外TNF均可诱导IL-1，IL-1在体外可诱导IFN-β，但IFN-β和IFN-α在体外不能诱导IL-1。微生物及其产物或其他疾病过程的产物能激活各种细胞产生内源性致热原，新形成的内源性致热原可自同一细胞或其他类型细胞产生更多的内源性致热原。两种情况皆可产生具有负反馈作用的前列腺素。退热剂的应用虽能降温，但可减弱类前列腺素(prostanoid)对内源性致热原合成的抑制作用。

EP如何作用于体温调节中枢引起发热的机制尚未完全清楚,近年来的研究对EP在下丘脑的作用部位提出了新的看法,有认为其作用部位在接近视前区/下丘脑前部神经元的丰富血管网,即所谓器官性的血管终板(organum vasculosum laminae terminalis, OVLT),该部位血脑脊液屏障功能很小。若切除OVLT,即使在外周循环中注射EP或将EP直接注射至脑组织均无发热的效应,故认为OVLT的内皮细胞不阻止EP进入脑组织,或当其接触来自循环的EP后,本身即可释放花生四烯酸类的代谢产物,花生四烯酸经环氧化酶激活产生的代谢产物进入视前区/下丘脑的前部即可引起发热。值得指出的是由EP引起花生四烯酸代谢产物的增多主要是指环氧化酶的衍生物,此类代谢产物包括前列腺素、前列环素、血栓素。多数学者认为前列腺素(PG组)对发热起着关键性作用,尤以PGE_2的作用最强。由EP引起发热时,PGE_2在脑脊液中的浓度增高,而应用阿司匹林、吲哚美辛(消炎痛)等退热剂退热时可抑制PGE_2在脑内的合成,均是有力的实验佐证。PGE_2可增加脑组织中环磷腺苷(cAMP),后者可作为一种神经传递介质,导致体温调节中枢调定点的升高,进而引起发热。

三、发热时人体功能的变化

体温改变与常温相差3~5℃左右时,对人体大多数功能的影响不显著,但高热对各器官组织皆能产生一定影响,对神经组织损害尤为明显。体温超过42.5℃时,即可由于蛋白质的变性和酶功能失常导致脑细胞不可逆的损害。人体在发热时可有下列功能变化:

(一)神经系统

发热时中枢神经系统的兴奋性往往增高,病者可有烦躁不安、头晕、头痛、失眠等症状。体温上升到40~41℃时可出现幻觉、谵妄,甚至发生昏迷和抽搐,幼儿中枢神经系统发育尚未成熟、兴奋易扩散更易发生此等情况。身体虚弱者或某些感染伴发热时,中枢神经系统可呈抑制状态,表现为淡漠、嗜睡等。在体温上升和高热持续期,交感神经的紧张性增高,而副交感神经的紧张性则在退热期增强。

(二)心血管系统

由于发热时交感-肾上腺系统功能增高和血温升高对窦房结的刺激,发热病者的心血管系统功能每有增强,表现为心跳加快、心肌收缩力加强、心排血量增加、血流加快等,心血管紧张性亦增高,血压可略见升高。一般体温每升高1℃,心率约增加20次,儿童心率的增加较成人为多。当某些感染或缺血、缺氧、中毒等因素影响心脏,使心肌受损,甚至出现心肌炎时,则体温虽上升不多,但心率却可显著地增快。某些感染如伤寒、病毒性肺炎以及严重中毒、脑干损伤及心脏有传导阻滞等,体温虽上升很高,心率却相对徐缓或心率不增加甚至减慢。伴有颅内压增加的发热病者如脑膜炎、脑脓肿等,也可出现心率相对缓慢。退热期中由于副交感神经的兴奋性相对增高,心脏活动变弱,周围血管扩张,同时大量出汗引起血容量减少,可使血压下降,发生虚脱,此等情况在高热骤退时更易发生。

(三)呼吸系统

高热病者的呼吸变化比较明显,在寒战时呼吸加快,每分钟容量增加,潮气量减少。由于快而浅的呼吸,动脉血氧压略有降低,呼吸性碱中毒较为多见。发热时呼吸的加快也有利于热的散发。

(四)消化系统

发热时消化液生成和分泌减少,胃肠蠕动减弱。由于唾液分泌减少,故舌和口腔黏膜干燥,有利于细菌和其他病原体的侵袭和生长,而引起舌炎、齿龈炎等。各种消化酶、胃酸、胆汁等分泌减少,致食物(尤其是蛋白质和脂肪)的消化和吸收受影响,因而有利于发酵和腐败过程的进行,使肠内积气引起鼓肠。发酵和腐败产物的吸收可引起人体中毒、食欲减退等。胃蠕动减弱和因交感神经兴奋性增高而致的幽门括约肌收缩,使胃排空时间延长,潴留于胃内已发酵的食物刺激胃壁,易引起恶心和呕吐。肠蠕动减弱和水分再吸收可引起便秘。

(五)泌尿系统

体温上升和高热持续时,体内的水分和钠盐潴留,同时肾小管的再吸收功能增强,因而尿量减少、比重增高,尿中氯化物含量降低。退热时尿量增加,比重降低,其中氯化物排出亦增多。感染性发热时由于高热和病原体毒素的作用,使肾实质细胞发生变性,尿中可出现蛋白质和管型。

(六)代谢变化

发热时分解代谢大为增强,耗氧量增加。体

温每上升1℃，基础代谢约增加13%。由于交感-肾上腺系统的兴奋和垂体-肾上腺皮质分泌的增多，肝糖原分解加强，血糖升高，甚至出现糖尿。糖酵解也增强，血内乳酸含量增高。蛋白质和脂肪分解也显著增加，引起氮质、酮体等代谢产物的积聚和体重减轻。高热期间通过呼吸加快和体表的蒸发，水的丢失增多。在退热期由于出汗和利尿的增强，有大量水和电解质排出。发热患者的维生素消耗量增多，长期发热者易出现维生素（尤其是B和C族）的缺乏。

（七）防御功能

发热时单核-吞噬细胞系统功能增强，白细胞增多，吞噬作用加强，抗体形成加速，细胞免疫功能提高，以上情况均有利于人体抵抗感染。许多发热性疾病伴有肝急性期蛋白质合成增加，这些蛋白质有助于对细菌及其毒素的控制而发热，也不利于病原体生存。

【发热性感染病】

自古以来，发热就被认为是感染的重要表现。在发热性疾病中，症状可由潜在的疾病或发热本身产生。不舒服是常见的症状，许多发热患者可有因运用肌肉收缩而产热导致的肌痛。虽然背部和腿部的酸痛常常与病毒血症相关，但是一些发热刺激物也可以导致该类症状的产生，而畏寒或许和表面血管收缩以升高机体核心体温有关。

一、病理

在严重的细菌性感染中不能导致机体的发热常与较高的病死率相关。机体无法产生发热反应可能与慢性肾衰竭或皮质激素的使用相关。

发热对宿主-微生物相互作用的正面效应包括抑制一些微生物如肺炎链球菌（*Streptococcus pneumoniae*）、苍白螺旋体（*Treponema pallidum*）的繁殖，增加补体的细胞溶解效应、促进中性粒细胞进入炎症部位。体温-脉搏的分离，即相比通常体温上升1℃脉搏每分钟增加10次，其脉搏相对迟缓，见于伤寒、细螺旋体病、布鲁司菌病和药物相关的发热中，但原因不明。

局部、全身细菌感染中导致发热的途径是细菌释放细胞壁中肽聚糖、内毒素和外毒素，后者可结合至巨噬细胞（中性粒细胞、巨噬细胞）和内皮细胞的Toll样受体（Toll-like receptors，TLRs），其结果是高热产生的细胞因子如IL-1、IL-6或TNF-α被释放入循环，并结合到OVLT的细胞因子受体上，细菌产物也可直接结合到OVLT的TLRs上。TLRs及OVLT的触发可激活环氧化酶-2（cyclooxygenase-2，COX-2），从而产生前列腺素E_2（PGE_2），并导致脑部环磷酸腺苷（cAMP）的释放。后者又可刺激体温调节中枢的神经元，上调体温调定点。此外，脑皮层的神经信号可促发行为的改变而保存机体的热量（如姿态和穿衣）。下丘脑还可触发外周传出神经从而使外周血管收缩并保持核心体温，直至下丘脑的PGE_2下降（图11-2-1）。

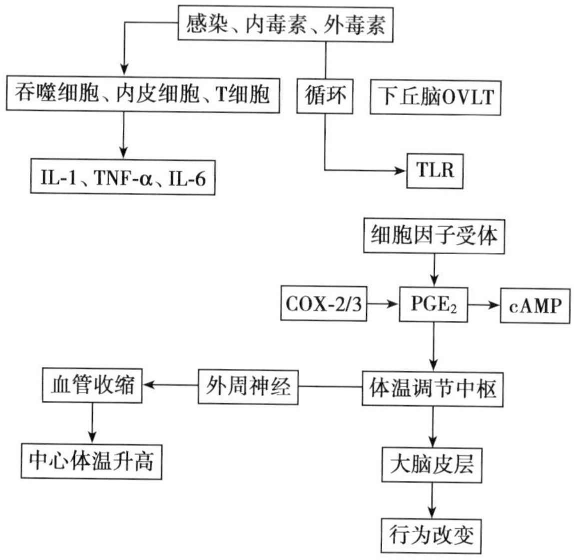

图11-2-1 局部、全身细菌感染中导致发热的途径

二、发热性感染病的诊断思路

（一）流行病学

感染病的发生与病原体、易感宿主及环境因素相关。众多感染在人群中的水平传播经由直接接触（手、污染物）、公用的物品（食物、水）、空气（如结核病），或媒介载体（如蚊子）传播。对一个确诊或疑似感染的患者的评估及判定，可从是否有可传播的病原体、它的来源、传播途径、后续的发热原因等进行分析。

（二）年龄

患者的年龄常提示可能的疾病。自然感染或免疫接种常使儿童或青少年所患的疾病受到一定的限制，如麻疹、风疹和水痘。免疫力的下降可导致年轻人百日咳的发生及年长者结核病的再次活动。受损的膀胱功能可导致年长者泌尿道感染的增加。

（三）职业和旅游史

屠宰场工作者可能比从事其他职业的人更多

暴露于布鲁司菌(*Brucella*)。伤寒的发热在几周之内就表现出来,而从流行地区回来的旅行者如发生阿米巴肝脓肿则需要几个月才表现出临床症状(表 11-2-1)。

表 11-2-1　发热与旅游史发病关系举例

疾　病	培养时间	
	<2～3 周	>3～4 周
常见		
腹泻	+	
阿米巴肝脓肿		+
伤寒	+	
疟疾	+	+
肺动脉结核		+
病毒性肝炎		+
少见		
布鲁司菌病		+
埃利希体病	+	
细螺旋体病	+	
血吸虫病		+
病毒性(出血热、脑炎)	+	
内脏利什曼病		+

部分旅行者回到家后经过不同的潜伏期如出现发热,常常会伴随其他的症状和体征。对这些患者的评估要首先考虑的是发病原因是否与旅行不相关的感染。除这些常规的感染外,然后考虑旅行相关的感染,来自国内还是国外。如对疟疾流行地区的旅行者应迅速进行寄生虫学检查。

(四) 热度的高低

较高的发热常与内脏感染有关,如社区获得性肺炎或肾盂肾炎。大多数的病毒性呼吸道感染及胃肠炎,以及一些亚急性的细菌性心内膜炎的发热均低于 39℃。另外,许多感染并不一定发热,如莱姆病、骨髓炎,以及大多数性传播疾病。

(五) 症状和体征

在大多数情况下,发热性疾病常伴发局部的症状和体征,如腿部红斑、疼痛、发热发生于足癣或隐静脉植入切开的患者时,可能的诊断为链球菌蜂窝织炎。如果患者的起病是一个渐进的过程,未出现毒性反应,则只需进行临床的观察和随访。毒性症状包括心动过速、呼吸急促,或对所见的事物感到焦虑或疑惑。如果患者表现出毒性症状,应立即对其进行有针对性的诊断措施,并考虑患者需入院治疗。

(六) 发热和白细胞增多

发热和白细胞增多是对患者的感染进行评价的主要临床参数。然而,约 10% 的院内感染菌血症不伴随发热,且在相当大一部分老年或有严重伴发症的患者中也不存在发热。大多数病例的医院相关性发热代表了院内感染,包括下呼吸道、泌尿道或手术外伤。一些院内发热的主要原因未必与简单的局部的症状、体征相关。艰难梭菌(*Clostridium difficile*)所导致的抗生素诱导的结肠炎的发病率逐渐上升,可能表现为极轻度腹泻,甚至缺如。这可能是住院患者类白血病反应的最普遍的原因,其他的一些腹内情况包括肝胆道系统、肠梗死、内脏穿孔或脓肿。

(七) 重症监护室患者发热

由于重症监护室(ICU)患者的疾病都非常严重并且存在合并症,所以感染和发热的发生率比其他场所要多。最近报道提示超过 80% 的 ICU 的发热患者存在感染,但是引起发热的感染和非感染的因素可能合并存在。事实上,组织的局部缺血或衰弱也可产生和感染相类似的反应。发生心肌梗死的患者几乎 50% 在发病 2～3 日的体温均在 38.0～38.5℃。近半数发生深静脉血栓及肺动脉栓塞的患者在最初 3 日内的体温也可达到类似的水平。同样的,1/3 或者更多的脑卒中患者存在发热,这是蛛网膜下腔出血或后续血肿的结果。这些病例中的发热可能是由丘脑下部的损害,或昏迷后的肺吸入性感染引起的。医源性的发热也该考虑。畏寒、发热发生于 1/4 接受血小板输注的患者,且发生率明显高于红细胞的输注,可能系因血小板保存于室温,而红细胞保存于 4℃的原因。

三、常见急性发热性感染病

大多数急性发热患者通过病史及体格检查均有助于诊断并指导治疗。较为困难的问题是发热的同时,不伴随局部症状或仅伴随一些非特异的症状如不适、食欲减退等。这种急性的难以诊断的发热性疾病通常是良性的,在未明确诊断的情况下,常在 1～2 周内自动痊愈。如果症状持续,可对病史进行回顾,进行体格检查可能发现以前未被发现的证据,并进行实验室检查。

(一) 上呼吸道感染

如果患者的咳嗽持续不到 3 周,常可排除严重性疾病。正常的生命体征和胸片可排除大部分病例的肺炎诊断,这些咳嗽性疾病 90% 以上是由病毒引起。对这些患者不仅抗生素无效,且抗生素治疗也不能防止细菌性并发症如肺炎的发生。痰液及其特征对区分病毒或细菌性感染没有帮助。长时间的咳嗽,包括百日咳博德特菌(*Bordetella pertussis*)、肺炎支原体(*M. pneumoniae*),以及肺炎衣原体(*chlamudia pneumoniae*),对这种情况下,临床医生应该进行胸部摄片,以明确阻塞性肺疾病的诊断。如发热、白细胞增多、脓痰,有可能存在细菌性感染,应直接对病因进行治疗。

(二) 咽炎

咽炎的症状和体征包括发热、扁桃体的渗出、颈前淋巴结轻度肿大,以及咳嗽。如果存在不足两种症状,则应按普通的病毒感染性咽炎来处理该患者。如果存在两种及以上的症状,那么应对该患者进行快速的链球菌抗原的检测。由于成人链球菌感染和急性风湿热的发生率较低,阴性的快速诊断结果就足以排除酿脓链球菌(*Streptococcus pyogenes*)的感染。相反,如果抗原测试试验结果为阳性,如果对 β-内酰胺类抗生素(β-lactam antibiotics)不过敏,则可用 β-内酰胺类抗生素对该患者进行治疗。成人 90% 的咽炎是病毒感染性的,对症状性治疗包括避免吸烟、用稀释的盐水漱口、退热剂及润喉片的应用。

(三) 肺炎

当患者存在下呼吸道症状如咳嗽、咳痰、呼吸困难,特别是伴发热和呼吸不正常时,应考虑社区获得性肺炎,拍摄胸部的平片有助于明确诊断。对于无心肺疾患、无并发症(包括恶性疾病、心力衰竭、糖尿病)、体格检查无明显的阳性发现、脉搏超过 125 次/分,呼吸频率超过 30 次/分的 50 岁以下患者可作为门诊治疗对象。美国的临床顾问委员会建议使用大环内酯类抗生素(macrolide),而在欧洲则建议用阿莫西林(amoxicillin)作为经验性治疗的药物。当对一线治疗失败或一线药物过敏的门诊患者可考虑使用氟喹诺酮类抗生素(fluoroquinolones)。

(四) 皮肤和软组织感染

此类感染多由链球菌(*Streptococcus*)引起,很少一部分由金黄色葡萄球菌(简称金葡菌,*S. aureus*)引起,极少数由其他细菌引起,这可由流行病学得到提示,如在水中游泳时,气单胞菌(aeromonas)可能成为病原菌。疼痛可在皮肤颜色改变前持续 12 小时或更长的时间。疖或脓疮的形成可更快地诊断为金葡菌,少数情况下,由米勒链球菌(*Streptococcus milleri*)引起。穿刺引流对皮肤脓肿是必需的,迅速繁殖的耐甲氧西林金葡菌(MRSA)需要额外的抗生素治疗。脓毒性黏液囊性炎几乎均由金葡菌引起,黏液囊的感染在应用抗生素治疗的同时需要引流。

(五) 胃肠道感染

此类感染可能归因于毒素的吸收、病毒,或少数情况时为细菌(伴或不伴有毒素的产生)不适当的储存食物、国外旅行或与患者的接触等。年轻妇女的膀胱炎可用经验性的抗生素治疗,但当患者出现发热、胁肋部疼痛或呕吐时,住院治疗或开始用静脉给予抗生素治疗则属必要,同时需考虑盆腔炎的可能性。

【不明原因发热】

1961 年,Petersdorf 和 Beeson 首次提出了不明原因热(FUO)这一临床概念。由于 FUO 病因庞杂、常缺乏特征性的临床表现及实验室发现而成为医学实践中极富挑战性的问题。

临床工作中,常有医师将长期发热诊断为 FUO,这是不正确的。经典的 FUO 是指:发热持续 3 周以上,体温多次超过 38.3℃,经过至少 1 周深入细致的检查仍不能确诊的一组疾病。此外,国外对特殊人群的 FUO 有特别的定义:①HIV 阳性患者:体温大于 38.3℃ 超过 4 周,其中住院患者热程超过 3 日仍不能明确病因即可诊断;②颗粒细胞缺乏者:外周血有核细胞计数小于 500×10^6/L,体温大于 38.3℃ 超过 3 日且培养阴性 2 次以上;③老年患者:除病者为老年人外,其他标准同经典 FUO;④住院患者:因非感染性疾病入院的患者发热大于 3 日病因不能明确者。儿童 FUO 的诊断标准仍不统一。亦有作者认为可将体温大于 37.5℃,热程超过 2 周的患者归入 FUO 的范畴。然而,根据国内的情况及我们的经验,经典的 FUO 定义仍是最为适用的。

由于发热待查的患者已经过多种检查而未能明确病因,而且病程较长,因此盲目使用抗生素、肾上腺皮质激素、退热药的情况在临床上并不鲜见,这不但浪费了大量医疗资源,且延误、干扰了疾病的正确诊治。因此,在处理类似患者时,尤应强调积极的病因研究,事实上若能熟悉 FUO 的常见病因构成及特点,详细询问病史,认真进行体格检查以及必要的实验室和辅助检查,则绝大多数的发热病因是可以查明的。

引起发热待查的病因超过200种，不同时期、不同地区其疾病谱有所不同。特殊人群的FUO病因构成也有其特殊性，如HIV感染者多为夹杂感染，结缔组织性疾病罕见。但大致来说可分为以下4大类：

（1）感染病：长期以来，引起FUO最主要的病因以细菌占多数，病毒次之。近年来此类疾病有所下降，尤其在北美及西北欧的经济发达地区，其所占比例已降至30%左右。但是包括我国在内的发展中国家约有40%～50%的FUO感染仍是最常见的病因。

（2）结缔组织-血管性疾病：该组疾病在发热待查中所占的比例近年来有所上升，约占20%～30%左右，常见的病因有类风湿性关节炎、系统性红斑狼疮（SLE）、成人Still病、血管炎、多发性肌炎、药物热、混合性结缔组织病等。由于生活水平的提高及实验室诊断技术的发展，风湿热及SLE，尤其是风湿热的比例有所下降，但社会老年化的趋势使风湿性多发性肌痛、颞动脉炎等既往罕见的疾病的发病率日见上升。

（3）肿瘤性疾病：随着CT、MRI等影像学技术的发展，此类疾病引起的FUO所占比例有所下降，约占20%左右，其中以淋巴瘤所占比例最高。

（4）其他：肉芽肿性疾病、栓塞性静脉炎、溶血发作、隐匿性血肿、周期热、伪装热等约占10%。

上述4类原因约囊括了80%～90%的发热待查病因，但是尽管在一些具有一定规模的医院中，有较丰富临床经验的医师诊治，且应用了现代医学仪器、分子生物学与生物化学等诊断技术，仍有约10%的发热待查患者始终不能查明原因，而且这一比例仍有不断升高的趋势（表11-2-2）。

表11-2-2　引起发热待查的疾病

	常见疾病	少见疾病	罕见疾病
肿瘤性	淋巴瘤、肝及CNS转移瘤	肝癌、胰腺癌、前白血病、结肠癌、	心房黏液瘤、CNS肿瘤、骨髓增生异常性疾病
感染性	肺外结核（肾结核、结核性脑膜炎、粟粒性结核）、腹腔脓肿（膈下脓肿，阑尾旁脓肿、结肠旁脓肿、肝脓肿）、盆腔脓肿、亚急性心内膜炎、非结核分枝杆菌感染等	巨细胞病毒感染、弓形虫病、伤寒、肾及肾周脓肿、牙龈脓肿、艾滋病（AIDS）、隐球菌病	小脑脓肿、慢性鼻窦炎、亚急性或慢性脊柱骨髓炎，李斯特菌、耶尔森菌和布鲁司菌病，周期热、兔咬热、慢性Q热、猫抓热、EB病毒感染、疟疾、钩体病、芽生菌病、组织胞浆菌病、球孢子菌病、感染性动脉瘤、落矶山斑点热、莱姆病、利什曼原虫病、锥虫病、旋毛虫病、植入物感染、复发性乳突炎、化脓性颈静脉炎
结缔组织性	成人Still病/颞动脉炎（老年人）	结节性动脉炎、类风湿关节炎（老年）、系统性红斑狼疮	血管炎（如Takayasu动脉炎、高敏性血管炎）、Felty综合征、假性痛风、风湿热、Sjogren综合征、贝赫切特综合征、家族性地中海热
其他	药物热、硬化病、酒精性肝病	肉芽肿性肝病、肺栓塞（多发性、复发性）	地区性肠炎、Whipple病、Fabry病、甲状腺功能亢进、甲状旁腺功能亢进、嗜铬细胞瘤、Addison病、亚急性甲状腺炎、颗粒细胞缺乏、多发性肌炎、Wegner肉芽肿、隐匿性血肿、Weber-Christian病、类肉瘤病、下丘脑功能损害、习惯性过高热、功能性发热、肝脏巨大血管瘤、肠系膜纤维瘤病、假性淋巴瘤、原发性肉芽肿病、Kikuchi病、软化病（Malakoplakia）、高IgD综合征

FUO的病因分布受地理、年龄因素的影响。在年龄方面可区分为三个不同的组别，6岁以下的FUO患儿以感染病的发病率为高，特别是原发性上呼吸道、泌尿道感染或全身感染，6～14岁年龄组则以结缔组织-血管性疾病和小肠炎症性疾病为最常见的病因，14岁以上的成人组，虽然感染病仍占首位，但肿瘤性疾病的发病率明显增长。

一、诊断思路

发热的病因虽极为复杂，但如能详细询问病

史，进行详尽的体格检查以及必要的实验室和辅助检查，则绝大多数的发热病因可以查明。

（一）病史在诊断中的重要性

详细采集病史与全面的体格检查是诊断的重要步骤，对发热患者尤应注意：

1. 观察体温与热型　在对发热待查患者着手进行观察前，首先必须确定患者是否发热。必要时口腔与直肠温度同时记录，因为主诉发热的患者中有少数经观察证明无发热，而是生理性体温波动或伪装热。

许多发热性疾病具有特殊的热型，有时可起提示诊断的作用，常见的热型有：

（1）稽留热：高热常持续在40℃上下，一日间温差仅在1℃以内，见于伤寒、斑疹伤寒、细菌性肺炎等。

（2）弛张热：体温在39℃以上，但波动较大，一日间温差在2℃以上，但最低体温不到正常，较多见于风湿热、败血症、全身炎症反应综合征、肝脓肿、严重肺结核等。

（3）间歇热：一日间温差大，波动在正常与高热之间，或高热期与无热期交替出现，如疟疾、肾盂肾炎、回归热、淋巴瘤、布鲁司菌病及周期热等。

（4）不规则热：热无一定的规律，热度高低不等，呈不规则波动，见于流行性感冒、阿米巴肝脓肿、肺结核、癌性发热等。

（5）波状热：热度逐渐上升，达高峰后又逐渐下降至低热或常温，如此反复有似波浪，可连续达数月之久，见于布鲁司菌病等。

（6）消耗热：热度波动幅度更大，在4～5℃之间，自高热降至常温以下，常提示毒血症严重，病情险恶，见于败血症等。

必须提到的是在疾病过程中，也可有两种或两种以上热型交互存在，如细菌性肺炎并发脓胸及肺脓肿等，热型可由典型稽留热变为弛张热。另一方面，由于抗菌药物的普遍应用，及时控制了感染，或由于解热药与肾上腺皮质激素的应用，也可使发热变为不典型。此外，热型还与个体反应有关，例如老年人患休克型肺炎，发热可不高或甚至无发热。故对发热患者应按具体情况做出具体分析，才能对疾病做出正确的诊断。

2. 观察热程与伴随症状　热程长短对发热待查诊断具较大参考价值。一般来说，热程短，有乏力、寒战等中毒症状者，在抗生素应用、病灶切除、脓肿引流后发热即终止，全身情况也随之改善，则有利于感染病的诊断。如热程中等，但呈渐进性消耗、衰竭者，则以肿瘤多见。热程长，无毒血症状，而发作与缓解交替出现，则有利于结缔组织病的诊断。

发热伴寒战、结膜充血、皮疹、呼吸道症状、神经系统症状、心血管系统症状、胃肠道症状、黄疸、肝脾及淋巴结大、出血现象等均有重要参考价值。可按照症状与体征的特点做出相应的诊断。

3. 仔细追溯病史　详细询问病史是进行正确诊断的重要环节，尤其对缺乏客观体征的长期发热患者更为重要。常规询问病史往往因患者记忆不清而漏述。反复追溯病史，常可从中获得线索。特别注意的是既往发热病史、用药史、外科手术史、输血史、动物接触史、职业史、业余爱好史及旅游史等。如布鲁司菌病多见于从事畜牧业（尤其是动物接生）的人群中。同性恋者及静注毒品成瘾者的发热待查常以AIDS或合并机会性感染的可能性较大（表11-2-3）。

（二）全面反复的体格检查

每日应观察一般情况，检查皮肤、甲床、淋巴结、五官、心、肺、肝、胆囊、脾、外阴与肛门、脊柱与四肢及神经系统等。如成人Still病的皮疹出现与消失的时间短暂，且随体温的升降而有所改变。淋巴结、肝、脾在恶性组织细胞病与淋巴瘤的病程中常呈进行性肿大。多次仔细的眼底检查，发现脉络膜有结核结节有助于粟粒性结核的早期诊断。每日听诊心脏如发现杂音改变，为诊断感染性心内膜炎提供证据。男性患者的睾丸与附睾检查、女性患者的盆腔检查，以及所有发热待查患者的直肠指检或乙状结肠镜检查均应列为常规。脊柱有无压痛点以及指、趾甲有无瘀点等亦应反复查找。要重视新出现的尤其是一过性的症状和体征，并据此做有关的检查，对确诊可有相当重要的意义。

皮疹和发热疾病的病因有密切相关，临床医生必须能识别所见的各种类型的皮肤损害、皮疹的分布、与发热相关的进展过程以及其他的症状。斑丘疹通常见于病毒感染病、药物的高敏感反应、以及免疫复合物介导的疾病。最常见的病毒包括肠道病毒，也可见于乙型肝炎病毒（HBV）、西尼罗河病毒和成人细小病毒19的感染。红斑性肉芽肿是斑丘疹的一种可由多种病毒性感染以及药疹引起。单纯疱疹病毒或许是红斑性肉芽肿得最常见原因。虽然药物是史蒂文斯-强生综合征综合征（Stevens-Johnson-syndrome，SJS）/中毒性表皮

表 11-2-3　发热的病史线索

接触史及特殊征象	临床疾病
用药史	药物热、烟雾热
蜱接触史	落矶山斑点热、莱姆病
动物接触史	鹦鹉热、钩体病、布鲁司菌病、弓形虫病、猫抓热、Q 热、兔咬热
肌痛	旋毛虫病、亚急性心内膜炎、结节性多动脉炎、类风湿关节炎、家族性地中海热、多发性肌炎
头痛	兔咬热、慢性脑膜炎/脑炎、疟疾、布鲁司菌病、CNS 肿瘤、落矶山斑点热
神志异常	类肉瘤性脑膜炎、结核性脑膜炎、隐球菌性脑膜炎、肿瘤性脑膜炎、CNS 肿瘤、布鲁司菌病、伤寒、HIV
心血管异常	亚急性心内膜炎、Takayasu 动脉炎、结节性多动脉炎、落矶山斑点热
干咳	结核、Q 热、鹦鹉热、伤寒、肺部肿瘤、落矶山斑点热、急性风湿热
眼痛或视力异常	一过性动脉炎(栓塞)、亚急性心内膜炎、脑脓肿、Takayasu 动脉炎
消耗	肿瘤、淋巴瘤、巨细胞病毒感染、单核细胞增多症、伤寒、系统性红斑狼疮、类风湿关节炎、弓形虫病
腹痛	结节性多动脉炎、脓肿、家族地中海热、卟啉病、胆囊炎
背痛	布鲁司菌病、亚急性心内膜炎
颈痛	亚急性甲状腺炎、一过性动脉炎、化脓性颈静脉炎

坏死溶解综合征的加速因子,但是肺炎支原体(*M. pneumoniae*)也起了一定的作用。初始的发热、红斑、皮疹损害导致随后的瘀点,可见于脑膜炎球菌血症、落基山斑点热以及登革热。二期梅毒可表现为多种形态的皮肤损害。大多数黏膜大疱性皮疹是免疫介导的。这些损害的感染包括单纯疱疹病毒、水痘-带状疱疹病毒、肠病毒如伊科病毒以及柯萨奇病毒。包含白细胞的小脓疱或小疱通常与牛皮癣或假单胞菌、链球菌或奈瑟菌的感染相关。脓毒症中出现大疱性皮疹提示链球菌性蜂窝织炎或坏死性肌筋膜炎、葡萄球菌性脓疱病或弧菌的感染。瘀点以及紫癜性皮疹是由于红细胞的外渗,常提示潜在的严重性疾病。导致这种损害的常见病原体包括脑膜炎奈瑟菌、立克次体,以及二氧化碳嗜纤维菌,但是这些皮疹也可见于其他病原体的感染中,包括金葡菌、B 组链球菌以及其他一些革兰阴性菌。蜂窝织炎皮疹可见于肠病毒和病毒性出血热中。与感染无关的蜂窝织炎的常见原因包括血小板减少和脉管炎。

发热以及发生于掌跖的皮疹常可缩小鉴别诊断的范围。除传染性红斑鉴于毒性休克综合征外,其他的疾病如斑点热、二期梅毒、手足口病、奈瑟菌的感染、以及鼠咬热也可以伴有斑丘疹。

结节性的皮肤损害可为非感染性的,如恶性疾病或某种药物的使用(如磺胺类),也可为感染性的,如很多炎症性疾病。不典型分枝杆菌以及侵入性真菌常可导致皮肤的结节性病变。红斑性结节通常为多发的、胫前分布的,但也可以是孤立的、发生于身体其他部位。他们通常要化脓或愈合结痂。感染性微生物通常可引起红斑性结节。播散性红斑可见于猩红热、中毒性休克综合征、川崎病、史蒂文斯-强生综合征、中毒性表皮坏死松解症,并在这些综合征的后期发生脱屑。Sweet 综合征、发热性中性粒细胞性皮肤病等高敏感性反应常发生于下呼吸道感染之前。当患者有发热、白细胞增多,以及其他的症状时,可以排除 Sweet 综合征的诊断。

淋巴结肿大也是常见的体征,可能提示了感染和非感染性疾病。淋巴结病可以是局部的,也可以是全身的。局部的淋巴结肿大可见于局部或一些全身性疾病(如 EB 病毒感染的颈部淋巴结增大和其他的病毒性疾病)。全身淋巴结病常提示全身性的异常,感染性或非感染性。虽然发热和继发感染的淋巴结病在儿童尤其常见,在成人也很常见。对增大淋巴结的组织病理学检测可能有助于疾病的诊断。如弓形虫病或猫抓热易与分枝杆菌疾病或肉状瘤病区别。

肝脾大为发热性疾病的病因研究提供了重要的线索,常提示感染或骨髓、网状内皮系统的恶性病变。黄疸除了病毒性肝炎以及其他主要影响肝脏的疾病外,其他病原体导致的脓毒症也可产生高胆红素血症。

(三)实验室检查在诊断中的意义

实验室检查在诊断中具有重要意义,但应根据具体病例有选择、有目的地进行,必要时应反复送检以提高阳性率,既不可过分信赖,也不可忽视检查结果，应结合临床表现分析判断。血常规、尿常规、肝功能、红细胞沉降率以及血细菌培养、尿细菌培养及胸部X线片、腹部B超等检查简易可行，可列为常规。如嗜异性凝集试验等特异性的血清学检查、肿瘤抗原、自身抗体等风湿病指标、CT及MRI、放射性核素、活组织检查等可视病情需要进行。对FUO患者，一般来说约有25%可依靠非创伤性检查获得诊断，而更多的患者（约50%）则往往需要一次或多次活组织检查方能明确诊断。当发热待查患者缺少特异性临床症状及体征时，则应做全面的实验室检查，一旦有异常发现再予追踪。

二、病因诊断的分析

依据病史、体格检查与实验室检查结果的综合分析，一般可得出发热患者的病因诊断。急性发热病因诊断一般不困难。原因不明发热和长期低热具有其特殊性，现将两者的病因诊断叙述如下：

（一）感染病

引起发热待查的感染病中主要由细菌感染所致，而任何一种致病菌或条件致病菌，抑或L-型细菌性感染均可分为全身与局部感染两大类。一般认为在感染性发热中全身性感染是主要的病因，然而近年来国外文献报道认为，局灶性细菌感染可能更为多见。常见的局灶感染有局部脓肿、泌尿系统感染与胆道感染，常因没有发生明显的局限性病灶或局部症状而不被发现。上呼吸道病毒性感染仅在儿童中可能是发热待查的病因，在成人发热待查中则甚少见。上呼吸道感染的自然病程约为2周。

1. 结核病　全球已有1/3的人口，即约17亿人感染了结核菌。在第三世界的一些国家和我国一些贫困地区以及工业发达国家的老年人中，结核病已在感染性长期发热的病因中上升至首位，其中肺外结核远较肺内结核为多，病变可波及肝、脾、骨、肾、脑膜、腹膜、心包等。全身性粟粒性结核在长期应用免疫抑制剂的患者中时可见到。在一些病例中，发热可能是病初唯一的临床表现，结核菌素试验常阴性，肺部形成粟粒阴影需几周时间，故只有在发热后每2～4周的肺部X线摄片复查时才被发现。有认为多次仔细的眼底检查可发现脉络膜的结核结节有助于粟粒性结核的早期诊断。肝结核患者中发热占80%～98%，但常因本病无特异症状与体征，或被其他部位结核症状所掩盖，或肝外无结核病灶（约1/4～1/3的病例胸片正常）等原因而误诊，常需行肝穿刺活检方能明确。肾结核的诊断亦较困难，尸检确诊为肾结核者中，仅20%生前获得诊断。有文献报道25名内科医师患肾结核，至确诊时72%已有空洞，故临床医师应提高对本病的重视。结核病患者中重症病例，老年人，合并糖尿病、营养不良、应用免疫抑制剂或免疫功能低下者，结核菌素皮内试验40%以上可呈阴性，加大了诊断的困难。

2. 伤寒和副伤寒　国内伤寒和副伤寒仍是发热待查的重要原因。伤寒在临床表现上已发生明显变化，不典型者多见，相对缓脉与典型玫瑰疹少见，其耐药株感染者病情重、病程长（最长热程达101日，平均33.58日）、并发症多、复发率高，且呈多重耐药，加之早期不规则用药，造成细菌培养阳性率低，致使诊断困难。然而，本病发病仍有一定的季节性，在诊断中应予重视。必须指出的是，业已沿用90余年的肥达试验的诊断价值受到了异议，尤其是其假阳性率较高，如肿瘤性疾病（淋巴瘤、各种实体性肿瘤）、结缔组织疾病（系统性红斑狼疮、贝赫切特综合征等）、非伤寒的急性感染病（病毒性肝炎、肺炎、结核病、肝脓肿）、溃疡性结肠炎等可有高效价阳性的肥达试验。出现肥达试验假阳性的机制尚未完全阐明。

3. 感染性心内膜炎　感染性心内膜炎（infectious endocarditis，IE）是长期发热中的常见病因，其表现复杂，误诊率较高。近20年来，IE的临床特点发生了很大的变化：欧氏结节、Janeway结节、Roth点少见，心脏无杂音、血培养阴性的患者日益增多，更增加了诊断的难度。无心脏杂音、血培养阴性的心内膜炎，可能系因检查前应用抗生素、病变累及心脏的右侧，以及特殊感染因子如立克次体、真菌等培养方法不当等所造成。持久不明原因发热及复发性栓塞提示本病的可能。近年来认为微需氧、厌氧菌或L型细菌均可引起感染性心内膜炎，因此对某些病例应做厌氧培养及L型细菌的培养。超声心动图能探测到赘生物所在部位、大小、数目和形态，颇具诊断价值。

4. 败血症　败血症一般热程短、毒血症状明显，常有入侵门户，较少表现为发热待查。但金黄色葡萄球菌败血症患者热程可长达半年之久，病程中的关节痛、蛋白尿、骨质破坏等伴随症状常掩盖原发病造成诊断上的困难。然而金葡菌败血症通常可找到入侵途径,有一过性皮疹,关节症状以髋关节为主,大多有迁徙性病灶(肺、肝、骨)。金葡球菌骨髓炎在X线上表现增生大于破坏等特点有参考价值。

5. 腹腔内感染或其他部位脓肿 在国外,有人认为腹腔内感染是发热待查中最常见的病因,尤其以肝脓肿和膈下脓肿最为多见,其次为盆腔脓肿。如临床上有发热、肝肿大压痛、右横膈活动受限、黄疸等表现,肝脓肿诊断并不困难,但上述常见症状可只出现于疾病的后期,在病程早期,发热可为唯一的症状,肝区疼痛可缺如或晚至发热3个月后才出现,但患者的血清ALP大多升高,血清白、球蛋白比例下降,甚至倒置,肝CT及MRI、肝动脉造影等均有助于早期诊断。

膈下脓肿的临床症状取决于疾病的期限和病变的位置。早期可仅有畏寒、发热、白细胞升高等,而无局部定位症状,随病程进展始出现肋下疼痛和压痛、胸膜渗出、下叶肺不张、病侧横膈活动受限或消失。肺、肝联合扫描是诊断膈下脓肿较好的方法。盆腔脓肿可无腹部疼痛,仅以发热为主要表现。必须强调本病单纯化学药物治疗效果甚微,应及早明确诊断,并做外科引流。

除腹腔脓肿外,有时齿龈脓肿和脑脓肿也可能是原因不明发热的病因。文献中称之为牙源性发热、慢性齿糟瘘及齿龈脓肿,热程可长达数月。

6. 胆道感染 上升性胆管炎、胆囊炎、胆石症、胆囊积脓,常有畏寒、寒战、间歇性高热,部分患者可无病变部位疼痛,外周血白细胞计数增高,肝功能大多正常但ALP可明显增高,B超等影像学检查有助于诊断。

7. 慢性尿路感染 有些尿路感染可缺少尿路刺激症状,尿常规可正常(慢性尿路感染可以间歇性排脓尿),但尿培养阳性可确诊。

8. AIDS 随着AIDS的流行与传播,因其免疫系统破坏而致的各种机会性感染或其本身所引起的长期发热已明显增加。结核病既是AIDS患者常见的机会性感染之一,又是AIDS患者常见的死亡原因之一,据估计每年约30万名新发生的结核病者可能与HIV感染有关。此外,卡氏肺孢子菌、弓形虫、真菌、鸟分支杆菌与巨细胞病毒、EB病毒等感染也十分常见。因此对发热待查患者,亦须考虑这一可能而进行有关的检测。

9. 其他各种感染 病毒、L型细菌、螺旋体、立克次体、衣原体、真菌感染等也有可能造成长期发热。

(二)肿瘤

虽然肿瘤发病率近年来有增加趋势,但由于影像学诊断技术的迅速发展与广泛应用,肿瘤性疾病在发热待查中的比率近年来已有下降趋势。当外周血涂片未发现重要异常时,不明原因发热最常见的是恶性淋巴瘤及白血病(特别是非淋巴细胞性白血病)。导致不明原因发热的实体性肿瘤大多是肾细胞癌。发热与肿瘤组织迅速生长造成的坏死、肿瘤细胞的浸润、人体白细胞对组织坏死与其他炎症刺激的反应,以及肿瘤组织本身释放内源性致热原等有关。

1. 淋巴瘤 淋巴瘤以发热为主要症状或首发症状者占16%~30%,病变在深部者尤然。周期热最具特征,P-E热(Pel-Ebsteinfever)系3~10日的发热期与无热期交替,常提示霍奇金病。周期热型淋巴瘤病程较长,最长可达3~4年。由于本病可无特异性症状,浅表淋巴结肿大亦可不明显,因而诊断相当困难,部分患者在死亡后尸检方能明确诊断。无其他原因可解释的血清尿酸持续增高可能是诊断的线索(因肿瘤细胞代谢旺盛)。无创伤性检查如CT、B型超声波、MRI等均有助于了解腹腔与腹膜后有否肿大的淋巴结。近年来基因重排等分子生物学技术的发展也为淋巴瘤的诊断提供了新手段。

抗惊厥药物如苯妥英钠(乙内酰脲)类药物可引起淋巴瘤样临床表现,包括淋巴结肿大、发热、皮疹、嗜酸性粒细胞增多、肝脾肿大等。淋巴结活检切片可显示正常结构消失、单核-吞噬细胞增生、核分裂易见、嗜酸性粒细胞浸润等类似淋巴瘤的病理变化,但找不到里-斯细胞。停药后临床症状及病理变化均可消失。

2. 恶性组织细胞病 本病发热和临床表现与淋巴瘤相似,病情较淋巴瘤凶险,多呈进行性,平均病程2~4个月。血象三系明显减少,出血倾向常显著。肝、脾多呈进行性肿大,脾肿大尤著。反应性组织细胞增多有时酷似恶性组织细胞病。一般认为吞噬性组织细胞不能作为恶性组织细胞病诊断的主要依据,而应强调有异常组织细胞或多核巨型组织细胞,在淋巴结不仅有异常组织细胞,还可见到组织结构的破坏。

3. 白血病 急性白血病可伴有发热,诊断并不困难。造成诊断困难的是前期非白血病性白血病(preleukemia),外周血象可正常,骨髓涂片亦无法确定诊断。通常认为白血病前期以发热为主要表现者占10%～39%，除发热外尚有贫血、紫癜、粒细胞减少等表现。发热多见于单核细胞性白血病的前期。

4. 肝肿瘤和其他实体性肿瘤　众所周知，肝癌可引起长期原因不明发热，国内以原发性肝癌为多，国外则以转移性肝癌为多。临床如遇有发热、剧烈的右肋痛、肝肿大（有结节）、黄疸、腹水、体重减轻等时通常诊断并无困难。肝癌早期以发热作为主要表现时则诊断困难，常伴有类白血病反应。血清ALP升高有助于诊断，血中甲胎蛋白定性和定量检查有助于明确诊断，但须注意甲胎蛋白阴性者占肝细胞癌的10%～15%。无创伤性检查如B型超声波、CT、MRI等均有助于定位诊断。放射性核素肝扫描具有一定的诊断价值，选择性肝动脉造影诊断的正确率达92%以上，直径<1cm的结节亦可检出。肾肿瘤、肾上腺瘤、鼻咽癌、结肠癌均可引起长期发热。肾癌表现隐匿，约10%的肾癌患者以发热为主要表现，体温可高达39～40℃以上，肿瘤切除后发热即可中止。此种肿瘤细胞在试管内能合成和释放内源性致热原，而无发热的肾癌患者，其肿瘤细胞则不能释放内源性致热原。B型超声波、CT、选择性肾动脉造影颇有助于诊断。结肠癌可能穿透浆膜形成结肠旁脓肿。息肉状癌坏死与脓肿形成均可引起发热。胰腺癌、肺癌、骨癌等实体性肿瘤发热相对较少，多与广泛转移伴肿瘤坏死或引流管道阻塞感染有关。偶尔，良性肿瘤如胃、小肠和子宫的平滑肌瘤等亦可引起发热。

（三）结缔组织疾病

这是数量相当多的一组疾病，包括系统性红斑狼疮、成人Still病、药物热、多发性肌炎、结节性多动脉炎、风湿热、混合性结缔组织病等。

1. 系统性红斑狼疮（SLE）　本病多见于年轻女性，90%以上的病例可出现发热，若临床表现典型，诊断多无困难。但部分病例仅以发热为主要表现而缺乏典型皮疹。当发热为首发症状，而皮疹、骨关节与心肾及其他系统损害不明显时则较易误诊为感染病。12%～20%患者的外周血狼疮（LE）细胞阴性。抗核抗体（ANA）是自身对各种细胞核成分产生的相应抗体的总称，在多种自身免疫病中出现，可分为均质型、周边型、斑点型、核仁型等几种类型。80%～95%以上的SLE病例抗核抗体试验阳性，尤以活动期为高，其中以周边型为多见。近年来各地开展的抗DNA抗体等更具特异性。在SLE患者中70%存在抗ss-DNA抗体（anti-single stranded DNA antibody），但其缺乏特异性，诊断价值较小。而抗双链DNA抗体（ds-DNA抗体）在SLE中特异性很高，是SLE标志性抗体之一，约40%的SLE患者血清中存在ds-DNA抗体。其他结缔组织病患者ds-DNA也可阳性，一般被认为是SLE的重叠综合征，主要见于SLE及其重叠综合征。Sm抗体亦为SLE标志性抗体，其阳性率不高，仅为30%，与ds-DNA抗体同时检测，可提高SLE诊断率。作为一种回忆性抗体，抗Sm抗体在非活动期亦可检出。抗核糖核酸蛋白（RNP）阳性病例往往并不累及肾脏，是预后较好的类型。

2. 类风湿关节炎　有认为原因不明发热中约6%归因于类风湿关节炎，在6岁以下的儿童中则很少见到，8%见于较大的儿童。少年以上的特殊类风湿关节炎称Still病，以往称为变应性亚败血症，其临床表现为高热、关节痛、肌痛、反复一过性多形性皮疹、白细胞增高，并可有淋巴结肿大、肝脾大、心包炎或胸膜炎与皮下结节。血培养多次阴性，抗生素无效而激素治疗有效支持本病的诊断。本病多在少年期发病，可间隔10年无症状，而在成年时再出现症状。Still病缺乏特异性诊断，需除外其他疾病后始能做出确诊。比较少见的Reiter（赖特）综合征除类风湿性关节炎外，同时有尿道炎、结膜炎等表现。先有尿道炎，可持续数周，关节症状可较迟出现，全身症状有发热、腹泻、心肌炎等。病程有时为2个月，长者达年余。Felty综合征是类风湿关节炎中更为少见的类型，除类风湿关节炎的表现外，尚有外周血白细胞下降，临床上出现无其他病因可解释的脾大。

3. 药物热　本病患者可仅以发热为主要表现，常与特异性体质有关。往往先有感染，于用药之后发生药物热，故两者容易混淆。药物热一般有恒定的潜伏期，多于给药后7～10日以上发生，热型无特异性。药物热实系过敏性血管炎，可同时伴发荨麻疹、肌肉关节痛等血清病样反应。患者一般状况较好，血嗜酸性粒细胞增多，中性粒细胞减少或缺乏。停药后发热一般在48小时消退，但可视药物排泄或代谢速度而异。如患者再次服用同种药物，很可能在数小时内再次出现发热。

很多病例中的药物导致发热的机制还不明确。这些反应的发生或为超高敏感反应、体温调节内环境稳态的改变（与药物的使用或药物的药效相关），或者是特异性的反应导致发热。高敏感反应包括皮疹或黏膜疹，肝、肾、肺功能障碍，以及发热。然而，发热也可以是高敏感反应的唯一表现。抗生素可能是导致药物相关发热（部分研究提示，占大约1/3病因）的最常见的原因。发生药物热最多的抗生素，β-内酰胺类及磺胺类（sulfonamides），其次是抗惊厥药物也可导致高敏感性反应。别嘌呤醇很少引起此类反应。体温调定的改变可能与拮抗副交感神经活性药物如酚噻嗪（phenothiazines）和四环素类（tetracycline）有关。类交感神经药物如安非他命（amphetamines）和可卡因（cocaine）也可导致发热。一些药物或许具有致热原的特性，如两性霉素 B（amphotericin B）和博来霉素（bleomycin）。药物的药理活性也可导致发热，如 IFN-α 或 IL-2。抗生素治疗后的类似情况有螺旋体（spirochetes）或其他细菌的迅速裂解导致的赫克斯-海默反应（Jarisch-Herxheimer reaction）。特异性的药物导致的发热反应包括精神抑制药恶性综合征及血清样综合征。这些反应的药物包括吸入性麻醉药、中枢神经系统多巴胺耗竭药，以及血清素再摄取抑制剂。药物相关的发热通常是一个排他性诊断，发热发生前药物的暴露时间、患者的临床表现，或者热型对诊断均没有帮助。停止某种药物，开始使用可疑药物是确定致热药物的常用的方法。发热通常在停用药物后的3～4日可以减轻，而对致热药物的确证则需要对该药物的再次暴露，但是这通常是不必要的（表11-2-4）。

4. 亚急性甲状腺炎　本病少数患者可有甲状腺局部压痛，持续发热，急性期患者甲状腺吸碘率降低与血清 T_4 升高呈分离现象，有助于诊断。

5. 混合性结缔组织病（MCTD）　1972年 Sharp 提出本病是独立的疾病，以女性多见（约占80%），症状不一，可如红斑狼疮或硬皮病样，或以皮肤表现为主，但又难以确定究竟属哪一种疾病，其中雷诺现象尤为突出（见于90%患者），可早于其他症状几个月或几年出现，约2/3雷诺现象患者有食管蠕动低下，手呈弥漫性肿胀，失去弹性，不易捏起，手指呈腊肠样，皮肤硬化，面硬肿，皮肤紧张增厚，弹性差。肾脏可轻度累及或不累及。高效价的 RNP 抗体阳性是本病的特征之一。必须注意的是重叠结缔组织病者的症状同时符合两种以上疾病的诊断，且无高滴度 RNP 抗体。以往认为 MCTD 累及肾脏者少，皮质激素疗效好，预后佳，但近年来发现成人病死率为4%～7%。儿童病例病情每较凶险，心和肾脏受累较成人为多，可有严重血小板低下。

表 11-2-4　导致发热的药物

常见	不常见
抗微生物药物	
两性霉素 B	克林霉素
β-内酰胺类药物	氟喹诺酮类药物
磺胺类药物	利福平
心血管药物	
普鲁卡因	地尔硫䓬
奎尼丁	肼苯哒嗪
中枢神经系统药物	
氨甲酰氮䓬	氟哌啶醇
苯妥英钠	血清素重摄取抑制剂
其他	
博来霉素	别嘌呤醇
IFN-α	甲腈咪胺
IL-2	三氟溴氯乙烷

（四）其他

1. 肉芽肿性疾病　引起发热待查的肉芽肿性疾病主要有肉芽肿性肝炎、结节病、局限性回肠炎、老年性颞动脉炎等。肉芽肿性肝炎是众多疾病引起的一个病理过程，结核及其他分枝杆菌感染、组织胞浆菌病、梅毒、结节病、某些寄生虫病和肿瘤都会出现肉芽肿性肝炎，然而亦有一些病例无原发病可寻。本病多见于50～60岁成年人，病程可达数月至数年，临床表现为长期间歇性高热伴消瘦、软弱、关节酸痛，而肝病症状轻微，血清ALP、骨唾液酸蛋白（BSP）多有轻度升高，部分患者有血清转氨酶升高，肝组织活检有助于明确诊断。

结节病为全身性肉芽肿病，可累及肺、皮肤、淋巴结等，早期仅有发热、体重下降、乏力等表现而无定位症状，某些病例只在肝脏发现肉芽肿，Kveim 反应可阳性，组织活检可确诊。

Crohns 病者有活动性肠道炎症及组织破坏后毒素的吸收均可导致发热，一般为低热或中等度热，但在急性重症患者或有化脓性并发症时可出现高热伴畏寒、寒战。个别患者仅有发热而无肠道症状，造成诊断困难。

颞动脉炎多发生于60岁以上年龄组，病者可有发热（一般为中等热）、头痛、视力障碍、多发性肌痛、关节痛。颞动脉呈条索状，有结节和压痛，部分搏动消失。颞动脉活检的阳性率约60%，这与病变可能呈节段性分布有关。

2. 伪装热　常见于女性，热程长（可超过6个月）但无消耗性改变，1日内体温多变，无规律性，脉搏与体温不成比例，退热时无出汗，皮肤温度与体温不成比例等为诊断的线索。观察下测量肛温可明确诊断。

3. 家族性地中海热（FMF）及周期热　家族性地中海热表现为原因不明的间歇性发热，一般从儿童时期开始，除发热外可有腹膜、胸膜浆液性炎症、特征性皮损（痛性红斑），偶尔有关节痛、头痛等症状。本病常有自发性缓解和复发交替，发作时白细胞增高、血沉增快，缓解时恢复正常。本病多见于犹太人、亚美尼亚人、阿拉伯人，但亦可见于其他民族如西欧人，无特殊治疗。

（五）长期低热

由感染病引起者占40%，非感染性疾病占57%，原因不明占3%。

1. 感染病　包括结核病、病毒性肝炎、慢性尿路感染、慢性病灶感染、布鲁司菌病及巨细胞病毒感染等。

2. 非感染性疾病　包括结缔组织疾病、内分泌腺疾病、间脑综合征、恶性肿瘤、功能性低热及感染后低热等。

【治疗原则】

对发热待查患者按前述诊断方法与步骤明确诊断后，可针对病因做出相应的处理和治疗。但是在病因未明时，合理的处理十分重要，其中尤应注意下列问题：

一、肾上腺皮质激素的运用

肾上腺皮质激素因其具抗炎、抗毒、抗休克以及免疫抑制的作用，因而对包括感染、结缔组织-血管性疾病、肿瘤在内的大多数病因引起的FUO都具有良好的退热作用。由于疗效显著，基层医院中在发热患者中滥用肾上腺皮质激素的现象较为严重。肾上腺皮质激素的滥用不但改变了原有的热型和临床表现，使诊断发生困难，长期应用还将加重原有的感染病或诱发二重感染等并发症，延误必要的治疗。因此，一般情况下我们不主张在病因未明的发热患者中使用激素。少数情况下，患者高度怀疑为药物热、成人Still病等变态反应性疾病且病情紧急时，方可在有经验的医师指导下谨慎使用激素类药物。

二、抗菌药物的使用

按我国的经验，几乎所有发热待查的患者收住入院前均已不同程度的接受了抗菌药物的治疗。其中，大量的患者最后证实并不需要这类治疗。滥用抗生素治疗的直接后果是造成经济上的巨大浪费，其次抗生素的使用将使细菌培养等病原学检查的阳性率大为下降，造成诊断困难。长期使用多种抗生素可导致药物热、二重感染等情况并不鲜见，干扰了对原发病的正确诊断和处理。然而，对急性高热病者，疑为感染性发热且病情严重时，可在必要的实验室检查和各种培养标本采取后，根据初步临床诊断予以经验性的抗菌治疗。

三、退热剂的应用

关于退热剂的应用意见尚未统一。有认为退热剂会改变热型，影响诊断与预后的判断以及影响对治疗效果的估价，某些药物尚可影响患者的防御功能，如阿司匹林可抑制IFN，延长病毒的脱壳；水杨酸可降低实验动物的存活率等。对于高热中暑、手术后高热、高热谵妄、婴幼儿高热等应采取紧急降温措施。退热剂降温应审慎，体温骤然下降伴大量出汗时，可导致虚脱或休克，老年人和体弱者尤应注意。

物理降温也可作为紧急降温措施，降温效果显著的酒精、温水擦浴尤为常用，冰袋或冷水袋置于前额、腋窝、腹股沟部冷敷亦可尝试，但后者降温效果略逊。有条件时，同时降低室温（使室温维持在27℃左右），降温效果则更为理想。

四、关于诊断性治疗

当病因一时难以查明时，在不影响进一步检查的情况下，可按可能性较大的病因进行诊断性治疗，期待获得疗效而做出临床诊断。必须指出，诊断性治疗应选用特异性强、疗效确切及安全性大的治疗药物，剂量应充足并完成整个疗程，无特殊原因不得随便更换试验药物。这样的诊断治疗有效后方可作为依据。如对于疑为疟疾的患者，多次血片或骨髓涂片中始终未能查见疟原虫，可试用氯喹，治疗成功后可做出疟疾的临床诊断。结核病、阿米巴性肝脓肿等疾病也是常见的可以采用诊断性治疗的病种，但需要指出的是对结核病疑似患者进行诊断性治疗时观察时间应足够长，一般以3～4周以上为宜。此外，值得注意的是国内外均有学者提出对高度疑似淋巴瘤但缺乏病理依据的病例，若病情严重也可试用COP或CHOP等方案行诊断性治疗。必须指出由于化疗对人体损害较大且治疗无效时并不能完全否定淋巴瘤的诊断，故采用该方法应十分审慎。

对部分症状轻微，经过详细检查仍不能明确病因的发热待查患者，也可在专科门诊进行长期随访而不做特殊处理，确有不少患者可获自愈。

（施光峰　陈澍）

参 考 文 献

1. Cunha BA, Petelin A, George S. Fever of unknown origin (FUO) in an elderly adult due to Epstein-Barr virus (EBV) presenting as "typhoidal mononucleosis," mimicking a lymphoma. Heart Lung, 2013, 42(1): 79-81.
2. Cunha BA, Petelin A. Fever of unknown origin (FUO) due to large B-cell lymphoma: The diagnostic significance of highly elevated alkaline phosphatase and serum ferritin levels. Heart Lung, 2012, 42(1): 67-71.
3. Cunha BA, Petelin AP, Turi GK, *et al.* Fever of unknown origin (FUO) attributable to indolent lymphoproliferative disorder due to a plasmacytoma expressing immunoglobulin A. Heart Lung, 2012, 41(4): 404-406.
4. Ma J, Shi X, Zhao S, *et al.* Fever of unknown origin in an older Chinese population. J Am Geriatr Soc, 2012, 60(1): 169-170.
5. Cunha BA, Hage JE, Nouri Y. Fever of unknown origin (FUO) in an immunocompetent adult due to cytomegalovirus (CMV) with polyclonal gammopathy. Infection, 2012, 40(3): 327-330.
6. Pedersen TI, Roed C, Knudsen LS, *et al.* Fever of unknown origin: a retrospective study of 52 cases with evaluation of the diagnostic utility of FDG-PET/CT. Scand J Infect Dis, 2012, 44(1): 18-23.

第三节　发疹性感染病

众多感染病在病程中常伴有皮疹发生，统称为发疹性感染病（eruptive infectious diseases）。其病原体包括病毒、细菌及立克次体等多种病原微生物。不同病原体感染所致的发疹性感染病有其独特的临床表现，但其共同特点是在疾病不同时期出现发疹。发疹（eruption）包括皮疹（外疹 exanthema）及黏膜疹（内疹 enanthema）两大类。皮疹（rash，eruption）系由病原体或其毒素直接或间接导致皮肤、黏膜损害，使毛细血管扩张，通透性增强，导致渗出或出血所致。某些感染病在发病过程中常出现不同形态的皮疹，并具有一定规律，有从单纯的皮肤颜色改变到皮肤表面隆起或发生水疱等多种表现形式。其种类及发病原因较多，需要根据不同情况进行诊断。因此，对皮疹形态、色泽、数量、分布、感觉及出疹时间、顺序、持续时间及消退情况等全面的认识及了解，有助于疾病的诊断及鉴别诊断。

【病原学】

很多病原体均可导致发疹性感染病，包括病毒、细菌、螺旋体及立克次体等，近年来还发现人类微小病毒、人类免疫缺陷病毒（human immunodeficiency virus，HIV）、肠道病毒、真菌等亦可致皮疹。不同病原体结构及特性各有不同，导致疾病特征亦不同。

一、麻疹病毒（*Morbillivirus*）

属副黏液病毒（*Paramyxoviridae*），是麻疹（measles，rubeola）的病原体。虽然包膜上含有血凝素，但不具特殊的神经氨酸酶活性。电镜下呈多形态，包括球形或丝状，直径120～270nm。病毒核心为负股单链核糖核酸（RNA）及核心壳蛋白（L、P、N蛋白）组成，表面有小突起含血凝素。麻疹病毒含有至少6种结构蛋白：3种与核糖核酸结合，F蛋白作用与多聚酶有关，N蛋白起稳定基因作用，P蛋白起多聚酶作用；另3种结构蛋白与外部囊膜结合，M蛋白为膜蛋白，功能与病毒装配、芽生及繁殖有关，H蛋白为病毒表面血凝素，于病毒吸附于敏感宿主细胞时与受体结合，F蛋白具溶合特性，使病毒细胞膜与宿主细胞膜融合，病毒进入宿主细胞。麻疹病毒抗原性稳定，仅有一个血清型，在患者出疹时，血内可测出特异抗体（表11-3-1）。

二、水痘-带状疱疹病毒（varicella-zoster virus，VZV）

属疱疹病毒科（*Herpetovirus*）中α疱疹病毒亚

科（*Alphaherpesvirinae*），为线性双链脱氧核糖核酸（DNA）病毒。直径为 150～210nm，为有包膜的正 20 面体。病毒在感染的细胞核内增殖，且仅对人有传染性。存在于患者疱疹的疱浆、血液及口腔分泌物中，传染性强。VZV 编码 gE、gB、gH、gI、gL、gK、gM8 种糖蛋白。其中，gE 糖蛋白相对分子质量最大，亦为 VZV 囊膜及感染细胞膜上含量最丰富及抗原性最强的糖蛋白，其能诱导细胞及体液免疫，为 VZV 最重要的保护性抗原之一，具有高度的保守性。水痘-带状疱疹病毒仅有一个血清型，人为唯一的宿主，迄今感染实验动物均未成功。

表 11-3-1　副黏病毒科各属的比较

属名	主要特征	主要成员	所致疾病及主要预防措施
副黏病毒属	核壳螺旋宽度 18nm，螺距 4～6nm。大多数毒株有血凝素、神经氨酸酶及细胞融合蛋白。可在鸡胚中繁殖。受染细胞内可出现细胞质内包含体	1～4 型副流感病毒、腮腺炎病毒、新城疫病毒	上呼吸道感染、喉炎、气管炎、毛细支气管炎及肺炎，无特异性防治措施。人类腮腺炎有时合并睾丸炎、脑膜炎，可用减毒活疫苗预防。在鸡及鹦鹉类中可引起新城疫，众多野禽可携带病毒。弱毒活疫苗的预防效果良好。
麻疹病毒属	核壳螺旋宽度 15～19nm，螺距 5～6nm。有血凝素而无神经氨酸酶。受染细胞可形成细胞质内及核内包涵体。本属病毒的抗原性彼此交叉	麻疹病毒 犬瘟热病毒 牛瘟病毒	人类麻疹、亚急性硬化性全脑炎，可用减毒活疫苗预防。引起犬瘟热，犬、狐狸、水貂均易感，可用疫苗预防。可使黄牛、水牛、牦牛发生牛瘟而死亡，猪、羊、骆驼及一些野生偶蹄类动物也可感染。兔化、山羊化或通过鸡胚传代减毒的活疫苗有良好预防效果。1955 年我国已消灭本病
肺病毒属	核壳螺旋宽度 14nm，螺距 6.5nm。无血凝素及神经氨酸酶。不能在鸡胚内生长。在受染细胞培养上可形成融合细胞	呼吸道合胞病毒 小鼠肺炎病毒	婴幼儿毛细支气管炎、肺炎。无特异性防治措施

三、猩红热病原体

为 A 组 β 型溶血性链球菌，直径 0.5～1.0μm，呈链状排列。在血蝶上呈乙型溶血反应，故亦称为乙型溶血性链球菌。该菌革兰染色阳性，球形或卵圆形，无运动力、芽胞或鞭毛，在有血或血清的培养基中生长良好。β 型溶血性链球菌按其细胞壁上所含多糖抗原的不同，分为 A～H 及 K～U 等 19 个组，95% 以上猩红热由 A 族所致。A 族链球菌又可分为 90 多个血清型，任何一种血清型的 A 组菌，只要能产生足够的红疹毒素，均可导致猩红热。其可分泌各种酶及毒素，如红疹毒素、溶血素 O、透明质酸酶、链激酶等 20 余种生物因子，M 蛋白是链球菌有致病能力的重要因素，它可抵抗机体白细胞对它的吞噬作用。机体感染后可获得对 M 蛋白的特异性免疫力，且可保持数年，但只对同型菌株免疫。

A 组链球菌大多数可产生毒素及酶类，构成此菌的致病力。如红疹毒素（erythrogenic toxin），该毒素至少有三种不同的抗原性，可使易感者数次患猩红热。溶血素 O 及 S 能破坏红细胞、白细胞、血小板并能导致组织坏死。透明质酸酶可溶解组织间质的透明质酸，使细菌易于在组织中扩散。链激酶使血液中纤维蛋白溶酶原转变为纤维蛋白溶酶，从而阻止血液凝固或可溶解已凝固的血块。链道酶亦称脱氧核糖核酸酶，能溶解具有高度黏性的 DNA。烟酰胺腺嘌呤二核苷酸酶，能分解相应的组织成分，破坏机体的某些防卫能力。

四、脑膜炎奈瑟菌（亦称脑膜炎双球菌）

革兰阴性双球菌，呈肾形相对成双排列，无鞭毛，有菌毛，不形成芽胞。按其表面特异性多糖抗原不同分为 A、B、C、29E、H、I、K、L、M、W135、X、Y、Z（其中 H、I 及 K 群是在我国发现及建立）13 个群，仅 A、B、C、X、Y、W135 这 6 个群的致病性最大。根据 2/3 类外膜蛋白抗原性不同，脑膜炎奈瑟菌还可以进一步分为 20 个血清型，根据 1 类外膜蛋白抗原性的不同可分为10个血清亚型，根据寡脂糖抗原性的不同可分为13个免疫分型。菌体裂解释放内毒素是重要致病因子。常见菌群中，C群致病力最强，B群次之，A群最弱。本群均可产生自溶酶，在体外易自溶而死亡。

五、手足口病（hand-foot-and-mouth disease，HFMD）

小儿最常见的感染病，导致该病暴发及散发的主要病原体为柯萨奇病毒（Coxsackie virus）Cox16型及肠道病毒EV71型，其他病原体包括柯萨奇病毒A组4、5、7、9、10型，B组2、5、13型及埃可病毒（ECHO virus）。

肠道病毒呈球形，呈二十面体立体外观，无包膜，直径27～30nm。衣壳由60个相同壳粒组成，它们排列为12个五聚体。每个壳粒由VP1、VP2、VP3及VP4四种多肽组成，四种多肽均来自一个原始壳粒蛋白VP0。VP1、VP2及VP3均暴露于衣壳表面，带有中和抗原及型特异性抗原位点；VP4位于衣壳内部。功能蛋白至少包括依赖RNA的RNA聚合酶及两种蛋白酶。肠道病毒基因组为单股正链RNA，长约7.2～8.5kb。基因组两端为保守的非编码区，中间为连续的开放读码框架，编码一个2100～2400aa的多聚蛋白（polyprotein）。此外，5′端共价结合一个约23aa的基本蛋白VPg，与病毒RNA的合成及装配有关；3′端带有约50nt的poly A尾，与病毒感染性有关。

如同其他肠道病毒属成员一样，EV71型病毒基因组编码的分子量分别为34kD、30kD、26kD及7kD的多肽VP1（α）、VP2（β）、VP3（γ）、VP4（δ），构成原聚体，后者再拼装成具有五聚体样结构的亚单位（pentameric unit），60个亚单位通过各自的结构域相互连接，最终形成病毒外壳。VP1、VP2及VP3三个多肽暴露在病毒外壳的表面，而VP4包埋在病毒外壳的内侧与病毒核心紧密连接，因而抗原表位基本上位于VP1～VP3上。肠道病毒适合在温暖、潮湿的环境中生存与传播。对外界有较强的抵抗力，病毒在4℃可存活1年，在-20℃可长期保存，在外环境中病毒可长期存活，导致传播及流行。

六、其他发疹性感染病病原体

风疹病毒是单股RNA病毒，仅有一个血清型；登革病毒颗粒呈哑铃状、棒状或球状，包膜含有型及群特异性抗原，有4个血清型；HIV为逆转录病毒，呈球形或卵形，至少有2个亚型；EB病毒为传染性单核细胞增多症的病原体，病毒颗粒呈球形，EB病毒编码5种抗原蛋白，均能刺激人体产生相应抗体；伤寒沙门菌革兰阴性，其胞壁抗原（O抗原）及鞭毛抗原（H抗原）可刺激机体产生IgM及IgG，用于血清凝集试验（Widal reaction，肥达反应）；肾综合征出血热病原体是汉坦病毒，单股负链RNA病毒，有20个以上的血清型，导致临床特征及轻重程度不同；斑疹伤寒及恙虫病病原体为立克次体，流行性斑疹伤寒病原体普氏立克次体，与变形杆菌OX_{19}有部分共同抗原，两者可发生凝集反应；恙虫病东方体与变形杆菌OXK有交叉免疫原性，凝集反应有助于诊断；梅毒螺旋体呈螺旋状，由6～12个螺旋体组成。

【流行病学】

一、传染源

发疹性感染病患者通常为唯一传染源。如麻疹、水痘、风疹等，传染性极强，从潜伏期末至出疹期初或皮疹干燥、结痂为止，均有传染性。急性患者为最重要的传染源，而隐性感染者及无症状带毒者亦为该病流行的主要传染源。地方性斑疹伤寒、恙虫病及肾综合征出血热等流行过程中鼠作为主要传染源。

二、传播途径及方式

（一）呼吸道传播

发疹性感染病主要经呼吸道传播，患者口、鼻、咽及眼部黏膜分泌物中含大量病毒，患者讲话、咳嗽、打喷嚏时，病毒可藉飞沫散布到周围空气中，经鼻咽部或眼结合膜侵入易感者，密切接触者亦可藉由手而传播。麻疹传染期一般为出疹前5日至出疹后5日，有潜伏期第7日起已具传染性，但以潜伏期末到出疹后1、2日传染性最强。患者若并发肺炎，传染性可延长至出疹后10日。经衣服、用具等间接传染者甚少。

（二）消化道传播

即粪-口途径，如伤寒、手足口病等。

（三）虫媒传播

流行性斑疹伤寒通过人虱叮咬传播，地方性斑疹伤寒鼠蚤为传播媒介，恙虫病恙螨是传播媒介，登革热蚊虫是主要传播媒介。

（四）血液、体液、血制品传播

常见疾病有艾滋病、梅毒等。

（五）传播方式多样性

肾综合征出血热及手足口病可通过多种途径传播。肾综合征出血热可通过消化道、呼吸道、接触传播、垂直传播及虫媒传播；手足口病以粪-口传播途径为主，接触被患者或隐性感染者的粪便、咽部分泌物、疱疹液污染的毛巾、手绢、牙杯、玩具、食具、奶具及床上用品、内衣等，经口感染发病。亦可通过呼吸道（飞沫，咳嗽或打喷嚏）传染，或经由接触患者皮肤水疱的液体而受染。在发病前数日，咽喉部位与粪便可发现病毒，此时即有传染性，通常以发病后1周内传染性最强。患者在发病1～2周自咽部排出病毒，从粪便中排出病毒约3～5周，疱疹液中含大量病毒，破溃时病毒即溢出；传染性单核细胞增多症主要经口密切接触传播（口-口传播）。

三、易感者

凡未患过发疹性感染病者均为易感者。新生儿大多已自母体经胎盘获得被动免疫抗体。这种免疫力可维持4～6个月，以后逐渐下降，至9个月时抗体水平已测不出。大部分发疹性感染病病后可获得持久免疫力，如麻疹、水痘、伤寒及斑疹伤寒等。部分则对同型具有免疫力，或对其他型免疫力短暂，如肾综合征出血热、登革热等。

猩红热感染后人体可产生2种免疫力：①抗菌免疫力：A组链球菌感染后机体主要产生抗M蛋白的抗体，它能消除M蛋白抗原对机体吞噬功能的抵抗作用，但只具有型特异性；②抗毒免疫力：机体感染猩红热后可产生抗红疹毒素的抗体，但不同抗原性的红疹毒素间无交叉免疫。因而患一次猩红热后，若感染另一种红疹毒素的A组链球菌仍可再发病。

易感者接触患者后，90%以上会发病，如麻疹、水痘等。部分人群接触后以隐性感染为主，显性感染低，如流行性脑脊髓膜炎只有1%出现典型临床表现；HFMD各年龄组均可感染发病，但以隐性感染为主，隐性感染与显性感染之比约为100∶1。由于机体受病毒感染后，产生的中和抗体可在体内存留较长时间，对同型病毒感染产生牢固的免疫力，因此本病主要见于学龄前儿童，尤其是5岁以下儿童，占90%以上。而大多成人可携带病毒但不发病。1岁以内的儿童发生心肌炎、脑炎等重型比例较1岁以上儿童高。

四、流行情况

呼吸道传播的发疹性感染病，多有明显的季节性，易导致流行，如麻疹在未普种疫苗的地区，当易感者累积至40%以上时，在人群集中的大城市中可发生大流行，约每2～3年流行一次，发病季节以冬、春为多，但一年四季均可发病。消化道传播的发疹性感染病多为散发，但污染水源可暴发流行，以夏秋季节多见。虫媒传播的疾病其季节性及周期性与传染源及传播媒介的活动周期有关，如肾综合征出血热以姬鼠传播者1～11月份为高峰，其中5～7月为小高峰。家鼠传播者3～5月为高峰。登革热流行与伊蚊滋生有关，主要发生于夏秋季节，热带及亚热带地区。流行性斑疹伤寒多发生于寒冷地区，其有利于虱的滋生及活动。

【发病机制与病理解剖】

一、麻疹

病毒侵入原发病灶，在该处繁殖，并迅速扩展至局部淋巴组织，由巨噬细胞或淋巴细胞携带，经血液循环（初次病毒血症）到达全身单核-吞噬细胞，在该处广泛繁殖，导致第二次病毒血症，散布到全身各组织、器官，造成麻疹病变。在感染过程中，除病毒直接侵犯宿主细胞引起病变外，机体尚可发生一系列免疫应答。病毒刺激T淋巴细胞，使之大量分化繁殖，成为致敏淋巴细胞。当其与病毒抗原接触时，释放淋巴活性因子，导致病变处单核细胞浸润、炎症反应，甚至细胞组织坏死。这种受病毒致敏的淋巴细胞主要具有致胚细胞样转变（blastogenic）及产生细胞毒（cytoxicity）作用，使受病毒感染的细胞增大、融合、形成多核巨细胞，并发生中毒病变，故有学者认为麻疹过程是一种全身性迟发型超敏性细胞免疫反应。

麻疹的特征性病理变化是出现具有核内包涵体的多核巨细胞。一种称Warthin-Finkeldey（华-佛）巨细胞，其大小不一（15～100μm），内含数十至百余个核，核内外均有嗜酸性包涵体，尤多见于胞浆。电镜下包涵体内有排列整齐的病毒核壳体。此种巨细胞广泛存在于全身单核-吞噬细胞组织内，如淋巴结、扁桃体及胸腺等处；另一种称上皮巨细胞，主要存在于呼吸道上皮及其他上皮层，亦具有核内外嗜酸性包涵体。在前驱期，这种巨细胞常可从上皮表面脱落，故可在分泌物中找到。

除全身淋巴组织增生外，呼吸道病变亦甚为突出，自鼻咽至气管、支气管、细支气管黏膜肿胀、充血、淋巴细胞浸润，可找到上皮多核巨细胞，管腔内充满炎性渗出物。肺呈间质性肺炎，肺泡壁细胞增生、浸润、水肿，出现多核巨细胞等，严重者可形成麻疹巨细胞肺炎。继发细菌感染则呈大片支气管肺炎。皮疹切片可见真皮层毛细血管内皮细胞增生、水肿、单核细胞浸润、血浆及红细胞渗出等，引起色素斑，继而表皮细胞变性，有多核巨细胞、细胞间水肿，形成空泡、坏死，而后角化脱屑。口腔麻疹黏膜斑（Koplik's spots）的病变与皮疹相似，有黏膜及黏膜下水肿，但多核巨细胞数目更多，含核亦较多，水肿重于炎症。并发脑炎者脑组织可有充血、水肿及血管周围炎性浸润，甚至有脱髓鞘改变。严重病例肝、心、肾亦可伴混浊肿胀及脂肪变性。

二、水痘

病毒先在鼻咽部繁殖，然后侵入血液，在单核-吞噬细胞中复制，并向全身扩散，故病毒血症是全身症状及皮肤黏膜发疹的基础。病变主要在皮肤的棘状细胞层，呈退行性变性及细胞内水肿，形成囊状细胞，核内有嗜酸性包涵体。囊状细胞或多核巨细胞裂解及组织液渗入后，即形成疱疹。真皮有毛细血管扩张及单核细胞浸润。黏膜病变与皮疹类似，但疱疹常破裂形成小溃疡。此外，在个别死亡病例尸检中，发现许多脏器如食管、肝、胰、肾盂、输尿管、膀胱、肾上腺等有小灶及结节状实变区，伴多个出血灶，镜下见肺间质的渗出液主要为红细胞、纤维素及含嗜酸性小体的多核巨细胞。水痘脑炎与麻疹脑炎及其他感染后脑炎相似，表现为血管周围的脱髓鞘改变。病毒由呼吸道侵入，在黏膜生长繁殖后入血及淋巴液，在单核-吞噬细胞系统再次增殖，侵入血液导致第二次病毒血症及全身病变，主要损害部位在皮肤，皮疹分批出现与间歇性病毒血症有关。随后出现特异性免疫反应，病毒血症消失，症状缓解。当免疫功能低下时易发生严重全身播散性水痘。部分病例病变可累及内脏。部分病毒沿感觉神经末梢传入，长期潜伏于脊神经后根神经节等处，形成慢性潜伏性感染。机体免疫力下降时（如患恶性肿瘤）病毒被激活，导致神经节炎，并沿神经下行至相应皮肤节段，导致簇状疱疹及神经痛，称为带状疱疹。

三、猩红热

细菌进入呼吸道黏膜或其他组织，繁殖很快。由于M蛋白有抵抗机体白细胞的吞噬作用，若当时机体抵抗力低下，难以将细菌很快消灭，细菌在增生过程中，可产生溶血素，使宿主的血细胞分解、死亡。链激酶及透明质酸酶可破坏宿主的组织屏障而使感染扩散。链道酶（streptodornase）可降解宿主细胞的核酸，使之成为炎性灶中有利于细菌的营养成分。炎症物质堆积及链球菌增生导致局部组织pH值下降，更有利于细菌蛋白酶活性增强，进一步加重组织破坏。加上机体的炎症渗出反应，形成了局部组织的化脓变化。进而可导致菌血症、败血症，出现脑膜炎及腹膜炎等疾病。链球菌致热性外毒素（SPE）除可导致发热、化脓及皮疹外，近年认为亦具有超抗原（superantigen）作用，可非特异性地刺激T细胞增生，释放TNF-α、IL-1、IL-6、IFN-γ等细胞因子，大大增强内毒素休克作用，同时减低机体的吞噬细胞及B细胞产生抗体的功能，导致临床出现中毒性休克样综合征（toxic shock-like syndrome，TSLS），亦可称作链球菌中毒性休克综合征（streptococcal toxic shock syndrome，STSS）。有实验证明致热性外毒素A（SPEA）毒性明显大于SPEB及SPEC。在TSLS的发病中起着更为重要的作用。A组链球菌群感染的2～4周，部分患者可出现风湿病及肾小球肾炎，心脏可出现心肌炎、心包炎及心内膜炎，其后导致心瓣膜损害。其发病机制尚不清楚。多发性关节炎及肾小球肾炎的发生，可能与链球菌抗原抗体复合物有关。近来认为链球菌M蛋白及外毒素均为超抗原，超抗原可能为导致感染后自身免疫原因之一。

病原菌及其毒素等产物在侵入部位及其周围组织导致炎症及化脓性变化，并进入血循环，引起败血症，致热毒素导致发热及红疹。主要病理变化是皮肤真皮层毛细血管充血、水肿，表皮有炎性渗出，毛囊周围皮肤水肿、上皮细胞增生及炎性细胞浸润，表现为丘疹样鸡皮疹，恢复期表皮角化、坏死，大片脱落。少数可见中毒性心肌炎，肝、脾、淋巴结充血等变化。

四、流行性脑脊髓膜炎

脑膜炎双球菌通过菌毛黏附于鼻咽部无纤毛

上皮细胞表面，在黏附因子（脑膜炎双球菌外膜蛋白）作用下进入无纤毛上皮细胞，到达黏膜下层，细胞溶解后，黏膜下细菌侵入血液循环，形成短暂菌血症，可出现皮肤出血点。细菌自身荚膜多糖具有抗吞噬作用，避免清除，从而发展为败血症。此时，细菌侵袭血管内皮细胞，迅速繁殖并释放内毒素，导致局部出血、坏死、细胞浸润及栓塞，临床可出现皮肤黏膜瘀点。内毒素作用于吞噬细胞等炎性细胞，使其释放一系列炎性介质，全身小血管痉挛，引起严重微循环障碍，引起皮肤、内脏广泛出血，导致多器官衰竭。

五、伤寒

伤寒杆菌到达回肠下段，穿过黏膜上皮屏障，侵入回肠集合淋巴结，经胸导管进入血循环（第一次菌血症），此时在临床上处于潜伏期。接着细菌被单核-吞噬细胞系统吞噬、繁殖后再次进入血循环（第二次菌血症）。伤寒杆菌向肝、脾、胆、骨髓、肾及皮肤等器官组织播散，临床上处于初期及极期。吞噬细胞吞噬伤寒杆菌、红细胞、淋巴细胞及细胞碎片，称"伤寒细胞（typhoid cell）"，伤寒细胞聚集成团，形成小结节，称为伤寒小结（typhoid nodule）或伤寒肉芽肿（typhoid granuloma），具有病理诊断意义。

六、手足口病

发病机制迄今尚未完全明确。病毒自咽部或肠道入侵，首先在局部黏膜或淋巴组织复制，导致口、咽、消化及呼吸道表浅炎症，主要通过淋巴引流入血，形成病毒血症进行扩散，进一步在单核-吞噬细胞中扩增，最终侵犯脑膜、脊髓及皮肤等靶器官。病毒的潜伏期多为2～10日，平均3～5日，但是患者或亚临床感染者的粪便及含漱液中的排毒期可达3～5周。

肠道病毒感染可激活抗原特异性获得性免疫系统中的体液免疫及细胞免疫。T细胞的效应机制主要包括直接细胞毒作用及抗病毒细胞因子。B细胞经病毒诱导活化后，产生并分泌大量中和性抗体，主要对再次入侵的病毒具有预防作用。感染3～5日后对大多数病毒感染的抗体应答可用ELISA方法检测到。

皮肤黏膜损害主要由基底层中增殖的病毒所致，表皮细胞的溶细胞性感染导致皮肤黏膜的水疱性、腐蚀性及溃疡性损伤。

（一）心肌炎

发病机制涉及病毒感染及复制所致的心肌损伤、机体免疫反应的质及量、生化机制等多个方面。急性感染期时，病毒的直接作用导致心肌细胞坏死及周围炎症细胞反应，慢性心肌炎时则以单核炎症细胞浸润及进行性纤维化表现为主。

（二）肺水肿

重症病例出现肺水肿时，尸检并不支持心源性肺水肿，更多观点认为是由于颅脑损害及全身炎症反应所致的神经源性肺水肿。其发病机制可能是脑损害导致交感-肾上腺髓质系统持续兴奋，肺组织中肾上腺素受体活性增强，一方面可介导肺血管收缩，引起肺血管液体静压升高，增加血管滤过压；另一方面亦可引起细胞内钙聚集及膜性结构损伤，使内皮细胞收缩及脱落及肥大细胞释放炎症介质，导致毛细血管通透性增加。另外，亦有研究表明尸检发现肺部有大量病毒抗原存在，考虑到EV71为溶细胞性病毒，推测亦可能与病毒的直接作用有关。

（三）无菌性脑膜脑炎

当病毒累及中枢神经系统时，组织炎症较神经毒性作用更加强烈，中枢神经系统小血管内皮最易受到损害。细胞融合、血管炎性变、血栓形成可致缺血及梗死。在脊髓索、脑干、间脑、大脑及小脑的局部组织中，除嗜神经性作用外，还存在广泛的血管周围及实质细胞炎症。此外，机体的特异性免疫反应亦可能与肠道病毒导致的中枢神经系统损害有关。

口腔溃疡性损伤及皮肤斑丘疹为手足口病的特征性病变。口腔溃疡性损伤开始表现为2～8mm的红色斑丘疹，然后进展为短暂（数小时）的疱疹，再形成带有红色晕轮的黄灰色溃疡，最后溃疡愈合。皮肤斑丘疹以2～3mm的红色斑疹或丘疹为特征，中心有一个灰色小疱；皮疹呈椭圆形，与皮纹纵轴相平行；皮疹消失前结硬皮，不留瘢痕。斑丘疹的组织学改变：光镜下可见表皮内水疱，水疱内有中性粒细胞及嗜酸性粒细胞碎片；水疱周围上皮有细胞间及细胞内水肿；水疱下真皮有多种白细胞的混合型浸润。电镜下可见上皮细胞内有嗜酸性包涵体。

脑膜脑炎、心肌炎及肺炎是手足口病的三个严重并发症。脑膜脑炎表现为淋巴细胞性软脑膜炎、脑灰质及白质血管周围淋巴细胞及浆细胞浸润、局灶性出血及局灶性神经细胞坏死及胶质反应性增生。心肌炎表现为局灶性心肌细胞坏死，偶见间质淋巴细胞及浆细胞浸润。肺炎表现为弥漫性间质淋巴细胞浸润、肺泡损伤、肺泡内出血及透明膜形成，可见肺细胞脱落及增生，有片状肺不张。

七、肾综合征出血热

肾综合征出血热发病机制尚未完全阐明，病毒主要在血管内皮细胞内复制，一方面病毒直接作用导致感染细胞功能及结构损害，另一方面病毒感染诱发人体的免疫应答及细胞因子的释放导致机体组织损伤。如免疫复合物引起损害（Ⅲ型变态反应）被认为是本病血管及肾损伤的主要原因。此外Ⅰ、Ⅱ、Ⅳ亦在不同病期参与本病的发病机制。此外，细胞免疫反应及各种细胞因子及炎性介质亦起重要作用。

八、斑疹伤寒及恙虫病

斑疹伤寒及恙虫病主要病变是病原体导致的血管病变，立克次体对血管内皮细胞的直接损伤及释放内毒素导致全身微循环障碍。流行性斑疹伤寒典型病变为增生性、血栓性、坏死性血管炎及周围炎性细胞浸润而形成立克次体肉芽肿，称为斑疹伤寒结节，此病变遍及全身。皮疹部位的表皮毛细血管及小血管内皮细胞肿胀，内有大量立克次体繁殖导致坏死及血栓形成。地方性斑疹伤寒病情较轻，毛细血管血栓形成较少见。恙虫病皮肤充血水肿，形成小丘疹，继成小疱，中央坏死形成黑色焦痂，脱落可成溃疡。

【临床表现】

发疹性感染病多为急性感染病，多经过潜伏期-前驱期-症状明显期-恢复期，但不同发疹性感染病有各自的特点。

一、皮疹出现的时间

当感染某种发疹性感染病病原体后，皮疹在发热后几日出现，具有一定规律。如水痘、风疹多发生于起病第1日，猩红热多于第2日，天花多于第3日，麻疹多于第4日，斑疹伤寒多于第5日，伤寒多于第6日。

二、皮疹起始的部位及分布

不同病原体感染后皮疹出现的部位及分布具有重要的临床特征。麻疹始自耳后、发缘，继而面部，再躯干四肢；水痘由躯干开始可以波及到发内、口腔黏膜；猩红热从颈部、上胸部开始，蔓延至全身；天花的皮疹多分布于面部及四肢；伤寒则在胸、腹部出现而且数量稀疏；流行性脑脊髓膜炎可以出现在身体的任何部位。风疹、幼儿急疹主要分布在躯干上。

三、皮疹的形态及数量

由于感染不同的病原体，皮疹的形态及数量也各有不同。麻疹是遍及全身的鲜红斑丘疹，稍突出皮肤；水痘开始为小丘疹，很快发展为水疱，脓疱周围红晕，圆形或椭圆形疱疹；猩红热则为弥漫充血性针尖大小的丘疹如鸡皮样，压之褪色，伴有痒感；斑疹伤寒与麻疹很相似；流行性脑脊髓膜炎的皮疹，大小、多少每个患者相差悬殊，都是皮肤出血性的红点疹或成片状瘀斑；风疹与幼儿急疹则为红丘疹；伤寒皮疹则呈鲜红色，用手指按压可退色。

四、皮疹的分类

按照皮疹的形态不同，可以分为七大类：

（一）斑丘疹（maculopapulae）

在斑疹底盘上出现丘疹为斑丘疹，见于麻疹、猩红热、风疹、手足口病、登革热及柯萨奇病毒感染等。

（二）斑疹（macule）

只有局部皮肤颜色变化，既不高起皮面亦无凹陷的皮肤损害，见于斑疹伤寒、丹毒等，由于血管扩张所致；或表现为皮下出血的紫斑等等。紫斑又分为小型的直径在5mm以下的点状出血或称瘀点及直径在5mm以上的淤血斑或称紫癜。这些斑疹，常由红色或紫色再变为褐色、黄色，直至最后消失。从发疹到消失，可需2周，亦可需2～3日。

（三）丘疹（papules）

一种较小的实质性皮肤隆起伴有颜色改变的皮肤损害，见于麻疹、恙虫病、传染性单核细胞增多症及猩红热等。

（四）玫瑰疹（roseolas）

常于胸腹部出现的一种鲜红色、小的（直径多为2～3mm）、圆形斑疹，压之褪色。这是对伤寒及斑疹伤寒具有重要诊断价值的特征性皮疹。

（五）出血疹（petechia）

多见于肾综合征出血热、登革出血热等病毒性感染病；斑疹伤寒、恙虫病等立克次体病及流行性脑脊髓膜炎、败血症等细菌性感染病。出血疹可相互融合形成瘀斑（ecchymosis）。

（六）疱疹（veside）

多见于水痘、带状疱疹、单纯疱疹、手足口病等病毒性感染病，亦可见于立克次体病及金黄色葡萄球菌败血症等。若疱疹液呈脓性则称为脓疱疹（pustule）。

（七）荨麻疹（urticaria）

亦称风团，是局部皮肤暂时性的水肿性隆起，大小不等，形态不一，颜色或苍白或淡红，消退后不留痕迹，是皮肤速发型变态反应所致，见于病毒性肝炎、蠕虫蚴移行症、丝虫病、虫咬伤、异性蛋白食物、药物或其他物质过敏等。

五、常见的发疹性感染病的临床特点

皮疹作为一种皮肤变化，对急性感染病的诊断很重要。根据皮疹的出现情况及形状，有时可对疾病做出诊断，亦能成为采取相应治疗措施的依据。导致发疹性感染病的病原体种类很多，包括多种病毒、细菌、立克次体、螺旋体及蠕虫等。常见的发疹性感染病主要有以下十几种：

（一）麻疹

在起病第2～3日可于双侧近臼齿颊黏膜处出现细砂样灰白色小点，绕以红晕，称麻疹黏膜斑，为本病早期特征。黏膜斑可逐渐增多，互相融合，亦可见于下唇内侧及牙龈黏膜，偶见于上腭，一般维持16～18小时，有时延至1～2日，大多于出疹后1～2日内消失。

起病约3～5日后，首先于耳后发际出现皮疹，迅速发展到面颈部，1日内自上而下蔓延到胸、背、腹及四肢，约2～3日内遍及手心、足底，此时头面部皮疹已可开始隐退。皮疹约2～3mm大小，初呈淡红色，散在，后渐密集呈鲜红色，进而转为暗红色，疹间皮肤正常（图11-3-1）。出疹时全身淋巴结、肝、脾可肿大，肺部可闻干粗啰音。皮疹出齐后按出疹顺序隐退，留有棕色色素斑，伴糠麸样脱屑，约存在2～3周。我国推行麻疹疫苗预防注射后，本病在儿童中幅度减少，但近年来成人

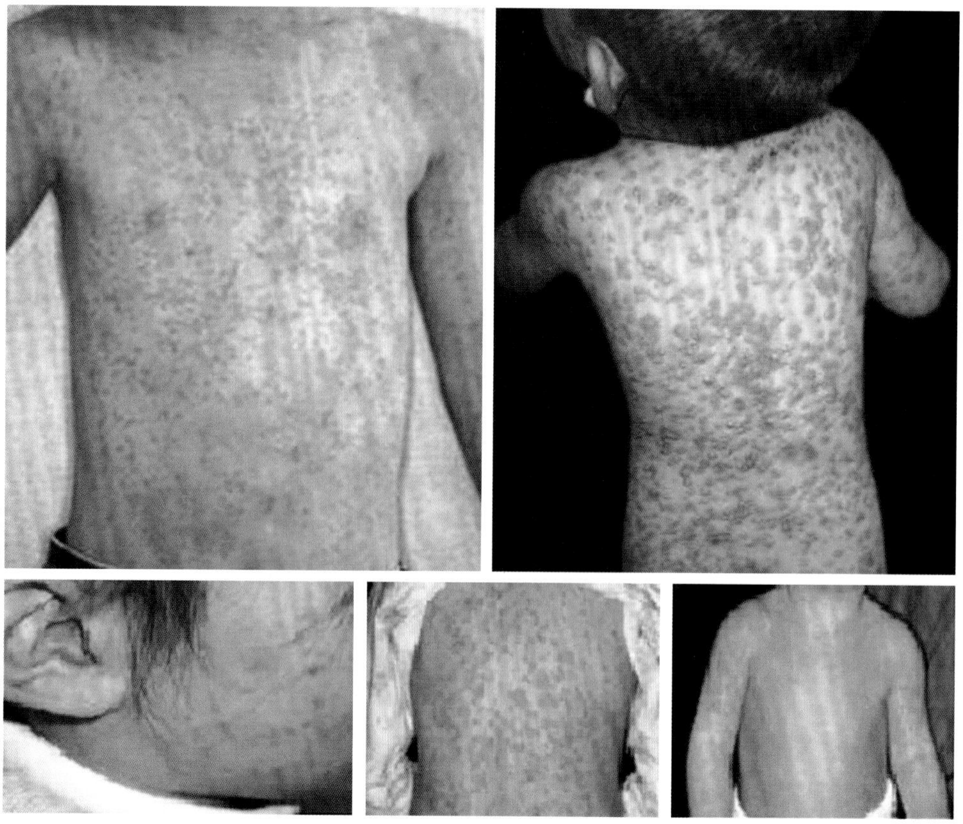

图11-3-1　麻疹发病第1、2、3日

麻疹并不少见。

（二）风疹

临床症状较麻疹为轻。通常于发热1～2日后出现皮疹，出疹时多无发热，即使伴有发热，亦多为低热，且多在出疹的第1日内消退。皮疹初见于面颈部，迅速向下蔓延，1日内布满躯干及四肢，但手掌、足底大都无疹。皮疹初起呈细点状淡红色斑疹、斑丘疹或丘疹，直径2～3mm（图11-3-2）。面部、四肢远端皮疹较稀疏，部分融合类似麻疹。躯干尤其背部皮疹密集，融合成片，又类似猩红热。皮疹一般持续3日（1～4日）消退，亦有人称为“三日麻疹”，“即一日麻疹，二日猩红热，三日褪疹”。面部有疹为风疹之特征，少数患者出疹呈出血性，同时全身伴出血倾向，出疹期常伴低热，轻度上呼吸道炎，脾肿大，典型的临床表现是耳后、颈后、枕后淋巴结肿大，肿大淋巴结轻度压痛，不融合，不化脓。有时发疹患者脾脏及淋巴结肿大可在出疹后4～10日逐渐恢复，但完全恢复正常，常需数周以后。皮疹消退后一般不会留色素沉着，亦不脱屑，仅少数重症患者可有细小糠麸样脱屑，大块脱皮则极少见。

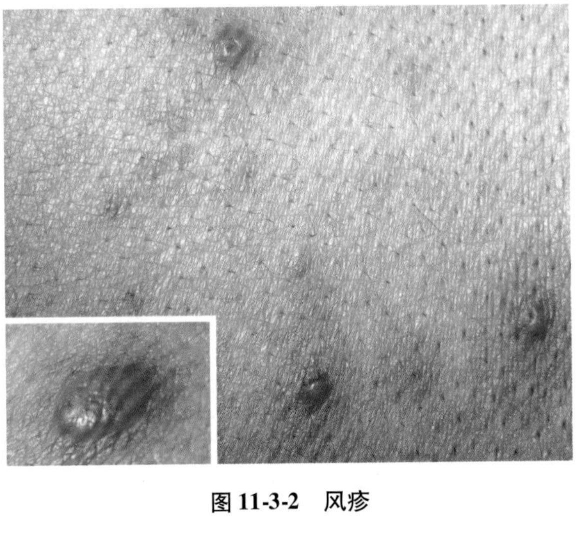

图11-3-2　风疹

（三）幼儿急疹

本病多发生于2岁以下的幼儿，冬季多见。潜伏期为10～15日。无前驱期症状而突然高热，体温高达39～40℃，经3～5日后体温骤降，同时皮肤出现淡红色粟粒大小斑丘疹、散在分布，少数皮疹融合成斑片（图11-3-3）。经过24小时皮疹出齐，再经过1～2日皮疹消退，不留痕迹。通常多见于颈项、躯干上部，面及四肢。一般不发生在鼻颊、膝下及掌蹠。全身症状轻。患儿一般状态尚好。除高热、食欲欠佳外，少数患儿发热期可有倦怠、恶心、颈淋巴结肿大及惊厥。

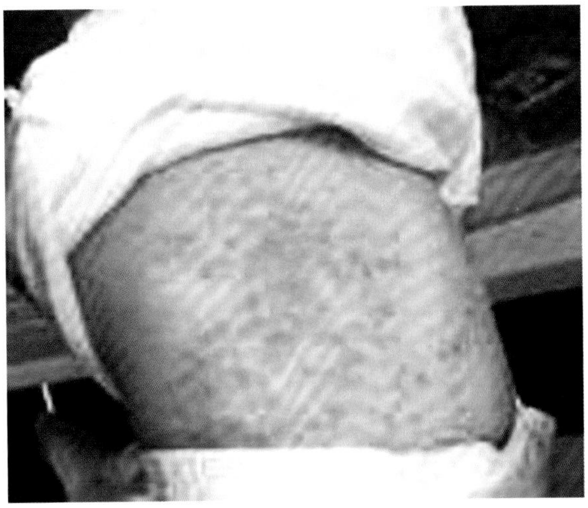

图11-3-3　幼儿急疹

（四）天花

在病程第3～4日出现皮疹，丘疹、疱疹与脓疱疹依次出现。斑疹仅持续数小时，继而发展为坚实丘疹。病程第6日变为疱疹，第8日形成脓疱疹，中央凹陷呈脐状。脓疱疹破裂后愈合结痂，遗留瘢痕。皮疹分布对诊断有重要价值，最初出现于颜面部、腕与手，可波及全身，但位于躯干者较少，呈离心性分布。皮疹出现呈一致性，此可与水痘相区别。患者于皮疹出现后体温下降，皮疹成熟转为脓疱疹后又发热。全身中毒症状严重。假如患者曾接受牛痘预防接种有部分免疫者，其临床表现及皮疹则可不典型。

（五）猴痘

皮疹多少不等，均同时发生，经过斑疹、丘疹、疱疹、脓疱、结痂后留有瘢痕，此外，猴痘可造成局部淋巴结肿大。潜伏期为7～14日，前驱期为2～5日，表现为发热、全身不适、疲乏、头痛、肌痛及背痛，有时有咽喉疼痛等。发热1～3日后出现皮疹，开始为斑丘疹，以卵圆形至环状的红色肿块为特征；很快发展为疱疹，形成小脓疱，伴局部淋巴结肿大；部分皮损有出血倾向；最后结痂、脱落（图11-3-4）。皮疹通常从面部开始出现，然后向肢体部位扩散，口腔、生殖器等处亦可出现皮疹；但也可从身体其他部位首先开始出疹。皮疹历时2～4周。猴痘系由猴天花病毒所致的一种自然疫源性疾病，偶可使人类受染，临床表现类似天花样，但病情较轻。

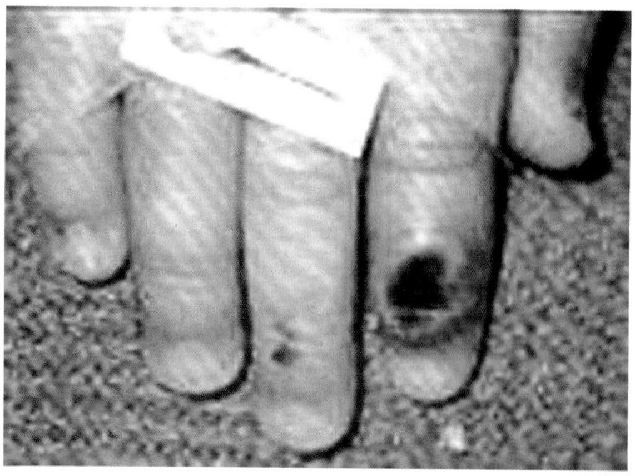

图 11-3-4　猴痘

（六）水痘

皮疹先见于躯干、头部，逐渐延及面部，最后达四肢。皮疹分布以躯干为多，面部及四肢较少，呈向心性分布。开始为粉红色帽针头大的斑疹，数小时内变为丘疹，再经数小时变为水疱，从斑疹→丘疹→水疱→开始结痂，短者仅 6～8 小时，皮疹发展快是本病特征之一。水疱稍呈椭圆形，2～5mm 大小，水疱基部有一圈红晕，当水疱开始干时红晕亦消退，皮疹往往很痒。水痘初呈清澈水珠状，以后稍混浊，疱疹壁较薄易破（图 11-3-5）。水痘皮损表浅，按之无坚实感，数日后从水疱中心开始干结，最后成痂，经 1～2 周脱落。无继发感染者痂脱后不留瘢痕，痂才脱落时留有浅粉色凹陷，而后成为白色。因皮疹分批出现，故在病程中可见各项皮疹同时存在。皮疹呈向心性分布，散在分布于躯干，而四肢较少。此外，与天花的主要鉴别是本病发热不高，中毒症状亦较轻。

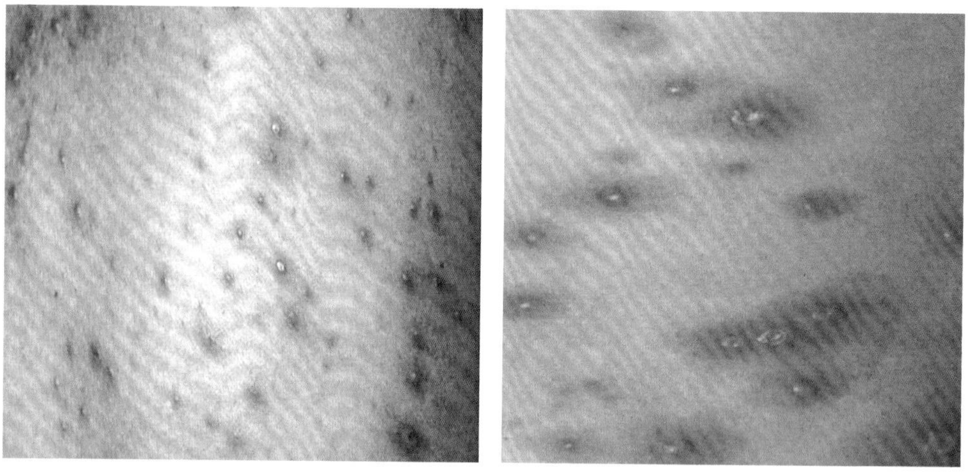

图 11-3-5　水痘

（七）带状疱疹

典型的皮损为在炎症基础上出现成簇而不融合的粟粒至黄豆大丘疹，丘疹继而变为水疱，疱液澄清，疱壁紧张，围以红晕。皮损沿外周神经分布，排列成带状，很有特征性，有诊断价值（图 11-3-6）。各簇水疱群间皮肤正常。若无继发感染。数日后水疱干涸结痂，愈后留有暂时性色素沉着，一般不留瘢痕。

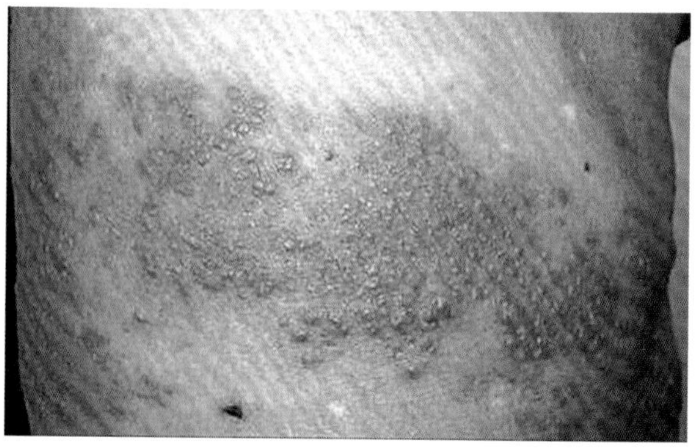

图 11-3-6　带状疱疹

（八）单纯疱疹

可发生于身体任何部位，尤好发于皮肤黏膜交界处，以唇缘、口角、鼻孔周围多见，故也称为"唇疱疹"。皮肤疱疹起病时，局部发痒，继而灼热或刺痛、充血发红、出现米粒大的水疱，数个或十数个成簇；水疱彼此并不融合，但可同时出现多簇水疱群（图 11-3-7）。水疱壁薄、疱液清亮，短期内自行溃破，糜烂。单纯疱疹病毒 2 型可导致生殖器疱疹，生殖器、会阴及外阴部周围的大腿及臀部皮肤均可受累，出现疱疹、溃疡及点状或片状糜烂。

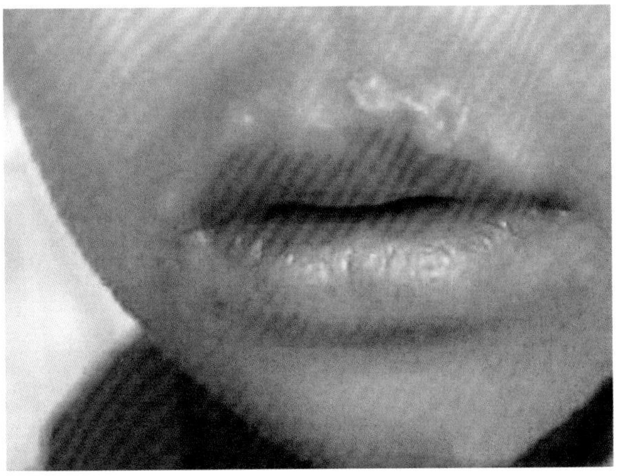

图 11-3-7　单纯疱疹

（九）手足口病

主要发生于学龄前儿童，尤以 3 岁以下年龄组发病率最高，多有发热，皮疹主要出现在手、足、口及臀四个部位，有不痛、不痒、不结痂及不结疤的“四不”特征。口腔黏膜疹出现比较早，起初为粟米样斑丘疹或水疱，周围有炎性红晕，主要位于舌及两颊部，唇齿侧亦常发生。手、足等远端部位出现或平或凸的斑丘疹或疱疹，皮疹不痒，斑丘疹在 5 日左右由红变暗，然后消退；疱疹呈圆形或椭圆形扁平凸起，内有混浊液体，长径与皮纹走向一致，如黄豆大小不等，一般无疼痛及痒感，愈合后不留痕迹（图 11-3-8）。部分病例皮疹表现可以不典型，如：单一部位或仅表现为斑丘疹。

（十）登革热

皮疹于发病后 2～5 日出现，初见于掌心、脚底，或先发生于躯干及腹部，渐次延至颈及四肢，部分患者面部出疹。皮疹相当明显，多数呈麻疹样，少数呈猩红热样，或介于两者之间；稍有瘙痒，压之褪色（图 11-3-9）。体温已下降者此时又可上升，呈马鞍型热，全身症状亦随之加重。第二次发热可较第一次为高，常骤然下降。皮疹于 1～5 日（平均 3 日）内消失，一般与体温同时消退，但亦有体温下降后皮疹反见明显者。亦有在发热最后一日或在热退后，于脚腿背后、踝部、手腕背面及腋窝等处出现细小瘀斑，加压时不褪色；1～3 日内消退，并短暂遗留棕色斑。

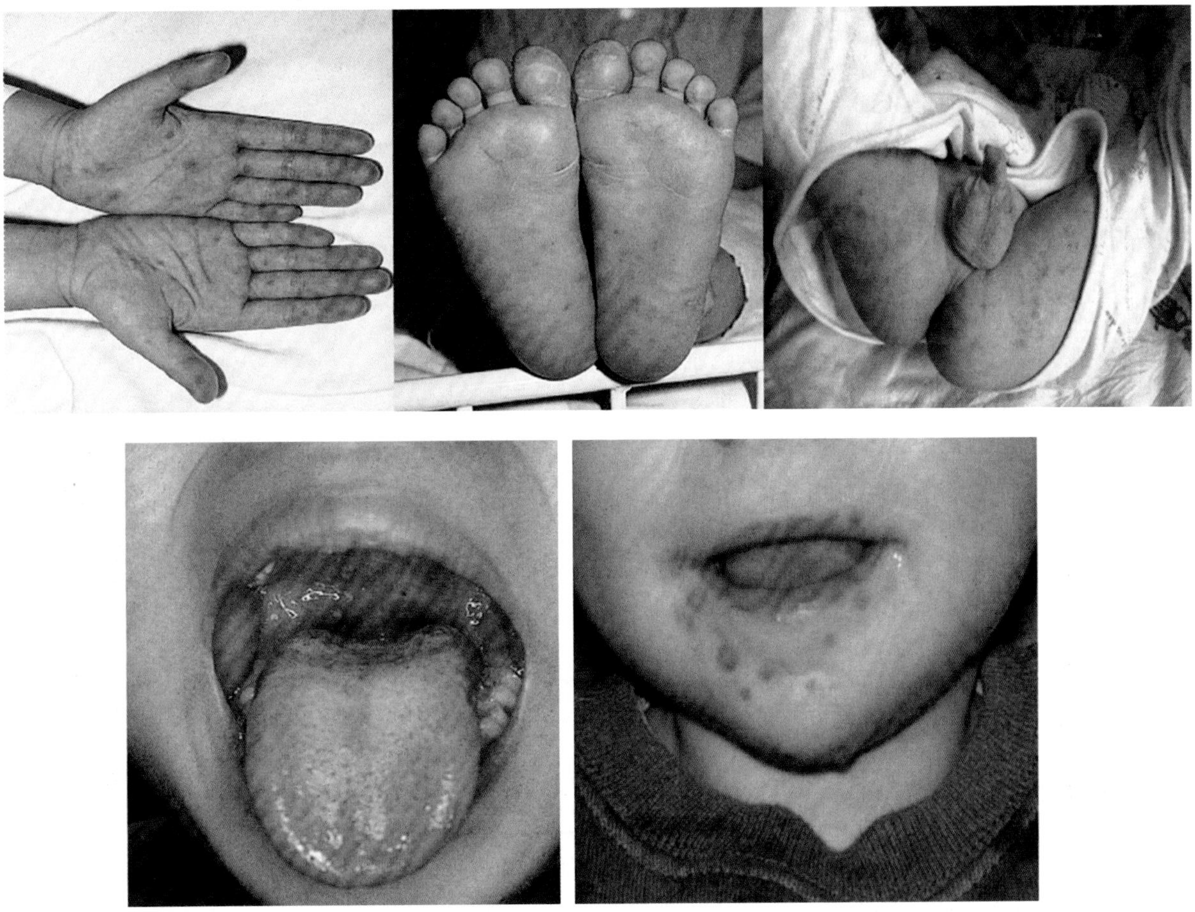

图 11-3-8　手足口病皮疹

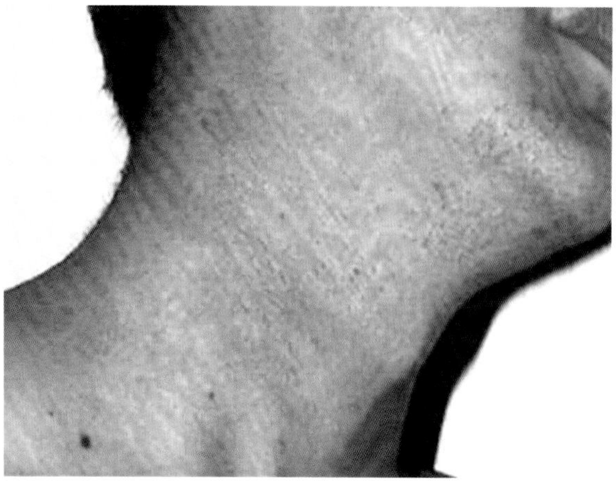

图 11-3-9　登革热

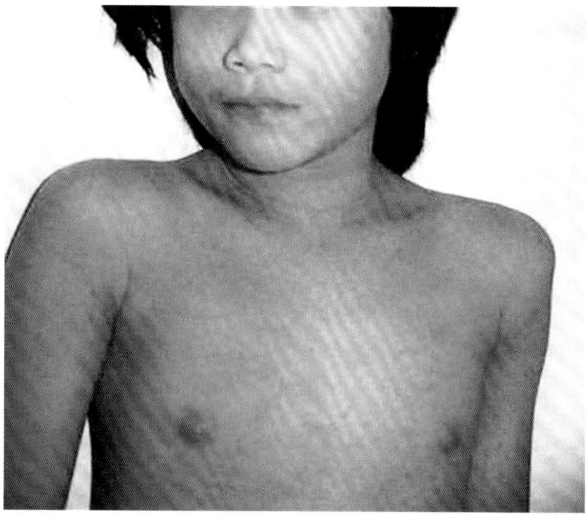

图 11-3-10　猩红热

（十一）肾综合征出血热

在发热期，患者颜面及眼眶区有明显充血，似酒醉貌。上胸部潮红，球结膜水肿、充血，有出血点或出血斑，软腭、腋下可见散在针头大小的出血点，有时呈条索状或抓痕样。严重者可有片状出血。

（十二）传染性单核细胞增多症

约1/3的患者在急性期可见皮疹，皮疹为丘疹、斑疹、出血点或猩红热样红斑疹。皮疹多发生在第4～6日，持续1周左右。老年患者及2岁以下小儿很少出现皮疹。

（十三）猩红热

多数自起病第1～2日出现。偶有迟至第5日出疹。从耳后、颈底及上胸部开始，1日内即蔓延及胸、背、上肢，最后及于下肢，少数需经数天才蔓延及全身。典型的皮疹为在全身皮肤充血发红的基础上散布着针帽大小，密集而均匀的点状充血性红疹，手压全部消退，去压后复现。偶呈“鸡皮样”丘疹，中毒重者可有出血疹，患者常感瘙痒。在皮肤皱褶处如腋窝、肘窝、腹股沟部可见皮疹密集呈线状，称为“帕氏线”（Pastia line）。面部充血潮红，可有少量点疹，口鼻周围相形之下显得苍白，称“口周苍白圈”（图11-3-10）。病初起时，舌被白苔，乳头红肿，突出于白苔之上，以舌尖及边缘处为显著，称为“草莓舌”（strawberry tongue）（图11-3-11）。2～3日后白苔开始脱落，舌面光滑呈肉红色，并可有浅表破裂，乳头仍突起，称“杨梅舌”（图11-3-12）。

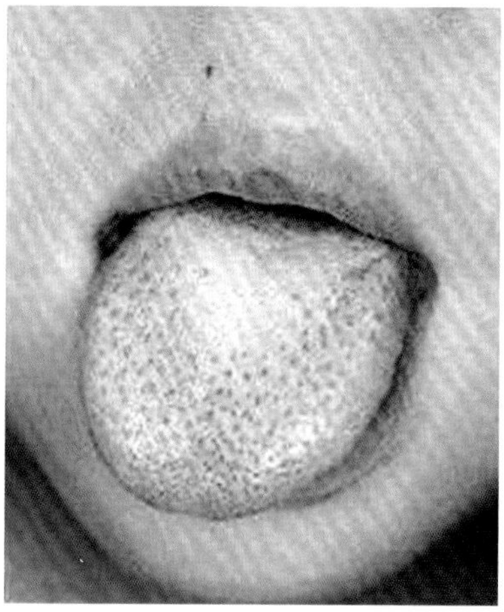

图 11-3-11　猩红热的草莓舌

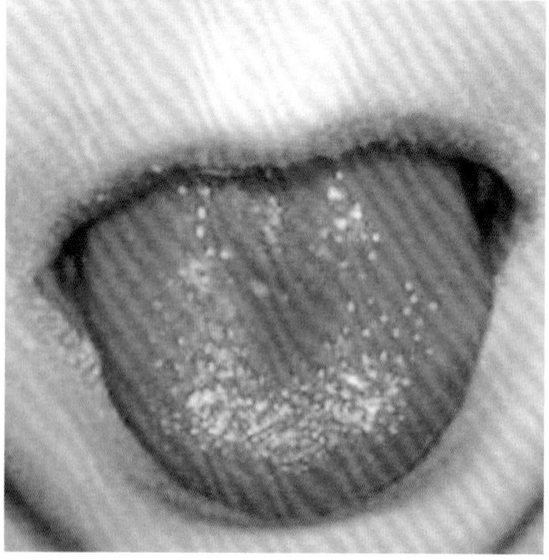

图 11-3-12　猩红热的杨梅舌

皮疹一般在48小时内达到高峰，2～4日可完全消失。重症者可持续5～7日甚至更久。颌下及颈部淋巴结可肿大，有压痛，一般为非化脓性。此期体温消退，中毒症状消失，皮疹隐退。褪疹后1周内开始脱皮，脱皮部位的先后顺序与出疹的顺序一致。躯干多为糠状脱皮，手掌足底皮厚处多见大片膜状脱皮，甲端皲裂样脱皮是典型表现。脱皮持续2～4周，严重者可有暂时性脱发。

（十四）伤寒

于病程第7～13日，部分患者（20%～40%）的皮肤出现淡红色小斑丘疹（玫瑰疹），直径约2～4mm，压之褪色，为数在12个以下，分批出现，主要分布于胸，腹，亦可见于背部及四肢，多在2～4日内消失。患者血培养与皮疹培养可分离出伤寒杆菌，玫瑰疹是伤寒典型体征，具重要诊断价值。

（十五）流行性脑脊髓膜炎

为出血性皮疹，见于全身皮肤及黏膜，大小约1～2mm至1cm。呈点状、片状或融合成大片，呈地图状，病情严重者的瘀点、瘀斑可迅速扩大，其中央因血栓形成而发生皮肤大片坏死（图11-3-13）。约10%患者的唇周等处可见单纯疱疹，多发生于病后2日左右。皮疹系由脑膜炎球菌败血症所致，其刮取物的涂片可发现脑膜炎球菌。暴发型患者有广泛大片出血性皮疹时，常伴有中毒性休克。

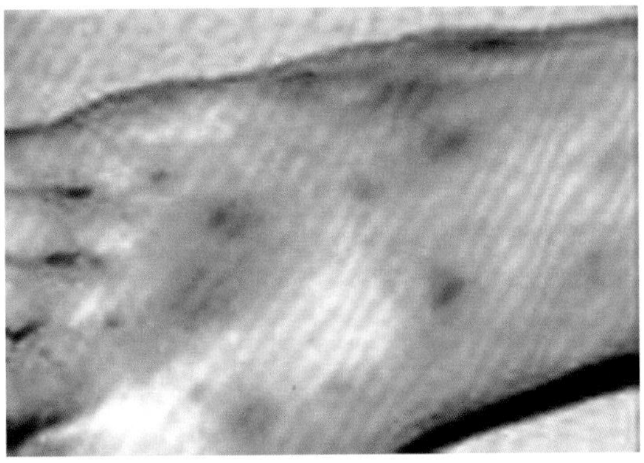

图11-3-13　流脑

（十六）丹毒

典型损害为鲜红、触痛、灼热及边界清楚的硬肿性红斑。早期皮肤先出现一个境界明显的红肿皮损区或呈鲜红色水肿斑，表面紧张发亮，边界清，并略隆起，可出现水疱（图11-3-14）。手指轻压可使红色消退，但在压力除去后，红色即很快恢复。在红肿向四周蔓延时，中央的红色消退、脱屑，颜色转为棕黄。红肿区有时可发生水疱。局部有烧灼样痛。附近淋巴结常肿大。足癣或血丝虫感染可导致下肢丹毒的反复发作，有时并可导致淋巴水肿，甚至发展为象皮肿。

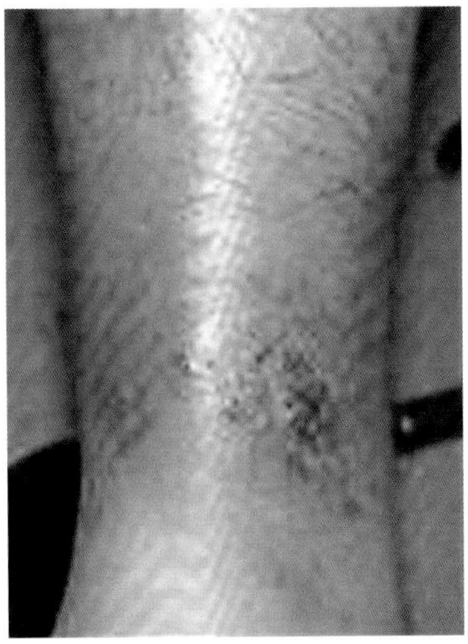

图11-3-14　丹毒

（十七）炭疽

皮肤炭疽通常发生于面部、颈部、手部或肩部等露出部位。初起在病菌侵入处皮肤发生一个红色的小丘疹，丘疹很快变成水疱，疱内含有清亮的或带血的浆液。周围组织显著肿胀及浸润。不久，水疱化脓及自然破溃，流出浆液或脓液。病变中心发生坏死并结成坚硬的黑色干痂，在痂的四周皮肤发红肿胀，其上有小水疱及脓疱（图11-3-15）。患部附近的淋巴结肿大且常化脓。患者常有头痛、关节痛、发热及全身不适等症状。大部分患者症状较轻，坏死的皮肤组织脱落后形成溃疡，最后瘢痕而愈。少数严重的患者，局部红肿明显，形成大疱及严重坏死。

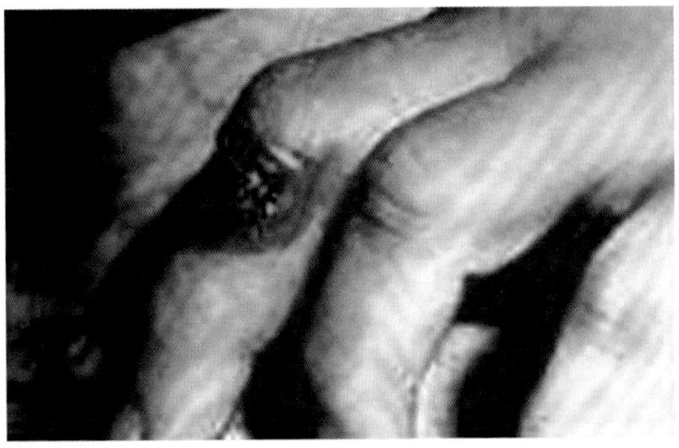

图11-3-15　炭疽

（十八）斑疹伤寒

见于80%以上的病例，于病程第4～6日出现，初见于胸、背、腋窝、上臂两侧等处，一日内迅速发展至全身。面部通常无疹，下肢皮疹也较少。疹呈圆形或卵圆形，直径约2～4mm，初为鲜红色斑丘疹，按之褪色，继转为暗红色或瘀点样（图

11-3-16）。皮疹于5～7日消退，瘀点样疹可持续1～2周，遗有棕黄色斑或有脱屑。

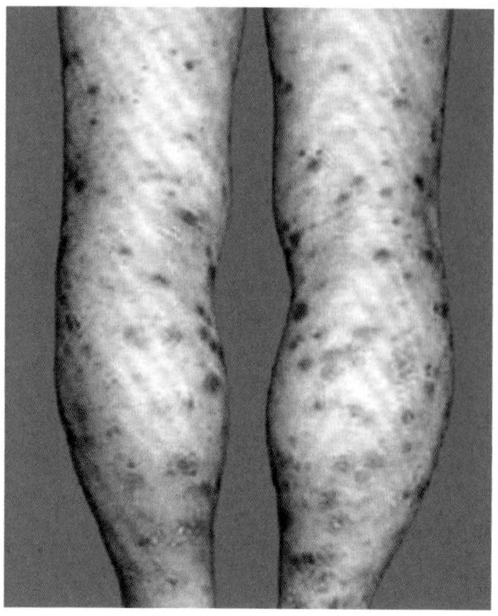

图 11-3-16　斑疹伤寒

（十九）梅毒

皮疹主要出现在二期梅毒，常见的疹型有斑疹、丘疹、苔藓疹、脓疱疹、扁平湿疣疹及银屑病样皮疹。皮疹数目多、分布广，对称，不痛不痒，触之有硬感。斑疹最常见，其次为丘疹、扁平湿疣，多见于肛周、外生殖器及潮湿易摩擦部位，可融合，稍高于皮面，界限清楚，可有糜烂及渗出物。多种形态的皮疹可同时存在，反复出现，临床有时误诊。

（二十）恙虫病

为斑疹或斑丘疹，暗红色，加压即褪，少数呈出血性；大小不一，一般约3～5mm，以胸、背及腹部较多，向四肢发展。面部很少，手掌脚底无疹。少数于第7～8病日在上腭及颊部出现小红色内疹。皮疹的发生率在各次流行中也有较大差异，自30%～100%不等，可能与不同株、病情轻重、就诊早晚等因素有关。皮疹于第2～8病日出现，平均为第5～6病日，一般持续3～7日后渐次隐退。

焦痂和溃疡为恙虫病特征之一，见于65%～98%患者。幼虫叮咬处先出现红色丘疹，成水疱后破裂，中央坏死结褐色或黑色痂，称为焦痂。焦痂圆形或椭圆形，围有红晕，痂皮脱落后成小溃疡；大小不一，直径1～15mm，平均约5mm，边缘略耸起，底部为淡红色肉芽组织（图11-3-17）。一般无痛痒感，偶继发化脓。多数只有一个焦痂，但也有多至2～3个及10个以上者。幼虫好侵袭人体潮湿、气味较浓的部位，故焦痂多见于腋窝、腹股沟、会阴、外生殖器、肛门等处，但头、颈、胸、乳、四肥、腹、臀、背、眼睑、足趾等部位也可发现。焦痂附近的局部淋巴结肿大如核桃或蚕豆大小，压痛而可移动，不化脓，消失较慢。全身浅表淋巴结可轻度肿大。

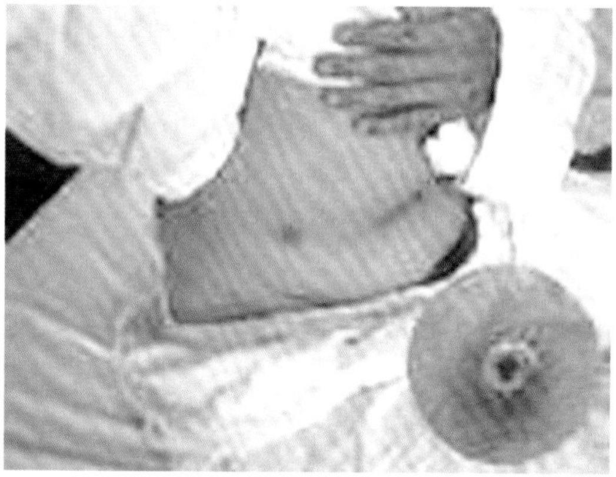

图 11-3-17　恙虫病

【并发症】

发疹性感染病依据疾病本身的轻重可出现不同的并发症，如麻疹年幼体弱，营养不良及免疫力低下者患麻疹后极易发生并发症，常见并发症有肺炎、喉炎、心肌炎、心功能不全及脑炎等。严重肺炎是麻疹死亡的主要原因。喉炎表现咳嗽犬吠样，出现喉梗阻现象，缺氧、青紫、吸气性呼吸困难，吸气时三凹征明显，如不及时处理，进行气管插管或气管切开术，则可迅速发展至三度喉梗阻而窒息致死。伤寒最常见并发症是肠出血，最严重的并发症是肠穿孔，其他还有中毒性肝炎、中毒性心肌炎、支气管炎及肺炎，溶血性尿毒综合征。肾综合征出血热常见并发症有腔道出血、急性呼吸窘迫综合征（ARDS）、心源性肺水肿及“出血热样肝炎”等。水痘患者皮肤疱疹常继发性细菌性感染包括局部皮疹继发化脓性感染、蜂窝组织炎、急性淋巴结炎、丹毒及败血症等。水痘脑炎及原发性水痘肺炎虽然发病率低，但病死率较高。

手足口病最常见的并发症是脱水，吞咽疼痛导致摄水困难是主要原因，主要见于肠道病毒71型感染。中枢神经系统病变表现为病毒性脑脊髓膜炎及（或）脑脊髓炎；脑脊髓膜炎轻微且多数能够自愈，脑脊髓炎比较严重且可造成后遗症。

EV71中枢感染临床表现有痉挛、呕吐、共济失调、意向性震颤、眼球震颤及情感淡漠。脑部MRI及EEG检查可反映疾病的程度及严重性，如出现急性弛缓性瘫痪（类似于脊髓灰质炎样瘫痪）则病死率及后遗症发生率高。心脏病变表现为病毒性心包炎及（或）心肌炎。常见窦性心动过速或过缓、早搏、异位心动过速、房室传导阻滞及ST-T异常等心电图改变，羟丁酸脱氢酶、肌酸激酶、乳酸脱氢酶、门冬氨酸转氨酶等心肌酶升高，心包炎预后良好，重型心肌炎可致死亡。肺脏病变表现为病毒性肺炎及肺水肿。轻型肺炎预后良好，重型肺炎及肺水肿可致死亡。神经源性肺水肿是EV71感染的严重并发症，表现为起病第1～3日内突然发生心动过速、呼吸窘迫、发绀及休克，胸片显示双侧对称性非心源性肺水肿，90%病例于发病后12小时内死亡。据报道，90%肺水肿患儿年龄小于5岁，7～12月龄组病死率最高。对台湾地区EV71感染流行时病毒分离呈阳性的154例患儿的研究认为，高血糖、白细胞升高与急性弛缓性瘫痪一起构成发生肺水肿的高危因素。

【实验室检查】

一、一般实验室检查

包括血液、大便、小便常规检查，生化学检查，血常规白细胞及分类在麻疹、水痘、风疹、登革热等病毒性及部分细菌性发疹性感染病表现出明显特征，如伤寒白细胞正常或减少；猩红热、流行性脑脊髓膜炎等白细胞总数显著升高；伤寒可见嗜酸性粒细胞减少。尿常规对肾综合征出血热诊断有意义，早期可见蛋白尿、融合细胞。出疹期白细胞计数常降至4000～6000/mm^3，尤以中性粒细胞下降为多。

二、病原学检查

（一）病原体分离及直接检出

如伤寒杆菌人工培养基分离培养，立克次体动物接种或细胞培养分离病原体，如斑疹伤寒、恙虫病等。

（二）血清学检查

可以检查特异性抗原或抗体，如肥达反应（Widal test，肥达试验，伤寒杆菌血清凝集反应）对伤寒的诊断、外斐反应（Weil-Felix reaction）变形杆菌OX_{19}凝集试验对流行性斑疹伤寒诊断、变形吸附杆菌OXk对恙虫病诊断有重要意义。酶联免疫试验（ELISA）、酶免疫测定（EIA）、荧光抗体技术（FAT）、流式细胞术检测（FCM）均是常用的检测特异性抗原或抗体的方法。

（三）特异性核酸检测

可用分子生物学方法，常用的方法聚合酶链反应（polymerase chain reaction，PCR）或逆转录PCR（reverse transcriptional PCR，RT-PCR），灵敏度高特异性强，是目前病原学诊断的最好方法之一。

（四）其他检查

如超声检查、磁共振成像（MR）、计算机断层扫描（CT）对诊断或并发症诊断有一定帮助。

【诊断与鉴别诊断】

根据流行病学资料及临床表现，皮疹特点，发疹时间、顺序、分布，发疹性感染病诊断不难。麻疹黏膜斑对出疹前早期诊断极有帮助，麻疹后留下色素沉着及糠麸状脱屑在恢复期有诊断意义；猩红热皮疹是弥漫性充血基础上出现鸡皮样皮疹；肾综合征出血热常同时伴有三红征、肾损伤及热退后病情加重的表现等。

一、出疹期麻疹需与其他出疹性疾病鉴别

（一）风疹

前驱期短，全身症状轻，无黏膜斑，皮疹散在，色稍淡，1～2日即褪疹，无色素沉着及脱屑。

（二）幼儿急疹

多见于婴幼儿，突发高热数日，热退时出玫瑰色散在皮疹为其特征。

（三）猩红热

发热咽痛1～2日，全身出猩红色针尖大小皮疹，疹间皮肤也发红，疹褪后伴大片脱皮。白细胞数增多，以中性粒细胞为主，咽拭子培养可获A组β溶血性链球菌。

（四）肠道病毒感染

皮疹无特异性，可为斑丘疹、疱疹、瘀点，常伴咽痛、肌痛、腹泻及无菌性脑膜炎。

（五）药物皮疹

有近期服药史，皮疹多样，停药后皮疹不再发展而逐渐消退。

二、水痘重症患者及并发细菌感染时，需和下列疾病鉴别

（一）脓疱疮

好发于鼻唇周围或四肢暴露部位，初为疱疹，继成脓疱，然后结痂，无分批出现的特点，不见于黏膜处，无全身症状。

（二）丘疹样荨麻疹

系梭形水肿性红色丘疹，如花生米大小，中心有针尖或粟粒大小的丘疱疹或水疱，扪之较硬，甚痒。分布于四肢或躯干，不累及头部或口腔，不结痂。

（三）带状疱疹

疱疹沿一定的神经干径路分布，不对称，不超过躯干的中线，局部有显著的灼痛。

（四）疱疹性湿疹（Kaposi 水痘样皮疹）

常发生于湿疹兼患单纯疱疹感染时，临床表现多急起、高热、虚脱及水痘样皮疹，常呈暴发性病程，病死率高，皮肤受累面积广，体液大量丢失，导致水电解质紊乱、休克或继发性感染而死亡。

（五）手足口病

多发生于学龄前儿童，尤以 3 岁以下年龄组发病率最高。四肢远端如手掌、足底或指、趾间出现水疱疹，很少形成溃疡，不结痂。病原体为柯萨奇 A16、10、17 型肠道病毒及新型肠道病毒 71 型等。

（六）苔藓样荨麻疹

多见于婴幼儿。皮疹尖端稍似疱疹，但较水痘小而坚实，多分布于四肢、躯干，分批出现红色丘疹、瘙痒。多有过敏史及昆虫叮咬或肠蛔虫感染史。

（七）天花

重症水痘与轻型天花相似，其鉴别要点见表 11-3-2。

表 11-3-2　水痘及天花的鉴别

	水　痘	天　花
患者年龄	儿童占绝对多数	儿童与成人均可发病
种痘史	与种痘无关	从不种痘，多年未再种痘或种痘不发
接种史	同地区有水痘患者，并有接触史	同地区有天花患者并有接触史
潜伏期	较长	较短
前驱期	较短，不超过 24 小时	较长，3～4 日后方始出疹
全身症状	较轻	较重
皮疹分布	向心性，多见于躯干	离心性，多见于头面，四肢
皮疹特征	皮疹较稀，多为椭圆形，中心凹陷多见，皮损表浅，无坚实感，多不形成脓疱	皮疹较密较大，多为圆形，中心凹陷，深藏皮内，触之坚实如小豆，有脓疱期
发展规律	同一部位常可见各阶段的皮疹	在身体同一部位的皮疹大多属同一类型
瘢痕	痊愈后一般无瘢痕	痊愈后遗留瘢痕

【治疗】

对细菌性发疹性感染病的治疗主要有抗生素治疗，针对病毒性发疹性感染病至今尚未发现特异的抗病毒药物，故治疗重点在加强护理、对症处理及防治并发症。

一、护理及对症治疗

应卧床休息，单间隔离，居室空气新鲜，保持适当温度及湿度，衣被不宜过多，眼、鼻、口腔、皮肤保持清洁。饮食宜富营养易消化，并应多饮温开水。高热时可给小剂量退热剂，咳剧时予以镇咳药等。体弱病重者可早期给丙种球蛋白，如麻疹、手足口病等有意义。近年报道给麻疹患者补充维生素 A，一次 10 万～20 万 U 口服，可减轻病情，使病死率下降。对重症患者注意保护主要器官，使损伤降低到最低，如高热时采取各种措施，但对肾综合征出血热、伤寒、登革热等忌用或慎用阿司匹林等发汗退热剂以防导致低血压或血压进一步下降。颅内压升高时采取脱水疗法，抽搐时采用镇静措施，出

血时止血剂的应用，心力衰竭时采取强心措施，休克时改善微循环措施，中毒症状严重时可用适量肾上腺皮质激素疗法等。如肾综合征出血热、登革热、斑疹伤寒及手足口病等，但水痘忌用肾上腺皮质激素，以防止水痘泛发及加重。因其他疾病原已服用肾上腺皮质激素的水痘患者，如情况许可，应尽快减至生理剂量，必要时考虑停用。

二、病原治疗

亦称特异性治疗，是针对病原体的治疗措施，常用的抗生素及化学制剂是针对细菌及真菌的发疹性感染病，如流行性脑脊髓膜炎、伤寒及猩红热等。

（一）病毒性疾病

1. 流行性脑脊髓膜炎

（1）青霉素：青霉素是对脑膜炎奈瑟菌高度敏感的杀菌药物，青霉素脑脊液浓度一般为血液浓度的10%～30%。成人800万U/每8小时一次，儿童20万～40万U/kg，分三次静脉滴注，疗程7日。青霉素高效、低毒、价廉，耐药性小，是最常用的抗生素。

（2）氯霉素：对磺胺、青霉素过敏者或耐药者可选用。成人每日2～3g，小儿每日（50～75）mg/kg，疗程5～7日，新生儿禁用。因其对骨髓造血功能有抑制作用，一般不作为首选。

（3）头孢菌素：常用第三代头孢菌素头孢噻肟（cefotaxime）静脉滴注，成人每日6～8g，儿童每日150mg/kg，或头孢曲松成人每日2～4g，儿童100mg/kg静脉滴注。此两种抗生素仅适用于不能应用青霉素及氯霉素的重症患者。

（4）磺胺嘧啶（SD）：仍是治疗普通流行性脑脊髓膜炎的有效药物，但由于此药不良反应较多，一般不作为首选，且已较少应用。

2. 伤寒

（1）氟喹诺酮类：该药对伤寒杆菌（包括对氯霉素耐药菌株）有强大的抗菌作用，为首选药物。目前常用诺氟沙星300mg，每日2次，口服，或200mg，每8～12小时静脉滴注一次，疗程14日，环丙沙星500mg，每日2次，或每8小时一次口服，或每日400～600mg分次静脉滴注，疗程14日，不良反应有胃肠不适、失眠等。孕妇、哺乳期妇女及儿童禁用。

（2）第三代头孢菌素：对伤寒杆菌有较强的抗菌作用，有效率达80%以上。常用头孢曲松，成人1～2g，每12小时滴注一次，儿童每日100mg/kg，疗程14日，不良反应小，但由于需静脉给药，而且价格昂贵，少数患者疗效不佳，不作为首选药。

（3）氯霉素：对氯霉素敏感的非耐药伤寒杆菌株所致病例，其仍为有效药物。但对慢性带菌者治疗无效，复发率高，有骨髓抑制等不良反应。新生儿、孕妇及肝功能明显损害者忌用，故临床基本不采用。

（4）阿莫西林：对非耐药菌株有一定疗效。但治疗效果不太理想，故疗程宜长，以减少复发及慢性排菌。

（5）复方新诺明：对非耐药菌株有一定疗效。但对磺胺过敏、肝肾功能不良、贫血、粒细胞减少者忌用。

3. 猩红热

青霉素类：A组链球菌对青霉素很敏感且不易产生耐药性。用青霉素治疗后平均1日左右咽试子培养可阴转。普通型剂量为：小儿5万～10万U/kg，成人每日120万～140万U，分2次肌注，疗程不宜短于10日。重症患者应加大剂量及延长疗程。

（二）病毒性疾病

抗病毒类的药物到目前疗效不理想，早期应用利巴韦林治疗麻疹是病原治疗的首选药物，对肾综合征出血热、传染性单核细胞增多症、风疹的早期亦有一定作用。早期应用阿昔洛韦是治疗水痘-带状疱疹病毒感染的首选药物。四环素类、红霉素类及氯霉素对立克次体都有较强的抑制作用，可用于立克次体感染的病原学治疗。

（三）其他治疗

1. 免疫调节剂　如白细胞介素、干扰素及胸腺素等对某些病原体有一定的抑制作用，如对肾综合征出血热、传染性单核细胞增多症、水痘等可早期试用。

2. 中医中药治疗　中医中药对调整机体各系统功能起到很重要作用，根据不同病期采用不同的中药加减。如麻疹前驱期初热时，可用宣毒发表汤或升麻葛根汤加减，以辛凉透表，祛邪外出；外用透疹药（生麻黄、芫荽子、西河柳、紫浮萍各15g）放入布袋中煮沸后在床旁蒸熏，或稍凉后以药汁擦面部、四肢，以助出疹。出疹期宜清热解毒透疹，用清热透表汤，重病用三黄石膏汤或犀角地黄汤。虚弱肢冷者用人参败毒饮或补中益气汤，恢复期宜养阴清热，可用消参麦冬汤或竹叶石膏汤。

3. 并发症治疗 并发症可能是导致病情加重或死亡的主要原因,因此要高度重视,根据并发症的特点及急缓采取及时有效的治疗或抢救措施。如麻疹继发细菌性肺炎选用抗菌药物,重症可考虑短期应用肾上腺皮质激素;进食少适当补液及支持疗法;喉炎合并喉梗阻进展迅速者,应及早考虑气管插管或行切开术;心力衰竭时及早应用毒毛旋花子甙或毛花强心丙治疗,可同时应用速尿利尿,控制补液总量及速度,维持电解质平衡,保护心肌;伤寒并发肠出血及肠穿孔者,应绝对卧床休息,禁食,止血及对症治疗,肠穿孔者进行胃肠减压,合并腹膜炎者及时进行手术治疗。

【预防】

发疹性感染病预防是控制疾病流行的重要方法,针对流行过程的不同环节、感染病特点及传播的主导环节采取综合措施进行有效的预防。提高人群免疫力是预防麻疹的关键,故对易感人群实施计划免疫十分重要。如发现麻疹患者,则应采取综合措施防止传播及流行。

一、传染源综合管理预防措施

完善疫情报告制度,及时隔离发疹性感染病,如麻疹、水痘等呼吸道发疹性感染病,显性感染率高,及早隔离患者防止传播很重要。凡接触患者的易感儿童应医学检疫最长潜伏期,如麻疹检疫3周。在呼吸道发疹性感染病流行期间,应大力宣传"患者不出门,医药送上门,易感儿不串门",集体机构加强晨间检查,对可疑者应隔离观察。

二、切断传播途径

对于消化道传播的发疹性感染病及虫媒感染病而言,切断传播途径是主导作用的预防措施。如伤寒水源管理、饮食管理、粪便管理;斑疹伤寒防虱、灭虱;肾综合征出血热防鼠灭鼠等是切断传播途径的关键。对疫源地消毒,尤其是收治感染病患者的机构随时消毒及终末消毒是切断传播途径的重要措施。当然在流行期间预防性消毒亦有重要意义。

三、提高人群免疫力

提高人群免疫力,降低易感性是针对流行过程的三个环节之一。多数发疹性感染病通过主动或被动免疫增强特异性免疫力。如麻疹、水痘、伤寒等接种疫苗。接种时间及方法各有不同,如易感者都应接种麻疹减毒活疫苗。初种年龄不宜小于8个月,因来自母体的抗体中和疫苗病毒,使之失效,我国目前定于8个月时初种,4岁时加强一次。易感者在接触麻疹患者后2日内,若应急接种麻疹疫苗,仍可防止发病或减轻病情。流行时易感者80%接种了疫苗,可于2周内控制流行。年幼体弱及患病者如接触麻疹患者,5日内进行被动免疫可免于发病,5~9日内进行则仅能减轻病情。可肌注丙种球蛋白(10%)0.2ml/kg,或胎盘球蛋白0.5~1.0ml/kg。被动免疫力仅能维持3~4周,3周后又接触麻疹患者需再注射。

值得注意的是,有的发疹性感染病疫苗只在流行地区应用,如肾综合征出血热灭活疫苗。减毒活疫苗或重组疫苗尚在研究中。登革热疫苗处于试验研究阶段。尚未能推广应用。

【预后】

预后与患者免疫力强弱关系密切,多数发疹性感染病预后良好。但有些发疹性感染病病情重或有严重并发症患者,如治疗不及时预后不佳。如麻疹年幼体弱,患营养不良,佝偻病或其他疾病者,特别是细胞免疫功能低下者病情较重,常迁延不愈,易有并发症。护理不当、治疗不及时常加重病情,而早期诊断,及早采用自动免疫或被动免疫,有助于减轻病情。伤寒、肾综合征出血热等有严重并发症预后差。近年来,随着治疗手段提高病死率明显下降。手足口病个别危重患儿可因多种原因导致死亡。

(陈士俊)

参考文献

1. Figueiredo CA, Yu AL, Afonso AM, *et al*. Molecular analysis of rubella virus in travelers suspected of measles infection in Sao Paulo, Brazil. Rev Assoc Med Bras, 2012, 58(5):527-531.
2. Hu P, Hou S, Du PF, *et al*. Paroxysmal supraventricular tachycardia in an infant with hand, foot, and mouth disease. Ann Dermatol, 2012, 24(2):200-202.
3. Hu YF, Zhao R, Xue Y, *et al*. Full genome sequence of a novel coxsackievirus B5 strain isolated from neurological hand, foot, and mouth disease patients in China. J Virol, 2012, 86(20):11408-11409.
4. Kneissl S, Abel T, Rasbach A, *et al*. Measles virus glycoprotein-based lentiviral targeting vectors that avoid neutral-

izing antibodies. PLoS One, 2012, 7(10): e46667-46674.
5. Li X, Kang D, Zhang Y, *et al*. Epidemic trend of measles in Shandong Province, China, 1963-2005. Public Health, 2012, 126(12): 1017-1023.
6. Ni H, Yi B, Yin J, *et al*. Epidemiological and etiological characteristics of hand, foot, and mouth disease in Ningbo, China, 2008-2011. J Clin Virol, 2012, 54(4): 342-348.
7. Pollak L, Dovrat S, Book M, *et al*. Varicella zoster vs. herpes simplex meningoencephalitis in the PCR era. A single center study. J Neurol Sci, 2012, 314(1-2): 29-36.
8. Reynolds MG, Damon IK. Outbreaks of human monkeypox after cessation of smallpox vaccination. Trends Microbiol, 2012, 20(2): 80-87.
9. Saurabh S, Kumar R. Global reduction in measles mortality. Lancet, 2012, 380(9850): 1303; author reply 1304-1305.
10. Tsai J, Cohrs RJ, Nagel MA, *et al*. Reactivation of type 1 herpes simplex virus and varicella zoster virus in an immunosuppressed patient with acute peripheral facial weakness. J Neurol Sci, 2012, 313(1-2): 193-195.
11. Wauters O, Lebas E, Nikkels AF, *et al*. Chronic mucocutaneous herpes simplex virus and varicella zoster virus infections. J Am Acad Dermatol, 2012, 66(6): e217-227.

第四节　中枢神经系统感染

中枢神经系统感染(central nervous system infection)系各种病原体(包括病毒、细菌、螺旋体、寄生虫及立克次体等)侵犯中枢神经系统实质、被膜及血管等所致的急性或慢性炎症性疾病，是神经系统的常见病及多发病。按部位分为脑膜炎感染及脑实质感染，实际上两部分相互影响。

Ⅰ　化脓性脑膜炎

化脓性脑膜炎(purulent meningitis)系由化脓性细菌所致的中枢神经系统感染病，其临床特点为发热、头痛、呕吐、惊厥，甚至昏迷，脑膜刺激征阳性，脑脊液呈化脓性改变。随着早期诊断及抗生素的合理使用，病死率已显著下降，但部分病例仍有耳聋、癫痫、智力落后及肢体瘫痪等神经系统后遗症。

【病原学】

多数化脓性球菌均可导致化脓性脑膜炎，以肺炎链球菌、脑膜炎球菌及嗜血流感杆菌最常见，其次有葡萄球菌、肠道革兰阴性杆菌(大肠埃希菌、铜绿假单胞菌及沙门菌属等)及厌氧菌等。

脑膜炎奈瑟菌仅存在于人体，可从带菌者咽部、患者血液、患者脑脊液及皮肤瘀点中检出。系革兰染色阴性双球菌，呈肾形或卵圆形，多数成对排列，具有典型的革兰阴性菌的细胞壁结构，荚膜及菌毛均与脑膜炎球菌的侵袭有关。该菌能产生毒力较强的内毒素，需氧，在5%～10% CO_2，pH 7.4～7.6，35～37℃的条件下最易生长，体外生存力很弱，如不及时送检接种会产生自溶酶而自溶死亡。此菌对干燥、寒冷、阳光及常用消毒剂均甚敏感。迄今为止，根据菌群特异性荚膜多糖(CPS)结构，可分为13个群，特异的血清型是根据2类和3类外膜蛋白上的抗原差异而定，而1类外膜蛋白的抗原差异决定其亚型，其中A、B、C三群最为常见，占90%以上，C群致病力最强，B群次之，Y群最弱，B群及C群主要分布于西方国家，亚洲主要是A群。我国95%以上流行菌群为A群，随着A群脑膜炎球菌多糖疫苗在全国各地的应用，A群的发病率明显下降。近年来脑膜炎球菌对磺胺耐药现象普遍，以C群及B群最为严重，A群耐药菌株亦有上升趋势。

肺炎链球菌为革兰阳性有荚膜的双球菌，已知有86种血清型，其中18种血清型可导致伴菌血症的肺炎链球菌肺炎，6种荚膜型(1、2、4、7、8、14)分别可单独引起严重感染，儿童以1、6、14及19型感染为主。本菌不产生外毒素，其致病物质主要有以下3种：①荚膜：起到侵袭作用的主要致病因素；②溶血毒素：能溶解人的红细胞，可导致皮肤坏死和致死作用；③紫斑因子：极少数肺炎链球菌自溶后可释放紫斑因子，引起紫斑及出血瘀斑。

嗜血流感杆菌系革兰阴性短小杆菌，分为a、b、c、d、e、f共6个型，其中b型荚膜株的致病力最强，菌体有荚膜，表面有纤毛，从而增强对黏膜的黏附力。本菌进入呼吸道黏膜上皮后，并可侵入血流繁殖，继而侵入中枢神经系统。

【流行病学】

一、年龄

小于2个月的婴儿脑膜炎患者，病原体多为大肠埃希菌、B组链球菌(国内较少见)及李斯特菌，3个月至3岁幼儿以嗜血流感杆菌脑膜炎为多见，其中5～9个月者占70%，3岁以上者的血清抗体水平逐年增高，发病率渐减，成人患者罕见。6个月以下婴儿因有母体的被动免疫，故流行性脑脊髓膜炎（流脑）的发病率极低，6月至2岁的抗体水平最低，以后逐年增高所以小儿患者多于成人。1岁以下的肺炎链球菌脑膜炎（肺脑）发病率甚高。约20%的老年肺炎患者伴菌血症，故老年人的肺脑发病率亦高，但其他各年龄组均可发病。

二、季节

流脑有严格的季节性，冬、春季为多见，嗜血流感杆菌脑膜炎亦以冬春两季为多。肺脑全年均可发病，但冬、春二季的发病率较高，腮腺炎病毒脑膜炎亦然，夏秋季节则以肠道病毒脑膜炎为多见。

三、家族中发病情况

若兄弟姐妹中有两人同时发病，则多为流脑及嗜血流感杆菌脑膜炎。

四、医院内获得感染的化脓性脑膜炎

此类病原主要为耐药程度高的革兰阴性杆菌如肺炎杆菌、沙雷菌、肠杆菌、铜绿假单胞菌，耐药性葡萄球菌及厌氧菌等。

五、细菌入侵途径

（一）脑膜旁邻近器官的感染或其他部位的感染

主要包括以下部位的感染：①脑膜炎患者伴鼻窦炎时，其致病菌可为肺炎双球菌、金黄色葡萄球菌（简称金葡菌）及溶血性链球菌；②急、慢性中耳炎时，致病菌可破坏骨壁或经血行侵入蛛网膜下腔，病原菌以肺炎双球菌，变形杆菌及大肠埃希菌为主；③上呼吸道感染时，脑膜炎双球菌可先导致鼻咽部感染继而入血；④在肺脑和金葡菌脑膜炎中，以肺炎为入侵途径者占半数左右；⑤金葡菌败血症可并发金葡菌脑膜炎，据国家统计，并发率可达38%。革兰阴性菌败血症亦可并发脑膜炎；⑥皮肤疖肿，可为金葡菌脑膜炎的主要原发灶。

（二）脑脊液鼻漏及耳漏

均可由闭合性颅外伤所致，脑外伤时常有筛窦、筛板等处的骨折。筛窦骨板菲薄，紧贴硬脑膜，该处操作可损伤硬脑膜，导致鼻漏；其他原因尚有：①垂入鼻内的脑膜被误认为鼻息肉而切除；②颅内肿瘤放射治疗时破坏筛板；③肿瘤本身亦可浸润并破坏骨质，以上各种原因所致的鼻漏常导致复发性脑膜炎，其病原菌80%为肺炎双球菌，其他常见菌为革兰阴性杆菌及金葡菌。此外，颅外伤可使额骨骨折，在蹬骨、蜗窗、前庭窗、耳咽管等处发生裂缝，并可与蛛网膜下腔相通，出现脑脊液耳漏，其病原与鼻漏相似。

（三）颅脑外伤

未合并鼻漏及耳漏的闭合性颅脑外伤，其病原菌以肺炎双球菌及革兰阴性菌为主。开放性颅外伤所致的脑膜炎，其致病菌以革兰阴性菌及金葡菌为主。

（四）神经外科手术污染

约有50%的革兰阴性杆菌脑膜炎发生于颅脑手术后。

（五）腰椎穿刺污染

病原菌以金葡菌及铜绿假单胞菌为多见。

（六）脑室-心房及脑室-腹腔引流术后

约有10%～30%可发生脑膜炎，50%的病原菌为表皮葡萄球菌，其他依次为金葡菌、革兰阴性杆菌，近年来后者有增多的趋势。

（七）神经系统先天性皮肤窦道

多伴皮肤或上皮样瘤，引起脑膜炎的病原以金葡菌及大肠埃希菌为主。

（八）其他

全身免疫情况的低下常可诱发脑膜感染，先天性丙种球蛋白缺乏症患者而反复发作化脓性脑膜炎，多见于儿童，病原菌以肺炎链球菌，脑膜炎球菌及嗜血流感杆菌多见。

【发病机制与病理改变】

病原体进入机体后是否入侵中枢神经系统，取决于机体的免疫状态及细菌的毒力两方面因素。在机体防御功能正常，细菌毒力弱的情况下，存在于一些部位的细菌仅处于寄居或带菌状态而并不致病，当人体免疫力明显下降或细菌毒力强时，细菌可自不同途径入侵脑膜而致病。

化脓性脑膜炎初期病理表现为血脑屏障的破坏。细菌在血流中繁殖时，或用抗生素治疗后，细菌溶解，而释放大量细菌活性产物，如细胞壁或内毒素及磷酸壁等。这些物质刺激脑血管内皮细胞、巨噬细胞、星形细胞及小胶质细胞，产生细胞因子如TNF-α及IL-1β。TNF-α和IL-1β，在诱发炎症反应中起协同作用,可活化脑血管内皮细胞上的CD18促白细胞黏附受体,使白细胞黏附于血管壁,释放蛋白溶解酶,破坏内皮细胞间的连接,导致血-脑屏障渗透性增高,使白细胞及血浆大量进入脑脊液中。此外,这些细胞因子可激活花生四烯酸代谢产物如前列腺素,并可产生血小板活化因子(PAF),从而使血-脑屏障渗透性进一步增加及脑内血栓形成。上述炎症介质及其细胞相互作用的结果,引起蛛网膜下隙的炎症反应,最终导致脑水肿、颅内压增高及脑内细胞功能和代谢紊乱等一系列病理生理改变。

【临床表现】

各种细菌所致的化脓性脑膜炎,有相似的临床表现,可归纳为感染、颅内压增高及脑膜刺激征三方面。临床表现很大程度取决于年龄,年长儿及成人可出现典型表现。

一、全身症状

本病起病急骤,高热伴畏寒、寒战,全身酸痛等毒血症状。部分婴儿及少数成人可有呕吐、腹泻等胃肠道症状,精神萎靡,嗜睡,烦躁等。

二、神经系统情况

脑膜炎共有的症状体征为:

(一) 颅内压增高

脑膜的充血水肿和累及脑实质所致的充血水肿均可导致颅内压增高,临床主要表现有头痛、喷射性呕吐,视乳头水肿,视力模糊,意识障碍及抽搐等,幼儿可见前囟饱满。

(二) 脑膜刺激征

脑膜炎累及脊神经根部脊膜时,可出现颈项强直,克氏征阳性。

(三) 脑实质炎症

主要表现如下:①大脑皮层的病变可导致意识障碍,其程度不一,可自嗜睡,直到昏迷;②运动通路的改变表现为惊厥、瘫痪;③因反射通路障碍,腹壁、提睾等浅反射消失,或由于大脑皮质的抑制减弱,下运动神经原释放,因而出现膝反射亢进及踝阵挛等;④严重的脑实质损害可使脑水肿加剧,引起脑疝。天幕裂孔疝可压迫患侧动眼神经,使患侧瞳孔增大,不规则,对光反应迟钝。枕骨大孔疝可使呼吸骤停。

(四) 常见病原菌所致的化脓性脑膜炎的临床特点

1. 肺炎链球菌脑膜炎　本病发病率仅次于流行性脑脊髓膜炎,多见于1岁以下的婴儿(占80%)及老年人,冬春季较多,常继发于肺炎、中耳炎、乳突炎、鼻窦炎、败血症或颅脑外伤,其炎症渗出物多分布于大脑顶部表面,故早期颈项强直不明显。由于渗出物中纤维蛋白较多,易致粘连及包裹性脓肿。硬膜下积液或积脓、脑脓肿、脑积水等并发症较其他化脓性脑膜炎多见。患者一般病情较重,病程多迁延和反复,脑脊液涂片及培养阳性率较高。

2. 嗜血流感杆菌脑膜炎　本病主要由b型嗜血流感杆菌所致,多见于出生3个月至3岁小儿,秋季较多,多数起病急,突然高热、呕吐、惊厥。部分患者起病稍慢,先有明显的呼吸道感染,经数日或数周后才出现脑膜炎表现。偶见皮疹,常并发硬膜下积液,亦可出会厌炎、关节炎、蜂窝织炎及肺炎,易发生轻度贫血。脑脊液涂片常见极短小的革兰阴性杆菌。

3. 葡萄球菌脑膜炎　本病主要由金葡菌所致,各年龄组均可患病,但以新生儿及年长儿多见。多发生于夏季。常先有化脓性病灶如新生儿脐炎、脓疱疮、蜂窝织炎及败血症等。本病常为金葡菌脓毒败血症的迁徙病灶之一,病程中可见荨麻疹、猩红热样皮疹及小脓疱。脑脊液成脓性、混浊、易凝固,涂片可见成堆革兰阳性球菌。血及脑脊液培养可获阳性结果。

4. 大肠埃希菌脑膜炎　本病多见于出生3个月内婴儿,特别是新生儿及早产儿。此菌主要来自母亲产道、婴儿肠道及脐部等。此外,脊柱裂、尿布皮炎、中耳炎亦可为侵入门户。年长儿患病时应仔细检查背部中线皮肤有无交通窦道。脑脊液除化脓性改变外,常有臭味。预后差,病死率高。

【并发症与后遗症】

一、硬膜下积液

常见并发症之一,多见于肺炎链球菌及嗜血流感杆菌脑膜炎,其发生率在婴幼儿约50%。有文献报道,在78例硬膜下积液患者的病原菌检查中,肺炎链球菌36例(46.2%),嗜血流感杆菌21例(26.9%)。此症多出现在病程4~10日,主要为1岁以内前囟未闭的婴儿。硬膜下积液的表现:①化脓性脑膜炎经有效抗生素治疗4～6日后,脑脊液已好转,但发热仍持续不退,或退后又复升,同时出现颅内压增高症状如频繁呕吐、惊厥、易激惹、持续昏睡、前囟膨隆、头围增大、颈项强直及局灶性体征、肢体抽搐或瘫痪;②颅骨透照试验阳性;③硬膜下穿刺液体为黄色,>2ml,蛋白质量较同时腰椎穿刺所得脑脊液中蛋白高,常高于400mg/L;④头颅B型超声波及CT扫描可确诊。

二、脑室管膜炎

本病是新生儿及婴幼儿较常见的并发症,表现为频繁呕吐、发热持续不退、反复抽搐、呼吸衰竭,或脑脊液检查已好转而发热不退、颅内压增高。头颅B型超声波见脑室明显扩大、脑室管膜粗糙。CT扫描显示脑室扩大及室管膜形成一圈密度增强影像。有时脑室内可见网状囊样脓液纤维化影像。确诊依赖于侧脑室穿刺。确诊标准为:①脑室液培养细菌与腰椎穿刺报告相同;②脑室液细胞数≥50×10^6/L,以中性粒细胞为主;③糖定量<1.68mmol/L,蛋白量>400mg/L。

三、脑性低钠血症

化脓性脑膜炎时可因下视丘受累致抗利尿激素异常分泌,又因呕吐、进食少而致低钠血症和水中毒,出现尿少、轻度浮肿、频繁呕吐、反复惊厥和昏迷。这些症状和脑膜炎症状相似,故应及时检查血电解质加以鉴别。

四、脑神经受损

由于脑实质损害及粘连可使脑神经受累,出现失明、耳聋及面瘫等。后遗症有智力落后、肢体瘫痪、癫痫、耳聋、失明及脑积水等。

【实验室检查】

一、血象

白细胞明显增高,可达(20～40)$\times10^9$/L,以中性粒细胞为主,可达0.80～0.90。严重者白细胞总数可减少。

二、脑脊液检查

CSF压力增加,外观混浊或脓样。白细胞数明显增加,达1000×10^6/L以上,高者达数万,以中性粒细胞为主。蛋白明显增加,糖及氯化物早期可正常,晚期降低。脑脊液涂片及培养可找到病原菌。对初次腰椎穿刺脑脊液正常的可疑者,可再次复查。

三、细菌学检查

(一) 涂片检查

脑脊液沉淀涂片用革兰染色常可找到病原菌。

(二) 细菌培养

取鼻咽拭子、血及脑脊液培养可获得病原菌。血培养阳性率为40%～50%。对脑脊液常规阴性者,有时培养亦可获致病菌。

四、特殊检查

(一) 脑脊液病原菌的抗原检测

常用方法有对流免疫电泳、乳胶凝集法、血凝抑制试验、RIA、荧光抗体测定及ELISA等,能较快检出脑脊液中抗原。

(二) 聚合酶链式反应(PCR)

适用于脑脊液革兰染色、细菌抗原检测及培养为阴性的脑膜炎患者,但有假阳性。

(三) 鲎溶解物试验

本法系查血液或脑脊液中内毒素(脂多糖),可间接证实革兰阴性菌感染,但易致假阳性。

(四) 脑脊液酶学检测

脑脊液中含有多种酶,可鉴别化脓性脑膜炎与病毒性脑膜炎,磷酸己糖异构酶(PHI)和乳酸脱氢酶(LDH)在化脓性脑膜炎时升高,其中PHI较LDH敏感。

(五) C反应蛋白(CRP)

一种重要的急性时相蛋白,细菌感染时CRP浓度升高。有学者研究发现,革兰阴性菌脑膜炎的脑脊液及血清CRP含量均高于革兰阳性菌脑膜炎,可作为辅助检查方法。

【诊断与鉴别诊断】

早期诊断是治疗成功与否的关键,可减少后遗症,提高治愈率。典型病例根据临床症状、体征及脑脊液可明确诊断。对经过不规则抗生素治疗后的化脓性脑膜炎,脑脊液检查结果不典型,涂片及培养均阴性者,应结合病史及临床表现等综合考虑做出诊断。化脓性脑膜炎应与下列疾病相鉴别。

一、病毒性脑膜炎

治疗不彻底或部分治疗的化脓性脑膜炎,脑

脊液改变与病毒性脑膜炎难以区别，但病毒性脑膜炎全身中毒症状不重，脑脊液外观清亮以淋巴细胞为主，蛋白含量正常或轻度升高，糖及氯化物正常，细菌涂片及培养均阴性。

二、结核性脑膜炎

本病起病缓慢，常有结核接触史和肺部等处结核病灶及相应症状，结核菌素试验阳性。脑脊液外观呈毛玻璃状混浊，细胞数多在 500×10^6/L，以淋巴细胞为主，蛋白明显增高，糖和氯化物均降低。脑脊液静置24小时后可见薄膜形成，可用薄膜涂片、培养或动物接种找抗酸杆菌。文献报道，少数结核性脑膜炎可急性起病，高热，早期脑脊液可混浊，白细胞数显著增多，可在 100×10^6/L 左右。

三、隐球菌性脑膜炎

隐球菌性脑膜炎患者的表现及脑脊液的常规与生化改变与结核性脑膜炎类似，一般说来，隐球菌脑膜炎急性期的颅内压升高较早出现且显著，腰穿测压常>300mmH_2O，可高达500～600mmH_2O，甚至更高。脑脊液糖降低较结核性脑膜炎显著，可降低至微量，才有阳性结果。脑脊液隐球菌培养及作隐球菌乳胶试验，可提高诊断率。

【预后】

目前，发达国家的化脓性脑膜炎患儿存活率有了明显改善，总病死率低于10%，隐球菌脑膜炎低于5%，但是持续性后遗症的发生率仍无明显下降，约10%到大于30%。

【治疗】

化脓性脑膜炎的治疗主要是抗菌、对症及支持治疗。

一、抗生素治疗

治疗原则是：①对病原菌敏感；②在脑脊液中浓度高；③能通过快速杀菌达到无菌化。

疗程因不同病原菌而异，流行性脑脊髓膜炎（流脑）的疗程一般为5～7日，嗜血流感杆菌脑膜炎的疗程不少于10日（热退后至少继续7日），肺炎球菌脑膜炎在热退至正常后继续用药10～14日，革兰阴性杆菌脑膜炎由于复发率高，疗程至少4周，继发于心内膜炎的链球菌脑膜炎则需4～6日，CSF中细胞数及各项生化指标需恢复正常，CSF细菌涂片及培养均需转阴。不同的抗菌药物其脑膜通透性不同，从而影响其疗效（表11-4-1）。

表11-4-1　常用抗菌药物的脑膜通透性

易透性	炎症时可达有效浓度		炎症时可达一定浓度		不易透入
氯霉素	青霉素	氨苄西林	头孢哌酮	万古霉素	两性霉素B
SD	哌拉西林		阿米卡星	庆大霉素	多黏菌素类
甲硝唑	头孢呋辛	头孢噻肟	妥布霉素	奈替米星	林可霉素
异烟肼	头孢他啶	头孢曲松	红霉素		酮康唑
利福平	拉氧头孢		酮康唑(>每日800mg)		
乙氨丁醇	磷霉素	培氟沙星			
吡嗪酰胺	氧氟沙星	环丙沙星			
氟康唑					

二、各种细菌性脑膜炎的治疗

（一）流脑

国内大多数地区以青霉素作为首选药物，剂量成人为每日800万～1200万U，严重者可达每日2000万U；儿童每日20万～40万U/kg，新生儿每日10万～15万U/kg，每4～6小时静滴或静注。氨苄西林亦可作为替换药物，成人每日12g。如患者对青霉素过敏，可用氯霉素，成人每日4g，儿童每日50～100mg/kg。此外，头孢噻肟及头孢曲松等的脑膜通透性好，亦为治疗流脑的极有效药物。

国内流行株虽多数为对磺胺药敏感的A群，但临床应用时仍应做药敏试验，在某些地区磺胺嘧啶(SD)仍为首选药物,成人首剂2g,以后每12小时口服或静滴同量,儿童每日剂量为75～100mg/kg,用法同成人,并给等量碳酸氢钠,亦无需联用TMP。在应用SD后48小时内,一般情况即应显著好转,如症状、体征未见改善及细菌涂片仍阳性,则应改用青霉素或其他抗菌药物。

(二) 肺炎球菌脑膜炎

肺炎球菌对青霉素一般仍敏感。但本病的炎症反应剧烈,常在脑组织中形成粘连,导致脑积水或失语、偏瘫等后遗症,病死率亦仍然高达28%左右。可用青霉素或氨苄西林,后者的剂量为成人每日12g,儿童每日150～250mg/kg,新生儿每日100～150mg/kg,静注或静滴。近已发现肺炎球菌的耐药株,青霉素的MIC达1～2mg/L,国外报道耐药率为20%,临床工作中应对此引起警惕。如分离菌株对青霉素高度耐药,应选用头孢曲松或万古霉素。

青霉素如与氯霉素同用,由于两者作用机制不同,应先予以青霉素,再用氯霉素,并不宜同瓶静滴。

(三) 嗜血流感杆菌脑膜炎

国内大多采用氨苄西林或氯霉素作为首选药物,因氯霉素对新生儿的毒性较大,故其剂量宜减为每日20mg/kg,亦有主张两药合用,待细菌药敏结果获知后再停用其中之一者。国外报道b型嗜血流感杆菌对氨苄西林的耐药率高达30%,对氯霉素的耐药率则各地报道不一,在西班牙高达50%,美国则在10%以下。上述地区对嗜血流感杆菌脑膜炎(尤其多重耐药菌)的治疗已广泛应用头孢呋辛、头孢噻肟或头孢曲松,在临床实践中均已取得良好疗效。

(四) 金葡菌脑膜炎

本病多发生在新生儿脐带或皮肤感染、金葡菌败血症并发海绵窦血栓、颅脑外伤及神经外科手术后等。金葡菌对多种常用抗菌药物耐药,因此宜采用耐酶青霉素如苯唑西林或氯唑西林,成人剂量每日12g,儿童每日40mg/kg,溶于生理盐水中分2次静脉缓滴。利福平的成人剂量为每日600mg,儿童每日15mg/kg,分2次口服,用药期间注意肝、肾功能不良反应,且需与其他药物联合应用。

(五) 厌氧菌脑膜炎

本病较少见,甲硝唑对厌氧菌抗菌作用强,CSF中浓度高,是治疗本病的有效药物,成人剂量每日2g(0.5%溶液)静滴。此外,克林霉素(成人剂量为每日1.8～2.4g)及氯霉素亦可作为治疗药物。如能除外脆弱类杆菌感染,则可采用大剂量青霉素。

(六) 革兰阴性杆菌脑膜炎

病原菌多为大肠埃希菌、肺炎杆菌及铜绿假单胞菌等,往往发生于神经外科手术、慢性中耳炎、乳突炎、长期应用广谱抗生素及免疫抑制剂等后,以及老年患者有严重原发病者,且多为医院内感染,病死率高达50%～75%。应迅速查出病原菌,做药敏测定。可供选用的药物有:①氨基糖苷类:庆大霉素、妥布霉素及阿米卡星;②哌拉西林:成人每日12～16g;③头孢菌素类:头孢呋辛每日6.75g,头孢噻肟每日4g,头孢他啶每日4g,头孢曲松每日4g(均为成人量)。每日剂量等分2～4次静脉给药。一般采用哌拉西林与庆大霉素或阿米卡星的联合,亦可单独应用第三代头孢菌素。

铜绿假单胞菌脑膜炎的病死率高于其他革兰阴性菌,因此治疗更应积极,可采用大剂量哌拉西林联合阿米卡星或用大剂量头孢他啶。

三、对症支持疗法

高热时用物理或退热剂降温,惊厥者可给地西泮每次0.2～0.3mg/kg(最大剂量不超过10mg),缓慢静脉注射,或用苯巴比妥钠前剂10～20mg/kg,12小时后给予维持量每日4～5mg/kg,肌内注射。此外,有休克或颅内压增高时,应积极采用抗休克及降颅内压处理。

保证足够的热量与液体量,对意识障碍及呕吐的患者应暂禁食,宜静脉补液,并精确记录24小时出入水量,仔细检查有无异常的抗利尿激素分泌。如有液体潴留,必须限制液体量每日30～40ml/kg。当血钠达140mmol/L时,液体量可逐渐增加到每日60～70ml/kg。对年幼、体弱或营养不良者,可补充血浆或少量鲜血。

四、肾上腺皮质激素(简称激素)

目前认为激素作为抗炎物质在化脓性脑膜炎时可减少细胞因子释放,减轻脑水肿,降低颅内压和血脑屏障的作用。其中,地塞米松能减少脑膜炎患者总后遗症的发生及耳聋的发生率。一般轻型病例不用,重症患者在有效抗生素应用前或同时给药,现在较公认的治疗方案为0.15mg/kg,每6小时一次,连续应用4日或0.4mg/kg,每12小时一次，连续应用2日。无菌性及部分治疗后脑膜炎，以及小于6周龄的患儿均不宜使用激素。

五、并发症治疗

（一）硬膜下积液

在下列情况下可穿刺放液：①液体量多，有颅内压增高症状；②怀疑积液是惊厥发作的原因；③有神经系统局灶性体征。积液多时可缓慢放液20～30ml，每日或隔日一次。4～5周后积液不减或有持续感染及颅内压增高症状时，考虑外科治疗。若有硬膜下积脓，可行局部冲洗，并注入适量抗生素如苯唑西林50mg，氨苄西林50～100mg，或庆大霉素0.1～0.3mg等。注射时反复以脑脊液边稀释边注入。

（二）脑室炎

此情况可做侧脑室控制性引流，减轻脑室压力，并注入适量抗生素如青霉素钠5000～20 000U，氨苄西林每次50～100mg，庆大霉素每次5～10mg，阿米卡星5～10mg。儿童为成人的半量，疗程5～7日。以上药物须用生理盐水或脑脊液稀释2～3倍后注射。

【预防】

化脓性脑膜炎再发的原因多与免疫功能低下、先天畸形及后天损伤有关，必须及时治疗。肺炎链球菌脑膜炎的药物预防可试用利福平，剂量10mg/kg，每日2次。此法效果有限，鼻咽部细菌清除率仅70%。

一、肺炎链球菌脑膜炎的免疫预防

目前有23价肺炎链球菌疫苗推荐适用于2岁以上肺炎链球菌疾病高危人群，包括年龄在65岁以上、糖尿病、充血性心力衰竭、肝病、脾切除、肾病及其他心或肺疾病患者、脑脊液渗漏者及HIV感染患者。前往肺炎链球菌疾病高发区者亦应接种。

二、嗜血流感杆菌脑膜炎的免疫预防

嗜血流感杆菌b型荚膜多糖疫苗由磷酸多核糖基核醇（PRP）组成，在18个月至6岁儿童有效率为90%，但对婴儿无效，而此组人群对嗜血流感杆菌高度易感。两种组合疫苗、白喉CRM_{197}蛋白结合疫苗（HbOC）及脑膜炎球菌结合疫苗（PRP-OMP）可适用于所有儿童。

Ⅱ　结核性脑膜炎

结核性脑膜炎（tuberculous meningitis，简称结脑）系由结核杆菌所致的脑膜非化脓性炎症，是结核病中最重要的一种类型。本病可继发于粟粒性结核及其他器官的结核病灶。在抗结核药物问世以前，其病死率几乎高达100%。我国自普遍推广接种卡介苗及大力开展结核病防治以来，本病的发病率较过去明显下降，预后有很大改善，若早期诊断和早期合理治疗，大多数病例可获痊愈。但如诊断不及时、治疗不恰当，其病死率及后遗症的发生率仍较高。

【病因】

目前半数以上结脑患者为成人，其余为儿童，结核杆菌的播散有以下数种途径：①儿童大多继发于粟粒性结核，经血行播散而来；②婴幼儿结核性脑膜炎往往来源于原发综合征，尤其是纵隔淋巴结的干酪样坏死破溃到血管，细菌大量侵入血循环，导致本病；③少数患者可由脑内结核瘤、结核性中耳炎或脊椎结核直接蔓延所致；④除原发综合征外，肺部、泌尿生殖系及消化道等结核病常是成人的原发病灶。成人结脑中3/4有上述病灶，而且以肺外为主。虽然结脑可并发于粟粒性肺结核，但通常在发病后数周才出现后者的征象，故亦有学者认为是室管膜下结核灶（Rich灶）破溃至蛛网膜下腔所致，而非直接由血行播散至脑膜。

【发病机制与病理】

一、发病机制

结核菌到达蛛网膜下腔，在人体过敏性增高的情况下，导致变态反应性炎症，感染波及软脑膜、蛛网膜，形成多数散在的以单核细胞及淋巴细胞浸润为主的细小结节。若治疗及时有效，病变可完全吸收，反之，病变转至慢性及出现典型结核病理改变，如结核性肉芽肿及干酪样坏死等。病灶周围有炎症及纤维蛋白性渗出，后者多集中于脑底部，分布在Willis动脉环、脚间池、视交叉及环池等处。渗出物可压迫和损害视交叉、动眼神经和面神经等，导致视力减退、全盲及其他相应的颅神经症状。炎症累及下丘脑，可导致自主神经功能紊乱。渗出物阻塞环池则导致脑积水。

病程后期由于炎性粘连,使蛛网膜结及浅表血管间隙回收脑脊液的能力减弱,导致非阻塞性脑积水。受脑膜病变的波及,脑实质浅层亦出现炎症,严重者可出现结核结节、结核瘤。下丘脑病变常引起自主神经功能紊乱。脑内动脉亦常受累,若形成血栓则导致脑梗塞。最易累及中脑动脉,并导致偏瘫。较小动脉栓塞则引起类似大脑炎的各种症状。脊髓蛛网膜和脊髓实质亦常出现渗出、结节及干酪样坏死。

二、病理改变

(一) 脑膜

脑膜弥漫性充血,脑回普遍变平,尤以脑底部病变最为明显,故又有颅底脑膜炎之称。延髓、脑桥、脚间池、视神经交叉及大脑外侧裂等处的蛛网膜下腔内,积有大量灰白色或灰绿色的浓稠、胶性渗出物。浓稠的渗出物及脑水肿可包围挤压脑神经,导致脑神经损害,有时炎症可蔓延到脊髓及神经根。

(二) 脑血管

本病早期主要表现为急性动脉内膜炎。病程越长则脑血管增生性病变越明显,可见闭塞性动脉内膜炎,有炎性渗出、内皮细胞增生,使管腔狭窄,终致脑实质软化或出血。北京儿童医院对152 例结脑进行病理检查,发现脑血管病变者占61.2%。

(三) 脑实质

炎性病变从脑膜蔓延到脑实质,或脑实质原来就有结核病变,可致结核性脑膜脑炎,少数病例在脑实质内有结核瘤。152 例结核性脑膜炎病理检查,有结核性脑膜脑炎者占 75%,有单发或多发结核瘤者占 16.4%。

(四) 脑积水

结脑常常发生急性脑积水脑水肿。初期由于脉络膜充血及室管膜炎而致脑脊液生成增加,后期由于脑膜炎症粘连,使脑蛛网膜粒及其他表浅部的血管间隙神经根周围间隙脑脊液回吸收功能障碍,这两种情况,可致交通性脑积水。浓稠炎性渗出物积聚于小脑延髓池或堵塞大脑导水管及第四脑室诸孔,可致阻塞性脑积水。脑室内积液过多或使脑室扩大,脑实质受挤压而萎缩变薄。上述病理资料证实,有脑室扩张者占 64.4%,且脑积水发生甚早,有 4 例在病程 1 周即已发生明显脑积水。

三、结核性脑膜炎的病理分型

根据病理改变,结核性脑膜炎可以分为 4 型:

(一) 浆液型

此型特点是浆液渗出物只限于颅底,脑膜刺激征及脑神经障碍不明显,脑脊液改变轻微。此型属早期病例。

(二) 脑底脑膜炎型

炎性病变主要位于脑底,但浆液纤维蛋白性渗出物可较弥漫,其临床特点是明显的脑膜刺激征及颅神经障碍,有不同程度的脑压增高及脑积水症状,但无脑实质局灶性症状,脑脊液呈典型的结核性脑膜炎改变。此型临床上最为常见。

(三) 脑膜脑炎型

炎症病变从脑膜蔓延到脑实质,可见脑实质炎性充血,多数可见点状出血,少数呈弥漫性或大片状出血,有闭塞性脉管炎时,可见脑软化及坏死。部分病例可见单发或多发结核瘤,可引起局灶性症状。脑膜刺激征、颅神经受损及脑实质损害症状不相平行。本型以 3 岁以下小儿多见,远较前两型严重,病程长,迁延反复,预后恶劣,常留有严重后遗症。

(四) 结核性脊髓软硬脑膜炎型(脊髓型)

本型炎性病变蔓延到脊髓膜及脊髓,除脑及脑膜症状外,有脊髓及其神经根的损害症状。此型多见于年长儿,病程长、恢复慢,如未合并脑积水,病死率不高,但常遗留截瘫等后遗症。

【临床表现】

一、一般症状

本病起病缓急不一,以缓慢者居多。低热,或为高热,常伴畏寒、全身酸痛、乏力、畏光、精神萎靡及食欲减退等。小儿结核性脑膜炎的临床表现多较隐匿,缺少特征性。

二、神经系统症状、体征

(一) 多数病例早期即出现脑膜刺激征

粟粒性肺结核常规脑脊液检查时脑脊液已出现显著改变,但患者并无脑膜刺激征。婴幼儿及老年人,脑膜刺激征多不典型。

(二) 颅内压增高征象

有头痛、喷射性呕吐、视乳头水肿、意识障碍,严重者可出现脑疝、枕骨大孔疝,并可导致呼吸迅速停止。

(三) 颅神经损害征象

多见于面神经,次为展神经、动眼神经及视神经,可为单侧,或为双侧,这些征象多数在疾病充分显现时才出现,但有时可以是结核性脑膜炎的首发征象。

(四) 脑实质损害征象

表现多变,有瘫痪、去大脑强直、手足震颤与徐动、舞蹈样运动等不同表现,这些征象取决于病变损害部位。

(五) 自主神经受损征象

可表现为皮质-内脏联合损害如呼吸、循环、胃肠及体温调节紊乱等,亦可出现肥胖、尿崩症或抗利尿激素增高综合征。

(六) 脊髓受损征象

可出现脊神经受刺激或脊髓压迫、椎管阻塞等症状及体征。

【实验室检查】

一、脑脊液检查

CSF 可出现以下变化:①压力增高,外观清晰或呈毛玻璃样,放置数小时后可因纤维蛋白增多而出现伞状纤维薄膜;②细胞数(100～500)×10^6/L,60%～95%的病例以淋巴细胞占多数,但于疾病早期,4%～17%的患者可以中性粒细胞为主;③蛋白质含量 800～1000mg/L,多数病例 1000～2000mg/L。56%～88%患者的糖含量减至 2.24mmol/L 以下,在 117 例患者的报道中,蛋白含量平均在 1510～2060mg/L,高者可达 29g/L,而个别病例低下至 110mg/L。

取 5ml 脑脊液按 3000 转/分钟离心 30 分钟,沉渣涂片做抗酸染色找结核杆菌,或脑脊液作培养及动物接种等则可增加病原诊断的机会。在国外的报告中,显示细菌培养阳性率在 25%～40%,阳性率可高达 86%。我国细菌鉴定的阳性率尚待提高。

检测脑脊液中结核杆菌抗体或 DNA 的技术正在摸索中,如用亲和素-生物素复合 ELISA(avidin biotin complex-ELISA,ABC ELISA)测定脑脊液的抗结核抗体,阳性率在 70%～80%。ELISA 测定中性粒细胞集落因子的阳性率亦在 90%左右,该集落因子是调节粒系祖细胞的糖蛋白生长因子,为非特异免疫的重要组成部分,但其意义尚待明确。腺苷脱氨酸酶(ADA)是与细胞免疫相关的酶,与 T 细胞的分化有关,其阳性率为 90%左右。

二、影像学检查

对本病患者应常规做胸部摄片,以便了解肺内有无病变。CT 可揭示脑实质粟粒性结节、结核瘤等。其他表现多见者依次为:基底池的渗出物,脑水肿、脑积水及脑梗死等,这些间接改变亦能提供可靠的诊断依据。

三、眼底检查

对本病患者常可发现脉络膜血管附近有圆形或椭圆形苍白色外绕黄圈的结核结节。

【诊断和鉴别诊断】

结核性脑膜炎的诊断要点有:密切的结核接触史,如可有肺部、泌尿生殖系、肠道等的结核病灶,发病缓慢,具有结核毒血症状,伴颅内高压、脑膜刺激征及其他神经系统症状体征,脑脊液检查符合非化脓性脑膜炎表现。

结脑应与以下疾病进行鉴别:

一、病毒性脑膜炎

柯萨奇、埃可、流行性腮腺炎及疱疹类病毒等均可引起脑膜炎,起病多急骤,高热者多可伴肌痛、腹痛等。脑脊液中糖和氯化物不减低,蛋白质 1000mg/L 以下。2～3 周后可康复。

二、化脓性脑膜炎

本病由化脓性细菌所致,急性起病伴高热、寒战。脑脊液白细胞数每立方毫米达数千以上,且以中性粒细胞为主,糖降低较结脑更为明显,脑脊液涂片、培养可找到致病菌,脑脊液乳酸定量多>300mg/L,结脑则多小于此值。

三、真菌性脑膜炎

新型隐球菌脑膜炎的临床表现及脑脊液改变酷似结脑,诊断有赖于脑脊液墨汁染色、培养及抗原检测。

四、流行性乙型脑炎

本病常在夏秋季发病,急性起病,高热。脑脊液糖含量正常或略高,氯化物不减少,蛋白质

<1000mg/L等有助于鉴别。

五、颅内占位性病变

脑脓肿、听神经瘤等,常因病程进展较缓,以头痛、呕吐、视乳头水肿为主要表现,易与结核性脑膜炎混淆,头颅 CT 有助于诊断。

【预后】

本病预后取决于人体的反应性、疾病的严重程度、抗结核菌药物敏感性及治疗效果而定。婴儿及 40 岁以上患者的预后较差,3 岁以下患儿的病死率达 18% ~55%。有神志改变如谵妄、昏迷者的病死率达 30% 以上。治疗宜彻底,治疗 1 ~1.5 年者有 6.6% 复发,不足 1 年者复发率高达 25%。

【治疗】

一、抗结核治疗

治疗中应注意以下问题:

(一) 选用易透过血-脑屏障的药物

常用的抗结核药物中以异烟肼(isoniazid,INH)及吡嗪酰胺(pyrazinamide,PZA)较易透过血-脑屏障,当脑膜炎症时它们在 CSF 中浓度与血中浓度几乎相等,而利福平(rifamipicin,RFP)、乙胺丁醇(erhambotol,EMB)、链霉素(streptomycin,SM)及对氨基水杨酸(aminosalicylic acid,PAS)等不易透过血-脑屏障,当脑膜炎症时通透性略有增高,因此在治疗结脑时首先应选用 INH 及 PZA。

(二) 尽量选用杀菌剂及能渗透入巨噬细胞内的药物

INH、PZA、RFP 及 SM 均为杀菌剂,而 EMB 及 PAS 等为抑菌剂,治疗结脑时选用前述杀菌剂更为有效。由于结核菌是胞内寄生菌,因此治疗时必须选用能渗透入巨噬细胞中的药物,INH 及 PZA 能渗透入巨噬细胞内杀灭结核菌,而 RFP、SM、EMB 及 PAS 均不能渗入巨噬细胞内,因此,仍以用 INH 及 PZA 为好。

(三) 主张联合用药

单独应用任何一种抗结核药物均极易产生耐药性,故至少需同时应用两种药物才能减少或延缓耐药性的产生。鉴于结脑是一种严重的结核病,故需 3 种或 4 种药物联合应用以加强抗结核作用,最佳联合除了考虑药物在 CSF 中的浓度、是杀菌剂还是抑菌剂、能否进入巨噬细胞内等因素外,更重要的是防止联合用药后所产生的严重不良反应。抗结核药物中除 SM、EMB 外均有肝毒性,由 INH、PZA 及 RFP 所致的肝脏损害发生率分别为 10% ~20%、2% ~3% 及 1%,而联合应用后毒性反应发生率更高,尤其当 INH 与 RFP 联合应用时,因治疗结脑需要大剂量 INH,使肝毒性反应发生时间提早且毒性反应发生率高达 50% ~60%,而 INH 与 PZA 联合后的肝毒性反应发生率未增加,现在亦提倡治疗方案中应包含 PZA,因有研究表明凡早期应用 PZA 的强化治疗,不论临床属于哪一期,疗效均较好,且可缩短疗程。由于 PAS 疗效差,消化道反应明显,不易为患者所接受,现已基本不用。因此目前治疗结脑的最佳联合是:初期以 INH、PZA、EMB 及 SM 4 药联合疗法(4 联),待 SM 出现耳毒性反应后应以 INH、PZA 及 EMB 3 药联合疗法(3 联)。此法不良反应少,不易产生耐药性,疗效较满意。

(四) 恰当的给药剂量、疗程与给药途径

应注意以下事项:①INH:以往初期治疗成人为每日 0.6g,但疗效欠佳,由于中国人有 80% 属 INH 快代谢型,而快代谢型的血及 CSF 药物浓度仅为慢代谢型的 20% ~50%。因此,为提高 CSF 药物浓度需增加 INH 量至每日 1.2g,儿童为每日 20 ~25mg/kg。最初的 1 ~3 个月内静滴,病情稳定后改口服,治疗 3 个月后减为每日 0.9g,0.5 年后每日 0.6g,分 4 次口服。若有关节酸痛等痛风症状时减量或暂停,待症状消失后继续用原剂量治疗直至 2 年停药;②EMB:每日 0.75g,分 3 次口服;如出现球后视神经炎表现(视力下降、视野缩小、出现中央及周围盲点,应暂停药,一旦症状消失后可继续用药,疗程为 2 年);③SM:每日 0.75g,肌内注射(肌注),1 个月后改为隔日肌注。疗程长短依个体差异而定,不能一概而论,由于耳毒性反应严重的会致耳聋,且毒性反应在停药后仍继续进行性加重呈永久性损害,因此发现先兆的前庭损害症状(眩晕、头昏、急骤动作后恶心及呕吐)时应立即停药。过去所提倡的用药 3 ~6 个月或总量 60 ~90g 均不恰当。

(五) 鞘内注射

应掌握其适应证:①开始治疗已属结脑晚期,有椎管阻塞及脑积水表现者;②脊髓型患者;③经正规治疗 1 ~2 周,症状及 CSF 未改善者;④严重肝脏损害不能全身用 INH 及 PZA 时。通常鞘内注射 SM(从 10mg 渐增至 100mg)加地塞米松 2mg,每日

1 次,连续注射至出现蛛网膜炎症状(尿潴留、下肢麻木或轻瘫)时停止注射,隔日注射效果不如每日注射满意。INH 能较好地透过血-脑屏障不需鞘内注射,但严重肝功能损害时 INH 应停止口服改为鞘内注射,剂量及方法与 SM 等同。

(六) 脑室内用药

有学者报道对重型或有肝、肾功能障碍而不能全身应用抗结核药物者,可用皮下贮液囊(Ommaya reservoir)脑室内给药治疗,方法是通过导管将 RFP 5mg 注入侧脑室,每日 1 次,共 50 日,可取得良好的治疗效果,无任何局部及全身的不良反应。同时联合全身治疗对重型结脑是一安全高效的治疗方法。

(七) 肝毒性反应的用药

肝毒性反应是结脑治疗中最棘手的问题之一,若临床症状不明显仅轻度黄疸及转氨酶升高,可在严密观察下暂减少或停用 PZA,待黄疸消退、肝功能恢复正常后再继续 PZA 治疗。若出现严重肝损伤、深度黄疸则除了停用 PZA 之外,还要停用 INH,以防发生肝衰竭。此时可将 INH 改为鞘内注射,待肝功能恢复后再口服。必要时亦可脑室内给药。

按上述方案要坚持 2 年治疗,停药后才不会复发,曾有学者提出包含 PZA 的强化短程疗法的治疗时间只要 6 个月,但我们临床实践中遇到治疗 1~1.5 年停药后仍有复发者,因此只要患者能耐受以坚持 2 年最佳。

二、肾上腺皮质激素的应用

在强有力的全身抗结核治疗中加肾上腺皮质激素可以缓解发热、盗汗、疲乏等毒血症症状,可加快意识的恢复,又可减少渗出、减轻蛛网膜下腔的粘连、降低颅内压、稳定血脑屏障功能等。因此在重型结脑治疗中加激素是有用的辅助治疗。通常用泼尼松龙每日 40~60mg 或地塞米松每日 10mg,分 2~4 次口服或肌注,至病情稳定,CSF 明显好转(尤其糖及蛋白接近正常)可逐渐减量至停用,疗程需 1~3 个月。

三、对症治疗

(一) 脑积水的治疗

脑积水的控制常为治疗中首要的问题。在病程的 1~2 周即可从临床上诊断出脑积水,并可经 CT 检查、侧脑室穿刺及引流证实。对脑积水的治疗除常规使用治疗肾上腺皮质激素外,可采取以下措施。

1. 侧脑室引流适用于急性脑积水用其他降颅压措施无效者,或疑有脑疝形成时。持续引流时间 1~3 周,一般 1~2 次即可控制,引流量每日可达 50~200ml。引流时应注意固定好侧脑室穿刺针,以免损伤脑组织,并经常观察脑脊液压力,防止压力过低引起脑出血。特别注意防止继发感染。

2. 高渗液的作用原理为当静脉快速滴入高渗液后,由于血与脑脊液之间渗透压之差而产生降颅压作用,适用于抢救脑疝等严重脑水肿者,可用 20% 甘露醇、25% 山梨醇、50% 甘油糖浆,于 30 分钟内快速静脉注入,必要时可重复 2~3 次。

3. 醋氮酰胺为碳酸酐酶抑制剂,可能由于抑制脑室脉络丛中碳酸酐酶之作用,从而使脑脊液生成减少,降低颅压。此药作用较慢,剂量为每日 20~40mg/kg,分 2~3 次口服,疗程宜长,可达数周至半年。配合侧脑室引流或高渗液静点治疗之前后应用此药,以弥补两者不能长期应用之不足。对慢性脑积水其他降压措施不易坚持时,更为适用。其不良反应是较小婴儿可发生代谢性酸中毒,必要时可同时服用碳酸氢钠预防。少见的不良反应有血尿伴腹痛,停药后很快恢复,最严重的不良反应是无尿及急性肾衰竭。

4. 如果由于脑底脑膜粘连梗阻致发生梗阻性脑积水时,以上疗法均难以奏效者,长期应用侧脑室引流只起到对症治疗的作用,且难以长期坚持时,在抗结核药物治疗,炎症基本控制的情况下,可考虑采用脑室脑池分流术。

(二) 其他治疗

如高热及惊厥不止时可用冬眠Ⅱ号或其他镇静剂。为了改善神经系统代谢过程可用谷氨酸、复合维生素 B、维生素 B_{12}及大量维生素 C 等。因呕吐、入量不足、脑性低钠血症时应补足所需的水分和钠盐。

【预防】

本病的预防有以下方面:①注意营养,加强锻炼,增强体质;②劳逸适度,保持情绪乐观;③积极治疗原发结核,彻底清除结核病灶,防止继发感染;④按时预防接种,接种卡介苗不但可预防肺结核等的发生,且在新生儿时期接种卡介苗,可使结核性脑膜炎的发病率明显降低。

Ⅲ 隐球菌脑膜炎

隐球菌脑膜炎(cryptococcal meninigitis)系指隐球菌侵犯中枢神经系统所致的严重感染。该病多见于成年人,易感于细胞免疫功能低下的患者,如艾滋病、恶性肿瘤、糖尿病、大剂量应用激素、器官移植等,近年来发病率有明显增多趋势。临床感染常呈慢性或亚急性起病,以头痛为突出表现,渐进性加重,伴发热及脑脊液压力明显升高、糖含量降低。此菌虽好发于中枢神经系统,但也可引起肺脏、皮肤、黏膜、骨骼等全身各组织、器官感染。该病轻重不一,病死率可达10%~44%,而早期诊断和积极治疗可降低其病死率。

【病原菌】

隐球菌至少有30多个种,其中具有致病性的绝大多数为新型隐球菌。新型隐球菌系环境腐生菌,广泛生存于土壤及鸽粪中,偶可在水果、蔬菜、牛乳,以及健康人体的口腔、鼻腔、咽部、胃肠及皮肤等处分离。本菌的不同血清型在导致感染方面呈一定的地域性分布,在5种血清型中,以血清型A、D较为多见,呈全球性分布,可从土壤、鸽粪中分离出来,临床分离株亦多为A/D株,且AIDS患者对A型新型隐球菌更为易感,B/C型则较为少见,B型主要分布在热带、亚热带地区,澳洲桉树为其宿主,C型主要出现在美国,但由于AIDS的流行,B/C血清型即使在这些地区所占比例业已显著下降。我国新型隐球菌血清型分布特点是:以A/D血清型为主,其中,绝大多数为A型,D型较少,有一定比例的B型,缺乏C型。

【流行病学】

隐球菌病在世界各地均有发生,可发生在任何年龄组,多见于20~50岁。儿童相对少见,男性较女性为多,呈散发性分布。近年随着HIV的流行,隐球菌病显著增加,隐球菌感染是AIDS患者最常见的四个机会性感染之一,约80%隐球菌病患者与HIV感染有关。欧美国家报道在采用高效抗病毒药物治疗(HAART)HIV感染前约6%~10%患者会出现隐球菌感染。应用HAART治疗HIV感染后,隐球菌感染的发病率有所下降,但仍相对常见。在我国有约半数的隐球菌病患者并无明确的免疫功能低下疾病。

一、传染源

鸽粪是新型隐球菌新生变种临床感染的重要来源,1951年Emmons就从鸽粪污染过的土壤中分离出隐球菌。近年来人们又采用限制性酶切片段长度多态性(RFLP)分析等方法从分子水平进一步得到证实。此外,其他禽类如鸡、鹦鹉、云雀等排泄物亦可分离出隐球菌,而土壤中的隐球菌则是鸽粪等鸟类排泄物污染所致。

二、传播途径

一般认为隐球菌病主要是从呼吸道吸入环境中的酵母细胞或孢子,导致肺部感染。组织病理学亦证实,临床不论有无隐球菌感染的患者,均见肺部隐球菌性小结节,系吸入后沉积肺泡所致。此外,消化道亦可能是导致感染的另一途径,因为从各种食物中均可分离到隐球菌。其次,皮肤亦是导致隐球菌病的潜在入侵途径,原发性皮肤隐球菌病可进一步发生隐球菌脑膜炎。一般认为人与人、人与动物之间并不传播。

三、易感人群

皮肤隐球菌特异性试验表明人群普遍易感,但有一定的自然免疫能力。很多健康人群可能吸入隐球菌但并未导致隐球菌病,或仅为自限性肺炎,而细胞免疫功能低下的(特别是T细胞功能异常)患者则明显易感,占隐球菌病患者的30%~50%。本病常发生在恶性肿瘤,特别是淋巴瘤、白血病的基础上,约1/3的患者曾使用过大剂量激素或其他免疫抑制剂。此外,结节病患者亦好发隐球菌病,且与激素的使用与否无关。糖尿病和肝硬化亦被证实为易感因素,但其相关性较小。尽管如此,仍有约50%患者并无潜在的基础疾病。

【发病机制与病理改变】

一、发病机制

隐球菌的发病机制是多因素的,与病原菌的菌量、毒力及机体免疫状态等因素相关。

(一)病原菌在发病机制中的作用

目前认为隐球菌的荚膜多糖是其最主要的致病因子之一。隐球菌合成的黑色素则是新型隐球菌的又一致病因子。早在1962年,Staib就首先发现新型隐球菌能合成黑色素。黑色素缺乏株致病性明显低下，且易被宿主效应细胞所吞噬。新型隐球菌能在37℃生长，而其他非致病性隐球菌在此温度下不能生长，亦被认为是其致病因素之一，但对其具体致病机制研究尚少。新近认为活性细胞外磷脂是又一致病因子。

（二）机体免疫在发病机制中的作用

越来越多的研究表明，特异性细胞免疫及体液免疫均可发挥抗隐球菌作用，且以细胞免疫为主。细胞免疫是机体抵抗隐球菌感染最重要的防御机制。近年来AIDS患者人数增多，使得隐球菌病发病率显著上升，也从另一角度证实细胞免疫所起的重要作用。一方面，自身免疫功能低下患者容易感染隐球菌；另一方面，隐球菌感染又可导致机体免疫功能低下。部分患者可能还存在着细胞免疫功能低下的潜在因素。

机体免疫功能正常的患者，中枢神经系统感染的免疫反应是迟发型变态反应，淋巴细胞介导的巨噬细胞被活化，起着重要的抗真菌效应，故病理改变往往较为局限，而免疫功能低下患者，特别是AIDS患者，炎症反应较轻微，感染为多灶性，脑实质损害明显。病变组织可见大量巨噬细胞浸润，胞内有病原菌生长，此结果说明细胞免疫功能缺陷可导致巨噬细胞功能缺陷，不能抑制隐球菌在颅内的增殖及播散。

二、病理生理

中枢神经系统病变的范围较广，易侵犯脑脊膜，亦可同时侵犯脑实质（如大脑的各部位、间脑、脑干及小脑等），病变程度很不一致，可致弥散性损害或局限性损害。弥散性损害以渗出性炎症为主，菌量较多，病变主要侵犯脑（脊）膜及脑脊髓实质。局限性损害则以软化灶和肉芽肿为主，菌量少，病变主要表现为脑（脊）膜肉芽肿及脑脊髓实质肉芽肿（少数为囊肿、脓肿或软化灶）。

病理反应主要为胶质性及肉芽肿性病变两种。胶质性病变系由成堆的隐球菌菌体在组织内发生黏液样变性而形成。肉芽肿性病变主要由组织细胞、淋巴细胞、成纤维细胞及巨噬细胞组成。病理组织切片中所见隐球菌荚膜为宽厚的胶样改变，其厚度较菌体大1～3倍，病灶内中性粒细胞极少，周围组织充血、水肿等炎症反应轻微，出血、坏死及钙化少见。一般认为，病理改变程度和分布范围，与机体的反应性及菌量有相当密切的关系，且呈现出临床症状和体征的显著差异性。细胞免疫功能低下患者，特别是AIDS患者的炎症反应轻微，仅见巨噬细胞浸润，但以弥散性损害为主；而机体免疫功能正常患者，炎症反应稍明显，可见大量淋巴细胞及活化的巨噬细胞浸润，病变相对较局限。

【临床表现】

本病多见于成年人，起病常隐匿，表现为慢性或亚急性过程，起病前可有上呼吸道感染史。少数患者急性起病，多数为免疫抑制或免疫缺陷患者，病死率高，约2周即死亡。约12.5%患者伴有颅外感染，AIDS患者则高达50%。

一、临床分型

（一）脑膜炎型

临床最为常见，病变主要侵犯脑膜，临床表现为脑膜刺激征。

（二）AIDS患者

多见脑膜脑炎型，除脑膜病变外，还有脑实质的损害，可出现相应部位的症状和体征。

（三）肉芽肿型

相对少见，因颅内肉芽肿压迫脑神经导致相应的神经系统症状和体征。

二、症状与体征

（一）头痛

常为该病出现最早的症状，在确诊前1～20周（平均6周）就开始出现。初起为间歇性，以后持续并进行性加重，后期头痛剧烈，难以忍受。头痛以前额、颞区为显，枕部少见。

（二）发热

90%患者在病程中可出现发热，体温一般在39℃以下，个别患者可出现高热。

（三）其他症状

恶心、呕吐、食欲不振、体重下降，亦可发生阵发性眩晕、晕厥及癫痫。个别患者可出现吞咽困难，严重者甚至不能服药，但很少有感染的毒血症状。中、后期约1/4患者可出现视物模糊、畏光、复视、视力下降，甚至完全失明，可能与隐球菌直接导致视神经通道受损、视神经炎、视神经萎缩、脉络膜视网膜炎及颅内压高有关。

（四） 眼底检查可见明显视乳头水肿、视网膜渗出、出血。

（五）颅脑 CT/MRI 可显示脑实质损害，然而除视神经受累外，其他感觉及运动神经损害相对少见。

【实验室检查】

一、常规检查

外周血白细胞数正常或轻度增高，个别患者明显增高，且以中性粒细胞增多为主。脑脊液多有不同程度的异常，呈非化脓性改变。70% 患者的脑脊液压力明显增高，大多数大于 1.96kPa（200mmH_2O），甚至超过 4.90kPa（500mmH_2O）。脑脊液外观清澈、透明或微混。90% 以上患者有细胞数轻至中度增多，半数在（100～500）×10^6/L，常以单核细胞增多为主，早期可以多核细胞占优势。90% 以上病例的蛋白含量呈轻度或中度增高，个别可达 4g/L 以上。大多数患者 CSF 中糖含量显著下降，甚至为零，氯化物轻至中度降低。AIDS 患者并发隐球菌脑膜炎时，往往脑脊液常规、生化检查正常或轻度异常。

二、真菌学检查

（一）直接镜检

脑脊液涂片染色镜检是诊断隐球菌脑膜炎最简便而又迅速的方法。涂片染色以印度墨汁为佳，约 70% 隐球菌脑膜炎患者可获阳性结果。

（二）分离培养

培养仍然是确诊的金标准。分离培养能确诊隐球菌，需时 2～5 日，5～10ml 以上脑脊液离心后培养至少要 3 日以上。然而培养阳性率并不很高，甚至有报道阳性率仅为 10%，AIDS 患者仅有 50%～88%，可能与抗真菌药物的不规则应用有关，故培养阴性者不能除外诊断。

（三）免疫学检测方法

目前隐球菌血清免疫学检测方法已作为临床的常规诊断方法，主要是检测隐球菌的荚膜多糖特异性抗原。方法主要有乳胶凝集试验、ELISA 及单克隆抗体法，其中乳胶凝集试验最为常用。该方法简便、快速，优于墨汁涂片，对怀疑隐球菌感染而涂片、培养均为阴性的患者更具诊断价值。

【诊断与鉴别诊断】

一、诊断

对于临床上出现中枢神经系统感染的症状、体征，伴脑脊液压力明显增高、脑脊液糖含量明显低下的患者，应高度警惕隐球菌脑膜炎，尤其是具有免疫功能低下的患者和养鸽或有鸽粪接触史者，更应高度怀疑。然而，隐球菌脑膜炎的确诊仍有赖于实验室的特异性检查，包括脑脊液印度墨汁涂片、真菌培养及隐球菌荚膜多糖特异性抗原检测。此外，组织活检病理及培养亦有助于确诊。

二、鉴别诊断

隐球菌脑膜炎应与与结核性脑膜炎及脑肿瘤相互鉴别（表 11-4-2）。

表 11-4-2　隐球菌脑膜炎、结核性脑膜炎、脑肿瘤的鉴别诊断

	隐球菌脑膜炎	结核性脑膜炎	脑肿瘤
病原菌	新型隐球菌	结核杆菌	无
起病	慢性或亚急性	亚急性	慢性
发热	早期不明显，且不规则	病程中较早出现发热	多无
脑神经受累	视神经病变及视乳头水肿多见	展神经受累较多	多种脑神经受累
脑脊液细胞数	轻、中度增多，200×10^6/L	中度增多，（200～500）×10^6/L	正常或轻度增多
糖	明显减低	多数 1.12～2.24mmol/L	正常
蛋白	轻、中度增高	明显增高	稍增高，蛋白、细胞分离
氯化物	减低	减低	正常
涂片查菌	新型隐球菌	结核杆菌	肿瘤细胞
隐球菌抗原检测	阳性	阴性	阴性
脑电图	弥散型异常	弥散型异常	多有定位改变
头颅影像	无特异性改变	无特异性改变	有特殊改变

【治疗】

一、抗真菌药物治疗

（一）多烯类抗真菌药物

1. 两性霉素 B　两性霉素 B 能选择性地与隐球菌细胞膜上的麦角固醇结合，使细胞膜通透性增高，细胞内重要成分如钾离子、核苷酸及氨基酸等外渗，从而抑制真菌生长，最终导致隐球菌的死亡，同时也有利于其他抗真菌药物进入菌体体内，增强抗真菌的协同作用，如与氟胞嘧啶联合治疗，能减少两性霉素 B 的剂量及降低其毒性作用，并证实两性霉素 B 联合氟胞嘧啶治疗要较单用两性霉素 B 疗效高。两性霉素 B 常用剂量为每日 0.5～0.7mg/kg。从小剂量开始直至每日剂量达 25～35mg。疗程长短主要根据疗效来判断，一般需 2～3 个月，总剂量 3～4g。

由于两性霉素 B 不易透过血-脑屏障，静脉滴注后，脑脊液中的药物浓度甚低，不能达到有效治疗浓度。因此，对于难治性隐球菌脑膜炎患者可同时进行两性霉素 B 静脉及鞘内注射，但其不良反应亦较为显著，主要包括以下几个方面：①静脉滴注过程中可发生即刻反应如寒战、高热、头痛、恶心及呕吐等，有时有一过性血压降低、眩晕等表现；②25% 患者可出现心肌损害和肝功能异常（ALT 升高，个别患者可出现黄疸），35% 以上患者有肾功能损害的表现，如蛋白尿、管型尿、肾小管酸中毒、血肌酐及尿素氮水平升高，但停药或减量后可减轻或消失；③由于两性霉素 B 可增加钾离子排出，因此可产生低钾血症，发生率在 40% 以上；④本药对静脉壁刺激性大，多次静脉滴注后静脉可硬如条索、疼痛明显，严重时可导致血栓性静脉炎；⑤两性霉素 B 可作用于红细胞的细胞膜，导致细胞膜的通透性增高，造成轻度溶血性贫血，偶见血小板及白细胞减少；⑥鞘内给药可发生暂时性下肢感觉丧失、尿潴留及下肢瘫痪等，大多数经对症处理后能恢复。

为减轻或防止两性霉素 B 静脉滴注的不良反应，应采取下列措施：①本药易氧化，故应新鲜配制，静脉滴注时避光，要用 5% 葡萄糖液 500ml 溶解，不宜使用生理盐水稀释，以免发生沉淀。②最初静脉滴注时在其中加入地塞米松 2mg，以后随着疗程的延长及患者不良反应的减轻，地塞米松剂量可逐渐减至 1mg。由于药物过快静脉滴注可产生明显胸闷、窒息感、心动过速、心室颤动等反应，故静脉滴注速度宜慢，维持 6～8 小时。③为及时发现心、肝、肾脏的损害，应定期检测肝功能及心电图。一旦出现损害，应减少剂量或加强护肝及营养心肌。每周检测肾功能，如血清尿素氮、肌酐值超过正常的 1 倍或血清肌酐值>250μmol/L，应隔日给药或暂时停药。④定期检测血清电解质（尤其血钾），发生低血钾时应予以口服或静脉滴注氯化钾，以免发生因低血钾而导致的下肢无力，甚至心脏骤停。⑤为尽量维持较长时间的静脉给药治疗，静脉滴注时宜选择远端静脉或作深静脉穿刺留置导管。

2. 两性霉素 B 脂质制剂　两性霉素 B 脂质制剂均由两性霉素 B 与脂质体组成，其最突出的特点是不良反应明显低于两性霉素 B。该类制剂杀菌机制与两性霉素 B 相似，相同剂量效价略有降低，但因不良反应较小，剂量可明显增加，因而可达到较好的治疗效果。目前已应用于临床的该类药物有两性霉素 B 脂质体复合物（amphotericin B lipid complex，ABLC）、两性霉素 B 胶态分散体（amphotericin B colloidal dispersion，ABCD）、两性霉素 B 脂质单体（liposomal amphotericin B，AmBisome）。两性霉素 B 脂质制剂费用昂贵，大大制约其临床使用。因此，该类药物主要应用于不能耐受两性霉素 B，或因肾功能不全（血清肌酐>2.5mg/dl）而不能使用两性霉素 B，或两性霉素 B 治疗失败患者的急性期治疗。

（二）氟胞嘧啶

本药与两性霉素 B 或氟康唑使用都有协同作用，后者破坏隐球菌的细胞膜，有利于氟胞嘧啶的渗入，既可增强疗效又可减轻两性霉素 B 的不良反应。本药口服吸收良好，静脉滴注疗效更佳，易透过血-脑屏障，脑脊液浓度可达血清浓度的 60%～75%。口服或静脉注射每日 100～150mg/kg 即可达到有效抑菌浓度。常见不良反应为恶心、呕吐、腹痛、腹泻、肝功能异常及白细胞、血小板减少。

（三）氟康唑

本药易通过血脑屏障，脑脊液中药物浓度为血浆的 80%～90%。氟康唑半减期为 27～30 小时，绝大部分（约 80%）以原形从尿中排出，小部分经肝脏代谢。所以，当患者有肾功能损害时应调整剂量。不良反应与酮康唑、两性霉素 B 相比较明显减少，但在治疗中，尤其是长程或大剂量用药时亦可导致不良反应，如药物性肝炎等。单用氟康唑易产生耐药性，特别是免疫抑制患者。

二、对症治疗

（一）降低颅内压

临床资料显示，在疾病确诊 2～4 周内病死率最高，与颅内压显著增高密切相关。因而，降低颅内压是减低早期病死率的关键。常用的降颅压药物是 20% 甘露醇静脉快速点滴，其他还有呋塞米（速尿）、白蛋白等。如果颅内压显著增高，可安装脑脊液储存器（Ommaya）及两性霉素 B 池内注射，既可降低颅内压，防止脑疝的发生，同时也有利于提高脑室系统两性霉素 B 的浓度。

（二）纠正电解质紊乱

在治疗病程中以低钾血症发生率，由于患者纳差，钾盐摄入减少，同时由于应用两性霉素 B 治疗，该药可引起钾盐的排泄增多，最终引起顽固性低钾血症。因此，在病程中应密切注意监测血钾，并及时补充钾离子。

三、支持治疗

应注意加强饮食营养，必要时可静脉输注脂肪乳剂、新鲜血浆或全血。此外，对于免疫功能低下患者可考虑适当地给予免疫增强剂治疗，如胸腺肽等。

【预防】

应注意个人和环境卫生，忌食腐烂水果，防止吸入带鸽粪的尘埃。做好卫生宣传教育工作，加强家鸽和广场鸽子饲养的卫生管理，及时处理鸽粪，防止鸽粪污染空气。对于高危人群如恶性肿瘤、长期大剂量应用激素、慢性消耗性疾病、自身免疫性疾病、器官移植、AIDS 及特发性 $CD4^+$ 细胞缺乏症等患者，应避免高危环境，如流行区域的鸟排泄物或某些树木的接触，应高度警惕隐球菌感染发生的可能。由于隐球菌广泛存在于土壤中，目前很难避免接触隐球菌。对于机体免疫正常患者，药物预防并无必要，但针对免疫力明显下降患者，特别是 AIDS 患者，预防用药既可减少隐球菌感染发生的机会，同时又可预防其他真菌的感染，但长期服用药物仍有争议。

Ⅳ 病毒性脑膜炎及脑膜脑炎

病毒性脑炎及病毒性脑膜炎均指多种病毒所致的颅内急性炎症，由于病原体的致病性及宿主反应的差异，故可形成不同类型疾病。若炎症过程主要在脑膜，则重点表现为病毒性脑膜炎。病变主要累及大脑实质时，则以病毒性脑炎为临床特征。大多数患者具有自限性。病毒性脑膜炎发病率每年为 11～27/10 万人，主要侵袭脑膜而出现脑膜刺激征，脑脊液中白细胞增多，以淋巴细胞为主。病程多在 2 周以内，一般不超过 3 周，有自限性，预后较好，多无并发症。病毒侵犯脑膜的同时若亦侵犯脑实质则形成脑膜脑炎。本病可有不同程度的流行，亦可散在发病。

【病原学】

目前仅有 1/3 左右的病例可确认为某种病毒所致，其中 80% 为肠道病毒，如 ECHO 病毒 4、6 和 9 型，柯萨奇 A、B 组病毒，流行性腮腺炎病毒，淋巴细胞脉络膜脑膜炎病毒，少见的有肝炎病毒、脊髓灰质炎病毒等。此外，单纯疱疹病毒Ⅰ型、Ⅱ型、腺病毒、水痘-带状疱疹病毒除引起脑实质炎症外，亦可仅累及脑膜。肠道病毒所致的病毒性脑膜炎，发病高峰主要在夏秋及早秋。腮腺炎病毒脑膜炎一般多见于冬、春季节，与腮腺炎同时流行。淋巴细胞脉络膜脑膜炎则以晚秋和冬季较常见，而单纯疱疹病毒脑膜炎发病无明显季节性，或由单纯疱疹病毒的直接接触感染，或为潜在感染后的重复反应所致。

【病理机制与病理改变】

一、发病机制

病毒可经肠道（如肠道病毒）或呼吸道（如腺病毒和出疹性疾病）进入淋巴系统繁殖，然后经血流（虫媒病毒直接进入血流）感染颅外某些脏器，此时患者可有发热等全身症状。若病毒在定居脏器内进一步繁殖，即可能入侵脑或脑膜组织，出现中枢神经系统症状，故颅内急性病毒感染的病理改变主要是大量病毒对脑组织的直接入侵和破坏，然而，若宿主对病毒抗原发生强烈免疫反应，进一步导致脱髓鞘、血管与血管周围脑组织损害。

二、病理

脑膜和(或)脑实质广泛性充血、水肿,伴淋巴细胞及浆细胞浸润。可见炎症细胞在小血管周围呈袖套样分布,血管周围组织神经细胞变性、坏死及髓鞘崩解。病理改变大多弥漫分布,但有可能在某些脑叶突出,呈相对局限倾向。单纯疱疹病毒常引起颞叶为主的脑部病变。部分脑炎患者可见明显脱髓鞘病理表现,但相关神经元和轴突却相对完好,此种病理特征代表病毒感染激发的机体免疫应答,提示为“感染后”或“过敏性”脑炎。

【临床表现】

本病病情轻重差异很大,取决于病变主要是在脑膜或脑实质。一般说来,病毒性脑炎的临床经过较脑膜炎严重,重症脑炎更易发生急性期死亡或后遗症。

一、病毒性脑膜炎

本病起病急,主要表现为病毒感染的全身中毒症状和脑膜刺激症状,如发热、头痛、畏光、肌痛、恶心和呕吐、食欲减退、腹泻及全身乏力等。本病的病程在儿童常超过1周,成年患者的症状可能持续2周或更长时间。一般很少有严重意识障碍和惊厥,可有颈项强直等脑膜刺激征,但无局限性神经系统体征。病程大在多2~3周内。

除神经系统的症状和体征外,其他临床表现随患者的年龄、免疫状态和病毒种类及亚型的不同而异,如幼儿患者可出现发热、呕吐、皮疹等症状,而颈强直和前囟隆起等体征轻微,甚至缺如。手-足-口综合征常发生于肠道病毒71型脑膜炎,非特异性皮疹常见于埃可病毒9型脑膜炎。

二、病毒性脑炎

本病起病急,临床表现主要根据病理改变在脑实质的部位、范围和严重程度而有所不同。

若脑部病变主要累及额叶皮层运动区,临床上则以反复惊厥发作为主要表现,伴或不伴发热,多数为全身性或局灶性强直-阵挛性发作,少数表现为肌阵挛,但皆可出现癫痫性发作(seizure)或持续状态。

若脑部病变主要累及额叶底部,颞叶边缘系统,患者则主要表现为精神情绪异常,如狂躁、幻觉、失语,以及定向力、计算力与记忆力障碍等,伴发热或无热。多种病毒可导致此类表现,但由单纯疱疹病毒引起者最严重,该病毒脑炎的神经细胞内易见含病毒抗原颗粒包涵体,有时被称为急性包涵体脑炎,常合并惊厥与昏迷,病死率较高。

其他还有以偏瘫、单瘫、四肢瘫或各种不自主运动为主要表现者,不少患者可能同时兼有上述多种类型表现,当病变累及锥体束时可出现阳性病理征。

病毒性脑炎病程大多2~3周。多数患者可完全恢复,但少数遗留癫痫、肢体瘫痪、智能发育迟缓等后遗症。

大多数患病儿童在弥漫性大脑病变基础上主要表现为发热、反复惊厥发作、不同程度意识障碍及颅内压增高症状。惊厥大多呈全身性,但也可有局灶性发作,严重者呈惊厥持续状态。患病儿童可有嗜睡、昏睡、昏迷、深度昏迷,甚至去皮质状态等不同程度意识改变。若出现呼吸节律不规则或瞳孔不等大,要考虑颅内高压并发脑疝的可能性,部分患儿尚伴偏瘫或肢体瘫痪表现。

【实验室检查】

一、脑电图

EEG以弥漫性或局限性异常慢波背景活动为特征,少数伴有棘波、棘慢综合波。慢波背景活动智能提示大脑功能,不能证实病毒感染性质,某些患者脑电图亦可正常。

二、血液检查

(一)周围血象

白细胞计数大多正常,亦有减少或中度增多。如出现大量非典型单核细胞,且嗜异反应阳性时,提示EB病毒感染。

(二)血清学检查

主要检查有:①补体结合试验:特异性较差;②免疫荧光抗体检查:较敏感,可做出早期诊断,但特异性不强;③抗体中和试验:特异性强,且敏感,但因中和抗体出现较晚,故对早期诊断无帮助。

（三）脑脊液检查

主要方法包括：①常规检查：脑脊液压力正常或轻度升高，色清，白细胞数增加，（10～1000）$\times10^6$/L不等，早期以中性粒细胞为主，几小时后主要为淋巴细胞；②生化检查：蛋白质正常或稍高，糖及氯化物一般为正常。但在腮腺炎病毒性脑膜炎和淋巴细胞脉络膜脑膜炎患者，糖含量可减少。可出现单克隆IgG轻度增高。腮腺炎病毒脑膜炎病例的脑脊液中可测出单克隆IgG特异抗体，并可持续存在1年。乳酸脱氢酶（LDH）正常或轻度增高。脑脊液中C反应蛋白（CRP）基本正常。

（四）病毒学检查

绝大多数病毒性脑膜炎实际上无需做出确切病原诊断，因其系良性自限性病程，治疗上只需对症治疗，无需抗生素。如为了确定病原，可从脑脊液分离病毒。急性期和恢复期血清标本和脑脊液中可检出IgM抗体或病毒抗原。近年应用免疫及DNA探针扩增技术，如PCR可快速检出抗原，但迄今尚未广泛用于临床。

【诊断和鉴别诊断】

病毒性脑膜炎的诊断主要依靠临床表现及脑脊液化验检查，在排除其他病原因子所致的脑膜炎后可得出诊断。病毒性脑膜炎必须鉴别的情况有细菌性脑膜炎的早期，治疗不完全的细菌性脑膜炎，蛛网膜下腔出血，其他原因的无菌性脑膜炎、结核性脑膜炎、真菌性脑膜炎、寄生虫脑膜炎、新生物及胶原疾病等。

脑脊液中病毒抗原的分析，诸如乳酸盐，溶菌酶（lysozyme或muramide），CRP、肌酸磷酸激酶等检查，均不足以区分病毒与细菌性脑膜炎。其他检查如血常规，血液化学检查及脑电图偶然可发现异常，但亦无特殊性。如遇鉴别困难的脑膜感染，目前尚没有简单易行，且有价值的手段能将病毒和细菌性脑膜炎区别开来。正确诊断还要靠详细的病史、体检及脑脊液检查，特别是多次复查的结果，并按病情的进展过程随时修正诊断。

【预后】

急性病毒性脑炎的预后与所感染的病原密切相关，大多数患者可完全痊愈，不留任何后遗症。单纯疱疹病毒引起者预后较差，不少存活患者留有不同程度的后遗症。同一病毒感染的流行严重程度每年亦有不同。在婴儿中较易发生永久性的脑损害后遗症，年幼儿童病情好转的时期要比成人病例持续更长久。

【治疗】

本病缺乏特异性治疗。但由于病程为自限性，急性期正确的支持与对症治疗，是保证病情顺利恢复、降低病死率及致残率的关键。主要治疗包括维持水、电解质平衡与合理营养供给，对营养状况不良者给予静脉营养剂或白蛋白。

一、控制脑水肿和颅压内高压

脱水疗法的主要方法有：20%甘露醇，每次1～2g/kg体重，静注或加压静滴，每4～6小时1次，好转后逐渐停用。速尿，每次20～40mg，加入葡萄糖中静注，每4～6小时1次，疗程3～5日。控制补液应使患者处于轻度脱水状态，一般成人日补液量=前1日尿量+吐泻量+50ml。儿童按每日40～80ml/kg体重补给，避免过快，注意维持电解质及酸碱平衡。

二、控制惊厥发作及严重精神行为异常

主要应用去除引起抽搐的原因，如高热、水肿及呼吸道阻塞缺氧等。可用止痉剂：①地西泮：成人每次15～20mg，儿童每次0.1～0.3mg/kg体重（<每次10mg），肌注或静注；②10%水合氯醛：成人每次15～20ml，儿童每次60～80mg/kg体重（<每次1g），鼻饲或保留灌肠。

三、高热处理

应用物理降温为主，药物降温为辅，可用30%～40%酒精擦浴，冰袋。口服或鼻饲消炎痛12.5～25mg，或用安乃近滴鼻等。

四、呼吸衰竭的处理

有效的控制高热、抽搐与水肿，保持呼吸道通畅，给氧及呼吸兴奋剂的应用等。必要时应及早做气管切开及人工呼吸。

五、抗病毒药物

无环鸟苷每次5～10mg/kg，每8小时1次，或其衍生物丙氧鸟苷，每5mg/kg，每12小时1次。两种药物均需连用10～14日，静脉滴注给

药，主要对单纯疱疹病毒作用最强，对其他如水痘-带状疱疹病毒、巨细胞病毒及 EB 病毒亦有抑制作用。

六、肾上腺皮质激素治疗

肾上腺皮质激素可减轻炎症、水肿，缓解症状，成人可用氢化可的松 100 ~ 300mg，每日 1 次，共 7 日。

（施光峰）

参考文献

1. Kepa L. Evaluation of the concentration of cerebrospinal fluid ciliary neurotrophic factor (CNTF) in patients with purulent, bacterial meningitis: own observations. Przegl Epidemiol, 2012, 66(3): 425-430.
2. Bouziri A, Douira W, Khaldi A, *et al*. Neurological variant of Lemierre's syndrome with purulent meningitis: a case report and literature review. Fetal Pediatr Pathol, 2013, 31(1): 1-6.
3. Tho DQ, Torok ME, Yen NT, *et al*. Influence of antituberculosis drug resistance and *Mycobacterium tuberculosis* lineage on outcome in HIV-associated tuberculous meningitis. Antimicrob Agents Chemother, 2012, 56(6): 3074-3079.
4. Khemiri M, Bagais A, Becher SB, *et al*. Tuberculous meningitis in Bacille Calmette-Guerin-vaccinated children: clinical spectrum and outcome. J Child Neurol, 2012, 27(6): 741-746.
5. Luca MC, Vieru A, Vata A, *et al*. Tuberculous meningitis-clinical and epidemiological considerations (a retrospective study 2008-2011). Rev Med Chir Soc Med Nat Iasi, 2012, 116(3): 746-749.
6. Ge P, Zhang X, Zhong Y, *et al*. Anhelation due to formation of tuberculomas at the medulla oblongata during chemotherapy of tuberculous meningitis. Neurol Neurochir Pol, 2012, 46(5): 501-505.
7. Domingues RB. Viral encephalitis: current treatments and future perspectives. Cent Nerv Syst Agents Med Chem, 2012, 12(4): 277-285.
8. Sindac JA, Yestrepsky BD, Barraza SJ, *et al*. Novel inhibitors of neurotropic alphavirus replication that improve host survival in a mouse model of acute viral encephalitis. J Med Chem, 2012, 55(7): 3535-3545.
9. Mohseni MM and JA Wilde. Viral meningitis: which patients can be discharged from the emergency department? J Emerg Med, 2012, 43(6): 1181-1187.
10. Hristea A, Olaru ID, Baicus C, *et al*. Clinical prediction rule for differentiating tuberculous from viral meningitis. Int J Tuberc Lung Dis, 2012, 16(6): 793-798.

第五节　胃肠道感染

胃肠道感染（gastrointestinal infection）系以腹泻为主要特征的感染病，是全球性长期重大公共卫生问题之一。引起胃肠道感染的病原体可为病毒、细菌、真菌或寄生虫，以病毒及细菌最常见。随着卫生条件的改善及高效抗感染药物的迅速发展，近年来某些细菌性及寄生虫性胃肠道感染有相对减少趋势；但由于广谱抗生素的广泛应用、耐药菌株的大量出现、免疫抑制人群的增多等因素，胃肠道二重感染及耐药菌感染越来越多见。病毒性腹泻已成为许多国家及地区有症状胃肠道感染最常见的病因并越来越引起人们重视。某些细菌、真菌及/或其毒素可致食物中毒。

【病原学】

一、病毒

引起胃肠道感染最常见的病毒有轮状病毒（rotavirus，RV；图 11-5-1）及杯状病毒科（*Caliciviridae*）的诺如病毒（norovirus；图 11-5-2）和札如病毒（Sapovirus，SV），其次是星状病毒（astrovirus；图 11-5-3）及肠腺病毒（enteric adenovirus）31、40、41 型。此外冠状病毒（coronavirus）、小圆病毒（small round virus）、人类免疫缺陷病毒（HIV）、肠道病毒（enterovirus）、瘟病毒（pestivirus）、巨细胞病毒（cytomegalovirus，CMV）等亦可导致感染性胃肠炎。

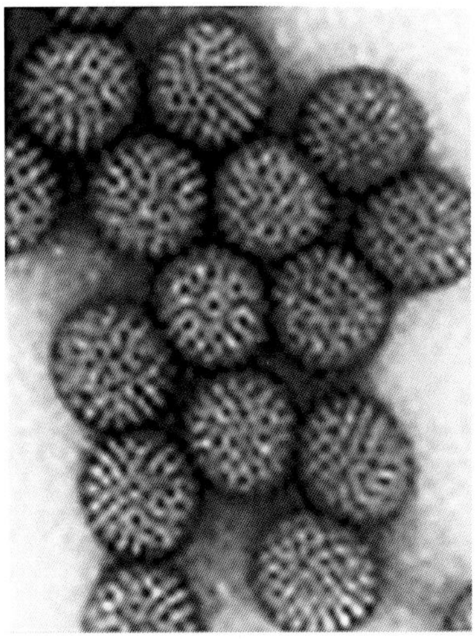

图 11-5-1　轮状病毒电镜图

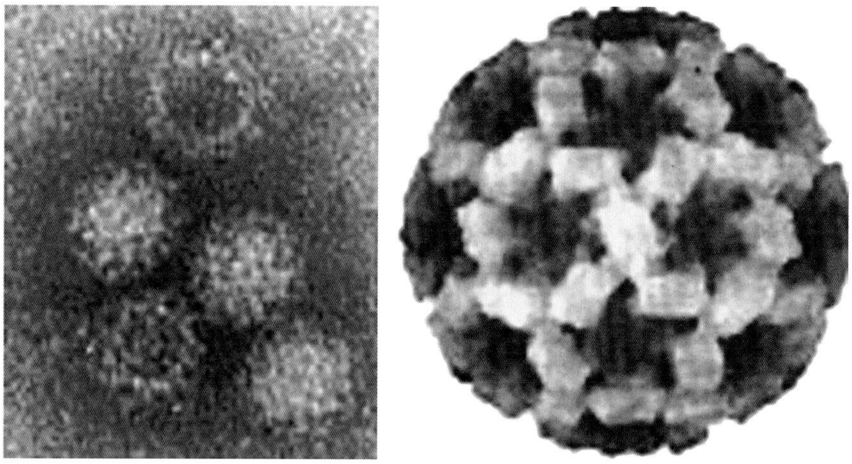

图 11-5-2　诺如病毒电镜图

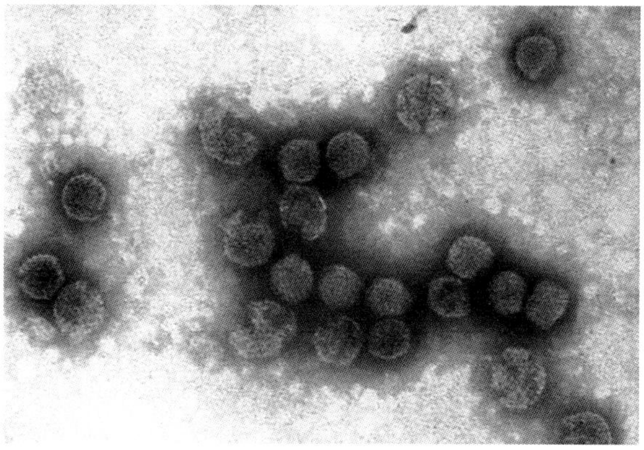

图 11-5-3　星状病毒电镜图

二、细菌

引起胃肠道感染常见的病原菌主要有大肠埃希菌（*Escherichia coli*；图 11-5-4）、志贺菌属（*Shigella* spp.；图 11-5-5）、沙门菌属（*Salmonella* spp.；图 11-5-6）、幽门螺杆菌（*Helicobacter pylori*, HP；图 11-5-7）、弯曲菌属（*Campylobacter* spp.；图 11-5-8）、耶尔森菌属（*Yersinia* spp.）特别是小肠结肠炎耶尔森菌（图 11-5-9）、霍乱弧菌（*Vibrio cholerae*；图 11-5-10）、副溶血弧菌（*Vibrio parahaemolyticus*；图 11-5-11）、气单胞菌属（*Aeromonas* spp.）、邻单胞菌属（*Plesiomonas* spp.）、产气荚膜杆菌（*Clostridium perfringens*；图 11-5-12）及艰难梭菌（*Clostridium difficile*；图 11-5-13）等。结核分枝杆菌等亦可引起消化道感染，特别是肠道感染。炭疽芽胞杆菌、鼠疫耶尔森菌等亦可引起肠道感染，但较为少见。

引起胃肠型食物中毒的常见病原菌主要有大肠埃希菌、沙门菌属、副溶血弧菌、蜡样芽孢杆菌（*Bacillus cereus*；图 11-5-14）、金黄色葡萄球菌（*Staphylococcus aureus*；图 11-5-15）等。

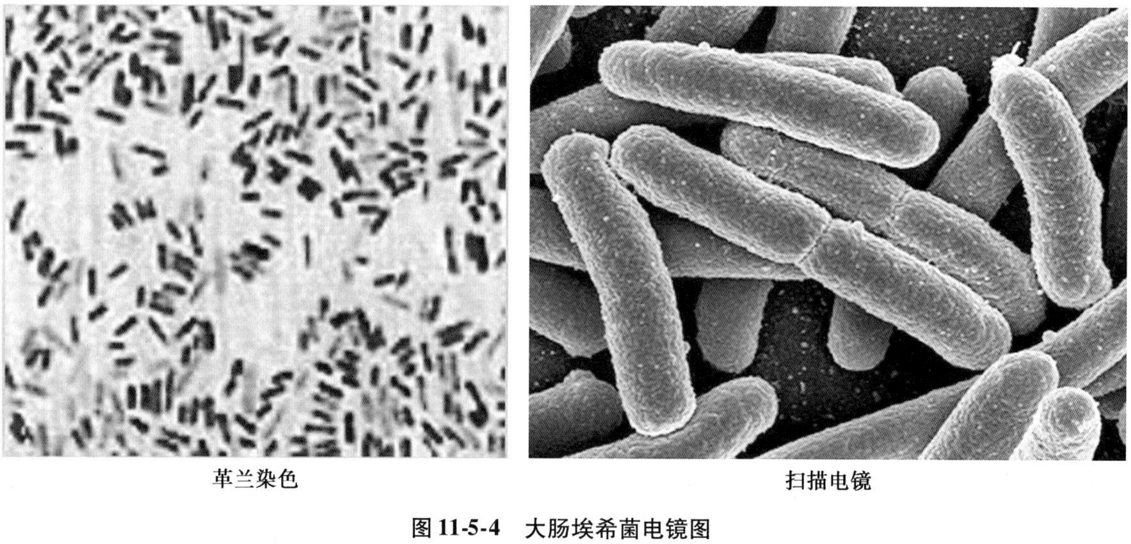

革兰染色　　扫描电镜

图 11-5-4　大肠埃希菌电镜图

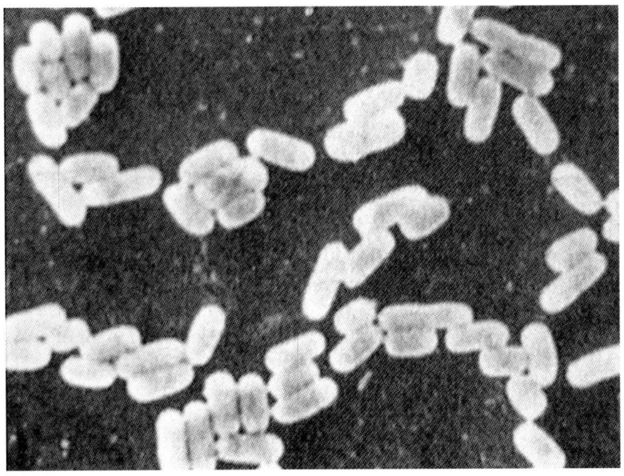

图 11-5-5　福氏志贺菌电镜图

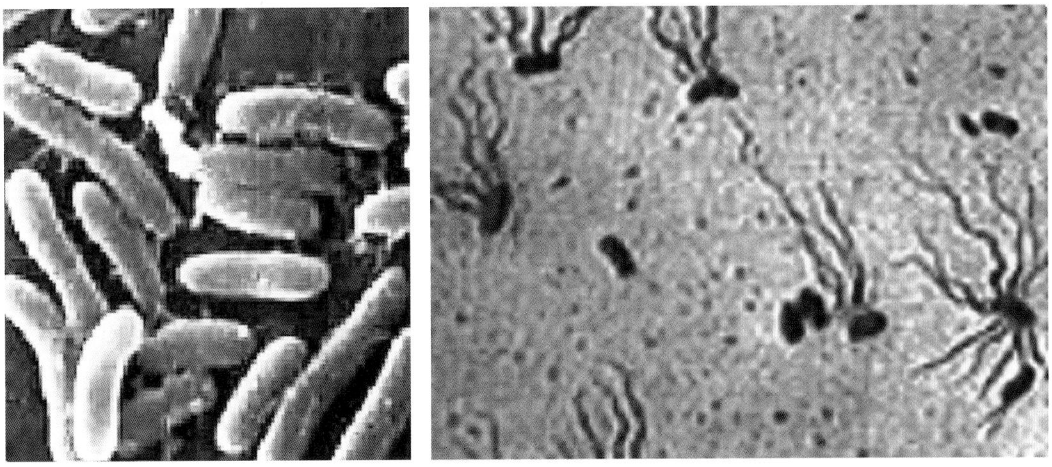

A　　B

图 11-5-6　伤寒沙门菌(A. 电镜图;B. 鞭毛染色图)

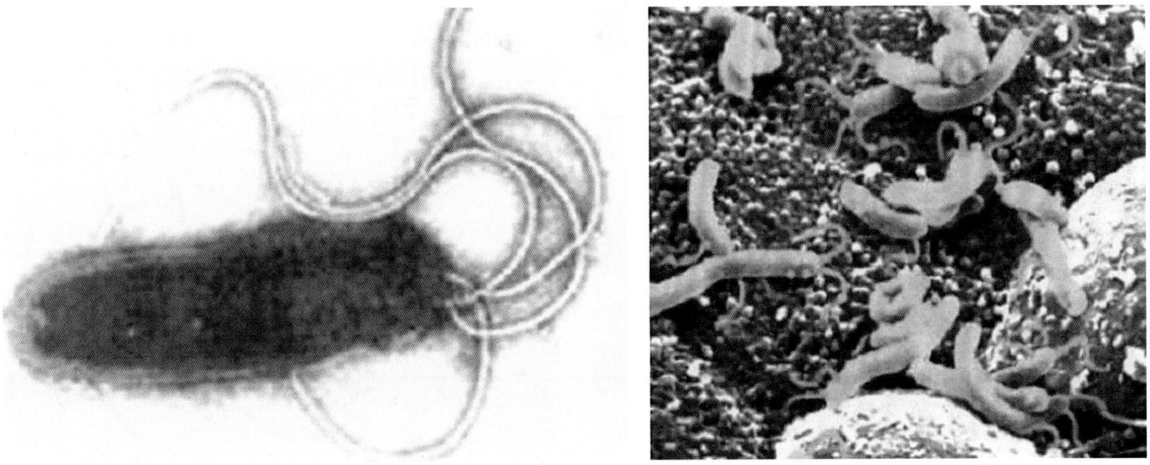

图 11-5-7　幽门螺杆菌电镜图

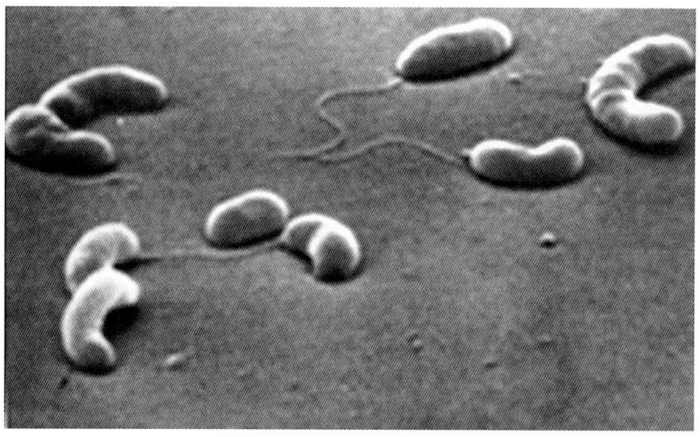

图 11-5-8　空肠弯曲菌电镜图

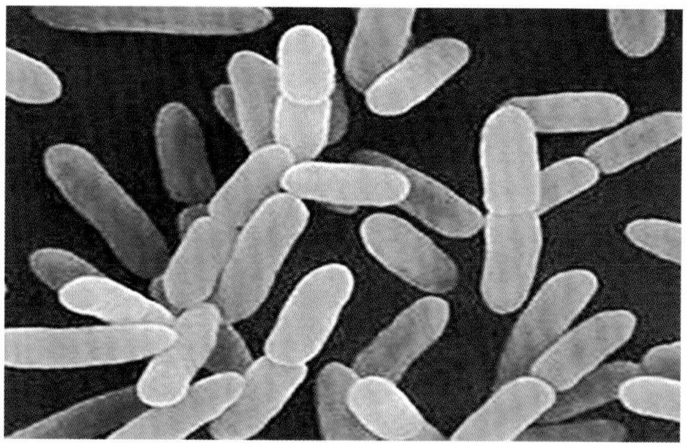

图 11-5-9　小肠结肠炎耶尔森菌电镜图

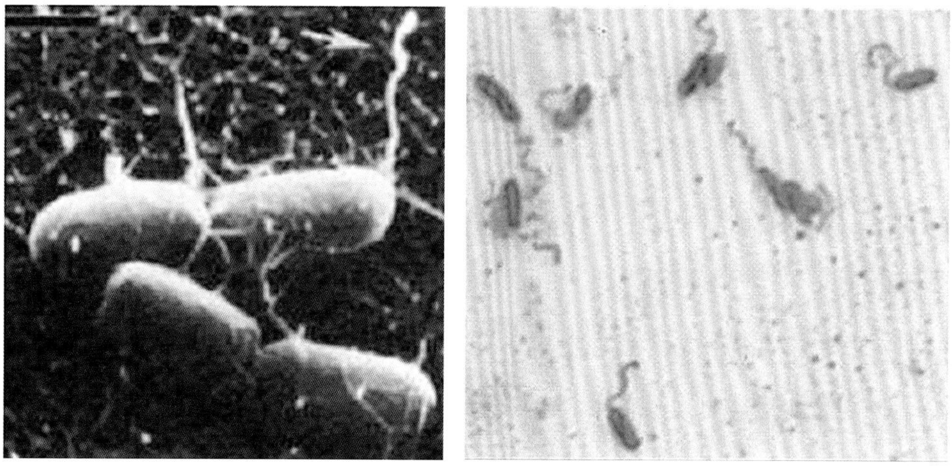

A　　B

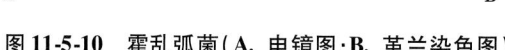

图 11-5-10　霍乱弧菌（A. 电镜图；B. 革兰染色图）

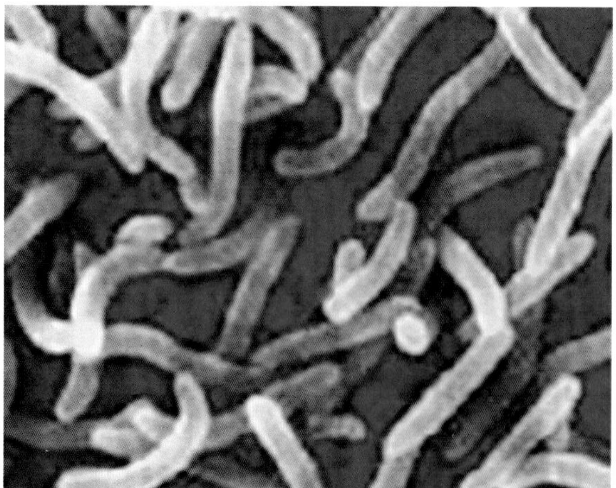

图 11-5-11　副溶血弧菌电镜图

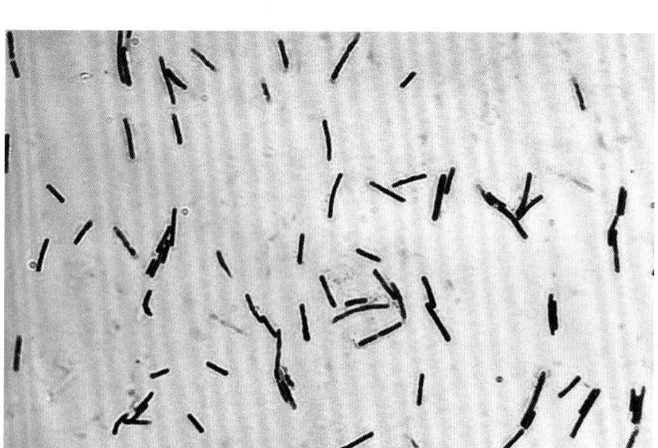

图 11-5-12　产气荚膜杆菌

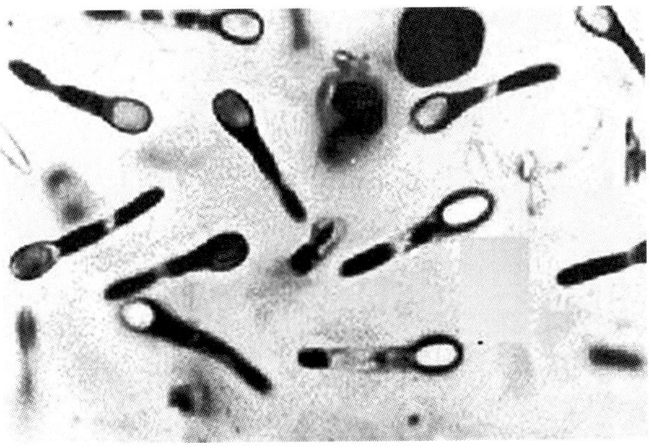

图 11-5-13　艰难梭菌

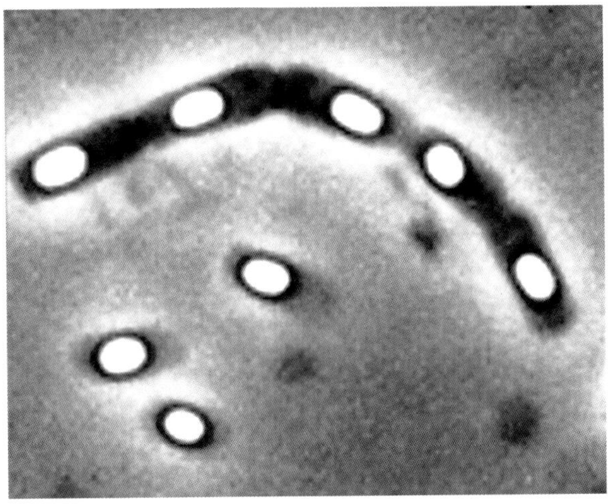

图 11-5-14　蜡样芽胞杆菌

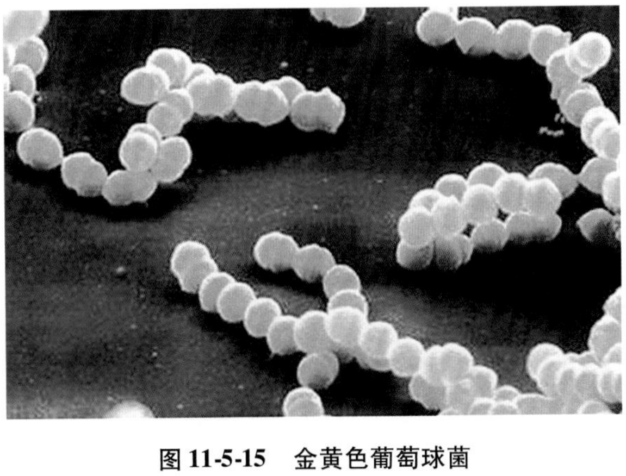

图 11-5-15　金黄色葡萄球菌

三、真菌

真菌性胃肠道感染主要见于各种原因所致的免疫功能低下或长期应用广谱抗生素的患者，以假丝酵母菌感染最常见。假丝酵母菌为人类口腔、胃肠道、阴道及皮肤等部位的正常菌群之一。条件致病性假丝酵母菌主要包括白色假丝酵母菌（*Candida albicans*；图 11-5-16）、热带假丝酵母菌（*C. tropicalis*）、伪热带假丝酵母菌（*C. pseudotropicalis*）、克柔假丝酵母菌（*C. krusei*）、副克柔假丝酵母菌（*C. parakrusei*）、光滑假丝酵母菌（*C. glabrata*）、近平滑假丝酵母菌（*C. parapsilosis*）等。曲霉、毛霉、组织胞浆菌、芽生菌、副球孢子菌等偶可致胃肠道感染，但多为全身性真菌感染的一部分。许多来自霉变食物的真菌毒素可引起真菌毒素性食物中毒。

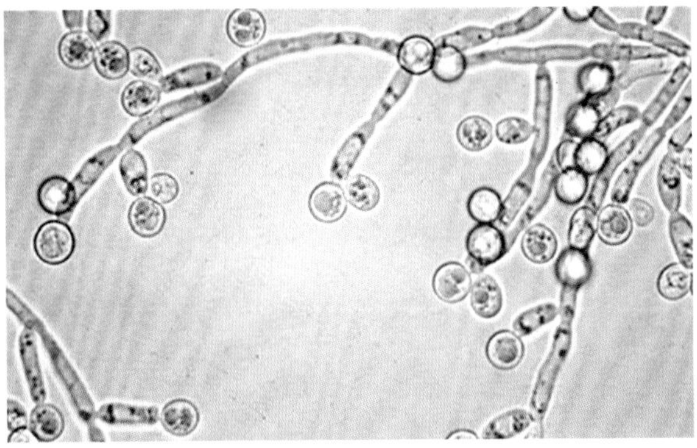

图 11-5-16　白色假丝酵母菌

四、原虫

引起胃肠道感染的常见原虫有溶组织内阿米巴（*Entamoeba histolytica*；图 11-5-17）、蓝氏贾第鞭毛虫（*Giardia lamblia*；又称肠贾第虫，*Giardia intestinalis*；图 11-5-18）、结肠小袋纤毛虫（*Balantidium coli*；图 11-5-19）、隐孢子虫（*Cryptosporidium*），特别是小隐孢子虫（*Cryptosporidium parvum*；图 11-5-20）及环孢子虫（*Cyclospora*）等。

五、蠕虫

引起胃肠道感染的蠕虫主要有似蚓蛔线虫（*Ascaris lumbricoides*，简称蛔虫；图 11-5-21）、钩虫（*Hookworms*；图 11-5-22）、粪类圆线虫（*Strongyloides stercoralis*；图 11-5-23）、犬弓蛔线虫（*Toxocara canis*）、蛲虫（*Enterobius vermicularis*；图 11-5-24）、鞭虫（*Trichuris trichiura*；图 11-5-25）、旋毛虫（*Trichinella spiralis*；图 11-5-26）、猪肉绦虫（*Taenia solium*；图 11-5-27）、牛肉绦虫（*Taenia saginata*；图 11-5-28），以及布氏姜片虫（*Fasciolopsis buski*；图 11-5-29）、异形吸虫（*Heterophyid trematodes*）、棘口吸虫（*Echinostomatidae*）等。蠕虫的成虫常寄生在人或相应动物的肠道；而某些蠕虫的幼虫（蛔虫、钩

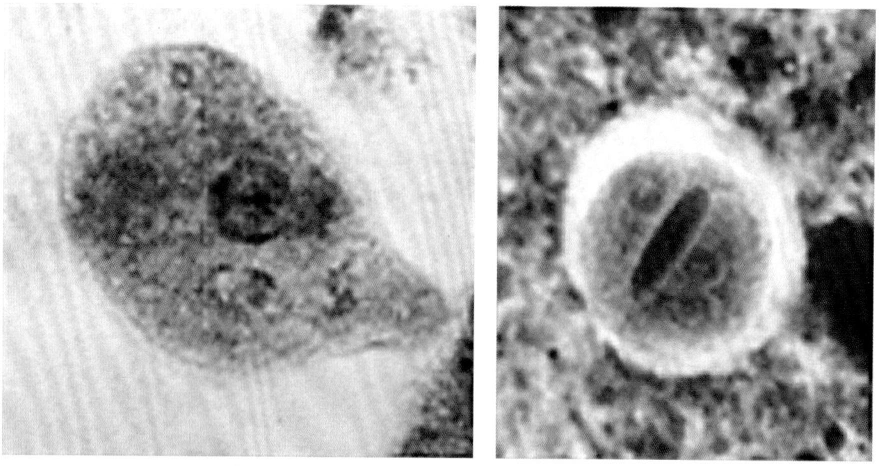

A B

图 11-5-17 溶组织内阿米巴(**A.** 滋养体;**B.** 包囊)

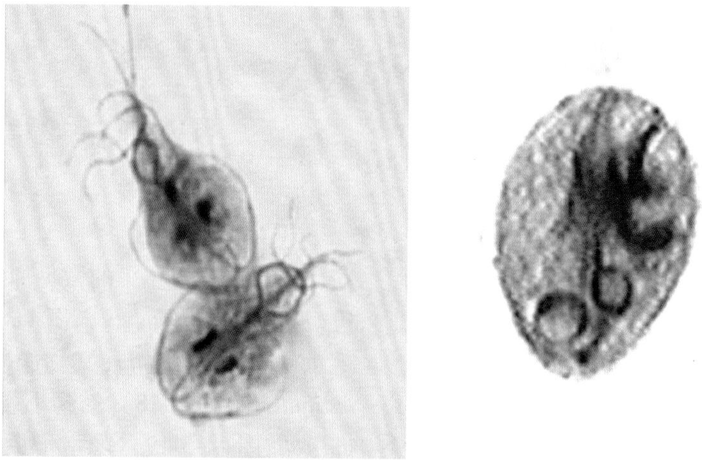

A B

图 11-5-18 蓝氏贾第鞭毛虫(**A.** 滋养体;**B.** 包囊)

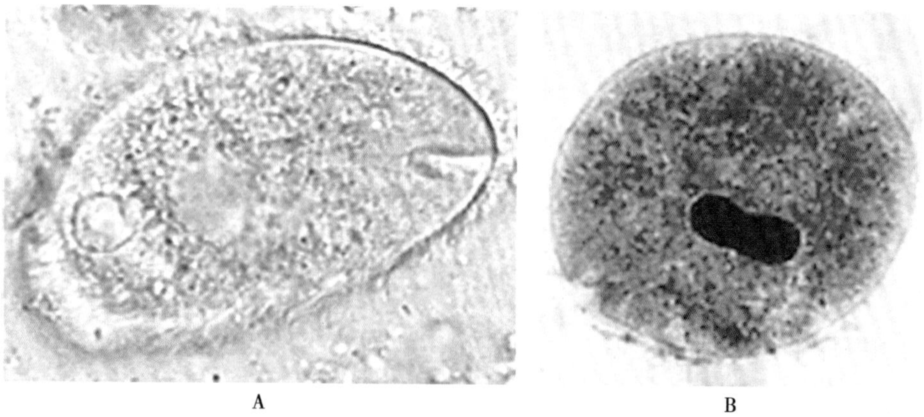

A B

图 11-5-19 结肠小袋纤毛虫(**A.** 滋养体;**B.** 包囊)

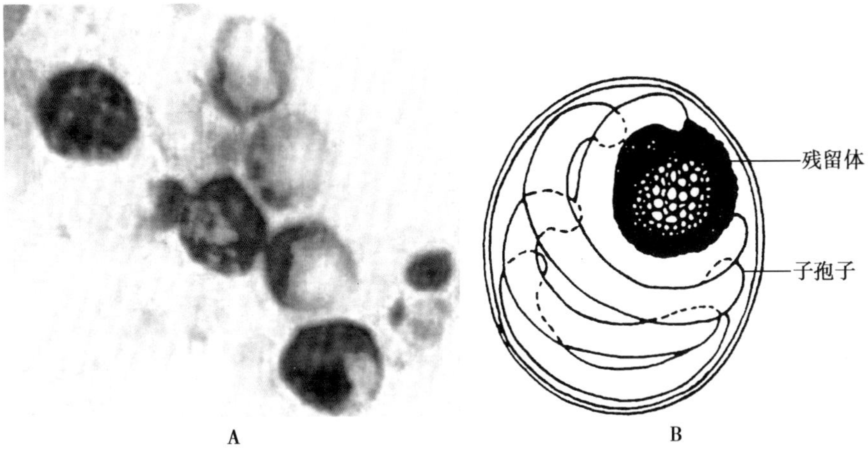

图 11-5-20　小隐孢子虫(A. 卵囊;B. 卵囊结构示意图)

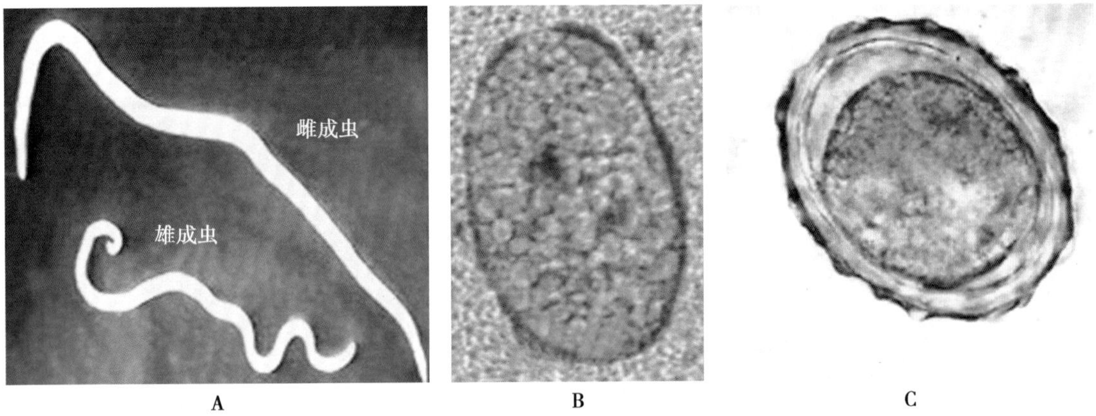

图 11-5-21　似蚓蛔线虫(A. 成虫;B. 未受精卵;C. 受精卵)

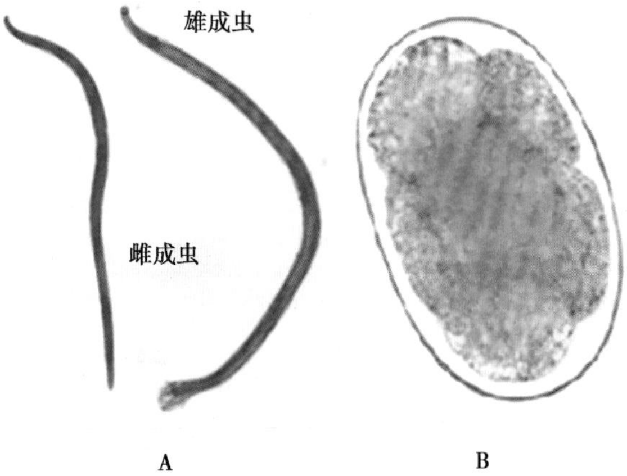

图 11-5-22　钩虫(A. 成虫;B. 虫卵)

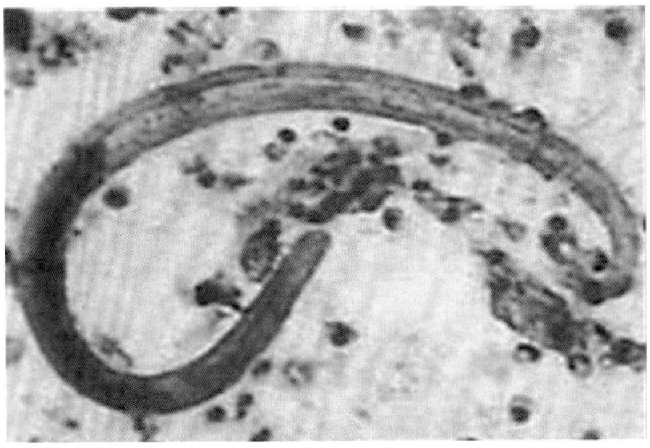

图 11-5-23　粪类圆线虫

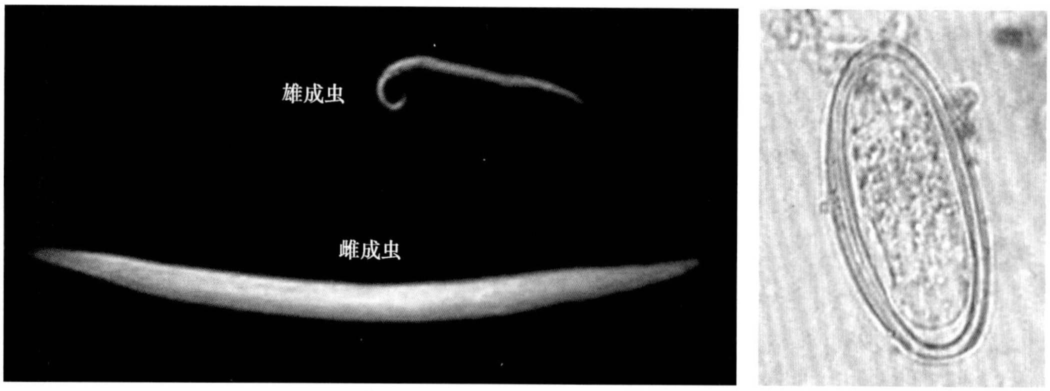

A　　B

图 11-5-24　蛲虫(A. 成虫;B. 虫卵)

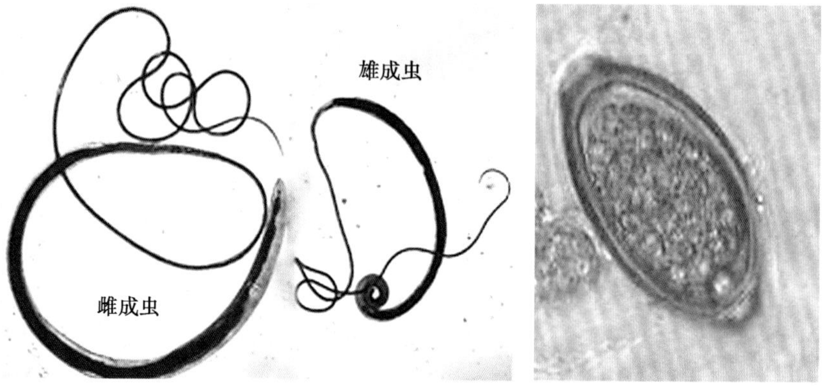

A　　B

图 11-5-25　鞭虫(A. 成虫;B. 虫卵)

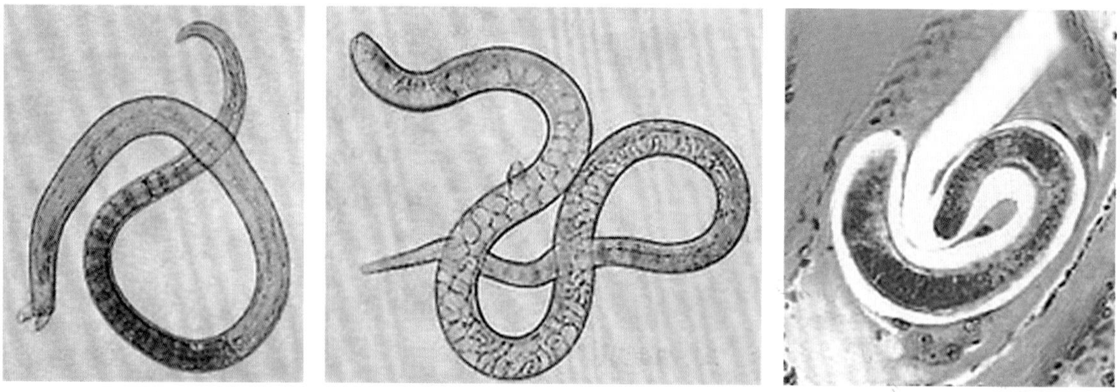

A　　B　　C

图 11-5-26　旋毛虫(A. 雄成虫;B. 雌成虫;C. 猪肉中的幼虫)

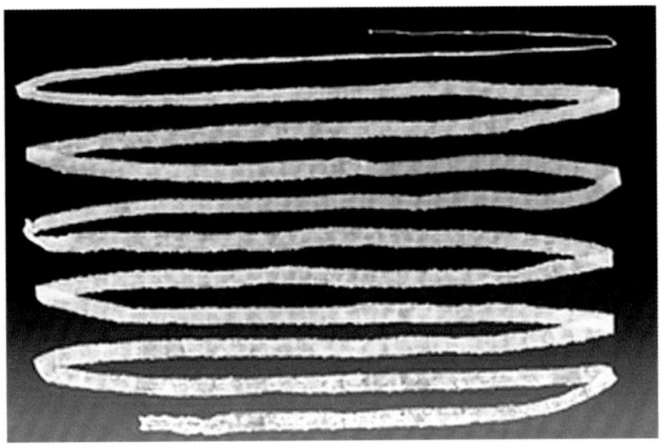

图 11-5-27　猪肉绦虫

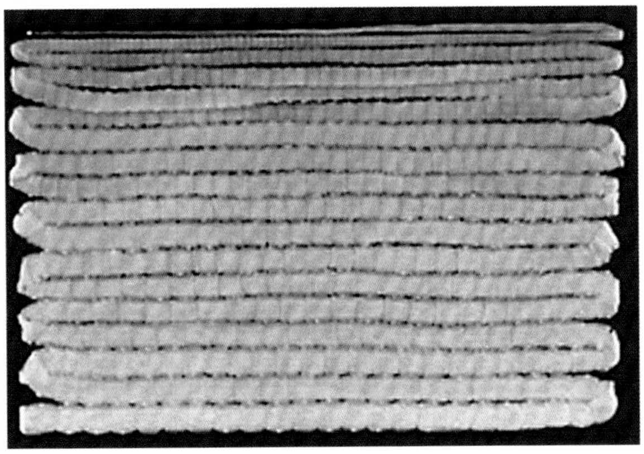

图 11-5-28　牛肉绦虫

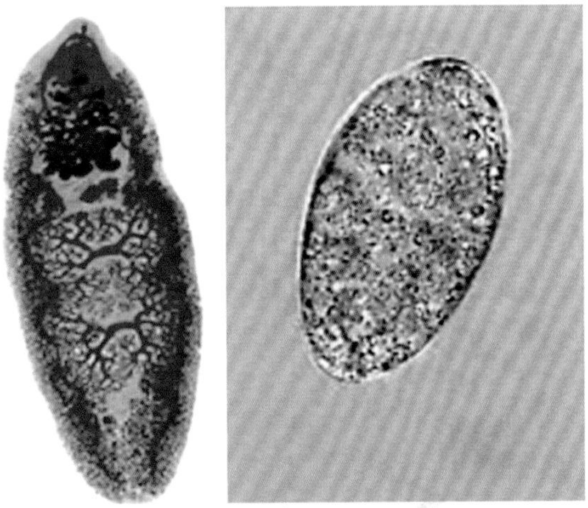

A　　B

图 11-5-29　姜片虫(A. 成虫;B. 虫卵)

虫、粪类圆线虫等的幼虫)可在肠道外组织器官内移行并引起幼虫移行症,旋毛虫幼虫寄生在人和猪等哺乳动物的横纹肌内。此外,日本血吸虫(*Schistosoma japonicum Katsurada*)成虫虽然寄生在门静脉-肠系膜静脉系统而不直接寄生在肠道,但其产生的虫卵有很大一部分沉积在肠壁并导致肠壁发炎及坏死,因而亦可导致腹泻。

【流行病学】

一、传染源

显性感染者(有症状的患者)、隐性感染者(亚临床感染者)、各类无症状携带者(显性感染之前的潜伏期携带者、之后的恢复期携带者,隐性感染之后的健康携带者),以及可排出病原体的各类动物,均可成为传染源。不同的感染者作为传染源的重要性有差异:①显性感染的患者一般在潜伏期末及急性期排出病原体较多,作为传染源的意义较大;而在恢复期排出病原体多已显著减少或停止。②隐性感染者及无症状携带者不易被及时发现和隔离,作为传染源的意义高于患者;③慢性携带者(携带病原体 3 个月以上)因可长期排出病原体,较之急性携带者(携带病原体在 3 个月以内)作为传染源更具有流行病学意义;④急性期溶组织内阿米巴病患者主要排出不具感染性的大滋养体,故并非重要传染源;而慢性感染者及无症状排包囊者可排出包囊,是重要的传染源。

二、传播途径

(一)消化道传播

包括"粪-口传播"和"口-口传播"等,是胃肠道感染最常见、最主要的传播途径,可见于所有病毒、细菌、原虫及部分蠕虫感染。粪便污染水源或食品可致"粪-口"传播,轮状病毒、诺如病毒、大肠埃希菌、志贺菌、沙门菌、霍乱弧菌、溶组织内阿米巴、贾第虫等均可循此途径传播。其中,水源及食物污染可引起暴发流行。但某些病原体及其毒素在食品中的存在并非由于粪便污染,例如墨鱼、海虾等海产品携带副溶血弧菌,霉变食品含真菌毒素等。幽门螺杆菌(HP)还可通过接吻传播,称为"口-口"传播。

(二)接触传播

多引起散发流行。接触患者或带菌者的排泄物、用具、衣被,或公共场所的门把手、扶梯、桌椅等,可沾染病原体;如不注意勤洗手、勤换衣等个人卫生,病原体很可能通过不经意舔手指或抓拿食物等途径而进入消化道。本质上属于一种消化道传播。

(三)经呼吸道传播

轮状病毒、诺如病毒、肠腺病毒等病原体可随气溶胶进入呼吸道,进而导致消化道感染。经呼吸道过渡到消化道感染，很可能是由于病原体进入上呼吸道时，在咽部被咽下，或进入下呼吸道后又随咳痰至咽部被咽下而进入消化道。

（四）经皮肤或黏膜传播

见于某些蠕虫感染。钩虫病的传播途径主要是赤足下地，接触含钩虫幼虫（丝状蚴）的土壤，丝状蚴经皮肤侵入宿主，在体内移行，最终经咽部进入肠腔而发育为成虫；生食含钩虫蚴虫的蔬菜，钩虫蚴虫可经口腔黏膜侵入人体；偶有钩虫蚴虫被吞食而直接进入肠腔发育为成虫的情况。粪类圆线虫对人体的感染途径与钩虫十分相似。

（五）其他传播途径

贾第虫病除了经消化道传播外，亦可能存在性接触传播。钩虫蚴虫除了经皮肤黏膜入侵人体外，亦有可能经胎盘侵犯胎儿。

三、易感人群

人群对胃肠道感染的病原体普遍易感。由于年龄、体质、职业及生活习惯等的差异，某些群体会成为高发人群。例如，A 组轮状病毒主要导致婴幼儿急性胃肠炎，B 组轮状病毒主要导致成人急性胃肠炎；钩虫病以赤脚下地者及习惯在地上坐、爬的儿童最多见；真菌性肠道感染主要见于免疫力低下和（或）长期应用广谱抗生素的患者。婴幼儿、儿童及老年人发病率及病死率相对较高。

多数胃肠道感染痊愈后不能获得持久保护性免疫。但伤寒沙门菌感染后常可获得较持久的保护性免疫；霍乱痊愈后亦可获得对同型菌相对牢固的免疫力，尽管部分患者仍可再感染。

四、流行特征

胃肠道感染大多全年均可发病，但某些特定的病原体感染有一定的季节性高峰。例如，轮状病毒、诺如病毒、耶尔森菌感染在较寒冷的秋冬季节高发；大肠埃希菌、志贺菌、伤寒沙门菌感染以炎热的夏秋及初秋季节高发；真菌中毒在潮湿和缺乏新鲜蔬菜及粮食的季节高发。

许多胃肠道感染呈世界性流行，但某些胃肠道感染具有一定的地域特征，这与气候、卫生、生活习惯及某些病原体的生物学特性等因素有关。例如，细菌性痢疾及伤寒等疾病在卫生条件较差的农村地区高发；耶尔森菌胃肠炎的流行通常仅限当地，很少引起旅游者腹泻。

卫生状况越好，一般越有利于预防胃肠道感染。但轮状病毒感染即便在卫生状况良好的国家，控制和改善水源及食品卫生仍难以充分预防。此外，也应注意 2 种或 2 种以上病原体共同引起胃肠道感染的可能性。

【发病机制】

病原体循相应途径侵入胃肠道后，机体的免疫防御能力，特别是胃肠道局部天然防御屏障是否完整可显著影响胃肠道感染的发生发展。而进入胃肠道的病原体种类及毒力不同，其引起胃肠炎所需的病原体数量、发病机制及病理改变亦有差异。

一、胃肠道天然防御屏障削弱

胃肠道呈独特的管腔结构，两端与外界环境相通，潜在的病原体易通过饮水、进食、用具及舔手指等方式经口腔进入消化道。胃肠道不同部位的理化及免疫环境相差很大，明显影响局部定植的菌群及病原体的入侵。

（一）胃酸

胃酸系胃肠道的首要防御屏障，可杀灭大多数病毒、病原菌、原虫及寄生虫虫卵，提高感染所需的病原体数量阈值。多数病原体难以在酸性环境中生存过久，但幽门螺杆菌（HP）及分枝杆菌（*Mycobacteria*）可抵抗酸性环境而得以在胃腔长期存在。胃酸缺乏，或服用质子泵抑制剂、H_2受体阻滞剂等强大抑制胃酸分泌的药物时，食入少量沙门菌、弧菌或空肠弯曲菌即可引发胃肠道感染甚至全身性疾病。脂肪等团块状食物（包括高脂牛奶）可保护细菌免遭胃酸杀灭，因而病原菌污染这类食品后易通过胃腔到达肠腔而致病。

（二）胆盐

主要在十二指肠和空肠上段起杀灭病原体或抑制其生长的作用。胆盐可破坏病原菌或病毒外膜，抑制外来病原菌生长或病毒感染。但肠杆菌属（*Enterobacter*）、肠球菌属（*Enterococci*）及其他肠道正常菌群能耐受胆盐，因而在肠腔或含胆汁的麦康基（MacConkey）培养基中生长良好。肠道下段胆盐被重吸收，其抗菌作用减弱，因而某些病原菌或病毒在到达肠道下段时才得以大量增殖并致病。

（三）正常菌群及肠道菌素

肠道正常菌群及肠道菌素（enterocins）有助于预防和抑制病原菌在肠道的定植及生长。肠道正常菌群的代谢产物可改变肠道局部 pH 值及氧化还原潜能；某些细菌还可产生硫化氢或挥发性脂肪酸等毒性物质，藉以抑制其他微生物生长。肠道菌素有众多的肠杆菌科细菌产生，包括自然抗生素（antibiotics）及细菌素（bacterocins），可抑制或杀灭其他微生物。肠球菌可抑制艰难梭菌等潜在病原体。滥用抗生素可削弱肠道正常菌群的保护效应，从而增加病原菌感染及引起二重感染的风险。例如，新近服用过链霉素或四环素的患者暴露于沙门菌后更易被感染。

（四）肠道淋巴组织及分泌性 IgA

肠道含有丰富的淋巴细胞及肠相关淋巴样组织（gut associated lymphoid tissue，GALT），包括派叶集合淋巴结（Peyer's patches）。肠道淋巴组织可传递病原体刺激信息，介导抗病原体免疫应答或超敏反应性损害的发生。肠黏膜上皮细胞间有特化的抗原转运细胞（membranous or microfold cells，M 细胞）（图 11-5-30），可输送颗粒状抗原给巨噬细胞和树突状细胞，后者将抗原呈递给 T 细胞；B 细胞可亦结合、内吞、加工、呈递抗原给 T 细胞。T 细胞活化并增殖，反过来辅助 B 细胞产生特异性 IgA。AIDS 患者由于 T 细胞数量减少及功能毁损，因而对隐孢子虫属和小孢子菌属（*Microsporum*）等特别易感。

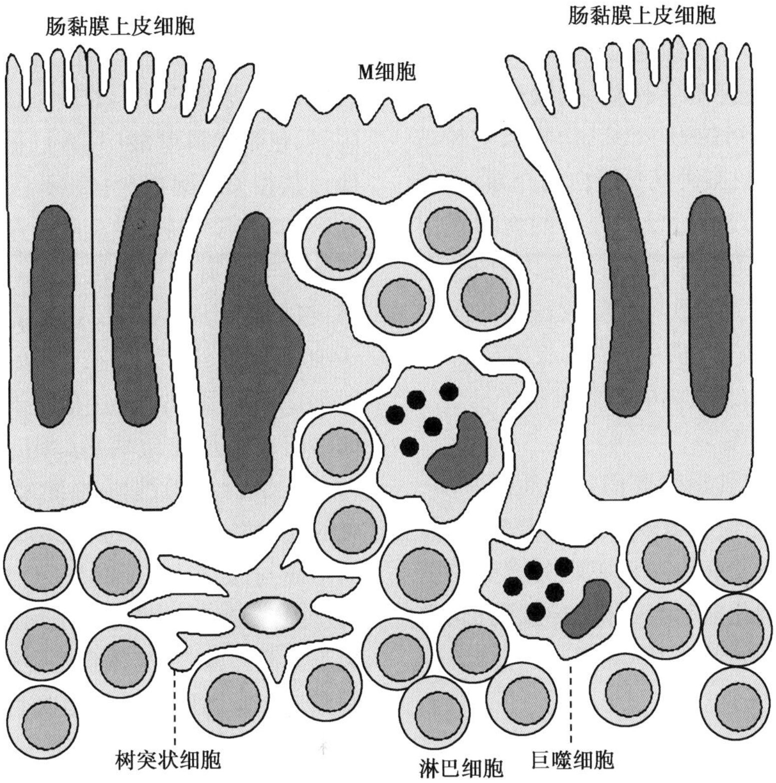

图 11-5-30　肠黏膜上皮细胞间特化的抗原转运细胞（M 细胞）

肠道局部的免疫分子主要是分泌性 IgA（secretory IgA，sIgA），是肠道拮抗病原体感染的局部免疫的重要承担者；IgM 和 IgG 亦起一定作用。浆细胞分泌的 IgA 首先与肠黏膜上皮细胞基底侧多聚免疫球蛋白受体结合，形成 sIgA，随后通过胞吞转运作用（transcytosis）经胞内转运至肠黏膜表面。在转运过程中，sIgA 可与侵入上皮细胞内的病原体抗原结合，将病原体或其成分从胞内带到肠腔，减轻或避免其对黏膜上皮细胞的损害。sIgA分泌减少易罹患胃肠道慢性感染。

（五）胃肠道的运动性

胃肠道的运动有助于及时排出病原体、代谢产物和毒素。肠梗阻或胃肠蠕动减弱可改变肠道局部环境而易致感染。活动明显减弱的胃易被病原体定植，发酵胃内容物，酸度减弱。肠道盲袢或憩室的内容物不易随肠道运动而排空，易成为含纳肠道菌群的脓肿发源地。

（六）肝脏的解毒作用

肠道菌群中含有大量革兰阴性菌，可产生内毒素（endotoxin），因而门静脉血流的内毒素浓度很高。肝脏 Kupffer 细胞可灭活和清除来自肠道的大量内毒素等毒性物质,肝细胞产生的多种酶亦可化解相关毒物的毒性,因而肝静脉血流仅含很少量的内毒素。肝脏解毒作用减弱是肝硬化和肝衰竭患者易于发生肠道感染甚至全身感染的重要机制之一。

二、病毒性胃肠道感染发病机制

胃肠炎病毒经口腔进入胃肠道后,主要侵犯小肠,特别是十二指肠和空肠。病毒引起腹泻的机制是多方面的,以轮状病毒为例,概括起来有以下几个方面:

(一）吸收不良性腹泻

病毒侵入肠黏膜上皮细胞,大量损害细胞,从而引起肠道吸收功能障碍。例如,轮状病毒进入胃肠道后,以某种机制黏附于十二指肠和空肠黏膜上皮细胞,继而通过某种病毒蛋白的介导,或借助小囊泡和溶酶体,或通过受体介导的胞吞作用(endocytosis)侵入肠黏膜细胞,在细胞内复制,引起细胞病变甚至死亡,导致具有吸收功能的肠黏膜上皮细胞大量丧失,从而引起“吸收障碍性腹泻”,是轮状病毒等引起腹泻的主要机制。

(二）渗透性腹泻

肠黏膜上皮细胞乳糖酶等消化酶活性减弱,肠腔内乳糖等渗透压物质增多,渗透压升高,从而导致腹泻。例如,轮状病毒可侵犯肠黏膜上皮细胞,引起乳糖酶等消化酶活性下降,导致乳糖、蔗糖及脂类物质在小肠的消化和吸收减弱,滞留于肠腔,从而引起“渗透性腹泻”。

(三）分泌性腹泻

少数病毒能产生肠毒素,刺激肠黏膜细胞大量分泌水和电解质;加之肠黏膜上皮细胞大量损害后,分泌细胞增多。轮状病毒的非结构蛋白 NSP4 是第一种被发现的病毒肠毒素,可引起细胞内 Ca^{2+}浓度升高,Cl^-等电解质自肠黏膜细胞外泌增多,加之肠黏膜上皮细胞损伤后代之以分泌性细胞增多,从而引发“分泌性腹泻”。

(四）渗出性腹泻

病毒毒素及炎性介质的刺激使肠黏膜细胞膜通透性增加。轮状病毒的 NSP4 及某些炎性细胞因子可改变细胞膜的通透性,促使细胞内液体渗出,从而在病程早期即引起“渗出性腹泻”。少数 1 岁以内婴儿还可出现黏液脓血等渗出性腹泻。

三、细菌性胃肠道感染发病机制

细菌性胃肠道感染的发生发展主要与细菌毒力相关。毒力主要包括侵袭力和毒素。有些病原菌以侵袭力为主要致泻机制,例如肠侵袭型大肠埃希菌(EIEC)等。有些病原菌以毒素为主要致泻机制,例如肠产毒型大肠埃希菌(ETEC)、肠出血型大肠埃希菌(EHEC)及霍乱弧菌等(图 11-5-31 及 11-5-32),还有一些病原菌具有侵袭力,且产生毒素,例如志贺菌、小肠结肠炎耶尔森菌等。

侵袭力是细菌突破宿主胃肠道及全身免疫防御机制,在胃肠道定居、生长繁殖及扩散的能力。与侵袭力相关的物质主要有:①黏附因子:为细菌定植所必需。在革兰阴性菌主要为菌毛和一些外膜蛋白或表面蛋白。在革兰阳性菌多为非菌毛黏附素,包括膜磷壁酸(LTA)、糖萼、荚膜多糖及其他一些相关表面成分;②鞭毛:有助于细菌运动;③Vi 抗原:系荚膜、微荚膜及某些细菌(如伤寒沙门菌)产生,有助于细菌抵抗吞噬;④各种侵袭性酶:包括透明质酸酶、IgA 水解酶、凝固酶等,有助于细菌入侵组织细胞;⑤致病岛(pathogenicity islands)基因编码产物:有助于细菌侵入细胞,例如沙门菌染色体致病岛(*Salmonella* pathogenicity islands,SPI)基因编码的Ⅲ型分泌系统(type Ⅲ secretion system,TTSS);⑥微菌落及细菌生物膜的形成:有利于提升细菌抵抗力。

内毒素(脂多糖)见于所有革兰阴性菌及少数革兰阳性菌,在菌体死亡裂解后释放出来,既可刺激局部肠黏膜导致肠道炎性损害,亦可吸收入血并刺激单核-吞噬细胞等免疫细胞,诱生 TNF-α、IL-1、IL-6 及 IFN-γ 等炎性细胞因子,引起全身中毒症状。不同细菌内毒素的毒性强弱有所差别,以沙门菌、志贺菌等的内毒素毒性更为强烈。

外毒素有多种,化学成分通常为蛋白质,由活菌合成后分泌出来,活性各不相同。部分革兰阴性菌及多数革兰阳性菌可产生外毒素。与腹泻相关的外毒素主要有以下几种。

(一）肠产毒型大肠埃希菌(ETEC)不耐热毒素(heat-liable toxins,HLT)及霍乱弧菌产生的霍乱肠毒素(cholera toxin,CT)

这两种毒素在结构及活性上十分相似,因此 HLT 亦称“类霍乱毒素”。两者均由 1 个 A 亚单位及 5 个 B 亚单位构成。B 亚单位与肠黏膜上皮

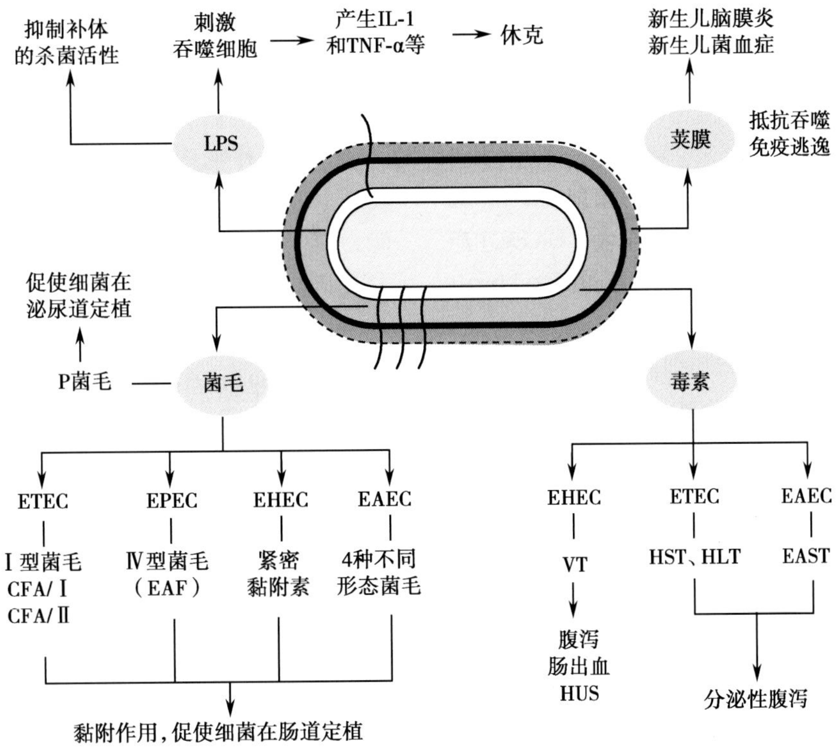

图 11-5-31　大肠埃希菌致病机制

注：ETEC：肠产毒型大肠埃希菌；EIEC：肠侵袭型大肠埃希菌；EPEC：肠致病型大肠埃希菌；EHEC：肠出血型大肠埃希菌；EAEC：肠集聚型大肠埃希菌；CFA：菌毛定植因子抗原；EAF：EPEC 黏附因子；HUS：溶血-尿毒综合征；VT：Vero 毒素；HST：耐热毒素；HLT：不耐热毒素；EAST：肠集聚耐热毒素；LPS：脂多糖

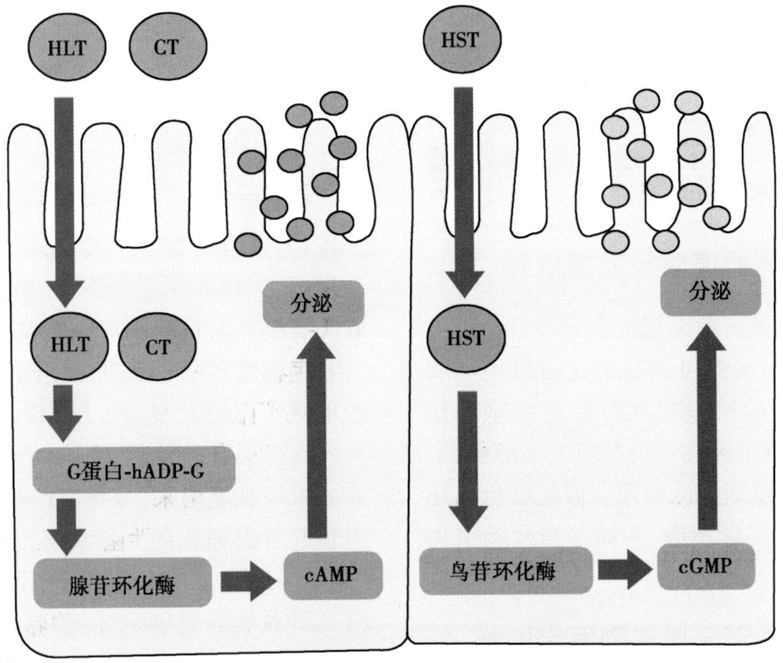

图 11-5-32　霍乱肠毒素等外毒素引起腹泻的机制

注：CT 和 ETEC 的不耐热毒素（HLT）均可通过特异性 G-蛋白偶联膜受体活化腺苷环化酶，使细胞内 cAMP 水平升高。而 ETEC 的耐热毒素（HST）可直接活化其细胞表面受体，激活鸟苷环化酶，使细胞内 cGMP 水平升高。cAMP 或 cGMP 升高均能导致膜离子通道活化，引起肠黏膜上皮细胞 Cl^-、Na^+和水分子的外泌

细胞表面 GM1 神经节苷脂结合,使 A 亚单位能通过细胞膜进入细胞,激活腺苷环化酶,导致细胞内 cAMP 水平升高,于是肠黏膜细胞过度分泌水、钠、氯、钾、碳酸氢根等,导致分泌性腹泻(图 11-5-32)。

(二) ETEC 产生的耐热毒素(heat-stable toxins,HST)及肠集聚型大肠埃希菌(EAEC)产生的肠集聚耐热毒素(enteroaggregative heat-stable toxin,EAST)

HST 可直接活化肠黏膜细胞表面的受体,激活鸟苷环化酶,使细胞内 cGMP 水平升高,从而导致分泌性腹泻(图 11-5-32)。EAST 的抗原性及生物活性拟似 HST。

(三) 肠出血型大肠埃希菌(EHEC)产生的 Vero 毒素(verocytotoxin,verotoxin,VT)及 A 群志贺菌产生的志贺毒素(Shiga toxin,ST)

这两种毒素在结构及活性上十分相似,因而 VT 又称志贺样毒素(Shiga-like toxin,SLT),ST 有时亦称为 VT。两种毒素均由噬菌体编码,可引起肠出血及溶血-尿毒综合征(hemolytic-uremic syndrome,HUS)。

(四) 艰难梭菌毒素 A 和 B

毒素 A 为肠毒素,兼具细胞毒活性,能趋化中性粒细胞浸润回肠壁,释放淋巴因子,导致液体大量分泌及肠壁出血性坏死。毒素 B 为细胞毒素,能使细胞肌动蛋白解聚,破坏细胞骨架,导致局部肠壁细胞坏死。菌群失调时,艰难梭菌可大量繁殖并释放毒素,导致水样或血水样腹泻,严重时可出现假膜性肠炎。

四、真菌性胃肠道感染发病机制

严重免疫抑制或应用广谱抗生素导致菌群失调时,条件致病性假丝酵母菌在消化道繁殖加快并致病。其细胞壁的糖蛋白具有黏附细胞的作用,而芽管及菌丝可直接插入肠黏膜上皮细胞膜,代谢产物可抑制免疫细胞的趋化。假丝酵母菌还可产生酯酶等多种有毒物质,共同参与致肠道损害。

五、寄生虫性胃肠道感染发病机制

寄生虫可藉多种机制导致胃肠道炎症及损害:①机械性损伤,来自寄生虫机械运动性摩擦及对肠壁的吸附或咬附等;②破坏、溶解和吞噬肠壁组织,如溶组织内阿米巴滋养体对肠壁的侵害,钩虫对血液、组织液和肠黏膜的吞食;③掠夺和(或)影响肠道营养物质吸收,例如蛔虫在肠腔内掠食半消化的食物等;④乳糖酶等消化酶缺乏,缘于肠黏膜上皮微绒毛刷状缘被破坏,导致肠腔内乳糖等渗透压物质增多,引起渗透性腹泻;⑤肠黏膜隐窝内增生的不成熟上皮对水和电解质的吸收能力较差;⑥隐孢子虫等感染时,IL-1、IL-6、IL-8 及 TNF-α 等炎性细胞因子可诱导肠上皮细胞内 cAMP 升高,导致类霍乱分泌性腹泻。

六、伴随疾病的发生机制

不少病原体引起的胃肠道感染常伴有相应肠外疾病或症状。典型的有:①伤寒沙门菌、丙型副伤寒沙门菌、鼠伤寒沙门菌、猪霍乱沙门菌、肠炎沙门菌等具有很强的侵袭力,能通过致病岛(SPI)基因表达产物的介导而穿越肠壁 M 细胞,易于进入血液及肠外组织器官而导致菌血症/脓毒症;②小肠结肠炎耶尔森菌除产生肠毒素、细胞毒素及具有较强侵袭力外,还能产生超抗原(superantigen),诱发超敏反应,故在引起肠炎的同时常伴有关节炎及结节性红斑等变态反应性疾病;③EHEC 产生 VT,志贺菌产生 ST,不仅可介导肠黏膜损伤,亦可引起 HUS;④溶组织内阿米巴不仅可致结肠炎,滋养体还可侵入门静脉系统,引起肝脓肿等;⑤蠕虫幼虫在体内移行,可引起肺等组织器官出现变态反应性嗜酸性肉芽肿性疾病。

【病理改变】

病毒性肠炎一般侵犯小肠,肠壁病理改变一般较轻,可有肠黏膜上皮细胞变形、出现空泡,绒毛变短、线粒体肿胀变形、细胞凋亡或坏死等,肠壁固有层有时可有圆形细胞及多核细胞浸润。

细菌性胃肠炎病理改变随侵袭力及毒素性质的不同而有很大差别。ETEC 和霍乱弧菌主要借助外毒素引起分泌性腹泻,很少有明显肠黏膜炎症或组织细胞病变。EIEC 具有很强侵袭性,可引起肠壁组织细胞的大量破坏及炎症坏死。EHEC(O157:H7)及志贺菌能产生细胞毒素(VT 及 ST),导致肠黏膜细胞坏死,黏膜充血、水肿,出现炎性出血性腹泻;VT 及 ST 还可进入血流,损伤血管内皮细胞,引起血栓性微血管病及肾脏损害(HUS),在此基础上又可出现肠壁梗死、出血及中枢神经系统病变。伤寒沙门菌可引起肠道局部淋巴组织及全身单核-吞噬细胞系统增生,肠道淋巴组织可坏死、脱落,导致肠出血及肠壁溃疡等。

肠阿米巴病变典型的病理特征是结肠壁出现口小底大的"烧瓶样溃疡",肉芽组织广泛及过度增生可导致肠腔狭窄,有时可形成所谓"阿米巴瘤"(ameboma)。蛔虫成虫主要寄生在空肠、回肠、十二指肠等部位,肠黏膜可有不同程度充血、水肿及非特异性炎症,虫体聚集过多时可引起机械性梗阻。钩虫成虫寄生于小肠上段,肠道病理改变多为散在、直径3~5mm的浅层出血、糜烂或溃疡,有时可有大块出血性瘀斑及较深溃疡。

【临床表现和并发症】

病毒、细菌、真菌、原虫性胃肠道感染常表现为急性胃肠炎。免疫力低下和(或)病原学治疗不彻底的细菌或真菌感染者,可转为慢性胃肠炎;寄生虫感染如不积极驱虫治疗,常发展为慢性感染。部分胃肠道感染者可有程度不等的并发症。

一、潜伏期

不同病原体引起的急性胃肠道感染,其潜伏期多在数日以内(表11-5-1)。

表11-5-1 常见急性胃肠道感染的潜伏期及腹泻特点

病原体	潜伏期	腹泻特点
A组轮状病毒	2~3日	婴幼儿多见。常先有呕吐。腹泻每日10~20次或更多,黄色稀水便或蛋花状便,酸臭,偶有血便
B组轮状病毒	1.5~3日	成人腹泻每日5~10次或更多,多为黄色水样便
ETEC	0.5~7日	水样腹泻,偶可引起"成人霍乱综合征"
EIEC	1~7日	腹痛,腹泻频繁,黏液脓血便,里急后重
EPEC	1~7日	婴幼儿腹泻每日3~5次或更多,黄色蛋花状,偶有黏液脓血
EHEC(O157:H7)	3~4日	血水便,剧烈痉挛性腹痛。可伴HUS
伤寒沙门菌	7~23日,多为10~14日	腹泻一般较轻,但可并发肠出血、肠穿孔等
志贺菌	1~3日	腹痛,腹泻频繁,黏液脓血便,每次量少,里急后重;可伴HUS
霍乱弧菌	0.5~6日,多为1~3日	腹泻剧烈,米泔水样或洗肉水样便,每次量多;呕吐
空肠弯曲菌	1~9日,多为3~4日	腹泻每日2~10次,水样便,亦可有黏液血便或黏液脓血便
艰难梭菌	抗生素治疗4~10日后或更久	黄色蛋花状粪便,血水样便,排出假膜;重型患者粪便奇臭
金黄色葡萄球菌 蜡样芽胞杆菌	进食后数小时~1日	剧烈呕吐,呕吐物可呈胆汁性,有时带有血液或黏液;腹泻每日数次至10余次不等,多为黄色稀便、水样便或黏液便
溶组织内阿米巴	数日~数月,多为2~3周	初为水样泻,很快转为暗红果酱样便,量多,腥臭
蓝氏贾第鞭毛虫	7~21日,多为12~15日	腹泻每日数次或10余次,水样便,量大,恶臭,一般无脓血

注:ETEC:肠产毒型大肠埃希菌;EIEC:肠侵袭型大肠埃希菌;EPEC:肠致病型大肠埃希菌;EHEC:肠出血型大肠埃希菌;HUS:溶血-尿毒综合征

二、临床症候

(一)腹泻

除溶组织内阿米巴、霍乱弧菌、志贺菌等少数病原体感染引起的腹泻具有相对特征外,多数感染性腹泻并无明确特征(表11-5-1)。病毒性腹泻一般为水样便或稀便,每日数次、10余次或更多,量偏多,有酸臭味,很少有黏液及脓血,无里急后重。霍乱弧菌可导致频繁腹泻大量米泔水样或洗肉水样便。ETEC可引起水样泻,甚至类霍乱腹泻。细菌性痢疾表现为腹痛,频繁腹泻,每次量少,黏液脓血便,里急后重明显。EIEC感染可引起类似细菌性痢疾的腹泻。艰难梭菌感染可出现血水样腹泻,并排出假膜,即所谓伪膜性结肠炎,可伴恶臭。暗红色果酱样便提示溶组织内阿米巴感染。

(二)呕吐

许多感染性腹泻常伴有呕吐,部分患者可无呕吐。轮状病毒胃肠炎呕吐常先于腹泻。霍乱呕吐则多出现于腹泻之后,可为喷射性、连续性米泔水样呕吐。金葡菌及蜡样芽胞杆菌食物中毒时，呕吐剧烈，呕吐物可呈胆汁性，甚至带有黏液血液。

（三）腹痛

病毒性胃肠炎多无明显腹痛。EIEC、EHEC、志贺菌感染常有明显腹痛。空肠弯曲菌小肠结肠炎常有脐周或上腹部间歇性绞痛，有时可呈急性阑尾炎样表现。金葡菌食物中毒患者常有不同程度中、上腹持续性或阵发性绞痛。霍乱患者一般无明显腹痛，但脱水严重者可因腹肌痉挛而呈现“腹痛”，往往伴有腓肠肌痉挛性痛。暴发型肠阿米巴病患者可有剧烈腹痛。蛔虫病可有脐周间歇性或阵发性腹痛。

（四）里急后重

主要见于细菌性痢疾及EIEC肠炎等病变累及结肠直肠的情况。

（五）其他症候

可有不同程度恶心、腹胀、厌食、全身乏力等。急性胃肠炎多不发热，或有低热至中高热。伤寒患者常有稽留型高热，亦可短暂出现玫瑰疹。回盲部结核可引起肠梗阻等。

三、并发症

（一）脱水及相关表现

任何病原体引起严重吐泻者，均可出现明显脱水、电解质紊乱、酸中毒，甚至休克及多器官功能障碍，少数患者可致死。

（二）肠道并发症

轮状病毒胃肠炎偶可并发新生儿坏死性小肠炎、肠套叠等。伤寒可并发肠出血及肠穿孔等。蛔虫病可并发机械性肠梗阻等。

（三）溶血-尿毒综合征（HUS）

主要见于EHEC、志贺菌等感染，表现为数日血便后，出现微血管性溶血性贫血、外周血小板减少、溶血性黄疸及肾功能衰竭。约1/4患者可因肾衰而出现血压升高、持续性或间歇性呕吐。轮状病毒等其他病原体感染偶可并发HUS。

（四）血清病样反应

沙门菌感染的反应性关节炎多见于膝关节等单个大关节，可持续数月。小肠结肠炎耶尔森菌引起的胃肠炎常伴有关节炎、结节性红斑等，这与其产生的超抗原物质并引起变态反应相关。贾第虫病偶可并发荨麻疹、反应性关节炎等。蛔虫病可导致荨麻疹、气喘、发热、皮肤瘙痒、血管神经性水肿等。

（五）胃肠外感染

包括菌血症及脓毒症，呼吸道感染、肝炎、胆管炎和胆囊炎、胰腺炎、心内膜炎、血栓性静脉炎等各种胃肠外组织器官的炎症甚至脓肿等。肠阿米巴病可并发阿米巴肝脓肿、肺脓肿、脑脓肿及会阴部脓肿等。

（六）幼虫移行症

蛔虫幼虫在宿主体内移行可引起蛔蚴性肺炎、哮喘、嗜酸性细胞增多症等。钩虫、粪类圆线虫幼虫在体内移行可引起皮炎、阵发性咳嗽、血痰、哮喘等。误食猪肉绦虫虫卵或节片可引起皮下及肌肉囊尾蚴病、脑囊尾蚴病、眼囊尾蚴病等。

【实验室及辅助检查】

一、标本种类

（一）粪便

应注意收集粪便的液体及黏液部分，因其含病原体最多。志贺菌等对外界环境抵抗力较其他肠道杆菌弱，溶组织内阿米巴对温度降低及干燥亦很敏感，因此粪便标本应迅速送检。

（二）小肠液

贾第虫病及粪类圆线虫病患者的粪便中可能检测不出寄生虫，但取十二指肠液或黏膜活检标本则较易检出寄生虫。

（三）黏膜

某些寄生虫和虫卵较少或间断自粪便外排，因此需要直接提取局部组织标本以提高阳性诊断结果。例如溶组织内阿米巴或血吸虫卵，在直肠镜直视下进行组织刮片或取小块直肠黏膜进行检查，较易获得阳性结果。应当取溃疡边缘或炎症区域的黏膜组织进行检查。胃镜下夹取胃黏膜活检较易诊断HP感染。

（四）呕吐物

呕吐物中很可能含有能导致急性胃肠炎的病毒及细菌等，因此应尽可能收集和进行检查，尤其是对腹泻不明显的患者。

（五）其他标本

血清标本中可能检出内毒素、肉毒毒素、抗毒素抗体等。对某些发热患者应进行血培养，但血培养阳性一般仅见于沙门菌感染等少数情况。

二、粪常规检查

病毒性胃肠炎患者粪便镜检基本正常，偶有

少量白细胞。霍乱或 EPEC 感染以分泌性腹泻为主，粪便镜检多无明显异常。EHEC 肠炎虽肉眼可见血水便，但镜下少见炎性渗出性细胞。细菌性痢疾粪便镜检可有大量脓细胞、红细胞及较多巨噬细胞。

三、血常规检查

病毒感染者外周血白细胞总数一般正常，少数可偏高或偏低，分类基本正常或淋巴细胞计数稍偏高。

细菌感染者外周血白细胞总数多正常或增高。急性细菌性痢疾患者外周血白细胞升高可达 $(10\sim20)\times10^9/L$，中性粒细胞分类增高。霍乱患者因血液浓缩可有全血细胞计数增高，中性粒细胞及单核细胞增多。但伤寒患者外周血白细胞总数常偏低，中性粒细胞减少，嗜酸性粒细胞减少或消失。

寄生虫感染时，外周血嗜酸性细胞计数及比例常有不同程度增高。大量蛔蚴移行时，外周血白细胞总数升高可达 $(15\sim20)\times10^9/L$。钩虫病患者可有明显小细胞低色素性贫血。

四、病毒学相关检查

（一）病毒颗粒检查

可直接应用电镜寻找粪便中的病毒及其抗原颗粒。

（二）病毒抗原检测

可采用酶联免疫吸附试验（ELISA）、生物素-亲和素免疫法、间接免疫荧光法、免疫斑点技术等方法检测粪便中的病毒抗原。

（三）病毒核酸检测

应用 RT-PCR 或核酸杂交法检测粪便病毒 RNA，有助于早期诊断。

（四）血清抗体检测

特异性 IgM 有早期诊断价值，而 IgG 及 IgA 仅在恢复期较急性期抗体滴度有 4 倍以上增长时才有现症感染诊断价值，故早期诊断价值不大。

五、细菌学相关检查

应结合临床线索有选择地进行相关检查。

（一）直接涂片镜检

对多数病原菌而言，粪便标本单纯涂片染色镜检很难从形态上与大量的肠道正常菌群相区分。但疑诊霍乱时，藉此发现鱼群状排列的革兰阴性弧菌，有助于诊断；胃镜下取胃部分泌物涂片镜检，发现革兰阴性弯曲或 S 形细菌，有助于诊断 HP 感染。

（二）细菌培养、生化反应等

取粪便悬液同时接种于非选择性培养基（例如 MacConkey 琼脂）及一系列选择性培养基。然后挑取可疑菌落进行生化反应、免疫学检查及 PCR 等分子生物学检查，可鉴定病原菌种类、血清型及基因型，其流程见图 11-5-33。

（三）悬滴试验与制动试验

疑诊霍乱弧菌或空肠弯曲菌感染时，可取新鲜液性粪便或培养物做“悬滴试验”，暗视野观察可见穿梭样或鱼群样活泼运动的细菌。分别滴入无交叉反应的 O1 群和 O139 群抗血清后，细菌运动停止，即为“制动试验”阳性，并可判断霍乱弧菌血清群。

（四）快速尿素酶分解试验

取胃镜活检组织放入以酚红为指示剂的尿素培养基，培养基由黄变红则提示 HP 感染。

（五）毒力试验

将菌液接种于豚鼠角膜囊内，若出现典型的角膜结膜炎，且角膜细胞内有大量细菌，是为 Sereny 试验阳性，提示 EIEC 或志贺菌等具有较强侵袭性的细菌感染。

（六）免疫学检查

可用 ELISA 等方法检测粪便或培养物中的 HLT、HST、VT 等毒素，或用免疫荧光菌球法、协同凝集试验及乳胶凝集试验等方法检测可疑菌落是否为志贺菌等，或用已知抗原检测血清中的特异性抗体（如肥达反应等）等，或用特异性 O 抗体和 H 抗体鉴定病原菌血清型等。

（七）分子生物学检查

可用 PCR 或基因探针法检测毒素、质粒、致病岛或 16S rRNA 基因等。

六、真菌学相关检查

疑为假丝酵母菌感染时，可取粪便直接涂片镜检。镜下可观察到圆形或卵圆形菌体、芽生孢子、假菌丝等。只有同时观察到出芽的孢子和假菌丝，才能确定为白色假丝酵母菌感染；大量假菌丝则表明处于活跃增殖状态。亦可进行粪便真菌培养。

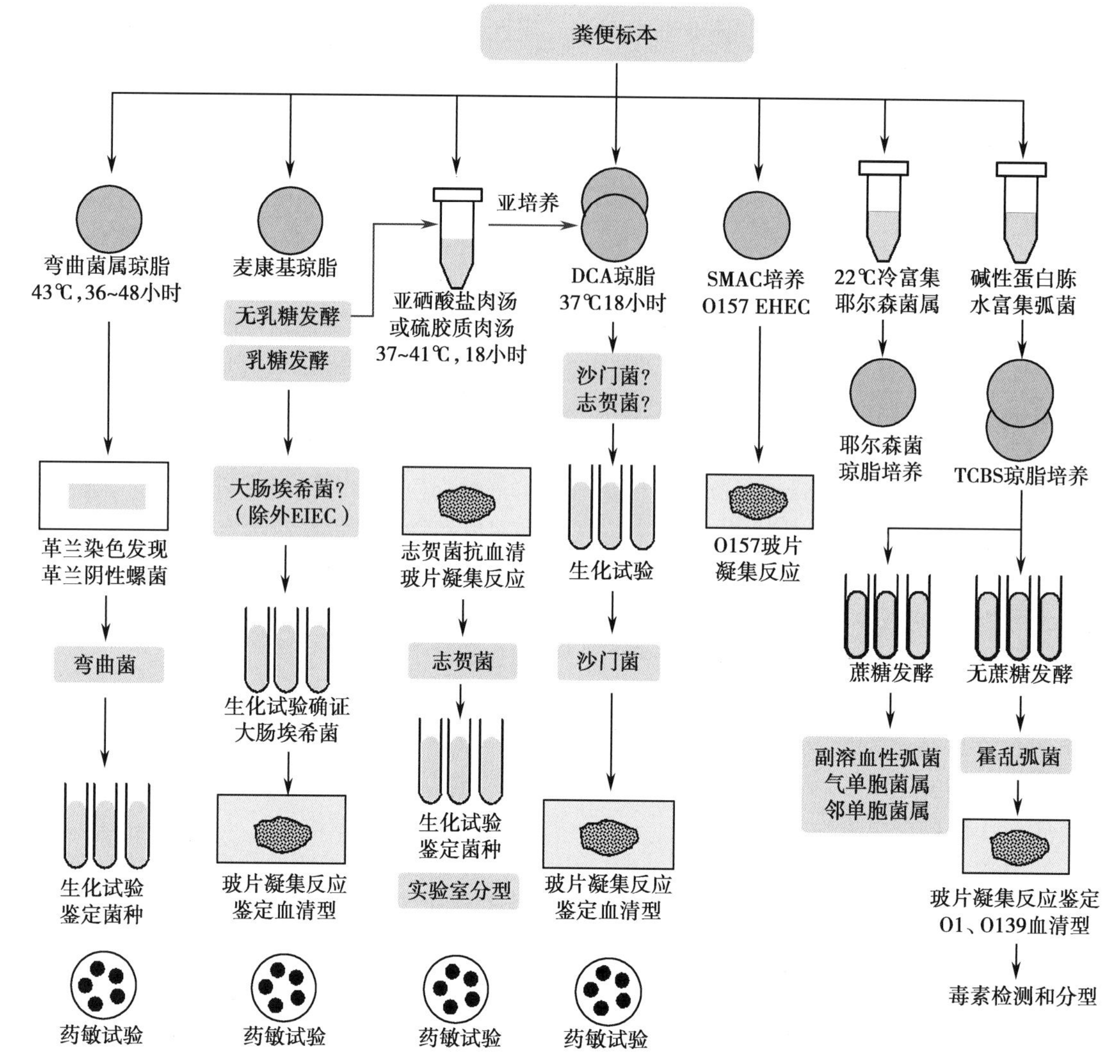

图 11-5-33　粪便标本细菌学检查流程

注:TCBS:thiosulphate-citrate-bile salt-sucrose,硫代硫酸盐-柠檬酸盐-胆盐-蔗糖;SMAC:Sorbitol-MacConkey agar,山梨醇-麦康基琼脂;DCA:deoxycholate-citrate agar,脱氧胆酸盐枸橼酸盐;EIEC:肠侵袭型大肠埃希菌;EHEC:肠出血型大肠埃希菌

七、寄生虫学相关检查

简便的方法即取粪便制备盐悬液,在光镜下寻找虫卵(蠕虫)、滋养体、包囊(肠阿米巴、贾第虫等)或卵囊(隐孢子虫等)。硫酸锌、硫酸镁及蔗糖浮集法,或福尔马林乙醚离心浓集法可提高检验阳性率。内镜下黏膜活检有助于发现活动的阿米巴原虫等病原体。拉线试验(string test)可获取十二指肠等部位的肠液,有助于发现贾第虫包囊及粪类圆线虫杆状蚴和丝状蚴等。钩蚴培养法、粪类圆线虫虫蚴炭培养法可提高相应寄生虫的检出率。肉眼观察有可能发现排出的蛔虫等较大蠕虫。

ELISA、EIA 及 PCR 等方法可用于多数常见原虫感染的诊断,有条件的单位可以开展。

八、其他检查

内镜检查有助于发现各种不同表现的胃肠道炎症、溃疡及病原体。B 超及 CT 检查可发现阿米巴肝脓肿等。病变部位肠黏膜活检可发现溶组织内阿米巴引起的烧瓶样溃疡等特征性病变。

【诊断】

根据发病的季节性、患者职业及年龄特点、疫区旅游史、不洁饮食史、集体发病情况等流行病学资料,结合呕吐和腹泻的性质及其伴随表现,可对胃肠道感染的性质进行初步判断。确诊有赖必要的病原学相关检查。

多数胃肠道感染的临床表现并不具有病原体特异性。但某些临床表现对寻找病原体有提示和指引价值。例如，HUS 多由 EHEC 所致，亦可由志贺菌、沙门菌、弯曲菌、A 组轮状病毒等所致。黏液脓血便伴里急后重应首先考虑急性细菌性痢疾，亦应注意 EIEC 感染的可能。米泔水样剧烈泻吐首先应考虑霍乱，亦应注意 ETEC 及其他病原体感染的可能。暗红色果酱样大便伴恶臭，首先应考虑溶组织内阿米巴感染。长期便血伴贫血者应注意钩虫病可能。严重免疫功能低下的腹泻患者，应注意隐孢子虫感染的可能。长期应用广谱抗生素的患者应注意伪膜性肠炎及真菌性腹泻等。

【鉴别诊断】

胃肠道感染既要注意与非感染性疾病的鉴别，亦要注意不同病原体感染之间的鉴别，还应注意 2 种或多种病原体共同感染的情况，例如细菌性痢疾合并蛔虫病、阿米巴病合并血吸虫病等。

病毒性胃肠炎临床表现无特异性，其鉴别诊断主要取决于病原学相关检查。

急性细菌性痢疾应与急性阿米巴痢疾、EIEC 肠炎、某些食物中毒、急性坏死性出血性小肠炎、肠套叠等相鉴别。慢性细菌性痢疾应与慢性血吸虫病、结肠癌、直肠癌、慢性非特异性溃疡性结肠炎等相鉴别。中毒性细菌性痢疾应与其他脓毒性休克、流行性乙型脑炎等相鉴别。

霍乱应与食物中毒、ETEC 及 EPEC 肠炎等相鉴别。伤寒和副伤寒应与某些病毒感染、疟疾、钩体病、流行性斑疹伤寒、粟粒性结核病、革兰阴性杆菌脓毒症、恶性组织细胞病等相鉴别。空肠弯曲菌及假结核病耶尔森菌肠炎尚需与急性阑尾炎、输卵管炎、Crohn 病等相鉴别。

EHEC 等病原体所致的 HUS 需与血栓性血小板减少性紫癜（TTP）相鉴别。两者临床表现有所重叠，但 HUS 的发病机制与 VT 介导的黏膜损伤、肾血管损伤和微血管性贫血相关，而 TTP 的血栓形成及血小板消耗与 von Willebrand 因子功能异常相关。

肠阿米巴病需与急性细菌性痢疾、血吸虫病、小袋虫病、旋毛虫病、溃疡性结肠炎、Crohn 病、结肠癌相鉴别。钩虫病应与消化性溃疡、胃癌、其他原因缺铁性贫血、食管-胃底静脉曲张破裂出血、肠息肉等相鉴别。新生儿嗜酸细胞性胃肠炎可能是对牛奶过敏所致，应注意与寄生虫感染所致的腹泻和外周血嗜酸性粒细胞增高相鉴别（表 11-5-2）。

表 11-5-2　急性细菌性痢疾与急性阿米巴痢疾鉴别要点

鉴别要点	急性细菌性痢疾	急性阿米巴痢疾
流行病学	不同程度流行	多为散发
全身症状	较重，有发热及其他毒血症状	轻，多无发热等毒血症状
腹泻次数	频数，量少	每日数次或 10 余次，量多
粪便肉眼观	粪质少，黏液鲜红脓血便	粪质多，暗红果酱样，恶臭
里急后重	明显	无或很轻
腹痛	常较重	常较轻
腹部压痛	左下腹为主	右下腹为主
粪便镜检	成堆脓细胞，红细胞分散，可见巨噬细胞	红细胞黏集成串，间有少数脓细胞，有滋养体、包囊、夏科-雷登结晶
粪便培养	痢疾志贺菌	溶组织内阿米巴滋养体
肠镜检查	肠黏膜弥漫性充血、水肿，浅表溃疡	散在溃疡，边缘隆起，周围有红晕，溃疡间的肠黏膜正常

【治疗】

胃肠道感染的基本治疗原则是：①适当的液体和饮食疗法（病毒性及细菌性胃肠炎经此治疗多可痊愈）；②一般不应用止泻药；③对病毒性胃肠炎，无特效药物治疗；④对细菌性胃肠炎吐泻严重者，应在积极补液的基础上，适当抗菌治疗；⑤对真菌性消化道感染，应积极治疗原发病和给予抗真菌治疗；⑥对寄生虫性胃肠道感染，应予驱虫治疗。

一、对症支持治疗

（一）补液

适当补液可有效纠正脱水、酸中毒及电解质紊乱。首先考虑口服补液，因相当部分的肠黏膜仍保持液体及电解质吸收能力。口服补液宜坚持至腹泻停止、各种失水表现恢复正常。常用补液处方含钠50~60mmol/L、钾4~5mmol/L、葡萄糖200~220mmol/L。WHO推荐的口服补盐液（ORS）配方为每1000ml水溶液中含葡萄糖20g、氯化钠3.5g、氯化钾1.5g、碳酸氢钠2.5g。

休克、过度消耗或口服补液难以纠正失液时，应静脉补液。腹泻时多数情况下宜选择1/2生理浓度（0.45%）的氯化钠溶液或5∶4∶1液（建议配方：0.9%氯化钠550ml，1.4%碳酸氢钠300ml，10%氯化钾10ml，10%葡萄糖140ml），因其可提供足量钠，而导致钠超载的风险小于生理浓度（0.9%）氯化钠溶液。必要时应静脉补钾。发生休克时应参照脓毒性休克的救治原则及流程积极抢救。

霍乱或“类霍乱综合征”患者丢失液体及电解质速度很快，应特别注意补充。可选用5∶4∶1液、2∶1液、林格乳酸液等，以5∶4∶1液最常用。在轻度脱水时，成人每日补液3000~4000ml，最初1~2小时宜快。在中度脱水时，成人每日补液4000~8000ml，最初2小时内输入2000~3000ml，血压稳定后再减慢输液；入院8~12小时内应补足入院前累计损失量、入院后继续损失量、每日生理需要量，以后排出多少补多少。在重度脱水时，成人每日补液8000~12 000ml，双静脉通道输入，初30分钟按每分钟40~80ml速度输入，然后减为每分钟20~30ml直至休克纠正；再后进一步减慢输液，补足入院前累计损失量后，按每日生理需要量与继续排出量之和进行补充。儿童轻、中、重脱水的补液量分别为每日100~150、150~200、200~250ml/kg，同时注意补钾及纠正酸中毒。轻症患者可口服补液为主，重症患者在纠正低血容量后可继续口服补液。

（二）饮食疗法

能进食者鼓励经口进食易消化的米汤等流质或半流质。1岁以内婴幼儿应坚持母乳喂养，因母乳IgA有助于增强患儿抵抗力。频繁吐泻者，宜禁食8~12小时后再逐渐恢复饮食。肠热症患者的饮食必须从稀饭、软饭到正常饮食循序渐进，以防诱发肠出血、肠穿孔。

（三）继发性获得性乳糖不耐受（secondary acquired lactose intolerance，SALI）的处理

SALI多影响婴幼儿及年龄较小的儿童。在轮状病毒和大肠埃希菌等感染时较常见，因其易致肠黏膜上皮细胞刷状缘乳糖酶含量减少、活性降低、损伤后恢复较慢，从而使牛奶等食品中的乳糖不能被正常吸收，继之在肠腔发酵，喂食后不久可出现腹部不适、胀气、酸性腹泻等。严重SALI婴幼儿应先予无乳糖饮食，直到能够正常进食。年龄较大儿童可用无奶固体食物取代牛奶喂养。SALI应注意与原发性获得性乳糖酶缺乏症（primary acquired alactasia，PAA）相鉴别。

（四）止吐药物

对少数患者可适当应用止吐药物以减少继续失液，改善口服补液疗效。异丙嗪（非那根）、甲氧氯普胺（胃复安）、多潘立酮（吗丁啉）、格拉司琼（granisetron）等均可选用。

（五）止泻药物

腹泻既是一种症状，亦是机体从肠道清除病原体及毒素的重要机制，因此一般不予止泻治疗。对HUS患者更不宜应用止泻药，以防延迟VT自肠道的清除而有加重HUS。但腹泻严重者可在积极抗感染及补液治疗的基础上酌量服用蒙脱石，因其能均匀覆盖于肠腔表面，吸附病毒、细菌、多种毒性物质，使之易于随肠蠕动排出体外。

阿托品、盐酸山莨菪碱等解痉剂对严重腹泻的疗效有限，不推荐用于治疗感染性腹泻。

（六）微生态制剂

严重腹泻时可出现菌群失调而加剧腹泻。口服双歧杆菌及乳酸杆菌等肠道正常菌群微生态制剂，有助于恢复肠道正常菌群及功能，缓解病原体对绒毛上皮细胞的侵犯，促进肠黏膜上皮细胞的增生和修复。粪便移植可用于再发性艰难梭菌感染等的治疗，本质上亦是一种微生态治疗。

（七）其他

高热患者以物理降温为主，必要时酌情应用消炎解热药。积极治疗各种基础疾病。

二、抗病毒治疗

对病毒性胃肠炎，目前尚无十分肯定疗效的抗病毒治疗药物。

三、抗细菌治疗

自限性大肠埃希菌及空肠弯曲菌感染不需抗

菌治疗。吐泻严重、迁延不愈、免疫低下或血培养阳性者,以及伤寒和副伤寒沙门菌感染者,应及时抗菌治疗。霍乱患者抗菌治疗可缩短泻吐期及排菌期。对 EHEC 感染,多认为应避免应用抗生素,以防某些抗生素刺激 VT 产生,加重 HUS 发生风险,但环丙沙星等喹诺酮类药物可抑制 EHEC 生长及减少 VT 的产生。近年有研究提示,阿奇霉素可有效而安全地用于产志贺毒素大肠埃希菌的抗感染治疗。有报道提示非达霉素(fidaxomicin, DIFICID)对艰难梭菌的疗效可与万古霉素媲美。常用抗菌治疗方案见表 11-5-3。

近十余年来,大肠埃希菌、沙门菌、志贺菌、弯曲菌等对广谱青霉素、头孢菌素、氯霉素、氨基糖苷类、四环素类、磺胺类等耐药严重。空肠弯曲菌还可能对万古霉素、多黏菌素 B 耐药。目前最常用的喹诺酮类,其耐药率亦有明显上升趋势。因此应结合药敏试验选用适当的抗感染药物。

HP 的根治方案见表 11-5-4。新近有荟萃分析显示,与质子泵抑制剂(proton pump inhibitor, PPI)+克拉霉素+阿莫西林或甲硝唑 7 日标准三联治疗方案相比,在此基础上再加用一种抗生素和(或)延长疗程至 10～14 日,或加用益生菌,或基于左氧氟沙星的三联治疗,或采用 PPI+铋剂+两种抗菌药物的四联治疗,其抗 HP 效果更佳。

表 11-5-3　细菌性胃肠道感染的抗感染治疗方案

药物	用法	疗程	适用的病原菌
环丙沙星	成人 0.5g,口服,每日 2 次;或 0.4g,静滴,每日 2 次	3～5 日	
氧氟沙星	成人 0.4g,口服,每日 2 次;或 0.4g,静滴,每日 2 次	3～5 日	大肠埃希菌、沙门菌、志贺菌、霍乱弧菌、空肠弯曲菌等
诺氟沙星	成人 0.2～0.4g,口服,每日 3～4 次;儿童每日 20～40mg/kg,分 3～4 次口服	3～7 日	
头孢曲松	成人 2.0g,静滴,每日 1 次	3～5 日	沙门菌等
氯霉素	成人 500mg,静滴,每 6 小时 1 次	3～5 日	沙门菌、空肠弯曲菌等
红霉素	成人 0.8～1.0g;儿童每日 40～50mg/kg	5～7 日	空肠弯曲菌感染时为首选
多西环素	成人 100～200mg,每日 2 次;儿童每日 6mg/kg,分 2 次服用	3～5 日	霍乱弧菌、空肠弯曲菌、耶尔森菌(疗程 7～10 日)等
四环素	成人 500mg,每日 4 次	3～5 日	霍乱弧菌、空肠弯曲菌等
氧四环素	成人 250～500mg 每日 4 次	7～10 日	耶尔森菌等
复方新诺明	成人 960mg,口服,每日 2 次;儿童酌减	5～7 日	沙门菌等

注:①最好有药敏试验指导;②喹诺酮类可能影响骨骺发育,孕妇、哺乳期妇女及婴幼儿不宜应用;③复方新诺明每片含 SMZ 400mg、TMP 80mg;④志贺菌、空肠弯曲菌尚可选用阿奇霉素、庆大霉素、阿米卡星等

表 11-5-4　幽门螺杆菌(HP)根治方案

方案(计量单位:g)	用法	疗程
铋剂+两种抗菌药物		
铋剂标准剂量+阿莫西林 0.5+甲硝唑 0.4	每日 2 次	2 周
铋剂标准剂量+四环素 0.5+甲硝唑 0.4	每日 2 次	2 周
铋剂标准剂量+克拉霉素 0.25+甲硝唑 0.4	每日 2 次	2 周
质子泵抑制剂(PPI)+两种抗菌药物		
PPI 标准剂量+克拉霉素 0.5+阿莫西林 1.0	每日 2 次	1 周
PPI 标准剂量+阿莫西林 1.0+甲硝唑 0.4	每日 2 次	1 周
PPI 标准剂量+克拉霉素 0.25+甲硝唑 0.4	每日 2 次	1 周
其他方案		
雷尼替丁枸橼酸铋(RBC)0.4 代替方案二中的 PPI		
四联疗法:H2 受体阻滞剂或 PPI+推荐方案一		

注:替硝唑 0.5 可代替甲硝唑 0.4;呋喃唑酮 0.1 抗 HP 作用强,不易产生耐药,可取代耐药率已高的甲硝唑;四联疗法(PPI+铋剂+两种抗菌药物)主要用于其他方案治疗失败者的再治疗

四、抗真菌治疗

可选用脂质体两性霉素 B、氟康唑(fluconazole)、伊曲康唑(itraconazole)、伏立康唑(voriconazole)、卡泊芬净(caspofungin)等抗真菌药物。结合药敏试验选用则更佳。

五、抗寄生虫治疗

常见肠道寄生虫感染的驱虫治疗方案如下:

(一) 溶组织内阿米巴感染

急性肠阿米巴病首选甲硝唑 0.5g,静脉滴注,每日 3 次;或 0.8g,口服,每日 3 次,疗程 5~7 日;阿米巴肝脓肿延长疗程至 10~14 日。急性期治愈后仍继续排出感染性包囊者,继续口服肠腔内抗阿米巴药以求根治,常口服呋喃二氯尼特 0.5g,每日 3 次,疗程 1 周。

(二) 贾第虫病

首选甲硝唑 0.4g,口服,每日 3 次,疗程 5~10 日。或替硝唑 2.0g,单剂服用。亦可选用呋喃唑酮、巴龙霉素、多西环素、利福平等。

(三) 蛔虫病

阿苯达唑(albendazole),400mg,顿服。或甲苯达唑(mebendazole),200mg,顿服。左旋咪唑(levamisole),成人 120~150mg,顿服,儿童 2.5mg/kg,顿服或分早晚 2 次分服。复方甲苯达唑(速效肠虫清)每片含甲苯达唑 100mg、左旋咪唑 25mg,顿服 2 片,较单用其中一种效果更好,不良反应更少。哌嗪枸橼酸盐(驱蛔灵)也可选用。

(四) 钩虫病

甲苯达唑 100mg,口服,每日 2 次,连服 3 日。对局部皮肤钩蚴,在患处涂抹噻苯哒唑(thiabendazole)软膏;同时口服阿苯达唑 400mg,每日 2 次,连服 3 日,或顿服伊维菌素(ivermectin)200μg/kg。

六、其他治疗

合并脓肿时,应予引流并延长抗感染疗程至不少于 3 周。对反应性关节炎,可酌用非甾体类抗炎药或肾上腺皮质激素。伤寒并发肠出血、肠穿孔应积极救治。对阿米巴瘤及胆道蛔虫病等必要时应行外科手术治疗。对贫血患者,应适当补充铁剂等。对 HUS 患者应积极改善肾功能、控制溶血。

【预防】

一、控制传染源

(一) 患者应严格消化道隔离

彻底消毒呕吐物及粪便等排泄物,所用物品亦应消毒。伤寒患者应隔离至体温正常后 15 日,或每 5 日粪培养、连续 3 次阴性。霍乱患者应隔离至症状消失后 6 日,隔日粪培养连续 3 次阴性。阿米巴痢疾患者应隔离至症状消失,隔日粪检连续 3 次找不到包囊为止。

(二) 食品加工业者定期体检

呕吐、腹泻、皮肤感染者,无症状携带毒者均应暂时调离餐饮岗位。

(三) 普查普治钩虫病等疾患

感染率高的地区要开展集体驱虫治疗。

二、切断传播途径

(一) 加强饮水饮食卫生和粪便管理

各级卫生部门应严格督查食品原料、加工、储存、流通等各个环节,杜绝污染食品进入市场销售。饮用水应及时彻底消毒。对粪便要进行必要的无害化处理。

(二) 养成良好个人卫生习惯

饭前便后要洗手等(图 11-5-34);蔬菜要洗净,生菜和熟菜应分开准备和储存。不购买病畜肉,不吃生冷、过期、包装破损的食品。下地劳动应穿鞋以防钩蚴感染等。

(三) 保持良好的环境卫生

改善托幼机构、敬老院等社会机构的卫生条件。积极灭蝇、灭蟑螂等。

三、保护易感人群

目前尚无特效被动免疫预防措施。婴幼儿藉母乳喂养可获得一定的被动免疫。不提倡预防性服用抗生素,以免诱生耐药菌株。对某些病原体感染可进行主动免疫预防。

(一) 轮状病毒减毒活疫苗

我国研制的轮状病毒口服减毒活疫苗安全有效。2 月龄至 3 岁儿童,每年口服 1 次;3~5 岁儿童,口服 1 次即可;每次口服 3ml。保护率达 90% 以上,保护期达 1.5 年。国外有 Rotarix®(英国葛兰素史克公司)和 RotaTeq®(美国默沙东公司 USA)两种轮状病毒疫苗可供应用,能降低轮状病

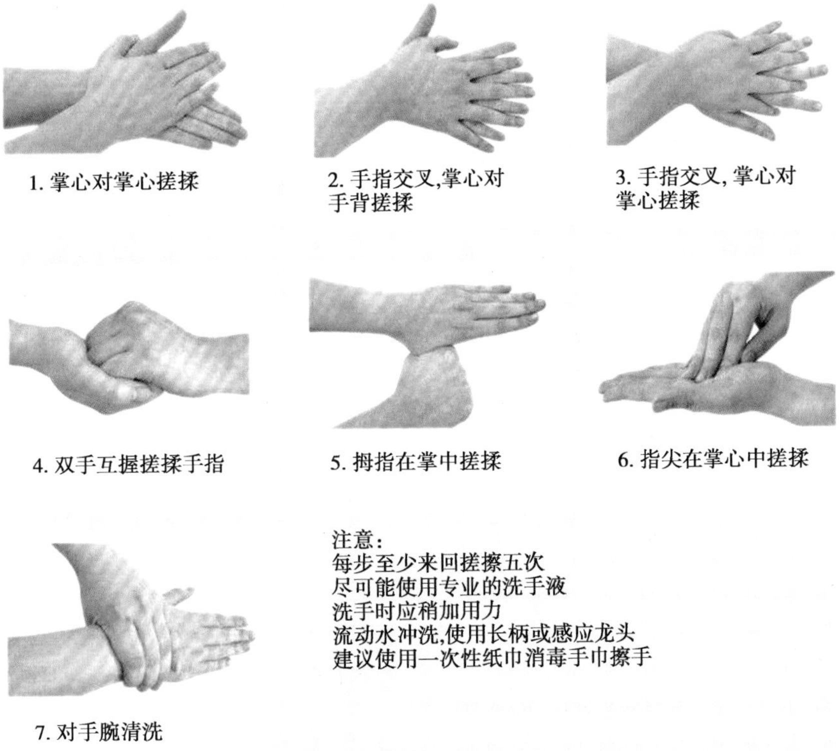
1. 掌心对掌心搓揉
2. 手指交叉,掌心对手背搓揉
3. 手指交叉,掌心对掌心搓揉
4. 双手互握搓揉手指
5. 拇指在掌中搓揉
6. 指尖在掌心中搓揉
注意:
每步至少来回搓擦五次
尽可能使用专业的洗手液
洗手时应稍加用力
流动水冲洗,使用长柄或感应龙头
建议使用一次性纸巾消毒手巾擦手
7. 对手腕清洗

图 11-5-34　七步洗手法(WHO 推荐)

毒的感染率。

(二) Dukoral 疫苗

一种霍乱肠毒素抗原疫苗。因 ETEC 的 HLT 与霍乱肠毒素有交叉抗原性,故 Dukoral 对霍乱及 ETEC 引起的旅游者腹泻均有预防作用。

(三) 伤寒沙门菌疫苗

口服伤寒减毒活菌苗 Ty21A 株,保护率达 50% ~96%。接种 Vi 多糖抗原疫苗有助于降低感染伤寒沙门菌的风险。

(四) 志贺菌疫苗

口服在含链霉素培养基上反复传代的痢疾 F_{2a} 型"依链株"无毒活菌苗,可诱导肠黏膜产生 sIgA,保护率达 80%,免疫力克维持 6 ~12 个月,但与其他菌型无交叉免疫。

(五) 其他疫苗

应用 K99 等菌毛抗原制作疫苗接种新生畜崽以防治 ETEC 腹泻已获得成功。应用基因工程制备基于 EHEC 和 EPEC 紧密黏附素的疫苗亦有望用于临床。

(于乐成)

参 考 文 献

1. 于乐成. 胃肠道感染与食物中毒. //王宇明. 感染病学. 第 2 版. 北京:人民卫生出版社,2010.
2. 王晓红. 感染性腹泻. //陈灏珠,林果为. 实用内科学. 第 13 版. 北京:人民卫生出版社,2010.
3. Alabsi HS, Reschak GL, Fustino NJ, *et al*. Neonatal eosinophilic gastroenteritis: possible in utero sensitization to cow's milk protein. Neonatal Netw, 2013, 32(5): 316-322.
4. Karadsheh Z, Sule S. Fecal transplantation for the treatment of recurrent *Clostridium difficile* infection. N Am J Med Sci, 2013, 5(6): 339-343.
5. De A. Current laboratory diagnosis of opportunistic enteric parasites in human immunodeficiency virus-infected patients. Trop Parasitol, 2013, 3(1): 7-16.
6. Jafari NV, Kuehne SA, Bryant CE, *et al*. *Clostridium difficile* modulates host innate immunity via yoxin-independent and dependent mechanism(s). PLoS One, 2013, 8(7): e69846.
7. Hodges K, Hecht G. Bacterial infections of the small intestine. Curr Opin Gastroenterol, 2013, 29(2): 159-163.
8. Verdu EF, Riddle MS. Chronic gastrointestinal consequences of acute infectious diarrhea: evolving concepts in epidemiology and pathogenesis. Am J Gastroenterol, 2012, 107(7): 981-989.
9. Kaiser L, Surawicz CM. Infectious causes of chronic diarrhoea. Best Pract Res Clin Gastroenterol, 2012, 26(5): 563-571.

10. Polage CR, Solnick JV, Cohen SH. Nosocomial diarrhea: evaluation and treatment of causes other than *Clostridium difficile*. Clin Infect Dis, 2012, 55(7): 982-989.
11. Dennehy PH. Rotavirus infection: an update on management and prevention. Adv Pediatr, 2012, 59(1): 47-74.
12. Glass RI, Parashar UD, Estes MK. Norovirus gastroenteritis. N Engl J Med, 2009, 361(18): 1776-1785.
13. Long KZ, Rosado JL, Santos JI, *et al*. Associations between mucosal innate and adaptive immune responses and resolution of diarrheal pathogen infections. Infect Immun, 2010, 78(3): 1221-1228.
14. Sherman PM, Ossa JC, Wine E. Bacterial infections: new and emerging enteric pathogens. Curr Opin Gastroenterol, 2010, 26(1): 1-4.
15. DuPont HL. Clinical practice. Bacterial diarrhea. N Engl J Med, 2009, 361(16): 1560-1569.
16. Homan M, Orel R. Are probiotics useful in Helicobacter pylori eradication? World J Gastroenterol, 2015, 21(37): 10644-10653.
17. Chung JY, Kim MS, Jung TW, *et al*. Detection of rotavirus genotypes in Korea 5 years after the introduction of rotavirus vaccines. J Korean Med Sci, 2015, 30(10): 1471-1475.
18. Zhou N, Zhang H, Lin X, *et al*. A waterborne norovirus gastroenteritis outbreak in a school, eastern China Epidemiol Infect, 2015, 20: 1-8.
19. Lindsay L, Wolter J, De Coster I, *et al*. A decade of norovirus disease risk among older adults in upper-middle and high income countries: a systematic review. BMC Infect Dis, 2015, 15(1): 425. doi: 10. 1186/s12879-015-1168-5.
20. Li BZ, Threapleton DE, Wang JY, *et al*. Comparative effectiveness and tolerance of treatments for Helicobacter pylori: systematic review and network meta-analysis. BMJ, 2015, 351: h4052. doi: 10. 1136/bmj. h4052.

第六节 呼吸道感染

呼吸道系指肺呼吸时气流所经过的通道，以环状软骨为分界分为上、下两部分。从鼻腔到环状软骨下端称为上呼吸道，除作为气体通道外，亦有湿化、净化空气等作用。环状软骨以下称为下呼吸道，是气体的传导通道，其中呼吸性细支气管以下直到肺泡，为气体交换场所。

上呼吸道包括鼻、鼻窦、中耳、鼻咽、口咽及咽喉，大部分覆盖纤毛柱状上皮，口咽、声带、会厌的舌面及部分喉面、中耳乳突窦覆盖复层鳞状上皮。

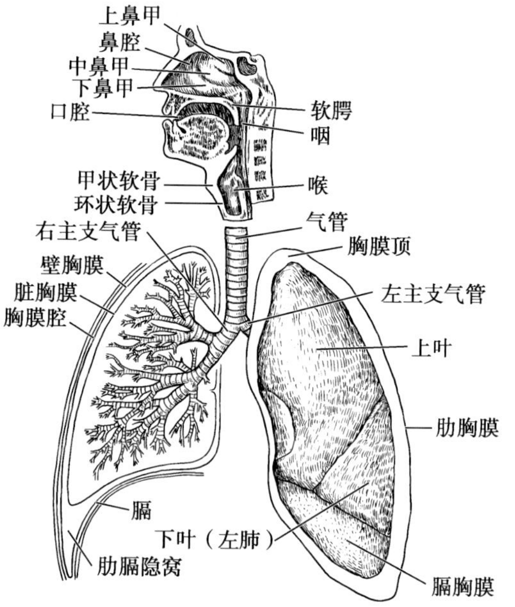

图 11-6-1 呼吸系统的解剖图谱

腺样体及扁桃体是上呼吸道的重要淋巴器官。上呼吸道各器官在解剖结构上通过鼻泪管、咽鼓管等相互沟通，黏膜相互延续，在感染时相互影响，全身性疾病时亦常受累。

气管在第四胸椎水平分为左右两主支气管。右主支气管与气管的夹角比左侧大，管径略粗，因此误吸物易进入右侧支气管。向下再分为叶支气管及段支气管，右肺分为10个肺段，左肺为8个。肺段与肺段间常仅在外周有纤维间隔划分，肺部炎症或肺不张常呈叶、段分布，右肺上叶后段及下叶背段为吸入性肺炎及肺脓肿好发部位，左侧舌段是支气管扩张症易发部位。

下呼吸道的异物颗粒主要通过黏膜-纤毛活动及黏液-纤毛运动清除。纤毛活动可因黏液分泌物的干燥、变稠，或因吸烟、吸入有害气体及病毒感染等受到不同程度损害。纤毛活动能力的降低导致呼吸道防御功能下降，易诱发感染。

呼吸道感染（respiratory tract infection, RTI）常由病毒所致，多数是全身感染的局部表现，病情轻重不一，严重者可导致肺部炎症。常见病原体：流感病毒（influenza virus）、副流感病毒（parainfluenza virus）、人类偏肺病毒（human metapneumovirus, hMPV）、呼吸道合胞病毒（respiratory syncytial virus, RSV）、腺病毒（adenovirus）、麻疹病毒（measles virus）、水痘-带状疱疹病毒（varicella-zoster virus, VZV）、EB 病毒（Epstein-Barr virus, EBV）、SARS 冠状病毒（SARS coronavirus, SARS-CoV）

等。上呼吸道感染常见病原体为病毒，少数为细菌。下呼吸道感染的病原体较多，包括病毒、立克次体、衣原体、支原体、细菌、真菌等。感染可发生于原本健康者，亦可发生于有基础疾患的人。前者为原发，为院外感染，即社区获得性感染。后者则为继发，多是医院内感染。从感染部位及有无基础疾患可大致推测病原体的种类。呼吸系统感染病的病原体鉴定对治疗至关重要。常通过采集咽拭子、痰液及支气管肺泡灌洗液等检测病原体。上呼吸道本身存在定植菌，标本采集时要注意方法正确，避免污染。

一、咽拭子检查

咽拭子检查简单无创，采集过程中应严格无菌操作。其步骤为：患者用清水漱口，张口发"啊"音，用拭子轻柔、迅速地擦拭两腭弓、咽及扁桃体留取标本，及时送检。标本可进行涂片及培养，亦可行病毒抗原及核酸检测等，必要时可行鼻咽部吸出物检查。

二、痰液检查

痰液检查的关键是获得合格的痰标本。多数痰标本含有大量唾液及口腔上皮细胞，不能代表下呼吸道分泌物。

痰涂片在低倍镜视野里上皮细胞<10 个，白细胞>25 个或白细胞与上皮细胞之比>2.5 为合格的痰标本。采集方法有自然咳痰法、气管镜采集法、气管穿刺法、胃内采痰法，若痰量较少，可先雾化吸入高渗盐水诱导强烈的咳嗽反射，获取诱导痰标本。

痰涂片可通过不同染色初步判定病原体：常见革兰阳性菌包括肺炎链球菌、化脓性链球菌、耐甲氧西林金葡菌、甲氧西林敏感金葡菌、耐甲氧西林凝固酶阴性葡萄球菌、肠球菌、白喉杆菌及放线菌；革兰阴性菌包括脑膜炎球菌、卡他球菌、流感嗜血杆菌、肠杆菌科细菌、不动杆菌、铜绿假单胞菌、军团菌、百日咳杆菌；其他病原体包括肺炎支原体、真菌及结核杆菌等。

痰培养及药物敏感试验对判定病原体及指导临床用药具有重要意义：定量培养菌量≥10^7cfu/ml(colony forming unit，cfu 菌落形成单位)可判定为致病菌。经环甲膜穿刺气管吸引或经纤支镜防污染双套管毛刷采样所获痰标本的结果可信度更高。连续 3 次痰培养结果为同一细菌时，高度怀疑为致病菌，痰培养与胸水或血培养结果一致时，则可肯定为该菌的感染。

三、支气管肺泡灌洗液检查

支气管镜检查对于诊断罕见病原体感染或免疫低下患者的下呼吸道感染很有价值。支气管镜进入下呼吸道后，注入 100～200ml 无菌盐水，再重新吸回。

尽管标本直接来源于肺泡，支气管镜末端依然存在污染可能，建议应用半定量方法，定量培养菌量≥10^3cfu/ml 判定为致病菌。

支气管肺泡灌洗液对肺结核、军团菌病、真菌感染、肺孢子虫病的诊断尤其重要。

获取下呼吸道标本的方法：①自然咳痰法即通过咳嗽获取深部痰标本；②诱导痰标本及雾化吸入高渗盐水诱导强烈的咳嗽反射，获取标本；③气管镜采集法，包括直接采集标本及肺泡灌洗液；④气管穿刺法即通过气管穿刺获取标本；⑤胃内采痰法，儿童等不能有效咳嗽，会将痰咽下，可胃内取痰。

治疗应遵循综合治疗原则，主要包括三方面：一是抗病原体治疗；二是对症治疗；三是提高机体的抗病能力，即通过药物、体疗、理疗等手段调整机体及呼吸道的反应性。

Ⅰ　上呼吸道感染

上呼吸道与外界相通，存在微生物的定植，许多病毒在鼻咽部进行无症状繁殖并间歇性排出。这些潜伏的病原体在口、咽、鼻及眼等部位繁殖，通常系重要感染源。上呼吸道微环境不同，不同部位病原体的易感性存在差异。

上呼吸道定植的微生物包括肺炎链球菌、流感嗜血杆菌、凝固酶阴性葡萄球菌、金黄色葡萄球菌、葡萄糖非发酵菌、类白喉杆菌、卡他莫拉菌、鼻病毒、副黏液病毒、肠道病毒、腺病毒及黏病毒。

一、普通感冒(common cold)

亦称急性鼻炎(acute rhinitis)，系以鼻咽部卡他症状为主要表现，主要由病毒所致的一组疾病，一般无发热及全身症状，或仅有低热、轻度不适、畏寒及头痛。

(一) 病原学

常见病原体为鼻病毒、冠状病毒、流感及副流感病毒、呼吸道合胞病毒、埃可病毒及柯萨奇病毒等。鼻病毒感染占成人患者的50%，随着PCR技术及检测水平的提高，冠状病毒所占比例逐渐升高，约10%～15%，而副流感病毒及呼吸道合胞病毒占约10%以下的病例，流感病毒及腺病毒约占20%及10%。

（二）流行病学

1. 季节性 呼吸道病毒呈全球性分布，在季节交替时发病率较高，温带地区较冷月份呼吸道疾病的发病率较高，而在热带地区发病集中在雨季。在我国初冬季节的发病率较高。然而，不同病毒发病季节略有不同，鼻病毒所致感染多在早秋及春季中期和晚期。冠状病毒感染在冬季更为盛行。

2. 传播方式 常见的传播方式包括：①直接接触皮肤及物体表面的含有病毒的分泌物；②含病毒的呼吸道分泌物微粒从空气中传播；③病毒微粒悬浮在空气中传播；④上述方式共同作用传播。鼻病毒在鼻腔产生，鼻腔分泌物中较多。鼻病毒所致的普通感冒患者多数手上有大量病毒，病毒可污染患者周围的物品，通过简单握手，鼻腔分泌物中携带的病毒即从感染者的手传递到易感者的手，当易感者手接触自己的鼻黏膜及结膜时导致感染。

3. 易感人群 呼吸道病毒主要在上呼吸道繁殖、寄居，故急性鼻炎在家庭、学校及托幼机构更常见。幼儿在与同伴接触过程中感染病毒，继而传染给家人，因此家人间的传播与年龄、与幼儿接触的密切程度及对病毒的免疫有关。幼儿及母亲常有更高的继发感染的几率。

（三）临床表现

潜伏期1～4日，不同病毒潜伏期不同。在病毒感染后8～16小时开始出现临床表现，主要临床症状是鼻涕、鼻塞、喷嚏、咽痛、咽部痒感、咳嗽等。部分患者有低热，但成人体温升高超过1℃者罕见。婴幼儿体温较易升高。早期的症状较轻微，多为咽部痒感、轻度乏力及鼻腔症状。鼻病毒感染时，喷嚏、流涕、鼻塞等常在发病第1日即出现，随后在第2～3日进展至最严重，同时伴随咽痛、干、痒。咳嗽在早期即出现，但在第1周内持续进展及逐渐加重，而鼻咽部的表现在1周末时已减轻。

鼻病毒感染持续时间平均为1周，但是约有25%持续时间约2周。吸烟患者咳嗽较严重，且持续时间较长。其他表现有轻度眼痛，只有在一些腺病毒及肠道病毒感染时表现为结膜炎。亦可表现为嗅觉、味觉丧失，鼻音。若鼻溢液持续较长，则出现鼻周皮肤因浸渍而疼痛。

体格检查阳性体征较少，有时可见鼻子红肿及鼻腔分泌物滴下，然而大部分患者缺乏这种典型表现。由于鼻黏膜血清蛋白渗出及分泌物增加，鼻黏膜看似透明状。在腺病毒感染及单纯疱疹性咽炎可见咽部黏膜红肿及渗出物。肺部听诊可闻及干啰音。

成人及儿童的临床表现类似。然而，儿童副流感病毒及呼吸道合胞病毒的感染可致病毒性肺炎、哮吼及支气管炎，而成人感染时仅引起普通感冒。成人及儿童感染鼻病毒、冠状病毒、副流感病毒、呼吸道合胞病毒时临床表现不易区别。

（四）诊断

普通感冒的临床表现典型且常见，通常可做出正确的自我诊断。过敏性鼻炎有相似鼻炎症状，但是其易复发、季节性的慢性特征及暴露于过敏原的特性是鉴别要点。

无并发症的普通感冒与链球菌性咽炎及继发细菌感染所致的鼻窦炎、中耳炎鉴别具挑战性。后者不易诊断，因缺乏便宜及非侵袭性的诊断检查。全面的物理检查包括咽、鼻腔、耳、鼻窦。发现咽部发红及分泌物应考虑有无链球菌、腺病毒感染或单纯疱疹性咽炎、奋森咽峡炎、单核细胞增多症及白喉。有时软腭呈小疱疹是柯萨奇A病毒感染表现。小儿鼻腔异物亦会导致鼻腔分泌物持续流出。多数急性鼻炎在7～10日恢复或好转，若无好转或恶化，提示可能继发细菌性鼻窦炎。

（五）治疗

主要是对症治疗及预防并发症，包括解热镇痛药、轻度减充血剂如盐酸伪麻黄碱片。严重者需卧床休息。

应用抗组胺剂可缓解成人喷嚏、流涕、鼻黏膜充血等症状。非甾体类抗炎药如吲哚美辛、萘普生等对减轻咳嗽有效，可能与阻断前列腺素的活性有关。两者均对头痛、乏力及其他系统性症状有效。

联合应用抗组胺剂及非甾体类抗炎剂能有效缓解普通感冒的症状。每12小时使用一次氯苯那敏12mg及布洛芬400mg能有效缓解喷嚏、流涕、鼻黏膜充血、咳嗽及头痛，治疗应在病毒感染后出现早期临床症状的24小时内规律给药5天，推荐在疑诊普通感冒时第一个临床症状出现时给药，直至临床表现减轻，或排除普通感冒诊断。但使用第一代抗组胺剂，约 10% ~15% 患者嗜睡，使用非甾体类抗炎剂可出现胃痛。

咽痛者使用温的漱口盐水或含局部麻醉剂的硬糖能减轻症状。规律使用凡士林软膏对控制鼻孔周围的浸渍疼痛十分有效。

在疾病的高峰期传染性最强，应限制活动。规律洗手能避免鼻腔分泌物污染周围环境，能阻止传染给易感者。

无合并症的急性鼻炎不使用抗生素。

（六）预防

因导致普通感冒的病毒种群多达上百种，研制预防用的疫苗一直是难题，目前研制的部分群特异性的化合物通过抑制呼吸道病毒在组织培养时的活性而预防普通感冒，尚未用于临床。

预防急性鼻炎的重要措施之一是阻断病毒在人与人之间的传播。家中使用杀病毒的洗手措施能使有幼儿的母亲普通感冒的感染率下降 60%。注意个人卫生能避免手指-鼻腔及手指-眼的感染。在咳嗽及喷嚏时使用一次性纸巾覆盖鼻腔分泌物是被推荐用于降低空气传播的方法。

二、急性咽炎（acute pharyngitis）

系咽黏膜、黏膜下组织及淋巴组织的急性炎症，常为上呼吸道感染的一部分，多由急性鼻炎向下蔓延所致，亦有始发于咽部者。一般不累及整个咽腔，亦可局限于一处。本病常见于秋冬季及冬春之交。

（一）病原学

1. 病毒感染　通过飞沫和密切接触而传染，以柯萨奇病毒、腺病毒、副流感病毒引起者最多，疼痛较重，其次为鼻病毒、流感病毒等。

2. 细菌感染　以链球菌、葡萄球菌和肺炎双球菌多见。其中以 A 组乙型链球菌引起者最为严重，细菌或毒素进入血液，甚至发生远处组织器官的化脓性病变，称急性脓毒性咽炎（acute septic pharyngitis）。

3. 物理化学因素　如高温、烟雾、粉尘、刺激性气体等。

（二）流行病学

咽炎多在寒冷月份发病。但是鼻病毒所致咽炎在春秋季发病，冠状病毒感染以冬季发病为主。流感常在冬春季节发生流行。腺病毒寒冷季节发病率较高。链球菌咽炎亦在呼吸道疾病较多的季节发生，高峰季节是冬季和早春。在家人之间传播是这些病毒感染流行病学的突出特征。

（三）发病机制及病理改变

咽痛或咽痒的表现大约占鼻病毒所致急性鼻炎的 50%，在冠状病毒感染时占 20% ~70%，副流感病毒感染时占 80%，甲型流感时占 50%。

不同病原体病理机制不同。在实验性鼻病毒感染时，几乎无病毒所致的细胞毒作用，但是实验性及天然的鼻病毒感染时，鼻腔内生成血管舒缓激肽和赖氨酸缓激肽增多，这些炎症介质能潜在性的激活疼痛神经末梢，同时有缓激肽升高的患者出现咽痛的症状。但是其他呼吸病毒如腺病毒及柯萨奇病毒感染能直接侵犯咽部黏膜。

链球菌感染所致的咽炎及扁桃体炎的病理机制尚未完全阐明。无咽炎临床表现者咽部可携带化脓性链球菌。影响局部定植及全身性感染两者平衡的因素包括先天及获得性宿主免疫与口咽腔定植细菌的相互作用。化脓性链球菌产生一些细胞外因子，包括致热的外毒素、溶血素、链激酶、脱氧核糖核酸酶、蛋白酶、透明质酸酶，均是重要致病因素。

病毒性咽炎常见的病理改变是扁桃体及咽黏膜水肿和充血，腺病毒及 EB 病毒感染常出现炎性渗出物，后者亦有咽部淋巴结增生。黏膜囊泡形成及溃疡常见于单纯疱疹病毒感染及柯萨奇病毒 A 感染。链球菌扁桃体炎、咽炎有典型的显著的咽喉及悬雍垂红斑及水肿，并伴随扁桃体被覆灰黄色渗出物。白喉时在上皮表面形成包含坏死上皮细胞、白细胞及细菌集落的纤维性假膜。

（四）临床表现

起病较急，初起时咽部干燥、灼热。继有疼痛，吞咽唾液时咽痛比进食时更为明显。全身症状一般较轻，但因年龄、免疫力以及病毒、细菌毒力之不同而程度不一，可有发热、头痛、食欲不振，四肢酸痛等。如为脓毒性咽炎，则全身及局部症状都比较严重。炎症侵及喉部，则有咳嗽及声嘶。

1. 普通感冒引起的咽炎　普通感冒常有中度至重度咽部不适，并非最主要的症状。典型表现是咽痛、咽痒。严重的咽痛及吞咽痛不是该病的主要表现。而鼻腔充血及咳嗽更为多见。全身症状如发热、畏寒、乏力等不显著。体格检查时咽部正常或仅有轻微充血、水肿。鼻溢液及鼻后分泌物增多较为常见。较少出现咽及扁桃体分泌物和痛性淋巴结肿大。咽部症状常在3～4日减轻，大部分患者在1周内恢复。

2. 人类免疫缺陷病毒感染　发热咽炎是原发性人类免疫缺陷病毒感染的典型表现，在3～5周的潜伏期之后，出现发热、咽炎，伴随不同程度乏力、关节痛及嗜睡，一些病例出现非瘙痒性斑丘疹，大约1周之后出现淋巴结肿大。有时可见显著的咽充血，黏膜溃疡，但分泌物罕见。

3. 链球菌咽炎　化脓性链球菌感染相关的咽炎严重程度变异较大。较严重病例有显著咽痛、吞咽痛及高热。亦常发生头痛、寒战、腹痛及悬雍垂水肿。查体可发现颈部淋巴结肿大并有压痛。白细胞显著升高超过12×10^9/L。部分病例感染轻微不易发现。化脓性链球菌感染时产生的致热外毒素亦形成典型的猩红热样皮疹，伴随脱屑，舌质红，突出的舌乳头增大（草莓舌）。非全身性的化脓性链球菌咽炎亦可表现为链球菌中毒休克综合征。

4. 奋森咽峡炎　奋森咽峡炎（Vincent's angina）亦称溃疡膜性咽峡炎，多由口腔奋森氏疏螺旋体及梭状厌氧菌协同感染所致。常发生于口腔卫生较差人群。通常表现为口腔及牙龈的肿痛，伴吞咽困难及口腔恶臭。咽拭子涂片找到梭形杆菌及奋森氏螺旋体即可确诊。应注意口腔卫生避免复发。

5. 路德维希咽峡炎　路德维希咽峡炎（Ludwig's angina）为舌下间隙内弥漫型蜂窝织炎，多由口腔或牙周感染所致，以拔牙后多见。致病微生物包括化脓性链球菌、金黄色葡萄球菌、溶血性链球菌等及口腔厌氧菌，如产黑素拟杆菌及梭状菌属等。临床表现包括寒战、高热、头痛、吞咽困难及逐渐加重的喘鸣，进展迅速，可短期内波及颌下间隙及颈上部。由于咽峡部的水肿及渗出使舌向上、向后移位，咽部变形，有气道梗阻风险。检查可见颈部呈"牛颈"状，扪之硬如木板，局部压痛明显。张口困难，张口时可见舌上移，舌底面暴露于下颌牙上。

6. 流感咽炎　咽痛是一些流感患者的主要表现，通常伴随肌痛、头痛、咳嗽、卡他症状及声嘶等。成人及儿童体温可超过38.3℃，亦常出现咽黏膜水肿及充血，但症状不重。通常在3～4日退热，但有些无合并症者发热持续1周。

7. 咽结合膜热　腺病毒感染所致的咽炎临床表现较普通感冒的咽炎更严重，常伴随肌痛、乏力、头痛、寒战、头晕等，咽痛显著。高热常持续5～6日。体格检查发现咽部充血、炎性渗出，类似于链球菌咽炎。腺病毒感染的特征性表现为结膜炎，常为双侧滤泡性结膜炎，出现于30%～50%的病例。

8. 急性疱疹性咽炎　原发性单纯疱疹病毒感染表现为急性咽炎。轻症病例无法与其他呼吸道病毒感染相区别，重症者炎症和渗出类似于典型的链球菌性咽炎。典型的疱疹感染，上颚出现小水疱及浅溃疡，是与其他病毒感染的鉴别之处。一些病例亦出现颈部淋巴结肿大。若合并牙龈口腔炎则出现唇及颊黏膜水疱或溃疡。急性疱疹性咽炎需与口咽单纯疱疹病毒导致的慢性皮肤黏膜感染相鉴别。慢性感染者通常免疫系统受损，临床表现为小水疱较疼痛的增大、表浅溃疡，持续进展，直至免疫系统恢复正常或给予相应的抗病毒治疗。然而较小的易复发的扁桃体、上颚、舌及颊黏膜等处溃疡更可能是口疮溃疡，病因不明确。口腔较痛的溃疡亦见于白塞病（Behcet's disease）。

9. 疱疹性咽峡炎　疱疹性咽峡炎由柯萨奇病毒感染所致，出现位于软腭、悬雍垂及扁桃体前的小水疱，皮疹破溃则形成小的白色溃疡。咽部表现较为典型，多见于儿童，伴随高热、显著咽痛及吞咽困难，部分病例出现类似于急性阑尾炎的食欲不振及腹痛。

10. 传染性单核细胞增多症　EB病毒感染者约85%出现渗出性咽炎，伴随发热、颈部淋巴结肿大，亦可出现头痛、持续乏力。颈后及颈前三角淋巴结肿大是较为主要的表现，但腋下及腹股沟淋巴结亦常肿大，约半数病例出现脾脏增大，约5%病例出现多形性皮疹。

11. 白喉　白喉起病较缓，咽部不适常不显著，伴随低热，特征性的表现是咽及扁桃体被覆白色至深灰色的假膜，紧密黏附在扁桃体及咽部黏膜表面，不易擦拭，强行去掉可引起出血。

12. 耶尔森菌咽炎　小肠结肠炎耶尔森菌可导致渗出性咽炎，与进食被污染的食物及水有关，成人常不伴随在儿童病例常见的小肠结肠炎。临床表现为发热、显著的颈部淋巴结肿大、腹痛，伴或不伴腹泻。耶尔森菌咽炎的急性暴发性病例病死率较高，因此早期诊断较为重要。

（五）诊断

急性咽炎诊断的主要目的系将普通病毒感染

（占大部分比例）与化脓性链球菌感染进行鉴别，以及确定一些少见的病原体感染。

在大多数病例，病原体诊断单凭临床表现较难诊断，出现咽部及扁桃体渗出物、淋巴结肿大、皮疹、眼结膜炎，有助于鉴别诊断，但这些表现并不特异，不足以诊断多数病例。与咽部渗出物相关的病原体有A、C、G组链球菌、白喉棒状杆菌、小肠结肠炎耶尔森菌、腺病毒、单纯疱疹病毒、EB病毒。皮疹提示化脓性链球菌、HIV、EB病毒等感染的可能。结膜炎提示腺病毒及一些肠道病毒的感染。

应用咽拭子采集标本进行快速病原学检测使得链球菌咽炎的早期病原学确诊成为可能。临床应用的特异性超过90%，然而，由于培养方法不同，其敏感性差异较大。

咽拭子培养及快速抗原检测A组链球菌阴性患者，其既往病史及流行病学因素有助特异性病原学的诊断。其他家人是否常患流感及普通感冒，发病季节及常见病原体的流行亦是诊断线索。鼻病毒感染在秋季及春季较流行，而冠状病毒在冬季较为流行。夏季患咽结合膜热的患者常在发病前有游泳史，或其家庭成员亦患结膜炎。

咽部结构的检查必须彻底，当疑诊白喉时必须检查鼻咽及喉。咽部渗出物诊断在大儿童或成人链球菌感染的意义较3岁以下儿童更大。小水疱及溃疡提示单纯疱疹病毒感染或疱疹性咽峡炎。疱疹性咽峡炎的黏膜疹数量较少，局限于上颚，而单纯疱疹病毒感染者黏膜疹数量相对较多，可见于整个口腔黏膜。口腔炎常形成疼痛的黏膜小溃疡，有时易与疱疹病毒感染相混淆，口腔炎易复发，且黏膜疹数量较少，常分布于口腔前面部分。

（六）治疗

怀疑链球菌感染时，应用10日青霉素，若青霉素过敏者，可选择红霉素。甲型流感感染，在起病2日内使用金刚烷胺或金刚烷乙胺能显著缩短症状持续时间，神经氨酸酶抑制剂扎那米韦及奥司他韦亦有类似效果。无环鸟苷及伐昔洛韦、泛昔洛韦、膦甲酸对免疫低下者的溃疡性口咽疱疹病毒感染有效。

对症治疗目的是减轻咽部不适及全身症状。复方硼砂加温溶液含漱以及休息、止痛剂、补液对大部分病毒感染有效。布洛芬比对乙酰氨基酚对缓解咽痛更有效。

（七）预防

甲、乙型流感疫苗及白喉疫苗注射对预防甲型、乙型流感及白喉有效。预防性应用金刚烷胺及金刚烷乙胺对甲型流感亦有效。预防性静脉注射或口服无环鸟苷亦能预防免疫缺陷者的皮肤黏膜单纯疱疹病毒感染。

三、急性喉炎（acute laryngitis）

喉黏膜的急性炎症，为常见呼吸道感染病之一，常继发于急性鼻炎及急性咽炎。男性发病率较高。发生于儿童则病情多较严重。此病多发于冬、春两季。

（一）病原学

1. 感染　一般认为多发于感冒后，先有病毒入侵，继发细菌感染。常见病毒有鼻病毒、流感病毒、副流感病毒、腺病毒、冠状病毒，肺炎支原体、肺炎衣原体，细菌有A组β溶血性链球菌、乙型流行性感冒杆菌等。

2. 职业因素　过多吸入生产性粉尘、有害气体（如氯、氨、硫酸、硝酸、毒气、烟熏等），亦可引起咽喉部黏膜的急性炎症。

3. 外伤　异物、检查器械等损伤喉部黏膜，亦可继发急性喉炎。

4. 其他　烟酒过多、受凉、疲劳致机体抵抗力降低时，易诱发本病。

（二）病理改变

初期为黏膜血管充血，有多形核白细胞浸润，组织内渗出液积聚呈水肿。晚期由于炎症继续发展，渗出液可变成脓性分泌物或结成伪膜。上皮有损伤或脱落，亦可形成溃疡。炎症消褪后上述病理变化可恢复正常。若未得到及时治疗，则有圆形细胞浸润，逐渐形成纤维变性，变成永久性病变，且其范围不仅局限于黏膜层，亦能累及喉内肌层。故必须积极治疗急性喉炎以防止其转为慢性。

（三）临床表现

急性喉炎多继发于上呼吸道感染，亦可为急性鼻炎或急性咽炎的下行感染，故多有鼻部及咽部的炎性症状。起病时有发热、畏寒及全身不适等。

1. 声嘶　是急性喉炎的主要症状，轻者发音时音质失去圆润、清亮，音调变低、变粗，重者发音嘶哑，严重者只能做耳语，甚至完全失音。

2. 喉痛　患者感喉部不适、干燥、异物感，喉部及气管前有疼痛，发声时疼痛加重，不妨碍吞咽。

3. 咳嗽多痰　因喉黏膜发炎时分泌物增多，常有咳嗽，初期干燥无痰，至晚期则有黏脓性分泌物，因较稠厚，常不易咳出，黏附于声带表面而加重声嘶。

（四）辅助检查

间接喉镜检查可见喉部黏膜弥漫性慢性充血、肿胀，声带亦呈红色，有时可见声带有黏膜下出血。声带边缘因肿胀而变厚，两端较窄呈梭形，发声时不能紧闭，其表面常附有黏稠分泌物。室带、杓状会厌壁亦显著充血肿胀（图 11-6-2）。

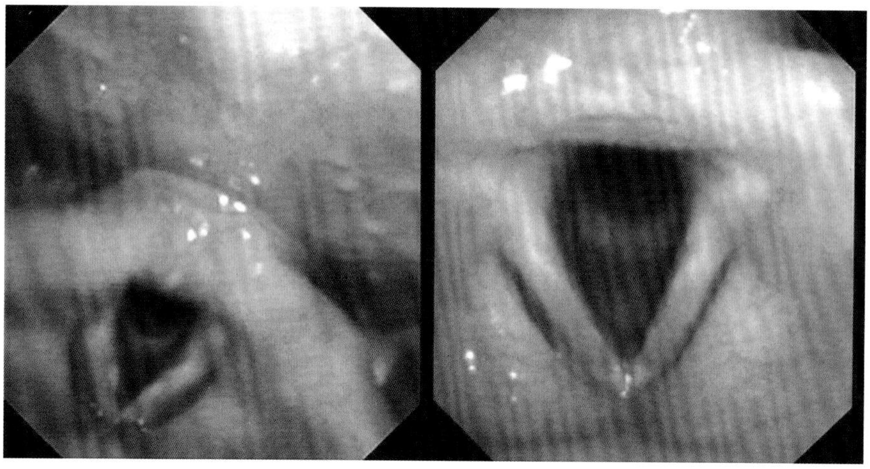

图 11-6-2　急性喉炎的镜下表现

（五）诊断

根据患者症状结合喉镜所见，可进行诊断。但须注意与特异性感染如梅毒、结核病进行鉴别。

（六）治疗

可使用以下治疗方法：①声带休息：系最主要方法，需防止以耳语代替发音，因耳语亦不能达到发音休息，禁声是有效的治疗措施；②使用抗生素：控制感染扩散，声带红肿显著者加用肾上腺皮质激素；③蒸气吸入疗法：即用热水一杯，干毛巾一条，将干毛巾围于口、鼻与杯口之间，张口徐徐呼吸；杯内可放薄荷、复方安息香酊等药物，蒸气的温度不可太高，以防烫伤；治疗后稍做休息再外出，以免受凉。

四、急性喉气管支气管炎（acute laryngotracheobronchitis）

系上下呼吸道急性弥漫性炎症。多发于 2 岁以上幼儿，常见于冬季。

（一）病原学

流感、麻疹等急性感染病过程中，因幼儿呼吸道狭小，咳嗽功能不强，免疫力降低，不易排除呼吸道分泌物，能助长感染的蔓延，发生急性喉气管支气管炎。其继发细菌感染多为金黄色葡萄球菌等。

（二）病理改变

除喉部有急性炎症病变外，气管、支气管黏膜亦呈弥漫性急性充血，腺体分泌增多，渗出物呈稠厚脓性，亦可有膜状纤维蛋白。可分为两个类型：①急性阻塞性喉气管炎：亦称假性哮吼（pseudocroup）。可有稠厚成痂的分泌物，阻塞支气管出口，发生部分肺不张或阻塞性肺气肿；②急性纤维蛋白性喉气管支气管炎（acute fibrinous laryngotrcheobrochitis）：亦称急性膜性喉气管支气管炎。其症状更为严重，病理变化进展深入到喉气管支气管深层，气管黏膜下层呈大片脱落、深度溃疡及软骨暴露。自组织中渗出的血浆、纤维蛋白与脱落细胞凝集成干痂或伪膜。

（三）临床表现

与小儿急性喉炎相比，本病发病更急，症状更重，常有高热、萎靡、皮肤苍白、脉速弱等全身中毒症状。呼吸困难呈混合型，不论呼气或吸气均可出现喉喘鸣和呼吸困难。由于炎症深入下呼吸道，分泌物结成痂块不易咳出，易阻塞支气管或细支气管。严重者呼吸道黏膜发生水肿、溃疡及纤维渗出，形成伪膜，并发下呼吸道阻塞及肺炎。患者烦躁、高热、发绀，中毒症状明显，病情险恶，预后不良。肺部听诊，两肺呼吸音粗糙，有干、湿啰音。

（四）诊断

本病与小儿急性喉炎的鉴别要点是：急性喉气管支气管炎有肺部体征，而小儿急性喉炎则无肺部体征。

（五）治疗

若有明显喉气管阻塞症状，下呼吸道分泌物不易咳出时，应及时行气管切开术。术后每半小时于气管内滴入生理盐水、抗生素液或糜蛋白酶液，随后吸除之，即可解除喉气管阻塞症状，亦可消除下呼吸道中黏稠分泌物。痂皮、纤维蛋白样伪膜不能吸出时，可经气管切开插入支气管镜钳出和吸除。使用足量抗生素及肾上腺皮质激素，控制感染。保证足够的入液量及营养，重视保护心脏功能及全身支持疗法。室内保持适当温、湿度。另可采用熏气或蒸气吸入疗法。

五、鼻窦炎（sinusitis）

系鼻窦黏膜的非特异性炎症。急性鼻窦炎常见致病菌有肺炎链球菌、流感嗜血杆菌、金黄色葡萄球菌和卡他莫拉菌等。慢性鼻窦炎多为两种或多种需氧菌混合感染。少数慢性上颌窦炎继发于齿源性感染。

（一）临床表现

病变鼻窦区域的压痛和肿胀，好发于上颌窦及额窦。上颌窦引起上颌窦前壁即尖牙窝、牙槽处疼痛。额窦炎表现为前额部疼痛。筛窦炎引起眼内眦及鼻根处疼痛。蝶窦炎的疼痛不能准确定位，可出现眼球后或枕后不适。发热及寒战常提示感染向窦外扩散。最佳诊断措施是 CT 和 MRI 扫描，可见窦腔密度增高，窦腔缩小。

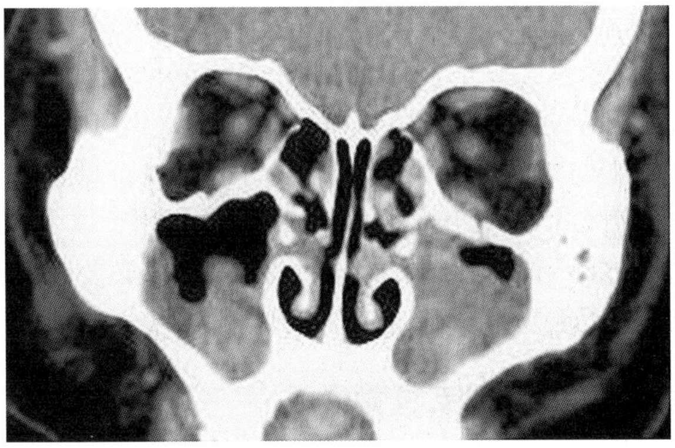

图 11-6-3　双侧上颌窦及筛窦炎

（二）治疗

治疗原则系控制感染及炎症，改善鼻腔及鼻窦的通气与引流，包括抬高头部及应用减充血剂。口服广谱抗生素，根据脓性分泌物的量及色泽确定疗程。对于复发性与慢性感染，应行手术开放鼻窦引流，减少并发症。

六、急性会厌炎（acute epiglottitis）

系严重的咽喉部感染，可因会厌水肿导致气道梗阻。最常见的致病菌为流感嗜血杆菌，亦有链球菌包括肺炎球菌、葡萄球菌等，还可与病毒混合感染。自应用流感嗜血杆菌 B 型疫苗进行免疫预防后，急性会厌炎已较为罕见。在疫苗应用前，发病高峰多为 3 岁儿童，多发生于冬季。目前会厌炎多由化脓性链球菌感染所致，好发于成人。如遇到严重咽痛伴喘鸣或不能吞咽的患者应考虑此病可能，此时气道极为敏感，可能突然发生梗阻，咽部检查应慎重。

（一）临床表现

起病急，多有发热、畏寒、头痛、全身不适，严重时伴呼吸困难。颈部及舌下肿胀，触痛明显，喉痛剧烈，吞咽时加重，常有唾液外溢，可出现喘鸣。因会厌肿胀，语言含糊不清，似口中含物。

喉镜下见会厌红肿，舌面尤甚，肿胀严重时，会厌可呈球形向上突出，像樱桃。经咽部喉镜的检查可确诊，但可能加重气道梗阻，如果 X 线能够明确诊断，应避免咽部喉镜检查。颈部侧位片可见会厌肿大，似“拇指头”竖立在口咽下部。血常规示中性粒细胞明显升高，白细胞计数可达 $(12 \sim 16) \times 10^9/L$。

（二）并发症

急性会厌炎本身导致并发症罕见。并发症主要发生在气管插管及机械通气期间，如坠积性肺炎，气胸及气管插管部位感染等。

（三）诊断

有严重咽痛、脓毒血症、流涎及喘鸣的患者应考虑急性会厌炎的可能。多数患者因发现较晚贻误治疗时机。

颈部 X 线侧位片可用于临床诊断。血培养明确致病菌。

（四）鉴别诊断

鉴别诊断包括传染性单核细胞增多症、白喉、咽后脓肿及路德维希咽峡炎。

1. 传染性单核细胞增多症　EB 病毒感染所致，多见于青少年，血液中可见异常淋巴细胞及单核细胞增多。

2. 白喉　喉白喉常表现为喉梗阻症状，开始声音嘶哑，咳声如吠，甚至失音，继而出现呼吸困难，烦躁不安。典型咽喉部白色假膜可鉴别。

3. 路德维希咽峡炎　为舌下间隙内弥漫性蜂窝织炎，检查可见颏下及颌下区红肿，扪之硬如木板。X 线检查有助于鉴别诊断。

（五）治疗

急性会厌炎是危重急症之一。应保持坐直体位，维持气道开放。立即进行足量抗生素治疗，首选第三代头孢菌素，多用头孢噻肟，儿童每日 150～250mg/kg，分 2～4 次静滴；成人 2～4g，每 8 小时给药一次；或头孢曲松，儿童每日 50mg/kg，成人每日 2～4g。疗程 10 日。

如果气道有严重梗阻，应立即给予面罩吸氧，并酌情急诊行气管造口术。使用抗生素治疗的同时，静脉推注肾上腺皮质激素（氢化可的松 100～200mg）可减轻会厌水肿，避免气管造口术。对耳、鼻、喉等部位给予适量氦-氧混合气（含 80% 氦及 20% 氧），可以降低分泌物黏度，利于氧气更好通过小气道或气管插管处。

（六）预防

儿童时期接种流感嗜血杆菌 B 型疫苗进行免疫预防。

七、咽后脓肿（retropharyngeal abscess）

系咽后组织的化脓性感染。正常情况下，咽后壁与脊柱前韧带间为一狭窄间隙。如果水肿及脓肿累及此间隙，则咽喉壁被挤压向前，阻塞气道。

多数患者以急症入院，有颈部或咽部疼痛，伴呼吸困难。X 线颈椎侧位片显示椎体和喉部之间有隆起软组织阴影即可确诊，有时可见液平面及颈椎骨质破坏征象。

危重病例行紧急气管切开是挽救生命的重要措施。咽后脓肿与路德维希咽峡炎多数起源于口腔感染（极少数来源于脊髓感染），因此内科治疗方案基本一致。内科治疗效果欠佳时，充分引流脓液。口腔无明确感染灶时，通过脊髓组织影像学检查排除脊髓感染。颈部结核或布鲁司菌病偶可导致咽后脓肿，如累及脊髓，应行细菌培养鉴定。

Ⅱ　下呼吸道感染

一、哮吼（croup）

系喉气管支气管炎（laryngotracheobronchitis）综合征。儿童多见，很少见于成人。常见病原体是副流感病毒 1、2 型，通常在晚秋及冬季发病，主要通过呼吸道传播。其他病原体亦包括流感病毒、呼吸道合胞病毒、麻疹病毒、流感嗜血杆菌、棒状杆菌等。

（一）病原学及发病机制

副流感病毒（*Parainfluenza virus*）属于副黏病毒科（*Paramyxoviridae*）副黏病毒属（*genes Paramyxovirus*），为负链 RNA 病毒，1～4 型副流感病毒对人有致病性。病毒颗粒为球形多面体，包膜含有血凝素及神经氨酸酶的糖蛋白刺突。病毒通过血凝素与呼吸道表面纤毛柱状上皮细胞的特殊受体结合进入细胞，在细胞内进行复制，使柱状纤毛细胞受损，纤毛功能降低或丧失，中性粒细胞浸润，出现黏膜水肿、炎症等病理改变。

（二）临床表现

病程进展迅速，剧烈咳嗽伴粗重呼吸。严重者出现发热，喘鸣进行性加重。随呼吸阻塞的进展，可出现烦躁不安及心率加快，有时出现吸气性喉鸣和三凹征。胸部听诊很少发现阳性体征，重症病例晚期可有发绀。多数患者 1 周内炎症消退，但哮吼样的咳嗽在发生继发感染时重新出现。

（三）诊断

依据典型的咳嗽，常可做出临床诊断。白细胞计数常减低或正常。若中性粒细胞增多，应考虑其他原因所致的哮吼或喉梗阻。采集鼻咽拭子通过直接免疫荧光染色、ELISA 及 RT-PCR 等方法检测病毒抗原、抗体及核酸。亦可通过呼吸道分泌物培养分离病毒。

（四）治疗

提供患者温暖湿润的环境有助于减轻痛苦及减少咳嗽。对于严重病例，需要采取措施减轻气道肿胀：①地塞米松：口服每次 0.15～0.6mg/kg，或静脉内应用 0.3～0.6mg/kg；②布地奈德：2mg 雾化吸入；③雾化吸入肾上腺素溶液：用于以上措施效果不佳时，1mg/ml，最大剂量 5mg，必要时 30 分钟后重复，作用持续 2～3 小时。

二、毛细支气管炎

本病主要见于 2 岁以下儿童，发病高峰为晚冬及早春。常见病原体是呼吸道合胞病毒，其他病原体包括副流感病毒、某些腺病毒及人类偏肺病毒等。

（一）发病机制

主要特征为毛细支气管周围炎症。毛细支气管上皮细胞坏死及周围淋巴细胞浸润，黏膜下充血、水肿、腺体增生、黏液分泌增多，引起毛细支气管腔狭窄甚至堵塞，可导致肺气肿及肺不张，造成通气及换气功能障碍。当细支气管腔出现不完全阻塞时，会产生球阀效应，出现特征性的不均匀过度充气。

（二）临床表现

主要表现为下呼吸道梗阻症状。出现呼气性呼吸困难，呼气相延长伴喘鸣，喘憋及肺部哮鸣音为典型症状。呼吸困难可呈阵发性，间歇期呼气性喘鸣消失。严重发作者，面色苍白、烦躁不安，口周及口唇发绀。全身中毒症状较轻，可无发热、低热或中度发热，高热罕见。本病高峰期在呼吸困难发生后 48～72 小时，病程一般为 1～2 周。

肺部体征主要为哮鸣音，呼气时为著，叩诊可呈鼓音，喘憋缓解期可闻及中、细湿啰音。胸部 X 线可见不同程度肺气肿或肺不张，亦可见支气管周围炎及肺纹理增重。

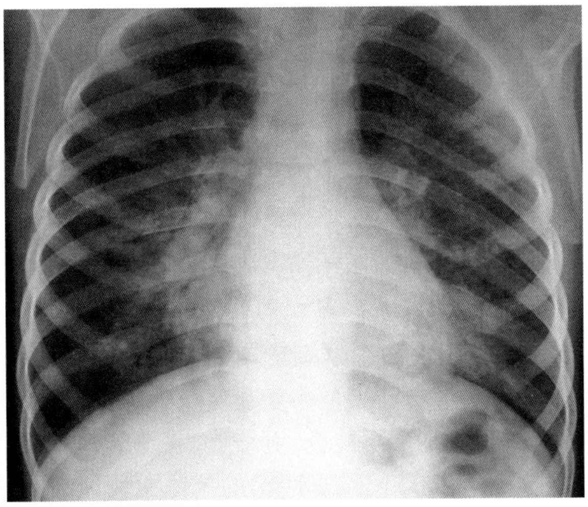

图 11-6-4　支气管肺炎的典型 X 线片

（三）诊断

根据典型喘憋及喘鸣，一般可做出临床诊断。采集鼻咽拭子或下呼吸道分泌物通过免疫荧光技术、ELISA、RT-PCR 等可检测病毒抗原、抗体及核酸。亦可通过呼吸道分泌物培养分离病毒。

（四）治疗

立即需要吸氧及充分湿化。鼻前庭导管给氧、面罩或氧帐吸入湿化氧，吸入氧浓度应尽量调节至能维持接近正常动脉氧饱和度。

支气管痉挛所致的支气管狭窄可雾化吸入沙丁胺醇。雾化吸入利巴韦林可缩短细支气管炎低氧血症及发热持续时间，20mg/ml 利巴韦林溶液雾化吸入，每日 2 次，至少 3 日。

（五）并发症

高热，出现气管脓性分泌物，氧饱和度的持续降低，中性粒细胞计数升高提示继发细菌感染，应行血培养及抽吸分泌物培养。立即静脉应用抗生素。头孢菌素如头孢呋辛或头孢噻肟对常见肺炎链球菌或流感嗜血杆菌有效，对金黄色葡萄球菌感染亦有效。

（六）预防

目前尚无疫苗预防。应用呼吸道合胞病毒单克隆抗体进行被动免疫，15mg/kg，每月肌肉注射 1 次，有助于预防 2 岁以下婴幼儿感染。

三、流行性感冒（influenza）

简称流感，系由流感病毒（influenza virus）所致的急性呼吸道感染病，具有高度传染性，传播速度快，可在人群中引起流行，主要通过飞沫传播。流感病毒可分为甲、乙、丙三型。甲型流感病毒一般每隔 10～15 年发生一次抗原偏移（antigenic shift），表现为血凝素抗原和（或）神经氨酸酶的抗原发生突然而完全的质变，产生一个新亚型，因人类对其缺乏免疫力，可引发世界性大流行，如始于 2009 年的甲型 H1N1 流感大流行。此外，甲型流感亚型内部亦会发生抗原飘移（antigenic drift），主要是血凝素抗原和（或）神经氨酸酶内氨基酸序列的点突变，逐年累积产生，一般 2～3 年发生一次，常导致季节性或地方性流行，好发于冬春季。乙型流感病毒仅发生小的抗原性改变，引起较局限的流行，大约 5～6 年发生一次。丙型流感则为散发。一般学龄儿童的发病率最高，老年人及有慢性基础疾病者的合并症发病率及病死率最高。

四、其他病毒性感染

（一）SARS 冠状病毒（SARS coronavirus，SARS-CoV）

SARS 冠状病毒可导致严重急性呼吸综合征（severe acute respiratory syndrome，SARS），为急性呼吸道感染病。是一种新的呼吸道感染病，2002 年 11 月首先在中国广东省发现。主要通过短距离飞沫、接触患者呼吸道分泌物及密切接触传播。临床表现为发热、头痛、肌肉酸痛、乏力、干咳少痰、腹泻等，严重者出现气促或呼吸窘迫。与其他非典型肺炎相似，但具有传染性强的特点。

（二）人类偏肺病毒（human mepapneumovirus，HMPV）

2001 年荷兰学者 Van den Hoogen 等首次报道 HMPV 能引起儿童呼吸道感染，随后血清学研究证实 HMPV 在人类流行已超过 50 年。HMPV 属于副黏液病毒科偏肺病毒属，为单股负链 RNA 病毒。目前分离得到的 HMPV 株可分为 A 与 B 两种基因型，每种基因型又可分为两种亚型。

大多发生于儿童。临床表现为发热、咳嗽、鼻炎、声音嘶哑、结膜炎、中耳炎，许多婴幼儿表现为毛细支气管炎样症状，如气急、喘鸣、吸气性凹陷、喂养困难、过度通气、心动过速、发绀。亦可表现为发热惊厥、皮疹、腹泻、淋巴细胞下降、转氨酶升高。胸部 X 线可见肺野局部浸润阴影或肺门周围浸润及气管周围袖口征。

（三）腺病毒（adenovirus，ADV）

腺病毒共有 49 个血清型，导致小儿肺炎最常见为 3、7 型，其次为 11、21 型，1、2、5、6、14 型亦可见到。冬春季节多发。临床特点为起病急骤、高热持续时间长、中毒症状重、啰音出现较晚、X 线改变先于肺部体征，易合并心肌炎及多器官衰竭。

（四）呼吸道合胞病毒（respiratory syncytial virus，RSV）

RSV 只有一个血清型，分 A、B 两个亚型，中国以 A 亚型为主。本病多见于婴幼儿，尤其 1 岁以内婴儿。轻症者表现为发热、呼吸困难等，中、重症者呼吸困难较明显，出现喘憋、口唇发绀、鼻扇及三凹征。肺部听诊多有中、细湿啰音。X 线表现为两肺小点片状、斑片状阴影，部分患者有不同程度的肺气肿。白细胞计数大多正常。

（五）可致肺炎的其他病毒

副流感病毒、水痘-带状疱疹病毒、EB 病毒及嗜肺汉坦病毒。

五、社区获得性肺炎（community-acquired pneumonia，CAP）

亦称院外感染，系指在院外罹患的感染性肺实质炎症，包括具有明确潜伏期的病原体感染而在入院后平均潜伏期内发病的肺炎。

（一）病原学

CAP 常见病原体包括流感嗜血杆菌、卡他莫拉菌、肺炎支原体、肺炎衣原体、军团菌、口腔厌氧菌、流感病毒、副流感病毒、呼吸道合胞病毒等，亦可见于真菌、寄生虫等。由于地域、人群不同、微生物诊断技术及方法的差别，CAP 病原体的分布及构成比存在差异。随着抗生素的广泛使用，耐药菌将成为 CAP 的重要病原体，已引起全球关注。近年来出现了一些新的病原体，如汉坦病毒（可导致汉坦病毒肺综合征）、冠状病毒（可导致 SARS）等。

（二）流行病学

CAP 对所有年龄段人群均有影响，在青少年及成人的年发病率为 0.5% ~0.6%，75 岁以上的老年人发病率可达 3.5%。不同年龄人群的主要病原体无明显差异。临床上很难对所有患者进行病原学检查，即使用现代诊断方法，仍有近一半患者病原不明。

CAP 的高危因素包括心力衰竭引起的肺损伤、尘肺或自身免疫紊乱，有慢性心、肺、肝、肾等疾病，糖尿病，嗜酒及免疫抑制，包括 $CD4^+T$ 细胞功能降低的年轻患者（如因 HIV 感染导致的免疫抑制）。合并其他疾病的儿童及老年患者预后差。

（三）诊断

尽快明确诊断，评估疾病严重程度（表 11-6-1）。重症患者及时给予吸氧，静脉注射药物或镇痛。门诊患者应采集病史及进行化验检查，排除其他病因（如心力衰竭），寻找流行病学资料（如动物、鸟或潜在的军团菌气溶胶的接触，或近期住院史）。病情严重或合并复杂疾病患者建议入院治疗。行胸部 X 线检查，血培养、痰培养，收集尿液进行肺炎链球菌及军团菌的抗原检测，收集血清学标本用于后期诊断。

（四）治疗

尽早开始经验性抗感染治疗，不同人群初始经验性抗感染治疗不同（表 11-6-2）。根据 48 ~72 小时治疗反应并结合病原学结果调整治疗方案。中国各地自然环境及社会经济发展存在较大差异，CAP 病原体流行病学分布与抗生素耐药率并不一致，故需结合当地情况进行选择。

（五）预防

戒烟、避免酗酒有助于预防肺炎的发生。目前应用的多价肺炎链球菌疫苗系从多种血清型中

表 11-6-1　CAP 严重性的评估

严重性分型	标准	备注
轻型	急性起病，发热，呼吸道症状，胸部 X 线片示肺部渗出	
重型 C：意识 U：尿素氮 R：呼吸 B：血压 65：65 岁	包括以下 2 个或以上指标：意识模糊，尿素氮>7mmol/L，呼吸>30/分钟，血压<60mmHg（舒张压），年龄>65 岁	其他严重性指标：氧分压<8.0kPa；白细胞<4×10^9/L 或 20×10^9/L；X 线示多叶渗出
需重症监护治疗（机械通气）	血 pH 值<7.3；收缩压<90mmHg；多器官衰竭；严重的弥散性血管内凝血	局部存在实变，无创通气（NIV）相对禁忌证，优先给予正常肺组织通气
合并有其他疾病（CURB-65）	慢性心、肺或肾脏病，糖尿病，嗜酒，免疫抑制	除外可控制的高血压病

表 11-6-2　CAP 抗生素治疗推荐意见

严重性分级	治疗推荐意见
轻型	成人：多西环素每日 100mg，或阿奇霉素每日 500mg，口服 3 日；或静脉注射：阿莫西林每 8 小时 500mg/g 或红霉素每隔 6 小时 500mg，或克拉霉素每 12 小时 500mg 儿童：口服阿奇霉素 3 日；大于 6 月龄，每日 10mg/kg；或 15～25kg：每日 200mg；26～35kg：每日 300mg；26～35kg，每日 400mg；或口服或静脉：红霉素每日 50mg/kg，每 6 小时给药一次（或者持续输注）；或阿莫西林每日（50～100）mg/kg，分 3 或 4 次给药
合并有其他疾病	阿莫西林-克拉维酸 625mg 口服或 1.2g 静脉滴注，每 8 小时给药一次或口服克拉霉素每 12 小时 500mg 或静脉注射头孢呋辛每 8 小时 750mg
重型	成人：阿莫西林-克拉维酸每 8 小时 1.2g，或头孢呋辛每 8 小时 1.5g 静脉注射，或头孢噻肟每 8 小时 1g 静脉注射；加红霉素每 6 小时 500mg 或克拉霉素每 12 小时 500mg（如果有军团菌感染的证据应该加用利福平每 12 小时 600mg，口服或静脉注射，或环丙沙星每 12 小时 400mg 静脉注射） 儿童：阿莫西林-克拉维酸静脉注射；大于 3 月龄：每 8 小时 25mg/kg 或每 6 小时 25mg/kg，或头孢呋辛静脉注射每 8 小时 20～30mg/kg 加红霉素静脉注射每日 50mg/kg 持续注射或者分 4 次给药。利福平静脉注射：1 岁以下：每 12 小时 5mg/kg；大于 1 岁：每 12 小时 10mg/kg；可酌情增加剂量）
合并有慢性病或重症监护的 CAP	头孢噻肟静脉用药每 12 小时 1～2g（儿童：每日（100～150）mg/kg，分 2～4 次给药）或头孢曲松，每日 2～4g，（儿童每日（50～80）mg/kg 通过静脉滴注）或美罗培南静脉注射每 8 小时（500～1000mg）（儿童 3 月龄～12 岁每 8 小时 20mg/kg，体重>50kg 使用成人剂量）（NB：静脉注射利福平或环丙沙星，同上，如果怀疑军团菌感染应该加用：环丙沙星尚不能用于儿童；如果无可选药物，适当的剂量是每日（8～16）mg/kg，分两次给药）

提取的多糖荚膜抗原，可有效预防侵袭性肺炎链球菌感染，达 85%～90%。流感嗜血杆菌疫苗亦有较好保护效果。

六、慢性阻塞性肺病（chronic obstructive pulmonary disease，COPD）

本病系一种以气流受限为特征的疾病，气流受限不完全可逆、呈进行性发展，确切机制尚不明确，认为其与肺部有害气体或有害颗粒的异常炎症反应有关。导致 COPD 的危险因素主要分为外因（环境因素）与内因（个体易患因素）两方面，其中呼吸道感染是导致疾病急性发作的重要因素之一，可加剧病情进展。

COPD 主要见于成人，多发生在冬季。肺炎链球菌及流感嗜血杆菌系导致 COPD 急性发作的常见病原体(表 11-6-3)。

表 11-6-3　可致 COPD 的病原体

常见	罕见
肺炎链球菌	卡他莫拉菌
流感嗜血杆菌	肺炎克雷伯杆菌
肺炎支原体	大肠埃希菌及其他革兰阴性杆菌
	百日咳杆菌

(一) 病理解剖

感染部位较表浅,主要累及支气管黏膜层及产生黏液的杯状细胞,导致水肿、大量黏液产生及炎性渗出,从而加重慢性阻塞及支气管痉挛。

(二) 临床表现

气短、呼吸困难、咳嗽、咳痰,白色黏痰多见,偶有脓痰。易发生支气管痉挛,体温可轻度升高。胸部 X 线很少有异常改变。

(三) 诊断

COPD 合并细菌感染时,可出现白细胞升高,痰培养可能检出病原菌。

(四) 治疗

开放气道、分泌物引流、氧气吸入对于抑制或清除病原体至关重要。根据患者所在地常见病原菌类型,给予试验性抗感染治疗,如 β-内酰胺类/β-内酰胺酶抑制剂、大环内酯类或喹诺酮类,若疗效不佳,应及时根据痰培养及药敏试验调整。长期应用广谱抗生素及肾上腺皮质激素者易继发真菌感染,应采取预防及抗真菌措施。伴支气管痉挛者,给予支气管扩张药,如抗胆碱药、$β_2$-肾上腺素受体激动剂、茶碱类,严重喘息者给予大剂量雾化吸入治疗。必要时在应用支气管扩张剂的基础上口服或静脉使用肾上腺皮质激素。并发较严重呼吸衰竭的患者使用机械通气治疗。

七、支气管扩张症

支气管扩张症与严重或反复的感染导致支气管壁损害,先天性免疫球蛋白缺乏或纤毛功能异常(如 Kartagener 综合征)等因素相关。支气管扩张按形态分为囊状或柱状扩张,可单发或多发。在这些区域纤毛清除功能无效,分泌物长期储存于管腔中,易诱发感染,进入感染-阻塞-感染的恶性循环。临床表现为慢性咳嗽,咳大量脓痰,晨起多见。肺部可反复感染。治疗以控制感染及促进痰液引流为主,必要时考虑外科手术切除。

八、需关注的肺炎病原体

由于人口老龄化、免疫损害宿主及重症监护医学中机械通气应用的增多以及大量广谱抗生素的应用,目前肺部感染的病原体发生了变化。如链球菌、葡萄球菌耐药发生,革兰阴性菌比例升高,耐甲氧西林金黄色葡萄球菌(MRSA)增加等。故充分认识这些细菌的特点,针对性地选择抗生素,对延缓细菌耐药性的发生及多重耐药菌的传播与流行至关重要。

(一) 肺炎链球菌(*Streptococcus pneumoniae*)

肺炎链球菌或肺炎球菌(*Pneumococcus*)系导致肺炎的最常见细菌。可感染健康人群,导致严重疾病。特殊职业及种族的危险性增加,如南非金矿矿工及巴布亚新几内亚高原人。易感因素包括镰状细胞贫血,解剖或功能性无脾,慢性心、肺、肝及肾疾病,糖尿病,嗜酒及免疫抑制。疾病病死率 5% ~10%(败血症占 20%),主要见于老年或抵抗力低下者。

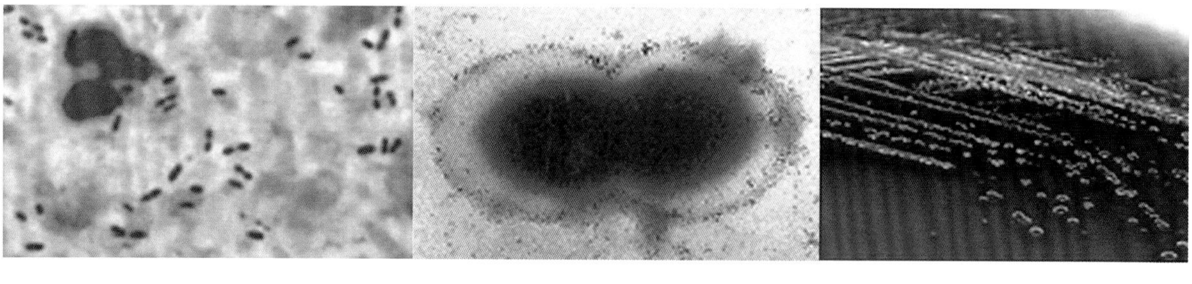

图 11-6-5　肺炎链球菌的显微镜、电镜照片及菌落特征(18 ~24 小时)

在英国,不到 5% 的肺炎球菌对苄基青霉素耐药,可通过加大药物剂量(1.8 ~2.4g,每 6 小时一次)治疗。在其他西方国家,15% 中度耐药,10% 重度耐药,应用阿莫西林及克拉维酸-阿莫西林。在美国,头孢呋辛耐药率达 3% ~12%,但头孢噻肟及头孢曲松有效率 95%。大环内酯类和四环素耐药3%～10%。已有万古霉素耐药的报道。

1. 发病机制　肺炎链球菌肺炎是革兰阳性球菌，根据多糖荚膜的抗原性，分出90多种血清型。特异性抗体可抵抗同源性肺炎球菌感染。机体产生抗体可终止感染。肺炎链球菌致病因子包括荚膜多糖、细胞壁多糖、毒素（溶血素、神经酰胺酶）、表面蛋白A、IgA蛋白水解酶、透明质酸酶及烯醇化酶（图11-6-6）。

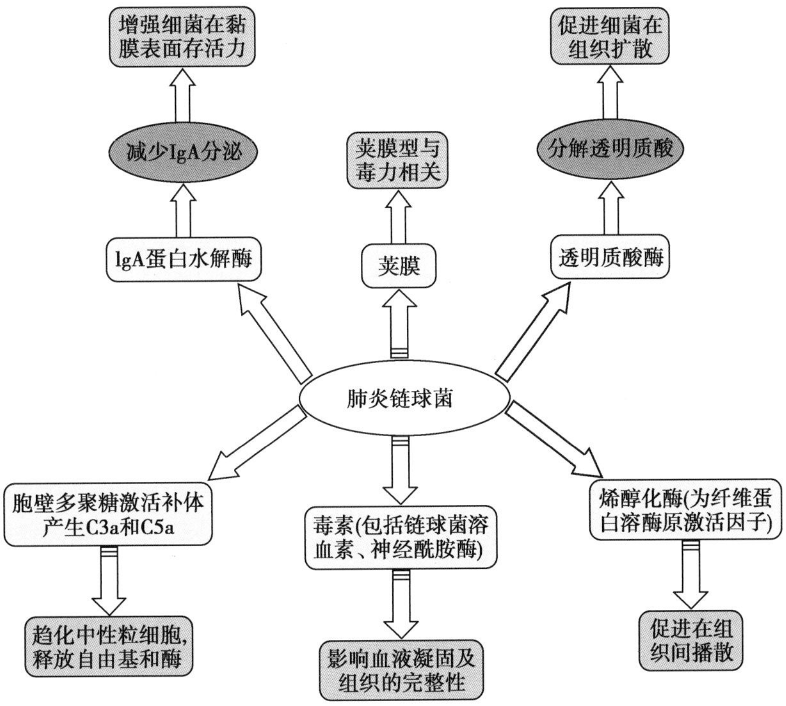

图11-6-6　肺炎链球菌致病机制

2. 临床表现　肺炎球菌肺炎由肺泡感染所致。急起高热，伴胸膜炎性胸痛，头痛，呕吐及腹泻。干咳开始后，实变体征逐渐进展。发汗不明显。中性粒细胞升高至$(15\sim25)\times10^9/L$。典型X线及CT示叶段实变（图11-6-7）。

3. 诊断　痰涂片示革兰染色阳性球菌仅为初步判定。目前肺炎链球菌对青霉素的敏感性降低，对大环内酯类及喹诺酮类耐药逐步增加，痰培养可进一步确诊并验证抗生素敏感性。疑似败血症，应做血培养。尿液的抗原检测高度敏感（仅携带肺炎球菌的患者偶见阳性）。PCR检测亦可用于诊断，比培养的敏感性高。抗体抑制基因扩增能显示病原菌对药物的敏感性。

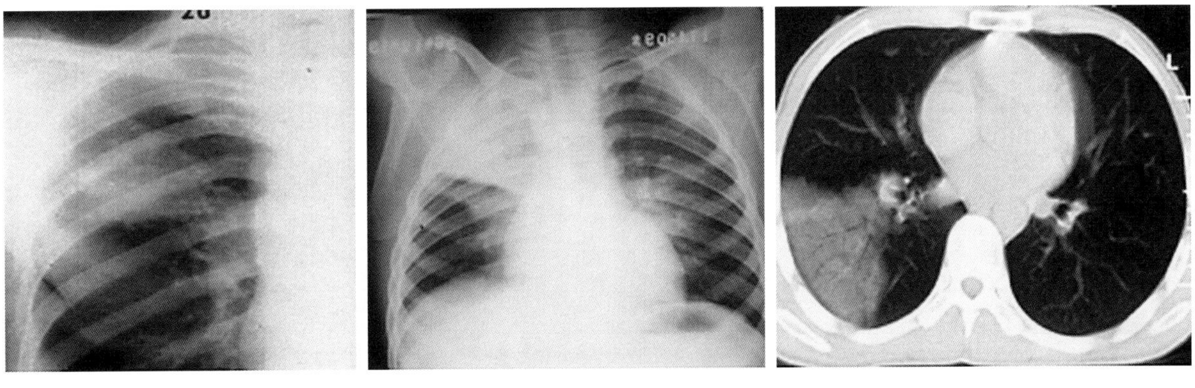

图11-6-7　肺炎链球菌肺炎的典型X线片及CT片

4. 预防　肺炎链球菌多糖疫苗由纯化的荚膜多糖组成，包括肺炎球菌23种血清型的每一型，囊括西方国家85%的侵袭性肺炎球菌肺炎。有效率达60%～70%，免疫抑制患者有效率降低。推荐2岁以上的高危人群使用，在英国提供给65岁以上人群（在许多其他国家是60岁以上）。对于择期行脾切除的患者，建议手术前2周免疫接种。

多糖疫苗对2岁以下儿童无效。肺炎链球菌共轭疫苗，包括7种常见肺炎链球菌血清型抗原，可预防肺炎、败血症和中耳炎。2岁以下高危儿童可接种。

脾功能紊乱患者如镰状细胞贫血可感染罕见血清型，可给予青霉素或阿莫西林长期预防。

（二）肺炎克雷伯杆菌（*Klebsiella pneumoniae*）

肺炎克雷伯杆菌主要在长期哮喘、衰弱或酒精中毒者中导致肺炎。咳大量痰，痰涂片中可见中性粒细胞及大的有荚膜的革兰阴性杆菌，即做出初步病原体诊断。病原体对阿莫西林耐药，可选用头孢菌素。

（三）流感嗜血杆菌（*Haemophilus influenzae*）

流感嗜血杆菌系上、下呼吸道重要致病菌。根据荚膜分6种血清型（a～f），多糖组成不同。B型（Hib）寄居于5岁以下未免疫的儿童，Hib常规免疫接种后发病率低。Hib的临床表现包括肺炎、脑膜炎、会厌炎、化脓性关节炎及颜面部蜂窝织炎，常伴败血症。

1. 临床表现　疾病缓慢进展，发热及呼吸加快。咳嗽不显著，但胸部体检示实变。X线示肺段、肺叶或更大范围的渗出，伴典型空气支气管造影。中性粒细胞（15～20）×10^9/L。血培养常阳性。通过咽吸引术（诱导咳嗽）获得痰标本。

2. 诊断　嗜血菌属生长营养要求高，培养基需含烟酰胺腺嘌呤二核苷酸（NAD）及高铁血红素。

Hib耐药常见，尤其阿莫西林（英国约15%）。与β-内酰胺酶及大肠埃希菌产生的TEM-1有关。头孢硝噻吩被β-内酰胺酶水解，溶于水后颜色发生变化，可快速检测耐药。

3. 治疗　多数用于CAP的抗生素对其有效。然而，Hib对阿莫西林及红霉素的耐药性不断增加，可选头孢呋辛或头孢噻肟。克拉霉素有效性99%。喹诺酮类抗生素几乎对所有的流感嗜血杆菌有效。

4. 预防　在许多国家有常规儿童免疫接种项目，包括抗Hib的多肽共轭疫苗。显著降低所有侵袭性Hib疾病，包括肺炎。Hib疫苗对非-b型或无荚膜流感嗜血菌属无保护作用。

（四）葡萄球菌（*Staphylococcus*）

葡萄球菌所致的急性肺部化脓性炎症常发生于有基础疾病的患者。MRSA感染呈上升趋势。静脉导管的使用增加患者皮肤凝固酶阴性葡萄球菌的感染。若治疗不及时或不当，病死率高。可选择甲氧西林、苯唑西林、氯唑西林或双氯西林、头孢呋辛钠等。MRSA治疗需使用糖肽类抗生素（万古霉素、去甲万古霉素、替考拉宁）或恶唑烷酮类的利奈唑胺。

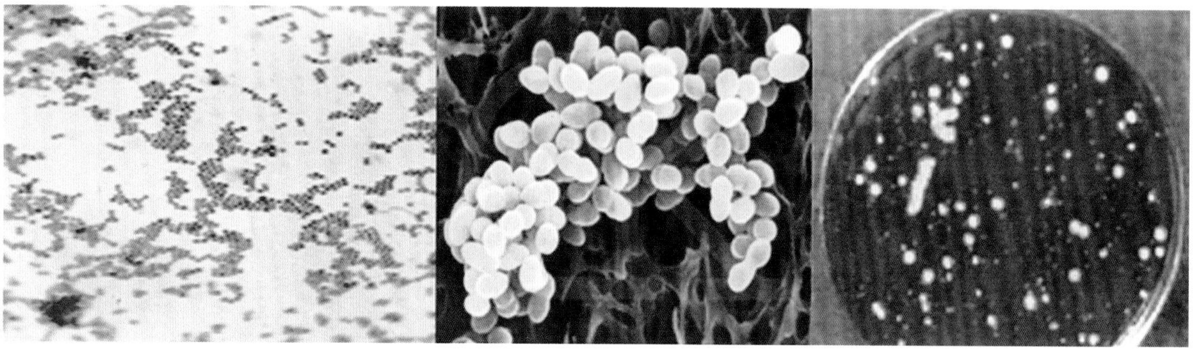

图11-6-8　葡萄球菌的显微镜、电镜照片及菌落特征

（五）铜绿假单胞菌（*Pseudomonas aeruginosa*）

铜绿假单胞菌属革兰阴性菌，分布于水、空气、正常人体的皮肤及呼吸道。常导致重症监护患者、烧伤后患者、免疫受损者、气管插管、气管切开及使用机械通气患者的感染，系医院感染的主要病原菌。临床表现为高热（多为弛张热）、咳嗽、咳痰、痰呈翠绿色或黄色，可伴呼吸困难、发绀，严重者出现呼吸衰竭。痰培养阳性率甚高，故合格痰标本的多次培养阳性，方有参考价值。依靠防污染的下呼吸道分泌物或血液、胸腔积液的培养协助诊断。

抗感染治疗通常采用抗假单胞β-内酰胺类

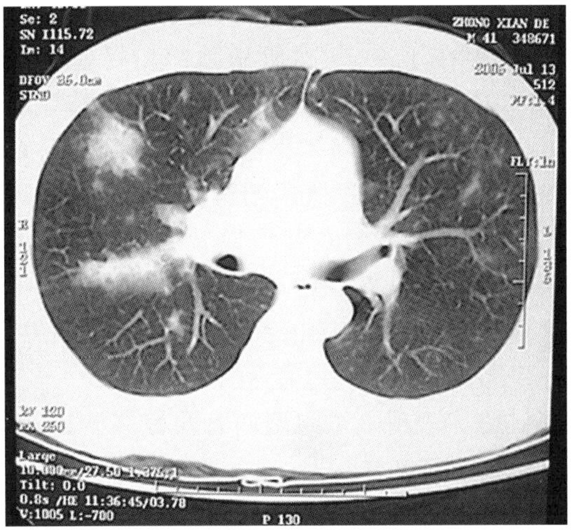

图 11-6-9 金黄色葡萄球菌肺炎典型 CT 片

(包括不典型 β 内酰胺类)或含酶抑制剂的复方制剂联合抗单胞菌氨基糖苷类或喹诺酮类。由于耐药率高,应及时根据临床治疗反应及药敏结果调整抗生素,疗程一般 2 ~3 周。

九、吸入性肺炎

吸入性肺炎(aspiration pneumonia)由液体、颗粒性物质或分泌物误吸入下呼吸道所致。吸入食物或异物时若将咽部定植菌带入肺内,可致以厌氧菌为主的继发性细菌感染,形成肺脓肿。右下肺受累为主。常见于溺水、无意识、麻醉、神经肌肉疾病影响到吞咽或呼吸的患者。应立即给予吸氧,支气管镜或气管插管吸出异物,控制继发感染可选用第二代或三代头孢菌素联合甲硝唑。如果吸入胃内容物,胃酸可导致严重的炎症反应,在 24 ~36 小时给予肾上腺皮质激素如甲泼尼松龙或强的松龙。

十、肺脓肿

吸入性肺脓肿是其最常见类型,误吸系常见原因,为多种病原体的混合感染,包括厌氧、需氧及兼性厌氧菌。治疗同吸入性肺炎。继发性或血源性肺脓肿少见。一些慢性消耗性疾病,如糖尿病、器官移植及肿瘤化疗使用免疫抑制剂、HIV 感染者、慢性阻塞性肺炎等,系肺脓肿的易感因素。

感染肺炎克雷伯杆菌、铜绿假单胞菌、MASA 及假丝酵母菌等,预后不良。诺卡菌病及曲霉病(在中性粒细胞减少症或免疫抑制的患者中更常见)等罕见感染能导致多发性肺脓肿。痰、支气管分泌物及血培养有助于病原学诊断。

支气管为引流提供天然的通道,仅给予抗生素治疗即可痊愈。治疗首选青霉素,另外可选择林可霉素、克林霉素、甲硝唑等。如果脓肿持续存在,经皮抽吸或手术引流脓液并行脓液培养及药敏实验有助于治疗。

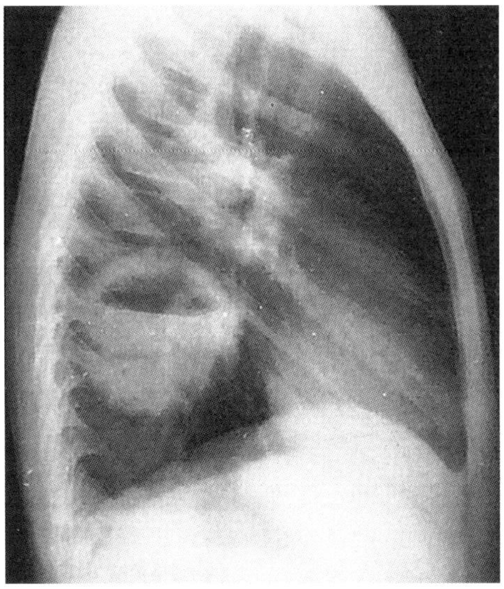

图 11-6-10 肺脓肿的典型 X 线表现

十一、厌氧菌肺炎(anaerobic pneumonia)

厌氧菌肺炎较少见,通常由定植在口咽的梭形杆菌所致。主要感染青年男性。临床表现为突发高热及剧烈咽喉疼痛,伴颈淋巴结化脓或颈静脉血栓性静脉炎(Lemmiere's syndrome)。累及肺部时,2 ~3 日后出现咳嗽、胸痛。胸部 X 线片示单发或多发实变。普通抗生素治疗无效,可发展至败血症,危及生命。若高度怀疑,应早期治疗。

结合年龄、性别及严重的咽痛表现应考虑本病。血培养常阳性。痰培养亦可阳性,但培养要求高,需严格的无氧条件,否则检出率低。

十二、非典型病原体所致肺炎

非典型病原体肺炎与典型肺炎不同,进展缓慢,热程长,多汗,恢复慢。代表性致病微生物包括军团菌、肺炎支原体及肺炎衣原体。

(一) 军团菌病(legionellosis)

1976 年在美国费城举行退伍军人集会期间,暴发了一种以呼吸道感染为主的不明原因疾病,当时称为"退伍军人病"。1978 年命名为军团病(Legionnaires' disease),现正式称为军团菌病。军团菌病易被误诊,应用常规的社区获得性肺炎的治疗方法无效，可危及生命，应给予重视。常在人群聚居区发病或暴发流行。

1. 病原学　军团菌是革兰阴性杆菌，无荚膜及芽胞。不能在一般细菌培养基中生长，可用缓冲碳酵母提取物琼脂培养基（buffered charcoal yeast extract agar，BCYE 培养）。菌体呈多形性，系单核细胞及巨噬细胞的兼性细胞内寄生菌。目前已确认军团菌属共 50 个种，分 70 个血清型，其中与人类疾病关系密切的是军团菌病，已确认有 16 个血清型。其中血清 1 型是导致军团菌肺炎的主要病原菌，血清 2 型及 4 型亦可致肺炎，血清 6 型常导致庞提阿克热（Pontiac fever）。

2. 发病机制　军团菌的致病性与其能侵入靶细胞并在细胞内生存繁殖密切相关。细菌可通过其外膜蛋白、菌毛等菌体表面结构黏附于靶细胞（巨噬细胞、肺泡上皮细胞及单核细胞等），并诱导靶细胞的吞噬作用。进入靶细胞后，通过各种毒力因子的介导作用，干扰吞噬体的磷脂双层结构，阻止吞噬体与溶酶体的融合，在靶细胞中存活并繁殖。另外，可通过其分泌系统（与致病相关的主要是Ⅳ型及Ⅱ型分泌系统）分泌各种毒素及降解酶，包括脂肪酶、磷脂酶、蛋白激酶等，逃逸巨噬细胞的杀伤，并导致肺组织损伤。

3. 流行病学　军团菌病多发于夏秋季，既可暴发流行亦可散发。军团菌广泛存在于水及土壤中，亦可存在于冷、热水管道系统。目前供水系统、冷却塔及空调系统已成为军团菌病的主要污染源。自由生活的阿米巴亦是军团菌宿主，军团菌在阿米巴等原虫细胞内的寄生增强了其在环境中的存活、传播能力及致病性。主要经呼吸道感染。易感者包括老年人、儿童，嗜烟酒者，免疫缺陷者，透析或器官移植患者，肿瘤及糖尿病患者，原有肺部其他疾病的患者等。

4. 临床表现　军团菌病有两种类型，军团菌肺炎及庞提阿克热。

军团菌肺炎系一种严重的肺部感染性疾病，可呈单纯性肺炎或合并肺外多系统损害表现。潜伏期约 2～10 日。起病初感乏力、肌痛、头痛，24～48 小时后体温升高至 39～40℃，呈稽留热型，伴反复寒战。咳嗽，咳少量黏痰，亦可见脓痰或血痰，多伴有水样泻。咳嗽、气促、脓痰进行性加重，可迅速发展至呼吸和（或）肾衰竭。常被误诊为流感或支气管炎，对 β-内酰胺类抗生素无效。肺部湿啰音或实变体征，可闻及胸膜摩擦音。X 线示斑片状影或肺实变，偶有胸腔积液（图 11-6-11）。中性粒细胞增多，红细胞沉降率增快，C 反应蛋白升高，尿素氮、肌酐及转氨酶升高等。可见低钠血症和/或正常红细胞贫血。

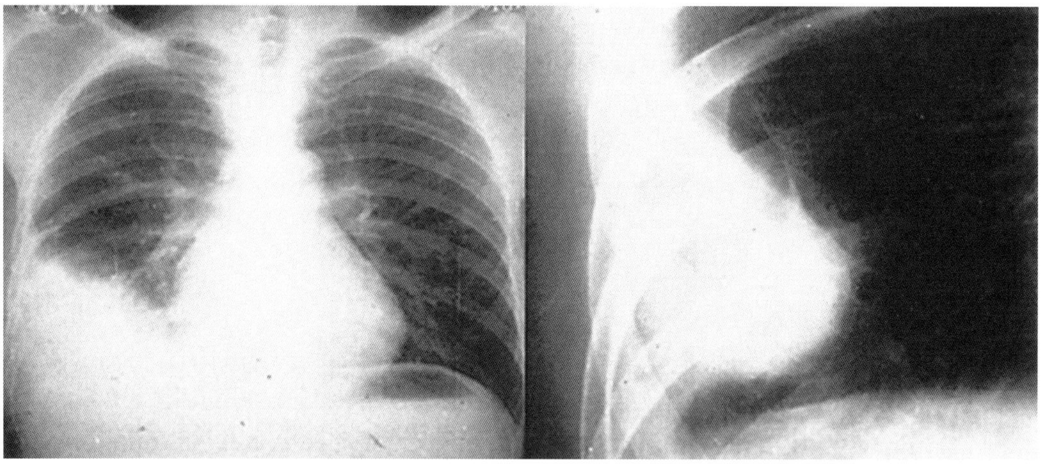

图 11-6-11　军团菌肺炎的典型 X 线表现

庞提阿克热的潜伏期 1～2 日。病程 1 周左右，多为自限性。主要表现为恶寒、发热、头痛、肌痛、乏力、恶心及干咳等流感样症状。无肺炎、休克发生，亦不伴肝、肾等脏器损害。

5. 诊断　结合流行病学史，凡肺炎患者伴明显肺外损害、低钠血症及 β-内酰胺类抗生素治疗无效，应警惕本病。痰培养是军团菌肺炎诊断的金标准。需要 BCYE 培养基，但生长缓慢，阳性率低。加入其他抗生素抑制污染菌株，可提高阳性率。ELISA 法用于尿液中血清 1 型抗原的检测，是目前较为常用的诊断方法，敏感性 90% 以上。直接免疫荧光抗体检测用于血清分型，特异性高，敏感性低。前后两次抗体滴度呈 4 倍升高可诊断。亦可通过 PCR 检测军团菌 DNA，其敏感性与培养相似。

6. 治疗　对症治疗，避免发生缺氧及呼吸或肾脏衰竭。

选用红霉素或克拉霉素针对病原治疗，联合环丙沙星或利福平可提高疗效。

红霉素静脉注射每日 3～4g，分 4 次给药；或克拉霉素 1g 联合环丙沙星 200mg 静脉注射，一日 2 次；或利福平 600mg，每日 2 次。必要时给予吸氧和/或机械通气。晚期或出现其他器官功能衰竭者需监护治疗。

7. 预防　有效的维护供水系统及其他潜在感染源系统是预防军团菌病的关键。主要措施是对储水、供水及用水等各环节的消毒、清洗。

十三、肺炎支原体肺炎（mycoplasmal pneumonia，MP）

系由肺炎支原体所致的一种急性呼吸道感染性疾病，主要通过呼吸道分泌物传播。以儿童及青年人居多，婴幼儿间质性肺炎应考虑本病的可能。人群中每隔 3～4 年可发生一次地区性流行，2～6 年发生一次世界性流行，流行期间支原体肺炎占小儿肺炎的 30% 以上，非流行年为 10%～20%。由于各地气候、环境不同，支原体发病高峰存在季节差异。

起病较缓。轻中度发热，偶有高热，持续1～3 周。干咳为本病最突出症状，呈阵发性，可长达 6 周。部分患者伴黏液性或黏液脓性痰，偶见痰中带血。肺部体征较少，有时可闻及干、湿啰音。X 线表现多样，早期呈间质性改变。随病情进展，可呈支气管肺炎改变，或出现从肺门向肺野外带伸展的扇形阴影。偶见肺门淋巴结肿大和少量胸腔积液。重症肺炎或出现肺外并发症可致死亡。

实验室诊断主要依据支原体抗体检测。PCR 检测支原体 DNA 的敏感性及特异性均较高，可用于早期诊断。治疗主要选用大环内酯类或喹诺酮类抗生素，疗程一般 10～14 日。

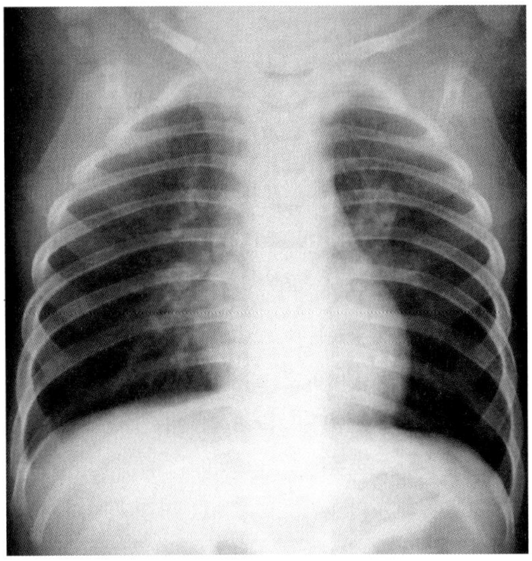

图 11-6-12　肺炎支原体肺炎的典型 X 线表现

十四、肺炎衣原体肺炎（chlamydophila pneumonia，CP）

系由肺炎衣原体所致的急性呼吸道感染性疾病。肺炎衣原体是专性细胞内细菌样寄生物，仅寄生于人类，无动物储存宿主。主要通过呼吸道飞沫传播，亦可通过接触污染物传播。儿童及青少年为易感人群，近年来老年人感染有增加趋势。一些研究显示哮喘、冠心病及动脉粥样硬化的发病、慢性阻塞性肺疾病的急性发作及恶化可能与肺炎衣原体感染有关。

衣原体肺炎起病隐袭，早期表现为发热、干咳、头痛等上呼吸道感染症状。合并细菌感染，使病情加重。白细胞计数正常或稍高。衣原体补体结合（complement fixation，CF）抗体实验目前仍广泛使用，若单次滴度大于 1∶64 或恢复期比急性期血清抗体滴度升高 4 倍，具有诊断意义。敏感的微量免疫荧光试验（microimmuno fluorescence，MIF）是目前急性肺炎衣原体较公认的血清学诊断方法，IgM 抗体≥1∶16，IgG 抗体≥1∶512 或抗体滴度 4 倍以上增高，具有诊断价值。

治疗上选用大环内酯类或喹诺酮类药物，疗程 10～14 日。

十五、百日咳（pertussis，whooping cough）

系由百日咳杆菌所致的急性呼吸道感染病。本病病程较长，未经治疗，咳嗽症状可持续 2～3 个月，故名“百日咳”。

（一）病原学

百日咳杆菌（*Bordetella pertussis*）为鲍特菌属（*Bordetella*）。革兰染色阴性，甲苯胺蓝染色可见两极异染颗粒。为卵圆形短小杆菌，无鞭毛及芽孢。专性需氧，最适生长温度为35～37℃，最适pH值为6.8～7.0，初次分离时营养要求较高，常需用含甘油、马铃薯及新鲜血液的鲍-金（Border-Gengous）培养基。人类是百日咳杆菌的唯一宿主，该菌能寄居在健康青少年及成人的上呼吸道、气管、支气管及肺部的上皮细胞纤毛丛间。百日咳杆菌在其生长过程中可产生外毒素、内毒素及其他许多具有抗原性的生物活性物质，在百日咳杆菌致病及引起宿主免疫反应方面起重要作用。本菌对理化因素抵抗力弱，56℃ 30分钟或干燥3～5小时可杀灭，对紫外线及一般消毒剂敏感。

（二）流行病学

百日咳多发于温带及寒带，四季均可发病，冬春季多见。散发为主，儿童聚集机构亦可发生流行。患者、隐性感染者及带菌者为本病传染源，通过呼吸道飞沫传播。人群普遍易感，尤其多见于5岁以下儿童。百日咳病后可产生保护性抗体，但不能获得终生免疫。

尽管绝大多数国家已实施百日咳疫苗的免疫接种，使感染率及病死率明显下降。然而，世界卫生组织（WHO）统计，目前全世界每年仍有3500万的百日咳患者，高达29.4万的儿童死于百日咳及其并发症，其中90%的病例来自不发达国家及发展中国家。自20世纪90年代起，全球百日咳发病率出现了显著上升趋势，尤其是在疫苗覆盖率较高的发达国家，如澳大利亚、法国、英国、美国等，屡有局部暴发或流行的报道，其中成人百日咳所占的比率有较大增加，此现象称为百日咳再现（reemergence of pertussis）。

（三）发病机制

百日咳发病机制尚不完全清楚。百日咳杆菌经呼吸道侵入机体后产生各种毒素及毒素类物质，包括百日咳毒素（pertussis toxin，PT）、丝状血凝素（filamentous hemagglutinin，FHA）、百日咳黏附素（pertactin，Prn）、凝集原（agglutinogens，AGGs）、脂多糖（lipopolysaccharide，LPS）、腺苷酸环化酶毒素（adenylate cyclase toxin，ACT）、皮肤坏死毒素（dermomecrotic toxin，DT）及气管细胞毒素（tracheal cytoxin，TC）等。FHA及AGGs与百日咳杆菌黏附及定居在呼吸道的上皮细胞有关。PT是百日咳杆菌致病的主要毒力因子，系由S1、S2、S3、S4及S5等5个亚单位组成，为一个典型的“A-B核糖基转移酶”模式的细菌毒素，A部分由毒性亚基S1构成，具有酶活力，进入细胞后能抑制细胞腺苷酸环化酶系统的调节，抑制鸟苷三磷酸结合蛋白合成，导致细胞变性、坏死。毒性物质、淋巴细胞促进因子可使脾、胸腺及淋巴结等释放淋巴细胞增多，因而白细胞计数及淋巴细胞分类增高。其余亚基组成B部分，与真核细胞表面受体结合，参与毒性S1亚基的跨膜运输。FHA及Prn具有较强免疫原性，是无细胞百日咳疫苗的主要组分。

百日咳发病分黏附、局部繁殖、全身毒性反应三个阶段。百日咳杆菌黏附于呼吸道上皮细胞纤毛上，局部大量繁殖，产生毒性物质导致呼吸道上皮细胞纤毛的麻痹及细胞变性坏死，黏稠分泌物排出障碍，不断刺激呼吸道神经末梢，通过咳嗽中枢引起痉挛性咳嗽，直至分泌物排出为止。长期的咳嗽刺激，在咳嗽中枢形成持续的兴奋灶，其他刺激如咽部检查及进食亦可导致痉挛性咳嗽。百日咳杆菌不侵入血液，但随其进一步繁殖，产生的毒素可进入血液，作用于全身，引起发热、白细胞增多、组胺致敏性增强等一系列全身性表现。

（四）临床表现

典型临床经过可分为卡他期、痉咳期及恢复期。

本病潜伏期2～21日。卡他期可有低热、咳嗽、喷嚏、流泪及乏力等类似感冒症状。3～4日后热退，但咳嗽加剧，进入痉咳期，有特征性的阵发性、痉挛性咳嗽，阵咳发作时，连续10余声至20～30声短促的咳嗽，继而深长的吸气，吸气时由于声带仍处于紧张状态，空气通过狭窄的声带而发出鸡鸣样吸气声，接着连续阵咳，如此反复，直至排出大量黏稠痰液及吐出胃内容物为止。痉咳一般多发生于夜间，情绪波动、进食及检查咽部等亦可诱发。

痉咳发作时患儿表情痛苦，面红耳赤，部分患者因胸腔压力增高影响静脉回流，出现颈静脉怒张，此外腹压增高可导致大小便失禁。痉咳频繁者可出现颜面水肿，毛细血管压力增高破裂可导致球结膜下出血或鼻出血。婴儿会出现颅内出血。舌外伸，舌系带与下门齿摩擦引起系带溃疡。常发生继发性或吸入性肺炎。痉咳期持续2～3周后，逐渐进入恢复期。

（五）诊断

根据当地的流行病学史，以及患儿有发热，体温下降后咳嗽反而加剧，尤以夜间为甚且无明显肺部体征，结合白细胞计数及淋巴细胞分类明显增高可作出临床诊断。发病第1周末白细胞计数及淋巴细胞分类开始升高，痉咳期白细胞一般为（20～40）×10^9/L，淋巴细胞分类一般在60%以上，亦可高达90%。

目前常用鼻咽拭子培养法行细菌学检查，培养越早阳性率越高，卡他期培养阳性率可达90%，发病第3～4周阳性率仅50%。应用PCR方法检测特异性及敏感性均很高，且可做出快速诊断。ELISA检测特异性IgM可做出早期诊断。

（六）治疗

按呼吸道感染病隔离，保持室内安静、空气流通及适当的温度、湿度。痉咳剧烈者可给镇静剂，保护及清理气道，重症婴儿应该持续面罩吸氧。抗生素首选红霉素。

（七）预防

红霉素治疗可降低传染性，并可提供暴露后的预防。

百日咳疫苗是预防百日咳最有效亦是最经济的手段，包括全细胞百日咳疫苗及无细胞百日咳疫苗。

全细胞百日咳疫苗（whole cell pertussis vaccine，WPV）在20世纪30年代首次证实具有免疫保护作用，并用于免疫，迄今已使用了近70年，有效性已经确认。缺点为不良反应较大，安全性亦存在一定问题。

无细胞百日咳疫苗（acellular pertussis vaccine，APV）主要是通过提取纯化，去掉一些无用且引起不良反应的毒性物质，而保留具有保护性免疫作用的抗原成分，其主要有效成分为PT、FHA、Pertactin、AGG2及AGG3等。在我国疫苗中的成分主要是PT及FHA。

多数国家使用WHO推荐的免疫程序，在婴儿出生后6个月内完成3针注射，2岁时进行第4针加强免疫。目前由于流行病学的变化，世界各国对原有免疫程序进行了修订，青少年被列为加强免疫对象已成为共识。澳大利亚、加拿大、德国、瑞士、美国等采取加强免疫的年龄在4～7岁、4～6岁、5～6岁不等，在进入青少年阶段（9～15岁不等）再次进行加强免疫。

十六、下呼吸道真菌感染

近年来，随着人口老龄化的加剧、血液病、肿瘤、艾滋病等慢性消耗性疾病逐渐增多，长期使用广谱抗生素、肾上腺皮质激素、免疫抑制剂、细胞毒性药物及各种侵袭性治疗手段的广泛应用，院内真菌感染的发病率日益增加。肺部真菌感染临床表现常无特异性，早期诊断困难，病情易被原发病掩盖，造成误诊、漏诊，从而延误治疗，未经及时治疗的肺部真菌感染患者病死率可高达30%～80%。

（一）病原学

病原体主要有假丝酵母菌、曲霉及隐球菌等。假丝酵母菌是血源性感染的主要致病菌，所致败血症病死率最高。假丝酵母菌感染中以白色假丝酵母菌、热带假丝酵母菌多见。随着新一代抗真菌药物的应用，光滑假丝酵母菌及克柔假丝酵母菌感染日益增多，并出现耐药。曲霉感染是继假丝酵母菌之后第二位常见真菌，近年来肝、肺、心脏移植患者的曲霉感染发生率高达30%，病死率高达60%～90%。隐球菌感染的主要致病类型是新型隐球菌，发生隐球菌脑膜炎后治愈率极低。同时一些少见霉菌、双向真菌及条件致病真菌所致感染亦逐渐增多。

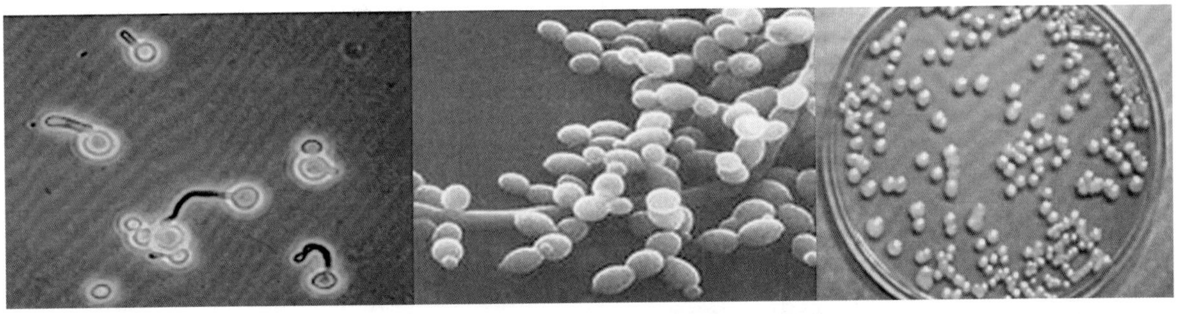

图11-6-13　假丝酵母菌的显微镜、电镜照片及菌落特征

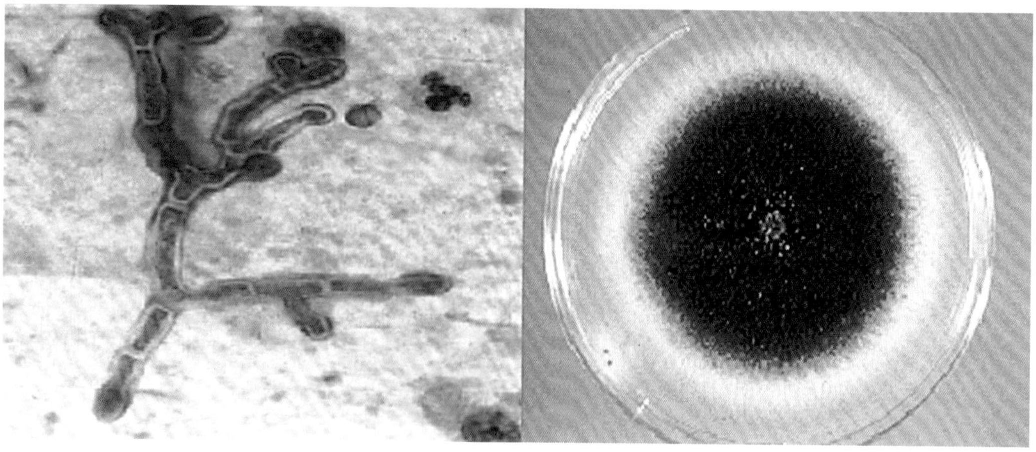

图 11-6-14　曲霉的显微镜照片及菌落特征

（二）流行病学

社会人口年龄结构及环境的变化，导致真菌感染逐年升高。美国 1990 年住院患者深部真菌感染率是 1980 年的 1.9 倍，居各种病原体感染率上升之首位，2004 年报道住院患者侵袭性真菌感染率是 20 世纪 90 年代的 2.4 倍，病死率为 29%；在欧洲 1983—1997 年间，侵袭性真菌感染死亡患者占所有死亡患者的 5.1%，而 1998—2002 年间由侵袭性真菌感染导致死亡的患者升至 7.8%；北京协和医院 1998 年 6 月至 1999 年 6 月调查 ICU 282 例患者中有 53 例发生深部真菌感染，感染率为 18.8%，比 1993 年的 5.6%上升了 3.4 倍。

（三）临床表现

临床表现缺乏特异性，以发热、咳嗽、咳痰、咯血、胸闷及呼吸困难等症状多见。发热最常见，可表现为持续性高热或抗生素治疗热退后再发高热，部分亦可出现体温过低。感染真菌种类不同，表现各异。假丝酵母菌感染的特异表现为咳白色泡沫样黏痰，有酵臭味，或呈胶冻状，有时咯血，临床酷似急性肺炎。肺曲霉感染特点主要表现为肺组织破坏严重，治疗困难，多为局限性肉芽肿或广泛化脓性肺炎，伴脓肿形成。病灶呈急性凝固性坏死，伴坏死性血管炎、血栓及菌栓，甚至累及胸膜。症状以干咳、胸痛常见，部分患者有咯血，病变广泛时出现气急及呼吸困难，甚至呼吸衰竭。

典型影像学表现分为以下几种类型：①肺炎型：多见于假丝酵母菌及曲霉感染；主要表现为中下肺野小片或大片状阴影，可累及多个肺段或肺叶，少数呈节段性改变；②肿块型：多见于隐球菌、组织胞浆菌等感染；主要表现为炎性肿块、呈孤立病灶、类似肿瘤；③曲霉球：是曲霉感染的典型影像学表现；由曲霉丝及纤维黏液混合而成，寄生在肺空洞内或囊状扩张的支气管内，呈圆形、椭圆形，曲霉球与囊腔之间形成半月形或新月形的透亮区；此外曲霉易侵犯肺小血管形成出血性肺梗塞，胸部 CT 可见肺外周近胸膜处先后出现结节实变病灶、“晕轮征”、“新月征”或空洞（称“Hello”征），可作为急性肺曲霉病的主要诊断依据之一；④胸膜炎：多见于白色假丝酵母菌感染，其次为热带假丝酵母菌感染；主要为病灶靠近胸膜或经血行播散侵犯胸膜所致，有胸腔积液和/或胸膜增厚等表现；⑤粟粒型：多见于组织胞浆菌、隐球菌及假丝酵母菌等感染；X 线或 CT（MRI）显示粟粒样改变，大小不等，以中下肺为主。

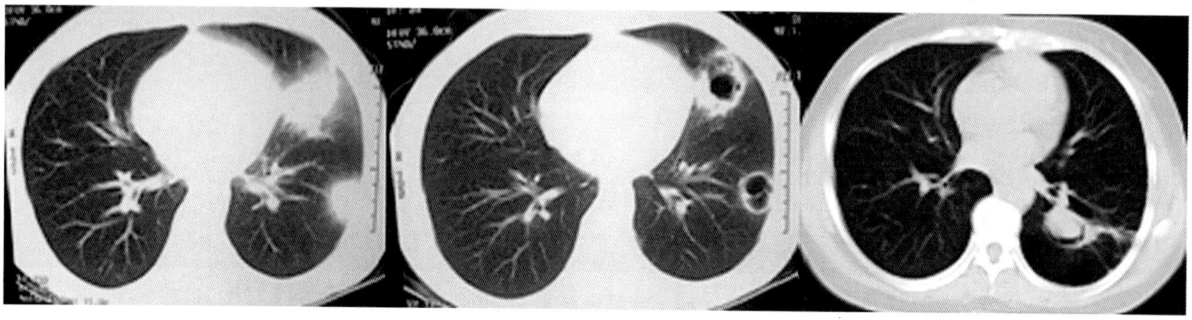

图 11-6-15　曲霉感染的肺实变病灶形成的曲霉球及新月影

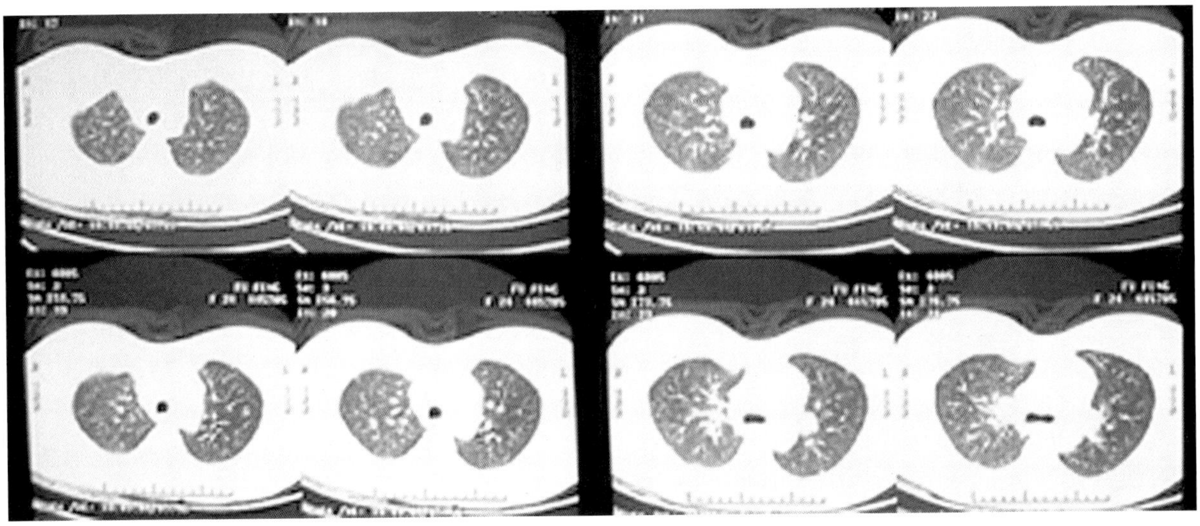

图 11-6-16　隐球菌肺炎的典型 CT 片表现

（四）实验室检查

1. 组织病理学检查　活检组织标本的病理学检查系诊断肺部真菌感染的重要方法及确诊依据。肺组织标本用组织化学或细胞化学方法可检出不同病原体，霉菌感染者可检出菌丝或球形体，酵母菌感染者可检出酵母菌细胞和（或）假菌丝，肺孢子菌感染者可发现肺孢子菌包囊、滋养体或囊内小体。但存在须创伤操作、耗时久、培养阳性率低等缺点。

2. 真菌涂片及培养　痰液、血液、胸腔积液及支气管肺泡灌洗液的微生物学检查为诊断肺部真菌感染提供重要依据。直接镜检可确诊荚膜组织胞浆菌病、皮炎芽生菌、粗球孢子菌、卡氏肺孢菌或马尼菲青霉等感染。临床标本分离出的真菌多为暂时性定植菌而非侵袭性真菌。通常血培养分离出假丝酵母菌属、新型隐球菌、组织胞浆菌及镰刀霉菌具有临床意义。

3. 分子生物学方法　核酸探针已广泛用于培养物中双相真菌的鉴定，2 小时内可获知结果。与传统检测方法相比，PCR 技术具有敏感性高、特异性强、快捷、方便、重复性好的优点。然而，其操作过程易受污染，不易辨别活菌及死菌，不能区别感染与定植，假阳性可能存在，运用受限制，临床诊断价值有待进一步确定。

4. 免疫及生化试验检测

（1）半乳甘露聚糖（galactomannan，GM）免疫试验：GM 是曲霉属真菌细胞壁的特异性多糖，在曲霉侵犯组织早期就可释放入血，抗原血症可持续 1～8 周。检测浓度达到 0.5～1ng/ml。GM 的检测不仅有助于曲霉诊断且可以评价疗效。

（2）1,3-β-D 葡聚糖（Glucan measurement，BG）试验：BG 是许多致病真菌的细胞壁成分，可在假丝酵母菌属、曲霉属、毛孢子属、镰刀霉、枝顶孢属、酵母属等侵袭性感染患者的血清中存在，有助于诊断。

（五）诊断

结合临床表现，有以下情况应怀疑真菌感染可能：

1. 外周血中性粒细胞减少，中性粒细胞计数 $<0.5\times10^9/L$，且持续>10 日。

2. 体温>38℃或<36℃，并伴有以下情况之一：①之前 60 日内出现过持续性中性粒细胞减少（>10 日）；②之前 30 日内曾接受过或正在接受免疫抑制剂治疗；③有侵袭性真菌感染病史；④有艾滋病史；⑤存在移植物抗宿主病的症状及体征；⑥持续应用肾上腺皮质激素 3 周以上；⑦有慢性基础疾病，外伤，手术后长期住 ICU，长期使用机械通气，体内留置导管，全胃肠外营养及长期使用广谱抗生素治疗等。

结合临床表现、典型的胸部 X 线或 CT 改变及实验室检查可做出确定诊断。

血和肺部组织学检查 1 次阳性即确诊。

3. 痰和（或）支气管肺泡灌洗液中找到真菌菌丝及孢子，或培养出同一菌种 3 次以上。结合以下标准诊断为肺部真菌感染：①除基础疾病表现外，近期有呼吸道感染症状加重的表现；②胸片或胸部 CT 有渗出性改变或有真菌肺部感染相对特异的改变如曲霉球的 X 线表现；③有导致真菌感染的诱因，如长期应用广谱抗生素、肾上腺皮质激素及免疫抑制剂等。

（六）诊断

抗真菌药物包括多烯类（两性霉素B、制霉菌素等）、三唑类（如氟康唑、伊曲康唑、伏立康唑等）、嘧啶类（如氟胞嘧啶）、棘白菌素类（如卡泊芬净）等。

（赵英仁）

参考文献

1. 李囡，范红．侵袭性真菌感染的流行现状及快速分子检测技术．四川医学，2008，29（3）：360-362.
2. 曾玫，陆权．人类偏肺病毒研究现状．中国实用儿科杂志，2005，20（4）：244-247.
3. Mandell LA，Bartlett G，Dowell SF，*et al*. Update of practice guidelines for the management of community-acquired pneumonia in immunocopetent adults. Clin Infect Dis，2003，37（11）：1450-1433.
4. Konno M，Baba S，Mikawa H，*et al*. Study of upper respiratory tract bacterial flora：first report. Variations in upper respiratory tract bacterial flora in patients with acute upper respiratory tract infection and healthy subjects and variations by subject age. J Infect Chemother，2006，12（2）：83-96.
5. Robinson J L，Lee BE，Kothapalli S，*et al*. Use of throat swab or saliva specimens for detection of respiratory viruses in children. Clin Infect Dis，2008，46（7）：61-64.
6. Emamian MH，Hassani AM，Fateh M. Respiratory tract infections and its preventive measures among Hajj Pilgrims，2010：a nested case control study. Int J Prev Med，2013，4（9）：1030-1035.
7. Di Marco F，Braido F，Santus P，*et al*. The role of cefditoren in the treatment of lower community-acquired respiratory tract infections（LRTIs）：from bacterial eradication to reduced lung inflammation and epithelial damage. Eur Rev Med Pharmacol Sci，2014，18（3）：321-332.
8. Rennie R，Crowson B. The management of upper respiratory tract infections. J R Nav Med Serv，2013，99（3）：97-105.
9. Mustafa M，Wood F，Butler CC，*et al*. Managing expectations of antibiotics for upper respiratory tract infections：a qualitative study. Ann Fam Med，2014，12（1）：29-36.

第七节　肝胆胰感染

肝脏、胆囊、胰腺及腹腔感染常见于基础性疾病及全身性感染之后，因此以继发表现为主，原发表现通常只在不能明确病因时被确定。胆囊及胆系感染常急性起病，其他多以常见症状表现为主。肝区疼痛、黄疸、腹部胀痛、中低度发热及消化道症状为典型常见症状，部分疾病呈现出特异性少见表现，包括阿米巴病的果酱样大便等。急性胆囊炎及急性化脓性胆管炎还可表现为发热、腹痛及黄疸一系列症候群。而慢性及起病缓慢疾病的临床表现较为隐匿，且病初常以原发性疾病的临床症状为主，因此易被误诊。这类疾病包括肝脏感染、胰腺感染、胆囊炎及胆管炎、原发或自发性腹膜炎及继发性腹膜炎等。

肝脏感染按病原体可分为病毒感染、细菌性感染（含结核分枝杆菌）、寄生虫感染及真菌感染。其中以病毒感染最为常见，其次是细菌、溶组织内阿米巴及血吸虫等。

肝脏病毒感染（viral hepatitis）以肝炎病毒（hepatitis virus）感染较为常见。目前按病原学明确分类的有甲型、乙型、丙型、丁型及戊型五型肝炎病毒。偶可见非嗜肝病毒感染，如EB病毒（EBV）、巨细胞病毒（CMV）、单纯疱疹病毒（HSV）、水痘-带状疱疹病毒（VZV）、科萨奇病毒B、麻疹病毒、风疹病毒及腺病毒等。非嗜肝病毒感染常多器官受累，但有明显的肝炎表现，均可引起一过性或持久性肝损害。其中以EBV、CMV感染最为常见。

胆系感染主要是指胆囊炎（cholecystitis）及不同部位的胆管炎（cholangitis），分为急性、亚急性及慢性炎症。胆系感染主要因胆道梗阻、胆汁淤滞所致，胆道结石是导致梗阻的最主要原因，而反复感染可促进结石形成并进一步加重胆道梗阻。

继发性胰腺感染（pancreatic infection）系指急性胰腺炎（acute pancreatitis，AP）发作后，胰腺和（或）胰周组织继发细菌或真菌感染，导致各型病理改变，包括胰腺坏死感染、胰腺脓肿（pancreatic abscess）及感染性假性囊肿。感染性胰腺坏死发生早（第1～2周），而且病情凶险，感染性假性囊肿病程最长，胰腺脓肿介于两者之间。

腹膜炎（peritonitis）是腹腔脏腹膜及壁腹膜的炎症，可由细菌感染、化学性或物理性损伤等所致。按病因可分为细菌性及非细菌性两类；按临床经过可将其分为急性、亚急性及慢性三类；按发病机制可分为原发性及继发性两类；按累及范围可分为弥漫性及局限性两类。急性化脓性腹膜炎累及整个腹腔称为急性弥漫性腹膜炎。

I EB病毒相关肝炎

EB病毒(Epstein-Barr virus,EBV)在人类主要导致传染性单核细胞增多症(infectious mononucleosis),系一种急性单核-吞噬细胞系统增生性疾病,其主要临床特点是有发热、咽痛、淋巴结肿大、外周血单核细胞增多及可见异常淋巴细胞,嗜异性凝集试验阳性,血中可检测到EB病毒抗体,肝脏可有不同程度受累。

【病原学】

EB病毒属疱疹病毒群,为一种DNA病毒。体外实验EBV仅感染人B淋巴细胞,通常潜伏于B淋巴细胞中。EBV基因组编码衣壳抗原(viral capsid antigen,VCA)、膜抗原(membrane antigen,MA)、早期抗原(early antigen,EA)、EBV核抗原(EBV nuclear antigen,EBVNA)及淋巴细胞检出的膜抗原(lymphocyte detected membrane antigen,LYDMA)五个抗原蛋白。其中抗-VCA IgM是新近感染的标志。EB病毒分离困难。

【流行病学】

传染性单核细胞增多症呈散发。病毒携带者及患者是传染源。主要经口密切接触传播。儿童及青少年为易感人群。

【发病机制与病理解剖】

EBV首先感染咽上皮细胞,再向上皮下循环中B淋巴细胞蔓延。正常B淋巴细胞遭受EBV感染后发生淋巴组织增生,感染主要局限于上皮及B淋巴组织细胞。

EB病毒相关肝炎的病理表现为:肝窦及汇管区单核细胞浸润、浆细胞及淋巴细胞浸润。Kupffer细胞增生肿胀,炎症反应重而坏死轻为其特点,可与病毒性肝炎鉴别。偶可见广泛肝细胞坏死导致肝衰竭。

【临床表现】

EB病毒相关肝炎的临床表现与急、慢性病毒性肝炎相似,亦可产生自身免疫性肝炎。症状大多轻微,偶有严重的肝炎表现,甚至出现黄疸型肝炎及暴发性肝衰竭,病死率极高。肝功能异常者可达2/3,转氨酶轻度升高,5%~15%出现黄疸。10%有肝肿大,50%~70%的患者出现脾肿大。

【并发症】

少数患者可并发溶血性贫血、血小板减少性紫癜、心肌炎或中枢神经受累。

【实验室检查】

白细胞总数正常或稍增多,最高可达(30~50)×10^9/L。单个核细胞(淋巴细胞、单核细胞及异型淋巴细胞)比例可达60%以上,其中异型淋巴细胞可在10%以上。转氨酶升高,谷丙转氨酶(ALT)升高较谷草转氨酶(AST)明显,但很少超过150IU/L,亦可见乳酸脱氢酶(LDH)、γ-谷氨酰转移酶(GGT)及碱性磷酸酶(ALP)升高。

EBV抗体检测以抗-VCA IgM及IgG较为常用,前者出现早,消失快,敏感性及特异性高,有早期诊断价值;后者出现时间晚,滴度较高且可持续终身,宜用于流行病学调查。在洗咽液、扁桃体及淋巴组织中分离出病原体或血清学检查出现嗜异性抗体亦具有诊断意义。

【诊断】

诊断依据临床特点,外周血象单核细胞增多,异常淋巴细胞可达10%~30%,嗜异性凝集试验阳性,血中可检测到EB病毒抗体。外周血EB病毒培养,肝组织原位杂交实验及PCR均有助于诊断。

【鉴别诊断】

EB病毒相关肝炎需与肝脏其他病毒感染性疾病相鉴别。EB病毒感染所致传染性单核细胞增多症须与巨细胞病毒、腺病毒及风疹病毒等所致的单核细胞增多相鉴别。

【治疗】

治疗同病毒性肝炎,无特异性治疗。伴继发细菌性感染者可用抗生素。有并发症者,如明显的溶血性贫血、血小板减少性紫癜、中枢神经受累可加用肾上腺皮质激素治疗。抗病毒药物如阿糖腺苷、中药疱疹净等可能对本病有效。

【预后】

传染性单核细胞增多症具有自限性,预后良好,但可有复发。

【预防】

本病尚无有效预防措施。急性期应呼吸道隔离，并妥善处理患者呼吸道分泌物。目前有两种疫苗，其中一种已在鼻咽癌高发区使用。

Ⅱ　巨细胞病毒相关肝炎

巨细胞病毒（cytomegalovirus，CMV）属于疱疹病毒群，人巨细胞病毒（human cytomegalovirus，HCMV）属，B 疱疹病毒亚科，在人群中感染极其广泛。约半数 HCMV 感染者有肝脏损伤表现。

【病原学】

HCMV 是人类疱疹病毒组中最大的一种病毒。内核由线状双股 DNA 组成，具有典型的疱疹病毒结构。HCMV 不耐酸，亦不耐热，在 20% 乙醚中最多可存活 2 小时。

【流行病学】

传染源为患者及急性带毒者，在血液、唾液、泪液、尿液、精液、粪便、乳汁、子宫颈及阴道分泌物中均可检出 CMV。

传播途径主要有：①垂直传播，在分娩前经胎盘或经生殖道上行感染，分娩时经产道感染；②水平传播，密切地接触污物而感染；③医源性传播，经输血、体外循环及器官移植等方式传播；④性传播。

人是 HCMV 的唯一宿主。机体对 HCMV 的易感性取决于年龄及免疫功能状态等。一般年龄越小，其易感性越高，症状越重。

【发病机制与病理解剖】

HCMV 主要通过细胞膜融合或经吞饮作用进入宿主细胞，藉助淋巴细胞或单核细胞播散。HCMV 感染后，机体可产生中和抗体，虽不能阻止感染，但可影响感染的局部。HCMV 在免疫细胞内复制可导致机体免疫功能下降，从而增加其他机会性病原菌的二重感染，亦可导致以肝脏最为典型的包括浆细胞，淋巴细胞及单核-吞噬细胞等在内的细胞炎症反应。

HCMV 感染的特征性病理改变为受感染细胞体积增大 3～4 倍，细胞质内首先出现嗜碱性包涵体，继而在细胞核内出现嗜碱性包涵体。嗜碱性包涵体的周围有一透亮晕环与核膜分开，酷似"猫头鹰眼"，颇具特征。

【临床表现】

临床表现形式多样，可呈亚临床感染，无明显临床症状；或为重症感染，发生肝衰竭而导致死亡。典型特点为肝脾轻中度肿大，有或无黄疸。发病可伴有非特征性一般症状，间歇高热及咽炎，交替出现长期低热、弛张热或间歇高热，每次发热持续 2～3 周。患者常主诉肌痛、上腹痛及头痛。有时可见颈淋巴结肿大。

肝移植后 CMV 肝炎多于移植后 1～2 个月发生。其特征表现为持续发热、白细胞减少、血小板减少、肝酶增高、高胆红素血症，甚至肝衰竭。经肝活检或尸检亦难以区分 CMV 肝炎及急性排斥反应，且两者常并存。

【实验室检查】

白细胞正常或增高，一般不超过 22×10^9/L，常有淋巴细胞相对增多，血小板常减少。胆红素水平可正常或升高。转氨酶可升至 250IU/L，但凝血因子、胆碱酯酶活性及白蛋白可正常，ALP 及 GGT 常升高。不同于经典性肝炎，CMV 肝炎可出现血清铁水平下降。

CMV 感染的病原学检查包括：血清抗-CMV IgM 及 IgG 测定；病毒分离；病毒标志物检测（在白细胞、脱落细胞或病变组织中用光镜可找到典型病变细胞和特殊核内包涵体）；用免疫电镜查找 CMV 颗粒；用免疫标记技术检测 CMV 抗原；用分子杂交及多聚酶链反应技术检测 CMV DNA 及 RNA。

【诊断】

临床诊断 CMV 肝炎除具肝炎表现及活动性 CMV 感染标志外，必须除外甲型肝炎病毒及其他致肝损害的病原如 EB 病毒等的感染，以及代谢性肝病、药物及中毒性肝炎等。

【鉴别诊断】

需与病毒性肝炎及 EB 病毒相关肝炎等病相鉴别。肝移植后 CMV 肝炎需与急性排斥反应区分。

【治疗】

主要为对症治疗，包括降酶、护肝、退黄及利胆等。严重 CMV 肝炎，尤其伴全身多器官损害者可考虑用抗 CMV 药物，首选更昔洛韦（ganciclovir），其次有膦甲酸（foscarnet），阿昔洛韦（acyclovir）等，亦可试用丙种球蛋白。

【预后】

预后与年龄、患者机体状况及感染途径等因素有关。后天获得性感染的新生儿预后良好，而免疫抑制的患者病死率较高。

【预防】

CMV 感染广泛，传播途径不易控制。预防最根本的方法在于研制及使用疫苗。

Ⅲ 肝 脓 肿

细菌性感染可形成肝脓肿（liver abscess）。溶组织内阿米巴（*Entamoba histolytical*）感染后亦可导致肝脓肿，属于肠外阿米巴病（extraintestinal amebiasis）。

【病原学】

细菌性肝脓肿（bacterial liver abscess）的致病菌多为大肠埃希菌、金黄色葡萄球菌、厌氧链球菌及类杆菌属等。

阿米巴性肝脓肿（amebic liver abscess）的病原体为溶组织内阿米巴。溶组织内阿米巴是能活动的无鞭毛原虫。包囊（cyst）为其传播形式，导致人类疾病的则为滋养体（trophozoite）。

【流行病学】

人类为溶组织内阿米巴的主要宿主。由粪便排出的包囊，以后又由被粪便污染的食物或水为人食用，使其生命周期得以延续。慢性患者、恢复期患者及无症状包囊携带者粪便中持续排出包囊，为主要传染源。人群对溶组织内阿米巴包囊普遍易感。

【发病机制与病理解剖】

全身细菌性感染，特别是腹腔内感染时，细菌侵入肝，如患者抵抗力弱，可发生肝脓肿。细菌可经下列途径侵入肝脏：①胆道：胆道蛔虫症、胆管结石等并发化脓性胆管炎时，细菌沿着胆管上行，是导致细菌性肝脓肿的主要原因；②门静脉：如坏疽性阑尾炎、痔核感染、菌痢等，细菌可经门静脉进入肝内；③肝动脉：体内任何部位的化脓性病变，如化脓性骨髓炎、中耳炎及痈等并发生菌血症时，细菌可经肝动脉侵入肝；④淋巴系统：肝毗邻感染病灶的细菌可循淋巴系统侵入。开放性肝损伤时，细菌可直接经伤口侵入肝，导致感染而形成脓肿。

阿米巴性肝脓肿由溶组织内阿米巴所致。包囊在肠中成熟为滋养体，滋养体经结肠黏膜侵入门脉静循环，到达肝脏后导致组织溶化坏死，形成脓肿。多为肠道阿米巴感染的并发症，发生率在3%～9%。

【临床表现】

起病较急，主要症状是寒战、高热、肝区疼痛及肝肿大。体温常可高达 39～40℃，伴恶心、呕吐、食欲不振及周身乏力。肝区钝痛多属持续性，部分可伴右肩牵涉痛，右下胸及肝区叩击痛，肿大的肝有压痛；如脓肿在肝前下缘比较表浅部位时，可伴有右上腹肌紧张及局部明显触痛。巨大的肝脓肿可使右季肋呈现饱满状态，有时甚至可见局限性隆起，局部皮肤可出现凹陷性水肿。严重时或并发于胆道梗阻者，可出现黄疸。

肝右叶脓肿可穿破而形成膈下脓肿，亦可向右胸穿破，左叶脓肿则偶可穿入心包，脓肿如向腹腔穿破，则发生急性腹膜炎。少数情况下，胆管性肝脓肿穿破血管壁，导致大量出血，从胆道排出。在临床上表现为上消化道出血。

【并发症】

常见并发症为脓肿穿破。脓肿穿破与病程长，脓肿靠近肝脏边缘，脓肿较大，穿刺次数较多及腹压增高等因素有关。脓肿可溃入腹腔，或侵入胸腔及心包腔。继发细菌感染是阿米巴肝脓肿的重要并发症。

【实验室检查】

细菌性肝脓肿，白细胞计数通常增高，明显核左移，有时出现贫血。阿米巴肝脓肿，阿米巴血清学检查的阳性率可高达 90%，粪便镜检找到溶组织内阿米巴滋养体及包囊可协助诊断。B 型超声检查可明确脓肿部位及大小，其阳性诊断率可达 96%以上，为首选检查方法。X 线胸腹部检查表现为：右叶脓肿可使右膈肌升高；肝阴影增大或有局限性隆起；有时出现右侧反应性胸膜炎或胸腔积液。左叶脓肿，X 线钡餐检查有时可见胃小弯受压、推移现象。必要时可做 CT 检查。

【诊断】

根据病史、临床表现、B 型超声及 X 线检查结果，即可诊断本病。必要时可在肝区压痛最剧处或超声探测导引下施行诊断性穿刺，抽出脓液即可证实本病。

【鉴别诊断】

须区分细菌性肝脓肿与阿米巴肝脓肿，有时还需与原发性肝癌、胆囊炎及胆石症等疾病相鉴别（表 11-7-1）。

表 11-7-1　细菌性肝脓肿和阿米巴性肝脓肿鉴别

	细菌性肝脓肿	阿米巴性肝脓肿
病史特点	继发于胆道感染或其他化脓性疾病	继发于阿米巴痢疾后
临床表现	病情急骤严重，全身中毒症状明显，有寒战、高热	起病较缓慢，病程较长，可有高热，或不规则发热、盗汗
脓肿特征	较小，常为多发性	较大，多为单发，多见于肝右叶
血液化验	白细胞计数及中性粒细胞可明显增加。血液细菌培养可阳性	白细胞计数可增加，如无继发细菌感染，血液细菌培养阴性。血清学阿米巴抗体检测阳性
粪便检查	无特殊表现	部分患者可找到阿米巴滋养体或包囊
脓液检查	多为黄白色脓液，涂片及培养可发现细菌	大多为棕褐色脓液，无臭味，镜检有时可找到阿米巴滋养体。若无混合感染，涂片及培养无细菌
诊断性治疗	抗菌药物治疗有效	抗阿米巴药物治疗有好转

【治疗】

细菌性肝脓肿是一种严重疾病，必须早期诊断，积极治疗：在全身支持疗法的基础上合理使用抗生素，必要时行经皮肝穿刺脓肿置管引流术。抗生素治疗应使用较大剂量。由于肝脓肿的致病菌以大肠埃希菌、金黄色葡萄球菌及厌氧性细菌为常见，在未确定病原菌以前，可首选对此类细菌有作用的抗生素，如青霉素、氨苄西林+氨基糖苷类，或头孢菌素类及甲硝唑等药物。然后根据细菌培养（以原发化脓病灶的脓液或血液作培养）及抗生素敏感试验结果选用有效抗生素。经皮肝穿刺脓肿置管引流术适用于单个较大的脓肿，可在 B 型超声引导下行穿刺。

阿米巴肝脓肿多主张以内科治疗为主。抗阿米巴治疗选用组织内杀阿米巴药物：甲硝唑（arilin）、替硝唑（tinidazole）、氯喹（chloroquine）。必要时反复穿刺抽脓并辅以对症与支持治疗。大多数患者可获得良好疗效。必要时手术治疗，经皮肝穿刺置管闭式引流术或切开引流。

【预后】

预后与脓肿的大小、部位，患者体质及治疗效果有关。早期诊治预后较佳。

【预防】

阿米巴肝脓肿可针对其流行环节进行预防，做好卫生宣传教育工作，管理好传染源，切断传播途径。

Ⅳ　血吸虫肝病

日本血吸虫（*Schistosomiasis japonica*）及曼氏血吸虫（*Schistosomiasis mansoni*）常影响肝脏。尾蚴感染人体后，可通过血液循环，在肠系膜毛细血管中停留。在肠系膜血管中，血吸虫发展成成虫，之后产卵，卵通过门静脉血液进入前窦状隙的肝内静脉。虫卵导致肉芽肿性的免疫反应，随后出现纤维化、门静脉高压及食管静脉曲张。通过粪便检查虫卵是诊断血吸虫病的可取方法，肝活检可见肉芽肿及纤维化。治疗可应用抗血吸虫药物，如吡喹酮（praziquantel）。

Ⅴ　胆　囊　炎

急性胆囊炎（acute cholecystitis）系胆囊管梗阻及细菌感染所致的炎症。约 95% 以上的患者有胆囊结石，称结石性胆囊炎；约 5% 患者无胆囊结石，称非结石性胆囊炎。

【病原学】

目前认为致病菌主要系革兰阴性杆菌，以大肠埃希菌最常见，其他有克雷伯菌、粪肠球菌及铜绿假单胞菌等。常合并厌氧菌感染。已有报道在胆囊结石患者胆汁中检测出幽门螺杆菌（*Helicobacter pylori*，HP）DNA，说明有细菌经十二指肠逆行进入胆道之可能。

【发病机制与病理解剖】

急性结石性胆囊炎（acute calculous cholecystitis）初期的炎症由胆囊结石直接损伤受压部位的黏膜所致，细菌感染是在胆汁淤滞的情况下出现。主要致病原因有：①胆囊管梗阻：胆囊结石移动至胆囊管附近时，可堵塞胆囊管或嵌顿于胆囊颈，嵌顿的结石直接损伤黏膜，以致胆汁排出受阻，胆汁滞留、浓缩。高浓度的胆汁酸盐具有细胞毒性，引起细胞损害，加重黏膜的炎症、水肿甚至坏死；②细菌感染：致病菌多从胆道逆行进入胆囊、或经血循环或淋巴途径进入胆囊，在胆汁流出不畅时造成感染。开始时胆囊管梗阻，黏膜水肿、充血，胆囊内渗出增加，胆囊肿大。如果此阶段采取治疗措施后梗阻解除、炎症消退，大部分组织可恢复原来结构，不遗留瘢痕。此时为急性单纯性胆囊炎。如病情进一步加重，病变波及胆囊壁全层，囊壁增厚，血管扩张，甚至浆膜炎症、有纤维素或脓性渗出，发展至化脓性胆囊炎。此时治愈后亦产生纤维组织增生、瘢痕化，容易再发生胆囊炎症。反复的发作、治愈则呈现慢性炎症过程，胆囊可完全瘢痕化而萎缩。如胆囊梗阻未解除，胆囊内压继续升高，胆囊壁血管受压导致血供障碍、继而缺血坏疽，则为坏疽性胆囊炎。坏疽胆囊炎常并发胆囊穿孔，多发生在底部和颈部。全胆囊坏疽后因为黏膜坏死、胆囊功能消失。急性胆囊炎因周围炎症浸润至邻近器官，亦可穿破至十二指肠、结肠等形成胆囊胃肠道内瘘，急性炎症可因内瘘减压而迅速消退。

急性非结石性胆囊炎（acute acalculous cholecystitis）发生率约占急性胆囊炎 5% ~10%，胆囊内并无结石存在。病因仍不清楚，通常在严重创伤、烧伤、腹部非胆道手术后如腹主动脉瘤手术、脓毒症等危重患者中发生，约 70% 的患者伴有动脉粥样硬化；亦有学者认为是长期肠外营养、艾滋病的并发症。本病病理变化与急性结石性胆囊炎相似，但病情发展更迅速。致病因素主要是胆汁淤滞及缺血，导致细菌的繁殖且供血减少，更容易出现胆囊坏疽、穿孔。

慢性胆囊炎（chronic cholecystitis）是胆囊持续的、反复发作的炎症过程，超过 90% 的患者有胆囊结石。病理特点是黏膜下及浆膜下的纤维组织增生及单核细胞的浸润，随着炎症反复发作，可使胆囊与周围组织粘连、囊壁增厚并逐渐瘢痕化，最终导致胆囊萎缩，完全失去功能。

【临床表现】

急性结石性胆囊炎，以女性多见，50 岁前为男性的 3 倍，50 岁后为男性的 1.5 倍。急性发作主要症状为上腹部疼痛，开始时仅有上腹胀痛不适，逐渐发展至呈阵发性绞痛；夜间发作常见，饱餐、进食肥腻食物常诱发发作。疼痛放射到右肩、肩胛及背部。伴恶心、呕吐、厌食及便秘等消化道症状。如病情发展，疼痛可为持续性、阵发加剧。患者常有轻度至中度发热，通常无寒战，可有畏寒，如出现寒战高热，表明病变严重，如胆囊坏疽、穿孔，胆囊积脓，或合并急性胆管炎。10% ~20% 患者可出现轻度黄疸，可能是胆色素通过受损的胆囊黏膜进入血循环，或邻近炎症引起 Oddi 括约肌痉挛所致。约 10% ~15% 的患者可因合并胆总管结石导致黄疸。

体格检查右上腹胆囊区域可有压痛，程度个体有差异，炎症波及浆膜时可有腹肌紧张及反跳痛，墨菲征（Murphy sign）阳性。部分患者可触及肿大胆囊并有触痛。如胆囊被大网膜包裹，则形成边界不清、固定压痛的肿块；如发生坏疽、穿孔则出现弥漫性腹膜炎表现。

急性非结石性胆囊炎多见于男性及老年患者。临床表现与急性胆囊炎相似。腹痛症状常因患者伴有其他严重疾病而被掩盖，易误诊及延误治疗。对危重的、严重创伤及长期应用肠外营养支持的患者，出现右上腹疼痛并伴有发热时应警惕本病的发生。若右上腹压痛及腹膜刺激征，或触及肿大胆囊，且 Murphy 征阳性时，应及时做进一步检查。发病早期 B 超检查不易诊断，CT 检查有帮助，而肝胆系统核素扫描约 97% 的患者得以确诊。

慢性胆囊炎临床表现常不典型，多数患者有胆绞痛病史。患者常在饱餐、进食油腻食物后出现腹胀、腹痛。腹痛程度不一,多在上腹部,牵涉到右肩背部,较少出现畏寒、高热及黄疸,可伴有恶心、呕吐。腹部检查可无体征,或仅有右上腹轻度压痛,Murphy 征或呈阳性。

【并发症】

如未及时治疗,胆囊可能积脓、发生坏疽以致穿孔,导致腹膜炎、膈下脓肿及脓毒性休克,或形成瘘管通达小肠及十二指肠。

【实验室检查】

85%的急性胆囊炎患者白细胞升高,有时抗感染治疗后或老年人可不升高。血清谷丙转氨酶、碱性磷酸酶常升高,约 1/2 患者血清胆红素升高,1/3 的患者血清淀粉酶升高。B 超检查可见胆囊增大、囊壁增厚(>4mm),明显水肿时见"双边征(double contour sign)",囊内结石显示强回声,其后有声影;对急性胆囊炎的诊断准确率为 85% ~95% 。CT、MRI 检查均可协助诊断。对症状不典型的患者,99^{Tr}EHIDA 检查诊断急性胆囊炎的敏感性达 97%,特异性达 87%,由于胆囊管的梗阻,胆囊不显影;如胆囊显影,95%的患者可排除急性胆囊炎。

【诊断】

急性胆囊炎依据典型的临床表现、结合实验室及影像学检查,诊断一般无困难。

有腹痛反复发作并胆囊结石证据提示慢性胆囊炎的诊断。B 超检查作为首选,可显示胆囊壁增厚,胆囊排空障碍或胆囊内结石。口服胆囊造影逐渐为 B 超检查替代,但如胆囊显影淡薄或不显影则表明胆囊功能障碍或胆囊管梗阻,有助于慢性胆囊炎的诊断。

【鉴别诊断】

急性胆囊炎需要与以下疾病鉴别:消化性溃疡穿孔、急性胰腺炎、高位阑尾炎、肝脓肿、胆囊癌、结肠肝曲癌或小肠憩室穿孔,右侧肺炎、胸膜炎及肝炎等疾病。胃肠道钡餐、纤维胃镜、腹部 CT、泌尿系静脉造影等检查对鉴别胃食管反流性疾病、消化性溃疡、胃炎、急性胰腺炎、消化道肿瘤、右肾及输尿管疾病等有帮助。

【治疗】

无并发症急性结石性胆囊炎首先考虑非手术治疗,在抗感染治疗基础上,给予禁食、补液、营养支持、补充维生素、纠正水电解质及酸碱代谢失衡等支持治疗及解痉止痛、消炎利胆等对症处理。抗感染可选用对革兰阴性细菌及厌氧菌有效的抗生素和联合用药。治疗期间应密切注意病情变化,随时调整治疗方案,如病情加重,应及时决定手术治疗。大多数患者经非手术治疗能控制病情发展,待日后行择期手术。

急性胆囊炎在以下情况考虑急诊手术:①发病在 48 ~72 小时内者;②经非手术治疗无效或病情恶化者;③有胆囊穿孔、弥漫性腹膜炎,并发急性化脓性胆管炎、急性坏死性胰腺炎等并发症者。手术方法分为:①胆囊切除术:首选腹腔镜胆囊切除术(laparoscopic cholecystectomy,LC),亦可应用传统或小切口的胆囊切除;②部分胆囊切除术:如估计分离胆囊床困难或可能出血者,可保留胆囊床部分胆囊壁,用物理或化学方法破坏该处的黏膜,胆囊其余部分切除;③胆囊造口术:对高危患者或局部粘连解剖不清者,可先行造口术减压引流,3 个月后再行胆囊切除;④超声或 CT 导引下经皮经肝胆囊穿刺引流术(percutaneous transhepatic gallbladder drainage,PTGD):可减低胆囊内压,急性期过后再择期手术。适用于病情危重又不宜手术的化脓性胆囊炎患者。

由于急性非结石性胆囊炎易坏疽穿孔,一经诊断,应及早手术治疗。可选用胆囊切除、胆囊造口术,或 PTGD 治疗。未能确诊或病情较轻者,应在严密观察下行积极的非手术治疗,一旦病情恶化,及时施行手术。

对伴有结石或确诊为慢性胆囊炎的无结石者应行胆囊切除,可首选 LC。对无症状者、或腹痛可能由其他并存疾病如消化性溃疡、胃炎等引起者,手术治疗应慎重。不能耐受手术者可选择非手术治疗,方法包括口服溶石药物或有机溶石剂、直接穿刺胆囊溶石、体外震波碎石等,亦可限制肥腻食物并服用消炎利胆药、胆盐、中药等治疗。

【预后】

预后与年龄,患者机体状况,治疗是否及时及有无并发症等因素有关。健康的年轻人,急性结石性胆囊炎预后良好。

【预防】

低脂低热量饮食,睡前预防性使用熊去氧胆

酸，可使胆石形成大大减少，从而达到预防结石性胆囊炎的目的。

Ⅵ 胆管炎

急性化脓性胆管炎(acute obstructive suppurative cholangitis，AOSC)是急性胆管炎的严重阶段，亦称急性重症胆管炎(acute cholangitis of severe type，ACST)。本病的发病基础是胆道梗阻及细菌感染。当急性胆管炎时，如胆道梗阻未解除，胆管内细菌所致感染未能得到控制，逐渐发展至AOSC并威胁患者生命。

【病原学】

AOSC常见于胆管梗阻后所致的坏死及感染，多为混合感染。致病的细菌主要是革兰阴性细菌，其中以大肠埃希菌及克雷伯菌最常见。在革兰阳性菌感染中，常见的有肠球菌。约有25%～30%合并厌氧菌感染。

【发病机制与病理解剖】

病因在我国最常见的原因是肝内胆管结石，其次为胆道寄生虫及胆管狭窄。在国外，恶性肿瘤、胆道良性病变导致狭窄、先天性胆道解剖异常、原发性硬化性胆管炎等较常见。近年随着手术及介入治疗的增加，由胆肠吻合口狭窄、经皮肝穿刺胆道造影术(percutaneous transhepatic cholangiography，PTC)、内镜逆行胰胆管造影术(endoscopic retrograde cholangiopancreatography，ERCP)、置放内支架等引起者逐渐增多。

病理实验证明，当胆道因梗阻压力>1.47kPa($15cmH_2O$)时，放射性核素标记的细菌即可在外周血中出现；而胆汁及淋巴液培养在胆道压力<1.96kPa($20cmH_2O$)时为阴性，但>2.45kPa($25cmH_2O$)时则迅速变为阳性。在梗阻的情况下，细菌经胆汁进入肝后大部分被肝的单核-吞噬细胞系统所吞噬，约10%的细菌可逆流入血，成菌血症。从门静脉血及淋巴管内发现胆砂说明，带有细菌的胆汁也可直接反流进入血液，称胆血反流。其途径包括经毛细胆管-肝窦瘘进入肝静脉，胆源性肝脓肿穿破到血管，经胆小管黏膜炎症溃烂至相邻的门静脉分支，经肝内淋巴管等细菌或感染胆汁进入循环，引起全身化脓性感染，大量的细菌毒素导致全身炎症反应、血流动力学改变和多器官衰竭。胆管局部改变主要是梗阻以上的胆管扩张、管壁增厚，胆管黏膜充血水肿，炎性细胞浸润，黏膜上皮糜烂脱落，形成溃疡。肝充血肿大。光镜下见肝细胞肿胀、变性，汇管区炎性细胞浸润，胆小管内胆汁淤积，肝窦扩张，内皮细胞肿胀。病变晚期肝细胞发生大片坏死，胆小管可破裂。

【临床表现】

急性化脓性胆管炎，男女发病比例接近，青壮年多见。多数患者有较长胆道感染病史、急诊或择期胆道手术史。本病除有腹痛、寒战高热、黄疸、急性胆管炎的Charcot三联征外，还有休克、神经中枢系统受抑制表现，称为Reynolds五联征。

本病发病急骤，病情迅速发展。可分为肝外梗阻和肝内梗阻两种，肝外梗阻腹痛、寒战高热、黄疸均较明显，肝内梗阻则主要表现为寒战高热，可有腹痛，黄疸较轻。常伴有恶心、呕吐等消化道症状。神经系统症状主要表现为神情淡漠、嗜睡、神志不清，甚至昏迷；合并休克可表现为烦躁不安、谵妄等。体格检查体温常呈弛张热或持续升高达39～40℃以上，脉搏快而弱，血压降低。嘴唇发绀，指甲床青紫，全身皮肤可能有出血点及皮下瘀斑。剑突下或右上腹有压痛，或可有腹膜刺激征。肝常肿大并有压痛和叩击痛。肝外梗阻可触及肿大的胆囊。老年患者可仅有低血压的表现。

【实验室检查】

实验室检查常见白细胞计数升高，可超过$20\times10^9/L$，中性粒细胞比例升高，胞浆内可出现中毒颗粒。肝功能有不同程度损害，凝血酶原时间延长。动脉血气分析可有PaO_2下降、氧饱和度降低。常见有代谢性酸中毒及缺水、低钠血症等电解质紊乱。

影像学检查应根据病情选择简单、实用、方便的检查方法。B超可在床边进行，能及时了解胆道梗阻部位、肝内外胆管扩张情况及病变性质，对诊断很有帮助。如病情稳定，可行CT或MRCP检查。对需要同时行经皮经肝胆管引流(percutaneous transhepatic cholangial drainage，PTCD)或经内镜鼻胆管引流术(endoscopic naso-biliary drainage，ENBD)减压者可行PTC或ERCP检查。

【诊断】

诊断依据病史、临床表现及辅助检查。在急

性胆管炎的基本症状为Charcot三联征，若出现休克、神经中枢系统受抑制表现，即Reynolds五联征，则考虑为AOSC。辅助检查中影像学检查较为重要。

【鉴别诊断】

有时需与胆道闭锁、原发性硬化性胆管炎等疾病相鉴别。

【治疗】

急性化脓性胆管炎的治疗原则是立即解除胆道梗阻并引流。当胆管内压降低后，患者情况常常能暂时改善，有利于争取时间继续进一步治疗。

一、非手术治疗

主要包括以下措施：①补液，尽快恢复血容量，除用晶体液扩容外，应加入胶体液。②联合应用足量抗生素，应先选用针对革兰阴性杆菌及厌氧菌的抗生素。③纠正水、电解质紊乱及酸碱失衡，常见为等渗或低渗性缺水及代谢性酸中毒。④对症治疗如降温、补充维生素及支持治疗。⑤如经短时间治疗后患者仍不好转，应考虑应用血管活性药物以提高血压、肾上腺皮质激素保护细胞膜和对抗细菌毒素，应用抑制炎症反应药物，吸氧纠正低氧状态。⑥以上治疗后病情仍未改善，应在抗休克的同时行紧急胆道引流治疗。

二、紧急胆管减压引流

只有使胆道压力降低，才有可能中止胆汁或细菌向血液的反流，阻断病情的恶化。胆道减压主要为抢救患者生命，方法力求简单有效，主要包括以下措施：①胆总管切开减压：伴T管引流，为临床常用方法；②经内镜鼻胆管引流术：创伤小，当胆道内压增高时，能有效地减压，并能根据需要持续放置2周或更长时间。但对高位胆管梗阻引起的胆管炎引流效果不肯定；③经皮经肝胆管引流：操作简单，能及时减压，对较高位胆管或非结石性阻塞效果较好，但引流管容易脱落及被结石堵塞，且需注意凝血功能。

三、后续治疗

急诊胆管减压引流一般不可能完全祛除病因，如不做后续治疗，可反复发作。如患者一般情况恢复，宜在1~3个月后根据病因选择彻底的手术治疗。

【预后】

严重胆管炎的患者病死率较高，预后不良。

【预防】

防治胆道感染是关键，而胆道感染多因胆石或蛔虫引起，故有胆石症及胆道蛔虫者应及时到医院治疗。注意饮食卫生，防止感染发生；当炎症出现时，及时应用有效的抗生素有助于预防急性化脓性胆管炎。

Ⅶ 胰腺感染

胰腺感染常继发于急性胰腺炎，包括胰腺坏死感染、胰腺脓肿及感染性假性囊肿。

【病原学】

胰腺感染（pancreatic infection）多为混合感染，常见细菌有铜绿假单胞菌、大肠埃希菌、肠球菌、产气肠杆菌、变形和类杆菌、克雷伯菌、金黄色葡萄球菌等。

【发病机制与病理解剖】

目前继发性胰腺感染的机制未完全阐明，可能系因AP时肠屏障功能遭破坏，肠道细菌过度繁殖引起肠道菌群微生态紊乱，并损害机体单核吞噬细胞系统和肠道免疫功能，协同促使肠道细菌移位。肠源性感染（enterogenic infection）是AP并发感染的可能机制。急性胰腺炎发作时，胰酶释放导致组织坏死，胆汁逆流或者血源性播散均可导致坏死组织感染。

【临床表现】

上腹痛加重及高热不退是胰腺感染的最常见症状，其次是恶心、呕吐、触摸到包块、腹胀、肌紧张、反跳痛及胃肠道出血等，脓肿形成时常有全身脓毒症表现。事实上，继发性胰腺感染缺乏特异性的症状和体征，仅凭临床表现很难早期诊断胰腺感染。

【实验室检查】

多数患者白细胞持续升高，肝功能异常、低白蛋白血症、低血钙亦常见，部分患者可有血淀粉酶升高。血培养细菌阳性。B超对胰腺脓肿诊断的特异性和准确性相对较低。约22%～60%患者腹部平片表现为胰腺部位斑片状改变或胃后气泡影,约9%患者可出现典型的“皂泡征(soap bubble sign)”。胃肠道造影可发现61%患者有异常改变,胰腺囊肿或脓肿形成时,可见胃排空障碍、胃向前移位、胃后肿块影、十二指肠压迫征象及横结肠向下移位等。CT能清楚显示整个胰腺及腹膜后,可诊断75%以上的胰腺感染,且能提供胰腺积液的位置、大小、密度、数量、囊壁厚度及与邻近脏器的关系,可为制订手术方案提供有用资料。增强CT扫描,能早期鉴别诊断急性胰腺炎是否并发胰腺感染。

【诊断】

临床上对疑有胰腺积液或包块、患者症状持续存在或复发、有脓毒症体征,且对治疗效果不明显者,目前主张应尽早在B超或CT引导下行细针穿刺吸引。吸引物除常规做细菌染色或培养外,应送化验检查,淀粉酶含量较高提示胰腺囊肿,脓性物质则提示胰腺脓肿。虽然有10%的假阴性率,但仍是目前诊断胰腺感染的最可靠方法。

【鉴别诊断】

常需鉴别急性胰腺炎是否并发胰腺感染,增强CT扫描有助于早期诊断,必要时可行超声引导下穿刺以明确诊断。

【治疗】

胰腺感染一经确诊,应立即采用综合治疗:包括手术治疗,合理应用抗生素,免疫调理及肠内营养支持治疗。

一、手术治疗

手术治疗的目的在于清除失去生机的胰腺及胰周组织,排除所有的脓性物质并建立通畅引流。早期外科引流可提高生存率。

二、抗生素

疑有感染的患者应根据细针穿刺吸引物的细菌培养结果,选用敏感抗生素。药物选择应针对常见的肠道需氧菌,并考虑所在地区的细菌耐药性。能有效通过血胰屏障,对胰腺感染比较有效的抗菌药物有亚胺培南(imipenem)、阿洛西林(azlocillin)、美洛西林(mezlocillin)、头孢氨噻肟(cefotaxime)、头孢噻甲羧肟(ceftazidime)、克林霉素(clindamycin)、环丙沙星(ciprofloxacin)、氧氟沙星(ofloxacin)、甲硝唑等。目前临床上常用的抗生素包括如氨基糖苷类、青霉素、氨苄青霉素、第一代头孢菌素等,均难以通过血胰屏障,在胰腺内未能达到治疗水平,故疗效不佳。

三、免疫调理

免疫调节剂对防治胰腺感染的发生可能有重要的作用,但目前应用免疫调节剂治疗胰腺感染的实验及临床依据均较少,尚有待进一步研究。

【预后】

由于老年患者通常伴有胆道疾病,病死率较高。

【预防】

虽然应用全胃肠外营养(total parenteral nutrition,TPN)作为营养支持疗法可显著降低重症胰腺炎的病死率,但时间过长则可导致肠内需氧菌及革兰阴性杆菌增殖,增加胰腺感染的发生率。因此,有学者主张对AP患者,早期经空肠造瘘管行肠内营养(enteral nutrition,EA)支持可防止肠黏膜萎缩,改善肠屏障功能,预防及治疗胰腺感染。

Ⅷ 自发性腹膜炎

自发性腹膜炎(spontaneous bacterial peritonitis,SBP)过去称原发性腹膜炎(primary peritonitis,PP),系指在无腹腔脏器损伤和(或)穿孔的情况下自发的腹膜急性细菌性感染。

【病原学】

自发性腹膜炎患者细菌感染的主要来源是肠道菌群。细菌培养的结果显示:革兰阴性杆菌最多,约占60%～80%,其中大肠埃希菌占40%～50%,肺炎克雷伯杆菌占10%～13%,其他革兰阴性菌占5%～13%;革兰阳性球菌占18.5%～29%,其中以链球菌为主,其次是肺炎链球菌及葡萄球菌,厌氧菌感染占5%～11.2%;混合感染较少。

【发病机制与病理解剖】

有关本病的发病机制迄今尚未完全定论,可能涉及内源性炎症连锁反应及蛋白酶和弹力蛋白酶的作用。肠道菌群可通过下述途径进入腹腔并导致自发性腹膜炎：①透壁性感染：正常情况下，肠腔内细菌是不能通过肠壁的。在某些情况下，如肝硬化并发腹水、肾病、猩红热或营养不良等机体抵抗力低下时，肠壁较薄、屏障功能减退，肠腔内细菌即有可能通过肠壁进入腹膜腔，导致腹膜炎。成人的自发性腹膜炎多发生在肝硬化腹水的患者；②血行播散：致病菌如肺炎链球菌和链球菌从呼吸道或泌尿系的感染灶，通过血行播散至腹膜。婴儿和儿童的自发性腹膜炎大多属于此类；③上行性感染：来自女性生殖道的细菌，通过输卵管直接向上扩散至腹腔，如淋菌性腹膜炎；④直接扩散：如泌尿系感染时，细菌可通过腹膜层直接扩散至腹膜腔。

【临床表现】

50%～80%的患者可有不同程度发热，热型不规则，多为持续性低热。腹痛弥散并持续不变。腹胀较为常见，轻者可仅有腹部不适，重者表现为高度腹胀。精神状态不佳，少数可出现恶心呕吐，由腹膜刺激所致。早期可能出现腹泻，通常由于肠道菌群过度生长所致。

典型腹膜炎体征较少，一般仅有弥漫性或局限性腹部压痛和反跳痛，罕见腹肌紧张。听诊可见肠鸣音减弱。短期内腹水可急剧增加，半数为顽固性腹水。

部分患者临床表现不典型，而表现为肝功能迅速恶化，发生低血压或休克，可诱发肝性脑病。儿童在上呼吸道感染期间突然腹痛、呕吐，出现明显的腹部体征时，应仔细分析是否由自发性腹膜炎，抑或肺部炎症刺激肋间神经所致。

【实验室检查】

外周血白细胞升高，中性粒细胞增多。腹水检查有助诊断。典型自发性腹膜炎腹水应为渗出液，但由于自发性腹膜炎多发生于原有漏出液的基础上，故其腹水性质多介于漏出液及渗出液之间，少数可出现血性腹水。腹水白细胞及中性粒细胞升高，如若白细胞$>500\times10^6/L$或中性白细胞$>250\times10^6/L$，有较大诊断意义。腹水沉渣涂片找到细菌即可确诊。细菌培养（包括血培养及腹水培养）阳性有助确诊。

【诊断】

肝硬化腹水患者具有下列表现而能排除结核或继发性腹膜炎及肿瘤等情况时，应考虑自发性腹膜炎的诊断：①出现发热、腹痛及腹部压痛及反跳痛等腹膜刺激征；②凡腹水白细胞$>500\times10^6/L$或中性粒细胞$>250\times10^6/L$，腹水培养有致病菌生长或涂片阳性者，可诊断为自发性腹膜炎；③凡腹水白细胞$>300\times10^6/L$或中性粒细胞$>150\times10^6/L$，结合临床表现，可诊断为自发性腹膜炎。

【鉴别诊断】

自发性腹膜炎需与以下疾病相鉴别：①结核性腹膜炎：可能有腹膜以外的结核灶及结核病中毒症状，其腹水淋巴细胞增多且蛋白含量明显增高，抗结核治疗有效；②继发性腹膜炎：有腹腔脏器损伤或穿孔、胆系感染及阑尾炎史；③其他感染病所致持续低热。

【治疗】

一、抗生素治疗

遵循“早期、足量、联合”的原则。应选择对肠道革兰阴性菌有效，腹水浓度高，肾毒性小的广谱抗生素，以头孢噻肟等第三代头孢菌素为首选，可联合半合成广谱青霉素与β内酰胺酶抑制药的混合物和（或）喹诺酮类药物，静脉给药，要足量、足疗程。一般于用药48小时复查腹水常规，如中性粒细胞减少一半以上可认为抗生素有效，继续至腹水白细胞恢复正常数日后停药。

二、支持治疗

静脉输注白蛋白，在肝硬化自发性腹膜炎的患者，可降低肝肾综合征的发生率，提高生存率。

三、利尿疗法

利尿剂的应用可较好地预防自发性腹膜炎的发生，但对已发生自发性腹膜炎的患者，可根据具体情况适当使用利尿剂。

四、局部处理

腹腔内注射抗生素，局部引流及灌洗疗法，均有一定疗效，可酌情考虑。

【预后】

其预后取决于原有肝脏疾病肝功能损害的严重程度，并与造成自发性腹膜炎的细菌毒力，诊断治疗是否及时彻底等因素有关。但基础肝病通常较重,因而总体预后欠佳,病死率较高。

【预防】

积极治疗原发病,维持较好的肝功能状态,是本病预防的基础。此外,祛除诱发因素,加强营养支持治疗,防治腹水,预防性应用抗生素均可达到预防的目的。

Ⅸ　继发性腹膜炎

继发性化脓性腹膜炎(secondary pyoperitonitis)系最常见的腹膜炎,在腹腔脏器损伤或穿孔、胆系感染、阑尾炎原发病的基础上发生。

【病原学】

导致继发性腹膜炎的细菌主要是胃肠道内的常驻菌群,其中以大肠埃希菌最为多见;其次为厌氧拟杆菌、链球菌变形杆菌等。一般都是混合性感染,故毒性较强。

【发病机制与病理解剖】

腹腔内空腔脏器穿孔、外伤引起的腹壁或内脏破裂,是急性继发性化脓性腹膜炎最常见的原因。如胃十二指肠溃疡急性穿孔,胃肠内容流入腹腔首先引起化学性刺激,产生化学性腹膜炎,继发感染后成为化脓性腹膜炎;急性胆囊炎,胆囊壁坏死穿孔,导致极为严重的胆汁性腹膜炎;外伤所致的肠管、膀胱破裂,腹腔污染及经腹壁伤口进入细菌,可很快形成腹膜炎。腹腔内脏器炎症扩散也是急性继发性腹膜炎的常见原因,如急性阑尾炎、急性胰腺炎、女性生殖器官化脓性感染等,含有细菌的渗出液在腹腔内扩散引起腹膜炎。其他如腹部手术中的腹腔污染,胃肠道、胆管、胰腺吻合口渗漏;腹腔前、后壁的严重感染亦可导致腹膜炎。

【临床表现】

临床表现根据病因不同,腹膜炎的症状可突然发生,亦可逐渐出现。如空腔脏器损伤破裂或穿孔所致的腹膜炎发病较突然,而阑尾炎及胆囊炎等导致的腹膜炎多先有原发病症状,以后才逐渐出现腹膜炎表现。

一、腹痛

腹痛为最主要的临床表现,疼痛的程度与发病的原因、炎症的轻重、年龄及身体素质等有关。疼痛一般都很剧烈,难以忍受,呈持续性。深呼吸、咳嗽、转动身体时疼痛加剧。患者多不愿改变体位。疼痛先从原发病变部位开始,随炎症扩散而延及全腹。

二、恶心、呕吐

腹膜受到刺激,可引起反射性恶心、呕吐,吐出物多是胃内容物。发生麻痹性肠梗阻时可吐出黄绿色胆汁,甚至棕褐色粪水样内容物。

三、体温、脉搏

其变化与炎症的轻重有关,开始时正常,以后体温逐渐升高,脉搏逐渐加快。原有病变如为炎症性,如阑尾炎,发生腹膜炎之前则体温已升高,发生腹膜炎后更加增高。年老体弱的患者体温可不升高,脉搏多加快,如脉搏快体温反而下降,这是病情恶化的征象之一。

四、感染中毒症状

患者可出现高热、脉速、呼吸浅快、大汗及口干等感染中毒症状。病情进一步发展,可出现面色苍白、虚弱、眼窝凹陷、皮肤干燥、四肢发凉、呼吸急促、口唇发绀、舌干苔厚、脉细微弱、体温骤升或下降、血压下降、神志恍惚或不清,表示已有重度缺水、代谢性酸中毒及休克。

五、腹部体征

腹胀,腹式呼吸减弱或消失。腹部压痛(tenderness)、腹肌紧张(rigidity)和反跳痛(rebound tenderness)是腹膜炎的标志性体征,尤以原发病灶所在部位最为明显。腹肌紧张的程度随病因和患者的全身状况不同而不同。腹胀加重是病情恶化的一项重要标志。胃肠或胆囊穿孔可引起强烈的腹肌紧张,甚至呈“木板样”强直,称为“板状腰”。儿童、老人或极度衰弱患者腹肌紧张不明显,易被忽视。腹部叩诊因胃肠胀气而呈鼓音。胃十二指肠穿孔时,肝浊音界缩小或消失。腹腔内积液较多时叩诊移动性浊音阳性。听诊时肠鸣音减弱,肠麻痹时肠鸣音可能完全消失。

【实验室检查】

白细胞计数及中性粒细胞比例增高。病情险恶或机体反应能力低下患者,白细胞计数不增高,仅中性粒细胞比例增高,甚至有中毒颗粒出现。

腹部立位平片示小肠普遍胀气并有多个小液平面是肠麻痹征象。胃肠穿孔时多可见膈下游离气体。超声检查显出腹腔内有不等量的液体,但不能鉴别液体的性质。B超引导下腹腔穿刺抽液或腹腔灌洗可帮助诊断。

腹腔穿刺可根据叩诊或B超检查进行定位,一般在两侧下腹部髂前上棘内下方进行诊断性腹腔穿刺抽液,根据抽出液的性质来判断病因。抽出液可为透明、浑浊、脓性、血性、含食物残渣或粪便等几种情况。结核性腹膜炎为草绿色透明腹水。胃十二指肠急性穿孔时抽出液呈黄色、浑浊、含胆汁、无臭味。饱食后穿孔时抽出液可含食物残渣。急性重症胰腺炎时抽出液为血性、胰淀粉酶含量高。急性阑尾炎穿孔时抽出液为稀薄脓性略有臭味。绞窄性肠梗阻时抽出液为血性、臭味重。如抽出液为不凝血,应想到有腹腔内出血;如抽出物为全血且放置后凝固,需排除是否刺入血管。抽出液还可做涂片镜检及细菌培养。腹腔内液体少于100ml时,腹腔穿刺往往抽不出液体,可注入一定量生理盐水后再进行抽液检查。CT检查对腹腔内实质性脏器病变(如急性胰腺炎)的诊断帮助较大,对评估腹腔内液体量亦有一定帮助。

如直肠指检发现直肠前壁饱满、触痛,提示盆腔已有感染或形成盆腔脓肿,亦可经肛门直肠前穿刺抽液有助诊断。已婚女性患者可作经阴道(超声)检查或经阴道后穹隆穿刺检查。

【诊断】

诊断根据病史及典型体征,白细胞计数及分类,腹部X线检查,超声或CT检查结果等,综合分析,腹膜炎的诊断一般并不困难。

【鉴别诊断】

需与结核性腹膜炎相鉴别,后者有腹腔外结核灶,结核病中毒症状,抗结核治疗有效等有助于鉴别。

【治疗】

一、非手术治疗

对病情较轻,或病程较长超过24小时,且腹部体征已减轻或有减轻趋势者,或伴有严重心肺等脏器疾患不能耐受手术者,可行非手术治疗。

(一) 一般处理

患者取半卧位,以促使腹腔内渗出液流向盆腔,减少吸收和减轻中毒症状,有利于局限和引流;且可促使腹内脏器下移,腹肌松弛,减轻因腹胀挤压膈肌而影响呼吸和循环。镇静、吸氧,酌情使用止痛药物。然而,诊断不清或需进行观察的患者,暂不用止痛剂,以免掩盖病情。

(二) 禁食、胃肠减压

胃肠道穿孔的患者必须禁食,并留置胃管持续胃肠减压,抽出胃肠道内容和气体,以减少消化道内容物继续流入腹腔,减轻胃肠内积气,改善胃壁的血液循环,有利于炎症的局限和吸收,促进胃肠道恢复蠕动。

(三) 纠正水、电解质紊乱

由于禁食、胃肠减压及腹腔内大量渗液,因而易造成体内水和电解质紊乱。根据患者的出入量及应补充的水量计算需补充的液体总量(晶体、胶体),以纠正缺水及酸碱失衡。病情严重的应多输血浆、白蛋白或全血,以补充因腹腔内渗出大量血浆导致的低蛋白血症及贫血。注意监测脉搏、血压、尿量、中心静脉压、心电图、血细胞比容、血清肌酐及血气分析等,以调整输液的成分和速度,维持尿量每小时30～50ml。急性腹膜炎中毒症状重并有休克时,如输液、输血仍未能改善患者状况,用适量的肾上腺激素,对减轻中毒症状、缓解病情有一定帮助。亦可根据患者的脉搏、血压、中心静脉压等情况给予血管收缩剂或扩张剂,其中以多巴胺较为安全有效。

(四) 抗生素

继发性腹膜炎大多为混合感染,致病菌主要为大肠埃希菌、肠球菌及厌氧菌(拟杆菌为主)。在选择抗生素时,应考虑致病菌的种类。第三代头孢菌素足以杀死大肠埃希菌而无耐药性。过去较为常用的氨苄西林、氨基糖苷类及甲硝唑(或克林霉素)三联用药方案,现在已很少应用。因为氨基糖苷类药有肾毒性,在腹腔感染的低pH值环境中效果不大。过去多主张大剂量联合应用抗生素,现在认为单一广谱抗生素治疗大肠埃希菌的效果可能更好。严格地说,根据细菌培养出的菌种及药敏结果选用抗生素比较合理。

(五) 补充热量及营养支持

急性腹膜炎的代谢率约为正常人的140%,每日需要的热量达12 550～16 740kJ(3000～

4000kcal)。当热量补充不足时,体内大量蛋白首先被消耗,使患者的抵抗力及愈合能力下降。在输入葡萄糖供给一部分热量的同时应补充白蛋白及氨基酸等。静脉输入脂肪乳可获较高热量。长期不能进食的患者应尽早给予肠外营术,已做空肠造口者,肠管功能恢复后可给予肠内营养。

二、手术治疗

绝大多数的继发性腹膜炎需要及时手术治疗。以下情况考虑手术:①经上述非手术治疗6～8小时后(一般不超过12小时),腹膜炎症状及体征不缓解反而加重者;②腹腔内原发病严重,如胃肠道穿孔或胆囊坏疽、绞窄性肠梗阻、腹腔内脏器损伤破裂、胃肠道手术后短期内吻合口瘘所致腹膜炎;③腹腔内炎症较重,有大量积液,出现严重的肠麻痹或中毒症状,尤其是有休克表现者;④腹膜炎病因不明确,且无局限趋势者。手术方式依原发病而定,并彻底清洁腹腔,充分引流。术后需继续禁食、胃肠减压、补液、应用抗生素及营养支持治疗,保证引流管通畅。根据手术时脓液的细菌培养和药物敏感试验结果,选用有效的抗生素。待患者全身情况改善,临床感染消失后,可停用抗生素。

【预后】

预后与原发病的严重程度及诊断治疗是否及时等因素有关。

【预防】

积极防治原发病,可预防继发性腹膜炎的发生。

(宋建新　宁琴)

参考文献

1. Yokoyama T, Tokuhisa Y, Toga A, *et al*. Agranulocytosis after infectious mononucleosis. J Clin Virol, 2013, 56(3): 355-357.
2. Rickinson AB, Fox CP. Epstein-Barr virus and infectious mononucleosis: what students can teach us. J Infect Dis, 2013, 207(1): 6-8.
3. He HL, Wang MC, Huang WT, *et al*. Infectious mononucleosis mimicking malignant T-cell lymphoma in the nasopharynx: a case report and review of the literature. Int J Clin Exp Pathol, 2013, 6(1): 105-109.
4. Iizasa H, Nanbo A, Nishikawa J, *et al*. Epstein-Barr virus (EBV)-associated gastric carcinoma. Viruses, 2012, 4(12): 3420-3439.
5. Stern-Ginossar N, Weisburd B, Michalski A, *et al*. Decoding human cytomegalovirus. Science, 2012, 338(6110): 1088-1093.
6. Lee SJ, Cho YH, Lee SY, *et al*. A case of scrub typhus complicated by acute calculous cholecystitis. Korean J Fam Med, 2012, 33(4): 243-246.
7. Kim JH, Go J, Cho CR, *et al*. First report of human acute acalculous cholecystitis caused by the fish pathogen *Lactococcus garvieae*. J Clin Microbiol, 2013, 51(2): 712-714.
8. Singal DK, Mittal A, Prakash A, *et al*. Recurrent amebic liver abscess. Indian J Gastroenterol, 2012, 31(5): 271-273.
9. Yoshiki Y, Yamamoto G, Takazawa Y, *et al*. AL amyloidosis with severe gastrointestinal invasion and acute obstructive suppurative cholangitis. Ann Hematol, 2012, 91(3): 467-468.
10. Qin YS, Li QY, Yang FC, *et al*. Risk factors and incidence of acute pyogenic cholangitis. Hepatobiliary Pancreat Dis Int, 2012, 11(6): 650-654.
11. Kent TS, Sachs TE, Callery MP, *et al*. The burden of infection for elective pancreatic resections. Surgery, 2013, 153(1): 86-94.
12. Thevenot T, Blasco G, Grelat N, *et al*. Primary antibiotic prophylaxis of spontaneous bacterial peritonitis in cirrhotic patients is a matter of target! Presse Med, 2012, 41(12 Pt 1): 1168-1170.
13. Park JY, Moon SY, Son JS, *et al*. Unusual primary peritonitis due to *Streptococcus pyogenes* in a young healthy woman. J Kore Med Sci, 2012, 27(5): 553-555.

第八节　泌尿生殖系统感染

【概述】

泌尿生殖系统感染(infections of the genitourinary system)包括泌尿道感染(urinary tract infections, UTI)及生殖系统感染(reproductive system infections, RSI),系指病原体侵入泌尿生殖系统生长繁殖,侵犯组织或黏膜所致的炎症损伤,是仅次于呼吸道感染的常见社区感染。泌尿系统及生殖系统解剖学上联系紧密,特别是男性尿道既是排尿通路又是排精管道,感染常相互影响或同时发生。泌尿道感染可发生于上、下泌尿道,肾脓肿、肾盂肾炎及输尿管炎为上泌尿道感染,后者较为少见,膀胱炎、尿道炎为下泌尿道感染。上尿路感染常常并发下尿路感染，而后者可单独存在。常见男性生殖系统感染有前列腺炎、附睾炎即睾丸炎等。本章重点讲解尿路感染及男性生殖系统感染。

【病原学】

可致泌尿道感染的病原体有细菌、衣原体、支原体、真菌、滴虫及病毒等，其中细菌感染最为常见。大肠埃希菌系最常见致病菌，占 60% ~ 80%，其次为肺炎克雷伯杆菌、变形杆菌、屎肠球菌、粪肠球菌、葡萄球菌、产碱杆菌及铜绿假单胞菌等。急性泌尿道感染及细菌尿(bacteriuria)患者，约 85% 由大肠埃希菌所致，而变形杆菌、葡萄球菌、克雷伯杆菌及铜绿假单胞菌则是泌尿道梗阻、畸形，神经性膀胱，糖尿病或导尿等器械操作等诱因所致感染的致病菌。长期慢性泌尿道感染或有合并症及结石的患者，可有厌氧菌感染发生，需行膀胱穿刺进行厌氧菌细菌培养证实。淋病奈瑟菌、衣原体、支原体、滴虫所致的尿道炎常与性行为有关，腺病毒可导致男孩发生出血性膀胱炎。糖尿病患者及接受免疫抑制治疗或肾上腺皮质激素治疗的患者可有白色假丝酵母菌、新型隐球菌感染。女性中金葡菌及腐生葡萄球菌所致的尿路感染约占 10% ~15%。结核分枝杆菌所致的泌尿及男生殖系统感染属特异性感染。

据卫计委全国细菌耐药监测网(Mohnarin)2011 年度报道显示：对 49 所 Mohnarin 成员单位分离自尿标本的细菌进行常规鉴定，分离到细菌 15 541 株，其中革兰阳性菌株占 26.1%，革兰阴性菌株占 73.9%，最常见细菌为大肠埃希菌、屎肠球菌、粪肠球菌、肺炎克雷伯菌及铜绿假单胞菌。大肠埃希菌及肺炎克雷伯菌 ESBLs 检出率分别为 67.8% 和 64.9%。同时，多药耐药株正在增加。

【感染途径】

感染途径主要有上行感染、血行感染、淋巴感染及直接感染四种方式，以前两种方式为主。

一、上行感染

亦称逆行感染，是最主要的感染途径。大约一半的下尿路感染会导致上尿路感染，致病菌由尿道进入膀胱，亦可沿输尿管腔内播散至肾脏。当尿道黏膜有损伤，或细菌毒力大、黏附力强，或输尿管正常蠕动受阻，易发生尿液反流，侵袭膀胱及肾脏，导致感染。此类感染多发生于女性及尿路有梗阻的患者，致病菌大多为大肠埃希菌。

二、血行感染

较为少见，不及 10%。在机体免疫能力低下或身体其他部位合并感染时较易发生，如疖、痈、扁桃体炎、鼻窦炎、中耳炎及龋齿等感染灶内的细菌侵入血流，血行传播至泌尿生殖器官，常见肾皮质多发性小脓疡，然后沿肾小管向下扩散至肾乳头及肾盏、肾盂黏膜。多见于新生儿，致病菌多为金黄色葡萄球菌。

三、淋巴感染

更为少见。下腹部及盆腔器官的淋巴管与肾周围的淋巴管有多数交通支，升结肠与右肾之间亦有淋巴管沟通，致病菌从盆腔、腹腔及腹膜后等邻近感染灶经淋巴管传播至泌尿生殖系。

四、直接感染

十分罕见。外伤或邻近器官感染直接蔓延所致。如盆腔器官炎症、阑尾炎及结肠炎时，细菌可直接侵袭肾脏导致感染。

【发病机制】

机体正常情况下对泌尿及生殖系统感染有一定免疫能力。尿道口皮肤及黏膜有一定正常菌群定植，如乳酸杆菌、链球菌及葡萄球菌等，对致病菌有抑制平衡作用；尿路上皮细胞分泌的黏液含黏蛋白、氨基葡萄糖聚糖、糖蛋白及黏多糖等，具有抵御细菌黏附和调节黏附结合力的作用；人体自身通过协调有效的排尿活动可将细菌机械性地冲洗出体外，起到消除尿中细菌作用。输尿管的正常蠕动是防御感染的重要机制之一，蠕动可机械性地防止细菌黏附，如输尿管的蠕动失常，如膀胱输尿管反流、妊娠时输尿管肾积水等所致的输尿管梗阻都将促进感染发生。此外，尿的 pH 值、高渗透压、高尿素及有机酸等均不利于某些细菌的生长，宿主对入侵的细菌还可采取膀胱上皮片状脱落的方式使细胞内细菌随膀胱上皮排出体外。

大肠埃希菌有黏附于泌尿道黏膜的能力，其表面有两种菌毛(pili)，即Ⅰ型菌毛及 P 型菌毛，Ⅰ型菌毛为复合纤维，长约 1 ~3 μm 不等，直径约

7nm，包含 Fim 亚单位及 3 种小亚单位 FimF、FimG 及 FimH。FimH 位于菌毛尖端，可与膀胱黏膜上的甘露糖受体结合，故亦称甘露糖敏感菌毛（mannose-sensitive pili），系大肠埃希菌定植于膀胱导致炎症的关键。P 型菌毛由 pap（pilus associated with pyelonephritis）基因编码，有 11 个 pap 蛋白，即 papA ~ papK，其中 pap G 能与肾盂黏膜上的糖脂 α-gal-1-4-β-gal 受体结合，是导致肾盂肾炎最重要的毒性因子，带菌毛的细菌能产生溶血素，因内毒素（细菌 LPS）介导的炎症反应显示与 P 菌毛有协同作用，证实了泌尿道致病菌产生的外毒素属于 RTX（repeat-in-toxin）毒素家族。菌毛除参与细菌与黏膜的黏附外，亦可促使细菌内化进入宿主细胞内，介导细菌对细胞的入侵。此外，尿道致病菌株还可通过非菌毛的机制与黏膜黏附，主要通过非菌毛黏附素（afimbrial adhesin）实现。

近年研究认为铜绿假单胞菌导致泌尿系感染主要与以下因素有关：①多种代谢产物有致病性，弹性酶、磷脂酶 C、外毒素 A 及胞外酶 S 是重要的致病因子，而内毒素在致病上无重要意义；②铜绿假单胞菌能在导管表面形成生物膜（biofilms），其主要成分是藻（朊）酸盐（alginate）或胞外多糖（exopolysaccharides）。生物膜对抗菌药具有抗药性，同时能抵御宿主其他防御机制，是持续感染及复发的重要因素；③通过群体感应（quorum-sensing）行为与周围环境进行信息交流，从而改变一系列生理活性；④在致尿路感染的过程中，铜绿假单胞菌处于与环境因素的不断作用中。尿液作为主要的环境因素，其渗透压、pH 值、TH 蛋白（Tamm-Horsfall protein，THP）及金属离子（如铁）的含量对细菌的外膜蛋白结构、外膜孔道大小及外源凝集素的黏附能力均可能有影响；⑤在巨噬细胞与病原体相互作用中，铜绿假单胞菌藉助巨噬细胞分泌产物（MSPs），导致慢性感染及复发。

此外，天然免疫（innate immune），如巨噬细胞、中性粒细胞及细胞因子等作为第一道防线，是泌尿生殖系统抵御微生物感染的有效免疫机制。Toll 样受体（Toll-like receptors，TLR）通过识别进化高度保守的病原体相关分子（如 LPS 或肽聚糖）来杀灭或清除病原体：当 LPS 被 TLR 4 识别，炎症级联信号即被启动，NF-κB 信号通路活化，分泌致炎因子（IL-6、IL-8、TNF-α 等）以杀灭或清除病原体。然而，一旦感染的防御功能破坏，泌尿生殖系统病理发生改变，致病菌就可以乘虚而入诱发感染。

【临床表现】

泌尿道、生殖系统感染的典型症状有疼痛、排尿改变、尿液改变、出现尿道分泌物及男性性功能症状等。患者症状与感染的真实部位及程度往往无关，泌尿道不同部位感染都可出现一个或全部典型症状；相反许多泌尿道感染常无特异性症状。尤其是儿童泌尿系感染症状往往不具特异性，若出现不明原因的血尿、腹痛、腰痛、哭闹、遗尿、少尿、尿道口红肿及顽固性尿布皮炎等患儿应行尿常规等相关检查。

一、膀胱刺激征

系指尿频、尿急、尿痛，亦称尿道刺激征。为膀胱颈和膀胱三角区受刺激所致。

二、上尿路感染症状

有腰痛，病侧肾区有压痛及叩击痛，可伴有膀胱刺激征。

三、输尿管梗阻症状

输尿管绞痛，可放射到下腹及会阴部。

四、肾、输尿管压痛点

主要压痛点有：①季肋点：腹直肌外缘与肋弓交点处，相当于肾盂位置；②上输尿管点：脐水平线上腹直肌外缘；③中输尿管点：髂前上棘水平腹直肌外缘，相当于输尿管第二狭窄处；④肋脊点：背部第 12 肋骨与脊柱的夹角的顶点；⑤肋腰点：背部第 12 肋骨与腰肌外缘的夹角顶点。

【实验室诊断方法】

急性泌尿道感染因均有泌尿道感染的症状，诊断较容易。但要对病变部位、程度及病原体做出准确诊断需进行尿液等检查。可采取分段留尿（取中段尿）、导尿（常用于女性患者）及耻骨上膀胱穿刺取尿（新生儿或截瘫患者）等方法收集尿液，避免污染，应在 2 小时内迅速处理或冷冻。

一、三杯试验（three-glass test）

开始排尿收入第一杯，形成连续尿流后收入第二杯（即中段尿，the mid-stream urine，MSU），尿流结束时收入第三杯,并注意尽力排空膀胱。第一杯尿液异常表示尿道炎症,中段尿为膀胱尿,第三杯尿异常提示膀胱三角、前列腺或附近腺体、骨盆段尿道病变。

二、尿液镜检

新鲜尿液标本应立即镜检。正常尿液中有少量白细胞,如>5 个/Hp 为脓尿,提示尿路感染,革兰染色可见革兰阳性球菌或阴性杆菌。白细胞管型提示肾内的炎症或化脓。然而,应注意高热、运动、阴道分泌物污染等均可导致尿液中白细胞增多,而白细胞缺乏并不能排除泌尿道感染。此外,尿沉渣镜检:平均每个高倍视野>20 个细菌为有意义菌尿。

三、尿细菌培养

诊断尿路感染的必备检查,尿液细菌培养阳性是诊断尿路感染的金标准。可做膀胱穿刺细菌培养,但女性应注意排除无症状细菌尿;可做中段尿培养菌落计数,对培养阳性菌落的鉴定可明确病原学诊断:菌落数>10^5个/ml,为有意义菌尿,提示尿路感染;<10^4个/ml 则考虑污染,应重复培养;10^4~10^5个/ml 为可疑需复查。对于慢性感染者及已使用抗菌药物者上述数值并不适用,需结合临床症状进行综合判定。

四、影像学检查

根据临床表现有针对性地选择进行超声、X线、泌尿道造影、CT、磁共振水成像(MRU)及放射性核素等检查。有助于明确泌尿道有无畸形、梗阻、反流及肾功能状况等。

五、分子生物学诊断

是近年发展的快速、敏感的病原体诊断技术,可采用聚合酶链反应(PCR)等方法对怀疑有特殊病原体感染的尿液进行基因水平的诊断。

【治疗原则】

在做出泌尿道感染的临床诊断后应尽力获得病原学诊断,并明确诱因。治疗的基本原则包括:加强支持治疗、多饮水(每日尿量>2000ml),去除病因、缓解症状,根据药敏试验结果选择肾毒性小的抗菌药物足量足疗程使用。应注意合理使用抗菌药物:①在无培养结果时,可根据革兰染色涂片结果经验性选择抗菌药物;②有典型泌尿道感染症状,而涂片结果阴性,则应充分结合病史,如有无不洁性行为、妇科炎症、腹泻等,判断感染来源,藉以选择抗菌药物;③选择以尿液排出为主的抗菌药物,以使尿液中药物浓度显著高于血药浓度,达到彻底治愈细菌尿的目的;④抗菌药物的疗程应维持到症状消失,尿培养无菌生长后 2 周。

泌尿道的畸形、梗阻及输尿管尿液反流是儿童期发生泌尿道感染的主要诱因,感染易导致瘢痕形成。有证据表明,所有慢性肾衰竭患者中约20%有肾脏瘢痕形成,因此,对于儿童期泌尿道感染更需仔细查找诱因并及时、彻底治疗(图 11-8-1)。

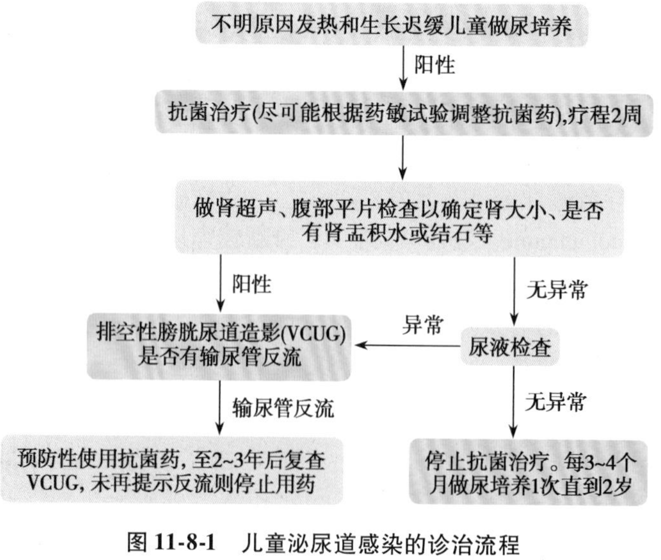

图 11-8-1　儿童泌尿道感染的诊治流程

【预防】

一、一般预防措施

在日常生活中，养成良好卫生习惯，提高自我保健意识，绝大多数的泌尿生殖系统感染可以预防。日常生活中应注意：①养成良好的卫生习惯，大便后应从前至后擦拭，女性大小便后应保持会阴部干燥。睡前洗澡或清洗会阴部，清洗会阴应先洗外生殖器，后洗肛门，以避免交叉感染。性生活应有规律，且每次性交前男女双方都应先洗澡，或者清洗会阴，避免不洁性生活。性交后女性应排空膀胱，可起到冲洗尿道的作用，减少感染。怀孕期及月经期应注意外阴清洁，避免性生活；②外出旅游、乘车等不便排尿时，出发前应先解小便，不可憋尿。要养成多饮水习惯。每日饮水量应在1500～2000ml。多饮水能增强利尿作用及肾脏的免疫功能、起到冲洗尿道的作用，有利于细菌及毒素排出；③男童包茎可行包皮环切术；尽量避免导尿或泌尿道器械检查；④多食新鲜水果及果汁饮料，使尿液处于偏碱状态，使细菌不易生长繁殖。为减少慢性感染的发作，饮食宜清淡，多食富含水分的新鲜蔬菜、瓜果，如西瓜、冬瓜、黄瓜、鲜藕、梨及赤小豆等。禁食辣椒、花椒、生姜、胡椒、蒜、韭菜等辛辣刺激性食物，且需禁酒戒烟。

二、药物与免疫预防

导尿等器械操作是泌尿道感染的重要诱因之一。有排泄功能障碍的患者常采用清洁间断自行导尿术（clean intermittent self-catheterization，CISC）以缓解症状，研究证实预防性抗生素疗法（prophylactic antibiotics）可有效阻止细菌感染，常用药物有甲氧苄氨嘧啶/磺胺甲基异噁唑（TMP-SMZ）及呋喃妥因（nitrofurantoin）。

下泌尿道感染虽经抗菌药物治疗有效，但常复发，尤其在绝经前妇女。绝经期妇女应注意尿路感染与阴道酸性环境改变有关，可服用尼尔雌醇1～2mg，每月1～2次，可增强局部尿路黏膜抵抗力，或阴道局部应用雌激素软膏可降低尿路感染的近期复发率。使用预防性抗生素疗法作为一线措施已被明确推荐，但耐药菌株不断产生。近年来，经国际多中心临床研究已证实口服免疫活性大肠埃希菌组分（immunoactive *Escherichia coli* fractions）可防止尿路感染复发，需更多研究以证实其具有抗菌药物预防的同等疗效。

Ⅰ　肾盂肾炎

肾盂肾炎（pyelonephritis）系指多种病原体所致的肾盂、肾盏及肾实质感染炎症性病变，多由上行感染所致，或由血行感染播散致肾，常伴有下泌尿道感染。女性发病率高于男性。临床特点主要有发热、腰痛、膀胱刺激征、细菌尿等，可分为急性及慢性两期。

【病原体】

主要为肠道杆菌，其中以大肠埃希菌最常见，占70%以上，其他依次是变形杆菌、肺炎克雷伯杆菌、产气杆菌、沙雷杆菌、产碱杆菌、粪链球菌、铜绿假单胞菌及葡萄球菌。95%以上由单一细菌所致，长期应用抗菌药物、长期留置导尿管的患者可出现混合感染。

【病理改变】

急性肾盂肾炎病变可为单侧或双侧，病变轻重不一。轻者仅累及肾盂，重者黏膜表面有脓性分泌物，可有细小脓肿。切片见肾盂、肾盏黏膜充血，黏膜下白细胞浸润。病灶肾小管上皮细胞变性、坏死、脱落，管腔内有脓性分泌物，肾间质有小脓肿形成。少数严重者肾乳头及锥体可见坏死，称坏死性乳头炎。较大病灶愈合后可留下瘢痕。慢性肾盂肾炎由于病情反复，肾盂扩大、畸形，肾皮质及肾乳头瘢痕形成，镜下间肾小管萎缩，瘢痕形成，肾小球周围纤维化，血管内膜增厚。晚期肾体积缩小，肾实质萎缩，表面凹凸不平而形成固缩肾，称为“肾盂肾炎固缩肾”。

【临床表现】

一、急性肾盂肾炎（acute pyelonephritis）

主要表现为：①一般症状：急性起病，多以畏寒、发热开始，体温在38～39℃，少数患者可高达40℃，表现为弛张热，亦可呈间歇或稽留热，可有食欲下降、恶心、呕吐，个别患者可有中上腹或全腹疼痛等胃肠道症状；②泌尿系统症状：可有尿频、尿急、尿痛膀胱刺激征，尤其上行感染时明显，由血行播散时首先出现高热，而后出现膀胱刺激征。常有腰痛和（或）下腹痛、肋脊角（第12肋骨与脊柱构成的夹角）及上输尿管点（腹直肌外缘与脐平线交叉点）压痛，肾区压痛及叩痛；③血白细胞计数升高及血沉增快，尿白细胞≥5 个/Hp，清洁中段尿细菌定量培养阳性。儿童患者的泌尿系症状常不明显，起病时除高热等全身症状外，常有惊厥、抽搐发作。

二、慢性肾盂肾炎（chronic pyelonephritis）

目前慢性肾盂肾炎的诊断不以病程的长短为依据，出现肾盂肾盏有瘢痕形成，变形、积水、肾表面凹凸不平，或两肾大小不一时才诊断为慢性肾盂肾炎。慢性肾盂肾炎是导致慢性肾功能不全的重要原因。

慢性肾盂肾炎表现复杂，半数以上的患者有急性肾盂肾炎病史，其后逐渐出现疲乏、低热、食欲减退、腰酸痛，轻度膀胱刺激征，有时尿混浊，后期出现肾小管功能障碍，如浓缩功能下降致夜尿多、尿比重低，可继发肾小管性酸中毒，晚期可发展为尿毒症。部分患者可无泌尿道感染症状，主要表现为长期低热，乏力、腰酸、体重下降，可有肉眼或镜下血尿，血尿可自行缓解。部分患者以高血压为主要表现。部分表现为无症状细菌尿，偶有低热，伴腰酸痛，依据连续两次尿细菌检查阳性可做出诊断。

【实验室及其他检查】

一、血常规

急性肾盂肾炎患者白细胞及中性粒细胞增高，慢性肾盂肾炎患者可有贫血表现。

二、尿常规

留取清晨第一次尿液检查，肾盂肾炎患者可出现尿白细胞>5 个/Hp，如发现白细胞管型有助于肾盂肾炎的诊断。部分患者可有镜下血尿，甚至肉眼血尿。尿蛋白常阴性或微量。

三、尿细菌学检查

中段尿培养菌落计数含菌量>10^5/ml；尿沉渣镜检平均每个高倍视野>20 个细菌；膀胱穿刺细菌培养阳性；膀胱冲洗灭菌法尿细菌培养阳性。

四、肾脏功能检查

肾小管功能检查，慢性肾盂肾炎可出现尿β2-微球蛋白升高、尿酸化功能减退、禁饮 10 小时尿渗透压降低；肾小球滤过功能检查，晚期血清肌酐、尿素氮升高。

五、影像学检查

诊断慢性肾盂肾炎的重要依据。超声、X 线及静脉肾盂造影有助于了解结石、畸形、囊肿、梗阻及肾盂积水、肾外形等情况，必要时可行 CT、MRI 及同位素核素扫描。

【诊断和鉴别诊断】

一、诊断

急性肾盂肾炎一般有上泌尿道感染的典型症状及尿液异常，诊断不难。典型症状包括寒战、发热、膀胱刺激征、肾区疼痛或叩击痛；血白细胞升高或尿中有白细胞管型；真性细菌尿，膀胱冲洗灭菌法尿细菌培养结果阳性。慢性肾盂肾炎亦有全身表现、泌尿道症状及尿液变化，但通常较轻，甚至可无全身症状，泌尿道症状及尿液变化亦可不典型。主要诊断依据包括：①存在易感因素：如泌尿道畸形、泌尿道结石、糖尿病等；②静脉肾盂造影：可见肾盂肾盏狭窄变形；③影像学检查：双肾大小不等，肾表面凹凸不平；④肾小管功能受损。

二、鉴别诊断

应加以鉴别的疾病有：①肾结核：是最常见的肺外结核病，多系血行感染，故常有肾外结核证据。该病急性期无特殊，膀胱刺激征可更突出，尿呈酸性、尿沉渣可找到结核分枝杆菌，尿结核杆菌培养阳性率在 90% 以上，静脉肾盂造影有肾结核 X 线征可资鉴别；②慢性肾小球肾炎：该病表现以蛋白尿为主，尿蛋白每日>3g，而肾盂肾炎仅微量尿蛋白，一般每日<1 ~2g。慢性肾小球肾炎常无泌尿道感染症状，但晚期患者如继发泌尿道感染则鉴别较困难；③尿道综合征（urethral syndrome）：亦称无菌性尿频-排尿不适综合征，仅有尿频、尿急及尿痛症状，但多次中段尿培养均无真性细菌尿。

【治疗】

合理应用抗菌药物治疗是控制感染及预防复发的关键，某些病原体感染复发时，对同一抗菌药物仍然敏感。确诊后应尽早使用抗菌药物。合理应用抗菌药物的注意事项包括：①在使用抗菌药前进行尿细菌学检查，尤其要做细菌培养及药敏试验，为选用抗菌药提供依据；②由于绝大多数肾盂肾炎由革兰阴性杆菌所致，故在药敏结果出来前可先选用对革兰阴性杆菌有效的药物；③应选用肾排出为主，尿药物浓度高的抗菌药，常用药物有喹诺酮类、头孢菌素类、氨基糖苷类及半合成青霉素类；④保证足够疗程，尿细菌检查阴性2周方能停药。反复感染者，耐药菌株感染可能性大，应竭尽全力获取病原菌，并根据药敏结果选择抗菌药。

一、一般治疗

患者应多饮水，勤排尿，以冲洗泌尿道，排出病原体。发热及全身中毒症状明显，或有明显泌尿道刺激症状者，可服用碳酸氢钠（1g，3次/日）碱化尿液，可起到缓解膀胱刺激症状的作用。

二、抗菌治疗

（一）急性肾盂肾炎的抗菌治疗

轻症患者应单一口服给药，疗程2周；重症患者宜采用静脉给药，必要时联合用药，并应避免应用有肾毒性的抗菌药物。抗菌药物用至症状消失，尿常规阴转及尿培养连续3次阴性后3～5日为止，疗程一般为2周。如疗程结束后5～7日中段尿培养再阳性，应换药再治疗2周。如连续2周、每周2次尿细菌检查阴性，6周后再复查1次仍为阴性，则为临床治愈。

其抗菌药物选用：针对病情中度（门诊患者），首选喹诺酮类，口服环丙沙星（0.2g，每日2次）、左氧氟沙星（0.75g，每日1次）、氧氟沙星（0.4g，每日2次）或莫西沙星（0.4g，每日1次）可能有效，疗程14日；次选阿莫西林-克拉维酸，或口服头孢菌素或复方新诺明，疗程14日。针对住院患者，首选喹诺酮类（静脉滴注）或氨苄西林+庆大霉素或头孢曲松/哌拉西林-他唑巴坦，疗程14日；次选替卡西林-克拉维酸或氨苄西林+舒巴坦或哌拉西林-他唑巴坦或厄他培南或多尼培南（500mg，每8小时1次），疗程14日。

（二）慢性肾盂肾炎的抗菌治疗

包括以下三种情况：①急性发作的治疗：按急性肾盂肾炎处理，延长抗菌药物使用疗程。可根据药敏试验结果选用两种有效抗菌药物联合使用；②复发的治疗：指上次感染未彻底治愈，原致病菌再次导致感染，通常在停药1个月内发生。治疗时尽可能找出复发原因，进行针对性治疗，如解除泌尿道不畅；一般同一抗菌药物仍然敏感，可将剂量增大至上限治疗6周。如治疗不成功，可改用长疗程低剂量抑菌疗法，即每晚睡前排尿后口服一种较大剂量抗菌药物如阿莫西林、头孢氨苄或诺氟沙星。剂量为每日剂量的1/3～1/2，疗程为半年到1年或更长；③再感染的治疗：指另外一种致病菌侵入泌尿道所致的感染，常于停用抗菌药物1个月后才发病。治疗与急性肾盂肾炎相同。但多次反复（平均每年发作超过3次）发生泌尿道再感染者，应查明诱因并予弃除，另采用长疗程低剂量抑菌疗法作为预防性治疗，即在每晚睡前排尿后服用复方磺胺甲基异噁唑1/2片或1片，或氧氟沙星100mg。疗程为半年或更长。

（三）外科手术治疗

多用于慢性肾盂肾炎的治疗，外科治疗在解除易感因素如梗阻、畸形、结石等方面具有重要作用。

【预防】

肾盂肾炎患者需预防再次复发。患者宜勤换内衣，注意外阴的清洁卫生；多饮水，保持足够尿量；增强体质提高机体对疾病的抵抗能力；女性患者禁止盆浴、急性期治愈后，一年以内应注意避孕。

Ⅱ　肾　积　脓

肾积脓（pyonephrosis）系指肾实质化脓性感染致肾盂及肾实质广泛破坏形成脓腔，或泌尿道梗阻后肾盂肾盏积水并发感染，致肾脏受到严重破坏，使全肾成为脓囊。

【病因】

多在肾盂肾炎、肾结石、肾积水、肾结核等疾病的基础上，并发化脓性感染所致，尤以伴有尿路梗阻性病变时更易发生。致病菌有革兰阳性球菌及革兰阴性杆菌。

【临床表现与诊断】

主要为全身消耗症状及慢性脓尿，如疲乏无力、体重减轻、营养不良、贫血及发热、盗汗等；脓尿沿输尿管排入膀胱而出现膀胱炎症状，膀胱镜检查可见患侧输尿管口喷脓尿。在后期部分患者输尿管完全闭塞，可无泌尿系症状，而主要表现为腰部肿物。超声及CT可显示患肾积脓(图11-8-2);排泄性泌尿道造影或放射性肾图提示患侧肾功能减退或无功能。

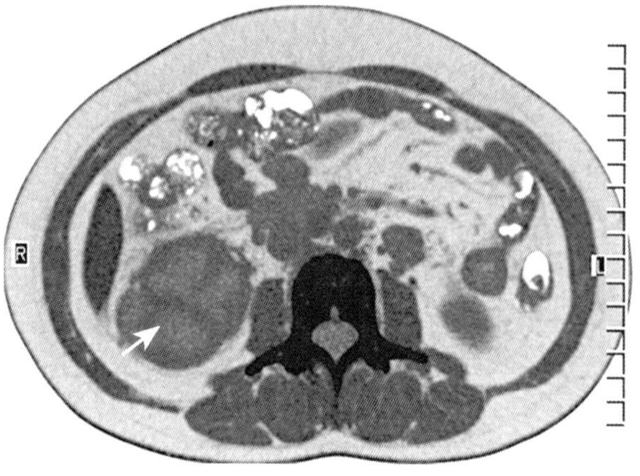

图11-8-2　右肾积脓

【治疗】

合理选用抗菌药物,依据不同诱因采取相应外科手术方式治疗;若患侧肾功能已丧失,而对侧肾功能正常,可做患侧肾切除术。亦应加强全身综合治疗。

Ⅲ　肾皮质多发性脓肿

肾皮质多发性小脓肿称为肾疖(renal furuncle),若融合扩大成大块化脓病灶称为肾痈(renal carbuncle)。

【病原学】

大多患者由于疖、痈、龋齿、扁桃体炎、肺部感染、骨髓炎及前列腺炎等炎性病灶,经血行播散至肾皮质内形成多发性小脓肿。金葡菌为常见致病菌。

【临床表现与诊断】

多见于青壮年男性,多数患者发病前或发病时有皮肤感染。起病急,多以寒战、高热为首发症状,伴腰部疼痛。体检肋脊角有显著压痛、叩击痛及肌紧张。但多无膀胱刺激症状。化验检查外周血白细胞及中性粒细胞增加。尿沉渣检查可发现革兰阳性球菌,早期尿内无白细胞,如果脓肿与集合系统相通,可出现脓尿及菌尿,尿液涂片亦可找到致病菌,尿细菌培养为阳性。超声、CT、MRI检查可显示肾实质的化脓性病灶,在超声引导下针刺抽吸取得脓液可做培养。排泄性泌尿道造影显示肾盂肾盏有推移受压,患侧肾功能减退。本病应与急性肾盂肾炎、急性胆囊炎及急性阑尾炎相鉴别。

【治疗】

应尽早使用抗菌药物,可联合用药物。由于本病多为葡萄球菌感染,静脉给予耐青霉素酶及耐β-内酰胺酶的抗菌药物,如羧苄西林及先锋霉素等。若肾脓肿形成或并发肾周围脓肿需施行切开引流术,甚至肾切除术。

Ⅳ　肾周围炎

肾周围炎(perinephritis)即肾包膜与肾周围筋膜之间的脂肪组织发生的化脓性炎症,若形成脓肿则称为肾周围脓肿。

【病原学】

本病的发病原因分为肾源性及肾外源性。前者多为大肠埃希菌及变形杆菌感染,后者多为金黄色葡萄球菌感染。肾周脓肿约25%为混合性感染。多由肾痈、肾表面脓肿直接感染所致,且因肾周组织脂肪丰富,且疏松易致感染蔓延。脓液可流入髂腰间隙或穿破横膈,分别形成腰大肌脓肿或脓胸。

【临床表现与诊断】

有寒战、发热、患侧腰部及上腹部疼痛,腰部肌肉紧张及皮肤水肿,局部压痛明显。当患侧下肢屈伸及躯干向健侧弯曲时,均可导致剧痛。血白细胞及中性粒细胞增高,单纯肾周围炎尿常规无异常,当累积肾实质时,出现脓性尿。当脓肿溃破沿腰大肌扩展,刺激腰大肌使髋关节屈曲不能伸展,脊柱弯向患侧。胸透可见同侧膈肌抬高,活动受限;腹部平片示脊柱弯向患侧,腰大肌阴影消失;排泄性尿路造影示肾位置异常;B超或CT可明确诊断本病。

【治疗】

早期在脓肿未形成前,选用敏感抗生素及局部热敷,炎症可以吸收。一旦脓肿形成,应行切开引流术,亦可在B超或CT指引下置管引流,引流术后继续配合有效的抗菌药物。

V　急性细菌性膀胱炎

急性细菌性膀胱炎（acute bacterial cystitis）系指由细菌感染所致的一种常见的尿路感染性疾病，多数是经尿道上行感染所致，常累及上泌尿道。不同性别和年龄的发病率有所差异。

【病原体】

引起急性膀胱炎的常见病原体有大肠埃希菌、腐生葡萄球菌（年轻女性）及肠球菌等。

【流行病学】

本病多见于女性，且25%～30%的患者年龄在20～40岁。因女性尿道短而直，会阴部常有大量细菌定植，且尿道外口常有处女膜伞、尿道口处女膜融合等解剖异常。男性婴儿发病率亦高，尤其是未行包皮环切者。而在儿童及青壮年中男性的发病仅为女性的1/10。老年男性常继发于急性前列腺炎，女性继发于阴道萎缩。若存在感染诱因，如性交、导尿、个人卫生不洁及个体对细菌抵抗力下降时，均可致上行感染。男性多继发于急性前列腺炎、肾脏的感染、泌尿道结石、尿道狭窄或由前列腺增生致膀胱尿残留所致。亦可继发于邻近器官感染，如阑尾周围脓肿及附件炎。

【病理改变】

病变以浅表性膀胱炎多见，以尿道内口及膀胱三角为显著，病变仅累及黏膜及黏膜下层，表现为黏膜充血、水肿、点片状出血、浅表溃疡及脓苔覆盖。愈合后不形成瘢痕。若治疗不彻底或有异物、残余尿、上尿路感染等，炎症可迁延致慢性。

【临床表现】

起病急骤，有尿频、尿急、尿痛，严重者排尿次数无法计数，不分昼夜，有排尿不尽感，常诉尿道灼烧感，可致急迫性尿失禁。常伴有终末血尿或全程血尿，甚至有血块排出。膀胱区常有压痛。一般数日内症状就可消失。全身症状不明显，多无发热，当并发急性肾盂肾炎或前列腺炎、附睾炎时可有高热。在女性常与经期、性交有关。男性如有慢性前列腺炎，可在性交或饮酒后诱发膀胱炎。

【诊断及鉴别诊断】

耻骨上膀胱区有压痛，但无腰部压痛。诊断时应了解男性有无前列腺炎或良性前列腺增生，女性有无阴道炎、尿道炎、尿道旁腺炎。若尿道口有脓性分泌物应做涂片细菌学检查。尿检白细胞增多，亦可有红细胞。尿细菌培养有致病菌生长，应做菌落计数及药物敏感试验。肾功能一般不受影响。

应与慢性肾盂肾炎鉴别，后者症状较轻，有时可表现为无症状性菌尿。多有急性肾盂肾炎的既往史，表现为乏力、低热、厌食及腰酸腰痛等症状，并常伴有尿频、尿急、尿痛等症状，可反复急性发作。还应与结核性膀胱炎相鉴别，后者尿呈酸性，夜尿频，症状持续时间长，应用抗生素治疗症状虽可缓解，但不能恢复到正常排尿次数。因此慢性膀胱炎患者应警惕漏诊肾结核。

【治疗】

患者应多饮水，口服碳酸氢钠碱化尿液，可减轻膀胱、尿道刺激症状，并可用颠茄、阿托品、地西泮等，配合理疗、膀胱区热敷、热水坐浴等解除膀胱痉挛。应用抗菌药物，选用复方磺胺甲基异噁唑、头孢菌素类、喹诺酮类等药物控制感染。近年对于女性无并发症的单纯性膀胱炎，选用敏感的抗菌药物，进行3日疗法，结果发现疗效与7日疗法相当。

下尿路感染的口服用药治疗：①首选：头孢氨苄250～500mg，每日4次，儿童：每日25～50mg，分3次服用；甲氧苄啶200mg，每日2次，2～5月婴幼儿：25mg，每日2次，6月～5岁幼儿：50mg，每日2次，6～12岁儿童：100mg，每日2次。妊娠及初生婴儿禁忌；②次选：阿莫西林-克拉维酸（或阿莫西林）250mg，每日3次，幼儿（直到10岁）：125mg，每日3次。严重感染时可用双倍剂量或阿莫西林250mg，每日4次或呋喃妥因和食物同服50mg，每日4次（大于3月的婴儿每日3mg/kg，分4次分服）。

【预防】

患者宜多饮水，保持足够尿量。女性患者应保持会阴部清洁。性交后排尿，必要时服药预防。有膀胱输尿管反流者宜分2～3次将膀胱尿排尽。绝经后妇女可于阴道内放置小量雌激素，降低阴道内pH值以减少泌尿道感染的发生。积极治疗诱发泌尿道感染的疾病，如慢性前列腺炎、泌尿道梗阻、结石及妇科疾病。

部分反复感染的患者可口服低剂量的抗菌药物来抑制细菌尿及保护肾功能,口服大肠埃希菌免疫活性组分亦有防止感染复发的作用。

下尿路感染的预防口服用药:①首选:甲氧苄啶100mg每晚1次(小孩:1~2mg/kg)或呋喃妥因50~100mg,每晚1次(儿童:超过3月,1mg/kg);②次选:头孢氨苄250mg,每晚1次(小孩:125mg 1次/晚)或阿莫西林-克拉维酸250mg,每晚1次(儿童:125mg每晚1次)。

Ⅵ 慢性细菌性膀胱炎

慢性细菌性膀胱炎常由上尿路急性感染迁延或由慢性感染所致,亦可诱发或继发于某些下尿路病变。慢性细菌性膀胱炎的症状与急性膀胱炎相似,但无高热,症状可持续数周或间歇性发作。

【临床表现】

反复且长期存在的膀胱刺激症状,包括尿频、尿急、尿痛等,但不如急性期严重,可有耻骨上膀胱区不适,膀胱充盈时疼痛较明显。尿液混浊。

【诊断】

根据病史及临床表现可以诊断,但需查找反复发作或持续存在的原因才能彻底治疗。男性需查找有无泌尿道结石、梗阻或生殖道炎症等诱发因素,女性需注意有无尿道口及生殖系统炎症的可能。筛查有无糖尿病、免疫功能低下等全身性疾患所致诱因。尿常规可见白细胞、红细胞,尿细菌培养呈阳性。B超及排泄行尿路造影可查明有无尿路梗阻、肿瘤、结石等;膀胱镜检及活检可鉴别间质性、结核性膀胱炎及膀胱肿瘤等。

【治疗】

多休息、多饮水,增加尿量,膀胱刺激征严重者可用解痉药物;去除梗阻,纠正畸形等诱因;根据药敏选择合适的抗生素,一般联合2~3种抗生素,疗程2~3周。

Ⅶ 尿 道 炎

尿道炎(urethritis)系尿道的炎性病变,常是已有的泌尿道感染的一部分,单独发生的尿道炎多为性传播疾病(sexually transmitted diseases, STD)的一部分。临床上分为急性和慢性,急性尿道炎有尿频、尿急及尿道烧灼痛,重者可发生尿道痉挛。尿液检查有脓细胞及红细胞。慢性尿道炎尿道分泌物少,或者仅在清晨第1次排尿时,尿道口附近可见少量浆液性分泌物。尿路刺激症状不如急性期明显,部分患者可无症状。

【病原体】

常见病原体系淋病双球菌、沙眼衣原体及解脲支原体,少见白色假丝酵母菌、阴道毛滴虫及单纯疱疹病毒等。由淋病双球菌所致的尿道炎称淋菌性尿道炎(即淋病),除淋病以外的其他由性传播的微生物所致的尿路感染称非淋菌性尿道炎,往往有混合感染。70%~80%是由沙眼衣原体和解脲支原体所致,20%~30%由生殖支原体、阴道滴虫、真菌、腺病毒、单纯疱疹病毒、嗜血杆菌及白色假丝酵母菌等所致。

【流行病学】

淋菌性尿道炎由淋球菌通过性接触途径所致,淋病患者是主要传染源,亦可因接触含淋球菌的分泌物或被其污染的用具而感染。新生儿经过患淋病母亲的产道时,可感染导致淋菌性眼炎,妊娠期女性患者感染可累及羊膜腔导致胎儿感染。沙眼衣原体及解脲支原体的传播途径有多种,成人主要通过不洁性交传染,儿童及婴幼儿则可以通过接触被感染的家庭成员污染的生活用品而感染,胎儿可以通过被感染的母亲垂直感染而患病。不同病原体所致尿道炎的流行情况各不相同,尿道炎作为泌尿道感染的一部分,女性多于男性,且随着年龄的增大而增加。与STD相关的尿道炎女性多为无症状感染,而男性多为有临床症状,尤其是男性同性恋者;近年淋菌性尿道炎男性患者有上升的趋势,但非淋菌性尿道炎仍然占性传播疾病中的第一位。近10年淋菌及非淋菌性尿道炎病原体混合感染的流行病学资料发现,淋菌混合支原体属或衣原体属感染中,以合并解脲支原体(Uu)多见,其次为沙眼衣原体(Ct)。非淋菌性尿道炎单一病原体中以沙眼衣原体较多,其次为解脲支原体。非淋菌性尿道炎混合感染以沙眼衣原体合并解脲支原体最多。

【临床表现】

急性淋菌性尿道炎潜伏期为1~14日,甚至更长,往往在2~5日发病,主要为尿频、尿急及尿道口烧灼样痛,严重者出现排尿困难。男性患者可有黏液或黏液脓性尿排出，尤其在清晨第一次排尿时易被发现。当出现大量脓性分泌物则可封堵尿道口。急性淋菌性尿道炎治疗不及时、不彻底，细菌隐藏在尿道皱襞和黏膜腺体内，可形成慢性感染。患者反复发作，尿道有异物感、刺痛及尿道溢液。部分患者由于性伴侣的隐性感染而常反复接触感染。非淋菌性尿道炎的潜伏期为1周~1个月，在不洁性交后出现尿道刺痒、灼痛，可伴轻重不同的尿频、尿急、尿痛等症状，尿道口可见稀薄液丝样分泌物或晨起尿道口有痂膜封口现象。男性非淋菌性尿道炎的尿痛程度较淋病轻，少数情况下分泌物呈脓性或脓血性，部分患者可无任何症状或症状不典型。女性发生非淋菌性尿道炎的症状轻微或无典型症状，仅半数以上的病例有脓尿或有诊断价值的细菌培养结果。性传播的尿道炎常与阴道感染相关，并常有衣原体和淋病奈瑟菌的混合感染，同时男女均可发生生殖器疱疹病毒的感染，生殖器出现典型疱疹，常伴有腹股沟淋巴结肿痛。

【诊断】

根据病史及临床表现做出尿道炎的临床诊断并不困难，重要的是采取多种手段尽力查出病原体，以指导病因治疗。

【治疗】

使用抗菌药物是治疗尿道炎的关键，一般情况疗效满意，抗菌治疗失败的主要原因有：①存在诱因，如萎缩性阴道炎、尿道息肉等；②存在药物的化学刺激；③存在单纯疱疹病毒或血丝酵母菌感染。

淋菌性尿道炎治疗方案有：头孢曲松每日1g，肌内或静脉注射，连续3日；大观霉素每日2g，肌内注射，连续3日；米诺环素每日0.2g，连续7日；阿奇霉素每日0.5g，连续3日。对初发的单纯性淋菌性尿道炎亦可采取单次治疗，如头孢曲松1g，单次肌内或静脉注射，大观霉素2g，单次肌内注射；阿奇霉素1g，单次口服；或左氧氟沙星0.4g，单次口服，或联合阿奇霉素1.0g，单次口服。

非淋菌性STD尿道炎可选择大环内酯类（阿奇霉素首选，克林霉素）、四环素类、喹诺酮类等药物治疗。常用治疗方案有阿奇霉素1.0g，饭前1小时或饭后2小时1次顿服；多西环素每日200mg，分2次口服，连服7~10日；或米诺环素每日200mg，分2次口服，连服10日；或红霉素每日2.0g，分4次口服，连服7日；或左氧氟沙星每日500mg，连服7~10日。妊娠期非淋菌性尿道炎：红霉素每日2.0g，分4次口服，连服7日；或红霉素每日1.0g，分4次口服，连服14日；或阿奇霉素1.0g，1次顿服。不宜用四环素类药物。

Ⅷ 前列腺炎

1995年美国国立卫生研究院（NIH）将将前列腺炎分为四种类型：急性细菌性前列腺炎（acute bacterial prostatitis）、慢性细菌性前列腺炎（chronic bacterial prostatitis）、慢性非细菌性前列腺炎/慢性骨盆疼痛综合征（chronic nonbacterial prostatitis/chronic pelvic pain syndrome）及无症状性炎症性前列腺炎（asymptomatic inflammatory prostatitis）。

一、急性细菌性前列腺炎

（一）病因及病理

急性细菌性前列腺炎多由泌尿道上行感染所致。此外，疖、痈、扁桃体炎、龋齿及呼吸道感染等亦可经血行传播至前列腺炎。急性膀胱炎、急性尿潴留、急性尿道炎时尿液经前列腺管逆流亦可导致前列腺炎。致病菌多数为大肠埃希菌，其次为金黄色葡萄球菌、肺炎克雷伯菌、变形杆菌及假单胞菌属等，绝大多数为单一病原菌感染。感染后前列腺腺泡有大量白细胞浸润、组织水肿。大多数患者治疗后炎症可以消退，少数严重者可发展为前列腺脓肿。

（二）临床表现

起病急，以寒战、高热、尿频、尿急、尿痛起病，常伴有会阴部坠胀疼痛及直肠刺激症状，可发生排尿困难。常见并发症有急性膀胱炎、急性尿潴留、急性附睾炎、急性肾盂肾炎等。

（三）诊断

依据典型临床表现、直肠指诊特征（前列腺饱满、增大、质软，有轻度压痛）可初步做出诊断，超声及CT可帮助诊断。直肠指诊发现前列腺发热、肿胀、触痛明显，表面光滑，脓肿形成时则有饱满或波动感。急性期禁忌做前列腺按摩或穿刺以免感染扩散导致精囊炎、附睾炎、菌血症等。尿沉渣检查白细胞增多，血或尿培养可有致病菌生长。

（四）治疗

一般治疗包括卧床休息，加强营养，大量饮水，依据症状可使用退热、解痉、止痛等药物；如有急性尿潴留，避免经尿道导尿引流，应用耻骨上套管穿刺造瘘。

应用抗菌药物是治愈本病的关键，应选用能覆盖可能的病原菌并能渗透至前列腺内的抗菌药物进行经验治疗（表 11-8-1）。获知病原菌后，根据药敏试验结果调整用药。常用药物有复方磺胺甲基异噁唑、喹诺酮类药物、大环内酯类、四环素类等；氨基糖苷类及头孢菌素类在急性感染期亦能渗入炎性前列腺组织达到一定药物浓度，也可选用；若淋病奈瑟菌感染用头孢曲松；伴厌氧菌感染则加用甲硝唑，疗程一般 4 周。经抗菌药物治疗后预后一般良好，如形成脓肿则应经会阴切开引流。

表 11-8-1　细菌性前列腺炎的病原治疗

病原	宜选药物	可选药物
大肠埃希菌*	氟喹诺酮类，复方磺胺甲噁唑	氨苄西林/舒巴坦、阿莫西林/克拉维酸
肠杆菌科细菌	氟喹诺酮类	复方磺胺甲噁唑
肠球菌属	氟喹诺酮类	氨苄西林/舒巴坦、阿莫西林/克拉维酸
淋病奈瑟球菌或沙眼衣原体	氟喹诺酮类或头孢曲松（单剂）+多西环素	

注：* 大肠埃希菌对氟喹诺酮类耐药株达 50% 以上，必须根据药敏试验结果选用。

二、慢性细菌性前列腺炎

（一）病因及病理

约占慢性前列腺炎的 5% ~8%。慢性细菌性前列腺炎并非都由急性转变而成，相反多数患者没有急性炎症过程。主要途径为尿道逆行感染，患者常有反复泌尿道感染史。致病菌仍以大肠埃希菌为主，少数为变形杆菌、克雷伯菌属、肠球菌及淋病奈瑟菌等。如后尿道存在感染，在射精时由于前列腺周围层腺管的逆流作用可致大量致病菌挤向周围层，形成感染。感染的尿液在前列腺组织内可形成微结石及前列腺上皮的类脂质膜可阻碍抗菌药物进入腺泡等，均是慢性前列腺炎治疗不理想、难以根治的原因。

（二）临床表现

慢性细菌性前列腺炎病程较长，反复发作，久治不愈，常导致全身症状及精神症状，如头昏、乏力，失眠、焦虑、神经衰弱。多数患者有程度不等的尿频、尿急、尿痛、排尿时尿道不适或灼热。排尿及便后常有白色分泌物自尿道口流出，俗称尿道口“滴白”。合并精囊炎时，可有血精。会阴部、下腹部隐痛不适，有时腰骶部、耻骨上、腹股沟区等也有酸胀感。可有阳痿、早泄、遗精等。

（三）诊断

诊断依据有：①反复发作的泌尿道感染；②前列腺按摩液中持续有致病菌存在，但临床上常难以明确。

1. 直肠指诊　前列腺饱满、增大、质软，有轻度压痛。病程长者前列腺缩小、变硬、不均匀，有小硬结。

2. 前列腺液检查　前列腺液白细胞>10 个/Hp，卵磷脂小体减少，培养可有细菌生长。采用“四杯法”留取前列腺液检测更为准确。

3. 超声检查　显示前列腺组织结构界限不清、混乱，膀胱镜检查可见后尿道、精阜充血、肿胀。

（四）治疗

治疗较为困难，疗程长，疗效常不理想。力求依据药敏选用抗菌药物，疗程 1 ~3 个月，一般4 ~6 周。辅助治疗主要有：①前列腺按摩：每周 1 次，以引流炎性分泌物；②热水坐浴、超短波、射频或微波治疗可减轻局部炎症，促进吸收；③应用活血化瘀和清热解毒中药治疗；④养成良好的生活卫生习惯，禁酒、忌辛辣食物，有节制性生活，避免长时间的坐骑位。

三、慢性非细菌性前列腺炎/慢性骨盆疼痛综合征

相当于传统分类方法中的慢性非细菌性前列腺炎（chronicnonbacterial prostatitis，CNP）及前列腺痛（prostatodynia，PD），是前列腺炎中最常见的类型，约占慢性前列腺炎的 90% 以上。可分为炎症型和非炎症型两种亚型。可能系沙眼衣原体、支原体、滴虫、真菌或某些病毒感染所致，但尚不明确。发病可能与性生活无规律（过度）、勃起而不射精、性交中断，或长途骑车、长时间坐位致盆腔及前列腺充血等有关。过量饮酒及食辛辣食物常可加重前列腺炎症状。

（一）临床表现

类似慢性细菌性前列腺炎，但无反复发作的泌尿道感染。部分患者有排尿踌躇、尿线变细、尿后淋沥、射精疼痛及神经症状。体检与临床表现常不相符，直肠指诊前列腺稍饱满、质较软、轻压痛。前列腺液镜检白细胞数>10 个/Hp 或正常，但细菌学检查阴性。部分慢性非细菌性前列腺炎患者以盆腔、会阴部疼痛为显著症状，而前列腺液检查正常，亦称为慢性骨盆疼痛综合征。

（二）治疗

怀疑或有衣原体、支原体感染的证据可用多西环素及米诺环素等抗感染，其他可用红霉素、甲硝唑、喹诺酮类等，采用 α-受体阻滞剂可解痉、碳酸氢钠碱化尿液，以改善症状。此外，应特别注意有针对性的去除诱因，辅以每周 1 次前列腺按摩和每日 1 次温热水坐浴，常可收到较好的效果。

四、无症状性炎症性前列腺炎

患者无主观症状，常在不育原因检查或前列腺活检时发现，一般不需治疗。

Ⅸ 精 囊 炎

精囊炎（vesiculitis）由于精囊与前列腺均开口于后尿道，所以两种感染往往同时或先后发生，常为同一致病菌感染。

【临床表现与诊断】

发病年龄多在 20～40 岁，可形成慢性感染，以血精为主要临床表现，常伴有射精疼痛。急性患者尿急、尿痛明显，并可见排尿困难；慢性患者则以尿频、尿急为主，并伴排尿不适、有灼热感。常有会阴部胀痛，可放射到腰部、腹股沟区及下腹部。单纯性精囊炎患者除血精外，可无其他任何症状。直肠指检可触及肿大的精囊，并伴有触痛。精液呈暗红色，镜检可见大量红细胞、白细胞，急性期精液培养可有细菌生长。超声检查示精囊增大，内部回声不均，边缘欠清晰。

【治疗】

急性期适当休息，禁性生活。选用恰当的抗菌药物，急性精囊炎应治疗到症状完全消失后1～2 周；慢性精囊炎则需继续用药 4 周以上。可配合物理治疗。如温水坐浴、会阴部热敷。忌进食辛辣食物及饮酒。血精严重者尚可用己烯雌酚 1mg 加强地松 5mg 口服，每日 3 次，连服 2～3 周，多能使血精停止。

Ⅹ 附 睾 炎

附睾炎多发生于青壮年，是阴囊内最常见的炎性疾病。临床上分为急性附睾炎及慢性附睾炎两类。急性附睾炎多由泌尿道感染、前列腺炎及精囊炎沿输精管蔓延到附睾所致，血行感染少见。经尿道器械操作、前列腺摘除术后、留置尿管等均易导致附睾炎。慢性附睾炎临床常见，由急性附睾炎治疗不彻底可转为慢性，亦有发现时就为慢性感染者，部分慢性附睾炎与慢性前列腺炎及精囊炎有关。导致附睾炎的常见致病菌为大肠埃希菌、葡萄球菌、结核分枝杆菌、淋病奈瑟菌及衣原体。

【临床表现与诊断】

急性附睾炎起病急骤，突然寒战、高热，患侧阴囊红肿、坠胀痛，并沿精索、下腹部及会阴部放射，站立或行走时加剧。患侧附睾肿大，有明显压痛。附睾肿大以头、尾部为甚，触痛明显、精索增粗。慢性附睾炎常感阴囊胀痛，疼痛常牵扯到下腹部及同侧腹股沟，有时可合并有继发性的鞘膜积液。附睾可摸到硬结、并有压痛。超声检查示急性期附睾肿大、回声不均、血流增加。

【治疗】

急性期（3～4 日）应卧床休息，托起阴囊，疼痛重者可用止痛药物。如患者在发病 24 小时以内就诊，可用1% 普鲁卡因或 0.5% 利多卡因局麻药物行睾丸上方精索浸润麻醉，可完全缓解症状。早期宜用冰袋局部冷敷，后期局部热疗。性生活及体力劳动可加重感染，故应避免。常用抗菌药物有复方新诺明、喹诺酮类及头孢类药物，均有较好疗效。脓肿形成时可切开引流。慢性附睾炎的治疗着重在慢性前列腺炎的治疗，局部热敷以促进炎症消退。除非患者多次急性发作或有化脓性附睾炎者，一般不行附睾切除。反复发作，疼痛剧烈，久治不愈，可考虑手术切除。

Ⅺ 睾 丸 炎

睾丸炎（orchitis）系男性生殖系统的常见炎症，常见的睾丸炎有非特异性及腮腺炎性两种。细菌性睾丸炎大多数是由于邻近的附睾发炎所致,实际是附睾睾丸炎。腮腺炎性睾丸炎由流行性腮腺炎性病毒感染所致。睾丸炎的基本感染途径有三种,即血行感染、淋巴感染及经附睾直接蔓延。

一、非特异性睾丸炎

非特异性睾丸炎(nonspecific orchitis)根据病程长短分为急性及慢性非特异性睾丸炎。急性非特异性睾丸炎多发生在尿道炎、膀胱炎、前列腺炎、前列腺增生切除术后及长期留置导尿管的患者。致病菌多为大肠埃希菌、链球菌、葡萄球菌及铜绿假单胞菌。慢性睾丸炎多因急性睾丸炎治疗不彻底所致,也可因真菌、螺旋体、寄生虫感染造成。急性患者有寒战、高热,睾丸肿大、疼痛并向腹股沟放射、触痛明显,阴囊皮肤红肿。注意应与睾丸扭转、嵌顿疝以及睾丸肿瘤相鉴别。慢性患者睾丸呈慢性肿大,质硬而表面光滑,有轻触痛;部分睾丸逐渐萎缩,严重者几乎找不到睾丸,附睾相对增大。急性期治疗与急性附睾炎相同,而慢性睾丸炎的治疗主要针对病因进行。

二、腮腺炎性睾丸炎

腮腺炎性睾丸炎(mumps orchitis)系成年男性流行性腮腺炎最常见的并发症,约20%~30%的成年流行性腮腺炎患者并发睾丸炎。因此,腮腺炎病毒感染是睾丸炎的常见病因。睾丸炎常于腮腺炎病程第4~5日发生,表现为再次出现发热,受累睾丸肿痛,3~4日肿痛达高峰,随后逐渐恢复。约70%的患者为单侧受累,50%受累的睾丸出现萎缩,但仅双侧睾丸感染者可导致不育。极少数病例可无腮腺炎症状。本病为自限性,但短程肾上腺皮质激素治疗有利于改善症状及缩短病程。此外,托起阴囊、固定睾丸、卧床亦可减轻疼痛。可采用丙种球蛋白、己烯雌酚等药物以减轻症状。睾丸肿胀严重者可做睾丸白膜切开减压。

Ⅻ 泌尿、男性生殖系统结核

泌尿、男性生殖系统结核常继发于身体其他部位结核病或是全身结核病的一部分,有30%~50%的患者既往有肺结核病史,常在肺结核发生或愈合后3~10年甚至更长的时间出现症状。在泌尿、男性生殖系结核中肾结核(renal tuberculsis)最为常见、最先发生,是由结核分枝杆菌从原发感染灶血行播散所致,所致慢性、进行性、破坏性病变,若治疗不及时,可进一步蔓延至整个泌尿、生殖系统。其传播的主要途径是结核分枝杆菌随尿流下行播散到输尿管、膀胱、尿道而致病;通过前列腺导管、射精管进入生殖系统,导致前列腺、精囊、输精管、附睾及睾丸结核。男性生殖系统结核亦可经血行直接播散所致。

一、泌尿系统结核

(一)流行病学

肾结核多发生于20~40岁的青壮年,男性略多于女性,老年及儿童发病较少,儿童发病多在10岁以上,婴儿罕见。近年由于结核病的发病率有所上升,泌尿系统结核的发病率亦随之增高。

(二)发病机制与病理

结核分枝杆菌经血行进入肾,主要在肾皮质的肾小球毛细血管丛中生长繁殖,形成粟粒样结核结节病灶。这一时期肾结核常常累及双侧,但由于肾皮质层血流丰富,抵抗力较强,若患者免疫状况良好,可自行愈合,很少出现临床症状,亦无影像学改变,若有亦只有显微镜下少量红、白细胞和尿中查出结核分枝杆菌,称为病理肾结核或临床前期肾结核。若患者免疫能力低下,细菌数量大、毒性强,肾皮质内的结核病灶不能自愈,结核结节中央的干酪样坏死组织溃破形成溃疡,数个邻近的结核结节彼此融合成一个大的结核结节,中心坏死,坏死组织与结核分枝杆菌随尿液排出,就形成结核性空洞。肾皮质的结核灶,通过直接浸润、蔓延或扩散,进入肾髓质肾盂;亦可经淋巴管肾小管尿液累及肾髓质、肾乳头,发展为结核性肾盂肾炎,导致临床症状及影像学改变,称为临床肾结核。绝大多数为单侧病变,双侧肾结核仅占10%。

肾结核的病理变化与身体其他脏器的结核病相同,由粟粒样结核结节演变为溃疡型、溃疡空洞型、纤维瘢痕或纤维钙化型。肾结核的早期病变为结核结节,结核结节可彼此融合,邻近数个甚至数十个结核结节彼此融为一体形成干酪样脓肿,从肾乳头处破入肾盏肾盂形成空洞性溃疡,不能自行愈合,逐渐扩大蔓延累及全肾。这种溃疡往往累及肌层,愈合后形成不规则纤维瘢痕组织,使肾盂肾盏扭曲变形,甚至瘢痕狭窄导致小肾盏闭塞。若大肾盏或肾盂输尿管连接部瘢痕闭塞,可形成局限的闭合脓肿或结核性脓肾。结核钙化也是肾结核常见的病理改变,可为散在的钙化斑块,亦可为弥漫的全肾钙化。全肾钙化时输尿管完全闭合,含有结核分枝杆菌的尿液不能流入膀胱,膀胱继发性结核病变逐渐好转和愈合,形成所谓的"肾自截(autonephrectomy)"(图 11-8-3),膀胱刺激症状缓解或消失,尿液检查趋于正常。但"肾自截"仍是结核性的脓肾,可能死灰复燃,若堵塞输尿管的脓栓排出,则脓尿亦可继续危害膀胱,因此"肾自截"仍应手术切除为好。肾结核破坏严重时可累及肾周围组织,偶可形成肾周围脓肿,在腰部穿破形成窦道。另外,肾结核愈合过程中的纤维化可导致不同程度梗阻,加重原有结核的发展,使梗阻以上的病变破坏加快。常见的梗阻部位在肾盏颈部、肾盂输尿管连接部及输尿管膀胱段。总的来说,肾结核需要早期诊治,否则会导致:①肾皮质结核球,肾实质结核性脓肿,肾上盏或下盏的结核性狭窄;②输尿管结核与挛缩膀胱,膀胱阴道瘘与膀胱直肠瘘;③结核性尿道狭窄与结核性尿道瘘;④全肾钙化和"肾自截";⑤男性生殖系结核引起男性不育;⑥健侧肾积水及双侧肾结核。

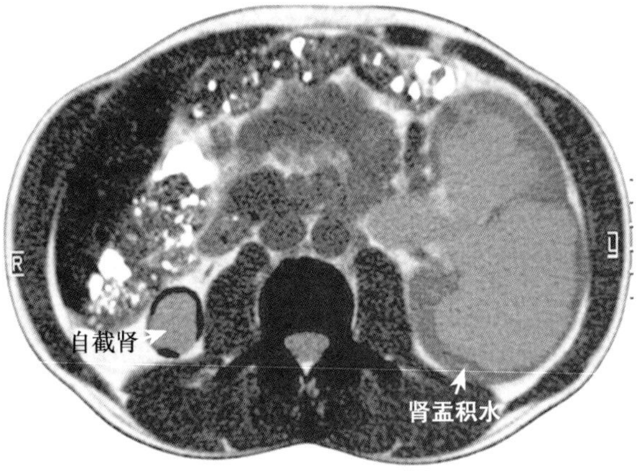

图 11-8-3　肾自截

输尿管结核,结核分枝杆菌可侵犯输尿管黏膜、黏膜下层及肌层,导致纤维组织增生,表现为输尿管僵硬,管壁呈粗细不等的狭窄或扩张,输尿管管壁增厚,成一僵直的条索致使尿流下行受阻,引起肾积水,加速肾结核病变的发展,甚至成为结核性脓肾,肾功能完全丧失。若输尿管结核性狭窄或结核性肿块堵塞狭窄处使患侧肾的尿液不能排入膀胱,致肾盂压力上升,肾脏的滤过功能停止,亦可形成"肾自截"。输尿管狭窄多见于输尿管膀胱连接部,其次为肾盂输尿管连接处,中段最少见。

膀胱结核的早期病理变化为黏膜充血、水肿及无数散布在膀胱黏膜的粟粒结核结节,以输尿管管口三角部为最多。病变常从病侧输尿管口周围开始,逐渐扩散到膀胱其他处,相互融合形成溃疡及结核性肉芽组织,有时深达肌层。病变愈合广泛纤维化及瘢痕收缩,使膀胱挛缩,容量缩小。膀胱充盈缩减到 50ml 甚至更少,形成挛缩的小膀胱,称为挛缩膀胱(contracted bladder)。若瘢痕挛缩累及健侧肾输尿管管口引起管口狭窄或闭合不全,导致对侧健肾积水并感染,危及健侧肾功能。膀胱挛缩及对侧肾积水均是肾结核常见的晚期并发症。少数严重病例病变可穿透膀胱壁,形成结核性膀胱阴道瘘或直肠瘘。

尿道结核主要发生在男性,以结核性溃疡、纤维化导致尿道狭窄为病理改变,会加剧肾功能的损害。常由前列腺、精囊结核空洞形成后破坏尿道所致,少数由膀胱结核蔓延而来。

(三) 临床表现

肾结核早期即"临床前期"常无症状及影像学改变,仅在尿检时发现红细胞、白细胞、少量蛋白,尿呈酸性,并可发现结核分枝杆菌。随着病情发展,病变侵犯肾髓质时出现症状。肾结核临床症状取决于肾病变范围及输尿管、膀胱继发结核病变的严重程度。

1. 膀胱刺激征　约 85% 的患者有此症状,它是肾结核最早出现的症状,呈进行性加重。多数患者的最初症状为尿频,随病情发展,尿频逐渐加重,并出现尿急、尿痛及血尿。肾结核的尿频与一般的细菌性膀胱炎不同,无论白天或入睡后都尿频,因为肾结核炎症常累及黏膜下层、肌层,当尿量增多而膀胱壁扩大引起疼痛催促患者排尿,因此尿频且每次尿量很少。晚期形成挛缩膀胱,容量显著缩小,尿频更加严重,每日排尿难以计数,甚至呈滴沥状尿失禁。

2. 血尿(hematuria)　肾结核的另一重要症状,多数表现为终末血尿。因膀胱内结核性溃疡在排尿终末膀胱收缩时出血所致,少数肾结核因病变侵及血管,也可出现全程肉眼血尿,出血严重时血凝块通过输尿管时偶可引起绞痛。肾结核的血尿常在尿频、尿急、尿痛等膀胱刺激症状发生以后出现,亦有以血尿为首发症状者。

3. 脓尿(pyuria)　肾结核的常见症状。脓尿来自肾与膀胱内的结核病变,有时混杂干酪样肿块。肾结核患者一般均有不同程度的脓尿，显微镜下尿内可见大量脓细胞，严重者尿呈米汤样，内有干酪样碎屑或絮状物。也可以出现脓血尿或脓尿中混有血丝。脓尿时 pH 呈酸性，而一般的细菌感染的脓尿常呈碱性。

4. 腰痛及腰部肿块　肾结核患者肾脏局部症状多不明显，只有少数患者感到肾区疼痛。腰部肿块多由结核性巨大的脓肾或健侧肾积水致肾体积增大所致。若继发感染，局部症状则更加明显。

5. 结核中毒症状　可有低热、面颊潮红、盗汗、消瘦、贫血、食欲不振及血沉加快等典型症状。严重双侧肾结核或单侧肾结核对侧肾积水时，则病情加重，并常有慢性肾功能不全的表现。

6. 肾结核后期并发症　挛缩膀胱尿失禁，尿毒症，膀胱阴道瘘、直肠瘘、会阴瘘，冷脓肿或窦道形成。

（四）诊断

根据病史、体征、实验室与影像学检查可对泌尿系统结核做出诊断，并明确受累器官。由于肾结核的典型症状不在肾脏而在膀胱，因此对原因不明膀胱炎患者，应考虑肾结核的可能，并做进一步检查。尤其是男性原发性膀胱炎少见，如同时伴有生殖系统结核，更应考虑肾结核的可能。临床上有两种情况易延误肾结核的诊断：一是满足于膀胱炎的诊治，长时间使用一般抗菌药物而疗效不佳时，未进一步探究膀胱炎原因；二是发现男性生殖系统结核后，忽略男性生殖系统结核常与肾结核同时存在，未作泌尿系统结核的相关检查。

1. 尿检查　尿呈酸性，有较多红细胞、白细胞，有少量蛋白，可见干酪样小块。尿中可找到抗酸杆菌，24 小时尿沉渣查抗酸杆菌有 1/3 ~ 2/3 患者可呈阳性，但若混有包皮垢杆菌与枯草分枝杆菌亦可呈阳性。尿结核分枝杆菌培养时间虽长，但可靠，阳性率可达 90%。此外，测定尿液结核 IgG 抗体有辅助诊断意义。应用 PCR 测定尿液结核分枝杆菌核酸可提高阳性率，国外报道可高达 94.29%。

2. 影像学检查　对确诊肾结核、判断病变严重程度及决定治疗方案十分重要。主要包括超声、X 线、CT、MRI 等检查：①超声检查：快速简便，但早期无异常发现，对中晚期病例可初步确定病变部位，常显示病肾结构紊乱，脓肾时则在肾区出现液平段。亦较容易发现对侧肾积水及膀胱有无挛缩；②腹部平片：可显示肾脏的外形、大小、有无钙化灶，在“肾自截”时可见到整个肾脏区域的钙化灶；还可显示有无腰骶裂、骶髂关节有无结核和腰大肌脓肿；③静脉泌尿道造影：典型的表现为肾盏破坏，边缘不整如虫蚀样或肾盏颈狭窄纤维化，肾盏消失变形（图 11-8-4）；有干酪样坏死空洞者，则可见“棉桃样”空洞阴影。如果肾脏破坏严重，常表现为不显影。一侧肾正常，另一侧肾不显影的患者，结合病史及尿中找到结核分枝杆菌，虽未见到典型的结核性破坏，亦可诊断为肾结核；④逆行肾盂造影术：由膀胱镜直视下将输尿管导管插入双侧肾盂内，收集尿液检查与注入造影剂以显示肾结核引起的肾盂肾盏形态，可以显示病肾空洞性破坏，输尿管僵硬，管腔阶段性狭窄且边缘不整；⑤经皮肾穿刺造影术：对静脉肾盂造影（intravenous pyelography，IVP）时双肾未显影的双肾结核患者可在超声引导下进行经皮肾穿刺造影术，根据肾盂内尿液及造影情况可以判断是否双侧肾结核；⑥放射性核素肾图与分肾功能测定：患侧肾功能减退时，肾图表现为血管-分泌段下降，排泄段延缓，甚至呈无功能曲线；而健肾积水时呈现排泄段梗阻性曲线。测定双侧肾小球滤过率（GFR）可显示健肾积水侧的 GFR 高于患肾侧，可为经皮肾穿刺提供依据；⑦CT：临床前期肾结核在 CT 检查时常无阳性发现。中晚期肾结核 CT 显示肾实质的球状病灶与中心液化或空洞，肾外形因球形病灶而向外突出；肾结核发展为多发球状病灶与中心坏死或空洞时，肾外形显示凹凸不平，断面上显示“花瓣状”多发性低密度区；当肾盂肾盏积脓时，CT 显示肾实质变薄，多个肾盏梗阻积水，严重时可只剩下一个肾脏空壳与钙化灶；⑧MRI：MRI 无需造影剂，不依赖肾功能，能较好显示肾、输尿管的形态与结构。它在显示肾实质脓腔和空洞与病变的肾盂肾盏时呈长 T1 低信号或长 T2 高信号灶（图 11-8-5）。在肾结核静脉泌尿道造影患侧肾不显影时应用磁共振尿路成像技术（MRU）可显示患侧肾病变的形态与程度。

3. 膀胱镜　可直接观察到膀胱内的结核病变，早期可见膀胱黏膜充血、水肿及粟粒状结节等，以患侧输尿管口附近及膀胱三角区为显著。可见患侧输尿管管口喷出混浊的脓尿或血尿等。后期可见结核性肉芽肿、溃疡及瘢痕，患侧输尿管口呈“洞穴状”。若病变严重形成容量小于 50ml 的挛缩膀胱时，则忌行膀胱镜检查。

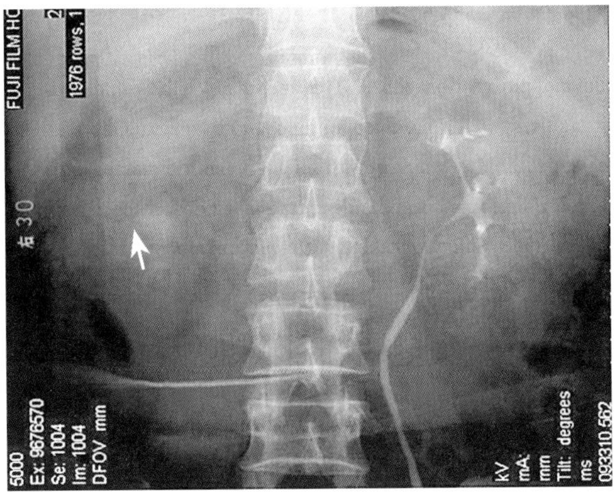

图 11-8-4 肾结核(右侧肾盂、肾盏未显影)

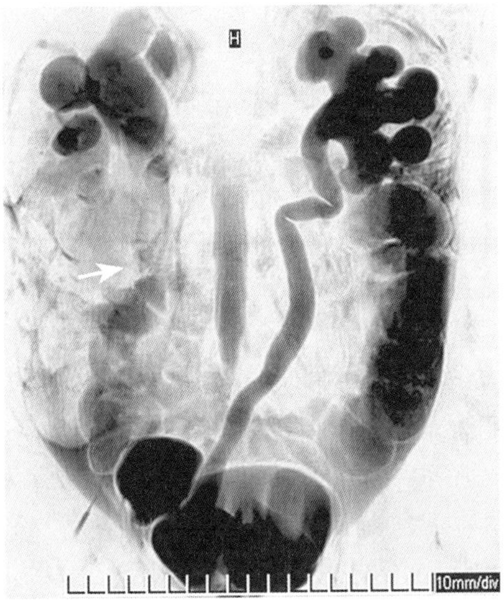

图 11-8-5 尿路结核 MRI 影像

(五) 治疗

肾结核是全身结核病的一部分,故在治疗上既要重视全身的抗结核治疗,又要根据肾结核病变程度选择适当的局部治疗方案才能取得满意效果。

1. 全身治疗 全身治疗包括适当的休息、加强营养、避免劳累、日光浴及体育活动等,并应注意对症治疗。

2. 抗结核药物治疗 肾结核药物治疗的适应证包括:①临床前期肾结核;②局灶性肾结核或其他部位的局灶性结核;③孤立肾肾结核或双肾结核不宜手术者;④伴其他部位活动性结核暂时不宜肾结核手术者;⑤因体质差不能耐受手术者;⑥配合手术治疗,作为术前、术后用药。一线抗结核药物有异烟肼、利福平、吡嗪酰胺及链霉素等杀菌药物,二线抗结核药物多为抑菌药物如乙胺丁醇、环丝氨酸及乙硫异烟胺等。使用抗结核药物的原则是早期、规律、全程、适量、联合抗结核治疗。常选择 3 种或以上一、二线药物联合使用,如异烟肼每日 300mg,利福平每日 600mg,吡嗪酰胺每日 1.0 ~ 1.5g,顿服。2 个月后将吡嗪酰胺改为乙胺丁醇每日 1.0g,以免肝损害。抗结核药物应用的疗程有长程疗法和短程疗法,国内外大都采用长程疗法,持续服用 18 ~ 24 个月,公认此法的疗效可靠,复发机会少;短程疗法主要用于肾结核早期或轻症者,要取得成功至少需要应用两个杀菌药物,再加上一种抑菌药物,疗程 6 ~ 9 个月。抗结核药物多数有肝毒性,服药期间应定期检查肝功能,必要时可同时服用保肝药物。治疗过程中应每月检查尿常规和尿培养结核分枝杆菌,必要时行静脉泌尿道造影,以观察治疗效果。

目前认为停药标准如下:①泌尿道症状完全消失,体温正常,全身情况明显改善,血沉正常;②反复多次尿液常规检查正常,24 小时尿浓缩查抗酸杆菌,长期多次检查皆阴性,尿结核分枝杆菌培养阴性;③影像学检查病灶稳定或已愈合;④无其他部位结核病灶。停药后仍需继续长期随访观察,定期做尿液检查及泌尿系造影检查至少 5 年,5 年不复发即可认为治愈。

3. 手术治疗 虽然抗结核药物治疗可使大部分肾结核患者得以控制或治愈,但仍有一部分患者需手术治疗。手术包括全肾切除、部分肾切除、肾病灶清除术、输尿管狭窄段的切开或切除等方式。术前必须经过抗结核治疗至少 2 周,术后再继续用药 6 个月以上。

(1)肾切除术:一侧肾结核破坏严重,病灶范围较大,占肾脏的 50% 以上,剩余肾组织无功能,而对侧肾正常,应切除患肾;一侧肾结核无功能,对侧肾积水,若功能代偿不良者应先行积水肾造瘘,待功能改善后再考虑切除无功能肾;“自截肾”应予切除。

(2)部分肾切除术:由于结核病变多能为药物所控制,近年来部分肾切除术已很少采用。若病灶局限在肾一极,药物治疗无效;或局限在一极的肾盏结核,漏斗部有狭窄引流不畅,可行此手术。若孤立肾的肾结核需作部分肾切除术时,则至少保留 1/2 的肾组织,以免术后肾功能不全危及生命。

(3)肾病灶清除术:主要适用于局限于肾实质表面闭合性结核脓肿,且与肾集合系统不相通。

须切开病灶或空洞，清除腔内与腔壁的干酪样结核组织后再用抗结核药物填充。

(4)输尿管狭窄矫正术：若肾结核病情稳定，肾功能良好，输尿管狭窄局限，则可根据病变情况做狭窄段切除再吻合或输尿管膀胱吻合术。

(5)挛缩膀胱的手术治疗：肾结核并发挛缩膀胱，在患肾切除及抗结核治疗3～6个月后，待膀胱结核完全愈合，对侧肾正常，无结核性尿道狭窄的患者可行肠膀胱扩大术。目前多用乙状结肠，因为它的收缩力、肠黏膜的分泌与吸收比回肠更适合做扩大膀胱术，肠道的长度最好不超过12～15cm。若膀胱挛缩并尿道狭窄，应考虑尿流改道术。

二、男性生殖系统结核

男性生殖系统结核多发生在20～40岁的青壮年，常继发于肾结核，约半数以上的肾结核患者并发生殖系统结核。先累及前列腺、精囊，再经输精管蔓延至附睾。在男性生殖系统结核中，前列腺结核占95.2%，精囊结核占61.9%，附睾结核占48.5%，睾丸结核占29.5%。部分由血行直接播散所致。

(一) 临床表现

前列腺、精囊结核的临床症状不明显，可有慢性前列腺炎症状，严重者可出现血精、精液减少、不育等。直肠指诊前列腺、精囊可触及硬结，一般无压痛。CT可见前列腺肿大，中央为囊性低密度病变，增强扫描周围残存的前列腺组织可见强化。如果无钙化存在，前列腺结核须与其他化脓性感染鉴别，有时需要组织活检确诊。

附睾结核症状相对较明显，表现为阴囊部肿胀不适或下坠感，附睾逐渐肿大，附睾尾或整个附睾呈硬结状，多无明显疼痛。肿大附睾与阴囊粘连可形成寒性脓肿，常与阴囊皮肤粘连溃破后形成瘘管，经久不愈。个别患者起病急骤，高热、阴囊肿胀、疼痛类似急性炎症，炎症消退后留下附睾硬结或破溃流脓。

原发性睾丸结核患者极少见，睾丸结核大都是由附睾结核蔓延而发病。除一般的结核中毒症状、全身乏力、低热外，局部症状为睾丸轻度疼痛，隐痛下坠感，早期的单侧睾丸结核不易确诊，少数呈急性发病，多同时有附睾结核存在。如合并症状性睾丸鞘膜积液时，阴囊肿大、睾丸有囊性感。同时并有前列腺、精囊结核时，患者可有尿频、尿急、尿痛、性欲功能低下、阳痿、早泄、精液量减少与血精等表现。输精管结核呈"串珠样结节"增粗变硬，盲肠指诊在前列腺及精囊处亦可触及硬结。

(二) 诊断

据上述临床表现，直肠指诊触及前列腺、精囊肿块或附睾硬结，怀疑男性生殖系统结核时，要询问有无结核病史和低热、乏力、体重下降、消瘦等全身表现。对肺部、泌尿系统、生殖系统详细检查，除进行常规检查外，还应检查尿液、精液、前列腺液中有无抗酸杆菌，并进行结核分枝杆菌培养和静脉泌尿道造影等。需与下列疾病相鉴别：①慢性前列腺炎，症状一般明显，有结节形成时范围局限，常有压痛，经抗感染治疗后结节可缩小甚至消失；②前列腺癌，多发于老年人，血酸性磷酸酶(PSA)升高。前列腺穿刺活检、影像学检查有助于诊断；③慢性附睾炎，附睾增大无局限性硬结、压痛、输精管正常，无阴囊皮肤黏连和窦道形成。

(三) 治疗

前列腺、精囊结核一般不需切除前列腺手术治疗，采用抗结核药物治疗可达治愈目的，但应清除泌尿系统可能存在的其他结核病灶，如肾结核、附睾结核等。附睾结核肿块<0.5cm者应用抗结核药物治疗，如果治疗效果不明显或病变较大有脓肿形成，或有窦道形成，须行附睾切除术。手术前后应进行抗结核药物治疗。手术应尽可能保留睾丸组织。

（毛　青）

参 考 文 献

1. Sutkin G, Lowder JL, Smith KJ. Prophylactic antibiotics to prevent urinary tract infection during clean intermittent self-catheterization (CISC) for management of voiding dysfunction after prolapse and incontinence surgery: a decision analysis. Int Urogynecol J, 2009, 20(8): 933-938.
2. Bhushan S, Schuppe HC, Fijak M, *et al*. Testicular infection: microorganisms, clinical implications and host-pathogen interaction. J Reprod Immunol, 2009, 83(1-2): 164-167.
3. Mittal R, Aggarwal S, Sharma S, *et al*. Urinary tract infections caused by *Pseudomonas aeruginosa*: a minireview. J Infec Pub Health, 2009, 2: 101-111.
4. Cruz F, Dambros M, Naber KG, *et al*. Recurrent urinary tract infections: Uro-Vaxom, a new alternative. Eur Urol

Suppl,2009,8(9):762-768.
5. Akira S, Uematsu S, Takeuchi O, *et al*. Pathogen recognition and innate immunity. Cell,2006,124(4):783-801.
6. Ryder C, Byrd M, Wozniak DJ. Role of polysaccharides in *Pseudomonas aeruginosa* biofilm development. Curr Opin Microbiol,2007,10(6):644-648.
7. Boles BR, Thoendel M, Singh PK. Self-generated diversity produces "insurance effects" in biofilm communities. Proc Natl Acad Sci USA,2004,101(47):16630-16635.
8. Mittal R, Sharma S, Chhibber S, *et al*. Contribution of quorum-sensing systems to virulence of *Pseudomonas aeruginosa* in an experimental pyelonephritis model. J Microbiol Immunol Infect,2006,39(4):302-309.
9. Diard S, Toribio AI, Bourn Y, *et al*. Environmental signal implicated in Dr fimbriae release by pathogenic *Escherichia coli*. Microb Infect,2006,8(7):1851-1858.

第九节 心血管系统感染

心血管系统从结构上分为三部分,即心内膜和血管内膜、心肌和动脉的肌层、心包膜。几乎所有病原体侵入人体后,均可累及心脏,导致心内膜炎、心肌炎和(或)心包炎。心内膜、心肌或心包可单一受累,亦可同时受累。心内膜炎及心包炎多由病原体直接侵犯心内膜或心包所致,心肌病变可为病原体的侵犯所致,更多是其内毒素、血管栓塞或免疫反应所致的损害。

Ⅰ 心内膜炎

感染性心内膜炎(infective endocarditis,IE)系指因细菌、真菌及立克次体等所致的心瓣膜或心壁心内膜的感染,伴赘生物形成,若未给予抗感染治疗或联合抗感染及手术治疗,具有致死性。过去的数十年,该疾病的流行特征逐渐改变,从既往主要影响有基础瓣膜疾病(多为风湿性心脏瓣膜病)的年轻患者,到目前主要影响老年患者及新的高危人群。皮肤病原菌(如葡萄球菌属)的比例相比口腔病菌(如链球菌属)越来越常见。

【病原学】

感染性心内膜炎的主要致病菌仍为链球菌属、葡萄球菌属及肠球菌属,占80%以上。然而近年来各病原菌所占的比例有所改变,不同的感染性心内膜炎分类,其病原菌谱有所不同(表11-9-1)。根据微生物学血培养结果,可分成以下几种类型:

表11-9-1 不同类型心内膜炎的病原菌

病原菌	自体瓣膜				人工瓣膜	
	社区获得性IE(%)	医疗保健相关IE(%)		静脉药瘾者IE(%)	早期PVE(%)	晚期PVE(%)
		医院获得性	非医院获得性			
金黄色葡萄球菌	20.0	47.0	42.0	68.0	36.0	18.0
凝固酶阴性葡萄球菌	6.0	12.0	15.0	3.0	17.0	20.0
肠球菌	9.0	14.0	17.0	5.0	8.0	13.0
草绿色链球菌	28.0	11.0	6.0	10.0	2.0	10.0
牛链球菌	10.0	3.0	3.0	1.0	2.0	7.0
HACEK	3.0	0.0	0.0	0.0	0.0	2.0
真菌	0.0	2.0	2.0	1.0	9.0	3.0
其他	14.6	7.5	10.0	3.0	6.0	14.0
血培养阴性	11.0	5.0	6.0	5.0	17.0	12.0

注:PVE:人工瓣膜感染性心内膜炎(prosthetic valve infective endocarditis)

一、血培养阳性的感染性心内膜炎

这是最常见及重要类型,致病菌通常为链球菌属、葡萄球菌属及肠球菌属。口腔链球菌(oral *Streptococci*),既往称为草绿色链球菌,包括一系列链球菌如血液链球菌(*S. sanguis*)、缓症链球菌(*S. mitis*)、唾液链球菌(*S. salivarius*)、变异链球菌(*S. mutans*)及麻疹孪生球菌(*Gemella morbillorum*),通常对青霉素敏感。*S. milleri* 或 *S. anginosus* 族(*S. anginosus*、*S. intermedius* 及 *S. constellatus*)需要区

别对待，因为这一类链球菌容易导致脓肿及血源性播散性感染，通常需要较长时间的抗感染治疗。营养变异缺陷性链球菌（nutritionally variant defective *Streptococci*）新近被划入其他链球菌类（*Abiotrophia* 及 *Granulicatella*），该类链球菌通常对青霉素耐药。牛链球菌/马链球菌属于 D 族链球菌，对青霉素敏感。在肠球菌中，粪肠球菌（*S. faecalis*）、屎肠球菌（*S. faecium*）及坚强肠球菌（*Enterococcus durans*）均可导致感染性心内膜炎，以粪肠球菌及屎肠球菌为主。金黄色葡萄球菌（简称金葡菌）通常导致自体瓣膜的心内膜炎，人工瓣膜心内膜炎中凝固酶阴性的葡萄球菌比例增加，然而仍以金葡菌为主。

二、抗生素使用后血培养阴性的感染性心内膜炎

见于抗生素治疗之前未考虑感染性心内膜炎，同时无血培养结果的不明原因发热患者；通常在停用抗生素后再次发热血培养阳性而得到诊断。在抗生素停用后一段时间患者血培养可保持阴性，常见于口腔链球菌及凝固酶阴性葡萄球菌。

三、血培养常为阴性的感染性心内膜炎

见于对培养要求较高、需要特殊培养基的一些病原微生物，如营养变异性链球菌（nutritionally variant *Streptococci*）、需特殊培养基的 HACEK 组革兰阴性杆菌，包括副流感嗜血杆菌（*Haemophilus parainfluenzae*）、嗜沫嗜血杆菌（*H. aphrophilus*）、副嗜沫嗜血杆菌（*H. paraphrophilus*）、流感嗜血杆菌（*H. influenzae*）、伴放线菌放线杆菌（*Actinobacillus actinomycetemcomitans*）、人心杆菌（*Cardiobacterium hominis*）、啮蚀艾肯菌（*Eikenella corrodens*）、金氏菌属（*Kingella kingae*/*K. denitrifican*）、布鲁司菌及某些真菌。

四、血培养持续阴性的感染性心内膜炎

约有 5% 的感染性心内膜炎患者血培养总是阴性，这包括部分胞内菌如贝氏柯克斯体（*Coxiella burnetii*）、巴尔通体属（*Bartonella*），衣原体属（*Chlamydia*）及 *Tropheryma whipplei*。贝氏柯克斯体可导致 Q 热，*Tropheryma whipplei* 为最新报道的导致 Whipple 病的病原菌。诊断这些疾病需藉助于血清学检测，基因扩增或细胞培养。

【流行病学及分类】

20 世纪 50 年代之前，心内膜炎主要与风湿性心脏病有关，尤其以受损的二尖瓣或主动脉瓣被感染为主，多发生于儿童及年轻成人，主要病原体为口腔及牙齿来源的细菌，因此龋齿、牙龈疾病及牙科治疗可增加发病风险。随着风湿性心脏病发病率的下降，风湿性瓣膜病的心内膜炎发生率随之下降，感染性心内膜炎的高危人群逐渐改变，多见于静脉药瘾者（平均年龄 30～40 岁）、人工瓣膜患者、有慢性基础疾病患者（如糖尿病患者、长期需要透析的尿毒症患者）及老年患者退行性瓣膜病变者。国内习惯根据病程将感染性心内膜炎分为急性感染性心内膜炎及亚急性感染性心内膜炎，然而该分类方法未能很好反映不同的临床状况，欧美等西方发达国家多按照感染部位及是否存在心内的外源性植入材料将其分为左侧自体瓣膜感染性心内膜炎（left-sided native-valve，IE）、左侧人工瓣膜感染性心内膜炎（left-sided prosthetic valve IE，PVE）、右侧感染性心内膜炎（right-sided IE）及装置相关感染性心内膜炎（device-related IE）（表 11-9-2）。

表 11-9-2　感染性心内膜炎的分类

根据感染的部位和是否存在心内外源性植入材料
左侧自体瓣膜感染性心内膜炎
左侧人工瓣膜感染性心内膜炎（PVE）[a]
• 早期 PVE　瓣膜手术后 1 年内发生的 PVE
• 晚期 PVE　瓣膜手术后 1 年以后发生的 PVE
右侧感染性心内膜炎
装置相关感染性心内膜炎（如永久性起搏器、复律除颤器）
根据感染获得途径
卫生保健相关感染性心内膜炎

续表

• 医院获得性	症状和体征在入院48小时后出现
• 非医院获得性	症状和体壮在入院48小时内出现，其卫生保健相关包括以下情况： • 家庭护理或静脉输液，血液透析，静脉化疗药物使用后30日内发生IE • 最近90日曾被收住急救中心 • 住在护理中心或长期保健部门
社区获得性心内膜炎	感染性心内膜炎的症状和体征在入院前或入院后小于48小时发生，同时不符合以上医院相关的条件
静脉药瘾者相关心内膜炎	感染性心内膜炎发生于未控制的静脉药瘾者而找不到其他感染途径
活动性感染性心内膜炎	
持续性发热和血培养阳性或 外科手术见到活动性炎症的 形态学表现或 患者正在接受抗生素治疗或 组织病理学活动性炎症的证据	
再次出现(recurrence)	
复发(relapse)	6个月内再次出现同一病原菌引起的心内膜炎
重新感染(reinfection)	6个月后出现的由同一病原菌引起的心内膜炎 由不同病原菌引起的心内膜炎

注：a：最初根据人工瓣膜置换术后发生感染性心内膜炎的时间间隔，将小于2个月定义为早期人工瓣膜心内膜炎，而大于2个月相应定义为晚期人工瓣膜心内膜炎。然而随后的研究表明人工瓣膜置换术1年后致病菌群的分布明显改变，因此目前以1年为早期和晚期的分界点

【发病机制与病理解剖】

一、发病机制

血液中的病原菌在受损瓣膜上定植是感染性心内膜炎的始发因素。当瓣膜内皮损伤暴露其下结缔组织的胶原纤维时，血小板在该处聚集，形成血小板微血栓及纤维蛋白沉着，成为结节样无菌性赘生物，称非细菌性血栓性心内膜炎，是细菌定居瓣膜表面的重要因素。内皮损伤可以是物理性的，如人工瓣膜或先天性心脏病的血液湍流、电极和导管及静脉药瘾者注射液中的特殊成分等；亦可为炎症性，如风湿性心脏瓣膜疾病及老年人的瓣膜退行性疾病。

（一）微生物因素

感染性心内膜炎的病原菌绝大多数为革兰阳性球菌，如链球菌属、葡萄球菌属及肠球菌属（表11-10-2）。这些细菌可藉助表面的一些黏附与细胞外基质蛋白结合并在受损瓣膜上定植，这些黏附素为蛋白或多糖类物质，统称为MSCRAMMs（microbial surface component reacting with adhesive matrix molecules）。金葡菌的凝集因子A（clumping factor A，ClfA）及纤维连接蛋白结合蛋白A（fibronectin-binding protein A，FnBPA）与黏附和侵袭相关。凝集因子A（又称纤维蛋白原结合蛋白A）介导细菌与无菌性赘生物的初始结合，随后纤连蛋白的结合引起内皮细胞的内化，导致局部促炎症和促凝血反应。炎症的内皮表达一系列的分子，如β1家族整合素，整合素可与纤维连接蛋白结合。纤维连接蛋白可进一步促使细菌黏附、炎症、组织损伤及赘生物生长。因而，退行性病变（如动脉硬化）所致的局部炎症可直接引起内皮细胞感染。部分胞内菌（如贝氏柯克斯体、巴通体属、衣原体属及军团菌属）所致的感染性心内膜炎可能与此机制相关。

（二）短暂菌血症

牙科手术操作引起的短暂菌血症已证实在导管相关主动脉瓣赘生物形成中起重要作用。手术过程中的菌血症程度及病原菌的毒力均非常重要，在众多齿龈微生物中，可与受损瓣膜黏附的病菌（如葡萄球菌及链球菌）方可导致感染性心内膜炎。日常生活，如刷牙和咀嚼，亦可导致菌血症发作。这种情况下菌血症病菌载量往往较低（1～100CFU/ml），持续时间亦较短（小于10分钟），但可反复出现。日常生活、物理活动所致的菌血症，一年累计病菌载量可达到一次牙科手术操作菌血症病菌载量的10万倍，这可以解释为何

众多感染性心内膜炎无相应外科手术史。动物模型亦证实，持续性低病菌载量的静脉输注和一次性注射大剂量病菌同样具有感染性，感染性心内膜炎的发生与病菌总量相关，而非菌血症病菌峰载量。这对制定预防感染性心内膜炎的方案非常重要。

（三）机体防御能力

血液中的补体系统 C5b～C9 膜攻击复合物可使革兰阴性菌的外膜穿孔，进一步引起病菌死亡；而革兰阳性菌由于其缺少外膜，同时细胞膜受到厚的肽聚糖保护，对膜攻击复合物抵抗。然而，部分革兰阴性菌可因具有厚的荚膜，或是细菌表面结构的改变，从而对膜攻击复合物抵抗，如铜绿假单胞菌。激活的血小板可产生血小板杀菌蛋白（platelet microbicidal proteins，PMPs），参与机体非特异性的防御反应。从感染性心内膜炎患者血液中分离的病原菌对 PMPs 抵抗，然而从其他类型感染中分离的类似病原菌对 PMPs 是敏感的。获得性免疫在感染性心内膜炎中的作用存在争议。机体免疫难以清除病原菌，需要藉助于抗感染治疗。

二、病理解剖

赘生物常位于血流从高压腔经病变瓣口或先天缺损至低压腔产生高速射流及湍流的下游，如二尖瓣关闭不全的瓣叶心房面，有利于微生物沉积及生长。高速射流冲击心脏或大血管内膜处可致局部损伤，如二尖瓣反流面对的左心房壁、未闭动脉导管射流面对的肺动脉壁的内皮损伤，并易于感染。本病在压差小的部位，如房间隔缺损及大室间隔缺损或血流缓慢时，如心房颤动和心力衰竭时少见，瓣膜狭窄时较关闭不全少见。基本病理变化为在心瓣膜表面附着由血小板、纤维蛋白、红细胞、白细胞及感染病原体沉着而组成的赘生物（图 11-9-1）。后者可延伸至腱索、乳头肌和室壁内膜。赘生物下的心内膜有炎症反应及灶性坏死。以后感染病原体被巨噬细胞吞噬，赘生物被纤维组织包绕，发生机化、玻璃样变或钙化，最后被内皮上皮化。但部分赘生物愈合程度不一，有些愈合后还可复发，重新形成病灶。病变严重者，心瓣膜可形成深度溃疡，甚至发生穿孔。偶见乳头肌和腱索断裂。本病的赘生物较风湿性心内膜炎所产生者大而脆，容易碎落成感染栓子，随循环血流播散到身体各部产生栓塞，以脑、脾、肾及肢体动脉为多，导致相应脏器的梗死或脓肿。栓塞阻碍血流，或破坏血管壁，引起囊性扩张形成细菌性动脉瘤，常为致命的并发症。如脑部的动脉滋养血管栓塞而产生动脉瘤，往往可突然破裂而引起脑室内或蛛网膜下腔出血导致死亡。

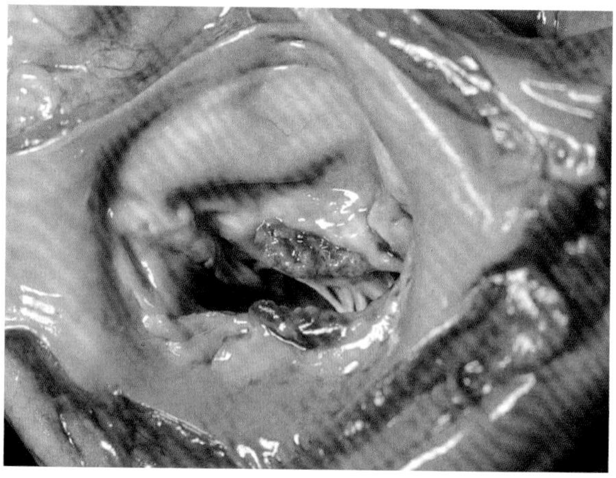

图 11-9-1　金葡菌心内膜炎患者的二尖瓣赘生物

本病常有微血栓或免疫机制引起的小血管炎，如皮肤黏膜瘀点、指甲下出血、Osler 结及 Janeway 损害等。感染病原体与体内产生相应的抗体结合成免疫复合物，沉着于肾小球的基底膜上，引起局灶性、弥漫性或膜型增殖性肾小球肾炎，后者可致肾衰竭。

【临床表现】

潜伏期长短不一，各种病因引起菌血症，到出现感染性心内膜炎的临床症状，时间多在 2 周以内，但不少患者无明确细菌进入途径可寻。

一、发热

90% 以上病例有发热，通常呈不规则热或弛张热。除急性感染性心内膜炎外，体温大多不超过 39.5℃。约有 5% 病例无发热，可见于心力衰竭、肾衰竭、老年人和近期内用过退热药、抗生素及疾病终末期或极度衰竭的患者。此外，可有全身不适、疲乏软弱、食欲不振、头痛、肌肉关节痛、体重减轻、寒战、夜汗、恶心、呕吐、肌肉关节酸痛及进行性贫血等非特异性全身症状。因此，本病常易误诊为结核病、结缔组织病、恶性肿瘤或其他慢性疾病。

二、心脏体征

80%～85% 的患者可闻及心脏杂音，主要表现为原有杂音强度和性质的变化，或出现新的杂音。典型的"可变性杂音"及新出现的杂音（多为主动脉瓣关闭不全）常见于急性金葡菌心内膜炎。新出现主动脉瓣反流性杂音的患者，90% 以上将会发生充血性心力衰竭，这是导致死亡的重要原因。二尖瓣脱垂综合征患者发生感染性心内膜炎，原有的收缩晚期杂音将变为全收缩期杂音。

感染性心内膜炎累及心肌和传导系统，可致心律失常，出现过早搏动或心房颤动。

三、周围体征

多为非特异性，近年已不多见，包括皮肤黏膜淤点、指（趾）甲下线状出血（图 11-9-2）、Roth 斑（为视网膜的卵圆形出血斑，其中心呈白色，多见于亚急性感染，图 11-9-3）、Osler 结节（为指和趾垫出现的豌豆大的红或紫色痛性结节，较常见于亚急性者，图 11-9-4）及 Janeway 损害（为手掌和足底处直径 1 ~ 4mm 无痛性出血红斑，主要见于急性患者，图 11-9-5）。引起这些周围体征的原因可能是微血管炎或微栓塞。

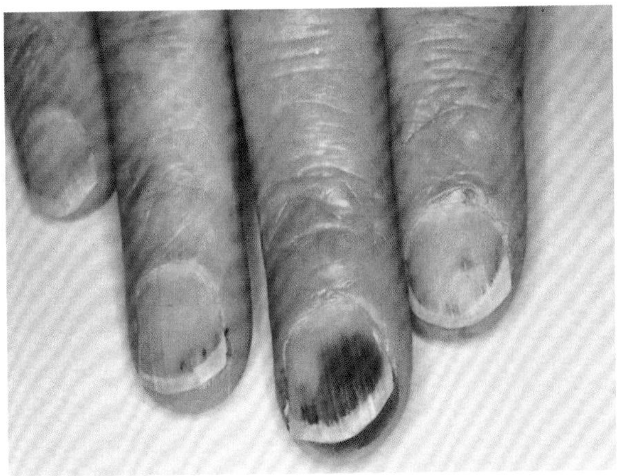

图 11-9-2　感染性心内膜炎患者的指甲下线状出血

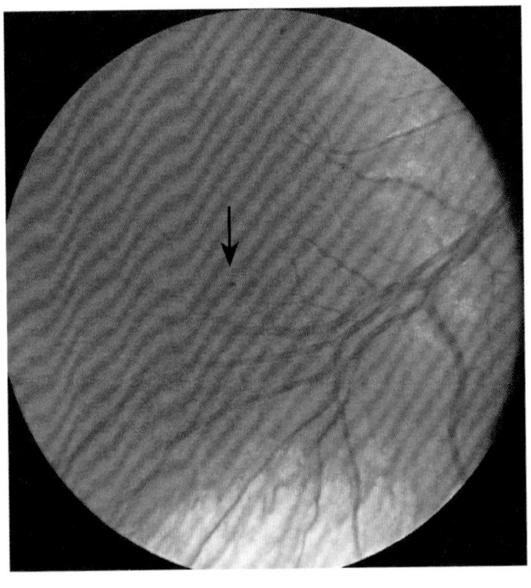

图 11-9-3　感染性心内膜炎患者的 Roth 斑（箭头所指处）

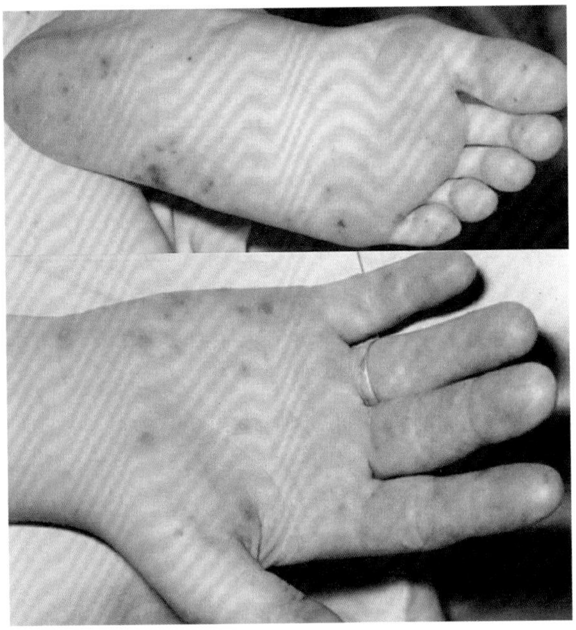

图 11-9-4　感染性心内膜炎患者的 Olser 结节

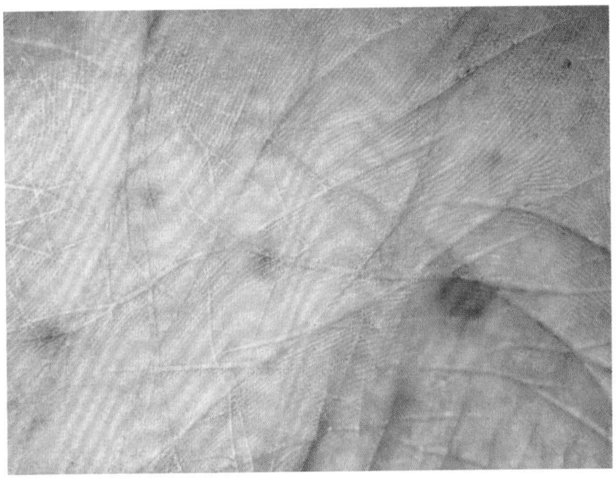

图 11-9-5　金葡菌心内膜炎患者的 Janeway 损害

四、动脉栓塞

赘生物导致动脉栓塞占 20% ~40%，可发生于机体任何部位。脑、心脏、脾、肾、肠系膜及四肢为临床所见的体循环动脉栓塞部位。

感染性心内膜炎的临床表现可因致病菌、是否有基础心脏疾病、患者年龄及免疫状态等多因素而表现多样。可为急性快速进展的感染，亦可表现为亚急性或慢性的临床过程。老年人或免疫缺陷的表现常不典型，发热不如年轻患者常见。故患者可就诊于不同科室，可被诊断为一系列其他疾病如慢性感染、风湿性疾病及恶性肿瘤，出现以下临床情况时应警惕是否存在感染性心内膜炎可能，早期寻求心脏病学及感染病学专家的意见非常重要。

出现以下情况应高度警惕感染性心内膜炎：①新出现的反流性杂音；②原因不明的栓塞；③原因不明的败血症（特别是引起 IE 的常见病原菌）；④发热：为 IE 最常见的症状。

发热同时具有以下情况需要考虑是否存在感染性心内膜炎：①心内人工材料（如人工瓣膜、起搏器、植入除颤器，导管）；②既往有感染性心内膜炎病史；③既往有瓣膜或先天性心脏病史；④其他感染性心内膜炎的易感因素（如免疫缺陷）；⑤易感或是最近有针对败血症的干预治疗；⑥具有充血性心力衰竭的证据；⑦新的传导障碍；⑧血培养为导致 IE 的常见致病菌或 Q 热血清学检测阳性（微生物检测阳性可出现于心脏表现之前）；⑨微血栓或免疫机制引起的小血管炎，如皮肤黏膜瘀点、指甲下出血、Osler 结及 Janeway 损害等；⑩局灶或非特异性的神经系统症状和体征；⑪肺栓塞或浸润的证据（右心 IE）；⑫周围不明原因脓肿（肾脏、脾脏、脑、脊柱）。

【并发症】

一、心脏并发症

（一）心力衰竭

最常见并发症，主要由瓣膜关闭不全所致，主动脉瓣受损者最常发生（75%），其次为二尖瓣（50%）及三尖瓣（19%）；瓣膜穿孔或腱索断裂导致急性瓣膜关闭不全时可诱发急性左心衰竭。

（二）心肌脓肿

常见于金葡菌及肠球菌感染，特别是凝固酶阳性的葡萄球菌。可发生于心脏任何部位，以瓣周组织特别在主动脉瓣环多见，可致房室和室内传导阻滞，心肌脓肿偶可穿破导致化脓性心包炎。

（三）急性心肌梗死

大多由冠状动脉栓塞所致，以主动脉瓣感染时多见，少见原因为冠状动脉细菌性动脉瘤。

（四）化脓性心包炎

不多见，主要发生于急性患者。

（五）心肌炎

二、菌性动脉瘤

菌性动脉瘤约占 30% ~50%，多见于亚急性者。以真菌性动脉瘤最为常见。受累动脉依次为近端主动脉（包括主动脉窦）、脑、内脏及四肢，一般见于病程晚期，多无症状，为可扪及的搏动性肿块，发生于周围血管时易诊断，如发生在脑、肠系膜动脉或其他深部组织的动脉时，往往直至动脉瘤破裂出血时，方可确诊。不能缓解的局限性头痛提示脑部有动脉瘤，局部压痛或有波动性包块提示该处有动脉瘤存在。

三、迁徙性脓肿

多见于急性患者，亚急性者少见，多发生于肝、脾、骨髓及神经系统。

四、神经系统并发症

神经精神方面的并发症发生率约 10% ~15%，多见于金葡菌感染。临床表现有头痛、精神错乱、恶心、失眠及眩晕等中毒症状；脑部血管感染性栓塞所致的一系列症状，以及由于脑神经和脊髓或周围神经损害所致的偏瘫、截瘫、失语、定向障碍及共济失调等运动、感觉障碍和周围神经病变。

五、肾脏并发症

大多数患者有肾损害，包括：①肾动脉栓塞和肾梗死，多见于急性患者；②免疫复合物所致局灶性及弥漫性肾小球肾炎（后者可致肾衰竭），常见于亚急性患者；③肾脓肿不多见。

【实验室检查】

一、一般检查

血常规红细胞及血红蛋白降低，正常色素正常细胞型贫血常见，贫血程度与病程长短有关。偶可有溶血现象。白细胞计数在无并发症的患者可正常或轻度增高，有时可见到核左移。脾肿大者白细胞和血小板可减少。尿常规检查常有显微镜下血尿和轻度蛋白尿。肉眼血尿提示肾梗死。红细胞管型及大量蛋白尿提示弥漫性肾小球性肾炎。血沉及 C 反应蛋白多增高，然而没有特异性。

二、病原学检查

（一）血培养

血培养是诊断菌血症和感染性心内膜炎的最重要方法，可获得药敏实验结果指导治疗。在近期未接受过抗生素治疗的患者血培养阳性率可高达95%以上，其中90%以上患者的阳性结果获自入院后第1日采取的标本。患者应在入院后3小时内，每隔30分钟1次，共取3次血标本后开始经验治疗。每次严格无菌采取静脉血10ml做需氧及厌氧培养。应避免从中心静脉导管中采血，因培养假阳性率较高。污染菌多为葡萄球菌属。本病菌血症为持续性，仅单次血培养阳性（特别是凝固酶阴性葡萄球菌或棒状菌）通常提示是污染的，也无需在体温高峰时采血。尽管厌氧菌所致的感染性心内膜炎少见，仍需要做厌氧培养检测拟杆菌属（*Bacteroides*）及梭菌属（*Clostridium*）。若血培养5日仍是阴性，传代培养至巧克力平板培养基有利于发现需要特殊培养基的细菌。延长培养时间可使污染的几率增加，此种情况应选择其他检测方法。

血培养阴性感染性心内膜炎约占所有IE的2.5%～31%，多与之前使用抗生素相关，因而需停止使用相应抗生素及重新培养。还有一部分血培养阴性的IE与病原菌需要特殊培养基，此外有些病原菌血培养总是阴性，需要其他的病原菌检测方法。

（二）组织学/免疫学技术

切除的瓣膜组织或是栓子片段的病理学检测仍然是诊断感染性心内膜炎的金标准，可通过特殊的染色或免疫组织化学技术发现致病菌，对治疗亦有指导作用。电镜的敏感性较高，亦可发现一些新的病原微生物，但花费较高且费时。贝氏柯克斯体（IgG 1相滴度>1∶800具有诊断价值）及巴尔通体属可藉助直接免疫荧光或ELISA技术得到诊断。尿液免疫学检查可发现一些病原菌的降解片段（如军团菌属）。

（三）分子生物学技术

多聚酶链式反应（PCR）可用来检测需要特殊培养基的病原菌及部分无法血培养的病原菌。目前主要用于瓣膜及栓子标本检测，不能取代血培养的地位，仅在血培养阴性时作为替代方法，应注意其有假阳性。此外，感染控制后数月PCR亦可能阳性。

三、心电图检查

一般无特异性。在并发栓塞性心肌梗死、心包炎时可显示特征性改变。在伴有室间隔脓肿或瓣环脓肿时可出现不全性或完全性房室传导阻滞、束支传导阻滞或室性期前收缩。

四、放射影像学检查

仅对并发症如心力衰竭及肺梗死的诊断有帮助，肺部多处小片状浸润阴影提示脓毒性肺栓塞所致肺炎。左心衰竭时有肺淤血或肺水肿征。主动脉细菌性动脉瘤可致主动脉增宽。细菌性动脉瘤有时需经血管造影诊断。CT扫描有助于较大的主动脉瓣周脓肿、脑梗死、脑脓肿及脑出血的诊断。新近研究发现多层螺旋CT及图像重建可较好的显示感染性心内膜炎相关心脏瓣膜赘生物、脓肿及假性动脉瘤。

五、超声心动图

如果超声心动图发现赘生物、瓣周并发症等支持心内膜炎的证据，可帮助明确IE诊断（表11-9-3）。经胸超声检查（transthoracic echocardiography，TTE）可检出50%～75%的赘生物；经食管超声（transoesophageal echocardiography，TEE）可检出<5mm的赘生物，敏感性高达95%以上。因此，当临床诊断或怀疑IE时，主张行经食管超声检查，超声心动图未发现赘生物时并不能除外IE，必须密切结合临床。赘生物≥10mm时，易发生动脉栓塞。感染治愈后，赘生物可持续存在。除非发现原有赘生物增大或新赘生物出现，否则难以诊断复发或再感染。超声心动图及多普勒超声亦可明确基础心脏病（如瓣膜病、先天性心脏病）、IE的心内并发症（如瓣膜关闭不全，瓣膜穿孔、腱索断裂、瓣周脓肿及心包积液等）及瓣膜反流的严重程度和左室功能评估（图11-9-6）。

表11-9-3　超声心动图在感染性心内膜炎中的运用

诊断
• TTE是怀疑感染性心内膜炎时首选影像检查
• TEE用于临床高度怀疑IE但TTE正常时
• 若初始检查正常而临床仍高度怀疑IE应于7～10日内复查TTE/TEE
• 即使TTE检查阳性，大多数成年患者仍需考虑TEE，因为其相比TTE具有更高的敏感性和特异性，特别是对于脓肿的诊断和赘生物大小的测量

续表

- 若一个高质量的 TTE 检查阴性同时临床上 IE 的可能性较小，此时无需行 TEE

治疗过程中随访

- 若出现新的 IE 并发症(如新的杂音、栓塞、持续发热、心力衰竭、脓肿、房室传导阻滞)，应复查 TTE/TEE
- 无进一步并发症出现的 IE，亦需要 TTE/TEE 随访，以发现新的无明显症状的并发症和监测赘生物的大小；随访的时间间隔或方式(TTE 或 TEE)可按初始的检查结果，病原菌的种类以及治疗反应选择

手术期间

- 所有需要外科治疗的患者，手术期间需要超声心动图检查

治疗结束后随访

- 治疗结束后需要行超声心动图评估心脏和瓣膜的形态和功能

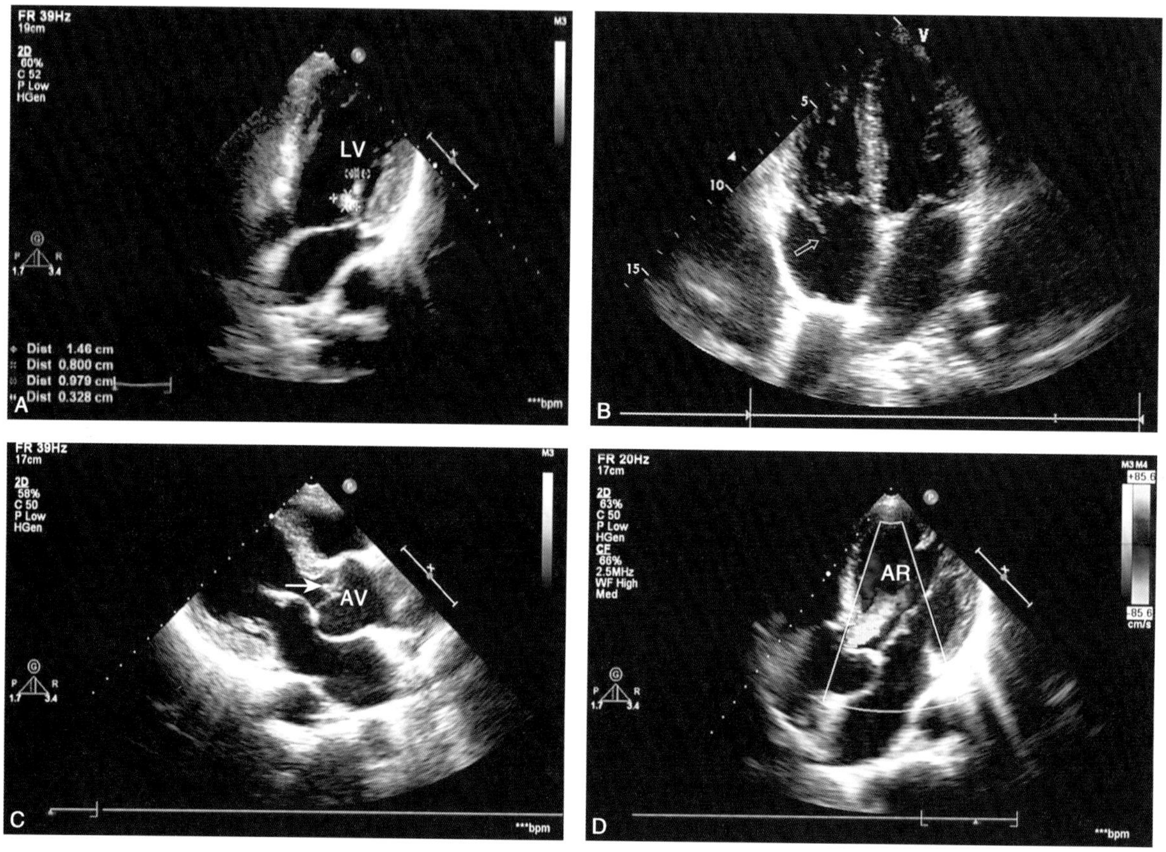

图 11-9-6　心内膜炎的超声心动图表现

注：A. 心尖长轴观示二尖瓣赘生物回声；B. 心尖四腔观示三尖瓣赘生物回声；C. 胸骨旁左室长轴观示主动脉瓣赘生物回声；D. 心尖五腔观示主动脉瓣中度关闭不全

超声心动图尽管可检出赘生物，评估瓣膜功能，敏感性较高，然而特异性略差，超声不能鉴别感染性赘生物与自身瓣膜的无菌性损害；不能区分赘生物与人工瓣膜上的血栓或血管翳；不能区分自身瓣膜心内膜炎患者的活动性抑或治愈的赘生物。赘生物有时易与增厚的瓣膜、断裂的腱索、瓣膜钙化和结节及肿瘤相混淆。

六、血清免疫学检查

常提示免疫功能的应激和炎症反应。25% 的患者有高丙种球蛋白血症，80% 的患者出现循环中免疫复合物，病程 6 周以上的亚急性患者中 5.0% 类风湿因子试验阳性。血清补体降低见于弥漫性肾小球肾炎。上述异常在感染治愈后消失。

【诊断】

1981 年 VonReyn 曾提出经严格定义的感染性心内膜炎诊断标准(Beth Israel 标准)，数十年来，由于人工瓣、静脉药瘾、老年患者发病率的上

升及致病菌的改变,本病临床表现已有较大不同。超声心动图的发展及急性期手术治疗的应用已使本病的诊断治疗改观,使许多学者对此标准进行修订。1994 年 Duke 大学将 Beth Israel 标准中重要的诊断依据和经胸、经食管超声所见相结合提出一个新的标准(Duke 标准)。Duke 诊断标准的特异性达 99%,敏感性为 80%左右,均较 Beth Israel 标准高。2000 年美国感染病协会制订了改良的 Duke 诊断标准(表 11-9-4 及表 11-9-5),血培养及超声心动图仍是诊断感染性心内膜炎的主要指标;修订的内容主要与 Q 热、逐渐增多的葡萄球菌感染及 TEE 运用相关。国内尚无类似标准。

表 11-9-4　感染性心内膜炎改良的 Duke 诊断标准(A)

主要标准

血培养阳性

- 两次不同血培养标本出现典型的致感染性心内膜炎的微生物(草绿色链球菌、牛链球菌、金葡菌、HACEK 组、无原发灶的社区获得性肠球菌)
- 与感染性心内膜炎一致的持续性血培养阳性(至少两次的采血间隔时间>12 小时血培养阳性;3 次全部,或首次和最后一次血培养时间间隔≥1 小时之间的≥4 次的大多数血培养阳性)
- 单次贝氏柯克斯体培养阳性或 IgG phase 1 滴度≥1∶800

心内膜受累的证据

新出现瓣膜反流(增强或改变了原来不明显的杂音)

超声心动图阳性表现:

- 在瓣膜或其支持结构上,或瓣膜反流路径上,或在医源性装置上出现振荡的物质而不能用其他解剖上的原因解释
- 脓肿
- 人工瓣膜的新的部分裂开

次要标准

- 易患因素　既往有心脏病史或静脉药物成瘾者
- 发热　体温≥38℃
- 血管征象　主要动脉栓塞、脓毒性肺梗死、真菌性动脉瘤、颅内出血及 Janeway 损害
- 免疫系统表现　肾小球肾炎、Osler 结、Roth 点及类风湿因子等阳性
- 微生物学证据　血培养阳性,但不符合上述主要标准,或与感染性心内膜炎相符的致病菌的血清学检查

表 11-9-5　感染性心内膜炎改良的 Duke 诊断标准(B)

明确的感染性心内膜炎

- 赘生物的组织病理活检或细菌学证据
- 2 个主要指标
- 1 个主要标准+3 个次要标准
- 5 个次要标准

可能的感染性心内膜炎

- 1 个主要标准+1 个次要标准
- 3 个次要标准

不支持感染性心内膜炎

- 具有明确的其他诊断
- 感染性心内膜炎相关表现在抗生素治疗 4 日内消退
- 抗生素治疗不足 4 日,外科活检或尸检未发现感染性心内膜炎的证据
- 不符合以上的可能的感染性心内膜炎诊断指标

【鉴别诊断】

本病的临床表现涉及全身多脏器,既多样化,又缺乏特异性,需与之鉴别的疾病较多。亚急性者应与急性风湿热、系统性红斑狼疮、左房黏液瘤、淋巴瘤腹腔内感染及结核病等鉴别。急性者应与金葡菌、淋球菌、肺炎球菌及革兰阴性杆菌败血症鉴别。

【预后】

未治疗的急性患者几乎均在 4 周内死亡。亚急性者的自然史一般为 6 个月。随着抗感染治疗及外科手术治疗的发展,预后有所改善,目前约有 50%的患者在住院期间接受手术治疗。约有 2.7% ~22.5%的患者出现 IE 复发,报道的住院期间病死率约为 9.6% ~26%,10 年存活率约为

60%～90%。预后不良因素中以心力衰竭最为严重,其他包括主动脉瓣损害、肾衰竭、革兰阴性杆菌或真菌致病、瓣环或心肌脓肿、老年等。死亡原因为心力衰竭、肾衰竭、栓塞、细菌性动脉瘤破裂及严重感染。

【治疗】

一、抗生素治疗

感染性心内膜炎的成功治疗有赖于抗菌治疗清除病原菌。必要时外科清除感染组织及引流脓肿。机体的防御作用对清除病原菌帮助有限,这可解释杀菌剂治疗效果要明显好于抑菌剂。氨基糖苷类抗生素与作用于细胞壁的抗生素(如β-内酰胺类和糖肽类抗生素)联合使用具有协同抗菌效应,可缩短抗菌疗程(如口腔链球菌)及清除特殊病原菌(如肠球菌)。氨基糖苷类抗生素一般小剂量短期应用。庆大霉素应用资料最多,然而即使是小剂量的短期使用庆大霉素(3mg/L),仍可增加肾损伤的发生率。应每周监测肾功能及血药浓度,若采用每日1次的用药方案,则用药前抗生素谷浓度应小于1mg/L,用药1小时后(峰浓度)约为10～12mg/L,而每日3次用药方案的峰浓度约为4～5mg/L。国内有学者推荐阿米卡星(amikacin,丁胺卡那霉素)替代庆大霉素,剂量为每日0.4～0.6g,分次静脉注射或肌内注射。抗生素使用过程中细菌可产生耐受,这与耐药不同,因为耐受的细菌在快速生长时依然对抗生素敏感。这些耐受的细菌生长缓慢或是休眠状态,多见于赘生物中或是细菌生物膜中(如PVE),停药后细菌仍可大量繁殖,因此需要较长时间的抗生素治疗(6周)。对抗生素耐受的细菌,杀菌剂的联合运用效果要优于单药治疗。对于葡萄球菌PVE通常需要加用利福平以杀灭生物膜中细菌。对于NVE瓣膜置换后的抗生素治疗应依照NVE的治疗方案。抗生素疗程应从有效抗生素使用开始计算,而不是依据手术日期。手术后,仅在瓣膜培养阳性的情况下才需要重新全疗程的抗生素治疗。应保持足够高的抗生素血药浓度,以利于药物进入赘生物及生物膜中,在病原菌不明时采用经验抗感染方案,病原菌明确后应依据药敏结果选择合理的抗生素治疗方案。

(一)经验治疗

入院后的患者应每隔30分钟采血1次,获得3次血培养标本后开始经验抗感染治疗。初始的经验治疗方案的选择取决于患者是否已使用过抗生素,是PVE还是NVE,以及当地病原菌的流行情况。NVE或晚期PVE可选择氨苄西林舒巴坦每日12g(阿莫西林舒巴坦每日6～9g),分3～4次静滴,联合庆大霉素每日3mg/kg,分1次或3次静滴或肌注,疗程4～6周。对β-内酰胺酶抗生素过敏可选用万古霉素30mg/kg,分两次静滴+庆大霉素每日3mg/kg,分2～3次静滴或肌注+环丙沙星每日1000mg分两次口服或800mg/日分2次静滴,疗程4～6周。早期PVE可选用万古霉素30mg/kg,分两次静滴+庆大霉素每日3mg/kg,分2～3次静滴或肌注+利福平每日900mg分两次口服。

(二)已知致病微生物时的治疗

1. 对青霉素敏感(MIC<0.125mg/L)的口腔链球菌和D族链球菌　青霉素每日G 1200～1800万U,分次静脉点滴,每4小时1次,儿童每日20万U/kg;阿莫西林每日4g或氨苄西林每日100～200mg/kg,分3～4次静滴;头孢曲松每日2g,儿童每日100mg/kg,每日1次静滴。对β-内酰胺酶抗生素过敏可选用万古霉素每日30mg/kg(儿童每日40mg/kg),分两次静滴。NVE疗程为4周,PVE为6周。若联合庆大霉素每日3mg/kg或奈替米星每日4～5mg/kg,对于没有并发症的感染性心内膜炎,可将疗程缩短为2周。绝大多数口腔链球菌和D族链球菌对青霉素敏感。

2. 对青霉素相对抵抗(MIC 0.125～2mg/L,亦有认为MIC 0.125～0.5mg/L)的口腔链球菌及D族链球菌　青霉素G每日2000万U,分6次静滴,或万古霉素每日30mg/kg(儿童每日40mg/kg),分2次静滴,或头孢曲松每日2g,每日1次静滴。NVE疗程为4周,PVE为6周,最初2周需加用庆大霉素每日3mg/kg或奈替米星每日4～5mg/kg。

3. 肺炎链球菌及β-溶血性链球菌(A、B、C及G族)　该类链球菌与口腔链球菌和D族链球菌治疗大致相同,但需注意2周疗程不适宜于该类链球菌,特别是β-溶血性链球菌常有脓肿形成,需外科手术处理。此外,肺炎链球菌败血症可合并脑膜炎,脑脊液中的肺炎链球菌很多对青霉素耐药,故不适宜选用青霉素治疗。可选择第三代头孢菌素和(或)万古霉素。

4. 葡萄球菌属　金葡菌常导致急性破坏性

IE，而凝固酶阴性葡萄球菌瓣膜损害发展相对较慢（*S. lugdunensis* 和部分 *S. capitis* 病例除外），治疗方案见表 11-9-6。氨基糖苷类在该类情况 IE 中的作用尚未有系统阐述，可选择性使用，通常 NVE 使用 3～5 日，而 PVE 用药 2 周。金葡菌 PVE 的病死率很高（>45%），常需要早期瓣膜置换，总的抗生素疗程较长，需要较长时间的氨基糖苷类抗生素，亦需加用利福平以杀灭生物膜中的病原菌。万古霉素是耐甲氧西林金葡菌的最重要治疗药物，但近年来已分离到万古霉素中度敏感甚至耐药金葡菌菌株，导致治疗失败。此种情况可选用新的抗生素如达托霉素及奎奴普丁-达福普汀（quinopristin-dalfopristin）等。达托霉素为脂肽类抗生素，主要通过钙依耐性结合而扰乱细菌细胞膜的功能，是一种浓度依赖型抗生素，对生物膜中的细菌亦具有杀伤作用。一般用量为每日 6mg/kg，有研究认为加大剂量（每日 10mg/kg）对治疗感染性心内膜炎效果更好，鉴于体外研究发现联合使用庆大霉素或利福平可拮抗或延迟达托霉素的杀菌效应，在新的研究结果出现之前达托霉素最好单独使用。

表 11-9-6　葡萄球菌 IE 的抗生素治疗方案

抗生素	剂量和用药途径	疗程
自体瓣膜		
甲氧西林敏感葡萄球菌		
苯唑西林/氯唑西林联用	每日 12g，分 4～6 次静滴	4～6 周
庆大霉素[a]	庆大霉素每日 3mg/kg，分 1～3 次静滴或肌注	3～5 日
患者对青霉素过敏或甲氧西林耐药葡萄球菌		
万古霉素[b]	每日 30～40mg/kg，分两次静滴	4～6 周
联用		
庆大霉素[a]	庆大霉素每日 3mg/kg，分 1～3 次静滴或肌注	3～5 日
人工瓣膜		
甲氧西林敏感葡萄球菌		
苯唑西林/氯唑西林联用	每日 12g，分 4～6 次静滴	≥6 周
庆大霉素[c]	庆大霉素每日 3mg/kg，分 1～3 次静滴或肌注	2 周
利福平[d]	利福平每日 900mg，分 2～3 次口服	≥6 周
患者对青霉素过敏或甲氧西林耐药葡萄球菌		
万古霉素[b]	每日 30～40mg/kg，分两次静滴	≥6 周
联用		
庆大霉素[c]	庆大霉素每日 3mg/kg，分 1～3 次静滴或肌注	2 周
利福平	利福平每日 900mg，分 2～3 次口服	≥6 周

注：[a] 添加庆大霉素的临床意义尚未正式阐明，可增加肾毒性，因此为根据情况选择性短期应用；[b] 万古霉素的血药谷浓度 25～30mg/L；[c] 尽管添加庆大霉素的临床意义尚未正式阐明以及可能存在肾毒性，PVE 中仍建议使用，但需要每周监测血药浓度和肾功能；[d]PVE 中利福平有利于杀灭生物膜中细菌，因此推荐联合应用；但 NVE 中利福平的作用尚有争议，且利福平具有肝毒性以及影响其他药物如华法林的代谢，故目前 NVE 中不推荐应用

5. 肠球菌　90% 为粪肠球菌，少数情况屎肠球菌等亦可导致 IE。肠球菌很容易对杀菌药耐受，需要长时间联合使用作用于细胞壁的杀菌剂及氨基糖苷类药物。此外该类细菌很容易出现多重药物耐药，包括 β-内酰胺类药物、氨基糖苷类药物及万古霉素。对于青霉素敏感菌株可选择青霉素 G 或氨苄西林（阿莫西林）联合庆大霉素，氨苄西林/阿莫西林效果相对较好，需要联合使用较长时间（4～6 周）。若对庆大霉素耐药（MIC>500mg/L）可换用链霉素每日 15mg/kg，分两次肌注，最近有学者建议联合使用氨苄西林及头孢曲松，该两种药物与不同的青霉素结合蛋白结合产生协同抗菌效应。若细菌产生 β-内酰胺酶，可改用氨苄西林舒巴坦或阿莫西林克拉维酸钾等为基

础的联合治疗；若细菌对β-内酰胺类耐药是由于青霉素结合蛋白5（PBP5）的改变或是患者对β-内酰胺类药物过敏，可改用万古霉素为基础的联合治疗。若β-内酰胺类药物、氨基糖苷类药物及万古霉素多重耐药，可尝试选用利奈唑胺600mg，每日2次口服或静滴，至少8周（注意监测血象）或半合成链阳菌素类新药共杀素（synercid），由喹奴普汀（*quinupristin*）和达福普汀（*dafopristin*）两药以30∶70比例混合而成，每日3×7.5mg/kg至少8周；或采用β-内酰胺类药物连用方案如头孢曲松+氨苄西林、亚胺培南西司他丁钠+氨苄西林，至少8周。

6. 革兰阴性杆菌　HACEK组革兰阴性杆菌生长较缓慢，体外药物敏感实验对治疗的指导意义不大。部分HACEK组革兰阴性杆菌可产生β-内酰胺酶，使得氨苄西林无法作为一线治疗方案，相反这些病菌多对头孢曲松等第三代头孢类抗生素或喹诺酮类药物敏感，可选用头孢曲松每日2g治疗。对于不产酶的细菌可考虑联合使用氨苄西林与庆大霉素。非HACEK组革兰阴性杆菌所致的IE少见，但病情较重，需要早期手术和联合抗感染治疗。

7. 特殊病原菌（血培养阴性）　部分血培养阴性的IE的治疗方案见表11-9-7。

表11-9-7　血培养阴性IE的抗感染治疗方案

病原体	治疗方案	治疗目标
布鲁司菌属	多西环素（每日200mg）+复方新诺明（每12小时960mg）+利福平（每日300～600mg）口服，疗程大于3个月	抗体滴度<1∶60
贝氏柯克斯体	多西环素（每日200mg）+羟氯喹（每日200～600mg），口服；或多西环素（每日200mg）+喹诺酮类（如每日氧氟沙星400mg），口服，至少18个月	IgG 1期滴度<1∶200，同时IgA和IgM滴度<1∶50
巴通体属	（头孢曲松每日2g，静滴；或氨苄西林每日12g，静滴；或多西环素（每日200mg），口服）6周+氨基糖苷类（如庆大霉素每日3mg/kg）3周	手术率≥90%，但预后好治愈率亦≥90%
军团菌属	红霉素（每日3g），静滴2周，继续口服治疗4周+利福平（每日300～900mg）或环丙沙星（每日1.5g），口服6周	最优方案不明确
支原体属	新一代氟喹诺酮类（如莫西沙星每日0.4g），疗程大于6个月	最优方案不明确
Tropheryma whipplei	多西环素（每日200mg）+羟氯喹（每日200～600mg），口服，至少18个月；或复方新诺明治疗至少1年；或青霉素G（每日120万U）+链霉素（每日1g）治疗2周，然后改复方新诺明口服至少1年	具体疗程不明确

8. 真菌感染　多见于PVE、静脉药瘾者心内膜炎及免疫缺陷的患者。多为假丝酵母菌属及曲霉属，曲霉血培养常阴性。病死率较高（>50%），通常需要2药联合治疗及瓣膜置换。多数病例采用不同剂型的两性霉素B加或不加唑类抗真菌药（氟康唑、伏立康唑及泊沙康唑等），最近亦有采用棘球白素类抗真菌药物如卡泊芬净治疗假丝酵母菌心内膜炎。治疗疗程较长，或需要长期维持治疗。

二、外科治疗

约有50%的病例需要手术治疗，手术目的主要为控制感染和心脏的形态功能重建。主要的适应证（表11-9-8）及手术时机（表11-9-9）为心力衰竭（通常与瓣膜功能障碍相关）、未控制的感染（常有瓣膜周围侵袭及房室传导阻滞）及防止系统性的栓塞。外科手术的病死率约为6%～25%，多数医疗中心的长期存活率约为70%。关于手术实施的时机仍存在争论，然而采用合适的统计学方法可发现，尽管早期手术可使手术后早期病死率轻微增高，而总的长期存活率和预后改善。因此，目前多推荐早期实施手术以防止心力衰竭、瓣膜不可逆损害及栓塞事件。可根据情况做瓣膜修补或是瓣膜置换术。若患者存在缺血性脑卒中或是脑出血，推迟手术至脑血管意外后4周以上是合理的，然而若患者在强力抗感染的基础上仍出现心脏功能明显下降、反复出现脑卒中、系统性栓塞和难以控制的感染，亦需要考虑在4周内手术。

表 11-9-8　美国心脏病协会制订的(AHA,2010)IE 手术指征

充血性心力衰竭[a]
- 严重二尖瓣或主动脉瓣反流(少数情况下赘生物导致的瓣膜堵塞)所致的充血性心力衰竭
- 严重的急性二尖瓣或主动脉瓣反流伴有超声心动图证实的左室舒张末期压力增高或明显的肺动脉高压

瓣膜周围感染的延伸
- 多数具有脓肿和窦道形成的患者

系统性的栓塞[b]
- 尽管给予合适的抗感染仍反复发作的栓塞
- 赘生物大于 10mm,给予抗生素治疗后出现 1 次或以上的栓塞事件
- 赘生物较大同时具有其他的并发症高危因素
- 赘生物大于 15mm

脑血管意外[c]
- 无症状的神经系统并发症或短暂性脑缺血发作
- 患者一般情况尚可的缺血性脑卒中(需要排除脑出血)

持续性败血症[d]
- 尽管给予合适的抗感染治疗,发热或血培养阳性持续超过 5~7 日,考虑与赘生物相关并排除其他心外局灶部位所致的败血症
- IE 复发,特别是由非敏感链球菌引起复发性 IE 及 PVE

特殊病原菌
- 金葡菌引起的 PVE 以及多数左侧 NVE、路邓葡萄球菌、布鲁司杆菌属、多重耐药菌株、铜绿假单胞菌、Q 热及真菌等

人工瓣膜心内膜炎
- 几乎所有的早期 PVE
- 几乎所有的金葡菌 PVE
- 晚期 PVE 具有心力衰竭或是具有其他手术适应证的

注:[a] 对于持续性存在肺水肿和心源性休克的患者,应立即行手术治疗,无需考虑抗生素因素;若通过内科治疗充血性心力衰竭的临床表现消失同时无其他外科手术指针,可以在严密临床和超声心动图监测的情况下给予数日或数周的抗感染治疗后再行手术;对于存在严重瓣膜反流或是人工瓣膜撕裂的患者,若无其他手术适应证,可根据患者的耐受情况在严密临床和超声心动图监测的情况下,待感染控制后行手术;[b] 防止栓塞的手术应尽早进行,因为栓塞时间多在抗感染治疗后的最初几日发生;[c] 脑出血后手术应至少推迟 1 个月,除非有其他措施可以控制出血;[d] 欧洲心脏病协会(ESC,2009)定义为超过 7~10 日

表 11-9-9　IE 的手术时机(AHA,2010)

急救手术(24 小时内)

下列因素导致的具有严重的充血性心力衰竭和心源性休克的左侧 NVE 或 PVE:
- 急性瓣膜反流
- 严重的人工瓣膜功能障碍(撕裂或阻塞)
- 通向心腔或是心周间隙的窦道

紧急手术(数日内)
- 伴有持续性充血性心力衰竭的 IE,血液动力学耐受性较差,或脓肿
- 葡萄球菌或革兰阴性菌所致的 PVE
- 赘生物大于 10mm,发生栓塞事件
- 赘生物大于 10mm,有出现并发症的其他预测因素
- 赘生物大于 15mm(特别是具有保守手术条件的)
- 合并大的脓肿和/或瓣膜周围侵袭的未控制的感染

早期择期手术(住院期间)
- 伴有充血性心力衰竭的严重主动脉瓣或二尖瓣反流,对内科治疗反应良好
- 伴有充血性心力衰竭或瓣膜撕裂的 PVE,对内科治疗反应良好
- 脓肿和/或瓣膜周围侵袭
- 排除心外病灶的持续性感染
- 真菌或其他内科治疗效果欠佳的感染

【预防】

感染性心内膜炎的病死率及病残率很高,故预防比治疗更为重要。相比牙科、胃肠道及泌尿道等的手术操作带来的菌血症,IE 的发生更多的与日常生活相关的随机性菌血症有关。一些情况下预防用药的不良反应要超过其带来的益处。近年来,美国心脏病协会(AHA)及欧洲心脏病协会(ESC)修订了相应的预防 IE 的指南。为了实施的方便性,AHA 及 ESC 简化了用药方案。目前预防性治疗仅适用于 IE 易感人群的一些特定情况,易感人群包括:①具有人工瓣膜或人工材料修复过的瓣膜的患者;②既往有 IE 病史;③下列情况的先天性心脏病:未经修复的紫绀型心脏病,包括姑息分流;通过人工材料完全修复的先天性心脏病,术后 6 个月;植入人工材料部位或其邻近部位仍存在部分缺陷;④心脏移植患者出现心脏瓣膜疾病的(AHA 指南中为易感人群,而 ESC 不推荐使用预防用药)。这些高危人群仅在接受涉及牙龈组织、根尖周部位、口腔黏膜穿孔的牙科操作时

需要预防性使用抗生素，而胃肠道、呼吸道、泌尿生殖道或皮肤软组织的操作除非存在明显的皮肤或黏膜切口一般无需常规预防性使用抗生素。常规无菌部位麻醉注射，牙科的一些其他操作如植入可移动性口腔修复或矫形材料、调整矫形器或乳牙脱落等无需预防 IE。预防性用药在术前 30～60 分钟单次使用，可选用阿莫西林或氨苄西林 2g，口服或静脉途径，儿童剂量为 50mg/kg；对青霉素过敏可选择克林霉素 600mg，口服或静脉滴注，儿童剂量为 20mg/kg。亦可选择头孢氨苄 2g，静脉用，儿童剂量为 50mg/kg，头孢曲松或头孢唑林 1g，静脉用，儿童剂量为 50mg/kg。

Ⅱ　心　肌　炎

各种原因引起的心肌炎症称为心肌炎（myocarditis），由各种病原微生物及其毒素所致的心肌炎称为感染性心肌炎（infective myocarditis）。导致感染性心肌炎的病原微生物种类繁多，包括病毒、细菌、螺旋体、原虫、立克次体、真菌及寄生虫等。细菌感染时心肌受毒素损害，以白喉为著，成为该病最严重的并发症之一。近年来，病毒性心肌炎的发病率显著增多，受到高度重视，是我国最常见的心肌炎。本章重点叙述病毒性心肌炎。

【病原学】

众多病毒均可导致心肌炎，其中以肠道病毒包括柯萨奇 A、B 组病毒，埃可（ECHO）病毒，脊髓灰质炎病毒等为常见，尤其是柯萨奇 B 组病毒（Coxsackie virus B，CVB）为致心肌炎最主要的病毒；心肌膜受体对柯萨奇 B 组病毒颗粒有极大亲和力，临床上约 30%～50% 的病例系该组病毒所致。此外，人类腺病毒、流感、风疹、单纯疱疹、脑炎、肝炎（A、B、C 型）病毒及 HIV 等亦可导致心肌炎。

【流行病学】

病毒性心肌炎确切发病率不详，各国各地统计差异较大。尸检中证实存在心肌炎病理改变的比例明显大于临床诊断，常规尸体解剖发现弥散性或局限性心肌炎者约占 4%～10%。据上海中山医院报道流感流行期间病毒性心肌炎的发病率约为 7%；湖北及云南等地发生小范围病毒性心肌炎暴发流行，流行期间当地急性病毒感染患者中病毒性心肌炎发病率达 26.8%～50%。国外文献报道，急性病毒感染患者中病毒性心肌炎的发病率为 1%～5%，病毒性心肌炎暴发时发病率可达 50%。病毒性心肌炎各年龄组均可发病，以儿童和 40 岁以下的成年人居多，35% 的患者为 10～30 岁，且男性多于女性。全年均可发生，无明显季节性。

【发病机制与病理解剖】

一、发病机制

（一）病毒直接致心肌损害

在病毒性心肌炎急性及亚急性期，大量病毒于心肌组织中复制，直接致心肌损伤、坏死。在慢性期则主要表现为持续病毒感染，即病毒核酸于心肌中低水平持续复制，可直接损伤心肌结构和功能，亦可通过持续激活并维持免疫反应而间接致心肌损伤。

1. 急性病毒感染对心肌细胞的损害　研究结果表明，在急性期病毒感染心肌细胞后产生溶细胞物质使细胞溶解。人胎儿心肌细胞在感染柯萨奇 B 组病毒后，细胞内出现完整的病毒颗粒，且心肌细胞收缩功能逐渐丧失，最后细胞溶解。PCR 检测我国云南楚雄地区暴发性心肌炎致死者的尸检心肌标本中的肠道病毒 RNA，其阳性率达 80%。这些患者的心肌病变以坏死为主，炎性细胞浸润并不严重，提示可能是由于患者免疫功能低下或病毒的毒力强，病毒直接导致严重的心肌坏死。

2. 持续病毒感染对心肌细胞的损害　持续病毒感染是慢性心肌炎及其向扩张型心肌病演变的主要机制之一。病毒 RNA 的持续存在与心肌病变的发展有关。慢性持续病毒感染的发生可能与宿主的遗传背景或免疫功能缺陷有关，主要表现为限制性低水平 RNA 复制，而无完整的感染性病毒颗粒形成。持续存在的病毒 RNA 可能直接或间接损伤心肌组织。

（二）免疫反应致心肌损害

实验动物与人体病毒性心肌炎起病 9 日后心肌内已不能再找到病毒，但心肌炎症仍在继续；部分患者的心肌中可能发现抗原抗体复合体。以上均提示免疫机制的存在。实验研究表明病毒性心肌炎有细胞介导的免疫机制存在。研究还提示细胞毒性主要由 T 淋巴细胞所介导。临床上，病毒性心肌炎迁延不愈者，淋巴细胞转化率、补体 C

均较正常人为低，抗核抗体、抗心肌抗体及抗补体均较正常人的检出率为高，说明病毒性心肌炎时免疫机能低下。

总之，病毒性心肌炎早期以病毒直接作用为主，而持续病毒感染和自身免疫反应则是慢性病毒性心肌炎及其可能演变成扩张型心肌病的主要机制。

二、病理解剖

病毒性心肌炎的病理改变缺乏特异性，组织形态改变多样，轻重程度不一。基本病理改变是以心肌病变为主的实质性病变和以间质为主的间质性病变。典型改变是以心肌间质增生、水肿及充血，内有多量炎性细胞浸润等。按病变范围有弥漫性与局灶性之分。随临床病情的轻重不同，心肌病理改变程度亦轻重不一，病变较重者肉眼见心肌非常松弛，呈灰色或黄色，心腔扩大。病变较轻者在大体检查时无发现，仅在显微镜下有所发现而难以诊断。心内膜心肌活检可提供心肌病变的证据，但有取材局限性和伪差的因素存在，因而影响诊断的准确率。

【临床表现】

取决于病变的广泛程度与部位。重者可致猝死，轻者几无症状。

一、症状

病毒性心肌炎的症状可能出现于原发病的症状期或恢复期。如在原发病的症状期出现，其表现可被原发病掩盖。多数患者在发病前 1～4 周有发热、全身酸痛、咽痛、咳嗽、流涕等上呼吸道症状，或恶心、呕吐及腹泻等消化道症状。患者常诉胸闷、心前区隐痛、心悸、乏力、恶心及头晕。临床上诊断的病毒性心肌炎中 90% 左右以心律失常为主诉或首见症状，其中少数患者可由此而发生昏厥或阿-斯综合征。极少数患者起病后发展迅速，出现心力衰竭或心源性休克。

二、体征

（一）心脏增大

轻者心脏浊音界不增大，一般有暂时性心脏浊音界增大，不久即恢复。心脏增大显著者反映心肌炎症范围广泛而病变严重。

（二）心率改变

心率增速与体温不相称，或心率异常缓慢，均为病毒性心肌炎的可疑征象。

（三）心音改变

心尖区第一音可减低或分裂。心音呈胎心样。心包摩擦音的出现反映有心包炎存在。

（四）杂音

心尖区可能有收缩期吹风样杂音或舒张期杂音，前者为发热、贫血、心腔扩大所致，后者因左室扩大造成的相对性二尖瓣狭窄。杂音响度都不超过 3 级，病情好转后消失。

（五）心律失常

极常见，各种心律失常都可出现，以房性与室性期前收缩最常见，其次为房室传导阻滞；此外，心房颤动及病态窦房结综合征均可出现。心律失常是导致猝死的原因之一。

（六）心力衰竭

重症弥漫性心肌炎患者可出现急性心力衰竭，属于心肌泵血功能衰竭，左右心同时发生衰竭，导致心排血量过低，故除一般心力衰竭表现外，易合并心源性休克。

三、临床分型

根据病毒性心肌炎起病状况、临床经过及转归通常可分为以下几种类型：

（一）暴发型

本型起病急骤，病势凶猛，预后不良，不经积极治疗多在 1～2 周内死亡。

（二）心律失常型

本型以心律失常为主要表现，可出现各种心律失常，尤以期前收缩多见。

（三）心力衰竭型

本型以左心力衰竭为主，并发明显肺水肿的患者少见。

（四）猝死型

本型是中青年突发心跳骤停的主要原因。

（五）无症状型

本型心肌酶学检查提示存在心肌损伤，但无相应临床表现。

【实验室检查】

一、血液检查

白细胞计数可升高，分类以淋巴细胞为主。

急性期血沉可增速，C 反应蛋白可呈阳性。部分患者血清心肌酶增高，反映心肌坏死。各种测定的项目中以心肌肌钙蛋白 I 或肌钙蛋白 T 的定量测定、心肌肌酸磷酸激酶（CK-MB）的定量测定增高最有诊断价值。

二、心电图

（一）ST-T 变化

T 波倒置或减低常见，ST 段可有轻度移位。

（二）心律失常

心肌炎最常见的心电图表现。房性、室性及房室交界性期前收缩均可出现，约 2/3 患者以室性期前收缩为主要表现，其中室性早搏约占各类早搏的 60% ～70%。房室传导阻滞以Ⅰ度房室传导阻滞多见，Ⅱ度、Ⅲ度亦可见，一般为暂时性，经治疗后 1 ～3 周大多数可恢复正常，仅少数起病后迅速发展为Ⅲ度房室传导阻滞，成为猝死的另一机制。心律失常还可表现为窦性心动过速、窦性心动过缓、室上性或室性心动过速、心房颤动、窦房传导阻滞或室内传导阻滞，部分患者可有 Q-T 间期延长。

三、X 线检查

局灶性心肌炎无异常变化。弥漫性心肌炎或合并心包炎的患者心影增大，心搏减弱，严重者可见肺淤血或肺水肿。

四、超声心动图

左室扩张多不明显，可有收缩或舒张功能异常、节段性及区域性室壁运动异常、室壁厚度增加、心肌回声反射增强和不均匀、右室扩张及运动异常。

五、核素检查

2/3 患者可见到左室射血分数减低。

六、病毒学检查

理论上直接从患者的咽拭、肛拭、血液、排泄物或心肌中分离出病毒，有助于病毒性心肌炎的诊断。然而，其临床意义不大，这是因为当心脏症状出现时，一般已分离不到病毒，即使分离出病毒亦只能提示存在病毒感染，并不能作为病毒性心肌炎的确诊依据。目前临床上应用较广泛的是通过血清中特异性病毒抗体的测定，以证实病毒性心肌炎的存在。

七、分子生物学检查

一般检测以柯萨奇病毒为主的肠道病毒。常用的分子生物学检测方法有核酸杂交法、原位杂交法及 PCR 等，应用材料多为心肌活检的组织标本。该项检查病毒检出的敏感度极高，一个心肌细胞内只要有数个至 100 个病毒即可检测出来。

【诊断】

病毒性心肌炎的诊断必须根据流行病学资料、临床表现、血清酶学和免疫学检查及无创性心脏检查等结果进行综合分析。胸闷、心悸常提示心脏被累及，心脏增大、心律失常或心力衰竭为心脏明显受损的表现，心电图上 ST-T 改变与异位心律或传导障碍反映心肌病变的存在。病毒感染的证据有以下各点：①有发热、腹泻或流感症状，发生后不久出现心脏症状或心电图变化；②血清病毒中和抗体测定结果阳性。由于柯萨奇 B 组病毒最为常见，通常检测此组病毒的中和抗体，在起病早期及 2 ～4 周各取血标本一次，如二次抗体效价示 4 倍上升或其中一次>1∶640，可作为近期感染该病毒的依据；③咽、肛门病毒分离，如阳性有辅助意义。部分正常人亦可阳性，其意义须与阳性中和抗体测定结果相结合；④用 PCR 从粪便、血清或心肌组织中检出病毒 RNA；⑤心肌活检，从取得的活组织作病毒检测和病理学检查对心肌炎的诊断有帮助。

1999 年全国心肌炎心肌病专题座谈会提出的成人急性病毒性心肌炎诊断参考标准可作为诊断本病的参考：

一、病史与体征

在上呼吸道感染、腹泻等病毒感染后 3 周内出现心脏表现，如出现不能用一般原因解释的感染后重度乏力、胸闷、头昏（心排血量降低所致）、心尖第一心音明显减弱、舒张期奔马律、心包摩擦音、心脏扩大、充血性心力衰竭或阿-斯综合征等。

二、上述感染后 3 周内出现下列心律失常或心电图改变：

（一）窦性心动过速、房室传导阻滞、窦房阻滞、束支阻滞。

（二）多源、成对室性期前收缩，自主性房性或交界性心动过速，阵发性或非阵发性室性心动过速，心房或心室扑动或颤动。

（三）两个以上导联 ST 段呈水平型或下斜型下移≥0.01mV 或 ST 段抬高或出现异常 Q 波。

三、心肌损害的参考指标

病程中血清心肌肌钙蛋白 I 或肌钙蛋白 T（强调定量测定）、CK-MB 明显增高。超声心动图示心腔扩大或室壁活动异常和（或）核素心功能检查证实左室收缩或舒张功能减弱。

四、病原学依据

（一）在急性期从心内膜、心肌、心包或心包穿刺液中检测出病毒、病毒基因片段或病毒蛋白抗原。

（二）病毒抗体第二份血清中同型病毒抗体（如柯萨奇 B 组病毒中和抗体或流行性感冒病毒血凝抑制抗体等）滴度较第一份血清升高 4 倍（2 份血清应相隔 2 周以上）或一次抗体效价≥1∶640 者为阳性，1∶320 者为可疑阳性（如以 1∶32 为基础者则宜以≥1∶256 为阳性，1∶128 为可疑阳性，根据不同实验室标准做决定）。

（三）病毒特异性 IgM

以≥1∶320 者为阳性（按各实验室诊断标准，需在严格质控条件下）。如同时有血中肠道病毒核酸阳性者更支持有近期病毒感染。

对同时具有上述“一”、“二”的“（一）”、“（二）”、“（三）”中任何一项，“三”中任何 2 项，在排除其他原因心肌疾病后，临床上可诊断急性病毒性心肌炎。如同时具有“四”中 1 项者，可从病原学上确诊急性病毒性心肌炎；如仅具有“四”中“（二）”、“（三）”项者，在病原学上只能拟诊为急性病毒性心肌炎。如患者有阿-斯综合征发作、充血性心力衰竭伴或不伴心肌梗死样心电图改变、心源性休克、急性肾衰竭、持续性室性心动过速伴低血压或心肌心包炎等一项或多项表现，可诊断为重症病毒性心肌炎。如仅在病毒感染后 3 周内出现少数期前收缩或轻度 T 波改变，不宜轻易诊断为急性病毒性心肌炎。

对难以明确诊断者，可进行长期随访，有条件时可做心内膜心肌活检进行病毒基因检测及病理学检查。

【鉴别诊断】

在考虑病毒性心肌炎诊断时，应除外 β-受体功能亢进、甲状腺功能亢进、二尖瓣脱垂综合征及影响心肌的其他疾病，如风湿性心肌炎、中毒性心肌炎、冠心病、结缔组织病、代谢性疾病及克山病等。

【治疗】

一、一般治疗

本病一旦确诊须立即卧床休息，此为急性期最主要的治疗手段。卧床休息时间根据病情轻重、实验室检查及心电图等检查提示的病情变化情况（恢复、稳定还是呈迁延进展）而决定。若临床资料提示心功能受损和心肌病变广泛者，应安静卧床至少 3 个月，一般患者卧床 2～4 周。待病情稳定，临床症状完全消失，各项实验室检查（尤其心肌酶学及肌钙蛋白）均恢复正常之后，方能逐渐增加活动量。可给予间歇性低流量吸氧。饮食应注意进易消化及富含维生素和蛋白质的食物，少量多餐，如伴明显心功能不全可给予低钠饮食。

二、促进心肌代谢的药物

如三磷酸腺苷、辅酶 A、肌苷、环化腺苷酸及细胞色素 C 等在治疗中可能有辅助作用，一般可选用三磷酸腺苷 10～20mg，或辅酶 A 50IU，或肌苷 200～400mg，或环化腺苷酸 20～40mg，或细胞色素 C 15mg 肌内注射，每日 2～3 次。维生素 C 2～4g 加入葡萄糖 40ml 静注，每日 1～2 次。极化液（葡萄糖-胰岛素-氯化钾液）静滴，每日 1 次，10～15 日为 1 个疗程。辅酶 Q_{10} 亦可用于治疗心肌炎，口服 20～60mg，每日 3 次。

三、并发症的治疗

心力衰竭应及时控制，但应用洋地黄类药时须谨慎，宜从小剂量开始，逐步增加，以避免发生毒性反应。此外，扩血管药及利尿药亦可应用。有报道血管紧张素转换酶抑制剂（angiotensin converting enzyme inhibitor，ACEI）用于治疗病毒性心肌炎，可减轻心脏前后负荷而降低心肌耗氧量，减少氧自由基的产生，从而减少炎症对心肌的损伤作用。血管紧张素Ⅱ受体 AT_1 型阻滞剂对实验性病毒性心肌炎亦有较好疗效。期前收缩频繁，或有快速心律失常者用抗心律失常药。如因高度房室传导阻滞、快速室性心律或窦房结损害而引起昏厥或低血压，则需用电起搏或电复律，多数三度房室传导阻滞患者借起搏器度过急性期后得到恢复。在促进心肌代谢的药物方面，近年来发现黄芪对提高免疫功能及改善心功能可能有益，口服或注射均可；亦可用免疫核糖核酸每周皮下注射6mg或胸腺素10mg，每日1次肌注；亦可用转移因子、干扰素治疗。

四、免疫抑制剂应用

肾上腺皮质激素(GC)的应用，可使严重心肌炎的心力衰竭好转，严重心律失常(如高度房室传导阻滞)减轻或消除，其作用可能是通过抑制心肌炎的炎症和水肿、消除变态反应及减轻毒素的作用。实验研究中GC能抑制干扰素的合成和释放、加速病毒增殖，引起感染加重，故目前认为一般患者不必应用，尤其是发病最初的10日内。但临床实践证明，对重症患者，GC仍宜应用，以度过危重时期。对其他方法治疗效果不佳者，或免疫反应强烈者，在发病后10日至1个月内，亦可考虑应用GC。对一般心肌炎患者，应用GC及环孢素等作免疫抑制治疗未证明有益。近来有报道静脉用注射免疫球蛋白治疗急性病毒性心肌炎。

五、抗病毒治疗

目前尚无疗效满意的抗病毒药物可供临床应用。常用药物有：①吗啉胍：100～200mg，口服，每日3次，适用于流感病毒所致的心肌炎；②阿糖胞苷：50～100mg/日，静滴，连用一周；③利巴韦林(又称三氮唑核苷、病毒唑)：100mg，口服，每日3次或300mg/日，静滴，适用于疱疹病毒引起的心肌炎。此外，板蓝根、大青叶及连翘等中药亦有抗病毒作用。

【预后】

大多数患者经过适当治疗后痊愈，不遗留任何症状或体征。极少数患者在急性期因严重心律失常、急性心力衰竭及心源性休克而死亡。部分患者经过数周或数月后病情趋于稳定，但有一定程度的心脏增大、心功能减退、心律失常或心电图变化。此种情况历久不变，大致为急性期后心肌瘢痕形成，成为后遗症。还有部分患者由于急性期后炎症持续，转为慢性心肌炎，逐渐发展成扩张型心肌病，出现进行性心脏扩大、心功能减退、心律失常，经过数年或10～20年后死于上述各并发症。各阶段的时间划分比较难定，一般可以3个月以内为急性期，6个月至1年为恢复期，1年以上为慢性期。

Ⅲ　心　包　炎

心包为包裹心脏和大血管根部的锥形囊，由脏层及壁层组成，两者之间为心包腔，呈封闭的囊袋状，内含约15～30ml左右的液体，起润滑作用。心包可帮助心脏在胸腔内固定，防止心脏随体位改变而过度移动。心包亦可减少心脏与周围组织的摩擦，是阻止炎症和恶性肿瘤向心脏转移的天然屏障。

心包炎(pericarditis)是最常见的心包病变，可由多种致病因素所致，最常见的是感染性心包炎，其他尚有肿瘤、代谢性疾病、自身免疫性疾病、尿毒症等所致非感染性心包炎。心包炎可分为急性及慢性两种。本节重点讨论感染性心包炎(infective pericarditis)。

【病原学】

感染性心包炎的病原以病毒居多，尤其是肠道病毒(柯萨奇病毒B、A及埃可病毒)、流感病毒、EB病毒及巨细胞病毒等可致本病。临床上常见的急性特发性或非特异性心包炎，大多数与病毒感染和感染后发生的过敏反应有关。其次为结核性及化脓性。其他少见致病微生物有真菌、立克次体、衣原体、支原体及原虫等。

【发病机制和病理解剖】

心包炎的炎症反应范围及特征随病因而异。可为局限性或弥漫性，病理变化有纤维蛋白性(干性)及渗出性(湿性)两种，前者可发展成后者。渗液可为浆液纤维蛋白性、浆液血性、出血性或化脓性。炎症开始时，壁层及脏层心包出现纤维蛋白、白细胞及内皮细胞组成的渗出物。以后渗出物中的液体增加，则成为浆液纤维蛋白性渗液，量可达2～3L，外观呈草黄色较清晰，或由于含有较多的白细胞及内皮细胞而混浊；如含有较多的红细胞即成浆液血性。渗液多在2～3周内吸收。结核性心包炎常产生大量的浆液纤维蛋白性或浆液血性渗出物，渗液存在时间可长达数月，偶呈局限性积聚。化脓性心包炎的渗液含有大量中性粒细胞，呈稠厚脓液。胆固醇性心包炎渗液中含有大量胆固醇，呈金黄色。乳糜性心包炎的渗液则呈牛奶样。结核性或新生物所致的出血性心包炎渗液中含有大量红细胞，应与创伤或使用抗凝剂所致含纯血的血心包相鉴别。炎症反应常累及心包下表层心肌，少数严重者可累及深部心肌，甚至扩散到纵隔及胸膜。心包炎愈合后可残存局部细小斑块，普遍心包增厚，或遗留不同程度粘连。粘连可完全堵塞心包腔。如炎症累及心包壁层的外表面，可产生心脏与邻近组织（如胸膜、纵隔和膈）的粘连。急性纤维素性心包炎的炎症渗出物常可完全溶解而吸收，或较长期存在，亦可机化，为结缔组织所代替形成瘢痕，甚至导致心包钙化，最终发展成缩窄性心包炎。

心包渗液是急性心包炎导致一系列病理生理改变的主要原因。由于渗液急速或大量积蓄，心包腔内压力上升，达到一定程度时就限制心脏扩张，心室舒张期充盈减少，心搏量降低。此时机体的代偿机制通过升高静脉压以增加心室的充盈；增强心肌收缩力以提高射血分数；加快心率使心排血量增加；保持相对正常的休息时的心排血量。如心包渗液继续增加，心包腔内压力进一步增高，心搏量下降达临界水平时，代偿机制衰竭，导致心排血量显著下降，循环衰竭而产生休克，此即为心脏压塞或称心包填塞。

【临床表现】

一、症状

（一）全身症状

心包炎本身亦可引起发冷、发热、心悸、出汗、食欲不振、倦怠乏力等症状，与原发疾病的症状常难以区分。

（二）胸骨后、心前区疼痛

主要见于炎症变化的纤维蛋白渗出阶段。胸骨后、心前区疼痛是急性心包炎的特征，可为剧痛、刀割样痛，亦可为钝痛或压迫样感。心前区疼痛常于体位改变、深呼吸、咳嗽、吞咽、卧位，尤其当抬腿或左侧卧位时加剧，坐位或前倾位时减轻。疼痛通常局限于胸骨下或心前区，常放射到左肩、背部、颈部或上腹部，偶向下颌、左前臂及手放射，类似心肌缺血的放射痛。右侧斜方肌嵴的疼痛系心包炎的特有症状，但不常见。有的心包炎疼痛较明显，如急性非特异性心包炎；有的则轻微或完全无痛，如结核性心包炎。

（三）心脏压塞的症状

可出现呼吸困难、面色苍白、烦躁不安、发绀、乏力、上腹部疼痛及浮肿，甚至休克。

（四）心包积液

对邻近器官压迫的症状肺、气管、支气管和大血管受压迫可导致肺淤血，肺活量减少，通气受限制，从而加重呼吸困难，使呼吸浅而快。患者常自动采取前倾坐位，使心包渗液向下及向前移位，以减轻压迫症状。气管受压可产生咳嗽和声音嘶哑。食管受压可出现吞咽困难症状。

二、体征

（一）心包摩擦音

急性纤维蛋白性心包炎的典型体征。因发炎而变得粗糙的壁层与脏层心包在心脏活动时相互摩擦产生的声音，呈抓刮样粗糙的高频声音；往往盖过心音且有较心音更贴近耳朵的感觉。典型的摩擦音可听到与心房收缩、心室收缩和心室舒张相一致的三个成分。大多为与心室收缩和舒张有关的两个成分，呈来回样。在此音开始出现的阶段和消失之前，可能只在心室收缩期听到。它在心前区均可听到，但在胸骨左缘第三、四肋间、胸骨下部和剑突附近最清楚。其强度常受呼吸及体位的影响，深吸气、身体前倾或让患者取俯卧位，并将听诊器的胸件紧压胸壁时摩擦音增强。常仅出现数小时，或持续数日、数星期不等。当渗液出现，两层心包完全分开时，心包摩擦音消失；如两层心包有部分粘连，虽有大量心包积液，有时仍可闻及摩擦音。在心前区听到心包摩擦音，就可做出心包炎的诊断。

（二）心包积液

积液量在200～300ml以上或渗液迅速积聚时产生以下体征：

1. 心脏体征　心尖搏动减弱、消失或出现于心浊音界左缘内侧处。心浊音界向两侧扩大、相对浊音区消失，患者由坐位转变为卧位时第二、三肋间的心浊音界增宽。心音轻而远，心率快。少数患者在胸骨左缘第三、四肋间可听到舒张早期额外音，即心包叩击音（pericardial knock），此音在第二心音后0.1秒左右，声音较响，呈拍击样，是由于心室舒张时受到心包积液限制，血流突然中止，形成漩涡及冲击心室壁产生震动所致。

2. 左肺下叶不张 系左肺受压所致。左肩脚角下常有浊音区、语颤增强，并可听到支气管呼吸音（Swart 征）。

3. 心脏压塞的征象 快速心包积液，即使仅100ml，可导致急性心脏压塞，出现明显的心动过速、血压下降及静脉压上升，如心排血量显著下降，可产生休克。当渗液积聚较慢时，除心率加速外，静脉压显著升高，可产生颈静脉怒张，呈现Kussmaul 征，即吸气时颈静脉充盈更明显。由于动脉收缩压降低、脉压差减小，脉搏细弱，可出现奇脉。此外，还可出现肝大伴触痛，腹水，皮下水肿和肝颈静脉反流征阳性等体循环淤血表现，合并缩窄性心包炎时还可合并心包叩击音。

【实验室检查】

一、血液检查

在化脓性心包炎时白细胞计数及中性粒细胞增多。血清门冬氨酸氨基转移酶、乳酸脱氢酶及肌酸磷酸激酶正常或稍高。

二、心电图检查

约60%～80%病例有心电图改变，多数在胸痛后数小时或几日内出现。

急性心包炎的心电图典型演变可分四期：①ST段呈弓背向下抬高，T 波高尖。一般急性心包炎为弥漫性病变，故出现于除 aVR 和 V_1 外所有导联，亦可仅局限于肢体导联，尤其是 $ST_{Ⅰ、Ⅲ}$ 或 $ST_{Ⅱ、Ⅲ}$ 抬高。一般可持续 2 日至 2 周左右；②几日后 ST 段回复到基线，T 波减低、变平；③多导联 T 波倒置并达最大深度。可持续数周、数月或长期存在；④T 波恢复直立，逐渐恢复正常的心电图，一般在 3 个月内。病变较轻或局限时可有不典型演变，出现部分导联的 ST 段、T 波的改变及仅有 ST 段或 T 波改变。

心包渗液的心电图表现为：T 波低平、双相或倒置，QRS 波群呈低电压。

三、X 线检查

当心包渗液超过 250ml 以上时，可出现心影增大，心缘的正常轮廓消失，呈水滴状或烧瓶状，心影随体位改变而移动。部分伴胸腔积液，多见于左侧。透视或 X 线记波摄影可显示心脏搏动减弱或消失。X 线摄片显示增大的心影伴以清晰的肺野，或短期内几次 X 线片出现心影迅速扩大，常为诊断心包渗液的早期和可靠的线索（图 11-9-7）。

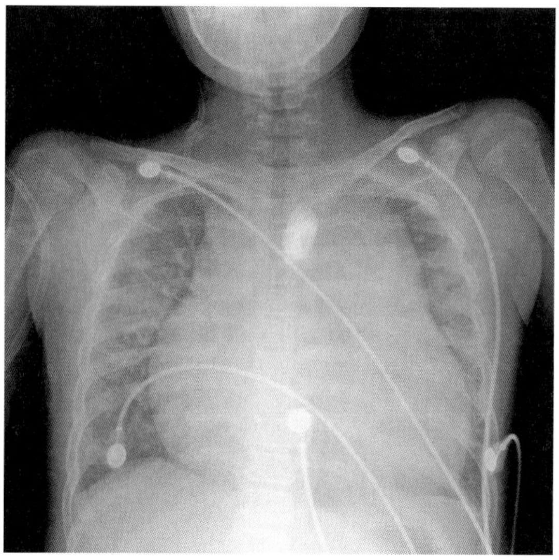

图 11-9-7 大量心包积液的 X 线表现

四、超声心动图检查

正常心包腔内可有 20～30ml 起润滑作用的液体，超声心动图常难以发现，如在整个心动周期均有心脏后液性暗区，则心包腔内至少有 50ml 液体，可确定为心包积液。舒张末期右房塌陷和舒张期右室游离壁塌陷是诊断心脏压塞的最敏感而特异的征象。可在床边进行检查，是一种简便、安全、灵敏及正确的无损性诊断心包积液的方法（图 11-9-8）。

五、心包穿刺

有心包积液时，可做心包穿刺，将渗液做涂片、培养及查找病理细胞，有助于确定病原。有 1/3 结核性心包炎渗液中可找到结核菌。心包液测定腺苷脱氨基酶（ADA）活性≥30IU/L，对诊断结核性心包炎具高度特异性；应用细胞生物学方法 PCR 亦有助于结核的诊断。抽液后再注入空气（100～150ml）进行 X 线摄片，可了解心包厚度、心包面是否规则（肿瘤可引起局限性隆起）、心脏大小及形态等。

六、心包镜检查

凡有心包积液需手术引流者，可先行心包镜检查。它可直接窥视心包，在可疑区域做心包活

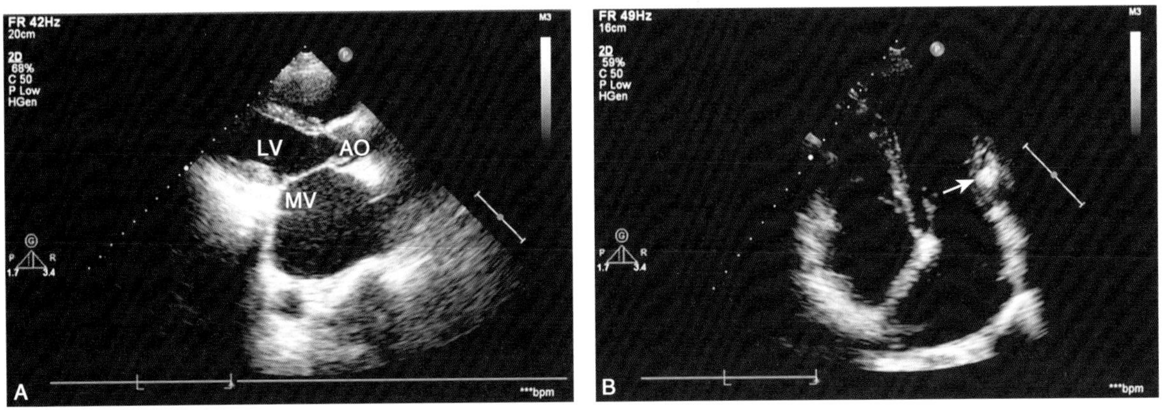

图 11-9-8　心包炎的超声心动图表现

注:A. 左侧房室沟处及左室后壁处心包回声增强,增厚;B. 左侧房室沟处心包回声增强,增厚,左房、右房内径增大

检,从而提高病因诊断的准确性。

【诊断】

在心前区听得心包摩擦音,则心包炎的诊断即可确立。在可能并发心包炎的疾病过程中,如出现胸痛、呼吸困难、心动过速和原因不明的体循环静脉淤血或心影扩大,应考虑为心包炎伴有渗液的可能。

下列情况需考虑缩窄性心包炎:①急性心包炎治疗后,心影缩小,但静脉压不降或反而升高;②心包穿刺放液后,心脏压塞症状无改善或改善不明显;③腹水明显,静脉压升高,但无其他心肺疾患证据;④右心力衰竭伴快速房颤,应用洋地黄制剂无效,或心室率减慢但心力衰竭症状无好转或进一步加重;⑤颈静脉怒张,出现 Kussmaul 征,心脏听诊闻及心包叩击音者。

【鉴别诊断】

渗液性心包炎与其他原因导致的心脏扩大的鉴别常发生困难。颈静脉扩张而伴有奇脉、心尖搏动微弱、心音弱、无瓣膜杂音、有舒张早期额外音;X 线检查可见心影呈烧瓶样扩大,伴有搏动微弱;心电图示低电压、ST-T 的改变而 QT 间期不延长等有利于前者的诊断。进一步可做超声波检查和磁共振显像等,心包穿刺及心包活检则有助于确诊。

非特异性心包炎的剧烈疼痛酷似急性心肌梗死,但前者起病前可有上呼吸道感染史,疼痛因呼吸、咳嗽或体位改变而明显加剧,早期出现心包摩擦音,以及血清谷草转移酶、乳酸脱氢酶及肌酸磷酸激酶正常,心电图无异常 Q 波;后者发病年龄较大,常有心绞痛或心肌梗死的病史,心包摩擦音出现于起病后 3 ~4 日,心电图有异常 Q 波、弓背向上的 ST 段抬高和 T 波倒置等改变,常有严重的心律失常和传导阻滞。

如急性心包炎的疼痛主要在腹部,可能被误诊为急腹症,详细的病史询问和体格检查可以避免误诊。

对中老年患者要密切注意并详细询问病史、X 线检查、超声心动图检查,以确定先前存在主动脉夹层分离,因主动脉夹层分离最早可表现为血液缓慢渗入心包腔所致亚急性心包炎。

【治疗】

急性心包炎的治疗包括对原发疾病的病因治疗、解除心脏压塞及对症治疗。患者宜卧床休息,直至胸痛消失与体温消退。胸痛时给予非甾体类抗炎药如阿司匹林 650mg,每 3 或 4 小时口服 1 次,吲哚美辛 50mg 口服,每日 4 次,或布洛芬等镇痛剂,必要时可使用吗啡类药物或左侧星状神经节封闭。风湿性心包炎时应加强抗风湿治疗;结核性心包炎时应尽早开始抗结核治疗,并给予足够的剂量和较长的疗程,直至结核活动停止后一年左右再停药;如出现心脏压塞症状,应进行心包穿刺放液,如渗液继续产生或有心包缩窄表现,应及时做心包切除,以防止发展为缩窄性心包炎;化脓性心包炎时应选用足量对致病菌有效的抗生素,并反复心包穿刺抽脓和心包腔内注入抗生素,如疗效不明显,即应及早考虑心包切开引流,如引流发现心包增厚,则可做广泛心包切除;非特异性心包炎症状难控制时肾上腺皮质激素可能有效,如反复发作亦可考虑用秋水仙碱(每日 1 ~2mg)

治疗或心包切除。心包渗液引起急性心脏压塞时需立即行心包穿刺放液。

【预后】

急性非特异性心包炎可自行痊愈，亦可多次反复发作。化脓性心包炎如能早期应用有效的抗生素，及时进行心包切开引流，预后良好。对结核性心包炎需早期积极抗结核治疗则预后尚好，否则易转变为慢性缩窄性心包炎。

（杨永峰　赵伟）

参 考 文 献

1. Yajima T, Knowlton KU. Viral myocarditis: from the perspective of the virus. Circulation, 2009, 119(19): 2615-2624.
2. Das I, Saluja T, Steeds R. Use of daptomycin in complicated cases of infective endocarditis. Eur J Clin Microbiol Infect Dis, 2011, 30(6): 807-812.
3. Byrne JG, Rezai K, Sanchez JA, *et al*. Surgical management of endocarditis: the society of thoracic surgeons clinical practice guideline. Ann Thorac Surg, 2011, 91(6): 2012-2019.
4. Prendergast BD, Tornos P. Surgery for infective endocarditis: who and when? Circulation, 2010, 121(9): 1141-1152.
5. Dal-Bianco JP, Sengupta PP, Mookadam F, *et al*. Role of echocardiography in the diagnosis of constrictive pericarditis. J Am Soc Echocardiogr, 2009, 22(1): 24-33; quiz 103-104.
6. Wilson W, Taubert KA, Gewitz M, *et al*. Prevention of infective endocarditis: guidelines from the American Heart Association: a guideline from the American Heart Association Rheumatic Fever, Endocarditis, and Kawasaki Disease Committee, Council on Cardiovascular Disease in the Young, and the Council on Clinical Cardiology, Council on Cardiovascular Surgery and Anesthesia, and the Quality of Care and Outcomes Research Interdisciplinary Working Group. Circulation, 2007, 116(15): 1736-1754.
7. Burrows DR, Smith ES 3rd. Pericarditis: guidelines and management. J Ark Med Soc, 2006, 103(4): 89-90.
8. Lentino JR, Narita M, Yu VL. New antimicrobial agents as therapy for resistant gram-positive *cocci*. Eur J Clin Microbiol Infect Dis, 2008, 27(1): 3-15.
9. Cooper LT. Myocarditis. N Engl J Med, 2009, 360(15): 1526-1538.
10. Feuchtner GM, Stolzmann P, Dichtl W, *et al*. Multislice computed tomography in infective endocarditis: comparison with transesophageal echocardiography and intraoperative findings. J Am Coll Cardiol, 2009, 53(5): 436-444.
11. Cosgrove SE, Vigliani GA, Fowler VG, *et al*. Initial low-dose gentamicin for *Staphylococcus aureus* bacteremia and endocarditis is nephrotoxic. Clin Infect Dis, 2009, 48(6): 713-721.
12. Baddour LM, Wilson WR, Bayer AS, *et al*. Infective endocarditis: diagnosis, antimicrobial therapy, and management of complications: a statement for healthcare professionals from the Committee on Rheumatic Fever, Endocarditis, and Kawasaki Disease, Council on Cardiovascular Disease in the Young, and the Councils on Clinical Cardiology, Stroke, and Cardiovascular Surgery and Anesthesia, American Heart Association: endorsed by the Infectious Diseases Society of America. Circulation, 2005, 111(23): e394-434.
13. Que YA, Moreillon P. Infective endocarditis. Nat Rev Cardiol, 2011, 8(6): 322-336.
14. Bae IG, Federspiel JJ, Miro JM, *et al*. Heterogeneous vancomycin-intermediate susceptibility phenotype in bloodstream methicillin-resistant *Staphylococcus aureus* isolates from an international cohort of patients with infective endocarditis: prevalence, genotype, and clinical significance. J Infect Dis, 2009, 200(9): 1355-1366.
15. Habib G, Hoen B, Tornos P, *et al*. Guidelines on the prevention, diagnosis, and treatment of infective endocarditis (new version 2009): the Task Force on the Prevention, Diagnosis, and Treatment of Infective Endocarditis of the European Society of Cardiology (ESC). Endorsed by the European Society of Clinical Microbiology and Infectious Diseases (ESCMID) and the International Society of Chemotherapy (ISC) for Infection and Cancer. Eur Heart J, 2009, 30(19): 2369-2413.
16. Murdoch DR, Corey GR, Hoen B, *et al*. Clinical presentation, etiology, and outcome of infective endocarditis in the 21st century: the International Collaboration on Endocarditis-Prospective Cohort Study. Arch Intern Med, 2009, 169(5): 463-473.
17. Liu C, Bayer A, Cosgrove SE, *et al*. Clinical practice guidelines by the infectious diseases society of america for the treatment of methicillin-resistant *Staphylococcus aureus* infections in adults and children. Clin Infect Dis, 2011, 52(3): e18-55.
18. Baddley JW, Benjamin DK, Patel M, *et al*. Candida infective endocarditis. Eur J Clin Microbiol Infect Dis, 2008, 27(7): 519-529.
19. Riedel DJ, Weekes E, Forrest GN. Addition of rifampin to standard therapy for treatment of native valve infective

endocarditis caused by *Staphylococcus aureus*. Antimicrob Agents Chemother, 2008, 52(7): 2463-2467.

20. LaPlante KL, Woodmansee S. Activities of daptomycin and vancomycin alone and in combination with rifampin and gentamicin against biofilm-forming methicillin-resistant *Staphylococcus aureus* isolates in an experimental model of endocarditis. Antimicrob Agents Chemother, 2009, 53(9): 3880-3886.

附：感染性心内膜炎

感染性心内膜炎(infective endocarditis, IE)系指因各种病原微生物直接感染导致心瓣膜或心室壁内膜的炎症，有别于由于风湿热、类风湿、系统性红斑性狼疮等所致的非感染性心内膜炎。各种病原微生物包括细菌、真菌及其他微生物(如病毒、立克次体、衣原体及螺旋体等)。本病曾称为细菌性心内膜炎，由于不够全面现已不沿用。感染性心内膜炎典型的临床表现有发热、心脏杂音、贫血、栓塞、皮肤病损、脾大及血培养阳性等。近几年，发病率及病死率并未降低，且病情复杂，临床表现、基础心脏病、病原微生物、并发症及患者特征差异较大，诊治常需多科协作，目前对本病认识有所增加。该病既可发生于原有心脏病患者，亦可发生于正常心脏瓣膜患者。由于心脏手术及人工瓣膜技术的开展增多，该病发病率呈上升趋势。

【病原学】

细菌是导致 IE 的主要病原体。其中以链球菌及葡萄球菌最为常见，大约占 80%。近年来，由于各种抗生素的广泛使用及大量耐药菌的产生，该病的病原学已经发生变化。该变化在不同地区可能不同，发展中国家的变化较小，发达国家如美国的葡萄球菌性心内膜炎增长较快，医源性因素是葡萄球菌性心内膜炎增长的主要因素。在欧美，葡萄球菌已经成为导致 IE 的最常见病原菌。链球菌已退至第二位，其次为肠球菌，还有淋球菌及 HACEK 菌株。HACEK 由 5 个英文单词的字头组成，H 代表嗜血杆菌属(*Haemophilus*)，A 代表放线杆菌属(*Actinobacillus*)，C 代表心杆菌属(*Cardiobacterium*)，E 代表艾肯菌属(*Eikenella*)，K 代表金杆菌属(*Kingella*)。其共同特征是生长缓慢(需 48～72 小时才见菌落)，生长需要 CO_2，只有营养丰富的培养基如巧克力血平板等才能支持其生长。

其他非细菌性病原体以真菌最为多见，由于广谱抗生素、肾上腺皮质激素(简称激素)及免疫抑制剂应用增多，长期使用静脉输液，血管及心腔内导管的留置，心脏直视手术的广泛发展及有些国家静脉注射麻醉药物成瘾者的增多，真菌性心内膜炎的发病率逐渐增加，约 50% 发生于心脏手术后。致病菌多为假丝酵母菌、组织胞浆、曲霉属或曲霉。临床上，常发生于免疫力低下患者。此外，由阿尔通体、螺旋体及立克次体所致的感染性心内膜炎亦有报道。

【流行病学】

该病的年发病率在(3～10)/10 万人，男∶女比例为2∶1。随着年龄增长，其发病率逐渐增加，高危年龄大约在 65 岁以上。

以往多见于年轻心脏瓣膜病患者，最常见的基础心脏病为慢性风湿性心瓣膜病及先天性心脏病。最新资料显示，近年 IE 的流行病学特点发生明显变化，在欧美发达国家，风湿性心脏瓣膜病所致 IE 不足 10%，目前发病最高人群为有人工瓣膜、有心内装置、未经治疗的紫绀型先天性心脏病或有 IE 病史的患者。大约 50% 患者没有明确的瓣膜疾病。其他危险因素包括老年退行性瓣膜病变、血液透析及其他合并症，如糖尿病、HIV 感染及经静脉吸毒。在美国，近年来大于 1/3 的 IE 与医疗活动有关。

【发病机制】

正常瓣膜内皮细胞能够抵抗循环中的细菌黏附，防止感染形成。在风湿性心瓣膜病、先天性心脏病及人工瓣膜置换术后等情况下，血液从高压的心腔或管腔到低压的心腔或管腔，容易形成涡流，这为血循环中的细菌、血小板和纤维蛋白黏附于心瓣膜创造了有利条件。

血液湍流、导管刺激、炎症及瓣膜退行性改变可致瓣膜内皮损伤。内皮损伤剥脱后，内皮下基质纤维蛋白暴露，血小板就会汇聚于心脏瓣膜表面。显微镜下可见变性血小板束及纤维蛋白丝条聚集在一起。久之，这些聚合物被纤维蛋白沉淀而稳定，并生长为结节状非细菌性赘生物，称为非细菌性血栓性心内膜炎(nonbacterial thrombotic endocarditis, NBTE)。此时，当机体发生菌血症时，细菌就可黏附于 NBTE 上，导致 NBTE 上新纤维素层的形成及血小板的进一步聚集，有利于细菌生长，两者相互促进导致赘生物不断增大。由此产生的炎症反应会导致瓣膜发生变形，甚至穿孔，并侵入临近部位形成脓肿。

事实上，菌血症不仅发生于创伤过程、亦可见于咀嚼和刷牙。菌血症的严重程度及病原体黏附瓣膜能力对本病均非常重要。通常自发性菌血症的持续时间短、临床症状较轻，但其发病率较高。这可解释为何多数 IE 并无明显创伤病史。

含有细菌的赘生物会导致心内传导系统异常，瓣环脓肿及心包炎，主动脉窦动脉瘤及瓣膜穿孔。赘生物亦可脱落，导致体循环外周各个器官栓塞，造成各种不同的临床表现。同时，病原体抗原抗体复合物的形成，可以进一步导致心内膜的损伤及肾小球的损伤，进而引起肾功能损害。

【病理改变】

本病的基本病理变化为心瓣膜表面附着的赘生物，由血小板、纤维蛋白、白细胞、红细胞及感染病原体沉着而组成。病变可延伸至腱索、乳头肌及室壁内膜。赘生物底下的心内膜可有炎症反应及灶性坏死。随后感染病原体被巨噬细胞吞噬，赘生物被纤维组织包绕，发生机化、玻璃样变或钙化，最后被内皮上皮化。但心脏各部分赘生物愈合程度不一，某处可能愈合，而其他炎症却处于活跃期，有些愈合后还可复发，重新形成病灶。当病变严重时，心瓣膜可形成深度溃疡，甚至发生穿孔。偶见乳头肌及腱索断裂。

本病的赘生物较风湿性心内膜炎所产生者大而脆，故容易碎落成感染栓子，随体循环血流播散到身体各部产生栓塞，尤以脑、脾、肾及肢体动脉为多，导致相应脏器梗死或脓肿。栓塞阻碍血流，或使血管壁破坏，管壁囊性扩张形成细菌性动脉瘤，常为致命的并发症。如脑部的动脉滋养血管栓塞而产生动脉瘤，往往可突然破裂而引起脑室内或蛛网膜下腔出血导致死亡。弥漫性脑膜炎较脑脓肿为多见。

本病的免疫反应引起小动脉内膜增生，阻塞及小血管周围炎，表现为皮肤及黏膜的瘀点，发生于手指、足趾末端的掌面，稍高于皮面，有压痛，5～15mm 大小，称奥氏（Osler）结节，后掌及足趾有数毫米大小的紫红色斑点，称为 Janeway 结节。感染病原体及体内产生相应的抗体结合成免疫复合物，沉着于肾小球的基底膜上，导致局灶性肾小球肾炎或弥漫性或膜型增殖性肾小球肾炎，后者可引起肾衰竭。

【临床表现】

既往在临床上分为急性及亚急性感染性心内膜炎。然而，由于细菌毒力与人体抵抗力对比间常有个体差异，同一细菌在不同患者中可有不同的临床差异，再加上近年来，抗菌药物的广泛应用，两者临床表现已无明显界限。因此，2009 年欧洲心脏病学会对本病进行了重新分类，弃去急性与亚急性心内膜炎的分类，进行新的分类，指导临床的治疗。

目前，按照感染部位及是否存在心内异物将感染性心内膜炎分为 4 类：①左心自体瓣膜（NVE）IE；②左心人工瓣膜（PVE）IE（瓣膜置换术后<1 年发生称为早期人工瓣膜 IE，术后>1 年发生称为晚期人工瓣膜 IE）；③右心 IE；④器械相关性 IE（包括发生在起搏器或除颤器导线上的 IE，可伴或不伴有瓣膜受累）。

心内膜炎亦可根据感染来源分为社区获得性 IE、医疗相关性 IE（医院内感染和非医院内感染）及经静脉吸毒者的 IE。

有以下 1 种情况者可认为属于活动性 IE：①患者持续发热且血培养多次阳性；②手术时发现活动性炎症病变；③患者仍在接受抗生素治疗；④有活动性 IE 的组织病理学证据。

发热是 IE 最为常见的症状。80% 的患者有发热，热型多变，以不规则者为最多，可为间歇型或弛张型，伴有畏寒、寒战、食欲减退、体重下降及出汗。体温大多在 37.5～39℃之间，亦可高达 40℃以上，亦可仅有低热者。约 20% 患者体温正常或低于正常，多见于老年患者和伴有栓塞或真菌性动脉瘤破裂导致脑出血或蛛网膜下腔出血及严重心力衰竭、尿毒症患者。此外，尚未诊断本病前已应用过抗生素、退热药、激素者亦可暂时不发热。

除发热以外，本病还有其他临床表现，如血尿，发生率为 25%，脾大 11%，Janeway 结节 5%，Roth 点 5%，结膜出血 5%。皮肤和黏膜的瘀点、甲床下线状出血、Osler 结节、Janeway 结节等皮损在近 30 年来发生率均有较明显下降。瘀点是毒素作用于毛细血管使其脆性增加破裂出血或由于栓塞所致，常成群亦可个别出现。多见于眼睑结合膜、口腔黏膜、胸前及手足背皮肤，持续数天，消失后再现，其中心可发白，但在体外循环心脏手术引起的脂质微小栓塞亦可出现眼结合膜下出血，因而有学者认为中心为灰白色的瘀点要比黄色者重要。甲床下出血的特征为线状，远端不到达甲床前边缘，压之可有疼痛。Osler 结节的发生率已明显下降，呈紫或红色，稍高于皮面，约 1 ~ 2mm，大者可达 5 ~ 15mm，多发生于手指或足趾末端的掌面，大小鱼际或足底可有压痛，常持续 4 ~5 日才消退。Osler 结节并非本病所特有，在系统性红斑狼疮、伤寒、淋巴瘤中亦可出现。在手掌和足底出现小的直径 1 ~4mm 无痛的出血性或红斑性损害，称为 Janeway 结节。视网膜病变以出血最多，呈扇形或圆形，可能有白色中心，有时眼底仅见圆形白点称为 Roth 点。脾常有轻至中度肿大，软可有压痛。脾肿大的发生率已较前明显地减少。

本病另一体征主要是可听到原有心脏病的杂音或原来正常的心脏出现杂音。在病程中杂音性质的改变往往是由于贫血、心动过速或其它血流动力学上的改变所致。约有 15% 患者开始时没有心脏杂音，而在治疗期间出现杂音，少数患者直至治疗后 2 ~3 月才出现杂音，偶见治愈后多年一直无杂音出现者。

少数起病以本病并发症形式开始，如栓塞、不能解释的卒中、心瓣膜病的进行性加重、顽固性心力衰竭、肾小球肾炎及手术后出现心瓣膜杂音等。

老年患者临床表现更为多变，发热常被误诊为呼吸道或其他感染。心脏杂音亦常被误认为老年退行性瓣膜病而忽视。有的可无发热及心脏杂音，而表现为神经、精神改变，心力衰竭或低血压。易有神经系统的并发症和肾功能不全。

出现下列情况，临床上，要怀疑感染性心内膜炎的发生：新出现的心脏反流性杂音、不明原因的栓塞、不明原因的败血症（尤其是与 IE 致病菌有关的）、有下列情况的发热：心脏人工材料包括人工心瓣膜、起搏器、埋藏式心脏复律除颤器（ICD）、导管侵入检查等；既往 IE 史；瓣膜病或先天性心脏病。其他易患因素包括免疫缺陷疾病、近期菌血症、慢性心力衰竭、新发传导阻滞、血培养阳性或慢性 Q 热血清学阳性、血栓现象（如 Roth 点、Janeway 结节、Oslar 结节等）、非特异性神经系统表现、肺部栓塞或浸润征（右心 IE）、原因不明的周围组织脓肿等。

【并发症】

一、充血性心力衰竭和心律失常

心力衰竭是本病最常见的并发症。早期不发生，但在瓣膜破坏并穿孔，以及其支持结构如乳头肌、腱索等受损，发生瓣膜功能不全，使原有的心功能不全加重，重者发生心力衰竭。严重的二尖瓣感染造成严重二尖瓣反流，或病变发生在主动脉瓣，导致严重的主动脉瓣关闭不全时尤易发生心衰竭。另外，感染亦可影响心肌，炎症、心肌局部脓肿或大量微栓子落入心肌血管；或较大的栓子进入冠状动脉引起心肌梗塞等均可导致心衰竭。其他少见的心衰竭原因为大的左向右分流，如感染的主动脉窦瘤破裂或室间隔被脓肿穿破。心力衰竭是本病的首要致死原因。主动脉瓣反流所致的心力衰竭可由病变累及二尖瓣，导致严重二尖瓣关闭不全而加剧，甚至难治性心力衰竭，病死率可高达 97%。

当感染累及心肌、侵犯传导组织时，可致心律失常。多数为室性过早搏动，少数发生心房颤动。发生在主动脉瓣的心内膜炎或发生主动脉窦的细菌性动脉瘤，感染可侵袭到房室束或压迫心室间隔导致房室传导阻滞及束支传导阻滞。

二、栓塞现象

栓塞系仅次于心力衰竭的常见并发症。发生率为 15% ~35%。受损瓣膜上的赘生物被内皮细胞完整覆盖需 6 个月，故栓塞可在发热开始后数天起至数月内发生。早期出现栓塞的大多起病急，病情凶险。全身各处动脉都可发生栓塞，最常见部位是脑、肾、脾及冠状动脉。心肌、肾及脾脏栓塞不易察觉，多于尸检中发现，而脑、肺及周围血管栓塞的表现则较明显。

三、心脏其他并发症

心肌脓肿常见于金葡菌及肠球菌感染，特别是凝固酶阳性的葡萄球菌。可为多发性或单个大脓肿。心肌脓肿的直接播散或主动脉瓣环脓肿破入心包可导致化脓性心包炎、心肌瘘管或心脏穿孔。二尖瓣脓肿及继发于主动脉瓣感染的室间隔脓肿，常位于间隔上部，均可累及房室结及希氏束，导致房室传导阻滞或束支传导阻滞，宜及时做外科手术切除及修补。其他尚有由于冠状动脉栓塞而继发的心肌缺血,由细菌毒素损害或免疫复合物的作用而致的心肌炎等。

四、菌性动脉瘤

以真菌性动脉瘤最为常见。菌性动脉瘤最常发生于主动脉窦,其次为脑动脉、已结扎的动脉导管、腹部血管、肺动脉及冠状动脉等。不压迫邻近组织的动脉瘤本身几无症状,可在破裂后出现临床症状。不能缓解的局限性头痛提示脑动脉有动脉瘤,局部压痛或有搏动性包块提示该处有动脉瘤存在。

五、神经精神方面的并发症

是最严重的心外并发症,发生率约 15% ~20%。可能有脑栓塞、脑出血、短暂性脑缺血发作、无症状性脑栓塞、细菌性动脉瘤、脑膜炎及脑脓肿。临床表现有头痛、精神错乱、恶心、失眠、眩晕、癫痫样发作等,脑部血管感染性栓塞所致的一系列症状,以及由于颅神经和脊髓或周围神经损害所致的偏瘫、截瘫、失语、定向障碍、共济失调等运动、感觉障碍及周围神经病变。

其他并发症还有免疫复合物所致的间质性肾炎及急性或慢性增殖性肾小球肾炎,严重者可发生肾衰竭。

【实验室检查】

血常规示白细胞计数可正常或略有升高,中性粒细胞偏高,见于 1/2 的患者。贫血见于 1/2 的患者。尿常规显示有蛋白尿及血尿,约 1/3 晚期患者出现肾功能不全。CRP、血沉升高见于 2/3 的患者。

血培养阳性仍然是诊断 IE 的基础,并能提供细菌药敏试验,指导抗生素的应用。具体的操作方法是应分别采血 3 次(每次至少包括 1 管需氧菌、1 管厌氧菌培养),严格无菌,抽取外周静脉血,每管 10ml。应避免在中心静脉导管取血,因为标本可能被污染(出现假阳性,尤其是葡萄球菌)。血培养应该在抗生素应用之前进行。如果血培养在第 5 日仍为阴性,可用巧克力培养基。有些病原菌在常规培养条件下增殖受限,或需特殊培养方法。确诊必须 2 次以上血培养阳性。血培养阳性的 IE 占 90%,病原菌通常是葡萄球菌、链球菌及肠道球菌。其余 10% 为阴性,主要原因是由于诊断之前应用了抗生素或有些细菌需要特殊培养基才能培养。

聚合酶链反应(PCR),可为病原微生物难以培养及无法培养的 IE 患者提供快速、可靠的检验结果。该技术已用于接受手术的 IE 患者瓣膜组织检测。切除的瓣膜组织或栓塞标本的 PCR 结果有助于术后血培养阴性患者的诊断。

病原菌明确及开始治疗的早晚与预后有直接关系,因此正确的早期诊断,积极的病原学检查非常重要。但病原体复杂多样化、细菌分散化是 IE 的特点,给临床诊断带来了极大困难。

【辅助检查】

超声心动图及血培养是诊断 IE 的两块基石。

超声心动图有经胸超声心动图(trans thoracic echocardiography, TTE)及经食管超声心动图(trans esophageal echocardiography, TEE)两种,对 IE 的诊断、处理及随访均有重大价值。

TTE/TEE 的适应证包括:①一旦怀疑患者有 IE 可能,首选 TTE,应尽早检查;②高度怀疑 IE 而 TTE 正常时,推荐 TEE;③TTE/TEE 阴性但临床仍高度怀疑 IE 者,应在 7 ~10 日后再行 TTE/TEE 检查;④IE 治疗中一旦怀疑出现新并发症(新杂音、栓塞、持续发热、心力衰竭、脓肿、房室传导阻滞),应立即重复 TTE/TEE 检查;⑤抗生素治疗结束时,推荐 TTE 检查以评价心脏和瓣膜的形态学及功能。

诊断 IE 的超声心动图 3 项主要标准是:①赘生物;②脓肿;③人工瓣膜裂开(超声表现为瓣周漏,可伴或不伴瓣膜的摇摆运动)。TTE 诊断 IE 的敏感性为 40% ~63%,TEE 为 90% ~100%,TEE 的敏感性及特异性均高于 TTE,有助于检出脓肿及准确测量赘生物的大小。大多数疑似 IE 患者都可考虑接受 TEE 检查,包括 TTE 结果已呈阳性者。两者结合,可以见到 90% 的 IE 患者有赘生物,60% 的患者有瓣膜反流,20% 的患者有瓣膜脓肿,偶可见人工瓣膜的裂开,假性动脉瘤及瘘。然而,TTE/TEE 结果阴性不能完全排除 IE,因为在有严重瓣膜病变(二尖瓣脱垂、退行性钙化、人工瓣膜)、赘生物很小(<2mm)、赘生物已脱落或未形成赘生物者中,超声不易或不能检出赘生物。超声心动图亦可能误诊 IE,因为有多种疾病可显示类似赘生物的图像,如风湿性瓣膜病、瓣膜黏液样变性、瓣膜血栓、腱索断裂、系统性红斑狼疮患者的利-萨病变(Libman-Sacks lesions,一种

非细菌性心内膜炎，常累及二尖瓣）、心腔内小肿瘤（如纤维弹性组织瘤）等。此外，如何诊断局限于心腔内器械表面的IE以及如何早期准确检出小型脓肿亦是较棘手的难题。

【诊断】

IE临床表现缺乏特异性，不同患者间差异很大，老年或免疫受损的患者甚至无明确发热病史。IE及时被检出依靠临床医师的诊断警觉性，以及“一旦怀疑立即求证”的较低实验检查门槛。

改良杜克（Duke）标准可用于诊断IE，其敏感性及特异性能够达到80%。但在血培养阴性、感染累及人工瓣膜或起搏器导线、右心IE等情况下，杜克标准敏感性下降。在个体化诊断患者中，改良杜克标准不能取代临床判断。

【鉴别诊断】

临床上感染性心内膜炎需与许多疾病相鉴别：

一、发热性疾病

如以发热为主要表现者，需与伤寒、败血症、结核、风湿热及系统性红斑狼疮等相鉴别。

二、心力衰竭

以心力衰竭为主要表现伴有低热或无发热者，应与心脏病并发心力衰竭相鉴别。

三、风湿性心肌炎

活动性风湿性心肌炎与本病鉴别较困难，因两者均可有发热、贫血、血沉增快及心脏损害，但如有栓塞、脾大、血尿、杵状指及血培养阳性，特别是二维超声心动图检查发现有较大赘生物，则支持感染性心内膜炎的诊断。

四、左房黏液瘤

有时本病与左房黏液瘤不易鉴别，但感染性心内膜炎患儿赘生物出现在左心房内少见。

五、手术后心内膜炎

需与下列两种疾病相鉴别：

1. 心包切开综合征发生于切开心包的心脏手术后数天至数周，表现为发热，胸痛，心包腔和（或）胸腔积液，白细胞增多，血沉增快，有时发生心包填塞，需行心包穿刺排出积液。本症为自限性疾病，口服阿司匹林或激素有效。

2. 术后灌注综合征多于体外循环后3～6周发病，临床表现有发热、食欲缺乏、肝脾大、胸腔积液及不典型淋巴细胞增多等。本症由术中用血时巨细胞包涵体病毒污染所致，亦为自限性疾病。治疗方法与心包切开综合征相同。

【治疗】

对于怀疑或确诊IE的患者，都需要一个多学科的团队来指导治疗，包括心内科、心脏外科及感染科专家。目前IE的治疗，包括三个主要方面：

一、一般治疗

卧床休息，加强营养，适当补充维生素，加强支持治疗，必要时少量输注新鲜血或血浆。如存在心功能不全，则需要限制体力活动，选用适当的药物控制心衰竭发作。对高热及头痛等症状做相应对症治疗。

二、抗生素治疗

IE治疗的成功关键是使用抗生素根除病原体。然而，细菌多被纤维蛋白、血小板所掩盖，细菌位于赘生物深层，抗菌药物只能通过血浆渗透进入赘生物。抗生素使用原则应坚持早期、足量、长疗程、联合、静脉用药。杀菌治疗优于抑菌治疗。抑制细胞壁合成的抗生素与抑制蛋白质合成的抗生素联用（β-内酰胺类、头孢类、糖肽类与氨基糖苷类合用）有协同作用。

抗生素的使用最好根据药敏结果来选用。然而，在临床上常常不能等待，对高度怀疑为IE的患者可在3次采血（每次间隔30分钟）送检之后，立即开始进行经验性治疗。经验性治疗取决于以下几点：①患者此前是否接受过抗生素治疗；②感染累及自体瓣膜还是人工瓣膜；③细菌流行病学资料，特别是耐药菌、血培养阴性菌。

对自体瓣膜的IE（native valve infective endocarditis，NVE），可应用氨苄西林-舒巴坦或阿莫西林-克拉维酸（均为每日12g，分4次静脉注射）联合庆大霉素（每日3mg/kg，分2～3次静脉注射或肌内注射），疗程4～6周。如果对β-内酰胺酶过敏，可选用另一方案，万古霉素（每日30mg/kg，分两次静脉注射）联合庆大霉素（每日30mg/kg，分2～3次静脉注射或肌内注射）联合环丙沙星（每日1000mg,分2次口服或每日800mg,分两次静脉注射),疗程4~6周。晚期PVE,同NVE。如果在NVE抗菌治疗期间进行瓣膜置换手术时,其抗菌的疗程应该参照NVE,而非PVE。

对人工瓣膜的IE(prosthetic-valve infective endocarditis,PVE)早期,采用万古霉素(每日30mg/kg,分2次静脉注射,疗程6周)联合庆大霉素(每日3mg/kg,分2~3次静脉注射或肌内注射,疗程2周)联合利福平(每日1200mg,口服分两次,疗程6周),如疗效不佳,可以考虑手术治疗和把抗生素谱扩大到覆盖革兰阴性细菌。

常见病原菌的抗生素选择:草绿色链球菌、D组溶血性链球菌所致者仍以青霉素G为首选,多数患者单独应用青霉素已足够。青霉素剂量每日1200万~1800万U,分6次静脉注射。对青霉素敏感性差者宜加用氨基糖苷类抗生素,如庆大霉素每日12万~24万U;妥布霉素每日3~5mg/kg或阿米卡星(丁胺卡那霉素),每日1g。应用时需要注意观察肾功能及庆大霉素的血药浓度。青霉素是属细胞壁抑制剂类,和氨基糖苷类药物合用,可增进后者进入细胞内起作用。对青霉素过敏的患者可用红霉素、万古霉素或第一代的头孢菌素。但要注意的是有青霉素严重过敏者,如过敏性休克,忌用头孢菌素类,因其与青霉素可出现交叉过敏反应。如对青霉素相对耐药的菌株,可以增加青霉素的剂量至每日2400万U。

对于肠球菌感染的IE,无论是否存在庆大霉素耐药,应该选用一种对细胞壁有活性的抗生素联合庆大霉素治疗,疗程达到6周,有效率能达到81%。在一项观察性研究中,使用中等剂量的氨基糖苷类15日,依然有疗效。这提示在短期2~3周内应用氨基糖苷类可能依然有效,这样可以减少氨基糖苷类的肾毒性。对庆大霉素耐药的粪肠球菌,可以应用氨苄青霉素(每日12g)和头孢曲松(每日2g)联合治疗。

对于葡萄球菌,若非耐青霉素的菌株,建议选用青霉素G治疗,每日1000万~2000万U及庆大霉素联合应用。而欧洲指南,目前不再建议应用庆大霉素,因其可能导致肾毒性。耐药菌株可选用第一代头孢菌素类,万古霉素,利福平及各种耐青霉素酶的青霉素,如苯唑西林等。表皮葡萄球菌侵袭力低,但对青霉素G效果欠佳,宜万古霉素、庆大霉素、利福平联合应用。对于自体瓣膜,一般疗程4~6周,对于人工瓣膜,疗程宜长,要大于6周。

目前FDA已经批准安托霉素(每日6mg/kg)用来治疗金葡菌所致的IE及右心IE,其疗效不差于万古霉素。观察性研究亦显示,安托霉素每日8mg/kg对左心IE及有心内装置的IE有疗效,亦被建议用于万古霉素治疗成人MRSA感染的IE的替代治疗。

革兰阴性杆菌所致的心内膜炎病死率较高,但作为本病的病原菌较少见。一般以β-内酰胺类与氨基糖苷类药物联合应用。可根据药敏选用第三代头孢菌素,如头孢哌酮每日4~8g;头孢噻肟每日6~12g;头孢曲松每日2~4g。亦可用氨苄青霉素及氨基糖苷类联合应用,疗程4~6周。

沙雷菌属可用氧哌嗪青霉素或氨苄青霉素加上氨基糖苷类药物。厌氧菌感染可用0.5%甲硝唑每日1.5~2g,分3次静脉滴注,或头孢西丁每日4~8g。亦可选用头孢哌酮(对厌氧菌属中的弱拟杆菌无效)。

真菌性心内膜炎病死率高达80%~100%,药物治愈极为罕见,应在抗真菌治疗期间早期手术切除受累瓣膜组织,尤其是真菌性PVE,且术后继续抗真菌治疗才有可能治愈。药物治疗仍以二性霉素B为优,首次每日0.1mg/kg,逐步增加至每日1mg/kg,总剂量1.5~3g。二性霉素B的毒性较大,可导致发热、头痛、显著胃肠道反应、局部的血栓性静脉炎及肾功能损害,并可导致神经系统及精神方面的改变。新近出现的两性霉素B脂质体可减少两性霉素B的不良反应。5-氟胞嘧啶是一种毒性较低的抗真菌药物,单独使用仅有抑菌作用,且易产生耐药性,和二性霉素B合并应用,可增强杀真菌作用,减少二性霉素B的用量及减轻5-FC的耐药性。后者用量为每日150mg/kg静脉滴注。

立克次体心内膜炎可选用四环素每日2g静脉给药治疗6周。

治疗后体温恢复正常,脾脏缩小,症状消失者,在抗生素疗程结束后的第一、第二及第六周分别作血培养,如临床未见复发,血培养阴性,则可认为治愈。本病复发率约5%~10%,多在停药后6周复发,复发多与下列情况有关:①治疗前病程长;②抗生素不敏感,剂量或疗程不足;③有严重肺、脑或心内膜的损害。有上述情况者治疗时抗生素剂量应增大,疗程应延长,复发病例再治疗时,应采取联合用药,加大剂量及延长疗程。感染心内膜炎复发时，应再治疗，且疗程宜适当延长。

三、手术治疗

约半数IE患者须接受手术治疗。早期手术旨在通过切除感染物、引流脓肿及修复受损组织，避免心衰竭进行性恶化及不可逆性结构破坏，预防栓塞事件。但在疾病活动期进行手术风险很大，因此须掌握适应证，尽早请心外科医师会诊，为患者确定最佳治疗方案。

IE患者早期手术的三大适应证是心力衰竭、感染不能控制、预防栓塞（表11-9-10）。早期手术按其实施的时间可分为急诊（24小时内）、次急诊（几天内）及择期手术（抗生素治疗1～2周后）。为了降低感染活动期间手术后的残余感染率，术后应持续使用维生素4～6周。近年来手术治疗的开展，使感染性心内膜炎的病死率有所降低，尤其在伴有明显心衰竭者，病死率降低得更为明显。

表11-9-10　左心自体瓣膜IE的手术征象及时机

手术指征	治疗时机
A：心力衰竭	
主动脉瓣或二尖瓣IE伴重度急性反流或瓣膜梗阻，引起顽固性肺水肿或心源性休克	急诊
主动脉瓣或二尖瓣IE形成与心腔或心包相交通的瘘管，引起顽固性肺水肿或休克	急诊
主动脉瓣或二尖瓣IE伴重度急性反流或瓣膜梗阻，持续心力衰竭或超声心动图有血流动力学异常征象（早期二尖瓣关闭或肺高压）	亚急诊
主动脉瓣或二尖瓣IE伴重度反流，有容易控制的心力衰竭	择期
B：感染不能控制	
局部感染不能控制（脓肿、假性室壁瘤、瘘管形成、赘生物不断增大）	亚急诊
持续发热和血培养阳性>7～10日	亚急诊
真菌或耐药微生物所致感染	亚急诊或择期
C：预防栓塞	
主动脉瓣或二尖瓣IE伴有赘生物（>10mm），经适当抗生素治疗仍发生1次或更多栓塞事件	亚急诊
主动脉瓣或二尖瓣IE伴有赘生物（>10mm），并有其他征象提示会出现并发症（心力衰竭、持续感染及脓肿）	亚急诊
孤立的极大赘生物（>15mm）	亚急诊

【预后】

本病总体预后较差，同治疗的早晚、抗菌药物对病原菌的控制能力、心脏瓣膜的损伤程度及患者的抵抗力有关。在发达国家，IE住院患者的病死率在15%～22%，5年病死率在40%左右。其中，在各亚型之间差异较大，右心IE及由口腔链球菌所致的左心NVE病死率小于10%；而由于金葡菌导致的PVE病死率可达到40%以上。在与IE患者导致死亡相关的多因素分析中，其中的独立相关因素有高龄、金葡菌、心衰、脑血管意外事件及医疗相关性IE。

感染性心内膜炎的复发与再燃，分子技术PCR及第二次患IE时间有助于区别两者。同种病原微生物感染间隔<6个月者多为复发，否则为再燃。故从心内膜分离出的菌类应保留至少1年。再燃在IVDAs（初次感染后1年内）、PVE、长期透析及有多种IE危险因素者更常见，且患者死亡风险较高，常需瓣膜置换。

【预防】

既往指南及临床实践均提倡通过预防性使用抗生素来预防感染性心内膜炎发生，但缺乏循证医学证据。因此，目前提倡积极地减少各种高危侵入性操作及主张规范的口腔诊疗操作，不提倡过多预防使用抗生素。

目前，抗生素预防治疗只推荐用于IE高危的患者及实施高危操作的患者。只有下列情况者考虑为IE高危的患者：①人工心脏瓣膜或用人工材料行心脏瓣膜修补的患者；②既往曾患IE者；

③先天性心脏病患者（未行手术修补的紫绀型先天性心脏病或存在残余缺陷或异常管道，先天性心脏病经外科手术或介入技术用人工材料完全修复，手术时间在6个月内经外科手术或介入治疗植入人工材料或器械仍存在残余缺陷）。

对于高危患者进行牙龈、牙周操作及口腔黏膜破损时应该考虑用抗生素预防。推荐在操作前30~60分钟内使用阿莫西林或氨苄西林，成人2g，口服或静脉给药；儿童50mg/kg，口服或静脉给药。对青霉素或氨苄西林过敏的患者可用克林霉素，成人600mg，口服或静脉滴注；儿童20mg/kg，口服或静脉滴注。

（王贵强　丁坤）

参考文献

1. 李梦东，王宇明. 实用传染病学. 第3版. 北京：人民卫生出版社，2004.
2. European Society of Clinical Microbiology and Infectious Diseases，International Society of Chemotherapy for Infection and Cancer. Guidelines on the prevention，diagnosis，and treatment of infective endocarditis (new version 2009). Eur Heart J，2009 (30)：2369-2413.
3. Bannay A，Hoen B，Duval X，*et al*. The impact of valve surgery on short-and long term mortality in left-sided infective endocarditis：do differences in methodological approaches explain previous conflicting results? Eur Heart J，2011，32(16)：2003-2015.
4. Selton-Suty C，Célard M，Le Moing V，*et al*. Preeminence of *Staphylococcus aureus* in infective endocarditis：a 1-yearpopulation-based survey. Clin Infect Dis，2012，54 (9)：1230-1239.
5. Botelho-Nevers E，Thuny F，Casalta JP，*et al*. Dramatic reduction in infective endocarditis-related mortality with a management-based approach. Arch Intern Med，2009，169 (14)：1290-1298.
6. Chan KL，Tam J，Dumesnil JG，*et al*. Effect of long-term aspirin use on embolic events in infective endocarditis. Clin Infect Dis，2008，46(1)：37-41.
7. Pepin J，Tremblay V，Bechard D，*et al*. Chronic anti-platelet therapy and mortality among patients with infective endocarditis. Clin Microbiol Infect，2009，15(3)：193-199.
8. Snygg-Martin U，Rasmussen RV，Hassager C，*et al*. The relationship between cerebrovascular complications and previously established use of anti-platelet therapy in left sided infective endocarditis. Scand J Infect Dis，2011，43 (11-12)：899-904.
9. Liu C，Bayer A，Cosgrove SE，*et al*. Clinical practice guidelines by the infectious diseases society of America for the treatment of methicillin-resistant *Staphylococcus aureus* infections in adults and children：executive summary. Clin Infect Dis，2011，52(3)：285-292.
10. Hoen B，Duval X. Infective endocarditis. N Engl J Med，2013，368(15)：1425-1433.

第十节　骨关节系统感染

一、概述

骨关节感染（bone and joint infection）有血源性和外源性感染，均可导致骨髓炎、关节炎、骨脓肿及软组织脓肿。软组织感染亦可侵犯骨和关节。金黄色葡萄球菌（*Staphylococcus aureus*），简称金葡菌，是其主要病原菌（72%~85%）。急性化脓性骨关节感染发病急，可引起全身中毒，必须早期治疗，早期诊断。

二、骨的结构与发育

（一）骨的结构

骨由骨膜、骨质及骨髓三部分构成，其内部有血管、淋巴及神经分布。骨质是骨的主要成分，骨膜和骨髓是骨的附属结构。骨膜包括骨外膜及骨内膜，骨外膜位于骨的表面，骨内膜位于骨内部的腔或管道壁上。骨膜属纤维结缔组织，其内部含有丰富的、具有生血潜能的骨原细胞，骨原细胞能进一步分化成为骨细胞及成骨细胞。骨外膜向内便是骨质，骨质占骨体积的绝大部分。其外层致密而坚硬，称骨密质（亦称密质骨或皮质骨），由多层骨板（lamella）组成。骨密质中的骨板由外向内可分为外环骨板、骨单位、间骨板及内环骨板（图11-10-1）。内、外环骨板分别位于骨密质的内外表面，其内含有骨单位（osteon）及填充于骨单位之间的间骨板。骨单位之间及骨单位与骨外膜之间通过佛克曼管（Volkmann's canal）相互联系，该管横穿外环骨板，与骨干垂直，骨外膜的小血管经该管进入骨内。骨单位又称哈佛系统（Haversian system），是骨密质的功能单位，每一个骨单位由10~20层同心圆状排列的骨板构成，骨板间约有3~6层骨陷窝，内含骨细胞。每一个骨单位的中心有一条与骨干长轴平行的哈佛管（Haversian canal），内含毛细血管和神经。间骨板系指位于骨单位之间的一些形状不规则且大都缺少哈佛管的不完整骨板。由骨密质往里，是骨松质，其结构疏松，呈海绵状，又称松质骨，由许多骨小梁构成，骨小梁之间含骨髓腔，充满着骨髓组织。骨髓组织是人体重要的造血器官，由血窦及造血组织组成，能产生红细胞、白细胞及血小板。

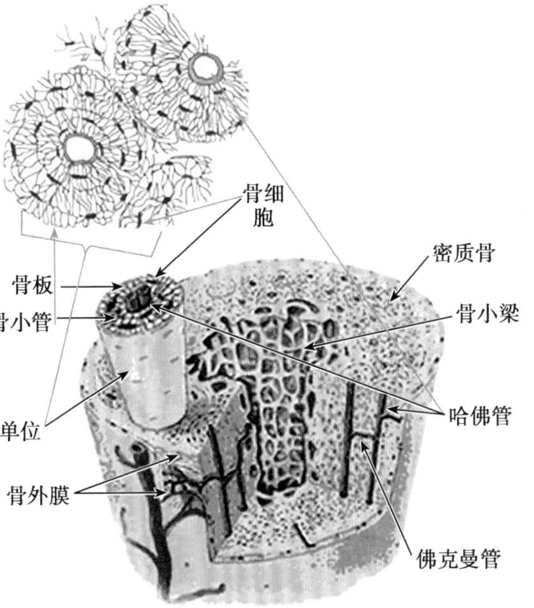

图 11-10-1　骨的结构

（二）骨的发育

骨的发育包括骨化与生长，开始于胚胎期。骨化有两种形式，一种为膜化骨，包括颅盖诸骨及面骨。膜化骨是间充质细胞演变为成纤维细胞，形成结缔组织膜，在膜的一定部位开始化骨，成为骨化中心，再逐步扩大，完成骨的发育。另一种为软骨内化骨，躯干及四肢骨、颅底骨与筛骨均属软骨内化骨。软骨内化骨是由间充质细胞演变为软骨原基，后由成骨细胞的成骨活动而形成原始骨化中心，进而还出现继发骨化中心。骨化中心不断扩大，最后软骨原基全部骨化，原始的与继发的骨化中心相互愈合而完成骨髓发育。锁骨及下颌骨兼有两种形式的骨化。骨骼在生长发育过程中不断增大，根据生理功能的需要，通过破骨细胞的骨质吸收活动而改建塑型。骨质的吸收过程称为破骨。骨髓腔就是由骨发育过程中骨皮质内面骨被吸收而形成。骨骼的发育主要是以成骨及破骨的形式进行。

骨骺板（epiphyseal plate）是骨的生发中心，骨质在此产生并成熟。矿化（mineralization），或称骨化，均在最里层进行，这一区域富含毛细血管网，动脉血在此缓慢流入静脉。血流循环缓慢使得致病菌容易在此停滞，这可能是干骺端（metaphysis）容易发生血源性骨髓炎的重要原因。

三、关节的结构

关节一般由关节面、关节囊及关节腔三部分构成（图 11-10-2）。关节面是相邻两骨的接触面，其中一个略凸或呈球形，叫关节头；另一个略凹，叫关节窝。关节面上覆盖着一层光滑的关节软骨，能缓冲运动时的撞击。关节囊由结缔组织构成，附着在关节面周围，包围整个关节。关节囊内层为滑膜层，能分泌滑液，减少摩擦；外层为纤维层，肥厚而坚韧。关节囊外有韧带，可加强关节稳固性。关节腔是关节囊内两关节面之间的密封腔，内含少量滑液。关节囊通常与骨末端相连，干骺端位于关节囊外。股骨髋关节接头位于关节囊内，因此股骨接头处的感染能直接进入关节腔，进而浸染至骨。

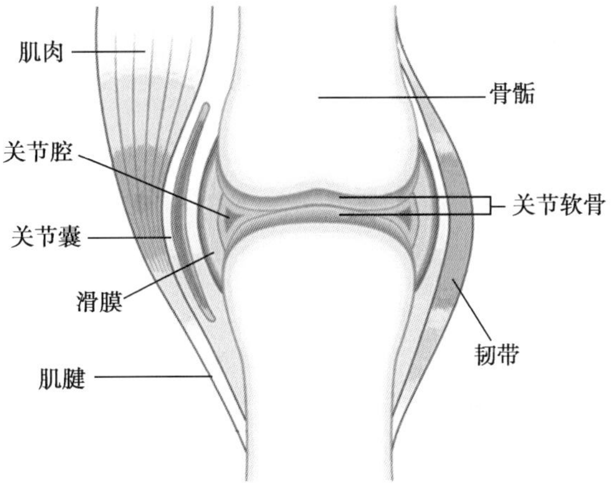

图 11-10-2　关节的结构

Ⅰ　骨　髓　炎

骨髓炎（osteomyelitis）系由各种致病细菌，尤其是化脓性细菌（pyogenic bacteria）所致的骨骼破坏性炎症。感染可局限于骨的某个特定结构，亦可发生于骨髓、骨皮质、骨膜及骨周围软组织等多个部位。通常情况下骨可抵抗病原菌的侵袭，骨髓炎常发生于部分具有潜在危险因素的患者身上。金葡菌是导致骨髓炎的最主要病原菌。根据感染来源可分为血源性骨髓炎（hematogenous osteomyelitis）、邻近病灶蔓延性骨髓炎（contiguous-focus osteomyelitis）及创伤后骨髓炎（post-traumatic osteomyelitis）。急性骨髓炎发病迅速，并具有典型的急性感染特征,如发热及急性炎症等,经过及时、积极的治疗,多数病例可获得治愈;少部分患者可发生慢性骨髓炎,表现为缺血性骨坏死、窦道及死骨形成,需要联合抗感染及外科清创治疗。

骨髓炎的主要易感因素有糖尿病、褥疮性溃疡、外科手术、创伤、静脉药瘾者及骨骼内植入外源物质。

【病原学】

骨髓炎的发生发展与病原菌及宿主因素有关。不同年龄患者,其感染途径、感染部位及病原菌均存在一定差异(图 11-10-3)。在各种类型的骨髓炎中,金葡菌是最主要的病原菌(表 11-10-1)。凝固酶阴性葡萄球菌通常与外源性结构相关,如人工关节;革兰阴性菌如铜绿假单胞菌或肠杆菌多见于医源性骨髓炎;沙门属菌骨髓炎多见于镰状细胞病患者;咬伤相关的骨髓炎的病原菌可为链球菌、厌氧菌及多杀性巴斯德菌(*Pasteurella multocida*)。糖尿病足及褥疮性溃疡可为混合感染,包括葡萄球菌、链球菌、革兰阴性杆菌及厌氧菌。汉赛巴尔通体(*Bartonella henselae*)、曲霉属(*Aspergillus*)、鸟分枝杆菌(*Mycobacterium avium*)及白色假丝酵母菌(*Candida albicans*)可导致免疫缺陷患者的骨髓炎。双相性真菌,如芽生菌(*Blastomyces*)、球孢子菌(*Coccidioides immitis*)及孢子丝菌(*S* 口服 *rothrix schenkii*),可导致真菌性骨髓炎。少数情况下骨髓炎可继发于隐球菌属(*Cryptococcus*)、曲霉属(*Aspergillus*)、念珠菌属(*Candida*)、波氏假阿利什菌(*Pseudoallescheria boydii*)、镰刀菌属(*Fusarium*)及毛霉菌属(*Mucor*)感染。血源性传播是主要感染途径,可继发于导管相关真菌败血症、注射被真菌污染的毒品及中性粒细胞缺乏等。

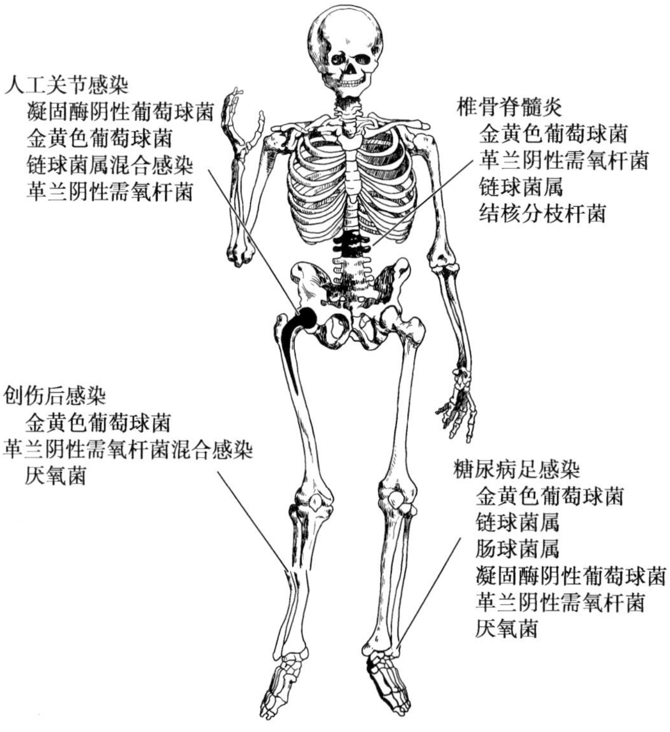

图 11-10-3　不同类型的骨髓炎常见的病原菌

注:病原菌按流行程度或其重要性从上到下排列

表 11-10-1　骨髓炎的病原菌

流行程度	病　原　菌
常见(>50%的病例)	金葡菌、凝固酶阴性葡萄球菌
可见(>25%的病例)	链球菌属、肠球菌、假单胞菌属、肠杆菌属、变形杆菌属、大肠埃希菌、沙雷菌属、厌氧菌属
少见(<5%的病例)	结核分枝杆菌、鸟分枝杆菌复合群、双相性真菌、念珠菌属、曲霉属、支原体属、布鲁司菌属、沙门菌属、放线菌属

血源性骨髓炎多由单一病原菌所致。婴儿骨髓炎的病原菌多为金葡菌、无乳链球菌（*Streptococcus agalactiae*）及大肠埃希菌（*Escherichia coli*）；然而，幼儿骨髓炎中分离的病原菌常为金葡菌、化脓性链球菌（*Streptococcus pyogenes*）及流感嗜血杆菌（*Haemophilus influenzae*）。4岁以后儿童流感嗜血杆菌的感染率开始下降。80%以上成年人骨髓炎由金葡菌所致，少见链球菌（*Streptococcus*）及肠杆菌（*Enterobacteria*）感染等。椎骨骨髓炎（vertebral osteomyelitis）可分离到革兰阴性杆菌，常来源于尿路感染及静脉毒品注射。与血源性骨髓炎不同的是，邻近部位蔓延所导致的骨髓炎多为混合感染，葡萄球菌是主要致病菌；在分离到的病原菌中，金葡菌和凝固酶阴性葡萄球菌约占75%，亦可分离到革兰阴性杆菌及厌氧菌。在结核分枝杆菌（*Mycobacterium tuberculosis*）、布鲁司菌属（*Brucella*）及伯内特考克斯体（*Coxiella burnetii*）等流行区域可发生相应骨髓炎。

【发病机制】

一、骨结构因素

长骨干骺端毛细血管网血流缓慢，当机体发生菌血症时成团的细菌可在此繁殖。儿童由于其长骨生长旺盛，血供丰富，更易发生血源性骨髓炎。急性骨髓炎的病变部位镜下可见化脓性炎症及侵入细菌。大量的炎症细胞及其炎症因子可致组织坏死及骨小梁、骨基质的破坏。炎症所致的血管收缩及闭塞可导致骨缺血性坏死。部分骨组织因缺少供血而脱离，进而形成死骨，给予抗生素治疗后仍可继续带菌（图11-10-4）。抗生素及炎症细胞难以到达缺少血液供应的病灶部位，因而此种情况下单纯的内科治疗往往失败。在梗死病灶的边缘常有反应性的充血带，该区域成骨细胞活性增高，会导致骨丢失和局部骨质疏松；同时，骨沉积发生，可见骨膜沉积及新骨形成。研究表明，生长因子、细胞因子、多种激素及药物可调节成骨细胞和破骨细胞的增殖及活性，但其在骨髓炎中的作用有待进一步研究。

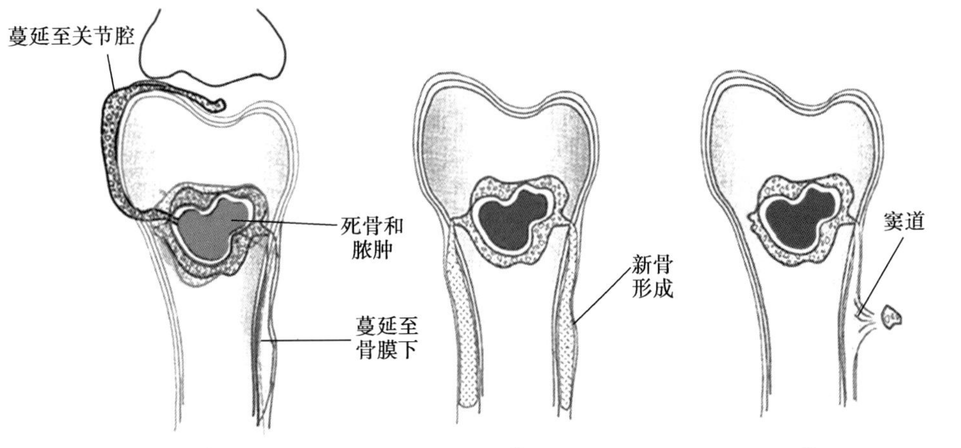

图 11-10-4　慢性骨髓炎的发病过程

二、宿主和微生物因素

骨髓炎的发生发展与宿主及微生物因素有关。在所有的病原菌中，金葡菌最常见（图11-10-3）。细胞外基质及细胞相关因子与金葡菌的毒力有关：①产生细菌黏附素，黏附于细胞外基质蛋白（如纤维蛋白原、纤维连接蛋白、胶原、玻连蛋白、层黏蛋白、凝血酶敏感蛋白、骨唾液蛋白、弹性蛋白及von Willebrand因子等）；②部分因子（如蛋白A、部分毒素及多糖）参与免疫逃避；③外毒素与水解酶与侵袭相关；④可被上皮细胞、内皮细胞及成骨细胞内吞从而在细胞内生存，与持续感染相关。部分病原菌如金葡菌、表皮葡萄球菌（*Staphylococcus epidermidis*）、A组链球菌及铜绿假单胞菌（*Pseudomonas aeruginosa*）可形成细菌生物膜（biofilm），抵抗药物及宿主免疫细胞的清除作用。细菌生物膜为固有细菌黏附在基质、界面及相互黏附包埋于细胞外多聚物质而形成的异质群体（图11-10-5），具有与浮游生物不同的生长方式以及基因和蛋白表达水平。生物膜中的细菌通过

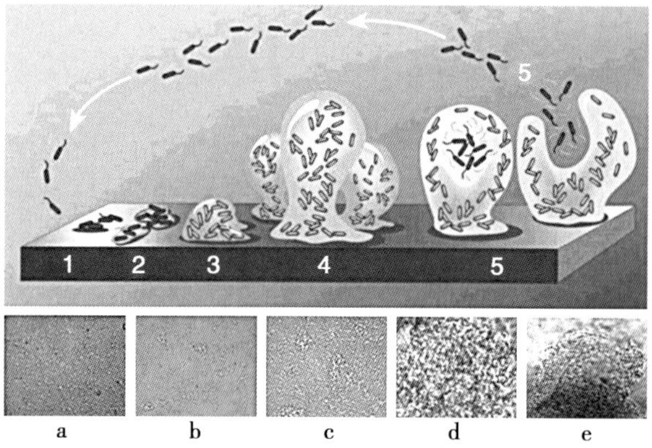

图 11-10-5　细菌生物膜的形成

注:图中展示的是铜绿假单胞菌生物膜在玻璃基质上的形成过程示意图;1. 细菌接触基质表面;2. 产生胞外多糖引起稳固的黏附;3. 形成生物膜的雏形;4. 生物膜成熟;5. 单个浮游细菌从生物膜脱落。图下的 a ~ e 对应部分为相应过程的显微镜下形态。

激素样物质与其他细菌保持联系,这种细菌间的信号传导称为密度感应(quorum sensing)。生物膜是抗生素及营养物质的渗透屏障。生物膜中细菌的代谢率低、获得性应激反应以及细胞分裂相关基因表达下调导致抗生素抵抗。金葡菌植入糖萼或黏液层可形成多层细菌生物膜。生物膜可在坏死组织、骨及医疗植入设备的表面不断发展导致感染。新近的研究认为,多糖细胞间抗原(lysaccharide intercellular antigen)及细胞外 DNA(extracellular DNA,eDNA)可能与葡萄球菌生物膜的形成相关。

15%以上的糖尿病患者可发生足部病变,其中少数患者需要截肢。糖尿病患者的足部感染可大致分为 4 个等级(表 11-10-2),其骨髓炎通常为足部局部软组织感染蔓延所致。糖尿病足骨髓炎的易感因素包括深部伤口、外周神经病、Charcot 关节病、动脉血供不足、未控制的高血糖及免疫缺陷,其常发生在糖尿病足溃疡基础上,因而受累及的骨通常在糖尿病足溃疡的好发部位。由于病原菌通过溃疡蔓延,糖尿病足骨髓炎的病原菌与复杂性皮肤软组织感染分离的病原菌相似,以金葡菌最为常见。与软组织感染相似,当溃疡慢性化和/或足部缺血时糖尿病足骨髓炎常为混合感染。

表 11-10-2　IDSA 糖尿病足感染的分级

PEDIS 等级	临 床 表 现	感染严重程度
1	无症状和体征	未感染
2	感染仅累及皮肤和皮下;存在脓性分泌物或以下表现中 2 项以上:①局部水肿或硬结;②溃疡周围红斑>0. 5 ~ 2cm;③局部压痛或疼痛;④局部发热;排除其他导致皮肤炎症的因素(如外伤、痛风、骨折、急性 Charcot 神经骨关节病、血栓及静脉淤积)	轻度
3	感染累及皮肤和皮下组织更深的组织,如脓肿、骨髓炎、化脓性关节炎或筋膜炎;或感染红斑>2cm 同时具有上述描述的红、肿、热、痛中 1 项;无系统性炎症反应指针(见下)	中度
4	具有严重的代谢紊乱;或具有以下 2 项提示系统性炎症反应的指针:①体温>38℃或<36℃;②心率>90 次/分;③呼吸频率>20 次/分或 $PaCO_2$<32mmHg;④WBC 计数>12 000 或<4 000/mm③或幼稚细胞>10%	严重

注:PEDIS(灌注 perfusion,范围 extent/size,深度 depth/tissue loss,感染 infection,感觉 sensation);IDSA,美国感染病协会

三、骨髓炎的分类

骨髓炎的分类方法较多,可根据病程分为急性骨髓炎及慢性骨髓炎;根据感染途径分为血源性骨髓炎及外源性/创伤后骨髓炎;根据患者年龄分为儿童骨髓炎及成人骨髓炎。尽管目前尚未有一致接受的分类方法,Waldvogel 分类体系及 Cierny-Mader 分类体系采用相对较多。

Waldvogel 分类体系根据骨髓炎病因将其分为血源性骨髓炎、邻近病灶蔓延所致骨髓炎及血供障碍所致骨髓炎,该分类体系并未给予治疗指导意见。血源性骨髓炎系指身体其他部位的化脓性病灶中的细菌通过血液循环播散至骨髓。急性血源性骨髓炎常见于儿童,以胫骨上段及股骨下段多见,其次为肱骨及髂骨,脊柱及其他四肢骨骼亦可受累,肋骨及颅骨病变少见。成年人血源性骨髓炎相对少见,但脊柱常常受累,其中腰椎(约 58%)为好发部位,其次为胸椎(约 30%)及颈椎(约 11%)。椎骨骨髓炎的病原菌常来源于动脉血;由于节段性的动脉交叉供应 2 个椎骨,椎骨骨髓炎常为两个邻近椎骨以及椎间盘同时受累及(图 11-10-6)。部分患者椎间盘的炎症早于椎骨

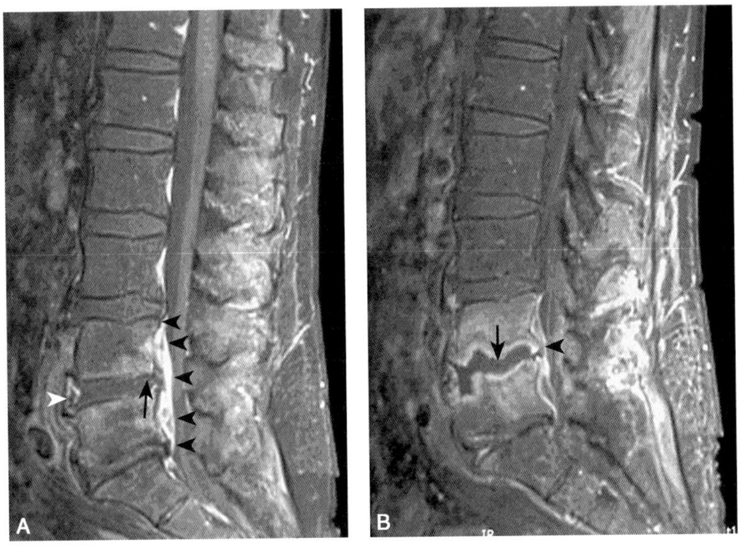

图 11-10-6　椎骨骨髓炎 MRI 图像(T1 压脂增强)

注:一名 57 岁男性的大肠埃希菌椎骨骨髓炎。A 为患者出现症状后 2 周获得的图片;可见椎骨骨髓和椎间盘水肿(箭号),硬脊膜外脓肿(黑箭头),椎间盘强化和小的椎前脓肿(白箭头);B 为第 6 周获得的照片;此时已停用抗生素。可见椎间隙外周强化(箭号),以及椎骨破坏,但硬脊膜外脓肿已消失(箭头)

感染。邻近部位的软组织感染可直接蔓延至骨髓,创伤后或手术后可发生创伤性骨髓炎。糖尿病足患者存在血供障碍,容易继发骨髓炎。

Cierny-Mader 分类体系的基础为感染累及骨骼的解剖部位及及患者的生理学指标,包括 4 个解剖学类型及 3 个生理学类型,总共 12 个临床等级组合(图 11-10-7,表 11-10-3),该分类体系同时提供相应治疗方案。

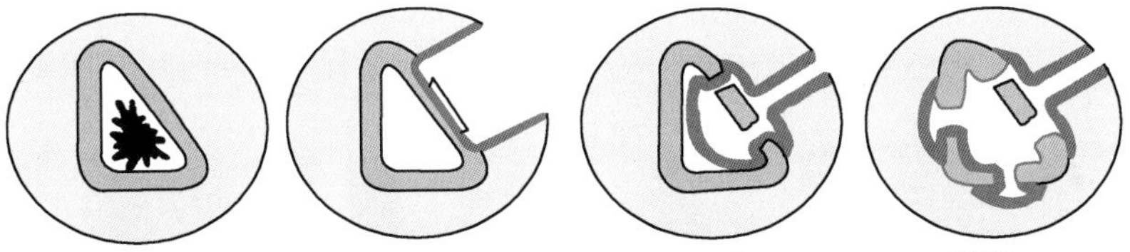

图 11-10-7　骨髓炎的解剖学分类(Cierny-Mader)

注:Ⅰ型　髓腔性;Ⅱ型　浅表性;Ⅲ型　局部性;Ⅳ型　弥漫性

表 11-10-3　Cierny-Mader 成人骨髓炎分类系统

解剖学类型
Ⅰ型:髓腔性骨髓炎
Ⅱ型:浅表性骨髓炎
Ⅲ型:局部性骨髓炎
Ⅳ型:弥漫性骨髓炎
生理学类型
A 型患者:免疫系统正常
B 型患者:局部或系统的免疫缺乏
C 型患者:手术损伤大于疾病本身
临床等级
解剖学类型+生理学类型=临床等级

【病理改变】

本病的病理变化为骨质破坏与死骨(图 11-10-8)形成,后期有新生骨成为骨性包壳。大量菌栓停滞于长骨的干骺端,阻塞小血管,迅速发生骨坏死,并有充血、渗出及白细胞浸润。白细胞释放的蛋白溶解酶破坏细菌、坏死的骨组织及邻近骨髓组织。渗出物及破坏的碎屑形成小型脓肿并逐渐增大,使容量不能扩张的坚硬骨腔内的压力更高。其他血管亦受到压迫形成更多坏死骨组织。脓肿不断扩大并与邻近脓肿融合成更大脓肿。脓腔内高压脓液可沿哈佛管蔓延至骨膜下间隙将骨

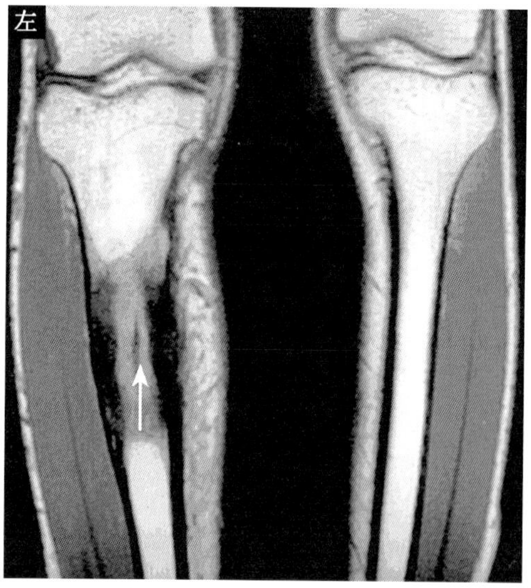

图 11-10-8　慢性骨髓炎 SET1 加权 MRI

注：双侧胫骨中上段冠状位，经静脉注射对比剂 Gd-DPTA，可见左侧胫骨皮质增厚，骨髓水肿和死骨形成（箭头所示）

膜掀起形成骨膜下脓肿。骨密质外层 1/3 的血供来自于骨膜，骨膜掀起导致骨密质血供不足发生坏死形成死骨。骨膜穿破后脓液可沿筋膜间隙流注而成为深部脓肿。穿破皮肤排出体外而形成窦道。脓液亦可穿破骨密质通过骨小管进入骨髓腔，沿骨髓腔蔓延，破坏骨髓组织、松质骨及内层 2/3 的密质骨的血液供应。严重病例的骨密质内外面均浸泡在脓液内而失去血供从而形成大片死骨。脓肿进入邻近关节比较少见，因为骨骺板具有屏障作用。成人骨骺板已融合，脓液可直接进入关节腔导致化脓性关节炎。小儿股骨头骨骺板位于髋关节囊内，该处骨髓炎可直接穿破干骺端骨密质而进入关节。

骨组织失去血供后，部分骨组织因缺血而坏死，在周围形成炎性肉芽组织，肉芽组织的形成带来成骨细胞及破骨细胞，死骨边缘逐渐被吸收，使死骨与主骨完全脱离。在死骨形成过程中，病灶周围的骨膜因脓液刺激炎性充血而产生新骨，包围在骨干外层，形成骨性包壳，包壳上有数个小孔与皮肤窦道相通。包壳内有死骨、脓液及炎性肉芽组织，往往引流不畅形成骨性死腔。小片死骨可被肉芽组织吸收或为巨噬细胞所清除，亦可经皮肤窦道排出。大块死骨难以吸收或排出，长期留存体内，使窦道经久不愈。窦道长期排液可刺激窦道口皮肤恶变成鳞状上皮癌。

若细菌毒力较小，或机体抵抗力较强，脓肿被包围在骨质内，成为局限性骨内脓肿，称 Brodie 脓肿（Brodie's abscess）。常发生在胫骨上下端，起病隐匿，症状较轻，缺少系统的反应，与相关实验室检查不一致。在既往的文献中习惯将 Brodie 脓肿划分为慢性骨髓炎，新近文献更多倾向于亚急性骨髓炎。Brodie 脓肿为最常见的亚急性骨髓炎，很容易误诊为骨肿瘤（图 11-10-9）。

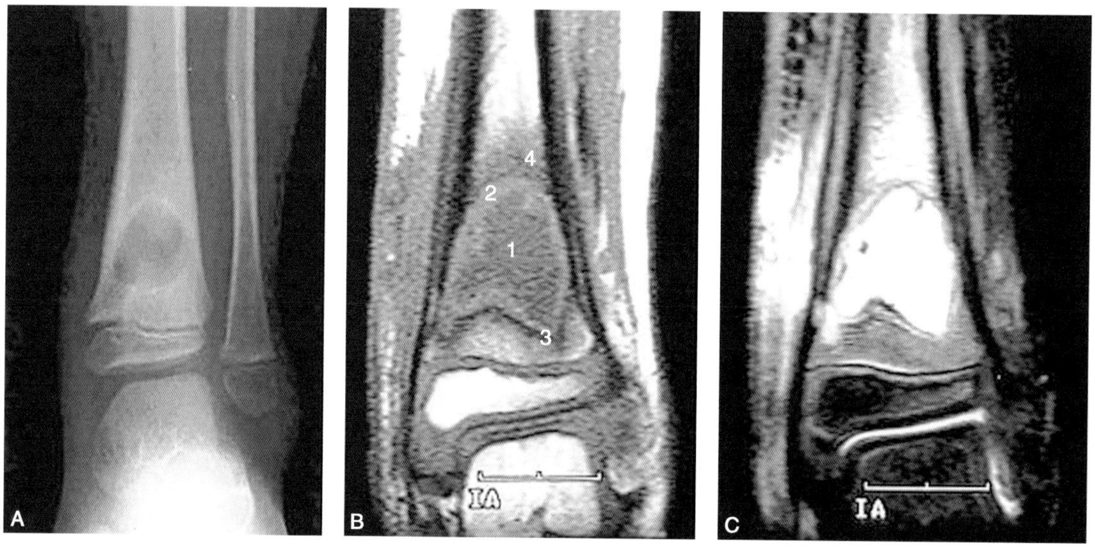

图 11-10-9　胫骨远端 Brodie 脓肿

注：A. X-线提示单个局限性的囊性区域（透光带代表骨破坏），边界清晰，以及骨硬化带；B. MRI 平扫 T1WI 提示：1. 中心脓腔；2. 高信号肉芽肿层；3. 低信号骨硬化；4. 周围骨髓水肿；C. MRI 平扫 T2WI 提示中心的液化成分

Garré 硬化性骨髓炎（sclerosing osteomyelitis of Garré）是一种少见的综合征，通常可累及下颌骨、胫骨及股骨，表现为非化脓性的骨化性骨膜炎，骨膜下成骨反应可导致骨髓腔的闭塞或消失（图 11-10-10）。病因尚不明确，可能与低毒力感染相关。

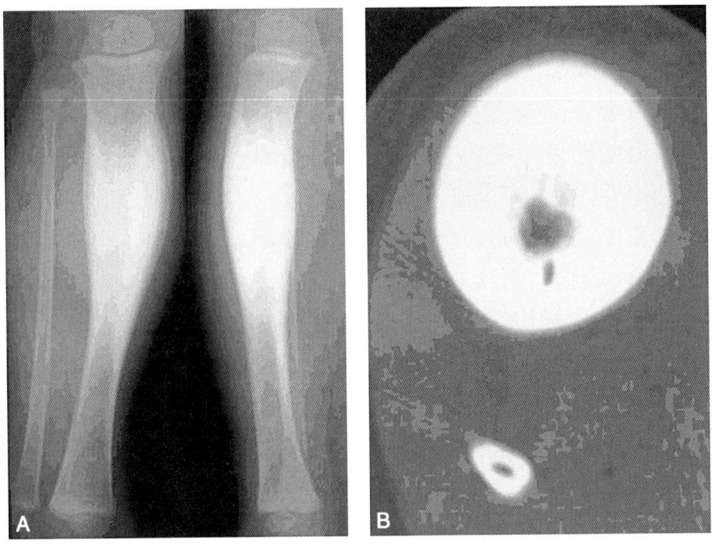

图 11-10-10　硬化性骨髓炎

注：一名 12 岁的女性患儿，右侧胫骨骨干均一性骨皮质增厚。A. 右侧胫骨正侧位平片提示明显的骨皮质增厚，骨边缘膨大，骨髓腔几乎消失；B. 中间段病变部位 CT 扫描提示明显的均一性骨皮质增厚，骨髓腔严重狭窄

【临床表现】

骨髓炎患者可表现多样症状，包括非特异性的全身症状如畏寒、发热、乏力、食欲减退及全身不适。在病变骨部位或窦道部位可存在局部红肿及压痛，病骨可导致活动受限、功能障碍，骨病变严重时可导致病理性骨折。症状可因疾病的严重程度及年龄有所区别，如静脉药瘾者的骨髓炎可起病隐匿。急性血源性骨髓炎患者全身症状多较重，持续数日或数周，骨膜下脓肿形成的时候局部压痛明显，脓肿破溃后形成软组织深部脓肿此时疼痛反而可以减轻，但存在局部软组织红肿热痛等炎症反应。慢性骨髓炎患者可持续数月或数年，病变部活动时可无明显症状，骨失去原有形态，肢体增粗或变形。皮肤菲薄色泽暗；有多处瘢痕，稍微破损可导致经久不愈溃疡。或有窦道口，长期不愈合，窦道口肉芽组织突起，流出臭味脓液，可有死骨排出。因肌肉纤维化可产生关节挛缩。有时可在机体抵抗力下降的时候急性加重，窦道口流脓增多，长期反复发作可使骨骼扭曲畸形。小儿可因骨骺板破坏影响骨骼生长发育，使肢体出现缩短畸形。

椎骨骨髓炎最常见的初始症状是腰痛（86%），并非所有患者均出现发热（发热的患者约占35% ~ 60%），部分患者系因腰痛服用解热镇痛药而出现发热。约 1/3 的患者出现神经损伤表现，如感觉缺失、虚弱及神经根病。严重的局部撕裂样腰痛常提示硬膜外脓肿形成。椎骨骨髓炎常继发于血源性感染，半数患者可找到感染原发病灶。

【实验室检查】

一、一般实验室检查

急性化脓性骨髓炎白细胞计数常大于 $10 \times 10^9/L$，中性粒细胞升高为主，但慢性化脓性骨髓炎即使有感染存在白细胞计数亦有可能为正常。血沉加快，但下降缓慢，不适宜作为治疗观察指标。C 反应蛋白在感染发生数小时后开始升高，多数病例经有效治疗治疗后 1 周内恢复至正常，可用来监测治疗疗效。椎骨骨髓炎中血沉及 C 反应蛋白、血钙、磷以及碱性磷酸酶正常，可与骨肿瘤及部分骨代谢性疾病相鉴别。

二、病原学检查

获得病原学资料对指导抗感染治疗非常重

要。血培养通常只能在血源性骨髓炎具有意义，亦可通过骨活检获得样本。Cierny-Mader 的分类体系认为除非患者处于严重危急状态，抗生素均应该在获得病原学诊断后启用。在使用抗生素前应先完善细菌培养；如果已经使用抗生素只要患者病情稳定应至少停用抗生素 48 小时后采取标本。新近一项研究表明，对于椎骨骨髓炎的患者，开放式骨活检相比细针穿刺的阳性率更高；抗生素的使用对培养阳性率影响并不大，不能作为拒绝骨髓活检的唯一理由。需要注意的是，从开放窦道采取的标本可能是定植污染菌。每次骨活检均应做普通培养及厌氧培养，并做相应药敏实验。对于培养阴性而临床怀疑真菌及结核的患者，应做结核杆菌及真菌培养。对于医疗植入物相关感染，为提高阳性培养率，清创时应至少采取植入物周围5块不同部位标本。对于组织标本，高倍视野下见到 5 个以上的中性粒细胞具有诊断价值。结核杆菌感染时可见到结核肉芽肿组织。

三、影像学检查

急性血源性骨髓炎发病 2 周内 X 线多无明显变化，用过抗生素的病例出现 X 线表现的时间可延迟至 1 个月左右，故阴性结果并不能排除急性骨髓炎。2 周后，骨髓腔内脓肿形成，骨松质内可见微小的斑片状骨质破坏区，进而累及骨皮质甚至整个骨干。因骨膜被掀起，可出现骨膜反应及层状新骨形成。如感染继续向骨髓腔和骨干方向发展，则骨皮质内外侧面均出现虫蚀状改变、脱钙及周围软组织肿胀阴影。骨破坏后有死骨形成，可大可小。小块死骨表现为脓肿腔内的密度增高阴影，与周围组织完全游离；大块死骨可为整段骨坏死，表现为密度增高而不见骨小梁结构。严重者可出现病理性骨折。CT 扫描可提前发现骨膜下脓肿，对细小骨脓肿仍难以显示。MRI 诊断骨髓炎的敏感性较高，最近的一项 Meta 分析认为磁共振检测是诊断糖尿病病足骨髓炎最精确指标。MRI 可显示病变部位骨内及骨外的变化，包括病变部位的骨髓损坏、骨膜反应及病灶范围等；可检测部分 X 线与 CT 检查难以检测的早期病变。然而，化脓性椎骨骨髓炎的临床改善和 MRI 改善关联性较小，有研究发现对于椎骨骨髓炎 MRI 改善的患者，其临床症状均在恢复；有 85% MRI(采集于病程第 4 ~8 周)未见改善或是恶化的患者，临床上同样在恢复。因此，MRI 作为治疗随访指标的意义较小，仅在治疗 4 周后未见临床改善(如症状未缓解或 C 反应蛋白未下降)或怀疑有硬膜外脓肿形成(腰痛加重或出现新的神经系统症状)的情况下才需要复查 MRI。对于未给予外科处理的脓肿，在抗生素停用前应通过 MRI 随访治疗效果。骨放射性核素扫描对早期诊断骨髓炎有一定的价值，一般发病后 48 小时即有阳性结果；核素骨显像可发现病变部位，但不能做出定性诊断。

【诊断和鉴别诊断】

骨活检病理组织学检查及细菌学培养是诊断骨髓炎的金标准。可结合临床症状、体征、影像学表现及培养结果综合评估。对于血培养阳性，而临床以及影像学表现支持骨髓炎的患者，并非一定需要骨髓活检。血培养阴性患者，可多次细针穿刺，必要时开放骨活检采取标本。骨髓炎应注意与下列疾病相鉴别。

一、深部脓肿和蜂窝织炎

早期血源性骨髓炎与蜂窝织炎和深部脓肿不易鉴别。可从以下几个方面鉴别：①全身症状不同：急性骨髓炎毒血症状较重；②部位不同：急性骨髓炎好发于干骺端，而此部位蜂窝织炎与脓肿并不常见；③体征不同：急性骨髓炎疼痛剧烈，但压痛部位较深，表面红肿不明显，出现症状与体征分离的现象，而软组织感染则局部炎症明显，鉴别困难时可行 MRI 检查。

二、骨肉瘤及尤文肉瘤

部分骨恶性肿瘤亦可伴肿瘤性发热。但起病较缓，部位以骨干居多，特别是尤文肉瘤，早期不会妨碍邻近关节活动，表面有曲张血管并可扪及肿块。Brodie 脓肿有时与肿瘤鉴别较困难，可行骨活检病理检查。

【治疗】

一、病原学治疗

抗生素是急性骨髓炎最主要的治疗措施，经过有效抗感染治疗，多数患者不需要手术。慢性骨髓炎以手术清创主，抗生素治疗为辅。在选择抗生素时需要考虑药物在体内的分布，特别是对骨组织的渗透力(表 11-10-4);对特定病原的治疗疗效;给药途径和次数;药物的毒性;药物的价格及花费。骨髓炎需要较长时间的抗感染治疗,使得正确选择抗生素非常重要。

表 11-10-4 部分抗生素对骨组织的渗透力

抗生素	末次给药后标本采集时间(小时)	浓度比率(骨/血清)[a]
左氧氟沙星	0.7~2	0.36~1.0
环丙沙星(骨髓炎)	2~4.5	0.42
莫西沙星	1.5~5	0.33~1.05
阿奇霉素	0.5~6.5	2.5~6.3
红霉素	0.25~2	0.18~0.28
克林霉素	1~2	0.21~0.45
利福平(骨髓炎)	3.5~4.5	0.57
万古霉素(骨髓炎)	1~7	0.27
替考拉林	4~16	0.5~0.64
利奈唑胺	0.5~1.5	0.4~0.51
夫西地酸	1~13	0.12~0.33
阿莫西林	2	0.17~0.31
克拉维酸	0.5~6	0.01~0.09
舒巴坦	0.25~4	0.17~0.71
他唑巴坦	1.5	0.3
苯唑西林	1	0.11
甲氧西林	1~2	0.04~0.23
厄他培南	1.6~23.8	0.13~0.19
头孢曲松	0.2~8	0.07~0.17
头孢噻肟	0.75~4	0.02~0.28
头孢呋辛	0.2~6.5	0.09~0.55
头孢拉定	0.3~3	0.10~0.21
达托霉素	2	1.08

注:[a] 浓度比率=骨中药物浓度(mg/kg)/血清药物浓度(mg/L)

治疗骨髓炎的抗生素首先应具有能渗透入骨组织的能力。循证医学证据表明,对多数抗生素而言,血清的药物浓度可预测骨组织中的药物浓度,同时它们能在骨组织中超过目标病原菌的最低抑菌浓度。抗生素的抗菌活性可分为时间依赖型和浓度依赖型。时间依赖型系指抗菌效应与其药物浓度超过最低抑菌浓度的时间相关,而浓度依赖型抗生素的抗菌效应与药物浓度大小相关。

β-内酰胺内药物(如青霉素类及头孢类抗生素)是治疗骨髓炎的常用抗生素。它们的抗菌活性为时间依赖型,当药物浓度达到 4 倍最低抑菌浓度(MIC)时其抗菌活性不再增加,故无抗生素后效应。而氟喹诺酮类药物及氨基糖苷类药物展现出浓度依赖型抗菌活性,同时具有抗生素后效应。然而,浓度依赖型抗生素的剂量因药物的不良反应而受到限制,如氨基糖苷类抗生素的耳毒性、肾毒性。因此,氨基糖苷类抗生素的长期使用仅限于与其药效相当而毒性较低的抗生素不可获得的时候。氨基糖苷类抗生素侵渗的聚甲基丙稀酸甲酯水泥(antibiotic-impregnated polymethyl-methacrylate cement)局部植入可在感染局部达到较高药物浓度,以减少全身用药相关不良反应。

糖肽类抗生素(如万古霉素)的抗菌活性具有时间依赖性。万古霉素是耐甲氧西林金葡菌(methicillin-resistant *S. aureus*,MRSA)的主要治疗药物。万古霉素曾对金葡菌的 MIC 有所增高,轻微提高万古霉素的谷浓度可克服该问题。对于万古霉素治疗疗效欠佳的葡萄球菌骨髓炎,新抗生素如利奈唑胺和达托霉素被证实有效。

氟喹诺酮类抗生素口服生物利用度高、抗菌

谱广，覆盖除MRSA外引起骨髓炎的多数病原菌。长期以来β-内酰胺类抗生素被认为是治疗骨髓炎的标准药物，但近来发现氟喹诺酮类抗生素同样高度有效、安全，可作为替代药物。理论上喹诺酮类药物抑制骨折愈合，但其临床意义并不明确。利福平在金葡菌骨髓炎的治疗中具有重要作用，它可杀伤细菌生物膜中不活动的固有细菌，治疗固定硬件所致的骨关节感染非常有用。利福平口服生物利用度高，单用容易导致耐药，故通常和其他药物如万古霉素、SMZ-TMP及氟喹诺酮类抗生素连用。

二、骨髓炎患者的病原学治疗方案

针对导致骨髓炎的不同病原菌，应采取不同治疗方案（表11-10-5）。由于药物因素（如万古霉素）或胃肠道吸收因素，部分患者需要静脉给药，但是目前尚无足够证据表明静脉用药优于口服用药。理论上静脉用药可达到更高的血药浓度，在更多用药途径相关研究完成之前金葡菌骨髓炎的治疗目前仍首选静脉用药。若病原学已知，治疗反应较好，在短期静脉用药后可根据药敏结果口服生物利用度较高药物（表11-10-6）；MRSA或多重耐药革兰阴性杆菌所致的骨髓炎往往分别需要长期静脉使用糖肽类或广谱抗生素。除慢性骨髓炎、混合感染及人工关节感染（联合利福平）外，一般无需联合用药。目前骨髓炎尚无统一治疗疗程，多数情况需要静脉用药4～6周；对于MRSA所致的骨髓炎推荐治疗8周以上，亦有学者建议静脉疗程结束后根据药敏结果继续口服1～3个月的利福平联合TMP-SMZ、多西环素-米诺环素、克林霉素或氟喹诺酮。最近有研究指出若临床治疗反应较好同时C反应蛋白在治疗后7～10日内正常，儿童急性血源性骨髓炎可将疗程缩短为20日。IDSA（Infectious Diseases Society of America）关于MRSA骨髓炎的推荐治疗方案见表11-10-7。由于骨髓炎抗感染治疗疗程较长，门诊静脉抗生素治疗（OPAT，outpatient parenteral antibiotic therapy）MRSA骨髓炎由于其经济、方便，逐渐受到关注。若患者病情较轻且依从性好，可选择性的应用。

表11-10-5 骨髓炎的抗生素治疗方案

微生物	首选	次选
青霉素敏感金葡菌	青霉素G每日1200万～2000万U，静滴，分3～4次用	头孢唑啉1～2g，静滴，每8小时1次；克林霉素600mg，静滴，每6小时1次；万古霉素，1g，静滴，每12小时1次
耐药甲氧西林敏感金葡菌[a]	萘夫西林每日4～6g，静滴，分4次；苯唑西林1～2g，静滴，每4～6小时1次	头孢唑啉1～2g，静滴，每8小时1次；克林霉素600mg，静滴，每6小时1次；万古霉素1g，静滴，每12小时1次
凝固酶阴性葡萄球菌	万古霉素，1g，静滴，每12小时1次	利奈唑胺600mg，静滴/口服，每日2次
各种链球菌	青霉素G每日1200万～2000万U，静滴，分3～4次用	头孢曲松1～2g，静滴，每日1次；克林霉素600mg，静滴，每6小时1次；万古霉素，1g，静滴，每12小时1次
肠球菌属	氨苄西林每日12g，静滴，分4次±庆大霉素1mg/kg，静滴，每8小时1次	万古霉素，1g，静滴，每12小时1次；利奈唑胺600mg，静滴/口服，每日2次
肠杆菌	氨苄西林-舒巴坦1.5～3g，静滴，每6小时1次	三代头孢类（如头孢曲松每日2g）；诺酮类（环丙沙星500～750mg，每日2次）；亚胺培南-西司他丁1g，静滴，每8小时1次
铜绿假单胞菌[b]	头孢吡肟2g，静滴，每8～12小时1次；美洛培南1g，静滴，每8小时1次	头孢他定2g，静滴，每8小时1次；哌拉西林-他唑巴坦4.5g，静滴，每6小时1次
厌氧菌	克林霉素600mg，静滴，每6小时1次	甲硝唑500mg，静滴，每日3次
混合感染	广谱β-酰胺类+β-内酰胺酶抑制剂（如氨苄西林-舒巴坦，哌拉西林-他唑巴坦）	亚胺培南-西司他丁1g，静滴，每8小时1次

注：[a] 对甲氧西林敏感；[b] 可考虑连用2～4周氨基糖苷类药物，后改为口服环丙沙星750mg，每日2次，不主张初期单用环丙沙星，因为在病原菌载量高的时候很容易产生耐药

表 11-10-6　口服生物利用度较高可用于治疗骨髓炎的部分药物

抗感染药物	剂量	抗感染药物	剂量
氟喹诺酮类	环丙沙星 500～750mg，每日 2 次		TMP-SMZ 2 片(每片含 TMP80mg)，每日 2 次
	左氧氟沙星 500mg，每日 1 次		米诺环素 100mg，每日 2 次
	莫西沙星 400mg，每日 1 次		克林霉素 450mg，每日 3 次
其他	甲硝唑 500mg，每日 3 次	唑类抗真菌药	氟康唑 400mg，每日 1 次
	利奈唑胺 600mg，每日 2 次		伊曲康唑 200mg，每日 2 次
	利福平 300mg，每日 2 次		伏立康唑 200mg，每日 2 次

表 11-10-7　IDSA 关于 MRSA 骨髓炎的推荐治疗方案

药物	成人剂量	儿童剂量
万古霉素[a]	15～20mg/kg，静滴，每 8～12 小时 1 次	15mg/kg，静滴，每 6 小时 1 次
达托霉素(daptomycin)	6mg/kg，静滴，每日 1 次	6～10mg/kg，静滴，每日 1 次
利奈唑胺[b]	600mg，静滴/口服，每日 2 次	10mg/kg，静滴/口服，每 8 小时 1 次，每次不超过 600mg
克林霉素	600mg，静滴/口服，每日 3 次	10～13mg/kg，静滴/口服，每 6～8 小时 1 次，每日最大剂量不超过 40mg/kg
TMP-SMZ 联合利福平[c]	TMP-SMZ：3.5～4.0mg/kg，静滴/口服，每 8～12 小时 1 次 利福平：600mg，口服，每日 1 次；或 300～450mg，口服，每日 2 次	缺乏相关资料

注：清创和引流脓腔是重要的治疗措施。[a] 利福平对骨的渗透性较好，且可以杀灭细菌生物膜上面的病原菌，部分学者推荐万古霉素治疗的同时联合利福平；[b]12 岁以上的儿童利奈唑胺的用量和成人剂量相同；[c] 表中所示为所含 TMP 剂量

三、外科治疗

急性骨髓炎若给予及时有效的抗感染治疗多能得到控制，治疗不及时或是未选择有效的抗感染治疗药物病情进一步发展形成脓肿，则需要藉助外科清创及引流治疗。国内有学者认为，手术治疗易早，最好在抗生素治疗后 2～3 日仍不能控制局部症状时进行手术。慢性骨髓炎若不藉助外科处理一般不能达到治疗目的。手术应尽可能清除死骨、坏死组织，填充死腔和维持肢体的稳定性。清创不够易造成感染复发，而有时彻底清创会带来骨的不稳定性，患者机体条件差或存在潜在基础疾病会导致对手术耐受性较差，因此需要骨科和矫形外科、内科、感染病科及微生物学专家等团队协作。目前较多采用 Cierny-Mader 分类体系及其相关处理意见(图 11-10-7，表 11-10-3)，该分类体系认为骨髓炎的治疗受到四个因素的影响：①患者的基础条件；②疾病导致的功能损害；③病变部位；④骨坏死的范围。

四、糖尿病足骨髓炎的治疗

糖尿病足合并感染的治疗目前仍然是多样化的，缺少有说服力的循证医学证据来提供可达成共识的治疗指南。关于抗生素的选择，用药途径和疗程及外科治疗的作用一直存在各种争议。在有效抗生素不可获得的年代或地区外科治疗是必需的，然而即使是现在已经存在针对常见致病菌的有效抗生素，仍有众多学者认为复杂性糖尿病足骨髓炎通常需要外科彻底清创，有学者甚至极端的强调糖尿病足感染是一个外科疾病，保守治疗会恶化下肢的治疗。另外有部分学者认为，目前尚无足够证据表明常规外科清创感染骨组织是必需的，鉴于此观点部分临床医生认为仅仅在常规抗感染无效或特殊情况下才需要外科处理。总的来说糖尿病足骨髓炎的治疗包括两个主要的方案(表 11-10-8)。首先是内科保守治疗，需要长期使用抗生素，会带来许多不良反应；其次是依靠早期手术治疗，但复发率较高。目前尚无严格设

立的对照比较两种方案的优劣性。然而新近的研究表明低截肢率常发生于那些联合使用保守抗生素治疗和外科手术的医疗中心:初始抗感染治疗必要时外科处理,或先外科处理术后予抗生素治疗;因此糖尿病足骨髓炎亦需要多个部门协作治疗。

表 11-10-8　关于糖尿病足骨髓炎的治疗措施

内科保守治疗	外科治疗
• 循证医学证据表明内科保守治疗的有效率超过 60%(病例数量大于750 例) • 往往需要长期抗生素治疗 • 存在筛选出耐药菌株的危险 • 需考虑患者个人意愿和条件	• 权威性的研究有限 • 单纯外科治疗复发率较高 • 术中难以区分感染的骨组织和非感染的骨组织 • 患者个人意愿和条件

五、其他治疗

尽管高压氧治疗对糖尿病足伤口的愈合有帮助,但其在治疗病骨髓炎的证据不足。也有学者提出一些方案,如粒细胞集落刺激因子、负压治疗、生长因子和基因治疗,脉冲磁场/超声波治疗,及富血小板血浆治疗,然而其有效性有待进一步评估。

Ⅱ　关　节　炎

许多病原微生物,如细菌、真菌、分支杆菌及病毒,均可导致关节感染;有时其他部位的病原菌感染亦可导致关节的无菌性炎症,均称为反应性关节炎。本文主要介绍细菌感染引起的化脓性关节炎(septic arthritis)。化脓性关节炎主要表现为关节的红、肿、热、痛,以老年人及儿童多见。

【病因及发病机制】

化脓性关节炎最主要的致病菌为金葡菌及链球菌,大约占到 91%。细菌侵入关节途径可为血源性、外伤性或由邻近的感染病灶蔓延。尽管不同年龄人群均有发病,但以老年人及幼龄儿童发病为主。一些危险因素的存在可使化脓性关节炎发病率增加。先前存在的关节病变(如类风湿性关节炎、骨关节炎、结晶性关节病及其他一些类型关节炎症性疾病)使关节容易受菌血症发展的牵连。这种潜在的关节病变相关的易感风险难以定量评估,然而存在类风湿关节炎的关节相比骨关节炎关节似乎更容易发生化脓性细菌感染。皮肤感染亦为化脓性关节炎的危险因素。部分研究表明关节腔内注射肾上腺皮质激素亦是导致坏死性关节炎因素,但发生率较低,每 10 000 次注射约发生 4 例化脓性关节炎。关节镜操作后发生化脓性关节炎的几率约为 0.14%。对于类风湿关节炎的患者,改善病情抗风湿药的使用亦可使化脓性关节炎的风险增加。不过 TNF-α 拮抗剂的使用并未明显改变类风湿关节炎患者化脓性关节炎的发病率。化脓性关节炎的危险因素有:①类风湿性关节炎或骨关节炎;②人工关节;③卫生条件较差的社会环境;④静脉药瘾者;⑤酗酒;⑥糖尿病;⑦关节腔内注射肾上腺皮质激素;⑧皮肤溃疡。

在所有年龄及不同的危险因素组中,金葡菌是化脓性关节炎的最常见致病菌,其次是其他革兰阳性细菌,如链球菌及表皮葡萄球菌。不同的危险因素组中病原菌可能具有不同临床重要性,然而最典型的病原菌仍然是金葡菌及链球菌。金葡菌可产生多种毒素参与关节侵袭。静脉药瘾者、老年患者、矫形手术等易发生 MRSA 相关化脓性关节炎。病原菌本身的进化,可引起新的 MRSA 病种。另外,静脉药瘾者易发生细菌混合感染、真菌感染及其他不常见病原菌感染。免疫缺陷的患者亦可能是化脓性关节炎的易感人群,然而其风险程度并不明确;一些关于艾滋病患者化脓性关节炎的研究认为,关节感染的发生与不洁药物使用相关而与 HIV 基础无关。革兰阴性菌所致的化脓性关节炎在老年患者中有所增加,这可能与老年人尿路感染和皮肤溃疡的发生率较高有关。具有不洁性交史的患者,需要警惕是否存在淋病奈瑟菌感染。

除传统的危险因素外,关于化脓性关节炎发病机制的理论多来自于动物实验。化脓性关节炎的发生与机体和病原菌多因素相关。动物模型表明,基因敲除巨噬细胞相关细胞因子(如淋巴毒素-α、TNF-α 及 IL-1 受体)不利于动物控制金葡菌败血症。与其类似,基因敲除抗炎症细胞因子如 IL-10 可使葡萄球菌引起关节病变恶化;相反 IL-4 的表达下降会使实验动物关节炎的发病率及病死率下降,这些细胞因子在人类化脓性关节炎中的作用尚需更全面的研究。

【病理改变】

化脓性关节炎病变的进展大致可以分为三个阶段:①浆液性渗出期:关节滑膜充血、水肿,有白细胞浸润;关节腔内有浆液性渗出液。多呈现淡黄色,内有大量白细胞;在此阶段无关节软骨破坏,病理改变为可逆性,如果治疗得当,渗出液可以完全吸收,关节功能恢复正常。②浆液纤维素性渗出期:病变继续发展,渗出液增多,细胞成分增加;滑膜炎症因滑液中出现了酶类物质而加重,使血管的通透性明显增加;多量的纤维蛋白出现,在关节液中,纤维蛋白沉积在关节软骨上可以影响软骨的代谢;白细胞释放出大量的溶酶体,可以协同对软骨基质进行破坏,使软骨出现崩溃、断裂或塌陷,修复后必然出现关节黏连与功能障碍;本期出现不同程度的关节软骨损毁,部分病理已成为不可逆性。③脓性渗出期:炎症已侵犯至软骨下骨质,滑膜和关节软骨都已破坏,关节周围亦有蜂窝织炎,渗出物已转为明显脓性;修复后关节重度粘连甚至纤维性或骨性强直,病变为不可逆性,后遗有重度关节功能障碍。

【临床表现】

成年人的化脓性关节炎多见于老年人,典型表现为1~2周的受累关节的红、肿、热、痛。通常为单关节病变,常发生在下肢大关节,膝关节或髋关节约占60%以上,约20%的患者存在多个关节同时受累。感染相关全身症状并无预期那样明显。一项回顾性的研究资料发现对于关节液细菌培养确诊的化脓性关节炎,仅34%患者有过发热,6%有寒战。亦有研究发现,化脓性关节炎患者入院时体温>37.5℃的仅占60%,因而发热并不是诊断化脓性关节炎必需的。由于关节肿痛,患者不能活动关节,或是负重。关节腔积液在膝关节最为明显,可见髌上囊隆起,浮髌试验可为阳性。

儿童时期的化脓性关节炎多见于5岁以下小龄儿童,以男孩为主,约有1/3的患儿发病前有外伤史。下肢单个关节病变为主。与成年人一样,发热并不是必定出现的症状,约为50%左右,不同的医疗中心的数据有所波动,非特异性的中毒症状如恶心、呕吐并不常见。新生儿和婴幼儿的临床表现不典型,需要引起注意,新生儿较易发生多关节感染。

【实验室检查】

一、一般检查

外周血白细胞计数、血沉和C反应蛋白通常是增高的,然而亦有报道入院时这些指标正常的病例。这些指标的异常亦难以将其与其他类型的急性关节炎相鉴别。有研究认为血清降钙素原数值大小可作为化脓性关节炎的鉴别诊断指标。目前无任何指标被认为具有足够的特异性、敏感性或是预测价值来区别感染性和非感染性关节炎,然而若外周血白细胞计数、血沉和C反应蛋白增高,这些指标可以作为监测治疗效果的指标。由于肝肾功能的异常和不良预后相关,同时其影响抗生素的体内代谢,因此所有患者均应常规监测肝肾功能的情况。关节腔穿刺液白细胞计数增加是特异性相对较高的指标,最近的研究提出穿刺液中白细胞计数15 000~20 000/mm^3,诊断化脓性关节炎的敏感性为83%,特异性为60%~67%,推荐Cut-off值定为17 500/mm^3,其相比Cut-off值50 000/mm^3提高了诊断的敏感性,而特异性相对降低。亦有部分学者认为50 000/mm^3亦难以区分化脓性关节炎和结晶性关节炎,故应在常规极化显微镜下检查晶体的形成。滑液中降钙素原常增加,但该指标的临床意义有待进一步评估。

二、病原学检查

病原学检查对诊断化脓性关节炎以及指导治疗是非常关键的,关节腔穿刺液培养细菌培养阳性可以明确诊断。应注意无菌操作,同时在抗生素使用前采样,并同时行革兰染色检查。由于厌氧菌感染罕见,同时多数致病真菌亦可在普通细菌培养基上正常生长,一般情况下仅做普通培养即可。是否采用血培养瓶接种穿刺液目前存在争议,部分学者认为床旁血培养瓶接种可以提高培养阳性率,然而亦有学者认为血培养瓶的成分主要是有利于最大程度提高血中细菌和真菌的获得率,且目前无血培养瓶接种关节腔穿刺液的相关操作规范,因而不推荐使用血培养瓶接种穿刺液。由于均缺乏有限的循证医学证据支持,穿刺液最好同时接种于血培养瓶和其他细菌培养基。淋病奈瑟菌对培养要求较高,怀疑该病原菌感染时可选择巧克力血琼脂培养基培养。有研究发现穿刺液革兰染色可使50%的病例获得病原学诊断，结合培养可以提高到67%；穿刺液培养阴性的病例，11%血培养阳性，7%其他部位标本培养阳性，因此同时进行血培养以及其他标本培养（如尿培养，皮肤软组织感染分泌物培养等）亦具有重要意义。最近有学者采用聚合酶链式反应（PCR）检测穿刺液中的病原菌，其首先用细菌通用16S rRNA引物扩增鉴别是否存在细菌感染，随后使用针对常见的病原菌的多种探针鉴别病原菌。该方法可检测低至10 CFU/ml的相关病原菌，其相比细菌培养可较快速做出诊断，将其广泛用于临床之可行性有待进一步评估。

三、影像学检查

X线改变出现较迟，早期只可见关节周围软组织肿胀的阴影，膝关节感染时膝部侧位片可见明显的髌上囊肿胀，儿童病例可见关节间隙增宽。出现骨骼改变的第一个征象为骨质疏松；接着因关节软骨破坏而出现关节间隙进行性变窄；软骨下骨质破坏使骨面毛糙，并有虫蚀状骨质破坏。后期可见关节挛缩畸形。亦可采用放射性核素骨扫描、CT以及MRI。这些检查均可一定程度的反映关节炎症，骨质破坏以及组织反应，但不能区分感染性和其他类型的急性关节炎症，需要结合临床表现以及其他实验室指标综合考虑。MRI软组织分辨率较高，可以早期发现关节周围的软组织脓肿（图11-10-11），临床多用于评估炎症的程度和范围，以及早期发现共同存在的骨髓炎。尽管在关节炎鉴别诊断上存在争论，最近一项关于儿童不同类型关节炎的MRI特点研究认为，化脓性关节炎更容易出现骨髓和软组织水肿，以及骨骺强化不明显。

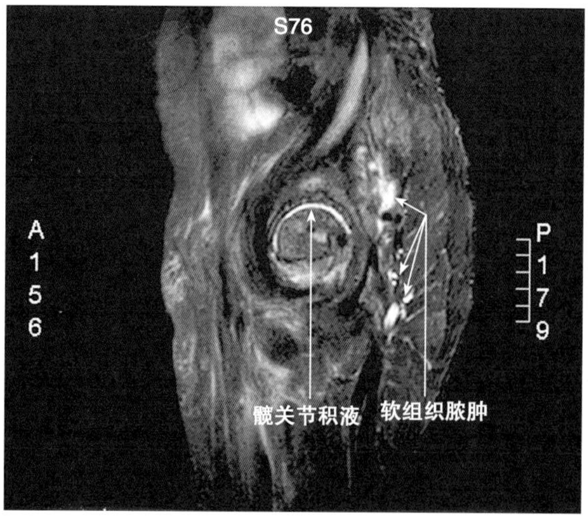

图11-10-11　化脓性关节炎（葡萄球菌）

【诊断和鉴别诊断】

对于有关节红肿热痛的患者，若关节液细菌培养阳性则可明确诊断；然而关节液病原菌检查阴性，并不能完全排除化脓性关节炎；对于病原菌检查阴性的患者，寻求风湿科医师的诊疗建议是必要的，获得其他部位的细菌培养结果亦具有辅助诊断价值。早期Kocher等曾提出发热>38.5℃、关节负重障碍、外周血白细胞计数>12.0×10^9/L、ESR≥40mm/L以及C反应蛋白≥20mg/L五项诊断指标，认为其综合预测值可达到99.6%。然而，新近研究对其特异性提出质疑，认为预测值仅为59.9%，需要与暂时性滑膜炎相鉴别。对于鉴别困难的病例，应及时行关节腔穿刺检查。

【治疗】

不同医疗中心报道的化脓性关节炎病死率存在一定差别，总的来说单关节病变的病死率约为11%。因此患者需要住院治疗，密切监测，给予支持治疗，抗感染治疗及局部穿刺引流治疗。若患者出现感染性休克，应立即转入重症监护室治疗。

一、抗感染治疗

目前关于化脓性关节炎抗生素治疗的药物选择以及治疗疗程的相关循证医学证据较少。多数学者认为积极引流脓性分泌物同时联合有效抗生素是化脓性关节炎的基础治疗。抗生素的选用可参照骨髓炎。总的来说由于病原菌主要为革兰阳性的金葡菌及链球菌，无耐药菌株感染风险时经验治疗可选择第一、二代头孢类抗生素。MRSA时可选择万古霉素、利奈唑胺、克林霉素等治疗，美国感染病协会MRSA的化脓性关节炎的推荐治疗方案见表11-10-9。病原菌不明又同时存在MRSA高危因素时有学者建议采用万古霉素联合第三代头孢类抗生素进行经验治疗。具有革兰阴性菌感染的高危因素（如老弱患者、复发性尿路感染患者或是新近进行腹腔手术的患者），可选择第三代头孢类抗生素，亦有学者推荐加用氟氯西林。怀疑耐药革兰阴性杆菌感染可选用碳青霉稀类抗生素如亚胺培南、美洛培南等。淋病奈瑟菌可选用第三代头孢类抗生素如头孢曲松。静脉药瘾者或是医源性感染的病原菌比较复杂，可为混合感染，医源性感染耐药菌株的比率增加，关节液病原菌培养和药敏是很有必要的。

表 11-10-9　IDSA 关于 MRSA 化脓性关节炎的推荐治疗方案

药物	成人剂量	儿童剂量
万古霉素	15～20mg/kg，静滴，每 8～12 小时 1 次	15mg/kg，静滴，每 6 小时 1 次
达托霉素	6mg/kg，静滴，每日 1 次	6～10mg/kg，静滴，每日 1 次
利奈唑胺	600mg，静滴/口服，每 12 小时 1 次	10mg/kg，静滴/口服，每 12 小时 1 次，每次不超过 600mg
克林霉素	600mg，静滴/口服，每 8 小时 1 次	10～13mg/kg，静滴/口服，每 6～8 小时 1 次，每日最大剂量不超过 40mg/kg
TMP-SMZ	3.5～4.0mg/kg，静滴/口服，每 8～12 小时 1 次	缺乏相关资料

注：清创和引流脓液是重要的治疗措施。12 岁以上的儿童利奈唑胺的用量和成人剂量相同

目前缺少关于抗生素使用的疗程的高质量的临床数据，通常认为抗生素疗程为 6 周（若使用三代头孢，淋球菌的治疗疗程为 1 周）。一般先 2 周的静脉用药，若病情改善后可以改为口服抗生素治疗。对于缺少相应口服制剂的抗生素可根据病情采用门诊静脉用药治疗（OPAT）。新近的研究提出短程抗生素治疗方案，Heikki 等认为若抗生素治疗临床反应较好同时 C 反应蛋白快速下降到正常，儿童患者抗生素疗程可为 2 周。

二、细针穿刺和外科治疗

脓液引流的方法包括细针穿刺、关节镜及关节切开引流，均被证实为有效。目前的研究数据尚无法优先推荐其中的某种引流方法。有研究认为可以先采用细针穿刺引流，彻底冲洗关节腔直到冲洗液变清亮，若穿刺引流困难可视情况选用关节镜或关节切开引流。患肢应于适当固定或牵引，以减轻疼痛，避免感染扩散，并保持功能位置，防止挛缩畸形或纠正已有的畸形。一旦急性炎症消退或伤口愈合，即开始关节的自动及轻度的被动活动，以恢复关节的活动度，但亦不可活动过早或过多，以免症状复发。化脓性关节炎的诊疗流程图见图 11-10-12。

三、其他治疗措施

有研究发现，化脓性关节炎的儿童在抗感染基础上短期使用地塞米松（0.2mg/kg，每 8～12 小时 1 次）可以缩短病程和减少关节损伤。可根据情况酌情使用。

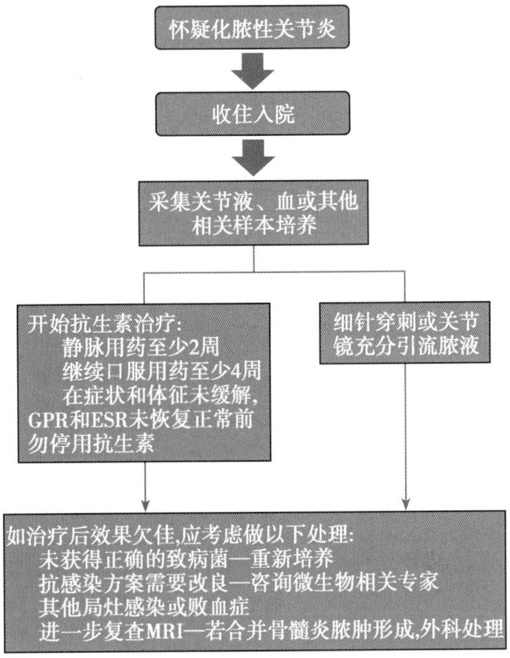

图 11-10-12　化脓性关节炎诊疗流程图

（杨永峰　赵伟）

参 考 文 献

1. Al Saadi MM，Al Zamil FA，Bokhary NA，*et al*. Acute septic arthritis in children. Pediatr Int，2009，51（3）：377-380.
2. Brady RA，Leid JG，Calhoun JH，*et al*. Osteomyelitis and the role of biofilms in chronic infection. FEMS Immunol Med Microbiol，2008，52（1）：13-22.
3. Byren I，Peters EJ，Hoey C，*et al*. Pharmacotherapy of diabetic foot osteomyelitis. Expert Opin Pharmacother，2009，10（18）：3033-3047.
4. Cierny G，3rd，Mader JT，Penninck JJ. A clinical staging

system for adult osteomyelitis. Clin Orthop Relat Res, 2003,(414):7-24.

5. Costelloe CM, Murphy WA, Madewell JE. Imaging chronic sclerosing osteitis of the diaphysis of tubular bones. AJR Am J Roentgenol, 2009, 192(3):736-742.
6. Dinh MT, Abad CL, Safdar N. Diagnostic accuracy of the physical examination and imaging tests for osteomyelitis underlying diabetic foot ulcers: meta-analysis. Clin Infect Dis, 2008, 47(4):519-527.
7. Fang RC, Galiano RD. Adjunctive therapies in the treatment of osteomyelitis. Semin Plast Surg, 2009, 23(2):141-147.
8. Game F. Management of osteomyelitis of the foot in diabet 多 es mellitus. Nat Rev Endocrinol, 2010, 6(1):43-47.
9. Game FL, Jeffcoate WJ. Primarily non-surgical management of osteomyelitis of the foot in diabetes. Diabetologia, 2008, 51(6):962-967.
10. Journeau P, Wein F, popkov D, *et al.* Hip septic arthritis in children: assessment of treatment using needle aspiration/irrigation. Orthop Traumatol Surg Res, 2011, 97(3):308-313.
11. Kaplan SL. Challenges in the evaluation and management of bone and joint infections and the role of new antibiotics for grampositive infections. Adv Exp Med Biol, 2009, 634:111-120.
12. Kirkhus E, Flato B, Riise O, *et al.* Differences in MRI findings between subgroups of recent-onset childhood arthritis. Pediatr Radiol, 2011, 41(4):432-440.
13. Kocher MS, Mandiga R, Zurakowski D, *et al.* Validation of a clinical prediction rule for the differentiation between septic arthritis and transient synovitis of the hip in children. J Bone Joint Surg Am, 2004, 86-A(8):1629-1635.
14. Landersdorfer CB, Bulitta JB, Kinzig M, *et al.* Penetration of antibacterials into bone: pharmacokinetic, pharmacodynamic and bioanalytical considerations. Clin Pharmacokinet, 2009, 48(2):89-124.
15. Lew DP, Waldvogel FA. Osteomyelitis. Lancet, 2004, 364(9431):369-379.
16. Li SF, Cassidy C, Chang C, *et al.* Diagnostic utility of laboratory tests in septic arthritis. Emerg Med J, 2007, 24(2):75-77.
17. Liu C, Bayer A, Cosgrove SE, *et al.* Clinical practice guidelines by the infectious diseases society of america for the treatment of methicillin-resistant *Staphylococcus aureus* infections in adults and children. Clin Infect Dis, 2011, 52(3):e18-55.
18. Marschall J, Bhavan KP, Olsen MA, *et al.* The impact of prebiopsy antibiotics on pathogen recovery in hematogenous vertebral osteomyelitis. Clin Infect Dis, 2011, 52(7):867-872.
19. Mathews CJ, Weston VC, Jones A, *et al.* Bacterial septic arthritis in adults. Lancet, 2010, 375(9717):846-855.
20. Peltola H, Paakkonen M, Kallio P, *et al.* Prospective, randomized trial of 10 days versus 30 days of antimicrobial treatment, including a short-term course of parenteral therapy, for childhood septic arthritis. Clin Infect Dis, 2009, 48(9):1201-1210.
21. Peltola H, Paakkonen M, Kallio P, *et al.* Short-versus long-term antimicrobial treatment for acute hematogenous osteomyelitis of childhood: prospective, randomized trial on 131 culture-positive cases. Pediatr Infect Dis J, 2010, 29(12):1123-1128.
22. Rao N, Ziran BH, Lipsky BA. Treating osteomyelitis: antibiotics and surgery. Plast Reconstr Surg, 2011, 127 Suppl 1:177S-187S.
23. Shimose S, Sugita T, Kubo T, *et al.* Differential diagnosis between osteomyelitis and bone tumors. Acta Radiol, 2008, 49(8):928-933.
24. Sultan J, Hughes PJ. Septic arthritis or transient synovitis of the hip in children: the value of clinical prediction algorithms. J Bone Joint Surg Br, 2010, 92(9):1289-1293.
25. Wilson ML, Winn W. Laboratory diagnosis of bone, joint, soft-tissue, and skin infections. Clin Infect Dis, 2008, 46(3):453-457.
26. Wu JS, Gorbachova T, Morrison WB, *et al.* Imaging-guided bone biopsy for osteomyelitis: are there factors associated with positive or negative cultures? AJR Am J Roentgenol, 2007, 188(6):1529-1534.
27. Yang S, Ramachandran P, Hardick A, *et al.* Rapid PCR-based diagnosis of septic arthritis by early Gram-type classification and pathogen identification. J Clin Microbiol, 2008, 46(4):1386-1390.
28. Zimmerli W. Clinical practice. Vertebral osteomyelitis. N Engl J Med, 2010, 362(11):1022-1029.

第十二章

病毒性疾病

第一节 概 述

病毒是一类结构简单的严格活细胞内寄生的非细胞型微生物。完整成熟的病毒颗粒称为病毒体,其体积微小,大小用纳米(nm)表示。病毒的基本结构系由蛋白衣壳及核酸两部分组成。核酸所携带的遗传信息是决定病毒遗传特征(包括传染性、致病性)和增生性的物质。由于病毒缺乏增殖所需的酶系统,所以只能在有感受性的活细胞内进行增殖。增殖的方式是自我复制,过程主要包括吸附、穿入、脱壳、生物合成、组装及成熟释放等步骤。

病毒的现代分类法是根据病毒的核酸成分、电镜下结构、大小及抗原性等理化和生物学特征进行分类,可将所有人与动物病毒分为 DNA 和 RNA 病毒两大类。其中与人类疾病有关病毒的分类如下(表 12-1-1 及表 12-1-2)。

表 12-1-1 与人类疾病有关的 DNA 病毒科分类及重要病毒

病毒科名	重要病毒
痘病毒科(*Poxviridae*)	天花病毒、痘苗病毒、猴痘病毒、传染性软疣病毒
疱疹病毒科(*Herpesviridae*)	单纯疱疹病毒Ⅰ型和Ⅱ型、水痘-带状疱疹病毒、EB 病毒、巨细胞病毒及人疱疹病毒 6、7、8 型
腺病毒科(*Adenoviridae*)	腺病毒
嗜肝病毒科(*Hepadnaviridae*)	乙型肝炎病毒
乳多空病毒科(*Papovaviridae*)	乳头瘤病毒
小 DNA 病毒科(*Parvoviridae*)	细小 B19 病毒、腺病毒伴随病毒

表 12-1-2 与人类疾病有关的 RNA 病毒科分类及重要病毒

病毒科名	重要病毒
副黏病毒科(*Paramyxoviridae*)	副流感病毒、仙台病毒、麻疹病毒、腮腺炎病毒、呼吸道合胞病毒、偏肺病毒
正黏病毒科(*Orthomyxoviridae*)	流感病毒 A、B、C 型
逆转录病毒科(*Retroviridae*)	HIV、HTLV
小 RNA 病毒科(*Picomaviridae*)	甲型肝炎病毒、脊髓灰质炎病毒、柯萨奇病毒、埃可病毒、鼻病毒、口蹄疫病毒
黄病毒科(*Flaviviridae*)	黄热病病毒、登革热病毒、流行性乙型脑炎病毒、丙型肝炎病毒
披膜病毒科(*Togaviridae*)	风疹病毒
冠状病毒科(*Coronaviridae*)	冠状病毒
沙粒病毒科(*Arenaviridae*)	拉沙热病毒、塔卡里伯病毒群(鸠宁和马秋波病毒)、淋巴细胞性脉络丛脑膜炎病毒
呼肠孤病毒科(*Reoviridae*)	科罗拉多蜱传热、呼肠孤病毒、轮状病毒
弹状病毒科(*Rhabdoviridae*)	狂犬病病毒、水疱口炎病毒
布尼亚病毒科(*Bunyaviridae*)	汉坦病毒
纤丝病毒科(*Filoviridae*)	埃博拉病毒、马尔堡病毒

【病毒感染的致病作用】

一、病毒的感染过程

病毒的感染过程即病毒通过某种传播途径进入机体后，在易感者宿主细胞内复制增殖的过程。从细胞水平上讲，包括病毒吸附、穿入、脱壳、转录、翻译、装配及成熟释放至细胞外的复制过程和在活细胞之间的传播过程；从组织病理学和免疫学上讲，包括病毒在入侵部位的局部组织内复制增殖，通过某种机制播散至靶器官组织细胞并进行病毒的第二次大量复制，引起细胞和组织病理性改变和机体的免疫应答及导致组织细胞损伤，最终结局是病毒被机体清除或病毒得以持续性感染。

二、病毒对宿主细胞的致病作用

病毒对宿主细胞的致病作用主要包括：①杀细胞效应：病毒在宿主细胞内复制完毕，可在很短时间内一次释放大量子代病毒，宿主细胞被裂解死亡。这种效应主要见于无包膜、杀伤性强的病毒，多数表现为急性感染；②稳定状态感染：某些病毒进入宿主细胞后可引起宿主细胞融合及细胞表面产生新抗原，感染的细胞由于表达了病毒抗原，成为细胞免疫攻击的靶细胞而受损；③诱发细胞凋亡：有些病毒可直接或由病毒编码蛋白间接作为诱导因子诱发细胞凋亡，如腺病毒、人乳头瘤病毒（HPV）等；④基因整合与细胞转化：某些DNA病毒和逆转录病毒在感染中可将基因整合于宿主细胞基因组中，可导致细胞转化、增殖变快，失去细胞间接触抑制。细胞转化也可由病毒蛋白诱导发生。基因整合或其他机制引起的细胞转化与肿瘤形成密切相关。

三、病毒感染的免疫病理作用

病毒具有很强的抗原性，在其感染宿主的过程中，可通过与免疫系统的相互作用，诱发免疫反应导致机体损伤。这种损伤机制是病毒性疾病重要的致病机制之一，尤其在持续性病毒感染及病毒感染相关的自身免疫性疾病中常见。免疫损伤可通过特异性体液免疫或细胞免疫途径，也可因病毒诱发的非特异性免疫因子而致。

四、病毒的免疫逃逸

病毒可通过逃避免疫监视、防止免疫激活或阻止免疫反应发生等方式来逃脱免疫应答。有些病毒通过编码特异性抑制免疫反应蛋白实现免疫逃逸。有些病毒形成合胞体让病毒在细胞间传播逃避抗体作用。有些病毒以潜伏形式长期存在于宿主细胞内或整合于细胞DNA中，对抗免疫清除。一旦机体免疫功能低下，则又活化、复制成感染性病毒而致病，如单纯疱疹病毒、带状疱疹病毒、巨细胞病毒、EB病毒和人类免疫缺陷病毒等。

五、病毒的变异性

在病原微生物中病毒变异性最强，如流感病毒、人类免疫缺陷病毒及丙型肝炎病毒等均极易发生变异。病毒变异可导致病毒对原来敏感的抗病毒药物产生抗药性；同时，病毒的抗原性变异还可引起病毒致病性及机体对病毒的免疫力发生改变，例如甲型流感病毒的血凝素与神经氨酸酶两种糖蛋白刺突发生抗原性转变，可形成新型甲型流感病毒引发大流行。

【机体的抗病毒免疫】

病毒是专性细胞内病原体，与宿主细胞关系密切，免疫应答特点除具抗菌免疫的共性外，亦有其特殊性（表12-1-3）。

表12-1-3 抗病毒免疫机制

免疫分子和细胞	免疫机制
巨噬细胞	可滤过血液中病毒颗粒，使被调理的病毒颗粒灭活，将病毒抗原递呈给T细胞
干扰素（IFN）	诱导细胞产生抗病毒蛋白，抑制病毒复制，在病毒感染早期起作用
NK细胞	被TNF-α、β和IFN-γ等活化，非特异性杀伤病毒感染的靶细胞，在感染早期发挥作用
抗体	中和抗体能阻止病毒吸附，有调理作用，主要对细胞外游离的病毒起作用
T细胞	清除细胞内病毒所必须的免疫因素。其中Th1细胞反应比Th2更重要。CTL能同靶细胞表面的病毒抗原反应，杀伤靶细胞，清除病毒终止感染

非特异性免疫是针对病毒感染的第一道防线。IFN、细胞因子、单核-吞噬细胞系统和NK细

胞等因素均可针对病毒的侵入迅速发生反应，并且激活特异性免疫防御系统。其中，IFN 和 NK 细胞介导的细胞毒性作用在非特异性免疫中起重要作用。

特异性免疫对于机体抵御和清除病毒的感染更为重要。病毒感染过程中，病毒的各种蛋白以及少数 DNA 聚合酶，可经抗原的加工与递呈，活化 T 细胞及 B 细胞，诱生相应的体液和细胞免疫。

病毒是严格的细胞内寄生物，完全彻底清除病毒必须依靠细胞免疫作用。细胞免疫中的细胞毒性 T 细胞（CTL）能杀伤病毒感染的靶细胞，阻断病毒在细胞内复制，是终止病毒感染的主要免疫机制。CTL 识别通过 MHC-Ⅰ类分子途径加工处理和提呈的内源性抗原，其活化需要 $CD4^{+}T$ 辅助细胞及刺激分子的协助。活化的 CTL 通过细胞毒途径杀伤感染的细胞，也可以刺激靶细胞降解病毒基因和分泌 IFN-γ。

【病毒性疾病的流行病学】

随着人类医学科学技术的发展，病毒性疾病的防治取得了举世瞩目的成就。由于广泛开展计划免疫和相应的预防措施，许多常见的病毒性疾病的发病率和病死率显著下降；WHO 于 1980 年宣布在全球彻底消灭了天花。尽管如此，人类仍面临着病毒性疾病的严重威胁，在许多老的病毒性疾病起伏反复的同时，新发病毒特别是致死性很强的病毒不断出现，给人类带来新的严重威胁。自 20 世纪 70 年代以来，全球约出现新发感染病 40 多种，其中超过一半是由病毒引起的。新发病毒性疾病多发生于落后或不发达的国家，其传播范围广、传播速度快、对社会和经济发展造成了严重的影响，已成为全球公共卫生中的热点问题。

【病毒性疾病的临床表现】

一、临床类型和转归

病毒感染可表现为多种临床类型和转归。有的病毒感染大多数感染者表现为显性感染，如麻疹、水痘；有的可无明显症状或呈亚临床感染，如流行性乙型脑炎；有的病毒感染呈急性和自限性临床经过，病后能产生持久性免疫，如甲型病毒性肝炎；而有的则可呈潜伏或静止状态，一旦受到某些因素的刺激或免疫力下降，可转变成活跃状态引起发病，如水痘-带状疱疹病毒感染；有的病毒不仅可引起急性感染，还可转为持续性感染，引起严重后果，如逆转录病毒的感染。

二、临床综合征

病毒性疾病的临床表现不一，有的病毒具有泛嗜性，可引起不同类型的临床综合征，而一种临床综合征也可由不同的病毒引起。

（一）呼吸道感染临床综合征

感染呼吸道组织的病毒可引发不同的临床症状。主要表现为上呼吸道感染、急性阻塞性喉-气管-支气管炎、毛细支气管炎、肺炎及流行性胸痛等。最常见的是上呼吸道感染，下呼吸道感染发病率低。下呼吸道感染的高危人群包括：婴幼儿、老人、免疫损害者、心肺肾等慢性病患者等。引起呼吸道感染的常见病毒有鼻病毒、流感病毒、冠状病毒、腮腺炎病毒、呼吸道合胞病毒及腺病毒等。

（二）神经系统感染临床综合征

主要表现为脑炎、无菌性脑膜炎及瘫痪综合征，国内所见的主要病毒有虫媒病毒（流行性乙型脑炎病毒，森林脑炎病毒）、肠道病毒、疱疹病毒、狂犬病毒、巨细胞病毒、EB 病毒、流感病毒及腺病毒等。

（三）皮肤、黏膜出疹性疾病临床综合征

可表现为斑疹、丘疹直至出血点、瘀斑等，主要病毒有肠道病毒、巨细胞病毒、麻疹病毒、风疹病毒、腺病毒、痘病毒、疱疹病毒及出血热病毒等。

（四）心肌、心包病毒感染临床综合征

表现为急性心肌炎和心包炎，主要病毒有肠道病毒、疱疹病毒、黏液病毒、腺病毒、狂犬病病毒及风疹病毒等。

（五）胃肠炎综合征

以呕吐、腹泻、水样便为主要临床特征，主要见于轮状病毒、诺沃克病毒、肠腺病毒、星状病毒、嵌杯病毒、柯萨奇病毒、埃克病毒及冠状病毒等。

（六）其他临床综合征

表现为出血热者，国内主要是流行性出血热病毒和登革热病毒。肝炎综合征相关病毒有乙型肝炎病毒（HBV）、丙型肝炎病毒（HCV）、甲型肝

炎病毒(肠道病毒72型)、戊型及丁型肝炎病毒、巨细胞病毒和EB病毒等。引起眼结膜炎综合征的病毒有腺病毒及肠道病毒等。

三、与病毒感染相关的疾病

临床各科的许多疾病与病毒感染有关,有的甚至密切相关,如多种自身免疫性疾病、糖尿病、甲状腺功能亢进症、多种肾病、心肌炎、心肌病、多发性神经根炎及多发性肌炎等。近来的研究表明冠心病与病毒感染有关,病毒感染是心脑血管病猝死的诱因之一。自从1980年发现了人嗜T细胞病毒1型后,人们发现许多人类肿瘤与病毒感染相关,其中以DNA病毒居多,如EB病毒与鼻咽癌相关,人乳头瘤病毒与宫颈癌相关,HBV与肝细胞癌相关等。

【病毒性疾病的诊断】

由于病毒性疾病临床表现的多样化,疾病的诊断主要依靠病原学诊断。近年来,除了传统的诊断方法,如血清学、病毒分离等之外,分子生物学方法在病毒性疾病的诊断中得到广泛的应用。

一、病毒的分离及形态学检查

病毒分离是传统的病毒学诊断方法,为诊断病毒感染的金标准,主要优点在于特异性强,不易出现假阳性;缺点是耗时费力,对疾病的早期诊断帮助不大。用光学显微镜直接检查某些细胞中包涵体,如对巨细胞病毒感染者尿沉渣细胞中检查包涵体等。电镜检查是病毒性疾病的重要的形态学诊断技术。采取直接观察或通过与特异性抗体相结合后(免疫荧光及免疫酶技术)再以电镜检测,可早期、快速检出病原体。

二、血清学诊断

单克隆抗体、各种免疫标记技术的出现以及间接凝集反应的建立衍生出了一系列的免疫学诊断技术,如放射免疫分析(RIA)、酶联免疫吸附分析(ELISA)、荧光免疫分析(FIA)、时间分辨荧光免疫分析(TRFIA)、化学发光免疫分析(CIA)、生物发光免疫分析(BIA)以及免疫电化学发光法(ECM)等。这些免疫学检测技术均具有较高的灵敏度和特异性,足以检出临床标本中微量的微生物抗原、抗体(可达ng甚至pg水平),免去了病毒培养过程,直接完成病毒感染的快速诊断。

三、基因诊断

与传统诊断技术相比,基因诊断具有灵敏度高、特异性等特点。基因诊断主要包括核酸分子杂交、聚合酶链反应(polymerase chain reaction, PCR)、病毒核酸的定量检测、病毒基因序列分析、基因芯片技术等。

四、神经氨酸酶检测法

神经氨酸酶检测法为近期FDA准入的内源性病毒编码酶检测法,可用于检测标本中甲型和乙型流感病毒,但不能特异性区分以上两型。有学者分别将神经氨酸酶检测法与病毒分离、酶联免疫技术、免疫荧光技术进行了对比,证实该法具有高度的敏感性和良好的符合率,适用于鼻洗液和咽拭子标本,可应用于临床。

【病毒性疾病的治疗】

病毒性疾病的治疗包括一般治疗、抗病毒治疗、免疫调节治疗及基因治疗等多种措施,其中抗病毒治疗是关键。

病毒性疾病严重危害人类健康,其主要原因是目前对于大部分病毒缺乏有效的抗病毒治疗药物。随着分子生物学技术的发展,人们对病毒组成、复制周期有了更深入的了解,通过影响病毒吸附、穿入、脱壳、病毒mRNA转录、病毒核酸和蛋白质的合成、病毒装配和释放等某一环节,达到阻断病毒复制、增殖的目的,已成为指导研究抗病毒药物的原则(图12-1-1)。

抗病毒药物根据药物结构的不同可分为核苷类似物、三环胺类、蛋白酶抑制剂及IFN等;按照抗病毒的作用分类可以分为抗HIV药物、抗HBV药物、抗HCV药物、抗疱疹病类药物、抗流感病毒类等药物。近年来,对于一些病毒(如HBV、HIV等)的抗病毒药物开发活跃,并取得了可喜的进展。这些新型抗病毒药物在临床的广泛应用,使广大的感染者从中受益,大大降低了疾病的危害,但同时也暴露出许多问题(如持久应答、耐药性变异等),需要进一步研究解决。

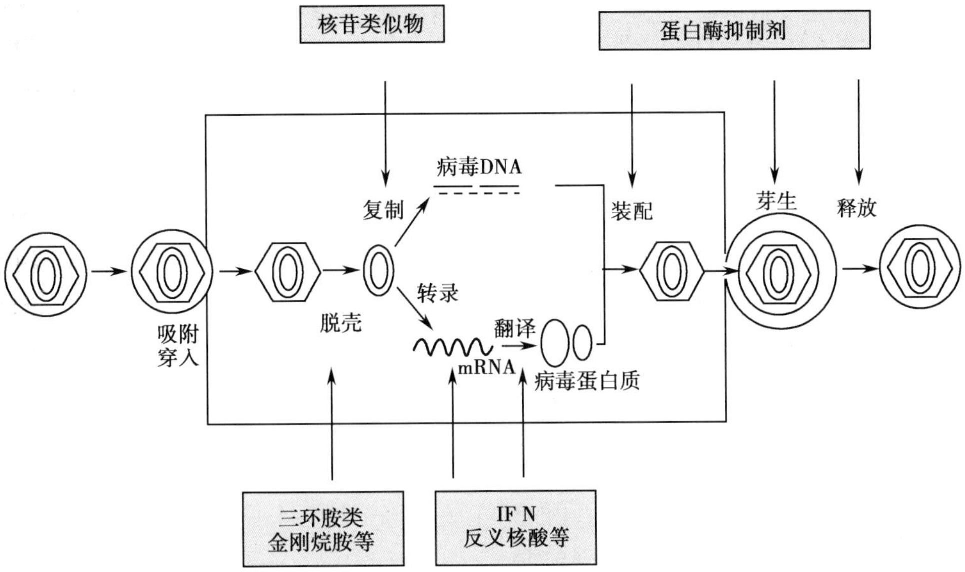

图 12-1-1　病毒复制过程和抗病毒药物的作用靶位

基因治疗技术已成为生物医学领域中的一个热点,多种基因治疗技术,如反义核酸、核酶及RNA干扰(RNA interference,RNAi)在体外和动物实验都证明有较好的抑制某些病毒复制或基因表达作用,有着广泛的应用前景。

治疗性疫苗(therapeutic vaccine)是近年建立和发展的免疫治疗新概念,是指能够打破慢性感染者体内免疫耐受,重建或增强免疫应答的新型疫苗。治疗性疫苗能在已患病个体体内诱导特异性免疫应答,从而消除病原体或异常细胞,使疾病得以治疗。作为一种新型的治疗方法,其有望成为病毒性疾病综合治疗中提高免疫应答能力的重要辅助手段,具有广阔的发展前景。

【病毒性疾病的预防和控制】

病毒性疾病的控制主要在于预防。预防的措施是针对构成感染病流行的三个基本环节。疫苗接种是预防病毒性疾病的重要措施。常规的病毒疫苗如减毒活疫苗或灭活疫苗,对于许多病毒性疾病(如麻疹、风疹、流行性乙型脑炎等)的防控都取得了良好的效果。近年来,随着分子生物学技术不断发展,以及对病毒学、免疫学的深入了解,病毒疫苗研制方向发生了很大变化。运用生物工程、生物信息学等技术方法研制疫苗已成为疫苗研究的热点,重组活病毒疫苗、DNA疫苗、多肽疫苗、抗独特型抗体疫苗等都在积极研制中,其中部分已应用于艾滋病、登革热等疾病的临床试验中,有望在将来的病毒性疾病防控中作出更大的贡献。

(郭威　宁琴)

参 考 文 献

1. Afonso PP, Silva PM, Schnellrath LC, *et al*. Biological characterization and next-generation genome sequencing of the unclassified Cotia virus SPAn232 (*Poxviridae*). J Virol,2012,86(9):5039-5054.
2. Lee HS,Park JY,Shin SH,*et al*. *Herpesviridae* viral infections after chemotherapy without antiviral prophylaxis in patients with malignant lymphoma:incidence and risk factors. Am J Clin Oncol,2012,35(2):146-150.
3. Machado DC,Mondini A,Santana Vdos S,*et al*. First identification of Culex flavivirus (*Flaviviridae*) in Brazil. Intervirology,2012,55(6):475-483.
4. Spear A,Sisterson MS,Stenger DC. Reovirus genomes from plant-feeding insects represent a newly discovered lineage within the family *Reoviridae*. Virus Res,2012,163(2):503-511.
5. Blitvich BJ,Staley M,Lorono-Pino MA,*et al*. Identification of a novel subtype of South River virus (family *Bunyaviridae*). Arch Virol,2012,157(6):1205-1209.

第二节　流行性感冒(附甲型H1N1流感)

流行性感冒(influenza)简称流感,系由流行性感冒病毒(influenza virus)所致的以急性呼吸道感染为特征的感染病。本病主要通过呼吸道传播,接触患者的呼吸道分泌物、体液及被污染的物品亦可导致传播。传染源为患者及隐性患者,隐性感染者在疾病传播中起重要作用。动物如禽类及猪等在特定情况下亦能将动物流感病毒传播给人类。每年成人流感的发病率约为5%,儿童发病率为20%,流感重症患者达300~500万例,死亡人数达25~50万例,若有新的病毒亚型出现,死亡人数可能会上升至数百万。

【病原学】

流行性感冒病毒属于正黏病毒科(*Orthomyxoviridae*),是一类带包膜、分节段的单股负链RNA病毒,在电镜下一般呈球性,直径约100nm。按核衣壳蛋白及基质蛋白的不同,可分为甲、乙、丙三型。流感病毒由内核及外壳组成,外壳为双层类脂体,表面有许多突起的糖蛋白分子,分别为血凝素(hemagglutinin,HA)、神经氨酸酶(neuraminidase,NA)。内核为螺旋状的单股负链RNA,基因组长约13.6kb,合成各种蛋白,包括聚合酶蛋白(PB1、PB2及PA)、核蛋白、HA、NA、基质蛋白M1、M2、M3、非结构蛋白NS1及NS2,其中M2蛋白为甲型流感病毒所独有。

甲型流感病毒的亚型由HA及NA所决定。目前发现甲型流感病毒至少有16种HA亚型(H1~H16)及9种NA亚型(N1~N9),各亚型具有宿主种属特异性。然而,对乙型流感病毒及丙型流感病毒不再进一步划分亚型。

甲型流感病毒具有广泛的自然宿主,包括人、禽类及畜类等,极易发生变异,易出现大流行。乙型流感病毒的自然宿主主要是人,变异很慢,常导致流感局部暴发,不引起大流行;丙型流感病毒的自然宿主包括人及猪,一般不发生变异,表现为散发流行,儿童多见。

流感病毒抵抗力不强,对诸如去污剂等脂溶剂及常用消毒剂均较敏感。本病毒不耐热,但对低温抵抗力较强,有甘油保护可保持活力1年以上。

【流行病学】

一、传染源

流感的传染源主要是患者,其次是隐性感染者,动物亦可能为重要储存宿主及中间宿主。患者自发病后5日内均可从鼻涕、口涎及痰液等分泌物排出病毒,传染期约1周,以病初2~3日传染性最强。轻型患者及隐性感染者在疾病传播上均有重要意义。

二、传播途径

本病以空气飞沫传播为主,其次是通过病毒污染的茶具、食具及毛巾等间接传播,密切接触亦是传播流感的途径之一。传播速度及广度与人口密度有关。

三、人群易感性

人群普遍易感,感染或接种疫苗后1周出现抗体,2~3周达高峰,1~2个月后开始下降,1年左右降至较低水平,流感病毒各型及亚型之间无交叉免疫。

四、流行特征

本病好发于冬春季节,流感流行的特点为突然发生及迅速传播。甲型流感病毒一般每隔10~15年就会发生一次抗原性转变,产生新的病毒亚型从而导致世界性大流行;每隔2~3年发生一次抗原漂移,常引发季节性或地方性流行。乙型及丙型流感病毒仅发生抗原漂移。

【发病机制与病理改变】

流感病毒通过HA与呼吸道表面纤毛柱状上皮细胞的特殊受体结合而进入细胞,在细胞内进行复制。在NA协助下,新的病毒颗粒被不断释放并播散,继续感染其他细胞。被感染的宿主细胞则发生变性、坏死、溶解或脱落,产生炎症反应,从而产生发热、头痛及肌痛等全身症状。

单纯流感病变主要损害呼吸道上部及中部黏膜,一般不破坏呼吸道基底膜,不会导致病毒血症。若病毒不局限,侵袭全部呼吸道,可致流感病毒性肺炎,老年人、婴幼儿、慢性病患者及免疫低下者较易发生。肺可呈暗红色,黏膜充血,黏膜下层局部炎性反应,细胞间质水肿,周围巨噬细胞浸润,肺泡细胞充血、脱落,甚至肺水肿及毛细血管血栓形成。

【临床表现】

潜伏期通常为1~3日。

一、典型流感

典型流感起病急,前驱期即出现乏力、高热、寒战及全身酸痛等不适，病程中全身症状重而体征较轻，可伴有或不伴有喉咙痛、咳嗽、鼻塞、流涕、胸痛、眼痛及畏光等局部症状。查体可见结膜充血、咽喉红肿，肺部听诊可闻及干啰音。病程4～7日，但咳嗽及乏力可持续数周。

二、轻型流感

轻型流感急性起病，轻或中度发热，全身及呼吸道症状轻，2～3日内自愈。

三、肺炎型流感

肺炎型流感多发于老年人、婴幼儿、慢性病患者及免疫低下者。起病1日后病情迅速加重，出现高热、咳嗽，呼吸困难及发绀，可伴有心、肝、肾等脏器衰竭。体检双肺遍布干、湿啰音，但无肺实变体征。痰细菌培养阴性，抗生素治疗无效。多于5～10日内发生呼吸循环衰竭，预后较差。

四、其他类型

流感流行期间，患者除流感症状体征外，当有其他肺外表现，特殊类型主要有以下几种：①中毒性流感：以中枢神经系统及心血管系统损害为主要表现如高热不退，血压下降，谵妄、惊厥及脑膜刺激征等脑炎脑膜炎症状；②胃肠炎型流感：此型较为少见，以腹泻、腹痛及呕吐为主要临床表现；③以横纹肌溶解为主要表现的肌炎型，仅见于儿童。

【并发症】

一、呼吸系统并发症

主要为继发性细菌感染，包括急性鼻窦炎、急性化脓性扁桃体炎、细菌性气管炎及细菌性肺炎等。继发感染的致病菌主要有流感嗜血杆菌及肺炎链球菌，老年患者中金黄色葡萄球菌感染亦较常见。其他呼吸系统并发症包括慢性阻塞性肺部疾病并可使哮喘加重。

二、肺外并发症

有中毒性休克、中毒性心肌炎及Reye综合征等。

【实验室检查】

一、血象

白细胞总数大多减少，中性粒细胞显著减少，淋巴细胞相对增加，大单核细胞也可增加。此种变化在发病最初即出现，往往持续10～15日。合并细菌感染时，白细胞和中性粒细胞增多。

二、病毒分离

可将起病3日内患者含漱液或上呼吸道分泌物接种于鸡胚或组织培养进行病毒分离。

三、血清学检查

可分别采集急性期和两周后血清，进行补体结合试验或血凝抑制试验，如有抗体滴度4倍以上增长则为阳性。

四、免疫荧光检测抗原

起病3日内鼻黏膜压片染色找包涵体，或以荧光抗体检测抗原。

【诊断与鉴别诊断】

冬春季在同一地区内，1～2日内有大量上呼吸道感染患者发生应考虑流感。流感流行期间，可根据临床表现进行诊断，但在流感非流行期或流行初期散发病例，临床上难以诊断，需结合流行病学及实验室检查综合判断。

轻型流感及散发流感很难与普通感冒鉴别。其他呼吸道病毒如腺病毒、肠病毒及呼吸道合胞病毒等亦不易从临床上进行区分，病毒分离鉴定及血清学检查是鉴别诊断的主要依据。

【治疗】

目前临床上用于抗流感病毒的药物只有两种类型。一类药物是M2蛋白抑制剂，包括金刚烷胺及金刚乙胺，仅对甲型流感病毒有效，可阻断病毒吸附于宿主细胞，抑制病毒复制，早期应用可减少病毒的排毒量及排毒期，缩短病程。金刚烷胺成人每日200mg，60岁以上老人每日100mg，小儿每日按5mg/kg，5日为一疗程，分两次口服。孕妇、精神异常患者及肝肾功能严重受损者禁用。金刚乙胺用法为每次0.1～0.2g，每日2次。然而，目前M2蛋白抑制剂耐药率较高。另一类药物是NA抑制剂。其代谢产物能竞争性地与流感病毒NA的作用位点结合，选择性地抑制NA的活性，从而起到抗病毒作用。NA抑制剂包括奥司他韦（oseltamivir）、扎那米韦（zanamivir）及帕拉米韦（peramivir）等，对甲、乙型流感病毒均有效。奥司他韦成人每日口服150mg，儿童每日3mg/kg，分两次口服，5日为一疗程。重症病例剂量可加倍。扎那米韦目前剂型为吸入粉雾剂，用于12岁以上患者，每日两次吸入，每次10mg，连用5日，禁用于哮喘或慢性阻塞性肺疾病及心脏病患者。在NA抑制剂使用过程中亦会出现耐药性，但几率较M2蛋白抑制剂低。当奥司他韦应用受到耐药性限制时，可选的治疗方案包括使用扎那米韦、与M2蛋白抑制剂联合用药及免疫球蛋白的静脉注射。

其他治疗包括对症支持性治疗（如对乙酰氨基酚、输液等）。水杨酸（如阿司匹林及含阿司匹林产品）因具有导致Reye综合征的风险，不宜在儿童及年轻人中使用。如出现低氧血症或呼吸衰竭，应及时给予相应的治疗措施，包括氧疗、无创或有创机械通气等。合并休克时给予相应抗休克治疗。出现其他脏器功能损害时，给予相应支持治疗。对病情快速进展，严重肺炎并有急性肺损伤或急性呼吸窘迫综合征（ARDS）趋势者，早期可酌情使用小剂量肾上腺皮质激素。合并细菌感染者，应根据可能感染的细菌酌选氟喹诺酮类、大环内酯类或第三代头孢菌素等。

【预防】

一、控制传染源

应早期发现疫情，及时掌握疫情动态。及早对流感患者进行呼吸道隔离及治疗，隔离期为1周或至主要症状消失时。

二、切断传播途径

主要指流感流行期间，避免集会等集体活动，易感者尽量少去公共场所，注意通风，必要时要对公共场所进行消毒。医务人员在工作期间戴口罩，勤洗手，防止交叉感染。流感患者的用具及分泌物使用消毒剂消毒。

三、保护易感人群

预防流感最基本的措施是疫苗接种。重点接种人群为65岁老人、严重心肺疾病、慢性肾病、糖尿病、免疫缺陷患者及医疗卫生机构工作者。不宜接种疫苗的人员包括对鸡蛋或疫苗中其他成分过敏者、吉兰-巴雷综合征患者、孕期3个月内的孕妇及急性感染病患者等。由于流感病毒的高度变异性，每个流感季节需要重新确定疫苗株。世界卫生组织每年都会预测当年将出现的新流感毒株类型并公布新的流感疫苗的组成成分。每一种疫苗均含甲1亚型、甲3亚型及乙型共3种流感病毒的成分。

关于高危人群暴露后的预防，可用奥司他韦75mg，每日1次，儿童酌减，疗程7日，或扎那米韦10mg吸入，每日1次，儿童酌减，疗程5～7日。均应在暴露后48小时之内使用。

附　甲型H1N1流行性感冒

2009年3月以来，一种新型流感从墨西哥开始流行，很快蔓延至北美、欧洲及亚洲，全球累计死亡病例超过1万余人，这是近40年来第一次发生全球流感大流行。其病原为一种四源重排的新型流感病毒，因其与北美猪流感病毒基因节段有相似之处，故曾被称为“猪流感”。然而，这种病毒并非由猪传给人，且只导致人类患病，后由世界卫生组织将其更名为2009 A（H1N1）流感。

甲型H1N1流感传染途径与季节性流感类似，但感染人群年龄段低于季节性流感。无基础疾病的年轻患者病情严重及死亡较多是该次疫情的一个显著特点。

本病潜伏期长达7日。主要表现为流感样症状，包括发热、咽痛、流涕、鼻塞、咳嗽、咳痰、头痛、全身酸痛、乏力，部分病例出现胃肠道症状（恶心、呕吐或腹泻）。肌肉酸痛往往较明显，重症患者常见有肌酸磷酸激酶水平升高及横纹肌溶解。肺部体征常不明显，部分患者可闻及湿啰音或有肺部实变体征。主要并发症为急性呼吸窘迫综合征（ARDS），其他并发症包括肺炎、肺出血、胸腔积液、全血细胞减少、肾衰竭、败血症、Reye综合征及多器官功能衰竭等。病死率约为6%，死亡原因多为呼吸衰竭。

确诊方法包括：①甲型H1N1流感病毒核酸检测阳性；②分离到甲型H1N1流感病毒；③双份血清甲型H1N1流感病毒的特异性抗体水平呈4倍或4倍以上升高。

甲型H1N1流感病毒对NA抑制剂奥司他韦、扎那米韦及帕拉米韦敏感，对金刚烷胺及金刚乙胺高度耐药。对于病情严重、发病后病情恶化的病例应在发病48小时内给予NA抑制剂进行抗病毒治疗，疗程至少10日。

甲型H1N1流感疫苗已研制成功并已在人群

中大量接种。

（万谟彬　郑瑞英）

参考文献

1. Clark NM, Lynch JP. Influenza: epidemiology, clinical features, therapy and prevention. Semin Respir Crit Care Med, 2011, 32(4): 373-392.
2. Pizzorno A, Abed Y, Boivin G. Influenza drug resistance. Semin Respir Crit Care Med, 2011, 32(4): 409-422.
3. Sullivan SJ, Jacobson RM, Dowdle WR, *et al*. 2009 H1N1 Influenza. Mayo Clin Proc, 2010, 85(1): 64-76.

第三节　人禽流行性感冒（附　H7N9 禽流感）

人禽流行性感冒（avian influenza）简称人禽流感，系因人感染禽流感病毒（avian influenza virus, AIV）所致的急性呼吸道感染病。

【病原学】

禽流感病毒是导致禽类烈性感染病的病毒，迄今发现已有 100 多年。AIV 于 1997 年跨越物种障碍首次感染人，我国香港特别行政区发生 H5N1 型人高致病性禽流感病例，导致 6 例患者死亡。之后多个国家及地区相继报道人感染 AIV 病例，迄今已达数百例。AIV 属于甲型流感病毒，具有甲型流感病毒的共同特点。其宿主广泛，包括禽类及哺乳动物，对鸡的毒性最强。根据对鸡毒力的不同，可分为高致病性、中致病性及低/非致病性禽流感病毒。迄今已报道可直接感染人的 AIV 为 H5N1、H7N2、H7N3、H7N7、H9N2、H10N7 及 2013 年初新报道的 H7N9 亚型。不同亚型的 AIV 感染人类后可导致不同临床症状，有的仅表现为结膜炎或轻微的上呼吸道感染症状，部分患者甚至无任何症状，重症患者仅见于感染 H5N1 及 H7N9 亚型者。H5N1 属高致病性禽流感病毒，而 H7N9 对禽类呈现为弱毒性，但两者感染人类均导致高重症化率及高病死率。迄今感染 H5N1 型病毒的患者最多。

【流行病学】

一、传染源

患禽流感或携带禽流感病毒的禽类是主要传染源，但不排除患者或其他动物成为传染源的可能。

二、传播途径

虽然呼吸道感染禽流感病毒感染的确切途径及位置尚未完全明确，而直接从禽传播到人是人感染 AIV 的主要方式。可疑的感染途径有接触病毒污染的媒介或含有禽类粪便的肥料、经呼吸道吸入气溶胶中的传染性排泄物，尚不清楚是否可经人胃肠道感染。目前尚无人与人之间直接传播的确切证据。有限的流行病学调查显示存在聚集感染。大部分聚集感染为 2～3 例，最多 8 例。超过 90% 的聚集感染病例之间有血缘关系，提示存在遗传易感性的可能。大部分聚集感染均始于与禽类接触，亦不能排除与患者密切接触导致传播。迄今人数最多的聚集感染病例显示，传播可能从源头病例传播到 6 个有血缘关系的家族成员，最后才传到其他家庭的成员，提示可能存在局限的人传人病例，但这类情况仍属十分罕见。

三、易感人群

人群普遍易感。发病无年龄及性别差异。与不明原因病死家禽或与感染、疑似感染禽流感的家禽有密切接触者为高危人群。

四、流行特征

禽流感一年四季均可发生，但多发于冬、春季节。人的禽流感病毒感染与鸡的禽流感流行地区一致，通常呈散发性。高致病性禽流感潜伏期短，传播快，发病急，发病率高，病死率高。低致病性禽流感潜伏期长，传播慢，病程长，发病率及病死率低。

目前最令人担心的问题是禽流感病毒继续发生变异，并与人流感病毒发生基因重组，导致禽流感在人与动物间传播的常态化，甚至最终导致禽流感的人间大流行。

【发病机制】

AIV 一般先由病毒表面的 HA 介导病毒粒子与宿主细胞表面糖蛋白受体唾液寡聚糖结合，然后通过受体介导的内吞作用进入宿主细胞并在宿主细胞中复制，新的病毒从宿主细胞中释放。AIV 的 NA 具有唾液酶活性，可促进新形成的病毒从宿主细胞中释放。流感病毒复制循环为病毒粒子从隐蔽到HA与神经氨糖酸结合，通过内吞作用进入宿主细胞，然后脱壳，核糖核蛋白进入病毒RNA的转录及合成、病毒蛋白质的翻译及合成，并重组和成长，随后从宿主细胞释放。

【病理改变】

感染后AIV可在呼吸道复制，多在下呼吸道复制，可出现感染扩散，血液、脑脊液或重症患者内脏均可累及。尸检报告显示，弥漫性肺泡损伤致透明膜形成，腔隙内有淋巴样浆细胞浸润，在气管及肺组织有不同程度充血及出血。在脾脏、扁桃体及淋巴结出现淋巴细胞消耗、组织细胞增生及噬红细胞现象，推测系由宿主细胞因子反应及病毒感染所致。此外，可有心肌细胞水肿、变性和急性肾小管坏死。H5N1感染的重症患者血浆中可检测到巨噬细胞及中性粒细胞的趋化因子、促炎细胞因子及抗炎细胞因子，如白细胞介素（IL）-6、IL-10及干扰素-γ（INF-γ），这些因子明显高于普通流感，且与病毒载量呈正相关。组织损伤可能系病毒感染诱导的炎症反应的综合结果。

【临床表现】

潜伏期一般为2～5日，目前报道最长的潜伏期为9日。

AIV感染所致的临床症状轻重各异，可表现为无症状、轻微流感样症状、严重肺炎、急性呼吸窘迫综合征（ARDS）及多器官功能衰竭。重症化比例大大高于季节性流感及甲型H1N1流感。H5N1及H7N9 AIV感染所致的主要临床症状为重症肺炎，绝大多数患者以高热起病，体温多持续在39℃以上，热程1～7日，一般2～3日，伴有流感症状及下呼吸道感染症状，常常迅速进展为ARDS，并可伴有中枢神经系统受累。随着病情的进展可出现多器官衰竭，包括心衰竭及肾功能不全等。症状轻微及非典型临床表现少见。感染H5N1患者的年龄中位数约为18岁，90%的患者≤40岁；而感染H7N9患者的年龄中位数约为61岁，42.3%患者为65岁以上。与季节性流感相比，禽流感患者上呼吸道感染症状较少见，肺炎及下呼吸道感染症状更常见，胃肠道症状如腹泻、呕吐及腹痛亦更常见。胸部影像学检查动态变化快，可表现为肺实变状影，病变后期为双肺弥漫性实变影，可合并胸腔积液。外周血白细胞下降的程度与疾病的严重程度明显相关，严重病例常出现DIC，肝、肾功能受损，而最常见且最严重的是呼吸衰竭。感染H5N1亚型病死率约为60%，10～19岁患者病死率最高，50岁以上患者病死率最低。而感染H7N9亚型病死率约为27.0%，年长者病死率高。

【诊断】

根据流行病学资料、临床症状及实验室检测进行诊断。常应用病毒培养分离、核酸扩增技术及血清抗体检测，实验室检测是确诊禽流感不可或缺的条件。凡是到过疫区或接触过病禽及带病毒动物的分泌物及排泄物，出现类似流感症状的人员，尤其是不明原因肺炎，经规范抗菌药物治疗3～5日，病情无明显改善或呈进行性加重者，结合实验室检测结果可做出诊断。

【治疗】

因人感染禽流感病情重，进展迅速，病死率高，故应早期足量使用有效的抗病毒药物，对控制病情进展，改善患者的预后具有十分重要的意义。应在症状出现后的48小时内用药，越早越好，可缩短病毒持续复制的时间，提高患者存活率。即使超过48小时，亦应使用抗病毒药物。

目前抗禽流感病毒的药物有两类，即M2蛋白抑制剂及NA抑制剂。M2蛋白抑制剂（金刚乙胺及金刚烷胺）不良反应大，且目前耐药株多见，故实际应用相当受限。虽然神经氨酸酶抑制剂治疗禽流感的经验及数据有限，WHO推荐使用奥司他韦和扎那米韦用于治疗人AIV感染。无对照的临床试验数据显示奥司他韦可提高存活率，但最佳剂量及疗程尚未确定。WHO推荐应用奥司他韦治疗禽流感时应比治疗季节性流感使用更高剂量（成人每次150mg，每日2次）及更长时间（10日左右）。扎那米韦是奥司他韦耐药株的后备选择。重症病例或无法口服者可用帕拉米韦氯化钠注射液，目前临床应用数据有限，应严密观察不良反应。NA抑制剂及M2蛋白抑制剂联合治疗是否更有效目前尚无定论。

【预防】

一、管理传染源

应加强禽类疾病的监测，一旦发现禽流感疫情，动物防疫部门立即按有关规定进行处理，立即销毁受感染动物，对疫源地进行封锁并彻底消毒，且养殖及处理的所有相关人员必须做好防护工作。加强对密切接触禽类人员的监测，当这些人员中出现流感样症状时，应立即进行流行病学调查，采集患者标本并送至指定实验室检测，以进一步明确病原，同时采取相应防治措施。患者应隔离治疗，转运时戴口罩。要加强检测标本和实验室禽流感病毒毒株的管理，严格执行操作规范，防止医院感染和实验室的感染及传播。

二、切断传播途径

接触人禽流感患者应戴口罩、戴手套、穿隔离衣。接触患者及患者分泌物后应立即洗手，处理患者血液或分泌物时应戴手套，被患者血液或分泌物污染的医疗器械应消毒。发生疫情时应尽量减少与禽类接触，接触禽类时应戴手套及口罩。进行禽流感病毒分离的实验室应达P3级标准。

三、保护易感人群

注意饮食卫生，不吃未熟的肉类及蛋类等食品。勤洗手，养成良好的个人卫生习惯。对未感染的禽类动物进行免疫接种可阻止禽流感病毒在动物间传播。目前人H5N1亚型疫苗正在研究中。对确诊患者的密切接触者应接受暴露后的药物治疗（奥司他韦或扎那米韦），并接受为期1周的医学观察。

（万谟彬　郑瑞英）

参考文献

1. Suarez DL. Avian influenza: our current understanding. Anim Health Res Rev, 2010, 11(1): 19-33.
2. 朱启镕. 人类高致病性禽流感病毒感染的研究进展. 中国实用儿科杂志, 2009, 24(2): 81-83.
3. 杨子峰，王丹芬，钟南山，等. 关于WHO 2005年以来高致病性H5N1禽流感病毒的临床和治疗进展. 国际呼吸杂志, 2009, 29(4): 204-211.
4. Gao HN, Lu HZ, Cao B, *et al*. Clinical findings in 111 cases of influenza A (H7N9) virus infection. N Engl J Med, 2013, 368(24): 2277-2285.

附　H7N9禽流感

人感染H7N9禽流感是由H7N9禽流感病毒所致的急性呼吸道感染病。2013年2月，上海出现一例新型流感患者，该患者表现为急性呼吸道感染症状，其病原体为H7N9病毒，继而该流感扩散至其他省市。早发现、早报告、早诊断、早治疗，加强重症病例救治，注意中西医并重，是有效防控、提高治愈率、降低病死率的关键。

【病原学】

禽流感病毒属正黏病毒科甲型流感病毒属。甲型流感病毒颗粒呈多形性，其中球形直径80～120nm，有囊膜。基因组为分节段单股负链RNA。依据其外膜血凝素（H）和神经氨酸酶（N）蛋白抗原性不同，目前可分为16个H亚型（H1～H16）和9个N亚型（N1～N9）。禽甲型流感病毒除感染禽外，还可感染人、猪、马、水貂和海洋哺乳动物。禽流感病毒普遍对热敏感，对低温抵抗力较强，65℃加热30分钟或煮沸（100℃）2分钟以上可灭活。病毒在较低温下可存活1周，在4℃水中或有甘油存在的情况下可保持活力1年以上。

H7N9禽流感病毒为新型重配病毒，编码HA的基因来源于H7N3，编码NA的基因来源于H7N9，其6个内部基因来自于H9N2禽流感病毒。

【流行病学】

截至2013年5月31日，中国内地共报道131例确诊病例，其中康复78人，在院治疗14人，死亡39人。人感染H7N9感染可发生于任何年龄阶段，感染者平均年龄为60岁，男女均可感染。

一、传染源

目前已经在禽类及其分泌物或排泄物以及活禽市场环境标本中检测和分离到H7N9禽流感病毒，与人感染H7N9禽流感病毒高度同源。传染源可能为携带H7N9禽流感病毒的禽类。目前尚无人-人传播的证据。

二、传播途径

具体途径可经呼吸道传播或密切接触感染禽类的分泌物或排泄物而获得感染；或通过接触病毒污染的环境传播至人；不排除有限的非持续的人传人。

三、高危人群

在发病前1周内接触过禽类或者到过活禽市场者，特别是老年人。

【发病机制和病理改变】

H7N9禽流感病毒可同时结合唾液酸α-2,3

型受体(禽流感病毒受体)和唾液酸 α-2,6 型受体(人流感病毒受体),较 H5N1 禽流感病毒更易与人上呼吸道上皮细胞(唾液酸 α-2,6 型受体为主)结合,相对于季节性流感病毒更容易感染人的下呼吸道上皮细胞(唾液酸 α-2,3 型受体为主)。H7N9 禽流感病毒感染人体后,可以诱发细胞因子风暴,导致全身炎症反应,可出现 ARDS、休克及多脏器功能衰竭。个别重症病例下呼吸道病毒可持续阳性至病程的 3 周以上。

【临床表现】

根据流感的潜伏期及现有人感染 H7N9 禽流感病例的调查结果,潜伏期一般为 7 日以内。

患者一般表现为流感样症状,如发热、咳嗽、少痰,可伴有头痛、肌肉酸痛、腹泻等全身症状。重症患者病情发展迅速,多在发病 3 ~7 日出现重症肺炎,体温大多持续在 39℃以上,出现呼吸困难,可伴有咳血痰。常快速进展为急性呼吸窘迫综合征、脓毒症、感染性休克,甚至多器官功能障碍,部分患者可出现胸腔积液等表现。

【实验室检查】

一、血常规

白细胞总数一般不高或降低。重症患者多有白细胞总数及淋巴细胞减少,可有血小板降低。

二、血生化检查

多有肌酸激酶、乳酸脱氢酶、天门冬氨酸氨基转移酶、丙氨酸氨基转移酶升高,C 反应蛋白升高,肌红蛋白可升高。

三、病原学及相关检测

抗病毒治疗之前必须采集呼吸道标本送检(如鼻咽分泌物、口腔含漱液、呼吸道分泌物、气管吸出物),气管深部咳痰或气管吸出物检测阳性率高于上呼吸道标本。有病原学检测条件的医疗机构应尽快检测,无病原学检测条件的医疗机构应留取标本尽快送指定机构检测。

(一) 核酸检测

对可疑患者呼吸道标本采用实时(real-time) PCR(或普通 RT-PCR)检测 H7N9 禽流感病毒核酸,在人感染 H7N9 禽流感病毒病例早期识别中宜首选核酸检测。对重症病例应定期行呼吸道分泌物核酸检测,直至阴转。有人工气道者优先采集气道内吸取物(ETA)。

(二) 甲型流感病毒抗原检测

呼吸道标本甲型流感病毒抗原快速检测阳性。仅适用于没有核酸检测条件的医疗机构作为初筛实验。

(三) 病毒分离

从患者呼吸道标本中分离 H7N9 禽流感病毒。

(四) 动态检测

急性期和恢复期双份血清 H7N9 禽流感病毒特异性抗体水平呈 4 倍或以上升高。

四、胸部影像学检查

发生肺炎的患者肺内出现片状阴影(图 12-3-1)。重症患者病变进展迅速,常呈双肺多发磨玻璃影及肺实变影像,可合并少量胸腔积液。发生 ARDS 时,病变分布广泛。

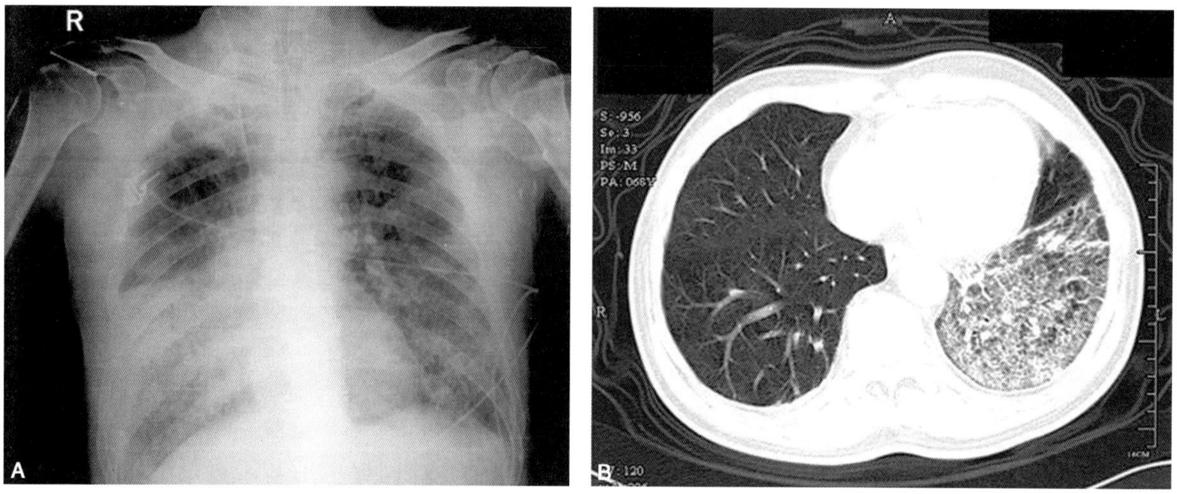

图 12-3-1 H7N9 肺炎患者的胸部影像学表现

【诊断】

根据流行病学接触史、临床表现及实验室检查结果，可做出人感染 H7N9 禽流感的诊断。在流行病学史不详的情况下，根据临床表现、辅助检查和实验室检测结果，特别是从患者呼吸道分泌物标本中分离出 H7N9 禽流感病毒，或 H7N9 禽流感病毒核酸检测阳性，或动态检测双份血清 H7N9 禽流感病毒特异性抗体水平呈 4 倍或以上升高，可做出人感染 H7N9 禽流感的诊断。

一、流行病学史

发病前 1 周内接触禽类及其分泌物、排泄物或者到过活禽市场，或者与人感染 H7N9 禽流感病例有流行病学联系。

二、诊断标准

（一）疑似病例

符合上述临床表现，甲型流感病毒抗原阳性，或有流行病学史。

（二）确诊病例

符合上述临床表现，或有流行病学接触史，并且呼吸道分泌物标本中分离出 H7N9 禽流感病毒或 H7N9 禽流感病毒核酸检测阳性或动态检测双份血清 H7N9 禽流感病毒特异性抗体水平呈 4 倍或以上升高。

（三）重症病例

符合下列任一条标准，即诊断为重症病例：①X 线胸片显示为多叶病变或 48 小时内病灶进展>50%；②呼吸困难，呼吸频率>24 次/分钟；③严重低氧血症，吸氧流量在 3～5L/分钟条件下，患者 $SpO_2 \leqslant 92\%$；④出现休克、ARDS 或多器官功能障碍综合征（MODS）。

2014 年我国研究人员将 H7N9 禽流感确诊患者的血浆，经过对血管紧张素Ⅱ以及病毒载量的分析发现，血管紧张素Ⅱ水平越高，体内的病毒载量越多，与此前检测的 C 反应蛋白、氧合指数等临床指标相比，血管紧张素Ⅱ预测 H7N9 禽流感严重程度与是否致命的准确度更高。这提示，血管紧张素Ⅱ作为首个 H7N9 患者重症化的预警指标，预测患者疾病的致命程度，同时为禽流感疾病机制的研究提供新的见解，为禽流感提供生物标记物和潜在的治疗方案。

【鉴别诊断】

应注意与人感染高致病性 H5N1 禽流感等其他禽流感、季节性流感（含甲型 H1N1 流感）、细菌性肺炎、传染性非典型肺炎（SARS）、中东呼吸综合征（MERS）、腺病毒肺炎、衣原体肺炎、支原体肺炎等疾病进行鉴别诊断。鉴别诊断主要依靠病原学检查。

【治疗】

一、隔离治疗

对疑似病例和确诊病例应尽早隔离治疗。

二、对症治疗

可吸氧，根据缺氧程度可采用鼻导管、开放面罩及储氧面罩进行氧疗。高热者可进行物理降温，或应用解热药物。咳嗽咳痰严重者可给予复方甘草片、盐酸氨溴索、N-乙酰半胱氨酸、可待因等止咳祛痰药物。

三、抗病毒治疗

应尽早应用抗流感病毒药物。

（一）抗病毒药物使用原则

在使用抗病毒药物之前应留取呼吸道标本，研究证明抗病毒药物在发病 48 小时内使用最有效，但超过 48 小时亦为有效。

（二）神经氨酸酶抑制剂

1. 奥司他韦（oseltamivir）　成人剂量 75mg 每日 2 次，疗程 5～7 日，重症病例剂量可加倍，疗程可延长一倍以上。1 岁及以上年龄的儿童患者应根据体重给药：体重不足 15kg 者，予以 30mg 每日 2 次；体重 15～23kg 者，予 45mg 每日 2 次；体重 23～40kg 者，予以 60mg 每日 2 次；体重大于 40kg 者，予以 75mg 每日 2 次。对于吞咽胶囊有困难的儿童，可选用奥司他韦混悬液。

2. 帕拉米韦（peramivir）　重症病例或无法口服者可用帕拉米韦氯化钠注射液，成人用量为 300～600mg，静脉滴注，每日 1 次，1～5 日，重症病例疗程可适当延长。目前临床应用数据有限，应严密观察不良反应。

3. 扎那米韦（zanamivir）　成人及 7 岁以上青少年用法：每日 2 次，间隔 12 小时；每次 10mg（分两次吸入）。

（三）离子通道 M2 阻滞剂

目前监测资料显示所有 H7N9 禽流感病毒对金刚烷胺（amantadine）和金刚乙胺（rimantadine）耐药，不建议使用。

【预防】

采取有效措施预防 H7N9 感染，例如关闭活家禽市场，可减少 97% ~99% 病例。医疗机构应采取严格的感染控制措施。此外，加强个人卫生防护是有效预防 H7N9 感染的关键。不喝生水；保持手部卫生，常洗手；食品加工、食用过程中，一定要做到生熟分开，避免交叉污染。

目前，上海 H7N9 禽流感抗体研制即将完成体外测试，预计最快下月可最终完成抗体筛选，正式进入临床试验。同时疫苗研制也正式宣告成功，目前已进入临床试验申报阶段。

（王宇明）

参考文献

1. Tang RB, Chen HL. An overview of the recent outbreaks of the avian-origin influenza A (H7N9) virus in the human. J Chin Med Assoc, 2013, 76(5): 245-248.
2. To KK, Chan JF, Yuen KY. Viral lung infections: epidemiology, virology, clinical features, and management of avian influenza A(H7N9). Curr Opin Pulm Med, 2014, 20(3): 225-232.
3. Wiwanitkit V. H7N9 Influenza: The Emerging Infectious Disease. N Am J Med Sci, 2013, 5(7): 395-398.
4. Yu Chen, Weifeng Liang, Shigui Yang, *et al*. Human infections with the emerging avian influenza AH7N9 virus from wet market poultry: clinical analysis and characterisation of viral genome. Lancet, 2013, 381(9881): 1916-1925.

第四节　严重急性呼吸综合征

严重急性呼吸综合征（severe acute respiratory syndrome, SARS）曾被称为传染性非典型肺炎。非典型肺炎（atypical pneumonias）系指一组具有类似肺炎临床表现及胸部 X 线特征，且对 β-内酰胺类抗生素治疗无效的肺炎。该概念于 1938 年由 Reimann 首次提出，主要是为了与细菌性肺炎或支气管肺炎等典型肺炎相区别，亦曾泛指所有细菌以外病原体所致的肺炎。临床特点为隐匿起病，多为发热、干咳及偶见咯血，肺部较少阳性体征；X 线胸片主要表现为间质性浸润；病情通常较轻，患者很少因此而死亡。病原体主要包括肺炎支原体、肺炎衣原体、鹦鹉热衣原体、嗜肺军团杆菌及贝纳（伯氏）立克次体，尤以肺炎支原体及肺炎衣原体多见，几乎占每年成人社区获得性肺炎住院患者的 1/4。此类病原体多为细胞内寄生且无细胞壁，对 β-内酰胺类抗生素治疗无效，但对大环内酯类及四环素类抗生素治疗有效。2002 年 11 月起，从我国广东省开始流行一种新型非典型肺炎，传染性强、发病急骤且病死率较高，抗生素治疗无效，故称为传染性非典型肺炎（简称非典）。研究显示该病可能由一种新型冠状病毒（coronavirus）所致，该病毒可能来源于禽类或啮齿类动物。2003 年 2 月世界卫生组织（WHO）将这种新型传染性疾病命名为严重急性呼吸综合征（SARS），从此 SARS 变成了专用疾病名称。SARS 以发热、干咳、呼吸困难、头痛及低氧血症为主要临床表现；传染性强，发病者具有显著的家庭或医院聚集现象；实验室检查表现为淋巴细胞减少症及轻度转氨酶升高；严重病例可因肺泡损伤导致呼吸衰竭而死亡。2003 年本病曾导致全球范围的流行，33 个国家或地区出现过 SARS 病例，平均病死率近 10%。

【病原学】

WHO 把从 SARS 患者体内分离出的病原体称为 SARS 相关性冠状病毒（SARS-associated coronavirus, SARS-CoV，简称 SARS 病毒）。该病毒是一种全新的冠状病毒，并非由已知冠状病毒基因组发生重组而产生。已知冠状病毒分为三群，因 SARS 病毒与其中任何一种都有明显区别，因此归为第四群。

2003 年 3 月 21 日香港大学的 Malik Peiris 首先报道从患者组织中分离出该病毒，该病毒在暴露于 SARS 患者康复血清条件下，生长非常缓慢，而健康对照血清不影响病毒生长，表明 SARS 康复患者体内存在该病毒的抗体，通过电镜观察提示该病毒为冠状病毒。美国疾病控制和预防中心（CDC）Ksiazek 等用 Vero E6 细胞（来源于猴）与来自多名 SARS 患者的口咽拭子标本、痰标本和尸检肾组织悬液共培养，发现 2 ~5 日后，Vero E6 细胞开始出现细胞病变，表现为圆形、可折光的病变异常细胞发生脱落。开始时数量较少，呈灶性分布；细胞病变逐渐发展，在 24 ~48 小时内累及全部单层培养细胞；未见融合细胞。利用间接免疫荧光分析，发现感染的 Vero E6 细胞与 SARS 恢复期患者血清有阳性荧光反应。电镜发现病变 Vero E6 细胞的粗面内质网池及小囊中存在典型冠状病毒颗粒。可见胞膜表面黏附成簇的胞外病毒颗粒。病毒颗粒直径约 80～140nm，表面由直径 20～40nm 的多个突起包裹。

以上研究结果令人吃惊，此前已知的人类冠状病毒均不能在 Vero E6 细胞生长，唯一能在 Vero 细胞生长的冠状病毒是猪流行性腹泻病毒(porcine epidemic diarrhea virus)，但该病毒要在 Vero E6 细胞生长，培养基中必须添加胰蛋白酶，且引起的细胞病变亦明显不同，会形成大的融合细胞。进一步针对分离的病毒标本，利用广谱反应引物(broadly reactive primer)，以 RT-PCR 方法扩增出了来自冠状病毒多聚酶基因(相对保守)ORF1b 区的 1 条 405bp 片段。与人和动物冠状病毒该区序列比较，该片段核苷酸序列的相似度(similarity)值范围是 0.56～0.63，对应氨基酸序列相似度值范围是 0.57～0.74。通过进化树分析，表明这种病毒与其他已知冠状病毒有明显遗传差异。

Drosten 等在德国做了类似研究，用 Vero 细胞与来自 SARS 患者发病第 7 日的痰及血标本共孵育，培养 6 日后 Vero 细胞出现细胞病变。纯化提取培养血清中的核酸进行 15 种随机 PCR 扩增，共扩增出 20 条不同的 DNA 片段并进行了测序。经 BLAST(Basic Local Alignment Search Tool)数据库检索，大部分片段来源于培养细胞的遗传物质。发现 2 条新片段(BNI-1 及 BNI-2)与数据库不符，又经翻译后 BLAST 检索，将读码框架(reading frames)翻译的所有 6 种可能氨基酸序列与数据库比较，发现这些片段与冠状病毒氨基酸序列具有同源性，BNI-1(300bp)及 BNI-2(90bp)均位于冠状病毒多聚酶基因 ORF1b 区。进一步检索发现在冠状病毒进化树(1～3 组)中，有 6 种病毒部分序列与 BNI-1 及 BNI-2 重叠，BNI-1 序列与其他病毒的差异从 39%(牛冠状病毒)到 46%(猪流行性腹泻病毒)。

为比较所分离病毒与美国 CDC 的发现是否一致，Drosten 等又对细胞培养上清进行扩增及测序，结果序列与 CDC 片段完全一致。继而设计合成针对 BNI-1 和 CDC 片段的引物，扩增出 3kb 长的 BNI-1 及 CDC 延伸片段，测序表明两个延伸片段完全一致，且显示这两个序列来源于相同病毒的相邻 RNA 分子。由于这种相同病毒分别来源于独立的 SARS 病例，因此认为冠状病毒可能在 SARS 病因中起重要作用。根据 BNI-1 片段设计了套式 PCR 引物和 5′-核酶探针(nuclease probe)，分别用于定性及定量 PCR 检测 SARS 患者临床标本中的病毒，未发现与其他冠状病毒发生交叉反应。PCR 检测发现 SARS 患者痰、咽拭子、血浆、支气管肺泡灌洗液及粪便中均可呈阳性反应，其中病毒 RNA 定量检测以痰中浓度最高(可达 1.0×10^8 拷贝/毫升)，其次为支气管肺泡灌洗液(4.1×10^5 拷贝/毫升)。研究还发现在疾病症状期有低水平的病毒血症；在恢复期后期(发病第 25 日)粪便标本仍为病毒 RNA 阳性，表明该病有较长的粪便排泌病毒期。

利用针对 CDC 片段及 BNI-1 片段的套式 PCR 技术在越南河内进行 SARS 流行病学研究中发现，临床确诊病例 100% 阳性，疑似病例 23% 阳性，健康接触者全阴性。对 7 例来自美国 CDC 及 8 例来自 BNI-1 的 PCR 产物进行测序，结果所有序列与对应的 BNI-1 和 CDC 片段一致，表明该病毒遗传相当稳定。根据多中心的研究成果，来自 13 个实验室的科学家 2003 年 4 月 16 日在日内瓦举行的会议上一致认定这种变种冠状病毒的病因作用，并将其命名为 SARS 相关性冠状病毒，会议结论被 WHO 确认。

2004 年，我国相关研究首次证明人类 SARS 冠状病毒的动物源性，提出 SARS 病毒可能具有广泛的动物感染谱，并表明果子狸是人类 SARS 病毒重要的动物宿主之一，具有传播 SARS 病毒的能力，是目前 SARS 病毒最易感染的野生动物和较理想的试验动物模型。然而，2013 年我国研究人员证实一种名叫"中华菊头蝠"的蝙蝠是 SARS 冠状病毒的源头，而果子狸只是 SARS 冠状病毒的中间宿主，也是传染的。

传统冠状病毒对理化因子耐受力差，56℃ 10 分钟，37℃数小时即可使人类冠状病毒 229E 的感染性丧失。冠状病毒包膜中含类脂，故对脂溶剂敏感，乙醚、氯仿、吐温、乙醇(70%)、甲醛、胰酶及紫外线等均可灭活病毒，56℃90 分钟可使病毒失去活性。病毒对 pH 的改变亦十分敏感，最适 pH 为 7.2，如果偏离 7.2，少至 0.5 个 pH 单位亦足以使病毒灭活。目前发现的 SARS 病毒直径约 80～150nm，在环境中较其他人类冠状病毒更加稳定，在一般外界环境中可存活 4～6 小时，室温下病毒在尿液中至少可存活 10 日，在痰液中及腹泻患者粪便中可存活 5 日以上，在血液中可存活 15 日。

【流行病学】

传统冠状病毒(OC43 及 229E)感染在全世界非常普遍,人群中普遍存在冠状病毒抗体,成年人高于儿童。各国报道的人群抗体阳性率不同,我国人群以往冠状病毒中和抗体阳性率在 30% ~ 60%,前苏联的抗体阳性率则在 53% ~97%。SARS 病毒感染的流行病学特点与以往的人类冠状病毒感染明显不同。

一、传染源

本病传染源为 SARS 患者,一般认为症状越重,传染性越强。WHO 调查发现把病毒传染给 10 人以上的"超级传播者"多为老人及慢性病(如肾病、糖尿病等)患者。是否存在无症状病毒携带者或无症状隐性感染者及其作为传染源的意义,尚不确定。美国 CDC 从众多 SARS 感染者体内检测到冠状病毒或其抗体,而在 800 余名健康对照者中则未检出。Drosten 等发现 SARS 流行区患者体内 SARS 病毒核酸呈高阳性率,而健康接触者则完全阴性。以上研究结果提示本病主要为显性感染,似不存在无症状携带者或隐性感染者,但尚需大规模流行病学研究证实。SARS 病毒感染者在潜伏期即具有传染性,症状期传染性最强。

二、传播途径

近距离接触、经空气飞沫及气溶胶的呼吸道传播是主要传播途径,用受污染的手接触眼、口及鼻,亦可通过黏膜传播。WHO 专家认为,病原体经呼吸道分泌物通过打喷嚏或咳嗽排出,通常在大约 1 米的距离就可直接感染。定量检测痰中病毒 RNA 浓度可达 1.0×10^8 拷贝/ml,支气管肺泡灌洗液病毒 RNA 浓度可达 4.1×10^5 拷贝/毫升,此种高浓度时其传染性极强。患者乘坐公共交通工具(航空、铁路及船舶等)是导致病毒播散的重要传播方式,已有多例因乘坐出租车及列车导致发病的病例报道。

由于 SARS 病毒感染者有较长的粪便排泄病毒期(发病第 25 日粪便标本仍有病毒 RNA 阳性),而且病毒在粪便中的存活时间比附着在物件表面更久,使该病毒有可能随粪便通过污水处理系统等公用设施传播。2003 年 4 月,香港一居住小区淘大花园暴发 SARS,共有近 400 人发病,主要集中在 E 座。研究发现传播途径除了人与人的密切接触及使用公用设施(如电梯及楼梯等)外,污水处理系统和天井通风系统亦可能是重要的传播途径。淘大花园病例中,66% 的感染者曾有腹泻症状,这些患者将大量病毒排入污水系统,现场调查发现 E 座四楼附近的污水排气管有一裂缝,而该裂缝与位于天井中的通风系统进风口非常接近,病毒有可能喷出并形成气溶胶,进入通风系统传播。

三、疾病分布

由于 SARS 自 2002 年 11 月才被发现,且疫情很快即被控制,故目前该病的季节及地理分布尚不能最后确定。冬春季可肯定为流行季节。作为呼吸道感染病,流行季节一般在冬春季,但本病作为一种新发感染病,夏秋季流行情况有待进一步观察。从地区分布来看,虽然最早是在我国广东省发现,病例分布亦主要集中在广东省及香港地区,但从北京、山西等地迅速增加的病例来看,南方与北方地理分布及季节分布似不明显。该病曾播散到 33 个国家及地区,包括热带地区国家(如新加坡)及温带地区国家(如加拿大),表明疫情如不能得到有效控制,将呈全球流行。

四、人群易感性

目前发病情况表明人群普遍易感,男女之间发病无显著差别,儿童及成人(包括老年人)均有。发病年龄以 15 ~59 岁为高发,占病例总数的 70% ~80%。这与常见流感型肺炎有很大区别,后者以老年人及儿童较多。儿童发生 SARS 比率较低,有报道发现香港 10 名病童中的 8 名发病前一直在上学,但无证据显示他们感染其他同学,这与成人患者的高传染率形成鲜明对比。然而,这是因为儿童患者传染性低还是儿童不易感尚待进一步研究。有学者认为儿童上呼吸道感染(包括其他冠状病毒感染)发生频繁,由此产生的交叉免疫可能起保护作用。SARS 疫情有很突出职业特点,医护人员患病率较高,主要与患者近距离密切接触有关(在抢救进行有创机械通气的危重患者时,尤其易被感染)。疫情开始阶段,由于对该病缺乏认识,防护措施不足,导致医护人员大批受感染,曾占发病总数的 30% ~40%,采取了必要的防护措施后,医护人员感染率有所下降。

SARS 患者发病后免疫情况尚不十分清楚。Drosten 等研究发现,发病 10 日以内该病毒 IgG

抗体为阴性，随后抗体滴度升高到 1∶1500。Ksiazek 等发现 SARS 患者恢复期血清与 SARS 病毒感染的 Vero E6 细胞有阳性反应，认为在症状出现后的 1～2 周即可产生抗体，这些抗体是否具有持久保护性尚不明确。

【病理改变及发病机制】

SARS 死亡病例病理检查发现：①肺间质以严重急性渗、漏出性改变为主，表现为肺泡间隔内毛细血管高度扩张、充血，通透性增加，血浆成分及红细胞漏出，中等量淋巴细胞及巨噬细胞浸润；②弥漫性肺泡上皮损伤，表现为肺泡上皮细胞核染色质呈块状，部分核呈空泡状，可见肺泡上皮细胞凋亡及脱落，但肺内组织出血坏死少见；③肺泡腔内见区域性急性水肿液，可伴透明膜形成，但未见明显的炎性细胞渗出。肺外脏器病理改变主要表现为淋巴结、脾脏等免疫器官的出血坏死；固有淋巴细胞减少明显；组织细胞反应性增生活跃，可见噬红细胞现象；双侧肾上腺髓质为主的局灶性出血坏死；肝、肾等其他脏器病变轻微。

Lee 等对 SARS 死亡患者尸解发现大体肺组织呈实变。不同部位组织学特征不尽相同。不同部位的肺组织均可见早期和机化期弥漫性肺泡损伤。早期表现主要包括伴有透明膜形成的肺水肿，提示早期出现急性呼吸窘迫综合征（acute respiratory distress syndrome，ARDS）。气腔（air space）中出现细胞的纤维黏液机化渗出物（cellular fibromyxoid organizing exudates），表明处于肺泡损伤的机化期。间质可见稀疏的淋巴细胞炎性浸润，可见空泡及多核肺细胞，未见病毒包涵体。

Ksiazek 等对来自 3 例尸解标本及 1 例开胸肺活检的肺组织标本进行病理研究，发现肺组织呈弥漫性程度不同的肺泡损伤，主要改变包括毛细血管内皮损伤导致透明膜形成、间质单核细胞炎性浸润及肺泡腔细胞脱落，提示发生 ARDS。个别病例中可见局灶性肺泡内出血，小气道坏死性炎症碎片（necrotic inflammatory debris）及机化肺炎（organizing pneumonia）。在 2 例患者肺泡腔中发现了多核融合细胞，含丰富的空泡性胞浆及多个裂开、卷曲的核，细胞核及细胞浆内均未见病毒包涵体。电镜下这些融合细胞未见冠状病毒颗粒。SARS 死亡患者的肺组织以弥漫性肺泡损伤为主要特征，病理损伤程度与 SARS 呼吸道症状严重程度相符。

已知的冠状病毒具有组织泛嗜性。从已发现患者痰和支气管肺泡灌洗液中高浓度的 SARS 病毒 RNA 来看，呼吸道是病毒的主要定植部位。粪便排病毒期较长表明病毒亦适宜在肠道定植。疾病症状期有低水平的病毒血症，SARS 患者谷丙转氨酶（ALT）、肌酸激酶（CK）及乳酸脱氢酶（LDH）的升高，很可能反映病毒的泛嗜性损害。白细胞减少特别是淋巴细胞减少及血小板减少，均反映出全身性损害。以往研究表明人体组织（包括肺）广泛表达的一种细胞表面糖蛋白称氨肽酶（aminopeptidase）N（即 CD13）为人冠状病毒 229E 及一些动物肠道冠状病毒感染的受体，SARS 病毒是否通过该受体感染，尚待进一步研究。SARS 病毒与 Vero 细胞共培养实验证明了该病毒能致细胞病变，国内研究发现病毒感染的 VeroE6 细胞可见内质网扩张、线粒体肿胀、溶解，细胞核染色质凝聚、边集。但结合上述病理特点，目前还不能确定病毒致细胞病变效应、机体免疫反应及细胞因子效应等因素在疾病整个病理生理过程中的作用及相互关系，故 SARS 发病机制有待进一步研究。

【临床表现】

我国内地统计本病潜伏期平均为 4 日，最短 1 日，最长可达 20 日。香港观察发现潜伏期为 2～16 日，平均 6 日；WHO 则将最长潜伏期定为 10 日。大多数病例为 3～5 日。

SARS 以高热、干咳、低氧血症、外周血白细胞计数正常或下降及 X 线肺部有絮状阴影为主要临床表现，但不同患者症状有所不同。多为急性起病，普通患者多以发热为首发症状（有个别患者先出现头痛、胸部 CT 异常，后出现发热），且 100% 患者均有此症状，以持续高热为主，入院时平均体温 38.4℃，最高可超过 40℃（经验表明发热越高，病情发展将越重），部分患者在高热数日后，体温自行下降，2～3 日后再次出现高热。其他较常出现的症状（依出现频率顺序）包括畏寒及寒战（73.2%）、肌痛（60.9%）、干咳（57.3%）、头痛（55.8%）、头晕（42.8%），其他出现频率较低的症状包括咳痰（29.0%）、咽喉痛（23.2%）、鼻卡他症状（22.5%）、恶心和呕吐（19.6%）及腹泻(19.6%)(表 12-4-1)。不同地区患者临床表现可有不同,如香港淘大花园病例中,66%的患者曾有腹泻症状而中国内地患者很多伴有关节及全身酸痛等。严重者出现呼吸加速、气促及胸闷等,个别患者可进一步恶化,发展成 ARDS,导致呼吸衰竭。

体格检查肺部可闻少许干或湿啰音或管性呼吸音,偶有哮鸣音。一般无皮疹,但有报道发病第 4 日躯干出现红斑。淋巴结不大。病情严重者有肺实变体征。发病前期 10～14 日常为病情进展期。14 日后,逐渐恢复,先体温正常,肺部阴影缓慢吸收。

儿童患者症状、病情及病程因年龄差异有所不同。10 岁以上儿童主要症状与成人相似,包括发热、咳嗽、全身不适、肌痛、畏寒、寒战等;10 岁以下儿童则主要表现为发热、咳嗽及流鼻涕,无畏寒、寒战、肌痛等症状。与 10 岁以上大龄儿童相比较,10 岁以下儿童普遍病情较轻,病程较短。与之相反,青壮年及老人病情较重,50 岁以上患者病死率较高。

表 12-4-1　SARS 的症状及出现频率分布表

临床症状	病例数(%)			
	Paris 等	Poutanen 等	Tsang 等	Lee 等
发热	50(100)	10/10(100)	10/10(100)	138(100)
畏寒或寒战	37(74)		9/10(90)	101(73.2)
咳嗽	31(62)	10/10(100)	8/10(80)	79(57.3)
咳痰			1/10(10)	40(29.0)
肌痛	27(54)	2/10(20)		84(60.9)
不适	25(50)	7/10(70)	7/10(70)	
鼻卡他	12(24)		1/10(10)	31(22.5)
咽痛	10(20)	3/10(30)	0(0)	32(23.2)
气短	10(20)	8/10(80)	6/10(60)	
食欲降低	10(20)			
腹泻	5(10)	5/10(50)	5/10(50)	27(19.6)
头痛	10(20)	3/10(30)	7/10(70)	77(55.8)
嗜睡	6(12)			
胸痛		3/10(30)		
呕吐		1/10(10)		27(19.6)
胸膜炎			3/10(30)	
头晕				59(42.8)

【实验室检查】

一、血液学检查

外周血白细胞计数不升高,近四成患者出现白细胞降低(白细胞计数<3.5×10^9/L)。约 70%患者出现中度淋巴细胞减少(淋巴细胞计数值<1.0×10^9/L),淋巴细胞越低提示病情越严重。约半数患者可出现血小板减少(血小板计数<150×10^9/L)。入院后前几日,淋巴细胞计数仍可继续降低。活化部分凝血酶时间(APTT)延长(>38 秒)。15%的病例外周血可见反应性淋巴细胞。10 岁以下儿童低淋巴细胞血症程度明显较 10 岁以上大龄儿童和成人轻,随病情缓解回升较快。

二、生化检查

部分患者 ALT 升高(平均 60.4±150.4IU/L),近三分之一患者 CK 升高(29～4 644IU/L,平均 126IU/L),但肌酸激酶 MB 或肌钙蛋白 T 未见异常,表明并非来自心肌。多数患者 LDH 升高,部分患者可出现低钠血症(血钠水平<134mmol/L)及低钾血症(血钾水平<3.5mmol/L)。详见表 12-4-2。

表 12-4-2　138 例患者入院 1～7 日主要实验室检查平均值($\bar{x}\pm SD$)

项　　目	第 1 日	第 3 日	第 5 日	第 7 日
血红蛋白(g/L)	135±17	131±17	130±16	129±17
血小板($\times10^9$/L)	150.2±60.1	153.2±61.3	164.9±70.7	206.3±89.9
白细胞($\times10^9$/L)	5.1±2.1	5.1±2.7	6.0±3.4	8.3±4.9
中性粒细胞($\times10^9$/L)	3.9±2.0	4.0±2.7	5.0±3.3	7.2±4.7
淋巴细胞($\times10^9$/L)	0.9±0.7	0.8±0.7	0.7±0.4	0.6±0.4
凝血酶原时间(秒)	11.2±4.7	12.7±8.6	11.2±4.6	11.3±4.0
APTT(秒)	41.6±8.9	44.8±12.8	41.2±8.1	36.3±6.9
血钠(mmol/L)	135.6±3.4	135.9±3.5	137.0±4.4	139.2±4.9
血钾(mmol/L)	3.7±0.4	3.8±0.5	3.8±0.4	3.9±0.4
尿素(mmol/L)	4.7±5.1	4.5±4.5	4.6±3.8	6.3±7.2
肌酐(μmol/L)	99.0±111.8	94.3±100.4	82.8±23.8	82.7±27.2
胆红素(mmol/L)	10.0±19.4	10.7±17.8	12.5±19.3	14.3±16.3
谷丙转氨酶(IU/L)	60.4±150.4	67.4±113.7	69.4±72.3	89.8±104.5

三、影像学检查

香港 138 例 SARS 病例研究发现，108 例(78.3%)在开始出现发热症状而入院时，即可见不同程度的胸部 X 线片异常。胸片异常表现为气腔实变影，包括毛玻璃样影、灶性实变或不规则实变，间质改变少见。59 例(54.6%)表现为单侧局灶性阴影，49 例(45.4%)表现为单侧或双侧多灶阴影。阴影主要分布在肺外周区(peripheral-zone)，下肺多见。未见胸膜渗出、空洞形成和肺门淋巴结异常。发病时未见胸片异常者在随后病程中都出现气腔阴影(有发病后超过 1 周才出现胸片异常改变者)。这种早期出现的 X 线改变具有与其他原因支气管肺炎的鉴别诊断意义。

临床病情加重者胸片可出现渐进性肺浸润，肺阴影扩大，可呈多区分布，甚至为弥漫性(提示 ARDS)，个别严重者出现弥漫性粟粒样结节改变，肺部阴影的加重程度与呼吸功能损害程度呈正相关。治疗有效、病情好转者胸片表现为阴影逐渐吸收，但吸收消散较慢。国内学者发现大部分早期患者 X 线肺部阴影与肺部体征不完全一致，即肺部阴影非常明显时，肺部体征可不明显。

CT 诊断对于早期胸片无阳性发现的病例具有重要价值。部分患者虽有高热及低淋巴细胞血症，但胸部平片未见明显异常，而 CT 检查却发现双侧外周性气腔毛玻璃样实变，这与早期 ARDS 改变相似。CT 典型改变表现为外周(通常在胸膜下)灶性实变，包括肺实质毛玻璃样影及空支气管造影像(air bronchograms)，以下叶多见。未见胸膜渗出、纵隔结节及中央肺栓塞。10 岁以下儿童 X 线改变较轻且吸收快。

四、特异性检测

德国阿图斯公司(Urtus Inc.)研制出快速检测冠状病毒的荧光定量 PCR 技术，可用于检测患者呼吸道分泌物、唾液与排泄物样本中的 SARS 病毒 RNA 浓度，40 分钟内就可确定患者是否受到感染，检测精度高达每毫升 10 拷贝。中国军事医学科学院微生物流行病研究所通过利用分离到的新型冠状病毒病原体建立间接免疫荧光检测技术，可对血清样本进行快速抗体检测，检测准确率达 95% 以上，两小时之内即可获得检测结果。该研究所还研制出诊断 SARS 病毒的酶联免疫吸附检测(ELISA)试剂。

【诊断】

在特异性快速诊断方法出现前，主要依靠临床诊断。

一、WHO 诊断标准(2003 年 5 月 1 日修订)

(一) 疑似病例(suspect case)诊断标准

1. 2002 年 11 月 1 日后发病，出现高热(>38℃)，同时伴有咳嗽或呼吸困难。并且在出现症状前10日内有下列任何一项暴露史：①与SARS疑似病例或确诊病例密切接触；②疫区旅行史；③居住在疫区。其中密切接触指护理或与SARS疑似病例或确诊病例共同生活、直接接触其呼吸道分泌物或体液；疫区指国家公共卫生部门已宣布正在发生SARS链式传播的地区。

2. 2002年11月1日后发病，因不明原因急性呼吸道疾病死亡，未做尸解且在出现症状前10日内有下列任何一项暴露史：①与SARS疑似病例或确诊病例密切接触；②疫区旅行史；③居住在疫区。

（二）可能病例（probable case）诊断标准

诊断标准：①疑似病例胸部X线检查表现出符合肺炎或ARDS的浸润证据；②疑似病例冠状病毒检测（包括抗体、病毒核酸或病毒培养检测）一次以上阳性；③疑似病例尸解发现无明确原因并符合呼吸窘迫综合征的病理改变。

二、国内SARS的临床诊断依据（原卫生部修订）

（一）流行病学史

①与发病者有密切接触史，或属受传染的群体发病者之一，或有明确传染他人的证据；②发病前2周内曾到过或居住于报道有SARS患者并出现继发感染疫情的区域。

（二）症状与体征

起病急，以发热为首发症状，体温一般>38℃，偶有畏寒；可伴有头痛、关节酸痛、肌肉酸痛、乏力、腹泻；常无上呼吸道卡他症状；可有咳嗽，多为干咳、少痰，偶有血丝痰；可有胸闷，严重者出现呼吸加速、气促，或明显呼吸窘迫。肺部体征不明显，部分患者可闻少许湿啰音，或有肺实变体征。应注意有少数患者不以发热为首发症状，尤其是有近期手术史或有基础疾病的患者。

（三）实验室检查

外周血白细胞计数一般不升高，或降低；常有淋巴细胞计数减少。

（四）胸部X线检查

肺部有不同程度的片状、斑片状浸润性阴影或呈网状改变，部分患者进展迅速，呈大片状阴影；常为多叶或双侧改变，阴影吸收消散较慢；肺部阴影与症状体征可不一致。若检查结果阴性，1～2日后应予复查。

（五）抗菌药物治疗无明显效果。

三、普通SARS的诊断标准

（一）疑似诊断标准

符合上述（一）之1+（二）+（三）条或（一）之2+（二）+（四）条或（二）+（三）+（四）条。

（二）临床诊断标准

符合上述（一）之1+（二）+（四）条及以上，或（一）之2+（二）+（四）+（五）条，或（一）之2+（二）+（三）+（四）条。

（三）医学观察诊断标准

符合上述（一）之2+（二）+（三）条。

符合医学观察标准的患者，如条件允许应在指定地点接受隔离观察；亦可允许患者在家中隔离观察。在家中隔离观察时应注意通风，避免与家人密切接触，并由疾病控制部门进行医学观察，每日测体温。观察中患者病情符合疑似或临床诊断标准时要立即由专门的交通工具转往集中收治典型及疑似患者的医院进行隔离治疗。

四、重症SARS的诊断标准（原卫生部修订）

确诊SARS患者符合下述一条者，可诊断为重症SARS：①呼吸困难，呼吸频率大于每分钟30次；②低氧血症，在吸氧3～5升/分钟条件下，动脉血氧分压（PaO_2）<9.3kPa（70mmHg），或脉搏容积血氧饱和度（SpO_2）<93%；或已可诊为急性肺损伤（ALI）或ARDS；③多叶病变且病变范围超过1/3或X线胸片显示48小时内病灶进展>50%；④休克或多器官功能障碍综合征（MODS）；⑤具有严重基础性疾病或合并其他感染或年龄>50岁。

【鉴别诊断】

1. 因冬春是呼吸道疾病多发季节，首先应与一般感冒、流感或其他细菌性呼吸道疾病鉴别。

2. 临床上要注意排除上呼吸道感染、流感、细菌性或真菌性肺炎、AIDS合并肺部感染、军团病、肺结核、肾综合征出血热、肺部肿瘤、非感染性间质性疾病、肺水肿、肺不张、肺栓塞、肺嗜酸性粒细胞浸润症、肺血管炎等临床表现类似的呼吸系统疾患。

3. 儿童应与腺病毒、呼吸道合胞病毒、流感嗜血杆菌及其他肺部感染鉴别。

4. 传统非典型肺炎与 SARS 鉴别诊断见表 12-4-3。

表 12-4-3　传统非典型肺炎与 SARS 鉴别

	传统非典型肺炎	SARS
病原	支原体、衣原体及常见病毒等	新型冠状病毒
传播途径	呼吸道	呼吸道、接触、粪便(?)
易感人群	年幼、老年、体弱者多见	15～49 岁青壮年多
症状	发热,一般呼吸道症状	发热、干咳、胸闷
ARDS	少见	常见
低氧血症	罕见	多见
低淋巴细胞血症	罕见	多见
治疗	抗生素治疗有效(支原体/衣原体)	抗生素治疗无效
病死率	低	高

【病例处置与治疗】

一、患者处置

一旦发现 SARS 疑似病例或可能病例,应进行严密隔离,并按《传染病防治法》规定的甲类传染病报疫情。应做到早发现、早报告、早隔离、早治疗。

WHO 对 SARS 疑似病例或可能病例处置指导意见(2003 年 4 月 11 日)如下:①入院 SARS 疑似病例与可能病例应分开隔离;②采集痰、全血、血清及粪便等标本筛查其他肺炎(包括典型肺炎)病原和可能的 SARS 共感染因子;行必要的 X 线检查;③SARS 临床诊断相关检测指标包括:全血细胞计数、血小板计数、CK、肝功能检测、尿素和电解质、C 反应蛋白及双份血清;④入院后建议应用治疗社区获得性非典型肺炎的抗生素;⑤慎用支气管扩张器雾化吸入、胸部理疗、支气管镜检查、胃镜检查等有可能导致呼吸道损伤的诊断/治疗操作。如确实需采取诊断/治疗操作时,医护人员应采取适当防护措施(应用隔离设备、手套、护目镜、口罩、防护服等);⑥已明确多种抗生素治疗 SARS 无效,目前越来越多的患者应用利巴韦林或联用利巴韦林与肾上腺皮质激素治疗,但尚无判断其疗效的理想临床指标。

二、治疗

本病治疗原则为:在尚无特效治疗药物的情况下,发病早期应进行综合治疗,争取控制病情发展。对接触后发病早者(潜伏期短者)及老、幼、弱患者,或伴随有其他疾病者,更要特别重视。内地和香港总结出救治 SARS 的重要经验是早期给氧及联用利巴韦林/肾上腺皮质激素治疗,但新近国外有学者对此有异议,认为利巴韦林及肾上腺皮质激素药物不良反应大,利巴韦林目前无明确抗 SARS 冠状病毒作用,加拿大卫生部宣布停用利巴韦林治疗 SARS。此外,肾上腺皮质激素可导致免疫抑制及骨质疏松甚至股骨头坏死等一系列不良反应。

(一) 一般治疗

卧床休息,适当补充液体及维生素,避免用力及剧烈咳嗽。密切观察病情变化(多数患者在发病后 14 日内都可能属于进展期)。定期复查胸片(早期复查间隔时间不超过 3 日)、心、肝、肾功能、血气分析等。每日检测体表血氧饱和度。减轻患者心理恐慌及精神压力。

(二) 对症治疗

发热超过 38.5℃,全身酸痛明显者,可使用解热镇痛药。高热者给予冰敷、酒精擦浴等物理降温措施。咳嗽、咳痰者给予镇咳、祛痰药。有研究发现醋酸锌可减轻感染的咳嗽、头疼、肌痛、流涕及鼻塞等呼吸道症状,故可用于减轻 SARS 症状。有心、肝、肾等器官功能损害,应该做相应处理。气促明显、轻度低氧血症者应早给予持续鼻导管吸氧。

(三) 抗生素治疗

针对其他引起非典型肺炎的病原,早期选用大环内酯类、氟喹诺酮类、β-内酰胺类及四环素类等,如果痰培养或临床上提示有耐药球菌感染,可选用(去甲)万古霉素等治疗继发感染。

(四) 抗病毒治疗

目前尚无特效抗病毒药物,可经验性应用抗病毒药物,如利巴韦林、达菲(磷酸奥司他韦)等或给予 IFN 滴鼻,但疗效还有待评价。

（五）肾上腺皮质激素的应用

肾上腺皮质激素有抗炎、抗渗出、抗高热及抗纤维化作用。对高热或有发展成重型趋向（包括ARDS）的患者可采用。建议应用肾上腺皮质激素的指征为：①有严重中毒症状；②达到重症病例标准者。应有规律使用，一般不作长时间应用，以防继发感染。具体剂量根据病情来调整，儿童慎用。过早使用肾上腺皮质激素使机体处于免疫抑制状态，导致机体免疫系统不能有效清除病毒，延长排毒期。轻至中度患者可试用具有类皮质激素功能的药物如甘草酸制剂类药品。

（六）免疫调节药物的应用

目前应用的免疫增强药物包括胸腺素-α1（日达仙）、胸腺五肽及IFN-α等，其效果还有待进一步评价，特别是SARS病理研究提示有免疫损伤的证据，故应慎用。香港玛丽医院对部分严重SARS患者采用IgM疗法，初步试验证明效果良好，但费用昂贵。用SARS感染者恢复期血清治疗亦有明显效果，但难以推广。

（七）中医中药辅助治疗

一般按温病、卫、气、营、血和三焦原则，进行辨证论治。但尚缺乏确切疗效的证据。

（八）重症患者的处理和治疗

重症患者有明显呼吸困难或达到重症病例诊断标准要进行监护。可使用无创正压通气首选鼻罩CPAP的方法。常用压力水平为4～10cmH$_2$O。应选择适当的罩，并应持续应用（包括睡眠时间），暂停时间不超过30分钟，直到病情缓解。推荐使用无创正压通气的标准：呼吸次数>30次/分钟；吸氧3～5升/分钟条件下，SaO$_2$<93%。

严重呼吸困难及低氧血症患者，吸氧5升/分钟条件下SaO$_2$<90%或氧合指数<26.7kPa（200mmHg），经过无创正压通气治疗后无改善，或不能耐受无创正压通气治疗者，应及时考虑进行有创的正压通气治疗。一旦出现休克或MODS，应及时作相应处理。

三、出院标准

按照中国疾病预防控制中心推荐，收入院的SARS患者，具备以下条件可出院：①未用退热药物，体温正常7日以上；②呼吸系统症状明显改善；③胸部影像学有明显吸收。

【预后】

除重症患者外，一般预后良好。儿童患者预后较好，目前尚无儿童死于SARS的报道。可能影响预后的因素包括年龄、酶水平（LDH、CPK及ALT）、淋巴细胞计数、血钠水平（表12-4-4）、基础疾病及治疗措施是否及时等。

表12-4-4　与ICU监护或死亡相关临床或实验室变量单因素分析

变量因素	无需ICU监护者	ICU监护或死亡者	*P*值
年龄（岁）	36.1±14.6	50.2±18.4	0.007
男性（%）	41.9	66.7	0.01
D-二聚体峰值（ng/ml）	951.0±1197.9	1686.9±2132.3	0.31
血小板（×10^9/L）	156.8±61.2	131.7±64.9	0.06
中性粒细胞（×10^9/L）	3.7±1.9	4.6±2.1	0.02
淋巴细胞（×10^9/L）	0.9±0.7	0.8±0.5	0.49
活化部分凝血时间（秒）	41.0±7.5	43.6±11.7	0.23
血钠（mmol/L）	136.1±2.7	134.0±4.6	0.02
尿素（mmol/L）	3.8±1.1	7.3±9.6	0.05
肌酐（μmol/L）	86.1±19.4	135.5±218.0	0.21
谷丙转氨酶（ALT）（IU/L）	46.5±81.4	99.4±262.0	0.27
肌酸激酶（CK）平均值（IU/L）	268.5±434.8	609.3±973.2	0.06
肌酸激酶（CK）峰值（IU/L）	352.7±544.0	697.4±971.1	0.04
乳酸脱氢酶（LDH）平均值（IU/L）	287.7±143.3	558.0±258.0	<0.001
乳酸脱氢酶（LDH）峰值（IU/L）	310.0±153.8	629.7±283.5	<0.001

有观察表明年龄每增加10岁，其预后差的OR值为1.80(95%的可信区间为1.16～2.81，$P=0.009$)，WHO报道各年龄层的病死率分别为：24岁以下不到1%，25～44岁为6%，45～64岁是15%，而65岁以上超过50%。升高的血LDH、CK及ALT水平与病情加重相关，血LDH水平每升高100IU/L，OR值为2.09(95%的可信区间为1.03～2.50，$P=0.003$)。白细胞计数降低特别是淋巴细胞降低($<1.0\times10^9/L$)或低钾血症(血钾水平<3.5mmol/L)均提示病情加重。

影响患者预后的基础疾病包括糖尿病、心血管疾病、慢性肝功能损害(如慢性乙型肝炎)等慢性病。对北京55例SARS死亡病例进行分析发现，70.9%合并有基础疾病，其中25.6%合并糖尿病，30.8%合并高血压，2.6%同时合并冠心病，20.5%合并2种以上疾病。此外，有研究发现是否及时采用利巴韦林及肾上腺皮质激素治疗亦与预后有关，提示利巴韦林及肾上腺皮质激素治疗SARS有效。香港大学Peiris报道经多因素分析，发现年龄大及慢性HBV感染是SARS患者发生ARDS的危险因素。

世界各地SARS病死率报道差异较大，如中国香港及加拿大的病死率均超过10%，而美国却未出现病死者。这有可能由不同变种的病毒差异(如毒力不同)所致。WHO对全球资料修正后估计总病死率可能为14%～15%，SARS病死率与SARS病毒、暴露途径、暴露病毒量、个体差异(如年龄、其他疾病)及是否及时治疗有关。WHO估计24岁以下病死率小于1%，25～44岁病死率6%，45～64岁病死率15%，65岁以上病死率大于50%。

SARS感染远期预后目前尚不清楚，有媒体报道只有香港发现12例复发病例，WHO专家认为其中只有1例可能因病情复发所致，其他病例可能与香港医生过早使用肾上腺皮质激素治疗有关，后证明只是一般不适，未发现复发证据。

【控制与预防】

一、控制

由于SARS传染性强，潜伏期短(潜伏期即具传染性)、传播速度快，控制主要根据SARS潜伏期和传播途径，除尽早隔离治疗SARS患者外，重要措施就是通过对SARS疑似病例或可能病例的可能密切接触者进行检疫或医学观察。WHO的指导意见如下：

(一) SARS可能病例接触者的管理

主要管理措施如下：①向接触者介绍有关SARS临床表现、传播途径等方面的知识；②应被主动性监视(active surveillance，即依靠防疫机构对接触者的各种信息进行有规律的、系统性观察)10日，并建议自愿家庭隔离；公共卫生保健小组成员每日应通过访问或电话与接触者联系；每日应记录体温；如果接触者出现发病症状，应送到附近合格的医疗机构进行检查；最常出现的首发症状可能是发热。

(二) SARS疑似病例接触者的管理

主要管理措施如下：①向接触者介绍有关SARS临床表现、传播途径等方面的知识；②应被被动性监视(passive surveillance，即依靠单独的临床医师或实验室报告)10日；③如果接触者出现任何症状，应通过电话向公共卫生机构报告；④接触者可自由进行日常活动；⑤最常出现的首发症状可能是发热。

考虑到我国城市人口密集，诊断标准与WHO不同，各地掌握疑似及确诊病例的标准不尽一致，宜高标准要求，进行检疫及医学观察。

二、预防

(一) 个人经常性预防措施

SARS主要通过空气传播，因此只要保持室内空气洁净，对患者实行有效隔离治疗以及对接触者密切观察，即可有效控制呼吸道感染病的蔓延。主要预防措施如下：①避免长时间在人群密集的“高危地带”逗留，尤其是体质虚弱者，必要时戴口罩。外出回家必须洗手。口罩N95型效果更佳(颗粒气溶胶有效滤过率95%)，但通气不易，湿闷不适，对非疫区人群亦无必要。普通30层纱布口罩颗粒气溶胶有效滤过率仅约30%，不能有效阻挡SARS病毒气溶胶；②室内注意通风，每日3次以上，保持居住及工作环境空气清洁；病房内及不便通风的场所、地面、墙壁和门窗应注重消毒；③在疑似本病流行地区避免探视发热、咳嗽、胸闷等有严重呼吸道感染症状的患者，以防扩大传染范围，加大预防控制难度；④如果出现发热、头晕、口干、流汗、关节疼痛、高热不退等症状，应戴上口罩立即去正规医院诊治。对密切接触过SARS患者的人员，要进行医学观察2周，防止再传染给他人。对患者居住房间，要进行通风或空气消毒。

（二）流行期间集体单位的预防措施

主要预防措施如下：①重视个人防护，做好预防措施，发现可疑患者，即予隔离及适当治疗；检疫期暂定为15日；②流行期间暂停一切集会及集体娱乐活动，对与患者有接触者限制外出，其他人进入公共场所应戴口罩；③加强公共场所的管理，室内常开窗通风换气。必要时进行空气消毒，如紫外线照射、0.2%过氧乙酸（$8g/m^3$）30分钟喷雾消毒，或用0.5%漂白粉进行喷洒及擦抹消毒；④加强预防感染的卫生宣传教育，提高预防知识水平，增强自我保护能力；⑤搞好环境卫生，积极开展体育锻炼，提高抵抗力。

（三）医护人员防护

由于本病传染性极强，故医护人员是高危人群，应做好防护，避免诊疗过程中的交叉感染。Seto等对5所香港医院的13名SARS感染者和241名未感染者进行病例对照研究发现，戴口罩和手套、穿防护服及洗手是预防医护人员院内感染SARS的重要保护性措施，其中戴口罩是最关键的个人保护性措施（表12-4-5）。此外，室内通风亦是预防医护人员院内感染的重要措施。

表12-4-5　医务人员中SARS感染和非感染者的保护性措施

保护性措施	感染者（n=13）	非感染者（n=24）	*P*值	OR值（95% CI）
口罩	2（15%）	169（70%）	0.0001	13（3~60）
纸口罩	2	26	0.511	
外科口罩	0	51	0.007	
N95	0	92	0.0004	
手套	4（31%）	117（48%）	0.364	2（0.6~7）
隔离衣	0（0%）	83（48%）	0.006	无法计算
洗手	10（77%）	227（94%）	0.047	5（1~19）
全部措施	0（0%）	69（29%）	0.022	无法计算

医护人员防护及防止交叉感染主要措施包括：①医院在建立发热门诊及隔离留观室时，要与其他门诊和病区相隔离，保持通风良好，禁用中央空调，防止人流、物流交叉；②发热门诊、隔离留观室及隔离病区的出入口要设置显著标识，防止人员误入。对发热患者就诊及留观患者要进行有效管理及引导；③各医院加强医护人员培训，掌握SARS临床特征，及时发现患者；④坚持首诊负责制，一旦发现SARS疑似患者，应立即收治到专门的留观室进行鉴别诊断，对拟诊或临床诊断患者应转到指定医院进行治疗；⑤收治SARS的医院要设立隔离病区，病区内要区分清洁区、半污染区、污染区，合理配置人流、物流；拟诊患者与临床诊断患者应分别收入不同的病房，拟诊患者应收入单间隔离治疗；⑥住院患者均需严格隔离，不得离开病区。严格探视制度。不设陪护，不得探视；如有病情危重等特殊情况确需探视的，探视者必须按规定做好个人防护；⑦隔离病区的医护人员办公室与病房尽可能保持一定距离，保持通风良好。医务人员进入病区必须按规定做好防护工作，如戴N95或更安全的P100（气溶胶过滤效率99.97%）、P99（气溶胶过滤效率99%）口罩及戴手套、护目镜，穿防护服等，病区出入口应有专人检查出入人员是否符合防护要求；⑧按WHO要求，患者血液、体液标本的常规检测应在生物安全度Ⅱ级实验环境中进行。有关病原的提取、纯化及培养工作则应在生物安全度Ⅲ级实验环境中进行。

（四）预防药物

尚无绝对有效的预防性药物。预防药物大致可分为三大类：第一类抗病毒药物如IFN（包括喷鼻用制剂）、利巴韦林、达菲及中药（如板蓝根）等；第二类是免疫增强剂，如胸腺素-α1（日达仙）、胸腺五肽、小牛胸腺素及丙种球蛋白等；第三类是营养制剂，包括氨基酸制剂（如复方氨基酸胶囊）、维生素及微量元素制剂（如含多种维生素及含硒的制剂）及细胞/黏膜保护剂。然而，抗病毒药物对多种病毒感染的预防作用一直未肯定，在 SARS 中亦无可靠经验或证据。免疫增强剂中胸腺素制剂仅对免疫功能（主要是细胞免疫功能）低下者有一定作用，但由于 SARS 病毒是一种人类从未接触过的新型病毒，故免疫力正常者仍易发生感染，丙种球蛋白亦不大可能产生明显效果。考虑到我国民众饮食结构中营养摄入不均现象常见，维生素及蛋白质中氨基酸组成不尽合理，且与烹调过头导致上述营养物质破坏或消化吸收不足有关；加之此类营养制剂价格低廉，适量补充有利无弊。相比之下，注射 IFN-α 常导致发热等流感症状，利巴韦林偶见溶血反应及胎儿致畸作用，有自身免疫疾病者用免疫增强剂后可能加重病情。因此，除高危人群（如 SARS 接触者）外，不必过多使用预防性药物。

（陈耀凯）

参 考 文 献

1. 赵景民，周光德，孙艳玲，等. 1 例地方非典型肺炎病例病理及病原学发现. 解放军医学杂志，2003，28（5）：379-382.
2. 王翠娥，秦鄂德，甘永华，等. 非典型肺炎标本感染乳鼠和 Vero E6 细胞的病理学观察. 解放军医学杂志，2003，28（5）：383-384.
3. Enserink M，Vogel G. Infectious diseases：deferring competition，global net closes in on SARS. Science，2003，300（5617）：224-225.
4. Sheahan T，Whitmore A，Long K，*et al*. Successful vaccination strategies that protect aged mice from lethal challenge from influenza virus and heterologous severe acute respiratory syndrome coronavirus. J Virol，2011，85（1）：217-230.
5. Hui DS，Chan PK. Severe acute respiratory syndrome and coronavirus. Infect Dis Clin North Am，2010，24（3）：619-638.
6. Tsang KW，Ho PL，Ooi GC，*et al*. A cluster of cases of severe acute respiratory syndrome in Hong Kong. N Engl J Med，2003，348（20）：1977-1985.
7. Poutanen SM，Low DE，Henry B，*et al*. Identification of severe acute respiratory syndrome in Canada. N Engl J Med，2003，348（20）：1995-2005.
8. Lee N，Hui D，Wu A，*et al*. A Major Outbreak of Severe Acute Respiratory Syndrome in Hong Kong. N Engl J Med，2003，348（20）：1986-1994.
9. Peiris J，Lai S，Poon L，*et al*. Coronavirus as a possible cause of severe acute respiratory syndrome. Lancet，2003，361（9366）：1319-1325.
10. Vogel G. SARS outbreak. Modelers struggle to grasp epidemic's potential scope. Science，2003，300（5619）：558-559.
11. Seto WH，Tsang D，Yung RWH，*et al*. Effectiveness of precautions against droplets and contact in prevention of nosocomial transmission of severe acute respiratory syndrome（SARS）. Lancet，2003，361（9368）：1519-1520.
12. Zambon M. Severe acute respiratory syndrome revisited. BMJ，2003，326（7394）：831-832.
13. Normile D. *et al*. Infectious diseases. Battling SARS on the frontlines. Science，2003，300（5620）：714-715.
14. Enserink M，Vogel G. Infectious diseases. Hungry for details，scientists zoom in on SARS genomes. Science，2003，300（5620）：715-717.

第五节　其他呼吸道病毒性感染（附　中东呼吸综合征）

本组疾病系指除流行性感冒病毒外的一些病毒如鼻病毒、副流感病毒、呼吸道合胞病毒、冠状病毒、腺病毒、柯萨奇病毒及埃可病毒等所致的急性呼吸道感染，其临床表现多样。普通感冒及上呼吸道感染大多症状轻微，而细支气管炎及肺炎往往病情较重，有时甚至致命。

腺病毒、柯萨奇病毒及埃可病毒将在后面专节描述，本节主要简介鼻病毒、副流感病毒、呼吸道合胞病毒及冠状病毒所致的呼吸道感染。

一、鼻病毒

鼻病毒（rhinovirus，RhV）系导致人类病毒性呼吸道感染最常见的病原体，亦是导致人类普通感冒的最主要病毒。RhV 属小 RNA 病毒科，直径 27～30nm，呈二十面立体对称结构。病毒核心为单股线型 RNA，核心外有蛋白衣壳，无包膜。壳体由 4 种结构蛋白 VP1、VP2、VP3 及 VP4 组成，其中 VP1 是产生保护性抗体的主要抗原。4 种抗原之间有凹陷区域（canyon 区），藉此与细胞受体相结合，分为 A、B、C 三个亚型，有 100 多个血清型。

RhV 最适合在 33～35℃生长与复制，4℃能保存数周，-70℃可长期存活，对乙醚及乙醇的抵抗力较强。RhV 的主要传染源是患者及病毒携带者，主要经过呼吸道传播，可通过手到鼻或飞沫直接传播。人对 RhV 普遍易感，感染后可获得一定程度的免疫力。RhV 感染主要发生在早春及气温突然下降时节，尤其在人群拥挤及空气不流通的地方易传播。呼吸道上皮细胞是 RhV 感染的靶细胞。RhV 的 canyon 区与呼吸道上皮细胞的特异性受体即细胞间黏附因子（intercellular adhesion molecule-1，ICAM-1）结合，在呼吸道上皮细胞及局部淋巴组织中复制，导致炎症反应。

健康成人感染 RhV 后主要导致普通感冒等上呼吸道症状，潜伏期为 1～2 日，临床症状有流涕、鼻塞、喷嚏、头痛、咽痛及咳嗽等，体温不增高或略有增高，病程 1 周。婴幼儿及慢性呼吸道疾病患者感染 RhV 后，亦能导致细支气管炎及肺炎等下呼吸道感染症状，可致儿童喘息、哮喘加重及成人慢性阻塞性肺疾病（COPD）等。鼻病毒感染与呼吸道的炎症应答加重密切相关，且与哮喘气道重塑有关。80% 的儿童及 50% 成人哮喘发作系由 RhV 感染所致。

RhV 感染确诊有赖于病原学检查如病毒分离培养、分子生物学检测及血清学检测等。因 RhV 血清型众多，通过接种疫苗方式来预防感染缺乏可行性。

二、副流感病毒

人类副流感病毒（HPIVs）常导致反复发作的上呼吸道感染（如感冒及咽痛），亦可导致严重的反复感染的下呼吸道疾病（如肺炎、支气管炎及细支气管炎），多见于儿童、老年人及免疫缺陷人群。

副流感病毒属副黏病毒科，为单链 RNA 病毒。病毒表面含有溶合酶及红细胞凝聚素-神经氨酸苷酶的醣蛋白刺。病毒颗粒大小不一（平均直径大小在 150～300nm 之间），形态各异，在外环境下不稳定，在物体表面存活几个小时，肥皂水很容易使其失去活性。

与感染者近距离密切接触可通过飞沫传播，或接触污染物而受染。绝大部分人在儿童时已受感染。流行无明显季节性。

副流感病毒有四种血清型：①Ⅰ型可致严重的喉炎（假膜性喉炎）、气管炎或支气管炎；②Ⅱ型所致的临床表现与Ⅰ型引起的临床表现相似，但不严重。只有在感染 2～4 岁儿童时，才可出现严重感染的表现；③Ⅲ型是仅次于呼吸道合胞病毒的导致婴儿支气管炎及肺炎的病原体，常致婴幼儿细支气管炎及肺炎，亦可导致假膜性喉炎；④Ⅳ型所致的病症较轻，多导致成人及儿童的上呼吸道感染，通常不致肺炎。假膜性喉炎是小儿副流感病毒感染最严重和危险的形式，常表现为声音嘶哑及哮吼。

免疫能力较差的幼童感染后可能出现中耳炎、脑膜炎及热性惊厥等并发症。幼小婴儿可因急性喉气管支气管炎导致窒息并可发生呼吸功能衰竭。

本病确诊需通过组织培养接种进行病毒的分离和鉴定，亦可应用免疫及分子生物学技术检测呼吸道受感染细胞中的病毒抗原。用急性期和恢复期血清做补体结合试验，血凝集抑制反应中和试验可证实副流感病毒感染。

本病主要是对症治疗，婴幼儿肺炎可雾化吸入肾上腺素或 β2 激动药改善通气。利巴韦林（病毒唑）有抗副流感病毒疗效，按每日 10～15mg/kg，分 2～3 次静脉滴注。副流感病毒Ⅲ型活疫苗可作为预防应用。

三、呼吸道合胞病毒

呼吸道合胞病毒（respiratory syncytial virus，RSV）系婴幼儿及儿童呼吸道感染最常见的病原体，特别是 2～6 个月小婴儿受 RSV 感染后，常发生严重毛细支气管炎及间质性肺炎。成人感染 RSV 可出现上呼吸道及下呼吸道感染症状，尤其对于老年人、有心肺基础疾病及免疫功能低下人群，可出现严重临床表现及并发症，甚至威胁生命。

呼吸道合胞病毒属副黏病毒科，是一种有胞膜的单股非节段性负链 RNA 病毒，有 1 个血清型，可分为 A、B 两个亚型，其基因组编码 11 个蛋白，其中 2 个跨膜蛋白即介导吸附的 G 蛋白和介导胞膜融合及传入的 F 蛋白是病毒的两个主要保护性抗原。

通常在冬、春季节流行，RSV 主要通过飞沫传播，通过污染的手指直接将病毒接种到鼻黏膜及眼黏膜亦是重要传播途径。

RSV 导致下呼吸道感染的发病机制包括病毒与宿主受累细胞的损伤、炎症、体液及局部免疫反应及高反应性之间的相互作用。病毒感染可诱发一系列促炎症的趋化因子及细胞因子释放，使中性粒细胞、巨噬细胞及淋巴细胞等聚集到病变部位，从而导致呼吸道损伤。

RSV感染在6个月以下婴儿较为严重，特别是早产儿，其感染后更容易发生长期后遗症。RSV感染和继发的哮喘、喘息发作及气道高反应性的发病机制有关。新生儿感染后可导致长期肺部炎症并加重过敏性气道疾病。RSV感染主要导致间质性支气管肺炎。支气管壁及肺泡壁的充血、水肿、炎性细胞浸润使气体交换面积减少，从而发生不同程度的缺氧表现。

RSV感染一般潜伏期在3～5日，开始出现鼻炎、咽炎症状，随之呼吸道分泌物增多，及其他炎性物质积聚在细小支气管内，导致以咳嗽、喘鸣、发热及呼吸困难为特征的急性毛细支气管炎的临床表现。呼吸可达60～80次/分钟，有吸气性三凹征。严重时有梗阻性肺气肿，两肺布满喘鸣音，在喘憋稍缓解后可听到细小湿性啰音，喘憋时间过长，可导致呼吸衰竭及心衰竭等。肺外器官如心血管系统、中枢神经系统、内分泌系统及肝脏等均可受累而出现相应表现。

仅单凭临床表现难以做出RSV感染的确切诊断。目前常用检测方法是病毒分离及间接免疫荧光试验。

严重或有高危因素的RSV感染者可考虑使用利巴韦林雾化吸入治疗。Palivizumah是一种人类单克隆IgG抗体，特异性抑制RSV的F蛋白A抗原位点上的抗原表位，通过抑制病毒的复制并直接中和病毒而发挥作用，疗效确切，但价格昂贵。目前临床上尚无安全有效的抗RSV感染的疫苗。

四、冠状病毒

冠状病毒（*Coronavirus*，CoV）是目前已知的自然界基因组最大且最稳定的RNA病毒。冠状病毒颗粒多为圆形、椭圆形或轻度多形性，直径为60～220nm，表面有多个稀疏的棒状突起，长约20nm。电镜负染照片示病毒颗粒形似王冠，因而得名。病毒颗粒内有由病毒RNA及蛋白质组成的核心，外面有脂质双层膜。此病毒对理化因素的抵抗力不强，56℃ 10分钟可消除其感染性，pH3、乙醚及氯仿或紫外线处理均可使其灭活。根据基因组及血清学特征将其分为三群。20世纪发现的HCoV-229E及HCoV-OC43分属于第一群和第二群，两者通常仅致普通感冒及咽炎，表现为急性上呼吸道感染症状，如鼻炎、鼻塞、喷嚏及咽炎等。2002年底起源于中国广东并迅速蔓延至全球的严重急性呼吸系统综合征（SARS），我国曾命名为传染性非典型肺炎，传播迅速、病情严重且病死率高。其病原体为SARS-CoV，是一种全新的冠状病毒，基因组全长29 705～29 742bp，有许多SARS-CoV所特有的非结构蛋白，可能与其毒力及致病性有关。2004及2005年发现的HCOV-NL63（属第1群）及HCOV-HKU1（属第2群）呈全球分布。HCoV-NL63感染婴幼儿可出现严重下呼吸道症状。HCoV-HKU1感染不常见，主要感染有基础疾病的患儿，表现为细支气管炎或肺炎。除呼吸道外，HCoV-HKU1亦可从胃肠道中检出。研究证明HCoV-HKU1与热性惊厥发作有关。

SARS感染呈暴发性，分布广泛，流行季节主要为冬春季。HCoV-NL63主要感染5岁以下儿童。国外绝大部分地区及中国北京发现HCoV-NL63感染的高峰期为冬春季节。HCoV-HKU1感染并不常见，无明显季节性，无明显性别差异。

SARS-CoV攻击的靶细胞主要是肺及免疫器官，急性呼吸衰竭是最严重的并发症。此外，患者尿液、粪便及眼结膜中亦发现了SARS-CoV，提示该病毒的多器官嗜性。

HCoV-NL63感染的症状比较温和，但在特定人群中危害严重，可导致喉气管炎。另有研究显示此病毒与川崎病有关。

HCoV-HKU1主要感染肺泡上皮细胞，人群感染率明显低于其他呼吸道病毒，患者多伴有基础疾病，尤其是呼吸道及心血管系统疾病。HCoV-HKU1感染可能与社区获得性肺炎有关，且患病儿童发生惊厥的几率高于其他呼吸道病毒感染。

冠状病毒感染的诊断方法主要有分子检测（普通RT-PCR，实时荧光定量RT-PCR）、免疫学（免疫荧光及酶联免疫）、细胞学（细胞培养）及基因芯片技术。

冠状病毒感染目前无特效治疗，重症患者可试用肾上腺皮质激素。

（万谟彬 郑瑞英）

参考文献

1. 陈翊，钟家禹，林涛，等. 广州地区2007年4238例急性呼吸道感染婴幼儿中人副流感病毒 1～3 型的研究. 中华流行病学杂志,2009,30(6):646-647.
2. Wevers BA, van der Hoek L. Recently discovered human *Coronaviruses*. Clin Lab Med,2009,29(4):715-724.
3. Wright M, Piedimonte G. Respiratory syncytial virus prevention and therapy: past, present, and future. Pediatric Pulmonology,2011,46(4):324-347.
4. Krilov LR. Respiratory syncytial virus disease: update on treatment and prevention. Expert Rev Anti Infect Ther, 2011,9(1):27-32.

附　中东呼吸综合征

2012 年,中东地区一种新型冠状病毒导致严重的下呼吸道感染。2013 年 5 月 23 日,世界卫生组织将这种新型冠状病毒(曾被称为"类 SARS 病毒")感染命名为"中东呼吸综合征"(Middle East respiratory syndrome, MERS),病原体则称 MERS 冠状病毒。该病毒首现于沙特阿拉伯,继而在中东其他国家及欧洲蔓延。

【病原学】

MERS 冠状病毒呈单链,其基因组全长 30 119 核苷酸(nt),包含 10 个开放读码框(ORF)、5′-非翻译区及 3′非翻译区。其序列片段的初始系统发育分析显示 MERS 病毒与 HKU4 及 HKU5 基因较为相似,均属 β 类冠状病毒的 2C 亚群。MERS 冠状病毒与严重急性呼吸综合征(SARS)病毒同科,两者基因组结构对比见图 12-5-1。然而两者受体完全不同,MERS 病毒受体是二肽基肽酶 4(DPP4),主要分布于人深部呼吸道组织,可能将蝙蝠内的高度保守的 DPP4 用作功能受体来感染细胞。有关 MERS 冠状病毒的中间宿主尚不清楚,近来研究认为单峰骆驼可能为本病毒的中间宿主,但未从骆驼体内分离出活病毒。本病毒可能来源于蝙蝠或通过骆驼感染人类,具有有限的人传人能力。

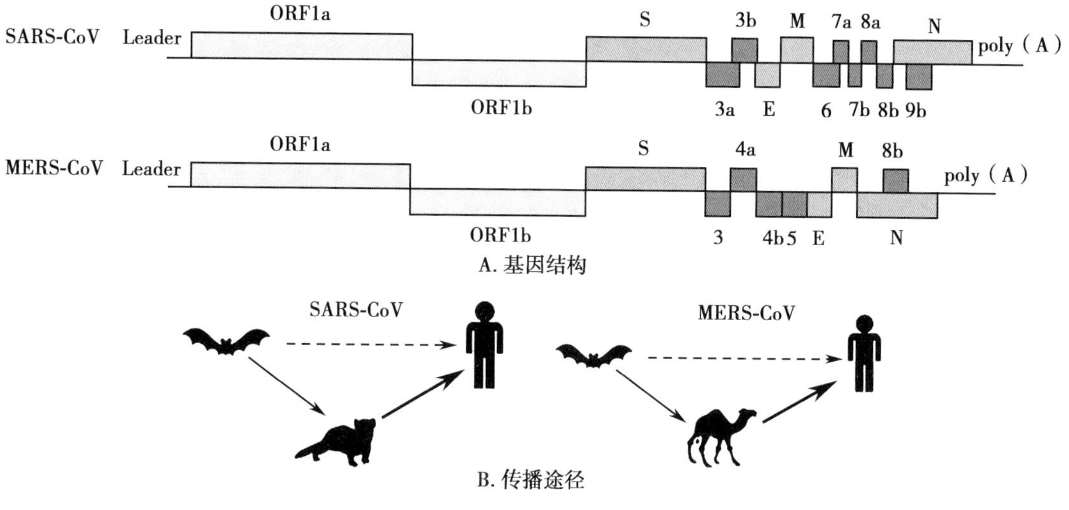

图 12-5-1　SARS-CoV 与 MERS-CoV 基因结构及传播途径的对比

注:虚线表示该种传播途径几率小;细实线表示该种传播途径为潜在传播途径;粗实线表示该种传播途径几率大

【流行病学】

2012 年 9 月至 2014 年 5 月,全球共向世界卫生组织(WHO)报告了 537 例感染新型冠状病毒实验室确诊病例,其中 145 例死亡(图 12-5-2)。实验室确诊病例的平均年龄为 49 岁,346 例(65%)为男性,104 例(19%)为医护人员。

2014 年 4 月,MERS 病毒在中东加速扩散,感染者多为医护人员。在欧洲(法国、意大利及英国等地)及其他国家有少数病例,其中多有到阿拉伯半岛国家旅游史(图 12-5-3)。2014 年 5 月 2 日,美国发现首例中东呼吸综合征冠状病毒感染者,5 月 14 日,美国发现第二个中东呼吸综合征冠状病毒(MERS-CoV)病例。截至 2015 年 11 月 20 日,全球共有 26 个国家累计报告 1618 例 MERS 确诊病例,包括至少 579 例相关死亡病例。

法国、美国、意大利等地发现家庭或医疗机构中人-人传播的病例,提示 MERS 冠状病毒通过飞沫或密切接触传播。

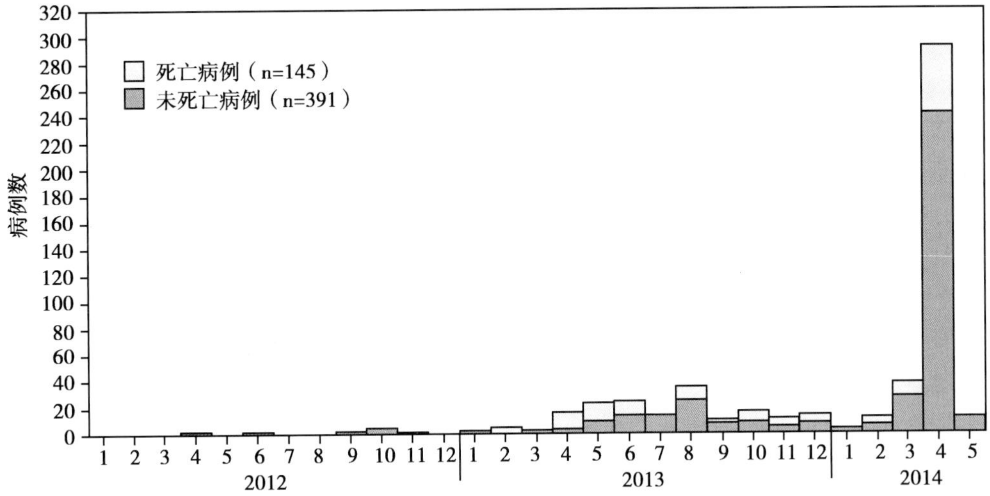

图 12-5-2　全球 MERS 病例增长情况

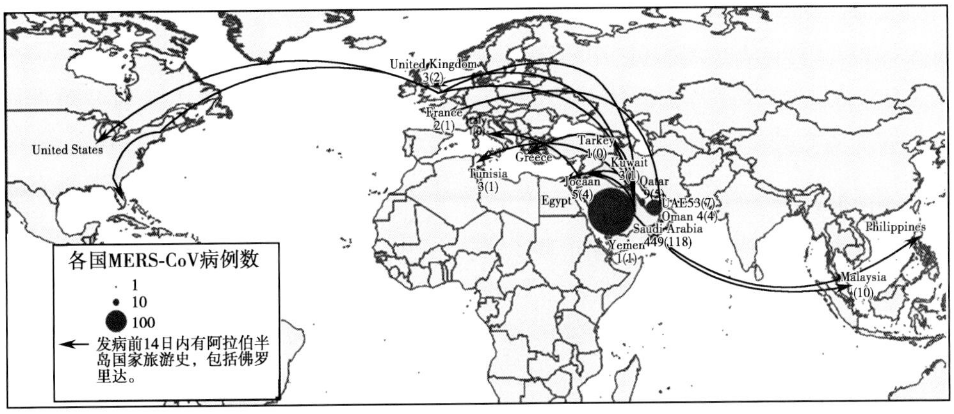

图 12-5-3　全球 MERS 病例分布情况及其旅游史

【临床表现】

据世界卫生组织（WHO）报道，中东呼吸综合征的潜伏期为 7～14 日。

感染中东新冠状病毒后的症状和 SARS 有些相似，感染者可出现急性、严重呼吸道疾病，体温可高达 39～40℃，伴有畏寒、寒战、咳嗽、气短及呼吸困难，亦可出现胃肠道反应，包括腹泻、呕吐及腹痛等，严重病例可出现肾衰竭及死亡。

【诊断】

美国 CDC 规定 MERS 监测病例应具有以下特征：①体温≥38℃及胸部影像学资料显示急性呼吸道感染；②下述 3 者之一者：发病前 14 日内在 MERS 病例报告或流行地区旅游或居住；与疑似病例/临床诊断病例/确诊病例有密切接触史；病因尚未确定的严重呼吸道疾病患者。

目前具备下述 4 项之一者可确诊为中东呼吸综合征实验室确诊病例：①至少双靶标 PCR 检测阳性；②单个靶标 PCR 阳性产物，经基因测序确认；③从呼吸道标本中分离出 MERS 病毒；④恢复期血清 MERS 抗体较急性期血清抗体水平呈 4 倍及以上增高。

【治疗】

根据感染者病情严重程度评估确定治疗场所，疑似及确诊病例应住院治疗，同时实施有效的隔离及防护措施。密切监测感染者病情，定期复查血常规、尿常规、血生化及胸部影像。

目前尚无明确有效的抗 MERS 冠状病毒药物，抑制高致病的冠状病毒的抗病毒化合物的研究还处于初期阶段，体外试验表明 α 干扰素（IFN-α）具有一定抗病毒作用，尚未见体内试验有效的药物。由于研究一种新药的过程漫长，通常药物还未上市流行就已结束，所以现在倾向于从已批准的药物中筛选。

研究药物最大的困难在于缺乏动物模型。目前已经过测试后的小鼠及仓鼠均不能感染 MERS 病毒,但恒河猴可感染本病毒,且症状与人类相似。动物模型的研究表明,利巴韦林和 IFN-α-2b 联合应用是主要治疗及预防措施。

【预防】

目前针对 MERS 病毒的疫苗研发尚处于初级阶段,但早期研究表明在小鼠中使用一种改良型痘苗病毒和穗亚单位疫苗已被证明可诱导病毒的中和抗体。

(王宇明)

参考文献

1. Coleman CM, Frieman MB. Coronaviruses: important emerging human pathogens. J Virol, 2014, 88(10): 5209-5212.
2. Raj VS, Osterhaus AD, Fouchier RA, *et al*. MERS: emergence of a novel human coronavirus. Curr Opin Virol, 2014, 5C: 58-62.
3. Al-Tawfiq JA, Memish ZA. Emerging respiratory viral infections: MERS-CoV and influenza. Lancet Respir Med, 2014, 2(1): 23-25.
4. Todd B. Middle East respiratory syndrome (MERS-CoV). Am J Nurs, 2014, 114(1): 56-59.
5. Bialek SR, Allen D, Alvarado-Ramy F, Arthur R, *et al*. First confirmed cases of Middle East respiratory syndrome coronavirus (MERS-CoV) infection in the United States, updated information on the epidemiology of MERS-CoV infection, and guidance for the public, clinicians, and public health authorities -May 2014. MMWR Morb Mortal Wkly Rep, 2014, 63(19): 431-436.

第六节 流行性腮腺炎

流行性腮腺炎(epidemic parotitis, mumps)系由腮腺炎病毒所致的急性呼吸道感染病,主要表现为唾液腺非化脓性、炎症性肿大,但病毒可侵犯各种腺组织或神经系统及心、肝、肾等几乎所有器官,从而出现相应的临床表现。该病多发于儿童及青少年,预后良好,病后有持久免疫力。

【病原学】

腮腺炎病毒(mumps virus)属于副黏液病毒,呈球形,是有包膜的单股负链 RNA 病毒。病毒直径约为 85~300nm,平均 140nm。按变异最大的小疏水蛋白(SH)基因分型,目前腮腺炎病毒可分为 A~L12 个基因型,但血清型只有一种,人类是其唯一宿主。该病毒具有嗜腺体及嗜神经性,最易感染唾液腺,亦可导致中枢神经系统感染。对外界抵抗力弱,对物理化学因素的作用均甚敏感,暴露于紫外线下迅速死亡,加热至 55~60℃时经 20 分钟即失去活力。

腮腺炎病毒有两种抗原,即可溶性抗原(S 抗原)及血凝抗原(V 抗原),前者特异性抗体出现早,可保持 6~12 个月,但无保护性;后者特异性抗体于病后 2~3 周才出现,持续时间较长,有保护性。感染腮腺炎病毒后无论发病与否都能产生免疫反应,再次感染发病者很少见。

【流行病学】

流行性腮腺炎的潜伏期长,一般为 14~25 日,潜伏期具有传染性。患者及隐性感染者均为传染源,主要通过空气飞沫传播。冬春季为高发季节。疫苗的广泛使用可使腮腺炎的流行间隔时间延长至 10~20 年,发病感染人群年龄亦推后至 15~30 岁。

【发病机制与病理改变】

病毒首先侵入口腔黏膜及鼻黏膜,在局部黏膜上皮组织中大量增殖后进入血循环,病毒经血液播散至多种腺体(腮腺、颌下腺、舌下腺、胰腺及性腺等腺体)及中枢神经系统。

腮腺的非化脓性炎症为本病的主要病变,腺体呈肿胀发红,有渗出物,出血性病灶及白细胞浸润。腮腺导管有卡他性炎症,导管周围及腺体间质中有浆液纤维蛋白性渗出及淋巴细胞浸润,管内充塞破碎细胞残余及少量中性粒细胞。腺上皮水肿、坏死及腺泡间血管有充血现象。由于腮腺导管的部分阻塞,使唾液的排出受到阻碍,故摄食酸性饮食时可因唾液分泌增加、唾液潴留而感胀痛。唾液中含有淀粉酶可经淋巴系统而进入血循环,导致血中淀粉酶增高,并从尿中排出。病毒易侵犯成熟睾丸,幼年患者很少发生睾丸炎。睾丸曲精管的上皮显著充血,有出血斑点及淋巴细胞浸润,间质出现水肿及浆液纤维蛋白性渗出物。胰腺充血、水肿,胰岛有轻度退化及脂肪性坏死。

【临床表现】

潜伏期为 8~30 日,平均为 18 日。大多数无前驱期症状，少数病例可有短暂非特异性不适（数小时至2日），可出现肌肉酸痛、食欲减退、倦怠、头痛、低热、结膜炎及咽炎等症状。数小时至1～2日后，腮腺即显肿大。发热自38～40℃不等，症状轻重亦不一致，成人患者一般较严重。腮腺单侧或双侧肿大伴疼痛，可同时或先后肿大，腮腺肿大（图12-6-1）以耳垂为中心，向前、后、下发展，使下颌骨边缘不清，局部皮肤发亮但不红，表面灼热，有弹性感及触痛。局部疼痛和感觉过敏，张口、咀嚼或进酸性食物时疼痛加剧。腮腺肿大2～3日达高峰，持续4～5日逐渐消退，整个病程约10～14日。颌下腺或舌下腺可同时受累，颌下腺肿大时颈部明显肿胀，颌下可扪及柔韧且具轻触痛的椭圆形腺体。舌下腺肿大时可见舌及颈部肿胀，并出现吞咽困难。

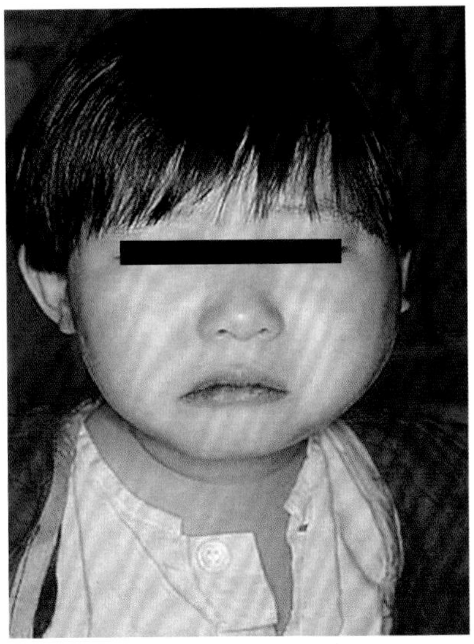

图12-6-1　腮腺肿大

腮腺管口（位于上颌第二臼齿处的颊黏膜上）在早期常有红肿。唾液分泌初见增加，继而潴留而减少，但口干症状一般不显著。不典型病例可无腮腺肿胀而以单纯睾丸炎或脑膜脑炎的症状出现，亦有仅见颌下腺或舌下腺肿胀者。

【并发症】

腮腺炎并发症的发生率随着年龄增长而增加，成年人并发症更突出。妊娠期合并流行性腮腺炎会增加死胎、死产及流产率，但不会导致畸胎。腮腺炎的并发症与腮腺炎症状的严重程度无关，无症状的腮腺炎病毒感染者亦可出现并发症。

并发脑炎系因病毒直接侵入中枢神经系统所致，并发脑膜脑炎者出现发热、头痛、呕吐、嗜睡及颈强直，少数病例可有昏迷、惊厥。脑脊液压力增高，细胞数增加，以淋巴细胞为主，蛋白质轻度增加，氯化物、糖量正常。男性并发睾丸炎、附睾炎者可表现为发热，寒战，恶心，呕吐，头痛，局部有自发痛及压痛，阴囊肿胀，皮肤发红，偶可引起不育。女性并发卵巢炎者症状较轻，有腰部酸痛、下腹部触痛及月经失调等。并发胰腺炎者可出现发热，恶心，呕吐，上腹痛，腹胀，腹泻或便秘，局部可触及肿大胰腺，有压痛及肌紧张。此外亦可导致耳聋、肾炎、心肌炎、心包炎、乳腺炎、骨髓炎、肝炎、肺炎、前列腺炎、前庭大腺炎、甲状腺炎、胸腺炎、血小板减少、荨麻疹、急性滤泡性结膜炎及关节炎等并发症，各有其相应表现。

【实验室检查】

一、血常规

周围血象白细胞计数大多正常或稍增加，淋巴细胞相对增多。有并发症时白细胞计数可增高，偶有类白血病反应。

二、淀粉酶

90%患者血清淀粉酶有轻、中度增高。淀粉酶增高程度往往与腮腺肿胀程度成正比。无腮腺肿大的脑膜炎患者，尿中淀粉酶亦可升高。怀疑并发胰腺炎时，血清脂肪酶测定有助于明确诊断。

三、血清学检查

（一）病毒抗原检查

直接荧光法检测唾液细胞中的腮腺炎病毒抗原，可做出快速诊断。

（二）血清学检查

可用补体结合法检测S抗体，ELISA法及间接荧光法检测特异性IgM抗体，血凝抑制试验或补体结合法检测总抗体可协助诊断。

（三）病毒分离

早期患者可在唾液、尿、血、脑脊液中分离到病毒。

【诊断与鉴别诊断】

根据流行情况及接触史，以及腮腺肿大的特征可做出初步临床诊断。对于不典型的可疑病例及与其他病毒所致的腮腺炎的鉴别，需做特异性实验室检查方可确诊。本病主要应与以下疾病相鉴别：

一、化脓性腮腺炎

本病常为一侧性，局部红肿压痛明显，晚期有波动感，挤压时有脓液自腮腺管流出，血象中白细胞总数及中性粒细胞明显增高。

二、颈部及耳前淋巴结炎

淋巴结肿大不以耳垂为中心，局限于颈部或耳前区，为核状体，较坚硬，边缘清楚，压痛明显，表浅者可活动。常可发现与颈部或耳前区淋巴结相关的炎症，如咽峡炎、耳部疮疖等，白细胞总数及中性粒细胞增高。

三、症状性腮腺肿大

在糖尿病、营养不良、慢性肝病中，或应用某些药物如碘化物、异丙肾上腺素等可导致腮腺肿大，为对称性，无痛感，触之较软，组织学检查主要为脂肪变性。

四、干燥综合征

此病是1892年米库莉齐(Mikulicz)首先注意到侵犯唾液腺。1933年干燥综合征经过详细观察指出：这是一个多系统损害，包括唾液腺、泪腺、口腔及上呼吸道黏膜腺体分泌减少及腮腺肿大的自身免疫性疾病。1953年证明这两个综合征的腮腺改变相同，故取消了Mikulicz的称呼。本病多发生在40～60岁，女与男的比为9∶1。25%～50%患者有单侧或双侧腮腺或颌下腺的肿大，质坚实。当腺体萎缩时，眼、口、鼻均干燥，多发龋齿(因唾液对牙齿健康很重要)。

五、其他病毒所致的腮腺炎

已知1、3型副流感病毒、甲型流感病毒、A型柯萨奇病毒、单纯疱疹病毒、淋巴脉络膜丛脑膜炎病毒及巨细胞病毒均可导致腮腺肿大及中枢神经系统症状，需作病原学鉴别诊断。

六、其他原因所致的腮腺肿大

过敏性腮腺炎、腮腺导管阻塞，均有反复发作史，且肿大突然，消肿迅速。单纯性腮腺肿大多见于青春期男性，系因功能性分泌增多导致代偿性腮腺肿大，无其他症状。

七、其他病毒所致的脑膜脑炎

腮腺炎并发脑膜脑炎可发生在腮腺肿大之前(有的始终无腮腺肿大)，难与其他病毒所致者相鉴别，可藉助于上述血清学检查、病毒分离以及流行病学调查来确诊。

【治疗】

隔离患者使之卧床休息直至腮腺肿胀完全消退。注意口腔清洁，流质饮食，避免酸性食物，保证液体摄入量。局部可外敷消肿止痛药。试用干扰素、更昔洛韦抗病毒似有疗效。肾上腺皮质激素治疗尚无肯定效果，对重症或并发脑膜脑炎、睾丸炎及心肌炎等时可考虑短期使用。对合并胰腺炎的治疗主要采用抑制胰酶活性及胰腺分泌、抗病毒和禁食、补充电解质等。并发脑炎者，给予降颅压、营养脑细胞及激素治疗。睾丸炎患者可给予肾上腺皮质激素及补液、补充电解质等对症及支持治疗。男性成人患者早期应用乙莀酚对预防睾丸炎可能有效。

【预防】

流行性腮腺炎的预防主要有以下几点：①应及早隔离患者直至腮腺肿大完全消退为止。接触者一般不做检疫，但在集体儿童机构、部队等应留验3周，对可疑者应立即暂时隔离；②一般免疫球蛋白、成人血液或胎盘球蛋白均无预防本病的作用。恢复期患者的血液及免疫球蛋白或特异性高价免疫球蛋白有一定被动免疫作用；③腮腺炎减毒活疫苗免疫效果好，但该疫苗不能用于孕妇、免疫低下者及对鸡蛋白过敏者。麻疹、腮腺炎及风疹(measles-mumps-rubella-MMR)三联疫苗预防效果良好。疫苗接种人群中的腮腺炎流行主要由疫苗的效果随时间而减弱所致，应及时追加免疫以维持人群的免疫水平。

(万谟彬　郑瑞英)

参考文献

1. MacDonald N, Hatchette T, Elkout L, *et al*. Mumps is Back: Why is mumps eradication not working? Adv Exp Med Biol, 2011, 697: 197-220.
2. Ternavasio-de la Vega HG, Boronat M, Ojeda A, *et al*. Mumps orchitis in the post-vaccine era (1967-2009): a single-center series of 67 patients and review of clinical

outcome and trends. Medicine(Baltimore),2010,89(2):96-116.

3. Rubin S, Beeler J. Mumps vaccines: do we need a new one? Pediatr Infect Dis J,2013,32(10):1156-1157.

第七节　麻　　疹

麻疹(measles,rubeola)系由麻疹病毒所致的急性呼吸道感染病。临床上以发热、流涕、结膜炎、咳嗽、口腔黏膜斑(Koplik spots,亦称柯氏斑)及皮肤红色斑丘疹为特征。本病传染性强,在社区及学校等人群聚集地方易导致流行。在 20 世纪 50 年代以前,本病每隔 2～3 年就有一次大流行,严重威胁儿童生命及健康。我国自 20 世纪 60 年代普遍开展接种麻疹减毒活疫苗以来,已基本控制了麻疹的大范围流行,但在少数经济欠发达、农村地区及部分国家仍有局部流行。近年发病率有所回升,以成人为多,其主要原因可能是麻疹疫苗常规免疫接种率及首针及时接种率不高,或因儿童普遍接种疫苗后致使发病年龄上移。

【病原学】

麻疹病毒(measles virus)属于副黏病毒科麻疹病毒属,包膜上含有血凝素,与其他副黏病毒不同的是不具有神经氨酸酶。麻疹病毒呈球形,直径 100～250nm。病毒核心为单股负链 RNA 及三种核衣壳蛋白(N、P、L 蛋白),外层为脂蛋白包膜,其表面带有短小的齿状突起,齿状突起主要为糖蛋白组分,主要有膜蛋白(M 蛋白)、血凝素(H 蛋白)及融合蛋白(F 蛋白)。麻疹病毒抗原性稳定,只有一个血清型。病毒在人或猴来源的细胞中易增殖,麻疹病毒除灵长类动物外,一般动物均不易感。用原代人胚肾、人羊膜、猴肾细胞或人二倍体细胞可作病毒培养及传代分离。病毒侵入细胞后增殖可致细胞融合,形成多核巨细胞病变,且在胞浆或核内形成嗜酸性包涵体。麻疹病毒对外界抵抗力不强,在流通的空气中或在阳光下半小时即失去活力。对一般消毒剂敏感,紫外线能很快使之灭活,病毒耐寒、耐干燥,4℃能存活数周,在-70～-15℃可保存数月至数年。

【流行病学】

一、传染源

患者是本病的唯一传染源。于发病前 2 日至出疹后 5 日患者结膜分泌物,鼻、咽、气管的分泌物都含有病毒,具有传染性。恢复期不携带病毒。

二、传播途径

麻疹病毒主要通过喷嚏、咳嗽、讲话时藉飞沫散布至周围空气中,易感者吸入飞沫而被传染。亦可通过密切接触污染病毒的手传播。经衣服、用具等间接传播的机会极少。

三、易感人群

人对麻疹普遍易感。凡未患过麻疹又未接种过麻疹疫苗者,接触者的显性感染率为 90% 以上。病后可获持久免疫。

四、流行病学特征

本病以 6 个月至 5 岁小儿发病率最高。由于麻疹疫苗的普遍接种,麻疹流行强度减弱,而发病年龄亦有逐渐增大的趋势。以往<1 岁的婴儿患病者很少,与来自母体的抗体有关,然而,近年可能因麻疹流行强度减弱,婴儿来自母体的抗体滴度亦减弱,导致此年龄段的婴儿发病率明显升高。>15 岁人群的麻疹病例构成亦在逐年增加。本病常年均可发生,但以冬春季为最多。

【发病机制与病理改变】

麻疹病毒侵入人体后,首先在上呼吸道及结膜上皮细胞内繁殖,并从原发灶侵入局部淋巴组织繁殖后入血,于感染后 2～3 日形成第一次病毒血症,随血流到达全身各组织,病毒被单核-吞噬细胞系统吞噬,并在此大量繁殖,再次侵入血流,形成第二次病毒血症导致广泛病变。病毒血症可持续至出疹后第 2 日。目前认为麻疹的发病机制为两个方面:一是由于麻疹病毒侵入细胞直接引起细胞病变;二是与全身性速发型超敏反应有关。目前认为亚急性硬化性全脑炎(SSPE)及异型麻疹与后者有关。

麻疹的病理特征是病毒侵袭导致全身淋巴组织显著增生,如扁桃体、咽部组织、脾及阑尾等处的多核巨细胞(Warthin-Finkeldey 巨细胞即华-弗细胞)。该细胞体积大小悬殊,自 15～100μm 不等,胞浆多寡不一,染伊红色而略带均匀蓝色,细胞核直径在 4～6μm 左右,其核数目多少不一,少者仅 3～5 个,多者 20～30 个左右,甚至可达 100 个,核内外均有病毒集落(嗜酸性包涵体)。此细胞在病程早期出现，有早期诊断价值。皮疹及麻疹黏膜斑的形成认为是由血管内皮细胞肿胀、增生与单核细胞浸润并渗出所致。麻疹患者肺部多呈间质性改变，脑及脊髓有充血及水肿、斑点状出血、淋巴细胞浸润，后呈脱髓鞘变化。其他如肝、心、肾等器官亦可见细胞混浊肿胀及脂肪变性。

感染麻疹后，体内免疫状况会有所改变，由于机体非特异性免疫力及免疫反应降低，可使某些免疫异常所致的疾病如哮喘、湿疹、肾病综合征等有所减轻，而结核病在麻疹后可复发或加重，甚至出现病灶扩散，导致粟粒性结核及结核性脑膜炎，此时结核菌素试验多转为阴性。

【临床表现】

潜伏期约为 8～12 日，平均 10 日，应用被动或主动免疫者可延长至 3～4 周。

一、典型麻疹

典型麻疹临床经过可分三期，主要见于未接种疫苗，少数为接种疫苗失败者。

（一）前驱期（卡他期）

此期为发病早期，一般持续 1～7 日，平均 3～4 日。主要表现为上呼吸道炎及眼结膜炎症状，表现为发热、咳嗽、流涕、喷嚏、眼结膜充血、流泪、畏光及眼睑水肿等。随着体温增高可出现全身毒血症状如食欲减退、乏力、全身不适、腹泻及呕吐等。此期具有诊断意义的是在病后 2～3 日，90% 的患者在口腔双侧第一臼齿颊黏膜上出现针尖大小的灰白色小点，周围绕以红晕，逐渐增多，小点互相融合，此即麻疹黏膜斑（图 12-7-1），到皮疹出现后 2～3 日即消失，而接受疫苗接种者可不出现此黏膜斑。少数患者亦可在牙龈、口唇、内眦、结膜、鼻黏膜与阴道发现同样斑点，有早期诊断价值。

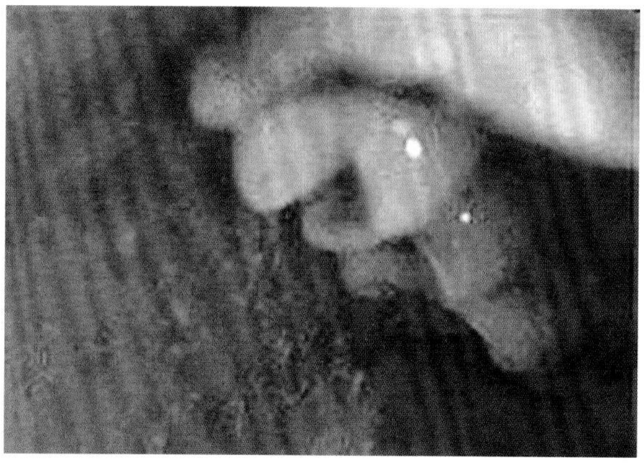

图 12-7-1　麻疹的口腔黏膜斑（柯氏斑）

（二）出疹期

发热 3～5 日后，体温及全身毒血症状到达高峰时出疹。皮疹始于耳后发际，渐及额、面及颈部，后迅速自上而下蔓延至胸、背、腹及四肢，到出疹后第 4 日，在手心、足底等处出现皮疹，为麻疹出齐的标志。皮疹多为淡红色斑丘疹，大小不等，直径约 2～4mm，高出皮肤，可逐渐融合呈鲜红色（图 12-7-2）。皮疹多呈充血性，压之可退色，少数亦可为出血性。疹间皮肤一般正常，出疹时患者的全身中毒症状进一步加重，高热可达 40℃，伴嗜睡、精神萎靡，重者有谵妄及抽搐。结膜红肿、畏光、眼睑水肿及声音嘶哑等，全身浅表淋巴结及肝脾轻度肿大，肺部常可闻及干湿性啰音，X 线胸片可有轻重不等的弥漫性肺部浸润小点及肺纹理增多。此期大约 3～5 日。

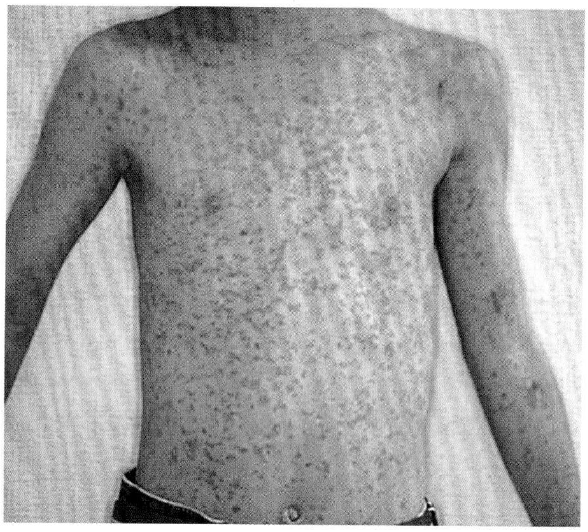

图 12-7-2　出疹期麻疹

（三）恢复期

出疹 3～5 日后皮疹出齐时，中毒症状减轻、体温开始下降，呼吸道症状减轻及眼结膜炎症迅速消失。皮疹则按出疹先后顺序消退，皮疹消退后有糠麸样脱屑及棕褐色素斑沉着，历时 2～3 周后才全部消退。无并发症者病程 10～14 日。若体温久未恢复或恢复后又上升，提示有并发症存在。

二、非典型麻疹

根据侵入麻疹病毒毒力强弱、侵入数量、患者年龄及免疫状况不同等因素，除典型麻疹外，亦可有其他非典型的临床表现。

（一）轻型

前驱期短，上呼吸道症状及发热等全身中毒症状较轻。麻疹黏膜斑不典型或缺乏。皮疹少、病程短及并发症少，但同样具有传染性。轻型麻疹是由于机体对麻疹病毒具有一定的免疫力所致，大多发生在6个月以内的婴儿、流行前注射过丙种球蛋白或以往接种麻疹减毒活疫苗的人群。

（二）重型麻疹

多见于营养不良、免疫力低下或继发细菌感染等并发症使麻疹病情加重，病死率高，有下列几种类型。

1. 中毒性麻疹　严重的中毒症状，高热达40℃或以上，谵妄、抽搐、昏迷、呼吸急促、发绀及脉搏加快，早期出现大批蓝紫色、融合性皮疹。

2. 休克型麻疹　患者以循环衰竭为特征，皮疹稀少、色淡、难以出齐或骤然隐退，面色苍白或青灰色，唇及肢端发绀、脉搏细弱、心率快及心音低钝。

3. 出血性麻疹　皮疹呈出血性，同时常伴内脏出血。

4. 疱疹性麻疹　皮疹呈疱疹样，可融合成大疱。

（三）非典型麻疹综合征（atypical measles syndrome）

亦称异型麻疹，表现为前驱期高热、头痛、肌痛、乏力、口腔无麻疹黏膜斑，2～3日后从四肢末端开始出疹，渐及躯干及面部，皮疹呈多形性，有斑丘疹、疱疹、紫癜或荨麻疹，常并发四肢水肿及肺炎、胸腔积液，血中嗜酸性粒细胞增多。病毒分离阴性，血凝抑制抗体及补体结合抗体呈强阳性有助于诊断。此型患者多为接种麻疹灭活疫苗后6个月至6年，当接触麻疹患者或再接种麻疹灭活疫苗时发生。大多认为其发生机制为迟发型变态反应所致。目前国内多使用减毒活疫苗接种，故此型已很少见。

（四）新生儿麻疹

新生儿由于出生前几日母亲患麻疹而发生。常无发热及卡他症状，皮疹较多。

（五）成人麻疹

全身症状较儿童为重，麻疹黏膜斑与皮疹同时或迟于出现。皮疹较多，并发症较少，病死率较小儿低，而孕妇患麻疹可发生死胎。发生麻疹性肝炎者较多。

（六）无皮疹型

患者可表现为发热等全身毒血症状，但无皮疹及麻疹黏膜斑，往往需根据流行病学及血清学检查、病毒分离而诊断。大多发生于免疫力低下患者，如患白血病、恶性肿瘤、先天性免疫低下者及长期应用免疫抑制剂者。

【并发症】

一、支气管肺炎

为麻疹最常见的并发症，多见于5岁以下特别是2岁以下的婴幼儿。在出疹期，由麻疹病毒所致的病毒性肺炎，症状不重，早期X线表现为肺门淋巴结增大、肺纹理增粗及小片状浸润阴影。当继发细菌、其他病毒感染或混合感染时症状加重，表现为高热不退、气急、鼻翼煽动及唇指发绀，肺部可闻及干湿性啰音。X线检查为大片融合病灶。麻疹肺炎病程较长，易并发脓胸、脓气胸、纵隔气肿、肺脓肿及心包炎等，后遗症为支气管扩张。麻疹并发肺炎为麻疹最主要的死亡原因，约占死亡病例的90%。

二、喉炎

以2～3岁以下幼儿多见。麻疹本身可有轻度喉炎，症状轻，预后良好。继发性喉炎多由金葡菌或溶血性链球菌所致，可致喉部组织水肿，分泌物增多，极易导致喉梗阻，有声音嘶哑、犬吠样咳嗽、吸气性呼吸困难等表现，严重者有面色苍白、发绀、气促及烦躁，须及早做气管切开。

三、心血管功能不全

多见于2岁以下幼儿。由于并发心肌炎、肺炎、缺氧等导致心功能不全，表现为气急、烦躁、面色苍白、发绀、四肢厥冷、脉搏细速及心音低钝等，皮疹突然隐退或疹发不透，短期内肝脏急剧肿大等心力衰竭症状。心电图为低电压、T波改变及传导异常等。

四、脑炎及亚急性硬化性全脑炎（subacute sclerosing panencephalitis，SSPE）

麻疹脑炎多见于儿童，发生率为0.01%～0.5%，可发生于出疹后3周内，以出疹后2～6日多见，与麻疹轻重无关，目前主要认为早期发病是由麻疹病毒直接侵犯脑组织所致，后期发病则可能与免疫反应有关。临床表现与其他病毒性脑炎相似，表现为高热、剧烈头痛、呕吐、嗜睡、惊厥、昏迷、瘫痪，脑膜刺激征及病理征阳性。脑脊液检查细胞数增加，以单核细胞为主，蛋白质增加，糖正常。病死率约 15%，病死者多在 1 周之内，大部分在 1 ~5 周后恢复。部分患者遗留瘫痪、智力障碍、癫痫、失明、耳聋等后遗症。

亚急性硬化性全脑炎是麻疹的远期并发症，但少见。经过脑组织培养及动物实验，证实本病是麻疹病毒直接侵犯脑组织，在其中长期潜伏，引起亚急性进行性脑组织退行性病变，潜伏期 2 ~17 年。由接种麻疹减毒活疫苗而引发者潜伏期较短，平均 3.3 年。此病起病隐袭，呈亚急性或慢性发展，首先出现智力及行为障碍，数周或数月后出现特征性肌阵挛性抽动、共济失调、嗜睡及癫痫发作，神经症状日益加重，最后昏迷，呈去大脑强直状态而死亡，病程多数为 1 年左右，少数可长达 6 ~7 年。

五、结核病灶播散

麻疹病程中机体抵抗力下降，可使原有潜伏的结核病灶恶化甚至血行播散，形成粟粒性结核或结核性脑膜炎，对于麻疹患者出现体温持续不退，或有不规则发热及咳嗽、盗汗、食欲欠佳、日益消瘦时，应及时作 X 线胸片及结核抗体、结核病原学等检查。

六、其他

肝功能损害、口腔炎、中耳炎、乳突炎等并发症亦不少见。

【实验室检查】

一、血象

外周血白细胞总数降低，淋巴细胞数相对增高。

二、麻疹巨核细胞检查

将眼、鼻咽分泌物或痰标本，涂于玻片上，自然干燥后，用赖特染色，在显微镜下观察可发现多核巨细胞。多核巨细胞在出疹前后 1 ~2 日即可阳性，比麻疹黏膜斑出现早。阳性率可达 90%，对麻疹早期诊断有一定价值。

三、血清抗体检测

采用 ELISA 或免疫荧光法检测患者血清中麻疹 IgM 抗体，出疹后 3 日 IgM 多呈阳性，2 周时 IgM 达高峰。该法敏感、特异性好，可作为早期诊断方法。在病程早期及恢复期各采血 1 次作血清血凝抗体、中和抗体及补体结合抗体检测，抗体效价增高 4 倍以上为阳性，可作为回顾性诊断。

四、病原学检查

早期患者的鼻咽分泌物、漱口液、痰或血液等，经常规处理后，接种到原代人胚肾、猴肾、羊膜细胞中可分离出麻疹病毒。此外采用间接免疫荧光法检测涂片中细胞内麻疹病毒抗原，亦可采用标记的麻疹病毒 cDNA 探针或 RT-PCR 检测细胞内麻疹病毒 RNA，后者的特异性及敏感性高。

【诊断】

典型病例诊断不难。在流行期间有麻疹接触史而未患过本病的小儿，有上呼吸道卡他症状者，应考虑麻疹的可能，若病程中出现麻疹黏膜斑及典型皮疹者基本诊断可确立，恢复期出现色素沉着及糠麸样皮肤脱屑亦可作为诊断依据。对非典型患者须进行病毒分离及病毒抗原或特异性 IgM 抗体检测才能确诊。

【鉴别诊断】

一、风疹

前驱期短至 0.5 ~1 日，上呼吸道症状及全身症状轻，无口腔黏膜斑。皮疹似麻疹为淡红斑丘疹，散在不融合，开始出现于面部，后延及躯干及四肢，1 日左右即可出齐。2 ~4 日消退，无脱屑及色素沉着，常伴耳后、颈部淋巴结肿大。

二、幼儿急疹

仅见于婴幼儿，起病急，突然高热，上呼吸道症状轻，高热持续 3 ~4 日急骤下降。热退后出现皮疹为基本特征。皮疹先出现于头面部，后渐及躯干四肢，1 日内出齐。疹褪后无色素沉着及脱屑。

三、猩红热

由 A 组 β 型溶血性链球菌感染所致。发病第 2 日出疹，全身皮肤出现针头大小的鲜红皮疹，疹间皮肤充血呈鲜红色，痒感，压之退色，疹退后呈大片脱皮，尤以手、足为显著。患者咽部红肿疼痛，可见“杨梅舌”、“草莓舌”。血象检查白细胞总数及中性粒细胞分类增高，咽部分泌物细菌培养为β溶血性链球菌。

四、药物疹

近期有用药史及其他过敏史，皮疹形态不一，痒感明显，停药后皮疹可逐渐消退，无上呼吸道卡他症状及麻疹黏膜斑。

五、肠道病毒感染

常见于柯萨奇病毒A组2、4、9及6型；B组1、3及5型；埃可病毒4、9及16型，可能引起皮疹。多数于发热时出疹，皮疹为多形性，出疹无顺序，半日至2~3日消退，无脱屑及色素沉着，血清抗体检查有助于进一步鉴别。

【治疗】

以对症治疗为主，加强护理及防治并发症。

一、一般及对症治疗和护理

促进病情顺利恢复有赖于合理的护理，保持口腔、眼、鼻及皮肤等的清洁，保持室内空气流通及新鲜，供给足够水分，给易于消化的饮食。发热时一般不用退热剂，持续高热时可给予小剂量退热剂，但应避免骤然热退而引起的虚脱。咳嗽剧烈时可给予镇咳剂。烦躁时给予适当的镇静剂如安定、苯巴比妥等。可补充维生素A，研究表明维生素A可降低并发症及病死率。

二、并发症处理

（一）支气管肺炎

选用适当的抗菌药物治疗。常选用青霉素G，每日10~20万U/kg，肌注或静脉滴注，以后再根据痰培养致病菌种类及药敏结果选择敏感抗生素。待体温正常后5日，肺部啰音消失即可停用。对高热及全身中毒症状严重者，可酌情给予氢化可的松每日5~10mg/kg，静滴，疗程2~3日，补液应控制总量，滴速宜慢，以免发生心功能不全。

（二）急性喉炎

尽量使患者安静，烦躁不安时应尽早使用镇静剂。当病情严重、中毒现象明显、有阵发性痰阻塞症状加重时，应及时给予吸氧、激素及镇静剂处理，并选用1~2种有效的抗生素治疗。对不能缓解的喉梗阻者，应立即气管切开。

（三）心血管功能不全

有心力衰竭时应及早给予快速洋地黄化类药物，可用毒毛花苷K 0.007~0.01mg/kg，加入到葡萄糖液10ml缓慢静推。或用毛花苷丙，2岁以下总剂量用0.03~0.04mg，2岁以上为0.02~0.03mg/kg，首次剂量为总剂量的1/3~1/2，溶于10%葡萄糖10ml中缓慢静推，余下的剂量分2~3次每隔4~6小时用一次。心衰时常并发肺炎，故应同时积极治疗肺炎。心肌炎严重时可用肾上腺皮质激素。周围循环衰竭者按感染性休克处理。

（四）脑炎

参考流行性乙型脑炎治疗，亚急性硬化性全脑炎可试用IFN等治疗，可使病情有所缓解，但不能治愈。

【预后】

麻疹的预后与患者年龄大小、抵抗力、麻疹病毒毒力及有无并发症有关，而其中以年龄因素最重要。2岁以下小儿易出现并发症。原有佝偻病、营养不良及其他疾病者亦易于发生并发症，且预后较差。结核病患者患麻疹时病情可加重，甚至导致粟粒性结核及结核性脑膜炎。重型麻疹、并发肺炎及心功能不全者预后不佳。

【预防】

采取以预防为主的综合措施。

一、隔离患者

流行期间对麻疹患者应及早隔离、严格执行疫情报告制度，确诊者应隔离至出疹后第5日，有并发症者应延长至第10日。对易感的接触者应隔离检疫3周，曾作被动免疫者隔离4周，检疫期间应及时检查，一旦发现患者应隔离治疗。

二、切断传播途径

流行期间应避免带易感患儿到公共场所或探亲访友，家属及医护人员接触患者后，到户外停留20分钟才可接触其他易感者。患者住过的病室应及时消毒、开窗通风、暴晒被褥，室内用消毒水清洗。

三、保护易感人群

（一）主动免疫

普遍接种麻疹减毒活疫苗是预防及消灭麻疹

的主要措施。接种对象:8个月以上未患过麻疹的小儿,剂量为麻疹减毒活疫苗0.20~0.25ml皮下注射,儿童及成人剂量相同。接种后12日出现IgM抗体,一个月达高峰,以后逐渐下降,一般维持4~6年。7岁时须复种1次,1次接种的保护率可达90%以上。易感者在接触患者2日内接种疫苗仍可防止发病或减轻病情。接种疫苗后反应轻微,少数可有低热,个别有高热或出现稀疏皮疹。接种禁忌证为孕妇、急性感染、活动性肺结核、白血病、淋巴瘤及恶性肿瘤等。在6周内注射丙种球蛋白者,应推迟3个月接种。

(二)被动免疫

麻疹流行期间,对没有接种过疫苗的年幼体弱及患有其他疾病的患儿,在接触患者5日内进行被动免疫可防止发病或减轻病情。目前常用人血丙种球蛋白3ml(或0.05~0.2ml/kg)肌注或胎盘丙种球蛋白3~6ml(0.25~0.5ml/kg),被动免疫效果可维持3~4周。

(陈士俊)

参考文献

1. Tahara M, Ito Y, Brindley MA, *et al*. Functional and structural characterization of neutralizing epitopes of measles virus hemagglutinin protein. J Virol, 2013, 87(1): 666-675.
2. Zhao D, Chen P, Yang H, *et al*. Live attenuated measles virus vaccine induces apoptosis and promotes tumor regression in lung cancer. Oncol Rep, 2013, 29(1): 199-204.
3. Moron-Duarte LS, Castillo-Pabon JO. Epidemiological surveillance of measles and German measles (rubella) within the context of the elimination plan: Colombia, 1995-2009. Rev Salud Publica (Bogota), 2012, 14(1): 1-14.
4. Yoshikura H. Negative impacts of large population size and high population density on the progress of measles elimination. Jpn J Infect Dis, 2012, 65(5): 450-454.
5. Takao S, Shigemoto N, Shimazu Y, *et al*. Detection of exanthematic viruses using a TaqMan real-time PCR assay panel in patients with clinically diagnosed or suspected measles. Jpn J Infect Dis, 2012, 65(5): 444-448.
6. Sugai A, Sato H, Yoneda M, *et al*. Phosphorylation of measles virus phosphoprotein at S86 and/or S151 downregulates viral transcriptional activity. FEBS Lett, 2012, 586(21): 3900-3907.
7. O'Leary ST, Suh CA, Marin M. Febrile seizures and measles-mumps-rubella-varicella (MMRV) vaccine: what do primary care physicians think? Vaccine, 2012, 30(48): 6731-6733.

第八节　其他副黏液病毒感染

Nipah病毒及Hendra病毒系新近发现的副黏液病毒的一个新种属。Nipah病毒主要导致人、猪等动物呼吸系统及中枢神经系统的病变,而Hendra病毒主要导致人、马等动物呼吸系统及中枢神经系统病变。此类疾病可导致人及兽死亡,是一种急性高度致死性传染性疾病。Hendra病毒在1994年澳大利亚的赛马中首先发现并分离。Nipah病毒最先在马来西亚的一个叫Nipah的村庄发现并分离出来,1998年至2000年,该病毒所致感染病在马来西亚大面积流行,导致105人死亡,100多万头猪被宰杀,且疫情已波及新加坡等国家。目前在中国尚未发现本病流行。

【病原学】

Nipah病毒属副黏液病毒科RNA病毒,病毒颗粒由套膜及核衣壳组成,核衣壳被套膜所包围,呈螺旋形,含单股负链RNA。病毒呈球形,大小不等,直径约150~200nm。包膜上有刺状突起,其成分主要为融合多糖蛋白。病毒在体外极不稳定,对热及消毒剂较敏感,加入56℃ 30分钟即可使其破坏,用一般消毒剂及肥皂等清洁剂很容易将其灭活。该病毒在Vero、BHK、PS等细胞当中生长良好。

目前人们对Nipah病毒了解尚少。已证实1998年10月以来导致马来西亚暴发流行的病毒性脑炎主要病原就是Nipah病毒。这种病毒与1994年在澳大利亚所分离到的Hendra病毒相似,但并不完全相同。Hendra病毒亦是一种单股负链RNA病毒。通过实验发现,Nipah病毒不与麻疹病毒、疱疹病毒、肠病毒或其他病毒的抗血清起反应,而与澳大利亚Hendra病毒的抗血清起反应。但当用Nipah病毒与Hendra病毒相互作用进行交叉中和试验,则发现两种病毒的中和抗体效价差别达到8~16倍,证明这两种病毒属相关病毒,但并非相同病毒。分子生物学研究显示,Nipah病毒与Hendra病毒的核酸序列及氨基酸序列的差异分别为21%及11%。

【流行病学】

Nipah病毒来源尚不清楚,自然宿主十分广泛。在马来西亚的Nipah病毒暴发流行中,猪、狗及人类均受到感染，猫、马、山羊、鼠等动物亦有不同程度的感染。在野生的果蝙蝠体内能分离到病毒。有学者认为果蝙蝠可能是 Nipah 病毒的自然保存宿主。其传播途径主要是猪-人传播，可能是直接接触病猪的分泌物或排泄物，如尿、唾液及分泌物。此外亦可能是通过猪、狗传播或针头、人工授精等机械性传播。地区间猪群的病毒传播多由猪的调运所致。人群中的感染病例多为同猪直接接触的饲养人员，多为成人，儿童少见。主要通过伤口与猪的分泌物、排泄物或体液如猪的唾液、鼻腔分泌物、血液、尿液、粪便以及呼出的气体等直接接触而感染 Nipah 病毒。养猪场及屠宰场的工人是高危人群。通过蚊、蜱等吸血昆虫亦可导致感染。目前研究资料尚无证据显示此病可通过进食烹调过的猪肉导致感染，尽管可从患者的唾液、尿液、鼻咽部分泌物中检测到病毒，但是尚无证据显示人群间接触传播。

Hendra 病毒最早在 1994 年从患病的赛马中分离出来，主要引起人及马致病。研究发现 Hendra 病毒广泛存在澳大利亚的果蝙蝠中，认为果蝙蝠可能是病毒的自然宿主，其他如飞狐、猫体内亦存在病毒，传播途径主要是通过与病马及蝙蝠的体液直接接触而感染。而马之间传染是通过马之间直接接触、污染的马钉及摄入污染动物尿液的食物所致。同 Nipah 病毒一样，目前尚未发现人与人之间传播的 Hendra 病毒。

【发病机制与病理改变】

Nipah 病毒及 Hendra 病毒的发病机制相似，主要侵犯人及动物中枢神经系统及呼吸系统，病毒侵入血流，在其中繁殖，导致病毒血症，而表现为发热等症状，然后定居在肺及脑组织。在这些器官的内皮细胞中复制，侵犯脑组织的毛细血管，影响脑部血液供应，逐步导致脑膜脑炎，在大脑皮质及脑干有弥漫血管炎症，并延伸至脑间质出现坏死灶。在肺部可导致内皮细胞融合性病变，形成多核巨细胞，其中有很多的病毒集落。此外亦侵犯心脏及肾脏而导致这些器官出现不同程度的病变。

【临床表现】

Nipah 病毒及 Hendra 病毒所致感染症状相似。本病潜伏期约 7～20 日，临床表现形式多样、轻重不同，多表现为发热，体温可达 39～40℃之间，伴有头痛、乏力、食欲下降及全身肌痛等中毒症状，呼吸道症状出现较早，如进行性加重的咳嗽、流涕、鼻出血，严重者出现气促、呼吸困难及口唇发绀等。部分患者在 24～48 小时内出现嗜睡、意识障碍、痉挛及颤抖，数日后发展到昏迷，多数患者在昏睡中死亡，约有 50% 的感染者会出现昏迷症状，后者会有不同程度的后遗症。人感染 Nipah 病毒的病死率约 38%，感染 Hendra 病毒的病死率约为 41%。仅有少数病例无任何临床症状，为隐性感染，此时血清学检测呈阳性。

初生猪仔感染 Nipah 病毒后病死率高达 40%，多表现为张口呼吸、后肢软弱无力并伴有肌肉震颤、惊厥等症状。断奶仔猪及育肥猪通常表现为急性高热，体温达 39.9℃以上，出现张口呼吸、呼吸急促、呼吸困难等不同程度的呼吸系统症状，重症偶有咯血。除此之外通常伴有颤抖、肌肉痉挛、惊厥、后肢软弱无力、步履蹒跚，甚至麻痹、跛行。感染率高达 100%，但病死率较低，多在 5% 以下。种猪感染后可突然出现死亡，常伴有呼吸困难、流涎、鼻腔分泌物增多，多呈黏性、脓性或血性。亦伴有精神亢奋、头部僵直、破伤风状痉挛、眼球震颤、口腔费力咀嚼、咽喉部肌肉麻痹而出现吞咽困难，口吐白沫及舌外伸。马感染 Hendra 病毒后表现为急起发热、呼吸困难、精神萎靡、食欲下降、鼻出血、口唇发绀及心动过速，偶可出现皮肤、巩膜黄染及运动共济失调等症状，严重者出现肾衰竭、动脉血栓形成、心衰及脑膜脑炎，1～3 日内死亡。

【诊断与鉴别诊断】

根据流行病学及急性发热，并以呼吸系统及神经系统症状为主要表现者，应怀疑该类病毒感染，进一步确诊应做血清学检查、病毒分离及病毒核酸检测等。目前可采用 ELISA，血清中和试验及直接荧光抗体试验，检测患者及病兽中的特异性抗体 IgM 及 IgG。可从感染的人及动物的血清、尿液、脑脊液、唾液及肾脏、肺组织中分离出病毒。RT-PCR 是检测病毒核酸的一种敏感及特异性好的方法，现已广泛应用于临床诊断中。Nipah 病毒感染波及脑组织时，磁共振（MRI）可发现大脑皮层白质区有高密度病灶区存在。因本病最初认为是日本脑炎（即流行性乙型脑炎），故须与该病鉴别。在临床上较难区别，主要通过血清学检查及病毒分离进行鉴别。

【治疗】

缺乏特异性治疗方法，主要为对症治疗，高热时降温，以物理降温为主，如冰敷、乙醇或温水擦浴、冷盐水灌肠等。高热并发惊厥的患者可采用亚冬眠疗法，给予氯丙嗪及异丙嗪各每次 0.5～1mg/kg，肌注，每 4～6 小时 1 次。对有频繁抽搐及惊厥者给予镇静、解痉药物，有脑水肿时脱水，并改善患者通气功能、清除呼吸道分泌物，保持呼吸道通畅。抗病毒治疗疗效不确定，早期可试用利巴韦林治疗。对感染病猪及马等动物治疗意义不大。

【预防】

目前无特效预防措施，主要采取控制传染源及切断传播途径为主的预防性措施，捕杀病猪、病马并应彻底消毒、封锁疫区，严禁人员、车辆的进出，流行期间应禁止猪的调运。工作人员工作时应穿戴防护衣及手套，以避免与感染动物体液的直接接触。此外还应开展驱蚊、蜱等吸血昆虫工作。

（陈士俊）

参 考 文 献

1. Basler CF. Nipah and Hendra virus interactions with the innate immune system. Curr Top Microbiol Immunol, 2012, 359: 123-152.
2. Marsh GA, Wang LF. Hendra and Nipah viruses: why are they so deadly? Curr Opin Virol, 2012, 2(3): 242-247.
3. Ksiazek TG, Rota PA, Rollin PE. A review of Nipah and Hendra viruses with an historical aside. Virus Res, 2011, 162(1-2): 173-183.
4. Vigant F, Lee B. Hendra and nipah infection: pathology, models and potential therapies. Infect Disord Drug Targets, 2011, 11(3): 315-336.
5. Defang GN, Khetawat D, Broder CC, *et al*. Induction of neutralizing antibodies to Hendra and Nipah glycoproteins using a Venezuelan equine encephalitis virus in vivo expression system. Vaccine, 2010, 29(2): 212-220.
6. Freiberg AN, Worthy MN, Lee B, *et al*. Combined chloroquine and ribavirin treatment does not prevent death in a hamster model of Nipah and Hendra virus infection. J Gen Virol, 2010, 91(Pt 3): 765-772.

第九节　风　　疹

风疹（rubella）系因风疹病毒所致的急性呼吸道感染病。临床表现为轻度上呼吸道炎症、发热、红色斑丘疹及耳后、枕后淋巴结肿大。妊娠孕妇早期感染风疹病毒，可致胎儿的先天性感染而致胎儿畸形或死胎。

本病于 1852 年由 De Bergen 首先报道，当时认为系麻疹的变型，故亦称德国麻疹（German measles）。1866 年正式定名为风疹，而到 1938 年才证明风疹是由病毒感染所致。1962 年 Parkma、Weller 及 Neva 分别用猴肾细胞分离风疹病毒获得成功，为临床的病型表现、流行病学研究及风疹疫苗的研制提供了基础。1969 年美国研制的 HPV 减毒风疹疫苗开始在全国接种，1981 年我国开始接种国产的风疹-腮腺炎联合减毒活疫苗，对预防风疹起重要作用。

【病原学】

风疹病毒系披膜病毒（*Togavirus*）科风疹病毒属的唯一成员，为 RNA 病毒，呈不规则球形，直径约 60nm，表面有包膜。病毒的内核为 20 面体对称的核壳体，直径约 30nm，壳体中心有一内核，直径约 10～20nm。风疹病毒有 3～8 种结构蛋白，以衣壳蛋白 C，外膜蛋白 E1 及 E2 为主要成分。C 蛋白的分子量为 $(3.3\sim3.8)\times10^3$，由 299 个氨基酸组成，与风疹病毒的 40S RNA 结合构成核衣壳。由于蛋白位于病毒的核心部位，其抗体对病毒无中和作用。E1 在风疹病毒结构蛋白中分子量最大，为一种糖基化蛋白，Mr 约为 60×10^3，具有凝集动物及人“O”型红细胞的作用，能刺激机体产生中和抗体及 HI 抗体。E2 亦是一种糖基化蛋白，Mr 为 $(42\sim54)\times10^3$，E2 有两种 Mr 不同的形式，分别为 E2a（47×10^3）及 E2b（42×10^3）。E2 上只有一个抗原表位位点，能刺激机体产生中和抗体，但 E2 的免疫原性远不如 E1 强。风疹病毒只有一个血清型。人是风疹病毒的重要宿主，许多野生动物及实验动物亦能感染风疹病毒。病毒接种猴肾细胞后能在细胞中繁殖，但不会出现病变，此外亦能在兔肾、乳田鼠肾及兔角膜细胞等细胞中生长，病毒体能凝集鸡、鸽、鹅及人 O 型血红细胞。病毒不耐热，56℃30 分钟即可灭活大部分活性。对有机溶剂敏感，紫外线可灭活病毒，而不破坏其抗原性，如1∶4000甲醛37℃1小时可使病毒灭活。

【流行病学】

一、传染源

风疹患者、无症状带毒者及先天性风疹患者均为本病传染源。出疹前7日到出疹后5日的患者从其鼻咽部能分离到病毒，均具有传染性。起病当日及前1日传染性最强。约有2/3的患者为隐性感染，是重要传染源。先天性风疹患儿出生后即能从鼻咽部及大小便排出病毒，且排毒时间可长达数周至数月之久，易导致人群的感染。

二、传播途径

通过空气飞沫传播是主要传播途径，病毒存在于患者及隐性感染者的呼吸道分泌物中，通过咳嗽、喷嚏及活动等方式，飞沫被易感者吸入而感染，亦可通过污染了患者粪便及尿的食具、衣物及生活用品等发生接触感染。通过胎盘及母乳亦可传播，以妊娠早期为最高。

三、易感人群

人群普遍易感，胎儿期或半岁以上人群的易感性高，但由于免疫力随着年龄增长升高，故易患年龄在1～9岁之间，发病年龄以1～5岁为多，成人亦可发病。男性多于女性，感染后可获得持久免疫力。

四、流行特征

风疹呈世界性分布，一年四季均可发病。温带地区以冬春季发病最高。在风疹疫苗使用以前，大多数国家风疹呈周期性流行，一般间隔3～4年。风疹病毒的传染性不如麻疹强，感染后约1/3的人群发病。风疹病毒抗体的阳性率在各地区间有一定差别，在我国小于5岁的各年龄组风疹病毒抗体阳性率调查中发现农村儿童高于城市儿童，各地差异波动在87%～100%之间。

【发病机制与病理改变】

风疹病毒侵入上呼吸道后先在局部黏膜，继之在颈部、颏下及耳后淋巴结增殖，此时可表现为淋巴结肿大，然后进入血流导致病毒血症，病毒并通过白细胞到达单核-吞噬细胞系统复制后再次进入血流引起第二次病毒血症。病毒可经血流到达皮肤，导致皮疹；到达结合膜，导致轻度结膜炎；到达关节部位，导致关节炎；偶可到达脑组织导致脑炎。目前认为病毒直接作用是致病的主要原因，而机体对风疹病毒的免疫应答反应所致损害亦起一定作用。

后天风疹病毒感染所致的器官损害较轻。皮疹部位真皮上层的毛细血管充血及轻度炎性渗出，真皮内单核细胞浸润，淋巴结呈急性、慢性非特异性炎症。风疹病毒脑炎有脑组织水肿、血管周围浸润、神经细胞变性及轻度脑膜反应。

先天性风疹综合征的病理改变视病毒侵犯个体的不同脏器而有所不同。神经系统受损的可表现为小头畸形、脑膜炎等；眼部病理改变有白内障、小眼球及视网膜炎等；心脏病理改变可表现为心肌坏死、心室中隔缺损、肺动脉瓣狭窄及动脉导管未闭等；其他可表现为肝炎、胰腺炎、甲状腺炎、骨骼畸形及耳聋等。在先天性风疹综合征病死儿的病变脏器及后天性风疹患者皮疹中均可分离出风疹病毒。

【临床表现】

一、获得性风疹（后天获得性风疹）

潜伏期为14～21日，平均18日，主要表现为发热、出疹、淋巴结肿大。

（一）前驱期

儿童前驱期多不明显，最早发现的是皮疹。在青少年及成人有1～5日的前驱期症状，表现为持续1～2日的低热、头痛、咽痛、咳嗽、喷嚏、流涕、倦怠、厌食及结膜炎等。偶有呕吐、腹泻、鼻出血及齿龈肿胀等。

（二）出疹期

通常于发热第1日或第2日即出现皮疹。皮疹为本病的特征性表现，为小的淡红色斑丘疹，为充血性（图12-9-1）。先出现于面部，后颈部，再由躯干到达四肢。皮疹1日内布满全身，但手心及足心大都无疹，皮疹似麻疹，融合后似猩红热，皮疹可持续1～5日，典型皮疹持续3日消退，故有描述风疹皮疹为“1日麻疹，2日猩红热，3日褪疹”，合称之为“三日麻疹”。个别患者皮疹呈出血性，同时可伴有全身出血倾向，由血小板减少及毛细血管通透性增高所致。皮疹消退后不留色素沉着，亦不脱屑。但出疹严重者，疹褪后有细小脱屑。无皮疹风疹，在较大儿童及成人中较常见，可有轻度发热、咽充血、淋巴结肿大而不出现皮疹。在感染风疹病毒后可无任何症状、体征，而血清中可测出风疹抗体，即所谓隐性感染或亚临床型患者。故流行期间没有皮疹者亦不能排除风疹感染。

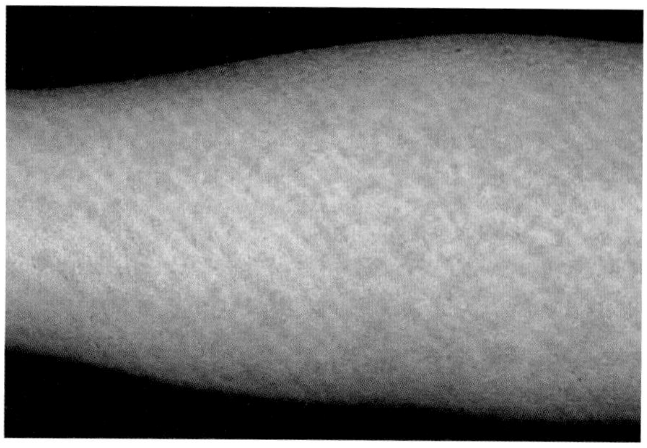

图 12-9-1 出疹期风疹

（三）淋巴结肿大

风疹患者均有淋巴结肿大，在出疹前 7 日部分患者已有淋巴结肿胀及触痛，在出疹后的第 1 日最为严重，主要分布于耳后、枕部、颏下及颈部，为一般性淋巴结肿。病后迅速消肿，亦有持续肿大数周以上者。

二、先天性风疹综合征（congenital rubella syndrome，CRS）

CRS 是孕妇在妊娠早期感染风疹病毒所致的先天性疾病，可导致死胎、流产或早产，但更多表现为各种畸形或多脏器损害。孕妇感染风疹病毒形成病毒血症后，病毒可穿过胎盘而感染胎儿，胎儿细胞受感染后并不被破坏，但细胞生长速度降低，致使婴儿出生后器官可有缺损或畸形。其临床表现复杂，可累及全身各系统，表现为一种或几种器官畸形。

（一）出生时低体重

病儿出生时体重<2500g，呈营养不良。

（二）耳聋

常有双侧感觉性神经耳聋或伴有传导性障碍，导致继发性语言障碍。听力于出生第一年后呈进行性损坏，亦可听力突然丧失，耳聋为耳蜗及 Corti 器变性引起发育不良所致。

（三）眼缺损

白内障发生率高达 54.5% ~66%，多为双侧性，常与小眼球并发。晶状体呈球形，中心见有核样坏死。视网膜有灶性病变或心血管形成而影响视力。先天性青光眼发生率较白内障少，表现为角膜增大及浑浊、前房增深、眼压增高，可并发白内障，晚期可出现圆锥形角膜、角膜水肿及自然晶体吸收。

（四）心血管畸形

最常见为动脉导管未闭，亦有房室间隔缺损、肺动脉狭窄、法洛四联症等亦较多见，亦有高血压导致肾动脉及主动脉狭窄的晚期表现。

（五）中枢神经系统病变

表现为精神发育迟缓或孤僻症，亦可出现严重的运动损害及典型的痉挛性双侧瘫痪。进行性风疹全脑炎（PRP）是中枢神经系统的慢性进行性疾患，常见于 11 ~30 岁之间发病，潜伏期约 12 年。患者感染先天性风疹后，病情一度稳定，继而发展为进行性脑病，出现智力衰退、共济失调、癫痫发作、强直性痉挛、构音障碍、眼球震颤，最终病情恶化死亡。

（六）代谢及内分泌疾病

糖尿病系最常见的先天性风疹晚期表现，发病多在 11 ~30 岁，所有病例均有耳聋及其他缺损。甲状腺功能减退或亢进及甲状腺炎亦是晚期表现之一，偶见生长激素缺乏症，可能由于慢性及进行性下丘脑功能紊乱所致。

（七）其他

血小板减少性紫癜、肝炎、溶血性贫血及骨损害等亦常见到。

【实验室检查】

一、血常规

白细胞总数减少，淋巴细胞分类增多，可出现异型淋巴细胞及浆细胞。

二、血清学检查

血凝抑制试验、补体结合试验及中和试验等检测特异性抗体，需采双份血清，抗体效价升高 4 倍以上即有诊断意义。目前多采用 ELISA 及间接免疫荧光检测特异性 IgM 抗体，该方法快速、敏感，一般风疹患者在出现风疹时就可检测到抗风疹病毒 IgM 抗体，具有早期诊断价值。新生儿检出特异性 IgM 抗体，IgG 抗体在出生 6 个月后持续存在且效价升高者可诊断为先天性风疹。

三、风疹病毒抗原及核酸检测

采用免疫组化法及间接免疫荧光法检查组织中的风疹病毒抗原敏感性较差。新开展的单克隆抗体技术结合流式细胞计数技术检测风疹病毒抗原，一般3～4小时即可诊断风疹病毒血症，应用荧光标记的抗鼠免疫球蛋白及风疹病毒特异单克隆抗体可检测发病后1～13日白细胞表达的风疹病毒抗原。以风疹病毒包膜蛋白E1基因保守区合成引物，采用RT-PCR检测风疹患者咽拭子标本中的风疹病毒RNA，与风疹病毒分离结果完全相符。敏感性及特异性均较好。

四、病毒分离

从风疹患者的咽拭子、皮疹、尿液、血液及脑脊液、关节滑液或脏器活检标本，培养于RK13、Vero、BHK21、乳地鼠肾、人胚二倍体、原代人胚肾等传代细胞，可分离出病毒，再用免疫荧光法或酶标法进行鉴定，单克隆抗体的研制给风疹病毒分离结果的鉴定提供方便。亦可将感染细胞制成薄片，以饱和醋酸铀及柠檬铅染色后在电镜下可观察到细胞浆内病毒感染后特征性空泡区域及直径50～75nm的含双层外膜的风疹病毒颗粒。

【诊断】

主要依据流行病学资料及临床表现，出现发热、皮疹及淋巴结肿大应怀疑本病，确诊有赖于病毒分离或血清学检查。对妊娠期怀疑感染风疹的妇女所生婴儿，不论有无症状、体征，均应做风疹病毒分离及脐血、新生儿血或婴儿血风疹特异性IgM抗体测定，该抗体以出疹后5～14日阳性率最高。阳性者可确诊为CRS，而6月龄的婴儿血清检测到高滴度的IgG抗体亦可诊断CRS。

【鉴别诊断】

后天获得性风疹应与麻疹、猩红热、幼儿急疹、药物疹、传染性单核细胞增多症等疾病进行鉴别。CRS需与先天性巨细胞病毒感染、先天性弓形虫病及梅毒等疾病相鉴别。如具有风疹的临床特征如先天性心脏畸形、先天性白内障或青光眼，经病毒分离及血清学证实，则确诊不难。

【治疗】

风疹感染无特效治疗方法，主要是对症及支持治疗、急性期应卧床休息，给予维生素及富营养、易消化的食物，发热、头痛者可用解热止痛剂。若并发脑炎则按流行性乙型脑炎处理。干扰素、利巴韦林及金刚烷胺等有一定疗效，在出现并发症时可采用。而先天性风疹患儿的治疗主要取决于良好的护理及教育，密切观察病儿生长发育情况、矫治畸形，对青光眼、白内障及先天性心脏病可采用手术治疗。

【预后】

后天获得性风疹预后良好，极少数并发脑膜脑炎，血小板减少所致颅内出血者可导致死亡。孕妇感染对胎儿危害大，而非孕妇本人。妊娠3个月内患风疹，其胎儿可发生先天性风疹，导致流产、死产、早产或各种先天畸形等。

【预防】

一、控制传染源

主要是隔离患者。本病传染期短，皮疹出现后隔离5日即可。

二、切断传播途径

由于本病主要是通过空气飞沫传播，故在流行期间，应少到公共场所，特别是孕妇在妊娠早期。

三、保护易感人群

（一）主动免疫

风疹疫苗有两种：一类是单价风疹减毒活疫苗；一类是麻疹-风疹-流行性腮腺炎、麻疹-风疹、风疹-流行性腮腺炎疫苗，两种的预防效果相似，接种后95%的人群可产生抗体，抗体可维持7年以上。接种对象为15个月龄至12岁儿童及易感育龄妇女，育龄妇女接种后3个月内不宜妊娠。接种禁忌为免疫功能低下者。

（二）被动免疫

在流行期间，接触患者后，用丙种球蛋白被动免疫，可使症状减轻，但不能制止感染。孕妇应用免疫球蛋白，只能掩盖感染症状，不能保护胎儿免于病毒侵袭。

（三）孕妇的保护

由于孕妇感染风疹病毒可传染给胎儿而造成严重后果，故对孕妇的保护非常重要。育龄妇女、没有患过风疹的都应该接受风疹疫苗注射，在流行期间,孕妇应少到公共场所,如确已感染风疹,应考虑人工流产。

(陈士俊)

参考文献

1. Bahloul M, Chaari A, Ammar R, *et al*. Management of severe rubella encephalitis requiring intensive care unit admission. J Infect, 2013, 66(1): 109-111.
2. Abedi GR, Mutuc JD, Lawler J, *et al*. Adverse events following a third dose of measles, mumps, and rubella vaccine in a mumps outbreak. Vaccine, 2012, 30(49): 7052-7058.
3. Altman A, Shoenfeld Y. Rubella and autoimmunity. Rev Bras Reumatol, 2012, 52(3): 305-306.
4. Altman A, Szyper-Kravitz M, Agmon-Levin N, *et al*. Prevalence of rubella serum antibody in autoimmune diseases. Rev Bras Reumatol, 2012, 52(3): 307-318.
5. Ballestas TM, McEvoy SP. Rubella vaccination success in Australia: no time for complacency. Med J Aust, 2012, 197(10): 551-552.
6. Dewan P, Gupta P. Burden of congenital rubella syndrome (CRS) in India: a systematic review. Indian Pediatr, 2012, 49(5): 377-399.

第十节 幼儿急疹

幼儿急疹(exanthem subitum)亦称婴儿玫瑰疹(roseola infantum)或第六病(sixth disease),是婴幼儿时期常见的一种急性出疹性发热疾病。90%~95%为2岁以内婴幼儿患者,冬春季发病较多。临床特征为突然高热3~5日,体温骤降时全身出现皮疹,短时期内迅速消退,预后良好。

【病原学】

目前已证实幼儿急疹的病原是人疱疹病毒6型(human herpes virus-6, HHV-6),呈典型的疱疹病毒形态学特征。病毒直径为160~200nm,有包膜,内有一电子密度高、不规则的核心,直径约65nm。病毒核心从外到内依次为病毒衣壳、内膜及包膜。在感染细胞质内,大多数未获包膜的病毒核衣壳均带有内膜,此点不同于单纯疱疹病毒。HHV-6可分为A组及B组,迄今A组病毒的致病作用尚不清楚,B组病毒是导致幼儿急疹的病原。HHV-6具有广泛的嗜细胞性,人感染后能在外周血淋巴细胞、唾液腺、脑脊液中检出HHV6 DNA。

人疱疹病毒7型(HHV-7)于1990年由Frewkel报道,这是在研究HIV过程中的一次意外发现。HHV-7的形态及结构与HHV-6相似,DNA序列的同源性为37.4%~42%,但DNA的核酸内切酶图谱明显不同于HHV-6。由于HHV-7与HHV-6之间存在着某些共同抗原,因此某些识别HHV-6早、晚期抗原的单克隆抗体如9A5D12(P41)、12B3G4(P135)、C-5(P38/41)可与HHV-7出现不同程度的交叉免疫荧光反应。日本学者Tanaka等认为HHV-7与HHV-6一样,亦可导致儿童玫瑰疹,但与玫瑰疹的确切病因学的联系尚有待进一步证实。

【流行病学】

一、传染源

患者及隐性感染者为主要传染源,但由于在同一家庭中很少有两人以上发病者,可见本病传染性不强。

二、传播途径

通过空气飞沫传播是主要传播途径,亦可经唾液由母亲传染婴儿。

三、易感人群

90%~95%为2岁以下小儿,大多数患者为6~12个月婴儿,病后可获得持久免疫力,故极少再次患病,但日本学者从13例患两次幼儿急疹的8个月龄男婴血中相继分离出HHV-6及HHV-7,并证实其初次感染为HHV-6,两个月后又感染了HHV-7。婴儿可从母体获得抗体,初生至5个月抗体水平逐渐降低,6个月后开始上升;2岁幼儿抗体阳性率几乎100%。

四、流行特征

终年散发,偶有局部流行,发病以冬春季为多,多为隐性感染,有典型临床经过的约占30%。有报道在旅行后得病。

【发病机制与病理改变】

目前尚不清楚。因本病预后良好,死亡者罕见,尚无尸解资料报告。对于皮疹的发生有两种说法:一种认为病毒血症引起机体出现免疫应答所致的皮肤损伤;另一种观点认为病毒血症本身所致的局部表现。近年来亦发现患儿高热持续时间的长短与血中 HHV-6 的量呈正比。

【临床表现】

潜伏期 8～15 日，平均 10 日。

一、发热

起病急骤，大多无前驱症状，突起高热，在数小时内体温上升达 39～40℃或更高，热型有稽留型、间歇型及弛张型等，亦有报道为双峰热型曲线（鞍曲线）。患儿体温一种为突然高热，持续 3～5 日，骤然下降。另一种热度逐渐上升，第 2 日达高峰，然后逐渐下降。热程多为 3～5 日。

二、皮疹

热退后出疹是幼儿急疹的主要特点。皮疹在热退或热度将退时出现，皮疹为淡红色斑疹或斑丘疹，直径为 2～3mm，周围有红晕，压之褪色，皮疹呈分散性，很少融合成片，皮疹初现于颈部与躯干，随后蔓延至耳后、臀部及四肢近端，1 日内出齐，尤以腰、臀部较多，面部及四肢远端较少，皮疹隐褪很快，经 1～2 日后褪尽，无色素沉着。

三、其他症状

常伴有呼吸道症状，轻微咳嗽、流涕，多数有鼻炎、咽部充血及耳后或枕后淋巴结肿大。夏秋季发病者可伴有腹泻、恶心、呕吐。部分 1 岁以内婴儿高热时可发生惊厥，甚至出现脑膜刺激征、脑脊液压力增高，常规检查正常。

四、并发症

幼儿急疹很少发生并发症，偶见中耳炎、支气管炎、心功能不全等。亦有严重并发症的报道，如致死性脑炎或脑病、重度肝功能损害及血小板减少性紫癜等。

【实验室检查】

一、血象检查

早期（24～26 小时）白细胞总数及中性粒细胞可增高，发热期白细胞总数及中性粒细胞减少，而淋巴细胞显著增多，皮疹出现后，血象很快恢复正常。

二、血清学检查

血清特异性诊断多采用间接免疫荧光法。近年来采用纯化的人 HHV-6 核衣壳抗原建立的免疫酶方法，已用于检测 HHV-6 特异性血清 IgG 及 IgM，组织及细胞中的 HHV-6 抗原可用免疫组化方法检测。抗 HHV-6 IgM 抗体阳性或双份血清抗 HHV-6 IgG 抗体效价增长 4 倍有诊断意义。

三、病毒分离

取患儿周围血淋巴细胞、器官组织、唾液及气管分泌物可分离出病毒。

四、多聚酶链反应（PCR）

PCR 是常用的 HHV-6 DNA 检测手段。通过同时扩增 A 组及 B 组 HHV-6 DNA 的引物可进行鉴定。

【诊断】

根据患儿突然高热、退热出疹等临床表现诊断不难，血清 HHV-6 IgM 抗体检测阳性，HHV-6 IgG 抗体双份血清效价 4 倍以上增长，病毒分离及 PCR 方法检测 HHV-6 DNA，可明确诊断。当患儿全身症状轻难以解释高热现象时，亦应考虑到幼儿急疹的可能。

【鉴别诊断】

在发热期皮疹尚未出现之前应与上呼吸道感染、肠胃炎及细菌性痢疾等鉴别。在皮疹出现后应与各种出疹性疾病如麻疹、风疹、传染性单核细胞增多症、药物疹及某些可导致皮疹的肠道病毒感染等疾病相鉴别，其出现高热而全身症状轻微以及热退出疹特点可鉴别。

【治疗】

主要是对症治疗，发热期卧床休息，给予充足的水分及易消化食物，高热时可物理降温或应用退热剂，为防止高热惊厥可同时给予镇静剂，如安定、氯丙嗪等，苯巴比妥可致药物疹，应避免应用。由于本病症状多不严重，预后良好，病程短，可不使用抗病毒药物。

【预防】

目前无有效预防方法，一般患者不需要隔离。

在集体儿童机构中，对接触者的易感儿进行观察10日，如有发热，宜暂时隔离治疗。

（陈士俊）

参考文献

1. Nishimoto M, Nakamae H, Hayashi Y, *et al.* Prolonged sinus tachycardia caused by human herpesvirus 6 (HHV6) encephalomyelitis after allogeneic bone marrow transplantation. Intern Med, 2012, 51(10): 1265-1267.
2. Oyaizu H, Tang H, Ota M, *et al.* Complementation of the function of glycoprotein H of human herpesvirus 6 variant A by glycoprotein H of variant B in the virus life cycle. J Virol, 2012, 86(16): 8492-8498.
3. Shiboski C, Hodgson T, Challacombe SJ. Overview and research agenda arising from the Sixth World Workshop on Oral Health and Disease in AIDS. Adv Dent Res, 2011, 23(1): 7-9.
4. Sharma V, Biswas S. Self-limiting fourth and sixth cranial nerve palsy after Lyme disease. J Pediatr Ophthalmol Strabismus, 2010, 47(2): 114-116.

第十一节 天花（附 种痘）

天花（variola, smallpox）系由天花病毒（variola virus）所致的一种烈性感染病，临床表现为严重的全身中毒症状及成批次出现的斑疹、丘疹、疱疹及脓疱，最后结痂、脱痂及遗留痘疤。本病传染性极强，病情重、病死率高。我国在20世纪50年代积极推行普遍种痘及采取其他防疫措施后，1961年起在全国范围内消灭了天花，1977年世界上发生最后1例天花后，未再发现新病例。1979年12月9日全球消灭天花委员会第二次会议证实全球消灭了天花，次年5月8日第33届世界卫生大会上世界卫生组织（WHO）正式宣布全球已消灭天花，并停止种痘。然而值得警惕的是，由于停止种痘，人群的抗天花免疫力逐渐消失。世界上仍有少数实验室为研究需要保存天花病毒，故其发生天花的潜在危险仍然存在，甚至有可能被用作生物战剂，必须引起重视。

【病原学】

天花病毒属痘病毒属，形态上几乎均呈砖状，大小约100nm×200nm×300nm，核心致密呈哑铃状，含DNA，其两侧有性质不明的侧体。外圈为双层脂蛋白包膜。天花病毒可在鸡胚绒毛尿囊膜、人胚皮肤、肌肉细胞、人羊膜、HeLa细胞与羊肾传代细胞等细胞培养中生长，产生肉眼可见的痘疱样病变。

天花病毒在细胞浆内进行增殖复制时，能在胞浆内产生许多病毒密集堆积而成的嗜酸性包涵体，称为瓜尔涅里（Guarnieri）小体。天花病毒耐干燥及低温，在痂皮、尘土及被服上可生存数月至1年半之久，在-10～-15℃可生存4～5年，但不耐湿热，在液体中60℃ 10分钟即被灭活。采用蒸气消毒法亦可将其杀灭，对升汞、石炭酸、甲醛、高锰酸钾、漂白粉及乙醇等消毒剂敏感。天花病毒的毒力强弱不等，强株引起典型天花即普通型天花，弱株引起轻型天花。天花病毒与牛痘病毒关系密切，均属痘病毒组，牛痘病毒形态、大小、化学结构、对外界抵抗力、抗原性及免疫性等方面均与天花病毒相似，但两者致病力有所不同，故经过处理后的牛痘病毒接种于人体从而获得对天花的免疫力。

【流行病学】

患者为天花唯一传染源，天花病毒存在于前驱期患者血液内。自出疹到结痂脱落为止，各期皮疹渗出液中均含有病毒，因此均具有传染性，并且传染期长，以黏膜疹小溃疡所含的病毒随飞沫传播为重要传播途径。重症患者胃肠道及泌尿道可发生病变，故大小便亦可带有病毒。主要通过空气飞沫直接传播，被皮疹渗出液污染的衣服、物件等能间接传播本病，亦可经胎盘感染胎儿。凡是尚未患过天花或没有接种过痘苗及未及时复种的人群均是本病的易感者，种痘成功者获得的免疫力可维持6年左右，患过天花后可产生持久免疫力。

【临床表现】

本病潜伏期5～15日，平均12日左右。根据临床表现可分下列几型。

一、普通型

（一）前驱期

起病急骤，有轻度上呼吸道感染症状，随后出现畏寒、寒战、高热、显著头痛、乏力及腰背痛等症状，持续1～3日。儿童患者呕吐、痉挛较多见。部分患者可有暂时性前驱期皮疹，呈猩红热样、麻疹样或荨麻疹样，多见于下腹部、腹股沟、大腿内侧、腰部、腋窝,有“洗澡短裤”样分布之称,数目不多。前驱期皮疹持续数小时至1日即消退,易被忽视。

（二）出疹期

病程第3~5日开始,体温稍降,开始出现皮疹,首先见于额部及发际、面颊部,后向四肢、躯干蔓延,1~2日遍及全身,皮疹呈离心型分布,头部、四肢暴露部位为多,身体上部较下部为多。皮疹初为斑疹,数小时后迅速成为丘疹,丘疹呈圆形,边缘清晰,直径2~4mm,大小相似,分布对称,深藏于皮内,触之坚硬,丘疹2~3日后变为多房性疱疹,周围隆起,中心凹陷呈脐状,周围有红晕,到病程8~9日疱疹转为脓疱,周围红晕加深,伴痒感及疼痛,此时体温再度升高,全身毒血症状亦加重。

（三）结痂期

脓疱形成2~3日后开始干缩结痂,此时体温逐渐降至正常,毒血症状减轻,但皮肤出现明显瘙痒。于病程3~4周开始脱痂,遗留永久性瘢痕,以面部较明显。

二、其他类型

（一）轻型

表现为变性天花、顿挫型天花及类天花等。

（二）重型

病情极重,有融合型天花、出血性天花。

【实验室检查】

一、病毒学检查

（一）涂片检查巴兴(Paschen)小体

刮取皮疹或疱疹的基底层组织于玻片上,用吉姆萨或巴兴染色法,在显微镜下即可发现大小一致的红色小颗粒,称巴兴小体。

（二）涂片检查包涵体

将天花患者疱疹或皮疹的基底层组织液作涂片,用苏木紫-伊红染色,在显微镜下可见天花病毒包涵体,即瓜尔涅里小体。

（三）鸡胚接种

取患者鼻咽部分泌物或疱疹内容物接种鸡胚绒毛包膜上孵育2~3日,产生乳白色圆形凸起、细小致密、边界清楚的小痘疱。痘疱提取物可用天花或牛痘病毒的免疫血清作补体结合试验加以鉴定。

（四）组织培养

将患者呼吸道分泌物或疱疹液体感染组织细胞,经培养12小时后,即可见到包涵体,48小时后包涵体大部分显著增大。此法可用抗天花丙种球蛋白做中和试验检查其特异性。

（五）电镜观察天花病毒

取天花疱疹液在电子显微镜下观察天花病毒颗粒形态,天花病毒呈砖型。

二、血清学检查

采用血凝抑制剂、补体结合及中和试验检测抗体,恢复期双份血清抗体效价在4倍以上有诊断意义。

【治疗】

天花治疗主要为对症及支持治疗,严格隔离患者,卧床休息,发热期给予流质饮食。加强口腔、鼻、咽、眼及皮肤的清洁,对高热及头痛、烦躁不安等可给予退热剂及镇静剂,处理皮疹主要在于减少痛痒感及避免继发感染。中医认为天花为“瘟疫”,多采用凉血祛斑之方法论治,有一定疗效。

附 种 痘

种痘是将疫苗接种人体以获得对天花的免疫力。我国在一千多年以前就采用人痘接种法,开创人工免疫预防感染病先例。1766年英国医生琴纳(Genner)首创接种牛痘法,使人安全发牛痘而产生对天花自动免疫,即“种牛痘”,已广泛采用并取得很好效果。目前常用的天花疫苗有液体牛痘苗及冻干牛痘苗两种,我国主要使用液体疫苗。

我国曾普遍实行种痘制度,对满12~24个月的婴儿给予初种,一生中只需1次,最多2次复种,以秋季为宜。

一、种痘技术

（一）种痘部位

右上臂外侧中部皮肤,亦可接种在大腿外侧中部或小腿内侧中部皮肤。

（二）接种数目

一般初种2颗,复种1颗。流行时,与患者有密切接触者可用不同疫苗接种2~3颗。

（三）种痘方法

1. 压种法　用消毒针与滴有疫苗的皮肤形成30℃，在直径0.3cm范围内压刺20次，至被压皮肤转红而不出血为度。本法疼痛轻，接种成功率高，形成瘢痕少，为常用方法。

2. 划种法　用消毒针在滴有疫苗的皮肤上通过疫苗划一横道长0.3～0.5cm划破表皮，使出现不相连出血点为宜。

3. 刺种法　用消毒针于滴有痘苗皮肤上在0.3cm范围内，垂直地轻刺7～8次，仍以刺激皮肤而不出血为宜。

（四）局部处理

接种后5～10分钟，皮肤上的痘苗自然干燥，多余疫苗可用消毒棉球轻轻拭去，不能晒太阳或用火烤干。接种部位保持清洁干燥，不要包扎，亦不宜在种痘处洗擦，防止抓伤导致细菌感染。

二、种痘反应

种痘后在局部发红成圆丘疹，1～2日后变成水疱。疱疹液初呈白色，渐呈微黄或脓样浑浊液体，此时疱疹呈扁平圆形，中心有凹点，除局部及相应淋巴结肿痛外，同时体温可上升，并可有食欲减退及腹泻等症状，第10日后反应减轻，疱疹变干，结成棕色痂盖。2～4周后痂盖脱落遗留瘢痕。

三、种痘并发症

（一）全身痘

痘病毒通过血行播散所致，多见于年幼、体弱的种痘原发反应者，在种痘后6～14日，全身出现稀疏的丘疹、疱疹、脓疱及结痂等四个时期。病程发展快，所留瘢痕不深。治疗主要采用对症及支持疗法，并可肌注高效价免疫丙种球蛋白或静注种痘成功者的血浆。

（二）湿疹痘

为湿疹患者在种痘后，于湿疹部位皮肤或邻近正常皮肤出现多数疱疹，常融合成片，易继发感染，出现高热等全身中毒症状，症状重，治疗同全身痘。

（三）坏疽痘

多发生于白血病、恶性肿瘤或使用免疫抑制剂而使细胞免疫功能缺陷者。在种痘后2周，在原发痘疹处出现皮肤及皮下组织坏死，症状重，可出现高热及全身衰竭，病死率高。治疗基本同全身痘。

（四）种痘后脑炎

为一种严重的种痘并发症，是人体对痘苗病毒发生变态反应，导致中枢神经系统损伤，一般发生于初种者，种痘后7～12日出现高热、剧烈头痛、抽搐、呕吐、意识障碍、昏迷及惊厥等症状。轻者1～2周痊愈，重者可致死，存活者亦可有中枢神经系统后遗症。处理除全身对症及支持疗法外，可加用抗过敏及肾上腺皮质激素等药物。

（陈士俊）

参考文献

1. Biagini P, Theves C, Balaresque P, *et al*. Variola virus in a 300-year-old Siberian mummy. N Engl J Med, 2012, 367(21):2057-2059.
2. Probst A, Besse A, Favry E, *et al*. Human CD4 T cell epitopes selective for vaccinia versus variola virus. Mol Immunol, 2012, 53(4):453-459.
3. Hughes CM, Newman FK, Davidson WB, *et al*. Analysis of variola and vaccinia virus neutralization assays for smallpox vaccines. Clin Vaccine Immunol, 2012, 19(7):1116-1118.
4. Weinstein RS. Should remaining stockpiles of smallpox virus (variola) be destroyed? Emerg Infect Dis, 2011, 17(4):681-683.

第十二节　水痘及带状疱疹

水痘-带状疱疹病毒（varicella-zoster virus，VZV）所致疾病在儿童期主要为水痘，在成人主要为带状疱疹，这两种疾病在临床与流行病学上有很大区别。水痘及带状疱疹之间的关系最先由von Bokay于1888年描述，当时他注意到某家庭有一成员发生带状疱疹后而出现其他成员患水痘的情况，因而推测水痘及带状疱疹可能是由同一传染因子所致的两种不同的临床表现。然而，直到1954年Weller及Coons在美国哈佛大学医学院第一次采用人胚皮肤及包皮来源的细胞成功地分离出水痘病毒及带状疱疹病毒，并证明两者在血清学上完全相同后，von Bokay的假设才完全被人们所接受。1986年，英国学者Davison及Scott经过6年的艰苦努力，完成了水痘-带状疱疹病毒基因组的全部核酸序列分析。1995年3月17日，美国食品及药品管理局（FDA）正式批准水痘-带状疱疹病毒减毒活疫苗可用于预防接种1岁以上未曾患过水痘的儿童，宣告了人类根除儿童水痘流行的可能。

【病原学】

水痘-带状疱疹病毒属疱疹病毒科，α 亚科，病毒直径 160～200nm，为有包膜的正二十面体。在化学结构上，VZV 的包膜、内膜、衣壳蛋白组成类似于 HSV。已知 VZV 有 6 种糖蛋白 gpⅠ、gpⅡ、gpⅢ、gpⅣ、gpⅤ及 gpⅥ。其胸苷激酶是抗病毒药的作用靶点。核衣壳呈三维对称，内含线性双链 DNA 分子，全长 124 884bp。

VZV 在体外极不稳定，对温度相当敏感，60℃能被迅速灭活。病毒可低温保存，但效价下降较快，感染性病毒颗粒不宜低温保存。VZV 对各种有机溶剂如乙醇、乙醚、氯仿等敏感，对胰酶处理亦十分敏感。VZV 的宿主范围窄，人是唯一宿主，迄今感染实验动物均不敏感。体外分离培养 VZV 以人二倍体成纤维细胞为佳。VZV 的复制周期长、繁殖缓慢，细胞病变通常在接种后 3～14 日才出现。VZV 在感染细胞中的病灶开始很局限，且发展十分缓慢。病灶内的病变细胞肿胀变圆，出现核内嗜酸性包涵体，形成多核巨细胞。病毒通过细胞与细胞间扩散而感染邻近细胞。VZV 侵入人体后常可导致终身潜伏感染。

【发病机制与病理改变】

一、水痘

VZV 经呼吸道及口咽部黏膜进入机体后，在局部黏膜组织短暂复制，经血液及淋巴液（原发性病毒血症）播散至单核-吞噬细胞系统组织，经多个繁殖周期后，再次进入血液（第二次病毒血症）而播散到全身器官，特别是皮肤及黏膜组织，导致水痘。由于特异性体液免疫及细胞免疫反应，第二次病毒血症仅持续 3 日左右，局部病损由 VZV 感染毛细血管内皮细胞开始。

水疱由皮肤棘细胞肿胀变性所致，同时还有核内嗜酸性包涵体的多核巨细胞形成，肿胀细胞及多核巨细胞裂解及组织液渗入后，即形成疱疹。水疱液中含有大量的感染性病毒颗粒。水疱亦常见于各处黏膜表面，如口咽部、呼吸道、胃肠道、眼结膜及阴道黏膜等。在罕见的成人水痘，症状常较严重，多并发双肺弥散性结节性肺炎，病死率高达 10%～40%。在免疫功能不足或无免疫力的新生儿，水痘是一种严重的、涉及多器官的致死性感染。儿童水痘的中枢神经系统并发症少见，水痘脑炎的发病率仅为水痘患儿的 1%，水痘脑炎与麻疹脑炎及其他感染后脑炎相似，表现为血管周围的脱髓鞘改变。孕妇在怀孕前 20 周患水痘有 2% 的胎儿发生畸胎。在妊娠 3 个月后感染水痘易致胎儿死亡。VZV 特异性 IgG、IgM 及 IgA 抗体效价的升高见于水痘发病后 5 日左右。特异性细胞免疫的出现及水泡液及血清中 IFN 的出现，可限制 VZV 感染并促进水痘的痊愈。水痘过后，患者获得对 VZV 的终生免疫，再次感染者极为罕见。

二、带状疱疹

同 HSV 感染相似，VZV 原发感染（水痘）过后，可潜伏于人体三叉神经节、胸及腰背神经节中的神经元细胞及其周围（卫星）支持细胞（非神经元细胞）的核内。带状疱疹由潜伏的病毒激活所致，通常发生在老年人或有免疫抑制（如患恶性肿瘤、接受免疫抑制治疗）者。很多因素可诱发带状疱疹，常见因素为外伤、感染病及其他发热性疾病等。出现复发感染时，患者神经节内的神经元细胞中出现病毒复制，病毒复制的结果导致 30%～80% 支配带状区域的神经节内神经元及非神经元细胞出现 VZV DNA，甚至伴有神经节内非神经元细胞的坏死。活化病毒经感觉神经纤维轴索下行至皮肤，在其支配皮肤区域繁殖导致带状疱疹。带状疱疹水疱液内含有大量感染性病毒颗粒。活化的病毒偶尔上行至脊髓及大脑，导致运动麻痹及脑脊髓膜炎。带状疱疹累及三叉神经眼神经支时可致结膜炎，偶尔有角膜炎，甚至虹膜炎，严重时导致失明。在癌症患者及免疫功能缺陷者，有时可见弥散性带状疱疹，在许多器官可发现含核内嗜酸性包涵体可作为血行播散的证据。

体液免疫对这种非经过血流传播的复发感染无明显作用。然而，细胞免疫在带状疱疹的发生发展中起重要作用。细胞免疫与 VZV 复发感染密切相关，免疫功能低下者（如老年人、肿瘤患者、接受骨髓移植者等），潜伏的病毒易被激活，带状疱疹多见。患带状疱疹时皮损局部有单个核细胞浸润及局部 IFN 的产生，显示细胞免疫在疾病的恢复中起重要作用。

【流行病学】

虽然任何年龄均可感染水痘，但主要为儿童的多发性感染病，2～6岁为发病高峰，10岁以下儿童患者占病例总数的90%以上。本病传染性很强，主要通过飞沫传播，但直接接触破裂的水疱亦可感染。密切接触可使90%易感人群发病。患病后可获得终身免疫，一般不再发生第二次感染。体内的抗体不能清除潜伏在脊髓背根神经节内的VZV，若干年后仍可发生带状疱疹。世界各地都有水痘发生，发病年龄以婴幼儿较多，0～6个月以内婴儿具有母体来的抗体，发病率较低。任何季节都可发病，但春秋两季发病较多。带状疱疹散发性流行。通常多见于40～70岁。不论成人或儿童患带状疱疹，均能成为儿童水痘的传染源，导致暴发流行。

【临床表现】

一、水痘

（一）典型水痘

水痘常发生于婴幼儿时期，成人少见。潜伏期10～21日，一般为14日左右。年长儿童及成人于皮疹出现前1～2日可先有发热、头痛、咽痛、四肢酸痛、恶心、呕吐、腹痛等前驱症状，小儿则常无前驱期症状或症状轻微，皮疹及全身症状多同时出现。发热1～2日后即进入发疹期。皮疹先见于躯干、头部，逐渐延及面部，最后到达四肢。皮疹分布以躯干为多，面部四肢较少，呈向心性分布。开始为粉红色帽针头大的斑疹，数小时内变为丘疹，再经数小时变为疱疹，多数疱疹数日后结痂。部分皮疹从斑疹→丘疹→疱疹→开始结痂，仅6～8小时，皮疹发展快是该病特征之一。疱疹稍呈椭圆形，2～5mm大小，疱疹基部有一圈红晕，当疱疹开始干结时红晕亦消退，皮疹往往很痒。水痘初呈清澈水珠状，以后稍混浊，疱疹壁较薄易破。水痘皮损表浅，按之无坚实感，数日后从疱疹中心开始干结，最后成痂，经1～2周脱落。无继发感染者痂脱后不留瘢痕，痂刚脱落时留有浅粉色凹陷，后成为白色。有的疱疹愈合后，在正常皮肤上又有新的皮疹出现，故在病程中可见各期皮疹同时存在。

口腔、咽部或外阴等黏膜亦常见皮疹，早期为红色小丘疹，迅速变为水疱疹，随之破裂成小溃疡。有时眼结膜、喉部亦有同样皮疹。

多数典型水痘患者皮疹不多，平均出疱疹300个，全身症状亦轻，较少发生严重并发症。重型者则皮疹密布全身，甚至累及内脏（如肺部），全身症状亦重，热度高，热程长。成人水痘常属重型。

（二）不典型水痘

不典型水痘少见，可有以下类型：

1. 出血性、进行性及播散性水痘　主要见于应用肾上腺皮质激素或其他免疫抑制药物治疗的患者。出血性水痘疱疹内有血性渗出，或在正常皮肤上有瘀点、瘀斑。进行性水痘病程长达两周以上；播散性水痘患者可全身遍布皮疹，全身中毒症状重。

2. 先天性水痘综合征或新生儿水痘　母亲于产前4日以内患水痘，新生儿出生后5～10日时发病者，易形成播散性水痘，甚至引起死亡。先天性水痘综合征表现为出生体重低、瘢痕性皮肤病变、肢体萎缩、视神经萎缩、白内障、智力低下等，易患继发性细菌性感染。

3. 大疱型水痘　疱疹融合成大疱，皮疹处皮肤及皮下组织坏死而形成坏疽型水痘，患者病情重，高热，全身症状亦重。

（三）并发症

较常见的并发症有以下几种：

1. 继发性细菌感染　包括局部皮疹化脓性继发感染，蜂窝织炎、急性淋巴结炎、丹毒及败血症等。

2. 水痘脑炎（VE）　在1000～10 000个病例中有1例发生脑炎。多发生在病程第3～8日，少数见于出疹前2周或出疹后3周。病情轻重不一，症状及脑脊液所见与一般病毒性脑炎相似，病死率5%～25%。典型表现为头痛、呕吐，严重者惊厥、瘫痪、昏迷，但常无发热及脑膜刺激征。其他少见的神经系统并发症有横断性脊髓炎、周围神经炎、视神经炎等。

3. 原发性水痘肺炎（PVP）　多见于成人水痘患者及免疫抑制者。常在出疹后2～6日出现，亦可见于出疹前或出疹后10日，轻重不一。轻者可无症状，或只有干咳，重者有咯血、胸痛、气急、发绀及发热等。严重者可致命，尤其在妊娠中后期感染，危险性更大。体征不明显。成人水痘中有16%并发水痘肺炎，而肺炎有症状者只有4%。

4. 其他　水痘后期可能发生Reye综合征，

患者有呕吐、不安及激惹，继而进展到脑水肿。由于阿司匹林亦被认为与 Reye 综合征有关，因此水痘感染时最好禁用阿司匹林退热。心肌炎、肾炎、关节炎及肝炎等均少见。

二、带状疱疹

带状疱疹是疾病复发形式，主要在成年人中发生。此病开始时，常有轻度全身症状，如低热、全身不适及食欲不振等。之后在患病神经节支配的皮肤或黏膜区发生剧痛，绝大多数于神经痛1～4日发出皮疹，但亦有无前驱表现即发疹者。局部皮肤初起不规则红斑，继而出现数片成群、但不融合的粟粒至绿豆大的丘疹，迅即变为水疱。疱液澄清，疱壁紧张、发亮，周围有红晕。常先形成一个水疱群，每群水疱约有数个至数十个，然后再发第 2 群。新、旧疹群依次沿所属的周围神经分布，常分批发出，沿神经近端向远端发展。晚发的损害常在皮疹发展未成熟时即消退。损害少的只有 1～2 群，多的可达 20 余群。常排列呈带状，各簇水疱群之间隔以正常皮肤，有时可互相融合而成为弥漫的一大片损害。附近淋巴结常有肿痛。数日后水疱内容可浑浊化脓或部分破裂，最后干燥结痂。痂皮脱落后，若无继发感染，愈后不留瘢痕。病程在儿童及青年人为 2～3 周，老年人为 3～4 周。

皮损常发生在身体的一侧，沿某一周围神经分布区排列，一般不超过身体中线。分布以胸段（肋间神经）最多见，其次为腰段、颈段及三叉神经分布区。三叉神经受侵者尤多见于老年人，症状较严重，疼痛剧烈，可合并角膜及结膜炎，甚至可损害眼球各部而引起全眼球炎，导致失明。病毒感染如累及前角运动神经元，可引起肌无力或相应部位的皮肤发生麻痹，持续几周到几个月，但大部分皆可恢复。当膝状神经节受累，影响面神经的运动神经纤维，产生周围性面瘫，有时出现内耳功能障碍如眩晕、恶心、呕吐、眼球震颤及听力障碍等。病毒尚可影响其他脑神经，成为 Ramsey-Hunt 综合征。

当病毒本身直接从脊髓神经前、后根向上侵犯中枢神经系统时，可导致带状疱疹性脑脊髓炎及脑膜脑炎，表现为头痛、呕吐、惊厥或其他进行性感觉障碍，间有共济失调及小脑症状等。当病毒由脊髓后根神经节侵入交感神经及副交感神经的内脏神经纤维时，可导致胃肠道及泌尿道症状。侵犯腹膜、胸膜则可引起刺激，甚至积液等症状。

由于机体免疫状态不同，该病在临床上常有不典型表现。免疫功能较强，可不出现皮疹，仅有神经痛者称“无疹型带状疱疹”；仅出现红斑、丘疹而不发生水疱即消退者称“顿挫型”或“不全型”带状疱疹；免疫功能低下如年老、恶性肿瘤或长期使用免疫抑制剂者可发生大疱，称“大疱性带状疱疹”；疱液内容呈出血性或形成血痂，称“出血型带状疱疹”；某些老年人或营养不良的患者皮疹中心可坏死，结成黑褐色痂皮者，称“坏疽型带状疱疹”。偶见同时累及两个以上神经节产生双侧性或一侧同时有数个神经节分布区的损害。双侧性带状疱疹相当少见。

【实验室检查】

一、血常规

外周血白细胞总数正常或稍增高。

二、疱疹刮片

刮取新鲜疱疹基底组织涂片，冷丙酮固定，瑞特或吉姆萨染色可发现多核巨细胞，SE 染色可查见细胞内包涵体。

三、血清学检查

常用 ELISA 法检测特异性 IgM 抗体，有助于早期诊断。补体结合试验、中和试验检测双份血清 IgG 抗体，由阴转阳或滴度 4 倍以上升高亦有诊断价值。

四、病毒分离

取疱疹液直接种于人胚成纤维细胞，培育后分离出病毒可作进一步鉴定。本方法操作复杂，要求条件高，仅适用于非典型病例检测。

五、抗原检测

对病变皮肤刮取物，用免疫荧光法检测病毒抗原，敏感、快速，并较易与 HSV 感染鉴别。

六、核酸检测

应用 PCR 检测外周血白细胞及病毒感染的组织细胞中的病毒 DNA，较病毒分离简便，是敏感、快速的早期诊断方法。

【诊断】

VZV 只有一种血清型，原发性感染时导致水痘，持续存在的内源性病毒再活化则导致带状疱疹。两种疾病临床诊断容易，一般不依靠实验室诊断，但偶尔亦可与单纯疱疹病毒感染相混淆。为分离病毒获得毒株，可采集水疱液、血液接种人二倍体成纤维细胞进行病毒分离。疱疹拭子、活检组织可用于检测 VZV 特异性抗原及核酸。常用的免疫组化、免疫荧光以及免疫过滤法均可用于 VZV 抗原检测。

【鉴别诊断】

一、水痘的鉴别诊断

（一）脓疱疹

好发于鼻唇周围或四肢暴露部位，初为疱疹，继成脓疱，然后结痂，无分批出现特点，不见于黏膜处，无全身症状。

（二）丘疹样荨麻疹

系梭形水肿性红色丘疹，如花生米大小，中心有针尖或粟粒大小的丘疱疹或水疱，分布于四肢或躯干，不累及头部或口腔，不结痂。

（三）其他病毒感染

单纯疱疹病毒感染亦可导致水痘样皮损，这类播散性的单纯疱疹病毒感染常继发于异位皮炎或湿疹等皮肤病，确诊需依赖病毒分离。近年来发现有些肠道病毒，尤其是柯萨奇病毒 A 组可导致广泛的水痘样皮疹，但常发生于肠道病毒高发的夏末及初秋时，伴有咽部、手掌及足底部皮损。

二、带状疱疹的鉴别诊断

带状疱疹有时需与单纯疱疹鉴别，后者好发于皮肤黏膜交界处，分布无一定规律，水疱较小易破，疼痛不显著，多见于发热（尤其高热）病的过程中，且常易复发。在带状疱疹的前驱期及无疹型带状疱疹中，沿神经疼痛明显者易误诊为肋间神经痛、胸膜炎及急性阑尾炎等，需加注意。

【治疗】

一、水痘治疗

水痘为自限性疾病，一般可在两周内痊愈。主要是对症处理，患者应呼吸道隔离，一般不需用药，加强护理即可。发热期应卧床休息，体温高者可给予退热剂，给予易消化的饮食及充足的水分。修剪指甲，防止抓破水疱，勤换衣服，保持皮肤清洁。皮肤瘙痒较显著者，可口服抗组胺药物。疱疹破裂者，涂以 1% 甲紫，有继发感染者可局部应用消炎药。一般禁用肾上腺皮质激素，但出血性水痘及水痘肺炎患者可给予肾上腺皮质激素。因其他疾病已服用肾上腺素皮质激素的水痘患者，如情况许可，应尽快减至生理剂量（一般治疗量的 1/10～1/5），必要时停用。早期应用阿昔洛韦已证明有一定疗效，能控制皮疹发展，促进病情恢复，是治疗 VZV 感染的首选抗病毒药物。静脉滴注 10mg/kg，每 8 小时一次，应用 7～10 日。或口服 600～800mg，每日 5 次，疗程 10 日。亦有报道采用 IFN-α 或转移因子治疗有效者。

二、带状疱疹

带状疱疹亦呈自限性，其治疗原则是止痛、抗病毒、消炎、缩短病程及保护局部预防继发感染。

（一）止痛

给予镇静剂，如颅痛定、索米痛及卡马西平等。对后遗神经痛可给阿米替林睡前顿服。三环类抗抑郁药如多虑平、盐酸米帕明对某些患者可能有效。

（二）抗病毒制剂

1. 阿昔洛韦（aciclovir）　皮肤局部患处用含有二甲基亚砜的 3% 阿昔洛韦霜剂涂敷，每日 5 次，效果显著。对带状疱疹可用静脉滴注治疗，10mg/kg，每 8 小时一次，连续 7～10 日或口服 200mg，连续 7 日，能迅速控制病情发展。对严重的急性期带状疱疹及有一定免疫力的患者，可用较大剂量每次 800mg，每日 5 次，共 10 日能明显减轻疼痛。

2. 缬昔洛韦（valaciclovir）　每次 1.0g，每日 3 次，共 7～14 日，患者对缬昔洛韦能较好耐受，缬昔洛韦对加速带状疱疹的皮疹愈合与更昔洛韦疗效相同，且服药更方便。此外，在缩短病程方面，缬昔洛韦较阿昔洛韦稍强。服药期间宜多饮水。

3. 泛昔洛韦（famciclovir）及喷昔洛韦（penciclovir）　口服泛昔洛韦每次 500～750mg，每日 3 次，共 7 日，治疗带状疱疹能明显加速皮疹愈合。

4. 外用药　碘苷、酞丁安等用 50%～60% 二甲基亚砜溶液配制，涂于患处，每日 2～4 次，平均

3 日，炎性红肿可减轻，疱疹变干，疼痛减轻，5～12 日内治愈。

（三）免疫制剂

有报道用麻疹减毒活疫苗每次 2ml，肌内注射有效。其他制剂包括胎盘球蛋白、丙种球蛋白肌注，静脉输入新鲜血浆，皮下注射转移因子可提高细胞免疫功能，缩短病程。

（四）肾上腺皮质激素

合理口服肾上腺皮质激素可抑制炎症过程及减轻被根神经节的炎症后纤维化。在急性期用药可减少后遗神经痛的发病率，但有可能使疾病播散，在免疫反应差的患者不能应用。对体健的患者为预防后遗神经痛，及严重患者如出血型、坏疽型、泛发型，可及早用药，尽可能在起病 7 日之内应用。口服泼尼松每日 40～60mg，疗程 10 日。

【预防】

患者应予呼吸道隔离，至全部疱疹干燥结痂为止。在集体机构中，对接触患者的易感者应留验 3 周（可自接触后第 11 日起观察），被患者呼吸道分泌物或皮疹内容物污染的空气、被服及用具，应利用通风、紫外线照射、煮沸等方法消毒。

减毒活疫苗（VZV Oka 株）能有效预防幼儿及成人易感者发生水痘。20 世纪 70 年代日本通过豚鼠及人细胞培养传代而获得 Oka 减毒株。通过对该疫苗株接种人体后 20 多年的观察，证实其安全、有效。水痘减毒活疫苗在日本及韩国的免疫接种已有十多年历史。在欧洲国家（如德国）的应用亦有数年。1995 年，美国 FDA 正式批准水痘减毒活疫苗可常规免疫接种 1 岁以上未曾患过水痘的儿童及成人。

（陈士俊）

参 考 文 献

1. Birlea M, Owens GP, Eshleman EM, *et al*. Human anti-varicella-zoster virus (VZV) recombinant monoclonal antibody produced after zostavax immunization recognizes the gH/gL complex and neutralizes VZV infection. J Virol, 2013, 87(1): 415-421.
2. Barah F. Prevalence of herpes simplex types 1 and 2, varicella zoster virus, cytomegalovirus, immunoglobulin G antibodies among female university students in Syria. Saudi Med J, 2012, 33(9): 990-994.
3. Barbosa CM, Terreri MT, Rosario PO, *et al*. Immune response and tolerability of varicella vaccine in children and adolescents with systemic lupus erythematosus previously exposed to varicella-zoster virus. Clin Exp Rheumatol, 2012, 30(5): 791-798.
4. James SF, Mahalingam R, Gilden D. Does apoptosis play a role in varicella zoster virus latency and reactivation? Viruses, 2012, 4(9): 1509-1514.
5. Oka M, Kunisada M, Oba Y, *et al*. Prolonged varicella-zoster virus reinfection in an adult after unrelated cord blood transplantation. Indian J Dermatol, 2012, 57(5): 399-400.

第十三节　单 纯 疱 疹

单纯疱疹病毒（herpes simplex virus，HSV）感染是人类较为常见的感染病，临床上有多种综合征。原发性 HSV 感染一般无症状或仅有轻微的症状，病程呈自限性。在恢复期，HSV 常潜伏于体内，在某些诱因的刺激下可被激活，导致复发性感染。人类 HSV 感染的记载始于古希腊，18 世纪期间，法国医师 Astruc 注意到疱疹与生殖器感染的关系，但直到 19 世纪，人类才真正认识到 HSV 感染可在人与人之间传播。至 1929 年，该病毒被正式命名为 HSV。同年，Rivers 及 Andrewes 等分别报道采用家兔角膜及睾丸组织体外培养 HSV 成功。20 世纪 30 年代，Andrewes 等证实人血清中抗 HSV 中和抗体的存在并不能防止唇疱疹的复发，Burnet 等提出疱疹病毒潜伏感染之假说。1962 年 Schneweiss 提出 HSV 存在两个血清型。随后，Nahmias 及 Roizman 于 1968 年证明 HSV1 型主要导致腰以上（非生殖器）感染，而 HSV2 型则与腰以下（生殖器）感染有关。藉助现代分子生物学技术，McGeoch 等 1988 年阐明了 HSV1 型基因组的全部核苷酸序列及基因结构，从而勾画出当今对 HSV 基因及其产物进行逐个研究的蓝图。

【病原学】

HSV 属疱疹病毒科，有 1 型及 2 型两个血清型。除 HSV 之外，与人类疾病有关的其他疱疹病毒尚有 VZV、EB 病毒、巨细胞病毒、人类疱疹病毒 6 型及 7 型等。HSV 1 型及 2 型病毒颗粒均为球形，直径约 150～220nm，由 4 种基本结构组成：包膜、被膜、核衣壳及含有病毒 DNA 的核心。包膜为典型的类脂双层膜，其表面上有许多突起，长约 8～10nm，含有病毒的多种糖蛋白。包膜内为二十面体对称的核衣壳，由 162 个壳粒组成。核心为病毒 DNA 及蛋白。HSV DNA 长约 154kb，为双链线形 DNA，在病毒体内的 HSV DNA 以环形及线形形式存在，一旦进入感染细胞核内，立即进行环化。HSV 1 型及 2 型的病毒基因组有 50% 同源性，它们基因组的限制性内切酶图谱及编码的蛋白质存在差异，可用于病毒分型。

HSV 的成分中 60% ~80% 为蛋白质，20% ~50% 为磷脂化合物，6% ~7% 为 DNA，1.5% 为糖类。病毒包膜含有相当多的脂类，对一些脂溶剂，如乙醚、去氧胆酸钠及氯仿等敏感。某些酶类，如胰蛋白酶、酸性及碱性磷酸酶、磷脂酶 C 及链酶蛋白酶能使病毒的包膜变性而灭活病毒，阻止其吸附及进入敏感细胞。病毒增殖很容易被 DNA 抑制剂如 5-溴-2-脱氧尿嘧啶所抑制。X 线、紫外线对病毒有灭活作用，中性红、亚甲蓝及甲基安蓝对其有灭活作用。病毒在有蛋白质的溶液中较稳定，故常用 10% 的马血清或兔血清保存病毒。病毒对温度较敏感。4℃ 可保存数周，-20℃ 保存两个月，-70℃ 保存数月。

HSV 对动物的感染范围较广，能感染多种动物，如小鼠、家兔、豚鼠、地鼠、棉鼠及鸡等，而人是 HSV 的自然宿主，能在多种细胞系中增殖，如兔肾细胞、人二倍体细胞及各种哺乳动物细胞中增殖。

【发病机制与病理改变】

HSV 感染特征是在体内呈持续潜伏状态，或终身潜伏，或间歇性复活，导致机体出现损害。

HSV 原发感染时，病毒在局部繁殖导致感觉神经末梢感染。病毒逆轴索运行至神经元（节）细胞体，经短暂复制后，进入潜伏感染状态。HSV1 型在三叉神经节内短暂复制时，神经元细胞周围有很多 $CD8^+T$ 细胞及少许 $CD4^+T$ 细胞浸润，伴有 TNF-α 及 IFN-γ 的释放，可能是迫使 HSV1 型进入潜伏状态的原因。

本病毒具有嗜感觉神经节而形成潜伏感染状态的特性，潜伏感染是复发的根本原因。HSV1 型潜伏于三叉神经节及颈上神经节，HSV2 潜伏于骶神经节。潜伏感染的形成取决于宿主及病毒两方面因素，并不一定经过有症状的原发性感染及初次发作。HSV 原发感染常比复发感染的临床症状重，可能与复发感染者体内已有抗体及免疫淋巴细胞有关。有研究表明 HSV 潜伏感染的建立及维持与 HSV 的 LAT（latency-associated transcript）基因有关，宿主免疫功能正常是维持潜伏感染的关键，而潜伏的 HSV 体内再活动与胸腺嘧啶激酶（TK）基因有关。再活动的触发因素有免疫因素及非免疫因素，免疫抑制或免疫缺陷可导致 HSV 活动频繁，感觉神经损伤及神经功能障碍。非免疫因素包括内分泌因素与物理因素，紫外线照射、局部皮肤损伤（包括日晒、手术、拔毛等）、月经、精神紧张及发热性疾病等都可成为潜伏 HSV 再活动的触发因素。潜伏的 HSV2 型较潜伏的 1 型再活动频繁。潜伏感染的细胞含有一个或少数病毒基因组，很少或没有基因表达。在接受诱导信号时，病毒基因组或亚病毒颗粒沿神经移行到敏感的上皮细胞，再通过另一未知机制转递到上皮细胞，一旦进入上皮细胞，病毒即开始它的繁殖及复制周期。

正常情况下，HSV 感染后，机体的体液及细胞免疫反应对阻止病毒播散及促使病程恢复有重要作用，故临床上极少有病毒血症及内脏播散性感染的发生。当细胞免疫尚未发育成熟或有功能缺陷以及有体液免疫缺陷时，可表现为播散性及致死性。细胞免疫较体液免疫在抗 HSV 感染中起更重要的作用，但两者均不能消除潜伏病毒及阻止复发。

原发性或复发性 HSV 感染所致组织学改变相似。皮肤损害的特点为病毒介导的细胞死亡及相应的炎症反应，表现为感染细胞呈气球样变性，细胞变性或核染色质浓缩，并失去完整的胞质膜，形成多核巨细胞。在细胞核内可出现包涵体，称 Cowdry A 小体，常提示 HSV 感染，但不能确诊。感染细胞溶解后形成薄壁的水疱，内含清亮液体，其中有大量 HSV。在炎症细胞浸润后，水疱变为脓性，其后脓疱结痂而愈，通常不留瘢痕。感染区的血管改变包括血管周围的白细胞浸润及出血性坏死，这些改变在有脏器感染的病例尤为突出，如播散性新生儿感染及 HSV 性脑炎。此外，感染局部可发生淋巴结炎或淋巴管炎。

血清流行病学调查显示，宫颈癌妇女 HSV 抗体阳性率及抗体滴度较高，表明 HSV2 型与宫颈癌有一定关系，但在宫颈癌组织中很难查到 2 型 DNA。分子杂交试验结果表明，宫颈癌细胞中有 2 型的基因片段以及有特异性 mRNA 存在。在大多数宫颈癌中可查到人乳头瘤病毒的 DNA，因此有学者提出 HSV2 型及人乳头瘤病毒在宫颈癌发生中可能有协同作用。

【流行病学】

HSV 感染遍布全球，不需动物媒介，人是其唯一自然宿主。急性期患者及慢性带病毒者均为传染源。HSV-1 型感染主要通过直接接触病变部位或含 HSV-1 型分泌物而传播，HSV-2 型感染主要通过性接触传播或经产道传播给新生儿。HSV-1 型尚可通过飞沫传播。病毒经口腔、呼吸道及生殖器黏膜及破损皮肤侵入人体。人群中有 1% ~2% 的正常成人及 5% ~8% 的儿童唾液中有 HSV-1 排出，可直接经接吻传播给他人。手指污染疱疹液或生殖器疱疹分泌物时亦可间接传给他人或自我接种感染。血清流行病学研究指出，发展中国家人群 HSV-1 型抗体阳性率在 15 ~30 岁时即可高达 90%，而同一年龄组人群在发达国家的抗体阳性率约为 50% ~60%。由此可见，社会经济状况影响 HSV-1 型的感染流行。青春期前或在有性生活前，血清中 HSV-2 型抗体的检出罕见，因病毒 2 型主要经性交传播，性的活跃程度与性乱交的频率直接与病毒 2 型感染流行相关。在西方国家的性活跃者中有 20% ~35% 呈血清 HSV-2 型阳性，性门诊患者中有 5% ~12% 的 HSV-2 型阳性，性门诊女性患者中有 5% ~12% 的宫颈分泌物中有病毒 2 型排出，且大多数为无症状携带者。妓女阴道分泌物中病毒 2 型排出率高达 10%。

该病无明显季节性，发病率与性别无关。原发感染中 80% ~90% 为隐性感染，少数为显性感染。大多成人均有抗体，但抗体不能清除病毒。新生儿可在通过产道时获得感染。

【临床表现】

HSV 感染的临床表现及病程同病毒的入侵部位、宿主年龄、免疫状态及病毒型别有关。疱疹病毒感染表现为不同表皮部位的疱疹，如发生于唇部、口腔黏膜、皮肤黏膜移行部位及生殖道黏膜等，眼部疱疹病毒感染则可导致疱疹性角膜炎、树枝状溃疡，严重者可导致脑膜脑炎。感染可分为原发及复发。原发感染多发生在生命早期如婴幼儿或儿童，常为隐性感染，偶尔出现临床症状。感染病毒后，机体产生抗体，病毒潜伏于神经节中，常常导致复发。

一、口-唇疱疹（LH，OH）

原发性 HSV 性龈口炎及咽炎常见于儿童及青年人，潜伏期为 2 ~12 日，表现为发热，咽喉疼痛，牙龈发红、肿胀、易出血，口腔及咽部黏膜出现水疱或溃疡性病变。复发性感染主要表现为单纯疱疹性唇炎，即唇疱疹，在唇缘、口角及鼻孔周围多见，较少出现口腔内的复发性感染。复发性感染一般无发热与全身症状，发疹前 1 ~2 日，局部可有灼热感或其他感觉异常。复发性疱疹性唇炎是 HSV-1 型复发性感染最常见的临床表现。

二、生殖器疱疹

生殖器疱疹主要由 HSV-2 型所致，亦可由 HSV-1 型所致，病损特点为水疱、脓疱及浅表溃疡。男性多累及龟头、包皮及阴茎，女性常累及外阴、阴道及子宫颈。少数患者因发生骶神经根炎而出现神经痛、尿潴留或顽固性便秘。生殖器疱疹及唇疱疹一样，复发时损害较少，排毒少，而且较易痊愈。

三、疱疹性角膜炎

常由 HSV-1 型所致，多伴有结膜炎，表现为急性疼痛，视觉模糊。检查时可见结膜炎、结膜水肿及角膜树枝状溃疡，后者为 HSV 性角膜炎特征性表现，经荧光染色后较易被发现。溃疡亦可累及基质层，愈后常遗留视力损害。在新生儿及 AIDS 患者，可发生播散性 HSV 眼部感染，表现为脉络膜视网膜炎或急性坏死性视网膜炎，应用抗病毒药物可加快愈合，但易复发。局部应用肾上腺皮质激素可致病情加重，累及眼球深层结构。眼部 HSV 感染是导致失明最常见的原因之一。

四、皮肤单纯疱疹（CH）

由于正常皮肤有完整的角化上皮层，单纯的皮肤单纯疱疹并不常见，而以原发性为多见，部分患者可发生复发性感染，但病情一般较轻。当皮肤存在损伤时，原发性口腔及生殖器 HSV 感染通过自体接种或直接播散等途径导致皮肤感染。常见的临床类型有创伤性疱疹、疱疹性湿疹（EH）及疱疹性瘭疽（herpetic whitlow）。创伤性疱疹系指在皮肤擦伤或裂口处出现水疱，伴有全身症状及引流区淋巴结炎。疱疹性湿疹大多发生在特应性湿疹或神经性皮炎的基础上，皮损周围及邻近皮肤分批出现水疱，在病变区可见到不同阶段的疱疹，病损处皮肤有水肿、糜烂、裂开、溃疡及脓性出血性渗出等，患者有高热，伴局部淋巴结肿大及压痛，皮肤病变区常继发细菌感染，伴大量渗出，部分患者发生 HSV 内脏播散。创伤后疱疹的发生类似疱疹性湿疹，常伴有内脏播散，因疱疹很快被继发感染所掩盖，对该病诊断必须高度警惕。疱疹性瘭疽是手指末端的 HSV 原发感染，以拇指及食指多见，在儿童多由 HSV-1 型所致，成人多由 2 型所致，常伴有生殖器 HSV 感染，医院内医护人员可因接触含有病毒的分泌物而发病。疱疹性瘭疽潜伏期 2 ~7 日，先有手指的瘙痒、疼痛、红斑，1 日内出现多个水疱，常伴有发热，局部淋巴结肿大，病程 2 ~3 周。

五、新生儿单纯疱疹病毒感染(NHI)

新生儿 HSV 感染 70% 以上由病毒 2 型所致。绝大多数新生儿感染是因母亲生殖道病毒感染上行播散所致，或经产道获得。表现为 3 种类型：①皮肤、眼、口腔等处感染；②中枢神经系统感染；③播散性感染。70% 以上的新生儿疱疹病毒感染将导致中枢神经系统感染或发生播散，如不予治疗，病死率达 65%。播散性 HSV 感染的病死率更高，可达 85%。新生儿疱疹性结膜炎亦常见，可无皮肤病灶。发生中枢神经系统 HSV 感染的新生儿，90% 以上难以正常生长发育。

六、中枢神经系统 HSV 感染

在儿童及成人，中枢神经系统感染是原发性或复发性 HSV 外周感染较少见的并发症。相反，新生儿中枢神经系统感染是 HSV 感染的主要类型，约占 70% 以上，该感染主要表现为脑炎。除新生儿期以外，95% 以上的 HSV 脑炎由病毒 1 型所致，是急性散发性病毒性脑炎最常见的原因。全年均可发病，发病年龄有 5 ~30 岁及 50 岁以上两个高峰，发病机制尚不清楚。原发性 HSV 脑炎可发生于儿童及青年人，但较少见，系外源性病毒经嗅神经等外周神经传播至中枢神经系统。临床上 HSV 脑炎大多数为复发性感染，发生机制可能为在三叉神经或自主神经根潜伏的 HSV-1 型激活，并扩散至中枢神经系统。额部及颞叶是 HSV 感染的主要累及区，病理特征为脑组织出血性坏死。临床表现为急性起病、发热、头痛、呕吐、行为异常、幻嗅、言语障碍及局灶性癫痫发作。部分患者可在短期出现定向力丧失、抽搐、颈项强直、轻瘫及昏迷。病情一般较重，死亡多发生在第 2 周。未治疗经脑或组织检查证实的 HSV 脑炎的病死率为 60% ~80%，治疗后病死率可下降至 30% ~50%，存活者 90% 以上遗留神经系统后遗症。HSV 脑炎的诊断较为困难。脑脊液变化与其他病毒性脑炎一样，早期病毒极少进入脑脊液，但发病 10 日后，大多数 HSV 脑炎患者脑脊液及血清中抗 HSV 抗体增高，可用于回顾性诊断。脑活组织检查及病原学检查特异性高，是目前最可靠及最有效的诊断方法。如能开展脑脊液中 HSV 抗原或 DNA 检测，将有可能取代脑活组织检查。脑电图、MRI 及 CT 检查对诊断有一定帮助，常能提示脑组织受累部位，并可为脑活组织检查定位。

本病毒除引起脑炎外，尚可导致脑膜炎，脑膜炎通常与原发性生殖器疱疹有关。病原为 HSV2 型，常能自脑脊液中分离出来。临床上有发热、头痛、恶心、呕吐、畏光及颈项强直等症状及体征。脑脊液中淋巴细胞增多，亦可有红细胞增多，蛋白轻度升高，糖多在正常范围。病程约为两周，呈自限性，预后良好，后遗症罕见。15% ~25% 的患者可有一次以上的复发。

七、免疫缺陷者 HSV 感染

此型多由潜伏的 HSV 复活而致，临床表现较重，演变快，恢复时间长，且易导致播散性内脏感染，表现为肺炎、食管炎、肝炎、结肠炎及播散性皮肤感染。在 AIDS 患者，持续性溃疡性 HSV 感染是 AIDS 患者最常见的表现之一。

【诊断】

HSV 感染的诊断有赖于临床资料及实验室检查结果。当皮肤出现疱疹性病变时，临床上即可做出诊断。然而如有以下情况，其诊断常有困难：①病变部位继发细菌感染；②局限于神经系统感染；③内脏感染；④新生儿感染。此时，要依赖病毒分离、组织学检查、抗原及核酸检查以确诊。

【治疗】

HSV 感染大多预后良好，HSV 的潜伏感染难以用药治疗，但对正在复制的病毒感染，则可针对病毒复制的不同阶段进行治疗。HSV 脑炎、播散性感染、新生儿感染、免疫缺陷者感染等预后较差，及时进行抗病毒治疗是重要措施，抗病毒治疗可降低病死率。目前世界公认的抗疱疹病毒制剂有以下几种。

一、阿糖腺苷

阿糖腺苷对局部 HSV 感染很有效，对 HSV 所致的角膜炎及时治疗，可避免进一步恶化而导致的角膜严重病变。对严重 HSV 感染的婴儿、HSV 脑炎患者，本品可明显降低病死率。对复发性生殖器疱疹应于复发早期用药，每日 4 次以上涂抹患处，持续 7 日。阿糖腺苷有一定毒性，需慎用，确诊后方可应用，早期诊断早期治疗效果较好。

二、阿昔洛韦

阿昔洛韦对眼角膜炎、皮肤黏膜感染、生殖器疱疹、HSV 脑炎、带状疱疹都有显著效果，为目前临床普遍使用的首选药。其作用机制为疱疹病毒的胸苷激酶（TK）可使阿昔洛韦磷酸化，抑制疱疹病毒的 DNA 聚合酶，从而阻断病毒的复制。阿昔洛韦用于生殖系统 HSV 感染，可使局部排病毒时间缩短，并可提早使局部病灶愈合。口服或静脉注射均可采用，后者在原发感染患者中效果更为显著。HSV 角膜炎，用 0.1% 眼药水滴眼每日 8 ~ 10 次，或 3% 眼膏每日 4 ~ 6 次都有效，深层角膜炎或溃疡用滴眼剂效果差。皮肤及黏膜感染可口服片剂，加以患处用 3% 含有二甲基亚砜霜剂涂敷，效果显著。HSV 脑炎主要用静脉滴注，10mg/kg，每日 3 次，存活率可达 72%，优于阿糖腺苷及其单磷酸盐。免疫缺陷患者应采用静脉注射。阿昔洛韦毒性小，安全范围较大。

当前，对阿昔洛韦耐药的 HSV 变异株越来越多，尤其易发生在免疫缺陷者抗 HSV 治疗过程中。耐药机制可能是变异株缺乏 TK 酶或 TK 酶发生改变，使阿昔洛韦不能经磷酸化，以至于不能干扰病毒 DNA 的合成。对阿昔洛韦耐药的治疗，可选用膦甲酸钠，其抗病毒活性不需要磷酸化作用，因而对 TK 酶缺陷的 HSV 变异株感染仍有效。

三、泛昔洛韦及喷昔洛韦

泛昔洛韦以片剂或胶囊口服，喷昔洛韦静脉滴注给药或局部霜剂涂抹，泛昔洛韦治疗原发性生殖器疱疹，应在疾病出现时立即服药，剂量为 250mg，每日 3 次；1% 喷昔洛韦乳膏，每日至临睡前每隔 2 小时在皮损部位涂 1 次。

【预防】

应尽量避免与患者感染部位直接接触。患有广泛皮肤、黏膜疱疹者应予以隔离。使用避孕套可减少生殖器疱疹的传播。一旦出现生殖器疱疹，即使使用避孕套亦不能避免传播，此时应避免性生活。新生儿 HSV 感染的预防日益引人关注。目前认为，如果产妇有子宫颈 HSV 感染，建议行剖宫产。阿昔洛韦预防性应用的有效性还在观察中。对血清学阳性母亲出生的婴儿要进行严密监测以便及时发现 HSV 感染，并及早给予抗病毒治疗，这样可降低新生儿 HSV 感染的病死率。

本病的疫苗预防一直有争议，因为正常人 90% 以上体内已有抗 HSV 的特异性免疫力，而且抗病毒免疫不但不能根除病毒的潜伏感染，相反被认为是促进本病毒潜伏的因素之一。尽管如此，人们仍寄希望于 HSV-2 型疫苗能预防生殖器疱疹感染的流行。当前研究较活跃的是 HSV 亚单位疫苗及核酸疫苗。

（陈士俊）

参 考 文 献

1. Funahashi Y, Oguchi T, Goins WF, *et al*. Herpes simplex virus vector mediated gene therapy of tumor necrosis factor-alpha blockade for bladder overactivity and nociception in rats. J Urol, 2013, 189(1): 366-373.
2. Uda T, Koide R, Ito H, *et al*. Relapse of herpes simplex virus encephalitis after surgical treatment for temporal lobe epilepsy: rare complication of epilepsy surgery. J Neurol, 2013, 260(1): 318-320.
3. Bergaoui I, Zairi A, Tangy F, *et al*. *In vitro* antiviral activity of dermaseptin S(4) and derivatives from amphibian skin against herpes simplex virus type 2. J Med Virol, 2013, 85(2): 272-281.
4. Uyangaa E, Lee HK, Eo SK. Glutamine and leucine provide enhanced protective immunity against mucosal infection with herpes simplex virus type 1. Immune Netw, 2012, 12(5): 196-206.
5. de Oliveira A, Adams SD, Lee LH, *et al*. Inhibition of herpes simplex virus type 1 with the modified green tea polyphenol palmitoyl-epigallocatechin gallate. Food Chem Toxicol, 2012, 52C: 207-215.
6. Sun L, Q Li. The miRNAs of herpes simplex virus (HSV). Virol Sin, 2012, 27(6): 332-337.

第十四节　其他疱疹病毒感染

Ⅰ　人疱疹病毒 6 型

1986 年，美国国立癌症研究所 Salahuddin 等在研究淋巴细胞紊乱增生的病原时，从6名艾滋病(AIDS)或淋巴细胞增生症患者的外周血培养物中发现一些有折光性的巨大细胞，而且核内及胞质均有包涵体，并在电镜下观察到一些类似疱疹病毒的颗粒。初步研究表明，这种病毒不仅有别于已发现的其他五类人类疱疹病毒，而且具有对B淋巴细胞的亲嗜性，故而被命名为人类嗜B淋巴细胞病毒(HBLV)。深入研究发现，HBLV具有更广泛的亲嗜范围，尤其是能感染许多T细胞系及某些神经胶质细胞系、成纤维细胞系、巨核细胞系等，因而又被命名为人疱疹病毒6型(human herpes virus-6，HHV-6)。

【病原学】

人疱疹病毒6型具有典型的人类疱疹病毒科的特征，其结构由四部分组成：①核心由核酸及核蛋白组成，约65nm大小，由线状双链DNA缠绕在一个核心蛋白周围形成的轴丝；②由162个衣壳粒组成20面体对称的核衣壳，直径约90～125nm；③衣壳外由一层无定形的皮质粒组成的皮质层，厚约20～40nm；④最外面覆盖着一层脂膜，表面有一些糖蛋白组成的突起。成熟的病毒颗粒约180～200nm。实验证明HHV-6基因与其他疱疹病毒有明显差异。

对HHV-6亲嗜性的进一步研究表明，$CD4^+T$细胞是其主要靶细胞，但$CD4^+$单克隆抗体不能阻断HHV-6感染，提示$CD4^+$不是其唯一受体。HHV-6的细胞培养条件较为特殊，可在新鲜的脐血单核细胞中增殖。被感染细胞在培养第7日左右开始出现细胞病变，细胞呈多形性变化，细胞核固缩，出现多核细胞。HHV-6能感染许多T、B淋巴细胞系、吞噬细胞系及神经胶质母细胞瘤系，而单核细胞及吞噬细胞则不是其易感细胞，感染HHV-6后不出现溶细胞性，但病毒DNA可在细胞内长期存在(45日以上)。除外周血淋巴细胞外，HHV-6亦可潜伏在其他组织细胞，如唾液腺及支气管上皮细胞等，唾液腺有可能是其潜伏感染部位。尚未见用动物细胞培养HHV-6的报道。HHV-6目前仅见一个血清型。根据其抗原性、组织嗜性及致病性的差异，HHV-6可分为HHV-6A及HHV-6B两个变异株。

【流行病学】

HHV-6感染后易形成潜伏性感染或慢性感染，HHV-6在感染者唾液及生殖道中广泛存在，很多看似健康的人可成为传染源。HHV-6的确切传播途径及机制尚不清楚，但多数人倾向于病毒经唾液或气管分泌物传播。欧美及非洲诸多国家对人疱疹病毒6型的血清流行病学进行了研究。发现初生婴儿血清中HHV-6抗体阳性率与普通成年人群相当。亦有报道，在高龄阶段，血清中HHV-6抗体的阳性率有随年龄增长而下降的趋势。这提示，HHV-6是在婴幼儿时期即被感染。可能传播途径有宫内感染、母乳及分娩时来自母体分泌物的感染及出生后的唾液感染三种。

【发病机制与临床表现】

如同其他疱疹病毒一样，人在幼年早期即已获得原发感染。原发感染时，患儿出现急性发热性玫瑰疹病。原发感染过后，病毒在体内进入潜伏感染状态，其基因组以整合形式存在于外周血淋巴细胞染色体。在机体免疫低下时，潜伏病毒易被活化。病毒如何进入潜伏状态及被激活的机制尚不清楚。已知病毒基因组本身可编码对抗机体免疫的基因产物，用以逃脱机体的免疫监控，或许是得以进入潜伏感染的机制之一。

目前普遍认为，HHV-6是导致幼儿急性玫瑰疹的病原。该病毒与良性及恶性淋巴增生病、单核细胞增多症、致死性血液吞噬细胞症、骨髓移植后肺炎、慢性疲劳综合征、多发性硬化症、卡波西肉瘤等的关系尚无定论。

一、HHV-6与幼儿急疹(亦称婴儿玫瑰疹)

HHV-6原发感染发生在幼儿期，常为无症状感染或轻微发热性疹病。幼儿急性玫瑰疹亦称第六病征，常发生在2岁以下儿童，是一种较常见的HHV-6原发感染，常为突然发作，伴有高热及粒细胞减少。高热持续3～5日后下降，即出现红色皮疹或斑疹。皮疹及斑疹一般在2～48小时后消失。罕见伴有脑膜炎、脑膜脑炎、黄疸型肝炎及多器官衰竭等严重并发症。近年来发现患儿高热持续时间的长短与血中人疱疹病毒6型的量呈正比。血清特异性抗体的出现伴随着病情改善、痊愈。

二、HHV-6与免疫抑制

当机体免疫受到抑制时，潜伏的HHV-6可被激活。例如在骨髓移植患者，60%患者外周血白细胞带有 HHV-6 DNA。活化后的病毒可感染 $CD4^+T$ 细胞,进一步加重了机体的免疫抑制。由于 HHV-6 及 HIV 的主要靶细胞都是 $CD4^+T$ 细胞,因而 HHV-6 与 AIDS 的关系受到重视。一般认为 HHV-6 是 HIV 导致 AIDS 的协同因子,而不是主导病因。

【诊断】

目前对 HHV-6 感染的诊断主要依靠血清学及病毒学检查。在幼儿急疹刚出现临床症状时(3 日内),可从外周淋巴细胞及唾液中分离病毒。血清学特异性诊断多采用间接免疫荧光法。此外,现已有免疫酶法商品化试剂盒。基因诊断技术尤其 PCR 技术已广泛应用于 HHV-6 的检测,其敏感性及特异性令人满意。

【治疗】

在感染 HHV-6 时可采用膦乙酸、膦甲酸、更昔洛韦等治疗,均能不同程度抑制病毒的复制,而阿昔洛韦对 HHV-6 不敏感。

Ⅱ　人疱疹病毒 7 型

人疱疹病毒 7 型(human herpes virus-7,HHV-7)是 Frenkel 等 1990 年从一健康成人外周血单核细胞中分离出来,通过限制性内切酶谱分析及分子杂交等试验,证明其与 HHV-6 有显著区别,是一种新认识的人类疱疹病毒,定名为人疱疹病毒 7 型。1992 年,Berneman 等从慢性疲劳综合征患者的外周血单核细胞中分离出 HHV-7 JI 株,并说明它与 HHV-6 一样普遍潜伏在宿主体内。

【病原学与流行病学】

HHV-7 与 HHV-6 同属 β 疱疹病毒亚科。病毒颗粒直径 200nm,有包膜,其细胞病变特点以及分离、培养条件与 HHV-6 非常相似。HHV-7 对 T 淋巴细胞有绝对的亲嗜性。病毒感染 $CD4^+T$ 细胞后有选择地、进行性下调细胞膜表面 $CD4^+$分子的表达。Furawa 等亦发现 $CD4^+$是 HHV-7 的受体,与 HIV 的受体一致。因此,用 HHV-7 直接作用于 T 细胞表面使 $CD4^+$减少,将明显影响 HIV 对 $CD4^+T$ 细胞的感染率,为研究 HIV 感染及免疫抑制提供一种新方法。更为重要的是 HHV-7 与 HIV 之间有明显的互相干扰作用。HIV 与 HHV-7 之间的拮抗作用有可能用于改进 AIDS 的治疗方案。

对 HHV-7 抗原特性及血清流行病学研究,表明在普通人群中约 96% 成人血清中的 HHV-7 抗体滴度大于 1∶160,而在儿童中,只有 2～6 岁后才出现 HHV-7 抗体,提示这种感染发生在儿童早期,但略迟于 HHV-6 的初次感染时间。大部分感染者唾液中能分离出病毒,而成为传染源。

HHV-7 的传播方式目前尚不清楚,但病毒的潜伏部位与传播途径密切相关。研究显示,HHV-7 主要潜伏在外周血单核细胞及唾液腺中,经唾液传播可能是该病毒的主要传播途径。Hidaka 等报道 HHV-7 感染人体后,病毒从唾液排出率为 81%,提示 HHV-7 可通过成人唾液传给婴儿。血液及子宫分泌物中亦能检出 HHV-7 DNA,提示血液传播及母婴垂直传播的可能亦存在。

【临床表现】

目前尚未发现 HHV-7 与任何疾病有明确关系,这种病毒与其他人类疱疹病毒尤其是 HHV-6 的相互关系,及在体内的生物学规律仍不十分清楚。日本学者 Tanaka 等认为 HHV-7 同 HHV-6 一样,亦可导致婴儿玫瑰疹,第二次发作的幼儿急疹与 HHV-7 关系更密切,但其确切病因学联系尚有待进一步证实。慢性疲劳综合征患者体内能检出 HHV-7,但对比研究提示两者并无本质关系。

【诊断与治疗】

HHV-7 的检测主要依靠分子生物学方法检测其 DNA。HHV-7 原发性及再活化感染,引起何种疾病迄今还不清楚,亦没有相应的诊断及治疗方法。

Ⅲ　人疱疹病毒 8 型

Chang 等 1994 年用差异分析法进行卡波西肉瘤组织中的特异性 DNA 检测时,发现了一种新的疱疹病毒 DNA 分子,并称之为卡波西肉瘤相关的疱疹病毒样序列。此后又有一些学者依据在与卡波西肉瘤无关的淋巴瘤细胞、外周血单核细胞及某些皮肤病变标本中,亦能检出该 DNA 序列的事实,建议称之为人疱疹病毒 8 型(human herpes-virus-8,HHV-8)。

【病原学与流行病学】

HHV-8 的 DNA 全长约 270kb,以附加体结构存在于核内。HHV-8 与 EBV 等同属γ疱疹病毒亚科。电镜下可见 HHV-8 感染的细胞核内含有大量的疱疹病毒样衣壳结构，直径约 100nm。HHV-8 可感染体外培养脐血 $CD19^+$ B 淋巴细胞。感染性病毒可被紫外线灭活，膦甲酸钠能抑制其复制，n-丁酸能激活病毒。人胚肾细胞株 293 细胞对 HHV-8 敏感。不同来源的 HHV-8 可能存在不同的基因型。近期的研究提示，HHV-8 可分为 3 个基因型：A 组存在于地中海经典型卡波西肉瘤中，B 组及 C 组则多见于非洲及美洲卡波西肉瘤患者。

人疱疹病毒 8 型 DNA 首先在 AIDS-卡波西肉瘤患者的肉瘤中发现，约有 30% 的 AIDS-卡波西肉瘤可检出该病毒 DNA。特别是同性恋及异性恋的男性患者，其卡波西肉瘤发病率比通过非性传播的 AIDS 患者高 20 倍，提示 HHV-8 的感染与性传播有关。Monini 等调查免疫功能正常的人群发现，在 12% 的泌尿生殖道组织标本，44% 的前列腺组织标本及 91% 的精液中检出 HHV-8，提示在健康人群中亦存在 HHV-8 的潜伏感染，甚至在发生卡波西肉瘤的儿童中亦可检出 HHV-8，说明 HHV-8 除性传播外，尚存在其他途径，如经分娩或母乳喂养而垂直传播。此外，Whitby 等对卡波西肉瘤患者的唾液、粪便标本进行检查，未发现 HHV-8，说明该病毒经唾液及粪便传播的可能性很小，而前列腺及精液在 HHV-8 的传播上可能起更重要的作用。该病毒能否通过感染的 PBMC 进行血液传播，目前尚无明确的结论。因血友病而接受血浆制品治疗后被传染的 AIDS 患者中卡波西肉瘤发病率极低，提示 HHV-8 经输血传播的可能性较小，可能的原因是Ⅷ因子纯化过程中该病毒被灭活。

【临床表现】

一、参与卡波西肉瘤的发病

HHV-8 是否参与卡波西肉瘤的发病目前尚不很清楚。尽管 HHV-8 DNA 主要存在于卡波西肉瘤组织及 AIDS 患者体内淋巴瘤组织，且在 AIDS-卡波西肉瘤患者血清、血浆及外周血白细胞中亦可检测到 HHV-8 DNA，且效价高。患者粪便、唾液、精液、痰液及咽拭子中罕见 HHV-8 DNA 存在。

近年来研究提示，HHV-8 DNA 亦存在于 HIV 血清阴性的正常人外周血白细胞中，但病毒效价低于 AIDS 患者外周血白细胞大约 100 倍。提示本病毒可在很少量的白细胞中建立持续性感染，而不引起明显的临床疾病。因此，HHV-8 亦可能同其他γ疱疹病毒亚科的成员一样，以潜伏感染形式存在于淋巴样组织中，在机体免疫抑制的情况下，经某些因素的刺激而被激活，导致人类疾病。尽管目前尚无动物模型可研究 HHV-8 DNA 在组织细胞中的存在，及其与卡波西肉瘤发生及发展的因果关系，但近期的前瞻性研究证明，HHV-8 DNA 阳性者在 3 年内患卡波西肉瘤的概率，高出阴性者 5 倍。

二、淋巴系统疾患

Cesarman 等曾对各种淋巴细胞系的疾患进行了检测，提出 HHV-8 与血管淋巴母细胞增生淋巴结病及反应性淋巴结病等有关。此外，AIDS-卡波西肉瘤患者外周血 B 细胞中能检出 HHV-8 DNA，说明 HHV-8 是嗜淋巴细胞（尤其是 B 细胞）的病毒，感染后能促进细胞增殖，可能形成淋巴瘤。此特点与 EBV 相似。

【诊断与治疗】

HHV-8 的检测主要依靠分子生物学方法检测其 DNA。目前尚无治疗 HHV-8 的报道。

（陈士俊）

参考文献

1. Hill JA, Koo S, Guzman Suarez BB, *et al*. Cord-blood hematopoietic stem cell transplant confers an increased risk for human herpesvirus-6-associated acute limbic encephalitis: a cohort analysis. Biol Blood Marrow Transpl, 2012, 18(11): 1638-1648.
2. Lautenschlager I, Razonable RR. Human herpesvirus-6 infections in kidney, liver, lung, and heart transplantation: review. Transpl Int, 2012, 25(5): 493-502.
3. Morito H, Kitamura K, Fukumoto T, *et al*. Drug eruption with eosinophilia and systemic syndrome associated with reactivation of human herpesvirus 7, not human herpesvirus 6. J Dermatol, 2012, 39(7): 669-670.
4. Morito H, Kitamura K, Fukumoto T, *et al*. Drug eruption with eosinophilia and systemic syndrome associated with reactivation of human herpesvirus 7, not human herpesvirus 6. J Dermatol, 2012, 39(7): 669-670.
5. Thomasini RL, Bonon SH, Durante P, *et al*. Correlation of

cytomegalovirus and human herpesvirus 7 with $CD3^+$ and $CD3^+$ $CD4^+$ cells in chronic periodontitis patients. J Periodontal Res,2012,47(1):114-120.
6. Sampaio AM,Thomasini RL,Guardia AC,*et al*. Cytomegalovirus,human herpesvirus-6,and human herpesvirus-7 in adult liver transplant recipients:diagnosis based on antigenemia. Transplant Proc,2011,43(4):1357-1359.
7. Wang YF,Chiou YH,Wang LY,*et al*. Cisplatin disrupts the latency of human herpesvirus 8 and induces apoptosis in primary effusion lymphoma cells. Cancer Invest,2012,30(4):268-274.
8. Bergamo E,Chiapolino G,Lignitto L,*et al*. Evaluation of fast PCR reagents for rapid and sensitive detection of human herpesvirus 8. J Virol Methods,2012,181(1):125-130.
9. Jalilvand S,Tornesello ML,Buonaguro FM,*et al*. Molecular epidemiology of human herpesvirus 8 variants in Kaposi's sarcoma from Iranian patients. Virus Res,2012,163(2):644-649.

第十五节　手 足 口 病

手足口病(hand foot and mouth disease,HFMD)系由多种肠道病毒(enterovirus,EV)所致的常见感染病,以婴幼儿发病为主,以发热和手足部位疱疹,口腔溃疡等为主要特征。少数患者可并发无菌性脑膜炎、脑炎、急性弛缓性麻痹、神经源性肺水肿及心肌炎等,个别重症患儿病情进展快,可致死亡。成人感染后多不发病,但能传播病毒。手足口病已在世界多个地区暴发和流行。近年来在中国的发病率显著升高,并呈现季节性流行及全年散发趋势。

【病原学】

引起手足口病的病原体属于小 RNA 病毒科,肠道病毒属。具体包括柯萨奇病毒(coxsackie virus,CV),埃可病毒(enteric cytopathogenic human orphan virus,ECHO)及肠道病毒。历史上,肠道病毒血清学分为 CV A 组、CV B 组及 ECHO virus 等。1970 年起实行新的命名方法,新确定的病毒统一命名为肠道病毒(EV),由 EV68 开始编号(EV68)。

按核酸序列的同源性,EV 被划分为 A～D 组和脊髓灰质炎病毒(polio virus)。引起手足口病的病毒属于小 RNA 病毒科 EV 属,包括 CVA 的 2、4、5、7、9、10 及 16 型等,CVB 的 1、2、3、4 及 5 型等,EV71 型(human enterovirus 71,EV71),ECHO 等。其中以 EV71 及 CVA16 较为常见。EV71 与 CVA16 在基因序列上最为接近,均属于 A 组。EV71 根据基因序列的不同又进一步划分为 A、B、C 等 3 个基因型,其中 B 型及 C 型又进一步分为 B1、B2、B3、B4 及 C1、C2、C3、C4 亚型。

EV71 属单股正链 RNA 病毒,为编码 2194 个氨基酸的多聚蛋白,可进一步水解为 P1、P2、P3 等 3 个前体蛋白,P1 前体蛋白编码 VP1、VP2、VP3、VP4 这 4 种病毒外壳蛋白,可形成五聚体结构,60 个该五聚体的亚单位组成病毒颗粒衣壳,VP4 包埋在病毒颗粒外壳的内部,其他 3 种结构蛋白(VP1、VP2 和 VP3)暴露在病毒颗粒表面,因而抗原表位基本上位于 VP1、VP2、VP3。基因组两侧为 5′和 3′编码区(UTRs),病毒的单链 RNA 具有感染性,如果去除 3′末端的多聚腺苷酸尾或基因组出现断裂,感染性就会消失。关于病毒毒力的机制尚不清楚,研究结果显示,一方面 EV71 毒力表位在基因组中并非单一位点,病毒的毒力是多个位点共同作用决定的;另一方面,复杂的宿主因素,如宿主抵抗力水平的差异及宿主对 EV 属内的不同病毒存在免疫交叉保护反应等对病毒的毒力亦有影响。

EV 对紫外线、干燥、甲醛、碘酒、各种氧化剂(高锰酸钾、漂白粉等)等敏感,加热 50℃ 可被迅速灭活。

【流行病学】

世界各地均有本病毒感染,热带地区常年可见,温带地区夏秋季多发。在流行中隐性感染者比显性发病者多百倍以上,故带毒者作为传染源的意义更大。病毒主要由粪便排出,亦可由呼吸道排出,故粪-口为主要传播途径,亦可经呼吸道传播。婴儿出生后 6 个月内由母亲获得的抗体有保护力,6 个月后成为易感者。随着年龄的增长免疫力亦增强,成年时多已具有免疫力。感染后产生的特异性抗体对同型病毒有较持久保护力。

一、传染源

患者、隐性感染者和无症状带毒者均为主要传染源。人是人肠道病毒的唯一宿主,发病前数日感染者咽部与粪便就可检出病毒,通常以发病后 1 周内传染性最强。在急性期,患者粪便排毒

4～8周，咽部排毒1～2周。隐性感染者及轻型散发病例是流行间歇和流行期的主要传染源。

二、传播途径

粪-口途径是主要传播途径。亦可经呼吸道（飞沫、咳嗽、打喷嚏等）传播，亦可因接触患者口鼻分泌物、皮肤或黏膜疱疹液及被污染的物品等传播。是否经水或食物传播尚未确定。

三、易感人群

普遍易感，不同年龄组均可感染发病，以5岁及以下儿童为主，尤以3岁及以下儿童发病率最高，占发病数85%～95%，主要原因为该年龄组的儿童抵抗能力低下，母源特异性抗体已经消失。

四、流行特征

四季均可发生，流行季节为夏、秋季，常从3、4月份开始增多，6、7月份达高峰，9月份以后发病率明显降低。在疾病流行期间，托幼机构易发生集体感染。医院内交叉感染和口腔器械消毒不严亦可传播。

显性感染和隐性感染后均可获得特异性免疫力，产生的中和抗体可在体内存留较长时间，对同一血清型病毒产生较强免疫力，但不同血清型间鲜有交叉免疫，人群可反复感染此病。据国外观察报道，在人群中，每隔2～3年流行1次，主要是非流行期间新生儿出生，易感者逐渐积累，达到一定数量时，出现新的流行。

【临床表现】

潜伏期多为2～10日，平均3～5日。

一、普通病例表现

急性起病，发热，口腔黏膜出现散在疱疹，手、足及臀部出现斑丘疹、疱疹，疱疹周围可有炎性红晕，疱内液体较少。可伴有咳嗽、流涕、食欲缺乏等症状。部分病例仅表现为皮疹或疱疹性咽峡炎。多在一周内痊愈，预后良好。部分病例皮疹表现不典型，如单一部位或仅表现为斑丘疹。

二、重症病例表现

少数患者（尤其是小于3岁者）病情进展迅速，在发病1～5日左右出现脑膜炎、脑炎（以脑干脑炎最为凶险）、脑脊髓炎、肺水肿、循环障碍等，极少数患者病情危重，可致死亡，存活病例可留有后遗症。

（一）神经系统表现

精神差、嗜睡、易惊、头痛、呕吐、谵妄甚至昏迷；肢体抖动，肌阵挛、眼球震颤、共济失调、眼球运动障碍；无力或急性弛缓性麻痹；惊厥。查体可见脑膜刺激征，腱反射减弱或消失，巴宾斯基征等病理征阳性。

（二）呼吸系统表现

呼吸浅促、呼吸困难或节律改变，口唇发绀，咳嗽，咳白色、粉红色或血性泡沫样痰液；肺部可闻及湿啰音或痰鸣音。

（三）循环系统表现

面色苍灰、皮肤花纹、四肢发凉，指（趾）发绀；出冷汗；毛细血管再充盈时间延长。心率增快或减慢，脉搏浅速或减弱甚至消失；血压升高或下降。

【实验室及辅助检查】

一、血常规

白细胞计数正常或降低，病情危重者白细胞计数可明显升高。

二、血生化检查

部分患者可有轻度丙氨酸氨基转移酶（ALT）、天冬氨酸氨基转移酶（AST）、肌酸激酶同工酶（CK-MB）升高，病情危重者可有肌钙蛋白（cTnI）、血糖升高。C反应蛋白（CRP）一般不升高。乳酸水平升高。

三、血气分析

呼吸系统受累时可有动脉血氧分压降低、血氧饱和度下降，二氧化碳分压升高，酸中毒。

四、脑脊液检查

神经系统受累时可表现为外观清亮，压力增高，白细胞计数增多，多以单核细胞为主，蛋白正常或轻度增多，糖和氯化物正常。

五、病原学检查

CoxA16、EV71等肠道病毒特异性核酸阳性或分离到肠道病毒。咽、气道分泌物、疱疹液、粪便阳性率较高。

六、血清学检查

急性期与恢复期血清 CoxA16、EV71 等肠道病毒中和抗体有 4 倍以上的升高。

七、胸 X 线检查

可表现为双肺纹理增多，网格状、斑片状阴影，部分病例以单侧为著。

八、磁共振

神经系统受累者可有异常改变，以脑干、脊髓灰质损害为主。

九、脑电图

可表现为弥漫性慢波，偶见棘（尖）慢波。

十、心电图

无特异性改变。少数患者可见窦性心动过速或过缓，Q-T 间期延长，ST-T 改变。

【诊断与鉴别诊断】

一、临床诊断病例

1. 在流行季节发病，常见于学龄前儿童，婴幼儿多见。

2. 发热伴手、足、口、臀部皮疹，部分患者可无发热。极少数重症病例皮疹不典型，临床诊断困难，需结合病原学或血清学检查做出诊断。无皮疹病例，临床不宜诊断为手足口病。

二、确诊病例

临床诊断病例具有下列之一者即可确诊。

1. 肠道病毒（CoxA16、EV71 等）特异性核酸检测阳性。

2. 分离出肠道病毒，并鉴定为 CoxA16、EV71 或其他可致手足口病的肠道病毒。

3. 急性期与恢复期血清 CoxA16、EV716 或其他可致手足口病的肠道病毒中和抗体有 4 倍以上升高。

三、临床分类

（一）普通病例

手、足、口、臀部皮疹，伴或不伴发热。

（二）重症病例

1. 重型　出现神经系统受累表现。如精神差、嗜睡、易惊、谵妄；头痛、呕吐；肢体抖动，肌阵挛、眼球震颤、共济失调、眼球运动障碍；无力或急性弛缓性麻痹；惊厥。体征可见脑膜刺激征，腱反射减弱或消失。

2. 危重型　出现下列情况之一者：①频繁抽搐、昏迷、脑疝；②呼吸困难、发绀、血性泡沫痰、肺部啰音等；③休克等循环功能不全表现。

3. 重症病例　具有以下特征，尤其 3 岁以下的患者，有可能在短期内发展为危重病例，应密切观察病情变化，进行必要的辅助检查，有针对性地做好救治工作：①持续高热不退；②精神差、呕吐、易惊、肢体抖动、无力；③呼吸、心率增快；④出冷汗、末梢循环不良；⑤高血压；⑥外周血白细胞计数明显增高；⑦高血糖。

四、其他儿童发疹性疾病

手足口病普通病例需要与丘疹性荨麻疹、水痘、不典型麻疹、幼儿急疹、带状疱疹及风疹等鉴别。可根据流行病学特点、皮疹形态、部位、出疹时间、有无淋巴结肿大及伴随症状等进行鉴别，以皮疹形态及部位最为重要。最终可依据病原学和血清学检测进行鉴别。

五、其他病毒所致脑炎或脑膜炎

由其他病毒引起的脑炎或脑膜炎如单纯疱疹病毒、巨细胞病毒（CMV）、EB 病毒及呼吸道病毒等，临床表现与手足口病合并中枢神经系统损害的重症病例表现相似，对皮疹不典型者，应根据流行病学史，尽快留取标本进行肠道病毒，尤其是 EV71 的病毒学检查，结合病原学或血清学检查做出诊断。

六、脊髓灰质炎

重症手足口病合并急性弛缓性瘫痪（AFP）时需与脊髓灰质炎鉴别。后者主要表现为双峰热，病程第 2 周退热前或退热过程中出现弛缓性瘫痪，病情多在热退后到达顶点，无皮疹。

七、肺炎

重症手足口病可发生神经源性肺水肿，应与肺炎鉴别。肺炎主要表现为发热、咳嗽、呼吸急促等呼吸道症状，一般无皮疹，无粉红色或血性泡沫痰;胸片加重或减轻均呈逐渐演变,可见肺实变病灶、肺不张及胸腔积液等。

八、暴发性心肌炎

以循环障碍为主要表现的重症手足口病病例需与暴发性心肌炎鉴别。暴发性心肌炎无皮疹,有严重心律失常、心源性休克、阿斯综合征发作表现;心肌酶谱多有明显升高;胸片或心脏彩超提示心脏扩大,心功能异常恢复较慢。最终可依据病原学和血清学检测进行鉴别。

【治疗】

一、普通病例

(一) 一般治疗

注意隔离,避免交叉感染。适当休息,清淡饮食,做好口腔和皮肤护理。

(二) 对症治疗

发热等症状采用中西医结合治疗。

二、重症病例

(一) 神经系统受累治疗,严密观察病情变化,密切监护。

1. 控制颅内高压　限制入量,积极给予甘露醇降颅压治疗,每次 0.5 ~1.0g/kg,每 4 ~8 小时一次,20 ~30 分钟快速静脉注射。根据病情调整给药间隔时间及剂量。必要时加用呋塞米。

2. 肾上腺皮质激素治疗　酌情应用,参考剂量为甲基泼尼松龙每日 1 ~2mg/kg;氢化可的松每日 3 ~5mg/kg;地塞米松每日 0.2 ~0.5mg/kg,病情稳定后,尽早减量或停用。个别病例进展快、病情凶险可考虑加大剂量,如在 2 ~3 日内给予甲基泼尼松龙每日 10 ~20mg/kg(单次最大剂量不超过 1g)或地塞米松每日 0.5 ~1.0mg/kg。酌情应用静脉注射免疫球蛋白,总量2g/kg,分 2 ~5 日给予。

3. 其他对症治疗　降温、镇静。

(二) 呼吸、循环衰竭治疗

包括:①保持呼吸道通畅,吸氧;②确保两条静脉通道通畅,监测呼吸、心率、血压和血氧饱和度;③呼吸功能障碍时,及时气管插管使用正压机械通气,建议呼吸机初调参数为吸入氧浓度80% ~100%,PIP 20 ~30cmH_2O,PEEP 4 ~8cmH_2O,f(频率)20 ~40 次/分,潮气量6 ~8ml/kg 左右。根据血气、X 线胸片结果随时调整呼吸机参数。适当给予镇静、镇痛。如有肺水肿、肺出血表现,应采用PEEP,不宜进行频繁吸痰等降低呼吸道压力的护理操作;④在维持血压稳定的情况下,限制液体入量(有条件者根据中心静脉压、心功能、有创动脉压监测调整液量);⑤头肩抬高 15° ~30°,保持中立位;留置胃管、导尿管;⑥根据血压、循环的变化可选用米力农、多巴胺、多巴酚丁胺等药物;酌情应用利尿药物治疗;⑦保护重要脏器功能,维持内环境的稳定;⑧监测血糖变化,严重高血糖时可应用胰岛素;⑨可应用胃黏膜保护剂及抑酸剂等抑制胃酸分泌;⑩继发感染时给予抗生素治疗。

(三) 恢复期治疗

包括:①促进各脏器功能恢复;②功能康复治疗;③中西医结合治疗。

(魏　来)

参 考 文 献

1. 黎念,雷伟. 手足口病研究进展. 重庆医学,2011,40(1):93-95.
2. Sarma N. Hand, foot, and mouth disease: current scenario and Indian perspective. Indian J Dermatol Venereol Leprol,2013,79(2):165-175.
3. Sarma N. Relapse of hand foot and mouth disease: are we at more risk? Indian J Dermatol,2013,58(1):78-79.
4. Jia L,Wang Q,Lin C,*et al*. Log-log plot analysis of hand-foot-mouth disease severity in Beijing, 2009-2010. Jpn J Infect Dis,2012,65(4):360-362.

第十六节　人巨细胞病毒感染

人巨细胞病毒(human cytomegalovirus, HCMV)系人类病毒性疾病的最常见病原体之一。巨细胞病毒(cytomegalovirus, CMV)种属特异性很强,只有 HCMV 感染人体并致病。大部分 HCMV 感染无临床症状,但先天性 CMV 感染可致胎儿畸形、智力低下和发育迟缓等。近年来发现该病毒在 AIDS、放射损伤、器官移植和恶性肿瘤等免疫抑制的患者常可引起严重并发感染,因而受到人们的普遍关注。

【病原学】

众多动物(其中包括人)如马、牛、小鼠、大鼠、猫及猪等,都有各自的 CMV,它们对宿主细胞或组织培养细胞均有各自严格的种属特异性。

HCMV 只能在人的成纤维细胞中增殖，不能在其他动物细胞中生长。1956 年 Smith 首次自死于巨细胞包涵体病婴儿尸检中分离出本病毒，当时称之为人唾液腺病毒或唾液腺包涵体病毒。1960 年 Weller 将其正式命名为 HCMV，表示病毒感染细胞显著增大的特征。HCMV 亦称人疱疹病毒 5 型，属疱疹病毒科（*Herpesviridae*），疱疹病毒 β 亚科（beta-*Herpesviridae*）。

一、主要生物学特性

（一）形态与结构

HCMV 在形态和基因结构上与其他疱疹病毒相似，成熟病毒颗粒大小为 180～250nm。病毒体有包膜。衣壳呈 20 面体对称，表面有 162 个空心管形的壳微粒。核衣壳直径为 100nm，内有线状双链 DNA。衣壳与包膜之间有被膜。

从 HCMV 感染的细胞中可释放出 3 种类型的病毒颗粒：①典型病毒；②致密体，属非感染性病毒颗粒，完全缺乏衣壳，大量存在于感染细胞质中，由丰富的被膜蛋白 pp65 构成，其外为病毒的包膜所包绕；③非感染性包膜颗粒，数量较少，此颗粒虽有衣壳，但缺乏电子致密的 DNA 核心。与 HSVI 型一样，HCMV 亦有 3 类型细胞内衣壳，称之为 A、B 和 C 衣壳，系代表病毒体形态发生的不同阶段。A 型衣壳无 DNA，B 型衣壳有病毒有 DNA，位于核内，但无包膜，C 型衣壳是完全成熟的核衣壳。

（二）理化性状

CMV 是一种不稳定病毒，易被脂溶剂、低 pH 值（pH<5）、热（37℃1 小时或 56℃0.5 小时）、紫外线照射（5 分钟）灭活。将感染细胞悬液冷冻在无重碳酸盐的稀释液中能较好保存病毒传染性。最合适的保存温度为-190℃（液氮），常不影响或很少影响其传染性。若用超声波处理感染细胞获得的无细胞病毒液，可无限期保存于-190°C，在-70℃可保存数月，4℃只能保存数日。

（三）宿主范围和组织培养特性

CMV 对宿主或组织培养细胞有明显的种属特异性，只有在同种动物的成纤维细胞中才能增殖，但有报道 2 株猴 CMV 却能在人的成纤维细胞中生长。在人体内 HCMV 可感染各种不同上皮细胞及肠系膜血管内皮细胞、白细胞和人精子细胞等，表明人体内多种细胞对 HCMV 易感，但在体外，HCMV 却只有在人成纤维细胞中才能增殖。一般认为只有分化细胞才是 CMV 的容许细胞，未分化细胞或转化细胞则是非容许细胞。细胞接种临床标本后，病变出现一般较慢，短者数日，长者可达数周，通常 7～12 日。细胞病变的特点是细胞膨胀，核变大，形成巨大细胞，有折光性的细胞质颗粒和核内包涵体。在感染早期，病毒与细胞紧密结合，病毒感染在细胞间传播，逐步扩展至邻近细胞，病变细胞相互连接，形成感染灶。尽管许多证据表明 HCMV 不同株之间存在相当高的相似性，但近年对 HCMV 不同毒株分子生物学研究的资料提示，不同株之间即刻早期基因表达的产物可以不同，在不同毒株中亦发现有 HCMV 株特异性抗原表位。

（四）基因结构及复制

1. 基因结构　HCMV 的基因结构与其他疱疹病毒一样，根据 HCMV 限制性酶切图谱及碱变性 DNA 电子显微镜提示，病毒基因有两部分：即由一个长的独特序列（UL）及一个短的独特序列（US）共同组成。UL 和 US 相连处及两端均为反向重复 b、c 序列，两个片段 UL 和 US 可以不同方向排列，构成 4 种异构体。通过基因末端和 L-S 连接部位的重复序列的倒置来实现。另一种称为 a 序列的正向重复序列，位于病毒基因组的两侧末端，此序列在 L-S 连接部位是反向的。a 序列的数目是可变的，通常以 1 个为主，亦可多至 10 个。在 HCMV 中，a 序列携带酶切和包装信号。HCMV DNA 与哺乳动物 DNA 存在共同的核酸序列。HCMV 的 ca 重复序列与细胞 DNA 中高度重复序列可出现核酸杂交反应。目前已完成了对 HCMV 中 AD169 株的基因组全部测序工作，预测约有 208 个 ORF，这些 ORF 以它们在病毒基因组中独特区和重复区的位置而命名（TRL、Ul/lRL 及 US），且按序列编码。与其他疱疹病毒不同的是，HCMV 基因组许多 ORF 的编码能力彼此之间十分相似，且从形式看，似来自基因复制过程的多家族，然而，目前对这些家族成员的功能了解甚少。此外，HCMV 基因富含比其他疱疹病毒更多的正向和反向重复序列。在 208 个 ORF 中有 33 个与 HSV、VZV 及 EB 病毒的 ORF 在编码的氨基酸种类上相似性程度高。

2. 复制　CMV 吸附到宿主细胞表面之后 3 分钟内即进入细胞内，接着便是病毒核酸的复制和蛋白质的合成。最早合成的为 α 蛋白，亦称即刻早期抗原（IEA），此时病毒基因的转录在宿主细胞的 RNA 聚合酶作用下完成。然后合成的是 β 蛋白，称为早期抗原(EA)，已知有 20 种以上蛋白质，其中最多的是 DNA 聚合酶，在它的作用下完成病毒 DNA 的复制。最后是 γ 蛋白，即晚期抗原(LA)的合成，为病毒的结构蛋白，其中有的到达宿主细胞表面成为病毒抗原，可诱导宿主中和性抗体的产生。

(五) 蛋白质

纯化的 HCMV 至少包括 30 种易测到的多肽，分布在衣壳、被膜和包膜上。

1. 衣壳蛋白　HCMV 的主要衣壳蛋白(MCP)是一个含有 1370 个氨基酸的蛋白(pUL86)。衣壳中还有一种数量较少的蛋白，称为次要衣壳蛋白(mCP)，位于衣壳内部，可能具有锚定病毒 DNA 的作用，它可能由 UL46 编码。两个形成衣壳外壳的蛋白由 UL49 和 UL85 编码。另一种与 B 衣壳有关的由 UL80 产生的一个非结构磷酸化蛋白称为包装蛋白(AP)，它在病毒体的成熟中起重要作用，并与衣壳装配、DNA 包装和包膜形成有关。

2. 被膜蛋白　在 HCMV 的衣壳和包膜之间的被膜尚存在大量蛋白，尤其是磷酸化蛋白。HCMV 的主要被膜成分是 pp150 和 pp65，前者是一种含有 1048 个氨基酸的蛋白，亦称 ppUL32；后者是一个含有 5 ~ 6 个氨基酸的产物，亦称 ppUL83。在 HCMV 中，pp150 和 pp65 具有高度免疫原性。这些蛋白对病毒基因的调控和改变宿主细胞的代谢方面起重要作用。另一种称之为 pp71 或 ppUL82 的次要被膜磷酸化蛋白，具有基因表达的反向激活功能。此外，尚有两种磷酸化蛋白：一种为 pp28(ppUL99)，是一种含 190 个氨基酸高度免疫原性蛋白，位于衣壳的表面；另一种是 pp130，与病毒体成熟有关。磷酸化蛋白可被感染 HCMV 患者血清识别，特别是 pp150、pp65 和 pp28，由于有高度免疫反应性，故具有诊断价值。

3. 包膜蛋白　HCMV AD169 株中大约有 55 个 ORF 编码包膜糖蛋白，但大多数编码区的转录和翻译情况尚不清楚。至今只有两类病毒包膜糖蛋白 gpUL155(gB)及 gpUL75(gH)已明确，它们分别与疱疹病毒的 gB、gH 同源。gpUL155 糖蛋白是一个多功能糖蛋白，可能参与病毒穿入、病毒在细胞内转移及与感染细胞的融合。它不仅是中和抗体的主要靶抗原，亦是细胞免疫的靶抗原。因此，它已成为亚单位疫苗的主要研究对象。gpUL75(gH)是一个疱疹病毒共有的糖蛋白，亦是病毒复制所必需的，可介导病毒包膜与细胞膜的融合。

二、免疫应答

HCMV 毒感染后无论是免疫正常或免疫缺陷的机体均可发生体液和细胞免疫反应。虽然细胞免疫要比体液免疫起更主导的作用，但两者的相互作用可能要比单独作用更为重要。

(一) 体液免疫

HCMV 活动性感染以后机体均可产生 IgG、IgM 和 IgA 抗体，在免疫抑制的患者中亦可产生抗 HCMV 抗体。体液免疫在机体抗 HCMV 免疫中虽有一定作用，但不起主要作用。从母体获得 HCMV 被动免疫的婴儿要比未获得被动免疫的婴儿 HCMV 病的发病率和病死率均明显降低，但两组婴儿的感染率却是相同的。此外，对骨髓移植者给予免疫血清治疗虽未能防止 HCMV 的感染，但可显著降低其发病率。这些都说明体液免疫虽不能预防感染，但确实存在某些保护作用。

从现有资料看，人类血清中大多数中和抗体是针对 gB 靶抗原的，并已在 gB 上鉴定出两个显性抗体结合位点：AD-1 是免疫显性的抗体结合位点，大多数抗 gB 抗体针对这一位点；另一位点称为 AD-2，大约有 30% 血清阳性的个体具有能与此抗原表位起反应的抗体。此外，对另一个重要的靶抗原 gH 也进行了广泛研究。这一包膜成分仅在病毒包膜与细胞膜融合及穿入过程中起作用，抗 gH 抗体能有效抑制病毒在易感的单层细胞内传播，但此抗体只占人血清中和抗体的一小部分。包膜其他成分对免疫反应的重要性尚不清楚。

(二) 细胞免疫

细胞免疫在限制传染性单核细胞增多症中 HCMV 感染的播散，以及在免疫抑制机体中防止潜伏 HCMV 激活所致的疾病上起主要作用，已被临床资料所证实。此外，几乎所有 HCMV 感染所致疾病都与恶性肿瘤患者、器官移植患者、妊娠妇女和 AIDS 患者细胞免疫抑制有关。因此，细胞免疫在抗 HCMV 感染上具有关键作用。

细胞免疫抗 HCMV 感染的作用主要与 MHC-Ⅰ类分子限制性 $CD8^+$ 淋巴细胞毒作用(CTL)有关。NK 细胞在病毒特异性免疫建立之前亦有重要作用，但其本身不足以清除病毒。同源性 CMV

特异性 CTL 可用以治疗移植后 HCMV 感染引起的疾病。有一组大约 14 位移植者应用特异性 CTL 过继免疫以后，凡能检测到输入 HCMV 特异性 CTL 者，均未引起 HCMV 疾病。由于细胞免疫在控制 HCMV 感染上起重要作用。因此，细胞免疫功能缺陷的人是 HCMV 致病的高危人群。

（三）人巨细胞病毒感染引起的免疫抑制

体外试验已证实 HCMV 感染本身可引起免疫功能受损，但机制尚不清楚，可能与其直接或间接感染血细胞，特别是与淋巴细胞和单核-吞噬细胞有关。国内学者通过试验研究 HCMV 感染对单核-吞噬细胞抗原呈递过程的影响，发现 HCMV 感染引起的免疫抑制主要是抑制单核-吞噬细胞吞噬和处理抗原，降低辅助因子 IL-1 和 IL-6 的产生，影响 MHC-Ⅰ类分子的表达。同时使 T 细胞受损，DNA 断裂，从而降低对信号的反应能力和减少辅助性细胞的数目。此外，还可产生免疫抑制因子如 IL-1 抑制剂、PGE2 及 TGF-β 等。

【发病机制与病理改变】

病毒活化机制尚不清楚，但与宿主免疫功能状态有密切关系。当机体的免疫功能严重受抑制时，HCMV 的临床感染率明显增加，其中相当一部分是由体内潜伏的 HCMV 活化所致，引起复发感染。HCMV 感染可由原发感染或复发感染所致，前者发生在无特异免疫的个体，后者由于内源性潜伏病毒的再激活或外源性病毒再感染引起。HCMV 感染后可对宿主免疫功能起抑制作用，这就构成了恶性循环。骨髓移植患者 1/3 以上可并发有症状的 HCMV 感染，并导致间质性肺炎，后者病死率高达 85%，因此 HCMV 感染仍为目前导致器官移植失败的重要原因之一。感染 HCMV 的细胞常具有特征性细胞病变，即细胞与核肿胀，核内和胞浆出现大的嗜酸性包涵体，对临床病理诊断具有重要价值。

如同其他疱疹病毒一样，CMV 与宿主细胞之间相互关系可导致生产性感染（productive infection）、潜伏感染和引起细胞转化。生产性感染系因病毒复制所致，而潜伏感染和细胞转化的具体致病机制至今仍未完全阐明。

一、生产性感染

亦称急性感染，是由溶细胞性病毒引起，可致感染细胞死亡。在生产性感染期间，HCMV 在人体组织中的分布和致病类型，很大程度上取决于宿主的免疫状态及其年龄。例如先天性感染或免疫缺陷者的原发感染常可导致病毒生长、广泛传播而致病，但在出生后或免疫正常者，感染后很少出现症状，此可能与 HCMV 复制慢、限制性的细胞嗜性及有限细胞间的传播，妨碍其在正常机体内的致病有关。在组织分布上，胎儿及新生儿的神经元、唾液腺、肾脏上皮细胞是最敏感的靶器官，而在出生后有症状的感染时，儿童淋巴组织是最敏感的组织。在免疫缺陷者中，肺是最敏感部位。AIDS 患者并发 HCMV 感染常累及整个胃肠道，导致范围广泛的溃疡和坏死，以及整个和局部脑组织的破坏。

二、潜伏感染

HCMV 在原发性感染后可终身潜伏于机体某些组织或器官中，此时病毒与机体处于相对平衡状态，机体不出现临床症状。若平衡破坏（如治疗性免疫抑制），则可导致病毒复制被激活，出现明显临床症状。关于病毒进入潜伏状态后是否基因组存在于某些类型细胞中，或持续以低水平复制尚未明确。已有证据表明病毒基因组在潜伏期只限于表达即刻早期的基因产物。

近年来有学者提出 CMV 与单核细胞、吞噬细胞和组织细胞的相互作用可能是引起病毒持续和潜伏感染的主要原因。培养的单核细胞或未经刺激的单核细胞已被证明对人和鼠的 CMV 是非容许或半容许性细胞，但人和鼠的单核细胞或吞噬细胞在诱导细胞分化的环境下可导致病毒复制。潜伏感染者单核细胞中可持续检出病毒 DNA。在培养的原代粒细胞-巨噬细胞中亦证明有病毒基因组的存在，并可检测到新的病毒转录体。虽然粒细胞和巨噬细胞在实验感染时是静止的，但病毒可在某些培养条件下被激活。

三、细胞转化与潜在致癌作用

CMV 能促进细胞 DNA 和 RNA 等大分子物质的合成，促进细胞转化，具有潜在的致癌作用。HCMV 在体外能转化仓鼠成纤维细胞及产生早期抗原，而人成纤维细胞株也能查出有 HCMV 的 DNA 整合，提示 HCMV 像其他疱疹病毒一样具有潜在的致癌性。此外，HCMV 亦可编码一种蛋白激酶可激活原癌基因，引起细胞转化为肿瘤。

血清流行病学证明人类恶性肿瘤如神经细胞

瘤、维尔姆斯瘤(Wilm tumour)、前列腺癌、宫颈癌、睾丸癌、卡波西肉瘤等都与HCMV有关,并已从盆腔肿瘤及结肠腺癌中分离出此病毒。在体外,利用放射性标记的纯化病毒DNA进行杂交试验亦发现结肠癌组织中含有HCMV特异的DNA序列。HCMV与肿瘤的关系尽管有不少血清流行病学和病毒学证据,但血清抗体的升高和病毒成分的检出可因内源性病毒激溃的结果,尚不能充分证明病毒感染与肿瘤发生的因果关系。此外,体外转化试验分析亦不支持HCMV是一种能在转化细胞或肿瘤组织表达某种基因的致瘤病毒。因此,HCMV的潜在致癌作用尚缺乏直接证据,有待进一步研究证实。

【流行病学】

HCMV感染极为普遍,在多数发达国家,婴儿期后HCMV感染逐渐增多,接近入学年龄时有一个更快增长期,有40%~80%的儿童在青春期前受到感染。在世界其他地区,90%~100%的人在儿童期受感染。我国是HCMV感染高度流行国家,既往报道,广州市和北京市的正常成人HCMV抗体阳性率分别为86.7%和95.8%;青岛地区正常育龄妇女HCMV IgG抗体的阳性率达98%,美国为50%左右。

人是HCMV感染的唯一宿主,初次感染大多在2岁以下,常呈隐性感染。多数为长期带毒,成为潜伏感染。潜伏部位主要在唾液腺、乳腺、肾脏、白细胞和其他腺体中,可长期或间歇地自口咽部、乳汁、尿液、精液、宫颈及阴道分泌物中排出病毒。病毒可通过垂直和水平方式进行传播。HCMV感染可在全年中经常发生。

先天性感染、围生期以及产后早期感染的婴儿,持续排放病毒可达数年。提示子宫内和产期感染是HCMV感染的重要途径之一。集体生活的儿童,其排病毒率高于散居儿童10倍,这表明密切接触为此病的传播方式。较大儿童及成年原发感染后,HCMV的复制可经历相当长的时间,因而大多数成年人会因复发而发病,且从不同部位间歇排出病毒,从而引起HCMV的扩散。

在成人,性传播是HCMV感染的又一重要传播途径。混乱的性行为可增加新生儿先天性HCMV感染的危险性,也是妇女感染HCMV的一个重要危险因素。

输血传播亦是HCMV的重要传播途径。国内正常供血者中,HCMV DNA阳性率高达50%,这些供血者可能多为隐性感染,经血传播HCMV的情况较严重。医源性感染常引起明显的疾病,如输血后单核细胞增多症及免疫抑制患者中的间质性肺炎。

【临床表现】

HCMV感染是一种全身感染病,感染后在不同人群产生不同的临床表现,且病情轻重不一,绝大多数健康感染者可无任何临床症状。新生儿感染后常产生致命性的先天性HCMV感染综合征,成人可表现为感染性单核细胞增多症。作为机会致病病毒,HCMV感染发生于接受器官移植术者、AIDS患者等免疫抑制的患者,不仅发病率高,而且病情严重、治疗难度大,其中以间质性肺炎最常见,往往成为病死或器官排异的重要原因。

一、先天性感染

先天性感染患者临床症状轻重悬殊,轻者出生后数月始发现,一般先天性感染者症状约见于1/4的病例。中枢神经系统、内耳和眼脉络膜被累及,对先天性感染具有独特性。典型重症先天性感染患者的特征性表现为黄疸、肝、脾大,瘀点状皮疹和多系统器官损害,小头畸形、运动障碍和大脑钙化亦可见到。眼部病变常与先天性感染严重程度平行。临床上,在出生后即刻或不久,患婴发生冷漠、呼吸窘迫和抽搐症状,可于数日至数周内死亡。多数患婴黄疸、肝、脾大和出血现象经不同时间后可消失,但神经系统后遗症消失较晚。许多神经外器官的缺陷亦可伴随出现。出生后获得的HCMV感染与先天性感染不同,播散性内脏或神经系统损害较罕见。

二、人巨细胞病毒单核细胞增多症

青年成人原发感染HCMV后,可出现以发热、淋巴结病变和外周血淋巴细胞计数相对增多为特征的感染性单核细胞增多症。大多数情况下原发感染途径不明,一般认为,直接输注感染HCMV的淋巴细胞和多形核细胞,以及密切接触是重要的传播途径。据估计,在急性感染单核细胞增多症的病因中,约79%系EBV感染,其余21%系HCMV所致。但两种病毒感染后的临床表现有较大区别:与EBV单核细胞增多症相比,HCMV感染后,嗜异性凝集试验阴性,少见咽喉肿痛和扁桃体肿大、化脓；全身症状严重，呈伤寒样症状，多见发热，但淋巴结和脾脏肿大不明显，常见轻度肝功能异常，但多无黄疸，且一般不引起重型肝炎，这是诊断 HCMV 急性感染的重要线索。HCMV 和 EBV 感染后实验室检查均可发现短暂的免疫学异常，包括冷凝集试验阳性、类风湿因子阳性，混合冷球蛋白血症，出现抗核抗体和抗补体抗体等。

三、人巨细胞病毒感染相关合并症

HCMV 感染后可产生多种组织器官损害，有时以某一脏器损害为首发症状。常见的有：①间质性肺炎：本症是骨髓移植后最严重的并发症，即使给予积极的抗病毒治疗，效果亦不显著，病死率比较高。间质性肺炎亦是其他器官移植术后的常见并发症之一。偶见 HCMV 传染性单核细胞增多症，病情较轻，可不作治疗。②肝炎：HCMV 传染性单核细胞增多症患者常见肝功能异常，但在免疫功能正常者中不严重。肝活检组织显微镜下发现有散在的肉芽肿应考虑 HCMV 肝炎的可能。③吉兰-巴雷综合征：HCMV 传染性单核细胞增多症患者可合并多发性神经炎，表现为肢体末梢感觉异常和运动无力，亦可有脑神经受累的表现。一般感觉功能首先恢复，其后为运动神经，为时 3 个月左右。④脑膜脑炎：表现为剧烈头痛、畏光、嗜睡、锥体束征等。⑤心肌炎：迄今主要是个案报道，心肌损害常与其他器官损害相随。但先天性 HCMV 感染的儿童未见心肌损害的报道。⑥血小板减少症和溶血性贫血：多见于先天性 HCMV 感染者，偶见于健康成人 HCMV 传染性单核细胞增多症。⑦皮疹：表现为斑丘疹和风疹，发疹情况轻重不一，常见于传染性单核细胞增多症。

四、AIDS 合并人巨细胞病毒感染

对于 AIDS 患者，HCMV 是一种最常见的机会性感染病毒，在高活性抗逆转录病毒疗法（highly active antiretroviral therapy，HAART）被广泛应用之前，21% ~24% 的 AIDS 患者易患 HCMV 感染相关疾病。尸检结果表明，约有 81% 因 HIV 感染而死亡的患者存在 HCMV 相关疾病的临床或病理表现。进入 HAART 治疗 AIDS 时代之后，HCMV 相关疾病的发病率减少了约 80%。在各种 HCMV 相关疾病中，HCMV 视网膜炎最常见，在终末期，AIDS 患者，HCMV 视网膜炎的发病率高达 32%。患者表现为进行性视力减退，多数患者在 4 ~6 个月内失明。HCMV 感染 AIDS 后产生多发性神经根病变，最初表现为下背部疼痛并向中央或肛周放射，逐渐出现由远端向近端进展性的无力、深反射消失，最终发展为大小便失禁。胃肠道病变是 AIDS 患者合并 HCMV 感染后的又一常见病症，侵犯食管可形成食管溃疡，表现为胸骨后疼痛和吞咽困难。侵犯肠道后，轻者表现为水样腹泻，严重者出现血便、不完全肠梗阻，甚至肠穿孔、肠坏疽等。

五、免疫抑制后人巨细胞病毒感染

由于免疫抑制剂的大量及长期使用，恶性肿瘤、接受器官移植者等免疫功能低下患者的细胞免疫功能降低，常常出现严重 HCMV 感染。患者表现为病毒血症伴有发热、肺炎、肝炎、结肠炎、胃肠炎症、脉络膜视网膜炎。因此在免疫抑制患者中，HCMV 感染发病率和病死率都明显增高。HCMV 感染是导致移植术后死亡和排异的重要因素。HCMV 感染的临床表现因移植器官的种类而异，但感染的严重程度与免疫抑制剂的用量相关，如在骨髓移植术后，由于免疫抑制剂用量最大，因而 HCMV 感染相关疾病发病率和严重程度明显高于肾、肝、心、肺移植。如骨髓移植术后发生 HCMV 肺炎，病情严重，常威胁生命。

【诊断与鉴别诊断】

由于 HCMV 感染患者的临床表现不典型，因此疾病的诊断很大程度上依赖于实验室病毒学的检测。对它的诊断主要依赖实验室检查。目前应用的检测 CMV 的方法主要有抗原血症的检测、DNA 血症的检测、病毒抗体检测、病毒血症的检测、核酸杂交技术、RNA 血症的检测、病毒耐药性的检测及 CMV 特异性 $CD4^+$ 及 $CD8^+$T 细胞免疫的监测，其中临床上最常用的是抗原血症的检测和 DNA 血症的检测。病毒分离是最直接的诊断方法，但是由于病毒生长缓慢，细胞病变需 1 ~2 周才出现。加之需进行繁琐的细胞培养，故不适用于临床实际。

一、DNA 血症的检测

PCR 技术因具有检测速度快、灵敏度高的特点而被广泛应用。其包括定性 PCR 及定量 PCR，定性 PCR 由于缺乏统一的标准，且各实验室之间

结果缺乏可比性,限制了其临床用途。目前一种商业化的定量 PCR 技术 Cobas Amplicor CMV Monitor(CACM)以其高敏感性和特异性及结果的广泛适应性而被大量应用于临床检测。近年来一种新的实时 PCR(real-time PCR)技术得到广泛的应用,包括 LightCycler PCR 和 TaqMan PCR 等,这种 PCR 技术可以实时快速的检测积聚的扩增产物,并在更广的动态量程中提供准确的定量分析。HCMV DNA 检测和 pp65 抗原检测有高度的相关性,由于其高敏感性、高效价比以及简单快速的特点,正逐渐取代 pp65 检测方法,用来早期检测 HCMV 并用于监测 HCMV 疾病的治疗。最近利用新型实时 PCR 技术亦可直接检测病毒的耐药突变,比过去的培养方法大大提高了检测敏感度、缩短了检测时间。

二、抗原血症的检测(antigenemia assays)

即用单克隆抗体检测外周血多形核细胞中 HCMV-pp65 抗原的检测方法。HCMV-pp65 是 HCMV 的主要被膜蛋白,位于病毒的衣壳与包膜之间,是一种低基质的磷酸化蛋白,含 562 个氨基酸,由 UL83 基因编码的早期基因产物。当潜伏的病毒被激活时,外周血多形核细胞中会出现大量病毒 pp65 蛋白,所以利用这一原理定量检测 pp65 抗原可诊断疾病及监测治疗。由于标本的收集要求高和检测主观性很强,特别是缺乏统一的诊断标准,限制了其在临床中的应用,逐渐被标准化和自动化的 PCR 技术所代替。

三、血清学检测

HCMV 血清学检测的种类有特异性 IgG 和 IgM 等,前者除两次血清检测可作临床诊断外,主要用于了解人群感染情况;后者仅单次血清检测,可用于活动性 HCMV 感染的诊断。国内外亦有采用抗-HCMV IgA 检测作为诊断活动性 HCMV 感染。在检测方法上,过去传统的补体结合试验由于其难以达到正确、快速的诊断目的,目前已被更为敏感和简便的 ELISA 所取代。但目前检测抗-HCMV IgM 可受类风湿因子等自身抗体竞争抗原的干扰,因而检测标本需预处理以去除自身抗体,并应避免血清反复冻融,才能使 IgM 检测有良好重复性和特异性。此外,抗-HCMV IgM 检测尚存在阳性率不高的问题。有报道原发性 HCMV 感染的孕妇及先天性感染的婴儿,抗-HCMV IgM 阳性检出率分别仅为 73% 及 69%。此外,患有严重或致死性 HCMV 原发感染的免疫缺陷者常无抗体应答反应。目前 HCMV 血清学检测中影响试验结果的最大问题是所用抗原大多来自细胞培养提取物,系 HCMV 各种蛋白成分的总和,并混有成纤维细胞蛋白成分,常可致诊断上的假阳性和假阴性。因此,近年来主要研究方向为采用基因工程技术制备抗原性强和特异性高的重组蛋白。

【治疗】

一、HCMV 感染的抗病毒治疗

(一) 更昔洛韦(ganciclovir,GCV)

本药为一种无环脱氧鸟嘌呤核苷同功异质体。是第一个治疗 HCMV 感染的有效抗病毒药物。现有静脉注射剂、胶囊、眼内滴入剂和 0.15% 眼膏等 4 种制剂被批准用于治疗 HCMV 感染及疱疹性角膜炎。该药经病毒基因编码的蛋白酶 UL97 磷酸化激活后可抑制 HCMV DNA 聚合酶,并能插入病毒 DNA 中,终止其复制和转录。

对 AIDS 患者感染 HCMV,用药 14 日疗效明显。如延长口服治疗时间可减少尿中 HCMV 的排出,有效地防止 HCMV 感染。肾移植患者原发性 HCMV 肺炎用本品治疗效果最佳,并可挽救生命。对骨髓移植患者的 HCMV 肺炎治疗均推荐本品加高滴度抗-HCMV 免疫球蛋白。本品的真正作用可能是预防而不是治疗 HCMV 感染,安全而有效的口服制剂可提高预防和维持治疗的效果。

本品有血液学毒性,可引起粒细胞减少、血小板减少、精子缺乏和血清肌酐升高,停药后均可恢复。

(二) 缬更昔洛韦(Val ganciclovir,VGCV)

本药为更昔洛韦的口服前药,具有更高的生物利用率,用来代替口服更昔洛韦,以上两种是目前治疗 HCMV 的主要药物,两者的不良反应主要有白细胞减少、血小板降低及贫血等。

(三) 西多福韦(cidofovir,CDV)

本药为胞嘧啶开环核苷酸类似物,被细胞吸收后,能在细胞 TK 的作用下转化为活性代谢物单磷酸醋、二磷酸酶和磷酸胆碱的生成物。西多福韦二磷酸酯通过抑制病毒 DNA 聚合物,竞争性地抑制脱氧胞嘧啶-5-三磷酸酯整合入病毒的

DNA,减缓 DNA 的合成,并使病毒 DNA 失去稳定性,从而抑制病毒的复制,对 HCMV 有很强的抑制作用,对其他 HSV 属均具有广谱的抗双链 DNA 病毒作用,对包括 HCMV 在内的多种病毒有作用,它不依赖病毒的蛋白酶激活,被细胞酶激活后可抑制 HCMV DNA 聚合酶,但由于其口服吸收缓慢,生物利用率低及严重的肾毒性而使其仅作为二线药物。

该药有肾毒性,与剂量有关,注射剂量在 3mg/kg 以上,出现蛋白尿、糖尿和血清肌酐浓度异常。

(四) 膦甲酸(foscarnet,FOS)

本药为焦磷酸盐类似物,可以非竞争性地阻断病毒 DNA 聚合酶的焦磷酸盐结合部位,防止焦磷酸盐从三磷酸脱氧核苷中分离及病毒 DNA 链的延长,其在细胞内不需依靠病毒的胸腺嘧啶激酶激活。对 HSV、HCMV、猴 ZV、EBV、HBV 及 HIV 都有抑制作用。亦可用于对 DHPG 产生耐药性的患者。该药不良反应较小,较 DHPG 安全,静脉点滴可用于治疗 HCMV 肺炎、视网膜感染等。本药作用可逆,即从被感染细胞移去后病毒核酸的合成又会重新开始,因此膦甲酸钠治疗中常有反跳现象,一般需维持用药。

二、抢先抗病毒治疗免疫抑制者

AIDS 患者、器官移植受者的 HCMV 感染常呈现严重临床症状,是患者死亡的主要原因之一,必须早发现并治疗。采用抢先治疗显著提高患者生活质量、降低病死率。抢先治疗是指对高危人群进行严密监测,在患者最危险的时候(如器官移植后 3~10 周)进行每周 1~2 次病毒监测。一旦发现血中 HCMV 活动的证据,就可以用 GCV。如果出现骨髓抑制,可用膦甲酸钠来替代。如何判断患者有 HCMV 活动直接影响治疗时机,目前普遍认为,患者血清 HCMV DNA 定量超过每毫升 10^4 拷贝或短期内定量值明显增加,或 pp65 抗原定量超过 5~50 个/2×10^5 PBL 时,有发生 HCMV 病的可能,就应治疗。

三、免疫治疗

使用 HCMV 特异性转移因子、静脉注射用高价免疫球蛋白治疗孕妇的活动性 HCMV 感染,对抗体阴转有较好疗效。

(魏 来)

参考文献

1. 李梦东,王宇明. 实用传染病学. 第三版. 北京:人民卫生出版社,2004.
2. 高陈,彭龙开. 肾移植术后巨细胞病毒感染的诊断和防治进展. 复旦学报(医学版),2011,38(2):172-177.
3. Lilja AE, Mason PW. The next generation recombinant human cytomegalovirus vaccine candidates-beyond gB. Vaccine, 2012, 30(49):6980-6990.
4. Atkinson C, Emery VC. Cytomegalovirus quantification: where to next in optimising patient management? J Clin Virol, 2011, 51(4):223-228.
5. Mercorelli B, Lembo D, Palù G, *et al*. Early inhibitors of human cytomegalovirus: state-of-art and therapeutic perspectives. Pharmacol Ther, 2011, 131(3):309-329.

第十七节 传染性单核细胞增多症

传染性单核细胞增多症(infectious mononucleosis)系由 EB 病毒(Epstein-Barr virus,EBV)所致的淋巴细胞增生性感染病,全球广泛分布,主要受染者为儿童和青少年,但通常儿童感染临床症状缺乏或较为轻微,青少年感染则临床症状显著,1/3 表现为典型传染性单核细胞增多症,成人 90% 以上可测出抗体。临床上以发热、咽喉痛、淋巴结大、肝脾大及血中淋巴细胞增多并出现异型淋巴细胞等为特征。患者血清中嗜异凝集抗体(heterophile antibody)效价增高,并可检出 EB 病毒抗体。

【病原学】

血清流行病学调查、病毒学研究及人体感染实验等,均已证实 EB 病毒是本病的病原体。1964 年 Epstein 等首先从一例非洲 Burkitt 淋巴瘤患者的瘤组织中发现本病毒。1968 年 Henle 报道,在其实验室从事该病研究的一位女技术人员患传染性单核细胞增多症,其血清中出现抗 EBV 抗体,在其淋巴细胞培养中查出 EB 病毒抗原。此后众多研究探讨了 EBV 的性状及其与本病的关系。EB 病毒属于瘤莎病毒属,是一种嗜淋巴细胞的 DNA 病毒,主要侵犯 B 淋巴细胞(B 淋巴细胞表面的 CD21 受体,与 EB 病毒受体相同)。细胞外成熟的病毒颗粒在电镜下呈球形,直径约 150~180nm;最外层为脂蛋白包膜,包膜内是对称的20面体核衣壳，由162个管状子粒组成；核衣壳内是直径约45nm的致密体，主要含携带病毒基因组的线状双链DNA，EB病毒属于人类疱疹病毒，但不能在一般疱疹病毒的组织培养体系中生长，仅在非洲淋巴瘤细胞、传染性单核细胞增多症患者的血液、白血病细胞和健康人脑细胞等培养中繁殖，因此病毒分离工作十分困难。EB病毒能使新生儿脐血中淋巴细胞及EB病毒抗体阴性者的淋巴细胞转化为淋巴母细胞，这种母细胞中含有EB病毒，故脐血淋巴细胞转化试验常用来检查EB病毒。EB病毒的基因组占病毒颗粒重量的7%，为线状双链DNA病毒。基因结构由独特的DNA顺序长区段（UL）构成，掺杂一短区段（US）的重复，两端有末端重复序列（TR），有4个内部重复序列（IR1～IR4）。其中可分为U1～U5共5段。在病毒颗粒中，其基因组呈线状，但在受染细胞内，病毒DNA存在两种形式：其一系以线状DNA整合到宿主细胞染色体DNA中；其二系以环状的游离体游离于宿主细胞DNA之外。线状DNA的环化系通过在其末端的重复序列（TR）连结而成。这两种形式DNA，因宿主细胞不同可独立或并存。EBV DNA不同片段共编码5种抗原蛋白，包括壳抗原（viral capsid antigen，VCA）、膜抗原（membrane antigen，MA）、早期抗原（early antigen，EA）（早期抗原可再分为弥散成分D和局限成分R，前者弥散分布于细胞浆和细胞核内，后者成团存在于细胞浆内）、补体结合抗原（即可溶抗原S）及病毒相关核抗原（EBV associated nuclear antigen，EBNA）。EB病毒至少含33个多肽，分子量（28～200kD）。现已知EBNA是一种很复杂的抗原，包括病毒不同基因部分编码的病毒多肽，可分为6种（即EB-NA1～6）。基因组的Barn HI-K片段最左侧（2.9kb）编码EB-NA-1，Barn HI-WY和H片段则编码EBNA-2，EBNA3～6研究得尚不充分。上述5种抗原均能刺激人体产生相应的抗体。

【流行病学】

自1885年俄国Filatov首先描述本病以来，已明确该病呈世界性广泛分布，并不时出现一定规模的流行。居住条件影响该病传播，如卫生条件差，居住拥挤易于导致该病传播。部分地区发病率甚高，据报道，1971—1972年间美国19所大学的学生中平均发病率达840/10万人。我国于1901年在广东汕头首先发现本病，随后福建（1914年）有本病流行，天津、北京、上海等地相继均有发生。

一、传染源

隐性感染者及患者是本病传染源。EB病毒感染后可长期潜伏在成人体内，感染循环的B淋巴细胞，10%～20%的成人唾液中可培养出EB病毒，可持续或间断排毒达数周、数月甚至数年之久。

二、传播途径

经口密切接触为主要传播途径，接吻是青年人感染本病的主要渠道，为此本病曾被称为接吻病（kissing disease）。飞沫传播并非重要途径，输血传播偶尔有之。

三、易感人群

不同种族、性别均可感染本病。但主要发生在儿童及青少年，超过35岁者少见。6岁以下患病儿童大多表现为隐性或轻型感染，15岁以上感染者则多呈典型症状，但亦有部分患者呈现亚临床感染，其他人则在原发感染后可转入潜伏性感染或带病毒状态。在热带地区10岁以上人群，血清中几乎都有EB病毒抗体。美国曾报道在芝加哥的血清学调查中，6个月内婴儿100%有母体抗体。由于大量隐性感染者存在，感染后抗体阳性率随年龄的增长而增加。1～3岁组抗体阳性率为38%，10岁组已达86%，40岁组为95%，40岁以上100%抗体阳性。隐性感染者常高出显性感染者2～4倍。1958年上海某校一起暴发流行中，显性与隐性之比为1∶2～7。本病性别差异不大，通常男性与女性之比为3∶2，20岁以上女性多于男性。感染者以学生、战士为多。本病全年均可发生，但秋末、冬初较多。病后可获得较稳固的免疫力，再次患病者极少见。

【发病机制与病理改变】

EB病毒进入易感者口腔后，即侵犯扁桃体中的B淋巴细胞并在细胞中复制，导致渗出性咽扁桃体炎及咽喉痛，局部淋巴管受累，淋巴结肿大。EB病毒还在腮腺及其他唾液腺上皮细胞中繁殖，约20%左右的感染者长期或间歇地向唾液中排放EB病毒。通过病毒血症或受感染的B淋巴细胞播散,可感染其他部位的B淋巴细胞,并可引起肝脾肿大及肝功能不正常。EB病毒使B细胞的表面改变,诱生新的抗原物质,即淋巴细胞决定性膜抗原(lymphocyte detected membrane antigen,LYDMA),可能还有Paul-Bunnell型嗜异凝集抗原等。

EBV除对细胞表面作用外,还导致B细胞多克隆增殖。分泌免疫球蛋白的B淋巴细胞增多,首先合成IgA,随之IgD、IgM及IgG。多克隆抗体有Paul-Bunnell嗜异性抗体、非EBV抗体及自身抗体等。B淋巴细胞的增殖亦受到非特异性杀伤细胞、抗原特异性细胞毒性T细胞(cytotoxic T lymphocyte,CTL)及体液免疫抗体的限制。B细胞减少,T细胞亦因不再有抗原刺激而数目减少,最终疾病得到控制,体现本病的自限性过程。各种抗体水平因年龄而异。抗-VCA的出现代表对本病有免疫,反之则表示易感。IgG抗MA(中和抗体)能够中和循环中的EBV,能长期存在。当人体免疫系统受到抑制时,内在的EBV可重新活跃。

本病主要病理改变是淋巴组织的良性增生。肝活检显示间质性肝炎,肝窦及汇管区有淋巴细胞浸润,Kupffer细胞增生,肝细胞改变轻微,个别可有局限性坏死病灶。脾脏充满异型淋巴细胞、水肿,致脾脏质脆、易出血,甚至破裂。淋巴结可肿大,淋巴细胞及单核-吞噬细胞高度增生(以胸腺依赖副皮质区的T细胞增生最为显著)。鼻咽部淋巴组织亦增生。各重要脏器均可有淋巴细胞浸润及局限性病灶。骨髓为唯一受累最少的器官,只有少量肉芽组织及淋巴细胞浸润。血液中异型淋巴细胞可分为三型:①泡沫型:细胞大小中等,边缘不整,核偏心、卵圆、肾形或分叶状,染色质呈斑点样排列,胞质呈细致的海绵样,嗜碱性深蓝色合并空泡,有嗜阿尼林颗粒;②不规则型:较第一型为大,核染色质疏松,核形不规则,胞质不均匀,嗜碱性弱而无空泡(很像正常单核细胞);③幼稚型:与第一型相似而较大,核较幼稚,有1~2个或2个以上的核仁,染色质呈网状结构,胞质嗜碱性强,有多数空泡。

【临床表现】

该病成人的潜伏期一般为4~7周,儿童为5~15日,一般为10日。起病急缓不一。婴幼儿感染常无明显症状,或仅有轻微的不典型表现,伴血清EBV抗体阳性。青春期及成人则有症状典型。起病后,多有乏力、头痛、头晕、畏寒、鼻塞、食欲欠佳、恶心、稀便等前驱症状,为期不超过1周。总病程1~3周,少数延续至1月或数月,个别可迁延数年。

一、发热

一般均中等度发热,热程1~2周。部分患者可持续低热1月至数月。中毒症状多不严重。

二、咽峡炎

常见咽部、扁桃体及悬雍垂充血肿胀,伴有咽痛。如咽部肿胀厉害,则出现呼吸困难及吞咽困难。扁桃体可有渗出物,或有假膜形成。

三、淋巴结肿大

约70%的患者有浅表淋巴结肿大,全身淋巴结均受累,以颈后三角区为最常见,腋下、腹股沟次之。肿大的淋巴结直径很少超过3cm,硬度中等,无粘连及明显压痛,常在热退后数周才消退。肠系膜淋巴结肿大时,可引起腹痛。

四、肝脾大

本病肝大者占20%~62%,大多在肋下2cm以内,可有ALT升高,部分患者有黄疸。半数以上患者轻度脾大,有疼痛及压痛,偶可发生脾破裂。

五、皮肤、黏膜皮疹

约1/3病例发生多形性皮彦,如丘疹、斑丘疹、荨麻疹、猩红热样红斑疹、出血性皮疹等,多见于躯干。皮疹在4~6日出现,持续1周左右消退。有些患者可见黏膜疹(先于皮疹或同时出现),表现在软、硬腭交界处有针尖大的小出血点。

六、神经系统症状

重症患者可出现神经症状,如急性浆膜炎性脑膜炎、脑膜脑炎、脑干脑炎及多发性神经根炎(Guillain-Barre综合征)等,虽病情较重,但预后大多良好,很少留有后遗症。

七、其他

还有心肌炎、心包炎、心包积液、肺炎、胸腔积液、肾炎、腹腔积液及胆囊壁水肿增厚等。亦可有腹泻或其他消化系统症状。

由于本病可侵犯全身多个脏器，临床呈现多样化，在不同患者中表现不一，因而被分为多种临床类型，如咽炎型、腺热型、淋巴结肿大型、肺炎型、肝炎型、胃肠型、皮疹型、脑炎型、心脏型及生殖腺型等，以前三型最为常见。

【并发症】

有咽峡部继发感染（溶血性链球菌、金葡菌）、脾破裂、胃肠道出血、自身免疫溶血性贫血、再生障碍性贫血、粒细胞缺乏症及血小板减少症等。

【实验室及辅助检查】

主要包括异常淋巴细胞、嗜异性抗体及EB病毒特异性血清标志物。

一、血象改变

本病的重要特征。早期白细胞总数可正常或偏低，以后逐渐升高至 10×10^9/L，有的可高达 $(30\sim50)\times10^9$/L。血细胞分类早期中性粒细胞增加，以后淋巴细胞数可达60%以上，其中异型淋巴细胞高达10%～30%。异型淋巴细胞超过10%或其绝对数超过 1.0×10^9/L时，具有诊断意义。异型淋巴细胞于起病数日内出现，第一周末增多显著，1～2个月后逐渐减少。血小板计数常见减少，可能与病毒直接损伤及免疫复合物作用有关。此外，部分病例有尿蛋白及肝功能异常，心脏受累时ALT亦可见升高。

二、EBV感染性标志物

其检测方法有以下几种。

（一）Paul-Bunnell嗜异凝集试验（HAT）

可检出患者早期血清中的IgM嗜异性抗体。效价达1∶64以上才有诊断意义。正常人和其他疾病（白血病、霍奇金病及结核病等）及血清病患者，亦可出现本试验阳性。约有10%～15%的本病患者测不出嗜异凝集抗体。

（二）EBV抗体测定

抗-VCA IgM抗体于起病时出现，早期增高，以后下降，持续4～8周。抗-VCA IgG亦出现于起病时且持续终身。抗-VCA IgG滴度在急性期需达到1∶320（IF）或双份血清4倍以上增长才有意义。约75%的典型病例急性期有EA-D抗体，效价>1∶10（IF），3～6个月后消失。抗-EBNA常在起病后1个月时出现，可持续终身，有助于嗜异凝集试验阴性病例的诊断。对嗜异凝集抗体阴性的传染性单核细胞增多症，最好及时进行抗-EBV VCA IgM检测，以便早期诊断。若在抗体检测中发现抗-VCA IgM阳性，抗-VCA IgG阴性及抗-EBNA IgG阴性，则是EBV的初发感染；若抗-VCA IgG阳性，抗-EBNA IgG阴性，提示EBV近期感染；抗-VCA IgG阳性，抗-EBNA IgG阳性，提示EBV既往感染。

检测EBV抗体的方法有很多种，常用者为间接荧光法、酶联免疫法、同位素自显影法等。Dobec等用 P_3HR-1细胞覆盖的玻片同时测得抗-VCA、EA及EBNA（除外EBNA-2）抗体，一次即可鉴别急性或潜伏期的EBV感染，具有快速、简便和经济的优点，但国内临床领域里，尚未见有关的应用报道。

三、分子生物学方法检测EBV DNA

（一）聚合酶链反应（PCR）

能快速、敏感、特异地检出标本中的EBV DNA。然而，病毒的载量和疾病发生发展未见显著相关。

（二）Southern印迹法

可测得整合在宿主组织及血细胞DNA中的EBV DNA。主要用于研究。

【诊断与鉴别诊断】

主要根据临床表现、特殊血象、嗜异凝集试验及抗-EBV测定及EBV DNA检测等进行诊断。由于传单的发病率有逐年增加趋势，临床表现复杂多样，容易误诊，因此实验室的检查很重要。Evans曾提出，本病血象中淋巴细胞应>50%，异型淋巴细胞应>10%，且伴随肝功能异常。异型淋巴细胞的检测，则应注意多次复查，以免漏诊及误诊。嗜异凝集素为一特异性的IgM抗体，有时在感染数月后始升达有意义的水平，亦应多次检查。儿童的嗜异凝集反应阳性率与年龄成正比。5岁以下阳性率低于成人，2岁以下罕见阳性，婴儿为阴性，故婴幼儿患者的确诊有赖于抗-EBV及EBV DNA的检出。

诊断时需注意与人巨细胞病毒（human cytomegalovirus，HCMV）、腺病毒、甲型肝炎病毒、风疹、咽喉部感染及某些药物（氨基水杨酸及异烟肼等）所致的淋巴细胞增多相鉴别。其中HCMV

引起的淋巴细胞增多较为常见，有报道认为，在嗜异凝集试验阴性的传单中，几乎半数与 HCMV 有关。并认为 EBV 所致单核细胞增多症患者中淋巴结炎、咽扁桃体炎常见，而 HCMV 所致单核细胞增多症患者中，肝脾大、气管炎及皮疹多见，前者发病高峰年龄多>4 岁(66.3%)，后者多为 4 岁以下儿童(70%)，确切的鉴别，必须依靠血清学及病原学(包括分子生物学)方法。

【治疗】

该病无特殊治疗，主要以对症治疗为主，95%以上的患者可顺利恢复。少数患者可发生脾破裂，因此在急性期应该限制活动量；一旦确诊有脾破裂者应紧急外科处理。有心肌炎、声门水肿、溶血性贫血、脑炎及神经根炎等，可使用泼尼松类激素控制高热及使淋巴组织增生消退，常用泼尼松每日 30～60mg，分次口服，4 日后快速递减剂量，直至停药。抗病毒药物可用阿昔洛韦，EB 病毒 DNA 聚合酶对该药敏感，口服阿昔洛韦可降低病毒载量。然而，抗病毒治疗对临床症状改善及总病程的改善作用有限。有继发感染者，需选择抗生素治疗。

【预后】

本病系自限性疾病，大多数预后良好，病死率约为 1%～2%。死因多为严重并发症，如脑干脑炎、脾破裂、心肌炎、咽喉部阻塞、肠系膜淋巴结坏死大出血、再生障碍性贫血危象及继发感染等。通过长期临床随访观察，发现本病儿童患者部分转为恶性淋巴瘤及白血病等，故本病是否与恶性肿瘤的发生有关，值得注意。

【预防】

急性期患者应行呼吸道隔离。因本病的病毒血症可能持续数月，故本病患者痊愈后如欲作供血者，必须在发病 6 个月之后。EBV 疫苗尚在研究之中。

(魏　来)

参 考 文 献

1. 王群，谢正德. 儿童 EB 病毒相关疾病的诊断标准和治疗原则. 实用儿科临床杂志，2010，10(25)：706-708.
2. Jenni F, Lienhardt B, Fahrni C, *et al*. Nonsurgical management of complicated splenic rupture in infectious mononucleosis. Am J Emerg Med, 2013, 31(7): e1155-1156.
3. Yokoyama T, Tokuhisa Y, Toga A, *et al*. Agranulocytosis after infectious mononucleosis. J Clin Virol, 2013, 56(3): 271-273.
4. Cunha BA, Mickail N, Petelin AP. Infectious mononucleosis-like syndrome probably attributable to *Coxsackie* A virus infection. Heart Lung, 2012, 41(5): 522-524.

第十八节　传染性淋巴细胞增多症

传染性淋巴细胞增多症(infectious lymphocytosis)系一种病因尚未明确的淋巴细胞增多性急性感染病。临床症状轻微，血象中白细胞总数增多、淋巴细胞相对及绝对数目均显著增高。本病以 10 岁以下患者为主。

【病原学】

本病的病原体至今仍未明确，以病毒的可能性较大，可由多种病毒包括腺病毒、肠病毒等所致，但尚无肯定结论。1968 年 Horowitz 等在一次流行中从 21% 的患病儿童粪便中分离出一种与柯萨奇病毒亚型 A 相类似的肠病毒 EVU16，并发现其血清中有该病毒中和抗体的动态增长，但将 EVU 16 接种到实验动物中以诱使淋巴细胞增生，却未能成功。1996 年又有由柯萨奇病毒 B2 所致急性淋巴细胞增多症的报道。

【流行病学】

1941 年史密斯首先提出本病与传染性单核细胞增多症不同，将其作为一种独立的疾病。本病发病年龄多在 10 岁以下，尤以 2～5 岁为多；少数成人亦可感染。通过粪-口途径或飞沫传播，常在托儿所及幼儿园等儿童聚居场所或家庭中流行。1954 年北京某幼儿园流行，历时 6 个月，总发病率为 43.9%，通过流行病学调查分析，可证明本病传染性很高。如不做血象检查，常不易诊断。本病无性别差异。全年均可发病，但常在春、秋季流行。迄今尚未见第二次感染发病的报道，提示病后免疫可能较稳定。

【病理改变】

淋巴结活检显示淋巴滤泡减少及变性，单核-吞噬细胞增生，未发现其他损害。

【临床表现】

本病潜伏期约为 12 ~ 21 日。临床症状大多轻微且不具特征性，不少儿童感染后可无症状，仅在健康检查时或在血液学检查后才被偶然发现。常见症状有：

一、全身症状

表现为无力、疲乏和及发热。发热多为低度至中度，个别高热，热程大多 1 ~ 3 日，长者可达 1 周。

二、呼吸道症状

可有鼻塞、流涕、咳嗽、咽痛等一般上呼吸道症状，或近期内有上呼吸道感染病史。

三、胃肠症状

轻度食欲欠佳、恶心及呕吐，部分患者有腹痛及腹泻。北京报道的 45 例患病儿童中，腹泻者 13 例（不伴腹痛），平均每日 2 ~ 3 次或 6 ~ 7 次不等，大便稀，可有黏液而无便血。腹泻持续 1 ~ 3 周，个别迁延达 7 周。少数患病儿童可有急性剧烈腹痛而被误认为阑尾炎等急腹症。

四、神经系统症状

个别患者可有肢体瘫痪及脑膜刺激征，甚至可见脑脊液中细胞轻度增加。

五、皮疹

少数患者可在发病初期出现斑丘疹或疱疹样皮疹。不同患者症状表现不一。部分患儿多表现为呼吸道感染，另一些则表现为胃肠症状，出现中枢神经系统症状者极少。体格检查时，一般无浅表淋巴结及脾大，此为本病特点之一。然而，应注意个别脾大者可能系因病前另有原因。

【实验室及辅助检查】

一、血象

红细胞及血红蛋白正常。白细胞总数显著增加，达（15 ~ 147）×10^9/L 之间，起病第 1 周，白细胞数急剧上升，第二周达高峰，以后持续升高 3 ~ 5 周，甚至长达 7 周以上。分类淋巴细胞占 60% ~97%，主要为成熟的形态正常的小淋巴细胞，少数患者可有不正常的淋巴细胞，此种细胞可分两类：第一类较多见，与传染性单核细胞增多症中的异型淋巴细胞第二型相似，但无核仁；第二类有两个细胞核，有的还可见两核之间有一丝状蒂相连。这种不正常的淋巴细胞所占百分比很小，仅 0.3% ~ 3.0%。在淋巴细胞增多的高峰期或下降时，偶见嗜酸性粒细胞增多。

我国曾有报道，白细胞在起病第一周内急剧上升，第二周达高峰，持续 3 ~ 5 周，在白细胞分类以淋巴细胞为主，占总数 60% ~ 90%，以成熟的小淋巴细胞为多，嗜酸性细胞轻度增高，最高可达 10%。

二、骨髓象

骨髓有核细胞数增加，成熟的小淋巴细胞增生，粒细胞及红细胞系统增生正常。

三、血清嗜异凝集试验

一般均阴性。

【诊断与鉴别诊断】

临床上如有原因不明的腹泻或上呼吸道感染，应考虑到本病的可能性。进行血常规检查可以确诊。诊断标准为白细胞总数在 13×10^9/L 以上，小淋巴细胞 60% 以上，或其绝对计数在 10×10^9/L 以上。无浅表淋巴结及脾大在诊断上很重要。鉴别诊断时应注意 4 岁以内的正常儿童，白细胞总数与淋巴细胞百分比均较高，系生理而非病理状态，请勿混淆。传染性单核细胞增多症的病情较重，发热明显且持续时间较长，咽炎和淋巴结肿大，外周血中异型淋巴细胞在 10% 以上，嗜异凝集试验阳性，可与本病鉴别。急性淋巴细胞白血病的临床症状严重，且逐渐加重，肝脾明显肿大，周围血和骨髓中大量原淋巴细胞，红细胞和血小板减少，均有别于本病。伤寒、布鲁司菌病及结核病，亦可有淋巴细胞增多，但数量均低于本病。百日咳患儿常见淋巴细胞反应，其白细胞可升至（15 ~ 50）×10^9/L，淋巴细胞占白细胞的 70% ~ 90%，但其临床痉咳特征及细菌检查可与本病区别。

【治疗】

只有血象改变而无症状的患儿，不需治疗，注意休息、营养即可，血象可自行恢复。有症状者即行对症处理。由于此病病情轻，对散居儿童不需隔离，但托幼机构中如发现本病，则应将患儿作呼吸道和消化道隔离。本病预后良好，经临床观察，尚未发现后遗症。

（魏　来）

参考文献

1. Moreira J, Rabe KG, Cerhan JR, *et al*. Infectious complications among individuals with clinical monoclonal B-cell lymphocytosis (MBL): a cohort study of newly diagnosed cases compared to controls. Leukemia, 2013, 27(1): 136-141.
2. 于长占，王河. 急性传染性淋巴细胞增多症与传染性单核细胞增多症的实验室诊断. 医学信息，2011，24(4)：2013-2014.
3. Nagata Y, Ohashi K, Fukuda S, *et al*. Clinical features of dasatinib-induced large granular lymphocytosis and pleural effusion. Int J Hematol, 2010, 91(5): 799-807.
4. Malfuson JV, Dutasta F, Konopacki J, *et al*. Infectious mononucleosis and monoclonal B lymphocytosis in an elderly man. J Am Geriatr Soc, 2011, 59(11): 2156-2157.

第十九节　腺病毒感染

腺病毒感染（adenovirus infection）系因人腺病毒（adenovirus）所致，能致多种形式的疾病，包括急性上下呼吸道感染、暴发性眼结膜炎、病毒性胃肠炎、移植免疫缺陷疾病、急性出血性膀胱炎及脑炎等。超过80%的腺病毒感染发生于小于4岁的儿童，免疫缺陷患者易发生感染，腺病毒可导致区域性流行或暴发流行，国内外曾有多起腺病毒疫情暴发的报道。临床表现通常为非特异性，诊治难度大，大多数腺病毒感染表现为自限性，但少数播散性感染或肺炎可致死。

【病原学】

腺病毒可见于各种动物，迄今已发现100余种腺病毒可感染人、哺乳动物及禽类。腺病毒为双股DNA病毒，由252个亚单位（子粒）构成20面体对称壳体及核心，直径70～100nm，无包膜。衣壳含有240个六联体（hexon）、12个五联体（penton）及12根纤毛（fiber），此外还有其他一些小蛋白，如Ⅵ、Ⅷ、Ⅸ、Ⅲa及Ⅳa2等。六联体是形成病毒衣壳20个三角形面的主要蛋白，12个顶端是5个五联体亚单位及3个纤毛蛋白构成的复合物，12根纤毛以五联体蛋白为基底由衣壳表面伸出，纤毛顶端形成头节区（knob）。五联体及纤毛的头节区可与细胞表面的病毒受体结合，在病毒感染细胞过程中起着非常重要的作用。腺病毒的基因组以线性的双链DNA形式存在，由蛋白Ⅶ和一种称为mu的小蛋白紧密地环绕在其周围，起到类组蛋白样的作用。另一种蛋白Ⅴ将这种DNA-蛋白复合物连接起来，并通过蛋白Ⅵ与病毒衣壳连接在一起。在两条链的5′端各以共价键结合着一个被称为DNA末端蛋白（pTP）复合物（DNA-TPC）的特化的结构，与腺病毒复制密切相关。腺病毒科（*Adnenoviridae*）由两个属组成，即哺乳动物（包括人）及禽类腺病毒属，此两属间无任何免疫交叉反应。根据DNA序列的同源性及生物学特性，人腺病毒共有52个血清型及A～G7个亚组。

腺病毒对物理及化学因素的抵抗力较强，对酸、碱和温度的耐受范围较宽。腺病毒无脂质包膜。对乙醚、氯仿不敏感。紫外线能破坏病毒的感染性。腺病毒在感染细胞浆中相当稳定，4℃下保存数周，25℃保存数月不失去感染力。然而，提纯的腺病毒在任何条件下储存均不够稳定。

【流行病学】

腺病毒导致发热性呼吸系统感染、咽-结膜热、角膜结膜炎及胃肠炎等。重症及播散性腺病毒感染科发生在免疫缺陷患者。腺病毒的传播可通过呼吸道、消化道及眼结膜侵入人体。在密集人群中可发生流行，如部队、医院、寄宿学校、孤儿院及公共游泳池等。不良的卫生习惯可促进腺病毒传播。潜伏期为2～14日，取决于病毒血清型及其传播途径。腺病毒感染可全年发生，但大多发生在冬、春季节。腺病毒感染后可潜伏于淋巴组织、肾实质或其他组织，在免疫抑制状态下，感染可被激活，各血清型可导致不同疾病。

【发病机制与病理改变】

腺病毒感染细胞的过程从腺病毒纤毛的头节区黏附到细胞表面的特异性受体开始。由于人腺病毒主要与柯萨奇B病毒共用一种受体，因此这种受体被称为柯萨奇/腺病毒受体即CAR（coxsackie/adenovirus receptor）。接下来病毒纤毛基底部五邻体表面的三肽RGD与细胞表面的αvβ3和αvβ5整合素结合，通过内吞作用将腺病毒内化到细胞中并进入溶酶体。在溶酶体的酸性环境下，腺病毒衣壳的构象将发生变化，被从溶酶体中释放出来，躲过溶酶体的消化作用。最后，腺病毒颗粒转位到细胞核，通过核孔将病毒DNA释放到细胞核内。腺病毒侵犯宿主后至少可引起以下病理生理过程：①激活宿主细胞；②抑制细胞凋亡；③抑制晚期细胞mRNA的表达；④拮抗INF-α、INF-β、TNF-α及CTL，从而逃避宿主的抗病毒作用；⑤致癌作用，腺病毒对啮齿类动物有致癌能力，或能转化体外培养的啮齿类动物细胞。使细胞转化只需要腺病毒基因组的一部分，这些基因位于基因组的左端，约占整个基因组的7%～10%。尽管腺病毒分布很广，但对人体未见致癌性。

腺病毒最初在咽、眼结膜或小肠内增殖，很少播散到颈部、耳前或肠系膜淋巴结。疾病发展相对局限，大多以无明显症状的隐性感染常见，亦可是急性的显性感染。偶发全身性感染，多见于免疫抑制的患者。人感染腺病毒后，体内出现特异性免疫，同型腺病毒再次感染的机会很少。初次感染后，补体结合抗体以及中和抗体于感染后第7日开始出现，2～3周达高峰。补体结合抗体一般2～3个月后下降，中和抗体在体内存在时间长。腺病毒感染后发病及临床症状的严重程度，与抗体活性或（和）T细胞介导免疫反应的强弱有密切关系，免疫缺陷患者，感染后症状会持续加重。在尸检中肺、脑、肾及其他器官均可见到典型的嗜碱性核内包涵体。腺病毒感染在小儿扁桃体等腺样组织中可持续较长时间而无症状发生。部分儿童患者可导致临床表现，感染后腺病毒能在粪便中持续排出达数月之久，尔后仍有间歇性病毒排出。病毒的释放呈波动性，提示潜伏的腺病毒感染可被再次激活。

【临床表现】

一、呼吸道感染

腺病毒感染在儿童及成人呼吸道感染中所占比例分别为5%～10%及1%～7%。一般人群中多半无临床症状，部分表现为发热、咳嗽、扁桃体炎及咽喉痛，可同时伴有消化道症状，对于健康人群，症状一般在2周内消失。台湾地区一项对于急性腺病毒呼吸道感染儿童的研究表明，消化道症状包括腹泻（25%）、呕吐（22%）及腹痛（19%）。在幼儿中（特别是新生儿及婴儿），肺炎的发生率高达20%，在免疫力正常的成人中少见。但既往有健康儿童及成年人因腺病毒肺炎死亡的病例报道，脑膜炎少见。在免疫缺陷患者，播散性或重症呼吸衰竭的发生率为10%～30%。重症腺病毒肺炎的病死率超过50%。儿童患者感染腺病毒后远期并发症包括支气管扩张、闭塞性细支气管炎及透明肺。体格检查可见咽部充血肺部有鼾音、不同程度啰音，腺病毒肺炎的体征及X线表现比支原体肺炎更明显。

二、角膜结膜炎

腺病毒角膜结膜炎是眼病主要原因，并可导致失明。腺病毒感染后所致眼病主要包括流行性角膜结膜炎、咽-结膜热及非特异性结膜炎。腺病毒5、8、19、37多与流行性角膜结膜炎相关，病初为滤泡性结膜炎，持续1～4周，双眼均可受累，以后累及角膜，影响视力。伴有耳后淋巴结肿大。咽-结膜热多由腺病毒3、7型所致，可致小流行。游泳池污染与传播该病有关，夏令营亦可发生小流行。4型可致医院内流行性结膜炎，临床上有发热、鼻咽炎、结膜炎，及局部淋巴结肿大，持续3～5日。结膜炎可单侧或双侧，不并发细菌感染或永久性眼部损害。

三、急性发热性咽炎

多见于幼儿，患儿咳嗽、鼻塞、咽炎、颈淋巴结肿大。腺病毒1、2、3、5、6、7型是导致常见散发性感染的病因，症状轻，若并发中耳炎或肺炎时则例外。

四、消化道感染

即使初始感染部位在呼吸道，腺病毒感染亦可表现为消化道症状，然而，部分血清型，尤其是腺病毒40、41型感染与胃肠炎显著相关。主要表现为胃肠炎及腹泻，少见的症状包括出血性肠炎、肝炎、胆囊炎及胰腺炎。消化道症状多见于婴儿，临床表现与一般小儿腹泻病相似，症状较重，见于暴发型胃肠炎患者。最近发现系由腺病毒40、41型感染所致。

五、泌尿道感染

腺病毒可导致泌尿道感染，尤其易于发生于造血干细胞及尸体器官移植后患者。典型表现包括排尿困难、血尿、出血性膀胱炎及移植肾障碍。腺病毒所致的泌尿道感染多数可自行恢复，也可发生肾小管间质坏死性肾炎、透析依赖的肾衰竭及阻塞性尿路病变。腺病毒3、7、11、21、34及35型与出血性膀胱炎相关。诊断通常依赖尿液培养、PCR或血清学试验。肾活检可见肾小管上皮细胞碎屑样坏死及细胞内包涵体等病毒感染特征。

六、播散性感染

播散性腺病毒感染在免疫力正常患者中少见，然而，造血干细胞移植术后患者中发生率为10%～30%。临床表现无特异性，血液PCR检查或从多部位培养出腺病毒可确诊。造血干细胞移植术后患者出现播散性腺病毒感染，病死率为12%～70%。

七、少见表现

腺病毒感染后少见的临床表现包括心肌炎、脑炎、单核细胞增多症样表现、肠套叠及婴儿猝死。脑炎临床表现与其他病毒所致的脑膜脑炎相类似，可同时有呼吸道并发症状。腺病毒7型常见，1、6、12型亦可导致。小儿肠套叠的原因大约31%为腺病毒感染，以腺病毒1、2、3、5型为主。临床上许多儿童患者在肠套叠发病之前或同时有呼吸道或消化道感染。

八、免疫缺陷宿主的腺病毒感染

在免疫低下患者，腺病毒可导致多种继发性感染。在器官移植及艾滋病（AIDS）患者中，腺病毒感染已成为棘手的问题。接受骨髓移植的受体中，腺病毒感染在儿童中的发生率显著高于成人，感染腺病毒的其他危险因素包括同种异体移植、HLA错配、重度T细胞耗竭及移植物抗宿主病。感染可为原发或既往潜伏感染被激活。腺病毒31、11型及1、2、5型感染最为多见，表现为肺、肝及消化道疾病。此外，第11、34及35型腺病毒感染则与膀胱炎、肾炎相关。感染多发生在骨髓移植术后100日内，临床可表现为轻度、自限性感染，亦可表现为播散性致死性感染。

在实体器官移植患者，腺病毒感染发生率为5%～22%。腺病毒感染发生的危险因素包括儿童、抗淋巴细胞抗体的使用及腺病毒供体（+）/受体（-）。尸体器官移植术后腺病毒感染的临床表现不一，但原发感染部位通常与移植的器官有关。肝移植受体中常见的有腺病毒1、2、5型，表现为黄疸、肝大及肝炎。肾移植受体的年龄一般较大，主要表现为出血性膀胱炎，亦可出现肺炎，感染移植肾脏后可导致肾衰竭。晚期肿瘤患者或接受大量化疗时亦可发生由腺病毒所致的致死性感染。导致感染的腺病毒型别十分广泛，A～F各亚组均有报道，可出现肝炎、结膜炎、呼吸道感染、肺炎及胃肠炎等。

AIDS患者中发生腺病毒感染的风险性为28%，通常伴有消化道症状，但多数患者无明显症状或症状轻微。尿路感染的发生率为20%，膀胱炎症及出血少见。血清型D与消化道感染相关，而尿路感染通常由血清B或D型所致。在AIDS患者中，有时腺病毒感染儿可导致致死性感染，临床观察发现45%的AIDS患者在出现腺病毒感染证据后2个月内死亡。

【诊断与鉴别诊断】

腺病毒感染的诊断主要依靠临床表现、电镜检查、组织培养分离到病毒。近年来，应用高灵敏度的基因检测方法，可对疾病进行快速检测。标本可来自咽拭子、痰、气管吸出物、眼结膜拭子、角膜刮片、新鲜尿及粪等。

一、病毒分离

取标本迅速接种于原代人胚肾细胞或人的传代细胞（HeLa细胞等）进行观察。若有病毒存在则在7～14日出现细胞病变。将出现典型病变的培养细胞进行进一步鉴定，如电镜检查等。

二、血清学诊断

由于腺病毒常能在初次感染人体后的几个月到几年内周期性地被排出，所以从呼吸道分泌物或粪便中分离到腺病毒，并不表明它们一定与发生的疾病有关。因此，血清学方法常用于对腺病毒感染的确诊。常用方法有：①中和试验：中和试验检测的抗体水平在一定程度上反映了机体的抗病毒感染的免疫力，且中和试验可区别腺病毒的血清型；②补体结合试验：由于补体结合抗体出现早、消失快，只能用于早期诊断，其特异性不及中和试验。补体结合试验只能确定是否为腺病毒感染而不能确定腺病毒的血清型；③血凝抑制试验：根据与患者血清中特异性抗原结合的已知腺病毒血凝素，可判断感染病毒的型别；④免疫荧光法：可分为直接免疫荧光法和间接免疫荧光法两种；直接免疫荧光法简单、快速、特异性高、但敏感性较差。间接免疫荧光法由于中间特异性抗体的放大作用，其敏感性高于直接免疫荧光法。

三、基因诊断

PCR 技术可用于腺病毒的诊断。PCR 可快速简便地检测标本中的腺病毒，只要有 15fg 的腺病毒 DNA 即可扩增成功，其特异性为 97%。其他分子生物学技术，如限制性长度多态性（RFLP）、单核苷酸多态性（SNP）、单链构象多态性（SSCP）等均可对病毒进行分型。

【治疗】

对腺病毒感染尚无特效抗病毒药物，目前仍缺乏前瞻随机对照临床试验。更昔洛韦在体外表现出抗腺病毒活性，在治疗腺病毒感染患者中无效。西多福韦具有抗腺病毒作用，可用于临床治疗腺病毒感染。此外亦可采用利巴韦林。免疫重建对于控制腺病毒感染十分重要，提高淋巴细胞或 $CD4^{+}T$ 细胞数量有助于清除腺病毒及提高感染患者存活率。型特异性中和抗体及免疫球蛋白亦可用于腺病毒感染的治疗。

【预防】

应该做好各种预防措施，如建立良好的社会卫生环境及良好的个人卫生习惯，对眼科仪器和眼部手术器械进行严格消毒，对饮用水、游泳池进行消毒处理，将患者及可疑患者及时隔离。虽然人工自动免疫是一种非常有效的预防措施，由于用作疫苗的某些常用腺病毒(3、7 型)能使动物致癌，对人有潜在的危险，因此推广减毒活疫苗受到很大的限制。

（王慧芬　苏海滨）

参考文献

1. Lynch JP, Fishbein M, Echavarria M. Adenovirus. Semin Respirat Crit Care Med, 2011, 32(4): 494-511.
2. Ison MG. Adenovirus infections in transplant recipients. Clin Infect Dis, 2006, 43(3): 331-339.
3. Lee J, Choi EH, Lee HJ. Comprehensive serotyping andepidemiology of human adenovirus isolated from therespiratory tract of Korean children over 17 consecutiveyears (1991-2007). J Med Virol, 2010, 82(4): 624-631.
4. Echavarría M. Adenoviruses in immunocompromised hosts. Clin Microbiol Rev 2008, 21(4): 704-715.
5. Zheng X, Lu X, Erdman DD, *et al*. Identification ofadenoviruses in specimens from high-risk pediatric stem cell-transplant recipients and controls. J Clin Microbiol, 2008, 46(1): 317-320.
6. Cunliffe NA, Booth JA, Elliot C, *et al*. Healthcare-associatedviral gastroenteritis among children in a large pediatrichospital, United Kingdom. Emerg Infect Dis, 2010, 16(1): 55-62.

第二十节 人类乳头瘤病毒及其他多瘤病毒感染

Ⅰ 人类乳头瘤病毒感染

人乳头瘤病毒（human papilloma virus, HPV）属乳多空病毒科（*Papovaviridae*）的乳头瘤空泡病毒 A 属，能导致人体皮肤黏膜的鳞状上皮增殖。人感染 HPV 后临床表现多样，包括各种皮肤疣、皮肤及黏膜上皮细胞瘤，近年来 HPV 感染与癌变的相关性受到普遍关注。

【病原学】

HPV 为双股 DNA 病毒，直径 45～55nm，呈球形，无包膜，外面由 72 个壳粒排列成立体对称的 20 面体，其核酸为双链环状 DNA，以共价闭合的超螺旋结构、开放的环状结构及线性分子 3 种形式存在，相对分子质量约为 5×10^{6}，基因组长约 8000bp。分为早期区、晚期区及调节区。早期区编码与病毒复制、转录调控及细胞转化有关的蛋白（如 E5，E6，E7），晚期区编码主要壳体蛋白 L1 及次要壳体蛋白 L2 病毒在宿主细胞核内复制，释放出的病毒颗粒成为自身接种与传播的来源。所有 HPV 基因组结构相似，据其 DNA 杂交计数可确定病毒型及亚型。不同型别 HPV 之间 DNA 仅有 50% 出现交叉杂交。HPV 有 100 多种亚型，不同型别 HPV 侵犯部位及所致疾病不相同，根据感染部位可分为生殖类与非生殖类感染，其中 40 多型与泌尿生殖道感染有关。根据 HPV 亚型与恶性肿瘤发生危险性高低的相关性又分为低危型及高危型。高危型包括 HPV-16、18、31、33、35、39、51、52、56、58、59、68、73 及 82 型等，低危型包括 HPV-6、11、40、42、43、44、54、61、70 及 72 型等。HPV 抵抗力强，能耐受干燥并长期保存，加热或经甲醛处理可灭活。

【流行病学】

皮肤型的 HPV 人群感染率非常普遍，如常见的寻常疣、趾疣及扁平疣等，无法得到具体的感染率。应特别注意高危型的 HPV 感染及外生殖器的低危型 HPV 感染所致的生殖器疣及宫颈癌。据统计，HPV 感染所致的生殖器疣占全球性病的 15%～20%。关于女性生殖道感染 HPV 的流行情况，据 2003—2004 年来自美国的国家健康和营养研究课题的一个调查结果显示，14～59 岁的 HPV 总感染率为 26.8%。我国在以人群为基础的数据显示，在我国 15～55 岁妇女中 HPV 的感染率约为 13.2%，其中 20～24 岁年轻女性(15.5%)及 45～49 岁绝经前妇女(15%)感染率最高。

HPV 主要通过接触感染部位或污染物品传播，生殖器感染主要由性交传播。新生乳头瘤病毒的生活周期与表皮细胞分化密切相关。新生儿可在产道感染。部分无临床症状的感染者仍可释放病毒，在传播上有更大的危险性。HPV 感染最常见者为皮肤寻常疣，占 HPV 感染总数 50%，在儿童中发生较多。HPV-6、11、16 及 18 型导致尖锐湿疣亦名生殖器疣，是一种常见性传播疾病，近年来在我国发病率显著增加。流行病学资料提示 HPV 的宫颈感染为鳞状细胞病变最常见的病因，与恶性肿瘤关系密切，宫颈癌患者 90% 以上在病变处能测得 HPV DNA，常为 16、18 及 31 型。

【发病机制与病理改变】

HPV 病毒感染常为局部的，不经血流扩散。乳头瘤病毒仅在一定分化程度的上皮角蛋白细胞内增殖，病毒颗粒先在核内聚集，然后释放，进入角化细胞及棘细胞层。病毒继续增殖并产生局部病变，导致皮肤表面层过度增生。由于棘层细胞及角化层细胞增生，促使产生棘皮症、角化症及副角化症。部分细胞病变出现典型的乳头状瘤细胞的结构变化，如特征性空泡细胞。空泡细胞为一种大的多角形鳞状细胞，核浓缩，细胞质呈空泡样，在细胞质中可见透明角质包涵体。病变旁部分正常上皮细胞中亦含有 HPV DNA。HPV 感染上皮细胞后，可呈游离状态持续存在于染色体外，不引起任何病变，或导致良性病变及低度病变，如尖锐湿疣等，但癌变则与病毒 DNA 整合入宿主的染色体密切相关。高危型 HPV(如 HPV16/18 型)感染上皮后，病毒 DNA 链通常在 E1 或 E2 的开放读码框内断裂，使 HPV DNA 能够整合入染色体脆弱区而发生细胞基因突变。E6 及 E7 则具有促进和维持整合状态的功能，且可分别与 P53、pRb 结合，导致细胞永生化，并且使机体对恶性病变的防御功能受到影响。不同型的 HPV 可导致不同部位的乳头瘤。皮肤疣一般呈良性，HPV 的 DNA 是游离的，部分疣能自行消退。高危型的 HPV 与生殖道癌前病变及恶性肿瘤密切相关，HPV 的 DNA 往往整合在宿主细胞的染色体上。

HPV 造成的损伤受免疫因子的影响，细胞介导的免疫较为重要。HPV 感染后出现皮肤疣，持续较长时间后会自行消退，而免疫抑制患者疣及宫颈癌的发生率会增加。

【临床表现】

HPV 不同型可致相同的临床表现，而同型又可致不同的临床表现(表 12-20-1)。

表 12-20-1　人乳头状瘤病毒所致的疾病

有关疾病	病毒型别
寻常疣	1、2、4、41
扁平疣	3、10、27、41
深部平疣	1、2、4
尖锐湿疣	6、10、11、40～44、45、51
中间疣	10、26、28
表皮再生不良性疣	5、8、9、12～15、17、19～25、36、46、47
肉类处理者寻常疣	7
上皮细胞癌(非特异性)	33、35、42～45、51、52
上皮肉瘤(非特异性)	6、11、16、18、31、45
喉乳头状瘤	6、11、30
结膜乳头状瘤	6、11
角化棘皮瘤	37、38
黑色素瘤	37、38

一、皮肤疣

HPV 所致的常见疾病，包括寻常疣、跖疣及扁平疣。

(一) 寻常疣

主要由 HPV-2、4、1 及 7 型所致，多见于儿童及青少年。见米粒大小的丘疹,表面角化明显,粗糙不平、顶端刺状,质地坚硬,皮损可单个,亦可多个,可自身接种而逐渐增多。好发于手背、手指、足部或甲周等处。寻常疣有自限性,不经治疗亦可自行消失。

（二）跖疣

本病主要由 HPV-1、4 型所致,发生于足跖部,初发为小米粒大小,逐渐增大至黄豆大小,皮损表面因受压可见出血点和黑点,病程延续,可自行消退。

（三）扁平疣

本病主要由 HPV-3、10 型所致,好发于青少年,亦称青年扁平疣。多发生在面部,躯干部位亦常见,多为 2~5mm 大小的扁平丘疹,肤色或淡褐色,表面光滑,圆形或类圆形,偶因瘙痒而搔抓形成自身接种,或沿皮肤损伤表面种植,病程缓慢,1~2 年或更久可自行消退。

二、喉乳头状瘤

本病主要由 HPV-6、11 型所致。多见于儿童,在分娩时由生殖道 HPV 感染的母亲传给婴儿。早期可无临床症状,但随着乳头瘤的增大而出现呼吸系统症状。个别患儿可出现呼吸道阻塞而导致呼吸困难,急需手术处理。

三、表皮再生不良性疣

多种 HPV 可导致表皮再生不良性疣,具多种形态,可似扁平疣或呈花斑糠疹,分布于躯干及上肢,并可融合及增大。表皮再生不良性疣多在 10 岁前发生,特别在阳光暴露的部位,约 1/3 患者在成年后恶化成鳞状细胞癌。

四、尖锐湿疣

主要由 HPV-6、11 型所致,是性传播性疾病,近年来发病率逐年增高。本病潜伏期 3 周至 8 个月,平均约 3 个月。HPV 感染可分为临床型表现(尖锐湿疣)、亚临床表现及潜伏(隐性)感染三种情况,后者不引起任何临床表现及组织细胞学的异常,而通过分子生物学方法、核酸杂交等可在皮肤黏膜的细胞中检测出。好发部位多位于性行为所接触的部位,主要在生殖器和肛门。男性尖锐湿疣依次为冠状沟、龟头、包皮、包皮系带、尿道口,少数见于阴茎体,罕见于阴囊。女性则多见于大阴唇、阴蒂、宫颈、阴道及肛周。口淫者可发生于口腔。患者局部可无不适,少数有瘙痒或轻微痛感及压迫感。伴有阴道损害者可出现白带增多、刺痛或偶有性交后出血现象。发生于肛周和直肠者可有疼痛或里急后重感。查体初发时为柔软的淡红色丘疹,顶端有尖,乳头状肉质赘生物,表面颗粒状增值、粗糙不平,逐渐增大、增多,倾向融合,表面不平或形成密集的尖峰样,呈灰白色或粉红色或灰褐色。表面湿润、柔软,触之易出血。由于局部湿热,可促使乳头状或蕈状增殖,易继发细菌感染。

五、癌前病变及生殖道恶性肿瘤

有资料表明皮肤的鲍文病(Bowen's disease)、基底细胞癌、帕哲病(Paget disease)又称湿疹样癌(eczematoid carcinoma)及鳞状细胞癌等上皮肿瘤亦与此类病毒感染有关。高危型的 HPV 主要是 16、18、31 及 33 等型,可导致生殖道感染,多年后可发现生殖道上皮瘤样变,如宫颈、外阴及阴茎上皮瘤样变。部分可发展为恶性肿瘤,如宫颈上皮瘤样变逐渐加重发展为宫颈癌。

【辅助检查】

一、醋酸白试验

在病损处用 3%~5% 醋酸涂搽或湿敷 2~5 分钟后,病损变白且稍膨隆则为阳性;若发白但显示界限不清和不规则为假阳性。肛周变白需要 15 分钟。

二、病毒核酸检测

应用原位分子杂交货原位 PCR 技术,可检测到病变组织切片及脱落细胞标本中细胞内的病毒核酸。

三、病毒抗原检测

采用特异性抗体做免疫组化染色,可检出局部取样标本中 HPV 抗原。

四、脱落细胞学检查

用阴道或宫颈疣体的脱落组织细胞涂片,做巴氏染色,可见空泡细胞核角化不良细胞。

五、活体组织病理检查

可见角质层轻度角化过度,主要为角化不全;

表皮乳头瘤样增生，棘层增厚，表皮突增粗延长。最明显特征为表皮上中部出现有诊断意义的空泡细胞。早期病损可无空泡细胞。当角化不良细胞及空泡细胞共存时，对诊断更有价值。

【诊断与鉴别诊断】

外生殖器疣需与绒毛状小阴唇、阴茎珍珠疹、皮脂腺异位症、扁平湿疣及假性湿疣等鉴别。

【治疗】

小的皮肤疣可能会自行消退，一般无需处理。病损范围大的，可施行手术，但常规外科切除有较高复发率。用一些物理或化学的方法摧毁病灶，有较好的治疗效果。

一、物理治疗

目的去除肉眼可见的瘤体及亚临床感染。包括激光、微波、冷冻、电灼、手术切除（妇科的 LEEP 刀等）及光动力疗法等。

二、药物治疗

可采用 0.5% 足叶草脂毒素酊，5% 咪喹莫特，50% 三氯醋酸、氟尿嘧啶软膏外涂。病灶内可注射 IFN-α，并可辅以白细胞介素（IL）、胸腺肽、转移因子及卡介苗等免疫调节治疗。

【预防】

目前对 HPV 感染尚无有效的预防方法。根据其传染方式，切断传播途径是有效的预防措施。及时发现并治疗患者及其性伴侣。防止带有 HPV 的渗出物污染公共环境，做好浴盆、浴巾及马桶盖的清洁及消毒。HPV 感染与宫颈癌的发生密切相关，因此有大量科研工作者致力于 HPV 疫苗的研究，目前包括预防性疫苗及治疗性疫苗两大类。

Ⅱ 其他多瘤病毒感染

其他多瘤病毒包括 JC 病毒、BK 病毒及 SV-40 病毒等，主要导致进行性多病灶性脑白质病（progressive multifocal leukoencephalopathy，PML）。PML 为一种在世界范围内少见的亚急性进行性中枢神经系统脱髓鞘病，多发生在免疫功能低下的成人。患者年龄多在 40～70 岁。该病可为慢性全身性疾病的并发症，半数以上有淋巴肉瘤或髓性增生性恶性肿瘤，尤其是霍奇金病及慢性淋巴细胞性白血病。患有肉瘤、癌肿、结核病、系统性红斑狼疮、艾滋病患者、肾移植、接受免疫抑制剂治疗及免疫功能缺陷者亦可发生 PML。

血清抗体效价调查观察到部分人群感染过 JC 病毒或 BK 病毒，然而，出现 PML 临床症状者免疫功能低下，提示体液或细胞免疫功能低下是促使这些病毒致病的条件。上述病毒潜伏在脑组织及其他组织，活动后导致 PML。PML 是一种脱髓鞘性疾病，病毒选择性破坏寡树突细胞，脱髓鞘后引起神经细胞病变。该病病情进展快，在神经症状出现后 2～4 个月死亡，极少数病情可自然缓解。临床表现不一，神经系统症状散在性，为不同脑部位的神经细胞髓鞘被破坏所致。早期有单肢瘫、半身瘫、性格异常、智力减退、步态不稳、言语不清，或有中枢性失明。晚期出现四肢瘫痪及严重痴呆，最后昏迷。少数呈截瘫，头痛及惊厥不常见，亦无颅内压增高现象。

至今无有效预防方法亦无特殊治疗，主要是对症治疗。曾有用阿糖腺苷及阿糖胞苷静脉滴入治疗，亦有用转移因子，但均未见明显疗效。

（王慧芬 苏海滨）

参 考 文 献

1. 李庆云，王霞灵，范红霞. 防治人乳头瘤病毒感染的研究进展. 湖北中医药大学学报，2012，14(6)：67-69.
2. 宋晓霞，孔令非. 人乳头状瘤病毒分子生物学检测方法研究进展. 中华实用诊断与治疗，2012，26(5)：419-420.
3. 雷雨，阚延静，潘连军. 女性人乳头瘤病毒持续感染的现状分析. 中国妇幼保健. 2012，33：5405-5408.
4. Mammas IN, Sourvinos G, Spandidos DA. Human papilloma virus (HPV) infection in children and adolescents. Eur J Pediatr, 2009, 168(3): 267-273.
5. Hager WD. Human papilloma virus infection and prevention in the adolescent population. J Pediatr Adolesc Gynecol, 2009, 22(4): 197-204.

第二十一节 人细小病毒 B19 感染

人细小病毒 B19（human parvovirus B19）感染极为常见，据估计有过感染的人群超过 50%。1975 年由英格兰的 Cossart 等在检测献血员乙型肝炎表面抗原（HBsAg）时率先发现，19 号献血员的血清中存在一种与 HBsAg 不同的抗原，一种非常小的病毒颗粒带有这种抗原，此病毒颗粒的大小及其特性与动物细小 DNA 病毒类似，故称这种病毒为“人细小病毒 B19”。临床表现有病毒血症引起的症状、传染性红斑、血管性紫癜及关节病，对已患溶血性贫血的患者可发生再生障碍性贫血危象。孕妇感染可导致胎儿水肿及死胎。

【病原学】

B19 病毒颗粒为立体对称的二十面体，无胞膜，直径约 22～24nm，由两个蛋白及一条线性单链 DNA 分子组成。B19 病毒基因组由 5596 个核苷酸（nt）组成，位于中间的 4830nt 为编码序列，两端各有 383nt 非编码序列为重复序列，能形成发夹结构，在合成互补链时发挥引物的作用。B19 基因组主要由两个开放读码框（ORF）组成，其近 5′端 ORF 编码非结构蛋白（NS1），近 3′端 ORF 编码 2 种结构蛋白（VP1 和 VP2），基因组 5′端的启动子 P6 发挥启动基因组复制及转录功能。B19 结构蛋白 VP1 和 VP2 组成该病毒的衣壳，体外重组表达的 VP2 可单独装配成病毒样颗粒（VLP），且 VLP 在物理结构、抗原性、免疫原性上与正常病毒颗粒相似。NS1 是 B19 最主要的非结构蛋白，由第 435nt 至 2448nt 之间的核苷酸序列编码，分子量 77kD。NS1 蛋白可能具有多种功能，例如结合病毒 DNA、结合宿主 NTP 酶、参与病毒基因组复制及转录等。NS1 与病毒启动子 P6 的特定功能域结合，通过与 p21/WAF 蛋白相互作用激活 P6，启动病毒基因组的复制与转录。B19 病毒 NS1 基因相对保守，不同分离株之间 VP1 和 VP2 的变异性可达 2%～3%。尚未发现疾病的症状与病毒的序列间存在统计学关联。

【流行病学】

传染源为患者和病毒携带者，B19 病毒主要通过呼吸道传播，亦可通过母婴、骨髓和器官移植及输血等途径传播。人群中 B19 病毒血清阳性率随人群年龄组增加而上升，学龄前儿童阳性率为 15%，年轻人中为 50%，老年人中为 85%。虽然血清阳性率较高，但在健康人群中，病毒血症较为少见，其发生率在志愿者中估计为 1∶100～1∶35 000。病毒血症的存在取决于宿主的免疫状态、流行情况及检测方法的敏感度。易感人群为儿童，5～10 岁为感染高峰年龄。40%～60% 的成人血中有 IgG 抗体，说明多有既往感染。全年均可发病，但多见于晚冬及早春季节。常有家庭内数人同病的报道。

【发病机制】

志愿者试验性感染已证明，B19 病毒感染包括两个时相，即病毒血症及抗体反应。病毒在体内大量复制形成病毒血症，导致骨髓抑制。因 B19 病毒直接与骨髓红细胞系统的前体细胞结合，原始阶段的成红细胞如红母细胞可能为主要的靶细胞，受体为红细胞糖苷酯（globoside）。对造血功能正常者仅有轻度影响，但对已有溶血性贫血者可导致再障危象的发生。在巨核细胞和血管内皮细胞上亦可能有糖苷酯，故可引起血小板减少，亦可出现各种血管性损伤引起皮疹使体内红细胞受损。当机体产生特异性抗体时，传染终止。在尚未建立很好的 T 淋巴细胞反应时，体液免疫反应起重要作用。此免疫反应多因免疫复合物介导，免疫复合物沉积在皮肤、关节及其他器官导致特异性免疫综合征。

【临床表现】

潜伏期长短不一，短者 4～6 日，长者可达 19～20 日。患者出现上呼吸道及全身感染性症状如发热、全身不适、鼻流涕、咽部不适或疼痛、干咳等，部分患者仅发热 2～3 日即愈。在流行期经病原学或血清学检测证明，部分人为隐性受染者。在具有病毒血症的患者可出现多种不同的临床表现（表 12-21-1）。

表 12-21-1　与微小病毒 B19 感染相关的疾病

疾病	发生人群
传染性红斑	健康儿童
多关节病	健康成人（尤其女性）
暂时性再生障碍性危象	红细胞生成增加的患者
纯红细胞再生障碍	免疫缺陷或免疫正常患者
胎儿水肿/先天性贫血	胎儿（<20 周）

一、传染性红斑（erythema infectiosum）

亦称第五疾病，主要发生于儿童。患病儿童可有发热、全身不适、咽不适及鼻流涕等症状。2～3 日后出现皮疹，多始于面部，很快融合成片并伴有轻度水肿，形成本病多见的“巴掌脸”特殊表现。1～2 日皮疹很快扩展到躯干及四肢。其特征先为红色斑丘疹，以后中间先褪色形成网状或花边样。皮疹可因日晒、运动、洗澡而加重，伴有瘙痒感。持续 2～4 日皮疹消退，留有色素沉着可于数日后消退，全病程为 5～9 日。成人感染 B19 病毒后除有发热、全身不适等症状外，只有少数患者出皮疹，面部出现“巴掌脸”者更少见，但在病后数日至数周，80% 的人出现关节痛。

二、关节病(arthropathy)

急性关节炎/关节痛是 B19 病毒感染常见的临床表现，尤其在成年妇女，发生率高达 60%～80%，且约 10% 病程持久。常以对称性多关节肿胀、疼痛和活动受限为特征，全身各关节均可受累，但主要累及指(趾)小关节，其次为膝、腕、踝关节。发病前可能有发热或皮疹，也可仅表现关节症状。大多在 2 周内症状缓解，部分女性患者可持续数周至数月，据认为此与 HLA-DR1 缺乏有关。

三、骨髓功能障碍

本病为 B19 病毒感染已有溶血性贫血的患者而发生，多见于小儿。患者先有发热、全身不适、倦怠、肌痛、头痛、轻咳等症状，2～3 日后，网织红细胞数开始减少，血红蛋白下降，可减少至 20～50g/L，患者贫血症状更加明显。部分患者白细胞和血小板亦有轻度减少。随着病毒血症的消失，特异性抗体产生，骨髓抑制缓解，患者的血象多于 1 周左右恢复到原来水平。但免疫功能缺损者可引起慢性骨髓造血功能低下，患者可长期贫血，或反复发作再障危象。B19 病毒感染可引起再障危象者有镰状细胞增多症、地中海贫血、遗传性球形红细胞增多症、自身免疫性溶血性贫血、丙酮酸激酶缺乏症以及遗传性多核幼红细胞症等。

四、血管性紫癜(vascular purpura)

成人及儿童均可罹病，患者出现发热、流涕、咽痛等，48 小时后出现皮疹，其特征为非坏死性血管性紫癜。先出现于上下肢，后扩展到躯干及面部和颈部，紫癜持续数日即褪，同时可伴有白细胞和血小板轻度减少。部分患者伴有腹痛或大关节痛。

五、宫内感染

育龄妇女 B19 病毒感染的病毒血症期可经胎盘传给胎儿。B19 病毒可扩散至胎儿全身器官，引起广泛感染，尤其对胎儿快速分裂的细胞有很强的亲和力，致使胎儿贫血、缺氧、心力衰竭，形成水肿型胎儿，发生流产或胎儿死亡。胎儿流产或死亡多发生于妊娠中期(13～38 周)

六、其他

除上述较常见的临床所见外，B19 病毒感染还有其他一些临床表现：急性呼吸道感染，常见于急性 B19 病毒感染初期，表现为感冒样症状；部分婴幼儿的急性阻塞性毛细支气管炎和急性哮喘发作与 B19 病毒感染有关。急性心肌炎或心包炎与 B19 病毒感染的关系已被证实，还与各种血管炎性综合征、慢性疲劳综合征以及脑膜炎、脑炎等相关。

【诊断】

在传染性红斑、血管性紫癜等流行期间，有较典型皮肤表现诊断并不困难。由于传染性红斑具有面颊潮红和口周苍白等特点，需与猩红热相鉴别。不典型的应注意与风疹、轻型麻疹、其他病毒性皮疹及药物疹等鉴别。

实验室诊断可采用血清学方法、PCR、病理组织检查以及免疫组织化学等方法。B19 IgM 通常在感染后 10～12 日出现，并持续 3～4 月，有时会存在更长时间。IgG 常出现在 IgM 出现后，可持续终生。对于孕妇和免疫缺陷患者，往往难以检出 B19 抗体。PCR 阳性结果提示急性或感染持续存在。对于在某些抗体难以检出的情况下，应用 PCR 监测病毒 DNA 是唯一的诊断指标。判断疾病与细小病毒 B19 相关性的重要依据有：胎儿血和羊水标本 B19DNA 监测诊断胎内感染，或脑脊液、滑膜液、心包液等标本的 PCR 监测结果等。此外，各种标本可直接在电镜下观察受染细胞核内的病毒包涵体和病毒颗粒。

【治疗】

目前尚无特效抗 B19 病毒药物。病情较轻的患者多呈自限过程，预后良好。症状严重者须对症处理。严重贫血的 TAC 患者需输血治疗。对关节炎/关节痛可采用非类固醇解热镇痛药治疗，也可采用中医药治疗。抗病毒治疗可试用利巴韦林、干扰素等广谱抗病毒药物。有报道应用免疫球蛋白（IVIG）每日 200mg/kg 静脉滴注，连续 5 日，能控制和治愈严重 B19 感染。

【预防】

对 B19 无有效疫苗。对于 B19 感染患者，应采取呼吸道隔离措施。对免疫功能低下、慢性贫血患者应给予保护，减少传播。育龄期妇女，最好进行 B19 病毒抗体监测，阴性者在妊娠期应重点保护。

（王慧芬　苏海滨）

参 考 文 献

1. 刘雪莉，王敏，鲁茁壮，等. 人细小病毒 B19 生物学特性研究进展. 病毒学报，2011，27(6)：599-601.
2. 孙永强，侯新琳. 先天性细小病毒感染. 中国新生儿科杂志，2011，26(5)：355.
3. 俞雪莲，张曦. 人细小病毒 B19/PARV4 与乙丙肝慢性化关系研究进展. 病毒学报，2010，26(2)：153-157.
4. 文金全，魏波，刘建平，等. 儿童微小病毒 B19 感染相关性再生障碍性贫血 24 例疗效分析. 陕西医学杂志，2012，41(9)：1127-1129.
5. 卜凤荣，孙捷，李志军. 人细小病毒 B19 的特性及其与血浆蛋白制品的相关性. 中国生物制品学杂志，2010，23(3)：329-332.
6. Tolfvenstam T，Broliden K. Parvovirus B19 infection. Semin Fetal Neon Med，2009，14(4)：218-221.

第二十二节　病毒性肝炎

病毒性肝炎（viral hepatitis）系由多种肝炎病毒所致的、以肝脏炎症及坏死病变为主的一组感染病。按病原学分类目前有甲型肝炎（hepatitis A）、乙型肝炎（hepatitis B）、丙型肝炎（hepatitis C）、丁型肝炎（hepatitis D）及戊型肝炎（hepatitis E），分别由甲型肝炎病毒（hepatitis A virus，HAV）、乙型肝炎病毒（hepatitis B virus，HBV）、丙型肝炎病毒（hepatitis C virus，HCV）、丁型肝炎病毒（hepatitis D virus，HDV）及戊型肝炎病毒（hepatitis E virus，HEV）所致。甲型肝炎及戊型肝炎经消化道途径传播，主要表现为急性肝炎，以疲乏、食欲减退、肝大、肝功能试验异常为主，部分病例出现黄疸，但无症状感染亦常见。乙型肝炎、丙型肝炎、丁型肝炎主要经血液、体液等胃肠外途径传播，临床发现的大部分患者呈慢性感染，少数病例可发展为肝硬化、重型肝炎（肝衰竭）或肝细胞癌。这五种病毒性肝炎的特征比较总结于表 12-22-1。此外，GB 病毒-C（GB virus-C，GBV-C）、输血传播病毒（transfusion transmitted virus，TTV）、Sen 病毒（Sen virus，SENV）等是否导致病毒性肝炎一直未能明确，当前有否定的趋势，但亦不排除仍有未发现的肝炎病毒存在。巨细胞病毒（CMV）、EB 病毒（EBV）、单纯疱疹病毒-1 型和 2 型（HSV-1 及 HSV-2）、带状疱疹病毒、人类疱疹病毒 6 型、人类细小病毒 B19V 及腺病毒等感染亦可导致肝脏炎症，但属于全身感染的一部分，不包括在专门的“病毒性肝炎”范畴内。

表 12-22-1　五种病毒性肝炎特征比较

	甲型肝炎	乙型肝炎	丙型肝炎	丁型肝炎	戊型肝炎
病毒	HAV	HBV	HCV	HDV	HEV
亲缘	微小 RNA 病毒科	嗜肝 DNA 病毒科	黄病毒科	卫星病毒科	嵌杯状病毒科
直径	27nm	42nm	30～60nm	36nm	32nm
基因组	线状正单链 RNA	环状双链 DNA*	线状正单链 RNA	环状负单链 RNA	线状正单链 RNA
	7.8kb	3.2kb	9.6kb	1.7kb	7.6kb
复制酶	病毒 RDDP	病毒 DDDP、RDDP、RNase H	病毒 RDRP	宿主 RDRP	病毒 RDRP
ORF 数	1	4(或 6)	1	多个	3

续表

	甲型肝炎	乙型肝炎	丙型肝炎	丁型肝炎	戊型肝炎
包膜	无	有	有	有	无
抗原	HAAg	HBsAg、HBeAg、HBcAg	HCAg	HDAg	HEAg
抗体	抗-HAV	抗-HBs、抗-HBe、抗-HBc	抗-HCV	抗-HDV	抗-HEV
传播方式	消化道	肠道外,性接触,母-婴	肠道外,性接触,母-婴	肠道外,性接触,母-婴	消化道
慢性化	无	2% ~7% §	75% ~85%	2% ~7%	一般无,偶可
肝衰竭	罕见	常见	不常见	多见(失代偿)	少(孕妇多见)
癌变危险	无	有	有	有	无

注:* 通过一条3.5kb的线状正链RNA中间体进行逆转录而复制。§ 指成年时期获得感染者;如果是母-婴垂直传播或婴幼儿时期传播,则感染后的慢性化率很高。ORF:开放读码框。RDDP:RNA指导的DNA多聚酶。RDRP:RNA指导的RNA多聚酶。DDDP:DNA指导的DNA多聚酶。RNase H:核糖核酸酶H

Ⅰ 甲型病毒性肝炎

甲型病毒性肝炎(viral hepatitis A,简称甲型肝炎)旧称流行性黄疸及传染性肝炎,早在8世纪就有记载。目前全世界约40亿人口受到该病毒威胁。近年对其病原学及诊断技术等方面的研究进展较大,并已成功地研制出甲型肝炎病毒减毒活疫苗及灭活疫苗,将有效控制甲型肝炎的流行。

【病原学】

HAV是1973年由Feinstone等应用免疫电镜方法在急性肝炎患者的粪便中首次发现,1979年Provost等用恒河猴肾(FRhk6)细胞首次成功分离出HAV,1983年Ticehurs构建了HAV全基因组cDNA克隆。1983年国际病毒分类命名委员会(ICTV)曾将HAV归入小RNA病毒科(*Picornaviridae*)肠道病毒属72型,1993年更正为小RNA病毒科嗜肝病毒属(*Heparnavirus*),该属只有HAV一种。

HAV无包膜,直径27~32nm,为20面体对称颗粒,表面有32个亚单位结构(称为壳粒)。电子显微镜下可见有实心及空心两种颗粒,前者为完整的HAV,有传染性;后者为不含RNA的未成熟颗粒,有抗原性,但无传染性。HAV基因组为单股线状RNA,全长7487个核苷酸(nt),由5′-非编码区(5′-NCR)或称5′-非翻译区(5′-NTR)、编码区(开放读码框,open reading frame,ORF)及3′-非编码区(3′-NCR)或称3′-非翻译区(3′-NTR)三部分组成(图12-22-1)。根据核苷酸序列的同源性,可将HAV分为7个基因型,其中Ⅰ、Ⅱ、Ⅲ、Ⅶ型来自人类,Ⅳ、Ⅴ、Ⅵ型来自猿猴。目前研究否定了Ⅱ型的存在,故人类只有Ⅰ、Ⅲ型,分别包括A、B两个亚型。其中我国已分离的HAV均为Ⅰ型。在血清型方面,能感染人的血清型只有1个,因此只有一个抗原-抗体系统。

HAV对外界抵抗力较强,在-20~-70℃数年后仍有感染力,在甘油内-80℃可长期保存。对有机溶剂较为耐受,在4℃ 20%乙醚中放置24小时仍稳定。耐酸碱,尤其酸性环境下具有超高稳定性;室温下可存活1周,干粪中25℃能存活30日,在贝壳类动物、污水、淡水、海水、泥土中能存活数月。加热60℃ 30分钟或100℃ 1分钟才能完全灭活,对甲醛、氯等消毒剂及紫外线敏感。

众多哺乳动物尤其是灵长类,如黑猩猩、狨猴、狒狒、恒河猴、猕猴及短尾猴等均对HAV敏感。目前体外培养主要用亚历山大(Alexander)肝癌细胞、二倍体成纤维细胞及猴肾细胞等,细胞培养中HAV生长复制缓慢,滴度低,很少释放到细胞外,一般不引起细胞病变,经多次传代后,HAV的致病性大大减弱甚至消失,据此已制备出HAV减毒活疫苗。

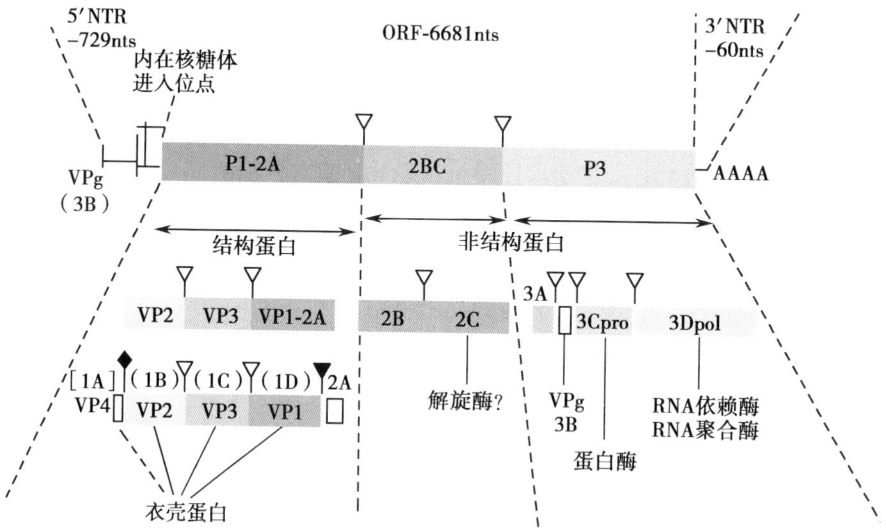

图 12-22-1　HAV 基因组三大部分及聚合蛋白结构

【流行病学】

一、传染源

甲型肝炎无病毒携带状态，传染源为急性期患者及隐性感染者，后者数量远较前者多。潜伏期后期及黄疸出现前数日传染性最强，黄疸出现后2周粪便传染性明显减弱。某些动物如长臂猿、黑猩猩等曾分离到HAV，但作为传染源意义不大。

二、传播途径

主要经消化道传播，其中粪-口传播是主要途径，包括近年受到重视的男-男同性恋性活动方式。水源或食物严重污染亦可导致暴发流行，如上海1988年甲型肝炎暴发流行系由污染毛蚶所致。日常生活接触多引起散发性发病。输血后甲型肝炎极为罕见，但近年经注射吸毒方式传播报道日益增多。

三、易感人群

抗-HAV阴性者对HAV普遍易感。6月龄以下的婴儿因有来自母体的抗-HAV而不易感；6月龄以后，如未接种HAV疫苗，则抗-HAV逐渐消失而成为易感者。成人多因早年隐性感染而产生HAV中和性抗体，获得持久免疫力。我国甲型肝炎以学龄前儿童发病率最高，青年次之，20岁以后抗-HAV阳性率高达90%以上。近年来发达国家成人甲型肝炎发病率相对增高，如1988年上海甲型肝炎暴发流行时31万余人发病，20～39岁年龄组高达89.5%。甲型肝炎病后免疫力持久。秋冬季发病率较高。

四、流行特征

本病流行可追溯到17世纪。全年均可发病，温带地区秋冬季发病率较高，热带地区的发病高峰期不明显。甲型肝炎抗-HAV阳性率有三种不同的流行病学模式：模式A是发展中国家的典型模式，这些地区10岁以前儿童普遍接触HAV，因此成人的血清阳性率达100%；模式B是大多数发达国家的典型模式，其儿童很少接触HAV，直到青年期前的血清阳性率增长缓慢，在老年人群达中高水平，发病率近似“S”型；模式C是非甲型肝炎流行区的典型模式(图12-22-2)。

HAV感染可分为高度、中度、低度地方性流行区：

（一）高流行区

常为卫生条件差及卫生习惯不良的发展中国

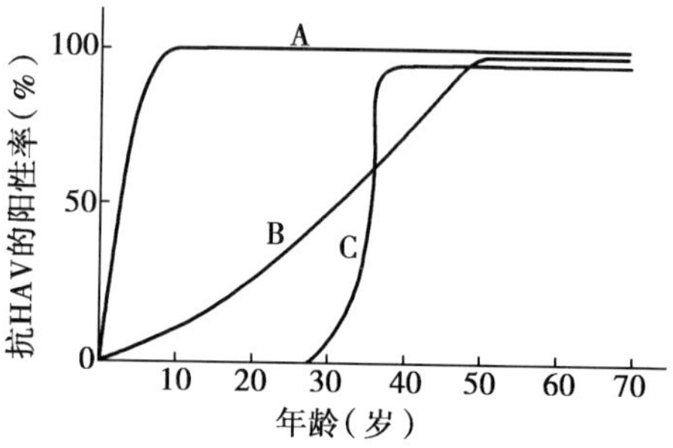

图 12-22-2　抗-HAV 的三种流行病学模式

注：A、B、C三种模式分别见于发展中国家、发达国家及非甲型肝炎流行区，具有年龄相关性

家，人群感染率高，一生中感染危险大于90%。大多数感染发生在儿童早期，受感染者并无任何明显症状。由于较大的儿童及成人绝大多数已产生免疫力，因此这些地区的发病率较低，鲜有大的疫情发生。

（二）中流行区

多为发展中国家、经济转型国家及卫生条件不定的地区，儿童在早期相对较少被感染，人群感染率相对较低。因此，这些地区若出现水源及食物污染等情况，可能发生较大规模的疫情暴发。

（三）低流行区

多为卫生条件及卫生习惯良好的发达国家。人群HAV感染率较低，且HAV疫苗接种率高，因此发病率不高。但注射吸毒者、男同性恋者、前往高危地区旅行的人、与世隔绝的群体（如封闭的宗教群体等）等高危人群，有可能发生甲型肝炎的暴发。

【发病机制】

HAV经口进入体内后，由肠道进入血流，出现短暂病毒血症；随后进入肝细胞并在其中复制，约2周后由胆汁排出体外。病毒血症在潜伏期即已出现，而在临床症状出现时病毒血症已经很低或基本结束，但粪便排毒仍可持续1～2周。

HAV导致肝细胞损伤的机制尚未完全明了。一般认为，HAV并不直接引起细胞明显病变。在感染早期HAV缓慢增殖，使之在前几周不能诱导产生较高的免疫应答，故而肝细胞未出现明显损伤或仅有轻微损伤。随着HAV复制高峰期的到来，患者才出现明显的肝损伤。而当黄疸出现后，血液及粪便中的HAV均已显著减少甚至消失，同时出现抗-HAV。这些均提示HAV肝损伤与机体的免疫应答过程强烈相关。研究表明，甲型肝炎以细胞免疫性肝损伤为主，巨噬细胞、NK细胞、HLA-Ⅰ限制性HAV特异性$CD8^+$细胞毒性T淋巴细胞（CTL）等均参与甲型肝炎肝损伤的形成。特异性CTL可通过直接的细胞毒作用和分泌IFN-α等细胞因子以清除被感染的肝细胞内的HAV，同时导致肝细胞变性和坏死。此外，HAV感染动物的库普弗（Kupffer）细胞及脾内巨噬细胞胞浆中的诱生型一氧化氮合成酶（inducible nitric oxide synthase，iNOS）表达增加，且与肝细胞损害程度一致，表明一氧化氮可能参与了肝细胞损伤的形成。

【病理改变】

本病病理特点是：①显著门管区周围肝实质坏死性炎症，除使肝小叶周边区肝细胞溶解坏死外，有时还呈“舌”样延伸到肝小叶中央区，这一变化极似慢性乙型肝炎（chronic hepatitis B，CHB）门管区周围碎屑样坏死；②肝小叶中央区淤胆现象较为常见，可能是由于本病肝小叶中央区肝细胞病变很轻，形成胆汁的功能保存完好；③用免疫组化技术可在肝细胞浆内观察到HAV颗粒；④上述肝脏病变呈可逆性，短时间内可完全恢复，不会慢性化。

【临床表现】

甲型肝炎潜伏期为2～6周，平均4周。病程呈自限性，无慢性化病例。少数患者有复发现象，通常出现在首次发病后4～15周，但临床表现及肝脏生化异常相对较轻。复发可有多次，但一般不会转为慢性，其机制尚不清楚。总病程为1～4个月，偶可超过6个月，但未见有超过1年者。临床上分为以下类型：

一、急性黄疸型

（一）黄疸前期（前驱期）

急性起病，多有畏寒发热，体温38℃左右，全身乏力，食欲不佳，厌油、恶心、呕吐，上腹部饱胀不适或轻泻，少数病例以上呼吸道感染症状为主要表现，偶见荨麻疹，继之尿色加深。本期一般持续5～7日。

（二）黄疸期

通常在热退后黄疸出现，同时症状有所减轻。可见皮肤、巩膜不同程度黄染，肝区隐痛，肝脏大，触之有充实感，有叩痛及压痛，尿色进一步加深。黄疸出现后全身及消化道症状即减轻，否则可能发生重症化，但较为少见，且预后较佳。本期约持续2～6周。

（三）恢复期

黄疸消退，症状消失，肝脏逐渐回缩至正常，肝功能逐渐恢复。本期约持续2～4周。

二、急性淤胆型

此型特点是肝内胆汁淤积性黄疸持续较久，消化道症状轻，肝实质损害表现不明显，而黄疸很深，多有皮肤瘙痒及粪色变浅，预后良好。

三、急性重型

此型很少见,如不及时进行肝移植,病死率较高。多见于40岁以上的患者。

四、急性无黄疸型

起病较徐缓,除无黄疸外,其他临床表现与黄疸型相似,症状一般较轻。多在3个月内恢复。

五、亚临床型

部分患者无明显临床症状,但肝脏生化检查有轻度异常。

六、隐性感染

无明显症状和体征,肝脏生化检查基本正常,但血清抗-HAVIgM阳性,粪便可检出HAV颗粒。此型多见于儿童。

【实验室检查】

一、常规检查

外周血白细胞总数正常或偏低,淋巴细胞相对增多,偶见异型淋巴细胞。黄疸前期末尿胆原及尿胆红素开始呈阳性反应,是早期诊断的重要依据。血清ALT于黄疸前期早期开始升高,血清T. Bil在黄疸前期末开始升高。血清ALT高峰在血清T. Bil高峰之前,一般在黄疸消退后1至数周恢复正常。急性黄疸型血清球蛋白常见轻度升高,但随病情恢复而逐渐下降。急性无黄疸型及亚临床型病例肝功能改变以单项ALT轻到中度升高为特点。急性淤胆型病例血清T. Bil显著升高而ALT仅轻度升高,同时伴有血清ALP及GGT明显升高。

二、特异性血清学检查

目前临床上主要用酶联免疫吸附法(enzyme-linked immunosorbent assay,ELISA)检查血清IgM型甲型肝炎病毒抗体(抗-HAV IgM),以作为早期诊断甲型肝炎的特异性指标。血清抗-HAV IgG出现于病程恢复期,较持久,甚至终生阳性,是获得免疫力的标志,一般用于流行病学调查。图12-22-3为HAV感染的典型血清学过程。新近报道应用线性多抗原肽包被进行ELISA检测抗-HAV,敏感性大大提高。

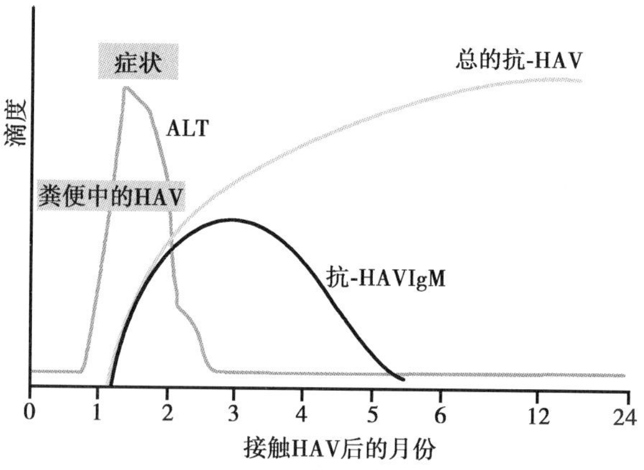

图12-22-3　HAV感染的典型血清学过程

三、HAV颗粒及HAV抗原的检测

由于发病后HAV从粪便的排泄迅速减少,且一般实验室难以开展这些项目,故HAV颗粒及HAV抗原的检测一般不用于甲型肝炎的临床诊断,仅用于科研。

【诊断】

主要依据流行病学资料、临床特点、常规实验室检查及特异性血清学诊断。流行病学资料应参考当地甲型肝炎流行状况,发病前有无甲型肝炎患者密切接触史,以及饮食卫生情况。对于急性黄疸型病例,黄疸期诊断不难。在黄疸前期获得诊断称为早期诊断,此期表现似"感冒"或"急性胃肠炎",如尿色变为深黄色是疑及本病的重要线索。可将本病早期特征总结为:"热退黄疸现,症状有所减"。急性无黄疸型及亚临床型病例不易早期发现,诊断主要依赖肝脏生化检查及特异性血清学检查。凡慢性肝炎及肝硬化,一般不考虑HAV感染。但需注意HAV与HBV等重叠感染的可能。

【鉴别诊断】

本病与非病毒性肝炎鉴别要点参见乙型肝炎的鉴别诊断部分。与乙型、丙型、丁型及戊型病毒性肝炎急性期鉴别除参考流行病学特点及输血史等资料外,主要依据血清抗-HAVIgM的检测。

【治疗】

本病尚无有效抗病毒疗法。以对症支持疗法为主,参见急性乙型肝炎治疗的相关部分。

【预防】

一、管理传染源

早期发现传染源并予以隔离。隔离期自发病日算起共3周。患者隔离后对其居住、活动频繁地区尽早进行终末消毒。托幼机构发现甲型肝炎后，除患病儿童隔离治疗外，应对接触者进行医学观察45日。

二、切断传播途径

提高个人及集体卫生水平，实行分餐制，养成餐前便后洗手习惯，共用餐具应消毒，加强水源、饮食、粪便管理。

三、保护易感人群

对有甲型肝炎密切接触史的易感者，以人血丙种球蛋白进行预防注射可获短期保护效果，用量为0.02～0.05ml/kg，注射时间越早越好，不宜迟于接触后2周。因我国成人体内大多含有抗-HAV IgG，故从正常成人血提取的免疫球蛋白对预防HAV感染有一定效果。

（一）减毒活疫苗

长春生物制品研究所（LA-1减毒株）、浙江省医学科学院及中国医学科学院医学生物学研究所（均为H2减毒株）均有生产，已在我国大规模使用。

（二）灭活疫苗

其特点是：①接种后抗-HAV抗体阳转率为100%，且抗体水平较高；②根据数学模型推算，抗-HAV抗体至少可持续20年；③接种后不会在体内复制，故无“返祖”的可能性；④其保存时间较长，无需冷藏运输及保存；⑤价格相对较贵。

疫苗主要品种有：贺福立适（HAVRIX，单价疫苗，葛兰素史克公司）、双福立适（Twinrix，甲型和乙型肝炎联合疫苗，葛兰素史克公司）、维特抗（VAQTA，默沙东公司）、巴维信（AVAXIM，赛诺菲-巴斯德公司）、爱巴苏（Epaxal，微脂粒剂型，瑞士血清疫苗研究所）、孩儿来福（单价疫苗）、倍尔来福（甲型和乙型肝炎联合疫苗）及维赛瑞安（中国医学科学院医学生物学研究所）。上述疫苗的用法见表12-22-2。

表12-22-2 灭活甲肝疫苗的推荐用药量及时间表

年龄（岁）	疫苗	剂量	容积（ml）	给药次数	初次到第二次（月）
2～18	贺福立适	720ELU	0.5	2	0、6～12
	维康特	25IU	0.5	2	0、6～18
1～18	维赛瑞安	720ELU	0.5	2	0、6～12
≥19	贺福立适	1440ELU	1.0	2	0、6～12
	维康特	50IU	1.0	2	0、6～12
	维赛瑞安	1440ELU	1.0	2	0、6～12
1～15	巴维信	80抗原单位	0.5	2	0、6
	倍尔来福	250IU	0.5	3	0、1、6
	双福立适	360ELU	0.5	3	0、1、6
≥16	巴维信	160抗原单位	0.5	2	0、6～12
	孩儿来福	500IU	1.0	2	0、6
	倍尔来福	500IU	1.0	3	0、1、6
≥18	双福立适	720ELU	1.0	3	0、1、6
≥2	爱巴苏	24IU	0.5	2	0、6～12
2～15	孩儿来福	250IU	0.5	2	0、6

注：ELU：酶联免疫吸附试验（ELISA）单位；IU：国际单位

Ⅱ　乙型病毒性肝炎

乙型病毒性肝炎(viral hepatitis B,简称乙型肝炎)旧称血清性肝炎。全球约20亿人感染过HBV,慢性HBV感染者达3~3.5亿人,其中20%~40%最终死于肝衰竭、肝硬化或肝癌,年病死人数约100万人;男女性患者的病死率分别约50%及15%。我国是乙型肝炎高发区,约6亿人感染过HBV,慢性HBV感染者达总人口的8%~10%。近年来在防治研究方面做了大量工作,但要控制本病,仍需继续付出巨大努力。

【病原学】

1965年Blumberg等首次报道发现澳大利亚抗原(即HBsAg),开启了乙型肝炎防治研究的划时代发展。1967年Krugman等发现澳大利亚抗原与肝炎有关,故称其为肝炎相关抗原(hepatitis associated antigen,HAA),1972年世界卫生组织(WHO)将其命名为乙型肝炎表面抗原(hepatitis B surface antigen,HBsAg)。1970年Dane等在电镜下发现HBV完整颗粒,称为Dane颗粒。1979年Galibert测定了HBV全基因组序列。HBV为嗜肝DNA病毒科(*Hepadnavirus*)正嗜肝DNA病毒属(*Orthohepadnavirus*)的一员,该属其他成员包括土拨鼠肝炎病毒(woodchuck hepatitis virus,WHV)及地松鼠肝炎病毒(ground squirrel hepatitis virus,GSHV)等。

一、HBV颗粒形式

在电镜下观察,HBV感染者血清中存在三种形式的病毒相关颗粒:①小球形颗粒,直径约22nm;②柱状颗粒(管状颗粒):直径约22nm,长度约100~1000nm。这两种颗粒均主要由HBsAg组成,不含核酸;③大球形颗粒:亦称Dane颗粒,为HBV完整的病毒体,直径42nm,脂蛋白包膜厚7nm,核心直径28nm,内含核心蛋白(即乙型肝炎核心抗原,HBcAg)、部分环状双链HBV DNA和HBV DNA多聚酶。血清中一般情况下小球形颗粒最多,Dane颗粒最少(图12-22-4及图12-22-5)。

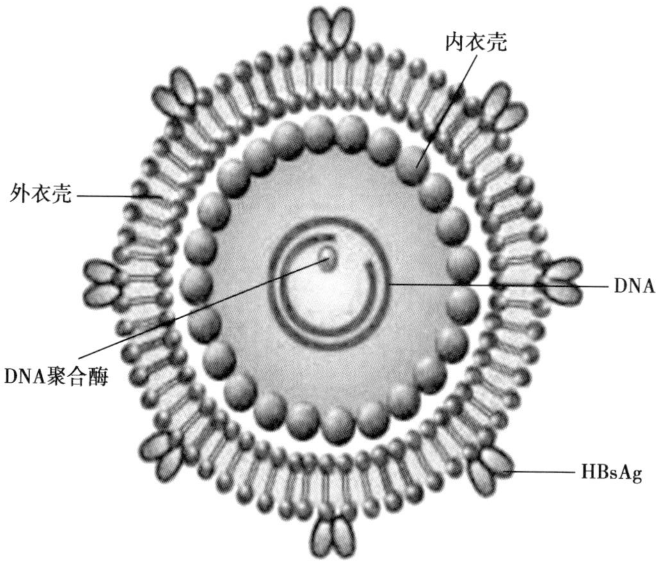

图12-22-4　HBV结构示意图

二、HBV基因组结构及功能

HBV基因组为环状双链HBV DNA,全长为3182bp(约3.2kb),其负链(长链)有4个主要开放性读框架(ORF):S基因区、C基因区、P基因区及X基因区,其中S区完全嵌合于P区内,C区、P区及X区部分相互重叠。ORF重叠的结果是使HBV基因组利用率高达150%。各ORF及其功能见图12-22-6,现分述如下:

(一)S基因区

全长1167bp。由S基因、前S1(preS1)基因及前S2(preS2)基因组成。S基因(678bp)编码含226个氨基酸的多肽,称为S蛋白、主蛋白或小表面抗原(SHBsAg);前S2基因(165bp)编码含

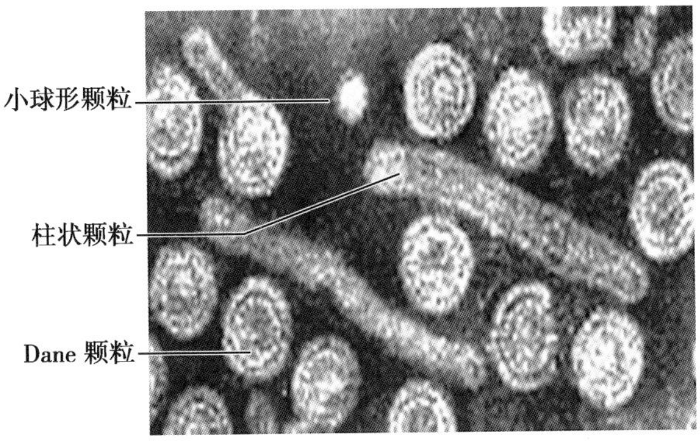

图 12-22-5 血液中 HBV 相关颗粒的三种形态

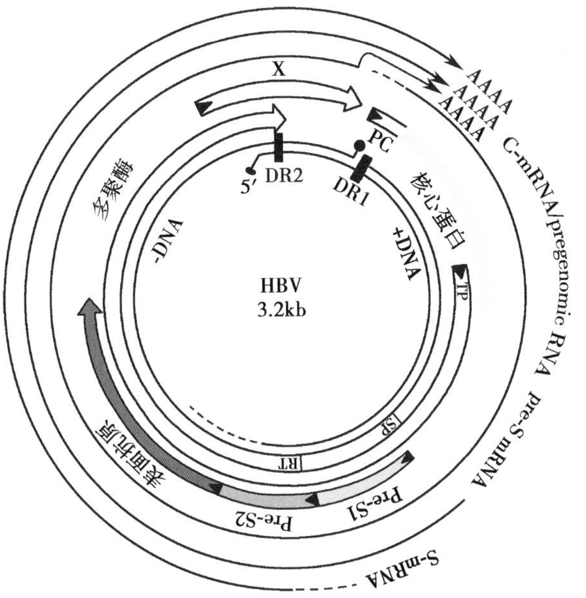

图 12-22-6 HBV 基因组结构图
PC:前 C 蛋白(Pre-C 蛋白)

55 个氨基酸的多肽,称为前 S2 蛋白;前 S1 基因(324bp)编码含 108 个氨基酸的多肽,称为前 S1 蛋白。前 S2 基因和 S 基因连续编码的多肽(含前 S2 蛋白和 S 蛋白)称为中蛋白或中表面抗原(MHBsAg);前 S1 基因、前 S2 基因和 S 基因连续编码的多肽(含前 S1 蛋白、前 S2 蛋白和 S 蛋白)称为大蛋白或大表面抗原(LHBsAg)。鉴于主蛋白、中蛋白及大蛋白的称呼既不能反映其含义,又易相互混淆,现多以 SHBsAg、MHBsAg 及 LHBsAg 分别取而代之。S 基因区上述各段编码产物均属于 HBV 包膜蛋白(HBsAg)范畴。

HBV 复制时 HBsAg 可出现于受感染肝细胞浆、肝细胞膜及血循环中。急、慢性 HBV 感染患者血清 HBsAg 动态变化见图 12-22-7、图 12-22-8。HBsAg 如半年内不消失,则称慢性 HBsAg 携带者。HBsAg 亦存在于许多体液及分泌物中,如唾液、乳汁及精液等。由于 HBsAg 与 Dane 颗粒同时存在,可被认为具有传染性。然而,应注意 HBV DNA 可自 X 基因区终点起逆向发生整合,整合入肝细胞染色体中的 HBV DNA 片段主要是 X 基因和 S 基因。肝细胞 DNA 复制时,其内的 X 基因表达较弱,S 基因表达较强,故不断产生 HBsAg。在这种特定情况下,即使 HBV 复制停止或从体内完全清除,血清 HBsAg 仍可长期阳性。

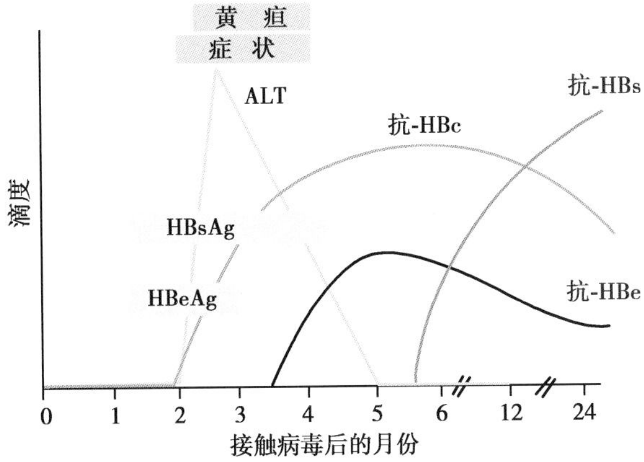

图 12-22-7 急性乙型肝炎血清各种特异抗原和抗体的动态变化

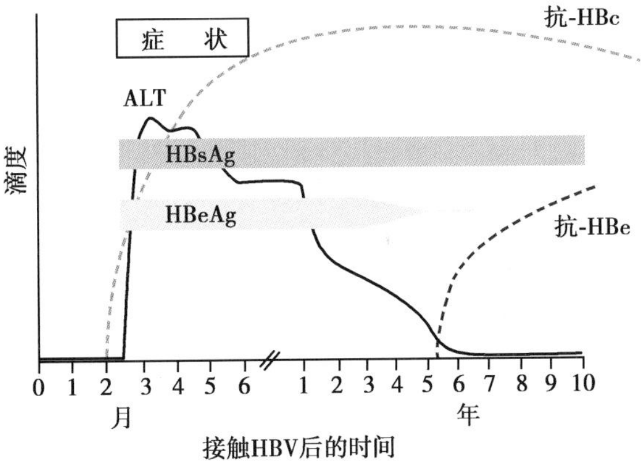

图 12-22-8 慢性乙型肝炎血清各种特异抗原和抗体的动态变化

HBV 包膜蛋白中的前 S1 蛋白和前 S2 蛋白与 HBV 侵犯肝细胞有关。血清前 S1 蛋白及前 S2 蛋白出现较早,是传染性标志。MHBsAg 含前 S2 蛋白,LHBsAg 含前 S1 蛋白及前 S2 蛋白,其血清阳性亦提示有传染性。

HBsAg 共分 10 个血清亚型:ayw1、ayw2、ayw3、ayw4、ayr、adw2、adw4、adr、adyw 及 adyr。共同表位 a 的抗体对不同亚型感染均具有保护作用,但交叉免疫不完全。我国长江以北地区以 adr 占优势,长江以南地区 adr 和 adw 混存,新疆、西藏、内蒙古当地民族几乎均为 ayw2、ayw3 和 ayw4。

HBV 基因型的命名是基于整个基因组序列的差异，因而比血清学亚型命名法更加可靠。根据 HBV 全基因序列差异≥8%或 S 区基因序列差异≥4%，目前将 HBV 主要分为 A～I 等 9 个基因型，个别文献报道还存在所谓 J 型 HBV。各基因型又可分为若干基因亚型。A 型主要见于北欧及非洲，B 型及 C 型见于东亚，D 型见于中东、北非及南欧，E 型见于非洲，F 型仅见于南美，G 和 H 型分布尚不明确，I 型主要见于我国广西及东南亚的缅甸等地区，J 型仅在日本有个别报道。据初步调查，我国 HBV 感染者以 C 型及 B 型为主。其中北方以 C 型为主，南方以 B 型为主，部分地区两者大致相当。慢性乙型肝炎（CHB）患者对 IFN-α 治疗的应答率，基因型 A 高于基因型 B、C、D，基因型 B 高于基因型 C、D。此外，据报道肝硬化以 C/B 混合型较为常见，与无症状携带者的基因型相比有差异，提示不同型的混合感染与炎症及重症化相关。目前认为，HBV 基因型一般不影响核苷（酸）类似物（nucleoside/nucleotide analogues，NUCs）的疗效。

急性 HBV 感染者血清 HBsAg 转阴与特异性抗-HBs 转阳之间相隔数周，此间血清中既测不出 HBsAg，亦测不出抗-HBs，称为"窗口期"或"空白期"。此期 HBsAg 及抗-HBs 实际以免疫复合物形式存在于血循环内。抗-HBs 为保护性抗体，通常是 HBV 感染终止及获得免疫力的标志。血清前 S1 蛋白及前 S2 蛋白的特异抗体（抗-前 S1 和抗-前 S2）出现时间早于抗-HBs，亦为 HBV 复制减弱或将被清除的标志。

（二）C 基因区

由前 C 基因和 C 基因组成。前 C 基因编码的多肽称为功能性信号肽（functional signal peptide）。C 基因（549bp）编码核心蛋白（即 HBcAg）。前 C 基因起始密码子启动前 C 基因和 C 基因连续编码乙型肝炎 e 抗原（HBeAg）前体蛋白，在内质网中将其氨基端及羧基端部分水解，即形成 HBeAg。

HBV 复制时 HBeAg 在肝细胞的分布为胞浆型及胞膜型。未行抗 HBV 治疗时，HBeAg 阳性表示 HBV 复制活跃，是传染性强的标志。当经过抗病毒治疗或机体产生对 HBV 的免疫清除作用时，HBV DNA 水平逐渐降低直至检测不出，HBeAg 滴度逐渐降低至消失，抗-HBe 出现，从而发生 HBeAg/抗-HBe 血清学转换，表示 HBV 复制减弱，传染性降低。但也有部分患者在 HBeAg 转阴后，HBV DNA 复制仍很活跃，具有传染性，肝脏炎症活动度仍很高，这类患者称为 HBeAg 阴性 CHB，其 HBeAg 阴性并非由于机体的免疫清除，而是由于前 C 或基本核心启动子（BCP）基因突变等因素所致。

（三）P 基因区

编码 HBV DNA 多聚酶，具有 DNA 依赖的 DNA 多聚酶（DDDP）、RNA 依赖的 DNA 多聚酶（RDDP，即逆转录酶）及 RNA 酶 H 活性。血清 HBV DNA 多聚酶阳性是 HBV 复制及有传染性的标志。HBV DNA 多聚酶缺乏校对（proofreading）功能，是 HBV DNA 易于发生变异的重要原因之一。

（四）X 基因区

编码乙型肝炎 X 抗原（HBxAg）。HBV 复制时 HBxAg 在肝细胞的分布与 HBcAg 相似。血清 HBxAg 亦是 HBV 复制和有传染性的标志。血清 HBxAg 及其特异抗体（抗-HBx）的动态变化与 HBeAg 及抗-HBe 大体一致。HBxAg 有反式激活（trans-activation）功能，可激活肝细胞基因组内的原癌基因（oncogene），促使肝细胞癌变，故与原发性肝癌的发生有关。血清抗-HBx 阳性一般提示 HBV 复制减弱。约 2%的隐匿性肝炎系因 X 基因变异所致。

三、HBV DNA 复制过程和存在形式

HBV 基因组虽为环状双链 DNA，但其复制过程很特殊。正链（短链）在 DDDP 的作用下，先延伸补齐缺口，形成共价闭合环状 DNA（covalently closed circular DNA，cccDNA）。再以 cccDNA 为模板，在宿主肝细胞转录酶即 DNA 依赖的 RNA 多聚酶（DDRP）的作用下，转录成复制中间体（又称前基因组 RNA，是 HBV mRNA）；再以前基因组 RNA 为模板，在 RDDP 作用下逆转录合成子代负链 DNA。前基因组 RNA 模板即被病毒 RNA 酶 H 降解。然后在病毒 DDDP 作用下以子代负链 DNA 为模板合成子代正链 DNA。该双链 DNA 部分环化，即完成 HBV 基因组复制。HBV 复制时，HBV DNA 可出现于肝细胞和血清中。存在于肝细胞及血清中的游离型 HBV DNA 是 HBV 复制和传染性强的标志。HBV 在肝细胞中的复制周期见图 12-22-9。

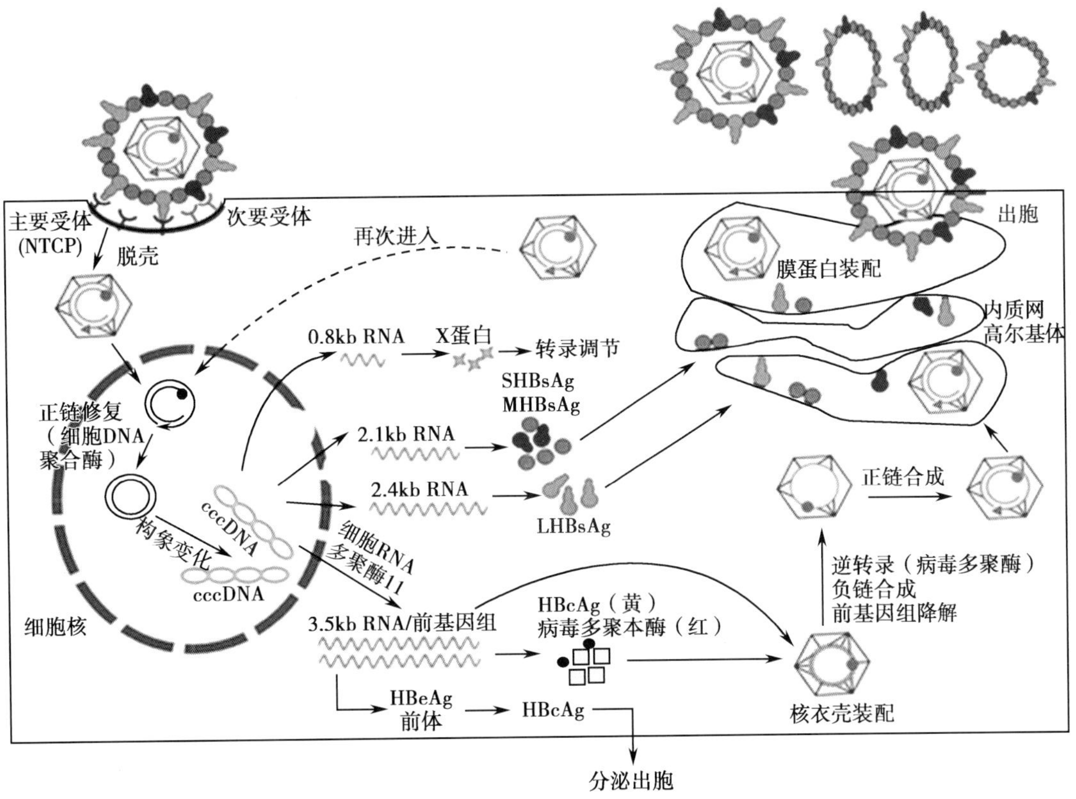

图 12-22-9　HBV 在肝细胞中的复制周期

注:cccDNA:共价闭合环状 DNA;SHBsAg:小 HBV 表面抗原;MHBsAg:中表面抗原;LHBsAg:大表面抗原

在持续感染时,并非所有的病毒核心颗粒均能被包装及释放。部分核心颗粒亦可通过细胞内转换途径(intracellular conversion pathway,ICP)进入细胞核,补充 cccDNA 储存池。故而,新复制的基因组 DNA 就扩增了 cccDNA 池,亦即在细胞内建立了一个转录模板(cccDNA)池。因此,核心颗粒在把成熟病毒基因组转送到感染的细胞核的过程中扮演了重要角色,使持续感染肝细胞胞核内的 HBV DNA 不断得到补充及扩增,维持了病毒持续感染所需要的病毒微染色体池(viral minichromosome)。这条途径的调节十分复杂,迄今知之甚少。但可以肯定的是,持续稳定的 cccDNA 是长期维持 HBV 慢性感染的关键因素,亦是难以通过抗病毒治疗清除病毒的主要原因。据研究,在外周血 HBV DNA 清除及 HBeAg 甚至 HBsAg 清除后,cccDNA 仍可持续存在于肝细胞内达 14.5 年之久。

四、HBV 多嗜性及在肝外器官细胞内的复制

过去认为 HBV 为专一的嗜肝病毒。近年由于核酸分子杂交技术的发展,在肝外器官细胞内不断检出 HBV DNA。这些肝外器官或细胞包括外周血单个核细胞(特别是 B 淋巴细胞和单核-吞噬细胞)、脾、肾、胰、骨髓、脑、淋巴结、睾丸、卵巢、肾上腺及皮肤等。一般认为外周血单个核细胞内潜伏的 HBV 是原位肝移植后 HBV 再感染的主要来源。

五、准种

准种(quasispecies)指存在于同一宿主、相互关联而各不相同的病毒株。HBV 基因的突变可产生遗传学上高度相关、基因序列有微小差别(<2% ~5%)的 HBV 毒株群,即准种。乙型肝炎患者体内病毒群由异质性(heterogeneity)HBV 毒株组成,且病毒群的构成处于不断变化之中。准种检测的经典方法有直接测序、单链构象多态性分析(single strand conformation polymorphism,SSCP)、异源性双链泳动分析(heterouduplex mobility assay,HDA 或 HMA)、SSCP/HDA、构象敏感凝胶电泳(CSGE)、基于毛细管电泳的 HMA 等,点突变则多采用线性探针反向杂交法(INNO-LiPA)及限制性断片长度多态(restriction fragment length polymorphism,RFLP)等。

六、HBV 基因组的变异

新近研究证实,HBV 在肝细胞内的更新很快,其半衰期约为 4 小时;加上 DNA 多聚酶缺乏校对功能,极易发生病毒变异;另一方面,宿主因素及外源性选择性压力均可导致 HBV 变异,从而决定了 HBV 优势株的构成。外源性压力包括应用 NUCs、IFN-α、乙型肝炎免疫球蛋白(hepatitis B immunoglobulin,HBIG)及疫苗等。常见变异包括:

(一)基本核心启动子(BCP)、前 C 区及核心区基因的变异

前 C 区及 BCP 的变异可产生 HBeAg 阴性变异株。前 C 区最常见变异为 G1896A 点突变,形成终止密码子(TAG),不能表达 HBeAg。BCP 区最常见变异是 A1762T/G1764A 联合点突变,可选择性抑制前 C mRNA 转录,可导致 HBeAg 产量减少 70%。C 基因较常见的变异包括 L60V、S87G、I97L 等变异。其中,I97L 变异相对多见,且与病变进展有关。此外,C 基因中段还可以发生缺失变异,虽然仍能产生 HBcAg,但可降低 HBV 的复制。前 C/C 区变异是形成 HBeAg 阴性 CHB 的主要原因。

(二)S 基因区的变异

在疫苗诱导的抗体压力下,可出现 HBsAg 第 126、129、145 等部位的氨基酸发生变异,引起免疫逃逸。台湾研究人员发现,在 HBV DNA 阳性儿童中,HBsAg"a"表位变异率达到 28.1%。这种 HBV 免疫逃避变异株可逃避乙型肝炎疫苗诱生的表面抗体的结合,发生 HBV 突破性感染(breakthrough infection),提示新的乙型肝炎疫苗应包括野毒株及变异株的 S 蛋白。不过,目前认为,HBV 逃逸变异株尚不足以对现行乙型肝炎疫苗接种计划构成威胁。S 基因变异还是导致隐匿性 HBV 感染(occult HBV infection)的原因之一,表现为血清 HBsAg 阴性,但仍可有 HBV 低水平复制(血清 HBV DNA 常<200IU/ml)。然而,此型发病率各家报道多寡不一。

近年来发现,HBIG 可诱生 HBV S 基因变异株,S 基因第 20、44、114、130、145、184 和 188 位氨基酸等多处可发生变异。S 基因变异除了影响主动免疫效果外,也会影响 HBIG 的被动免疫疗效。

(三)HBV 逆转录酶(RT)区变异

最具临床意义的变异是在 NUCs 长期治疗过程中出现的耐药相关性变异,这种变异原已有之,是在 NUCs 作用下被选择出来的,并可逐渐成为优势株,导致耐药性产生。如拉米夫定(lamivudine,LAM)耐药相关性变异为 rtM204I/V/S 变异,可伴或不伴有 rtL180M 变异或 rtV173L 等增强 HBV 复制功能的补偿变异。与 LAM 同属左旋核苷的替比夫定(telbivudine,LdT)耐药相关变异与 LAM 相似,主要为 rtM204I,故二者具有交叉耐药性。阿德福韦酯(adefovir,ADV)耐药相关性变异为 rtN236T 或 rtA181T/V/S 变异,或两者联合变异。恩替卡韦(entecavir,ETV)耐药变异是在 rtM204I/V+rtL180M 变异基础上出现 rtA184、rtS202 或 rtM250 变异中的一种。

七、易感动物及外界抵抗力

HBV 对黑猩猩易感,恒河猴及树鼩亦可受染,但难以传代,病毒体外培养尚未成功。HBV 在外界抵抗力很强,能耐 60℃ 4 小时及一般浓度的消毒剂。煮沸 10 分钟、高压蒸气消毒及 2% 过氧乙酸浸泡 2 分钟均可灭活。

【流行病学】

一、传染源

主要是有 HBV DNA 复制的急、慢性患者及无症状慢性 HBV 携带者。

二、传播途径

主要通过血清、日常密切接触及性接触而传播。血液传播途径除输血及血制品外,诸如注射、刺伤、共用牙刷剃刀及外科器械等方式,经微量血液亦可传播。所谓"密切生活接触"与性传播一样,可能是因微小创伤所致的一种特殊经血传播形式,而非消化道或呼吸道传播。另一种重要传播方式是母-婴传播(垂直传播)。生于 HBsAg/HBeAg 阳性母亲的婴儿,HBV 感染率高达 95%,大部分在分娩过程中感染,约 5%～15% 可能系宫内感染。对于昆虫传播曾怀疑通过蚊虫传染的可能,但近年通过 HIV 传播的研究发现,蚊子叮咬时吸血与注入实系互

不相通的两个部分，故已否定了此种传播途径。因此，医源性或非医源性经血传播，仍为本病的主要传播途径。

三、易感人群

人群普遍易感，但不同年龄获得感染者，其获得持久免疫力的概率不同。宫内感染、围生期感染及婴幼儿时期获得感染者，多难以获得保护性免疫，从而成为慢性 HBV 感染者；青少年时期获得感染者，其获得保护性免疫的概率相对增加；而成人时期获得感染者，约 90% ~95% 可获得持久保护性免疫。感染后的保护性免疫（抗-HBs）主要是针对同一 HBsAg 亚型，而对其他亚型的免疫力不完全，因此有少数患者可再感染其他亚型，此时血清抗-HBs（某一亚型感染后）及 HBsAg（另一亚型再感染）可同时阳性。疫苗接种后出现抗-HBs者有免疫力。

四、流行特征

本病广泛分布于世界各地，一般呈散发，无明显季节性。发展中国家发病率较高。我国是乙型肝炎高发区之一。根据 2006 年全国血清流行病学调查显示，我国 HBsAg 阳性率为 7.18%。地区分布为农村高于城市，南方高于北方。性别为男性多于女性。

五、自然史

迄今对非活动或低（非）复制期慢性 HBV 感染者自然史的研究尚不充分，但有资料表明，这些患者可有肝炎反复发作。对一项 684 例 CHB 的前瞻性研究表明，CHB 患者发展为肝硬化的估计年发生率为 2.1%。另一项对 HBeAg 阴性 CHB 进行平均 9 年（1 ~18.4 年）随访，进展为肝硬化及肝细胞癌（hepatocellular carcinoma，HCC）的发生率分别为 23% 和 4.4%。发生肝硬化的高危因素包括病毒载量高、HBeAg 持续阳性、ALT 水平高或反复波动、嗜酒，以及合并 HCV、HDV 或 HIV 感染等。HBeAg 阳性患者的肝硬化发生率高于 HBeAg 阴性者，但亦有不同报道。与 HBV 感染相关的临床术语及其定义见表 12-22-3。HBV 复制状态与 CHB 感染转归及感染自然史分别见图 12-22-10 和图 12-22-11。

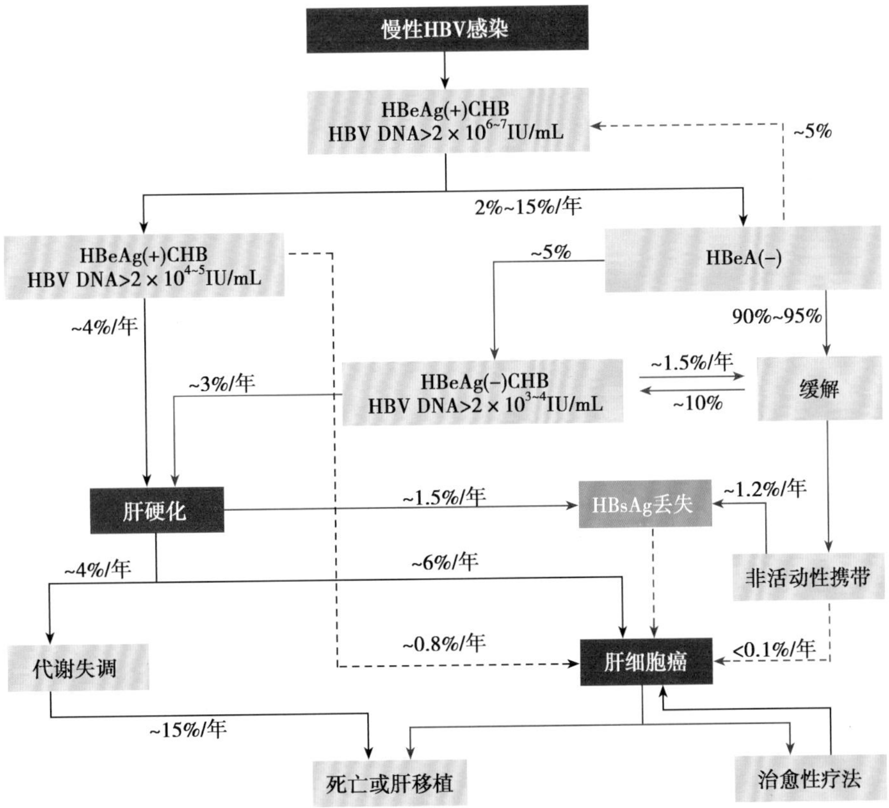

图 12-22-10　HBV 复制状态与 CHB 感染转归示意图

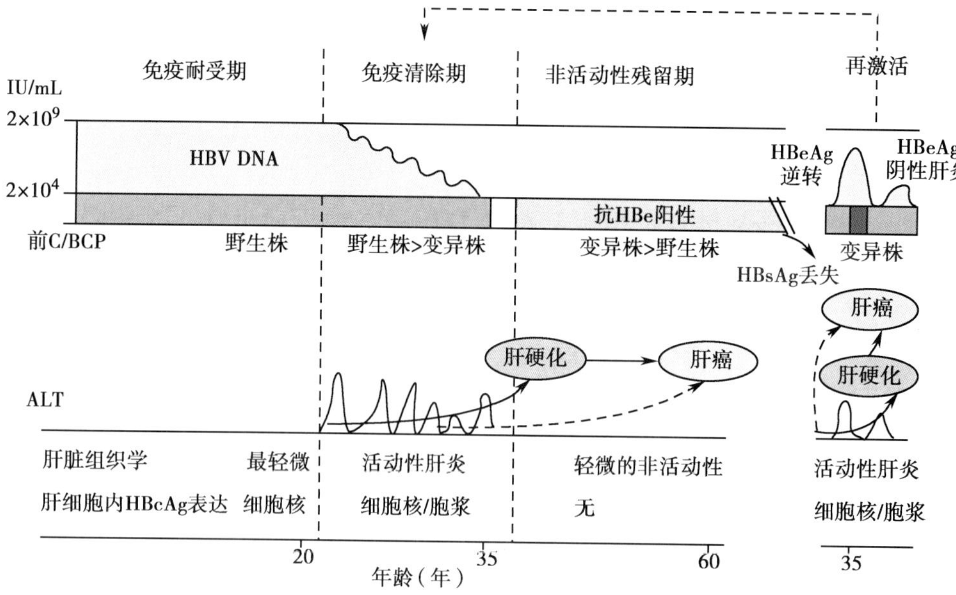

图 12-22-11　CHB 感染的自然史

表 12-22-3　与 HBV 感染相关的临床术语及其定义

- 慢性乙型肝炎（CHB）：HBV 持续感染所致的肝脏慢性坏死性炎性疾病。可分为 HBeAg（+）和 HBeAg（-）
- 非活动性 HBV/HBsAg 携带状态*（inactive HBV/HBsAg carrier state）：外周血 HBsAg 持续阳性和（或）HBV 在肝脏持续感染，但肝脏没有显著的进展性坏死性炎性病变
- 乙型肝炎康复（resolved hepatitis B）：既往有 HBV 感染，但现已无活动性病毒感染，或没有疾病的病毒学、生化学及组织学证据
- 乙型肝炎急性恶化（exacerbation）或发作（flares）：血清 ALT 间歇性升高超过正常上限的 10 倍以上或基线值的 2 倍以上
- 乙型肝炎再激活（reactivation）：已知为非活动性 HBV/HBsAg 携带状态或乙型肝炎康复者，其肝脏再次出现活动性坏死性炎症
- HBeAg 清除（clearance）：原为 HBeAg（+）的患者 HBeAg 消失
- HBeAg 血清学转换（seroconversion）：原为 HBeAg（+）/抗-HBe（-）的患者，现 HBeAg（-）/抗-HBe（+）
- HBeAg 回复（reversion）：原先 HBeAg（-）/抗-HBe（+）的患者，又转为 HBeAg（+）

注：* 两种携带者本有明显差异，但将其放在一起的理由是：①临床实际中难以将二者区别开来；②过多使用“HBV 携带状态”命名易发生社会歧视或心理恐慌；③过多使用“HBsAg 携带状态”命名则易忽视对 HBV 再激活的潜在危险。因此，应当在临床实际中区别对待

【发病机制】

乙型肝炎发病机制极为复杂，迄今尚未完全明了。HBV 侵入人体后，未被单核-吞噬细胞系统清除的 HBV 到达肝脏，通过相关受体粘附于肝细胞，病毒包膜与肝细胞膜融合，导致病毒侵入。HBV 进入肝细胞后即开始复制，HBV DNA 进入细胞核形成 cccDNA，以 cccDNA 为模板合成前基因组 mRNA，前基因组 mRNA 进入胞浆作为模板合成负链 DNA，再以负链 DNA 为模板合成正链 DNA，两者形成完整的双链 HBV DNA。HBV 的复制过程非常特殊，其一是细胞核内有稳定的 cccDNA 池存在，其二是存在从 HBV mRNA 反转录为 HBV DNA 的步骤。

经过近 30 年的研究，已有大量关于 HBV 候选受体的报道。根据与 HBV 包膜结合位置的不同，将这些候选受体大致分为：①与 S 区结合的候选受体蛋白，包括载脂蛋白 H（apoH）、人膜联蛋白 V（annexin V）及硫氧还蛋白相关跨膜蛋白 2（TMX2）等；②与前 S2 区结合的候选受体蛋白，包括多聚人血清白蛋白（polymerized human serum albumin，pHSA）及可溶性糖蛋白 HBV-BF（HBV binding factor）等；③与前 S1 区结合的候选受体蛋白，包括 IgA 受体及 IL-6 等；④亦有报道提示人源性唾液酸糖蛋白受体、转铁蛋白受体及 Toll 样受体（Toll-like receptor）等分子与 HBV 入侵靶细胞相关。新近，国内研究发现，肝脏胆汁酸转运体——牛磺胆酸钠共转运多肽（NTCP）与 HBV 包膜蛋白的关键受体结合域发生特异性相互作用，随后进行的一系列实验也证明肝脏胆汁酸转运蛋白的确是HBV感染所需的细胞受体，还鉴定出NTCP上关键的病毒结合区域。这一研究成果可能为HBV治疗工具及机制的切入点，但仍存在诸多质疑有待进一步研究。同时，除受体外，HBV入侵靶细胞可能还需要黏附分子等多个其他因素参与，这些因素的具体性质有待进一步研究。

乙型肝炎发病机制既包括特异性细胞毒性T淋巴细胞(CTL)介导的肝细胞死亡及病毒清除机制，同时也存在非细胞溶解清除病毒的机制。肝细胞病变主要取决于机体的免疫应答，而机体对病毒感染的免疫应答有赖于免疫活性细胞的相互作用，包括非特异性免疫细胞、树突细胞及T淋巴细胞。HBsAg和多聚酶抗原比HBcAg/HBeAg拥有更多的CTL表位。在急性和慢性HBV感染时，针对这些HBV抗原的T细胞应答表现不同。在感染早期，强烈的特异性CTL应答与病毒清除有关；而较弱的特异性CTL应答往往伴有HBV持续感染。多项研究证实，CTL及抗-HBe和抗-HBc可抑制CTL活性，但其机制仍不清楚。此外，研究还发现，干扰抗包膜抗体的产生可导致HBV持续感染，丙种球蛋白缺乏症患者接触HBV后亦可发展成HBV慢性感染。MyD88是病毒通过TLR激活天然免疫反应的信号转导分子，病毒通过抑制MyD88的表达，可导致HBV持续感染。

当机体处于免疫耐受状态，如围生期获得HBV感染，由于小儿免疫系统尚未发育成熟，不产生免疫应答，因而多为无症状携带者。当机体免疫功能正常时，多表现为急性肝炎经过，成人感染HBV者多属于这种情况，大部分患者可彻底清除HBV而痊愈。当机体免疫反应不足，或反应不当(包括不完全免疫耐受、自身免疫反应、HBV基因突变逃避免疫清除等情况)，可导致慢性肝炎。当机体处于超敏反应，大量抗原-抗体复合物产生并激活补体系统，以及在内毒素、肿瘤坏死因子(tumor necrosis factor，TNF)、IL-1、IL-6、趋化因子和细胞间黏附分子(ICAM-1)等的参与下，导致大片肝细胞坏死，发生重型肝炎。

研究发现，如不采取积极预防措施，几乎每位HBeAg阳性母亲所生孩子均感染HBV，且90%发展为慢性携带者。目前已证明HBeAg能通过胎盘，且能减弱CTL应答。对于垂直感染者，在生命的某些阶段，特别是青壮年时，对病毒的耐受可能被打破，其主要原因可能有：①反转录酶缺陷导致病毒表位发生随机突变，突变后的序列与宿主已耐受的原序列有很大差别；②HBV和急性溶菌病毒共同感染，这样可能激活HBV抗原周围的危险信号使T细胞反应激活；③宿主遗传学，包括不同基因型及准种变异通过激活宿主免疫应答致使致使病毒病毒耐受耐受被打破，目前主要针对涉及乙型肝炎免疫反应通路的几个基因，如TNF包括TNF-α及TNF-β、IL-10、干扰素诱生蛋白10(IP-10、CXCL-10)、维生素D受体(VDR)、人白细胞抗原(HLA)及ICAM-1等基因。

在临床上，慢性HBV感染者常出现获得性免疫进行性下降，表明失败的免疫应答与持续暴露于大量的可溶性HBeAg和颗粒型HBsAg有关。对于HBeAg阴性HBV变异株，有研究发现，HBV前C区变异的患者进行肝移植后，如长期接受免疫抑制治疗，因缺乏免疫选择压力，患者可出现野生型HBV再次感染。此外，HBeAg阴性母亲所生孩子感染HBV后均显示HBeAg阳性，亦证明野生型HBV具有传播优势。研究还发现，慢性感染者HBV DNA可共价整合至肝细胞基因组内。与短期HBV慢性感染且无病毒整合的患者相比，有多年HBV慢性感染且发生病毒整合的患者更不易清除HBsAg。

图12-22-12及图12-22-13为HBV感染发病机制简图及HBV感染的免疫应答过程。

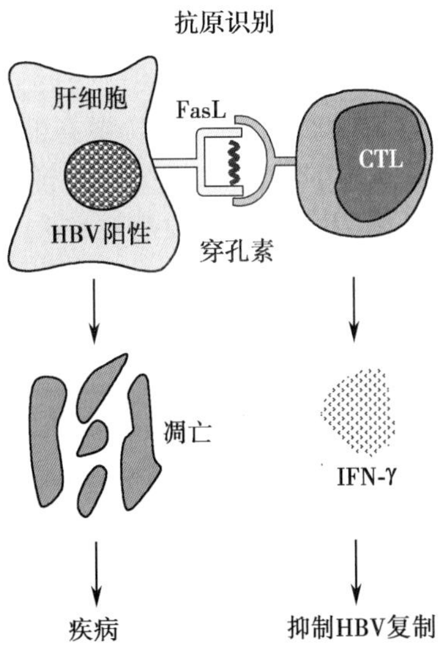

图12-22-12　HBV感染发病机制简图
CTL：细胞毒性T淋巴细胞；FasL：Fas配体；
IFN-γ：γ-干扰素

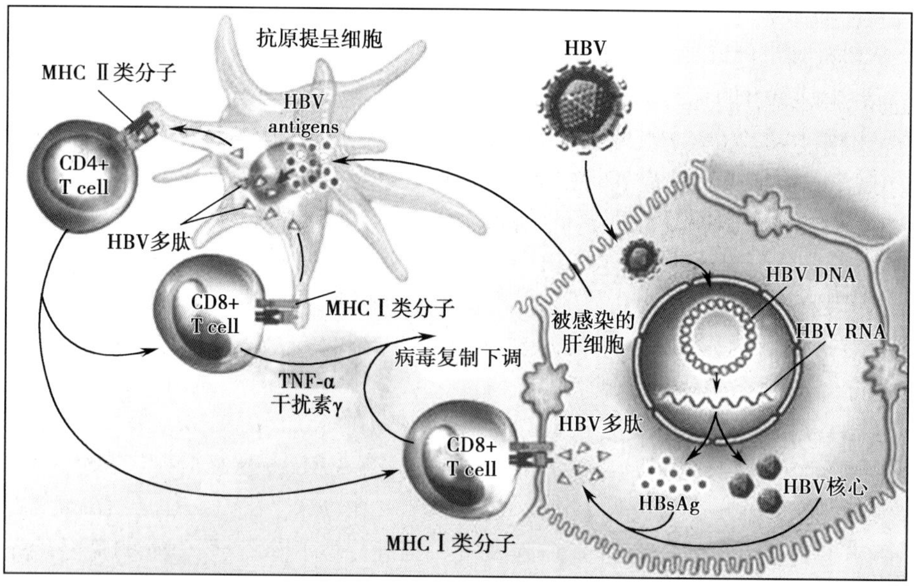

图 12-22-13　HBV 感染的免疫应答过程

HBV 感染后的免疫学应答是控制 HBV 感染的主要因素，不同的免疫学应答导致预后不同，而免疫学应答的不同与免疫遗传学差异密切相关。部分人群接种乙肝疫苗后无应答，而部分成人感染 HBV 后发展为慢性肝炎，均可能与 HBV 特异性免疫识别与免疫应答相关的基因缺陷有关。有关 HBV 感染的免疫遗传学研究方兴未艾，研究热点主要是 HBV 易感或拮抗基因，已发现 HLA-DP 位点，即 HLA-DPA1 与 HLA-DPB1 的 11 个单核苷酸多态性（single nucleotide polymorphism，SNP）的基因变异与 HBV 持续感染明显相关。近年还发现，涉及乙型肝炎免疫反应通路的基因，如 TNF-α、TNF-β、IL-10、IP10、CXCL10 及 VDR，其基因多态性与乙型肝炎严重程度相关。今后，如能进一步藉助 HIV 和 HCV 相关研究，将有助于阐明乙型肝炎的发病机制，进而为其治疗提供新的策略。

因各种原因进行免疫抑制和（或）抗排异治疗时，免疫抑制剂的应用可增加病毒复制，从而导致 HBV 复制再活化。其可能机制有：①肾上腺皮质激素能直接作用于 HBV 基因组中的皮质激素效应元件，促进 HBV 转录，导致病毒复制增强；②一些临床应用的抗淋巴细胞单克隆抗体，不论单用或联合细胞毒药物均可引起 HBV 再活化，提高血清 HBV DNA 和 HBsAg 的表达量；③体外实验显示单独使用强的松和硫唑嘌呤可分别使细胞内病毒 DNA 和 RNA 水平上升 2 倍和 4 倍，其联合使用则有协同效果；④术后免疫抑制剂的应用，抑制了受体病毒特异性细胞免疫反应，导致机体内野生株病毒大量复制；⑤有报道认为，肾上腺皮质激素可刺激肝外组织释放 HBV，释出的 HBV 在低水平被重新激活而再次表达。对于各种恶性肿瘤患者，其 HBV 再活化和肝炎发作往往出现于化疗结束后，这可能系因化疗抑制免疫系统使病毒复制，而化疗停止后机体对 HBV 的免疫应答部分恢复，从而导致严重的肝损害。据此提出 HBV 再激活相关肝衰竭的新认识：①免疫抑制剂是 HBV 再激活的强诱导因素；②任一 HBV 标志物（HBVM）阳性的感染者均可发生；③本病发生系病毒直接致病机制，大量病毒复制导致肝细胞营养耗竭；④免疫麻痹（与免疫耐受完全不同）是损伤前提；⑤强调预防为主，应放宽 NUCs 适应证（HBV 感染标志物阳性即可）。

【病理改变】

基本病理变化包括肝细胞变性、坏死及凋亡，炎细胞浸润，肝细胞再生，Kupffer 细胞、小胆管及纤维组织增生。坏死区浸润的淋巴细胞以 $CD8^+$ 细胞居多。

一、急性轻型肝炎

急性黄疸型和急性无黄疸型肝炎肝脏病变只是程度的差别，唯前者可出现肝内淤胆现象。主要病变包括：①急性肝细胞病变：包括肝细胞浆疏松及气球样变，肝细胞嗜酸性变及凋亡小体（apoptotic body），点状溶解性肝细胞坏死及灶性坏死。由于肝细胞肿胀，使肝索显著拥挤纡曲；②肝小叶急性炎症反应:肝窦、Diss 间隙及肝索间炎细胞浸润呈弥漫性分布,肝实质坏死灶炎细胞浸润呈集中分布,浸润细胞主要是淋巴细胞,其次是单核细胞及浆细胞;③可见双核细胞等肝细胞再生现象及 Kupffer 细胞增多;④上述病变呈弥漫性,涉及整个肝小叶,但肝小叶结构完整;⑤门管区炎症反应较轻。

二、淤胆型肝炎

本型特点是:①肝细胞变性坏死较轻;②肝细胞浆及毛细胆管内明显淤胆;③肝细胞排列呈腺状结构;④门管区小胆管增生明显;⑤急性型早期炎细胞浸润可见较多的嗜中性白细胞;慢性型仍以淋巴细胞浸润为主,且伴慢性肝炎的组织学特点。

三、慢性肝炎

(一)基本病变

小叶内除有不同程度肝细胞变性及坏死,门管区及门管区周围炎症常较明显,常伴有不同程度的纤维化,主要病变为炎症坏死及纤维化。

1. 炎症坏死常见有点状坏死、灶状坏死、融合坏死、碎屑样坏死及桥接样坏死,后两者与预后关系密切,是判断炎症活动度的重要形态学指标。

(1)碎屑样坏死(piecemeal necrosis,PN):又称界面肝炎(interface hepatitis),系肝实质及门管区或间隔交界带的炎症坏死,特点为单个核细胞浸润,交界带肝细胞坏死,肝星状细胞增生,可致局部胶原沉积及纤维化。曾按碎屑样坏死的有无分成慢性活动性肝炎(CAH)及慢性迁延性肝炎(CPH),以后发现碎屑样坏死广泛存在,并非 CAH 特有,故依病变程度分为轻、中及重度,作为判定小叶炎症活动度的重要指标之一:①轻度:发生于部分门管区,界板破坏范围小,界面肝炎局限;②中度:大部分门管区受累,界板破坏可达 50%,界面肝炎明显;③重度:炎症致门管区扩大,PN 广泛。炎症坏死深达小叶中带,致小叶边界严重参差不齐,可致门管区周围广泛胶原沉积。

(2)桥接样坏死(bridging necrosis,BN):为较广泛的融合坏死,根据坏死连接部位不同分 3 类:①门管区-门管区(P-P)BN:主要由门管区炎症及 PN 发展形成;②门管区-小叶中央(P-C)BN:沿肝腺泡 3 区小叶中央与门管区炎症及坏死互相融合,常致小叶结构破坏;③中央-中央(C-C)BN:两个小叶中心带的坏死相融合。BN 常导致桥接样纤维化,与预后密切相关。BN 的多少是诊断中、重度慢性肝炎的重要依据之一。

2. 纤维化指肝内有过多胶原沉积,依其对肝结构破坏范围、程度和对肝微循环影响的大小划分为 1 ~4 期(S1 ~4):①S1 期:包括门管区、门管区周围纤维化及限局窦周纤维化或小叶内纤维瘢痕,两者均不影响小叶结构的完整性;②S2 期:纤维间隔即桥接样纤维化(bridging fibrosis),主要由桥接样坏死发展而来,S2 虽有纤维间隔形成,但小叶结构大部分仍保留;③S3 期:大量纤维间隔,分隔并破坏肝小叶,致小叶结构紊乱,但尚无肝硬化。此期一部分患者可出现门静脉高压及食管静脉曲张;④S4 期:早期肝硬化,肝实质广泛破坏,弥漫性纤维增生,被分隔的肝细胞团呈不同程度的再生及假小叶形成。此期炎症往往仍在进行,纤维间隔宽大疏松,改建尚不充分,这与典型肝硬化不同。在典型肝硬化,纤维间隔包绕于假小叶周围,间隔内胶原及弹力纤维已经改建,多环绕假小叶呈平行排列。

(二)慢性肝炎病变的分级、分期

慢性肝炎病变的分级、分期见表 12-22-4。

表 12-22-4 慢性肝炎分级、分期标准

炎症活动度(G)			纤维化程度(S)	
分级	门管区及周围	小叶内	分期	纤维化程度
0	无炎症	变性及少数点、灶状坏死灶	0	无
1	门管区炎症	变性及少数点、灶状坏死灶	1	门管区纤维化扩大,局限窦周及小叶内纤维化
2	轻度 PN	变性,点、灶状坏死或嗜酸小体	2	门管区周围纤维化,纤维间隔形成,小叶结构保留
3	中度 PN	变性,融合坏死或见 BN	3	纤维间隔伴小叶结构紊乱,无肝硬化
4	重度 PN	BN 范围广,累及多个小叶(多小叶坏死)	4	早期肝硬化或肯定的肝硬化

（三）慢性肝炎程度划分

慢性肝炎按活动度（G）可分为轻、中、重三度。如 S>G，则特别标明。

1. 轻度慢性肝炎包括 CPH、慢性小叶性肝炎及轻型 CAH，表现为 G1～2 及 S0～2：①肝细胞变性，点、灶状坏死或凋亡小体；②门管区有（无）炎症细胞浸润、扩大，有或无局限性碎屑样坏死（界面坏死）；③小叶结构完整。

2. 中度慢性肝炎相当于原中度 CAH，表现为 G3 及 S2～3：①门管区炎症明显，伴中度碎屑样坏死；②小叶内炎症严重，融合坏死或伴有少数桥接样坏死；③纤维间隔形成，小叶结构大部分保存。

3. 重度慢性肝炎相当于原重型 CAH，表现为 G4 及 S3～4：①门管区炎症严重或伴重度碎屑样坏死；②桥接样坏死范围广泛，累及多数小叶；③大量纤维间隔，小叶结构紊乱，或形成早期肝硬化。

四、重型肝炎

（一）急性重型肝炎

肝细胞呈一次性坏死，坏死面积>肝实质的2/3，或亚大块坏死，或桥接样坏死，伴存活肝细胞重度变性；坏死>2/3 者，多不能存活；反之，肝细胞保留 50% 以上，肝细胞虽有变性及功能障碍，若度过急性阶段，肝细胞再生迅速，可望恢复。如发生弥漫性小泡性脂肪变性，预后往往较差。新近国外发现肝组织有“暴发性肝细胞凋亡”现象，其与大块肝细胞坏死的相对重要性有待进一步评价。

（二）亚急性重型肝炎

肝组织新、旧不一的亚大块坏死（广泛的 3 区坏死）：①较陈旧的坏死区网状肝纤维塌陷，并可有胶原纤维沉积；②残存的肝细胞增生成团；③可见小胆管增生及淤胆。

（三）慢性重型肝炎

在慢性肝炎或肝炎肝硬化的基础上继发亚大块或大块肝坏死者，即新鲜亚大块或大块坏死有慢性陈旧病变的背景。炎细胞浸润密集，淤胆显著，肝组织结构高度变形。

（四）肝硬化

活动性肝硬化：肝硬化伴明显炎症，包括纤维间隔内炎症，假小叶周围碎屑样坏死及再生结节内炎症病变。静止性肝硬化：假小叶周围边界清楚，间隔内炎症细胞少，结节内炎症轻。

（五）无症状慢性 HBsAg 携带者

肝组织完全正常者不多，约 80% 有轻微的慢性炎症改变，个别可有小结节性肝硬化。

【临床表现】

潜伏期为 28～160 日，平均 70～80 日。

一、急性乙型肝炎

分急性黄疸型、急性无黄疸型及急性淤胆型，临床表现与甲型肝炎相似，多呈自限性（约占 90%～95%），常在半年内痊愈。

二、慢性乙型肝炎（CHB）

急性乙型肝炎病程超过半年，仍有肝炎症状、体征及肝功能异常者可诊断为慢性肝炎。发病日期不明或虽无肝炎病史，但肝组织病理学检查符合慢性肝炎，或根据症状、体征、化验、B 超及 CT 检查综合分析，亦可作出相应诊断。

（一）轻度

临床症状、体征轻微或缺如，肝功能指标仅 1 或 2 项轻度异常。

（二）中度

症状、体征、实验室检查居于轻度和重度之间。

（三）重度

有明显或持续的肝炎症状，如乏力、食欲减退、腹胀、尿黄、稀便等，伴有肝病面容、肝掌、蜘蛛痣及脾大并排除其他原因，且无门静脉高压者。实验室检查血清 ALT 和（或）AST 反复或持续升高，白蛋白降低或白/球比值异常、丙种球蛋白明显升高。

慢性肝炎的验室检查异常程度参考指标，见表 12-22-5。

随着 CHB 抗病毒治疗及 HBV DNA 前 C 基因突变研究的深入，目前主张按 HBeAg 及抗-HBe 状况将 CHB 分为以下两大类：

（一）**HBeAg** 阳性慢性乙型肝炎

由野生株 HBV 感染所致，按其自然史可分 HBeAg 阳性期和抗-HBe 阳性期。HBeAg 阳性期体内 HBV 复制活跃，血清含有高水平的 HBV DNA，在机体从免疫耐受期进入免疫清除期以后，肝脏有不同程度的活动性炎症。当 HBeAg 向抗-HBe 转换时,肝功能损害往往一过性加重,然后进入抗-HBe 阳性期。此期体内 HBV 复制减弱或停止,血清 HBV DNA 转阴,肝脏活动性炎症消散,肝功能恢复正常。然而,反复或进行性发作亦可发展成重型肝炎、肝硬化及肝癌。

表 12-22-5　慢性肝炎的实验室检查异常程度参考指标

项目	轻度	中度	重度
ALT 和(或)AST(IU/L)	≤正常 3 倍	>正常 3 倍	>正常 3 倍
T. Bil(μmol/L)	≤正常 2 倍	正常 2～5 倍	>正常 5 倍
A(g/L)	≥35	32<A<35	≤32
A/G	≥1.4	1.0<A/G<1.4	<1.0
电泳 γ 球蛋白(%)	≤21	21<γ 球蛋白<26	≥26
PTA(%)	>70	70～60	40<PTA<60

注:T. Bil:血清总胆红素;A:白蛋白;A/G:白蛋白/球蛋白比值;PTA:凝血酶原活动度

(二) HBeAg 阴性慢性乙型肝炎

主要由 HBV 前 C 基因突变株感染所致。特点是血清 HBeAg 阴性,伴或不伴抗-HBe 阳性,体内 HBV DNA 不同程度复制,肝脏有慢性活动性炎症,血清 ALT 水平波动性很大,易发展成重型肝炎、肝硬化及肝癌。IFN-α 疗效不佳,而 NUCs 疗程长,停药后反跳率高。本型主要分布在地中海国家,可高达 80%～90%;近年包括我国在内的远东地区也逐渐增加,目前约占 40%。

三、重型乙型肝炎

病毒性肝炎发生急性或亚急性肝衰竭称为重型肝炎。急性或亚急性肝衰竭系指迅速发生的严重肝功能不全,凝血酶原活动度(prothrombin time activity,PTA)降至 40% 以下,血清 T. Bil 迅速上升。我国重型肝炎的病因以乙型肝炎为主。

(一) 急性重型肝炎(暴发性肝炎)

相当于急性肝衰竭,以急性黄疸型肝炎起病,2 周内出现极度乏力,消化道症状明显,迅速出现Ⅱ度(按Ⅳ度划分)以上肝性脑病,PTA≤40% 并排除其他原因,肝浊音界进行性缩小,黄疸急剧加深,极严重的病例甚至黄疸很浅或尚未来得及出现黄疸。出血倾向明显(如注射部位大片瘀斑),一般无腹水。常在 3 周内死于脑水肿或脑疝等并发症。

(二) 亚急性重型肝炎

相当于亚急性肝衰竭,以急性黄疸型肝炎起病,15 日至 24 周内出现极度乏力,消化道症状明显,PTA≤40% 并排除其他原因,黄疸迅速加深,每日上升≥17.1μmol/L 或血清 T. Bil 大于正常上限值 10 倍。首先出现Ⅱ度以上肝性脑病者,称脑病型;非脑病型中首先出现腹水者,称腹水型。

(三) 慢性重型肝炎

相当于慢加急性/亚急性肝衰竭,其发病基础有:①慢性肝炎或肝硬化病史;②慢性 HBV 携带史;③无肝病史及无 HBV 携带史,但有慢性肝病体征(如肝掌及蜘蛛痣等),影像学改变(如脾脏增厚等)及生化检测改变者(如丙种球蛋白升高,白/球蛋白比值下降或倒置);④肝穿刺检查支持慢性肝炎。慢性重型肝炎其他临床表现同亚急性重型肝炎(PTA≤40%,血清 T. Bil>正常值 10 倍)。亦分脑病型及非脑病型。

亚急性重型及慢性重型肝炎可根据其临床表现分为早、中、晚三期。早期:①极度乏力,有明显厌食、呕吐及腹胀等严重消化道症状;②黄疸进行性加深,血清 T. Bil≥171μmol/L 或每日上升≥17.1μmol/L;③有出血倾向,30%<PTA≤40%(或 1.5<INR≤1.9);④未出现肝性脑病或其他并发症。中期:在肝衰竭早期表现基础上,病情进一步发展,出现以下两条之一者:①Ⅱ度以下肝性脑病和(或)明显腹水、感染;②出血倾向明显(出血点或瘀斑),20%<PTA≤30%(或 1.9<INR≤2.6)。晚期:在肝衰竭中期表现基础上,病情进一步加重,有严重出血倾向(注射部位瘀斑等),PTA≤20%(或 INR≥2.6),并出现以下四条之一者:肝肾综合征、上消化道大出血、严重感染、Ⅱ度以上肝性脑病。为更早预警肝衰竭的发生,2012 年我国制订更新的"肝衰竭诊治指南"引入了"肝衰竭

前期”这一定义，诊断标准为：①极度乏力，并有明显厌食、呕吐和腹胀等严重消化道症状；②黄疸升高，51μmol/L≤血清 T. Bil≤171μmol/L，且每日上升≥17.1μmol/L；③有出血倾向，40%<PTA≤50%。

上述新版指南将肝衰竭分成急性肝衰竭（acute liver failure，ALF）、亚急性肝衰竭（subacute liver failure，SALF）、慢加急性肝衰竭（acute on chronic liver failure，ACLF）及慢性肝衰竭（chronic liver failure，CLF）（表 12-22-6）。

表 12-22-6　肝衰竭的分类

肝衰竭的分类	定义
急性肝衰竭	急性起病，无基础肝病史，2 周以内出现以Ⅱ度以上肝性脑病为特征的肝衰竭临床表现
亚急性肝衰竭	起病较急，无基础肝病史，2～26 周出现肝功能衰竭的临床表现
慢加急性/亚急性肝衰竭	在慢性肝病基础上*，出现急性（通常在 4 周内）肝功能失代偿的临床表现
慢性肝衰竭	实际上就是指肝硬化失代偿期。亦即在肝硬化基础上，出现肝功能进行性减退所致的以腹水或肝性脑病等为主要表现的慢性肝功能失代偿的临床表现

注：*关于“慢性肝病基础”，目前国际上尚存在争议，欧美等西方国家主要是指“肝硬化”

四、肝炎肝硬化

临床表现可有肝功能反复异常、门静脉高压症、慢性肝病面容（皮肤晦暗）、面部钞票纹、蜘蛛痣、肝掌等，严重时可导致脾功能亢进、食管-胃底静脉曲张破裂出血、双下肢水肿及腹水等。

肝炎肝硬化可以是大结节性或小结节性肝硬化。大结节性肝硬化常发生于慢性肝炎反复活动或亚急性、慢性重型肝炎之后，因肝实质反复坏死、肝细胞团块状增生及明显瘢痕收缩等，形成粗大结节，可使肝脏显著变形。小结节性肝硬化常发生于部分无症状慢性 HBsAg 携带者，因其肝组织并非完全正常，往往有常规肝功能试验不能发现的潜在性轻微活动，长期隐匿性发展成肝硬化，直到肝功能失代偿时方被发现。这种肝硬化因肝实质炎症轻微，仅形成密集小结节，肝功能失代偿出现很慢。

肝炎肝硬化分为代偿期和失代偿期。肝硬化代偿期是指肝硬化早期，属于肝功能试验正常或轻度异常，处于 Child-Pugh A 级，门静脉高压症不明显。肝硬化失代偿期是指肝硬化中、晚期，肝功能试验明显异常，处于 Child-Pugh B 及 C 级，门静脉高压症显著，可出现腹水、肝性脑病、食管-胃底静脉曲张破裂出血等。

肝硬化又可分为活动性和静止性，前者系指肝硬化伴慢性肝炎活动，后者是指虽有肝硬化，但血清 ALT 及胆红素等生化指标正常。

五、淤胆型肝炎

HBV 所致急性淤胆型肝炎少见，实际上多数患者属慢性肝炎伴淤胆。起病类似急性黄疸型肝炎，但自觉症状常较轻，黄疸持续 3 周以上，皮肤瘙痒，粪便颜色变浅甚至灰白，常有明显肝大，肝功能检查血清 T. Bil 明显升高，以 D. Bil 为主，PTA>60%或应用维生素 K1 肌注 1 周后可升至 60%以上，血清胆汁酸、谷氨酰转肽酶（GGT）、ALP 及胆固醇水平明显升高。在慢性肝炎基础上发生上述临床表现者，则属慢性淤胆型肝炎。

六、妊娠期乙型肝炎

常发生于妊娠中、晚期，大多数为急性黄疸型肝炎，易致流产、早产及死胎。妊娠末 3 个月发病者重型肝炎较常见，病死率高。据观察，经病原学和病理学确诊的妊娠期乙型肝炎，伴有暂时性皮肤瘙痒者远较非妊娠期乙型肝炎常见，易与妊娠期肝内胆汁淤积症（妊娠良性复发性黄疸）相混淆。

七、老年期乙型肝炎

绝大多数为慢性肝炎，或伴淤胆型，易发展成重型肝炎，常有老年性夹杂症。

八、非活动性 HBV 感染者

HBsAg 阳性，HBeAg 阴性，HBV DNA 查不到，无肝炎相关症状、体征及肝功能改变。

【并发症与后遗症】

一、原发性肝癌

在上述两种肝炎硬化基础上均可发生原发性

肝癌，无症状慢性 HBsAg 携带者亦可不经肝硬化阶段而直接发展为肝原发性肝癌。其发生机制与肝内慢性炎症长期刺激、肝细胞基因突变及 HBV DNA 特别是 X 基因整合有关。HBxAg 反式激活原癌基因亦起重要作用。各肝癌细胞中整合的 HBV DNA 序列完全相同，提示这些肝癌细胞可能由一株祖代整合型肝细胞克隆增殖而来。黄曲霉毒素等致癌化学物质可能起协同作用。

二、脾功能亢进

脾功能亢进是肝炎肝硬化门静脉高压症最常见的并发症之一。临床上表现为脾脏淤血性肿大，外周血白细胞计数和血小板计数不同程度降低，部分患者外周血红细胞计数和血红蛋白定量也可降低。

三、出血

出血机制包括肝功能严重受损引起凝血因子合成减少、脾功能亢进引起血小板减少、门静脉高压引起的食管-胃底静脉曲张等，是重型肝炎和肝硬化晚期等终末期肝病最严重的并发症之一。可表现为皮肤瘀点、瘀斑、各种腔道出血甚至颅内出血等。临床上以食管-胃底静脉曲张破裂引起的上消化道出血最常见，但应注意与胃黏膜糜烂或消化道溃疡出血相鉴别。

四、继发感染

继发感染是重型肝炎、肝硬化晚期及原发性肝癌晚期的常见并发症。常见感染有自发性细菌性腹膜炎（spontaneous bacterial peritonitis，SBP）、肺部感染、肠道感染、胆道感染、脓毒症（sepsis）等。以细菌感染最为常见，但真菌感染有增加趋势。严重感染可进一步加重肝脏损害。

五、肝性脑病

肝性脑病是重型肝炎、肝硬化晚期及原发性肝癌晚期的常见并发症之一。

六、肝肾综合征和急性肾损伤

重型肝炎和肝炎肝硬化患者可出现肝肾综合征（hepatorenal syndrome，HRS）和急性肾损伤（acute kidney injury，AKI），提示预后不良。

七、HBV 相关肾炎

多见于慢性 HBV 感染者。临床表现为急性或慢性肾炎，可有水肿、高血压、尿蛋白、红细胞、白细胞、各种管型、血清尿素氮及肌酐升高等表现，晚期可出现尿毒症。组织学上多呈膜性或膜增殖性肾炎。免疫组化可在肾小球系膜和毛细血管基底膜上发现 HBsAg、HBcAg、HBeAg 以及 IgG、IgM 和补体复合物沉积。

八、电解质紊乱和酸碱失衡

重型肝炎和肝硬化失代偿期患者常可出现低钠血症、低钾血症或高钾血症等。也可出现代谢性酸中毒等电解质紊乱。

九、肝源性糖尿病

常见于中重度慢性肝炎、重型肝炎及肝硬化，在发病过程中出现高血糖及糖尿病。肝源性糖尿病有两型：①胰岛素依赖型：其发病机制可能是肝炎诱发的自身免疫反应损害胰岛 β 细胞，导致胰岛素分泌减少。根据是患者血清胰岛素含量绝对减少，同时因肝脏灭活功能减弱而致血浆胰高血糖素水平增高，二者协同导致血糖升高；②胰岛素非依赖型：其发病机制是反应细胞表面的胰岛素受体减少，反应细胞内的胰岛素受体后效应（post-receptor effects of insulin）减弱，以致胰岛素不能发挥作用。这类患者血浆胰岛素绝对含量正常或升高，而相对含量不足，血浆胰高血糖素含量亦因肝脏灭活减少而增多，从而导致血糖升高。本型多见，胰岛素疗法效果差。

十、脂肪肝

脂肪肝是中性脂肪（甘油三酯）在肝细胞内大量堆积的结果。因大量游离脂肪酸被动员入肝，脂肪酸氧化减少，而酯化成甘油三酯增多，加之负责脂蛋白排泌的载脂蛋白合成减少，均能导致脂肪肝。慢性肝炎易继发脂肪肝，其机制不明，可能与肥胖、糖耐量异常、血液游离脂肪酸及甘油三酯增多有关。主要特点为：①肝炎后明显发胖；②一般情况较佳，食欲良好；③血清 ALT 水平轻到中度升高，GGT 大多升高，常规肝功能试验其他项目多正常；④血脂含量升高；⑤超声波检查呈脂肪肝波型；⑥确诊有赖于肝穿刺病理检查。

十一、肝炎后高胆红素血症

属肝炎良性后遗症，其发病机制可能是肝细胞葡萄糖醛酸转移酶活性降低。主要特点为：①肝炎后血清 T. Bil 长期轻度升高，多以间接胆红素升高为主；②黄疸常有小幅较快的波动，每于劳累或感冒后轻度上升；③肝炎已达临床治愈标准，不随黄疸波动而出现肝炎复发。本症应与 Gilbert 综合征鉴别，此综合征常见于青少年，有家族史，无肝炎病史，无肝脾大。

【实验室及辅助检查】

一、血清学检查

常用的 HBV 特异性血清学标志物俗称“乙肝两对半”，即 HBsAg/抗-HBs、HBeAg/抗-HBe 及抗-HBc，其意义见表 12-22-7。通常采用 ELISA 法或时间分辨法进行检测，目前国内外应用较普遍的是雅培（Abbott）及罗氏（Roche）试剂盒。必要时也可检测前 S1 和前 S2 抗原及其抗体，以及采用去污剂处理血清标本后检测 HBcAg。

表 12-22-7　乙型肝炎血清病毒标志物及其临床意义

HBsAg	抗-HBs	HBeAg	抗-HBe	抗-HBc	HBV DNA	临床意义
+	-	+	-	-	+	急性 HBV 感染早期，HBV 复制活跃
+	-	+	-	+	+	急、慢性 HBV 感染，HBV 复制活跃
+	-	-	-	+	+	急、慢性 HBV 感染 HBeAg/抗-HBe 窗口期（空白期）
+	-	-	+	+	+	HBeAg 阴性 CHB
+	-	-	+	+	-	急、慢性 HBV 感染，HBV 复制低或不复制
-	-	-	-	+	-	HBV 既往感染，未产生抗-HBs；或 HBV 复制低或不复制
-	-	-	+	+	-	抗-HBs 出现前阶段，HBV 复制低或不复制
-	+	-	+	+	-	HBV 感染恢复阶段，已获免疫力
-	+	-	-	+	-	HBV 感染恢复阶段，已获免疫力
+	+	+	-	+	+	不同亚型 HBV 感染，或 HBsAg 变异
+	-	-	-	-	-	HBV DNA 整合
-	+	-	-	-	-	接种疫苗后获得免疫力，偶可见于感染后恢复阶段

（一）HBsAg 及抗-HBs

HBsAg 及抗-HBs 的定量，雅培试剂采用了 IU 及 mIU，罗氏试剂则采用了临界指数（cutoff index，COI），故后者实际上是半定量。不过，当前后者亦可进行定量。目前研究认为，其定量对于抗病毒疗效及其转归的判断及预测有重要作用。血清 HBsAg 在疾病早期出现。一般在 ALT 升高前 2～6 周，在血清中即可检出 HBsAg。HBsAg 阳性是 HBV 感染的主要标志之一，但不能反映 HBV 复制状态及预后。血清抗-HBs 的出现是 HBV 感染恢复的标志。注射过乙型肝炎疫苗者，亦可出现血清抗-HBs 阳性，提示已获得对 HBV 的特异性免疫。一般血清抗-HBs 水平≥10mIU/ml 对 HBV 感染有保护作用。HBsAg 和抗-HBs 也可同时阳性，各地报告的发生率相差较大，但多在 5% 以下。HBsAg 和抗-HBs 共存常见于以下情况：①血清中同时存在的抗-HBs 是针对另一血清亚型 HBsAg 的抗体，与同时存在的 HBsAg 不能完全匹配；②HBV S基因“a”表位发生变异；③即将发生 HBsAg/抗-HBs 血清学转换。

（二）HBcAg 及抗-HBc

用普通的方法在血清中一般不能检出 HBV 核心抗原（HBcAg）。血清抗-HBc 阳性，提示感染过 HBV，可能为既往感染，亦可能为现症感染。抗-HBc 包括抗-HBc IgM 和抗-HBc IgG，但主要是抗-HBc IgG。急性肝炎及慢性肝炎急性发作时均可出现抗-HBc IgM，但急性乙型肝炎抗体定量较高。如抗-HBc IgM 阳性,抗-HBc IgG 阴性,提示为急性乙型肝炎。如抗-HBc IgM 及抗-HBc IgG 均为阳性,则为 CHB 急性发作。

(三) HBeAg 及抗-HBe

血清 HBeAg 阳性,提示有 HBV 复制。急性 HBV 感染的早期即可出现 HBeAg。抗-HBe 阳性是既往感染 HBV 的标志。HBeAg 及抗-HBe 的半定量单位为 PEIU/ml,为 Paul Ehrlich Institute (PEI)(Langen,Germany)的标准单位,但雅培及罗氏半定量并未采用 PEIU,而采用了 COI。

二、血清 HBV DNA 的定量检测

血清 HBV DNA 是 HBV 复制及有传染性的直接标志。急性 HBV 感染时,血清 HBV DNA 出现较早。在慢性 HBV 感染者,血清 HBV DNA 可持续阳性。目前一般采用实时荧光定量 PCR 法进行检测。血清 HBV DNA 定量检测不仅用于 HBV 感染的诊断,也是疗效考核的重要指标。HBV DNA 荧光定量检测结果通常用拷贝/ml 表示,但国际上已改用 IU/ml (1IU 相当于 5.6 拷贝)。目前进口和国产方法的敏感性相差不大,分别为 20IU/ml 和 50IU/ml。

三、HBV 基因分型和耐药变异检测

HBV 基因分型和耐药变异检测的常用方法有:①特异性引物 PCR 法;②限制性片段长度多态性分析法(RFLP);③线性探针反向杂交法(INNO-LiPA);④基因序列测定法;⑤实时 PCR 法(real-time PCR)等。

四、其他检查

腹部影像检查(B 超、CT、MRI)可了解肝脏形态、质地、大小、有无占位、脾脏大小、门静脉宽度、有无腹水等。肝脏瞬时弹性扫描(Fibroscan)是一种新型无创性肝纤维化检测手段,通过测定肝脏瞬时弹性来反映肝实质硬度和评估肝纤维化程度。

【诊断】

乙型肝炎及其临床分型的诊断应结合病史、症状、体征、实验室检查、影像检查、肝脏瞬时弹性扫描乃至病理组织学检查进行综合判断。完整的诊断应包括病因诊断、临床分型及病理诊断等。诊断举例:①病毒性肝炎,乙型,急性黄疸型;②病毒性肝炎,乙型,慢性,重度,G3S4;③病毒性肝炎,乙型,慢性,肝硬化代偿期;④病毒性肝炎,乙型,慢加急性肝衰竭。

血清 HBsAg 阳性是 HBV 感染的重要依据,HBsAg 转阴及抗-HBs 出现通常是 HBV 清除和临床痊愈的标志。若 HBsAg 阳性持续超过 6 个月,则为慢性 HBV 感染。值得重视的是,少部分 HBV 感染者虽然血清 HBsAg 阴性,但血清或肝组织 HBV DNA 阳性,且处于低水平复制状态,此为"隐匿性 HBV 感染(occult HBV infection)",可见于抗-HBs 和(或)抗-HBc 阳性的患者。

包括乙型肝炎在内的各种原因引起的急性无黄疸型、急性黄疸型和急性淤胆型肝炎,其临床诊断标准是一致的。慢性乙型肝炎临床表现典型者诊断不难,而临床表现不典型者则应通过仔细询问病史、进行 B 超等影像检查及肝穿刺病理检查加以确诊。急性、亚急性及慢性重型肝炎各有相对特殊的临床表现,多数情况下诊断不难。然而,亚急性及慢性重型肝炎的脑病型易与急性重型肝炎混淆,起病似"急性肝炎"的慢性重型肝炎也易与亚急性重型肝炎混淆,故应特别重视询问病史长短,检查有无慢性肝病体征,以期获得准确诊断;肝穿刺病理检查可将不少临床诊断为亚急性重型肝炎的病例纠正诊断为慢性重型肝炎。对无症状慢性 HBV/HBsAg 携带者的临床诊断应慎重,因为肝穿刺病理检查发现其中许多病例呈"轻微肝炎(minimal hepatitis)",部分病例呈慢性肝炎轻度、中度甚至重度改变。

确诊慢性 HBV 感染后,应进一步评估患者所处的疾病进程,并给予必要的监测。对于免疫耐受期患者,可每隔 6 个月左右监测血清 ALT,每 12 个月左右监测 HBeAg 状态、HBsAg 水平及 HBV DNA 载量。对于肝炎病情活动(血清 ALT 升高)和(或)B 超显示肝脏有明显改变的 CHB 患者,至少每 3 个月左右监测血清 ALT 和 HBV DNA 载量,每 6 个月左右监测 HBeAg 状态和 HBsAg 水平。对于乙型肝炎肝硬化患者,更应定期监测肝功能、HBV DNA 载量、病毒抗原水平、肝纤维化生化指标、肝脏弹性变化(Fibroscan 或 Fibrotouch)、血常规(特别是白细胞和血小板计数)、凝血功能(PTA 和 INR)、AFP 及腹部 B 超等,必要时行肝活检病理检查、上消化道钡餐造影或胃镜检查,以期准确判断肝硬化的严重程度,有无门静脉高压症和脾功能亢进,有无食管-胃底静脉曲张,及早发现原发性肝癌等。

【鉴别诊断】

一、其他病毒性肝炎

急性乙型肝炎应与甲型肝炎、戊型肝炎，慢性乙型肝炎应与丙型肝炎相鉴别。主要通过病原学检查进行鉴别。

二、药物和毒物中毒性肝损伤

迄今已发现1000余种药物可引起药物性肝损伤（drug-induced liver injury，DILI），特别是解热镇痛药物、抗结核药物、磺胺类药物、抗肿瘤药物、抗艾滋病药物等，不少中草药也可引起各种类型的DILI。药物和毒物性肝损伤可呈肝细胞损伤型、胆汁淤积型、混合型、血管损伤型（如土三七等可引起肝小静脉闭塞症）。因此应注意询问患者的用药史和化学毒物接触史，以资鉴别。

三、传染性单核细胞增多症

可出现血清ALT升高甚至黄疸、肝脾大等，应与乙型肝炎相鉴别。但患者除上述表现外，尚有长期发热、淋巴结肿大、咽峡炎、皮疹等表现，外周血白细胞总数及淋巴细胞增多，异型淋巴细胞达10%以上，血清嗜异性抗体阳性，EB病毒抗体阳性。

四、钩端螺旋体病

黄疸出血型钩体病应与乙型肝炎引起的肝衰竭相鉴别。钩端螺旋体病患者有疫水接触史，畏寒、发热，周身酸痛无力，结合膜充血，腹股沟淋巴结肿大，腓肠肌压痛，血清显凝试验阳性，青霉素治疗显效迅速。

五、胆道梗阻

常见原因是胆管结石和肿瘤，主要表现为梗阻性黄疸、皮肤瘙痒、大便颜色变浅甚至灰白。急性梗阻化脓性胆管炎患者在出现黄疸前常有胆绞痛、寒战、高热，外周血白细胞总数及中性粒细胞显著增高。B超、CT、MRI、逆行胰胆管造影（ERCP）等检查可发现肝内外胆管扩张、结石、炎症或肿瘤等病变。

六、自身免疫性肝病

是一组由于自身免疫异常导致的肝脏疾病，突出特点是血清中存在自身抗体，包括自身免疫性肝炎（AIH）、原发性胆汁性肝硬化（PBC）、原发性硬化性胆管炎（PSC）等。

七、妊娠期肝内胆汁淤积症

见于孕妇，皮肤瘙痒明显，先痒后黄，黄疸轻而痒感重，肝功能变化较轻，分娩后黄疸迅速消退，再次妊娠时可复发。

八、妊娠急性脂肪肝（妊娠特发性脂肪肝）

临床酷似暴发性肝炎。本病多发生于年轻首孕妇女的妊娠后期，发病机制尚未阐明。起病急，持续频繁恶心呕吐，病初可有急性上腹剧痛，继而出现黄疸并进行性加重，皮肤瘙痒少见；短期内出现肝、肾衰竭，虽有严重黄疸但尿胆红素阴性，血糖降低，血白细胞增高。常并发急性出血性胰腺炎而致血清淀粉酶升高，超声检查呈脂肪肝波型。肝穿刺病理检查显示弥漫肝细胞脂肪变性。

九、其他

血吸虫病、肝吸虫病、肝结核、酒精性肝病、非酒精性脂肪性肝病、肝脏淤血及肝脏肿瘤等均可有肝功能异常及肝大等表现，应加以鉴别。

【治疗】

总体治疗原则是：①有抗病毒治疗指征时，应积极给予适当的抗病毒治疗；②保肝退黄治疗；③适当休息、合理营养等对症支持治疗；④积极治疗肝衰竭、肝硬化失代偿及各种并发症，包括人工肝治疗、肝移植等。应避免饮酒及使用对肝脏有害的药物，用药宜简不宜繁，以免增加肝脏负担。

一、急性乙型肝炎的治疗

急性期卧床休息，给予清淡、易消化饮食，适当补充维生素B、维生素C等。进食过少及呕吐者，可每日静滴10%葡萄糖1000～1500ml，酌情补充氨基酸、氯化钠和氯化钾。考虑到本型绝大部分（约90%）为自限性，故通常不必进行抗病毒治疗；然而，如有慢性化倾向，或不易判定是否为急性过程，或呈现重症化过程，甚至有肝移植指征时，应给予抗HBV治疗，通常选用NUCs。

二、慢性乙型肝炎的治疗

（一）抗病毒治疗

因HBV持续复制，病情易反复或持续活

动,故抗病毒治疗是CHB最根本的治疗。各种CHB防治指南有关抗病毒治疗目标的叙述多较复杂,可概括如下:①近期目标或直接目标:充分抑制病毒复制,减轻肝组织炎症,改善肝功能;②长期目标:减少肝炎发作,延缓或阻止肝硬化及肝癌的发生,提高存活率,改善生活质量。

1. CHB抗病毒治疗应答的定义见表12-22-8。

表12-22-8 CHB抗病毒治疗应答的定义

应答分类	定义
生化学应答(biochemical response,BR)	血清ALT下降至正常范围内
病毒学应答(virologic response,VR)	血清HBV DNA下降至PCR法测不出的水平,同时原先HBeAg(+)的患者出现HBeAg转阴
原发性无应答(primary non-response)(不适用于IFN-α治疗)	治疗至少24周后,血清HBV DNA下降幅度<$2\log_{10}$ IU/ml
病毒学复发(virologic relapse)	在中断治疗后相间4周以上的至少2个时间点检测到血清HBV DNA上升幅度>$1\log_{10}$ IU/ml
组织学应答(histological response,HR)	组织学活动指数(HAI)下降至少2分,且与治疗前的肝组织学相比无肝纤维化积分升高
完全应答(complete response,CR)	获得生化学应答和病毒学应答,且HBsAg转阴
维持应答(maintained response)	在整个治疗过程中得以保持的应答
治疗终点应答(end-of-treatment response,ETR)	某一确定疗程终点的应答
持久应答(sustained virologic response,SVR)	停药后保持持久的应答

2. CHB是否需要抗病毒治疗的判断流程见图12-22-14。

3. 抗病毒药物目前临床应用的抗HBV药物主要有2类。其一是干扰素(interferon,IFN-α),包括普通干扰素(standard interferon alpha)和聚乙二醇化干扰素-α(pegylated interferon alpha,PEG-IFN-α)。其二是核苷(酸)类似物,主要有恩替卡韦(entecavir,ETV)、替诺福韦(tenofovirdisoproxil fumarate,TDF)、替比夫定(telbivudine,LdT)、阿德福韦酯(adefovir dipivoxil,ADV)、拉米夫定(lamivudine,LAM)、恩曲他滨(emtricitabine,FTC)、克拉夫定(clevudine,LFMAU)等。此外,胸腺素等免疫调节剂也可应用。这些抗病毒药物各具特点,其选用应综合考虑患者的病情特点、药物疗程、药物疗效、耐药风险、药物安全性、患者的耐受性及经济承受能力等。近年来国内外指南均建议优先选用PEG-IFN-α、ETV或TDF。

IFN-α疗法与NUCs疗法的比较见表12-22-9。

(1) IFN-α类:IFN-α的抗HBV效应乃是通过诱生抗病毒蛋白及免疫调节双重活性实现,但其通过诱导抗病毒蛋白而抑制HBV复制的能力较为有限,而以增强机体免疫功能为主。IFN-α可诱导2′-5′腺苷合成酶的激活,催化寡腺苷酸合成;后者又可激活内源性核糖核酸内切酶,裂解病毒mRNA,阻止HBV复制。IFN-α的免疫调节作用主要在于诱导受感染肝细胞膜表达人类白细胞抗原(HLA),促进T细胞的识别和杀伤效应,增强CTL细胞的功能;诱导Th1型细胞因子分泌,正向调节特异性细胞免疫功能。

IFN-α治疗应答的高低,受患者HBV传播方式、年龄、性别、感染时长、肝脏炎症活动度(血清ALT水平)、HBV基因型、HBV DNA载量、有无肝硬化、既往抗HBV治疗史等因素的影响。临床确定IFN-α治疗适应证及预测疗效时应充分考虑这些因素。在除外其他因素影响的情况下,CHB患者血清ALT水平升高常提示肝脏炎症活动,间接反映机体有一定程度的HBV相关细胞免疫应答能力,这对于抗病毒药物更好地发挥疗效具有重要意义。临床实践表明,治疗前血清ALT>2×ULN,水平越高,且持续时间越长的病例,对IFN-α的应答也越好。肝活检病理组织学检查较血清ALT能更准确地反映肝组织炎症程度;随着肝组织炎症分级的递增,对IFN-α产生完全应答的比例也显著上升。代偿良好的活动性肝硬化(Child A级)病例,其血清HBV水平一般较低,肝脏炎症活动较强,IFN-α治疗的应答率亦较高;但部分患者耐受性较差,有发生肝功能失代偿及重症化之虑,故应严格掌握适应证。

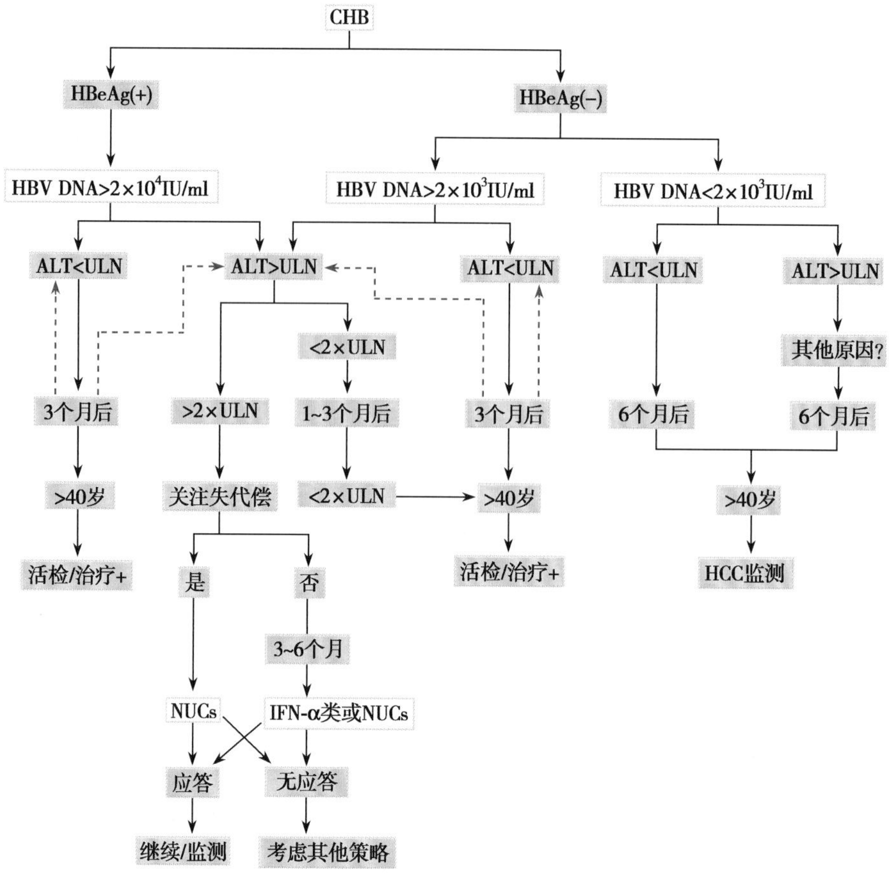

图 12-22-14　CHB 患者是否需要抗病毒治疗的判断流程

注:目前我国大部分专家仍主张在 ALT≥2 ULN 时用药,以期获得更好疗效,但 HBeAg 阴性患者可适当放宽

表 12-22-9　IFN-α 类与 NUCs 疗法的比较

	IFN-α 类	NUCs
适应证	较窄。主要是 HBeAg 阳性 CHB,而 HBeAg 阴性 CHB 疗效较差	较宽。对 HBeAg 阳性及 HBeAg 阴性 CHB 的疗效相似。有 HBV 复制的肝硬化失代偿期及重型肝炎亦可使用,甚至妊娠、免疫抑制、HBV/HIV 混合感染及器官移植术后的患者均可酌情应用
应用途径	皮下注射,不方便	口服,方便
一般疗程	相对固定,通常为 6 ~ 12 月,必要时也可延长 6 ~ 12 月	无固定疗程,通常需要治疗至少 2 ~ 5 年或更久
治疗效果	规范治疗下,HBeAg 转阴率、HBsAg 水平下降程度及转阴率均明显高于 NUCs 治疗;但 HBV DNA 水平下降多较慢,转阴率低于 NUCs治疗。ALT 等肝脏生化指标及肝组织学可获改善	能迅速抑制 HBV DNA,促进 ALT 恢复正常,长期治疗可改善肝组织学。HBeAg 血清学转换率、HBsAg 水平下降程度及转阴率均低于 IFN-α 类治疗
复发率	疗程中应答状况不同的患者,治疗结束后的复发率也有较大差异。完全应答者疗效大多持久稳定,停药后 1 年内复发率约 10%	经治疗获得 HBeAg 血清学转换并经巩固治疗≥1 年者,停药后大多维持疗效稳定。然而,未获得血清学转换者在停药后复发率较高,复发后病情可能更重。多种 NUCs 均存在程度不等的耐药风险
不良反应	不良反应较多,如早期有发热、肌痛等流感样症状,长期应用可有白细胞及血小板降低、脱发、诱发自身免疫性疾病甚至抑郁等	不良反应通常很少,可能有乳酸酸中毒、周围神经病变、肌酸激酶增高、胃肠道不适、肾功能异常、脂肪肝等

成人 CHB 患者若选用普通 IFN-α 治疗，一般以 500～600 万 IU 皮下注射，隔日 1 次，疗程 6～12 个月。PEG-IFN-α 是普通 IFN-α 分子与聚乙二醇分子的复合物。聚乙二醇分子很稳定，一般对人体无害，但可减缓 IFN-α 降解，防止 IFN-α 从肾脏排出，半衰期延长达 40～100 小时，因而在血液中有较稳定的高浓度，不仅可减少注射次数，且可提高患者的依从性。此外，聚乙二醇可包被 IFN，避免 IFN 抗体的产生。一般用法为：PEG-IFN-α-2b 每次 1.0～1.5μg/kg，或 PEG-IFN-α-2a 每次 135～180μg，每周 1 次，疗程 12 个月。若经济许可，应优先选用 PEG-IFN-α 而不是普通 IFN-α 进行治疗。

对于 HBeAg 阳性的 CHB 患者而言，若 IFN-α 治疗后达到血清 HBV DNA 转阴，发生 HBeAg/抗-HBe 血清学转换，ALT 恢复正常，则疗效多较稳定而持久，复发率低。若仅有血清 HBV DNA 转阴、ALT 恢复正常，而 HBeAg 虽然转阴但未出现抗-HBe，则疗效相对并不稳定，复发率较高。近年特别提倡“应答指导下的治疗（response-guided treatment，RGT）”，其重要内容之一是根据 HBsAg 定量的动态变化来确定个性化的疗程。若 HBsAg 水平呈持续下降趋势，且未出现 IFN-α 治疗的禁忌证，则宜坚持继续治疗，直至 HBsAg 转阴特别是出现 HBsAg/抗-HBe 血清学转换，而不必拘泥于所谓 6 个月或 12 个月的疗程。

部分患者在 IFN-α 治疗过程中可产生 IFN-α 抗体，可能会削弱 IFN-α 的疗效。IFN-α 治疗的不良反应有发热、肌痛、骨髓抑制、皮疹、脱发、诱发甲亢或甲减或糖尿病等自身免疫性疾病、焦虑失眠甚至抑郁症等，发热一般在注射 IFN-α 2～3 次后可自然缓解，不影响治疗。疗程中如白细胞、血小板持续降低，尤其是当中性粒细胞 $<0.5\times10^9/L$ 和（或）血小板 $<25\times10^9/L$，且不能通过 IFN-α 减量及提升白细胞或血小板的药物加以纠正时，应停药观察。有抑郁症倾向时应及时停药并加以严密监测。

（2）NUCs：根据分子结构的不同，NUCs 大致可分为三类：①左旋核苷类（L-核苷类）：以 LAM 和 LdT 为代表，此外还有未在我国上市的 FTC 及 LFMAU 等；②无环磷酸盐类：有 ADV 和 TDF；③环戊烷/戊烯类：如 ETV。这些药物能直接强效抑制 HBV DNA 复制，作用靶点均为 HBV 多聚酶的逆转录酶区，但长期治疗均存在程度不等的耐药变异（表 12-22-10）。药物结构相似，则耐药特点也相似；药物结构不同，则耐药机制也存在明显差异。耐药屏障越高，越不易耐药，反之亦然。

表 12-22-10　已明确的 HBV 对各 NUCs 的耐药位点

	V173L	L180M	A181V	T184	S202	A194T	M204I	M204V	N236T	M250
LAM	●	●					●	●		
ETV	●	●		●	●		●	●		●
LdT							●			
ADV			●						●	
TDF			?			●			?	

注：TDF 应用于 2 名 HIV 合并 HBV 感染患者中出现耐药位点 A194T

有关 NUCs 的疗程及治疗终点，国际上在达成共识的同时仍存在不少争议。主要共识有：①基本疗程至少 1 年；②HBeAg 阳性者若达到 HBV DNA 检测不出（PCR 法）、ALT 复常、HBeAg/抗-HBe 血清学转换，可认为达到治疗终点，但应在巩固治疗至少 1 年（2015 年中国指南改成 3 年）后再考虑停药；而继续坚持服药则有可能获得更理想的疗效，包括 HBsAg 转阴以及 HBsAg/抗-HBs 血清学转换，尽管几率很低；③对 HBeAg 阴性 CHB 患者，理论上最好治疗至 HBsAg 转阴，特别是出现 HBsAg/抗-HBs 血清学转换之后。

1）LAM：是 2′-3′-双脱氧-3′-硫代胞嘧啶核苷异构体，是临床上最早应用的 NUC。体外实验证明 LAM 对 HBV 复制有较强的抑制作用。全球多中心临床试验显示，LAM 100mg，每日 1 次，对 HBeAg 阳性 CHB 患者有良好疗效，可快速降低血清 HBV DNA 水平，使血清 ALT 恢复正常，促进 HBeAg 血清学转换及改善肝脏组织学。LAM 随机双盲安慰剂对照临床研究（4006 研究）证实，LAM 治疗 CHB 肝硬化患者能使疾病进展及肝癌发生的风险降低50%以上,并能有效提高患者生存质量。对接受肝移植的患者,LAM联合小剂量HBIG可有效预防HBV再感染。对于接受化疗或免疫抑制治疗(特别是肾上腺皮质激素)的HBsAg阳性者,预防性使用LAM可有效降低乙型肝炎的发作。HBV对LAM易于发生耐药变异,随应用时间延长而耐药率迅速增高,第1年约有20%的患者可发生耐药,而第5年的耐药率可达70%。最常见的是rtM204V/I耐药变异(YMDD变异),伴或不伴rtL180M变异。耐药变异将导致病毒反弹,加之ETV、TDF等新的NUCs问世,故近年来LAM的应用明显减少。

2)ADV:是腺嘌呤核苷单磷酸类似物,可抑制逆转录酶及DNA聚合酶的活性,掺入合成中的HBV DNA链而导致其合成终止。临床研究显示,采用ADV 10mg,每日1次,可有效抑制HBV野生株及LAM耐药突变株。有资料显示,ADV持续治疗4~5年,肝细胞内cccDNA储存池明显下降,血清HBsAg转阴率可达5%,纤维化积分下降。约30%原先未接受NUCs治疗的患者对ADV表现为"原发性无应答",即在应用ADV治疗6个月后,血清HBV DNA下降幅度<21g。近年认为这可能与ADV剂量不足有关;此外,部分CHB患者体内可能存在天然ADV耐药株。ADV的耐药变异率低于LAM,常见耐药相关变异为rtN236T和rtA181V/T,可单独或联合出现。ADV可致少数患者血清肌酐增高,且具有时间依赖性,用药1年的发生率约3%,用药5年的发生率可达9%。新近还有ADV引起范可尼综合征(Fanconi syndrome)的报道,系ADV导致的肾脏近曲小管损伤,表现为低钾血症(肌无力、软瘫、周期性瘫痪等)、低钙血症(手足搐搦症)等,而长期低钙血症可引起继发性甲状旁腺功能亢进、肾性骨病等。

3)ETV:是2′-脱氧鸟嘌呤核苷的碳环类似物,可在下述3个不同的环节快速强效抑制HBV复制:①HBV DNA聚合酶的启动阶段;②以前基因组RNA为模板合成HBV DNA负链的逆转录阶段;③HBV DNA正链的合成阶段。临床研究显示,ETV 0.5mg,每日1次,对HBV的抑制效应明显优于常规剂量的LAM及ADV;对LAM耐药的HBV突变株亦有抑制效应,但弱于对HBV野生株的抑制。HBV对ETV的耐药可能是通过2步过程实现的,初期首先筛选出rtM204V/I和rtL180M变异,然后进一步筛选出rtM250、rtS202或rtT184等替代变异。ETV的耐药基因屏障显著高于LAM,因为只有在rtM204V/I和rtL180M变异的基础上再出现其他一种变异,HBV才会对ETV完全耐药。本药用于初治患者应答良好,耐药率低。对LAM或LdT耐药者,以往曾推荐转换为ETV加量疗法(从每日0.5mg增至1mg),但因最终疗效仍不理想,故现多推荐在继续应用LAM、LdT或换用ETV(一般不加量)的基础上,联用ADV(必要时可酌情加量)或TDF;或换用TDF。

4)LdT:L-脱氧胸腺嘧啶核苷(L-deoxythymidine,LdT)亦是一种L-核苷类似物,但较LAM具有更强大的抗HBV活性。临床研究显示LdT对HBV复制的抑制效果优于LAM,但亦存在耐药率较高的问题,常见耐药变异为rtM204I,因此与LAM存在交叉耐药。一般用法是600mg,每日1次。值得一提的是,本品不仅能强效抑制HBV DNA复制,还能促进HBeAg血清学转换。此外,LdT还可增加肾小球滤过率(GFR),从而保护肾功能,但机制尚不明确。由于LdT和TDF在妊娠安全性上均属于B类药物(即对动物胚胎无致畸性,但在人类胚胎的安全性未知),因此认为其对胎儿的安全性可能优于其他NUCs。但需注意,LdT与IFN-α特别是与PEG IFN-α联用时,可能增加周围神经病变的风险,故应列为配伍禁忌。此外,长期用药(多在半年以后),常见肌酸激酶(creatine kinase,CK)增加,多为一过性或反复波动,一般不影响治疗;但极少数患者可出现严重的横纹肌病变,必须换用ETV等其他NUCs。

5)TDF:是一种核苷酸类似物,结构与ADV相似。欧美等国已批准用于抗HIV及抗HBV,我国于2013年上市。Truvada是TDF和FTC组成的复方制剂。临床研究显示,TDF每日300mg的抗HBV疗效优于ADV每日10mg。TDF的耐药率低,目前曾在HIV合并HBV感染的2例患者中检出rtA194T变异,曾被认为是TDF耐药点,但实验结果尚不能证明是否存在其他突变位点以及与ADV是否存在交叉耐药尚待更多研究。TDF与ETV、LAM及LdT等无交叉耐药,因此不仅可用于CHB患者的初始治疗,也可作为这些药物治疗失败后的挽救治疗。TDF的肾毒性比ADV小,妊娠安全性上与LdT同属于B类药物。TDF的安全性良好,但有极少数报道称可引起范可尼综合征及肾功能不全。今后有可能被安全性更高的TAF所取代。

6）FTC：结构与 LAM 相似，能强效抑制 HIV 及 HBV 复制。批准用于抗 HIV 治疗的 Emtriva 是只含 FTC 单一成分的制剂，而 Truvada 是 FTC 及 TDF 的复方制剂。有研究显示，FTC 治疗 CHB 可获得明显的生化学、病毒学和组织学改善率，但对 HBeAg 血清学转换率无明显改善。耐药特点与 LAM 相似，可诱导 YMDD 变异，故本品迄今较少用于抗 HBV 治疗。

7）LFMAU：是一种尿嘧啶核苷类似物。临床研究显示，LFMAU 每日 30mg，连服 24 周，可明显抑制 HBV DNA 复制；且某些患者在 LFMAU 撤除后，病毒持续抑制可达 24 周以上。然而，与对照组相比 LFMAU 并不能有效提高 HBeAg 血清学转换率，且可诱导 HBV YMDD 变异，因此其应用前景不佳，极可能被淘汰。

（3）免疫调节药物：此类药物具有一定的免疫调节作用，特别是增强 Th1 型细胞因子活性而提高细胞免疫功能，抑制病毒复制。然而，单独用于 CHB 的抗病毒治疗时，其对 HBV 的抑制作用多不显著，因此常与 IFN-α 类和（或）NUCs 合用。主要制剂：①胸腺素 α-1（Tα-1）：由 28 个氨基酸构成，剂量 1.6mg，以 1ml 注射用水稀释，皮下注射，每周 2 次，每 6 个月为一疗程；②胸腺五肽：剂量 10mg，稀释后肌注或静脉滴注，每日 1 次或每周 2 次，每 6 个月为一疗程。

（4）联合治疗：由于 IFN-α 疗效有限，而 NUCs 缺乏免疫调节作用且存在耐药现象，因此联合抗病毒治疗成为重要选项之一。其目的主要在于增加抗病毒疗效，同时减少或避免耐药的发生。可采取的策略主要有：①2 种耐药模式不同的 NUCs 起始联合，例如 LAM+ADV；②一种 NUC 耐药后，加用另一种 NUC；③一种 NUC 耐药后，换用另一种 NUC；④一种 IFN-α（优先选用 PEG-IFN-α）与一种 NUC（除外 LdT）同时或序贯使用。联合治疗的方式和效果有待深入观察。值得注意的是，近年临床发现 NUCs 联合应用中交叉耐药明显增多，以 LAM+ADV 较常见，致使后继用药选择困难。处理上部分患者可序贯使应用 IFN，但疗效较为有限；对停药可能发生反跳导致重症化者，先后采用增加 ADV 剂量或改用 ETV+ADV，均取得良好疗效，新近采用 ETV+TDF，则疗效更佳，且肾脏安全性较高。

（5）复发与再治疗：各家有关治疗复发率报道尚不一致。一般认为 NUCs 复发率高于 IFN-α，巩固治疗时间越长复发率越低。再治疗时选用同样药物有效，且应答速度较快。有关研究尚待进一步深入。

（二）抗炎保肝药物

主要有以下几种：①抗炎类药物：甘草酸类制剂具有类似肾上腺皮质激素的非特异性抗炎作用而无抑制免疫功能的不良反应，可改善肝功能。目前甘草酸类制剂发展到了第四代，代表药物为异甘草酸镁注射液、甘草酸二铵肠溶胶囊。②抗氧化类药物：代表药物主要为水飞蓟素类和双环醇。水飞蓟素对 CCl_4 等毒物引起的各类肝损伤具有不同程度的保护和治疗作用，还能增强细胞核仁内多聚酶 A 的活性，刺激细胞内的核糖体核糖核酸，增加蛋白质的合成；③解毒类保肝药物：代表药物为谷胱甘肽（GSH）、N-乙酰半胱氨酸（NAC）及硫普罗宁等，分子中含有巯基，可从多方面保护肝细胞。可参与体内三羧酸循环及糖代谢，激活多种酶，从而促进糖、脂肪及蛋白质代谢，并能影响细胞的代谢过程，可减轻组织损伤，促进修复。④肝细胞膜修复保护剂：代表药物为多烯磷脂酰胆碱，多元不饱和磷脂胆碱是肝细胞膜的天然成分，可进入肝细胞，并以完整的分子与肝细胞膜及细胞器膜相结合，增加膜的完整性、稳定性和流动性，使受损肝功能和酶活性恢复正常，调节肝脏的能量代谢，促进肝细胞的再生，并将中性脂肪和胆固醇转化成容易代谢的形式；还具有减少氧应激与脂质过氧化，抑制肝细胞凋亡，降低炎症反应和抑制肝星状细胞活化、防治肝纤维化等功能，从多个方面保护肝细胞免受损害。⑤利胆类药物：本类主要有 S-腺苷蛋氨酸（SAMe）及熊去氧胆酸（UDCA）。SAMe 有助于肝细胞恢复功能，促进肝内淤积胆汁的排泄，从而达到退黄、降酶及减轻症状的作用，多用于伴有肝内胆汁淤积的各种肝病。

（三）促进蛋白合成的药物

生长激素能促进肝细胞合成蛋白质，提高血清白蛋白水平，改善凝血酶原时间。用法为每日 4IU，皮下或肌内注射，20 日后减为每周 4IU。由于水钠潴留、高血糖及继发肿瘤风险升高等不良反应，目前应用不多。

（四）抗肝纤维化药物

目前还缺乏有肯定临床疗效的药物。可酌用扶正化瘀胶囊、复方鳖甲软肝片、安络化纤丸及肝复乐等。

三、重型肝炎的治疗

重型肝炎的形成是肝细胞以不同速度发生大量

坏死及凋亡而陷入肝衰竭的过程。肝衰竭能否逆转,决定因素是尚存活肝细胞数量多寡及其功能。若肝细胞死亡殆尽,丧失再生基础,欲用药物逆转肝衰竭的机会甚少,所以必须在尚有相当数量的存活肝细胞早期或较早期抓紧监护和治疗。以坏死和失代偿为主的两种类型之鉴别及处理见表 12-22-11。

表 12-22-11 失代偿型与坏死型肝衰竭的鉴别

	失代偿型	坏死型
主要表现	肝硬化肝功能失代偿	急性进行性肝功能下降,或慢性肝炎基础上发生的急性或亚急性发作和加重
脑水肿	少见	常见
肝性脑病	较常见,为 C 型	可有或无,为 A 型
起病和发展	缓慢,间歇发作	急骤,进行性发展
原有肝病	常见肝硬化,失代偿症状明显	可见慢性肝炎,失代偿症状不明显
腹水出现和白蛋白降低	出现早,起病时出现	出现晚,常在起病 2 周以后*
黄疸	不定	明显,多数 T. Bil≥342μmol/L
高度乏力、食欲减退、厌油、鼓肠等	不定	明显
治疗重点	去除肝衰竭诱因(感染、出血等)、营养疗法(包括水、电及酸碱平衡等)及择期肝移植	肝功能支持(如人工肝支持等)及紧急肝移植(急性肝衰竭)
限制蛋白质饮食以预防肝性脑病	疗效较佳	疗效不佳
肝性脑病对降氨药物反应	较好	较差或不足
预后(未行肝移植者)	不良,但经过治疗后存活时间较长	非脑病型:较好 脑病型:较差

*因白蛋白的半衰期约为 20 日

(一) 支持疗法

重型肝炎的治疗主要是支持性的,目的是赢得肝细胞再生及组织损伤恢复的时间,或去除失代偿的诱因。一般措施包括:①密切监测生命体征;②仔细检查肝脏大小,记录尿量及腹围变化;③严格隔离消毒,限制探视,防止医院内感染;④静脉插管以便采血、测压及输注营养物质;⑤注意口腔及皮肤护理,注意所有插管的无菌处理;⑥日常观察肝功能、心肺功能、血清酸碱和电解质、动脉血气、PTA 及血糖水平等指标的变化;⑦心血管、肺、肾及脑的并发症很常见,常标志发生多器官衰竭,早期发现和处理与近年生存率的提高相关;⑧昏迷患者留置导尿仅限于女性(男性可用尿套)。

严重肝病营养支持疗法的管理原则为:①"补充"原则:包括白蛋白、能量、微量元素等;②"纠偏"原则:包括支链氨基酸/芳香氨基酸比值(BCAA/AAA)、血氨、电解质、酸碱、解毒(人工肝)等;③"调整"原则:限制蛋白摄入(预防肝性脑病)、免疫调节等;④"对症"原则:包括脑水肿、脱水及过度通气等。

重型肝炎患者每日约需热量 2000 千卡以上。部分患者病情恶化,可能与消耗、衰竭、感染等所致的热量长期不足有关。严重肝病时各种营养素的补充应遵循以下要点:①蛋白摄入量应在病变恢复需要和肝功能可耐受之间,进行不同病期的个体化探索。在血浆白蛋白过低、水肿及腹水时,需给予高蛋白饮食,可按每日 1.5~2.0g/kg 计算,成人每日需 100~120g。肝性脑病早期(首日)应严格限制蛋白质摄入,以减少肠源性氮质的来源,以后每日维持蛋白质摄入量 1~1.5g/kg 体重。植物蛋白可能较易耐受,动物蛋白则以牛奶较佳。待患者清醒后逐渐增加蛋白质供应,以患者能够耐受为度。补充白蛋白并不会加重肝性脑病,且可提高血浆胶体渗透压,有效控制腹水和缓解脑水肿。②支链氨基酸未必能有效拮抗芳香族氨基酸,但从营养学角度看,有助于维持正氮平衡,用于慢性肝衰竭时较为恰当。③肝衰竭时,糖利用无明显异常，而糖原合成与储备不足。热量主要由葡萄糖溶液补给，但应用时间过久、浓度过高时因肝脏不能充分同化而以尿糖排出，因此单用含糖溶液常难满足热量补充。静滴葡萄糖液应注意时间分配，防止夜间及清晨低血糖。④有研究表明，严重肝病时对中、长链脂肪乳剂的廓清基本正常，故脂肪摄入量不必过分限制，适量静脉滴入有助于缓解患者能量补充不足和单纯补充葡萄糖的不利因素。一般成人剂量为每次250ml，每周2次。⑤维生素的补充也很重要，特别是适量补充维生素B族、维生素C等；⑥注意补充电解质和纠正电解质紊乱。低钾时同时口服及静脉补钾；如尿量正常，血清K^+应维持在正常水平。低钙时可每日以10%葡萄糖酸钙10ml静滴；人工肝血浆交换治疗时常见低钙血症所致手足搐搦，系因库存血中枸橼酸整合Ca^{2+}所致，故每输入200ml枸橼酸血液，应另补钙约1g。

一般不应单凭血二氧化碳结合力降低便误认为是代谢性酸血症。血气分析显示绝大多数患者有呼吸性碱血症或同时有代谢性碱血症，因而重点应纠正碱血症。即使有乳酸血症，主要应纠正低氧血症、休克或肾衰竭。三重酸碱失衡的治疗多以纠正原发病因，而非单纯补碱或补酸。

（二）抗病毒治疗

HBV DNA复制活跃者，应及时给予NUCs抗病毒治疗。早期应用NUCs可阻止与病毒复制相关的肝坏死，长期应用则有助于预防病情复发。IFN-α不能用于乙型重型肝炎的抗病毒治疗。

（三）保护肝细胞、改善肝功能

国内目前应用N-乙酰半胱氨酸（N-acetylcysteine，NAC）还原型谷胱甘肽、前列腺素E1（PGE1）、门冬氨酸钾镁等药物静脉滴注治疗重型肝炎较多，普遍获正面评价。小分子促肝细胞生长素制剂实际疗效有待准确评价。近年研究发现NAC可改善血流动力学和氧在组织的释放及利用，抑制TNF-α等炎性细胞因子和氧自由基，从而改善肝衰竭病情。过去本药主要用于药物（特别是对乙酰氨基酚）所致的肝衰竭，故得到美国ALF指南的推荐。近年则进一步扩大到其他原因（包括病毒性肝炎）所致的肝衰竭，并获良好疗效。用法为100mg/kg，16小时内缓慢静滴。滴注过快易致心慌、不适等，故应从小剂量开始，缓慢静滴，然后逐渐增加至常规用量。其他保肝制剂的应用参见CHB的治疗。

（四）防治肝性脑病和脑水肿

1. 降低血氨　①控制每日蛋白摄入量为1～1.5g/kg；②口服新霉素抑制肠菌繁殖，减少氨的产生，用法为0.2g，每日3～4次；③口服乳果糖或拉克替醇，可通过降低肠腔pH而抑制肠道细菌产氨及氨的吸收。其中拉克替醇效果稳定，口感较好，易为患者接受；④门冬氨酸鸟氨酸能刺激谷氨酸与氨形成谷氨酰胺，使氨降解，可促进体内氨的转化与尿素的合成，降低慢性肝病时血氨水平。该药既可口服又可静滴，使用较方便，可用于急、慢性肝性脑病，疗效满意。用法为急性肝炎者每日5～10g静脉滴注。慢性肝炎或肝硬化，每日10～20g静脉滴注（病情严重者可酌量增加，但根据目前的临床经验，每日不超过40g为宜）。⑤氢氯精氨酸通过鸟氨酸循环降低血氨，但ALF时鸟氨酸循环中的酶类活动性减弱，解氨能力有限，疗效不佳，仅用其纠正碱中毒。有报道认为该药疗效主要与抑制一氧化氮生成有关。用法为5～10g，溶于液体内静滴。⑥谷氨酸盐包括谷氨酸钾、钠及钙，在体内与氨结合形成无毒的谷氨酰胺而排出。但该药不易透过血-脑屏障，且易碱化血液，反而加重肝性脑病，故目前趋于不用。⑦必要时以乳果糖30ml或拉克替醇加生理盐水250ml，混合后保留灌肠，每日1～2次。尤适用于有便秘的患者。

2. 苯二氮䓬受体拮抗剂　氟马西尼（flumazenil）为苯二氮䓬受体拮抗剂，治疗肝性脑病有效。据报道用药后患者苏醒率较高，显效快，且用药量小，体内代谢快。本品15mg静滴3小时，可使大部分患者肝性脑病改善，但需反复用药，显效用药量个体差异较大。

3. 支链氨基酸　适当输注支链氨基酸，理论上有助于纠正BCAA/AAAA比例失衡，可减少假性神经递质的形成，改善肝性脑病。同时可提供一部分能量，改善负氮平衡。主要用于慢性肝衰竭时，而ALF时尚有不同意见。

4. 防治脑水肿　脑水肿既可以是重型肝炎的独立并发症，也是肝性脑病的形成机制之一。严重脑水肿引起的颅内压增高和脑疝是肝性脑病的直接死因。防治措施有：①限制水的输入量，纠正低钠血症；②有低蛋白血症的患者，应积极补充人血白蛋白；③20%甘露醇或25%山梨醇，每次1～2g/kg，加压于20～30分钟内输入，每4～6小时1次，直至脑水肿明显减轻；④近年国内外采用低温疗法，据称治疗脑水肿和肝性脑病可获良好疗效。其机制主要有：减缓脑组织能量代谢；可能抑制亚临床癫痫活动；促使脑血流及其自动调节的正常化；减轻无氧酵解及星状细胞的氧化应激；降低脑细胞外谷氨酸盐，并使脑渗透压正常化；逆转全身炎症反应综合征（SIRS）；降低一氧化氮代谢；抑制氧化/氮化应激所致脑水肿。

（五）防治消化道大出血

主要措施有：①给予质子泵抑制剂奥美拉唑；②生长抑素（somatostatin）250μg 静脉注射，接着 100μg 稀释后持续静脉滴入，疗效较好；③去甲肾上腺素 8mg 溶于 100ml 冰生理盐水中，分次饮入，有一定止血作用；④可静脉注射或滴注凝血酶原复合物、冷沉淀、维生素 K、止血敏等；⑤酌情输新鲜血液。

（六）防治急性肾损伤包括肝肾综合征

肝肾综合征（HRS）首先应当与肾前性少尿鉴别。一旦发生 HRS，尤其是 1 型 HRS，应禁用肾毒性药物，严格限制入水量，给予大剂量呋塞米及多巴胺，但成功者甚少。多死于快速发生的高钾血症。血液透析治疗仅有暂时疗效。当 HRS 合并发脑水肿时，连续肾替代治疗暂时效果明显。近年报道用特利加压素（terlipressin）、鸟氨酸加压素（ornipressin）、去甲肾上腺素、米多君或生长抑素联合白蛋白输注治疗 HRS 疗效较佳。目前 HRS 重在预防，上述治疗通常只能延长存活时间而难以逆转病情。

（七）低钠血症及腹水的治疗

低钠血症在肝硬化患者很常见，发病率随疾病进展而增加。纠正低钠血症可减少肝性脑病的发生率，减少肝脏移植后的并发症，使腹水处理更有效，从而提高生活质量。但严重低钠血症时补钠切不可过快和过度。对早期低钠血症，首先应限制液体摄入以纠正血钠稀释。对终末期低钠血症，可能因为 Na^+进入细胞，体内 Na^+储备未减少甚至过负荷，补充高渗氯化钠反而可导致脑水肿或肺水肿，甚至引起桥脑髓鞘溶解症，故更应慎重。宜合用排钾利尿药和保钾利尿药，常用呋塞米加螺内酯口服。与血浆、白蛋白配合可提高利尿效果。托伐普坦为一类精氨酸加压素 V2 受体阻滞剂，可选择性阻断集合管主细胞 V2 受体，从而促进水排泄；与传统利尿剂不同，托伐普坦在健康人体不增加尿钠排出，且治疗时无需限水限盐，小剂量短期（1 个月）治疗较为安全。

（八）控制感染

重型肝炎患者由于全身免疫功能降低，可发生包括细菌和真菌感染在内的各种感染，例如自发性细菌性腹膜炎（SBP）、肺部感染、脓毒症等。预防措施主要有：3% 碳酸氢钠液漱口，乳果糖或拉克替醇口服以及免疫调节剂如胸腺素-α1 等。SBP 大多为需氧菌感染，宜选用抗菌作用强的第三代头孢菌素（如头孢哌酮等）及新型喹诺酮类治疗。随着细菌耐药的增多，有时需用第三代头孢菌素加酶抑制剂，甚至第四代头孢菌素如头孢米诺钠、头孢吡肟或碳青霉素烯类方可。对于严重感染者可先用碳青霉烯类，采用降阶梯治疗，即在应用 5～6 日后降至上述其他抗菌药物，以减少二重感染的发生。

（九）人工肝支持疗法

人工肝支持系统分为物理型（血浆吸附、血液透析滤过等）、中间型（血浆置换、同种异体交叉循环等）、生物型（由生物反应器及细胞材料两大部分组成）和混合型（生物型+物理型，或生物型+中间型）。物理型人工肝以解毒功能为主；中间型人工肝兼有解毒及补充生物活性物质功能；生物型人工肝理论上能替代肝脏的各种功能；混合型人工肝可使人工肝支持系统的代谢及解毒作用更加完善和强化。目前国内开展的多系物理型人工肝及中间型人工肝，临床应用证明，暂时疗效十分明显，但尚难以达到显著降低病死率的目的。

（十）肝移植

在应用 NUCs 充分抑制 HBV 复制的情况下，通过同种异体肝移植治疗重型肝炎能显著提高存活率。术后应用高效价乙型肝炎免疫球蛋白（HBIG）联合 NUCs 可有效预防 HBV 再感染和乙型肝炎再发。新近报道，可在成功阻断 HBV 再感染的情况下，撤除价格昂贵的 HBIG，仅保留 NUCs 即可。对 LAM 耐药株，须加用 ADV 控制。在等待肝源期间或手术前后可用人工肝进行过渡治疗。

四、淤胆型肝炎的治疗

急性病例采用一般护肝疗法多能恢复。慢性病例可选用强的松（每日 40～60mg），或小剂量强的松（每日 30mg）加硫唑嘌呤（每日 50mg）联合疗法。苯巴比妥可诱导葡萄糖醛酸转移酶活性，促进胆红素代谢，亦可选用，用法为 30～60mg，每日1～2次。肝内胆汁淤积的发生与疏水性胆汁酸的有害作用相关,用亲水性胆汁酸制剂熊去氧胆酸(UDCA)或其生理形式牛磺熊去氧胆酸(TUDCA)口服,对淤胆型肝炎有一定疗效。腺苷蛋氨酸先静滴后口服,对淤胆型肝炎有一定疗效。

五、妊娠期肝炎的治疗

妊娠易加重乙型肝炎病情,故应重视。流产或分娩大出血易诱发重型肝炎,应加强预防措施。如已发展成重型肝炎,则按重型肝炎处理。因人工中止妊娠易加重肝损害,加之采用妊娠B级NUCs抗HBV疗效满意,故多主张自然分娩。

六、慢性HBV携带者的治疗

此类患者因处于免疫耐受期,在肝功能正常、HBeAg和HBV DNA阳性情况下抗病毒疗效较差,反而因耐药率高,致使后续治疗选择减少。一般主张定期复查,无需进行抗病毒治疗。虽然曾试用人工免疫激活方法,包括肾上腺皮质激素撤除疗法,以期打破免疫耐受状态,但迄今疗效仍不满意。用NUCs虽可在数周内抑制病毒复制,但最终仍因耐药而致后续治疗困难。

【预后】

急性乙型肝炎大多预后良好,约2%～10%可发展成慢性乙型肝炎。在慢性HBV感染时,由于免疫病理机制错综复杂,病情迁延不愈或反复发作,致使部分病例发展成肝硬化及肝衰竭,少数病例最终转化为原发性肝癌。重型肝炎病死率颇高,国外为80%～90%,国内为50%～78%,近年将其分成坏死型及失代偿型进行救治,并广泛应用NUCs进行抗HBV治疗,已显著提高了存活率。

【预防】

一、管理传染源

由于HBV携带者广泛存在,传染源管理极为困难。血清HBV感染标志阳性者(单项抗-HBs阳性且HBV DNA阴性者除外)不能献血,避免从事饮食行业及托幼工作。

二、切断传播途径

重点在于防止通过血液及体液传播。具体措施包括:①注射器、针头、针灸针、采血针等应高压蒸气消毒或煮沸20分钟;②预防接种或注射药物时,注射器和针头需每人单用;③非必要时不输血及血制品;④食具、洗漱刮面用具专用;⑤接触患者后用肥皂及流水洗手。

三、保护易感人群

(一) 乙型肝炎疫苗

过去曾用血源HBsAg灭活疫苗,现已淘汰。基因工程疫苗产量大、质量可靠、成本低,目前已广泛应用。每次5～20μg,仍按0、1、6月方案(亦有提出0、2、7月方案)接种3次,免疫效果明显提高。必要时还可以适当加大单次免疫剂量。慢性HBV/HBsAg携带者接种疫苗无效。据报道,按上述程序注射安在时(GSK公司产品)20μg,可有效免疫保护15年以上。免疫效果儿童优于成人,如接种数年后抗-HBs小于10mIU/ml,应加强接种一次。

(二) 乙型肝炎免疫球蛋白(HBIG)

注射HBIG属被动免疫,系直接注入抗-HBs,保护作用迅速,更适用于即将暴露者或意外暴露的高危人群。意外暴露者应在7日内肌注0.05～0.07ml/kg,一月后追加一次。HBIG对疫苗效果并无明显干扰作用。HBeAg/HBsAg阳性母亲的新生儿,生后应立即(不迟于24小时)肌注HBIG 100～200IU及乙型肝炎疫苗,0.5～1个月后重复HBIG一次,1、6个月后共接种乙型肝炎疫苗共3次。据报道,我国宫内感染的发生率约为5%～15%。预防HBV宫内感染最重要的应在妊娠前尽可能抑制母亲HBV的复制,降低孕妇外周血HBV载量。既往一般不主张对HBsAg携带的孕妇进行抗病毒治疗,但近年报道,高病毒复制孕妇在妊娠期最后3个月,使用妊娠B级NUCs(包括LdT及TDF,亦有不少学者认为也应包括LAM)阻断母婴传播效果满意,且无明确安全问题。我国曾报道对妊娠后期高病毒载量母亲的采用HBIG阻断母婴传播,据称获得良好效果,但因其有效性及安全性均未获肯定,现已用口服LdT等药物取而代之。

Ⅲ　丙型病毒性肝炎

丙型病毒性肝炎(viral hepatitis C,简称丙型肝炎)早在1970年代即已确认为是一种肠道外传播的非甲非乙型肝炎(post-transfusion hepatitis non A non B,PT-NANBH)。1989年Choo等经由分子克隆技术首先发现HCV,1991年HCV被归入黄病毒科(*Flaviviridae*)丙型肝炎病毒属。本病呈全球分布,可引起急性肝炎,但症状通常较轻,易发展为慢性肝炎,部分患者可发展为肝硬化和肝癌;在少部分患者还与糖尿病、脂肪肝及肝外表现的发生相关。目前的标准治疗方案为PEG-IFN联合利巴韦林,而多种不含IFN的抗病毒治疗方案也已进入临床验证或应用阶段。

【病原学】

一、HCV病毒颗粒

HCV是一种直径约50~60nm的球形颗粒,最外层为包膜糖蛋白,其内为核衣壳。病毒基因组被核衣壳包裹,形成直径为30~35nm核心颗粒,被包膜包裹形成完整的HCV颗粒,沉降系数为140~159S。根据蔗糖密度梯度分析,血清中存在两种不同密度梯度的HCV颗粒,一种为高密度(1.186~1.213kg/L),可能为游离的或与免疫球蛋白结合的HCV颗粒;另一种为低密度(1.099~1.127kg/L),可能是与低密度脂蛋白结合的HCV。

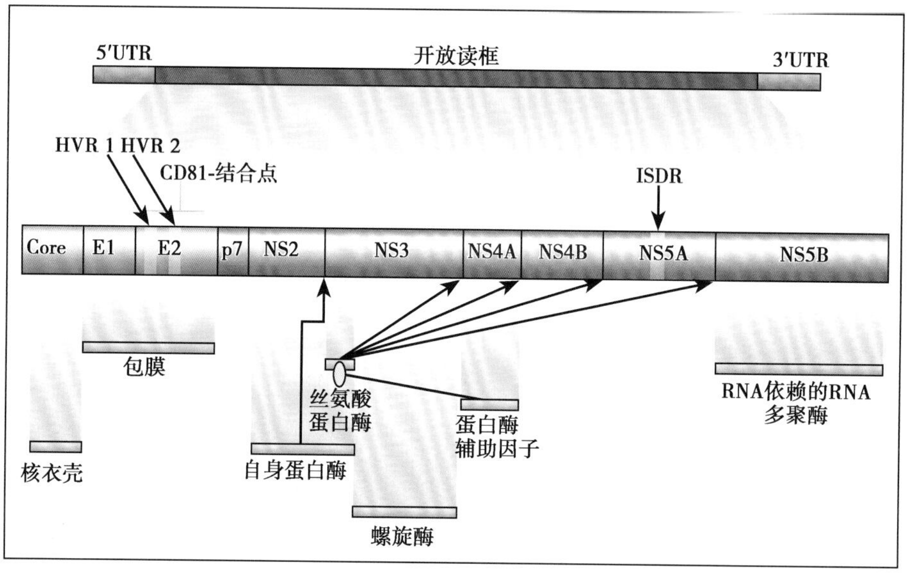

图12-22-15　HCV基因组及聚白蛋白表达

注:UTR:非翻译区;HVR:高变异区;Core:核心区;E:包膜区;NS:非结构区;ISDR:IFN敏感决定区

二、HCV基因组及编码蛋白

HCV基因组为单股正链RNA,全长约9500nt。因其9400nt以后的多聚腺苷酸尾(polyA)长短不一,故各家报道长度有所差异(9400~9600nt)。基因组由5′-非编码区(5′-NCR,长约341nt;又称5′-非翻译区,5′-UTR)、开放读码框(ORF,长约9033~9099nt)及3′-非编码区(3′-NCR,又称3′-非翻译区,3′-UTR)组成。

5′-NCR序列在基因组序列中最为保守,含有内部核糖体进入位点(internal ribosome entry site,IRES),可调控病毒基因组的表达。ORF从5′端至3′端依次为C区(编码核衣壳蛋白)、E1和E2区(编码包膜蛋白)、P7区(编码细胞外膜孔蛋白或称离子通道蛋白)、NS2区(非结构蛋白-2区,编码病毒自体蛋白酶)、NS3区(编码病毒解旋酶和丝氨酸蛋白酶)、NS4A(编码NS3蛋白酶辅助因子)、NS4B(编码复制复合体和膜网的组合因子)、NS5A(编码病毒复制和装配调节因子)、NS5B(编码HCV RNA指导的RNA聚合酶)(图12-21-15)。ORF首先指导合成长约3010~3033个氨基酸的聚蛋白前体,然后在病毒蛋白酶及宿主信号肽酶的作用下,切割为病毒的结构蛋白(核心蛋白和包膜蛋白)和非结构蛋白(NS1~

NS5 蛋白)。E2 区实际上就是以往所称的 NS1 区,因此该区有时又称为 E2/NS1 区。C 区表达产物(核心抗原)和 E 区表达产物(包膜蛋白)均含重要的抗原表位;包膜蛋白还含有与肝细胞结合的表位,推测可刺激机体产生保护性抗体。NS3 蛋白也具有较强的免疫原性,可刺激机体产生抗体,在临床诊断上有重要价值。非结构蛋白主要是参与 HCV 复制的功能酶及其辅助因子。

三、HCV 基因型

HCV 存在较高的基因异质性,根据核苷酸序列的差异可将 HCV 分为不同的基因型和亚型。当 HCV 全基因序列差异在 30% 以上时,可区分为不同的基因型;同一基因型 HCV 全基因序列的差异在 20% 以上时,可区分为不同的亚型。既往曾按 Okamoto 法将 HCV 分成Ⅰ ~Ⅳ型,但现已弃用。目前根据 Simmends 法,主要将 HCV 分为 7 个基因型,每个基因型又可分为不同的亚型(a、b、c 等)。研究较为充分的 HCV 基因型有 6 个,分为 1a、1b、1c、2a、2b、2c、3a、3b、4a、5a、6a 等 11 个亚型;以 1 型最为常见,占 40% ~80%。不同国家及地区的 HCV 基因型分布有较大差异。中国、日本、美国以 1 型为主,3 型常见于印度、巴基斯坦、澳大利亚、苏格兰等,4 型常见于中东地区及非洲,5 型常见于南非,6 型常见于中国香港、澳门、广东及重庆等。7 型为近年自中非地区的少数患者中分离而得,其临床重要性尚不明朗。1b 型 HCV RNA 载量高,肝脏病理组织学变化较重,易致肝硬化及肝癌,但也有学者认为基因型与疾病严重性并无明显相关。HCV 基因型还与 IFN 等疗效密切相关,在研制 HCV 疫苗时亦需针对不同基因型 HCV 进行设计。

四、HCV 准种

HCV RNA 在复制过程中有很高的变异率,从而形成相互关联但各不相同的准种,使得病毒易于逃避宿主的免疫清除,导致感染持续化。

五、易感动物及外界抵抗力

黑猩猩是目前最为理想的 HCV 感染模型。树鼩也可被 HCV 感染,但其感染特点尚未完全阐明。HCV 对氯仿、乙醚等有机溶剂敏感。100℃煮沸 5 分钟、60℃持续 10 小时、1∶1000 甲醛 37℃下处理 6 小时、20% 次氯酸处理、紫外线照射等均可灭活 HCV。血制品中的 HCV 可用干热 80℃处理 72 小时或加变性剂使之灭活。

【流行病学】

一、传染源

主要为急、慢性丙型肝炎患者及慢性 HCV 携带者。

二、传播途径

与乙型肝炎相似,主要有以下几种:

(一) 通过输血或血制品传播

是 HCV 最主要的传播途径,反复输入多个供血员血液或血制品者更易感染 HCV。国内曾因单采血浆回输血细胞时污染,造成丙型肝炎暴发流行。国外资料表明,抗-HCV 阳性率在输血后非甲非乙型肝炎患者中为 85%,在血源性凝血因子治疗的血友病患者为 60% ~70%,在静脉药瘾者(injecting drug users,IDU)为 50% ~70%。

(二) 通过非输血途径传播

非输血人群主要通过反复不洁注射或针刺、含 HCV 的血液反复污染皮肤和黏膜的隐性伤口以及性接触等方式而传播。值得注意的是,近年我国因注射污染所致 HCV 感染暴发多达数十起。

(三) 性接触传播

HCV 可通过性接触传播,但 HCV 阳性患者将病毒传播给配偶的几率较小。在男同性恋及妓女等性乱人群,HCV 的传播并不如 HBV 常见。HCV 携带者家庭成员受感染几率较低,但总体上其感染率远高于普通人群。

(四) 母婴传播

抗-HCV 抗体阳性母亲将 HCV 传播给新生儿的危险性为 2%。若母亲在分娩时 HCV RNA 阳性,则传播的危险性可高达 4% ~7%。合并 HIV 感染时,传播的危险性增至 20%。HCV 病毒高载量可增加传播的危险性。

(五) 其他途径

仍有 15% ~30% 散发性丙型肝炎病例并无输血或肠道外暴露史,传播途径不明。目前认为,接吻、拥抱、喷嚏、咳嗽、食物、饮水、共用餐具及水杯、无皮肤破损及其他无血液暴露的接触一般不传播 HCV。

三、易感人群

对 HCV 无免疫力者普遍易感。在西方国家,除反复输血者外，IDU、同性恋等性乱者及血液透析患者丙型肝炎发病率较高。美国、德国、西班牙等国家 IDU 的 HCV 感染率分别为 60%、40%、70%，我国昆明及重庆 IDU 的 HCV 感染率分别为 60% 及 40.5%。本病可发生于任何年龄，一般儿童及青少年 HCV 感染率较低，中青年次之。男性 HCV 感染率大于女性，多见于 16 岁以上人群。HCV 感染恢复后血清抗体水平低，免疫保护能力弱，有再次感染 HCV 的可能性。然而，近年研究发现，再感染后发生自发清除的比例较高，提示感染后的免疫反应存在。目前检测到的抗-HCV 并非保护性抗体。

四、流行情况

丙型肝炎呈全球性分布，无明确地理界限。全球感染率约 2.35%，据估计感染总数达 2.1 亿人，慢性感染者大约 1.6 亿人。大多数西欧国家及北美洲的人群，HCV 感染率为 0.1% ~2.0%，地中海沿岸地区约 3%，热带地区可高达 6%，国家按从高到低依次为埃及、蒙古等。在日本普通人群中，HCV 携带率为 1% ~3%，非洲部分国家高达 6%。

我国过去调查显示 HCV 感染率约 3.2%。自 1992 年起开始对抗-HCV 进行筛查以来，输血相关急性丙型肝炎感染显著下降，而经 IDU 传播及性传播则相对增高。近年调查显示有较大幅度下降，如 2006 年研究显示，1 ~59 岁人群抗-HCV 流行率约为 0.43%，部分专家认为目前实际流行率可能在 1% 左右。IDU、血液透析、性乱者及输血者的感染率远高于普通人群。尽管 HCV 感染率明显下降，但其所致肝病的发现率呈上升趋势，可能与丙型肝炎的临床表现滞后于感染(20 年或更长)有关。

【发病机制】

HCV 入侵宿主细胞是在多种受体联合介导下完成的复杂过程。已提出的 HCV 受体主要包括 CD81、低密度脂蛋白受体(low density lipoprotein receptor，LDLR)、B 族 Ⅰ 型清道夫受体(scavenger receptor class B type Ⅰ，SR-B Ⅰ)、紧密连接蛋白家族(tight-junction proteins)、表皮生长因子受体(epidermal growth factor receptor，EGFR)和酪氨酸激酶 EphA2 受体(Ephrin receptor A2，EphA2)、NPC1L1 受体(Niemann-Pick C1-like 1 cholesterol absorption receptor)等。HCV 感染肝细胞的机制可能是通过其包膜蛋白 E2 与肝细胞表面相应受体 CD81 分子相结合而实现。过去认为丙型肝炎的发病机制是 HCV 对肝细胞的直接损害，现认为这只是次要机制。以下几点提示丙型肝炎的发病可能有免疫机制参与：①受 HCV 感染的肝细胞数量少，而肝组织炎症反应明显，二者形成反差；②免疫组化证明丙型肝炎肝实质坏死区主要为 $CD8^+$ 淋巴细胞浸润，免疫电镜观察到 $CD8^+$ 细胞与肝细胞直接接触；③从丙型肝炎患者肝脏中分离出 HCV 特异性 T 细胞克隆；④IFN-α 治疗可使肝内 $CD8^+$ 细胞数量减少；⑤丙型肝炎患者肝细胞表面表达 HLA 分子及 ICAM-1 分子。这些发现与乙型肝炎较为相似。

HCV 感染时虽诱导特异性 CTL 反应，但由于 HCV RNA 高度可变区的易变异性，形成一系列准种等变异体，特异性 CTL 不能识别其表位，使抗病毒免疫失效，此乃 HCV 感染极易慢性化的根本原因。其慢性化机制亦包括以下几点：①HCV 在血中的水平很低，容易诱生免疫耐受；②HCV 具有泛嗜性，不易清除；③免疫细胞可被 HCV 感染从而产生免疫紊乱。此外，有学者提出 1b 型 HCV 感染更易慢化性，其原因尚待研究。

丙型肝炎的发病还可能有自身免疫应答参与。除抗体依赖性细胞介导的细胞毒(ADCC)外，还发现部分患者血清肝-肾微粒体抗体(抗-LKM1)等自身抗体阳性，高度提示丙型肝炎与自身免疫反应有关。

亚裔(黄种人)慢性丙型肝炎(CHC)患者对 IFN-α 的应答高于高加索人(白种人)的原因尚不清楚。近年发现，宿主遗传学变化与 CHC 患者之 IFN-α 应答、自发病毒清除及利巴韦林(ribavirin，RBV)所致贫血反应均具相关性。有两组报道分别研究了编码Ⅲ型 IFN-α 的 IL-28B 基因中 3kb 上游 rs12979860 之单个核苷酸多态性(SNP)，结果发现该位点 T/T 和 T/C 相对于 C/C 不仅与对 IFN-α 的应答显著下降相关(应答差异达 2 倍)，且证实在 rs12979860SNP 为 T/T 和 T/C 的患者中，IFN-α 应答失败者血中 IL-28B 的 RNA 水平较低。然而，我国人群 IFN-α 疗效普遍较高的原因似不能完全以上述发现解释，推测也与病毒因素相关。进一步研究还发现，三磷酸肌苷(ITPA)基因的变异可显著影响 RBV 治疗所致的贫血，即具有 rsu27354CC 型及 rs7270101AA 型的患者均易发生 RBV 相关贫血。

【病理改变】

丙型肝炎的病理改变与乙型肝炎极为相似，均以肝细胞坏死及淋巴细胞浸润为主。但以下病变是丙型肝炎的特点：①汇管区淋巴细胞聚集是丙型肝炎的主要特征，部分病例可形成淋巴滤泡；②点灶样肝细胞坏死及不同程度的炎症在急性及 CHC 中较为常见；③胆管损伤亦是丙型肝炎较为常见的特征，周围常伴淋巴细胞浸润；④肝脂肪变性较为常见。

【临床表现】

丙型肝炎的临床表现一般较轻，常为亚临床型。输血后丙型肝炎潜伏期 2～26 周，平均 8 周。非输血后散发性病例的潜伏期尚待确定。

一、急性肝炎

急性丙型肝炎约占 HCV 感染的 20%，这意味着约 80% 患者将发生慢性化。40%～75% 的急性 HCV 感染患者无症状。临床发病者除急性肝炎相关的临床症状外，肝功能异常主要是血清 ALT 升高，但峰值较乙型肝炎低。ALT 升高曲线分为单相型、双相型及平台型三种类型。单相型可能是一种急性自限性 HCV 感染，很少发生慢性化；双相型临床表现较重，慢性率亦较高；平台型 ALT 升高持续时间较长。输血后丙型肝炎 2/3 以上为无黄疸型，多无明显症状或症状很轻，非输血后散发性丙型肝炎无黄疸型病例更多。即使急性黄疸型病例，临床症状亦较轻，少见高黄疸，血清 ALT 轻、中度升高。仅少数病例临床症状明显，肝功能改变较重。

二、重型肝炎及肝衰竭

单纯 HCV 感染所致的重型肝炎或急性肝衰竭极为少见，这可能归因于丙型肝炎的惰性特征。近年研究提示，乙型肝炎或慢性 HBV 携带者重叠 HCV 感染，及 CHC 同时嗜酒者颇易重型化。此外，在 CHC 发展到失代偿性肝硬化后可见肝衰竭。

三、慢性肝炎

各家报道丙型肝炎慢性化率为 60%～85%。由 CHC 演变为肝硬化者高达 20% 以上，从输血到诊断为肝硬化大约需 20～25 年。在肝硬化的基础上又可转变为肝细胞癌，年发生率约 1%～4%，近年我国 HCV 相关 HCC 有逐渐增多趋势。

四、无症状慢性 HCV 携带者

HCV 隐性感染及无症状慢性 HCV 携带者多见。根据临床演变及 ALT 变化的不同形式，HCV 可分为以下三种类型：

（一）反复发作型

为典型的慢性 HCV 感染。ALT 在正常值的上界周围反复明显波动，波动期 ALT 升高，缓解期则恢复正常；肝活检显示不同程度的肝组织慢性炎症反应。

（二）持续异常型

ALT 轻度持续性升高。肝活检亦呈不同程度的慢性炎症；反复发作型及持续异常型，二者的急性期与慢性期之间几乎没有明确界限。

（三）无症状携带型

ALT 正常。肝活检肝组织可能正常或显示不同程度的慢性肝炎改变；ALT 正常不能排除慢性肝炎的可能。

HCV 感染可伴有多种肝外表现或与某些疾病相关，如桥本甲状腺炎、类风湿性关节炎、干燥综合征、冷球蛋白血症、膜增殖性肾炎、卟啉性皮肤结节病、B 细胞非霍奇金淋巴瘤及扩张型心肌病和心肌炎等。

【实验室检查】

常规实验室检查参考甲型肝炎有关部分。目前用于 HCV 感染的特异实验诊断方法主要有三大类，即检测抗-HCV、血清丙型肝炎抗原（HCAg）及 HCV RNA。

在 1982—1989 年期间，美国 Chiron 公司从受染黑猩猩混合血浆超速离心物提取全部核酸，用逆转录酶随机引物建立 cDNA 文库，经噬菌体 λgt11 表达出 100 万（10^6）个多肽，从中筛选出一个多肽具有 HCV 抗原性，其 cDNA 称为 5-1-1 克隆。5-1-1 克隆与另外三个重叠克隆相结合形成 C100 基因片断。为了促进 C100 多肽表达，将 C100 基因及人超氧化物歧化酶（superoxide dismutase，SOD）基因相融合，在重组的酵母菌质粒中表达出一个融合多肽，称为 C100-3 抗原，此乃现今用于丙型肝炎诊断的抗原。

一、血清抗-HCV

用C100-3抗原通过ELISA法(第一代ELISA法,ELISA-1)进行检测已广泛用于慢性HCV感染的筛查,但部分免疫球蛋白水平高的患者仍可能出现假阳性。以后推出第二代重组免疫印迹法(recombinant immunobloting assay,RIBA),对ELISA-2检测抗-HCV阳性者再用RIBA-2检测加以确认,特异性大大提高。ELISA-3已不需要RIBA确认。

二、血清丙型肝炎抗原(HCAg)

血清中HCAg含量很低,检出率不高。

三、血清HCV RNA

HCV感染者血清病毒数量很少,常规分子杂交技术难以检出HCV RNA。用逆转录多聚酶链反应(RT-PCR)或套式多聚酶链反应(nested PCR)技术,选择高度保守区基因序列设计引物,检测血清HCV RNA,有如下优点:①敏感性极高,可大大提高阳检率;②为判断HCV感染及传染性的可靠指标;③有助于早期诊断。缺点是通过2次PCR扩增易因污染而出现假阳性。国内普遍采用HCV核酸扩增荧光(荧光RT-PCR)检测试剂盒,可用于HCV RNA定量检测,对了解患者体内HCV复制水平及评价抗病毒治疗效果有帮助。为提高HCV RNA的检出率,抽血后应尽快分离血清,以免血细胞中的RNA酶降解HCV RNA;且应避免对标本反复冻融,以防HCV RNA破坏。急性HCV感染与恢复的血清学模式见图12-22-16,急性HCV感染向慢性HCV感染转变的血清学模式见图12-22-17。

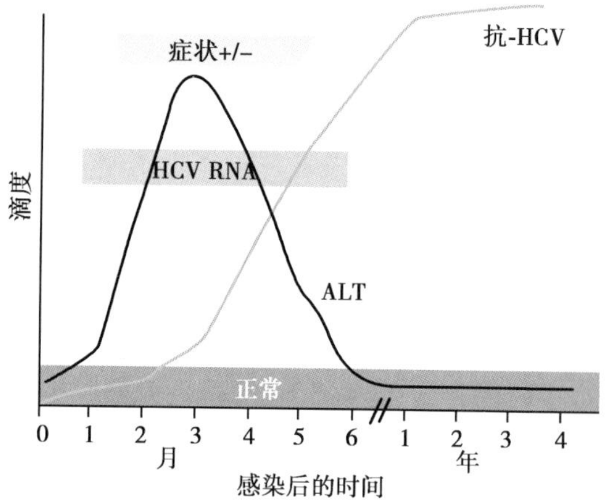

图12-22-16　急性HCV感染与恢复的血清学模式

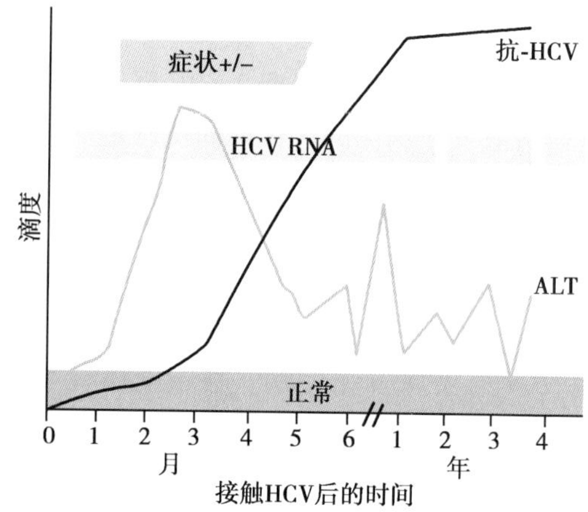

图12-22-17　急性HCV感染向慢性HCV感染转变的血清学模式

【诊断】

除参考流行病学资料、临床特点及常规实验室检查外,主要依靠特异血清病原学进行确诊。HCV感染与HBV感染特征比较见表12-22-12。

表12-22-12　HCV感染与HBV感染的临床特征比较

	HCV感染	HBV感染
潜伏期	15~180日	45~160日
病毒血症水平	低,10^3~10^6IU/ml	高,10^5~10^8IU/ml[§]
发病机制	病毒直接致病与免疫损伤	一般为免疫损伤
肝脏病理	损害较轻,脂肪变性多见	损害较重,炎细胞浸润及坏死显著
活动期血清ALT水平	低,常<300IU/L	高,常可>400IU/L
黄疸	发生率低,且多<50.5μmol/L	发生率高,且常>50.5μmol/L
重型肝炎发生率	极少见,多合并其他肝炎病毒感染	常见
成人感染慢性化率	>60%	约10%

续表

	HCV 感染	HBV 感染
合并自身免疫现象	常见	少见
肝硬化发生率	高,可达 20% 以上	略低,2% ~10%
重复感染	治愈后能发生再感染	治愈后可获得较持久免疫
抗病毒治疗适应证	病毒载量≥2×10^2 IU/ml ALT 正常或升高	病毒载量≥2×10^3 IU/ml ALT≥2×ULN
以 IFN-α 类为基础的疗效	约 70%※(我国可达 80% ~90%)	约 30%

※IFN-α 类+RBV 应答;§ HBeAg 阳性患者

【治疗】

一般护肝对症治疗同乙型肝炎。积极的抗病毒治疗对控制丙型肝炎及其并发症具有重要意义。

一、急性丙型肝炎

急性丙型肝炎中有 60% ~85% 转变成慢性肝炎,一旦慢性化后常持续终生,少有自发终止者。HCV 感染时间越短,肝组织病变越轻,血中病毒量越少,抗病毒疗效越好。因此,早期进行抗病毒治疗,阻断其慢性发展过程,具有重要意义。一般认为临床发病后 1 个月内,血清 ALT 持续升高,血清 HCV RNA 阳性的急性丙型肝炎患者应及早给予 IFN-α 类加 RBV 治疗。

二、慢性丙型肝炎(CHC)

过去曾认为 CHC 应用 IFN-α 抗病毒治疗的指征除了血清 HCV RNA 持续阳性之外,应具备血清 ALT 异常。但以后发现与 CHB 不同,不必等到 ALT 增高,亦可获得良好疗效。

(一) 禁忌证

对于 IFN-α 类联合 RBV 的治疗方案,下列情况应列为禁忌证:失代偿性肝硬化、酗酒、吸毒、抑郁症、严重的自身免疫性疾病、妊娠、未能控制的糖尿病、未得到控制的高血压、严重贫血(Hbg<80g/L)、冠心病、外周血管疾病、痛风等。

(二) 抗病毒治疗应答

以生化检查(ALT)、病毒学检查(HCV RNA)及组织学检查结果进行判断。治疗应答可分为早期病毒学应答(early virologic response,EVR)、治疗结束应答(end of treatment response,ETR)及治疗结束后 24 周时应答即持续病毒学应答(sustained virologic response,SVR)。血清 ALT 复常及 HCV RNA 转阴为完全应答(complete response);血清 ALT 复常而 HCV RNA 未转阴,或 HCV RNA 转阴而 ALT 未复常为部分应答(partial response);血清 ALT 未复常、HCV RNA 未转阴为无应答或钝化应答(null response)。

(三) CHC 初治应答及方案

IFN-α 抗病毒治疗应答的定义与 CHB 一致,治疗方案有下列几种:①IFN-α 单用:成人剂量为 500 万 U,皮下注射,隔日 1 次,疗程根据不同基因型,分为 24 周(基因非 1 型)或 48 周(基因 1 型)。此法因 ETR 及 SR 较低,已基本不用。②IFN-α与 RBV 联合应用:RBV 是一种合成的核苷类似物,对几种 RNA 病毒及 DNA 病毒均有抑制作用,现认为它可上调 Th1 细胞应答,加强 IFN-α 的抗病毒效果。IFN-α 剂量同上,RBV 每日 800~1000mg,分次口服。24 及 48 周的 ETR 分别为 55% 及 51%,SR 分别为 33% 及 41%。联合疗法比 IFN-α 单用疗效为优,并可减少复发,因此在 PEG-IFN 问世之前曾推荐作为首选治疗方案。③PEG-IFN-α:现有聚乙二醇 IFN-α 2a(PEG-IFN-α2a 及 PEG-IFN-α 2b)使 CHC 的 SVR 提高至 40% 以上,如与 RBV 联合应用,可提高至 60% 以上。在临床实践中,发现国内 CHC 患者应答率更高(可达 80% ~90%),故已取代 IFN-α 成为首选药物。

(四) 抗病毒治疗应答的预测因素

以下 7 个独立的因素预测治疗应答较佳:①HCV为 2 型或 3 型(即非 1 型,但 4 型除外);②基线病毒负荷小于 3.5×10^5/ml;③无肝硬化;④女性;⑤年龄小于 40 岁(每增加 10 岁疗效降低 5%);⑥不饮酒:因饮酒可降低疗效并加速病情发展;⑦早期病毒学应答良好。其中 HCV 基因型、早期病毒学应答及治疗前病毒负荷是最价值的治疗效果预测因素。

(五) 复发者及特殊人群的治疗

可用 IFN、RBV 与金刚烷胺联合治疗。在一项纳入 225 名非应答者的大型试验中,将 IFN 和 RBV 联合治疗与 IFN、RBV 和金刚烷胺联合治疗相比较，接受 3 种药物联合治疗者的应答率有所提高（25% vs 18%）。

（六）新治疗方法

近年研发的直接作用抗病毒药物（direct acting antiviral agent，DAA）给难治性 CHC 带来了希望。其主要作用靶标是 NS3/4A 蛋白酶、NS5A 蛋白及 NS5B 聚合酶，其中 NS5B 聚合酶提供了不同的作用靶点，即 NUCs 的催化结构域和非 NUCs 的一些变构位点。在临床上，以 DAA 为基础的抗病毒方案包括 DAA 联合 PR（即 PegIFN+利巴韦林）、DAA 联合利巴韦林以及不同 DAA 联合或复合制剂。目前的临床研究对 DAA 药物绝对禁忌证尚不明确。上述 DAA 的三种方案可以涵盖几乎所有类型的 HCV 现症感染者的治疗（表 12-22-12），2015 年我国《丙型肝炎防治指南》亦明确指出，这些含 DAA 的方案尤其适用于 PR 治疗后复发或是对 PR 应答不佳的患者。初治患者也可考虑使用含 DAA 的方案，以缩短疗程，增加耐受性，提高 SVR。当患者有干扰素治疗禁忌证时，可考虑使用无干扰素方案；当患者有利巴韦林禁忌证时，可考虑使用不同 DAA 联合或复合制剂。不同类型 DAA 有不同的联合方案，某一 DAA 与不同药物联合后适用的感染者人群受病毒基因型的影响。有的 DAA 联合方案适用于所有基因型 HCV 感染的人群，有的仅适用于某些基因型。DAA 的适应证同时受疾病状态与药物相对禁忌证的影响。而对于儿童及孕妇等患者，DAA 药物尚无临床数据，故尚需进一步的研究数据以确定其有效性和安全性。

表 12-22-13　当前中国实用 CHC 治疗方案选择

治疗方案	基因型
PegIFN-α+RBV+索非布韦	所有基因型（12W）
索非布韦+达拉他韦（±RBV）	所有基因型（12～24*W）
索非布韦+RBV	2（12W）、3（24W）
索非布韦+雷迪帕韦	1、4、5、6（12～24**W）
达拉他韦+阿舒瑞韦	1b（24W）

注：达拉他韦=达卡他韦；*3 型可不用 RBV；** 有疗效预测不佳因素

【预防】

一般预防措施同乙型肝炎。用第二/三代 ELISA 法检测抗-HCV 以筛选供血员，以 RIBA-2 法作补充筛选，可显著降低输血后 HCV 感染率和丙型肝炎发病率。近年亦有用 HCAg 进行筛选。RT-PCR 法筛选虽很可靠，但不适于广泛应用。

由于 HCV 存在不同基因型，易变异，加上实验动物模型的限制，HCV 疫苗研究存在较多困难；虽然从免疫角度出发的疫苗研制和核酸疫苗研究均取得一定进展，但还有众多问题亟待解决。

Ⅳ　丁型病毒性肝炎

丁型病毒性肝炎（viral hepatitis D）系由丁型肝炎病毒（HDV）与 HBV 共同感染所致的、以肝细胞损害为主的感染病，呈全球分布，易致肝炎慢性化及重型化。

【病原学】

HDV 原称 δ 因子（delta agent），于 1977 年由意大利学者 Rizzetto 在都灵（Turin）的 HBV 感染者中发现，1983 年国际会议正式命名。HDV 是一种 RNA 病毒，颗粒呈球形，直径约 36nm，其外壳是嗜肝 DNA 病毒表面抗原（在人类为 HBsAg），内部含有丁型肝炎抗原（HDAg）及 HDV 基因组。HDAg 有 P24 及 P27 两种，作用各不相同。P24 可促进高水平的 HDV 复制，P27 则可抑制 HDV 复制并与 HDV 装配有关，两者的平衡对病毒及宿主均有意义。HDV 基因组为一环状单负链 RNA，全长为 1679bp。HDV RNA 复制过程较为特殊，其环状基因组 RNA 以滚环机制（rolling circle mechanism）进行复制。图 12-22-18 为 HDV 复制时细胞内的 3 种 HDV RNA（HDV 基因组、互补基因组及编码 HDAg 的 mRNA）形式。HDV 是一种缺陷性病毒，其复制需要 HBV 等嗜肝 DNA 病毒的辅佐。现已证明，除 HBV 外，土拨鼠肝炎病毒（WHV）及鸭乙型肝炎病毒（DHBV）亦能为 HDV 提供外膜蛋白。

HDV 有 3 种基因型：Ⅰ型呈全球分布，有ⅠA

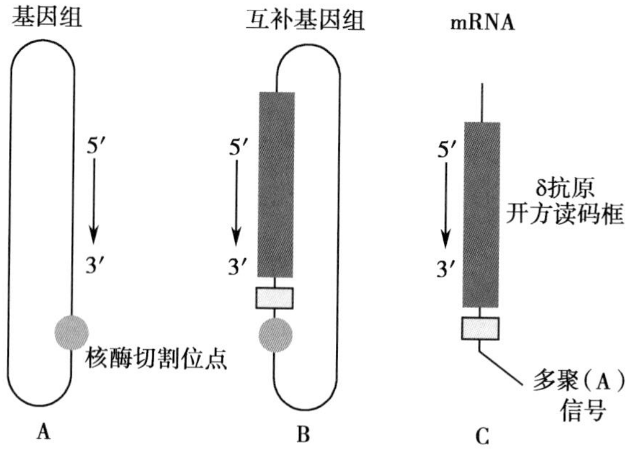

图 12-22-18　HDV 复制时在细胞内的 3 种 HDV RNA 形式

注：A：HDV 基因组　B：抗基因组（互补）C：编码 HDAg 的 mRNA

和ⅠB两个亚型，ⅠB见于东亚；Ⅱ型主要见于欧洲；Ⅲ型见于南美洲北部地区，并与暴发性肝炎或病情较重的肝炎有关。亦有学者将HDV分为8个基因型。

【流行病学】

一、传染源

主要是急、慢性丁型肝炎患者及HDV携带者。

二、传播途径

HDV的传播方式与HBV相同，输血及血制品是传播HDV的最重要途径之一。其他包括经注射和针刺传播、日常生活密切接触传播及围生期传播等。实际上HDV传播途径与HBV相同。我国HDV传播方式似以生活密切接触为主。

三、易感人群

HDV感染分为两种类型：①HDV/HBV同时感染（coinfection），感染对象是既往未被HBV感染的各类人群。这类患者病情轻，易发生病毒清除。对未感染HBV的人群，接种乙型肝炎疫苗可安全、有效地预防HDV感染；②HDV/HBV重叠感染（superinfection），感染对象是原先已被HBV感染的各类人群，包括HBV携带者及乙型肝炎患者。这些患者体内含有HBsAg，一旦感染HDV，极有利于HDV复制，所以这类人群对HDV的易感性更强，感染后易发展为重型肝炎。

四、流行特征

HDV感染呈世界性分布，全球约有1500万HDV感染者。有地方性感染、一般人群感染及高危人群感染3种流行模式。意大利是HDV感染的发现地，而地中海沿岸国家、中东地区、非洲及南美洲亚马逊河流域是HDV感染的高流行区。例如，意大利南部慢性HBV/HBsAg携带者中HDV感染率高达40%～50%。HDV感染在地方性高发区的持久流行，系由HDV在HBV/HBsAg携带者之间不断传播所致。除南欧为地方性高流行区外，其他发达国家HDV感染率一般只占HBV/HBsAg携带者的5%以下。发展中国家HBsAg携带者较高，有导致HDV感染传播的基础。我国各地HBsAg阳性者中HDV感染率为0%～32%，北方偏低，南方较高。活动性CHB及重型肝炎患者HDV感染率明显高于无HBV携带者。然而，20世纪90年代以后国内HDV感染呈下降趋势，但在IDU中则与国外一样，相对较为常见。

【发病机制】

HDV的复制效率高，感染肝细胞内含有大量HDV。目前认为，HDV本身及其表达产物对肝细胞有直接作用，但尚缺乏确切证据。此外，HDAg的抗原性较强，有资料显示是$CD8^+T$细胞攻击的靶抗原。因此，宿主免疫应答参与了肝细胞的损伤。

【病理改变】

HDV感染的病理变化与HBV感染基本相同，但有其特点。肝组织改变以肝细胞嗜酸性变及微泡状脂肪变性为特征，伴以肝细胞水肿、炎症细胞浸润及汇管区炎症反应。如系重型肝炎，除见大块肝坏死外，残留肝细胞微泡状脂肪变性、假胆管样肝细胞再生及汇管区炎症更加明显。据报道认为，HDV感染标本有明显的嗜酸小体形成，且有明显的微泡状脂肪变性，淋巴细胞浸润并不明显。这些发现提示其与乙型肝炎的肝脏病变有一定差异。

【临床表现】

一、HDV与HBV同时感染（急性丁型肝炎）

潜伏期约6～12周，临床表现与急性自限性乙型肝炎类似，多数为急性黄疸型肝炎。在病程中可先后发生两次肝功能损害，即血清T. Bil及ALT/AST增高。整个病程较短，HDV感染常随HBV感染终止而终止，预后良好，很少向重型肝炎、慢性肝炎或无症状慢性HDV携带者发展。

二、HDV与HBV重叠感染

潜伏期约3～4周。其临床表现轻重悬殊，复杂多样。

（一）急性肝炎样丁型肝炎

在无症状慢性HBV/HBsAg携带者基础上重叠感染HDV后，最常见的临床表现形式是急性肝炎样发作，有时病情较重，血清ALT持续升高达数月之久，或血清T. Bil及ALT升高呈双峰曲线。在HDV感染期间，血清HBsAg水平常下降，甚至转阴，有时可使HBV/HBsAg携带状态结束。

（二）慢性丁型肝炎

无症状慢性HBV/HBsAg携带者重叠感染HDV后，更容易发展成慢性肝炎。慢性化后发展为肝硬化的进程较快。有研究对无症状慢性HBV/HBsAg携带者重叠感染HDV后进行肝脏病理组织学随访2年，发现进展成慢性肝病者高达60%以上。早期认为丁型肝炎不易转化为肝癌，近年来在病理诊断为原发性肝癌的患者中，HDV标志阳性者可达11%～22%，故丁型肝炎与原发性肝癌的关系不容忽视。

（三）重型丁型肝炎

在无症状慢性HBV/HBsAg携带者基础上重叠感染HDV时，颇易发展成急性或亚急性重型肝炎。欧洲研究显示，在“暴发性肝炎（fulminant hepatitis，FH）”中，HDV感染标志阳性率高达21%～60%，认为HDV感染是促成大块肝坏死的一个重要因素。国内亦有相似报道。按国内诊断标准，这些“暴发性肝炎”应包括急性和亚急性重型肝炎。HDV重叠感染易使原有CHB病情加重。例如部分CHB患者病情本来相对稳定或进展缓慢，血清HDV感染标志转阳，而临床病情突然恶化，继而发生肝衰竭，甚至死亡，颇似慢性重型肝炎，这种情况国内较为多见。HDV与HBV同时感染和重叠感染临床表现的区别参见表12-22-14、图12-22-19及图12-22-20。

表12-22-14　HDV与HBV同时感染和重叠感染的区别

	同时感染	重叠感染
潜伏期	6～12周	3～4周
临床特点	急性肝炎，可在病程中先后两次发生黄疸及肝功能损害	“急性”肝炎，并易发生重型肝炎
慢性化	很少形成慢性HDV携带及慢性肝炎	颇易慢性化和导致慢性活动性肝炎及肝硬化
抗-HDV IgM	阳性，持续时间短	阳性，慢性感染时持续存在
抗-HDV IgG	反应较弱，亦可持久	阳性，水平高，持续时间长（尤其在慢性化时）

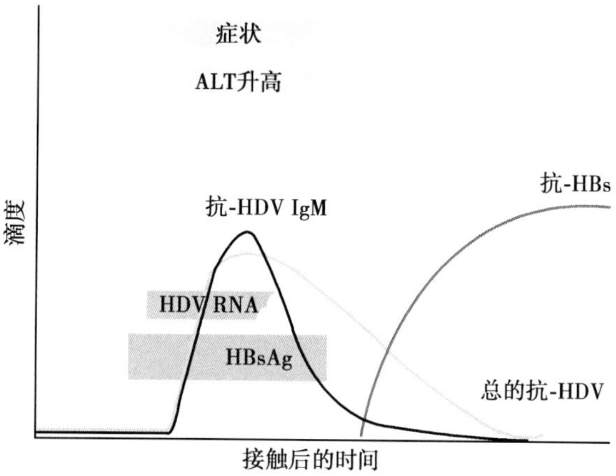

图12-22-19　HBV/HDV同时感染的典型血清学过程

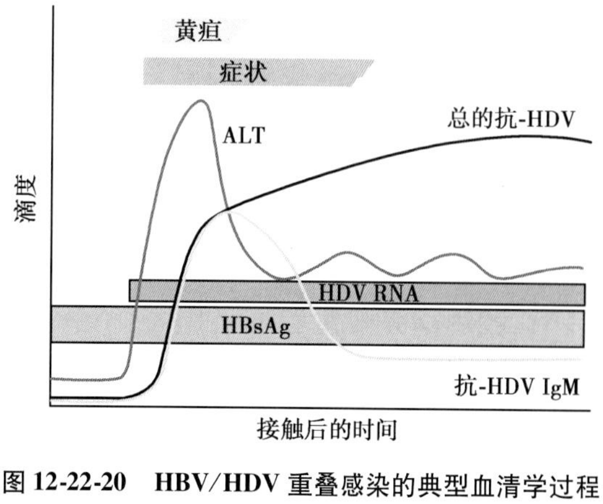

图12-22-20　HBV/HDV重叠感染的典型血清学过程

【实验室检查】

近年丁型肝炎的特异诊断方法日臻完善，从受检者血清中检测到HDAg或HDV RNA；或从血清中检测抗-HDV，均为确诊依据。

一、HDAg

丁型肝炎病程早期均有HDAg血症，用ELISA或放射免疫法检测血清HDAg，阳性率可分别达87%及100%，有助于早期诊断。慢性HDV感染时，由于血清持续存在高水平的抗-HDV，HDAg多以免疫复合物的形式存在，需用免疫印迹法（immunoblot，Western blot）分离HDAg并检测，但方法繁琐。肝内HDAg可用免疫荧光法或免疫组化技术在肝切片上进行检测，但标本需经肝穿刺获得。

二、HDV RNA

血清HDV RNA采用cDNA探针斑点杂交法检测；肝组织内HDV RNA采用原位杂交或转印杂交法检测，阳性结果是HDV复制的直接证据。RT-PCR已广泛用于检测HDV RNA，敏感性高。

三、抗-HDV

用免疫酶法或放射免疫法检测血清抗-HDV

是诊断丁型肝炎的一项常规方法，敏感性及特异性均较高。抗-HDV 分抗-HDV IgM 和抗-HDV IgG。血清抗-HDV IgM 出现较早，常呈高水平，急性期即可阳性，且主要为 19S 型（五聚体 IgM），一般持续 2～20 周，可用于早期诊断。慢性 HDV 感染时，血清抗-HDV IgM 常呈高水平，但以 7S 型（单体 IgM）为主，慢性期病情活动明显时亦可出现 19S 型，同时有 7S 型，故 7S 型抗-HDV IgM 为诊断慢性 HDV 感染最敏感的指标。一旦 HDV 感染终止，其滴度迅速下降，甚至转阴，故连续检测可用于判断预后。血清抗-HDV IgG 在急性 HDV 感染时，多出现于发病后 3～8 周，滴度较低，也可不出现。在慢性感染时，血清抗-HDV IgG 多呈持续性高滴度，贯穿慢性 HDV 感染的全过程，即使 HDV 感染终止后仍可保持阳性多年，故持续高滴度抗-HDV IgG 是识别慢性丁型肝炎的主要血清学标志。目前常规检测的血清抗-HDV 实际上以 IgG 型抗体为主。

【诊断】

我国是 HBV 感染高发区，应随时警惕 HDV 感染。HDV 与 HBV 同时感染所致急性丁型肝炎，仅凭临床资料不能确定病因，凡无症状慢性 HBV/HBsAg 携带者突然出现急性肝炎样症状、重型肝炎样表现或迅速向慢性活动性肝炎发展者，以及 CHB 病情突然恶化而陷入肝衰竭者，均应考虑到 HDV 重叠感染，应及时进行特异性检查以明确病因。

【治疗】

以护肝、对症和支持治疗为主。抗病毒治疗方面，包括 NUCs 在内的多种药物均不成功。近年研究表明，IFN-α 似可抑制 HDV RNA 复制，可使部分病例血清 HDV RNA 转阴，但所用剂量宜大，疗程宜长。目前 IFN-α 类是唯一可供选择的治疗慢性丁型肝炎的药物，但疗效有限，40%～70% 的患者注射 IFN-α 900～1000 万 U，每周 3 次，或每日 500 万 U，疗程 1 年，才能使血清 HDV RNA 消失，然而抑制 HDV 复制的作用很短暂，停止治疗后 60%～97% 的患者复发。近年发现 PegIFN 疗效优于 IFN-α。

对终末期丁型肝炎患者，肝移植是一种有效的治疗措施，且 HDV 与 HBV 重叠感染可使移植后复发性 HBV 感染的发生率显著降低。如果移植前和移植后给予 NUCs 联合 HBIG 联合预防，复发性 HBV 及 HDV 感染的发生率更低。

【预后】

丁型肝炎较单纯乙型肝炎更易慢性化及重型化，HDV 与 HBV 重叠感染者预后较差。

【预防】

严格筛选供血员是降低输血后丁型肝炎发病率的有效方法。必需输血浆的患者，应避免输混合血浆，以减少 HDV 感染机会。阻断 HDV 在 HBV/HBsAg 携带者间传播途径，是控制 HDV 感染的切实手段。对 HBV 易感者广泛接种乙型肝炎疫苗，通过预防 HBV 感染以达到预防 HDV 感染的目的。

V　戊型病毒性肝炎

戊型病毒性肝炎（viral hepatitis E）亦称肠道传播的非甲非乙型肝炎或流行性非甲非乙型肝炎，其流行病学特点及临床表现颇似甲型肝炎，但两者病因完全不同。

【病原学】

1983 年采用免疫电镜在患者粪便中观察到戊型肝炎病毒（HEV）颗粒。1989—1991 年通过分子克隆技术获得 HEV cDNA，并掌握了基因组结晶。HEV 属 *Hepeviridae* 家族，为二十面对称体圆球形颗粒，直径 32～34nm，无包膜，基因组为线状单正链 RNA，长约 7200bp，5′端有 5′-非编码区（5′-NCR），3′端有 3′-非编码区（3′-NCR），具有多聚腺苷（poly A）尾结构，含有 3 个 ORF。ORF1 编码非结构蛋白，包括病毒螺旋酶及 RNA 指导的 RNA 多聚酶（RDRP）；ORF2 编码病毒衣壳蛋白及信号肽序列；ORF3 编码磷酸蛋白，为病毒性特异性免疫反应抗原。ORF2 与 ORF3 相互重叠，但与 ORF1 无重叠（图 12-22-21）。

应用冷冻电子显微镜/X-线晶体学技术解析 HEV 颗粒原子分辨率三维结构，显示 HEV 衣壳蛋白具有 3 个线性排列的结构域，即 S 结构域、P1 结构域及 P2 结构域。S 结构域负责形成病毒颗粒核心衣壳，与病毒装配密切相关。P1 结构域是 S 结构域的延伸，在病毒颗粒三重轴处相会，加强病毒衣壳的稳定性。P2 结构域由 P1 结构域伸出，暴露于病毒颗粒最外侧，在病毒颗粒二重轴处相会，形成“棘（spike）”。P2 结构域有一个糖基

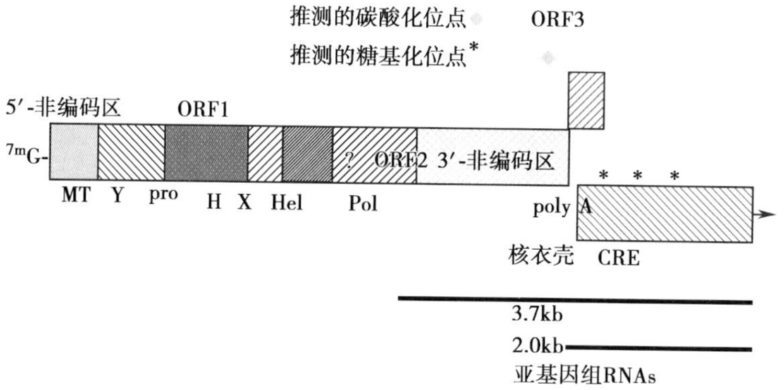

图 12-22-21　HEV 基因组结构图

注：CRE：顺式反应元件；Pol：聚合酶区；MT：金属硫蛋白

化位点，与病毒-受体结合有关；还有 3 个朝外的、高度保守的环（loop），与病毒-抗体结合有关。HEV 颗粒的三维结构不仅为病毒装配、感染宿主及诱导宿主免疫应答提供结构生物学基础，也为基于结构的药物及疫苗设计奠定了基础。

根据 HEV 不同分离株基因组核苷酸的差异，可分为 8 个基因型。1 型多见于亚洲及非洲，2 型主要见于墨西哥及几个非洲国家。中国 HEV 病毒株主要为 1 型，部分为 4 型。HEV1 ~4 型又分别包含 5、2、10、7 种亚型，共计 24 种基因亚型。HEV 基因型的研究对深入了解 HEV 感染的世界性分布、诊断试剂及疫苗研制均具有重要意义。家畜（如猪）及家禽（如鸡）是 HEV 的动物宿主，除基因 1、2 型仅见于人类（也可通过实验条件传染大鼠、羊等其他动物）外，基因 3 型见于人类、猪、鹿、鹅、马等，基因 4 型可见于人类、猪、鸡等。这提示本病为人兽共患病，具有动物储存宿主及动物性传播风险。

HEV 对高盐、氯化铯、氯仿敏感，但在碱性环境中较稳定。可在人胚肺二倍体细胞（2BS）、FRh K4 细胞和原代食蟹猴肝细胞中体外培养。可感染食蟹猴、非洲绿猴、须绒猴、黑猩猩及恒河猴等。有报道乳猪、羊羔及大鼠亦可感染 HEV，尚需研究证实。

【流行病学】

一、传染源

基因型 1 及 2 型戊型肝炎的传染源为戊型肝炎患者及亚临床感染者，3 型和 4 型戊型肝炎的主要传染源为猪和患者。鹿、牛、鸡、羊、啮齿动物亦可能是 HEV 的自然宿主，成为散发性戊型肝炎的传染源，不易导致戊型肝炎暴发性流行。一些灵长类动物如狨猴、猕猴、短尾猴及黑猩猩等虽可感染 HEV，但作为传染源的意义不大。

二、传播途径

主要经消化道途径传播。HEV 感染者及猪等均可从粪便排出 HEV，污染水源、食物及周围环境。水源污染所致流行最多见，主要发生在雨季或洪水后。部分较小的流行还可能与进食 HEV 污染的食物有关。人与人之间的接触传播较少见，不如甲型肝炎明显，可能与 HEV 对外界环境的抵抗力不如 HAV 有关。HEV 亦可通过垂直传播，但通过输血（或血制品）传播的可能性较小。图 12-22-22 显示了肯定、怀疑及潜在的 HEV 传播途径。

三、易感人群

人群普遍易感，青壮年发病率高，儿童及老人发病率较低。儿童感染 HEV 后，多表现为亚临床型，成人则多为临床型。一般亚临床型感染随年龄增长而下降，临床型感染随年龄增长而上升。然而，在 30 岁以上的人群，亚临床感染的比例又趋上升，而临床型感染的比例下降。

抗-HEV 持续时间较短，多数患者于发病后 5 ~6 个月即消失，少数患者可持续阳性 4 年或更久。由于未发现戊型肝炎患者于 1 ~2 年内再次发病，因此发生一次戊型肝炎流行后，一般若干年才发生再次流行。外来人群发病率较本地人群高。儿童时期感染过 HEV 的患者到青壮年时期可再次感染 HEV，故戊型肝炎病后仅产生一定的免疫力。

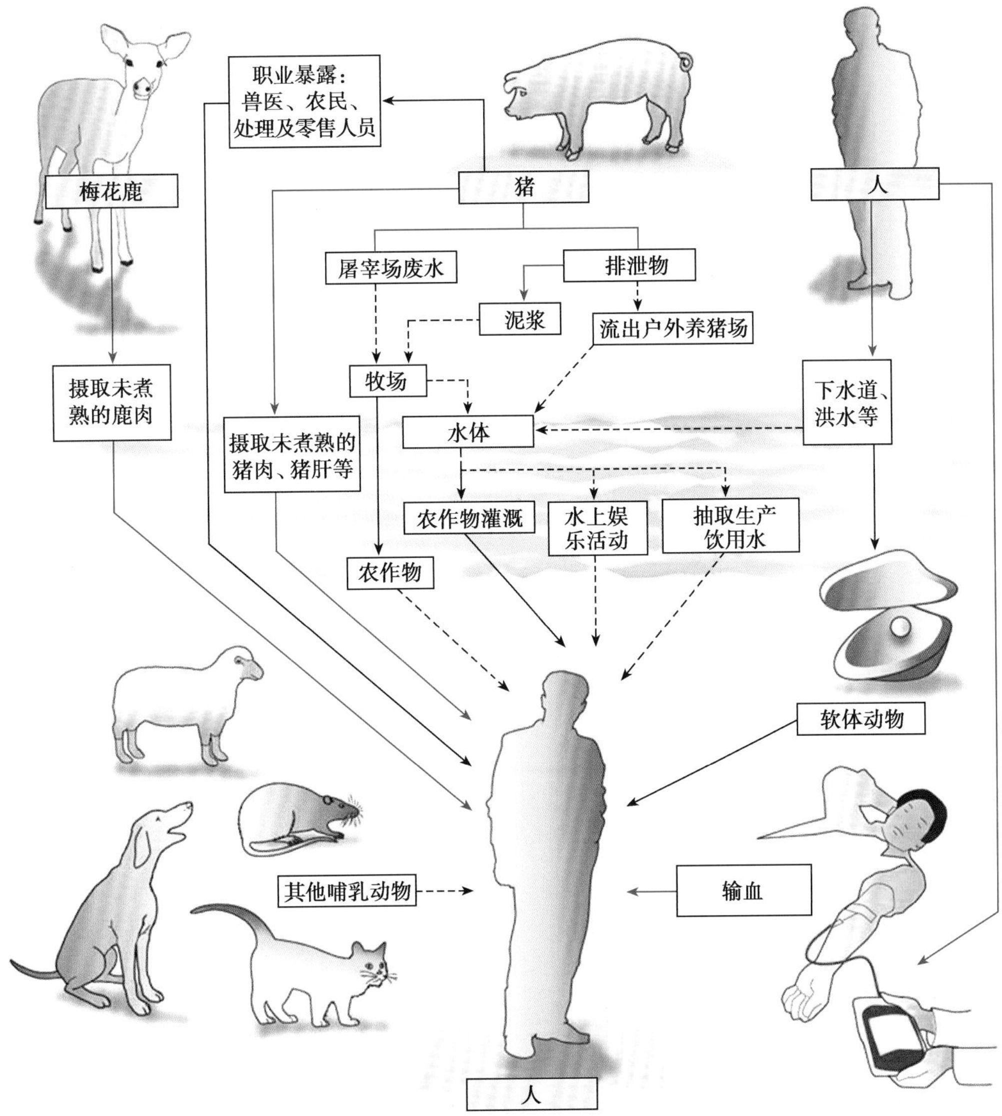

图 12-22-22 肯定、怀疑及潜在的 HEV 传播途径

注：红线：肯定的途径；黑线：较强证据的途径；黑虚线：怀疑或潜在的途径

四、流行特征

本病流行地域广泛，主要分布于印度次大陆、阿富汗、缅甸、印度尼西亚、泰国、日本、中亚、北非及西非，欧美亦有小规模流行及散发。1980 年以来我国新疆地区曾有数次流行，其中 1986—1988 年发病患者高达 11.8 万人；辽宁、吉林、内蒙古及山东亦有流行疫情，实际上全国各地都有病例发生。从宏观上看，在发展中国家以流行为主，发达国家以散发为主。流行规律大体分两种：一种为长期流行，常持续数月甚至 20 个月，多由水源不断污染所致；另一种为短期流行，约 1 周即止，多为水源一次性污染所致。与甲型肝炎相比，本病发病年龄偏大，16～35 岁者占 75%，平均 27 岁。孕妇易感性较高，且病情较重。我国健康人群抗-HEV 阳性率一般为 3%～9%。

【发病机制与病理改变】

一、发病机制

HEV 经口感染，由肠道侵入肝脏复制，于潜伏期末及发病急性期自粪便排出病毒。发病机制尚不清楚，可能与甲型肝炎相似。细胞免疫是导致肝细胞损伤的主要原因。

二、病理改变

戊型肝炎的组织病理学特点有别于其他急性肝炎，几乎半数患者存在明显淤胆，表现为毛细血管内胆汁淤积,肝实质细胞腺体样转化,而肝细胞变性改变却不明显。另外一些患者,其肝组织的病理改变类似于其他类型的急性病毒性肝炎,主要是门静脉区炎症,Kupffer 细胞增生,肝细胞气球样变、嗜酸性小体形成、灶状或小片状或大面积坏死,门静脉周围尤为严重。肝小叶内有炎性细胞浸润,主要是巨噬细胞、淋巴细胞等,有胆汁淤积者,还可见到中性粒细胞。汇管区扩大,内有淋巴细胞、中性粒细胞及嗜酸性粒细胞浸润。灵长类动物实验感染 HEV 后,亦可见类似于戊型肝炎患者的肝组织病理学改变,但程度较轻。

【临床表现】

本病潜伏期 15～75 日,平均约 6 周。绝大多数为急性病例,包括急性黄疸型肝炎及急性无黄疸型肝炎,二者比例约为 1∶13。临床表现与甲型肝炎相似,但黄疸前期较长,症状较重。除淤胆型病例外,黄疸常于一周内消退。戊型肝炎胆汁淤积症状(如灰浅色大便、全身瘙痒等)较甲型肝炎为重,约 20% 的急性戊型肝炎患者会发展成淤胆型肝炎。部分患者有关节疼痛。临床上绝大多数戊型肝炎是一种典型自限性疾病,但近年发现在特殊人群如免疫抑制患者可呈慢性感染及慢性携带。孕妇患戊型肝炎时病情严重,容易发生肝衰竭,但机制仍未阐明。HBV/HBsAg 携带者重叠感染 HEV 后病情较重。

【实验室检查】

一、抗-HEV IgM 及抗-HEV IgG

抗-HEV IgM 在发病初期产生,大多数在 3 个月内阴转,故其阳性是近期 HEV 感染的标志。抗-HEV IgG 持续时间不一,多数报道于发病后 6～12 个月阴转,但亦有报道持续几年甚至十余年。较一致的是抗-HEV IgG 在急性期滴度较高,恢复期则明显下降。因此,如果抗-HEV IgG 滴度较高,或由阴性转为阳性,或由低滴度升为高滴度,或由高滴度降至低滴度甚至转阴,均可诊断为现症或近期 HEV 感染。少数戊型肝炎患者始终不产生抗-HEV IgM 和抗-HEV IgG,故两者均阴性时不能完全排除戊型肝炎。HEV 感染的临床及实验室检查结果演变过程见图 12-22-23。

二、HEV RNA

戊型肝炎患者发病早期,粪便及血液中存在 HEV,但持续时间不长。采用 RT-PCR 法在这些标本中检测到 HEV RNA,可明确诊断。

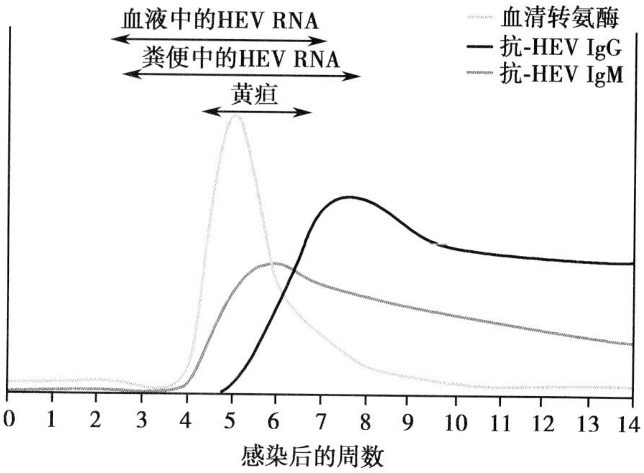

图 12-22-23　HEV 感染的临床及实验室检查结果演变过程

【诊断】

流行病学资料、临床特点及常规实验检查仅作临床诊断参考,特异血清病原学检查是确诊依据,同时排除 HAV、HBV、HCV 感染。粪便内的 HEAg 在黄疸出现第 14～18 日较易检出,但阳性率不高。用荧光素标记戊型肝炎恢复期血清 IgG,以实验动物 HEAg 阳性肝组织作抗原片,进行荧光抗体阻断试验(fluorescent antibody blocking assay),可用于检测血清抗-HEV,阳性率 50%～100%,但本法不适用于临床常规检查。用重组抗原或合成肽抗原建立 ELISA 法检测血清抗-HEV,已在国内普遍开展,敏感性及特异性均较满意。用本法检测血清抗-HEV IgM,对诊断现症戊型肝炎更有价值。抗-HEV IgM 在病程急性期阳性率近 100%,在黄疸后 26 日的阳性率为 73%,黄疸后 1～4 个月为 50%,6～7 个月后为 6%,8 个月后全部阴性。表明抗-HEV IgM 的持续时间相对较短,可作为急性感染的诊断指标。

【治疗】

戊型肝炎的临床表现类似甲型肝炎,其治疗原则与甲型肝炎大致相仿。对于 ALF 患者或具有慢性肝病基础的中老年患者,在出现不可逆的脑部损害之前进行肝移植手术,成功率可达

75%。对于戊型肝炎孕妇,因其易发生重型肝炎,应严密观察病情变化,以便及时发现及处理并发症。通常不需要终止妊娠。由于重型戊型肝炎常常有出血倾向,可输注新鲜冷冻血浆。

【预防】

搞好环境卫生,加强粪便、水源管理,做好食品卫生、餐具消毒等工作。养成良好个人卫生习惯,饭前便后要洗手,防止"病从口入"。理发、美容、洗浴等用具应按规定进行消毒处理。提倡使用一次性注射用具,各种医疗器械实行一用一消毒措施。

经过14年的开发历程,我国厦门大学夏宁邵等研发出HEV 239HE疫苗"益可宁",本疫苗由我国自主研发并实现产业转化,目前在世界上唯一获准上市,具有高度原创性。该疫苗将免疫原性低的HEV E2蛋白延伸,形成病毒样颗粒p239,适用于HEV的易感人群,预防效果良好。

(王宇明　徐宝燕　于乐成)

参 考 文 献

1. 王宇明. 肝衰竭诊疗指南解读. 中华肝脏病杂志. 2007,15(8):633-637.
2. 中华医学会感染病学分会肝衰竭与人工肝学组,肝病学分会重型肝病与人工肝学组. 肝衰竭诊治指南(2012版). 中华肝脏病杂志,2013,21(3):177-183.
3. 王宇明. 慢性乙型肝炎抗病毒治疗的停药问题. 中华临床感染病杂志,2010,3(2):123-130.
4. 中华医学会肝病学分会,中华医学会感染病学分会. 丙型肝炎防治指南. 中华肝脏病杂志,2004,12:194-198.
5. 陈园生,李黎,崔富强,等. 中国丙型肝炎血清流行病学研究. 中华流行病学杂志,2011,32:888-891.
6. 李兰娟,王宇明. 肝脏炎症及其防治专家共识. 中华传染病杂志,2014,32(2):65-75.
7. European Association for the Study of the Liver. EASL clinical practice guidelines: management of chronic hepatitis B. J Hepatol,2009,50(2):227-242.
8. Amado LA, Villar LM, Paula VS. Comparison between serum and saliva for the detection of hepatitis A virus RNA. J Virol Methods,2008,148(1-2):74-80.
9. Lok AS, Mc Mahon BJ. The American Association for the Study of Liver Diseases (AASLD). Chronic hepatitis B: Update 2009. Hepatology,2009,50(3):661-662.
10. ThomasDL, Thio CL, Martin MP, *et al*. Genetic variation in IL28B and spontaneous clearance of hepatitis C virus. Nature,2009,461(7265):798-801.
11. Rizzetto M. Hepatitis D: thirty years after. J Hepatol,2009,50(5):1043-1050.
12. Purcell RH, Emerson SU. Hepatitis E: an emerging awareness of an old disease. J Hepatol,2008,48(3):494-503.
13. Ge D, Fellay J, Thompson AJ, *et al*. Genetic variation in IL28B predicts hepatitis C treatment-induced viral clearance. Nature,2009,461(7262):399-401.
14. Dalton HR, Bendall R, Ijaz S, *et al*. Hepatitis E: an emerging infection in developed countries. Lancet Infect Dis,2008,8(11):698-709.
15. Levrero M, Pollicino T, Petersen J, *et al*. Control of cccDNA function in hepatitis B virus infection. J Hepatol,2009,51(3):581-592.
16. Brunetto MR, Colombatto P, Bonino F. Personalized therapy in chronic viral hepatitis. Mol Aspects Med,2008,29(1-2):103-111.
17. Candotti D, Allain JP. Transfusion-transmitted hepatitis B virus infection. J Hepatol,2009,51(4):798-809.
18. Tai AW, Chung RT. Treatment failure in hepatitis C: mechanisms of non-response. J Hepatol,2009,50(2):412-420.
19. MyintKS, Gibbons RV. Hepatitis E: a neglected threat. Trans R Soc Trop Med Hyg,2008,102(3):211-212.
20. Marcellin P, Heathcote EJ, Buti M, *et al*. Tenofovirdisoproxil fumarate versus adefovir dipivoxil for chronic hepatitis B. N Engl J Med,2008,359(23):2442-2455.
21. Niepmann M. Internal translation initiation of picornaviruses and hepatitis C virus. Biochimica et Biophysica Acta,2009,1789(9-10):520-541.
22. Houghton M. The long and winding road leading to the identification of the hepatitis C virus. J Hepatol,2009,51(5):939-948.
23. Hoofnagle JH. Reactivation of hepatitis B. Hepatology,2009,49(5):156-165.
24. Reddy KR, Nelson DR, Zeuzem S. Ribavirin: Current role in the optimal clinical management of chronic hepatitis C. J Hepatol,2009,50(2):402-411.
25. Suppiah V, Moldovan M, Ahlenstiel G, *et al*. IL28B is associated with response to chronic hepatitis C interferon-alpha and ribavirin therapy. Nat Genet,2009,41(10):1100-1104.
26. Sung JJY, Lai JY, Zeuzem S, *et al*. Lamivudine compared with lamivudine and adefovir dipivoxil for the treatment of HBeAg-positive chronic hepatitis B. J Hepatol,2008,48(5):728-735.
27. Shim JH, Lee HC, Kim KM, *et al*. Efficacy of entecavir in treatment-naïve patients with hepatitis B virus-related decompensated cirrhosis. J Hepatol,2010,52(2):176-182.

28. Hartley JL, Kelly DA. End stage liver failure. Paediat Child Health, 2010, 20: 430-35.
29. Gustot T, Durand F, Lebrec D, *et al*. Severe sepsis in cirrhosis. Hepatology, 2009, 50(6): 2022-2033.
30. Jiang W, Desjardins P, Butterworth RF. Hypothermia attenuates oxidative/nitrosative stress, encephalopathy and brain edema in acute (ischemic) liver failure. Neurochem Intern, 2009, 55(1-3): 124-128.
31. Mackelaite L, Alsauskas ZC, Ranganna K. Renal failure in patients with cirrhosis. Med Clin North Am, 2009, 93(4): 855-869.
32. Lavanchy D. Evolving epidemiology of hepatitis C virus. Clin Microbiol Infect, 2011, 17(2): 107-115.
33. Sarrecchia C, Volpi A, Sordillo P, et al. Multidrug resistance after lamivudine therapy for chronic hepatitis B. Int J Infect Dis, 2009, 13(3): 133-134.
34. Cui Y, Jia J. Update on epidemiology of hepatitis B and C in China. J Gastroenterol Hepatol, 2013, 28(Suppl 1): 7-10.
35. Sarri G, Westby M, Bermingham S, *et al*. Diagnosis and management of chronic hepatitis B in children, young people, and adults: summary of NICE guidance. BMJ, 2013, 346: f3893.

第二十三节 脊髓灰质炎

脊髓灰质炎(poliomyelitis, Polio)过去称小儿麻痹症,系由脊髓灰质炎病毒(poliomyelitis virus)所致的一种急性传染病。临床表现主要有发热、咽痛及肢体疼痛,部分患者可发生弛缓性麻痹,严重患者可因呼吸肌麻痹而死亡。由于本病多发于儿童,在普种疫苗前尤以婴幼儿患病为多,故又称小儿麻痹症(infantile paralysis)。其主要病变在脊髓灰质,损害严重者可有瘫痪后遗症。流行时以隐性感染及无瘫痪病例为多。自 20 世纪 50 年代末普遍采用疫苗预防本病后,发病率已大大下降。自 1988 年第 41 届世界卫生大会通过 2000 年全球消灭脊髓灰质炎的决议以来,消灭脊髓灰质炎取得显著进展。1988 年全球发病约 35 万例,到 2009 年只有 1604 例,全球脊髓灰质炎发病率下降>99%。WHO 美洲区、西太平洋区(Regional Office for the Western Pacific, WPRO)及欧洲区(Regional Office for Europe, EURO)分别于 1994 年、2000 年和 2003 年证实无脊髓灰质炎。1994 年 9 月,我国发生最后 1 例本土脊髓灰质炎野病毒(WPV)病例。2000 年 10 月,包括中国在内的 WPRO 证实无脊髓灰质炎发病,进入维持无脊髓灰质炎时期。然而,目前仍有本土 WPV 流行(即从未中断本土 WPV 传播)的四个国家中印度、巴基斯坦和阿富汗三国与我国接壤,我国面临 WPV 输入的风险较大。2011 年 8 月,我国新疆维吾尔自治区发生 WPV 输入并导致局部传播。此外,疫苗衍生脊髓灰质炎病毒及其产生的疫苗衍生脊髓灰质炎病毒循环事件,亦给我国维持无脊髓灰质炎工作带来挑战。

【病原学】

脊髓灰质炎病毒属于微小核糖核酸(RNA)病毒科(*Picornaviridae*)的肠道病毒属(*Enterovirus*)。此类病毒具有某些相同的理化生物特征,在电镜下呈球形颗粒,直径 20~30nm,呈立体对称 12 面体。内含单股 RNA,无包膜。核衣壳含 4 种结构蛋白 VP1、VP3 和由 VP0 分裂而成的 VP2 和 VP4。VP1 为主要的外露蛋白,至少含 2 个表位(epitope),可诱导中和抗体产生,VP1 对人体细胞膜上受体(可能位于染色体 19 上)有特殊亲和力,与病毒的致病性及毒性有关。VP0 最终分裂为 VP2 与 VP4,为内在蛋白与 RNA 密切结合,VP2 与 VP3 半暴露具抗原性。

人类肠道病毒的分子结构大致相同。近年来对脊髓灰质炎的分子生物学研究较深入,对肠道病毒基因组序列化发现约含 7450 个核苷酸,分为三个区域:5′末端有 743 个核苷酸,下接一个约 6625 个核苷酸的编码区,最后为 3′poly(A)端区。5′端与小病毒编码蛋白(VPg)相接,与启动 RNA 合成有关,不同毒株 3′poly(A)端区长短不一,与 RNA 感染性有关。

由于脊髓灰质炎病毒无包膜,外衣不含类脂质,故可抵抗乙醚、乙醇及胆盐。在 pH 3.0~10.0 时病毒可保持稳定,故对胃液、肠液具有抵抗力,利于病毒在肠道生长繁殖。病毒在人体外生活力很强,污水及粪便中可存活 4~6 个月,低温下可长期存活,-70~-20℃可存活数年;但对高温及干燥甚敏感,煮沸立即死亡,56℃半小时可灭活,紫外线照射 0.5~1 小时可将其杀死。对各种氧化剂(漂白粉、过氧化氢、氯胺、过锰酸钾等)、碘酊、甲醛及升汞等敏感。在含有 0.3~0.5 PPM 游离氯的水中 10 分钟灭活,1∶1000 高锰酸钾、2% 碘酊及 3%~5% 甲醛均可很快使病毒灭活。丙酮、石炭酸的灭活作用较缓慢,70% 乙醇、

5%甲酚皂溶液无消毒作用,抗生素及化学药物亦无效。

目前认为人是脊髓灰质炎病毒的唯一天然宿主,因人细胞膜表面有一种受体对病毒 VP1 具有特异亲和力。猩猩及猴对其易感,某些毒株可使乳鼠发病。越低级的灵长类动物越不易发生神经系统感染,而易发生肠道感染。组织培养以人胚肾、人胚肺、人羊膜及猴肾细胞最为敏感。在 HeLa 细胞中也易培养,HeLa 细胞膜上有对三个型脊髓灰质炎病毒的共同受体,病毒引起细胞圆缩、脱落等病变。

按本病毒抗原性不同可将其分为Ⅰ、Ⅱ、Ⅲ 3 个血清型,型间很少有交叉免疫。不同病毒株的特性可略有差异,如有的毒株具有对神经组织的亲和力,可导致麻痹,不同毒株之间这种亲和力可相差 1000 倍。而同型减毒活疫苗株几乎丧失了这种与神经组织亲和的能力,但对热的敏感性则有增加,并可出现细微的抗原性差异,且经人肠道反复传代数月至数年后疫苗株可产生基因突变及重组,如使人体排病毒时间延长,对神经细胞毒性增强。这可能是脊髓灰质炎疫苗相关病例(vaccine associated paralytic poliomyelitis,VAPP)的原因。基因突变常发生在 RNA 的 5′端非编码区,且这种突变在各血清型的发生率依次为Ⅲ、Ⅱ、Ⅰ型;而Ⅱ型疫苗株发生基因重组变异的几率更大。每型病毒含有二种特异抗原:一为存在于成熟病毒体内的 D(dense)抗原,二是与缺乏 RNA 的空壳病毒颗粒有关的 C(coreless)抗原,存在于前衣壳(procapsid)中,病毒在机体中和抗体作用下 D 抗原性可转变为 C 抗原性,并失去使易感细胞发生感染的能力。

【流行病学】

一、传染源

人是脊髓灰质炎病毒的唯一宿主,故传染源即是各型患者及病毒携带者。患者在潜伏期末和瘫痪前期传染性最大,热退后传染性减小。患者鼻咽分泌物的排病毒期自发病前 10 日至病后 1 周;粪便排病毒期较长,为发病前 10 日至病后 4 周,少数可达 4 个月。因流行时隐性感染者及无瘫痪型病例高达 90% ~99%,故在本病的传播中起重要作用。

二、传播途径

主要经粪-口传播。病毒随粪便和鼻咽分泌物排出体外,污染食物、用具、玩具及手等而经口传播。鼻咽分泌物在病初可排出病毒,亦可通过飞沫传播,但时间短暂。苍蝇和蟑螂亦有可能成为传播媒介。

三、易感人群

人群对本病普遍易感,感染后可获得对同型病毒持久的免疫力。血液中最早出现特异性 IgM,2 周后出现 IgG 和 IgA。特异性 IgG 可通过胎盘,分泌型 IgA 通过母乳自母体进入新生儿体内,这种免疫力在出生后 3 ~4 个月降至最低水平,故应用疫苗最好在出生后 3 ~4 个月以前进行。

四、流行特征

本病遍及全球,1989 年全世界报道脊髓灰质炎的国家有 108 个,病例 22 416 例。东南亚地区有 14 168 例,占全球病例的 63%,其中印度就有 13 866 例,占全球的 60%。其次为西太平洋地区,我国报道的病例最多,为 4628 例。1988 年,世界卫生大会提出全球消灭脊髓灰质炎的目标。随后,WHO 全球消灭脊髓灰质炎行动计划的实施,降低了全球脊髓灰质炎 WPVs 病例的发病率,从 1988 年估计的 35 万例减少到 2010 年报道的 1288 例。行动计划的实施也将存在 WPV 传播的国家从>125 个国家减少到 4 个(阿富汗、印度、巴基斯坦、尼日利亚)。应世界卫生大会的要求,全球消灭脊髓灰质炎行动独立监督委员会(Independent Monitoring Board,IMB)于 2010 年 11 月成立,以监督及指导全球消灭脊髓灰质炎倡议行动策略计划(2010—2012 年)的进展。该计划的目标是至 2012 年底实现全球阻断脊髓灰质炎传播。2011 年 7 月 4 日至 9 月 18 日,新疆南疆地区的和田、喀什及巴音郭楞蒙古自治州(巴州)报道脊髓灰质炎野病毒病例 18 例(死亡 1 例)。在此次疫情中,年龄分布特点是,发病病例分布于 2 岁以下及 19 岁以上两个年龄段,在 3 ~18 岁存在一个年龄段断层,这与以往的发病规律不同。经 WHO 协查判定,此次发生在新疆维吾尔自治区的脊髓灰质炎为由巴基斯坦输入的 WPV 所致的局部传播,基因测序结果显示为Ⅰ型 WPV。本病终年可见，而以夏秋季为多，可散发或流行。流行时以隐性感染和无瘫痪型为多。发病年龄5岁以下者占90%以上，以1岁以内婴儿最多，4月以下婴儿很少发病，成人少见。在应用减毒活疫苗预防的地区，发病年龄有逐渐提高趋势，成人患者有所增多，季节性高峰不复出现。

【发病机制与病理改变】

脊髓灰质炎病毒从口、咽或肠道黏膜侵入人体后，一日内即在扁桃体、咽壁淋巴组织、肠壁集合淋巴组织等处生长繁殖，并向局部排出病毒。若此时人体产生大量特异抗体，可将病毒控制在局部，形成隐性感染；否则病毒进一步侵入血流（第一次病毒血症），在第3日到达全身淋巴结、呼吸道、肠道、皮肤黏膜、心、肾、胰及肾上腺等非神经组织繁殖，并于第4日至第7日再次大量进入血循环（第二次病毒血症），如果此时血循环中的特异抗体已足够将病毒中和，则疾病停止发展，形成顿挫型脊髓灰质炎，仅有上呼吸道及肠道症状，而不出现神经系统病变。少部分患者可因病毒毒力强或血中抗体不足以中和病毒，病毒可随血流经血-脑屏障侵犯中枢神经系统，引起脊髓前角灰质炎，轻者不引起瘫痪，为无瘫痪型；病变严重者可发生瘫痪，为瘫痪型。偶尔病毒可沿外周神经传播到中枢神经系统。特异中和抗体不易到达中枢神经系统和肠道，故脑脊液及粪便内病毒存在时间较长。因此，人体血循环中是否有特异抗体，其出现的时间早晚及数量是决定病毒能否侵犯中枢神经系统的重要因素。

多种因素可影响疾病的转归，如受凉、劳累、局部刺激、损伤、预防注射、手术（如扁桃体摘除术和拔牙等）及免疫力低下等，均有可能促使瘫痪的发生，孕妇如患病易发生瘫痪，年长儿及成人患者病情较重，发生瘫痪者多。儿童中男孩较女孩易患重症，多见瘫痪。

脊髓灰质炎最突出的病理变化在中枢神经系统，病灶的特点是散在、多发及不对称，可累及大脑、中脑、延髓、小脑及脊髓。以脊髓损害为主，脑干次之，尤以运动神经细胞的病变最显著。脊髓以颈段及腰段的前角灰白质细胞损害最严重，故临床上常见四肢瘫痪。大部分脑干中枢及运动神经核都可受损，以网状结构、前庭核及小脑盖核的病变为多见，大脑皮层则很少出现病变，运动区即使有病变也大多轻微。偶见交感神经节及周围神经节病变，软脑膜上可见散在炎性病灶，故脑脊液可出现炎性改变，但蛛网膜少被累及。无瘫痪型的神经系统病变大多轻微。

脊髓灰质炎后综合征的发病机制尚不清楚，多数学者支持Wiedhers提出的残存运动神经元远程轴突变性学说，推测急性期脊髓前角细胞被脊髓灰质炎病毒损伤后，残存前角细胞在恢复过程中通过远程轴突芽生实现对邻近失神经肌肉的再支配，从而使运动单位扩大，肌力得以代偿性恢复。随年龄增长或由于如肌肉负荷过重等其他原因，扩大的运动单位负担过重，远程轴突逐渐变性而出现失代偿，导致肌肉再次出现无力及萎缩。

早期镜检可见神经细胞浆内染色体溶解，尼氏小体（Nissl's bodies）消失，出现嗜酸性包涵体，伴有周围组织充血、水肿和血管周围细胞浸润，初为中性粒细胞，后以单核细胞为主。严重者细胞核浓缩，细胞坏死，最后为吞噬细胞所清除。神经细胞病变的程度和分布决定临床上有无瘫痪、瘫痪轻重及其恢复程度。长期瘫痪部位的肌肉、肌腱及皮下组织均见萎缩，骨骼生长受影响。除神经系统病变外，可见肠壁集合淋巴组织及其他淋巴结有退行性及增生性改变，偶见局灶性心肌炎、间质性肺炎和肝、肾及其他脏器充血和混浊肿胀，大多因死前严重缺氧所致。

【临床表现】

本病潜伏期一般5～14日（3～35日）。临床症状轻重不等，以轻者较多，分无症状型（隐性感染）、顿挫型、无瘫痪型及瘫痪型4种类型。多数感染者可毫无症状，但可从鼻咽分泌物及大便中排出病毒，并可产生特异抗体（无症状型）。少数患者可出现弛缓性瘫痪，按瘫痪患者的病情发展过程，临床上可分为四期。

一、前驱期

起病缓急不一，大多有低热或中等热度，乏力不适，伴有咽痛、咳嗽等上呼吸道症状，或有食欲欠佳，恶心、呕吐、便秘、腹泻、腹痛等消化道症状。神经系统尚无明显异常。上述症状持续数小时至3～4日，患者体温迅速下降而痊愈（称顿挫型），一部分患者进入瘫痪前期。

二、瘫痪前期

可在发病时立即出现本期症状，或紧接前驱

期后出现，或二期之间有短暂间歇（约1～6日），体温再次上升（称双峰热，见于10%～30%患者），出现神经系统症状如头痛、颈、背、四肢肌痛，感觉过敏。患病儿童拒抚抱，动之即哭，坐时因颈背强直不能前俯，不能屈曲，以上肢后支撑，面颊潮红，多汗，显示交感神经功能障碍，大多精神兴奋，易烦躁或焦虑不安，偶尔由兴奋转入萎靡、嗜睡。可因颈背肌痛而出现颈部阻力及凯尔尼格征、布鲁津斯基征阳性，肌腱反射及浅反射后减弱至消失，但无瘫痪。此时脑脊液大多已有改变。多数患者经3～4日体温下降，症状消失而愈（无瘫痪型）。本期有时长达十余天。少数患者在本期末出现瘫痪而进入瘫痪期。

三、瘫痪期

一般于起病后3～4日（2～10日），出现肢体瘫痪，瘫痪可突然发生或先有短暂肌力减弱之后发生，腱反射异常首先减弱或消失。在5～10日内可相继出现不同部位瘫痪，并逐渐加重；轻症则在1～2日后就不再进展。瘫痪早期可伴发热和肌痛，大多患者体温下降后瘫痪就不再发展。临床上分以下类型：

（一）脊髓型麻痹

呈弛缓性瘫痪，肌张力低下，腱反射消失，分布不规则，亦不对称，可累及任何肌肉或肌群，因病变大多在颈、腰部脊髓，故常出现四肢瘫痪，尤以下肢为多。近端大肌群如三角肌、胫前肌等较远端手足小肌群受累为重，且出现早。躯干肌群瘫痪时头不能竖直，颈背乏力，不能坐起和翻身等。瘫痪程度可分为6级。0级（全瘫痪）：肌肉刺激时无任何收缩现象；1级（近全瘫痪）：肌腱或肌肉略见收缩或触之有收缩感，但不引起动作；2级（重度瘫痪）：肢体不能向上抬举，只能在平面上移动；3级（中度瘫痪）：可以自动向上抬举，但不能承受任何压力；4级（轻度瘫痪）：可自动向上抬举，并能承受一定压力；5级：肌力完全正常。

颈胸部脊髓病变严重时可因膈肌及肋间肌（呼吸肌）瘫痪而影响呼吸运动，临床表现呼吸浅速、声音低微、咳嗽无力、讲话断断续续等。体检可见胸廓扩张受限（肋间肌瘫痪）及吸气时上腹内凹的反常动作（膈肌瘫痪）。若以双手紧束胸廓观察膈肌动作或手按压上腹部观察肋间肌运动，可分辨其活动强弱。膈肌瘫痪时X线透视下可见吸气时横膈上抬的反常运动。偶见尿潴留或失禁（膀胱肌瘫痪）、便秘（肠肌或腹肌瘫痪），常与下肢瘫痪并存，多见于成人。很少发生感觉异常。

（二）延髓型麻痹（脑干型麻痹或球麻痹）

病情多严重，常与脊髓麻痹同时存在，可有以下表现。

1. 脑神经麻痹　多见于7、9、10、12对脑神经受损。第7对脑神经麻痹常单独引起面瘫，表现为歪嘴、眼睑下垂或闭合不严；软腭、咽部及声带麻痹则因第9、10、12对脑神经病变所致。出现发声带鼻音或嘶哑、饮水呛咳或自鼻反流、吞咽困难、痰液积蓄咽部，随时有发生窒息的危险。体检可见软腭不能上提，悬雍垂歪向健侧，咽后壁反射消失，舌外伸偏向患侧。动眼障碍及眼睑下垂见于第3、4、6对脑神经受损；颈项无力、肩下垂、头后倾则见于第11对脑神经受损。

2. 呼吸中枢损害　以延髓腹面外侧网状组织病变为主。出现呼吸浅弱而不规则，时有双吸气和屏气，呼吸间歇逐渐延长，甚至出现呼吸停顿、脉搏细速及血压升高（最后下降）。初起表现焦虑不安，继而神志模糊，进入昏迷，发生严重呼吸衰竭。

3. 血管舒缩中枢神经损害　以延髓腹面内侧网状组织病变为主。开始面颊潮红，脉细速不齐，之后转微弱，血压下降，皮肤发绀，四肢湿冷和循环衰竭，患者由极度烦躁不安转入昏迷。

（三）脊髓延髓型

较多见，兼有上述两型的症状。

（四）脑型

极少见，可表现为烦躁不安、失眠或嗜睡，可出现惊厥、昏迷及痉挛性瘫痪，亦可有神志改变。

四、恢复期及后遗症期

急性期过后1～2周瘫痪肢体大多从远端起逐渐恢复，腱反射亦逐渐复常。最初3～6个月恢复较快，以后仍不断进步，但速度减慢，1～2年后仍不恢复成为后遗症。若不积极治疗则长期瘫痪的肢体可发生肌肉痉挛、萎缩及变形，如马蹄足内翻或外翻、脊柱畸形等。由于血液供应不良，局部皮肤可有水肿，骨骼发育受阻，严重影响活动能力。肠麻痹及膀胱麻痹大多于急性期后恢复，很少留有后遗症。呼吸肌麻痹一般在10日内开始恢复，最终完全恢复。极个别需长期依赖人工呼吸器，脑神经受损复原需要一定时日，但很少留有后遗症。

儿时患过急性脊髓灰质炎的患者，其运动功能部分或全部恢复并稳定若干年后再次出现新的神经肌肉症状，表现为原已受累或未受累的骨骼肌出现新的肌无力、疲劳、萎缩或疼痛等症状称为脊髓灰质炎后综合征（post-poliomyelitis syndrome，PPS）。多数发生于急性脊髓灰质炎后 20～30 年，约占脊髓灰质炎患者的 28%～64%。目前尚缺乏确切的 PPS 诊断标准，漏诊、误诊并不少见，国内报道极少。Halstead 于 1991 年提出 PPS 诊断标准，目前仍被广泛使用。诊断标准主要内容为：①既往肯定的脊髓灰质炎病史；②急性期后部分或全部神经功能恢复；③神经功能保持稳定至少 15 年以上；④在既往受累或未受累的肌肉新出现以下两种或两种以上新症状：过度疲劳、肌肉和（或）关节疼痛、肌肉无力、肌肉萎缩、对寒冷不耐受；⑤起病隐袭，亦可急性或亚急性起病；⑥排除其他疾病。PPS 诊断时不强调有瘫痪型脊髓灰质炎病史，非瘫痪型脊髓灰质炎感染后亦有 14%～42% 患者出现 PPS。

【并发症】

脊髓灰质炎延髓型呼吸麻痹患者，可继发支气管炎、肺炎、肺不张、急性肺水肿以及氮质血症、高血压等。急性期约 1/4 患者有心电图异常，提示心肌病变，可由病毒直接导致，或继发于严重缺氧。胃肠道麻痹可并发急性胃扩张、胃溃疡、肠麻痹。尿潴留易并发尿路感染。长期严重瘫痪、卧床不起者，骨骼萎缩脱钙，可并发高钙血症及尿路结石。

【实验室检查】

一、周围血象

白细胞多数正常，在早期及继发感染时可增高，以中性粒细胞为主。急性期血沉增快。

二、脑脊液

大多于瘫痪前出现异常。外观微浊，压力稍高，细胞数稍增（25～500/mm^3），早期以中性粒细胞为主，后则以单核细胞为多，体温正常后逐渐降至正常。糖可略增，氯化物大多正常，蛋白质稍增加，且持续较久。少数患者脑脊液可始终正常。

三、病毒分离或抗原检测

起病 1 周内，用组织培养分离方法可从鼻咽分泌物及粪便中分离出病毒，粪便可持继阳性 2～3 周。早期从血液或脑脊液中分离出病毒的意义更大。近年采用 PCR 法，检测肠道脊髓灰质炎病毒 RNA，较组织培养快速敏感。

四、血清学检查

特异性免疫抗体效价在第 1 周末即可达高峰，特异性 IgM 上升较 IgG 为快。可用中和试验、补体结合试验及酶标等方法进行检测特异抗体，其中以中和试验较常用，因其持续阳性时间较长。双份血清效价≥4 倍以上增长者可确诊。补体结合试验转阴较快，如其阴性而中和试验阳性，常提示既往感染；两者均为阳性，则提示近期感染。近来采用免疫荧光技术检测抗原及特异性 IgM 单克隆抗体酶标法检查有助于早期诊断。

【诊断与鉴别诊断】

流行季节如易感者接触患者后发生多汗、烦躁、感觉过敏、咽痛、颈背肢体疼痛、强直，腱反射消失等现象，应疑为本病。前驱期应与一般上呼吸道感染、流行性感冒、胃肠炎等鉴别。瘫痪前期患者应与各种病毒性脑炎、流行性乙型脑炎、结核性脑膜炎及化脓性脑膜炎相鉴别。弛缓性瘫痪的出现有助于本病诊断，但需与以下各病鉴别。

一、感染性多发性神经根炎

即吉兰-巴雷综合征（Guillain-Barre's syndrome），多见于年长儿，散发起病，无热或低热，伴轻度上呼吸道炎症状，逐渐出现弛缓性瘫痪，呈上行性、对称性，常伴感觉障碍。脑脊液有蛋白质增高而细胞少为其特点。瘫痪恢复较快而完全，少有后遗症。

二、家族性周期性瘫痪

较少见，无热，突发瘫痪，对称性，进行迅速，可遍及全身。发作时血钾低，补钾后迅速恢复，但可复发，常有家族史。

三、周围神经炎

可由白喉后神经炎、肌内注射损伤、铅中毒、维生素 B_1 缺乏、带状疱疹病毒感染等引起。病史、体检可资鉴别，脑脊液无变化。

四、引起轻瘫的其他病毒感染

如柯萨奇、埃可病毒感染等，临床不易鉴别，如伴胸痛、皮疹等典型症状者，有助于鉴别。确诊有赖病毒分离及血清学检查。

五、流行性乙型脑炎（乙脑）

应与本病脑型鉴别。乙脑多发于夏秋季，起病急，常伴神志障碍，瘫痪多为强直性。外周血和脑脊液中均以中性粒细胞增多为主。

六、假性瘫痪

婴幼儿因损伤、骨折、关节炎、维生素 C 缺乏及骨膜下血肿，可出现肢体活动受限，应仔细检查鉴别。

【预后】

既往流行时病情轻重不同，病死率在 5% ~ 10%，大多因呼吸障碍致死。接种疫苗地区不仅发病率下降，病情亦轻，极少死亡。

发热持续常预示可能发生瘫痪。至于发热高低、症状轻重和脑脊液细胞多少与瘫痪发生与否及其严重程度无关，体温下降后瘫痪不再进展。延髓型麻痹及呼吸肌瘫痪者预后差。瘫痪肌功能恢复的早晚与神经病变程度有关，神经细胞已坏死的肌纤维功能不可能复原，肌力的恢复依赖于未受损肌群代偿。病后最初几周肌力恢复快，以后逐渐减慢，1 ~ 2 年后不恢复者常成为后遗症。

【治疗】

一、急性期治疗

（一）一般治疗

卧床休息，隔离至少到起病后 40 日，避免运动和劳累。肌痛处可局部湿热敷以减轻疼痛。瘫痪肢体应置于功能位置，以防止手、足下垂等畸形。注意营养及体液平衡，可口服大量维生素 C 及 B 族维生素。体温高、中毒症状重的早期患者，可考虑肌注丙种球蛋白制剂，每日 3 ~ 6ml，连续 2 ~ 3 日，重症患者可予强的松口服或氢化可的松静滴，一般用 3 ~ 5 日，继发感染时加用抗菌药物。

（二）呼吸障碍的处理

重症患者常出现呼吸障碍，引起缺氧及二氧化碳潴留，往往是导致死亡主因。首先要分清呼吸障碍的原因，积极抢救。必须保持呼吸道畅通，对缺氧而烦躁不安者慎用镇静剂，以免加重呼吸及吞咽困难。及早采用抗菌药物，防止肺部继发感染，密切注意血气及电解质变化，及时予以纠正。

延髓麻痹发生吞咽困难时应将患者头部放低，取右侧卧位，并将床脚垫高使与地面成 20° ~ 30°角，以利顺位引流；加强吸痰，保持呼吸道通畅，必要时及早作气管切开，纠正缺氧；饮食由胃管供应。单纯吞咽困难引起的呼吸障碍，忌用人工呼吸器。

脊髓麻痹影响呼吸肌功能时，应采用人工呼吸器辅助呼吸。呼吸肌瘫痪和吞咽障碍同时存在时，应早行气管切开术，同时采用气管内加压人工呼吸。

呼吸中枢麻痹时，应用人工辅助呼吸，并给予呼吸兴奋剂。循环衰竭时应积极处理休克。

二、促进瘫痪恢复的治疗

促进神经传导功能的药物如地巴唑、加兰他敏等，但效果不明显，目前很少应用。在热退尽、瘫痪不再进展时，及早选用以下各种疗法。

（一）针灸治疗

适用于年龄小，病程短，肢体萎缩不明显者。可根据瘫痪部位取穴。

（二）推拿疗法

在瘫痪肢体上采用滚法来回滚 8 ~ 10 分钟，按揉松弛关节 3 ~ 5 分钟，搓受累脊柱及肢体 5 ~ 6 遍，并在局部以擦法生热，每日或隔日 1 次，可将方法教会家属，以便在家进行。

（三）功能锻炼

瘫痪重不能活动的肢体，可先按摩、推拿，促进患肢血循环，改善肌肉营养及神经调节，增强肌力。患肢能作轻微动作而肌力极差者，可助其作伸屈、外展、内收等被动动作。肢体已能活动而肌力仍差时，鼓励患者主动运动，进行体育疗法，借助体疗工具锻炼肌力及矫正畸形。

（四）理疗

可采用水疗、电疗、蜡疗及光疗等促使病肌松弛，增进局部血流和炎症吸收。

三、脊髓灰质炎后综合征的治疗

目前 PPS 还缺乏有效的治疗药物。目前主要是对症治疗和康复锻炼。应当尽量避免使用一些影响神经肌肉接头传导的药物,如苯二氮䓬类药物、苯妥英钠、锂剂、氨基糖苷类抗生素等。

【预防】

本病的预防主要是疫苗的普遍接种。

一、管理传染源

早期发现患者,加强疫情报道,详细进行流行病学调查。隔离患者,自发病之日起隔离40日。由于病初呼吸道有病毒排出,故第1周应进行呼吸道及消化道隔离。1周后仅进行消化道隔离即可。排泄物以20%漂白粉消毒,食具浸泡于0.1%漂白粉澄清液内,或煮沸消毒,地面用石灰水消毒,接触者双手用0.1%过氧乙酸浸泡。密切接触者及患儿所在幼托机构应医学观察20日,如有发热及呼吸道或消化道症状,即应卧床休息,并隔离观察至症状完全消失后7日。由于本病流行期间,健康儿童的带病毒率可达2%~3%,一旦发现带病毒者,则按患者的要求加以隔离。

二、切断传播途径

经常搞好环境卫生及个人卫生,加强水、粪管理及食品卫生管理。

三、保护易感者

主动免疫是预防本病的主要而有效的措施。我国自1960年制成脊髓灰质炎减毒活疫苗并广泛应用以来,发病率已显著下降。

(一) 自动免疫

最早采用的为灭活脊髓灰质炎疫苗(Salk疫苗),肌注后保护易感者效果肯定,且因不含活疫苗,故对免疫缺陷者亦十分安全。某些国家单用灭活疫苗也达到控制和几乎消灭脊髓灰质炎的显著效果。但灭活疫苗引起的免疫力维持时间短,需反复注射,且不产生肠道局部免疫。

减毒活疫苗(oral polio-virus vaccine,OPV;Sabin疫苗)目前应用较多,这种活疫苗病毒经组织培养多次传代,对人类神经系统已无或极少毒性,口服后可在易感染者肠道组织中繁殖,使体内同型中和抗体迅速增长,同时因可产生分泌型IgA,肠道及咽部免疫力亦增强,可消灭入侵的野毒株,切断其在人群中的传播,且活疫苗病毒可排出体外,感染接触者使其间接获得免疫,故其免疫效果更好。减毒活疫苗的优点是方便、价廉、有效、免疫效果持久。现已制成三个型的糖丸疫苗,糖丸疫苗分1型(红色)、2型(黄色)、3型(绿色)、2、3型混合糖丸疫苗(蓝色)及1、2、3型混合糖丸疫苗(白色)。由于混合疫苗免疫效果好,服用次数少,不易漏服,故我国已逐渐改用三型混合疫苗。第1次在出生后2个月开始服三型混合疫苗,连续3次,间隔1个月,4岁再加强1次。2个月至7岁的易感儿为主要服疫苗对象,但其他年龄儿童和成人易感者亦应服苗。大规模服疫苗宜在冬春季进行,分2或3次空腹口服,勿用热开水送服,以免将疫苗中病毒灭活,失去作用。

口服疫苗后很少引起不良反应,偶有轻度发热、腹泻。患活动性结核病,严重佝偻病,慢性心、肝、肾病者,以及急性发热者,暂不宜服疫苗。此外,极少数服苗者可致脊髓灰质炎疫苗相关病(vaccine associated paralytic poliomyelitis,VAPP)。VAPP发生率与首次服疫苗高度相关,有免疫缺陷者发生VAPP的危险性是正常儿童的7000倍,VAPP发生率每年为4例/100万人。国内外研究表明,VAPP的发生与疫苗毒株抗原漂移及毒力回升、基因重组、机体免疫缺陷与肌内注射史等因素有关。为预防VAPP的发生,应做到:①严格做好服苗前禁忌证筛查,对接种首剂疫苗的儿童认真询问其健康状况,若存在早产、反复感染、肛周脓肿、免疫缺陷等情况应暂缓接种OPV;②做好OPV与灭活的脊髓灰质炎疫苗(IPV)两种疫苗的充分而必要的告知并规范记录。为避免VAPP的发生,可采用WHO推荐的具体替代方法:一是用IPV代替OPV;二是采用OPV/IPV序贯免疫程序,即用1~3剂次的IPV之后再用2~3剂次的OPV;③在接种OPV前后30日内尽量避免臀部肌内注射,以降低激发性麻痹发生的危险,这可作为一项非特异性预防措施。

(二) 被动免疫

未服过疫苗的年幼儿、孕妇、医务人员、免疫低下者、扁桃体摘除等局部手术后,若与患者密切接触,应及早肌注丙种球蛋白,小儿剂量为0.2~0.5ml/kg,每日1次,连续2日。免疫力可维持3~6周。

(毛 青)

参 考 文 献

1. CDC. Progress Toward interruption of wild poliovirus trans-

mission: worldwide, January 2007-April 2008. MMWR, 2008,57(18):489-494.
2. Collette MS, Neyts J, Modlin JF. A case for developing antiviral drugs against polio. Antivir Res, 2008,79(3):179-187.
3. WHO. Resurgence of wild poliovirus types 1 and3 in 15 African countries, January 2000-March 2009. WER, 2009, 84(16):133-140.
4. CDC. Wild poliovirus type 1 and type 3 importations: 15 countries, Africa, 2008-2009. MMWR, 2009, 58(14):357-362.
5. CDC. Update on vaccine-derived polioviruses: worldwide, January 2008-June 2009. MMWR, 2009, 58(36): 1002-1006.
6. CDC. Outbreaks Following wild poliovirus importations: Europe, Africa, and Asia, January 2009-September 2010. MMWR, 2010, 9(43):1393-1399.
7. WHO. Third Meeting of the Global Polio Eradication Initiative's Independent Monitoring Board. WER, 2011, 86(33):353-355.
8. WHO. Vaccine-derived polioviruses detected worldwide. July 2009-March 2011. WER, 2011, 86(27):277-286.
9. WHO. Global Polio Eradication Initiative: Fifth Meeting of the Independent Monitoring Board. WER, 2012, 87(10): 81-83.

第二十四节　柯萨奇病毒感染

【病原学】

柯萨奇病毒(coxsackie virus)属于小 RNA 病毒科肠道病毒属。1948 年，Dolldorf 及 Sickles 在纽约市柯萨奇镇的一次脊髓灰质炎病毒流行中，通过乳鼠分离的方法首次成功分离出具有不同血清型的多种柯萨奇病毒，并依据病毒对乳鼠的致病性将它们分为 A、B 两组。此病毒为球形，有蛋白壳，无脂性包膜，故耐乙醚，直径为 20～30nm，分子量约$(2.5\sim7)\times10^6$Da，核心部分含有单股线状 RNA，其长度约为 7 450kb。用补体结合和中和试验可将 A 组分为 24 型，其中 23 型已与埃可 9 型合并；B 组分为 6 型，在组织培养中 A 组不引起细胞病变，B 组则可致细胞死亡。病毒在外界环境中稳定，普通消毒剂如乙醇、乙醚、甲酚皂溶液等无效，0.1mol/L 的 HCl 及 0.3% 甲醛可灭活，对紫外线和干燥亦较敏感，60℃以上能灭活。4℃冰箱中可存活 1 年以上，-20℃及-70℃可长期保存。

【流行病学】

世界各地均有本病毒感染，热带地区常年可见，温带地区夏秋季多发。在流行中隐性受染者比显性发病者多百倍以上，故带毒者作为传染源的意义更大。病毒主要随粪便排出，亦可由呼吸道排出，故粪-口为主要传播途径，亦可经呼吸道传播。婴儿出生后 6 个月内由母亲获得的抗体有保护力，6 个月后成为易感者。随着年龄的增长免疫力亦增强，到成年时多已具有免疫力。感染后产生的特异性抗体对同型病毒有较持久的保护力。

【发病机制与病理改变】

病毒由胃肠道或呼吸道进入后可在小肠和咽部上皮细胞及其附近的淋巴组织中增殖，继而进入血流发生病毒血症。病毒随血流到达全身各脏器如脑膜、脑、心、肺、肝、肾、脾及骨骼肌等处，在各种细胞中复制时由于抑制宿主细胞的核酸和蛋白合成而导致细胞坏死，同时引起机体免疫及炎性反应，使受侵组织发生相应的病变和功能障碍。临床上可出现中枢神经系统、心脏及骨骼肌等受损的征象。同组同型柯萨奇病毒可导致不同疾患，而不同组、型的病毒又可引起相同病变。感染后出现抗体，免疫力增强后病毒消失，恢复健康。

【临床表现】

一、疱疹性咽峡炎

本病主要由 A 组的 2、4、5、6、8、10、16 及 22 型等所致。B 组引起者较少。常侵袭 3～10 岁儿童，大流行时亦可涉及青少年。潜伏期 4 日(3～6 日)，突然起病，高热，咽痛，影响吞咽，伴有食欲不佳及乏力，少数可有呕吐和腹痛、肌痛及头痛等。检查可见咽部充血，咽门、软腭、悬雍垂等处散在灰白色疱疹，1～2mm 大小，四周有红晕，有时亦可出现于扁桃体上。疹数为 1～20 个不等。2 日后疱疹增大至 4～5mm 并形成浅溃疡，其周围的红晕扩大且颜色加深。发热持续 2～3 日，疱疹可持续 4～6 日后恢复健康。

二、中枢神经系统感染

A 组柯萨奇病毒 2、4、7、9、10 及 16 型等特别是7和9型以及B组1～6型都可引起中枢神经系统感染，可发生以下临床表现：

（一）无菌性脑膜炎

最为多见，潜伏期2～12日。起病较急，发热、严重头痛，可伴有恶心及呕吐。部分患者有咽痛、肌痛及乏力。有些婴幼儿患者同时出现皮疹，多为斑丘疹。脑膜刺激征较轻，多在1周内恢复。

（二）脑炎

较少见，多发生于婴幼儿及新生儿，特别是在全身性感染时易出现。患儿高热、呕吐、意识不清、昏迷及抽搐。脑膜刺激征轻微，病理反射可阳性。严重者可导致死亡或留有后遗症。多数于2周内恢复。

（三）瘫痪性疾患

临床表现与脊髓灰质炎患者相似，但病情较轻，多表现为短时期的肌无力，大多数很快恢复且不留后遗症。

上述不同临床表现的患者，脑脊液检查均可发现程度不等的非化脓性炎症改变，白细胞轻度增高，多为$(0.1\sim0.3)\times10^9/L$，很少超过$0.5\times10^9/L$，初期多核为主，2日后则单核细胞达90%左右。糖和氯化物无大变化，蛋白量可轻度增加，外周血中白细胞数及其分类基本正常。

三、心脏病变

心脏受累主要由B组病毒所致，特别是B3和B5型。A组1、2、4、5、8、9、14及16型亦可导致。临床表现主要为急性心肌炎、心包炎及全心炎，全心炎多见于新生儿，心肌炎多发生于婴幼儿，心包炎则多见于成年人。小儿起病多急骤、发热、呕吐、厌食、呼吸困难、心脏扩大、心率显著增快及心律失常，常发生心力衰竭。如能度过急性期可完全恢复。成人多先有发热、咽痛及咳嗽等症状，数日后出现心悸、气短、胸闷、心前区痛、心率增快及心律不齐等心肌炎症状。如有心包炎则可有心包渗液及心包摩擦音。多数患者于病后2个月左右完全恢复。部分患者有复发，复发者仍可康复但亦有变为慢性者。已发现B组病毒可在心血管系统长期存活，有可能导致慢性心肌炎或心包炎。少部分患者在急性期或复发时死亡，病死率在4%以下。

四、流行性肌痛

本病亦称流行性胸痛，即Bornholm病。主要由柯萨奇B1～6型所致，A1、2、4、6、7、9、10及16型亦可致本病，10～20年可出现大流行一次。患者以儿童及青少年为多，多在夏秋季发病。柯萨奇病毒有嗜肌肉的特性，心肌及骨骼肌最常受损。骨骼肌中的胸肌、肋间肌、膈肌等最易受累。潜伏期2～5日。突然出现明显的胸痛和（或）腹痛，可有压迫性痛、刺痛、刀割样或撕裂样痛。呈痉挛性发作，每次发作可持续1～2小时不等，发作间歇期仍有钝痛。胸痛可一侧或两侧，多同时有腹痛，少数患者以腹痛为主要症状。受侵犯的肌肉偶有轻度水肿。患者可伴有发热、咽痛及头痛。病程1周左右，有时可复发，但仍可完全恢复。

五、手足口病

本病主要由A16型所致，小儿多发。突然发热、咽痛，很快在口腔颊黏膜、齿龈、舌及腭部出现小疱疹，继而成小溃疡，周围有红晕。1～2日后手和足出现斑丘疹，很快变为疱疹。皮疹分布在手指、足趾的背面及指、趾褶处，亦可见于手掌、足底、臀部及腋下等处。皮疹数个到十数个，皮疹和发热持续2～3日即消退，口腔病变则常持续1周以上。

六、其他

柯萨奇病毒感染还可导致以下一些疾病：①上呼吸道及下呼吸道疾病，成人多患气管炎，婴幼儿多患肺炎；②与流感类似的发热性疾病，可持续1～2周；③流行性出疹热，多发生于婴幼儿；④Clements等从14例6岁以下糖尿病患儿血中，用PCR方法查出肠道病毒RNA，测序分析与柯萨奇B3、B4很相似。Roivinen等的研究提示柯萨奇A1，B1、2、3、4和5等病毒感染，亦可能与胰岛素依赖性糖尿病的发生有关。故认为B组柯萨奇病毒可引起胰岛素依赖性糖尿病。亦可引起肝炎、胰腺炎；⑤A24型变种曾在亚洲及我国大陆引起急性出血性结膜炎流行；⑥孕妇感染后可使胎儿受染，亦可能与先天性心脏病的发生有关；⑦新生儿严重感染，阮强等报道1993年秋沈阳某妇婴医院49名新生儿出现发热、心、肝、肾多脏器受损的症状，15例死于DIC及多脏器功能衰竭。血清学及病毒分离证明为柯萨奇B病毒所致。可使新生儿患严重的全身性感染，预后较差。

【实验室检查】

一、病毒分离

如能从患者血液、脑脊液、心包液、疱液以及组织中分离到病毒则可作为确诊的依据。如从粪便及呼吸道分离到病毒则需结合血清学检查加以判断。

二、免疫学检查

可检测特异性 IgM 抗体。有学者试用单克隆抗体包被的 ELISA 法，可直接从粪便标本中检测到有相应抗原的肠道病毒，3～4 小时即可出结果。方便、快捷和便宜。

三、病毒核酸检查

可用逆转录-套式 PCR 法，直接从血清、脑脊液、疱液等临床标本中，检测到病毒 RNA。

【诊断与鉴别诊断】

临床出现无菌性脑膜炎和脑炎、心肌炎、流行性胸痛、手足口病等特殊表现应考虑到此病毒感染的可能。还应了解当地是否有类似疾病的流行，确诊有耐于病原学检查。但需与以下各病鉴别：①脑膜炎型病例应与化脓性脑膜炎、结核性脑膜炎、真菌性脑膜炎等相鉴别；②脑炎型病例应与其他病毒感染性脑炎、癫痫等相鉴别；③支气管肺炎病例应与麻疹、水痘、风疹、细菌感染性肺炎、真菌感染性肺炎等相鉴别；④心肌心包炎病例应与其他病毒感染性心肌心包炎、风湿性心肌心包炎等相鉴别。此外，由于肠道病毒 71 型（EV71）亦是手足口病的常见病因，需通过病原学检测才能做出鉴别。

【治疗】

一、一般治疗

患者应卧床休息，给予流质或半流质易消化吸收的食物，注意保持环境安静和空气流通，按消化道传染病常规隔离。

二、对症治疗

高热时应用物理与药物降温措施控制体温。对支气管肺炎型和心肌心包炎患者应据病情需要作吸氧、肌内注射镇静剂、应用肾上腺皮质激素及强心剂等处理。对脑膜炎及脑炎患者应用脱水剂、呼吸中枢兴奋剂、肾上腺皮质激素等。对严重病例可适当应用抗菌药物，以预防可能发生的继发性细菌感染。

三、病原治疗

目前尚无特效病原治疗药物。对早期发热病例，可试用利巴韦林（ribavirin）治疗。用人心肌纤维母细胞感染柯萨奇病毒 B3 后的实验治疗研究显示，利巴韦林可明显减少病毒的复制，与人 α-干扰素（IFN-α）合用可提高抑制病毒复制的效果。

【预防】

加强饮食管理和个人卫生。于本病流行期间，不宜到公共泳池、江河中游泳。对接触患者的婴幼儿可用肌内注射人血清丙种球蛋白 3～6ml 作预防。对高危人群进行 B 组柯萨奇病毒灭活疫苗预防接种，可降低本病严重临床类型的发生率。

（毛　青）

参考文献

1. Kuo PC, Lin JYS, Chen LC, *et al*. Molecular and immunocytochemical identification of coxsackievirus A-24 variant from the acute haemorrhagic conjunctivitis outbreak in Taiwan in 2007. Eye, 2010, 24(1): 131-136.
2. Zhao K, Han X, Wang G, *et al*. Circulating coxsackievirus A16 identified as recombinant type A human enterovirus, China. Emerg Infect Dis, 2011, 17(8): 1537-1540.
3. Mao QY, Liao XY, Yu X, *et al*. Dynamic change of mother source neutralizing antibodies against enterovirus 71 and coxsackievirus A16 in infants. Chin Med J (Engl), 2010, 123(13): 1679-1684.
4. Rabenau HF, Richter M, Doerr HW. Hand, foot and mouth disease: seroprevalence of Coxsackie A16 and Enterovirus 71 in Germany. Med Microbiol Immunol, 2010, 199(1): 45-51.
5. Dong C, Wang J, Liu L, *et al*. Optimized development of a candidate strain of inactivated EV71 vaccine and analysis of its immunogenicity in rhesus monkeys. Hum Vaccine, 2010, 6(12): 1028-1037.

第二十五节　埃可病毒感染

【病原学】

埃可病毒的名称来源于最初命名为人类肠道致细胞病变孤儿病毒的英文缩写（enteric cytopathogenic human orphan，ECHO）是肠道病毒中另一大亚类，其大小、形态与柯萨奇病毒无异，核心部分含有RNA。已有34个血清型，其中10型已归呼肠病毒，28型归鼻病毒，34型归柯萨奇病毒A组。用猴肾细胞及人胚细胞培养分离，可使组织培养细胞发生病变及死亡。动物实验则多不致病。在外界环境中的稳定性与柯萨奇病毒相同。

【流行病学】

本病毒感染遍布全世界，多为散发，亦可有较大流行及暴发。全年均可发生，但夏秋季明显增多。患者以儿童为主。流行时隐性受染者较显性发病者多200余倍。无症状的带毒者为主要传染源，病毒由粪便排出，可持续2～10周，粪-口为主要传播途径。病毒亦可从呼吸道排出，故可通过空气传播。儿童易感，感染后可获得同型病毒较持久的免疫力。在发达国家易感者的年龄稍大。

【发病机制与病理改变】

埃可病毒的致病机制与病理变化与柯萨奇病毒基本相同，但较易侵犯中枢神经系统，较少侵犯心脏，临床表现略有不同。

【临床表现】

一、中枢神经系统感染

80%以上的埃可病毒感染可导致中枢神经系统病变，特别是3、4、6、7、9、11、14、16和31型曾引起数次暴发流行，2和5型多引起散发病例。无菌性脑膜炎最为多见，其临床表现及脑脊液变化等均与柯萨奇病毒引起者无异。病程7～10日。成人疲乏感及脑膜刺激征可持续数周至数月。多型埃可病毒如2、4、6、9、11、14、16、19和30型，特别是6和9型可引起瘫痪性病变，其临床表现与脊髓灰质炎相似，但一般较轻，多表现为肌无力。1岁以下患儿可留有较长期的神经损害，如语言障碍。1岁以上者基本上可完全恢复。埃可病毒2、6、9、11、14、17、19和25型可导致脑炎，已从脑脊液分离到2、4、5、6、7、9、11、14、15、16、18、19、23和31型病毒。

二、发热性出疹疾病

肠道病毒均可引起发热及出疹，但ECHO为最重要的病原体。埃可病毒9和16型曾引起暴发流行，其他如1～7、9、11、12、14和17型等均有流行。婴幼儿及儿童发病为主。潜伏期3～5日。突然头痛、发热、呕吐，同时出现皮疹。皮疹可多样，以斑丘疹最常见，先出现于面部，然后波及颈部、胸部及四肢。疹数不多，1～3mm大小，呈粉红色，无痒感亦不脱皮。病程4～5日。成人皮疹少但全身症状反比婴儿重。埃可病毒16型曾引起“波士顿皮疹热”，大多先发热1～2日，热退时始出皮疹，曾称玫瑰样疹，亦可类似风疹、麻疹、疱疹、瘀点、紫癜及荨麻疹等。有些患者同时出现无菌性脑膜炎或脑炎。

三、急性胃肠炎

多见于婴幼儿，多由埃可病毒6、7、11、14、18和22型所致。腹泻为水样便或黄绿色稀便，可有少量黏液，每天数次至10余次。同时伴有呕吐、腹痛及发热。病情多不严重，3日左右可恢复。

四、呼吸道感染

世界各地均有报道，临床表现有鼻炎、咽炎、气管炎和肺炎。在瑞典曾发生ECHO 11型所致的儿童哮吼（croup）。其他型如4、7、9、11、19、20、25、26和30型亦可引起此类表现。

五、其他

埃可病毒1、4、6、8、9、19、22和30型还可导致心肌炎和心包炎；6、9、16和17型可引起疱疹性咽峡炎；6型可致手足口病；1、6和9型可引起流行性肌痛；7、9和11型可致急性出血性结膜炎；4型曾引起阴道炎和子宫颈炎；9和31型可引起睾丸炎；4、6、9、11、17和19型可致肝炎。此外许多型亦可引起非特异性发热性疾病。

【实验室检查】

一、血常规检查

外周血白细胞多正常。

二、脑脊液检查

为无菌性炎性改变。压力轻度增高，外观无色透明，蛋白轻度增高，糖和氯化物正常。白细胞多在 0.5×10^9/L 以下，分类以单核细胞居多，但在病期头 1～2 天，多形核细胞可占多数。涂片及培养均无细菌。

三、血清免疫学检查

国内已建立了检测某些肠道病毒特异性抗体的 ELISA 方法，可协助早期诊断。

四、病毒核酸检测

可采用 PCR 法扩增标本中特异性病毒核酸。阳性结果有病原学诊断价值。

五、病毒分离

可用组织培养法或动物接种分离病毒予以确诊。

【诊断与鉴别诊断】

近几年 PCR 方法已用于诊断，可从患者粪便、血清及脑脊液中检测病毒特异性核酸。患者恢复期特异性抗体效价比急性期抗体效价≥4 倍增高有诊断价值。另外，可用猴肾细胞或人胚肺细胞从患者血液、疱液、脑脊液、心包液、胸水进行病毒分离，亦可从咽部和粪便中分离病毒，但须结合血清学检查综合判断，临床应用减少。

脑膜炎型病例应与其他急性发热出疹性病毒性脑膜炎、化脓性脑膜炎、结核性脑膜炎、真菌性脑膜炎等相鉴别；脑炎型病例应与其他病毒感染性脑炎等相鉴别；气管肺炎病例应与细菌感染性肺炎、真菌感染性肺炎等相鉴别；心肌心包炎病例应与其他病毒感染性心肌心包炎、风湿性心肌心包炎等相鉴别；皮疹较多的患儿应与幼儿急疹、风疹、猩红热等相鉴别。仅凭临床症状有时很难做出正确的鉴别诊断，需依靠病原学证据。

【治疗】

一、一般治疗

患者应卧床休息，给予流质或半流质易消化吸收的食物，按消化道传染病常规隔离。

二、对症治疗

高热时应用物理与药物降温措施控制体温。对支气管肺炎型和心肌心包炎患者应据病情作对症治疗。对脑膜炎及脑炎患者应用脱水剂、呼吸中枢兴奋剂、肾上腺皮质激素等。对严重病例可适当应用抗菌药物，以预防可能发生的继发性细菌感染。

三、病原治疗

目前尚无特效病原治疗药物。对早期发热的病例，可试用利巴韦林（ribavirin）治疗，常用剂量为每日 10～15mg/kg，分 2 次肌内注射或静脉滴注，疗程 5～7 日。孕妇、哺乳期妇女忌用。

【预防】

对患者应作常规消化道传染病隔离，隔离期一般为 2 周。加强饮食管理及个人卫生。本病流行期间，不宜到公共泳池、江河中游泳。对接触患者的婴幼儿可用肌内注射人血清丙种球蛋白 3～6ml 作预防。尚无确切有效的疫苗可供人群预防接种。

（毛　青）

参 考 文 献

1. 周建民. 儿童埃克 30 型病毒性脑膜炎 61 例. 中华传染病杂志，2005，23（2）：139-140.
2. CDC. Outbreak of aseptic meningitis associated with ECHO9 and 30 and P preliminary surveillance reports on Enterovirus activity—United States. MMWR，2003，52（32）：761-764.
3. Milia MG，Cerutti F，Gregori G，*et al*. Recent outbreak of aseptic meningitis in Italy due to Echovirus 30 and phylogenetic relationship with other European circulating strains. J Clin Virol，2013 pii：S1386-6532（13）00347-00348.

第二十六节　新型肠道病毒感染

1969 年以前肠道病毒被确定有 67 个血清型（包括脊髓灰质炎 3、科萨奇 A 组 24 及 B 组 6、埃可 34）。由于原来分型方法已不适用，1976 年国际会议决定以后统称肠道病毒而不用原名。新型肠道病毒感染（new enterovirus infection）系指由新鉴定的一些肠道病毒所致的感染。陆续发现几种小 RNA 病毒，符合肠道病毒的理化特性，可用猴肾细胞培养，命名为新型肠道病毒，目前主要有68、69、70 及 71 型四种，已知除 69 型外均与人类疾病有关。美国疾病预防控制中心应用分子生物学定型方法取代常规中和试验来进行肠道病毒的鉴定。2001 年用分子生物学方法鉴定了常规中和试验法无法鉴定的新型肠道病毒 EV73。之后又鉴定了 8 个新型肠道病毒：EV74 ~ 78 及EV89 ~ 91。2007 年 Oberste 等又用同样的方法鉴定了 HEV-B 组中的 13 种新型病毒：EV79 ~ 88、EV97、EV100 及 EV101。自 2001 年以来，用序列分析方法已经确定了 22 个新型肠道病毒型别。使肠道病毒型别增加了 30% 以上。此外，一些型别（EV92 ~ 96、EV98 及 EV99）也已经确定并在肠道病毒分类委员会登记注册。

【病原学】

1962 年从美国加州 4 名肺炎患病儿童及下呼吸道感染患者的咽拭标本分离出肠道病毒 68型。有关该病毒所致儿童肺炎或支气管肺炎，临床表现了解较少。1959 年从墨西哥一名 4 岁健康儿童的直肠拭子标本中分离获得肠道病毒 69型，迄今尚未见其致病的报道。最引人注意的是肠道病毒 70 型（ET70）及肠道病毒 71 型（ET71）；前者于 1971 年从日本急性出血性结膜炎患者结膜处获得，导致急性出血性结膜炎；后者来自脑组织及患者粪便，导致无菌性脑膜炎或脑炎，亦可引起手足口病。这 4 型新肠道病毒均有其独特抗原，与已知其他型无交叉反应。

【流行病学】

1969—1973 年，70 型肠道病毒所致的急性出血性结膜炎在世界众多地区发生，首先在非洲加纳开始，以后波及非洲其他地区。1970 年在东南亚、印度、日本及新加坡等地多次发生大流行，涉及百万人，1971 年在欧洲的前南斯拉夫及法国等地有几次小暴发流行。1981 年再度在亚洲及非洲流行，并蔓延到加勒比海地区、南美洲北部、中美洲及美国迈阿密等地。20 世纪 80 年代中国亦发生几次流行，波及数千万人，且病情较柯萨奇及埃可病毒所致者严重。传染源为患者，传播途径为眼→手→眼。本病传染性强，传播快，家庭发病率高达76%，特别是卫生条件差的地区更易流行。

流行病学资料显示，肠道病毒 71 型（EV71）具有季节性且无地域性限制，故于全世界各地均有肠病毒流行的报道，包括澳洲、日本、中国香港、马来西亚、瑞典、保加利亚、匈牙利及法国等。然而，出现肠病毒致死病例的却只有少数地区，除了中国台湾地区外，于 1969—1998 年间曾经导致大流行并有多名致死病例之地区尚包括保加利亚、匈牙利及马来西亚等国。根据这些地区流行情况报告显示，肠道病毒 71 型侵犯对象主要为学龄前幼童，而由 1998 年台湾地区 EV 71 大流行时统计数据发现，3 岁以下儿童几乎均无 EV 71 抗体，故为最主要的高危险人群。肠病毒流行发生于每年的夏秋两季，6 ~ 9 月为高峰期，容易侵犯 15 岁以下儿童，感染后常有 2 ~ 10 日（平均约 3 ~ 5 日）的潜伏期，并可经由呼吸道的飞沫传染或经由胃肠道的粪便传染。肠病毒的传染力始于发病的前几日，在发病后一周内传染力最高，在咽喉及粪便中均可发现病毒，肠病毒可持续存在于病患的口鼻分泌物达 3 ~ 4 周，而由肠道排出病毒的期间则可持续达 6 ~ 8 周。EV71 从 1969 年到 1998 年先后在美国、澳大利亚、日本、瑞典、保加利亚、匈牙利、马来西亚及中国台湾等地导致中枢神经系统感染的流行，患者达数百至数千多人，以无菌性脑膜炎多见，瘫痪次之，亦可发生脑炎，甚至为脑干脑炎，引起致死性肺水肿及肺出血。

【发病机制】

人是人肠道病毒的唯一自然宿主，病毒通过人与人之间的密切接触（通过手指、餐具及食物）传播扩散。感染者咽部及肠中有病毒存在，从粪中排病毒的时间较长，可持续几周。粪-口是主要的传播途径，偶可通过飞沫传播。病毒在污水中存活的时间甚长。

病毒感染通过胃肠道，人食入病毒后，经过7 ~ 14 日，存在于咽部及肠道淋巴样组织的病毒，经血流进入单核-吞噬细胞中增殖，在消化道（咽部、肠道）的淋巴细胞内完成初级复制，然后进入病毒血症阶段。病毒随血流感染远处靶器官，包括脊髓、脑、脑膜、心肌、骨骼肌、皮肤及黏膜，其他组织如淋巴结、褐色脂肪组织，亦可被感染。病毒在中枢神经系统的大量复制导致运动神经元损伤，引起麻痹。感染后，病毒从咽部及粪便排放，可持续数周甚至数月，导致病毒传播。随着中和抗体的出现，病毒在远离入侵部位时复制就停止了。当感染后8～12周，出现中和抗体IgM、然后是IgG。有B细胞免疫缺陷的儿童可出现持续感染。

【临床表现】

一、肠道病毒70型(EV70)感染

EV70主要导致急性出血性眼结膜炎、脑膜炎、瘫痪型疾病及多发性神经根炎。急性出血性眼结膜炎(acute hemorrhagic conjunctivitis, AHC)起病急促，突然眼痛、畏光、流泪及眼睑水肿。通常发生于一侧眼睛，几小时后波及另一侧眼睛。约20%患者出现发热、头痛及全身不适等表现。EV70所致的急性出血性眼结膜炎在病程的2～3日出现特征性表现，即眼球结膜下出血，从细小的出血点至整个球结膜下出血不等，亦可伴角膜炎，但极少累及巩膜和虹膜。患者眼部常可并发细菌感染。儿童患者2～3日痊愈，成人1～2周内完全恢复。

神经系统并发症主要为类似脊髓灰质炎的瘫痪，发病极少，常发生于起病后5日至6周。可伴发一种少见的神经系统并发症即急性腰脊髓脊神经根病。该病多见于成年男性，在眼病几周后发生。主要症状类似脊髓灰质炎，可导致瘫痪及肌萎缩等后遗症。另外一种并发症是面神经瘫痪。临床上表现为先有1～3日的发热及全身症状，之后出现神经根痛及急性瘫痪，呈不对称性，一个或多个肢体瘫痪。第2～3周出现肌肉萎缩，常遗留后遗症。半数病例可出现眼球麻痹，偶可出现呼吸困难。

二、肠道病毒71型(EV71)感染

EV71感染主要导致儿童手足口病。大多数情况下，EV71感染所致的手足口病为自限性，但少数病例可进展为无菌性脑膜炎、脑干脑炎及脊髓灰质炎样的麻痹、急性肺水肿等多种神经系统疾病。潜伏期多为2～10日，平均3～5日。

(一) 普通病例

急性起病，发热，口腔黏膜出现散在疱疹，手、足及臀部出现斑丘疹、疱疹，疱疹周围可有炎性红晕，疱内液体较少。可伴有咳嗽、流涕、食欲不佳等症状。部分病例仅表现为皮疹或疱疹性咽峡炎。多在一周内痊愈，预后良好。部分病例皮疹表现不典型，如单一部位或仅表现为斑丘疹。

(二) 重症病例

少数病例(尤其是小于3岁者)病情进展迅速，在发病1～5日左右出现脑膜炎、脑炎(以脑干脑炎最为凶险)、脑脊髓炎、肺水肿及循环障碍等，极少数病例病情危重，可致死亡，存活病例留有后遗症。

1. 神经系统　精神差、嗜睡、易惊、头痛、呕吐、谵妄甚至昏迷；肢体抖动，肌阵挛、眼球震颤、共济失调、眼球运动障碍；无力或急性弛缓性麻痹；惊厥。查体可见脑膜刺激征，腱反射减弱或消失，巴宾斯基征等病理征阳性。

2. 呼吸系统　呼吸浅促、呼吸困难或节律改变，口唇发绀；咳嗽，咳白色、粉红色或血性泡沫样痰液；肺部可闻及湿啰音或痰鸣音。

3. 循环系统　面色苍灰、皮肤花纹、四肢发凉，指(趾)发绀，出冷汗，毛细血管再充盈时间延长。心率增快或减慢，脉搏浅速或减弱甚至消失；血压升高或下降。

(二) 临床分期

根据发病机制及临床表现，可将EV71感染分为5期。

1. 第1期(手足口出疹期)　本期主要表现为发热，手、足、口、臀等部位出疹(斑丘疹、丘疹及小疱疹)，可伴有咳嗽、流涕、食欲不佳等症状。部分病例仅表现为皮疹或疱疹性咽峡炎，个别病例可无皮疹。此期病例属于手足口病普通病例，绝大多数病例在此期痊愈。

2. 第2期(神经系统受累期)　少数EV71感染病例可出现中枢神经系统损害，多发生在病程1～5日内，表现为精神差、嗜睡、易惊、头痛、呕吐、烦躁、肢体抖动、急性肢体无力及颈项强直等脑膜炎、脑炎、脊髓灰质炎样综合征、脑脊髓炎症状体征。脑脊液检查为无菌性脑膜炎改变。脑脊髓CT扫描可无阳性发现，MRI检查可见异常。此期病例属于手足口病重症病例重型，大多数病例可痊愈。

3. 第3期(心肺衰竭前期)　本期多发生在病程5日内。目前认为可能与脑干炎症后自主神经功能失调或交感神经功能亢进有关，亦有认为EV71感染后免疫性损伤是发病机制之一。本期病例表现为心率、呼吸增快，出冷汗、皮肤花纹、四肢发凉，血压升高，血糖升高，外周血白细胞(WBC)升高，心脏射血分数可异常。此期病例属于手足口病重症病例危重型。及时发现上述表现

并正确治疗，是降低病死率的关键。

4. 第4期（心肺衰竭期）　病情继续发展，可出现心肺衰竭，可能与脑干脑炎所致神经源性肺水肿、循环衰竭有关。多发生在病程5日内，年龄以0～3岁为主。临床表现为心动过速（个别患儿心动过缓），呼吸急促，口唇发绀，咳粉红色泡沫痰或血性液体，持续血压降低或休克。亦有病例以严重脑衰竭为主要表现，肺水肿不明显，出现频繁抽搐、严重意识障碍及中枢性呼吸循环衰竭等。此期病例属于手足口病重症病例危重型，病死率较高。

5. 第5期（恢复期）　体温逐渐恢复正常，对血管活性药物的依赖逐渐减少，神经系统受累症状和心肺功能逐渐恢复，少数可遗留神经系统后遗症状。

三、其他新型肠道病毒

呼吸道感染肠道病毒68型（EV68）可导致小儿毛细支气管炎和肺炎。肠道病毒72型（EV72）可致甲型肝炎。

【辅助检查及诊断】

确诊依赖于检测病原及抗体。这些病毒可以存在于粪便、血液、脑脊液、脊髓、眼结膜分泌物及咽部、脑、心、肝和皮肤或黏膜的病变部位。可用组织培养法或动物接种法分离病毒，然后用相应的抗血清鉴定。检测抗原的快速和灵敏的方法有免疫荧光法、酶联免疫吸附检测法（ELISA）及核酸杂交法等。检测急性期和恢复期血清的抗体滴度，若有4倍以上升高，即可确诊，方法有中和试验、补体结合试验及血凝抑制试验等。

【治疗】

本病尚无特效的治疗药物，采用对症治疗，大部分患者可自发恢复。对EV68所致的肺炎及EV71所致的脑膜炎、脑炎，以对症处理及支持疗法为主。EV70所致的急性出血性结膜炎可用0.1%利巴韦林眼药水或IFN-α眼药水滴眼，每2～3小时1次。为防止其他细菌感染可用0.5%新霉素或1%氯霉素滴眼，睡前涂抹红霉素眼膏。

【预防】

EV70主要通过眼分泌物传播，应隔离患者，煮沸患者用过的手帕、毛巾等物品。流行时应避免到公共场所活动，更不要去公共浴池或游泳池洗澡、游泳。

虽然EV71感染目前无疫苗，然而，良好的卫生习惯可有效地避免被感染。其防护措施有：饭前便后清洁手；通风，讲究个人卫生；尽量少让儿童到拥挤的公共场所；儿童要注意营养、休息，防止过度疲劳；托幼机构及小学等儿童聚集单位应每日晨检。发现疑似患者时应及时就诊，必要时住院治疗。对有患者的家庭要特别注意家庭环境及室内卫生，保证家人及孩子的手清洁。且用肥皂或漂白粉等含氯消毒剂彻底清洁患者接触过的物品及玩具。对可能被病毒污染的日常用品、食具等应及时消毒处理，患者粪便及其他排泄物可用3%漂白粉澄清液浸泡。

（成军　宋蕊）

参考文献

1. 田炳均，陆林，赵智娴，等. 云南省新型肠道病毒EV93的分子生物学鉴定. 中华流行病学杂志，2008，29（1）：98-100.
2. 侯俊，胡燕，沈宏辉，等. 新型肠道病毒分离株（BJ302）全基因组序列测定及分析. 中华实验和临床病毒学杂志，2008，22（2）：110-112.
3. Zhou X，Fan G，Xia W，*et al*. Molecular epidemiology of human enterovirus 71 strains in the Nanchang region of China in 2011. Jpn J Infect Dis，2013，66（2）：149-150.
4. Honkanen H，Oikarinen S，Pakkanen O，*et al*. Human enterovirus 71 strains in the background population and in hospital patients in Finland. J Clin Virol，2013，56（4）：348-353.
5. Chang SC，Li WC，Huang KY，*et al*. Efficacy of alcohols and alcohol-based hand disinfectants against human enterovirus 71. J Hosp Infect，2013，83（4）：288-293.
6. Park KB，Lim BK，Ye MB，*et al*. A peptide vaccine based on a B-cell epitope on the VP1 protein of enterovirus 70 induces a strong antibody response. Acta Virol，2012，56（4）：337-342.
7. She RC，Hymas WC，Taggart EW，*et al*. Performance of enterovirus genotyping tageting the VP1 and VP2 regions on non-typeable isolates and patient specimens. J Virol Method，2010，165（1）：46-50.

第二十七节　病毒性胃肠炎

胃肠炎的病原体包括细菌、病毒、原虫及真菌等，其中以病毒最为多见。病毒性胃肠炎（viral

gastroenteritis）亦称病毒性腹泻，系一组由多种病毒所致的急性肠道感染病。小肠为主要感染部位，临床症状以起病急、恶心、呕吐、腹痛、腹泻及稀水样便为主要特点。现已知轮状病毒（rotavirus）、诺如病毒（norovirus）最为常见，星状病毒（astrovirus）、肠腺病毒（enteric adenovirus）及肠道病毒（enterovirus）等亦为重要病原体。

Ⅰ　轮状病毒胃肠炎

【病原学】

轮状病毒为 RNA 病毒，属呼肠病毒科，广泛存在于世界各地，可感染各种哺乳类动物。病毒颗粒直径 68～70nm，分子量为 10.7×10^6 Da，核心部分直径 36～38nm，含有双股 RNA，分子量为 $(0.2\sim2)\times10^6$ Da，RNA 由 11 个基因片段组成，在决定病毒的抗原性及免疫原性等方面起着重要作用。其中比较重要的是核蛋白 VP2、内壳蛋白 VP6 及外壳蛋白 VP4 和 VP7 等。核心外围为 20nm 双层衣壳，内层衣壳的壳微粒体向外层呈放射性辐条状排列。电子显微镜下观察，类似车轮故称之为轮状病毒。外层衣壳的多肽构成种特异性抗原，人和动物无交叉反应。内层衣壳多肽则构成组特异性抗原，据此用电泳法可将轮状病毒分为 A～G 共 7 组，各种不同的轮状病毒，其 RNA 电泳图像不相同，因而可以作为鉴别方法之一。各种轮状病毒均可感染动物导致腹泻，但仅有 A、B、C 组对人有致病力，其中最常见的是 A 组。

1973 年 Bishop 首先从腹泻患病儿童十二指肠上皮细胞中发现人类 A 组轮状病毒。外层衣壳多肽抗原与动物不同，内层衣壳多肽抗原只与 A 组轮状病毒抗体起反应。根据衣壳内层抗原的不同，A 组轮状病毒可分为Ⅰ、Ⅱ两个亚群，用衣壳层抗原制备中和抗体，可分为 4 个血清型，其中 2 型属于Ⅰ亚群。根据 VP4 与 VP7 中和抗原特异性的不同，分别建立了 P（protease-sensitive）和 G（glycoprotein）两个独立的血清型系统。目前已知至少有 P1A、P1B、P2～P4 等 5 个 P 型，G1～G14 等 14 个 G 型。相同血清型的 VP7 序列具有高度保守性，型间无交叉免疫。导致婴幼儿腹泻的血清型主要为 G1～G4、G8、G9、G12。

人类 B 组轮状病毒是我国病毒学家洪涛等首先发现的。1982—1983 年在我国锦州及兰州暴发流行的急性胃肠炎患者粪便中找到了病毒颗粒，形态与 A 组轮状病毒完全一样，但抗原性却完全不同。由于患者多为成年人，故命名为成人腹泻轮状病毒（adult diarrhea rotavirus，ADRV），经国内外学者进一步研究，确定 ADRV 为 B 组轮状病毒。目前所知 B 组轮状病毒只有 1 个血清型。其基因组内发生变异的频率较高。VP4 蛋白与 A 组及 C 组的同源性分布为 18% 及 19%，VP7 蛋白与 A 组同源性为 28%，与 C 组无同源性。内壳蛋白 VP6 与 A 组及 C 组的同源性分别为 16.2% 及 17.2%。

C 组轮状病毒的抗原性，RNA 电泳图像均与 A 组及 B 组不同。已被认为系导致急性胃肠炎的重要病原体。

近年我国学者又从北京地区暴发流行的成人腹泻患者的粪便中发现一种新的不同于以往 A、B、C 三组的轮状病毒，表明人类对轮状病毒腹泻尚未完全研究清楚。

轮状病毒在外界环境中比较稳定。在室温中可存活 7 个月，耐酸，不被胃酸破坏。-20℃可长期保存。在有硫酸镁存在的情况下 50℃不被灭活。只有完整的病毒颗粒才具有感染性。加热至 50℃ 5 分钟，其感染性失去 80%，30 分钟失去 90%。然而，胰酶却能增强其感染性，因此用细胞分离病毒时，要求用胰酶预先处理。95% 的乙醇能去除轮状病毒的外壳，可能是最有效的灭活剂。酚、甲醛及漂白粉对轮状病毒亦有较强的灭活作用。

感染后不论是否出现症状，均可产生抗体。IgM 抗体在病后 2～3 日即可产生，持续 4～5 周后消失。IgG 抗体晚数日后产生，持续时间较长，有无保护作用目前尚无定论。小肠局部产生的 IgA 抗体有抵抗病毒作用，但持续时间较短，故患病之后还可再感染。再感染时症状多较轻。

【流行病学】

传染源为患者及病毒携带者。症状出现前 1 日粪便开始排毒，病期 3、4 日时为排毒高峰期，病毒颗粒排出量可达 $10^{10}\sim10^{12}$/ml，易感儿仅需 10 个病毒即可受染。大多数在病后 1 周排毒停止，少数可排毒 2 周。粪-口传播为主要途径，托幼单位常有水型及食物型暴发流行。接触传播亦广泛存在，家庭密切接触者可有 30% 以上的续发感染率。此外，呼吸道传播的可能性亦不能除外。大龄儿童、成年人特别是老年人免疫力不足时亦可感染。

A组轮状病毒感染遍及全世界。据WHO统计腹泻患病儿童中11%～71%（平均33%）为A组轮状病毒所致。美国CDC报道每年全世界有1亿4千万名患病儿童，死亡约100万人。新生儿6个月以内，由于受到来自母体抗体的保护而发病较少。6个月至2岁易感性最高，4岁时大多数已受感染。

流行季节各国不尽相同。在亚热带地区，婴幼儿腹泻多发生于秋冬季。我国上海、西安的5年调查证明患病儿童粪便轮状病毒阳性检出率在夏季为0%～20%，秋冬季为70%～90%，流行高峰在10～12月。随南北地区的不同可相差1～2个月。春季3～5月份又可有一个小高峰。热带地区常在干燥及较冷的季节发生流行。

成人轮状病毒腹泻可在一年四季中发生，季节性不如婴幼儿腹泻强，但流行及暴发在我国多发生于4～7月份，每日本多在冬春季流行。1982年底到1983年初，我国兰州和锦州暴发了B组ADRV腹泻的水型大流行，患者3万余人，老少皆有，但主要患者为青壮年。其后在广西、内蒙古、湖南、山东、河北、黑龙江、安徽、贵州、福建及辽宁等省、自治区先后发生过较大流行，其中安徽一次流行患者达2万余人。

【发病机制与病理改变】

轮状病毒感染主要在肠道，一般不侵入全身。轮状病毒主要侵犯十二指肠及空肠。病毒可在上皮细胞胞浆中复制，使绒毛变短变钝，细胞变形，出现空泡，继而坏死，致使小肠消化、吸收蔗糖、乳糖的能力下降，D-木糖吸收不佳，同时葡萄糖协同促进钠转运功能亦受到影响，从而使小肠吸收葡萄糖及钠的能力下降，亦影响氯的吸收。导致患病儿童大便中钠及氯化物的浓度可比正常高2～4倍，使水分大量积聚于肠腔内，导致腹泻及呕吐。乳糖下降到结肠被细菌分解后，进一步增高了渗透压使症状加重。故轮状病毒胃肠炎的主要发病机制在于肠道的吸收功能障碍，并非肠道分泌功能。

大量的吐、泻丢失水及电解质，导致脱水、酸中毒及电解质紊乱。临床症状的轻重与小肠病变轻重一致。病期7～8日后小肠病变可恢复。

【临床表现】

A组轮状病毒主要侵袭婴幼儿，潜伏期2～3日。起病较急，一般先有呕吐，继而腹泻，每日十余次至数十次，水样便或黄绿色稀便，有酸臭味。患者低或中度发热，高热者少，常有轻度腹痛、肌痛及头痛等。部分患病儿童出现流涕、轻咳等症状。发热及呕吐多在2～3日后消失，但腹泻可持续3～5日或1周，少数可达2周。轻症患病儿童多见，偶有呕吐、腹泻严重者出现脱水、酸中毒及电解质紊乱，并可导致死亡。

B组轮状病毒感染者多为成人，潜伏期约为1～4日，突然出现腹泻，大量水样便，伴有呕吐、腹痛、恶心、腹胀、肠鸣、乏力等，发热者很少。多数病程5～6日后缓解，少数持续到2周左右。

C组病毒亦主要侵袭儿童，症状有发热、腹痛、腹泻、恶心及呕吐等。潜伏期24小时左右，病程2～3日。

本病按临床表现可分为轻、中、重型：①轻型：不发热，大便每日6次以内，无脱水，自身症状轻；②中型：无发热或轻度发热，腹泻每日10次左右，多有呕吐、烦渴，中度脱水，腓肠肌痉挛，脉搏稍快，血压下降，病程3～5日；③重型：吐泻频繁，大便每日数十次，重度脱水伴酸中毒，血压下降，肢端发凉，病程5～7日。

【诊断与鉴别诊断】

冬春季节发现呕吐或泻水样物的患者，患者应考虑A组轮状病毒感染的可能。成人B组轮状病毒感染在流行期诊断较容易，散发病例或流行早期诊断不太容易。确诊及鉴别诊断主要依靠粪便标本的病原学检查：①检查病毒颗粒：以电镜或免疫电镜进行；②用补体结合、ELISA法、免疫斑点技术及葡萄球菌A蛋白协同凝集等方法检查病毒抗原：可检测出轮状病毒特异性抗原；③检测病毒核酸：以粪便标本粗提RNA后在聚丙烯酰胺凝胶（PAGE）上电泳，轮状病毒RNA有11个片段，A、B、C组轮状病毒各不相同，可依据电泳图像鉴别并确定其组别。此外可用斑点杂交及PCR扩增法检查吐、泻物标本中的病毒核酸。

【治疗】

本病尚无特效抗病毒治疗，以对症处理为主。吐泻严重者禁食，再逐步恢复饮食。轻症者给予口服补液即可。脱水严重者应予以静脉补液，同时纠正酸中毒和电解质紊乱，特别注意补钾。脱水、酸中毒及电解质失衡是导致患者死亡的原因。

思密达(smecta)可作为肠黏膜保护剂用于轮状病毒腹泻的治疗。思密达是由双四面氧化硅单八面体氧化铝组成的多层结构,可均匀覆盖在肠道黏膜上持续6小时,能吸附各种致病因子,从而改善症状。常用剂量为1岁以下儿童每次1g,1~3岁每次1.5g,3岁以上及成人每次3g,用50ml温开水冲服,每日3次。首剂加倍,至腹泻停止后停服。

微生态制剂如双歧杆菌、乳酸杆菌及地衣芽胞杆菌等对轮状病毒胃肠炎亦有一定疗效。

【预防】

重视饮食、饮水、个人卫生,做好粪便管理。有效的预防措施为自动免疫,口服多价减毒活疫苗可能取得良效,但仍在试用阶段。母乳中含有一定量的IgA,故母乳喂养的婴儿可得到一定保护。

Ⅱ　人杯状病毒胃肠炎

【病原学】

人杯状病毒(human calicivirus,HuCV)系导致儿童及成人非菌性急性胃肠炎的重要病毒,在世界各地都有广泛传播。它分为两个属,诺如病毒(norovirus,NV)及札如病毒(sapovirus,SV)。根据病毒抗原性和核苷酸序列的多样性,目前将诺如病毒及札如病毒分为三个遗传组,每个遗传组依据RNA多聚酶及衣壳蛋白区域序列的差异,可进一步划分为不同群或基因型。

一、诺如病毒(NV)

1968年美国诺瓦克镇一所学校,暴发急性非细菌性胃肠炎;1972年用免疫电镜从患者粪便中找到了致病病毒,称之为诺瓦克病毒(Norwalk virus,NV)。其后几年在英、美、日等国的不同地方相继出现了类似疾病的暴发流行,将找到的相关病毒依疾病流行地方而命名,如夏威夷、马林、雪山、陶顿及蒙哥马利郡病毒等,将这些类似病毒统称为诺瓦克样病毒(NLVs)。2002年8月第八届国际病毒命名委员会批准名称为诺如病毒,诺瓦克及诺瓦克样病毒的名称不再使用。

本病毒为圆形,直径25~35nm,内含单股正链RNA,核酸长度为7.4~7.7kD。有3个开放读码框架(ORF),编码57kD ORF_1的酶类蛋白,包括RNA依赖性RNA多聚酶,ORF_2编码58kD病毒核壳蛋白,ORF_3编码22.5kD的多肽,功能尚不详。根据衣壳基因序列的分子生物学特征,诺如病毒可分为5个基因型:GⅠ、GⅡ、GⅢ、GⅣ及GⅤ。其中,GⅠ、GⅡ、GⅣ可感染人,GⅠ型亦可感染猪,GⅢ及GⅤ分别感染牛及鼠。GⅡ型诺如病毒传播最广,是导致世界上绝大多数的急性胃肠炎暴发疫情的主要原因。

诺如病毒对各种理化因子有较强的抵抗力。冷冻数年、60℃ 30分钟不能灭活。在pH 2.7的环境中可存活3小时,4℃时能耐受20%乙醚24小时,在含氯6.25mg/L的液体中30分钟不能灭活,将氯量加大至10mg/L才有灭活作用。

二、札如病毒(SV)

Madeley于1978年首次从儿童腹泻标本中电镜观察到典型杯状病毒,以后出现越来越多的类似报道。因在日本札幌(Sapporo)暴发的急性胃肠炎的患者粪便中分离到典型杯状形态的病毒,此病毒曾被称为札幌病毒(Sappovirus)。1986年美国休斯顿的一个日托所暴发胃肠炎时,亦分离到相似病毒。有学者将这类病毒称之为札幌样病毒(Sapporo-like virus)。现在该病毒的正式名称为札如病毒(Sapovirus,SV)。札如病毒直径30~39nm,表面环绕着6个空洞,宛如嵌入6个杯子。其中心部位亦是一个空洞,内含7.5kb的单股正链RNA。

【流行病学】

在荷兰、美国、英国及日本,85%以上的非细菌性急性胃肠炎暴发系由HuCV所致。芬兰散发的急性胃肠炎中,HuCV检出率高达22%。1995年我国婴幼儿腹泻粪便中首次检测到诺如病毒,此后在北京及太原地区不同人群中进行的血清抗体水平调查表明我国人群中诺如病毒的感染十分普遍,并有不同基因型HuCV感染。传染源为患者,病后3~4日内排出病毒最多,其后减少,9~10日消失。病情重及病程长者排病毒期亦延长。患者的吐、泻物具有传染性。食物被污染常可导致流行。水产品如贝壳类,特别是牡蛎为食物型暴发流行的重要原因,可使大批人患病。吐、泻物如污染环境,可形成气溶胶,故有经空气传播的可能。本组病毒可感染任何年龄的人,但以成年人及大龄儿童为多见。札如病毒主要感染婴幼儿,新生儿从母体得到的被动免疫只能保护3个月，其后即成为易感儿，6岁以内为感染高峰期，12岁时已全部受染。老年人再次成为易感者，日本及英国曾在养老院发生过流行，侵袭率高达50%~70%。

本组病毒感染全年均可发生，寒冷季节发病较多。

【发病机制与病理改变】

病毒感染部位主要在小肠近端黏膜，在细胞核中复制。由于病毒的感染侵袭，上皮细胞酶活性发生改变，引起糖类及脂类吸收障碍，导致肠腔内渗透压增高，体液进入肠道，出现腹泻及呕吐症状。病理组织检查，肠黏膜上皮细胞的绒毛变粗变短，细胞内线粒体肿胀变形，但未见细胞坏死，肠壁固有层有圆形细胞及多核细胞浸润。病变可在1~2周完全恢复。

【临床表现】

潜伏期24~48小时(4~77小时)。起病急，以腹泻、腹痛、恶心及呕吐为主要症状。腹泻每日数次或10多次，水样便或黄稀便。腹痛有时可呈剧烈绞痛，可伴有食欲减退，全身无力、头痛及低热等。儿童患者可先出现呕吐水样物，然后出现腹泻。症状持续1~3日。札如病毒感染的小儿半数可伴有上呼吸道症状，还有出现皮疹者。病程可持续3~5日。不同病毒所致的临床表现大致相同。本病多呈自限性过程，预后良好。

【诊断与鉴别诊断】

流行病学史要了解该地区、该季节有无该类疾病流行，是否存在接触史。临床上表现为病程短暂的呕吐及水样腹泻。化验检查血象无特异性表现，粪便检查为水样便，无菌生长。依据病原学检查方能确诊：①放射免疫(RIA)法或酶免疫法(EIA)查粪便中的抗原；②核酸检查斑点杂交法查病毒RNA，或用RT-PCR法扩增标本中的病毒RNA；③酶免疫法检测患者血中特异性抗体；④免疫电镜检查粪便标本中的病毒，常因病毒量少而不易查到。

【治疗】

本病无特效治疗，以一般支持治疗及对症治疗为主。具体治疗参见轮状病毒胃肠炎的治疗。

【预防】

预防重点为保证饮水及食物的清洁，重视生、冷饮食及水产品贝壳类的消毒。熟食水产品大多可避免暴发流行。

Ⅲ　肠腺病毒胃肠炎

人腺病毒(adenovirus hominis)属于腺病毒科，根据免疫学、生物学、生物化学特性不同，可分为A~G 7个亚种，共有52个血清型。不同亚种、不同血清型有不同的器官亲和性，导致相应的临床表现。人腺病毒F亚种包括两个血清型，即40型及41型，可导致病毒性胃肠炎，称为肠腺病毒。本病毒已被WHO确认为引起儿童病毒性腹泻的第二重要病原。腺病毒呈无囊膜的球形结构，直径70~80nm，核心部分40~45nm，内含双链直线形DNA，有衣壳，无脂性包膜。肠腺病毒有特殊的抗原表位及核酸内切酶图形，已能组织培养。肠腺病毒耐酸，在低pH环境下可稳定存在，耐受胃肠分泌物及胆汁，可在胃肠内复制。加热至56℃经2~5分钟可以灭活，对紫外线敏感，照射30分钟可使其失去感染性。

本病发生于世界各地。感染高峰年龄为5岁以下，特别是2岁以下的婴幼儿。免疫力随年龄的增长而增强，病后可获得较长时间保护力。流行高峰季节不明显。人是人腺病毒的唯一宿主。传染源为患者，病后10~14日内可排出病毒。无症状的病毒携带者亦可传播本病。粪-口为主要传播途径，少部分患者可能由呼吸道传播。托幼单位易于流行，医院内感染率较高，有报道称住院患病儿童中46%是住院以后交叉感染本病。

潜伏期7日(3~10日)。腹泻，每日数次到数十次，稀水样便。2/3的患病儿童有呕吐、2/5发热在38℃以上。发病2~3日后热退，腹泻持续1~2周，平均8~9日，少数可延续到3~4周。部分患病儿童同时出现鼻炎、咽炎及气管炎等上呼吸道感染症状，有3%~6%的患病儿童出现肺炎症状。

病原学检查为本病的主要诊断手段其常用方法有：①用ELISA法、间接免疫荧光法及免疫斑点技术检查粪便中病毒抗原。现已有肠腺病毒的单克隆抗体，用于ELISA法检查抗原的特异性更高；②粪便中排出的病毒较多，可用电镜或免疫电镜检查。

本病的一般支持治疗和对症治疗与轮状病毒胃肠炎相同，尚无正式推荐的抗病毒药物，只有几种抗病毒药物如更昔洛韦、利巴韦林等用于一些病例及群体的研究。

Ⅳ　星状病毒胃肠炎

星状病毒(astrovirus)是婴幼儿、老年人及免疫功能缺陷患者急性病毒性胃肠炎的主要病原之一，世界很多国家有星状病毒感染的报道。该病毒于 1975 年首次发现并命名，病毒表面有 5～6 个突起呈星芒状，病毒颗粒大小不一致，无包膜，平均直径为 28～30nm，为单股正链 RNA，长度为 6.8kD，有 3 个开放读码框架(ORF)。应用多克隆抗体及单克隆抗体，可将星状病毒划分为 8 个血清型。世界范围内广泛流行的星状病毒血清型主要是 1 型，仅个别地区、个别年份以血清 2 型为主。

英国及日本有数起在托儿所、中小学校、医院儿科病房及养老院暴发本病的报道。托儿所侵袭率为 50%，1/3 患病儿童家庭有续发病例，其他地区多为散发。传染源为患者及带毒者，患者病后 10 日内均可排出病毒，主要为粪-口传播。人-人接触传播多致散发流行，水及食物被污染时则可导致暴发流行。本病主要感染 5 岁以下儿童，到 10 岁时 75% 已有特异性抗体。本病在腹泻患病儿童中的发生率在发达国家占 4%～10%，发展中国家可高达 26%，北京儿童医院报道占 8.5%。

本病临床表现较轻，病程仅 1～4 日。潜伏期 24～36 小时。腹泻为水样便，可伴有呕吐、恶心、腹痛等。确定诊断需用 EIA 法从粪便检查星状病毒抗原，用 RT-PCR 法检测粪便中的病毒，亦可检测患者血清中特异性抗体。有学者已检测到患者血中的 IgM 抗体，将可用临床诊断。用电镜或免疫电镜从粪便中检查病毒颗粒。治疗以对症处理为主，预后良好，目前尚无特殊预防措施。

Ⅴ　其他病毒性胃肠炎

除上述病毒外，亦有其他病毒与胃肠炎有关，主要包括以下病毒：①肠道病毒(enterovirus)，该病毒致病作用虽主要不在肠道，亦可引起腹泻，病情多较轻；②瘟病毒(pestivirus)，该病毒可能导致<2 岁患病儿童腹泻；③冠状病毒(coronavirus)，可导致动物腹泻及人类呼吸道感染。已从<2 岁腹泻患病儿童粪便中分离到了病毒，但尚不能肯定本病毒与腹泻有关系。

（成军　陈志海）

参 考 文 献

1. 缪晓辉，龚智翔. 病毒性胃肠炎的诊治. 内科理论与实践，2009，4(2)：132-134.
2. Luchs A. Comment on "Viral acute gastroenteritis：clinical and epidemiological features of co-infected patients". Braz J Infect Dis，2013，17(1)：112-113.
3. Stals A，Uyttendaele M，Van Coillie E. The need for harmonization in detection of human noroviruses in food. J AOAC Int，2013，96(5)：998-1005.
4. Rovida F，Campanini G，Sarasini A，*et al*. Molecular detection of gastrointestinal viral infections in hospitalized patients. Diagn Microbiol Infect Dis，2013，75(1)：110-111.
5. Soumitra R，Vandenberghe LH，*et al*. Isolation and characterization of adenoviruses persistently shed from the gastrointestinal tract of non-human primates. PLoS Pathog，2009，5(7)：1-7.
6. Shan TL，Dai XQ，Guo W，*et al*. Human astrovirus infection in children with gastroenteritis in Shanghai. J Clin Virol，2009，44(3)：248-249.
7. Nayak MK，Balasubramanian G，Sahoo GC，*et al*. Detection of a novel intergenogroup recombinant norvirus from Kolkata，India. Virology，2008，377(1)：117-123.
8. Lindesmith LC，Donaldson EF，Lobue AD，*et al*. Mechanisms of GII. 4 norovirus persistence in human population. PLoS Med，2008，5(2)：e31.
9. Zheng DP，Ando T，Fankhauser RL，*et al*. Norovirus classification and proposed strain nomenclature. Virology，2006，346(2)：312-323.
10. Jones M，Harrach B，Ganac R D，*et al*. New adenovirus species found in a patient presenting with gastroenteritis. J Virol，2007，81(11)：5978-5984.

第二十八节　人类微小病毒感染

微小病毒(parvovirus)系含有单链 DNA 的小病毒，广泛存在于自然界，并可感染多种动物。目前至少有 4 种类型的微小病毒可感染人类，包括依赖病毒(dependovirus)、博卡病毒(HBoV)、细小病毒 B19(parvovirus B19)及 Parv4。电镜下这些病毒表现相似，但属于微小病毒的不同种属，在转录、复制及组织易感性方面均有所不同。目前对于微小病毒 B19 的认识较多，且一直以来被认为是导致人类感染的唯一微小病毒。随着人类认识的深入，更多导致人类感染的微小病毒被逐渐发现。然而，其致病机制仍未完全清楚。

【病原学】

HBoV 是除细小病毒 B19 之外已知的第二个最有可能对人类致病的微小病毒。细小病毒科包含浓核病毒亚科及细小病毒亚科，其中浓核病毒亚科感染节肢动物，细小病毒亚科感染鸟类及哺乳动物。细小病毒亚科又被分为五个属，包括细小病毒属、红病毒属、依赖病毒属、阿留申水貂病毒属及博卡病毒属。国际病毒学分类学委员会将博卡病毒属下的种定义为自然感染单种宿主但可能在抗原性上有所不同，不同种之间的非结构基因 DNA 序列同源性应小于 95%。以此为依据上述定义，近些年来已陆续发现 3 个新的 HBoV 基因型别即 HBoV2～4，并将最初发现的博卡病毒称为 HBoV1。

细小病毒科的成员为无包膜的微小病毒，病毒颗粒的直径为 18～26nm，核衣壳呈二十面体对称，其中包含有一条线性的、正义或负义的单链 DNA。全基因组大约有 4000～6000 个 bp。其中，Allander 等学者发现的两株 HBoV1（ST1 及 ST2）基因组长度分别为 5217bp 和 5299bp。从其他细小病毒的基因组结构可推测 HBoV 的基因组 DNA 两侧有发卡结构。由于这些结构不能单独通过测序方法破译，因此在侧翼结构得到阐明之前，无法得到整个基因组的完整序列。HBoV 的基因组包括三个开放读码框，其中两个公认的开放读码框分别编码非结构蛋白 NSl 及 NP-1，另一个编码病毒的壳体蛋白 VP1 及 VP2；VP2 的序列嵌套在 VP1 的序列之内。HBoV 的 NSl 蛋白功能尚不明确，推测可能同细小病毒 B19 的 NSl 蛋白其有相似的功能，包括可能在病毒复制中起作用。NP-1 是其他细小病毒属不具有的蛋白，功能不明。与 VP2 蛋白相比，VP1 蛋白的氨基端有额外的 129 个氨基酸，被称为 VP1 特定蛋白（VP1U），具有磷酸酶 A2（PLA2）样作用，调节病毒基因从内颗粒（endosomes）转移到宿主细胞核内开始病毒复制。

依赖病毒系于 1967 年被发现，主要包括腺相关病毒（adeno-associated virus，AAV）1～6 型，当时认为是由腺病毒培养过程中的污染所致。后来经发现在哺乳动物及禽类中广泛存在。依赖病毒在基因组 3′及 5′末端具有相同的反向重复序列。病毒的有效复制需依赖腺病毒或疱疹病毒等辅助病毒的共同感染。病毒在 3′末端含有 3 个 mRNA 启动子及 1 个多腺苷酸信号。在细胞培养研究中发现，病毒基因组可整合到宿主基因组中。整合部位取决于末端发夹样结构及宿主染色体的共同序列。不同依赖病毒具有不同的细胞嗜性，其主要取决于病毒的衣壳结构。迄今为止，在灵长类中发现了 9 种不同的依赖病毒血清型，其中 1、2、3、8 及 9 型常感染人类。细小病毒 B19 最初在献血者中发现，是红细胞病毒属的一种。其末端回文序列长达 365bp，G、C 含量高，使得 B19 二级结构牢固，不易被克隆进入细菌中。

【流行病学】

HBoV 呈全球性分布，从年龄分布上看最小感染者仅出生 10 日，年龄最大者 60 岁，但感染者主要集中在 6 个月至 3 岁的婴幼儿，成年住院患者较少感染 HBoV，且男性明显高于女性，感染比例为 1.5～2.5∶1。HBoV 感染一年四季均可发生，以冬春季节为主，但不同国家报道的季节特征有所不同。在欧美国家，HBoV 感染主要集中在冬春季节，但韩国多发生于晚春，而加拿大则无明显的季节性高峰。我国学者仅对冬春季节标本进行检测，尚无 HBoV 感染季节性分布的报道。HBoV 感染可单独存在，亦可与其他病毒混合感染，其混合感染率为 7%～50%。最常见的是与呼吸道合胞病毒共同感染，其次是与甲型流感病毒的共同感染。

微小病毒 B19 主要经呼吸道传播。孕妇感染时可传播给胎儿，输入含本病毒的血及血制品亦可传染。易感人群为小儿，5～10 岁为感染高峰年龄。40%～60% 的成人血中有 IgG 抗体，提示多有既往感染。全年均可发病，但多见于晚冬及早春季节。

【发病机制】

目前国内外对于 HBoV 的分子生物学及流行病学方面的研究已取得一定的成就，但对该病毒导致呼吸道感染的致病机制的研究才刚刚起步。HBoV 侵入机体后，首先进入易感细胞并在支气管肺上皮细胞中增殖，进而对宿主产生致病作用。然而迄今尚无有关该病毒的病理学报道，HBoV 能否感染机体及能否导致疾病，取决于 HBoV 的致病性及宿主免疫力两方面。研究发现 HBoV 的非结构蛋白（NS1）较为保守，而两个衣壳蛋白（VP1/2）较易发生突变，这提示不稳定的VP1/2基因突变可能是导致新种群产生和病毒逃逸免疫监视的重要原因和机制。据此认为，稳定的NS1基因则可能成为制备疫苗及药物作用的靶点。

目前对于人类细小病毒中细小病毒B19的发病机制认识已较为清楚。B19主要侵犯骨髓造血系统中的红细胞系，原始阶段的成红细胞如红母细胞可能为主要靶细胞。红细胞上的糖苷酯（glucoside）为病毒受体，病毒感染后可使红细胞裂解，导致红细胞减少。这种对骨髓造血功能的抑制作用持续1周，对造血功能正常者可有轻度影响，而对红细胞寿命缩短的溶血性贫血患者可能导致再障危象。此外，病毒可侵犯全身各种脏器及组织。

【临床表现】

在可感染人类的微小病毒属中，已证明细小病毒B19及HBoV可致病，但依赖病毒和Parv4与致病的相关性仍不明确。在生殖器及胎盘组织中可分离出依赖病毒，提示其感染可导致胎儿死亡，但其致病性仍不明确，仍然缺乏依赖病毒的致病性证据。目前亦未发现任何疾病与Parv4感染相关，最初感染Parv4的患者表现出“急性病毒感染症状”，但尚不清楚这些症状与Parv4感染的具体关系。

HBoV感染最易发生在急性呼吸道感染尤其是下呼吸道感染的儿童患者中，如气管炎、支气管炎、肺炎及哮喘急性加重，其症状包括咳嗽、发热、鼻炎及在成人患者中少见的结膜炎和皮疹。X线胸片的异常表现亦有报道。这些临床表现符合病毒感染所致的急性呼吸道感染，与呼吸道合胞病毒感染及人偏肺病毒感染相似，且无特异性的临床表现，藉此可区分HBoV感染及其他病毒所致的感染灶。HBoV同其他呼吸道病毒的合并感染经常被检测到，表明HBoV可能导致这些症状，或因非标准化、不同灵敏度的检测方法掩盖了真正致病的其他病毒。HBoV1感染患儿可同时表现为腹泻及支气管肺炎。虽然在急性胃肠炎患者的粪便标本中检测到了四种HBoV，但HBoV1与急性胃肠炎无关，其在粪便中出现可能为吞咽呼吸道分泌物所致，HBoV2在粪便中的检出率最高且可能与急性胃肠炎相关。由于HBoV3、HBoV4检出率较低，其在人类疾病中的作用尚不明确。

细小病毒B19感染通常无症状或症状轻微。在有症状的患者中，潜伏期通常为感染后1～2周。患者出现上呼吸道及全身感染性症状如发热、全身不适、鼻流涕、咽不适或疼痛、干咳等。部分患者仅发热2～3日即痊愈。在流行期经病原学或血清学检测证实，部分患者系为隐性感染。在具有病毒血症的患者可出现不同的临床表现。

【诊断】

诊断HBoV感染主要依赖普通PCR法或荧光定量PCR法扩增检测呼吸道分泌物、血清、粪便或尿液中HBoV的NP1、NS1、VP1或VP2片段。亦有报道在血清中检测HBoV衣壳蛋白VP1和（或）VP2的特异性抗体，方法有免疫荧光法、免疫印迹法及ELISA。目前在HBoV和B19V之间尚未出现特异性体液免疫及细胞免疫的交叉反应。

【治疗】

对于人类微小病毒感染，主要采用对症治疗，目前尚无有效的抗病毒治疗。由于在病毒感染中，体液免疫对于病毒清除有非常重要的作用，因此可采用免疫球蛋白进行治疗。

【预防】

迄今为止，对于微小病毒感染，尚无预防疫苗。预防方面应注意个人卫生，流行期间应避免到人群密集的公共场所，以免发生感染。

（王慧芬　苏海滨）

参考文献

1. 赵慧，钱渊. 人博卡病毒研究进展. 国际病毒学杂志，2012，19（1）：178-180.
2. 梁丹丹，林广裕. 人博卡病毒感染的致病机制研究进展. 实用临床儿科杂志. 2011，26（10）：801-803.
3. 陈倩，胡正. 人博卡病毒的研究进展. 中国当代儿科杂志，2010，12（8）：678-680.
4. Brown KE. The expanding range of parvoviruses which infect humans. Rev Med Virol，2010，20（4）：231-244.
5. Topuria T，Barnabishvili N，Chubinishvili O，*et al*. The role of parvovirus in the etiology of somatic pathology. Georgian Med News，2013，10（223）：56-60.

第二十九节 慢性疲劳综合征

慢性疲劳综合征（chronic fatigue syndrome，CFS）系一组以长期疲劳为特征、伴有乏力、骨骼肌疼痛、睡眠紊乱、注意力不集中，乃至影响或丧失劳动力的综合征。疲劳不因卧床休息而缓解，但在体力或脑力劳动后加重，尤其是劳累后的疲乏可持续24小时以上。由于疲劳是一种主观感觉而非客观体征，迄今为止，无论是体检还是实验室的检测所得结果，尚不足以阐明其病因，且缺乏特异的诊断方法。

许多慢性器质性疾病，如糖尿病、高血压、肝肾疾病，在其病程的某一阶段亦可伴有轻重不等的疲劳，然而不像CFS那样症状可持续6个月或更长。慢性疲劳与慢性疲劳综合征是两个不同概念，因此在做出CFS诊断之前，必须排除其他已知的、可治性疾病。根据不同的诊断标准，人群中的CFS发病率约在0.2%～2.6%之间；近10年来有显著增长趋势，这与医学界对该病的普遍重视有关。相同种族、相同文化教育程度、相同经济收入等各类人群的发病率相似。人群统计发现女性患本病的危险性高于男性；但因男性承受的社会压力较大，肉体和精神处于应激状态的机会多，有的调查报道认为男性病例多于女性。迄今为止认为，CFS的病因可能是多方面的，除环境因素外，从孪生子的调查亦发现与遗传素质有关，目前尚难确定是否存在特异性致病因素。

【病原学】

一、病毒感染

CFS在出现明显疲乏的同时，常伴有发热、咽痛、肌痛、淋巴结病和睡眠障碍等临床症状，部分病例以急性病毒感染起病或感染后数月起病。据此认为，CFS可能与病毒感染有关。Jones等和Strauss等早期研究发现，出现上述症状的患者中有明显的高滴度爱泼斯坦-巴尔病毒（Epstein-Barr virus，EBV）抗体，据此认为EBV是CFS的病因之一。此后Holmes等也发现在CFS这类患者体内有较高滴度的EBV抗体，同时亦检测到针对其他病毒如巨细胞病毒（cytomegalovirus，CMV）、单纯疱疹病毒（herpes simplex virus，HSV）、麻疹病毒的抗体。之后Buchwald和Hellingei亦相继报道了EBV抗体滴度与CFS之间的关系。近年来，人类疱疹病毒6型（HHV-6）感染亦被认为与CFS发病有关。Patnaik等为评估HHV-6与CFS两者之间的关系，应用EIA对两组不同地域的CFS患者检测HHV-6早期抗原（EA）p41/38，结果发现CFS患者中HHV-6 EA IgM和IgG的阳性率分别为60%和40%，IgM和IgG均为阳性的占23%，总阳性率为77%，而对照组中HHV-6 EA IgM或IgG的阳性率仅为12%。该研究结果证明，在CFS患者中HHV-6 EA特异的IgM可能提示HHV-6有活动性的复制。在CFS患者中有人发现血清中亲T淋巴病毒（HTLV）和HTLV 1型病毒抗体存在。

近年日本学者报道了一种嗜神经性的RNA病毒（即Borna disease virus，BDV），发现BDV感染与人类精神抑郁、精神分裂症发病密切相关。在日本的CFS患者中，通过免疫印迹和PCR技术检测发现BDV感染率分别为34%（30/89）和12%（7/57）；还在CFS的家族成员中检测到BDV抗体和BDV RNA。虽然BDV不大可能作为CFS单一病因，但可加重或诱发CFS发生。

其他病毒如柯萨奇病毒A和B、埃可病毒、脊髓灰质炎病毒、小核糖核酸病毒（picomavirus）、细小病毒B19、风疹病毒、HIV、HCV等感染，均有引起CFS的报道。由于CFS与某一具体的病原体及其感染时间之间的确切关系尚未得到证实，在CFS患者中检测到的有关病毒指标，可能仅反映为一些潜在病毒的活化而非CFS的病因。因此，关于病毒感染是否就是CFS的病因尚未被实验和临床研究肯定。

二、其他病原微生物感染

细菌、支原体、衣原体、真菌感染及其代谢产物亦可引起CFS。结核杆菌、肺炎衣原体、肺炎支原体，白色假丝酵母菌及其毒素可诱发CFS。Sorenson报道吸入真菌孢子可致人体多种疾病，其中包括CFS。Scheurten认为肠道内白色假丝酵母菌感染所分泌的毒素，可致CFS的肠道易激综合征。但有学者反对，认为有效的抗真菌治疗并未缓解症状。

Nasralla为探讨不同种类的支原体在CFS病例中的感染率，对91例支原体阳性的CFS患者采用PCR技术检测血清，发现有肺炎支原体（54/91）、发酵支原体（44/91）、人型支原体（28/91）、渗透支原体(18/91)。两重支原体感染占30.8%,三重感染占22%,多重支原体感染占52.7%。

因此,不难看出感染与CFS的发病之间的关系正越来越受到关注。

【发病机制】

CFS的病因尚未完全确定,可能为多重因素综合作用的结果,其中感染因素占首位,其次为免疫异常和内分泌异常。与感染有关的可能发病机制如下:

一、病毒感染

病原体及其毒素或代谢产物的直接作用病毒感染可直接引起CFS样症状,HIV和慢性HCV感染均可引起疲劳,且与病毒的载量有关,经抗病毒治疗后疲劳程度可减轻。同样,在结核病及鸟分枝杆菌(*Mycobacterium avium*,MAI)感染时,亦常常合并有疲劳,而抗结核治疗后可缓解疲劳。

病毒感染可致脑干上部的网状激活系统(reticula-activating system,RAS)或皮质投射的残余损伤继而导致疲劳综合征,动物实验亦证实RAS的损伤可引起嗜睡和淡漠。由于以上功能缺陷不伴有肉眼上的组织学变化,而MRI的研究,常会发现CFS病例的脑干和皮质下有不连续斑块状的损伤。如应用单光子放射计算机断层显像术(single photon emission computerized tomography,SPECT),可显示许多区域血流减少,尤其是后脑。有报道在脊髓灰质炎和多发性硬化症后可出现类似的损伤,而慢性疲劳又是这些病例的特征性表现。

二、感染后细胞因子的异常释放

感染后的细胞因子异常释放病毒或细菌感染可诱导一种或多种细胞因子,如IL-1β、IL-6、TNF-α、TNF-γ。这些因子可诱导一氧化氮(NO)合成酶,使NO水平增高,NO又与超氧基作用产生过(氧化)亚硝酸盐,一旦其水平升高并通过放大和正反馈机制又使其水平持续增高,从而降低了下丘脑-垂体-肾上腺(hypothalamic-pituitary-adrenal,HPA)轴的活动度,肾上腺皮质激素水平下降,从而使患者产生疲劳的感觉。Vollmer及Conna等研究认为,中枢神经系统内细胞因子的异常释放,特别是胶质细胞异常释放细胞因子,比外周循环的细胞因子更能导致神经功能减退,引起CFS的一些神经心理方面的症状。

Dickinson认为在CFS中有存在活动性病毒感染和免疫性疾病的证据。细胞免疫功能有潜在的下降。澳大利亚学者Bennett等为探讨急性感染病后生理、心理学症状与免疫因素之间的关系,对30例急性感染,其中包括17例EBV、5例罗斯河病毒(Ross river virus,RRV)和8例Q热,通过检测皮肤的迟发性变态反应(delayed type hypersensitivity,DTH)试验,以判断细胞介导的免疫反应。结果发现,急性期主要症状是疲劳和不适,其中46%的病例DTH皮肤试验阴性,提示细胞免疫功能不全;疲劳的恢复与DTH皮肤试验改善密切相关。

三、感染后的中枢神经系统、内分泌系统、免疫系统三者相互作用

其机制复杂且涉及下丘脑-垂体-肾上腺轴和自主神经系统。心理应激可通过下丘脑促使皮质激素释放增强,导致促肾上腺皮质激素(adrenocorticotropic hormone,ACTH)和肾上腺皮质激素(adrenocortical hormone,ACH)增加,从多方面下调免疫反应,最终导致潜在病毒的表达。

与免疫异常有关的发病机制为:患者表现为自然杀伤细胞(NK)活性降低,循环免疫复合物升高。迟延皮肤反应可合并变态反应性疾痛的发生率高,T、B淋巴细胞功能异常等。与内分泌异常有关的发病机制为:CFS患者的症状类似肾上腺皮质功能不全,显示下丘脑下部、垂体和肾上腺皮质功能失调或促肾上腺皮质释放激素异常。然而,迄今尚无确诊CFS的实验室检测及标志物,诊断CFS只能是排除性的。

【临床表现】

患者女性(占55%~60%)多于男性,平均年龄为37岁(11~60岁),亦有报道儿童患此综合征的,患者多为中等阶层。病前多为体力较好的在职雇员。多数患者病初呈流感样或胃肠道症状,少数患者为典型的急性单核细胞增多症表现。

患者以突出的疲劳感、休息不能明显好转为特征,其临床表现多种多样,发生率占60%以上的有疲劳感,60%~89%有运动后疲劳、头痛、睡眠障碍、低热、注意力不集中,90%~97%有咽炎、肌肉痛、抑郁、肌力低下、食欲不佳、关节痛。有极

度疲劳约占 1/4，患者常卧床休息，不能工作；1/3 仅能工作部分时间。平均病程 3.9 年（0.5～14 年）。症状呈周期性加重和减轻，10% 患者可恢复健康状态持续 1 年，然后又复发。

【实验室检查】

实验室检查除某些免疫功能指标轻度异常外，其他无明显异常。

【诊断】

美国 CDC 制定的 CFS 诊断标准如下：

一、主要指标

1. 持续半年以上的疲劳，活动量受限超过 50%。

2. 排除其他引起疲劳的疾病。

二、次要指标

（一）症状

与疲劳同时发生或继疲劳之后出现以下症状，并持续存在或反复发生达半年以上：①低热（口腔温度 37.5～38.6℃）或寒战；②咽痛；③颈部或腋下淋巴结肿痛；④全身肌肉软弱无力；⑤肌痛；⑥活动后持续疲劳达 24 小时；⑦头痛；⑧游走性关节痛；⑨神经精神症状：畏光、短暂性视力丧失、健忘、过度兴奋、精神错乱、思维困难、注意力涣散或抑郁；⑩睡眠障碍；⑪起病急，症状于数小时或数日内出现。

（二）体征

①低热（口腔温度 37.6～38.6℃，肛温 37.8～38.8℃）；②非渗出性咽炎；③颈部或腋下淋巴结肿大，直径可达 2cm。经医生检查重复发现 2 次的体征，其间至少相隔 1 个月。

凡具备上述 2 项主要指标，同时有 8 条症状符合，或有 6 条症状和 2 条体征符合者，方能诊断为 CFS。

【鉴别诊断】

一、器质性和精神性神经疾病

目前对 CFS 尚无特异的诊断方法，因此首先必须排除器质性和精神神经疾病，至少必须进行下列检查：①体重（CFS 体重无变化）；②体温测定；③末梢血白细胞计数及分类；④血液生化检查（电解质、糖、肌酐、肝功能、心肌酶谱）；⑤胸部 X 线；⑥血清学检查（抗核抗体、类风湿因子）；⑦血沉；⑧甲状腺激素；⑨HIV 抗体；⑩患者及家属的精神病病史。

二、纤维肌痛症（fibromyalgia）和抑郁症

（一）纤维肌痛症

本病主要是脑电图缺乏第 4 期慢波睡眠；睡眠障碍可发生全身肌痛、肌肉有压痛点，严重疲劳。脑电图表现与 CFS 相似，与 CFS 的鉴别点是纤维肌痛极少有发热、咽痛和表浅淋巴结肿大；CFS 有小流行或集体发病，而纤维肌痛症无此现象。

（二）抑郁症

临床上 CFS 极难与精神心理疾病、尤其是抑郁症相鉴别，据报道疲劳感持续 60 个月以上，被科医生疑诊为 CFS 的 135 例患者，经进一步详细观察发现 70 例为抑郁症等疾病，故在诊断 CFS 时必须详细观察，排除抑郁症。

【治疗】

由于 CFS 病因不明，一般不需特殊的药物和心理治疗，只有当合并有其他病症时才考虑。抗微生物治疗不推荐，除非有明确、特异、活动性感染证据并产生临床表现。CFS 的保守疗法以非特异的疗法、注重缓解症状使躯体康复。一些经验治疗方案的制定，应当从安全和经济的角度考虑，治疗开始前，也可征询患者意见，使其根据自身情况，选择其中之一。

一、对症治疗

对发热、咽痛、关节、肌肉痛等可试用非固醇类抗炎药、镇静解热药；对兴奋、健忘、注意力不集中、抑郁等精神症状可用促精神药，有可能改善抑郁状态。然而上述治疗效果并不令人满意，患者为极度疲劳，长期不能参与社会活动而苦恼，需精神支持。但各种维生素类和营养补充剂已证实无效，亦较为昂贵；经对照研究，一些花费较大的免疫增强疗法如静脉丙种球蛋白、免疫刺激剂、细胞因子疗效尚无统一意见。

比较纤维肌痛和 CFS，发现两者临床表现有许多相似之处，有相同的生物学特征，如自主神经和神经内分泌方面的改变。已证明三环类抗抑郁剂和其他具有 5-羟色胺作用的药物治疗纤维肌痛

对 CFS 亦有一定疗效。约翰斯·霍普金斯大学的研究人员对 CFS 病例进行卧立变位床试验，结果为几乎所有病例出现昏厥或疲劳症状的再现，而健康对照中只有 1/3 的受试者出现类似症状。据此认为持续的疲劳系因神经介导的低血压所致，在联合给予氟氢可的松、氨酰心安、舍曲林和增加盐的摄入后，39% 的患者症状有较长时间的改善。HPA 轴功能受抑制是 CFS 的一个特征，通过氢化可的松的替代治疗也能改善症状。然而有研究显示，仅仅靠单一的药物不能维持疗效。

二、非药物治疗

（一）运动疗法

运动疗法可使机体功能恢复正常，且能刺激免疫系统和缓解抑郁。目前的研究广泛认为轻度的有氧训练对 CFS 有益，相反，尚无证据支持卧床休息这一观点。对所属患者来说，过度静养反而不利，但训练应当循序渐进。

（二）纠正睡眠紊乱

对有显著睡眠紊乱的患者，应逐渐纠正，日间应限制或避免打盹，以免进一步干扰夜间的睡眠。

（三）认知-行为治疗

教育患者使其消除对疾病的起因和治疗方面的误解，包括重塑患者的信念，使其对自身症状和功能上的障碍有一个客观的评估。

（窦晓光　王静艳）

参考文献

1. Myhill S, Booth NE, McLaren-Howard J. Targeting mitochondrial dysfunction in the treatment of myalgic encephalomyelitis/chronic fatigue syndrome (ME/CFS): a clinical audit. Int J Clin Exp Med, 2013, 6(1): 1-15.
2. Medow MS, Aggarwal A, Baugham I, *et al*. Modulation of the axon-reflex response to local heat by reactive oxygen species in subjects with chronic fatigue syndrome. J Appl Physiol, 2013, 114(1): 45-51.
3. Yancey JR, Thomas SM. Chronic fatigue syndrome: diagnosis and treatment. Am Fam Physician, 2012, 86(8): 741-746.
4. Tomic S, Brkic S, Maric D, *et al*. Lipid and protein oxidation in female patients with chronic fatigue syndrome. Arch Med Sci, 2012, 8(5): 886-891.
5. JacksonML and Bruck D. Sleep abnormalities in chronic fatigue syndrome/myalgic encephalomyelitis: a review. J Clin Sleep Med, 2012, 8(6): 719-728.

第三十节　甲型脑炎

甲型脑炎（encephalitis A）亦称嗜睡性脑炎（encephalitis lethargica）。此病系 1917 年 4 月由 Von Economo 首次提出的一种中枢神经系统感染病，故又称 Von Economo 脑炎（Von Economo encephalitis）。急性期以发热、嗜睡、眼肌瘫痪、运动过多为临床特征，慢性期以帕金森（Parkinson）病为主要表现。本病在历史上曾发生流行，目前已极为罕见。

【病原学】

根据病理改变及临床特征推测本病病原体为病毒。既往有研究显示，部分新发甲型脑炎患者脑脊液中可检测出抗-链球菌溶血素 O 抗体，而绝大多数患者体内可测到自身抗基底节抗体，因此推测甲型脑炎为链球菌感染后自身免疫性疾病。最新的研究通过对 1917 年流行期间的甲型脑炎样本及最近的新发病例的检测结果显示，从中脑神经细胞中分离出了 27nm 的病毒样微粒，并且通过 RT-PCR 检测发现了一段长 97bp 的 RNA，经检测发现该微粒及 RNA 属于肠道病毒，证实了甲型脑炎由病毒感染所致的假说。

【流行病学】

在 20 世纪初曾有本病流行。1917 年 4 月 Von Economo 根据临床与病理研究结果，首次提出本病为独立的疾病，并命名为嗜睡性脑炎。1917—1924 年本病流行于法国、奥地利、英国、德国、加拿大、中美洲，继而传入印度、日本及我国，并波及非洲，成为全球性感染病。然而，自 1927 年以后，仅在少数国家有散发病例存在。1971 年曾报道 11 例脑炎后发生帕金森综合征，有 4 例死亡。近年仅见个别病例报道。

患者及带毒者可能是本病的传染源。发病季节为冬、春季，可能通过空气、飞沫，经呼吸道传播。人群普遍易感，以 10～40 岁多见。

【发病机制与病理改变】

病毒经呼吸道侵入后，入血导致病毒血症，并侵犯中枢神经系统。亦有研究者认为，链球菌感染后，诱发了中枢神经系统的自身免疫反应，特异性自身免疫 T 淋巴细胞及 B 淋巴细胞浸润中枢神经系统，主要损害深部脑灰质功能。急性期患者可见脑膜与大脑充血、水肿及点状出血，血管周围有淋巴细胞及浆细胞浸润，神经元水肿，染色质溶解、固缩，神经细胞变性、坏死，胶质细胞增生。病变以基底节、中脑、脑桥最显著。慢性期表现为退行性炎性脑病及纤维化。

【临床表现】

潜伏期约4~15日，本病临床表现形式多样。急性期患者多为急性起病，发热伴头痛、肢体疼痛、全身不适、恶心、呕吐、兴奋躁动或谵妄等，继而出现脑膜刺激征及脑炎症状。患者常有睡眠紊乱、失眠、嗜睡、睡眠时间颠倒及昏迷等特征表现，此种表现可能与大脑基底节损害有关。部分患者有肢体或颅神经麻痹，尤以眼肌麻痹引起眼球运动障碍为多见。亦可出现复视、斜视、眼睑下垂、瞳孔扩大或缩小等。以此类症状为主者称眼肌瘫痪型，少数患者表现为颜面部肌肉抽搐及肢体不自主运动。肢体肌阵挛或舞蹈运动、手足徐动、肌张力障碍。称为运动过多型。此期周围血白细胞总数轻度增高，分类以中性粒细胞增加为主。脑脊液细胞数轻度增多，分类以淋巴细胞为主，蛋白质轻度增多，氯化物及糖正常。病程约2~5周，约30%患者可完全恢复，30%留有各种后遗症。危重病例多在起病2周内死亡，病死率约30%。

慢性患者可从急性期直接发展而来或经数月或数年的暂时缓解后发病，以帕金森综合征为主要表现，如步态细小、表情痴呆、智力减退、流涎、两手有节奏性震颤等。亦可出现自主神经功能紊乱及内分泌紊乱等表现。

【诊断】

本病主要依据特征性临床表现，如急性期有嗜睡、眼肌运动障碍及运动过多及慢性期帕金森综合征，结合流行病学资料及实验室检查做出诊断。由于缺乏特异性诊断试验，急性期患者必须排除其他病毒所致的病毒性脑炎、结核性脑膜炎、传染后脑炎后，诊断才能成立。慢性期应与动脉硬化性帕金森综合征及帕金森病等鉴别。

【治疗与预防】

本病尚无特效治疗方法。应以加强支持疗法与对症治疗为主。急性期患者宜精心护理，并针对高热、抽搐及颅内压升高等采取对症治疗措施。亦可早期试用抗病毒药物及肾上腺皮质激素。慢性期患者可采用左旋多巴及苯海索等药物，以改善帕金森综合征的症状与体征。本病的预防同呼吸道感染病。

（侯金林）

参考文献

1. Dickman MS. Von Economo encephalitis. Arch Neurol, 2001,58(10):1696-1698.
2. Dale RC, Church AJ, Surtees RA *et al*. Encephalitis lethargica syndrome: 20 new cases and evidence of basal ganglia autoimmunity. Brain, 2004, 127(pt 1):21-33.
3. Vincent A. Encephalitis lethargica: part of a spectrum of post-streptococcal autoimmune diseases? Brain, 2004, 127 (Pt 1):2-3.
4. Dourmashkin RR, Dunn G, Castano V, *et al*. Evidence for an enterovirus as the cause of encephalitis lethargica. BMC Infect Dis, 2012, 12(10):136.
5. Hack N, Jicha GA, Abell A, *et al*. Substantia nigra depigmentation and exposure to encephalitis lethargica. Ann Neurol, 2012, 72(6):912-917.

第三十一节　流行性乙型脑炎

流行性乙型脑炎（epidemic encephalitis B，简称乙脑），又称日本乙型脑炎（Japanese type B encephalitis），系由乙型脑炎病毒（encephalitis B virus）所致的以脑实质炎症为主要病变的中枢神经系统急性感染病。临床上以高热、意识障碍、抽搐、呼吸衰竭及脑膜刺激征为特征，重症者病后常留有后遗症。亚洲地区每年约50 000人发病，病死率约30%，流行区的发病率约为10/100 000人。在我国，由于疫苗的广泛接种以及社会经济发展，乙型脑炎的发病率、病死率及后遗症发生率均逐年下降。

日本首次流行本病是在1871年，1934年日本学者从1例脑炎患者脑组织中分离出乙型脑炎病毒，故又称日本脑炎病毒（Japanese encephalitis virus，JEV），1938年证实了蚊是本病的传播媒介，流行于夏秋季。1938年我国从死亡乙型脑炎病例脑中也分离到该病毒，它是在我国流行的主要虫媒传播病毒。它除了引起人的脑炎外，亦可致猪流产及引起马的脑炎，对人类健康及经济发展危害极大。

【病原学】

乙型脑炎病毒属虫媒病毒(Arborvirus)乙组的黄病毒科(*Flaviviridae*),该科的其他病毒还包括登革热病毒、黄热病病毒、圣路易脑炎病毒及西尼罗病毒(West Nile virus)等。乙型脑炎病毒直径15~22nm,呈球形,核心为单股正链RNA,外有脂蛋白包膜及含糖蛋白的表面突出物,该突起中有血凝素(hemagglutinin)。乙型脑炎病毒RNA序列已全部测定,全长10 976个核苷酸,仅含一个开放读码框。基因组的5′端编码病毒三种结构蛋白(structural proteins),分别为衣壳蛋白(capsid protein,C)、包膜蛋白(envelope protein,E)及M蛋白,3′端编码7种非结构蛋白(non-structural proteins,NS)。乙型脑炎病毒在宿主细胞质中复制,病毒蛋白的转译在粗面内质网中完成,经高尔基体分泌至细胞外。病毒基因首先转译为一个大的聚合蛋白(polyprotein),然后加工切割成各种病毒蛋白。其中E蛋白是乙型脑炎病毒的主要抗原成分,具有特异性中和、血凝功能抗原的表位位点。多项动物实验研究表明E蛋白基因与乙型脑炎病毒的毒力相关联,单个氨基酸的变异就可能导致病毒的神经毒力(neurovirulence)及嗜神经性(neurotropic)丧失。preM基因转译出M蛋白的前体,然后加工成M蛋白,该过程的意义尚不明确。非结构蛋白至少有七种,即NS1、NS2a、NS2b、NS3、NS4a、NS4b及NS5,其中NS3具有蛋白酶和解旋酶功能,NS5为聚合酶,能诱生特异性中和抗体(图12-31-1)。

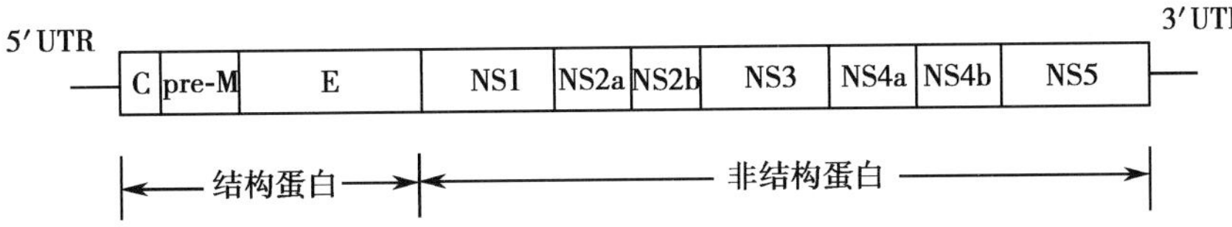

图12-31-1　乙型脑炎病毒基因结构示意图

乙型脑炎病毒对温度、乙醚和酸等常用消毒剂敏感,100℃ 2分钟或56℃ 30分钟即可灭活,但耐低温及干燥,用冰冻干燥法在4℃冰箱中可保存数年。乙型脑炎病毒为嗜神经病毒,在细胞质内繁殖,可在小鼠脑内传代,在鸡胚、猴肾及HeLa细胞中生长繁殖。在蚊体内繁殖的适宜温度为25~30℃。

乙型脑炎病毒的抗原性较稳定。人与动物感染病毒后,可产生补体结合抗体、中和抗体及血凝抑制抗体,有助于临床诊断及流行病学调查。

【流行病学】

一、传染源

乙型脑炎是人兽共患的自然疫源性疾病,人与许多动物可作为本病的传染源。人感染乙型脑炎病毒后,不论是隐性感染或显性感染,均可出现短暂病毒血症,一般在5日内,血中病毒数量亦较少,没有从人血中分离出病毒或输血传播病例的报道,故人不是本病的主要传染源。动物中家畜(如猪、牛、马、羊、犬等)、家禽(如鸭、鹅、鸡等)及鸟类可感染乙型脑炎病毒,特别是猪感染率高,猪的体温高,感染后血中病毒数量多,病毒血症期长,每年大批幼猪被蚊虫叮咬后产生病毒血症,因此猪是本病的主要传染源。有调查证明,流行期间猪的感染率可达100%,因猪属单年生长动物,更新率快,感染高峰期比人类流行高峰期早1~2个月,故目前以观察猪的自然感染动态,作为预测乙型脑炎流行的一项重要根据。其他如牛、羊、马、犬、猫、鸡、鸭、鸟等感染后亦可成为传染源,亦有从蝙蝠分离出乙型脑炎病毒的报道,认为蝙蝠可作为本病的传染源和长期储存宿主。

二、传播途径

本病主要通过蚊虫叮咬而传播。传播本病的蚊种有库蚊、伊蚊及按蚊中的某些种,在我国主要系三带喙库蚊(*Culex tritaeniorhychus*),其主要滋生地是积水地面,尤其是稻田。蚊子吸血后,乙型脑炎病毒先在其肠道内增殖,然后移行至唾液腺,在唾液中保持较高浓度,经叮咬将病毒传给人和动物,再由动物感染更多蚊虫,形成蚊-动物(猪)-蚊循环(图10-31-2)。蚊虫感染后10~12日就能传播乙型脑炎病毒。蚊虫是乙型脑炎病毒的长期储存宿主,可带病毒越冬,病毒可经蚊卵传代。此外,被感染的候鸟、蠛蠓、蝙蝠亦是乙型脑炎病毒越冬宿主。鸟类对于乙型脑炎流行区的扩展具有重要意义。

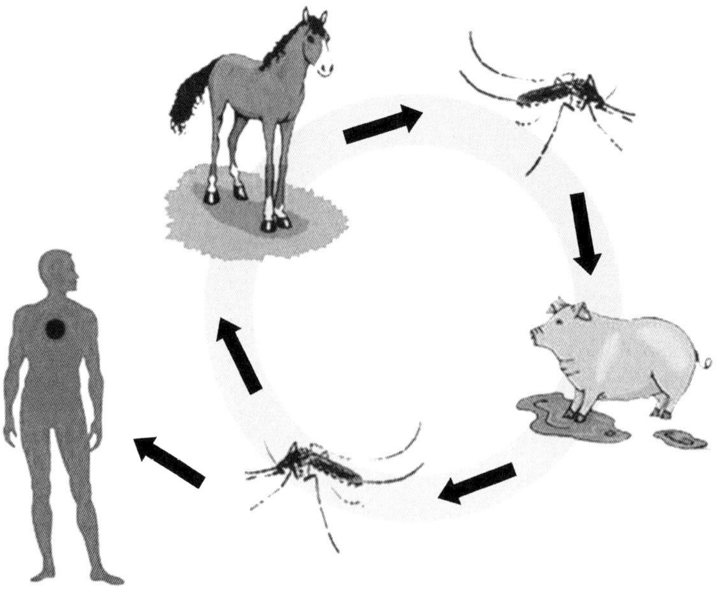

图 12-31-2　乙型脑炎病毒传播循环示意图

三、人群易感性

人普遍易感，但感染后多数呈隐性感染，显性与隐性感染之比为 1∶300，亦有高达 1∶2000 的报道。感染后可获得较持久及稳定的免疫力，再次患病者少见。

四、流行特征

乙型脑炎病毒感染普遍发生在亚洲的大部分地区，北部至西伯利亚沿海，南到澳大利亚南部，西至巴基斯坦西部，东达塞班岛。乙型脑炎流行以亚洲东南部地区为主，我国除东北、西北的边远地区及高原地区外，均有本病不同程度流行，但发病率农村高于城市，山区高于沿海地区。

乙型脑炎病毒的基因型共有 G-Ⅰ至 G-Ⅴ五型。近年来，G-Ⅰ型已经替代 G-Ⅲ型成为主要的 JEV 基因型，而 G-Ⅴ型时隔60 年后再次出现。在温带地区的乙型脑炎病毒传播疫情多数发生在夏季，而热带地区全年流行、发生率较低。本病全年均可发生。实验研究发现温度低于 20℃时，病毒不能进入蚊子的唾液腺内。实验显示，22℃时 24 日后蚊子传播病毒的效能仅为 28℃时的 30%，20℃时 30 日后只有少数蚊子有媒介效能，26 ~ 31℃时，蚊子的活动能力及其所带病毒量均明显增加。80% 左右的乙型脑炎患者为 10 岁以下儿童，以 2 ~6 岁组发病率最高，这是因为成人大多因隐性感染而获免疫力，而婴儿从母体所获抗体具有保护作用的原故。我国的流行特点为：①本病为季节性流行疾病，90% 发生在 7 月、8 月和 9 月；我国南方比北方地区乙型脑炎发病高峰期早 1 个月；②本病高度散发，一个家庭中同时出现两起以上十分罕见；③本病主要发生于 15 岁以下的儿童；④除了青海、新疆及西藏，本病广泛分布于全国的各个地区。全世界每年都会发生约 67 900 例乙型脑炎（总发病率为 1.8/100 000 人），然而其中仅 10% 已报告世界卫生组织。其中 33 900（50%）例发生在中国（中国台湾除外），且近 51 000（75%）发生在 0 ~ 14 岁的儿童中（发病率为 5.4/100 000 人）。约 55 000（81%）例发生在拥有完善的乙型脑炎疫苗接种计划的地区或乙型脑炎疫苗接种计划处于发展中的地区，而约 12 900（19%）例发生在只有很少或没有该疫苗接种计划的地区。近年由于乙型脑炎疫苗的广泛应用，全国乙型脑炎病例数量已经从 1971 年的 174 932例下降至 2005 年的 5097 例。

【发病机制】

人被带乙型脑炎病毒的蚊虫叮咬后，病毒进入体内，先在单核-吞噬细胞系统内繁殖，随后进入血循环，形成病毒血症。乙型脑炎病毒在感染人体时可影响组织内极化上皮细胞的屏障及渗透功能，同时可使血管上皮及内皮细胞间的紧密连接蛋白水平下调，虽然细胞因子诱导的抗病毒反应并不会打破上皮细胞间的免疫屏障作用，但乙型脑炎病毒严重影响紧密连接封闭蛋白-1（tight-junction claudin-1）的功能，有研究显示，乙型脑炎病毒在宿主胞内会诱导溶酶体降解紧密连接封闭蛋白-1，同时，单独的病毒衣壳，亦会影响上皮及内皮细胞的屏障及渗透功能，这与乙型脑炎病毒在人体内广泛播散密切相关。

人体是否发病主要取决于自身的免疫力，但病毒的数量及毒力对发病亦起一定作用，并与易感者临床表现的轻重有密切关系。机体免疫力强时，只形成短暂病毒血症，病毒不侵入中枢神经系统，表现为隐性感染或轻型病例，可获终生免疫力。如受感染者免疫力弱，感染的病毒量大且毒力强，则病毒可侵入中枢神经系统，在神经细胞内繁殖，引起脑实质病变。此外，血-脑屏障的健全与否，亦有密切关系，脑寄生虫病、癫痫、高血压、脑血管病及脑外伤等可使血-脑屏障功能降低，使病毒易于侵入中枢神经系统。

乙型脑炎的神经组织病变既有病毒的直接损伤，致神经细胞变性、坏死，更与免疫损伤有关，免疫病理被认为是本病的主要发病机制。病毒抗原与相应抗体的结合及在神经组织和血管壁的沉积，激活免疫反应及补体系统，导致脑组织免疫性损伤及坏死。血管壁破坏，附壁血栓形成，致脑组织供血障碍及坏死。大量炎性细胞的血管周围浸润，形成"血管套"（perivascular cuffing），吞噬被感染的神经细胞，形成嗜神经现象。急性期脑脊液中 $CD4^+$、$CD8^+$淋巴细胞（以 $CD4^+$细胞为主）及肿瘤坏死因子-α（TNF-α）均明显增加。尸体解剖可在脑组织内检出 IgM、补体 C3、C4，在"血管套"及脑实质病灶中发现 $CD3^+$、$CD4^+$、$CD8^+$淋巴细胞。迅速死亡的患者组织学检查可无炎症征象，但免疫组化检查发现形态正常的神经元细胞有乙型脑炎病毒抗原表达。

【病理改变】

本病的主要病理改变在中枢神经系统，严重者其他组织器官亦可有程度不一的病变，并出现相应的临床表现。

乙型脑炎病毒可侵入机体各个脏器，如脑、心、肺、肾及肾上腺等，引起间质性炎症、单核-吞噬细胞增生，但对神经组织的侵袭力最强，中枢神经系统受损最为严重。乙型脑炎的病变范围较广，从大脑到脊髓均可受累，其中以大脑、中脑、丘脑的病变最重，小脑、脑桥、延髓、脊髓上部的病变的严重程度依次减轻。肉眼可见软脑膜充血、水肿、出血。镜检发现神经细胞呈现不同程度的变性、肿胀及坏死，严重者脑实质有大小不等的坏死软化灶；有大量炎性细胞和淋巴细胞浸润，这些细胞聚集在血管周围，形成"血管套"（图 12-31-3）；胶质细胞增生，在炎症的脑实质中起吞噬及修复作用；脑实质及脑膜血管扩张、充血、渗出，形成脑水肿；血管内皮细胞坏死、脱落，造成栓塞，致血循环障碍，神经细胞坏死。

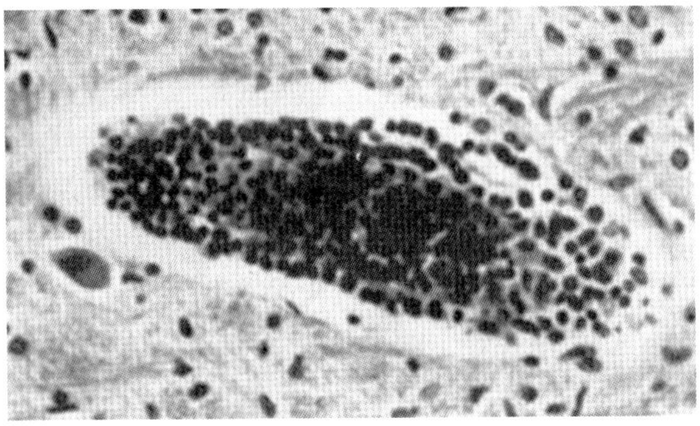

图 12-31-3　"血管套"病理照片

【临床表现】

潜伏期 4～21 日，一般为 10～14 日。在流行区，约 85% 的患者系年龄小于 15 岁的儿童。感染乙型脑炎病毒后，大多无症状或症状较轻，仅少数患者出现中枢神经系统表现。有少数患者能迅速的自行恢复，为顿挫型脑炎（abortive encephalitis）。亦有部分患者表现为无菌性脑膜炎（aseptic meningitis）而无脑炎的临床表现。

一、临床病程

典型的临床病程可分为 4 期。

（一）初期

病初 1～3 日，为病毒血症期。起病急，体温很快升高达 39～40℃，持续不退，伴有头痛、倦怠、食欲减退、恶心及呕吐，轻度嗜睡，此期因神经系统症状及体征不明显易误诊为上呼吸道感染。少数患者可出现神志淡漠、颈项强直。

（二）极期

病程 3～10 日，除初期症状加重外，突出表现为脑实质受损表现。

1. 高热　发热是乙型脑炎的必备症状，体温高达 40℃，并持续不退直至极期结束，一般持续 7～10日，轻者 3～5 日，重者可达 3 周以上。体温高低与临床表现成正比，发热越高，热程越长，病情越重。

2. 意识障碍　意识障碍为本病主要症状，多数患者出现不同程度的意识障碍，表现为嗜睡、谵妄、昏迷。嗜睡具有早期诊断意义，神志不清最早可见于病程第1～2日，但多发生于第3～8日，通常持续1周左右，重症者可在1个月以上。昏迷是重症病例发展到极期的重要标志之一，昏迷越早、越深、越长，病情越重。

3. 抽搐　抽搐系高热、脑实质炎症、脑缺氧及脑水肿所致。发生率儿童可高达85%，成人约10%，是病情严重的表现，早期出现抽搐的患者，亦多发展为重症，反复发作或持续发作者，往往预后较差。先有面部、眼肌、口唇的小抽搐，随后肢体抽搐、强直性痉挛，可发生于单肢、双肢或四肢，重者全身强直性抽搐，历时数分钟至数十分钟，并反复发生。长时间、频繁抽搐，可导致发绀、脑缺氧及脑水肿，昏迷程度加深，甚至呼吸暂停。有些患儿单次抽搐后就很快恢复健康，常导致高热惊厥的临床诊断。

4. 呼吸衰竭　主要为中枢性呼吸衰竭，多见于极重患者，由脑实质炎症、缺氧、脑水肿、颅内高压、脑疝及低血钠脑病等所致，其中以脑实质病变，尤其延髓呼吸中枢病变为主要原因。表现为呼吸节律不规则，如潮式呼吸、间停呼吸、双吸气、叹息样呼吸及抽搐样呼吸等，最后呼吸停止。此外，因脊髓病变致呼吸肌瘫痪、呼吸道分泌物阻塞、肺炎、肺不张等原因可发生周围性呼吸衰竭。如出现脑疝，除前述呼吸异常外，尚有相应的临床表现。颞叶钩回疝表现为昏迷，病侧瞳孔散大，上眼睑下垂，对侧肢体瘫痪及锥体束征阳性；枕骨大孔疝则表现为极度躁动，眼球固定，瞳孔散大及对光反射消失，脉搏缓慢，呼吸微弱或不规则，随之呼吸与心跳停止（表12-31-1）。

表12-31-1　乙型脑炎呼吸衰竭临床特点

	中枢性呼吸衰竭	周围性呼吸衰竭
产生原因	假性延髓麻痹、延髓麻痹	呼吸道分泌物阻塞
	脑水肿、颞叶钩回疝	肺部感染、肺不张
	枕骨大孔疝、低血钠脑病等	高颈位脊髓炎等
临床表现	发绀、呼吸节律不规则	发绀、呼吸困难、气促等
	如潮式呼吸、间停呼吸	表现，但呼吸节律
	双吸气、叹息样呼吸等	始终规则
动脉血气	PaO_2<60mmHg、常伴有	PaO_2<60mmHg、$PaCO_2$降低
	$PaCO_2$>50mmHg	或正常，很少出现增高

注：PaO_2：动脉血氧分压，$PaCO_2$：动脉血二氧化碳分压

高热、抽搐及呼吸衰竭是乙型脑炎极期的严重表现，三者互为因果，互相影响，尤其呼吸衰竭常为致死的主要原因。

5. 脑水肿　主要由脑实质炎症、脑缺氧、低血钠性脑病等所致，表现为不同程度的意识障碍、颅内压升高。颅内压升高发生率约50%，主要表现为剧烈头痛、喷射性呕吐、视乳头水肿、血压升高、脉压增大、脉搏变慢、婴幼儿前囟隆起、张力增加等改变，并可致脑疝形成。颅内压升高超过2.5kPa的患者预后差。

6. 其他神经系统症状及体征　神经系统症状及体征多在病程10日内出现，第二周后就少出现新的神经系统表现。常有浅反射消失或减弱，深反射先亢进后消失，病理征如巴宾斯基征等可阳性，并可出现锥体外系反应如口周震颤、面容呆板以及舞蹈样四肢运动等表现。常出现脑膜刺激征，但婴幼儿多无脑膜刺激征。由于自主神经受累，深昏迷者可有膀胱与直肠麻痹，表现为大小便失禁或尿潴留。昏迷患者尚可有肢体强直性瘫痪，偏瘫较单瘫多见，或者全瘫，伴有肌张力增高。因病变部位不同，其神经系统症状和体征亦有不同。

7. 循环衰竭　尽管少见，但乙型脑炎可发生循环衰竭，且常与呼吸衰竭同时出现，表现为血压下降，脉搏细速，休克及胃肠道出血。产生原因多为心功能不全，有效循环血量减少，消化道失血，脑水肿及脑疝等。

对于重型乙型脑炎，根据其症状及体征，可大

致推测脑部受累部位：①脑干上位：病变除大脑半球外，亦累及间脑（丘脑及下丘脑），但脑干未受影响。表现为浅昏迷，偶有潮式呼吸，压眶时出现假自主运动或去皮层强直，眼球能活动。颞叶损害可致听觉障碍，枕叶受损可有视力障碍、视物变形，间脑病变时可出现严重的感觉功能障碍、自主神经功能紊乱及体温调节功能障碍等表现；②上脑干位：病变累及中脑水平，表现为深昏迷，肌张力增加，常出现中枢性过度通气，咳嗽及吞咽反射减弱。当中脑双侧受损时，锥体束下行受阻，表现为去大脑强直（decerebral rigidity），引起四肢痉挛性瘫痪，单侧受损则引起对侧瘫痪。动眼神经核位于中脑内，病变时出现眼球活动不协调，瞳孔对光反应迟钝或消失。由于颅内高压，可形成颞叶钩回疝；③下脑干位：病变累及脑桥、延髓。深昏迷，压眶无反应，肢体弛缓性瘫痪，眼球固定，角膜反射消失，咳嗽、吞咽反射消失，可迅速出现呼吸节律不规则等中枢性呼吸衰竭表现，继而呼吸、心跳停止。由于颅内高压小脑扁桃体受挤而嵌入枕骨大孔形成枕骨大孔疝，从而压迫延髓生命中枢，患者突然进入深昏迷，导致呼吸、心跳骤停。因大脑皮质支配神经核的路径病变引起的延髓功能障碍，称假性延髓麻痹，其症状相对较轻、恢复较快，乙型脑炎患者多属假性延髓麻痹。

大多数患者经过3～10日极期病程后，病情逐渐好转，进入恢复期。

（三）恢复期

此时患者体温逐渐下降至恢复正常，神经系统症状和体征逐日改善而消失，一般于2周左右可完全恢复，但重症患者因脑组织病变重，恢复较慢，需1～6个月逐渐恢复。此阶段的表现可有持续性低热、多汗、失眠、精神异常、失语、流涎、吞咽困难、颜面瘫痪、肢体强直性瘫痪或不自主运动，以及癫痫样发作等，经积极治疗大多能恢复。半年后上述症状仍不能恢复者，称为后遗症。

（四）后遗症期

约30%的重症乙型脑炎患者留有后遗症，儿童较成人有更高的发生率。主要有失语、肢体瘫痪、意识障碍、痴呆及帕金森综合征等，经积极治疗，可有不同程度恢复。昏迷后遗症患者因长期卧床，易并发肺炎、压疮、尿路感染。癫痫后遗症有时可持续终生。有学者长期随访观察发现，即使被认为恢复良好的患者，约50%仍存在轻微的后遗症，如学习困难、行为反常以及轻微的神经精神症状。通过对乙型脑炎患者脑脊液中乙型脑炎病毒抗原、特异性IgM抗体的检测、病毒分离等研究，发现乙型脑炎病毒可在患者中枢神经系统持续存在，这可能与后遗症的发生有关。

二、临床分型

根据病情轻重，临床上可分为以下几型（表12-31-2）。

表12-31-2　乙型脑炎的临床分型

型别	体温	神志	抽搐	脑膜刺激征和（或）病理征	呼吸衰竭	病程	后遗症
轻型	38～39℃	清楚	无	不明显	无	1周	无
普通型	39～40℃	嗜睡	偶有	有	无	10日左右	多无
重型	40～41℃	浅昏迷 昏迷	反复	明显	可有	2周左右	常有
极重型	>41℃	深昏迷	持续	明显	迅速出现	2～3日死亡	多有

（一）轻型

发热在39℃以下，始终神志清楚，可有轻度嗜睡，无抽搐，头痛及呕吐不严重，脑膜刺激征不明显。1周左右恢复，无后遗症。临床上容易漏诊。

（二）普通型（中型）

体温在39～40℃之间，有意识障碍如昏睡或浅昏迷，头痛，呕吐，脑膜刺激征明显，偶有抽搐，病理征可阳性。病程7～14日，无或有轻度恢复期症状，一般无后遗症。

（三）重型

体温持续在40℃以上，昏迷，反复或持续抽搐，瞳孔缩小，浅反射消失，深反射先亢进后消失，病理征阳性，常有神经系统定位症状和体征，可有肢体瘫痪和呼吸衰竭。病程常在2周以上，常有恢复期症状，部分患者留有不同程度后遗症。

（四）极重型（暴发型）

起病急骤，体温于1～2日内升至40℃以上，反复发作难以控制的抽搐，深度昏迷，迅速出现中枢性呼吸衰竭及脑疝，病死率高，多在极期中死亡，幸存者常有严重后遗症。

乙型脑炎在流行期间以轻型及普通型多见。

急性弛缓性瘫痪（acute flaccid paralysis）：临床表现及病理改变与脊髓灰质炎类似。1995年在越南发现，22例表现为急性弛缓性瘫痪的患儿，神经传导及肌电图检测表明脊髓灰质前角细胞受损。对血、脑脊液、粪便等标本进行病毒培养、抗体检测，证实其中12例（55%）系JEV感染。表现为短程发热后迅速出现一个或多个肢体的迟缓性瘫痪，下肢较上肢多见，呈不对称性，偶可出现呼吸肌麻痹，神志清楚。约有30%的患者发展为脑炎，出现意识障碍及上运动神经元受损体征。据报道有意识障碍的典型乙型脑炎患者，约5%～20%可出现急性迟缓性瘫痪。

【实验室检查】

一、一般检查

血白细胞总数增高，一般在$(10\sim20)\times10^9$/L，个别甚至更高，中性粒细胞在80%以上，这与大多数病毒感染不同。

二、脑脊液

外观无色透明，偶微混浊，压力增高，白细胞多有轻度增加，在$(50\sim500)\times10^6$/L之间，少数可高达1000×10^6/L以上，亦有个别为正常者。病初以中性粒细胞为主，随后则淋巴细胞增多。白细胞计数的高低与病情轻重及预后无关。蛋白轻度增高，糖正常或偏高，氯化物正常。脑脊液有变化者约10～14日恢复正常，个别病例需1个月时间。

三、血清学检查

（一）特异性IgM抗体测定

该抗体在病后4日即可出现，2周时达高峰，故可用作早期临床诊断。检测的方法有酶联免疫吸附试验（ELISA），间接免疫荧光法，2-巯基乙醇耐性试验等，这些方法均有较强的敏感性及特异性，尤其ELISA用于检测乙型脑炎患者血清及脑脊液特异性IgM抗体，是目前临床上常用实验诊断技术之一。如取发病后1～2周的标本，其敏感性接近100%。

（二）补体结合试验

补体结合抗体为IgG抗体，具有较高的特异性，多在发病后2周出现，5～6周达高峰，可维持抗体水平1年左右，故不能用于早期诊断，一般用作回顾性诊断或流行病学调查。单份血清1∶4为阳性，双份血清抗体效价增高4倍为阳性。

（三）血凝抑制试验

血凝抑制抗体出现较早，一般病后第5日出现，2周时达高峰，抗体水平可维持1年以上。该试验阳性率高于补体结合试验，操作简便，可用于临床诊断及流行病学调查。双份血清抗体效价增高4倍或单份血清效价≥1∶320有诊断价值。由于乙型脑炎病毒的血凝素抗原与同属病毒登革热病毒及黄热病病毒等有弱的交叉反应，故可出现假阳性。

（四）病毒抗原检测

免疫荧光、ELISA及反向被动血凝试验等均可用于发病初期患者血液及脑脊液中乙型脑炎病毒抗原检测，阳性结果有早期诊断意义。

四、病原学检查

（一）病毒分离

乙型脑炎病毒主要存在于脑组织中，血及脑脊液中不易分离出病毒，如从脑脊液中分离出病毒，常常预示该患者预后差，在病程第1周内死亡病例的脑组织中可分离到病毒。

（二）核酸水平检测

采用逆转录-多聚酶链反应（RT-PCR）扩增乙型脑炎病毒RNA，已在研究中用于诊断乙型脑炎。

五、影像学和脑电图检查

约50%的患者CT检查发现丘脑、基底结区、中脑及脑桥中的一个或多个部位出现双侧低密度影。磁共振较CT更灵敏，能特异性地显示多部位的广泛病变，丘脑、大脑半球及小脑T2加权成像时出现高强度信号，T1、T2加权成像示丘脑病变为混合信号时，提示该部位有出血。上述结果多系疾病晚期改变。影像学检查对于疾病早期诊断的意义尚不明了。

乙型脑炎可出现多种形式的脑电图异常，包括θ波、δ波、暴发抑制（burst suppression）、癫痫样活动及弥漫性慢波化，偶见 α 波。

【并发症】

发生率约 10%，以支气管肺炎最为常见，尤以深度昏迷者更易发生。其次有肺不张、败血症、尿路感染、压疮，以及应激性胃黏膜病变所致上消化道大出血。

【诊断】

一、流行病学资料

严格的季节性，大多数病例集中在 7、8、9 三个月，10 岁以下儿童多见，但近年有成年病例相对增加趋势。

二、临床特点

突然起病，高热、头痛、呕吐，意识障碍，抽搐，病理反射征阳性等脑实质病变表现为主，脑膜刺激征较轻。

三、实验室检查

血白细胞及中性粒细胞增高；脑脊液细胞数轻度增加，压力及蛋白增高；血清学检查，尤其特异性 IgM 抗体测定可助确诊。

【鉴别诊断】

一、中毒性菌痢

因乙型脑炎发生在夏秋季，且多见于 10 岁以下儿童，故需与该季节发病较多以儿童多见的中毒性菌痢鉴别。后者起病较乙型脑炎更急，常于发病 24 小时内出现高热、抽搐、昏迷及感染性休克，一般无脑膜刺激征，脑脊液正常。作肛拭或生理盐水灌肠镜检粪便，可见大量脓、白细胞。

二、化脓性脑膜炎

中枢神经系统表现与乙型脑炎类似，但多以脑膜炎的表现为主，而脑实质病变表现不突出，脑脊液呈细菌性脑膜炎改变，涂片和培养可找到细菌。其中流脑多见于冬春季，大多有皮肤、黏膜瘀点，其他细菌所致者多有原发病灶。

三、结核性脑膜炎

无季节性，多有结核病史，起病较缓，病程较长，脑膜刺激征较明显，而脑实质病变表现较轻。脑脊液氯化物下降较明显，糖降低，蛋白增高。必要时可行 X 线胸片和眼底检查以协助鉴别。

四、其他病毒性脑炎

可由单纯疱疹病毒、肠道病毒、腮腺炎病毒等引起，确诊有赖于血清学检查及病毒分离。

【治疗】

现尚无特效抗病毒药物，早期可试用利巴韦林（ribavirin）、干扰素。目前的治疗方案为积极采取对症治疗及支持治疗，同时患者应住院治疗，密切观察病情变化，及时处理危重症状，以降低病死率及防止后遗症发生。

一、一般治疗

患者应隔离于有防蚊和降温设施的病室，室温控制在 30℃ 以下。发热及抽搐消耗能量和水分较多，应注意给患者补充足够的营养和水分。重症者应静脉输液，但注意不宜过多，以免加重脑水肿。成人每日约 1500～2000ml，儿童每日 50～80ml/kg，但需根据呕吐、进食、尿量等情况调整。酌情补充电解质，纠正酸中毒。昏迷者宜用鼻饲，注意口腔及皮肤清洁，定时翻身、侧卧、吸痰，防止呕吐物进入呼吸道，以防肺炎及压疮发生。昏迷、抽搐患者应设床栏以防坠床。

二、对症治疗

高热、抽搐及呼吸衰竭是危及患者生命的三个主要临床表现，互为因果，形成恶性循环。高热增加耗氧量，加重脑水肿及神经细胞病变，使抽搐加重；抽搐又加重缺氧，导致呼吸衰竭和进一步加重脑组织病变，使体温升高。因而及时处理和控制高热、抽搐及呼吸衰竭是成功抢救乙型脑炎患者的关键。

（一）高热的处理

采用综合降温措施，以物理降温为主，药物降温为辅，同时降低室温，使体温保持在 38℃ 左右，以减轻抽搐、脑水肿及脑缺氧。措施有：①物理降温：冰敷额部、枕部和体表大血管处，如腋下、颈部及腹股沟，用 30%～50% 乙醇或温水擦浴，冷盐水灌肠。注意降温不宜过快、过猛，禁用冰水擦浴，以免引起寒战和虚脱；②药物降温：配合物理降温可用小剂量安乃近，幼儿及年老体弱者可用安乃近滴鼻，药物降温应注意防止用药过量致大量出汗而引起循环衰竭；③亚冬眠疗法：适用于持续高热伴反复抽搐者，具有降温、镇静、止痉作用。以氯丙嗪和异丙嗪每次各0.5～1mg/kg肌内注射，每4～6小时1次，一般可连续用3～5日。因为冬眠药物可抑制呼吸中枢及咳嗽反射，故用药过程中应密切观察脉搏、血压、呼吸，保持呼吸道通畅。

（二）抽搐的处理

去除病因及镇静止痉。因高热所致者，迅速降温。脑水肿所致者，加强脱水治疗，可用20%甘露醇静脉滴注或推注，每次1～2g/kg，视病情可每4～6小时重复使用，亦可同时用50%葡萄糖、呋塞米、肾上腺皮质激素。因呼吸道分泌物堵塞致脑组织缺氧者，应吸痰、给氧，保持呼吸道通畅，必要时气管插管或气管切开。上述处理的同时，可选用适当的镇静剂止痉，常用镇静药有地西泮，成人每次10～20mg，儿童每次0.1～0.3mg/kg（每次不超过10mg），肌内注射或缓慢静脉注射；苯巴比妥钠，成人每次0.1～0.2g，儿童每次5～8mg/kg肌内注射；水合氯醛鼻饲或灌肠，成人每次1.0～2.0g，儿童每次60～80mg/kg（不超过1g）；亦可采用亚冬眠治疗。

（三）呼吸衰竭的处理

呼吸衰竭系本病主要死亡原因，作好呼吸衰竭的及时防治是降低乙型脑炎病死率的关键。

1. 保持呼吸道通畅　吸痰；定时翻身、拍背引流；可超声雾化，痰液黏稠者雾化物中加入α-糜蛋白酶、地塞米松或氢化可的松；伴支气管痉挛者，可用0.25%～0.5%异丙肾上腺素雾化吸入，并可适当加入抗菌药物防治感染。

2. 减轻脑水肿　加强脱水治疗，吸氧。

3. 出现下列情况时应考虑行气管切开术，以确保呼吸道的通畅：①脑炎极期，昏迷程度加深，喉部分泌物增多，咳嗽反射消失，呼吸道梗阻不能解除；②各种原因所致的自主呼吸停止（窒息、假性延髓麻痹、延髓麻痹、高颈位脊髓炎等）；③脑干型脑炎伴有分泌物增多、呼吸异常，病情不断恶化；④严重肺不张或下呼吸道梗阻，经一般处理不能缓解。

4. 使用人工呼吸器　呼吸道阻塞、突发呼吸停止等，可行气管插管或气管切开，使用人工呼吸器。人工呼吸器是维持有效呼吸功能，保证呼吸衰竭抢救成功，减少后遗症的重要措施之一，因而必要时可适当放宽气管切开的指征。

人工呼吸器的应用指征：①无自主呼吸；②存在通气不足的临床表现；③中枢性呼吸衰竭；④严重肺不张或下呼吸道梗阻，经一般处理不能缓解。呼吸机应用过程中，可能发生下列并发症：低血压、气道内出血、气胸、心律紊乱、支气管痉挛、肺不张以及肠麻痹等，应密切注意观察。

5. 使用呼吸兴奋剂　中枢性呼吸衰竭时，可出现呼吸衰竭、节律不整，可应用呼吸兴奋剂，如山梗菜碱（洛贝林），通过刺激颈动脉体及主动脉体的化学感受器，反射性地兴奋延髓呼吸中枢。成人每次3～9mg，儿童每次0.15～0.2mg/kg，肌内注射或静脉滴注。尼可刹米（可拉明），直接兴奋延髓呼吸中枢，亦可刺激颈动脉体及主动脉体的化学感受器，反射性地兴奋呼吸中枢，并能提高呼吸中枢对CO_2的敏感性，使呼吸频率加快，幅度加深，通气量增加，呼吸功能改善。成人每次0.375～0.75g，儿童每次5～10mg/kg，肌内注射或静脉滴注。其他如贝美格（美解眠）、二甲弗林（回苏林）等亦可交替使用或联合使用。

呼吸兴奋药的选择性一般不大，安全范围较小，兴奋呼吸中枢的剂量与致抽搐之间的距离小，因而应严格掌握剂量，应用于短时就能纠正的呼吸衰竭患者。可能情况下，临床上主要应采用人工呼吸器维持呼吸，因为它远比呼吸兴奋药有效而且安全可靠。

6. 改善微循环　用血管扩张剂活跃微循环、减轻脑水肿、解痉和兴奋呼吸中枢。东莨菪碱成人每次0.3～0.5mg，儿童每次0.02～0.03mg/kg，或山莨菪碱（654-2）成人每次20mg，儿童每次0.5～1mg/kg，加入葡萄糖液中静脉注射，10～30分钟重复1次。此外，阿托品、酚妥拉明亦可使用。

（四）循环衰竭的处理

可用强心剂，如毛花苷丙或毒毛花苷K，补充血容量，使用升压药，注意酸碱及电解质平衡。

三、肾上腺皮质激素治疗

是否使用肾上腺皮质激素目前意见不一。有学者认为该药可抗炎、退热、降低毛细血管通透性及渗出，减轻脑水肿等作用。亦有学者认为它抑制免疫功能，增加继发感染机会，且疗效不显著，不主张使用。强调早期、短程使用3～5日，目前主要用于重症患者。

四、抗菌治疗

有继发细菌感染时，可根据病情选用抗生素。

五、单克隆抗体

乙型脑炎病毒单克隆抗体能迅速中和游离病毒，消除病毒血症，抑制病毒增殖，控制中枢神经系统病变的发展，在动物实验中取得了显著疗效。有报道在临床应用过程中与地塞米松合用，早期应用，在降温、控制抽搐等疗效方面均明显优于对照组。由于目前构建的是鼠源性单克隆抗体，人体治疗的安全性一直影响其在临床上的应用。好的解决办法是研制人源性单克隆抗体或以DNA重组技术研制人-鼠嵌合单克隆抗体。

六、昏迷患者的脑保护

低温疗法能降低脑代谢率、提高脑对缺氧的耐受性、减轻脑水肿，有利于脑功能的恢复。细胞色素C、B族维生素、脑复康等药物有助于改善脑细胞代谢。

七、恢复期及后遗症治疗

加强营养、护理，防止压疮，避免继发感染；进行智力、语言、吞咽和肢体的功能锻炼，可结合理疗、针灸、高压氧治疗等，佐以中药口服；对震颤、肢体强直等可用镇静剂，发生癫痫者按癫痫处理。

【预后】

轻型和普通型大多顺利恢复，病后可获稳固免疫力。重型和暴发型病死率在20%以上，大多发生在极期，主要因中枢性呼吸衰竭所致。重型及暴发型存活者可有程度不等的后遗症。

【预防】

由于乙型脑炎病毒具有广泛的传播媒介，且与天花病毒和脊髓灰质炎病毒不同，人不是唯一宿主，而系人兽共患性疾病，传播宿主可长期带毒，因此彻底阻止该病毒的传播较为困难。预防乙型脑炎的关键是防蚊、灭蚊及预防接种。

一、控制传染源

隔离患者至体温正常。猪是乙型脑炎传播的主要传染源，故应搞好饲养场所的环境卫生，人畜居地分开，有条件者可对猪进行疫苗注射，有效控制猪感染乙型脑炎病毒，从而控制人群乙型脑炎的流行。

二、防蚊和灭蚊

是预防乙型脑炎的根本措施之一。消灭蚊虫滋生地，灭越冬蚊和早春蚊，喷药灭蚊，使用蚊帐、蚊香，徐擦驱蚊剂等。

三、预防接种

预防接种是保护易感人群的有效措施。有灭活疫苗和减毒活疫苗两种疫苗。对于孕妇、有过敏史及高敏体质的人一般不主张进行预防接种，除非存在乙型脑炎感染的高危性。

灭活疫苗一般采用甲醛灭活，在国外主要使用鼠脑纯化灭活疫苗。接种方法为第0、7、30日接种，1年后加强接种一次，每次0.5～1ml，保护率为80%～100%，不良反应轻微，约20%的接种者出现注射部位的红肿及触痛，10%出现发热、头痛及乏力等表现，0.1%的接种者可出现喉头水肿、哮喘等严重的过敏反应。

目前我国使用的是地鼠肾灭活疫苗，保护率在60%～90%，初次免疫皮下注射2次，间隔7～10日，第二年加强1次，连续3次加强后不必再注射，可获持久免疫力。剂量为6～12个月婴儿每次0.25ml，1～6岁儿童每次0.5ml，7～12岁儿童每次1ml。预防注射应在流行前1个月完成，重点对象是10岁以下儿童和从非流行区进入流行区的人员。接种时应注意不与伤寒三联菌苗同时注射，以免致过敏等不良反应。有中枢神经系统疾病和慢性乙醇中毒者禁用。

1988年我国研制成功地鼠肾减毒活疫苗(SA 14-14-2)，自1989年至今已接种1.2亿儿童，在1岁和2岁时每次皮下接种疫苗0.5ml，6岁时加强接种一次。研究表明单剂接种有效率约80%，次年加强一针，有效率增加到98%，保护时间至少5年以上，迄今无其引起严重不良反应的报道。由于减毒活疫苗高效价廉、无明显不良反应，现正逐步取代地鼠肾灭活疫苗。世界卫生组织(WHO)亦允许其作为鼠脑纯化灭活疫苗的替代品，在中国大陆以外的地区使用。

乙型脑炎病毒灭活疫苗以及减毒活疫苗在临床应用中均取得了良好效果，但其中都含有病毒基因组，难以达到100%的安全。重组基因疫苗、多肽疫苗的研制已为人们所关注。国外已有学者构建了含乙型脑炎病毒E蛋白、preM等基因的重组质粒，通过基因枪、病毒载体等方式进行转基因，诱导小鼠产生了高效价的中和抗体，展示了良好的应用前景。

最近新型的由非洲绿猴肾细胞培养得到的乙

型脑炎疫苗 IC-51（IXIARO，Novartis，2009）已在美国和欧洲获准上市，只需接种两针，相隔 28 日，第二针接种后一周内即可产生特异性免疫，接种后 56 日血清中仍有特异性抗体高表达，同时，大规模临床实验已证明其安全可靠，唯一的缺点是其价格高昂。

由于目前孟加拉国、柬埔寨、印度尼西亚、老挝、缅甸及巴基斯坦等东南亚各国乙型脑炎的发病率呈现上升趋势，高效而廉价的新型乙型脑炎疫苗仍在进一步研发中。

（侯金林）

参考文献

1. Murgod UA, Muthane UB, Ravi V, *et al*. Persistent movement disorders following Japanese encephalitis. Neurology, 2001, 57(12): 2313-2315.
2. Pan CH, Chen HW, Huang HW, *et al*. Protective mechanisms induced by a Japanese encephalitis virus DNA vaccine: requirement for antibody but not CD8(+) cytotoxic T-cell responses. J Virol, 2001, 75(13): 11457-11463.
3. Dewasthaly S, Ayachit VM, Sarthi SA, *et al*. Monoclonal antibody raised against envelope glycoprotein peptide neutralizes Japanese encephalitis virus. Arch Virol, 2001, 146(7): 1427-1435.
4. Arai S, Matsunaga Y, Takasaki T, *et al*. Japanese encephalitis: surveillance and elimination effort in Japan from 1982 to 2004. Jpn J Infect Dis, 2008, 61(5): 333-338.
5. Wilder-Smith A, Freedman DO. Japanese encephalitis: is there a need for a novel vaccine? Expert Rev Vaccines, 2009, 8(8): 969-972.
6. Halstead SB, Thomas SJ. Japanese encephalitis: new options for active immunization. Clin Infect Dis, 2010, 50(8): 1155-1164.
7. Campbell GL, Hills SL, Fischer M, *et al*. Estimated global incidence of Japanese encephalitis: a systematic review. Bull World Health Organ, 2011, 89(10): 766-774.
8. Larena M, Regner M, Lobigs M. The chemokine receptor CCR5, a therapeutic target for HIV/AIDS antagonists, is critical for recovery in a mouse model of Japanese encephalitis. PLoS One, 2012, 7(9): e44834.
9. Terry RL, Getts DR, Deffrasnes C, *et al*. Inflammatory monocytes and the pathogenesis of viral encephalitis. J Neuroinflammation, 2012, 9: 270.
10. Zheng Y, Li M, Wang H, *et al*. Japanese encephalitis and Japanese encephalitis virus in mainland China. Rev Med Virol, 2012, 22(5): 301-322.
11. Schuh AJ, Ward MJ, Leigh BA, *et al*. Phylogeography of Japanese encephalitis virus: genotype is associated with climate. PLoS Negl Trop Dis, 2013, 7(8): e2411.
12. Agrawal T, Sharvani V, Nair D, *et al*. Japanese encephalitis virus disrupts cell-cell junctions and affects the epithelial permeability barrier functions. PLoS One, 2013, 8(7): e69465.

第三十二节　森林脑炎

森林脑炎（forest encephalitis）为森林地区的自然疫源性疾病，系由黄病毒科（*Flaviviridae*）中蜱传脑炎病毒所致的急性中枢神经系统感染病。临床上以急起高热、意识障碍、瘫痪及脑膜刺激征为主要特征。本病系最早发现的经硬蜱传播的病毒性脑炎，且首先发现于俄罗斯远东森林区，以春夏季发病为多，故又称之为蜱传脑炎（tick-borne encephalitis）、俄罗斯远东脑炎（Russian far-east encephalitis）或俄罗斯春夏季脑炎（Russian spring-summer encephalitis）。我国北部森林地区有本病流行。

【病原学】

森林脑炎病毒（forest encephalitis virus）属黄病毒科黄病毒属（*Flaviviruses*）蜱传脑炎病毒中的一型。病毒外形呈球形，平均直径为 43mm，外层由类网状脂蛋白膜包裹，呈绒毛状突起，包膜内为具有直径约 30nm 的 20 面体核衣壳，病毒核心含单股 RNA。病毒具有嗜神经性。患者脑组织经小白鼠或乳鼠脑内接种可分离出本病毒，用酚与乙醚处理后提取的 RNA，具有传染性，可使小白鼠感染。病毒亦可在鸡胚及多种组织细胞培养中繁殖，亦可用于分离病毒。

病毒对热与消毒剂敏感，经煮沸或加热至 60℃ 10 分钟即可灭活。3% 过氧化氢溶液、3% 甲酚皂溶液对病毒有杀灭作用。用甲醛灭活的病毒仍保留其抗原性。本病毒对乙醚、氯仿均敏感，在 50% 甘油中、2 ~ 4℃ 至少可保存 5 ~ 12 个月，在低温下可保存更久。

感染森林脑炎病毒后，在患者血清中可出现血凝抑制抗体、补体结合抗体、中和抗体及病毒特异性 IgM 抗体。其中血凝抑制抗体出现较早，在感染后 2 ~ 4 周达高峰，1 ~ 2 个月后下降；补体结合抗体于感染 10 ~ 14 日出现，1 ~ 2 个月达高峰，以后渐下降，维持 1 年。中和抗体在急性期迅速上升，感染 2 个月达高峰，以后逐渐下降至一定水平，持续数年到十余年。病毒特异性 IgM 抗体在感染急性期呈阳性，有利于早期诊断。

【流行病学】

一、传染源

多种林区野生啮齿类动物均为本病的传染源,如缟纹鼠、林姬鼠、田鼠、蹶鼠、棕背䶄、鼹鼠以及刺猬,均为本病的重要传染源。林区的鸟类,如松鸡、交啄鸟、灰鹡鸰,以及黑熊、狍、鹿、獾、狐及其幼兽,均为本病毒储存宿主,亦为本病的传染源。蜱能带病毒并经卵传代,亦可起传染源作用。

二、传播途径

硬蜱为唯一的传播媒介,经蜱叮咬是本病的主要传播途径。当蜱叮咬受感染动物血液时,病毒进入蜱体内繁殖,再次吸血时,蜱唾液中的病毒,可使易感动物感染。受感染的牛、羊均可从乳汁中排出病毒,饮用未经消毒的乳汁可感染本病。此外,实验室工作人员亦经口吸入或经黏膜受染而感染本病。

三、易感人群

人群对本病普遍易感,感染后大多数为隐性感染,仅少数人出现症状。感染后均可获持久免疫力。

四、流行特征

本病流行有严格的地区性、季节性与职业性。主要见于我国东北及西北原始森林地区。流行于春夏季。一般在4月末开始发现病例,5~6月为发病高峰,以后逐渐下降。发病的季节与硬蜱的活动季节密切相关。感染者多为林区工作人员,如采伐工人、调查队员、筑路工人及地质勘探人员等。以青壮年男性为主。近年因旅游事业发展,旅游者感染逐渐增多趋势。

【发病机制与病理改变】

病毒经不同途径侵入人体,首先在局部淋巴结、肝、脾及其他单核-吞噬细胞系统进行复制,经3~7日后,复制的病毒侵入血流形成病毒血症。病毒随血流进入脑毛细血管,然后从毛细血管内皮细胞间隙穿透而侵入神经细胞,引起脑实质广泛性炎症改变,而表现为脑炎症状与体征。

本病的中枢神经系统病理改变广泛,大脑、脑桥、中脑、基底节、脊髓均可累及。以炎性渗出性病变为主。脑及脑膜主要有充血、水肿、神经细胞变性、坏死,神经胶质细胞增生,血管周围淋巴细胞浸润。严重者脑细胞广泛坏死,甚至呈现脑实质软化灶。脊髓前角灰质细胞广泛坏死。肝、脾、肾、心、肺均可出现渗出或退行性病变。

【临床表现】

潜伏期为7~21日,一般为10~14日。

急性起病。约20%患者有低热、头痛、乏力、全身不适、四肢酸痛等前驱症状。大多数患者呈急性经过。发热于2~3日内达高峰,体温可达40℃或以上,呈弛张热型,部分患者可呈稽留热或不规则热。高热时伴明显全身中毒症状,如头痛、无力、全身肌肉疼痛等。发热2~3日后出现神经系统症状与体征,如剧烈头痛、呕吐、脑膜刺激征。半数以上患者有不同程度神志、意识改变,如表情淡漠、嗜睡、昏睡、昏迷,亦可出现谵妄及精神错乱。弛缓性瘫痪是本病的特征性表现,以颈、肩及上肢瘫痪最多见,下肢及颜面肌肉瘫痪较少见。由于颈肌及肩胛肌瘫痪而出现特有的头部下垂表现,肩胛肌瘫痪时,手臂呈摇摆状态。经2~3周后,体温下降,肢体瘫痪逐步恢复,各种症状消失而康复。少数患者留有头部下垂、上肢轻瘫,肌肉萎缩、癫痫及精神障碍等后遗症。危重症病例可出现吞咽困难、发声困难、呼吸困难等延髓麻痹表现,病死率高。轻型仅表现为发热、头痛、身痛、周身不适,脑膜刺激征明显,而无脑炎症状,预后良好。极少数患者呈慢性经过,患者有弛缓性瘫痪、癫痫及精神异常,病情迁延数年之久。

根据临床神经系统损害不同表现和病理特点,本病可分为以下几型:①脑膜炎型:主要表现为头痛、呕吐、脑膜刺激症状,而无瘫痪或意识障碍;②脑膜脑炎型:出现不同程度的意识障碍,常伴有惊厥及脑膜刺激征,或有锥体或锥体外系症状;③脑脊髓型:除脑膜脑炎症状、体征外,出现颈、肩肌及肢体弛缓性瘫痪等脊髓神经受损的表现;④脊髓型:主要出现肢体瘫痪,以上肢为主。

【诊断与鉴别诊断】

一、诊断

本病诊断主要依据:

(一)流行病学资料

于春、夏季节发病,曾在流行区工作或旅居,在疫区曾有蜱叮咬史或饮生奶史。

(二)临床表现

急起高热、脑炎及脑膜炎等中枢神经系统症

状与体征及肢体弛缓性瘫痪等。

（三）实验室检查

1. 血象 白细胞总数升高，多在$(10\sim20)\times10^9/L$之间，分类以中性粒细胞为主。

2. 脑脊液 压力稍高，外观无色、透明，细胞数$(50\sim500)\times10^6/L$之间，以淋巴细胞为主，蛋白含量正常或增高，氯化物及糖正常。

3. 血清学试验 酶联免疫吸附试验（ELISA）或间接免疫荧光法检测血清及脑脊液中特异性IgM抗体，有助早期诊断。单份血清血凝抑制试验效价≥1∶320者，或单份血清补体结合试验效价≥1∶16，有助于早期诊断。双份血清血凝抑制试验或补体结合试验效价呈4倍或以上增加亦有助诊断。中和抗体测定只适于流行病学调查。

4. 病毒分离 取死后脑组织作小白鼠颅内接种，或接种于鸡胚或组织细胞系可分离病毒。急性期患者血液及脑脊液病毒分离的阳性率低。

二、鉴别诊断

本病应与流行性乙型脑炎、脊髓灰质炎、感染性多发性神经根炎鉴别。流行性乙型脑炎流行于温带及亚热带地区，主要在夏秋季发病，以高热、惊厥、昏迷、呼吸衰竭为主要表现，肢体强直性瘫痪，弛缓性瘫痪极少见。脊髓灰质炎多发生于儿童，肢体瘫痪为不对称的弛缓性瘫痪，以下肢多见，而颈肌、肩胛肌瘫痪产生头下垂者少见。感染性多发性神经根炎的肢体瘫痪，一般自下肢开始，呈对称性，伴有四肢肢端感觉异常及蚁走感，脑脊液呈蛋白细胞分离现象。

【治疗】

目前尚无特效治疗。主要为支持及对症疗法，包括补充营养、维生素及液体，维持水、电解质平衡。高热采用物理降温，配合药物降温等措施。惊厥可用地西泮、苯巴比妥等解痉镇静药。有脑水肿时应给予20%甘露醇脱水治疗。昏迷患者应加强护理，及时吸痰，保持呼吸道通畅，必要时可气管插管或气管切开。对发病3日内的早期患者，可采用恢复期患者或林区居住多年居民的血清，每日20～40ml，肌内注射，用至体温降至38℃以下停用。高效价免疫球蛋白，每日6～9ml，肌内注射，亦有效。对留有瘫痪后遗症患者可用按摩、推拿、理疗及体疗等措施，以促进功能恢复。

【预防】

本病有严格的地区性，凡进入森林地区工作人员，必须做好预防工作。在疫区野外活动时，应做好个人防护，穿着防护服，头戴防虫罩，防蜱叮咬。森林地区住地及工作场所应做好环境卫生，清除杂草，打扫枯草朽叶，加强灭鼠灭蜱工作。由于森林脑炎可通过饮羊、鹿奶而感染，因此奶制品必须煮沸后饮用。准备进入疫区工作的所有人员均应接种森林脑炎疫苗。目前我国采用的地鼠肾细胞培养灭活疫苗，成人初次注射2ml，7～10日后再注射3ml，以后每年加强注射一次，儿童用量酌减。未经疫苗免疫者被蜱叮咬后，可肌注高价免疫球蛋白6～9ml，以预防本病。

（侯金林）

参考文献

1. 于建武，孙丽杰，赵勇华，等. 森林脑炎79例流行病学和临床特征回顾性分析. 中华传染病杂志，2009，27(5)：297-300.
2. 杨久宇，韩淑帧，张晓光. 森林脑炎病毒致器官损害的临床研究. 内蒙古民族大学学报，2012，18(2)：66-67.
3. Peters CJ. Infection caused by arthropod and Rodent borne viruses. In：Bsaunwald E，Fauci AS，Kasper DL，eds. Harrison's principles of internal Medicine. 15th，New York：McGraw-Hill，2001，1157-1159.
4. Dobler G，Gniel D，Petermann R，*et al*. Epidemiology and distribution of tick-borne encephalitis. Wien Med Wochenschr，2012，162(11-12)：230-238.
5. Long SS. Central nervous system infection due to tick-borne encephalitis virus results inneurocognitive sequelae. J Pediatr，2013，163(2)：309-311.
6. Wu XB，Na RH，Wei SS，*et al*. Distribution of tick-borne diseases in China. Parasit Vectors，2013，6：119.
7. Amicizia D，Domnich A，Panatto D，*et al*. Epidemiology of tick-borne encephalitis (TBE) in Europe and its prevention by available vaccines. Hum Vaccin Immunother，2013，9(5)：1163-1171.
8. Hayasaka D，Aoki K，Morita K. Development of simple and rapid assay to detect viral RNA of tick-borne encephalitis virus by reverse transcription-loop-mediated isothermal amplification. Virol J，2013，10：68.

第三十三节 其他病毒性脑炎

病毒性脑炎（viral encephalitis）可由多种病毒所致，亦称病毒性脑脊髓炎（viral encephalomyelitis），指病原体入侵中枢神经系统，引起脑膜、脑实质及脊髓炎性病变。致急性脑脊髓炎的相关病毒有许多（表12-33-1）。虫媒病毒系

表 12-33-1　引起急性脑脊髓炎的病毒

科	属	病毒及所致疾病
直接感染致急性脑脊髓炎		
披膜病毒科	甲病毒属	东部马脑炎
		西部马脑炎
		委内瑞拉马脑炎
		辛德比斯脑炎
黄病毒科	黄病毒属	圣路易脑炎
		墨莱河谷脑炎
		西尼罗脑炎
		乙型脑炎
		登革热脑炎
		蜱传脑炎复合体（包括森林脑炎、中欧脑炎、根岸脑炎、波瓦桑脑炎、苏格兰脑炎）
布尼亚病毒科	布尼亚病毒属	拉格罗斯病毒 } 致加州脑炎
		加利福尼亚脑炎病毒 } 致加州脑炎
		詹姆士城峡谷病毒 } 致加州脑炎
		裂谷热（Rift valley）脑炎
		Toscana 病毒脑炎
副粘病毒科	副粘病毒属	副粘病毒脑炎
		腮腺炎病毒脑炎
	麻疹病毒属	麻疹脑炎
		Hendra 脑炎
		Nipah（Hendra-like）脑炎
沙粒病毒科	沙粒病毒属	沙粒病毒脑炎
		淋巴性脉络丛脑膜脑炎
		马丘波脑炎（波利维亚出血热病毒）
		拉沙热病毒（Lassa）脑炎
		呼宁病毒脑炎（阿根廷出血热病毒）
小核糖核酸病毒科	肠道病毒属	脊髓灰质炎病毒脑脊髓炎
		柯萨奇病毒脑脊髓炎
		埃可病毒脑炎
呼肠病毒科	呼肠病毒属	科罗拉多脑炎
弹状病毒科	狂犬病毒属	狂犬病脑炎
线病毒科		埃博拉病毒脑炎（Ebola）
		马尔堡病毒脑炎（Marburg）
逆转录病毒科	慢病毒属	HIV 脑炎
疱疹病毒科	疱疹病毒属	单纯疱疹Ⅰ和Ⅱ型脑炎
		水痘-带状疱疹病毒脑炎
		乙型疱疹病毒脑炎
		EB 病毒脑炎
		巨细胞病毒脑炎
		人 6 型疱疹病毒脑炎
腺病毒科	哺乳动物腺病毒属	腺病毒脑炎
感染后致脑脊髓炎		
披膜病毒科	风疹病毒属	风疹病毒脑炎
正黏病毒科		流感病毒脑炎
副黏病毒科		Rubulavirus
		腮腺炎病毒脑膜脑炎
	麻疹病毒属	麻疹脑炎
痘病毒科	正痘病毒属	牛痘脑炎
疱疹病毒科	疱疹病毒属	水痘-带状疱疹病毒脑炎
		EB 病毒脑炎

指一些通过吸血节肢动物叮咬敏感的脊椎动物而传播疾病的一群病毒，尤以蚊虫及蜱传播的病毒对人类健康危害较大。目前，全世界共发现537种虫媒病毒，其中135种对人畜致病，在人群中可引起脑炎、肝炎、出血热、关节炎、皮疹、失明等症候群。作为虫媒病毒（*Arbovirus*）必须能在节肢动物体内繁殖，但对节肢动物不致病。虫媒病毒在自然界脊椎动物间的循环是靠节肢动物媒介来维持，故大多数是自然疫源性疾病，其中多数是人畜共患的疾病。本节主要介绍除流行性乙型脑炎、森林脑炎等以外的其他虫媒病毒性脑炎。

披膜病毒科甲病毒属（*Alphaviruses*）导致急性病毒性脑炎的病原包括东部马脑炎（Eastern equine encephalitis，EEE）病毒、西部马脑炎（Western equine encephalitis，WEE）病毒、委内瑞拉马脑炎（Venezuelan equine cnccphalitis，VEE）病毒及辛德比病毒（Sindbis virus）。甲病毒呈球形，直径为50～60nm，主要由3个基本成分所构成：糖蛋白外壳、双层类脂膜及含有RNA的核心。甲病毒基因组是一条约11～12kb的正链RNA分子，在5′端有帽子结构，在3′端有聚（A）尾，裸露的RNA有感染性。分子量约4.3×10^6Da。其基因组可分为病毒结构蛋白C、E1、E2、E3及6K蛋白，非结构蛋白有NS1～NS4。糖蛋白外壳E1及E2是一个典型的穿膜蛋白，其疏水性氨基酸区段穿插在双层脂膜中，亲水性氨基酸区段则在膜外形成突起。E2带有甲病毒主要的抗原表位，E1亦有一个中和抗体表位。E1的疏水保守区带有细胞融合性，并有红细胞吸附活性，E1及E2的不同抗体都有血凝抑制活性。E3在双层类脂膜外与E1和E2相连接，共同构成病毒粒子的外膜突起。非结构蛋白的功能是作为病毒的复制酶及转录酶。甲病毒基因组的核苷酸测序分析显示该病毒存在亚群。生利基森林病毒（semliki forest virus，SFV）、奥尼翁-尼翁（O'nyong-nyong）病毒及罗斯河（Ross river）病毒组成SFV亚群；EEE及VEE组成东部马脑炎病毒亚群；第三亚群由辛德比病毒及有关病毒，包括WEE所组成。核苷酸序列分析还显示西部马脑炎（WEE）病毒的基因组是重组体，其非结构蛋白及核心蛋白源自类EEE病毒基因组，而其结构糖蛋白的E1和E2则源自类辛德比样（Sindbis-like）病毒基因组。在抗原复合体中可通过空斑减少中和测定将不同抗原表型予以区分，在EEE抗原复合体中可区分出2个北美亚型及1个南美亚型。委内瑞拉马脑炎（VEE）病毒有5个亚型，亚型Ⅰ是美洲热带地区流行的最重要病毒株，其变异株亚型ⅠAB和ⅠC在20世纪20年代和70年代曾引起马的兽疫流行及人群的流行。变异株ⅠD和ⅠE及亚型Ⅱ其毒力较低，可导致地方性兽病。

人被感染的蚊子叮咬后，初期主要为病毒血症，病毒在非神经组织中复制。在实验动物中，VEE病毒在入侵中枢神经系统之前，先在淋巴组织中复制，并发生坏死性病变。同时亦在骨髓中复制，出现淋巴细胞减少，在这期间通过嗅觉系统病毒播散至中枢神经系统。VEE感染神经元，可致神经元坏死、急性脑炎，有轻至中度的中性粒细胞浸润，神经胶质细胞增生及周围血管套形成，且累及小脑皮质内的普肯耶细胞（Purkinje cells），可伴有神经元细胞凋亡。EEE病毒所致的中枢神经系统损害包括脑和脊髓，以大脑皮质和基底节为严重。WEE病毒致纹状体、苍白球、脑皮质、丘脑、脑桥及脑膜的局灶性坏死。VEE及WEE病毒可经胎盘散播并侵袭胎儿，导致胎儿广泛的大脑坏死。实验动物中，VEE病毒亦在胰腺和唾液腺中复制，但在患该病毒脑炎的存活者中，并非发现VEE病毒致糖尿病的作用。VEE病毒亦曾在实验室工作人员中经气溶胶致暴发性流行，其免疫反应最早期可检测到抗病毒表面成分的抗体，该抗体不具备中和作用，但能间接清除病毒，随后出现对病毒E2的特异性中和抗体。

虽然辛德比病毒很少入侵人类中枢神经系统，但在新生幼鼠中则可引起致死性脑炎。病毒开始感染时在毛细血管的内皮细胞，后通过微血管系统进入神经元细胞，或通过血管壁进入脑实质。在体外培养和动物体内，一旦被辛德比病毒感染，发育成熟的神经元细胞较发育未完全的神经元更能抵抗辛德比病毒所致的细胞凋亡。提示这与神经元细胞对感染后产生介导凋亡和抗凋亡的能力有关。有关甲病毒属在人类中的持续性感染尚无记载。

黄病毒科黄病毒属（*Flaviviruses*）导致急性病毒性脑炎的病原学包括流行性乙型脑炎、森林脑炎、圣路易脑炎、墨莱河谷脑炎、西尼罗脑炎、苏格兰脑炎、波瓦桑脑炎、根岸及脑炎及其他蜱传脑炎。黄病毒属病毒体呈球形，直径40～60nm，外有脂蛋白包膜，由膜蛋白（M）及包膜糖蛋白（E）组成。外膜表面有棘突，核壳体连接核衣壳（C）

蛋白至单股正链 RNA，长约 11kb，RNA 包括 10kb 的开放读码框架（ORF），两端为非编码区。从 5′端起其基因产物蛋白依次为核心蛋白（C），前膜蛋白（PreM），包膜蛋白（E）和 7 个在病毒复制过程中所需要的非结构蛋白（NS1、NS2A、NS2B、NS3、NS4A、NS4B、NS5）组成。黄病毒属适合生长在多种昆虫、蜱及脊椎动物细胞中。在猴肾传代细胞 Vero、LLG-MK_2 和 BHK-21、猪肾传代细胞（PS）等细胞系及原代鸡和鸭胚细胞中可出现细胞病变和空斑形成。反之，蚊细胞系的感染（如 C6/36 和 AP61）是非破坏性且可能持久存在。该属病毒在外界环境不稳定，且对热、紫外线、放射线、消毒剂敏感，包括乙醇、碘酊及 pH 酸性环境。

黄病毒属的脑炎潜伏期长短不一，反映局部的病毒复制以及在病毒入侵中枢神经系统前的短暂病毒血症。一般发病 1 周后及神经症状出现前血中已很难分离出病毒，如圣路易脑炎、西尼罗脑炎和流行性乙型脑炎。其大部分感染者均是无症状的隐性感染，无症状者与有症状病例的比例为 300∶1。亚临床感染可能是反映病毒在入侵神经系统前已被机体清除。病毒进入中枢神经系统可从血液通过血管的内皮细胞至脑实质中，亦可通过嗅觉神经进入脑部。病理学改变包括脑膜充血和炎性改变，脑水肿及广泛的脑炎。好发部位为海马、颞叶皮层、丘脑、黑质神经细胞、小脑和脑干脑室周边区域。脊髓前角灰质细胞病变和脑干运动神经元核的破坏常见于蜱传播的脑炎中，但圣路易脑炎不常见。灶性神经元的变性和坏死伴有嗜神经细胞作用，进展为神经胶质小结形成。病毒抗原存在神经元中，随后在巨噬细胞中。血管周边炎症浸润由被激活的 T 细胞和巨噬细胞所组成。在脑脊液中，T 细胞的比例较血清中明显增高，其依据是出现 HLA-DR 及随后出现 CD25（IL-2 受体）和 CD71（转铁球蛋白受体）的表达，相应地 B 细胞和 NK 细胞比例降低。脑脊液中新蝶呤水平和 β_2微球蛋白水平增高，提示存在免疫病理损伤。

布尼亚病毒科（*Bunyaviridae*）家族由 200 种以上动物的病毒所组成，分为 4 个主要属：布尼雅病毒属（*Bunyavirus*）、白蛉病毒属（*Phlebovirus*）、内伊罗病毒属（*Nairovirus*）、及汉坦病毒属（*Hantavirus*）。该 4 个主要属根据遗传学、形态学、生化和免疫学特点很容易进行鉴别。

Ⅰ 东部马脑炎

东部马脑炎（Eastern equine encephalitis，EEE）系由吸血的蚊虫为媒介传播的急性病毒性感染病，主要侵犯马和人的中枢神经系统，临床表现为高热及和中枢神经系统症状，病死率高。

【病原学】

本病 1933 年首先在美国东部的新泽西州一次马脑炎大流行中从马脑组织中分离出病毒，命名为东部马脑炎病毒，到 1938 年已明确该病毒可致人类脑炎。该病毒为甲病毒属的一种，甲醛（0.2%～0.4%）、紫外线、60℃加热可以迅速灭活病毒。对酸敏感，pH 7.0～8.0 时比较稳定。能耐受低温，冷冻干燥后真空保存活力维持 5～10 年以上。EEE 病毒能在多种组织细胞内增殖，包括地鼠肾细胞、原代鸡胚及 BHK-21 细胞系（乳金地鼠肾细胞系），可在 1～2 日内出现细胞病变。如感染原代鸭胚细胞、Vero 细胞系（非洲绿猴肾细胞系）可于 2～5 日内细胞中形成空斑。对实验感染的敏感动物如小白鼠、雏鸡、豚鼠均高度敏感。马属动物是自然条件下对 EEE 病毒最敏感的动物，感染后经 1～3 周潜伏期，马发热及出现病毒血症，随之出现中枢神经系统症状，如兴奋、拒食等，随后出现嗜睡、步履蹒跚等麻痹症状后迅速死亡，病程一般为 1～2 日，病死率达 90%。人对 EEE 病毒亦比较敏感。雉（野鸡）是自然界中除马和人以外第三种对 EEE 病毒易感的动物。

【流行病学】

EEE 病毒感染主要在美国东部及沿海湾、海岸地区，据病例报道北面远至加拿大南部，南方远至南美的北部地区及加勒比海。此外，东南亚的菲律宾、泰国，东欧的捷克、波兰和前苏联亦从动物中分离到病毒，但未见病例报道。我国学者于 1990 年从新疆境内采集的一组全沟硬蜱中分离到 1 株 EEE 病毒。陈立等于 1994 年用间接 ELISA 法对我国 13 个地区的 521 份人血清进行抗 EEE 病毒抗体的检测，结果阳性率为 15%，以贵州最高（45%）、其次为新疆伊犁地区（37.1%）及宁夏（34.3%），表明我国一些地区，尤其是西北牧区，人和畜群中存在 EEE 病毒的感染。

EEE 病毒呈蚊-鸟传播方式，人和马并非固有的感染对象。蚊可因嗜血习性不同而在传播环节中起不同的作用，如黑尾脉毛蚊（脉毛蚊属）主要滋生在活水的沼泽地，嗜吸鸟血，是鸟类中 EEE 病毒的主要传播媒介。鸟类病毒血症常持续 4～5 日，可作为感染其他蚊子的病毒贮主。因黑尾脉毛蚊（*Culiseta melanura*）不嗜吸人血或马血，故在水中滋生的蚊种如伊蚊属（Aedes）及骚扰曼蚊（*Coquillettidia* spp）等可能是 EEE 病毒传给人、马的主要传播媒介。虽然曾从蜱、螨等节肢昆虫中分离到病毒，但未证实其媒介作用，可能只是病毒携带者。一般认为马和人感染 EEE 病毒后，呈低水平病毒血症，故不作为传染源。

EEE 病例多发生于 7～10 月份，尤以 8 月份为多，11 月中旬以后停止。流行暴发与蚊密度有明显的平行关系。儿童及老年患者易感，10 岁以下儿童占病例总数的 70%。曾在美国东北部和佛罗里达州出现 EEE 暴发流行，数以百计的马匹死亡，马的发病率常远超过人群的发病率。虽然每年只有少数病例发生，但每次 EEE 暴发流行时，有脑炎的患者病死率高，达 50%～70%。人和动物在自然感染后均具有较强的免疫性。

【临床表现】

本病潜伏期一般为 7～10 日，临床表现与其他虫媒病毒性脑炎相似。临床经过可分为初热期、极期和恢复期。起病急骤，常先出现头痛、高热、寒战、恶心和呕吐。继而数日内出现意识模糊、嗜睡，可发展至昏迷。患者可出现局部或全身性癫痫或抽搐发作，其发生率与患者年龄大小呈负相关。体检可发现颈项强直，反射迟钝或亢进、震颤、肌抽搐及强直性瘫痪。婴儿可出现囟门隆起。外周血常有白细胞计数增加，多在 $10\times10^9/L$ 以上，中性粒细胞常为 90%。脑脊液检查蛋白量升高，细胞数增多，为 600～$2000\times10^6/L$，以淋巴细胞为主。EEE 感染所致的神经系统后遗症在虫媒病毒性脑炎患者中最为严重，包括智力迟钝、行为改变、抽搐及瘫痪。上述后遗症在婴儿患者恢复期中发生率为 70%，在成人患者中并不常见。

【诊断】

近期的旅居史包括北美大西洋和海湾及加勒比海地区，当地动物有兽疫流行，结合典型发病季节等流行病学资料常有助诊断。确诊有赖于急性期和恢复期血清学和病毒学的检测。血清学检查方法很多，多数病例的诊断是采用双份血清作血凝抑制试验或中和试验。恢复期患者可出现高滴度的补体结合抗体和 IgM 抗体，可经 ELISA 法检出。血清抗体的检测在病程早期与患病 1～3 周后的抗体效价比较，可呈现明显的 4 倍增高。在脑脊液和血清中检测特异性 IgM 抗体有助于早期诊断。近年来应用单克隆抗体取代多克隆抗体，通过 ELISA 检测蚊体中的 EEE 病毒抗原，较多克隆抗体更具特异性。血和脑脊液病毒分离困难，未列为常规检查。磁共振成像（MRI）具诊断价值，EEE 其灶性病变累及丘脑和基底神经节可与疱疹性脑炎相鉴别。

EEE 临床早期表现应注意与其他虫媒病毒性脑炎、肠道病毒脑炎、疱疹性脑炎等鉴别。

【治疗与预防】

本病目前无特效治疗。对脑炎患者采用支持疗法及加强护理，如对高热、癫痫、惊厥、昏迷、脑水肿等进行有效的处理，包括机械通气治疗等，若一旦出现并发症应积极治疗。因在脑炎的进程中可累及下丘脑区，故应密切监控血糖水平及电解质平衡。利巴韦林及其他核苷类药物在体外研究有一定抗病毒作用，但临床上作用不大。

EEE 的预防重点是对蚊虫媒介的控制。在暴发流行期间，易感人群应尽量避免暴露在蚊虫叮咬下，至少在蚊虫活动最频繁时间避免户外活动，使用有效的驱蚊药或捕蚊器，穿着长裤及长袖衣。EEE 灭活疫苗可用于一定的人群，相似的兽用疫苗可用于马群和禽鸟类。灭活的 EEE 疫苗是来源于北美分离的病毒株，但对南美的 EEE 病毒变异株所致脑炎可能并无预防作用。

Ⅱ　西部马脑炎

西部马脑炎（Western equine encephalitis，WEE）系主要由吸血库蚊传播的急性病毒性脑炎。临床特征主要为发热及中枢神经系统症状，但病情较东部马脑炎轻，且病死率低。

【病原学】

本病于 1930 年首先在美国西部加利福尼亚州死亡的马脑中分离到病毒，故命名为西部马脑炎病毒。1938 年从 1 名死于 WEE 的儿童中亦分离出病毒。WEE 病毒在 pH 6.5～8.5 时最稳定，在 pH 低于 6.5 的酸性液中，其感染力迅速消失。

60～70℃10 分钟灭活，对紫外线、甲醛、乙醚等敏感，室温下不稳定，可置－70℃保存。WEE 病毒可在原代鸡胚、鸭胚细胞、地鼠肾及猴肾等原代细胞或传代细胞系中产生细胞病变或蚀斑。实验动物如小白鼠、雏鸡、豚鼠等对 WEE 病毒均敏感。核苷酸序列分析显示 WEE 病毒基因组是重组体，分别来自类 EEE 病毒及类辛德比病毒基因组中的部分基因。

【流行病学】

WEE 主要分布在美国西部各州及加拿大等地区，在阿根廷分离出 WEE 亚型病毒株是南美地方性流行的代表株。我国于 1990 年和 1991 年先后从新疆的蚊和蜱中分离到 2 株 WEE 病毒，与已知 WEE 毒株的核苷酸序列进行种系发生分析，显示这 2 株病毒属于 WEE B 组，与该组中俄罗斯分离株的进化关系最接近，故推测该 2 毒株有可能系从毗邻的俄罗斯经鸟类传入我国。1941 年在美国西部平原和加拿大曾发生暴发流行，导致 30 万头马和骡以及 3336 例患者发生脑炎。WEE 流行期间在成人中血清抗体阳性率极高，但成人中发病人数与血清阳转率的比例小于 1∶1000，而在婴儿中几乎是 1∶1，故 WEE 感染最常见于小于 1 岁的婴儿，但在老年患者中病情较重。美国自 1994 年以来，已未见 WEE 病例报道。

本病的流行特征与 EEE 病毒相似，呈蚊-鸟传播方式。大量资料表明野鸟是 WEE 病毒的主要储存宿主，感染后在血中有很高的病毒滴度，鸟病毒血症通常持续 3～6 日，而跗斑库蚊（culex tarsalis）嗜吸鸟血、马血，对人血嗜性稍差，可将病毒传给鸟类，是 WEE 病毒主要传播媒介。跗斑库蚊主要滋生于小积水塘及灌溉区，该蚊种亦常叮吸如鸡、雉等其他雀形动物的血。本病流行有严格的季节性，流行期为 6～10 月。患者主要为乡村居民及野外工作者，半数为 10 岁以下儿童。

【临床表现】

本病潜伏期一般为 5～10 日。起病急，临床上可分为全身症状期和脑炎期。全身症状有发热、头痛、嗜睡，常见眩晕及伴有咽部疼痛等上呼吸道症状。大多数患者的病情不再发展，数日内可完全恢复。仅少数患者病情继续发展进入脑炎期，其临床表现与东部马脑炎相似。重症病例多死于 3～5 日，病死率为 3%～4%。外周血常有白细胞增多，中性粒细胞增多。脑脊液中蛋白定量升高，细胞计数在 50～500×10^6/L，以淋巴细胞为主。本病 30% 婴儿脑炎恢复后遗留神经系统后遗症，以智力低下、行为失常为主。成人患 WEE 后可能出现帕金森神经功能障碍的后遗症。

【诊断】

本病不易与 EEE 等其他虫媒病毒脑炎、肠道病毒脑炎等鉴别。确诊主要靠血清抗体的检测，包括补体结合抗体或血凝抑制抗体和特异性 IgM 抗体，若双份血清的抗体效价上升 4 倍以上者，有诊断意义。病毒分离采用尸体脑组织分离阳性率较高。早期脑脊液中亦可能检出病毒。

【治疗与预防】

同东部马脑炎。预防主要为防蚊、灭蚊及免疫接种。可应用灭活疫苗接种易感者或马群。

Ⅲ　委内瑞拉马脑炎

委内瑞拉马脑炎（Venezuelan equine encephalitis，VEE）系一种由虫媒病毒所致的动物源性感染病，主要表现为发热、寒战、头痛、肌痛、全身不适，少数患者可发展为脑炎。其病死率低。

【病原学】

1938 年在委内瑞拉一次流行性马脑炎中，首次从马脑中分离出 VEE 病毒。VEE 病毒可分为Ⅰ～Ⅴ5 个亚型，其中亚型Ⅰ是美洲热带地区流行的最重要病毒株。亚型Ⅰ包括许多变异株，分为ⅠA～ⅠE 共 5 个变异株。其中ⅠA、ⅠB 和ⅠC在 1920 年至 1970 年间曾多次导致马群的 VEE 暴发流行和人群中的流行，称为兽疫脑炎流行株。变异株ⅠD 和ⅠE 及亚型Ⅱ（沼泽地病毒）其毒力较低，可引起地方性兽病。本病毒对热、酸和脂溶剂如乙醚等敏感，pH 8～9 时最为稳定。能耐受低温保存。VEE 病毒在多种细胞如原代鸡胚、鸭胚和 Vero、BHK-21、LLG-MK_2（恒河猴肾细胞系）等细胞系中产生病变。实验动物如小鼠、豚鼠、家兔对病毒均高度敏感。鸟类一般对 VEE 病毒均不易感，但鸽子除外，其感染后 1～3 日即可检出病毒血症并产生抗体。

【流行病学】

主要流行于南美及美洲中部，曾涉及数以万

计的马匹及人群病例的暴发流行，主要由 VEE 病毒 I A、I B 及 I C 变异株引起，因此马是重要的病毒储存宿主。不同于 EEE 和 WEE 病毒，鸟类对 VEE 病毒不易感，故 VEE 病毒的传播环可能为蚊-马、蚊-人及蚊-啮齿类动物三种方式，且相互作用。目前至少有 10 种蚊虫包括库蚊属、伊蚊属、曼蚊属、鳞蚊属和 *Deinocerites* SPP，曾被鉴定为可能的传播媒介。1943 年曾发生在实验室工作人员中因研究马脑而经气溶胶传播致 VEE 暴发流行，此为首次人感染 VEE 病毒的流行病学报道。

典型的 VEE 病毒兽疫流行开始于雨季中的热带森林，大雨后蚊虫密度上升是导致病例增多的原因。本病无严格的季节性，但以春夏（3～6 月）病例较多。1962—1964 年在委内瑞拉报道 VEE 病例共 3.2 万人，病死率为 0.6%。1971 年本病传播至美国得克萨斯州导致多于 1 万匹马死亡。一般马患病 1～2 周后人群的发病率上升。重型脑炎病例最常见于儿童。虽然 VEE 病毒能从患者咽喉冲洗液中分离出，但尚无人-人之间传播记载。

【临床表现】

本病潜伏期 1～6 日。起病急骤。开始常表现为流感样前驱症状，发热伴全身不适，常有寒战、肌痛和头痛，伴有或不伴有畏光、感觉过敏和呕吐，偶有咽喉痛。常在病后数日至 1 周，病情逐渐康复。约 4% 的儿童和少于 1% 的成人发展为严重脑炎，表现包括颈强直、运动失调、抽搐、昏迷及瘫痪。周围血出现淋巴细胞减少，间伴有中性粒细胞减少及轻度血小板减少。血清门冬氨酸转氨酶（AST）和 LDH 酶升高。脑脊液检查有淋巴细胞增高，可达数百。本病总病死率小于 1%，但进展为脑炎者病死率高达 20%。血清学抗体调查结果提示在流行区几乎所有人群均有感染 VEE 病毒，但常表现为流感样症状或为无症状隐性感染。

【诊断】

本病确诊主要靠病毒分离及血清学检查。在 VEE 患者起病 48 小时内，取血液、咽漱液均可分离出病毒。血清学阳性出现较晚，取病程早、晚期双份血清检测补体结合抗体或血凝抑制抗体，若效价上升 4 倍以上有诊断意义。血清和脑脊液中用 ELISA 法检测 VEE 特异性 IgM 抗体有助诊断。应用减毒 VEE 作为抗原，用 ELISA 法检测患者 IgM 及 IgG 抗体是最为敏感的诊断方法，但应继续用空斑减少中和试验来证明其特异性。本病应注意与 EEE、WEE 等其他甲病毒脑炎相鉴别。

【治疗与预防】

本病无特效疗法。脑炎的对症治疗同 EEE 和 WEE。因患者存在经呼吸道及接触传播的可能性，故对患者要采用相应的隔离措施。由于 VEE 病毒的媒介蚊种复杂，给防蚊、灭蚊带来一定的困难，但在有流行预兆时，采用大面积杀灭成蚊措施常可获良效。预防 VEE 病毒感染的疫苗，包括甲醛灭活疫苗或减毒活疫苗对人类的预防作用有限，但应用减毒活疫苗大范围接种马群是防止 VEE 兽疫流行的主要方法。有研究显示先用的甲病毒减毒活疫苗可与后用的异源性甲病毒活疫苗相干扰，而影响随后中和抗体的产生。

Ⅳ 辛德比斯脑炎

辛德比斯脑炎（Sindbis encephalitis）系由辛德比斯（Sindbis）病毒所致，经蚊虫传播的急性感染病。临床上以发热、关节痛及皮疹为特征。儿童偶有出现脑炎症状。

【病原学与发病机制】

1952 年在埃及 Sindbis 村的库蚊中首先分离出病毒，命名为 Sindbis 病毒。此后相继在非洲、北欧、澳大利亚的蚊虫和鸟类血清中分离到病毒。我国 1987 年从云南 1 例急性期患者血液中分离到该病毒，1990 年在新疆从捕获按蚊中分离到本病毒。1994 年报道我国 13 个地区 521 份血清检测该病毒抗体阳性率为 19%，以宁夏（54.3%）及安徽（40%）地区最高。本病毒基因组与甲病毒属相似，为单链 RNA，病毒体直径为 32nm，表面有包膜，在 56℃30 分钟完全灭活。由于本病毒能用作高效外源性蛋白质表达的载体，故该病毒可作为分子及细胞生物学的研究模型。虽然 Sindbis 病毒不常入侵人的中枢神经系统，但对乳鼠该病毒可引起致死性脑炎。经研究这与幼鼠体内高水平的病毒复制，诱导高水平的细胞因子（IFN-α/β 和 TNF）应答及胸腺的严重退化有关，而存活的年长小鼠体内病毒复制受到限制，故细胞因子应答和炎性损伤明显减轻。

【流行病学】

Sindbis病毒呈世界性分布，在自然界中该病毒呈蚊-鸟-蚊的传播环。传播媒介包括库蚊属、脉毛蚊属和伊蚊属的蚊中均曾分离出该病毒。鸟类包括野鸟、一些候鸟及家禽。在南非的研究显示该病的发生与每年的降雨量呈平行关系，并与干旱地区的洪水有关联。在主要的传播季节期间，人感染率可达15%。易感人群主要为林区工作或度假的成人。因Sindbis病毒与西尼罗病毒共有相同的鸟-库蚊的传播环，故在南非、埃及的尼罗河流域和以色列地区的人群血中有Sindbis病毒抗体者，常亦有西尼罗病毒抗体。在北欧1981—1982年、1988和1995年期间，曾发生该病毒引起的发热、皮疹和关节痛暴发流行。

【临床表现】

本病潜伏期为3～6日。急性起病，发热可高达40℃，伴有寒战，多关节的疼痛，常发生在小关节和曾受过伤的关节，抬高肢体时疼痛加剧，故患者尽量避免活动，关节可能肿大但少有积液。关节疼痛可能持续1周至数月之久，且常伴肌痛。起病当日可出现皮疹，通常呈现面颈部潮红，可进展为斑丘疹或斑疹，可能有瘙痒。皮疹依次出现在躯干、四肢、面部、手掌和足底部皮肤。患者有头痛、畏光、眼眶后疼痛、咽喉疼痛及呕吐。实验室检查可有轻度白细胞减少，淋巴细胞相对增多。C反应蛋白阳性，血沉常明显上升。成人患者常有严重的关节炎病变。儿童患者偶有出现中枢神经系统症状，包括癫痫发作和抽搐。有报道该病长期关节受累者见于有HLA-B27的患者。

【诊断】

本病的临床表现常与西尼罗热、登革热相似，还需与其他虫媒病毒疾病相鉴别。患者近期旅居史和户外活动情况及当地流行史等流行病学资料有助于本病的诊断。确诊依靠病毒的分离鉴定和双份血清中抗病毒抗体的检测。早期血清中用ELISA法检测特异性IgM抗体。

【治疗与预防】

本病尚无特效治疗。多数病例呈自限性，一般采用支持疗法和对症处理（退热剂和镇痛剂等）。因目前尚无预防Sindbis病毒感染的疫苗，预防措施为防蚊叮咬及灭蚊。改善环境卫生，消除蚊虫滋生场所。

V 圣路易脑炎

圣路易脑炎（St. Louis encephalitis，SLE）系由圣路易脑炎病毒（St. Louis encephalitis virus）感染所致的一种急性中枢神经系统感染病。本病1933年在美国密苏里州圣路易市首先报道作为病因不明经蚊传播的流行性脑炎，随后在华盛顿Yakina一次暴发性流行自库蚊中分离出病毒而被证实。

【流行病学】

美国是SLE主要的流行国家，该病的暴发流行在全美各州均有报道。美国东部常发生周期性暴发流行。主要流行地区有佛罗里达州、得克萨斯州、密西西比河流域至俄亥俄盆地。美国西部（密西西比河以西）主要为地方病，偶尔发生暴发流行。巴西、阿根廷、巴拿马、牙买加等拉丁美洲地区有散发的病例报道。据报道，南佛罗里达州1990年至1991年25周内SLE流行涉及28个县，经实验室确诊病例222人，其发病率为2.25/10万人，在大于80岁人群中发病率为17.14/10万人，而14例死亡患者年龄均大于55岁（平均70岁）。血清学调查该病发病率为21/10万人。户外工作者感染率较高为7.4%，而在收容所的贫困患者，其感染率高达13.3%。

SLE流行基本环节为蚊-鸟-蚊传播环，传染源是野鸟（麻雀、燕雀、知更鸟等）。人感染后病毒血症短暂，且病毒量少，故作为传染源意义不大。蚊是主要传播媒介，美国中西部和东部各州主要为尖音库蚊和致乏库蚊，佛罗里达州为黑须库蚊（nigripalpus），在密西西比河流域以西及更远的西部，跗斑库蚊则为主要媒介。传播媒介的特性和其传播周期决定在各地区的流行病学特征。本病流行季节为夏末秋初，高峰为8～9月。美国西部地区，SLE在乡村地区终年呈低水平传播，常流行于以水灌溉的农场和牧场。该病的发病率与年龄密切有关，其无症状与有症状的感染比率在儿童为800∶1，60岁以上的成人则为85∶1，但在婴儿中其发病率亦稍有增高。感染后免疫力持久。

【临床表现】

本病潜伏期4～21日（常为7日）。SLE病毒不显性感染人数大大超过临床发病率。成人患脑炎及死亡病例的比例随年龄增大而上升，尤以60岁以上的患者居多。本病通常有发热、全身不适、头痛、肌痛等前驱症状，继而(1～7日后)出现昏睡、谵妄、间歇的神志模糊及震颤，常涉及眼睑、舌、唇和四肢，手脚不灵活及共济失调(小脑受累)。常有呕吐和腹泻，或诉有排尿困难、尿急和小便失禁。儿童常见脑膜刺激征，神志模糊可能不明显，而仅为轻度定向力障碍。多数患者不发展为深度昏迷。常有共济失调。约1/4患者出现面神经或其他脑神经麻痹。病理反射能不规则地引出。可能出现各种异常运动如肌阵挛、眼球震颤和少数患者有斜视、眼阵挛。成人患者抽搐不常见，是预后不良的征象。

一般患者病程经数日后发热下降，全身症状改善，神志清晰，但在恢复过程中，可能并发肺炎、血栓性静脉炎、肺栓塞、脑卒中、胃肠道出血及院内感染。死亡多发生在病后1～2周内。总病死率为8%，但年龄大于60岁的病例，病死率可高达20%。成人在恢复期中有虚弱乏力，情绪不稳定、焦虑、易怒、健忘，震颤等可能持续数月。婴儿或幼童常出现的后遗症有精神运动性的功能异常，但在随访中多能康复。有关临床复发和病情慢性化均未见记载。

实验室检查可见外周血白细胞轻度增高，ALT和肌酸磷酸激酶(CK)可轻度上升。1/3以上患者有低钠血症。尿检查有蛋白尿，尿沉渣检查不正常(血尿、脓尿)。脑脊液检查1/3患者有压力增高(200～250mmH_2O)，2/3以上患者脑脊液蛋白量超过45mg/100ml，细胞总数增多(≤500×10^6/L)，分类以单个核细胞为主。脑电图改变为弥散的一般性慢δ波。

【诊断】

在夏秋季节来自流行区的成人，尤为无家的流浪者应疑为本病，但需与其他病毒性脑炎及非感染性脑病如脑血管意外、中暑、药物中毒等相鉴别。确诊通常依赖血清学试验。常用的有检测急性期和恢复期(一般第3周)患者血中的血凝抑制(HI)抗体，或补体结合(CF)抗体，若恢复滴度增高4倍或以上者，有助于确诊。但HI可与其他黄病毒的免疫产生交叉反应。CF抗体出现较晚，约有20%SLE患者未出现CF抗体，故早期诊断可应用ELISA法检测血清中IgM抗体，在病后7～10日其敏感率达95%。出现脑炎的病例，可同时检测脑脊液和血清中IgM，其阳性率达100%。IgM抗体一般4个月后已查不出，特异性较HI强。血和脑脊液病毒分离困难，不列为常规检测。

【治疗与预防】

本病迄今无特效疗法。主要为支持疗法及对症治疗。如控制和减轻脑水肿，维持水和电解质平衡。控制抽搐，对呼吸衰竭者用通气机辅助呼吸。防止继发感染。目前预防疫苗仍在研制中。主要加强个人的防护，使用驱蚊药和防蚊措施，及穿长袖衣裤等。流行季节避免黄昏时户外活动。在该病流行期间可紧急处理蚊虫的滋生处，清理杂废物。应用气雾杀成蚊剂。对当地鸟禽或蚊虫的监测，可提供疫情的早期预告，有利于及早采用卫生行政的干预，包括重新安排避免一些黄昏、夜间的大型群众活动，加强宣教工作，是行之有效的预防措施。

Ⅵ 西尼罗脑炎

西尼罗脑炎(West Nile encephalitis，WNE)系西奈脑炎病毒所致的急性脑膜脑炎及无菌性脑膜炎，以老年患者病死率较高。该病毒于1937年在乌干达西尼罗河地区首先从一名发热患者血中分离出而命名。经与黄病毒属病毒进行交叉中和试验证实，该病毒属于乙型脑炎、墨莱河谷脑炎和SLE亚群，在亚群中与Kunjin病毒关系较为密切。

【流行病学】

本病广泛分布在东半球和西半球，包括非洲、欧洲、中东地区、前苏联、亚洲西部，近年已传播至美洲。本病是一种急性发热感染病，常为地方性疾病，主要感染儿童。隐性感染常较显性感染为多，如尼罗河三角洲，61%的居民在成年前已被感染。1996—1997年在罗马尼亚大约有500人患本病毒所致WNE，病死率为10%。1998年意大利发生该病毒引起的马脑炎在马群中流行。1999年俄罗斯南部7～9月共发生826例本病毒所致急性无菌性脑膜脑炎、脑膜炎或发热病例，其中84例脑膜脑炎患者死亡40例。同年8～10月美国纽约发生病毒性脑炎暴发，62例经实验室确诊为WNE，7例死亡。2000年8～10月，以色列又发生该病毒暴发流行，417例确诊为西尼罗河热。

西尼罗病毒与SLE病毒具有相似的流行模

式。一般为蚊-鸟循环，人及马为附带的感染。野鸟（如乌鸦、海鸥和鸽子等）起传染源及储存宿主的作用。该病毒可在鸽子体内存活 20～100 日之久。一般鸟类感染该病毒后不发病，而是病毒携带者，但既往纽约发生 WNE 流行中先有大量乌鸦死亡，可能因该病毒首次在美国流行，鸟类缺乏免疫力所致。库蚊是该病毒主要传播媒介，如尖音库蚊和致乏库蚊等。从库蚊中可分离到西尼罗病毒，且尖音库蚊尚可带毒越冬。对纽约首次分离的西尼罗病毒作基因分析证实该病毒来源于中东以色列地区，与 1998 年该地的流行毒株同源性约为 99%。

【临床表现】

潜伏期为 4～21 日。临床表现常有发热，20% 患者可高达 40℃以上，伴头痛、肌痛、畏寒和皮疹。中枢神经系统症状常有神志改变、意识模糊、呕吐、颈强直、昏迷。较少见的有消化道症状（腹痛、腹泻）和淋巴结肿大。据 2000 年以色列报道，该病 326 例住院患者中，表现为脑炎（57.9%），脑膜炎者（15.9%），病死率为 14.1%，在年龄≥70 岁的患者中，病死率高达 29.3%，本病老年患者预后较差。根据血清学调查和 1999—2000 年间各地区该病流行情况统计，在感染 WNE 病毒的人群中，出现严重的神经系统疾患者<1%，其病死率为 5%～14%。实验室检查可有白细胞减少。脑脊液检查与 SLE 类似，表现为非细菌性脑膜炎改变。

【诊断】

在夏秋季节，老龄发热患者伴有神经症状表现时应疑及本病，而进一步的确诊常采用血清学检查，对早晚病程双份血清检测血凝抑制抗体和补体结合抗体。或 ELISA 法检测 IgM、IgG 特异性抗体。使用单克隆抗体免疫荧光法和逆转录 PCR 法检查特异性较高，可鉴别不同病毒引起的脑炎。取发病早期血液和脑脊液可作分离病毒，但主要用于研究工作。

本病需与黄病毒科其他病毒性脑炎如登革热、SLE 等鉴别。

【治疗与预防】

本病无特效疗法，主要采取支持疗法和对症治疗。具体的防治方法参见圣路易脑炎。

Ⅶ　墨莱河谷脑炎

墨莱河谷脑炎（Murray Valley encephalitis）系由墨莱河谷脑炎病毒所致的急性感染病。1951 年在澳大利亚东南部墨莱河谷区一次脑炎暴发流行中从死者脑中分离到 MVE 病毒，并证实与 1917—1918 年澳大利亚导致夏季流行的急性脑炎为同一种病毒。

【流行病学】

本病主要在澳大利亚流行，在巴布亚-新几内亚亦有发生。据当地调查鸟类（特别是水鸟）在传播上起重要宿主作用，如白鹦、野鸭等鸟类病毒血症可持续 1～9 日。家禽如鸡中常能分离到病毒。高敏感的脊椎动物如大袋鼠、家兔、野兔、猪、牛、马等亦可能是重要的宿主动物。传播媒介主要为库蚊，有证明 MVE 病毒亦可经卵传递越冬。本病流行季节为夏秋季（当地 1～5 月），高峰在 3 月。人群不显性感染率约为临床病例的 500～1000 倍。澳大利亚西部维持常年的散发性病例和小的暴发流行，近年该病已扩展到澳大利亚人口稠密的东南部，并曾出现较大的暴发流行。2011 年澳大利亚东南部出现一次墨莱河谷脑炎的较大流行，确诊 17 病例。

【临床表现】

本病与乙型脑炎相似，起病时有发热、头痛、恶心呕吐、畏光及颈项强直等前驱症状。随后 2～5日内出现神志改变、昏迷、肢体瘫痪和呼吸衰竭，可引起大脑萎缩等后遗症。轻型病例中约 40% 有神经病学后遗症，重症患者恢复期均留有后遗症。如运动障碍和情绪及心理障碍，严重者有智力残疾。实验室检查与其他病毒性脑炎相似。

【诊断】

主要依靠血清学诊断，但与该地区其他黄病毒属如 Kunjin 病毒、乙型脑炎或登革热病毒等易发生交叉反应。应用逆转录 PCR（RT-PCR）法可在起病后 3 日检出 MVE 病毒，能早于出现 MVE IgM 特异性抗体 4 日检出病毒。尤适用于在黄病毒属流行地区的急性期诊断。

【治疗与预防】

本病的治疗与 SLE 等急性病毒性脑炎相似。

积极的支持和对症治疗可减低病死率。加强对流行区 MVE 病例记载、前哨鸡群检测和蚊虫密度及其带病毒情况调查,结合气象学的综合性监测,可作为预报系统,防止和减少本病的暴发流行。本病尚无预防用的疫苗。

Ⅷ　苏格兰脑炎

苏格兰脑炎(Scotland encephalitis/Louping illness,LI)又称羊跳跃病(LI),系由跳跃病毒侵犯羊等动物以及人体中枢神经系统所致的一种动物疫源性疾病,因羊患病后呈现特异的跳跃步态而得名。1929 年在苏格兰病羊的脑和脊髓中分离出病毒,为黄病毒属。

【流行病学】

羊跳跃病主要是绵羊及其幼羊和羔羊的疾病,其主要易感动物为未经免疫的绵羊,羊感染 LI 病毒后出现发热、共济失调、震颤、进行性麻痹等神经症状,最后多数死亡。松鸡和野山兔是病毒主要储存宿主。其他小哺乳类动物经实验未能证实能经蜱传播该病毒。传播媒介为蓖子硬蜱(Ixodes ricinus)。本病有明显的地区性,为夏秋季节流行,与蜱的活动有关。感染的蜱可能将病毒经卵传给子代。经 LI 病毒种系发生史分析,该病毒开始存在于爱尔兰,其后代经威尔士传播至苏格兰,又经苏格兰传至英格兰,最后病毒散布在不列颠诸岛,并传播至挪威。家畜或动物的迁移可将蜱和病毒扩散至新的疫源地。人主要被蜱叮咬或与病畜接触而被感染。与职业有一定关系。此外有报道人可经实验室接触被感染。

【临床表现】

潜伏期 7～10 日。人感染后表现为流感样症状,可有双峰热,第二次发热时可有头痛、嗜睡、颈强直、神志改变等,持续 4～10 日后逐渐恢复。未报道有病死者。脑脊液检查压力增高,蛋白量升高,呈无菌性脑膜炎改变。

【诊断】

结合动物流行病资料、发病地区、职业和症状常可作初步诊断。诊断常靠血清学方法检测有关特异性抗体。或早期采血、脑脊液作病毒分离以助确诊。

【治疗与预防】

本病无特效药物,主为对症治疗。预防措施包括对羊群进行灭活的疫苗注射。用有滞留效果的杀虫剂控制环境中的蜱,并加强在疫区野外工作者的个人防护,如穿防护衣防蜱叮咬。属宰场工人应避免与可疑病畜的血、肉直接接触。对密切接触者可注射灭活疫苗以提高对 LI 病毒的免疫力。

Ⅸ　波瓦桑脑炎

波瓦桑脑炎(Powassan encephalitis,POW)系 1959 年于加拿大安大略省的 Powassan 地区发生的一种脑炎,后从死者脑组织首次分离到一株新的病毒,根据地名而命名波瓦桑病毒。

【流行病学】

波瓦桑脑炎病毒分布于加拿大及美国的北部,为自然疫源性疾病。前苏联的东部沿海边区亦分离出该病毒。与森林脑炎相似,该病毒在硬蜱和啮齿类动物之间循环。人感染可能是通过蜱的叮咬。美国新泽西、纽约、宾夕法尼亚等州均有少数病例报道。病例多见于 6～10 月份,呈散发性。据报道羊感染后可能通过乳汁传播。近年对北美鹿蜱病毒进行核苷酸测序和血清学试验证实这种鹿蜱分离的病毒是波瓦桑病毒的一种基因型。

【临床表现】

潜伏期为 7～14 日,起病急,发热体温可达 40℃,伴有头痛、眩晕、颈强直及呕吐,并有震颤、抽搐、定向力障碍及呼吸困难等症状。部分患者可有肢体强直或偏瘫等。病死率达 50%。

【诊断】

本病诊断主要依靠流行病学资料和血清学检查,包括血凝抑制、补体结合和中和试验等方法。本病在流行区要注意与森林脑炎、圣路易脑炎及其他病毒性脑炎相区别。

【治疗和预防】

本病主要采取支持疗法和对症治疗。对各种后遗症可采用相应的物理治疗。预防主要是消灭传染源,如消灭携带有蜱幼虫和稚虫的啮齿动物和加强在森林或野外工作者的个人防护。禁止喝生奶等。

X　根岸脑炎

根岸脑炎（Negishi encephalitis）系黄病毒属的一种蜱传病毒性脑炎。1948 年自日本东京地区一名患儿脑脊液中分离到该病毒。根岸及脑炎病毒主要分布在日本、中国和俄罗斯。由该病毒所致脑炎的病例报道不多。据报道其传播模式人可经蜱叮咬而感染该病毒，或从实验室获得感染。但病毒的储存宿主尚不清楚。临床表现类似流行性乙型脑炎。

XI　加利福尼亚脑炎

加利福尼亚脑炎（California encephalitis，CE）是由抗原性相关的加利福尼亚病毒群引起的，经蚊虫媒介的中枢神经系统性疾病。

【病原学】

加利福尼亚脑炎病毒血清群属于布尼雅病毒属。目前认为可致加利福尼亚脑炎的至少有 4 种病毒：最常见于 CE 的拉格罗斯病毒（La Crosse virus）、詹姆士城峡谷病毒（Jamestown Canyon virus）、雪鞋野兔病毒（snowshoe hare virus）及加利福尼亚脑炎病毒（California encephalitis virus）。病毒呈球形，直径 90～100nm，外有脂蛋白包膜，其表面具有刺突；内有 3 个负链 RNA 节段，分大中小（即 L、M、S）3 个 RNA 节段，每个节段两端分别为 5′和 3′非编码区，每个节段相连接，为 5′端与另一节段的 3′端相重叠而发生碱基互补。核心单股负链 RNA 含 12 300～12 450 个核苷酸。小 RNA 节段为病毒的核蛋白编码，中 RNA 节段为 2 种糖基化包膜蛋白编码（G_1 和 G_2），大 RNA 节段是为病毒多聚酶编码，该段最大的用途是鉴别病毒种类。

【流行病学】

本病最早于 1945 年在加利福尼亚州发生 2 例脑炎的报道。自从 1964 年以来，平均每年有 73 例（29～139 例）拉格罗斯脑炎来自美国 23 个州报道至美国的疾病控制和预防中心（CDC），患者多为 15 岁以下的儿童。故拉格罗斯病毒（La Crosse virus，LAC）所致的脑炎即 LAC 脑炎是美国儿童虫媒病毒性脑炎的首位病因，而 LAC 在美国的 CE 病毒群中是医学上最为重要的病毒。各类研究显示 LAC 在美国每年的感染者可能为 30 万例，大多数是无症状或轻症的感染者。在流行地区有关 LAC 抗体的血清学调查，其血清阳性率随年龄而增高，在成年人群中血清阳性率高达 35%。LAC 脑炎的主要传播媒介是伊蚊，美国中西部和东北部地区为三列伊蚊（Aedes triseriatus），该类伊蚊居于森林，在树洞和人造容器中滋生繁殖。LAC 在蚊中可经卵越冬传递。2001 年报道在田纳西州和北卡罗来纳州首次自捕获的白纹伊蚊（*Ae. albopictus*）中分离到 LAC 病毒，证明该病毒已传播至美国东部。白纹伊蚊具明显嗜人血习性，该蚊种在我国各省均广泛分布，故该蚊媒值得关注。小哺乳动物如金花鼠、松鼠、狐类和土拨鼠是动物宿主。蚊子叮咬具 LAC 病毒血症的动物而扩大传染源。发病季节为 7～9 月份。

【临床表现】

潜伏期 3～7 日。90% 以上急性 CE 患者是由 LAC 病毒所致。主要见于儿童。轻型的患者仅有发热、头痛、恶心呕吐、颈强直等无菌性脑膜炎表现。较重的患者有昏睡、失语、运动不协调，甚至可能出现瘫痪，半数患者可有抽搐或癫痫发作等脑炎表现。病死率约为 1%。

实验室检查外周血白细胞总数常多于 $15.0\times10^9/L$，分类以中性粒细胞为主。脑脊液检查常呈中度细胞增多（50～500）$\times10^6/L$，以单核细胞为主，偶为大量中性粒细胞。蛋白定量轻度升高。糖和氯化物正常。脑电图检查多为异常电波。虽然一般患者不留后遗症，但随访发现脑电图异常在 75% 患者可持续至 1～5 年。10% 患者有持续情绪不稳定。在所有确诊患者中 6%～10% 存在慢性癫痫问题。

【诊断】

诊断主要依靠免疫学，如用间接荧光抗体试验（IFA）检测急性和恢复期双份血清中抗体，若呈 4 倍以上的增高可确诊，或用 ELISA 法检测脑脊液或血清中的特异性 IgM 抗体，可应用血清稀释空斑减少中和试验证实。因发病后病毒已不存在患者血中或分泌物中，故一般不做病毒分离。

本病需与其他病毒性脑炎和脑膜炎相鉴别，如肠道病毒所致脑膜炎，单纯疱疹病毒性脑炎，流行性乙型脑炎等。

【治疗与预防】

本病无特效治疗，对重症患者加强支持疗法和对症治疗。如防治脑水肿及治疗癫痫发作，昏迷护理等。预防主要是对林区工作者和旅游者加强个人的防护，避免与啮齿动物接触。用驱蚊虫药物，去除居民区蚊虫易滋生的废旧容器。在流行季节，对已知伊蚊高度繁殖的林区进行空气喷洒能滞留的杀虫剂。

【其他有关的加利福尼亚脑炎病毒】

除詹姆士城峡谷病毒外，其他 CE 病毒群具有明显生态学的循环，而致人类患病通常很轻或少见。

詹姆士城峡谷病毒（Jamestown Canyon virus）在北美广泛分布。经脉毛蚊属（*Culiseta inornata*）及数种伊蚊传播，白尾鹿是易感动物，并疑其在病毒的扩散中充当脊椎动物的第一宿主。该病毒已在多个国家成人中导致散发性脑炎，且病死率较高。

（侯金林）

参考文献

1. 何海怀，吕新军，杨益良，等. 我国分离的两株病毒为重组甲病毒. 中华实验和临床病毒学杂志，2001，15（2）：120-124.
2. 王环宇，梁国栋. 我国虫媒病毒研究 10 年回顾. 中国公共卫生，2003，19（4）：473-476.
3. 冯云，张海林. 重要虫媒病毒传播媒介的研究进展. 医学动物防制，2008，24（3）：165-169.
4. 梁国栋. 我国新分离虫媒病毒及其传播媒介. 中国媒介生物学及控制杂志，2010，21（3）：181-183.
5. 张娟，张海林，梁国栋. 全球重要虫媒病毒流行状况. 疾病预防控制通报，2011，26（1）：81-93.
6. Brown TM，Mitchell CJ，Nasci RS，*et al*. Detection of eastern equine encephalitis virus in infected mosquitoes using a monoclonal antibody-based antigen-capture enzyme-linked immunosorbent assay. Am J Trop Med Hyg，2001，65（3）：208-213.
7. Schlesinger S. Alphavirus vectors：development and potential therapeutic applications. Expert Opin Biol Ther，2001，1（2）：177-191.
8. Reisen WK，Kramer LD，Chiles RE，*et al*. Encephalitis virus persistence in California birds：Preliminary studies with house finches. J Med Entomol，2001，38（3）：393-399.
9. Pisano MB，Oria G，Beskow G，*et al*. Venezuelan equine encephalitis viruses（VEEV）in Argentina：serological evidence of human infection. PLoS Negl Trop Dis，2013，7（12）：e2551.
10. Petersen LR，Roehrig JT. West Nile virus：A reemerging global pathogen. Emerg Infect Dis，2001，7（4）：611-614.
11. Beasley DW，Suderman MT，Holbrook MR，*et al*. Nucleotide sequencing and serological evidence that the recently recognized deer tick virus is a genotype of Powassan virus. Virus Res，2001，79（1-2）：81-89.
12. Gerhardt RR，Gottfried KL，Apperson CS，*et al*. First isolation of La Crosse virus from naturally infected Aedes albopictus. Emerg Infect Dis，2001，7（5）：807-811.
13. Pandya J，Gorchakov R，Wang E，*et al*. A vaccine candidate for Eastern equine encephalitis virus based on IRES-mediated attenuation. Vaccine，2012，30（7）：1276-1282.
14. Kopp A，Gillespie TR，Hobelsberger D，*et al*. Provenance and geographic spread of St. Louis encephalitis virus. MBio，2013，4（3）：e313-e322.
15. Hirota J，Shimizu S，Shibahara T. Application of West Nile virus diagnostic techniques. Expert Rev Anti Infect Ther，2013，11（8）：793-803.
16. Dash AP，Bhatia R，Sunyoto T，*et al*. Emerging and re-emerging arboviral diseases in Southeast Asia. J Vector Borne Dis，2013，50（2）：77-84.
17. Carrera JP，Forrester N，Wang E，*et al*. Eastern equine encephalitis in Latin America. N Engl J Med，2013，369（8）：732-744.
18. Wendell LC，Potter NS，Roth JL，Successful management of severe neuroinvasive Eastern equine encephalitis. Neurocrit Care，2013，19（1）：111-115.
19. Selvey LA，Dailey L，Lindsay M，*et al*. The changing epidemiology of Murray Valley encephalitis in Australia：the 2011 outbreak and a review of the literature. PLoS Negl Trop Dis，2014，8（1）：e2656.
20. Knox J，Cowan RU，Doyle JS，*et al*. Murray Valley encephalitis：a review of clinical features，diagnosis and treatment. Med J Aust，2012，196（5）：322-326.
21. Zink SD，Jones SA，Maffei JG，*et al*. Quadraplex qRT-PCR assay for the simultaneous detection of Eastern equine encephalitis virus and West Nile virus. Diagn Microbiol Infect Dis，2013，77（2）：129-132.

第三十四节　淋巴细胞脉络丛脑膜炎

淋巴细胞脉络丛脑膜炎（lymphocytic choriomenningitis）系由淋巴细胞脉络丛脑膜炎病毒（lymphocytic choriomenningitis virus，LCMV）所致

的急性感染病。临床表现轻重不一。轻者表现为流感样症状,典型表现为急性无菌性脑膜炎,严重者可出现脑膜脑炎。本病为自限性疾病,预后良好。

【病原学】

LCMV 属于沙粒病毒属(*Arennavirus*),呈圆球形,直径约为 85 ~ 120nm,内含单股核糖核酸。病毒在细胞浆内繁殖,通过胞膜出芽而成熟。病毒能在鸡胚或鼠纤维母细胞组织培养中繁殖。对鼠、豚鼠、兔、猴等均有致病性。本病毒在体外不稳定,对热、紫外线及乙醚等敏感。室温下放置 3 小时即失去传染力,56℃ 1 小时即可灭活。但在 50% 甘油中 -70℃ 可长期保存。人类感染后,在不同时期可检出免疫荧光抗体、补体结合抗体及中和抗体。

【流行病学】

鼠类是本病主要传染源,尤其是家鼠。被感染鼠的分泌物及排泄物等均含有病毒,可污染尘土、物品及食物,呼吸道与消化道传播是主要传播方式,亦有可能通过病鼠及其排泄物接触经皮肤伤口感染。实验室工作人员可因接触感染本病毒的动物而患病。人与人之间的水平传播未见报道,但患病母亲经胎盘将本病毒传给胎儿已有报道。人类对 LCMV 普遍易感。病后均可获得持久的免疫力。

本病呈世界性分布,一般呈散发,以秋冬季为主,各年龄组均可受感染,但青壮年最常见。实验室工作人员及实验动物饲养员感染本病机会较大。实验室感染可造成本病暴发流行。

【发病机制与病理改变】

本病的发病机制尚未完全阐明。动物和人感染本病毒后大多不发病,而表现为隐性感染或慢性带毒状态。显性感染者病毒首先侵入呼吸道黏膜,在黏膜上皮细胞内大量繁殖,表现为上呼吸道感染或“流感样”症状。然后侵入血液循环,导致病毒血症,并可通过血-脑屏障而致脑膜炎或脑膜脑炎。脑膜及脉络膜呈炎症变化,以淋巴细胞浸润为主。死亡病例脑实质血管周围有淋巴细胞浸润,胶质变性,脱髓鞘及出血性坏死,神经节变性,蛛网膜增生等改变。此外,肺、肝、肾、脾、肾上腺等可有充血、肿胀及淋巴细胞浸润等病变。

【临床表现】

潜伏期由数日至数周,一般为 6 ~ 12 日,临床表现多样,主要表现可分为三种临床类型。

一、流感样型

急性起病,有发热,体温波动于 37 ~ 40℃,热型不定。伴有全身不适、头痛、背痛及全身肌肉酸痛。鼻塞、流涕、咳嗽等上呼吸道症状,酷似流感。少数病人有恶心、呕吐、腹泻、皮疹及淋巴结肿大。病程持续 2 周左右进入恢复期,或发展为脑膜炎。

二、脑膜炎型

在流感样症状之后,或以脑膜炎症状起病,有高热、头痛、呕吐、脑膜刺激征阳性,脑脊液呈无菌性脑膜炎改变,病程两周而缓解,预后良好。

三、脑膜脑炎型和脑脊髓炎型

此型少见,患者除有高热,头痛、呕吐及脑膜刺激征阳性外,有频繁抽搐、昏迷、瘫痪、病理反射阳性,或伴有肢体瘫痪。严重者可致死或留有后遗症。

【诊断与鉴别诊断】

起病前有鼠类接触史。病后有发热伴流感样症状,继而发展为脑膜炎者应疑为本病。血象中白细胞数正常或减少,淋巴细胞相对增多,偶见异型淋巴细胞及血小板减少。脑脊液压力正常或稍高,细胞数增多,可达 $1000\times10^6/L$ 或以上,以淋巴细胞为主,蛋白轻度增加,糖正常或减少,氯化物正常。脑脊液检查淋巴细胞增多有辅助诊断意义。确诊有赖于病毒分离和血清中特异性抗体测定。早期可用 ELISA 测定血液及脑脊液中特异性 IgM 抗体。血清免疫荧光试验在病程第一周可出现阳性,亦可用于早期诊断。补体结合抗体在双份血清抗体 4 倍增长时可确立诊断。中和抗体出现较迟,主要用于流行病学调查。急性期病人血清、脑脊液接种于小鼠颅内或腹腔内,或接种于猴肾、鸡胚或人胚成纤维细胞进行病毒分离,阳性者可确诊。近年有用聚合酶链反应(PCR)检测脑脊液中病毒核酸的报道。

本病临床表现多样,病情轻重不一,除非血清学证实,往往误诊为其他病毒性感染。早期有流感样症状者应与病毒性呼吸道感染鉴别。有脑膜炎或脑膜脑炎表现时应与腮腺炎病毒、肠道病毒及其他病毒引起的病毒性脑膜炎、脑膜脑炎鉴别。部分患者有发热、咽痛、淋巴结肿大,周围血出现异型淋巴细胞等表现,应与传染性单核细胞增多症鉴别。

【治疗】

本病尚无特殊治疗措施。主要为支持疗法与对症治疗。急性期应卧床休息，注意营养与热量供应，维持水与电解质平衡。高热者予以退热剂，颅内压升高者可采用甘露醇等脱水剂。重症患者应予防治呼吸衰竭措施。本病为自限性疾病，预后良好。罕见死亡者。

【预防】

主要措施为防鼠、灭鼠。实验室工作人员与动物饲养员应加强个人防护。病人无需隔离。目前尚无疫苗免疫预防。

（侯金林）

参 考 文 献

1. 陈灏珠. 实用内科学. 12 版. 北京：人民卫生出版社，2005.
2. Peters CJ. Infections cansed by Arthropod and Rodent borne viruses. In Braunwald E, Fauci AS, Kasper DL, eds. Harrison′s principles of internal Medicine. 15th. New York: McGraw-Hill, 2001: 1153-1155.
3. Cordey S, Sahli R, Moraz ML, *et al*. Analytical validation of a lymphocytic choriomeningitis virus real-time RT-PCR assay. J Virol Methods, 2011, 177(1): 118-122.
4. Bonthius DJ. Lymphocytic choriomeningitis virus: an under-recognized cause of neurologic disease in the fetus, child, and adult. Semin Pediatr Neurol, 2012, 19(3): 89-95.
5. Lapošová K, Pastoreková S, Tomášková J. Lymphocytic choriomeningitis virus: invisible but not innocent. Acta Virol, 2013, 57(2): 160-170.

第三十五节　病毒性出血热概述

病毒性出血热（viral hemorrhagic fever, VHF）系一组由多种 RNA 病毒所致的以发热、出血为主要临床特征的急性感染病。按其临床特征可分为有肾综合征出血热（如阿根廷出血热、拉沙热及肾综合征出血热等）及无肾综合征出血热（如克里米亚-刚果出血热、鄂木斯克出血热、基萨那森林病及汉坦病毒肺综合征等）；按传播途径可分为动物源性传播出血热（如阿根廷出血热、玻利维亚出血热、拉沙热、肾综合征出血热及汉坦病毒肺综合征）、蜱媒传播出血热（如克里米亚-刚果出血热、鄂木斯克出血热、基萨那森林病及严重发热伴血小板减少综合征）及蚊媒传播出血热（如裂谷热、登革热和登革出血热、基孔肯亚病及黄热病等）。马尔堡出血热及埃博拉出血热可以人传人，传播途径系经直接紧密接触受感染者或其体液，或间接接触受其体液污染的物件如针筒等。

【病原学】

虽然各种病毒性出血热的病原体在形态、大小、结构及致病性上有显著差异，且归属于若干不同病毒科，其免疫原性及抗原性更是千差万别，但亦有其以下共性：①均为有包膜的 RNA 病毒，包膜含有脂质，故对脂溶剂及去污剂敏感，在外环境下较不稳定。②其致病特点具有共性，即感染后经常导致全身多系统、多器官损害及强烈炎症应答，全身血管系统受累是该类疾病最显著特征，小血管壁损伤常导致严重的血管渗漏（blood vascular leakage），同时导致全身血管张力下降，伴有不同程度的皮肤黏膜及内脏出血。可伴有肾脏损伤（如肾综合征出血热）、肝脏损伤（如拉沙热、埃博拉出血热）、中枢神经系统及心血管系统损伤。病死率因不同疾病而异，轻者为自限性，预后良好，而重者病死率可达 90%。

【流行病学】

各种病毒性出血热在流行病学方面具有下述特点（表 12-35-1）。

表 12-35-1　各种人类病毒性出血热流行病学及临床学特点

病毒属	疾病	地理分布	传染源	潜伏期（日）	临床综合征				病死率（%）
					出血	肝炎	脑炎	肾损	
沙粒病毒属									
拉沙病毒	拉沙热	非洲	啮齿动物	3～16	轻	重	轻	重	10～25
鸠宁病毒	阿根廷出血热	南美洲	同上	10～14	轻	罕	中	轻	1～15

续表

病毒属	疾病	地理分布	传染源	潜伏期（日）	临床综合征				病死率（%）
					出血	肝炎	脑炎	肾损	
马秋波病毒	玻利维亚出血热	南美洲	同上	7～14	中	罕	中	轻	15～30
布尼亚病毒科									
白蛉病毒属									
裂谷热病毒	裂谷热	非洲	蚊	3～4	重	重	中	无	30～50
严重发热伴血小板减少综合征病毒(SFTSV)	发热伴血小板减少综合征	中	蜱	不明	重	轻	中	轻	5～20
纳罗病毒属									
克里米亚-刚果出血热病毒（CCHFV）	克里米亚-刚果出血热	欧亚非	蜱	2～9	重	重	轻	无	30～50
汉坦病毒属	肾综合征出血热	亚欧	啮齿动物	2～42	中	少	轻	重	1～10
	汉坦病毒肺综合征	美洲	啮齿动物	7～28	中	少	轻	中	30～60
丝状病毒属									
马尔堡病毒	马尔堡出血热	非洲	不明	3～9	重	重	轻	无	25～90
埃博拉病毒	埃博拉出血热	非洲	不明	2～21	重	重	轻	无	20～70
黄病毒科									
黄病毒属									
黄病毒	黄热病	非洲	蚊	3～6	重	重	无	中	2～20
登革病毒	登革热	亚非美	蚊	5～8	中	中	无	无	2～5
蜱媒病毒	基萨那森林病	印度	蜱	3～8	轻	轻	中	无	5～10
	鄂木斯克出血热	前苏联	蜱	3～8	中	罕	轻	重	2～5
披膜病毒科									
甲病毒属									
基孔肯亚出血热病毒(CHIKV)	基孔肯亚出血热	非洲 东南亚	蚊	3～12	中	罕	罕	罕	1～3

一、均有自然疫源性

即由虫媒或啮齿类动物携带传播。它们的生存有赖于一种特有的脊椎动物或媒介昆虫即自然宿主(natural reservoir)，人类因接触受染的宿主动物或通过媒介昆虫叮咬而被病毒感染。

二、疫区分散

一般局限于宿主动物或媒介昆虫生长生活的地区，即自然疫源地。在地理分布上较为分散。

三、流行传播多无规律

由于上述疾病多呈散发或灶性分布，部分疾病的宿主动物或生物媒介种类较多，流行季节不明显，因此其流行多不规律，难以预测。

四、均有普遍易感性

人类对各种病毒性出血热普遍易感，但其年龄及性别分布取决于与动物宿主接触或暴露于媒介昆虫的机会，大多疾病以青壮年多见，仅登革热和登革出血热儿童患者居多。

【临床特征】

病毒性出血热患者多有明显甚至严重的发热及出血，由于血管受累，可呈现面胸部皮肤潮红、水肿、皮肤黏膜及内脏出血，肾脏受累可出现不同程度的肾损伤甚至肾衰竭，严重的出血、血浆渗出、血管张力下降及心功能不全可导致低血压休克，其他如头痛、头晕、畏光、咽峡炎、咳嗽、恶心或呕吐、腹泻、腹痛及神志不清等亦较常见。

【实验室检查及诊断】

实验室检查对诊断极有帮助。该类疾病多表现为血小板计数减少（拉沙热除外）和白细胞计数减少（拉沙热和肾综合征出血热除外），蛋白尿及血尿亦常见。确诊有赖于检出血清特异性 IgM 抗体或双份血清 IgG 抗体呈 4 倍以上增高或分离出特定的病毒病原体，如能采用 RT-PCR 等技术检出病毒的核酸亦有助于确定诊断。

【鉴别诊断】

需要鉴别的主要疾病是疟疾、伤寒、立克次体病及钩端螺旋体病，其次为非伤寒沙门菌病、志贺菌病、回归热、暴发性肝炎、各种脑炎或脑膜炎及败血症等，有明显出血表现者应排除白血病、血小板减少性紫癜及红斑狼疮。

【治疗】

特异性抗病毒治疗已证明对某些病毒性出血热有效，如利巴韦林已用于阿根廷出血热、立夫特山谷热及登革热的治疗，在肾综合征出血热的治疗方面亦有一定疗效。然而，从总体上看，大多数疾病仍缺乏特效的治疗手段，临床处理仍以对症及支持治疗为主。肾上腺皮质激素作为抗炎药物已在多种病毒性出血热的治疗中发挥不可替代的作用，但与环磷酰胺等免疫抑制剂的应用方面仍有争论。

【预防】

目前仅少数病毒性出血热如黄热病、裂谷热、肾综合征出血热具有安全有效的减毒活疫苗或灭活疫苗，其他各种出血热的预防性疫苗尚在研制中。

严密隔离、严格消毒及严加防护，是预防出血热传播特别是马尔堡出血热、埃博拉出血热及严重发热伴血小板减少综合征等传播方式不明的烈性感染病的有效措施。灭蚊及防止蚊虫叮咬是预防黄热病、裂谷热及登革热的有效措施。灭蜱及防止蜱叮咬是预防克里米亚-刚果出血热、鄂木斯克出血热、基萨那森林病及严重发热伴血小板减少综合征的有效措施。

（白雪帆）

参考文献

1. 罗端德，易建华，主编. 病毒性出血热. 北京：人民卫生出版社，2009.
2. 李梦东，王宇明，主编. 实用传染病学. 第三版. 北京：人民卫生出版社，2004.
3. Albarino CG, Shoemaker T, Khristova ML, *et al*. Genomic analysis of filoviruses associated with four viral hemorrhagic fever outbreaks in Uganda and the Democratic Republic of the Congo in 2012. Virology, 2013, 442(2): 97-100.
4. Andersson C, Henriksson S, Magnusson KE, *et al*. In situ rolling circle amplification detection of Crimean Congo hemorrhagic fever virus (CCHFV) complementary and viral RNA. Virology, 2012, 426(2): 87-92.
5. McFee RB. Viral hemorrhagic fever viruses. Dis Mon, 2013, 59(12): 410-425.

第三十六节　肾综合征出血热

肾综合征出血热（hemorrhagic fever with renal syndrome, HFRS）亦称流行性出血热（epidemic hemorrhagic fever, EHF），系由汉坦病毒（*Hantavirus*）所致的以啮齿类动物为主要传染源的自然疫源性疾病。本病的主要临床特征为发热、出血、低血压休克及肾脏损害。

根据对患者、健康人群及动物感染汉坦病毒的调查，本病呈世界性流行，目前全世界 6 大洲 78 个国家均有汉坦病毒分布。本病最早见于 1913 年俄国海参崴地区，1931—1932 年在黑龙江流域中俄边境的侵华日军及俄国军队中有 HFRS 发生。1935 年日本士兵在东北森林草原地带发生的 HFRS 曾被误诊为“出血性紫斑”“异型猩红热”“急性肾炎”及“出血性斑疹伤寒”等。1938—1942 年在东北绥芬河流域二道岗、孙吴、黑河及虎林地区训练演习的日军先后有 300 多人患病，死亡数十人，时称“二道岗热”“孙吴热”、“黑河病”及“虎林热”。据文献报道，在侵华驻中国东北的百万日军中，先后有 12 000 人患 HFRS，病死率高达30%。1942年日本陆军军医部将上述不同名称的疾病，统称为"流行性出血热"。1955年在内蒙古大兴安岭林区及陕西秦岭北坡山区暴发HFRS后，本病受到国家及各级医疗防病机构的重视。20世纪80年代以来HFRS流行强度加大，全国年报道病例数逾10万人，危害严重，被列为国家重点防治感染病之一。本病曾在我国、日本、朝鲜、韩国及俄罗斯远东地区称为"流行性出血热"，在欧洲国家称为"流行性肾病(nephropathia epidimica)"。1982年WHO建议统称为肾综合征出血热，我国学术界于20世纪90年代末建议接受这一命名，但政府公文及新闻媒体至今仍沿用流行性出血热这一疾病名称。

【病原学】

汉坦病毒为负链RNA病毒。1976年，韩国李镐汪教授等在韩国靠近三八线附近的汉滩河畔捕捉的黑线姬鼠肺中，发现一种能与当地流行性出血热恢复期患者血清发生特异性反应的抗原，其后分离到病毒，并能在未曾感染的黑线姬鼠连续传代，由此定名为汉滩病毒(Hantaan virus)，现已归于布尼亚病毒科(*Bunyaviridae*)汉坦病毒属。

该属病毒外观为球形或卵圆形，直径为78～240nm(平均约120nm)，表面包有囊膜，内质在电镜下呈颗粒丝状结构(图12-36-1)。可见汉坦病毒表面结构含有无数个栅格样亚单位(图12-36-2)。病毒基因组为单股负性RNA，含大(L)、中(M)、小(S)三个片段，分别编码RNA聚合酶、两种囊膜糖蛋白(glycoprotein 1.2，G1、G2)及核衣壳蛋白(nucleocapsid protein，NP)。不同型别毒株L、M及S片段的碱基数有差别，其中汉滩病毒76～118株分别由6533bp、3616bp及1696bp组成。目前已知病毒的中和抗原、血凝抗原及型特异性抗原位点主要存在于G1及G2上，而NP含有病毒的组特异性抗原。

多种传代、原代人及动物细胞均可用于汉坦病毒的培养，依不同的研究及生产目的可采用不同细胞，目前汉坦病毒培养最常用的细胞为Vero-E6及CV-7细胞，它们均为克隆化的绿猴肾细胞。在研究过程中，国内外学者还发现A549细胞、2BS(人胚肺二倍体细胞)、RL(大白鼠肺原代细胞)、地鼠肾细胞(GHK)、鸡胚成纤维细胞及长爪沙鼠肺、肾细胞等对汉坦病毒敏感的原代或传代细胞。我国生产的汉滩型及汉城型病毒细胞培养灭活疫苗的培养基质为长爪沙鼠及金黄地鼠肾细胞。汉坦病毒在培养的细胞中生长较为缓慢，病毒滴度一般在接种病毒后的7～14日后才达高峰。汉坦病毒对培养细胞的致病变作用(CPE)较弱，对部分细胞甚至无明显致病作用。

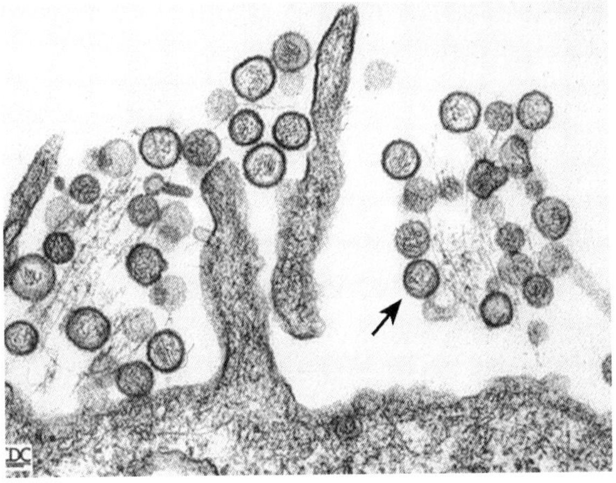

图12-36-1　辛诺柏型汉坦病毒的透射电镜照片

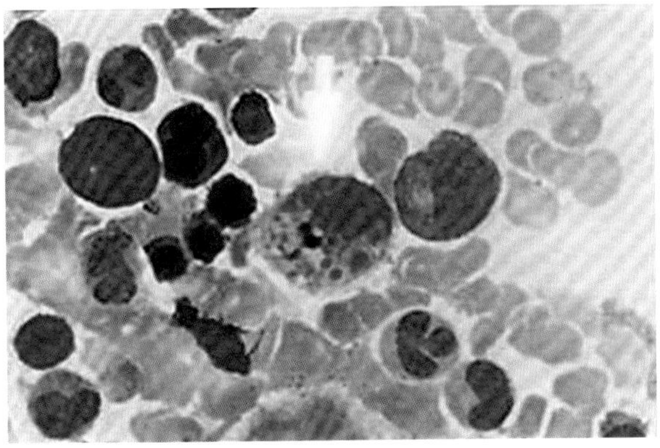

图12-36-2　汉坦病毒

将病毒接种于1～3日龄小白鼠乳鼠脑内，可导致致死性感染，可能与病毒在鼠脑内大量增殖、直接损伤鼠脑神经细胞有关。利用这一实验动物模型可进行过继性体液或细胞免疫保护试验。对汉坦病毒敏感的实验动物还有黑线姬鼠、实验用大白鼠及长爪沙鼠等。这些成年动物感染后均表现为自限性的隐性感染。各类免疫缺陷动物如应用免疫抑制剂处理的金黄地鼠及裸鼠等亦用于本病研究。已报道猕猴及黑猩猩感染病毒后可有规律地出现短暂的蛋白尿、病毒血症，少数伴有血尿，但是大多数成年灵长类动物对本病毒不易感。

依据病毒抗原反应性及基因结构的不同，本属病毒可分为至少20余种抗原性明显不同的血清型，代表性的型别有汉滩病毒(Hantaan virus，HTNV)、汉城病毒(Seoul virus，EOV)、普马拉病毒(Puumala virus,PUUV)、希望山病毒(Prospect Hill virus,PHV)、多布拉伐-贝尔格莱德病毒(Dobrava-Belgrade virus,DOBV)、泰国病毒(Thailand virus,THAIV)、索托帕拉亚病毒(Thottapalayam virus,TPMV)及辛诺柏病毒(Sin Nombre virus,SNV)等。每个型还可进一步分为不同亚型。根据国际病毒分类委员会的意见,汉坦病毒基因或基因组的核苷酸组成及排列差异大于25%为不同型,在5%~25%之间为不同亚型,小于5%为同一亚型。各型汉坦病毒之间同源性有一定差别,根据各型病毒基因的核苷酸的同源性,利用分子生物学微机软件,可将亲缘关系用图形加以表达,即汉坦病毒的种系发生树。上述8个型别的病毒中,SNV对人高度致病,病死率达50%以上;HTNV及DOBV所致疾病重症较多,病死率为3%~5%,部分疫区高达10%以上;SEOV多致中轻型病例,病死率不足1%;PUUV仅引起轻症患者,而其余3型病毒分布的地区目前尚未有疫情发现。

我国疫区主要流行传播的汉坦病毒为HTNV(血清Ⅰ型)及SEOV(血清Ⅱ型),近年在某些省区发现了PUUV。HTNV主要导致重型出血热,黑线姬鼠、大林姬鼠为疫区主要宿主动物,代表性毒株主要有A9、陈株、A16、84-Fli、Z10及H8205。SEOV在我国主要导致轻型出血热,褐家鼠、实验用大白鼠为主要宿主动物,代表性毒株主要有R22及L99等。

由于汉坦病毒基因组由分节段RNA构成,因此病毒基因片段间存在着产生重排(reassortment)可能。基因重排系指一株病毒的M和S片段基因分别来源于两个不同亚型病毒株,即子代病毒在宿主体内发生基因重排。国内外均有报道发现自然或人工重组的基因重排株,其致病性变化仍有待阐明。

汉坦病毒为有囊膜病毒,因此使用一般的脂溶剂及消毒剂如氯仿、丙酮、β-丙烯内酯、乙醚、酸(pH<3.00)、苯酚及甲醛等均很容易将其灭活。此外,加热60℃10分钟、100℃1分钟、钴60照射(>10^5拉德)及紫外线(10~15分钟)亦可将其灭活。上述灭活方法除强酸及苯酚外均可保留病毒抗原性,但甲醛处理后病毒的血凝活性将明显减弱。病毒在蔗糖密度梯度离心中的浮密度为1.16~1.17g/ml,在氯化铯中约为1.20~1.21g/ml。

【流行病学】

一、宿主动物和传染源

据目前不完全统计,世界上已报道有224种陆栖脊椎动物能自然感染或携带汉坦病毒,其中包括哺乳纲198种、鸟纲22种、爬行纲2种及两栖纲2种。中国已检出自然感染或携带汉坦病毒的脊椎动物有74种,包括两栖纲2种、爬行纲2种、鸟纲9种及哺乳纲61种。哺乳纲中有食虫目9种、灵长目1种、兔形目2种、啮齿目42种、偶蹄目3种及食肉目4种。以上多种脊椎动物中,啮齿类动物仍为汉坦病毒主要宿主动物,如鼠科姬鼠属的黑线姬鼠、大林姬鼠及黄喉姬鼠,家鼠属的褐家鼠及大白鼠,仓鼠科田鼠亚科林䶄属及欧洲棕背䶄等(图12-36-3)。其他类群动物可能系继发感染。

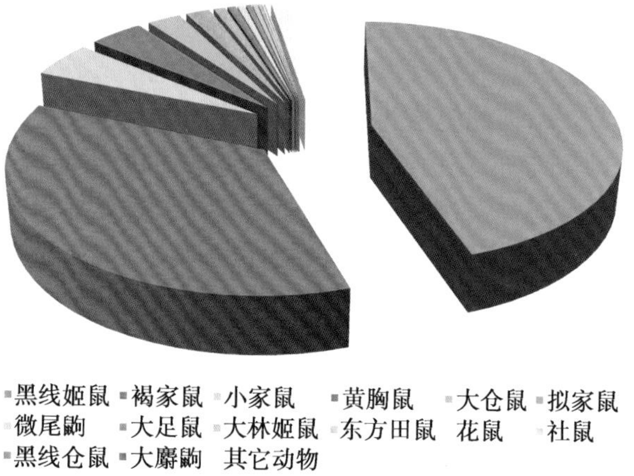

图12-36-3 1981—2000年中国HFRS监测点地区带病毒小兽数量构成(%)

二、传播途径

主要包括以下6种:①接触传播:通过含病毒的动物尿、粪、呕吐物及血液、组织液等经显性或不显性破损的皮肤黏膜侵入机体;②呼吸道传播:带病毒动物的排泄物、分泌物在外界形成气溶胶,经呼吸道吸入感染;③消化道传播:摄入污染的饮水或食物可经消化道感染;④虫媒传播:国内研究认为带毒恙螨及革螨可通过叮咬人体将本病传染给人,但尚未得到国际公认;⑤人-人传播:近年南美国家报道在部分汉坦病毒肺综合征(HPS)疫区,发病患者家庭成员及参与诊治患者的医护人员可罹患同类疾病,且从续发病例的血液标本中可扩增出与首发患者型别一致的病毒基因片段，因此确定患者可能是HPS的传染源之一。然而，在HFRS疫区目前尚无同类报道；⑥母婴垂直传播：已报道汉坦病毒可经胎盘自感染的母体传染胎儿（宫内感染），但不多见。疫区带毒孕鼠的宫内传播对于疫源地维持可能具有重要意义。

三、人群易感性与免疫性

人群对本病普遍易感，发病以男性青壮年为主，可能与接触传染源机会较多有关。隐性感染率一般为1.30%～5.18%，家鼠型疫区人群隐性感染率（5.18%）高于混合型疫区（3.20%）；混合型疫区又高于野鼠型疫区（1.30%）。二次发病者罕见。发病后第3～5日便可从部分患者外周血中检出汉坦病毒IgM抗体，第2周达高峰，可持续2～3个月；IgG抗体多于病后第1周末方可检出，高峰在第2～3周后，以后滴度逐渐下降，部分可保持终生。

四、流行特征

本病为世界性分布，主要流行于亚欧大陆（图12-36-4）。我国为疫情最严重的国家，其次为独联体国家、其他欧洲国家和朝鲜半岛，非洲及美洲仅有少数病例报道。近年已发现世界五大洲70个国家及地区自然栖息的鼠类携带汉坦病毒，当地人群体内有出血热抗体存在，表明本病疫源地分布远比疫区广泛。目前全国34个省（自治区、直辖市、特区）中除青海省及西藏自治区外，其余32个省（自治区、直辖市、特区）均有HFRS的疫源地或疫区存在，其中陕西、黑龙江、吉林、辽宁、山东、河北及湖南等省近年的年发病数占全国发病总数的80%以上。据不完全统计，截至2010年末，全世界累计报道病例达1 893 555例。中国报道的病例数已达1 585 942例，占全球总病例数的83.75%，死亡累计近5万人。

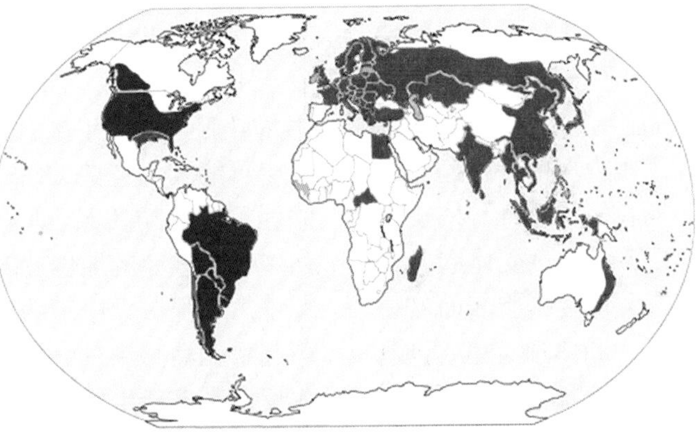

图12-36-4　全球肾综合征出血热和汉坦病毒肺综合征疫区和疫源地分布

注：红色区域为肾综合征出血热疫区；蓝色区域为肾综合征出血热疫源地；紫色区域为汉坦病毒肺综合征疫区

我国自2005年以来，HFRS病例数逐年减少，至“十一五”末年发病数已降至1万人左右。2012年发病有所上升，全国报道病例数13 300余例。近年欧洲部分国家HFRS的流行日渐严重，如芬兰2008年报道病例数达3259例，且近10年已有4年年发病数超2000例。德国2007年报道发病数1678例。俄罗斯2000—2012年在其83个行政区中的58个总计报道病例数92 363例，平均年发病7105例，其中欧洲部分占总发病数的98.4%，而亚洲部分仅占总发病数的1.6%。进入新世纪以来，HFRS已居俄罗斯所有人兽共患病毒性疾病（zoonotical virus infections）及自然疫源性疾病发病数的首位，约占上述疾病总数的33.5%。既往在俄罗斯的欧洲部分主要流行病毒株为PUUV，但近年由黑线姬鼠作为传染源、由多布拉伐病毒所致的HFRS逐年增多，且97.4%的病例发生于农村地区，特别多发于俄罗斯南部的索契（Sochi）地区，发病高峰季节在11月至次年2月；与此相反，由鼾类动物作为传染源、由PUUV所致的HFRS则主要（约69%）发生于城市/城镇地区，农村地区发病仅占31%，且发病高峰季节为每年的8～12月。

本病好发于我国海拔500米以下的平原及丘陵地区，疫区主要分布于丰水带、多水带、过渡带的农业区(如山东、陕西、湖北、湖南、浙江、江苏、江西及安徽等省)及东北林区(如黑龙江省),这些地区耐湿性较强的黑线姬鼠、大林姬鼠及褐家鼠等是本病景观区域中繁盛的动物群、优势种及常见种,亦是本病疫区和疫源地的主要宿主动物及传染源。

本病多呈高度散发,共同生活的家庭成员很少同时发病。近年国内的流行类型主要有三种:①野鼠型(乡村型、重型、姬鼠型):主要分布于农作物区、垦区及林区,散发为主,局部地区还可呈点状暴发;流行季节为秋末及冬季,部分地区5~6月间有一次发病小高峰,呈双峰型;②家鼠型(城市型、轻型、褐家鼠型):主要分布在城镇和市郊居民区及近郊村镇,暴发为主,也有点状散发;流行季节主要为3~6月份;③混合型:同一疫区上述两型并存,具备两型的特点,一年有两次发病高峰(3~6月、10月至次年1月)。

【发病机制】

汉坦病毒经各种途径侵入人体后,可在特定细胞如血管内皮细胞、单核-吞噬细胞中大量增殖,目前认为汉坦病毒的细胞嗜性可能与上述细胞包括血小板及血管内皮细胞表面的特定病毒受体有关。近年的研究已表明在汉坦病毒与内皮细胞相互作用中,细胞整合素(integrin)受体起关键性作用。整合素系分布于多种动物细胞表面的一类黏附分子,由跨膜糖蛋白α和β亚单位组成。依据β亚单位的不同可将整合素分为不同亚群。非致病性汉坦病毒通过细胞膜上β1整合素感染细胞,而致病性汉坦病毒通过细胞膜上β3整合素感染细胞。β3整合素是致病性汉坦病毒感染的主要受体,还参与维持血管屏障功能。此外,有研究证明汉坦病毒感染可能还存在其他细胞受体或协同受体。感染机体发病与否及发病轻重与侵入病毒数量、型别和毒力及人体免疫应答状况包括HLA型别等遗传背景密切相关。本病的发病机制既往有间脑炎和丘脑炎学说、变态反应学说和弥散性血管内凝血(DIC)学说,目前多认为可能与病毒直接作用及免疫损伤有关,且越来越多的证据支持“汉坦病毒致病是免疫介导的病理反应”这一观点。

一、病毒直接作用

本病各主要临床病征如微血管损伤、血小板减少及肾脏损害等在发病早期(3病日前)甚至在发病时即已出现,且主要临床表现如微血管损伤、血小板减少、血尿素氮升高、尿蛋白及少尿等现象的出现以及达高峰及消失时间等大多一致;大多数患者(89.2%)早期定度与最终分型相符,提示HFRS发病机制的特点为原发性损伤,病程为自限性经过。此外多数病例起病早期临床病理表现已很明显,但免疫测定尚无明显异常。病理研究亦证明,部分患者新鲜活检标本及急性期死亡患者的尸检标本可检出病毒抗原或核酸,同时伴有相应部位不同程度的病理改变如组织变性、坏死及出血等,且病毒抗原分布多的部位病理损伤亦重。体外培养已观察到,某些汉坦病毒毒株对常用传代细胞有致细胞病变效应。以上结果均表明,汉坦病毒的直接致病变作用可能是机体发病的始动环节或重要因素。

二、免疫病理反应

近年的研究大多认为,免疫因素可能具有重要作用。提出免疫发病学说者认为:①HFRS好发于中青年人,且临床中青年患者危重型较多,这固然可能与中青年接触病原因子的机会多,感染机会可能较大有关,亦说明免疫应答的强弱与发病轻重有密切关系,即免疫致病可能在HFRS发病中具有重要的地位;②动物实验业已证明,缺乏免疫力的裸鼠无论年龄长幼,均对汉坦病毒易感,引起致死性感染;而幼龄小鼠(7日龄大小)病死率反而高于新生乳小鼠(≤24小时龄),表明免疫缺陷和免疫病理损害在HFRS发病过程中起重要作用;③临床观察到的与Ⅰ型和Ⅲ型变态反应有关的免疫检测指标的消长,均与临床病情发展、病期的演进等密切相关,二者之间似有必然联系。

近年随着免疫学检测技术的发展,已观察到汉坦病毒的感染可引发人体强烈而迅速的免疫应答及炎症反应,通常自发热期末即出现明显的免疫异常,主要表现为体液免疫反应亢进,补体激活,特异性细胞免疫增强及免疫调控功能异常和紊乱。

(一)固有免疫

固有免疫(innate immunity)即先天免疫或天然免疫,是机体在长期进化中所形成,与生俱有而并非由特定抗原诱导的抵抗病原体侵袭、清除体内异物的防御能力,是机体抵御病原体感染的第一道防线。固有免疫细胞不表达特异性抗原识别受体，而是以其胞膜表面的模式识别受体（pattern recognition receptor，PRR）直接识别表达于多种病原体表面的病原相关分子模式（pathogen-associated molecular patterns，PAMP）而活化。

近年研究表明，汉坦病毒感染人体后，NK 细胞能发生活化、增殖且能够较长时间维持增殖状态。同时，汉滩型病毒（HTNV）可在体外产毒性地感染不同来源的树突状细胞（DC），包括单核细胞来源的不成熟和成熟 DC、外周血中的 DC、$CD34^+$祖细胞来源的 DC。HTNV 感染后能向不成熟 DC 传递强烈的成熟刺激信号，使其表型及功能发生变化，上调 MHC Ⅰ类和Ⅱ类分子、共刺激分子、黏附分子的表达，HTNV 感染亦能下调与 DC 内摄抗原作用相关的 DC-SIGN 分子，使 DC 摄取抗原的能力下降，使之与成熟 DC 具有相似特征。然而，汉坦病毒感染 DC 并未导致明显细胞病变，故 DC 直接感染可能是诱导初始 T 细胞对汉坦病毒应答过程中最为重要的抗原提呈途径。HTNV 感染的 DC 亦能诱导促炎因子（包括 TNF-α 及 IFN-α 等）的释放。汉坦病毒感染的 DC 可能通过以下途径发挥致病作用：①感染不成熟 DC 对于病毒向全身多个组织器官播散起了重要作用；②在二级淋巴组织，汉坦病毒感染所诱导成熟的 DC 可有效地刺激 T 细胞，这些被激活的 T 细胞经血流到达被感染器官。在迁移过程中，$CD8^+$效应性 T 淋巴细胞可牢固结合并杀伤由汉坦病毒感染而上调表达了 ICAM-1 和 MHC Ⅰ类分子的内皮细胞；③HTNV 感染的 DC 所释放的促炎因子 TNF-α 及 IFN-α 等可增强血管内皮通透性，破坏内皮细胞屏障，导致血浆渗漏综合征。

此外，研究结果提示众多固有免疫分子参与汉坦病毒的感染致病过程。已发现汉坦病毒的结构成分可活化细胞膜上的 Toll 样受体（TLRs），通过 TLRs 信号转导通路，导致细胞因子或趋化因子基因的转录、表达和表达产物的分泌，引起抗病毒免疫应答。

（二）细胞免疫

本病病程中细胞免疫功能有明显改变，其显著特点是异型淋巴细胞（其本质是活化增殖的免疫活性细胞如淋巴母细胞）在病程早期大量出现，研究还发现发病早期免疫细胞活化抗原的表达增强，细胞毒 T 细胞（CTL）数量增多，功能增强，$CD4^+/CD8^+$比值下降或倒置，部分细胞因子如 Th1 类细胞因子 IFN-γ 及 IL-12，炎症因子 TNF-α、IL-6、IL-8 及 PGE2 等的释放增加，活性增高，而 Th2 类细胞因子中仅 IL-10 等有高水平表达，说明细胞免疫亦有重要作用。

抗病毒免疫研究证明，$CD8^+$CTL 在免疫防护及清除感染病毒中起重要作用。CTL 仅能识别表达于抗原递呈细胞表面并与主要组织相容性复合体（MHC）Ⅰ类分子结合的病毒多肽抗原即抗原表位，这种特异性识别的基础是 T 细胞受体（TCR）与 MHC-肽复合物的相互作用。HFRS 患者的细胞免疫应答也不例外，已鉴定出某些与汉坦病毒特异性 CTL 的 TCR 结合的 T 细胞抗原表位，且这种 CTL 应答具有明显的 HLA 遗传限制性，这可能是不同患者感染发病后病情轻重差异的重要原因。活化 CTL 识别病毒感染的靶细胞后，可通过新生成的穿孔素、颗粒酶等溶解、杀伤和破坏靶细胞，发挥其效应功能，达到防护感染、清除病毒的目的。

近年研究还发现，调节性 T 细胞（Treg）可通过抑制促炎症因子和效应 T 细胞的活性，促进汉坦病毒在储存动物宿主中的持续感染。然而与健康人相比，呈急性发病过程的 HFRS 患者外周血 Treg 的数量显著减少，抑制 $CD4^+$效应 T 细胞的能力被削弱。同时，Treg 的频率与血小板数呈正相关，与血液尿素氮、血清肌酸酐及血清天冬氨酸转氨酶呈负相关。

（三）体液免疫

汉坦病毒感染，除诱导细胞免疫外，亦存在错综复杂的体液免疫应答。B 淋巴细胞受抗原刺激后，可产生不同的抗原特异性抗体，发挥体液免疫效应。

早年研究表明，发病后患者的微血管普遍扩张，血浆渗出，组织水肿，血清组胺及 IgE 水平升高，肥大细胞脱颗粒试验阳性等，提示Ⅰ型变态反应参与早期发病过程，而特异性 IgM 及 IgG 抗体在本病早期即已形成，且迅速增加，与病毒及其抗原形成大量免疫复合物，后者广泛沉积于微血管壁、肾小球基底膜及肾小管，并附着于红细胞和血小板表面，激活补体，引起血管、肾脏及血小板损伤，从而导致血浆渗出、出血、休克及肾衰竭，血细胞聚集，血液黏滞度增加，并进而引发 DIC 等一系列中间病理环节。此外，患者体内尚可检出抗肾小球基底膜抗体等，故认为Ⅱ型变态反应可能亦参与发病。

近年研究发现，汉坦病毒感染人后通常诱导

高水平的病毒特异性 IgM，在临床症状开始时即可检测到，7～11 病日后达到高峰。已知被感染机体可产生针对病毒 3 种结构蛋白（NP、G1、G2）的 IgM 抗体。汉坦病毒感染后特异性 IgG 抗体应答依其亚类有所不同，其中 PUUV 和 SNV 感染者早期均以 IgG1 应答为主，且随疾病进展而增强；但两种病毒感染后血清 IgG2 水平并无明显变化。在 HFRS 和 HPS 患者，已观察到 IgG3 显著增加，恢复期达到高峰。但仅有极少数 HFRS 患者形成 IgG4 应答，在 HPS 患者未检出 IgG4 的明显变化。已报道在急性期及恢复早期的血清可检测高水平的抗-PUUV IgA 抗体，其后随疾病进展逐渐下降。因此，像 IgM 抗体一样，IgA 抗体亦是感染早期的标志。与其他病毒性疾病，如流感病毒、巨细胞病毒和 EB 病毒相比，汉坦病毒感染可显著增加血清 IgE 的水平。总 IgE 及汉坦病毒特异性 IgE 水平在疾病的急性期最高，病后 6 个月内逐渐下降。有学者报道尽管病毒特异性 IgE 水平在许多病毒感染（如麻疹病毒、HIV 及呼吸道合胞病毒）中与疾病的严重性呈正相关，但在 PUUV 感染者未发现其与任何临床参数的相关性。

【病理改变】

本病的基本病理改变为全身小血管及毛细血管的广泛损害，血管内皮细胞呈节段性肿胀变性、疏松甚至管壁发生纤维蛋白样坏死及破裂崩解，导致管腔高度扩张、充血淤血，管腔内可见血栓形成，管壁脆性增加，通透性增高，引起血浆大量渗出和出血及各组织器官的充血、出血、变性甚至坏死。上述病变在肾脏、脑垂体前叶、肾上腺皮质、右心房内膜下及皮肤黏膜等处尤为显著。各脏器及体腔均有不同程度的水肿和积液，以后腹膜、肺及其他组织疏松部最严重；少尿期可并发肺水肿和脑水肿。炎性细胞浸润以淋巴细胞、单核细胞及浆细胞为主，但不明显。

一、肾脏病变

肾脏肿大，肾周围脂肪囊水肿，肾包膜紧张，偶可见肾破裂。肾皮质苍白、细胞肿胀，髓质极度充血及出血，皮髓质交界处尤为显著。镜下见肾小球病变轻微，肾上管病变严重。肾小球结构基本正常，部分肾小球肥大，系膜细胞增生，部分足突细胞融合、空泡化。肾小球血管丛充血，基底膜增厚，毛细血管袢呈节段性增厚，袢内微血栓形成等，可呈慢性肾小球肾炎或 IgA 肾病样改变。肾小管上皮细胞变性坏死十分突出，管腔内可见各种脱落细胞及管型。肾小管、集合管管腔狭窄、受压和阻塞，且见肾小管、集合管上皮细胞增生活跃。肾间质极度充血、出血、水肿及炎细胞浸润。肾盂、肾盏黏膜可见点片状出血，并延及输尿管和膀胱。30 病日以上患者或重病例可有慢性肾间质纤维化，肾小球上皮细胞增生等改变。有学者通过连续 CT 观察肾血流动力学改变，6 周后可出现肾瘢痕，是长期肾血管收缩的结果。

二、心脏病变

右心内膜下大片出血为本病特征性病变之一，重症可延及全心脏各层，心肌纤维可有不同程度变性，横纹消失或断裂，间质炎细胞浸润等。

三、脑与垂体病变

脑组织多呈明显水肿及出血，大脑皮层、海马回、基底节等部位脑组织可见灶状及片状变性、坏死等改变。这些病变可有原发与继发改变之别。胶质细胞增生，其周围间隙扩大，有炎细胞浸润。下丘脑变性显著，脑垂体水肿、出血，甚至坏死，少数有血栓形成，以垂体前叶为著，亦是本病的特殊病理变化之一。

四、其他脏器

肝、脾、肾上腺、胸腺、胰腺及胃肠等脏器均有不同程度的充血、出血或灶性坏死，其病变程度不如上述器官明显或恒定。肺脏主要为肺间质的水肿、出血，肺实变，肺泡壁增厚，肺泡内充满水肿液，支气管与气管腔内可有大量血性泡沫状水肿液。

病毒作用及免疫病理损伤导致全身小血管及毛细血管的广泛损伤，引起血管活性物质和炎性介质释放，导致一系列病理生理过程。

（一）有效循环血量减少及休克

1. 低血压休克　常发生于病程早期于热退前后，主要由血管壁损伤、通透性增加、血浆大量渗出血容量骤减所致，亦称为“感染中毒性失血浆性低血容量性休克”。

2. DIC　DIC 亦是促发休克的重要原因。本病患者多不同程度发生 DIC，由于血管损伤及各种致病因子的作用，使凝血系统被激活，引起微血管内广泛纤维蛋白沉积及血小板凝集，形成弥散的微血栓，血栓形成中大量凝血因子消耗，纤溶系统激活导致严重出血，并由于微血栓的栓塞继发内脏损害及功能障碍等综合征。

3. 心肌损伤　汉坦病毒可以直接造成心肌损伤，此外病程中心肌缺血、酸中毒及神经体液的调节失衡等均可造成心肌收缩力下降，心排出量减低，加重低血压休克。

（二）出血

本病出血的原因比较复杂，依不同病期而异，且往往是多因素参与。发热期出血是由于血管壁受损及血小板减少所致，后者可能与修补血管壁的消耗和骨髓巨核细胞成熟障碍有关。休克以后的出血加重，主要由于DIC导致的内脏微血栓形成，消耗性凝血障碍和继发性纤溶亢进等。少尿期尿毒症对凝血功能和血小板的影响及自体分流等亦是出血重要原因。病程急性期血中肝素类物质增加可进一步加重上述诸因素所致的出血。

1. 全身小血管损伤　小血管包括小动脉、小静脉和毛细血管。HFRS基本的病理改变是患者全身微小血管的弥漫性损害，近年研究表明，位于血管内皮细胞和血小板表面的汉坦病毒受体-整合素对于维持毛细血管壁的完整性及血小板参与血管壁的修复等十分重要；此外，抗原抗体复合物对血管壁的沉积及低血压休克和酸中毒对血管内皮细胞的影响均有可能造成血管壁的病变，导致皮肤黏膜及腔道出血。

2. 血小板减少和功能障碍　HFRS病程中普遍存在血小板数量减少，且残存血小板功能亦有明显障碍。其原因可能为：①生成减少：汉坦病毒可直损伤骨髓巨核细胞，使血小板成熟障碍；②消耗增多：由于大量的血小板在修补血管内皮中消耗，导致供不应求；③破坏增加：免疫复合物沉积于血小板表面，激活补体，使血小板破坏增加；④功能障碍：可能与汉坦病毒经血小板表面的病毒受体直接侵害血小板有关，循环免疫复合物（CIC）沉积使血小板的破坏增加及尿毒症时胍类及酚类物质抑制血小板第3因子的释放等亦是血小板功能障碍的重要因素。

3. 凝血机制障碍　本病病程5～7病日时约有50%的患者可发生DIC，主要是病毒及IC损伤血管内皮细胞，导致血管壁基底膜胶原的暴露及广泛组织细胞坏死，释放组织凝血酶，分别激活血浆Ⅻ因子及Ⅶ因子，各自启动内源性与外源性凝血系统所致。加上血液浓缩、血流缓慢、代谢性酸中毒以及脂质过氧化损伤，花生四烯酸代谢产物释放炎性介质（如TXA_2增加，可使$PGF_1\alpha/TXB_2$比例下降），均可加重血管内皮和胃肠黏膜的损伤，促进DIC形成，广泛微血管栓塞、凝血因子大量消耗而出血。DIC后期继发性纤维蛋白溶解亢进，及血中类肝素物质增多，均可加重出血。

（三）急性肾衰竭

本病急性肾衰竭主要是由有效循环血量减少、肾血流量不足，导致肾小球滤过率下降所致。水钠潴留、肾素-血管紧张素增加、肾小球微血栓形成和抗原抗体复合物引起的基底膜损伤亦是肾小球滤过率下降的重要原因。肾小管的变性坏死、肾间质出血、水肿压迫及肾小管腔被肾脱落细胞和蛋白凝块阻塞等可进一步加重少尿。

【临床表现】

本病潜伏期4～46日，一般为7～14日。典型病例起病急骤，无明显前驱症状。约有10%～20%的患者起病较缓慢，表现为消化道功能失调如食欲减退、恶心呕吐、腹痛和腹泻及上呼吸道卡他症状。

HFRS的典型临床表现是发热、出血及肾脏损害三类主要症状及发热、低血压休克、少尿、多尿和恢复期五期经过。非典型和轻症患者临床表现差异较大，可无低血压休克、出血或肾脏损害，五期经过可不明显。重症患者五期中前二、三期可重叠。少数暴发型患者发热期明显缩短，并迅即出现休克和急性肾衰竭。

一、发热期

起病急，主要表现为感染中毒症状、毛细血管和小血管中毒症及肾脏损伤的症状体征。

（一）感染中毒症状

典型病例有畏寒、寒战、高热，体温在38～40℃之间，热型以弛张热、稽留热及不规则热为多，一般持续4～7日。通常热度越高病情越重，发生低血压休克和少尿的机会越多。部分患者伴头痛、腰痛、眼眶痛（三痛）及全身四肢关节酸痛。头痛以两颞部和前额部为主，重者或为全头痛，性质以胀痛为主。腰痛轻者仅感两侧肾区胀痛及肾区叩击痛，重者剧痛不敢平卧和翻身，局部拒按。如在低血压休克期或少尿期突发剧烈腰痛应警惕有否并发肾破裂。眼眶痛以眼眶胀痛为主，眼球活动时尤甚。

大多数患者均有明显消化道症状，表现为食欲减退，重者有恶心、呕吐及呃逆等消化道症状。部分患者有腹痛、腹泻，腹痛剧烈者可出现腹肌紧张、腹部压痛和反跳痛，易误诊为外科急腹症。腹泻易误诊为急性肠炎及细菌性痢疾。少数患者尚可出现兴奋、谵妄、烦躁不安及嗜睡等神经精神症状，极少数危重患者可出现抽搐、昏迷及脑膜刺激征。

（二）充血和出血

于第2～3病日，半数患者眼球结膜及颜面部、颈部和上胸部皮肤出现显著的充血潮红（三红），似酒醉貌。黏膜出血多见于软腭、悬雍垂及咽后壁，表现为网状、点状或为出血斑，但扁桃体不肿大。眼球结合膜亦可见点状或斑片状出血。皮肤出血好发于双侧腋下及前胸和肩背部，多为出血点或搔抓样、条索样出血斑点，针刺部位多见到瘀斑。患者早期束臂试验亦可呈阳性。重症患者有鼻出血、咯血、呕血、便血及血尿等。

（三）渗出与水肿

水肿多见于眼球结合膜，为本病早期特有表现。轻者眼球转动或检查者用手挤压上、下眼睑时可见球结膜出现涟漪状波纹或皱褶，中度水肿球结膜呈水泡状，明显突出于角膜平面，重度水肿是指隆起的球结合膜呈胶冻样或鲜荔枝肉样，突出于眼裂平面。中重度球结膜水肿常伴有眼睑和颜面部水肿，甚至出现渗出性腹水、渗出性胸水和心包积液。球结合膜水肿具有重要诊断意义，且提示毛细血管及小血管损伤严重，血浆明显渗出，发生低血压休克的可能性较大。

（四）肾脏损伤

发热期的肾脏损害第2～4病日即可出现，表现为蛋白尿、血尿和少尿倾向。早期蛋白尿为“+～++”，至低血压休克期前可达“+++～++++”。重症患者尿中可排出膜状物，镜检可出现透明管型、颗粒管型或蜡样管型。

（五）肝脏损伤

部分患者尤其是家鼠型HFRS疫区的患者，可有黄疸、肝脾大及肝功能异常，

发热期一般持续4～6日，超过10日者少见。临床病型轻重与此期的体温高低成正比，即体温越高，热程越长，病情越重。个别暴发型患者发热期可短于3日。

二、低血压休克期

发热4～6病日后，体温徐退或骤退，但其他症状反而加重，部分患者出现低血压或休克。持续时间数小时至数日不等。低血压休克主要表现为：①血压下降与心率、脉搏增快。根据血压和脉压差水平分为低血压倾向、低血压和休克，其动脉收缩压分别≤13.3kPa（100mmHg）、≤12.0kPa（90mmHg）及≤9.3kPa（70mmHg）；脉压差分别≤4.0kPa（30mmHg）、≤3.5kPa（26mmHg）及≤2.7kPa（20mmHg）。心率增快，脉搏细速或扪不清，浅表静脉塌陷，伴呼吸浅快；②面色与口唇苍白或发绀，肢端发凉，皮肤发花；③意识障碍。初为烦躁不安，辗转床褥，继之可出现谵妄、嗜睡、昏睡、昏迷；④少尿或无尿；⑤中心静脉压（CVP）降低<0.8kPa（6mmHg）。

所谓“难治性休克”是指：①血压降至测不出，或脉搏扪不清；②末梢循环严重衰竭，表现为肢端厥冷、发绀；③经扩容及一般抗休克治疗，休克不能逆转；④伴有重要脏器如心、脑、肾、肝等功能严重障碍，甚至衰竭。难治性休克预后较差，是近年本病死亡的主要原因之一。

此期患者的渗出体征特别突出，出血倾向也十分明显，常合并DIC和纤维蛋白溶解亢进。低血压休克期多不超过24小时，短则十几分钟，长则72小时以上。一般认为休克出现越早，持续时间越长，病情越重。

三、少尿期

少尿期为本病的极期，与低血压休克期常无明显界限，两期亦可重叠发生或完全缺失。轻、中型患者常无低血压休克期而直接由发热期进入少尿期。本期一般出现于第5～8病日，持续时间约3～5日，长者可达2周以上。主要表现为：

（一）少尿或无尿和氮质血症

少尿或无尿为本病急性肾衰竭最突出表现。按照1997年卫生部颁布的“全国流行性出血热防治方案”，24小时尿量在500～1000ml为少尿倾向，少于500ml为少尿，少于50ml为无尿。近年倾向于按照肾脏病学界的定义，以24小时尿量少于400ml为少尿，少于100ml为无尿。

急性肾衰竭常伴发不同程度的尿毒症、酸中毒、水中毒和水电解质平衡失调。临床可见厌食、恶心、呕吐、腹胀、口干舌燥，常出现顽固性呃逆，查体可见面部和下肢水肿，部分患者可伴肺水肿、胸水和腹水。此外血尿素氮（BUN）及肌酐（Cr）多明显升高。根据尿量、尿常规化验、BUN及Cr

异常的程度，将HFRS急性肾衰竭分为3度：①轻度肾衰竭：尿蛋白在“++”以上，常规镜检有少量红细胞、白细胞及管型；24小时尿量少于1000ml，BUN＜14.28mmol/L，Cr 176.8～353.6μmol/L；②中度肾衰竭：尿蛋白“++～+++”，可见肉眼血尿，镜检有颗粒管型，24小时尿量少于400ml，BUN为14.28～28.56mmol/L，Cr为353.6～707.22μmol/L。③重度肾衰竭：尿蛋白“+++～++++”，可见肉眼血尿及膜状物，镜下可见各种管型。24小时尿量少于100ml，BUN＞28.55mmol/L；Cr＞707.22μmol/L。

2004年由国际肾脏病和重症医学专家组成的专家组达成广泛共识，建议使用急性肾损伤（acute kidney injury，AKI）替代急性肾衰竭（acute renal failure，ARF），并尝试建立了根据危害性及病变程度的急性肾损伤/肾衰竭分层诊断（RIFLE）量化标准（表12-36-1），可供本病ARF/AKI定度参考。

表12-36-1　急性肾衰竭分期诊断RIFLE标准

分期	肾小球功能指标	尿量
高危阶段（risk）	Cr↑×1.5或GFR↓＞25%	＜每小时0.5ml/kg持续6小时
损伤阶段（injury）	Cr↑×2.0或GFR↓＞50%	＜每小时0.5ml/kg持续12小时
衰竭阶段（failure）	Cr↑×3.0或＞4mg/dl或GFR↓＞75%	＜每小时0.3ml/kg或无尿持续12小时
丢失阶段（loss）	肾功能丧失持续4周以上	
终末期肾脏病（ESRD）	肾功能丧失持续3月以上	

2005年9月，由国际肾脏病学会（ISN）和美国的多家学会、基金会召集的来自全球多个国家的专家共同组成急性肾损伤专家组（AKIN），基于RIFLE标准提出新的AKI的定义及分级，即AKI为病程在3个月以内发生的肾脏结构与功能的异常，包括血、尿、组织检测或影像学方面的肾损伤标志物的异常。具体说来即为任意48h内血肌酐升高超过26.5μmol/L或升高50%，或尿量小于0.5ml·kg^{-1}·h^{-1}超过6小时。

AKI又分为三级：Ⅰ级指血肌酐升高超过0.3mg/dl（≈26.5μmol/L）或增加至基线值的150%～200%，或尿量小于0.5ml·kg^{-1}·h^{-1}超过6小时；Ⅱ级指血肌酐升高至基线值的200%～300%，或尿量小于0.5ml·kg^{-1}·h^{-1}超过12小时；Ⅲ级指血肌酐升高至基线值的300%以上或者≥4mg/dl（≈353.6μmol/L）（至少急性升高44.2μmol/L），或尿量小于0.3ml·kg^{-1}·h^{-1}达24小时，或无尿达12小时。

以上两种肾损伤的分级标准可供HFRS诊断及治疗参考。

（二）肾性脑病

为代谢性脑病之一，可能系尿毒症毒素对大脑功能的影响及脑组织水肿、出血等器质性损害所致。多见于BUN＞50mmol/L或Cr＞1500μmol/L的肾衰竭患者，但不同患者对高氮质血症的耐受不同，出现肾性脑病时的血BUN和Cr水平明显不同。临床表现有头晕、头痛、嗜睡、烦躁、谵妄、抽搐、昏迷。重者可出现锥体束征、踝阵挛及扑翼样震颤等体征。

（三）出血倾向及贫血

虽然进入少尿期数日后外周血血小板计数多明显回升甚至超过健康水平，但皮肤及黏膜出血在本期往往加重，常伴有呕血、咯血、便血及血尿。少尿期持续超过1周的患者多有轻重不等的贫血和高血压。

（四）高血容量综合征

高血容量综合征在本病患者出现率较高，可能与发热末期和低血压休克期外渗于组织间隙和浆膜腔内的液体大量回吸收于血管内有关，休克期扩容液体过多的患者更易出现高血容量。临床可见此类患者面容胀满、体表静脉充盈怒张、脉洪大、血压增高、脉压差增大、心音亢进及血液稀释，严重者易合并心力衰竭、肺水肿及脑水肿。

（五）电解质和酸碱平衡障碍

相对于其他内外科疾病所致的急性肾衰竭，本病少尿期急性肾衰竭时较少合并代谢性酸中毒。酸中毒刺激呼吸中枢可使呼吸深大，重者呈Kussmaul呼吸，以排出较多的二氧化碳。酸中毒可使心肌收缩力下降，加重高血钾，诱发DIC。低血钠和高血钾在本期也较为常见，但前者多为稀释性低钠，高血钾多不超过6.5mmol/L，二者可有相应临床、生化和心电图表现，应注意监测。

（六）并发症

低血压休克期处置不当（如扩容液量过多）或少尿无尿持续超过1周以上易合并各种严重的

并发症如大出血、严重感染、肺水肿和脑水肿、急性呼吸窘迫综合征（ARDS）等（具体详后）。

四、多尿期

由于肾小管回吸收功能的恢复迟于肾小球滤过功能的修复，少尿期后尿量逐渐增多进入多尿期。24小时尿量多于400ml（或者500ml）至2000ml这一增尿阶段亦称为少尿期移行阶段。每日尿量超过3000ml为多尿，但尿量增至每日2000ml即开始进入多尿期。少数患者24小时尿量可达5000～10 000ml。本期多出现于第9～14病日，大多持续1～2周，少数可长达数月之久。轻症患者可无低血压休克和少尿期而直接进入多尿期，也有极少数患者特别是家鼠型患者可无多尿期。

尿量增多的方式不同，临床意义亦不同：①骤增型：24小时尿量突然增至1500ml以上，对利尿剂反应好，多为轻型经过，预后良好；②渐增型：尿量逐渐增加，平均每日增加200～500ml，此类型式临床较为常见，预后较好；③停滞型：尿量增加至24小时500～1000ml左右不再增加，有时需用利尿剂诱导方有少量增加，此种情况提示肾功能损害较重，应警惕发生慢性肾衰竭或非少尿型肾衰竭。

少数患者此期可出现尿频、尿急及尿痛等尿路刺激症状，称为肾盂肾炎型（或尿路感染型）肾衰竭，可能系尿中膜状物等有形成分及其毒性物质刺激或伴尿路感染所致。

少尿期的各种临床表现在多尿早期仍可延续，特别是营养失衡、电解质紊乱、严重感染及出血等。大量排尿如不及时补充水和电解质极易发生脱水、低血钾及低血钠，甚至发生二次休克（失水性休克）而致继发性肾衰竭，重者可危及患者生命。因此多尿期特别是危重患者多尿期，监护和治疗仍需加强。

五、恢复期

多数患者病后第3～4周开始恢复。一般以尿量减至每日2000ml左右且BUN及Cr降至正常为进入恢复期的标志。此期肾脏的尿浓缩稀释功能渐好转，精神、食欲和体力亦逐渐恢复。但少数重症患者恢复时间较长，需1～3个月或更久，患者仍感衰竭、无力、头晕、头痛、食欲不佳、腰痛、持续多尿及夜尿增多等，检查可见轻、中度蛋白尿，排低比重尿，高血压及轻、中度贫血。个别患者可演化为慢性肾衰竭。

家鼠型出血热临床表现较轻，发热期较短，腰痛、眼眶痛及球结膜水肿多不明显，低血压休克及肾脏损伤轻或无，因此五期经过多不全，同时并发症少，病死率多在1%以下。

小儿出血热起病多急剧，热型不规则，热度较高。但全身中毒症状轻，可出现脑膜刺激症状；消化道症状明显；缺乏典型“三红”，头痛、腹痛为主，较少出血倾向及低血压休克，肾脏损害轻，病死率低。

老年出血热临床表现不典型，中低热多，少数患者无明显发热。低血压休克出现早，发生率高。肾脏损伤多严重，少尿及尿闭发生率高。常合并消化道大出血、脑出血、肺水肿、肺部感染及中枢神经系统并发症。重型及危重型病例多，病死率高。

【并发症】

20世纪90年代以来，随着各疫区医疗单位临床经验的积累、血液透析术的普及和治疗技术的提高，HFRS的病死率已显著降低。目前除个别危重型患者外，中重型患者多能顺利度过低血压休克期、少尿期和多尿期，临床救治的难点和重点已主要转向各种严重并发症的诊治，其中腔道大出血、颅内出血、心力衰竭、肺水肿、ARDS及继发感染是本病病程中常见的并发症。胃肠道大出血可导致休克危及生命；呼吸道大出血可产生循环呼吸骤停；颅内出血可引起抽搐、昏迷。心力衰竭、肺水肿及ARDS，多发生于休克期和少尿期伴高血容量时，预后不佳。少尿期和多尿早期易并发肺炎、尿路感染、败血症等，常加重病情，导致死亡。这里主要介绍临床最常见的若干并发症，即继发感染、各种肺部并发症、大出血及心脏并发症。

一、继发感染

本病的继发感染属于院内感染或机会性感染范畴，可发生于病程各期，但以少尿期和多尿期最为常见。感染部位以肺部为主，约占70%以上。其次为尿路感染、腹腔感染、皮肤软组织感染、深部脓肿及败血症等。感染病原菌多为金黄色葡萄球菌、大肠埃希菌、变形杆菌、铜绿假单胞杆菌或其他革兰阴性杆菌，真菌感染亦比较多见。

继发感染的临床表现主要为：①发热期高热稽留10日以上或少尿期或多尿期出现原因不明体温升高均应考虑继发感染；②出现系统症状如咳嗽频繁、痰量增多、呼吸急促并肺部异常体征应考虑患有肺炎、肺脓肿等。排尿时尿道有烧灼感，出现尿频、尿急、尿痛，尿道有脓性分泌物排出，尿检有脓细胞、白细胞等异常成分，特别是曾行导尿或保留导尿的患者应考虑有尿道炎、膀胱炎、急性肾盂肾炎等泌尿系感染存在。出现原因不明的腹痛、腹胀、腹肌紧张、局部压痛或反跳痛，或伴有黄疸，有腹膜透析史者出现析出液混浊或有絮状物者应考虑有腹膜炎或脓肿等腹腔感染；③长期卧床的患者在压疮、伤口或注射部位及会阴肛周及邻近皮肤软组织，出现红、肿、热、痛、脓性渗出物或静脉炎者，应考虑皮肤软组织感染或脓肿形成；④剧烈寒战、弛张高热、皮疹、关节疼痛、肝脾大、中毒性心肌炎或存在局部化脓灶，发生感染性休克或二次肾衰竭等均应考虑并发败血症的可能；⑤长期应用广谱抗生素及肾上腺皮质激素患者应注意是否合并鹅口疮、真菌性肠炎或呼吸道感染。

二、肺部并发症

肺损害是本病最常见的并发症之一，其总的发生率约为60%左右，病死率为10.3%～18.8%。常见的肺部并发症有原发性肺水肿、尿毒症肺、ARDS、继发性肺感染、心源性肺水肿及弥漫性肺泡出血。

原发性肺水肿多见于发热期与低血压期，与全身血管损害渗出时间相一致，热程与普通HFRS患者相近。病情较轻者多无临床症状，仅在胸部X检查时发现，或可出现咳嗽，自觉胸闷气短，重者可有呼吸困难。肺部叩诊可呈浊音，听诊闻有呼吸音减低或湿啰音。胸部主要X线表现为：①肺充血：肺纹理增多、增粗模糊，肺门影增大；②间质肺水肿：肺门影增大，肺纹理增多、增粗模糊。肺野透明度减低，出现支气管周围袖套征，有时可见间隔线；③肺泡水肿：两肺野出现斑片状阴影，呈局限型、弥漫型和蝶样中央分布，肺野透明度降低；④胸膜反应：表现为单侧或双侧胸腔积液，多为少至中量，偶见大量；⑤混合型：同时具备上述两种或两种以上表现。原发性肺水肿多在3～6日消失。

尿毒症肺亦名尿毒症间质性肺炎、尿毒症肺水肿，占本病肺部并发症的28%左右，常发生于少尿末期和多尿初期。多数患者无症状，约17%的病例表现咳嗽或胸闷气短，严重者出现不同程度呼吸困难。患者体温和外周血白细胞分类正常，血红蛋白Hbg无急剧下降，肺部呼吸音可降低或闻及湿啰音。胸部X线片可见肺充血型、肺间质水肿型、肺泡水肿型、胸膜反应型或混合型，同时可伴心影增大。诊断应排除心源性肺水肿。本症的转归大多良好，进入多尿期后病变逐渐自行消散，持续时间3～15日，多为6～8日。

本病并发ARDS占全部肺部并发症的9%。多见于低血压期或血压稳定后1～2日。1992年欧美等国提出急性肺损伤（ALI）的新概念，将重度ALI定义为ARDS。ARDS的诊断目前尚无特异性方法，仍根据症状、体征、胸部X线和血气检查结果进行诊断。凡HFRS患者在低血压期或血压稳定后，呼吸急促，氧合指数（PaO_2/FiO_2）≤40kPa（即≤300mmHg，不管是否使用呼气末正压呼吸）；正位X线胸片显示双肺均有斑片状渗出；肺动脉楔压（PAWP）≤2.4kPa，或无左心房压力增高的证据，可诊为ALI。ARDS的诊断除氧合指数≤26.7kPa外，其余与ALI相同。ARDS的诊断需与心力衰竭肺水肿进行鉴别：①ARDS多出现于低血压休克期和少尿初期，心力衰竭肺水肿则多见于少尿期并发高血容量时；②ARDS呼吸困难时，患者能平卧，心力衰竭肺水肿患者不能平卧；③ARDS患者有时咳血痰或血水样痰，心力衰竭肺水肿为白色或血性泡沫痰；④ARDS患者肺部可闻及管状呼吸音，湿啰音少，呈散在分布，心力衰竭肺水肿患者湿啰音集中在两肺下部，且呼气时间延长；⑤心力衰竭肺水肿患者临床表现与胸部X线片相符，而ARDS则临床表现明显，而胸片无明显阴影。

继发性肺部感染约占HFRS肺部并发症的10%。肺部感染多为院内感染，主要见于重型及危重型患者的少尿期和多尿期。肺部感染常与其他类型肺并发症重叠，诊断有一定难度。应密切观察患者的体温、咳痰情况和外周血象的变化。急性期患者病程中如出现热程延长或体温复升，肺部叩诊浊音或闻有湿啰音，胸部X线检查显示新生或进展的浸润、实变或胸膜渗出，外周血白细胞总数及中性粒细胞增高，且具备下列条件之一才可诊为肺部感染：①出现新的脓痰或痰液性状有变化；②自血中培养出病原体；③自痰液、气管抽吸物、刷检或活检标本中分离出病原体。肺部感染的病原菌在院外感染以肺炎双球菌为主,院内感染以克雷伯杆菌、铜绿假单胞菌、大肠埃希菌及金黄色葡萄球菌多见,近年真菌感染亦逐渐增多。

心源性肺水肿主要见于少尿期,也可出现于低血压休克期及多尿期。早期患者自觉胸闷、胸部紧迫感,情绪紧张,有时烦躁不安、气急、呼吸困难,取坐位时好转。检查可发现血压升高,颈静脉充盈,心音亢进,肺部呼吸音粗糙,呼吸音延长,水泡音少见。中期呼吸困难加重,喘憋明显,不能平卧,患者烦躁紧张,头部多汗,口唇发绀,双肺闻及散在干湿啰音,咳嗽加重,有少量泡沫痰。晚期发绀严重,呈喘鸣呼吸,由口鼻咯出粉红色泡沫痰,患者意识障碍,心率加快>120 次/分钟,血压下降,最终因呼吸衰竭死亡。心源性肺水肿病死率其高,达 80% 以上,如早期发现,及时抢救,约半数可逆转。

弥漫性肺泡出血(DAH)亦名肺出血、弥漫性肺出血、肺泡出血综合征等,是 HFRS 出血的一部分,主要与游离肝素增加、DIC、继发性纤溶及尿毒症血小板功能异常等有关。多发生于低血压期及少尿期,患者除咳血痰、咯全血外,多有呼吸急促,常同时伴有面色、甲床苍白及便血,部分患者尚伴血性胸水或血尿。DAH 咯血量与出血量不成比例,部分患者虽无咯血,肺部却呈大量出血,且出现呼吸窘迫。肺部听诊闻及湿啰音、哮鸣音、胸膜摩擦音。胸片示弥漫性或局灶性肺浸润,呈斑点状或融合状,多为两侧不对称分布,病变主要在肺门周围、肺尖,罕见累及肋膈角。浸润病灶多在 2～3 日即可吸收是其特点。

三、大出血

HFRS 的主要临床特征,常见皮肤黏膜出血、鼻出血、尿血、胃肠道出血、肺出血及颅内出血等。出血原因已如前述,实验室筛查包括毛细血管脆性试验、血小板计数和血小板功能测定(聚集、黏附和释放试验)、各种凝血时间(如部分凝血活酶时间、试管法全血凝血时间)及与纤溶亢进相关的检测(如纤维蛋白原定量、纤维蛋白原降解产物、D 二聚体检测)。

HFRS 合并 DIC 主要见于低血压休克期,DIC 诊断的初筛标准为血小板计数$<50\times10^9$/L,凝血酶原时间比正常延长 3 秒以上,纤维蛋白原<1.5g/L 或 2.0g/L。确诊标准为鱼精蛋白副凝固试验(3P)早、中期阳性(晚期为阴性),优球蛋白溶解时间<70 分钟(正常 120 分钟),纤维蛋白原降解产物(FDP)>20mg/L。以上初筛检测全部阳性,加上确诊试验 1 项阳性即可考虑 DIC。

若临床疑及肝素类物质增高可测定凝血酶凝固时间和甲苯胺蓝纠正试验(一种肝素中和试验),肝素类物质增加时,前者延长,后者能够全部或部分纠正前者;而当 FDP 增高时,凝血酶凝固时间同样延长,但不能被甲苯胺蓝纠正。

四、心脏并发症

心脏损害是 HFRS 的常见并发症。中型以上几乎所有患者在病程的某一个时期检查心电图异常。HFRS 并发心脏损害可能与汉坦病毒感染引起的中毒性心肌炎有关,免疫复合物沉积于微冠状血管壁,亦可导致血管壁和心肌细胞、心肌间质的多种免疫损伤反应。此外本病的低血压休克可直接损害心脏的血液灌注,引发和加剧心肌的缺血缺氧;高肾素-血管紧张素、儿茶酚胺等活性因子可导致心肌能量代谢异常和功能异常;高血压可直接通过改变心脏负荷而影响心脏的结构和功能。水盐代谢紊乱特别是钾代谢异常可直接引起心肌兴奋性传导性异常,干扰心肌的兴奋-收缩偶联活动,降低心肌的收缩舒张功能,并易诱发心律失常。

不同临床类型患者和病程的不同期心脏受累的程度和范围不同,其临床表现迥异。轻型患者可无症状或仅表现为非特异性心前区不适、心悸、乏力、头晕等,这些症状多与出血热的其他非心脏并发症混杂,容易被忽视。重症患者可出现心力衰竭,左心衰主要表现为呼吸困难,可为体位性呼吸困难,如卧位后即刻或卧位后不久呼吸困难;或为劳力性呼吸困难,重者甚至完全休息时亦感气短,呼吸费力。少数患者表现为阵发性夜间呼吸困难,于入睡后 1 至数小时突然因气不够用而憋醒,被迫坐起或站起呼吸;或表现为急性肺水肿端坐呼吸,发病不分时间地点,患者呼吸极度窘迫,伴全身冷汗、面色苍白、咳嗽、咳白色或粉红色泡沫痰,常被迫采取端坐位呼吸。右心衰主要表现为腹胀、右上腹痛、食欲不佳、恶心嗳气、少尿和夜尿增多等。

上述患者体检或见心率增快,心脏特别是左室增大,少数患者可以为双侧心室扩大或全心扩大。听诊心尖部 S_1 低钝及病理性 S_3,或闻及舒张期奔马律；心脏扩大明显或乳头肌受损者可出现病理性心脏杂音，主要是心尖部收缩期吹风样杂音。右心衰者可见于正常呼吸时坐位或立位时颈静脉怒张，或半卧位时颈静脉充盈高于胸锁关节与下颌角连线中下1/3接点。双肺底闻及湿性啰音，尤其为捻发音或中小水泡音时宜结合心脏改变判断是否为左心衰。此外还可查见发绀及各种心律失常如频发早搏和多源性早搏、阵发性室上速或室速、窦性心动过缓或高等级房室传导阻滞。

心电图检查可表现为心律失常相应的变化，亦可有心房、心室扩大的心电图改变。胸部X线检查心脏大小可正常或有左心室扩大、双心室扩大征象，肺上野纹理粗乱或见Kerley线，肺水肿者可见肺血管影模糊，肺门阴影增大增深呈蝶翼状外延，或有云雾状或小片状阴影等。心肌酶谱检查磷酸肌酸激酶（CK）及其同工酶（CK-MB）和乳酸脱氢酶（LDH）及其同工酶 LDH_1 可轻度升高，持续时间长短不确定。若为暴发性心脏损害亦可显著升高。

【临床分型】

本病按病情轻重可分为四型：①轻型：体温39℃以下，中毒症状轻，有皮肤黏膜出血点，尿蛋白“+～++”，无少尿及休克；②中型：体温39～40℃，中毒症状较重，球结膜水肿明显，皮肤黏膜有明显瘀斑，有低血压和少尿，尿蛋白“++～+++”；③重型：体温40℃以上，有中毒症状和外渗症状或出现神经症状，可有皮肤瘀斑及腔道出血，有明显休克，少尿达5日或无尿2日以内；④危重型：在重型基础上出现难治性休克、重要脏器出血、严重肾损害（少尿5日以上，无尿2日以上）或其他严重并发症如心力衰竭、肺水肿、继发严重感染、脑水肿或脑出血甚至多脏器功能障碍综合征（MODS）等。

【实验室检查】

一、常规检查

血、尿常规化验在本病的早期诊断中具有重要价值。一方面本病常见于农村地区与城乡结合部，患者发病后的首诊单位多为乡村诊所或城镇的社区卫生院，常规化验在这些基层医疗单位已基本普及，而汉坦病毒抗体的检测多不能进行。另一方面，患者病后3～5病日外周血象和尿常规已出现明显变化，据此并结合临床和当地疫情多能作出初步诊断。因此，掌握本病早期血、尿常规化验的特点和要点对于本病的诊断将大有裨益。

（一）血象

白细胞总数自第2～4病日开始升高，低血压休克期及少尿期达高峰，多在15～30×10^9/L，少数重症患者达50～100×10^9/L；中性粒细胞同时增多，核左移，重型尚可见晚、中、早幼粒细胞，呈现类白血病反应。异型淋巴细胞早在第1～2病日即可出现，且逐日增多，至4～5日达高峰；一般为5%～14%，15%以上多属危重患者。红细胞和Hbg自发热期末开始上升，低血压休克期达高峰（Hbg多在150g/L以上），至少尿期下降，其动态变化可用于判断血液浓缩及稀释情况，指导治疗。血小板计数第2病日即开始减少，在低血压及少尿期降至最低水平（10～60×10^9/L），并有异型和巨型血小板出现，个别危重型患者血小板计数≤5.0×10^9/L。少尿后期血小板数量即开始恢复，往往有短期增生亢进现象，可高达500×10^9/L以上。

（二）尿常规

肾脏损伤是本病的早期特征，在第2～3病日即开始出现蛋白尿，并迅速进展，可在1日内由“+”突增至“+++～++++”，往往至多尿后期和恢复期方转为阴性。部分患者可见尿中红细胞或出现肉眼血尿，肾损伤比较严重的患者可查见尿透明管型、颗粒管型及膜状物。

二、血液生化检查

（一）尿素氮和肌酐

血尿素氮和肌酐于发热末期或低血压休克初期即可升高，少尿期和多尿早期达高峰，以后逐渐下降，升高程度及速度与病情成正比。

（二）酸碱测定

出血热的血气变化随各期而异，类型较为复杂。发热期和低血压早期以呼吸性碱中毒为主；休克和少尿期以代谢性酸中毒为主，有时可伴呼碱；多尿期以代谢性碱中毒为主，低钾性碱中毒尤为常见。

（三）电解质

发热期和低血压休克期血钾往往偏低，少尿期可上升为高血钾，多尿期又复降低。血钠及氯化物在全病程均降低，以休克及少尿期最显著。

（四）肝功能

少数危重型或家鼠型疫区患者肝功化验可出现明显异常，主要表现 ALT、AST 升高，个别患者总胆红素也增高，重型和危重型患者多有血清白蛋白的明显减低以及凝血酶原活动度明显降低，临床类似重型肝炎。

三、凝血功能检查

出现 DIC 时可见血小板计数减少（一般低于 50×10^9/L），纤维蛋白原降低及凝血酶原时间延长，血浆鱼精蛋白副凝固试验（3P 试验）阳性，进一步检查凝血酶凝固时间、纤维蛋白降解产物及 D-二聚体等可判定继发性纤溶是否存在。

四、免疫学检查

细胞免疫方面，外周血淋巴细胞亚群检测可见 $CD4^+/CD8^+$ 细胞比值下降或倒置。体液免疫方面，血清 IgM、IgG、IgA 及 IgE 普遍增高，总补体和补体 C3 及 C4 下降，可检出特异性循环免疫复合物。

五、特异性检查

（一）病毒抗体测定

由于本病特异性 IgM 和 IgG 抗体出现较早，多于 3～5 病日即可检出，持续时间长（IgM 抗体可保持 2 个月以上），为检测抗体特别是单份血清 IgM 抗体进行早期诊断提供了条件。单纯检测特异性 IgG 抗体须双份血清（第 1 份血样最好采自起病第 1 周内，第 2 份血样应间隔 1 周以上采集）阳性且效价递增 4 倍以上方有诊断价值。常用的检测方法有间接免疫荧光法、酶联免疫吸附试验（ELISA）和血凝抑制试验等。近年国内已生产胶体金或称为免疫滴金试剂盒用于抗汉坦病毒 IgM 及 IgG 抗体的检测，5 分钟即可判读结果，灵敏度接近 ELISA，但特异性略差。

（二）病毒抗原检测

用免疫酶染色法可检测外周血白细胞内的病毒抗原，但操作方法比较烦琐，且不适于大量样本检测和自动化半自动化检测，故实际工作中很少应用。

（三）病毒核酸的检测

采用反转录聚合酶链反应技术（RT-PCR）可从早期（10～15 病日前）患者外周血的血清、血浆、白细胞或血凝块研磨物中检出汉坦病毒 RNA，但由于多种原因，目前国内尚无商品试剂盒供应。

【诊断与鉴别诊断】

一、诊断

（一）流行病学史

流行季节，在发病前 2 个月内，有疫区野外作业史及留宿史，或与鼠类等宿主动物或其排泄物的直接或间接接触史，或食用过未经充分加热过的鼠类污染的食物史。众多患者没有明确的鼠类直接或间接接触史。

（二）临床表现

主要依据三类症状体征和五期经过，即以短期发热及“三痛”为主的感染中毒症状，以充血（三红）、渗出及出血为主的体征及肾脏损害的表现。典型患者应具备发热、低血压（休克）、少尿、多尿及恢复期五期经过，非典型患者注意有无多尿期（尿量>每日 3000ml）。热退病重为本病的特点，具有诊断价值。对于轻症或非典型病例的诊断常需借助于实验室检查。

（三）实验室检查

如早期血液常规化验出现“三高一低”（即外周血 WBC 增高，异型淋巴细胞比率增高，血红蛋白增高和血小板计数减低），且尿蛋白“++”以上，结合临床可拟诊本病。确定诊断有赖于检出血清抗汉坦病毒 IgM 阳性或双份血抗汉坦病毒 IgG 阳性且效价递增 4 倍以上。发病 15 日内应用 RT-PCR 检出血清致病性汉坦病毒 RNA 阳性具有重要诊断价值，确定诊断应参考血清学检测结果并结合临床加以综合判断。

二、鉴别诊断

典型患者诊断并不困难，进入少尿期或多尿期后可问及明显的分期发病过程，且易于检出特异性血清抗体。因此主要应与发热疾病如上呼吸道感染、流行性感冒、流行性脑脊髓膜炎和败血症等及伴发低血压休克的疾病如急性中毒性菌痢和休克性肺炎、某些肾脏疾病进行鉴别。发热期应与下列疾病相鉴别：

（一）病毒性上呼吸道感染或流行性感冒（流感）

二者多有受凉史或流感流行史，上呼吸道症状较突出，且全身疾病随热退而明显好转，少有其他阳性体征。

（二）流行性脑脊髓膜炎

该病多流行于冬春季，儿童多见，具有脑膜炎特有症状与体征如头痛显著，可有明显或喷射性呕吐，可查及颈项强直等脑膜刺激征；皮肤瘀点以下身为主，血象呈细菌感染相，脑脊液呈化脓性脑膜炎改变。

（三）流行性斑疹伤寒

该病多发于卫生条件不良者，以发热伴头痛最为突出，自然热程多长于2周，可有一过性低血压，但无渗出体征。多于第5病日出皮疹，可有出血疹，伴较多充血疹，皮疹数量较多。肾损轻，仅有一过性蛋白尿。外斐（Weil-Felix）反应（OX_{19}）效价1∶160以上，或双份血清效价递增4倍以上可确诊。高发于夏秋季的地方性斑疹伤寒与本病表现相似，亦应注意鉴别。两种斑疹伤寒抗汉坦病毒IgM抗体的检测应为阴性。

（四）伤寒

该病发热期长，多无低血压，少见出血及尿量变化，中毒症状以面色苍白、表情淡漠及相对缓脉为主。外周血WBC正常或减少，尤以嗜酸性粒细胞减少为著，一般血小板计数正常。血液、粪便或骨髓培养出伤寒杆菌可以确诊。

（五）钩端螺旋体病（钩体病）

钩体病多发于夏秋季节，有疫水接触史，高热、乏力显著，同时伴有腓肠肌压痛和全身淋巴结肿大，异型淋巴细胞少见。血液培养阳性可确诊。

（六）败血症

该病常有原发病灶，寒战高热，全身中毒症状重，但无渗出体征。血象呈细菌感染相，异型淋巴细胞少见，血小板多无明显减少。血液培养阳性可确诊。

低血压休克期应与下列疾病鉴别：①急性中毒性细菌性痢疾：本病好发于夏秋季和儿童，多有不洁饮食史。起病急骤，以高热、畏寒、精神萎靡或惊厥为主，可迅即出现中毒性休克、呼吸衰竭或昏迷。肛指或诊断性灌肠采集粪便标本进行检测有助于诊断。而出血热病程进展较为缓慢，罕见24小时即发生休克者，且出血倾向及肾脏损害更为明显。②休克型肺炎：多有受凉史，病初有咳嗽、咳痰、胸痛、气急等呼吸道症状，多于第2～3病日即发生低血压休克，无明显渗出体征，亦无淋巴细胞增高、血小板减低及严重蛋白尿。若能行X线胸片检查有助于确诊。

出血倾向严重者应与急性白血病、过敏性和血小板减少性紫癜等进行鉴别。肾损伤为主的出血热应与肾脏疾病如原发性急性肾小球肾炎、急性肾盂肾炎及肾病等相鉴别。少数有剧烈腹痛伴明显腹膜刺激症者应排除外科急腹症。

【治疗】

本病目前尚无特效疗法，主要针对各期病理生理变化，进行综合性预防性治疗。抓好“三早一就”（早发现、早休息、早治疗和就近在有条件的地方治疗），把好三关（休克、少尿及出血关），对减轻病情、缩短病程和改善预后具有重要意义。

一、发热期治疗

（一）一般治疗

早期卧床休息，避免搬运，给予营养丰富、易于消化的饮食。高热者可予物理降温，慎用发汗退热药物。静脉补入适量平衡盐和葡萄糖等液体，每日按1000～1500ml给予，发热期末每日静脉液体入量可增至1500～2000ml，平衡盐液（如复方醋酸钠液）或生理盐水的用量可增至总量的1/3甚至1/2，并及时根据体温、血压、尿量及血液浓缩情况予以调整。渗出体征明显者，应及时加用胶体液如低分子右旋糖酐、羟乙基淀粉（706代血浆）、新鲜或冻干血浆等，以预防低血压休克。

（二）抗渗出治疗

本病的基本病理改变为毛细血管及小血管壁损害，导致血浆甚至血液大量渗出。抗渗出可选用钙剂、甘露醇及肾上腺皮质激素等。

钙剂能降低毛细血管通透性，增加毛细血管壁致密性，减少渗出。同氯化钙比较，葡萄糖酸钙对组织的刺激性较小，注射比较安全。甘露醇在体内不被代谢，静脉给药后能迅速升高血浆胶体渗透压，导致组织脱水。在本病急性期使用可减轻血浆外渗。对于已有明显肾功障碍者禁用。

肾上腺皮质激素兼有抗炎、抗毒素、抗过敏、抗休克及促进血小板生成等多种作用，同时可使血管对儿茶酚胺的感受性提高，使血管收缩，通透性降低，外渗减轻。亦可减轻毛细血管内皮细胞水肿，保护毛细血管的完整性。

（三）抗出血治疗

发热期出血主要由小血管壁损伤及血小板减少所致，因此可给予维生素C、酚磺乙胺（止血敏）、卡巴克络（安络血）及肾上腺皮质激素等。

维生素C具有多种药理功效，对出凝血机制的影响主要表现在可降低毛细血管的通透性，加速血液凝固，刺激凝血功能。酚磺乙胺能增加血液中血小板的数量，增强其聚集性和黏附性，促使血小板释放凝血活性物质，缩短凝血时间，加速血管收缩，亦可增强毛细血管抵抗力，降低其通透性，减少血浆外渗。

卡巴克络（安络血、肾上腺色腙、卡络柳钠及安特诺新）可增强毛细血管对损伤的抵抗力，降低其通透性，减少血浆渗出，促进断裂毛细血管端回缩。

为防止DIC的发生，改善血液流变性，尚可给予双嘧达莫（潘生丁）0.1，每日3次；低（小）分子右旋糖酐每日250～500ml；并可根据化验结果应用肝素等治疗。

（四）抗病毒治疗

本病早期（3～5病日前）及时给予抗病毒治疗，具有减轻病情、缩短病程的显著作用，但目前送至医院的患者大多已进入低血压休克期或少尿期，已失去抗病毒治疗的最佳时机。抗病毒治疗可选用利巴韦林、IFN-α及汉坦病毒单克隆抗体。

利巴韦林（ribavirin）亦称为病毒唑（virazole），是单磷酸次黄嘌呤核苷（IMP）脱氢酶抑制剂，通过抑制IMP，阻断肌苷酸变为鸟苷酸，从而抑制病毒核酸的合成，具有广谱抗病毒作用。本品宜早期应用，按每日10～15mg/kg，分两次加入10%葡萄液250mL中静滴，成人可用利巴韦林400～600mg溶于10%葡萄糖液250ml内静滴，每日2次，疗程3～5日，可延至7日。注意事项有：①本品对红细胞、白细胞生成有抑制作用，停药后可缓解恢复；②可致胎儿畸形，故孕妇忌用；③大剂量应用可致心肌损害，对呼吸道疾病患者可致呼吸困难、胸痛等。若选用IFN-α宜500万U肌注，每日1次，疗程3～5日。

20世纪80年代末国内曾尝试采用HFRS患者的恢复期血清（或由血清中提取的免疫球蛋白）治疗HFRS并取得显著疗效。然而这种方法由于血清来源有限，产品制备和检定困难，并有经血传播疾病之虞，难以推广应用。

单克隆抗体（简称单抗，McAb）具有高特异性、高均一性及来源稳定的特点，是制备抗体治疗药物的理想原材料。国内近年已研制出抗肾综合征出血热病毒单克隆抗体，目前已完成全部Ⅰ期、Ⅱ期和Ⅲ期临床研究，结果表明，采用该单抗药物治疗HFRS早期患者，安全性好，疗效确切，在主要疗效指标（低血压发生率、少尿发生率及透析治疗率）及次要疗效指标（退热时间、并发症发生率、白细胞及血小板的恢复正常率）方面均明显优于常规药物治疗。目前该单抗药物已通过国家一类新药的技术审评，即将获得新药证书。

（五）免疫调控治疗

20世纪70年代以来，国内学者根据HFRS发病机制的研究，认为Ⅲ型和Ⅰ型变态反应可能在本病发病中起重要作用，因此先后提倡用环磷酰胺及HFRS特异性转移因子和特异性免疫核糖核酸等药物治疗，同时认为联合抗过敏疗法对于本病患者具有明显疗效。

近年还有许多学者报道应用具有肾上腺皮质类激素作用的甘草酸制剂等对本病具有一定的疗效。该类药物除了具有保护肝细胞、改善肝功能的作用，在HFRS的治疗中主要发挥其抗炎、抗过敏和免疫调节作用。甘草酸可通过抑制磷脂酶A_2的活性，阻断花生四烯酸在起始阶段的代谢水平，发挥抗炎作用。甘草酸还具有活化T细胞和自然杀伤细胞、诱生干扰素、增强胸腺外T淋巴细胞的分化等免疫调节作用。

二、低血压休克期治疗

本病休克的发生率约为5%～20%，常见于野鼠型HFRS疫区。随着近30年临床经验的积累和诊治水平的提高，因休克致死的病例已大大减少，但不容否认，休克仍为本病最重要的死因之一。

总体上讲，HFRS休克的救治同一般内科感染中毒性休克，具体措施如下：

（一）基础治疗

基础治疗包括：①严禁转运和搬动，宜就地组织抢救；②严密监测血压、心率、呼吸、神志和出血情况，注意患者保暖，记24小时出入量；③保持患者呼吸道畅通，常规吸氧；④建立和保持静脉通路畅通，根据抢救需要及时建立多路静脉通道；⑤寒冷季节输入的液体应加温到25℃左右；⑥保持病室清洁卫生，积极预防及治疗其他病原体的感染。

（二）扩充血容量（液体复苏治疗）

扩充血容量治疗包括：①液体种类：首选复方醋酸钠液、生理盐水或糖盐水等晶体液，胶体液可选用低分子右旋糖酐、羟乙基淀粉、血浆及白蛋白注射液等；②补液量：依据临床经验，一般低血压倾向、低血压和休克时每日输入液量分别为3000ml、4000ml和5000ml左右。按公式计算，每日补液总量=出量（尿量+排泄量）+2.4×体温升高度数（℃）×体重（kg）+1000（ml）。亦可依据Hbg量进行计算，即Hbg每上升10g/L，相当于丢失血浆300ml，约需补液1000～1200ml。③补液原则与速度：可参照“先快后慢、先晶后胶、晶三胶一、胶不过千”的原则施行。为了保证液体能及时快速输入，可建立2个以上静脉通道或用9号以上针头穿刺大的浅部或深部静脉，以便快速或加压输注。发生休克时首批500ml液体应在30分钟内滴（注）入，并在其后的60～90分钟内快速输入1000ml，以后根据血压、脉压差、血红蛋白量、末梢循环、组织灌注及尿量的动态变化，决定滴速及用量。一般先输入晶体液，后给予胶体液。晶体液与胶体液的比例为3∶1～5∶1左右，渗出严重的患者可加大胶体液特别是血浆的比例，否则输入过多的晶体液易渗出到组织和浆膜腔内，导致组织水肿及肺水肿等，在以后的少尿期促发高血容量综合征。注意右旋糖酐每日用量不宜超过1000ml，否则易加重血液的低凝状态，导致大出血。有条件时大部分胶体液应补入血浆或新鲜全血，将有助于提高血浆胶体渗透压，稳定血压，使休克逆转。

扩容是否足量，可观察是否达到了下列指标：①收缩压达12.0～13.3kPa（90～100mmHg）；②脉压4.0kPa（30mmHg）以上；③心率每分钟100次左右；④尿量每小时25ml以上；⑤微循环障碍缓解；⑥红细胞、血红蛋白及红细胞比容接近正常。有监护条件的HFRS危重型低血压休克的患者，亦可参照近年国际国内颁布的“成人严重感染与感染性休克血流动力学监测与支持指南”中的治疗目标，即：中心静脉压（CVP）达到8～12mmHg（1mmHg=0.133kPa）；对于进行机械通气或存在心室顺应性改变的患者推荐维持在12～15mmHg；平均动脉压（MAP）维持≥65mmHg；每公斤体重每小时尿量≥0.5ml；中心静脉血氧饱和度（或上腔静脉 $ScvO_2$）≥70%，或混合静脉血氧饱和度（SvO_2）≥65%。

（三）纠正酸中毒

低血压休克多伴有代谢性酸中毒，可选用5%碳酸氢钠静滴，用量可根据血气结果或经验确定，24小时不宜超过800ml。

（四）强心药物的应用

对老幼患者及心肺功能不全的患者，或大量快速输液可能出现心力衰竭肺水肿的患者，可酌用毛花苷丙（西地兰）0.4mg（儿童0.02～0.03mg/kg）或毒毛旋花苷K 0.125～0.25mg（儿童0.005～0.01mg/kg），加入葡萄糖液中静脉缓慢推注，必要时12小时后重复1次全量或半量注射。

（五）血管活性药物的应用

经快速补液、纠酸、强心等处理血压回升仍不满意者，可酌情选用多巴胺100～200mg/L、间羟胺（阿拉明）100～200mg/L及去甲基肾上腺素、多巴酚丁胺等静滴。对于所谓低排（心功不全心排出量低）高阻（外周血管阻力高）的患者，亦可谨慎选用山莨菪碱、东莨菪碱或异丙基肾上腺素等扩张外周血管的药物，对于心率过快的患者（>120次/分钟）上述药物应用要慎重。

（六）肾上腺皮质激素

可酌用氢化可的松每日200～300mg稀释后静滴或地塞米松每日10～15mg静推。

（七）DIC或继发性纤溶的治疗

应根据临床和实验室检查结果给予DIC患者抗凝治疗，按1mg/kg体重给予肝素稀释后静滴，必要时可重复1次。应用时最好同时监测试管法凝血时间，肝素用量以凝血时间不超过25～30分钟为宜，肝素过量时可用等量硫酸鱼精蛋白对抗。发现继发性纤溶者可予氨甲苯酸（止血芳酸、抗血纤溶芳酸）、6-氨基己酸或氨甲环酸（止血环酸）治疗，氨甲苯酸予以每次0.2～0.4g稀释后静滴，每日2～4次，6-氨基己酸每次4.0～6.0g，静脉滴注，每日1～3次。

（八）影响休克抢救效果的因素

主要包括以下因素：①诊断不及时：未能早期诊断本病或及时按出血热进行生命体征的监测和预防性治疗，是影响低血压休克发生率和救治成功率的重要因素甚至是关键因素；②扩容不充分：休克发生后未补足有效循环血量，血压刚回升即减慢输液速度，而此时患者仍有大量血浆持续外渗，造成血压再次下降；③血管活性药物使用不当：特别是在未充分扩容的前提下使用血管舒张剂，加剧有效血容量不足，使休克难以纠正。有时单纯依靠血管收缩剂来升高维持血压，造成外周和部分脏器小血管收缩阻力增加，血流不畅，导致DIC或严重酸中毒；④休克合并严重酸中毒：肾血流灌注不足致肾功能不全酸性产物无法排出，使血管对内源或外源性血管活性物质反应性降低，紧张度下降，小血管及毛细血管扩张瘀血，回心血量减少，心排血量降低。严重酸中毒可直接抑制心肌收缩力，加速DIC形成。因此发生难治性休克时应及时作血气分析，及时纠正酸中毒；⑤心肺功能维护不佳：对于合并心肌损害或老弱年幼患者大量快速输液时未注意心肺功能的保护，导致心肺功能不全甚至心力衰竭及肺功能衰竭，亦是影响抗休克治疗的重要因素。

对于难治性休克，一方面，要把住休克早期抢救这一关。在代偿性低血压、低血压倾向或低血压，特别是在休克早期，一定要根据休克的发展变化及快速扩容规律，采用快速扩容方法，补足有效循环血量，使血压尽快回升及稳定。另一方面，亦应防止一味盲目大量补液，甚至血压已经基本稳定仍大量输液，导致少尿早期难以处理的急性或亚急性肺水肿、ARDS、高血容量及心力衰竭，危及患者生命。

总之，难治性休克治疗困难较大，然而并非不可救药。对这类患者应树立信心，积极抢救。

三、少尿期

稳定机体内环境、积极防治严重并发症及促进肾功能恢复是本期的治疗原则。

（一）稳定机体内环境

1. 维持水、电解质及酸碱平衡 应严格限制液体入量，每日补液量为前一日尿量和吐泻量加500～800ml，近年随着血透治疗的普及，少尿期补液量可适度放宽。静脉补入液体应以高渗糖为主，并限制含钾药剂的应用。HFRS患者少尿期低钠血症多为稀释性低钠，一般勿需补钠治疗。真性低钠可参照下面公式计算补钠量：

补钠量(mmol)=［142-血钠测定值(mmol)］×0.6×体重(kg)

一般先补半量，常用生理盐水或3%高渗盐水静脉滴注。合并心力衰竭肺水肿或脑水肿者补钠宜慎重。本病少尿期较少出现严重高钾血症，必要时可临时推注10%葡萄糖酸钙或静脉滴注高渗葡萄糖和胰岛素（每4g糖加用1单位胰岛素）。有条件时应及时进行血液透析以降低过高的血钾浓度。

重度酸血症可酌用碳酸氢钠，但应注意每毫升5%碳酸氢钠中的钠量相当于3.8ml生理盐水，少尿或无尿患者不宜过多使用。

2. 热量及氮质平衡 每日糖量不低于150～200g，以保证所需的基本热卡。也可辅以10%脂肪乳每日250～500ml静滴。酌用胰岛素、ATP及辅酶A等。

（二）促进利尿

一般应在血压稳定12～24小时后开始。首选20%甘露醇125ml静推或快速静滴，若无效即选用呋塞米（速尿）每次20～40mg加入液体中滴注/推注，若仍未排尿可加大呋塞米至每次100～200mg，每日2～5次。其他髓袢利尿药如布美他尼（丁脲胺）、托拉塞米（特苏尼）亦可应用。依他尼酸（利尿酸）作用特点与呋塞米类似，但因可致永久性耳聋，现已少用。

对于高血容量综合征除加强利尿治疗外，应争取早期血液透析超滤脱水或导泻治疗，若无上述条件或因消化道出血不宜导泻者，可考虑放血疗法，通常1次可从外周或深部静脉穿刺放血200～400ml。

（三）导泻

无血透或其他透析条件时可采用导泻治疗。多予20%甘露醇口服，每次100～150ml，每日2～4次；50%硫酸镁及番泻叶等亦可选用。对于导泻治疗中排便次数较多的患者应注意并发水电紊乱。

（四）血液净化治疗

1. 透析疗法 包括血液透析、血液滤过及腹膜透析。血液透析（hemodialysis）用于急性肾衰竭的临床治疗已有50多年历史，已成为近年国内HFRS肾衰竭的主要治疗方法。血液滤过系由血液透析进一步发展而形成的一种血液净化技术，经临床实践证实在控制顽固性高血压、纠正心功能不全、清除过多的液体、清除中分子物质、改变尿毒症所致的神经病理症状等方面均优于血液透析技术，且治疗期间不良反应亦较少。而腹膜透析则是利用体内腹膜的半透膜性质进行透析治疗的一种血液净化技术，具有设备简单、易于掌握、安全有效、对中分子物质清除效果较高及治疗费用较低等优点。

以上三种方法各有其优缺点，其各自的临床适应证亦有所不同：①血液透析：主要用于分解代谢型急性肾衰竭，紧急溶质清除如具有高血钾或高血钙的急性肾衰竭；腹膜透析和血液滤过失败；

②血液滤过：主要用于血液动力情况不稳定但需要超滤脱液或溶质清除的患者；排尿量恒定但需要超滤的非少尿型患者；需要每日进行超滤脱液的患者；需要急诊透析但无进行血液透析和腹膜透析条件者；③腹膜透析：用于不能建立适当的血管通路或不能接受必要的抗凝治疗者；无血液透析和血液滤过的临床环境；血流动力学状况不稳定但需要进行透析治疗者。

近年随着可用于透析导管的不断改进及提高，用于急性肾衰竭血透的体外动静脉分流（外瘘）的建立已很少应用，对于 HFRS 的急诊透析可采用动静脉血管的直接穿刺法或留置导管法。理想的血液通路要求达到：①每分钟血流量 100～300ml，以保证有效透析；②安全可靠，不易发生阻塞、破损、感染及出血等并发症；③能反复、长期使用，与透析器的管道连接及分离的操作要简单；④对患者心脏负荷要轻，日常生活影响要小。

然而，并非所有 HFRS 急性肾衰竭患者均可进行血液透析，下列情况应视为血透的相对禁忌证：①低血压休克未纠正；②严重出血倾向；③严重感染；④身体极度衰竭的患者。

血液透析的并发症可分为急性并发症及慢性并发症。前者是指在透析过程中或紧接透析后发生的并发症，后者是指长期维持性透析所致的并发症。急性并发症主要包括出血、凝血、溶血、低血压休克、失衡综合征及发热。

2. 连续性肾脏替代疗法（continuous renal replacement therapy，CRRT）　CRRT 系指一组体外血液净化的治疗技术，目的是代替功能受损的肾脏，是一种在 24 小时内甚至几日到十几日的时间里连续不断的治疗技术。CRRT 可依据对溶质弥散、对流、吸附原理并结合液体置换作用，来调节维持患者血液中的水分、电解质、酸碱及游离状态的溶质等的平衡，并清除部分对身体有害的成分，替代部分肾脏功能的体外血液净化治疗方法。自从 Kramer 等在 1977 年首次提出连续性动静脉血液滤过（CAVH）并应用于临床后，重症急性肾衰竭（ARF）不需复杂的透析设备便可得到治疗。

经过近 20 多年的临床实践，CAVH 已派生出一系列治疗模式。主要包括：①连续性静脉-静脉血液滤过（CVVH）；②连续性动-静脉血液透析（CAVHD）及连续性静脉-静脉血液透析（CVVHD）；③连续性动-静脉血液透析滤过（CAVHDF）及连续性静脉-静脉血液透析滤过（CVVHDF）；④缓慢连续性超滤（SCUF）；⑤连续性高流量透析（CHFD）；⑥缓慢低流量延时透析（SLEED）；⑦高容量血液滤过（HVHF）；⑧连续性血浆滤过吸附（CPFA）。由于这些治疗模式不仅用于肾衰竭，亦常用于肾功能正常者并发严重败血症、全身性炎症反应综合征（SIRS）、ARDS、药物和毒物中毒、心力衰竭及肺水肿等病症。因此，前几年有学者亦把上述技术称为连续性血液净化疗法（CBP）。

CRRT 技术上具有以下特点：①血流动力学耐受性好，几乎不改变血浆渗透压；②采用持续进行的操作方法，配备高度精确的液体平衡系统，很好控制氮质血症和酸碱、电解质平衡。③使用高通透性、生物相容性好的滤器，加大体外循环中的血流量，快速清除过多液体。④容易实行深静脉营养和静脉给药，通过连续超滤可调节余地很大。

应当注意，CRRT 同样可以出现血液净化常见的一些并发症，如低血压、管路凝血、过敏、空气栓塞等。有些高分解代谢患者，由于血钾升高明显，单纯滤过或血滤效果不能满足机体的要求，可能会产生高血钾症。

以下仅简单介绍目前临床上最常用的 CVVH 技术。CVVH 的技术标准包括：①应用高通量血液滤过器；②中心静脉留置单针双腔导管建立血管通路；③藉助血泵驱动血液循环；④血流量（Qb）每分钟 50～200ml；⑤置换液流量（Qf）：常规置换液每小时 1～2L，或者超滤率为每小时 25ml/kg。高容量的血液滤过超滤率为每小时 35ml/kg，甚至达到每小时 45ml/kg。

通过不断发展和实践，对 CRRT 概念的理解发生了根本的变化，静脉留置单针双腔导管和新一代持续治疗仪器/血泵的出现，已使 CVVH 逐渐取代 CAVH，成为标准治疗模式。有学者用随机对照试验证明，败血症休克患者在 HF 中输入置换液速度可达每小时 6L，如果持续进行 CVVH，每日输入置换液超过 50L，则称为高容量血液滤过（HVHF）。而 HVHF（每日 50L）可降低血浆细胞因子和细胞抑制因子水平。国内应用 HVHF 治疗 MODS，证实 HVHF 能清除大量细胞因子，改善血流动力学参数。

（五）并发症的治疗

1. 继发感染　控制继发感染应强调早期预防、早期诊断和早期治疗。早期预防包括加强病室的清洁及消毒，限制陪护和探视，注意饮食卫生，严格无菌操作，合理使用广谱抗生素和激素等。基础治疗措施包括严密观察体温、呼吸及血象，适时抽送局部标本或血培养，加强营养和支持治疗，定时输注新鲜血浆及白蛋白。抗生素的选择应以肾毒性较低的药物为主，此类药物包括大多数青霉素类、头孢菌素（尤其是第三代及第四代头孢菌素）及喹喏酮类药物，应避免使用氨基糖苷类等肾毒性药物，以免诱发或加重肾脏损害。具体药物的选用应按照抗生素使用的一般原则进行，可参照相关文献。

2. 肺部并发症　原发性肺水肿的预防主要是及早进行抗病毒治疗，可试用多种氧自由基清除剂如心痛定、维生素 E、丹参、辅酶 Q10 及环氧化酶抑制剂布洛芬等，以减轻肺血管损害。发热期及低血压期应控制液体总量和含钠液的输入，酌用 20% 甘露醇 125ml 静滴，每日 1～2 次。

尿毒症肺部并发症治疗的关键是严格掌握出入量，稳定内环境，使患者度过少尿期。有呼吸困难的重型病例应立即行血液透析，可获明显疗效。

ARDS 的治疗主要采用机械通气，为避免加重肺损伤，近年多主张应用"最佳 PEEP（呼气末正压通气）"，即在相对安全的 PEEP（≤1.96kPa）下，用最低非毒性 FiO_2（<0.5），获得较好的动脉氧合（PaO_2>7.35，PaO_2/FiO_2≥300，$SaO_2$90%）。其他如肾上腺皮质激素及血管扩张剂的应用，积极控制感染及减轻肺水肿等措施可参考有关资料。

肺部感染治疗应根据病原学结果结合临床表现选用抗生素，贯彻广谱、联合、足量及静脉给药原则。经验用药有主张第三代头孢菌素加氨基糖苷类抗生素，亦可试用氨曲南替代后者，以减少肾毒性。当第三代头孢菌素疗效不佳时，可用氨苄西林-舒巴坦、棒酸、替卡西林钠克拉维酸钾（特美汀）及洛美沙星等取代。疑及军团菌感染时可加用红霉素或利福平。

弥漫性肺泡出血的治疗需根据不同出血原因，选用鱼精蛋白、肝素及抗纤溶药物等进行针对性治疗，症状好转时勿突然停药。尿毒症血小板功能异常者因其血清抑制血小板功能，单纯输血小板治疗效果不理想，可试用精氨酸血管加压素治疗。

3. 发热期出血。血小板减少或功能障碍可输注血小板悬液。DIC 的治疗可分为 3 个阶段：①高凝期主要用肝素治疗：一般每次用量为 0.5～1.0mg/kg，静脉注射，6～12 小时 1 次。若试管法监测全血凝血时间超出 20～30 分钟或 KPTT 明显延长，可暂停注射 1 次。亦可同时应用低分子右旋糖酐 500ml 静脉滴注，以减低血小板黏附性及抑制红细胞聚集；②消耗性凝血障碍期的早期，凝血时间尚未明显延长时，可应用肝素治疗，剂量同上。若试管法凝血时间超过 30 分钟或 KPTT 明显延长时，不宜再应用肝素治疗。此期主要是凝血因子缺乏所致的出血，应补充冷沉淀物、新鲜血浆或鲜血。为防输鲜血及凝血因子后再引起血管内凝血，可加用小剂量肝素 1 次；③纤溶亢进期主要应用抗纤溶药物：如氨甲苯酸（止血芳酸）每次 400mg，静脉注射，或氨基已酸每次 6g，静脉滴注，每日 1～2 次。肝素类物质增加可用硫酸鱼精蛋白注射液，每次 50～100mg，加入 5% 葡萄糖液中缓慢推注，每日 2～4 次；亦可用甲苯胺蓝每日 3～5mg/kg，口服或静脉注射。尿毒症所致胃肠道出血可用凝血酶 500～1000IU 加生理盐水 100ml 口服或云南白药口服，同时积极进行血液透析以降低 BUN 及 Cr 等毒性物质对血小板及胃肠黏膜的影响。

4. 心脏并发症　HFRS 病程前 4 期应当给予心脏保护性支持治疗，如静滴含镁极化液即 5% 或 10% 葡萄糖液 250～500ml+10% 氯化钾溶液 7～15ml+普通胰岛素 4～8U+25% 硫酸镁 10～15ml，静脉滴注，每日 1～2 次。可改善心肌代谢，稳定膜电位，有利于防治快速性心律失常，增强心功能。同时每日静滴维生素 C 1～3g，抑制氧化损伤，改善微血管功能；口服辅酶 Q10 20～40mg，每日 1～3 次。

心力衰竭急性肺水肿的治疗主要包括：①可直接吸入纯氧或混合氧，湿化瓶内宜加入 40%～70% 乙醇以利于消除呼吸道泡沫。流量宜大，每分钟 6～12L。纯氧短时中大流量吸入后，应改为低流量吸入或间断吸入以防止氧中毒；②硫酸吗啡 2～5mg，直接或缓慢稀释后静脉注射，效果不佳者 15 分钟后可重复给予 1 次。吗啡对急性肺水肿的救治极为有益，它能扩张容量血管，减少回心血量，降低呼吸频率，镇静，减轻循环和呼吸窘迫。用药前应除外慢性阻塞性支气管病变、颅内出血、肝衰竭、严重中枢神经系统疾病及严重低血压。应备有纳洛酮以对抗吗啡的过度呼吸抑制；③呋塞米 20～60mg 直接静脉注射，以扩张容量血管减轻心脏负荷，作用数分钟起效，10～30 分钟后开始利尿。伴肾功能不全时可加大剂量；④伴低血压的肺水肿可予多巴胺稀释后静滴，给药速率以中低水平为宜，即每分钟 2.5～10μg/kg；⑤酚妥拉明 10～20mg，加入葡萄糖液中静滴，紧急情况可以 0.5～2.0mg 直接缓慢静脉注射，继之维持静滴。此药在明显低血压时慎用，亦可与多巴胺合用；⑥毛花苷丙（西地兰），成人首次 0.4mg，稀释后缓慢静脉注射，4 小时后可追加 1 个上述剂量，伴有快速房颤的急性肺水肿尤宜；⑦可短时内使用大剂量地塞米松（如 10～40mg）直接静脉注射或稀释后静滴；⑧若上述措施不佳，尤其是伴肾功能不全者可考虑静脉放血疗法，1 次可缓慢从静脉放血 100～150ml，若无禁忌证，数小时后可重复 1 次；⑨有条件可实施紧急血液透析脱水治疗，一般 1 次血透 3～5 小时时可净脱水 3000～5000ml。

四、多尿期治疗

移行期及多尿早期的治疗原则同少尿期，此阶段虽然尿量较少尿期明显增多，但在重型和危重型患者其肾功能的修复才刚刚开始，体内以 BUN 和 Cr 为代表的各种代谢产物仍可继续增加，氮质血症往往达峰值，感染、大出血等并发症仍可危及患者生命，抗感染、抗出血及支持对症等治疗措施仍须继续。对于尿量迅速增加的患者，应防止发生严重脱水、低血容量性休克、低血钾、低血钠及非酮症性高渗性昏迷，适时补足液体及电解质，逐渐增加蛋白及高热量饮食，对于不能进食的患者可静脉输注脂肪乳、复方氨基酸或肾脏必需氨基酸及血浆等。多尿中后期可予六味地黄丸和金匮肾气丸口服，以促进肾功能恢复。

五、恢复期治疗

该期治疗主要应加强营养，补充高蛋白、高热量及高维生素饮食，逐渐增加活动量，可选服参苓白术散、十全大补汤及六味地黄丸等补益中药。同时测定尿常规、血常规及肾脏功能，了解肾脏损伤及贫血等的恢复情况。

【预防】

肾综合征出血热灭活病毒疫苗已在国内高发疫区推广预防接种，但近年该病的发病率在某些疫区仍未明显减少。因此，在预防策略上，应采取“环境治理、灭鼠防鼠、预防接种、个人防护”的综合性防治对策，以灭鼠防鼠和预防接种为主，对高发病区高发人群及其他疫区的高危人群应大力推行疫苗接种。

一、加强疫情监测

巩固及发展现有的出血热疫情监测点。搞好对疫区人、鼠间疫情动态、流行因素及发展趋势、主要传播途径和感染场所、疫区类型变化及主要疫源地变动趋势的监测。对新发生患者进行个案流行病调查，对诊断进行血清学核实，对防治措施效果进行研究评价。在掌握流行动态、流行因素的基础上，开展对疫情的预测预报。

二、消灭传染源

鼠类是本病的主要传染源，减少和消灭鼠类是预防肾综合征出血热行之有效的措施。应协助防疫部门查清当地疫区和宿主动物的种类、鼠类密度和带毒率。有条件的地区应组织专业灭鼠队灭鼠，抓好初春和流行开始前一个月的灭鼠工作，特别要抓好初春的一次灭鼠，多消灭一些越冬母鼠及孕鼠，为全年灭鼠打好基础。

机械、药物及生态灭鼠方法中应以药物毒杀为主。灭家鼠可用 0.02%～0.03% 的敌鼠钠盐或杀鼠灵，亦可用磷化锌 1% 或 1%～2% 灭鼠优。灭野鼠可用 2% 磷化锌，0.5%～1.0% 敌鼠钠盐或 0.2% 氯敌鼠。可在鼠类繁殖季节和本病流行季节前 1～2 月进行，配合捕鼠、堵鼠洞等综合措施。应结合环境治理、农田改造及兴修水利，大力抓好生态灭鼠。

三、切断传播途径

由于本病高度散发，大范围灭鼠不仅投入大，而且难以实现将鼠密度控制到 1% 的指标。为此防鼠仍然是当前预防本病传播的重要措施。可采用防鼠、灭螨防螨为主的综合措施。

（一）防鼠

疫区流行季节应避免野外宿营，短期野外驻训应搭“介”字型工棚，高铺不靠墙，铺下不放食物。挖防鼠沟，做好食品卫生消毒。应注意不用手接触鼠类及其排泄物。结合爱国卫生运动，搞好环境卫生，清除居民区内外垃圾及柴草堆，消灭鼠类栖息、孳生及活动场所。

（二）灭螨防螨

灭螨可与灭鼠同时进行，主要采用杀虫剂，

杀灭人员经常活动地区及鼠洞内的螨类，可用1%～2%敌敌畏、40%乐果与5%马拉硫磷乳剂配成1%液喷洒地面，防螨应注意：①不坐卧野外草地或稻、麦、草堆上；②进行林区、灌木区作业训练应注意暴露皮肤的防护，防止叮咬，有条件时可涂防护剂；③亦可用5‰有机磷喷洒衣服开口处，可维持半日有效。

四、保护易感人群

主要措施为接种肾综合征出血热病毒疫苗。目前国内上市的肾综合征出血热疫苗（以下简称出血热疫苗）均为灭活全病毒疫苗。其中以原代细胞为生产基质的有沙鼠/地鼠肾原代细胞疫苗（Ⅰ型、Ⅱ型及双价），传代细胞为生产基质的疫苗有Vero细胞纯化疫苗，此外早期还有乳小鼠脑纯化疫苗（Ⅰ型）。这些疫苗均已大批量规模化生产，并已建立国家标准。

我国研制生产的上述各种疫苗均采用初免3针，1年后加强1次的免疫方案，在不同疫区连续5年观察证明安全有效，防病效果均在93%以上，迄今已在全国对2000万人群使用。近年亦有报道采用2针接种即可取得良好的免疫防护效果。

Ⅰ型沙鼠肾细胞疫苗基础免疫3针后14日、1年加强前、加强后14日中和抗体阳性率分别为70.00%、50.00%及91.18%。基础免疫后第2年、第3年中和抗体阳性率分别为58.97%、38.89%。Ⅰ型鼠脑纯化疫苗基础免疫3针后14日、1年加强前、加强后14日、中和抗体阳性率平均分别为53.09%、9.80%及61.76%。Ⅱ型地鼠肾细胞疫苗基础免疫3针后14日、1年加强前、加强后14日中和抗体阳性率平均分别为80.92%、10.16%及80.47%。基础免疫后第2年、第3年中和抗体阳性率平均分别为44.90%、43.96%。到第6年虽然中和抗体下降到1.61%；但防病效果仍达到97%以上，显示该疫苗的免疫机制并非单一的体液免疫作用。我国目前上市的Vero细胞肾综合征出血热纯化疫苗均为血清Ⅰ型及Ⅱ型的双价疫苗。该疫苗具有很好的安全性和有效性，免疫后免疫荧光抗体（IFAT）抗体阳转率为95.42%；对Ⅰ型ELISA抗体阳转率为97.7%（432/442），GMT为70.0；对Ⅱ型ELISA抗体阳转率为96.6%（427/442），GMT为73.7。中和抗体对两个血清型病毒的阳转率分别达到90.12%及91.36%。

肾综合征出血热灭活疫苗，无论单价的Ⅰ型，Ⅱ型或双价疫苗，通常无不良反应。在注射后一般无反应或者有轻微的反应，个别有发热、头晕或者皮疹出现，应注意观察。少数人在注射后因疫苗含有吸附剂（如铝佐剂），局部可出现硬结，轻度肿胀和疼痛，一般1～3日内自行消退。一般来说，发热、急性疾病、严重慢性病、神经系统疾病、过敏性疾病及既往对抗生素及生物制品有过敏史者，妇女哺乳期及妊娠期均不宜接种。

此外，减毒活疫苗和基因重组疫苗仍在研究，由于抗原性较弱或由于缺乏评价安全性的动物模型，目前还难以上市应用。

（白雪帆）

参考文献

1. Puca E, Pilaca A, Pipero P, *et al.* Hemorrhagic fever with renal syndrome associated with acute pancreatitis. Virol Sin, 2012, 27(3): 214-217.
2. Li Q, Guo NN, Han ZY, *et al.* Application of an autoregressive integrated moving average model for predicting the incidence of hemorrhagic fever with renal syndrome. Am J Trop Med Hyg, 2012, 87(2): 364-370.
3. Li JL, Ling JX, Liu DY, *et al.* Genetic characterization of a new subtype of Hantaan virus isolated from a hemorrhagic fever with renal syndrome (HFRS) epidemic area in Hubei Province, China. Arch Virol, 2012, 157(10): 1981-1987.
4. Kariwa H, Yoshikawa K, Tanikawa Y, *et al.* Isolation and characterization of hantaviruses in Far East Russia and etiology of hemorrhagic fever with renal syndrome in the region. Am J Trop Med Hyg, 2012, 86(3): 545-553.
5. Hwang YH, Kang MS, Lim KO, *et al.* Toxic epidermal necrolysis with ocular involvement following vaccination for hemorrhagic fever with renal syndrome. Yonsei Med J, 2012, 53(1): 228-230.
6. Maftei, ID, Segall L, Panculescu-Gatej R, *et al.* Hantavirus infection-hemorrhagic fever with renal syndrome: the first case series reported in Romania and review of the literature. Int Urol Nephrol, 2012, 44(4): 1185-1191.
7. Boudreau EF, Josleyn M, Ullman D, *et al.* A Phase 1 clinical trial of Hantaan virus and Puumala virus M-segment DNA vaccines for hemorrhagic fever with renal syndrome. Vaccine, 2012, 30(11): 1951-1958.
8. Zuo SQ, Fang LQ, Zhan L, *et al.* Geo-spatial hotspots of hemorrhagic fever with renal syndrome and genetic characterization of Seoul variants in Beijing, China. PLoS Negl Trop Dis, 2011, 5(1): e945.

9. Zhang X, Chen HY, Zhu LY, *et al.* Comparison of Hantaan and Seoul viral infections among patients with hemorrhagic fever with renal syndrome (HFRS) in Heilongjiang, China. Scand J Infect Dis, 2011, 43(8): 632-641.
10. Xiong HR, Li Q, Chen W, *et al.* Specific humoral reaction of hemorrhagic fever with renal syndrome (HFRS) patients in China to recombinant nucleocapsid proteins from European *Hantavirus*. Eur J Clin Microbiol Infect Dis, 2011, 30(5): 645-651.
11. Xie M, Dong Y, He L, *et al.* Expression of VLA-4 molecule in PBMC from patients with hemorrhagic fever with renal syndrome. Inflamm Res, 2011, 60(7): 613-617.
12. Terajima M, Ennis FA. T cells and pathogenesis of *Hantavirus* cardiopulmonary syndrome and hemorrhagic fever with renal syndrome. Viruses, 2011, 3(7): 1059-1073.
13. Sundberg E, Hultdin J, Nilsson S, *et al.* Evidence of disseminated intravascular coagulation in a hemorrhagic fever with renal syndrome-scoring models and severe illness. PLoS One, 2011, 6(6): e21134.
14. Puca E, Pilaca A, Pipero P, *et al.* Hemorrhagic fever with renal syndrome complicated by orchitis. Virol Sin, 2011, 26(4): 285-288.
15. Park KH, Kang YU, Kang SJ, *et al.* Experience with extrarenal manifestations of hemorrhagic fever with renal syndrome in a tertiary care hospital in South Korea. Am J Trop Med Hyg, 2011, 84(2): 229-233.
16. Korva M, Saksida A, Kunilo S, *et al.* HLA-associated hemorrhagic fever with renal syndrome disease progression in slovenian patients. Clin Vaccine Immunol, 2011, 18(9): 1435-1440.
17. Klein SL, Marks MA, Li W, *et al.* Sex differences in the incidence and case fatality rates from hemorrhagic fever with renal syndrome in China, 2004-2008. Clin Infect Dis, 2011, 52(12): 1414-1421.
18. Han D, Liu Z, Han Q, *et al.* Acute kidney injury in patients with hemorrhagic fever with renal syndrome caused by Hantaan virus: comparative evaluation by RIFLE and AKIN criteria. Vector Borne Zoonotic Dis, 2011, 11(6): 723-730.

第三十七节　发热伴血小板减少综合征布尼亚病毒感染

发热伴血小板减少综合征布尼亚病毒(severe fever with thrombocytopenia syndrome bunyavirus, SFTSV)感染是2007年以来在我国华中、华东、东北等多个省市陆续发现的一种新发自然疫源性病毒性出血热,2009年首次从患者标本中检测到SFTSV核酸,2011年我国学者首次在国际上发表了SFTSV相关研究。SFTSV感染以蜱等节肢动物为传播媒介,在临床上表现为所谓发热伴血小板减少综合征(sever fever with thrombocytopenia syndrome, SFTS),以高热、血小板减少、白细胞减少及胃肠道不适等为主要临床特征,少部分病例可因休克、弥散性血管内凝血(DIC)及多器官衰竭而死亡。本病在临床上与粒细胞无形体病(human granulocytic anaplasmosis, HGA)极为类似,应特别注意加以鉴别。

【病原学】

1943年在非洲乌干达研究黄热病时首次发现不同于黄热病病毒的病毒,该病毒因最先从乌干达西部的布尼亚姆韦拉(Bunyamwera)地区得到分离,故被命名为布尼亚病毒(Bunyamwera virus)。此后又发现更多的不同于黄病毒科和甲病毒科的相关病毒。1975年国际病毒分类委员会将这类病毒全部归入同一病毒科,命名为布尼亚病毒科(*Bunyaviridae*)。此后经过多年研究,将该科病毒分为布尼亚病毒属(*Orthobunyavirus*)、白蛉病毒属(*Phlebovims*)、内罗毕病毒属(*Nairovims*)、汉坦病毒属(*Hantavims*)以及主要感染植物的番茄斑萎病病毒属(*Tospovirus*)等5个属。

发热伴血小板减少综合征布尼亚病毒(SFTSV)是布尼亚病毒科、白岭病毒属的一种新病毒。SFTSV在电镜下颗粒呈球形或椭球形(图12-37-1、图12-37-2),直径约80~100nm。病毒颗粒有双层脂质包膜,包膜表面有糖蛋白组成的突起,内有病毒基因组与核蛋白形成的核衣壳结构。

病毒基因组由大(L)、中(M)、小(S)3个单股负链RNA片段组成;3′末端和5′末端序列互补,与白蛉病毒属末端互补序列高度相似,可形成锅柄状结构。L片段全长6368个核苷酸(nt),含有一个自cRNA 5′端17~6271nt的开放读码框(ORF),编码2084个氨基酸组成的RNA依赖性RNA聚合酶(RDRP)。M片段全长3378nt,含有一个自cRNA 5′端19~3240nt的ORF,编码含1073个氨基酸的膜蛋白前体,翻译后经宿主细胞蛋白酶修饰,形成Gn(19~1704nt)和Gc(1705~3240nt)两种膜蛋白。S片段长1744nt,属双义RNA,有两个方向相反的ORF,中间间隔

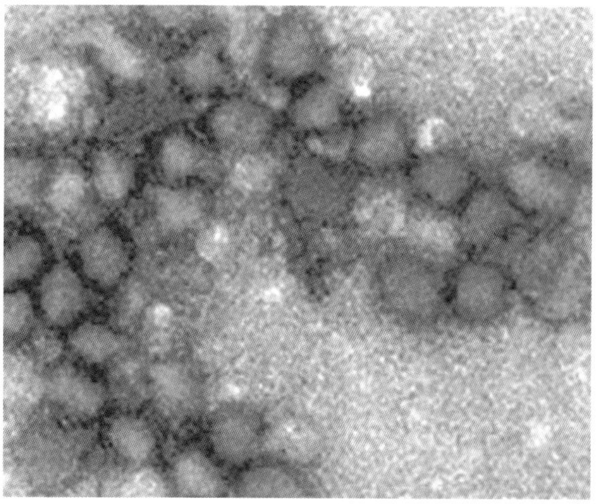

图 12-37-1　SFTSV（负染电镜图）

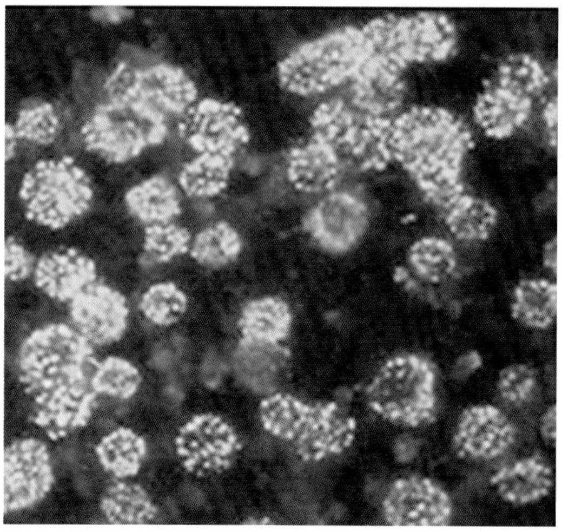

图 12-37-2　SFTSV（免疫荧光分析）

54nt，分别编码核蛋白（nucleocapsid protein，N）和非结构蛋白 NS。其中 NS 蛋白由 S 片段 cRNA 5′端 29～910nt ORF 编码，而 N 蛋白则利用病毒 RNA 为 mRNA 模板，由 3′端自 1702～965nt ORF 反向编码。

SFTSV 全基因组及氨基酸序列与布尼亚病毒科其他病毒相比呈现高度差异。与白蛉病毒属其他病毒相比，S 片段相对保守，但氨基酸同源性最高仅约 41%；NS 片段氨基酸同源性仅约 11%。L 和 M 片段氨基酸同源性在 21%～36% 不等。既往国际上公认将白蛉病毒属分成两大组：一组对人类致病，如裂谷热病毒（Rift vally fever virus）等；另一组通常对人类不致病，如乌库病毒（Uukuniemi virus）等；新发现的 SFTSV 则列为白蛉病毒属第三组病毒。

另有研究显示，目前分离到的 SFTSV 全基因组序列，同一地区（如浙江地区）不同分离株的同源性高达 99%，而在不同各地区（如浙江与河南）之间分离株的同源性略有下降，约为 94%～96%，提示 SFTSV 在我国不同的疫源地已形成一定的遗传距离。在日本和韩国的不同患者中也分离到与中国各地区分离株遗传距离不一的病毒株。

作为一种新发现的病毒，SFTSV 的理化特性和灭活条件尚待进一步研究。既往已知的布尼亚病毒科病毒一般抵抗力弱，不耐酸，乙醚 4℃×24 小时、65℃加热×30 分钟、煮沸（100℃）×2 分钟以上、75% 乙醇×5 分钟、含 10% 有效氯的消毒剂×5 分钟、去氧胆酸钠处理及紫外线照射等可灭活病毒。初步实验显示，β-丙内酯 4℃×24 小时或甲醛 4℃×7 日可完全灭活 SFTSV。

非洲绿猴肾细胞系（Vero，Vero-E6）及犬巨噬细胞 DH82 等对 SFTSV 敏感。SFTSV 亦可在一些鸟类和蚊源细胞中进行分离培养。病毒在无支原体污染的 Vero 细胞中经 2 周培养后一般不引起光镜下可见的细胞病变；电镜下病毒感染的细胞质内可出现明显的致密包含体，并可见细胞器肿大等亚细胞结构改变。

【流行病学】

一、传染源

被感染动物是重要的传染源。SFTSV 在自然界的感染可见于牛、羊、狗、猪、鸡、黑线姬鼠等多种动物。实验研究也已证实 SFTSV 能感染小鼠。

由于本病可接触传播，因此患者是继发性病例的重要传染源。

二、传播途径

（一）蜱虫叮咬

已明确蜱（图 12-37-3）是 SFTSV 的重要传播媒之一。从患者家养动物体表收集的长角血蜱（*Haemaphysalis longicornis*）中可检测到 SFTSV 核酸。蜱虫叮咬感染动物后再叮咬人，可导致人感染 SFTSV。新近研究显示，在部分地区的牛虻中应用 PCR 法检测 SFTSV 为阳性，提示牛虻也是潜在的传播媒介之一。另一方面，由于多数病例临床上并无明确的蜱及牛虻叮咬史，因此不能排除蚊、白蛉及其他节肢动物传播本病的可能，尽管在疫区收集的大量蚊、白蛉及牛虱等标本中未检测到 SFTSV 核酸。

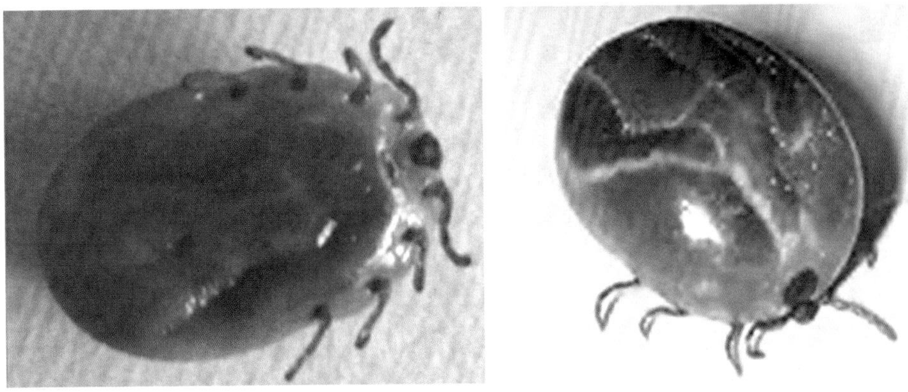

图 12-37-3　吸满血的蜱(左:腹面观　右:背面观)

(二) 接触传染

临床流行病学调查及实验室研究均显示,直接接触患者或患病动物的血液、分泌物或排泄物有发生传染的危险。

三、易感人群

人群普遍易感,尤以从事野外作业者为高危人群。根据已有病例资料分析,97% 患者为农民,生活在林木覆盖的丘陵地区,发病前曾在田间劳作;患病人群在 39 ~83 岁之间,其中 50 岁以上者占 75%,无明显性别差别。对于感染后是否具有持久免疫力而可避免再次感染,目前尚不清楚。

四、流行特征

2006 年,安徽省报道了首例以发热和血小板减少为突出临床特征的人粒细胞无形体病(human granulocytic anaplasmosis,HGA),此后国内疾病预防控制及医疗机构等加强了对本病的监测。然而,2007 年以来中国疾病预防控制中心(Chinese Center for Disease Control and Prevention,CCDC)在对湖北、河南、江苏、浙江等地的发热伴血小板减少综合征(SFTS)病例进行人粒细胞无形体感染监测时,在大部分病例并未检测到无形体特异性核酸或抗体。2009 年 CCDC 在河南一份患者标本中分离到一株新布尼亚病毒。2010 年,河南、湖北和山东等地相继报告不明原因 SFTS 病例。同年 5 月,CCDC 通过序列非依赖核酸扩增技术在湖北和山东 3 名患者血清中同时发现新病毒基因序列,从湖北、山东、河南、安徽、江苏及辽宁送检的标本中分离到 20 株同种新病毒,命名为发热伴血小板减少综合征布尼亚病毒(SFTSV)。因此,目前已在河南、湖北、山东、辽宁、安徽、江苏、浙江等 7 省份发现 SFTSV 感染病例。在韩国和日本也发现有感染病例。

人类 SFTSV 感染多见于丘陵地区,高度散在分布。发病季节以春、夏季多见,一般在 3 ~11 月份,多数病例出现在 4 ~10 月份,高峰期在 5 ~7 月。

【发病机制】

SFTSV 的致病机制尚待阐明。人感染 SFTSV 后可出现高滴度 SFTSV 病毒血症,从早期患者血清中可分离到病毒。

SFTSV 在体外感染 Vero 细胞并不出现光镜下明显可见的细胞病变效应,因此在患者和动物实验中观察到的组织损伤可能不是由于 SFTSV 对靶细胞的直接攻击。

现有对布尼亚病毒科其他病毒的研究发现,该科病毒通常不能有效促进干扰素的生成。而在 SFTSV 感染者的血清标本中也几乎检测不出干扰素水平升高,但可检测出大量增高的炎性趋化因子,包括“γ-干扰素诱导性蛋白 10(interferon gamma-inducible protein-10,IP-10,CXCL10)”和“调节活化正常 T 细胞表达与分泌的趋化因子(regulated upon activation,normal T cell expressed and secreted,RANTES,CCL5)”等。据此推测,SFTSV 可能通过抑制靶细胞生成干扰素而在体内持续复制,同时诱发机体产生炎性趋化因子,进而诱生细胞因子风暴(cytokines storm),引发过度的免疫炎症反应,进而造成组织损伤和器官功能严重障碍。

由于布尼亚病毒感染靶细胞的泛嗜性,上述组织损伤和功能障碍可发生于多个器官。该假设可解释临床上危重 SFTSV 感染者为何往往死于多器官功能衰竭。

【病理改变】

SFTSV 具有泛嗜性，可感染多种靶细胞，导致多个组织器官的形态学损伤和功能障碍。目前对本病器官损伤的认识主要来自于对生化学改变的分析，尚缺乏足够的来自于尸体或活体的病理组织学资料可供分享。

【临床表现】

本病潜伏期尚不十分明确，约为 7～14 日。

急性起病，临床表现缺乏特异性，主要表现为发热，体温多在 38℃以上，重者持续高热 40℃以上，热程可长达 10 日以上；乏力，精神倦怠，明显食欲减退，恶心、呕吐、腹痛、腹泻，部分病例有头痛、肌肉关节酸痛、肢体抖动、行动困难等。体检常有颈部及腹股沟等处浅表淋巴结肿大、上腹部压痛、相对缓脉等。多数病例很快出现肝、肾、心脏等器官功能受损的生化学异常。大多数患者病情呈自限性，但少数病例病情危重，可出现尿量显著减少、意识障碍、皮肤瘀斑、消化道出血、肺出血或其他脏器出血等，因休克、呼吸衰竭、DIC 等而死亡。

【实验室检查】

一、血常规、尿常规

血常规检查显示血小板减少（见于约 95% 的病例）和白细胞减少（约 86%）。尿常规检查常见蛋白尿（约 84%）和血尿（约 59%），提示肾脏受损。

二、生化检查

约 84% 病例可见血清丙氨酸氨基转移酶（ALT）升高，约 94% 病例可见门冬氨酸氨基转氨酶（AST）升高，提示肝脏受损。血清乳酸脱氢酶（约 96%）和肌酸激酶（约 60%）及心肌酶谱水平亦可升高，提示肌肉及心脏受损。PT 可延长。DIC 时可出现 D-二聚体水平升高等异常。呼吸衰竭时可出现严重低氧血症。

三、病原学检查

标本应置于防渗漏容器中送检，应当在生物安全Ⅱ级以上实验室开展各种病原学检测。

（一）病毒分离和培养

采集 SFTS 患者的急性期血清标本，接种 Vero、Vero-E6 或其他敏感细胞，盲传 3 代，实验周期约 10～15 日。因细胞病变不明显，故通常采用 ELISA、免疫荧光或核酸检测等方法确定是否分离到病毒。一般第 2 代在 7 日左右培养上清中用 PCR 法可检测到病毒核酸，10 日左右用免疫荧光法在细胞内可检测到病毒蛋白。第 3 代在 10～12 日左右可在培养上清中可检测到高滴度 SFTS 病毒复制，同时在感染细胞内可检测到较强的病毒蛋白免疫荧光反应。

（二）血清学试验

1. 特异性 IgM 和 IgG 检测　采用大肠埃希菌表达纯化的 SFTSV 核蛋白作为检测用抗原，以 Mac-ELISA 法检测血清或血浆标本中的特异性 IgM，以间接 ELISA 法检测特异性 IgG。Mac-ELISA 采用抗人 μ 链抗体捕获血清标本中的 IgM，再用酶标抗原进行检测。间接 ELISA 法采用抗原直接捕获血清标本中的 IgG，再用酶标抗人抗体进行检测。特异性 IgM 阳性，或 IgG 阳性且恢复期滴度较急性期增高 4 倍以上者，可确认为新近感染。值得注意的是，在绝大多数患者，无论是 SFTS 急性期还是恢复期，Mac-ELISA 法检测 IgM 均呈阳性；约 3%～4% 患者在急性期 IgM 阴性，在恢复期转为阳性；IgM 持续存在可达 1 年以上。

2. 中和抗体检测　可采用空斑减少中和试验或微量中和试验进行检测。目前主要采用微量中和试验，将患者恢复期血清倍比稀释后与固定浓度病毒混合孵育，然后加入 Vero 细胞或其他敏感细胞，感染 12～15 日后用免疫荧光或 ELISA 方法检测。几乎所有实验室诊断确认的 SFTS 患者恢复期血清的中和抗体均阳性。

（三）病毒核酸检测

设计特异性引物及荧光探针，通过荧光 RT-PCR 扩增 SFTSV 的 S、M、L 基因片段的高保守区，可对血清或血浆标本中的 SFTSV 核酸进行定性和定量检测。一般在发病 2 周内可检测到病毒核酸。

【诊断与鉴别诊断】

在本病流行季节，有在丘陵地区劳作史，以发热和血小板减少为突出表现，应考虑 SFTSV 感染的可能。确诊有赖病原学检查。

多种感染病可致“发热伴血小板减少”，需与SFTSV引起的SFTS相鉴别。

一、病毒性出血热

包括肾综合征出血热(HFRS)、新疆出血热、登革热、裂谷热、克里米亚-刚果出血热等。需根据流行病学特点、其他相关临床特征、病原学检测结果等进行鉴别。

二、立克次体类疾病

包括斑疹伤寒、人埃立克体病、人粒细胞无形体病(HGA)等。其中尤以HGA与SFTSV引起的发热伴血小板综合征在临床上很难鉴别，两者临床表现及常规实验室检查十分相似，且流行地区和发病季节高度重叠，亦经蜱叮咬而传播，鉴别主要依靠病原学检查。HGA明确诊断后及时给予强力霉素或四环素治疗可获显著疗效。

三、严重细菌感染

严重脓毒症及感染性休克，特别是出现DIC者，亦可出现发热、血小板减少等表现。根据原发感染部位及症状、血培养和局部病灶渗出物培养、外周血白细胞计数及比例、抗菌治疗常常有效等特点，可与SFTS相鉴别。

四、其他疾病

发热及全身酸痛等应与流感相鉴别。有意识障碍等中枢神经系统损害表现时应与加利福尼亚脑炎、乙型脑炎等鉴别。呕吐、腹泻、腹痛等应与胃肠道感染相鉴别。白细胞和血小板显著减少应与血液系统疾病相鉴别。血清ALT和AST增高应与病毒性肝炎相鉴别。

【预后】

多数患者预后良好。病死率各地报告结果不一，约5%～12%不等。重症病例多见于老年及既往有基础疾病的患者。出现精神神经症状、出血倾向明显、低钠血症等表现的患者，提示病情重，预后差。

【治疗】

本病尚无特效治疗手段。利巴韦林在体外研究中显示对SFTSV有抑制作用，及早应用可能有助于减轻病情和缩短病程，但实际疗效有待观察。临床上可给予0.6g，静脉滴注，每日1～2次；或0.2g，口服，每日3～4次；用法及疗程视病情而定。也可给予相应的中医中药治疗。新近研究显示，给小鼠模型注射SFTSV感染康复者的血清，可阻断SFTSV对小鼠的致死性感染，改善非致死性感染的临床表现，提示恢复期血清对现症患者有潜在治疗价值。

目前主要采取对症支持疗法：①卧床休息，必要时吸氧。有消化道出血者应暂时禁食；②适当补液，保持水、电解质和酸碱平衡；③高热可用物理降温，必要时应用非甾体类药物退热；目前尚无证据证明肾上腺皮质激素治疗的效果和安全性，应慎重使用；④有明显出血者，可酌情输注血浆、血小板和(或)止血敏；⑤对于DIC早期，可适当应用肝素。DIC继发性纤溶期出血，可适量给予止血芳酸、止血环酸或6-氨基己酸等抗纤溶药物；⑥粒细胞严重低下患者，必要时可注射粒细胞集落刺激因子；⑦继发细菌、真菌感染者，应选敏感抗生素治疗；⑧积极防治肝、肾、心脏等多器官功能损害；⑨积极治疗基础疾病。

【预防】

各级医疗机构在发现疑似或确诊病例时，应按卫生部《发热伴血小板减少综合征防治指南(2010版)》的要求进行上报，目前暂参照乙类传染病报告要求，在24小时内上报处理。

目前尚无有效的主动免疫(疫苗)和被动免疫(特异性免疫球蛋白)措施可供预防SFTSV感染。非特异性免疫球蛋白的有效性亦未得到实证，因此不推荐使用。预防措施主要是加强宣传教育和疫情监控，强化个人防护，减少暴露于蜱的机会。

个人防护主要措施有：①野外作业时，应穿着颜色明亮的防护服以便及时发现蜱虫，并将衣袖或裤管口扎紧以防蜱叮咬人体。避免在草丛或树林中坐卧过久；②在蜱栖息地活动时，注意及时检查是否有蜱虫附着于体表。一旦发现，不要用手直接摘除，而应使用镊子及时夹除；必要时由医师在伤口周围消毒、麻醉，等蜱完全麻醉后再用捻子轻松夹出；③适当使用避蚊胺(DEET)、避蚊酮、前胡挥发油等驱避剂喷涂衣服和皮肤暴露部位；④对患者应进行接触隔离；医务工作者在采集标本、查体及治疗等活动中，应注意防止院内接触感染，采取穿戴口罩、手套和长袖工作服等必要的防护措施，不要直接接触患者的血液及各种分泌物和排泄物。

（于乐成）

参考文献

1. 李德新. 发热伴血小板减少综合征布尼亚病毒概述. 中华实验和临床病毒学杂志，2011，25(2)：81-84.
2. 覃新程，周敦金，陈小萍，等. 布尼亚病毒科病毒及其相关疾病. 中华流行病学杂志，2010，31(10)：111-114.
3. 王贵强. 发热伴血小板减少综合征——一种由新型布尼亚病毒感染导致的一种新发传染病. 中华内科杂志，2011，50(9)：717-718.
4. 刘洋，黄学勇，杜燕华，等. 河南发热伴血小板减少综合征流行区蜱类分布及媒介携带新布尼亚病毒状况调查. 中华预防医学杂志，2012，46(6)：500-504.
5. 康锴，唐晓燕，许汴利，等. 河南省 2007-2011 年发热伴血小板减少综合征流行特征分析. 中华预防医学杂志，2012，46(2)：106-109.
6. 中华人民共和国卫生部. 发热伴血小板减少综合征防治指南(2010 版). 中华临床感染病杂志，2011，4(4)：193-194.
7. Yu XJ, Liang MF, Zhang SY, *et al*. Fever with thrombocytopenia associated with a novel bunyavirus in China. N Engl J Med, 2011, 364(16): 1523-1532.
8. Zhang YZ, He YW, *et al*. Hemorrhagic fever caused by a novel Bunyavirus in China: pathogenesis and correlates of fatal outcome. Clin Infect Dis, 2012, 54(4): 527-533.
9. Chen H, Hu K, Zou J, *et al*. A cluster of cases of human-to-human transmission caused by severe fever with thrombocytopenia syndrome bunyavirus. Int J Infect Dis, 2013, 17(3): e206-208.
10. Tang X, Wu W, Wang H, *et al*. Human-to-human transmission of severe fever with thrombocytopenia syndrome bunyavirus through contact with infectious blood. J Infect Dis, 2013, 207(5): 736-739.
11. Bao CJ, Guo XL, Qi X, *et al*. A family cluster of infections by a newly recognized bunyavirus in eastern China, 2007: further evidence of person-to-person transmission. Clin Infect Dis, 2011, 53(12): 1208-1214.
12. Deng B, Zhang S, Geng Y, *et al*. Cytokine and chemokine levels in patients with severe fever with thrombocytopenia syndrome virus. PLoS One, 2012, 7(7): e41365.
13. Niu G, Li J, Liang M, *et al*. Severe fever with thrombocytopenia syndrome virus among domesticated animals, China. Emerg Infect Dis, 2013, 19(5): 756-763.
14. Luo LM, Zhao L, Wen HL, *et al*. Haemaphysalis longicornis Ticks as Reservoir and Vector of Severe Fever with Thrombocytopenia Syndrome Virus in China. Emerg Infect Dis, 2015, 21(10): 1770-1776.
15. Ni H, Yang F, Li Y, *et al*. Apodemus agrarius is a potential natural host of severe fever with thrombocytopenia syndrome (SFTS)-causing novel bunyavirus. J Clin Virol, 2015, 71: 82-88.
16. Shimada S, Posadas-Herrera G, Aoki K, *et al*. Therapeutic effect of post-exposure treatment with antiserum on severe fever with thrombocytopenia syndrome (SFTS) in a mouse model of SFTS virus infection. Virology, 2015, 482: 19-27.
17. Li DX. Severe fever with thrombocytopenia syndrome: a newly discovered emerging infectious disease. Clin Microbiol Infect, 2015, 21(7): 614-620.
18. Yoshikawa T, Shimojima M, Fukushi S, *et al*. Phylogenetic and geographic relationships of severe fever with thrombocytopenia syndrome virus in China, South Korea, and Japan. J Infect Dis, 2015, 212(6): 889-898.

第三十八节　黄　热　病

黄热病(yellow fever)系由黄热病毒感染所致的急性感染病，伊蚊为重要传播媒介。此病毒主要侵犯内脏，如肝、肾和心脏。临床特征为发热、剧烈头痛、黄疸、出血及蛋白尿等。1948 年，美洲的 Yucatan 半岛首次证实黄热病的流行。近年本病主要流行于非洲和中南美洲的热带和亚热带地区，我国及亚洲地区近年已出现输入性病例。

【病原学】

黄热病病毒属于黄病毒科(*Flaviviridae*)的黄病毒属(*Flavivirus*)，与同属的登革病毒等有交叉免疫反应。病毒颗粒呈球形，含单股正链 RNA 病毒，直径 37～50nm，外有脂蛋白包膜包绕，包膜表面有刺突。根据膜蛋白核苷酸序列的不同，把黄热病毒分为两个不同的基因型，即Ⅰ、Ⅱ型。

黄热病病毒具嗜内脏如肝、肾、心等(人和灵长类)和嗜神经(小鼠)的特性。经鸡胚多次传代后可获得作为疫苗的毒力减弱株，当前这种毒力减弱株作为疫苗已广泛用于黄热病的预防中。此外，该病毒尚可在猴脑、鼠脑、人羊膜、口腔上皮癌(KB)细胞及子宫颈癌(HeLa)细胞中生长。

黄热病病毒极不稳定，室温下易死亡。易被热、常用消毒剂、乙醚、去氧胆酸钠等灭活，但在血中能于4℃保存1个月，在50%甘油溶液0℃以下可存活数月，于-70℃或冷冻干燥条件下可保持活力数年。

【流行病学】

黄热病是一种蚊媒性自然疫源性疾病，主要流行于南美洲、中美洲和非洲等热带地区。黄热病可分为城市型和丛林型两种。1988—1990年为一个惊人的黄热病活跃期，3年中全球总计发病8685例，死亡2643例，这是自1948年以来向世界卫生组织（WHO）报告的最大数量的发病数和病死数。实际情况更为严重，全球每年估计的发病数为200 000例，死亡接近30 000例。该疾病仅在非洲和南美某些国家中呈地方性流行。黄热病地方性周期性的暴发流行中，非洲受感染者较多且病情重，病死率高达20%～80%，且受疾病侵袭者多为儿童。目前非洲有33个国家受到该疾病威胁，发病主要集中于尼日利亚、安哥拉、喀麦隆等。南美洲的波里雅亚及秘鲁发病率较高。亚洲地区包括中国近年已有输入性确诊病例报道。

与非洲流行情况相反，在南美洲，黄热病是成年林区工人中的一种突出的疾病。所有报道的病例都发生在与森林有周期性接触的感染者中。1988—1990年流行期内所发生的552例患者和449例死亡病例中，绝大多数由波里维亚和秘鲁报道，剩余病例则是由巴西、哥伦比亚、厄瓜多尔和法属几内亚报道。

一、传染源

城市型的传染源为患者及隐性感染者，特别是发病4日内的患者传染性最强。丛林型的主要传染源为猴及其他灵长类动物，在受染动物血中可分离到病毒。

二、传播途径

通过蚊虫叮咬传播。城市型以人→埃及伊蚊→人的方式传播。丛林型以灵长类动物→非洲伊蚊、趋血蚊属→人的方式传播。当媒介蚊虫吸吮患病动物血后，在蚊体经1～2周孵育即具有传染性，再叮咬丛林中旅行和工作的人而受染。患有病毒血症的旅游者返回城市地区被当地媒介蚊虫叮咬，将病毒传播给其他人，由此形成了城市传播，导致城市发生流行的危险。

三、人群易感性

无免疫力的人群对本病普遍易感，城市型以儿童发病为多见，丛林型患者多见于成年男性。两种类型一次感染后均可获得持久的免疫力，未发现有再感染者。

四、流行特征

本病主要流行于非洲和南美洲的热带和亚热带地区。3～4月份雨季发病率高，湿度大、气温高有利于蚊虫孳生及病毒在蚊体内繁殖。散发病例全年均可发病。据估计显性感染与隐性感染之比为1:10，轻型病例和隐性感染者远较重症患者为多，可通过检测两者体内存在的特异中和抗体而证实，轻型病例和隐性感染者对该病的传播起着极为重要的作用。当无免疫的人群如大批外地工人进入丛林，就可出现暴发流行。

第二次世界大战以来，中、南美洲由于广泛的疫苗接种和采取防蚊灭蚊的措施，本病在城市已基本绝迹，但20世纪以来黄热病病例出现的范围有扩大趋势，包括加蓬、利比亚、肯尼亚过去一直没有黄热病的报道，表明黄热病不仅仍在非洲流行且可能扩散到以前没有受到该病侵袭的地区。

【发病机制和病理】

对黄热病发病机制所知甚少。目前认为病毒聚集于不同的器官和组织并在其中复制导致靶细胞直接损害。病毒侵入人体后，迅速扩散到局部淋巴结，并在其中不断繁殖，3～4日后进入血循环而形成病毒血症，继之病毒侵入肝、脾、肾、淋巴结、心、骨髓、横纹肌等。数日后病毒从血中消失，而在脾、骨髓、淋巴结等处仍可检出病毒。病毒的强毒株常侵犯肝脏，并引起严重病变。

心动过缓与心律不齐是由于房室结功能紊乱引起。肾小管坏死的原因尚未清楚，肾脏病变轻重不一，肾脏改变可能是继发于肝脏的损害。死亡病例中只有一部分与血小板减少有关；患者的血容量减少、低血糖、代谢性酸中毒和高钾血症可能是多器官功能衰竭的结果，出现这些情况说明疾病到了晚期。

【病理】

黄热病的病理变化为病毒聚集于各器官组织，并在其中复制所引起。肝脏病变主要在小叶中带，肝细胞混浊肿胀，胞核变大，呈多发性微小空泡性脂肪改变，凝固性坏死及嗜酸透明变性，炎症反应轻微或缺乏，无明显组织增生。严重肝脏病变可导致深度黄疸、出血及低血糖，甚至凝血酶原时间延长等肝衰竭表现。

肾脏病变轻重不一，自近曲小管、肾小管上皮细胞肿胀致肾小管坏死，特殊染色可见肾小球基底膜增厚，球囊间隙与近端肾小管腔内有蛋白质物质。远端肾小管存在透明与色素管型。肾功能减退和尿毒症系因血容量减少，肾小管坏死所致。心肌有广泛退行性变和脂肪浸润，重症可见灶性出血，病变常累及窦房结和希氏束，临床可出现心率减慢、心律失常、心衰等症状。脑部偶见水肿及小的出血灶。组织学变化以细胞变性、脂肪浸润、坏死，而无明显的炎性细胞浸润为特点。病灶呈散在性分布。

【临床表现】

潜伏期为3～7日，亦可长至10日。人受黄热病病毒感染后，5%～20%患者出现临床症状，其余为隐性感染。根据临床表现可将患者分为极轻、轻、中、重型。极轻型患者，仅有发热、头痛，并在48小时或更短时间内恢复。轻型患者发热、头痛，有时有牙龈出血或鼻出血、心动过缓、蛋白尿，多在2日或3日内恢复。中型患者可有出血、黄疸、恶心、呕吐，有明显的蛋白尿。病情3～4日后缓解，但若出现严重的出血现象，如呕血、黑便等腔道出血为重型表现，病程可持续1周或更长时间。重型患者只发生在约15%的病例，其病程可分为4期。

一、感染期

急性起病，高热伴有寒战，剧烈头痛，全身酸痛，明显乏力，食欲不佳，恶心、呕吐、腹泻或便秘。患者烦躁不安，结膜充血，面、颈部绯红，皮肤干燥。体温常在40℃或更高，出血常在胃而不在肠。初起心率与发热平行，以后转为相对徐缓。本期持续约3日，期末有轻度黄疸、蛋白尿等。此时病毒在患者血中达到高滴度，患者受蚊虫叮咬后成为蚊虫感染的来源。

二、缓解期

常始于起病第4日，患者体温下降或完全消退，头痛与恶心等症状缓解，持续数小时至1日。

三、中毒期

发热与症状复现，且更加严重。出现肝、肾、心血管多器官功能损害及出血症状。如血清胆红素明显升高，凝血酶原时间明显延长。常见蛋白尿、少尿与氮质血症，且其程度与病情成正比；心脏常扩大，心音变弱，血压降低。突出症状为严重的出血现象，如牙龈出血、鼻出血及胃肠道、尿道和子宫等腔道出血。常伴有脱水、酸中毒，严重者出现谵妄、昏迷、尿闭、顽固性呃逆、大量呕血、休克等。亦可并发细菌性肺炎、化脓性腮腺炎等，本期持续3日至2周，死亡大多发生于本期内，常在病程第7～10日死亡，幸存患者一般能完全恢复。

四、恢复期

体温逐渐下降至正常，症状消失，蛋白尿逐渐消失，但乏力症状可持续1～2周或更久。此期仍需密切观察心脏情况，个别病例可因心律失常或心功能衰竭而死亡。存活病例一般无后遗症。

【并发症】

重要的并发症有休克、肠出血、心力衰竭、多脏器功能减退及DIC、细菌性肺炎、化脓性腮腺炎等。

【实验室检查】

一、一般常规和生化检查

早期血象示白细胞总数正常或增多，中性粒细胞数减少，血小板计数正常或减少。尿蛋白增多，粪便隐血试验常呈阳性。心电图可示ST-T波异常、PR和QT间期延长改变。ALT和AST升高，有黄疸的病例血清总胆红素与结合胆红素平行升高，并可出现凝血时间及凝血酶原时间延长。血清尿素氮和肌酐升高。死亡病例肝、肾功能改变更为明显。

二、血清学检查

可取急性期和恢复期双份血清标本，应用血凝抑制试验、补体结合试验或中和试验检测特异性抗体，急性期与恢复期双份血清抗体效价呈4倍以上升高者可确定诊断。目前多采用酶联免疫吸附试验检测黄热病病毒特异性IgM抗体，可提示近期感染。在感染后一周即呈阳性，有助于早期诊断。早期也可用抗原捕捉试验检测病毒抗原也是早期诊断的依据。

三、病毒核酸的检测

应用逆转录 PCR 或实时荧光 RT-PCR 技术检测黄热病病毒 RNA，特异性强，敏感性高，且快速，简便，是该病早期、快速诊断的方法之一。

四、病毒分离

取患者病程 4 日内的血液接种小白鼠脑内或细胞培养可分离出病毒并用血清学方法进行鉴定。

【诊断与鉴别诊断】

一、诊断

根据流行病学资料及一些特殊症状如发热、黄疸、相对缓脉、蛋白尿等有重要参考价值。如来自疫区或近期（3～14 日）去过疫区旅行者，出现发热、黄疸均应考虑黄热病的可能，及早进行特异性病原学和血清学检查。重症病例诊断较容易，可根据流行病学史、发热、黄疸、颜面充血、相对缓脉，大量黑色呕吐物及蛋白尿等做出诊断。对于轻型和隐性感染者，单靠临床资料难以确诊，血清学试验及 PCR 技术对黄热病病毒 RNA 的检测对本病特别是轻型病例确诊有较大意义。

二、鉴别诊断

本病应与疟疾、登革热、肾综合征出血热、回归热、伤寒等疾病鉴别。并需注意本病常可与疟疾及登革热同时合并发生。

（一）疟疾

常发生于热带和亚热带，有蚊虫叮咬史，但疟疾临床特点是发热、寒战、大汗周期性发作，一般无出血、黄疸和尿蛋白，如果血液中找到疟原虫鉴别诊断不困难。

（二）登革热

常发生于热带和亚热带，有蚊虫叮咬史，临床主要表现为：发热、多汗和皮疹，外周血白细胞和血小板明显下降，血清学是鉴别诊断的重要依据。

（三）肾综合征出血热

好发于秋季收割季节，往往有鼠类接触史，农民为高发人群。表现为发热，头痛、腰痛、全身关节酸痛，但有皮肤出血点，结膜充血，醉酒貌，异形淋巴细胞升高，血小板明显减少，尿蛋白阳性，肾功能异常，肾综合征出血热抗体 IgM 阳性，则有助于诊断。

【预后】

轻症患者一般恢复顺利，不留后遗症。临床上本病的病死率只有 2%～20%。但重症患者病死率因不同流行、不同种族、不同年龄而异，可达 30%～50%。由于大部分患者是在非洲和南美洲的初级诊所接受治疗，故幸存者是否已接受最现代化的支持疗法尚不清楚。对于处于中毒期的患者预后判断要谨慎，尤其在无尿、出血无法控制、昏迷时。需警惕在整个病程中，均可出现病情突然变化而死亡。出现下述临床表现提示预后不良：①迅速进展至中毒期，血清胆红素迅速增高；②严重出血现象和发生 DIC；③肾衰竭；④早期出现低血压；⑤休克；⑥昏迷和惊厥；⑦顽固性呃逆。

【治疗】

本病无特效的药物，治疗主要是支持治疗和对症治疗。

一、一般治疗

卧床休息至完全恢复，为了防止心血管系统的并发症，即使轻型患者也要强调注意休息，逐渐增加活动量。饮食以流质或半流质为宜。有频繁呕吐时，需禁食、静脉补液，维持水、电解质及酸碱的平衡。

二、对症治疗

高热时可予物理降温予小剂量的解热镇痛剂，但因阿司匹林可使出血加剧应列为禁忌证。呕吐明显时可口服或肌内注射胃复安。在有严重出血倾向时，可补充血小板、血浆和凝血因子，必要时可予输血。黄疸明显时，可予护肝退黄疸的药物。并需密切观察病情变化，加强护理观察，有心、肾等受累时应及时对症处理。如合并疟疾或细菌感染也应及时治疗。尚未见应用干扰素和其他抗病毒药物治疗的报道。

【预防】

预防的重点因不同地区、不同情况而异。广大非洲地区，重点推行预防接种。在南美洲的城市以防蚊、灭蚊为主。在有暴发流行时，需预防接种、灭蚊防蚊同时进行。

一、管理传染源

患者宜就地治疗，予以防蚊及隔离。该病为国际检疫的感染病，发生患者时须通知世界卫生组织和邻近国家，来自疫区或经过疫区以及要进入可能感染黄热病地区的人员必须出示有效地预防接种证明，必要时留检观察。证明有效期从接种后10日到10年，超过有效期以前需进行复种，则从接种之日起又有10年有效期。

二、切断传播途径

防蚊、灭蚊是防止黄热病的有效措施。在非森林的乡村，超低量喷洒马拉硫磷22L/km^{2}可很好地控制农作物上的蚊虫。在植物密集的地方用量需增至58～147L/km^2。在城市中处理如规模较小可用携带式喷雾机。规模较大时可用拖拉机牵引的机器或飞机。巴西等南美国家采用防蚊、灭蚊措施已取得显著效果。对来自疫区的各种交通工具如船、车、飞机等也必须给予严密的灭蚊处理。

三、保护易感人群

疫苗接种是防止暴发流行和保护个人的有效措施。对于进入地方性或流行性疫区的人如森林工作者、野兽管理人员、猎人、医务工作者、季节性工人、旅游者、与该病病毒有接触的实验室人员均需接种。除非患黄热病的机会很大，否则不宜给孕妇接种疫苗，尽管还未发现疫苗对胎儿有致命的损害。在地方性疫区，一部分较老的居民有自然获得性免疫，因此接种的重点对象是6个月以上的儿童。在流行区的目标应使6个月以上的人100%接种。长期使用并经证明黄热病减毒活疫苗是一种有效的疫苗，皮下注射0.5ml一次即可，成人和儿童剂量相同，接种后7～9日产生免疫力，并维持10年或更久。鸡蛋过敏者应慎用，或用疫苗作皮肤试验后再决定是否接种。6个月以下婴儿不应接种，因疫苗对未成熟神经系统的毒性作用是明确的。免疫功能低下者也不宜接种疫苗。

（窦晓光　王静艳）

参 考 文 献

1. 张玲霞，王永怡，陈文，等. 2009全球传染病疫情聚焦. 传染病信息，2010，23(1)：4-7.
2. Vazeille M，Yebakima A，Lourenco-de-Oliveira R，*et al*. Oral receptivity of *aedes aegypti* from Cape Verde for yellow fever，dengue，and chikungunya Viruses. Vector Born Zoon Dis，2013，13(1)：37-40.
3. Rowland M，Plackett TP，Smith R. Yellow fever vaccine-associated viscerotropic disease. Mil Med，2012，177(4)：467-469.
4. Nunes MR，Palacios G，Cardoso JF，*et al*. Genomic and phylogenetic characterization of Brazilian yellow fever virus strains. J Virol，2012，86(24)：13263-13271.
5. Monath TP. Review of the risks and benefits of yellow fever vaccination including some new analyses. Expert Rev Vaccines，2012，11(4)：427-448.

第三十九节　登革热和登革出血热

登革热（dengue fever，DF）系由登革病毒（dengue virus，DV）所致的主要经埃及伊蚊及白纹伊蚊传播的急性感染病，其主要临床表现为发热、皮疹、头痛、肌痛、厌食、胃肠道功能紊乱及全身衰竭。此外，登革病毒尚可导致登革出血热（dengue hemorrhagic fever，DHF）及登革休克综合征（dengue shock syndrome，DSS），后两型临床经过危重，病死率较高。

【病原学】

登革病毒系黄病毒科（*Flaviviridae*）黄病毒属的单股正链RNA病毒。病毒呈球型、哑铃状或棒状，直径约50nm，完整的病毒由核衣壳及双层脂蛋白包膜构成，核衣壳由核蛋白及病毒RNA共同构成。脂蛋白包膜包括3种成分：病毒包膜蛋白（E）、膜蛋白（M）及来源于宿主细胞膜的脂质（C）。

病毒基因组长约11kb，只含1个长的开放读码框，编码3种结构蛋白（C、E及M蛋白）及7种非结构蛋白（NS1～NS7）。3种结构蛋白功能各不同，除构成病毒的包膜外，E蛋白还涉及病毒的吸附及诱导包括免疫增强抗体在内的中和抗体的产生。不同型别登革病毒的E蛋白抗原表位不同，据此可将登革病毒分为登革Ⅰ型（DV1）、登革Ⅱ型（DV2）、登革Ⅲ型（DV3）及登革Ⅳ型（DV4）4种血清型，各型与乙型脑炎病毒之间都有部分交叉免疫反应。近年来，随着分子生物学技术的提高，各种登革病毒血清型之间可再分出不同基因型。登革病毒的非结构蛋白可在感染细胞表面表达,从而成为抗体作用的靶位,诱导T细胞杀伤活性,有时亦可导致免疫病理损害。

与其他RNA病毒类似,登革病毒利用宿主细胞的核糖体翻译其结构与非结构蛋白,然后与新复制的正链RNA一同包装为完整的病毒颗粒,最后以胞外分泌或溶解宿主细胞的方式释放。

登革病毒对外界环境的抵抗力较低,40～45℃加热30分钟、紫外线照射、有机溶剂(如乙醚)及常用化学消毒剂等均可将其杀灭。

【流行病学】

登革热的流行有其严格的地域限制,主要集中在北纬30°至南纬20°之间、海拔在600米以下的热带国家及地区,东南亚是该病的主要流行区,包括我国(海南)、菲律宾、越南、老挝、柬埔寨、泰国、马来西亚、印度尼西亚、缅甸、孟加拉国、印度及斯里兰卡等,巴基斯坦亦曾有过该病的小范围流行。流行季节与蚊虫的繁殖季节及生活习性密切相关,多为每年7～9月的雨季。

在1977年之前,全球的登革热流行主要为Ⅰ型登革病毒所致,1981年开始发现有Ⅱ型登革病毒的流行。在孟加拉国,印度及斯里兰卡就曾有过多型登革病毒流行的报道。抗各型登革病毒的特异性抗体在机体起着至关重要的作用。登革出血热及登革休克综合征则可能与先后感染不同型别的登革病毒有关。根据流行地域的不同,登革热分为城市型及森林型两个类型,前者在患者与埃及伊蚊之间传播,后者则在病猴与豹脚蚊之间传播。

全球迄今有近40%的人群处于登革热威胁中,每年有5000万人感染登革病毒,其中约50万登革出血热病例(大部分为儿童)需要住院治疗,至少2.5%的登革出血热病例死亡。1955—1998年间有80个国家向WHO报告发生过DF/DHF,共报道876余万病例;1998年,全球报道120多万例DF/DHF病例;2001年,全球有55个国家报道登革热病例,共报道882 997例,其中登革出血热15 574例,仅美洲2001年超过609 000例登革热病例(其中15 000例为登革出血热)。我国1978—2007年共报道登革热733 907例,死亡541例,主要发生于海南、广东及广西等省区。

一、传染源

患者及隐性感染者是城市型登革热的主要传染源,患者发病5日之内传染性最强。猴子是森林型登革热的主要传染源,但猴子多为隐性感染,并不发病。

二、传播途径

本病主要经蚊虫叮咬传播,埃及伊蚊是本病最主要的传播媒介。登革病毒在埃及伊蚊体内的复制周期只有7～14日,而一旦这种蚊子吸血感染后却可终生具有传染性。然而,由于埃及伊蚊的飞行距离很短,登革热的传播几乎均由携带病毒的人口流动如旅游及出差等所致,而非埃及伊蚊迁徙的结果。有时白纹伊蚊亦可致登革热在人与人之间传播,但作为传播媒介的流行病学意义较小。森林型登革热的传播媒介为一种名为豹脚蚊的森林蚊虫。

三、易感人群

人类对登革病毒普遍易感,但感染后并非人人发病,罹患率可达70%～80%。对不同型别毒株感染无交叉免疫力,因此可发生二次感染。感染一种病毒型产生的免疫对同型病毒免疫力可持续1～4年,而对异型病毒的免疫则只持续数月的短暂时间,且如果第二次感染不同型病毒,可导致免疫系统的过度反应,增加发生登革出血热和登革休克综合征的风险。

【发病机制与病理改变】

登革病毒共分为4型,首次感染Ⅰ型或Ⅱ型病毒常无临床表现,即为隐性或亚临床感染,Ⅲ型或Ⅳ型登革病毒的首次感染则不同,往往表现为显性感染。已有较多报道显示临床病情轻重与感染的登革病毒型别相关。我国广东学者分析了三种血清型登革热患者的临床特点,表明三型登革热患者的发病年龄、性别及一般临床表现(如发热、头痛、肌痛、恶心、呕吐及皮肤黏膜充血等)无明显差异,其中Ⅰ型登革病毒(DEV-Ⅰ)感染患者的临床表现以典型登革热为主,肝损害发生率高,DEV-Ⅱ型患者的器官损害多见,可出现严重的出血性皮疹及腔道出血,出现登革出血热及登革休克综合征的比率高。DEV-Ⅳ型患者的临床表现以轻型登革热为主,器官损害少见。综上所述,DEV-Ⅱ型患者的病情最重,DEV-Ⅰ型次之,DEV-Ⅳ型最轻。

患者病情的严重程度亦受多种因素影响如年

龄、种族及性别等。儿童首次感染的病情通常比成人首次感染轻，而在二次感染中则正好相反。在第二次感染中，儿童发生急性血管渗出病变及登革休克综合征的危险远比成人高。与男性患者相比较，女性患者的病情多较重，病死率亦较高。在所有种族中，黑人感染登革热后其病情多轻微，罕见危重类型。

动物实验及尸检报告提示，登革病毒侵入人体后，首先在皮肤郎罕细胞中复制，然后循淋巴引流进入淋巴结的巨噬细胞中，继而扩散至其他重要器官如脾、肺、胸腺、肝脏、骨髓及血液。登革病毒侵入的细胞类型在各器官中不完全相同，如在肝、脾及胸腺中为巨噬细胞，在肝脏中为库普弗细胞，在骨髓和外周血中则为单核细胞。最后登革病毒定植于皮肤的单核细胞（树突状细胞）中。一般认为登革病毒经蚊叮咬进入机体后，在单核-吞噬细胞系统及淋巴组织中增殖及复制两次，形成两次病毒血症。

登革病毒免疫增强（immune enchancement）抗体在登革热发病中起重要作用。免疫增强抗体的获得可藉助免疫接种获得，亦可由自然感染后产生。它可与患者血液中的登革病毒结合成为免疫复合物，进而与细胞表面的 Fc 受体相结合，使病毒吸附至细胞表面并进入细胞。有关登革热的发病的详细机制，目前尚不清楚。有两个因素对登革休克综合征的发生十分重要，一个是免疫增强抗体的存在，另一个是免疫记忆细胞的激活。当患者第二次感染登革病毒时，体内原有的登革病毒抗体就会迅速与病毒结合并吸附至上述单核及巨噬细胞表面，导致病毒的大量堆积，即免疫增强现象。继之患者体内的免疫记忆 T 细胞激活并增殖，促使细胞毒性 T 淋巴细胞识别感染细胞表面的病毒抗原表位，产生细胞毒性 T 细胞反应，释放细胞因子和各种血管活性物质及凝血促进物质如白细胞介素、肿瘤坏死因子、血小板激活因子、尿激酶（urokinase）及γ-干扰素（IFN-γ），同时亦可激活补体系统。IFN-γ可促进宿主细胞表面 Fc 受体的表达，从而加重免疫增强现象。血管活性物质则可促进毛细血管扩张，血浆外渗，导致循环衰竭及 DIC 等登革休克综合征的临床表现。

登革热的病理变化以退行性变及出血为主，可涉及全身各个脏器，包括心、肝脏及脑等的退行性变和心内膜、心包、胸膜、胃肠黏膜、腹膜、肌肉、皮肤及中枢神经系统不同程度的水肿及出血。皮疹活检可见小血管内皮细胞肿胀，血管周围水肿及单核细胞浸润，瘀斑中有广泛的血管外溢血。脑膜脑炎型患者可见蛛网膜下腔及脑实质灶性出血、脑水肿及脑软化。重症患者可见肝小叶中央灶性坏死及淤胆、小叶性肺炎及间质性肺炎等。

【临床表现】

本病潜伏期为 1～7 日，通常病情越重潜伏期越短。

一、登革热

登革热的临床表现与年龄有关并存在个体差异。婴幼儿患者临床表现无显著特点，仅有发热、鼻炎、咽炎及轻微咳嗽，病程一般为 1～5 日。

年长儿童及成人临床表现为急性起病，发热，体温在短时间内迅速达到 39.4～41℃，常伴有额部或眼球后疼痛。少数患者在发病之前，可主诉背痛，并可出现相对缓脉，常有遍及全身的前驱疹（precursor rash），压之褪色。在发病早期及病情加重时，常有肌肉和关节疼痛，可达到难以忍受的程度，有人称之为“断骨”样疼痛。其他常见临床表现包括恶心、呕吐、厌食、味觉异常、皮肤感觉或痛觉敏感及全身浅表淋巴结肿大。在病程的第 1 日或第 2 日，多数患者会出现全身性麻疹样斑丘疹，皮疹首先在躯干部出现，随后蔓延至四肢及面部，但手掌及足底常无皮疹。皮疹一般持续 1～5 日，皮疹消退后可有皮肤脱屑。在出疹时患者已经开始下降的体温可再次轻度升高，全身症状也随之加重，形成双峰热。鼻出血、皮肤青紫、瘀点、瘀斑在病程中均可出现，但并不常见。发生消化性溃疡时，可能导致临床上的严重出血。体温过高者会出现躁动，甚至意识障碍。

普通类型的登革热病情较轻，恢复顺利，但在体温降至正常之后，患者仍感虚弱及精神不振，并可持续达数周之久。

二、登革出血热

一般认为，登革出血热的潜伏期与登革热相同。典型登革出血热多见于儿童，按其病程可分为发热期、休克期及恢复期。发热期的主要表现为突然发热、全身不适、头痛、厌食、呕吐及咳嗽等症状，一般持续 2～5 日。如果病情继续进展，即进入休克期，临床表现为病情迅速加重，出现面部潮红、四肢湿冷、大汗、烦躁不安、胸部或上腹部疼痛、休克、发绀、呼吸困难、脉搏细弱、心音低钝及静脉充盈时间延长，在患者前额及四肢末梢常可见到散在瘀点，并可有自发性或静脉穿刺部位瘀斑及出血，亦可有斑疹、斑丘疹或口唇周围疱疹。部分患者出现肝脏增大，约有不到10%的患者出现全身性瘀斑或消化道出血，特别是当患者的休克未得到及时纠正时尤易发生。

进入恢复期后，多数患者于24～48小时后病情迅速恢复，但经常出现心动过缓及室性早搏。如果休克持续时间较长或合并颅内出血，则可残留大脑损伤，出现幻觉及运动功能障碍。

三、登革休克综合征

登革休克综合征的临床表现复杂，病情较重，除上述临床表现外，尚有血液浓缩、微循环灌注不足及循环衰竭的相应临床表现。如果不经治疗，登革休克综合征的病死率可达到10%或更高。

【并发症】

一、心脏

12.2%～43.6%的登革热患者有异常心电图改变，1/2表现为窦性心动过缓，其次为传导阻滞，严重病例可发生心肌炎，心肌损害在恢复期逐渐恢复正常。

二、呼吸系统

多数患者合并呼吸道炎症，表现为咳嗽、胸痛、呼吸急促及鼻翼扇动，甚至发绀。肺部可闻及湿性啰音，严重者有胸腔积液。X线检查可呈肺炎、胸膜炎及胸腔积液影像。

三、泌尿系统

15.4%的患者伴有肾脏损伤。临床表现为水肿、尿少，尿常规检查可见蛋白、红细胞、白细胞及管型，蛋白尿的发生率最高，常在病程第3～5日出现。

四、肝脏

常表现为肝区疼痛、肝大及肝功能异常，后者的异常率达24.2%～63.5%，以ALT单项轻度升高或中度升高最常见，多数在半个月后下降，复常需1个月左右。溶血者亦可见黄疸。

五、神经精神症状

在病程第3～5日，约1.6%～4.3%的患者可出现剧烈头痛、呕吐、抽搐、颈项强直及不同程度的意识障碍，最初称为“脑型”登革热，近年从患者脑组织中分离获得登革病毒，从而证实系登革病毒所致的脑膜脑炎。本病引起的精神障碍临床表现多样，有烦躁不安、妄想、乱喊乱叫及敌视情绪，类似紧张型精神分裂症。亦有表现幼稚、模仿语言或动作、装扮怪异，类似青春型精神分裂症。情感型精神障碍如注意力不集中、反应迟钝、思维能力下降及失眠等更为多见。

六、溶血

2.5%～6.0%的登革热住院患者在病程第4～7日出现巩膜、皮肤黄染，排酱油样尿，继而迅速出现贫血症状和体征。实验室检查为“急性血管内溶血”。个别病例发展为急性肾衰竭，符合溶血性尿毒综合征的诊断。

【诊断】

典型病例诊断不难，在登革热流行地区，发现患者急性起病，发热，出疹伴凝血功能异常，血小板减少，红细胞比容增加，束臂试验阳性，即可做出临床诊断，若特异性诊断实验同时阳性，则可确诊。在非流行区，输入性病例诊断比较困难，应提高警惕，避免误诊。

一、流行病学资料

每年7～9月的雨季，在登革热流行区或者发病前15日内到过登革热流行区，并且发病前5～9日曾有被伊蚊虫叮咬史，尤其是当地短时间内出现大量聚集高热病例时，应考虑本病可能性。

二、临床特征

急性起病，畏寒、高热（24～36小时内达39～40℃，少数患者表现为双峰热），伴全身疼痛、明显乏力、恶心、呕吐，皮疹、皮下出血，浅表淋巴结肿大，束臂试验阳性。

【实验室检查】

一、常规检查

在登革热发病急期，最常见的血液检验异常

为血液浓缩，红细胞比容可以高于正常 20% 以上，同时伴有白细胞、血小板及凝血因子减少，出血时间延长，纤维蛋白原可轻度异常或接近正常，但纤维蛋白降解产物常常增加。

其他实验室检查异常尚包括血清转氨酶升高，低钠血症伴代谢性酸中毒，血清补体减少，亦可伴有低氯血症。血清尿素氮亦可轻度升高，并可有低蛋白血症。部分病例有蛋白尿，尿中出现红细胞及白细胞。

几乎所有患者的胸部 X 线检查中均可出现胸腔积液。B 型超声波检查有时会发现胸腔积液、心包积液、腹水及胆囊周围水肿。

二、血清学检查

检测登革病毒抗体的免疫学方法有血凝抑制试验、中和试验、补体结合试验、酶联免疫吸附试验（ELISA）及免疫荧光检测等。除 IgM 捕获 ELISA 方法外，其他几种免疫学试验均需采取患者急性期及恢复期的双份血清标本，首次血标本采集时间最好选择在发病 5 日内，第 2 次采血的时间则最少在发病 2 周之后。当怀疑患者为登革病毒的第二次感染时，两次采血的间隔时间至少要在 1 日之上。

在登革病毒首次感染中，血凝抑制抗体的滴度一般较低，发病 5 日之内，其抗体滴度一般不超过 1∶20，发病 2 周之后，也多不超过 1∶1280。而在二次感染中，其抗体滴度在同一时间均高于上述界限，通过对比患者血清中抗登革病毒 IgM 或 IgG 比例，亦有助于区别首次或二次登革热病毒感染，首次感染中，IgM∶IgG 大于1，二次感染时两者之比小于 1。

所有免疫学实验中 IgM 捕获 ELISA 最为常用，且勿需患者的双份对比血清，但对血清标本采集时间有一定要求，即需要患者发病后 5～90 日内的血标本。该实验可用于诊断登革病毒首次感染，亦可用于二次感染诊断。近来亦有报道用患者外周血单个核细胞做免疫组化染色进行登革病毒感染快速诊断或 ELISA 捕获登革病毒 NS1 抗原来早期检测登革病毒。

三、病毒分离

需取患者发病早期的血液，接种到白纹伊蚊细胞株（C6/36）或成年蚊虫体内，分离得到病毒后用特异性中和试验或血凝抑制试验进行鉴定，并可用针对每个血清型的单克隆抗体进行病毒分型。

四、病毒核酸检测

用逆转录 PCR（RT-PCR）方法检测患者血清或细胞中的病毒 RNA，具有省时、敏感性高、特异性强等优点，但应特别注意标本采集、处理及保存，应防止假阴性实验结果和标本之间的相互污染，故不作为实验室检测的首选方法。

【鉴别诊断】

一、本病与疟疾、斑疹伤寒及各种病毒性感染相鉴别

（一）疟疾

疟疾系由疟原虫经蚊媒传播的急性感染病。在我国多发生于南方蚊虫较多的夏季，其临床特点是反复发作的间歇性寒战、高热，继之出汗而缓解，间歇期可有乏力，不同临床类型的疟疾发作期及间歇期长短不一，如间日疟发作时间约 6～10 小时，未经治疗一般发作 5～10 次，可自然终止。多次发作的患者常有体弱、贫血及肝脾大。三日疟发作与间日疟相似，但为三日发作一次，贫血、肝脾大可不明显。卵形疟与间日疟相似，我国仅有过个别报道，其病情较轻，发作较短，复发率低，治愈率较高。恶性疟起病后多数仅有冷感而无寒战，体温高，热型不规则，初起经常呈间歇发热，或不规则，后期持续高热，长达 20 余小时，甚至一次刚结束，接着另一次又发作，不能完全退热，退热出汗少或不出汗；脾大、贫血严重，可致凶险发作，前驱期血中即可检出疟原虫。恶性疟病情较重，可导致脑性疟。

疑及疟疾者应查找血片或骨髓中的疟原虫，或用 ELISA、间接荧光和血凝抑制试验检测疟原虫抗原，有助于与登革热鉴别。

（二）斑疹伤寒

流行性斑疹伤寒又称虱传斑疹伤寒，是普氏立克次体经虱传播的急性感染病。本病潜伏期为 5～21 日，少数患者先有 1～3 日的头痛、头晕、畏寒及乏力等前驱症状，多急起发热，寒战或恶寒。体温在 1～2 日达 39～40℃或更高，呈稽留热或不规则及弛张热。发热一般持续 12～16 日。发热 3～6 日出现充血性斑疹或丘疹，先于躯干，1 日内蔓延至四肢，面部通常无皮疹。病程第 2 周

皮疹多转为暗红色出血性斑丘疹,压之不褪色,严重患者的皮疹开始即为出血疹、瘀点或瘀斑。重症患者可出现低血压休克。部分患者并发支气管炎或支气管肺炎。消化系统可有食欲减退、恶心、呕吐、腹胀、便秘或腹泻。90%患者脾脏中度肿大,肝大较少。

进行外斐(Weil-Felix)试验时,患者单份血清对变形杆菌 OX_{19} 凝集效价在1∶160以上有诊断意义,双份血清效价递增4倍以上可确诊。亦可用ELISA及免疫荧光检测患者血清特异性抗体辅以诊断。有条件时可将患者血液接种于豚鼠腹腔分离病原体。

地方性斑疹伤寒系由莫氏立克次体以鼠蚤为媒介而致的自然疫源性疾病。该病多见于夏秋季,潜伏期6~14日,平均12日。症状、体征及临床经过与流行性斑疹伤寒类似,但病情较轻,病程较短。发热为稽留热或弛张热型,持续4~25日。皮疹稀少,多为充血性,40%以上病例有脾大。神经系统症状较轻。可有心动过缓或轻度低血压。

该病的病情较轻,病程较短,皮疹较少,甚或无皮疹,可能有鼠蚤叮咬史,立克次体凝集试验、补体结合试验及豚鼠阴囊试验可资鉴别。

(三) 基孔肯亚出血热

本病系蚊媒传播的急性感染病,好发于多蚊多雨的热带国家或地区。主要临床特征为双峰热、关节脊柱剧痛、皮肤斑丘疹及出血。多数患者突起畏寒、高热,伴四肢关节及脊柱剧痛。病后体温迅速升至38~40℃,常伴寒战,持续1~6日消退,经1~3日间歇后再度发热,但热度多较第一次低。大多数患者病后第1日即出现面颈部皮肤潮红,几日后变为散在的麻疹样斑丘疹或斑疹,并延及躯干、四肢、手掌和足底,局部瘙痒,伴浅表淋巴结大。可有鼻出血、牙龈出血、皮肤黏膜的瘀斑及胃肠道出血,易与登革出血热混淆。关节疼痛为多发性,常见于小关节及以前损伤的关节。血常规化验示轻度白细胞总数及淋巴细胞计数增多,血沉明显加快,C反应蛋白阳性。X线平片检查多正常。病后病情轻重不一,一般自然病程为3~10日。诊断主要依赖ELISA或血凝抑制试验检测出特异性抗体,发病早期特别是48小时内很容易从血液标本中分离到病毒。

(四) 流行性感冒

流行性感冒系由流感病毒所致的急性呼吸道感染病。临床特点为急起高热,全身酸痛、乏力,或伴轻度呼吸道症状。该病潜伏期短,约1~3日,最短数小时。各型流感病毒所致症状,虽有轻重不同,但基本表现一致。典型流感为急起高热、畏寒,体温在病后数小时~2日内达39~40℃或更高,热程一般为3~5日,热退后其他症状随之消失,但乏力可持续1~2周。诊断主要依据其临床特点,结合本病疫情与流行特征,如冬春季节在同一地区,短期(1~2日)内即有大量上呼吸道感染患者发生,或某地区有流行等。确诊尚须病原学及血清学检查。

二、本病与肾综合征出血热、克里米亚刚果出血热(新疆出血热)、流行性脑脊髓膜炎、钩端螺旋体病及其他病原体所致的严重感染病相鉴别

(一) 肾综合征出血热

本病系由汉坦病毒所致的急性自然疫源性疾病。在我国主要有姬鼠型、家鼠型及混合型三类疫区,均为全年散发,但姬鼠型秋末及冬季高发,而家鼠型春夏季高发。该病起病急,中、高度发热,可有畏寒、寒战,伴头痛、眼眶痛及腰痛,以及食欲不佳、恶心、呕吐、腹痛、腹泻等。面部、颈部及上胸部皮肤充血潮红,腋下及肩背部皮肤及软腭黏膜可见出血点及瘀斑,重型危重型患者可有腔道出血。病程第4~6日可出现低血压休克,继之出现少尿。化验可见外周血白细胞总数明显升高,多为 $10\sim30\times10^9/L$,中性粒细胞百分率升高,血小板计数减低,异常淋巴细胞比值增高。尿蛋白多为++~+++。查汉坦病毒IgM抗体阳性有助于确定诊断。

(二) 克里米亚-刚果出血热

克里米亚-刚果出血热(Crimean-Congo hemorrhagic fever,CCHF)系病毒所致、硬蜱传播的自然疫源性疾病,我国称为新疆出血热。大多数患者突然起病,畏寒、发热,体温多在39℃以上,呈稽留热,亦有呈弛张热或双峰热型,伴极度乏力,颜面、颈及胸部皮肤潮红(三红),头痛、腰痛及全身痛(三痛),明显恶心、呕吐、腹痛及腹泻,并可出现鼻出血、齿龈和口腔黏膜出血及双侧腋下、前胸等部位的瘀点、瘀斑。肾区叩击痛及肝脏大,部分患者有面部水肿及球结膜水肿,伴有不同程度血尿、呕血及便血。低血压休克多于第5病日前后发生,重症患者收缩压<9.33kPa,脉压<2.67kPa;

部分患者发生急性肾衰竭、心力衰竭或肺水肿；脑水肿及其他神经系统症状的发生率约 10% ~ 25%。主要死亡原因是出血及休克，病死率达 30% ~50%。

大多数发热期患者白细胞总数减少，淋巴细胞增多，部分患者有明显中性粒细胞核左移现象。血小板在病程早期即减少，少数患者可降至 20 ~ 30×10^9/L，其最低集中在病程第 5 ~9 病日。早期患者呈现不同程度的蛋白尿，多为+ ~ +++之间，个别见透明及细胞管型。个别肾衰竭患者可伴尿素氮及肌酐升高。特异性检查包括血清学检查及病毒分离。

（三）流行性脑脊髓膜炎

本病系由脑膜炎球菌所致的一种化脓性脑膜炎，主要经飞沫传播，儿童普遍易感。多于冬春季节发病，头痛、呕吐、脑膜刺激征阳性，脑脊液呈化脓性改变。流脑潜伏期 1 ~7 日，多数 2 ~3 日。流脑普通型占 90% 左右，典型者有 4 期经过。暴发型流脑起病急骤，病情迅速恶化，如未及时抢救，常于 24 小时内危及生命。

血常规化验可见白细胞总数及中性粒细胞增加。在暴发型患者，白细胞升高可呈类白血病反应。随着皮肤瘀点增加，血小板常进行性降低。脑脊液压力明显升高，外观呈米汤样或脓样，白细胞计数常达 1000×10^6/L 以上，以中性粒细胞为主，蛋白质显著增高，糖及氯化物减少。从带菌者的鼻咽部、患者血液、脑脊液及皮肤瘀点处，均可检出脑膜炎球菌，但应在用抗菌药物之前进行。方法包括咽拭子培养、皮肤瘀点涂片镜检、血培养、脑脊液涂片及培养等，但阴性结果并不能排除本病诊断。

（四）钩端螺旋体病

简称钩体病，系由各种不同型别的致病性钩端螺旋体所致的急性全身性感染病。临床表现轻重不一，典型者表现为早期的钩体败血症，中期的各重要器官损害及功能紊乱及病程后期的各种变态反应性后发症。重症患者可发生严重肝肾衰竭及肺弥漫性出血，常危及患者生命。皮疹、皮肤瘀点较少见，腓肠肌痛、眼结膜下出血多见，早期即有肾损害。

血常规检查白细胞总数及中性粒细胞数正常或轻度升高。黄疸病例的白细胞计数大多增高，少数病例可出现类白血病反应。中性粒细胞比率增高，多数在 0. 81 ~0. 95 之间。出血患者可有贫血及血小板减少。尿常规检查中 70% 的患者有轻度蛋白尿、白细胞、红细胞或管型尿出现。黄疸病例肝功化验示胆红素及血清 ALT 升高。由于临床过程较短，血清学诊断常只能做出回顾性判定，钩体培养分离仍为最具诊断价值的检测项目。

【治疗】

一、治疗原则

争取早发现，早隔离，早就地治疗，并以对症支持治疗、一般治疗及预防性治疗（预防休克和出血）为主。

二、具体措施及用药

对登革热目前无特效治疗方法。猴子体内试验证实，静脉使用利巴韦林对登革热无效，IFN-α 亦无明确疗效。临床处理以对症支持治疗为主。在发热期，强调卧床休息。对于体温过高患者，可使用解热镇静药物及冷水擦浴，但应避免使用水杨酸类药物，以免加重出血及诱发雷耶综合征（Reye syndrome）。对于肌肉及关节疼痛剧烈的患者，可给予镇痛及镇静药物。应注意预防和纠正水、电解质紊乱，尤其是那些禁食、多汗、呕吐及腹泻的严重病例。

登革出血热和登革休克综合征抢救治疗，应严密观察患者生命体征、血液浓缩程度及水、电解质平衡紊乱情况。由于休克可在本病早期突然或重复出现，必须强调自患者入院时起，密切观察病情 48 小时以上。缺氧患者应注意给氧。应不断补充水分及电解质溶液，直至患者血流动力学稳定，病情开始恢复。休克患者要快速输液以扩充血容量，并加用血浆或代血浆，但不宜输入全血，以免加重血液浓缩。补液过程中应密切观察中心静脉压及心脏功能，防止补液过量及心力衰竭。静脉滴注肾上腺皮质激素可减轻中毒症状和改善休克。脑炎样病例应及时快速注射甘露醇等脱水剂，每 6 小时一次，同时静脉滴注地塞米松，亦可静脉滴注低分子右旋糖酐及呋塞米或与甘露醇交替使用。呼吸中枢受抑制者应使用呼吸兴奋剂及呼吸机。

儿童患者出现抽搐时，可以给予水合氯醛。与单纯支持治疗相比，升压药物、β 受体阻滞剂等并不能降低本病病死率。在上述支持治疗的基础之上，加用肾上腺皮质激素，并不能缩短本病的病程及改善患者的预后。因此，上述药物不用作常规治疗。

在本病液体回吸收期，可能会因高血容量危及患者的生命，需要提早预防，及时发现并处置。高血容量可通过检查患者的红细胞比容来发现。高血容量的治疗以利尿为主。

【预后】

登革热为一种具有自限性倾向的感染病，通常预后良好，病死率约0.03%，DHF/DSS的病死率可低于1%或达到5%，典型休克患者病死率可高达44%。

【预防】

我国大多数地区都适合登革热媒介伊蚊特别是白纹伊蚊的滋生繁殖，人群对登革热普遍易感，而对易感人群目前还没有有效疫苗或药物保护。我国登革热多为国外输入，同一地区不同年份可流行不同型别病毒，同一年份不同地区或同一地区亦可流行不同型别的病毒。当伊蚊密度达到一定水平而自然条件（如气温、雨量等）合适时，一旦有登革热病原传入，就有可能导致登革热局部暴发或流行。

针对登革热的流行，需采取以下预防和控制策略：

一、消灭传染源

应加强对医务人员登革热防治的培训，提高医疗防疫人员对登革热病例的诊疗水平。增强疫情报告意识，争取早发现、早诊断、早报告及早隔离。同时进行血清学检测及病毒分离，识别轻型和隐性感染者，鉴别流行的病毒型别，并加强国境卫生检疫。

二、切断传播途径

建立登革热传播媒介监测系统，采用诱蚊、诱卵方法，掌握白纹伊蚊的动态密度水平。开展以环境治理为主的综合防治措施，因地和因时制宜地针对媒介种类，采用合理的环境治理、化学防治、生物防治或其他有效手段，清除容器型积水滋生场所时辅之以杀灭幼虫，持续稳定将伊蚊密度控制在不能引起流行的范围内。

三、保护易感人群

加强宣传教育，提高群众自我保护意识。在流行区流行季节尽量减少集会，减少人群流动。加强个人防护，防止伊蚊叮咬传播。真正控制登革热流行的关键在于疫苗的应用。目前，登革疫苗仍处于研制及实验阶段，Ⅰ型和Ⅱ型病毒的蛋白质/DNA基因疫苗正在动物实验阶段，尚未在人群中进行推广使用。

（白雪帆　于海涛）

参考文献

1. Wieten RW, Vlietstra W, Goorhuis A, *et al.* Dengue in travellers: applicability of the 1975-1997 and the 2009 WHO classification system of dengue fever. Trop Med Int Health, 2012, 17(8): 1023-1030.
2. Visser JT, Narayanan A, Campbell B, *et al.* Strongyloides, dengue fever, and tuberculosis conversions in New Zealand police deploying overseas. J Travel Med, 2012, 19(3): 178-182.
3. Vinner L, Domingo C, Ostby AC, *et al.* Cases of travel-acquired dengue fever in Denmark 2001-2009. Clin Microbiol Infect, 2012, 18(2): 171-176.
4. Racloz V, Ramsey R, Tong S, *et al.* Surveillance of dengue fever virus: a review of epidemiological models and early warning systems. PLoS Negl Trop Dis, 2012, 6(5): e1648.
5. Pull L, Brichler S, Bouchand O, *et al.* Differential diagnosis of dengue fever: beware of measles! J Travel Med, 2012, 19(4): 268-271.
6. Limonta D, Falcon V, Torres G, *et al.* Dengue virus identification by transmission electron microscopy and molecular methods in fatal dengue hemorrhagic fever. Infection, 2012, 40(6): 689-694.
7. Lee IK, Liu JW, Yang KD, *et al.* Fatal dengue hemorrhagic fever in adults: emphasizing the evolutionary pre-fatal clinical and laboratory manifestations. PLoS Negl Trop Dis, 2012, 6(2): e1532.
8. Banu S, Hu W, Hurst C, *et al.* Space-time clusters of dengue fever in Bangladesh. Trop Med Int Health, 2012, 17(9): 1086-1091.
9. Gulati S, Maheshwari A. Dengue fever-like illnesses: how different are they from each other? Scand J Infect Dis, 2012, 44(7): 522-530.

第四十节　克里米亚-刚果出血热

克里米亚-刚果出血热（Crimean-Congo hemorrhagic fever, CCHF）系由克里米亚-刚果出血热病毒（Crimean-Congo hemorrhagic fever virus, CCH-

FV）所致的一种蜱媒自然疫源性疾病。在欧、亚及非洲均有分布，我国称为新疆出血热（Xinjiang hemorrhagic fever，XHF）。其临床特征为发热、头痛、出血及低血压休克，病死率较高。

【病原学】

CCHFV 为 RNA 病毒，属于布尼亚病毒科（*Bunyaviridae*）内罗病毒属（*Nairovirus*）。CCHF 病毒由 4 种结构蛋白组成，分别为 2 个内部蛋白；转录酶蛋白（L）、核衣壳蛋白（N）及插在病毒外膜内的 2 个外部糖蛋白（G1 和 G2）。该病毒为单股负链 RNA 病毒，它由大（L）、中（M）、小（S）3 个基因组（节段）组成，分别编码核衣壳蛋白（NP）、膜蛋白（Gl、G2）及聚合酶。S、M 及 L RNA 分别由 1700～2100nt、4400～6300nt 及 11 000～14 400nt 构成。3 个节段末端核苷酸序列相同，3′端为 AGAGUUUCU，5′端为 UCUCAAAGA，两端由氢键连接使分子成环状。

N 蛋白是在感染细胞中可检测到的主要病毒蛋白，病毒基因组与 2100 个 N 蛋白及 25 个 L 蛋白紧密结合形成核衣壳。较早的研究认为各地的 CCHFV 之间差异不大，自 1992 年中国羊分离株 CCHFV 基因组 S 基因片段序列完成以来，在世界各类 CCHF 疫源地中大约已完成了 57 株 CCHFV 的 S 基因、50 株 M 基因、32 株 L 基因的全长基因组信息测定，发现该病毒在分子遗传学上存在大量的遗传多态性，具有较高的基因组可塑性。这不仅是选择性突变压力作用的结果，更多系因 CCHFV 在复杂多样进化路线中病毒基因组发生大量的基因组重组及重排所致。

在光镜下鼠脑的感染组织中可见到姬姆萨染色呈嗜碱性的有如红细胞大小的胞质包涵体。电镜下成熟病毒颗粒呈圆形或椭圆形，直径 90～120nm，外层为双层脂膜，表面有长约 10nm 的突起，病毒核心还含有少量细丝状结构，以出芽方式进入高尔基体装配并形成空泡，一个空泡一般只有一个病毒，成熟病毒与空泡一起转移至细胞表面，通过膜融合或细胞裂解释放病毒。病毒对新生小白鼠、大白鼠及金黄地鼠均有致病力，可在乳鼠脑、鸡胚体、地鼠肾、幼鼠和乳兔肾及 LLC-MK2 和 Vero-E6 细胞中增殖传代。对脂溶剂如乙醚、氯仿、去氧胆酸及去垢剂等敏感，可被低浓度甲醛及常规消毒浓度的甲酚皂、石炭酸及乙醇等迅速灭活，在 56℃下加热 5～10 分钟，或紫外线照射 3 分钟完全丧失感染性，但在冰盒内 50% 中性甘油盐水中，则可保存半年以上，真空干燥后于 4℃可保存数年。用单克隆抗体及交叉血清学技术对我国不同年代及不同地区分离的毒株进行鉴定，未发现抗原性差异。

【流行病学】

1944 年乌克兰的克里米亚地区首先发现有本病流行，1956 年又发现于刚果。我国于 1965 年首先在新疆喀什地区的巴楚县发现本病。CCHF 是典型的自然疫源性疾病，人类病例的流行病学调查均表现出明显地方性及季节性。迄今为止，已在亚洲、非洲及欧洲发现存在三大类自然疫源地，其疫源地所处的生态环境为干旱、半干旱荒漠草原或山麓丘陵地理生态景观。乌克兰的克里米亚、顿河下游和俄罗斯的伏尔加河盆地及保加利亚、前南斯拉夫、伊朗、扎伊尔、南非等亚、欧和非洲国家亦有本病流行。在我国 CCHF 自然疫源地集中分布于中国西北部塔里木盆地及准噶尔盆地，但上述两大盆地的 CCHF 疫源地的分布形式、疫源地出血热的流行强度不同，动物及蜱类群落构成形式亦不同。尽管在中国的其他地区如青海、海南、内蒙古、四川、安徽、黑龙江、辽宁、吉林等省（自治区）的动物或人群中检测到 CCHFV 的抗体，但这些区域迄今为止未能从自然界的蜱类或其他动物中分离出 CCHFV，尚不能证实存在 CCHF 自然疫源地。

疫源地的构成包括病原体的传播及储存媒介宿主，如硬蜱类、蜱类的血源动物、啮齿动物及草食家畜。CCHF 疫源地构成的媒介、宿主及病原体等基本要素往往因地理环境的不同而呈现出一定差异性及多样性。

一、传染源

CCHF 系通过带毒硬蜱叮咬及密切接触患者或感染动物而传播的人兽共患感染病，患者及储存宿主均为传染源。疫区绵羊、山羊和塔里木兔、骆驼、牛、马、子午沙鼠、跳鼠及大型鸟类如鸵鸟等往往是 CCHFV 的主要宿主动物，是蜱类完成生活史必不可少的一部分，对 CCHF 疫源地的构成及其疫源性维持是必需的，亦可能为本病的传染源。璃眼蜱、扇头蜱、革蜱等成虫则是 CCHFV 的主要媒介动物，蜱类既是本病的传播媒介亦是储存宿主，因而亦是传染源，已从亚、非及欧三大洲的 30 种蜱中分离出 CCHFV。实验室研究方面亦证实约 10 种蜱类在实验条件下具备体内 CCHFV 自我复制或水平传播或经卵垂直传播病毒的能力。对已从非洲、欧洲和亚洲 CCHF 疫源地分离出大量 CCHFV 的麻点璃眼蜱、图兰璃眼蜱、边缘璃眼蜱等进行的研究表明，CCHFV 在上述蜱类体内均可完成病毒复制，通过吸食宿主动物血液经水平传播及经卵垂直传递病毒。急性期患者的血液及带病毒家畜的血液和脏器等亦有传染性。

二、传播途径

感染途径主要是被疫源地蜱类叮咬。亚洲璃眼蜱（*Hyatomma asiaticum*）是本病主要传播媒介。带病毒的饥饿成蜱在吸血过程中，可将病毒随唾液注入机体而致感染。病毒可经蜱卵传代，故亚洲璃眼蜱亦是本病毒储存宿主。接触带毒的羊血或急性期患者的血液可通过皮肤伤口感染人，摄入病毒污染的食物亦可感染本病。

三、人群易感性

人群普遍易感，青壮年发病率高，男性多于女性。患者主要为进入荒漠牧场的牧民、兽医、剪毛或屠宰的工人及从事牲畜加工者等，医务人员及病例护理者亦为 CCHF 感染的高危人群，其感染途径主要是接触患者急性期感染血液。其他人群亦可因被携带 CCHFV 的蜱叮咬或接触污染血液而感染，亦有 2.5～3 岁婴幼儿被感染的报道。发病后第 4 日即可检测到特异性 IgM 抗体及 IgG 抗体，第 6 日出现中和抗体，病后可获得持久免疫力。

四、流行特征

本病主要发生于我国西北及西南地区半森林、半草原及半荒漠地带，当地胡杨林及红柳丛等天然植物均有蜱密集分布，人进入这些植物较多的牧场、林场时易被蜱叮咬而致病。本病流行季节在我国新疆地区主要为 3 月下旬至 6 月上旬，以 4 月中旬至 5 月下旬为发病高峰季节。

【发病机制与病理改变】

本病的基本病理为全身毛细血管扩张、充血、通透性及脆性增加，导致皮肤黏膜及内脏组织不同程度充血、出血，其中胃、肠黏膜广泛弥漫性出血，而出血最严重的是胃黏膜。心脏内外膜多有出血，肝、肾、肾上腺及脑垂体等实质性器官的实质细胞有不同程度变性、坏死，其中以肝脏的坏死最为多见。各种体腔积液，肾周及腹膜后胶冻样水肿，可见肺及肾功能障碍，血小板减少亦是 CCHF 的一个重要特征。

本病的发病机制尚未完全明确。CCHFV 是始动因子，可侵袭血管内皮细胞、肝脏细胞及白细胞等，导致感染细胞结构功能损害，可直接作用于血管内皮细胞使其肿胀、变性、坏死，血管壁内皮细胞的损伤可引发附壁血栓形成，广泛的附壁血栓形成进而导致弥散性血管内凝血（disseminated intravascular coagulation，DIC）。DIC 是 CCHF 病程中早期的显著特征，并在 CCHF 发病中起关键作用，这在所有出血热疾病中独一无二。DIC 使得凝血因子大量消耗加之肝细胞灶性坏死，引起凝血因子生成减少从而导致患者的凝血障碍及出血现象发生。毛细血管扩张充血及血管内皮细胞损伤使得血管通透性增加，血浆外渗于疏松组织，血容量下降。此外，由于血浆外渗而使血液浓缩，血液黏稠度升高再加之血管壁损伤、附壁血栓形成导致血液循环淤滞，有效循环血量急剧减少，最终导致重型病例的休克（低血容量性休克）。CCHFV 还可诱发人体的免疫应答及各种细胞因子的释放，一方面能清除病原，保护机体，另一方面又会导致机体组织损伤。目前认为病毒进入机体后产生病毒血症，可引发免疫复合物形成及补体系统激活，致血管内皮细胞和肝脏实质细胞等损伤，产生血浆渗出、出血、低血压休克及肝脏酶类漏出等一系列病理改变。此外，白细胞与内皮细胞受到病毒感染后可能释放某种因子而引发凝血。

目前对具体发病机制仍有待进一步阐明，动物模型的建立对于揭示该病发病机制非常重要。

【临床表现】

潜伏期为 2～12 日，大多数患者突然起病，少数有乏力等前驱症状。病程可分为三期：

一、发热期

急性畏寒、发热，体温多在 39℃以上，呈稽留热，亦有呈弛张热或双峰热型者，伴极度乏力，颜面、颈及胸部皮肤潮红（三红），眼结膜、口腔黏膜及软腭均见明显充血，呈醉酒貌。头痛、腰痛及全身痛（三痛），头痛剧烈，尤以前额和颞部剧痛难忍，颜面呈痛苦表情。周身肌痛，四肢关节酸痛剧烈，甚至难以行走。明显恶心、呕吐、腹痛和腹泻。病后3～5日可出现鼻出血、齿龈和口腔黏膜出血及双侧腋下、前胸等部位皮肤瘀点、瘀斑。肾区叩击痛及肝脏肿大，部分患者有颜面水肿和球结膜水肿。本期多持续1周左右。

二、极期

发病5日后皮肤、黏膜出血加重，鼻出血常滴流不止，伴有不同程度的血尿、呕血及便血。低血压休克多于第5日前后发生，重症患者收缩压<9.33kPa，脉压<2.67kPa；部分患者可发生急性肾衰竭、心力衰竭或肺水肿；脑水肿及其他神经系统症状的发生率约为10%～25%，表现为兴奋、颈强、感觉错乱，继而发展为嗜睡、木僵及昏迷。主要死亡原因是出血及休克，病死率达30%～50%。此期一般经5日左右转入恢复期。

三、恢复期

皮肤、黏膜及内脏出血减轻或消失，血压回升，消化道症状好转，食欲增加，多数患者恢复顺利，少数患者劳动能力减退。整个病程约为10～15日，一般无肾性少尿或少尿经过。

根据临床病情，本病还可分为暴发型、重型及轻型。

【实验室检查】

新疆出血热的诊断主要综合流行病学史（疫区接触及蜱叮咬史等）、临床表现及实验室检查三方面的结果。其中，实验室检查对该病诊断具有关键作用，尤其是在危重患者的发病早期。

一、常规检验

大多数发热期患者外周血红细胞和血红蛋白计数在正常范围。白细胞总数减少，分类淋巴细胞增多，部分患者有明显中性粒细胞核左移现象。血小板在病程早期即减少，少数患者降至（20～30）$\times 10^9$/L，其最低集中在病程第5～9病日。

早期患者呈现不同程度的蛋白尿，多为+～+++之间，个别患者见透明及细胞管型及血尿。粪便隐血大多呈阳性。

二、出凝血检查

出凝血时间一般稍有延长，大多数患者血块收缩不良。

三、生化检查

肝功化验可见ALT及AST升高，伴血清白蛋白减低，但无严重的肝功能障碍。部分患者血清胆红素升高，个别肾衰竭患者可伴有尿素氮及肌酐的升高。

四、特异性检查

（一）血清学实验

早期诊断可采用IgM抗体捕获ELISA或反向被动血凝抑制试验检测血清特异性IgM及IgG抗体或总抗体。确诊本病多采用间接夹心ELISA、间接免疫荧光或反向被动血凝抑制试验检测双份血清（间隔1周以上）的IgG抗体，效价4倍以上递增有诊断意义。新疫区疑诊患者可进一步以补体结合及中和试验复核而确诊。

（二）分子生物学诊断技术

PCR及核酸杂交等分子生物学诊断技术是血清学方法的有力补充。PCR技术灵敏度高、简便快速，已经成为检测CCHFV的一项主要手段。实时荧光定量PCR技术，更具有污染率低、灵敏度及特异性高、速度快的特点。在发病后第3日抗体检测还呈阴性，用实时定量PCR法已经能检测到7.7×10^5病毒拷贝。由此可见，实时定量PCR技术非常适合于病毒的早期快速检测。所扩增的病毒互补DNA，可用来进行序列分析和系统进化分析。我国已有学者通过PCR扩增出完整的CCHFV的NP基因，并进一步将扩增产物进行了序列分析及高效表达，且将融合蛋白经纯化后用于抗体检测。

（三）病毒分离

采取患者早期血液标本接种新生乳小鼠或LLC-MK2或Vero-E6细胞均可分离出本病病毒，但需时较长，一般不作为常规应用。

【诊断和鉴别诊断】

诊断主要依据流行病学资料，包括在疫区流行季节有放牧或野外工作史，有与羊、兔、牛等或急性期患者接触史或蜱类叮咬史等。临床表现为急骤起病，寒战、高热、头痛、腰痛、口渴、呕吐、黏膜及皮肤有出血点，病程极期有明显出血和（或）低血压休克等。实验室检查白细胞及血小板减少，尿蛋白呈阳性，用间接免疫荧光及酶联免疫吸附试验（ELISA）检测特异性 IgM 抗体阳性，或双份血清 IgG 抗体滴度 4 倍以上递增可确诊。

鉴别诊断可根据流行病学如地区性、季节性、患者活动地点、蜱咬史及可疑接触史等，以及临床表现如急性发作、出血等特征应与其他出血性疾病及蚊、蜱等虫媒感染相鉴别。

一、肾综合征出血热（HFRS）

鉴别要点包括：①两种疾病在我国的疫区明显不同；②HFRS 多有明显肾损害，临床大多数患者经历少尿期及多尿期；③HFRS 患者外周血白细胞总数多明显升高，早期血清中可查出抗汉坦病毒 IgM 抗体。

二、流行性脑脊髓膜炎

与 CCHF 相比，有以下不同：①临床表现以高热、头痛、恶心呕吐为主，重症病例病程第 1～3 病日内可出现休克，无“三红三痛”症状；②早期外周血中性粒细胞明显增多；③脑脊液检查多呈化脓性脑膜炎样改变。

三、斑疹伤寒

鉴别要点有：①无“三红三痛”症状，皮疹主要为红色斑丘疹；②外斐反应阳性；③有虱或跳蚤叮咬史。

四、血小板减少性紫癜

鉴别要点有：①二者均有血小板减少所致的瘀点瘀斑，但血小板减少性紫癜的瘀点瘀斑为全身分布，CCHF 多见于躯干上部；②血小板减少性紫癜无发热休克及肝肾功能异常等表现。

五、败血症

二者均有发热与皮疹，容易混淆，但败血症患者血常规检测多见白细胞及中性粒细胞比率增高，流行病史、血培养及血清学检查有助于鉴别。

【治疗】

疑诊 CCHF 的患者应当收入病房隔离严密观察，监测体温及血压等。CCHF 的治疗主要根据患者的病理生理变化采用综合疗法，以控制出血及抗休克为主。早期诊断和治疗可减轻病情发展。

一、一般治疗

患者需卧床休息，减少搬动，给予足量热卡及维生素。高热宜采用物理降温，如温水擦拭等，禁忌使用水杨酸等退热剂。

二、对症治疗

注意水电解质平衡，高热、呕吐不能进食者及明显出血和有低血压倾向者应予静脉输液，液体以葡萄糖及平衡盐液为主，每日用量成人 1500～2000ml，儿童及老人酌减。

疾病早期中毒症状明显患者可应用肾上腺皮质激素降低体温，减轻全身中毒症状，改善机体应激能力。可选用氢化可的松 200～300mg 或地塞米松 10～20mg 加入葡萄糖液中静滴，每日 1 次，连用 3～5 日。

出血的治疗可酌予维生素 C 2～5g、维生素 K 10～20mg 静滴，其他可选用卡巴克络（安络血）、酚磺乙胺（止血敏）等。如有体腔等明显出血者应输新鲜血液并酌用止血药。

应注意减少继发细菌感染，介入性诊疗如静脉置管等应严格无菌操作。注意心、肺、肾及脑等重要脏器的保护，预防各类并发症。对脱水、低血压及休克患者应采取相应救治措施，如快速液体复苏、吸氧、纠正酸中毒及使用血管活性药物等。应注意心肌损害及肺水肿的发生。

三、抗病毒治疗

首选 CCHFV 免疫的高效价免疫山羊或绵羊血清，国内兰州生物制品研究所已有高效价免疫球蛋白出售。免疫血清用前应做过敏试验，一般予以 3200～6400 补体结合单位（5～10ml）肌注，必要时 12～24 小时后再注射一次。

广谱抗病毒药利巴韦林（ribavirin）已证明对体外培养的 CCHFV 有明显抑制作用，成人每日 1g 或 10～20mg/kg 体重，加入 10% 葡萄糖液 500ml 中静滴，连用 3～5 日。

四、并发症的治疗

低血压休克、腔道大出血及 DIC 的治疗可参照肾综合征出血热等有关章节。

【预防】

目前预防 CCHF 的主要措施是加强卫生宣传

教育、灭蜱和防蜱及接种疫苗等。

一、管理传染源

抓好疫区灭鼠，捕杀野生小兽，减少蜱及其宿主的数量。做好生畜体外药物杀蜱工作，野外放牧的家畜在4～5月间应药浴灭蜱或人工捕杀家畜体表的蜱。

二、切断传播途径

（一）驱蜱灭蜱

国内已在疫区现场试用已二酸二丁酯及莱姆停可驱蜱，神州冠、雷达气雾剂及卫害净可灭蜱，均有显著效果，值得进一步总结研究。

（二）防蜱叮咬

流行季节（3～6月）应减少在疫源地（如胡杨林区）活动，必须在疫源地从事农牧作业时应扎好裤脚、袖口和领口或着特制的工作服，以防蜱钻入叮咬。进入蜱活动场所的工作人员，均应在鞋、袜及裤子上涂上灭蚊药剂，阻止或减少蜱的侵袭。

三、保护易感人群

对CCHF患者应严密隔离治疗，医护人员严格遵守各项规章制度，做好个人防护，并定期杀灭病区内的节肢动物。对患者所用物品、治疗器械如注射器、排泄物等均应消毒处理。临床标本的采集和送检应非常谨慎。对重点疫区及重点人群可注射国产精制乳鼠脑灭活疫苗进行预防。

（白雪帆　王伟）

参考文献

1. Ergonul O. Crimean-Congo hemorrhagic fever virus: new outbreaks, new discoveries. Curr Opin Virol, 2012, 2(2): 215-220.
2. Ceianu CS, Panculescu-Gatej RI, Coudrier D, *et al*. First serologic evidence for the circulation of Crimean-Congo hemorrhagic fever virus in Romania. Vector Born Zoon Dis, 2012, 12(9): 718-721.
3. Carter SD, Surtees R, Walter CT, *et al*. Structure, function, and evolution of the Crimean-Congo hemorrhagic fever virus nucleocapsid protein. J Virol, 2012, 86(20): 10914-10923.
4. Bell-Sakyi L, Kohl A, Bente DA, *et al*. Tick cell lines for study of Crimean-Congo hemorrha-gic fever virus and other arboviruses. Vector Borne Zoonotic Dis, 2012, 12(9): 769-781.
5. Atkinson B, Chamberlain J, Logue CH, *et al*. Development of a real-time RT-PCR assay for the detection of Crimean-Congo hemorrhagic fever virus. Vector Borne Zoonotic Dis, 2012, 12(9): 786-793.
6. Arslan S, Engin A. Relationship between NF-kappaB1 and NF-kappaBIA genetic polymorph-isms and Crimean-Congo hemorrhagic fever. Scand J Infect Dis, 2012, 44(2): 138-143.
7. Albayrak H, Ozan E, Kurt M, *et al*. Serosurvey and molecular detection of Crimean-Congo hemorrhagic fever virus (CCHFV) in northern Turkey. Trop Anim Health Prod, 2012, 44(7): 1667-1671.

第四十一节　其他病毒性出血热

Ⅰ　拉　沙　热

拉沙热（Lassa fever）系由拉沙病毒（Lassa virus）所致急性、烈性感染病，临床表现主要为发热、寒战、咽炎、胸骨后疼痛和蛋白尿，并可出现多系统病变。拉沙病毒的储存宿主为啮齿类动物，尤其在多乳鼠（Mastomys natalensis）中可引起持续的无症状感染，其尿液中含有大量病毒。拉沙热在西部非洲广泛流行，特别是塞拉利昂、几内亚、利比亚、尼日利亚等国。有研究报道西非每年有300 000到500 000万拉沙热病例，其中死亡多达5000例。近年来随着对拉沙病毒复制周期、致病机制等方面的深入研究，其诊断技术亦在不断发展。

【病原学】

拉沙病毒是单链、双节段的包膜RNA病毒，归属于沙粒病毒属（*Arenavirus*）。沙粒病毒有20余种血清型，其中6种已分别在西非、阿根廷、玻利维亚、委内瑞拉、巴西和美国引起严重出血热。根据沙粒病毒抗原特性和地理分布的不同，将沙粒病毒分为旧世界沙粒病毒（Old World Arenaviruses）和新世界沙粒病毒（New World Arenaviruses）两大类。旧世界沙粒病毒在全球均有分布，包括Lassa virus（LASV）、Mopeia virus（MOPV）、Ippy virus（IPPYV）、Mobala virus（MOBV）、淋巴细胞脉络丛脑炎病毒（lymphocytic choriomeningitis virus，LCMV）。新世界沙粒病毒主要分布在南美洲和北美洲，根据其基因序列分为A、B、C三个种系。

A 种系包括：Pirital virus（PIRV）、Flexal virus（FLEV）、Paraná virus（PARV）、Allpaahuayo virus（ALLV）、Pichinde virus（PICV）、Bear Canyon virus（BCNV）、Whitewater Arroyo virus（WWAV）、Tamiami virus（TAMV）；B 种系包括：Sabia virus（SABV）、Machupo virus（MACV）、Junin virus（JUNV）、Tacaribe virus（TCRV）、Cupixi virus（CPXV）、Guanarito virus（GTOV）、Amapari virus（AMAV）；C 种系包括：Latino virus（LATV）、Oliveros virus（OLVV）。在 2003—2004 年玻利维亚流行出血热时患者中新分离出的 Chapare virus 是一种新的病毒，已被证实是属于沙粒病毒的 B 种系。基于完整的 S 和 L 的 RNA 片段的多基因分析表明，MOPV 和 MOBV 有密切的进化关系。

拉沙病毒呈球形，直径约为 70～150nm，其包膜表面分布有 7～10nm 大小的 T 形刺突，主要由糖蛋白构成。基因组为螺旋形的核蛋白所包绕，长度约为 400～1300nm。在电镜下，病毒内部可见电子致密颗粒，其主要是宿主细胞的核糖体，形状类似于沙粒，病毒也因此而得名。

沙粒病毒的基因组由一个小 RNA 片段（sRNA）和一个大 RNA 片段（lRNA）构成，大小分别为 3.4kb 和 7kb。sRNA 为双义链，其中正义链编码病毒核蛋白（NP），负义链编码糖蛋白前体蛋白（glycoprotein precursor，GPC），GPC 可经蛋白酶 SKI-1/S1P 裂解成为 GP1 和 GP2。GP1 是作为受体结合部位的表面糖蛋白棘突（surface glyeoprotein spike）的一部分。GP2 与其他包膜病毒的跨膜融合蛋白有一致的结构。而 lRNA 编码病毒 RNA 聚合酶 L 以及小的锌结合蛋白 Z。NP 和 L 蛋白一起与 RNA 结合组成核蛋白，或参与核衣壳的构成，一般认为 Z 蛋白作为基质蛋白参与形成病毒颗粒。基因组链狭长的末端是聚合酶的核化场所，也是其转录起始点，同时它还影响 L 和 S 基因片段包装成病毒体单位。沙粒病毒的聚合酶 L 是所有负链 RNA 病毒中最大的，它决定了 LASV 的许多功能；L 蛋白可能决定复制的速率，因此也可能决定一种病毒是否有毒性；NP 通过控制病毒对干扰素的敏感性也影响病毒的毒性；Z 蛋白作为一种基质蛋白，不仅影响着病毒的装配和增殖，而且它阻止病毒复制的能力，可能决定了病毒能否长期居于培养基中。拉沙病毒的各分离株在基因型、血清型和致病特征方面均不相同。血清学差异通过拉沙热病毒单克隆抗体与不同病毒分离株进行反应得到了证实。对从塞拉利昂和尼日利亚分离到的 Josiah 株和 Nigeria 株拉沙热病毒的 sRNA 分别进行完整测序，证实这两种病毒基因存在相当大的差异。随后对其他分离株（如尼日利亚的 LP 株）的小段 sRNA 测序也说明了同样的问题。近年来随着 sRNA 全长片段扩增技术的进展，发现和鉴定了一些新的沙粒病毒或者沙粒病毒分离株。对沙粒病毒 sRNA 的测序，鉴定出 4 种沙粒病毒分离株：分别有来源于塞拉利昂的 Jisiah 株；来自尼日利亚的 Nigeria 株和 LP 株；以及经旅行者带入德国的 AV 株。对 sRNA 测序发现沙粒病毒各分离株之间的基因差异极大，然而从种系发生上来看，AV 株似与塞拉利昂的 Josiah 株最为接近。

沙粒病毒感染的一个关键标志是在感染细胞中出现双链 RNA（dsRNA），受感染细胞通过细胞免疫哨兵蛋白（如 RIG-I 和 MDA-5 分子）可感知这类 dsRNA，从而启动细胞内的信号通路，引起干扰素（IFN）调节因子 3（IRF-3）向核内的转位。进入细胞核后，IRF-3 激活 IFN-α/β 的表达，IFN 可引起受感染细胞的抗病毒反应，同时也激发周围相邻细胞对病毒入侵做出快速反应。包括 LASV、Junin、Machupo 和 LCMV 在内病毒的 NP 蛋白抑制了初始 IFN 反应，进而抑制了 IRF-3 分子的核转位，对 IFN 的抑制会导致病毒的复制不受约束，也无法诱发适应性免疫应答。2010 年 Hastie 等人发现 LASV NP 的 3D 结构与核酸外切酶 DEDDh 家族非常相似，后经生物学实验证实 NP 的确具有核酸外切酶活性，其特异性的作用底物为双链 RNA 结构，该特殊活性对于抑制 IRF-3 核转位以及抑制初始免疫应答至关重要。NP 是具有抑制免疫功能的核酸外切酶，该重大发现为研究沙粒病毒感染提供了新的方向。

沙粒病毒在体外不稳定，56℃、pH 5.5 以下或 pH 8.5 以上、乙醚等脂溶剂、去氧胆酸盐等均能使其灭活，紫外线、γ-射线等也易灭活，0.1%～0.15% 的 β-丙烯内酯可完全灭活，但却保留其抗原性，在-70℃或冷冻干燥条件下能长期保存病毒活性。通常用非洲绿猴肾细胞（Vero-E6）、乳仓鼠肾细胞（BHK-21）分离和增殖沙粒病毒，并可形成空斑。

【流行病学】

1956 年 John Rose 医生首次报道了塞拉利昂

的拉沙热病例，当时他称之为 Yengema 热，该名称来源于他工作的城镇名。1969 年该病才首次被证实是由病毒引起，当时两名传教护士死于尼日利亚东南部的拉沙镇，并从护士血液中分离出了拉沙病毒。此后，该病在尼日利亚各地均有暴发。血清流行病学研究发现，塞拉利昂、几内亚和尼日利亚的高危人群高达 5900 万人，每年有 300 万人发病，死亡人数达 6.7 万人。一些专家认为高危人群包括西非从塞内加尔到尼日利亚的大部分人口，且高达 2 亿或更多。特别是在马诺河（Mano River）流域，该病的发生率最高。通过旅游者，拉沙热周期性地从西非输入到欧洲、美国、日本和加拿大，据报道，1969—2004 年间全球有 24 例输入性病例报道。

一、传染源

拉沙热的天然储存宿主是多乳鼠（Mastomys natalensis），该鼠种的雌鼠乳房比较多，通常有8～12 对乳房，因此得名。它有 7 个亚种，几乎分布在整个非洲，以撒哈拉沙漠以南为主，从外表看与褐家鼠或小家鼠相似，体长 12～30cm 不等，毛色多样有棕色、红色、黄色、灰色等。多乳鼠虽然是野鼠，但因其食性很杂且繁殖能力强，与人类生产活动接触比较密切，故多乳鼠感染拉沙病毒后并不发病，可长期携带病毒，其子代鼠亦携带病毒。病毒感染多乳鼠后在其体内散布存在，包括生殖泌尿系统，多乳鼠通过排泄物将病毒排出体外，污染环境。人吸入含有病毒的鼠排泄物的气溶胶后导致感染，也可通过食用被污染的食品、水或通过破损的皮肤而感染。感染拉沙热的患者和隐性感染者亦可作为传染源，可导致医院内感染。

二、传播途径

拉沙热为人兽共患疾病，人类主要通过直接或间接接触受染动物及其排泄物而感染，水平传播一般发生在咬伤或者密切接触时，在疫区与受感染的啮齿类动物接触是发病的主要因素，亦可通过直接接触拉沙热患者的血液、尿、粪便或其他分泌物，以及通过污染的针头等途径感染。拉沙热患者中一部分人有呼吸道症状，病毒可经咳嗽从咽喉部排出，通过飞沫直接或经过空气进行传播。因此，拉沙病毒可发生人际传播或医院内感染，医院内暴发流行亦有报告。拉沙病毒在啮齿类动物之间的传播方式除了上述人与人之间的方式互相传播外，绝大多数系垂直传播，这可能是病毒感染持续不断的一个重要因素。

三、易感人群

人对拉沙病毒普遍易感，隐性感染及轻症病例占 80%，其余 20% 感染者会引起严重的多系统功能障碍。感染后会产生免疫力，但目前尚不清楚免疫的有效期限。孕妇感染拉沙热后病死率比普通人明显升高，妊娠后期 3 个月孕妇感染后病死率超过 30%。儿童感染后病死率也相当高，据统计在塞拉利昂的一家医院暴发时，5 岁以下儿童病死率为 30%～50%，1 岁以下婴儿病死率为 71%，而胎儿感染病死率达 100%。

四、流行特征

拉沙热具有传染力强、传播迅速、发病率高的特点，症状不明显，传染源不易被发现，从而容易导致疫情蔓延。

（一）地区分布

拉沙热主要分布于几内亚、利比里亚、塞拉利昂和尼日利亚等西非国家，在布基纳法索、中非共和国、冈比亚、加纳、科特迪瓦、马里、塞内加尔等国家也存在拉沙病毒感染的血清学证据。居住在拥挤、脏乱的钻石采矿地区的居民的发病率最高，医务人员也是高危人群中的重要群体。据估计，每年新发病例数达 100 000 人以上，其中约 1000～3000 人死亡（病死率 1%～3%），住院患者的病死率为 15%～25%。20 世纪 90 年代发生在塞拉利昂的一次暴发，从 1996 年 1 月至 1997 年 4 月共报道了 823 例患者，其中 153 例死亡（病死率为 18.16%）。自 1969 年首次报告以来，美、英、德、荷兰、以色列、日本、加拿大等国家均有输入性病例的发生。

（二）人群分布

任何年龄均可感染发病，无性别、职业和种族差异。医院中直接照料患者的医护人员，以及病理和实验室人员，受感染的风险很大。

（三）季节性

拉沙热无明显季节性，全年均可流行。

【发病机制与病理改变】

一、发病机制

拉沙热的发病机制尚未完全阐明。目前认为

拉沙病毒可通过损伤的皮肤或黏膜进入淋巴系统和血液循环。如通过气溶胶方式受到感染，病毒可在咽部淋巴组织内增殖，出现咽炎症状。此后病毒进入血液循环引起全身感染，累及多个器官，尤其是肝脏。在拉沙病毒感染动物模型中，发现树突状细胞和单核-吞噬细胞是拉沙病毒的初始靶细胞，但不导致细胞凋亡，在感染组织局部和区域淋巴结中进行复制后，病毒经淋巴和血液中的单核细胞广泛播散到实质脏器，包括肝、肾、脾、胰腺、肾上腺、乳腺、子宫、胎盘、生殖腺等多个部位。

导致多器官损伤的主要机制为病毒的直接作用，以肝损伤最为常见。出血原因主要为血小板和内皮细胞功能丧失所致。拉沙热患者血清中炎性介质升高，如IL-8、IFN诱导蛋白-10（IP-10）、IFN-α、IL-12、IL-6、RANTES等。在死亡病例中，IL-8水平较低或检测不到。IP-10可通过抑制内皮细胞功能，趋化T细胞和NK细胞参与感染和休克。重症病例表现为细胞免疫反应受到抑制。

与其他许多啮齿动物源性病毒类似，啮齿动物的免疫系统和非人灵长类免疫系统对拉沙病毒的反应截然不同，同时其他沙粒病毒（如阿根廷的Junin病毒）引起的免疫反应与拉沙病毒亦不同。LASV和LCMV主要依赖细胞免疫应答来清除病毒，在病毒感染的早期，即可诱发短暂的体液免疫反应，产生经典的IgG和IgM反应，但抗体的产生与病毒的清除并不重叠，因此在人类和非人灵长类体内高滴度的抗体水平与高病毒血症是同时存在的。动物实验中，给动物注射抗血清可形成被动保护，但前提是在病毒感染的当时或者感染后不久。然而，在患者的临床对照实验中，并未发现含有高滴度抗体的恢复期患者血清有保护效应。因此，机体对LASV的清除独立于抗体的产生，而可能依赖于细胞免疫应答。

拉沙热的血管功能障碍似为其发病机制中的中心环节，目前LASV影响血管内皮细胞功能的机制尚不清楚，其可能的机制包括病毒感染的直接效应，和（或）通过病毒诱导释放的、宿主来源的可溶性因子的间接效应。埃博拉病毒和马尔堡病毒所引起的血管内皮改变主要源于病毒感染诱导的宿主反应，而非病毒的直接损伤作用。在非人灵长类以及拉沙热患者的研究中发现在休克或死亡之前有内皮细胞功能衰竭的表现。血管功能障碍表现中的颜面部水肿，可能是微血管通透性增加的结果。休克的发生率与病毒直接或间接引起血管通透性增高有关，而血管内和组织间隙中体液的失衡，以及凝血功能障碍、血压调节失调等多因素的影响，最终导致了致死性休克的发生。

Dystroglycan（DG）是一种小的细胞表面分子，不同的血管内皮细胞类型都表达有该分子，其将细胞外基质与细胞内部的肌动蛋白-细胞骨架连接在一起。DG翻译后经修饰形成α-DG和β-DG，其中α-DG上有沙粒病毒的结合位点。在大部分哺乳类细胞中，LASV在内皮细胞（如HUVEC）中可大量复制而不会引起明显的细胞病变，但LASV可引起细胞功能的改变，如IL-8分泌水平的降低。迄今为止，LASV对血管内皮细胞感染方面的研究大部分仍不清楚，但可以肯定的是，病毒感染引起宿主细胞功能的潜在改变，是导致疾病发生发展主要的原因。

体外研究发现出血通常与轻微的血小板减少和血小板功能障碍有一定关联，且出血量并不像通常所认为的那样显著。血小板功能缺陷似因血浆中的抑制分子所介导，但该分子目前尚未明确。LASV与其他沙粒病毒家族成员一样，不会引起血管内皮细胞以及其他类型细胞发生明显的细胞病变。因此，在拉沙热死亡病例的尸检中并未发现有特殊的血管病变。此外，在感染了LASV的非人灵长类实验中也未发现有血管坏死表现，但与包括埃博拉出血热和马尔堡出血热在内的其他病毒出血热不同，拉沙热很少发生DIC，提示本病有独特的发病机制。

炎细胞浸润通常较为轻微，主要由单核细胞及中性粒细胞组成。尽管经常发生轻微的血小板减少，但出血时所释放的可溶性活性介质似乎是引起血小板凝集功能缺失的主要因素。目前尚未发现有直接证据表明免疫复合物、补体系统及DIC参与了拉沙热的发病过程。

二、病理改变

本病病理包括尸检资料较少，现有的少数病理所见多为非特异改变。公认的病理发现是肝细胞的坏死，但损害的范围及程度尚不足以说明肝衰竭是其致死原因。肝脏外观表现为肝脏大、切面苍白。肝索和肝窦状隙可见凋亡小体。电镜下肝脏细胞内可见大量病毒颗粒。肝细胞质致密可见嗜酸性包涵体，胞核固缩或消失。肝小叶内点，灶状坏死，出血，但其网状组织构架完好。炎症细胞较少，可见到库普弗细胞。心、肺、肾、脑等器官可见充血和水肿，胸腔、腹腔和心包可有血性渗出，面颈部和肩背部皮肤可见散在出血点和水肿。镜下心脏显示为充血及轻度的间质性水肿，肺部同样会有充血水肿，胸膜表面有散在出血点。肾脏呈局灶性肾小球坏死，脾呈现出血，但白髓发生萎缩，脾淋巴细胞滤泡减少，脾静脉内膜有淋巴细胞浸润。

【临床表现】

拉沙病毒感染会引起广泛而多样的临床表现，可呈无症状的隐性感染，也可导致多器官衰竭乃至死亡。目前尚不清楚拉沙热的病情严重程度差别悬殊的原因，但推测与感染的途径和病毒感染量、本身潜在的疾病、遗传基因等多方面的差异有关。拉沙热起病多较隐匿，无明显特异性症状和体征。经过大约10日左右的潜伏期（自3～21日不等）后，感染者发热可逐渐加重，伴有头痛、厌食、疲倦，周身不适等一般症状，数日内可逐渐出现咽喉疼痛，伴或不伴有咽炎、胸骨后疼痛、耳鸣、眼结膜充血、恶心呕吐、肌痛、关节痛、腰痛、腹痛、腹泻等，但无瘙痒、鼻炎等表现。同时，颈部淋巴结会增大；扁桃体有时会有分泌物，而被误诊为链球菌咽炎。偶有干咳，可伴有呼吸频率增快及肺部啰音，此期常见明显的肺部症状及咳痰表现。患者的胸部、面部和胳膊等部位通常会出现斑疹或瘀点，而非洲黑人皮肤疹或瘀点则难以判定。黄疸亦并非拉沙热的典型表现。

起病4～7日后，少数患者逐渐表现为严重的血管不稳定状态，具体表现为面部和颈部的水肿、出血、低血压、休克以及蛋白尿。少数病例在病程第2周时，在面，颈，躯干和臀部出现微小的斑丘疹。胸骨后疼痛，肝区触痛明显。发热一般持续7～17日，第2～4周开始恢复，多数患者周身虚弱乏力并持续数周。与其他病毒性出血热不同，拉沙热的出血症状并非主要表现，且出血主要局限在黏膜表面。住院患者中仅有不到20%的患者可见有明显出血，大部分均为口鼻部轻微渗血，直肠出血更为少见。在拉沙热病程的终末期，可出现中枢神经系统障碍表现，包括定向障碍、步态不稳、谵妄、呃逆、嗜睡甚至昏迷等，致死性病例表现为多脏器功能障碍/衰竭。目前尚不清楚上述表现是拉沙病毒在中枢神经系统中感染所致免疫反应的结果，抑或是终末期患者均可出现的非特异性临床表现，有时会在疾病末期出现胸水和心包积液。本病在妊娠期尤为严重，超过80%的孕妇可发生流产。孕妇感染拉沙热后的母婴病死率明显增高，特别是在妊娠后三个月，可出现阴道出血和自发性流产，胎儿病死率接近100%。“肿胀婴儿综合征”包括婴儿全身水肿、腹部膨胀、出血等，病死率极高。目前尚不清楚这是拉沙热在婴儿中的特殊表现，抑或与其他合并危险因素有关。

有报道儿童重症感染病例可出现严重全身水肿、口唇起疱、腹胀和出血等，病死率高。恢复期可出现一过性头发脱落、步态不稳及共济失调，25%的患者可发生第八对脑神经性耳聋，1～3个月后仅半数患者可恢复部分功能。

拉沙热所致患者的死亡一般在起病10～14日后，不良预后的征象包括休克、出血、神经系统障碍、高水平病毒血症（抗原或基因拷贝数）、AST >150IU/L。各地有不同的病死率，估计住院患者的病死率在20%左右。西非LASV的流行种群有明显差异，甚至在毛里求斯（MRU）区域国家亦有不同，动物实验证实某些病毒分离株致死率更高。营养不良、疟疾、HIV感染等其他共存疾病的影响尚不清楚，尤其是在拉沙热流行的偏远农村。

后遗症主要为神经精神系统后遗症，如听觉异常、耳聋、前庭功能障碍、幻觉、痴呆、躁狂、抑郁等。感觉神经性耳聋是拉沙热的一个主要慢性后遗症，尽管有报道耳聋的发生率约占25%，但近年来从肯尼亚的经验来看，该数字估计过高。耳聋通常在恢复期出现，一般与病情的严重程度、病毒血症水平及AST水平不相关，提示耳聋是免疫损伤的结果。耳聋可为单侧或双侧，大约75%病例的耳聋是永久性的，耳聋的类型与自发性神经性耳聋类似。

【实验室检查】

在拉沙热发病的早期，实验室检查主要有轻度的血小板减少（一般低于100×10^9/L）、轻度的淋巴细胞减少、中度的红细胞比容增高、血尿素氮增高、蛋白尿和管型尿等。病情严重的患者可出现血小板显著减少，常见淋巴细胞减少，可伴有中性粒细胞为主的白细胞增多。血淀粉酶和转氨酶水平通常增高，AST水平一般大于ALT水平，提示这些酶的来源不仅包括肝脏，可能系因多组织多脏器的缺血和损伤所致。大便潜血一般呈阳性。

抗LASV的IgM抗体一般于发病后2周出

现，3周出现IgG抗体，目前多采用ELISA法检测。一般情况下，拉沙病毒抗原于发病后1周出现。通过对拉沙热幸存者的分析发现，LASV特异性IgM可以在首次感染后持续数月到数年之久，并发现患者存活率和血清中低水平的IL-6、IL-8、IL-10、CD40L、BUN、ALP及AST之间存在较强的相关性，抗原阴性而IgM阳性患者与正常人及非致死性拉沙热病例的情况类似，IgM阳性不能被认为是西非疫区急性拉沙热的诊断标志。因此，只有通过抗原捕获分析、核酸检测或者病毒分离才能用于诊断急性LASV感染。

采用RT-PCR等核酸扩增方法，病程5日内的大多数患者血清中可检测到病毒核酸，发病后30日内在半数以上患者中仍可测到。

病毒分离采集发病14日内患者血清或全血标本，用Vero细胞进行病毒分离。目前，多将病毒分离培养法与间接免疫荧光法、核酸检测等技术结合起来，保留其可靠性的同时提高了实验的敏感性及特异性。

Bausch等比较了IFA、ELISA、RT-PCR和分离病毒的差异，结果显示用ELISA检测LASV急性感染者抗原及IgM，其敏感性为88%，特异性为90%，抗原检测对早期诊断和判断预后价值较大，抗原血症水平多与存活率成反比关系。ELISA检测早期患者体内IgG抗体可有助于排除急性感染，因此ELISA成为诊断拉沙热的首选方法。为了更有效地诊断、治疗及预防拉沙热，诊断试剂及技术的发展非常必要，重组表达的LASV蛋白可能成为有价值的诊断抗原。Branco等设计出一种以细菌为基础的系统，用于重组拉沙病毒的核蛋白、糖蛋白GP1和GP2的表达和纯化。拉沙热患者恢复期血清中的特异性抗体可与多种纯化的重组LASV蛋白反应，因此可据此建立Western Blot用于拉沙热诊断。

【诊断和鉴别诊断】

本病诊断主要根据流行病学史、临床特征以及实验室检查。对来自疫区的可疑病例或发热38℃以上、对抗疟疾药物或抗生素治疗无效的患者应高度怀疑本病。

一、流行病学资料

生活在拉沙热流行地区或3周内有疫区旅行史。

二、临床特点

发热、头痛、咽炎、胸骨后疼痛和蛋白尿可作为早期诊断线索。诊断拉沙热最有意义的临床表现是发热、咽炎、胸骨后疼痛和蛋白尿，对判断预后最有意义的临床表现是发热、咽痛及呕吐。

三、实验室检查

外周血检查发现白细胞减少，血清特异性IgM抗体阳性，血清中特异性病毒抗原阳性，恢复期血清特异性IgG抗体滴度超过急性期4倍以上，从患者标本中检出拉沙病毒RNA，或从患者标本中分离到拉沙病毒。

四、鉴别诊断

本病应与流感、疟疾、伤寒、黄热病、钩体病、其他病毒性出血热如埃博拉出血热等相鉴别。拉沙热的临床表现偶尔与盆腔炎、无菌性脑膜炎或胃肠炎相似。拉沙热也可与某些类型的肺炎混淆，尤其是以呼吸系统症状和体征表现为主的患者，但白细胞减少是诊断该病的重要线索。在既往经验中，少数确诊为拉沙热患者的血中可检出疟原虫，因此对来自西非拉沙热疫区的患者，或有过疫区旅行史的患者，当血中疟原虫阳性时，仍需考虑重叠感染的可能。

【治疗】

本病无特效药物治疗，应采取严密隔离至少3～4周，至患者血液或尿液标本检测病毒阴性3次以上。患者的血、尿、分泌物和污染物中均含有病毒，因此必须严格消毒。医护人员必须严格执行隔离护理，包括穿隔离衣、戴口罩及手套。

一、对症支持治疗

患者应卧床休息，维持水电解质平衡，补充血容量、防治休克，密切观察心肺功能。监测血压、肾功能，继发细菌感染时应使用抗生素。

二、抗病毒治疗

近年来研究发现，利巴韦林(ribavirin)是治疗本病的有效药物，发热期即可使用，愈早愈好，病程1周内接受治疗可降低病死率。首选静脉给药，成人首剂30mg/kg，最大剂量不超过2g。之后每6小时给药1次，剂量16mg/kg，每次最大剂量不超过1g,持续4日。再改为8mg/kg,每次最大剂量不超过0.5g,连续6日。儿童按体重给药,用法与成人相同。口服该药,成人首剂2g,之后按体重,>75kg者每日1200mg,分2次,<75kg者每日1000mg,分2次(上午400mg,下午600mg),连续10日。儿童按30mg/kg,顿服,之后按每日15mg/kg,分2次,持续10日。干扰素对本病的疗效不明显。

三、免疫血浆

1969年就开始使用人免疫血浆治疗,但除了在免疫血浆的获得、检测、控制、储存等方面存在困难外,免疫血浆的疗效在动物实验中相对有限,可使用免疫血浆1~2单位/次,10~12小时可见效。

【预防】

一、预防措施

(一) 输入疾病的预防

加强国境检疫,预防疫情输入。对来自西非流行地区的人员、动物和货物做好检疫工作,严防疾病传入我国,尤其加强对可疑病例和染疫动物的检疫。口岸检疫部门一旦发现病例,应及时通报卫生部门做好疫情调查和处理。

(二) 出境人员的预防疾病

加强对出境人员防病知识的宣传。防止拉沙热流行的最有效的方法是切断人与鼠类之间的接触。前往流行地区的人员应避免与鼠类接触,采取有效措施防止鼠类进入家中,避免接触鼠类污染的食物和物品。注意做好食品卫生、食具消毒和食物保藏等工作。避免与疑似病例接触。

二、控制措施

(一) 医学观察、留验和隔离

对疑似病例应就地实行医学观察,进行留验处理。对确诊病例,必须在专业的传染病治疗机构进行严格的隔离治疗。由于可以发生院内感染,因此必须采取严格措施隔离患者的体液和分泌物。隔离区内采取呼吸防护措施。男性患者性生活时必须戴避孕套,否则应禁止性生活3个月,直到精子内检查无病毒为止。

(二) 消毒

患者的排泄物、分泌物、血和患者接触过的所有物品以及血液检查用的试验器械、可疑污染场所,都要选择敏感消毒剂进行喷洒、喷雾或熏蒸消毒处理,常用消毒剂有0.5%的次氯酸钠溶液或加去污剂的石炭酸。其他可供选择的方法尚有高压消毒、焚化或煮沸。此外,紫外线可作空气消毒。实验室检验应在生物安全柜内进行,如果没有生物安全三级以上的试验条件,则应尽可能减少检验次数,操作时做好个人防护。对所有的可疑污染物品和场所要进行严格及彻底的终末消毒处理。终末消毒常选择0.5%的次氯酸钠溶液或石炭酸复合物进行,也可选用甲醛熏蒸的方式进行。

(三) 个人防护

凡是接触、护理染疫动物和病例的人以及进行疫点处理的工作人员必须穿戴全套防护服和防病毒面罩进行操作。

(四) 接触者管理

该病的潜伏期可短至3日,使得有必要迅速和有效开展接触者追踪。凡在患者传染期内可能密切接触的所有人员都应进行隔离观察,每日测量两次体温,直至最后一次接触3周后,一旦体温高于38.3℃,则应立即进行隔离治疗。

Ⅱ　阿根廷出血热

阿根廷出血热(Argentinian hemorrhagic fever,AHF)是由鸠宁病毒(Junin virus)引起,流行于阿根廷部分地区的一种急性感染病,临床主要表现为发热、出血及肾损害,在无特效治疗的情况下,病死率可达15%~30%。

【病原学】

鸠宁病毒为沙粒病毒科成员,具有沙粒病毒的共同特点。鸠宁病毒是一种有胞膜RNA病毒,由核衣壳蛋白N和外壳包膜糖蛋白G1(分子量38kD)组成。病毒呈球形、扁球形或多样形,直径60~280nm,平均110~130nm,病毒外膜上有2~10个长约6nm的突起,为球棒状,边缘清晰,毒粒内含有2~10个电子致密颗粒,呈沙粒状。病毒基因组RNA分为大小两个节段,大节段L长7.2~7.5kb,小节段S长3.4~3.5kb。沙粒病毒的转录与复制较为复杂,基因组中为Z蛋白和G蛋白编码的基因序列与其mRNA序列相同而不是互补,因此,沙粒病毒基因组RNA并不是完全意义的负链而是双义链。

鸠宁病毒的抵抗力较弱，易被乙醚、氯仿和脱氧胆酸盐灭活，不耐酸(pH5.5)和X射线，二价阳离子可加速病毒热灭活。0.10%～0.15%的β-丙内酯可完全灭活病毒的感染性，但仍可保留其补体结合活性。

【流行病学】

阿根廷出血热主要流行于当地秋季，即当年的3～6月谷物收获季节。不同种的仓鼠类啮齿动物是主要传染源和储存宿主。受感染的啮齿动物可持续从尿液和唾液排出病毒，污染周围环境。人群普遍易感，受染者多为男性农民，20～60岁较多，感染后可获一定的免疫力。

【发病机制与病理改变】

阿根廷出血热的发病机制目前尚未完全阐明。病毒经皮肤、黏膜侵入人体，可进入单核细胞、内皮细胞中复制后进入血流引起病毒血症，导致广泛性充血、血管渗漏、水肿和出血，各器官病变为非特异性改变。电镜研究显示细胞损伤与细胞内病毒抗原多寡相一致，提示细胞损伤是病毒直接的致病作用。近年来研究发现，急性期患者 $CD4^+$ 细胞减少，$CD8^+$ 细胞增加，恢复期即恢复正常，提示免疫应答参与其发病机制。早期细胞免疫低下，后期恢复正常，提示促炎介质在发病机制中起至关重要作用。

【临床表现】

本病潜伏期7～14日。起病缓慢，体温逐渐升高，中度发热(38～39℃)，多为持续性或间歇性。常伴有头痛、头晕、肌痛、腰背疼痛、胸痛、食欲下降、腹痛腹泻、恶心、呕吐及便秘。病程初期几乎没有咳嗽、咳痰、咽痛及鼻部充血等症状。体格检查可见颜面、颈和上胸部皮肤潮红，结膜充血和眶周水肿。口咽部黏膜充血，多见牙龈出血，咽部、软腭多见出血点，腋窝、上胸和上臂部位皮肤可见瘀斑。黄疸少见，常见淋巴结肿大，但肝、脾多不大。病程第1周末出现少尿和不同程度的脱水。神经系统症状和体征较轻，但患者可有定向力障碍，手和伸舌震颤，中度的共济失调，深部腱反射和肌张力减退，皮肤感觉过敏。女性患者常有轻度至中度的子宫出血，并可作为阿根廷出血热的首发症状。

普通型患者于病程第2周症状迅速改善，经1～3个月恢复期，不留后遗症。急性肾衰竭不常见，但可发生于休克未及时纠正和急性肾小管坏死的患者。20%～30%的患者在起病后8～12日出现严重出血或神经系统损害、休克和(或)合并细菌感染。大出血表现为呕血、黑便、咯血、鼻出血、子宫出血。神经损伤通常先为意识模糊、共济失调、过度兴奋及强烈震颤，随后出现谵妄、抽搐、昏迷。有人将出血严重者称为出血型，神经症状明显者称为神经型，两者均有者为混合型。重型患者预后较差，在流行中尚可见临床表现不典型的轻型患者。

【实验室检查】

一、病原学检查

(一) 病毒核酸检查

Lozano等采用逆转录-聚合酶链反应(RT-PCR)对流行区的94份血标本进行检测，并与ELISA法、中和斑点试验以及病毒分离做了比较，结果敏感性为98%，特异性为76%。RT-PCR方法敏感性高，能检出血中低载量的病毒，即使已使用了免疫血浆治疗亦可获得阳性结果，RT-PCR方法可作为阿根廷出血热的早期快速诊断方法。

(二) 血清抗体检查

最早采用检测特异性抗体的方法，有补体结合试验和免疫荧光抗体试验。因IgG抗体出现较晚，恢复期抗体滴度升高4倍有确诊意义。近年来采用ELISA法检测鸠宁病毒抗原及IgM抗体，可于病初数日内获得阳性结果，有早期诊断价值。中和抗体出现较晚，动物试验显示，一般在病期14～17日，有的在25日以后才能测得，40日时滴度才达高峰。

(三) 病毒分离

发热期患者的血液、尸检淋巴组织接种小白鼠和豚鼠，经2～4周可分离出病毒。非洲绿猴肾细胞(Vero E6)和金黄仓鼠肾细胞(BHK-21)对病毒均敏感，常用于病毒细胞培养。用患者外周血单个核细胞(PBMC)与Vero E6细胞进行共同培养分离鸠宁病毒的敏感性高，采用免疫组织化学法、免疫荧光法检测早期可得出阳性结果。

二、其他实验室检查

(一) 血液常规检查

外周血白细胞计数明显减少，血小板计数亦

减少。

（二）尿液分析

尿蛋白多为阳性，可见细胞和管型。

【诊断与鉴别诊断】

本病诊断主要依靠流行病学史、临床症状、体征和实验室检查。在病程早期因无特征性临床表现，易与多种急性发热性疾病混淆，包括伤寒、肝炎、传染性单核细胞增多症、钩端螺旋体病和立克次体病。病程中一旦出现神经系统或血液系统改变，则应与中毒性疾病和血液病相鉴别。

【治疗与预防】

特效治疗为症状出现后8日内输注免疫血浆以中和病毒血症，可减轻出血程度和神经损害，病死率可降低到1%左右，但如输注血浆中的中和抗体效价低，则病死率仍高。应用免疫血浆治疗的患者约8% ~10%有后发性神经综合征，表现为发热及小脑功能异常，通常为良性自限性。

目前临床上尚无抗病毒药物治疗成功的报道。尽管动物实验证实利巴韦林能明显延长鸠宁病毒感染豚鼠的平均死亡时间，但不能增加动物的存活率。其他治疗包括适当的补液及对症支持治疗。

灭鼠是预防本病的最好措施。我国尚无本病发生的报道，但应加强国境检疫，预防输入。在疫区旅行，应避免与仓鼠密切接触，并做好个人防护。有报道在少数人群中试用鸠宁病毒减毒活疫苗，105例接种1 ~2个月后，92%的接种者可检出中和抗体。1年后，74%的接种者可检出中和抗体，但有轻度发热反应。目前正研究以原代组织培养和二倍体细胞株培养研制疫苗。

Ⅲ 玻利维亚出血热

玻利维亚出血热（Bolivia hemorrhagic fever, BHF）是由马秋波病毒（Machupo virus）引起，流行于玻利维亚的一种急性感染病。临床特点与阿根廷出血热很相似，在无特效治疗的情况下，病死率在5% ~30%之间。

【病原学】

马秋波病毒与鸠宁病毒相似，是南美洲沙粒病毒中的1种，属RNA病毒。1962年Johnson首次从1名患者的血液中分离出该致病病毒。

【流行病学】

玻利维亚出血热是一种自然疫源性疾病，其主要传染源和储存宿主为Calomys callosus野鼠。病毒可经鼠尿和唾液污染的食物、水，或经过破损的皮肤进入人体。该病有明显的季节性，似乎与降雨量有关。流行曲线在降雨量下降的月份开始上升，以每年谷物收获的4 ~9月（旱季）为流行高峰。1971年Cochabamba曾出现人群间传播的医院内感染，6例患者5例死亡，此后关于人群间传播流行的报道极少。

玻利维亚出血热的易感人群是小城镇人群，无性别及年龄差异，但5岁以下和55岁以上年龄组的病死率最高，感染后可获一定的免疫力。

【发病机制与病理改变】

病毒经皮肤、黏膜侵入人体后吸附至宿主细胞表面，通过病毒蛋白与受体相互作用进入细胞内，然后进行病毒复制，大量复制的病毒释放进入血循环引起病毒血症，使全身多器官感染，由于病毒的直接致病与免疫病理作用，造成多器官的损害。细胞受损的程度与病毒抗原多寡密切相关。毛细血管广泛受损，内皮细胞变性，血管壁水肿，血管通透性增加。表现为多器官充血、水肿和出血，而以肝、脾、肾、淋巴组织明显。全身淋巴结肿大，胃肠黏膜、肺和脑膜出血。出血还与凝血功能下降、血小板减少、纤维蛋白降低等有关。

【临床表现】

玻利维亚出血热与阿根廷出血热的临床表现很相似，潜伏期7 ~14日。逐渐起病，初有畏寒，发热38 ~40℃，头痛、肌痛、关节疼痛，持续时间至少5日。常伴有恶心、呕吐、腹痛、腹泻。30%的患者有出血表现，为躯干上部皮肤瘀斑，可有口腔黏膜、牙龈出血及鼻出血，亦有胃、肠、子宫等内脏出血，但出血量不大。病期4 ~6日时约50%的患者发生低血压，严重者可导致休克和肾功能不全。约1/4的患者可出现出血，表现为鼻出血、咯血、便血或子宫出血；神经系统损害时表现为意识障碍、兴奋、震颤直至谵妄、抽搐、昏迷以致死亡。可出现休克或继发细菌感染，也可合并肺炎、泌尿道感染和败血症。

【实验室检查】

一、病原学检查

（一）病毒分离

早期患者血液接种新生 Hamster 鼠脑内可分离出病毒，亦可取疑似病例的血、尿、体液及咽部冲洗液接种于 Vero E6 细胞培养，可以分离到相关病毒。

（二）血清学检查

ELISA 法检测特异性 IgM 抗体，有助于早期诊断。应用免疫荧光等技术检测相应抗体，有助于本病的临床诊断和流行病学的调查。补体结合抗体出现较晚（于病程 14 日后），且易与其他沙粒病毒发生交叉反应，并有少数假阳性。

二、其他实验室检查

（一）血液常规检查

外周血白细胞计数大多明显减少，少数可以不降低，血小板减少。

（二）尿液分析

尿蛋白多为阳性，可见细胞和管型。

【诊断与鉴别诊断】

根据流行病学史，结合临床症状和体征，参考实验室检查可做出早期诊断。该病在病程早期易与多种急性发热性疾病混淆，如伤寒、肝炎、传染性单核细胞增多症、钩端螺旋体病和立克次体病，需认真鉴别。

【治疗与预防】

利巴韦林静脉滴注与口服抗病毒治疗对本病有一定疗效，每日静脉滴注 60mg/kg，5 日后改为口服每日 30mg/kg，疗程 10 日。早期应用免疫血浆有一定疗效，每日 250～500ml 静脉滴注；与利巴韦林联合应用可以提高疗效。

灭鼠是预防本病的最好措施。在玻利维亚疫区，灭鼠措施已取得很大成效。从 1972 年后，Beni地区的年发病率明显降低，每年仅有不足 10 例患者报告。在我国应加强国境交通检疫，严防本病输入。目前尚无有效疫苗可用于玻利维亚出血热的预防。实验表明，经多次传代的减毒株能保护恒河猴免受致死剂量马秋波病毒的攻击，这可能成为作疫苗的来源。

Ⅳ　立夫特山谷热

立夫特山谷热（Rift Valley fever），亦称为裂谷热，是一种人兽共患病，病原体为立夫特山谷热病毒，其传播媒介众多，可由多种蚊子传播，亦可经其他节肢动物传播。人感染立夫特山谷热病毒后多无症状，少数可有发热、头痛、视网膜炎、出血等表现。该病主要流行于非洲，亚洲中东地区也有报道。2000 年 9 月本病首次从非洲大陆侵入亚洲的沙特阿拉伯和也门，致使数百人发病，数十人死亡。

【病原学】

立夫特山谷热病毒是单股负链的 RNA 病毒，属于布尼亚病毒科（*Bunyaviridae*）白蛉病毒属（*Phlebovirus*）。该病毒属有以下特征：①病毒颗粒呈球形，直径 80～100nm，具有长约 5～10nm 的长纤突多肽包膜；②病毒为三螺旋状的核壳体，每股由负链 RNA 组成；③基因组由 L、M、S 三种不同大小的 RNA 经末端氢键相连接成环状结构，其中 L 片段编码 RNA 聚合酶，M 片段编码病毒外膜糖蛋白前体，S 片段编码核蛋白以及非结构蛋白；④多数病毒有 3 种主要病毒体多肽；⑤病毒在感染的细胞浆中复制，病毒颗粒通过芽生向高尔基体运输而成熟。

冷冻电子断层扫描发现该病毒的结构为二十面体，而类似结构仅在同为白蛉病毒属的尤库尼米病毒（Uukuniemi virus）中发现。通过收集分离 2006—2007 年间肯尼亚疫情暴发时的病毒，发现有多个病毒种系同时流行，虽然病毒的部分基因片段发生了重排，但所有病毒均携带有 1997—1998 年间东非立夫特山谷热流行的病毒的祖先基因节段，该研究也提示立夫特山谷热病毒在 1998—2006 年流行期间发生不断的病毒循环和进化。包括立夫特山谷热病毒在内的许多布尼亚病毒均通过 S 基因编码产生一种非结构蛋白 NSs，后者也是一种重要的毒力因子。目前研究发现非结构区 NSs 蛋白可干扰宿主的基因转录，阻断 IFN-β 的产生，限制了宿主早期的初始抗病毒免疫应答。此外，NSs 蛋白还对双链 RNA 依赖的蛋白激酶（PKR）具有下调作用，而该激酶具有对病毒复制做出应答、抑制病毒翻译的作用。对 PKR 的下调作用主要是通过蛋白酶体（proteasome）对 PKR 进行降解。通过下调 PKR，立夫特山谷热病毒能够有效翻译自身病毒蛋白，且在缺少细胞转录的情况下进行复制。除了 NSs 蛋白，立夫特山谷热病毒的 M 基因还编码产生另一种非结构蛋白，简称 NSm，NSm 也是一种毒力因子，可阻止病毒感染所诱导的细胞凋亡。最近研究还发现，NSs 蛋白可以在受感染细胞的细胞核内形成细丝结构，该细丝结构主要是磷酸化的 NSs 多聚体，细丝结构的形成加强了 NSs 蛋白与染色体的结合，使染色体凝聚和片段隔离，这可能有助于解释立夫特山谷热病毒可以导致受感染动物发生流产和胎儿畸形的原因。

该病毒对脂溶剂如乙醚、脱氧胆酸盐等敏感，固定在丙酮中于-30℃条件下过夜，0.25%甲醛4℃以下3日，露光条件的亚甲蓝中，以及 pH 值低于6.8以下，均可使之灭活。病毒在4℃条件下可保存数月，在-20℃条件下可长期保存，在56℃ 3小时后，血清中的病毒可恢复活力。

【流行病学】

一、传染源

多种家畜如绵羊、山羊、牛、水牛、骆驼等可感染立夫特山谷热病毒，为主要传染源。

二、传播途径

人感染立夫特山谷热主要是通过直接接触感染动物的组织、血液、分泌物和排泄物或食用未煮熟的肉、奶等引起，这种接触可发生在饲养或屠宰受染动物的过程中，或可能由生饮牛奶引起，或者通过伊蚊、库蚊、按蚊和其他很多蚊种叮咬而传播，但以伊蚊为主。该病毒可通过皮肤破损处或伤口感染，或吸入气溶胶感染，实验人员也可能由于吸入此气溶胶（由含病毒的血液形成）而致病，但很少见，尚未见人群间传播的报道。

立夫特山谷热病毒的主要媒介为伊蚊，如刺扰伊蚊（Aedes vexans）、赭曲霉伊蚊属（*Aedes ochraceus*）及 Aedes Dalzieli。在非洲东部和非洲南部，该病毒主要从家畜、人及蚊子体内分离得到，因而其传播方式为蚊子-脊椎动物的水平传播或蚊子-蚊子之间的垂直传播。在流行期间，其他种属的蚊子也可成为媒介。已从西非不同国家的蚊子、人及蝙蝠体内分离得到立夫特山谷热病毒。研究结果表明，在西非白蛉也能传播该病毒，病毒可经蚊卵传播，孑孓可直接感染病毒。由于在干燥的条件下蚊卵可在自然界中存活数年之久，因而该病毒可在自然界长期存在。当雨季到来，蚊卵孵育成孑孓，再发育至成蚊，随着蚊子的大量繁殖，该病毒可在动物之间大范围传播，从而导致疾病的暴发流行。在自然疫源地，病毒通过染有病毒的蚊子叮咬在动物之间传播。许多种属蚊子均可作为传播该病毒的媒介，但在不同地区，传播该病毒的优势种群不同，且不同种属的蚊子在该病毒的长期传播过程中起着不同的作用。

三、易感人群

人对立夫特山谷热病毒普遍易感，任何年龄均可感染发病，但儿童发病较少，男性多于女性。动物养殖和屠宰人员、兽医等均属高危人群。

四、地理和时间分布

立夫特山谷热主要分布于东部和南部非洲的肯尼亚、津巴布韦、赞比亚、纳尼比亚、索马里等国家，埃及、沙特阿拉伯、也门亦有本病报道。本病一年四季均可流行，季节分布主要与媒介的活动有关。该病的流行常周期性地发生，在暴雨引起的洪水自然消退之后，雨水使该病毒最初的媒介及宿主的大量繁殖成为可能，带有高滴度病毒血症的动物再将病毒传至其他媒介且病毒随之大量繁殖，之后家畜大量受到感染，人也随之发病。

立夫特山谷热虽因1930年在肯尼亚立夫特山谷的一次暴发流行中首次分离到其病毒而得名，但该病早在20世纪早期就在该地流行，之后一直在次撒哈拉非洲流行。1977—1978年埃及的第1次暴发流行期间，共有18 000人患病，死亡598人，大部分受染的母羊流产及羊羔死亡。1997—1998年发生在东部非洲的大流行主要在肯尼亚（主要发生在该国东北、东部、中部及立夫特山谷）、索马里南部及坦桑尼亚北部，患者因出血热死亡及家畜流产在周边国家也有报道。据统计，在此流行中肯尼亚死亡人数在350～400人之间，主要集中在该国东北部，而索马里共死亡80人，集中在索马里南部。2000年9月10日，位于亚特兰大的美国 CDC 实验室，确证了从沙特阿拉伯送来的试样中含立夫特山谷热病毒。到9月23日为止，沙特阿拉伯共有立夫特山谷热可疑病例160人，其中33人死亡；也门已出现急性出血热症状的病例134人，死亡31人。而到10月2日，也门的可疑病例已上升为321人，受感染者的平均年龄为36.5岁(2个月至90岁)。

【发病机制与病理改变】

一、发病机制

立夫特山谷热的发病机制尚未完全阐明。病毒进入机体后,首先在侵入的局部组织中复制,通过淋巴系统转移至局部淋巴结进一步复制;继而进入血循环形成病毒血症,一般持续4～7日,出现发热等感染中毒症状,并可引起多脏器局灶性感染,以肝脏受累为著。动物实验证明,各器官病变部位和病毒复制部位相一致,病毒对细胞的损伤可能通过溶解效应所致。此外还可能与免疫损伤有关。

血管炎和肝坏死是导致出血的关键性病变。严重的病毒血症和来自肝脏及其他受染细胞的广泛坏死导致促凝物质释放,终末毛细血管内皮细胞受损,纤维蛋白沉着,纤维蛋白降解产物增加,促进血小板聚集、消耗,引起DIC。肾小球毛细血管和近曲小管内可出现纤维蛋白沉着,尿中出现红细胞、白细胞、管型,可以出现少尿甚至肾衰竭。

二、病理改变

皮肤、皮下组织和内脏器官表面浆膜广泛出血。肝脏中度肿大,有广泛坏死灶,并可融合成大片坏死,镜下可见肝细胞灶性坏死,可相互融合,病变广泛,多见于肝中带,肝细胞内可见嗜酸性变。脾脏充血肿大,包膜下出血,滤泡中淋巴细胞减少。肾皮质可见充血和点状出血,肾实质可见出血和肾小球毛细血管纤维蛋白沉着,以肾小管病变为著。肾上腺肿大、皮质点状出血。脑组织和脑膜呈灶性细胞变性与炎症浸润。

【临床表现】

一、人立夫特山谷热

人对本病普遍易感,但患病者主要见于动物饲养员、兽医、实验室人员等。该病潜伏期为2～6日。起始时为感冒样症状,突发高热、头痛、肌痛及背痛。其中一些患者可发展为颈项强直、畏光及呕吐,病程早期易误诊为脑膜炎。一般情况下这些症状常持续4～7日,此后可检测到特异性IgM、IgG抗体,此时血液中的病毒消失。大部分患者症状较轻,但其中少部分可发展为严重病症,主要表现为眼疾、脑脊髓膜炎或出血热,其中眼疾的发生率约为0.5%～2%,脑脊髓膜炎和出血热综合征的发生率不足1%。眼疾及脑脊髓膜炎常发生在起病后1～3周,主要特征为视网膜损伤,如损害到视网膜黄斑,将导致部分视力永久受损。一般情况下,仅有眼疾及脑脊髓膜炎的患者病死率极低。此病也可发展为出血热,一般在发病后2～4日,患者表现为严重的肝病症状,黄疸及出血症状,如呕血、便血、进行性紫红色皮疹(由皮肤出血所致)、牙龈出血。具有出血热综合征患者的病毒血症常持续10日以上,这种进展性出血热患者的病死率近50%。

在肯尼亚暴发的疫情中,立夫特山谷热呈现特有的临床症状,除发热、不适、头痛等非特异性表现外,还表现出大关节如肘关节、膝关节或肩关节的疼痛、恶心、呕吐、中上腹部疼痛,以及肝脏大、黄疸、谵妄等特殊表现。2006年的一项研究发现立夫特山谷热病毒可以经过垂直传播的方式,从感染的母亲传给胎儿。在2007—2008年苏丹地区的暴发疫情中,发现由立夫特山谷热引起的早产儿体内的立夫特山谷热病毒IgM抗体呈阳性,且有皮疹和肝脾大。

二、家畜立夫特山谷热

立夫特山谷热病毒可以感染许多动物,包括山羊、绵羊、奶牛、骆驼、水牛等。上述动物染病后的表现主要有发热、肝炎、流产以及死亡,其中流产是最重要的表现,饲养员可能首先注意到该现象。具体症状则根据动物种类和年龄的不同而略有差异。绵羊感染后一般会出现发热,体温高达41～42℃。新生绵羊或绵羊幼崽通常在发病36～48小时后死亡,病死率可接近95%,而2周至3月龄的绵羊则表现为轻微症状。而对于怀孕母羊,流产则为普遍现象,发生率从5%～100%不等,其中20%发生流产的怀孕母羊死亡。超过3月龄的绵羊以及成年绵羊则仅有轻微的呕吐症状,但是这类动物可能还有血性腹泻、鼻部的血脓性分泌物、黄疸等症状,病死率一般在20%～30%左右。成年山羊的症状则比较轻微,但流产的发生率较高,可以高达80%,病死率一般比较低。牛感染后一般表现为急性症状,主要有发热、腹泻、呼吸困难等,病死率从10%～70%不等,流产可能是其唯一的表现,牛的病死率一般较低,通常在10%～15%左右。受感染动物还可以表现出其他症状，如结膜充血、鼻部有分泌物、疲乏及产奶量减少。与人类感染的情况一样，该病毒为嗜肝性，肝内的病毒复制可以引起大面积的肝组织坏死。

【实验室检查】

一、一般检查

（一）血常规

病程1～2日白细胞可正常或轻度增高，伴中性粒细胞增多，继而白细胞下降，可达$2\times 10^9/L$以下。血小板减少，凝血时间、凝血酶原时间及凝血酶时间均延长，凝血因子Ⅱ、Ⅴ、Ⅶ、Ⅸ显著减少，纤维蛋白原减少，血纤维蛋白降解产物增多。

（二）尿常规

可见少量尿蛋白、红细胞、管型。

（三）肾功能

血肌酐、尿素氮增高。

（四）肝生化

血清ALT、AST均可增高，可伴T. Bil增高。

（五）脑脊液

压力增高，蛋白轻度增高，细胞数增加，以淋巴细胞为主，糖和氯化物正常。

二、血清学检查

（一）血清特异性IgM抗体检测

多采用IgM捕获ELISA法检测。一般情况下，病程第5日即可检出IgM抗体，可持续2个月。

（二）血清特异性IgG抗体

采用ELISA、空斑减少中和试验（PRNT）等方法检测。一般情况下，病程1周后出现IgG抗体。

（三）病原学检查

立夫特山谷热病毒对农场人员、兽医、屠宰工、以及处理感染标本的实验室人员等具有高度的生物危险性，因此国际公众卫生健康机构在欧洲将之归类为生物安全等级3级（BSL-3），而在美国归类为BSL-4等级。

1. 病毒抗原检测　多采用ELISA法检测。动物试验表明，恒河猴感染后第1～2日即可检到特异性病毒抗原。

2. 核酸检测　采用RT-PCR等核酸扩增方法检测，病程4日内在多数患者的血清中可检测到病毒核酸。此外，一种称为“实时反转录-环-介导的恒温扩增反应（real-time reverse transcription-loop-mediated isothermal amplification assay, RT-LAMP）”的技术方法特别适用于非实验室条件下对立夫特山谷热病毒进行检测。RT-LAMP的优势在于除了与实时PCR方法有着类似的敏感性和特异性外，它的成本更低，而且比传统的PCR方法检测速度更快，且可以用肉眼评价检测结果，因此特别适用于疫区现场的快诊检测。

3. 病毒分离　可采集发病4日内患者血清标本，用Vero、BHK-21和C6/36等敏感细胞进行病毒分离。

【诊断及鉴别诊断】

一、诊断依据

（一）流行病学资料

生活在立夫特山谷热流行地区或到疫区旅行，有患病动物接触史或蚊虫叮咬史。

（二）临床表现

发热（常为双相热）、头痛、乏力、肌肉关节疼痛，部分病例可表现为多系统受累。

（三）实验室检查

主要包括以下指标：①病毒抗原阳性；②血清特异性IgM抗体阳性；③恢复期血清特异性IgG抗体滴度比急性期增高4倍以上；④从患者标本中检出立夫特山谷热病毒RNA；⑤从患者标本中分离到立夫特山谷热病毒。

二、诊断

（一）疑似病例

具有流行病学史和临床表现。

（二）确诊病例

疑似或临床诊断基础上具备诊断依据中实验室检查任一项者。

三、鉴别诊断

需要与流感、乙型脑炎、病毒性肝炎、布鲁司菌病、Q热、其他各种病毒性出血热等鉴别。

（一）流行性感冒

全身中毒症状明显，表现为高热、头痛、全身酸痛，呼吸道症状较轻，高热持续2～3日后缓解，呈双峰热，确诊需病毒分离或血清学检查。

（二）乙型脑炎

夏秋季流行，有疫区蚊虫叮咬史，临床上以高热、意识障碍、抽搐、呼吸衰竭和脑膜刺激征为主要表现。一般无肝损伤和出血症状。

（三）病毒性肝炎

急性病毒性肝炎如甲型肝炎病初可有畏寒、发热，体温38℃左右，伴有全身乏力、食欲不佳、厌油、恶心、呕吐和上腹胀不适及肝功能的明显异常。重型肝炎有出血倾向、肝性脑病，意识障碍，但无DIC出血表现。若为急性病毒性肝炎，其肝炎病毒标志物检测可资鉴别。

【治疗与预防】

本病无特效药物治疗，大多数立夫特山谷热为轻症病例且病程较短，无需特别治疗，对重症病例主要是对症和支持治疗。

一、对症和支持治疗

（一）高热

给予物理降温，也可使用小剂量解热镇痛药，避免大量出汗。

（二）呕吐

可予甲氧氯普胺、维生素B_6。

（三）出血

确认DIC时可早期用肝素治疗。一般出血可用酚磺乙胺（止血敏）、维生素C等，同时酌情补充血容量，输注血浆、白蛋白、全血、纤维蛋白原、血小板等。

（四）肝损伤

可予保肝、退黄、营养支持治疗，如选用甘草酸制剂等。

（五）颅内高压

密切观察生命体征、呼吸节律、瞳孔等变化，给予20%甘露醇（1～2g/kg）快速静脉点滴脱水，每日2～6次。

（六）肾衰竭

少尿、无尿、高血钾等积极行血液透析治疗，同时注意维持水、电解质、酸碱平衡。

二、抗病毒治疗

利巴韦林在动物实验和细胞培养中有抗立夫特山谷热病毒作用，可考虑早期试用。

三、疫苗

目前已有活疫苗、减毒活疫苗及灭活疫苗用于动物免疫。活疫苗只需接种一次即可保持长时间的免疫力，但现阶段使用的活疫苗，如出现不良反应，可导致怀孕动物流产。灭活疫苗虽不产生这些不良反应，但需多次接种。已研制成功一种用于人体的灭活疫苗，实验表明免疫后接触立夫特山谷热病毒能有效保护兽医及实验人员。长期的动物免疫接种计划能预防立夫特山谷热。对家畜实行免疫，控制该病毒在家畜之间、家畜-媒介之间的传播，最大限度地减少病毒来源，尽可能地控制传染源。同时，减少、消除蚊子的孳生地，控制蚊子的繁殖，均能有效控制其流行。在疾病暴发期间，与受感染动物及患者接触可能被感染。在处理感染动物及其组织时，应穿戴手套和其他必要的防护服装。照顾患者或有染疫嫌疑的人时，尤其在获取某些生物试样时要有防护措施。护理住院患者应有隔离措施。实验室工作人员必须经过相应的训练，且实验室应有相应的处理设施方可处理可疑的人和动物的试样。预防媒介蚊子的叮咬、消灭蚊子是减少受感染机会的最好方法。穿着长袖衬衫、长裤，使用蚊帐及杀虫剂。在媒介蚊子叮咬高峰期间，避免和减少户外活动。掌握媒介生物种群的消长情况，监测日气变化，及时预报此病暴发流行的可能，并及时采取有效的措施控制该病的暴发。卫星遥感技术的发展已使人们能对部分感染病的发生进行预测，尤其是某些虫媒传播的疾病。

Ⅴ　马尔堡病毒出血热

马尔堡出血热是由马尔堡病毒（Marburg virus，MBGV）引起的一种自然疫源性感染病。临床上以发热、头痛、腹痛、腹泻、休克、出血和多器官功能障碍等为主要表现。本病曾于2004年10月至2005年7月在非洲的安哥拉、刚果及肯尼亚等国发生流行。本病的传染性强，病情发展较快而重，病死率可高达90%。为此，WHO发出警报称“马尔堡病毒是迄今为止最具有致命性的病毒之一”。

【病原学】

马尔堡病毒属丝状病毒科（*Filoviridae*）丝状病毒属（*Filovims*），在形态上与弹状病毒颗粒极为相似，但长度却超出很多。电镜下病毒体呈多形性，表现极长的丝状，有时可现分枝状或环状。病毒体长度有较大出入，一般 300 ~ 1500nm，平均 970nm，但也有长达 14 000nm 者。但其直径较为一致，约 80 ~ 100nm。病毒体表面上可见到间隔 10nm、长 7nm 的棘状突出物。

马尔堡病毒的基因组为单股负链非节段 RNA，长约 19kb，编码 7 种病毒蛋白，包括核蛋白（nucleoprotein，NP）、病毒蛋白（viral protein，VP）35、VP40、糖蛋白（glycoprotein，GP）、VP30、VP24 以及 RNA 依赖的 RNA 聚合酶。马尔堡病毒包膜上含有特异的糖蛋白，可与人体细胞表面的特异性受体结合而进入细胞内进行复制。该病毒可在多种组织细胞中生长、复制，包括恒河猴肾细胞、人羊膜细胞和鸡胚成纤维细胞等原代细胞，以及人宫颈癌细胞系细胞（HeLa cell）、非洲绿猴肾细胞、幼地鼠肾异倍体细胞等传代细胞。在细胞培养中，马尔堡病毒的复制对宿主细胞可造成损害，形成空斑病变。马尔堡病毒对人类有极强的感染性和致病力。马尔堡病毒对热有中度抵抗力，56℃ 30 分钟不能完全灭活，但 60℃ 1 小时可使其感染性丧失。在室温及 4℃ 下存放 35 日，其感染性基本不变，-70℃ 可以长期保存。一定剂量的紫外线、γ 射线、脂溶剂、β-丙烯内酯、次氯酸及酚类等均可将其灭活。

【流行病学】

一、传染源

患者和受感染动物是本病的主要传染源。马尔堡病毒可从患病的猴子传染给人类，但是目前仍然未查明该病毒在自然界的主要宿主。因为猴子受感染后比人类更易发病、死亡。1967 年在马尔堡首次暴发的传染源系进口至德国和前南斯拉夫的乌干达绿猴，但在此后对多种品种的猴子进行实验性感染后，均即罹患严重疾病而死亡，因而推断这些动物并非病毒的自然宿主。研究人员已对数百种动物进行了检测，企图寻找那些可长期携带马尔堡病毒的动物宿主。然而，至今尚未能确定该病毒的真正自然储存宿主。

二、传播途径

自然界病毒储存宿主的传播感染方式尚属未知，猴与人的续发传播则是在偶然的条件下发生的，而与患者密切的接触是造成该病毒人与人之间传播的主要途径。接触含有高浓度病毒的血液或其他体液（粪便、呕吐物、尿、唾液和呼吸道分泌物）极易造成感染，患者的皮肤和汗腺中往往含有高浓度的病毒，因而可知汗液也可以导致感染的传播。在马尔堡出血热病后的 1 ~ 3 个月，恢复期患者的分泌物中仍可分离到病毒，受感染甚至可在临床痊愈 7 周之后，通过精液传播给性伴侣。呼吸道的传播不能够排除或证实，是否存在气溶胶式的传播尚未确定。此外，调查显示在疾病潜伏期很少会发生传播。

三、易感人群

人群对马尔堡出血热普遍易感。以往大部分患者都是成人，5 岁以下的儿童患者仅占 10% 左右。然而，2004 年 10 月本病暴发于安哥拉时，儿童发病占了 75%，且儿童的病死率较高。通常在感染 2 周后可产生中和抗体，从而获得免疫力，但能持续多长时间尚不清楚。高危人群为经常接触感染动物及患者尸体的人员，以及密切接触患者的亲属和医护人员。发病无明显季节性。曾在饲养非洲绿猴和黑猩猩的工作人员体内测出病毒抗体，但这些人员未曾发病，说明可能存在隐性感染者。1985—1987 年在加蓬、喀麦隆、中非共和国、乍得、刚果、赤道几内亚等几个中部非洲国家对人群随机抽取血液进行检测，发现抗马尔堡病毒抗体的阳性率为 0. 39%。

四、流行特征

根据以往历次的疫情发作，均认为马尔堡病毒分布在非洲中部及东部国家，但近年疫情却发生在非洲西海岸的安哥拉，打破了以往地理分布的概念。应该说，在未明确马尔堡病毒的自然界储存宿主之前，其地理分布特征只能大致的划分到非洲大陆，而无法进一步的定位。本病全年均可发病，无明显的季节性。

迄今为止，全世界范围内共发生过三次马尔堡出血热的流行。第一次为 1967 年的欧洲，当时在德国马尔堡、法兰克福及前南斯拉夫贝尔格莱德，几家疫苗实验室的工作人员在实验中接触一批来自乌干达的非洲绿猴后，同时出现严重出血热症状，有 31 人发病，其中 7 人死亡。从患者的血液和组织细胞中分离出一种新病毒，并根据发现地点命名为马尔堡病毒，其所致疾病称为马尔堡出血热。第二次流行为 1998—2000 年的刚果民主共和国，共造成 149 人感染，123 人死亡。第三次流行为 2004 年 10 月至 2005 年 4 月，安哥拉的威热省共报告了 231 例病例，其中 210 例死亡，这是迄今为止最大的一次暴发，病死率高达 91%，且系首次发生在城市。

【发病机制及病理改变】

马尔堡病毒感染的发病机制有两大突出的特点：一是急性期患者有高滴度的病毒血症，二是缺乏免疫（抗体）应答，用血清学方法难以查到特异性抗体。从理论上分析，用恢复期血清应该并不能有效地中和病毒，这与 2003 年春发生在我国流行的 SARS 不尽相同。一般病毒通过感染血液中的单核细胞在体内扩散，并很快在血管内皮和肝脏库普弗（Kupffer）细胞中大量增殖。血管内皮细胞被破坏后形成渗出、血管阻塞、血栓形成及出血。病毒可侵犯所有器官，但以肝、脾受累最重，可发生严重的退行性病变和功能衰竭。单核-吞噬细胞系统受到刺激后，分泌产生大量的细胞因子（如 TNF-α），从而造成血管通透性增加、凝血以及在疾病的晚期出现休克综合征。

病毒感染宿主细胞后既可以导致细胞的直接损伤，也可以通过与机体免疫系统相互作用导致细胞的间接损伤。直接损伤的机制是病毒和细胞表面的特异性受体结合，进入细胞内复制，通过病毒蛋白的毒性作用导致细胞凋亡。病毒间接损伤的机制包括：①病毒由入侵部位扩散至各系统，从而抑制机体固有免疫应答，包括树突状细胞和吞噬细胞对 IFN-γ 的应答；②由于病毒感染，影响了体液的免疫反应；③在整个感染过程中产生大量淋巴细胞凋亡，导致免疫抑制；④受感染的吞噬细胞产生多种介质，特别是细胞因子和趋化因子的释放导致血管功能失调、低血压，引发 DIC 和多器官功能障碍。

人类马尔堡出血热的病理变化为组织器官的灶性坏死和出血，而无明显的炎性反应。除横纹肌、肺和骨骼之外，几乎所有的器官均可受累，其中肝、肾、淋巴组织受累最严重，脑、心、脾和内分泌腺体次之。肝、脾大，脾切面不见滤泡，髓质呈粥糊样。肝脏极易破碎，大体标本切开时有多量血液流出。在显微镜下观察，脾明显充血，在红色脾髓中，单核-吞噬细胞系统部分增生，有大量吞噬细胞。红髓的坏死伴随淋巴组织的破坏，脾小体内的淋巴细胞明显减少。肝细胞普遍变性和坏死，常见透明变性。库普弗细胞肿胀凸出，满载细胞残渣和红细胞，窦状隙亦充满碎屑。门静脉间隙内积蓄着单核细胞，但在肝坏死达到高峰时，亦可见肝细胞再生现象。淋巴组织的单核细胞变形。坏死性损坏不仅表现在肝和脾，亦可表现在胰腺、生殖腺、肾上腺、垂体、甲状腺、肾脏和皮肤等处。除了局限性出血和小动脉内膜炎外，肺的损害较轻。神经系统的病变，主要散布在脑神经胶质的各种成分，包括星状细胞、小神经胶质细胞和少突胶质神经细胞都受影响。脑实质中多处可见出血。神经胶质损害可表现为增生（胶质结节和玫瑰花状形成）和变性（固缩和核破裂）。

【临床表现】

马尔堡出血热潜伏期为 3 ~ 9 日，在此期间病毒可能在淋巴结、脾以及各种器官固定组织中的吞噬细胞内复制。起病急骤，往往伴有严重的头痛和极度的乏力、不适感。肌肉酸痛非常常见。通常在发病第 1 日出现高热，体温可以升至 38 ~ 39℃或更高，随后迅速表现为虚弱。大多数患者约在发病第 3 日出现严重水样腹泻、腹痛、抽筋、恶心、呕吐，腹泻可持续 1 周。此阶段患者常面容憔悴、眼睛深陷、表情淡漠以及极度萎靡，面容特征可描述为呈“鬼相”扭曲状。另外，在病程的第 5 日左右，大多数患者出现全身麻疹样斑丘疹，从面部、躯干开始，向四肢散布；3 ~ 4 日后皮肤出现鳞片脱屑皮疹，无痒感。许多患者在 5 ~ 7 日内出现严重出血表现，而且经常是多个部位出血，最常波及胃肠道、肝和齿龈，这在大部分死亡病例的回顾分析中更为常见，出血和口咽部病变常预示致死者的预后。重症可出现持续高热、神经系统症状如嗜睡、脑膜刺激征等，有时也可导致精神错乱、谵妄、抽搐，甚至昏迷等，而中枢神经系统症状的轻重也常常反映个体受病毒感染的强弱。死亡通常发生在症状出现之后8～9日，在此之前除严重失血外，患者也常见休克。本病的急性期一般在15日左右，能够挺过急性期的患者，多半可存活下来，但其恢复较缓慢，常需要数周时间，伴不定时的头痛、胸痛、腹痛和乏力感，有时也伴有关节炎、结膜炎、听力丧失及睾丸炎等。

【诊断及鉴别诊断】

本病的诊断依据流行病学史、临床表现以及实验室检查，确诊有赖病毒抗原检测、病毒分离和病毒核酸检测等。对来自马尔堡出血热疫区或接触过新输入的非洲非人灵长类动物的人员，急骤起病，发热伴头痛、乏力、全身肌肉疼痛等全身中毒症状及出血症状，使用抗生素和抗疟药治疗效果不明显的患者，应高度怀疑为马尔堡出血热。如发现马尔堡病毒的N蛋白抗原阳性，病毒RNA阳性，以及从患者的标本中分离出病毒，即可确诊。

在患病初期，本病并无症状上的特殊性，难以与其他疾病鉴别，而流行病学史在本病的早期诊断上有着其特殊的重要意义。常见的容易混淆的主要有以下几种疾病：①拉沙热：发病缓慢，早期咽、喉痛，晚期脸肿是其特征，可作疑诊鉴别；②疟疾：血涂片找到疟原虫即可诊断，抗疟治疗有效；③伤寒：发病缓慢，肥达试验阳性，血、粪或骨髓培养可见伤寒杆菌，敏感抗生素治疗有效；④其他出血热：靠详细的流行病学调查及病原学检测才能区分。

【实验室检查】

一、一般检查

发病早期即可检测到蛋白尿，转氨酶升高，以AST为主。血中白细胞计数及淋巴细胞减少，中性粒细胞增多，血小板计数减少，伴有反常的血小板凝聚现象。

二、病毒学检查

（一）抗原检测

ELISA法检测血清马尔堡病毒的N蛋白抗原阳性，可用于早期诊断。取皮肤组织进行活组织检查，可应用免疫组织化学法检测马尔堡病毒抗原。

（二）血清抗体检测

应用间接免疫荧光试验、ELISA法等检测抗马尔堡病毒IgM和IgG抗体，一般IgM抗体在发病后第7日出现，持续2～3个月，单份血清IgM抗体阳性即可诊断。检测急性期和恢复期双份血清IgG抗体，滴度增高4倍以上者也可诊断。

（三）病毒核酸检测

RT-PCR和实时（real time）PCR检测血清中的病毒RNA可用于早期诊断。

（四）病毒分离

最有效的方法是取急性期血标本接种于Vero E6细胞培养，而后进行病毒分离。血清、活检组织、尿及咽拭子等标本的收集须在最高安全防护措施的保证下进行，而只有达到生物安全度4级（BSL-4）标准的实验室才能进行马尔堡病毒的分离与鉴定。目前，WHO指定研究马尔堡病毒的实验室有美国疾病控制中心、英国微生物研究所和比利时国立热带医学研究所。

【治疗】

目前尚无特效的治疗，主要以支持治疗为主。首先应尽快明确诊断和隔离患者，给予患者高热量、适量维生素流食或半流食。补充足够的液体和电解质，输液应以等渗液和盐液为主，常用的有平衡盐液和葡萄糖氯化钠溶液等，以保持水、电解质和酸碱平衡。如给早期患者注射恢复期患者的血清，可能有效。同时应积极对并发症进行治疗：有明显出血者应输新鲜血，以提供大量正常功能的血小板和凝血因子。血小板计数明显减少者，应输注血小板。对合并DIC的患者，可予肝素钠等抗凝药物治疗。心功能不全者应用强心药物。少尿者，可按急性肾衰竭处理：限制入液量，应用利尿药，保持电解质和酸碱平衡，必要时采取透析治疗。肝功能受损者可给予护肝治疗。重症患者可酌情给予抗生素以预防感染。

【预防】

目前尚无有效的疫苗可预防马尔堡出血热，控制传染源是预防和控制马尔堡出血热最重要的措施，因此要加强国境卫生检疫，严防本病传入我国。

一、预防性措施

（一）加强输入性马尔堡出血热的监控

检验检疫机构对来自疫区人员应严格采取检疫措施，加强健康申报、体温检测、医学巡查等工作，对发现的可疑病例应当实施隔离等必要措施。对有明确暴露史的应实施 21 日的医学观察，进行留验处理，每日监测体温。并立即通知当地卫生部门开展患者救治和疫情调查处理工作。要加强对入境动物的检疫工作，特别是对从疫区输入的非人灵长类动物要严格检疫。

（二）对疫区旅游者和医务工作人员开展健康宣传教育

前往马尔堡出血热疫区的旅行者应具备基本防病知识，避免密切接触带毒灵长类动物和患者。到疫区卫生保健机构工作的医务人员应全面了解流行情况和防病知识，避免接触灵长类动物，与可疑患者接触时要采取必要的个人防护措施。离开疫区的人在出发后 21 日之内，一旦出现发热性疾病，应立即就医，向医生告知疫区旅行史。

（三）密切关注马尔堡出血热的流行动态

卫生部门和检疫部门要提高警惕，密切注视国外疫情变化，尤其是非洲国家的流行情况，及时掌握疫情的动态信息。

二、疫情控制措施

各级医疗机构一旦发现疑似马尔堡出血热病例后要立即报告当地疾病预防控制中心，使卫生行政和疾控部门尽早掌握疫情并采取必要的防控措施。

（一）病例和接触者管理

对疑似病例及其接触者应就地实行留验医学观察，确诊病例必须在传染病专业医院进行严格隔离治疗，隔离区内采取呼吸防护措施。男性患者性生活时必须戴避孕套，否则应禁止性生活至少 3 个月，直到精子检查无病毒为止。WHO 建议有明确暴露史的旅行者应该按接触者对待，实施 21 日的隔离监测，在此期间每日监测体温，观察可能发生的临床表现，并做适当的实验室检查。

（二）防止医院内感染

主要措施有二：一是加强个人防护。凡是接触、护理染疫动物和患者以及进行疫点处理的工作人员必须穿戴全套防护服和防病毒面罩进行操作。二是对患者的排泄物及污染物品均严格彻底消毒，患者的排泄物、分泌物、血及患者接触过的所有物品以及血液检查用的试验器械、可疑污染场所，都要选择敏感消毒剂进行喷洒、喷雾或熏蒸消毒处理。常用消毒剂有 0.5% 的次氯酸钠溶液、过氧乙酸、甲醛或加去污剂的石炭酸等，其他方法有高压消毒、焚化或煮沸，还可用紫外线做空气消毒。患者死亡后，应尽量减少尸体的搬运和转运，尸体应用密封防漏物品包裹，及时焚烧或就近掩埋。必须转移处理时，也应在密封容器中进行。需作尸体解剖时，应严格实施消毒隔离措施。患者使用过的衣物应进行蒸气消毒或焚化。

（三）加强实验室生物安全

所有涉及马尔堡病毒活病毒的操作必须在 BSL-4 级实验室中进行。实验室检验应在生物安全柜内进行，如果没有生物安全三级以上的试验条件，则尽可能减少检验次数，操作时做好个人防护。

（四）流行病学调查

该病的潜伏期可短至 3 日，因此必须迅速开展接触者追踪调查。凡在患者传染期内可能密切接触的所有人员都应进行隔离观察：每日测量两次体温，直至最后一次接触 3 周后，一旦体温高于 38.3℃，则应立即进行隔离治疗。所有与患者接触的动物都应进行登记、追踪、隔离、观察。

（五）开展公众宣传教育，正确预防，减少恐慌，积极、广泛地宣传马尔堡出血热的防治知识，避免疫情发生后引起不必要的社会恐慌。使公众正确对待事件的发生，及时、有效地采取预防手段。

Ⅵ　埃博拉病毒出血热

埃博拉病毒（Ebolavirus，EBOV）是引起人类和灵长类动物发生烈性传染病埃博拉出血热的病原体。埃博拉出血热于 1976 年首先在中非国家苏丹发现，疫情的暴发导致 284 人感染，其中 151 人死亡。几乎与此同时，埃博拉出血热在刚果流行，导致 318 人感染，其中 280 人死亡，病死率高达 88%。2009 年在菲律宾人们发现埃博拉病毒可以在家猪中传播。由于该病毒能以气溶胶的形式传播，且可作为生物武器，埃博拉出血热已经被列为 A 类生物恐怖威胁（图 12-41-1）。

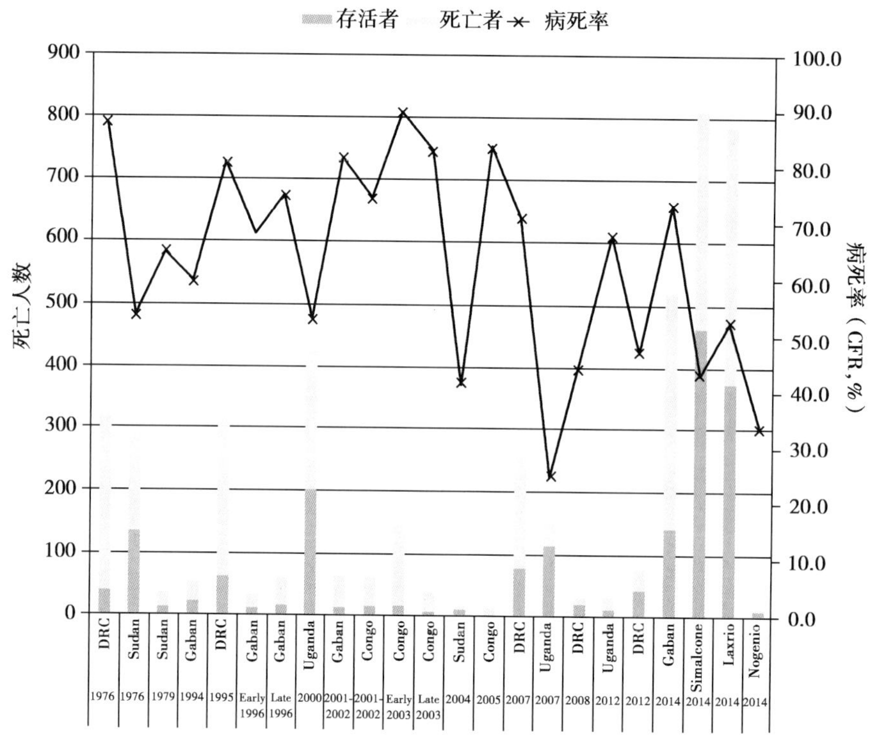

图 12-41-1　埃博拉出血热病例数及其病死率

【病原学】

根据发现地点的不同，将目前所发现的埃博拉病毒分为 4 个亚型：苏丹埃博拉病毒（Sudan Ebolavirus，SEBOV）、扎伊尔埃博拉病毒（Zaire Ebolavirus，ZEBOV）、莱斯顿埃博拉病毒（Reston Ebolavirus，REBOV）和科特迪瓦埃博拉病毒（Côte-Ivorie Ebolavirus，CEBOV）。不同亚型病毒的毒力不尽相同，其对人的毒力强弱比较为：ZEBOV>SEBOV>CEBOV>REBOV。目前的研究主要集中于 ZEBOV 和 SEBOV。

埃博拉病毒属于丝状病毒科（*Filoviridae*），同科的马尔堡病毒（Marburg virus，MARV）、扎伊尔埃博拉病毒和苏丹埃博拉病毒是当今病毒出血热的三大元凶。埃博拉病毒的基因组是一条无节段反义单链的 RNA，长约 19kb，编码 7 种蛋白，包括 4 种结构蛋白——包膜糖蛋白（glycoprotein，GP）、核衣壳蛋白（nucleoprotein，NP）、病毒蛋白（viral protein，VP）VP24 和 VP40；两种非结构蛋白 VP30 和 VP35；以及病毒聚合酶 L（图 12-41-2）。每种产物均由各自独立的 mRNA 所编码，其中 VP40、GP 和 VP24 与病毒的膜结构有关。NP 为病毒的核衣壳蛋白；VP30 为病毒非结构蛋白，与病毒的转录过程有关；L 是一种依赖 RNA 的 RNA 聚合酶；VP35 不仅在 RNA 的合成中起到不可替代的作用，而且还可以抑制 Ⅰ 型干扰素；GP 分为 1 个分泌型的小蛋白 sGP 和一个全长的跨膜 GP；VP24 为小型膜蛋白；VP40 则是与毒粒内膜相关的基质蛋白。研究表明，正是后三种与膜相偶联的蛋白（GP、VP24 和 VP40），在埃博拉病毒的毒粒装配、出芽以及致病过程中起到了比较关键的作用。

在埃博拉病毒的感染过程中，GP 和 sGP 作用于不同的靶细胞。GP 结合于内皮细胞，首先利用其跨膜形式将埃博拉病毒锚定于靶细胞如单核-吞噬细胞，然后将病毒组分传递给这些细胞，刺激靶细胞释放促炎因子 IL-1β、TNF-α、IL-6 及趋化因子 IL-8 等；这些细胞因子作用于内皮细胞，可破坏血管完整性，引起出血。sGP 与 GP 不同，其靶细胞是中性粒细胞，通过 CD16b（即中性粒细胞 FCD 受体Ⅲ的特殊形式）直接或间接地结合于中性粒细胞。sGP 可改变 FcγRⅢB 和 CR3 之间的相互作用，从而抑制中性粒细胞早期对病毒的清除作用。GP 在人内皮细胞表达后可引起细胞本身圆缩和脱落，在埃博拉病毒的 7 种基因产物中仅 GP 有此作用。GP 可以选择性地降低细胞表面与细胞黏附和免疫功能相关的大分子的表达，而且 GP 还可显著性地降低 αvβ3 的水平，但

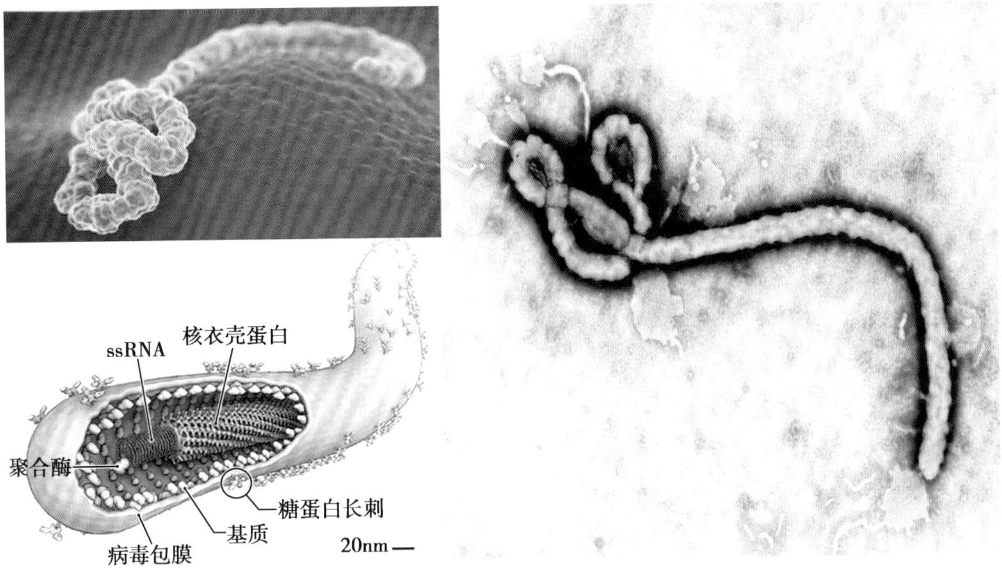

图 12-41-2　埃博拉病毒的结构示意图

对 α2β1 无影响,从而导致细胞的脱落死亡。GP 还可降低细胞表面可被免疫细胞改变识别作用的 HLA-Ⅰ类分子的表达,该作用取决于与 GP 细胞毒性相关的黏蛋白区域。因此,GP 通过选择性地改变细胞某些蛋白的表达,使细胞发生损伤,造成病毒免疫逃逸。

【流行病学】

一、传染源

感染埃博拉病毒的人和非人灵长类均可为本病传染源。埃博拉病毒的自然宿主迄今尚未确定,研究表明蝙蝠可能是其潜在自然宿主之一。法国学者于 2001—2003 年间在暴发过埃博拉出血热疫情的加蓬和刚果两国捕捉了上千只不同的动物,其中包括 679 只不同种类的蝙蝠,222 只鸟类和 129 只松鼠等小哺乳动物。通过检测,研究人员在 3 种近 29 只蝙蝠的体内(包括血液、肝脏及脾脏中)发现了感染过埃博拉病毒的痕迹,但这些蝙蝠却都没有出现埃博拉出血热的症状,他们推测蝙蝠具有成为埃博拉病毒自然宿主的条件。目前认为埃博拉病毒宿主也可能为某些啮齿类动物或鸟类。从中非共和国的 2 种啮齿类动物的器官中检测到了与扎伊尔埃博拉病毒的 GP 和 L 相同的序列,说明埃博拉病毒与非洲动物种群可能有着共同的进化历史。另一方面,埃博拉病毒入侵的生化途径及病毒的蛋白质外壳与多种鸟类的反转录病毒非常相似,这提示鸟类可能是埃博拉病毒的天然宿主,或鸟类反转录病毒与埃博拉病毒有着相同的祖先,但鸟类是否传染埃博拉病毒还未能确定。

二、传播途径

(一) 接触传播

接触传播是本病最主要的传播途径。患者或动物的血液及其他体液如呕吐物、分泌物、排泄物(尿、粪便)等均具有高度的传染性,可以通过接触患者和亚临床感染者(特别是血液、排泄物及其他污染物)而感染。患者自急性期至死亡前血液中均可维持很高的病毒含量,医护人员在治疗、护理患者时,或处理患者尸体过程中容易受到感染,患者的转诊还可造成医院之间的传播。医院内传播是导致埃博拉出血热暴发流行的重要因素。

(二) 气溶胶传播

吸入感染性的分泌物、排泄物等也可造成感染。1995 年曾有学者报道用恒河猴、猕猴作为感染埃博拉病毒实验动物,含有感染动物分泌物、排泄物的飞沫通过空气传染了正常猴,证实了气溶胶在埃博拉病毒传播中的作用。

(三) 其他医源性感染

以往使用未经消毒的注射器是该病的重要传播途径。1976 年扎伊尔一位疑诊为疟疾的患者,在接受注射治疗后 1 周内,数位在该院住院接受注射治疗的患者感染了埃博拉出血热而死亡。

(四) 性传播

在一埃博拉出血热患者发病后第 39 日和第

61 日,甚至第 101 日的精液中均检测到 EBOV,故存在性传播的可能性。

三、易感人群

人类对埃博拉病毒普遍易感。发病主要集中在成年人,主要与成年人和患者接触机会多有关。尚无资料表明不同性别间存在发病差异。长期观察发现,埃博拉出血热发病无明显的季节性。

【发病机制及病理改变】

目前对于埃博拉病毒在人体内的发病机制及病理改变的研究不多,部分原因是由于该病发生的地理局限性,大部分研究是通过病毒感染豚鼠或小鼠的方式,但啮齿类动物首次感染从灵长类动物体内分离到的病毒后一般不发生典型的严重疾病,因此推测病毒需要进行逐渐的适应,从而产生均一的致命感染。但啮齿类动物的发病机制与灵长类及人类仍有不同。病毒进入机体后,可能在局部淋巴结首先感染单核-吞噬细胞系统(mononuclear phagocyte-system, MPS),包括单核细胞和吞噬细胞等。一些感染的 MPS 细胞转移到其他组织,当病毒释放到淋巴或血液中,可以引起肝脏、脾脏以及全身固定的或移动的吞噬细胞感染。从 MPS 细胞释放的病毒可以感染相邻的细胞,包括肝细胞、肾上腺上皮细胞和成纤维细胞等。感染的 MPS 细胞同时被激活,释放大量的细胞因子和趋化因子,如 IFN、IL-2、IL-6、IL-8、IL-10、IP-10、RANTES、TNF-α、MCP-1 等。上述细胞活性物质可增加血管内皮细胞的通透性,诱导表达内皮细胞表面黏附和促凝因子,以及组织破坏后血管壁胶原暴露,释放组织因子等,最终导致 DIC。埃博拉出血热的一个显著特点是抑制宿主的免疫反应,在感染晚期可发生脾脏、胸腺和淋巴结等大量淋巴细胞凋亡,患者经常尚未出现有效的免疫反应即已死亡,甚至在幸存者的恢复期也检测不到病毒的中和抗体。大量淋巴细胞发生凋亡的机制仍不清楚,但推测多个不同的细胞信号通路可能参与了该过程,包括 TNF 相关的凋亡诱导配体(TRAIL)和 Fas 死亡受体通路,此外,树突状细胞功能的损伤、大量可溶性活性介质(如 NO)亦参与其中,甚至病毒蛋白可能直接导致淋巴细胞死亡,见图 12-41-3。

埃博拉病毒出血热可以导致机体的凝血和纤溶机制障碍,主要表现为皮肤的瘀点、瘀斑、黏膜出血、血管充血,以及静脉穿刺处出血。然而,大量失血并不常见,且发生时多局限在胃肠道,失血量也不足以导致死亡。此外,凝血和纤溶障碍还表现为血小板的减少、凝血因子的耗尽,以及纤溶产物的增加。多项研究证实埃博拉出血热最终可引起机体发生弥散性血管内凝血。目前普遍认为埃博拉病毒对抗原提呈细胞的感染和激活在疾病的发展过程中发挥了重要作用,其分泌的促炎因子、趋化因子及其他介质导致血管功能和凝血系统功能障碍,最终导致多器官衰竭和死亡。

本病的主要病理改变是皮肤、黏膜、脏器的出血,在很多器官可以见到灶性坏死,但以肝脏、淋巴组织最为严重。肝细胞点灶样坏死是本病最显著的特点,可见小包涵体和凋亡小体。

【临床表现】

患者感染后潜伏期为 2 ~ 21 日,一般为 5 ~ 12 日。感染埃博拉病毒后可不发病或呈轻型,非重病患者发病后 2 周逐渐恢复。起病急,临床表现为高热、畏寒、头痛、肌痛、恶心、结膜充血及相对缓脉。2 ~ 3 日后可有呕吐、腹痛、腹泻、血便等表现,半数患者有咽痛及咳嗽。病后 4 ~ 5 日进入极期,患者可出现神志的改变,如谵妄、嗜睡等,重症患者在发病数日可出现咯血,鼻、口腔、结膜下、胃肠道、阴道及皮肤出血或血尿,第 10 日为出血高峰,50% 以上的患者出现严重的出血,并可因出血、肝肾衰竭及致死性并发症而死亡。90% 的死亡患者在发病后 12 日内死亡(7 ~ 14 日)。患者最显著的表现为低血压、休克和面部水肿,还可出现弥散性血管内凝血、电解质和酸碱的平衡失调等。出血表现可以非常严重,但仅仅在不足一半的患者中出现。急性期并发症有心肌炎、细菌性肺炎等。由于病毒持续存在于精液中,也可引起睾丸炎、睾丸萎缩等迟发症。在病程第 5 ~ 7 日可出现麻疹样皮疹,以肩部、手心和脚掌多见,数日后消退并脱屑,部分患者可较长期地留有皮肤的改变。

对于非致死性病例,患者经历了多日的发热后,通常在 6 ~ 11 日逐渐好转,此时患者体内出现体液免疫反应,血清中可检出特异性的 IgM 和 IgG 抗体。而炎症反应的指标(IL-6、TNF-α 等)亦增高。恢复期一般较长,通常遗留有脊髓炎、复发性肝炎、葡萄膜炎、精神障碍等后遗症。孕妇发生流产的危险性增高,婴幼儿病死率很高,其原因可能是患病的母亲通过哺乳、亲密接触等方式传染给自己的孩子。

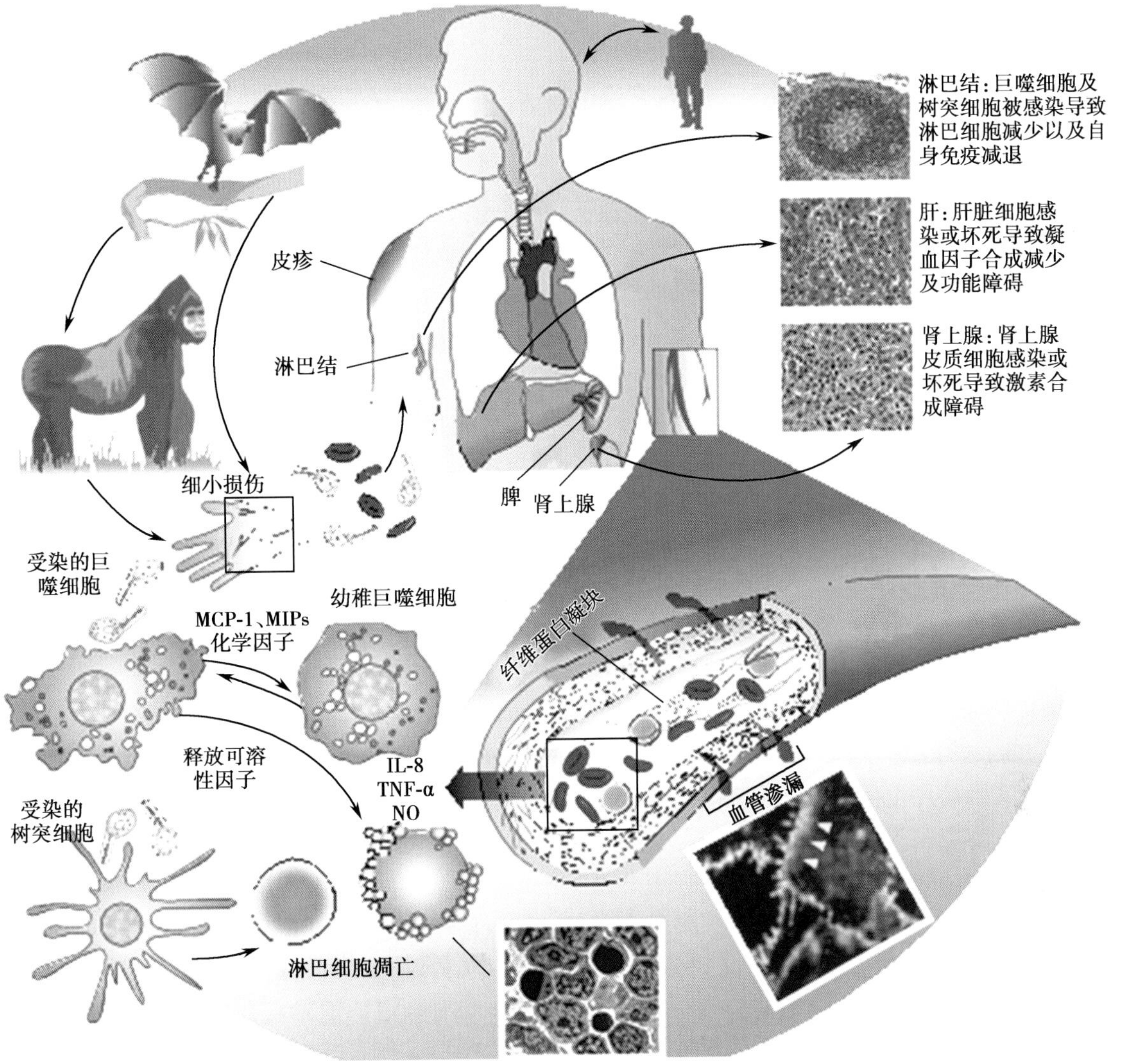

图 12-41-3　埃博拉出血热发病机制模型

【诊断及鉴别诊断】

临床早期诊断埃博拉出血热相当困难，因其症状无特殊性，不易与其他病毒性出血热鉴别。因此，凡有疫区旅行史或来自疫区，表现为急性发热、头痛、肌痛、谵妄、嗜睡、出血等症状的患者，应高度怀疑此病。

由于本病初期主要表现为发热，因此需与其他发热性疾病相鉴别，如疟疾、伤寒、菌痢、脑膜炎球菌性败血症、鼠疫、钩体病、炭疽、回归热、斑疹伤寒、鼠伤寒、黄热病、基孔肯雅热、暴发性病毒性肝炎等。

各级医疗机构发现符合病例定义的埃博拉出血热疑似或确诊病例时，应参照甲类传染病的报告要求通过国家疾病监测信息报告管理系统进行网络直报，报告疾病类别选择“其他传染病”。符合《国家突发公共卫生事件相关信息报告管理工作规范（试行）》要求的，按照相应的规定进行报告。

【实验室检查】

一、一般检查

埃博拉出血热的实验室检查一般无特殊表现，外周血检查发现白细胞计数减少，可以低至 1.0×10^9/mL，主要是淋巴细胞减少，随后中性粒细胞也可以发生减少。血小板计数减少，一般在 $50\sim100\times10^9$/L。血清转氨酶水平增高，通常 AST 超过 ALT。此外还出现高蛋白血症和蛋白尿。凝血酶原时间和部分凝血活酶时间延长，可检出纤维蛋白降解产物，提示有弥散性血管内凝血（DIC）发生。在病程后期，继发的细菌感染通常会导致外周血白细胞计数升高。

二、确诊检查项目

病毒抗原阳性。血清特异性 IgM 抗体阳性。恢复期血清特异性 IgG 抗体滴度比急性期有 4 倍以上增高。从患者标本中检出埃博拉病毒 RNA。从患者标本中分离到埃博拉病毒。

（一）血清学检测

患者最早可在症状出现后 7～10 日从血清中检出特异性 IgM、IgG 抗体，IgM 抗体可维持 3 个月，IgG 抗体可维持很长时间。多数患者抗体出现于起病后 10～14 日，也有重症患者至死也未能检出抗体，故 IgG 抗体检测主要用于血清流行病学调查，IgM 抗体可作为近期感染的血清流行病学调查指标，但不能满足早期诊断的需要。

血清特异性 IgM 抗体多采用 IgM 抗体捕获 ELISA 法检测。血清特异性 IgG 抗体多采用 ELISA、免疫荧光等方法检测。

（二）病原学检测

埃博拉病毒高度危险，与活病毒相关的实验必须在 BSL-4 实验室进行。

1. 病毒抗原检测　由于埃博拉出血热有高滴度病毒血症，可采用 ELISA 等方法检测血清中病毒抗原。免疫荧光法应用也很广泛，它可从感染动物肝、脾中检测病毒抗原。

2. 核酸检测　采用 RT-PCR 等核酸扩增方法检测。一般发病后 1 周内的患者血清中可检测到病毒核酸。

3. 病毒分离　采集发病 1 周内患者血清标本，用 Vero 细胞进行病毒分离培养。

【治疗】

目前对埃博拉出血热尚缺乏特效治疗方法，主要是对症和支持治疗。注意水、电解质平衡，预防和控制出血和继发感染，治疗肾衰竭、出血及 DIC 等并发症。

在一般支持对症治疗方面，首先需要隔离患者；卧床休息，予少渣易消化的半流质饮食，保证充分热量；抗病毒治疗目前尚无定论；充分补液，维持水电解质和酸碱平衡，使用平衡盐液，维持有效血容量；加强胶体液补充如白蛋白、低分子右旋糖酐等，预防和治疗低血压休克。

从 20 世纪末以来，新型埃博拉病毒疫苗如 DNA 疫苗和病毒载体疫苗的研究为埃博拉出血热的预防与治疗带来了新的希望。人们对 DNA 疫苗的研究表明 NP 能引起体液免疫，但缺乏保护作用，GP 能引起长久的细胞免疫、细胞毒性作用和体液免疫。虽然 DNA 疫苗对啮齿类动物有高效的免疫原性，但对人类和灵长类动物的免疫效果不理想。病毒载体疫苗已经能使灵长类动物形成高效持久的抗病毒保护作用，而对于人类应用的研究还须围绕高效性和安全性等问题继续进行深入的探索。

十多年前，人们在对抗埃博拉病毒的战役上似乎希望渺茫，同时还受到包含埃博拉病毒的气溶胶生物武器的威胁。从那时候起，先后有几种新型疫苗被研制出来，这些疫苗能保护动物，特别是能保护灵长类动物抵抗致死剂量的埃博拉病毒攻击。但是实验用疫苗过渡至临床仍有很长的路要走，对于所有的实验疫苗来说，主要的障碍是安全性、免疫原性和有效性。而这些新型实验疫苗的用途可分为两类：一是控制埃博拉病毒的大规模暴发；二是持续保护高危人群（如医务工作者）。如果用于前种用途，疫苗必须能迅速在处于潜在高危疫情的居民体内产生有效的免疫保护。在这方面，如不考虑预存免疫和其他安全问题，许多病毒载体疫苗如重组腺病毒疫苗具有明显的优势，而且病毒载体疫苗在暴露后治疗的运用中也有一定的前景。在保护医务工作者方面，实验疫苗必须能提供长时间安全有效的免疫保护。病毒样颗粒疫苗能反复使用并提供长久的抗病毒保护，而很多病毒载体疫苗在再次免疫后不能表达出高效的免疫原性。

除了通过疫苗控制病毒在人群中传播，政府应该像控制狂犬病毒一样，在一些敏感地区的野生黑猩猩和大猩猩群体中接种埃博拉病毒疫苗，以控制疫情的暴发。因为有证据表明这些灵长类动物的感染往往早于人群的感染，而有些地区的暴发就是因为人们接触了这些已被感染的动物。希望随着研究的深入，用于临床治疗的埃博拉疫苗能早日上市，埃博拉出血热的疫情能被有效及时的控制。

【预防】

一、预防性措施

（一）输入疾病的监控

及时发现和隔离控制输入性病例是有效控制

传染源的关键。卫生部门要加强与检验检疫、旅游、交通等部门的联防，及时发现来自境外流行国家和地区的输入病例。加强对动物的检疫，尤其是黑猩猩、大猩猩、猴子等非人灵长类和蝙蝠等野生动物的检疫工作。从国外进口动物，特别是从埃博拉出血热流行地区引进动物，要严格进行卫生检疫。口岸检疫部门一旦发现可疑病例和动物，要及时通报卫生部门做好疫情调查和处理。

（二）出境人员的疾病预防

对前往非洲疫区的旅游者和医疗卫生工作人员进行防病知识的宣教，使其避免接触丛林中的灵长类动物，在医院接触患者时要提高警惕，做好个人防护。

（三）关注疾病流行动态

加强国际信息交流与合作，尤其要高度关注曾出现过埃博拉出血热流行的地区，如非洲的乌干达、刚果、加蓬、苏丹、科特迪瓦、利比里亚和南非等国家的疫情情况。

二、疫情控制措施

（一）病例和接触者管理

各级医疗机构一旦发现疑似埃博拉出血热病例后要及时报告，使卫生行政和疾控部门尽早掌握疫情并采取必要的防控措施。一旦发现可疑病例及其接触者，应采取严格的隔离措施，以控制传染源，防止疫情扩散流行。

（二）做好医院内感染控制

主要措施有：一是加强个人防护。由于接触污染物是主要的传播方式，因此与患者接触时要戴口罩、手套、眼镜、帽子与防护服，防止直接接触患者的污染物。若环境中患者的血液、体液、分泌物、排泄物较多时，还应穿腿罩与鞋罩。出病房时，应脱去所有隔离衣物。鞋若被污染则应清洗并消毒。在处理针头等其他锐器时防止皮肤损伤，若进行外科或产科处理时也应咨询防疫部门或感染科。二是对患者的排泄物及分泌物均严格消毒，可采用化学方法处理；对具有传染性的医疗污物（污染的针头、注射器等）可用焚烧或高压蒸气消毒处理。人的皮肤、黏膜暴露于可疑埃博拉出血热患者的体液、分泌物或排泄物时，应立即用肥皂水清洗，也可用恰当的消毒剂冲洗；黏膜应用大量清水或洗眼液冲洗，对接触者应进行医学评价和追踪观察。搞好医院内消毒隔离，防止医院内感染是预防埃博拉出血热流行的重要环节，应坚持一人一针一管一消毒或使用一次性注射器。患者死亡后，应尽量减少尸体的搬运和转运，尸体应消毒后用密封防漏物品包裹，及时焚烧或就近掩埋。必须转移处理时，也应在密封容器中进行。需作尸体解剖时，应严格实施消毒隔离措施。患者使用过的衣物应进行蒸气消毒或焚化。

（三）加强实验室生物安全

所有涉及埃博拉病毒的实验活动应严格按照我国有关规定进行。相关的实验室检查应减少至需要的最低限度。标本采集应注意个人防护，采集后将标本置于塑料袋中，再置于有清晰标志、坚固的防漏容器中直接送往实验室。注意不要污染容器的外表，并做好相应的消毒。进行检验的实验室应有相应的生物安全级别。病毒分离与培养只能在生物安全4级实验室（BSL-4）进行。

（四）流行病学调查

疾控人员接到病例报告后要立即进行流行病学调查，包括调查病例在发病期间的活动史、搜索密切接触者和共同暴露者，寻找感染来源，及时隔离控制传染源，防止疫情扩散。

（五）开展公众宣传教育，正确预防，减少恐慌

积极、广泛地宣传埃博拉出血热的防治知识，避免疫情发生后引起不必要的社会恐慌。使公众正确对待事件的发生，及时、有效地采取预防手段。

（白雪帆 蒋伟）

参考文献

1. Zhang AP, Bornholdt ZA, Liu T, *et al.* The ebola virus interferon antagonist VP24 directly binds STAT1 and has a novel, pyramidal fold. PLoS Pathog, 2012, 8 (2): e1002550.
2. Wu S, Yu T, Song X, *et al.* Prediction and identification of mouse cytotoxic T lymphocyte epitopes in Ebola virus glycoproteins. Virol J, 2012, 9: 111-118.
3. Wong G, Kobinger G. A strategy to simultaneously eradicate the natural reservoirs of rabies and Ebola virus. Expert Rev Vaccines, 2012, 11(2): 163-166.
4. Weingartl HM, Embury-Hyatt C, Nfon C, *et al.* Transmission of Ebola virus from pigs to non-human primates. Sci Rep, 2012, 2: 811-815.
5. Qiu X, Fernando L, Melito PL, *et al.* Ebola GP-specific monoclonal antibodies protect mice and guinea pigs from lethal Ebola virus infection. PLoS Negl Trop Dis, 2012, 6 (3): e1575.

6. Leroy EM, Gonzalez JP, Baize S. Ebola and Marburg haemorrhagic fever viruses: major scientific advances, but a relatively minor public health threat for Africa. Clin Microbiol Infect, 2011, 17(7): 964-976.
7. Feldmann H, Geisbert TW. Ebola haemorrhagic fever. Lancet, 2011, 377(9768): 849-62.
8. Geisbert TW, Feldmann H. Recombinant vesicular stomatitis virus-based vaccines against Ebola andMarburg virus infections. J Infect Dis, 2011, 204(3): S1075-1081.
9. Allaranga Y, Kone ML, Formenty P, *et al*. Lessons learned during active epidemiological surveillance of Ebola and Marburg viral hemorrhagic fever epidemics in Africa. East Afr J Public Health, 2010, 7(1): 30-36.
10. Hartman AL, Towner JS, Nichol ST. Ebola and marburg hemorrhagic fever. Clin Lab Med, 2010, 30(1): 161-177.

Ⅶ　鄂木斯克出血热

鄂木斯克出血热(Omsk hemorrhagic fever, OHF)是1944—1946年间在前苏联西伯利亚鄂木斯克地区发现的一种急性蜱传自然疫源性疾病，临床特征为发热、出血和(或)脑炎症状。

【病原学】

鄂木斯克出血热病毒属黄病毒科(*Flaviviridae*)黄病毒属(*flavivirus*)，是一种蜱媒病毒，基因组为单链RNA。病毒抗原与中欧蜱传性脑炎、春夏脑炎及亚洲脑炎密切相关。该病毒很容易感染一般实验动物，如小鼠、豚鼠、田鼠、猫和猴等，并产生脑炎症状。一般采用乳鼠的各种组织培养分离病毒，其中用2～3日龄乳鼠及3周龄小白鼠脑内接种，成功率较高，在乳鼠体内经过多次传代，毒力可增强。组织培养多用HeLa细胞、鸡胚细胞、仓鼠肾细胞及猴肾细胞，可产生细胞病变或空斑。

【流行病学】

本病毒的储存宿主和媒介为革蜱，通过感染蜱的叮咬传播，主要感染哺乳动物特别是麝鼠，引起该种动物大批死亡，未发现人群间直接传播，但可由狗传给人。亦可通过被感染的麝鼠的排泄物而感染人。易感人群为疫源地的农民，多为青壮年劳动者。主要发生在多湖泊的森林草原地区中的潮湿草地，高发季节为5月份和8～9月份。

【发病机制与病理改变】

发病机制尚未完全阐明。本病毒主要侵犯血管和神经系统，皮肤、黏膜和内脏血管均有充血、内皮细胞受损，使血管通透性增加，致组织充血、水肿。血管张力减退可导致虚脱和休克。肝脏库普弗细胞可见含铁血黄素沉积。预后主要取决于血管损害、血小板减少以及脑、肾、心内膜、心肌、胃及肠等器官出血的程度。

【临床表现】

鄂木斯克出血热的潜伏期为2～9日。急性起病，表现为发热、头痛，背部及四肢疼痛尤剧。发热时体温可升高至40℃，结膜充血常见，部分患者软腭上有出血点或紫斑，具有一定特征性。部分患者有腹泻和呕吐等症状。由于全身小血管通透性增加，血浆外渗可引起休克，但甚少见。常见出血症状，可表现为牙龈出血、鼻出血、血尿、呕血和便血。重症病例有胃肠道、肺、子宫、鼻腔等腔道出血，少数患者亦可无出血表现。

鄂木斯克出血热无皮疹，但面部皮肤、躯干上部充血明显。常有全身淋巴结肿大及脾大。部分患者有肺炎表现。患者发热常呈双相热，第一期发热阶段可伴发虚性脑膜脑炎；第二期发热阶段亦可发生脑膜炎或脑膜脑炎，且比第一期严重，表现为发热、剧烈头痛、神志不清和震颤。

【实验室检查】

急性期白细胞及血小板减少。较重患者可出现血液浓缩，尿中查见白蛋白及颗粒管型。脑膜受累者脑脊液中的细胞数和蛋白可增高。发病前10日内，血液中能分离出病毒。此外，特异性IgM抗体检测可做诊断。

【诊断与鉴别诊断】

流行病学资料和临床表现对临床诊断有一定的帮助。在病程前10日从血中分离出病毒，证实恢复期血清抗体滴度升高或存在特异性IgM抗体可以确定诊断。

病程早期应与上呼吸道感染、败血症等鉴别。出现休克时应与其他感染性休克鉴别。出血明显者需与消化道溃疡出血、血小板减少性紫癜和其他原因所致DIC鉴别。

【治疗】

目前尚无特效治疗，以支持和对症治疗为主，包括止痛、维持电解质平衡、纠正脱水、低血压和止血。止痛可应用除阿司匹林以外的镇痛药。出血严重者，可予输血治疗。

【预后与预防】

病死率约为0.4%～2.5%，病愈后一般不留后遗症。

鄂木斯克出血热的预防主要是灭蜱和个人保护。包括穿防护衣、防止蜱叮咬、用驱蜱药、在林间道路喷洒杀虫药等措施。目前已有高效的鄂木斯克出血热减毒活疫苗，但不良反应明显，由于本病病情较轻，故未能推广使用。

Ⅷ　基萨那森林热

基萨那森林热（Kyasanuer forest fever）又称基萨那森林病（Kyasanuer forest disease），是由基萨那森林热病毒引起，由蜱传播的人兽共患病，主要流行于印度。临床上主要表现为发热、出血与脑膜脑炎。

【病原学】

基萨那森林热病毒属于黄病毒属中的蜱媒病毒，为有包膜的单链RNA病毒，呈球形，直径45nm。病毒经脑内或腹内接种可引起乳鼠与幼鼠致死性病变，病毒接种于鸡胚、仓鼠肾细胞和猴肾细胞可引起细胞病变并产生蚀斑，而接种于蜱传代细胞则不产生细胞病变且可在细胞内复制。可从基萨那森林热患者血液、患病猴组织以及寄居在患病动物身上的蜱分离到基萨那森林热病毒。

【流行病学】

储存宿主主要有豪猪、松鼠和鼠类，其次是鸟类和蝙蝠，人是偶然性宿主，通过蜱叮咬其他哺乳类动物，使其产生明显的病毒血症和致死性疾病。季节流行和猴间流行有关，现知本病仅限于印度卡那他州的4个地区。

【发病机制与病理改变】

发病机制尚不十分清楚。病毒主要侵犯血管和神经系统，由于病毒的直接作用与免疫反应可引起全身小血管受损，皮肤、黏膜与内脏血管均有充血，内皮细胞受损及退行性变，血管通透性增加，血浆外渗致组织水肿及充血。肝、肾实质细胞退行性变，肝、脾单核-吞噬细胞系统可见显著的噬红细胞现象，并可有出血性肺炎。中枢神经系统可见水肿、神经细胞坏死、胶质细胞增生与血管周围淋巴细胞浸润等。

【临床表现】

潜伏期为3～8日。突起发病，多有发热、头痛、肌肉关节疼痛，伴有食欲下降、恶心、呕吐等胃肠道症状，相对缓脉常见。发热可呈双相热，体温正常1～2周后可因脑膜脑炎而再次出现发热。严重病例可有皮肤黏膜瘀点、瘀斑，穿刺部位出血，鼻出血，胃肠出血及女性月经过多等出血表现；脑膜脑炎者有剧烈头痛、烦躁、谵妄、神志不清、震颤与脑膜刺激征等。少数病例在死亡前可有昏迷或支气管肺炎。基萨那森林热患者病毒血症可持续12～13日，尤其是发病后3～6日病毒载量可达最高。随病毒血症的消失，病情进入恢复期，整个病程约持续4周。

【实验室检查】

病程早期（第1周或第2周早期）可有白细胞、血小板计数及淋巴细胞比率减少，严重病例在病程第4周可有淋巴细胞增多。急性期（发病后4～7日）患者血清干扰素水平明显高于恢复期（发病后30～90日）。采集急性期患者血液标本，乳鼠脑内接种可进行病毒分离。

【诊断与鉴别诊断】

基萨那森林热在印度呈地方性流行，发病季节为2～6月，森林地区发病率较高。临床上有急性发热、头痛及伴随的胃肠症状，部分病例有出血及脑膜脑炎表现。实验室检查病程早期外周血白细胞、血小板及淋巴细胞均减少。确诊有赖于急性期患者血液标本乳鼠脑内接种分离病毒。

【治疗】

目前尚无特效抗病毒治疗，主要是对症支持治疗，维持水、电解质及内环境稳定。高热头痛者给予退热镇静剂，但应避免使用阿司匹林。出血明显者予以止血，并视出血的多少酌情决定输血与否。出现脑膜脑炎者，应注意镇静、降低颅内压。

【预后与预防】

病死率约5% ~10%，病愈后一般不留后遗症。

穿防护服及防止蜱叮咬为主要预防措施。主动免疫主要是接种基萨那森林热疫苗。早在1965年，印度研究人员即将基萨那森林热病毒接种于乳鼠脑内或鸡胚传代、经甲醛灭活后制备疫苗用于基萨那森林热的预防。然而，动物实验证实，疫苗的免疫原性不足且不能诱导产生中和性抗体，之后改用鸡胚纤维母细胞传代培养、经甲醛灭活后制备疫苗，动物及现场疫苗接种试验均证明疫苗的中和性抗体产生率较高、保护性反应效果较好，并且稳定、安全。尽管在印度流行地区进行大规模疫苗接种预防，但仍偶有疫苗接种者发生基萨那森林热，推测可能是基萨那森林热病毒抗原漂移所致。因此，有必要研制更为安全、有效的重组亚单位疫苗或重组嵌合疫苗用于基萨那森林热的预防。

Ⅸ　基孔肯雅热

基孔肯雅热（Chikungunya fever）是由基孔肯雅病毒（Chikungunya virus，CHIKV）所致，经伊蚊传播，以发热、皮疹及剧烈关节疼痛为主要特征的病毒性疾病，属于自然疫源性疾病，主要流行于非洲、南亚和东南亚的热带与亚热带地区。1952年首次在坦桑尼亚发现本病流行，1953年分离到基孔肯雅病毒。

我国于1987年在云南西双版纳地区发现CHIKV感染病例，并从感染者血液中分离到病毒。2008年3月广东检验防疫部门又在赴斯里兰卡务工回国人员中检出输入性基孔肯雅热病例。因此，我国存在发生输入性病例，以及由输入性病例引起本地流行甚至暴发流行的风险。

【病原学】

CHIKV属于披膜病毒科α病毒属的Semliki forest抗原复合群。病毒直径约70nm，有包膜，含有3个结构蛋白（衣壳蛋白C、包膜蛋白E1和E2）和4个非结构蛋白（NS1、NS2、NS3和NS4）。病毒基因组为不分节段的正链RNA，长度约为11 ~12kb。病毒基因组编码顺序为5′-NS1-NS2-NS3-NS4-C-E2-E1-3′。通过病毒部分E1基因的系统发生分析可将病毒分为3个组：第1组包含了全部西非的分离株，第2组是亚洲分离株，第3组是东、中、南部非洲的分离株。

CHIKV可在Vero细胞（非洲绿猴肾细胞）、C6/36细胞（白纹伊蚊传代细胞）、BHK-21细胞（仓鼠肾细胞）以及HeLa细胞（人宫颈癌细胞）等细胞中繁殖，产生细胞病变，并可感染非人灵长类及乳鼠等动物。

从我国云南西双版纳地区和海南岛分离的病毒具有较好的血凝特性，能与多种禽类动物和绵羊、人O型红细胞发生凝集，其中尤易与鸽与鹅红细胞发生凝集，其抗原性与罗斯河病毒基本一致。我国还发现，分离来自云南西双版纳地区白纹伊蚊的毒株M81在白纹和埃及伊蚊中的感染率与传播率均高于其他毒株。

本病毒不耐酸，不耐热，加热58℃以上可被灭活，70%乙醇、1%次氯酸钠、脂溶剂、过氧乙酸等消毒剂及紫外线照射均可将其杀灭。病毒在培养基中于37℃仅能存活24小时，其在宿主体外的存活情况不明，但病毒的酚提取物对敏感动物有感染性。

【流行病学】

一、自然宿主与传播媒介

CHIKV的自然宿主是人与非人灵长类动物，已证实非洲绿猴、狒狒、红尾猴、黑猩猩、长臂猿、猕猴和蝙蝠可自然或实验感染病毒并能产生病毒血症。主要传播媒介包括埃及伊蚊、白纹伊蚊、非洲伊蚊和带叉-泰氏伊蚊，不同蚊种在传播中的重要性不同。埃及伊蚊为家栖蚊种，主要孳生在居室内或居室周边较为干净的容器积水中，一般在白天叮咬人，日出后2小时至日落前2小时为其活动高峰，与人关系密切，是传播CHIKV能力最强的蚊种；白纹伊蚊分布较为广泛，是引起印度洋岛屿基孔肯雅热流行的主要传播媒介；非洲伊蚊与带叉-泰氏伊蚊均为非洲野栖树冠蚊种，在丛林型疫源地病毒循环中起重要作用。

二、基孔肯雅热的流行形式与传染源

基孔肯雅热的流行可分为城市型与丛林型。在城市型疫源地中，患者和隐性感染者为主要传染源，病毒主要以“人—蚊—人”的方式循环，其流行以不定期出现的暴发为主；在丛林型疫源地中，受病毒感染的非人灵长类动物与其他野生动

物是主要传染源，病毒主要以“非人灵长类动物—蚊—非人灵长类动物”的方式循环，流行可长期循环存在。

三、传播途径与传染期

基孔肯雅热的主要传播途径是伊蚊叮咬传播，尚无人群间传播的报告，但在实验室内有通过气溶胶传播的可能。伊蚊在叮咬有病毒血症的患者或动物后，病毒在蚊体内繁殖并到达唾液腺内增殖，经8～12日的外潜伏期后方传播病毒。病毒在蚊体内存活时间较长，甚至终生具有传染性。

人在感染发病后2～5日内即可产生高滴度病毒血症，传染性较强，可引起媒介伊蚊的感染，从而传播病毒。

四、人群易感性

人群对本病普遍易感，感染后可表现为显性感染或隐性感染。各年龄组与不同性别人群均可感染发病，儿童感染后症状一般较成人轻。在新疫区或输入性流行区，所有年龄组均可发病；而在非洲和东南亚等长期流行地区，儿童发病较多，无性别、职业与种族差异。

五、地理分布与季节特征

基孔肯雅热的地理分布与媒介伊蚊的分布相关，主要在非洲的亚撒哈拉地区、东南亚地区、印度、斯里兰卡以及西太平洋地区的热带或亚热带国家呈地方性流行。病原学证据表明，东南亚地区的基孔肯雅热流行是由非洲传入的。

基孔肯雅热一般发生在雨季伊蚊孳生的季节。对非洲疫情的分析发现，基孔肯雅热的流行高峰呈循环性出现，经常间歇3～4年或更长时间后又发生疫情，这可能与自然宿主非人灵长类动物间的病毒传播及动物的免疫状况有关。

【发病机制】

基孔肯雅热的发病机制目前尚不清楚，可能与病毒的直接作用及免疫机制有关。

一、病毒直接作用

人被感染基孔肯雅病毒的伊蚊叮咬，约2日后即可发病。发病后第1～2日是高病毒血症期，第3～4日病毒载量下降，通常第5日病毒血症消失。病毒通过其包膜上的E1、E2蛋白与吞噬细胞、上皮细胞、内皮细胞、成纤维细胞、室管壁膜细胞、小脑膜细胞等细胞上的受体结合，然后通过网格蛋白（clathrin）介导的细胞内吞作用进入细胞，并在细胞内复制，导致细胞坏死和凋亡。病毒还可通过胎盘感染胎儿，导致流产或胎儿死亡。动物实验证明病毒易侵犯新生小鼠的中枢神经系统、肝、脾及结缔组织。

二、免疫机制

有研究发现，患者病后2～6日血清中一些细胞因子浓度增高，如趋化因子CXCL-10、IL-8、单核细胞化学趋化蛋白-1（MCP-1）和干扰素诱导的单核因子（MIG/CXCL9）等均增高，以CXCL-10增高为主。而患者血清中干扰素（IFN）、TNF-α及Th2类细胞因子如IL-1β、IL-6、IL-10和IL-12的浓度保持在正常范围。在恢复期，CXCL-10和MCP-1的浓度下降，由于CXCL-10的功能是在细胞免疫反应中对Th1细胞起化学趋化作用，因此病情严重程度及进展可能与其浓度持续高水平相关。此外，动物实验证明，IFN-α起着主要的抗病毒作用。

【病理变化】

一、骨骼肌

本病主要感染成纤维细胞，在肌外膜检测到大量病毒，肌束膜和肌内膜有少量病毒，而且肌外膜可见吞噬细胞浸润。在肌纤维基底层可见小单核细胞。在感染基孔肯雅病毒的新生小鼠中可见严重的坏死性肌炎，表现为严重的肌纤维坏死、淋巴细胞和单核吞噬细胞浸润。

二、皮肤与关节

深真皮层的成纤维细胞及关节囊成纤维细胞均可见病毒抗原。

三、中枢神经系统

小鼠实验显示，脉络丛上皮细胞严重空泡变性，脉络丛上皮细胞、室管壁膜细胞和小脑膜细胞有大量病毒，但脑实质及构成血-脑脊液屏障的微血管上皮细胞未见明显改变。

四、肝脏与脾脏

免疫标记及透射电镜显示，在病毒感染小鼠

的肝窦毛细血管上皮细胞、吞噬细胞和库弗细胞可见病毒抗原及病毒出芽，在脾脏红髓中观察到病毒抗原。

【临床表现】

潜伏期为1～12日。

急性起病，多为高热，可伴寒战。一般发热1～7日即可退热，多数患者在体温正常1～3日后再次出现发热，再持续3～5日复常，称为“双峰热”。患者病初常伴有头痛、恶心、呕吐、食欲缺乏，也可见腹痛、腹泻或便秘，全身浅表淋巴结肿大。有的患者可有咳嗽、咽痛、结膜充血，眼球转动时疼痛，出现畏光和结膜炎表现。皮疹常出现在发热后2～5日，80%患者可见颜面、躯干、四肢伸展侧及手掌、足底出现红色斑丘疹或猩红热样皮疹，有瘙痒感，皮疹出现时患者出现第二次发热，皮疹常数日后消退。四肢关节及脊椎剧痛多伴随发热出现，亦可一个关节或全身几个关节疼痛，伴肌痛。有的患者往往在数分钟或数小时内关节功能丧失，不能活动，因剧烈疼痛而屈身不动，形同折叠。部分儿童患者常可缺乏关节疼痛症状。部分病例热退后数月内可再次或反复出现关节痛。恢复期长达几周至数月，甚至3年以上。关节X线照片仅见关节周围软组织肿胀，关节局部尚未发现其他特异变化。

在印度及东南亚国家，部分患者发热后可伴有出血症状，主要表现为鼻出血、牙龈出血、皮肤黏膜瘀点或出血斑、胃肠道出血等，但一般出血量不大。除少数儿童和衰弱老人死亡外，成年感染者几乎没有死亡。但关节剧痛和恢复缓慢者会明显影响正常生活和工作。近期有报道，该病与登革热/登革出血热感染重叠并存而严重影响预后，患病儿童的病死率可达20%。有的学者将本病分为上感型、胃肠道型、不明热型、轻型出血型、登革样综合征型。但关节剧痛是本病的核心特征。

【实验室检查】

一、常规及生化检查

白细胞总数轻度减少，淋巴细胞相对性增多（但绝对计数减少），血小板计数正常或轻微下降。血清ALT及AST增高，血浆白蛋白下降。血沉增快，血液浓缩，出、凝血时间延长，部分病例类风湿因子阳性。

二、血清学检查

（一）血凝抑制试验

急性期和恢复期双份血清抗体有4倍以上增长时，有诊断价值。该法适用于流行病学调查。

（二）中和试验

此试验特异性高，可用抗体交叉反应或特异性单克隆抗体进行实验，以便与其他病毒进行鉴别。用过氧化物酶-抗过氧化物酶快速微量中和实验或空斑减少实验检测中和抗体，双份血清抗体效价4倍以上升高者可确诊。本病毒中和抗体存留时间长，可用于流行病学调查。

（三）IgM抗体检测

用免疫荧光、ELISA等方法测定特异性IgM抗体，在本病出现症状4～5日后即可测出，具有早期诊断价值。

三、病毒核酸的检测

通过RT-PCR或巢式PCR技术进行病毒核酸的快速扩增和检测，是本病的重要诊断方法。

四、病毒分离

由于本病病毒血症期短，一般2～6日。采集早期患者（发热3～5日内）的血液接种1～2日龄小白鼠，每只脑内接种0.02ml，可观察到发病乳鼠表现拒奶、活动差、双下肢麻痹，严重时抽搐、侧卧位死亡。还可用细胞系如C6/36、Vero、BHK-21等进行体外病毒分离，新分离的病毒可利用交互血凝抑制实验、补体结合实验或中和实验、CHIKV单克隆抗体等进行鉴定，这些方法具有较高的特异性，但耗时较长。

【诊断】

一、诊断依据

（一）流行病学资料

生活在基孔肯雅热流行地区或12日内有疫区旅行史，发病前12日内有蚊虫叮咬史。

（二）临床表现

急性起病，以发热为首发症状，病程2～5日出现皮疹，多个关节剧烈疼痛是本病的特征性表现。

（三）实验室检查

主要结果有：①血清特异性IgM抗体阳性；

②恢复期血清特异性 IgG 抗体效价比急性期有4倍以上增高；③从患者血清标本中检出基孔肯雅病毒 RNA；④从患者血清标本中分离到基孔肯雅病毒。

二、诊断标准

（一）疑似诊断

具有上述流行病学史和临床表现；无流行病学史者，但具有上述典型的临床表现。

（二）确定诊断

疑似诊断基础上具备诊断依据中实验室检查任一项者。

【鉴别诊断】

一、登革热

基孔肯雅热与登革热的传播媒介相同，流行区域多相同或部分重叠，临床表现也类似，与登革热较难鉴别。但基孔肯雅热发热期较短，关节疼痛更为明显且持续时间较长，出血倾向较轻。鉴别有赖于实验室特异性检测。

二、O'nyong-nyong 等甲病毒感染

O'nyong-nyong 病毒、Mayaro 病毒等甲病毒感染引起的临床表现和基孔肯雅热相似，根据临床表现和一般实验室检查难以鉴别，需要通过特异性检查方可鉴别和确诊。由于这些病毒之间存在抗原性交叉，对血清学检测结果需要仔细分析。核酸检测和病毒分离是鉴别这些病毒感染的主要方法。

三、传染性红斑

本病由微小病毒 B19 引起，首先出现颧部红斑伴口周苍白，2～5 日后出现躯干和四肢的斑丘疹。关节受损表现为多关节周围炎，较多发生在近端指趾关节、掌关节，可侵犯腕、膝和踝关节。微小病毒 B19 特异性抗体和核酸检测阳性。

四、其他

本病还需与流感、麻疹、风疹、传染性单核细胞增多症、风湿热、细菌性关节炎等疾病相鉴别。

【治疗】

本病无特效药，主要以对症支持治疗为主：①供给高热量、高维生素且富含营养的食物，主要为易消化的流食或半流食；②发热时应卧床休息，高热可用 30%～50% 的乙醇擦浴，头部用冰帽等物理降温措施，但禁用水杨酸类退热，因可加重出血倾向。高热持续不退、中毒症状明显者可静脉补液，注意酸碱平衡，纠正电解质紊乱。重病可酌情予以肾上腺皮质激素。根据中医辨证可配合应用清热解毒中草药；③有出血倾向者可予维生素 C、维生素 K 治疗，出血严重者可用酚磺乙胺（止血敏）、卡巴克络（安络血）、云南白药等止血药；④关节肌肉疼痛者可用止痛或镇静药。当恢复期关节僵硬疼痛者，可采用推拿、按摩、针灸、牵引、热敷等物理疗法或适当应用抗炎药；⑤本病早期可适当应用抗病毒治疗，一般应用利巴韦林每日 0.8～1g，分 3～4 次口服或按每日 10～15mg/kg，分两次肌内注射或静脉滴注。但利巴韦林的确切疗效仍有待循证医学的证据证实。

【预后】

本病为自限性疾病，90% 以上患者预后良好，病死率较低，约为 0.4%，且多为婴儿或老人，死亡原因主要是出血和休克。6% 左右的患者关节僵硬和持续性疼痛，可伴有或不伴关节肿胀。

【预防】

目前特异性灭活疫苗预防仅在暴发流行的情况下施行，减毒活疫苗 CHIK181/clone25 有一定的人群保护作用。

预防工作应以防蚊、灭蚊为主，同时管理好现症患者，加强疫情检测及入境人群的卫生检疫。

加强卫生宣传，普及该病防蚊、控蚊、搞好环境卫生、切断媒介传播等防护知识。目前，本病主要在国外流行，且东南亚、南亚各国的疫情对我国的威胁较大，需密切关注疫情动态。要求疫区居民或旅游者去流行区，应采用防蚊、防叮咬措施。应穿长袖衬衫和长裤；住宿于有空调或装有防蚊网的地方，也可采用杀蚊喷剂、防蚊油及蚊帐等防护措施。对于外露的皮肤宜擦上含有避蚊胺（diethyltoluamide，DEET）的驱蚊剂。实验室工作人员应戴口罩、手套，在接触感染性材料时，操作要轻柔，以防止气溶胶产生。

X　西尼罗河热

西尼罗河热（West Nile fever）又称西奈热，

是由西尼罗河病毒(West Nile virus,WNV)所致急性自限性感染病。在非洲、南欧、中亚、西亚和大洋洲等地呈地方性流行。临床表现主要有发热、皮疹和淋巴结肿大,重者可出现脑炎及其他内脏损害。

【病原学】

WNV 属黄病毒科(*Flaviviridae*)黄病毒属(*Flavivirus*),1937 年首次在非洲乌干达从一发热的成年妇女血中分离出该病毒,由于在西尼罗河地区,故命名为西尼罗河病毒。WNV 是单股正链 RNA 病毒,直径为 21 ~35nm,圆形颗粒,有外膜。WNV 的基因组长 12 kb,分为两个基因型,只有Ⅰ型病毒与人类发病有关。Ⅰ型病毒已经在非洲、欧洲、亚洲和北美洲分离到。Ⅱ型病毒在非洲引起地方性动物病,与人类感染发病无关。该病毒能在乳鼠脑内繁殖,并培养传代。病毒也可在鸡胚中复制,并在绒毛尿囊膜上形成痘斑。对乙醚和去氧胆酸钠敏感,对低温和干燥的抵抗力强,用冰冻干燥法在 4℃可保存数年。

【流行病学】

鸟类如乌鸦、家雀、知更鸟、海鸥等是 WNV 的储存宿主和传染源。库蚊是主要的传播媒介。在欧洲和北美洲,尖音库蚊是主要的传播媒介,在亚洲,三带喙库蚊和致乏库蚊则是主要的媒介昆虫。当蚊子叮咬带有病毒血症的鸟时,病毒进入蚊体内繁殖,并储存于涎腺中,当再次叮咬人或者动物时可导致感染。WNV 在蚊和鸟类中循环,哺乳动物,包括人类为其终末宿主。目前还没有证据表明 WNV 在人与人之间或者从动物到人之间传播。

人群普遍易感,隐性感染和轻型患者更常见。流行地区以青壮年为主,男女性别无差异,感染后可获得较持久的免疫力。温带地区以夏季蚊子多的季节为主,热带地区终年可发病。

【临床表现及并发症】

潜伏期 1 ~6 日,部分可长达 20 日。分为发热型和脑炎型。两型均急性起病,体温骤升至 40℃,部分患者可伴有寒战。本病可分两型:①发热型:突然发热,多表现为双波热,伴头痛、眼痛、全身肌肉酸痛,可有恶心、呕吐、腹痛、腹泻、食欲不振等消化道症状。高热可致颜面潮红、球结膜充血。查体可见腋下及腹股沟淋巴结肿大,无明显压痛。肝脾可轻度肿大。发热第 2 ~4 日,半数患者可出现皮疹,呈扁平的玫瑰疹和斑丘疹,多分布于上肢和躯干,疹褪时无脱屑,有时皮疹几小时即退,但亦可持续到热退。轻型患者仅有类似感冒的症状,全身反应轻,多呈自限性,80% 患者经 3 ~6 日自愈;②脑炎型:临床少见,主要见于老年人及儿童。患者病情较重,体温骤升且持续不降,伴剧烈头痛、恶心、呕吐及嗜睡,继而出现神志不清,颈项强直,神经反射异常,痉挛、惊厥、昏迷,少数患者最终出现呼吸循环衰竭。

本病并发症少见。脑炎型患者可并发呼吸困难,偶有水疱样皮疹、急性脊髓前角灰质炎、心肌炎、胰腺炎、肝炎的发生。

【实验室检查】

一、常规检查

常见外周血白细胞计数减少,约 1/3 患者白细胞计数低于 $4\times10^9/L$,血小板计数也可低于正常。

有神经系统症状者脑脊液中蛋白轻度增高,细胞数多轻、中度升高,以淋巴细胞升高为主,符合无菌性脑膜炎或脑膜脑炎改变。少数患者可有 ALT、AST 轻度升高。

二、免疫学检查

检测血清抗体常用 ELISA 法,取患者急性期和恢复期双份血清,两份血清同时进行检测,若恢复期血清较急性期特异性 IgG 抗体滴度升高 4 倍以上为阳性,有助于本病的诊断。

三、病原学检查

自潜伏末期至发病后第 5 日,从患者血液或脑脊液中进行病毒分离的阳性率较高,对新分离病毒的鉴定一般采用已知血清进行中和实验。

四、病毒核酸的检测

通过设计西尼罗河病毒特异引物对血清或脑脊液标本进行 RT-PCR 检测,阳性率较高,具有特异性诊断价值。

【诊断与鉴别诊断】

结合流行病学资料,在流行地区、流行季节出现发热、皮疹和淋巴结肿大的患者,尤其是伴脑炎症状的患者要考虑本病的可能。临床主要与登革热和乙型脑炎相鉴别,血清特异性血凝抗体测定、病毒分离或 RT-PCR 法检测病毒 RNA 均有助于本病的鉴别与诊断。

【治疗与预后】

目前尚无特效的治疗药物和方法,主要以对症支持治疗为主。大多数患者无需抗病毒治疗。有报道重症者尤其有神经系统症状者可应用利巴韦林(ribavirin),对减轻病毒血症,改善中毒症状,降低病死率可能有一定作用。

本病发热型预后良好,脑炎型重症患者预后不佳。有报道病死率在中老年脑炎型患者中达 3% ~15%。

【预防】

目前尚无疫苗应用于西尼罗河热的预防。预防最有效的方法是灭蚊,减少人群暴露。鸟类的死亡监测资料可作为预测本病暴发流行的指标之一。

Ⅺ　白　蛉　热

白蛉热(Phlebotomus fever)也叫三日热,是由白蛉热病毒引起的,经白蛉媒介传播的急性病毒性疾病。临床上以发热、头痛、肌痛、结膜充血及白细胞减少为特征。

【病原学】

白蛉热病毒(phlebotomus fever virus)可归入布尼亚病毒科(*Bunyavairidae*)白蛉病毒属(*Phlebovirus*),是一种有包膜的、单股、负链 RNA 病毒,其基因组由大、中、小三个片段组成,编码 4 个结构蛋白和 2 个非结构蛋白。病毒呈球形,直径 90 ~100nm,表面有胞膜。病毒存在于白蛉体内,可经卵传代,使病毒得以长期保存。病毒亦可在 Vero-E6 细胞中生长繁殖。

根据抗原性的不同,白蛉热病毒分为不同的血清型。常见的几种血清型为 Naples、Sicilian、Toscana、Punto Toro、Chagress 及 Candiru 等病毒,尤以前三种血清型更为重要。在有些地区,可出现二重或三重感染。

【流行病学】

一、传染源

受感染的野生动物如啮齿类及树獭是重要的传染源。人为流行期间主要的宿主。

二、传播媒介

白蛉是该病的主要传播媒介。白蛉体小,仅 2 ~3mm 长,多栖息在室内外阴暗无风处或森林中枯叶下及树洞中。白蛉热病毒在其体内繁殖,可经卵传给后代。在有些地区,蚊也可以作为白蛉热的传播媒介。不同地区,传播媒介种类可有不同。如地中海地区、中东和印度西北部,巴浦白蛉(*Phlebotomus papatasii*)是其主要传播媒介,而在美洲中部,Lutzomyia 白蛉则是森林地区白蛉热的传播媒介。携带病毒的白蛉通过叮咬人传播本病。

三、易感人群

人群普遍易感,感染后可获一定的免疫力。

四、流行特征

(一) 地区分布

白蛉热主要分布在亚洲、非洲和美洲,约在北纬 20 ~45℃之间,以塞浦路斯、意大利、西班牙、葡萄牙、印度西北部、阿富汗及前苏联的塞瓦斯托波尔(Sevastopol)等国家和地区多见。

(二) 季节性

白蛉热呈现明显的季节性,多发生于 4 ~10 月,8 月为发病高峰。发病率高低与白蛉的繁殖和消长一致。

【发病机制与病理改变】

迄今对本病的发病机制尚未完全阐明。基本病理变化是吞噬细胞及浆细胞明显增生,主要病变在肝、脾、骨髓及淋巴结,其内均有含利杜体的吞噬细胞及浆细胞。脾可显著肿大,脾因血流受阻而显著充血,偶可发生脾梗死。肝脏大多轻至中度肿大,可发生脂肪变性。骨髓显著增生,中性粒细胞、嗜酸性粒细胞及血小板计数均显著减少。淋巴结轻至中度肿大,肺、肾、胰、扁桃体、睾丸、皮肤及皮下组织等均可有吞噬细胞增生,由于浆细胞及淋巴细胞增生可形成微小的皮下结节。

【临床表现】

潜伏期 2 ~6 日。多数患者急性起病,发热,体温可达 40℃以上,常伴有畏寒及寒战。此外,头痛、眼眶痛及眼球活动时疼痛、肌痛也常见,肌痛以腹肌及肋间肌疼痛明显。部分患者可有呕吐、食欲缺乏、畏光及关节痛等表现。体检发现约1/3患者有结膜充血，部分患者有皮疹。少数患者有脾大，淋巴结轻至中度肿大。病程第1日脉搏随体温波动，以后出现相对缓脉。病情严重者，可有轻度视乳头水肿，软腭部出现小水疱。

病程多持续2～4日，恢复期患者仍有虚弱、精神抑郁。15%的患者在病后2～12周可再次发作。重者可发生无菌性脑膜炎。

【实验室检查】

90%的患者白细胞计数减少，常低于5×10^9/L，多在病程第3日后发生，早期以淋巴细胞减少为主，中性粒细胞相对增多，随着病情发展，逐渐出现淋巴细胞相对增多，可达40%～65%。尿常规多正常。少数患者脑脊液中细胞数轻度增加，以淋巴细胞增高为主。病毒分离主要用于流行病学监测和疑难病例的诊断。病毒可在Vero-E6细胞、SPEV细胞中培养。血清学试验方法中有中和抗体检测、IFA、CF、EIA及ELISA，应检测急性期和恢复期血清，抗体效价升高4倍以上有诊断意义。特异性IgM抗体在起病第1周即可检出，3～9个月内渐降，比IgG更有价值，可用于早期诊断。用特异性抗血清检测抗原及抗体中和实验可对病毒进行分型。

【诊断与鉴别诊断】

诊断主要依赖于流行病学资料、临床表现和血清学试验。疑难病例可进行病毒分离。在临床上主要应与流感及登革热鉴别。

【治疗与预后】

本病主要为对症支持治疗。因其为自限性疾病，且多数患者病情轻微，故预后良好。

【预防】

目前尚无疫苗预防。主要预防有：

1. 首先积极搞好环境卫生，清除积水污水以消除蚊虫的孳生场所。对蚊虫较多的地方可用网捕或粘捕群舞的成蚊。

2. 保护自然界中食蚊动物，如青蛙、柳条鱼、蝙蝠及某些鸟类。

3. 室内可喷洒5%滴滴涕或0.5%有机磷或凯素灵、倍硫磷、敌百虫、六氯苯等杀蚊剂，或点燃蚊香，驱散蚊虫。有条件的安装纱门纱窗、挂蚊帐等防蚊虫叮咬。

4. 皮肤上涂驱蚊药水、驱蚊油等防止蚊虫叮咬。

Ⅻ　严重发热伴血小板减少综合征

严重发热伴血小板减少综合征（severe fever with thrombocytopenia syndrome，SFTS）是由新型布尼亚病毒感染引起的以发热、腹痛、腹泻、血小板和白细胞减少为主要临床特点的急性自然疫源性感染病，是近年新发现的病毒性出血热。

本病自2009年3月至7月，首先在我国湖北省的北部和河南省信阳地区的农村发生，最初发现时致死率可高达30%。2010年3月起，我国的中部和东北部地区再次频繁出现一些患者，临床表现与发热伴血小板减少综合征患者相似。自该病发生以来，中国疾病预防控制中心（CDC）开展了一系列调查研究，从患者的血液标本中分离出一种新型病毒。由于该新型病毒与发热伴血小板减少综合征的相关性，将其命名为发热伴血小板减少综合征布尼亚病毒（severe fever with thrombocytopenia syndrome bunyavirus，SFTSV），本病亦称新型布尼亚病毒病。

【病原学】

SFTSV属于布尼亚病毒科（*Bunyaviridae*）白蛉病毒属（*Phlebovirus*），病毒颗粒呈球形，直径80～100nm，外有脂质包膜，表面有棘突。基因组包含三个单股负链RNA片段（L、M和S），L片段全长为6368个核苷酸，包含单一读码框架编码RNA依赖的RNA聚合酶；M片段全长为3378个核苷酸，含有单一的读码框架，编码1073个氨基酸的糖蛋白前体；S片段是一个双义RNA，基因组以双向的方式编码病毒核蛋白和非结构蛋白。病毒基因组末端序列高度保守，与白蛉病毒属其他病毒成员相同，可形成锅柄状结构。

该病毒与布尼亚病毒科白蛉病毒属的裂谷热病毒的氨基酸同源性约为30%。SFTSV一般抵抗力弱，不耐酸，易被热、乙醚、去氧胆酸钠和常用消毒剂及紫外线照射等迅速灭活。

【流行病学】

一、发病季节及易感人群

SFTSV感染引起的发热伴血小板减少综合征

病例主要散发于山地和丘陵地带的农村地区，在上述地区生活、生产的农村居民和劳动者、以及赴该类地区的旅游者和户外活动者易被感染。本病多发于春、夏季，发病月份主要为3～11月份，高峰主要集中于4～6月。

本病的自然宿主仍待确定，已在流行地区农村的牛、羊、犬中发现病毒感染的血清学证据。同时从疫区捕捉的蜱中分离到该病毒。

传播途径尚不明确。部分病例发病前有明确的蜱叮咬史。尚未发现人—人传播的证据。急性期患者血液可能具有传染性。

二、流行特征

2011年前8个月，全国共有15个省/自治区/直辖市报告SFTS病例792例，男女比例为1.01∶1，职业以农民为主，占报告病例总数的88.39%，成年和老年病例（35～79岁）占93.06%。死亡53例，总病死率为6.69%。所有报告病例中实验室确诊349例，临床诊断73例，疑似病例370例。报道病例较多的省份依次为河南（294例）、湖北（193例）、山东（166例）、安徽（67例）、辽宁（33例）及江苏（17例）。上述6省报告病例数占全国病例数的97.22%。

【临床表现】

潜伏期目前尚不明确。急性起病，主要表现为发热，体温多在38℃以上，重者持续高热，可达40℃以上，热型不规则，部分病例热程可长达10日以上。伴全身不适、乏力、明显食欲缺乏、恶心、呕吐等，部分病例有头痛、肌肉酸痛、腹痛、腹泻等。体检常见颈部及腹股沟等浅表淋巴结肿大伴压痛、上腹部压痛及相对缓脉。

少数病例病情危重，出现意识障碍、皮肤瘀斑、消化道出血、肺出血等，可因休克、呼吸衰竭、弥散性血管内凝血（DIC）及多脏器衰竭死亡。

【实验室检查】

一、血常规检查

外周血白细胞计数减少，多为$1.0\sim3.0\times10^9/L$，重症可降至$1.0\times10^9/L$以下，嗜中性粒细胞比例、淋巴细胞比例多正常。血小板降低，多为$30\sim60\times10^9/L$，重症者可低于$30\times10^9/L$。

二、尿常规检查

半数以上病例出现蛋白尿（+～+++），少数病例出现尿潜血或血尿。

三、生化检查

可出现不同程度LDH、CK及AST、ALT等的升高，尤以AST、CK-MB升高为主，常有低钠血症，个别病例BUN升高。

四、病原学检查

对血清病毒核酸检测，从血清中分离病毒。

五、血清学检查

主要检测病毒IgM抗体及IgG抗体。

【诊断与鉴别诊断】

一、诊断标准

依据流行病学史（流行季节在疫区的丘陵、林区、山地等野外工作、生活或旅游史等，或发病前2周内有被蜱叮咬史）、临床表现和实验室检测结果进行诊断。

（一）疑似病例

具有上述流行病学史、发热等临床表现且外周血血小板和白细胞降低者。

（二）确诊病例

疑似病例具备下列之一者：①病例标本新型布尼亚病毒核酸检测阳性；②病例标本检测新型布尼亚病毒IgG抗体阳转或恢复期滴度较急性期4倍以上增高者；③病例标本分离到新型布尼亚病毒。

二、鉴别诊断

该病需与人粒细胞无形体病等立克次体病、肾综合征出血热、登革热、败血症、伤寒、血小板减少性紫癜等疾病相鉴别。

【治疗与预后】

本病尚无特异性治疗手段，主要为对症支持治疗。患者应当卧床休息，流食或半流食，多饮水。密切监测生命体征及尿量等。不能进食或病情较重的患者，应当及时补充热量，保证水、电解质和酸碱平衡，尤其注意对低钠血症患者补充。

高热者物理降温，必要时使用药物退热。有明显出血或血小板明显降低（如低于 30×10^9/L）者，可输血浆和血小板、红细胞悬液。中性粒细胞严重低下患者（低于 1×10^9/L），建议使用粒细胞集落刺激因子。

体外实验结果提示利巴韦林对该病毒有抑制作用，临床上可以试用。继发细菌、真菌感染者，应当选敏感抗生素治疗。同时注意基础疾病的治疗。目前尚无证据证明肾上腺皮质激素的治疗效果，应当谨慎使用。

绝大多数患者预后良好，但既往有基础疾病、老年患者、出现精神神经症状、出血倾向明显、低钠血症等提示病重，预后较差。

【预防】

目前尚无有效疫苗预防。

尽量避免在蜱类主要栖息地如草地、树林等环境中长时间坐卧。如需进入此类地区，应当注意做好个人防护，穿长袖衣服，扎紧裤腿或把裤腿塞进袜子或鞋子里。不要穿凉鞋。裸露的皮肤可涂抹驱避剂，衣服和帐篷等露营装备用杀虫剂浸泡或喷洒。

应该积极、广泛地宣传疾病防治和蜱等媒介昆虫的防制知识，结合开展爱国卫生运动、进行环境清理，必要时采取灭杀蜱等措施，降低生产、生活环境中蜱等传播媒介的密度。

一般情况下无需对患者实施隔离。医护人员和看护人接触患者时应当采取通用防护（universal precaution）措施。对患者的血液、分泌物、排泄物及被其污染的环境和物品，可采取高温、高压、含氯消毒剂等方式进行消毒处理。在抢救或护理危重患者时，进行气管插管或其他可能接触患者的血液或血性分泌物的操作时，尤其是直接医治护理咯血、呕血患者时，应穿戴隔离衣并戴口罩，必要时应戴护目镜或防护面罩。医务人员及陪护人员应当加强个人防护，避免与患者血液直接接触。

ⅩⅢ 科罗拉多蜱热

科罗拉多蜱热（Colorado tick fever，CTF）亦称山林热或山林蜱热，是在美国和加拿大落基山脉地区最早出现的一种蜱传病毒性疾病，临床特征为头痛、肌痛、双期热和白细胞减少。

【病原学】

CTF 病毒为双股 RNA 病毒，有 12 个基因片段，1991 年将其归入科罗拉多蜱热病毒属。CTF 病毒基因组全长 29kb，12 个基因的 5′端和 3′端保守序列均一致。CTF 病毒由微密核心和双层衣壳组成，呈二十面体对称球形，有一个直径 56nm 的内核，外径约 80nm。病毒在室温下比较稳定，能冻干保存，对酸及乙醚敏感，对脂溶剂有部分抗性。

【流行病学】

迄今为止，美国、加拿大、法国、德国、印度尼西亚、韩国及我国已有此病发生的报道。金色黄鼠、黄松花鼠等是重要的储存宿主。至少有 8 种蜱已发现有自然感染，但安氏革蜱是最普遍的，也是唯一已被证明是传染给人的媒介昆虫。我国已有 8 个省、市（北京、云南、甘肃、海口、新疆、山西、河南、吉林）发现有人和动物感染。从河南、福建和南京等省市临床诊断为乙型脑炎患者中已证实 CTF 病毒可能是除乙型脑炎病毒外引起夏秋季脑炎的又一重要病原。在印度尼西亚和我国的蚊子中也分离到 CTF 病毒，说明通过蚊子的叮咬也可能会将病毒传播给人。分析表明患者发病与暴露于蜱孳生地有关，与受蜱叮咬密切相关。在美国等大多数地区，发病时间始于 3 月末，而 5～6 月份达到高峰，7 月份开始迅速下降，一直持续到 10 月份。男性发病率高，年龄多在 15～40 岁。多数患者都曾被蜱叮咬，也有报道该病可经输血传播。除山区人群易感外，感染的蜱尚可通过衣物或其他物品带到远方，导致非流行区的感染。

【发病机制与病理改变】

病毒经蜱叮咬进入人体，在单核-吞噬细胞系统复制，播散至血流，引起病毒血症，并进一步随血流侵入脏器。病毒复制于被感染细胞内并伴有特征性的胞质内的颗粒状物。病毒在红细胞碎片中可持续至起病后 120 日，但因成熟红细胞缺少功能性核糖体，病毒复制受到限制，因此虽 CTF 病毒在红细胞内可持续较长时间，但临床表现不明显。

发病 2～3 周血清特异性抗体升高，再次发热时白细胞明显降低，血小板轻度减少，极少数儿童可有脑膜炎或脑炎表现，发生率 3%～7%。

因死亡病例罕见，目前几乎没有人类的病理资料。在实验动物中，心、肺、脾、骨髓及淋巴结都是病毒复制的重要场所。重要病理变化是内脏毛细血管扩张，血管壁内皮细胞肿胀变性。

【临床表现】

一、潜伏期

3～5日，症状不典型，多为亚临床感染。

二、急性期

典型的CTF起病急骤，具有寒战、高热、严重头痛、轻度结膜炎、肌肉和关节痛。肌痛症状以背部和小腿最为突出，并有头痛、畏光等症状。最典型的临床表现是双相热型(约占46%)，有2～3日发热期，1～2日缓解期，然后再有2～3日发热期，有时症状加重，有些病例无典型的双相病程，只有一次发热，少数还有第三次发热期。最初2～3日缺乏特异性体征，可见眼结膜明显充血，甚至有出血，5%～12%患者可见到短暂的瘀斑或躯干上的斑点状皮疹。少数可有脾大，心率增快与体温增高的程度成正比。某些患者中枢神经系统受累，通常见于儿童，表现为无菌性脑膜炎，颈项强直，或表现为脑炎，伴有感觉障碍或木僵。

三、恢复期

此期患者常有不适和虚弱，偶有肌痛、关节痛。一般7～14日，50%病例可长达数周至数月。血液检查常见中性粒细胞、血小板减少和轻度贫血。

【并发症】

CTF并发症少见。

一、脑膜脑炎

3%～7%患者并发脑膜脑炎，尤以儿童较多，脑脊液白细胞数一般在0.5×10^9/L以下，以淋巴细胞为主，蛋白正常或轻度升高，糖无明显变化。

二、流产或胎儿畸形

妊娠早期感染病毒，可引起流产或胎儿畸形。

三、其他感染

心包炎、心肌炎、睾丸及副睾丸炎，肺炎也有报道。

【实验室检查】

一、血常规和骨髓检查

外周血白细胞减少，尤在病程第二阶段更明显，粒细胞减低，淋巴细胞相对增多，可见中毒颗粒及异型淋巴细胞。部分患者血小板降低，恢复期白细胞恢复正常。白细胞减少是本病的特点。骨髓检查可见中性粒细胞系统成熟障碍。

二、血清学检查

免疫荧光染色法可从患者红细胞内检测到病毒抗原，用于早期诊断。应用ELISA、血凝抑制试验等方法，对急性期和恢复期血清进行病毒抗体测定，对诊断和流行病学调查有一定价值。

三、病毒分离

病程早期即可从血液、红细胞、单核-吞噬细胞及骨髓中分离出病毒(接种于乳鼠)，病毒2～3周时阳性率最高。

四、病毒核酸的检测

应用反转录PCR技术可从CTF病毒感染患者的血标本中检出CTF病毒RNA。

【诊断】

临床诊断依赖流行病学资料。如在流行区有野外活动史或蜱咬史。病程中有双期发热、全身肌肉疼痛或皮疹、瘀点及血白细胞减少，应考虑此病。确诊需依赖血清学检查及病毒分离。

【鉴别诊断】

临床上应与流感、麻疹、伤寒、斑疹伤寒、登革热等鉴别。有户外活动者应与钩端螺旋体病、蜱传回归热、落基山斑点热及兔热病鉴别。必要时可借助血清学试验、分子生物学检查和病毒分离进行鉴别。

【治疗】

本病无特效疗法，以对症支持治疗为主。抗病毒药物如利巴韦林等在实验室对CTF病毒有抑制作用，临床尚无定论。儿童患者在使用阿司匹林退热时，可致出血和血小板减少。

【预后】

大多数患者预后良好。有并发症者及老年人恢复期较长，病后免疫持久。

【预防】

在疫区应避免蜱叮咬，春夏二季在疫区野外作业时可穿防护衣，或用驱虫剂，可用扑灭司林喷洒到衣服、鞋子及其他工具上，但因驱虫剂含有30%以下的间苯甲酰二乙胺，故应仅应用在暴露的皮肤上，避免用在儿童的脸和手上，以免被摄入。如发现被蜱叮咬，应立即将其拖出，防止虫体碎裂而使其口部残留于人体内，或用消毒的针尖挑出，用乙醇或指甲油有助于将蜱拔出。预防性抗生素应用并无必要。美国曾制备甲醛灭活纯化的CTF病毒乳鼠脑疫苗，多数接种疫苗的志愿者产生了中和抗体，且可持续至少5年。

CTF不通过人群接触传播，不用隔离。但患者的血液有潜在传播的危险，病愈6个月内不能作为供血者。

（白雪帆　杜虹）

参考文献

1. 罗端德，易建华. 病毒性出血热. 北京：人民卫生出版社，2009.
2. 熊成龙. 沙粒病毒的研究进展. 中华疾病控制杂志，2009，13(3)：362-366.
3. 张玲霞，周先志. 现代传染病学. 第2版. 北京：人军民医出版社，2010.
4. Lotz E，Raffin H. Aeromedical evacuation using an aircraft transit isolator of a patient with Lassa fever. Aviat Space Environ Med，2012，83(5)：527-530.
5. Gilsdorf A，Morgan D，Leitmeyer K，*et al*. Guidance for contact tracing of cases of Lassa fever，Ebola or Marburg haemorrhagic fever on an airplane results of a European expert consultation. BMC Public Health，2012，12(1)：1014-1021.
6. Ehichioya DU，Asogun DA，Ehimuan J，*et al*. Hospital-based surveillance for Lassa fever in Edo State，Nigeria，2005-2008. Trop Med Int Health，2012，17(8)：1001-1004.
7. Asogun DA，Adomeh DI，Ehimuan J，*et al*. Molecular diagnostics for Lassa fever at Irrua specialist teaching hospital，Nigeria：lessons learnt from two years of laboratory operation. PLoS Negl Trop Dis，2012，6(9)：e1839-1852.
8. Andersen KG，Shylakhter I，Tabrizi S，*et al*. Genome-wide scans provide evidence for positive selection of genes implicated in Lassa fever. Philos Trans R Soc Lond B Biol Sci，2012，367(1590)：868-877.
9. Emonet SE，Urata S，de la Torre JC. Arenavirus reverse genetics：new approaches for the investigation of arenavirus biology and development of antiviral strategies. Virology，2011，411(2)：416-425.
10. Hastie KM，Liu T，Li S，*et al*. Crystal structure of the Lassa virus nucleoprotein-RNA complex reveals a gating mechanism for RNA binding. Proc Natl Acad Sci USA，2011，108(48)：19365-19370.
11. Hastie KM，Kimberlin CR，Zandonatti MA，*et al*. Structure of the Lassa virus nucleoprotein reveals a dsRNA-specific 3′ to 5′ exonuclease activity essential for immune suppression. Proc Natl Acad Sci USA，2011，108(6)：2396-2401.
12. Albarino CG，Bird BH，Chakrabarti AK，*et al*. The major determinant of attenuation in mice of the Candidl vaccine for Argentine hemorrhagic fever is located in the G2 glycoprotein transmembrane domain. J Virol，2011，85(19)：10404-10408.
13. Ambrosio A，Saavedra M，Mariani M，*et al*. Argentine hemorrhagic fever vaccines. Hum Vaccinc，2011，7(6)：694-700.
14. Emonet SF，Seregin AV，Yun NE，*et al*. Rescue from cloned cDNAs and *in vivo* characterization of recombinant pathogenic Romero and live-attenuated Candid #1 strains of Junin virus，the causative agent of Argentine hemorrhagic fever disease. J Virol，2011，85(4)：1473-1483.
15. Barradas JS，Errea MI，D'Accorso NB，*et al*. Imidazo[2，1-b]thiazole carbohydrate derivatives：Synthesis and antiviral activity against Junin virus，agent of Argentine hemorrhagic fever. Eur J Med Chem，2011，46(1)：259-264.
16. Kortekaas J，Kant J，Vloet R，*et al*. European ring trial to evaluate ELISAs for the diagnosis of infection with Rift Valley fever virus. J Virol Methods，2013，187(1)：177-181.
17. Tchouassi DP，Sang R，Sole CL，*et al*. Sheep skin odor improves trap captures of mosquito vectors of rift valley Fever. PLoS Negl Trop Dis，2012，6(11)：e1879.
18. Soti V，Tran A，Degenne P，*et al*. Combining hydrology and mosquito population models to identify the drivers of Rift Valley fever emergence in semi-arid regions of West Africa. PLoS Negl Trop Dis，2012，6(8)：e1795.
19. Metras R，Porphyre T，Pfeiffer DU，*et al*. Exploratory space-time analyses of Rift Valley Fever in South Africa in 2008-2011. PLoS Negl Trop Dis，2012，6(8)：e1808.
20. Lagerqvist N，Moiane B，Bucht G，*et al*. Stability of a for-

malin-inactivated Rift Valley fever vaccine: evaluation of a vaccination campaign for cattle in Mozambique. Vaccine, 2012, 30(46): 6534-6540.
21. Head JA, Kalveram B, Ikegami T, *et al.* Functional analysis of Rift Valley fever virus NSs encoding a partial truncation. PLoS One, 2012, 7(9): e45730.
22. Boshra H, Lorenzo G, Busquets N, *et al.* Rift valley fever: recent insights into pathogenesis and prevention. J Virol, 2011, 85(13): 6098-6105.
23. Grobbelaar AA, Weyer J, Leman PA, *et al.* Swanepoel R. Molecular epidemiology of rift valley Fever virus. Emerg Infect Dis, 2011, 17(12): 2270-2276.
24. Hartley DM, Rinderknecht JL, Nipp TL, *et al.* Potential effects of Rift Valley fever in the United States. Emerg Infect Dis, 2011, 17(8): e1.
25. Hassan OA, Ahlm C, Sang R, *et al.* The 2007 Rift Valley fever outbreak in Sudan. PLoS Negl Trop Dis, 2011, 5(9): e1229.
26. Metras R, Collins LM, White RG, *et al.* Rift Valley fever epidemiology, surveillance, and control: what have models contributed? Vector Borne Zoonotic Dis, 2011, 11(6): 761-771.
27. Paweska JT, Jansen van Vuren P, Masumu J, *et al.* Virological and serological findings in Rousettus aegyptiacus experimentally inoculated with vero cells-adapted hogan strain of Marburg virus. PLoS One, 2012, 7(9): e45479.
28. Brauburger K, Hume AJ, Muhlberger E, *et al.* Forty-five years of Marburg virus research. Viruses, 2012, 4(10): 1878-1927.
29. Amman BR, Carroll SA, Reed ZD, *et al.* Seasonal pulses of marburg virus circulation in juvenile rousettus aegyptiacus bats coincide with periods of increased risk of human infection. PLoS Pathog, 2012, 8(10): e1002877.
30. Leroy EM, Gonzalez JP, Baize S. Ebola and Marburg haemorrhagic fever viruses: major scientific advances, but a relatively minor public health threat for Africa. Clin Microbiol Infect, 2011, 17(7): 964-976.
31. Maganga GD, Bourgarel M, Ella GE, *et al.* Is Marburg virus enzootic in Gabon? J Infect Dis, 2011, 204(3): S800-803.
32. Mehedi M, Groseth A, Feldmann H, *et al.* Clinical aspects of Marburg hemorrhagic fever. Future Virol, 2011, 6(9): 1091-1106.
33. Geisbert TW, Feldmann H. Recombinant vesicular stomatitis virus-based vaccines against Ebola and Marburg virus infections. J Infect Dis, 2011, 204(3): S1075-1081.
34. Geisbert TW, Bausch DG, Feldmann H. Prospects for immunisation against Marburg and Ebola viruses. Rev Med Virol, 2010, 20(6): 344-357.
35. Hartman AL, Towner JS, Nichol ST. Ebola and Marburg hemorrhagic fever. Clin Lab Med, 2010, 30(1): 161-177.
36. Zhang AP, Bornholdt ZA, Liu T, *et al.* The Ebola virus interferon antagonist VP24 directly binds STAT1 and has a novel, pyramidal fold. PLoS Pathog, 2012, 8(2): e1002550.
37. Wong G, Kobinger G. A strategy to simultaneously eradicate the natural reservoirs of rabies and Ebola virus. Expert Rev Vaccines, 2012, 11(2): 163-166.
38. Qiu X, Fernando L, Melito PL, *et al.* Ebola GP-specific monoclonal antibodies protect mice and guinea pigs from lethal Ebola virus infection. PLoS Negl Trop Dis, 2012, 6(3): e1575.
39. Leroy EM, Gonzalez JP, Baize S. Ebola and Marburg haemorrhagic fever viruses: major scientific advances, but a relatively minor public health threat for Africa. Clin Microbiol Infect, 2011, 17(7): 964-976.
40. Feldmann H, Geisbert TW. Ebola haemorrhagic fever. Lancet, 2011, 377(9768): 849-862.
41. Geisbert TW, Feldmann H. Recombinant vesicular stomatitis virus-based vaccines against Ebola and Marburg virus infections. J Infect Dis, 2011, 204(3): S1075-1081.
42. Allaranga Y, Kone ML, Formenty P, *et al.* Lessons learned during active epidemiological surveillance of Ebola and Marburg viral hemorrhagic fever epidemics in Africa. East Afr J Public Health, 2010, 7(1): 30-36.
43. Hartman AL, Towner JS, Nichol ST. Ebola and Marburg hemorrhagic fever. Clin Lab Med, 2010, 30(1): 161-177.
44. Yoshii K, Igarashi M, Ito K, *et al.* Construction of an infectious cDNA clone for Omsk hemorrhagic fever virus, and characterization of mutations in NS2A and NS5, Virus Res, 2011, 155(1): 61-68.
45. Tigabu B, Juelich T, Holbrook MR, *et al.* Comparative analysis of immune responses to Russian spring-summer encephalitis and Omsk hemorrhagic fever viruses in mouse models, Virology, 2010, 408(1): 57-63.
46. Yoshii K and Holbrook MR. Sub-genomic replicon and virus-like particles of Omsk hemorrhagic fever virus. Arch Virol, 2009, 154(4): 573-580.
47. Reddy V, Ravi V, Desai A, *et al.* Utility of IgM ELISA, TaqMan real-time PCR, reverse transcription PCR, and RT-LAMP assay for the diagnosis of Chikungunya fever. J Med Virol, 2012, 84(11): 1771-1778.
48. Kucharz EJ, Cebula-Byrska I. Chikungunya fever. Eur J Intern Med, 2012, 23(4): 325-329.
49. Hertz JT, Munishi OM, Ooi EE, *et al.* Chikungunya and dengue fever among hospitalized febrile patients in north-

ern Tanzania. Am J Trop Med Hyg, 2012, 86(1): 171-177.

50. Premaratna R, Halambarachchige LP, Nanayakkara DM, *et al.* Evidence of acute rickettsioses among patients presumed to have chikungunya fever during the chikungunya outbreak in Sri Lanka. Int J Infect Dis, 2011, 15(12): e871-873.

51. Anbarasu K, Manisenthil KK, Ramachandran S, *et al.* Antipyretic, anti-inflammatory and analgesic properties of nilavembu kudineer choornam: a classical preparation used in the treatment of chikungunya fever Asian. Pac J Trop Med, 2011, 4(10): 819-823.

52. Cho H and Diamond MS. Immune responses to west nile virus infection in the central nervous system. Viruses, 2012, 4(12): 3812-3830.

53. Sejvar JJ, Lindsey NP, Campbell GL, *et al.* Primary causes of death in reported cases of fatal West Nile Fever, United States, 2002-2006. Vector Borne Zoonotic Dis, 2011, 11(2): 161-164.

54. Porter RS, Leblond A, Lecollinet S, *et al.* Clinical diagnosis of West Nile fever in Equids by classification and regression tree (CART) analysis and comparative study of clinical appearance in three European countries. Transbound Emerg Dis, 2011, 58(3): 197-205.

55. Diallo D, Talla C, Ba Y, *et al.* Temporal distribution and spatial pattern of abundance of the Rift Valley fever and West Nile fever vectors in Barkedji, Senegal. J Vector Ecol, 2011, 36(2): 426-436.

56. Colpitts TM, Cox J, Vanlandingham DL, *et al.* Alterations in the Aedes aegypti transcriptome during infection with West Nile, dengue and yellow fever viruses. PLoS Pathog, 2011, 7(9): e1002189.

57. Hanafi HA, El-Din el SM, El-Hossary SS, *et al.* Experimental acquisition, development, and transmission of *Leishmania tropica* by Phlebotomus duboscqi. Acta Trop, 2013, 125(1): 37-42.

58. Srinivasan R, Jambulingam P. Morphological and anatomical variations among Phlebotomus (Phlebotomus) papatasi sensu lato (Diptera: Psychodidae). J Med Entomol, 2012, 49(3): 441-444.

59. Defuentes G, Rapp C, Imbert P. *et al.* Acute meningitis owing to phlebotomus fever Toscana virus imported to France. J Travel Med, 2005, 12(5): 295-296.

60. Deng B, Zhang S, Geng Y, *et al.* Cytokine and chemokine levels in patients with severe fever with thrombocytopenia syndrome virus. PLoS One, 2012, 7(7): e41365.

61. Gai ZT, Zhang Y, Liang MF, *et al.* Clinical progress and risk factors for death in severe fever with thrombocytopenia syndrome patients. J Infect Dis, 2012, 206(7): 1095-1102.

62. Jin C, Liang M, Ning J, *et al.* Pathogenesis of emerging severe fever with thrombocytopenia syndrome virus in C57/BL6 mouse model. Proc Natl Acad Sci USA, 2012, 109(25): 10053-10058.

63. Liu Y, Li Q, Hu W, *et al.* Person-to-person transmission of severe fever with thrombocytop-enia syndrome virus. Vector Borne Zoonotic Dis, 2012, 12(2): 156-160.

64. Sun Y, Jin C, Zhan F, *et al.* Host cytokine storm is associated with disease severity of severe fever with thrombocytopenia syndrome. J Infect Dis, 2012, 206(7): 1085-1094.

65. Napthine S, Yek C, Powell ML, *et al.* Characterization of the stop codon readthrough signal of Colorado tick fever virus segment 9 RNA. RNA, 2012, 18(2): 241-252.

66. Meagher KE, Decker CF. Other tick-borne illnesses: tularemia, Colorado tick fever, tick paralysis. Dis Mon, 2012, 58(6): 370-376.

67. Brackney MM, Marfin AA, Staples JE, *et al.* Epidemiology of Colorado tick fever in Montana, Utah, and Wyoming, 1995-2003. Vector Borne Zoonotic Dis, 2010, 10(4): 381-385.

第四十二节　病毒性脑膜炎

病毒性脑膜炎(viral meningitis)系由病毒所致的急性脑膜感染，为无菌性脑膜炎(aseptic meningitis)的一部分，具有脑膜损害的临床表现(如脑膜刺激征)，脑脊液检查白细胞数增多，其中以淋巴细胞增多为主，细菌和真菌涂片、培养阴性，是一种良性自限性疾病。

【病原学与流行病学】

常见能导致脑膜炎的病毒的有肠道病毒、腮腺炎病毒、淋巴细胞脉络丛脑膜炎病毒及单纯疱疹病毒(Herpes simplex virus, HSV)；其次有水痘带状疱疹病毒(Varicella-zoster virus, VZV)、虫媒病毒、肝炎病毒、腺病毒、巨细胞病毒、EB 病毒、风疹病毒及 HIV 等。上述病毒中肠道病毒(脊髓灰质炎病毒、柯萨奇病毒、ECHO 病毒及其他肠道病毒)感染占 80% ~85%，其中柯萨奇病毒和 ECHO 病毒最为常见(50%)。应用血清学方法区分其亚型为脊髓灰质炎病毒 1 ~3 亚型；柯萨奇病毒 A1 ~22、A23、A24 及 B1 ~6；ECHO 病毒 1 ~9、10、11 ~27、28 和 29 ~33 其他肠道病毒 68 ~72。

病毒性脑膜炎呈世界性分布，20 世纪 80 年代每年发病率约为 11～27/10 万人，近年来随着预防接种的广泛应用，发病率已显著下降。本病多见于 10 岁以下儿童，40 岁以上少见。不同病毒引起的脑膜炎，具有不同的流行特点。由肠道病毒引起的病毒性脑膜炎主要在夏秋季流行，全年可散发，粪-口传播是最常见的传播方式，也可通过呼吸道传播，昆虫偶可成为传播媒介。流行性腮腺炎病毒只有一个血清型，经呼吸道飞沫传播，全年可发病但高峰在 4～7 月，与腮腺炎同时流行。淋巴细胞脉络丛脑膜炎一般呈散发，以秋冬季发病多见，而单纯疱疹病毒脑膜炎发病无明显季节性。

【发病机制】

引起脑膜炎的病毒经胃肠道（肠道病毒）、呼吸道（流行性腮腺炎病毒、肠道病毒和腺病毒等）、皮肤（虫媒病毒、单纯疱疹病毒）、结合膜（某些肠道病毒）及泌尿生殖系统进入机体。

病毒感染机体后是否进入中枢神经系统取决于病毒的性质、病毒寄生的部位、及机体对病毒的免疫反应。病毒在侵入部位和局部淋巴结内复制后，于第一次或第二次病毒血症时经血行播散至中枢神经系统及其以外的组织。一般多在中枢神经系统以外部位经多次复制后，在第二次病毒血症时由血源性途径到达中枢神经系统。也可沿神经进入，病毒进入机体后，经过初级复制侵入局部周围神经，然后沿周围神经轴索向中枢侵入。如脊髓灰质炎病毒、带状疱疹病毒、单纯疱疹病毒均可沿轴索直接侵入。

病毒性脑膜炎引起神经系统损伤主要是由于：①病毒对神经的直接侵袭；②机体对病毒抗原的免疫反应：剧烈的炎症反应可导致脱髓鞘病变及血管和血管周围的损伤，而血管病变又影响脑循环加重脑组织损伤。

【临床表现】

病毒性脑膜炎是病毒性中枢神经系统感染的常见疾病，各种病毒性脑膜炎的临床表现大致相同。一般急性起病，主要表现为发热、头痛、呕吐及脑膜刺激征。

典型病例呈突然起病，几小时内病情发展为高峰，表现为额部或眼眶后剧烈疼痛，并出现发热，体温可达 38～40℃，此外，常伴有周身不适，颈痛、肌痛、眼睛运动时疼痛，畏光、恶心及呕吐等病毒感染造成的非特异性全身症状和体征。症状的严重程度随年龄增长而增加，婴幼儿可有发热、易激惹及淡漠。神经系统体检时常发现颈项强直，Kernig 征和 Brudzinski 征可有可无，其他阳性体征少见。当出现昏迷、病理反射或局灶性神经症状和体征时，提示病变已累及脑实质。病毒性脑膜炎一般呈良性，病程约 2～3 周，也可短至几日。少数患者可出现持续数周的头晕、疲乏、头痛及肌痛等不适症状，个别患者可持续数年。

病毒性脑膜炎中枢神经系统以外的表现常提示与所感染的病毒种类有关，不同病毒感染可出现各自特异的表现。某些肠道病毒感染时可出现皮疹，多与发热同时出现，柯萨奇 A 组病毒感染时有局部或多处斑丘疹，也可伴发疱疹性咽峡炎及腮腺炎。柯萨奇 B 组病毒感染可引起心肌炎及流行性肌痛。ECHO 病毒感染的皮疹可表现为斑丘疹，也可为瘀点状，分布于面部、躯干，也可涉及四肢包括手掌及足底部。疱疹病毒感染时出现皮肤或生殖道疱疹，生殖道疱疹多出现在单纯疱疹脑膜炎（HM）起病时，也可在起病前出现，或者不出现于脑膜炎病程中。带状疱疹脑膜炎一般在出疹后 7～10 日内起病，也可在起病一周后才出疹。腮腺炎病毒脑膜炎可同时或先后出现腮腺肿大和胰腺炎、睾丸炎。EB 病毒感染可引起全身淋巴结肿大、黄疸及末梢血象中单核细胞增多、异型淋巴细胞达 10% 以上。

【实验室及辅助检查】

一、血和脑脊液检查

周围血象白细胞计数一般正常，可有轻度升高或降低，分类多无明显变化，在 EB 病毒感染时单核细胞增多，可达 60% 以上，其中异型淋巴细胞超过 10%。腮腺炎病毒感染时可出现血、尿淀粉酶增高。

脑脊液检查对临床诊断病毒性脑膜炎十分重要。病毒性脑膜炎时脑脊液透明，压力正常或轻度升高，白细胞数增加，一般 $(10 \sim 1000) \times 10^6/L$ 不等，很少超过 $1000 \times 10^6/L$，分类以淋巴细胞为主，患病初期则多以中性粒细胞为主，几小时后转为以淋巴细胞为主。肠道病毒感染时细胞计数多符合此特点，但在腮腺炎病毒感染时白细胞计数多高于此值，有时可达 $2000 \times 10^6/L$。蛋白含量轻度至中度升高，常不超过 1500mg/L。糖和氯化物含量多为正常，但在腮腺炎、淋巴细胞脉络丛脑膜炎及疱疹病毒感染时可出现糖含量轻度降低。细菌和真菌涂片、培养均阴性。脑脊液上述改变多在 2 周内恢复正常。

二、病毒学检查

（一）病毒分离

可取血、尿、便、咽拭子、脑脊液及局部分泌物、疱疹液等进行组织细胞培养、鸡胚培养或动物接种，现在多使用组织细胞培养法分离病毒，先观察细胞病变，再用特异性抗血清进行鉴定。脑脊液中分离出病毒，是病毒性脑膜炎诊断的金标准。除虫媒病毒外，其他能引起脑膜炎的病毒（特别是肠道病毒和腮腺炎病毒）均可从脑脊液中发现。也有些病毒分离困难（如某些肠道病毒的特殊型、小 DNA 病毒），且病毒分离需时长，一般需做回顾性诊断。

（二）血清学试验

由于病毒分离有一定困难，且不是每个实验室都具备病毒分离的条件，故临床也采用血清学试验检测病毒抗原及抗体。常用的检测方法有中和试验、补体结合试验、免疫荧光法、放射免疫法、酶联免疫吸附试验（ELISA）、间接血凝及血凝抑制试验。无论采用何种方法进行检测，恢复期比急性期血清抗体滴度有 4 倍升高即可诊断为近期感染。若仅有单份标本，出现特异性 IgM 抗体也可诊断为近期感染。血清学试验的特异性取决病毒的抗原性，应用提纯的病毒糖蛋白和多肽抗原可大大提高试验的特异性。肠道病毒因血清型较多，无共同抗原，若想确定或排除诊断，需要对 60 个血清型逐一鉴定，既费时又昂贵，不适于血清学试验。而血清学试验对虫媒病毒、疱疹病毒、腮腺炎病毒和淋巴细胞脉络丛脑膜炎病毒等则切实可行。

（三）分子生物学方法

可采用核酸分子杂交、PCR 等方法对病毒抗原片断进行病原学诊断。尤其对病毒培养不成功、不易培养、血清中抗原量、不产生抗体的及血清学方法无法检测的病毒性疾病，应用分子生物学技术均可获得诊断。

三、脑电图

主要表现为高幅慢波，多呈弥漫性分布，可有痫样放电波，对诊断有参考价值。当病情好转时，脑电图改变也逐渐恢复。

四、影像学检查

病毒性脑膜炎是多数头颅 MRI 和 CT 无特异性改变，但当病情严重或累计脑实质时，可伴有影像学异常。头颅 MRI 检查因其分辨率更高，较 CT 更能准确显示各种病毒性脑炎病变的部位、性质和程度，如脑水肿、脑出血、脑软化及脱髓鞘病变等。磁共振弥散加权成像（DWI）对发现病毒性脑炎急性期的病灶较 T1W1 或 T2W2 敏感，能在早期发现病毒性脑炎的异常信号。一般主张病程 3～4 周后应复查一次头颅 MRI，对判断长远预后有帮助。

【诊断与鉴别诊断】

病毒性脑膜炎的诊断主要依靠临床表现及脑脊液化验检查，患者多急性起病，出现发热、头痛、恶心、呕吐、脑膜刺激征阳性及脑脊液的特点，本病诊断即可成立。特殊的病因诊断和病原体的确定有赖于实验室的病毒学检查。本病应与非病毒性无菌性脑膜炎、结核性脑膜炎、细菌性脑膜炎、真菌性脑膜炎、寄生虫性脑膜炎及蛛网膜下腔出血等相鉴别。

无菌性脑膜炎除病毒感染外可见于白塞病、系统性红斑狼疮，脑脓肿也可为癌性脑膜病如肺癌、白血病和淋巴瘤等的一种表现。本病还可由梅毒螺旋体、钩端螺旋体、Lyme 病、肺炎支原体、弓形虫和李斯特菌属等引起。所有无菌性脑膜炎脑脊液常规、生化都十分相似，无法从脑脊液检查上进行鉴别，但各病有其固有特征，亦不难鉴别。

区分细菌性脑膜炎与病毒性脑膜炎，脑脊液检查十分重要。典型的细菌性脑膜炎根据脑脊液细菌培养阳性，白细胞数明显增多，以中性粒细胞为主，糖降低而蛋白明显增高容易与病毒性脑膜炎相鉴别。病毒学检查和细菌培养对鉴别不典型病例、细菌性脑膜炎的早期及治疗不完全的细菌性脑膜炎十分必要，不但可用于确定诊断，而且是做出进一步治疗方案的依据。如果病毒分离有困难，等待血清学试验结果的时间又太长，可以考虑根据一些生化指标来进行快速鉴别诊断，这些指标包括肌酸磷酸激酶、乳酸、透明质酸、β 内啡肽、尿酸、免疫球蛋白、C 反应蛋白血清降钙素原及细胞因子（包括 TNF-α、SIL-2R、IL-18 与 IFN-γ）等。

然而，这些指标都有很大的非特异性，故不能单纯依靠此类检查确诊，需根据病史、体检、脑脊液特点、病情变化及治疗反应等做出综合判断。

结核性脑膜炎一般病程较长，亚急性或慢性起病，多有结核病接触史，临床出现结核中毒症状，脑脊液中蛋白含量高于病毒性脑膜炎，多在1000～1500mg/L以上，糖和氯化物降低明显，容易与病毒性脑膜炎相鉴别。然而，一些不典型结核性脑膜炎，脑脊液改变类似病毒性脑膜炎，通过血清和脑脊液抗酸染色、PCR、细胞因子检测及基质金属蛋白酶9（MMP9）等方法及治疗反应可确定诊断。

【治疗】

病毒性脑膜炎是一种良性、自限性疾病，多数在病后数日开始恢复，数周内完全恢复，无需特殊抗病毒制剂，大多数病毒引起的脑膜炎缺乏特异性治疗，主要针对病情改变给予相应营养支持及对症治疗。

一、一般治疗

某些病毒感染缺乏特异性治疗手段，只能采取相应的对症处理，并注意纠正水、电解质紊乱，防止脑疝发生，预防其他脏器并发症及支持治疗。患者一般需卧床休息，多饮水。有明显颅内压增高征象时用20%甘露醇、复方甘油及利尿剂等脱水以减轻症状。高热者给予退热药或物理降温，控制惊厥。并对不同病毒感染时的各种伴随症状予以相应处置。肾上腺皮质激素仅在高热或病情较重时短期应用。

二、抗病毒治疗

抗病毒治疗疗效尚未能肯定，仅在一定应用范围内取得满意效果。单纯疱疹病毒或水痘-带状疱疹病毒感染所致的脑膜炎，可使用无环鸟苷（阿昔洛韦）、丙氧鸟苷（更昔洛韦）、阿糖腺苷等治疗，其中无环鸟苷较常用，剂量为每日20～30mg/kg，分3次静脉滴注，疗程10～14日。甲型流感病毒可试用奥司他韦。其他抗病毒药物包括利巴韦林、干扰素及中药大蒜液及板蓝根等。

三、抗生素治疗

仅在实验室检查难以得出明确的病毒性感染结论，又不能排除细菌性感染的情况下使用适当抗生素，同时密切观察病情进展，直到细菌性感染的诊断被排除。诊治初期获得脑脊液和血培养结果之前，若脑脊液中白细胞数超过2500×10^6/L，且分类中80%～90%以上为中性粒细胞，蛋白含量超过2500mg/L，或糖含量很低，可考虑为细菌性脑膜炎，应给予适当抗生素治疗；若病情较重，而又不能从脑脊液检查结果来区分病毒性脑膜炎和细菌性脑膜炎时，应使用抗生素治疗，直到获得脑脊液和血培养结果；若病情较轻，相隔12小时内脑脊液复查分类转为淋巴细胞为主时，可考虑停用抗生素。不管做出何种决定，均应密切观察病情变化与疗效，及时调整治疗计划。

四、康复治疗

对于重症恢复期患儿或留有后遗症者，应进行康复治疗。可给予功能训练、针灸、按摩、高压氧等康复措施，以促进各种功能的恢复。

【预后】

病毒性脑膜炎一般预后良好，于病后数日内病情开始恢复，多数于1～2周内完全恢复，伴有反射改变的肌痛、肌无力，可持续数周至数月，多在1年内恢复正常。脑脊液改变可持续2周或更长时间。一般不留有任何后遗症，仅在特殊人群（如婴儿、免疫缺陷患者）可留有语言、智力障碍，病变累及脑实质时可遗留一定神经体征。

（牛俊奇　王朝霞）

参考文献

1. 朱飞，张家堂，邢小徽. IL-8、MMP9、INF-γ 的检测对结核性脑膜炎及病毒性脑膜炎发病的意义. 中华神经医学杂志，2009，25（10）：953-954.
2. 梅道居. 血清降钙素原检测在小儿脑膜炎鉴别诊断中的应用价值. 中国实用神经疾病杂志，2012，15（18）：57-58.
3. 黄友卫. 脑电图在病毒性脑炎的诊断及预后评估. 中国实用神经疾病杂志，2009，12（11）：92-94.
4. Van Nienwkoop C，Bonten TN. Procalcitonin reflects bacteremia and bacterial load in urosepsis syndrome：a prospective observational study. Crit Care，2010，14（6）：206-215.
5. Tuppeny M. Viral meningitis and encephalitis. Crit Care Nurs Clin North Am，2013，25（3）：363-380.

第四十三节　口　蹄　疫

口蹄疫（foot and mouth disease，FMD）系由口

蹄疫病毒(foot and mouth disease virus,FMDV)感染所致的急性、热性、高度接触性感染病,主要危害家养和野生的70多种偶蹄哺乳动物,偶可感染人类,属于人兽共患性疾病。口蹄疫病毒是第二个被发现的病毒,且口蹄疫亦是第一个证实由病毒所致的动物疾病。人患口蹄疫临床主要表现为发热、口腔黏膜及皮肤(主要为手足)发生水疱及溃疡。

【病原学】

口蹄疫病毒属于小核糖核酸病毒科(*Picornaviridae*)口蹄疫病毒属。病毒呈球形结构,直径约25~30nm。核心为一单链、正股RNA,核心外没有脂质双分子层,但有直径30nm的病毒衣壳包绕。基因组RNA全长约8500nt,依次由5′UTR、ORF及3′UTR组成,其中5′UTR长约1300nt,含有VPg二级结构、poly(C)区段和内部核糖体进入位点等;ORF长约6500nt,由L基因、P1结构蛋白基因、P2和P3非结构蛋白(2A、2B、2C、3A、3B、3C及3D)基因以及起始密码子和终止密码子组成,其中P1结构蛋白基因编码4种主要的衣壳蛋白,即VP1、VP2、VP3及VP4,VP1-3组成衣壳蛋白亚单位,VP4位于病毒颗粒内部,它们是制备口蹄疫疫苗的抗原成分;3′UTR长约172nt,由poly(A)及poly(A)和P3区之间的碱基组成。病毒衣壳包含60个非对称亚单位,每一个有4种衣壳蛋白VP4、VP2、VP3、VP1(亦分别称作1A、1B、1C、1D),3个外层衣壳蛋白VP2、VP3及VP1均有一个8股反向平行的核心结构。衣壳变化最大的区域为VP1,可通过分析VP1核酸变化研究病毒的分子流行病学。病毒共分为7种血清型,每个型又分若干亚型。7种血清型VP1基因之间RNA序列有30%~50%不同。7种血清型为A型、O型、C型、SATⅠ型、SATⅡ型、SATⅢ型及AsiaⅠ型。型及亚型之间几乎无交叉免疫反应。人类感染以O型为主,偶为C型。病毒在奶和奶制品中存活能力强。自然条件下可在畜栏内废物中存活8~14日,在粪肥中存活不超过6日,在畜毛上可生存2~4周,在土壤和饲料中可存活2~20周。盐腌和晒干不能使病毒灭活。对高温抵抗力弱,在65℃ 30分钟,80℃ 5分钟即可灭活。紫外线、酸、碱、氧化剂及甲醛均可破坏病毒。与大多数小核糖核酸病毒的区别是对pH值的改变比较不稳定。

【流行病学】

口蹄疫的兽疫流行区遍布世界各地。在东欧、西欧、非洲及南非等国家都有确诊人感染口蹄疫病例的发生,病毒分型大多数属于O型。我国流行的口蹄疫病毒血清型经鉴定为A型、O型及AsiaⅠ型。人类的口蹄疫多呈散发,各年龄均可感染,以儿童发病为多,无明显性别差异。

患本病的动物及潜伏期带毒动物是主要传染源。如果未免疫的动物暴露于病毒,成为持续感染(携带状态),不论其免疫状态,均可成为进一步暴发的潜在传染源。动物持续感染口蹄疫病毒,羊可携带病毒长达9个月,牛则可达3年,但猪不成为携带者。口蹄疫病毒存在于感染动物的食管、咽部体液及呼吸道的气溶胶中,接种过疫苗的动物及带毒动物,一定时间内喉部带有病毒。动物发热期的血液、分泌物及器官中广泛存在病毒。排泄物、干燥的血液、尸体中的病毒、干草、土壤、树木,衣服及其他物品上的病毒亦可成为感染源。

敏感动物经皮肤、黏膜直接或间接接触患病动物或人,饮用含病毒的乳汁,吸入含病毒的气溶胶,甚至食用患病动物而受染。人群以机械方式感染和散布病毒。人的感染主要经直接、间接与病毒接触,经破损皮肤和黏膜感染。直接接触病畜的分泌物、排泄物,或通过污染的土壤、空气飞沫或吸入含病毒的尘埃间接接触而感染。人对口蹄疫病毒易感性较低,该病在人群中很稀少。畜牧人员、兽医、技术人员、屠宰工、肉类加工人员和饮用显性发病母牛的生乳制品人员是最易受感染的人群。目前尚未确定本病毒感染在人与人之间是否能相互传播。

【发病机制与病理改变】

病毒进入机体后,首先在入侵部位上皮细胞内繁殖,出现浆液性渗出而形成原发性水疱。如果机体抵抗力下降,病毒进入血液和淋巴管,导致病毒血症,病毒通过血液、淋巴循环使各器官、组织受累,引起发热等全身症状,在内脏黏膜及皮肤上皮出现继发性水疱。随着病毒抗体的产生,组织和体液中的病毒滴度开始下降,病灶逐渐愈合。体温降至正常,病后2周左右病情大多愈合,并发细菌感染者病程延长。

镜下观察,上皮细胞充血肿胀,核浓染,局部有炎症细胞浸润,可见细胞坏死。主要侵犯棘状层,病毒引起急性坏死和水疱形成,细胞膜通透性增加。幼年动物可有心肌变性坏死的改变。

【临床表现】

本病潜伏期2～18日,平均3～8日。初期症状表现为发热、头痛及全身不适,舌及口腔黏膜充血、水肿,吞咽不适,局部淋巴结肿大。典型症状为水疱,可在初期症状1～2日后出现。在病毒侵入处出现原发水疱,常见于手部皮肤及口腔黏膜,手足部皮肤发生水疱的先兆为指(趾)掌部有烧灼感。出现病毒血症时,水疱累及口腔黏膜及口唇、舌咽部、鼻腔及其附近皮肤、手足部,甚至波及全身皮肤、黏膜,体温可达39℃,伴有头痛、恶心、呕吐及腹泻,少数可有低血压、心肌炎等。口腔水疱周围黏膜充血、水肿,进食及说话时口腔疼痛感明显,伴有流涎、口臭。水疱大小不一,形状多为圆形或椭圆形,边缘清晰,疱壁薄而透明。初期疱内液体多清亮或稍混浊,可自行吸收或转为脓疱,有些水疱破溃形成溃疡,随后逐渐愈合。病程约为2～15日,多数患者经及时对症治疗可完全康复。婴幼儿,老年患者及免疫力低下人群,可有严重的呕吐、腹泻、心肌炎、循环紊乱及继发感染。

【实验室及辅助检查】

血象多正常或轻度白细胞增多,若继发感染则白细胞数明显增加。

病毒检测包括病毒学和血清学试验。病毒分离是检测口蹄疫最可靠的方法,主要应用细胞培养和动物接种来分离病毒。可将水疱内液体或破溃的组织材料接种于豚鼠掌跖部皮肤,如为本病,在3～5日内掌跖部皮肤出现水疱,可扩展至口腔、舌和足趾等部位。乳鼠对腹腔内病毒接种敏感,接种后可有心肌病变甚至死亡。目前大多数实验室采用初代小牛甲状腺(CYT)细胞和猪肾细胞系IB-RS-2培养细胞作为分离口蹄疫病毒的常规细胞,出现细胞病变后可经特异免疫血清进行鉴定。血清学试验包括补体结合试验及病毒中和试验。补体结合试验是检测口蹄疫最早的标准化方法,沿用至今。取足量的水疱液或组织,也可取患者7～30日内的血清进行补体结合试验。常量补体结合试验为待检血清定型,微量补体结合试验用于亚型和毒株抗原性分析。病毒中和试验是世界动物卫生组织(OIE)推荐检测口蹄疫病毒抗体的标准方法,但必须使用活病毒,且不能区分免疫抗体和感染抗体。常用的酶联免疫吸附(ELISA)方法包括液相阻断ELISA、间接ELISA、固相竞争ELISA及夹心ELISA,具有快速、敏感、准确的特点。聚合酶链反应(PCR)、核酸杂交技术、基因芯片技术、环介导等温扩增技术等现代分子生物学诊断方法近年开展,对口蹄疫具有诊断和科研价值,有些需在特定的实验室进行。

【诊断与鉴别诊断】

本病的诊断主要依据流行病学资料和临床体征。结合所在地区动物口蹄疫流行史,患者曾接触患病动物或饮用未经消毒的生牛乳,出现口腔、手、足疱疹病变,可初步做出诊断,进一步可通过实验室检查来确诊。

诊断口蹄疫应注意与水痘、带状疱疹、单纯疱疹、疱疹性咽峡炎、多形性红斑和手足口病等相鉴别。其中手足口病由柯萨奇A组病毒引起,临床表现主要为发热、头痛,口腔、齿龈、舌边缘、手掌及足底出现丘疹水疱,可形成浅表溃疡。流行病学资料和实验室检查可提供进一步鉴别依据。

【治疗】

本病目前尚无特异治疗方法,以对症治疗为主。患者应隔离。高热患者予以降温、流食或半流食、适当补液、口服维生素B族及维生素C。鼓励多饮水,卧床休息。有并发症者应给予相应治疗。合并细菌感染者可用适当抗生素。水疱部位可用0.01%的高锰酸钾液冲洗,破溃明显可涂以1%甲紫或碘甘油。本病一般预后较好,仅少数重症患者、儿童及年老体弱者可并发心肌病变或严重感染。

【预防】

对口蹄疫的预防应实施以疫苗免疫为核心的综合措施。口蹄疫病毒7种血清型之间几乎没有交叉免疫,且病毒非常容易变异,口蹄疫有多种传播途径,一般的传播途径都可使疾病大范围传播,口蹄疫病毒甚至可以藉助风媒跳跃式传播,这些均加大了预防口蹄疫的难度。

控制传染源主要依赖在从口蹄疫多发国家进口动物和动物产品包括生物制品和饲料时,采取严格管理来阻止病毒进入。一旦发现动物感染口蹄疫,应屠宰感染动物和接触动物。强化对患者的管理，严格隔离，并将其接触过的物品仔细消毒处理，以防止由人向易感动物散播病毒。应注意经常对饲养场所、饲料以及运输工具等做好消毒工作，1%甲醛溶液、2%新鲜石灰水、1:1000杀毒净水溶液对病毒有杀灭效能，可用于消毒以切断传播途径。大力宣传教育，加强人群自我保护意识，在动物疫区不进食未经消毒的乳制品，工作人员应做好个人防护。

疫苗是预防口蹄疫发生的根本措施。疫苗的使用主要是针对家畜，对疫区及其周围的易感动物应接种高效疫苗，并随时监测抗体水平。非疫区易感动物迁移前应注射疫苗，种畜生产基地应定期接种疫苗。在口蹄疫流行的国家，规则的预防性疫苗接种结合动物卫生措施已经成功地降低疾病发生率。然而，由于免疫是特异血清型的，故选择正确的疫苗株十分重要，与毒株不匹配的疫苗可能无法诱发完全保护抗体。常用于家畜免疫的灭活疫苗在控制口蹄疫流行上起了很重要的作用，但存在免疫期短、仅能保护同型病毒的攻击等局限性，以及病毒灭活不完全和病毒逃逸的潜在危险。近年来，随着生物工程技术的迅速发展，对亚单位疫苗、载体疫苗、基因缺失疫苗、多肽疫苗、核酸疫苗、植物反应器可饲疫苗及多表位疫苗等新型口蹄疫疫苗的研究已成为该领域的热点。新型疫苗的研究虽然取得了很大的进展，但目前大部分还处于实验室阶段，如抗原蛋白的表达量较低、蛋白质多肽在体外合成或载体表达出的蛋白（折叠、糖基化、裂解等过程）尚需进一步研究。

（牛俊奇　王玥）

参考文献

1. 刘明，徐娜，李志勇，等. 口蹄疫诊断技术的研究进展. 生物技术通报，2010，5:70-73.
2. Paton DJ, Sumption KJ, Charleston B. Options for control of foot-and-mouth disease: knowledge, capability and policy. Philos Trans R Soc Lond B Biol Sci, 2009, 364(1530): 2657-2667.
3. Balamurugan V, Kumar RM, Suryanarayana VV. Past and present vaccine development strategies for the control of foot-and-mouth disease. Acta Virol, 2004, 48(4): 201-214.
4. Rweyemamu M, Roeder P, Mackay D, *et al*. Epidemiological patterns of foot-and-mouth disease worldwide. Transbound Emerg Dis, 2008, 55(1): 57-72.
5. Kaur D, Kaur G, Chandra M, *et al*. Development of a peptide based latex agglutination assay for serotype identification of foot and mouth disease virus. Indian J Exp Biol, 2013, 51(2): 124-128.

第四十四节　狂　犬　病

狂犬病（rabies）系由狂犬病病毒（rabies virus，RABV）所致的以侵犯中枢神经系统为主的急性人兽共患感染病。温血动物均可感染狂犬病，并在动物之间通过受感染的分泌物，主要是由带毒唾液来传播。人狂犬病通常由病犬咬伤所致。临床表现主要为特有的恐水、怕风、恐惧不安、流涎、咽喉肌痉挛及进行性瘫痪等，恐水是常见症状，故本病亦称恐水病（hydrophobia）。我国早在公元前3000年就对狂犬病有了认识，并被列为最严重的感染病之一，病死率近100%。

【病原学】

狂犬病病毒属于弹状病毒科（*Rhabdoviridae*）拉沙病毒（Lyssa virus），为闭合的单股负链RNA病毒，其基因组由11 928或11 932个核苷酸组成。完整的病毒呈子弹形，一端钝圆，另一端扁平，直径为70～80nm，长约170～200nm。病毒内层为核衣壳，含40nm核心，外层为脂蛋白包膜。病毒颗粒由脂质双层膜、基因组RNA及核蛋白（nucleoprotein，NP）、具RNA聚合酶活性的大蛋白（large protein，LP）、磷蛋白（P）、基质蛋白（matrix，MP）及糖蛋白（glycoprotein，GP）这5种结构蛋白组成。基因组RNA与NP、LP、P蛋白共同组成病毒颗粒的核心部分，是具有全部转录和复制活性的复合体，可以独立完成病毒基因组的转录和复制。外膜由脂质双层膜、MP、GP蛋白构成。脂质双层膜上有GP形成的刺突，是病毒表面参与分子间识别的主要结构，在致病和免疫等过程中起重要作用。GP能诱导产生中和抗体和刺激细胞免疫，能与乙酰胆碱受体结合，决定了狂犬病毒的嗜神经性。MP位于病毒外膜的内侧，用于连接病毒的核衣壳和外膜。

应用单克隆抗体将狂犬病病毒分为6个血清型，即经典狂犬病病毒（血清1型）、Lagos蝙蝠病毒（血清2型）、Mokola病毒（血清3型）、Duvenhage病毒（血清4型）、Obodhiang病毒原型株（血清5型）及Kotonkan病毒原型株（血清6型），后5种为狂犬病相关病毒（RRV）。根据核蛋白的核苷酸序列及氨基酸同源性的推测百分率，可将狂犬病病毒分为7个已确立的基因型，即古典狂犬病病毒（1型）及其他6个狂犬病相关病毒（2～7型）。除2型病毒外，其他基因型病毒均可使人类致病，我国主要以基因型1型为主。各型毒株之间核苷酸序列有明显差异，N蛋白的同源性一般在79.8%～93.3%之间，而同一血清型同源性一般为97.6%～99.1%。适于培养狂犬病病毒的原代细胞有地鼠细胞、鸡胚纤维母细胞、犬肾细胞、猴肾细胞、人胚肾细胞及羊胚肾细胞等，传代细胞有人二倍体细胞、BHK-21、WI-38及MRC-5等。从自然感染的机体内分离的病毒称野毒株（wild strain）或街毒株（street strain）。野毒株连续在动物脑内传代，潜伏期逐渐缩短，最后固定在4～6日，称此病毒变异株为固定毒株（fixed strain）。固定毒株对人和犬的致病力明显降低，不侵犯唾液，不侵入脑组织，不形成内基小体，但其主要抗原性仍保留，可用于制备减毒活疫苗。

狂犬病毒对热敏感，56℃ 30～60分钟或100℃ 2分钟即可灭活。易被紫外线、甲醛、乙醚、季胺类化合物（如新洁尔灭）、碘酒及高锰酸钾等灭活，肥皂水亦有灭活作用。但对石炭酸、氯仿及甲酚皂（甲酚皂溶液）等有抵抗力，冻干或低温条件下可保持活力数年。被感染的组织可保存在50%的甘油内送检。

【流行病学】

本病在全球的分布很广。每年全球有超过55 000人死于狂犬病，其中98%发生在发展中国家如亚洲、非洲及拉丁美洲。人类感染狂犬病多发生在动物狂犬病多发及有大量未被免疫动物的地区。农村和边远山区发病率高于城市。我国的发病数仅次于印度，居世界第二位。2010年全国（不含台港澳）法定感染病疫情报道：狂犬病发病数为2048例，死亡2014例，是法定感染病死亡数位居第三位的病种。狂犬病及其恶性转归已成为我国最为严重的公共卫生问题之一。

一、传染源

在自然界，犬科动物对狂犬病最为易感，常成为人兽狂犬病的传染源和病毒的储存宿主。在发展中国家由于犬类免疫接种强化不足，病犬是人畜狂犬病的主要传染源，其次为猫科动物。发达国家由于有效实行犬类、狐类免疫方法，以及暴露后迅速而可靠地灭活细胞培养疫苗的使用，人及动物狂犬病显著减少，人类狂犬病的传染源转为野生动物如狼、狐、浣熊及吸血蝙蝠等。近年来有报道无症状犬、猫咬伤人后能致人发病。

二、传播途径

人类多通过被患病动物咬伤而感染。其次，受损皮肤、黏膜与病毒接触可导致感染，包括眼结膜被带毒唾液沾污，被患病动物抓伤、舔伤及宰杀患病动物等。有报道可经消化道和呼吸道感染狂犬病，例如勘测人员吸入蝙蝠聚集洞穴内的含病毒气溶胶而发病。有报道角膜移植导致狂犬病传播的病例。

三、人群易感性

人对狂犬病病毒普遍易感。人被患病动物咬伤后的发病率为15%～30%。发病与否除与疫苗注射情况（是否及时、全程和足量）及疫苗的质量有关外，亦与是否彻底清创、创口与神经中枢的距离、伤口的深浅和多少有关。咬伤头面部、上肢、背部及伤口面积大而深，或多处受伤，未能及时、彻底清创者易发病。进行及时、全程、足量疫苗接种者，发病率低于1%。野生动物咬伤与犬咬伤相比，野生动物咬伤致病者潜伏期短、临床表现重、进展快及病情更凶险。儿童由于易感性强、自我保护能力差、被咬伤机会较多且潜伏期较短。

【发病机制】

狂犬病病毒对神经组织有强大的亲和力，一般不出现病毒血症。狂犬病的发病过程分为3个阶段。

一、组织内少量增殖期

狂犬病病毒首先在接触部位的横纹肌内短暂增殖，然后由神经肌肉接头处进入周围神经系统，从局部到侵入周围神经的间隔为3日或更长。

二、侵入中枢神经期

病毒沿周围神经向心性地扩散至背根神经节，在此大量繁殖，随后进入中枢神经系统。在中枢神经系统，病毒仅在灰质内复制。

三、向各器官扩散期

病毒以离心运动沿中枢神经扩散至其他组织

和器官，包括唾液腺、肾上腺髓质、肾脏、眼、皮肤及肺。唾液腺是病毒的主要排泄器官，带有病毒的唾液可感染新的宿主，形成狂犬病病毒感染的循环。在狂犬病病毒扩散过程中，可能有乙酰胆碱、谷氨酸、氨酪酸及氨基乙酸等神经介质参与。研究表明，病毒吸附的关键环节之一是病毒与细胞表面受体的结合，而乙酰胆碱受体是最可能的细胞表面受体。由于迷走神经核、舌咽神经核及舌下神经核受累，临床表现为恐水、呼吸困难及吞咽困难；交感神经兴奋使唾液分泌增多及大量出汗、心率增快、血压升高；迷走神经节、交感神经节、心脏神经节受损可影响心血管系统功能，甚至出现心跳骤停。

狂犬病的发病除与病毒有关外，还可能与机体的免疫反应有关。狂犬病病毒感染机体后，可使机体产生抗体，此抗体可中和游离状态的病毒，阻止病毒进入神经细胞内。但抗体对已经进入神经细胞内的病毒无法起作用，同时产生的免疫病理反应可能导致对机体的损害。病毒感染细胞后，抗体作用于细胞表面病毒抗原，在补体参与下可引起细胞损害。关于细胞免疫在狂犬病抗感染免疫机制中是否发挥作用，尚不清楚。

【病理改变】

病理改变主要为急性弥漫性脑脊髓炎。病变主要在灰质，以脑干、脊髓后根神经节明显，延髓、脑桥、脊髓、中脑黑质、丘脑、下丘脑及基底节改变常见。脑膜通常无病变。脑实质充血、水肿及微小出血，镜下可见脑及脊髓弥漫性充血、水肿，淋巴细胞及单核细胞形成的血管周围浸润，血管周围脱髓鞘改变，神经细胞空泡形成、透明变性和染色质分解。咬伤局部的神经常有轴索破坏、髓鞘变性及炎细胞浸润。

本病特异性病理变化是在80%患者的神经细胞胞浆中，可发现一种特异而具诊断价值的嗜酸性包涵体，称为内基小体（Negri body）。内基小体呈圆形或椭圆形，直径约3～10μm，边缘整齐，内有1～2个状似细胞核的小点，最常见于海马及小脑浦肯野组织的神经细胞中；亦可在大脑皮层的锥细胞层、脊髓神经细胞、后角神经节、视网膜神经细胞层、交感神经节等处检出。内基小体实为病毒的集落。经甲醛固定后局部组织收缩，在小体周围出现空晕。用Sellew甲基蓝、碱性复红染色小体在小体中心可见微小嗜碱性颗粒，称为内部小体。典型的内基小体都有这种内部小体，有利于鉴别诊断。神经系统各部位的功能改变产生相应症状，例如，行为改变与病毒对边缘系统的亲和性有关，恐水表现提示新皮质层参与这一病理过程。

唾液腺肿胀，质柔软，腺泡细胞明显变性，腺组织周围有单核细胞浸润。胰腺腺泡和上皮、胃黏膜壁细胞、肾上腺髓质细胞、肾小管上皮细胞等均可呈急性变性。

【临床表现】

本病潜伏期可短至几日，亦可长达十余年，一般在1～2个月之间。文献报道最长者为33年。潜伏期的长短依赖于宿主免疫机制、进入的病毒数量、受累组织的数量及病毒由接触部位到达中枢神经系统经过的距离。在潜伏期早期进行免疫接种经常使感染顿挫。在潜伏期感染者没有任何症状，亦无传染性。临床表现分为狂躁型（脑炎型）和麻痹型两种，以狂躁型多见。前者以急性、暴发性、致死性脑炎为特征，后者表现为脊髓神经及周围神经受损。狂躁型典型临床经过可分为以下三期。

一、前驱期

狂犬病起病多呈非特异性经过，常出现发热、头痛、恶心、呕吐、全身不适、乏力、腹痛、腹泻及喉部疼痛等，对痛、声、风、光等刺激敏感，咽喉出现紧缩感，还可出现烦躁、淡漠、失眠、幻觉、行为改变及精力不集中等。半数以上患者由于病毒在伤口处繁殖而对周围神经元产生刺激，在咬伤部位或其附近有异常感觉，包括烧灼感、刺痛、麻木、痒及蚁走感，见于80%的病例。已经愈合的伤口瘢痕处的痒感可波及全身。这些症状亦可出现在与伤口毫无关系的部位。有报道足趾受伤的患者出现耳内刺痛。亦有患者从发病起即表现为明显的恐水症及流涎过多。前驱期约持续1～4日。

二、兴奋期

患者各种症状达到顶峰，恐水处于高度兴奋状态，多动、易激惹、幻觉、狂躁和极度恐惧、谵妄。恐水、怕风表现突出。50%～70%的患者有恐水表现。吞咽液体可引起剧烈咽喉肌收缩。甚至看到水、听到水声、说到水，均可引起严重反射性咽喉肌痉挛。患者常常因为咽喉部的痉挛而窒息死亡。患者极渴而不敢饮，表情十分痛苦。由于声带痉挛，出现吐字不清，声音嘶哑，甚至失声。患者对其他轻微的刺激异常敏感，轻微的风、光、声音以及触摸均可引起咽喉肌及呼吸肌痉挛。体温常高达38～40℃，血压升高，大汗淋漓，唾液满口。可出现幻觉、惊厥、局限性瘫痪以及脑膜刺激征。患者神智大多清楚。脑干和脑神经功能障碍可出现复视、面瘫和吞咽困难。括约肌功能障碍可出现排尿、排便困难。因累及下丘脑及杏仁核，患者可有性欲增强及阴茎勃起及反复射精等改变。本期持续1～3日。

三、麻痹期

痉挛发作逐渐减少，出现迟缓性瘫痪，多见于四肢。眼肌、颜面部肌肉和咀嚼肌亦可受累。迅速出现昏迷，多因呼吸麻痹、循环衰竭而死亡。本期持续6～18小时。

麻痹型狂犬病（PR）较为少见。病理损害部位在脊髓及延髓，很少累及脑干或更高部位的中枢神经系统。吸血蝙蝠咬伤所致的狂犬病多属于此型。多无兴奋期表现，少见痉挛发作、恐水及吞咽困难，前驱期后出现迟缓性瘫痪，自下肢发展至全身。呼吸麻痹、球麻痹是主要死亡原因。

本病一旦出现症状，病情进展迅速，症状起始后的中位存活日是4日，使用人工支持设备者偶尔可达20日，但几乎100%于短期内死亡。

犬狂犬病有相应表现。前驱期有两种异常行为：多表现为恐惧，对主人异常友好，但轻微刺激即会咬人，多咬陌生人；另一些离群孤僻，对主人淡漠无情。进入兴奋期，则起卧奔逐，咬叫无常，继而吞咽困难、流涎、行动蹒跚、垂尾、声音嘶哑，最后进行性瘫痪，呼吸、循环衰竭而死。一般病程3～6日，最长8日。

【并发症】

重症患者常出现肺炎和其他感染并发症，呼吸中枢的感染可导致呼吸麻痹而死亡。可出现抗利尿激素异常分泌，以及气胸、纵隔气肿、动静脉栓塞、上消化道出血和急性肾衰竭等。

【实验室及辅助检查】

一、血象

外周血白细胞总数轻至中度升高，可达（20～30）$\times10^9$/L，分类以中性粒细胞为主，占80%以上，这在病毒性疾病中较为特殊。

二、脑脊液

脑脊液检查多无明显改变，少数患者脑脊液呈病毒性脑炎改变，细胞数增多，一般不超过200$\times10^6$/L，以淋巴细胞为主，蛋白轻度增高，糖和氯化物正常。

三、病原学检查

（一）病毒分离

利用组织或体液，如唾液、脑脊液及尿液等进行组织培养或接种于动物脑组织分离病毒，可用中和试验来鉴定病毒的存在。虽然经分离鉴定有狂犬病病毒的存在即可确诊，但因分离培养的时间较长，不能为临床提供早期诊断，限制了本法的应用。

（二）抗原检测

取患者的唾液、脑脊液、脑组织、皮肤切片和角膜压片等标本，经荧光抗体方法（FAT）（图12-44-1）、酶联免疫吸附试验（ELISA）、免疫组织化学技术、乳胶凝集试验（Latex agglutination，LAT）、原位杂交法（ISH）等技术检查狂犬病病毒抗原。抗原检测具有快速、敏感性和特异性高的特点。FAT法是世界卫生组织（WHO）和国际兽医组织（OIE）共同推荐的方法，被称为狂犬病诊断的金标准。ELISA方法无需特殊设备，更适于基层医疗单位和大规模的流行病学调查。免疫组织化学技术可检测组织中的狂犬病病毒抗原。LAT可检测可疑动物或患病动物脑和唾液中的狂犬病病

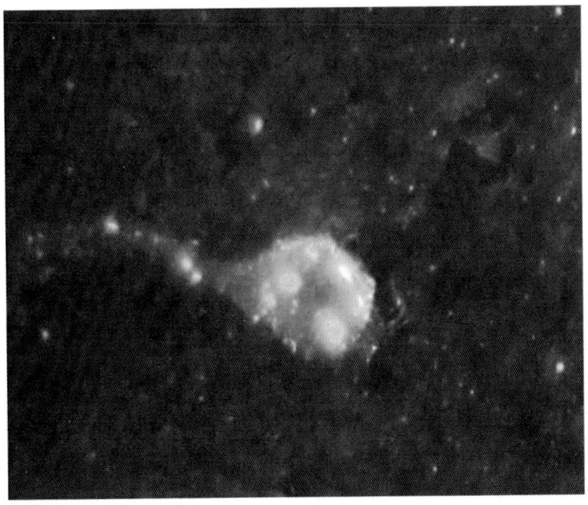

图12-44-1　荧光抗体方法（FAT）涂阳的人脑细胞

毒,常用于对动物的排查。ISH可检测狂犬病病毒抗原和特异性RNA,其优点是不仅可以检测病毒基因组RNA,且可检测mRNA以确定病毒是否表达。

（三）抗体检测

由于狂犬病病毒抗体仅出现于疾病后期(8日后)患者的血清中,因此其检测对临床诊治指导意义较小,仅对可疑患者的复查及疫苗接种后抗体的监测有一定意义。可采用中和试验、补体结合试验、血凝抑制试验、ELISA、放射免疫法等进行抗体检测。中和试验是测定狂犬病毒中和抗体的经典方法,特别是用于评价疫苗的免疫效力,具有特异、可靠、稳定的优点,不足之处是费时、费力。对未接种过疫苗者,中核抗体的检出更有诊断价值。接种过疫苗者的中和抗体效价可达数千,但多低于患者的抗体效价。放射免疫法是检测狂犬病毒抗体最敏感的方法,早期抗体滴度较低,用中和试验等无法检测时可采用该法,但其操作过于复杂,限制了应用。

（四）病毒基因组检测

当待检样品腐烂时,不适于组织学和FAT检测,或者仅能获得体液样本时,可通过设计一对特异引物,用反转录-聚合酶链反应(RT-PCR)法可以完成病毒全基因组克隆和测序而且该法还有助于狂犬病分子流行病学的研究。

四、病理检查

取死亡患者脑组织做印压涂片或病理切片,检查内基小体。约75%病例可在脑组织,特别是海马回及下丘脑检出含病毒的内基小体。内基小体及子弹状病毒颗粒均可被电镜证实。亦可将患者脑组织制成10%的悬液,接种于动物,待发病后取动物脑组织检查内基小体或病毒抗原,可提高检出率。至少20%的患者缺乏内基小体,所以没有内基小体亦不能排除诊断。

结合以上各项检测的特点,在患者生存的早期阶段,用FAT进行皮肤中狂犬病病毒抗原检测,用RT-PCR检测唾液样品;1周后,检测血清样本中的狂犬病病毒特异性抗体来确诊;在患者死亡后可以应用多种方法来确定狂犬病病毒感染,其中内基小体的意义依然重要。

【诊断】

根据是否有被可疑病犬或病畜咬伤或抓伤史,出现典型的症状恐水、怕风、畏光、咽喉痉挛、流涎等症状,不难做出狂犬病临床诊断。实验室诊断包括病毒抗原、病毒核酸检查,在人或接种动物的脑组织中检测到内基小体或狂犬病毒抗原,以及在非免疫患者血清或脑脊液中检测到病毒中和抗体。

【鉴别诊断】

病程早期或不典型患者应与其他类似疾病相鉴别。脑炎型应与其他病毒性脑炎、破伤风及震颤性谵妄等相鉴别,这些疾病并不出现典型的流涎、畏光、恐水表现,易于鉴别,抗原抗体检测及病毒分离可帮助鉴别诊断。狂犬病恐怖症可有假性恐水表现,多于动物咬伤后出现症状,如咽喉部有紧缩感、饮水困难及兴奋,但不伴有流涎、发热和脑膜刺激征表现,经暗示、对症治疗后多迅速恢复。麻痹型应与脊髓灰质炎及吉兰-巴雷综合征相鉴别。脊髓灰质炎多见于儿童,有双峰热、不对称瘫痪和腹肌麻痹等表现,脑脊液多有异常改变;吉兰-巴雷综合征是一种周围神经炎,麻痹型的临床表现重于此病,且麻痹型后期可有脑部症状和体征。接种非纯化疫苗出现的中枢神经系统并发症,在停止接种或使用肾上腺皮质激素后多可恢复,死亡病例应严格检测实验室指标后明确诊断。

【治疗】

做好患者隔离工作,患者分泌物、排泄物及其污染物均应严格消毒处理。医护人员注意自身保护。患者应安置在安静环境内做监护处置,避免一切不必要的刺激,以免诱发痉挛发作。专人护理,做好安全工作。

治疗原则为对症治疗,防治各种并发症。惊厥及咽喉肌痉挛发作应使用镇静药物,如地西泮、氯丙嗪、苯妥英钠等。脑水肿可采用甘露醇等脱水药,无效时采用侧脑室引流。保持呼吸道通畅,早期作气管切开或使用人工支持设备。并发肺炎者,给予抗菌药物。注意防止吸入性肺炎。监测并及时处理心律紊乱及心力衰竭。低血压者可应用扩容、补充血容量及血管收缩剂等。发生贫血、消化道出血及垂体功能障碍时均应给予相应处置。

【预防】

狂犬病一旦发病,病情凶险,进展迅速,病死率达90%～100%，目前尚无特异药物可进入神经细胞内灭活病毒并防止其扩散，针对神经介质的药物对神经系统的治疗作用尚不确切。一旦症状出现，抗狂犬病高效价免疫球蛋白及疫苗不能改变疾病预后。因此，做好暴露前免疫接种，暴露后预防接种联合免疫球蛋白被动免疫，以及彻底的伤口处理是唯一防止狂犬病发病的有效手段。

一、管理传染源

控制和消灭狂犬病必须对犬和野生动物实行全面的综合预防措施。人狂犬病的发生与被犬咬伤有关，因此加强对犬的管理尤其重要。建立各级专门防治组织，严格执行狂犬病防治法有关规定，做好疫情监测及疫情报道，落实以犬只免疫为主的“检疫管理、免疫接种、消灭流浪犬”的综合措施。具体包括捕杀所有野犬，控制犬只数目，对必须喂养的犬只进行登记，实施强制性免疫接种，应使免疫覆盖率连续数年达到80%以上。除定期免疫接种外，对长大的幼犬、新增犬及进口犬做好补充免疫工作。发现发病动物立即击毙，尸体焚烧，可对脑组织进行检查证实狂犬病的存在。发现犬或猫咬人应捕获并隔离观察2周，可检查其唾液是否带毒，若出现狂犬病症状则立即消灭；若2周后仍存活且无带毒证据可暂解除隔离。野生动物的免疫接种是进一步消灭狂犬病的目标。由于野生动物具有隐匿性和侵袭性，接种疫苗有较大困难。对野犬、野猫等通过投喂含口服狂犬疫苗的诱饵实现控制。一般通过投放具有疫苗的诱饵，让其自行食用以达到免疫效果。

二、保护易感人群

（一）暴露后处理及预防

1. 伤口处理　早期、正确的伤口处理很重要。咬伤、抓伤部位的处理应在暴露后立即进行，若无法立即处理，应在3小时内进行。人被咬伤后应及时以20%肥皂水充分地清洗伤口，局部用70%乙醇、2.5%～3%碘酒消毒。亦可使用0.1%苯扎溴铵（新洁尔灭）冲洗或消毒，但其杀灭狂犬病毒的作用低于20%的肥皂水，使用前应将肥皂水冲洗干净，以防肥皂水中和苯扎溴铵。伤口较深者尚需用注射器或导管伸入，以肥皂水作持续灌注清洗。如有免疫血清，作皮试阴性后，应于12小时内注入伤口底部和四周，伤口不宜缝合或包扎。表12-44-1为WHO的暴露后预防指南。

2. 主动免疫

（1）暴露后预防（post-exposure prophylaxis，PEP）的适应证：这种预防应进行仔细地评估和判断。每年有数以千万计的人被动物咬伤，这些人均应进行暴露后预防的评估，同时应考虑以下问题：①个体是否接触含狂犬病毒的唾液或其他物质？②是否有明显的伤口或擦伤？③本地区是否有动物患狂犬病或疑为狂犬？④是否为犬未受激惹后的咬伤？⑤是否该动物可得到并用于实验室检测？⑥两周观察期内动物是否出现狂犬病症状？⑦动物脑组织检测是否确诊为狂犬病。涉及可能的狂犬病暴露，有关动物应立即捕杀，取脑组织进行荧光检测病毒抗原，如为阳性，应对个体进行暴露后预防，如为阴性无需处理。如果不能抓到咬人动物，也应进行暴露后预防。事实上多数被动物咬伤者均需进行预防接种。

（2）疫苗的应用：使用疫苗应选择免疫剂量小、产生中和抗体（而非ELISA方法测出的伴随抗体）迅速（一般7～10日）、接种反应轻微或无、免疫期长、接种次数少及价格低廉的疫苗。

WHO推荐使用的疫苗包括：人二倍体细胞疫苗（HDCV），具备良好耐受性，且有高免疫原性，已成为评价新疫苗的标准化疫苗。还有地鼠肾细胞疫苗（PHKCV）也应用广泛，我国广泛使用的为原代地鼠肾细胞疫苗，与国际先进疫苗相比有相同的有效性。Vero疫苗目前也应用于临床。

暴露后的接种方案为：轻度咬伤者，即皮肤无流血的轻度擦伤、抓伤或破损皮肤被舔舐，应于0（第1日，注射当日）、3（第4日）、7、14、30日各肌内注射地鼠肾细胞或Vero疫苗一针，儿童用量相同。对严重咬伤，可全程注射10针，于当日至第6日每日一针，随后于10、14、30、90日各注射一针，并在0日注射疫苗的同时用抗狂犬病血清（40IU/kg）或狂犬病免疫球蛋白（20IU/kg），浸润咬伤局部和肌内注射。

3. 被动免疫　对于严重感染者（头面部或颈部受伤，多处或深部受伤）应使用免疫血清与狂犬病疫苗联合应用。免疫血清有抗狂犬病马血清及人抗狂犬病免疫球蛋白两种，其中抗狂犬病马血清皮试阴性后方可使用，使用时应做好抢救过敏性休克的准备。在彻底清洗伤口后，将推荐剂量（抗狂犬病马血清为40IU/kg，人抗狂犬病免疫球蛋白20IU/kg）的1/2用作局部浸润注射，另

1/2剂量肌注，如果计算用量不够局部大面积浸润注射，可用无菌生理盐水稀释免疫血清2～3倍，随后立即注射疫苗。研究证明，轴索内病毒不受中和抗体的影响，在中和抗体存在情况下，病毒照常繁殖，说明在咬伤局部的病毒进入神经前应用抗狂犬病免疫血清是最适宜的。但若首次疫苗注射时得不到免疫血清，延至7日内也应注射。

4. 注意事项　①疫苗的注射应采用肌内注射，成人必须注射于三角肌内，儿童注射于大腿肌肉前外侧区。切勿注射于臀部，因为臀肌注射产生的抗原性差，产生抗体缓慢，免疫力低，不能及时保护感染个体；②对于以前接受过有效疫苗全程接种者，一旦再次发生可疑接触感染，伤口处理仍有必要，于0、3日各注射一剂疫苗即可；对于严重感染者或怀疑以往疫苗的有效性时，应进行血清抗体检测，若未达到要求应进行全程的暴露后预防接种；③对于某些特殊人群，如老年人、严重营养不良者、慢性患者、先天性或获得性免疫缺陷患者及接受免疫抑制药物者，暴露后48小时或更长时间接受疫苗接种者，常规疫苗接种容易出现免疫失败，建议首次疫苗剂量增加至正常剂量的2～3倍后使用。

表12-44-1　WHO依据暴露于患狂犬病动物种类的暴露后预防指南

	暴露于患狂犬病的动物*	处理
Ⅰ类	触摸或饲养动物：完整的皮肤被舔	无需处理
Ⅱ类	无防护皮肤被啃咬；无流血的轻度擦伤或抓伤	局部处理伤口†，立即接种疫苗
Ⅲ类	一处或多处皮肤的穿透性咬伤或抓伤；破损的皮肤被舔；唾液污染的黏膜；暴露于患狂犬病的蝙蝠	局部处理伤口†，立即接种疫苗，并应用抗狂犬病免疫球蛋白

注：*暴露于确定的或怀疑为患狂犬病的动物或难以进行检测的动物。†伤口用肥皂、水和一种杀毒的物质清洗对暴露后的预防是一种经济、有效的方法，已表明可增加存活率

（二）暴露前预防

这种预防措施推荐用于接触狂犬病病毒的高危人群，如兽医、从事狂犬病研究的实验室工作人员、动物管理者及野外工作者。除此之外，在以犬为主要媒介的狂犬病重流行区的人，特别是儿童，亦应做暴露前预防，主要防止潜伏期短的患者发病后疫苗接种失败。纯化的狂犬病疫苗不良反应轻且免疫效价高，更适用于暴露前预防。免疫方案为0、7日及21日各注射一剂量疫苗，2～3年加强注射1次，中和抗体效价应≥0.5IU/ml。

（三）其他

按需要给予破伤风抗毒素或类毒素，以及适宜的抗菌药物。预防接种后并发神经系统反应者可给予肾上腺皮质激素。干扰素及干扰素诱导剂对动物实验感染有保护作用。有研究表明使用狂犬疫苗联合干扰素局部封闭注射及肌内注射，为患者争取更多的时间防止狂犬病毒的扩散，为进一步完善狂犬病的三级预防提供早期保护作用，可降低狂犬病发病率，且费用相对较低，值得推广。

（牛俊奇）

参考文献

1. 王科，叶锋，赵英仁. 狂犬病的研究进展. 临床内科杂志，2010，27(5)：298-230.
2. 陈立，易长庚，李金强. 干扰素在狂犬病预防中作用的观察. 实用预防医学，2011，18(7)：1235-1236.
3. Hicks DJ, Fooks AR, Johnson N. Developments in rabies vaccines. Clin Exp Immunol, 2012, 169 (3): 199-204.
4. Both L, Banyard AC, van Dolleweerd C, *et al*. Passive immunity in the prevention of rabies. Lancet Infect Dis, 2012, 12 (5): 397-407.
5. Song M, Tang Q, Wang DM, *et al*. Epidemiological investigations of human rabies in China. BMC Infect Dis, 2009, 9: 210-217.
6. Wacharapluesadee S, Hemachudlm T. Ante-and post-mortem diagnosis of rabies using nucleic acid-amplification tests. Expert Rev Mol Diagn, 2010, 10(2): 207-218.
7. Aravindhbabu RP, Manoharan S, Ramadass P. Diagnostic evaluation of RT-PCR-ELISA for the detection of rabies virus. Virus disease, 2014, 25(1): 120-124.

第四十五节　艾　滋　病

艾滋病是获得性免疫缺陷综合征（acquired immunodeficiency syndrome，AIDS）的简称，该临床综合征系由人类免疫缺陷病毒（human immunodeficiency virus，HIV）经性接触、血液或母婴垂直传播感染，主要侵犯 $CD4^+$ T淋巴细胞，导致机体细胞免疫缺陷，继发各种机会性感染（opportunity infection）或肿瘤。目前通常采用的高效抗逆转录病毒治疗（highly active antiretroviral therapy，

HAART),俗称"鸡尾酒疗法",已被证实是针对HIV感染最有效的治疗手段,而切断传播途径是控制HIV感染流行的最佳方法。世界卫生组织(WHO)于1988年将每年的12月1日定为世界艾滋病日。红丝带是世界艾滋病日的标志,亦代表对HIV感染者及AIDS患者及其照顾者的关心与关怀。

【病原学】

HIV属于逆转录病毒科(*Retroviridae*)慢病毒属(*Lentivirus*)中的人类慢病毒组,呈20面体对称的球形或卵形颗粒,直径约100～200nm,由核心及包膜两部分组成。病毒的核心位于病毒体的中央或偏心,内由两条正链RNA基因组(与核心蛋白P7结合在一起)、及参与病毒复制的酶类组成,如逆转录酶(RT,P51/P66)、整合酶(INT,P32)、蛋白酶(PR,P10)及RNA酶(H)等。核心蛋白p24和基质蛋白P6、P9等组成核衣壳将上述成分包裹其中。HIV病毒的包膜以类脂双层为构架,表面有锯齿样突起的外膜糖蛋白gp120及横跨脂质双层的跨膜糖蛋白gp41,gp41外端连接gp120。而基质蛋白p17附着在脂质双层膜的内层,是连接膜与核心的基质,起稳定作用(图12-45-1)。

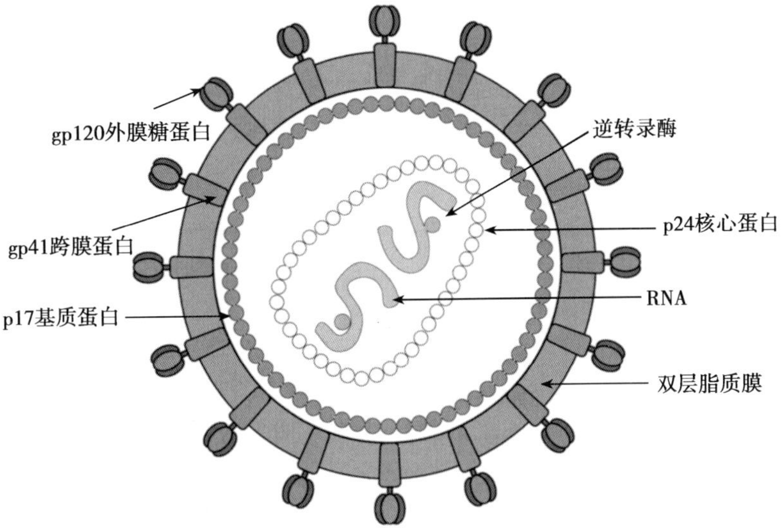

图12-45-1 HIV结构

HIV至少有HIV-1及HIV-2两个亚型。与HIV-2相比,HIV-1复制能力更强、感染传播几率更高,所致临床症状更重。HIV-1呈全球流行,HIV-2与猿猴免疫缺陷病毒(simian immunodeficiency virus,SIV)亲缘关系更近,目前主要局限于西非及西欧,北美亦有少量报道。HIV-1与HIV-2氨基酸序列有40%～60%的同源性。我国以HIV-1为流行株,1999年以来在部分地区发现并证实我国有少数HIV-2型感染者。由于有关病毒复制、发病机制、治疗及并发症的资料几乎都来源于HIV-1者,故本节中缩写HIV主要指HIV-1。

HIV-1基因组长约9181核苷酸(bp),HIV-2基因组长约10 359bp。HIV基因组结构除两端的长末端重复序列(long terminal repeat,LTR)外,中间有9个开放读码框架(open reading frame,ORF),包括组特异性抗原基因(group-specific antigen gene,gag)、多聚酶基因(polymerase,pol)及包膜蛋白基因(envelope,env)三种结构基因及6种调控基因,即反式激活因子基因(transactivation,tat)、病毒蛋白表达调节因子基因(regulator of expression of viral protein,rev)、病毒感染因子基因(virion infectivity factor,vif)、病毒蛋白R基因(viral protein R,vpr)、负调控因子基因(negative regulatory factor,nef)、病毒蛋白U基因(viral protein U,vpu)及病毒蛋白X基因(viral protein X,vpx)(图12-45-2)。vpu仅存在于HIV-1,能促进HIV-1从细胞膜释放,而vpx只存在于HIV-2,其编码的X蛋白是HIV-2在细胞内增殖及促进其病毒颗粒形成的必需物质。LTR内部含有启动子、增强子、负调控区及许多细胞转录因子结合位点。部分病毒蛋白对LTR有反式激活作用,能引起HIV基因表达。

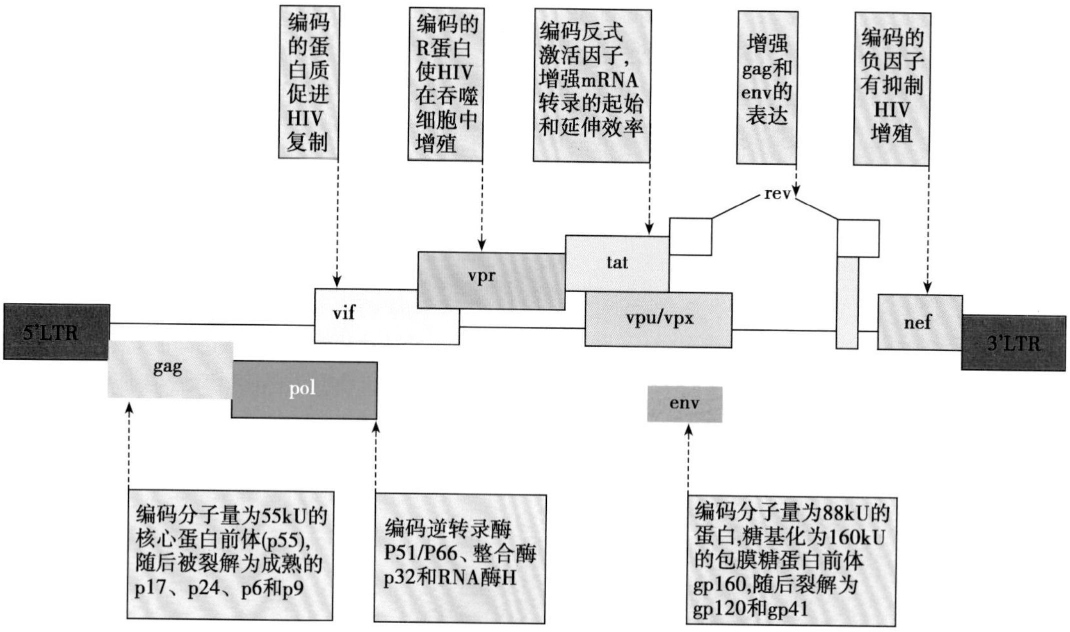
编码的蛋白质促进HIV复制
编码的R蛋白使HIV在吞噬细胞中增殖
编码反式激活因子，增强mRNA转录的起始和延伸效率
增强gag和env的表达
编码的负因子有抑制HIV增殖
rev
vpr
tat
vif
vpu/vpx
nef
5'LTR
3'LTR
gag
pol
env
编码分子量为55kU的核心蛋白前体(p55)，随后被裂解为成熟的p17、p24、p6和p9
编码逆转录酶P51/P66、整合酶p32和RNA酶H
编码分子量为88kU的蛋白，糖基化为160kU的包膜糖蛋白前体gp160，随后裂解为gp120和gp41

图 12-45-2　HIV 基因组的结构基因和调控基因及其功能

由于 HIV 的逆转录酶缺乏校正功能，同时宿主免疫压力、药物选择压力及病毒之间或病毒与宿主之间的基因重组等使 HIV 成为一种高变异病毒。其中，随着 HAART 的广泛使用及不规范抗病毒治疗容易导致耐药变异的产生。env 基因的变异率最高，根据 env 基因核酸序列差异，HIV-1 可分为 M、O 及 N 组，共 13 个亚型，其中 M 亚型组包括 A、B、C、D、E、F、G、H、I、J 及 K 共 11 个亚型，O 组于 1990 年从喀麦隆及加蓬分离到，只有 O 亚型，与 M 组其他亚型的氨基酸序列只有 50% 的同源性。近期从两名喀麦隆患者分离到 N 组，属于非 M 非 O 组，只有 N 亚型。HIV-2 至少有 A～G7 个亚型。我国以 HIV-1 为主要流行株，目前已发现 A、B（欧美 B）、B'（泰国 B）、C、D、E、F 及 G8 个亚型，至今尚未发现有 O 型及 N 型的报道，亦有不同流行重组型（circulating recombinant forms，CRF）。同一宿主体内被 2 种不同亚型的 HIV 感染，这 2 种病毒的基因组通过重组形成新基因组，可产生新的重组病毒。当新的重组病毒具有传播优势，则可成为流行重组型。全世界现已发现 40 多种 CRFs，此数量可能还会不断增加。重组病毒的出现对 HIV 持续进化、免疫逃逸、药物耐药及疫苗开发研究等均具有重要意义。

HIV 可感染猩猩、恒河猴及长臂猿，亦可在体外培养的淋巴细胞中增殖。HIV 离开人体不易生存，对外界抵抗力较肝炎病毒弱，对热敏感，56℃ 30 分钟即灭活，常温下，在体外的血液中只可生存数小时。对消毒剂及去污剂亦敏感，75% 乙醇、漂白粉及次氯酸等一般消毒剂均可完全灭活，但对紫外线及 γ 射线不敏感。目前采用加热 100℃ 持续 20 分钟对 HIV 灭活较为理想，需要重复使用的物品可用煮沸或高压蒸气消毒，不宜煮沸物品可用 2% 戊二醛、75% 酒精等进行消毒。

HIV 感染人体 2～4 周，抗-HIV 开始出现，核心抗体（抗-gp24）、抗包膜蛋白抗体（抗-gp120 及抗-gp41）及抗多聚酶抗体（抗-gp64 及抗-gp31）陆续出现，但这种抗体并无保护作用，不能中和病毒。血清抗体及病毒血症可同时持续出现。

【流行病学】

一、传染源

AIDS 患者及无症状 HIV 携带者是本病传染源。病毒在血液、体液（精液、阴道分泌物、唾液、泪液、乳汁及伤口渗出液等）器官组织中。临床无症状而血清抗-HIV 阳性的感染者作为传染源的实际意义更大。初次感染后血清病毒阳性，而抗-HIV 检测阴性（窗口期）的人群更是危险的传染源，窗口期通常 2～6 周，一般不超过 12 周。

二、传播途径

目前公认的 HIV 传播途径主要有性接触、血液及母婴传播三种方式。其中异性间性接触传播约占 70%、母婴传播约占 8%～10%、静脉注射毒品约占5%～10%、输血约占3%～5%。亦有报道因接受HIV感染者的器官供体、医务人员被HIV污染的针头刺破或经破损皮肤而感染的病例，既往我国还存在经采供血传播HIV的问题。据报道被AIDS污染的锐器刺伤后感染率为0.3%，单次针刺伤约为0.32%，黏膜暴露者约为0.9%，目前尚无证据表明HIV可通过食物、水、日常生活接触及蚊虫叮咬传播。

（一）性接触传播

主要传播途径。同性、异性或双性性接触均可致HIV感染。同性恋者仍是被感染的主要高危人群，然而异性性接触已成为目前世界HIV性传播的主要方式，其中商业性接触对HIV传播具有重要作用。性伴侣数量、性伴侣感染阶段、性交方式、性交保护措施的采取及吸毒等均与性接触传播感染发生相关。此外，生殖器溃疡患者性接触感染HIV的几率显著增加，男性传播几率较女性更高。

（二）血液传播

通过输入含有HIV的血液或血液制品可感染HIV，供血过程的交叉感染，组织器官移植及人工授精方式亦可传播。微量血传播，如注射吸毒者（injecting drug users，IDU）通过共用针具传播的方式更不可低估，吸毒者因与他人共用注射器及针头静脉注射毒品而感染，是血液传播HIV的主要人群。与他人共用剃须刀、牙刷、修脚刀及不洁的理发、美容及文身工具都能增加HIV血液传播几率。此外，口腔科治疗、产科接生器械、手术器械及注射器、针头等若未彻底消毒均能通过血液途径传播HIV。

（三）母婴传播

HIV阳性母亲可通过胎盘（宫内感染）、分娩或哺乳将HIV传播给婴儿。在HIV阳性孕产妇中，有15%～45%发生母婴传播，不同地区的传播概率不同。若不采取任何干预措施，HIV母婴传播概率在发达国家为15%～25%，发展中国家为25%～45%，母乳喂养是其主要原因。目前认为，母体HIV RNA水平高低与HIV感染正相关；母体$CD4^+T$淋巴细胞计数下降与母婴传播几率的上升呈线性关系；前者处于进展期时，存在HIVp24抗原血症、羊膜早破、阴道分娩、产钳或吸引器助产是HIV母婴传播的高危因素；HIV-1 D型的传播率高于HIV-1 A型，而HIV-1 C型较HIV-1D型或HIV-1 A型更易发生宫内感染。

三、易感人群

人群普遍易感。以15～49岁性活跃期青壮年发病率高，约占全部存活HIV感染者的80%以上，其中15～24岁人群占HIV感染者的一半以上。儿童及妇女感染率有逐年上升趋势，而性混乱者、性工作者、男性同性恋者、多次接受输血或血制品者、血友病、IDU为HIV感染的高危人群。有数据显示，女性性工作者相对于普通女性成为HIV感染者的风险增加了13.5倍，IDU感染HIV的风险比普通人群高出22倍。

四、流行状况

该病毒肆虐全球189个国家，全球累计感染7000余万人，其中1/3已经死亡，是人类进入21世纪所面临的最大的公共卫生问题及社会问题。AIDS最早于1981年被美国疾病预防控制中心（CDC）证实，1983年分离到HIV。据联合国艾滋病防治组织（UNAIDS）公布的统计数字显示，截至2011年底，全球现症HIV感染人数为3400万人，其中成年人3070万人，估计全世界15～49岁成年人中有0.8%的人群为HIV感染者，15岁以下儿童33万人。仅2011年，新增HIV感染者为250万人，其中成人220万，15岁以下儿童33万人。近20年来每年新增HIV感染病例有下降之趋，降幅约20%（图12-45-3）。从地域来讲，撒哈拉以南非洲是感染最为严重的地区，几乎20名成年人中就有一名HIV感染者（4.9%），其次是加勒比、东欧及中亚地区，2011年成年人的HIV感染率为1%。尽管撒哈拉以南非洲HIV感染率高于亚洲25倍，但现存于南亚、东南亚及东亚的HIV感染者仍有50万人。

HIV于1982年传入我国，自1985年出现第1例AIDS患者以来，截至2013年1月31日，我国报道现存活的HIV感染者及AIDS患者（HIV/AIDS）约389 433人，其中AIDS患者为146 816人，死亡115 855人。2011年11月卫

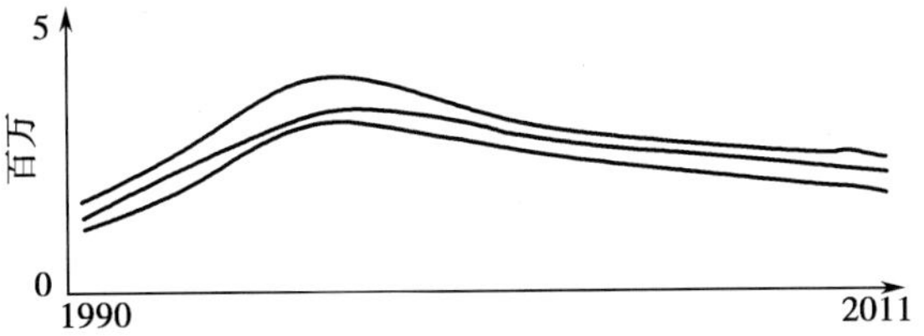

图12-45-3　1990—2011年全球HIV感染趋势

生部发布了《2011 年中国艾滋病疫情估计》，对我国近年 HIV 感染及 AIDS 发病情况进行了总结（表 12-45-1），认为我国 HIV 感染呈现以下特点及趋势：①全国 AIDS 疫情依然呈低流行态势，部分地区疫情严重；②HIV 感染者和 AIDS 患者数量继续增加，但新发感染人数保持较低水平；③既往感染 HIV 者陆续进入发病期，AIDS 发病率及病死率增加；④传播途径以性传播为主，所占比例继续增高；⑤感染人群多样化，流行形势复杂化。然而，在广泛推广的免费 HAART 下，2002—2009 年，我国 AIDS 总病死率降低 63.9%，AIDS 治疗率从几乎为 0% 升至 63.4%。不过，经 IDU 和性传播感染的 AIDS 患者病死率仍较高且治疗率较低。

表 12-45-1　2005—2011 年中国 AIDS 疫情调查结果

	2005	2007	2009	2011
PLHIV 人数（万人）	65（54～76）	70（55～85）	74（56～92）	78（62～94）
AIDS 患者数（万人）	7.5（6.5～8.5）	8.5（8.0～9.0）	10.5（9.7～11.2）	15.4（14.6～16.2）
AIDS 相关死亡人数（万人）	2.5（2.0～3.0）	2（1.5～2.5）	2.6（2.2～3.0）	2.8（2.5～3.1）
HIV 新发感染人数（万人）	7（6.0～8.0）	5（4.0～6.0）	4.8（4.1～5.5）	4.8（4.1～5.4）
全人群 HIV 感染率（%）	0.05（0.042～0.058）	0.054（0.042～0.065）	0.057（0.043～0.071）	0.058（0.046～0.070）

【发病机制与病理改变】

一、发病机制

$CD4^+$辅助性 T 淋巴细胞（Th）在 HIV 直接及间接作用下，细胞功能受损，数量降低，导致细胞免疫缺陷，因而促使并发各种严重的机会性感染及肿瘤，是 AIDS 的主要发病机制。

（一）HIV 复制与感染

HIV 复制的关键环节包括 4 步：①病毒吸附与穿入：HIV 进入人体后，需藉助易感细胞表面的受体进入细胞。gp120 与细胞表面受体蛋白 CD4 分子（第一受体）高亲和力结合，随后与宿主细胞表面辅助受体 CCR5/CXCR4（第二受体）相互作用，使病毒与宿主细胞膜更接近。gp120 与受体结合后促使 gp41 构象改变，病毒包膜与宿主细胞膜最终融合，病毒 RNA 进入细胞。HIV 对 CD4 分子及辅助受体 CCR5/CXCR4 的双重依赖结合是其入侵宿主细胞的特有方式；②逆转录和整合：两条单股正链 RNA 在逆转录酶作用下，逆转录成两条负链 DNA，在细胞核内形成环状 DNA，即前病毒。在细胞外，HIV 是以双链 RNA 形式的病毒颗粒存在。但在细胞内，既可是未整合的双链 DNA，亦可是整合到前病毒的 DNA；③转录和翻译：病毒基因和宿主染色体整合在一起，导致较长的潜伏期（2～10 年），可使感染持续存在，但前病毒可被激活，转录和翻译新的病毒 RNA 及多种病毒蛋白；④装配和释放：gag 蛋白与病毒 RNA 结合装配成核壳体，通过芽生从胞膜释放时获得病毒体的包膜，装配成新病毒后再感染其他细胞。

HIV 吸附靶细胞并自身复制和释放的过程见（图 12-45-4）。

此外，树突状细胞表面特异性受体（DC-SIGN）/gp120 非 CD4 依赖介导的方式使 HIV 与树突状细胞黏附在 HIV 感染中亦十分重要。gp120 通过与 DC-SIGN 结合，使 HIV 被 DC-SIGN 捕获，递呈给 T 细胞，促进 HIV 在体内播散，同时，DC-SIGN 能与细胞间黏附分子-3（ICAM-3）结合，促进 T 细胞的活化与增殖。此外，因细胞间黏附分子-1（ICAM-1）能与其配体淋巴细胞功能相关抗原-1（LFA-1）相互作用，而成熟的 HIV 颗粒表面存在 ICAM-1，因而 HIV 可通过 ICAM-1/LFA-1 介导宿主与病毒吸附的方式感染淋巴细胞。

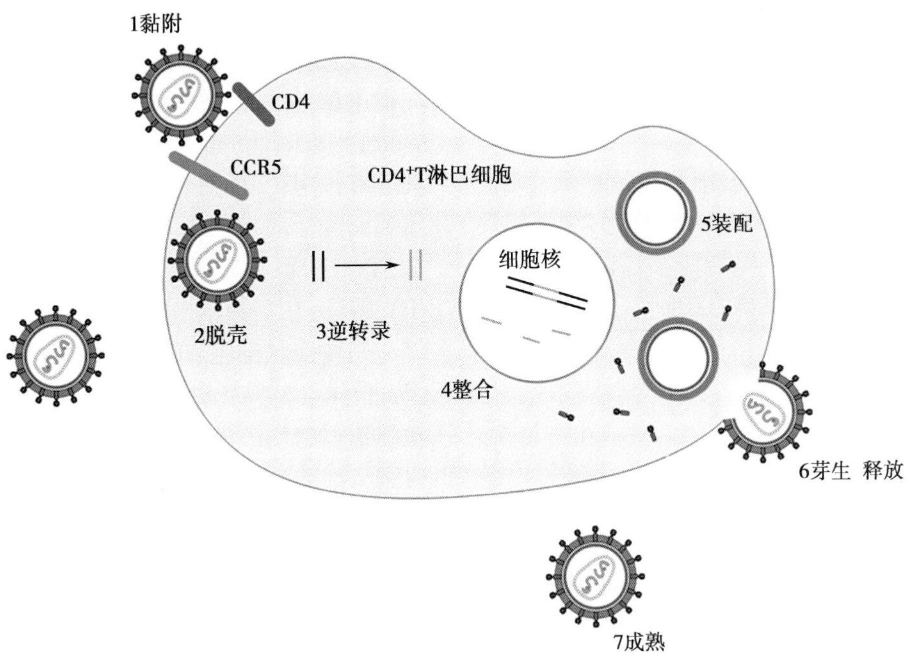

图 12-45-4　HIV 吸附靶细胞并自身复制和释放的过程

HIV 藉助 gp120 与整合素 α4β7 的相互作用，使胃肠道成为 HIV 感染的靶点。整合素 α4β7 为机体细胞的正常组分，位于消化道黏膜，非激活式 α4β7 在外周血单个核细胞（PBMCs）表面有表达。gp120 与被激活的整合素 α4β7 结合后，再激活 LFA-1，导致 HIV-1 直接在细胞与细胞之间有效传播，最终使胃肠道 $CD4^+T$ 淋巴细胞大量减少，患者出现进行性免疫缺陷。

HIV 每经历一个病毒复制周期几乎就发生一次突变，在被感染者体内产生大量的准种（quasispecies）。前病毒的潜伏、变异体的累积、不同突变株之间的重组、病毒的高突变率及其对人基因组的整合，使 HIV 不利于免疫监控，限制抗病毒治疗功效的发挥，阻碍 HIV 的清除。

（二）宿主免疫功能受损机制

宿主免疫功能受损主要与机体免疫细胞被 HIV 靶向攻击、HIV 高频突变、HIV 前病毒 DNA 储存库以及对免疫系统耐受性等有关。

1. $CD4^+T$ 淋巴细胞减少及功能障碍　HIV 主要侵犯 $CD4^+T$ 淋巴细胞及富含 $CD4^+T$ 淋巴细胞的组织。HIV 以每日 $10^9 \sim 10^{10}$ 病毒颗粒的速度快速繁殖，导致免疫细胞耗竭，表现为 $CD4^+T$ 淋巴细胞进行性减少，主要由 T 细胞破坏增加、产生减少及 T 细胞在淋巴组织的滞留所致。

（1）破坏增加：被感染的 $CD4^+T$ 淋巴细胞因 HIV 大量复制可致细胞溶解或破裂；gp120 可与正常 $CD4^+T$ 淋巴细胞的 CD4 分子结合致细胞融合，诱导细胞溶解；二者均可作为 $CD8^+$ 细胞毒性 T 细胞（CTL）介导的细胞毒作用及抗体依赖性细胞毒（ADCC）作用免疫攻击的靶目标。此外，HIV 编码的蛋白（如 gp120/gpl60、Tat 蛋白等）所致的细胞凋亡可能是 $CD4^+T$ 淋巴细胞进行性减少的一个重要原因：HIV 可致受染 $CD4^+T$ 淋巴细胞凋亡，亦可加剧正常 T 淋巴细胞凋亡。国内已有研究提示，HIV/AIDS 患者体内存在 $CD4^+T$ 淋巴细胞的凋亡异常，并与 AIDS 病情进展程度相关。

（2）产生减少：HIV 可感染骨髓干细胞，导致 $CD4^+T$ 淋巴细胞产生减少；HIV 感染时胸腺产生 $CD4^+T$ 淋巴细胞速度变慢；因抗原递呈细胞遭到 HIV 攻击功能减弱，T 细胞的增生刺激亦随之减弱或消失；gp120 不但能抑制原始 T 淋巴细胞向 $CD4^+T$ 淋巴细胞分化，且 gp120 与 CD4 分子结合后抑制 IL-2 产生，从而抑制 $CD4^+T$ 淋巴细胞的克隆增殖。

（3）T 细胞在淋巴组织的滞留：$CD4^+T$ 淋巴细胞在淋巴组织和炎症部位的再分布可减少外周血中的 $CD4^+T$ 淋巴细胞计数。

（4）功能障碍：感染 HIV 后，$CD4^+T$ 淋巴细胞的极化群 Th1/Th2 细胞因子失衡。在 AIDS 患者外周血中，Th2 细胞呈极化优势，表现为 Th1 细胞因子（IL-2、IFN-β、IFN-γ，主要是 IL-2 及 IFN-γ）水平显著下降，而 Th2 细胞因子（IL-4）水平显著升高，导致抗病毒免疫应答弱化，抗原呈递功能受损，对抗原反应活化能力丧失，导致整个免疫系统对于HIV感染完全失控，最终导致AIDS的发生及各种机会性感染发生。

HIV感染者$CD4^+T$淋巴细胞数量越低，发生机会性感染的几率较高（表12-45-2）。

表12-45-2　$CD4^+T$淋巴细胞计数和HIV相关疾病的发生

$CD4^+$细胞计数（个/μl）	疾病谱
>500	无症状感染
250～500	口腔假丝酵母菌
	结核病
150～200	卡波西肉瘤 淋巴瘤 隐孢子虫病
75～125	肺孢子菌肺炎
	播散性鸟分枝杆菌复合体单纯疱疹溃疡 弓形虫病 隐球菌病假丝酵母菌食管炎
<50	CMV视网膜炎

2. 单核-吞噬细胞功能受损　HIV亦可侵犯单核吞噬细胞表面CD4分子。单核-吞噬细胞被感染后，诱导产生一种与NF-κB抗原性相同的核因子，防止其出现细胞凋亡，致其成为病毒的储存场所。亦可携带HIV透过血-脑屏障，导致中枢神经系统感染。吞噬细胞功能异常时，机体抗HIV及其他病原体的能力降低，且$CD4^+T$淋巴细胞功能受损亦与单核-吞噬细胞功能损害有关。

3. B淋巴细胞功能受损　B淋巴细胞表面有低水平的CD4分子表达，亦会遭受HIV感染。最明显的是多克隆性B细胞的高度活化，表现为IgG及IgA分泌增加，可在血清检出免疫复合物，出现自身免疫异常现象；同时B细胞对新抗原刺激反应降低，不能产生特异性体液免疫，这表现在进展性HIV感染时，化脓性感染增加，对流感及乙型肝炎疫苗的抗体反应降低。最近发现，B细胞可合成DC-SIGN，通过激活DC-SIGN活性，协助HIV完成对T细胞的攻击。

4. 补体增强HIV感染的作用　补体对HIV有一定溶解作用，亦可促进病毒进入机体、固定储存病毒、促进病毒播散及增强病毒的感染能力。有关补体相关发现有：①HIV能抵抗补体介导的溶解：当HIV在机体与补体相遇时，可通过病毒在宿主细胞出芽时获得补体调节因子（complement regulatory protein，CRP）下调补体活性，减弱其溶解作用；②H因子（factor H）为一种能阻止补体旁路激活的抑制因子，能与HIV的包膜蛋白结合，保护病毒免受补体攻击；③补体C5能促进HIV感染：HIV激活补体系统产生补体活性片段C5a，与树突状细胞、单核细胞及吞噬细胞表面的C5a受体（C5a receptor）结合时，导致未成熟树突状细胞因趋化作用迁移聚集到病毒侵入部位。以树突状细胞为载体，HIV病毒再感染淋巴组织，然后HIV-树突状细胞能有效地将HIV病毒传递到T细胞，藉助细胞移动起播散病毒作用，同时C5a与其代谢产物可诱导TNF-α及IL-6分泌，增强病毒感染能力；④补体C3及其活性片段与其受体介导的促HIV感染作用：补体C3在血浆中浓度最高，亦是补体激活途径的共同组分。C3的主要受体有CR1、CR2、CR3及CR4，与CR1及CR3结合，使巨噬细胞与血中单核细胞成为HIV的主要储存场所。CR3能直接与HIV的跨膜蛋白gp41及病毒表面的CR3配位基ICAM结合，促进HIV病毒侵入及扩散；经C3片段调理的HIV还可与CR2结合，导致B细胞与T细胞感染。C3片段与细胞表面的CR2结合，促进HIV进入细胞，通过激活细胞内的裂原活化蛋白激酶，使细胞增殖活化，促进HIV复制，最终导致$CD4^+$细胞严重缺失。

5. HIV感染后的免疫应答　人体感染HIV后，未经抗病毒治疗的情况下，约70%～80%感染者在8～10年内出现反复难治性感染或肿瘤发生；约10%～15%为快速进展者，$CD4^+T$淋巴细胞计数迅速下降，4～5年内出现AIDS。然而，有不到5%的人群，即使感染后10年以上$CD4^+T$淋巴细胞计数仍正常，病毒载量变化不大，称之为长期非进展者（long term nonprogressors，LTNPs）。另有不到1%的HIV感染者为精英控制者（elite controllers，指外周血病毒载量<50拷贝/ml）及病毒控制者（50拷贝/ml<外周血病毒载量<2000拷贝/ml）较LTNPs更稳定。

尽管在HIV感染初期，机体的自然杀伤细胞通过抗体依赖性细胞毒性作用能杀伤及溶解HIV感染的细胞，在一段时间内控制HIV的复制及扩散，但由于HIV的变异逃避宿主免疫监视，最终仍会导致 AIDS。然而，机体不能完全清除病毒及后期病毒复制不受监控的原因尚未完全阐明，而更值得关注的是出现 LTNPs 的原因，可能与机体及病毒均有关。

目前发现，在 LTNPs 组中，淋巴组织中调节性 T 细胞标志物（FOXP3、CTLA-4、IDO 及 TGF-1）低表达，特异性 $CD8^+$T 淋巴细胞上 PD-1 的表达亦较低；NK 细胞的变化与 AIDS 疾病进展相关，如 LTNPs 组 NK 细胞上的细胞趋化受体 CCR5 低表达；细胞因子方面，CX3CR1 V249I 变异等位基因在 LTNP 组出现更频繁，稳态趋化因子受体 CD4 CCR6 分泌多细胞因子的能力在 LTNP 组中保持完整；人类组织相容性白细胞抗原（histocompatibility leukocyte antigen，HLA）方面，人体内 HLA-B 等位基因分布频率与 HIV 被抑制及 HIV 感染者的存活时间有关。此外，HIV 基因型、基因变异亦与疾病进展密切相关。如 HIV-2 显示较低的性传播和母婴传播，较 HIV-1 有更长的潜伏期才发展为 AIDS；在病毒载量相当的情况下，感染 HIV-1 D 亚型比 HIV-1 A 亚型 $CD4^+$T 细胞计数下降更快，病死率更高；病毒基因组序列的微小变异或病毒-宿主相互作用或许亦能导致 HIV 毒力衰减。

二、病理改变

HIV 感染后组织炎症反应少，病原体繁殖多，因存在免疫缺陷可导致累及多器官的临床病理变化及机会性感染与肿瘤。其病理变化主要在淋巴结及胸腺等免疫器官。淋巴结病变早期可反应性增生，如多数 HIV 感染者在 AIDS 发生前淋巴结病变为滤泡增生，表现为持续性全身淋巴结病，肿大的淋巴结一般不超过 3cm，随后淋巴结滤泡退化或耗竭，部分患者发生肿瘤性病变，如卡波西肉瘤及不同类型的淋巴瘤，如非霍奇金淋巴瘤及伯基特淋巴瘤（Burkitt lymphoma）。成人 AIDS 患者的胸腺可无明显病理变化，儿童 AIDS 患者胸腺过早退化，导致淋巴组织发生萎缩及耗竭。其他免疫系统病理变化有脾大，表现为淋巴细胞高度耗竭，仅有少量白髓，甚至白髓完全消失。骨髓病变早期为粒系及巨核细胞增生，晚期骨髓细胞减少，可见不成熟的、发育不良的前体髓细胞、淋巴样细胞及不典型组织细胞增生。

【临床表现】

一、HIV 感染分期及其表现

本病潜伏期长，且个人差异较大，从数月到 15 年不等，平均 8 年。部分无症状生存可达 20～25 年。潜伏期长短因机体感染 HIV 剂量、感染途径、个体免疫状态及营养健康状态而异。从 HIV 初始感染到 AIDS 终末期，其间临床表现复杂多样。HIV 侵入人体后可分为急性期、无症状期及 AIDS 期三个阶段。

（一）急性期

此期出现在初次感染后的 2～4 周，部分感染者出现病毒血症及急性免疫损伤。75%～80% 的 HIV 感染者有发热，60% 的感染者可出现皮疹，伴随乏力、恶心、呕吐、腹泻、咽痛、头痛、肌痛及关节痛等非特异性症状。体检可发现全身广泛淋巴结的轻度肿大，淋巴结较固定、有触痛，可活动。皮疹包括斑疹、丘疹及痤疮样等，特别是出现在上胸背部。皮疹的损害较为粗糙，一般未见疼痛及瘙痒。口腔及生殖器皮损较为常见。少数患者表现为淋巴结炎。血液中可出现一过性单核细胞增多，提示急性病毒活动期。病程呈自限性，病变较轻微，持续 1～3 周，无需特异性治疗可自行缓解。

此期为血清学转换期（窗口期），有高病毒血症，可查到 HIV RNA 及 p24 抗原，但抗 HIV 阴性。$CD4^+$T 淋巴细胞计数一过性减少，CD4/CD8 比例倒置。直到急性感染期终止，CD^+T 淋巴细胞计数不会恢复到病初水平。部分患者可有轻度的白细胞及血小板减少或肝功能异常。

（二）无症状期

实际上是 AIDS 的潜伏期，为病毒破坏 $CD4^+$ T 淋巴细胞及其他免疫细胞直至免疫功能恶化的阶段。本期由原发 HIV 感染急性感染症状缺如或急性感染后延伸而来。患者一般情况较好，无临床症状，对感染没有过度易感性，可从普通或季节性感染中很快恢复。

本期 HIV RNA 阳性，抗核心蛋白及薄膜蛋白的抗体均阳性，有传染性。病毒水平较急性感染期低，若血液中的病毒载量低于 1000 拷贝/ml，提示此期持续时间可能更长，潜伏期较长可能与预后较好有关。此期 $CD4^+$T 淋巴细胞的数量持续缓慢下降（多为 800～350 个/μl），功能逐渐损害，若出现感染还会加剧 $CD4^+$T 淋巴细胞的损害。

此期部分患者有持续加强的抗病毒细胞应答，部分缺乏 CCR5 辅助受体而进展缓慢。然而，随着病毒血症增加及免疫抑制加重，大部分患者仍会进入 AIDS 期。

（三）AIDS 期

HIV 感染的最终阶段，即出现获得性免疫缺陷综合征。主要临床表现为出现 AIDS 相关综合征、各种机会性感染及肿瘤。本期 HIV RNA 载量明显升高，$CD4^+T$ 淋巴细胞的数量明显下降，多 <350 个/μl。

1. AIDS 相关综合征　开始出现与 AIDS 有关的症状和体征，直至发展成典型 AIDS。患者已具备 AIDS 的最基本特点，即细胞免疫缺陷，但症状较轻。主要表现为发热、盗汗、腹泻、乏力、体重减轻 10% 以上，持续 1 个月以上；伴头痛、性格改变、记忆力减退、表情淡漠乃至痴呆的神经精神症状。此外有全身广泛的持续淋巴结肿大，其特点是：①除腹股沟除外两个或两个以上部位淋巴结肿大；②淋巴结直径≥1cm，无压痛及黏连；③淋巴结肿大持续 3 个月以上。

2. 机会性感染及肿瘤　随着 $CD4^+T$ 淋巴细胞的下降，机会性感染逐渐常见，包括原虫、细菌、病毒及真菌等多种病原体，累及全身多系统。当患者 $CD4^+T$ 细胞数≤200 个/μl，1 年后出现机会性感染的频率是 33%，2 年后约为 58%。即便在正常机体很少致病的有机物所致的感染，发生于免疫缺陷患者时亦为潜在的致瘤性感染。

（1）呼吸系统：反复发作的肺部感染往往成为 AIDS 患者主要的并发症，而严重肺部感染进而导致患者的呼吸衰竭，成为 AIDS 的重要死亡原因之一。

肺孢子菌肺炎（pneumocystis pneumonia，PCP）系由耶氏肺孢子菌（*Pneumocystis jiroveci*）感染人所致，是 AIDS 患者所有机会性感染之首，为最主要的并发症及死因，在未经 PCP 预防用药及抗病毒治疗之前，约 70%～80% 的 HIV 感染者会发生这种机会性感染。肺孢子菌曾被划归为原虫，称为卡氏肺孢子菌（*Pneumocystis carinii*），所致疾病称为卡氏肺孢子菌肺炎。现发现卡氏肺孢子菌仅感染啮齿动物，而耶氏肺孢子菌才是感染人的肺孢子菌，属于真菌感染。AIDS 患者合并 PCP 者表现为缓慢起病，出现高热、气促、发绀，伴有严重缺氧及呼吸衰竭，少数患者肺部能闻及啰音，胸片为弥散性或对称性肺门周围间质性炎症，肺部 CT 典型征象呈毛玻璃样改变（图 12-45-5），从患者引流的痰、支气管灌洗液中查出卡氏肺孢子菌是病原学诊断的依据。PCP 经常发生在 $CD4^+T$ 淋巴细胞计数低于 200/μl 或是 $CD4^+T$ 淋巴细胞百分比低于 14% 者。

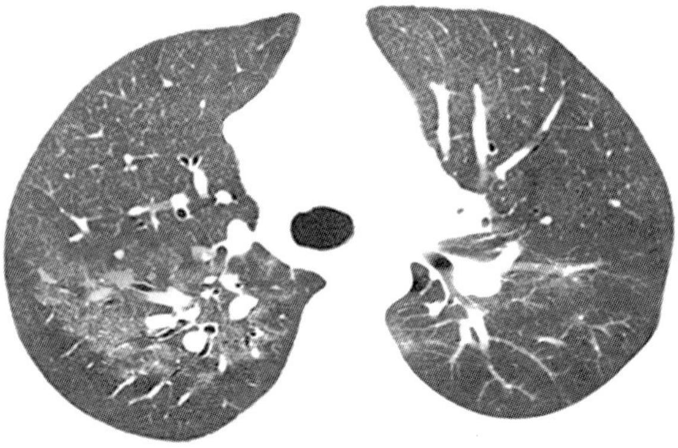

图 12-45-5　典型 PCP 胸部 CT 呈毛玻璃样改变

90% 的 AIDS 患者合并巨细胞病毒（cytomegalovirus，CMV）感染，可累及肺、消化道、肝及中枢神经系统等多脏器。

葡萄球菌、链球菌、肺炎链球菌、流感嗜血杆菌及大肠埃希菌等所致的细菌性肺炎在 HIV 感染者中的发病率高于健康人群 10～20 倍，常规抗菌治疗效果尚可，但易复发。不同细菌所致肺炎临床表现差别较大。

结核病是 HIV/AIDS 中最常见的细菌感染，亦是 HIV 感染的第一位死因。AIDS 合并结核感染后，病变可涉及两肺及其他器官，呈播散性，肺部间质性浸润，而痰涂片阳性率低，可能与肺外结核高发病率有关。AIDS 患者并发非典型分枝杆菌鸟分枝杆菌复合体（*Mycobacterium avium* complex，MAC）感染时，肺是最常见感染部位，亦可致全身性播散性的多器官感染，如淋巴结、皮肤、骨及关节等。以发热、乏力、盗汗、体重下降、腹痛及腹泻为典型表现，MAC 肺病可有慢性咳嗽。然而，AIDS 合并 MAC 患者大多对结核药物耐药。当 AIDS 患者本身存在 PCP 及 CMV 感染时，早期 AIDS 患者对播散性 MAC 更加易感。确诊依靠从血液、淋巴结、骨髓及其他无菌组织或体液中培养出非结核分枝杆菌。

马红球菌（*Rhodococcus equi*）本常见于小驴和猪的感染，近 50% 的 HIV 感染者可发生马红球菌肺炎，特别是 $CD4^+T$ 淋巴细胞计数低于 50 个/μl 的患者。以菌血症或败血症为临床表现，最常侵犯的器官为肺和胸膜，可有发热、咳嗽、呼吸困难及胸痛，出现慢性化脓性支气管肺炎或广泛性的肺部脓肿。肺部影像学表现为结节肿块影、浸润实变影伴空洞及斑片状模糊影。

CMV 感染是 AIDS 致死的一个重要并发症，常累及肺部。在 AIDS 患者死亡尸检中发现率为 16.7% ~ 73.7%，仅次于 PCP。AIDS 合并 CMV 肺炎患者临床表现缺乏特异性。当 AIDS 患者出现以下情况时应考虑合并 CMV 肺炎可能：①发热、咳嗽为主，病情迅速发展出现高热、呼吸困难、低氧血症及急性呼吸窘迫综合征（ARDS）；②胸片或肺部 CT 检查表现为间质性肺炎并进行性加重；③血清抗-CMV IgM 或 CMV DNA 等实验室检查阳性；④血气分析示低氧血症；⑤单纯抗生素治疗效果差；⑥$CD4^+$T 淋巴细胞低于 100 个/μl。

肺部亦是曲霉最容易侵及部位，常以侵袭性肺曲霉病和阻塞性支气管肺曲霉病为主要表现，典型症状有发热、咳嗽、咯痰、胸痛及呼吸困难等。AIDS 患者肺部亦可合并隐球菌或假丝酵母菌感染。组织胞浆菌病（histoplasmosis）亦可发生于 AIDS 患者的机会性感染中，表现为急、慢性肺部组织胞浆菌病、风湿热综合征及心包炎。进展的播散性组织胞浆菌病常出现在免疫低下的人群、婴儿及老人。马尔尼菲青霉病（*Penicilliosis maneffei*，PSM）系由马尔尼菲青霉菌（*Penicillium maneffei*，PM）感染所致的一种致死性深部真菌病，本病可为局限型，但多呈播散型，常累及肺、肝脏、皮肤、淋巴结等多组织及器官，其中尤以肺和肝受累最多且严重。可突然发病，高热、寒战，食欲减退，进行性消瘦，全身淋巴结肿大，肝脾大，咳嗽，心包炎，贫血，白细胞升高及播散性脓肿等。该病肺部表现主要为咳嗽、咳痰、胸闷和气促，胸部影像学表现为肺野斑片状或斑点状浸润阴影，粟粒样结节改变，或间质改变，同时可出现肺门或纵隔淋巴结肿大及胸腔积液。

（2）消化系统：隐孢子虫（*Cryptosporidium*）中的微小隐孢子虫（*C. parvum*）可致 AIDS 患者持续而严重的腹泻，大便每日 10 次以上，并有严重吸收不良及体重减轻，其临床特点为非炎症性腹泻，而其在健康人群中的感染常呈自限性。隐孢子虫还可致胆囊感染，导致胆汁淤积及胆道梗阻等改变。此外，阿米巴原虫、贾第鞭毛虫及贝氏孢子球虫等原虫亦是 AIDS 患者机会性感染的常见病原体。

结核杆菌及鸟分枝杆菌等多种病原体均可导致胃肠系统感染，临床表现为口腔炎、食管炎或溃疡、急慢性胃肠炎、消化道出血及肠结核等。

在西方国家，HIV 感染者合并丙型肝炎病毒（HCV）的比例高达 45%，合并乙型肝炎病毒（HBV）的感染则小于 10%，两者均可导致慢性肝炎及肝硬化，甚至引起重型肝炎。同性恋患者常出现肛周疱疹病毒感染所致的疱疹性直肠炎。CMV 可致 CMV 性食管炎、CMV 食管溃疡、胃溃疡及 CMV 肠炎，CMV 亦可感染胆道导致总胆管、肝内胆管弥漫性狭窄及无结石性胆囊炎，表现为发热、右上腹疼痛及黄疸等类似胆石症的临床特点。

假丝酵母菌（*Candidiasis*），尤其是白色假丝酵母菌（*C. albicans*）感染，可致食管假丝酵母菌病。

（3）神经系统：HIV 感染后可直接导致神经系统病变，表现为急性脑膜脑炎、慢性脑膜脑炎、空泡性脊髓病、多发性炎症性脱髓鞘神经病及 AIDS 相关痴呆综合征等；而多种病原微生物亦可致机会性感染。AIDS 患者尸检中，约 70% ~80% 有神经系统并发症。而 30% ~40% 的患者有神经系统症状及体征，其中 10% ~27% 以其为首发症状。

刚地弓形虫（*Toxoplasma gondii*）所致弓形虫脑病较常见，尤其是 $CD4^+$T 淋巴细胞计数低于 100 个/μl 的 AIDS 患者，表现为局部脑炎，可出现发热、头痛、呕吐、意识障碍、抽搐、视力障碍及四肢活动障碍等中的一项或多项临床表现。

结核菌可致结核性脑膜炎，乳头多瘤空泡病毒可致进行性多灶性白质脑病，CMV 病毒、单纯疱疹病毒（herpes simplox virus，HSV）及水痘-带状疱疹病毒（varicella zoster virus，VZV）感染均可致病毒性脑炎。

新型隐球菌（*Cryptococcus neoformans*）是真菌性脑膜炎的主要病原体，而 5% ~10% AIDS 患者可患有隐球菌脑膜炎。本病其起病隐匿，进展缓慢，但 AIDS 患者合并该病时可急性发作，主要有头痛及脑膜刺激征，病情较重，预后极差。

（4）皮肤黏膜：HIV 感染者的皮肤黏膜损害表现突出，高达 90% 患者有不同皮肤黏膜损害，其发病率是正常人的 4 倍。主要分为感染、非感染性皮肤病及肿瘤浸润三种。皮损复杂多样且多种皮损同时存在，口腔黏膜损害突出，往往是本病最早及唯一的临床体征。

HIV 感染者的皮损与患者免疫状态有内在联系。当 $CD4^+T$ 细胞计数在 200～500 个/μl 时，常出现脂溢性皮炎、肛门瘙痒、银屑病、Reiter 综合征、带状疱疹、玫瑰痤疮、口腔毛状黏膜白斑、甲真菌病、疣、复发性金葡菌毛囊炎及皮肤黏膜假丝酵母菌病；当 $CD4^+T$ 细胞计数<200 个/μl 时，皮肤损害常更具有免疫缺陷特征的条件致病性感染，如慢性单纯疱疹、传染性软疣、杆菌性血管瘤病、全身性真菌感染、分枝杆菌感染；当 $CD4^+T$ 细胞计数<50 个/μl 时，可出现不常见的条件致病性病原体感染，如多中心性难治性传染性软疣、慢性单纯疱疹、慢性皮肤水痘-带状疱疹病毒感染、皮肤非典型分枝杆菌感染、棘状皮肤阿米巴病及结痂性疥疮。

巴尔通体属（*Bartonella genus*）菌为革兰阴性杆菌，HIV 感染者可出现杆菌性血管瘤病和杆菌性紫癜，系巴尔通体感染时血管增殖的表现。AIDS 晚期 $CD4^+T$ 淋巴细胞中位数为 22 个/μl 时，常发生杆菌性血管瘤病。超过半数的局灶性杆菌性血管瘤患者有菌血症。

人类乳头瘤病毒（human papilloma virus，HPV），可致疣病或尖锐湿疣等良性病变（HPV6 及 HPV11），单纯疱疹病毒（herpes simplox virus，HSV）感染主要导致口腔、黏膜、皮肤疱疹，且易形成溃疡，疼痛明显；亦可见疱疹性肺炎及脑炎。HIV 感染者出现带状疱疹常是 AIDS 发病的前兆，疱疹多发生在肋间神经及三叉神经部位，伴有剧痛、溃烂或出血坏死，或呈水疱样。

播散型马尔尼菲青霉病有典型皮肤损害，皮损常见于面部、躯干上部及上肢，皮损种类多样，可出现丘疹、斑丘疹、结节、坏死性丘疹、传染性软疣样丘疹、痤疮样损害、毛囊炎及溃疡等。脐凹样坏死性皮疹被认为是本病特征性表现，隆起于皮肤的丘疹中央发生坏死，坏死处凹陷呈脐窝状。皮损中容易查到马内菲青霉菌，对临床诊断很有帮助。

白色假丝酵母菌可致皮肤及口腔假丝酵母菌感染。马内菲青霉菌感染与组织胞浆菌病相似，主要累及单核-吞噬细胞系统，表现为发热、口腔黏膜白斑、浅表淋巴结肿大、皮损、肝脾大及生殖器疱疹等。

（5）眼部：AIDS 患者眼部受累较为广泛，约近 30% 的患者合并 CMV 感染所致的视网膜炎，视力下降迅速，而当出现视力障碍伴脑弓形虫感染时，需考虑弓形虫眼病，在其视网膜、视神经及葡萄膜内可见弓形虫。CMV 视网膜炎及眼弓形虫病患者临床表现与相似，很难鉴别，均可出现眼底絮状白斑，但后者眼内炎症反应更明显，常出现视网膜坏死，眼底出血不多见，可作为鉴别诊断要点之一。眼部卡波西肉瘤（Kaposisarcoma）常侵犯眼睑、睑板腺、泪腺、结膜及虹膜等。

（6）肿瘤：AIDS 并发的卡波西肉瘤、淋巴瘤及宫颈侵袭性肿瘤等均和感染性致病因素有关，如人疱疹病毒 6/8 型（human herper virus type 6 or 8，HHP-6/8）致卡波西肉瘤，HPV16 或 HPV18 致宫颈侵袭性的肿瘤及 EB 病毒致淋巴瘤。AIDS 相关卡波西肉瘤可作为 AIDS 的首发症状，侵犯下肢皮肤（足趾及腿部）及口腔黏膜，进展期可出现躯干对称性的多发卵圆形皮损。在淋巴结、消化道和（或）肺脏，可出现紫红色或深褐色浸润斑或结节，可融合，表面形成溃疡向四周溃散。AIDS 患者可出现原发中枢神经系统的淋巴瘤或转移性淋巴瘤、皮肤的淋巴瘤等及躯干部浅表基底胞癌、日光暴露部位及生殖器部位的皮肤鳞状细胞癌等。AIDS 患者并发的原发性浆膜腔性淋巴瘤，其并非实体肿块，而是在胸腔、腹腔或心包腔形成积液，内有来自 B 细胞系的淋巴瘤细胞，预后较差。

二、特殊人群的 HIV 感染

（一）孕妇 HIV 感染

HIV 感染对妊娠和生殖状态的影响包括：妇科疾病的发生率增加，如 HPV 感染、外阴及阴道感染增加；HIV 感染者的妊娠率下降；HIV 感染者发生自然流产及胚胎停育增加；HIV 感染孕产妇早产、胎儿宫内生长受限及围生胎儿病死率增加。同时，妊娠会 HIV 感染者病情进展，生殖器感染后引导分泌物或生殖器溃疡会增加胎儿及新生儿感染 HIV 的机会。因此，尽管受染孕妇进行抗逆转录病毒治疗的药物可能对胎儿有直接毒性，或可能通过对母体的毒性间接伤害胎儿，且妊娠期间药物的药代动力学有明显变化，但在原则上仍然推荐正在接受 HARRT 治疗的妇女在怀孕后继续治疗，且严密监测妊娠相关并发症及药物毒性。

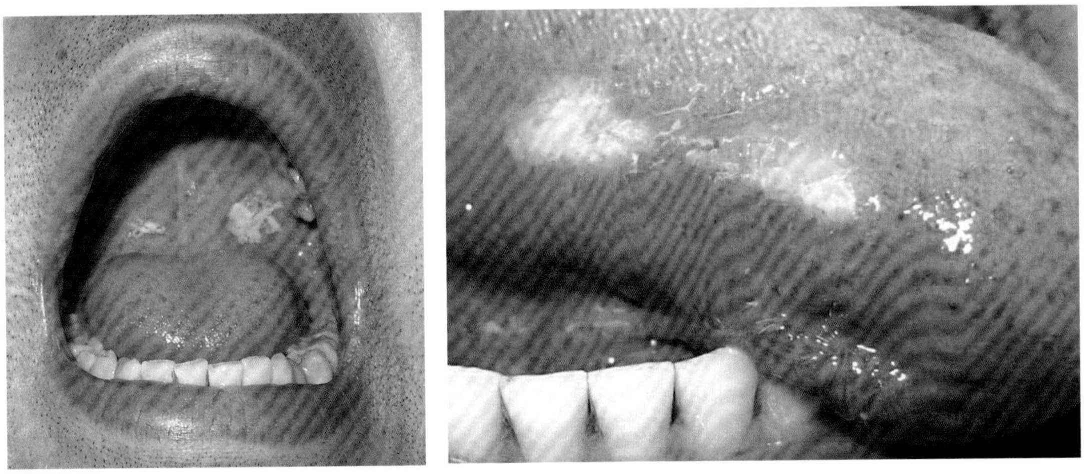

图 12-45-6　口腔白色假丝酵母菌感染

（二）儿童 HIV 感染

由于 HIV-1 的垂直感染发生于婴儿免疫系统未成熟时期，故婴幼儿感染 HIV 后，疾病进展快速，病死率高；生长发育低于甚至停滞；机会性感染多见。机会性感染是导致 AIDS 儿童死亡的重要原因之一，然而 $CD4^+T$ 淋巴细胞数量的下降程度及临床表现与成人却有所不同。$CD4^+T$ 淋巴细胞计数在婴幼儿的 HIV 感染者中明显高于成年 HIV 感染者。幼年时期 $CD4^+T$ 淋巴细胞的减少及免疫抑制程度并非是成年时期的可靠预测价值。

最常见的临床表现包括发热、精神萎靡、咳嗽、慢性腹泻、全身淋巴结肿大、肝脾大，皮肤病变及重度消瘦，最常累及呼吸系统及消化系统，中枢神经系统疾病（包括智能的发育迟缓或退变性脑病），病毒、真菌口腔感染及部分恶性疾病亦常见。即使在 HIV 潜伏期，麻疹、水痘及 EB 病毒感染就可导致持续发热及严重病例，且病情难以控制。

儿童 HIV 感染最常见亦是最为严重的机会性感染是 PCP，病死率高。在生前或出生时感染的婴儿大多在生后 3～6 个月发生 PCP，部分可早至 4～6 周发病。其特点为亚急性、弥漫性肺炎，休息时伴有气急，呼吸加快，氧饱和度下降，干咳及发热。儿童其他机会性感染包括假丝酵母菌性食管炎、播散性 CMV 感染和慢性或播散性单纯疱疹及水痘-带状疱疹病毒感染，结核分枝杆菌、鸟型分枝杆菌混合感染及恶性疾患相对较为少见，但平滑肌肉瘤及某些淋巴瘤，包括中枢神经系统淋巴瘤及非霍奇金 B 细胞淋巴瘤（伯基特型）比免疫力正常儿童更多见，卡波西肉瘤（皮肤多发行出血性肉瘤）在儿童中非常少见。

【实验室检查】

一、一般检查

白细胞、红细胞、血红蛋白及血小板均有不同程度降低，淋巴细胞常 $<1\times10^9/L$，有浆细胞样淋巴细胞及含空泡的单核细胞出现。常出现尿蛋白及肝功能或肾功能异常。

二、免疫学检测

细胞计数系作为监测 AIDS 进程的标记及监测患者出现机会性感染和病死率的重要参数。正常成人 $CD4^+T$ 淋巴细胞百分率为 40%～70%，绝对计数为 800～1200 个/μl。HIV 感染者早期，$CD4^+T$ 淋巴细胞计数尚可，>500 个/μl，AIDS 期一般低于 200 个/μl，甚至降为 0。$CD8^+T$ 淋巴细胞计数变化不明显，CD4/CD8≤1。链霉素、植物血凝素及结核菌素等有丝分裂原的皮肤试验呈阴性，免疫球蛋白及 β2 微球蛋白常增高。

三、HIV 检测

目前 HIV 的检测技术总体上可分为血清抗体检测及病毒检测两大类。HIV 抗体检测分为初筛试验及确证试验。病毒检测包括病毒分离、p24 抗原检测、病毒核酸检测及病毒耐药检测等。

（一）抗体检测

1. 初筛试验　包括酶联免疫吸附试验（enzyme-linked immunosorbent assay，ELISA）、凝胶颗粒凝集试验（particle agglutination，PA）、乳胶凝集试验（latex particle agglutination，LA）等，临床广泛普遍开展的初筛试验为 ELISA。在 HIV 感染后

1～3月，可从血液、血清、口腔液、手指针刺或尿液中检查到抗体。但是因窗口期（第三代 ELISA 试剂窗口期为2～4周，第四代有望缩短4～8日）的存在，不能确定急性感染。

2. 确认试验　包括免疫印迹法（Western blot，WB）、免疫荧光法（immunological fluorescence assay，IFA）、条带免疫试验（line immunoassay，ILA）及放射免疫沉淀试验（radio immunoassay，RIA）等。其中最常用的确证试验 WB。目前各地区对 WB 试验结果的判定标准不尽相同：WHO 以出现2条 env 带判为阳性；美国 CDC 要求 gp41、p24 及 gp120/gp160 中至少出现2条带判为阳性；我国的判断标准为：无任何条带出现判定为 HIV 抗体阴性；至少同时出现2条 env 抗原带，或1条 env 抗原带及 p24 带判定为 HIV 抗体阳性；如果出现 HIV 抗体特异带，但不足以判定为阳性时，则判定为 HIV 抗体不确定。虽然 WB 的特异性尚不十分令人满意，但 WB 目前仍然是确证 HIV 感染的“金标准”。

3. HIV 抗体快速检测　目前美国 FDA 批准上市了一批 HIV 抗体快速检测试剂盒，其特异性及敏感性均较高，我国尚未开展相应检查。

目前我国对于 HIV 的检测，通常首先采用 ELISA 的方法检测抗-HIV，然后采用免疫印迹试验进行确诊，且规定抗-HIV 筛查及确认试剂只能用于血液标本检测。抗体确认试验阳性是我国 HIV 感染诊断标准中必需的，不能仅凭临床症状诊断 HIV 感染或 AIDS。

（二）病毒检测

1. 病毒分离培养　从 HIV 感染的细胞、组织及体液分离出病毒是确定 HIV 感染的最直接证据，然而因 HIV 病毒分离培养具有一定的危险性，且不易操作、周期较长、费用不菲且需要在 BSL-3 级实验室进行，该技术的常规应用受到限制。该方法可鉴别 HIV-1 阳性母亲所生婴儿是否感染 HIV，或当 HIV 抗体不确定时可确定诊断，亦可用于 HIV 表型耐药检测。

2. p24 抗原检测　在抗 HIV 阴性时，p24 抗原在急性感染初期快速出现，感染后1～2周逐渐消失，可用于窗口期的检测。HIV-1 p24 抗原检测通常用 ELISA 双抗体夹心法试剂，常用于 HIV 阳性母亲所生婴儿的早期辅助鉴别诊断。HIV-1 p24 抗原检测敏感性近30%～90%，该结果仅作为 HIV 感染的辅助诊断依据。

3. HIV 核酸检测　检测血浆中 HIV RNA，常用的病毒载量检测方法有逆转录 PCR 法（reverse transcription PCR，RT-PCR）、核酸序列扩增试验（nucleic acid sequencebased amplification，NASBA）及分支 DNA 扩增试验（branched DNA signal amplification assay，bDNA）等。HIV 核酸检测阳性，可作为辅助指标，不能单独用于 HIV 感染诊断。宿主细胞被感染后，在急性期血浆 HIV RNA 水平波动于 10^5～10^7 拷贝/ml。当病毒复制及免疫抑制趋于平衡，发生血清转换，HIV RNA 水平下降1～2个数量级。未经治疗的慢性感染者血浆中 HIV RNA 水平为 10^3～10^6 拷贝/ml，而在淋巴结中病毒水平要高2～3个数量级。

4. HIV 耐药检测　耐药检测包括基因型及表型的检测。基因型检测是通过检测病毒的耐药相关基因序列的改变来判断毒株的耐药情况。表型检测包括传统的共培养方法和重组病毒检测方法，能直接显示 HIV 的药敏度，并能发现预存耐药，有利于临床指导有效用药。国内通常采用基因型检测。在以下情况推荐基因型耐药检测：①抗病毒治疗效果不理想或抗病毒治疗失败需改变治疗方案；②若条件允许在抗病毒治疗前可进行耐药检测；③抗病毒治疗失败者，耐药检测需在 HIV RNA>1×10^3 拷贝/ml 且为停用 HAART 治疗时，停药则在停药4周内检测。

四、AIDS 机会性感染的相关检查

胸部影像学检查和支气管分泌物、肺泡灌洗、刷拭子活组织检查（brush biopsy）及肺活检有利于了解肺部感染及病原菌检测。粪便、脑脊液涂片利于发现病原体。血和分泌物培养可确诊继发性细菌感染。骨髓或皮肤组织活检可确诊卡波西肉瘤及淋巴瘤。典型的 CT/MRI 等影像学表现亦可辅助脑部感染检查。如果当地有梅毒流行，对于性交频繁的高危人群则需每3月检测一次。近年来，国外常用 PCR 检测技术用于病原体的诊断（如弓形虫病）。

【诊断】

根据我国《艾滋病诊疗指南（2011版）》所做的规定：

一、诊断原则

HIV/AIDS 的诊断需结合流行病学史，包括

不安全性生活史、静脉注射毒品史、输入未经抗HIV检测的血液或血制品史及抗-HIV阳性所生子女或职业暴露史等。临床表现及实验室检查等需进行综合分析，慎重诊断。诊断HIV/AIDS必须是抗HIV阳性（经确证试验证实），而HIV RNA和p24抗原的检测有助于抗体“窗口期”的筛查，同时对于早期诊断新生儿HIV感染有帮助。

二、诊断标准

（一）急性期

患者近期内有流行病学史和临床表现，结合抗-HIV由阴性转为阳性即可诊断，或仅实验室检查抗-HIV由阴性转为阳性即可诊断。

（二）无症状期

有流行病学史，结合抗-HIV阳性即可诊断，或仅实验室检查抗-HIV阳性即可诊断。

（三）AIDS期

有流行病学史、抗-HIV阳性，结合以下各项中的任何一项即可诊断，或HIV抗体阳性，$CD4^+T$细胞计数<200/μl，亦可诊断为AIDS。①原因不明的持续不规则发热，体温>38℃，时间>1月；②慢性腹泻：>每日3次，持续时间>1月；③6个月内体重下降10%以上；④反复发作的口腔假丝酵母菌感染；⑤反复发作的单纯疱疹病毒或带状疱疹病毒感染；⑥肺孢子菌肺炎（PCP）；⑦反复发作的细菌性肺炎；⑧活动性结核或非结核分枝杆菌病；⑨深部真菌感染；⑩中枢神经系统病变；⑪中青年出现痴呆；⑫活动性CMV感染；⑬弓形虫脑病；⑭青霉菌（如PM）感染；⑮反复发生的败血症；⑯皮肤黏膜或内脏的卡波西肉瘤、淋巴瘤。

对于<18个月的婴儿，应有来自母体的抗-HIV，首选PCR法检测HIV cDNA，阳性可早期诊断HIV感染；若无条件，亦可用RT-PCR法检测HIV RNA，两次检测阳性可诊断HIV感染。

WHO及美国CDC在2007年修订了成人和青少年（≥15岁）HIV/AIDS的临床分期标准，该标准不依赖外周血$CD4^+T$细胞计数水平，在很多不能做$CD4^+T$细胞计数的发展中国家和地区，有利于HIV/AIDS的诊断、评估及治疗管理。

临床Ⅰ期：①无症状；②持续的全身浅表淋巴结肿大。

临床Ⅱ期：①无原因中度体重下降（体重下降<10%）；②反复性上呼吸道感染（如鼻窦炎、扁桃体炎、中耳炎及咽炎）；③带状疱疹；④口角炎；⑤反复性口腔溃疡；⑥脂溢性皮炎；⑦瘙痒性丘疹样皮炎（PPE）；⑧真菌性甲炎。

临床Ⅲ期：①无原因重度体重下降（体重下降>10%）；②无原因超过1个月的慢性腹泻；③无原因的长期发热（间歇性的或者持续性的发热超过1个月）；④持续性口腔假丝酵母菌病；⑤口腔毛状白斑；⑥严重细菌性感染（如肺炎、脓血症、脓性肌炎、骨或关节感染、菌血症、脑膜炎及严重的盆腔炎）；⑦肺结核；⑧急性坏死性溃疡性口腔炎、牙龈炎及牙周炎；⑨无原因贫血（Hbg/<80g/L）、中性粒细胞减少（$<0.5\times10^9/L$）或慢性血小板减少（$<50\times10^9/L$）。

临床Ⅳ期：①HIV消耗综合征；②耶氏肺孢子菌；③反复严重的细菌性肺炎；④慢性单纯疱疹感染（超过1个月的口腔、生殖器或肛门直肠感染，或者任何内脏器官感染）；⑤食管假丝酵母菌病（或者气管、支气管或肺部真菌感染）；⑥肺外结核；⑦卡波西肉瘤；⑧CMV感染（视网膜或者其他器官感染，包括肝脏、脾脏及淋巴结）；⑨中枢神经系统弓形虫病；⑩HIV脑病；⑪肺外隐球菌感染（包括脑膜炎）；⑫播散性非结核分枝杆菌感染；⑬进展性多灶性脑白质病；⑭慢性隐球菌病及慢性等孢子虫病；⑮播散性真菌病（组织胞浆菌病或者球孢子菌病）；⑯复发性败血症（包括非伤寒性沙门菌病）；⑰淋巴瘤（脑部淋巴瘤或者B细胞非霍奇金淋巴瘤）；⑱侵袭性宫颈癌；⑲非典型播散性利什曼原虫病；⑳有症状的HIV相关性肾病或者HIV相关性心肌炎。

【预后】

围生期受感染的婴儿大多在5岁之前没有临床症状（目前出现临床症状的中位年龄是3岁），可表现为快速进展和缓慢进展两型。前者因宫内感染到HIV病毒，大约10%～15%的孩子疾病迅速发展，症状在生后12月出现，并于18～36月时死亡；后者可能是患儿近出生时受到感染，因此疾病进展缓慢，生存期超过5岁。接受抗病毒治疗的儿童10年存活率大于60%。

HIV感染的成年患者可表现为典型进展、快速进展及长期不进展三类。典型进展者占70%～80%，常在8～10年内免疫能力逐渐下降，最后发展成为AIDS；快速进展者占10%～15%，在2～5年内$CD4^+T$细胞计数迅速下降，抗HIV的抗体水平很低，而感染后一直维持较高的病毒载量；长期不进展者能在较长时间内维持$CD4^+T$细胞正常，约占5%。这些长期不进展者可在血友病患者、静脉吸毒者、异性接触者及新生儿中发现，往往病毒载量低（血浆和PBMC）、HIV毒株是相对非致病性毒株（如复制能力较弱的减毒株nef缺失）、机体能产生Th1型细胞因子（IL-2、IFN-γ、IL-12）、$CD8^+T$细胞抗病毒反应很强、可检测到自身毒株的中和抗体、人体强壮或缺失一个CCR5的等位基因。

未经治疗HIV感染者$CD4^+$细胞数<200/μl后，预期寿命（life expectancy）明显降低，平均存活期是3.7年，当AIDS患者出现第一个指征性疾病的$CD4^+T$细胞数平均是60～70个/μl，出现后的平均存活期是1.3年。而$CD4^+T$淋巴细胞计数高时接受HAART治疗者，预后较为良好，早期接受HAART治疗者有望达到正常预期寿命。通过静脉药瘾途径感染HIV的人群预期寿命短于其他途径感染者。

由于目前的抗病毒药物不能彻底清除病毒，难以根治，AIDS患者需要长期HAART治疗。主要原因是HIV感染人体后存在病毒储存库（reservoirs），HIV-1以前病毒DNA的形式储存某些细胞和组织器官。细胞储存库主要有$CD4^+$淋巴细胞、单核细胞、巨噬细胞、树突状细胞，还可能有NK细胞和$CD8^+T$细胞等；肠相关淋巴组织（gut-associated lymphoid tissue，GALT）、中枢神经系统、泌尿生殖系统及肾上皮组织都可能是HIV-1的储存库。值得关注的是美国报道1例出生30小时的感染HIV的婴儿给以HAART治疗18个月停药10个月后仍然检测不到病毒，实现了“功能性治愈（functionally cure）”，即HIV感染者经HAART治疗，体内的病毒被彻底抑制，机体免疫功能正常，停止治疗后用常规方法在患者血液中仍检测不出病毒。这为儿童治疗AIDS带来巨大的希望，亦凸显出早期诊断及早期治疗的重要性，暴露感染后尽早治疗有可能实现功能性治愈。

【治疗】

尽管目前还没有治愈AIDS的药物和方法，但抗HIV药物的研发已经超越任何其他抗病毒药物。尽早启动抗逆转录病毒治疗（anti-retrovirus therapy，ARV）能最大限度地持续性地抑制病毒复制，来减缓HIV感染向AIDS发展的可能，减少机会性感染及肿瘤的发生。目前采用的联合用药，称为HAART，即把不同作用机制的抗HIV药物联合应用，其目标是：①降低HIV相关的发病率及病死率，使患者获得正常期望寿命，改善生活质量；②抑制HIV载量至检测下线（≤50拷贝/ml）；③重建机体免疫功能；④减少免疫重建炎症反应综合征；⑤减少HIV传播，预防母婴传播。HAART的应用使AIDS从一种致死性疾病转变为可治疗的慢性疾病。有效的ARV治疗反应是在治疗12周及24周时HIV RNA下降到检测限以下，$CD4^+T$细胞水平逐渐上升。

一、抗逆转录病毒治疗药物

包括核苷类逆转录酶抑制剂（nucleoside related reverse transcriptase inhibitors，NRTIs）、非核苷类逆转录酶抑制剂（non nucleoside related reverse transcriptase inhibitors，NNRTIs）、蛋白酶抑制剂（proteinase inhibitors，PIs）、融合抑制剂（fusion inhibitors，FI）、整合酶抑制剂（integrase inhibitors，INSTI）及辅助受体拮抗剂（CCR5拮抗剂），共6大类30多种药物（包括复合剂型）。国内的ARV药物主要为NRTIs、NNRTIs、PIs及IIs四类12种。

（一）核苷类抗逆转录酶抑制剂

NRTIs能选择性与HIV逆转录酶结合，并掺入正在延长的DNA链中，使DNA链中止，从而抑制HIV的复制及转录。NRTIs的作用位点是利用宿主的磷酸激酶将DNA末端加入双脱氧核酸使病毒无法识别，从而使HIV-1无法复制。该类药物的主要不良反应是乳酸酸中毒、周围神经病变及皮下脂肪萎缩。除单药外目前还研制成功复合制剂如双汰芝、特鲁瓦达、三协唯及Epzicom等。

（二）非核苷类抗逆转录酶抑制剂

NNRTIs是一类在结构上差异较大但作用机制相似的药物，不但能非竞争性与HIV反转录酶变构疏水部位结合，通过阻止酶的构象变化而有效抑制酶的催化作用，而且通过与酶活性中心邻近的基团结合，通过关键残基的构象变化影响酶的催化作用，从而抑制HIV复制。该类药物仅适用于HIV-1的治疗，最大不良反应为皮疹及肝毒性反应。已研制成功复合制剂如Atripla及Complera。

（三）蛋白酶抑制剂

HIV蛋白在翻译合成后需要蛋白酶切割以形成具有功能的蛋白质，蛋白酶抑制剂可有效阻止病毒前体蛋白的进一步加工处理，从而抑制HIV子代病毒的合成。PIs在出现多位点变异时才会产生耐药。该类药物生物利用度低，长时间服用PIs，可出现高尿酸血症及脂代谢异常（典型的水牛背），胆固醇和甘油三酯水平可增高，糖耐受量可降低。目前还研制成功复合制剂如克力芝（洛匹那韦/利托那韦的复合剂称LPV/r）等。

表 12-45-3 目前已获美国食品药品监督管理局(FDA)认证的抗 HIV 药物

核苷类逆转录酶抑制剂(NRTIs)	非核苷类逆转录酶抑制剂(NNRTIs)	蛋白酶抑制剂(PIs)	融合抑制剂(FI)	整合酶抑制剂	CCR5 辅助受体拮抗剂
齐多夫定(zidovudine,AZT/ZDV)	依非韦仑(efavirenz,EFV)	阿扎那韦(atazanavir,ATV)	恩夫韦地(enfuvirtide,T20)	雷特格韦(raltegravir,RAL)	马拉维若(maraviroc,MVC)
拉米夫定(lamivudine,3TC)	地拉夫定(delavirdine,DLV)	利托那韦(ritonavir,RTV)		埃替拉韦(Elvitegravir,EVG/r)	
阿巴卡韦(abacavir,ABC)	奈韦拉平(nevirapine,NVP)	茚地那韦(indinavir,IDV)			
去羟肌苷(didanosine,DDI)	依曲韦仑(etravirine,ETR/TMC-125)	沙奎那韦(saquinavir,SQV)			
司他夫定(stavudine,D4T)	利匹韦林(Rilpivirine,RPV/TMC-278)	奈非那韦(nelfinavir,NFV)			
扎西他滨(zalcitabine,DDC)	复合制剂 Atripla(TDF+FTC+EFV)	安普那韦(amprenavir,APV)			
替诺福韦(tenofovir,TDF)	Complera(TDF+FTC+RPV)	福沙那韦(fosamprenavir,FPV)			
恩曲他滨(emtricitabine,FTC)		替拉那韦(tipranavir,TPV)			
复合制剂 双汰芝(Combivir,AZT+3TC,CBV)		地瑞那韦(darunavir,DRV/TMC-114)			
特鲁瓦达(Truvada,FTC+TDF,TVD)		洛匹那韦(lopinavir,LPV)			
三协维(Trizivir,AZT+3TC+ABC,TZV)		复合制剂 克力芝(Kaletra,(LPV+RTV,LPV/r)			
Epzicom(ABC+3TC,KVX)					

(四) 融合抑制剂

以跨膜糖蛋白 gp41 为靶标,通过与 gp41 功能区结合从而抑制其促融合功能,阻断 HIV 与细胞膜的融合,对野生株及耐药株均有抑制作用。适用于6岁以上的 AIDS 患者,不能耐受其他药物的患者或病毒耐药时。

(五) 整合酶抑制剂

通过阻止病毒 DNA 整合入宿主 DNA 而阻止病毒复制和感染新的细胞,从而阻止病毒库的产生。与其他 ARV 药物联用,治疗经过其他药物治疗后仍发生病毒复制并且对多种抗逆转录病毒药物产生抗性的成年 HIV 感染者。相关的不良反应主要为恶心、头痛、腹泻、便秘、疲劳、瘙痒、出汗等,但症状相对较轻,易于缓解。适于长期服用。

(六) 辅助受体拮抗剂

HIV 感染靶细胞不仅需要 CD4 分子作为第一受体,还需要趋化因子受体 CCR5 和 CXCR4 作为第二受体共同作用。人 CCR5 等位基因上 32 个碱基片段的天然缺失突变(CCR5Δ32 突变)使得 CCR5 嗜性 HIV-1 无法进入靶细胞,从而致使机体不但获得对 HIV-1 的天然免疫,而且该基因突变对机体免疫功能并无影响。临床观察显示马拉维若用于初始治疗和依非韦伦的病毒学效果相似。

二、抗逆转录病毒治疗方案

目前国际推荐的治疗方案均为两种 NRTIs 基础上(治疗骨干)联合其他类型的药物,可用于初始抗病毒治疗的方案包括：以 NNRTI 为基础的治疗方案为 2NRTIs+1NNRTI；以 PI 为基础的治疗方案为 2NRTIs+1PI；以 INSTI 为基础的治疗方案为 2NRTIs+RAL（雷特格韦）；以 CCR5 拮抗剂为基础的治疗方案为 2NRTIs+ MVC（马拉维若）。2 种 NRTIs 优选替诺福韦（TDF）及恩曲他滨（FTC），次选齐多夫定（AZT）及拉米夫定（3TC），或阿巴卡韦（ABC）与拉米夫定（3TC）或司他夫定（d4T）与拉米夫定（3TC）；NNRTIs 优选依非韦仑（EFV），次选为利匹韦林（RPV）；PIs 优选利托那韦增强的地瑞那韦（DRV/r）和利托那韦增强的阿扎那韦（ATV/r），次选洛匹那韦/利托那韦（LPV/r）。

表 12-45-4　2011 年美国 DHHS 推荐的用于初始抗病毒治疗的治疗方案

	推荐方案	注意事项
首选治疗方案	以 NNRTI 为基础的治疗方案	EFV 不能再孕前 3 月使用
	EFV+TDF+FTC	
	以 PI 为基础的治疗方案 ATV/r+TDF+FTC DRV/r+TDF+FTC	ATV/r 为（阿扎那韦/利托那韦）；DRV/r 为（地瑞那韦/利托那韦）；ATV/r 与其他 PI 类相比，对血脂影响较小，但有致高胆红素血症和肾结石的风险；使用增加胃酸 pH 的药物会减少 ATV/r 的吸收，ATV/r 和 ATV 禁止与泵抑制剂同用
	以 INSTI 为基础的治疗方案	
	RAL+TDF+FTC	
	孕妇首选方案	孕妇不能使用 LPV/r 每日一次的方案
	LPV/r+AZT+3TC 每天 2 次	
替代治疗方案	以 NNRTI 为基础的治疗方案	RPV 需与餐同服，抑酸剂使其生物利用度下降，禁止与质子泵抑制剂同用；病毒量>10^5 拷贝/ml 患者慎用
	EFV+ABC+3TC	
	RPV+TDF+FTC	
	RPV+ABC+3TC	
	以 PI 为基础的治疗方案	暂不用于孕妇和 18 岁以下少年
	ATV/r+ABC+3TC	
	DRV/r+ABC+3TC	
	FPV/r（每日一或两次）+ ABC/3TC 或 TDF/FTC	FPV/r 为（福沙那韦/利托那韦）；FPV/r 和 LPV/r 每天一次或两次
	LPV/r（每日一或两次）+ ABC/3TC 或 TDF/FTC	ABC 在 HIA-B*5701 阳性患者中不用，在高心血管疾病风险患者治疗前和病毒量大>10^5 拷贝/ml 患者慎用
	以 INSTI 为基础的治疗方案	
	RAL+ABC+3TC	
可以接受方案	以 NNRTI 为基础的治疗方案	NVP 不用于肝功能 Child-Push 分级 B 级或 C 级的患者，可用于基础 $CD4^+$ 细胞计数≤250 个/μl 的女性患者和≤400 个/μl 的男性患者；NVP 和 ABC 都有高致敏性，使用需谨慎
	EFV+AZT+3TC	AZT 可致骨髓抑制、脂肪萎缩及少见的乳酸酸中毒和肝脂肪变性；仅在条件不允许的时候才考虑单独使用

续表

	推荐方案	注意事项
	NVP+TDF/FTC 或 AZT/3TC 或 ABC/3TC	
	RPV+AZT+3TC	
	以 PI 为基础的治疗方案	
	ATV+AZT/3TC 或 ABC/3TC	
	ATV/r+AZT+3TC	
	DRV/r+AZT+3TC	
	FPV/r+AZT+3TC	
	LPV/r+AZT+3TC	
	以 INSTI 为 INSTI 础的治疗方案	
	RAL+AZT+3TC	
	以 CCR5 拮抗剂为基础的治疗方案	MVC 仅用于 CCR5 嗜性毒株感染的患者
	MVC+TDF/FTC 或 AZT/3TC 或 ABC/3TC	
	SQV/r+TDF/FTC 或 AZT/3TC 或 ABC/3TC	
慎用		SQV/r 为(沙奎那韦/利托那韦);容易诱发 PRQT 间期延长,使用前应进行基础心电图检测

鉴于我国可供使用的抗病毒药物有限,目前已有药物的基础上推荐以下几种组合方案(表 12-45-5)。

表 12-45-5　我国推荐的一线抗病毒药物治疗方案

成人及青少年	AZT 300mg+3TC 150mg+NVP 200mg,每日 2 次*
	d4T 30mg+3TC 150mg+NVP 200mg,每日 2 次
儿童	AZT 300mg+3TC 150mg(每日 2 次)+EFV 600mg(每晚 1 次)
	d4T 30mg+3TC 150mg(每日 2 次)+EFV 600mg(每晚 1 次)
	AZT/d4T+3TC+NVP/EFV(用于 3 岁以上且能吞服胶囊的儿童)
	AZT/d4T+3TC+NVP(用于 3 岁以下或是不能吞服胶囊的儿童)

三、抗逆转录病毒治疗的时机

开始 HAART 的时机应根据 $CD4^+T$ 淋巴细胞计数、病毒载量及个人意愿,同时还要权衡药物的不良反应及 HIV 感染进展到 AIDS 的危险、患者经济负担及耐药发生的危险。需最大限度的先控制各种活动性的机会性感染及必需处理的慢性疾病的急性发作。

我国成人和青少年 HIV/AIDS 抗逆转录病毒治疗时机为:①急性期或有症状时建议治疗;②无症状期 $CD4^+T$ 淋巴细胞计数<350 个/μl 建议治疗;③无症状期 $CD4^+T$ 淋巴细胞计数≥350 个/μl 但<500 个/μl,考虑治疗;④高病毒载量(>10^5 拷贝/ml),$CD4^+T$ 淋巴细胞计数下降较快(每年降低>100 个/μl),心血管疾病高风险、合并活动性 HBV/HCV 感染、HIV 相关性肾脏疾病及妊娠建议治疗。

我国婴幼儿和儿童在以下情况建议治疗:①<12月龄的婴儿,除外已经采取母婴阻断措施的婴儿;②12～35 月龄幼儿,$CD4^+T$ 淋巴细胞计数<750/μl 和(或)百分比<20%;③36～59 月龄幼儿,$CD4^+T$ 淋巴细胞计数<350/μl 和(或)百分比<15%;④>5 岁幼儿,$CD4^+T$ 淋巴细胞计数<350/μl 和(或)百分比<15%。

美国卫生与公共服务部(DHHS)于 2011 年 10 月发布了最新成人及青少年 HIV/AIDS 抗病治疗指南建议:①有指征性疾病史或 $CD4^+T$ 淋巴细胞计数<350 个/μl 建议治疗病毒治疗;②$CD4^+T$ 淋巴细胞计数在 350～500 个/μl 之间的患者,抗病毒治疗可明显减低非 AIDS 相关性疾病(如心血管、肝脏、肾脏疾病)和非 AIDS 相关性肿瘤及 AIDS 相关的病死率。此外,ART 亦可减低 HIV 相关的炎性损伤及传播风险。因此,建议开始抗病毒治疗;③$CD4^+T$ 淋巴细胞计数>500 个/μl 的患者,应进行个体化分析,可根据患者免疫状态、接受抗病毒治疗意愿及抗病毒治疗药物的可及性等决定何时开始抗病毒治疗,不能简单依赖患者

$CD4^+T$ 淋巴细胞计数;④怀孕妇女、HIV 相关肾病患者及 HIV/HBV 协同感染者均应抗 HIV 治疗而不必考虑 $CD4^+T$ 淋巴细胞计数。

四、免疫重建及免疫重建炎性反应综合征

(一) 免疫重建

在 20 世纪 90 年代前,普遍认为免疫系统的破坏是不可逆转的,但自 HARRT 出现以后,发现受损的免疫功能可获得重建。HIV 感染可致机体免疫细胞功能损害及免疫系统过度活化。而免疫重建就是逆转 HIV 感染所致的免疫损伤,即 HIV/AIDS 患者经抗病毒治疗或其他治疗后,免疫异常得以恢复到正常水平或接近正常水平。免疫重建的评价指标主要有:①$CD4^+T$ 淋巴细胞数量增加;②$CD4^+T$ 淋巴细胞恢复对记忆抗原刺激的正常反应能力、免疫辅助及免疫调节功能;③恢复免疫活化状态的自稳性。免疫重建亦包括抗病毒治疗后,与 AIDS 相关的各种机会性感染及肿瘤的发生率下降,AIDS 患者的病死率及发病率减少。然而,免疫功能遭到重创后很难完全恢复。即使 HAART 治疗,亦不能使所有 AIDS 患者的免疫功能重建,同时 HAART 不能重建抗 HIV 的 $CD4^+T$ 淋巴细胞特异性免疫应答及 $CD8^+T$ 淋巴细胞特异性抗 HIV 的能力。

因 HIV 储存库的长期存在,且衰减缓慢,基于 HARRT 治疗来完全消除 HIV 并不现实;同时,因治疗时机不同,年龄、种族差异及是否合并重叠感染等因素的存在,使接受 HAART 的患者 $CD4^+$ T 淋巴细胞计数上升与病毒抑制并不完全一致。然而,经 HARRT 治疗后不但有助于病毒载量的减少和 T 细胞数量及功能的恢复,而且自然杀伤细胞和树突细胞的功能和 T 细胞数量和功能得到一定的恢复和改善。

(二) 免疫重建炎性反应综合征

在 HIV 感染者最初的治疗中(HAART 治疗后 2~12 周),因免疫应答的再激活会导致对已存在的机会感染发生炎症反应,可出现免疫重建炎性反应综合征(immune reconstitution inflammation syndrome,IRIS),但具体机制尚未清楚。

IRIS 系指 AIDS 患者在经抗病毒治疗后免疫功能恢复过程中出现的一组临床综合征,其典型的临床表现是发热、潜伏感染的出现或原有感染的加重或恶化。多种潜伏或活动的机会性感染在抗病毒治疗后均可发生 IRIS,如结核病及非结核分枝杆菌感染、PCP、CMV 感染、水痘-带状疱疹病毒感染、弓形虫病、新型隐球菌感染等,在合并 HBV 及 HCV 感染时 IRIS 可表现为病毒性肝炎的活动或加重。目前诊断 IRIS 尚无金标准,大多基于临床诊断,需要与免疫缺陷状态下发生的机会性感染相鉴别。出现 IRIS 的患者大多对 HAART 反应较好,机体原免疫功能相当低下(基线病毒载量高及基线 $CD4^+T$ 淋巴细胞数较低者),且在短期内病毒载量下降到不可测以及 $CD4^+T$ 淋巴细胞计数上升较明显者。

IRIS 出现后应继续进行抗病毒治疗。原有感染恶化的 IRIS 通常为自限性,不用特殊处理而自愈;而表现为潜伏感染出现的 IRIS,需要进行针对性的抗病原治疗;严重者可短期应用肾上腺皮质激素或非类固醇抗炎药控制。有效控制急性期机会性感染后再进行抗病毒治疗或抗病毒治疗前积极发现潜在的机会性感染可降低 IRIS 发生率。

(三) 新的免疫治疗

以调节免疫功能为基础的免疫疗法联合抗病毒治疗将更有利于促进患者的免疫重建:

1. 细胞因子　目前发现的细胞因子主要有 IL-2、IL-7、IL-15 和 IL-12,它们对 T 淋巴细胞的存活、增殖、分化和功能起重要的调节作用。常用的 IL-2 是最早用于免疫治疗的细胞因子,能增加 HARRT 治疗无效者外周 $CD4^+T$ 淋巴细胞数量,与 HAART 联合还能降低血浆 HIV 载量和降低 HIV 感染进展期患者发生 AIDS 的风险。此外,注射生长激素、胸腺激素及 IL-2,对胸腺功能的恢复有重要作用。

2. HIV 特异性疫苗　理想疫苗应具有激发机体细胞和体液双重免疫的作用,既能激发机体 $CD8^+T$ 细胞对 HIV 有效的特异性细胞毒性杀伤,又能刺激机体 B 细胞产生针对 HIV 的特异性中和抗体。传统疫苗包括灭活疫苗及减毒活疫苗,因安全性问题研发困难;合成肽和蛋白亚单位疫苗也处于研发中;载体疫苗是以病毒或细菌作为载体来表达外源免疫基因的疫苗,其免疫原性不够强,诱导能力差,免疫不持久;DNA 疫苗属于基因疫苗,能将疫苗抗原在人体靶细胞内天然表达。尽管 AIDS 疫苗研究已取得较大进展,但还未在临床试验中真正能起保护作用的疫苗,AIDS 疫苗仍面临着前所未有的挑战。

3. 过继性免疫细胞治疗　是体外大量扩增 HIV/AID 患者自体的免疫细胞,经过一定的修饰或直接自体回输用于治疗的方法。虽然在一定程度上能恢复患者 $CD4^+T$ 淋巴细胞数量,不良反应小,部分实现免疫重建,但获取的来自感染者的免

疫细胞本身就存在缺陷。此外，扩增 HIV/AID 患者免疫细胞技术难度大，且难以抑制 HIV 的复制，还需进一步的临床证实。

4. 阻断特异性抑制信号分子　基于 HIV 入侵 $CD4^+$T 细胞时需要辅助性受体 CCR5，故抗 CCR5 单克隆抗体 PRO40 对成人 HIV 感染或许有强而持久的抗病毒活性，实验发现，随着给药剂量的增加疗效有明显增强；共刺激分子介导的抑制信号对 T 淋巴细胞的功能和活化有调节作用，如程序性死亡分子 1（programmed death-1，PD-1）、细胞毒性 T 淋巴细胞抗原 4（cytotoxic T-lymphocyte antigen-4，CTLA-4）及 B 和 T 淋巴细胞衰减单元等，通过体外阻断 PD-1 或 CTLA-4 信号，可提高病毒特异性 T 细胞的增殖和效应能力，避免 $CD4^+$及 $CD8^+$T 细胞的耗竭。

五、机会性感染的治疗

在开始 HAART 前，如果患者存在严重的活动性的机会性感染，应控制感染后，再开始治疗。AIDS 患者的机会性感染的病原学治疗见表 12-45-6。

表 12-45-6　常见 HIV/AIDS 患者机会性感染的抗微生物治疗

机会性感染	治疗方案	预防用药
肺孢子菌肺炎（PCP）	首选复方磺胺甲噁唑（SMZ-TMP）每日 9～12 片（TMP 每日 20mg/kg，SMZ 每日 100mg/kg），口服，每日 3～4 次，疗程 2～3 周。重症患者用复方磺胺甲噁唑针剂（剂量同上），静滴。替代治疗：克林霉素 600～900mg，静滴，每 6～8 小时 1 次，或 450mg 口服，每 6 小时 1 次，联合应用伯氨喹 15～30mg，口服，每日 1 次，疗程 2～3 周。氨苯砜 100mg，口服，每日 1 次；联合应用甲氧苄啶 200～400mg，口服，每日 2～3 次，疗程 2～3 周。或喷他脒，3～4mg/kg，每日 1 次，缓慢静滴（60 分钟以上），疗程 2～3 周	$CD4^+$T 淋巴细胞计数<200 个/μl 的成人和青少年，包括孕妇及接受 HAART 治疗者。首选复方磺胺甲噁唑，体重≥60kg 者，每日 2 片，体重<60kg 者，每日 1 片。不耐受者可用氨苯砜替代。PCP 患者经 HAART 治疗 $CD4^+$T 淋巴细胞增加到≥200 个/μl，并持续 6 个月时，可停止预防用药。如果 $CD4^+$T 淋巴细胞计数又降低到≤200 个/μl 时，应重新开始预防用药
结核杆菌	选用异烟肼（H）、利福平（R）、利福喷丁（LB）、乙胺丁醇（E）、吡嗪酰胺（Z），视情况还可用对氨基水杨酸钠（PAS）、阿米卡星（A）、喹诺酮类及链霉素（S）。2 个月强化期和 4 个月巩固期 2HR（或 LB）ZE/4HR（或 LB） 若抗结核治疗 2 个月仍有活动性结核（仍有临床症状、细菌培养阳性或 X 线片空洞），治疗可延至 9 个月	结核潜伏感染相关指标阳性（结核 IFN-γ 释放试验阳性或结核菌素皮试阳性），异烟肼 300mg 每日 1 次，口服 9 个月
非结核分枝杆菌	鸟分枝杆菌（MAC）首选方案：克拉霉素 500mg，每日 2 次或阿奇毒素每日 600mg+乙胺丁醇每日 15mg/kg（分次服），重症患者可同时联合利福布汀（每日 300～600mg）或阿米卡星（每次 10mg/kg 肌内注射，每日 1 次），疗程 9～12 月。替代治疗：利福布汀（每日 300～600mg）+阿米卡星（每次 10mg/kg 肌内注射，每日 1 次）+环丙沙星（每次 750mg，每日 2 次），疗程 9～12 月 播散性 MAC 治疗 12 月后需维持治疗至 $CD4^+$T 淋巴细胞增加到>100 个/μl 并持续≥6 个月时 其他分枝杆菌治疗同结核治疗方案或视病原菌而定	AIDS 病期 $CD4^+$T 淋巴细胞<50 个/μl 者，可预防性治疗：克拉霉素每次 500mg，每日 2 次；或阿齐霉素，每周 1200mg。如患者经 HAART 治疗使 $CD4^+$T 淋巴细胞增加到>100 个/μl 并持续≥6 个月时，可停止预防用药

续表

机会性感染	治疗方案	预防用药
CMV 视网膜脉络膜炎	首选更昔洛韦每日 10～15mg/kg,分 2 次静滴;2～3 周后改为每日 5mg/kg,每日 1 次静滴;或每日 20mg/kg 口服,每日 3 次。或膦甲酸钠每日 180mg/kg,分 2～3 次静滴,2～3 周后改为每日 90mg/kg 静滴,每日 1 次。CMV 视网膜炎可球后注射更昔洛韦。病情危重或单一药物治疗无效时可两者联用	不主张预防用药。对于 $CD4^+T$ 淋巴细胞计数<200 个/μl 的患者,可定期检查眼底。一旦出现 CMV 病开始治疗,在疾病控制之后需继续服药预防复发。经 HAART 治疗后 $CD4^+T$ 淋巴细胞计数≥100 个/μl 且持续 6 个月以上时可考虑停止预防给药
弓形虫脑病	首选乙胺嘧啶(负荷量 100mg,口服,每日 2 次,此后每日 50～75mg 维持)+磺胺嘧啶(1～1.5g,口服,每日 4 次)。替代治疗:SMZ-TMP(3 片,每日 3 次,口服)联合克林霉素(每次 600mg,静脉给药,每 6 小时给药一次)或阿奇霉素(0.5g,每日 1 次静脉给药)。疗程至少 6 周	$CD4^+T$ 淋巴细胞数<100 个/μl 且弓形虫抗体 IgG 阳性患者予预防用药,SMZ-TMP,每次 2 片,1 次/日。对既往患过弓形虫脑病者要长期用乙胺嘧啶(每日 25～50mg)联合磺胺嘧啶(每日 2～4g)预防,直至 $CD4^+T$ 淋巴细胞增加到>200 个/μl 并持续≥6 个月;一旦 $CD4^+T$ 淋巴细胞数下降到<100～200 个/μl,需重新开始预防用药
假丝酵母菌感染	口腔感染:首选制霉菌素局部涂抹加碳酸氢钠漱口水漱口,疗效不好可口服氟康唑,首剂 400mg,后改为每次 200mg,每日 2 次,疗程 7～14 日。食管感染:氟康唑首剂 400mg 静滴,后改为每次 200mg,每日 2 次静滴,应用 14～21 日。肺部感染:首选两性霉素 B(每日 0.6～0.7mg/kg 静滴,亦可选氟康唑每日 6mg/kg,口服或静滴,疗程 3～6 个月,至肺部影像学病灶基本吸收或钙化停药 重症患者氟康唑可增加剂量和延长疗程。非白色假丝酵母菌或耐药假丝酵母菌可选用卡泊芬净、伏立康唑、伊曲康唑或两性霉素 B	不推荐一级预防 反复出现假丝酵母菌感染或感染程度严重,预防可用氟康唑每次 200mg,每日 1 次
新型隐球菌感染	诱导期两性霉素 B+5-氟胞嘧啶。两性霉素 B 从每天 0.02～0.1mg/kg 开始,逐渐增加剂量至 0.5～0.75mg/kg,最高剂量不超过 50mg/日,5-氟胞嘧啶每日 100～150mg/kg,分 3～4 次口服,至少 2 周,脑脊液培养阴转改后氟康唑每日 400mg 进入巩固期。巩固期至少 8 周,后改为氟康唑每日 200mg 维持,维持期至少 1 年。直至 $CD4^+T$ 淋巴细胞增加到>200 个/μl 并持续≥6 个月可停药。诱导期替代方案氟康唑(每日 400mg)+5-氟胞嘧啶。脑脊液达治愈标准改氟康唑每次 200mg,每日 1 次,预防复发	对于曾患隐球菌感染患者需长期维持治疗避免复发,可选择氟康唑每次 200mg,每日 1 次,亦可选择等剂量的伊曲康唑治疗。当 $CD4^+T$ 淋巴细胞增加到>200个/μl 并持续≥6 个月可停止预防用药;一旦 $CD4^+T$ 淋巴细胞数下降到<200 个/μl,需重新开始预防用药
肺隐球菌感染	氟康唑每日 400mg 口服或静滴,疗程 6～12 个月。若抗病毒治疗后 $CD4^+T$ 淋巴细胞增加到>100个/μl 在治疗 1 年后停止维持治疗	

注:* ART 药物和利福平联用可降低前者浓度,因而建议不同时使用利福平和 PI。由于 EFV 或 NVP 与利福平的相互作用较小,活动性 TB 患者应选取以上述二者为基础的治疗方案。如果使用利福布丁替代利福平,亦可选择含有 PI 的治疗方案

六、特殊人群的治疗

（一）孕妇和哺乳期妇女

WHO在2010年治疗孕产妇和预防儿童感染AIDS指南提出，对尚不必抗病毒治疗的HIV感染母亲可在孕期、产时及哺乳期预防性服三联抗病毒药预防AIDS母婴传播，婴儿服抗病毒药至出生，或至生后4周或6周，若母乳喂养小儿服药至断乳后1周。2012年7月在美国华盛顿召开的第19届世界AIDS大会上，WHO为防止AIDS病毒母婴传播，推荐向所有HIV感染孕妇（包括免疫系统尚好的孕妇）提供抗逆转录病毒治疗，并要求她们终生服药，既可治疗感染AIDS病毒HIV的妇女和防止其传给婴儿，还可保护其配偶。目前我国推荐的方案为：

1. HIV达到抗病毒治疗标准的孕妇，直接按以下方案尽早治疗。一旦开始治疗，分娩后需继续服药。一线方案为：AZT+3TC+NVP；②AZT+3TC+LPV/r（$CD4^+T$淋巴细胞计数>250个/μl）。替代方案为：①TDF+3TC（或FTC）+NVP；②TDF+3TC（或FTC）+EFV（妊娠3个月内禁用）。新生儿母乳喂养则每日NVP 6周，6月龄停止母乳喂养；若人工喂养则每日AZT或NVP 6周

2. 未达到抗病毒治疗标准的，从妊娠14周或14周后发现AIDS感染后尽早开始治疗。一线方案为：AZT+3TC+LPV/r。替代方案为：①AZT+3TC+ABC；②AZT+3TC+EFV；③TDF+3TC+EFV（后二者在妊娠3月内禁用）。新生儿母乳喂养则每日NVP 4～6周，6月龄停止母乳喂养；若人工喂养则每日AZT或NVP 4～6周。

（二）合并结核分枝杆菌感染者

不推荐抗结核与抗病毒治疗同时开始，可在抗结核治疗2周后进行抗病毒治疗。推荐治疗时机为$CD4^+T$淋巴细胞数<200个/μl的患者，先抗结核治疗2～4周开始HAART治疗；$CD4^+T$淋巴细胞数在200～500个/μl之间时，应在抗结核治疗2～4周，最长8周开始抗病毒治疗；$CD4^+T$淋巴细胞数>500个/μl时，应在8周内开始抗病毒治疗。治疗方案为AZT（TDF）+3TC（FTC）+EFV。

（三）合并HBV感染者

HAART方案中应至少包括两种对HBV亦有抑制作用的药物，推荐拉米夫定联合TDF。当患者需要抗HBV治疗而暂不需抗HIV治疗时，抗HBV的药物宜选择对HIV无抑制活性的药物，如聚乙二醇干扰素或替比夫定，以避免单药使用诱导HIV耐药性的产生。

（四）合并HCV感染者

HIV感染者无论合并急性或慢性HCV感染，均要进行抗HIV治疗，根据患者的$CD4^+T$淋巴细胞水平决定抗HIV或是抗HCV治疗的先后，尽量避免同时治疗时药物的累加和代谢影响所致的毒副反应，尤其当HCV RNA阳性时应避免使用含NVP的治疗方案。$CD4^+T$淋巴细胞数>350个/μl可先抗HCV治疗；若$CD4^+T$淋巴细胞数<200个/μl，推荐先抗HIV治疗，待免疫功能得到一定程度恢复后再适时开始抗HCV治疗；对于肝功能异常或转氨酶升高（>2×ULN）的患者宜在开始HAART前先抗HCV治疗，以降低免疫重建后肝脏疾病恶化的危险。

【预防】

2011年WHO确立了2011—2015年的工作目标是实现“零新HIV感染、零歧视、零AIDS相关死亡”的三零目标。2013年1月，我国《中国遏制与防治艾滋病“十二五”行动计划》目标为到2015年底，AIDS新发感染数应比2010年减少25%，AIDS病死率下降30%。

一、管理传染源

AIDS是《中华人民共和国传染病防治法》管理规定的乙类传染病，患者及无症状病毒携带者应注意隔离，患者的血、排泄物和分泌物应进行消毒；高危性交者、供血者、静脉药瘾者等高危人群应该定期检测HIV。加强国境检疫。

二、切断传播途径

是目前控制AIDS流行的最有效措施。

（一）性传播途径的阻断

最有效的针对高危性交的预防措施是使用避孕套，治疗生殖器的溃疡可以减少获得HIV感染的危险性。

（二）血液传播途径的阻断

我国早已提倡无偿献血，禁止非法采血、卖血，且明确规定对献血者须进行例行监测，以防止HIV的血液传播。严格筛查血液及血液制品、规范医疗器械消毒、使用一次性注射器、避免共用牙刷及剃须刀等。

（三）垂直传播的阻断

全球预防AIDS母婴传播的目标是到2015年消除新发儿童AIDS感染，并保持其母亲存活，对所有受AIDS影响的孕产妇实施检测-治疗策略能最大限度地保护母亲健康，减少AIDS母婴传播及性传播。

在高感染率的地区应对所有的妊娠妇女进行HIV检测。阻断HIV母婴垂直传播应综合考虑三原则：①降低HIV母婴传播率；②提高婴儿健康水平和婴儿存活率；③关注母亲健康。可采用抗病毒药物干预+产科干预（终止妊娠及选择剖宫产的方式）+产后干预的方式。

1. 抗病毒药物干预　从临床资料显示，进行抗逆转录病毒治疗有可能使HIV垂直传播的可能性降至2%以下。

2. 产科干预　已确定HIV感染的母亲主动提供AIDS检测咨询；强调妊娠、分娩及产后哺乳将HIV传播给婴儿的风险，选择终止妊娠或继续妊娠由孕妇个人意愿而定。有条件的地区实施择期剖宫产可降低母婴传播的机会，时机选择在妊娠38周，而急诊剖宫产对预防HIV母婴传播无明显效果。选择阴道分娩，如果皮肤有损伤感染率高达5%～6%。因此阴道分娩处理总原则为：避免产科损伤性操作，尽量缩短产程；避免强宫缩，缩短胎膜早破时间。

3. 产后干预　提供喂养咨询，HIV阳性孕产妇尽量选择人工喂养。无法提供人工喂养的产妇，应缩短母乳喂养时间，最好6个月内断奶。若出现下列情况可采用单纯母乳喂养：坚持人工喂养可能导致婴儿疾病或死亡；孕妇分娩后继续HAART治疗；婴儿早期诊断为HIV感染。

三、保护易感人群

成功的HIV/AIDS疫苗应该是保护HIV阴性个体免受病毒感染，或至少可降低AIDS体内的病毒载量。然而，因HIV序列多样性，细胞与细胞之间感染传播及宿主对HIV免疫应答的不全面了解，故疫苗研发仍为富有挑战性的工作。

四、暴露后处理

HIV暴露分为职业暴露及非职业暴露。HIV职业暴露系指医疗人员在职业工作中与HIV感染者的血液、组织或其他体液等接触而具有感染HIV的危险。HIV非职业暴露系指与HIV感染者发生过性接触（男男性行为或男女性行为）或与静脉药物依赖者共用过针具而有感染HIV的危险。

（一）暴露源的危险度和程度分级

若暴露源病毒载量水平低（<1500拷贝/ml）、无症状、高CD4$^+$T淋巴细胞水平则传染性较低；若暴露源病毒载量水平高、AIDS期、原发HIV感染、低CD4$^+$T淋巴细胞水平则被感染危险性较大。高暴露危险因素有暴露量大、污染器械直接刺破血管、组织损伤深及生殖器溃疡或破损。此外，在暴露后的两个月原患者死于AIDS的被感染可能性更是显著提高。暴露程度分三级：

1. 一级暴露　暴露源为体液或者含有体液、血液的医疗器械、物品；暴露类型为暴露源沾染不完整皮肤或黏膜，但暴露量小且暴露时间较短。

2. 二级暴露　暴露源为体液或者含有体液、血液的医疗器械、物品；暴露类型为暴露源沾染了不完整的皮肤或黏膜，暴露量大且暴露时间较长；或暴露类型为暴露源刺伤或割伤皮肤，但损伤程度较轻，为表皮肤擦伤或针刺伤（非大型空心针或深部穿刺针）。

3. 三级暴露　暴露源为体液或含有体液、血液的医疗器械、物品；暴露类型为暴露源刺伤或割伤皮肤，但损伤程度较重，为深部伤口或割伤物有明显可视的血液。

（二）HIV职业暴露后的处理原则

主要措施包括：①用肥皂液和流动的清水清洗被污染局部；②污染眼部等黏膜时，应用大量生理盐水反复对黏膜进行冲洗；③存在伤口时，应轻柔挤压伤处，尽可能挤出损伤处的血液，再用肥皂液和流动的清水冲洗伤口；④用75%的酒精或0.5%碘伏对伤口局部进行消毒、包扎处理。

（三）HIV暴露后预防性抗逆转录病毒治疗

应尽可能在发生HIV暴露后2小时内预防性用药，最好不超过24小时。然而，即使暴露时间超过24小时，亦建议预防性用药。基本用药方案和强化用药方案的疗程均为连续服用28日（表12-45-7）。当一级暴露时无论暴露源传染性高低，均采用基本用药；二级暴露时若暴露源传染性低，采用基本用药，若暴露源传染性高，采用强化用药;三级暴露均采用强化用药。

表 12-45-7 HIV 暴露后的预防性用药

治疗方案	常用药物
基本用药方案	AZT+3TC 首选 d4T+3TC TDF+ETV
强化用药方案	基本用药方案+LPV/r 或 EFV(孕前3月禁用 EFV,致畸作用)

(四) HIV 暴露后的监测

发生 HIV 暴露后立即、4 周、8 周、12 周及 6 月后检测 HIV 抗体。不推荐进行 HIV P24 抗原及 HIV RNA 测定。若暴露者存在慢性基础疾患或免疫功能差可适当延长随访检测时间。

(毛 青)

参考文献

1. Mayer K, Beyrer C. WHO's new HIV guidelines: opportunities and challenges. Lancet, 2013, 382(9889): 287-288.
2. 中华医学会感染病学分会艾滋病学组. 艾滋病诊疗指南(2011 年版). 中华传染病杂志, 2011, 10(29): 629-640.
3. Reshi P, Lone IM. Human immunodeficiency virus and pregnancy. Arch Gynecol Obstet, 2010, 281(5): 781-792.
4. Mnyani CN, McIntyre JA. Preventing mother-to-child transmission of HIV. BJOG, 2009, 116(Suppl 1): 71-76.
5. Beishuizen SJ, Geerlings SE. Immune reconstitution inflammatory syndrome: immunopathogenesis, risk factors, diagnosis, treatment and prevention. Neth J Med, 2009, 67(10): 327-331.
6. Mavigner M, Cazabat M, Dubois M, *et al*. Altered CD4⁺ T cell homing to the gut impairs mucosal immune reconstitution in treated HIV-infected individuals. J Clin Invest, 2012, 122(1): 62-69.
7. French MA. Immune reconstitution inflammatory syndrome: immune restoration disease 20 years on. Med J Aust, 2012, 196(5): 318-321.
8. Sturt AS, Dokubo EK, Sint TT. Antiretroviral therapy (ART) for treating HIV infection in ART-eligible pregnant women. Cochrane Database Syst Rev, 2010, 17(3): CD008440.
9. Pandori MW, Hackett J Jr, Louie B, *et al*. Assessment of the ability of a fourth-generation immunoassay for human immunodeficiency virus (HIV) antibody and p24 antigen to detect both acute and recent HIV infections in a high-risk setting. J Clin Microbiol, 2009, 47(8): 2639-2642.
10. Weber B. Screening of HIV infection: role of molecular and immunological assays. Expert Rev Mol Diagn, 2006, 6(3): 399-411.
11. Simon-Loriere E, Galetto R, Hamoudi M, *et al*. Molecular mechanisms of recombination restriction in the envelope gene of the human immunodeficiency virus. PLoS Pathog, 2009, 5(5): e1000418.
12. Nawaz F, Cicala C, Van Ryk D, *et al*. The genotype of early-transmitting HIV gp120s promotes alpha(4) beta(7)-reactivity, revealing alpha(4) beta(7) +/CD4⁺ T cells as key targets in mucosal transmission. PLoS Pathog, 2011, 7(2): e1001301.
13. Timilshina N, Ansari MA. Knowledge and attitude of basic health workers (BHWs) toward HIV/AIDS. J Nepal Health Res Counc, 2013, 11(24): 182-186.
14. Pandit A, Vadlamudi J, Sinha S. Analysis of dinucleotide signatures in HIV-1 subtype B genomes. J Genet, 2013, 92(3): 403-412.
15. Mutwa PR, Boer KR, Rusine J, *et al*. Long-term effectiveness of combination antiretroviral therapy and prevalence of HIV drug resistance in HIV-1-infected children and adolescents in Rwanda. Pediatr Infect Dis J, 2014, 33(1): 63-69.
16. Bennett MS, Akkina R. Gene therapy strategies for HIV/AIDS: preclinical modeling in humanized Mice. Viruses, 2013, 5(12): 3119-3141.
17. Lok JJ, Hunt PW, Collier AC, *et al*. The impact of age on the prognostic capacity of CD8⁺ T-cell activation during suppressive antiretroviral therapy. AIDS, 2013, 27(13): 2101-2110.
18. Abasiubong F, Udoh SB, Idung AU, *et al*. Attitudes and sexual behaviours of unmarried people with HIV/AIDS living in the Niger Delta region of Nigeria. Ment Health Fam Med, 2012, 9(4): 225-232.
19. Younan P, Kowalski J, Kiem HP. Genetic modification of hematopoietic stem cells as a therapy for HIV/AIDS. Viruses, 2013, 5(12): 2946-2962.

第四十六节 非 HIV 逆转录病毒感染

目前已知的非 HIV 逆转录病毒中,与人类疾病关系较密切的是嗜人类 T 淋巴细胞病毒(human T-lymphotropic virus, HTLV),分为 HTLV-1、HTLV-2、HTLV-3 及 HTLV-4 四个亚型。1980 年 HTLV 的发现为人类致肿瘤病毒的研究奠定了基础。

【病原学】

HTLV 为单链 RNA 病毒，属逆转录病毒科(*Retroviridae*)、慢病毒亚科(*Lentivirus*)。HTLV 为球形颗粒，直径约 80～130nm。内部由 RNA、核蛋白及围绕在外面的 20 面体蛋白衣壳组成，直径为 40～60nm，最外层具有包膜结构，表面嵌有糖蛋白。病毒基因组由 3 个结构基因(gag、pol 及 env 基因)、2 个主要调节基因(tax 及 rex 基因)及两端的长重复末端序列(LTR)组成(图 12-46-1)。Pol 基因主要编码病毒的逆转录酶、整合酶、核酸酶 H；gag 基因主要编码 3 种核心蛋白 p19、p24 及 p15；env 基因主要编码包膜糖蛋白 gp46 和跨膜糖蛋白 gp21；tax 与 rex 基因分别编码 tax 蛋白 p40 与 rex 蛋白 p27。

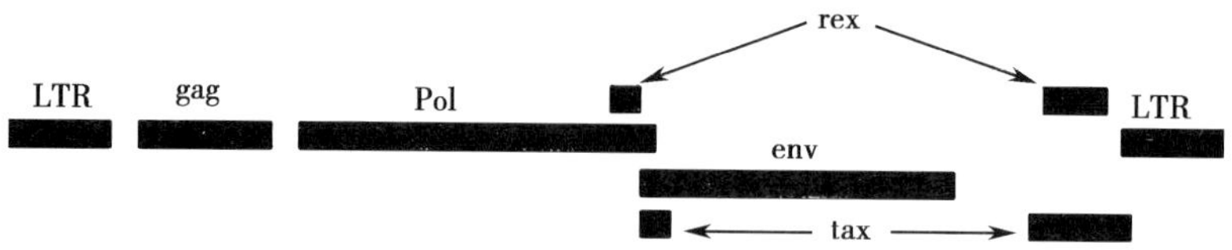

图 12-46-1　HTLV 的基因结构示意图

HTLV-1 主要感染活化的 $CD4^{+}$T 淋巴细胞，HTLV-2 主要感染活化的 $CD8^{+}$T 淋巴细胞；HTLV-3 与 HTLV-4 在体内主要感染对象尚未确定，可能包括静止与活化的 $CD4^{+}$T 淋巴细胞、活化的 $CD8^{+}$T 细胞。HTLV 通过其包膜糖蛋白与宿主细胞表面某种受体结合，继而脱衣壳，进入宿主细胞，通过病毒核心中的逆转录酶将其 RNA 逆转录为双股 DNA，此双股 DNA 在整合酶的作用下整合到宿主细胞基因组中，形成前病毒(provirus)，可致宿主终生感染。

【流行病学】

人类 HTLV 的来源尚未完全阐明。从非洲灵长类动物中分离到的猿嗜 T 淋巴细胞病毒(STLV)与 HTLV 有显著同源性，基因树分析显示 HTLV 与 STLV 之间存在一定的进化关系，提示 HTLV 有可能从动物传播到人。

HTLV-1 感染呈全球非连续性分布。据估计，全球大约有 1500 万～2000 万人感染 HTLV-1，90% 的感染者终生表现为慢性无症状携带状态。日本、加勒比海、撒哈拉沙漠以南的非洲国家、中东、南美洲、太平洋拉尼西亚岛和巴布亚新几内亚等为 HTLV-1 感染高流行区，HTLV-1 血清流行率高于 1%。血清流行病学调查显示人群 HTLV-1 感染率在特立尼达、牙买加及其他加勒比海岛为 3%～6%，在撒哈拉沙漠以南的非洲国家为 6.6%～8.5%，澳大利亚北部的土著人为 14%，而日本南部地区则高达 36.4%。智利与阿根廷献血员人群中 HTLV-1 血清流行率分别为 0.73% 和 0.07%。美国和欧洲来自上述地区的移民中也有 HTLV-1 携带者存在，美国与法国献血清流行率分别为 0.025% 和 0.0039%。我国的 HTLV-1 人群感染率较低，献血员人群中 HTLV-1 血清流行率约为 0.2%；北京、广东、广西、江西、福建、新疆、安徽和四川等地都发现了 HTLV-1 的感染病例，在沿海的福建和广东某些地区有集中流行，如福建莆田地区献血员人群中 HTLV-1 血清流行率已达到 0.55%。人群 HTLV-1 感染率随着年龄的增加而增加，女性感染率高于男性，男女之比约为 1∶1.15～2。HTLV-2 感染主要在静脉注射毒品(IDU)者和美洲印第安人中流行。美国、法国和西班牙静脉注射毒品者中 HTLV-2 感染率为 0.2%～49%，有的地区甚至高达 90%。美洲印第安人中 HTLV-2 感染率大约为 9.5%。

HTLV-1 与 HTLV-2 的传播途径基本相似，主要有：①经血传播：包括输血、静脉注射等途径。输血是 HTLV-1 的主要传播方式，通过输血传播 HTLV-1/2 与血中细胞有形成分有关，接受 HTLV-1 阳性血者中约有 40%～60% 的可能感染上 HTLV-1，受血后血中出现抗-HTLV-1 的平均时间为 51 日，静脉注射亦是传播 HTLV-1/2 的主要方式之一；②母婴传播：与 HIV 不同的是，在 HTLV-1/2 母婴传播途径中，通过哺乳传播较宫内或分娩期传播更为重要，母婴传播的危险性为 18%～30%。母亲血中的高滴度 HTLV 抗体、产程过长及社会经济条件差等均是高危因素，此外，亦有学者认为哺乳时间过长(超过 6 个月)亦为危险因素之一，因此建议缩短哺乳时间；③性接触传播：男性传给女性的危险性是女性传给男性的 4 倍。实验研究发现通过针刺或皮肤、黏膜接触感染

HTLV 危险性很小。HTLV 的传染性低于 HIV,与其他性传播疾病的重叠感染可增加 HTLV-1 感染的危险性。HTLV-1 与 HIV 的重叠感染可能加快发展为 AIDS 的过程,其机制未明,可能与 HTLV-1 有促进 HIV 感染的 T 细胞增殖的作用有关,而 HTLV-2 无此作用。

【临床表现与发病机制】

HTLV 可导致多种疾病。与 HTLV-1 有关的疾病包括:成人 T 细胞白血病/淋巴瘤(adult T-cell leukaemia/lymphoma, ATL),HTLV 相关性脊髓病/热带痉挛性轻瘫(HTLV-1 associated myelopathy/tropical spastic paraparesis, HAM/TSP),HTLV 相关性眼损害(葡萄膜炎、干燥性角膜结膜炎与空隙性角膜炎)、HTLV 相关的感染性皮炎(HTLV-1 associated infective dermatitis, HAID)、多发性肌炎、炎症性关节病、干燥综合征及面神经麻痹等。与 HTLV-2 有关的疾病可能有:HAM/TSP、热带共济失调神经障碍(tropical ataxic neuropathy, TAN)、T 毛细胞/巨粒细胞性白血病(T-hairy cell/large granulocytic leukemia)及皮肤 $CD8^+$ T 细胞淋巴瘤等。

一、成人 T 细胞白血病/淋巴瘤(ATL)

ATL 是由 HTLV-1 所致的最常见恶性疾病。青少年时期感染 HTLV-1 在 ATL 的发生中起决定性作用。20 岁前感染 HTLV-1 的人群一生中发生 ATL 的危险性为 5%,HTLV-1 感染者 ATL 年发生率为 2~4/10 万人,男性感染者 ATL 患病率明显高于女性。ATL 的潜伏期较长,可达数年至数十年,开始发病的平均年龄在日本为 60 岁,而在牙买加、巴西和特立尼达则仅有 40 岁。根据其临床特征的不同,HTLV-1 相关的 ATL 可分为 4 种亚型:急性、慢性、淤积型(smouldering)和淋巴瘤型。不同地区,几种亚型分布存在一定差异。在日本,急性 ATL 占 57%,慢性 ATL 和淋巴瘤型各占 19%,淤积型仅占 5%;而在牙买加,急性 ATL 为 47%,慢性 ATL 为 21%,淋巴瘤型为 27%,淤积型为 5%。

ATL 的临床表现主要有:发热、全身不适、体重减轻、淋巴结肿大、肝脾大、黄疸、骨溶解性损伤、皮肤淋巴细胞浸润性损害、高钙血症、血清乳酸脱氢酶(LDH)活性升高、血清可溶性白细胞介素-2 受体(IL-2R)升高、外周血白细胞总数增多等。急性 ATL 以侵袭性成熟 T 细胞淋巴瘤为特点,常表现为外周血白细胞数增高、高钙血症和皮肤黏膜损害。慢性 ATL 表现为慢性 T 淋巴细胞白血病。淤积型 ATL 可表现为蕈样肉芽肿病(mycosis fungoides/sezary syndrome),出现黏膜红斑、浸润斑或肿瘤等黏膜损害。ATL 在进展为急性、致死性疾病前,有时有一段较长的潜伏期,而有时 ATL 除表现为非霍奇金淋巴瘤外,无其他临床症状,仅在肿瘤细胞中检出 HTLV-1 的前病毒。诊断 ATL 的标准有:①血清抗-HTLV-1 阳性;②外周血白细胞总数增多;③形态学检查发现一种独特的异常淋巴细胞(flower cells,花细胞),该细胞含有一个分开卷曲的细胞核;④组织学检查发现来源于 T 细胞的恶性肿瘤细胞($CD3^+/CD4^+/CD8^-/CD25^+$/HLA DR^+ T 细胞);⑤血清 LDH 活性与 IL-2R 水平升高;⑥肿瘤性淋巴细胞中存在整合的 HTLV-1 基因。ATL 多存在免疫抑制,易并发多种细菌与机会性感染,常见的有卡氏肺孢子菌肺炎、严重真菌感染和类圆线虫病。急性或淋巴瘤型 ATL 患者平均存活时间不足 1 年,慢性和淤积型 ATL 患者可存活较长时间。常见死亡原因有:肿瘤细胞大量增生、高钙血症、卡氏肺孢子菌肺炎及其他常见于 AIDS 患者的各种机会性感染。

用于治疗非霍奇金淋巴瘤的多种常规化疗药物对 ATL 均无效。已有研究显示 IFN-α 与齐多夫定(AZT 或 ZDV)联合抗病毒治疗对 ATL 有较好的治疗作用。

ATL 的发病机制尚未明确,目前认为 tax 调节蛋白在 HIV-1 病毒导致 ATL 过程中起重要作用。HTLV-1 在感染早期仅累及少数 T 细胞或少数单核/巨噬细胞,前病毒 DNA 随机整合入宿主细胞 DNA 中,并通过直接或间接途径刺激淋巴细胞增殖,同时由于整合过程中常有部分基因被丢失,形成缺陷病毒,逃避机体免疫系统的监督,致使感染可持续存在。感染早期,多数宿主抗病毒免疫力被激活,产生针对病毒抗原的抗体和细胞毒性 T 细胞,部分 HTLV-1 感染者并不出现免疫应答。部分健康携带者出现 T 细胞多克隆或少克隆增殖,以后可发展成恶性肿瘤或自然消失。ATL 可能是由感染病毒后发生间变的单个细胞增殖而来。

二、脊髓病/热带痉挛性轻瘫(HAM/TSP)

HAM/TSP 是一种进展性的慢性脊髓病,主要损伤部位为胸脊髓束，以脊髓长运动神经元脱髓鞘致慢性、缓慢进展性和强直性下肢轻瘫为特征。首先表现为步态僵硬，继而发展为进行性轻瘫、膝反射亢进、阵挛、感觉障碍和肌力减退，后期出现大小便失禁、阳痿和低背痛，有时出现共济失调。MRI 检查显示：①脊髓、尤其是胸段脊髓萎缩；②大脑皮质下层与脑室周围白质损伤；③大腿内侧肌肉严重损伤，而小腿肌肉损伤不明显。实验室检查发现有二：一是脑脊液、脑组织、脊髓中存在抗-HTLV-1 及病毒，二是脑脊液中 IFN-γ、TNF-α、IL-1 与 IL-6 等细胞因子水平显著升高。

HAM/TSP 的发病率大约为 ATL 的一半，在 HTLV-1 主要流行区人群年患病率约为 2/10 万，HTLV-1 携带者患 HAM/TSP 的危险性低于 2%，女性患病率高于男性。

仅有部分 HTLV-1 感染者发展成 HAM/TSP 的原因尚不清楚。在 HTLV-1 携带者中，ATL 和 HAM/TSP 很少同时存在，为何有些 HTLV-1 携带者易发展成 ATL，而另一部分携带者易发展成 HAM/TSP，其原因也尚未阐明，可能与宿主基因（如 HLA）多态性有关。HTLV-1 携带者发生 HAM/TSP 的机制尚不明确，其可能机制是：①HTLV-1感染持续存在，导致中枢神经系统（CNS）中趋化因子 CXCL-9 与 CXCL-10 水平升高；②$CD4^+$T 淋巴细胞感染 HTLV-1 后表达 Tax 抗原，并诱导产生 HTLV-1 特异的 $CD8^+$ CTL，后者攻击表达 Tax 抗原的 $CD4^+$T 淋巴细胞，并释放炎症性细胞因子；③趋化因子 CXCL-9、CXCL-10 与 HTLV-1 特异的 $CD8^+$ CTL 共同作用下募集大量活化的 $CD4^+$与 $CD8^+$T 淋巴细胞进入 CNS，并产生释放大量炎性细胞因子（如 IFN-γ、TNF-α、IL-1 及 IL-6），从而导致中枢神经系统炎症损伤。

当患者出现难以解释的以锥体系功能消失为表现的中枢神经系统病变时，应疑诊为本病，确诊依靠血清抗 HTLV-1 的测定。

本病尚无特异性治疗。全身性或椎管内应用肾上腺皮质激素对有些早期患者有效，但对慢性、进展期病例有无治疗作用尚无定论。Danazol、AZT、雄激素和维生素 C 能临时缓解部分患者的症状，如大小便失禁，但对神经系统的根本损害无效。近年研究显示，一种维生素 B_1 的衍生物丙舒硫胺（prosultiamine）能显著抑制 HTLV-1 的复制，可能对 HAM/TSP 有较好的治疗作用。

三、HTLV-1 相关的感染性皮炎（HAID）

本病是 HTLV-1 感染在儿童所致的主要疾病之一，以慢性渗出性湿疹性出疹和顽固性金黄色葡萄球菌或 β-溶血性链球菌感染为主要临床特征，作为一种独立疾病于 1966 年首次在牙买加儿童中发现，并于 1990 年证实其与 HTLV-1 感染密切相关。大约 5% ~10% 的 HTLV-1 感染者患有此病。据报道，日本、特立尼达岛、巴西和哥伦比亚等地区 HTLV-1 感染儿童中存在感染性皮炎。感染性皮炎开始发病的平均年龄为 2 岁，其中女童患者占 60%。有关感染性皮炎的发病机制尚不清楚，可能与 HTLV-1 感染所致皮肤免疫炎症损伤及营养不良、HTLV-1 感染等导致免疫功能低下后合并顽固性金黄色葡萄球菌或 β-溶血性链球菌感染所致皮肤炎症损伤有关。已有的流行病学资料显示，感染性皮炎的出现是 HTLV-1 感染者将来发生 ATL 或 HAM/TSP 的预兆。感染性皮炎的诊断标准为：①头皮、腋窝、腹股沟、外耳、耳后和眼睑边缘、鼻旁及颈部等两个或两个以上部位皮肤出现湿疹；②出现慢性水样鼻分泌物，且无鼻炎的其他症状；③慢性复发性皮炎，抗生素治疗有效，停用抗生素后迅速复发；④通常在幼儿时期起病；⑤HTLV-1 血清学感染标志阳性。具备上述 5 条中的 4 条即可诊断为感染性皮炎，其中①、②和⑤条为必备条件。此外，下列临床表现与实验室检查结果有助于本病的诊断：①皮肤或前鼻孔分泌物培养出金黄色葡萄球菌或 β-溶血性链球菌；②全身性细丘疹，多见于重型病例；③全身性皮肤病性淋巴结炎；④血沉增快；⑤贫血；⑥高免疫球蛋白血症，主要是 IgD 及 IgE 升高；⑦外周血 $CD4^+$、$CD8^+$ 细胞计数及 $CD4^+/CD8^+$比值升高。

四、HTLV-1 相关性葡萄膜炎

葡萄膜炎是一种眼内炎症性疾患，常继发于结核病、梅毒、弓形虫病与巨细胞病毒感染等感染病及白塞综合征（Behcet syndrome）、类肉状瘤病与 Vogt-Koyanagi-Harada 综合征等非感染病。此外，约有 40% 的葡萄膜炎与上述疾病无关，称为病因不明性葡萄膜炎或先天性葡萄膜炎。20 世纪 80 年代后期发现，在日本九州等 HTLV-1 感染高流行区，先天性葡萄膜炎的患病率较高，而且 35% 的先天性葡萄膜炎患者血清 HTLV-1 感染标志阳性，由此推测 HTLV-1 感染可能是葡萄膜炎的一个重要病因。HTLV-1 相关性葡萄膜炎患者常诉视物模糊及急性突起的眼花。临床检查常发现:虹膜炎(97%)、玻璃体不透明(92%)、视网膜血管炎(62%)及视网膜渗出与出血(20%)。HTLV-1 相关性葡萄膜炎的发病机制尚未阐明,可能与病毒直接损伤及其感染所诱发的自身免疫反应有关。HTLV-1 相关性葡萄膜炎的诊断必须先除外其他原因所致的葡萄膜炎,检测血清 HTLV-1 抗体及外周血单个核细胞中的前病毒 DNA 有助于本病的诊断。局部和全身性使用肾上腺皮质激素能改善视力。

【预防】

HTLV 传染性较低,切断传播途径是其主要预防措施,主要包括:①对献血员进行抗-HTLV 检测(用 ELISA 法),阳性者应剔除;②抗-HTLV 阳性的母亲应避免哺乳;③使用避孕套。HTLV 疫苗尚处于实验阶段,其临床应用尚待进一步研究。

(张绪清)

参考文献

1. 白松涛,魏天佐.人类嗜T淋巴细胞病毒在中国不同人群中的流行状况.中国输血杂志,2008,6(21):468-470.
2. Gessain A, Rua R, Betsem E, *et al*. HTLV-3/4 and simian foamy retroviruses in humans: discovery, epidemiology, cross-species transmission and molecular virology. Virology, 2013, 435(1):187-199.
3. Lairmore MD, Haines R, Anupam R. Mechanisms of human T-lymphotropic virus type 1 transmission and disease. Curr Opin Virol, 2012, 2(4):474-481.
4. Fields PA, Taylor GP. "Antivirals" in the treatment of adult T cell leukaemia-lymphoma (ATLL). Curr Hematol Malig Rep, 2012, 7(4):265-275.

第四十七节 急性出血性结膜炎

急性出血性结膜炎(acute hemorrhagic conjunctivitis, AHC)亦称流行性急性出血性结膜炎(epidemic of acute hemorrhagic conjunctivitis),国内称流行性红眼病。其临床特点为急性起病,眼部刺激症状明显,常合并结膜下出血,具有明显的流行性。

【病原学与流行病学】

本病病原呈多样性,肠道病毒 70 型(EV70)、柯萨奇病毒 A 组 24 型(CA24)及其变异株(CA24V)是导致本病流行的主要病原,柯萨奇病毒 B 组与腺病毒等多种微小核糖核酸病毒也能引起本病流行。

由 EV70 感染所致的急性出血性结膜炎首次(1969 年)暴发流行于非洲加纳,并迅速蔓延至非洲、亚洲及西半球的其他国家,先后有数百万人感染过此病毒。1970 年新加坡发生急性出血性结膜炎流行时,CA24V 被首次分离,有 60 000 报道病例,随后世界各地不断发生由 CA24V 所致的急性出血性结膜炎流行。1971 年我国北京、上海等地区首次发生急性出血性结膜炎大流行,当时从患者分离出小核糖核酸病毒,但未定型。此后,全国各地经常出现急性出血性结膜炎的流行、甚至暴发流行,病原体多为 EV70 与 CA24V。2007 年广东省发生由 CA24V 感染所致急性出血性结膜炎的暴发流行,有 31 659 个报道病例,实际感染人数估计在 20 万以上。2010 年我国内地多个省市发生急性出血性结膜炎暴发流行,全年累计报道 292 369 例。

患者为本病传染源,人群普遍易感、各年龄组均可感染发病,通过直接或间接接触眼分泌物而被感染。主要通过"患眼-手-物品-手-健眼"或"患眼-水-健眼"的方式传播。前者为家庭、同学和同事之间的主要传播方式;后者为游泳池、洗浴场所及家庭之间传播的重要途径。本病的流行具有季节性,多发于夏秋季节,亦可发生于冬春季节(图 12-47-1)。

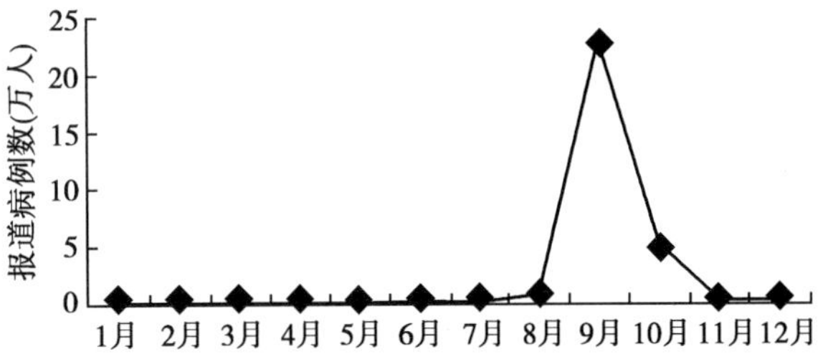

图 12-47-1 2010 年中国内地急性出血性结膜炎流行趋势

【临床表现】

本病接触传染性极强,潜伏期很短,接触传染源后大多在 2~48 小时内双眼同时或先后发病。

本病起病急，在稍感眼部不适 1～2 小时后眼部开始发红，眼部有强烈的异物感、刺痛、畏光、流泪及水样分泌物增多，眼睑红肿，伴有球结膜高度充血水肿，严重时球结膜明显高出角膜面。发病早期在裂隙灯下可观察到细小点状出血，继之结膜下出血，呈点、片状，严重者可累计整个球结膜。角膜损害的发生率较高，早期即可出现，最常见的是上皮细胞点状脱落，荧光素染色后在裂隙灯下观察为绿色小点，呈散在、群集或线状和片状排列。重型病例可发生小片状上皮细胞及实质浅层小混浊，甚至可发生轻度前色素膜炎。

根据病情严重程度和病程长短，本病可分为轻型、中型及重型。轻型病程为 1 周，无角膜损害。中型病程 1～2 周，角膜有少许浅层点状荧光素染色，角膜损害与结膜炎症同时消退。重型病程在 2 周以上，角膜损害广泛而持久，结膜炎症消退后，角膜损害仍可持续数月或 1～2 年，且易复发，但最终可痊愈而不留瘢痕。

本病患者一般无全身症状，少数人有发热、咽痛等上呼吸道感染症状，多为自限性，一般无后遗症。EV70 引起的急性出血性结膜炎大流行期偶有少数患者在发病后 1～8 周内出现神经系统症状，表现腰骶脊髓神经根炎，下肢肌肉酸痛、肌张力减低、膝腱反射消失、下肢运动麻痹或面瘫，部分患者可恢复，部分患者致残。

【诊断】

根据流行病学史、临床症状、体征，结合一般实验室检查对急性出血性结膜炎做出临床诊断。根据病原学检查，分离病毒阳性或患者恢复期血清特异性中和抗体滴度较急性期血清特异性中和抗体滴度增高 ≥4 倍或酶联免疫吸附试验（ELISA）检测 EV70 或 CA24v IgM 抗体阳性，并结合临床诊断进行确诊。2001 年我国卫生部制定的急性出血性结膜炎临床诊断标准如下：①当地有急性出血性结膜炎流行，病前有明显的直接或间接接触史；②潜伏期短，起病急；1～2 小时内眼部即眼红、刺痛、沙砾样异物感、畏光、流泪、刺激症状明显；双眼同时患病或一只眼发病后很快波及另一只眼；③眼睑水肿，睑结膜、球结膜高度充血，常见点状、片状结膜下出血；早期分泌物为水性，重者带淡红色，继而为黏液性；④裸眼检查角膜不易发现异常；荧光素钠染色后裂隙灯显微镜检查角膜上皮层见多发点状剥脱；⑤睑结膜、穹隆部结膜滤泡增生；⑥耳前淋巴结常肿大，有压痛。达到上述临床诊断标准，并具备下列 3 项实验室检查中的任何 1 项即可确诊：①结膜拭子涂擦或结膜刮取物培养分离出 EV70 或 CA24v；②患者恢复期血清抗-EV70 或抗-CA24v 比急性期血清抗体滴度升高 4 倍或 4 倍以上；③结膜刮片间接免疫荧光技术检测，荧光显微镜下可见病毒抗原。

【治疗】

本病缺乏特效治疗，目前使用的药物种类较多，但疗效不确切。抗生素、磺胺药无治疗效果，可作为预防混合感染或继发细菌感染用药。基因工程干扰素滴眼剂有广谱抗病毒作用。4% 吗啉双胍（biguanine hydrochloride，ABOB）、0.1% 羟苄苯并咪唑（hydroxybenzyl benzimida-zole，HBB）、0.1% 三氮唑核苷（virazole）滴眼剂、0.5% 利福平膏对有些病毒株有抑制作用。眼分泌物多时用温生理盐水或 3% 硼酸液清洗结膜囊。中药金银花、野菊花、板蓝根、桑叶、薄荷热熏敷或提取液滴眼对缓解症状有一定疗效。

【预防】

控制传染源及切断传播途径是预防本病流行的基本措施。开展卫生教育，宣传个人爱眼卫生，养成勤洗手，不揉眼，分巾、分盆的卫生习惯。注意公共卫生，加强对游泳池、浴池、理发室、旅馆的卫生管理与监督。阻止“红眼病”患者进入公共场所或参与社交活动。暴发流行期间根据疫情，由有关部门责令游泳池、浴池等场所停止开放。不宜采用集体滴眼药预防眼病。眼科门诊则应严格器械消毒，以防交叉感染发生。

（张绪清）

参 考 文 献

1. 李洁，高志勇，窦相峰. 急性出血性结膜炎及其流行概况研究进展. 中国病原生物学杂志，2009，4（2）：129-132.

2. Wu D，Ke CW，Mo YL，*et al*. Multiple outbreaks of acute hemorrhagic conjunctivitis due to a variant of *Coxsackievirus* A24：Guangdong，China，2007. J Med Virol，2008，80（10）：1762-1768.

3. Yan DM，Zhu SL，Zhang Y，*et al*. Outbreak of acute hemorrhagic conjunctivitis in Yunnan，People's Republic of China，2007. Virol J，2010，（7）：138-144.

第四十八节　慢病毒感染

慢病毒感染(slow virus infection,SVI)指中枢神经系统的亚急性和慢性进行性感染性疾病,潜伏期可长达数月、数年或数十年,起病隐匿,进行性发展,预后不良。由于这类疾病的临床表现、神经病理、病原及发病机制各不相同,从而实际形成一个“杂类”。引起这些慢性感染病的致病因子不同,它们对各种细胞和组织的亲和性亦不同,宿主的易感性及病理反应亦不一致,推测有些可能是病毒感染起作用,包括多发性硬化症、肌萎缩性侧索硬化症、帕金森病(Parkinsonism)及早老性痴呆(Alzheimer 病)等,至今并未能证实这些病的致病因子。目前比较明确的慢病毒感染疾患见表12-48-1。

表 12-48-1　人类中枢神经系统的慢病毒感染

疾患	病原	
	名称	分类
AIDS 性痴呆综合征	HIV-1	逆转录病毒(RNA)
HIV 相关性髓质病	HIV	逆转录病毒(RNA)
HIV-相关性外周神经病	HIV	逆转录病毒(RNA)
热带痉挛性下肢轻瘫	HTLV-1	逆转录病毒(RNA)
进行性多灶性白质脑病	JC 病毒	乳多空病毒(DNA)
亚急性硬化性全脑炎	麻疹病毒	副黏病毒(RNA)
进行性风疹全脑炎	风疹病毒	披盖病毒(RNA)

慢病毒感染的特征为:①潜伏期长,可达数月至数年;②亚急性或慢性起病,进行性加重,预后不良;③病毒或其他可能的致病因子在体内广泛存在,但病理变化主要在中枢神经系统内,病变较弥散,常为多灶性;④常伴有细胞免疫缺陷,无发热。现将符合以上慢性感染特征的麻疹病毒、艾滋病病毒(human immunodeficiency virus,HIV)、风疹病毒及乳多空病毒、乳头瘤病毒等引起的慢性感染归在本节予以阐述。而朊粒(prion)感染(朊粒病)作者已另文描述(见本书第十三章)。

Ⅰ　亚急性硬化性全脑炎

亚急性硬化性全脑炎(subacute sclerosing panencephalitis,SSPE)是一种少见的慢性非化脓性脑炎。1993 年 Dawson 首先报道此病,1934 年发现本病脑细胞内有嗜酸性包涵体,直到 1967 年 Conrobly 证实本病患者的血清和脑脊液中麻疹病毒抗体明显增高,而且用免疫荧光技术可在脑内发现麻疹病毒抗原。

【发病机制与病理改变】

现已明确本病为麻疹病毒的慢性感染,其发病机制可能为:①SSPE 致病因子与普通自然麻疹病毒不完全相同,初次感染后,病毒在体内发生了变异;②SSPE 是由于机体对麻疹病毒感染发生的异常反应;③患儿常在 2 岁前罹患过麻疹,免疫力不充分,病毒在大脑内潜伏下来,数年后才发生本病;④缺乏特异性的细胞免疫功能。

本病病理变化广泛,可侵犯大脑皮质、基底节和脑干等。炎症反应明显,灰质和白质的血管周围有浆细胞及其他单核细胞浸润。神经元变性,胶质细胞增生,并有髓磷脂丢失。神经细胞和胶质细胞核内可见包涵体,内含有病毒核蛋白囊。

【临床表现】

本病主要发生于儿童和青春期,在乡村居住的男性多于女性。起病隐匿,病程缓慢发展,可历时数月至数年,常呈致死性,病程大致可分为四期:①行为和精神异常期:最早出现的症状是行为异常,性格改变,患者情绪不稳、易激怒、记忆力衰退,嗜睡,言语障碍等,此时无发热;②运动功能障碍期:起病数周至数月后出现肌阵挛性抽动,进行性加重,并有肌强直、肌痉挛,共济失调、癫痫发作等;③昏迷、角弓反张期:患者肌张力更高,出现角弓反张,去大脑强直,渐进入昏迷。由于丘脑下部受累,可出现体温增高,呼吸不规则、阵发性面部潮红及出汗等;④终末期:又称大脑皮质功能丧失期,可出现高热、肌张力松弛、不自主运动减少至无运动,呈“植物人”状态,最终死亡。个别病例在病程慢性恶化中,可出现稳定和缓解阶段,数年后再复发。

【实验室检查】

实验室检查可发现脑脊液细胞轻度增高,免疫电泳呈“寡克隆带”现象,球蛋白明显增高,主要是 IgG。免疫学检查可发现血液及脑脊液麻疹病毒抗体效价增高,可用补体结合、中和或血凝试验等方法测定。

脑电图的特征性改变是周期性阵发性高波幅、慢波或棘慢波，其间杂以低波幅波动，早期可正常。CT检查可见脑室扩大、皮质萎缩、脑部可见单个或多个低密度病灶。

【诊断与治疗】

本病诊断主要根据病史及临床症状，特征性脑电图改变、CT等亦可作参考。如免疫学检查发现麻疹抗体效价增高、脑活检细胞内发现包涵体，用荧光免疫试验发现麻疹病毒抗原，均有助于确诊。

在免疫系统受损的个体，麻疹病毒也可引起亚急性脑炎。这些患者学习及运动功能障碍明显，类似SSPE。但此种情况发病为亚急性，发展较快，并以癫痫为主，而不是肌阵挛为主，可以与SSPE鉴别。大脑细胞可见更多的核内包涵体，炎症轻微，血清及脑脊液内麻疹病毒抗体效价均不高，也是亚急性脑炎的特点。必要时可予脑组织活检进行鉴别。

本病以对症及支持治疗为主，可试用金刚烷胺(amantadine)、干扰素、免疫抑制剂。在预防方面重点是预防麻疹，有资料表明，自麻疹疫苗广泛应用以来，本病的发病率已明显下降。目前尚无应用麻疹疫苗引起SSPE的报道。

Ⅱ　进行性风疹全脑炎

进行性风疹全脑炎(progressive rubella panencephalitis)是一种由风疹病毒引起的罕见慢病毒病。自1974年以来，全球仅报道不足20例。大多数患者表现为先天性风疹综合征，或早年感染风疹病毒后，间隔数年的潜伏期，到青春期开始出现与SSPE相似的神经系统症状和体征。初期有行为改变，智力下降，共济失调等步态不稳，有时会发生癫痫，伴有肌阵挛但不如在SSPE时突出。脑脊液的变化除以抗风疹病毒免疫球蛋白增高为特征外，从大脑或外周血淋巴细胞分离出风疹病毒可确定诊断，其他与SSPE相似。

本病无特效治疗，异丙肌苷(inosiplex)或干扰素可能缓解症状，对肌阵挛的处理可试用抗惊厥药氯硝安定(clonazepam)。重症病例加强护理，防治并发症。

Ⅲ　进行性多灶性白质脑病

进行性多灶性白质脑病(progressive multifocal leukoencephalopathy，PML)是一种少见的、由JC病毒(JC virus，JCV；JC为1例38岁男性患霍奇金病已8年的患者名缩写，曾从此患者分离出Papova-like virus)引起的中枢神经系统亚急性脱髓鞘疾病，以少突胶质细胞的破坏和神经纤维脱髓鞘为主要病理特点，属于机会感染性疾病。本病常见于慢性淋巴细胞性白血病、淋巴网状细胞肉瘤、恶性组织细胞病、霍奇金病，亦可见于肺癌、乳腺癌或器官移植后使用肾上腺皮质激素或其他免疫抑制剂的患者，但亦有无原发病因者。当前，本病更多见于HIV-Ⅰ型感染的患者。

【病原学与流行病学】

在PML的发生中，有两个因素是重要的，包括曾接触过JC病毒，且T细胞相关的免疫防御功能受抑制。JC病毒呈世界性分布，血清学研究证明，大多数人在十几岁时与此病毒已有接触。原发感染发病与否并不明确，呈良性经过，可认为此病毒原发感染是无害的。所有的PML似乎都是由于潜伏的JC病毒再次激活，而不是近期感染。

由于宿主T淋巴细胞针对JC病毒的免疫功能受损，无力抑制JC病毒的再次激活，使JC病毒得以继续复制并播散。近期的研究表明，PML患者对JC病毒的播散并不限制于大脑，也波及外周血单个核细胞，可能主要是B淋巴细胞。PML的发病率随AIDS的流行而增多，大约有2%～5%的AIDS患者可发生PML。

【发病机制与病理改变】

PML的病理改变是一个很好的例证，说明一种病毒对大脑内不同的细胞群是有选择作用的。病损起自感染的显微中心，并向外扩散，中心区少突神经胶质细胞丢失，其核肿大，核旁有包涵体。由少突神经胶质细胞膜所产生的髓磷质组成髓鞘，由于少突神经胶质细胞的感染而发生的增殖-溶解作用，会导致特征性的脱髓鞘作用。在轻度病损处，主要是轴索相对减少，在较重病变处，融合的多个病灶会形成小空洞。所以大体观察便可见到多个灶性肿大的脱髓鞘斑块。星形细胞也发生显著的改变，核呈奇异状，很像转化细胞，但并非真的恶性变。神经元普遍减少，炎症反应一般较轻微。

【临床表现】

本病常见于成年男性，起病隐匿，临床表现多样。初期表现为进行性精神衰退、性格改变和智力退化。特征性表现为灶性神经功能障碍，进行性发展，常累及到大脑半球。因此往往出现同侧视野障碍，偏瘫、半侧感觉障碍、失语和失用症（apraxia），根据脱髓鞘的范围而出现其他皮层功能障碍。晚期出现意识障碍，一般在6～12个月内死亡。较少见的是颅凹异常伴有小脑功能障碍或脑干受累的体征。约有1%的患者会出现头痛或癫痫。

【诊断与治疗】

本病的诊断首先依靠有基础疾患的背景（如患AIDS等），并出现灶性神经系统异常的临床表现，才会想到PML的可能。CT扫描不如MRI敏感，两者在探测多发性病损及区别病变性质、定位方面均有诊断价值，本病白质病变常见于大脑皮层的浅在区域。MRI在HIV性痴呆时可以显示白质区有多灶性异常，表面上很像PML，但前者常无局灶性神经症状及体征。

在发生PML时，脑脊液细胞计数正常，蛋白浓度正常或轻度增加。血清学试验常可证明有抗JC病毒抗体，但其诊断价值有限，抗体效价高低也难以区别正常人和患者，且在疾病的进展过程中抗体效价并不一定升高，脑脊液中常测不到抗体。从脑脊液或血液中分离培养病毒是困难的，对于临床诊断并不实用。PCR技术检测脑脊液、血液或尿中病毒核酸似有可能，但其敏感性及特异性仍不明确。为了确定诊断，大脑组织活检是必要的，除常规切片染色可作出诊断之外，如经免疫组化证实JC抗原或分子杂交证明病毒核酸是很有价值的。

本病尚无肯定有效的治疗手段。有报告用阿糖胞苷静脉注射可取得疗效，但仍在对照研究之中，可试用。也有AIDS患者并发的PML突然自发缓解的报道。

Ⅳ　HIV性痴呆（HIV dementia）

HIV感染时发生神经系统疾患是常见的，患者会因此衰竭，甚而致死。在所有HIV感染者中，有40%～70%会发生有症状的神经系统疾患（表12-48-2，表12-48-3）。典型的是发生在有明显免疫抑制状态的患者，但在HIV血清学阳性者中，有10%～20%的人神经系统疾患可能是AIDS的先兆。有些尸检研究曾见到死于AIDS者中90%以上均有神经系统的异常。因此，对于那些无特别主诉的HIV感染者，应仔细地进行神经系统检查，常会发现有中枢或外周神经系统功能障碍的证据。合并于HIV-1型感染的神经系统疾病谱有很大的差别，神经轴的任何部位均可受影响。这些神经系统疾患可大致分为原发性和继发性两大类，前者是指HIV-1型感染后的直接后果；后者是指继发于明确的其他原因者，即免疫抑制的后果。原发性HIV并发症包括：脑病、髓质病（myelopathy）、外周神经及肌病（myopathy）。常见的继发性并发症主要是细胞免疫严重缺陷的结果，包括大脑弓形虫病、隐球菌脑膜炎、CMV感染及进行性多灶性白质脑病（PML）。其他继发性神经系统疾患还有原发性中枢神经系统淋巴瘤、迁徙性新生物、药物相关性神经系并发症、代谢-营养性疾患及脑血管并发症。

表12-48-2　HIV-1型直接相关神经系统疾病

脑膜炎
血清转化急性脑膜炎
慢性脑膜炎
脑病
HIV-1型相关性认识/运动异常
AIDS痴呆综合征
空泡性脊髓病
周围神经病变
单神经病复合征
远端对称性多发性神经病
炎症性脱位鞘多神经根病
脊髓病变

表12-48-3　HIV-1型相关神经系统疾病临床发生率（%）

无菌性	<5
AIDS痴呆综合征	33
空泡性脊髓病	10
多发性神经病	10～35
HIV-相关性肌病	<10

在一个AIDS患者身上常会有多种神经系统疾患并存。常见的神经系统疾患也可能与HIV感染无关，如周期性偏头痛（migraine headache），乙醇性及糖尿病性外周神经病，及椎间盘突出伴有颈或腰的神经根病，对于AIDS患者出现神经系统症状时，在鉴别诊断方面均应加以考虑。

HIV性痴呆也称AIDS性痴呆综合征（AIDS

dementia complex)、亚急性脑炎、HIV 性脑病、多核性巨细胞脑炎及 HIV-1 并发认知性/运动性综合征(HIV-1 associated cognitive/motor complex),这种并发症在 AIDS 的进展阶段,发病率增加。本病基本上是由 HIV-1 型感染所致,可看作 HIV-1 型感染后的神经系统并发症,而不是继发性机会感染。

一、艾滋性痴呆患者的神经病理改变

艾滋性痴呆患者的神经病理改变主要有三个方面:①中枢神经胶质增生及白质异常;②多个核巨细胞性脑炎;③空泡性髓病(vacuolar myelopathy)。上述病变与病情的严重程度基本上是一致的。中枢神经胶质细胞增生及白质变灰是普遍而常见的,甚至是轻型或较重患者仅有的异常发现。多个核细胞性脑炎的特征是在血管周围,有巨噬细胞及小胶质细胞和这两型细胞的融合而衍生的多个核细胞并存。这些多个核细胞已受 HIV-1 型感染,细胞融合很像是由于病毒糖蛋白 gP120 及 gP41 与 CD4 细胞受体相互作用的结果。因而,多个核细胞性脑炎也称为 HIV-1 型脑炎,多见于进行性加重的艾滋性痴呆患者。空泡性髓质病患者常有痉挛性共济失调性步态,伴有轻微的感觉障碍,但无明确的定位区域。在组织学上很像亚急性联合性脊髓退行性变。

艾滋性痴呆时,神经系统受损伤的机制并不明确。神经元、少突神经胶质细胞和星形细胞的病变都不像是感染性增生,也测不出明确的 HIV 标志,且大脑的功能性障碍幅度常超过感染性增生的分布区及范围。因而推测中枢神经的损伤机制可能是间接的,受病毒或细胞因子类(未感染细胞所产生)的作用,或对病毒基因组转录或翻译产物的应答造成的神经功能障碍。

二、艾滋性痴呆的临床表现

艾滋性痴呆的临床表现主要有三个方面,即学习、运动及行为功能障碍三联征。患者最早的症状常常是注意力不集中,记忆力减退。外周神经及精神状态异常均不在本综合征范围之内。艾滋性痴呆的临床表现及分级见表 12-48-4。

表 12-48-4　艾滋性痴呆的分级

分级	特　征
0 级(正常)	意识及运动功能正常
0.5 级(可疑,亚临床)	学习及运动功能障碍轻微或可疑轻微肢体运动缓慢,工作及日常生活无影响
1 级(轻型)	有明确的智力及运动功能损害的症状及体征,神经精神测试有异常,日常生活及工作不受太大影响;仍能单独出行
2 级(中度)	不能工作,日常生活有困难,但基本上仍能照料自己;可以下床走动,但可能需要单拐杖
3 级(重型)	主要智力丧失(对新鲜事物无所反应,语言缓慢);运动丧失(无助手不能走路,需要支持拐代步),上肢动作缓慢笨拙
4 级(终末期)	近似植物人,智力及理解力退化至初级水平;几乎成哑巴,轻瘫或截瘫伴大小便失禁

三、艾滋性痴呆综合征的诊断

艾滋性痴呆综合征的诊断主要依靠特征性的临床表现,并排除其他情况,疲劳或全身疾患及精神病所造成的意识障碍。除 AIDS 的实验室检查可提供重要的诊断依据之外,艾滋性痴呆本身并无单独的特异性诊断方法。

四、艾滋性痴呆综合征的治疗

治疗方面有报告提出大剂量反转录酶抑制剂 ACT 及地达诺新(didanosine)至少可以部分缓解艾滋性痴呆的症状及体征。通常应用 100mg,每 4 小时服 1 次,视中毒情况(如骨髓抑制及肌肉病等)而决定剂量是否增减或停用。

Ⅴ　HIV 相关性髓质病(HIV-associated myelopathy)

本病的病理改变特点是泡沫巨噬细胞及小胶质细胞的聚集而造成的髓鞘空泡形成,仍保留有相当量的轴索。HIV 感染造成这种现象的作用机制仍不明确。临床及病理学研究均证明,髓质病曾见于少部分免疫系统受干扰而并无 HIV 感染的患者。由于临床上及病理学研究均证明本病与维生素缺乏所致神经系统亚急性联合性退行性变有相似性，提示 HIV 相关空泡性髓质病可能是由于维生素 B_{12} 的代谢途径异常的后果。然而，其血清维生素 B_{12} 水平在 HIV 相关空泡性髓质病者是正常的，且病变突出地表现在胸髓，而维生素 B_{12} 缺乏时病变主要在颈髓。

HIV 相关空泡性髓质病患者，一般呈慢性进行性无痛性步态障碍，伴腿强直。这种表现最多见于进行性 AIDS。当患者卧床不起，尚不能明确诊断而又未进行详细的神经检查时，这种步态可能是有价值的诊断线索。

患者可出现不同程度的下肢感觉障碍及括约肌功能异常。神经系体征有痉挛性下肢轻瘫，不良的前后并列步态（poor tandem gait），双侧上、下肢反射亢进，巴宾斯基征及霍夫曼征阳性。感觉检查显示震颤感及体位感有不成比例的受损，而针刺、温度及触觉受损不显著。感觉受损水平不一致是少见的，并应排除其他原因所致髓质病。

AIDS 患者尸检中可发现 40% 的病例有 HIV 相关性髓质病。然而，也曾观察到 HIV 感染时，髓质病的病因可非常复杂，应想到有其他病毒、细菌、真菌、寄生虫感染可能，以及新生物、血管性或代谢性所造成的损害，在鉴别诊断时均应加以考虑。

对 HIV 感染合并髓质病者，除常规化验检查之外，还应包括血清维生素测定及 HIV-1 血清学检测等。腰椎穿刺脑脊液检查应包括病毒培养。脊柱的 MIR 检查十分重要，当出现异常的脑膜增强或见到髓内信号异常而无肿块，或 MRI 未发现异常时，脑脊液的 PCR 检查 CMV、HSV、VZV 是必要的。典型的 HIV 相关性髓质病时脊柱 MRI 大多正常，当证明轴内或轴外肿块时，活检很有必要。

抗逆转录病毒药物对本病的疗效尚不肯定，而主要是对症治疗。

Ⅵ HIV 相关性外周神经病

在 HIV 感染者可见到多种 HIV 相关性外周神经病（HIV associated peripheral neuropathy）。最常见的是远端对称性多发性神经病（distal symmetrical polyneuropathy，DSP）及炎症性脱髓鞘多神经根病（inflammatory detmyelinating polyradiculoneuropathy，IDP）。一旦 $CD4^+$ 细胞少于 200/mm^3，外周神经病在 HIV 感染者中每年的发生率估计是 5%，HIV 感染者在其生存期间大约有 50% 的患者均曾有外周神经病。

一、远端对称性多发性神经病（DSP）

HIV 感染者最常见的神经病类型是 DSP，患者通常主诉是双足麻木、烧灼感及感觉异常。这些症状常很严重，以致患者接触过敏，且行走困难。在 DSP 病程的后期会发生双上肢受累及远端软弱无力。神经系统检查显示长筒袜及手套区域痛觉及温度觉丧失，震颤阈值增大，跟反射减弱或消失。DSP 在 HIV 感染的早期较少见，但在病情进展中会逐渐增多。在 AIDS 患者，临床及电生理检查异常与 DSP 相符合者可达成 35%。AIDS 死亡者中大多数都有外周神经的巨噬细胞浸润。本病的发病机制仍不明确，有些研究者曾提出某些细胞因子可能干扰神经生长因子而导致外周神经病。因此，有人试图用神经生长因子或对抗某些细胞因子的制剂来治疗 DSP。其他的对症治疗效果均不佳。

二、炎症性脱髓鞘性多神经根病（IDP）

IDP 表现为急性或慢性进行性软弱，反射消失及轻度感觉障碍，类似吉兰-巴雷综合征。IDF 一般发生在 AIDS 病程的早期，并可能是血清转换时出现的临床表现。HIV 感染者并发 IDP 时，通常会有 CSF 内细胞增多，而血清 HIV 阴性者发生 IDP 时，CSF 中细胞数并不增加。IDP 很像是自身免疫性机制所介导的，因而对免疫调节剂如肾上腺皮质激素、血浆置换及静脉输注免疫球蛋白等治疗，似有疗效。

三、单神经病复合征（mononeuropathy multiplex）

本复合征可导致多灶性、非对称性颅内或外周神经损害，包括面或喉麻痹，腕或足下垂及其他神经症状。在 HIV 感染的早期，单神经病复合征常限于一个或少数神经，未经治疗可自发缓解。当 AIDS 进展时，特别是当 CD4 下降至 50/mm^3 以下时，本病可迅速进展到四肢轻瘫。

四、HIV 相关性肌病（HIV-associated myopathy）

HIV 相关性肌病可发生在 HIV 感染的任何阶

段。邻近的肌肉软弱，表现为从椅子上起立或爬楼梯困难是突出的症状。本病患者中有 25% ~50% 会出现肌痛，但这并非特异性表现。常有体重减轻。HIV 相关性肌病和其他原发性肌病一样，血清中肌酸激酶（creatine kinase，CK）升高是很明显的。CK 升高，有或无肌痛均不能作为诊断肌病的依据，必须有相邻肌肉的软弱，综合电生理检查及病理资料才能确诊。HIV 相关性肌病肌肉活检最常见有散在肌纤维退行性变，并可能有炎细胞浸润。本病发病机制不明，但很像自身免疫现象。HIV 感染时并发的机会感染如分枝杆菌、真菌、原虫等感染也可损害肌肉。曾怀疑这种肌病是抗病毒药齐多夫定所致，当减量或停药后，有报告可使 18% ~100% 的患者肌病改善。如病情仍不好转者可试用泼尼松治疗。

Ⅶ　HTLV-1 相关性髓质病及热带痉挛性下肢轻瘫

嗜人类 T 淋巴细胞病型（human T cell lymphotropic virus type 1，HTLV-1）是实验室证明的第一个人类逆转录病毒，并且是 HIV-1 型之后的第二个与神经系统疾患相关的逆转录病毒。早期曾发现居住在西印度群岛的人中发生痉挛性轻瘫的病例，后对此种病症用过多种名称，如热带痉挛性下肢轻瘫（tropical spastic paraparesis，TSP）、神经炎及牙买加神经病（Jamaican neuropathy）等。直到 1985 年才认识到 TSP 患者中，近 60% HTLV-1 血清学阳性，同时日本学者也发现这种联系，并定名为 HTLV-1 相关性髓质病（HTLV-1 associated myelopathy，HAM）。后来证明 TSP 与 HAM 实际上可能是同一疾患。

【病原学与流行病学】

HTLV-1 属于致癌性逆转录病毒，其基因组复杂，虽然感染者常无症状，但与急性 T 淋巴细胞瘤及白血病（acute T cell lymphoma/leukemia）的因果关系已比较明确。在日本 2000 名病毒携带者中估计有髓质病 1 例，10 000 名病毒携带者中大约有 1 例血细胞恶性变。在加勒比、南非、南亚、哥伦比亚、秘鲁、塞舌尔群岛、日本及美国东南部，HTLV-1 的感染比较突出。该感染以性传播为主，也可通过乳汁、输血等途径传播。

HTLV-1 相关性髓质病一般在 20 ~65 岁之间发病，常见于 35 ~45 岁。输血感染者的潜伏期可短至 5 ~6 个月。

【发病机制与病理改变】

免疫组化研究表明 MHC Ⅰ类抗原表达与炎症性胶质细胞应答的伴随关系密切，且大多数方法在感染细胞内均查不到 HTLV-1 抗原。这些结果均提示脊髓损伤的发生可能主要是免疫病理机制所致。HTLV-1 感染伴随循环中 T 细胞的活化状态，提示神经损伤与 HTLV-1 抗原的免疫应答有关。病程中邻近神经组织也受波及，提示有自身免疫机制的可能，这些机制均有待进一步研究。

本病受损部位虽很广泛，但最常见且受累较严重的是脊髓的皮层脊髓束。血管周围炎症包括淋巴细胞、巨噬细胞、浆细胞浸润及纤维化和胶质细胞增生，常伴有髓磷脂及轴索的丢失。虽然大脑也有散在性炎症，但实质改变常很轻微或缺如。

【临床表现】

HTLV-1 相关性髓质病突出的表现是痉挛性下肢轻瘫。典型者起病缓慢，在数月至数年的过程中病情稳定而少有大的波动。少数患者发病突然伴有病情不规则波动。本病患者大多有下肢痉挛，约 3/4 的患者有大小便障碍，约半数患者有体位或震动感觉的障碍。下背部强直及疼痛常见，有时可出现步态共济失调。约少于 1/10 的患者可出现脊髓以外的神经功能障碍，如视神经萎缩、神经性耳聋、外周神经病，假性肌萎缩性侧索硬化症伴前角细胞病及多发性肌炎、淋巴细胞性肺泡炎、皮肤及眼（絮状渗出点）病变等。

脑脊液的特征性改变是出现寡克隆免疫球蛋白带，抗-HTLV-1 抗体在髓鞘内合成。细胞计数可正常或轻度淋巴细胞增多。淋巴细胞核有花朵样改变类似白血病者。约半数患者用磁共振检查可见脑白质内有异常信号，表明为亚临床患者。

【诊断与治疗】

TSP 的诊断主要依靠临床表现及病毒感染标志物，脑脊液高效价病毒抗体的诊断价值很大。由于 HTLV-1 感染后无症状携带病毒者频率较高。因此，除血清学标志阳性之外，必须具备脊髓病变的其他证据，才能做出本病的诊断。当前一般的血清学试验也不能区别 HTLV-1 或 HTLV-2 型感染，而后者也可并发髓质病。因此，还应增加其他试验如蛋白印迹试验或 PCR 技术对病毒基因组进行研究。

日本有报道用肾上腺皮质激素、血浆交换或其他免疫抑制治疗，可减轻 HTLV-1 相关性髓质病患者的症状，但效果并不持久。抗病毒药物如 AZT 等的疗效也不明确。本病病程迁延，病情变化不定，最终可使患者残疾，但并不是致死的直接原因。因此，一般支持疗法至关重要。

表 12-48-5 HIV 感染相关性周围神经病变和神经根病

原发性
远端对称性多发性神经病（DSP）
运动失调性神经根病
自主性神经病
免疫性
急性脱髓鞘性多发性多神经根病
慢性炎症性脱髓鞘性多发性神经根病
复合性单神经炎
感染性
CMV 多发性神经根病
带状疱疹神经根炎
分枝杆菌
梅毒多发性神经根病
肿瘤
淋巴瘤性多发性神经根病
营养性
维生素 B_{12} 缺乏症
烟酸缺乏症
其他营养不良
中毒性神经病（多数由药物引起）
去羟肌苷（ddI）、扎西他滨（ddC）、司他夫定（d4T）
其他药物（异烟肼、氨苯砜、长春新碱等）

HIV 感染可并发多种周围神经病变（表 12-48-5）。循证医学证明 AIDS 病程晚期约 50% 的患者有周围神经病变。由于各种周围神经病变的发病机制和治疗不尽相同，故临床上应该严格鉴别。

（聂青和）

参考文献

1. Soldan SS, Jacobson S. Viral infections of the central nervous system: pathogenesis to therapeutics. J Neuroimmune Pharmacol, 2010, 5(3): 267-270.
2. Ayata M, Takeuchi K, Takeda M, *et al*. The F gene of the Osaka-2 strain of measles virus derived from a case of subacute sclerosing panencephalitis is a major determinant of neurovirulence. J Virol, 2010, 84(21): 11189-11199.
3. Yuksel D, Sonmez PA, Yilmaz D, *et al*. Ocular findings in subacute sclerosing panencephalitis. Ocul Immunol Inflamm, 2011, 19(2): 135-138.
4. Aggarwal A, Jain M, Jiloha R. Catatonia as the initial presenting feature of subacute sclerosing panencephalitis. J Neuropsychiatry Clin Neurosci, 2011, 23(1): E29-31.
5. Winchester SA, Brown KE. A woman with suspected subacute sclerosing panencephalitis (SSPE). J Clin Virol, 2011, 50(2): 93-95.
6. Mascarello M, Lanzafame M, Lattuada E, *et al*. Progressive multifocal leukoencephalopathy in an HIV patient receiving successful long-term HAART. J Neurovirol, 2011, 17(2): 196-199.
7. Gosert R, Rinaldo CH, Wernli M, *et al*. CMX001 inhibits Polyomavirus JC replication in human brain progenitor-derived astrocytes. Antimicrob Agents Chemother, 2011, 55(2): 2129-2136.
8. Garvey L, Winston A, Walsh J, *et al*. UK Collaborative HIV Cohort (CHIC) study. Antiretroviral therapy CNS penetration and HIV-1-associated CNS disease. Neurology, 2011, 76(8): 693-700.
9. Clifford DB. Lessons from the clinic: a case of natalizumab-associated PML. Neurology, 2011, 76(6): 574.
10. Warnke C, Adams O, Hartung HP, *et al*. Assessment of JC virus DNA in blood and urine from natalizumab-treated patients. Ann Neurol, 2011, 69(1): 215-216.
11. Buckner CM, Calderon TM, Willams DW, *et al*. Characterization of monocyte maturation/differentiation that facilitates their transmigration across the blood-brain barrier and infection by HIV: implications for Neuro AIDS. Cell Immunol, 2011, 267(2): 109-123.
12. Trivedi R, Anuradha H, Agarwal A, *et al*. Correlation of quantitative diffusion tensor tractography with clinical grades of subacute sclerosing panencephalitis. AJNR Am J Neuroradiol, 2011, 32(4): 714-720.

第十三章

朊粒感染及朊粒病

朊粒病(prion diseases)曾译为朊毒体病,即传播性海绵状脑病(transmissible spongiform encephalopathies,TSE),系由朊粒(prion)所致的人和动物共患的一类致死性中枢神经系统病变性脑病。人类朊粒病导致了进行性认知功能的损害及共济失调,且以脑组织海绵样退变伴有星形胶质细胞及小胶质细胞增生为特征。这些改变伴有一种宿主起源的具有蛋白水解酶抗性的蛋白质即异常朊粒蛋白(PrPSc)的聚集。细胞型的朊粒蛋白(PrPc)是一种蛋白酶敏感的糖蛋白,通过一个糖基磷脂酰肌醇(glycosyl phosphatidylinositol,GPI)锚定在细胞膜上。大量证据证明,异常朊粒蛋白(PrPSc)正是作为一种内源性的传染因子导致了朊粒病的发生。许多学者认为由于进食或在饲养添加剂中加入患瘙痒症动物的肉或内脏,可使动物受染而发病,正像巴布亚新几内亚高原地区进食死者的大脑表示祭祀,从而受染库鲁一样。由于疯牛病可能传染给人,因而对人类已造成很大威胁及恐惧。过去十年英国已将240万头病牛或可疑病牛焚烧,使英国的牛肉出口及有关的生物及医药制品遭受重大损失,达150亿美元,数十万人失业。最近美国又确认一起疯牛病病例,有关部门正采取措施加强肉品供应的安全及降低本国民众和其他国家对这起疯牛病例的恐慌。不难看出,加强这一领域的研究具有非常重要的生物学及临床意义。

【研究历史】

瘙痒症(scrapie)在绵羊及山羊的传播早在1936年已用实验方法证明,且在此时期已有记载认为传播性貂脑病(mink encephalopathy)、黑尾鹿及麋鹿的慢性废墟病(chronic wasting disease)均有传染性。瘙痒症在英国及许多国家呈地方性流行已有200多年的历史,但直到1986年英国才发生牛海绵状脑病(bovine spongiform encephalopathy,BSE),即疯牛病(mad cow disease)的流行。众多的意见归之于羊瘙痒症病原因子的传播,这一论点已得到实验室研究资料的支持,但未能证明羊身上有BSE样毒株。因此,认为瘙痒症因子在传播给牛之前,必先有变异,在传播到牛之后,便发展成新的特征性疾患,且众多新的动物种属在BSE流行的先后亦出现海绵状脑病,包括大弯角羚、阿拉伯直角大羚羊、短弯刀角样大羚羊、南非大羚羊、牛、老虎、猎豹、虎猫、美洲狮及家猫等。在这些动物中有些已被证实是由BSE样毒株所致,说明这种毒株在动物界的宿主广泛并有扩大之势,人类亦包括在内。

早在1954年,Sigurdsson曾提出绵羊等的瘙痒症是一种慢性感染。这种感染因子入侵后有数月到数年的潜伏期,其病理过程呈进行性,最终死亡。到1956年,开始对库鲁(Kuru)进行研究时,Hadlow等提出库鲁与瘙痒症之间有明显的相似性,均有神经元的退行性变,星状神经胶质细胞增多而缺乏炎症反应。因此,这一现象激发了研究者进一步探寻这种可传播的感染因子,但始终未能分离出病毒。20世纪50年代Alper等曾提出动物瘙痒症的传染因子可能缺乏核酸,至1967年Griffith等再次强调这种致病因子的复制可能不需要核酸模板。1982年Prusiner等正式提出此类疾患的病原体可能是一种传染性蛋白质粒子(proteinaceous infectious particles),并组建Prion一词代表这种因子。关于此类疾患的病原尽管有多种假说,但以Prion学说最受关注。国内关于Prion一词翻译多种名称,如朊毒体、朊病毒、朊粒、朊蛋白等,目前尚未统一。多年来文献应用较多的是"朊毒体"。新近,国内众多学者主张将Prion称为"朊粒"。

经过20年的研究,大多数学者均认为人类及动物的BSE的病原为朊粒,并对其生物学性质及传染性深入研究。因此,除传统的病原微生物及寄生虫之外,又增加了一个新型的病原体。由于Prusiner长期从事此项研究的卓越成就,已获得

1997年诺贝尔生理学医学奖。

传染性和家族性人类中枢神经系统以慢性海绵状退行性变为特征的疾患，如克鲁兹弗得-雅柯病（Creutzfeldt-Jakob disease，CJD）或简称克-雅病、杰茨曼-斯脱司勒-史茵克综合征（Gerstmann-Straussler-Scheinker syndrome，GSS）、致死性家族性失眠症（fatal familial insomnia，FFI）及库鲁的病原曾认为都是慢病毒感染所致，当前已认识到其病原体为朊粒类，并且将此类疾患统称为传播性神经退行变性疾患（transmissible neurodegenerative diseases），或称朊粒病（prion diseases）。

【病原学】

一、朊粒的生物特性

许多实验室已证明患瘙痒症的绵羊大脑提取液的传染性可以通过细菌滤器，但是用灭活核酸的手段处理这种提取液，例如煮沸，紫外线或离子照射，特异地改变或破坏核酸的制剂如核酸酶、补骨脂素（psoralens）、羟胺或锌离子处理瘙痒症动物的脑匀浆、微粒体组分、纯化的朊粒制备柱，都不能改变其传染性，因而Prusiner等着手进行深入的研究，在叙利亚金田鼠身上做了大量实验，获得许多重要进展。

将纯化的瘙痒症动物PrP接种田鼠，从富含传染因子的田鼠（Ha）大脑组织获得的亚细胞组分，证明有一种对蛋白酶敏感的蛋白质，分子量33～35kD，定名为PrP^c，对蛋白酶有抗性的蛋白质，分子量27～30kD，定名为PrP^{sc}，后者是前者的致病特异性重要成分，对照动物缺乏此蛋白质。把PrP27～30进一步纯化成单一成分后，感染田鼠及小鼠（MC），再从受感染动物大脑中分离出PrP的mRNA，构建cDNA库，对此cDNA的表达产物测序表明，Ha及Mo PrP的cDNA编码蛋白为254个氨基酸，而人类PrP由253个氨基酸组成，信号肽（SP）位于NH_2末端，有22个氨基酸。当PrP^{sc}在粗面内质网中合成后，经高尔基器加以修饰，然后转运到细胞膜内面，以糖磷脂酰肌醇（glycophosphatidyl inositol，GPI）为支持点而结合。此时，PrP的COOH基端可删去23个氨基酸，信号肽被裂解。

利用分子探针技术证明正常人PrP^c基因位于第20对染色体的短臂上，并证明PrP^{sc}是人类及动物细胞内的正常成分。序列测定表明PrP^c与PrP^{sc}之间并无差别，同属一种蛋白质却有两种构型。这两种异构体都曾在未变性的条件下加以纯化，它们的次级结构均用傅里叶变换红外及圆振二向色性光谱镜（Fourier transform infrared and circular diehroism spectroscopy）加以测定。发现PrP^c α-螺旋高达42%，β-片层（β-sheet）仅3%，而PrP^{sc}的蛋白骨架完全伸展形成的β-片层却高达43%，α-螺旋仅30%（图13-1-1）。

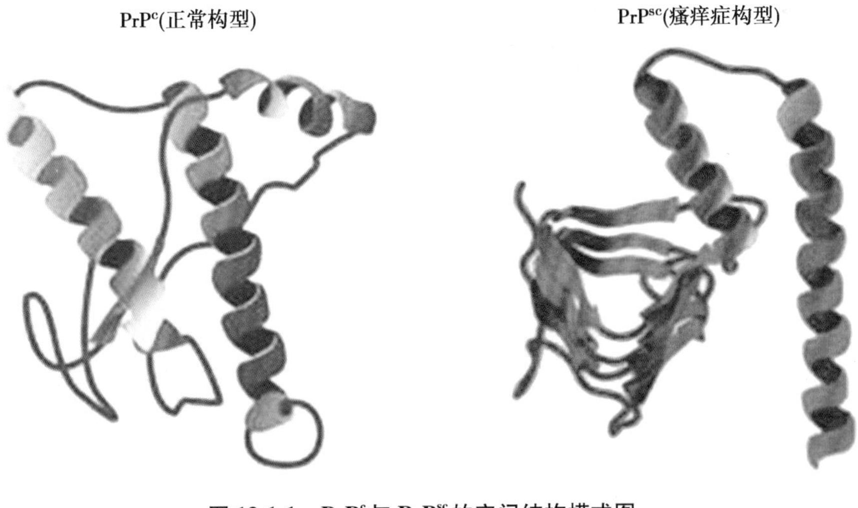

图13-1-1　PrP^c与PrP^{sc}的空间结构模式图

已证明在遗传性患者的家族中均有PrP基因的突变，在人类命名为PRNP。PrP基因内有突变的个体，对于从α-螺旋向β-片层的转变特别易感，遇到外来致病因子（例如PrP^{sc}）时，约有一半成员会发病，其潜伏期的长短与接触的剂量、毒株有密切关系。PrP既然缺乏核酸，株型的不同在于构型的差别，一种PrP能高度有效地折叠PrP^c而具有致病性，表现为较短潜伏期，另一种方式折

叠 PrP^{sc} 可能不太有效而潜伏期较长。即使是同一构型，亦可能沉积于大脑不同的神经元群内，从而出现不同的临床表现。PrP^{c} 与 PrP^{sc} 的特征见表 13-1-1。

表 13-1-1　正常 PrP^{c} 及瘙痒症（PrP^{sc}）朊粒的特征

特　　性	蛋　白　质	
	PrP^{c}（正常构型）	PrP^{sc}（瘙痒症构型）
蛋白酶 K 消化	敏感	有抗性
去污剂提取	可溶性	形成柱状或纤丝状
次级结构	α-螺旋（42%） β-片层（3%）	α-螺旋（30%） β-片层（43%）
主要的细胞定位	细胞表面	小空泡（酸性小室）
正常大脑中	存在	缺乏
在感染瘙痒症的大脑中	+	+++
合成速率（T1/2）	迅速（<0.1 小时）	慢（1 ~ 3 小时）
降解速率（T1/2）	迅速（5 小时）	慢（>24 小时）
从膜释放 PIPLC	+	-

注：PIPLC（phosphotidy inositol-specific phospholipase C，磷脂酰肌醇特异性磷脂酶）；$T_{1/2}$ = 半衰期，小时

二、朊粒的复制

用瘙痒症传染因子感染培养细胞的脉冲示踪（pulse-chase）实验表明，PrP^{c} 的转变是翻译后反应。瘙痒症蛋白接触到 PrP^{c} 分子后，会使 PrP^{c} 发生构型转变，成为具有致病性的 PrP^{sc}。这种反应类似瀑布型，已发生转变的分子亦可使其他正常分子发生转变。在携带点突变或插入突变 PrP 基因的个体，突变的 PrP^{c} 分子有可能自发地转变成 PrP^{sc}。虽起初随机反应可能达不到致病作用，但一旦出现此类转变，会发生自动催化反应（autocatalitic event），使 PrP^{sc} 呈指数剧增。这一机制可解释有些人隐藏有胚胎时的突变而数十年并不发生中枢神经系统的退行性变，因为 PrP^{sc} 在大脑中的蓄积是缓慢的。大脑中 PrP^{c} 已有蓄积而 PrP^{c} 的 mRNA 仍不改变，亦说明这种转变是蛋白质的翻译后反应。

朊粒由 PrP^{c} 或其前体向 PrP^{sc} 的转变及复制，似乎不需要任何化学性修饰，一个 PrP^{c} 分子与一个 PrP^{sc} 分子结合，形成一个杂合二聚体（heterodimer）或可能是三聚体（trimer），此二聚体会转化成两个 PrP^{sc} 分子。以后便可呈指数增殖，这种二聚体乃复制的中间体，这些结果均在转基因小鼠身上得到证明。

三、朊粒的种属屏障及其传染性

决定 BSE 可能传播给某个体的重要因素较多，主要包括剂量、接触途径、基因易感性及种属屏障的可靠性等。

由于肌内注射人类尸体垂体制备的生长激素而感染，患获得性 CJD 者，迄今已有 100 例以上。一般均在数年内有多次接触，精确估计其潜伏期颇为困难，但在这种没有种属屏障的情况下，提示人类朊粒感染的潜伏期大约为 4 年或长到 40 年，平均为 10 ~ 15 年。

用比较滴定法（comparative titration）将 BSE 脑组织以 LD 50 稀释，接种给小白鼠，然后将发病的小白鼠脑组织再次接种给小白鼠接种物，杀死一个小白鼠的相对剂量比杀死一头牛的剂量要大 1000 倍以上，可以认为前者有种属屏障，后者无这种属屏障，这种屏障作用大约可使潜伏期增加 3 倍。假设在人类亦有类似的屏障作用，外推法（extrapolation）推测 BSE 感染人类的平均潜伏期可能是 30 年，其范围是短到 10 年，或长者超过人的寿命。基于生物测定法 1 克病牛脑组织相当于 $10^{3.3}$ 个感染单位（约相当于 3000 单位，每单位 0.33mg），注射感染小白鼠的 LD_{50} 约 0.5mg，1 克牛脑组织可杀死 2000 只小白鼠的 50%，如果口服途径其感染效率要差 100 倍，即大约要超过 50mg 脑组织口服才可能使半数小白鼠致死，此剂量已经超过每头牛口服的感染剂量，推测口服途径使人类感染至少要 lg BSE 大脑组织。

Brown 等将美国国立卫生研究院（NIH）1963—1993 年间，收集到各国（主要是美国及欧洲）1113 例各种神经病中的 300 例，曾将大脑组织浸液接种给非人灵长类动物，并结 3418 只动物的实验结果进行了综合分析。此 300 例海绵状脑病包括 CJD 患者 278 例，其中 234 例散发性，36 例为家族性，8 例为医源性（如角膜移植或其他手术）；库鲁 18 例及 GSS 综合征 4 例。分析结果表明，医源性 CJD 的传播率最高（100%），库鲁次之（95%），散发性 CJD 也较高（90%），大多数家族性疾患的传播率较低（68%）（表 13-1-2）。

表 13-1-2　海绵状脑病向非灵长类动物传播的可能性

疾　患	病例数			动物只数
	已传播	未能传播	不能确定	
CJD 散发性	225	24	78	1167
家族性	36	11	14	197
医源性	8	0	0	45
GSS	4	5	4	45
FFI	0	3	2	42
库鲁	18	1	7	18
总计	291	44	105	1914

人们当前普遍关注的问题是疯牛病能否传染给人。直接回答这一问题有困难，因为不可能把动物大脑浸液接种给人，且需要观察很长时间才有可能做出结论。关于种属屏障（species barrier）问题，早期研究结果提示，种属屏障的基础是根据接种物的种属来源与接种宿主之间 PrP 原代结构的差别大小决定，即当 PrP^{sc} 与 PrP^{c} 的原代结构相同时，其相互作用的增殖效率最强。表达人类 PrP 的转基因小鼠对 CJD 朊粒极度易感，可达 100% 的攻击有效率及较短的潜伏期，符合完全缺乏种属屏障，然而 vCJD 朊粒（与人类 PrP 原代结构相同）却更容易向野生型小鼠传播，比传统的 CJD 朊粒更为有效，向转基因小鼠传播则不如传统的 CJD 朊粒有效。这种情况用种属屏障一词来描述似乎不太合适，而改用种属-株屏障（species-strain barrier）或传播屏障（transmission barrier）可能更确切。

研究结果表明，小鼠 PrP 基因在 254 个氨基酸中有 16 个不同于田鼠基因，给转基因小鼠接种小鼠 PrP^{sc} 时，会制造更多的小鼠 PrP^{sc}，当接种田鼠 PrP^{sc} 时，亦会制造田鼠 PrP^{sc}，但优先与同种或序列相近的 PrP^{c} 相互作用，说明种属屏障并不严格。绵羊与牛的 PrP 基因仅有 7 个密码子的差别，故而羊瘙痒症易于传播给牛，而人与牛的 PrP 基因之间有 30 个以上的密码子差别，故有些学者认为牛传播给人的可能性较小，但人 PrP^{sc} 可传播给田鼠已经证实。人与小鼠的 PrP 基因有 28 个密码子的差别，把患 CJD 或 GSS 综合征患者的脑组织接种到转人类部分 PrP 基因的小鼠，发现比携带人类全部 PrP 基因的小鼠发病更快，频率更高，说明 PrP 分子核心成分的相似性在促进发病的地位更为重要。

四、变异型 CJD 及朊粒的型株

朊粒病曾被认为大多发生于 60 岁以上，以往在英国报道的散发性 CJD 患者中，仅有 2 例青年（16 岁及 18 岁）；到 1995 年，英国已报道有 23 例新变异型（new variant，nv 或 vCJD），法国亦报道 1 例（26 岁）；到 1998 年底，共诊断出 39 例此类患者，且以后不断有类似病例出现，如 2000 年 10 月 28 日，英国又有一名 14 岁女孩死于该病，使英国因这种疾病死亡的人数增至 86 人。预测将来可能会有更多的 vCJD 患者出现。与饲养的猫同时散发 CJD 的病例已有报道，以往为素食习惯者发生 vCJD 者亦有报道，说明易感性比暴露接触更为重要，其传播途径颇值得考虑。不少学者认为这类患者虽与牛无接触史，但曾经与牛肉的接触或进食疯牛肉是最大可能的发病原因。并认为即使牛与人之间有高度有效的种属屏障，亦不能排除大量接触过 BSE 的人群中，少部分易感者已被感染的可能。可推论认为 1995 年首次发现的 vCJD 病例可能来源于 BSE 大流行之前，其潜伏期大约为 5 年或更短，这就符合库鲁的较短潜伏期，似不像有种属屏障的参与。口服途径感染的辅助因素包括：口腔黏膜损伤，扁桃体或胃肠道有感染灶，肠道线虫感染等。nvCJD 患者的流行病学、临床及病理学改变均不同于传统的散发性 CJD（sporadic，sCJD）。nvCJD 发病年龄平均为 29 岁（16～48 岁），而 sCJD 为 65 岁。nvCJD 的病期较长（平均 14 个月，而 sCJD 为 4.5 个月）。

表 13-1-3　散发性 CJD 与 nvCJD 的区别

	sCJD	nvCJD
典型的发病年龄	55～71 岁	19～39 岁
主要表现	痴呆，肌阵挛	行为改变，共济失调，感觉障碍
临床经过	迅速进展	发病隐匿，病程较长
PRNP 基因型（密码子 29）	主要为纯合子	100% 为 M/M 纯合子
PrP 沉积	触突沉积，罕见斑块	斑块形成明显
PrP 电泳条带	1 型及 2 型	4 型为主，类似多种动物感染的 BSE

近来Collinge等的研究不仅证明表达人类PrP的转基因小鼠,除表达小鼠PrP外,亦可产生人类PrP^{SC}并发生朊粒病,且发现从各种CJD病例获得的PrP,经蛋白酶K处理后的蛋白印迹实验(Western blot),可将这类PrP分为四型(株)(表13-1-4)。唯独nvCJD患者PrP^{SC}的电泳条带(第4型)与自然传播的BSE非常类似,因而结论认为疯牛病可能是人类nvCJD的传染来源。

表13-1-4 各类CJD患者耐蛋白酶K PrP的株型及PRNP基因型

疾病类型	密码子129基因型	PrP株型				合计
		1型	2型	3型	4型	
SCJD	MM	5	13	0	0	18
SCJD	MV	0	4	0	0	4
SCJD	VV	0	4	0	0	4
医源性CJD(生长激素)	MM	1	0	0	0	1
医源性CJD(生长激素)	MV	0	0	1	0	1
医源性CJD(生长激素)	VV	0	0	3	0	3
医源性CJD(促性腺激素)	VV	0	0	1	0	1
医源性CJD(硬脑膜移植)	MM	0	0	0	0	1
NvCJD	MM	0	0	0	10	10

关于PrP基因突变的研究均表明,人类PrP基因的129位密码子有多态性。在白种人约37%为纯合子M(蛋氨酸)的等位基因,12%为纯合子V(缬氨酸),51%为杂合子。大多数散发性CJD发生于这种纯合子个体,而密码子129个杂合子者发生朊粒病的危险性最低。

Collinge等研究表明,从CJD患者获得的蛋白酶K抗性PrP在蛋白印迹实验上可见到三个条带,两条分子量较大者代表PrP的糖基化程度较大,较小分子量的条带代表未糖基化者。在散发性CJD病例可有两种类型,1型条带见于少数CJD患者伴有PrP129处为MM纯合子,2型见于多数MM纯合子,所有MV杂合子及VV纯合子者(表13-1-4),所有医源性CJD患者不论其基因型如何,主要都呈3型条带,nvCJD患者的蛋白酶抗性PrP,包括其糖基化成分,均保持一种独特的形式,故定为4型。

在1型和2型散发性CJD患者之间的三条带中,每个条带的蛋白酶抗性PrP的含量比例亦是有差别的,糖基化形式的比例亦有统计学上的差别。

在表达人类PrP而不表达鼠类PrP的转基因小鼠身上研究,这些小鼠缺乏对人类朊粒的种属屏障,经接种传染因子180~220日后,大都死于朊粒病。接种2型CJD(基因型为MM,MV或VV)或3型CJD(基因型为MV或VV)后,会使小鼠出现与接种物相同的条带(2型及3型)。这种传播亦可使其株型转变,这取决于PRNP的基因型及糖基化程度的联合作用。将传染因子接种给非转基因小鼠后,传播并不太容易,一旦发生传播则潜伏期较长且不恒定。

nvCJD患者PrP^{SC}电泳条带截然不同,不难与上述三型加以区别。有理由认为nvCJD是未曾出现的朊粒疾患的新亚型。在过去2年多的时间内集中出现多例类似的患者,在比较其临床病理特征及流行病学特点的基础上,研究者认为这种nvCJD很可能有一个共同的来源;接触暴露于朊粒的一个新株,除医源性接触之外,最大可能是一种新的动物株,BSE与nvCJD的直接联系已比较明确。然而,Parchi等研究了97例非遗传性朊粒性疾患,认为脑匀浆标本的免疫蛋白印迹分析仅有两型(株)(表13-1-5);1型实际上包括Collinge等的1型及2型,2型与Collinge等的3型相似。两组作者的共同点是nvCJD患者的免疫印迹电泳条带既不同于散发性CJD,也不同于医源性CJD,Collinge等将其列为4型,而Parchi等将仅有的1例nvCJD列为2B型。关于对PrP^{SC}的分型(株)的差异除与病例数多少有关外,亦可能与实验方法不同有关。

表 13-1-5 CJD 及库鲁患者的 PrP^{SC} 株型

疾患分类	密码子 129 基因型	1 型	2A 型	2B 型
SCJD	M/M	54	4	
SCJD	M/V	5	7	
SCJD	V/V	3	5	
医源性 CJD(生长激素)	M/M	1		
医源性 CJD(生长激素)	V/V		1	
医源性 CJD(促性腺激素)	M/M	2		
医源性 CJD(硬脑膜移植)	M/M	1		
医源性(电极)	M/M	1		
库鲁	M/V		1	
库鲁	V/V		1	
nvCJD	M/M			1

【流行病学】

库鲁是第一个被认真关注的人类朊粒病，研究资料不多，曾被认为是慢病毒感染，直到近几年才明确其病原为朊粒。本病仅发生在巴布亚新几内亚东部高原使用原始语言的部落中，呈地方性流行。当地习惯分食男性死亡者的大脑及人肉以表示对死者的尊敬与祭祀，这可能是本病传播的主要方式，患者多为成年妇女及儿童。1958 年停止这种习惯之后，未见本病流行。

CJD 在世界范围内的发病率大约是每年百万分之一，虽然是罕见疾患，但本病是人类朊粒疾患中最常见者，且是获得有关本病的临床、病理学及实验室资料的主要来源。85% ~95% 的病例为散发性，家族性病例仅少数。CJD 的发病无性别差异，发病时平均年龄为 57 ~62 岁，但亦有报道典型的 CJD 发生于 17 ~20 岁或 80 岁以上。

本病不是接触性传播，人-人的播散罕见，但医源性传播如应用尸体制备的人类生长促性腺激素，可利用已感染的组织、器官进行硬脑膜移植、角膜移植、肝移植、放射线下栓塞技术及污染的神经外科器材等使本病传播。这种传播可能是某些 nvCJD 的特征。当前的认识可能是牛海绵状脑病(疯牛病)向人传播的结果。

从流行病学观点来看，nvCJD 病例是 BSE 在英国大流行之后的滞后期(a lag period)后发生的，这个滞后期与朊粒病的潜伏期是相符的。BSE 在英国流行起于 1985 年，此期间估计有 5 万头感染 BSE 的牛可能已进入人类食物链。BSE 流行高峰在 1992—1993 年，以后稳定下降，这种下降归功于英国政府禁止应用反刍动物蛋白作反刍动物饲料(1988 年 7 月)，及应用牛脑、脊髓及其他废物作为对非反刍动物及家禽的饲料(1990 年 9 月)。第三道禁令是禁止应用牛的某些组织于人类消费(1989 年 11 月)。此期间有人提出，BSE 的大流行是改变了牛饲料的加工过程所致，特别是放任应用有机溶剂之故。

持反对意见者认为，BSE 不大可能向人类传播，其理由有：①人类经常消费的牛肉中的 PrP^{SC} 浓度相对较低；②口服途径传播大多是无效的；③种属屏障作用；④藉 BSE 的 PrP^{SC} 来激发人类 PrP^{C} 向 PrP^{SC} 转变亦可能是无效的。对于这些意见尚有待进一步肯定。

GSS 综合征是一种极为罕见的人类朊粒病，其发病率为每年 1 ~10/亿人。已报道的病例大多为家族性，常染色体显性遗传，而且是完全的外显率。至今在世界范围内已证明大约有 20 多家亲属中发病。

FFI 是 1986 年认识的人类朊粒病，本病与过去描述的丘脑性痴呆(thalamic dementia)颇类似，发病年龄为 35 ~61 岁，平均病期为 13(7 ~25)个月。FFI 虽然少见，但在意大利、美国、法国、英国、澳大利亚及日本均有报道，可能是世界性分布。FFI 亦是常染色体显性遗传。

不同类型 Prion 感染(朊粒病)有其各自的自然宿主(表 13-1-6)。

表 13-1-6　Prion 感染(朊粒病)及其自然宿主

朊　粒　病	自然宿主
克-雅病(CJD)	人
库鲁(Kuru)	人
杰茨曼-斯脱司勒-史茵克综合征(GSS)	人
致死性家族性失眠症(FFI)	人
瘙痒症(scrapie)	绵羊、山羊
传播性貂脑病	貂
慢性废墟病(CWD)	黑尾鹿、麋鹿、北欧大猎狗
牛海绵状脑病(BSE),亦称疯牛病	牛
猫海绵状脑病(FSE)	猫

【发病机制】

库鲁可谓这一组人类神经病中的原始型,其共同特征是:①主要的病理学改变毫无例外地都局限在中枢神经系统;②都有一个长的潜伏期,例如库鲁的潜伏期可能超过 30 年;③这些疾患似乎均会向恶化进展,最终死亡;④神经病理学所见,有惊人的相似性,基本上都有反应性星状细胞增多而缺乏炎症应答,在神经纤维网中有小空泡形成海绵状;⑤此类疾患均有代谢的错乱,导致朊粒聚集。

外来感染因子的入侵,并不能使每个被侵的个体均发病,是否发病还取决于宿主的易感性。大多数散发性 CJD 发生于 PrP 基因第 129 位密码子为纯合子的个体(M 或 V),而此位点的杂合子者发生朊粒病的危险性甚低。文献指出近 95%的散发性 CJD 及 100% nvCJD 患者在此位点都是纯合子。经研究过的 7 例促性腺激素相关性 CJD(gonadotropic hormone,GH-associatid CJD)患者中有 5 例在密码子 129 处为纯合子(4 例为 V/V,1 例为 M/M)。在家族性 CJD 中最常见的突变可能是密码子 200 处赖氨酸取代谷氨酸(E200K),这种突变在地理上簇集于斯洛伐克、智利、希腊、利比亚、突尼斯、以色列的犹太人家族,其临床表现类似进行性核上性麻痹(progressive supra-nuclear palsy),而并不表现为典型 CJD 的肌阵挛及 EEG 异常,PrP^{SC} 的储积多在灰质而不是在斑块中。

家族性 CJD 及 FFI 在临床及病理学上是显然不同的两种亚型,但两者均呈 PrP 基因内 178 位密码子处门冬酰胺取代门冬氨酸(D178N),只是密码子 129 的多态性不同而已。在 5 个家族中所有 15 例患 FFI 者,均为 ASN^{178} 等位基因及 M^{129},而 ASN^{178} 等位基因及 V^{129} 者见于 6 个家族中所有 15 例患 CJD 亚型者。

14 例 nvCJD 患者 PRNP 基因突变者均为多态性密码子 129 处的纯合子 M。家族性 GSS 综合征患 PRNP 突变最常见的是密码子 102 处亮氨酸取代脯氨酸(P102L)。转基因小鼠有这种突变者,亦会发生神经退行性疾患,与瘙痒症类似,说明这种突变可能是家族性 GSS 综合征的病因。在 GSS 综合征有 P102L 突变的情况下,亦可同时有密码子 129 的多态性,纯合子 M 或 V,其临床表型可能不同,有待进一步观察。

已报道的所有 FFI 患者都有密码子 178 门冬酰胺取代门冬氨酸的突变(D178N)(表 13-1-7)。如前所述,密码子 129 的多态性,似也可决定 D178N 突变的表型,纯合子 129M 者会发生 FFI,杂合子 129 者则发生 FFI 样疾患,其病期较长。那些纯合子 V129 者则发生家族性 CJD。有报道一例 CJD 伴有严重的失眠症,在尸检时发现丘脑有 FFI 样病理改变,说明这种病变是引起睡眠规律紊乱的基础。

表 13-1-7　人类朊粒伴随的常见 PRNP 基因突变

密码子数目*	突变定名	正常氨基酸	突变氨基酸	常见临床表型
102	P102L	Pro(脯)	Leu(亮)	GSS
105	P105L	Pro(脯)	Leu(亮)	GSS
117	A117V	Ala(丙)	Val(缬)	GSS
145	Y145*	Tyr(酪)	STOP(终止)	GSS
178	D178N	Asp(门冬)	Asn(门冬酰胺)	CJD、FFI**

续表

密码子数目*	突变定名	正常氨基酸	突变氨基酸	常见临床表型
180	V180I	Val(缬)	Ile(异亮)	CJD
183	T183A	Thr(苏)	Ala(丙)	FTD
198	F198S	Phe(苯丙)	Ser(丝)	GSS(+NFT)
200	E200K	Glu(谷)	Lys(赖)	CJD
208	R208H	Ar8(精)	His(组)	CJD
210	V200I	Val(缬)	Ile(异亮)	CJD
217	Q217R	Glu(谷)	Arg(精)	GSS(+NFT)
232	M232R	Met(蛋)	Arg(精)	CJD

注:* 在密码子 51 及 91 之间 8 肽重复插入亦伴随于 CJD。在多态性密码子 129 处为缬氨酸或蛋氨酸纯合子伴随有对医源性 CJD、新变异型 CJD 及散发性 CJD 的敏感性增加

** 在出现 D178N 变异中,在多态性密码子 129 处纯合子缬氨酸亦伴随 CJD,而密码子 129 处为纯合子蛋氨酸时则伴随 FFI

缩写:FTD:额顶叶痴呆;NFT:神经纤维缠结

在小鼠的研究中早已证实 PrP 可在淋巴器官内复制,早在腹腔或大脑接种传染因子后 4 日,其传染性可在脾脏内得到证明,且传染因子在脾脏内的复制早于在大脑中的复制,说明传染性因子可储存在所有淋巴网状系统(lymphoreticular system)的各组分中,包括淋巴结及小肠集合淋巴结(Peyer's patches)。腹腔注射传染因子后行脾切除,传染因子便在滤泡性树突状细胞(follicular dendrtic cells)内复制,PrP^{SC}沉积在此类细胞中。给裸鼠(nude mice)(T 细胞缺陷)腹腔注射传染因子,并不会使 PrP 在脾脏内复制,给严重联合免疫缺陷(severe combined immunodefieiency,SCID)的小鼠(滤泡性树突状细胞功能受损)注射传染因子也不会使动物发生瘙痒症。这些实验提示复制朊粒的细胞与转运朊粒的细胞可能是不同的,前者可能是滤泡状树突状细胞,后者可能是淋巴细胞。

【病理改变】

在培养细胞内,PrP^{C}向 PrP^{SC}的转变发生在神经元内部,此后 PrP^{SC}在溶酶体中沉积。在大脑神经细胞中填满 $PrPPrP^{SC}$及伴随的杆状淀粉样(amyloid)颗粒的溶酶体,会突然爆破并损害细胞。当宿主的神经细胞死亡后,在脑组织中留下许多小孔如海绵状,释出的 PrP' 会袭击其他细胞,这是朊粒的重要特点。大脑灰质任何部位均可发生海绵状空泡,加之胶质细胞增生及神经元丢失,共同构成 CJD 的组织学三联征。

已报道的 nvCJD 患者,经神经病理学检查,都证实具有海绵状病变和 PrP 斑块形成。2 例脑组织活检和 8 例尸检标本中的神经病理学特征均属一致,在脑皮质中均可观察到有稀疏分布的海绵状病变。特殊的 CJD 三联征在基底神经节及丘脑中最为明显,在大脑及小脑内侧以灶性形式存在。最为明显的神经病理异常是所有病例中均可发现斑块形成。所有 8 例尸检中,斑块广泛地分布于大脑及小脑,在基底神经节、丘脑及下丘脑中则较少。多数斑块与库鲁中所见者相似,有一密集的嗜酸性核心和稀疏的周边,其四周则绕以海绵状变化的条带。这些特殊的变化在其他一些诊断为散发性 CJD 的病例中均未发现,而这些神经病理变化与在羊瘙痒症中所见者相似。nvCJD 患者的神经病理学表现不同于 sCJD 患者,最明显的差别是几乎所有 nvCJD 患者都是小脑受累。

发生 GSS 综合征时,所有患者整个大脑中都有淀粉样斑块,但在小脑中最为集中,常为多中心性,伴小胶质细胞增生。有些家族中,海绵状改变可很轻微。

FFI 患者的神经病理改变主要是神经元丢失,神经胶质细胞增多,这些病变主要见于丘脑的前腹和中背核,有时亦见于橄榄核、小脑及大脑皮质。

库鲁患者的大脑组织学检查显示神经元丢失,星状胶质细胞增多,伴有 PrP^{SC}的储积,其特征是 PrP^{SC}斑块突出地积存在小脑组织,迄今关于库鲁患者的基因及朊粒基因编码(PRNP)的研究尚

未见报道,很可能其 PRNP 基因在密码子 129 上为多态性,患者纯合子的频率亦可能较高。

【临床表现】

一、人类朊粒病

人类朊粒病是一类致死性中枢神经系统病变性脑病,发病时无免疫反应,潜伏期长,危害大,最终导致死亡。人类朊粒病都具有类似的神经病理变化,包括弥漫性神经细胞丢失、反应性胶质细胞增生、淀粉样斑块形成和神经细胞空泡形成,这些变化使得病理切片上观察到的脑组织呈海绵状改变。人类朊粒病表现型极其复杂多样,包括散发性,遗传性和获得性朊粒病。

(一) 散发性朊粒病

散发性朊粒病亦称散发克-雅病(sporadic Creutzfeldt-Jakob disease,sCJD),病例虽少却在世界范围均衡分布,尽管有相对较多的一些病例报道过,但发病率保持在大约 0.6 ~ 1.2/百万。sCJD 是一种快速进行性痴呆,通常在疾病发作后 12 个月内死亡。sCJD 的病因目前不甚清楚。首发的症状包括认知缺陷,睡眠障碍及行为异常等。随着疾病的进展,其他临床特征如锥体外系和锥体系症状、共济失调、视觉障碍等也逐渐出现,患者通常伴有肌震颤。最终,sCJD 患者进入一种死前肌运动不能状态。与其他的痴呆如 Alzheimer 病和 Parkinson 病不同,sCJD 发病率随着年龄上升,高峰期是 55 ~65 岁之间。

sCJD 根据基因差异、生物化学、神经病理学及临床特点可划分为两大类:典型的快速进行性的 sCJD 显示出 PRNP 密码子 129 位点上甲硫氨酸的纯合性,与免疫印迹上一个相对较长的未糖基化的 PrPSc 片段;而非典型 CJD 患者通常表现出 129 位点的杂合性,并且免疫印迹表现为一个短的未糖基化的 PrPSc 片段。

(二) 遗传性朊粒病

遗传性朊粒病(inherited human prion diseases)是一类常染色体显性遗传病,伴有 PRNP 中编码朊粒突变基因的遗传。遗传性朊粒病可以划分为三个表现型:家族性克-雅病(familial CJD,fCJD)、GSS 综合征(Gersrmann-Straussler-Scheikerg disease,GSS)及致死性家族性失眠症(fatal familial insomnia,FFI)。fCJD 并没有特殊的临床特征,仅能通过 PRNP 序列来诊断,且突变基因的外显率通常很高。GSS 综合征以一种慢性进行性小脑共济失调为特征,通常发病年龄为 50 ~60 岁,伴有认知能力的下降。

GSS 综合征的发病率约为百万分之五,患者存活时间相差较大,从 2 个月到 12 年不等。临床表现以小脑病变为主,可伴有 Parkinson 病,锥体系征及锥体外系征、耳聋、失明及凝视麻痹。病程进展缓慢,仅在晚期出现痴呆。与其他遗传性人类朊粒病相比较,GSS 综合征有一个独特的神经病理学特点即广泛的多中心的 PrP 斑块的沉积。尽管不同的 PRNP 突变已被划分为相应的 GSS 综合征表现型,但 P102L 和 G131V 突变则是最常见的。

FFI 与 PRNP 单一等位基因 178 密码子突变(D178N)有关,表现为正常睡眠觉醒循环规律的崩溃、难治性失眠和自主神经功能障碍。发病年龄 20 ~71 岁,平均 51 岁,病程 6 ~32 个月,平均 14 个月。研究中发现,129 号密码子多态性与 FFI 患者的病程有关。129 号密码子为甲硫氨酸纯合子的 FFI 病程平均为 12±4 个月,而 129 号密码子为甲硫氨酸/缬氨酸杂合子的 FFI 病程平均为 21±15 个月。然而 PRNP178 位点突变导致的 FFI 只有在联合了 129 位点甲硫氨酸纯合的情况下才出现沉积。

(三) 获得性朊粒病

获得性朊粒病(acquired human prion diseases)包括库鲁、医源性克-雅病及新变异型克-雅病。

库鲁(kuru)是第一个人类慢性神经退化性疾病,是一种亚急性、进行性小脑及脑干退行性病,潜伏期 4 ~30 年或更长,通常较少累及大脑皮质。最早期临床表现为小脑运动失调,一般为进行性,伴随有细微的躯干、肢端和头部震颤。在病程第 2 ~3 个月,震颤程度加剧,并出现进行性共济失调和运动障碍。一般早期智力正常,后期则出现痴呆,常在 6 ~9 个月内死亡。研究证明,库鲁是由于种族的宗教食尸习俗所致。自从禁止食尸习俗后,该病的发病率逐年下降,1988 年死于此病的人仅 6 人,近几年来该病在儿童中已基本消失。

医源性克-雅病(iatrogenic CJD,iCJD)由一些神经外科手术中的暴露所致,例如硬脑膜穿刺,角膜移植或摄取尸体上的垂体激素等。而输血是否能传播疾病及是否存在母婴传播亦引起人们的关注。iCJD 较少,目前全世界报道的不足 300 例。

大多数病例都是由于硬脑膜穿刺或注射了从尸体上获取的垂体激素所致。

朊粒感染的位点似乎可预示疾病的潜伏期。直接大脑对朊粒的暴露和朊粒污染物质的穿刺引起的疾病伴有较短的潜伏期(16～28 月),而外周对朊粒的暴露则导致了较长的疾病潜伏期(5～30 年)。更有证据表明朊粒暴露的途径影响临床表现。硬脑膜或生长激素相关的 iCJD 病例主要是一种共济失调的表现型,而被直接介入中枢神经系统(CNS)而引发的朊粒病则表现为以痴呆为首发症状。

新变异型克-雅病(new variant CJD,nvCJD)是 1996 年出现在英国的一种新的人类传染性海绵状脑病。近年,生物化学、神经病理学及疾病传播的实验证实了 nvCJD 是牛海绵状脑病(bovine spongiform encephalopathy,BSE)由牛传播给了人。从 1996 年至 2001 年,nvCJD 在英国的发病率趋于稳定,且仅有一小部分国家发现了 nvCJD 的单发病例。尽管对未来 nvCJD 流行的预测尚不精确,但越来越多的资料显示 nvCJD 总的患者数量将是有限的。nvCJD 带有特殊的临床病理学特点,这个事实已经很大促进了诊断标准的形成。

与 sCJD 相比,nvCJD 在临床与神经病理改变上都与之存在差异:① nvCJD 患者均较年轻,死亡平均年龄为 29 岁(范围 16～41 岁);②临床表现以行为改变、运动失调及周围感觉障碍常见,进行性痴呆仅在后期出现;③患者平均存活时间为 14 个月(范围 7.5～22.5 个月);④nvCJD 患者无 sCJD 患者特征性的脑电图波。

二、临床主要特点

朊粒病亦可称为传播性海绵状脑病(TSE)。人类朊粒病有其自有特征(表 13-1-8)。

Brown 等所分析的 300 例患者说明,CJD 发病时平均年龄为 60 岁,早期常见表现为小脑及视觉或眼球运动异常,常在 6 个月内死亡。证明可传播给动物的 232 例散发性 CJD 患者具有临床特征(表 13-1-9)。

表 13-1-8 人类朊粒病的主要特点

名称	典型表现	患病途径	分布	潜伏期
库鲁	共济失调之后出现痴呆	可能通过进食人肉或者大脑而感染	在巴布亚新几内亚高原曾经发病 2 万多例,仅 1957 年后发病 2600 例	3 个月至 1 年,长者达 30 年
CJD	痴呆后共济失调(有时顺序可颠倒)	①散发病例传播途径不明 ②约 10%～15% 为遗传性,编码 PrP 基因突变所致 ③极少为医源性	①散发性:世界性 1/百万人发病 ②遗传性:已有 100 个家族中发病 ③传染性:已有 80 例	典型者一年左右,从 1 个月到 10 年以上
GSS 综合征	共济失调之后发生痴呆	编码 PrP 的基因突变,有遗传性	已证明在 50 个家族中发病	典型者为 2～6 年发病
FFI	难以入睡并有自主神经系障碍,以后发生失眠及痴呆	编码 PrP 的基因突变,有遗传性	已证明在 9 个家族中发病	典型者为 1 年

表 13-1-9 232 例散发性 CJD 患者的临床特征

症状或者体征	患者的症状或者体征(%)		
	发病时	就诊时	病程中
精神意识状态异常	69	85	100
记忆力丧失	48	66	100
行为异常	29	40	57
高层皮质功能不良	16	36	73

续表

症状或者体征	患者的症状或者体征(%)		
	发病时	就诊时	病程中
小脑体征	33	56	71
视觉及眼球运动异常	19	32	42
头晕	13	15	19
头痛	11	11	18
感觉异常	6	7	11
不随意运动	4	18	91
肌阵挛	1	9	78
其他(包括震颤)	3	12	36
椎体征	2	15	62
椎体外征	0.5	9	62
下运动神经征	0.5	3	12
癫痫抽搐	0	2	18
假球(延脑)征	0.5	1	7
EEG 异常	0	0	60

【实验室检查】

CJD 的临床诊断困难,常规实验室检查及脑脊液(CSF)检查常无异常发现。神经系统的影像检查非常重要,可藉以除外其他疾患,但不能用于确定 CJD 的诊断。对 nvCJD 的临床诊断尤为困难。以往对这类疾患的确诊主要依靠脑活检或尸检。目前已有可能利用抗大脑蛋白质 14-3-3 的单克隆抗体对患者的 CSF 进行免疫学检测并可做出初步诊断。

早在 1986 年,Harrngton 等对 21 例 CJD、100 例正常人及 400 多例各种其他神经系统疾患的 CSF 中的 300 多种蛋白质进行了对比研究。所有标本均储存于-70℃,经去污剂巯基乙醇、尿素变性,然后用二维定向电泳(two dimensional electrophoresis)进行分离蛋白质,下一步二维等电聚焦电泳乃用 pH 5~7 及 pH 3~10 的两性电解质 4∶1混合物,再用有十二烷基硫酸钠的聚丙烯胺凝胶电泳,染色后肉眼观察并计算机辅助凝胶密度测定以确定蛋白质含量。

在 CJD 患者 CSF 中发现有 4 种异常蛋白质,定名为 127、128、130 及 131。前两种蛋白质(127 及 128)相对分子量为40kD,等电点分别为5.7 及 5.9,亦可见于多发性硬化、单纯疱疹性脑炎、精神分裂症、帕金森病、吉兰-巴雷综合征或白塞综合征。另两种蛋白质(130 及 131)相对分子量 26kD 等电点为 5.2,分子量 29kD 等电点为 5.1,可出现在所有 CJD 患者及单纯疱疹性脑炎患者(5/10 例)的 CSF 中,而对照组病例皆阴性。虽然对这种蛋白质的性质及来源均不明了,但初步研究证明此种蛋白质在 CJD 患者的 CSF 中是有特异性的,并可用于免疫学诊断。还证明此类蛋白质与瘙痒症动物大脑中的特异性蛋白分子量 27~30kD 的 PrP 分子量近似,且用瘙痒症特异性蛋白作抗原制备的多抗血清不仅对 PrP27~30 有特异性,对 CJD 患者大脑内类似蛋白(130 及 131)也有特异反应,提示两者的抗原性相似。

近期 Hsich 等从正常人大脑组织中纯化出蛋白质 130 及 131,测定出其部分氨基酸序列,发现这些序列与脑组织中蛋白质 14-3-3 相符合。然后发展成快速简单的免疫测定方法,并在患 BSE 的 71 例患者及 30 只动物的 CSF 中试测,以 186 例患者,94 只动物作为对照,结果发现 68/71 例 CJD 患者为阳性(92%~99%,平均 96%,可信区间为 95%)。在 94 例其他类型的痴呆患者中检测证明其特异性达 96%,但在 24 例病毒性脑炎中 12 例为阳性(50%),在动物中其敏感性达 87%,特异性达 99%。结论认为凡在痴呆患者的 CSF 中 14-3-3 蛋白阳性时,强烈提示其为 CJD,对临床上无痴呆的患者,此试验的价值不大。

计算机断层扫描(CT)的异常改变对诊断CJD并无特异性。磁共振(MRI)比CT可能敏感一些,但亦无特异性。其他如阳电子发射断层扫描(positron emission tomography,PET)及单光子发射计算机控制的断层扫描(single photon emission computed tomography,SPECT)等的资料尚少,很难确定其诊断价值。

CJD患者进行脑电图检查(EEG),常常是有价值的诊断技术。大约67%~95%的患者可最终出现典型的EEG变化,即在缓慢波的背景基础上,普遍出现间断的周期性两侧同步的二相或三相尖锐综合波(PSWCs)。这些特征性的波大约在0.5~2.5秒间隔后发生,并有100~600秒的时限。这种PSWCs在病程早期可能不出现,在病程末期又可能消失,家庭性CJD病例及GSS、FFI及nvCJD时也不一定能见到。值得注意的是nvCJD患者中,病程初期29%(4/14例)EEG检查均正常,其中有3例即使出现神经系统的明显异常时,EEG仍正常。EEG检查在GSS时并无PSWCs,CT扫描可能出现小脑或脑干萎缩,MRI成像在有些患者的纹状体、黑质及红核可见T2信号下降。

Meyer等将患BSE的牛大脑及正常动物大脑分别经加热及硫氰酸胍(guanidine thiocyanate)处理(简称GH处理)之后,设计一种定量酶联免疫吸附试验(ELISA),可以将PrP^{C}及其转化的病理性PrP^{SC}明显地显现出来。标本经离心沉淀后蛋白酶消化试验及蛋白印迹技术,均能证明此种ELISA的可靠性。作者认为不必用蛋白酶消化而用简单的GH处理亦能使PrP^{SC}隐藏的抗原性表位显现出来。根据此原理可发展一种诊断试剂以便筛选大量标本。

【诊断】

一、临床诊断

朊粒病的诊断基于临床症状及体征的鉴别及一系列相关的辅助检查。很长一段时间,脑电图是证实朊粒病的诊断方法,但是因为这种方法整体敏感性有限,诊断的价值受到质疑。而另一个辅助实验可以证明临床可疑病例的是脑脊液中标志神经元损伤的物质浓度的升高。好几个这样的标记物在朊粒病患者的脑脊液中被发现。最有希望的是一种叫做14-3-3的蛋白质。但是因为这种蛋白质浓度的升高同时亦在一系列非朊粒相关疾病的病例中被发现,如脑炎及脑梗死等,故较高的敏感性及特异性只有在筛选过的病例中才能得到体现。因为这些缺点,这种方法不能推荐成为一种疾病初筛的手段。最近在神经影像学上的进展,特别是磁共振(MR)的应用,可能会引导新的特异性诊断方法的建立。对于nvCJD,一个在后丘脑高的T2加权的磁共振图像信号似乎对nvCJD相对特异,且出现在大约75%的nvCJD患者中。对于sCJD,液体衰减反转恢复(fluid-attenuated inversion recovery,FLAIR)和扩散加权(diffusion-weighted)的磁共振图像序列作为一种相对无创的诊断方法,显示出较高的敏感性及特异性。

二、分子诊断

分子水平的诊断依靠基因的重组及生物化学研究与临床相关资料的结合。主要包括:①基因研究:PRNP测序不但可以排除由基因突变造成的CJD,同时这方面研究还能提供关于密码子129位点的多态性信息。基因工程对小鼠的研究及临床对朊粒患者的研究充分表明,密码子129处甲硫氨酸的纯合性构成了一个疾病发展的危险因素。特别是,sCJD患者的基因的确存在相当高的甲硫氨酸的纯合性,且所有nvCJD患者都是129密码子甲硫氨酸的纯合子。除了构成疾病进展的主要危险因素,这个位点的多态性同样对临床,生物化学及神经病理学表现有相当重要的影响。②生物化学研究:PrPSc的生化特点基于它对蛋白水解酶的相对抵抗性,尽管PrPc能够被蛋白酶K充分降解,类似的实验,采取移除PrPSc的N末端一系列氨基酸,导致免疫印迹中3个不同的带即对应于双糖基化,单糖基化及无糖基化形式的PrPSc的产生。PrPSc的分子分类考虑两个参数:其一,是在多层丙烯酸凝胶电泳中无糖基化带的PrPSc的大小及变化;其二,包括PrPSc三种形式信号强度的相对性。

依据在蛋白酶降解和免疫印迹下的不同反应,3~6个不同的PrPSc型被区分开来。不同的PrPSc型可能代表了不同朊粒链的分子相关性,且PrPS1型在nvCJD患者中与PrPSc型在牛的BSE相似,这个事实强有力的支持BSE朊粒传播给人类这一理论。尽管很难理解一个糖基型的PrPSc能在复制过程中严格的增殖,但在酵母菌朊粒的实验中确实发生了这种现象,这可能与朊粒沉积的四级结构有关。

三、病理学诊断

大脑组织活检是各型 CJD 诊断的金标准。神经病理学发现主要是神经元丢失,反应性胶质细胞增多,神经元的小空泡形成(海绵状改变),但无炎症反应。虽然这些是典型的 CJD 改变,但应想到 CJD 有时可能与老年性痴呆(Alzheimer 病)或其他形式的痴呆并存。

将尸检或活检获得的脑组织,利用对朊粒蛋白的单克隆或多克隆抗体,有可能进行免疫印迹测定,以证明有无 PrP^{SC} 的存在。免疫学方法,既敏感又具特异性,并可广泛地应用于向动物传播的证据。已经发展有多种技术,例如可用石蜡包埋的脑组织,亦可将组织制备点在纤维膜上,或利用冰冻组织切片进行免疫染色以证明 PrP^{SC},亦可用水溶裂解或蛋白酶裂解来破坏正常的 PrP^{C},而留下异常的 PrP^{SC} 进行免疫染色。用这种技术及多种染色方法,已证明 CJD 患者大脑组织中 PrP 阳性染色局限在斑块中或在整个灰质弥漫性存在,或两种模式并存,亦可与突触标志局限于同一位点。

很早已经明确了羊瘙痒症及实验性啮齿类动物瘙痒症,朊粒早期复制发生在淋巴网状组织内,潜伏期末可能在神经系统中查出。BSE 传染因子可在牛感染后 6 个月时,首先在远端回肠中测出,提示集合淋巴结中已有感染。人类感染朊粒后,有一个突出的淋巴网状组织时相,在所有 vCJD 患者的淋巴网状组织中均可查到朊粒。儿童由于淋巴网状组织容易被激活,故容易感染朊粒。免疫系统受抑制者,可能有某种保护作用而不易患朊粒病。由于 PrP^{SC} 缺乏核酸,分子生物学技术用来诊断朊粒病是困难的,也可能因为在免疫系统及正常细胞中广泛表达有宿主蛋白 PrP^{C},故对 PrP^{SC} 多有免疫耐受,发展血清学方法进行诊断也需要较复杂的实验条件。

Evans 等指出,PrP 抗原出现在淋巴滤泡中,树突状网织细胞(dendrtic reticular cells)也会受到影响,而后者可出现在中枢神经系统以外的各个部位,可以说是循环抗原的清除者。所涉及的问题是 PrP 抗原是否也存在血液循环中,而扁桃体标本中的阳性结果并非特异。扁桃体中是否有 PrP^{SC},可能为诊断 nvCJD 提供一种比较容易的手段。但是在 GSS 患者的扁桃体组织中未能证明有阳性结果。近期有学者研究证明,在所有 nvCJD 患者的扁桃体、脾脏或淋巴结活检组织中,PrP^{SC} 均为阳性,对散发性 CJD 患者尚未进行研究。如在今后的重复研究中,能证明这种活检组织在诊断 nvCJD 或其他朊粒疾患中的敏感性及特异性,势必成为一项重要的诊断手段。

【治疗】

库鲁、CJD、GSS 及 FFI 均为致死性疾患,迄今尚无特效治疗。碘苷(idoxaridine,疱疹净)、无环鸟苷(acyclovir)、干扰素、多聚阴离子(poly-anions)及两性霉素 B 治疗均不成功。个别报道用金刚烷胺(amantaline)、阿糖腺苷(ridarabine)及异丙肌甙(methisoprin01)治疗,可使病情改善,但未能被其他研究者承认。

应用动物模型及神经母细胞瘤细胞系培养系统,经朊粒感染后,有可能筛选出新的抗朊粒药物。有资料提出阴离子刚果红(anion Congo red)似可延缓朊粒病的发生,并降低 PrP^{SC} 在感染的神经细胞内的储积等。当朊粒疾患的发病机制进一步阐明时,在分子水平上进行研究,新的治疗手段如干预 PrP^{C} 向 PrP^{SC} 转变,或防止 PrP^{SC} 与 PrP^{C} 结合并在神经组织内储积的药物可能出现。

朊粒病至今尚无有效的治疗方法,尽管人们在这方面的努力从未停止过。目前,人们采取很多方法试图阻止朊粒病的发展,但总的来说有两大策略:一是暴露后预防,即阻止朊粒从外周运输、扩散至中枢神经系统(CNS),因为朊粒要致病必须通过淋巴系统或周围神经的运输。通过阻止朊粒在淋巴器官的复制和在周围神经的运输从而防止疾病的发展在实验室中已获得了成功。第二个策略是补救治疗。朊粒病作为一种神经退行性疾病,造成了中枢神经系统严重的损伤。而通过移植或再生手段替换损伤的 CNS 组织是治疗疾病的唯一方法。这方面的研究着眼于能够防止 PrPc 向 PrPSc 转化的化合物的开发。好几个监测此类化合物的临床实验正在紧张地进行。相信在不久的将来,人类在对朊粒致病机制的认识及朊粒病的治疗领域一定会取得突破性的进展。

【预防】

朊粒疾患的医源性传播,大多是感染物质的接种或直接植入。而库鲁的传播显然是以经口摄入为主，亦可能是 nvCJD 感染途径。库鲁、CJD 及 BSE 均能经口服而传播给灵长类及啮齿类动物，但这种途径的效率较差。重复口服会比单独一剂口服的传播能力更为有效。即使如此，仍无充分证据说明口服途径是 CJD、GSS 或 FFI 的重要传播方式，经口摄入对于 nvCJD 的传播亦有待进一步肯定。

已经明确感染因子在人类组织中浓度最高的是大脑、脊髓及眼，其他器官或体液包括脑脊液、淋巴网状器官，肾脏及肺也发现有感染物质存在，但在血或尿液中尚未发现有此类感染物质，从人粪便、唾液、痰、阴道分泌物或乳汁中是否能分离出朊粒，尚未见报道。大多数保健、医疗机构通常用的防护措施，足以处理朊粒病患者及相关物品。接触被朊粒污染的物质或患者的血、脑脊液、尿、粪便或其他体液时应戴手套，当进行诊疗操作如静脉穿刺、腰穿等，应戴手套、口罩、防护大衣及保护性眼罩。

已感染 BSE 的牛肉及其内脏，用紫外线照射消毒无效。化学消毒剂中，比较有效的是浓缩漂白粉溶液或氢氧化钠溶液。湿热消毒比干热有效，在高压蒸气之下，温度 121℃ 常不能灭活，煮沸效果亦不佳。最有效的办法是在一个多孔高压锅内（porous-load autoclave）134℃ 1 小时灭活。在干热条件下，即使到 360℃ 1 小时仍会有传染性。焚烧的办法要达到约 1000℃ 至少数秒钟才能灭活。

美国神经病协会的保健护理委员会曾建议蒸气消毒（132℃，1 小时），或在 1N NaOH 中浸泡（室温，1 小时）。更严格的消毒方案为蒸气消毒（121℃，每平方寸 15 磅压力，4.5 小时），或 1N NaOH 浸泡（3 次，每次 30 分钟）。紫外线照射、乙醇、石炭酸、漂白粉及甲醛液处理以减低朊粒的传染性是不可靠的。近期报道硫氰酸胍（guanidine thiocyanate）浓缩液（≥3M）可能是高效的消毒剂。

欧盟委员会于 2000 年 12 月同意对屠宰牛进行检疫筛选，以恢复消毒者的信任。检疫方案分两个步骤，从 2001 年 1 月起，对表现可疑症状的牛必须用三种批准的诊断试验之一加以检测。从 7 月份起计划扩大到所有进入屠宰场 30 个月龄以上的牛（简称为 over 30-Month，OTM 方案）。有些国家已加速此时间表，例如法国及德国已开始检测所有 OTM 牛，德国近来已检测到所有屠宰的大于 24 月龄的牛。OTM 规定是一个经验数据，从 1986 年以来，在欧洲报道的 180 万例 BSE 中约 99.97% 的病牛超过 30 个月龄，仅约 50 头病牛年龄在 30 个月之内。

被欧盟批准的四种试验有细微的差别，但所有都是应用抗体法以检测有无朊粒的贮积。这些试验均经过病牛脑组织 300 个标本及 1000 个正常对照的新西兰牛脑进行可信性研究，结果显示有三种试验 100% 的可靠，既无假阴性亦无假阳性。然而，仍不能肯定处于 BSE 潜伏期的牛肉是否有传染性。至今检测临床前期 BSE 传染性的最好方法仍然是取得可疑牛脑组织，注射给小白鼠大脑进行生物测定，这种方法大约要数日才能有结果。新近发展的方法能从患 BSE 的牛大脑组织稀释 1000 倍的标本测出致病性朊粒，与小白鼠测定有相似的结果，但它仍不能证明临床前期的 BSE。因此，可靠的检疫手段仍待发展与研制。

鉴于朊粒病目前尚无有效治疗手段，预防就显得尤为重要。但朊粒是一种抵抗力很强的蛋白颗粒，对作用于核酸的酶或化学物质有抵抗能力，对一般的理化因子更有高度的抵抗力。目前常用的理化消毒、灭菌方法往往不能完全灭活朊粒。有效的预防措施包括：①禁止大量进口牛羊等动物及其肉制品，血制品，免疫制品和动物饲料等；②改变民族风俗习惯，不食脑、内脏，不食患病牛羊；③医疗器械一次性使用，防止医源性传播，非一次性器械应该进行严格消毒，可在室温下浸泡在 1mol/L 或 2mol/L NaOH 溶液或高浓度的漂白剂中如含有效氯 16 500ppm 次氯酸钠溶液至少 2 小时，或 134℃ 以上高压消毒 5 小时，均可显著地降低污染物的传染性；④朊粒病患者或任何神经系统退行性疾病患者的器官及组织不得用于器官移植；⑤染病动物的尸体采取彻底焚烧，不宜做深埋处理；⑥不用从尸体上提取的激素；⑦提高疾病的检测水平。

（聂青和）

参考文献

1. 聂青和. 人类朊毒体病的诊治及预防. 临床内科杂志，2005，22(8)：508-511.
2. 聂青和. 人类朊毒体病的研究进展. 中国实用内科杂志，2005，25(9)：854-856.
3. Wickner RB. Prion diseases：Infectivity versus toxicity. Nature，2011，470(24)：470-471.

4. Casper S. The collectors of lost souls: turning kuru scientists into whitemen by warwick anderson the social construction of disease: from scrapie to prion by kiheung kim. J Hist Neurosci, 2011, 20(2): 160-166.
5. Pirisinu L, Migliore S, Di Bari MA, *et al*. Molecular discrimination of sheep bovine spongiform encephalopathy from scrapie. Emerg Infect Dis, 2011, 17(4): 695-698.
6. Wood H. Prion disease: New techniques developed for prion detection in blood and cerebrospinal fluid. Nat Rev Neurol, 2011, 7(4): 183.
7. Huang H, Soutyrine A, Rendulich J, *et al*. Investigation of the effects of experimental autolysis on the detection of abnormal prion protein in lymphoid and central nervous system tissues from elk and sheep using the Western blotting method. Can J Vet Res, 2011, 75(1): 69-72.
8. Wang P, Hatcher KL, Bartz JC, *et al*. Selection and characterization of DNA aptamers against PrPSc. Exp Biol Med, 2011, 236(4): 466-476.
9. Smirnovas V, Baron GS, Offerdahl DK, *et al*. Structural organization of brain-derived mammalian prions examined by hydrogen-deuterium exchange. Nat Struct Mol Biol, 2011, 18(4): 504-506.
10. McGowan CR, Viens AM. Coroners and the obligation to protect public health: The case of the failed UK vCJD study. Public Health, 2011, 125(4): 234-237.
11. Verges KJ, Smith MH, Toyama BH, *et al*. Strain conformation, primary structure and the propagation of the yeast prion [PSI(+)]. Nat Struct Mol Biol, 2011, 18(4): 493-499.
12. Zhang J, Sun J, Wu C. Optimal atomic-resolution structures of prion AGAAAAGA amyloid fibrils. J Theor Biol, 2011, 279(1): 17-28.
13. El Moustaine D, Perrier V, Van Ba IA, *et al*. Amyloid features and neuronal toxicity of mature prion fibrils are highly sensitive to high pressure. J Biol Chem, 2011, 286(15): 13448-13459.
14. Kobayashi A, Mizukoshi K, Iwasaki Y, *et al*. Co-occurrence of types 1 and 2 PrP(res) in sporadic Creutzfeldt-Jakob disease MM1. Am J Pathol, 2011, 178(3): 1309-1315.
15. Toppets V, Defaweux V, Piret J, *et al*. Features of follicular dendritic cells in ovine pharyngeal tonsil: An *in vivo* and *in vitro* study in the context of scrapie pathogenesis. Vet Immunol Immunopathol, 2011, 141(1-2): 26-32.
16. Petsch B, Müller-Schiffmann A, Lehle A, *et al*. Biological effects and use of PrPSc-and PrP-specific antibodies generated by immunization with purified full-length native mouse prions. J Virol, 2011, 85(9): 4538-4546.
17. Caetano FA, Beraldo FH, Hajj GN, *et al*. Amyloid-beta oligomers increase the localization of prion protein at the cell surface. J Neurochem, 2011, 117(3): 538-553.
18. Sandberg MK, Al-Doujaily H, Sharps B, *et al*. Prion propagation and toxicity *in vivo* occur in two distinct mechanistic phases. Nature, 2011, 470(7335): 540-542.

第十四章

衣原体感染

第一节　概　　述

衣原体(*Chlamydia*)属于衣原体目衣原体科衣原体属,是一类专性细胞内寄生,有独特发育周期、能通过细菌滤器的原核细胞型微生物,属于广义的细菌范畴。其病原学特征为:①具有 DNA 及 RNA 两种核酸;②有细胞壁,其组成成分类似于革兰阴性菌;③以二分裂方式增殖;④有核糖体,但缺乏 ATP 酶,其能量代谢完全依赖宿主细胞提供,表现为严格胞内寄生;⑤对多种抗生素敏感。

衣原体有特殊的发育周期,可分为两个不同的发育阶段:①不活跃的细胞外期,即原始小体(elementary body, EB),为致密类核结构,直径 200~400nm,在宿主细胞内不与溶酶体相融。通过静电作用附着于宿主细胞并通过入胞作用被细胞摄入,逐渐发育为网状小体。原始小体代谢不活跃但可长期稳定存在于细胞外环境,无繁殖能力,为发育成熟的衣原体,具有较强感染性。②增殖性细胞内期,即网状小体(reticulate body, RB),呈大球形,直径约 800~1500nm,无细胞壁,有纤维网状结构,代谢活跃。网状小体在细胞外很快死亡,不具有感染性。网状小体开始以二分裂方式增殖成为原始小体,并形成含约 500~1000 个感染性原始小体的包涵体,包涵体膜破裂,释放出原始小体,开始新的周期,每个发育周期约 48~72 小时(图 14-1-1)。

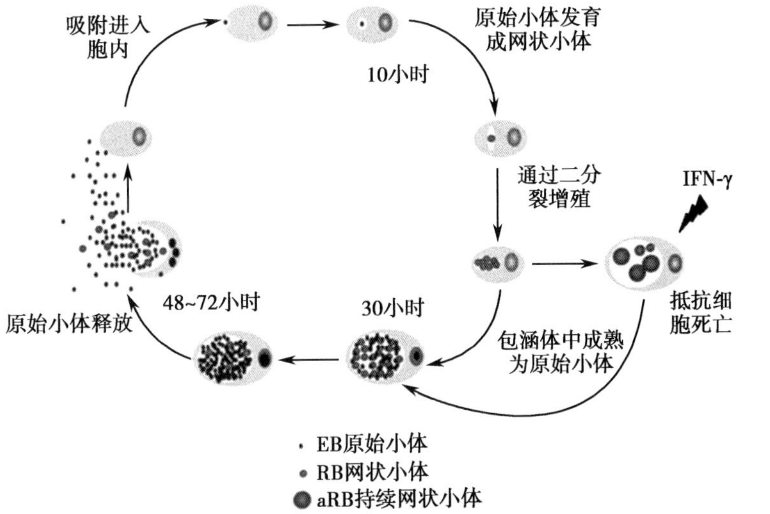

图 14-1-1　衣原体生活周期

衣原体分类学有两种,第一种是传统分类法,根据包涵体形态、对碘反应及磺胺类药物的敏感性不同,将衣原体分为 4 个种,即沙眼衣原体(*Chlamydia trachomatists*, CT)、鹦鹉热衣原体(*Chlamydophila psittaci*, CPs)、肺炎衣原体(*Chlamydophila pneumoniae*, CPn)及家畜衣原体(*Chlamydophila pecorum*)。第二种按分子生物学特性分类,根据衣原体 16s 及 23s rRNA 基因序列结果,将衣原体目分为 4 个科,第一科为衣原体科,衣原体科可分为衣原体及嗜衣原体 2 个属,衣原体属可分为沙眼衣原体(*Chlamydia trachomatis*, CT)、鼠衣原体(*Chlamydia muridarum*)、猪衣原体

(*Chlamydiasuis*)3 个种;嗜衣原体属可分为鹦鹉热嗜衣原体(*Chlamydophila psittaci*,CPs)、流产嗜衣原体(*Chlamydophila abortus*)、豚鼠嗜衣原体(*Chlamydophila caviae*)、猫嗜衣原体(*Chlamydophila felis*)、兽类嗜衣原体(*Chlamydophila pecorum*)及肺炎嗜衣原体(*Chlamydophila pneumoniae*,CPn)6 个种。仅 CPs、CT、CPn 对人致病。

衣原体感染人体致病机制尚未完全清楚。它首先藉助表面脂多糖、蛋白质、透明质酸酶、植物凝集素或配体及其相关的主要外膜蛋白(major outer membrane protein,MOMP)等吸附于易感细胞表面,促使宿主细胞吞噬原始小体,并能阻止吞噬体与溶酶体的融合,从而使衣原体在吞噬体内繁殖破坏细胞,受衣原体感染的细胞代谢被抑制,最终被破坏。

衣原体长期潜伏于宿主细胞导致机体呈持续感染状态,可能与衣原体逃逸宿主的细胞及体液免疫、刺激机体产生细胞因子及 HSP60 等因素相关:①细胞免疫:衣原体通过下调宿主 MHC Ⅰ类分子及Ⅱ类分子的表达,导致感染细胞 MHC Ⅰ/Ⅱ类分子限制性抗原提前下降,感染细胞抵抗特异 $CD4^+$CTL 与 $CD4^+$Th1 细胞功能低下;CT 可能通过改变 CDld 介导的免疫途径来逃逸非特异性 NK 及 NKT 细胞的免疫杀伤,使衣原体在机体内形成持续性感染;②体液免疫:MOMP 可诱生机体产生高滴度抗体,MOMP 可变区(VDs)容易产生变异,致使衣原体逃逸抗体的中和作用,导致衣原体持续感染;③细胞因子:γ-干扰素(IFN-γ)系清除衣原体感染最主要的细胞因子,在 CT 感染细胞后下调 HeLa 细胞膜上 IFN-γ 诱导的 HLA Ⅱ类分子表达水平;原体感染宿主后,感染细胞可分泌大量细胞因子如 IL-2、IL-6、IL-8、IL-10、IL-1b、TNF-α 及 GM-CSF 等,这些因子与慢性炎症反应、细胞增殖、组织损伤、重建及瘢痕形成有关;④HSP60:HSP 60 系一组被认为与诱发 DTH 相关的抗原,在慢性、持续性感染中可发现抗 CT-HSP60 抗体滴度增高,CT-HSP60 可激活上皮细胞及巨噬细胞产生黏附因子及促炎因子,刺激 TNF-α 的释放。TLRs 结合于 CT-HSP60 并产生信号促使细胞因子及炎症趋化因子,从而触发慢性炎症反应。CT-HSP60 与很多原核、真核生物有很多同源氨基酸,提示人与衣原体之间有共同的抗原表位,因而能以交叉反应的抗体或细胞介导的方式发生自身免疫,导致一些自身免疫性疾病如关节炎、多发性硬化、糖尿病、动脉粥样硬化及血管炎等的发生。

各种衣原体感染的临床表现大多缺乏特异性,更有大量无症状感染者及轻症患者存在,使本病诊断必须依靠实验室检查。一般实验室检查对诊断帮助不大,针对衣原体检测及较特异的方法如下:

一、病原体的分离及培养法

常采用 MeCoy 细胞或 HeLa 229 细胞分离培养,染色后镜下观察有无细胞包涵体,一直被视为“金标准”,但耗时长、费用高及敏感性低,不适合临床展开。

二、血清学检查

(一) 补体结合试验(CFTs)

补体结合试验可检测患者血清中的衣原体补体结合抗体,若恢复期血清抗体效价较急性期增高 4 倍以上或抗体效价≥1∶32 可确诊。然而,由于肺炎衣原体与鹦鹉热衣原体有共同抗原,该方法不能鉴别两者感染。

(二) 微量免疫荧光试验(MIF)

微量免疫荧光实验系目前最常用的衣原体血清学诊断方法。原理是将待检血清抗体与纯化的衣原体结合,加入抗体 IgM 或 IgG 荧光标记抗体,在荧光显微镜下可观察到衣原体颗粒。原发性衣原体感染导致 IgM 及 IgG 抗体产生,继发性衣原体感染 IgG 及 IgA 抗体滴度迅速增高,慢性感染 IgG 及 IgA 可呈持续高水平。MIF 的诊断标准为:①急性感染:急性期和恢复期的两次血清标本抗体滴度相差 4 倍,或单次血清标本 IgM 抗体滴度≥1∶16 或 IgG 抗体滴度≥1∶512;②既往感染:IgM<1∶16 且 1∶16≤IgG<1∶512;③未感染过:IgG<1∶16;④慢性感染:IgA>1∶8。由于 CPs、CT、CP 之间有 MIF 交叉反应,该法不能用于区别三者感染。

三、抗原检测

(一) 酶联免疫吸附试验(ELISA)

以脂多糖(LPS)、热休克蛋白(HSP)及主要外膜蛋白(MOMP)为靶点,检测标本中衣原体抗原。

(二) 酶免疫检测(EIA)

将抗衣原体 LPS 的单抗或多抗与酶通过交联

剂结合形成酶标抗体,检测标本中有无衣原体抗原。其敏感性高,适合高危人群测试,缺点为与其他常见微生物如金黄色葡萄球菌、A 及 B 群链球菌、淋病奈瑟菌等产生交叉反应。

四、分子生物学检测

如聚合酶链反应(PCR),许多系统评价显示 PCR 敏感性高于细胞培养法及其他非培养法,近年来发展的实时荧光 PCR 与普通 PCR 相比较无需后处理步骤,很大程度降低污染导致的假阳性情况,提高特异性。国内外研究报道,实时荧光定量 PCR 技术与其他检测法相比敏感性更高,更能减小“窗口期”的影响。

五、生物蛋白芯片检测

方法学原理为生物芯片上探针分子或蛋白质分子有序地固定在各种载体上,与样品中靶分子特异结合,再通过标记有荧光二抗与靶分子特异结合,最后通过发光或后显色,根据发光或显色的强弱,确定靶分子数量。

综上所述,结合国内外情况,衣原体感染的实验诊断中,经典的细胞培养方法虽然特异性高,但耗时长,费用大,且不够敏感,不适于临床诊断应用;免疫学方法简便快捷,但对早期诊断帮助不大,在检测无症状及发病率低的人群敏感性低;PCR 方法敏感性特异性较其他方法高,只要严格规范操作,避免假阴性及假阳性结果的出现,可在 CT 感染诊断中常规使用。

衣原体对多种抗生素敏感,对于抑制膜蛋白及胞浆蛋白合成药物如四环素、红霉素等尤为敏感,首选四环素类,疗程不少于 7 日以防复发。红霉素亦可选用,特别在无法排除支原体或军团菌感染的病例中,阿奇霉素与红霉素相比吸收更好,对酸更稳定,半衰期更长,在 2010 年美国疾病控制中心(CDC)沙眼衣原体感染治疗指南中已作为推荐使用方案。此外,近年来临床观察显示喹诺酮类治疗衣原体方面临床效果较好,特别是针对合并有淋球菌或其他感染患者。衣原体对作用于细胞壁的药物耐药,不宜选用 β-内酰胺类及氨基糖苷类,疗效差。治疗失败常见于患者未按医嘱服药、再感染及疗程不足,迄今尚无耐四环素或耐红霉素菌株的报道。

(雷学忠 韦秀甜)

参 考 文 献

1. 钟敏华,李文静.衣原体持续感染诱导因素的研究进展.皮肤性病诊疗学杂志,2013,20(1):62-65.
2. Dielissen PW, Teunissen DA, Lagro-Janssen TL. *Chlamydia* prevalence in the general population: is there a sex difference? a systematic review. BMC Infect Dis, 2013, 13(1): 534.
3. Di Francesco A, Favaroni A, Donati M. Host defense peptides: general overview and an update on their activity against *Chlamydia* spp. Expert Rev Anti Infect Ther, 2013, 11(11): 1215-1224.
4. Siqueira LM. *Chlamydia* infections in children and adolescents. Pediatr Rev, 2014, 35(4): 145-154.
5. Ouden DD, Derouin A, Silva S, *et al*. Screening for *Chlamydia*: are you doing it? Nurse Pract, 2014, 39(4): 41-47.

第二节 鹦鹉热

【病原学】

鹦鹉热(psittacosis)系由鹦鹉热衣原体(*Chlamydia psittaci*, CPs)(图 14-2-1、图 14-2-2)所致的人兽共患感染病,传染源包括鹦鹉科鸟类、禽类。人类感染 CPs 大多为偶然吸入鸟类排泄物或接触携带病原体鸟类所致,然而,流行病学调查显示仍有约 20% 患者未查到与鸟类的接触史,人与人之间通过呼吸道传播极为罕见。CPs 具有独特的病原学特点,在宿主细胞质的空泡内增生,具有特异性包涵体,其内不含糖原,形状不规则,广泛散在于细胞质内,不压迫细胞核,不能被碘染色,对磺胺药有抵抗。

【临床表现】

本病临床表现缺乏特异性,临床上可分为症状不明显的亚临床感染、似流感样全身综合征的轻型及较重的肺炎等。潜伏期一般为 7 ~ 14 日,起病隐匿,以畏寒、发热、头痛及明显肌痛为常见症状,特别是颈及背部肌痛显著,关节痛亦可见,如同时有相对缓脉,有助于诊断。患者还可有食欲不佳、恶心及呕吐等消化道症状,可出现肝脾大、黄疸及进行性肾衰竭。偶有似伤寒样的斑点疹。此外,近年来有报道显示鹦鹉热患者有严重腹痛症状。发生肺炎时,常在起病

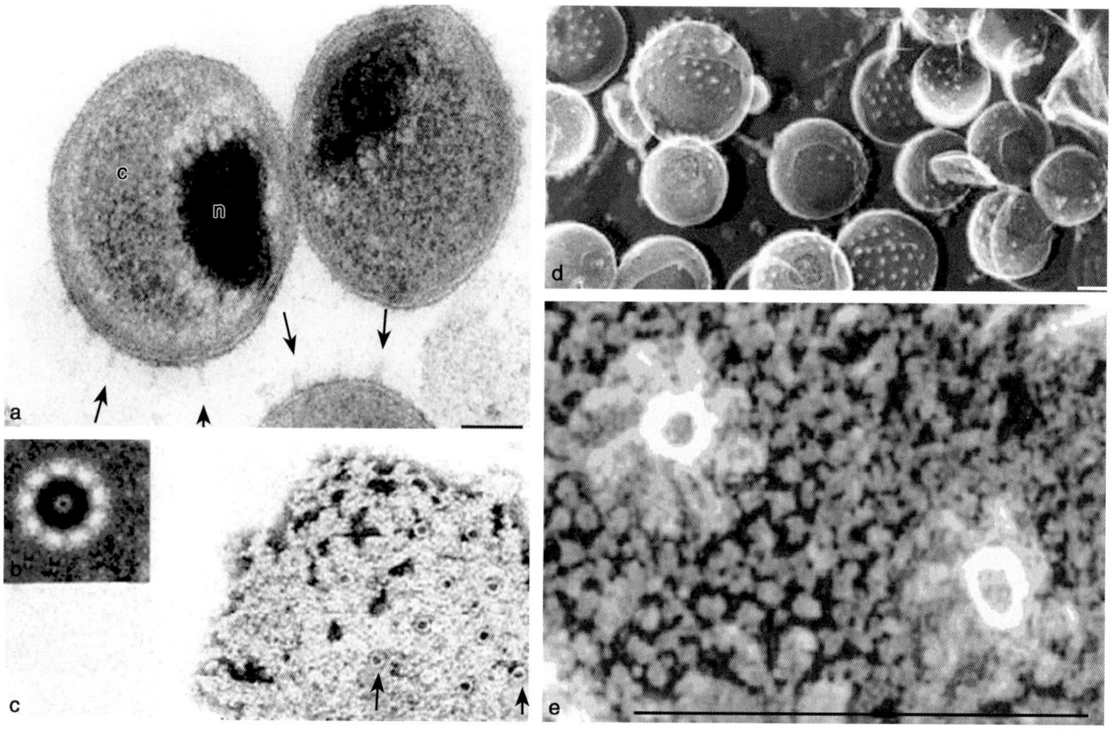

图 14-2-1　CPs 电镜下 RB

注：a. 突出特点是偏心的、电子致密 DNA 核（n），它紧贴衣原体组蛋白；EB 基质中有颗粒状物（c）；b. 显示 CPs 呈轴对称；c. CPs 边缘着色浅、中间深，使得其成花环状；d. CPs 冰冻蚀刻图；e. CT 冰冻蚀刻图，呈 EB 表面呈花环状

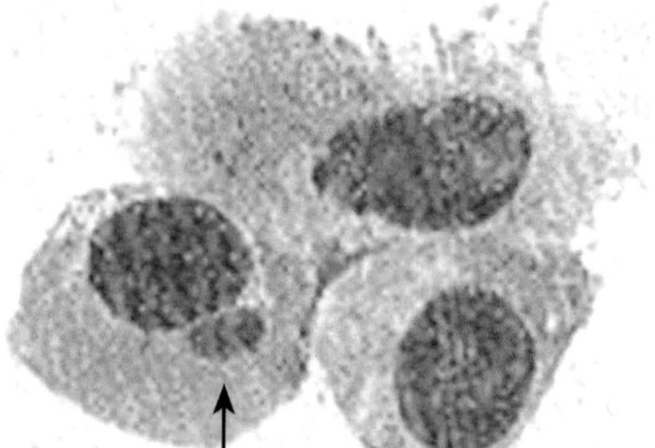

图 14-2-2　上皮细胞内的 CPs（箭头所指），EB 聚集于细胞之中（染成灰紫色）

1 周末出现干咳或咳少量黏液痰、呼吸困难，胸部体征较少，X 线胸片表现为肺内不同程度的浸润斑片影，自肺门向外呈扇形放射，或呈胸膜下密度不均的楔形斑片影，严重者可及整个肺叶；CT 可表现为肺部炎症浸润伴间质性肺炎，病变侧可有少量胸腔积液。病情严重者可出现发绀、心动过速，如伴有谵妄、昏迷等中枢神经系统症状，提示预后差。此外，孕妇可出现流产。

2004 年意大利学者 Ferreri 等首次报道鹦鹉热衣原体与眼附属器淋巴瘤（OAL）有关，其中最常见类型为黏膜相关淋巴组织边缘区 B 细胞性淋巴瘤（extranodal marginal zone B-cell lymphoma of mucosa-associated lymphoid tissue，MALT 淋巴瘤），随后 2 年多时间，包括英国、美国、法国、日本及中国在内的 10 个国家进行了眼附属器 MALT 淋巴瘤鹦鹉热衣原体的感染率及两者相关性的研究报道，但各地区报道的鹦鹉热衣原体的阳性率不尽相同。Husain 等将 10 国的 11 项研究进行 Meta 分析发现，用 PCR 方法检测，23% 左右的 OAL 标本可测到 CPs DNA，低于个别报道的阳性率，这可能与区域人口基因异质性、CPs 地区流行情况相关。此外，研究还发现 CPs 亦与非胃肠道的 MALT 淋巴瘤如甲状腺、唾液腺、皮肤及肺 MALT 淋巴瘤有关，但其病理生理过程及临床意义尚有待进一步研究。

本病的体征主要有咽充血及脾脏大，脾大与肺炎同时存在时应注意本病的可能。本病确诊主要依靠实验室检查。

【治疗】

鹦鹉热治疗首选四环素类抗生素口服，其能较好的通过血-脑屏障，用法为500mg，每日4次，10～21日为一疗程。早期诊断并及时治疗可阻止病情发展。一般服药48～72小时内即可控制症状。未经治疗的鹦鹉热病例可持续发热或呈弛张热10～21日，少数可长达3个月，可给予四环素口服，重症病例可静脉给药，酌加肾上腺皮质激素。红霉素、罗红霉素、阿奇霉素、甲红霉素及新氟喹诺酮类药物等亦有确切疗效。治疗的主要目的为减少本病复发。

（雷学忠　韦秀甜）

参考文献

1. McGuigan CC, McIntyre PG, Templeton K. Psittacosis outbreak in Tayside, Scotland, December 2011 to February 2012. Euro Surveill, 2012, 17(22). pii: 20186.
2. Pannekoek Y, van der Ende A. *Chlamydia psittaci* infection in nongastrointestinal MALT lymphomas and their precursor lesions. Am J Clin Pathol, 2011, 136(3): 480-481.
3. Homma T, Yamaguchi T, Komatsu N, *et al*. A case of acute psittacosis with severe abdominal pain. J Med Microbiol, 2011, 60(Pt 4): 547-549.
4. Okuda H, Ohya K, Shiota Y, *et al*. Detection of *Chlamydophila psittaci* by using SYBR green real-time PCR. J Vet Med Sci, 2011, 73(2): 249-254.
5. Husain A, Roberts D, Pro B, *et al*. Meta-analyses of the association between *Chlamydia psittaci* and ocular adnexal lymphoma and the response of ocular adnexal lymphoma to antibiotics. Cancer, 2007, 110(4): 809-815.

第三节　肺炎衣原体感染

【病原学】

肺炎衣原体（*Chlamydophila pneumoniae*, CPn）系由Grayston首先发现及报道。1965年在美国华盛顿大学首次从1名台湾儿童的眼结膜标本中分离出一株衣原体，命名为TW-183。1983年又从西雅图一名患急性咽炎的学生眼部分泌物中分离出另一株衣原体，命名为AR-39，意为来自呼吸道感染。之后鉴定两者为同一衣原体，但其特征不同于沙眼衣原体及鹦鹉热衣原体，被命名为TWAR，后证实TWAR系人类急性呼吸道感染，特别是肺炎的常见病原体，并已在世界各地成人中流行，故又定名为肺炎衣原体。CPn仅寄生于人类，在人与人之间经飞沫或呼吸道分泌物传播，一般潜伏期约30日。

实验室研究发现，CPn具有原体及网状小体两种形态（图14-3-1）。原体形态多样，电镜下呈典型的梨形，核区呈圆形，位于细胞中央，核区与细胞膜之间有较宽的原生质区。CPn包涵体不含糖原，碘染色阴性，用衣原体属特异单克隆荧光抗体可显示肺炎衣原体的包涵体，为一含有大量网织小体的细胞内结构。CPn只有1个血清型，98kD的主要外膜蛋白（MOMP）为其特异性抗原，已由种特异性单克隆抗体得到证实该抗原不与CT、CPs发生交叉反应。DNA片段制成探针进行核酸杂交或用限制性内切酶图谱分析，证明CPn与CT、CPs的基因同源性不到10%，而不同来源的CPn株具有94%以上的DNA同源性。

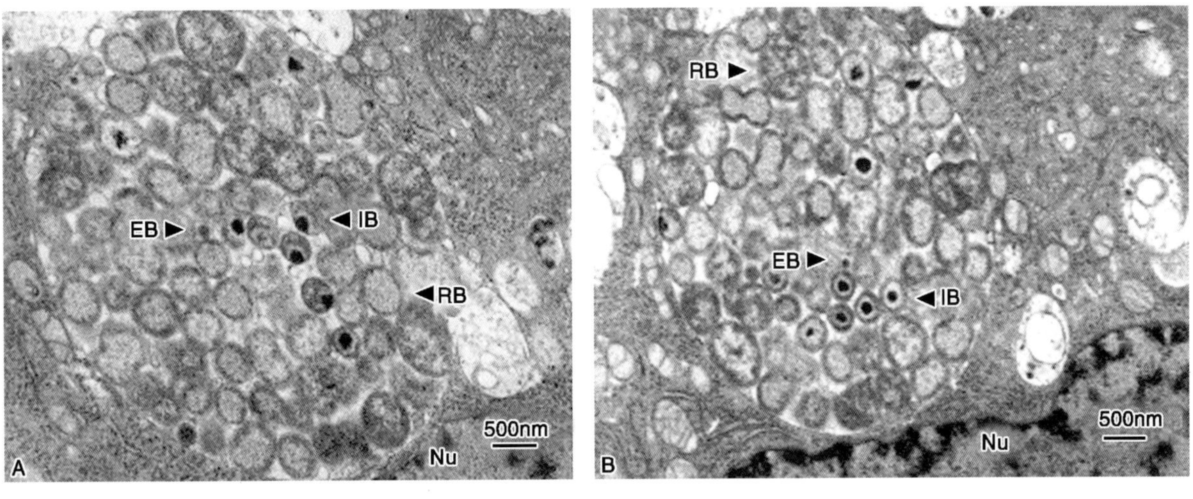

图14-3-1　Hep细胞内生长的CPn

注：EB：原生小体；IB：原始小体；RB：网状小体

【临床表现】

肺炎衣原体系人类呼吸道疾病的重要病原体,可导致急慢性呼吸道疾病。绝大多数肺炎衣原体受染者几乎没有症状,通常以咽痛及声嘶起病,数日至7日后出现咳嗽。在人群中,约每2～10年出现一次流行高峰,但无明显季节性;在医院内流行,多由环境污染所致,免疫受损或被抑制患者易于感染发病。

一、呼吸系统疾病

(一) 呼吸道感染

CPn感染临床表现轻重不一,可从无症状到重症肺炎,儿童及青少年患者病情一般较轻微而不及时诊治,导致病情迁延及慢性咳嗽。成人、特别是有慢性疾病基础或重复感染的老年人,病情较重且可合并其他感染。早期表现多为咽痛、声嘶及流涕等上呼吸道感染症状,其中以咽痛最为常见,肺炎症状相对较轻,少数合并鼻窦炎、中耳炎。体温升高主要表现为低热为主,偶有中等度发热,1～4周上呼吸道感染症状渐消退而咳嗽逐渐加重,呈阵发性干咳,若未行有效治疗,咳嗽可持续数月之久。CPn肺炎患者即使症状轻微,肺部常可闻及干、湿啰音。白细胞计数多正常,但血沉升高,胸部CT具有多样性表现,如肺实变、磨玻璃样改变、支气管血管束增粗及结节等。众多慢性支气管炎患者,体内CPn的IgG、IgA抗体滴度明显增高,提示可能存在CPn的持续或重复感染。

(二) 哮喘

Fryden等1989年首次报道了1例经血清学诊断为急性肺炎衣原体感染而随后发展为慢性哮喘的患者,提出CPn感染可能与哮喘的发生有关。之后有学者对哮喘与CPn间的关系进行研究,有报道显示1年随访发现CPn感染所致的喘息婴儿发展成哮喘的几率大于非CPn感染;对哮喘患儿及其他呼吸道疾病患儿的血液及纤支镜肺泡灌洗液进行培养,发现PCR检测及血培养CPn阳性率在两组之间的差异有统计学意义。对CPn培养阳性的哮喘儿童进行前瞻性研究发现,一半患儿表现慢性CPn感染,且CPn培养持续阳性与哮喘的反复发作相关。亦有学者发现CPn肺炎患儿治愈7～8年后进行随访,多数患者出现肺功能异常及反复呼吸道症状。遗传背景在CPn致支气管哮喘发生中亦有重要作用,Nagy等研究发现携带变异型甘露糖结合凝集素(MBL)等位基因儿童感染CPn、发展成为哮喘的危险度显著高于正常MBL基因型儿童。Paldanius等研究显示携带TNF-α-308A等位基因的哮喘儿童与携带相同基因的对照组相比,有更多儿童CPn特异IgG阳性。提示在感染衣原体儿童的哮喘易感性方面,免疫系统分子基因多态性起一定作用。

CPn感染导致哮喘发生及发展的作用机制可能为:①超敏反应:CPn感染后,机体产生CPn特异性IgE并附着于肥大细胞、嗜碱粒细胞表面受体,当CPn抗原再次侵袭时,引起超敏反应,释放组胺、白三烯、前列腺素及白介素等化学介质,导致气道变应性炎症及气道高反应,引起哮喘发作。近年研究发现CPn特异性IgE在哮喘患者中持续存在且与疾病的严重程度相关;②炎症损伤:研究发现,血清IgA能够反映黏膜的慢性炎症,哮喘患者CPn特异性IgA滴度明显增高,且发作次数与滴度水平正相关,提示CPn感染可能参与哮喘患者支气管黏膜的炎症反应;③细胞损伤:CPn原体可于宿主气道上皮细胞内不断增殖导致宿主细胞破裂,损害上皮细胞,刺激介质释放导致呼吸道慢性炎性反应,同时,CPn感染可致支气管上皮细胞纤毛运动停滞,致哮喘发作。

(三) 慢性阻塞性肺疾病(COPD)

慢性阻塞性肺疾病(COPD)系一组以气道、肺实质及肺血管的慢性炎症为特征的疾病。有研究采用嵌合PCR及原位杂交技术检测COPD患者的肺组织,其中感染CPn显著高于对照组;采用ELISA法检测127例COPD患者的血清,结果CPn抗体阳性占96.1%。有学者指出慢性CPn感染是COPD发展的一个独立的危险因素。

二、循环系统疾病

(一) 冠心病

Saikku1988年首先报道年龄小于50岁的冠心病及急性心肌梗死患者血清肺炎衣原体的IgG及IgA阳性率高于健康对照组,之后多项研究表明CPn感染系冠心病的一个致病因素,并与动脉粥样硬化(atherosclerosis,AS)密切相关。其机制可能为:①CPn感染后形成免疫复合物沉积在冠状动脉血管壁,导致血管壁局部损害;②血管内皮细胞损伤后血液中大量低密度脂蛋白(low density lipoprotein,LDL)渗透到内膜被氧化修饰,形成氧化型低密度脂蛋白(ox-LDL),它被巨噬细胞表面的清道夫受体介导进入细胞,导致细胞内脂质大量积聚,从而形成泡沫细胞。CPn感染的内皮细胞产生活性氧,与HSP60及LPS增强LDL氧化修饰过程,CPn亦能诱导加速ox-LDL的形成,活化巨噬细胞上调清道夫受体,可导致巨噬细胞摄入ox-LDL增加,加速泡沫细胞形成,这恰恰是动脉粥样硬化的第一步;③CPn感染后刺激机体细胞产生干扰素、IL-6及TNF等因子,刺激平滑肌细胞过度增殖,凋亡减少,同时CPn通过这些因子介入多条免疫途径,加速纤维帽及中央脂池的形成;④研究发现沉积于血管壁的免疫细胞大量表达Toll样受体(TLR),它能感知病原感染、刺激前炎症细胞因子产生及斑块形成,CPn及其LPS、HSP60刺激TLR介导的信号转导途径加速斑块形成。由于感染使TLR高表达且对外生或内生的TLR配体高度敏感,在病原消失的情况下仍然导致疾病的进展,表明在CPn感染消除后CAD仍可继续进展(图14-3-2)。

肺炎衣原体与冠心病相关的证据主要有:①冠脉造影显示CHD患者血清TWAR-IgG、IgA抗体滴度较对照组明显增高,且抗体滴度与冠心病动脉损害存在相关性;②CHD患者的血浆中存在CPn抗体,而且通过PCR及免疫过氧化物酶染色等方法从粥样斑块中发现CPn并获得阳性培养结果;③电镜观察到硬化灶中肺炎衣原体典型的梨形颗粒。

(二)腹主动脉瘤

腹主动脉瘤患者血清中可检测到高浓度的、高于正常对照组的肺炎衣原体特异性IgA、IgG、IgM及CPn DNA。电镜证实动脉瘤血管壁上可找到CPn,亦有学者经CPn种植到实验动物腹主动脉壁,建立腹主动脉瘤模型。这些研究表明CPn感染是腹主动脉瘤发生的危险因素。这可能与CPn影响细胞外基质代谢及诱导细胞平滑肌凋亡等机制相关。

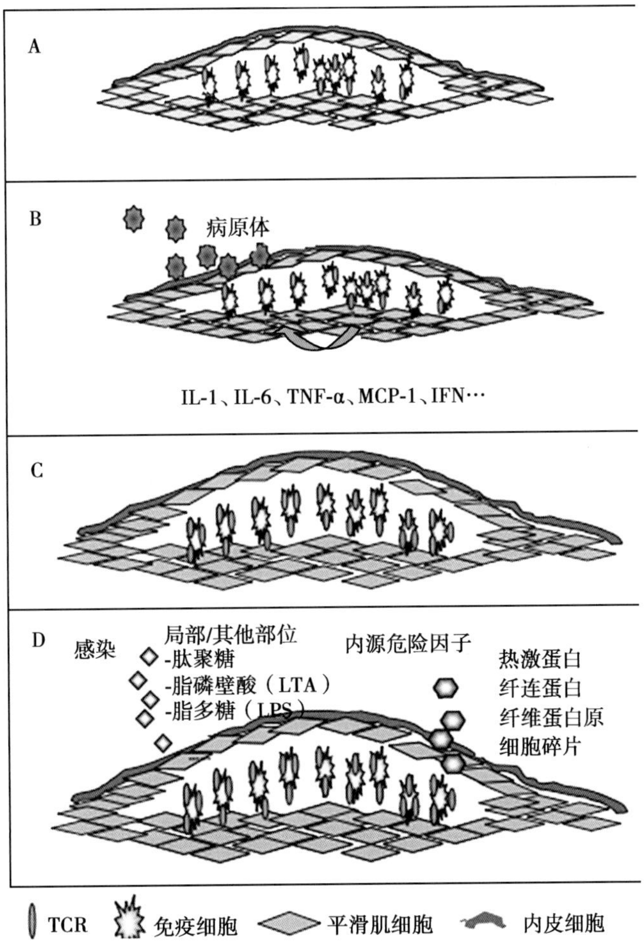

图14-3-2　TLR在血管壁损伤中的作用

注:IL:白细胞介素;TNF-α:肿瘤坏死因子-α;MCP:单核细胞趋化蛋白-1;IFN:干扰素

三、神经系统疾病及其他

(一) 多发性硬化

2005年,研究者对多发性硬化症(MS)患者的脑组织、中枢神经系统及脑脊液沉积物进行分析,结果发现CPn抗原的存在。研究者发现CPn存在于脑室壁内侧,这种特定的位置与MS病灶分布可能有关。对脑脊液的分析显示CPn的MOMP在MS患者标本中亦常见。然而,两者因果关系及相关程度仍需合理、大规模的试验证实。

(二) 近年亦有报道CPn与阿尔茨海默症、急性脑炎、多形性红斑、结节病、先兆子痫及反应性关节炎等疾病有关,应引起重视。

【诊断与鉴别诊断】

CPn感染的诊断主要依靠实验室检查,如PCR及MIF检测等。肺炎衣原体为非典型肺炎的三种主要病原体之一,其感染在临床及X线检查上无法与其他肺炎区别,应注意与流感杆菌肺炎、军团菌肺炎、支原体肺炎及病毒性肺炎相鉴别。

【治疗】

与其他衣原体相似,肺炎衣原体对四环素及红霉素极为敏感,但疗程宜稍长。四环素或红霉素每日2g,分4次口服,疗程10~14日,必要时可考虑第二个疗程。四环素影响骨骼发育,孕妇及儿童不宜服用。部分新的大环内酯抗生素如阿奇霉素、克拉霉素等较为长效,不良反应小,可替代红霉素治疗。当临床诊断不确定时,宜选用红霉素,其对支原体及军团菌均有很好疗效。

基于CPn与心血管疾病的关系,有很多研究评估抗TWAR的抗生素治疗心血管疾病的疗效。早期报道如用罗红霉素每日300mg,应用30日后,治疗组心脏终点事件发生率明显低于对照组(1%及10%,$P<0.05$)。2002年报道40例CPn IgG阳性冠脉血管病患者,接受5周阿奇霉素治疗,结果阿奇霉素组血管扩张度、VWF定量前后比较均有统计学意义,而对照组前后差异无统计学意义,研究亦指出阿奇霉素治疗通过改善患者血管的内皮功能,而非抗微生物效应,减少心血管事件的发生率。2006年日本九州大学附属医院对20例血清CPn-IgA阳性患者予以左氧氟沙星治疗2周及普罗布考治疗1年,通过超声检测颈动脉最大内膜中层厚度,发现左氧氟沙星抗菌作用有助于改善动脉粥样硬化。

然而,近几年亦有学者发现抗生素对心血管疾病二级预防无明显疗效。2003年WIZARD研究纳入7000多人、2005年PROVE-IT及ACES研究纳入4000余人进行大规模研究,抗生素使用达到12个月,大多数研究得出结论认为即使规律使用满一年,抗生素对心血管疾病的预防并无显著效果。2006年的CLARICOR为一项大规模、随机、安慰剂对照多中心研究,拟评估短期使用克拉霉素对稳定型冠心病患者疗效,试验发现使用抗生素的患者中心血管相关病死率明显增高。2007年一项针对阿奇霉素在冠心病二级预防的Meta分析,采用严格的纳入排除标准,选取了6个随机、安慰剂对照的研究共13 778人,评估阿奇霉素对病死率、非致命性心肌梗死及住院治疗等方面的影响,发现阿奇霉素并未有效改善这些终点指标。2012年俄罗斯的一项Meta分析纳入12项研究共24 949人,评估抗菌药物(阿奇霉素、罗红霉素、克拉霉素及加替沙星)在冠心病中作用,结果是在小冠脉血管已经有严重形态学改变的患者中短期使用抗生素治疗并没有显著效果。

(雷学忠 韦秀甜)

参考文献

1. Cannon CP, Braunwald E, McCabe CH, *et al*. Antibiotic treatment of *Chlamydia pneumoniae* after acute coronary syndrome. N Engl J Med, 2005, 352(16):1646-1654.
2. Stassen FR, Vainas T, Bruggeman CA. Infection and atherosclerosis: an alternative view on an outdated hypothesis. Pharmacol Rep, 2008, 60(1):85-92.
3. Polkinghorne A, Hogan RJ, Vaughan L, *et al*. Differential expression of chlamydial signal transduction genes in normal and interferon gamma-induced persistent *Chlamydophila pneumoniae* infections. Microbes Infect, 2006, 8(1):61-72.
4. Wang B, Zhang L, Zhang T, *et al*. *Chlamydia pneumoniae* infection promotes vascular smooth muscle cell migration through a Toll-like receptor 2-related signaling pathway. Infect Immun, 2013, 81(12):4583-4591.
5. Joshi R, Khandelwal B, Joshi D, *et al*. *Chlamydophila pneumoniae* infection and cardiovascular disease. N Am J Med Sci, 2013, 5(3):169-181.
6. Reinton N, Manley L, Tjade T, *et al*. Respiratory tract infections during the 2011 *Mycoplasma pneumoniae* epidem-

ic. Eur J Clin Microbiol Infect Dis, 2013, 32(6): 835-840.

第四节　沙眼衣原体感染

沙眼衣原体(*Chlamydia trachomatis*, CT)(图14-4-1)感染除导致世界范围流行的沙眼外,其泌尿生殖道感染在性传播疾病及新生儿围生期母婴传播疾病中占非常重要的地位。CT感染后常见病包括沙眼、成人包涵体结膜炎、沙眼衣原体泌尿生殖道感染、性病性淋巴肉芽肿、新生儿结膜炎及肺炎等。美国CDC检测显示2008年沙眼衣原体报道病例超过120万人,估计每年感染者达280万人。CT在许多国家超过淋病及梅毒,成为性传播疾病的首位病原体。

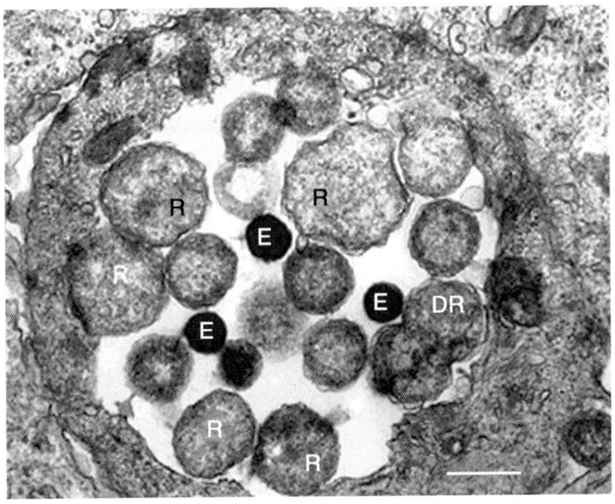

图14-4-1　电镜下显示CT较小的、高密度的EB(图中E)及大的、低密度的RB(图中R)

【病原学】

CT主要外膜蛋白(MOMP)的4个可变区具有高度免疫原性,不同亚型CT之间MOMP抗原性不同,依据其抗原表位差异可分为15个血清型(A、B、Ba、C、D、E、F、G、H、I、J、K、L1、L2、L3),近年又鉴定出了血清变异型Da、L2a、La及Ga,一共19个血清型。全球各国的优势流行基因型主要为E、D及F型。不同血清型可导致不同的临床症状,血清A~C与沙眼及结膜瘢痕形成相关,D~K型主要与泌尿生殖道及新生儿感染有关,L1~L3与性病淋巴性肉芽肿有关。

【临床表现】

沙眼衣原体在多数情况下感染表层细胞,以眼、鼻咽部、子宫颈、尿道及直肠黏膜受累最常见,一般可无明显全身症状,严重及反复感染者可致严重后果。

一、沙眼

好发于儿童阶段,主要经直接或间接接触传播,即眼-眼或眼-手-眼途经传播。沙眼可流行于世界各地,多见于干旱、供水及卫生条件差、经济落后地区。早期表现为流泪、分泌黏液脓性物、结膜充血等。后期病程迁延数年或数十年移行为慢性,出现结膜瘢痕、眼睑内翻、角膜血管翳形成而损害角膜、影响视力,最后导致失明。

二、包涵体结膜炎

由沙眼衣原体D~K血清型所致。包括婴儿及成人两种。前者多为婴儿经产道感染,引起急性化脓性结膜炎,不侵犯角膜,可自愈。成人可通过两性接触、手至眼的途径或污染的游泳池水等方式感染,表现为滤泡性结膜炎,可伴耳前淋巴结肿大。本病可致角膜炎、角膜混浊,很少出现角膜血管翳及结膜瘢痕,罕见永久性视力损害。一般经数周或数月可痊愈。

三、泌尿生殖道感染

主要经性接触传播。男性感染主要表现为尿痛、尿道口瘙痒、刺痛或烧灼感,尿道可有少量浆液性稀薄分泌物,尿道口红肿。不治疗可缓解但易转变成慢性,引起附睾炎、前列腺炎及直肠炎等。女性感染导致尿道炎时可表现为尿频及排尿困难,生殖道感染时可致宫颈炎、子宫内膜炎、输卵管炎、异位妊娠及宫腔内感染等,宫腔内感染可能是流产、早产、胎膜早破、死胎、胎儿宫内感染及胎儿宫内发育迟缓的原因。

CT对人体的免疫损伤机制尚未完全清楚,近年来有学者发现HSP60系体液及细胞免疫的主要靶点,是导致CT免疫损伤的关键抗原。CT-HSP60与人HSP60存在同源性,使得机体系统在对抗CT的同时亦攻击自身组织,导致交叉免疫。CT感染后cHSP60诱导宫颈单核细胞合成及释放高水平的IL-10、INF-γ及TNF-α等细胞因子,参与局部黏膜免疫反应。同时CT可诱导产生对人HSP60的自身抗体,而人HSP60是受精后子宫蜕膜合成的首批蛋白之一,怀孕早期表达的HSP60可诱导被CT-HSP60激活的淋巴增殖,产生对胚胎的免疫排斥反应而导致不孕。另外宿主基因多态性及其抗炎、致炎作用增强了沙眼衣原体的致病，TLR 及核苷酸结合寡聚化结构域(NOD)基因变异可影响受体功能，导致 CT 不易被发现、发生不恰当的免疫反应，最后导致持续感染及后遗症的产生。

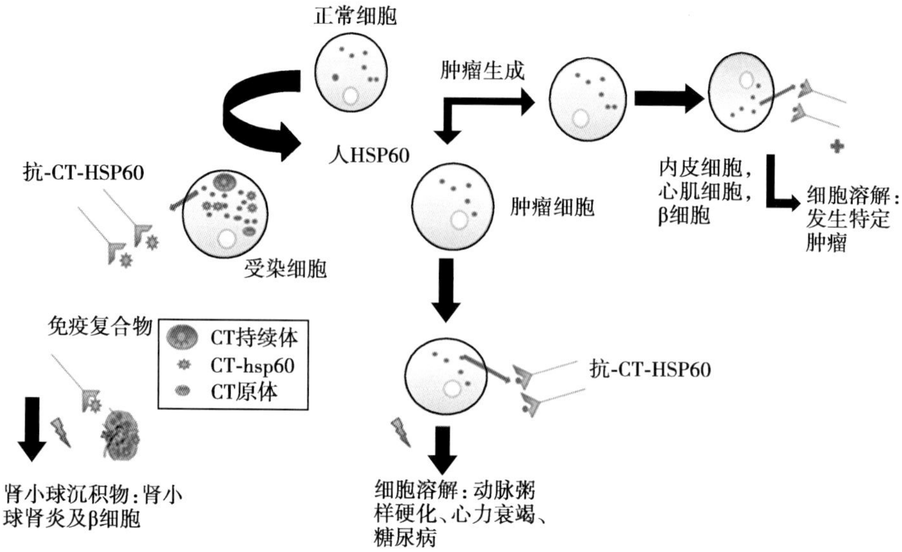

图 14-4-2　抗 CT-HSP60 抗体的可能致病作用

注：抗体识别细胞表面受体或肿瘤细胞，进而产生损伤、持续感染、细胞溶解及特定肿瘤的发生

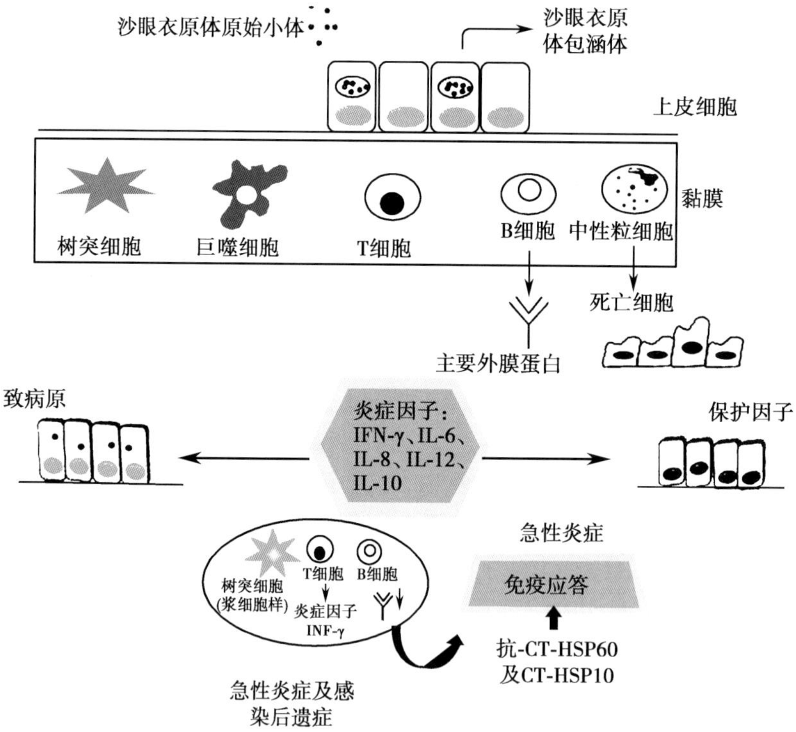

图 14-4-3　CT 上皮内损伤过程

四、性病淋巴肉芽肿

主要通过性接触传播。临床表现为生殖器丘疹，伴溃疡改变，多数出现腹股沟淋巴结肿大。反复发作可致尿道狭窄、瘘管形成。

五、新生儿感染

主要在经过感染衣原体的母亲的产道时被传播，主要表现为结膜炎及肺炎。结膜炎多在出生后 5～14 日出现，发生胎膜早破可在生后第 1 日出现。可出现眼睑及结膜充血、肥厚、乳头肥大，主要见于下穹隆及下睑结膜，有脓性分泌物。可有显著滤泡形成，3 个月至 1 年内自行消退，不留瘢痕，亦无角膜血管翳。肺炎可在出生后 1 周内出现，表现重复发生的短促咳嗽及呼吸促迫，X 线检查显示肺充气过度及弥漫性浸润。患儿气喘罕见，通常无典型发热。周围的嗜酸粒细胞增多。

【诊断】

诊断 CT 眼炎的敏感方法包括培养及非培养测试（例如 MIF、EIA 及 PCR），标本必须包含结合膜细胞，而不仅仅是分泌物。妇女泌尿生殖器 CT 感染可通过测试尿液或宫颈管或阴道拭子诊断。男性 CT 尿道感染可通过测试尿液或尿道拭子诊断。

【治疗】

2010 美国 CDC 沙眼衣原体控制沙眼衣原体感染治疗指南推荐 CT 感染治疗为：

一、青少年及成人 CT 感染

推荐方案为阿奇霉素 1g 单次顿服或强力霉素 100mg 口服，每日 2 次，服用 7 日；替代方案为红霉素碱 500mg，每日 4 次，口服 7 日，或氧氟沙星 300mg，，每日 2 次，口服 7 日。在治疗完成 3 周以后进行疗效评价。

二、妊娠期 CT 感染

推荐方案为阿奇霉素 1g 单次顿服或羟氨苄青霉素 500mg，每日 3 次，口服 7 日。替代方案为口服红霉素 500mg，每日 4 次，或口服 250mg，每日 4 次，共 14 日。在妊娠期间禁用强力霉素、氧氟沙星及左氧氟沙星。

三、婴儿及儿童 CT 感染

推荐方案为红霉素碱或琥乙红霉素每日 50mg/kg，分 4 次口服，需服用 14 日。不主张单独局部用抗生素治疗 CT 眼炎，应用全身治疗者无需再局部用药。诊断为 CT 感染的患儿母亲及其性伴侣亦需治疗。

沙眼衣原体疫苗研发经历了减毒活疫苗、灭活疫苗、纯化蛋白、重组蛋白、合成肽及 DNA 疫苗阶段，在动物实验中可产生一定免疫保护作用，但其有效性、安全性在人体上还有待进一步研究。新近有国外学者建立了一个数学模型，通过将易感人群、衣原体感染者的宿主生物学与他们的性行为及性伴侣的动态相联系，模拟在异性恋人群的传染情况，证明如果一个有完全保护性的疫苗，在青少年初次性行为前使用，衣原体感染的流行将在 20 年内根除。基于此信息，安全有效的疫苗可能在减少甚至消灭 CT 传播中起重要作用。

（雷学忠　韦秀甜）

参考文献

1. Baker WL，Couch KA. Azithromycin for the secondary prevention of coronary artery disease：a meta-analysis. Am J Health-system Pharm，2007，64（8）：830-836.
2. Jespersen CM，Als-Nielsen B，Damgaard M，*et al*. CLARICOR Trial Group：Randomised placebo controlled multicentre trial to assess short term clarithromycin for patients with stable coronary heart disease：CLARICOR trial. BMJ，2006，332（7532）：22-27.
3. Mascellino MT，Boccia P，Oliva A. Immunopathogenesis in *Chlamydia trachomatis* infected women. ISRN Obst Gynecol，2011，2011：436936.
4. Krõlov K，Frolova J，Tudoran O，*et al*. Sensitive and rapid detection of *Chlamydia trachomatis* by recombinase polymerase amplification directly from urine samples. J Mol Diagn，2014，16（1）：127-135.

第十五章

立克次体病

第一节 概　　述

立克次体病(rickettsiosis)系多种立克次体(*Rickettsia*)感染人体所致的一组感染病,节肢动物为其主要传播媒介。立克次体是介于病毒和细菌之间的一类微生物,具有病毒和细菌的某些特性。该类感染病可呈世界性分布,亦可呈地域性分布,本病多有自然疫源性。我国目前主要分布在中西部山林地带。本病轻重不一,轻者可无明显临床表现,重症可出现严重高热、败血症及多脏器衰竭等风险。目前我国常见的立克次体病包括流行性斑疹伤寒、地方性斑疹伤寒、恙虫病、Q 热及北亚蜱传立克次体病等。

【病原学】

立克次体是介于病毒与细菌之间的一类专性寄生于真核细胞内的微生物,属于变形杆菌界,原核生物界、薄壁细菌门、立克次体纲、立克次体目。按伯杰分类立克次体目中对人体致病的又包含立克次体、巴通体及无形体 3 个科,但近年来有学者将巴尔通体归结于细菌类。常见引起人体疾病的立克次体分类见表 15-1-1。立克次体命名是为纪念美国病理学家霍德华-泰勒-立克次(*Howard Taylor Ricketts*,1871-1910)。

表 15-1-1　与人感染相关的立克次体分类及引起的疾病

科	属	种	所致疾病
立克次体科	立克次体属	斑疹伤寒群	
		普氏立克次体	流行性斑疹伤寒
		莫氏立克次体	地方性斑疹伤寒
		加拿大立克次体	加拿大斑疹伤寒
		斑点热群	
		立氏立克次体	落基山斑点热
		西伯利亚立克次体	北亚蜱传斑点热
		康氏立克次体	纽扣热
		虎林立克次体	五日热
		澳大利亚立克次体	昆士兰斑点热
		小蛛立克次体	立克次体痘
		日本立克次体	日本斑点热
		黑龙江立克次体	黑龙江立克次体病
		内蒙古立克次体	内蒙古斑点热
无形体科	东方体属	恙虫病东方体	恙虫病
	柯克斯体属	贝纳柯克斯体	Q 热
	无形体属	吞噬细胞无形体	人吞噬细胞埃利希体病
	沃尔巴尔通体属	汉赛巴通体	猫抓病
	新立克次体属	腺热立克次体病	
	埃利希体属	查菲埃利希体	嗜单核细胞埃立克体病
		犬埃利希体	腺热立克次体病
		尤因埃利希体	
		鼠埃利希体	

立克次体多呈短小球状或杆状，部分可呈丝状或多形性，大小为(0.8～2.0)×(0.3～0.6)μm。立克次体与细菌有相似的细胞壁结构，以二分裂法繁殖，对多数抗生素敏感，因此目前仍将立克次体归结于细菌门。立克次体革兰染色呈阴性，两端着色较深，染色后光镜下可见。在感染的细胞内聚集成团，偶见成排排列。不同立克次体感染细胞后分布位置不同，如恙虫病立克次体聚集在细胞核外表面的胞汁中，普氏立克次体主要分散在胞质中，五日热巴通体可黏附在细胞外表面。电镜下立克次体结构与革兰阴性杆菌结构相似，最外层为黏液层，主要成分为多糖，有黏附宿主细胞核抗吞噬作用。其内为微荚膜或外包膜。细胞壁包括外膜、肽聚糖及脂类三层，其主要成分为脂多糖复合物，但脂类含量比一般细菌要高，无鞭毛结构。胞膜为双层类脂，主要由磷脂组成。胞质内包含30S及50S亚基的核糖体，无核仁及核膜，核质为双股DNA和RNA，位于中央，基因组均很小。

立克次体为专性寄生于真核细胞内的需氧微生物，大多不能用人工培养基培养，必须用鸡胚、敏感动物或组织细胞培养，适宜孵化温度为32～35℃，pH为8时生长较稳定。该微生物以二等分裂方式进行繁殖，一般繁殖速度为9～12小时，比细菌繁殖要慢。立克次体无完整的产能代谢途径，大多只能利用谷氨酸及谷氨酰胺产能，不能利用葡萄糖及有机酸产能。大多数立克次体对热很敏感，60℃ 30分钟即可杀死，100℃很快死亡，对一般化学消毒剂、磺胺、四环素、氯霉素及红霉素等亦敏感。对低温和干燥环境抵抗力较强，常温下能存活数小时。

【流行病学】

本病分布不均，多为自然疫源性疾病。啮齿类动物（家鼠、田鼠、沟鼠及飞松鼠等）和家禽（猪、牛及羊等）感染后可成为储存宿主。引起Q热的贝纳柯克斯体主要通过呼吸道传播，少数通过接触传播或消化道传播，其他立克次体大多通过蚤、虱、蜱及螨等节肢动物传播。上述节肢动物叮咬被感染的啮齿类动物或人体后，立克次体进入节肢动物消化道上皮细胞中增殖，并大量存在于被感染的节肢动物粪便及消化道中。当人类被感染的上述节肢动物叮咬时，立克次体可直接通过口器或经粪便从被抓破的伤口入血，经过繁殖后导致相应疾病。其中蚤、虱主要通过携带大量病原体的粪便经破损的皮肤黏膜感染人体，而蜱、螨等主要通过叮咬将其唾液中的病原体直接注入机体引起感染，立克次体感染人体过程如图15-1-1所示。人群普遍易感立克次体，感染后大多可获得较为持久的免疫，不同类型的立克次体之间亦很少有交叉免疫。

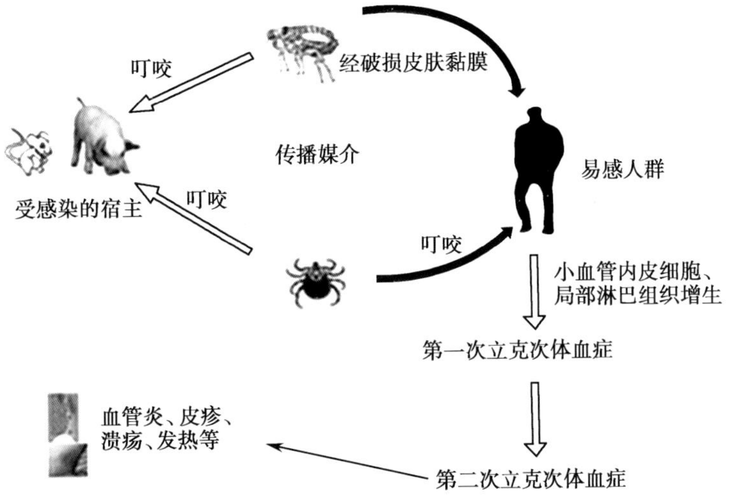

图15-1-1　立克次体致病过程示意图

随着我国经济卫生水平的显著提高，目前绝大部分立克次体病得以控制，但某些山区及丘陵地带恙虫病仍然存在。黑龙江立克次体病、北亚蜱传斑点热及伤寒等仍需重视。

【发病机制及病理改变】

立克次体进入机体后，首先进入局部淋巴组织或小血管内表皮细胞，并在此大量繁殖，由淋巴液、血液扩散至全身血管系统，产生第一次立克次体血症。随后病原体到达相应靶器官小血管内皮细胞，再次大量增殖，引起第二次立克次体血症，释放脂多糖导致内皮细胞损害，释放溶解磷脂的磷脂酶 A 导致细胞破裂，继而出现细胞肿胀、管腔内血栓形成，血管通透性增加，导致出血、血管炎、皮疹、水肿及溃疡形成等，严重时可出现管腔内有效循环血容量减少，血液黏稠，继发 DIC、肾前性肾功能不全及中毒性休克症状等。

立克次体病主要累及部位为小血管，故其主要病理表现为不同程度的血管病变，病情轻重不一，轻者可表现为血管内皮细胞肿胀、增生及退行性改变，进而表现为小血管肌层细胞纤维样变性，外膜淋巴细胞、浆细胞等浸润；重症者可见血栓形成、组织缺血坏死及溃疡形成。病变几乎可累及所有实体脏器，其中主要是皮肤、肌肉、心脏、肺部及脑等部位。

【临床表现和并发症】

通常为突然起病，临床表现多为持续发热、头痛、乏力虚脱，皮疹及外周血管炎，部分患者可有中枢神经系统症状。本病多发生于春季及夏季，易感人群有常野外作业或被蜱虫、螨虫等叮咬的人群。

【实验室检查】

传统诊断立克次体病的方法是外斐试验。由于某些立克次体与变形杆菌 OX_{19}、OX_2 等有共同抗原，患者血清标本中存在相应抗体，两者接触后可产生凝集反应。当滴定效价在 1∶160 以上或恢复期血清抗体效价增加 4 倍以上为阳性。外斐试验简便，但与其他变形杆菌、伤寒、疟疾等之间可能存在假阳性。因此外斐试验目前趋于淘汰。

随着分子诊断学及免疫学的发展，目前针对不同类型立克次体的血清学诊断方法如酶联免疫法（ELISA）、固相放射免疫测定（SPRIA）、荧光抗体（IFA）等能特异性监测其对应的 IgM 及 IgG，其中 IgM 还可用于早期诊断。而免疫电镜及 PCR 等方法亦逐渐用于检测立克次体病。立克次体病原分离可采用鸡胚、组织培养，亦可用豚鼠、小鼠及大鼠等动物接种。由于人体外周血中立克次体数量少，因此直接外周血培养或接种成功几率较低。

【诊断和鉴别诊断】

对于有接触史，伴典型发热、皮疹、外周血管炎及溃疡等表现的患者，可结合血清学检测做出相应诊断。但本病要注意与皮肤结核、淋巴瘤及免疫结缔组织性疾病相区别。

【治疗预后】

由于立克次体是典型细胞内感染，因此选用抗生素时要选用细胞内浓度高的药物，如氯霉素、多西环素及四环素等。目前一般以多西环素为首选药物，正常成人为每次 100mg，每日 2 次，必要时首剂可加倍；8 岁以上儿童，首剂按体重 4mg/kg，随后每次按体重 2mg/kg，1 日 2 次。一般体温正常后再用 2～3 日。应用本品要注意消化道、骨髓抑制、肝肾功能损害及过敏等不良反应。其中孕妇、8 岁以下儿童及对本品过敏者禁用。氯霉素常规用量为成人 1 日 2～3g，稀释后分 2 次静脉滴注；成人氯霉素口服为每次 0.5g，每 6 小时一次。儿童按体重 1 日 25～50mg/kg，稀释后分 3～4 次静脉滴注；新生儿 1 日不超过 25mg/kg，稀释后分 4 次静脉滴注；由于氯霉素可能引起明显骨髓抑制，使用过程中逐渐监测血常规。同时本药不良反应较大，目前已较少使用。

【预防】

预防立克次体病属于自然疫源性疾病，预防该病包括消灭传染源，切断传播途径及保护易感人群。

一、消灭传染源

由于鼠等啮齿动物和家禽等为主要传染源，因此要做好灭鼠，针对感染的猪、牛、羊等家畜要积极治疗。

二、切断传播途径

由于立克次体病主要通过节肢动物叮咬传播，因此要做好消灭蜱虫、螨虫、虱子及跳蚤工作。

三、保护易感人群

由于多数立克次体病病原体通过叮咬或破损的皮肤黏膜进入机体，因此要针对野外工作等高危人群要做好防护措施，尽量避免被叮咬并预防皮肤黏膜破损，同时由于 Q 热病原体主要通过空气飞沫传播，因此要注意戴口罩以减少吸入风险；针对从事野外作业的高危人群可注射相应疫苗。

目前疫苗主要是灭活疫苗，较为成熟的疫苗有斑疹伤寒灭活疫苗、Q 热灭活疫苗及斑点热灭活疫苗。而针对恙虫病由于抗原较多，目前常规疫苗效果不佳，故针对恙虫病的分子疫苗可能是以后研究的方向。

（盛吉芳　赵宏）

参考文献

1. 马亦林，李兰娟. 传染病学. 第 5 版. 上海：上海科学技术出版社，2011.
2. Romer Y，AC Seijo，F Crudo，*et al*. *Rickettsia parkeri* Rickettsiosis. Argentina. Emerg Infect Dis，2011，17(7)：1169-1173.
3. Ajantha GS，Patil SS，Chitharagi VB，*et al*. Rickettsiosis：a cause of acute febrile illness and value of Weil-Felix test. Indian J Public Health，2013，57(3)：182-183.
4. Parola P，Paddock CD，Socolovschi C，*et al*. Update on tick-borne rickettsioses around the world：a geographic approach. Clin Microbiol Rev，2013，26(4)：657-702.

第二节　流行性斑疹伤寒

流行性斑疹伤寒（epidemic typhus）系普氏立克次体（*Rickettsia prowazekii*）通过人虱传播所致的一种立克次体病，亦称虱传立克次体病（louse-borne typhus）。典型临床表现为持续高热、头痛、斑丘疹及神经系统症状，其自然病程约 2～3 周。本病呈世界性分布，可反复发作。

【病原学】

普氏立克次体为微小球杆状，长约 0.3～0.6μm，与其他立克次体在外形上无明显区别，以二分裂法繁殖，对多数抗生素敏感，革兰染色阴性，染色后光镜下可见。普氏立克次体感染的细胞后分散在胞质中，亦可呈短链状排列。其结构与革兰阴性杆菌结构相似，最外层为黏液层，主要成分为多糖，有黏附宿主细胞核抗吞噬作用。细胞壁包括外膜、肽聚糖及脂类三层，其主要成分为脂多糖复合物，含有特异性抗原，可用凝集实验及补体结合试验等方法监测。无鞭毛、核仁及核膜，核质为双股 DNA 和 RNA，基因组很小，为 1.1Mb，含 834 个基因。

普氏立克次体为专性寄生于真核细胞内的需氧微生物，鸡胚卵黄囊中生长旺盛，豚鼠腹腔或组织细胞中亦可培养。豚鼠腹腔注射后表现为发热、血管病变，无明显阴囊红肿反应，这是区别流行性斑疹伤寒与地方性斑疹伤寒的特征之一。普氏立克次体注入鼠静脉可导致呼吸困难、痉挛及抽搐等，其血管炎可致管壁通透性增加，血容量减少，鼠多在 6～24 小时内死亡。该微生物以二等分裂方式进行繁殖，一般繁殖速度为 9～12 小时，比细菌繁殖慢。普氏立克次体对热很敏感，56℃ 30 分钟或 37℃ 5～7 小时即可将其杀死；对一般化学消毒剂及除磺胺外的广谱抗生素敏感。对磺胺不敏感可能系因磺胺能增加普氏立克次体的增殖。对干燥及低温有较强耐受力，干虱粪便中可存活数月，-30℃可存活数年。

【流行病学】

本病呈世界性分布，在过去的 100 多年间曾在亚洲、非洲及美洲引起广泛流行，尤其是战争灾荒年代，是导致人类死亡的几种常见感染病之一。目前本病在欧亚、美洲地区基本控制，但在非洲尤其是埃塞俄比亚较为常见。本病仍是世界卫生组织（WHO）流行病学检测项目之一。我国以冬春季节多见，每年 3～4 月份是高峰。新中国成立前曾是引起人类死亡的重要感染病之一，新中国成立后由于经济卫生水平明显改善，目前本病基本得以控制，仅在偏远山区或寒冷地区有散发或小流行。

一、传染源

曾认为患者是本病唯一传染源，患者自潜伏期末 1～2 日至热退后 1～2 日均有传染性，其中以第一周传染性最强。目前认为飞行松鼠、猪、牛及羊等亦可能是普氏立克次体储存宿主，但尚未证实其可作为本病传染源。

二、传播途径

人虱是本病的主要传播媒介，尤其是体虱及头虱，目前认为阴虱并非本病传播媒介。本病最主要的传播方式是“人→虱→人”传播，即受染者被体虱或头虱等叮咬后，普氏立克次体经血液进入虱子肠道，并在虱子肠道上皮细胞内增殖，3～8 日后大量普氏立克次体进入虱子肠腔，并随着粪便排出体外。虱子本身因大量普氏立克次感染肠腔导致肠炎、肠腔阻塞死亡。受染虱子死前叮咬人体后，含有普氏立克次体的粪便污染破损的皮肤及黏膜，其中立克次体经上述破损部位进入人体导致相应疾病。混有普氏立克次体的虱粪在空气中可形成气溶胶，通过呼吸道及眼结膜等破损处进入人体导致相应疾病。

三、易感人群

人群普遍易感，感染后可获得较为持久的免疫力，极少部分患者感染普氏立克次体后病原体长期影隐藏于人体淋巴结等单核-吞噬细胞中，当机体抵抗力降低后，再次引起流行性斑疹伤寒复发。

【发病机制】

普氏立克次体通过破损皮肤黏膜进入机体后，首先在小血管内皮细胞内增殖，由淋巴液、血液扩散至全身血管系统，产生第一次立克次体血症。随后病原体到达相应靶器官小血管内皮细胞，再次大量增殖，引起第二次立克次体血症，在血管中释放大量内毒素，导致胃寒发热及其他全身毒血症状（图 15-2-1）。同时激活机体免疫系统，导致相应免疫损伤。大量增生的普氏立克次体亦可直接导致血管黏膜充血、水肿及坏死。

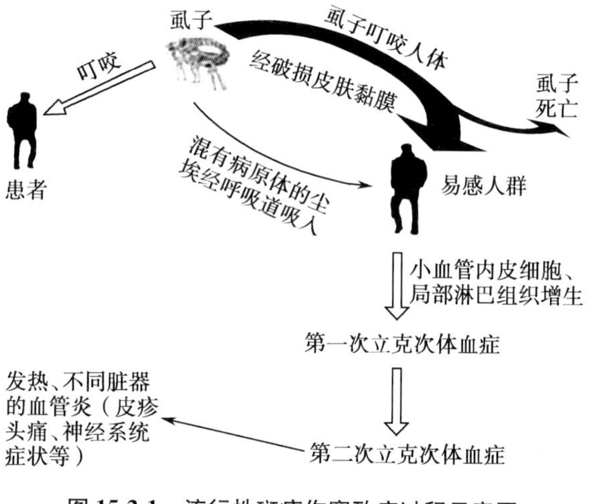

图 15-2-1　流行性斑疹伤寒致病过程示意图

本病主要累及全身小血管，表现为小血管的节段性、增生性、血栓性及坏死性病变，周围浆细胞、单核细胞及淋巴细胞浸润，局部可出现“斑疹伤寒结节”或肉芽肿。病变几乎可累及所有实体脏器，其中以皮肤的真皮、心脏、脑、肾脏、肾上腺及肺泡壁等部位较明显。其中中枢神经系统病变可以累及大脑灰质、小脑、延髓、基底节、脑桥及脊髓等。

【临床表现】

本病症状轻重不一，轻者可表现为轻中度发热，重症者可出现多脏器功能不全进而危及生命。临床上流行性斑疹伤寒可分为典型性流行性斑疹伤寒及非典型性流行性斑疹伤寒。其中非典型性流行性斑疹伤寒又包括轻型流行性斑疹伤寒和复发性斑疹伤寒。

一、典型性流行性斑疹伤寒

有明确的潜伏期，一般潜伏期 5～24 日，平均 10～14 日。多数患者急性起病，表现为畏寒、寒战、高热、持续头痛及皮疹等，极少部分患者典型发热、皮疹等症状前 2～3 日有前驱期症状，表现为畏寒、发热、头晕、头痛、乏力及关节痛等。

（一）发热

突然发热，伴畏寒及寒战，体温在 1～2 日内迅速升高，2～4 日可达高峰（39～40℃），持续 2～3 周，其中第一周多为稽留热，第二周开始表现为弛张热或热型不规则。当体温开始下降后 3～4 日体温迅速降至正常。目前部分患者热型不规则考虑可能与抗生素使用有关。

（二）皮疹

为本病较为特征性体征，可见于 80%～90% 患者。皮疹常见于起病后 4～6 日，皮疹呈多形性，开始可见于颈、胸、背、腹部等躯干部位及双上肢，1～2 日内迅速波及全身，但面部及下肢少见。皮疹开始为直径 2～4mm 鲜红色充血性斑丘疹，随后可转为暗红色及出血性皮疹，1 周左右开始消退，常遗有棕黄色斑沉着或脱屑样改变。

（三）神经系统症状

病灶累及中枢神经系统范围不一样，其临床表现亦不尽相同。常见为较早出现头晕、耳鸣、听力减退，剧烈头痛等。严重者可出现神志改变，早期表现为惊恐、谵妄及狂躁等兴奋表现，随后进入到淡漠、嗜睡、昏迷及木僵等抑制状态。可伴有脑膜刺激征阳性、大小便失禁、肌肉震颤及吞咽困难等症状。

（四）其他系统症状

病变累及其他系统还可表现相应症状。累及心血管系统可表现为心率增快、心律失常、奔马律、心音低钝、低血压及循环衰竭等中毒性心肌炎表现，累及消化系统可表现为食欲减退、腹胀、恶心、呕吐及便秘等，大部分患者有肝脾大。累及呼吸系统可表现为咳嗽、胸闷、气急及呼吸困难等。严重时可能出现重症肺炎、心力衰竭、肝肾衰竭及弥散性血管内凝血（DIC）等多脏器衰竭表现，进而危及生命。

二、轻型流行性斑疹伤寒

目前国内本型较为多见，可能与卫生水平提高及抗生素的广泛使用有关。本病仍有发热，但其发热多为轻中度发热，体温多在39℃以下；同时热程较短，一般为8～9日。可无皮疹，少数可有胸背部等躯干部位充血性皮疹，持续1～2日后消退，多无色素沉着。全身毒血症状较轻，可有乏力、食欲不佳及肌肉酸痛等不典型表现，很少有意识改变及其他中枢神经系统症状轻，一般无肝脾大。

三、复发性斑疹伤寒

复发性斑疹伤寒又称布-津病（Brill-Zinsser disease），以欧洲国家多见，而我国较为罕见。目前认为可能本病发生系因既往有流行性斑疹伤寒病史，第一次感染后病原体在体内大部分被清除，少数残留隐藏体内，当机体免疫力低下时再次大量增殖，导致相应临床表现。据此提出Brill-Zinsser病是典型斑疹伤寒复发的一种重要形式，然而除普氏立克次体引起流行性斑疹伤寒外，恙虫病、落基山斑点热等亦可引起Brill-Zinsser病。本病临床表现多呈轻型经过，全身毒血症状较轻，中低度发热，热程7～11日，皮疹少见，除头痛外其他神经系统症状少见，并发症少，病死率低，多呈散发，无明显季节性，患者年龄较大。

【并发症】

轻型流行性斑疹伤寒及复发性伤寒并发症较少，而典型流行性斑疹伤寒可导致肺炎、腮腺炎、中耳炎、脑膜炎、心内膜炎、消化道出血及淋巴结炎等，其中支气管肺炎较为多见，部分患者亦可见肢体皮肤黏膜坏死及血管炎等，严重时可能出现DIC、呼吸衰竭及肾衰竭等危及生命。

【实验室检查】

一、常规检查

白细胞计数多数正常，少数轻度升；嗜酸性粒细胞百分比及绝对计数降低，甚至消失；血小板常见降低。当病变累及肾脏时可引起尿蛋白阳性，偶有管型尿。病变累及中枢神经系统时可见脑脊液改变，有核细胞数升高，淋巴细胞为主；脑脊液生化提示蛋白轻度升高。

二、血清学检查

（一）外斐试验

外斐试验亦称变性杆菌OX_{19}凝集实验，即单份血清对变性杆菌OX_{19}凝集效价≥1∶160有诊断意义；若是相隔2周的双份或三份血清，抗体效价增高4倍以上亦有诊断价值。阳性反应一般从发病第5～7日左右开始出现，2～3周达到高峰，随后逐渐降低，长者可持续数月。外斐试验曾是监测伤寒杆菌感染的常规监测方法，其敏感性较高，操作简单，因此迄今基层医院仍广泛应用。然而，由于本方法特异性较差，在某些接种伤寒疫苗、变形杆菌感染、伤寒、病毒性肝炎、布鲁司菌感染者，外斐试验可呈假阳性，但此时效价通常较低。

（二）立克次体凝集实验

用普氏立克次为抗体与患者血清中的抗原发生抗原抗体凝集反应。机体内抗原出现时间早于抗体，因此与外斐试验相比可早期诊断，同时特异性相对较高，一般病程5日阳性率高达80%，2～3周时阳性率可达100%，4周左右其效价达到最高，随后逐渐减弱，可于数月内消失，因此可作为早期诊断或活动性感染的诊断依据，但不适合作为回顾性调查。同时立克次体凝集实验特异性高，可用于流行性斑疹伤寒与恙虫病、Q热及斑点热等疾病鉴别，但在地方性斑疹伤寒病患者中可能出现低效价的假阳性反应。虽然本法敏感性及特异性均高，但因抗原制备难度较高，故未能广泛应用。

（三）补体结合试验

用普氏立克次体抗体与患者血清做补体结合试验，其特异性和敏感性较高。由于病原体感染人体后补体出现时间较晚，故本法一般不适用于早期诊断。机体感染普氏立克次体后相应低效价补体可在体内长期持续存在，故作为流行病学调查常规方法。

（四）免疫荧光监测

用免疫荧光标记特异性试剂与患者血清制剂发生免疫反应，随后用荧光显微镜监测其反应结果。本法可检测特异性IgM及IgG，故其特异性较高，随着微量间接免疫荧光试剂的问世，还可用于早期诊断，但由于其检测的特异性试剂盒价格较高，因此目前难以在临床上广泛使用。

（五）其他血清学检测方法

除了上述检测方法外，还可用间接血凝试验、火箭免疫电泳葡萄球菌蛋白A（SPA）拨片协同凝集实验等血清检测方法。

三、分子生物学检测

常用的分子生物学检测方法包括DNA探针或PCR方法、基因芯片等方法检测普氏立克次体特异性核酸，其中PCR有包括巢氏PCR、实时定量PCR等方法。此类方法多具有快速、敏感及特异性高等优点，但价格较高，同时易于污染而致假阳性，因此在用于诊断流行斑疹伤寒时应结合流行病学特点、症状及体征等综合判定。

四、病原体分离培养

立克次体分离培养对技术和环境要求较高，不适用于一般实验室。由于普氏立克次体血症在起病后1周左右出现，因此要求在起病早期未应用抗生素时采集患者血液3～5ml，快速注入豚鼠腹腔，经过1～2周豚鼠出现发热等症状后取豚鼠的腹膜、脑、肾上腺及脾等组织涂片染色镜检，可发现位于胞质中大量的普氏立克次体。亦可将普氏立克次体感染后的豚鼠的相应组织接种到鸡胚卵黄囊中或患者3～5ml血液直接接种到鸡胚卵黄囊中孵化数日后涂片检查立克次体。

【诊断及鉴别诊断】

根据病史、症状、体征及实验室检查可做出相应诊断。患者发病前1月内曾到过疫区，有被蚊虫叮咬史；临床表现为反复高热，可伴有出血性皮疹，头晕、头痛及意识障碍等中枢神经系统症状。对于数年前曾患过流行性斑疹伤寒的患者，再次出现上述症状，排除其他情况亦需注意复发型斑疹伤寒可能。本类疾病的确诊有待于实验室检测。目前部分医院仍采用外斐试验来判断。有条件的医疗单位可考虑立克次体凝集实验、补体结合试验及荧光免疫实验检测特异性抗体，亦可采用PCR及基因芯片等方法检查其相应核酸或接种培养等检测普氏立克次体。

本病临床表现中，发热最为多见，因此要与临床表现相似的发热性疾病鉴别（15-2-1）。同时本病与地方性斑疹伤寒鉴别见本章第二节。

表15-2-1　流行性斑疹伤寒与临床常见疾病的鉴别诊断

疾病名称	病原体	主要传播媒介或途径	临床表现	实验室检测
流行性斑疹伤寒	普氏立克次体	体虱	发热、出血性皮疹，多系统病变	外斐试验变性杆菌 OX_{19}、OX_2凝集实验阳性，而OX_k凝集实验阴性
伤寒	伤寒杆菌	消化道	发热、玫瑰疹、相对缓脉	血、骨髓培养有伤寒杆菌、肥达试验阳性
恙虫病	恙虫病东方体	螨虫	高热、头痛、皮疹，叮咬处火山口样焦痂	外斐试验变性杆菌 OX_{19}、OX_2凝集实验阴性而OX_k凝集实验阳性
回归热	回归热螺旋体	蜱虫或体虱	体温骤升骤降，体温正常数日后可再次发热，腓肠肌疼痛多见	血液或骨髓涂片找的回顾热螺旋体
流行性脑脊髓膜炎	脑膜炎双球菌	空气飞沫传播	急性高热、头痛、恶心、皮肤黏膜淤点以及颈强直等脑膜刺激征	脑脊液涂片可找到成对肾形脑膜炎双球菌
肾综合征出血热	汉坦病毒属病毒	鼠咬	发热、头痛和全身出血点，其中发热、出血及肾损害为本病三主征	血清学特异性抗体阳性，外斐试验阴性
麻疹	麻疹病毒	呼吸道	充血性皮疹多见，皮疹顺序出现，口腔可见黏膜斑	血清抗体检测或免疫荧光检测、病毒分离等可确诊
Q热	贝纳克柯斯体	蜱叮咬传播	发热头痛，其中以间质性肺炎多见，多无皮疹	外斐试验均阴性，贝纳克柯斯体凝集实验、补体结合实验、荧光抗体检测阳性

【治疗】

本病治疗与其他急性感染病治疗原则相同，包括对症支持治疗及病原体治疗。患者在入住病房时要注意灭虱，以预防进一步传染。

一、一般对症支持治疗

建议卧床休息，注意口腔护理及防压疮护理，饮食方面注意补充高热量软食，必要时予以半流质或流质食物，补充足量水分。心功能正常成年人1日液体输入量3000ml左右为宜，对于心功能不全者，注意控制液体速度，适当减少液体输入量，每日尿量建议维持在1000ml左右。

对于累及不同系统患者，若出现烦躁不安及其他严重神经系统症状者可适当予以异丙嗪、巴比妥、水合氯醛及地西泮等镇静，剧烈头痛时酌情予以可待因或吗啡等镇痛。出现心功能不全者时可用西地兰等短效强心剂；伴低容量性休克可补充血浆、人血白蛋白及低分子右旋糖酐等；严重毒血症状早期可短期应用肾上腺皮质激素。合并DIC时早期可补充纤维蛋白原及低分子肝素抗凝治疗。体温高时首先物理降温，慎用退热剂以免导致大量出汗、虚脱加重及低容量性休克。

二、对因治疗

由于本病病原体明确，可选用针对普氏立克次体敏感的抗生素。临床常用的包括四环素、氯霉素、多西环素及喹诺酮类抗生素。目前多选多西环素，常规剂量为200mg，一次顿服，大多效果较好，必要时2～4日后再追加一次口服，注意消化道症状及心功能变化。毒血症状在1～2日可明显改善，体温2～4日恢复正常，在温度正常后数日皮疹即可消退。

对于多西环素过敏者可选用氯霉素或四环素，氯霉素或四环素成人剂量为每日1～2g，分3～4次口服，疗程为体温正常后再口服2～3日，总疗程为3～7日，国外亦有推荐疗程为10日，预防复发。针对昏迷患者，可选多西环素、氯霉素或四环素针剂，能口服后及早改为口服。本病国内常规疗程治疗后复发罕见。

【预后】

本病经过及时恰当治疗总体预后良好。相对而言，儿童预后更佳。及时应用多西环素、氯霉素及四环素等有效抗感染联合对症支持治疗后其预后较好，目前总体病死率为1%～2%。但未经治疗患者病死率可高达50%。对于50岁以上患者，明显全身中毒症状并发严重呼吸道及中枢神经系统者其预后不佳。

【预防】

预防本病的关键是防虱及灭虱，具体包括管理传染源，切断传播途径及保护易感人群。

一、管理传染源

患者仍然是本病最主要的传染源，因此要做好患者、隐性感染者及携带者的尽早隔离，做好灭虱处理，灭虱后患者可解除隔离，但仍建议集中于专门的病房治疗。患者头发、毛发尽量剃掉后予以焚烧处理，对于女性患者，头发可用敌百虫及敌敌畏等灭虱，随后进行沐浴、更衣，患者腋窝、会阴部、眉毛等部位尽可能清洗干净。在美洲地区，还要注意清除飞行松鼠等潜在普氏立克次体宿主。

二、切断传播途径

本病最主要的传播途径是体虱叮咬人体传播，因此灭虱仍是切断传播途径的关键，常见灭虱方法包括焚烧、蒸煮30分钟以上及药物治疗等方法。注意个人卫生，勤洗澡、更衣及清洗棉被。对于实验室接触普氏立克次体的科研人员，要带好口罩预防呼吸道吸入感染。

三、保护易感人群

新进入或即将进入疫区的人群、生活在疫区的人群及相应实验室工作人员等高危人群要做好暴露部分皮肤黏膜的防护工作，同时进行疫苗注射。目前使用的灭活疫苗包括虱肠疫苗、鸡胚或鸭胚疫苗及鼠肺疫苗。国内常用鼠肺灭活疫苗，第1年皮下注射3次，每次间隔5～10日，15岁以上者第1次剂量为0.5ml，第2、3次每次剂量为1ml；年龄小于15岁者每次剂量适当减量，以后每年加强注射1次，注射剂量与第3次剂量相同，经过6次以上预防接种即可获得较为持久的免疫力。部分人群在接种后可见接种部位红肿，多数反应轻微。目前部分国家泛皮下注射减毒E株活疫苗，皮下注射1次即可，免疫可持续5年，但有报道这种减毒活疫苗只能减轻病情不能降低发病率。

（盛吉芳 赵宏）

参考文献

1. Bechah Y, Capo C, Mege JL, *et al*. Epidemic typhus. Lancet Infect Dis, 2008, 8(7): 417-426.
2. Weisz GM, Grzybowski A. Medical discoveries in the ghettos: the anti-typhus battle. Isr Med Assoc J, 2011, 13(5): 261-265.
3. Bishop-Lilly KA, Ge H, Butani A, *et al*. Genome sequencing of four strains of *Rickettsia prowazekii*, the causative agent of epidemic typhus, including one flying squirrel isolate. Genome Announc, 2013, 1(3): e00399-13.
4. Diaz JH. Environmental risk factors for epidemic typhus in the United States: wintertime is typhus time. J La State Med Soc, 2012, 164(1): 16-20.
5. McQuiston JH, Knights EB, Demartino PJ, *et al*. Brill-Zinsser disease in a patient following infection with sylvatic epidemic typhus associated with flying squirrels. Clin Infect Dis, 2010, 51(6): 712-715.
6. Chapman AS, Swerdlow DL, Dato VM, *et al*. Cluster of sylvatic epidemic typhus cases associated with flying squirrels, 2004-2006. Emerg Infect Dis, 2009, 15(7): 1005-1011.

第三节 地方性斑疹伤寒

地方性斑疹伤寒（endemic typhus）又名鼠型斑疹伤寒（murine typhus），系莫氏立克次体（*Rickettsia mooseri*）经鼠蚤传播所致的急性感染病，其特点与流行性斑疹伤寒相似，但病情较轻，预后较好。

【病原学】

其病原体为莫氏立克次体，亦称为斑疹伤寒立克次体（*R. tsutsugamushi*），其形态、染色及对外界抵抗力与普氏立克次体相似，均为微小球杆状，革兰染色阴性。但莫氏立克次体感染细胞后分散在胞质中，很少呈长链状排列。二者有共同耐高温的1/4的群特异性可溶性抗原，因此有交叉反应。同时，两者间3/4种特异性颗粒性抗原不耐高温，可通过补体结合试验及免疫荧光检测特异性抗体加以区别。二者虽然均可感染豚鼠，但反应不同，莫氏立克次体接种于雄性豚鼠腹腔后，可引起阴囊明显肿胀，称为“豚鼠阴囊现象”，而普氏立克次体接种雄性豚鼠腹腔后阴囊无明显红肿，即“豚鼠阴囊现象”阴性。此外，莫氏立克次体可感染大鼠及小鼠，具有致病性，可用于立克次体的保存、增殖等；而普氏立克次体则对大鼠及小鼠均无致病性。

【流行病学】

地方性斑疹伤寒属自然疫源性疾病，呈世界性散发，我国亦有散在病例报道。相对而言，夏秋季节更多见。

一、传染源

褐家鼠及黄胸鼠等家鼠为本病主要传染源，主要以“鼠→鼠蚤→鼠”等方式在鼠间传播。鼠蚤感染莫氏立克次体后并不会立即死亡，随后叮咬人体后可导致人体感染。目前从体虱及牛羊等家禽中亦可分离出莫氏立克次体，提示其可能作为传染源。

二、传播途径

鼠蚤感染莫氏立克次体后并不会立即死亡，莫氏立克次体在鼠蚤消化道上皮细胞内增殖，可随鼠粪便、尿液等排泄。但受感染的鼠蚤叮咬人体后，可导致人体感染。同时含有莫氏立克次体的鼠蚤分泌物可经过破损的皮肤黏膜进入人体，亦可以气溶胶的方式经过呼吸道及眼结膜等感染人体。体虱、蜱及螨等亦可能为本病的传播媒介。

三、易感人群

人群普遍易感，感染后可获得较为持久的免疫力，与流行性斑疹伤寒有交叉免疫。目前以小学生和青壮年发病多见。

【发病机制】

本病发病机制与流行性斑疹伤寒相似，但其血管病变相对较轻，其他脏器受累少见。

【临床表现】

本病潜伏期1～2周。表现与流行性斑疹伤寒相似，但病程相对较短，病情较轻，目前尚未见复发性斑疹伤寒的报道。多急性起病，少数有乏力、食欲不佳及头痛等前驱症状。体温一般在病程第1周达高峰，39℃左右，呈弛张热或稽留热，随后逐渐降低，热程多在9～14日。高热时有畏寒、头痛、结膜充血及全身不适等表现。部分患者在病程第4～7日可出现充血性斑丘疹，数量及持续时间较流行性斑疹伤寒少且短。部分可有头晕、头痛及失眠等轻度中枢神经系统症状。

【实验室检查】

一、常规检查

血常规提示白细胞总数及分类多正常，少数轻度升高，血小板可中度降低。肝功能ALT、AST、ALP及胆红素水平等可升高。凝血功能多提示PT延长，但DIC少见。当病变累及肾脏时可引起尿蛋白阳性，严重病例可见肌酐及尿素氮明显升高。其他还可能出现低蛋白血症、低钠血症及低钙血症等表现。

二、血清学及分子生物学检查

外斐试验目前仍是诊断鼠型斑疹伤寒常见的方法之一，对变性杆菌OX_{19}凝集效价≥1∶160有诊断意义，但总体效价较流行性斑疹伤寒低。有时两者难以鉴别，需要用立克次体凝集实验、间接荧光免疫抗体检测、乳胶凝集实验、补体结合实验及PCR方法等进一步鉴别。

三、病原体分离培养

莫氏立克次体可感染大鼠及小鼠，故可腹腔注射培养立克次体，亦可注射雄性豚鼠，培养5～6日后豚鼠可出现阴囊反应，随后其组织及渗出液中可检出大量立克次体。然而，一般实验室不宜进行豚鼠、大鼠及小鼠接种以免导致感染扩散。

【诊断及鉴别诊断】

根据病史、症状、体征及外斐试验可初步诊断，必要时需要立克次体凝集实验、补体结合试验、荧光免疫实验检测特异性抗体及PCR等方法进一步确诊。

本病临床表现无明显特异性，与流行性斑疹伤寒相似，具体鉴别见表15-3-1。

表15-3-1　鼠型斑疹伤寒与流行性斑疹伤寒的区别

鉴别点	鼠型斑疹伤寒	流行性斑疹伤寒
病原体	莫氏立克次体	普氏立克次体
流行情况	散发或地方性，夏秋季多见	全球流行，冬春季多见
传染源	家鼠	患者
传播媒介	鼠蚤	体虱
临床表现	热程短，皮疹少，多为充血性，不易伴发其他系统疾病，临床表现轻	热程长，皮疹较多，多为出血性，易伴发多系统症状，临床表现重
并发症	少而轻	多而相对较重
病死率	未经治疗预后较好	未经治疗预后较差
外斐试验	弱阳性	强阳性
豚鼠阴囊反应	阳性	阴性

【治疗及预后】

与流行性斑疹伤寒基本相同，可用多西环素或四环素等治疗。大多预后良好，近年来局部暴发流行，罕见发生多脏器衰竭导致死亡的病例。

【预防】

预防本病的关键是灭鼠及灭蚤。尽早隔离患者，做好患者卫生工作。进入疫区工作时要做好防护工作，减少鼠蚤叮咬机会，一般无需常规预防接种，但局部暴发流行时可用普氏立克次体株灭活疫苗。

（盛吉芳　赵宏）

参考文献

1. 宋雯，何佳南，刘阳. 鼠型斑疹伤寒研究. 医学动物防制，2013，29(6)：637-638.
2. Badiaga S，Benkouiten S，Hajji H，*et al*. Murine typhus in the homeless. Comp Immunol Microbiol Infect Dis，2012，35(1)：39-43.
3. Raby E，Dyer JR. Endemic (murine) typhus in returned

travelers from Asia, a case series: clues to early diagnosis and comparison with dengue. Am J Trop Med Hyg, 2013, 88(4):701-703.

第四节　恙　虫　病

恙虫病(tsutsugamushi disease)又名丛林斑疹伤寒(scrub typhus)，系恙虫病东方体(*Orientia tsutsugamushi*)所致的一种急性自然疫源性疾病。该病主要由恙螨幼虫叮咬人体而致，属人兽共患病，临床上以发热、皮疹及肝脾淋巴结肿大及火山口样焦痂为主要表现。中国晋代时该病曾称为“沙虱热”。

【病原学】

恙虫病的病原体为恙虫病东方体，曾称为恙虫病立克次体，属于东方体属(*Orientia*)。呈短杆状或球形，直径为(0.3～0.6)μm×(0.5～2.0)μm，革兰染色阴性，马氏染色为蓝色。恙虫病东方体为专性细胞内寄生。涂片染色后在细胞质，尤其是单核细胞及巨噬细胞的细胞质中近核处常成对或成排排列。恙虫病东方体目前有10余个血清型，其已发生突变，因此血清型相对不稳定，我国大陆主要是Gilliam血清型。

恙虫病东方体为二分裂方式繁殖，鸡胚卵黄囊及小鼠中生长良好，同时能在原代鼠肾细胞及HeLa细胞中培养。小鼠腹腔接种后，7～9日发病，多在10～15日内死亡，在小鼠腹腔、肠系膜、腹水肝脏、脾脏、肾脏及腹膜等组织中可找到恙虫病东方体，其中以小鼠腹膜及肠系膜检查印片检出率较高。

恙虫病东方体对外界抵抗力较弱，常温下易裂解失活。56℃ 10分钟即可死亡，37℃放置2小时后其感染性明显降低，对低温有较强耐受力，液氮中可保存1年以上；同时对5%的苯酚、四环素、氯霉素及红霉素等敏感，而对青霉素、头孢菌素、碳青霉烯、氨基糖苷类及磺胺类抗生素不敏感。

【流行病学】

恙虫病传播受啮齿类动物及恙螨滋生的影响，因此本病有明显季节性及区域性。本病主要分布在环太平洋及印度洋地区，我国主要分布在东南沿海与西南地区，尤其是河溪两岸灌木、杂草丛生的平坦地带。我国以夏秋季节多见，其中6～8月份是高峰期，全年皆可发病。

一、传染源

本病主要流行于啮齿类动物，尤其是鼠类。鼠感染恙虫病东方体后多无症状，是本病最主要的传染源。此外，在野兔、家兔、猪、猫及鸡等动物中亦可检出恙虫病东方体，提示其可能是本病传染源。

二、传播途径

恙螨是本病主要的传播媒介。恙螨目前有3000余种，我国有350多种，有10余种可传播本病，我国大陆主要为地里纤恙螨及红纤恙螨，台湾地区主要为红纤恙螨。恙螨包含卵、幼虫、蛹、幼虫及成虫5个生活周期，仅幼虫有寄生性，需吸食动物组织液才能继续发育至成虫。当含有恙虫病东方体的鼠、兔及猫等动物接触被恙螨幼虫叮咬后，恙虫病东方体幼虫体内，幼虫可继续发育至成虫，产卵孵化将恙虫病东方体传给第二代幼虫，新生成的幼虫再次叮咬宿主时即可把恙虫病东方体传给新的宿主，如此循环。当人体进入该区域后，被含有恙虫病东方体的恙螨幼虫叮咬而感染本病。

三、易感人群

人群普遍易感，青少年发病率相对较高；职业方面又以农民、地质勘测人员及丛林战士等从事野外活动者易感。感染本病后，可获得针对同一血清型病原体的持久的免疫力，而对不同血清型免疫力维持仅为数月。

【发病机制和病理】

恙虫病东方体经恙螨幼虫叮咬后进入人体，首先在局部繁殖，然后入血，到达不同组织器官，产生相应毒血症状。恙虫病东方体死后释放的毒素是本病最主要的致病因素。毒素可导致局部丘疹、溃疡及焦痂，流经血管时还可导致不同程度的血管炎症，继发周围淋巴结及脏器肿大。

本病的主要病理改变为不同程度血管炎，以肺、脑、心及肾部分血管炎症为明显，血管周围可见不同程度淋巴细胞、浆细胞及单核细胞等炎症细胞浸润，同时可继发不同程度的淋巴结肿大。

【临床表现及并发症】

本病潜伏期4～21日,一般为10～14日,多无前驱症状,突然起病,体温迅速升高,可高达40℃,可伴寒战、结膜充血、头晕头痛、恶心呕吐、咳嗽胸痛及全身酸痛等不适。严重时可出现嗜睡、昏迷、烦躁及谵妄等神志改变。

一、焦痂及溃疡

恙虫病的特征性改变之一,可见于64%～98%的患者。幼虫叮咬处先出现红色丘疹,不痛不痒,随后形成水疱,1～2日后水疱中央组织出血、坏死及破裂,结成褐色或黑色焦痂,焦痂呈圆形或椭圆形,周围有红晕,边缘隆起,呈火山口样。焦痂多为一个,亦可为多个,直径大小不等,多位于会阴、腋窝、阴囊及肛门等人体潮湿、气味较浓的部位,亦可见于臀部、头颈、乳房、四肢及胸腹等部位。体温消退时焦痂脱落,形成溃疡,溃疡中心可化脓,整个过程不痛不痒,难以发现。

二、皮疹

皮疹多为充血性斑丘疹,直径3～5mm多见,主要分布于躯干,逐渐向四肢蔓延,面部少见,手掌及脚掌罕见。皮疹多在病程2～8日出现,持续3～7日,皮疹消退后可有色素沉着,无脱屑。轻型患者可无皮疹,部分重症患者皮疹可融合或呈出血性皮疹。

三、淋巴结脏器肿大

几乎所有患者均有不同程度的淋巴结肿大,以焦痂周围淋巴结肿大较明显,淋巴结从蚕豆到核桃大不等。肿大的淋巴结可有压痛,边界清楚,可移动,消退较慢。脏器肿大以肝脾肿大多见,约1/3～1/2,呈充血性,质软,表面光滑,无明显压痛。

由于本病主要病理改变为血管炎,因此几乎可累及所有脏器,程度不一。累及眼睛可表现为眼结膜充血,眼底静脉曲张、出血;累及心脏可表现为心率增快、心音减弱及舒张期奔马律等心肌炎症状,严重时可引起心力衰竭或循环衰竭;累及肺部,重症可出现呼吸困难、发绀及咯血等重症肺炎表现,肺炎类型以间质性肺炎多见。其他亦可导致不同程度肾功能损害、胃肠道出血、中毒性肝炎、DIC及脑膜脑炎等。当病程大于15日时,多提示病情较重,继发多脏器功能衰竭的风险增大。

【实验室检查】

一、常规检查

白细胞计数多数正常或偏低,有并发症时细胞可升高,此时多有核左移现象。约半数患者可出现尿蛋白阳性,偶有管型尿、尿红细胞及白细胞升高。

二、血清学检查

(一) 外斐试验

外斐试验亦称变性杆菌凝集实验,患者血清中恙虫病东方体抗体与变性杆菌OX_k抗原发生凝集反应,阳性反应一般从发病1周左右开始出现,3～4周达到高峰,此时阳性率可高达90%,1个月后抗体效价随后逐渐降低,8～9周多变为阴性。此方法操作简单,但特异性较差,在某些变形杆菌感染、铜绿假单胞菌等感染可呈假阳性。

(二) 补体结合试验

用恙虫病东方体与患者血清做补体结合试验,其特异性及敏感性较高,阳性持续时间可长达5年。不同地方恙虫病东方体血清型不一定完全形同,因此在不同地方做补体结合实验时,要包含当地代表毒株抗原,亦可采用多价抗原。

(三) 免疫荧光抗体监测

用间接免疫荧光抗体检测患者血清中特异性抗体,1周左右开始出现阳性,其阳性率高于外斐试验,持续时间可长达10年,可用于流行病学调查。用间接免疫荧光抗体检测患者焦痂或溃疡标本中特异性恙虫病东方体抗原,其阳性检出率更高。

(四) 其他血清学检测方法

除了上述检测方法外,还可用斑点酶免疫检测(dot-EIA)、EIA及ELISA等方法监测特异性IgM及IgG。

三、分子生物学检测

目前主要针对恙虫病东方体编码的56kD外膜蛋白基因序列设计探针和引物,采用巢氏PCR(nested-PCR)或实时荧光定量PCR(quantitative real-time PCR)方法检测相应基因,其灵敏度高、特异性强,是具有前景的检测方法。

四、病原体分离培养

目前常用小鼠接种分离恙虫病东方体。采集发热期患者血液 0.5ml，快速注入豚鼠腹腔，经过 7～9 日后小鼠发病，取濒死小鼠腹水涂片，腹膜、肠系膜、肝脏、肾脏及脾等组织印片，干后用 Giemsa 染色镜检，可发现位于单核细胞或巨噬细胞胞质中紫红色、成团状的恙虫病东方体。亦可用间接免疫荧光检测抗体方法，在荧光显微镜下可见黄绿色荧光。

【诊断】

根据病史、症状、体征及实验室检查可得出相应诊断。患者发病前 1 月内曾到过疫区，有过户外工作经历，临床表现为反复高热，淋巴结及肝脾大，充血斑丘疹，尤其是体表发现无痛性焦痂或溃疡，要考虑本病。本病确诊有待于外斐试验、补体结合试验及荧光免疫实验检测特异性抗体，亦可采用 PCR 方法检查其相应核酸或接种分离恙虫病东方体。

【治疗】

包括对症支持治疗及病原体治疗。

一、一般对症支持治疗

建议卧床休息，注意口腔护理及防压疮护理，补充半流质或流质高热量食物，适当增加 B 族及 C 族维生素，适当补充水分，保持小便量 1500～2000ml，大便通畅。对于累及到不同系统患者可采取相应对症治疗。毒血症状严重时，在有效控制恙虫病东方体前提下可酌情使用肾上腺皮质激素减轻毒血症状。

二、病原治疗

常用的包括大环内酯类、四环素类、氯霉素类及喹诺酮类，其中前三类起效较快，多在 24 小时内体温逐渐降至正常。而喹诺酮类多在 24～48 小时内体温逐渐降至正常。利福平可能对本病亦有效，但一般不作为常规使用。而青霉素、碳青霉烯类及氨基糖苷类等抗生素难以进入细胞，对恙虫病治疗效果差。

常用大环内酯类抗生素包括红霉素、罗红霉素、阿奇霉素及克拉霉素，其中红霉素成人剂量为每日 1.2g，儿童为每日 25～30mg/kg，分 3～4 次口服或 2～3 次静脉滴注；阿奇霉素成人为每日 0.25g，首剂加倍；疗程为 7～10 日，注意肝功能变化，有肝功能异常者不宜选用大环内酯类抗生素。四环素类抗生素包括四环素、氯霉素及多西环素，其中氯霉素或四环素成人剂量每日 2g，儿童剂量每日 25～40mg/kg；多西环素成人剂量为每日 1～2g，分 3～4 次口服，儿童为每日 4mg/kg，分 1～2 次服用；首剂可加倍；总疗程为 7～10 日，有肝功能损害、8 岁以下婴幼儿、孕妇或哺乳期妇女予以选用。氯霉素常规成人剂量为每日 2g，儿童剂量每日 25～40mg/kg，静脉滴注或分 4 次口服，体温正常后剂量减半，维持 7～10 日以免复发。

对于婴幼儿或妊娠患者，可选用大环内酯类治疗，如阿奇霉素或罗红霉素等治疗。

【预后】

本病及时恰当治疗总体预后良好。但未经治疗患者病死率可高达 40%。主要是病程长达 3～4 周患者，其多脏器功能不全发生几率升高，部分患者继而出现重症肺炎、心肌炎、感染性休克、多脏器功能衰竭及消化道大出血引起死亡。

【预防】

预防本病的关键是灭鼠、清除螨虫。具体包括管理传染源，切断传播途径及保护易感人群。由于鼠是本病最主要的传染源，控制传染源方面灭鼠尤为重要；切断传播途径方面，要消灭、清除螨虫，保持居住环境卫生，清除丛生杂草，减少螨虫滋生；由于本病好发于农民、伐木工人及其他从事野外工作者，因此上述高危人群户外作业时尽量避免在草地上坐卧、晾晒衣物，在野外工作时，尽量扎紧袖口及裤口，身体外露部位搽擦防虫剂。

（盛吉芳 赵宏）

参 考 文 献

1. Tantibhedhyangkul W, Prachason T, Waywa D, *et al*. *Orientia tsutsugamushi* stimulates an original gene expression program in monocytes: relationship with gene expression in patients with scrub typhus. PLoS Negl Trop Dis, 2011, 5(5): e1028.
2. Cho BA, Cho NH, Min CK, *et al*. Global gene expression profile of *Orientia tsutsugamushi*. Proteomics, 2010, 10(8): 1699-1715.
3. Rajaram MV, Brooks MN, Morris JD, *et al*. *Mycobacterium* tuberculosis activates human macrophage peroxisome pro-

liferator-activated receptor gamma linking mannose receptor recognition to regulation of immune responses. J Immunol,2010,185(2):929-942.

4. Jang MO,Kim JE,Kim UJ,*et al*. Differences in the clinical presentation and the frequency of complications between elderly and non-elderly scrub typhus patients. Arch Gerontol Geriatr,2014,58(2):196-200.

第五节　Q 热

Q 热(query fever)系由贝纳克柯斯体(*Coxiella burnetii*)感染所致的一种人兽共患的自然疫源性疾病,主要经蜱在动物间传播,人体可通过呼吸道、消化道及接触等感染该病。其临床可表现为乏力、头痛及关节肌肉酸痛等流感综合征,部分患者有胸闷、胸痛及呼吸困难等间质性肺炎和恶心、呕吐及腹泻等消化道症状。预后总体较好。

【病原学】

贝纳克柯斯体属于立克次体科立克次体属,呈短杆状或球形,直径为(0.2～0.4)μm×(0.4～1.0)μm,可滤过,革兰染色阴性,Giemsa 染色紫色。贝纳克柯斯体为专性胞内寄生。目前有 2 个抗原相,彼此间可相互转换。在蜱及宿主动物中分离的多为Ⅰ相,含有较多内毒素脂多糖及完整的抗原组分,毒力强。经鸡胚等人工传代后失去Ⅰ相中的表面抗原而成为毒力弱的Ⅱ相。Ⅱ相亦可通过动物及蜱接种转变为Ⅰ相。

其外层较厚,抵抗力较其他立克次体强。4～6℃的干燥沙土中可存活 7～9 个月,-65℃可存活数年。不易裂解失活,加热 60～90℃ 30 分钟以上或煮沸 10 分钟以上才可灭活,5%的苯酚室温下 5 个昼夜才能灭活。对四环素、强力霉素、红霉素、多西环素及利福平等抗生素敏感。贝纳克柯斯体虽然抵抗力较强,但体外培养较困难,直到 2009 年才得以成功。

【流行病学】

本病呈世界性分布,其感染率为 5%～30%,男性多于女性。动物间主要通过蜱传播,人主要通过呼吸道、消化道及接触含有贝纳克柯斯体的污染物感染,因此人感染无明显季节性。

一、传染源

贝纳克柯斯体自然宿主包括牛、羊、马、驴、犬、骆驼及猪等家畜,在田鼠、兔等龋齿动物及鸽、火鸡、鹅等禽类中亦可分离出本病原体。上述宿主感染贝纳克柯斯体后多无明显表现,但其分泌物及排泄物中可长期携带病原体。患者唾沫中含有贝纳克柯斯体时,亦可能作为传染源。

二、传播途径

宿主间主要通过蜱叮咬传播,贝纳克柯斯体在蜱体内长期存活,可经卵传给下一代幼虫。人体 Q 热患者因蜱叮咬所致者相对少见。主要通过呼吸道吸入含有贝纳克柯斯体的气溶胶、尘埃等感染,亦可通过饮用受贝纳克柯斯体污染的肉乳品、液体或接触受贝纳克柯斯体污染的皮毛及其制品后,经破损皮肤黏膜入血感染;少数通过母婴垂直传播。

三、易感人群

人群普遍易感,青壮年发病率相对较高。职业方面又以牧民、兽医、相关实验室人员、屠宰场及皮毛加工人员感染机会更高。贝纳克柯斯体感染性强,其 ID_{50} 为 1,但并非感染后均可获得较为持久的免疫力。

【发病机制和病理】

贝纳克柯斯体经过破损的皮肤黏膜进入机体后,首先在局部单核-吞噬细胞内增殖,随后经血管入血形成贝纳克柯斯体血症,到达不同器官,导致不同病理改变,主要累及单核-吞噬细胞系统,包括血管、肺部、肝脏、肾脏及脾脏等。小血管可导致内皮细胞变性,血管通透性增加及血栓形成等,但血管损害程度较流行性斑疹伤寒轻。肺部可表现为肺间质、支气管及肺泡内大单核细胞即尘细胞、淋巴细胞及纤维蛋白等渗出,继而散在坏死,严重时可引起类似细菌性肺炎表现,偶可形成炎性假瘤。肝脏可见散在粟粒样肉芽肿。累及心脏可导致心内膜炎、心肌炎及心包炎等。

【临床表现及并发症】

半数以上感染贝纳克柯斯体的人群无明显临床表现。本病有急慢性之分,急性 Q 热潜伏期一般 2～3 周,典型表现为乏力、头痛、关节肌肉酸痛等流感综合征,部分患者有胸闷、胸痛和呼吸困难等间质性肺炎和恶心、呕吐、腹泻等消化道症状。如果急性 Q 热未经正规治疗,不到 5%的急性 Q

热患者病程超过6个月，则转化为慢性Q热。

一、发热

Q热最常见的症状，病程2～4日内快速升高，可高达40℃，多呈弛张热，发热早期可伴畏寒、乏力、食欲不振及肌肉酸痛等。部分轻症患者呈自限性，发热持续1～2周以上，慢性Q热患者体温持续数月不等。

二、呼吸系统

大部分累及肺部的患者无明显呼吸道症状，体检时发现呼吸音增粗，肺部湿性啰音。部分患者病程4～5日出现干咳胸痛、胸闷气急，严重时可出现黏液痰或血痰及呼吸困难等危及生命的急性呼吸窘迫综合征（ARDS），病理表现多为细菌性肺炎或间质性肺炎改变。

三、神经系统

患者可有剧烈头痛，以眼后、前额及枕部为主，同时伴乏力、视物模糊、行为异常及关节肌肉酸痛等，一般无明显恶心、呕吐等高颅压表现，腰穿多提示无菌性脑炎。

四、消化系统

表现为食欲下降、恶心、呕吐及腹痛等，腹痛多为右上腹隐痛，查体可有不同程度肝脾大，无明显肝区叩击痛，小便颜色加深。实验室检查提示肝转氨酶水平升高，胆红素升高少见。肝脏损害多表现为中毒性肝炎，发病率可高达60%，年轻患者更易出现。

五、心血管系统

急性Q热很少出现循环系统表现，发病持续半年以上的慢性Q热患者60%～70%的患者有不同程度的心内膜炎、心肌炎表现，尤其是孕妇、免疫功能低下者及既往有心瓣膜疾病患者。可表现为长期不规则发热、贫血、心脏杂音、心律失常及杵状指等。其他还可出现心肌梗死、肺梗死、视网膜血管炎、脊髓炎、骨髓炎及间质性肾炎等。

【实验室检查】

一、常规检查

白细胞计数多数正常，部分患者轻度升高、核左移。血沉升高，尤其是慢性Q热患者更明显。肝功能转氨酶水平升高，可有轻度蛋白尿及镜下血尿。

二、血清学检查

贝纳克柯斯体与其他立克次体无明显交叉反应，因此外斐试验和凝集实验均阴性。贝纳克柯斯体刺激机体后主要产生Ⅰ相和Ⅱ相2种抗体，急性Q热Ⅱ相抗体高于Ⅰ相抗体。因此急性期可用补体结合实验、ELISA、间接免疫荧光法（IFA）检测贝纳克柯斯体Ⅱ相抗体，抗体效价大于1∶64或相隔2～3周两份血清抗体滴度升高4倍以上有诊断价值。对于慢性Q热患者，患者抗体效价多较高，血清抗体效价短期升高不明显，可采用上述方法检测Ⅰ相抗体，血清效价大于1∶800有诊断意义。

三、分子生物学检测

目前主要对贝纳克柯斯体的16S和23SrRNA基因及其间区的序列设计探针和引物，采用半套式PCR（semi-nested polymerase chain reaction，sn-PCR）方法扩增后检测相应基因，在病程第1周即可检出阳性，但其结果受到抗生素使用的影响。该结果阳性有助于诊断，但阴性亦不能完全排除。

四、病原体分离培养

目前常用豚鼠腹腔注射分离检测贝纳克柯斯体。采集用药前患者血液、脑脊液、尿液及痰液等体液标本，快速注入豚鼠腹腔，经过2～5周豚鼠可出现发热、肝脾大等表现，此时取豚鼠的脾脏组织印片，晾干后用Giemsa染色镜检，亦可用血清学方法或PCR方法检测贝纳克柯斯体抗体或核酸助于判定。目前亦可采用组织培养或鸡胚卵黄囊培养分离贝纳克柯斯体，但环境条件要求较高。

【诊断及鉴别诊断】

患者发病前1个月内曾到过疫区，与牛、羊、驴等牲畜接触，有典型发热、头痛、乏力及肌肉酸痛等典型急性Q热表现，应考虑本病可能。部分患者虽未到过疫区，但曾接触来自疫区的皮毛、奶肉及其制品且出现相应临床表现，亦应考虑本病可能。实验室检查多提示白细胞正常，肝功能异常如转氨酶水平升高等。确诊有待于补体结合实验、ELISA、间接免疫荧光法（IFA）检测特异性抗体,亦可采用PCR方法检查其相应核酸或接种分离贝纳克柯斯体。

当疾病累及肺部、肝脏时还要与支原体肺炎、细菌性肺炎、病毒性肝炎及肝结核等相鉴别。同时慢性Q热无特异性表现,易于误诊。尤其注意与风湿性心内膜炎及其他病原体所致的心内膜炎鉴别。

【治疗】

一、一般对症支持治疗

急性期注意休息,严重时要卧床,注意口腔护理及防褥护理,补充半流质或流质高热量食物,适当增加B族维生素及维生素C,适当补充水分,保持小便量1500～2000ml,大便通畅。对于累及不同系统患者可进行相应对症治疗。毒血症状严重时,在有效控制贝纳克柯斯体前提下可酌情使用肾上腺皮质激素减轻毒血症状。

二、病原治疗

常用的包括四环素类、大环内酯类、氯霉素类及喹诺酮类。上述药物能明显改善症状,缩短病程,其中四环素类多西环素是本病首选药物,多在72小时内体温逐渐降至正常。多西环素成人剂量为每次100mg,每日2次,体重小于45kg儿童为2.2mg/kg,每日2次服用。阿奇霉素成人为每日0.25g,首剂加倍,总疗程为2～3周。有肝功能损害、8岁以下婴幼儿、孕妇或哺乳期妇女予以用复方新诺明。对于慢性Q热患者,可选用多西环素100mg,每日2次,联合羟氯喹200mg,每8小时一次。疗程标准时间为18个月。

【预后】

本病及时恰当治疗总体预后良好。急性Q热未经治疗患者病死率约为1%。而慢性Q热患者不及时治疗,其病死率高达25%～60%。通过及时有效(国外报道抗生素疗程至少18个月)治疗后其病死率可降至10%。

【预防】

一、管理传染源

牛、羊、猪等家畜、禽类及鼬齿动物是贝纳克柯斯体的自然宿主,管理传染源方面要注意家畜及家禽的管理,人畜分隔。做好灭鼠、灭蜱工作,对于感染的动物尸体、分泌物、排泄物行焚烧、高温消毒后深埋等处理。患者做好早期隔离,痰、粪便等排泄物做好消毒处理。

二、切断传播途径

本病主要通过呼吸道、消化道、接触及母婴等方式传播,因此从事野外活动人群做好个人防护,尽量扎紧袖口及裤口,身体外露部位捈擦防虫剂,戴好口罩。从事畜牧、乳制品行业、毛皮加工及实验室等高危人群工作中严格执行相关操作规程。来自疫区的畜牧牲口必须严格隔离观察30日以上,奶肉及毛皮等产品必要无害化处理,严格消毒灭菌。此外,勿生饮及生吃奶肉。

三、保护易感人群

针对从事畜牧、乳制品行业、毛皮加工及实验室工作人员等高危人群可考虑接种疫苗。接种疫苗前应先做皮试,若先前感染过贝纳克柯斯体患者不宜接种Q热疫苗,因为此时接种后免疫反应可能过强。针对疫区动物,亦可接种相应动物疫苗减少感染风险。

(盛吉芳　赵宏)

参考文献

1. Omsland A, Cockrell DC, Howe D, *et al*. Host cell-free growth of the Q fever bacterium *Coxiella burnetii*. Proc Natl Acad Sci USA, 2009, 106(11): 4430-4434.
2. Healy B, van Woerden H, Raoult D, *et al*. Chronic Q fever: different serological results in three countries-results of a follow-up study 6 years after a point source outbreak. Clin Infect Dis, 2011, 52(8): 1013-1019.
3. Karakousis PC, Trucksis M, Dumler JS. Chronic Q fever in the United States. J Clin Microbiol, 2006, 44(6): 2283-2287.
4. Bewley KR. Animal models of Q fever (*Coxiella burnetii*). Comp Med, 2013, 63(6): 469-476.
5. Roest HI, Bossers A, van Zijderveld FG, *et al*. Clinical microbiology of *Coxiella burnetii* and relevant aspects for the diagnosis and control of the zoonotic disease Q fever. Vet Q, 2013, 33(3): 148-160.

第六节　斑　点　热

斑点热(spotted fever)系由斑点热群立克次

体（spotted fever group *Rickettsiae*）中病原性立克次体感染所致的人兽共患的自然疫源性疾病。临床多有发热、皮疹、肌肉酸痛及头痛等，蜱是重要传播媒介，世界分布与本地生活的蜱、螨有关。包括立式立克次体（*Rickettsia ricdettsii*）所致的落基山斑点热、西伯利亚立克次体（*Rickettsiasibirica*）所致的北亚蜱传斑点热、康纳立克次体（*Rickettsia conorii*）所致的纽扣热（bountonneuse fever）、澳大利亚立克次体所致的昆士兰蜱传斑点热及小蛛立克次体所致的立克次体痘等。近年来，众多新立克次体所致的斑点热被相继发现，如巴西斑点热及俄国羔皮斑点热等。我国目前发现的包括北亚蜱传斑点热、黑龙江斑点热、内蒙古斑点热及虎林立克次体所致的五日热。

【病原学】

斑点热群立克次体为专性胞内寄生生物，属于立克次体属，病原体多呈短杆状或球形，革兰染色较浅，呈阴性，Giemsa 染色为紫蓝色。其形态与一般革兰阴性菌相似，包括细胞壁及细胞膜，其类脂含量高于一般细菌。含有耐高温的群特异性可溶性抗原及不耐高温的特异性颗粒性抗原。其分离培养可用豚鼠、鸡胚等接种培养，亦可采用相应细胞培养分离立克次体。豚鼠接种后，阴囊红肿反应阳性。

斑点热立克次体群立克次体对低温及干燥抵抗力较强，但对热、一般化学消毒剂敏感。对四环素类、大环内酯类及氯霉素等亦敏感。

【流行病学】

本病呈世界性分布，为自然疫源性疾病，多数经蜱叮咬在动物间流行，而小蛛立克次体主要通过血异皮螨（*Allodermanyssussanguineus*）在鼠间传播。人体进入该系统后受携带病原体的蜱、螨叮咬而感染。如北亚蜱传斑点热主要分布在北亚及西南亚的山区、农耕地区、草原牧区及林业地区，每年 3～10 月份是高峰；而落基山斑点热主要集中在美洲大陆，春夏季节为发病高峰，以儿童及青年多见；立克次体痘呈世界散在分布，城市多见，夏季多发。

一、传染源

斑点热群立克次体的主要宿主为啮齿类动物及某些脊椎动物，啮齿类动物中鼠最常见，立克次体痘的主要宿主是小家鼠。但纽扣热主要传染源为犬和其他脊椎动物，鼠相对少见。人作为传染源罕见。

二、传播途径

多数斑点热立克次体在宿主间主要通过蜱叮咬传播，形成“宿主→蜱”或“螨→宿主”的传播方式。当宿主死亡时，蜱叮咬人体斑点热立克次体入血引起人体感染，亦可以含有斑点热立克次体的蜱粪经破损的皮肤黏膜引起人体感染。含有斑点热立克次体的气溶胶被人体吸入后亦可导致人体感染。同时斑点热立克次体在蜱体内长期存活，主要分布在蜱的消化道内，其排泄物和唾液中含有斑点热立克次体。感染的蜱能通过交配方式将病原体传给对方，亦可经卵传给下一代幼虫。而小蛛立克次体在宿主间主要通过革螨中血异皮螨成虫叮咬传播，形成“鼠→螨→鼠”的传播方式，当鼠死亡时，血异皮螨若虫或成虫叮咬人体导致感染。血异皮螨主要有卵、幼虫、第一若虫、第二若虫及成虫五种形态，1～2 周完成生活周期，其中幼虫不进食，第一若虫、第二若虫及成虫吸食血。同时小蛛立克次体在螨体内长期存活，可经卵传给下一代幼虫。

三、易感人群

人群普遍易感，感染后可获得一定免疫力。初入疫区、小孩及从事户外工作的人员感染机会更高。

【发病机制和病理】

斑点热立克次体经破损的皮肤黏膜进入机体后，首先在局部淋巴管或小血管等的内皮细胞内增殖，随后经血管入血形成斑点热立克次体血症，到达不同器官导致不同病理改变，主要累及单核-吞噬细胞，包括血管、肺部、肝脏、肾脏及脾脏等。小血管受损可表现为内皮细胞变性、坏死、血管通透性增加及血栓形成等，继而出现组织器官肿胀、有效循环血容量不足引起低容量性休克及重要脏器的损害等。其中落基山斑点热血管损害更为明显，表现为血管壁节段性或圆形坏死，管腔狭窄，血栓形成，供血组织器官缺血坏死。

【临床表现及并发症】

本类疾病潜伏期多为 2～14 日，平均为 1 周左右。其中立克次体痘的潜伏期相对较长，为7～21日。除落基山斑点热外多为急性起病，无明显的前驱期症状。落基山斑点热在发病前1～3日可出现乏力、倦怠、食欲不振及畏寒等前驱期症状。其典型表现为畏寒、寒战、发热、皮疹及受累系统表现，其中落基山斑点热临床表现更为明显。

一、发热

多为急性起病，体温快速升高，可高达40℃，多呈弛张热，发热期间可伴畏寒、乏力、食欲不振、头痛及肌肉酸痛等不适。发热通常持续1～2周，部分落基山斑点热患者未经治疗是热程可达3周以上。体温消退后畏寒、乏力及头痛等症状逐渐消退。

二、皮疹

大部分患者在发热的2～4日开始出现皮疹，开始为斑丘疹。除落基山斑点热皮疹较重外，其他皮疹多较轻，很少累及内脏。

落基山斑点热患者85%～90%的患者可见皮疹。皮疹多呈离心性变化，在发热后2～5日内在前臂、足踝、手腕等处可见无痛性、粉红、小而扁平的皮疹，随后皮疹向躯干、颜面部发展，可累及全身。在皮肤踝部、腋窝等皮肤皱褶处可见散在出血点，严重时皮疹可融合成片，甚至形成淤斑。随着2～3周体温逐渐消退后皮疹可逐渐消退，部分出现色素沉着或脱屑。

立克次体痘形成皮疹多呈离心性发展，皮疹开始多见于躯干、腹部，随后向四肢发展，一般不累及足底及手掌。皮疹一般较轻，多散在，可逐渐演变为疱疹，疱疹周围有红晕，疱疹较硬，可结痂，1周左右消退后多无色素沉着。而北亚蜱虫斑点热皮疹亦多为向心性发展，纽扣热皮疹开始多为手臂，随后逐渐扩展全身，包括手掌及足底。

三、焦痂

除落基山斑点热外，多有无痛性溃疡或焦痂形成，伴周围淋巴结肿大、疼痛。落基山斑点热经革蜱叮咬后无焦痂或溃疡形成。

四、神经系统症状

患者多有明显头痛、肌肉酸痛及全身不适等，重症落基山斑点热患者易并发神经系统改变，表现为畏光、眼部疼痛、听力降低、烦躁不安、表情淡漠、偏瘫、小便失禁及昏迷等。

本病主要累及血管，形成不同程度的血管炎，其中以落基山斑点热血管损害更为明显，因此临床症状亦更重。本病最常见的并发症是中毒性肝炎，一般以转氨酶ALT、AST升高为主，临床症状多较轻，但落基山斑点热肝脏损害可能较重，可出现黄疸；重者血管阻塞，可导致组织缺氧坏死，累及肢体末端时可能出现坏疽，继发感染性休克等。

【实验室检查】

一、常规检查

白细胞计数正常或减少，部分落基山斑点热患者可出现红细胞、血小板减低。肝功能转氨酶ALT、AST水平升高，部分落基山斑点热患者可见胆红素升高、脑脊液蛋白轻度升高或有何细胞轻度升高。

二、血清学检查

斑点热立克次体外斐试验结果各异，北亚蜱传斑点热、立克次体痘外斐试验 OX_{19} 和 OX_2 可成阳性，而落基山斑点热及纽扣热等外斐试验多为阴性。酶联免疫吸附试验（ELISA）、补体结合实验及间接免疫荧光法（IFA）检测具有相对特异性，能区分不同斑点热立克次体。

三、分子生物学检测

目前主要针对斑点热立克次体外膜蛋白B（outer membrane protein B，ompB）基因序列设计探针和引物，采用实时定量PCR方法扩增后检测相应基因，在病程第1周即可检出阳性，但其结果受到抗生素使用的影响。其他分子生物学方法还有单克隆抗体和多克隆抗体蛋白免疫印迹、多聚酶链反应-限制性片段长度多态性分析（PCR-restriction fragment length polymorphism analysis，PCR-RFLP）、SDS-聚丙烯酰胺凝胶电泳、DNA同源性杂交、DNA酶切图谱及DNA序列分析等。

四、病原体分离培养

采取患者血液经腹腔注入豚鼠培养分离斑点热立克次体，亦可联合间接免疫荧光法检测对应斑点热立克次体抗原，达到早期诊断的目的。

【诊断及鉴别诊断】

患者发病前2～3周内曾到过疫区，有被蜱、螨等叮咬史，有典型发热、头痛、乏力及肌肉酸痛等表现，实验室检查发现血常规无明显异常伴肝功能轻度升高要考虑本病可能。结合补体结合实验、ELISA、间接免疫荧光法（IFA）检测特异性抗体，亦可采用PCR方法检查其相应核酸或豚鼠接种分离对斑点热立克次体进一步明确。

常见斑点热立克次体引起的斑点热如表15-5-1所示，立克次体痘应注意与水痘、疱疹病毒感染等鉴别，落基山斑点热应与败血症及免疫性血管炎等鉴别。

表15-5-1　常见斑点热的鉴别

鉴别要点		落基山斑点热	北亚蜱传斑点热	纽扣热	立克次体痘
病原体		立式立克次体	西伯利亚立克次体	康纳立克次体	小蛛立克次体
主要宿主		鼠	鼠	犬	小家鼠
传播媒介		蜱	蜱	蜱	血异皮螨
易感人群		成人、野外工作者	儿童、野外工作者	野外工作者	普遍易感
临床表现	前驱表现	乏力、食欲不振、畏寒等	无	无	无
	热程	长，可超过3周	8～10日	2周以上	1周左右
	皮疹	离心性发展	向心性发展	散在	离心性发展
	焦痂	无	有	有	有
外斐试验（凝集素 OX_{19}/OX_2）		阴性	可阳性	阴性	可阳性
并发症		多而重	少	少	少
不治疗预后		较差	好	较好	好

【治疗】

包括对症支持治疗及病原体治疗。

一、一般对症支持治疗

急性期注意休息，严重时要卧床，注意口腔护理及防压疮护理，补充半流质或流质高热量食物，适当增加维生素B族及维生素C，适当补充水分，大小便通畅。保持电解质、酸碱平衡，对于累及到不同系统患者可进行相应对症治疗。落基山斑点热毒血症状严重时，在有效控制立式立克次体的前提下可酌情使用肾上腺皮质激素减轻毒血症状。

二、病原治疗

常用的包括四环素类、大环类酯类、氯霉素类和喹诺酮类。上述药物能明显改善症状，缩短病程，其中四环素类多西环素可作为本病首选，用药后多在72小时内体温逐渐降至正常。多西环素成人剂量为每次100mg，每日2次，体重小于45kg儿童为2.2mg/kg，每日2次；罗红霉素成人每日300mg，儿童每日100～200mg，分2次服用；阿奇霉素成人为每日0.25g，首剂加倍。总疗程为8～10日，对于重症落基山斑点热患者可根据需要适当延长疗程。有肝功能损害、8岁以下婴幼儿、孕妇或哺乳期妇女禁用多西环素。斑点热患者禁用磺胺类药物，因其有促发立克次体生长繁殖风险。

【预后】

除落基山斑点热外大多预后较好。累及中枢神经系统的落基山斑点热预后相对较差，约有0.5%～5%的重症患者死于休克、多脏器衰竭。

【预防】

具体包括管理传染源，切断传播途径及保护易感人群。

一、管理传染源

本病主要传染源为鼠，因此防鼠、灭鼠是关键，同时蜱、螨既是宿主，又是传播媒介，故应清除杂草，减少蜱、螨等滋生，必要时予以杀虫剂喷洒。要做好消灭蜱、螨工作。由于犬等动物亦可作为自然宿主，因此还要注意家畜的管理，人畜分隔。

二、切断传播途径及保护易感人群

本病主要通过蜱、螨的成虫或若虫叮咬人体感染，从事野外活动人群做好个人防护，尽量扎紧袖口、裤口，身体外露部位搽擦防虫剂，戴好口罩。本病目前缺乏有效疫苗，对于高危人群，初次进入疫区，可预防性服用多西环素预防。

（盛吉芳　赵宏）

参 考 文 献

1. Folkema AM, Holman RC, McQuiston JH, *et al*. Trends in clinical diagnoses of Rocky Mountain spotted fever among American Indians, 2001-2008. Am J Trop Med Hyg, 2012, 86(1):152-158.
2. Moncayo AC, Cohen SB, Fritzen CM, *et al*. Absence of *Rickettsia rickettsii* and occurrence of other spotted fever group rickettsiae in ticks from Tennessee. Am J Trop Med Hyg, 2010, 83(3):653-657.
3. Baltadjiev IG. Clinical, epidemiological and pathogenetic aspects of tick-borne rickettsiosis: Mediterranean spotted fever. Folia Med (Plovdiv), 2013, 55(2):94-96.
4. Chaudhry MA, Scofield RH. Atypical Rocky Mountain spotted fever with polyarticular arthritis. Am J Med Sci, 2013, 346(5):427-429.
5. Wood H, Artsob H. Spotted fever group rickettsiae: a brief review and a Canadian perspective. Zoon Public Health, 2012, 59 (Suppl 2):65-79.
6. Switaj K, Chmielewski T, Borkowski P, *et al*. Spotted fever rickettsiosis caused by *Rickettsia raoultii*--case report. Przegl Epidemiol, 2012, 66(2):347-350.

第七节　埃利希体病

埃利希体病（ehrlichiosis）亦称埃立克体病，系埃利希体（*Ehrlichia*）经蜱叮咬人体后所致的人兽共患的自然疫源性疾病。临床表现为发热、头痛及肌肉关节酸痛等，皮疹相对较少见。大多预后较好。

【病原学】

埃利希体目前发现有10余种，能感染人的主要有4种，即查菲埃利希体（*Ehrlichia chaffeensis*）、尤因螨（伊文）埃利希体（*Ehrlichia ewingii*）、犬埃利希体（*Ehrlichia canis*）及鼠埃利希体（*Ehrlichia muris*）。埃利希体为革兰染色阴性的专性细胞内寄生生物，形态多样，直径0.2～1.0μm，其细胞壁内膜与外膜厚度一致，含有20多种抗原。根据2001年细菌16S rRNA分类，将埃利希体归于无形体科。埃利希体主要入侵人体单核-吞噬细胞及中性粒细胞，并在上述细胞的细胞质种形成包涵体，靠近细胞膜，其中查菲埃利希体多集合成桑葚状。

【流行病学】

本病散在分布，美洲、欧洲及亚洲均有报道，其分布区域主要与蜱活动区域一致。其中犬埃利希体多见于委内瑞拉，而鼠埃利希体主要见于前苏联地区，2009年，美国威斯康星州及明尼苏达州发现鼠埃利希体感染人的报道。在中国本病病原体主要为查菲埃利希体。本病有明显季节性，我国夏秋季高发。

埃利希体自然宿主包括人、犬、牛、羊、鹿、狐猴及鼠等。本病主要经蜱叮咬传播。目前发现能够传播本病的蜱虫包括美洲钝眼蜱（*Amblyomma ammericanum*）、变异革蜱（*Dermacentor variabilis*）及全沟硬蜱（*Ixodes persulcatus*）等。蜱虫叮咬动物时，埃利希体随血液进入蜱体内，当含有埃利希体的蜱再次叮咬人体后，埃利希体进入人体导致相应疾病。人群普遍易感，中年人更多见，男性多于女性。职业方面以农民、地质勘测人员及丛林战士等从事野外活动者易感。

【发病机制和病理】

埃利希体经蜱叮咬进入人体后首先经过淋巴管或微血管系统进入淋巴结、肝、脾、骨髓等单核-吞噬细胞系统的组织及器官。在单核-吞噬细胞内增殖，引起宿主细胞损害，诱发免疫系统反应。其病理改变为组织细胞损伤、坏死及肉芽肿形成。

【临床表现及并发症】

本病潜伏期7～21日，多无前驱症状，突然起病，体温迅速升高，寒战、头痛及肌肉酸痛不适。本病主要累及单核-吞噬细胞系统的细胞组织和器官，因此几乎可累及所有脏器。累及消化系统可表现为食欲减退、恶心呕吐及腹泻腹痛等；累及呼吸系统可表现为咳嗽咳痰，严重时可出现咯血及呼吸困难等；累及骨髓可加重外周血三系（红细胞、白细胞及血小板）减少；累及中枢神经系统损害可表现为剧烈头痛、嗜睡、视力模糊、颈项强直及癫痫发作等。

【实验室检查】

一、常规检查

实验室检查多有白细胞、淋巴细胞及血小板减少，其中以血小板减少更为明显，严重时可减少至50×10^9/L。血生化多有不同程度的转氨酶升高。累及肾脏可出现肌酐、尿素氮升高，蛋白尿及血尿。

二、血清学检查

最常用的是间接免疫荧光实验（IFA）检测患者外周血单核-吞噬细胞中的DH_{82}或TH_{P1}抗原，病程第一周检出率为20%～44%，第二周检测率为68%～90%，3周以后检出率大于90%，6～12周后阳性率开始降低。免疫组化方法特异性高但敏感性低。

三、分子生物学检测

目前主要针对埃利希体16S rRNA基因序列设计探针及引物，采用PCR方法扩增检测相应基因，其灵敏度高达60%～90%，但其检测结果受到多西环素治疗影响，因此采取标本应在治疗前留取。

四、病原体分离培养

最直接的方法就是采取早期患者外周血，涂片后予以瑞特染色（Wright-stained），然后光学显微镜观察；在单核-吞噬细胞或粒细胞的细胞质种可发现斑点状病原体，其检出率为25%～75%。

可采取患者血液、脑脊液、骨髓等标本体外培养，但伊文埃利希体目前体外培养困难。查菲埃利希体目前多用HD82单层细胞接种培养，但生长缓慢，血涂片光学显微镜下能见桑葚样包涵体大约1月左右。动物接种方面可用患者血液注入小鼠腹腔，1周后取鼠学或脏器组织匀浆接种于HD82单层细胞接种培养后分离病原体。

【诊断及鉴别诊断】

根据流行病学资料、临床表现可初步判定，其血涂片、血清学及PCR等方法可做出诊断。本病要注意与莱姆病及落基山斑点热等鉴别。

【治疗和预后】

包括对症支持治疗及病原体治疗。对症支持治疗与其他立克次体病相同。药物方面可选四环素、多西环素、氯霉素、米诺环素及利福平等。四环素成人剂量每日2g，分3～4次口服；多西环素成人首剂每日400mg，以后为每日200mg，分2次服用；儿童首剂每日4mg/kg，随后为每日2～4mg，分1～2次服用。

本病总体预后较好。老年患者并发重症肺炎、DIC、再生障碍性贫血及中枢神经系统疾病者预后相对不佳。

【预防】

预防本病的关键是灭蜱。切断传播途径方面，要消灭清除蜱虫，保持居住环境卫生，减少螨虫滋生；由于本病好发于农民、伐木工人及其他从事野外工作者，因此上述高危人群户外作业时尽量扎紧袖口、裤口，身体外露部位搽擦防虫剂。

（盛吉芳）

参考文献

1. Pritt BS，LM Sloan，Johnson DK，*et al*. Emergence of a new pathogenic *Ehrlichia* species，Wisconsin and Minnesota，2009. N Engl J Med，2011，365（5）：422-429.
2. Dumler JS，JE Madigan，Pusterla N，*et al*. *Ehrlichioses* in humans：epidemiology，clinical presentation，diagnosis，and treatment. Clin Infect Dis，2007，45（1）：45-51.
3. Jaworski DC，Bowen CJ，Wasala NB. A white-tailed deer/lone star tick model for studying transmission of *Ehrlichia chaffeensis*. Vector Borne Zoonotic Dis，2013，13（3）：193-195.
4. Nazari M，Lim SY，Watanabe M，*et al*. Molecular detection of *Ehrlichia canis* in dogs in Malaysia. PLoS Negl Trop Dis，2013，7（1）：e1982.

第八节　人粒细胞无形体病

人粒细胞无形体病（human granulocytic anaplasmosis，HGA）系由嗜吞噬细胞无形体（anaplasma phagocytophilum），曾称为人粒细胞埃立克体（human granulocytic *Ehrlichiae*）感染所致的蜱传立克次体病，主要累及人体中性粒细胞，以发热伴白细胞、血小板减少及多脏器功能损害为主要临床表现。自1994年美国报道首例人粒细胞无形体病病例以来，近年来美国每年报道病例约600～800人。2006年，我国安徽省首次确诊人粒细胞无形体病病例，近来山东等省亦有病例报道。

【病原学】

嗜吞噬细胞无形体属于立克次体目、无形体科、无形体属(*Anaplasma*)。无形体科系一类主要感染白细胞的专性细胞内寄生革兰阴性小球杆菌,其中对人致病的病原体主要包括无形体属的嗜吞噬细胞无形体、埃立克体属(*Ehrlichia*)的查菲埃立克体(*E. chaffeensis*)及埃文埃立克体(*E. ewingii*)、新立克次体属(*Neorickettsia*)的腺热新立克次体(*N. sennetsu*),分别导致人粒细胞无形体病、人单核细胞埃立克体病(Human monocytic ehrlichiosis,HME)、埃文埃立克体感染及腺热新立克次体病。1995 年,Goodman 等从患者的血标本分离到该种嗜粒细胞病原体,将它非正式命名为人粒细胞埃立克体,其所致疾病称为人粒细胞埃立克体病。后经 16S rRNA 基因序列的系统发育分析,发现该种嗜粒细胞病原体与无形体属最相关,因此,将其归于无形体属的一个新种,命名为嗜吞噬细胞无形体,其所致疾病亦改为人粒细胞无形体病。

一、形态结构及培养特性

嗜吞噬细胞无形体呈球状多型性,革兰染色阴性,主要寄生于粒细胞的胞质空泡内,以膜包裹的包涵体形式繁殖。用 Giemsa 法染色,嗜吞噬细胞无形体包涵体在胞质内染成紫色,呈桑葚状。嗜吞噬细胞无形体为专性细胞内寄生菌,缺乏经典糖代谢途径,依赖宿主酶系统进行代谢及生长繁殖,主要侵入人中性粒细胞。

二、遗传及表型特征

嗜吞噬细胞无形体的基因组为 1 471 282 个碱基对,G+C 含量为 41.6%,含有 1369 个编码框(ORF)。特征性基因为 msp2 以及 AnkA 基因,100% 的菌株具有 msp2,70% 的菌株具有 AnkA 基因。

【流行病学】

在美国,该病分布与莱姆病分布较一致,因为两者具有共同传播蜱媒介-全沟硬蜱群。在我国除全沟硬蜱群成员外,其他种类的蜱很可能是该病传播媒介。

一、宿主动物与传播媒介

主要宿主有小啮齿动物如美国的白足鼠、暗足木鼠及欧洲、亚洲的姬鼠等,此外,在欧洲发现红鹿、牛、山羊均可持续感染无形体。我国的储存宿主尚待进一步调查。

二、传播途径

主要通过蜱叮咬传播。直接接触危重患者或带菌动物的血液等体液亦可能导致传播,我国黑龙江、内蒙古及新疆等地的全沟硬蜱中检测到人粒细胞无形体核酸。

三、人群易感性

人类普遍易感,各年龄组均可感染发病。高危人群主要为接触蜱等传播媒介的人群,如疫源地(主要为森林、丘陵地区)的居民、劳动者及旅游者等。世界范围内,人群血清流行率平均为 5.9%。在美国流行地区高达 35.6%。我国天津地区该病流行率为 8.8%,而海南高达 39.7%。

四、地理分布及发病季节特点

目前在我国安徽、天津、山东、黑龙江、内蒙古、新疆及海南均有本病报道。该病与莱姆病的地区分布相似,我国莱姆病流行区亦应关注此病。该病全年均有发病,发病高峰为 5 ~ 10 月。不同国家报道略有差异,多集中在当地蜱活动较为活跃月份。

【发病机制及病理】

病理改变包括多脏器周围血管淋巴组织炎症浸润、坏死性肝炎、脾及淋巴结单核-吞噬细胞系统增生等,主要与免疫损伤有关。嗜吞噬细胞无形体感染中性粒细胞后,可影响宿主细胞基因转录、细胞凋亡,细胞因子产生紊乱、吞噬功能缺陷,导致免疫病理损伤。

【临床表现】

潜伏期一般为 7 ~ 14 日(平均 9 日)。

常急性起病,主要表现为发热(多为持续性高热,可高达 40℃以上)、全身不适、乏力、头痛及肌肉酸痛,约一半患者有消化道症状如恶心、呕吐、厌食及腹泻等。部分患者伴有咳嗽、咽痛,可出现意识障碍。体格检查可见表情淡漠,相对缓脉,少数患者可有浅表淋巴结肿大及皮疹。可伴有心、肝、肾等多脏器功能损害,并出现相应的临床表现。

重症患者可有间质性肺炎、肺水肿、急性呼吸窘迫综合征及继发细菌、病毒及真菌等感染。少数患者可因严重的血小板减少及凝血功能异常，出现皮肤、肺、消化道等出血表现，如不及时救治，可因呼吸衰竭、急性肾衰等多脏器功能衰竭及弥散性血管内凝血死亡。

老年患者、免疫缺陷患者及进行肾上腺皮质激素治疗者感染本病后病情多较危重。

【实验室检查】

外周血象白细胞、血小板减少可作为早期诊断的重要线索。患者发病第一周即表现有白细胞减少，多为 $1.0 \sim 3.0 \times 10^9/L$；血小板降低，多为 $30 \sim 50 \times 10^9/L$。可见异型淋巴细胞。尿常规可出现蛋白尿、血尿及管型尿。

血生化检查：肝、肾生化检查异常；心肌酶谱升高；少数患者出现血淀粉酶、尿淀粉酶和血糖升高。部分患者凝血酶原时间延长，纤维蛋白原降解产物升高。可有血电解质紊乱，如低钠、低氯、低钙等。少数患者亦有胆红素及血清蛋白降低。

【并发症】

感染中毒性休克、心肌炎、机会性感染、急性肾衰竭、急性呼吸窘迫综合征、弥散性血管内凝血（DIC）及多脏器功能衰竭等。

【诊断和鉴别诊断】

依据流行病学史、临床表现及实验室检测结果进行诊断：①流行病学史：发病前2周内有被蜱叮咬史；在有蜱活动的丘陵、山区（林区）工作或生活史；直接接触过危重患者的血液等体液；②临床表现：急性起病，主要症状为发热（多为持续性高热，可高达40℃以上）、全身不适、乏力、头痛、肌肉酸痛及恶心、呕吐、厌食、腹泻等。个别重症病例可出现皮肤瘀斑、出血，伴多脏器损伤、弥散性血管内凝血等；③实验室检测：早期外周血象白细胞、血小板降低，严重者呈进行性减少，异型淋巴细胞增多；末梢血涂片镜检中性粒细胞内可见桑葚状包涵体；谷丙（丙氨酸氨基转移酶，ALT）和（或）谷草（天冬氨酸氨基转移酶，AST）转氨酶升高。急性期血清间接免疫荧光抗体（IFA）检测嗜吞噬细胞无形体IgM抗体阳性或全血或血细胞标本PCR检测嗜吞噬细胞无形体特异性核酸阳性，或分离到病原体。

该病需要与多种疾病鉴别。其他蜱传立克次体病如斑疹伤寒、恙虫病、斑点热及肾综合征出血热等病毒性出血热，血液系统疾病，风湿免疫性疾病，钩端螺旋体病，莱姆病及病毒性肝炎等。

【治疗】

一、病原学治疗

（一）四环素类抗生素

强力霉素，为首选药物，应早期、足量使用。成人口服：每次0.1g，每日2次，必要时首剂可加倍。8岁以上儿童常用量：首剂4mg/kg，之后每次2mg/kg，每日2次。一般病例口服即可，重症患者可考虑静脉给药。亦可应用四环素，氯霉素等治疗。治疗疗程不少于7日，一般用至退热后至少3日，或白细胞及血小板计数回升，各种酶学指标基本正常，症状完全改善。早期使用强力霉素或四环素等药物，一般可在24～48小时内退热。

（二）利福平

儿童对强力霉素过敏或不宜使用四环素类抗生素者，可用利福平治疗，成人450～600mg，儿童10mg/kg，每日1次，口服。

（三）喹诺酮类

可试用左氧氟沙星等治疗，但缺乏实际应用经验。磺胺类药有促进病原体繁殖作用，应禁用。

二、支持对症治疗

患者应卧床休息，高热量、适量维生素、流食或半流食，多饮水，注意口腔卫生，保持皮肤清洁。

对病情较重患者，应补充足够液体及电解质，以保持水、电解质和酸碱平衡；体弱或营养不良、低蛋白血症者可给予胃肠营养、新鲜血浆、白蛋白及丙种球蛋白等治疗；对高热者可物理降温，必要时使用药物退热；对有明显出血者，可输血小板、血浆；对合并有弥散性血管内凝血者，可早期使用肝素；对粒细胞严重低下患者，可用粒细胞集落刺激因子。

三、预防和治疗各种严重并发症

预防及治疗急性肾衰竭，DIC，及早应用抗生素治疗继发感染，注意机会性感染发生。慎用肾上腺皮质激素治疗。

【预后】

本病病死率低于1%，如能及时处理，绝大多数患者预后良好。如合并败血症、中毒性休克、中毒性心肌炎、急性肾衰竭、急性呼吸窘迫综合征、DIC及多脏器功能衰竭等严重并发症的患者，易致死亡。

（王贵强）

参考文献

1. Thomas RJ, Dumler JS, Carlyon JA. Current management of human granulocytic anaplasmosis, human monocytic ehrlichiosis and *Ehrlichia ewingii* ehrlichiosis. Expert Rev Anti Infect Ther, 2009, 7(6): 709-722.
2. Jin H, Wei F, Liu Q, *et al*. Epidemiology and control of human granulocytic anaplasmosis: a systematic review. Vector Borne Zoonotic Dis, 2012, 12(4): 269-274.
3. Dumler JS, Madigan JE, Pusterla N, *et al*. Ehrlichioses in humans: epidemiology, clinical presentation, diagnosis, and treatment. Clin Infect Dis, 2007, 45(Suppl 1): S45-51.

第九节　附红体感染

附红体病（eperythrozoonosis）系由附红细胞体（*Eperythrozoon*）感染人体和多种脊椎动物所致的一类人兽共患性疾病，多为隐性感染，部分患者可出现发热、乏力、嗜睡等，严重时可有贫血、黄疸及肝脾、淋巴结肿大等表现。

【病原学】

附红细胞体简称附红体，是一种介于原虫和立克次体之间的单细胞性原核生物，因可寄生于动物及人的红细胞表面被称为附红细胞体。不同生物红细胞表面的附红体名称各异，目前感染人的附红体主要包括绵羊附红细胞体（*Eperythrozoon ovis*）、猪附红细胞体（*Eperythrozoon suis*）、类球状附红细胞体及温氏附红细胞体（*Eperythrozoon wenyoni*）。附红体曾被归为立克次体目，根据16S rRNA测序分析附红体与支原体关系更近，2002年将其归为支原体目。

附红体主要寄生于外周血、骨髓红细胞表面，少量游离。体积大小不一，直径0.3～1.5μm；电镜下形态多样，多为球形、环形、圆形，少数呈短杆状、半月状、顿号形、逗点形等。大型附红体通过纤丝附着于红细胞表面，附红体表为单层生物膜，附红体内可见类核糖体，未见明显细胞壁及其他细胞器。不同状态下附红体运动能力不同，悬液中的单个附红体运动活跃，呈翻滚或扭转运动；骨髓悬液中运动较弱，仅有小幅度摆动及扭动；一旦附在红细胞表面运动即停止。

附红体对干燥环境及多数消毒剂抵抗力较弱，60℃环境中1～3分钟即可使附红体失去致病活性，100℃沸水中1分钟即可灭活；一般消毒剂几分钟即可杀死，在酸性溶液中活性反而增强。对低温抵抗力较强，在4℃的血液中可存活1个月，不受红细胞溶解的影响，在低温冷冻情况下附红体可存活数年之久。附红细胞体外培养条件十分苛刻，目前还不能在体外直接分离及传代，需要在活细胞内生长繁殖。

【流行病学】

附红体病呈世界性分布，早期主要报道在脊椎动物体内分离出附红体，直至1986年才首次在人体发现附红体。我国于1981年首次在畜、禽中发现附红体，而首次在人体发现附红体是1991年。附红体病曾在江苏、广东、广西、甘肃、宁夏、云南、新疆、内蒙古等多个地区流行。人群中不同地区及职业中发病率不一致，国内报道感染率0～97.29%不等，本病感染率虽较高，但发病率较低。不同人群中，老人、小孩及牧民中感染率较高；不同季节中夏秋季发病率相对较高。

一、传染源

含有附红体的人及动物均可传染本病。在人群和动物间，由于隐性感染率高，因此携带者作为传染源更易被忽视。同时人在患附红体病治愈后数年内仍可携带一定数量附红体，因此治愈患者短期内亦可作为本病传染源。附红体可长时期寄居于动物体内，病愈后的动物可终生携带。

二、传播途径

本病具体传播途径尚不清楚，目前认为可能主要通过血液传播及母婴垂直传播，而动物之间、人与动物之间亦可能通过直接接触传播，吸血昆虫如伊蚊、库蚊、虱、蚤及蠓等叮咬亦可能导致本病传播。

三、易感人群

不同年龄及人群中感染率不一致，一般情况下老年、小孩及其他免疫力缺损者更易感染本病；而不同职业人群中，经常接触畜牧的人群发病率相对较高。

【发病机制和病理改变】

附红体感染机体后，多呈潜伏状体，在机体免疫力低下情况下开始可在此激活引起相应临床症状。大附红体可通过纤丝附着于成熟红细胞上，引起红细胞膜的结构及通透性发生改变，使红细胞膜的变形性及可塑性消失，从而导致红细胞体积增大、溶解，附红体本身并不进入红细胞体内。附红体除了引起红细胞机械损害外，其虫体抗原、某些红细胞抗原暴露刺激单核-吞噬细胞系统增生，引起机体产生自身抗体，使附红体及红细胞受到破坏，导致机体贫血、黄疸、发热等。同时贫血又刺激造血器官，动员骨髓造血活动增加，引起外周血网织红细胞增多，而某些情况下造血原料缺乏，可出现巨红细胞症，红细胞大小不均，多染细胞增多，有核红细胞出现等病态变化。

附红体病病理改变主要为溶血性表现，包括红细胞破坏增加引起红细胞比容减少，血液稀薄，凝血异常，出血倾向明显。胃肠黏膜、脏器出血表现，肝脾及淋巴结肿大，部分患者可出现脾脏出血性梗死、淋巴结水肿出血等。

【临床表现及并发症】

附红体感染机体后，多呈潜伏状体，在机体免疫力低下情况下开始可再次激活引起体内附红体大量增殖，当感染到一定比例可能引起相应临床症状。一般情况下，附红体感染红细胞的比例小于 30% 时多为潜伏或隐性感染，感染比例在 30% 以上可引起发热、黄疸等临床表现，而感染比例超过 60% 可能引起严重症状，严重时可能危及生命。

一、发热

体温可在 37.5～40℃，伴出汗；轻症患者多为轻中度发热，而重症患者体温可高达 40℃。热型不规则，可稽留高热。

二、溶血性贫血

患者可表现为乏力、嗜睡、精神萎靡，皮肤巩膜黄染，尿色加深，严重时可出现浓茶尿。

三、淋巴结脏器肿大

肝脾、淋巴结肿大，尤其是颈部浅表淋巴结肿大较明显。

四、其他

患者可出现皮疹、出血、腹痛、腹泻、脱发、四肢关节酸痛等不适，婴幼儿可出现腹泻、食欲减退等表现。

【实验室及辅助检查】

一、常规检查

血常规检查白细胞计数多数正常，可有异常淋巴细胞；红细胞计数、红细胞比容及血红蛋白降低，网织红细胞计数增加；部分患者可有血小板降低。肝功能可有胆红素升高，间接胆红素升高为主，而转氨酶可正常。血糖及镁离子可降低。粪便隐血可阳性。Coombs 实验、Hams 实验可呈阳性。

二、病原学检查

（一）涂片染色检查

取末梢血 1 滴于载玻片上，制成薄血片，固定后予以 Giemsa 或瑞氏染色，加盖玻片后显微镜下观察。Giemsa 染色呈褐色，而瑞氏液将附红体染成紫红色。400～600 倍下找到附红体后，在油镜（1000 倍）下观察附红体形态、大小和计数。

临床上亦可直接取外周血 1 滴与载玻片上，予以等量生理盐水或抗凝液混合均匀后盖上盖玻片，直接在显微镜下找附红体，400～600 倍显微镜下附红体可呈闪亮小体，在血浆中移动，靠近红细胞后活动减弱。

涂片染色检查仍是目前诊断附红体病最简单、直接、有效的方法。一般情况下，油镜下 100 个红细胞，感染附红体的红细胞数<30 个为轻度感染；30～60 个为中度感染；>60 个为重度感染。但该分类与临床表现不一定完全相符，部分患者附红体感染红细胞数远大于 60 个，可仍无明显临床表现。

（二）动物接种

用疑似患者的血液接种于健康的小鼠、兔、鸡或鸡胚等体内，接种后观察其表现，并采血涂片染色检查附红体。但此法时间较长，可用于某些难以确诊的病例。

（三）血清学检测

目前可用的检测方法包括补体结合试验（CFT）、间接血凝试验（IHA）、酶联免疫吸附试验

(ELISA)、双抗体 ELISA 和荧光抗体试验(IFA)等方法检测特异性 IgM 和 IgG。

(四) 分子生物学检测

目前主要针对不同附红体 16s RNA 基因序列设计引物,采用 DNA 杂交及 PCR 扩增技术检测不同种属的附红体,该方面可相对快速、灵敏的检测附红体感染。

【诊断及鉴别诊断】

如患者曾到过牧区,出现不能解释的发热、贫血、黄疸及淋巴结肿大等症状,应当考虑本病,血常规提示贫血,网织红细胞计数增高,实验室检查可见溶血性黄疸特征,外周血附红体涂片检测或染色检测找到附红体可确诊。

由于本病可表现为长期发热、贫血、肝脾大,容易被误诊为疟疾、黑热病等;婴幼儿可表现为腹痛、腹泻、贫血等,容易误诊为感染性腹泻。长期溶血性贫血,可引起病态造血表现从而误诊为血液系统疾病。同时外周血涂片或染色检测找附红体时,亦要注意与疟原虫、巴通体等鉴别,疟原虫主要寄生于红细胞体内,而附红体不进入红细胞内;巴通体主要寄生在血浆中,较少附着在红细胞表面,有时附红体和巴通体涂片难以鉴别,可用免疫学方法或分子生物学技术进行鉴别。

【治疗】

主要包括对症支持治疗及病原体治疗。

一、对症支持治疗

对于严重贫血的患者可输红细胞,同时补充铁剂、叶酸、维生素 B_{12} 等。对于溶血性贫血明显时适当补液,碱化尿液减少胆红素对肾小管的损伤。胆红素升高的患者可选用腺苷蛋氨酸、磷脂酰胆碱等护肝退黄治疗。

二、病原治疗

附红体对多种抗生素敏感,包括四环素类、氨基糖苷类及喹诺酮类,但对青霉素、链霉素等不敏感。选用敏感抗生素治疗后多在 72 小时体温明显降低,疗程一般 7 ~ 10 日。临床常用的多西环素每日 2 次,每次 100mg(8 岁以下儿童不宜)、阿米卡星肌内注射或静脉滴注,每日 1 次,每次 400 ~ 800mg,或左氧氟沙星 200mg 每 12 小时静脉点滴。

【预后】

本病总体预后良好。

【预防】

本病具体传播途径有待进一步明确,但通过对畜牧筛查、消灭吸血昆虫等对本病的感染有一定预防作用。具体包括管理传染源,切断传播途径及保护易感人群。由于隐性感染的猪、牛、羊、马及鼠等是本病主要的传染源,控制传染源方面对于感染附红体的家畜要及早治疗、隔离,可能感染的鼠要消灭;切断传播途径方面,要消灭、清除吸血昆虫,保持居住环境卫生,清除丛生杂草,减少蚊虫滋生;同时要管理好牧区血液及血制品,减少血液传播本病风险;牧区工作人员在野外工作时,尽量扎紧袖口、裤口,身体外露部位涂擦防虫剂减少蚊虫叮咬。

(盛吉芳)

参 考 文 献

1. 马亦林,李兰娟. 传染病学. 上海:上海科学技术出版社,2011.
2. Huang DS, Guan P, Wu W, *et al*. Infection rate of *Eperythrozoon* spp. in Chinese population:a systematic review and meta-analysis since the first Chinese case reported in 1991. BMC Infect Dis, 2012, 12:171-178.
3. Grazziotin AL, Santos AP, Guimaraes AM, *et al*. *Mycoplasma ovis* in captive cervids: prevalence, molecular characterization and phylogeny. Vet Microbiol, 2011, 152(3-4): 415-419.

第十六章

支原体感染

第一节　概　　述

支原体(mycoplasma)系一类介于病毒与细菌之间的原核细胞微生物。法国 Nocard 及 Roux 于 1898 年首先从牛传染性胸膜肺炎病灶中发现,命名为胸膜肺炎微生物(pleuropneumonia organism, PPO),其后从多种禽类、家畜中分离出类似微生物。1962 年 Chanock 及 Hayflick 在人工培养基上分离出伊藤(Eaton)命名为肺炎支原体(*M. pneumonia*,Mp)。支原体属于柔膜体纲(*Molicute*)、支原体目(*Mycoplasmatales*),其下分为支原体科(*Mycoplasmataceae*)、无胆甾原体科(*Acholeplasmataceae*)及螺原体科(*Spiroplasmataceae*)三个科。支原体科分为四个属:①支原体属(*Mycoplasma*),包括 119 种,近年根据 DNA 测序、PCR 扩增及 16S rRNA 分析将附红细胞体(*Eperythrozoon*)亦归入此属;②脲原体属(*Ureaplasma*)包括 7 个种;③血虫体属有 5 个种;④血巴尔通体属有 3 个种。

支原体在自然界广泛存在,从人体、动物、植物、昆虫及组织培养物中分离到寄生性支原体,从污水及土壤中能分离到腐生性支原体。迄今发现支原体达 190 多种,其中 15 个种可对人致病。有明确致病作用的 5 种为肺炎支原体(Mp)、人型支原体(*M. hominis*,Mh)、生殖支原体(*M. genitalium*,Mg)、发酵支原体(*M. fementens*,Mf)及解脲脲原体(*Ureaplasma urealyticum*,Uu)。近年电镜及分子微生物学技术确定了某些难以培养分离的支原体,如穿透支原体(*M. penetrans*,Mpe)及梨支原体(*M. pirum*,Mpi)等,均属于支原体属。

支原体无细胞壁,有可塑性,形态高度多形性,基本形态为球形、双球形及丝状,有时呈棒状、星状、环状及哑铃状等。不易被革兰染料着色;Giemsa 染色 3 小时以上着色较好,呈淡紫色。支原体超微结构简单,仅有 3 层结构的外膜,厚约 7.5~10nm,内、外层为蛋白质及多糖复合物,中层为脂质,胞质内含双链 DNA 及 RNA,以二分裂法繁殖。多为兼性厌氧。生长慢,常在含 5%~10% CO_2、80%~90% 湿度条件下生长良好。其细胞中主要成分需从外界摄取,营养要求高。支原体多在固体培养基上形成“荷包蛋”或“油煎蛋状”集落(图 16-1-1)。培养基常以牛心浸液为基础,加 10%~20% 动物血清及 10% 鲜酵母浸液,动物血清提供胆固醇、磷脂酸及蛋白质,酵母浸液提供核苷前体、维生素及刺激生长的某些成分。胎牛血清对培养难度大的支原体培养效果好,生长最佳 pH 为 7.6~8.0。以支原体对糖酵解作用将其分为发酵葡萄糖型及非发酵型两类。常见支原体生化反应特点见表 16-1-1。

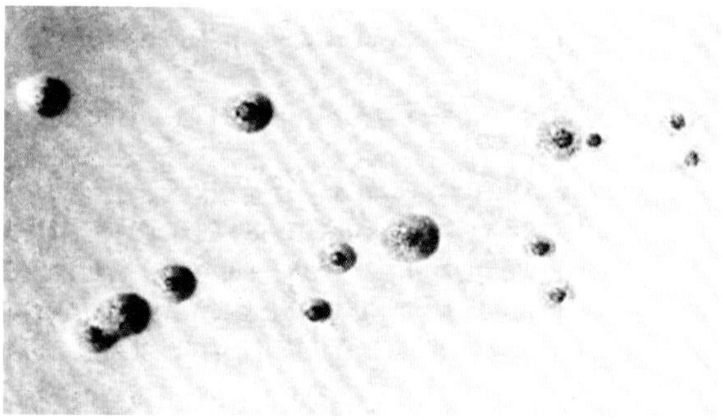

图 16-1-1　Mpe 的“油煎蛋状”集落

表 16-1-1　人体常见支原体的生化反应特点

生化反应	人型支原体	唾液支原体	口腔支原体	发酵支原体	肺炎支原体	解脲脲原体
发酵葡萄糖	-	-	-	+	+	-
分解精氨酸	+	+	+	+	-	-
分解尿素	-	-	-	-	-	+
吸附红细胞	-				+	-

支原体易被脂溶剂、清洁剂、常用消毒剂(如酚、甲醛等)灭活,能被乙醇、特异性抗体及

补体溶解，对紫外线敏感，对低渗透压、干燥很敏感，对铊、亚硫酸铊及结晶紫的抵抗力强于细菌。但 Uu 对铊很敏感。支原体在 56℃环境下 30 分钟可灭活，4℃可存活 1 ~ 2 周，-20℃可存活 6 个月。

（唐　红）

参 考 文 献

1. 李梦东，王宇明. 实用传染病学. 第 3 版. 北京：人民卫生出版社，2004.
2. 潘孝彰. 支原体感染//陈灏珠. 实用内科学. 第 12 版. 北京：人民卫生出版社，2006.
3. Loens K，Goossens H，Ieven M. Acute respiratory infection due to *Mycoplasma pneumoniae*：current status of diagnostic methods. Eur J Clin Microbiol，2010，29（9）：1055-1069.

第二节　支原体肺炎

支原体肺炎（mycoplasmal pneumonia）系由肺炎支原体（Mp）所致的一种流行性感冒样呼吸道感染病，既往因其细菌学检查阴性而称为原发性非典型肺炎。Mp 肺炎约占非细菌肺炎的 1/3，占成人肺炎的 15% ~18%。本病好发于青少年，约 25%为隐性感染。可散发或流行。临床表现为缓慢起病，发热、头痛及乏力；阵发性刺激性咳嗽；肺部体征不明显；病情常较轻；可表现为气管炎及鼻咽炎，可有肺外损害表现。本病预后良好，如出现严重并发症可导致多器官功能衰竭（MOF）而死亡。

【病原学】

Mp 有支原体目的特点，为非专性厌氧，基本形态有球形、双球形及细丝状等，球形直径 100 ~ 800nm，能活动。细丝状体直径为 100 ~ 400nm，可出现分支或一端膨大（图 16-2-1）。Mp 的黏附蛋白（P1）是尖端结构的膜蛋白，呈簇状排列（图 16-2-2），藉此吸附于呼吸道上皮细胞。其吸附藉助分子量为 17×10^3 的膜蛋白突起附着于细胞膜表面的神经氨酸酶受体。有氧及无氧环境均能生长，可发酵葡萄糖并产酸，生长需 7 ~ 10 日。在培养基中加入含 1%醋酸铊及 20 万 U/ml 青霉素，以抑制标本中的细菌及真菌，提高支原体阳性率。能吸附豚鼠红细胞，产生溶血素，可迅速溶解哺乳动物红细胞，在液体培养基中常呈极浅淡混浊，在半固体培养基中呈肉眼可见的细小砂粒状集落，平皿上集落呈草莓状，反复传代后呈“荷包状”。

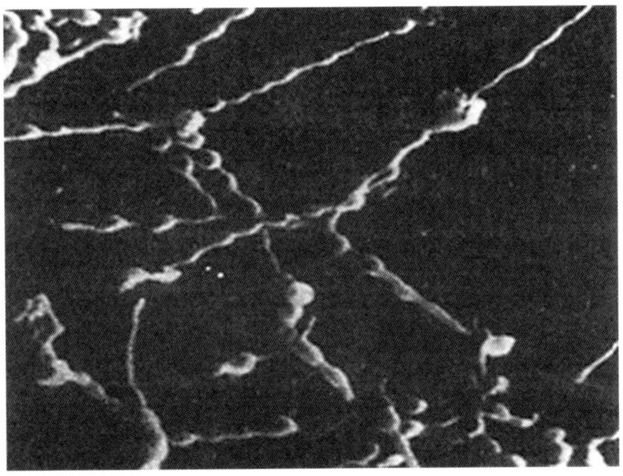

图 16-2-1　Mp 的形态（扫描×10 000）

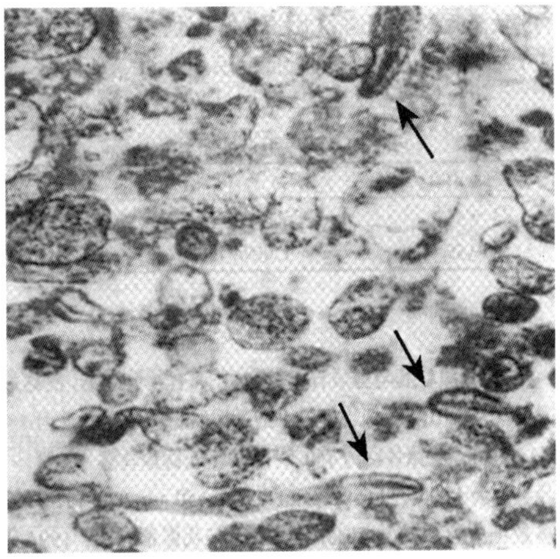

图 16-2-2　Mp 尖端结构（透视电镜×30 000）

Mp 抗原物质主要来源于细胞膜，如糖脂抗原及蛋白抗原。糖脂抗原是主要抗原成分，这些糖脂也存在于许多细菌及宿主细胞中，可导致补体结合试验呈假阳性，亦可使机体产生自身抗体而出现免疫性损伤。自身抗体是冷凝集反应的基础，肺炎链球菌 23 型及 32 型刺激金田鼠产生的抗体可对抗 Mp 的攻击，Mp 肺炎患者血清可与 MG 链球菌发生凝集，支原体的磷脂可与梅毒患者血清发生交叉反应。

【流行病学】

一、传染源

患者及 Mp 携带者为主要传染源，潜伏末期即有传染性。病初 4 ~6 日传染性最强，21 ~ 35 日后逐渐消失。

二、传播途径

由 Mp 感染者的鼻、咽、喉、气管分泌排出，经直接接触或口鼻分泌物与痰的飞沫而传播。

三、人群易感性

普遍易感，5～20 岁发病较多，免疫力低下者较易受染，病后免疫力不充分，还可再次感染，50 岁以上人群大多有 Mp 抗体。

四、流行特征

本病呈世界性分布，四季均可发生，以冬春季较为多见，可散发，亦可间隔 4～5 年呈周期性小流行。在家庭、学校及军营中易导致流行。

【发病机制与病理改变】

Mp 主要侵犯呼吸系统。侵入呼吸道后吸附于黏膜上皮细胞膜，藉助于滑行运动穿过上皮细胞纤毛屏障，通过 P1 蛋白黏附于神经氨酸酶受体，并使支原体定居于黏附细胞表面导致感染，称为黏附细胞器。Mp 的黏附细胞器主要由黏附素及黏附辅助蛋白等细胞骨架相关蛋白组成。P1 蛋白是 Mp 的黏附素，黏附辅助蛋白包括 p30 黏附因子相关蛋白（简称 p30）、高相对分子质量蛋白（HMW1、2、3）、p90、p40 及 p65 等蛋白组分，这些共同构成高电子密度的“黏附蛋白复合体”（图 16-2-3）。

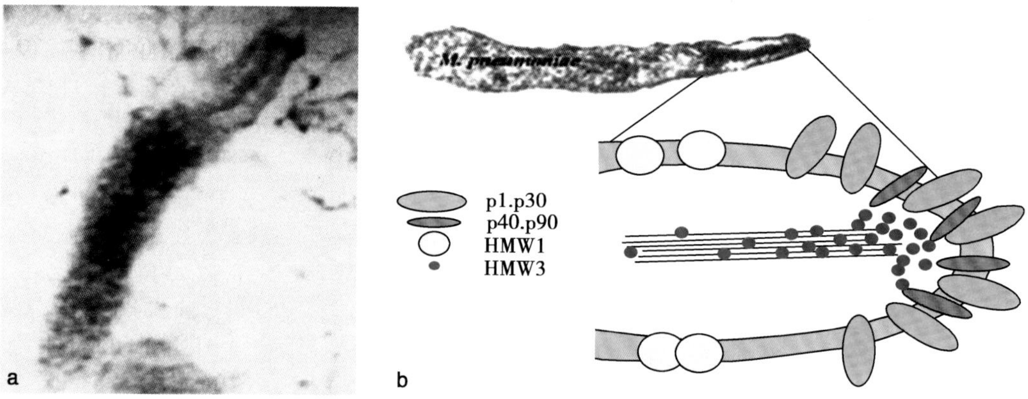

图 16-2-3　Mp 黏附细胞器透视电镜图（a）及结构模式图（b）

Mp 黏附后吸取宿主细胞的养料后生长繁殖，并抑制纤毛活动、破坏上皮细胞，释放毒性代谢产物进一步导致局部损伤。其致病性可能与患者对病原体及其代谢产物的过敏反应有关。许多细胞因子如 IL-6、IL-8、IL-18 等均参与其发病，且与疾病严重程度相关，Th、CD^{+8} 细胞亦在发病中起一定作用。近年通过共聚焦激光扫描显微镜及电镜观察到细胞内的支原体，认为 Mp 可能具有细胞内侵袭力，其意义有待进一步探讨。

肺部主要病变为气管、支气管、毛细支气管黏膜充血，镜检可见支气管、细支气管周围、肺泡间隔水肿及单核细胞浸润，上皮细胞脱落，肺泡内可含少量渗液。可有片状融合性支气管肺炎、间质性肺炎或细菌性肺炎，以下叶为常见。可发生灶性肺不张，部分病例可见胸膜炎并少量胸腔积液。

Mp 抗原与人体组织存在部分共同抗原，感染后产生相应组织的自身抗体，并形成免疫复合物，导致肺内外多种病变（表 16-2-1）。

表 16-2-1　支原体肺炎的肺外病变

损害系统	受损器官	病变表现
泌尿系统	肾脏	颜面水肿，肾功能异常（蛋白尿，血尿，血尿素氮、肌酐明显升高）
消化系统	肝脏	肝脏长大，肝功能异常（ALT、AST 明显升高等）
	胰腺	急性胰腺炎
神经系统	大脑	脑膜炎、脑膜脑炎，脑干炎等
	脊髓	脊髓炎，神经根痛，尿潴留、截瘫等

续表

损害系统	受损器官	病变表现
淋巴系统	淋巴结	颈、腋窝、腹股沟淋巴肿大,有触痛
心血管系统	心脏	心肌炎、心包炎、心包积液、心脏血栓及房室传导阻滞等
血液系统	红细胞	溶血性贫血,一过性纯红细胞再障
	骨髓	骨髓抑制,可现出现全血细胞减少
其他	鼻窦	鼻窦炎、上颌窦炎
	皮肤	多形态皮疹
	关节	关节炎、关节痛等

【临床表现】

一、主要表现

本病潜伏期为 14 ~21 日。75% 表现为气管及支气管炎,5% 表现为非典型肺炎,20% 可无任何症状。主要表现如下:①起病缓慢,畏寒发热、乏力、头痛、全身不适及咳嗽等上感症状,2 ~3 日后症状加重,可有高热、寒战及肌肉疼痛;②剧烈顽固性干咳为本病的重要特征,无痰或有少量黏痰或痰中带血,一般情况好,很少出现呼吸急促及发绀。肺部体征多不明显,肺实变征少见,可有哮鸣音、湿性啰音及偶有胸膜摩擦音。症状重而肺部体征少亦是本病特征;③年幼患者可有鼻咽炎或耳鼓膜炎,伴局部疱疹出现咽痛及淋巴结肿大。少数可有皮疹或红斑;④病程长短不一,一般在 2 周之内,亦可长达 4 ~6 周。亦可于数周后复发;⑤肺外表现:少数病例可在呼吸系统症状出现 2 周后,发生肺外损害表现(表 16-2-1)。

二、并发症

(一) 皮肤黏膜

约 25% 患者发生多发性皮肤黏膜损害,常有斑疹、出血点、麻疹样及丘疹样皮疹,结节性红斑及荨麻疹,可有疱疹性皮炎、溃疡性口腔炎及结膜炎等,眼角膜受损可致失明。约 5% 患者指、趾对冷刺激发生苍白、疼痛或坏疽,高滴度冷凝集素对远端微血栓可能起一定作用。

(二) 中枢神经系统

约 7% 患者伴无菌性脑膜炎、脑膜脑炎、周围神经炎、脊髓炎、脑干炎、脑神经麻痹及视神经萎缩等中枢神经系统病变。常出现于有呼吸道症状 2 周以后,疾病恢复缓慢,可持续数月。

(三) 血液系统

病程 2 ~3 周,约 5% 患者可发生暂时性溶血性贫血,阵发性血红蛋白尿、DIC 及血小板减少性紫癜等。

(四) 心血管系统

约 5% 患者心脏受累,可出现心肌炎、心包炎、心包积液、心脏血栓及完全性房室传导阻滞等相应表现。

(五) 骨关节系统

常见非特异性关节炎、游走性关节痛,累及大关节为主。

【辅助检查】

一、常规检查

血白细胞总数多正常,偶有升高,中性粒细胞及嗜酸性粒细胞可轻度升高,血沉增快。尿常规除因发热导致蛋白尿外,余均正常。

二、病原学检查

(一) Mp 培养

培养分离出 Mp 对诊断及鉴别诊断有决定性意义。但检出率低,技术条件要求高,所需时间长。采集痰、鼻咽洗液及气管分泌物培养,10 日左右可得阳性结果,培养阳性须做红细胞溶解试验或特异性抗体抑制生长试验确定。因操作繁杂,临床应用受限。

(二) 血清学检查

常用的诊断方法:

1. 冷凝集试验(CAT)　Mp 肺炎患者血清含非特异性冷凝集素,属于 IgM 抗体,于病程第 1 周末产生,能在 0～4℃时凝集人红细胞而 CAT 呈阳性。CAT 敏感性及特异性均不理想,已趋于淘汰。

2. Mp 抗体检测　①特异性 IgM 抗体:于感染后一周开始上升,4～5 周达高峰,可用于早期诊断,但此抗体持续时间较长,且重症及再感染者可呈阴性。检测方法常有间接免疫荧光法(IFA),IgM 效价≥1∶16 或双份血清抗体 4 倍以上增高者均有诊断意义。ELISA 检测 IgM 抗体,灵敏性及特异性均较高,发病后 1 周即可检出,10～30 日达高峰,12～26 周消失。间接血凝试验检测 IgM 抗体,灵敏性及特异性分别为 89% 及 93%。②特异性 IgG 抗体检测:除上述方法外,补体结合试验在急性期单份血清抗体滴度≥1∶32 为阳性,双份血清抗体滴度 4 倍以上增高提示近期感染,灵敏性及特异性分别为 90% 及 94%,因可与其他支原体及军团菌有交叉反应,故临床并不常用。

3. Mp 抗原检测　快速简便,是确诊的较好方法,可用特异性单克隆抗体间接免疫荧光法、免疫印迹法、酶免疫法检测痰及鼻咽分泌物中的 Mp 抗原。特异性强,敏感性高,与其他病原所致肺炎标本无交叉反应。但须制备高度特异的单克隆抗体。

4. Mp 特异性核酸　①核酸杂交,采用放射性或同位素探针,检测特异性核酸具有快速、特异及灵敏的特点,但因其放射性、设备要求高而应用受限;②多聚酶链反应(PCR),一种 Mp 感染简便、快速、敏感及特异的诊断方法。但需一定设备及技术条件。另有一种基于核酸序列的扩增技术(nucleic acide sequence-based amplification,NASBA)用于检测 Mp 的 RNA,敏感性高,操作简便。

三、影像检查

X 线检查显示肺部可有小点片状或不规则云雾状阴影,肺门部致密,向外逐渐变浅而呈扇形分布。多为一叶受累,左下叶最多见,少数呈多叶病变。可有少量胸腔积液。儿童可伴肺门淋巴结肿大。肺部 X 线表现较体征变化明显,但缺乏特异性。

四、其他检查

出现肺外并发症时,可有肝功能及肾功能等相应器官功能指标异常。

【诊断与鉴别诊断】

一、诊断依据

Mp 肺炎的确诊常有一定困难,诊断根据如下:

(一) 流行病学

接触史,在家庭或集体中出现呼吸道感染伴肺炎流行时,应考虑本病的可能性。

(二) 临床特征

发病缓慢,发热、乏力、阵发性刺激性咳嗽,无痰或少量黏液痰,肺部体征不明显,偶有啰音,而 X 线病变显著。同时出现出血性疱疹性耳鼓膜炎,临床可疑诊为 Mp 肺炎。

(三) 实验室检查

血清冷凝集试验阳性,对诊断有参考意义。病程 10 日后血清补体结合试验或其他血清学试验阳性是诊断较重要的依据,PCR 检测 Mp 核酸或鼻咽洗液及痰培养分离出 Mp 可确诊。

二、鉴别诊断

本病应与流行性感冒、病毒性肺炎、细菌性肺炎、鹦鹉热、Q 热、百日咳、传染性单核细胞增多症、肺结核、肺真菌病及肺梗死等疾病相鉴别。

【治疗】

一、病原治疗

支原体无细胞壁,故对影响细胞壁合成的青霉素、头孢菌素、万古霉素、磺胺等抗菌药物均耐药,而对干扰膜蛋白和胞浆蛋白合成的四环素、红霉素、阿奇霉素、林可霉素、氨基糖苷类、氟喹诺酮类药物敏感。常用四环素口服,每次 0.5g,每日 4 次,孕妇及 8 岁以下儿童不宜用四环素;亦可用红霉素口服,每次 0.5g,每日 3 次,儿童每日 30～50mg/kg,分 3～4 次,疗程 7～10 日。多于治疗后 24 小时体温下降,临床症状好转,X 线表现须 7～14 日后才恢复。

二、一般及对症治疗

病情严重者可酌情短期使用肾上腺皮质激素治疗。咳嗽患者可用各种止咳药物,剧烈咳嗽者可口服可待因等。

【预防】

本病仍无特殊预防措施。家庭成员中患 Mp 肺炎时，应注意呼吸道隔离，避免密切接触，对患者所用物品应消毒。易感者可用大环内酯类抗生素预防。Mp 疫苗尚在研究中。

（唐 红）

参考文献

1. Loens K, Goossens H, Ieven M. Acute respiratory infection due to *Mycoplasma pneumoniae*: current status of diagnostic methods. Eur J Clin Microbiol, 2010, 29(9): 1055-1069.
2. Narita M. Pathogenesis of extrapulmonary manifestations of *Mycoplasma pneumoniae* infection (with special reference to) pneumonia. J Infect Chemother, 2010, 16(3): 162-169.
3. Ma LD, Chen B, Dong Y, *et al*. Rapid mycoplasma culture for the early diagnosis of *Mycoplasma pneumoniae* infection. J Clin Lab Anal, 2010, 24(4): 224-229.

第三节 泌尿生殖系支原体感染

泌尿生殖系支原体感染（uro-genital mycoplasma infection）系由人型支原体（*Mycoplasma hominis*, Mh）、生殖支原体（*Mycoplasma genitalium*, Mg）及解脲脲原体（*Ureaplasma urealyticum*, Uu）等所致的泌尿生殖道炎症，其中 Mh 及 Mg 可致盆腔炎、宫颈炎、子宫内膜炎、阴道炎及阴茎包皮病变。Uu 主要导致非淋球菌性尿道炎（NGU）。本类感染病程长，易反复，慢性化，可致男性不育及女性不孕。

【病原学】

在支原体性泌尿生殖道感染中，Mh 及 Uu 最常见，Mg 亦是常见病因之一。Mh 至少有 7 个血清型，在无氧有氧环境中均能生长，生长需要胆固醇及精氨酸，生长最适 pH 为 7.0；液体培养基中 2~3 日即可生长，相差显微镜观察呈球形、双球形及丝状。Mg 形态多样，以烧瓶形、纺锤形、球形及鸭梨形为主。Mg 不能分解精氨酸及尿素，因分解葡萄糖产酸而使含有酚红指示剂的液体培养基产生由红到黄的颜色变化，并以此判断其是否生长及生长速度，其颜色改变一般为 14~60 日。

Uu 有 14 个血清型，其中 2 型及 5 型有共同抗原成分，各血清型的致病力有差异，以 4 型致病频率最高。Uu 培养形成集落微小，曾称为支原体微小株（tiny strain, T 株），因能分解尿素而称解脲脲原体。在含 95% 氮及 5% CO_2 环境生长良好，生长时间为 16~48 小时，生长最适 pH 5.5~6.5。液体培养物在电镜下观察多呈球形，单个、成双或成串排列（图 16-3-1）。固体培养基上呈 15~50μm 颗粒状。不分解葡萄糖和精氨酸，生长需要胆固醇及尿素。尿素可能是其能源。

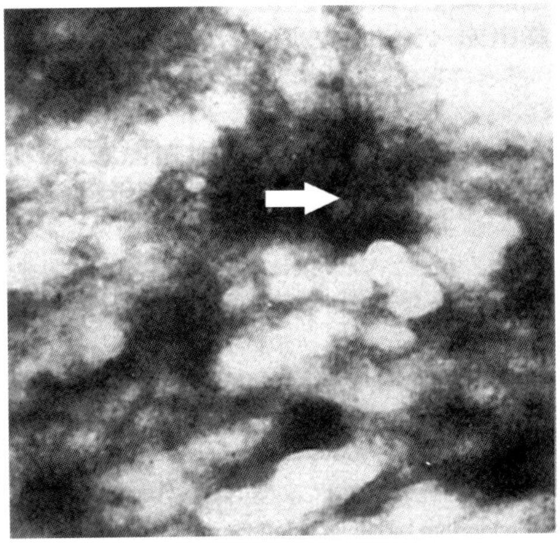

图 16-3-1 取自自然流产阳性培养物负染电镜下球形 Uu 颗粒（箭头所示）×16 000

【流行病学】

传染源为患者及携带者。Mh 寄居于人体生殖道及泌尿生殖道，偶尔存在于呼吸道。经产道感染的新生儿可成为带菌者。1/3 经阴道产出的女婴生殖器中可分离出 Uu。男婴检出率很低。新生儿带“菌”约为 2 年。成人生殖道的支原体与性生活有关。孕妇分离阳性率较非妊娠妇女高，停经妇女的分离率较低。在用口服避孕药的育龄妇女中，月经期分离率高。故性激素对其似有影响。常经性接触传播。感染多见于性活动混乱者。产妇生殖道创伤时可侵入血循环导致菌血症。

【发病机制与病理改变】

Mh 及 Uu 主要导致泌尿生殖道炎症病变。如输卵管黏膜炎，可使管腔变窄，干扰妊娠及早期胚胎发育。Uu 可吸附精子，导致精子代谢及功能受损，运动力降低，数目减少，畸形精子增多。女性阴道携带 Uu，能影响精子穿透力。可产生磷脂酶 A 及 C，促进细胞膜中游离的花生四烯酸释放。花生四烯酸是前列腺素的前体物质，能启动分娩。Uu 分解尿素产生氨及 CO_2，可形成磷酸盐性尿路结石。

【临床表现】

一、尿道炎

在 NGU 中约 30% 由 Mh 所致，Uu 亦为重要致病因子，其他支原体能否导致尿道炎尚未肯定。表现为尿频、尿急、尿痛、尿道烧灼感及排尿困难，尿道分泌物增多，尿道外口红肿，沿尿道压痛。可致上尿路炎症，在肾小球肾炎、膀胱炎患者中支原体分离率分别为 97% 及 95%，且与膀胱结石有一定相关性。

二、肾盂肾炎

主要由 Mh 所致。约 10% 急性肾盂肾炎可获得纯培养 Mh。Mh 亦可导致慢性肾盂肾炎急性发作等。

三、盆腔炎

多为急性或亚急性输卵管炎、子宫内膜炎。可有畏寒高热，下腹疼痛、肌紧张及压痛，盆腔可有肿块。可致宫颈炎及子宫旁炎。宫颈炎及阴道炎时可有外阴瘙痒、阴道分泌物增多，阴道及宫颈黏膜充血等。

四、生育影响

支原体感染对精子生成、游动及精子与卵子的结合均有影响，导致男性不育及女性不孕。孕妇感染可致流产，亦易发生羊水过多、妊娠中毒症、早产、胎膜早破及绒毛膜炎等。可经血源及宫内胎儿感染，可致畸胎、先天性心脏病、围生期感染及围生期死亡。

五、其他

低蛋白血症者持续 Mh 感染可致慢性膀胱炎，亦可感染关节、移植器官及伤口。免疫缺陷者可发生 Mh 败血症及腹膜炎，新生儿脑膜炎、脑脓肿患儿脑脊液可分离出 Mh。前列腺炎及附睾炎亦可由 Uu 所致。

【辅助检查】

一、尿常规

尿道炎时尿镜检可见白细胞及红细胞。

二、支原体分离培养

确诊的重要方法，可采集尿、尿道分泌物、阴道及宫颈分泌物培养分离获得，但实验条件要求高。

三、血清学检查

目前缺少特异性诊断试剂。

四、特异性核酸检测

可用基因探针法及 PCR 法检测支原体特异性核酸。快速、敏感，因易出现假阳性故作为初筛手段。

五、内镜检查

可直接观察泌尿生殖系统炎症病变，亦可自子宫内膜及输卵管取标本，支原体分离而确诊。

【诊断与鉴别诊断】

具有泌尿生殖道感染的症状、体征等临床表现，病原学检查（支原体分离或支原体核酸阳性）为诊断的依据。对于尿道炎（尤其是非淋球菌尿道炎）、肾盂肾炎、盆腔炎患者，除考虑细菌或真菌所致以外，支原体感染亦是常见原因之一。对于男性不育及女性不孕，在考虑结核或其他病原所致的同时，亦应重视支原体感染对生育影响的可能性。与非支原体所致的尿道炎、肾盂肾炎、盆腔炎、男性不育及女性不孕鉴别的关键在于病原学检测。

【治疗】

一、病原治疗

Mh 常对红霉素耐药，可用四环素或克林霉素等治疗。Uu 对红霉素、四环素及多西环素常有效，少数对这类药物耐者可用氟喹诺酮类药物（方案见表 16-3-1）。

二、一般及对症治疗

应隔离患者，症状严重者，予以对症治疗。

三、治愈标准

症状体征消失，尿液涂片无白细胞或高倍镜少于 10 个。治疗结束后 7～21 日尿道或宫颈管涂片或培养阴性。

表 16-3-1　几种泌尿支原体感染治疗方案

病原体	药物	方　案	备　注
人型支原体	四环素	0.5g,每日4次,疗程7～10日	孕妇及8岁以下儿童不宜用
	克林霉素	0.5g～1.8g,分3～4次服,疗程7日	小儿为每日15～40mg/kg
解脲脲原体	红霉素	每次0.5g,每日3次,疗程7～10日	小儿为每日30～50mg/kg
	多西环素	0.1g,每日2次,疗程7～10日	孕妇及8岁以下儿童不宜用
	左氧氟沙星	0.5g,每日1次,疗程5～7日	儿童、孕妇禁用
生殖支原体	多西环素	0.2g,每日1次,疗程7日	孕妇及8岁以下儿童不宜用
	红霉素	每日0.5g,总疗程6周	先服多西环素0.1g,1次/日,共10日
	阿奇霉素	1.0g,单次口服	

【预防】

避免性混乱,加强卫生宣传教育。彻底治疗,配偶或性伴同治。密切接触的体弱或有其他严重疾病者,可用四环素、红霉素及氟喹诺酮类药物预防。

（唐　红）

参考文献

1. Taylor-Robinson D, Furr PM. Further observations on the murine model of *Mycoplasma hominis* infection. J Med Microbiol,2010,59(Pt 8):970-975.
2. Hancock EB, Manhart LE, Nelson SJ, *et al*. Comprehensive assessment of sociodemographic and behavioral risk factors for *Mycoplasma genitalium* infection in women. Sex Transm Dis,2010,37(12):777-783.
3. Manhart LE. *Mycoplasma genitalium*: an emergent sexually transmitted disease? Infect Dis Clin North Am,2013,27(4):779-792.

第四节　其他支原体感染

发酵支原体(*M. fementens*, Mf)在人体下段生殖道、口腔及下呼吸道等部位常处于共生状态。然而,Mf可以感染白血病、艾滋病(AIDS)、接受化学药物或放射治疗的恶性肿瘤等免疫抑制患者,从而导致发热、呕吐、腹泻等临床症状。严重者可使病情急剧恶化,常因伴ARDS、MODS或MOF而死亡。由于Mf对红霉素耐药,治疗可给予多西环素或米诺环素(0.1g,每日2次),或氟喹诺酮类药物(如环丙沙星100～200mg,每日2次;左氧氟沙星100～200mg,每日2次),疗程7～10日。同时积极治疗原发疾病或基础疾病,以及免疫增强(必要时免疫重建)、对症治疗与营养支持等。

唾液支原体(*M. salivarium*)、口腔支原体(*M. orale*)及生殖支原体(*M. genitalium*, Mg)等多具有机会性感染的特点。在免疫缺陷病(IDD)如$CD8^+$细胞缺陷、无丙种球蛋白血症、白细胞黏附缺陷(LAD)等原发性免疫缺陷病(PID),以及肾移植或肝移植等器官移植后,或长期应用免疫抑制剂等继发性免疫损害时,这类支原体可导致感染出现相应临床症状。多认为Mg^{2+}是NGU的重要致病因子。据文献报道,女性NGU患者中Mg^{2+}检出率约为40%,其中主要从子宫颈及尿道中被检出。非衣原体性NGU患者中Mg^{2+}检出率为18.4%～45.5%,抗支原治疗后Mg^{2+}的存在与NGU症状持续或病情复发相关。研究表明,Mg^{2+}可引起输卵管炎及瘢痕形成并导致不育,亦可导致急性子宫内膜炎。这些支原体与Mf相同,常对红霉素耐药,可用四环素等治疗,Mg^{2+}虽然多数广谱抗菌药物敏感,但仍有主张首选阿奇霉素(1.0g顿服)治疗。

梨支原体(*M. pirum*, Mpi)已从HIV感染者的尸体、血液、尿液及淋巴细胞培养物中分离出。穿透支原体(*M. penetrans*, Mpe)于1991年自AIDS患者尿液中分离出,后反复从AIDS同性恋者尿液中分离到。Mpe大小为0.2～0.4μm,在液体培养基中多呈杆状或长烧瓶状(图16-4-1)。电镜下可见三层单位膜,一端有特殊的尖端结构,充有密集的细微颗粒;另一端较宽,充有粗松颗粒。Mpe的模式株有HF-1、2、3及MF及MFDEB等。Mpe可穿透宿主细胞膜,在胞质中繁殖形成空泡,细胞出现肿胀、融合及裂解等病变，导致细胞损伤与死亡。Mpe 对大环内酯类、四环素类、林可霉素类及氟喹诺酮类敏感（表 16-4-1），可酌情选用，且须密切注意不良反应。

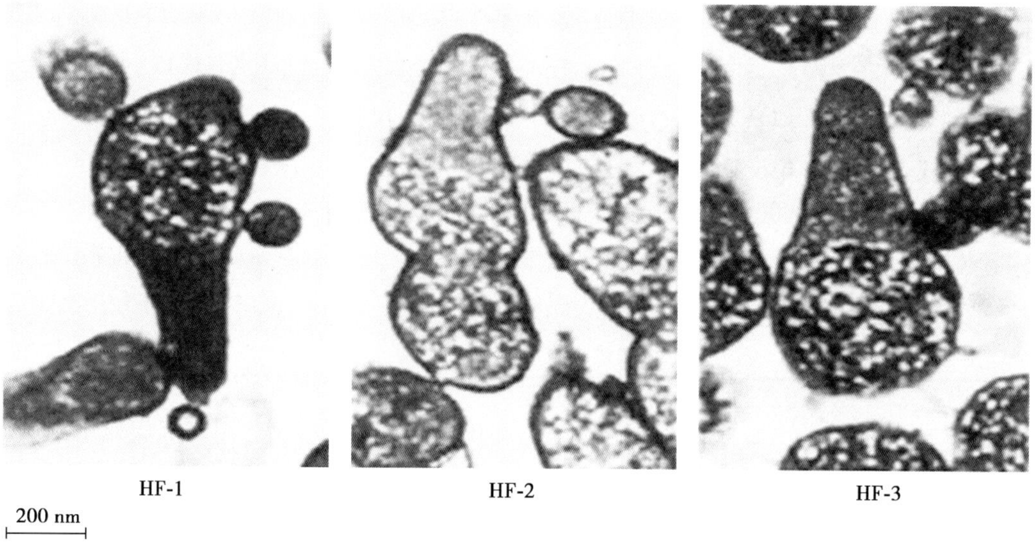

图 16-4-1　穿透支原体（Mpe）的形态

表 16-4-1　几种抗菌药物对 2 株 Mpe 临床株的最小抑菌浓度（MIC，μg/ml）

抗菌药物	MF 株 MIC	MFDEB 株 MIC
吉米沙星	≤0.008	≤0.008
曲伐沙星	≤0.008	≤0.008
格雷沙星	0.016	0.05
左氧氟沙星	0.031	0.016
四环素	0.125	0.016
克拉霉素	≤0.008	32
阿奇霉素	≤0.008	0.125
氯林可霉素	≤0.008	0.031

据报道，Mf、Mg、Mpe 及 Mpi 等 AIDS 相关支原体在 HIV 阳性者分离率明显高于 HIV 阴性者，提示 HIV 感染者增加了对这些支原体的感染性。同时，这些支原体亦可能是 HIV 的协同因子，其存在可能有利于 HIV 感染。

（唐　红）

参 考 文 献

1. 李梦东，王宇明. 实用传染病学. 第 3 版. 北京：人民卫生出版社，2004.
2. 陈灏珠. 实用内科学. 第 12 版. 北京：人民卫生出版社，2006.
3. Bosnic D，Baresic M，Anic B，*et al*. Rare zoonosis（hemotrophic mycoplasma infection）in a newly diagnosed systemic lupus erythematosus patient followed by a *Nocardia asteroides* pneumonia. Braz J Infect Dis，2010，14（1）：92-95.
4. Al-Momani W，Abo-Shehada MN，Nicholas RA. Seroprevalence of and risk factors for *Mycoplasma mycoides* subspecies capri infection in small ruminants in Northern Jordan. Trop Anim Health Prod，2011，43（2）：463-469.

第十七章

细菌性感染病

第一节 概 述

细菌性感染(bacterial infection)系指由细菌所致的人体各部位的感染,包括医院外感染(院外感染)及医院内感染(医院感染)。

院外感染亦称社区获得性感染。导致院外感染的致病菌中,最常见的革兰阳性菌包括金黄色葡萄球菌(*Staphylococcus aureus*)、肺炎链球菌(*Streptococcus pneumoniae*)及化脓性链球菌(*Streptococcus pyogenes*)等;革兰阴性菌有大肠埃希菌(*Escherichia coli*, *E. coli*)及流感嗜血杆菌(*Haemophilus influenzae*)等。院外感染的致病菌对抗生素敏感,较容易控制。

导致医院感染的多为有耐药性的金黄色葡萄球菌、表皮葡萄球菌(*Staphylococcus epidermidis*)、肠球菌(*Enterococcus*)、克雷伯杆菌(*Klebsiella*)、产气杆菌(*Aerobacter aerogenes*)及铜绿假单胞菌(*Pseudomonas aeruginosa*)等;偶见难治的不动菌属(*Acinetobacter*)所致的感染。医院感染较难治疗,一方面由于患者有原发病,抵抗力差;另一方面,导致医院感染的细菌往往有耐药性,故不易控制,且病死率高。

一、细菌分类

细菌的形态、染色及其特殊结构是最早及最基本的分类依据;而细菌的生理生化特征一直是分类的主要依据。目前,以生理生化特征进行细菌分类所广泛采用的方法有两种,即传统分类法和数值分类法。传统分类法的原则是先将生物的基本性质分为主要的和次要的(主次原则),然后将主次顺序逐级往下分,直至最小区分级别。细胞形态、革兰染色特性、鞭毛及代谢特点作为较高一级的分类依据;科、属、种水平的分类主要依靠生化特性及抗原结构。而数值分类法是集数字、电子、信息及自动化分析技术于一体,将细菌的一些基本性质视为同等重要(等重要原则),采用标准化、成品化和配套的生化反应试剂条,检测细菌的数十个生理生化特性。每个细菌都能产生一套阴性或阳性结果,然后转换成数字,通过电子计算机进行复杂计算,比较每一株与其他同类株,测定其相似度。再根据相似度,区分细菌的种群,并确定各种细菌的亲缘关系。

除上述两种方法以外,另一种分类法是遗传学分类法,即以细菌的核酸、蛋白质等的同源程度进行分类。该分类法具有下述优点:①对细菌的"种"有一个较为一致的概念;②使分类不会出现经常性或根本性的变化;③可制订可靠的细菌鉴定方案;④有利于了解细菌的进化及原始亲缘关系。

目前临床上使用的是传统分类法,即选择一些比较稳定的生物学性状,如菌体的形态与结构、染色性、培养特性、生化反应及抗原性等作为分类标记。形态学分类按照菌体形态(如荚膜、球菌、杆菌、弧菌及螺菌)、结构(如芽胞、菌毛)、染色性、动力(如鞭毛)及菌落特征(如颜色、粗糙程度、大小及形状)等进行分类。生理生化学分类则根据细菌的营养方式、代谢特点及对氧分子的需求,分别将细菌分为氧化型、发酵型及氧化兼发酵型;以及厌氧菌、兼性厌氧菌和需氧菌。细菌分类层次依次为界、门、纲、目、科、属、种,临床上分到属或种为止。

二、感染部位

细菌藉助菌体表面的一些特殊成分及结构,吸附于人体皮肤黏膜的表面,然后以不同方式导致疾病。常见的人体细菌感染有以下几种:

(一)皮肤的细菌感染

皮肤表面普遍存在着金黄色葡萄球菌及表皮葡萄球菌,因此皮肤最常见的感染是由葡萄球菌所致,如疖及毛囊炎等。严重的感染可发展到皮下组织形成蜂窝织炎或痈等。其次可见大肠埃希菌及产气荚膜杆菌(*Bacillus welchii*)感染,均会导致局部皮肤红、肿、热、痛,或有脓肿形成,且后者感染皮下产气并发展较快。

(二) 头面部器官的细菌感染

眼的细菌感染包括葡萄球菌、链球菌及流感嗜血杆菌所致的结膜炎及泪囊炎等。全眼球炎常与眼外伤或异物穿透伤有关。对于闭合的伤口感染,除上述细菌外,需注意厌氧菌的感染。若母亲患有淋菌性阴道炎,胎儿娩出时易受感染而患淋菌性结膜炎。母亲阴道中的B组链球菌、李斯特菌(*Listeria*)皆可感染新生儿致脑膜炎。耳的细菌性感染包括外耳道炎及中耳炎,常见病原菌包括金黄色葡萄球菌、链球菌、流感嗜血杆菌及大肠埃希菌。变形杆菌(*Bacillus proteus*)易致耳源性脑膜炎。鼻的细菌性感染有鼻前庭炎及鼻窦炎。病原菌以葡萄球菌及链球菌多见,厌氧菌及流感嗜血杆菌亦可致鼻窦炎。在喉部的细菌感染中,扁桃体炎最常见,亦有咽旁及咽后壁脓肿,病原菌主要是链球菌及葡萄球菌。口腔的细菌性感染以牙周炎及牙龈脓肿最多见,腮腺炎、颌下腺炎少见。病原菌主要为厌氧的消化链球菌及化脓性链球菌等。

(三) 肺及胸部的细菌感染

正常细支气管及肺泡无菌,若机体抵抗力下降,免疫功能受损,睡眠或昏迷时将咽喉处分泌物吸入可导致支气管炎、肺炎及胸膜炎。亦有因败血症导致肺脓肿及脓胸者。院外感染的常见病原菌有链球菌、金黄色葡萄球菌及流感嗜血杆菌等。医院感染者以革兰阳性菌居多,如克雷伯杆菌、大肠埃希菌、变形杆菌及铜绿假单胞菌等。医院感染的肺炎病死率往往较高。

(四) 颅内细菌感染

颅内细菌感染包括脑膜炎双球菌(*Meningococcus*)、肺炎链球菌及流感嗜血杆菌等所致的化脓性脑膜炎。偶见头颅外伤后的金黄色葡萄球菌脑膜炎及败血症后的脑脓肿等。脑脊液检查对鉴别化脓性、病毒性及结核性脑膜炎帮助很大,脑脊液培养阳性者对诊断和治疗有极大的参考价值,有时脑脊液的即刻涂片查找细菌亦有一定意义。

(五) 腹腔内的细菌感染

腹膜、胃肠道及胆道感染以革兰阴性杆菌多见,亦混合有厌氧的拟杆菌(*Bacteroides*)感染。病原菌包括大肠埃希菌、伤寒沙门菌(*Salmonella typhi*)、变形杆菌、克雷伯杆菌及拟杆菌等。症状根据感染部位不同而不同,腹水检查对鉴别诊断有帮助,术后腹腔脓肿对患者有很大威胁,常导致多器官功能衰竭,病死率很高。

(六) 泌尿及女性生殖系统的细菌感染

泌尿及女性生殖系统的细菌感染包括膀胱炎、肾盂肾炎、盆腔炎及附件炎等。病原菌同腹腔感染,亦以革兰阴性菌多见,尿常规及盆腔检查有助于诊断和鉴别。

(七) 心血管系统的细菌感染

心血管系统的细菌感染包括心内膜炎、心包炎、淋巴管炎及静脉炎等。病原菌以草绿色链球菌(*Streptococcus mitis*)、肠球菌及金黄色葡萄球菌多见,亦有少数革兰阴性杆菌。其症状各不相同。

三、细菌感染的诊断

各种细菌感染均有发冷发热,局部红、肿、热、痛等表现。依据血常规、影像学及特征性的体格检查可做出临床诊断,关键的检查是取血或做脓液培养,有时脓液涂片找菌有助于明确诊断。

除个别因有特殊临床症状不需细菌学诊断外(如破伤风所致的典型痉挛等),一般均需进行细菌学诊断以明确病因。然而,自标本中分离到细菌并不一定意味着该菌为疾病的病原,因此应根据患者的临床情况、采集标本的部位及获得的细菌种类等进行综合分析。例如自脑脊液中分离出脑膜炎球菌与自鼻咽部检查到脑膜炎球菌的意义就有不同。因脑脊液正常应无菌存在,而5%~10%正常人的鼻咽部位可存在脑膜炎双球菌,此为健康带菌者。又如,自血培养中分离到表皮葡萄球菌则应根据患者免疫状态及有无因采血时污染皮肤上存在的正常菌群进行分析,或再次做血培养及血浆凝固酶测定,以确定其病原性。一般表皮葡萄球菌阳性均应考虑假阳性。分离到的细菌常需做药敏试验,以供选用适当药物。有时尚需做毒力试验以确定该菌株的致病性。

根据某些细菌及其代谢产物具有的抗原性,细菌性感染亦可通过检测抗体进行诊断。如免疫电泳在临床上用于脑膜炎双球菌的检测;凝集反应用于检测伤寒及副伤寒(肥达试验)、斑疹伤寒(外斐试验)、抗梅毒螺旋体(*Treponema pallidum*)抗体、传染性单核细胞增多症的嗜异性抗体、葡萄球菌的磷壁酸抗体、抗链球菌的抗体、支原体抗体及耐甲氧西林金黄色葡萄球菌(methicillin resistant *S. aureus*,MRSA)的青霉素结合蛋白。中和试验是检测细菌毒素或病毒在活体内或体外被特异性抗体中和的一种试验,可用来检查患病后或人工免疫后机体血清中抗体的增长情况,如抗链球菌溶血素 O 试验。ELISA 试验用于检测幽门螺杆菌(*Helicobacter pylori*)。金标免疫技术用来检查嗜肺军团菌(*Bacillus legionnaires*)。反相单克隆抗体斑点酶免疫法(R-McAb-Dot-ELIA)、免疫酶斑点试验及免疫荧光抗体试验、DIGFA 等用于检测布鲁司菌(*Brucella*)抗原。

近年来基因诊断法逐渐发展起来,即通过检测细菌的遗传物质诊断细菌感染。目前比较成熟的技术包括基因探针技术及 PCR 技术。基因探针技术是用标记物标记细菌染色体或质粒 DNA 上的特异性片段制备成细菌探针,待检标本经过短时间培养后,经过点膜、裂解变性、预杂交及杂交后,利用探针上标记物发出的信号可知杂交结果并判断病原体的性质。基因探针技术操作比较复杂,加之同位素污染等问题,目前尚不能普及。近年来发展起来的地高辛标记的非同位素探针,从探针标记到杂交均非常方便,然而价格昂贵,仍限于科研应用,不能普及。

PCR 技术是 20 世纪 80 年代末发展起来的一项极有应用价值的技术,设计病原体基因的特异引物,细菌标本(不经培养)经过简单裂解变性后,就可在 PCR 仪上进行扩增反应,经过 25 ~ 30 个循环,再通过琼脂糖凝胶电泳即可观察扩增结果,检出病原体。这种技术的特点是简便、快速,尤其适用于那些培养时间较长的病原菌的检查,如结核杆菌(*Tubercle bacillus*)及支原体(*Mycoplasma*)等。PCR 技术高度的敏感性使其在病原体诊断过程中极易出现假阳性,避免污染是 PCR 诊断准确性的关键环节,尚待提高。

四、细菌感染的治疗

细菌感染治疗的原则是引流及使用抗生素,尽可能找出导致感染的基本病因,并加以解决。如外伤应清洗伤口;糖尿病患者易患感染,应积极控制血糖,否则感染将不能有效控制,且易反复发生。对葡萄球菌感染可用新青霉素Ⅱ(苯甲异噁唑青霉素)或庆大霉素治疗,严重病例可二者合用。对耐青霉素的葡萄球菌可用头孢唑啉钠(先锋霉素Ⅴ号)加氨基糖苷类抗生素,对多种抗生素耐药的金黄色葡萄球菌株(MRSA)可选用万古霉素。对大肠埃希菌及克雷伯杆菌等可选用氧哌嗪青霉素及氨基糖苷类抗生素,如果疗效不好可改用第三代头孢菌素。铜绿假单胞菌感染严重者可选用头孢他啶、头孢哌酮舒巴坦及多粘菌素等。

(张欣欣 龚启明)

参考文献

1. 乔昀,陈君灏,罗云桃,等. 医院感染耐甲氧西林金黄色葡萄球菌基因分型研究. 检验医学,2012,27(12):1031-1034.
2. 刘中均,段小云,季欧,等. 2011 年—2012 年主要病原菌分布与耐药性分析. 华西医学,2013,28(7):1051-1055.
3. Sharifi Y, Hasani A, Ghotaslou R, *et al*. Virulence and antimicrobial resistance in *Enterococci* isolated from urinary tract infections. Adv Pharm Bull, 2013, 3(1):197-201.
4. Mohammadzadeh R, Ahmadiyan N. Skin infection management using novel antibacterial agents. Adv Pharm Bull, 2013, 3(1):247-248.

第二节 猩红热

猩红热(scarlet fever)为 A 组溶血性链球菌感染所致的急性呼吸道感染病。临床特征为发热、咽峡炎、全身弥漫性鲜红色皮疹及退疹后明显的脱屑。多见于儿童,尤以 5 ~ 15 岁居多。少数患儿病后由于变态反应而出现心、肾、关节的损害。本病一年四季均可发病,尤以冬春季发病多见。

【流行病学】

A 组溶血性链球菌在鼻咽部正常寄生,可产生溶血酶及红疹毒素,导致皮疹、发热、咽喉炎、淋巴腺炎、肺炎及菌血症等。猩红热的传染源是患者及健康带菌者,通过呼吸,咳嗽,打喷嚏及说话等方式产生飞沫,通过呼吸道而传播细菌,多发生于托幼及小学集体生活的地方。人群中约 10% 可发生咽喉炎,其中 10% 出现猩红热。患者自发病前一日至出疹期传染性最强。主要通过空气飞沫传播,由于该致病菌不耐热且对干燥抵抗力弱,故间接接触传染可能性小。人群普遍易感,加之红疹毒素有 5 种血清型,无交叉免疫,故猩红热可再感染。病情轻重不等,潜伏期 1 ~ 7 日,大多数 2 ~ 4 日,起病急骤,乙型溶血性链球菌感染后产生的红疹毒素是导致发热、咽痛及全身性皮疹的病理因素。10 岁以下儿童 80% 已有抗链球菌致热外毒素的抗体。2 岁以下儿童极少发生猩红热，一方面是因为仍带有母体的抗体，另一方面是幼童对毒素的原发免疫反应较弱。

2011年以前，我国猩红热的发病率一直持续保持在正常阈值限制。然而，在2011年春末猩红热疫情在北京及中国其他许多地区有所发生。

【临床表现】

细菌从咽部侵入，先致扁桃体红肿，可有灰白色易被擦去的渗出性膜，软腭黏膜充血，有点状红斑及散发性瘀点。发病初期，出疹之前即可见舌乳头红肿肥大，突出于白色舌苔之中，称为“白色杨梅舌”。3～4日后，白色舌苔脱落，舌色鲜红，舌乳头红肿突出，状似杨梅，称“红色杨梅舌”，同时伴有颌下淋巴结肿大。

大约在发病后24小时有皮疹出现，依次在颈、胸、躯干及四肢出现细小密集红斑，压之褪色，疹与疹之间皮肤发红，无正常皮肤，约36小时内遍及全身。肘弯、腋窝及腹股沟等皱褶处，皮疹更加密集而形成深红色或紫红色瘀点状线条称“帕氏线（Pastia lines）”。由于两颊及前额充血潮红，但无皮疹，口鼻周围呈现特征性口周苍白，称“环口苍白圈”。出疹48小时内达高峰，皮疹呈弥漫性猩红色，重者可有出血疹。皮疹持续2～4日后，按出现顺序消退。起病第7～8日开始全身性脱屑，后掌及足跖为大片脱皮，类似手套及袜套状。重者有脱发。

一、临床分期

潜伏期2～5日，可少至12小时，多至7日。

（一）前驱期

大多骤起畏寒、发热，重者体温可升至39～40℃，伴头痛、咽痛、食欲减退，全身不适及恶心呕吐。婴儿可有谵妄及惊厥。咽红肿，扁桃体上可见点状或片状分泌物。软腭充血水肿，并可有米粒大的红色斑疹或出血点，即黏膜内疹，一般先于皮疹而出现。

（二）出疹期

皮疹为猩红热最重要的症候之一。多数自起病第12～48小时出现。偶有迟至第5日出疹。从耳后，颈底及上胸部开始，蔓延至胸、背及上肢，最后到达下肢，一般1日内皮疹出齐，少数需数日才蔓延至全身。典型皮疹为在全身皮肤充血发红的基础上散布着针帽大小、密集而均匀的点状充血性红疹，手压全部消退，去压后复现。外观如“熟龙虾壳”，触之如粗砂纸。中毒重者可有出血疹。患者常感瘙痒，但无痛感。在皮肤皱褶处如腋窝、肘窝、腹股沟部可见皮疹密集呈线状，称为“帕氏线”。面部充血潮红，可有少量点疹，口鼻周围相形之下显得苍白，称“环口苍白圈”。严重病例有小泡粟粒样疹出现在腹部及四肢末端。

起病1～2日时，舌被白苔，乳头红肿，突出于白苔之上，以舌尖及边缘处为显著，称为“草莓舌”。2～3日后白苔开始脱落，舌面光滑呈肉红色，并可有浅表破裂，乳头仍突起，称“杨梅舌”。扁桃红肿、渗出。

皮疹一般在48小时内达到高峰，2～4日可完全消失。重症者可持续5～7日甚至更久。颌下及颈部淋巴结可肿大，有压痛，一般为非化脓性。此期体温消退，中毒症状消失，皮疹隐退。未用抗生素治疗患者，体温需5～7日恢复正常，抗生素治疗的患者，12～24小时内体温即可恢复正常。

（三）恢复期

褪疹后一周内开始脱皮，脱皮部位的先后顺序与出疹顺序一致。躯干多为糠状脱皮，手掌足底皮厚处多见大片膜状脱皮，甲端皲裂样脱皮是典型表现。脱皮持续2～4周，严重者可有暂时性脱发。脱屑时间长短与疾病严重程度相关。

二、临床分型

临床表现差别较大，一般分为4个类型。

（一）普通型

在流行期间95%以上的患者属于此型。临床表现如上所述。有咽峡炎和典型的皮疹及一般中毒症状，颌下淋巴结肿大，病程1周左右。

（二）脓毒型

咽部红肿，渗出脓液，甚至发生溃疡，细菌扩散到附近组织，形成化脓性中耳炎、鼻窦炎及乳突炎，颈部淋巴结明显肿大。少数患者皮疹为出血或紫癜。亦可导致败血症。

（三）中毒型

临床表现主要为毒血症。高热、剧吐、头痛及出血性皮疹，甚至神志不清，可有中毒性心肌炎及周围循环衰竭。重型病例只见咽部轻微充血，与严重的全身症状不相称。此型病死率高，目前很少见。

（四）外科型及产科型

病原菌由创口或产道侵入，局部先出现皮疹，由此延及全身，但无咽炎且全身症状大多较轻。

【实验室检查】

一、血象

实验室检查白细胞数增高达 10～20×10^9/L，嗜中性粒细胞占 80%以上。第二周嗜酸细胞可高达 20%。红疹毒素试验早期为阳性。

二、尿液

一般可有少量蛋白，多为一过性。并发肾炎时，蛋白增加，并出现红、白细胞及管型。

三、咽拭子或脓液培养

咽拭子或脓液培养分离出 A 组 β 型溶血性链球菌，或咽拭子涂片免疫荧光法查出 A 组 β 型溶血性链球菌。阳性率达 90%。

四、多价红疹毒素试验

多价红疹毒素试验在发病早期呈阳性，恢复期呈阴性。抗脱氧核糖核酸酶 B 及抗链球菌素 O 效价滴度测试常用于回顾性研究，或在急性肾衰竭、急性肾小球肾炎怀疑由 A 组 β 型溶血性链球菌所致时应用。

【并发症】

一、化脓性并发症

可由本病病原菌或其他细菌直接侵袭附近组织器官所致。常见的如中耳炎、乳突炎、鼻窦炎、颈部软组织炎、蜂窝织炎及肺炎等。由于早期应用抗菌疗法，此类并发症已少见。

二、中毒性并发症

由细菌各种生物因子所致，多见于第 1 周。如中毒性心肌炎及心包炎等。病变多为一过性，且预后良好。

三、变态反应性并发症

一般见于恢复期，可出现风湿性关节炎、心肌炎、心内膜炎、心包炎及急性肾小球肾炎。并发急性肾炎时一般病情轻，多能自愈，很少转为慢性。

【诊断与鉴别诊断】

有猩红热或咽峡炎患者接触史者，临床表现为骤起发热、咽峡炎、典型皮疹、口周苍白、杨梅舌、帕氏线及恢复期脱皮等。再结合实验室检查白细胞数增高达 10～20×10^9/L，嗜中性粒细胞占 80%以上者可做出临床诊断。红疹毒素试验早期为阳性。咽拭子及脓液培养可获得 A 组链球菌可确诊。猩红热需与以下疾病鉴别：

一、麻疹

病初有明显的上呼吸道卡他症状，第 3～4 病日出疹，疹型与猩红热不同，皮疹之间有正常皮肤，面部发疹。颊内黏膜斑及白细胞计数减少为重要区别。

二、风疹

起病第一日即出皮疹。开始呈麻疹样后融合成片，类似猩红热，无弥漫性皮肤潮红。褪疹时无脱屑。耳后及枕下淋巴结常肿大。风疹病毒特异抗体效价上升等有助诊断。

三、药疹

有用致疹药物史。皮疹有时呈多样化表现，分布不均匀，出疹顺序由躯干到四肢。全身症状轻，与皮疹的严重程度不相称。本病无咽峡炎、杨梅舌及颈部淋巴结肿大等，白细胞计数正常或减少。

四、金黄色葡萄球菌感染

部分金黄色葡萄球菌亦能产生红疹毒素，可致猩红热样皮疹。鉴别主要靠细菌培养。本病进展快，预后差，应提高警惕。

五、川崎病（亦名皮肤黏膜淋巴结综合征）

本病好发于 4 岁以下婴幼儿，病理特征为血管炎。主要表现为急性发热起病，热程约 1～2 周；眼结膜充血，舌似猩红热之草莓舌，口腔黏膜充血；淋巴结肿大（颈、颌下、腹股沟），不化脓，不粘连；手指及指（趾）末端对称性水肿；皮疹呈多形性，主要见于躯干部，表现猩红热样，不痒或轻度瘙痒，红疹消退后有糠状或膜状脱屑。该病往往伴有心血管病变，消化道病变及泌尿系病变等。化验室检查呈现白细胞总数及嗜中性细胞增高、有时血小板增加，血沉增快。

【治疗】

一、治疗目的

缩短病程,降低链球菌的传播率,预防急性风湿病出现,预防链球菌感染后的肾小球肾炎及其他并发症(如乳突炎、筛骨炎、淋巴腺炎、脓肿及蜂窝织炎等)。

二、抗生素应用

青霉素是治疗猩红热及各种链球菌感染的首选药物,早期应用可缩短病程、减少并发症。青霉素V钾片成人500mg,每日口服3次或4次。儿童每日25～50mg/kg,每日口服3次或4次,每日不超过3g。病情严重者可增加剂量。为彻底消除病原菌、减少并发症,疗程至少10日。阿莫西林成人每日3次,每次250～500mg,或每日2次,每次500～875mg,儿童>40kg与成人剂量相同,<12周龄每日30mg/kg,每12小时口服1次。

第一代头孢菌素亦有良效,可作为青霉素的备选。头孢氨苄成人250mg,每6小时口服1次;儿童每日25～50mg/kg,分3～4次口服,疗程10日。每日不超过4g。

对青霉素G过敏者可用琥乙红霉素,成人400mg,每6小时口服1次,感染严重时可用到每日4g。儿童轻中度感染时每日30～50mg/kg,每6～8小时口服1次,重度感染时每日60～100mg/kg,每6～8小时口服1次,疗程7～10日。

三、对症治疗

高热可用较小剂量退热剂,或用物理降温等方法。年长儿童咽痛可用生理盐水漱口或润喉含片。

四、严重症状

心肌炎及休克等严重症状的治疗可按相应的常规处理。

【预防】

目前尚无针对A组β型溶血性链球菌的疫苗。红疹毒素有5个亚型,理论上可反复感染。预防着重于控制感染的散播。隔离患儿,至咽培养连续两次阴性后解除隔离。对体弱及免疫功能低下的密切接触者,应注射青霉素预防。带菌者应接受10日青霉素治疗。

在管理传染源方面,患者及带菌者应隔离6～7日。有学者主张用青霉素治疗2日,可使95%左右的患者咽拭子培养阴转,届时即可出院。当儿童机构或新兵单位发现患者后,应予检疫至最后一个患者发病满1周为止。咽拭子培养持续阳性者应延长隔离期。国外主张患儿抗生素治疗24小时后,即可回学校上学。

在切断传播途径方面,流行期间,儿童应避免到公共场所,住房应注意通风。对可疑猩红热、咽峡炎患者及带菌者,都应给予隔离治疗。

保护儿童机构、部队或其他有必要的集体易感者,可酌情采用药物预防。如用苄星青霉素(penicillin G benzathine),儿童60～90万单位,成人120万单位,可保护30日。

【预后】

抗生素发明之前,猩红热的病死率达15%～20%。自青霉素问世以来,本病预后大大改观。只要及早发现和治疗,绝大多数患者均能很快治愈。严重并发症,脓毒败血症等重型极少见。并发心肌炎者亦不多,并发肾炎似与猩红热轻重无关,与风湿热的关系亦无一定规律性。感染性休克并导致多脏器功能衰竭极少见,但亦有报道。亦有表现为局部蜂窝织炎,并导致骨膜炎及骨髓炎的病例报道,需引起注意。

(龚启明　张欣欣)

参考文献

1. Sandrini J, Beucher AB, Kouatchet A, *et al*. Scarlet fever with multisystem organ failure and hypertrophic gastritis. Rev Med Intern, 2009, 30(5): 456-459.
2. Dong H, Xu G, Li S, *et al*. Beta-haemolytic group A *Streptococci* emm75 carrying altered pyrogenic exotoxin A linked to scarlet fever in adults. J Infect, 2008, 56(4): 261-267.
3. Leslie DL, Kozma L, Martin A, *et al*. Neuropsychiatric disorders associated with streptococcal infection: a case-control study among privately insured children. J Am Acad Child Adolesc Psychiatry, 2008, 47(10): 1166-1172.
4. Yang P, Peng X, Zhang D, *et al*. Characteristics of group A *Streptococcus* strains circulating during scarlet fever epidemic, Beijing, China, 2011. Emerg Infect Dis, 2013, 19(6): 909-915.

第三节　丹　毒

丹毒(erysipelas)系皮肤及其网状淋巴管的急

性炎症，好发于下肢及面部。其临床表现为起病急，局部出现界限清晰之片状红疹，颜色鲜红且稍隆起，压之褪色。皮肤表面紧张炽热，迅速向四周蔓延，有烧灼样痛。伴高热畏寒及头痛等。丹毒虽以“毒”命名，却并非由病毒感染所致，而是由细菌感染所致的急性化脓性真皮炎症。在西方亦被称为“St. Anthony's Fire”，以纪念一位对抗感染治疗卓有成效的埃及医生。

【病原学】

丹毒的病原菌为A族B型溶血性链球菌，偶有C型链球菌所致。少数报道有肺炎链球菌、肺炎杆菌（*Bacillus pneumoniae*）、流感嗜血链球菌、耶尔森鼠疫杆菌（*Yersinia pestis*）及莫拉克斯菌属等，且多为耐药菌。耐甲氧西林金黄色葡萄球菌是否是病原之一仍缺乏明确证据。但有金葡菌外毒素所致的大疱样改变和特征性的皮肤改变。

【流行病学】

85%的丹毒见于下肢。没有人种区别。女性多于男性，而男性与女性相比年龄更轻。青少年及60~80岁是丹毒的两个好发年龄段。反复感染可导致局部皮肤瘢痕、淋巴管性水肿及橡皮腿等，但极少死亡。

【发病机制与病理改变】

皮肤局部病变，如静脉血栓形成、虫咬、皮炎、皮肤真菌感染及外伤等均可成为链球菌进入的门户。1/3的面部丹毒由鼻咽部的链球菌感染所致。而糖尿病、HIV感染、酗酒、肾病综合征及不卫生的生活习惯等均是易感因素。其他如胸部肿瘤放疗及下肢淋巴管闪烁造影所致丹毒的报道亦逐渐增加。

丹毒的典型病理变化是真皮高度水肿，血管及淋巴管扩张，真皮中有广泛的脓性白细胞浸润，可深达皮下组织。根据典型的临床表现及血中白细胞增高，可诊断为丹毒。但应与接触性皮炎及蜂窝织炎鉴别。接触性皮炎有接触外界刺激物的病史，无全身症状，有瘙痒；蜂窝织炎为边界不清的弥漫性浸润潮红，显著凹陷性水肿，不软化破溃，愈后结疤。

【临床表现】

发病前有全身不适、寒战及恶心等症状，继而局部出现边界清晰的水肿性鲜红斑，迅速向四周扩大；皮损表面可出现水疱，表面光亮，自觉灼热疼痛，可伴发淋巴管炎及淋巴结炎。多见于颜面及小腿部，面部损害发病前常存鼻前庭炎或外耳道炎，小腿损害常与脚癣有关。并常有复发倾向，复发时症状往往较轻。婴儿多见于腹部，脐部感染。愈后遗留有色素沉着。

【实验室检查】

血常规检查可见白细胞总数或中性粒细胞增多，血沉加快，抗链球菌溶血素增多。组织病理为真皮高度水肿，毛细血管及淋巴管扩张，结缔组织肿胀，中、小动脉内皮细胞肿胀。管腔为纤维蛋白栓塞，真皮及扩张的淋巴管中有弥漫的炎性细胞浸润（以中性粒细胞为主），有时可见链球菌，水肿剧烈者可见表皮内水肿或大疱。细菌培养常用于免疫低下患者，或怀疑有不典型细菌感染患者。

【鉴别诊断】

需与离心性环形红斑、瘀滞性皮炎、接触性皮炎及蜂窝织炎等区别。

一、离心性环形红斑

患者以中青年居多，夏秋季易发病，病因不明，可能与昆虫叮咬有关，好发于躯干，一个或多个环形损害，边缘潮红隆起，在隆起边缘内侧可见少许鳞屑，皮损远心性向外扩大，直径可达10cm，轻痒或无症状。病程慢性，迁延数年，皮损消退后呈正常皮色或遗留轻度色素沉着，分深在型及浅在型两种。

二、瘀滞性皮炎

瘀滞性皮炎亦称静脉曲张性湿疹。临床上以小腿红斑及褐色色素沉着，出现丘疹、水疱、糜烂且反复难愈，后期出现皮肤干燥脱屑及苔藓样变为特征。多发于中老年人。皮损好发于小腿。以中老年人为多，常伴下肢静脉曲张。初起为小腿下1/3轻度水肿，胫前及跟部红斑和褐色色素沉着，继而出现湿疹化皮疹，可有丘疹、水疱、糜烂、渗液及结痂，反复难愈，并出现皮肤干燥、脱屑、皲裂、肥厚及苔藓样变等慢性湿疹改变。久之整个小腿皮肤增厚呈棕褐色，由于搔抓，远端可出现皮肤溃疡，经久不愈，个别患者可发展成鳞状细胞癌。自觉程度不同的瘙痒。

三、接触性皮炎

接触性皮炎是皮肤黏膜由于接触外界物质，如化纤衣着、化妆品及药物等而发生的炎性反应。其临床特点为在接触部位发生边缘鲜明的损害，轻者为水肿性红斑，较重者有丘疹、水疱甚至大疱，更严重者则可有表皮松解，甚至坏死。如能及早祛除病因并作适当处理，可以速愈，否则可能转化为湿疹样皮炎。

四、蜂窝织炎

蜂窝织炎系指由溶血性链球菌所致的疏松结缔组织的弥漫性化脓性炎症，常发生于皮肤、肌肉及阑尾。表现为组织高度水肿和大量中性粒细胞弥散性浸润，与周围组织界限不清，局部组织一般不发生明显坏死及溶解。发病部位较深，是皮下组织发炎。患处有触痛并略微红肿，境界不明显，炎症迅速扩展和加重，以中央炎症明显，有显著指压性水肿，以后变软，溃破化脓，排出脓汁及坏死组织。

五、多形日光疹

是发生在面部及暴露部位的多形皮疹。其损害有红斑、毛细血管扩张、水肿性红斑、斑丘疹、丘疱疹及水疱或苔癣化等多形皮疹。

六、血管神经性水肿

为一种暂时性、局限性、无痛性的皮下或黏膜下水肿。多发生在组织疏松而易肿胀的部位，如眼睑、口唇、耳垂、外生殖器及喉头等处。

七、癣菌疹

发生于小腿部的癣菌疹，常呈红斑样，水肿不明显，足癣症状减轻或治愈后症状即随之消失。

八、类丹毒

有接触家畜、鱼类或屠宰工作中受伤史，损害多发生于手部，为紫红色，不化脓，不易发生水疱，往往没有明显的全身症状，猪丹毒杆菌培养及接种试验阳性。

【治疗】

总体治疗原则为：积极抗菌，早期、足量有效的抗生素治疗。

一、西医治疗

（一）全身治疗

患者应卧床休息并及时对症治疗，抗生素以青霉素疗效最好，口服或肌注对大多数患者有效。一般用药 2～3 日后，体温常能恢复正常，但需持续用药 10～20 日，磺胺类药亦能取得良好疗效，根据病情需要可与青霉素同时应用。对青霉素过敏者可使用四环素及红霉素等大环内酯类或头孢类。如果患者为复发性慢性丹毒，应检查足趾等处有无足癣、缺脂性皮炎、瘀血性溃疡等，检查鼻前庭及外耳道等处有无感染病灶，并给予相应处理。对复发性丹毒抗菌药物应用的时间要适当延长。对有局部坏死或坏疽者，应进行外科清创术。

（二）局部治疗

患肢抬高，外用抗生素软膏的意义不大。可用适量芙蓉或蒲公英叶捣烂外敷，或用醋酸铝溶液、雷弗奴尔溶液或马齿苋煎湿敷，可减轻充血程度及疼痛，肢体部有淋巴水肿时，可试用透明质酸酶或肾上腺皮质激素混合液作皮损内注射。

二、中医治疗

中医学认为，丹毒的病因以火毒为主，可由风湿热诸邪化火而致。其中发于颜面者，亦称“抱头火丹”或“大头瘟”；发于下肢者，称为“流火”；发生于新生儿或儿童的丹毒，称“赤游丹”或“游火”。辨证论治可分为四型。可采用中药治疗及穴位治疗等方法。

【预防】

丹毒复发有两个基本条件：一是皮肤伤口迁延不愈，细菌可经破口侵入导致感染。因此应预防下肢皮肤外伤，烧伤，冻伤及足皲裂等；还要积极治疗下肢皮肤损害性疾病，如皮肤病、足癣、慢性溃疡、血管炎及糖尿病坏死等。二是局部皮肤抵抗力下降。导致抵抗力下降的常见疾病包括大隐静脉曲张、血栓性静脉炎、丝虫病橡皮肿及皮肤慢性营养不良等病。可并发局部皮肤淤血、缺氧、循环不良，致抗病能力下降，成为丹毒复发的内因。应去除病因，改善局部缺氧，缺血，增强抗病能力，以防丹毒复发。

此外，切忌过度疲劳，长久站立；夏季不要趟雨水等；当丹毒部位皮肤出现痛痒不适时，不可用力挤、捏；患部可用中药，或食醋加热浴洗，增强局部血循环。吃药预防复发无济于事，长期服用抗生素还会产生耐药性及不良反应。但出现复发征兆时，需立即就医，及时用药治疗，避免加重。

（张欣欣　龚启明）

参考文献

1. Damstra RJ, van Steensel MA, Boomsma JH, *et al*. Erysipelas as a sign of subclinical primary lymphoedema: a prospective quantitative scintigraphic study of 40 patients with unilateral erysipelas of the leg. Br J Dermatol, 2008, 158 (6): 1210-1215.
2. Vignes S, Dupuy A. Recurrence of lymphoedema-associated cellulitis (erysipelas) under prophylactic antibiotherapy: a retrospective cohort study. J Eur Acad Dermatol Venereol, 2006, 20(7): 818-822.
3. Pereira de Godoy JM, Galacini Massari P, Yoshino Rosinha M, *et al*. Epidemiological data and comorbidities of 428 patients hospitalized with erysipelas. Angiology, 2010, 61 (5): 492-494.
4. Bernard P. Management of common bacterial infections of the skin. Curr Opin Infect Dis, 2008, 21(2): 122-128.

第四节　类　丹　毒

类丹毒（erysipeloid）系由类丹毒杆菌（*Erysipelothrix rhusiopathiae*）所致的急性皮肤炎症。类丹毒杆菌可导致猪等动物的急性感染病，人亦可受染。损害为边界清晰的局部性肿胀，红或紫红色，边际稍隆起，中间稍下陷，向周边发展，可伴低热。偶见水疱及坏死，局部灼痛或痒感，伴淋巴结大。全身型少见，败血症更少见，可致死亡。与接触鱼、肉并有小外伤感染有关，潜伏期 1～5 日。治疗首选青霉素，亦可用其他抗生素。

【病原体及流行病学】

类丹毒是流行于动物，尤其是猪的一种急性感染病。类丹毒杆菌属乳酸杆菌科，易使猪受染导致猪丹毒。健康猪和牛、羊、鸡、鱼及虾等均可成为带菌者。新近有报道称在狗中发现此菌。兽医、家畜饲养者、鱼虾水产经营者、屠宰工人、炊事员及家庭主妇等均可因手部外伤后接触带菌鱼、肉或被鱼刺等刺伤而受染。人被传染后，可发生类似丹毒的损害，属中医丹毒范畴。

本病病原是猪红斑丹毒丝菌，或称猪丹毒杆菌，多寄生于病畜生肉上（特别是病猪或病鱼），对外界环境抵抗力很强。细菌从伤口进入皮肤后，会分泌多种酶，有助于其深入皮下组织。神经氨酸苷酶能帮助细菌侵入组织，两种表面附着蛋白（RspA 及 RspB）能有效地结合到胶原蛋白 Ⅰ 及 Ⅳ 上。细菌能逃避免疫追踪，通过血液系统播散到关节、心脏、中枢神经系统及肺等组织器官，心脏是除皮肤以外最易受侵犯的器官。

【临床表现】

类丹毒可见于任何年龄组，男性因有更多暴露机会，其发病率高于女性。类丹毒是一种急性、自限性疾病，但如出现全身感染，或可死于败血症，应及时诊断及治疗。

从事肉类或罐头加工的工人及渔业工作者感染后，潜伏期为 1～3 日。起初患处疼痛，可有轻微发热、头痛及全身酸痛等症状，数日以后皮疹出现。通常发生于手部，表现为一个疼痛的红点，逐渐扩大，成为一片边界清楚的紫红色斑状肿块，边缘部分稍高起，不化脓，亦不破溃，可有水疱。自觉瘙痒或刺痛，手指受累常因肿胀及按痛不能自由屈伸。

本病损害多较局限，少数患者有弥漫或泛发的皮疹，为边界清楚的紫红斑，中央部分逐渐消退，成为环形、回形或奇形怪状的损害，可以远离病菌进入皮肤的部位。患者有发热及关节炎症状。

大多数患者经 3 周自然痊愈，部分患者在皮疹消退后不久在原处或附近未患病处又出现皮疹。

本病与丹毒皮损有时相似，但丹毒为鲜红色斑，水肿显著，好发于小腿及颜面，全身症状明显。类丹毒皮损多呈紫红色，好发于手指及手足背，全身症状较轻，有职业接触史。有条件者做患部组织培养，猪红斑丹毒丝菌呈阳性。

临床一般分为局限型、全身型及败血症型三种类型：

一、局限型

较常见，好发于手部。感染后 1～2 日局部皮肤暗红肿胀，逐渐形成边界清楚的紫红色斑，边缘隆起向周边扩展，偶有水疱及坏死，可有局部淋巴结肿大。局部灼痛和瘙痒，一般无全身症状，不治亦可于数周或数月后自然痊愈。可无发热。

二、扩散型

皮损弥漫或多部位，边界清楚，皮损呈紫色，中央部分消退。伴或不伴发热及关节症状。

三、脓毒血症型

皮损更多，全身症状更重，可出现发热、寒战、体重下降、关节痛、咳嗽及头痛等。部分发生心内膜炎，甚至致死。此型很少见。

【诊断】

根据职业特点及手部切伤或刺伤接触感染史诊断。皮损涂片偶可发现致病菌，但因病变较深，故阳性率较低。皮肤活检及细菌培养可明确诊断。应与丹毒及蜂窝织炎鉴别。

【治疗】

首选青霉素及头孢曲松钠，如青霉素过敏，可选用环丙沙星，亦可用四环素、红霉素、麦迪霉素等联合利福平治疗；皮损局限者治疗以大剂量青霉素肌内注射，或于病灶周围以青霉素与盐酸普鲁卡因混合作环状封闭。局部禁用水洗。弥漫型或发生败血症者，除用青霉素外，可内服磺胺类药，或注射免疫血清。一般局部病变不作外科清创。然而，如导致心内膜炎或其他器官感染，可视病情需行外科手术。

接触猪肉及鱼类等水产品时防止刺破及切伤皮肤。做好肉品加工及水产部门的卫生防疫工作，如工作环境喷洒消毒剂均有利于预防本病的发生。

中医治疗可参照丹毒的治疗。

（龚启明　张欣欣）

参考文献

1. Veraldi S, Girgenti V, Dassoni F, *et al*. Erysipeloid: a review. Clin Exp Dermatol, 2009, 34(8): 859-862.
2. Wang Q, Chang BJ, Riley TV. *Erysipelothrix rhusiopathiae*. Vet Microbiol, 2010, 140(3-4): 405-417.
3. Foster JD, Hartmann FA, Moriello KA. A case of apparent canine erysipeloid associated with *Erysipelothrix rhusiopathiae* bacteraemia. Vet Dermatol, 2012, 23(6): 528-538.
4. Tomaszuk-Kazberuk A, Kaminska M, Sobkowicz B, *et al*. Infective endocarditis caused by *Erysipelothrix rhusiopathiae* involving three native valves. Kardiol Pol, 2011, 69(8): 827-829.

第五节　肺炎链球菌感染

肺炎链球菌（*Streptococcus pneumoniae*）是社区获得性肺炎（community-acquired pneumonia, CAP）、细菌性脑膜炎、菌血症及中耳炎的常见病原菌。肺炎链球菌感染亦是鼻窦炎、脓毒性关节炎、骨髓炎、腹膜炎及心内膜炎等的重要病因。

【病原学】

肺炎链球菌简称肺炎球菌（*Pneumococci*）属于链球菌属，在痰及脓液中呈短链状，革兰染色阳性，常成对排列，钝端相对呈矛头状，故又被称为肺炎双球菌（图 17-5-1A）；菌体衰老，使用抗生素或染色时过度脱色可导致革兰染色假阴性。由于肺炎链球菌具有荚膜，可藉助荚膜膨胀实验（capsule swelling test, Quellung test）进行鉴别。肺炎链球菌与相应抗荚膜抗血清混合后，荚膜将显著增大（图 17-5-1B）。荚膜肿胀实验对肺炎链球菌诊断特异性较高，可用于血清分型，但其他链球菌的多糖抗原亦有可能发生交叉反应，出现假阳性。此外，部分肺炎链球菌不产荚膜可导致假阴性。肺炎链球菌对营养要求较高，为兼性厌氧菌，在血琼脂培养基上培养过夜，形成小圆形、表面光滑及湿润的菌落，菌落周围有类似甲型溶血性链球菌的草绿色 α 溶血环。培养 24～48 小时，细菌产生的自溶酶裂解细菌，使菌落中央凹陷，边缘隆起成“脐状”（图 17-5-1C）。自溶酶可被胆汁或胆盐及表面活性物质激活，使肺炎链球菌表现为能被胆汁或胆盐溶解；奥普托欣（optochin）可抑制肺炎链球菌生长（图 17-5-1D）。由于其他链球菌通常不被胆盐溶解且对奥普托欣抵抗，故可通过胆汁溶菌实验及奥普托欣敏感实验鉴别肺炎链球菌及其他链球菌。需要注意，有 10% 肺炎链球菌对奥普托欣抵抗，故近年来其应用受到限制。

肺炎链球菌无鞭毛及芽胞，有菌毛，其外层有 200～400nm 厚的多糖荚膜（capsular polysaccharides, Cps）与细胞壁肽聚糖共价结合，是致病的主要因素。根据荚膜多糖抗原的不同将肺炎链球菌分为 91 个血清型，不同地区、年龄及疾病状态其致病血清型有所不同。世界上常见的致病菌株血清型为 1、14、19 及 23 型，在部分发展中国家 5 和

8 型亦可导致儿童侵袭性肺炎链球菌感染。90%分离的致病菌株来自于 23 个血清型，其相关抗原已包含在 23 价肺炎链球菌荚膜多糖疫苗（1、2、3、4、5、6B、7F、8、9N、9V、10A、11A、12F、14、15B、17F、18C、19A、19F、20、22F、23F 及 33F）中。近年来随着肺炎链球菌结合疫苗（pneumococcal conjugate vaccines，PCV）的广泛使用，致病菌血清型有所改变，血清型 19A 已在多个国家地区流行；我国肺炎链球菌结合疫苗接种后目前流行的血清型主要为 19F、19A、23F、6B 及 14 型等。

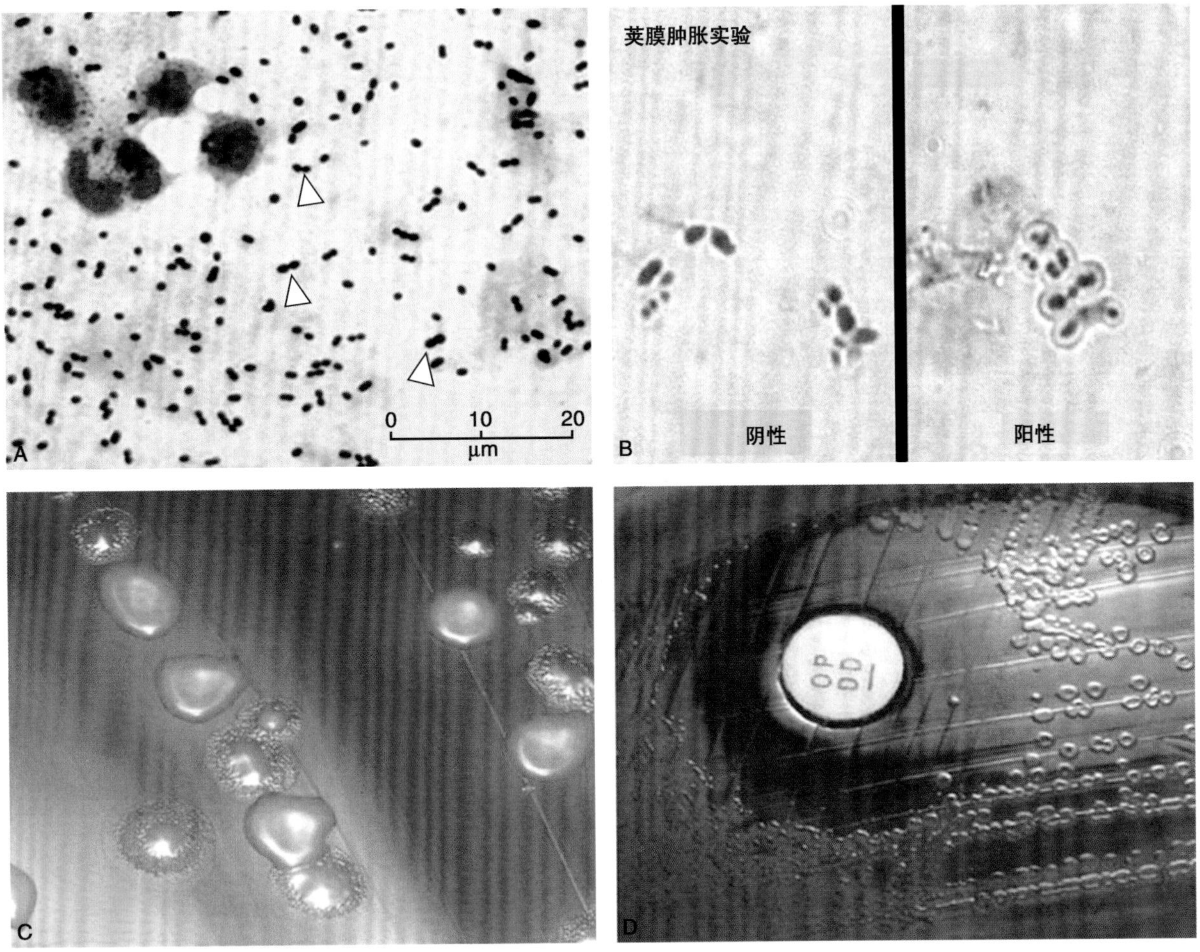

图 17-5-1　肺炎链球菌的形态特征

注：A. 革兰染色可见大量成对排列、矛头状、革兰染色阳性的肺炎球菌（见“△”所指）伴炎性细胞渗出；B. 荚膜肿胀实验：图右边可见菌体外肿胀的荚膜；C. 菌落形态：由于细菌自溶，菌落中央凹陷，边缘隆起成“脐状”；D. 奥普托欣敏感实验：奥普托欣药片周围可见抑菌环

本菌对多数理化因子抵抗力较弱，一般消毒剂如 3% 石炭酸、0.1% 升汞溶液 1～2 分钟，或阳光直接照射 1 小时，或 56℃ 加热 15～20 分钟，肺炎链球菌即死亡；但在无阳光照射的干燥痰液中可生存 1～2 个月。自 1967 年报道有耐青霉素菌株以来，耐药菌已呈世界性流行。耐药系由肺炎链球菌青霉素结合蛋白与青霉素的亲和力降低所致。肺炎链球菌亦可对红霉素、林可霉素、氯霉素、四环素、复方磺胺甲噁唑、氟喹诺酮类及头孢菌素等耐药。对青霉素耐药者，特别是高度耐药菌株，常同时对多种抗菌药物耐药；目前我国内地肺炎链球菌分离株大多仍对青霉素敏感。

【流行病学】

肺炎链球菌常定居于人的鼻咽部，10% 成人、20%～40% 儿童及 60% 的托儿所儿童呼吸道可检测到定植的肺炎链球菌。绝大多数人群在特定的时间定植的肺炎链球菌为单一血清型，其定植时间长短与其血清型相关。通常定植菌与疾病或症状无关，但可导致肺炎链球菌在人群中的维持及低水平传播；新近获得新的血清型肺炎链球菌可能与侵袭性疾病密切相关。侵袭性疾病的发生亦受到年龄、遗传因素、免疫状态、社会经济状况及地理位置等多因素影响。肺炎链球菌肺炎及侵袭性肺炎链球菌疾病的危险因素,见表 17-5-1。

表 17-5-1 肺炎链球菌肺炎及侵袭性肺炎链球菌疾病的危险因素

确定的危险因素(高危)	很可能的危险因素(中危)	可能的危险因素(低危)
<2 岁或>65 岁	遗传因素,基因多态性(如补体,甘露糖结合凝聚素等)	近期使用过抗生素
无脾或脾脏功能低下	贫穷,拥挤,缺少肺炎链球菌疫苗接种	细胞免疫及中性粒细胞缺陷
酗酒	吸烟	咳嗽反射减弱,吸入性肺炎
糖尿病	慢性肺部疾病	质子泵或其他制酸剂的使用
流感病毒感染	严重肝病	上呼吸道高微生物载量
体液免疫缺陷(补体或免疫球蛋白)	其他病毒感染	托儿所
HIV 感染	黏液纤毛功能低下	
近期获得新的毒力株		

肺炎链球菌主要通过空气传播,其传染性相对较低,多为散发,以冬春季节常见,亦有暴发流行出现。全世界每年约有 160 万人死于严重的肺炎链球菌感染,其中 70 万 ~100 万为小于 5 岁的儿童,以发展中国家居多。感染后产生特异性抗体,对同种血清型肺炎链球菌有免疫作用,故同型菌株再感染少见。随着肺炎链球菌疫苗的接种,人群带菌率及侵袭性肺炎链球菌感染的发生率已显著下降,但疫苗未覆盖的病原菌感染逐渐增多。由于流行菌株血清学的变迁、细菌本身的进化及抗生素的广泛使用,肺炎链球菌耐药菌株逐渐增多成为重要公共卫生问题。青霉素耐药菌株比例地域差异较大,可从<5% 至>50%;据估计全球大环类酯类抗生素耐药率约为 30%;多重耐药菌(multi-drug resistant bacteria,MDR)的问题越来越严重。基于儿童患者的资料,国内从非脑脊液标本分离的肺炎链球菌对青霉素敏感率约为 95.9% ~99.2%,然而脑脊液标本中分离的菌株敏感性仅为 23.4% ~59.3%;香港地区菌株对大环内酯类药物敏感性约为 39.4%,而内地分离的菌株对大环内酯类药物基本耐药;国内流行的肺炎链球菌菌株体外基本上对氟喹诺酮类药物敏感,国内新近一项研究表明左氧氟沙星(可乐必妥)每日 500mg,疗程 7 ~14 日对肺炎链球菌肺炎病原菌的清除率可达 96%。

【发病机制】

一、毒力因子

目前发现的肺炎链球菌相关毒力因子及其主要特征,见表 17-5-2。肺炎链球菌导致侵袭性疾病需要各种毒力因子的协同作用。肺炎链球菌毒力主要取决于具有黏附和抗吞噬特性的多糖荚膜、黏附因子、侵袭基因、铁及其他重金属转运蛋白、氧化应激保护、躲避机体防御、产生肺炎链球菌溶血素(pneumolysin)和细菌素/肺炎链球菌素(bacteriocin/pneumocin),以及密度感应(quorum sensing)及生物膜(biofilm)的形成(图 17-5-2)。

表 17-5-2 肺炎链球菌毒力因子及其作用

肺炎链球菌毒力因子	作用机制
多糖荚膜(Cps)	阻碍黏膜清除;抗吞噬;抑制调理吞噬
肺炎链球菌溶血素(Ply)	溶细胞效应;TLR4 配体;诱导纤毛停滞;损害呼吸暴发;激活补体,细胞因子及趋化因子的产生
磷酰胆碱(ChoP)/脂磷壁酸(LTA)	与 PAFR 结合;TLR2 配体;促炎症作用
肺炎链球菌表面蛋白 C(PspC);又称胆碱结合蛋白 A	在侵袭的过程中与人多聚免疫球蛋白受体结合;阻断 C3b 的固定
肺炎链球菌表面蛋白 A(PspA)	与乳铁蛋白结合;与上皮细胞膜结合;阻止 C3b 与 B 因子的结合
肺炎链球菌表面抗原 A(PsaA)	ABC 转运系统的成分,与抗氧化应激相关
透明质酸酶(Hyl)	降解细胞外基质的透明质酸
烯醇化酶(Eno)	与纤维连接蛋白结合

续表

肺炎链球菌毒力因子	作用机制
自溶酶 A(LytA)	降解细胞壁,导致链球菌溶血素释放
Sortase A(StrA)	连接表面蛋白至细胞壁
菌毛(pili)	抑制吞噬作用,促进侵袭
肺炎链球菌素(pneumocin)	抑制同种菌种的增长
神经氨酸酶(NanA)	暴露细胞的结合位点,与黏附相关
IgA 蛋白酶	降解 IgA1
肺炎链球菌铁捕获 A(PiaA)/吸收 A(PiuA)	ABC 转运系统成分
肺炎链球菌黏附和毒力因子(PavA)	与纤溶酶原结合
肺炎链球菌多丝氨酸重复蛋白(PsrP)	表面黏附素,结合于血小板表面,促进组织侵袭

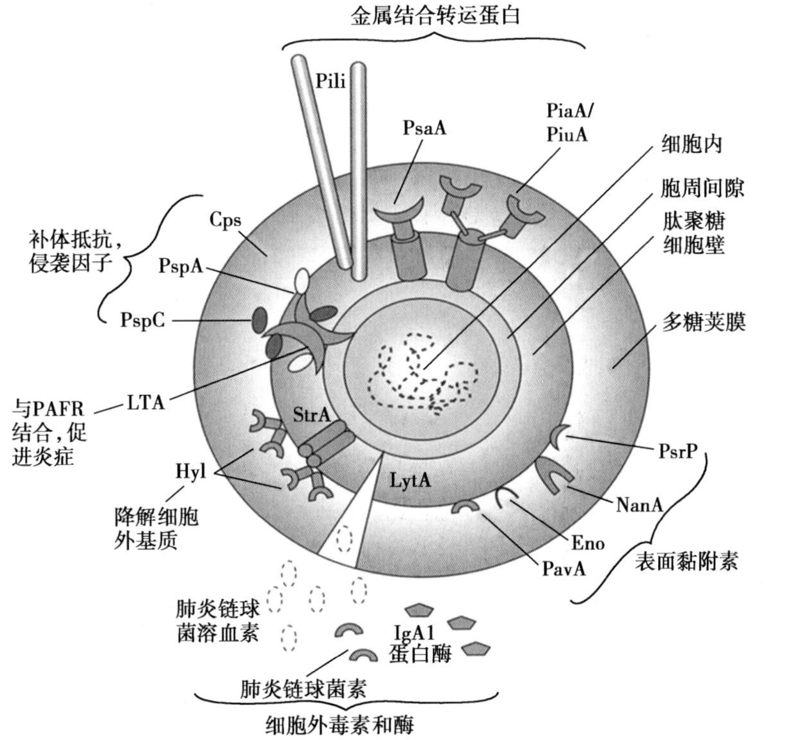

图 17-5-2　肺炎链球菌毒力因子

毒力因子的表达随组织部位及菌体密度而改变。定植于呼吸道形成生物被膜的菌株更容易导致肺炎或是脑膜炎,而自由生存的菌株或是浮游菌株更容易导致败血症。多糖荚膜是目前发现的最重要的毒力决定因素,与肺炎链球菌的定植、侵袭及播散密切相关;它可防止肺炎链球菌被分泌的黏液及纤毛运动清除,同时可协助肺炎链球菌移至上皮细胞表面。肺炎链球菌高度带负电荷,空间上阻止吞噬细胞 CR3 受体与 iC3 的相互联系及 Fc γ 与肺炎链球菌上的 IgG 抗体 Fc 段结合。荚膜多糖亦可限制自溶及减少暴露于某些抗生素。几乎所有的侵袭性肺炎链球菌菌株表达肺炎链球菌溶血素。该毒素在菌体自溶时以单体形式释放,可在宿主细胞表面聚合形成孔道结构,这些孔道结构达到一定数量可致细胞溶解。肺炎链球菌溶血素还具有抑制上皮细胞纤毛运动、激活 $CD4^+$T 淋巴细胞、削弱吞噬细胞的呼吸暴发及激发炎症反应等多种作用。

二、定植与侵袭的机制

遗传学及流行病学证据表明肺炎链球菌通过两种生存机制维持其种系。定植菌及侵袭性菌株的特异性克隆已被分离鉴定。侵袭性菌株主要依靠其迅速致病能力及通过咳嗽有效地在人群中传播维持其存在；然而侵袭性低的菌株则藉助其表面黏附素、免疫逃避、分泌防御性物质如 IgA 蛋白酶及抗菌肽抑制物在鼻咽部长期定植。在进入鼻腔的数分钟，肺炎链球菌遭遇分泌的黏液。带负电荷荚膜的存在可减少肺炎链球菌被酸性黏液的捕获，从而有利于其到达上皮细胞表面。肺炎链球菌进入呼吸道及嗅觉上皮细胞表面的糖衣包被层中，随后可与相关受体结合。然而，厚的荚膜此时可妨碍肺炎链球菌与上皮细胞表面受体结合，多数肺炎链球菌可出现时相变异，在体外培养可表现为透明或不透明的菌落。荚膜较薄的菌株此时可成为优势菌株，可藉助于磷酰胆碱（phosphorylcholine，ChoP）/LTA 与呼吸道上皮细胞表面的血小板活化因子受体（platelet-activating factor receptor，PAFR）结合，从而模拟 PAF 的功能。肺炎链球菌表面蛋白 C（pneumococcal surface protein C）与 ChoP 非共价结合，亦是肺炎链球菌表达的重要黏附素；部分菌株可表达菌毛样结构，可与上皮细胞结合。一些研究还发现肺炎链球菌可与 N-乙酰葡糖胺-β-(1,4)-半乳糖结合。肺炎链球菌产生神经氨酸酶、β-半乳糖苷酶及 N-乙酰葡糖胺酶三种糖苷外切酶，可水解人体复合糖的末端糖基，从而使黏附素受体暴露，同时可提供营养。肺炎链球菌到达上皮细胞基底膜时可与细胞外基质结合，其产生的透明质酸酶可水解结缔组织中的透明质酸，从而有利于肺炎链球菌的播散。

三、宿主对肺炎链球菌的识别与免疫

模式识别受体（pattern-recognition receptor）是机体固有免疫的关键成分，可识别病原微生物的保守模序，该保守序列称为病原体相关的分子模式（pathogen-associated molecular patterns，PAMPs）。部分模式识别受体可激发有效的固有免疫。C 反应蛋白（CRP）是一种急性时相蛋白，可作为模式识别受体与肺炎链球菌细胞壁的 ChoP 结合，激活补体系统。肺炎链球菌可利用 ChoP/LTA 与宿主的 PAFR 结合，使其从肺部播散至血液。Toll 样受体（Toll-like receptors，TLRs）可识别细胞表面、溶酶体及内体中的病原菌，其作为模式识别受体对启动有效的固有免疫有着重要作用。TLR2 识别肺炎链球菌细胞壁的成分 LTA，而 TLR-4 主要识别肺炎链球菌溶血素，TLR-9 主要与细胞内细菌 DNA 相互作用。然而，目前研究发现仅 TLR-9 缺失的老鼠对致死性的肺炎链球菌感染高度敏感。Toll 样受体与 PAMPs 结合，启动下游的信号传导通路，最终引起 NF-κB 激活，导致相关细胞因子和急性时相蛋白的表达。肺泡上皮细胞的巨噬细胞受体（macrophage receptor，MAR-

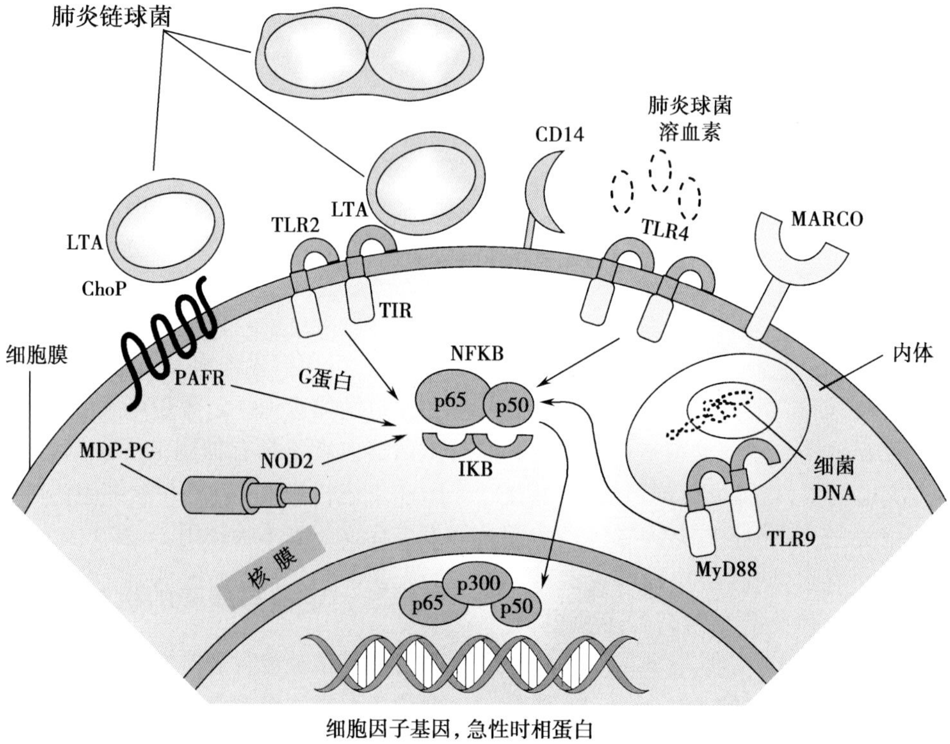

图 17-5-3　肺炎链球菌感染模式识别受体及其信号传导通路

CO)可结合及内化肺炎链球菌,与肺固有免疫密切相关,该受体缺失的老鼠对肺炎链球菌的抵抗力减弱,病死率增加。在胞浆内,肺炎链球菌肽聚糖中的胞壁酰二肽成分(muramyl dipeptide component of pneumococcal peptidoglycan,MDP-PG)可被 NOD-2(nucleotide-binding oligomerisation domain,NOD-2)识别,从而启动宿主的防御反应(图17-5-3)

肺炎链球菌入侵下呼吸道后可被上皮细胞和肺泡吞噬细胞的 TLRs 及肺泡巨噬细胞的 MARCO 识别。在病原菌负荷较低的情况下,其可被肺泡上皮细胞及吞噬细胞清除,无需中性粒细胞辅助,这种效应部分可能与肺泡上皮细胞和巨噬细胞分泌的保护性的炎症介质如白细胞介素-1(interleukin 1,IL-1)、肿瘤坏死因子-α(tumor necrosis factor-α,TNF-α)、白细胞介素-18(interleukin 18,IL-18)、补体产物(C')、表面活性蛋白(surfactant protein-D,SP-D)及抗微生物肽(antimicrobial peptides,AMPs)有关。这些介质在病原菌负荷较重的时候亦有一定作用,然而此时中性粒细胞在各种介质包括 C'5a、galectin-3 及肺炎链球菌的产物如 Ply 和甲酰甲硫氨酸-亮氨酸-苯丙氨酸(formyl-methionine-leucine-phenylalanine,fMLP)的趋化下可招募到感染部位(图 17-5-4A)发挥作用。若肺

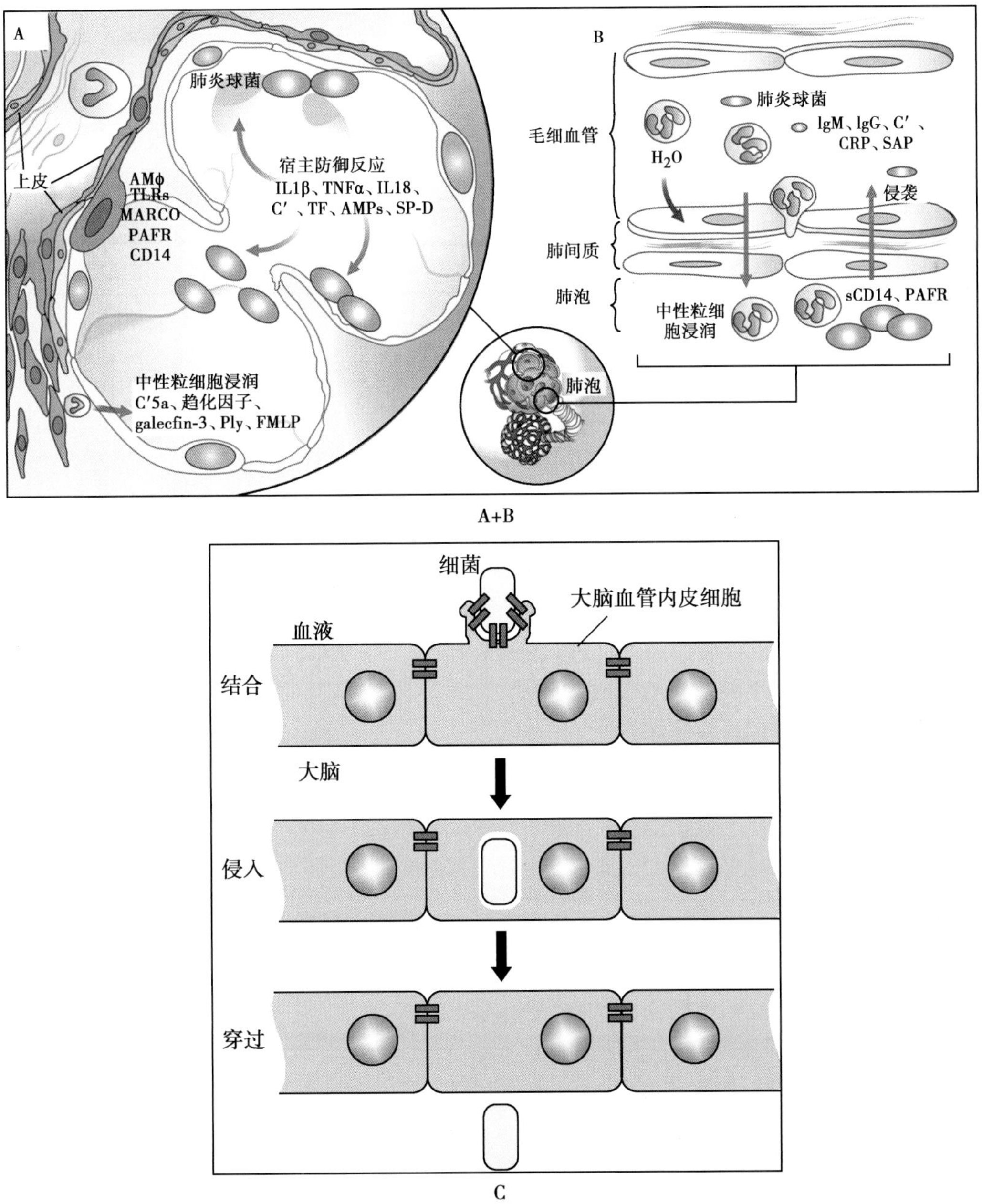

图 17-5-4　侵袭性肺炎链球菌的主要致病机制

泡的固有免疫系统不足以抵御大量繁殖的肺炎链球菌，肺炎链球菌可在宿主 CD14 和 PAFR 辅助下入侵血流，通过血流导致播散性的肺炎链球菌感染（图 17-5-4B）。肺炎链球菌通过血液循环到达脑膜，其主要通过跨细胞（transcellular）作用进入脑脊液（图 17-5-4C）。目前认为，该作用可能与血-脑屏障中表达的相关受体 PAFR 及核糖体蛋白 A 亚基（ribosomal protein subunit A，RPSA）有关。

【病理改变】

进入呼吸道的肺炎链球菌可局部蔓延，导致结膜炎、中耳炎、鼻窦炎、慢性支气管炎的急性加重及肺炎。"典型"的肺炎链球菌肺炎病理变化分为四期：①早期主要为水肿液和浆液渗出；②中期为红细胞渗出，渗出的红细胞破坏后释放含铁血黄素，使咳痰呈铁锈色；③后期有白细胞大量集聚及肺组织实变；④恢复期则炎症吸收消散。然而，在当前临床实际中上述典型病变分期已经少见。肺炎链球菌可进一步入侵血流导致败血症、脑膜炎、骨关节感染、软组织感染、腹膜炎及心包炎/心内膜炎等多种疾病。脑膜炎亦可因颅脑外伤骨折或是先天畸形（如中耳畸形、乳突发育不良、先天筛板裂及脑膜膨出等），细菌通过瘘管或颅骨骨缝直接蔓延进入颅内导致感染。细菌入侵脑膜后，导致毛细血管扩张充血、通透性增加、纤维蛋白渗出及炎症细胞浸润，炎症渗出物主要分布在大脑顶部表面，故早期脑膜刺激征可不明显；肺炎链球菌脑膜炎患者的脑脊液为脓性，含纤维蛋白较多，常沉积于蛛网膜下腔及大脑表面，纤维蛋白黏连，形成广泛而较厚的纤维化脓性膜，容易形成包裹性脓肿或积液，从而使抗菌药物难以渗入，导致肺炎链球菌脑膜炎抗菌疗效不佳，病程迁徙，容易复发（图 17-5-5）。

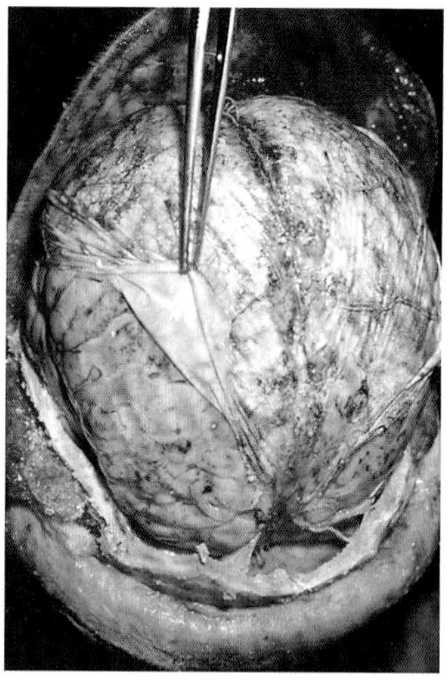

图 17-5-5　肺炎链球菌脑膜炎病理改变

【临床表现】

定植于鼻咽部的肺炎链球菌通过直接蔓延可致中耳、鼻窦、气管、支气管及肺泡病变；而中枢神经系统、心脏瓣膜、骨、关节及腹腔的感染通常是由于血源性传播（表 17-5-3）；胸膜炎可因肺炎的直接蔓延或血清播散所致；腹腔感染亦可源自输卵管的上行性蔓延；部分脑膜炎患者系因颅脑临近的感染灶等直接蔓延所致，颅脑外伤或畸形可增加颅内感染的几率。血液中可检测到肺炎链球菌而来源不明者称之为原发性肺炎链球菌菌血症（primary bacteremia），通常发生于<2 岁儿童，成人中不常见；若未予以治疗可能会发现原发灶和（或）继发性感染病变。

表 17-5-3　成年人中肺炎链球菌所致主要疾病

部　位	疾　病
呼吸道	中耳炎
	急性鼻窦炎
	气管支气管炎
	肺炎
	脓胸
中枢神经系统	脑膜炎
	脑脓肿
心脏	心肌炎
	心内膜炎
软组织/骨骼	化脓性关节炎
	骨髓炎
	蜂窝织炎
其他	腹膜炎
	子宫内膜炎
	原发性菌血症

一、中耳炎和鼻窦炎

中耳炎与急性鼻窦炎的致病菌类似，常继发于病毒感染、过敏或暴露于污染物（如吸烟），导致正常引流障碍及病原菌滞留。肺炎链球菌是最常见或是仅次于流感嗜血杆菌的病原菌。中耳炎若未有效治疗可并发乳突炎,鼓膜穿孔;亦可反复发作,转变为慢性。二者均可局部蔓延导致颅内感染。

二、肺炎

肺炎链球菌为社区获得性肺炎(community acquired pneumonia,CAP)的最常见病原菌,其临床表现取决于患者的免疫状态,疾病的严重程度及是否使用有效的抗生素等多种因素。多数肺炎链球菌性肺炎患者发病前常存在潜在的危险因素(见流行病学)。呼吸道病毒感染为常见诱因,患者起病前可存在一段时间不适(如低热、卡他症状或干咳),并发肺炎链球菌肺炎时病情突然恶化,表现为咳嗽变得严重,通常伴有咳脓痰,偶尔痰可呈棕褐色或带有血迹;若起病前存在慢性支气管炎,则可表现为痰液逐渐增多变为黄色或绿色脓性痰,较为黏稠。体温可达 39 ~41℃,伴有畏寒及寒战,乏力、食欲不佳、头痛及肌肉酸痛;然而许多患者入院时可并无高热。少部分患者可表现为突然出现的单次发作寒战后持续高热及咳血锈色痰。老年患者起病可较隐匿如轻微咳嗽,无痰,体温不高,主要表现为疲倦或意识模糊。恶心、呕吐或腹泻等消化道症状的发生率约为20%。46%的患者可出现胸痛,常提示炎症累及脏层胸膜。肺炎链球菌肺炎的症状较为广泛,无特异性症状可将其与其他细菌性肺炎及某些非细菌性肺炎相鉴别。

患者常呈急病病容,精神萎靡,可出现发绀。呼吸、脉搏及心率通常增快。老年患者可不发热或仅为低热。体温低于正常提示病情严重。胸痛可致患侧呼吸运动幅度减低。50%的患者可见叩诊浊音,肺实变区域语音震颤增强。听诊可闻及管样呼吸音或湿啰音。有胸腔积液时可出现相应体征如叩诊呈实音及呼吸音降低等,如积液量少可闻及胸膜摩擦音。

2%的肺炎链球菌肺炎可并发脓胸。肺炎链球菌感染可经血液播散,导致脑膜炎、心内膜炎及化脓性关节炎等,继发败血症时可出现严重感染中毒症状,甚至并发感染性休克。

肺炎链球菌肺炎无特异性放射影像学改变,多表现为局限性单个肺叶的一个或多个肺段病变,亦可多个肺叶受累;单侧肺病变见于80%病例,空洞及脓肿不常见;80%的患者可出现充气支气管征(图 17-5-6)。45%的患者可出现胸腔积液,而仅有15%的患者有足量积液需要引流。充气支气管征象更倾向于为细菌感染,然而仅见于不到50%的病例;该征象尚不能排除非细菌性肺炎;有时轻微斑片状影亦有可能为细菌感染。肺炎链球菌肺炎影像学改善滞后于临床症状的改善;老年患者及多个肺叶受累,影像学改善较慢,完全消退甚至需要超过3个月时间;老年患者入院后肺部影像学上病变加重较为常见。对于临床病情已恢复的患者出院时无需复查肺部放射影像,但对于6周后仍有持续咳嗽或存在肺部体征的患者应予复查。

肺炎链球菌肺炎在CAP中最为常见,其临床表现多无特异性,既往认为典型的肺炎链球菌肺炎表现如突起寒战、高热、咯血及咳锈色痰仅见于少部分患者,需与其他病原所致的肺部感染相鉴别,确诊有赖于病原菌的检测。

三、脑膜炎

化脓性脑膜炎的病原菌中,肺炎链球菌在儿童中占第三位,仅次于脑膜炎奈瑟菌及流感嗜血杆菌。成人化脓性脑膜炎则以肺炎链球菌最为常见。随着肺炎链球菌疫苗的接种,其发病率已显著下降。

无特异性的临床特征可将肺炎链球菌脑膜炎与其他细菌所致的化脓性脑膜炎区分。肺炎链球菌脑膜炎大多急性起病,表现为高热、头痛、呕吐、颈项强直、脑膜刺激征阳性,未经治疗将于24~48小时出现意识障碍,如烦躁、谵妄、昏睡、抽搐及昏迷,或出现失语、偏瘫。婴幼儿易发生硬膜下积液或积脓、脑水肿,可见前囟饱满。严重的颅高压可导致脑疝形成,常导致患者死亡。由于炎症和纤维蛋白粘连,部分患者在急性期可见脑积水或颅神经损害,包括动眼神经、面神经、滑车神经、外展神经及听神经瘫痪,可存在后遗症。

对于这些患者应及时给予腰椎穿刺,其脑脊液改变和一般细菌所致的化脓性脑膜炎无显著差别。脑脊液压力增加,外观浑浊或呈脓性,含絮状或块状物,蛋白含量增高,细胞数显著增加(>500个/μl),以中性粒细胞为主,糖及氯化物降低。若未给予有效的抗生素治疗,脑脊液涂片革兰染色及脑脊液培养易获得阳性结果,需要注意脑脊液李斯特菌常成对排列,易误认为肺炎链球菌,应注意鉴别。

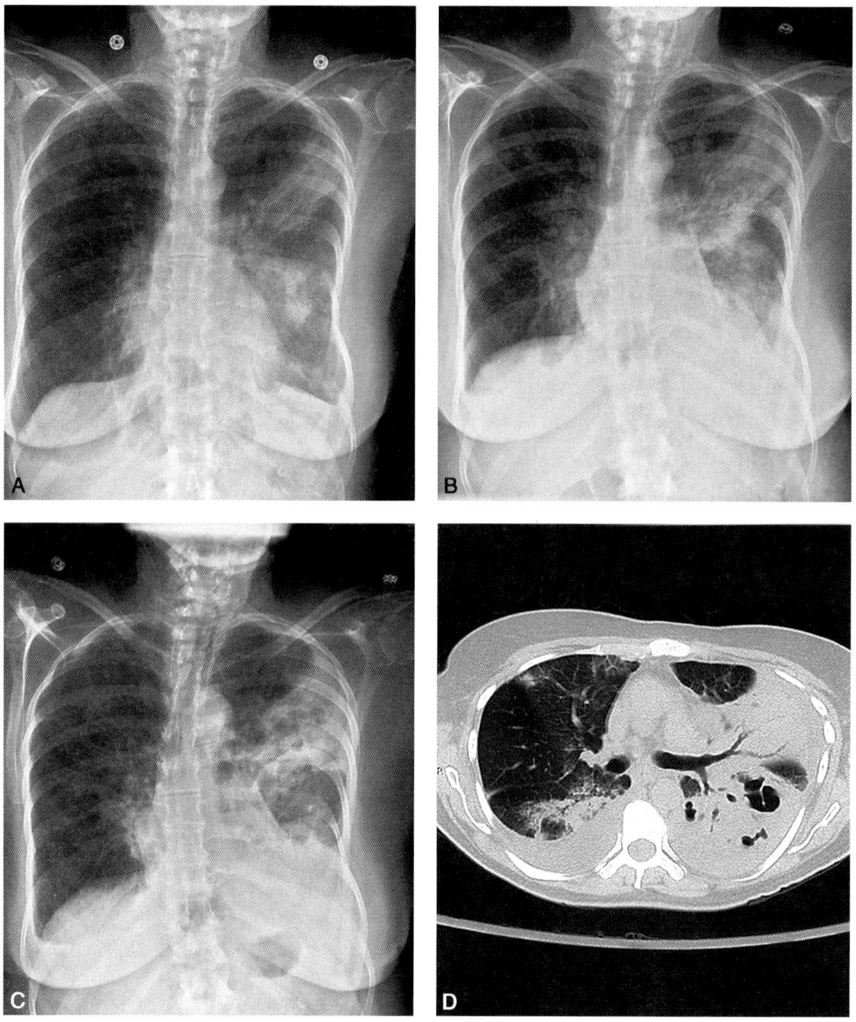

图 17-5-6　肺炎链球菌放射影像学表现

注：该患者为 73 岁的老年女性，发病前无基础疾病，入院时胸部 X 线摄片发现左侧多叶病变（A）。尽管给予有效的抗生素（头孢曲松+克拉霉素）治疗，5 日后胸片提示肺部浸润加重（B）。入院第 10 日复查胸片（C）提示左侧广泛的肺实变，局部存在空洞。第 12 日胸部 CT 证实空洞和实变，可见充气支气管征

四、菌血症

菌血症在侵袭性肺炎链球菌疾病（invasive pneumococcal disease，IPD）中常见。原发性菌血症常见于小于 2 岁的儿童，随着 B 型流感嗜血杆菌疫苗（Hib）的广泛接种，90% 该类儿童的隐匿性菌血症（无原发病灶）为肺炎链球菌所致。随着肺炎链球菌疫苗的广泛接种，婴幼儿的原发性肺炎链球菌菌血症已逐渐下降；成年人的原发性菌血症少见，多继发于局灶感染如肺炎；其临床特征无特异性，发热常在 24 小时内出现，持续发热常提示菌血症的进展；血常规可发现白细胞增高，中性粒细胞为主。多数原发性菌血症可自行缓解，10% 的患者病情可发展出现脑膜炎、骨髓炎、肺炎、软组织和关节感染及脓毒症。

五、其他

肺炎链球菌可经血流播散，导致其他部位感染性病变。儿童化脓性关节炎/骨髓炎中肺炎链球菌并不常见，分别占 20% 及 4%。化脓性关节炎通常表现为关节的红、肿、热、痛；常侵犯膝关节及踝关节，可为单个和多个关节受累；血培养和滑液培养常阳性；约半数可并发化脓性骨髓炎。儿童化脓性骨髓炎常见于肱骨及股骨，成人常累及椎骨；约有 20% 的患者可出现后遗症。肺炎链球菌可导致不同程度的软组织感染，包括蜂窝织炎、肌炎、眼眶周围蜂窝织炎及脓肿，但发生率较低，常见于免疫缺陷的患者（如结缔组织疾病及

AIDS),主要表现为发热,局部红肿热痛。肺炎链球菌腹膜炎主要来源于以下三个途径:①血源性播散常见于有腹水或其他腹膜疾病的患者;②局部蔓延常见于内脏器官穿孔,如阑尾炎及消化道溃疡穿孔;③通过输卵管蔓延。输卵管炎可伴或不伴腹膜炎。无荚膜的肺炎链球菌可导致结膜炎,原因尚不明确。

【实验室检查】

一、一般检查

肺炎球菌感染为革兰阳性球菌,机体感染后相关实验室检查与一般革兰阳性球菌感染类似。血常规提示白细胞总数明显升高,中性粒细胞在80%以上,核左移,可见中毒颗粒。年老体弱、免疫功能低下者白细胞计数常不增高,但中性粒细胞百分比增高。CRP 及血沉可增快。并发脑膜炎时脑脊液压力增高,脑脊液实验室检查呈普通化脓性脑膜炎改变。

二、病原学检查

(一)显微镜检查和培养

临床上若怀疑肺炎链球菌感染,应获取合适的标本进行革兰染色及细菌培养,通常标本可来源于痰、胸水、肺穿刺、血液、脑脊液、关节液、骨组织及脓肿等。从无菌的环境中分离出肺炎链球菌可确诊 IPD,然而仅有少部分患者可达到。肺炎患者获得高质量的下呼吸道标本存在一定困难,有时候难以辨别分离的菌株是正常定植菌还是致病菌。获取标本前抗生素的使用同样可降低病原菌的分离率,故标本应在使用抗生素前采集。革兰染色检查见矛头状成双排列或成短链状排列的革兰阳性球菌,可见中性粒细胞,这对于肺炎链球菌感染较为特异。分离到的病原菌可通过胆汁溶菌试验及奥普托欣敏感实验与其他链球菌鉴别。可通过荚膜膨胀实验对肺炎球菌分型鉴定。对于分离的菌株需要做药敏实验。鉴于部分研究发现对于青霉素非敏感菌株导致的肺炎,继续使用青霉素治疗与使用其他抗生素治疗预后无明显差异。

血培养阳性可确诊肺炎链球菌感染。肺炎链球菌肺炎为 CAP 的最常见类型,但血培养的阳性率较低,仅为 5% ~14%。肺炎球菌脑膜炎患者血培养阳性率相对较高,报道的阳性率通常>50%,甚至可达 90%。肺炎球菌肺炎患者血培养阳性率相对较低可能与采集标本前使用过抗生素、肺炎链球菌间歇性释放入血流及肺炎链球菌产生自溶素造成常规血培养较困难等多种因素相关。

多数肺炎链球菌脑膜炎可通过脑脊液革兰染色和培养做出诊断。直接涂片革兰染色阳性率约为 84%,特异性约为 98%。脑脊液标本应尽快接种,因为细菌的活力逐渐下降。采集标本前抗生素的使用可明显降低涂片及培养的阳性率。

没有阳性血培养结果时诊断肺炎链球菌肺炎存在一定难度,特别是幼儿难以获得痰液标本。肺炎患者合格的痰标本(低倍镜下鳞状上皮<10个+多形核白细胞>25 个),显微镜下可见大量的革兰染色阳性双球菌,则提示为肺炎链球菌肺炎,若痰培养肺炎链球菌为优势菌株可进一步支持诊断。鳞状上皮较多而多个核细胞数目较少的痰液为不合格标本,不宜被采用,因其常为口咽部的共生菌群。部分研究表明,如果痰标本合格,采集标本前未使用抗生素或在抗生素治疗后 24 小时内,痰涂片染色及痰培养对诊断肺炎球菌仍非常有帮助。

经胸壁细针穿刺活检对诊断肺炎链球菌肺炎有一定帮助,特别是对肺外周病变严重或是取痰困难的儿童。对于有经验的医生该操作相对安全,但由于其具有损伤性及顾虑其并发症,该检查未能广泛接受。老年人肺顺应性较差,易发生气胸,而使用抗凝剂的患者穿刺可致出血。

(二)抗原检测方法

数十年来,针对肺炎链球菌荚膜多糖抗原的商品化乳胶凝集试验(latex agglutination tests)试剂盒已被广泛使用,但可能存在假阳性,在实验条件有限的地区可考虑使用。最近针对肺炎链球菌细胞壁 C 多糖抗原成分的快速免疫层析试验即肺炎链球菌尿抗原试验(NOW *S. pneumoniae* urinary antigen test;Binax),重新引起研究者对抗原检测的兴趣,其敏感性为 70% ~80%,特异性>90%。然而其阳性结果仅维持数周,同时疫苗的使用亦可导致假阳性,因此需要询问是否有新近肺炎链球菌感染及疫苗接种史。在儿童中使用该检测方法假阳性较高,这可能与儿童肺炎链球菌定植的比率较大有关。其他局限包括该方法价格较贵同时难以获得药物敏感结果。NOW 试验亦可用于检测其他体液标本中肺炎链球菌抗原。脑脊液中该检测方法的敏感性为95%～100%，特异性为100%；胸水及支气管肺泡灌洗液中该方法的敏感性为95%，特异性为87%；该方法亦可用于检测血液标本。其他抗原如肺炎链球菌溶血素亦被认为具有潜在检测价值。联合运用检测肺炎链球菌溶血素特异抗原的ELISA和NOW试验有助于提高诊断水平。

（三）核酸扩增试验（Nucleic Acid Amplification Tests）

核酸扩增方法如PCR已被广泛用于病原菌的诊断。该方法灵敏度高，不要求微生物具有活性，较少受到抗生素的影响，可快速得出诊断结果。对于肺炎链球菌肺炎患者，血标本PCR的敏感性波动于29%～100%；血标本敏感性较低的原因可能与肺炎患者间歇性的菌血症、病原菌迅速从血液循环中清除及血液取样较少存在样本误差有关；痰标本敏感性较高，约为68%～100%，但存在是否为正常定植菌的问题，部分研究表明定量PCR有利于解决该问题，IPD的肺炎球菌载量较携带者高。肺炎链球菌脑膜炎PCR敏感性较高，约92%～100%，无需考虑细菌定植问题，特异性达100%。亦可采用PCR检测其他标本如胸水、肺组织、支气管肺泡灌洗液的肺炎链球菌载量。

（四）抗体检测

部分研究评估了肺炎链球菌抗体或免疫复合物的诊断价值，但其敏感性及特异性均不乐观。

【诊断】

对于突然起病，寒战、高热、胸痛、气促及咳血锈色痰，肺部叩诊呈浊音，听诊闻及支气管呼吸音，血象提示白细胞总数及中性粒细胞数升高，X线提示肺大片实变阴影者，可临床诊断为肺炎链球菌肺炎。然而，不同年龄、免疫状态及抗生素的使用等使肺炎链球菌肺炎的临床表现多样化，难以与其他细菌性肺炎相鉴别。确诊有赖于痰液病原学检查。严重的感染中毒症状，出现迁徙性损害，甚至休克，血培养肺炎链球菌阳性可明确为肺炎链球菌败血症。高热、头痛、恶心、呕吐、神志改变及脑膜刺激征阳性、脑脊液呈化脓性改变时需考虑肺炎链球菌脑膜炎，脑脊液涂片或培养阳性可确诊。

【鉴别诊断】

肺炎链球菌肺炎需与以下疾病相鉴别：①其他细菌性肺炎：克雷伯杆菌肺炎及葡萄球菌肺炎患者病情往往较重，临床表现类似于肺炎链球菌肺炎。但克雷伯杆菌肺炎痰液稠厚呈胶冻样、红砖色或灰绿色、量多；胸部X线显示肺叶或小叶实变，有多发性蜂窝状小空洞，叶间隙下坠。原发性葡萄球菌肺炎常有肺组织的坏死和脓肿形成。确诊有赖于痰液病原学检查。②肺结核：以干酪样肺炎发病的肺结核，常有严重的感染中毒症状，体检和X线检查均提示肺实变，易与本病相混淆；但干酪样肺炎往往有肺结核病史，病程较长，发热多呈弛张型，初为午后潮热，尔后突然转剧，可咯血。X线检查病变多在肺上叶和肺尖部；同时可发现其他肺结核证据，如纤维条索状病灶、肺门淋巴结肿大、空洞形成等。对青霉素治疗不敏感而抗结核治疗有效，病变吸收缓慢。可藉助于结核菌素实验或T-SPOT检测鉴别。③急性肺脓肿：早期临床表现和肺炎链球菌肺炎相似，但随着病情的进展咳大量脓臭痰为其特征。X线可显示脓腔和液平。④肺癌：中央型肺癌可导致阻塞性肺炎，需与肺炎链球菌肺炎相鉴别。但患者一般年龄较大，起病缓慢，咯血，感染中毒症状相对较轻；对治疗反应较差，且肺炎易在同一部位反复出现；纤维支气管镜检查、肺部CT有助于鉴别。

肺炎链球菌脑膜炎需与其他细菌所致的化脓性脑膜炎相鉴别，流行性脑脊髓膜炎多伴有皮肤瘀点瘀斑，最终确诊有赖于脑脊液病原学检查。

【治疗】

一、一般治疗

患者应卧床休息，给予足够的蛋白质、热量、水及维生素，以流质或半流质饮食为主。脱水状态不利于痰液引流及咳出，应保持水盐代谢平衡，鼓励患者多饮水，进食少者给予补液。咳嗽多痰者可用祛痰药。刺激性咳痰伴明显胸痛者可适当应用可待因。呼吸急促、发绀者可给予吸氧。烦躁不安、谵妄者可用镇静剂，但不用可能抑制呼吸的镇静剂。严密观察病情，注意可能发生的休克。呼吸衰竭者可考虑气管插管、气管切开及机械辅助通气。

二、抗感染治疗

抗生素是治疗肺炎链球菌感染的关键药物，应在入院后4～6小时内尽快实施。青霉素及其衍生物为β内酰胺类抗生素，价格相对便宜，且存在口服及静脉制剂，是目前治疗肺炎链球菌感染的首选药物。青霉素耐药与细菌青霉素结合蛋白（PBPs）结构改变亲和力下降相关，因此部分耐药菌株可通过加大用药剂量克服。肺炎链球菌对头孢菌素耐药机制与青霉素相似，故青霉素耐药菌株亦有可能对其耐药。由于可能作用于不同的青霉素结合蛋白（PBPs），故青霉素耐药菌株可对某些头孢菌素敏感。青霉素耐药菌株多数对大环内酯类药物耐药，大环内酯类耐药与药物外排和（或）核糖体修饰相关，新近研究发现我国的耐药菌株常为两种因素合并存在；大环内酯类药物脑脊液浓度低，不宜用于治疗脑膜炎。多数菌株对呼吸喹诺酮类药物敏感。复方新诺明耐药菌株较多，一般不予推荐，除非存在青霉素过敏或是药敏实验证实对其敏感。肺炎链球菌对碳青霉烯类药物敏感，美洛培南脑脊液渗透性较好，青霉素耐药的患者可考虑使用。脑膜炎患者对青霉素耐药率高，万古霉素可作为耐药菌株的选择药物。感染多重耐药菌株的患者若存在万古霉素过敏，可考虑使用利奈唑胺。美国/英国目前肺炎链球菌肺炎推荐治疗方案见表17-5-4。部分学者认为重症感染者联合使用β内酰胺类与大环内酯类或喹诺酮类药物可能有益，可能与增加抗菌覆盖谱（支原体、衣原体及非典型病原菌），减少菌体相关毒素的释放，限制宿主炎症反应相关。

表17-5-4　IDSA/ATS（2007）及BTS（2009）肺炎链球菌肺炎治疗推荐方案

	首　　选	替代药物
IDSA/ATS		
青霉素 MIC<2μg/ml	青霉素G、阿莫西林	大环内酯类、头孢菌素（口服头孢泊肟、头孢丙烯、头孢呋辛、头孢地尼、头孢托仑或静脉注射头孢呋辛、头孢曲松、头孢噻肟）克林霉素、多西环素、氟喹诺酮类
青霉素 MIC≥2μg/ml	根据药敏结果选药，包括头孢噻肟、头孢曲松及氟喹诺酮类	万古霉素、利奈唑胺、阿莫西林每日3g（青霉素MIC≤4μg/ml）
BTS（2009）	阿莫西林0.5～1.0g，口服，每日3次；青霉素G 1.2g，静滴，每日4次	克拉霉素500mg，口服，每日2次；头孢呋辛0.75～1.5g，静滴，每日3次；头孢噻肟1～2g，静滴，每日3次；头孢曲松2g，静滴，每日1次

注：IDSA/ATS美国感染病协会/美国胸科协会，BTS英国胸科协会

鉴于我国非脑脊液分离的肺炎链球菌仍对青霉素高度敏感，故对于脑膜炎以外的肺炎链球菌感染的治疗首选青霉素G。轻症患者可用青霉素G，每日240万～480万U，分3次静滴或肌注，或用普鲁卡因青霉素每12小时肌内注射60U；败血症时，可用600万～1000万U/日静滴，疗程10～14日。阿莫西林存在口服及静脉制剂，口服制剂用药方便，在轻症患者中可考虑使用。青霉素类过敏或耐药可选择呼吸喹诺酮类（如左氧氟沙星、莫西沙星及加替沙星等），头孢菌素类，碳青霉烯类（如美洛培南、厄他培南、亚胺培南-西司他丁等），多重耐药患者可选择万古霉素、替考拉宁或利奈唑胺。住院患者分离到的菌株基本上对大环内酯类药物耐药，不建议单用大环内酯类药物治疗，但重症患者可根据个人经验联合使用。抗菌药物治疗后，高热常在24小时内消退，或数日内逐渐下降。若体温降而复升或是3日不降者，应考虑肺炎链球菌的肺外感染，如脓胸、心包炎或关节炎等；持续发热尚需考虑是否为耐药菌株感染或是混合感染、药物热等。目前推荐的抗生素疗程见表17-5-5。

表17-5-5　肺炎链球菌感染抗生素使用疗程

感染部位	疗　　程
中耳炎	3～7日
急性鼻窦炎	10～14日
肺炎	至少5～7日或热退后3～5日，临床症状恢复；有病症应适当延长疗程
脑膜炎	10～14日或热退后5～7日
败血症	10～14日
心内膜炎	至少4周

脑膜炎患者脑脊液中病原菌的清除依赖于有效抗生素的运用，应尽早使用，静脉用药，使用临

床验证过的最大剂量。对于急性细菌性脑膜炎(acute bacterial meningitis,ABM),经验性的抗感染治疗应覆盖肺炎链球菌、脑膜炎链球菌及流感嗜血杆菌三种常见的致病菌。第三代头孢菌素是广泛采用的经验治疗方案,有研究表明头孢曲松/头孢噻肟的效果与美洛培南无显著差异。欧洲神经病学学会联盟(EFNS)关于细菌性脑膜炎推荐抗生素治疗方案见表17-5-6。

表17-5-6 EFNS细菌性脑膜炎推荐治疗方案节选(2008)

	首选方案	替代方案
ABM经验治疗方案		
青霉素敏感	头孢曲松2g,每日1次至每12小时1次;头孢噻肟2g,每8小时1次至每6小时1次	美洛培南2g,每8小时1次;氯霉素1g,每6小时1次
怀疑存在耐青霉素-头孢菌素肺炎球菌	(头孢曲松/头孢噻肟)+持续滴注万古霉素每日60mg/kg,加用15mg/kg负荷剂量,血药浓度维持在15~25mg/L	
ABM病原学已明确为肺炎链球菌		
青霉素敏感	青霉素G每日25万U/kg(相当于2.4g,每4小时1次);氨苄西林/阿莫西林2g,每4小时1次;头孢曲松2g,每12小时1次;头孢噻肟2g,每8小时1次~每6小时1次	美洛培南2g,每8小时1次;万古霉素每日60mg/kg,首剂加用15mg/kg负荷剂量,血药浓度维持在15~25mg/L+利福平600mg,每12小时1次;莫西沙星400mg,每日1次
青霉素/头孢菌素抵抗	头孢曲松/头孢噻肟+万古霉素±利福平	莫西沙星、美洛培南或利奈唑胺联合利福平

国内报道经脑脊液分离的肺炎链球菌对青霉素及头孢菌素类抗生素耐药现象较为严重,故治疗方案应采用病原菌未明时的经验治疗方案。应使用最大剂量头孢曲松或头孢噻肟等三代头孢类抗生素,可选择头孢噻肟2g,每日3次,儿童每日200mg/kg;头孢曲松2g,每日2次。疗效不理想时可加用万古霉素,每日40mg/kg。需注意地塞米松的使用可降低脑脊液中万古霉素的浓度,新近研究表明增加万古霉素使用剂量可克服脑脊液(cerebro-spinal fluid,CSF)浓度不足的问题,使用15mg/kg负荷剂量后持续滴注万古霉素每日60mg/kg,可使脑脊液万古霉素达到有效剂量。美洛培南亦可用于耐药菌株的治疗,而研究表明耐青霉素/头孢菌素的肺炎链球菌株很多情况下亦对美洛培南耐药,故不推荐美洛培南单药治疗耐药菌株。利奈唑胺及喹诺酮类药物亦可用于治疗耐药菌株,不过临床数据有限,可根据情况选择性使用。由于临床单用呼吸喹诺酮治疗脑膜炎的数据不足,若采用该类药物最好与第三代头孢菌素或万古霉素联合使用;需注意喹诺酮类药物禁用于儿童。药敏结果出来后根据药敏结果选用,若对青霉素敏感,可采用青霉素G每日20~40万U/kg,分4次静滴。

三、脑膜炎患者的辅助治疗

现有的证据表明开始抗生素治疗时加用地塞米松每日0.6mg/kg,总共4日,可减少免疫力正常患者肺炎链球菌脑膜炎并发症及病死率;然而在免疫缺陷的患者中使用地塞米松不合适,可增加病死率。需注意地塞米松在降低蛛网膜下腔和脑膜炎症的同时,可降低脑膜通透性,使用万古霉素时需监测脑脊液药物浓度。尽管没有被系统的评估,目前认为抬高头部及使用高渗性药物如甘露醇有助于控制细菌性脑膜炎脑水肿。癫痫发作可使用抗惊厥药物,如苯巴比妥钠。

【预后】

中耳炎、鼻窦炎及结膜炎一般预后良好,然而若未给予有效抗生素治疗可产生一些并发症。肺炎链球菌肺炎的预后与患者年龄、免疫状态、肺部病变的严重程度及抗生素的使用密切相关,若给予有效抗生素治疗多数患者可得到痊愈。肺炎链球菌脑膜炎容易产生并发症,病死率亦较高(表17-5-7)。

表 17-5-7　小于 5 岁儿童肺炎链球菌肺炎和脑膜炎病死率

	全球	非洲	美国	东地中海	欧洲	东南亚	西太平洋
肺炎	5%	11%	4%	6%	5%	3%	2%
脑膜炎	59%	73%	48%	57%	38%	57%	29%

【预防】

避免淋雨、受寒、疲劳及醉酒等诱发因素。对于易感人群,应劝导戒烟,同时给予疫苗接种。季节性流感是肺炎链球肺炎的重要危险因素,故建议易感人群应同时接种流感疫苗。接种肺炎链球菌疫苗可有效减少侵袭性肺炎链球菌感染的发生率。目前针对肺炎链球菌的疫苗主要包括 23 价荚膜多糖菌苗(PPV23,抗原为纯化的荚膜多糖抗原)和肺炎链球菌结合疫苗(将纯化的荚膜多糖抗原结合于蛋白载体,按所含菌株血清型的多少分为 PCV7、PCV9、PCV11、PCV10 及 PCV13)。应注意这些疫苗具有型特异性,对疫苗未覆盖的血清型无保护作用。近来针对肺炎链球菌相关毒力因子如 PspA、PspC、PiaA、PiuA、肺炎球菌溶血素(pneumolysin)、自溶素(autolysin)及 BVH3/11V 等的疫苗已在研究,部分已进入Ⅱ期临床验证,由于在不同血清型间上述抗原较为保守,该研究的应用前景可观。

(杨永峰　赵伟)

参考文献

1. Andreo F, Prat C, Ruiz-Manzano J, *et al*. Persistence of *Streptococcus pneumoniae* urinary antigen excretion after pneumococcal pneumonia. Eur J Clin Microbiol Infect Dis, 2009, 28(2): 197-201.
2. Anevlavis S, Petroglou N, Tzavaras A, *et al*. A prospective study of the diagnostic utility of sputum Gram stain in pneumonia. J Infect, 2009, 59(2): 83-89.
3. Azzari C, Moriondo M, Indolfi G, *et al*. Molecular detection methods and serotyping performed directly on clinical samples improve diagnostic sensitivity and reveal increased incidence of invasive disease by *Streptococcus pneumoniae* in Italian children. J Med Microbiol, 2008, 57(Pt 10): 1205-1212.
4. Brouwer MC, McIntyre P, de Gans J, *et al*. Corticosteroids for acute bacterial meningitis. Cochrane Database Syst Rev, 2010, (9): CD004405.
5. Brouwer MC, Tunkel AR, van de Beek D. Epidemiology, diagnosis, and antimicrobial treatment of acute bacterial meningitis. Clin Microbiol Rev, 2010, 23(3): 467-492.
6. Chaudhuri A, Martinez-Martin P, Kennedy PG, *et al*. EFNS guideline on the management of community-acquired bacterial meningitis: report of an EFNS Task Force on acute bacterial meningitis in older children and adults. Eur J Neurol, 2008, 15(7): 649-659.
7. Chen J, Liu L, Wang G, Chen Y, *et al*. Correlation between usage of macrolide antibiotic and resistance of *Streptococcus pneumoniae* clinic isolates from Chongqing Children's Hospital. Pediatr Pulmonol, 2009, 44(9): 917-921.
8. Hameed N, Tunkel AR. Treatment of drug-resistant pneumococcal meningitis. Curr Infect Dis Rep, 2010, 12(4): 274-281.
9. Ho PL, Chiu SS, Ang I, *et al*. Serotypes and antimicrobial susceptibilities of invasive *Streptococcus pneumoniae* before and after introduction of 7-valent pneumococcal conjugate vaccine, Hong Kong, 1995-2009. Vaccine, 2011, 29(17): 3270-3275.
10. Hsu HE, Shutt KA, Moore MR, *et al*. Effect of pneumococcal conjugate vaccine on pneumococcal meningitis. N Engl J Med, 2009, 360(3): 244-256.
11. Jones RN, Jacobs MR, Sader HS. Evolving trends in *Streptococcus pneumoniae* resistance: implications for therapy of community-acquired bacterial pneumonia. Int J Antimicrob Agents, 2010, 36(3): 197-204.
12. Kadioglu A, Weiser JN, Paton JC, *et al*. The role of *Streptococcus pneumoniae* virulence factors in host respiratory colonization and disease. Nat Rev Microbiol, 2008, 6(4): 288-301.
13. Kim KS. Acute bacterial meningitis in infants and children. Lancet Infect Dis, 2010, 10(1): 32-42.
14. Lim WS, Baudouin SV, George RC, *et al*. BTS guidelines for the management of community acquired pneumonia in adults: update 2009. Thorax, 2009, 64 (Suppl 3): iii1-iii55.
15. Lynch JP, Zhanel GG. *Streptococcus pneumoniae*: epidemiology and risk factors, evolution of antimicrobial resistance, and impact of vaccines. Curr Opin Pulm Med. 2010, 16(3): 217-225.
16. Mandell LA, Wunderink RG, Anzueto A, *et al*. Infectious Diseases Society of America/American Thoracic Society consensus guidelines on the management of community-

acquired pneumonia in adults. Clin Infect Dis, 2007, 44 (Suppl 2): S27-S72.

17. O'Brien KL, Wolfson LJ, Watt JP, *et al*. Burden of disease caused by *Streptococcus pneumoniae* in children younger than 5 years: global estimates. Lancet, 2009, 374 (9693): 893-902.
18. Pilishvili T, Lexau C, Farley MM, *et al*. Sustained reductions in invasive pneumococcal disease in the era of conjugate vaccine. J Infect Dis, 2010, 201(1): 32-41.
19. van der Poll T, Opal SM. Pathogenesis, treatment, and prevention of pneumococcal pneumonia. Lancet, 2009, 374(9700): 1543-1556.
20. Vu HT, Yoshida LM, Suzuki M, *et al*. Association between nasopharyngeal load of *Streptococcus pneumoniae*, viral coinfection, and radiologically confirmed pneumonia in vietnamese children. Pediatr Infect Dis J, 2011, 30(1): 11-18.
21. Weinstein MP, Klugman KP, Jones RN. Rationale for revised penicillin susceptibility breakpoints versus *Streptococcus pneumoniae*: coping with antimicrobial susceptibility in an era of resistance. Clin Infect Dis, 2009, 48(11): 1596-1600.
22. Werno AM, Murdoch DR. Medical microbiology: laboratory diagnosis of invasive pneumococcal disease. Clin Infect Dis, 2008, 46(6): 926-932.
23. Xue L, Yao K, Xie G, *et al*. Serotype distribution and antimicrobial resistance of *Streptococcus pneumoniae* isolates that cause invasive disease among Chinese children. Clin Infect Dis, 2010, 50(5): 741-744.
24. Yao KH, Wang LB, Zhao GM, *et al*. Pneumococcal serotype distribution and antimicrobial resistance in Chinese children hospitalized for pneumonia. Vaccine, 2011, 29 (12): 2296-2301.
25. Zhang YY, Huang HH, Ren ZY, *et al*. Clinical evaluation of oral levofloxacin 500mg once-daily dosage for treatment of lower respiratory tract infections and urinary tract infections: a prospective multicenter study in China. J Infect Chemother, 2009, 15(5): 301-311.

第六节 猪链球菌感染

猪链球菌感染(*Streptococcus suis* infection)系指由猪链球菌(*Streptococcus suis*)所致的一种人兽共患病。人类猪链球菌感染以高热伴有全身中毒症状为主要表现,可导致败血症、心内膜炎、关节炎及肺炎等,重者出现中毒性休克综合征(streptococcal toxic shock syndrome, STSS)、脑膜炎等,病情重、病死率高。

【病原学】

猪链球菌属于链球菌属,革兰染色阳性,菌体呈球形或卵圆形,直径0.6~1.0μm,呈单个、成对或数个排列的短链,亦可排列成串珠样长链;有荚膜,无芽胞,无鞭毛,不能运动,普通培养基中需加有血液、葡萄糖等才能生长,最适温度为37℃,最适pH 7.4~7.6,菌落细小,直径1~2mm,光滑、圆形、透明、发亮,边缘整齐,多可产生β型溶血环。猪链球菌的抵抗力不强,在60℃水中可存活10分钟,50℃为2小时,在4℃的动物尸体中可存活6周,0℃时灰尘中的细菌可存活1个月,粪便中3个月。本菌对一般消毒剂敏感。

目前根据其荚膜多糖抗原可分为35个血清型(1~34, 1/2型),其中猪链球菌2型为主要致病型。猪链球菌2型的毒力因子比较复杂,目前已知的有溶菌酶释放蛋白(muramidase released protein, MRP)、细胞外因子(extracellular factor, EF)、猪溶血素(suilysin, SLY)及荚膜多糖(capsular polysaccharide, CPS)等,其中溶菌酶释放蛋白及细胞外因子是两种重要的毒力因子。

【流行病学】

人类猪链球菌感染病例相对局限、高度散发。目前国外报道仅200余例,散在分布于北欧和南亚一些以养殖及食用猪肉为主的国家和地区,每次仅数例。我国1998—1999年首次在江苏和浙江部分县市出现人类猪链球菌感染,但疫情较轻。2005年6月至8月,四川省资阳、内江等地发生了大规模的猪链球菌感染暴发,204例患者分布在12个市,37个县(市、区),131个乡镇(街道),195个村(居委会),导致38人死亡。2006—2007年广西河池市发生3起因宰杀、食用病(死)猪肉导致4人发病,1人死亡。之后,云南及湖南等省(区)局部地区均有人感染猪链球菌病例的报道。

一、传染源

传染源主要是感染或携带病原体的猪,其他动物如羊等亦可能是本病传染源,未见人作为传染源的报道。

二、传播途径

经破损皮肤及黏膜传播是人感染猪链球菌的

最主要方式。上呼吸道是猪链球菌的主要入侵门户，母猪可将本菌传给哺乳仔猪，易通过污染物传播，苍蝇可在猪场内或不同饲养场之间传播。人类主要通过直接接触（喂养、运输、屠宰、销售、洗切加工、食用及埋葬等）病（死）猪等而感染，特别是在接触时有皮肤破损时更易感染。

三、易感人群

人类对本病普遍易感。病后免疫力尚不清楚。感染率的高低取决于接触病原体的机会和数量。人感染猪链球菌病各年龄组人群均有发病，多发生于屠夫、养殖场工人、生肉加工厂及销售人员中。男性发病率明显高于女性。

【发病机制和病理改变】

猪链球菌感染的发病机制研究较少，目前未完全阐明。猪链球菌感染的发生与宿主免疫状态、致病菌株的毒力有关。猪链球菌2型的溶血素参与猪链球菌侵入和裂解细胞的过程。荚膜多糖影响菌体黏附到上皮细胞与巨噬细胞上的活性。溶菌酶释放蛋白能抵抗巨噬细胞的吞噬作用，并能黏附上皮细胞。细胞外因子可使细菌逃避宿主免疫系统。研究表明，猪链球菌2型诱导人单核细胞产生TNF-α、IL-1、IL-6、IL-8及单核细胞趋化蛋白-1，这些细胞因子可致全身炎症反应。

当猪链球菌从上呼吸道进入血液，被单核细胞吞噬，通过脉络丛到达脑脊液，激发单核细胞或巨噬细胞产生细胞因子及毒素，从而导致血液及脑脊液内的炎性细胞浸润和血-脑屏障（blood brain barrier，BBB）通透性增加，导致脑水肿发生，使颅内压力增高和脑血流阻断。猪链球菌从伤口直接感染后，细菌在机体内大量繁殖，产生毒素引起血源感染，导致败血症及多脏器功能衰竭，此种情况与普通细菌所致败血症类似。

猪链球菌感染主要有两种严重表现形式，即中毒性休克综合征（toxic shock syndrome，STSS）及脑膜炎。中毒性休克综合征病理表现为全身多器官、组织细胞变性和坏死，中性粒细胞浸润，间质内血管明显充血、出血，毛细血管内微血栓形成，继而导致多器官功能衰竭及休克。脑膜炎的主要表现为化脓性脑膜炎，中性粒细胞弥漫性浸润，脑脊髓膜血管明显充血，蛛网膜下腔增宽，纤维蛋白及液体渗出。肺脏常呈实质性病变，表现为纤维素性出血和间质纤维性肺炎、纤维素性或化脓性支气管炎。心脏损害表现为心肌点状或片状弥漫性出血或坏死、纤维蛋白化脓性液化，心包液中含有嗜酸性粒细胞、中性粒细胞、单核细胞及大量纤维蛋白。

【临床表现】

潜伏期一般为2～3日，最短仅数小时，最长7日。潜伏期长短与感染猪链球菌的毒力、数量及机体免疫力（包括有无皮肤破损及其程度）有关。起病急，多为高热，伴有畏寒、头痛、全身不适、乏力、腹痛、腹泻等全身中毒症状。轻者经治疗后可迅速好转，部分重症病例病情进展迅速，可表现为中毒性休克综合征和（或）脑膜炎，病死率较高。根据临床表现可分为4型：

一、普通型

本型起病较急，表现为畏寒、发热、头痛、全身不适、乏力、腹痛、腹泻，但无休克、昏迷和脑膜炎表现。

二、休克型

本型起病急骤，多为突然高热，体温达40℃以上，伴有寒战、头痛、头晕、全身不适及乏力。部分患者出现恶心、呕吐、腹痛、腹泻，四肢湿冷、面色青紫、口唇发绀、血压下降，脉压差缩小及少尿等表现。部分患者可出现皮肤出血点、瘀点、瘀斑，即中毒性休克综合征（STSS）。本型病情进展快，可迅速转入多器官功能衰竭，如急性呼吸窘迫综合征、心力衰竭、急性肾衰竭及DIC等，预后较差，病死率极高。

三、脑膜炎型

本型起病急，除起病时一般症状外，头痛剧烈，恶心、呕吐明显，可有喷射性呕吐，重者出现意识障碍或有昏迷，亦可发生感知性耳聋及运动功能失调。脑膜刺激征呈阳性，脑脊液呈化脓性改变，皮肤无出血点、瘀点、瘀斑，无休克表现。

四、混合型

此型同时具有休克型和脑膜炎型表现，往往见于在中毒性休克综合征基础上，出现化脓性脑膜炎表现。

【实验室检查】

一、常规化验

（一）血常规

白细胞计数升高（病情严重者发病早期可以降低或正常），中性粒细胞比例升高、出现中毒颗粒及核左移。继发 DIC 的患者血小板下降明显。

（二）尿常规

尿蛋白阳性，部分患者酮体阳性。

（三）肝功能

ALT 及 AST 升高，白蛋白降低，部分患者 T. BIL 升高。

（四）肾功能

部分患者 Cr、BUN 升高。

（五）脑脊液

脑脊液外观混浊，白细胞升高，常达 $500\times10^9/L$，以多核细胞为主，蛋白升高，糖和氯化物降低。

二、病原学检查

采全血、脑脊液或尸检标本等无菌部位的标本培养可确诊本病，其中血培养阳性率仅约 30%，不如脑脊液培养阳性率高，原因可能与宿主免疫反应过强，致使细菌受到吞噬抑制及早期抗生素应用的干扰有关。ELSA 法及 PCR 法检测及猪链球菌特有的毒力基因（cps2A、mrp、gapdh、sly、ef），对诊断猪链球菌 2 型有重要意义。

【诊断】

综合病例的流行病学史、临床表现及实验室检测结果，排除其他明确病因的可进行诊断。诊断要点包括：

一、流行病学史

当地一般有猪等家畜疫情存在，病例发病前 7 日内有与病（死）猪等家畜的接触史，如宰杀、洗切及销售等。

二、疑似病例

流行病学史结合急起畏寒、发热，外周血白细胞计数升高，中性粒细胞比例升高。

三、临床诊断

流行病学史结合中毒性休克综合征和（或）脑膜炎。

四、确诊病例

全血或尸检标本等无菌部位的标本纯培养，经鉴定为猪链球菌者可确诊。

【治疗】

治疗原则为早发现、早诊断、早治疗。入住感染病房，隔离治疗。临床治疗包括一般治疗、病原治疗、抗休克治疗及 DIC 治疗等。

一、一般治疗

包括：①一般采取平卧位；②鼻导管给氧，效果差者可面罩给氧或使用呼吸机；③进食易消化流质饮食，对消化道症状严重的患者，可以禁食。静脉补液，保证水、电解质及能量供应；④发热患者以物理降温为主，慎用解热镇痛剂；⑤预防应激性溃疡可用法莫替丁 20mg，每日 2 次；⑥对经济条件较好的患者，丙种球蛋白 30g 静脉滴注。

二、病原治疗

早期、足量使用抗生素，建议使用第三代头孢菌素治疗。头孢曲松钠，2.0g，加入 5% 葡萄糖液体 100ml 中，静脉滴入，每 12 小时 1 次。或头孢噻肟，2.0g，加入 5% 葡萄糖液体 100ml 中，静脉滴入，每 8 小时 1 次。对有病原培养报告的患者，根据药敏试验报告结果调整治疗。治疗 2 日效果不佳者，考虑调整抗生素，治疗 3 日效果不佳者，必须调整治疗。

三、抗休克治疗

（一）扩容治疗

部分患者在发病早期存在严重的有效循环血量不足的问题，积极扩充血容量是纠正休克最重要的手段。即使没有休克的患者，应注意其血容量问题。主要措施有：①晶体液：林格氏液 1000ml，5% 葡萄糖氯化钠溶液 1000ml，静脉滴入。其中可加入 50% 葡萄糖液 40～80ml，维生素 C 1～2g。根据血清钾及尿量情况，适当加入氯化钾。抢救休克，以先快后慢为原则。第 1 小时可输入 1000～2000ml，随血容量补充，速度减为

500ml 以至更低；②胶体液：白蛋白 30g，血浆 500ml，低分子右旋糖酐 500ml，静脉点滴，与晶体液配合使用。每 10g 白蛋白可与 500ml 晶体液联合使用，每 100ml 血浆可与 200ml 胶体液联合使用。

（二）纠正酸中毒

5%碳酸氢钠 250ml，静脉滴入，24 小时可使用 2 次。最好有血气分析结果指导治疗。主要措施有：①血管活性药物：在扩容基础上，对血压仍无上升的患者，可使用血管活性药物。多巴胺每分钟 5μg/kg。升压效果不佳，可继续加量至每分钟 10μg/kg。必要时加用间羟胺（剂量为多巴胺的一半）。在充分扩容基础上，对微循环障碍患者（四肢冰凉，口唇发绀，甲床发绀），可使用 654～2 10mg，加入 100ml 10%葡萄糖液体中静脉点滴，必要时可以重复；②强心药物：心率加快、升压效果不好的患者，可使用洋地黄类强心药物。西地兰 0.4mg，加入 10%葡萄糖液体 20ml 中，缓慢静脉推入。可重复给药，视病情每次给与 0.2～0.4mg；③肾上腺皮质激素：发病前 3 日，琥珀酸氢化可的松 300mg 加入 10%葡萄糖溶液中静脉滴入。一般每日 1 次，严重患者可每日 2 次；④利尿剂：无尿或少尿的患者，给予速尿 20mg，效果不佳可加大剂量；⑤中药抗休克治疗：生脉注射液 40ml，加入 10%葡萄糖溶液 100ml 中静脉点滴，每日 3～4 次。

四、脑膜炎的处理

（一）颅内高压的处理

20%甘露醇注射液 250ml，快速静脉注射，每 4～8 小时 1 次，病情好转改为 12 小时 1 次。严重患者在注射甘露醇的间歇可以使用速尿 20～100mg，或 50%葡萄糖注射液 40～60ml，静脉注射。

（二）抽搐惊厥的处理

对抽搐惊厥患者，可使用苯巴比妥钠 100mg，肌内注射，8～12 小时 1 次。亦可使用地西泮 10mg，缓慢静脉注射，注意患者呼吸。必要时 10%水合氯醛 20～40ml，口服或灌肠。

五、DIC 的处理

患者有出血表现，血小板减少或进行性下降，PT 延长 3 秒以上，应高度怀疑 DIC。

（一）替代治疗

每日至少输注新鲜血浆 400ml，至 PT 恢复正常；如果患者血小板数小于 50×10^9/L，先输注血小板 1 单位，血小板数小于 20×10^9/L 时，1 次性输注单采血小板 2 个单位。

（二）肝素抗凝

如经过以上积极替代治疗 1 日后出血症状不改善，血小板数和 PT 不能恢复正常，在继续替代输注治疗基础上可给予肝素抗凝治疗。方法为：①普通肝素钠 25mg，皮下注射，12 小时 1 次；②低分子肝素：60IU/kg，12 小时 1 次。肝素使用期限为出血明显改善，血小板数和 PT 恢复正常。

【预后】

本病的病程和预后与临床类型密切相关，中毒性休克综合征发展极其迅速，病死率高、发病至死亡的时间短、预后极差。脑膜脑炎型的预后较好，病死率低。

【预防】

目前尚无人用猪链球菌疫苗。预防人感染猪链球菌病疫情的发生与蔓延，须采取综合防控措施：①严格疫情监测及报告制度，提高疫情预警预报和早期应急反应能力；②防止生猪疫情的发生与蔓延，改善生猪饲养条件，注意干燥通风，改良卫生条件。必要时接种猪链球菌疫苗；③对病死家畜实行无害化处理。病死家畜应在当地有关部门的指导下，立即进行消毒、焚烧及深埋等无害化处理；④采取多种形式开展健康宣传教育，向群众宣传病死家畜的危害性，告知群众勿宰杀、加工、销售及食用病死家畜；⑤对密切接触病死猪的人员，可用抗生素预防。

（孟庆华　冯岩梅）

参考文献

1. Yuan ZZ, Yan XJ, Zhang AD, *et al*. Molecular mechanism by which surface antigen HP0197 mediates host cell attachment in the pathogenic bacteria *Streptococcus suis*. J Biol Chem, 2013, 288(2): 956-963.
2. Gottschalk M, Lacouture S, Bonifait L, *et al*. Characterization of *Streptococcus suis* isolates recovered between 2008 and 2011 from diseased pigs in Quebec, Canada. Vet Microbiol, 2013, 162(2-4): 819-825.
3. Oh YJ, Song SH. A case of *Streptococcus suis* infection causing pneumonia with empyema in Korea. Tuberc Respir Dis

(Seoul),2012,73(3):178-181.

4. Tsai HY, Liao CH, Liu CY, *et al*. *Streptococcus suis* infection in Taiwan, 2000-2011. Diagn Microbiol Infect Dis, 2012,74(1):75-77.
5. Tien le HT, Sugiyama N, Duangsonk K, *et al*. Phenotypic and PCR-based identification of bacterial strains isolated from patients with suspected *Streptococcus suis* infection in northern Thailand. Jpn J Infect Dis, 2012, 65 (2): 171-174.
6. Dominguez-Punaro MC, Koedel U, Hoegen T, *et al*. Severe cochlear inflammation and vestibular syndrome in an experimental model of *Streptococcus suis* infection in mice. Eur J Clin Microbiol Infect Dis, 2012, 31(9):2391-2400.
7. Fittipaldi N, Segura M, Grenier D, *et al*. Virulence factors involved in the pathogenesis of the infection caused by the swine pathogen and zoonotic agent *Streptococcus suis*. Future Microbiol, 2012, 7(2):259-279.

第七节 其他链球菌病

链球菌属(*Streptococcus*)是链球菌科(*Streptococcaceae*)的成员之一,因其在培养基中表现为成对或成链状排列的球菌而得名。链球菌在自然界中广泛分布,皮肤、鼻咽部、肠道及阴道等处均可正常带菌,因此链球菌是人类主要的致病菌之一。链球菌感染后,主要导致两大类疾病表现:①直接感染病,如急性扁桃体炎、咽峡炎、肺炎及败血症等;②变态反应性疾病,如急性肾小球肾炎及风湿性心脏病等。链球菌感染所致的猩红热、肺炎及丹毒等疾病已被大家熟知,其他链球菌感染的发病率在近几年有升高趋势,应引起重视。

【病原学】

链球菌为球形或椭圆形,直径 0.5~2μm,成对或成链状排列,链的长短不一,短的由 4~8 个细菌组成,长的可达上百个细菌。链的长短与细菌种类及生长条件密切相关,液体培养基中易形成长链,固体培养基中则呈短链。本菌革兰染色阳性,过氧化氢酶阴性,不产芽胞,多无动力,适宜生长温度为 25~45℃,最适温度为 37℃,最适 pH 为 7.4~7.6。多数链球菌对热抵抗力不强,55~60℃加热 30 分钟即可被杀死,煮沸可立即死亡,易被各种常用消毒剂杀灭,但对自然因素却有较强的抵抗力,痰、渗出物及动物排泄物链球菌可存活数周,在无日光照射的尘埃中可生存数日。

链球菌的抗原性主要来自于细胞壁的成分:多糖成分是群(group)特异性抗原,简称"C"抗原,可将链球菌分为不同的群;蛋白质是型(type)特异性抗原,也称表面抗原,依此可分为不同的血清型。已知 A 群链球菌有 M、S、T 及 R 共 4 种蛋白质成分,其中致病性最强的是 M 蛋白。

【分类方法】

链球菌分类较为混乱,尚无统一的分类方法,常用的有以下五种:

一、溶血分类法

依据链球菌在含有绵羊红细胞的培养基上培养 24 小时后菌落周围是否产生溶血环分类:①甲型(α)溶血性链球菌:菌落周围可见 1~2mm 宽的草绿色溶血环,故亦称草绿色溶血性链球菌(*Viridans Streptococci*, VS),包括寄居于口腔的轻型链球菌(*S. mitis*)及血链球菌(*S. sanguis*)等;②乙型(β)溶血性链球菌:菌落周围可见 2~4mm 宽,界限分明、无色透明的溶血环,包括化脓性链球菌(*S. pyogenes*)及无乳链球菌(*S. agalactiae*)等;③丙型(γ)溶血性链球菌:此类细菌不产生溶血素,故菌落周围不形成溶血环,故亦称非溶血性链球菌。丙型链球菌为口腔、鼻咽部及肠道的正常菌群,通常无致病性;但某些细菌亦可致病,例如牛链球菌(*S. bovis*)。

二、血清学免疫分类法

根据细胞壁 C 抗原的不同,1933 年 Lancefield 用血清沉淀法,将链球菌分为 A、B、C、D、E、F、G、H、K、L、M、N、O、P、Q、R、S 及 T 共 18 个群。其中对人类产生致病性的 90% 来源于 A 群,偶可为 B、C、D、G 群链球菌,进而根据表面抗原的不同,又可分不同的血清型。

三、生化分类法

根据生长需求的不同(如温度、pH 等)及生化反应的不同(如各种发酵反应),将链球菌分为 21 个不同的种(species),包括:化脓链球菌(*S. pyogenes*)、类马链球菌(*S. equisimilies*)、兽疫链球菌(*S. zooepidemicus*)、马链球菌(*S. equisimilis*)、泌乳障碍链球菌(*S. dysgalactia*)、血链球菌、肺炎链球菌(*S. pneumoniae*)、咽峡炎链球菌(*S. anginosus*)、无乳链球菌、少酸链球菌(*S. acid-*

ominimus)、唾液链球菌(*S. salivarius*)、轻型链球菌(*S. mitis*)、牛链球菌、马肠链球菌(*S. equinus*)、嗜热链球菌(*S. thermopiles*)、粪链球菌(*S. faecalis*)、屎链球菌(*S. faecium*)、鸟链球菌(*S. avium*)、乳房链球菌(*S. uberis*)、乳链球菌(*S. Lactis*)、乳酪链球菌(*S. cremoris*)。近年来依据基因分类法,将粪链球菌、屎链球菌、鸟链球菌等归入肠球菌属,不属于链球菌。

四、基因分类法

近年来,随着分子生物学的发展,通过对链球菌进行基因序列同源性分析,部分改变了以前的分类结果。Bentley 等(1991 年)及 Kawamura 等(1995 年)依据 16srRNA 序列比较,将链球菌分为 7 个群:①化脓性菌群(*pyogenic group*):包括血清分类法中 A、B、C、G、L、M、P、U、V 群链球菌及部分不能分群的链球菌;②牛链球菌群(*S. bovis group*):包括牛链球菌及马肠链球菌等;③轻型链球菌群(*S. mitis group*):包括轻型链球菌、肺炎链球菌及血链球菌等;④变异链球菌群(*S. mutans group*):包括变异链球菌、*S. sobrinus*、*S. cricetus* 等;⑤唾液链球菌群(*S. Salivarius group*):包括唾液链球菌、嗜热链球菌等;⑥米勒链球菌群(*S. milleri group*):包括中间链球菌、咽峡炎链球菌及星座链球菌等;⑦非属种群(*unaffiliated species group*):包括酸少链球菌、*S. suis*(血清分类法中的 R、S、T 群)。

五、需氧与否法

根据对氧需要与否分为需氧、厌氧及兼性厌氧链球菌。多数呈兼性厌氧,部分呈专性厌氧。厌氧链球菌常寄居于口腔、肠道及阴道中,细菌型别繁多。

以上分类法依据的原理和方法不同,具有各自的独立性,彼此之间并无从属关系。

Ⅰ　A 群链球菌感染

【病原学】

A 群链球菌(group A *streptococcus*,GAS)为乙型溶血,生化分类法属化脓链球菌。根据表面 M 蛋白抗原性的不同,分 100 余种血清型,不同型别致病性不同。M 蛋白可抵抗机体白细胞的吞噬作用,是 A 群菌致病力的重要因素。机体感染 A 群链球菌后可产生抗 M 蛋白的抗体,并维持多年,但只对同型菌株免疫。

A 群链球菌的细胞壁有脂磷壁酸(lipoteichoic acid,LTA),可使细菌附着于宿主的细胞膜上,进而进行破坏。此外,A 群菌的致病力还来源于其产生的毒素及细胞外酶。毒素主要包括:①致热性外毒素(pyrogenic exotoxin),亦称红疹毒素(erythrogenic toxins):此毒素可使皮肤产生猩红热样皮疹,同时还有致发热、化脓及抑制吞噬系统功能,影响 T 细胞功能及触发 Schwartzman 反应(内毒素出血性坏死)等作用。目前已知有 4 种不同的抗原性,即 SPE-A、SPE-B、SPE-C 及 SPE-D;②溶血素(streptolysin):具有溶解红细胞、杀伤白细胞、血小板及损伤心脏等作用。有 O 及 S 两种溶血素。O 溶血素(streptolysin O)具有抗原性,在感染此菌后可产生相应抗体,持续数月,是链球菌近期感染的标志之一;S 溶血素(streptolysin S)抗原性弱或无,感染后无法测到其抗体。

同时链球菌还产生细胞外酶,加强其毒性作用:①透明质酸酶(hyaluronidase):通过溶解组织间质的透明质酸,利于细菌在组织中扩散;②链激酶(striptokinase,SK):即纤维蛋白酶,通过将纤维蛋白酶原转变为纤维蛋白酶,阻止血液凝固;③链道酶(streptodornase,SD):可溶解具有高黏稠度的 DNA,包括有 A、B、C、D 四种不同的抗原型;④菸酰胺腺嘌呤二核苷酸酶(nicotinamide adenine dinucleotide 2′-nucleotidase,NADase):杀灭白细胞并分解某些组织成分,破坏机体的防御能力;⑤血清混浊因子(opacity factor,OF):一种 α-脂蛋白酶,可抑制机体产生特异性及非特异性免疫反应。

【流行病学】

一、传染源

患者及带菌者是主要传染源。健康人皮肤及鼻咽部为常见带菌部位,阴道及肛门带菌亦有报道。

二、传播途径

本菌主要经呼吸道传播;或在损伤基础上(如皮肤破损及手术创伤等)直接接触传播。

三、人群易感性

人群普遍易感,以儿童及老年人多见。流行

病学显示,GAS是导致5~15岁学龄儿童咽炎最主要的病原菌,感染后可获特异性免疫力。

【发病机制】

A群链球菌侵入机体后可引起感染性、中毒性及变态反应性三种变化。

一、感染性病变

细菌侵入呼吸道黏膜及皮肤等部位后,通过细胞壁上的LTA附着于宿主细胞膜上,藉助M蛋白抵抗机体白细胞的吞噬作用,不断增殖并产生溶血素,使宿主细胞溶解、死亡;透明质酸酶、链激酶等可破坏宿主的细胞屏障,使感染扩散,同时链道酶降解宿主细胞的核酸,使之成为炎性病灶中利于细菌生长的营养成分,加之机体的炎症渗出反应,最终形成局部组织的化脓病变,如脓肿、蜂窝织炎等。如宿主的防御屏障被细菌完全破坏,则细菌入血可引起菌血症或败血症。

二、中毒性病变

GAS产生的致热性外毒素可导致发热及头痛等全身毒血症表现;并可使皮肤出现典型的猩红热样皮疹。近年来认为致热性外毒素具有超抗原作用,刺激T细胞增殖,进而产生细胞因子,增强内毒素休克作用,减轻机体吞噬细胞功能,从而导致链球菌中毒性休克综合征(streptococcal toxic shock syndrome,STSS)。

三、变态反应性病变

由于细胞壁上的M蛋白、细胞多糖与心肌细胞、平滑肌细胞和心脏瓣膜糖蛋白有交叉抗原,因此在感染后2~4周,可导致风湿性心脏病、急性肾小球肾炎及关节炎等疾病。

【临床表现】

一、猩红热及丹毒

猩红热及丹毒(见相关章节)。

二、急性咽峡炎、扁桃体炎

此类疾病在儿童多发,多见于冬季及春季,以发热、咽痛及头痛等为主要症状。查体可见咽部及扁桃体充血、水肿,脓性分泌物点、片状分布。婴幼儿亦可出现化脓性鼻炎、流脓性涕等。在恢复期部分患者可合并肾小球肾炎或风湿病。

三、皮肤及软组织感染

皮肤及软组织破损后感染可出现伤口局部感染,甚至形成脓疱,如处理不当,可破溃或扩散为蜂窝织炎。新生儿可发生脐部感染,表现为脐部皮肤初始发红,继而化脓、溃烂。严重创伤的伤口,如感染大量链球菌后,可继发为急性坏死性筋膜炎(acute necrotizing fasciitis,ANF),极易导致菌血症和败血症,甚至中毒性休克。

四、链球菌中毒性休克综合征

见“STSS”。

五、其他部位的感染

A群链球菌广泛分布于多个部位,故可引起鼻窦炎、阴道炎、子宫内膜炎及肺炎等。近年来可见A群链球菌性脑膜炎的报道。

六、感染后变态反应性疾病

如风湿性心肌炎、心包炎等,数年后出现心脏瓣膜损害。风湿性关节炎常表现为关节滑囊渗出性炎症。急性肾小球肾炎多可痊愈,部分迁延为慢性肾小球肾炎。

【实验室检查】

一、血常规

白细胞升高达$(10\sim20)\times10^9/L$,中性粒细胞比率在80%以上。

二、细菌培养

将脓液、脑脊液、尿液及血等送检培养及药敏试验。

三、抗链球菌溶血素O抗体(ASO)检查

此试验对疾病诊断有一定帮助。

【诊断及鉴别诊断】

GAS的诊断及鉴别诊断主要依据细菌培养,通过溶血反应、血清生化学检查,以确定溶血型及群别。此外检测血清中ASO的效价,可协助判断是否存在活动性感染。

【治疗】

抗生素是治疗 GAS 的有效手段。青霉素为首选药物,大环内酯类是对 β-内酰胺类过敏患者首选的替代药物。随着抗生素的广泛应用,耐药菌株相继出现。国内、外报道 GAS 始终保持着对青霉素及头孢菌素的高度敏感,尚未发现耐药菌株。因此,二者仍是治疗 GAS 的首选药物。随着大环内酯类的应用,耐药率明显增加:20 世纪 90 年代 GAS 对红霉素的耐药率为 43.3%,2008 年大环内酯类耐药率高达 96.8%,其中对四环素的耐药率高达 92.0%。GAS 对大环内酯类耐药率高,耐药水平高,是长期滥用抗生素干扰形成与自然选择的结合,因此合理使用抗生素是减少耐药菌株产生的有效途径。

青霉素使用剂量及用法视病情而定。轻症患者每日肌注 80 万~160 万 U 即可,重症患者则加量至每日 400 万~600 万 U 静脉输注。对于对 β-内酰胺类过敏患者,如为大环内酯类的耐药菌株,需根据药敏结果选取敏感抗生素。如进展为中毒性休克,应积极给予抗休克治疗,同时予新鲜血浆、抗血清或高效价免疫球蛋白,尽快中和 A 群菌外毒素;早期适当应用肾上腺皮质激素,可对抗毒素的作用。严重的皮肤和软组织感染,应行脓肿切开引流。

【预防】

据世界卫生组织(WHO)报道,全球每年约有 517 000 人死于链球菌感染所致的各种疾病,因此疫苗的应用成为减少感染的有效途径,但由于 GAS 存在多个血清型,各血清型之间缺乏交叉,同时 GAS 与人类组织蛋白存在共同抗原,无法排除所有的与人类组织蛋白有交叉反应的表位,因此目前尚无成熟的商品菌苗上市。

Ⅱ B 群链球菌感染

B 群链球菌(group B *Streptococcus*,GBS)亦称无乳链球菌。2009 年中国 CHINET 链球菌属耐药性监测显示 GBS 占全部链球菌属感染的 14.4%,较 2007 年(8%)略增加。GBS 是条件致病菌,寄生于人类鼻咽部及泌尿生殖道。据报道咽部带菌率达 6.2%;泌尿生殖道的带菌率随人种、地域及年龄的不同而不同:以美国及北欧为首的发达国家,围生期孕妇 GBS 的感染率为 5%~35%,北京地区孕妇 GBS 带菌率为 10.12%,可见 GBS 是围生期感染的首要致病菌。同时阴道定植是新生儿 GBS 疾病的危险因子,新生儿宫内感染或分娩过程从母体垂直传播,成为新生儿严重感染的第一位病原菌。据统计新生儿带菌率为 6.67%。B 群菌较 A 群菌致病力弱。

【病原学】

GBS 是革兰阳性球菌,根据细胞壁上特异性的 S 物质,分为Ⅰa、Ⅰb、Ⅱ、Ⅲ、Ⅳ、Ⅴ、Ⅵ、Ⅶ及Ⅷ 9 个血清型。有甲、乙和丙型不同的溶血反应。

【流行病学】

一、传染源

患者或带菌者为主要传染源。新生儿感染的细菌主要来自携带 GBS 的产妇。

二、传播途径

新生儿被污染的羊水经呼吸道而感染,亦可在经过产道时被感染,还可因吸入呼吸道飞沫而被感染。

三、易感人群

本菌常见报道多集中在新生儿及孕产妇感染。近几年成年人非孕产妇 GBS 感染率呈上升趋势,尤其 60 岁以上合并糖尿病、血液病、恶性肿瘤等免疫低下患者。

【临床表现】

感染 GBS 带菌者多,发病者少。

一、新生儿感染

发达国家中 GBS 感染是新生儿间接死因的第一位。新生儿感染 GBS 后,按发病时间、菌型及临床特征,分为早发型和晚发型:出生 7 日内发病者为早发型,占新生儿 GBS 感染的 80%,而且 2/3 是在产后 6 小时出现,主要表现为肺炎、脑膜炎及败血症。早发型常见菌型为Ⅰ、Ⅱ、Ⅲ型,尤以Ⅰa 型为主,病死率高达 25%~80%;如在 7 日以后,3 个月以内发病为晚发病。母婴垂直传播是新生儿感染的主要传播途径。另外通过带菌的医护人员受染也是传染途径之一,以Ⅲ型为多,约占 90% 以上,主要表现为脑膜炎,病死率约为

14%，如合并败血症，预后极为凶险，据统计存活婴儿中15% ~30%留有严重后遗症，如脑积水、语言障碍等。

二、成人感染

孕期GBS感染与阴道炎可能存在相关性。研究发现孕前阴道炎患者，尤其是霉菌性阴道炎，其GBS感染率显著升高；糖尿病或其他恶性肿瘤等患者，GBS易进入泌尿生殖道繁殖，成为条件致病菌，引起感染；此外，感染本群菌，还可表现为皮肤、软组织炎、肺炎、脑膜炎、关节炎、心内膜炎及败血症等，甚至STSS。

【实验室检查】

一、血常规

白细胞和中性粒细胞明显升高。

二、细菌培养

取感染部位分泌物送检细菌培养。

三、尿液检查

检测尿中的GBS抗原，阳性率较高。

四、脑脊液检查

表现为细胞数、蛋白质增多，糖减少，可检出病原菌及抗原。

【诊断】

主要依据细菌培养进行确诊和鉴别。

【治疗】

GBS对青霉素、氨苄西林及头孢菌素等药物尚有一定的抗菌活性，但敏感性较A群链球菌差，因此治疗应加量；然而，近几年发现GBS对青霉素、第一代、第二代头孢菌素的耐药率有上升趋势，而第三代头孢菌素及第三代头孢菌素加酶抑制剂药物耐药率低，因此第三代头孢菌素可作为治疗GBS的首选药物之一。

【预防】

妊娠期GBS感染，一方面导致母亲和新生儿感染的发生，另一方面有学者认为会导致流产及胎膜早破，刺激子宫收缩导致早产的发生。因此，采取积极有效的措施，对降低围生期感染及预防早产、流产有重要意义。美国疾病控制中心（CDC）提示，所有孕妇应于妊娠35 ~37周行GBS培养，如为阳性，则需要应用抗生素进行预防性治疗。同时还有人提出用洗必泰冲洗阴道，以防细菌感染婴儿。Pettersson等认为围生期GBS筛查阳性者预防应用抗生素仅能降低新生儿早发型GBS感染，无法降低晚发型。由此提出疫苗是有效防治新生儿GBS感染的有效方法。目前已经有人研制出本菌Ⅰa、Ⅱ及Ⅲ多糖抗原，建议给带菌孕妇使用，产生特异性的IgG抗体，通过胎盘保护婴儿，使新生儿早期发病率明显下降。

Ⅲ　C群链球菌感染

【病原学】

C组链球菌（group C *Streptococcus*，GCS）感染是人兽共患感染病，人群暴发流行较罕见。包含类马链球菌、兽疫链球菌、马链球菌及泌乳障碍链球菌四个不同的种，其溶血反应、亚型数量及致病性见表17-7-1。2009年中国细菌耐药监测网（CHINET）链球菌属耐药监测显示GCS占链球菌感染的10.0%，主要来自呼吸道分泌物、伤口脓液等。对外界环境抵抗力较弱，60℃加热30分钟即可被灭活。

表17-7-1　不同C群链球菌溶血反应、亚型数量及致病性比较

名称	溶血反应	亚型数量（个）	致　病　性
类马链球菌	乙型	8	对人有致病力，可引起暴发流行
兽疫链球菌	乙型	8	引起家畜呼吸道感染、化脓性病变，甚至败血症，人类感染少见
马链球菌	乙型	无	对人、动物均有致病力
泌乳障碍链球菌	甲型	3	对牛、羊等家畜存在致病力

【流行病学】

一、传染源

人类感染多来源于动物或动物源性产品（包括未经消毒的牛奶及奶制品）。类马链球菌是从人体分离到的典型链球菌，正常人的咽部、皮肤、阴道等处带菌率约为3% ~12.2%。

二、传播途径

主要是进食被污染的动物或动物源性产品。

三、人群易感染性

人群普遍易感。

【临床表现】

C群与A群链球菌感染后的临床表现相似，可累及多个系统，包括急性咽峡炎、支气管炎、肺炎、化脓性关节炎、泌尿系感染、子宫内膜炎及败血症等。国外血管球性肾炎、菌血症及动物化脓性关节炎等病变报道较多。感染此群菌后也可引起变态反应性疾病。Duca曾报道对以急性咽峡炎为主要症状的85例GCS感染患者随访发现，1/3的患者出现肾炎表现，7个月后2例患者成为慢性肾炎。

【治疗】

既往报道青霉素是首选药物，但近几年出现耐青霉素的菌株，且国内外发现对大环内酯类及克林霉素存在较高的耐药率，因此应结合药敏结果进行选择。

Ⅳ　D群链球菌感染

【病原学】

目前D群链球菌包括牛链球菌及马肠链球菌，表现甲型或丙型溶血反应，虽然溶血能力差，但为感染人类的重要致病菌。D群菌与A、B、C群的区别见表17-7-2。

表17-7-2　D群菌与A、B、C群的区别

链球菌群别		能生长在		能生长在下列培养基				能耐受60℃ 30分钟
		10℃	45℃	0.1%美蓝	6.5% NaCl	40%胆汁	pH 9.6	
A群		-	-	-	-	-	-	-
B群		-	-	-	-	+	-	-
C群		-	-	-	-	-	-	-
D群	牛链球菌	-	+	-	-	+	-	+
	马肠链球菌	-	+	-	-	+	-	-

【临床表现】

研究发现，牛链球菌可导致菌血症、败血症，当附着在心瓣膜上时，还可导致感染性心内膜炎（infective endocarditis，IE）。此群菌所致的心内膜炎占细菌性心内膜炎的5% ~15%。此外，牛链球菌血症与结肠癌有关，因为常可从肿瘤患者的粪便和血液中分离到此菌，尤其以粪便更有意义。结肠癌患者的粪便细菌检出率是56%，而其他疾病仅为10%。分析可能为肠道疾病导致肠道屏障受损，牛链球菌不断增值、入血所致。泌尿生殖道及胃肠道的器械检查也是感染牛链球菌的诱因。

【治疗】

大部分牛链球菌对青霉素、头孢菌素和万古霉素均很敏感，偶有耐青霉素的菌株。IE治疗时剂量应充足，每日1000万U，疗程至少6周。

Ⅴ　F链球菌感染

【病原学】

F群链球菌有五个血清型，为生化分类中的咽峡炎链球菌，还有中间链球菌和星座链球菌。2009年中国CHINET链球菌监测显示β型溶血性链球菌中，F群占2.3%。

【临床表现】

正常人鼻咽部、会阴部及婴儿脐部可带菌。当患有慢性疾病，特别是恶性肿瘤等免疫力下降的疾病时，皮肤感染多见，其次为菌血症及败血症,亦可致多脏器脓肿。

【治疗】

青霉素为首选药物,但对红霉素、克林霉素存在较高耐药率。脓肿形成者须切开引流。

Ⅵ　G 群链球菌感染

G 群链球菌有三个血清型,均为乙型溶血反应,Ⅰ型与 F 群同为咽峡炎链球疾病,Ⅱ及Ⅲ型无生化分类名称。G 群链球菌是人呼吸道、胃肠道和泌尿生殖道的共生菌,当患糖尿病、心血管疾病、恶性肿瘤等疾病时,可引起相应部位的感染,表现为肺炎、腹膜炎、脑膜炎、心内膜炎、化脓性关节炎及败血症等。另外产妇阴道带菌率约为 5%,因此易引起子宫内膜炎及产褥热等,亦是新生儿败血症的重要病原菌。

G 群菌对青霉素敏感,对红霉素、克林霉素存在较高耐药率。

Ⅶ　草绿色链球菌感染

【病原学】

与人类密切相关的 VS 包括以下五种:①缓症链球菌;②血链球菌;③包括咽峡炎链球菌和米勒链球菌中呈 α 溶血反应的链球菌;④唾液链球菌;⑤变异链球菌。

【临床表现】

近几年,VS 占链球菌属的比率呈逐渐下降趋势,2007 年为 17.8%,2009 年仅为 8.2%。不同的人群、不同的菌种,可引起不同表现。VS 主要寄居于人的口腔、呼吸道、泌尿生殖道等处,可导致相应部位感染,以米勒链球菌为主,占 60% 以上。VS 亦可导致化脓性病变,如化脓性脑膜炎及肝脓肿等。Elting 等报道,正在接受化疗的肿瘤患者,感染 VS 后,可导致菌血症及出皮疹、呼吸窘迫、血压降低等中毒性休克的表现,病死率达 26%。

变异链球菌是口腔感染的主要致病菌,因其能分解多种糖产生不溶性的葡聚糖,易于细菌附着在牙釉质表面,进而产酸使釉质脱矿物形成龋齿,故此类患者龋齿发生率高。原有基础心脏病患者感染后易导致 IE。据统计 VS 是 IE 最普遍的病原菌,占各种细菌性心内膜炎的 45% ~80%,在 IE 患者中,最容易分离出来的链球菌依序为血链球菌、牛链球菌、变异链球菌、缓症链球菌及口腔链球菌。

【治疗】

既往 VS 对 β-内酰胺类、大环内酯类及四环素类抗菌药均较敏感,但近年来 VS 耐药发生的药物种类及耐药率均有所升高:红霉素、克林霉素的耐药率超过 50%,2007 年青霉素耐药率为 20.0%,2009 年为 27.3%,明显高于其他链球菌的耐药率。由此可见,VS 对青霉素的耐药性逐渐增加,与国外同期数据相比略高,尚未发现对万古霉素、利奈唑胺、替考拉宁耐药菌株。

（孟庆华　王金环）

参 考 文 献

1. Roberts JL, Maillard JY, Waddington RJ, *et al*. Development of an *ex vivo* coculture system to model pulpal infection by *Streptococcus anginosus* group bacteria. J Endod, 2013, 39(1):49-56.
2. Park JS, DH Cho, Yang JH, *et al*. Usefulness of a rapid real-time PCR assay in prenatal screening for group B *Streptococcus* colonization. Ann Lab Med, 2013, 33(1):39-44.
3. Sharma A, Arya DK, Sagar V, *et al*. Identification of potential universal vaccine *Candidates* against group A *Streptococcus* by using high throughput in silico and proteomics approach. J Proteome Res, 2013, 12(1):336-346.
4. Trevino J, Liu Z, Cao TN, *et al*. RivR is a negative regulator of virulence factor expression in group A *Streptococcus*. Infect Immun, 2013, 81(1):364-372.
5. Madzivhandila M, Adrian PV, Cutland CL, *et al*. Distribution of pilus islands of group B *Streptococcus* associated with maternal colonization and invasive disease in South Africa. J Med Microbiol, 2013, 62(2):249-253.
6. Leavitt BD, Van Ess JM. Rapid, early-onset group a *Streptococcus* infection after impacted third molar removal: a review and case series. J Oral Maxillofac Surg, 2012, 70(12):2742-2747.
7. Simone G, Rubini G, Conti A, *et al*. *Streptococcus* anginosus group disseminated infection: case report and review of literature. Infez Med, 2012, 20(3):145-154.
8. Senior, K. Antenatal screening for group B *Streptococcus*. Lancet Infect Dis, 2012, 12(8):589-590.

第八节　流行性脑脊髓膜炎

流行性脑脊髓膜炎(meningococcal meningitis, epidemic cerebrospinal meningitis)，简称流脑，系由脑膜炎奈瑟菌(*Neisseria meningitides*, Nm)所致的急性化脓性脑膜炎。流脑主要经呼吸道传播，多发于冬春季节，在儿童化脓性脑膜炎的发病率居首位。其主要临床表现为突发高热、剧烈头痛、频繁呕吐、皮肤黏膜瘀点、瘀斑及脑膜刺激征，严重者可有败血症休克和脑实质损害，常可危及生命。部分患者暴发起病，可迅速致病。

【病原学】

脑膜炎奈瑟菌(又称脑膜炎球菌)，革兰染色阴性，呈肾形双球菌，大小为0.6～0.8μm，常呈凹面相对成对排列或呈四联菌排列。有荚膜，无芽胞，不活动。为专性需氧菌，在普通培养基上该细菌不易生长，通常用巧克力琼脂平板进行培养。

脑膜炎奈瑟菌其细胞壁含有特异性多糖、蛋白质、脂多糖及脂肪4种主要物质，特异性多糖是分群的基础，外膜蛋白和脂多糖是分型的物质，对人的致病性及免疫性起重要作用。其主要抗原有血清群特异性荚膜多糖、主要外膜蛋白、脂寡糖及菌毛抗原等。按表面特异性荚膜多糖抗原之不同分为A、B、C、D、X、Y、Z、29E、W135、H、I、K、L 13个亚群。95%病例由A、B、C、Y及W135群所致，其中又以A、B、C群Nm为主，约占90%，X、Z、29E群Nm很少致病，其余几群Nm尚未发现致病。A群Nm可导致全球性大流行，B和C群Nm可致地区性流行，A群Nm流行的优势基因型周期性的变换是引起此病周期性流行的一个重要原因。不同群Nm所致的流脑病死率亦不同，A群及W135群Nm所致的流脑病死率分别为14.13%与10.18%；C、Y及B群流脑的病死率分别为8.10%，4.5%及4.3%。

人是该细菌唯一的天然宿主，可从带菌者鼻咽部及患者的血液、脑脊液、皮肤瘀点中检出，在脑脊液中多见于中性粒细胞内，仅少数在细胞外，对干燥、湿热、寒冷、阳光、紫外线及一般消毒剂均极敏感，在体外极易自溶死亡。本菌裂解时可释放内毒素，是重要的致病因子。目前认为细菌表面成分与致病力有关，菌毛、外膜蛋白等几种可变成分可能为其毒力因子。菌毛是脑膜炎球菌的黏附器，可黏附于鼻咽部上皮细胞上，使该菌能够侵入鼻咽部黏膜细胞。外膜蛋白可介导脑膜炎球菌吸附和侵入宿主表皮和内皮细胞，在致病和免疫应答方面发挥重要作用。

【流行病学】

一、传染源

带菌者和流脑患者是本病传染源。本病隐性感染率高，流行期间人群带菌率高达50%，感染后细菌寄生于正常人的鼻咽部，患者经治疗后细菌很快消失。因此，带菌者是主要传染源。人群带菌率超过20%时提示有发生流行的可能。非流行期的带菌菌群以B群为主，流行期间则A群所占百分比较高，但进入21世纪以来，逐渐出现向C群的变迁现象。

二、传播途径

病原菌主要经咳嗽、打喷嚏藉飞沫由呼吸道直接传播。因病原菌在体外的生活力极弱，很少间接传播。密切接触对2岁以下婴儿的发病有重要意义。

三、人群易感性

人群对本病普遍易感，但6个月以内的婴儿因从母体获得免疫而很少发病，成人在多次流行过程中隐性感染获得免疫力，故儿童发病率较高，以5岁以下儿童，尤其是6个月至2岁的婴幼儿发病率最高。人感染后可对本菌群产生持久的免疫力，各菌群间有交叉免疫，但不持久。人群感染后仅1%出现典型临床表现，60%～70%为无症状带菌者，约30%为上呼吸道感染型和出血点型。

四、流行特征

本病全年均可发生，但有明显季节性，多发生在冬春季，3～4月为高峰。发达国家的年平均发病率为1～5/10万人，流行时增高。发展中国家以非洲发病率最高，年平均发病率为70/10万人。非洲流脑流行带(东起Ethiopia西至Senegal的亚撒哈拉非洲地区)仍是全球流脑的高发地区。WHO提供的资料显示，在过去的20年里(1987—2006年)，该地带内的脑膜炎暴发引起了100万例以上的病例和近9万例死亡。A群血清群是最为流行的血清群，在苏丹、肯尼亚和乌干达部分地区出现W135群流行，尼日尔西部以及肯尼亚和乌干达出现X群暴发流行。

我国曾有四次大流行，1990年以后我国流脑发病率维持在 1/10 万人以下,2002—2006 年流脑全国平均发病率为 0.18/10 万人。自 2005 年以来,中国连续 5 年的流脑监测结果显示,全国流脑发病水平呈持续下降趋势,2005 年发病率为 0.1773/10 万人,2008 年降至 0.0698/10 万人,2009 年进一步降至 0.0471/10 万人。病例以<15 岁人群为主,儿童及学生仍是发病的主要人群。中西部地区的发病高于东部地区,安徽、新疆及贵州省的发病始终位居全国前列;以散发为主,在个别省局部地区出现流脑聚集性病例疫情,且主要发生在学校。20 世纪 80 年代当时的流脑病原学监测结果表明,中国流脑流行优势菌为 A 群 Nm;20 世纪 90 年代的流脑监测结果表明,由 B 群 Nm 引起的流脑病例显著增加;而近年来流脑实验室监测结果显示,目前中国 C 群流脑病例检出呈逐年增多趋势,2009 年监测检出 C 群流脑病例构成较 2006 年高 57.71%;检出 A、B 群流脑阳性病例构成比均低于 C 群;Y 群、W135 群、其他群及未分群流脑病例亦有散在发生。目前已从 26 个省检出 C 群流脑菌株(包括患者及健康人群),其中 20 个省已发现 C 群流脑病例,安徽等省已转变成以 C 群流脑病例为主。

【发病机制】

病原菌自鼻咽部侵入人体,如人体免疫力强,则可迅速将病原菌杀灭,或成为带菌状态;若体内缺乏特异性杀菌抗体,或细菌毒力较强时,则病菌可从鼻咽部黏膜进入血液,发展为败血症,继而累及脑脊髓膜,形成化脓性脑脊髓脑炎。细菌和宿主间的相互作用最终决定是否发病及病情轻重。

细菌从鼻咽部侵入脑脊髓膜分三个步骤,即细菌黏附并透过黏膜、细菌进入血流及最终侵入脑膜。病原菌经鼻咽部入侵后形成短暂菌血症,仅少数发展为败血症。细菌侵袭血管内皮细胞,引起局部出血坏死,出现皮肤淤点坏死。病原菌可通过血-脑屏障进入脑脊髓膜导致化脓性脑膜炎。

细菌释放的内毒素是本病致病的重要因素。内毒素引起全身的施瓦兹曼反应(Shwartzman reaction),激活补体,血清炎症介质明显增加,产生微循环障碍和休克。在败血症期,细菌常侵袭皮肤血管内壁导致栓塞、坏死、出血及细胞浸润,从而出现瘀点或瘀斑。由于血栓形成,血小板减少或内毒素作用,内脏有不同程度出血。脑膜炎期间,脑膜及脊髓膜血管内皮细胞坏死、水肿、出血及通透性增加,导致脑脊髓膜化脓性炎症及颅内高压,可产生惊厥、昏迷等症状。重者脑实质发生炎症、水肿和充血,严重脑水肿形成脑疝,可迅速死亡。

暴发型败血症型(休克型)是一种特殊类型,曾称为华-佛综合征(Waterhouse-Friderichsen syndrome),曾认为是由于双侧肾上腺皮质出血和坏死,引起急性肾上腺皮质功能衰竭所致。现已证明肾上腺皮质功能多数并未衰竭,在发病机制中并不起主要作用,而脑膜炎球菌的脂多糖内毒素引起微循环障碍及内毒素性休克,继而导致 DIC 则是其主要病理基础。

暴发型脑膜脑炎的发生及发展亦和内毒素有关。第Ⅲ型变态反应亦可能在发病机制中起某些作用,如在受损的血管壁内可见免疫球蛋白、补体及脑膜炎球菌抗原的沉积。

【病理改变】

败血症期的主要病变为血管内皮损害,血管壁有炎症、坏死和血栓形成,同时血管周围有出血,皮下、黏膜及浆膜亦可有局灶性出血。暴发型败血症的皮肤及内脏血管有内皮细胞破坏和脱落,血管腔内有血栓形成。皮肤、心、肺、胃肠道及肾上腺均有广泛出血,心肌炎及肺水肿亦颇为常见。

脑膜炎期的病变以软脑膜为主,早期有充血,少量浆液性渗出及局灶性小出血点,后期则有大量纤维蛋白,中性粒细胞及细菌出现,病变累及大脑半球表面及颅底。颅底部由于脓性黏连压迫及化脓性改变的直接侵袭,可导致视神经、外展神经、动眼神经、面神经及听神经等颅神经损害,甚至为永久性。此外,炎症可沿着血管侵入脑组织,引起充血、水肿、局灶性中性粒细胞浸润及出血。

暴发型脑膜脑炎的脑组织病变严重,有明显充血和水肿,颅内压明显增高,易产生昏迷及惊厥等脑炎症,部分患者有天幕裂孔疝及枕骨大孔疝,即出现瞳孔改变、偏瘫、去大脑强直及呼吸衰竭等严重症状。少数慢性患者由于脑室孔阻塞和脑脊液循环障碍而发生脑积水。

【临床表现】

流脑的病情复杂多变,轻重不一,临床上可分为:普通型、暴发型、轻型及慢性败血症型。潜伏期为1～7日，一般为2～3日。

一、普通型

本型占典型发病者的90%左右，按其发展过程可分为前驱期（上呼吸道感染期）、败血症期、脑膜炎期及恢复期四个阶段，但临床各分期之间并无明显界线。

（一）前驱期（上呼吸道感染期）

患者主要表现为上呼吸道感染症状，如低热、咽痛、咳嗽及鼻塞等。约持续1～2日，但因发病急、进展快、此期易被忽视。鼻咽拭子培养可发现病原菌，一般情况下很难确诊。

（二）败血症期

多数起病后迅速出现此期表现。患者突然高热、寒战，伴头痛、食欲减退及神志淡漠等毒血症状，体温迅速升高达40℃左右。幼儿则有啼哭吵闹，烦躁不安，皮肤感觉过敏及惊厥等。70%的患者皮肤黏膜有瘀点（或瘀斑），见于全身皮肤及黏膜，大小约1～2mm至1cm。病情严重者的瘀点、瘀斑可迅速扩大，其中央因血栓形成而发生皮肤大片坏死。少数患者有脾大。多数患者于1～2日内进入脑膜炎期。

（三）脑膜脑炎期

此期症状多与败血症期症状同时出现。患者高热及毒血症持续，全身仍有瘀点、瘀斑，但中枢神经系统症状加重。剧烈头痛，频繁呕吐，呈喷射状，烦躁不安，可出现颈项强直、克氏征及布氏征阳性等脑膜刺激征。重者可有谵妄、神志障碍及抽搐。经治疗后患者通常在2～5日进入恢复期。

婴儿发作多不典型，除高热、拒食、烦躁及啼哭不安外，惊厥、腹泻及咳嗽较成人为多见，而脑膜刺激征可能缺如，前囟未闭者大多突出，对诊断极有帮助，但有时因频繁呕吐，失水反可出现前囟下陷。

（四）恢复期

经治疗后，患者体温逐渐下降至正常，皮肤瘀点、瘀斑逐渐吸收或结痂愈合，意识及精神状态改善，神经系统检查均恢复正常。病程中约10%患者的唇周等处可见单纯疱疹，1～3周内痊愈。

二、暴发型

少数患者起病急骤，病情凶险，若不及时抢救，常于24小时内死亡。

（一）休克型

旧称华-佛综合征，多见于儿童，但成人病例亦非罕见。以高热、头痛、呕吐开始，中毒症状严重，精神极度萎靡，可有轻重不等的意识障碍，时有惊厥。常于12小时内出现遍及全身的广泛瘀点、瘀斑，且迅速扩大融合成大片瘀斑伴皮下坏死。循环衰竭是本型的主要表现，面色苍白、四肢厥冷、唇及指端发绀、脉搏细速、血压明显下降、脉压缩小，不少患者血压可降至零，尿量减少或无尿。脑膜刺激征大都缺如，脑脊液大多澄清，仅细胞数轻度增加。血及瘀点培养多为阳性，易并发DIC。

（二）脑膜脑炎型

主要表现为脑膜和脑实质损害，常于1～2日出现严重的中枢神经系统症状。患者除高热、头痛、呕吐外，迅速进入昏迷，惊厥频繁，锥体束征常阳性，两侧反射不等，血压持续升高，眼底可见视乳头水肿。部分患者发展为脑疝，天幕裂孔疝为颞叶的钩回或海马回疝入天幕裂口所致，能压迫间脑及动眼神经，致使同侧瞳孔扩大，光反应消失，眼球固定或外展，对侧肢体轻瘫，继而出现呼吸衰竭。枕骨大孔疝时小脑扁桃体疝入枕骨大孔内，压迫延髓，此时患者昏迷加深，瞳孔明显缩小或散大，瞳孔边缘亦不整齐，双侧肢体肌张力增高或强直，上肢多内旋，下肢呈伸展性强直；呼吸不规则，或快、慢、深、浅不等，或呼吸暂停，或为抽泣样、点头样呼吸，成为潮式呼吸，常提示呼吸将突然停止。呼吸衰竭出现前患者可有下列预兆：①面色苍白、呕吐频繁、头痛剧烈、烦躁不安；②突然发生昏迷、惊厥不止、肌张力持续升高；③瞳孔大小不等、明显缩小或扩大、边缘不整齐、对光反应迟钝或消失、眼球固定；④呼吸节律改变；⑤血压上升。

（三）混合型

兼有上述二型的临床表现，常同时或先后出现，是本病最严重的一型。

三、轻型

多见于流脑流行后期，临床表现轻微头痛、低热及咽痛等上呼吸道症状，可见少数出血点。此型以儿童及青少年多见，患者无意识障碍，脑脊液多无明显变化，咽拭子培养可有脑膜炎奈瑟球菌生长。

四、慢性败血症型

本型较为少见，多见于不完全免疫缺陷或有其他慢性疾病的患者，成年患者较多。病程常迁延数月之久，表现为间歇性发冷，寒战、发热、皮疹、关节痛及全身无力等。约持续 12 小时后退热，常为 1～4 日发作 1 次，在发病后约有 90% 以上患者出现皮疹，以红色斑丘疹最为常见，有些可出现结节性红斑样皮疹，中心可有出血区，呈暗紫色，皮疹多见于四肢，热退后皮疹消退，再次发热时皮疹又复出现。四肢关节痛呈游走性，尤其以发热期为甚。诊断主要依据发热期的血培养，常需多次检查才获阳性，瘀点涂片阳性率不高。病程中有时可发展为化脓性脑膜炎或心内膜炎而使病情急剧恶化。

五、特殊人群流脑的特点

（一）婴幼儿流脑的特点

婴幼儿颅骨骨缝及囟门未闭合，中枢神经系统发育尚不完善，故脑膜炎表现常不典型。可有突然高热、咳嗽等呼吸道感染症状及拒乳、呕吐、腹泻等消化道症状；有嗜睡、两眼凝视、烦躁不安、惊叫、惊厥及囟门紧张、饱满或隆起等症状，脑膜刺激征多不明显。

（二）老年流脑的特点

①老年人免疫力低下，血中备解素不足，对内毒素的敏感性增加，故暴发型发病率较高；②临床表现以呼吸道感染症状多见，意识障碍明显，皮肤黏膜瘀点、瘀斑发生率高；③病程长，多 10 日左右；并发症多，预后差，病死率高；④实验室检查血白细胞数可能不高，提示病情重，机体反应差。

【并发症】

本病并发症包括继发感染，败血症期播散至其他脏器所致的化脓性病变及脑膜炎本身对脑及其周围组织造成的损害：①继发感染以肺炎多见，尤多见于老年与婴幼儿。其他有压疮、角膜溃疡及因小便潴留而致的尿道感染等；②化脓性迁徙性病变有中耳炎、化脓性关节炎、脓胸、心内膜炎、心肌炎、全眼炎、睾丸炎及附件炎等；③脑及其周围组织因炎症或粘连所致的损害有动眼神经麻痹、视神经炎、听神经及面神经损害、肢体运动障碍、失语、大脑功能不全、癫痫及脑脓肿等。慢性患者，尤其是婴幼儿，因脑室孔或蛛网膜下腔粘连及间脑膜间的静脉发生栓塞性静脉炎，可分别发生脑积水及硬膜下积液。

【后遗症】

可由任何并发症引起，其中常见为耳聋（小儿发展为聋哑）、失明、动眼神经麻痹、瘫痪、智力或性情改变，精神异常等。

【实验室及辅助检查】

一、血象

白细胞总数明显增加，一般在 $10\sim30\times10^9/L$ 以上，中性粒细胞在 80%～90% 以上。有 DIC 者，可见血小板减少。

二、脑脊液检查

确诊的重要方法。病初或休克型患者，脑脊液多无改变，可在 12～24 小时后复查。典型的脑膜炎期，脑脊液压力升高、外观仍清亮，稍后则浑浊似米汤样或脓样；白细胞数常达 $1\times10^9/L$，以中性粒细胞为主。蛋白含量显著增高，糖及氯化物明显减少。须强调的是临床上表现为脑膜炎时脑脊液检查应是影像学检查之前的选择。对颅内压高的患者，腰穿要慎重，以免引起脑疝。必要时先脱水，穿刺时不宜将针芯全部拔出，而应缓慢放出少量脑脊液做检查。做完腰穿后患者应平卧 6～8 小时，不要抬头起身，以免引起脑疝。

（一）细菌学检查

确诊的重要手段，应注意标本及时送检。

1. 涂片检查　包括皮肤瘀点和离心沉淀后的脑脊液做涂片染色。皮肤瘀点检查时，用针尖刺破瘀点上的皮肤，挤出少量血液和组织液涂于载玻片上染色后镜检，阳性率可达 80% 左右。脑脊液离心沉淀后涂片阳性率为 60%～70%。

2. 细菌培养　取瘀斑组织液、血或脑脊液，进行细菌培养。应在使用抗菌药物前收集标本。有脑膜炎奈瑟菌生长时，应做药物敏感性试验。

（二）血清免疫学检查

可协助诊断，多用于已使用抗生素而细菌学阴性者，是近年来开展的流脑快速诊断方法。目前临床常用的抗原检测方法有对流免疫电泳、乳胶凝集、反向间接血凝试验、放射免疫法及酶联免疫吸附试验（ELISA）等。

（三）其他

其他检查包括：①核酸检测：本方法具有灵敏度高及特异性强等特点，且不受抗生素的影响，亦可对细菌进行分离；②RIA 法检测脑脊液 β2 微球蛋白：流脑患者此蛋白明显升高，并与脑脊液中的蛋白含量及白细胞数平行，甚至早期脑脊液尚正常时即已升高，恢复期降至正常。因此该项检测更敏感，有助于早期诊断、鉴别诊断、病情检测及预后判断；③鲎溶解试验：用来检测血清和脑脊液中的内毒素，有助于革兰阴性菌的诊断；④应用 PCR 技术：检测流脑疑似病例脑脊液和血清标本中脑膜炎奈瑟菌种属及各群的特异性 DNA 片段，以快速诊断流脑疑似病例。

【诊断】

将流脑分为疑似病例、临床诊断病例及确诊病例。

一、疑似病例

疑似病例有以下特点：①有流脑流行病学史冬春季节发病（2～4 月为流行高峰），1 周内有流脑患者密切接触史，或当地有本病发生或流行；既往未接种过流脑菌苗；②临床表现及脑脊液检查符合化脓性脑膜炎表现。

二、临床诊断病例

临床诊断病例有以下特点：①有流脑流行病学史；②临床表现及脑脊液检查符合化脓性脑膜炎表现，伴有皮肤黏膜瘀点、瘀斑。或虽无化脓性脑膜炎表现，但在感染中毒性休克表现的同时伴有迅速增多的皮肤黏膜瘀点、瘀斑。

三、确诊病例

在临床诊断病例基础上，细菌学、流脑特异性血清免疫学检查阳性。

【鉴别诊断】

流脑误诊为其他疾病的，前 3 位分别为上呼吸道感染、其他原因的败血症、各种原因的紫癜。而其他疾病误诊为流脑的前 3 位分别为：其他细菌所致的化脓性脑膜炎、结核性脑膜炎、脑脓肿。从误诊病例的年龄分布分析，婴幼儿多为上呼吸道感染、高热惊厥、败血症、婴儿腹泻，在成年患者中则多为其他细菌所致的化脓性脑膜炎、结核性脑膜炎等。上述疾病在流脑的诊断鉴别诊断时应重点考虑。此外，本病亦应与流行性乙型脑炎和其他病毒性脑膜炎和脑炎鉴别。

一、其他细菌所致的化脓性脑膜炎

（一）肺炎链球菌脑膜炎

成人多见，多继发于中耳炎、肺炎、颅脑外伤及手术患者，易复发。

（二）流感嗜血杆菌脑膜炎

多见于婴幼儿。

（三）金黄色葡萄球菌脑膜炎

多继发于皮肤感染或败血症。上述化脓型脑膜炎发病均无明显季节性，多散发而不引起流行，无皮肤黏膜瘀点、瘀斑。确诊有赖于细菌学检查。

二、结核性脑膜炎

起病缓慢，病程较长，有低热、盗汗、消瘦等症状，起病 1～2 周后才出现神经系统症状，皮肤黏膜无瘀点、瘀斑。多有结核病史或密切接触史。脑脊液检查颅压升高更明显，脑脊液外观混浊呈毛玻璃状，白细胞多在 50×10^6/L 以下，以单核细胞增多为主。蛋白质增加、糖及氯化物减低；脑脊液涂片抗酸染色可检出抗酸染色阳性杆菌。

三、败血症休克型

须与其他细菌所致的败血症及感染型休克鉴别。后者可有原发灶，发病无季节性。确诊有赖于血培养检出其他致病菌。

【治疗】

一、普通型流脑的治疗

（一）一般及对症治疗

强调早期诊断，就地住院隔离治疗，密切监护，预防并发症。卧床休息，保持病室安静、空气流通。给予流质饮食，昏迷者宜鼻饲，并予足量输入液体，使每日尿量在 1000ml 以上。密切观察病情，保持口腔、皮肤清洁，防止角膜溃疡形成。经常变换体位以防压疮发生，防止呕吐物吸入。高热时给予物理降温及退热药物；颅内高压者可用 20% 甘露醇脱水治疗，每次 1～2g/kg，静推或快速静滴，每 4～6 小时重复使用；严重毒血症及颅内高压者可应用肾上腺皮质激素。

（二）病原学治疗

一旦高度怀疑流脑，应在30分钟内给予抗菌治疗。尽早、足量应用对细菌敏感并能透过血-脑屏障的抗菌药物。

1. 青霉素G（penicillin G）　脑膜炎球菌对青霉素仍高度敏感，国内尚未发现明显的耐药菌株。虽然青霉素不易透过血-脑脊液屏障，可是加大药物剂量可使脑脊液中药物达到治疗的有效浓度，获得良好疗效。尤其是用于治疗败血症患者，其疗效更佳。剂量成人每日20万U/kg，儿童20万～40万U/kg，疗程5～7日。

2. 头孢菌素　第三代头孢菌素对脑膜炎球菌抗菌活性强，易通过血-脑屏障，且毒性低。头孢噻肟剂量，成人2g，儿童50mg/kg，每6小时静脉滴注1次；头孢曲松成人2g，儿童50～100mg/kg，每12小时静脉滴注1次，疗程7日。

3. 氯霉素　较易通过血-脑屏障，脑脊液浓度为血浓度的30%～50%，除对脑膜炎球菌有良好的抗菌活性外，对肺炎球菌及流感杆菌亦敏感，但需警惕其对骨髓造血功能的抑制，故用于不能使用青霉素患者。剂量成人2～3g，儿童50mg/kg，分次加入葡萄糖液内静滴，疗程5～7日。

磺胺药物曾作为流脑治疗的首选药物，适用于轻型普通型病例，现已很少应用。严重病例应及时选用抗菌谱广、抗菌活性强的第三代头孢菌素：如头孢噻肟每日150～300mg/kg、头孢他啶每日100mg/kg、头孢三嗪每日100mg/kg等，可与氨苄青霉素或氯霉素联用。目前脑膜炎双球菌的耐药菌株逐渐增多，从而导致治疗困难。如经48～72小时病情无明显改善，体温波动大，需复查脑脊液，如脑脊液细胞数下降幅度不大，蛋白降低不显著，需重新评价抗生素使用是否合适，并考虑耐药菌株感染的可能性。更换抗生素时可选择氯霉素或美洛培南（每次20～40mg/kg，每8小时1次）等。

二、暴发型流脑的治疗

（一）休克型的治疗原则如下

1. 尽早应用抗菌药物　可联合用药，用法同前。

2. 迅速纠正休克　①扩充血容量及纠正酸中毒治疗：酌情使用晶体液和胶体液，补液量应视具体情况，原则为“先盐后糖、先快后慢”；②血管活性药物使用：在扩充血容量及纠正酸中毒基础上，使用血管活性药物，常用药物为莨菪类如654-2。

3. DIC的治疗　高度怀疑有DIC时宜尽早应用肝素，应用肝素时，监测凝血时间，要求凝血时间维持在正常值的2.5～3倍为宜。高凝状态纠正后，应输入新鲜血液、血浆及应用维生素K。

4. 肾上腺皮质激素的使用　适应证为毒血症症状明显的患者。

5. 保护重要脏器功能　注意脑、心、肝、肾、肺功能，根据情况，予对症治疗。

（二）脑膜脑炎型的治疗

其治疗原则如下：①尽早应用抗菌药物，可联合用药，用法同前；②防治脑水肿、脑疝：治疗关键是及早发现脑水肿，积极脱水治疗，预防发生脑疝；③防治呼吸衰竭：在积极治疗脑水肿的同时，保持呼吸道通畅，必要时气管插管，使用呼吸机治疗。

（三）混合型的治疗

此型患者病情复杂严重，应积极治疗休克的同时，兼顾脑水肿的治疗。

（四）慢性败血症的治疗

抗生素的应用同普通型。

三、流脑病原治疗的新进展

近年来国内外对用于流脑病原治疗的药物进行了较多研究，重新确定了首选药物；在用药剂量、药物浓度方面也进行了研究，证实用于治疗流脑的新抗生素在脑脊液中的浓度须20～200倍于试管内测定的最小抑菌浓度、1次给药的剂量使脑脊液中的浓度须超过10倍最小抑菌浓度，治愈率才可达90%以上；并提出所用药物在感染部位必须具有杀菌效果，若采用抑菌剂量会导致治疗失败。

目前常用于流脑病原治疗的药物有：

（一）青霉素

众所周知，青霉素能阻碍细菌合成细胞壁的组成成分—细胞壁黏肽，使细菌失去细胞壁的保护，不能繁殖和生存；在高浓度时，青霉素不但抑制细菌繁殖，还具有强大杀菌作用。目前青霉素是对脑膜炎球菌高度敏感的杀菌药，特别是在败血症阶段，能迅速达到高浓度，很快杀菌，作用明显优于磺胺药。但青霉素不易透过血-脑屏障，即使脑膜炎时亦只有10%～30%药物透过，所以使用时必须加大剂量，以保证在脑脊液中达到有效浓度。剂量儿童每日20万~40万U/kg,成人每日20万U/kg,分次静脉滴注,疗程5~7日。青霉素高效、低毒且价廉,目前已取代磺胺药成为治疗流脑的首选药物。

（二）磺胺药

磺胺药在1932年问世后就用于流脑,是最早用于治疗流脑的特效药。磺胺药主要阻碍细菌合成核酸,影响其核蛋白的合成,使细菌不能繁殖,发挥抑菌作用。治疗流脑多选用磺胺嘧啶(SD)或磺胺甲噁唑(SMZ),其优点是在脑脊液中浓度高,可达血浓度的50%~80%,疗效亦较理想。但磺胺药对败血症期疗效欠佳,急性期颅内压高导致呕吐时难以口服,并有可能在输尿管等处沉淀形成结石,故实际应用时受到一定限制。特别应当指出的是,我国20世纪60年代已报道耐药菌株出现,现在至少达10%~20%,甚至更高,提示临床选用。

（三）氯霉素

氯霉素能抑制细菌的蛋白质合成,属抑菌药。氯霉素有良好抗菌活性,易透过血-脑屏障,脑脊液浓度为血液浓度的30%~50%,对流脑及其他化脓性脑膜炎均有较好疗效。但氯霉素不良反应较大,特别是对骨髓造血功能有抑制作用,甚至引起再生障碍性贫血,故选用时要非常慎重,一般不作为首选,新生儿不宜使用。

（四）头孢菌素

主要是第三代头孢菌素,如头孢噻肟等,近年来成为流脑病原治疗药物的新秀。头孢菌素抗菌活性强,易透过血-脑屏障,不良反应小,高效、安全,具有良好的应用前景。自1989年以来,国外推荐把头孢噻肟作为治疗流脑的首选药物。但国内仅用于不适合用青霉素或其他药物的患者,因头孢噻肟与青霉素疗效相当,价格却高得多。

【预后】

本病普通型如及时诊断,合理治疗则预后良好,并发症及后遗症少见。暴发型病死率较高,其中脑膜脑炎型及混合型预后较差。以下因素与预后有关:①暴发型患者病情凶险,预后较差;②年龄以2岁以下及高龄者预后较差;③流行高峰时预后较差;④反复惊厥,持续昏迷者预后差;⑤治疗较晚或治疗不彻底者预后不良。

【预防】

一、管理传染源

早期发现患者并进行呼吸道隔离及治疗,应隔离至症状消失后3日,一般不少于病后7日,同时对接触者进行医学观察7日,对健康带菌者或疑似患者均应给予足量磺胺类药物治疗,疗程是5日。

二、切断传播途径

流行期做好卫生宣传教育工作,搞好环境及个人卫生。居室温度要在18~20℃,湿度50%~60%最适宜,每天开窗通风3~4次,每次15分钟左右,桌面及地面应采用湿式擦拭,使室内空气新鲜湿润。在流脑的好发季节,室内可用食醋及艾叶等熏蒸,以消毒杀灭病菌。在流行区域尽量避免到人多拥挤、通风不畅的公共场所,外出时戴口罩,防止交叉感染。

三、保护易感人群,提高人群免疫力

（一）菌苗注射

目前国内外广泛应用A和B两种夹膜多糖菌苗,经过超速离心提纯的A群多糖菌苗,保护率为94%,免疫后平均抗体滴度增加14.1倍。国内尚有用多糖菌苗作应急预防者,若1~2月的流脑发病率大于10/10万人或发病率高于上一年同时期时,即可在人群中进行预防接种。国内多年来应用脑膜炎多糖体菌苗,保护率达90%以上,使我国流脑发病率大大下降。以6个月至15岁以下儿童为主要对象,由农村入伍的新兵、由农村进城人员、有免疫缺陷者都应给予预防接种。多年未见本病流行的地区,一旦出现流行,应考虑全员接种,剂量为0.5ml皮下注射1次,无明显不良反应。

（二）药物预防

对密切接触者,特别是易感、体弱及带菌者可药物预防,药物最好根据该地区的流行菌群及药敏情况选择。可用磺胺嘧啶(SD),成人每日2g,儿童每日50~100mg/kg与等量的碳酸氢钠同服,连服3日,但其耐药率较高。在流行时,凡具有发热或头痛、精神萎靡、急性咽炎、皮肤或口腔黏膜出血等4项中二项者可给予足量全程的磺胺药治疗,能有效地降低发病率和防止流行。亦可采用

利福平或二甲胺四环素进行预防。利福平每日600mg，儿童5～10mg/kg，连服5日。

四、流脑疫苗研究新进展

目前中国流脑疫苗有多糖疫苗及结合疫苗2种。多糖疫苗系基于Nm荚膜多糖抗原研发，该类疫苗应用后能激活具有群特异性的机体免疫反应，对相应群的菌株感染具有免疫作用。目前全球已经临床应用的多糖疫苗有A、A+C、A+C+Y+W135三种，基本涵盖了当前致病性较高引发病例较多的菌群，前两种目前已纳入国家免疫规划。流脑结合疫苗有A+C群1个剂型。研究表明，用流脑A+C结合疫苗代替A群多糖疫苗，可使小月龄婴儿得到免疫保护，有利于进一步降低婴幼儿流脑的发病率，用A+C+Y+W135群多糖疫苗代替A+C多糖疫苗，可同时获得4种常见脑膜炎球菌菌群的免疫保护，有利于防止Y和W135群引起的发病或流行。对于在欧美国家流行较多而全球各地散发的B群Nm菌株，尚未开发出有效疫苗，而当前全球流行菌群正从少数菌群向多菌群共同流行，流行菌群的变迁对疫苗的预防会产生一定的影响。

（孟庆华　于红卫）

参考文献

1. 刘丹青，王建军，王斌冰，等. 安徽省C群流行性脑脊髓膜炎人群分布特征研究. 中华疾病控制杂志，2010，14(3)：240-244.
2. Brust JC. Meningococcal meningitis, dexamethasone, and Class Ⅲ evidence. Neurology, 2012, 79(15): 1528-1529.
3. Rada N, Draiss G, Elrharras S, *et al*. A rare complication of meningococcal meningitis: Ataxia of thalamic origin. Arch Pediatr, 2013, 20(1): 90-91.
4. Levy C, Taha MK, Bingen E, *et al*. Paediatric meningococcal meningitis in France: ACTIV/GPIP network results. Arch Pediatr, 2012, 19 (2): S49-54.
5. Heckenberg SG, Brouwer MC, van der Ende A, *et al*. Adjunctive dexamethasone in adults with meningococcal meningitis. Neurology, 2012, 79(15): 1563-1569.
6. Nicolas P. Meningococcal meningitis epidemics in sub-Saharan Africa and the meningococcal A conjugate vaccine. Med Sante Trop, 2012, 22(3): 246-258.
7. Irving TJ, Blyuss KB, Colijn C, *et al*. Modelling meningococcal meningitis in the African meningitis belt. Epidemiol Infect, 2012, 140(5): 897-905.
8. Artenstein AW, LaForce FM. Critical episodes in the understanding and control of epidemic meningococcal meningitis. Vaccine, 2012, 30(31): 4701-4707.

第九节　化脓性脑膜炎

化脓性脑膜炎（purulent meningitis，简称化脑）系由化脓性细菌所致的中枢神经系统感染病。其临床特点为发热、头痛、呕吐、惊厥、甚至昏迷。脑膜刺激征阳性，脑脊液呈化脓性改变。随着早期诊断及抗生素的合理使用，病死率已明显下降，但部分存活病例仍有耳聋、癫痫、面部或肢体瘫痪、智能减退等神经系统后遗症。

【病原学】

多数化脓性球菌及部分杆菌可导致化脓性脑膜炎，除脑膜炎球菌导致流行性脑膜炎外，其他化脓性脑膜炎致病菌以肺炎链球菌及流感嗜血杆菌最常见，其次有葡萄球菌、肠道革兰阴性杆菌（大肠埃希菌、克雷伯杆菌、铜绿假单胞菌及沙门均属等）及厌氧菌等。

【流行病学】

一、年龄

小于2个月的婴儿患者，病原体多为大肠埃希菌、B组链球菌及单核细胞增多性李斯特菌；3个月至3岁幼儿以流感嗜血杆菌脑膜炎较为多见；2岁以下幼儿的肺炎链球菌脑膜炎发病率甚高；约20%的老年肺炎患者伴菌血症，故本病在老年人发病率亦高，但其他各年龄组均可发病。

二、季节

流感嗜血杆菌脑膜炎以冬春季节为多；肺炎链球菌脑膜炎全年均可发病，但冬春两季的发病率较高。

【发病机制】

不同病原菌所致脑膜炎，发病机制有所不同。肺炎链球菌脑膜炎原发病灶为肺炎者，病菌由血循环到达脑膜。中耳炎的病菌可通过被炎症破坏的骨板岩缝以及与脑膜血管相通的血管通入，亦可经内耳道、内淋巴管扩展到脑膜。筛窦炎的病菌则可通过神经鞘或血栓性静脉炎而感染脑膜。脑脊液鼻漏患者的鼻部细菌可上行感染脑膜。颅脑外伤者的病菌可直接由创伤处侵入脑膜。有先天畸形的婴儿，如脑脊膜膨出、脑膜皮样窦道及椎管畸形等，病菌可由此侵入脑膜而致病。现将较为常见的几种介绍如下：

一、流感嗜血杆菌脑膜炎

绝大多数由 B 组流感嗜血杆菌所致，约 30% 以上的正常人鼻咽部带有本菌。本病患者常伴有菌血症，细菌通过血液循环到达脑膜为最常见侵入途径。患中耳炎或乳突炎者细菌可直接侵犯脑膜。

二、革兰阴性杆菌脑膜炎

常发生于 2 岁以内、特别是新生儿，脑膜炎的致病菌以革兰阴性杆菌为主，占 60% ~80%，其中以大肠埃希菌为最多见。产前及产时感染者，病菌来自母亲的直肠或产道。患病儿童大多有胎膜早破、产程延长、难产、早产及体重过轻等病史。有先天性解剖缺陷的婴儿如颅骨裂、脊柱裂、脑脊膜膨出或皮肤交通性窦道的婴儿，致病菌多直接由缺陷处侵入脑膜。新生儿大肠埃希菌败血症可合并脑膜炎，颅脑手术后发生的脑膜炎，50% 由大肠埃希菌或其他革兰阴性杆菌所致。中年人则发生于有基础性疾病的晚期，采用免疫抑制剂治疗，留置静脉导管、导尿管等引起败血症，继而发展为脑膜炎。

三、耳源性脑膜炎

多发生于慢性胆脂瘤性中耳炎和乳突炎基础上，由变形杆菌、大肠埃希菌及其他肠道革兰阴性杆菌所致。可发生在各年龄组，儿童及年轻者可由化脓性中耳炎、急性乳突炎所致；而年长者多发生于慢性化脓性中耳炎急性发作，特别在胆脂瘤型中耳炎的基础上。致病菌可通过侵蚀的骨壁进入颅内；亦可由血液感染导致岩尖炎，沿内听道进入颅内。X 线检查常有乳突骨质破坏。

四、铜绿假单胞菌脑膜炎

较为少见，常由于颅脑手术后感染、颅脑外伤后，诊断或治疗性腰椎穿刺消毒不严所致。

五、葡萄球菌脑膜炎

多因脑膜附近组织葡萄球菌感染直接扩散或脓肿破裂而发病，如硬膜外脓肿、脑脓肿、颅骨骨髓炎、中耳炎、乳突炎及面部疖痈所致的海绵窦炎等。头颅部创伤及颅脑手术是导致局部葡萄球菌感染的重要原因之一，临床不少病例脑膜炎症状出现于创伤后数日，亦可长达数月之后。亦可因脐带等其他部位葡萄球菌感染导致败血症及心内膜炎，通过细菌栓子或感染性血栓经血流侵袭脑膜。腰椎穿刺或腰椎麻醉时无菌操作不严密，偶亦可导致本病。脑脊液鼻漏除可导致肺炎球菌脑膜炎外，少数病例亦可发生金黄色葡萄球菌脑膜炎。

【病理改变】

致病菌侵入脑膜后导致脑部毛细血管扩张、充血、通透性增加，产生含大量纤维蛋白的炎症渗出物，广泛分布于蛛网膜下腔，使整个脑组织表面及底部均覆盖一层脓性液体。化脓性球菌感染时，稠厚的脓性纤维素性渗出物主要覆盖于大脑表面，尤其在大脑顶部形成一层帽状纤维蛋白及炎症渗出物，并可迅速形成粘连及包裹性积脓。开始时脓性渗出物多在大脑顶部，进而蔓延到脑底及脊髓膜，有时累及脑室内膜而成脑室内膜炎。若软脑膜及脑室周围的脑实质亦有细胞浸润、出血、坏死及变性，则形成脑膜脑炎。经脑膜间的桥静脉发生栓塞性静脉炎时，可导致硬膜下积液或积脓。病程较长时可发生脑室系统脑脊液循环梗阻，脑室扩张甚至脑室积水或积脓等，从而继发颅内压增高，引起失语、偏瘫等后遗症。

【临床表现】

各种细菌所致的化脓性脑膜炎，有相似临床表现，可归纳为感染、颅内压增高及脑膜刺激征三方面。临床表现可因发病年龄不同有较大差别，年长儿及成人多出现典型表现，囟门未闭的婴幼儿及 60 岁以上老年人症状可不典型。常见病原菌所致的化脓性脑膜炎的临床特点：

一、肺炎链球菌脑膜炎

发病率仅次于流行性脑膜炎，多见于 1 岁以下的婴儿（占 80%）及老年人，冬春季较多，常继发于肺炎、中耳炎、（副）鼻窦炎、乳突炎及败血症等疾病，少数患者继发于颅脑外伤或脑外科手术后，约 20% 病例无原发病灶可寻。继发于肺炎球菌肺炎的脑膜炎，绝大多数发生于起病后 1 周以内，少数在 10 日以上。中耳炎、筛窦炎与脑膜炎的间隔时间亦多在1周左右；继发于颅脑损伤的脑膜炎则多在1个月以后发生。其炎症渗出物多分布于大脑顶部表面，故早期颈项强直不明显。由于渗出物中纤维蛋白含量多，易导致粘连，或因确诊较晚及治疗不当而并发硬脑膜下积液或积脓、脑积水、脑脓肿等并发症较其他化脓性脑膜炎多见。患者一般病情较重，病程多迁延和反复，脑脊液涂片及培养阳性率较高。

二、流感嗜血杆菌脑膜炎

绝大多数由B组流感嗜血杆菌所致，80%～90%病例发生在3个月至3岁，高峰易感年龄是7～12个月，占70%。5岁以后由于体内抗体升高、免疫力增强，发病率明显减低。本病全年均可发生，但以秋冬季节最多。2/3病例在发病前有上呼吸道感染，1/3病例继发于支气管肺炎，经数日或数周后才出现脑膜炎表现。偶见皮疹，常并发硬膜下积液，亦可有会厌炎、关节炎、蜂窝织炎及肺炎。易发生轻度贫血。脑脊液涂片常见极短小的革兰阴性杆菌。

三、葡萄球菌脑膜炎

主要由金黄色葡萄球菌所致，偶见为表皮葡萄球菌。各季节均有发病，但以7、8、9月份多见。该病发病率低于脑膜炎球菌、肺炎球菌及流感杆菌所致的脑膜炎。在各种化脓性脑膜炎中仅占1%～2%。各年龄组均可患病，较多见于新生儿，常于产后2周以后发病。糖尿病等患者当免疫力低下时也易发生。常先有化脓性病灶如新生儿脐炎、脓疱疮、蜂窝织炎、败血症等，常为金葡菌脓毒症的迁徙病灶之一。起病后发热伴持久而剧烈的头痛，颈项强直明显。病初常出现荨麻疹样、猩红热样皮疹或小脓疱。脓疱性瘀点或紫癜，或有皮下脓肿存在，对诊断有助。脑脊液呈脓性、混浊、易凝固，涂片见成堆革兰阳性球菌。血及脑脊液培养可获阳性结果。

四、大肠埃希菌脑膜炎

多见于出生3个月内婴儿，特别是新生儿及早产儿。病菌来自母亲的直肠或产道、婴儿肠道等。此外，脊柱裂、尿布皮炎及中耳炎亦可为病菌侵入门户。患病儿童大多有胎膜早破、产程延长、难产、早产及体重过轻等病史。一般于产后1～2周内发病。由于前囟未闭、中枢神经系统发育不完善，颅内高压及脑膜刺激征可以不明显或很晚才出现，体温不一定升高。相反，新生儿凡有拒食、精神萎靡、嗜睡、惊叫、两眼凝视、惊厥及呼吸困难等表现者，均应考虑本病。脑脊液除化脓性改变外，常有臭味。预后差，病死率高。

【实验室检查】

一、血常规

白细胞总数明显增高，可达$(20\sim40)\times10^9/L$，以中性粒细胞为主，可达80%～90%以上。严重者白细胞总数可减少。

二、脑脊液检查

压力增加，通常是$20\sim50cmH_2O$，但在新生儿、婴儿及儿童中增高不及成人显著。外观混浊或脓性，有时含块状物。白细胞数明显增加，达$(1000\sim5000)\times10^6/L$，亦可$<100\times10^6/L$或$>10\,000\times10^6/L$，以中性粒细胞为主（80%～95%），约10%的患者以淋巴细胞为主。蛋白明显增高，糖及氯化物明显减低。脑脊液涂片及培养可找到病原菌。

三、细菌学检查

脑脊液沉淀涂片革兰染色可找到病原菌；取鼻咽拭子、血及脑脊液培养可获得病原菌。血培养的阳性率为40%～50%。对脑脊液常规阴性者，有时培养亦可获致病菌。

【诊断与鉴别诊断】

早期诊断是保证治疗成功的关键，经过早期正确治疗，可提高治愈率，减少后遗症。典型病例根据临床症状、体征及脑脊液检查可明确诊断。对经过不规则抗生素治疗后的化脓性脑膜炎，脑脊液检查结果不典型，涂片和培养均阴性者，应结合病史及临床表现等综合考虑做出诊断。化脓性脑膜炎应与病毒性脑膜炎、结核性脑膜炎及隐球菌性脑膜炎等鉴别。

【预后】

目前，发达国家的化脓性脑膜炎患者存活率有了明显改善，总病死率低于10%，脑膜炎球菌脑膜炎病死率低于5%，但持续性后遗症的发生率仍未明显下降，约10%～30%。

【治疗】

化脓性脑膜炎的主要治疗原则是抗菌、对症及支持治疗。

一、抗生素治疗

（一）抗生素的选用原则

主要原则有：①对病原菌高度敏感；②在脑脊液中浓度高；③能快速杀菌，达到无菌化。

（二）各种细菌性脑膜炎的抗菌治疗

1. 肺炎链球菌脑膜炎　由于本病的炎症反应剧烈、病情较重、发生脑组织粘连及后遗症发生率高，且近年耐青霉素肺炎链球菌的传播与感染率明显增高，青霉素已不作为肺炎链球菌脑膜炎的首选治疗药物，更不推荐单独用于治疗此病，可用大剂量青霉素或氨苄西林联合氨基糖苷类或喹诺酮类抗菌治疗。青霉素每日1000万～2000万U（儿童每日20万～40万U/kg），氨苄西林每日12g（儿童每日300mg/kg），分3～4次静滴。如分离菌株对青霉素高度耐药，应选用第三代头孢菌素（头孢噻肟或头孢曲松）联合万古霉素治疗。头孢噻肟每日8～12g（儿童每日225～300mg/kg），分3～4次静滴；头孢曲松每日4g（儿童每日80～100mg/kg）；万古霉素每日30～60mg（儿童每日60mg/kg），分2～4次静滴。待症状好转、脑脊液接近正常后，减至常规用量继续治疗，总疗程不少于2周。

原发病灶如中耳炎、乳突炎、筛窦炎等需同时根治，以防病情反复。

2. 流感嗜血杆菌脑膜炎　本病在无磺胺药、抗生素时病死率高于90%，抗生素广泛应用后病死率下降至10%以下。近年推荐的抗生素有：①氨苄西林，成人每日12g（儿童每日300mg/kg），分次肌注或静滴。②氯霉素，每日50～75mg/kg，分次静脉滴注。由于氯霉素对新生儿的毒性较大，故其剂量宜减为每日25mg/kg。

近年对氨苄西林耐药的B型流感嗜血杆菌屡有报道，系由细菌产生β内酰胺酶破坏青霉素所致。因此，单独应用氨苄西林治疗本病时，应密切观察病情，如用药后临床症状及脑脊液检查无明显改善，应及时改用氯霉素，有条件者应作药敏试验及β内酰胺酶测定。头孢菌素如头孢呋辛、头孢噻肟、头孢噻肟及拉氧头孢（羟羧氧酰胺菌素）等在脑脊液中的浓度足以控制流感嗜血杆菌感染，其疗效与氯霉素及氨苄西林相似。

3. 葡萄球菌脑膜炎　金黄色葡萄球菌脑膜炎的病死率甚高，可达50%以上。对于甲氧西林敏感产酶金黄色葡萄球菌（meticillin-sensitive *Staphylococcus aureus*，MSSA）感染治疗宜选用苯唑西林或氯唑西林，成人每日8～12g，儿童每日150～200mg/kg，分次静滴，同时口服丙磺舒。若对青霉素过敏，或治疗效果不好，如为耐甲氧西林金黄色葡萄球菌（meticillin-resistant *Staphylococcus aureus*，MRSA）感染，可改用万古霉素联合磷霉素或利福平。万古霉素每日2g，儿童每日50mg/kg，分次静滴。利福平的成人每日剂量600～900mg，儿童每日15mg/kg，分2次口服，用药期间定期随访肝、肾功能。

万古霉素不易通过血-脑屏障，治疗期间最好配合庆大霉素鞘内注射，庆大霉素鞘内注射每次5000～10 000U（5～10mg），儿童每次1000～2000IU（1～2mg）。磷霉素的毒性小，对各种葡萄球菌均具抗菌活性，且可进入各组织及脑脊液中。但细菌易对磷霉素产生耐药，治疗时宜联合用药。成人每日剂量为16～20g，分2次静脉滴注。葡萄球菌脑膜炎较易复发，故疗程宜较长，体温正常后继续用药2周，或脑脊液正常后继续用药1周，疗程常在3周以上。治疗期间应予适当支持治疗，颅内压明显增高者给脱水剂。

4. 革兰阴性杆菌脑膜炎　本病除对症治疗及支持疗法外，早期合理选择有效的抗生素治疗极为重要。鉴于近年革兰阴性杆菌常对多种抗生素耐药，一般应结合细菌培养与药物敏感试验结果，决定抗菌药物的选用。

除沙门菌及产碱杆菌脑膜炎外，其他各种革兰阴性杆菌所致者均可选用氨基糖苷类，庆大霉素成人剂量每日为240～320mg（24万～32万U），儿童每日为5～7.5mg/kg静滴。妥布霉素每日5mg/kg，阿米卡星每日20～30mg/kg，分2～3次静脉滴注。鉴于氨基糖苷类不易透过血-脑屏障，故以往均加用鞘内注射，庆大霉素成人每次5～10mg，每日或隔日注射1次。后发现革兰阴性杆菌脑膜炎常合并脑室炎，而鞘内注射后脑室内药物溶度不高，因而宜于脑室内注入药物，或安置脑脊液储存器，由此注入抗生素。

多数第三代头孢菌素对革兰阴性杆菌具有强大抗菌作用，静脉注射后，脑脊液中有较高的浓度，临床报道治疗革兰阴性杆菌脑膜炎效果良好。

头孢噻肟每日 4～8g(儿童每日 225～300mg/kg),头孢他啶每日 4～6g(儿童每日 150mg/kg),头孢曲松每日 2～3g(儿童每日 80～100mg/kg),每日剂量 2～4 次静脉给药,头孢曲松分每日 1～2 次,近年也常用哌拉西林每日 12～16g(儿童每日 400～600mg/kg),分 4 次静脉推注或滴注。亦可采用哌拉西林与庆大霉素或阿米卡星联合治疗。近年来,随着革兰阴性杆菌的耐药率明显上升,如上述药物治疗效果不好,考虑为耐药革兰阴性杆菌感染可能性大,可用美罗培南每日 3～6g,与氨基糖苷类联合治疗。

本病预防主要是及时合理地治疗颅脑周围器官炎症和败血症。神经外科手术及腰穿应注意无菌消毒,严防污染。产科宜避免创伤性分娩。抗菌药物对本病无预防价值。

5. 厌氧菌脑膜炎　较少见,甲硝唑对厌氧菌抗菌作用强,脑脊液中浓度高,是治疗本病的有效药物,成人每日 2g(儿童每日 15mg/kg),分 3～4 次静滴。亦可用克林霉素治疗,成人每日 1.8～2.4g(儿童每日 25～40mg/kg),分 2～3 次静滴。如能排除脆弱类杆菌感染,亦可用大剂量青霉素治疗。

二、对症支持治疗

高热时用物理或退热剂降温;伴有抽搐或惊厥者可给予地西泮,每次 0.2～0.3mg/kg(最大剂量不超过 10mg),缓慢静脉注射,或用苯巴比妥钠负荷剂量 10～20mg/kg,12 小时后予以维持量每日 4～5mg/kg,肌内注射。此外,有休克或颅内压增高时,应积极采用抗休克及降颅内压处理。保证足够的热量与液体量,对意识障碍及呕吐的患者应暂禁食,予静脉补液,并精确记录 24 小时出入量,仔细检查有无异常的抗利尿激素分泌。如有液体潴留,必须限制液体量至每日 30～40ml/kg。当血钠达 140mmol/L 时,液体量可逐渐增加至每日 60～70ml/kg。对年幼、体弱或营养不良者,可补充血浆或少量新鲜血。

三、肾上腺皮质激素治疗

目前认为在重症化脓性脑膜炎患者的治疗中,适当应用肾上腺皮质激素可减少化脓性脑膜炎时促炎症细胞因子的释放及降低其在脑脊液中的浓度,减轻脑水肿、降低颅内压,并可减轻抗菌治疗过程中产生的炎症反应,其中地塞米松能减少化脓性脑膜炎患者脑组织粘连及耳聋等后遗症的发生率。治疗时应在有效抗生素应用前或同时给药。可予以地塞米松 0.15mg/kg,每 6 小时 1 次,连续应用 4 日,或 0.4mg/kg,每 12 小时 1 次,连续应用 2 日。无菌性及部分治疗后脑膜炎及小于 6 周的婴儿均不宜使用肾上腺皮质激素。

【预防】

化脓性脑膜炎再发的原因多与免疫功能低下、先天畸形、后天损伤、急性期治疗不彻底及其他原发病灶持续存在等因素有关,必须及时治疗。

一、药物预防

肺炎链球菌脑膜炎的药物预防可试用利福平,剂量 10mg/kg,每日 2 次。服用 2 日但鼻咽部细菌清除率仅 70%。

二、免疫预防

(一)肺炎链球菌脑膜炎

目前有 23 价肺炎链球菌疫苗推荐适用于 2 岁以上肺炎链球菌疾病高危人群,包括年龄在 65 岁以上、糖尿病、充血性心力衰竭、肝病、肾病、其他心或肺疾病、HIV 感染、脑脊液渗漏、慢性酗酒及脾切除患者。前往肺炎链球菌疾病高发区者亦应接种。

(二)流感嗜血杆菌脑膜炎

流感嗜血杆菌 B 型荚膜多糖疫苗由磷酸多糖基核醇(PRP)组成,在 18 个月至 6 岁儿童有效率为 90%,但对婴儿无效,而此组人群对流感嗜血杆菌高度易感。两种组合疫苗、白喉 CRM_{197} 蛋白结合疫苗(HbOC)及脑膜炎球菌结合疫苗(PRP-OMP)可适用于所有儿童。

(孟庆华　朱跃科)

参考文献

1. Kepa L. Evaluation of the concentration of cerebrospinal fluid ciliary neurotrophic factor (CNTF) in patients with purulent, bacterial meningitis--own observations. Przegl Epidemiol, 2012, 66(3): 425-430.

2. Bouziri A, Douira W, Khaldi A, *et al*. Neurological variant of Lemierre's Syndrome with purulent meningitis: a case report and literature review. Fetal Pediatr Pathol, 2013, 31(1): 1-6.

3. Shishov AS, Grigorevskaia UB, Gur'ianov AV, *et al*. Some clinical features of bacterial infections with a syndrome of

purulent meningitis. Zh Nevrol Psikhiatr Im S S Korsakova,2011,111(4):90-95.

4. Imamura K,Kamitani H,Nakayasu H,*et al*. Purulent meningitis caused by *Actinomyces* successfully treated with rifampicin:a case report. Intern Med,2011,50(10):1121-1125.

5. Fukushima K,Noda M,Saito Y,*et al*. *Streptococcus sanguis* meningitis:report of a case and review of the literature. Intern Med,2012,51(21):3073-3076.

第十节　白　　喉

白喉(diphtheria)系由白喉棒状杆菌(*Corynebacterium diphtheriae*)感染所致的急性呼吸道感染病,主要侵犯咽喉等处黏膜,临床主要表现为局部假膜形成及白喉外毒素(diphtheriae toxin)所致的全身中毒症状,严重者可并发心肌炎及周围神经麻痹。非产毒株亦可致病,通常以皮肤病变为主,病情相对较轻。治疗原则为抗毒素加抗菌药物。

【病原学】

白喉棒状杆菌归于棒状杆菌属(*Corynebacterium*),革兰染色阳性,形态细长,稍弯曲,菌体一端或两端膨大,有浓染的异染颗粒(图 17-10-1A),菌体排列极不规则。奈瑟染色时,菌体呈黄褐色,而异染颗粒为蓝黑色,阿伯特(Albert)染色时,菌体呈绿色,异染颗粒为深蓝黑色(图 17-10-1B)。根据这些形态学特点,可将该菌与其他细菌相鉴别。

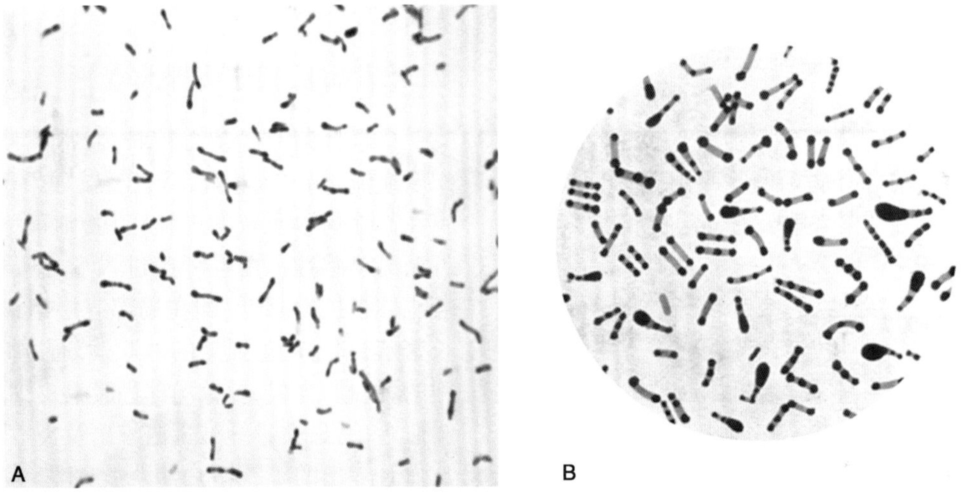

图 17-10-1　显微镜下白喉棒状杆菌的形态
注:A. 革兰染色;B. 阿伯特染色

该菌需氧或兼性厌氧,在含有血清的吕氏(Loeffer)培养基上生长迅速,12～18 小时即形成细小、灰白色、湿润及圆形突起的菌落。将其接种在含有 0.033% 亚碲酸钾的血琼脂平板上,不但可抑制其他咽喉杂菌生长,且由于棒状杆菌能使碲盐还原,可使菌落呈现黑色(图 17-10-2)。一般根据培养及生化代谢相关特性可将其分为 3 个生物型:重型(*C. gravis*)、轻型(*C. mitis*)、中间型(*C. intermedius*)。棒状杆菌属均具有碲盐还原能力,故不能据此将白喉棒状杆菌与其他棒状杆菌相鉴别。

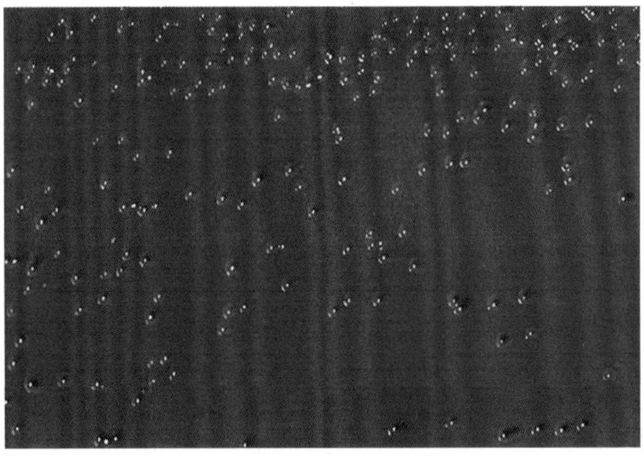

图 17-10-2　血琼脂平板(含亚碲酸盐)轻型白喉杆菌的形态

白喉杆菌不产生芽胞,不能运动,侵袭力弱,仅局限于黏膜或皮肤损伤处生长繁殖,通常不入侵血流。在生长繁殖过程中产生的外毒素为主要致病物质。毒性极强,豚鼠最小致死量为 0.1pg,人的致死量为 130pg。白喉外毒素分子量约

58kD,系由535个氨基酸组成的多肽,极不稳定,易被热及酸脱毒,若以0.3%～0.5%甲醛处理使之成为类毒素,则可用于预防接种或制备抗毒素血清。

白喉杆菌在外界生活能力较强,尤其随分泌物排出者,能耐寒冷、干燥,在干燥的假膜中可生存3个月。对湿热,化学消毒剂及紫外线耐受力差,经煮沸1分钟或加热60℃ 10分钟即可死亡,直射阳光下仅能存活数小时,5%石炭酸1分钟,即可使其死亡。

【流行病学】

一、传染源

白喉棒状杆菌仅寄生侵袭人类,故患者和带菌者是唯一传染源。无症状的带菌者在疾病传播中的作用最为重要。

二、传播途径

主要因吸入含有病菌的呼吸道飞沫而感染。亦可因密切接触带菌者呼吸道分泌物或皮肤分泌物而感染。

三、易感人群

人群对本病普遍易感。机体通过针对外毒素产生的抗体而获得保护,由于感染后可产生较持久免疫力,不同年龄组人群对白喉杆菌的易感性有显著差异。新生儿从母体胎盘及母乳中获得特异性抗体,6个月以内婴儿极少患白喉。这种免疫在出生后3个月时即明显下降,1岁时几乎完全消失,导致发病率上升;由于隐性感染及儿童普遍进行预防接种,人群免疫力随之增强,故15岁以后,人群发病率又明显下降。

通过锡克试验有助于了解人群免疫力水平,即在左前臂内侧皮内注射含1∶50最小致死剂量的白喉外毒素0.1ml;若注射后24～48小时局部出现直径达1～2cm且界限明显的红肿,提示受试者无免疫力;若局部不出现任何反应,提示有免疫力,外毒素被体内抗体中和。由于个别人对白喉外毒素有变态反应,故试验时应以同样毒素80℃加热5分钟处理后作为对照,以同样剂量皮内注射于右前臂内侧;倘若两臂注射后24～48小时均有红肿硬块,72小时基本消失,提示系蛋白变态反应所致,为假阳性。

四、流行特征

白喉曾见于世界各地,全年散发,以秋冬季多见。曾经白喉发病率及病死率(约10%)均很高。在进行疫苗接种后,发病率大幅度下降,部分实施计划免疫的地区已多年无病例发生,我国已多年未见白喉病例报道。但在东南亚、加勒比海、南美洲及东欧等一些国家及地区仍有流行。印度2008年报道6081例白喉,占全球所报道病例数的86.66%。未进行免疫接种的人群到流行地区旅行可被感染,故应监测白喉外毒素抗体,必要时加强接种疫苗。有学者认为发达国家可间隔10年进行一次加强接种,而在发展中国家及卫生条件较差的白喉流行区域,由于人群可经常接触环境中百日咳外毒素,常规完成3次疫苗接种即可,无需加强接种。

【发病机制与病理改变】

白喉杆菌的侵袭力较弱,通常不侵入深部组织及血流,偶可到达局部淋巴结;如果鼻咽局部原存在其他病原所致的炎症损伤,则可增强对白喉杆菌的易感性。白喉杆菌进入上呼吸道黏膜后,若机体抵抗力降低,即在局部表层组织内迅速生长繁殖,同时产生强烈的外毒素,通过抑制受染细胞的蛋白质合成,导致局部黏膜上皮细胞坏死、黏膜血管扩张、大量纤维蛋白渗出及炎症细胞浸润。从血管渗出的纤维蛋白将炎症细胞、黏膜坏死组织及白喉杆菌凝固在一起,覆盖在病变黏膜表面,形成本病特有的假膜(图17-10-3A)。

假膜呈灰白色,边缘较整齐,起初较薄,后渐厚。混合感染时呈黄色或污垢色。假膜与基部的组织紧密粘连,不易脱落,强行剥脱易出血。假膜周围及其深部组织明显水肿,局部伴随的炎症/颈部淋巴结肿大及周围软组织肿胀可出现牛颈征(bull-neck)(图17-10-3B)。喉、气管及支气管部位的黏膜形成假膜时,毒素吸收较咽部白喉较少,全身炎症较轻;但该处所形成的假膜与黏膜之间粘连不紧,假膜易脱落而致窒息。

白喉杆菌外毒素是致病的主要物质,在局部吸收,通过血行和淋巴系统扩散到全身,导致毒血症,作用于全身各组织导致中毒症状。外毒素吸收量与假膜所在部位及广泛程度有关。咽部吸收毒素量最大,扁桃体次之,喉及气管最少。假膜愈广泛,吸收的毒素量愈多,病情愈重。外毒素能迅速与身体各组织细胞结合，导致相应的病理变化。其中以心肌、外周神经最敏感。毒素在开始时吸附于细胞表面，尚可被抗毒素中和，若已进入细胞内，则不能被抗毒素中和，故临床上强调早期足量应用抗毒素。

中毒性病变以心肌及周围神经受累最为显著。心脏扩大，心肌脂肪变性、透明变性及细胞肿胀，继而可有心肌多发性、灶性坏死，细胞浸润及肌纤维断裂，心肌细胞可见包涵体形成（图 17-10-3C），心传导束亦可受累乃至坏死。临床上可见心脏扩大及心律失常等改变。周围神经病变既可累及运动神经尤其是脑神经，亦可累及感觉神经表现为中毒性神经炎、神经髓鞘常呈脂肪变性、神经轴肿胀甚而断裂，但少有全部坏死者，故神经系统病变通常均可全部恢复。此外，肾脏及肾上腺皮质等处病变亦较显著。肾脏组织细胞肿胀，肾小管上皮脱落，肾上腺退行性病变。

白喉棒状杆菌亦可侵袭皮肤，导致皮肤白喉（17-10-3D）。产毒素株及非产毒素株均可导致皮肤白喉，病情常较轻，可伴有溃疡形成（17-10-3E），引起毒血症状者罕见（1% ~2% 可见于产毒素白喉棒状杆菌株）。

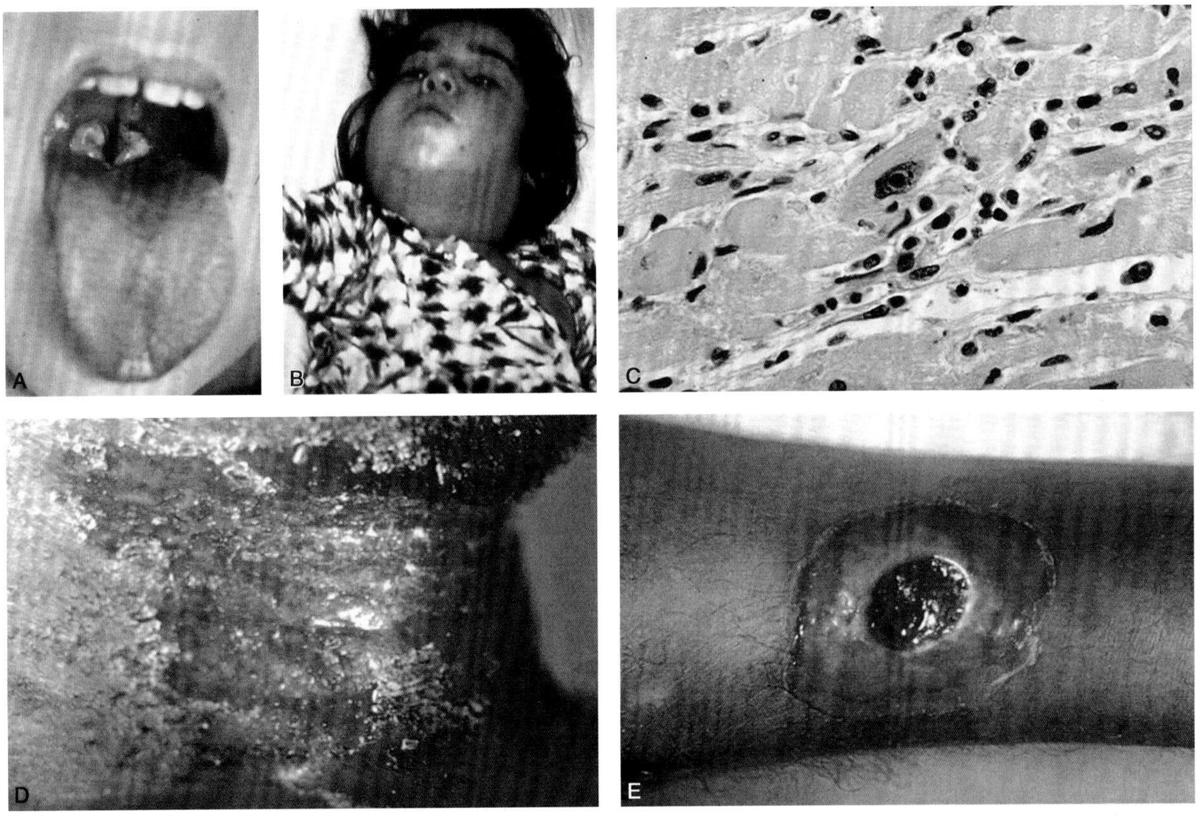

图 17-10-3 白喉棒状杆菌引起的病理改变

注：A. 咽白喉；B. 牛颈征；C. 心肌病变（核内包涵体）；D. 颈部皮肤白喉；E. 白喉引起皮肤溃疡

非产毒株白喉棒状杆菌以皮肤病变为主，主要见于热带地区，可伴有轻度咽喉疼痛，少数情况下可形成假膜，该类细菌同样可具有侵袭性，可导致败血症及心肌炎。

此外，一些其他棒状杆菌属，如溃疡棒状杆菌（*C. ulcerans*）及假结核棒状杆菌（*C. pseudotuberculosis*）亦可产生白喉毒素，导致典型白喉样呼吸道病变及皮肤病变。这两种细菌亦可感染动物，易感人群可因接触动物及奶制品等而感染。

【临床表现】

本病潜伏期一般为 2 ~5 日。其临床表现与感染部位、患者免疫状态及毒素播散程度有关。

一、扁桃体及咽喉

症状最常见，患者可首先出现咽喉疼痛，全身症状可不明显。假膜可累计咽壁、扁桃体、悬雍垂及软腭。局部组织炎症及淋巴结病变可致颈部肿大，俗称“牛颈”，可伴有吞咽困难。假膜可进一步蔓延至喉头和气管,出现呼吸困难甚至窒息。如未行有效治疗,局部毒素可被吸收,导致全身症状,可致循环衰竭、呼吸衰竭、昏迷、休克最终死亡。

二、喉部

多见于1~5岁小儿,此型中喉部是感染最先累及的部位,最初表现可类似于急性上呼吸道感染。患者出现声嘶及进行性的呼吸困难,若假膜脱落可导致窒息。

三、皮肤

皮肤白喉可见于一个或多个部位,通常发生在先前皮肤创面或擦伤面基础上。表现为局部红斑、疼痛及肌肉紧张,逐渐进展出现局限性边界清楚的表浅溃疡,有灰褐色膜状物覆盖。病变可持续数周至数月。

四、其他部位

白喉棒状杆菌感染亦可出现在眼结膜、外耳及生殖道黏膜。亦有非产毒株导致的感染性心内膜炎报道。败血症罕见,但为致死性。

【并发症】

假膜脱落可导致窒息。早期白喉毒素可致心肌损伤,晚期导致神经性病变。在发病第1周可出现心力衰竭及传导阻滞,严重时可导致死亡,是致死的主要原因;但在疾病恢复期,心肌损伤可完全恢复。神经病变主要由脊髓脱髓鞘引起,多在发病第2周出现。假膜覆盖部位神经病变发生较早且损伤较重。咽喉部感染后常出现软腭及眼神经麻痹。3~4周后,部分患者症状加重,表现为全身虚弱或麻痹,类似吉兰-巴雷综合征(Guillain-Barre syndrome),但多数可恢复。少数患者晚期可出现肾炎,导致肾功能损伤。极少数严重病例死于肾上腺衰竭所致的华-弗综合征(Waterhouse-Friderichsen syndrome)。

【实验室检查】

一、常规检查

白细胞总数增高,一般在$(10\sim20)\times10^9/L$,中性粒细胞占80%以上,严重者白细胞总数可达$30\times10^9/L$,且可出现中毒颗粒。尿常规检查可有轻微蛋白尿,中毒症状重者可有红、白细胞及管型。

二、细菌学检查

(一)涂片检查

取喉部、软腭、鼻腔或皮肤等病变部位分泌物的拭子。分别可做革兰染色、奈瑟染色及阿伯特染色。亦可采用荧光抗体法检测。

(二)细菌培养

确诊白喉棒状杆菌感染必须依赖细菌培养,因为其他病原菌亦可导致扁桃体及喉部膜状物形成,如链球菌属,EBV及CMV(均可引起传染性单核细胞增多症),念珠菌及部分病毒等。即使已开始使用抗生素,亦应取假膜边缘组织或分泌物接种培养。白喉杆菌在Loeffer血琼脂培养基上生长迅速,培养6小时后即可进行染色鉴别。在选择性亚碲酸钾琼脂培养基上,能还原碲盐,使白喉杆菌菌落呈黑色。如患者白喉棒状杆菌培养阴性,若其密切接触者培养阳性亦可明确诊断。对分离出的菌株可通过Elek实验检测是否为产毒株,同时可通过PCR检测相关毒素基因(tox)及毒素调控基因(dtxR)。

(三)多聚酶链反应(PCR)

由于患者在采集标本前有可能已使用有效抗生素,患者的细菌培养可能为阴性。即使病原菌已经死亡,PCR亦可检测白喉棒状杆菌毒素基因及其调节基因,从而鉴定细菌是否为产毒株。

三、血清学鉴定

白喉抗毒素使用前检测血清白喉外毒素抗体可用于白喉辅助诊断。WHO推荐检测方法为Vero细胞毒素中和试验(Vero cell toxin neutralization assay):若抗体滴度不足0.01IU/ml,则表明患者对白喉无免疫力;若抗体滴度超过0.1IU/ml,提示患者对白喉有免疫力,白喉诊断基本排除;若抗体滴度在0.01IU/ml和0.1IU/ml之间,提示可能为既往免疫接种,白喉现症感染不能排除。若采用ELISA方法,其临界值是中和试验的10倍。

【诊断】

根据患者咽喉疼痛,典型假膜,伴有轻-中度发热,血象增高以中性粒细胞为主,一般可做出临床诊断,若涂片或分离培养白喉棒状杆菌阳性可明确诊断。PCR检查可作为辅助诊断指标,阳性仅支持诊断，不能确诊。

【鉴别诊断】

一、咽白喉应与下列疾病相鉴别

（一）急性扁桃体炎

本病起病急、高热、咽部疼痛较重，扁桃体充血水肿明显，其表面有较薄的黄白色脓性分泌物，不超出扁桃体范围，易拭去。

（二）鹅口疮

多见于久病体弱幼儿或长期应用广谱抗生素者。在口腔颊黏膜两侧可见乳白色斑块，可融合，易剥离。涂片检查易找到白色假丝酵母菌。全身中毒症状轻。

（三）奋森咽峡炎

在齿龈或咽部有坏死、溃疡及假膜形成，有典型口臭表现。咽拭子涂片可见梭形杆菌及螺旋体。

（四）传染性单核细胞增多症

部分患者扁桃体上可出现白膜，消退慢；但涂片及培养无白喉杆菌。患者周围血液中有异型淋巴细胞，血嗜异性凝集试验呈阳性，特异性抗体阳性。

二、喉白喉应与下列疾病鉴别：

（一）变态反应性急性喉炎

多发生于婴幼儿，起病急，咽喉部无假膜形成，呼吸困难日轻夜重。

（二）气管异物

呛咳症状明显，无假膜，无全身中毒症状，初期无发热。胸透时常可见局限性肺不张或肺气肿。进行气管镜检查可明确诊断。

三、鼻白喉应与下列疾病相鉴别

（一）鼻腔内异物

常为一侧性，检查时很易发现鼻腔内有异物存在。

（二）先天性梅毒

鼻腔内有溃疡而无假膜；患者常伴有其他梅毒症状，梅毒血清反应阳性。

【治疗】

一、一般治疗

白喉患者应强调卧床休息，尽量减少运动。普通型咽白喉患者应卧床休息 2～4 周，重型需 4～6 周，一般不少于 3 周。并发心肌炎者必须绝对卧床休息，过早活动极易导致猝死。此外，注意做好口腔护理，饮食以流质为主，保证营养，防止水、电解质紊乱，给予大量 B 族维生素及维生素 C 等。对躁动不安者可给予地西泮等镇静剂。保持室内通风和 60% 的相对湿度。

二、病原治疗

病原治疗可有效缩短带菌时间，中和毒素，控制病情，减少并发症。抗毒素及抗生素应用必须同时进行，二者缺一不可。

（一）抗毒素

为治疗白喉的特效药物。能中和病变局部及血中游离的外毒素，但对已与细胞结合的外毒素无效，更不能消除外毒素已致的损害。

1. 白喉抗毒素的应用时机　应用越早越好。病后 1～2 日应用最佳，病后 3～4 日为治疗早晚的分界，迟于发病第 4 日才开始治疗者，疗效将受到影响。对于尚不能确诊的患者，不要等待化验检查结果，应尽早给予治疗，以免延误治疗时机。其用量不依年龄、体重等因素，须视假膜部位范围、临床类型、中毒症状轻重及治疗早晚而定。假膜范围越大，中毒症状越重，治疗越晚，其剂量越大。

2. 白喉抗毒素的剂量与用法　喉白喉及鼻白喉患者给予抗毒素 2 万～4 万 U，普通型咽白喉患者 3 万～5 万 U，重型咽白喉 6 万～10 万 U，应足量一次注射，发病 3 日后方治疗者剂量加倍。儿童用量与成人相同。用法以静脉注射作用最快，注射后 30 分钟，血清内即达到最高浓度，而肌内注射需要 24～48 小时后达血峰浓度；故对重症或治疗晚者，应采用静脉注射途径。轻型患者可半量静滴、半量肌注。常以抗毒素 1 万～2 万 U 溶于 5% 葡萄糖溶液 100ml 中，静脉缓慢点滴，每分钟 15 滴，无反应时可增快速度。静脉注射抗血清量成人不超过 40ml，小儿不超过 0.8ml/kg，超过该量时抗毒素血清制剂中所添加的石炭酸成分可能对机体产生有害作用。注射 12 小时后，常可见假膜停止蔓延，边缘退缩、厚度变薄、体温下降，病情好转。假膜脱落时，可出现堵塞气道发生窒息的危险，故注射白喉抗毒素后应密切观察。若 24 小时后假膜仍有发展，应重复注射一次抗毒素。

白喉抗毒素为马血清制剂，属异种蛋白。故

注射前应询问过敏史，并作皮肤过敏试验，试验阴性方可用药。因抗毒素为治疗白喉无可替代的特效药物，即使皮试试验阳性，亦必须使用，可采用脱敏注射法。脱敏注射前应备好抗过敏药物。脱敏注射首次剂量的大小视既往有无血清注射及变态反应史而定。一般情况下，将10倍稀释的抗毒素血清0.1ml皮下注射，10分钟后观察有无气紧、发绀、脉搏加速及血压下降等反应；若无异常反应，每隔20分钟按照前次剂量加倍皮下注射；稀释血清1ml用完后，改用不稀释血清0.1ml皮下注射；若无异常，每隔20分钟按前次剂量加倍皮下注射；达1ml后，若仍无反应，将所余总量的一半肌内注射，20分钟后无反应，可将余量的全部一次注射完毕。上述步骤中，每次注射后若有不适或轻度反应，则于30分钟后重复原量注射。严重反应者，应立即给予肾上腺素0.5~1ml皮下注射。亦可在注射抗毒素之前，先给予肾上腺皮质激素以防患者出现过敏反应。

3. 注射白喉抗毒素的不良反应　注射白喉抗毒素的不良反应有：①过敏性休克：最严重的不良反应。一旦发生，应立即注射0.1%肾上腺素0.5~1ml，病情严重者，尚应静脉滴注氢化可的松或地塞米松。②即刻发热反应：常在注射24小时内有发热或发冷，对症处理即可。③血清病：抗毒素血清为马血清制品，可在注射后2周左右出现血清病，即Ⅲ型变态反应，由马血清中的蛋白抗原所致，表现为发热、皮疹、关节痛及血管神经性水肿等，可用苯海拉明、异丙嗪或肾上腺皮质激素治疗。目前，由于制造工艺的改进，血清制品的纯度很高，血清病已很少发生。

（二）抗菌治疗

抗菌药物治疗可抑制白喉杆菌生长，缩短病程及带菌时间，并能控制链球菌等所致的继发感染，与抗毒素同为不可或缺的治疗手段。首选青霉素G，用量每次80万~160万U，每日2~4次，疗程7~10日。若青霉素过敏，则可选择红霉素，小儿每日40~50mg/kg，4次分服，疗程均为7~10日。重症及不能口服者可静脉给药，亦可选用阿奇霉素或头孢类抗生素等。

三、并发症的治疗

中毒症状重或有并发症者，可应用肾上腺皮质激素以缓解中毒症状。烦躁不安者应用镇静剂。呼吸困难及发绀者给予吸氧。应严密观察病情，及早发现喉梗阻。及时清理呼吸道分泌物及脱落假膜，以避免窒息。喉白喉患者若出现呼吸困难渐进性加重，或有喉梗阻时，应施行预防性气管切开。术后应加强护理，防止肺部感染。病情好转后应及时拔管。假膜脱落堵塞气道时，应立即气管切开取膜，亦可直接用喉镜操作取出。

（一）心肌炎

应严格卧床休息6周以上，并保持大便通畅。否则即使局部病变好转，若劳累或用力仍有猝死可能。儿童哭闹或烦躁不安者，宜应用药物镇静。治疗心肌炎可用肾上腺皮质激素，如泼尼松每日20~40mg，儿童1mg/kg，3~4次分服，症状好转后逐渐减量；亦可应用地塞米松5~10mg静脉滴注。三磷酸腺苷（ATP）肌肉或静脉注射，成人每日40~80mg，儿童酌减。静脉滴注高渗葡萄糖液、ATP、辅酶A及细胞色素C等营养素治疗。同时给予大量维生素B_1及C。对Ⅲ度房室传导阻滞者可安装起搏器。

（二）外周神经麻痹

此类并发症大多预后良好。肌内注射维生素B_1，有助于促进麻痹恢复。对咽肌麻痹及呛咳不能进食者给予鼻饲。呼吸机麻痹者作气管切开，采用呼吸机辅助治疗。四肢肌麻痹可辅以针刺或物理疗法治疗。

（三）支气管肺炎

应选用相应抗生素控制感染。

【预后】

在应用抗毒素及抗生素治疗后，白喉的预后明显改善，病死率已降至5%以下。患者的预后与应用抗毒素治疗的迟早、病情及年龄密切相关。抗毒素治疗愈早，预后较好。病后1~2日内开始足量抗毒素治疗者，病死率极低。咽白喉毒血症状重，喉白喉可致窒息，治疗不及时者病死率极高；并发中毒性心肌炎、喉梗阻者预后较差；年龄越小，预后越差，尤其是喉白喉。

【预防】

一、控制传染源

患者应隔离治疗，直至全身及局部症状消失、隔日做细菌培养连续2次阴性为止。解除隔离不宜早于治疗后7日。密切接触者应医学观察7

日。对未接受过白喉类毒素全程免疫的接触者，肌内注射白喉抗毒素血清 1000 ~ 2000IU，可使其迅速获得被动免疫，保护期 3 周。注射前需作过敏试验。对带菌者可用青霉素 40 万 ~ 80 万 U；或红霉素每日 25mg/kg，连用 7 日，并隔离至鼻咽拭子培养 3 次阴性为止。若药物治疗无效，可考虑扁桃体摘除。

二、切断传播途径

患者分泌物及用具均需严格消毒，呼吸道分泌物用双倍 5% 甲酚皂（来苏儿）或石炭酸处理 1 小时；污染衣物及用具煮沸 15 分钟，不能煮沸者用 5% 甲酚皂或石炭酸浸泡 1 小时。病室内应用上述消毒液喷雾消毒。发生白喉流行时，应考虑暂停或减少群众集会，小学生暂时停课，托幼机构暂时关闭。

三、保护易感人群

计划免疫是有效的预防措施。当婴幼儿接种率达到 90% 以上时，可基本控制本病的流行。目前应用的疫苗制剂多为“百白破”三联疫苗，是百日咳疫苗和白喉、破伤风类毒素混合制剂，系目前儿童计划免疫采用的疫苗。此外，亦可用白喉、破伤风类毒素二联疫苗。流行区旅游的人群需要监测白喉外毒素抗体，如无保护力应予疫苗接种。

（杨永峰　赵伟）

参考文献

1. Blatter M, Friedland LR, Weston WM, *et al*. Immunogenicity and safety of a tetanus toxoid, reduced diphtheria toxoid and three-component acellular pertussis vaccine in adults 19-64 years of age. Vaccine, 2009, 27(5): 765-772.
2. Bonmarin I, Guiso N, Le Fleche-Mateos A, *et al*. Diphtheria: a zoonotic disease in France? Vaccine, 2009, 27(31): 4196-4200.
3. Di Giovine P, Pinto A, Olander RM, *et al*. External quality assessment for the determination of diphtheria antitoxin in human serum. Clin Vaccine Immunol, 2010, 17(8): 1282-1290.
4. Murakami H, Phuong NM, Thang HV, *et al*. Endemic diphtheria in Ho Chi Minh City; Viet Nam: a matched case-control study to identify risk factors of incidence. Vaccine, 2010, 28(51): 8141-8146.
5. Nath B, Mahanta TG. Investigation of an outbreak of diphtheria in borborooah block of dibrugarh district, assam. Indian J Community Med, 2010, 35(3): 436-438.
6. Saikia L, Nath R, Saikia NJ, *et al*. A diphtheria outbreak in Assam, India. Southeast Asian J Trop Med Public Health, 2010, 41(3): 647-652.
7. Wagner KS, White JM, Crowcroft NS, *et al*. Diphtheria in the United Kingdom, 1986-2008: the increasing role of *Corynebacterium ulcerans*. Epidemiol Infect, 2010, 138(11): 1519-1530.

第十一节　百　日　咳

百日咳（pertuss, whooping cough）系由百日咳杆菌（*Bordetella pertussis*）所致的急性呼吸道感染病。临床上以发作性痉挛性咳嗽、咳嗽末伴高音调鸡鸣样哮吼声为特征。多发生于儿童，病程较长，咳嗽症状可持续 2 ~ 3 个月之久，故名“百日咳”。

【病原学】

百日咳杆菌为博德特菌属（*Bordetella*）的重要致病菌，该菌属亦包括副百日咳杆菌（*B. parapertussis*）、支气管败血症杆菌（*B. bronchiseptica*）及禽博德特菌（*Bordetella avium*），它们均可导致不同宿主的呼吸道感染。然而，百日咳杆菌及某些种系的副百日咳杆菌仅感染人类，引起百日咳样临床表现；另有部分种系副百日咳杆菌及支气管败血症杆菌分别可致绵羊或部分哺乳动物呼吸道感染，其中支气管败血症杆菌偶可定植于人类呼吸道上皮导致不典型咳嗽症状。从人体亦分离出其他博德特菌如创伤博德特菌（*Bordetella trematum*，见于伤口感染或中耳炎）、*Bordetella holmesii*（见于百日咳样咳嗽及败血症）、*Bordetella hinzii*（见于败血症）、*Bordetella ansorpii*（见于表皮囊肿及败血症）及 *Bordetella petrii*（见于骨退行性疾病）。百日咳杆菌为革兰染色阴性的短小球杆菌（图 17-11-1A），染色时两端浓染。有荚膜，无鞭毛及芽胞。严格需氧，生长缓慢。从患者体内新鲜分离的百日咳杆菌有荚膜及菌毛，毒力强，在含甘油、马铃薯、血液的鲍-金培养基（Bordet-Gengou medium），35 ~ 37℃ 培养 3 ~ 5 日后形成细小、光滑及不透明的珍珠样菌落，有狭窄的溶血环（图 17-11-1B）。经过多次传代，可出现变异，失去荚膜和菌毛，无毒力，白色，非溶血性形态（图 17-11-1C），这些非溶血性的细菌不能与百日咳患者血清发生凝集反应。

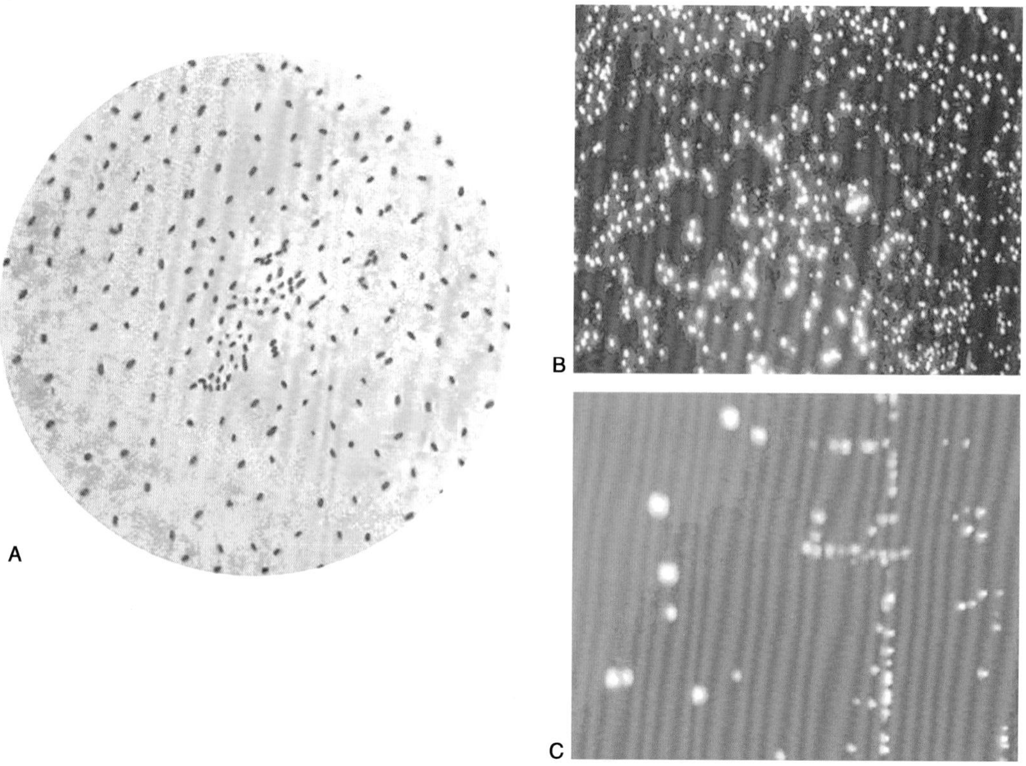

图 17-11-1　百日杆菌革兰染色及体外培养图

注：A. 百日咳杆菌革兰染色图；B. 新鲜分离的百日咳杆菌在鲍-金培养基上形态；
C. 多次传代后百日咳杆菌在鲍-金培养基上形态

百日咳杆菌的致病力与其毒力因子相关，这些因子可大致分为黏附因子（adhesin）及毒素（toxin）。黏附因子中丝状血凝素（filamentous hemagglutinin，FHA）及菌毛（fimbriae，FIM）起重要作用；毒素中Ⅳ型分泌性 ADP-核糖基化百日咳外毒素及具有溶血、腺苷酸环化酶活性双重功能的Ⅰ型分泌性腺苷酸环化酶毒素（adenylate cyclase toxin，ACT）非常重要。这些因子亦受到其他毒力因子的辅助作用如黏附素（pertactin，PRN），亦包括部分Ⅲ型分泌性蛋白。目前发现的主要百日咳杆菌毒力因子，见表 17-11-1。

百日咳杆菌对外界理化因素抵抗力弱。在人体外只能短期存活，对紫外线及一般化学消毒剂敏感，56℃ 30 分钟、日照 1 小时或干燥 3～5 小时均可致其死亡，但在 0～10℃ 环境则存活时间较长。

表 17-11-1　百日咳杆菌的主要毒力因子

毒力因子/基因	分　子	主要作用	其他功能	注　释
百日咳外毒素/ptx	含 AB 两个亚单位，共 5 个亚基（S1～S5），其中 A 为活性部分（S1），位于 B（S2～S5）以 1∶1∶2∶1组成的环形结构）	毒素和黏附因子	促进淋巴，细胞增殖，引起白细胞增高	疫苗保护性抗原
丝状血凝素/fha	大，丝状蛋白（220kD）	黏附因子，主要见于气管；与免疫调节相关	尚不明确	疫苗保护性抗原
菌毛 2 和 3/fim2、fim3、fimX	小，丝状蛋白（约 23kD）	黏附因子；主要见于气管	凝聚原；维持感染	宿主免疫应答的重要刺激因子（与吞噬细胞相互作用），亦可用于疫苗

续表

毒力因子/基因	分　子	主要作用	其他功能	注　释
黏附素/prn	~69kD 外膜蛋白	黏附因子	主要保护性抗原（老鼠模型）	疫苗保护性抗原
腺苷酸环化酶/cya	蛋白毒素，含有腺苷酸环化酶结构域和 RTX 溶血结构域	毒素：通过上调 cAMP 抑制吞噬细胞作用	抑制吞噬细胞的趋化作用，导致其凋亡	具有疫苗开发前景
气管细胞毒素（Tracheal cytotoxin，TCT）/tct	糖肽类衍生物	毒素：麻痹黏液纤毛清除系统	抑制 DNA 合成，导致细胞死亡	不具有免疫原性，不适合制作疫苗
皮肤坏死毒素（dermonecrotic toxin）/dnt	热不稳定毒素（140kD）	毒素：皮肤坏死和血管收缩	效应仅见于皮肤局部注射	与人类疾病的关系未知
气管定制因子（Tracheal colonization factor）/tcfA	富脯氨酸蛋白	黏附因子：主要在气管	自动转运因子	与 Prn、Brk 及 Vag-8 羧基端同源
博得特菌抗杀伤因子（*Bordetella* resistance to killing factor）/brk	外膜蛋白（32kD）	黏附因子	对补体系统抵抗	与 Prn、Tcf 及 Vag-8 羧基端同源
毒力激活基因 8（virulence-activated gene 8）/vag-8	外膜蛋白（95kD）	黏附因子	自动转运因子	与 Prn、Tcf 及 Brk 羧基端同源
Ⅲ型分泌体系（Type Ⅲ secretion system）/bscN	含有 22 个元件	分泌进入宿主细胞的效应蛋白	可能具有免疫调节作用	正在进行深入研究
BteA/bteA	属于Ⅲ型分泌体系（72kD）	诱导细胞毒性	持续感染（动物模型）	潜在的疫苗抗原

【流行病学】

一、传染源

本病患者及隐性感染者为唯一传染源。传染期主要是从潜伏期末至发病后 3 周，尤以第 1 周卡他期传染性最强。潜伏期末已能从呼吸道排菌，但因未发病而通常不被察觉，故更具有流行病学意义。青少年及成人患者作为传染源的作用目前普遍受到重视。慢性带菌者不常见。

二、传播途径

百日咳杆菌主要通过呼吸道飞沫传播。由于百日咳杆菌对外界因素抵抗力很弱，且只能定植于呼吸道，一般认为不能经过传染媒介间接接触而传播。

三、易感人群

人是百日咳杆菌的唯一自然宿主，百日咳具有高度传染性，基本再生数 R_0（basic reproduction number）约为 15 ~ 17。无论是菌苗接种，或是自然感染，皆不能获得终身保护，故人群对百日咳普遍易感。无免疫力易感人群密切接触早期卡他期患者后，感染率为 80% ~ 90%。各年龄段均可发病，6 个月以下婴幼儿发病率很高。菌苗接种后的保护作用可维持 4 ~ 12 年，年长儿、青少年及成人的发病患者数逐渐增多，美国的一项研究表明咳嗽时间超过 2 周的成人约有 21% 为百日咳患者。医护人员及保育员发病率颇高。由于成人百日咳杆菌感染症状多不典型或无症状，往往被误认为其他疾病，故其感染状况过去被明显低估；由于成人患者多能坚持工作且流动性大，故为重要传染源；据估计76%～83%未接种疫苗的婴幼儿百日咳患者的病原菌来自于与其密切接触的父母或亲属。此外，艾滋病患者因细胞免疫功能低下，常导致呼吸道机会性感染，百日咳杆菌亦为艾滋病患者呼吸道感染的病原之一。

目前认为，自然感染不能提供终身免疫力。过去误认为患百日咳后可获得持久免疫力，系因以往百日咳发病较为广泛，通过反复接触不断获得和增强免疫力；而当百日咳发病率显著下降后，由于缺乏百日咳杆菌的反复刺激，人群免疫水平逐渐下降；因此，有百日咳病史的患者仍可发生第二次感染，但症状较轻，流行季节易感人群可给予一次加强接种。

四、流行特征

百日咳是世界性疾病，多见于温带或寒带。全世界每年约有3000万～5000万百日咳新发病例，导致约30万患者死亡，其中病死者绝大部分是婴幼儿；据估计发展中国家婴幼儿百日咳病死率可高达4%；百日咳可通过疫苗控制其流行，随着疫苗的接种百日咳的发病率有所下降（图17-11-2）；但近年来随着对该疾病的警惕性增加、诊断水平提高、不充分的疫苗接种及百日咳杆菌本身的变异，百日咳报道病例数有上升趋势，甚至有局部暴发流行（如2005年美国及2010年加拿大等）。本病发病无明显季节性，但较多见于冬春季及春夏之交。一般为散发，但由于它传染性很强，类似于麻疹及水痘病毒，故可在托儿所、幼儿园及居住条件较差的居民区形成流行。

【发病机制】

百日咳杆菌一般不入侵血液循环，只在局部释放各类毒素，损害局部组织并影响全身。百日咳发病机制尚未彻底阐明，但其所表现的一系列症状，是由百日咳杆菌的各类抗原组分及毒素与机体相互作用的结果。百日咳杆菌通过飞沫或气溶胶的方式进入易感者呼吸道后，通过丝状血凝素、菌毛凝集原及黏附素的作用，特异性地结合于呼吸道柱状上皮细胞纤毛上，在纤毛上定居并繁殖形成菌落，产生毒性物质导致病理损伤（图17-11-3A，图17-11-3B），百日咳杆菌并不能黏附于化生的或鳞状上皮细胞。起病初期的发热与不适，可能与内毒素血症有关；外周血淋巴细胞增多及低血糖，则是由百日咳外毒素激活胸腺及胰岛细胞所致。

百日咳外毒素亦可导致呼吸道上皮细胞纤毛的麻痹和细胞变性、坏死，影响上皮修复。百日咳杆菌诱导一氧化氮合成酶，使上皮细胞内产生NO，在气管细胞毒素与NO的共同作用下，细胞变性、坏死；同时，百日咳外毒素及腺苷酸环化酶使巨噬细胞及中性粒细胞不能发挥正常的吞噬功能。以上作用破坏呼吸道的正常防御机制，使炎症所致的黏稠分泌物与病原体不能及时清除。滞留分泌物刺激呼吸道神经末梢导致痉挛性咳嗽，同时又使局部黏膜分泌更为亢进；支气管壁的感觉神经末梢不断受到激惹，通过咳嗽中枢，反射性引起连续痉咳，直至排出部分痰液，咳嗽暂时缓解；随后，炎症反应使支气管内的分泌物再度积聚，诱发咳嗽。如此反复，表现为持久的发作性痉

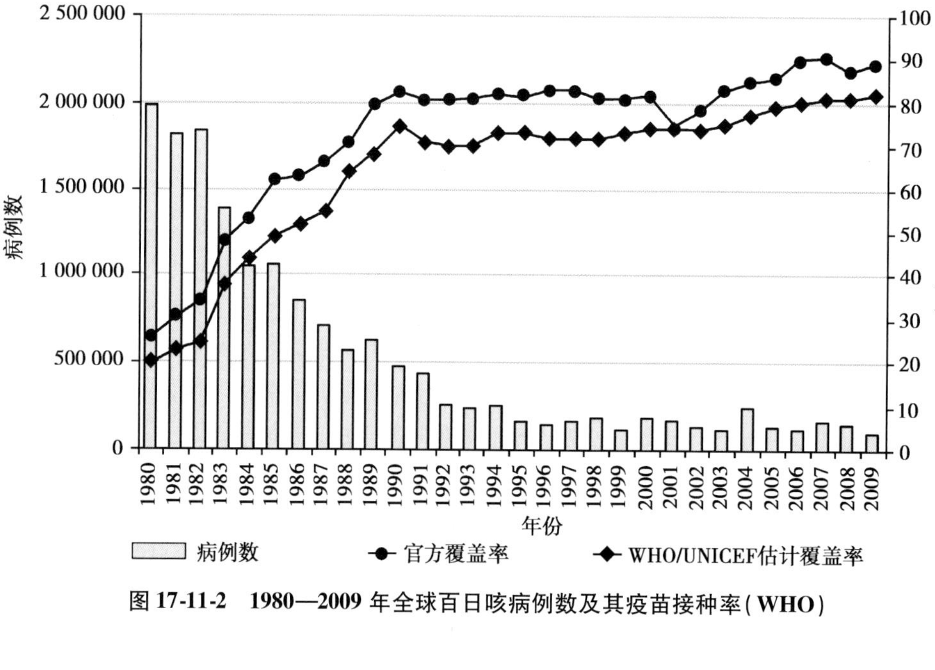

图17-11-2　1980—2009年全球百日咳病例数及其疫苗接种率（WHO）

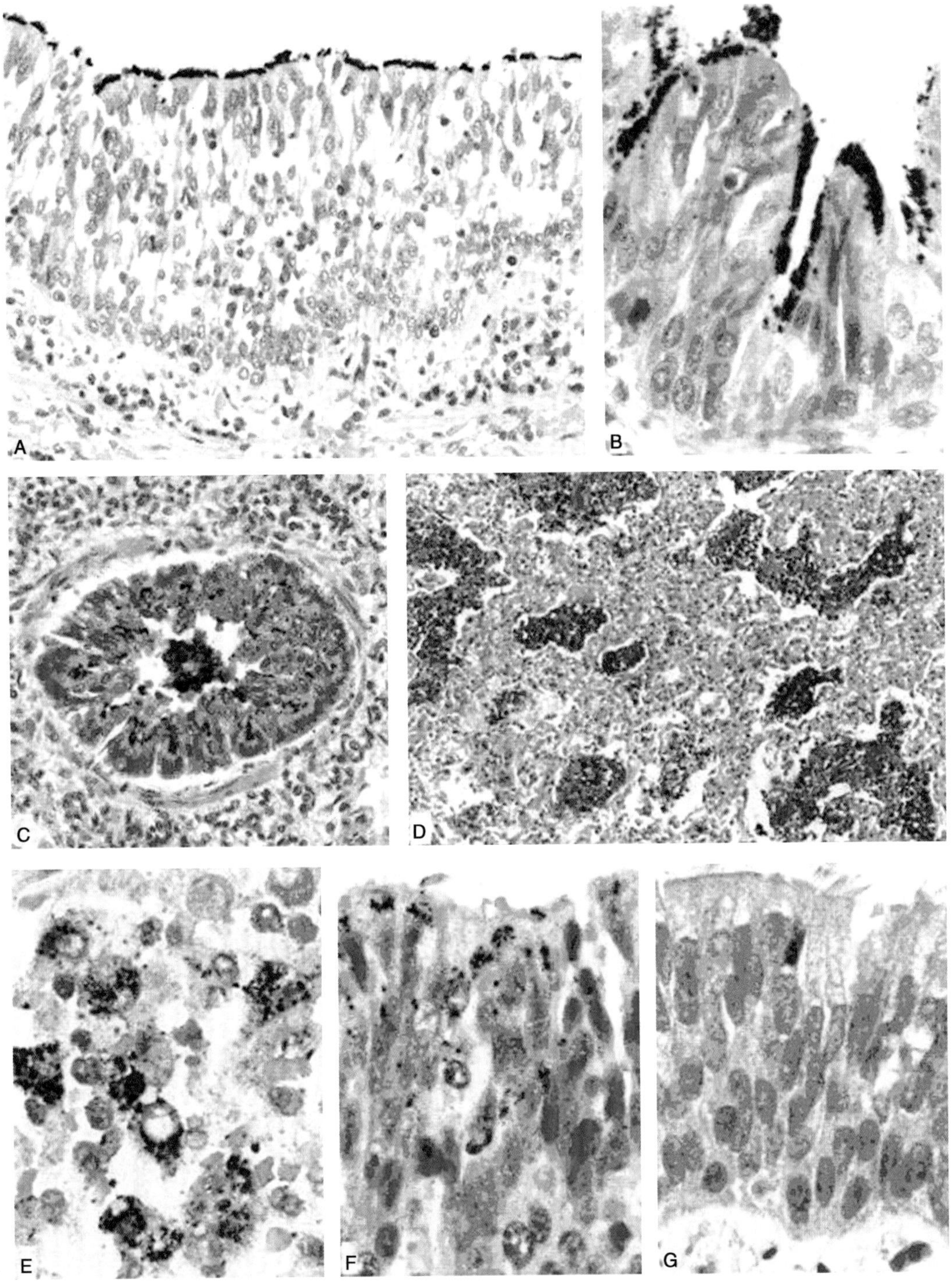

图 17-11-3　免疫组织化学检测肺以及呼吸道组织中的百日咳杆菌

注：免疫碱性磷酸酶标记二抗，萘酚-坚固红及苏木素复染。气管（A：50×）和细支气管（B：158×）柱状上皮细胞纤毛间可见大量百日咳杆菌（红色）聚集；C（50×）：百日咳杆菌与坏死碎屑、黏液以及炎症细胞聚集在细支气管管腔内，造成部分堵塞；D 和 E（分别为 12.5×和 158×）：大量的百日咳杆菌聚集在肺泡炎症细胞内外；F（158×）：细支气管柱状上皮细胞内大量的百日咳杆菌及其抗原；G（158×）：某百日咳患儿治疗后的气管上皮细胞内仍可检测到百日咳杆菌抗原（出现症状后 58 日）

咳。由于大脑咳嗽中枢形成持久的异常兴奋灶，所以当受到非特异性刺激时，亦可诱发痉咳。呼吸道上皮局部防御屏障受损，百日咳杆菌可浸入肺部导致肺炎，百日咳杆菌及其抗原可在肺泡内大量聚集（图 17-11-3C）。在肺泡巨噬细胞内外（图 17-11-3D，图 17-11-3E）及呼吸道柱状上皮内（图 17-11-3F，图 17-11-3G）亦可分离到百日咳杆菌或其抗原，这或许是百日咳躲避宿主免疫攻击以及病程慢性迁徙的因素之一。

百日咳肺炎导致一系列效应如缺氧、酸中毒及急性肺血管收缩，百日咳外毒素导致白细胞淤积血症，最终减少肺灌注量。这些效应可导致肺血管系统压力显著增加，加重缺氧，最终导致心力衰竭、休克及急性呼吸窘迫综合征（图 17-11-4）。难治性肺高压是百日咳患儿中比较常见的可导致死亡的严重并发症。

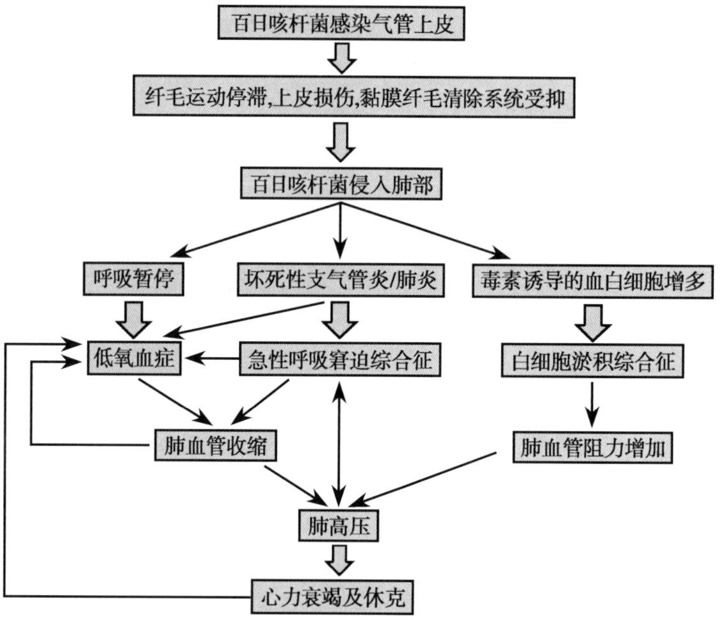

图 17-11-4　百日咳杆菌感染导致肺高压机制

百日咳脑病的发生机制可能与下列因素有关：持续痉咳发作导致脑组织缺氧及毛细血管的充血和出血，百日咳外毒素诱发脑炎样反应，胰岛素异常分泌引起急性低血糖，中枢神经细胞内 cAMP 浓度上升，长时间睡眠不足及营养障碍导致的代谢紊乱等。

【病理改变】

百日咳杆菌感染可导致气管黏膜层受损，上皮纤毛减少，上皮细胞裸露或蜕变，中度-重度鳞状上皮化生；部分患者可见巨噬细胞、淋巴细胞及浆细胞为主的炎性细胞浸润。支气管上皮可见全层广泛的单个核细胞浸润，上皮细胞裸露，鳞状上皮化生，可见黏膜下出血，广泛多灶肺出血及坏死性支气管炎；坏死碎屑、炎症细胞及裸露的支气管上皮可导致细支气管、终末端支气管及呼吸性细支气管管腔部分或完全堵塞（图 17-11-5A），局部可有肺不张或支气管扩张；部分患者的呼吸道上皮纤毛上可见大量球杆菌（红色）定植（图 17-11-5B）。百日咳杆菌的进一步蔓延可导致局部或弥漫性支气管肺炎，肺泡内可见巨噬细胞的聚集（图 17-11-5C）及粗糙、嗜多性纤维素性水肿（图 17-11-5D）；严重者肺泡可有透明膜形成，提示弥漫性肺泡损伤。肺动脉/小动脉外膜、小叶间隔及脏层胸膜的淋巴管可见扩张，气管及支气管旁淋巴结常肿大。肺血管及扩张的淋巴管内可见粒细胞、淋巴细胞、单核细胞及未成熟的白细胞的聚集（图 17-11-5E，图 17-11-5F）；细支气管及肺泡的炎性细胞内外可见大量成簇的球杆菌。百日咳脑病患者有脑组织水肿、充血或播散性出血点、神经细胞变性等。此外，偶可见肝脏脂肪变性。

【临床表现】

百日咳潜伏期一般为 2 ~ 24 日，平均 7 ~ 10 日。

典型临床过程可分为三期（表 17-11-2）：

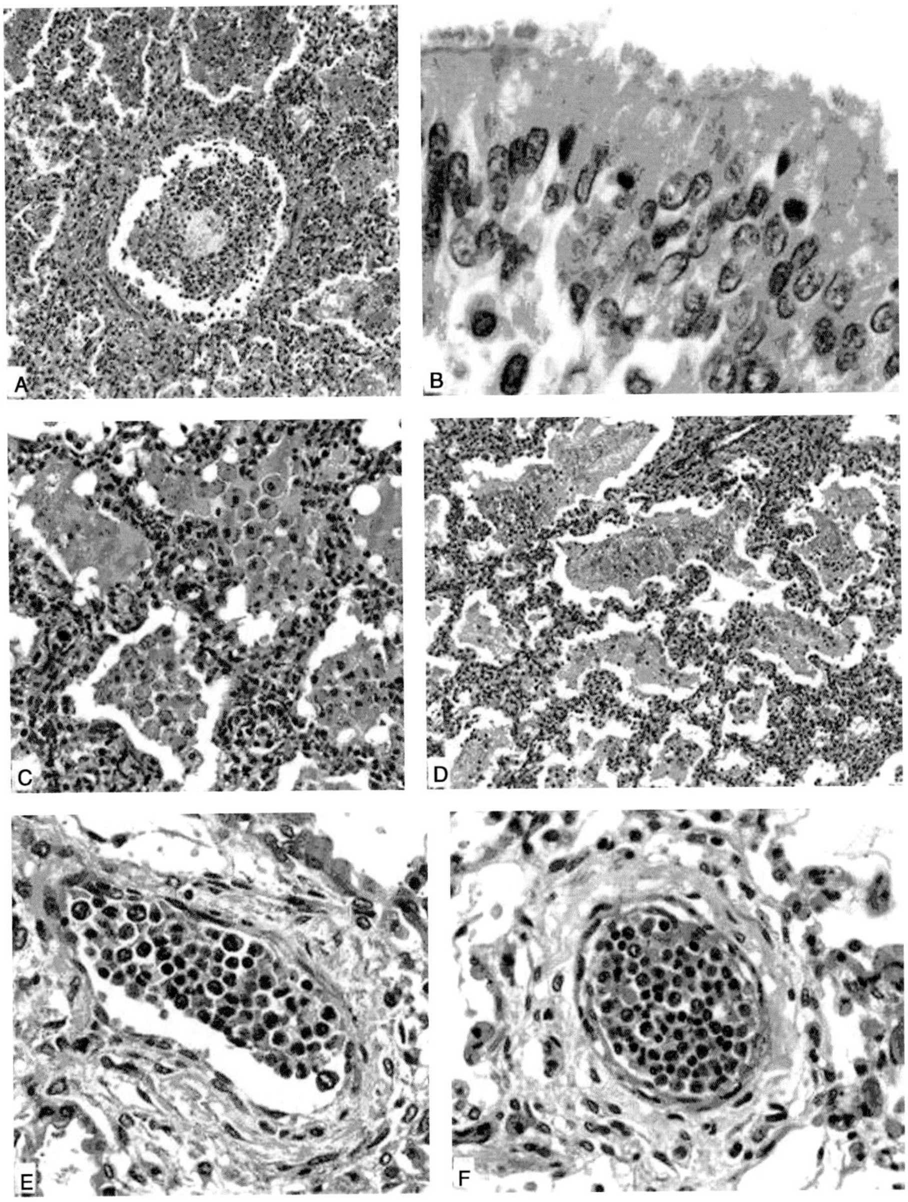

图 17-11-5 百日咳杆菌感染的肺组织学特征（HE 染色）

表 17-11-2 百日咳临床表现

病程分期	持续时间	临床特征
卡他期	通常 7～10 日范围 4～21 日	卡他症状（流鼻涕） 低热 轻度，单声咳（逐渐进展）
痉咳期 l	通常持续 1～6 周，可持续至 10 周	连续 10～30 次短促痉挛性咳嗽，直至黏稠痰液咳出 痉咳末期深吸气高调哮吼音 发绀 发射性呕吐和疲倦 痉咳常在夜间发作，每天平均发作 15 次 痉咳在最初 1～2 周逐渐加重，病情高峰期持续约 2～3 周，然后逐渐缓解
恢复期	通常 7～10 日范围 4～21 日	逐渐恢复 痉咳发作次数逐渐减少，2～3 周消失 数月内若呼吸道继发感染，可再次出现痉咳

一、卡他期

从发病开始至出现痉咳前的阶段，一般 7 ~ 10 日。初始症状类似上呼吸道感染，出现咳嗽、流涕及喷嚏等卡他症状，伴有低、中度发热和全身不适、乏力等。部分患者只有轻度干咳而无其他表现。起病初期为单声咳嗽，发病 3 ~4 日后发热自行消退，其他症状亦逐渐缓解，但咳嗽却日益加重，尤以夜间为甚，此为本病一大特点。若就诊者病史中有此现象，即应注意百日咳的可能，若此时能及时给予治疗，疗效最好。此期由于大量细菌通过咳嗽飞沫喷出，因而传染性亦最强。

二、痉咳期

一般见于发病 7 ~14 日后，持续 1 ~6 周或更长。出现特征性的痉咳为进入本期的标志。此时已不发热，主要症状为阵发性痉挛性咳嗽。其特点是在原先的单声咳嗽的基础上，逐渐演变成典型的痉咳。发作时为连续 10 ~30 次短促痉挛性咳嗽，继以一次深长吸气，发出“鸡鸣样”哮吼声。在连续的短促痉挛性咳嗽时，患者处于持续呼气状态，面红耳赤，两眼圆睁，结膜充血，涕泪交流，张口露舌，嘴唇发绀，弯腰曲背，表情极为痛苦；严重时因腹压增高可致大小便失禁。咳至终末出现深吸气时，因声带仍处于紧张状态，吸入的空气通过狭窄声门，发出高调的哮吼音，声如鸡鸣；紧接于鸣声之后，患儿出现屏气，然后又是阵咳。每次痉咳发作时，均如此反复多轮，直至黏稠痰液咳出。痉咳终止时，呼吸道排出的大量黏稠痰液刺激咽部及舌后部，可导致反射性呕吐。轻者一日发作数次，重者 20 次左右，以夜间为多。痉咳常因进食、冷空气刺激、注射疼痛，咽部检查等非特异性刺激诱发。痉咳发作前可由喉痒、胸闷等不适，患者可预感痉咳来临而惊惧不安。患者常因恐惧下次发作而情绪紧张。

由于痉咳影响睡眠，且常引起呕吐，使患者呈现一定程度的营养障碍。痉咳发作频繁者，因胸腔内压增加，回心血流受阻，上腔静脉压力增高，导致颈静脉怒张、面部充血及眼睑水肿。毛细血管压力增高而破裂可导致鼻黏膜及球结膜下出血等。痉咳时，舌面两侧向中央卷起，舌体随声声咳嗽向外不断伸动，牵拉舌系带与下切齿频繁摩擦，常致舌系带溃疡。无并发症时，痉咳间歇期可无自觉症状，一般体温正常，肺部亦无明显阳性体征。

新生儿及幼婴儿常缺乏典型痉咳发作，但因其声门狭小，常因声带痉挛而使声门关闭，加之黏稠的气管内分泌物阻塞，即使不发生痉咳，亦可发生呼吸暂停，导致面部及口唇发绀，甚至可因脑部缺氧而发生惊厥、抽搐，称为窒息性发作。此类发作常出现在夜间，若不及时抢救，可导致窒息死亡。百日咳杆菌感染是婴儿猝死综合征的原因之一。

成人或年长儿病情相对较轻或不典型，可无典型的痉挛性咳嗽和鸡鸣样吼声，有的仅干咳数周，以气短及刺激性咽部麻痒为主诉。第二次百日咳杆菌感染或曾接种过百日咳杆菌疫苗的儿童感染者，亦可无典型痉咳，仅出现较长时间的“单声”咳嗽或支气管炎症状。对于此类患者，应考虑到百日咳的可能性，须进行细菌培养和血清学检查以查明诊断。

三、恢复期

本期可持续 2 ~3 周。患者阵发性痉咳发作次数逐渐减少至停止，鸡鸣样吸气哮吼声消失，咳嗽终止时不伴呕吐。其他症状亦随之好转。但数月内若呼吸道发生其他病原体感染，又能诱发痉咳。若有并发症，则恢复期相应延长。

【并发症】

并发症往往是百日咳危及患儿生命的原因。

一、支气管肺炎继发其他病原菌感染

支气管肺炎继发其他病原菌感染是最常见的严重并发症，发生率为 5% ~10%，小于 1 岁的婴幼儿发生率可达 20%，多见于痉咳期，常由继发感染流感嗜血杆菌、肺炎链球菌及金黄色葡萄球菌等所致。并发支气管肺炎时患儿痉咳变得不典型，而代之以持续高热、呼吸急促、咳喘及发绀，肺部出现固定的中细湿啰音。白细胞计数在百日咳原已增高的基础上更为增高，且中性粒细胞比例增加。X 线胸片示肺纹理增多，夹杂片状阴影，或出现“心缘毛糙征”，即心缘两侧出现密集、不规则线状或锯齿状阴影，其形成可能与支气管阻塞或间质性肺炎有关。

二、肺不张

常发生于病情较重的患者，多见于肺中叶及

下叶，主要由于支气管分泌物排出不畅，小支气管或细支气管被黏稠分泌物不完全堵塞所致。诊断主要依靠胸部X线检查。

三、肺气肿及皮下气肿

痉咳所致的肺内高压可导致肺局部肺气肿或支气管扩张。另一方面，痉咳时肺泡内压力急剧增加，肺泡或细支气管破裂，可导致颈部、脸及胸部皮下气肿，使局部出现捻发感；严重者可致纵隔气肿或气胸。

四、百日咳脑病

百日咳脑病系最严重的并发症，发生率为0.1%～0.4%，常见于咳嗽后期，婴幼儿最易发生。表现为惊厥、反复抽搐、不同程度的意识障碍，病理反射阳性，可伴有中枢性发热或脑水肿，亦可见偏瘫或全瘫、耳聋、失眠、失语及共济失调等其他神经系统损害。处理不及时常危及生命。脑脊液常规检查多无异常，有时淋巴细胞轻度升高。百日咳脑病预后差，1/3患者死亡，另有1/3可能留有终生后遗症，包括痴呆、行为异常及局部麻痹等。

五、其他

体重下降、癫痫（发生率1%～2.6%）、大小便失禁、晕厥、肋骨骨折及中耳炎等。

【实验室检查】

一、血常规

发病第1周末，外周血白细胞计数及淋巴细胞分类计数开始增高，至痉咳期达高峰。多数为$(20\sim40)\times10^9/L$。一般淋巴细胞分类计数在60%以上，亦有高达90%以上者。当继发其他细菌感染时，中性粒细胞分类上升，淋巴细胞比例相应下降。

二、病原学检查

（一）细菌培养

百日咳杆菌培养为百日咳实验室诊断的金标准。百日咳杆菌培养阳性可确诊百日咳。细菌培养亦是药敏实验及微生物分子分型鉴定所需要的。虽然细菌培养的特异性较强，但敏感性相对较低。百日咳杆菌对生长环境要求较高，导致相对较难分离培养。在疾病的卡他期（咳嗽的最初1～2周）培养可获较高阳性率。若标本分离前使用过有效的抗生素，或咳嗽2周后才采取标本（3周后标本的阳性率只有1%～3%），及曾接种疫苗，培养的阳性率将降低。所有怀疑百日咳的患者，均需采取鼻咽后部的鼻咽吸取物或是咽拭子行百日咳杆菌培养。对于百日咳患者，鼻咽吸取物比咽拭子可获得更高的阳性率；而喉部及鼻前部咽拭子获得阳性培养率不佳。故标本应采自于鼻咽后部（图17-11-6），而非喉部。棉花中含有可抑制百日咳杆菌的脂肪酸，鼻咽拭子法时，为提高检出率，最好用人造纤维或藻酸钙拭子，并以1%酪氨酸或Regan-Lowe转运琼脂浸湿，在痉咳后立即采样，并尽快接种于培养基；亦可直接将患者痰液或鼻咽分泌物接种；若不能立即接种，应在0～4℃下暂时保存。

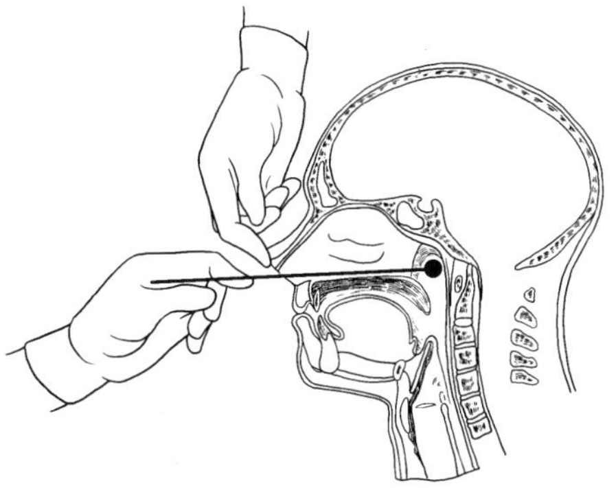

图17-11-6　培养百日咳杆菌的鼻咽标本采集方法

（二）血清学检查

百日咳杆菌自然感染后可出现百日咳抗原（PT、PRN、FHA、菌毛蛋白及整个微生物）相关抗体。90%患者可检测到抗-PT-IgG及抗-FHA-IgG。百日咳杆菌感染后患者抗PRN-IgG阳性率为30%～60%，抗-PRN-IgA阳性率为20%～40%，抗-PT-IgA阳性率为20%～40%，抗-FHA-IgA阳性率为30%～50%。由于交叉反应及假阳性，加上既往感染或免疫接种反应，难以选择一个合适抗体滴度截断值（cut-off）作为百日咳诊断条件。理想情况下，如能测定患者急性期和恢复期双份血清抗体滴度4倍以上的增高，可作为诊断百日咳的重要证据。然而，由于患者就诊时往往已过急性期，难以获得急性期标本，故临床往往采用单份血清诊断百日咳杆菌感染。血清学检查，特别是血浆IgA，不适合两岁以下儿童。血清学检查对年长儿及成人百日咳的诊断较为重要，因为在病程的后期 PCR 或是细菌培养往往难以获得阳性结果。抗-PT-IgG 或 IgA 是百日咳特异性抗体，且多数患者平均 4.5 个月抗体滴度可下降至临界值以下，是百日咳的诊断最特异的血清学指标，因此单份标本高抗-PT-IgG 滴度可作为诊断百日咳的依据，敏感性和特异性分别为 76% 和 99%。相比之下，酶联免疫吸附法（ELISA）检测全细胞百日咳抗原相关抗体具有较低敏感性及特异性。

（三）多聚酶链反应（PCR）

对于已使用抗生素治疗或是咳嗽已超过 3 周的患者，PCR 敏感性是细菌培养的 2～3 倍。目前报道的敏感性为 73%～100%。PCR 使用敏感的套式 PCR 技术，对鼻咽部吸出物或鼻咽拭子标本进行百日咳杆菌 DNA 检测，其敏感性甚至可达细菌数 10 个/ml；当然 PCR 可能存在交叉污染及假阳性，需要严格控制。PCR 对不适用于血清学检测的儿童非常重要，其相比细菌培养可更快取得结果。

（四）直接免疫荧光抗体试验（DFA）

以鼻咽分泌物涂片，加上有荧光标记的单克隆抗体，然后在荧光显微镜下观察病原体。此法快捷，无论细菌是否有活力，只要细菌结构完整即可检出，早期患者的阳性率可达 75%～80%，但常有假阳性，故不能代替培养法；目前仅用于培养菌落的鉴定及鼻咽分泌物中百日咳杆菌组分的检测。

（五）脉冲场凝胶电泳（pulsed-field gel electrophoresis）

一种 DNA 指纹技术，可用于流行病学研究，而非常规检查。

【诊断】

主要根据当地流行病学史、典型的咳嗽发作症状，夜间为甚，肺部体征相对不明显，结合白细胞计数增高及淋巴细胞分类增高，可做出临床诊断。鼻咽拭子百日咳杆菌培养或 PCR 检测百日咳特异核酸片段阳性可实验室确诊。

临床诊断标准主要是在实验室诊断不可获得或是阴性的条件下，增加百日咳诊断的敏感性。有时即使是百日咳患者，实验室检查亦可能为阴性。据报道，在百日咳暴发大流行地区，持续咳嗽超过 2 个星期的诊断标准筛选出百日咳杆菌培养阳性病例的敏感性及特异性分别为 84% 和 63%。对所有临床诊断为百日咳的患者，实验室确诊是很有必要的，因其他病原微生物亦可致类似临床表现。最近有研究发现 WHO 临床诊断标准敏感性可高达 95.2%，而特异性仅为 15.0%；若增加临床诊断标准的严格性，如咳嗽时间持续≥3 周，同时符合 2 条或以上临床症状，则可使特异性提高，而诊断敏感性亦下降。

WHO 推荐诊断的临床诊断标准为：持续至少 2 周的咳嗽，至少存在一条以下症状：①痉咳；②吸气哮吼音；③无其他原因可解释的咳嗽后呕吐。实验室诊断标准为：①百日咳杆菌培养阳性；②PCR 阳性或恢复期较急性期血清抗体滴度增加 4 倍以上。病例分为临床确证病例（符合临床诊断标准，但未能通过实验室指标证实）及实验室确诊病例（符合临床诊断标准，同时经过实验室证实）。

【鉴别诊断】

一、百日咳综合征

副百日咳杆菌、支气管败血症杆菌，腺病毒 1、2、3 及 5 型等，及呼吸道合胞病毒等均可引起类似百日咳的咳嗽，称“百日咳综合征”。临床症状类似百日咳，但较轻，极少致死；淋巴细胞增高亦不如百日咳明显，主要依靠细菌培养、病毒分离及血清学检测进行鉴别。

二、支气管旁或肺门淋巴结结核

婴幼儿的气管、支气管可因此受压，导致类似百日咳卡他期的阵发性咳嗽；但结核病起病较缓，血沉快，病程中始终无典型痉咳发作。X 线胸片及细菌培养有助于鉴别诊断。

三、其他

传染性单核细胞增多症、痉挛性支气管炎、气管异物及胸腺肥大症等亦可导致阵咳，须注意与百日咳鉴别。

【治疗】

一、一般治疗

百日咳应按呼吸道感染病进行隔离。卡他期传染性最强，理论上应予以隔离；但因诊断不易，确诊时其家人业已接触 7～10 日，实际上并未实现对患者的隔离；因此，虽然百日咳患儿必须从幼托机构隔离出来，但仍可在家治疗。然而，6 个月以内的婴幼儿容易因痉挛发生窒息，伴有并发症时病情往往较重，则均应住院隔离治疗。加强支持疗法，给予充足营养。居室内应保持安静、空气新鲜及适当的温度与湿度，避免冷空气、烟雾及噪声等不良刺激诱发痉咳，尽量减少咽喉部侵入性检查与治疗。氧气吸入可减少烦躁所诱发的痉咳，但镇咳药物对控制痉咳多无效，且可能影响呼吸道分泌物的排出。惊厥时给予镇静止痉剂，如苯巴比妥，每次 2～5mg/kg，可防止大脑缺氧所致的损害。及时处理屏气与窒息是婴幼儿护理重点。婴幼儿痉咳时应采取头低位，从下而上轻拍背部以利痰液引流，保持呼吸道通畅。半岁以下婴儿常发生突然窒息，特别在夜晚，应有专人守护，加强巡视与观察；发现窒息时应及时做人工呼吸、吸痰及吸氧等。

目前尚无足够证据支持使用抗组胺药物、百日咳高效价免疫球蛋白及沙丁胺醇控制百日咳症状。肾上腺皮质激素是否可用于改善痉咳症状及缩短病程尚存在争议，早期一项非对照的病例研究认为肾上腺皮质激素对控制百日咳症状有效，可缩短住院时间，然而其未设立严格对照，其结果并未被后续研究证实。4 日的地塞米松每日 0.3mg/kg 方案并未发现其可有效缩短住院时间。因此，目前尚无证据推荐常规使用肾上腺皮质激素控制百日咳症状，但可作为一项治疗经验在选择性的病例中短期使用。

二、抗菌治疗

抗菌治疗宜早。痉咳前期使用抗菌药物可收到较好治疗效果，能减轻症状，缩短排菌期及预防继发感染。若在卡他症状发生 4 日内开始抗菌治疗，疗效更佳，可减轻甚至不发生痉咳。倘若进入痉咳期后才使用抗生素，对临床症状改善欠佳，但能缩短百日咳排菌期减少传染性。循证医学研究表明以下药物治疗方案对百日咳杆菌有效：阿奇霉素每日 10mg/kg，共 3 日；阿奇霉素第 1 日 10mg/kg，第 2～5 日每日 5mg/kg；克拉霉素 7.5mg/kg，每日两次，共 7 日；红霉素每日 40mg/kg，分 3 次给予，7～14 日；土霉素每日 50mg/kg，分 4 次给予，共 7 日；氯霉素每日 50mg/kg，分 4 次给予，共 7 日；复方磺胺甲噁唑（TMP-SMZ），小于 6 个月儿童每次 TMP 20mg/SMZ 100mg，每日 2 次，大于 6 个月儿童剂量加倍，共 7 日，可作为不能耐受大环内酯类药物患者的替代治疗。这些方案中以阿奇霉素 3 日或 5 日疗法及克拉霉素 7 日疗法不良反应最小，被广大临床专家推荐，红霉素由于具有潜在致肥厚性幽门狭窄（idiopathic hypertrophic pyloric stenosis）的风险而非首选。土霉素及氯霉素因毒性较大，限制应用。目前美国 CDC 推荐的百日咳治疗方案见表 17-11-3。国内红霉素仍是应用最广泛的药物，用法每日 30～50mg/kg，分 2～4 次给予，疗程 7～14 日，报道的主要不良反应为胃肠道反应及过敏反应。

表 17-11-3　美国 CDC 推荐的百日咳抗生素治疗方案/暴露后预防用抗生素方案

年龄	推荐药物		替代药物[b]	
	阿奇霉素	红霉素	克拉霉素	TMP-SMZ
<1 月	每日 10mg/kg 连用 5 日	非首选[a]；每日 40～50mg/kg，分四次给予，共 14 日	不推荐（无相关安全性资料）	2 个月以下幼儿禁用
1～5 月	同上	同上	每日 15mg/kg，分两次给予，共 7 日	年龄≥2 个月：每日 TMP 8mg/kg，SMZ 40mg/kg，分两次给予，共 14 日
≥6 个月及年长儿	第 1 日 10mg/kg（最大剂量 500mg），第 2～5 日每日 5mg/kg（最大剂量 250mg）	同上（每日最大剂量不超过 2g）	同上（每日最大剂量 1g）	同上
成人	第 1 日 500mg，第 2～5 日每日 250mg	每日 2g，分四次给予，共 14 日	每天 1g，分 2 次给予，共 7 日	每日 TMP320mg，SMZ 1600mg，分两次给予，共 14 日

注：[a]：由于红霉素有诱发特发性肥厚性幽门狭窄的风险，故不作为首选；[b]：可作为大环内酯类药物过敏，或是无法耐受其不良反应，以及极少数大环内酯类药物耐药的替代治疗（年龄≥2 个月）

三、并发症的治疗

（一）肺不张合并感染

给予抗生素治疗。单纯肺不张可采取体位引流。恢复期仍有肺不张者，必要时可应用支气管纤维镜排除局部堵塞的分泌物。

（二）百日咳脑病

抗惊厥可采用苯巴比妥钠每次 5mg/kg 肌注，或安定每次 0.25～0.5mg/kg 肌注或静注。经以上处理仍不能控制惊厥者，可用异戊巴比妥钠每次 5mg/kg，稀释后缓慢静注，惊厥缓解后即停止注射。出现脑水肿者，应用甘露醇每次 1～2g/kg 静注，亦可用地塞米松静注。

【预后】

成年人及年长儿童并发症少，几乎无死亡者；但原有心肺疾病的儿童预后较差。1 岁以下婴儿，特别是 3 个月以下婴幼儿免疫功能不健全，并发症较多且严重，故病死率高，预后不良。支气管肺炎、百日咳脑病及窒息为常见死因。

【预防】

一、管理传染源

未经红霉素治疗的早期患者呼吸道隔离 4 周，自痉咳期开始隔离 3 周；隔离需持续至红霉素治疗后 5 日。密切接触者观察 2～3 周；病室内每日行紫外线照射。对患者呼吸道分泌物应及时消毒处理。

二、切断传播途径

保持室内空气清新，充分利用日光照射，避免与百日咳患者接触，流行期间儿童宜尽量减少涉足公共场所。

三、保护易感人群

（一）药物预防

对于接触百日咳的人群是否预防性使用抗生素一直存在争议，其存在可能筛选出耐药菌的风险及可能发生药物不良反应。对高危人群预防性使用抗生素可减少其带菌时间，防治百日咳进一步传播，有利于保护易感人群。众多学者支持对高危人群预防性使用抗生素。药物预防的方案与治疗百日咳方案一致。

（二）人工主动免疫

数十年来，全球百日咳疫苗的广泛接种有效地降低百日咳的发病率及婴幼儿严重百日咳疾病的发生率。目前有两种可使用疫苗：基于已杀死百日咳杆菌的全细胞疫苗（wP）及采用高度纯化的、选择性的百日咳抗原制作的无细胞疫苗（aP）。百日咳疫苗一般与白喉类毒素及破伤风类毒素制作成混合制剂（DTP），亦可再联合其他疫苗如 b 型嗜血型流感杆菌（*Haemophilus influenzae* type b，Hib）、乙型肝炎病毒（HBV）及灭活的脊髓灰质炎病毒（IPV）制作成相应的混合制剂。目前商品化的无细胞疫苗的抗原成分差异较大，如 aP1（PTX）、aP2（PTX-FHA）、aP3（PTX-FHA-PRN）及 aP5（PTX-FHA-PRN-FIM2/3）。百日咳疫苗接种后注射局部可能出现红肿热痛、硬结或有低热、疲倦、头痛，部分患者可有严重的过敏反应甚至休克。全细胞疫苗成分复杂，其不良反应相对无细胞疫苗较大。由于疫苗接种的不良反应随着年龄及接种次数的增加而加重，全细胞疫苗不适用于大于 6 岁的儿童。我国目前采用计划免疫免费为婴幼儿接种白喉类毒素/破伤风类毒素/百日咳全细胞菌苗混合制剂（DTwP），在出生后 3、4、5 个月分别接种 1 针，在 18～24 月时加强接种一针，7 岁复种。

WHO 推荐 3 针初始疫苗接种，出生后第 6 周接种第 1 针，第 10～14 周和 14～18 周分别接种第 2、3 针（两针间需要间隔 4～8 周，最后一针需在出生后 6 个月前完成）；由于保护性抗体滴度逐渐下降，1～6 岁时需要加强注射一针疫苗，最好在 1～2 岁给予加强注射。据 WHO 估计，完成整个接种疗程后保护性抗体可持续≥6 年。然而随着年龄的增加抗体滴度会逐渐下降，新近研究表明每 10 年加强接种一次可获得有效地免疫应答，但在青少年及成年之中常规加强注射疫苗要综合当地的百日咳流行情况及经济费用综合考虑。

（杨永峰　赵伟）

参考文献

1. Wood N，McIntyre P. Pertussis：review of epidemiology，diagnosis，management and prevention. Paediatr Respir Rev，2008，9（3）：201-211.

2. Gross R，Keidel K，Schmitt K. Resemblance and divergence：the “new” members of the genus *Bordetella*. Med Microbiol Immunol，2010，199（3）：155-163.

3. Paddock CD, Sanden GN, Cherry JD, *et al*. Pathology and pathogenesis of fatal *Bordetella pertussis* infection in infants. Clin Infect Dis, 2008, 47(3): 328-338.

4. Shrivastava R, Miller JF. Virulence factor secretion and translocation by *Bordetella* species. Curr Opin Microbiol, 2009, 12(1): 88-93.

5. Bamberger ES, Srugo I. What is new in pertussis? Eur J Pediatr, 2008, 167(2): 133-139.

6. Ghanaie RM, Karimi A, Sadeghi H, *et al*. Sensitivity and specificity of the World Health Organization pertussis clinical case definition. Int J Infect Dis, 2010, 14(12): 1072-1075.

7. Heininger U. Update on pertussis in children. Expert Rev Anti Infect Ther, 2010, 8(2): 163-173.

8. Booy R, Van der Meeren O, Ng SP, *et al*. A decennial booster dose of reduced antigen content diphtheria, tetanus, acellular pertussis vaccine (Boostrix) is immunogenic and well tolerated in adults. Vaccine, 2010, 29(1): 45-50.

9. Guiso N. *Bordetella pertussis* and pertussis vaccines. Clin Infect Dis, 2009, 49(10): 1565-1569.

10. WHO Publication. Pertussis vaccines: WHO position paper-recommendations. Vaccine, 2011, 29 (13): 2355-2356.

11. Veneziano R, Rossi C, Chenal A, *et al*. *Bordetella pertussis* adenylate cyclase toxin translocation across a tethered lipid bilayer. Proc Natl Acad Sci, 2013, 110(51): 20473-20478.

12. Burnett M. Pertussis. J Spec Oper Med, 2013, 13(4): 113-114.

第十二节 军团病杆菌感染

军团病杆菌感染（legionellosis）或称军团菌感染，系由军团菌属（*Legionella*），主要是嗜肺军团菌（*Legionella pneumophila*, *L. pneumophila*）经呼吸道感染所致的细菌性感染病。军团病（legionnaires' disease）系军团病杆菌感染所致的临床综合征，其病情可从无症状的一过性感染到严重的致死性重型肺炎。

军团病是一种新发现的感染病。1976 年 7 月，美国军团（退伍军人组织）宾夕法尼亚州分团于费城召开第 58 届年会期间，在与会者中暴发了一种肺炎流行，发病 182 例，死亡 31 例（18.7%），当时病因未明，报刊称之为军团病。不久，美国疾病控制中心（CDC）证实此次流行乃由一种新的细菌即军团病杆菌所致，1978 年正式定名为嗜肺军团菌。其实早在 1965 年 7 ~8 月华盛顿特区圣伊丽莎白医院就曾有一次类似流行，81 例罹病，14 例死亡（17.3%）。1968 年 7 ~8 月密执安州庞堤阿克（Pontiac）市曾发生一次不明原因的疾患，累及 144 人，特点为发热、头痛、肌痛、腹泻及呕吐，无一例死亡，后称庞堤阿克热（Pontiac fever）。这两次流行时收集的血清标本经回顾性检测发现嗜肺军团病杆菌抗体增高，从而证实军团病及庞堤阿克热是同种病原体所致的不同临床表现，以后统称为军团病。

【病原学】

军团病杆菌亦称军团菌，属军团菌科（*Leginellaceae*）、军团菌属。至今已确认军团菌属内包含 50 个种，种内又分为不同的血清群或血清型，目前已发现 70 个血清型，新种、群军团病杆菌还在不断被发现。不同血清型菌株毒力或致病力有差异，导致不同临床表现，现已发现至少 24 种与人类疾病有关。临床上常见菌种有嗜肺军团菌、米克戴德军团菌（*L. micdadei*）、长滩军团菌（*L. longbeachae*）及杜莫夫军团菌（*L. dumoffii*）等。在美国及欧洲，约 90% 的军团病由嗜肺军团菌所致，嗜肺军团菌至少有 16 个血清型，血清型 1 是导致军团病杆菌肺炎的主要病原菌，血清型 1 又可分为若干亚型，血清型 2 和 4 亦可致肺炎，血清型 5 常导致庞堤阿克热；在澳大利亚及新西兰，嗜肺军团菌只占军团病杆菌感染的 50%，*L. longbeachae* 占大约 30%。

军团病杆菌为需氧革兰染色阴性多形性杆菌，无菌膜，不产酸，不产气，无芽胞，不发酵糖类，有一至数根端鞭毛或侧鞭毛，可运动。其细胞壁较薄且含有大量支链脂肪酸，普通革兰染色不易着色，因此常用吉姆萨（Giemsa）染色或 Dieterle 镀银染色，可分别将细菌染成红色或黑褐色。军团病杆菌多寄生于原生动物体内生长繁殖，在不同生长阶段形态存在差异：在肺组织切片中，大多数细菌簇集在肺泡腔巨噬细胞的吞噬泡内，大小为（2 ~3）μm×（0.3 ~0.9）μm，经过体外培养后可见 2 ~20μm 长丝状菌体，偶见 50μm 线状体，两侧不平行，末端呈锥状（图 17-12-1）。

军团病杆菌体外培养营养要求较特殊，在含 2.5% ~5.0% 的 CO_2 环境中生长良好，而在普通血平板、普通琼脂及巧克力琼脂上不生长。最适温度为 35 ~36℃，常用含 α-酮戊二酸、L-半胱氨酸及三价铁离子的 BCYE-a 培养基培养军团病杆

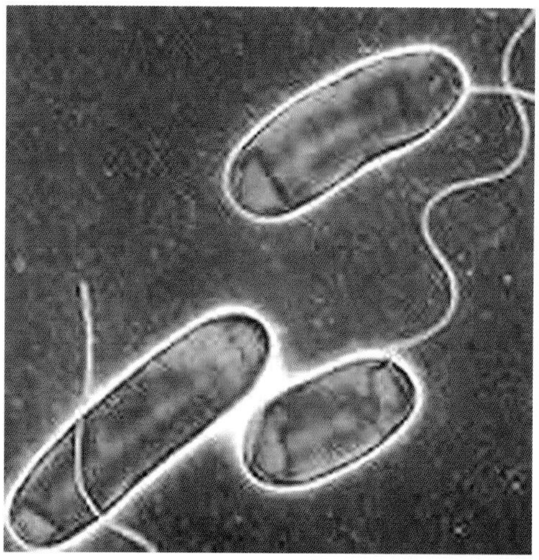

图 17-12-1　军团病杆菌超微结构图

菌，菌落一般呈灰白色、紫色、蓝色或绿色。

军团病杆菌广泛分布于自然界水环境及潮湿土壤中。水温、水中微生物及生物膜（biofilm）是影响军团病杆菌繁殖的主要因素。军团病杆菌能耐受 0 ~ 68℃及 pH5.0 ~ 8.5，但在高于 50℃及低于 20℃的环境中很少生长；军团病杆菌多寄生于原生动物体内，可藉助水环境中的微生物、藻类及阿米巴等获得营养物质；水中生物膜的形成有利于军团病杆菌的定植及繁殖，在生物膜中，军团病杆菌可得到其他微生物提供的营养物质，并抵抗杀菌物质的作用。

军团病杆菌可产生蛋白酶、酯酶、磷酸酶、氨基肽酶、内切酶及 β-内酰胺酶。这些酶与本菌的致病力、合成与分解代谢及生命活动的维持有关，而 β-内酰胺酶对青霉素及头孢菌素类抗生素产生抗性。军团病杆菌的外毒素是一种溶血素，具有裂解红细胞的作用。

【流行病学】

军团病既可流行亦可散发。大量回顾性血清学调查证明美国早在 20 世纪 40 年代曾有军团病杆菌种导致肺炎流行（*L. micdadei*，1943 年；嗜肺军团菌，1947 年；*L. bozemanni*，1959 年）。近十年随着军团病杆菌检测技术在欧洲一些国家及美国的普及，军团病杆菌感染病例报道逐年增多。在美国、欧洲、以色列及澳大利亚，0.5% ~ 10% 的社区获得性肺炎（community acquired pneumonia，CAP）住院患者由军团病杆菌感染所致，且军团病杆菌所致 CAP 病死率高于其他原因所致的 CAP，在重症 CAP 患者中军团病杆菌感染可占到 30%。美国 CDC 1990—2005 年间报道 23 076 例军团病杆菌感染病例，其中 2003 年 2223 例，较 2002 年（1310 例）增加了 70%，2009 年增至 3522 例。欧洲于 1987 年建立了军团病杆菌感染监测网络（EWGL INET），2000—2004 年期间共报道 19 488 例，2007 年欧洲共有 33 个国家共报道 5906 例，2007—2008 年的病死率为 6.6%。除散发病例外，各地亦报道暴发或流行，欧洲于 2007—2008 年期间共报道 243 例院内感染、社区感染及旅游相关的军团病杆菌病暴发。2001 年 7 月，西班牙东部的穆尔西亚（Murcia）市发生了一次迄今为止世界上最大规模的军团病流行，共有 800 多例可疑病例，其中 449 例确诊，病死率为 1%；2007 年，俄罗斯维尔德洛夫斯克州上佩什马市（Verhnaya Pyshma）因城市供热管道改造发生了一起军团病暴发，130 例发病、死亡 5 例。

我国自 1982 年首次证实军团菌感染病例以来，各省、市均有散发病例报道，并在北京、唐山及上海等地陆续有军团病暴发的报道。2003 年北京报道一起军团病暴发，共有 76 人发病，罹患率为 13.3%。由于我国大部分地区目前不具备军团病杆菌分离培养等病原学检测的技术及条件，一直未对该病进行系统监测及疾病负担评估，因而尚无该病发病强度、流行病学特征等全面、系统的流行病学资料，发病水平在很大程度上被低估。近年来，我国不同地区开展了许多血清流行病学调查研究，结果表明不同地区的人群中抗体水平存在差异，从 0.15% ~ 35.80% 不等，提示人群中可能存在军团病杆菌隐性感染及亚临床感染。

一、传染源

军团病杆菌广泛存在于天然水源及人工水环境系统中。水环境中的军团病杆菌是否会导致人感染与其所含细菌数、细菌繁殖速度及形成气溶胶的可能性等因素有关。天然水源水温多较低、水中杂物较少、军团病杆菌含量少且繁殖较慢，很少导致人的感染；人工水系统如冷热水管道系统、空调冷却塔水等由于温度较高、水中有较多沉积物、铁锈及阿米巴等有利于军团病杆菌繁殖，与人军团病杆菌感染有直接关系。国内外调查资料显示，空调冷却塔是军团病杆菌病感染的主要传染源，已导致多起军团病杆菌感染流行。此外，医院温热水系统、被污染的呼吸道治疗器械等亦能常常导致医院内感染。亦有报道淋浴水、厕所冲洗水、湿化器及室内外喷泉亦可能成为本病传染源。还发现本病的发生与施工有关、其原因可能是施工过程中产生大量灰尘污染了人工水系统，有利于军团病杆菌的增殖，吸入被军团病杆菌污染的尘土亦有可能导致本病发生。虽然在患者的痰中有病原体存在，但尚无人-人传播的报道。

二、传播途径

军团病杆菌主要通过气溶胶空气传播及污染水吸入传播。被军团病杆菌污染的气溶胶悬浮在空气中，随着人呼吸进入呼吸道内，导致人军团病杆菌感染。其次，被污染的饮用水及淋浴喷头水等，可通过误吸进入人体导致军团病杆菌感染。1991 年曾报道 3 例胸骨创伤军团病杆菌感染病例，经查证由于沐浴或更换敷料时军团病杆菌直接植入胸骨创伤部位导致感染，尚无污染水源与黏膜接触导致军团病杆菌肺部感染的报道。与实验性军团病豚鼠混合饲养的健康豚鼠未见感染。

三、易感人群

人群对军团病杆菌普遍易感，感染后病情轻重与是否存在基础疾病、年龄及机体免疫状态等因素有关。军团病杆菌肺炎以中、老年人多见，男性多于女性。军团病杆菌肺炎的高危人群包括：①老人、幼儿；②嗜烟酒者；③免疫缺陷者；④透析或器官移植患者；⑤肿瘤及糖尿病患者；⑥原有肺部其他疾病的患者等。来自社区感染的军团病杆菌肺炎多为吸烟者、嗜酒者及建筑工地居民。院内感染的军团菌肺炎多发生在手术后、肾透析、脏器移植、恶性肿瘤、白血病、接受免疫抑制剂的患者，及气管炎或肺气肿患者。医院内感染军团病杆菌可能与微量吸入被军团病杆菌污染的水有关，尤其是使用鼻胃管的患者。虽然有妊娠期妇女感染军团病杆菌的报道，但孕妇并非军团病杆菌感染的高危人群。

军团病大多数发生在夏秋季，气温升高、温度增加可能是促进因素，特定建筑物、施工挖掘、特殊的地理位置、地面无草皮、空调设备或大风可能是影响本病流行的重要因素。医院或诊所、旅馆是发生军团病杆菌感染的高危场所，国外旅游是与军团病杆菌感染相关的高危因素，法国 2001 年发生的军团病杆菌感染 42% 与这些因素有关。

【发病机制与病理改变】

吸入军团病杆菌后，发病与否及病情轻重与病原菌的数量、毒力及机体的细胞免疫功能密切相关。感染的军团病杆菌数量较少、毒力较弱及机体免疫功能正常时多表现为无症状的一过性感染或庞堤阿克热；感染的军团病杆菌数量较多、毒力较强或机体免疫功能低下时发生军团菌肺炎甚至多器官功能衰竭。军团病的发病机制尚未完全清楚，目前认为与以下因素有关（图 17-12-2）。

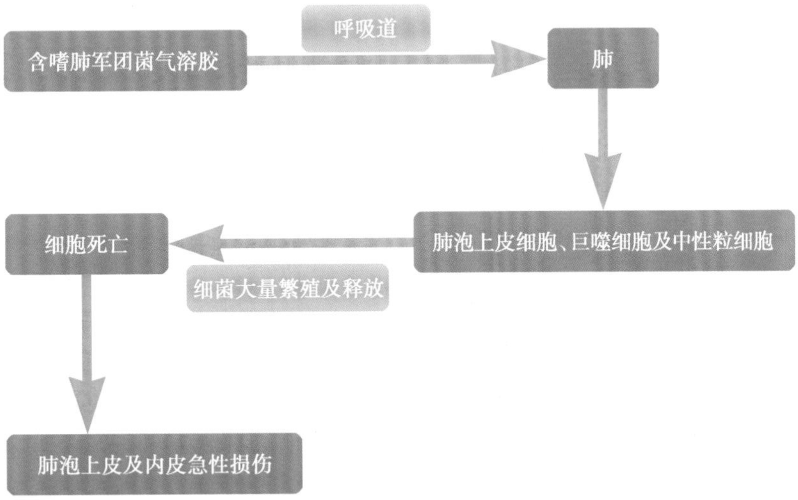

图 17-12-2 军团病的发病机制

军团病杆菌进入人呼吸系统的细支气管及肺泡后，可通过补体依赖及补体非依赖两种方式黏附于宿主靶细胞（巨噬细胞），然后依赖细胞吞噬而入侵。在补体依赖过程中军团病杆菌通过主要外膜蛋白（the major outer membrane protein，MOMP）与补体 C3 结合，再与巨噬细胞补体 C3 受体结合而介导军团病杆菌的黏附及吞噬；补体非依赖过程需要细菌的多种表面结构，如外膜蛋白、菌毛及鞭毛等参与。热休克蛋白 60(heat shock protein 60，HSP60)、巨噬细胞感染增强蛋白(macrophage infectivity potentiator，MIP)可增强军团病杆菌对巨噬细胞等真核细胞的黏附。

进入靶细胞后，军团病杆菌通过多种机制干扰吞噬体的磷脂双层结构，阻止吞噬体与溶酶体的融合。在靶细胞内形成含嗜肺军团菌小泡(*L. pneumophila*-containing vacuoles，LCVs)，逃避吞噬细胞的杀伤、营造适合军团病杆菌存活并繁殖的环境，大量繁殖后导致靶细胞破裂，释放大量军团病杆菌再感染新的靶细胞，并释放多种毒素及酶，导致肺组织损伤(图 17-12-2)。近年来发现在这一过程中起重要作用的是其Ⅳ型和Ⅱ型分泌系统。军团病杆菌通过其Ⅳ型(Icm/Dot)分泌系统能分泌 70 多种效应分子，如蛋白 RalF、蛋白 LepA 及 LepB 等，已发现一些效应分子能阻止巨噬细胞中吞噬体及溶酶体的融合，使菌体逃避溶菌作用；军团病杆菌通过Ⅱ型(lsp)分泌系统可分泌多种降解酶，如酸性磷酸酶，RNA 酶等。其分泌的磷酸酶可抑制激活的吞噬细胞产生超氧阴离子，并影响细胞内第二信使的形成，从而抑制吞噬细胞的活化；蛋白激酶能催化靶细胞的磷酯酰肌醇及微管蛋白的磷酸化作用进而影响吞噬细胞活化及杀菌功能；蛋白酶能灭活 IL-2 和裂解 T 细胞表面 CD4 抗原，从而干扰 T 细胞活化及其免疫功能。

肺部感染后军团病杆菌合成的毒素及酶可致肺部损害，亦可逆行经支气管、淋巴管及血行播散到其他部位，诱导人末梢血单核细胞产生前凝血因子活性物质，有助于感染过程中发生弥散性血管内凝血，导致多系统脏器损伤。

无毒株在吞噬细胞中亦能存活，但不繁殖，且常被溶解。细菌直接侵犯肺外器官组织的情况少见，少数免疫功能低下者，可在血液或肺外组织如纵隔淋巴结、血管、肝、脾、骨髓及肾组织中检出本菌。

嗜肺军团菌感染后可激活局部非特异性免疫、细胞免疫及体液免疫。近几年的研究结果显示非特异性免疫在决定军团病杆菌感染后的病情发展中起重要作用，局部非特异性免疫细胞(巨噬细胞、树突样细胞)通过 Toll 样受体(toll-like receptor，TLR)识别军团病杆菌脂多糖抗原、鞭毛抗原等，产生 IFN-γ、趋化因子等细胞因子一方面可对抗感染并导致局部炎症反应及组织损伤，另一方面可刺激 $CD4^+T$ 细胞增殖活化。Thl 细胞所产生的细胞因子如 IFN-γ、IL-12 有利于抗军团病杆菌感染；Th2 细胞产生的细胞因子如 IL-4、IL-5 等可激活 B 淋巴细胞增强体液免疫从而杀伤细胞外军团病杆菌。动物及人体研究揭示 Toll 样受体 5(TLR5)的基因多态性与军团病杆菌感染后病情轻重有关。

军团菌肺炎的病理改变涉及肺、肝、肾、肌肉及中枢神经系统等，其中以肺部病变最为显著。因军团病死亡的绝大部分病例中，仅发现肺部有特异性病理改变，肉眼可见肺的表面有纤维蛋白沉着，肺含气量减少，肿胀，剖面可见以两侧下叶为中心的融合性支气管肺炎，占半数有浆液血性胸水，镜下见肺泡、肺泡管隔膜及气管、支气管、细支气管等有明显的炎症，肺泡腔内充满中性粒细胞、巨噬细胞、纤维蛋白，形成急性脓性纤维蛋白性肺炎，其中混杂着炎性坏死物，亦可见间质炎症细胞浸润及微小脓疡，细支气管内出血等。如用镀银染色可见肺泡腔内被染成黑褐色的长 2～4μm 短杆菌，在肺泡巨噬细胞内可观察到被吞噬的很多细菌在细胞内增殖现象。偶见胸膜、心包炎症，罕见胸腔外脓肿。尸检有关军团病的肺脓肿检出率为 21.7%，并有肺门淋巴结增大(64%)。肝脏可见小叶中心脂肪变。肾脏活检显示间质性肾炎病变。本病伴横纹肌溶解，并由此而加重肾脏的损害发生急性肾衰竭。目前认为神经系统病变由毒素所致的可能性较大。脑血管有微血栓形成，脑组织呈点状出血。上述病变随疾病恢复可消散而痊愈。

【临床表现】

军团病杆菌感染后 95% 以上表现为无症状或症状很轻的一过性感染，仅 5%～15% 患者出现肺炎等临床表现，多缺乏特异性。按临床表现可将军团病杆菌感染分为军团病肺炎及庞堤阿克热两种类型。

一、军团病肺炎

潜伏期为 2～10 日，平均 7 日，少数患者超过 10 日。发病 1～2 日后体温急剧上升达 39.5℃以上，多呈稽留热，伴畏寒或寒战、头痛、乏力及食欲缺乏等感染中毒症状；早期咳嗽较轻，痰不多，多为干咳，部分患者病情加重咳脓痰，约30%患者痰中带少量血丝，出现肺梗死时可表现为大咯血；胸痛常不明显；消化道症状较常见，表现为恶心、呕吐及腹痛、腹泻等；约半数患者出现神经系统症状，表现为意识模糊、精神错乱、定向力障碍及幻觉等。严重病例多于一周内病情加重，出现急性呼吸窘迫综合征（acute respiratory distress syndrome，ARDS）并发生呼吸衰竭、休克、肾衰竭及多器官功能衰竭。*L. micdadei* 感染所致肺炎易形成肺脓肿，加重病情，并增加使用抗生素治疗的难度。体格检查可发现肺部啰音出现较早，而实变体征出现较迟，可闻胸膜摩擦音。

军团菌肺炎胸部X线表现无特异性，与其他原因所致的肺炎无法区别。多数患者在起病后3日有肺部异常改变，多表现为不均匀的斑片状阴影，并随着病情进展而扩大，发展为节段性阴影及结节状阴影；约30%患者可见胸腔积液。应用免疫抑制剂（如肾上腺素皮质激素）的患者，其肺部病变易出现空洞及肺脓肿。军团菌肺炎患者即使得到及时、有效的病原治疗其肺部浸润病变的恢复也需1～2个月或更长时间。肺部CT可见病变肺叶呈毛玻璃样改变。

本病病程早期即可发生肺外多系统受累的表现。伴发于肺炎的肺外感染可累及脑、肠、肾、肝、脾、腹膜、前列腺、心包膜、骨髓、皮肤及筋膜、直肠、心肌、外周淋巴结、甲状腺、胰腺、睾丸和肌肉等。无肺炎时亦可发生肺外感染导致鼻窦炎、脾脏炎症、心内膜炎、肾炎甚至脑脓肿，多发生在免疫抑制患者，其中以心内膜炎最常见，病原菌多为嗜肺军团菌。

肺外感染多因肺炎过程中菌血症播散所致，在严重军团病患者，菌血症发生率至少为20%，有时这些肺外感染并非在肺炎进展期出现，而是在肺炎获得有效抗生素治疗数周后才明显地表现出来。偶尔，肺外感染的症状和体征亦可出现在肺炎之前，或于肺部感染的唯一表现在胸膜渗出时即已存在，尤其是嗜肺军团菌感染所致的腹膜炎，往往无法确定其是继发于肺炎，抑或原发性肺外感染。肺外多系统受损可呈多种多样表现，亦可出现两个或两个以上系统同时受损，不但可加重军团病病情，更可导致治疗困难，因此遇有发热伴多系统受损者应警惕本病。

肺外多系统受损的表现如下：

（一）肝脏

约25%军团病杆菌感染患者血ALT、AST及碱性磷酸酶（ALP）轻度升高。重度肝损害多因多器官功能衰竭所致。

（二）肾脏

多表现为镜下血尿。肌红蛋白尿及肉眼血尿少见。偶可加重出现急性肾衰竭，呈少尿或无尿，血尿素氮及肌酐明显升高，进行性贫血，肾活检提示新月形肾小球肾炎。有学者观察45例军团病合并急性肾衰竭病例，其中进行肾活检者共15例。病理检查结果显示急性肾小管肾炎6例，急性肾小管间质性肾炎5例，急性肾盂肾炎2例，膜性肾小球肾炎及急进性肾小球肾炎各1例。

（三）胃肠道

表现为恶心、呕吐，腹痛者占10%～20%，其中25%～50%患者腹泻呈水样便。重症者出现胃肠功能衰竭，表现为胃肠道出血，24小时内达1000ml以上，胃肠道有糜烂和（或）溃疡（含应激性溃疡），甚至出现胃肠道穿孔。胃纤维内镜提示胃黏膜有溃疡，亦可合并腹膜炎及胰腺炎。

（四）神经系统

约半数患者在起病后数周内出现神经系统受损表现。神经系统受损由内毒素所致的可能性较大。脑血管有微血栓形成，脑组织呈点状出血。患者表现为谵语、意识模糊、昏迷、定向力障碍、共济失调、幻觉、癫痫、蛛网膜下腔出血、脑出血、脑水肿及脑疝，最后出现脑死亡。

（五）心血管系统

表现为相对缓脉、感染性心内膜炎、人工替换瓣膜心内膜炎、心包炎及心力衰竭等。其中相对缓脉是军团菌肺炎患者较常见的心血管系统表现，在与其他原因所致的肺炎鉴别时具有一定价值，但要注意排除部分药物对心率的影响。心肌酶谱CK、LDH、AST及α-羟丁酸脱氢酶（HBDH）升高，CK-MB、LDH-1及LDH-2亦可同时增高。

（六）血液

周围血白细胞可升至$(10\sim40)\times10^9/L$，中性粒细胞增高，血小板下降，并可发生失血性贫血，血小板减少性紫癜及DIC等。

（七）皮肤及黏膜

常见为多形性红斑、弥漫性丘疹及胫骨前皮疹等，亦可出现皮下组织感染及咽痛，咽部可见黄白色渗出物。

（八）其他

常出现电解质紊乱如低钠血症、低磷血症、酸中毒、横纹肌溶解病、鼻窦炎及肛周脓肿等。此外还可表现为二重感染或(和)混合感染,如抗生素性假膜性肠炎、铜绿假单胞菌肺炎、克雷伯杆菌肺炎及肠道和尿路真菌感染等。

二、庞堤阿克热

本型的潜伏期短,仅 1～2 日。起病急,呈一种自限性发热性疾病的经过。主要表现为恶寒、发热、头痛、肌痛、乏力、恶心及干咳等流感样症状。不发生肺炎或休克,亦无肝、肾等脏器损伤。病程 1 周左右能顺利恢复。

【诊断和鉴别诊断】

庞堤阿克热目前缺乏统一的诊断标准,由于其临床表现不典型,病程短而容易漏诊。诊断主要依赖流行病学资料、临床表现和血清抗体检查,当地有军团病流行,有共同暴露史,出现流感样症状应高度怀疑庞堤阿克热。

军团菌肺炎临床诊断比较困难,很难与其他病原体所致的肺炎相区别。因其多系统受累还须与高致病性人禽流感、重症甲型流感、肾综合征出血热及钩端螺旋体病等鉴别。确诊有赖于病原学及血清免疫学检查。

一、流行病学资料

夏秋季发病,环境中有建筑施工、空调系统及淋浴喷头等设施,特别是经监测周围水环境中军团病杆菌含量较高的地区,老人、儿童及烟酒嗜好者,近期内到过国外旅游,特别是免疫功能低下、大手术后等有可能发生医院内感染的患者,可供诊断参考。

二、临床资料

军团菌肺炎临床表现无特异性。然而,以下临床特点提示军团菌肺炎:无明显上呼吸道感染症状或首发症状为腹泻的肺炎;伴有低钠血症的肺炎;肺炎伴不能解释的神经系统症状或肝、肾功能异常;肺炎患者呼吸道分泌物、血或胸水的普通细菌培养阴性;肺炎伴血清乳酸脱氢酶、C 反应蛋白明显增高及血小板减少;β-内酰胺类或氨基糖苷类抗生素治疗无效的肺炎。

特别要注意的是军团菌肺炎合并其他病原菌感染,将会使病情变得更为复杂,增加诊断难度。合并感染的常见病原菌包括肺炎链球菌、肺炎衣原体、流感病毒、卡他摩拉克菌、嗜血杆菌、新型隐球菌、结核分枝杆菌、曲霉、肺炎克雷伯菌、肺炎支原体及金黄色葡萄球菌等。有报道军团菌肺炎患者合并流感病毒感染导致病情加重,出现弥散性血管内凝血(DIC)、肾衰竭;合并铜绿假单胞菌感染导致肺脓肿及脓胸。

三、实验检查

半数以上的患者外周血白细胞中度增高(>10×10^9/L),以中性粒细胞增多为主,有核左移现象。个别病例出现一过性再生障碍性贫血,白细胞可下降至 1.2×10^9/L。血沉显著增快。血清 ALT 中度升高。约 1/3 病例可见显微镜下血尿,并有蛋白尿及管型。约 15% 病例可出现氮质血症。脑脊液检查一般无异常,少数可见压力升高及单核细胞增多。

目前实验室用于军团病诊断的特异性方法见表 17-12-1。

细菌培养特异性最高,是最可靠的诊断方法。培养分离到病原体可分型用于流行病学分析,因而不管是否选用其他诊断试验,都应尽可能作培养。从肺组织、呼吸道分泌物、痰、血或胸水标本中可分离到军团病杆菌。若用痰的标本则可在培养基中加头孢羟唑或万古霉素、多黏菌素 B 及茴香霉素(anisomycin)以抑制其他细菌生长。BCYE-a 培养基是目前公认的一种较好的军团病杆菌培养基。痰培养阳性率与肺炎严重程度有关,轻型肺炎患者仅为 15%～25%,重症肺炎可达 90%。军团病杆菌生长缓慢,2～4 日才能见到菌落,如无细菌生长需延长培养至 14 日,对早期诊断无帮助。如检测样品先经酸或加热处理以抑制其他杂菌生长,可提高细菌分离阳性率。

用直接免疫荧光法(direct immunofluorescence assays,DFA)检测肺组织及痰涂片可以查见军团病杆菌,甚至在病原治疗开始 4 日后仍可检出细菌,其特异性较高,阳性可确定诊断,但与其他检测方法相比检出率较低,实验技术要求较高。

十余年来,国际上普遍采用检测军团病杆菌尿抗原的方法诊断军团病杆菌感染。用酶免疫试验(enzyme immunoassays,EIA)、放射免疫及免疫层析(immunochromogenic test,ICT)等方法可以在大多数患者尿中检出 1 型嗜肺军团菌抗原,在发病后1～3日即可测出，可为早期诊断提供依据。尿抗原检测具有标本容易获得、操作简便快速（15分钟内可获结果）、对患者无创伤等优点，其特异性较高，达80%～85%，与细菌培养相近，而其敏感性远远高于细菌培养，对尿液浓缩后其敏感性可提高，其缺点是只适用于检测1型嗜肺军团菌，对其他血清型军团病杆菌检测的敏感性很低。

表 17-12-1　军团病特异性诊断方法

诊断试验	敏感性（%）	特异性（%）	评　价
抗体测定			采集急性期及病后6～9周血清作平行试验可提高敏感性，对1型嗜肺军团菌感染特异性最高
转化试验	75～90	95～99	
单份血清标本	不详	50～70	
直接免疫荧光法			快速（2～4小时），抗生素治疗后数日仍可获阳性结果，但敏感性较低，技术要求高，目前只有1型嗜肺军团菌试剂
痰或支气管灌洗标本	25～75	95～99	
肺活检标本	80～90	99	
细菌培养			金标准，特异性较高，但仍需专门培养基及培养技术，需2～4日，最长需14日
痰	5～70	100	
支气管灌洗标本	30～70	100	
肺活检标本	90～99	100	
血液标本	10～30	100	
尿抗原测定	75～99	99～100	快速（15分钟至3小时），Lp血清1型特异性，抗生素治疗数周及数月后仍可阳性
PCR			快速、可检测所有菌群，但结果的可靠性有待进一步确定
呼吸道标本	85～92	94～99	
尿、血清	33～70	98～98	

用PCR检测尿、痰、气管吸取物及肺组织等军团病杆菌的DNA，具有敏感性好、特异性高、快速出结果（4～5小时内）、可检出军团病杆菌所有血清型等特点。但目前PCR检测试剂、操作方法尚无统一标准，其结果的可靠性有待进一步确定，尚未在临床上广泛应用。

军团病杆菌感染后1周左右血清中可检测出特异性IgM抗体，2周左右可检测到特异性IgG抗体，可通过检测特异性抗体的方法诊断军团病杆菌感染。目前用于血清抗体检测的方法有很多种，其中比较常用的方法有间接免疫荧光试验（indirect immunofluorescence assays，IFA）、微量凝集试验（microagglutination test，MAT）及ELISA。抗体血清转换（IgM抗体或IgG抗体由阴性转为阳性），或急性期与恢复期双份血清抗体效价增高4倍以上并≥1∶128具有诊断价值，而单份血清检查意义不大。血清特异性抗体的测定方法容易掌握，检测结果可靠，但其亦存在许多缺点：①有20%～30%的军团病杆菌感染患者其抗体滴度并非呈4倍或以上增高，部分患者在发病2个月后亦不出现抗体滴度升高，可能是由于早期抗生素治疗、使用免疫抑制剂或患者免疫力低下所致；②约33%患者在发病2年后仍可检出军团病杆菌抗体，故测定单份血清中抗体滴度常难以断定是现症感染还是既往感染；③由于血清抗体升高缓慢，多数患者需4～6周才能达到诊断所需标准，仅少数患者第1周即有抗体的明显升高，故血清抗体检查缺乏早期诊断意义；④不能检测到所有军团病杆菌血清型。支原体、铜绿假单胞菌、脆弱拟杆菌、钩端螺旋体属、大肠埃希菌及嗜血杆菌等感染时可出现假阳性反应，与结核杆菌、肺炎球菌等易出现交叉抗体反应，特别在幽门弯曲菌所致的胃肠炎患者嗜肺军团菌1型IFA的假阳性可达30%，在评价血清学检查结果时应予以注意。

目前国外普遍采用尿抗原检测作早期诊断，同时用军团病杆菌培养进一步确定诊断并鉴别菌种，以便进行流行病学追踪。

四、诊断标准

世界卫生组织（WHO）2007年推荐对所有存

在军团病杆菌感染高危因素的肺炎患者进行军团病杆菌病原学检测，特别是对严重及病因不明的肺炎患者；年龄超过40岁；存在免疫功能缺陷；对β-内酰胺类抗生素治疗无效；在军团病流行期间有暴露史的肺炎患者要及时检查军团病杆菌。以下一项阳性者可确诊本病：①细菌培养阳性；②尿抗原阳性；③直接免疫荧光法检测痰及肺组织抗原阳性；④急性及恢复期抗体呈4倍增高（≥1∶128）。

【治疗】

注意休息，加强一般支持疗法，及时处理呼吸衰竭及肾衰竭，纠正水与电解质紊乱，处理二重感染及混合感染。

病原治疗主要靠抗生素。由于本菌系细胞内生长，抗生素需要渗入细胞内并达到一定浓度，才能抑制军团病杆菌的胞内繁殖并杀灭其中细菌。大环内酯类、氟喹诺酮类（fluoroquinolone）、利福平及四环素对军团病杆菌有效，而氨基糖苷类、β-内酰胺类及氯霉素则无效，复方新诺明对部分病例有效，常与红霉素或利福平合用。红霉素曾被列为军团病杆菌感染病原治疗的首选药物，但近几年的研究结果表明，阿奇霉素（azithromycin）、克拉霉素及氟喹诺酮类（左氧氟沙星）抗生素在体内及体外对军团病杆菌的抑制作用都强于红霉素，而胃肠道不良反应却比红霉素少，易被患者接受，特别是阿奇霉素在组织及吞噬细胞内的浓度较高，存留时间较长，是治疗军团菌肺炎的首选药物。单用红霉素多用于治疗病情较轻的军团病患者。目前推荐的抗生素治疗方案见表17-12-2。

表17-12-2　军团病杆菌感染的抗生素治疗方案

抗生素	剂量（mg）	用药途径	用药方法
阿奇霉素	500*	口服或静脉	每24小时1次
克拉霉素	500	口服或静脉	每12小时1次
罗红霉素	300	口服	每12小时1次
红霉素	1000	静脉	每12小时1次
	500	口服	每6小时1次
左氧氟沙星	500*	口服或静脉	每24小时1次
环丙沙星	400	静脉	每8小时1次
	750	口服	每12小时1次
诺氟沙星	200*	口服或静脉	每12小时1次
多西环素	100*	口服或静脉	每12小时1次
米诺环素	100*	口服或静脉	每12小时1次
四环素	500	口服或静脉	每6小时1次
复方新诺明	160	静脉	每8小时1次
	800	口服	每12小时1次
利福平	300～600	口服或静脉	每12小时1次

注：*首次剂量最好加倍。利福平不单独使用

病情较轻的患者可口服用药，疗程7～10日；军团菌肺炎患者应静脉应用抗生素，可选用氟喹诺酮类、阿奇霉素或克拉霉素或联合治疗，疗程10～14日，病情稳定后抗生素可改为口服。体外研究显示氟喹诺酮类联合阿奇霉素可提高抗菌活性，但目前在临床上对于氟喹诺酮类、阿奇霉素、克拉霉素或利福平联合治疗的疗效尚未肯定。阿奇霉素在实验动物肺及巨噬细胞内可达高浓度，因而疗程可适当缩短（7～10日）；免疫抑制或严重肺炎患者可延长疗程至20日。多数患者在开始病原治疗3日后体温开始下降。

早期有效的病原治疗是降低军团菌肺炎患者病死率的关键。因此，在具有检测条件的医院，建议对军团病杆菌感染高危人群及早进行军团病杆菌病原学检测，如确定军团病杆菌感染应及早开始病原治疗。如无条件进行病原学检测，在不能

排除军团病杆菌感染的肺炎患者，可选用联合治疗的方法，用β-内酰胺类抗生素联合阿奇霉素、克拉霉素或喹诺酮类抗生素治疗。对接受环孢菌素的器官移植患者，可用氟喹诺酮替代红霉素加利福平，如患者能口服用药，亦可选用克拉霉素或阿奇霉素。

【预后】

预后主要与病情轻重及是否早期开始有效的病原治疗有关。近年来随着军团病杆菌感染早期快速诊断方法在欧洲一些国家及美国普及，部分患者得到及时诊断并开始有效的病原治疗，军团菌肺炎的病死率显著下降。美国军团病杆菌院内感染患者病死率由1980年的46%降至1998年的14%，同期院外感染患者的病死率由26%降至10%。欧洲1996—2005年军团病杆菌院内感染患者90日病死率为55%，院外感染患者病死率为15.8%，年龄大于65岁是死亡的高危因素。痊愈者除少数神经系统症状严重者可遗留轻微失语和遗忘外，可完全恢复。

【预防】

军团病杆菌广泛存在于自然水环境、土壤及人工水系统中，在环境中完全消灭军团病杆菌是不现实的。目前尚无军团病菌苗，因此，预防的重点应放在避免军团病杆菌感染，特别是对人工水系统的管理上。对旅馆、医院、电影院等的中央空调系统冷却塔定期清洗、消毒并进行定期检查与监测，在医院内应建立对军团病杆菌感染的常规监测方法，对重症肺炎、免疫缺陷或器官移植者的下呼吸道标本、应该通过培养及快速抗原检测方法来监测军团病杆菌情况。对军团病杆菌感染的高危人群，如长期免疫抑制、器官移植、年老体弱的患者尽量避免洗淋浴可能会起到部分预防效果。医院供水管道应保持循环流动，尽量避免不流动死角。喷雾治疗器及空调设备应定期消毒。医院中凡与呼吸道接触的水源均应采用无菌水。特别是对器官移植、ICU等病房要主动进行军团病杆菌监测，军团病杆菌数量增加或出现临床病例后，要及时追踪感染源，并对其进行消毒隔离处理。室内供水系统可采用高氯消毒法（每升水含1～2ppm游离氯）、提高水温（50～60℃）、紫外线消毒等方法。氯的消毒效果差，易腐蚀管道且有致癌的潜在危险，提高水温法有致烫伤的可能性。由于供水系统范围广，设备复杂，目前所用消毒方法并不理想，只在短期内可使军团病杆菌数量减少，很难达到长期根除军团病杆菌的目的。

（林世德）

参考文献

1. 李梦东，王宇明. 实用传染病学. 第3版. 北京：人民卫生出版社，2004.
2. Hilbi H, Jarraud S, Hartland E, *et al*. Update on Legionnaires' disease: pathogenesis, epidemiology, detection and control. Mol Microbiol, 2010, 76(1): 1-11.
3. Newton HJ, Ang DK, van Driel IR, *et al*. Molecular pathogenesis of infections caused by *Legionella pneumophila*. Clin Microbiol Rev, 2010, 23(2): 274-298.
4. Cunha BA. Legionnaires' disease: clinical differentiation from typical and other atypical pneumonias. Infect Dis Clin North Am, 2010, 24(1): 73-105.
5. Franco IS, Shuman HA, Charpentier X. The perplexing functions and surprising origins of *Legionella pneumophila* type Ⅳ secretion effectors. Cell Microbiol, 2009, 11(10): 1435-1443.
6. Cianciotto NP. Many substrates and functions of type Ⅱ secretion: lessons learned from *Legionella pneumophila*. Future Microbiol, 2009, 4(7): 797-805.
7. Carratalà J, Garcia-Vidal C. An update on *Legionella*. Curr Opin Infect Dis, 2010, 23(2): 152-157.
8. Pedro-Botet ML, Yu VL. Treatment strategies for *Legionella* infection. Expert Opin Pharmacother, 2009, 10(7): 1109-1121.
9. Joseph CA, Ricketts KD, Yadav R, *et al*. Travel-associated legionnaires disease in Europe in 2009, Euro Surveill, 2010, 15(41): 1-7.
10. Blyth CC, Adams DN, Chen SC. Diagnostic and typing methods for investigating *Legionella* infection. N S W Public Health Bull, 2009, 20(9-10): 157-161.
11. Levin AS. Nosocomial legionellosis: prevention and management. Expert Rev Anti Infect Ther, 2009, 7(1): 57-68.

第十三节　葡萄球菌感染

葡萄球菌感染（staphylococcal infection）是一组常见的细菌性疾病，可分为两类：一类是侵袭性疾病，包括皮肤软组织感染、败血症、心内膜炎、肺炎、脑膜炎及骨髓炎等；另一类是毒素性疾病，包括食物中毒、中毒性休克综合征及烫伤样皮肤综合征等。金黄色葡萄球菌（*Staphylococcus aureus*，简称金葡菌）与表皮葡萄球菌（*S. epidermidis*）在医院感染的病原谱中名列前茅，且常对多种抗菌药物耐药。

【病原学】

一、形态染色

葡萄球菌属（*Staphylococcus*）呈球形或稍呈椭圆形，直径1.0μm左右，排列成葡萄状。葡萄球菌无鞭毛，不能运动；无芽胞，除少数菌株外一般不形成荚膜。革兰染色为阳性。其衰老、死亡或被白细胞吞噬后，以及耐药的某些菌株可被染成革兰阴性。

二、培养特性

营养要求不高，在普通培养基上生长良好，在含有血液和葡萄糖的培养基中生长更佳，需氧或兼性厌氧，少数专性厌氧。28～38℃均能生长，致病菌最适温度为37℃，pH为4.5～9.8，最适pH为7.4。在肉汤培养基中24小时后呈均匀混浊生长，在琼脂平板上形成圆形凸起，边缘整齐，表面光滑，湿润，不透明的菌落。不同种的菌株产生不同的色素，如金黄色、白色及柠檬色。色素为脂溶性。葡萄球菌在血琼脂平板上形成的菌落较大，有的菌株菌落周围形成明显的全透明溶血环（β溶血），亦有不发生溶血者。凡溶血性菌株大多具有致病性。

三、生化反应

多数葡萄球菌能分解葡萄糖、麦芽糖及蔗糖，产酸不产生气。致病性菌株能分解甘露醇。

四、分类与分型

根据生化反应和产生色素不同，可分为金葡菌、表皮葡萄球菌及腐生葡萄球菌（*S. saparophytics*）三种。其中金葡菌多为致病菌，表皮葡萄球菌偶尔致病，腐生葡萄球菌一般不致病。60%～70%的金葡菌可被相应噬菌体裂解，表皮葡萄球菌不敏感。用噬菌体可将金葡菌分为4群25个型。肠毒素型食物中毒由Ⅲ和Ⅳ群金葡菌所致，Ⅱ群菌对抗生素产生耐药性的速度比Ⅰ和Ⅳ群缓慢很多。导致医院感染严重流行的是Ⅰ群中的52、52A、80和81型菌株。导致疱疹性和剥脱性皮炎的菌株经常是Ⅱ群71型。

五、抗原结构

葡萄球菌抗原构造复杂，已发现的在30种以上，其化学组成及生物学活性了解的仅少数几种。葡萄球菌细胞壁的基础成分是黏肽，并含有大量磷壁酸（teichoic acid），它构成菌体的表面抗原，能引起特异性抗体的形成，并可作为配基，使细菌黏附于黏膜上皮的受体上。胞壁表面还含有一种表面抗原，称葡萄球菌A蛋白（staphylococcal protein A，SPA），SPA可与血清中IgG的Fc片段非特异结合，从而降低抗体的调理作用。它与人及多种哺乳动物血清中的IgG的Fc段结合，因而可用含SPA的葡萄球菌作为载体，结合特异性抗体，进行协同凝集试验。SPA有抗吞噬作用，还有激活补体替代途径等活性。SPA是一种单链多肽，与细胞壁肽聚糖呈共价结合，是完全抗原，具属特异性。所有来自人类的菌株均有此抗原，动物源株则少见。

几乎所有金葡菌菌株的表面有荚膜多糖抗原的存在。表皮葡萄球菌仅个别是菌株有此抗原。SPA与荚膜抗原有抗吞噬作用。

六、毒素与酶

除金葡菌产生血浆凝固酶外，其余各种均不产生血浆凝固酶，统称为凝固酶阴性葡萄球菌（coagulase negative *Staphylococcus*，CNS）。致病性强的是金葡菌。致病性较弱且与人有关系的有表皮葡萄球菌菌、腐生葡萄球菌等10种左右，它们多数是条件致病菌。葡萄球菌能产生20多种酶类与毒素，大多对人体有害。主要酶类与毒素有：①血浆凝固酶具有凝血酶样作用，在凝固酶反应因子协助下，使血浆中的纤维蛋白原变成纤维蛋白，并附着在菌体表面，阻止巨噬细胞的吞噬，且有利于血栓形成；②透明质酸酶可溶解透明质酸，使感染扩散；③溶脂酶使皮肤表面的脂肪溶解，有助于细菌的入侵皮肤与皮下组织；④溶血素有4种（α、β、γ、δ），均可引起完全性溶血，α-溶血素还可损伤血小板、巨噬细胞与白细胞，使血管平滑肌收缩而导致局部组织缺血坏死；⑤杀白细胞素能破坏白细胞与巨噬细胞，细菌一旦被吞噬，仍能在其细胞内繁殖；⑥肠毒素已发现至少8种，它影响小肠水与离子转运，能通过胃肠道引起呕吐与腹泻；⑦表皮剥脱毒素可使宿主表皮浅层分离脱落；⑧金葡菌噬菌体Ⅱ群71型能产生红疹毒素；⑨中毒性休克综合征毒素(TSST-1)可诱发中毒性休克综合征(toxic shock syndrome,TSS)。

【流行病学】

金葡菌主要寄殖于鼻黏膜,腋下、腹股沟及会阴部等处,偶尔寄生于肠道、阴道及口咽部等;表皮葡萄球菌及腐生葡萄球菌则主要寄生于皮肤表面。

一、感染源

主要是带菌者和患者。人群带菌者相当普遍,在一般人群中约15%鼻咽部带菌,医护人员带菌率约30%以上,免疫缺陷者、ICU病房患者带菌率亦很高。持续带菌与间歇带菌均可见,且耐药菌株占一定比例。自身感染部位的金葡菌与鼻咽部携带的金葡菌分子生物学特点一致,说明金葡菌带菌者可引起自身感染。

二、传播途径

主要为受损伤的皮肤黏膜或吸入染菌尘埃,进食含肠毒素的食物亦可致病。病房中凡可引起尘埃飞扬的操作(如整理床铺),均易导致葡萄球菌的传播。接受各种留置导管(如静脉导管、气管导管、尿管留置等)较长者,外源性感染者增多,主要是耐甲氧西林金葡菌(methicillin resistant *S. aureus*,MRSA)。染菌手直接接触易感者为传播金葡菌感染的重要途径,在医院内尤为重要。

三、易感人群

医院中较易发生金葡菌感染的是有创伤、烧伤、营养不良、免疫缺陷、恶性肿瘤、肺部疾患、糖尿病及尿毒症患者,以及新生儿和老年人等。农民、工人及儿童因受伤机会多而易患金葡菌感染。人类对致病性葡萄球菌有一定的天然免疫力,病后亦能产生低水平的免疫力,但不能阻止反复感染。

四、流行特征

金葡菌以其存在的普遍性、其致病物质(酶类与毒素)及其疾病谱的多样性和对抗菌药物易产生耐药性,已成为细菌性感染的重要病原之一。金葡菌感染一般呈散发,亦可呈流行或暴发,后二者多为MRSA菌株或毒力强的菌株所致。全年均可发生,以夏秋季发病较多。目前CNS血培养细菌检出率逐年升高。其流行病学特点与金葡菌相似,某些手术科室(尤其是用塑料制品修复者)易发生此种感染。

【发病机制】

发病与否主要取决于葡萄球菌的毒力(主要是各种毒素与酶)与宿主免疫防御功能之间的关系。毒力强的菌株对于正常宿主,或低致病性菌株对于免疫缺陷的宿主,均可导致感染。某些感染过程中还有Ⅰ、Ⅳ型变态反应的参与。

宿主对金葡菌的防御机制主要是非特异性的。少量细菌越出寄居范围侵入深部组织,中性粒细胞、巨噬细胞和血清因子可迅速将病原及炎症局限化,导致局部感染,甚至化脓和脓肿形成。在少数情况下,如挤压疮疖破坏了局部防御功能,为细菌入侵与扩散创造了条件,导致金葡菌侵入血循环而引起败血症、器官感染及迁徙性病灶。

金葡菌感染的常见诱因有:①皮肤损伤,如各种伤口、烧伤、压疮及皮肤病等;②呼吸道损伤,如麻疹、流感、肺部手术后,气管插管及气管切开等;③白细胞缺陷,如中性粒细胞减少、糖尿病所致白细胞功能缺陷等;④其他因素,如体液免疫缺陷(低球蛋白血症、IgM减少等)、药物(广谱抗菌药物、肾上腺皮质激素等)治疗、放射治疗及各种诊断治疗操作(如人工瓣膜、人造血管、起搏器及内镜等)所致损伤。医疗器械作为一种异物存在,是发生感染的重要诱因。如国外某实验发现正常宿主发生皮肤感染的金葡菌量是$10^6 \sim 10^7$个,而在有异物(如伤口缝线)存在时少于10^2个金葡菌即可发生感染,认为与异物所致慢性炎症病灶有关,这是一种细菌生物膜感染的表现。

【病理改变】

化脓性炎症及脓肿形成是葡萄球菌感染的典型病理变化。无论是皮肤软组织局部病变,还是全身某一器官的病变,均基本相似。在入侵部位,葡萄球菌在大量繁殖的同时,产生各种毒素与酶类,并形成病理损害;受感染宿主在病理损害的刺激下,中性粒细胞与巨噬细胞进入葡萄球菌所在部位吞噬细菌,使病灶局限化,最终呈现化脓性炎症的特点。在此基础上,局部尚有小血栓形成,纤维蛋白沉积以及血供障碍,最终组织坏死与液化,直至形成脓肿。其他病变还有猩红热样皮疹、烫伤样皮肤病变等。

【临床表现】

一、与葡萄球菌毒素有关的疾病

（一）胃肠炎

金葡菌肠毒素产生株可引起两种胃肠炎，一种是进食含肠毒素食物引起的食物中毒，另一种是抗菌药物应用后所致的抗生素相关性肠炎。

金葡菌污染食物后大量繁殖并产生肠毒素。肠毒素耐高温，100℃ 30分钟只能杀灭金葡菌而不能破坏其肠毒素。临床症状系肠毒素所致，进食1～6小时（平均2～3小时）后突然出现恶心、呕吐、中上腹痛，继以腹泻，呈水样或稀便。恶心与呕吐最为突出，呕吐物可为胆汁性，剧烈吐泻可致脱水及虚脱。极少数患者可有发热。多数患者一般在数小时至1日内迅速恢复。

抗生素相关性肠炎多见于应用抗菌药物（如克林霉素、部分头孢菌素类等）者，进行肠道手术的老年患者及慢性病患者。人群中约为10%～15%有少量金葡菌寄居于肠道，当优势菌如脆弱类杆菌、大肠埃希菌等因药物的应用被抑制或杀灭后，耐药的金葡菌乘机繁殖并产生肠毒素而引起腹泻。轻者每日2～3次，重者30余次，为黄绿色稀便，病重者含血液、黏液及伪膜。腹痛一般不显著，可伴呕吐。吐泻严重者可致脱水、电解质紊乱及血尿素氮增高。

（二）葡萄球菌中毒性休克综合征

详见本书第二十五章第七节（中毒性休克综合征）。

（三）烫伤样皮肤综合征（staphylococcal scalded-skin syndrome，SSSS）

本病常见于儿童，5岁以下占90%以上，尤以新生儿及婴儿多见。感染灶以体表化脓性感染占绝大多数。致病菌主要是噬菌体Ⅱ群金葡菌，其产生的红疹毒素和剥脱性毒素可导致皮肤红斑及表皮剥脱。全身症状重，发热高；先于面部出现弥漫性红斑，迅速蔓延至躯干及四肢，皮损处有触痛，表皮浅层起皱、剥脱或引起松弛大疱，伴轻度渗出液，Nikolsky征阳性（即轻擦皮肤可致剥离），恢复期出现脱屑。

葡萄球菌猩红热属本征的轻型。起病急，有短期发热；充血、扁桃体肿大、口周苍白圈及Pastia线，分别占30%左右。皮疹为猩红热样，可伴斑疹、丘疹及轻度水肿等，多为全身分布，少数以病灶为中心向外扩展。恢复期一般无脱屑。

二、与葡萄球菌入侵及播散有关的疾病

（一）皮肤与软组织感染

大多数为金葡菌所致，少数为表皮葡萄球菌所致。主要有毛囊炎、疖、痈、脓疱疮、甲沟炎、外耳炎、海绵窦血栓形成、麦粒肿、伤口感染、压疮感染、蜂窝织炎、乳腺脓肿及肛周脓肿等。

（二）败血症

葡萄球菌是败血症的常见致病菌，以金葡菌败血症多见，表皮葡萄球菌败血症较少，但近年来后者有增多趋势。入侵门户主要为皮肤，40%～50%患者在发生败血症前有某种皮肤感染灶；部分患者的原发病灶为肺炎、骨髓炎及尿路感染等；病原菌亦可经静脉输注途径直接进入血循环。部分患者可无明确原发感染灶。起病多急，出现寒战、弛张热或消耗热型、关节痛，常有肝脾大；虽有严重毒血症症状，而感染性休克的发生率较革兰阴性杆菌败血症为低。少数病例可有瘀点，有的可见荨麻疹和猩红热样皮疹。脓疱疹发生率虽低，一旦出现，有辅助诊断意义。约半数患者病程中出现迁徙性损害或脓肿，主要为皮下脓肿、肺炎和胸膜炎、化脓性脑膜炎、肾脓肿、关节脓肿、肝脓肿及心内膜炎等。金葡菌败血症时肺部病变常较突出，约占半数病例，表现为咳嗽、咯脓血痰、胸痛和气急。胸部X线示两肺中下野有多数斑片状影或早期出现胸水和气胸。

（三）心内膜炎

可因金葡菌败血症使正常或受损的瓣膜受累，或人工心脏瓣膜置换术、人工起搏器、心内手术及静脉输液或输注药物污染本菌所致。静脉吸毒者可发生。由表皮葡萄球菌引起者已占相当比例。心内膜炎大多呈急性经过，起病急，有寒战、高热及毒血症症状。因常发生于心脏原来正常的患者，故早期可无杂音。一般波及主动脉瓣，静脉药瘾者则常累及右心与三尖瓣。皮肤和黏膜瘀点出现率远较草绿色链球菌所致者为少；肾、脑、眼底等的栓塞症状亦不多见。早期即可有心功能不全，较易发生心肌、心包、脑、脑膜、肾及肺等处的脓肿或化脓性栓塞。至于表皮葡萄球菌心内膜炎多发生于人工心脏瓣膜置换术后，偶可发生于有病的心脏，如风湿性心瓣膜病、先天性心脏病及动脉硬化性心脏病等，大多呈亚急性临床经过。心

脏超声可探测到瓣膜赘生物，有助于诊断。

（四）肺炎及脓胸

葡萄球菌肺炎约占细菌性肺炎的5%，病原菌绝大多数为金葡菌。可分为原发（吸入）性及继发（血源）性两类。金葡菌不易侵入完整的呼吸道黏膜。呼吸道感染时黏膜受损，为金葡菌入侵创造了有利条件。机械通气与气管切开亦可使细菌直接介入下呼吸道。患者以婴幼儿多见。病情发展多迅速，可有寒战、高热、呼吸困难、发绀、胸痛等，咳淡黄或橙红色稠痰，而肺部无明显实变体征，与病情不平行。可短期内出现呼吸、循环衰竭。胸部X线可见多发性炎症阴影或脓肿、蜂窝状改变及肺大泡形成等。脓胸往往继发于肺炎或肺脓肿，胸部手术后亦可并发脓胸。

（五）脑膜炎

在各种化脓性脑膜炎中由金葡菌引起者仅占1%～2%。多见于2岁以下，但成人亦占一定比例。多有肺部感染、疖肿（特别是面部疖肿并发海绵窦血栓性静脉炎、中耳炎、乳突炎或鼻窦炎等）或头面部外伤或手术，部分在败血症或心内膜炎基础上发展而成。起病较缓，发热伴持久而剧烈的头痛，颈强直较一般脑膜炎明显。病初常可见到瘀点或荨麻疹，有时可见猩红热样皮疹及小脓疱。易伴发肺炎。早期脑脊液清浊不一，初起脑脊液中白细胞总数可低于$1\times10^9/L$，因此早期可误诊为乙型脑炎及结核性脑膜炎等。

（六）尿路感染

表皮葡萄球菌及其他凝固酶阴性葡萄球菌尿路感染常见于尿路阻塞或留置导尿管的老年住院患者，一般无症状，移除导管后其病原菌即自行消失；但在少数情况下也可出现症状而需抗菌药物治疗。腐生葡萄球菌尿路感染在国外较常见，多见于女性，常累及上尿路，或导致膀胱炎。金葡菌可通过两种途径引起尿路感染：一是在败血症时侵入肾皮质，二是在下尿路病变或留置导管的基础上引起下尿路感染。

（七）骨及关节感染

骨髓炎多见于儿童及青年，男多于女。一般继发于外伤感染后，发生于小腿者较多，表现为局部疼痛、活动受限；继而出现局部肿胀、发红、发热，伴体温升至39℃以上、乏力及全身疼痛等毒血症症状。椎骨骨髓炎大多见于成人，除局部疼痛外，常无其他症状，因而不易诊断。金葡菌关节炎各年龄均有发生，可累及正常或已有病变的关节，或发展为关节脓肿。类风湿关节炎患者长期应用肾上腺皮质激素时，其罹病关节易受到金葡菌的侵犯，所致感染与类风湿关节炎重新发作不易区别；关节穿刺液的涂片和培养有助于诊断。

此外，还可表现为肝脓肿，脑脓肿等，请参阅相应章节。

【实验室检查】

一、血常规

白细胞总数及中性粒细胞显著增高，可有核左移。年老体弱、儿童或机体反应较低者白细胞可以不高。金葡菌败血症患者白细胞总数明显增高和降低者，提示感染严重，预后不良。

二、病原学检查

对病灶处的脓性分泌物可作直接涂片镜检，根据细菌形态、排列和染色性质作出初步诊断。

疑为败血症和心内膜炎者应常规做血培养。应用抗菌药物前，在寒战、高热时取血2～3次，每次间隔15～20分钟，采血量不少于5ml，连续采血2日。据调查，每次多采血1ml，可提高阳性率3%。有人统计在应用抗菌药物前培养1次的阳性率为80%，2次的阳性率为90%，3～4次的阳性率可达95%～98%以上。已用抗菌药物者则阳性率降至40%左右，但在每日高热时仍需取血培养2～3次。如培养出表皮葡萄球菌，不可轻易认定为污染，特别是两次以上获得同一表皮葡萄球菌，则更可明确诊断。由于广泛应用抗生素的影响，L型金葡菌感染有所增多，普通培养往往阴性，从而导致漏诊。一组报告采用L型细菌培养法（即高渗培养）诊断小儿金葡菌败血症21例，其中常规血培养仅1例阳性。

从其他体液中亦可培养出金葡菌，如脑膜炎患者的脑脊液、肺炎患者的痰液、TSS患者的阴道及宫腔或其他感染部位分泌物和骨髓炎患者的局部分泌物，均有分离出致病菌的机会。

三、血清学检查

当临床疑诊金葡菌败血症及心内膜炎时，而血培养多次阴性者，可作血清磷壁酸抗体检测。磷壁酸抗体一般于感染后7～12日出现，治疗后2～4周效价下降，于2～5个月消失。除浅表感染时多为阴性外，其他金葡菌感染者的阳性率均高，如金葡菌心内膜炎患者中约 90% 为阳性，假阴性率为 5% ～10%，假阳性率为 2% ～3%。磷壁酸抗体的应用及意义为：①疑诊金葡菌心内膜炎而血培养阴性者，如抗体阳性，可确诊；②深部金葡菌感染难以作培养者，抗体阳性可确诊，但阴性不能排除金葡菌感染；③判断抗菌药物对心内膜炎的疗效，有效时抗体滴度迅速降低；④判断复发，复发时抗体滴度骤然增高。

四、PCR

PCR 灵敏度高，特异性强，将 PCR 扩增与基因序列测定相结合，可极大降低假阳性率。

【诊断与鉴别诊断】

在金葡菌皮肤软组织感染中，局限性感染如疖、痈、脓疱疮等一般不难诊断。

烫伤样皮肤综合征应与药物引起的中毒性表皮坏死松解症（drug-induced toxic epidermal necrolysis，DTEN）相鉴别，后者系药物所致，病前有用药史，多见于成人，皮疹为全身性，皮肤触痛轻，而黏膜同时受累，病程长，可持续 1 ～3 周，对抗菌药物无效，大剂量肾上腺皮质激素有效，病死率较高。

葡萄球菌猩红热主要应与猩红热鉴别，本病病前多有体表化脓性感染，较少出现猩红热常见的软腭黏膜疹、草莓舌、口周苍白及颈淋巴结肿大，皮肤脱屑更少见，皮疹形态以潮红充血疹多见，而猩红热以潮红充血疹加鸡皮疹多见，感染部位分泌物培养可提供有力的鉴别依据。

全身性及内脏金葡菌感染有时不易诊断，出现以下情况者应高度警惕：①病前有明显的金葡菌感染诱因，如皮肤和黏膜损伤、免疫功能缺陷、长期应用广谱抗菌药物及肾上腺皮质激素等药物，或有不洁饮食史、污染手术史及注射史等；②由于金葡菌致病性强，临床表现如毒血症症状较重，且发展较快；③金葡菌感染容易形成迁徙性损害，一般为局部脓肿，其中在皮肤及皮下者较易发现，而深部脓肿则较隐蔽，一经发现，有助于诊断；④金葡菌常对多种抗菌药物耐药，如使用一般抗菌药物疗效不佳，亦应注意金葡菌感染的可能。

【治疗】

严重葡萄球菌感染的治疗包括加强支持疗法，引流脓液及选用适当抗菌药物等综合措施。

一、一般治疗

引流脓液、清除异物是进行抗菌治疗的先决条件。表浅感染在自行穿破或切开排脓后迅速痊愈，一般无需采用抗菌药物。深部脓肿可采用体位引流，而骨髓炎有脓肿时必须切开引流。应用人工心脏瓣膜或静脉插管者如伴发金葡菌感染，则需置换瓣膜或拔除相关导管。

针对不同临床表现，采用支持疗法，如纠正休克、酸中毒、水和电解质紊乱，监测心、肺、肾功能等。

肾上腺皮质激素的使用与否宜权衡利弊，除非有严重毒血症，并与敏感抗菌药物合用，一般以不用为妥。对伴有低丙种球蛋白血症者可用丙种球蛋白。

抗菌药物对复发性疖、痈缺乏疗效，可采用自身菌苗小量多次注射，或金葡菌菌体蛋白-类毒素混合菌苗注射。混合菌苗有免疫和脱敏作用，对金葡菌所致各种皮肤软组织感染有相当疗效。

二、病原治疗

除腐生葡萄球菌外，金葡菌及表皮葡萄球菌对多种抗菌药物耐药，故有必要针对其耐药特点选用敏感的抗菌药物。金葡菌耐药有三种情况。

（一）质粒介导的耐药性

大部分金葡菌菌株能产生 β-内酰胺酶，可破坏多数青霉素类，而耐青霉素酶青霉素如甲氧西林及异噁唑青霉素类则不受影响。其中氯唑西林对葡萄球菌的抗菌活性，比甲氧西林强 50%。

（二）染色体介导的耐药性

此类金葡菌对耐酶青霉素，如对甲氧西林耐药，则称 MRSA。MRSA 往往对多数 β 内酰胺类抗生素交叉耐药，并常对氨基糖苷类、大环内酯类、四环素类、氯霉素及克林霉素等同时耐药，即存在多重耐药性。但对万古霉素、利福平、米诺环素及磷霉素等仍敏感。尽管目前耐万古霉素的金葡菌不多，但其对 MRSA 抑菌圈有逐渐缩小现象，其前途堪忧。一般认为耐药菌的青霉素结合蛋白发生改变，在耐药机制中起着重要作用。国内此类菌株有增多趋势，尤以大医院多见，可占金葡菌感染的 20% ～50% 或更多。

万古霉素治疗 MRSA 过程中，金葡菌对万古霉素逐渐产生耐药性，2002 年发现了耐万古霉素金葡菌（vancomycin resistant *S. aureus*，VRSA）。

按照美国临床实验室标准化研究所2006年出版的M100S16操作手册中的判定标准，对于金葡菌，万古霉素的最小抑菌浓度（MIC）≥16μg/mL为耐药。细菌细胞壁增厚是VRSA产生的主要机制。此外，调节基因的改变、青霉素结合蛋白改变、水解酶和自溶酶活性降低、基因突变率提高和van基因转移等亦与VRSA的产生机制有关。

耐甲氧西林凝固酶阴性葡萄球菌（MRCNS）作为MRSA和CNS家族中的一员，药敏结果显示CNS多数为MRCNS，且多重耐药，已成为医院革兰阳性菌感染的主要病原菌之一。

（三）青霉素耐受性

某些金葡菌菌株对β-内酰胺类及万古霉素等耐药，表现为最低抑制浓度（MIC）不变，而最低杀菌浓度（MBC）增高。据认为MIC与MBC的分离现象系因其自溶酶减少所致。

此外，部分金葡菌被单核-吞噬细胞吞噬后，可继续存活，影响抗菌药物的作用。L型金葡菌对作用于细胞壁的抗菌药物耐药。

（四）抗菌药物选用

选用抗菌药物时，应根据药敏试验选用适当抗菌药物。葡萄球菌大多对青霉素耐药，不宜选用。MRSA对β-内酰胺类抗生素、氨基糖苷类、红霉素、喹诺酮类药物及四环素耐药严重；对MSSA、MRCNS和对甲氧西林敏感凝固酶阴性葡萄球菌（MSCNS）对常用抗生素耐药更为严重，尤其对青霉素类抗生素，耐药率高达80%～100%。MRSA、MSSA、MRCNS、MSCNS等多数对万古霉素、替考拉宁、利奈唑胺敏感，特别是万古霉素适合作为首选用药。VRSA则应选用替考拉宁、利奈唑胺、达福普汀和达托霉素等。对有全身症状的皮肤软组织感染，可选用复方新诺明口服；局部可酌用莫匹罗星（mupirocin）制剂，但临床已有莫匹罗星高水平耐药菌株出现。

败血症、脑膜炎的疗程多需3周以上；心内膜炎、骨关节感染的疗程通常在4～6周。

应给予治疗的金葡菌慢性带菌者有：①复发性金葡菌皮肤感染（如疖肿）伴鼻腔带菌者；②手术前发现的金葡菌带菌者；③需接触免疫缺陷患者，新生儿及手术患者的医护人员中的金葡菌带菌者。由于金葡菌患者带菌状态不易清除，故应采取综合措施，包括注意个人卫生，常洗澡并使用杀菌香皂，鼻前庭用杀菌软膏，仍无效者可用利福平加复方SMZ-TMP连服5日，再感染时可重复使用。局部还可涂用新霉素、杆菌肽或莫匹罗星软膏。

【预后】

皮肤软组织感染、食物中毒、尿路感染及骨髓炎等预后良好。败血症在有效药物处理下病死率仍高，约30%。因脑膜炎死亡者可达50%～60%。治疗早晚对肺炎患者的影响较大，在积极治疗下病死率为15%～20%，否则可达50%左右，幼儿和老年者的预后较差。对同一部位感染而言，MRSA所致者的预后比敏感菌所致者差，原因是抗感染效果差，病死率高。TSS的病死率约3%～6%。

【预防】

由于对葡萄球菌致病机制并不完全清楚、流行特征亦未充分阐明，针对性措施尚不十分完善，所以预防葡萄球菌感染仍然是相当棘手的公共卫生问题。对葡萄球菌感染发生和发展的预防应为综合性措施：①保持皮肤清洁，避免创伤；②做好病房消毒隔离工作，防止金葡菌交叉感染；③合理处理医护人员中的金葡菌带菌者，必要时调离工作；④及早发现感染灶，按需要给予适当抗菌药物，并施行必要的手术如切开引流、排脓等；⑤对疮疖忌挤压或挑刺，头面部尤应注意；合理应用肾上腺皮质激素、广谱抗菌药物及各种导管、插管等；⑥加强慢性病及重危患者的支持疗法，减轻免疫缺陷的负面影响，并增强机体防御功能。

（王宇明　何登明）

参考文献

1. 顾觉奋，李振国. 耐万古霉素金葡菌及抗VRSA感染药物的研究进展. 抗感染药学，2009，6（2）：73-76.
2. 邓丽华，胡莉萍，许美荣. 金黄色葡萄球菌对莫匹罗星高水平耐药的研究. 中华医院感染学杂志，2012，22（7）：1449-1451.
3. 郭艳立，田立伟. 医院葡萄球菌耐药性研究. 吉林医学，2013，34（21）：4300.
4. 温裕庆，俞积贵，邱健钦，等. 莫匹罗星软膏治疗烧伤创面金黄色葡萄球菌感染40例比较分析. 福建医药杂志，2010，32（3）：130-131.
5. Dunn BS，Tice AD，Hurwitz EL，*et al*. Knowledge and perceptions about community-acquired staphylococcal infections among health care workers in Hawaii. Hawaii J Med Public Health，2013，72（9）：311-316.

6. Iwamoto M, Mu Y, Lynfield R, *et al*. Trends in invasive methicillin-resistant *Staphylococcus aureus* infections. Pediatrics, 2013, 132(4): e817-824.
7. Szczuka E, Grabska K, Trawczyński K, *et al*. Characterization of SCCmec types, antibiotic resistance, and toxin gene profiles of *Staphylococcus aureus* strains. Acta Microbiol Immunol Hung, 2013, 60(3): 261-270.
8. Lowy FD. Methicillin-resistant *Staphylococcus aureus*: where is it coming from and where is it going? JAMA Intern Med, 2013, 173(21): 1978-1979.
9. Chan BC, Maurice P. Images in clinical medicine. Staphylococcal toxic shock syndrome. N Engl J Med, 2013, 369(9): 852.

第十四节　伤　　寒

伤寒(typhoid fever)系伤寒沙门菌(*salmonella typhi*)感染所致经消化道传播的一种全身性细菌性感染病。临床特征为持续发热、表情淡漠、相对缓脉、玫瑰疹、神经系统中毒症状与消化道症状、肝脾大及白细胞减少等,有时可出现肠出血及肠穿孔等严重并发症。在发明和使用氯霉素治疗前,伤寒是一种严重的致死性感染病。在美国及欧洲等发达国家,由于清洁用水与良好卫生设施的提供,伤寒的发病率从20世纪60年代起一直维持在低水平。在发展中国家,伤寒仍然是一种严重的公共卫生问题。伤寒沙门菌可通过污染水源与食物暴发流行,威胁民众身体健康。

【病原学】

伤寒沙门菌属肠杆菌科沙门菌属D组,革兰染色阴性,有鞭毛,能运动,无荚膜,不形成芽胞,大小(0.6~2)μm×(2~3)μm。在普通培养基能生长,但在含胆汁的培养基中更佳。不产生外毒素,菌体裂解释放出内毒素。本菌具有菌体细胞壁脂多糖抗原(O抗原)及鞭毛抗原(H抗原),可刺激机体产生特异性IgM与IgG抗体。绝大多数伤寒沙门菌包膜中有多糖毒力(polysaccharide virulence)抗原(Vi抗原)。Vi抗原具有抗吞噬作用,能抵抗单核-吞噬细胞吞噬后的杀灭作用,与传染性和毒力增加相关,缺乏Vi抗原的伤寒沙门菌亦可导致该病。近年来我国发现的对氯霉素或多种抗菌药物抵抗的耐药伤寒菌株,多属于噬菌体分型的M1型并携带有可传递性耐药性质粒,伤寒沙门菌的多重耐药性亦可通过pHCM1质粒传递。在1987年,我国曾发生过由对氨苄青霉素、复方新诺明及氯霉素等一线抗菌药物耐药的伤寒菌株引起的耐药伤寒暴发流行。伤寒沙门菌对干燥、寒冷的抵抗力较强,能在干燥的污物、水和食物中存活2~3周,在污染的蛋与冰冻蚌中亦可存活数周(图17-14-1)。

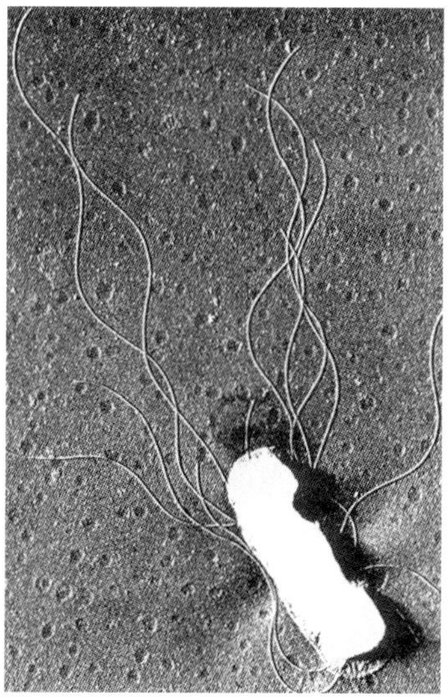

图17-14-1　伤寒杆菌(电镜)

【流行病学】

一、传染源

为带菌者与感染者。带菌者可分为:①潜伏期带菌者;②暂时带菌者,指恢复期排菌但在3个月内停止者;③慢性带菌者,指恢复期排菌超过3个月者。原先有胆石症或胆囊炎等慢性胆道系统疾病的女性或老年患者容易变为慢性带菌者,少数患者可终身排菌,是伤寒不断传播甚至流行的主要传染源。典型伤寒患者在病程2~4周排菌量最大,每克粪便含菌量可达数十亿个,传染性强。轻型患者难以及时诊断、隔离,向外界环境排菌的可能性大。

二、传播途径

经粪-口途径传播。水源被污染是传播伤寒的最主要途径,常可引起暴发流行。蔬菜、水果与食物等被污染是传播伤寒的主要途径,有时可引起食物型的暴发流行。日常生活密切接触传播是导致伤寒散发流行的主要原因;苍蝇和蟑螂等媒介可机械性携带伤寒沙门菌引起散发流行。同性恋者之间通过粪-口途径相互传播。公共卫生条件、生活环境与个人卫生习惯是影响伤寒发生与流行的重要因素。

三、易感人群

人群对伤寒普遍易感,病后可获得持久的免疫力,很少再次发病。伤寒与副伤寒之间没有交叉免疫。近年研究发现,人群对伤寒的易感性与宿主 HLA 等相关基因多态性有关,HLA-DRB1 * 03011618、HLA-DQB1 * 0201-3 及肿瘤坏死因子-α(TNF-α)(TNFA * 2-308)等与伤寒高易感性密切相关,而 HLA-DRQB1 * 04、HLA-DQB1 * 0401/2 及 TNA * 1(-308)与伤寒低危险性密切相关。

四、流行特征

伤寒呈全球分布,地区性流行,在卫生条件较差的发展中国家常发生流行,甚至暴发流行。在2000年,据估计全球共有伤寒病例2170万,死亡216 500人;在2010年,据估计全球共有伤寒病例达2690万,住院患者的病死率约为1%。按伤寒年发病率高低,全球分为高、中、低流行区。在高流行区,年发病率大于100/10万人,如中南亚、东南亚与南部非洲国家;2010年撒哈拉以南的非洲国家,伤寒年发病率为725/10万人、年病死率为7/10万人。中等流行区,年发病率介于10~100/10万人,如亚洲与非洲的其他地区、拉丁美洲与大洋洲除外澳大利亚和新西兰的其他国家。剩下的国家为低流行区,年发病率低于10/10万人,其中欧洲与美国年发病率低于0.1/10万人。在美国,1994年至1999年共报道伤寒1393例,其中74%的病例系前往发展中国家旅游时受到感染。我国大陆地区伤寒与副伤寒发病率呈逐年下降趋势,年发病率低于10/10万人,但仍是我国较常见的急性肠道感染病,2010年与2011年报道的伤寒、副伤寒分别为14 041例与11 798例。本病可发生于任何季节,但以夏秋季多见。由于暴露机会的不同,发病以学龄期儿童和青年多见。2010年全球数据显示:5岁以下儿童伤寒病例数占全部伤寒病例数的57.7%;5岁以下儿童与5岁以上人群的伤寒年发病率在非洲地区分别为2552.3/10万人和366.6/10万人,在南亚地区分别为2104.1/10万人和187.0/10万人,在东亚与东南亚国家分别为180.3/10万人及22.0/10万人(图17-14-2)。

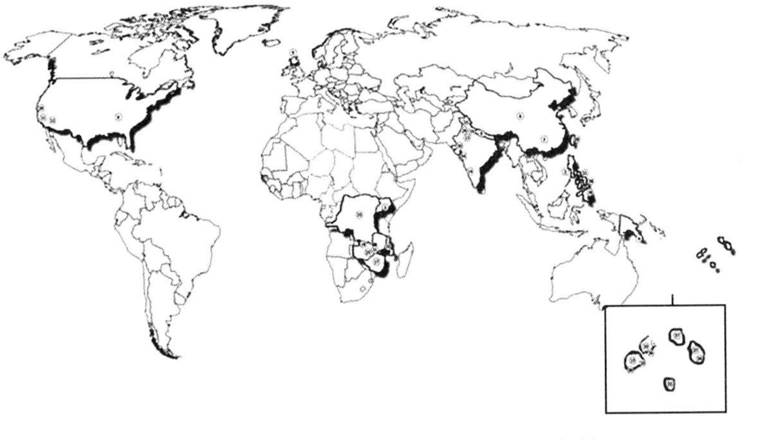

图17-14-2 2008—2013年全球伤寒暴发流行情况

【发病机制】

人体摄入被污染的水或食物感染伤寒沙门菌后,是否发病取决于伤寒沙门菌的数量和致病性以及宿主的防御水平与宿主相关基因多态性。当胃酸pH小于2时伤寒沙门菌很快被杀灭。伤寒沙门菌摄入量超过10^3个就可引起感染,达10^5个以上才能引起发病,超过10^7个或更多时将引起典型的疾病经过。

摄入伤寒沙门菌后,如果有部分伤寒沙门菌未被胃酸杀灭,它们将到达回肠下段。伤寒沙门菌首先通过与一种上皮细胞受体(囊纤维化跨膜传导调节蛋白)相互作用附着于回肠末端肠黏膜上皮细胞,穿过黏膜上皮屏障,侵入集合淋巴结(peyer's patches)繁殖形成初发病灶,并使肠壁淋巴结致敏,然后进一步侵犯肠系膜淋巴结经胸导管进入血循环,形成第一次菌血症,此阶段患者并无症状,相当于临床上的潜伏期。伤寒沙门菌在血中被单核-吞噬细胞吞噬，但不被杀灭，随着血流进入肝、脾、胆囊、肾和骨髓后继续大量繁殖，再次进入血流引起第二次严重菌血症，并释放大量内毒素，产生发热、全身不适等临床症状，出现皮肤玫瑰疹和肝、脾大等，此时相当于病程的第1～2周。病程第2～3周，伤寒沙门菌继续随血流播散至全身器官与皮肤等处，经胆管进入肠道随粪便排出，经肾脏随尿液排出。随胆汁进入肠道的伤寒沙门菌，部分穿过小肠黏膜再度侵入肠壁淋巴组织，在原已致敏的肠壁淋巴组织中产生严重的炎症反应和单核细胞浸润（Ⅳ型变态反应），引起肠黏膜坏死，坏死组织脱落而形成溃疡，若累及血管可引起出血，若侵犯肌层和浆膜层时，可引起肠穿孔。此外，伤寒沙门菌也可在其他组织引起化脓性炎症，如骨髓炎、心包炎、肾炎、胆囊炎及脑膜炎等。病程第2周开始，人体产生的免疫力逐渐加强，表现为细胞免疫和体液免疫功能增强，产生的特异性抗体可中和血中游离的伤寒沙门菌。活化的辅助性T细胞（T细胞）及其释放的细胞因子如白细胞介素（IL）、干扰素（IFN-γ）及特异性抗体作用于单核-吞噬细胞系统使其吞噬作用大大增强，从而杀灭细胞内的伤寒沙门菌。伤寒沙门菌从血流和脏器中逐渐消失，肠壁溃疡愈合，临床上于恢复期。少数病例可能由于免疫功能不足等原因，潜伏期体内的伤寒沙门菌可再度繁殖并侵入血流引起复发。

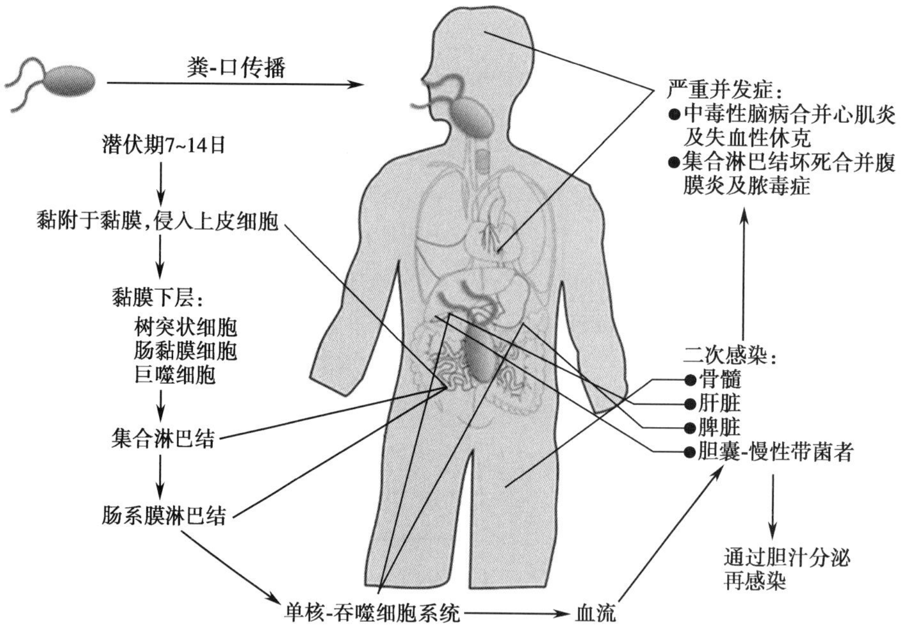

图17-14-3　伤寒杆菌的发病机制

【病理改变】

伤寒的主要病理特点是全身单核-吞噬细胞系统的增生性反应，以肠道最为显著。病程第1周，肠壁淋巴组织增生出现髓样肿块呈纽扣样突起，其中回肠末端的集合淋巴结和孤立淋巴结最为显著，其他部位的淋巴结、脾脏、骨髓、肝窦星形细胞亦呈增生。病程第2周，肠壁淋巴组织的病变加重，局部出现坏死，形成黄色结痂。病程第3周，结痂脱落形成溃疡，溃疡可波及病变部位血管并可深入肌层与浆膜层引起肠出血与肠穿孔。病变部位多位于回肠末端且最为严重，故穿孔多见于回肠末端。溃疡多呈椭圆形或圆形，沿肠纵轴排列，周围肠黏膜充血。病程第4～5周，溃疡愈合，不留瘢痕，也不引起肠道狭窄。

镜下检查，上述病变的显著特征是炎症细胞的浸润以巨噬细胞为主而无中性粒细胞。巨噬细胞具有强大的吞噬能力，吞噬伤寒沙门菌、淋巴细胞、红细胞及细胞碎片，称为“伤寒细胞”（typhoid cell）。伤寒细胞聚积成团，形成小结，称为伤寒肉芽肿（typhoid granuloma）或伤寒小结（typhoid nodule），是伤寒的相对特征性病变，有助于病理诊断。伤寒小结多见于肠壁，肝、脾、骨髓等单核-吞噬细胞丰富的器官。玫瑰疹的镜下检查见单核细胞浸润及毛细胞血管扩张，有时可见伤寒沙门菌。

【临床表现】

潜伏期长短与感染的细菌量有关，范围为2～60日，一般为7～14日。

一、典型伤寒

临床经过分4期，自然病程4～5周。

（一）初期

病程第1周。起病大多缓慢，发热，体温呈阶梯形上升，在3～7日内逐步到达高峰，可高达39～40℃。少有寒战，出汗不多。还可伴有乏力、头痛、咳嗽、恶心、呕吐、食欲减退，轻度腹泻或便秘等全身症状。右下腹可有轻压痛。

（二）极期

病程第2～3周。常有伤寒的典型表现，稽留高热，表情淡漠、呆滞、反应迟钝（伤寒面容）等神经系统中毒症状，相对缓脉，玫瑰疹，肝脾大，可出现肠出血与肠穿孔。

（三）缓解期

病程第4周。体温弛张下降，神经、消化系统症状减轻并逐渐消失，肿大的脾脏开始回缩。仍有可能出现肠出血，肠穿孔等并发症。

（四）恢复期

病程第5周，体温正常，神经、消化系统症状消失，肝脾恢复正常。

二、临床类型

（一）轻型

发热38℃左右，全身毒血症状轻，病程短，1～3周可恢复健康，由于临床特征不典型，容易出现漏诊或误诊。

（二）普通型（典型）

具有上述典型临床过程。

（三）暴发型

急性起病，全身毒血症状严重，高热或体温不升，常见休克，中毒性脑病、中毒性心肌炎、中毒性肝炎、DIC等，如能早期诊断，及时积极抢救，仍可治愈。

（四）延迁型

起病初期的表现与普通相似，但发热可持续5周以上至数月之久，弛张或间歇热型，肝脾大较显著。

（五）逍遥型

发热与毒血症状不明显，患者照常生活、工作而不易察觉，部分患者直至发生肠出血或肠穿孔才被诊断。

三、老年伤寒的特点

体温多不高，临床表现多不典型，神经系统与心血管系统症状严重，易并发支气管炎和心功能不全，常并发持续的肠功能紊乱及记忆力减退。病程迁延，恢复慢，病死率较高。

四、儿童伤寒的特点

年龄越小，临床表现越不典型。学龄期儿童症状与成人类似，但以轻型或顿挫型较多见。起病较急，多呈弛张热或不规则热，相对缓脉与重脉不明显，中毒症状较轻，玫瑰疹亦较少见，而呕吐、腹泻、便秘等消化道症状较多见，肝脾大、且肝大突出而常见。外周血白细胞计数常不减少，少数儿童在病程初期甚至可出现白细胞计数增多。病程一般较短，有时仅2～3周自然痊愈。并发症以支气管炎和支气管肺炎为多，肠出血与肠穿孔较少见。

五、再燃与复发

部分患者于缓解期，体温开始下降但还没有下降到正常时，体温又重新升高，持续5～7日后才回到正常，称为再燃。再燃的发生可能是与伤寒沙门菌菌血症尚未得到完全控制有关。有效和足量的抗菌药物治疗可减少或杜绝再燃。少数患者在体温降至正常后1～3周，再度出现临床症状，称为复发。复发的发生可能是与病灶内的细菌未被完全清除，当机体免疫力降低时，伤寒沙门菌再度繁殖，重新侵入血流有关。复发症状一般较轻，如果治疗不恰当，病情亦可严重。

【并发症】

一、肠出血

为常见的严重并发症，发生率2%～15%，常发生于病程第2～3周。大量出血时可导致失血性休克。病程中饮食不当是肠出血的主要诱因，如过量饮食、进食过多粗纤维或不易消化的食物；此外，过度用力排便、灌肠压力过高及不注意卧床休息等亦是肠出血的重要诱因。

二、肠穿孔

最严重的并发症，发生率1%～4%，常发生于病程第2~3周。肠穿孔多发生于回肠末段，表现为突发右下腹剧痛，伴有恶心、呕吐、脉搏细数、体温暂时下降等，但不久体温又迅速上升并出现腹膜炎的症状与体征。肠穿孔发生后，外周血白细胞计数与中性粒细胞比例均显著升高。部分伤寒患者在发生肠穿孔后来就诊，容易误诊。肠穿孔可与肠出血同时发生，其诱因与肠出血类似。

三、中毒性肝炎

发生率约为1%~5%，常发生在病程第1~3周，肝脏大和触痛，血清丙氨酸转氨酸（ALT）升高，可出现黄疸，发生急性肝衰竭少见。

四、中毒性心肌炎

多见于重型伤寒患者，偶有心脏扩大、心力衰竭，一般预后良好。

五、呼吸系统并发症

近年呈增多趋势，病程早期多为急性支气管炎和急性扁桃体炎，病程后期（尤其是极期）多为继发其他细菌感染所导致的肺炎。

六、溶血-尿毒综合征

多发生于病程第1~3周，以急性溶血性贫血、急性肾衰竭和血红蛋白尿为主要临床表现。

七、肾炎

伤寒患者蛋白尿发生率>40%，管型尿较少见。

八、其他

中毒性脑病（如脑膜炎、脑炎与虚性脑膜炎）、急性胆囊炎、血栓性静脉炎、中耳炎、化脓性骨髓炎、肛周脓肿、乳腺炎、睾丸炎、肾盂肾炎等局灶性感染亦偶尔发生。孕妇可发生流产或早产。

【实验室检查】

一、常规检查

（一）血常规

外周血细胞计数一般在$(3\sim5)\times10^9$/L之间，中性粒细胞减少，嗜酸性粒细胞减少或消失。

（二）尿常规

从病程第2周开始可有轻度蛋白尿或少量管型。

二、细菌学检查

（一）血培养

以前的资料显示：病程第1~2周阳性率最高，可达80%~90%，第3周50%左右，以后迅速降低，采血量应不少于10ml。然而，近年的研究显示，大多数伤寒患者血中细菌载量低于0.1cfu/ml，少数患者高于100cfu/ml，因此血培养阳性率较低，通常在40%~90%。

（二）骨髓培养

伤寒患者骨髓中细菌载量显著高于血中细菌载量，所以培养阳性率高于血培养、通常在95%以上，持续时间亦较长，整个病程中均可进行骨髓培养。

（三）粪便培养

第3~4周阳性率最高，可达75%。

（四）尿培养

初期多为阴性，病程第3~4周的阳性率仅为25%左右。

三、血清学检查

（一）肥达反应

应用伤寒沙门菌“O”与“H”抗原，副伤寒甲、乙、丙的鞭毛抗原（“A”、“B”、“C”）等5种抗原，通过凝集反应检测患者血清中相应的抗体，应用标准试剂检测，“O”抗体的凝集效价在1∶80以上为阳性，鞭毛抗体（“H”、“A”、“B”、“C”）的凝集效价在1∶160以上为阳性。肥达反应对伤寒与副伤寒有辅助诊断价值，但假阳性率与假阴性率均较高，阳性不能肯定为伤寒与副伤寒，阴性也不能排除伤寒与副伤寒。肥达反应中的“O”抗体属于IgM型抗体，是伤寒与副伤寒沙门菌感染的早期标志，“O”抗体只能提示伤寒类细菌感染，不能区别伤寒或副伤寒；鞭毛抗体（“H”、“A”、“B”、“C”）属于IgG型抗体，单独阳性只能表示既往感染。只有“O”抗体与鞭毛抗体（“H”或“A”或“B”或“C”）同时阳性时，才可能考虑是伤寒或副伤寒。

（二）抗伤寒沙门菌IgM、IgG抗体检测

近年已广泛开展用被动血凝试验（PHA）、酶联免疫吸附试验（ELISA）等技术检测伤寒沙门菌IgM或IgG抗体，均可能有助于伤寒的诊断。

（三）分子生物学检查

国内外研究较多的是 PCR 诊断技术，其阳性检出率通常高于血培养的阳性检出率，但易出现产物污染，有待于标准化。国外有报道 47 例伤寒患者血培养的阳性率为 46.8%，而 PCR 检出的阳性率为 85.1%。

（四）TUBEX 方法

TUBEX 方法简介是一种 10 分钟半定量体外血清诊断方法，适用于检测伤寒、副伤寒沙门菌引起的伤寒、副伤寒感染。实验原理是通过观察对抗原包被棕色试剂和抗原包被蓝色试剂的反应抑制能力，来检测患者血清中抗 O9（TUBEX-TF）/O2（TUBEX-PA）抗体的表达。反应抑制的水平和样本中抗 O9/O2 抗体的浓度成正比；抗原抗体结合分离通过磁性吸附来完成，结果通过对照颜色梯度标准来判读。TUBEX 是其中的一种快诊方法，WHO 在相关性文件中推荐了该技术，因在我国尚未开展评价和推广使用，效果如何，需要开展更多的研究与评价工作。

【诊断】

结合流行地区、季节、当地的伤寒疫情、既往病史、预防接种史及患者接触史。持续发热 1 周以上，伴全身中毒症状，出现相对缓脉、玫瑰疹、脾肝大，外周血白细胞计数正常或减少、嗜酸性粒细胞减少或消失等可临床诊断为伤寒。并发肠出血或肠穿孔则有助诊断。血、骨髓及大便培养阳性有确诊意义。肥达反应阳性有辅助诊断意义。对不典型的轻症患者应注意，以免误诊或漏诊。

【鉴别诊断】

伤寒病程第 1 周临床表现缺乏特征性，需要与病毒性急性上呼吸道感染、细菌性痢疾、疟疾等急性发热性疾病相鉴别。伤寒病程 1～2 周以后，特征性临床表现逐渐出现，但仍需要与革兰阴性杆菌败血症、结核病、淋巴瘤、恶性组织细胞病等长期发热性疾病相鉴别。此外，当伤寒表现不典型并且暂时没有病原学检查结果时，还应与非伤寒沙门菌感染、细菌性心内膜炎、脑膜炎球菌败血症、布鲁司菌病、传染性单核增多症、斑疹伤寒、钩端螺旋体病及阿米巴病等疾病相鉴别。

【预后】

在抗菌药物问世以前，伤寒的病死率约为 10%～30%，大都死于严重的毒血症状、营养不良、肺炎、肠出血及肠穿孔。自应用氯霉素等抗菌药物以来，病死率明显下降，约为 1%～5%。但近年由耐药菌株所致感染及免疫功能缺陷者感染的病死率有增加趋势。

【治疗】

一、一般治疗

患者按肠道感染病隔离处理，严格卧床休息，排泄物应彻底消毒。注意观察体温、脉搏、血压、腹部情况及大便性状的变化。在恢复期以前，应给予流质或无渣半流饮食（伤寒饮食），退热后 2 周才能逐渐恢复正常饮食。过早进食多渣、坚硬或容易产气的食物有诱发肠出血及肠穿孔的危险。

二、对症治疗

（一）发热

高热时可进行物理降温，如酒精擦浴、冰敷等，原则上不使用发汗的退热药。

（二）便秘

可使用生理盐水 300～500ml 低压灌肠，禁用高压灌肠和泻剂。

（三）腹胀

饮食应减少豆奶、牛奶等容易产气的食物。腹部使用松节油涂擦，或者肛管排气。禁用新斯的明等促进肠蠕动的药物。

（四）肾上腺皮质激素

原则上尽量不用，如出现谵妄、昏迷等严重毒血症状及中毒性心肌炎时可酌情使用地塞米松 5mg 或氢化可的松 50～100mg，静脉滴注，每日 1 次，疗程 3 日。

三、病原学治疗

在没有细菌药物敏感性试验的结果之前，伤寒与副伤寒经验性治疗的首选药物推荐使用第三代喹诺酮类药物，儿童和孕妇则首先选用第三代头孢菌素。治疗开始后，必须密切观察疗效，并尽快根据细菌药敏结果决定是否需要进行调整。近年，由于第三代喹诺酮类药物的广泛应用，我国许多地区出现对第三代喹诺酮类药物有抵抗的耐药伤寒与副伤寒菌株。因此对于部分伤寒与副伤寒患者需要第四代头孢菌素与碳青霉烯类抗生素。

（一）喹诺酮类药物

轻型患者可以口服，中、重型或有并发症的患者先静脉滴注，症状控制后改为口服，总疗程14日。主要药物及用法为：①诺氟沙星（norfloxacin，氟哌酸）：每次0.2g，静脉滴注，每日2次或每次0.2～0.4g，口服，每日3～4次；②左氧氟沙星（levofloxacin）：每次0.2g，静脉滴注、每日2次，或每次0.2g，口服，每日3次；③氧氟沙星（ofloxacin，氟嗪酸）：每次0.2g，静脉滴注，每日2次，或每次0.2g，口服，每日3次；④环丙沙星（ciprofloxacin）：每次0.2g，静脉滴注，每日2次，或每次0.2g，口服，每日2次；⑤加替沙星（gatifloxacin）：每次0.2g，静脉滴注，每日2次；⑥莫西沙星（moxifloxacin）注射液（或片剂）：每次0.4g，静脉滴注（或口服），每日1次。

（二）第三、四代头孢菌素

主要药物及用法为：①头孢噻肟（cefotaxime）：每次2g，静脉滴注，每日2次；儿童每次50mg/kg，静脉滴注，每日2次，疗程14日；②头孢哌酮（cefoperazone）：每次2g、静脉滴注、每日2次；儿童每次50mg/kg，静脉滴注，每日2次，疗程14日；③头孢他啶（ceftazidime）：每次2g，静脉滴注、每日2次；儿童每次50mg/kg，静脉滴注，每日2次，疗程14日；④头孢三嗪（ceftriaxone）：每次2g，静脉滴注，每日2次；儿童每次50mg/kg，静脉滴注，每日2次，疗程14日；⑤上述第三代头孢菌素与β-内酰胺酶抑制剂（克拉维酸、舒巴坦、他唑巴坦）的复合制剂亦可用于治疗伤寒与副伤寒；⑥头孢吡肟（cefepime）：第四代头孢菌素，每次0.2g，静脉滴注，每日2次，疗程10～14日。

（三）氯霉素（chloramphenicol）

用于氯霉素敏感株，每次0.5g，口服，每日4次；重型患者，每次0.75～1g，静脉滴注，每日2次；体温正常后，剂量减半，疗程10～14日。新生儿、孕妇及肝功能明显异常的患者忌用；注意骨髓抑制的不良反应，外周白细胞少于2.5×10^9/L时停药。

（四）氨苄西林（ampicillin）

用于敏感菌株的治疗，每次4～6g，静脉滴注，每日1次，疗程14日。

（五）复方新诺明（sulfamethoxazolt-trimethoprim，SMZ-TMP）

用于敏感菌株的治疗，每次2片，口服，每日2次，疗程14日。

（六）阿奇霉素（azithromycin）

每日8～10mg/kg，口服，每日1次，疗程7日。

（七）亚胺培南+西司他丁（imipenem+cilastatin）

属碳青霉烯类每次0.5g，静脉滴注，每日2～4次，疗程7～14日。

四、带菌者的治疗

常用氧氟沙星，每次0.2g，口服，每日2次；或用环丙沙星，每次0.5～0.75g，口服，每日2次，疗程4～6周。亦可采用阿莫西林（amoxdycillin），每次0.5g，口服，每日4次，疗程4～6周。

五、并发症的治疗

近年来国内伤寒的并发症已显著减少，但国外报道伤寒并发溶血性尿毒综合征有增加趋势，并发DIC者亦不在少数，应引起警惕。

（一）肠出血

严格卧床休息，暂禁饮食或只给少量流质。严密观察血压、脉搏和血便量的变化。使用一般止血药，适量输入新鲜全血。大量出血经积极的内科治疗无效时，可考虑手术处理。

（二）肠穿孔

应早期诊断，及早处理。禁食，使用胃管进行胃肠减压。加强抗菌药物治疗，控制腹膜炎，警惕感染性休克的发生，视具体情况及时手术治疗。

（三）中毒性心肌炎

①严格卧床休息；②保护心肌药物：高渗葡萄糖、维生素B_1、三磷酸腺苷（ATP）和1,6-二磷酸果糖等；③必要时加用肾上腺皮质激素；④如果出现心力衰竭，应给予洋地黄和利尿剂维持至症状消失。

【预防】

一、控制传染源

患者应按肠道感染病隔离。体温正常后的第15日才解除隔离。如果有条件，症状消失后5日和10日各做尿、粪便培养，两次阴性，才能解除隔离。慢性粪便携带者应调离饮食业，并给予治疗。接触者医学观察15日。

二、切断传播途径

预防和控制伤寒的主要措施。应做好水源

管理、饮食管理、粪便管理和消灭苍蝇等卫生工作。

三、保护易感人群

对易感人群进行伤寒、副伤寒甲、乙三联菌苗预防接种，皮下注射3次，间隔7～10日，各0.5ml、1.0ml、1.0ml；免疫期为1年。每年可加强1次，1.0ml，皮下注射。次外，亦可用Vi多糖疫苗、Ty21a口服活菌苗等进行预防接种。Vi多糖疫苗适用于2岁以上儿童与成人，每3年接种1次，保护率可达70%。Ty21a口服活菌苗适用于6岁以上儿童与成人，每3年接种1次，接种菌苗前后7日内避免应用抗菌药物，保护率约70%（30%～96%）（图17-14-4）。

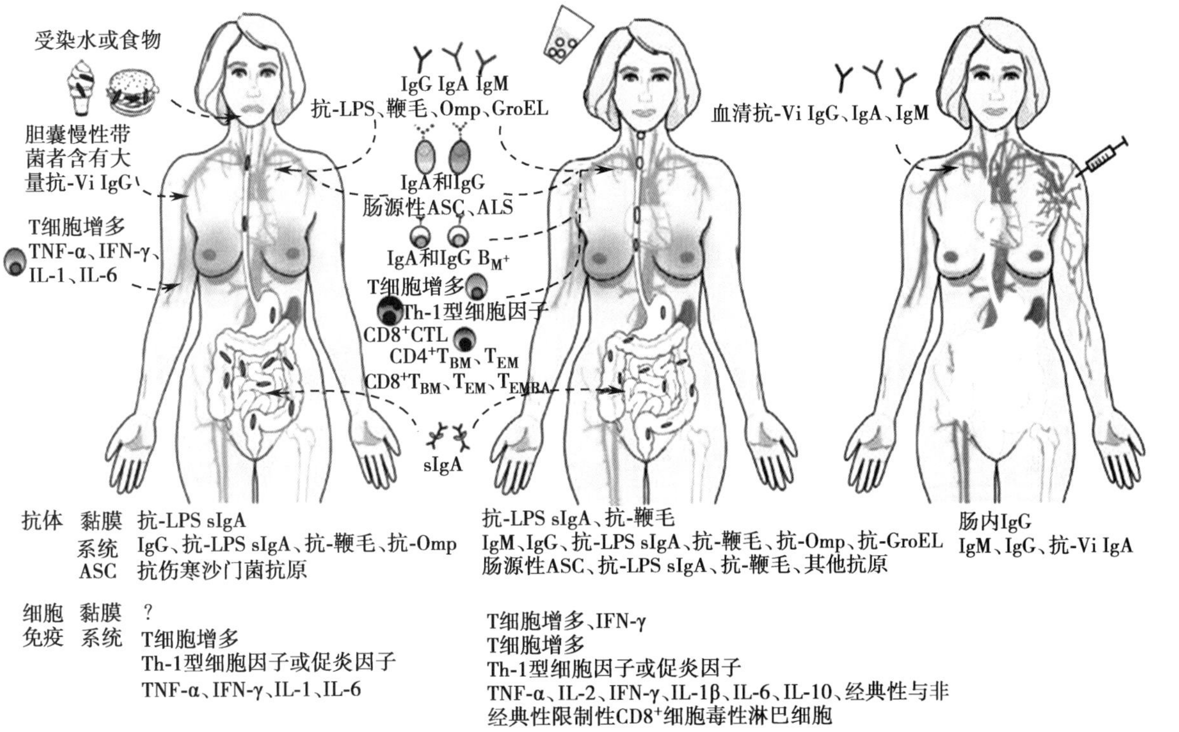

图17-14-4　伤寒疫苗应用及免疫机制

（张绪清）

参 考 文 献

1. 王鸣柳. TUBEX技术在伤寒、副伤寒诊断中的应用概况. 当代医学，2013，19（27）：11-13.
2. Smits HL. Limitations of typhoid fever diagnostics and the need for prevention. Expert Rev Mol Diagn，2013，13（2）：147-149.
3. McGregor AC，Waddington CS，Pollard AJ. Prospects for prevention of *Salmonella* infection in children through vaccination. Curr Opin Infect Dis，2013，26（3）：254-262.
4. Shen XJ，Ou L，Chen XJ，*et al*. The application of the grey disaster model to forecast epidemic peaks of typhoid and paratyphoid fever in China. PLOS One，2013，8（8）：e60601.
5. Buckle GC，Walker CLF，Black RE. Typhoid fever and paratyphoid fever：systematic review to estimate global morbidity and mortality for 2010. J Glob Health，2012，2（1）：010401.
6. Slayton RB，Date KA，Mintz ED. Vaccination for typhoid fever in sub-Saharan Africa. Hum Vaccin Immunother，2013，9（4）：903-906.
7. Martin LB. Vaccines for typhoid fever and other salmonelloses. Curr Opin Infect Dis，2012，25（5）：489-499.

第十五节　副　伤　寒

副伤寒（paratyphoid fever）系由副伤寒沙门菌（*Salmonella paratyphi*）感染所致的一组急性细菌性肠道感染病，包括副伤寒甲、副伤寒乙及副伤寒丙等3种类型。副伤寒常呈地方性流行，亦可散发。在2000年，据估计全球共有副伤寒病例540万，病死率约为0.5%。我国副伤寒的发病率较伤寒低，约占伤寒的1/6～1/4。成年以副伤寒甲多见，小儿发生副伤寒的比例较高，尤以副伤寒乙多见。2008年世界卫生组织（WHO）要求多使用Ty21a和Vi疫苗控制本病的流行，但甲型副伤寒杆菌感染尚缺乏有效的疫苗。近年在亚洲国家中甲型副伤寒杆菌所占比率有所增加，血流培养阳性者中占50%，这可能与普遍接种伤寒疫苗有关。此外拉丁美洲伤寒发病率下降与环境和水污染、卫生设施的改善有关。骨髓培养是诊断伤寒的金标准，但血培养仍用于副伤寒的诊断以及流行病学评估。副伤寒的流行病学特点、发病机制、病理改变、临床表现、疾病经过和处理与伤寒基本相似，以下为副伤寒与伤寒不同的临床特点。

一、副伤寒甲、乙

副伤寒甲分布比较局限，副伤寒乙呈全球性分布；我国成人的副伤寒以副伤寒甲为主，儿童以副伤寒乙常见。副伤寒甲、乙患者肠道病变表浅，范围较广泛，可累及结肠。潜伏期一般为8～10日（2～15日）。常以腹痛、腹泻、呕吐等急性胃肠炎症状起病，2～3日后胃肠炎症状减轻，随之体温升高，出现伤寒样症状。体温波动较大，热型多不规则，热程短，副伤寒甲大约3周，副伤寒乙2周左右。皮疹较多见，出现比较早，稍大，颜色较深，量稍多、可遍布全身，副伤寒乙皮疹有时呈丘疹样。副伤寒甲复发率比较高。肠出血、肠穿孔等并发症少见，病死率较低。

二、副伤寒丙

分为脓毒血症型、伤寒型与急性胃肠炎型，其中脓毒血症型较多见。临床表现比较复杂。起病急，寒战、体温迅速上升，热型不规则，热程1～3周。出现迁徙性化脓病灶时，病程较长，以肺、骨骼及关节等的局限性化脓灶较常见。肠出血、肠穿孔少见。局部脓病灶脓液可检出副伤寒丙杆菌。

副伤寒与伤寒在临床表现上极为相似，较难相互鉴别。细菌培养与肥达反应有助于彼此间的鉴别诊断。副伤寒的治疗与伤寒相同，当副伤寒丙出现脓肿形成时，应切开引流排脓，同时加强抗菌治疗。

（张绪清）

参考文献

1. Buckle GC, Walker CLF, Black RE. Typhoid fever and paratyphoid fever: systematic review to estimate global morbidity and mortality for 2010. J Glob Health, 2012, 2(1):010401.
2. Wang LX, Li XJ, Fang LQ, *et al*. Association between the incidence of typhoid and paratyphoid fever and meteorological variables in Guizhou, China. Chin Med J, 2012, 125(3):455-460.
3. Wang JF, Wang Y, Zhang J, *et al*. Spatiotemporal transmission and determinants of typhoid and paratyphoid fever in Hongta District, Yunnan Province, China. PLoS Negl Trop Dis, 2013, 7(3):e2112.

第十六节　鼠伤寒沙门菌感染

鼠伤寒沙门菌（*Salmonella typhimurium*）是一种重要的人兽共患病原菌，其感染发病率居沙门菌感染的首位，约占人源沙门菌感染的40%～80%。多见于婴幼儿，常可导致医院感染及暴发性食物中毒，病死率较高。临床以急性起病，发热、恶心、呕吐及腹泻为特征。

【病原学】

鼠伤寒沙门菌于1892年由Loffler首先自病鼠体内分离，1893年在Breslan城首先证实本菌可引起食物中毒，明确了该菌可使人、鼠共同致病。该菌属于沙门菌B群，革兰染色阴性，有鞭毛，能运动，无芽胞及荚膜，在含胆盐的S.S琼脂培养基上生长良好。该菌在进化过程中形成了三个变种，即哥本哈根变种、宾斯变种及O型变种，变种的发生与其致病性有关。

鼠伤寒沙门菌在自然界中分布广泛，几乎所有家禽、家畜及野生动物体内均可寄生，并能广泛污染人类的自然环境，使人和动物感染发病。在污水中可大量繁殖并可存活2个月，在粪便中能存活4个月，尘埃中生存期可长达10个月，在土壤中则能存活8个月以上。该菌耐寒冷，在冰冻下虽不能繁殖仍可保持活力1～2个月。22～30℃尤其适宜其繁殖，在此温度下如污染食品，2～4小时便能大量繁殖。对热敏感，55℃ 1小时或60℃ 20～30分钟可将其杀灭，对常用化学消毒剂敏感。

自1963年分离到第一株耐药鼠伤寒沙门菌

以来，鼠伤寒沙门菌耐药菌株呈明显增加趋势，尤其是多重耐药菌感染已成为临床较严重的问题，其耐药性主要是通过染色体基因突变、耐药质粒及遗传物质的重组而获得。农业生产中抗生素的广泛应用是导致食用动物中鼠伤寒沙门菌多重耐药菌株传播的重要原因。

【流行病学】

一、传染源

患者及带菌者是本病主要传染源，细菌感染的家禽、家畜、鼠类及其他野生动物亦是重要传染源。细菌主要存在于人及动物的消化道内，通过粪便排菌，可在动物与人之间形成交叉感染，导致广泛传播。

二、传播途径

鼠伤寒沙门菌可通过多种途径侵入人体，但主要是通过污染食物或水经口传播，亦可经产道以及通过直接或间接接触传播，其中水型传播易导致暴发流行。近年来，随着人们生活水平的提高，对肉、蛋、乳、禽等需要量增加，家畜、禽类大量集中饲养、屠宰与供应，以及耐药菌株的增多，人类接触病原的机会增高，感染呈逐年上升趋势，尤其引起医院内感染值得医务人员重视。我国大多数地区均有鼠伤寒沙门菌感染流行的报道，在一项鼠伤寒沙门菌胃肠炎暴发的流行病学调查中发现，10 例食用微波炉烹饪的猪肉亦可导致发病，而且其在含盐量高达 10% ~15% 的肉类中仍能生存达数月之久，故进食腌制的肉类未恰当处理可致病。医院内感染主要是通过医护人员的手、医疗用具、尿布及尿垫等间接传播，病原体污染的空气可引起呼吸道传播，多发生在新生儿病室、婴儿室、妇产科病房、儿科病房等，呈局限性流行或暴发。山东某医院曾报道因收治鼠伤寒沙门菌胃肠炎患儿，导致病房受严重污染，5 个月内该儿科发病率高达 54. 9% ，病死率达到 31. 6% 。

三、人群易感性

在我国，鼠伤寒沙门菌感染约占所有沙门菌感染的 20% ，仅次于伤寒沙门菌感染，且近年来有逐年增加的趋势。人群普遍易感，以婴幼儿发病者占多数，成人多为隐性感染。年龄愈小，易感性愈高，尤其好发于体质差、免疫功能低下或慢性疾患者，如新生儿窒息、过期生产、产后颅内出血、硬皮病、吸入性肺炎、脐炎、婴幼儿肝炎综合征、营养不良、肠道功能紊乱、败血症等易罹患本病。3 岁以下婴幼儿发病率较高，其中以 1 岁以内婴儿发病率最高，约占 90% 。

四、流行特征

本病在全世界广泛分布，以温带及热带地区为主，卫生条件差的地区发病率高。全年均可发病，以夏秋季为多。流行方式以医院内感染多见。

【发病机制与病理改变】

鼠伤寒沙门菌为侵袭性致病菌，侵入人体后是否发病除了受摄入的细菌数量及细菌的毒力等因素影响外，还与人体的抵抗力有关，包括胃酸的 pH、胃肠蠕动功能、肠道正常菌群数量以及机体的免疫功能状态等。来自人类志愿者的研究显示，需大量食入沙门菌（10^5 ~10^6）才能使健康人发生胃肠炎，但是儿童、老人、免疫力低下人群即使少量菌量亦可致病。鼠伤寒沙门菌经胃入肠，在肠道内增殖，黏附于肠黏膜上皮细胞，进而侵入固有层，释放毒素，导致其充血、水肿、点状出血等急性炎症反应。鼠伤寒沙门菌可产生肠毒素，有类似霍乱肠毒素的作用，可刺激肠壁细胞分泌增加，引起腹泻。细菌的内毒素可引起发热等一系列感染中毒症状，导致机体微循环障碍，甚至发生中毒性休克。如病变局限于肠道，则表现为胃肠炎型。当机体免疫功能低下时，细菌可侵犯肠内淋巴组织，在单核-吞噬细胞系统内大量增殖，可引起血行播散，引起发热等临床症状，并可引起迁徙性化脓性病变，如多灶性化脓性脑膜炎、支气管肺炎、肾盂肾炎、骨髓炎、宫腔内感染等，甚至形成心、脑、肾、垂体、肾上腺及胆囊等灶性融合性坏死，临床表现为败血症型或内脏损害型。

本病的病理特点主要是消化道呈现不同程度的充血、水肿、出血及灶性坏死，甚至形成较为广泛的浅表性溃疡，炎性细胞浸润，几乎各系统之重要脏器均有程度不等的受累。肠道病变以回肠及结肠最明显，多数病例可伴有肝、脾轻度肿大，重症患者可出现脑、心、肾、肾上腺及胆囊等处融合性坏死病变。

【临床表现】

鼠伤寒沙门菌感染的临床表现多样,免疫功能正常者多表现为胃肠炎型,免疫功能不全者则以败血症型和混合型多见。根据临床特点,可分为以下四型:

一、胃肠炎型

鼠伤寒沙门菌食物中午的潜伏期比一般的胃肠炎型更短,多为2~24小时。起病大多急骤,畏寒、发热,伴恶心、呕吐、乏力、全身酸痛,数小时或数天后出现腹痛、腹泻。每日腹泻数次至数十次,大便多呈糊状或稀水样,乳婴儿多为黄绿色黏液便或黄色稀便,内有不消化的蛋花样奶块,个别患者可出现黏液血便。大部分患者有不同程度的腹痛,偶尔可有腹部绞痛,少数患者伴有里急后重。由于剧烈的吐泻,重者可有脱水、酸中毒和休克,婴幼儿常发生高热、惊厥、昏迷、少尿或无尿。粪便镜检见较多白细胞及红细胞,并可见吞噬细胞。病程持续数日,多在1周内缓解,少数患者临床症状可迁延不愈,持续数周至数月。

二、伤寒型

鼠伤寒沙门菌是引起伤寒型表现的重要菌种,临床症状及经过与轻型伤寒相似,但潜伏期较短,平均3~10日,病程为1~2周,病情轻。腹泻较多,由于肠道病变较轻,形成溃疡较少,故肠出血与肠穿孔很少发生。

三、败血症型

多见于小儿及体弱者,若胃肠炎型患儿经治疗后发热未降、症状未见明显减轻时应警惕转为败血症。本型多发生于胃肠道症状之后,部分患者可无或仅有轻度胃肠症状。以不规则热、弛张热或稽留高热为主要表现,中毒症状重,婴幼儿多有高热、腹痛、腹泻、脓血便,并可有皮疹或出血点、肝脾大,常伴惊厥或昏迷。血培养可检出鼠伤寒沙门菌。如病情未能在短期内得到控制,则易出现多系统、多器官受累,如脑膜炎、肺脓肿、肝脓肿、胆囊炎、腹膜炎、骨髓炎、关节炎、泌尿系化脓性感染等,预后较差,尤以脑膜炎病死率高,存活者后遗症多。与伤寒的持续性菌血症不同,其病原菌间歇性进入血液循环。

四、内脏损害型

本型较少见,主要继发于败血症。一般在胃肠炎后,出现畏寒、高热、全身严重的中毒症状,在此基础上出现全身某系统或某部位的感染或中毒症状,其临床表现无特异性,需经血、粪、尿、痰、脑脊液、胸水、腹水等培养阳性者方可确诊。患者可出现以下组织器官的损害:①消化系统:可有坏死性出血性小肠炎、中毒性肝炎、阑尾炎、腹膜炎及肠穿孔等;②运动系统:可有骨髓炎、骨关节炎等;③循环系统:可有心肌炎、心内膜炎、心包炎等;④呼吸系统:可有支气管肺炎、胸膜炎等;⑤神经系统:可有中毒性脑病、脑膜炎、脑室管膜炎;⑥泌尿生殖系统:可有尿路感染、输卵管炎等;⑦其他:有各脏器的局限性化脓性感染。

【诊断与鉴别诊断】

本病临床表现复杂,诊断较为困难。早期拟诊鼠伤寒胃肠炎的指征是:①2岁以下婴儿有明显或可疑接触史者;②2岁以下婴儿长期腹泻,抗生素疗效不佳者;③在原有疾病基础上突然发热、腹泻,特别是人工喂养、营养不良或长期应用广谱抗生素或肾上腺皮质激素等免疫抑制剂者;④大便次数多,有特殊臭味且性状多变者。

血清凝集试验或ELISA法检测鼠伤寒沙门菌特异性抗体有辅助诊断价值。确诊有赖于细菌学培养,胃肠炎型可从呕吐物、粪便、可疑食物中培养、分离出病原菌,同时直肠拭子培养的阳性率也很高。不同血清型的沙门菌在各种选择性增菌培养基中的生长能力有较大的差异,目前尚无一种理想的培养基使各种沙门菌在其中都能达到增菌的效果。0.5%的亚硒酸肉汤可对鼠伤寒沙门菌有良好的增菌效果。在选择增菌培养时,使温度达到43℃,培养18~24小时,除伤寒沙门菌外,一般都能明显增强增菌培养基的选择效果。沙门菌的鉴定较为复杂,目前世界上已发现2000多个血清型,我国已发现201个血清型,新的血清型还在不断发现。现常用抗血清作O抗原鉴定,再用抗血清作H抗原鉴定。近年来,还用噬菌体裂解试验、DNA杂交及PCR等技术作为沙门菌的血清型鉴定。本病应与细菌性痢疾、细菌性食物中毒、消化不良、肠道菌群失调、其他化脓性细菌所致败血症或脓毒血症及其他沙门菌感染相鉴别。

【治疗】

鼠伤寒沙门菌感染的儿童一般需要住院隔离治疗。对胃肠炎型者,液体疗法是治疗的关键,并加强对症支持治疗。对呕吐、腹泻频繁的患病儿童要给予禁食,及时静脉补液以纠正脱水、酸中毒和电解质紊乱,可试用肠道微生态制剂,调节肠道正常菌群,一般无需抗菌治疗。但对于全身中毒症状较重,有持续高热及黏液血便的患者,可酌情给予抗菌药物。

对败血症型及内脏损害型的患者,应在对症治疗的基础上,加强抗感染治疗。随着抗菌药物的临床广泛应用,鼠伤寒沙门菌的耐药性增加已成为临床上一个严重的威胁,国内亦已分离到产超广谱β-内酰胺酶(ESBL)的鼠伤寒沙门菌株。应强调根据临床分离到的菌株药敏鉴定结果选用抗菌药,对于尚未获得或无法获得病原菌而采用经验性治疗的病例,可选用2或2种以上针对革兰阴性菌的抗菌药联合治疗,第三代头孢菌素因为价格较昂贵,不宜常规首选。无免疫受损的患者应治疗5~7日,但AIDS患者需长期抑制性治疗以防复发性持续性菌血症,虽然氟喹诺酮类药物对鼠伤寒沙门菌具有良好的抗菌活性,但不宜应用于儿童。针对产超广谱β-内酰胺酶的菌株,可选用碳青霉烯类(如亚胺培南、美洛培南等)、氨基糖苷类(如阿米卡星、奈替米星等)以及头孢菌素类(如头孢美诺)等抗感染。

近年来,沙门菌较常存在对多种抗菌药物耐药的现象,给治疗和预防带来困难。肠杆菌科的所有细菌中均可出现耐药因子的互相接触。带有耐药因子的沙门菌株比例因地区而异,但在菌株上以鼠伤寒沙门菌最为常见。河南某医院从502例腹泻患者的粪便中分离出鼠伤寒沙门菌121株,耐药阳性率为24.1%。几乎所有鼠伤寒沙门菌均对氯霉素、链霉素、呋喃唑酮、复方磺胺甲噁唑、氨苄西林及四环素耐药,但对诺氟沙星和阿米卡星仍然敏感。国外已有鼠伤寒沙门菌对环丙沙星耐药的报道,并发现耐药的产生与其gyrA基因的变异相关。

【预防】

对患者或病原携带者应做到早发现、早隔离、早治疗。加强对畜、禽宰杀前的检疫及宰杀后检验制度,对动物传染源应给予及时处理,加强食品卫生管理,严防食物中毒。医院应加强对医源性感染的预防,尤其对产房、婴儿室及儿科病房应加强消毒隔离,医护人员应严格执行消毒隔离制度,防止医源性传播。对已发现受鼠伤寒沙门菌污染或已发生该菌医院感染的病区应暂时关闭,并对居室环境彻底消毒后才能重新开放。对污染环境可用0.5%过氧乙酸或1%漂白粉溶液湿扫、喷洒,家具可用3%过氧乙酸擦抹,生活用具可用0.5%过氧乙酸浸泡,床垫、被褥宜高压灭菌消毒。婴儿提倡母乳喂养,可加强婴儿肠道的被动免疫,防止鼠伤寒沙门菌感染。产妇应注意便后及哺乳前洗手,哺乳前温水擦拭清洁乳头,人工喂养时,应对奶瓶、奶嘴及其他餐具煮沸消毒。本病目前尚无疫苗供预防注射。

(王宇明)

参考文献

1. 陈建蕊,谢多希. 新生儿鼠伤寒沙门菌医院感染调查分析. 中华医院感染学杂志,2002,12(1):51.
2. Hsu RB, Tsay YG, Chen RJ, *et al*. Risk factors for primary bacteremia and endovascular infection in patients without acquired immunodeficiency syndrome who have nontyphoid salmonellosis. Clin Infect Dis, 2003, 36(7):829-834.
3. Adhikary R, Joshi S, Ramakrishnan M. *Salmonella typhimurium* meningitis in infancy. Indian J Crit Care Med, 2013, 17(6):392-393.
4. Schaefer LM, Brözel VS, Venter SN. Fate of *Salmonella typhimurium* in laboratory-scale drinking water biofilms. J Water Health, 2013, 11(4):629-635.
5. Gnanendra S, Mohamed S, Natarajan J. Identification of potent inhibitors for *Salmonella typhimurium* quorum sensing via virtual screening and pharmacophore modeling. Comb Chem High Throughput Screen, 2013, 16(10):826-839.

第十七节 其他沙门菌感染

其他沙门菌感染系指伤寒、副伤寒及鼠伤寒沙门菌以外的各种沙门菌所致的感染。本病的主要传播方式是直接或间接接触感染动物及其制品与排泄物,通过消化道感染。对人致病的沙门菌多为人兽共患菌,此类感染在世界各地有增加趋势,即使在发达国家亦是一种常见感染,其耐药菌株亦日益增多。由于致病菌及机体反应性的差异,其临床表现复杂多样,可分为胃肠炎型、类伤寒型、败血症型、局部化脓感染型,亦可表现为无症状感染。

【病原学】

沙门菌属于肠杆菌科沙门菌属，为革兰阴性短杆菌，无芽胞，无荚膜，多有周鞭毛，能运动，属需氧或兼性厌氧菌。在普通培养基中易生长繁殖。对外界的抵抗力较强，在水、乳类及肉类食物中能生存数月，加热60℃ 30分钟可灭活，5%石炭酸或1∶500升汞5分钟内即可将其杀灭，其耐药菌株的产生与临床抗生素的广泛应用及广泛使用抗生素作为动物饲料添加剂有关。Salmon及Smith于1985年猪霍乱流行时期分离出猪霍乱沙门菌（*S. cholerasuis*）以来，至今已发现2000多个血清型。沙门菌含有菌体O抗原和鞭毛H抗原。按O抗原成分，可分为A、B、C、D、E等67个群，按H抗原可分为2400多个血清型或变种。我国至少已检出285个血清型，分属于37个O群。在诸多沙门菌中，对人类致病的主要有6个群及代表菌种（表17-17-1）。

表17-17-1　对人类致病的主要沙门菌的群和种

菌群	菌　种
A群	甲型副伤寒沙门菌（*Salmonella paratyphi A*）
B群	乙型副伤寒沙门菌（*S. paratyphi B*）
	鼠伤寒沙门菌（*S. typhimurium*）
	斯坍利沙门菌（*S. stanley*）
	德尔卑沙门菌（*S. derby*）
	爪哇沙门菌（*S. java*）
	圣保罗沙门菌（*S. saint-paul*）
C_1群	丙型副伤寒沙门菌（*S. paratyphi* C）
	猪霍乱沙门菌（*S. cholerasuis*）
	汤卜逊沙门菌（*S. thompson*）
	蒙得维的亚沙门菌（*S. montevideo*）
C_2群	纽波特沙门菌（*S. newport*）
D群	伤寒沙门菌（*S. typhi*）
	肠炎沙门菌（*S. enteritidis*）
	都柏林沙门菌（*S. dublin*）
	巴拿马沙门菌（*S. panama*）
	鸡伤寒沙门菌（*S. gallinarum*）
	雏沙门菌（*S. meleagridis*）
E群	鸭沙门菌（*S. anatis*）
	韦太夫雷登沙门菌（*S. weltevereden*）

【流行病学】

一、传染源

本病的主要传染源是家禽、家畜及鼠类，其广泛存在于猪、牛、羊、犬、鸡、鸭和鼠类的消化道、内脏和肌肉中，肉类、乳类、蛋类及其制品非常容易受沙门菌污染，其感染率在1%～40%或更高。患者及无症状带菌者随大便长期排菌，亦可作为传染源。动物可被多种沙门菌感染，而污染的肉类在加工、运输、储存过程中又可出现接触污染，因此人类可同时被多种沙门菌感染。

二、传播途径

消化道传播是引起人类沙门菌感染的主要途径。沙门菌在食物内可大量繁殖，且不引起食物性状的明显改变，进食被病菌污染而未煮熟的食品如肉类、内脏、蛋类等即可引起感染，食用未消毒的牛、羊奶亦可感染。Mishu等报道显示，1985—1991年，美国暴发了380次由肠炎沙门菌所致的肠炎，共有13 056例患者，死亡50例。水源污染可导致沙门菌感染的暴发流行。直接或间接接触可导致本病传播，亦可由老鼠、蟑螂等通过偷吃食品污染环境造成感染。医源性感染并非少见，可因患者直接或间接接触感染，尤其是婴儿室及儿科病房内更易发生。沙门菌需要较大量的细菌感染才能发病，但新生儿、儿童及患者由于自身抵抗力较低，所以发病率更高。较早的报道显示，在一些条件有限的产科中心，可高达52%婴儿患病。

三、易感人群

人群对沙门菌普遍易感。以幼儿（尤其1岁以内婴幼儿）发病率最高。究其原因可能是婴儿的免疫系统尚不完全，抵抗力低，而且可出现反复感染，临床症状也更重。老年人及慢性消耗性疾病患者如系统性红斑狼疮、白血病、淋巴瘤、肝硬化等，发病率高，症状严重。

四、流行特征

本病呈全球性分布，全年均可发病，每年夏秋季为发病高峰。各菌种分布有地区性，并与该地区动物中携带的常见菌种相一致，有起病急、潜伏期短、集体发病等特征。不能形成持久免疫力，可反复感染。

【发病机制与病理改变】

沙门菌侵入机体后发病与否取决于细菌的型别、数量、毒力及机体的免疫状态。各种沙门菌都均可导致引起无症状感染、急性胃肠炎、菌血症或败血症、局部化脓性感染病灶、类似伤寒等不同类型的临床。各型沙门菌的致病力依菌种和菌株的不同而异，如鸭沙门菌常仅引起轻型胃肠炎或无症状感染，猪霍乱沙门菌常引起败血症和迁徙性病灶。需食入大量沙门菌（10^5～10^6）才能使健康成人发生胃肠炎。婴幼儿、老年人及慢性疾病患者致病所需的沙门菌摄入量明显少于健康成人，而胃酸减少、胃排空增快、肠蠕动变慢及肠道菌群失调等可增加沙门菌的感染机会。身体状况对是否发病亦起重要作用。在某些慢性病患者中，发生严重沙门菌病的机会增加。肝硬化时，患者的胃肠道血液循环障碍及功能紊乱，全身抵抗力下降，故易发生沙门菌胃肠炎。有报道对25例非肝硬化患者所作门静脉血细菌培养，23%都有沙门菌阳性，而同时在上肢静脉采血则为阴性。

沙门菌经口腔进入人体内，克服了共生细菌的抑制和小肠黏膜吞噬细胞的作用，在肠道大量繁殖，必须在巨噬细胞中生存才能致病。沙门菌性胃肠炎的主要病变部位在小肠，但也可累及结肠，引起痢疾样症状。沙门菌具有侵袭性，引起肠黏膜炎症反应，伴黏膜下层中性粒细胞浸润，有时可深至固有层。沙门菌可分泌肠毒素，导致腹泻。细菌偶可进入血循环引起菌血症、败血症及局部化脓性感染灶。

【临床表现】

一、胃肠炎型

胃肠炎型（食物中毒）是最常见的沙门菌感染，可由近百种不同血清型的沙门菌引起，常见的有鼠伤寒沙门菌、猪霍乱沙门菌、肠炎沙门菌等污染的食物引起。多数起病急骤，畏寒发热，体温一般38～39℃，伴有恶心、呕吐，腹痛，腹泻，大便每日3～5次至数十次不等，大便常为水样，量多，很少或没有粪质，可有少量黏液、恶臭，偶可呈黏液脓血便。病程一般3～5日，偶可长达1～2周。轻者无发热，仅有轻度腹泻，重者可呈暴发型引起严重脱水、电解质紊乱以至循环衰竭。外周血白细胞计数多正常，血培养几乎均为阴性，而急性期粪培养多可检出病原菌。

二、伤寒型

本型临床较少见，多由猪霍乱及鼠伤寒沙门菌所致。潜伏期平均3～10日，临床症状似轻症伤寒，自然病程1～3周。热型呈弛张热或稽留热，亦可有相对缓脉，但皮疹少见，腹泻较多。由于肠道病变较轻，形成溃疡较少，故很少发生肠出血和肠穿孔。本型偶可以胃肠炎型表现开始，继而出现伤寒的临床症状。外周血白细胞减少，血、尿及粪培养可阳性。

三、败血症型

常见的致病菌为猪霍乱、鼠伤寒及都柏林沙门菌，多见于婴幼儿、儿童及兼有慢性疾病的成人。起病多急骤，有畏寒、发热、出汗及轻重不等的胃肠道症状。发热可持续1～3周，如并发局部化脓病灶，则发热可迁延数月，或有反复急性发作，热型不规则。血培养可查到病原菌，粪培养多为阴性。

四、局部化脓感染型

多见于C组沙门菌感染，一般多在发热阶段或热退后出现一处或几处局部化脓病灶，可发生于身体任何部位，以支气管肺炎、肝脓肿、脑膜炎、胸膜炎、心内膜炎、脓胸、肋软骨脓肿及肋骨骨髓炎等较为多见，亦可发生脾脓肿、胆囊炎、化脓性关节炎、腮腺炎以及皮肤溃疡等。沙门菌性脑膜炎多见于婴儿，尤其是新生儿。临床表现与其他细菌性脑膜炎相似，但病程较长，且易复发，病死率可达40%～60%。而沙门菌性肺炎多见于老年人，尤其是原有糖尿病、肿瘤及心血管疾病的患者，可形成肺脓肿，病死率可达50%。

沙门菌感染的4种临床表现类型常不易明确划分，如胃肠炎性可伴发或继发菌血症。败血症型还可合并局部化脓性感染。此外沙门菌还可表现为急性泌尿生殖道感染。

【诊断】

一、流行病学

此类疾病多为进食可疑污染的食物引起，因此询问病史显得尤为重要。同食者短期内集体发病,或有与传染源(患者、带菌者及病禽、病兽等)接触史均为诊断的重要根据。

二、临床表现

进食可疑食物后1~2日内突然发生急性胃肠炎症状。此外,亦可表现为类似伤寒、败血症或局部化脓性感染的征象。白细胞数多在正常范围内,但败血症型及局部化脓感染型者白细胞总数可升高,中性粒细胞也可增多;酷似伤寒者则常见白细胞降低。

三、病原学检查

及时取呕吐物、血、骨髓、粪、尿及脓液作细菌培养,阳性者可确诊。在应用抗生素前或病程早期培养,其阳性率较高。

四、血清学及分子生物学检测

可用患者的血清与已知的沙门菌菌种所制成的菌体抗原或亚单位作凝集试验或酶联免疫吸附试验(ELISA),以检测血清中是否存在特异性抗体。一般发病1~2周后可在出现较高的抗体效价。若双份血清检查,第2次效价有4倍或以上增高者,可明确诊断为本病。近年已有用DNA探针和PCR检测沙门菌DNA的报道,而且初步研究显示PCR检测有较高的特异度和灵敏度。

【治疗】

急性胃肠炎型患者应以纠正水及电解质失衡为主,治疗原则与细菌性食物中毒类似。轻、中度脱水者可予口服补液治疗,中毒症状严重并有循环衰竭者应注意维持有效血容量,必要时可采用糖皮质激素治疗。对伤寒型、败血症型及局部化脓感染型患者,应采用抗菌药物治疗,疗程2周左右,由于细菌耐药性有不断增加的趋势,应根据临床分离到细菌的药敏试验结果调整抗菌药物。儿童、孕妇及哺乳期妇女不宜使用氟喹诺酮类药物。对局部有脓肿形成的患者,在加强抗菌治疗的同时,应及时引流。沙门菌的耐药也是目前临床上十分严重的问题。造成沙门菌产生耐药的原因主要与抗菌药物在临床上及畜牧业的普遍使用,尤其是使用不当与滥用有关。有些致病菌可在抗菌药物的压力下产生耐药性,主要通过与抗菌药物接触发生基因突变所致,亦可通过与带有抗药基因的肠道杆菌接触后获得耐药基因的转移。临床上服药数周后应复查粪便培养以确定沙门菌被清除。

【预防】

本病的预防以注意饮食卫生及加强肉类等食物管理为主要措施。及时发现并隔离治疗带菌者,带菌者不得从事饮食行业工作。妥善处理患者和动物的排泄物,保护水源,禁止食用病畜、病禽。肉、禽、乳及蛋类的加工处理应严防污染,生熟食分开。防止院内感染,特别是产房、儿科病房和传染病病房要加强消毒隔离,对已受细菌污染者要彻底消毒。

(王宇明)

参 考 文 献

1. Foley SL, Lynne AM. Food animal-associated *Salmonella* challenges: pathogenicity and antimicrobial resistance. J Anim Sci, 2008, 86(14 Suppl): E173-187.
2. Evers EG, Nauta MJ. Estimation of animal-level prevalence from pooled samples in animal production. Prev Vet Med, 2001, 49(3-4): 175-190.
3. Burnett MW. *Salmonella* infections including typhoid disease. J Spec Oper Med, 2014, 14(1): 96-98.
4. Kunwar R, Singh H, Mangla V, *et al*. Outbreak investigation: *Salmonella* food poisoning. Med J Armed Forces India, 2013, 69(4): 388-391.

第十八节 细菌性痢疾

细菌性痢疾(bacillary dysentery)亦称志贺菌病(shigellosis)系由志贺菌属所致的急性肠道感染性疾病。以结肠黏膜化脓性、溃疡性炎症为其基本病理变化。主要临床表现为全身中毒症状、腹痛、腹泻、里急后重及黏液脓血便,临床分两期六型。本病终年均有发生,但多流行于夏秋季节。

细菌性痢疾是重要的肠道感染病,在世界许多国家(尤其是经济不发达的国家)发病率较高并常有流行。在我国细菌感染病中居首位。由于各地临床抗菌药物种类不同,各地所报道的抗菌药耐药谱亦有所差异,其发病率一直居高不下。在饮食卫生条件不良的情况下可发生流行,一直为我国夏秋季的重要感染病。

【病原学】

志贺菌属于肠杆菌科志贺菌属,为革兰阴性、需氧、无鞭毛、不能运动、无荚膜、不形成芽胞的杆菌。在37℃培养基上生长良好。应用含去氧胆酸盐SS培养基及伊红亚甲蓝培养基可获纯培养。用木糖赖氨酸去氧胆酸盐琼脂培养基阳性率较高。

根据抗原结构的不同，分为A、B、C、D 4群，群内又分为至少47个血清型（包括亚型）（表17-18-1）。

表17-18-1　志贺菌属抗原分类

菌群	菌名	血清型和亚型
A群	志贺菌	1～12
B群	福氏菌	1a、1b、1c、2a、2b、3a、3b、3c、4a、4b、4c、5a、5b、6、x、y
C群	鲍氏菌	1～18
D群	宋内菌	1

志贺菌属菌型较多，菌群分布与变迁随国家、地区、年份的不同而异。20世纪40年代以前，A群是主要流行菌，在20世纪60年代初期几乎销声匿迹。B群20世纪50年代以后在发展中国家及地区占优势。D群从20世纪60年代起在许多工业发达国家中跃居首位。目前，许多工业发达国家中，D群占95%以上。国内流行菌目前仍以B群为主，在B群中，又以2a为多，1b、3a次之；有些地方D群有上升趋势，个别地区发现A群1型及C群18型所致的暴发性局部流行。志贺菌属的分群分型对掌握菌痢的流行动态，调查传染源和传播途径，判定复发与再感染以及开展防治工作均具有实际指导意义。

志贺菌属存在于患者及带菌者的粪便中，对外界环境的抵抗力以宋内菌最强，福氏菌次之，志贺菌最弱。细菌在日光照射下30分钟、加热至60℃10分钟或100℃1分钟即死亡。对常用消毒剂如苯扎溴铵、过氧乙酸、石灰乳及酚等均很敏感。然而在阴暗、潮湿、冰冻条件下能生存数周，在蔬菜、瓜果及被污染的物品上可生存1～2周。

近年来，国内外研究结果表明，志贺菌属对多种抗菌药物耐药，且常呈现多重耐药。由于各地临床抗菌药物种类不同，各地所报道的抗菌药耐药谱亦有所差异。志贺菌属对一些较新氟喹诺酮类药物较为敏感，是当前治疗菌痢的主要药物，但亦发现有耐药菌株产生。志贺菌属的耐药性，主要由耐药性质粒即R因子控制，不同菌群耐药性质粒的传递能力不同，因此不同菌群对同一抗菌药物的耐药性有差异。

【流行病学】

菌痢分布很广，遍及世界各地。发病率随不同纬度、地区、年代等而异，主要取决于水源、粪便、垃圾管理、卫生条件、人体抵抗力等因素。一般温带及亚热带地区、发展中国家的发病率较高。近年来，有些地区因环境污染及群众性防治工作未落实，菌痢的发病又有所回升。菌痢在我国是仅次于肝炎的第二位感染病，是国内分布最广的腹泻病。

一、传染源

菌痢的传染源是患者及带菌者。

（一）急性典型及非典型菌痢患者

急性典型菌痢患者由于排便次数多，排菌量大，对周围环境污染严重，故感染性很强，但易被发现，尚可早期隔离治疗，故实际的传播危险性较小。急性非典型患者症状较轻，生活行动如常，且常与肠炎相混淆，容易被忽视，而致延误诊断与治疗。因此，此型作为传染源具有重要意义。调查表明，非典型患者约为典型患者的1.5～2.7倍。

（二）慢性菌痢患者

此型患者长期不愈，常有复发，复发时排出大量志贺菌，长期隐伏在人群中，是起着经常性传播作用的传染源。在非流行季节，慢性菌痢患者是构成菌痢发病的主要原因。

（三）带菌者

因其排菌期短，排菌量少，故其传染性小。

二、传播途径

病菌随患者或带菌者粪便排出，易感者通过污染的手、生活接触、污染食物或水源，或借苍蝇传播等方式，经口感染。由于地区不同，传播方式可有不同，如在发展中国家，食物及水型传播较常见，而在发达国家，食物及水型传播则不多见。

三、人群易感性

人群对志贺菌普遍易感，无论男女老幼。儿童患病者较多，其中尤以幼儿与学龄前儿童发病数为多，这与卫生习惯有关。近年来，老年人患菌痢者亦有所增加，这与机体抵抗力降低有关。任何足以降低抵抗力的因素均有利于菌痢的发生。同型菌痢病后无巩固免疫力；不同菌群与血清型之间无交叉免疫力，故易于重复感染和多次发病。

四、流行特征

菌痢在我国全年均有发生，以夏秋两季为多见。发病率一般在5月份开始上升，8～9月达高峰，10月以后逐渐下降。然而我国幅员辽阔，南北气候各异。如广州从3月开始，5～6月达高峰，至11月才下降。北京7～9月发病占全年总数的46.5%～80%以上；季节性发病升高的程度及时间并未固定不变，而是随着人群生活、工作、环境的条件及预防措施等发生变化。

【发病机制】

志贺菌属经口进入胃肠道，必须突破胃酸及肠道的防御才能致病。志贺菌属比伤寒杆菌及霍乱弧菌有较强的耐酸能力。志贺菌属依靠自身侵袭力可直接侵入肠黏膜上皮细胞，并在其内生长繁殖。实验证明，志贺菌属不管有无肠毒素，只要具有侵袭肠黏膜上皮细胞的能力，即可致病。当机体抵抗力降低或病原菌数量增多时，志贺菌侵入结肠黏膜上皮后，在上皮细胞内繁殖，随之侵入邻近上皮细胞，进入固有层继续繁殖，并导致结肠炎症反应。同时，志贺菌属在固有层中，被吞噬细胞吞噬，大量被杀灭或被局限。少量志贺菌属即使能到达肠系膜淋巴结，也很快被单核-吞噬细胞系统消灭，因而志贺菌属败血症极为少见。除结肠组织的炎症反应外，尚可引起固有层小血管的循环障碍，使上皮细胞变性及坏死，形成浅表性溃疡，因而产生腹痛、腹泻、里急后重、黏液便及脓血便等。

志贺菌株菌体裂解后释放出内毒素，导致人体全身中毒反应，如发热、毒血症、休克及大肠黏膜的血管收缩、缺血、坏死与溃疡等。志贺菌亦可产生外毒素。痢疾志贺菌产生的肠毒素称志贺毒素，除A群、B群外，D群中的某些菌株亦能产生该毒素。近年研究证明，志贺毒素具有细胞毒素、神经毒素及肠毒素的性质。神经毒素可造成实验动物的肢体麻痹；细胞毒素能抑制亮氨酸进入蛋白质内，有抑制感染细胞蛋白质的合成作用。肠毒素与霍乱弧菌的肠毒素不同，主要是活化肠上皮细胞中腺苷酸环化酶，导致胞浆中cAMP聚集，进而导致水泻及电解质在肠腔中蓄积而致泻。

中毒性菌痢的发病机制至今仍未十分明确。人体受志贺菌属感染后，在细菌及其内毒素的作用下，机体发生一系列的病理生理变化。微小动脉痉挛所致的急性微循环障碍是发病的病理基础。重症或晚期休克患者，由于微血管痉挛，酸性物质浓度增高，血管壁又受到内毒素的损害，通透性增加，血浆外渗，致有效血循环量减少，血液浓缩，黏稠度增高，血流缓慢，纤维蛋白沉积，血小板凝聚，以致在毛细血管和小静脉内形成淤泥样广泛血栓，称之为弥散性血管内凝血（DIC）。进一步使内脏血液灌注量及心排出量减少，加重了组织缺氧及代谢性酸中毒，且逐渐消耗大量凝血因子，随之出现出血倾向，临床常见的为消化道出血。

志贺菌属内毒素导致全身及脑微血管痉挛，患者出现惊厥、昏迷等表现，是不同部位脑血管痉挛导致组织缺氧的表现。由于脑血管痉挛，血-脑脊液屏障及血管壁通透性增加，脑组织水肿，颅内压增高，血氧的弥散受到阻碍，脑干的血液循环受到干扰。开始，脑干延髓血管运动中枢受到缺氧的刺激后，心跳增快、增强，周围血管收缩，血压升高，以克服颅内血液循环的障碍。若痉挛不能解除，脑水肿进一步发展，颅内压继续升高，动脉进一步受压，脑组织缺血缺氧加重，脑脊液的生成及循环发生障碍，而形成脑疝。

慢性菌痢的发病机制目前尚不清楚。部分患者与急性菌痢治疗不及时、不彻底或与志贺菌属耐药性有关，亦与慢性菌痢伴发其他慢性疾患有关。原有胃肠道疾病（慢性肝炎、慢性胆囊炎及慢性胃炎等）或肠寄生虫（蛔虫病、钩虫病等）者易转为慢性菌痢。

【病理改变】

一、急性菌痢病理改变

急性菌痢病变常累及整个结肠，以乙状结肠及直肠最为显著。严重时全部大肠及回肠下段均可波及。急性菌痢的病变以弥漫性纤维蛋白渗出为主，肠黏膜呈弥漫性充血、水肿，分泌大量渗出物，间有微小脓肿。坏死组织脱落形成溃疡，溃疡深浅不一，但限于黏膜下层，故肠穿孔及肠出血少见。肠道内病变部位因菌群不同而有所不同。志贺菌痢疾主要病变是结肠炎；宋内菌痢疾以小肠炎及胃肠炎较多见；福氏菌痢疾则多为小肠结肠炎。

二、慢性菌痢病理改变

病变部位主要分布于结肠，以直肠、乙状结肠等部位为最常见，其次是升结肠及回肠下段。慢性菌痢肠黏膜水肿增厚亦可形成溃疡，溃疡常常迁延不愈，长期不能修复，或溃疡虽然逐渐愈合，但因溃疡面较大，可形成凹陷性瘢痕，有时瘢痕周围，即原溃疡的边缘黏膜增厚，呈息肉状，肠壁纤维瘢痕组织收缩可致肠腔狭窄。

三、中毒型菌痢病理改变

患者肠道病变轻微，主要见于结肠，其次为小肠及阑尾。肉眼可见肠黏膜充血、水肿，镜下见黏膜固有层内可有局限性出血灶，黏膜下小血管扩张，并有血液淤滞及水肿。有些患者浆膜层亦有比较明显的充血及水肿，溃疡少见。主要病理改变以大脑、脑干、肺及其他脏器的弥漫性充血水肿为主，有细胞变性、炎细胞浸润及点状出血。肝脏有脂肪变性，肾上腺出血及皮质萎缩。

【临床表现】

潜伏期为数小时至7日，多数为1～2日。A群志贺菌感染症状较重，C群较轻，B群介于两者之间，且易转为慢性。临床分两期六型。

一、急性细菌性痢疾（急性菌痢）

（一）急性典型细菌性痢疾（普通型）

多急性起病，畏寒发热，体温38～39℃，腹痛，腹泻，大便每日10余次至数十次，初为糊状或稀水样便，逐渐转为黏液或脓血便，量不多，里急后重明显。下腹部尤以左下腹部压痛明显，肠鸣音亢进。少数患者，由于高热、恶心呕吐、大量腹泻，而进食又差，容易发生脱水、酸中毒及电解质紊乱，甚至继发休克。

（二）急性非典型细菌性痢疾（轻型）

全身中毒症状不明显，腹痛较轻，腹泻次数少，大便每日3～5次，呈水样或糊状便，带黏液，无脓血，里急后重不明显。病程数日，可不治自愈，亦可演变成慢性。

（三）中毒性菌痢

简称毒痢，是细菌性痢疾的一种严重的临床类型。本病多见于2～7岁的儿童，但成人尤其老年人亦可发生。本病起病急、病情变化快、高热、精神萎靡、嗜睡、惊厥、昏迷、循环衰竭及呼吸衰竭等为临床主要特征。常危及生命，是临床急救重症之一。中毒性痢疾脑型主要由脑微循环障碍所致，多见于儿童，表现为急起高热，脑水肿一旦形成，如不及时救治，很快形成脑疝，损害生命中枢，而导致死亡。休克型主要是由皮肤、内脏微循环障碍所致，多见于成人尤其是老年人，以感染性休克为主要表现。肺型主要由肺微循环障碍所致，该型很少发生，可见于儿童，亦可在成人患者中出现。该型病情发展快，病死率高，为3型中最难救治者。混合型为以上3型中任何2型同时或先后发生，此型临床少见。关于中毒性痢疾的病死率，WHO腹泻控制中心报道中毒性痢疾的病死率为8%～10%，国内报道低于国外，约为1%。

急性菌痢急性期由于严重腹泻，可导致脱水、酸中毒及电解质紊乱；老年人可诱发心肌梗死；儿童可致急腹症如肠套叠、阑尾炎及肠穿孔等。孕妇可致流产。有的可并发关节炎，大多发生在菌痢后2周内，少数出现在恢复期，可能与变态反应有关。

二、慢性细菌性痢疾（慢性菌痢）

菌痢病程反复发作或迁延不愈超过2个月者为慢性菌痢。根据临床表现分为以下3型。

（一）急性发作型

半年内有菌痢病史，因受凉、生冷饮食、过度劳累或其他感染等诱因引起急性发作者，可归入此型。主要表现为腹痛、腹泻、里急后重、黏液便或脓血便。

（二）慢性迁延型

病程迁延2个月以上，时轻时重或长期迁延不愈。有不同程度的肠道症状，如腹痛、腹胀、腹泻，或腹泻与便秘交替出现。腹泻时大便内常有黏液，有时可有脓血。病程长者表现为乏力、消瘦、食欲减退、贫血等症状。

（三）慢性隐匿型

一年内有菌痢病史，临床症状消失已2个月以上，主要在普查中发现，粪便培养志贺菌属阳性或乙状结肠镜检查肠黏膜有病变者。

慢性菌痢可并发营养不良、消瘦、贫血及各种维生素缺乏症。同时由于长期腹泻，使机体抵抗力降低，容易并发其他感染，如老年患者并发肺炎、急性胆道感染等。

【诊断】

一、流行病学史

当地本病流行情况、发病季节，病前1周内有与患者接触史或生冷不洁饮食史等。详细询问病史是诊断菌痢的重要依据。注意患者发病后每次发作情况，有无典型痢疾症状，当时的治疗情况，以及每次发作有无诱发因素等。

二、各临床类型诊断标准

（一）急性菌痢

1. 典型菌痢　起病急，有发热、腹痛、腹泻、里急后重及脓血便等症状。

2. 非典型菌痢　急性发作的腹泻，大便每日在3次以上或腹泻连续2日以上，无黏液脓血便，但具有下述前3项中之一项和后2项之一者，应诊断为非典型菌痢：①病前1周内确有明显的密切接触史；②里急后重；③左下腹有明显压痛；④粪便镜检10个高倍视野，平均每视野白细胞10个以上，或连续2次镜检白细胞5个以上；⑤粪便培养痢疾杆菌阳性。

3. 中毒性菌痢　起病急，发展快，突然高热（少数体温暂时不高），体温常达40℃以上，有或无腹泻，粪便（自然排便或灌肠）检查发现较多白细胞及红细胞，并可见吞噬细胞。具有下述情况之一者，如能排除类似疾病，可诊断为中毒性菌痢：①中枢神经系统症状：精神萎靡、嗜睡、躁动、谵妄、反复惊动、惊厥及半昏迷或昏迷等；②循环系统症状：面色苍白或灰白、四肢发凉、发绀、脉弱、脉压差小及血压下降等；③呼吸系统症状：呼吸浅快、不规则、叹息样呼吸、双吸气、呼吸缓慢及暂停等。

（二）慢性菌痢

1. 急性发作型　病前半年内有菌痢病史，此次发作有急性症状，且能排除再感染者。

2. 迁延型　菌痢病程持续或反复发作2个月以上者。

3. 隐匿型　有菌痢病史，症状消失已2个月以上，但粪便培养痢疾杆菌阳性或肠黏膜有病变者。

【鉴别诊断】

一、急性菌痢鉴别诊断

（一）急性阿米巴痢疾

急性菌痢应与急性阿米巴痢疾相鉴别（表17-18-2）。

表17-18-2　急性菌痢与急性阿米巴痢疾的鉴别

鉴别要点	急性菌痢	急性阿米巴痢疾
流行病学	流行性	散发性
全身症状	多有发热及毒血症	开始不发热，少有毒血症
腹痛腹泻	较重，每日大便十次或数十次	轻，每日大便数次或十余次
里急后重	显著	轻微或无
粪便肉眼观察	量少，黏液脓血便	量多，暗红色果酱样，有特殊臭味
粪便镜检	有大量红、白细胞，可见吞噬细胞	白细胞少，红细胞多，有夏科-莱登晶体及溶组织阿米巴滋养体
粪便培养	志贺菌阳性	痢疾阿米巴阳性
乙状结肠镜检查	肠黏膜充血水肿、浅表溃疡	肠黏膜大多正常，散在性溃疡，边缘深，周围红晕

（二）细菌性食物中毒

凡食入被细菌及其毒素污染的食物所致中毒，称为细菌性食物中毒。细菌性食物中毒的特征是暴发起病，潜伏期短，多见集体同时发病，与食物摄入有明显关系，如停止食用可疑中毒的食品，则新发病例数迅速减少。从发病初期患者的粪便、呕吐物及可疑食物采样作细菌培养，多可获得阳性结果。

（三）沙门菌肠炎

临床上导致肠炎的沙门菌有鼠伤寒沙门菌、

婴儿沙门菌、肠炎沙门菌及其他沙门菌等。与急性菌痢的鉴别要点为：①沙门菌肠炎多见于婴幼儿，病程较长，发热多持续2～4日；②沙门菌肠炎临床多表现轻度腹泻，常有呕吐，里急后重不明显，大便每日3～10次不等，多呈水样，深黄色或草绿色，可带黏液，偶有脓血，具恶臭味；③沙门菌肠炎粪便培养可分离出沙门菌，而急性菌痢可培养出志贺菌。

（四）其他

如霍乱、空肠弯曲菌肠炎、副溶血弧菌肠炎、类志贺毗邻单胞菌腹泻、急性血吸虫病及亲水气单胞菌腹泻等。

二、中毒性菌痢应与下列疾病相鉴别

（一）高热惊厥

本病多见于婴幼儿，过去常有高热惊厥史，惊厥发生在体温上升时，且多不反复发作，惊厥后神志不变，并常可找到导致高热的疾病。当然，在临床上，有时鉴别比较困难，但不应影响抢救。

（二）重度中暑

本病与中毒性痢疾均有高热、惊厥乃至昏迷，仔细询问病史可以鉴别。

三、慢性菌痢鉴别诊断

（一）慢性阿米巴痢疾

起病缓慢，多无发热或仅有低热，曾用抗菌药物久治不愈，大便血多于脓或原因不明的便血。可见果酱样大便，新鲜黏液脓血便反复检查可发现溶组织阿米巴滋养体或做阿米巴培养可发现阳性。乙状结肠镜检查对症状较明显的病例约60%肠黏膜可发现病变。

（二）慢性非特异性溃疡性结肠炎

本病是一种原因不明，以直肠及结肠的浅表性、非特异性炎症病变为主的肠道疾病。临床表现为病程长，慢性腹泻，腹痛，黏液血便，呈慢性持续性或反复性发作，伴有不同程度的全身症状。乙状结肠镜检查可见肠黏膜出血点多，脆性强，易出血，此与慢性菌痢肠黏膜肥厚者不同。钡剂灌肠X线检查正常肠黏膜皱襞消失。后期可见结肠袋消失，结肠变短，管腔变小，可见狭窄区，为其特征性改变。

（三）其他

如慢性血吸虫病、直肠癌、结肠癌及溃疡性肠结核等。

【实验室检查】

一、常规检查

（一）血象

在急性期，外周血白细胞计数及中性粒细胞大多增高。慢性期可有轻度贫血。

（二）粪便常规检查

应取新鲜粪便的黏液脓血部分立即送检，不要混入尿液。肉眼观察为黏液便、黏液血便、脓样便、血水样便、脓血便等。镜下见有较多的白细胞与红细胞，并可见吞噬细胞。

（三）粪便细菌培养

取新鲜粪便黏液或脓血部分接种于SS培养基，或麦康凯培养基，或中国蓝培养基，并按常规鉴定菌群与菌型。细菌阳性是确定诊断的重要依据。粪便培养细菌阳性率，各地差异较大，低者不足20%，高者可达70%以上。

二、快速诊断方法

传统的粪便细菌培养因时间长，阳性率低，加之痢疾杆菌在粪便中存活是粪便细菌培养的先决条件。因此，常规粪便细菌培养不能检出已自然死亡及抗生素杀死的痢疾杆菌，远不能满足临床诊断治疗及流行病学调查的需要。为此，用单克隆抗体固相致敏红细胞吸附技术及单克隆抗体免疫荧光技术检测粪便中福氏菌痢疾杆菌13个亚型，其阳性率明显高于常规粪便培养法，具有重要意义。建立适当的快速诊断方法，提高其特异性、敏感性，对临床诊治及流行病学调查均有重要意义。现已建立单克隆抗体为检测试剂的快速诊断方法及PCR技术直接检测粪便中的痢疾杆菌核酸，其特异性、敏感性较高，除能检出粪便中活的痢疾杆菌亦可检出死的痢疾杆菌，大大提高了临床实验室的检出率。因此，随着我国经济实力的增加，有必要在一些基层单位增设或加强细菌学实验室建制。在一些研究单位则应进一步加强分子生物学技术的深入研究。

三、其他检查

（一）乙状结肠镜检查

急性期可见肠黏膜充血、水肿、点状或片状出血、溃疡等病变，一般宜于恢复期进行。慢性期黏膜除充血、水肿、溃疡外，黏膜呈颗粒状、息肉、瘢

痕、肠壁增厚等。在肠镜直视下取黏膜病变部位渗出物作细菌培养，阳性率高于粪便培养。

（二）纤维结肠镜检查或钡剂灌肠X线检查

该检查可深达回盲部，视野清晰，检查全面，可发现比较轻微、范围小的病变，不仅对病变进行活检，而且可录像存档。

【治疗】

一、急性菌痢的治疗

（一）一般治疗

消化道隔离、注意休息，给予易消化饮食。高热，腹泻频繁，腹痛剧烈时，应对症治疗。脱水时采用口服补液。轻度脱水成人每日补1000～1500ml，儿童每日50ml/kg；中度脱水成人每日补1500～3000ml，儿童每日80～100ml/kg。少量多次口服，必要时可加少量橘汁调味。腹泻减轻，脱水纠正时停服。脱水明显者给予静脉补液。液体的成分、用量以及输液速度视需要而定。一般原则是先盐后糖，先快后慢，见尿补钾（对大量腹泻者例外）。

（二）抗菌治疗

根据当时、当地流行菌株及药敏谱与患者具体情况选择抗菌药物。

1. 氧氟沙星（ofloxacin）　每次0.3g，每日2次口服；儿童每日15～20mg/kg，分2次服，5～7日为1疗程。

2. 环丙沙星（ciprofloxacin）　每次0.2～0.25g，每日2次口服；儿童每日15～20mg/kg，分2次服，5～7日为1疗程。

3. 小檗碱（黄连素）　每次0.5g，每日2次口服；儿童每日20～30mg/kg，分2次服，5～7日为1疗程。

4. 其他抗生素　甲氧苄胺嘧啶（TMP）常与磺胺类药物、抗生素或中草药联用。酌情选用土霉素、阿米卡星、庆大霉素、氨苄西林等。

二、中毒性菌痢的治疗

由于中毒性痢疾起病急骤，发展快，病情危重，应分秒必争，全力以赴地抢救，病程早期抢救是提高存活率的关键。在救治过程中要严密观察病情，综合分析，抓主要矛盾，采取相应的综合治疗措施。

（一）脑型

主要措施如下：

1. 解除微血管痉挛　常用氢溴酸山莨菪碱（654-2）或阿托品治疗。山莨菪碱应用征象为：面色苍白或灰白，四肢末端发凉，惊厥，呼吸节律不整，肌张力增强，血压升高。剂量儿童为每次1～2mg/kg，成人每次40～50mg，每10～15分钟静脉注射1次。待四肢转暖，面色微红，脉跳有力，血压回升及呼吸改善时停用。关于654-2的用量，因人而异，宜根据患者达到阿托品化为准。

2. 降温、止惊　亚冬眠疗法控制高热、惊厥效果好，目前较常用。亚冬眠疗法的使用方法为氯丙嗪及异丙嗪每次各1～2mg/kg，肌内注射。

3. 应用脱水剂　一般用20%甘露醇或25%山梨醇每次1.0g/kg，每6～8小时静脉推注1次，或与50%葡萄糖交替应用。必要时可用30%尿素每次0.5～1.0g/kg，静脉推注，直至脑水肿症状消失。

4. 维持水及电解质平衡　儿童每次10～20ml/kg，成人每次300～500ml，静脉滴注。然后算出丢失量（应扣除首批输入的液体），将当天应补给的1/2量在前8～12小时输完，余下的1/2量在后12小时输完。

5. 其他措施　给予吸氧、吸痰、保持呼吸通畅，应用呼吸兴奋药等。如呼吸停止，立即插管或行气管切开，用人工呼吸器。加强护理，防止并发症。

（二）休克型

1. 扩充血容量纠正酸中毒（扩容纠酸）　根据患者的具体情况，积极扩容纠酸是治疗的首要措施。首批常用2∶1溶液（用量与脑型同）。有明显酸中毒及循环衰竭时，先用5%碳酸氢钠溶液，儿童5ml/kg，成人250～300ml，快速静脉点滴或静脉推注。根据患者的具体病情并参照血液生化测定结果补充碱性溶液。

2. 应用血管扩张药　一般用山莨菪碱，剂量及方法与脑型相同。

3. 洋地黄制剂的应用　毛花苷丙用量，儿童为每次10～15μg/kg，成人每次400μg，肌内注射或静脉滴注。毒毛花苷K用量，儿童为每次7～10μg/kg，成人每次250μg，稀释于10%葡萄糖液20ml中缓慢静脉推注。必要时8～12小时重复应用。

4. 中药治疗　中药生脉散（人参、麦冬、五味子)具有升压、抗休克及改善微循环等作用。

5. 升压药的应用 中毒性痢疾休克型患者早期应用缩血管药可加重微循环障碍,减少组织的灌注量,但弊多利少,必须严格掌握应用指征。

6. 其他措施 当患者出现DIC时,可用肝素治疗。必要时可输新鲜血。除此之外,防止输液反应,预防及纠正急性肾衰竭。

(三) 肺型

1. 吸氧 使动脉血氧分压提高到8~9.3kPa(60~70mmHg)的较低的安全水平。神志清醒者可用面罩或鼻管给氧,昏迷者可用气管插管连接人工呼吸机给氧。对留置插管较久或分泌物较多的患者,可考虑气管切开。为防止呼气时肺泡及小气道陷闭,并使部分不张肺泡复张,可用呼气末期正压呼吸(PEEP)。

2. 血管扩张药的应用 为改善肺微循环障碍,可加大山莨菪碱用量。除此之外,可应用酚妥拉明,剂量为每次0.5~1.0mg/kg,加于10%葡萄糖液内静脉滴注。

3. 强心剂的应用 肺型多伴有心功能不全,应及早应用毛花苷丙或毒毛花苷K等强心剂(同休克型)。

4. 限制液体量 由于肺微循环障碍,肺充血、肺泡及肺间质水肿,直接影响肺功能。应限制输入液体量,根据患者生理维持量基本要求,并结合每日出量补充液体,使输入液体能够维持血压,视血容量及血压情况进行控制。先输晶体液,后输胶体液。避免液体输入过多。当出现肺水肿时,可应用20%甘露醇(每次1.0g/kg)及呋塞米(每次1.0mg/kg)治疗。

5. 其他措施 在呼吸功能障碍早期,可应用呼吸兴奋剂如洛贝林等。纠正DIC可用肝素治疗。

(四) 混合型

参照上述各型处理的有关内容进行治疗。

(五) 肾上腺皮质激素

肾上腺皮质激素(简称激素)可解除内脏小动脉痉挛性收缩,扩张血管,改善微循环及降低周围阻力,使静脉回流增加,并加强心肌收缩力及增加心排出量。激素可用于中毒性痢疾的各临床类型的治疗。早期应用激素可较快地缓解高热及内毒素所致的中毒症状,减轻脑水肿、肺水肿,同时具有抗休克作用。

(六) 抗菌治疗

近年来耐药菌株逐渐增多,为有效地控制感染,应联合使用两种抗菌药物,静脉滴注。待中毒症状好转或能口服时,按急性菌痢治疗。

三、慢性菌痢的治疗

根据患者不同情况,采用中西医结合综合治疗措施。

(一) 一般治疗

慢性菌痢的病程较长,迁延不愈或反复发作,患者常失去治愈的信心。为此,要增强其战胜疾病的信心,积极配合治疗。进食易消化、无刺激而富于营养的食物,忌生冷、油腻食物。

(二) 抗菌治疗

1. 根据药敏试验,选用敏感药物治疗。

2. 未做粪便培养或培养阴性者,采用既往未用过的抗菌药物,或根据该地区细菌药敏情况,采用较有效的抗菌药物。

3. 最好应用两种抗菌药物,如TMP与其他抗菌药物联合治疗。

(三) 治疗肠黏膜病变

对肠黏膜有病变者,用中西药物保留灌肠治疗。

【预后】

急性菌痢经治疗多于1~2周痊愈,少数患者转为慢性或慢性带菌者。中毒型菌痢则预后差,尤其脑型如不及时治疗,病死率较高。影响预后的因素有:①菌型:痢疾志贺菌群病情严重,并发症多;福氏志贺菌群易成为慢性;②临床类型:中毒型菌痢病势凶险,病死率高;慢性菌痢不易根治,易反复发作;③全身免疫状态,婴幼儿及年老体弱者病情重,并发症多,病死率高;④治疗及时、合理者预后好。

【预防】

本病的预防采取以切断传播途径为主,同时注意传染源的管理与易感人群的保护等综合措施。

一、管理好传染源

(一) 早期发现患者

对患者要做到早发现,并及时隔离治疗。对疫源地应立即进行流行病学调查,查明传染源及传播途径,并根据具体情况及时采取防疫措施。

（二）加强患者的管理

对患者及带菌者要隔离治疗。患者于隔离期间,要严格执行隔离规定制度。防止交叉感染。按疗程进行治疗,必须治愈方可出院。

二、切断传播途径

（一）搞好饮食卫生

搞好饮食卫生是防止病从口入的重要措施。目前在我国由食物污染所致菌痢传播及流行仍占主要地位,因此搞好饮食卫生对预防菌痢具有重要意义。

（二）管好饮水卫生

管好饮水卫生,改善和保护好水源,对菌痢的预防非常重要,定期进行水源水质及消毒效果的检查。

（三）做好粪便管理

粪便、垃圾及污水都要进行无害化处理。

（四）消灭苍蝇

苍蝇是传播菌痢的重要媒介,特别是在环境卫生比较差的地区,苍蝇对散播痢疾杆菌起重要作用。因此,必须积极消灭苍蝇。

（五）搞好环境卫生

经常深入开展卫生宣传教育及卫生运动,治理环境污染,改善整个社会的卫生大环境,制订卫生措施。

（六）做好个人卫生

凡是从事饮食行业的售货员、食品加工人员、炊事员、饭店服务人员等,在工作前必须洗手。认真贯彻三管一灭（即饮食、水、粪的管理与消灭苍蝇）及"把住口"、"抓住手"、防止病从口入的卫生制度,是最有效地切断菌痢传播途径的综合措施。

三、保护易感人群

（一）加强身体锻炼

积极开展群众性的体育活动,搞好饮食及饮水和个人卫生,这样就能增强机体的抗病能力,不但可减少痢疾的发病机会,亦能防止其他疾病的发生。

（二）口服多价痢疾减毒活菌苗

减毒活菌苗,若按规定量口服,保护率可达80%左右,有效期约6月。国内已在研究用各种方法获得志贺菌减毒突变株用于自动免疫,但对此菌苗的效果及安全性尚待进一步研究。

（聂青和）

参考文献

1. 聂青和.感染性腹泻的临床诊治（述评）.传染病信息,2009,22(3):132-136.
2. 王九平,汪定成,聂青和,等.496例腹泻患者粪便细菌培养与耐药性分析.中国感染控制杂志,2009,8(6):413-416.
3. 聂青和.感染性腹泻研究最新进展（述评）.传染病信息,2011,24(2):75-78.
4. Izumiya H, Tada Y, Ito K, *et al*. Characterization of *Shigella sonnei* isolates from travel-associated cases in Japan. J Med Microbiol, 2009, 58(11): 1486-1491.
5. Pourakbari B, Mamishi S, Mashoori N, *et al*. Frequency and antimicrobial susceptibility of *Shigella* species isolated in Children Medical Center Hospital, Tehran, Iran, 2001-2006. Braz J Infect Dis, 2010, 14(2): 153-157.
6. Khatun F, Faruque AS, Koeck JL, *et al*. Changing species distribution and antimicrobial susceptibility pattern of *Shigella* over a 29-year period (1980-2008). Epidemiol Infect, 2011, 139(3): 446-452.
7. Wong MR, Reddy V, Hanson H, *et al*. Antimicrobial resistance trends of *Shigella* serotypes in New York City, 2006-2009. Microb Drug Resist, 2010, 16(2): 155-161.
8. Chisti MJ, Faruque AS, Khan WA, *et al*. Characteristics of children with *Shigella* encephalopathy: experience from a large urban diarrhea treatment center in Bangladesh. Pediatr Infect Dis J, 2010, 29(5): 444-447.
9. Bancroft JE, Keifer SB, Keene WE. Shigellosis from an interactive fountain: implications for regulation. J Environ Health, 2010, 73(4): 16-20.
10. Zhang R, Zhou HW, Cai JC, *et al*. Serotypes and extended-spectrum β-lactamase types of clinical isolates of *Shigella* spp. From the Zhejiang province of China. Diagn Microbiol Infect Dis, 2011, 69(1): 98-104.
11. Xia S, Xu B, Hendriksen RS, *et al*. Prevalence and characterization of human *Shigella* infections in Henan Province, China, in 2006. J Clin Microbiol, 2011, 49(1): 232-242.

第十九节 细菌感染性腹泻

腹泻是指消化道内水分和电解质的积聚及排出,表现为便次增多及粪便稀释度降低,以排便每日超过3次或排便量大于每日200～300g为特征。腹泻是消化内科、感染病科、儿科、急诊科、ICU等临床科室最常见病症之一。其相关专业涉及感染病学、消化病学、儿科学、急救医学、微生物学、免疫学、生理学、生物生化、分子生物学、药理学、病理学、流行病学、医学检验及预防医学等学科。为提高其诊治及管理水平，必须掌握科学的临床思路及诊治程序。深入了解近年来关于感染性腹泻病的病原学、发病机制、流行病学特点及诊断方法的进展，有助于提高感染性腹泻的临床诊治水平。

【病原学】

当腹泻被疑及或证实继发于病原微生物感染时，称为感染性腹泻(infectious diarrhea)。由细菌及其毒素、代谢产物所致的腹泻称为细菌感染性腹泻，后者所涉及内容占感染性腹泻研究及临床的大部分内容，是感染性腹泻的最重要组成部分。1989 年我国传染病防治法将除霍乱(甲类感染病)、痢疾、伤寒及副伤寒(乙类感染病)以外的微生物所致的腹泻称为“感染性腹泻病”，并列为丙类传染病。

感染性腹泻病原有细菌、病毒、寄生虫、真菌等，随着近年来微生物学鉴定技术及分子生物学的发展及应用，临床上又发现不少新的肠道病原体，但仍有 20% ~35% 腹泻患者未能检出病因，而被称为“非特异性急性胃肠炎”。现将已知感染性腹泻的主要病原体列举如下：

感染性腹泻主要病原体

- 细菌
  - 肠杆菌科
    - 大肠埃希菌属：ETEC、EIEC、EPEC、EAEC、EHEC、EAggEC
    - 志贺菌属：志贺、福氏、宋内、鲍氏痢疾杆菌
    - 沙门菌属：伤寒杆菌、鼠伤寒沙门菌
    - 耶尔森菌属：小肠结肠炎耶尔森菌
    - 爱德华菌属：缓慢爱德华菌
  - 弧菌科
    - 弧菌属：霍乱弧菌(古典生物型埃尔托生物型、O139血清型)及非霍乱弧菌、副溶血弧菌，新发现致腹泻性弧菌有河弧菌、拟态弧菌、霍利斯弧菌及弗利斯弧菌
    - 类弧菌属：亲水气单胞菌，类志贺毗邻单胞菌
    - 弯曲菌属：空肠结肠弯曲菌、胎儿弯曲菌
  - 螺菌科——厌氧芽胞杆菌属：难辨梭状芽胞杆菌、产气荚膜梭状芽胞菌、蜡样(肉毒)梭状芽胞杆菌
  - 球菌科
    - 葡萄球菌属：金黄色葡萄球菌
    - 海鸥杆菌属：香港海鸥杆菌
- 病毒
  - 轮状病毒
  - 诺瓦克病毒
  - 星状病毒
  - 肠腺病毒
- 寄生虫——常见的有溶组织阿米巴、蓝氏贾第鞭毛虫、隐孢子虫、人芽囊原虫等
- 真菌——家私酵母菌、曲霉、毛霉

【流行病学】

感染性腹泻为一组广泛存在并流行于世界各地的胃肠道感染病，亦是当今全球性重要的公共卫生问题之一，其发病率仅次于上呼吸道感染。在我国，感染性腹泻的发病率居所有感染病首位。从细菌学监测来看，在所检出的病原菌中，痢疾杆菌仍处首位，其次为空肠弯曲菌，尤以 5 岁以下为多，新生儿亦可感染。空肠弯曲菌在小儿感染性腹泻中的重要性日益受到人们的重视。第三位为非伤寒沙门菌，近年来其发病率有普遍上升趋势，引起人类沙门菌感染的菌种亦逐年增多。

WHO 估计，全世界每年发生腹泻病例达 30 亿 ~50 亿例次。特别在婴幼儿，不仅发病率甚高，而且是其死亡的主要原因。此外，老年及免疫抑制的患者，亦是腹泻的高危人群。旅游者因面临环境和卫生问题的挑战，亦为腹泻的特殊高危人群。估计全世界每年约 500 万人死于感染性腹泻，主要患病人群为 2 岁以下的婴幼儿，临床发病主要与入侵原微生物的毒力及患者敏感性相关。临床症状很难作为感染性腹泻病原诊断的依据，诊断主要依靠实验室病原微生物相关检查。感染性腹泻虽由确定的病原微生物所致，但亦与多数腹泻患者一样呈自限性病程。维持水及电解质平衡是治疗关键，抗菌药物的使用应有明确的证据及指征，而抗胃肠动力药物应谨慎使用。除环境

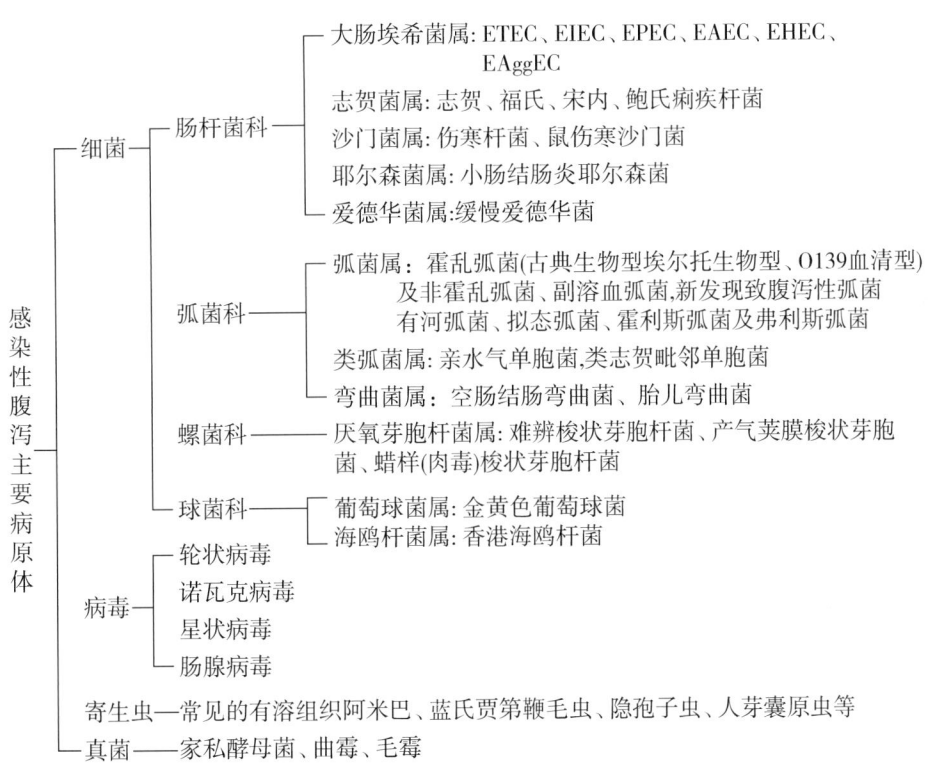

饮食卫生外，感染性腹泻较新的预防策略是发展相应的疫苗。

一、传染源

主要是受感染的人，包括急性及慢性期患者、病原携带者（恢复期、"健康"携带者）。亦可以是受感染的动物，包括家畜、家禽、兽类及鱼类等。

二、传播途径

主要经粪-口途径传播，即经饮用水、食物、日常生活接触与苍蝇媒介传播。

（一）经水传播

各种水源均可被污染，饮用污染的水或用污染的水漱口、洗饮食用具、生吃蔬菜及水果均可引起感染。游泳时咽下被污染水，亦可引起感染。

（二）经食物传播

各种感染性腹泻均可经食物传播。致病性大肠埃希菌与空肠弯曲菌经食物传播是主要传播方式，从乳酪、汉堡包、海味、香肠中可分离出致病性大肠埃希菌。空肠弯曲菌腹泻易通过污染的牛奶发生流行，小肠结肠炎耶尔森菌可从肉类、鱼类、牡蛎、淡菜与糕饼中分离出，沙门菌媒介食物主要为肉类与蛋类，其次为水产品。副溶血性弧菌主要为带菌海鱼与其他海产品，如蟹、虾、牡蛎、淡菜、海扇等。葡萄球菌主要为含淀粉或蛋白质的熟食，如剩米饭、米糕、熟肉等，其次为牛奶。变形杆菌主要为熟肉食，或凉拌菜。蜡样芽胞杆菌则以存放时间较长的米饭为主，凉鱼、凉肉、甜酒酿等亦可为媒介食物。河弧菌、拟态弧菌、霍利斯弧菌、弗尼斯弧菌等的媒介食物为海产品。诺瓦克病毒的媒介食物为凉拌菜、色拉及糕点。嵌杯状病毒主要存在于饮料、贝壳类食物。星状病毒和原虫类亦可由食物传播。

（三）接触传播

消化系统感染的接触传播均为间接接触传播，即感染源排出的病原体污染手、生活用品或其他物品，易感者在日常生活与工作中接触污染的手或物品而受染。接触传播可能是小肠结肠炎耶尔森菌的重要传播途径，有人与人之间和人与动物之间的接触传播，患者的粪、尿、咽喉、气管与伤口脓液中已证实存在耶尔森菌。亲水气单胞菌主要通过渔业工人、钓鱼者与鱼类密切接触或外伤（鱼骨刺伤或被鱼咬伤）、皮肤伤口被水沾湿而受染。空肠弯曲菌、致病性大肠埃希菌、贾第鞭毛虫、球孢子虫、隐孢子虫、轮状病毒及诺瓦克病毒所致的腹泻经接触传播也相当重要。

（四）蝇媒传播

苍蝇在感染性腹泻病中的传播作用不大，仅在沙门菌属感染中可有一定作用。

除上述 4 种途径传播外，亦有极少数经非粪-口传播，如小肠结肠炎耶尔森菌、轮状病毒可经呼吸道传播而引起流行。

三、人群易感性

人对感染性腹泻病普遍易感。多数无年龄、性别区别，但轮状病毒主要侵犯 6 个月至 5 岁幼儿；成人轮状病毒则侵犯少年及成人，粪类圆线虫、鞭虫常在年龄较大的儿童中引起腹泻。细菌类感染与接触机会、程度与机体抵抗力高低有关。病后免疫时间短且不稳定，因此可多次感染或复发。

四、流行特征

（一）地区分布

感染性腹泻呈世界性分布，但发病水平相差悬殊，这主要与当地卫生设施的完备程度，人们的卫生知识水平、生活习惯有关。在贫穷落后的国家与地区，易出现水型或食物型暴发流行。弧菌类、气单胞菌类、类志贺毗邻单胞菌适合在 pH 值高的沿海水域生存。由于海产品污染，相应疾病主要发生在沿海地区。沙门菌的主要感染源是动物，常通过其肉、蛋、内脏及乳制品带菌传播。

（二）季节分布

感染性腹泻病全年均可发病，一般有明显的夏秋季节发病高峰，流行与暴发亦多发生在夏秋季节。但有些感染（如轮状病毒、诺瓦克病毒腹泻）主要发生在冬春季节。

五、感染性腹泻的特征

感染性腹泻具有以下三个特点：

（一）感染性腹泻的发病与经济发展水平密切相关

在战乱、动荡、经济条件差的地区，感染性腹泻的发病率明显高于经济发展水平高的地区。在全球范围内，非洲国家感染性腹泻的发病率最高，亚洲次之，欧美发病率最低。因此，感染性腹泻不仅是一个医学问题，亦是一个错综复杂的政治及社会问题。

(二) 感染性腹泻是一个国际化疾病

特别像霍乱这样的国际检疫感染病更是全人类公害,一旦暴发就可能造成大规模流行,且可通过现代化的交通工具在世界范围内传播。

(三) 感染性腹泻可被控制

从理论上来说,感染性腹泻可以被控制,但实际上却并未得到有效控制,主要原因在于对其缺乏足够的重视。实际上,控制此病因影响因素较多,落实措施涉及面广,难度极大。因此,如果我们将彻底控制感染性腹泻病的希望寄托于抗生素,液体疗法及疫苗(菌苗)的研制及应用并不现实。从我国的现实需求出发,强调措施"落实"是首位,亦是防治感染性腹泻病成败的决定性因素。可以说,感染性腹泻病不仅是一个复杂的医学问题,也是一个严重的社会问题。

【发病机制】

腹泻的主要发病机制可分为分泌性、渗透性、动力性及黏膜炎症性,但临床上发生腹泻,经常存在各种机制的重叠现象,有时临床上可有较为复杂的表现。以下为各种腹泻机制的相应特点(表17-19-1)。

表 17-19-1　腹泻各机制的特点

机　制	功能障碍	粪便检查	病　种	说　明
分泌性	吸收减少,分泌增加:电解质转运	水样便,渗透压≤2×ULN(Na^++K^+)	霍乱、ETEC、VIP、先天性氯泻、难辨梭状芽胞杆菌、隐孢子虫病	粪便无白细胞,停食后仍腹泻
渗透性	消化不良,运动障碍,摄入不吸收溶质	水样便,酸性,还原物+,渗透压>2×ULN(Na^++K^+)	乳糖酶缺乏、葡萄糖-半乳糖吸收不良、泻药	停食后腹泻停止,糖吸收不良,呼气氢增加,粪便无白细胞
动力性				
动力增加	转运时间缩短	不成形便	肠易激综合征(IBS),迷走神经切断,倾倒综合征	感染也可增加动力
动力减低	细菌过度生长	不成形便	假性肠梗阻、盲襻	
黏膜炎症性	炎症黏膜面、结肠再吸收减少,动力增加	红细胞及白细胞增加	沙门菌属、志贺菌属、阿米巴、弯曲菌属、耶尔森菌属、炎症性肠病(IBD)	

感染性腹泻的发病机制分为:

一、细菌感染性腹泻的发病机制

根据病原体对肠黏膜的侵袭程度,将发病机制分为5型:

(一) 肠毒素的产生

已知多种病原菌进入肠道后,并不侵入肠上皮细胞,仅在小肠内繁殖,并黏附于黏膜,释放致病性肠毒素。肠毒素为外毒素,能在肠道中引起分泌性反应。大多数肠毒素通过细胞毒或非细胞毒机制,使黏膜的分泌增加。非细胞毒性肠毒素称为细胞兴奋素(cytotonic),或细胞兴奋型肠毒素;细胞毒性肠毒素称为细胞毒素(cytotoxin),或细胞毒素型肠毒素。各种细菌所产生的肠毒素不尽相同(表17-19-2)。

表 17-19-2　各种细菌肠毒素的分类

肠毒素类型	肠毒素的来源	
	革兰阳性菌	革兰阴性菌
细胞兴奋素	金黄色葡萄球菌	亲水气单胞菌
(细胞兴奋型肠毒素)	难辨梭状芽胞杆菌毒素A	ETEC
		霍乱弧菌
		沙门菌
		耶尔森菌
细胞毒素	蜡样杆菌	痢疾志贺菌
(细胞毒素型肠毒素)	产气荚膜梭状芽胞杆菌	EPEC及EIEC

细胞兴奋型肠毒素作用于细胞膜的核苷酸环

化酶，从而扰乱了环核苷酸系统。根据其分子量的大小及其在细胞内的作用方式，又分为两型：①cAMP介导的细胞兴奋型肠毒素：分子量为70～90kD，由各种有活性的亚单位组成，能激活腺苷酸环化酶，如霍乱弧菌、大肠埃希菌的不耐热肠毒素（LT）、沙门菌、亲水气单胞菌的肠毒素等；②cGMP介导的细胞兴奋型肠毒素：其分子量甚低，为5～10kD，能激活鸟苷酸环化酶，促使细胞内cGMP浓度增高。同样引起分泌性腹泻，如大肠埃希菌的耐热性肠毒素（ST），小肠结肠炎耶尔森菌的肠毒素等。

（二）侵袭及破坏上皮细胞

侵袭性病原菌通过其侵袭力，可直接侵入肠上皮细胞，并生长繁殖，引起细胞功能障碍及坏死。

（三）侵入固有层及肠系膜淋巴结

沙门菌属是重要的肠道致病菌，除伤寒杆菌外，该类细菌可侵入肠上皮细胞，通过吞饮囊穿过细胞，进入肠壁的固有层，引起固有层大量多形核白细胞聚积的趋化反应及炎性病变，导致渗出性腹泻。并可迅速被排入肠系膜淋巴结内，甚至引起全身感染或菌血症。除沙门菌外，亦可见于空肠弯曲菌、耶尔森菌及少数志贺菌。

（四）穿透固有层和侵及全身

伤寒杆菌、副伤寒杆菌及部分沙门菌等肠道致病菌，可穿透黏膜上皮到达固有层引起巨噬细胞的聚集，如伤寒结节，并在肠壁与肠系膜淋巴结内繁殖，经胸导管进入体循环引起菌血症或迁徙性病变，而肠上皮细胞病变轻微。

（五）黏附作用

该作用机制系近年提出。病原体黏附于肠黏膜，不侵入上皮细胞，不损害肠黏膜，也不产生肠毒素，如黏附性大肠埃希菌，通过其菌毛抗原的定居因子，黏附于上皮细胞刷状缘，可瓦解微绒毛，并使之变钝、扭曲、变形、甚至液化，致使肠黏膜吸收面积减少，刷状缘表面酶的减少，造成吸收障碍，可致吸收障碍性腹泻及渗透性腹泻。

二、全身感染伴随性腹泻

除了上述的一些感染性腹泻外，许多全身性感染如艾滋病、幼儿急疹、麻疹、肾综合征出血热、病毒性肝炎及败血症等均可伴发腹泻，有时甚至以腹泻为主要表现。然而，这些疾病均有其特有的临床表现，如肾综合征出血热，在发热期可以腹痛、腹泻为主要表现就医，但该病患者多同时有高热、畏寒，面颈及上胸部皮肤潮红，皮肤黏膜出血点，球结合膜水肿。血常规可见白细胞总数及中性粒细胞增多，血小板减少，尿蛋白阳性。若有条件检测抗出血热病毒抗体阳性，结合临床当可确诊。

【临床表现】

一、非侵袭性腹泻

非侵袭性腹泻包括分泌性腹泻（或称肠毒素性腹泻）及渗透性腹泻。由于病原体为非侵袭性，多无组织学变化，其感染主要在小肠，故其临床特征为全身中毒症状不明显，无发热或明显腹痛，腹泻为水样便，量多，不伴有里急后重，易导致失水与酸中毒，大便内无炎性细胞，病程一般较短。霍乱、ETEC、EAEC、病毒性腹泻及大多数细菌性食物中毒属此类型。

二、侵袭性腹泻

侵袭性腹泻病原体多为侵袭性，肠道病变明显，可排出炎性渗出物，主要累及结肠，亦可累及小肠，或两者兼有之。其临床特征是全身毒血症状较明显，有发热、腹痛及里急后重，腹泻多为黏液血便，或血性水便，便次多而量少。

大便镜检时有大量脓球及红细胞，乙状结肠镜检查可见弥漫性充血性炎症及浅表溃疡等。志贺菌、沙门菌、EIEC、产气荚膜杆菌、耶尔森菌、空肠弯曲菌及某些特殊的病毒性腹泻等均属此类型（表17-19-3）。

表17-19-3　感染性腹泻的发病机制及主要临床症状群

病原体	部位	发病机制	临床症状群
霍乱弧菌	小肠	黏附并产肠毒素	霍乱样腹泻
大肠埃希菌	小肠	同上	同上
产气荚膜杆菌	小肠	同上	同上

续表

病原体	部位	发病机制	临床症状群
亲水气单胞菌	小肠	同上	同上
痢疾志贺菌Ⅰ型	小肠	产细胞毒-肠毒素	同上，也可有脓血便
志贺菌	大多在结肠	侵入并引起黏膜炎症及破坏	发热、腹泻、大便带血和黏液
EIEC	结肠	同上	同上
耶尔森菌	小肠和大肠	同上	同上
弯曲菌	大部在小肠	同上	同上
病毒	小肠	损坏绒毛，有时为侵袭和细胞毒性	发热、腹泻、少带血
沙门菌	小肠和大肠	穿透黏膜并侵入全身	多为黏液稀便，偶有大肠炎
EAEC	小肠和大肠	不损伤黏膜，不产肠毒素，仅有黏附作用	大量水泻、无血或黏液

【诊断】

一、感染性腹泻病的临床诊断流程

（一）准确收集流行病学资料

重点调查下列资料：①询问患者腹泻前饮食、饮水、起居与用药情况；②了解患者既往疾病、大便习惯、工作及环境；③查明患者所在地及同饮同食者腹泻流行病学史；④了解当地循环的致病菌谱、流行菌（毒）株及群体免疫状况。

（二）客观认识临床征象

重点把握下列临床资料：①腹泻的起病方式与病程经过；②腹泻的频率、性状及时间规律；③腹泻的伴随症状与体征；④腹部体检包括压痛、反跳痛、肠鸣音等；⑤患者全身状况包括神志意识、血压、脉搏与皮肤弹性。

（三）合理选择辅助实验室检查

（四）肉眼观察粪便的重要性

临床医生必须亲自仔细肉眼观察与了解腹泻患者的粪便性状与变化，而不是仅凭化验报告，才能对腹泻作出正确诊断。如粪便性状可决定病变部位：水样便，无里急后重，病变多在小肠；黏液便，病变多在结肠；黏液带果酱色血便，病变多在上段结肠；桃花红样脓血便，病变多在下段结肠；粪便表面带血或伴明显里急后重，病变多在直肠或末端结肠。粪便性状亦可判断病变性质：水样便，无炎性细胞，病变多为非侵袭性；黏液脓血便，炎细胞甚多，病变多为侵袭性。粪便性状更可提示可能的病原：水样便见于病毒性、弧菌性、毒素性、大肠埃希菌及多数细菌性食物中毒。洗肉水样、淘米水样、量多，不伴发热与腹痛，以霍乱类疾病多见；黏液无脓血属刺激性，见于蓝氏贾第鞭毛虫感染或过敏；黏液脓血便，伴发热腹痛，以志贺菌、空肠弯曲菌、沙门菌感染多见；呈不消化颗粒状，见于假丝酵母菌或大肠埃希菌感染；伴有明显呕吐的水样或血样便，多见于各种细菌性食物中毒等；假膜性腹泻见于抗生素相关性或金葡菌肠炎等。

二、实验室诊断

（一）粪便白细胞分类

玻片下滴亚甲基蓝 2 滴，将粪便标本在其中涂匀，加盖玻片，2～3 分钟后镜检，渗出性病变主要为多核白细胞，伤寒、过敏性反应多为单核细胞。

（二）粪便培养病原菌

连续三次的常规粪便培养，必要时还可重复。过去常规进行志贺菌及沙门菌的检出，已明显不够，除采用双硫与血液琼脂培养基外，应根据可疑致病菌选用相应的选择性培养基与培养条件，厌氧培养（如弯曲菌、难辨梭状芽胞杆菌、产气荚膜杆菌等）、含有抗生素的选择性培养基（如弯曲菌）、碱性或含盐培养基（如霍乱弧菌及其他弧菌），以及国内提出的冷增菌及碱化处理后双硫平板检测耶尔森菌等。选择粪便中的脓液及黏液部分，及时接种；最好是患者服用抗菌药物前采样。采用多种特殊培养基，在不同含氧情况下培养；挑取多个菌落作各种鉴定，是提高阳性培养结果的关键。

轮状病毒虽已能成功分离，但手续繁琐，要求条件高，检出时间长，非一般实验室所能普及。

（三）电镜与免疫电镜检查

可直接观察病毒形态及特异性抗原颗粒的检出，用ELISA法检测轮状病毒虽已大大超过电镜检查，但电镜对其他致腹泻性病毒如腺病毒、冠状病毒等，仍属需要。对隐孢子虫的结构及生活循环可进行观察，电镜扫描对肠道微生物，能获得特殊形象，但手续过于繁杂。

（四）药物敏感性试验

随着抗生素的广泛应用，肠道细菌的耐药性不断增加。通常在获得致病菌或可疑致病菌后均要进行药物敏感性测定，以了解该菌对常用抗生素的敏感程度，或常用抗生素对该菌的抗菌效能，后者常用最低抑菌浓度（MIC）来表示。药敏试验常用的方法有平板稀释法、琼脂扩散法及联合药敏试验法等。

（五）免疫学检查

包括ELISA、固相放射免疫法及反向被动血凝法。用于检测粪便中细菌、病毒抗原、血清中特异性抗体，尤其以单克隆抗体为诊断试剂应用以来，大大提高了灵敏性与准确性，已用于大肠埃希菌LT肠毒素、轮状病毒、婴幼儿腹泻病毒的鉴定和阿米巴、蓝氏贾第鞭毛虫抗原、抗体等的检测。

（六）循环抗体的测定

大多数抗体检测系统（包括血凝抑制法、ELISA法等），对病毒和细菌均具有特异性。已用血清抗体滴度的变化来测定诺瓦克类病毒的流行、轮状病毒和ETEC的鉴定。但免疫荧光对蓝氏贾第鞭毛虫抗体则易出现交叉反应。

（七）气相色谱仪

已较普及地用于对厌氧菌的鉴定，如用于难辨梭杆菌的快速诊断等。

（八）肠毒素的检测

主要方法有：①生物学鉴定：用乳鼠灌胃法鉴定ST毒素（因其分子量过小，其他免疫诊断有困难）、亲水气单胞菌肠毒素及空肠弯曲菌的肠毒素等。亦可用家兔肠袢分泌试验（secretion in rabbit intestinal loops test）检测ST及LT肠毒素；②组织培养法：已能用Y1肾上腺细胞，中国田鼠卵细胞（CHO）等组织培养细胞，进行细胞毒素及LT肠毒素的分类；③Biken试验：用Elek及Ouchtertory试验的原理组成。在琼脂板上产LT克隆，能与抗霍乱抗血清形成沉淀线来区别肠毒素。

（九）病毒RNA凝胶电泳

可直接从粪便标本中提取病毒RNA，用聚丙烯酰胺凝胶电泳和银染色法，按特征性RNA电泳图谱，进行轮状病毒的分类与快速诊断。

（十）DNA分子杂交试验

以放射自显影放射性核素标记法，适用于轮状病毒的检测、ETEC肠毒素的同源DNA编码基因及细菌耐药基因的检测等。

（十一）DNA同源性检查

用遗传工程技术鉴定致病弧菌、大肠埃希菌的产肠毒素质粒。

（十二）聚合酶链反应（PCR）及随机扩增多态性DNA技术（RAPD）

PCR技术将病原体特异性的基因在体外快速扩增，使极微量单拷贝的特定核苷酸片段在2～4小时内扩增到10^5倍以上，提高其标本中的浓度，使其达到可检出水平。现已用PCR技术检测感染性腹泻病原体如志贺菌、沙门菌、致病性大肠埃希菌、空肠弯曲菌、小肠结肠炎耶尔森菌、致病性弧菌、轮状病毒、诺瓦克病毒、肠腺病毒及隐孢子菌等获得成功。RAPD的突出特点是不需预知靶基因DNA结构顺序，而获得多态性DNA指纹图。具有简便、重复性好、价格低廉、适用于临床检测的特性。已广泛用于检测鼠疫、李斯特菌、幽门螺杆菌、铜绿假单胞菌、艰难芽胞梭状杆菌、结核分枝杆菌以及支原体、白色假丝酵母菌、毛癣菌等。

（十三）芯片技术

DNA芯片技术或基因芯片是指同时将极其大量的探针分子固定到固相（玻璃片或硅片）支持物上，藉助核酸分子杂交配对的特性将DNA样品的序列信息作高通量、高效率的解读和分析的技术。DNA芯片技术的特点有：①微量化（上样量最小达0.25～1nl）；②规模大、信息储量大（已有短阵排列高于100万种的寡核苷酸探针）；③并行化（如30万种微矩阵排列的探针同时与1万种待测DNA杂交，24小时内完成杂交）；④高效率和高度自动化（由于信息容量大、矩阵排列、同时检测、操作、运行完全自动化，故效率极高）。DNA芯片技术的应用十分广泛，前景广阔、进展迅速。

主要应用于:①DNA 序列分析;②基因突变、基因多态性分析与肿瘤的诊断;③新药开发与组分筛选;④基因差异表达与基因表达谱的分析;⑤病原微生物及感染病的实验诊断。

蛋白质芯片技术是利用蛋白质与蛋白质(如抗原与抗体、配体与受体)的特性只具有专一性,而无序列特异性,故不能用扩增手段增加拷贝数提高反应灵敏度。蛋白质芯片技术中所用样品蛋白是经过纯化的蛋白质、多肽或从 cDNA 表达文库中提取出的蛋白质产物。该芯片技术灵敏度很高,可检出 10pg 的微量蛋白质。既适合抗原-抗体系统,亦适用于某些配体-受体系统的测定。目前蛋白质芯片技术还未进入商业化实用阶段,但是开发应用价值十分巨大。与 DNA 芯片技术共同构成生命科学领域中的核心技术。

(十四) T7 核糖核酸聚合酶放大的免疫检测系统(IDAT)

IDAT(immuno-detection amplified by T RNA polymerase),即 T7 核糖核酸聚合酶放大的免疫检测技术,该技术通过固定一种目标蛋白质(用信号显示其存在)与抗体结合后激发助催化剂,后者可再激发 T7 核糖核酸聚合酶活化、转录出特定核糖核酸分子(信号分子)作为指示系统。IDAT 法的灵敏度极高(可检测单种蛋白质分子),操作简便(可自动化)。进一步改良使用通用的探测分子,则可能探测无限多种蛋白质及脂质、糖分及其他细胞分子。IDAT 技术与蛋白质芯片技术结合将把生物芯片技术推向新水平。在癌症早期发现、筛选新药与分子样本等重要领域发挥潜在用途。

(十五) 选择性捕获转录序列的分析系统(SCOT)

SCOTS 技术由 Graham 和 Clark-Curtiss 等于 1999 年建立,他们共同研究结核分枝杆菌在人巨噬细胞内的反应时,发现与 DNA 修复、营养代谢、转录调节及毒力产生等有关的许多基因发生了转录。Morrow 等联合应用 SCOTS 及基因组差异杂交方法,研究伤寒杆菌对巨噬细胞基因组内的某些操纵子和转录调控因子的影响。显然,利用 SCOTS 技术或与当代的新型实验手段相结合,可从基因组水平认识基因表达,揭示细菌等病原体进入机体、相互作用及感染机制将会极大地丰富研究内容,提高实验诊断水平。

三、其他检查

(一) 结肠镜检查术

早期结肠镜检主要采用硬管式的直肠镜或乙状结肠镜,由于其检查的范围有限,仅适用于慢性菌痢、血吸虫病、乙状结肠息肉、肿瘤、肠结核、淋巴肉芽肿及憩室等疾患的诊断及鉴别诊断。光导纤维或电子结肠镜的问世,不仅大大拓宽了肠道检查的范围,而且图像清晰,可以摄录检查结果,采取组织行病理检查,亦可进行多种镜下治疗,如息肉的电切、肿瘤的激光治疗及结肠扭转复位和肠套叠复位等。

(二) 结肠影像学检查

主要有腹部平片、钡剂灌肠、气钡双重对比造影、血管造影、超声波检查、CT、磁共振及核素检查等。

【儿童腹泻病的鉴别诊断】

儿童腹泻病的急性和慢性、各年龄段及各地域均有各自不同的流行病学及临床特点。了解这些特点,有助于提高感染性腹泻的临床诊治水平。各年龄段儿童腹泻需鉴别诊断(表 17-19-4)。

表 17-19-4　儿童腹泻的鉴别诊断

	婴儿期	儿童期	青少年期
急性			
常见	胃肠炎 系统感染 抗生素相关	胃肠炎 食物中毒 全身感染 抗生素相关	胃肠炎 食物中毒 抗生素相关
罕见	特发性双糖酶缺乏 先天性巨结肠中毒性结肠炎等	摄入毒物	甲状腺功能亢进

续表

	婴儿期	儿童期	青少年期
慢性			
常见	感染后继发性乳糖酶缺乏	感染后继发性乳糖酶缺乏	IBS
	牛奶/大豆蛋白过敏	BS	IBD
	慢性非特异性婴儿腹泻	麦胶肠病	乳糖不耐受
	麦胶肠病	贾第虫病	贾第虫病
	囊性纤维化	BD	泻药
	腺病毒性胃肠炎	腺病毒性胃肠炎	
罕见	特发性免疫缺陷	获得性免疫缺陷	分泌瘤
	家族性绒毛萎缩	分泌瘤	原发性肠肿瘤
	分泌瘤	假性梗阻	
	先天性氯化物腹泄	人为因素	
	嗜酸细胞性胃肠炎		

【腹泻的临床诊断思路】

一、腹泻的临床诊断思路(图 17-19-1)

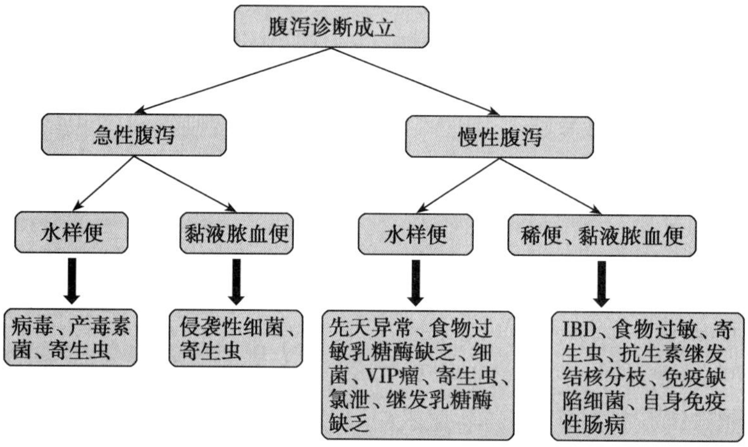

图 17-19-1　腹泻诊断思路图

注：IBD：炎症性肠病

二、临床诊断思路分析判断

完整的腹泻病诊断应包括腹泻的诊断、腹泻并发症(水、电解质、酸碱失衡的性质和程度)的诊断、腹泻病因及病原的诊断、系统疾病及营养发育状态的诊断。

接诊后，首先根据排便次数是否确实较平时增加(纯母乳喂养正常婴儿经常日排便数次，且不成形)，粪便性状改变为水样、稀糊样、黏液脓血样等，粪便总量及含水及电解质超过正常，重量每日>10g/kg，满足以上条件可诊断为腹泻。然后根据病程≤2 周或>2 周分为急性及慢性腹泻(国内将 2 周至 2 个月分为迁延性腹泻，>2 个月为慢性腹泻)。再根据粪便性状及镜检，发病季节及所在地域，进行初步判断。首先考虑常见病种：如北方地区婴儿急性腹泻水样便腹泻，秋末冬初发病，粪便镜检无红细胞、白细胞，应考虑病毒性病原及空肠弯曲菌的可能，并进行轮状病毒及空肠弯曲菌病原学检查，无条件检测时可先对症治疗；夏秋炎热季节水样便，有不洁食物、饮水、宠物接触史，并有发热症状，应考虑产毒素细菌感染。急性腹泻黏液脓血便，应首先考虑侵袭性细菌感染，如志贺菌、沙门菌、大肠埃希菌等，一般伴有发热、血常规白细胞升高，粪便红细胞、白细胞升高，便培养阳性发现。慢性大量水样便常提示病变涉及小肠吸收及分泌功能异常，如停止喂养，腹泻即停止，应考虑食物过敏及乳糖不耐受，均可出现粪便 pH（<5～6）和还原物（+），但后者用去乳糖奶喂养症状缓解；停止喂食后仍有持续的水样便腹泻，应考虑分泌性腹泻，即 VIP 瘤及氯泻。慢性黏液、脓血便腹泻应考虑结肠炎症，包括肠结核、炎症性肠病（正规抗生素治疗无效的反复发作的黏液脓血便）、寄生虫、免疫缺陷肠病等，再做血常规生化、便常规、便培养、血清学（包括免疫球蛋白及 T 细胞功能）、肠钡剂造影、消化道内镜及肠组织病理进行鉴别。总之，腹泻的诊断应根据腹泻特征、年龄及性别特征、体格检查、实验室检查、发病季节、当地流行趋势等资料进行综合分析，才能得出正确结论。

【感染性腹泻病的治愈标准及好转标准】

感染性腹泻治愈标准及好转标准（应参考细菌性痢疾治愈标准及好转标准）如下。

一、近期治愈标准

近期治愈标准为：①症状消失；②每日大便不超过 2 次，且外观正常；③粪便镜检：停药后隔日检查 1 次，连续 2 次，查 10 个高倍视野、每视野白细胞数均不超过 3 个；④粪便培养或荧光抗体检查：停药后隔日 1 次，连续 2 次阴性。如无条件做此两项检查，应达到①②③项，并在停药后观察 4 日无改变。

二、临床治愈目标

临床症状消失，大便性状、镜检恢复正常。

三、治愈标准

出院后每月随访 1 次，内容包括症状、体征、粪便检查及细菌培养，经 6 次随访，各项均为阴性。

四、感染性腹泻好转标准

临床症状好转，大便性状接近正常，大便次数明显减少。

（聂青和）

参考文献

1. 聂青和，罗新栋. 轮状病毒疫苗的种类及安全性问题. 传染病信息，2006，19（1）：17-20.
2. 聂青和，罗新栋. 严重急性呼吸综合征相关性腹泻. 中华传染病杂志，2006，24（4）：285-286.
3. 聂青和. 感染性腹泻的研究现状（述评）. 传染病信息，2007，20（4）：193-196.
4. 聂青和. 感染性腹泻的发病机制研究进展及治疗指导. 中华实验和临床感染病杂志，2007，1（3）：181-184.
5. 王九平，汪定成，聂青和，等. 496 例腹泻患者粪便细菌培养与耐药性分析. 中国感染控制杂志，2009，8（6）：413-416.
6. 聂青和. 感染性腹泻的临床诊治. 传染病信息，2009，22（3）：132-136.
7. 聂青和. 感染性腹泻研究最新进展. 传染病信息，2011，24（2）：75-78.
8. Grimwood K，Forbes DA. Acute and persistent diarrhea. Pediatr Clin North Am，2009，56（6）：1343-1361.
9. Dupont HL. Bacterial Diarrhea. New Engl J Med，2009，361（16）：1560-1569.
10. Zhang JC，Sun L，Nie QH. Botulism，where are we now? Clin Toxicol（Phila），2010，48（9）：867-879.
11. Santosham M，Chandran A，Fitzwater S，*et al*. Progress and barriers for the control of diarrhoeal disease. Lancet，2010，376（9734）：63-67.
12. Tokunaga A，Yamaguchi H，Morita M，*et al*. Novel PCR-based genotyping method，using genomic variability between repetitive sequences of toxigenic *Vibrio cholerae* O1 El Tor and O139. Mol Cell Probes，2010，24（2）：99-103.
13. Gouliouris T，Brown NM，Aliyu SH. Prevention and treatment of *Clostridium difficile* infection. Clin Med，2011，11（1）：75-79.
14. McCabe EM，Burgess CM，O′Regan E，*et al*. Development and evaluation of DNA and RNA real-time assays for food analysis using the hilA gene of *Salmonella enterica* subspecies enterica. Food Microbiol，2011，28（3）：447-456.
15. Bjornsdottir-Butler K，Jones JL，Benner R，*et al*. Development of a real-time PCR assay with an internal amplification control for detection of Gram-negative histamine-producing bacteria in fish. Food Microbiol，2011，28（3）：356-363.
16. dela Cabada Bauche J，Dupont HL. New developments in traveler′s diarrhea. Gastroenterol Hepatol，2011，7（2）：88-95.

第二十节　细菌性食物中毒

食物中毒包括范围较广，凡进食被细菌及其毒素污染的食物，或进食含有毒性物质（如有机磷农药、砷剂等）的食物，以及食物本身的自然毒素（如毒鱼、毒蕈等）所引起的急性中毒，统称为食物中毒。潜伏期短，突然暴发，常集体发病及发病均与进食毒性食物有明显的关系为其临床特征。一般将食物中毒分为细菌性食物中毒和非细菌性食物中毒两大类。本文所叙述者仅为细菌性食物中毒（bacterial food poisoning），根据其临床表现的不同，分为胃肠型食物中毒和神经型食物中毒（肉毒中毒）两大类。

Ⅰ　胃肠型食物中毒

胃肠型食物中毒（bacterial food poisoning，gastroenteric type）较多见，系由于食入被污染的食物所引起，常集体暴发起病，潜伏期短，发病与食品之间有明显的关系，当停止食用引起食物中毒的食品，则发病迅速停止。

【病原学】

一、沙门菌属

沙门菌属是胃肠型食物中毒最常见的病原体之一，其中又以鼠伤寒沙门菌、肠炎沙门菌和霍乱沙门菌等为多见。该菌属革兰阴性杆菌，菌体裂解时释出内毒素。此类细菌在外环境中的抵抗力超过霍乱弧菌和痢疾杆菌，在水、牛奶人类食品中能生存几个月，其繁殖的最适宜温度35～37℃，但在18～20℃也能大量繁殖。

二、副溶血弧菌

本菌为革兰阴性多形态杆菌或稍弯曲弧菌。在无盐培养基上不能生长，在高盐（3%氯化钠）培养基上生长良好。该菌广泛存在于墨鱼、海鱼、海虾等海产品及盐分较高的腌制品中。细菌抵抗力较强，但对热敏感，56℃ 5分钟即可杀死，90℃ 1分钟灭活。对酸极度敏感，在普通酸液内1～3分钟迅速死亡。

三、葡萄球菌

葡萄球菌食物中毒主要是由能产生血浆凝固酶的金黄色葡萄球菌所引起。该菌为革兰阳性，不形成芽胞，无荚膜。能产生肠毒素的金黄色葡萄球菌菌株有A～E等5个血清型。各型均可引起食物中毒，但以A群最常见。

金黄色葡萄球菌引起胃肠型食物中毒必须具备以下条件：①食物中污染大量产肠毒素的葡萄球菌；②食物的成分和性质适于细菌生长繁殖和产毒；③有足够的外潜伏期，即食品在外环境贮放足够的时间使细菌产毒；④合适的环境条件，特别是适宜的温度有利于产毒。

四、变形杆菌

本菌为革兰阴性杆菌，有鞭毛，运动活泼。具有肠杆菌科的一般特性，其抗原有菌体（O）抗原及鞭毛（H）抗原2种。根据生化反应的不同，可分为普通变形杆菌、奇异变形杆菌、摩根变形杆菌、雷极变形杆菌和无恒变形杆菌等5个菌种，常见者为前3种，以肉类及鱼、虾等食品染菌率较高。变形杆菌在食品中能产生肠毒素，其中摩根变形杆菌还能使食品内蛋白质中所含的组织酸脱羟而成为组织胺，而引起过敏症状。

五、其他细菌

能引起胃肠型食物中毒的细菌还有大肠埃希菌、空肠弯曲菌、蜡样芽胞杆菌等，此类细菌污染食品大量生长繁殖后均具有致病性。

【流行病学】

一、传染源

1. 沙门菌食物中毒的传染源　主要为家畜、家禽及鼠类等，其次为携带病原菌者。病原菌主要存在于上述动物的肠道或肠系膜淋巴组织中。当沙门菌引起动物菌血症时，病原菌则侵入肌肉、脏器及其他组织中。因此、肉类、蛋类及其制品是沙门菌食物中毒的主要传染源。

2. 副溶血弧菌食物中毒的传染源　主要是鱼、虾、蟹等水产品，或食用污染的盐腌制食品，如咸菜、咸鱼、咸肉等。患者亦是传染源，集体发病时，往往仅少数病情严重者住院治疗，而多数未住院者可能成为副溶血弧菌食物中毒的传染源。

3. 葡萄球菌食物中毒的传染源　主要是来自患金黄色葡萄球菌感染（如鼻、咽炎、皮肤化脓感染）的患者或带菌者。

4. 变形杆菌食物中毒的传染源　是患者或带菌者。主要是食用被变形杆菌污染的鱼、肉、蟹等食品。

5. 其他细菌引起的食物中毒　包括大肠埃希菌食物中毒、空肠弯曲菌食物中毒、蜡样芽胞杆菌食物中毒等，其传染源主要是被上述病原菌感染的人和动物。

二、传播途径

主要通过食物传播，食物被细菌及其毒素污染，尤其是熟食保存不当或食品加热不彻底，导致细菌大量繁殖经口进入消化道而得病。

三、人群易感性

人群普遍易感。发生食物中毒时，患者多少，病情轻重与感染菌量或食入毒素量多少和机体抵抗力的高低有关。患病后无持久免疫力。

四、流行特征

（一）暴发性

在一个集体伙食单位或同一家庭内，食用同类含毒食品，同时感染，潜伏期短，突然在短时间内出现大量临床症状类似的患者。短时间达到高峰后，逐渐减少。整个流行过程，一般为 1～2 日。

（二）季节性

食物中毒常有明显的季节性，一般以夏秋季（5～10 月）发病较多。其原因是：①天气热，气温高，湿度大，有利于细菌在食品中生长繁殖；②天热人们喜吃凉拌菜；③热天苍蝇起传播作用；④海产品带菌明显增高，若造成污染就容易发生食物中毒。

（三）患者分布

发生中毒与同一餐、同一种食物有明显的直接关系，未进食同类食物的人，不发生食物中毒。人与人之间未见直接传染性。

（四）流行因素

主要流行因素有：①采购不新鲜的食品，或采购的过早、过多，导致食品腐败变质；②烹调不合卫生要求，如肉类切块过大、加热不足，或事先制成未熟透的半成品，在室温中放置过久，食前又加热不透；③剩余食物无冷藏条件或在贮藏过程中，未做到生熟分开，使熟食品受到污染，食前又未进行彻底加热；④炊管人员有肠道传染病或化脓性疾患未能及时调离。

【发病机制与病理改变】

一、发病机制

当病原菌污染食品后，大量生长繁殖并产生肠毒素或释放内毒素。大量活菌或毒素伴随食物进入人体后，可引起人体剧烈的胃肠道反应。

（一）肠毒素

各类病原菌产生的肠毒素，致病作用基本相似。由于肠毒素刺激肠壁上皮细胞，激活其腺苷酸环化酶（adenylate cyclase），在活性腺苷酸环化酶的催化下，使细胞浆中的三磷酸腺苷脱去二个磷酸，成为环磷酸腺苷（cAMP）。cAMP 浓度增高，能促进胞浆内蛋白质磷酸化过程，激活细胞内特有的一系列酶反应，抑制肠壁上皮细胞对钠和水的吸收，促进肠液与氯离子的分泌，而引起腹泻。

（二）内毒素

如沙门菌属所释出的内毒素进入人体后能引起发热，并使胃肠蠕动增快，从而产生呕吐和腹泻等症状。

（三）病原菌

各种病原菌大量进入胃肠道后，可继续生长繁殖，引起局部胃肠黏膜炎性反应。病原菌死亡所释出的内毒素可使人体产生胃肠道症状。

二、病理改变

胃肠黏膜呈充血、水肿。重症病例可有胃和肠黏膜糜烂、出血；肺、肝、肾内脏瘀血等改变。

【临床表现】

一、沙门菌食物中毒

（一）潜伏期

一般为 4～24 小时，最短可于进食后 2 小时发病，长者可达 2～3 日。败血症型及类伤寒型可长达 1～2 周。

（二）临床分型

由于临床表现不同，分为以下三型：①急性胃炎型：一般起病急骤，最常见的症状是恶心、呕吐、腹痛、腹泻。体温正常或升高，头晕、头痛、肌肉痛，少数患者可出现皮疹。大便每日 3～5 次至数十次，水样便或黄色稀便。鼠伤寒沙门菌所致的食物中毒多为绿色黏液便，少数可呈脓血便，具恶臭。吐泻者可致脱水酸中毒。重危病例若抢救不及时,可致死亡。病程一般为3~5日,重者可延至1~3周才恢复。预后大多良好;②败血症型:常见于儿童或慢性疾病患者,起病多急骤,有高热、寒战、出汗及程度不等的胃肠症状。热型不规则,呈弛张热或间歇热,持续1~3周不等。有并发症者发热可迁延不退或反复急性发作。脾脏多肿大,肝脏可肿大,偶见黄疸。常见并发症为化脓性感染,其次为支气管肺炎。有并发症者预后较差;③类伤寒型:临床表现类似伤寒,在急性肠炎之后,体温升高,呈弛张热或稽留热,有时可出现玫瑰疹、脾脏肿大、脉搏相对缓慢。并发多发性关节炎者偶见。肠出血及肠穿孔很少发生。病程较伤寒短,而复发率则较高。预后一般良好。

二、副溶血弧菌食物中毒

(一)潜伏期

一般为5~10小时,最短2小时,最长36小时。

(二)临床表现

起病急骤,腹痛与腹泻最先出现,伴有畏寒不适,继而恶心、呕吐。患者有发热,体温多为38~39℃。腹痛多为阵发性绞痛,常位于上腹部、脐周或回盲部。腹泻,每日大便3~20次不等,大多数呈黄色水样或糊状便,约20%的患者呈血水样或洗肉水样便,部分患者粪便中可带黏液或脓血,多无里急后重。由于吐泻可致脱水酸中毒,个别患者因脱水严重而致循环衰竭,表现为血压下降、面色苍白或发绀、四肢厥冷或神志不清等。病程一般为3~5日。预后大多良好。

三、葡萄球菌食物中毒

(一)潜伏期

一般为1~5小时,极少超过8小时。

(二)临床表现

起病急骤,主要表现为恶心、呕吐、上腹部疼痛和腹泻。以呕吐最为显著,呕吐物可呈胆汁性,或含黏液及血。重者因剧烈呕吐及腹泻,可致脱水及酸中毒。体温大多正常或稍高。多数患者经数小时或1~2日症状全部消失,预后好。

四、变形杆菌食物中毒

(一)潜伏期

一般为3~20小时。

(二)临床表现

起病急骤,恶心、呕吐、腹痛、腹泻,每日大便数次至数十次,具恶臭。便中可带黏液,部分患者可伴轻度里急后重。可有轻度发热。临床上分为以下两型:①胃肠型:主要为急性胃肠炎表现;②过敏型:主要表现为全身充血、颜面潮红、酒醉面容、周身痒感,胃肠症状轻微,少数患者可出现等麻疹。预后一般良好。

五、其他细菌引起的食物中毒

大肠埃希菌食物中毒为突然起病,腹痛,腹泻,大便多呈水样,偶带黏液,有时具恶臭。空肠弯曲菌食物中毒主要表现为急性起病,有发热、腹痛、腹泻,可有黏液便,有时便中带脓血。可并发肺炎、败血症等肠道外感染。蜡样芽胞杆菌食物中毒为突然起病,有恶心、呕吐、腹痛、腹泻等表现。病情较轻,病程较短,一般为1~2日。

【诊断与鉴别诊断】

一、诊断

(一)沙门菌食物中毒

诊断依据为:①病前有进食可疑被污染食物史,同食者短时间内先后或集体发病;②患者症状类似,有发热和急性胃肠炎表现,如恶心、呕吐、腹痛、腹泻等;③以发病初期患者的粪便、呕吐物及可疑食物采样作细菌培养,可分离出沙门菌。呕吐、腹泻停止后,如发热仍不退,应疑有败血症的可能。

(二)副溶血弧菌食物中毒

诊断依据为:①病前有进食可疑食物(海产品及其污染的食品和腌渍品)史,同食者群体发病。②起病急骤,发热和腹痛均较其他感染性腹泻疾病严重,呕吐,腹泻,大便呈黄色水样、血水样或洗肉水样,并可出现脓血便;因吐泻可致脱水及酸中毒。③对可疑食物、患者的呕吐物及粪便进行培养,可分离出副溶血弧菌。

(三)葡萄球菌食物中毒

诊断依据为:①病前食用可疑污染食物后,于短时间内多数人发病;②起病急骤,剧烈痉挛性腹痛,呕吐,腹泻,症状重而恢复快;③从可疑食物中分离出大量能产毒的金黄色葡萄球菌(每克食物含菌达数亿),诊断即可确定。

(四)变形杆菌食物中毒

诊断依据为:①病前有进食可疑食物史,同

食者较短时间内集体发病；②急性起病，恶心、呕吐、腹痛、腹泻，大便多呈稀水样，具恶臭；③在可疑食物及患者粪便中，可分离出同型的变形杆菌。

（五）其他细菌引起的食物中毒

诊断依据为：①有进食可疑被污染食物史，同食者先后或集体发病；②突然发病，呈急性胃肠炎表现；③从可疑食物、患者呕吐物及粪便中分离出同型的病原菌而明确诊断。

二、鉴别诊断

本病须与下列疾病相鉴别：

（一）常见各种细菌性食物中毒之间的鉴别

见表 17-20-1。

表 17-20-1　常见细菌性食物中毒之间的鉴别

项目	沙门菌	副溶血弧菌	葡萄球菌	变形杆菌
中毒食物	肉、禽、蛋	海产品	淀粉、肉、奶制品	鱼、蟹、肉类
潜伏期	4～24 小时	5～10 小时	1～5 小时	3～20 小时
首发症状	呕吐多在腹泻前	腹痛、腹泻	恶心、呕吐	先吐后泻
发热	明显	明显	正常或稍高	正常或稍高
呕吐	有	有	剧烈	有
腹泻	有	显著	有	有
粪便症状	水样偶带脓血	水样或洗肉水样	水样，有恶臭	稀便，有恶臭
粪便培养	沙门菌	副溶血弧菌	金黄色葡萄球菌	变形杆菌

（二）与非细菌性食物中毒的鉴别

1. 河豚鱼中毒　有进食河豚鱼史。潜伏期为 1～3 小时。主要表现为不适感、颜面潮红、上睑下垂、瞳孔缩小（后散大）、恶心、呕吐、腹泻、乏力等症状。轻者口唇、舌尖、指端等处发生麻木感。

2. 毒蕈中毒　误食毒蕈后数小时至 24 小时发病。起病时表现为呕吐、剧烈腹泻、腹痛等，如不注意询问食蕈史，常易误诊为细菌性食物中毒。故当遇到此类症状患者时，尤其在夏秋季节呈一户或数户同时发病时，应考虑到毒蕈中毒的可能性。

3. 有机磷农药中毒　当食物中误掺有机磷农药，或食品容器为有机磷农药污染时，均可导致中毒。服入量较大时，可于 20 分钟左右发病。早期临床表现为头晕、头痛、乏力，继而多汗、流涎、恶心、呕吐、腹泻，呼气和排泄物有蒜臭味，最后瞳孔缩小，视力模糊等。

4. 亚硝酸盐中毒　由于误服亚硝酸盐而致中毒，潜伏期短者 10 分钟至几小时，长者不超过 24 小时。中毒表现为头痛、头晕、乏力、嗜睡或烦躁，体温正常或发热，也可有恶心、呕吐、腹痛、腹泻等胃肠道症状。皮肤、黏膜出现发绀，初起口唇黏膜呈蓝褐色，随病情加重可见甲床、舌及口腔内黏膜里淡紫色。

【实验室检查】

一、血象

白细胞计数及分类多在正常范围内，少数患者白细胞计数轻度升高，中性粒细胞略上升。

二、细菌培养

粪便、呕吐物及可疑食物采样作细菌培养，可分离出病原菌。疑有败血症时，可进行血培养。

三、血清学检查

急性期和恢复期双份血清与自身分离出的病原菌作凝集反应时，效价呈 4 倍增高者即可确诊。

【治疗】

一、一般治疗

患者需卧床休息，饮食以半流质为主，恢复后逐渐改为普食。高热时物理降温。呕吐、腹痛或便次频繁时，可酌用甲氧氯普胺（胃复安）、山莨菪碱等药，以减轻患者的痛苦。脱水及酸中毒时，应予以补液纠正脱水酸中毒。一般采用口服补液盐（ORS）治疗。对重症病例，应静脉补液。常用

2∶1溶液（2 份生理盐水，1 份 1.4% 碳酸氢钠液），成人 500ml，儿童 10～20ml/kg，于 1 小时内静脉推入，或快速静滴。其后根据患者脱水和酸中毒程度，并参照血液生化电解质结果将分批输液予以纠正。

二、抗菌治疗

一般轻症可不用抗菌药物。重症持续发热，或腹泻甚频，或有血性便及脓血便者，可选用下列药物治疗。

（一）复方磺胺甲噁唑（复方新诺明）

每片含 SMZ 400mg 和 TMP 80mg，成人每次 2 片，每日 2 次口服，首剂加倍；儿童剂量酌减，过敏者不用，孕妇及肝肾功能不良者慎用。用药期间应注意观察血象。

（二）诺氟沙星（norfloxacin）

成人每次 0.4g，每日 2 次口服；儿童每日 15～20mg/kg，分 2 次服。

（三）氧氟沙星（ofloxacin）

每次 0.3g，每日 2 次口服；儿童每日 15～20mg/kg，分 2 次服，5～7 日为 1 疗程。

（四）环丙沙星（ciprofloxacin）

每次 0.2～0.25g，每日 2 次口服；儿童每日 15～20mg/kg，分 2 次服，5～7 日为 1 疗程。

（五）氯霉素

成人每日 1～2g，分 4 次口服；儿童每日 25～50mg/kg，分 4 次服。用药期间注意观察血象。

疗程一般 3～5 日。病原菌明确者，依据细菌对药物敏感度选用适当的抗菌药物。

三、中药治疗

川黄连或马尾连 9g、木香 9g、甘草 6g 煎服。

【预防】

一、加强饮食卫生的宣传教育

广泛宣传《食品卫生法》，把预防细菌性食物中毒的防病知识交给群众，使广大人民群众，特别是炊管及食品制作人员懂得，搞好食品卫生对预防细菌性食物中毒具有重要意义。

二、认真贯彻《食品卫生法》

主要预防措施有：①加强食品卫生管理。如对屠宰场、食品加工厂和饮食行业进行卫生监督；②把好食品质量、保管及运输关。加强食品质量检查，各类食品要防止变质或污染；③搞好食堂及饭店卫生，把好厨房食具卫生及食品卫生关，建立饮食卫生制度；④对饮食行业及炊事人员应定期进行体格检查，发现带菌者及时隔离治疗；⑤消灭苍蝇与蟑螂等传播媒介；⑥发现可疑细菌性食物中毒病例，应立即报告卫生防疫部门，以便进行调查和采取防治措施。

Ⅱ　神经型食物中毒

神经型食物中毒又称肉毒中毒（botulism），是由肉毒杆菌外毒素所引起的中毒性疾病。肉毒杆菌从动物肠道排出污染环境中的土壤及水源，由此污染蔬菜、水果及肉类等。人进食被污染的食物而得病。本病临床表现为起病急，初起时全身软弱，头晕，头痛。继之出现神经系统症状如视力模糊、复视、眼睑下垂、面无表情等。但患者体温多正常，神志清楚。经治疗后，一般患者可于数日后逐渐恢复。本病临床上分为 3 种类型，即食物型肉毒中毒、伤口型肉毒中毒和婴儿肉毒中毒，均以神经系统症状为主要表现。本病在治疗应用抗毒素治疗最为重要。本病近年来，国内各地屡有发生，应引起重视。

【病原学】

肉毒杆菌为革兰阴性杆菌，有周鞭毛，能运动，在厌氧条件下繁殖并产生外毒素。按照外毒素抗原性的不同，分为 A、B、Ca、Cb、D、E、F、G 等 8 型。对人有致病力的是 A、B 和 E3 型，偶可由 F 型所致。引起婴儿肉毒中毒者则以 A 型和 B 型多见。肉毒杆菌各型均能产生外毒素。肉毒杆菌外毒素是一种嗜神经毒素，毒力极强，对人的致死量为 0.01mg 左右。芽胞耐热力极强，在沸水中可生存 5～22 小时，干热 180℃需 5～15 分钟始能将其杀死。10% 盐酸经 1 小时和 20% 甲醛经 24 小时才能使芽胞死亡，毒素对胃酸有抵抗力，对热敏感，A 型毒素加热 80℃经 5～6 分钟即可破坏；B 型毒素加热 88℃经 15 分钟可破坏。毒素及其经甲醛处理的类毒素均有抗原性，注射于动物体内能产生抗毒素。

【流行病学】

一、传染源

动物是主要的传染源，肉毒杆菌存在于家畜

如猪、牛、羊等的肠道中,其粪便排出后,芽胞可在土壤中保持相当长时间,亦可附着于蔬菜、水果和谷物上。若上述食物或腊肠、罐头及瓶装食品等受到肉毒杆菌污染时,细菌在缺氧的条件下,可大量生长繁殖,而产生外毒素,当人进食含有肉毒杆菌外毒素污染的食物后即可致病。肉毒杆菌食物中毒患者对周围人群无传染性。

二、传播途径

其传播途径如下:①食物传播为传播的主要途径,尤其是有肉毒杆菌毒素的肉类、罐头食品经口而侵入人体。亦有报道因进食发酵馒头、家制臭豆腐和豆瓣酱而得病者。②偶可由伤口感染而致病。本菌被婴儿摄入胃肠道后,产生大量外毒素而致病,称之为婴儿肉毒中毒。

三、人群易感性

外毒素对人和动物均有高度致病力,所以男女老幼普遍易感。病后无持久免疫力。

【发病机制与病理改变】

一、发病机制

肉毒杆菌外毒素经肠道吸收或从伤口吸收进入血流,毒素主要作用于颅脑神经核、肌肉神经连接处及自主神经末梢。抑制神经传导介质-乙酰胆碱的释放,使神经肌肉接头的冲动传导发生障碍,导致眼肌、咽肌及全身骨骼肌持续处于软瘫状态,表现为一系列的神经麻痹症状。

婴儿肉毒中毒的发病年龄均在6个月以内,婴儿摄入肉毒杆菌芽胞或繁殖体,虽不含外毒素,但病菌可在婴儿肠道内大量繁殖并产生外毒素,外毒素吸收后可出现症状。

二、病理改变

颅脑神经核及脊髓前角出现退行性变,使其所支配的相应肌群产生瘫痪,脑干神经核亦可受损,脑及脑膜显著充血、水肿,广泛点状出血及血栓形成。

【临床表现】

潜伏期一般为12~36小时,可短至2小时,长达8~10日。起病急骤,以中枢神经系统症状为主,无胃炎症状或很轻微,不发热,早期症状为头晕、头痛、乏力,继而出现眼部症状,如视力模糊、复视、眼睑下垂、瞳孔两侧大小不等、对光反射减退等。重症患者则出现咀嚼困难、吞咽困难、言语困难、呼吸困难等颅脑神经麻痹症状。肢体瘫痪则较少。体温正常,意识清楚。

婴儿肉毒中毒的临床表现轻重不一,首要症状常为便秘,继之迅速出现神经麻痹,入睡前尚能进食,数小时后发现呼吸停止。有的为隐匿型,亦有的表现为暴发型。

病程长短不一,大多于6~10日内恢复,长者可达1个月以上。重症患者病情危重,并继续发展,若抢救不及时,预后不良,可于2~3日死亡。早期使用抗外毒素血清,病死率可下降至10%~15%以下。

【诊断与鉴别诊断】

一、诊断

发病前有进食可疑污染食物史,尤其是食用变质的罐头食品及发酵的豆、面制品等,并注意病前有否外伤史。同食者先后或集体发病。急性起病,有特殊的神经麻痹症状,如眼肌瘫痪及吞咽、言语、呼吸困难等。对有外伤史和出现典型的神经麻痹症状者,可疑为创伤性肉毒中毒。对可疑食物、患者粪便或伤口分泌物作厌氧菌培养,可发现肉毒杆菌。

二、鉴别诊断

(一)河豚鱼或毒蕈所致食物中毒

有进食河豚鱼或误食毒蕈病史,这两种生物性食物中毒亦可产生神经麻痹症状,但河豚鱼中毒轻者为指端麻木,重者则为四肢瘫痪。而肉毒中毒出现肢体瘫痪者则较少。

(二)脊髓灰质炎

本病多发生于夏秋季,常见于儿童。临床表现以发热、咽痛、肢体疼痛为多见。瘫痪为弛缓性,肢体由近心端向远心端发展的瘫痪或整个肢体的瘫痪。脑脊液蛋白增高,细胞数增多。

(三)流行性乙型脑炎

本病多发生于7~9月,起病急,有高热、头痛、呕吐、颈项强直、惊厥、昏迷等症状。高热与意识障碍平行,体温愈高,昏迷愈重。

【实验室检查】

一、血象

外周血白细胞计数及分类多正常。

二、细菌培养及毒素检测

粪便、可疑食物或伤口分泌物作厌氧菌培养、可获阳性结果。可疑食品、血、尿及粪便可检出肉毒毒素。

三、特殊检查

早期血清做间接血凝试验或取可疑食物浸出液进行动物试验(给豚鼠或小白鼠口饲或作腹腔注射),若有外毒素存在,则动物发生典型四肢麻痹而死亡。

【治疗】

一、一般治疗

早期发现本病可用碳酸氢钠或 1∶4000 高锰酸钾溶液洗胃。因肉毒杆菌外毒素在碱性溶液中易破坏,在氧化剂作用下抵抗力减弱。洗胃后注入 50% 硫酸镁或 33% 硫酸钠 60ml 导泻。

二、抗菌治疗

大剂量青霉素治疗可减少肠道内肉毒杆菌数量。

三、抗毒素治疗

防止外毒素继续产生和吸收。用多价抗毒血清(A、B 与 D 型)对本病有效,但必须早期应用。在发病后 24 小时内,或发生肌肉瘫痪前 5 万 ~ 10 万 U 静脉及肌内各半量注射,必要时隔 6 小时重复使用 1 次。注射抗毒血清前须作过敏试验,阳性者可进行脱敏注射。近年发现用单价抗毒血清治疗,效果亦好。

四、对症治疗

患者应卧床休息,注意保暖。咽下困难时,用鼻饲法或静脉内补充营养及液体。咽喉部有分泌物时,及时吸痰。呼吸困难时,给予吸氧,必要时行气管插管。有肺炎等继发感染时,选用适宜抗生素治疗。对神经麻痹,可采用针刺疗法治疗。

五、创口局部治疗

伤口应彻底清创,防止伤口感染。

六、婴儿肉毒中毒治疗

一般不用抗毒血清;主要采用一般和对症处理。可用青霉素治疗,以减少肠道内的肉毒杆菌数量,防止肉毒杆菌外毒素的继续产生和吸收。婴儿青霉素应用剂量为每日 20 万 U/kg,分次静脉滴注。

【预防】

细菌性食物中毒的发生系因三个基本条件而形成的:①所吃的食物被细菌等微生物所污染;②食物的储存方法不当;③在食用前未能彻底加热和消灭细菌、真菌并破坏毒素。因此,无论是家庭,还是饮食、副食、食品加工行业等,在预防细菌性食物中毒的工作中应当尽量避免上述三个条件的形成。通过以上三个条件,就可以针对性找到预防细菌性食物中毒的基本措施。要保证做到操作室或室内无蝇、无蟑螂,注意个人卫生,工作人员上岗前必做健康检查,穿工作服,戴工作帽,不留长发长甲,在操作前和大小便后要洗手,发病后要及时治疗并暂时调离工作,总之应当特别注意做好食品卫生操作规范。

(聂青和)

参考文献

1. 聂青和. 感染性腹泻的发病机制研究进展及治疗指导. 中华实验和临床感染病杂志,2007,1(3):181-184.
2. Zhang JC, Sun L, Nie QH. Botulism, where are we now? Clin Toxicol (Phila),2010,48(9):867-879.
3. Nylund CM, Denson LA, Noel JM. Bacterial enteritis as a risk factor for childhood intussusceptions: a retrospective cohort study. J Pediatr,2010,156(5):761-765.
4. Rhee CH, Woo GJ. Emergence and characterization of foodborne methicillin-resistant *Staphylococcus aureus* in Korea. J Food Prot,2010,73(12):2285-2290.
5. Arcuri EF, Angelo FF, Guimarães MF, *et al*. Toxigenic status of *Staphylococcus aureus* isolated from bovine raw milk and Minas frescal cheese in Brazil. J Food Prot,2010,73(12):2225-2231.
6. Tremblay JM, Kuo CL, Abeijon C, *et al*. Camelid single domain antibodies (VHHs) as neuronal cell intrabody binding agents and inhibitors of *Clostridium botulinum* neuro-

toxin (BoNT) proteases. Toxicon, 2010, 56(6):990-998.
7. Augustin JC. Challenges in risk assessment and predictive microbiology offoodborne spore-forming bacteria. Food Microbiol, 2011, 28(2):209-213.
8. Lienau EK, Strain E, Wang C, *et al*. Identification of a salmonellosis outbreak by means of molecular sequencing. N Engl J Med, 2011, 364(10):981-982.
9. Márta D, Wallin-Carlquist N, Schelin J, *et al*. Extended staphylococcal enterotoxin D expression in ham products. Food Microbiol, 2011, 28(3):617-620.

第二十一节　耶尔森菌感染

耶尔森菌病(yersiniosis)简称耶氏菌病,系由小肠结肠炎耶尔森菌所致的一种感染病。小肠结肠炎耶尔森菌(YE 菌)首次于 1933 年被发现于美国纽约州,迄今已 80 余年。尽管 1939 年就确认耶尔森菌是人类致病菌,但直到 20 世纪 70 年代中期才认识到它是食源性疾病的病原,由该菌引起的胃肠道感染称之为耶尔森菌肠炎。它是一种新发现的人兽共患的自然疫源性疾病及地方性动物病。近年来本病发病率呈逐年升高,在北欧一些国家中的发生率次于空肠弯曲菌感染和沙门菌感染,占第三位。国内首先是 1980 年河南省从猪的结肠中分离出耶尔森菌,国内 26 个单位于 1985 年组建了一个耶尔森菌监测协助组,在全国 19 个省(区、市)的 114 个地、市、县范围内进行调查研究。因此,对于本病在我国的危害程度究竟如何,尚待进一步研究。

【病原学】

小肠结肠炎耶尔森菌(YE)为革兰染色阴性球杆菌,需氧或兼性厌氧菌,为嗜寒性菌,具有鞭毛、菌毛,不形成芽胞和荚膜,其大小为(0.99～3.54)μm×(0.52～1.27)μm,DNA 中的(G+C)克分子含量为 46%～47%。单个存在,也有的呈短链状或成堆排列。在普通琼脂培养基上易于生长,在 2～40℃和含胆盐或含胆酸盐培养基上亦能生长。但在适宜的温度(25～30℃)下培养才能表现出 YE 菌的生物学特性。YE 菌各菌株的生化特性不太一致。典型菌株不利用鼠李糖,氧化酶试验阴性,能分解蔗糖,不分解乳糖,不产气和硫化氢,触酶试验阳性,不产气,乌氨酸脱羧酶阳性,赖氨酸脱羧酶阴性,吲哚阴性,尿素阳性,能产生耐热肠毒素,铁剂可增加 YE 菌的毒素产量及毒力。根据生化反应的不同,YE 菌分为 6 个生物型(1A、1B、2、3、4、5 型)。

【流行病学】

耶尔森菌病流行区域广泛,遍及五大洲,已有 80 多个国家和地区报道有本病的存在。尤其在日本、美国、欧洲和加拿大,病例数逐年增加。日本是世界上报道暴发流行最多的国家,其次是美国。本菌所致疾病特点,通常为本地感染,旅游者中很少发生,存在明显的区域性差异。零星的散发病例,特别是缺乏腹泻综合征者,例如由 YE 菌引起的结节性红斑、反应性关节炎、败血症、假性阑尾炎、眼炎和脑膜炎,以及心、肝和尿路等损害,在 YE 菌感染中占相当大的比例。

耶尔森菌病发病率存在季节性变化,流行季节虽在全球各地有所不同,但秋冬季节发病率明显升高,如比利时和瑞典发病高峰期为 10 月,罗马尼亚和匈牙利在 11 月至翌年 3 月,美国的多次暴发多出现于秋冬季节。新近研究认为这与 YE 菌可在低温中生存繁殖有关。YE 菌在外界环境中(饮用水、井水、蒸馏水)不仅可长期生存且可进一步繁殖。在低温水中可生存长达 6 个月之久。由于该菌在低温条件下易于繁殖,所以保存在 4～5℃冰箱中的食品更具有感染性的危险。日本学者井上指出,由于家庭电冰箱的广泛使用,使 YE 菌传染播散激增。临床医生在临床工作遇到因食用冰箱中的食物而引起的急性胃肠炎,粪便培养常见肠道细菌阴性时,应考虑到本菌感染的可能性并做相应的实验检测。

人群普遍易感,尚未见再次感染的报道,故本病的病后免疫力尚待进一步探讨。

【发病机制】

一般通过三种主要机制引起腹泻。首先,寄居的细菌黏附于小肠,并产生一种肠毒素促进水和电解质分泌,引起腹泻,无黏膜病变;其次,一种细胞毒素在远端小肠和大肠引起组织病变;第三,细菌侵犯和损伤结肠,并产生伴有血、脓和黏液的痢疾样大便。YE 菌至少通过其中两个机制引起腹泻。

目前研究表明,不同种的耶尔森菌,其侵入细胞的介导因素也有所不同,如假结核耶氏菌,其毒力质粒也介导低水平的侵袭作用,在 inv 基因突变时,此菌仍然可以低水平进入到上皮细胞。在

YE 菌中也克隆到了 inv 位点以外的另一个介导侵袭的基因位点 ail(attachment invasion locus),它与 inv 基因没有同源性,基因长度为 650bp,基因产物为 17kDa,它同样赋予 YE 菌侵入上皮细胞的表现型。因此,现在认为 YE 菌的侵袭性也是由多种因素介导的。近年研究发现了耶尔森菌的一些新毒力决定因子,致病性耶尔森菌毒力质粒编码的 Yop 就是其中之一。

【病理改变】

有关本病的病理检查报道有限。肠道最突出的特征是在回肠绒毛内固有层存在不连续的坏死灶,病损周围环绕着不等数量的多形核和单核细胞浸润,电镜检查显示出有的巨噬细胞浆内含有活着的 YE 菌。在阑尾常见小灶性溃疡。在某些病例可见大的坏死区。炎症通常主要由中性粒细胞组成,广泛地浸润于阑尾壁,作为阑尾炎的后果或继发于末端回肠炎,可存在阑尾周围炎症。溃疡严重者可导致穿孔和腹膜炎或引起胃肠道出血。在结肠内镜或切除标本镜检可见许多浅表卵形溃疡。在某些病例可见大的坏死区,炎症性黏膜面可覆盖一层“假膜”或黏液样碎屑。

动物实验表明 YE 菌感染亦可导致肝、脾损害。主要引起肝脏边缘灶性病变,以嗜酸性胞浆变性、核融合、核浓缩为主。

【临床表现】

潜伏期为 1 ~ 10 日。YE 菌感染可引起多种临床类型。小肠结肠炎是最常见的疾病,占 YE 菌感染的 1/2 到 2/3。现主要分两种临床类型和三个临床期,即胃肠炎型、败血症型和急性期、并发症期、再发期。

一、胃肠炎型

婴幼儿及儿童胃肠炎症状最为突出,成人则以肠炎为主。

(一) 急性期

主要疾病有胃肠炎、末端回肠炎等。急性肠炎是该菌感染最普通的类型,一般为轻症和自限性。起病较急,症状以发热、腹痛、腹泻为主。发热为骤起发热(38 ~ 40℃),常在发病后 4 ~ 5 日降至正常,长者达数周;腹泻为黄水样便、黏液便,重者可出现血便,每日腹泻数次到 10 余次不等,持续 1 ~ 2 日,重者 1 ~ 2 周。部分患者有呕吐,呕吐物为胃内容物,严重者可吐胆汁。

(二) 并发症期

主要表现有结节性红斑、关节炎、紫斑、荨麻疹、关节神经痛、腱鞘炎、风湿性多发肌痛、骨髓炎、肝炎、脑膜炎、心肌炎、心内膜炎、咽炎和颈部淋巴结病、葡萄膜炎、血管球性肾炎、甲状腺病、血栓病、扁桃体炎、脓瘘、虹膜炎、肾小球肾炎等。关节炎是该菌感染常见的肠外表现,以成人为主,女性居多。关节局部症状主要表现为疼痛、肿胀和关节囊液渗出。

(三) 再发期

在血清阳性的胶质病中有的病例血中小肠结肠炎耶尔森菌抗体滴度较高,这一观察结果支持存在再发期。

二、败血症型

具有多型性、多样化的特点,除有腹泻、呕吐之外,大致可归纳为四种类型:

(一) 沙门菌感染综合征

有头痛、全身不适、发热、寒战、肝脾大,易被临床考虑为沙门菌感染。大多数耶尔森菌败血症均属此型。

(二) 阿米巴肝炎综合征

成人多见,有发热、右上腹部疼痛、肝脾大,肝区触痛明显。最初临床多疑为阿米巴肝脓肿,继而个别病例发生肝损部脓肿,尸解时可见肝、脾组织内有很多散在的小脓肿和大量的含铁血黄素沉积。这一类大多数是属亚急性败血症病例。

(三) 髂凹综合征

青少年多见,表现为急性阑尾炎、急性肠系膜淋巴炎、急性末端回肠炎的症状和体征,有部分病例可触及直肠包块,本型最突出的特点是急性腹痛,因而被临床误诊为急性阑尾炎。

(四) 其他类型

发生率较低,报道病例有脑膜炎、肺炎、蜂窝织炎、结节性红斑、斑丘疹、肌炎、结缔组织病、急性关节炎、急性胆囊炎、Reiter 综合征及甲状腺炎、动脉炎、骨髓炎、腹膜炎、心内膜炎等。

【实验室及辅助诊断】

耶尔森菌病的临床表现呈多型性和缺乏特征性临床症状。因此,对于不明发热、腹泻、各种皮疹、关节炎、反复发生的“急性阑尾炎”,迁延性胃肠炎和不明原因的肝炎等,如不采用恰当的特异性实验室诊断方法，就不可能做出耶尔森菌病的正确诊断。

一、病原学检测

（一）细菌培养

可分离自患者各种生物基质（血、粪、尿、胆汁、痰、脑脊液、肠系膜淋巴结和阑尾等）。最常用的方法是血、粪和尿的耶氏菌培养。用低温预先处理生物基质方法，可提高细菌培养阳性率。

（二）免疫学检测

目前报道细菌培养阳性率不超过20%～25%，通过协同凝集反应，自患者的唾液、尿和粪中可检出耶氏菌抗原具有重要意义。用凝集反应和间接凝集反应可确定耶氏菌抗体，只是在病后第2周末抗体效价才可升高至1∶400以上。

（三）分子生物学方法检测

1. PCR技术　依据细菌不同的毒力基因设计引物进行细菌鉴定。

2. 随机引物扩增多态DNA（RAPD）分析（randomly amplified polymorphic DNA profiles）用YCPEL、RAPDl、RAPD2扩增的RAPD片段将菌株分为三个主要群，RAPD分析提供了区分致病与非致病的YE菌以及进一步对致病菌株加以区分的简单可行的方法，它有可能成为传统的血清分型法的一种替代方法。

3. 质粒的限制性内切酶图谱分析（REAP）用内切酶EcoRI对不同血清型菌株进行了REAP比较，发现小肠结肠炎耶尔森菌的毒力质粒在不同血清型菌株之间有差异。

二、放射学检查

本病放射学异常的确切发生率不清，国外曾有学者报道24例YE菌性末端回肠炎的放射学征象（表17-21-1）。

三、内镜检查

乙状结肠镜和结肠镜检查：50%的病例结肠黏膜正常。在某些病例，黏膜呈广泛肿胀、红肿和脆弱。在典型病例可见类似于克隆病（Crohn病）的口疮样的小溃疡。溃疡浅表，黄白色、圆形、直径为1～2mm。移除黄白色覆盖物，留有红色基底而界限分明的病变。受累节段可短可长。溃疡间黏膜正常。

表17-21-1　24例小肠结肠炎YE菌性末端回肠炎的放射学征象

征象类型	表现	%
黏膜异常类型	皱褶粗糙	67
	结节	45
	颗粒	45
	扭曲型	33
	横向型	20
溃疡	卵型	12
	纵向型	29
	口疮型	4
	新月型	4
其他异常	末端溃疡扩张	50
	末端溃疡狭窄	25
	外源性压迫	17
	壁增厚	12

【治疗】

本病轻者不用治疗即可自愈，重症患者除给予一般支持疗法外，还需使用抗菌治疗，有局部化脓性病灶者，应行引流术。当前观点认为耶尔森菌病的治疗首先是抗菌疗法，其疗效取决于抗菌药物选用的及时性（不应晚于病后5～7日）、病原菌对其敏感性以及疗程（不应少于10日）。在应用抗菌药物治疗的同时，应禁止使用各种类型铁制剂。

防止急性耶尔森菌病转变为慢性和免疫障碍而导致多器官长期损害是目前尚未解决的问题。考虑到本病的主要免疫障碍过程是在过敏反应的基础上发生的，因而在综合治疗中应采用脱敏剂（苯海拉明、异丙嗪等）。有学者报道应用4-甲-5-羟甲尿嘧啶（pentoxyl）0.25g，每日3次，连用7～10日，在抗菌疗法疗程结束后应用，也可在门诊条件下应用，需监测免疫状态和观察其不良反应。

本病治疗复杂，有些问题目前尚未彻底解决；仅靠抗菌疗法还不够。主要的困难在于防止病情转变为慢性和预防免疫过敏反应。

本病病死率的高低取决于原发病的轻重，总的病死率可达34%～50%，原发病轻者则较少死亡，本病败血症型病死率达60%。

【预防】

预防本病的方法之一是不要应用铁剂，其他与肠道感染疾病相似，应避免进食可疑污染的食物和水，不与患者或感染动物尤其是家畜接触，养成良好的个人卫生习惯。防止患者与健康人之间的交叉感染。

由于耶尔森菌具有嗜冷性，因而冷藏食物以控制细菌生长是无效的。控制措施应包括预防食品污染，加热处理食品或其他细菌灭活方法。大多数食品中极少存在 YE 菌的致病菌株，这可能是食物源性耶尔森菌肠炎暴发流行不常见的原因。遇有可疑病例，应及时予以抗菌治疗，以免延误病情而发展成严重的败血症或脓毒性疾病。标准的巴斯德消毒和彻底烹煮可杀死耶尔森菌。

（聂青和）

参 考 文 献

1. 聂青和. 感染性腹泻的临床诊治. 传染病信息，2009，22（3）：132-136.
2. von Altrock A，Roesler U，Merle R，*et al*. Prevalence of pathogenic *Yersinia enterocolitica* strains on liver surfaces of pigs and their antimicrobial susceptibility. J Food Prot，2010，73（9）：1680-1683.
3. Spanier B，Starke M，Higel F，*et al*. *Yersinia enterocolitica* infection and tcaA-dependent killing of *Caenorhabditis elegans*. Appl Environ Microbiol，2010，76（18）：6277-6285.
4. Batzilla J，Höper D，Antonenka U，*et al*. Complete genome sequence of *Yersinia enterocolitica* subsp. *palearctica* serogroup O：3. J Bacteriol，2011，193（8）：2067.
5. Virtanen SE，Salonen LK，Laukkanen R，*et al*. Factors related to the prevalence of pathogenic *Yersinia enterocolitica* on pig farms. Epidemiol Infect，2011，139（12）：1-9.

第二十二节　弯曲菌肠炎

弯曲菌感染（*Campylobacter* infection）系由弯曲菌所致的人腹泻及全身性疾病。弯曲菌肠炎（*Campylobacter* enteritis）系由弯曲菌所致的急性肠道感染病。临床表现主要为腹痛、腹泻、呕吐、全身乏力、发热及黏液便或脓血便等。

【病原学】

弯曲菌见于动物和人的生殖器、肠道及口腔中。弯曲菌属现已公认的至少有 15 个种和亚种，1989 年原归入弯曲菌属的幽门螺杆菌已归属于另一螺杆菌属。可导致人类疾病的弯曲菌有空肠弯曲菌（*C. jejuni*）、结肠弯曲菌（*C. coli*）、海鸥弯曲菌（*C. laridis*）、胎儿弯曲菌（*C. fetus*）的胎儿亚种及唾液弯曲菌（*C. sputorum*）的黏膜亚种等。其中最主要的致病菌为空肠弯曲菌，在腹泻患者的分离株中约占 65% 以上；其次是结肠弯曲菌，二者约占 90% 以上。然而，任何其他引起腹泻的弯曲菌亦可导致全身性或局部感染。近年发现一些不典型弯曲菌，耐氧，可在普通空气下生长；不嗜热，能在 15～25℃ 下生长而不能在 43℃ 下生长。此类弯曲菌可归入一个新弯曲菌属，现改称拱形菌属，含巴策勒拱形菌（*Arcobacter butzler*）及不嗜热拱形菌（*Arcobacter cryacrophilis*）两个种。

弯曲菌为革兰染色阴性、弯曲短杆菌，呈弧形、逗点形、螺旋形、海鸥展翅形，两个连在一起时呈 S 形。菌体大小约为（0.2～0.5）μm×（0.5～5）μm，经 72～96 小时培养，菌体变长呈螺旋形，不形成芽胞。菌体一端或两端有一根鞭毛，比菌体长 2～3 倍，暗视野镜下运动活泼，呈螺旋状滚动，如投掷标枪式向前迅速前进（图 17-22-1）。此菌必须在特殊微需氧环境（含氧气 5%～15%）才能良好生长，多氧或无氧环境下均不生长。营养要求较高，在含有血液培养基内生长良好。作为微需氧的病原体适于在胃肠道黏液层存活。空肠弯曲菌在 42℃ 中生长良好，但在 25℃ 则不能生长；而胎儿弯曲菌在 25～37℃ 生长良好，在 42℃ 生长极差。菌体表面有糖包膜，其生化特性有不分解和不发酵各种糖类，不分解尿素，氧化酶或过氧化酶阳性。此菌有侵袭力，含内毒素，也分泌外毒素如肠毒素。空肠弯曲菌在体外存活力较强，

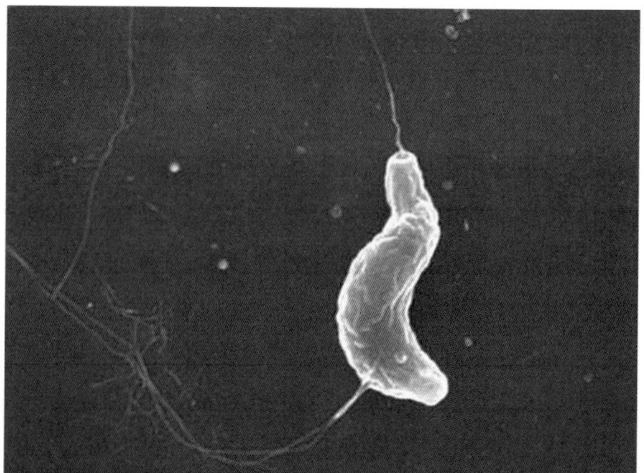

图 17-22-1　空肠弯曲菌的扫描电镜

在新鲜水中可存活4周，在被感染的人和动物粪便中可存活4周，在4℃牛奶中可存活160日，在室温内可存活2个月以上。对一般消毒剂敏感，58℃ 5分钟即可杀死。

【流行病学】

弯曲菌是较常见的细菌，弯曲菌肠炎是较多见的疾病。目前在世界各大洲均已有检出报道，其在腹泻病中的比重在许多国家已居首位，甚至发病率超过沙门菌属和志贺菌属的2倍。在南非和孟加拉国等发展中国家更是一种常见病。在我国，目前许多省市都已报道发现此病，发病数约占腹泻患者的10%左右。

弯曲菌感染来源主要是动物，在家禽、家畜粪便中有大量细菌，而且各种动物的带菌率均很高。在啮齿类动物也分离出弯曲菌。病菌通过其粪便排出体外，污染环境。当人与这些动物密切接触或食用被污染的食品时，病原体就进入人体。由于动物多是无症状的带菌，且带菌率高，因而是重要的传染源和储存宿主。患者也可作为传染源，尤其儿童患者往往因粪便处理不当，污染环境机会多，感染性大。发展中国家由于卫生条件差，重复感染机会多，可形成免疫带菌。本病可通过多种途径传播，主要经粪-口传播，在发达国家主要通过肉制品感染。在发展中国家主要是通过污染的手或动物及患者粪便污染食物或水传播。另外，除人与人间密切接触可发生水平传播外，还可由患病的母亲垂直传给胎儿或婴儿。人对弯曲菌普遍易感，但在不同年龄组，其易感性有所不同，儿童的易感性高于成人。发展中国家5岁以下的儿童发病率最高，尤其是1岁以内者。发病率随年龄升高而下降。发达国家及卫生条件较好的发展中国家，空肠弯曲菌分离率以10~29岁年龄最高，说明成人对本病的免疫力并不比儿童强。病后可获得一定的免疫力。本病全年均可发病，以夏秋季较为多见。

【发病机制】

弯曲菌引起人类肠炎的机制尚未完全清楚，可能与其侵袭力、内毒素及外毒素有关。空肠弯曲菌从口进入消化道，进入肠道后在小肠上部的胆汁和含微量氧环境下迅速繁殖，侵袭肠黏膜，造成充血及出血性损伤。空腹时胃酸对其有一定杀灭作用，已证明 pH≤3.6 的溶液可杀灭该菌，所以饱餐或碱性食物利于细菌突破胃屏障。进入肠腔的细菌在上部小肠腔内繁殖，并借其侵袭力侵入黏膜上皮细胞。本菌主要侵犯空肠、回肠和结肠，在肠黏膜隐窝内充满了典型的螺旋状杆菌，以盲肠隐窝内更多，借助于黏附素黏附于肠上皮细胞的微绒毛上，然后穿透上皮和黏膜固有层。细菌生长繁殖释放外毒素、细菌裂解出内毒素。外毒素类似霍乱肠毒素。外毒素激活上皮细胞内腺苷酸环化酶，进而 cAMP 增加，能量增加，促使黏膜细胞分泌旺盛，导致腹泻。这一作用可被霍乱抗毒素所阻断。病菌的生长繁殖及毒素还造成局部黏膜充血、渗出水肿、溃疡、出血。如免疫力低下则细菌可随血流扩散，造成菌血症，甚至败血症，进而引起脑、心、肺、肝、尿路、关节等的损害。肠黏膜病理检查为非特异性结肠炎，固有层中性白细胞、单核细胞和嗜酸粒细胞浸润；肠腺退变、萎缩，黏液丧失；腺窝脓肿；黏液上皮细胞溃疡，类似溃疡性结肠炎和克罗恩病的改变。也有部分病例黏膜病变类似沙门菌和志贺菌感染。

【临床表现】

本病潜伏期为1~10日，平均5日，食物中毒型潜伏期可仅为20小时。初期有头痛发热、肌肉酸痛等前驱症状，随后出现腹泻、恶心、呕吐，骤起者开始发热、腹痛、腹泻。发热约占70%~80%，一般为低到中度发热，体温38℃左右，个别可高热达40℃，伴有全身不适，儿童高热可伴有惊厥。腹痛腹泻为最常见症状，表现为整个腹部或右下腹痉挛性绞痛，剧者似急腹症，但罕见反跳痛。腹泻占91.9%。一般初为水样稀便，继而呈黏液或脓血黏液便，有的为明显血便，腹泻次数多为4~5次，频者可达20余次，病变累及直肠乙状结肠者可有里急后重，多数1周内自愈。轻者24小时即愈，不易和病毒性胃肠炎区别；20%的患者病情迁延间歇腹泻持续2~3周或愈后复发或呈重型。

婴儿弯曲菌肠炎多不典型表现为：①全身症状轻微，精神和外表若似无病；②多数无发热和腹痛；③仅有间断性轻度腹泻，间有血便持续较久；④少数因腹泻而发育停滞。弯曲菌也可引起肠道外感染，故有弯曲菌病之称。肠道外感染多见于35~70岁的患者或免疫功能低下者。常见症状是发热、咽痛、干咳、荨麻疹、颈淋巴结肿大或肝脾大，黄疸及神经症状。部分血行感染，发生败血症、血栓性静脉炎、心内膜炎、心包炎、肺炎、脓胸、肺脓肿、腹膜炎、肝脓肿、胆囊炎、关节炎及泌尿系感染。少数还可发生脑血管意外，蛛网膜下腔出血、脑膜脑炎、脑脓肿、脑脊液呈化脓性改变。孕妇感染者常见上呼吸道症状、肺炎及菌血症。可引起早产、死胎或新生儿败血症及新生儿脑膜炎。病死率不高，老年人偶可发生。吉兰-巴雷综合征（Guillain-Barri syndrome，GBS）常发生在空肠弯曲菌感染之后，故该菌被认为是病因之一。其发病原理可能与免疫反应有关，主要机制有：①细菌与神经纤维的鞘磷脂有类属抗原，可发生交叉免疫；②肠毒素与神经节苷脂结合；③细胞介导免疫损伤。

【实验室检查】

一、常规检查

大便可为水样便或黏液血便，镜检可见少量白细胞或多量红细胞及脓细胞。血象白细胞总数和中性粒细胞可有轻度增加。取新鲜粪便悬滴暗视野或相差显微镜下可见弯曲菌特有的标枪式运动。革兰染色阴性，有鞭毛，镜下呈逗点状或海鸥展翅状。

二、病原学检查

自患者直接采取粪便或用肛拭。标本应在服用抗菌药物前采集。采集标本即接种到选择性培养基上，或用 Cary-Blair 运送培养基运送，在该培养基中，弯曲菌可保存 72 小时。接种后 42℃ 微氧条件下培养 24～48 小时，观察菌落特征，挑取可疑菌落涂片，革兰染色，观察菌体形态及悬滴暗视野可见运动活泼的细菌，结合过氧化酶、马尿酸盐等生化检查可初步确诊。亦可先通过选择性过滤法，再行培养，该法可用于量大的粪标本，能提高培养阳性率。

三、血清学检查

应采取患者双份血清作凝集试验检测抗体，若恢复期血清较急性期血清抗体滴度升高达 4 倍或以上时，有诊断价值。

【诊断与鉴别诊断】

外周血白细胞轻、中度增多，中性粒细胞增多。在检查及治疗患者时发现有以下线索者应考虑弯曲菌肠炎的可能：①家中宠物在短期内患腹泻；②家庭最近养鸟、鸽，或刚买鸡仔、鸭仔等作为儿童玩具；③症状类似急性阑尾炎，如腹痛在右下腹且较固定，有腹泻，但粪便检查较多白、红细胞不支持急性阑尾炎时；④病情酷似中毒性痢疾或重症痢疾，但强效第三代头孢类或氟喹诺酮类抗生素治疗无效（因第三代头孢菌素多数对痢疾杆菌有效，而对弯曲菌无效，半数氟喹诺酮类药物对弯曲菌无效），若改用大环内酯类抗生素则很快出现效果时，有助于诊断。

当腹泻前出现发热等前驱症状，且有明显腹痛症状时，应考虑弯曲菌肠道感染的可能性；但难于从临床上与其他一些病原体感染鉴别，如志贺菌属、沙门菌属或耶尔森菌属等肠道感染。若腹痛和便血明显时，尚需与溃疡性结肠炎或克罗恩病相鉴别。诊断可依据流行病学史，如集体腹泻史或发病前密切接触过带菌小动物的儿童，或有到发展中国家旅游的历史。确诊有赖于粪便培养分离到病原菌，可用选择性培养基，或选择性过滤后的培养法。当弯曲菌（尤其是胎儿弯曲菌）感染出现全身症状时，血培养可能呈阳性。

【治疗】

由于弯曲菌感染大多呈轻症和自限性，故不需特异性治疗，但仍有 20% 未经治疗者可复发，且可长期排菌。弯曲菌肠炎的一般治疗、对症处理和防止脱水与其他感染性腹泻相同。惟病因治疗可根据弯曲菌对抗菌药物的敏感性选择敏感性抗菌药物。首选红霉素口服，成人每日 0.8～1.2g，小儿每日 30～50mg/kg，分 3～4 次口服，疗程 5～7 日。重症可延长疗程 3 周，还可选用多西环素、四环素、氯霉素、磷霉素及氟喹诺酮类药物等。近年来，由于临床上广泛使用抗生素，使弯曲菌的耐药菌株也逐渐增多，多重耐药现象日益严重，临床上严格控制与合理使用抗生素是控制耐药菌株增加的必要措施。如何合理地使用抗生素，值得临床医生和科研工作者高度注意。

败血症时可选用氨基糖苷类抗生素，尤其是伴有中枢神经系统感染者疗效较佳。对心内膜炎及其他肠道外感染时可选用庆大霉素。对继发于弯曲菌感染的 GBS 等周围神经病，在对症处理的同时，可用血浆置换、注射免疫球蛋白等方法进行治疗。

【预防】

本病的预防措施与其他肠道感染病相同，主

要为加强食品管理和个人卫生，以切断传播途径。弯曲菌肠炎患者应予以消化道隔离，特别是那些排便不能自理的患者，这一点尤为重要。对患者的排泄物应进行消毒，患者的物品应予以处理、消毒。护理和接触患者以后应该洗手。患者恢复后或用红霉素治疗48小时后方可接触隔离。

弯曲菌肠炎最重要的传染源是动物，如何控制动物的感染，防止动物排泄物污染水、食物至关重要，防止家禽、家畜的粪便污染，因此做好"三管"即"管水、管粪、管食物"乃是防止弯曲菌病传播的有力措施。密切接触动物和宠物者，要注意个人卫生。正在研究减毒活菌苗及加热灭活菌，可望在消灭传染源，预防感染方面起重要作用。

（孙永涛　张久聪）

参考文献

1. Powell MR. Bell's palsy presenting after a case of *Campylobacter* enteritis. Aviat Space Environ Med, 2013, 84(5): 525-527.
2. De Cock D, Hiltrop N, Timmermans P, *et al.* Myocarditis associated with *Campylobacter* enteritis: report of three cases. Circ Heart Fail, 2012, 5(2): e19-21.
3. Nielsen EM, Fussing V, Engberg J, *et al.* Most *Campylobacter* subtypes from sporadic infections can be found in retail poultry products and food animals. Epidemiol Infect, 2006, 134(4): 758-767.
4. Kuusi M, Nuorti JP, Hanninen ML, *et al.* A large outbreak of campylobacteriosis associated with a municipal water supply in Finland. Epidemiol Infect, 2005, 133(4): 593-601.
5. Kapperud G, Espeland G, Wahl E, *et al.* Factors associated with increased and decreased risk of *Campylobacter* infection: a prospective case-control study in Norway. Am J Epidemiol, 2003, 158: 234-242.

第二十三节　螺旋菌感染

螺旋菌感染主要系指幽门螺杆菌(*Helicobacter pylori*)感染。1982年澳大利亚病理学家Warren和他的同事Marshall从慢性胃炎和消化性溃疡患者胃黏膜活体组织中培养出一种叫幽门螺杆菌的细菌，并首先在世界著名的医学杂志*Lancet*上报道。从此人们对慢性胃炎、消化性溃疡等上胃肠道疾病的病因学和治疗学上的认识发生了革命性变化，此二人也因此获得2005年的诺贝尔生理学或医学奖。经过大量研究，发现该菌与胃炎、消化性溃疡、胃癌、胃黏膜相关性淋巴样组织(mucosa-associated lymphoid tissue, MALT)淋巴瘤、非甾体类抗炎药物相关性胃病、功能性消化不良和胃食管反流病等多种疾病有关，幽门螺杆菌的准确诊断是医学界面临的重大课题之一。

【病原学】

幽门螺杆菌是革兰染色阴性，呈S形或弧形弯曲的细菌，两端钝圆，长2.5~4.0μm，宽0.5~1.0μm。在相差显微镜下可见其螺旋形特征及其活泼的动力，电镜下菌体一端有2~6条带鞘的鞭毛，鞭毛长约为菌体1~1.5倍，粗约为30nm(图17-23-1，图17-23-2)。鞭毛是其运动器官，定居过程中起锚定作用。直接镜检时，菌体周围有类似荚膜的淡染区，无芽胞。幽门螺杆菌是一类微需氧菌，在需氧或厌氧条件下均不能生长。营养要求高，需加入血液和血清等物质才能生长。最适生长温度37℃，最适pH为6.0~7.2。生长缓慢，培养3~4日可形成0.5~1μm大小、无色或灰白

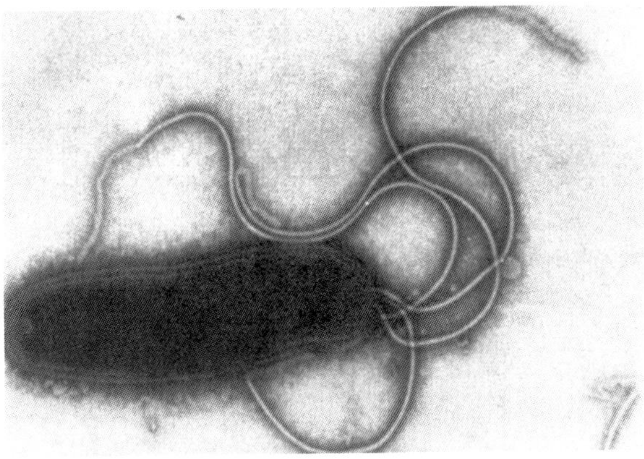

图17-23-1　幽门螺杆菌(透射电镜×48 000)

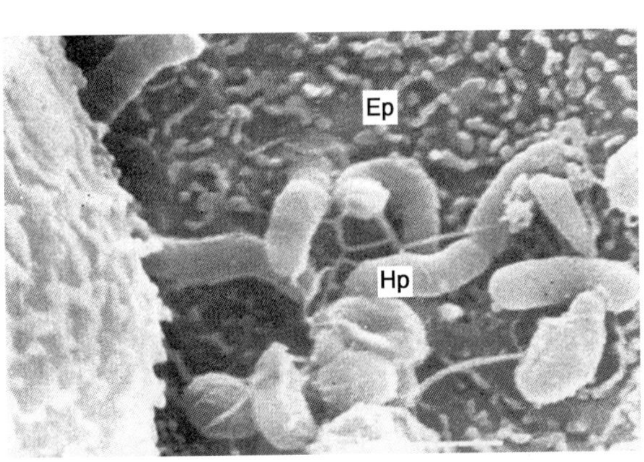

图17-23-2　幽门螺杆菌藉鞭毛初步黏附于胃黏膜上皮细胞表面(扫描电镜×20 000)
注：Hp：幽门螺杆菌；Ep：胃黏膜上皮细胞

色、透明或半透明、边缘整齐、凸起的菌落，有轻度β-溶血。该菌能产生多种酶，如氧化酶、触酶、尿素酶、碱性磷酸酶、γ-谷氨酰转肽酶、亮氨酸肽酶等，这些酶可作为鉴定的主要依据和快速诊断方法。该菌对外界环境的抵抗力不强，对干燥和热均很敏感。各种常用的消毒剂很容易将之杀灭。

【流行病学】

幽门螺杆菌感染广泛流行于全世界，不同国家和地区的感染率不完全一致。感染率与经济卫生状况和受教育程度密切相关，经济不发达国家的感染率高于发达国家，某些发展中国家的感染率可高达80%以上，在发达国家感染率约为50%。

一、传染源

人类是目前唯一肯定的幽门螺杆菌传染源。首先，该菌能在人胃内生长繁殖，人胃是其储存库；其次，幽门螺杆菌可排出体外。其他动物如猪、猫、羊和猴等都可能是传染源。

二、传播途径

迄今为止，幽门螺杆菌的传播途径尚未完全阐明，推测有多种传播途径，包括口-口传播、粪-口传播、胃-口传播和经医疗器具传播等，但均未得到公认。

三、易感人群

人群对本病普遍易感，幽门螺杆菌感染常发生在儿童，这可能与儿童期胃酸分泌少和免疫功能不完善等因素有关。研究表明胃-口途径对儿童感染幽门螺杆菌可能有重要意义。卫生条件差是幽门螺杆菌感染的高危因素。医护人员特别是消化科从事内镜检查的人员由于接触幽门螺杆菌阳性者的唾液和胃液的机会多而受感染的几率较大，需注意防护。

【发病机制】

幽门螺杆菌感染是慢性活动性胃炎、消化性溃疡、胃黏膜相关淋巴组织（MALT）淋巴瘤和胃癌的主要致病因素。1994年世界卫生组织/国际癌症研究机构（WHO/IARC）将幽门螺杆菌定为Ⅰ类致癌原。研究表明幽门螺杆菌的致病性与它产生的毒素、有毒性作用的酶破坏胃黏膜和促使机体产生炎症和免疫反应等因素有关。

幽门螺杆菌在体内呈螺旋状且有鞭毛，此为该菌在黏稠的胃黏液中运动提供了基础。该菌的鞭毛有鞘，对鞭毛起保护作用，对胃酸有一定的抵抗力，使得幽门螺杆菌在pH值较低的环境中能产生动力。动物实验显示，动力强的幽门螺杆菌株的致病力强，并能产生空泡毒素（vacuolating cytotoxin A，VacA）；反之，动力弱的菌株致病力也弱，且不产生空泡毒素。幽门螺杆菌对胃黏膜上皮细胞的黏附作用是其致病的先决条件。该菌具有严格的组织嗜性，一旦穿过黏液层，就会特异性地黏附并定居在胃黏膜上皮细胞表面，胃窦较胃底多见，也可见于胃肠道其他部位的胃上皮化生区域。该菌与胃上皮细胞特异性的黏附提示在胃上皮细胞上可能存在特异性受体，其可与细菌表面的黏附因子特异性地结合。幽门螺杆菌与上皮细胞接触后会促使肌动蛋白收缩，形成黏着蒂样改变，当它紧密地黏附于胃黏膜上皮细胞表面后可避免与胃内食物一道排出，也使其毒素容易作用于上皮细胞。

幽门螺杆菌产生的尿素酶对该菌的定植和生存起着重要的作用。尿素酶由A和B两个亚单位组成，A亚单位为小亚单位，B亚单位为大单位，6个A和B亚单位共同组成尿素酶全酶。尿素酶可催化尿素分解成氨和二氧化碳，氨可在该菌周围形成“氨云”，其通过中和胃酸对幽门螺杆菌起保护作用。此外，尿素酶还能造成胃黏膜屏障的损害，造成H^+逆向弥散。同时，氨还可消耗需氧细胞的α-酮戊二酸，破坏三羧酸循环，干扰细胞的能量代谢，造成细胞变性。

1988年，Leunk等首次报道了幽门螺杆菌能产生使真核细胞空泡变性的空泡毒素，且发现55%的菌株可产生该毒素。空泡毒素系分子量为87kD的蛋白质，由大分子前体水解而成。此毒素可引起组织细胞空泡样变性，但这种作用是非致死性的，即空泡化的细胞仍有活性，空泡化数日后细胞失去正常形态，发生皱缩，最后死亡。

幽门螺杆菌感染可引发炎症和免疫反应，在其感染的胃黏膜中可见细胞变性、坏死和炎细胞浸润，血清中可检测到特异性抗体。浸润的炎细胞包括中性粒细胞、单核-吞噬细胞、嗜碱性粒细胞和嗜酸性粒细胞，在慢性幽门螺杆菌感染者的胃黏膜固有层有T淋巴细胞和浆细胞浸润。

【临床表现】

迄今为止的研究表明，幽门螺杆菌的感染与胃炎、消化性溃疡、胃癌、功能性消化不良和胃食管反流性疾病等多种疾病有关，下面就幽门螺杆菌感染与胃炎、消化性溃疡和胃癌的关系及其临床表现作一概述。

一、胃炎

幽门螺杆菌感染的潜伏期为2～7日，大多数患者表现为隐匿感染，常无急性胃炎的症状，也无细菌感染的全身表现，直接以慢性胃炎或消化性溃疡的表现就诊。志愿者实验结果显示，该菌的感染首先引起急性胃炎，其后可转变为慢性胃炎，发生慢性感染的机制和几率尚不清楚。有一志愿者吞食活菌后先有急性胃炎症状，治疗后急性胃炎痊愈，细菌消失；另一志愿者，感染后未经治疗，则转变成慢性胃炎。

幽门螺杆菌感染急性胃炎的临床表现是上腹痉挛性疼痛、腹胀，晨起恶心、呕吐，有饥饿感，饭后上腹饱胀，呕吐的胃内容物通常无酸水，系统观察胃液表明胃液的pH值从平时的小于2上升至7.4～7.9。患者有明显的口臭，呼出的气体有异味，无腹泻和发热。胃镜所见是先有胃窦炎，而后发展成全胃炎。

幽门螺杆菌慢性胃炎的临床表现主要是上腹部疼痛、不适和饱胀。多数患者有一过性上消化道出血，有时伴有反酸和上腹嘈杂等。有些患者上述症状呈持续性，而有些患者则时有时无或呈周期性。

二、消化性溃疡

1983年Warren等首次报道从人胃黏膜标本中培养出幽门螺杆菌时就注意到该菌感染与胃炎和消化性溃疡的关系，但当时他们的观点受到了怀疑，因为已有大量的证据清楚地表明胃酸是消化性溃疡发病的主要原因，且流行病学资料显示幽门螺杆菌感染率远远高于消化性溃疡的发病率。后大量研究表明，幽门螺杆菌感染确实与消化性溃疡的发病有关。首先，消化性溃疡患者中幽门螺杆菌的感染率为85%～100%，且幽门螺杆菌感染可通过多种机制提高胃泌素水平和胃酸的分泌功能；其次，根除幽门螺杆菌的治疗可促进溃疡的愈合、降低其复发率和减少并发症。

三、胃癌

到目前为止，幽门螺杆菌感染与胃癌的关系尚不十分明确。大量研究表明，幽门螺杆菌感染可增加胃癌发生的危险性且与肠形和弥漫性胃癌均有关，但对于幽门螺杆菌根治后肠化生和不典型增生是否能逆转及根除幽门螺杆菌，能否降低胃癌的发生率等尚无一致的意见。幽门螺杆菌感染诱发胃癌动物模型的建立进一步支持了感染与胃癌发生相关的观点。蒙古沙土鼠可经口感染幽门螺杆菌，并能长期定植。感染后26周出现严重的慢性活动性胃炎、溃疡和肠化生，在62周时有37%的沙土鼠发生胃腺癌，并发现腺癌与肠化生区密切相关。

有学者对幽门螺杆菌感染在胃癌发生中的作用提出质疑，有学者提出某些地区（如我国广东和广西）幽门螺杆菌在人群中的感染率相当高，而胃癌的发生率却很低。大多数学者认为胃癌的发生是幽门螺杆菌感染、宿主因素和环境因素共同作用的结果。根治幽门螺杆菌能否防止胃癌的发生还需要多年的随访才能做出结论。

【诊断】

由于幽门螺杆菌感染的临床症状无特征性，因此临床表现对诊断的帮助不大，诊断主要依据细菌学检查，血清学检查有一定的帮助。诊断方法分为侵入性和非侵入性两大类。前者需要做胃镜检查和胃黏膜活检。幽门螺杆菌感染的诊断方法种类多，各种方法都有一定的局限性，它们在临床和研究中的作用亦不相同，加之不同医院的仪器设备条件也有较大的差异，因此应根据不同的条件和目的选择不同的方法。

一、快速尿素酶试验

快速尿素酶试验是临床上侵入性试验中诊断幽门螺杆菌感染和证实其根除的首选方法。此试验是将活检组织块直接插入固体或液体的尿素酶试剂中，而后观察18小时。幽门螺杆菌能大量产生尿素酶，此酶水解试剂中的尿素，使试剂变成碱性，此时试剂中的指示剂酚红由浅黄色变成红色。该试验操作简便、费用低，且不需特殊设备。因其依赖尿素酶，故仅在活动性感染时呈阳性。细菌数量少、观察时间短或剂量质量不稳定等因素均会影响检测结果的准确性。

二、组织切片染色

胃黏膜活检组织学检查可直接镜检观察幽门螺杆菌，也可进行多种染色检查，与HE染色相比，Warthin-Starry、Giemsa和Centa等特殊染色能提高检出率。组织切片染色试验有自己的优点，因为切片保存方便、可随时进行评估、能做回顾性分析和可同时进行胃黏膜损害评估与分级等。

三、黏膜涂片革兰染色

胃黏膜活检标本可直接涂片后进行革兰染色检测幽门螺杆菌，在高倍镜下可直接观察。本方法简便，但敏感性较低，细菌数量少时易漏检。

四、微需氧培养

幽门螺杆菌的培养必须在微需氧条件下进行，培养有一定的难度，且费用高。细菌培养成功依赖实践技能、标本是否及时处理、合适的培养基和培养条件。多个部位取材可提高培养阳性率。幽门螺杆菌的培养多用于研究，培养的细菌可进行药敏试验，对临床有指导意义。

五、聚合酶链反应(PCR)

PCR是体外特异性扩增某种基因片段的方法，扩增效力高，即敏感性高，但容易出现假阳性。PCR能从粪便、唾液、胃液和胃活检标本中检出幽门螺杆菌，可用于Hp分型和耐药基因突变的检测。

六、^{13}C或^{14}C-尿素呼气试验

该方法的原理是：^{13}C或^{14}C标记的尿素摄入后在胃内被幽门螺杆菌的尿素酶水解，产生氨和标记的CO_2，后者吸收入血，通过血液循环从呼出气体中排出后可被特殊仪器检出。本方法克服了幽门螺杆菌在胃内灶性分布造成的取样误差，同时对幽门螺杆菌感染密度可作半定量评估。检测的敏感性和特异性高。^{13}C是稳定的同位素，亦可用于儿童和孕妇，但试剂和检测费用高；^{14}C为放射性同位素，试剂费用相对低和检测方便是其优点。目前国际上特别推荐^{13}C，认为单项试验就能评估抗幽门螺杆菌的治疗效果，可作为临床检测的金标准。

七、血清学检测

幽门螺杆菌感染可诱发机体产生抗体，感染者的血清中出现抗幽门螺杆菌的IgG和IgA，利用ELISA方法可检测血清中特异性抗幽门螺杆菌的抗体IgG。抗体阳性表示有过或目前有幽门螺杆菌感染，从未治疗者可视为现症感染，对现症感染没有确诊意义。此方法也多用于该菌感染的血清流行病学调查。

【治疗】

在体外药敏试验中，很多抗生素对幽门螺杆菌有很好的抗菌活性，但在体内大多无效。主要由于幽门螺杆菌定居在胃黏液层之下和上皮细胞表面。治疗时需考虑到药物在酸性环境下是否会失去活性及能否穿过黏液层在局部达到有效的杀菌浓度。因此药物之间的配伍、剂量、服药次数、服药方法及疗程对疗效的影响均很大。

许多治疗方案可抑制幽门螺杆菌，但停药后短期内很易复发，复发一般发生在停药后1个月内。为正确评价药物的疗效及便于国际交流，建议使用根除(eradication)的概念。根除是指治疗结束后1个月检测不到幽门螺杆菌。标准是2块胃黏膜标本(至少1块胃窦标本)经敏感的染色方法(如改良Giemsa染色或Warthin-Starry银染色)检查未见幽门螺杆菌。而清除(clearance)是治疗结束时幽门螺杆菌消失，由于其易在短期内复发，故不是衡量疗效的可靠指标，其易造成混淆，建议弃之不用。2012年4月中华医学会消化病学分会幽门螺杆菌学组于江西省井冈山召开了第四次全国幽门螺杆菌共识会议，就幽门螺杆菌感染的根除治疗达成了新的共识。

一、根除Hp治疗的适应证

消化性溃疡(不论是否活动和有无并发症史)、胃黏膜相关淋巴组织(MALT)淋巴瘤强烈推荐进行根除治疗。对慢性胃炎伴消化不良、早期胃肿瘤已行内镜下切除或手术胃次全切除术后、慢性胃炎伴胃黏膜萎缩、糜烂、长期服用PPI、计划长期使用非甾体抗炎药、有胃癌家族史，不明原因缺铁性贫血、特发性血小板减少性紫癜、其他幽门螺杆菌相关性胃病(如淋巴细胞性胃炎、胃增生性息肉、Ménétrier病)和个人要求治疗者推荐进行根除治疗。

二、推荐的根除治疗方案

推荐铋剂+PPI+2种抗菌药物组成的四联疗

法。抗菌药物组成可选择阿莫西林+克拉霉素/左氧氟沙星/呋喃唑酮、四环素+甲硝唑/呋喃唑酮。对青霉素过敏者推荐使用克拉霉素+左氧氟沙星/呋喃唑酮/甲硝唑、四环素+甲硝唑/呋喃唑酮。对铋剂有禁忌证者或经证实 Hp 耐药率仍较低的地区，可选用非铋剂方案，包括标准三联方案、序贯疗法或伴同疗法。

铋剂四联疗法延长疗程可在一定程度上提高疗效，推荐的疗程为 10 日或 14 日。如初次治疗失败，可在剩余方案中再选择一种方案进行补救治疗。

三、个体化治疗

实际上对任何患者的治疗，包括一线治疗、补救治疗或再次治疗都是根据具体情况来进行的，即均有“个体化”的含义。但此处的“个体化治疗”是针对幽门螺杆菌根除治疗多次失败的患者，分析其失败原因和提出处理方法。对根除治疗失败者建议按以下方法进行处理：①了解患者以前治疗时用药的依从性，判断治疗失败的原因；②有条件者根据药敏试验结果选择有效抗生素；③近年国际上推荐一些新的根除方案，包括序贯疗法和伴同疗法。前者对初治者有较高疗效，但我国多中心随机对照研究中，序贯疗法与标准三联疗法相比并未显示优势，后者疗效并不高于铋剂四联疗法；④推荐使用其他抗生素，如喹诺酮类、呋喃唑酮、四环素等；⑤对多次治疗失败者，可考虑停药一段时间(2～3 个月或半年)，使细菌恢复原来的活跃状态，以便提高下一次治疗的幽门螺杆菌根除率。

四、如何避免耐药菌株的产生

避免耐药菌株的产生，主要应注意以下几点：①严格掌握根除治疗的指征；②选择根除率高的方案；③治疗失败时，有条件者再次治疗前先做药敏试验，避免使用幽门螺杆菌耐药的抗生素；④倡导对各种口服抗生素的合理应用。

（孙永涛　张久聪）

参 考 文 献

1. 中华医学会消化病学分会. 中国慢性胃炎共识意见. 全国慢性胃炎共识会议(2012 年 11 月上海). 胃肠病学，2013，18(1)：24-29.
2. 世界胃肠病学组织(WGO-OMGE)临床指南-发展中国家幽门螺杆菌感染. 胃肠病学，2011，16(7)：423-428.
3. 中华医学会消化病学分会幽门螺杆菌学组/幽门螺杆菌科研协作组. 第四次全国幽门螺杆菌感染若干问题共识报道. 胃肠病学，2012，17(10)：618-625.
4. Malfertheiner P, Megraud F, O'Morain C, *et al*. Management of *Helicobacter pylori* infection: the Maastricht IV/Florence Consensus Report. Gut, 2012, 61(5): 646-664.
5. Fisthbaeh L, Evans EL. Meta-analysis: the effect of antibiotic resistance status on the efficacy of triple and quadruple first-line therapies for *Helicobacter pylori*. Aliment Pharmacol Ther, 2007, 26(3): 343-357.
6. Uygun A, Ozel AM, Yildiz O, *et al*. Comparison of three different second-line quadruple therapies including bismuth subcitrate in Turkish patients with non-ulcer dyspepsia who failed to eradicate *Helicobacter pylori* with a 14-day standard first-line therapy. J Gastroenterol Hepatol, 2008, 23(1): 42-45.
7. Rodgers C, van Zanten SV. A meta-analysis of the success rate of *Helicobacter pylori* therapy in Canada. Can J Gastroenterol, 2007, 21(5): 295-300.
8. Fock KM, Katelaris P, Sugano K, *et al*. Second Asia-Pacific Conference. Second Asia-Pacific Consensus Guidelines for *Helicobacter pylori* infection. J Gastroenterol Hepatol, 2009, 24(10): 1587-1600.
9. Dzieniszewski J, Jarosz M. Guidelines in the medical treatment of *Helicobacter pylori* infection. J Physiol Pharmacol, 2006, 57 Suppl 3: 143-154.
10. Essa AS, Kramer JR, Graham DY, *et al*. Meta-analysis: four-drug, three-antibiotic, non-bismuth-containing “concomitant therapy” versus triple therapy for *Helicobacter pylori* eradication. Helicobacter, 2009, 14(2): 109-118.
11. Sugimoto M, Graham DY. High-dose versus standard-dose PPI in triple therapy for *Helicobacter pylori* eradication. Nat Clin Pract Gastroenterol Hepatol, 2009, 6(3): 138-139.
12. Zullo A, De Francesco V, Hassan C, *et al*. The sequential therapy regimen for *Helicobacter pylori* eradication: a pooled-data analysis. Gut, 2007, 56(10): 1353-1357.

第二十四节　亲水气单胞菌胃肠炎

亲水气单胞菌(*Aeromonas hydrophila*)为革兰阴性杆菌，在宿主全身及局部防御功能减退时可作为一重要致病菌而导致较严重的、甚至致命的感染，常可引起水样腹泻，可出现创伤感染、脑膜炎、肺炎、扁桃体炎、肌肉多样转移性坏死、尿路及软组织感染，直至某种临床条件下免疫损伤宿主的败血症等。以往此菌多被认为是一种低毒力的条件致病菌，以致忽视了它的临床意义。近年来，此菌所致的感染性腹泻报道正在日益增多。

【病原学】

本菌为一革兰阴性杆状菌，呈平直状或弯曲状，两端钝圆，长约 1～4μm、宽 0.6μm，排列成单或成双，为单根端毛菌，有动力，有时在幼龄培养物中可见有侧身鞭毛。无荚膜，不形成芽胞。冷血动物为本菌的重要宿主，为人类亲水气单胞菌感染的主要来源。与鱼类密切接触者如钓鱼者、渔业工人及与金鱼等接触者都有可能受染。

【流行病学】

亲水气单胞菌所致的肠道感染由于长期以来未能受到应有的重视，以致它的流行病学资料缺失。据已有材料表明，自 1961 年以来，此菌所致的急性胃肠炎已在美国、印度、捷克、丹麦、法国、北美、澳大利亚、泰国及埃塞俄比亚等许多国家及地区的散发性病例中发现。近年来，国内的肠道致病菌调查中已得到证实。此菌广泛分布于各种淡水及其邻近环境中。此菌亦导致饮水大肠菌数检查误差达到 30%。腹泻患者中此菌的检出率为 4.9%～10.6%，而正常人的大便检出率只有 0.2%～3.3%，这一数字与其他肠道致病菌比较，腹泻患者的检出率比正常人明显要高。亲水气单胞菌的大便检出率一般以夏季最高，与水源的分离率平行；在夏季，35℃水内亲水气单胞菌数量最大，同时，河湾水流的检出率亦最高，从而推测亲水单胞菌胃肠炎的夏季高峰可能与水源性传播有关。人与人间的传播或患者作为传染源的可能性亦存在，已有在家庭内传播的报道。

【发病机制及病理改变】

亲水气单胞菌对某些冷血动物如蛙、金鱼等有强烈的致病性。注射本菌后局部可发生红肿、强直性抽搐以致死亡。解剖时发现注射处及全身肌肉呈广泛坏死；内脏充血伴腹水；在心血、腹水及肝中可分离到本菌。本菌对豚鼠、大白鼠、小白鼠、地鼠及家兔等温血动物也有致病作用。本菌培养滤液具有组织毒性、溶血毒性、坏死毒性及致死毒性。本菌有肠毒素存在，且具强烈的致病作用。肠毒素的分子量为 45kD，不耐酸耐热，可被恢复期患者血清中的抗体所中和。

机体全身或局部防御功能的减退与发病机制密切相关。有原发疾病如血液病（急慢性白血病、再生障碍性贫血、镰状细胞贫血、骨髓瘤及淋巴瘤等）、肝硬化（伴门静脉高压、肠道淤血水肿）、肠道炎症伴梗阻（导致感染甚至败血症）、肾病（尿毒症、接受肾上腺皮质激素治疗或血液透析者）、孤立性肿瘤（胃癌、肺癌及乳腺癌）等均易导致本菌感染。

【临床表现】

一、急性胃肠炎型

本菌可致散发性急性胃肠炎，表现为恶心、呕吐、腹痛、低热或无发热。病程一般短暂，为自限性。少数重症患者可发生剧烈呕吐、大量水泻伴重度脱水，但不发热，如霍乱样。水样便中可分离到致病菌，恢复期患者血清中可出现相应抗体。

二、败血症型

Tapper 报道 1 例急性髓性白血病患者，于钓鱼时右腿被蚊子叮咬数次，继而伤口被水沾湿，发生本菌败血症而死亡。Wolff 报道 5 例患者 7 次发生亲水气单胞菌败血症，其中 4 例于钓鱼或鱼骨刺伤后发病；1 例发生于软组织撕裂伤后。原发病为白血病或再生障碍性贫血。Ramsay 报道血液透析后肾病患者出现寒战、高热、嗜睡、全身红斑及水疱，经血液培养出本菌。坂本总结 48 例亲水气单胞菌败血症，其中 25 例有白血病，7 例有肝硬化，常于化疗过程中骤起发病，可累及多个脏器。Davis 报道 1 例无原发病的黑人女性患者，曾两度反复发作亲水气单胞菌败血症，伴心内膜炎及主动脉瓣及半月瓣穿孔。

亲水气单胞菌败血症并发局灶化脓性感染、多发性脓肿、坏死性肌炎、内眼病变及心内膜炎时，其预后较差。

三、外伤感染型

游泳、钓鱼、不慎落水、溜冰等所致外伤、灼伤、复合外伤及骨折等，均可因伤口接触河水、海水或土壤而发生继发感染。可表现有局部溃烂、坏死，或有蜂窝织炎。外伤感染型可单独由本菌所致，但较多的是呈混合感染（金黄色葡萄球菌、铜绿假单胞菌及大肠埃希菌等）。病灶组织切片镜检及培养可查见本菌。细菌可累及血管壁而导致局部坏死。

四、其他感染型

可有胆囊炎、腹膜炎、扁桃体炎、肺炎、脑膜炎、坏死性肌炎及骨髓炎等。这些患者可合并败血症。致病菌可为单纯的亲水气单胞菌,亦可呈混合感染。

五、儿童的亲水气单胞菌胃肠炎

Gracey 等根据 1156 名亲水气单胞菌胃肠炎儿童患者的临床表现,分以下三种类型:①轻症型:患者有水泻、发热,体温不高,部分患儿主要是幼儿有呕吐,症状持续不到一周,无需特殊治疗自行康复,约占 41%;②痢疾型:患儿呈痢疾样症状,大便带血和(或)黏液,约占 22%;③迁延型:患儿腹泻持续 2 周以上,最长可达 3 个月以上,分离出亲水气单胞菌的患儿腹泻持续时间平均为 15.3 日,约占 37%;对此类患儿应立即进行治疗。

【诊断与鉴别诊断】

根据外伤,与水或鱼类接触史,结合临床表现(全身或局部)及实验室资料,尤其是细菌培养结果,可确定诊断。

表现为胃肠炎型的患者需与其他细菌性胃肠炎或细菌性痢疾、霍乱、产毒性大肠埃希菌胃肠炎等鉴别。败血症型患者可被误诊为伤寒或恶性病变本身所致的发热。然而,本病症状易被原发疾病所掩盖,加之临床工作者对本菌的致病性与其临床表现重视及认识不够,因而极易发生误诊或漏诊。

【实验室及辅助检查】

一、亲水气单胞菌的分离及鉴定

亲水气单胞菌所致的感染性腹泻的微生物诊断有赖于 Ent^+气单胞菌的分离及鉴定。亲水气单胞菌的分离培养方法基本上与肠道致病菌相同。可应用 MacConKey 琼脂、去氧胆酸盐琼脂;但 SS 及 TCBS 琼脂对气单胞菌的抑制性太强,不宜采用。近年来极力推荐 XDCA(木糖-脱氧胆酸盐-枸橼酸盐琼脂)及氨苄西林琼脂。亲水气单胞菌的鉴定首先应与容易混淆的肠杆菌科细菌鉴别。在初次分离时,亲水气单胞菌可能是乳糖发酵菌、乳糖晚发酵菌或乳糖不发酵菌;它经常被误诊为大肠埃希菌、不产生色素的黏质沙雷菌或其他肠杆菌科成员。为了不使亲水气单胞菌漏检,应首先对所有革兰阴性杆菌的菌落进行氧化酶试验,此点非常重要。鉴于部分亲水气单胞菌菌株具有培养基依赖性氧化酶反应,故宜采用非选择性培养基上的菌落进行试验。一种简便有效的筛选方法是:取 2 ~3 滴氧化酶试剂直接滴加于氨苄西林血琼脂平板上的可疑菌落。呈深紫色的菌落有可能即为亲水气单胞菌;保持原色的菌落即为氧化酶阴性菌,大多为肠杆菌科细菌。

在氧化酶阳性反应的基础上,应将疑为气单胞菌的菌株与弧菌属、毗邻单胞菌属细菌进行鉴别。对此,O/129 敏感性试验具有良好的鉴别效果。

二、血清抗体测定及 PCR 检测

患者恢复期血清中可出现中和肠毒素的抗体。根据亲水气单胞细胞溶解肠毒素建立了基于 SYBR Green 的实时 PCR 检测方法,但该方法需要藉助溶解曲线来区分特异性扩增和非特异性扩增,特异性不高。根据 aha 基因的保守序列设计的引物及探针序列,经 Blast 对 GenBank 中有关序列进行搜索比较后,仅与亲水气单胞菌 aha 基因序列具有高度的同源性。

【治疗】

诊断确立后应积极给予相应的抗菌药物。对败血症型、腹膜炎、肝脓肿、肺炎及胆道感染等患者,药敏测定结果大多显示本菌对氨基糖苷类抗生素(链霉素、卡那霉素、庆大霉素、妥布霉素及阿米卡星)、呋喃唑酮、萘啶酸、多粘菌素 E、多黏菌素 B、氯霉素、四环素类及复方磺胺甲噁唑等敏感。个别菌株对庆大霉素耐药。青霉素和氨苄西林对本菌无抗菌活性,头孢菌素类和红霉素亦大多无效。羧苄西林的抗菌作用不一,仍为青霉素类中活性较强者。本菌可产生一种 β-内酰胺酶,可破坏多数青霉素类及头孢菌素类。为此,抗生素剂量及疗程不应过小或过短,慎防复发,有危重并发症如心内膜炎、多发性脓肿等患者,应及时处理,切勿过早停药。甲氧苄胺嘧啶(TMP)是治疗儿童亲水气单胞菌胃肠炎的最佳药物。

对局灶感染应及时抽除脓液或作切开引流。

此类患者除全身抗菌药物治疗外，外科手术处理极为重要。胃肠炎型患者除需接受庆大霉素或氯霉素治疗外，应积极补液，以纠正脱水和电解质、酸碱失衡，可口服或口服合并静脉输液。重症患者可呈霍乱样腹泻，需及时足量补液。

加强支持治疗及积极治疗原发病。由于患者大多有血液病、恶性病变或肝硬化、肾病等，易有贫血及低蛋白血症，因此需输血或血浆制品等。如有诱发因素存在，应尽早去除。重症感染患者的预后较差，尤其是合并严重的原发病者。

【预防】

外伤者应避免伤口被水、土壤或异物（如鱼骨）所污染，需及时清创包扎。有血液病、孤立性肿瘤及肝肾严重病变等患者尤应注意。注意个人卫生，养成饭前便后洗手的良好卫生习惯，避免进食被污染的食物或水。接触胃肠炎型患者的护理人员或家庭成员，应避免与排泄物接触。有严重肝肾或血液病变和肿瘤患者应予以相应的治疗和支持疗法，增强全身及局部防御功能，尽早去除诱发因素，以避免本菌及其他条件致病菌的继发感染。应将亲水气单胞菌列入临床微生物实验室的常规检查项目，以防止漏检或误诊。

（聂青和）

参考文献

1. Manresa MJ, Villa AV, Giralt AG, *et al*. *Aeromonas hydrophila folliculitis* associated with an inflatable swimming pool: mimicking *Pseudomonas aeruginosa* infection. Pediatr Dermatol, 2009, 26(5): 601-603.
2. Agarwal S, Mishra N, Agarwal S, *et al*. Characterization of the active site and coenzyme binding pocket of the monomeric UDP-galactose 4′-epimerase of *Aeromonas hydrophila*. BMB Rep, 2010, 43(6): 419-426.
3. Sharma A, Deo AD, Riteshkumar ST, *et al*. Effect of Withania somnifera (L. Dunal) root as a feed additive on immunological parameters and disease resistance to *Aeromonas hydrophila* in *Labeo rohita* (Hamilton) fingerlings. Fish Shellfish Immunol, 2010, 29(3): 508-512.
4. Jagmann N, Brachvogel HP, Philipp B. Parasitic growth of *Pseudomonas aeruginosa* in co-culture with the chitinolytic bacterium *Aeromonas hydrophila*. Environ Microbiol, 2010, 12(6): 1787-1802.
5. Swain P, Behera T, Mohapatra D, *et al*. Derivation of rough attenuated variants from smooth virulent *Aeromonas hydrophila* and their immunogenicity in fish. Vaccine, 2010, 28(29): 4626-4631.

第二十五节　类志贺毗邻单胞菌肠炎

类志贺毗邻单胞菌肠炎系由类志贺毗邻单胞菌（*Plesiomonas shigelloides*）所致的急性肠道感染。临床表现以发热、腹痛、腹泻、恶心、呕吐、水样便或黏液脓血便为特征。类志贺毗邻单胞菌是近年来发现的腹泻病原菌，由于该菌可导致急性腹泻及食物中毒，引起国内外许多学者的关注。目前，世界上已有不少国家从散发性及暴发性腹泻患者分离出此菌。

【病原学】

类志贺毗邻单胞菌（*Plesiomonas shigelloides*）最早系 1947 年 Ferguson 及 Henderson 于美国密执安州自一名患者粪便中分离出来，该菌为有动力的革兰阴性杆菌，Bader 于 1954 年发现该菌具有端鞭毛，而将其归入假单胞菌属，建议冠以“类志贺”名称，称为类志贺假单胞菌（*Pseudomonas shigelloides*）。类志贺毗邻单胞菌长约 3.0μm，宽 0.8～1.0μm，两端钝圆，呈单、双或短链状，属偏端生毛菌（2～7 根鞭毛），有动力。以端鞭毛运动，在暗视野显微镜下观察运动活泼呈穿梭状。在电镜下可见一端有丛毛，多数为 2～5 根鞭毛，有部分菌株有 7 根以上鞭毛，无芽胞及荚膜。在克氏双糖培养基上，底层产酸不产气。有动力，斜面不变色，不产 H_2S。

类志贺毗邻单胞菌为兼性厌氧菌，氧化及发酵型代谢。在普通营养琼脂培养基上生长良好。最适生长温度为 37℃，最高生长温度为 40～44℃，最低生长温度为 8℃。pH 生长范围为 5.0～7.7，在 pH 8.0～8.4 也可以生长。在无盐胨水及 3% NaCl 胨水中生长，在 7.5% NaCl 胨水中不能生长。在肉汤中呈均匀混浊生长，不形成沉淀，表面不形成菌膜。在麦康凯琼脂平板上，37℃培养 18～24 小时，形成圆形，隆起，无色半透明中等大的光滑型菌落。在 SS 琼脂平板上，菌落较小，与志贺菌相似。在 TCBS 琼脂平板上不生长。在普通琼脂平板上生长不产生水溶性色素或棕色素。改良 DC 琼脂平板（改良去氧胆酸钠柠檬酸钠琼脂）做分离培养，37℃培养 18～24 小时，形成中等大小（2mm）、圆形、光滑湿润较为扁平的蓝色菌落，菌落周围颜色较浅，中心颜色较深。

【流行病学】

类志贺毗邻单胞菌导致的感染性腹泻流行病学资料报道不多。急性腹泻患者中此菌分离率波动颇大，约为0.5%～16.9%。在健康带菌者中，分离率约为0.0078%～0.13%。该菌的儿童感染率及带菌率一般要比成人高。类志贺毗邻单胞菌广泛存在于自然界。许多学者认为人的急性腹泻由水传播。Arai等报道流行区的池水、河滩水及泥土标本中的分离率高达38.6%，而一般地区同类标本的分离率为12.8%。自然界中，此菌在泥土中要比在水中的分离率高，分别为50%及28.5%，这可能是泥土中含有较充分的营养物质所致。类志贺毗邻单胞菌一般存在于表层水中，污染的海水中亦可分离到此菌。类志贺毗邻单胞菌可自狗和猫的粪便及淡水鱼中分离出来，这些分离的菌株均与急性腹泻患者中分离菌株的血清型相同。这充分表明，狗、猫及淡水鱼类都是此菌的天然储存宿主，它们可能在人的感染性腹泻感染中具有重要作用。类志贺毗邻单胞菌广泛存在于自然界，许多动物均为该菌的天然储存宿主。

【发病机制与病理改变】

该菌具有肠毒素，如Gurwith及Williams等从腹泻儿童粪便标本分离的2株类志贺毗邻单胞菌采用小鼠肾上腺肿瘤细胞及乳鼠试验测定肠毒素，均获阳性结果。Ljungh等曾以2株类志贺毗邻单胞菌脑心浸液肉汤培养物进行家兔回肠袢试验、家兔皮肤试验及肾上腺Yl细胞试验的肠毒素测定。结果有一个菌株只在Yl细胞试验中获得阳性反应。Sanyal等用13株不同来源的类志贺毗邻单胞菌培养液进行家兔肠袢试验，证实可导致肠毒素反应。近来，Gardner发现类志贺毗邻单胞菌能产生一种类霍乱毒素（CT-like），可能在腹泻的发病机制中起一定作用。该毒素亦通过激活腺苷酸环化酶，使cAMP增加，导致小肠液分泌增加而引起腹泻。

类志贺毗邻单胞菌对肠上皮细胞有侵袭力，部分病例结肠黏膜有糜烂、出血点及黏液脓性分泌物，产生痢疾样大便，甚至可突破肠黏膜屏障进入血流而发生菌血症。此外，偶可引起外伤后软组织感染。然而，本菌不产生蛋白酶，其导致组织坏死的机制不明。

【临床表现】

类志贺毗邻单胞菌肠炎的主要临床表现是腹泻、腹痛及发热。潜伏期短至数小时，长者7日，一般为1～2日。多数患者表现为轻度腹泻，不发热或低度发热，多呈水样便或黏液便，每日3～7次，个别有里急后重，病程数日至1周。少数重症患者可有严重的霍乱样水泻。偶可有细菌性痢疾样症状，表现为39℃以上高热，伴乏力、恶心、呕吐、头痛、身痛及黏液样脓血便，外周血白细胞增加，大便镜检有较多脓细胞及红细胞。一般情况下，健康人患本病多为轻症。如原有消化道基础疾病，如肿瘤、非特异性慢性炎症性肠病及其他感染性腹泻，则病情较重，病程可迁延较久。

【实验室及辅助检查】

目前诊断方法首先是培养细菌，然后进行生化鉴定，再作血清学分群。类志贺毗邻单胞菌的微生物学检查基本上可按照沙门菌-志贺菌的粪便培养程序进行。分离纯种后，即可根据生化试验及血清凝集试验予以鉴定。必要时，亦可藉助于形态学，特别是鞭毛染色，观察鞭毛的位置做出辅助诊断。在分离鉴定过程中，应注意以下几点：①在选用选择性、鉴别性培养基作初步分离时，不宜选用强选择性培养基，因为它可能对此菌有抑制作用。一般认为，DC琼脂要比SS琼脂效果更佳。最适组合是麦康基、选藤、DC或XLD琼脂及GN肉汤再接种至DC琼脂上分离；②应选用少数几个具有鉴别特性的试验把此菌与弧菌属、气单胞菌属、假单胞菌属及肠杆菌科的成员进行区别。可根据动力检查、分解肌醇或乳糖晚发酵的特性与志贺菌鉴别。

增菌培养基一般多采用pH 8.4碱性胨水，亦有报道采用GN肉汤增菌。分离培养基多数采用SS琼脂，亦有应用麦康凯琼脂。类志贺毗邻单胞菌在保存培养基内不易保存，极易死亡。

腹泻患者多采用直接分离。如增菌取粪便0.5～1.0g接种于碱性胨水37℃ 6～8小时，吸取增菌液0.5～1.0ml移种于另一支碱性胨水管37℃培养过夜（二次增菌），取一环增菌液接种于改良DC琼脂分离。经增菌可提高阳性检出率。

【治疗】

一、补液疗法及对症治疗

与一般腹泄的原则相同,不予赘述。世界卫生组织推荐"口服补液盐"(oral rehydration salts,ORS),治疗重度腹泻伴脱水,或即将脱水的患者,补液量应为排泄量的一倍半,少量多次,每2~3分钟一次,4~6小时服完规定量。近年来有用蔗糖40g或稻米粉40g,或用蜂蜜代替葡萄糖者。1984年WHO使用枸橼酸三钠2.9g,替代原方中的碳酸氢钠,称为ORS-Citrate液,对纠正酸中毒更为有利,减少排便量更为满意,可直接作用于肠壁,增加对水及钠的吸收。口服补液必须在葡萄糖存在时,钠离子才能被细胞膜上的共同载体蛋白带入细胞内。对高热及腹痛患者可酌情使用降温药物或解痉剂。

二、病因治疗

老年人或有原发病者,病情较重时则宜应用抗菌药物,可根据药敏试验选用。药敏试验结果本菌株对多黏菌素B、阿米卡星、新霉素、庆大霉素、卡那霉素、氯霉素、链霉素、四环素、磺胺+TMP敏感,对红霉素、羧苄青霉素、氨苄青霉素耐药。所有菌株大都对氨苄西林及多数β-内酰胺类药物耐药,可应用复方磺胺甲噁唑、诺氟沙星、依诺沙星、氧氟沙星或环丙沙星等治疗,一般在用药后的第2~3日症状明显改善。

(聂青和)

参考文献

1. 苑文雯,崔恩博,鲍春梅,等.不同菌属腹泻病原菌的组成特点及耐药趋势.中国抗生素杂志,2012,37(11):856-860.
2. Tsugawa H, Ito H, Ohshima M, *et al*. Cell adherence-promoted activity of *Plesiomonas shigelloides* GroEL. J Med Microbiol, 2007, 56(Pt-1):23-29.
3. Jagmann N, Brachvogel HP, Philipp B. Parasitic growth of *Pseudomonas aeruginosa* in co-culture with the chitinolytic bacterium *Aeromonas hydrophila*. Environ Microbiol, 2010, 12(6):1787-1802.
4. Ozdemir O, Sari S, Terzioglu S, *et al*. *Plesiomonas shigelloides* sepsis and meningoencephalitis in a surviving neonate. J Microbiol Immunol Infect, 2010, 43(4):344-346.
5. Escobar JC, Bhavnani D, Trueba G, *et al*. *Plesiomonas shigelloides* infection, Ecuador, 2004-2008. Emerg Infect Dis, 2012, 18(2):322-324.

第二十六节 难辨梭状芽胞杆菌结肠炎

难辨梭状芽胞杆菌(*Clostridium dificile*, CD)目前被认为是导致抗生素相关性腹泻及伪膜性肠炎(*Pseudomembranous colitis*, PMC)最为常见的病因。在抗生素相关性腹泻病例中由CD所致者占20%~30%,在抗生素相关性肠炎中则占50%~70%,而在抗生素相关性伪膜性肠炎病例中更是占90%以上。在抗生素相关伪膜性肠炎的病因中,除CD外,亦有少数病例可能与产气荚膜杆菌A型,金黄色葡萄球菌及白色假丝酵母菌有关。随着临床广谱抗菌药物的广泛应用,全球范围内难辨梭状芽胞杆菌相关性腹泻及伪膜性肠炎的发病率不断增高。近年来发现难辨梭状芽胞杆菌结肠炎(*Clostridium difficile*-associated diarrhea, CDAD)可出现暴发流行,其流行株出现基因变异,产生毒素的能力增强,患者病死率增高,引起医学界的重视。

【病原学】

难辨梭状芽胞杆菌(CD)是一种厌氧的革兰阳性细长杆菌,产生细胞毒素(毒素B)及肠毒素(毒素A)。由于早期分离及培养屡屡失败而被命名为难辨梭状芽胞杆菌。此菌有鞭毛,芽胞较大,其芽胞在外环境中可存活数周至数月。该菌于1977年由Larson等从伪膜性肠炎患者粪便中成功分离出。目前认识到该菌广泛存在于自然界的土壤、水、各种动物粪便及人类肠道、阴道、尿道中,在自然人群约有5%的无症状携带率,已被认为是肠道正常菌群中的一种。当患者接受长期广谱抗生素治疗后,由于正常菌群中敏感细菌受到抑制或被杀灭,而对大多数广谱抗菌药物耐药的难辨梭状芽胞杆菌则大量繁殖,发生菌群失调,并产生大量毒素,引起肠道及全身严重中毒反应。目前已证实该菌能产生两种毒素:细胞毒素(毒素B)和肠毒素(毒素A)。两个毒素分别由tcd A及tcd B基因编码。此外,尚存在负向调节基因tcd C、正向调节基因tcd D及膜孔蛋白基因tcd E,以上基因共同构成致病性决定区(PaLoc)。tcd C基因的多态性或部分碱基缺失可引起毒素

A、B 产生增加。

【流行病学】

尽管难辨梭状芽胞杆菌感染只占抗生素相关性腹泻的 10% ~20%，它却是包括伪膜性肠炎在内的严重结肠炎的主要病因。1978 年起认识到难辨梭状芽胞杆菌与抗生素相关性腹泻有关。以往认为重症 CDAD 及死亡病例较为少见，因此在很长时间内低估了 CDAD 的重要性。美国国家医院感染监测系统的资料显示，1980—2001 年 CDAD 的发病率呈现上升趋势。2001 年与 2000 年相比，美国出院诊断为 CDAD 的患者比例上升了 26%。有报道美国 2000 年及 2001 年 CDAD 发病率是 1990 年至 1999 年的 2 倍，其中 26 例患者因严重 CDAD 接受结肠切除术，18 例患者死亡。CDAD 主要在卫生保健机构传播，是医院感染性腹泻的主要病因。患者多数表现为轻至中度腹泻，重症者出现暴发性结肠炎，约 1% ~5% 患者需结肠切除、重症监护甚至导致死亡。我国由于长期以来缺乏对难辨梭状芽胞杆菌感染的实验室诊断技术，因而缺乏有关的流行病学数据，但在广泛使用抗生素的高危人群中同样有较高的抗生素性相关腹泻的发病率。

难辨梭状芽胞杆菌感染主要的危险因子包括高龄、住院及使用抗生素。住院成人的发病率高达 20% ~30%，远远高于非住院患者的 3%。挪威的一项调查表明，大于 60 岁的人群中，难辨梭状芽胞杆菌毒素阳性的发病率是 10 ~20 岁人群的 20 ~100 倍。最常见的相关抗生素有克林霉素、广谱青霉素、头孢菌素。近期研究还发现氟喹诺酮类应用亦是 CDAD 的危险因素之一。某些接受氟喹诺酮类或头孢菌素的患者较对照组更易出现难辨梭状芽胞杆菌感染。然而，事实上其他多种抗生素使用中亦可发生，包括术前预防用抗生素（肠外使用万古霉素除外）；偶尔也可发生于癌症化疗中使用甲氨蝶呤与紫杉醇的病例中。

【发病机制及病理改变】

难辨梭状芽胞杆菌（CD）毒素 A 和 B 都是单糖基转移酶，能将葡萄糖组成成分转移至位于控制细胞骨架系统的 G 蛋白关键部位上。G 蛋白在糖基化时不能控制肌动蛋白多聚化，结果是细胞骨架系统所控制的细胞功能丧失，引起细胞变圆效应，最终导致细胞死亡。毒素 A 和 B 都可表现这种活性，并引起相似的细胞变圆反应。但毒素 A 主要与其外包被有糖萼（glycocalyx）的细胞结合。A^-B^+分离物中对毒素 B 的底物特异性较广，亦能使其他 G 蛋白发生糖基化。目前尚有事实证实，有能产生异常毒素 B 及全部功能性毒素 A 的艰难梭菌临床分离物存在。此外，毒素 A 及毒素 B 所致的肠黏膜组织损伤能导致炎症细胞的侵入。炎症反应在疾病如何快速发展成结肠炎及疾病是否发展成伪膜性结肠炎上起关键作用。而一旦进展至伪膜性肠炎则病死率将显著增加。

通过结肠镜检查可观察到伪膜性肠炎的病理学表现。结肠镜检查具有简便、快捷的特点，普通医院均可开展此项检查。若发现典型的伪膜具有确诊意义。因此，结肠镜检查可作为诊断的主要检查，灌肠后即可进行检查，因伪膜性肠炎（PMC）主要累及远端结肠，结肠镜检查时主要观察直肠及乙状结肠。内镜下多可见结肠黏膜有特征性病变，早期表现为直肠或乙状结肠黏膜上浅表性、局限性、黄绿色、椭圆隆起，直径 2 ~30mm，边界清楚，粘连牢固，不易脱落，周围可有红晕，伪膜邻近黏膜正常或有充血水肿，易与真菌性肠炎相鉴别。晚期严重者伪膜可连成片，粘连不紧，较易脱落。本病主要侵犯直肠、乙状结肠，呈连续性分布，严重者可累及全结肠及远端小肠。乙状结肠、直肠的病变高达 80% ~100%。严重者伪膜可融合成片，并可见到伪膜脱落的大、小裸露区，伪膜界限分明，周边黏膜相对正常。显微镜下检查见伪膜是由纤维素、中性粒细胞、单核细胞、黏蛋白及坏死细胞碎屑组成。黏膜固有层有中性粒细胞、浆细胞及淋巴细胞浸润，重者腺体破坏断裂、细胞坏死。黏膜下层因炎症渗出而增厚，伴血管扩张、充血及微血栓形成。坏死一般限于黏膜下层，偶尔累及肠壁全层导致肠穿孔。

【临床表现】

伪膜性肠炎（PMC）是主要发生在结肠，亦可累及小肠的急性黏膜坏死、纤维素渗出性炎症，黏膜表面覆有黄白或黄绿色伪膜，多是在应用抗生素后导致正常肠道菌群失调，难辨梭状芽胞杆菌大量繁殖，产生毒素而致病。1893 年 Finny 首先对本病进行了描述。因伪膜性肠炎的发生常与抗生素的使用有关，故亦称为抗生素相关性肠炎

(antibiotic associated colitis, AAC)。抗生素使用诱发腹泻(抗生素相关性腹泻)的发病率高,伪膜性肠炎为其重症类型。在接受氨苄西林治疗的患者中,抗生素相关腹泻发病率大约有5% ~10%,而用阿莫西林-克拉维酸的患者中,大约有10% ~25%,使用头孢克肟治疗的患者中,发病率有15% ~20%。使用其他抗生素如头孢菌素类、氟喹诺酮、阿奇霉素、克拉霉素、红霉素及四环素时,发病率仅2% ~5%。一般情况下,抗生素相关性腹泻轻者仅有轻度腹泻,表现为频繁的不成形大便或水样便,而没有其他并发症,病死率较低。但重者可发生伪膜性肠炎,其临床表现包括腹痛、发热、血液白细胞增多,大便常规见白细胞,伴低白蛋白血症,CT检查发现结肠增厚,肠镜观察或活检呈现特异性改变,病死率较高。

伪膜性肠炎多发生于>50岁人群,女性多于男性。患者多有胃肠手术或其他严重疾病史,最迟可发生在治疗疗程的第10周。发病与药物剂量或给药途径关系不大。伪膜性肠炎是抗生素相关性肠炎的严重类型。伪膜性肠炎与其他抗生素相关性腹泻的临床表现各具特点。按临床表现将病情分为轻、中、重型:

一、轻型

每日稀便3 ~4次,黄绿色黏液便,大便可有白细胞,隐血试验阳性,可伴发热及腹痛,多为左下腹。肠镜检查见肠黏膜正常或轻度水肿,有典型米粒状隆起,擦之即脱落,露出溃疡。停用抗生素后数日症状即缓解。

二、中型(典型)

腹泻每日10余次,大便呈蛋花汤样,有假膜及血便,伴发热,腹痛。可伴里急后重、恶心、呕吐及食欲减退。腹痛有时很剧烈,呈痉挛性,伴明显腹胀、恶心、呕吐,以致被误诊为急腹症,末梢血中性粒细胞增加,血清α_1-球蛋白上升,血清钾、钠、白蛋白降低。

三、重型

腹泻每日20余次,便量多,奇臭,常有血便,假膜呈大片或管状。发热及毒血症表现较重。短期内出现低蛋白血症及水肿,是本病的一个特征。常因脱水、电解质紊乱、休克、DIC、中毒性巨结肠、肠出血或肠穿孔而陷入危重状态。此型预后较差。

【诊断及鉴别诊断】

对于所有正在接受或最近刚接受过抗生素治疗的患者,当出现不能解释的腹泻时,应该考虑到CD感染引发伪膜性肠炎的可能性。诊断方法主要基于实验室能够提供的不同类型的检测手段。诊断依赖用药史、临床表现、乙状结肠镜检查,粪便作多种培养及病原株做细胞毒性试验。非特异性但可提示CD感染的实验结果有白细胞增多,低蛋白血症(表示肠道疾病中的蛋白丢失)及大便见白细胞。结肠的组织学变化囊括了从正常到伪膜性肠炎病理表现之间的各种情况。伪膜性肠炎并非常见,但较特殊,因为几乎所有病理情况都可出现在难辨梭状芽胞杆菌感染中。尽管腹部平片、CT、内镜可协助诊断,但往往是非特异性的,且相对不敏感,价格昂贵。故而被难辨梭状芽胞杆菌毒素分析所取代。

近年来,CD毒素测定逐渐成为主要的诊断手段及依据。常用的酶联免疫方法可以检测毒素A或者毒素A和B,能够同时检测毒素A和毒素B的酶联免疫法可以避免那些感染了仅产生毒素B的菌株所致假阴性结果。酶联免疫分析可在大多数实验室进行,且敏感性较高。但是毒素A或B均需100 ~1000pg才可显示阳性,故有10% ~20%的假阴性率。商业性试剂可以检测毒素A或毒素A和B。有1% ~2%的CD菌株只产生毒素B。这些结果均可在数小时至一日内获得。此外,使用该检测技术时要注意到除非有肠梗阻,否则只检测腹泻患者的粪便;可用于流行病学调查,但不应该作为判断治愈的检测手段。组织培养并且行毒素分析为诊断的金标准,亦是最为敏感的实验,可以检测出大约10pg毒素B。然而,大多数实验室不提供组织培养分析,且须等待24 ~48小时后才可得到结果。

本病需与各种感染性腹泻、溃疡性结肠炎、克隆病和结肠癌等相鉴别,更重要的还需与其他的抗生素相关性腹泻鉴别,如真菌性肠炎、葡萄球菌肠道感染及急性出血性肠炎等。急性出血性肠炎常发生在无严重原发疾病,而口服抗生素(以氨苄西林为多)治疗一般感染的患者,其临床表现亦与本病有不同之处(表17-26-1)。

表 17-26-1　两种抗生素相关肠炎的区别

	急性出血性肠炎	难辨梭状芽胞杆菌结肠炎
性别	女性多见	男女均等
年龄	青少年	中老年
诱发抗生素	氨苄西林等	林可霉素等
给药途径	多口服	口服或注射
发病	突然暴发	多缓慢起病
恶心、呕吐	稍多	甚少
腹痛	剧痛	腹痛、里急后重
血性大便	均匀、西红柿酱样	常无
病程	1~2 日	7 日至数周

【治疗】

伪膜性肠炎治疗原则是停用原用抗菌药物，纠正水、电解质紊乱。停用使用中的抗菌药物是治疗抗生素相关性腹泻或伪膜性肠炎的重要措施，但有时会面临其他部位严重细菌感染需要应用抗菌药物的两难处境。因此，对于一个有抗生素相关腹泻的患者，决定是否需要继续使用，改变或是停用抗生素主要取决于症状的严重性，难辨梭状芽胞杆菌感染的可能性，以及进一步抗生素治疗的必要性（表 17-26-2）。如果有结肠炎或者严重腹泻，或者不能停用引起腹泻的抗生素制剂，或者停用后仍然不能有效改善腹泻，那么推荐采用 10 日疗程的甲硝唑或者万古霉素。虽然甲硝唑可以通过静脉给药，但还是应该尽量使用口服制剂。即使会出现复发，大多数的患者对治疗都有效。如果患者检测难辨梭状芽胞杆菌毒素结果是阳性，由于症状严重，应采用甲硝唑治疗。

20 世纪 90 年代后期，美国 CDC 推荐以甲硝唑治疗 CDAD，口服万古霉素不作为 CDAD 治疗的首选药物，以预防万古霉素耐药细菌的发生，仅在严重危及生命病例或甲硝唑治疗无效时应用。队列研究结果亦提示甲硝唑对于缓解症状作用与万古霉素相仿。但近期有报道甲硝唑疗效有所下降。推测万古霉素对本病的治疗作用可能优于甲硝唑。抗肠蠕动药物应该避免使用，因为可能促进毒素在肠道内的潴留。采用甲硝唑或万古霉素治疗的适应证包括：CD 毒素检测阳性并有明确结肠炎依据的（发热，白细胞升高，CT 或内镜检查中有特征性表现），严重腹泻的，停用引发腹泻制剂仍然持续腹泻的，或者仍有继续治疗原发感染需要的。所有指南都提倡甲硝唑作为一线治疗方案，口服剂量为每日 3 次，每次 500mg，或者每日 4 次，每次 250mg，维持治疗 10 日。若选用万古霉素则口服万古霉素的剂量为 125mg 每日 4 次，疗程亦为 10 日。两种药物疗效相似，应答率可以达到 90%～97%。但是对增加疗程或缩短疗程的相对优点的研究目前较少。由于难辨梭状芽胞杆菌主要局限在结肠内，所以最理想的治疗方法是所有抗生素均口服给药。如果必须采用静脉注射，只有甲硝唑有效，因为这种给药方法仍然可在结肠内达到中等浓度。治疗的预期效果是希望能够在 1 日内控制发热，在 4～5 日内控制腹泻。由于甲硝唑比万古霉素便宜，所以更受欢迎，且在医院内的患者中应用还可避免出现万古霉素耐药肠球菌感染的危险。口服万古霉素的适应证，就是甲硝唑需要禁忌的，包括妊娠及哺乳妇女，不能耐受甲硝唑，或在甲硝唑服用 3～5 日后仍然无效的患者。

表 17-26-2　治疗难辨梭状芽胞杆菌感染相关的腹泻和结肠炎
（美国感染性疾病协会、美国医疗保健流行病学学会和疾病预防控制中心治疗指南）

1. 停止使用致腹泻的抗生素
2. 如果仍然需要治疗原发感染，应该使用很少会引起抗生素相关腹泻的抗生素治疗，如氨基糖苷类、大环内酯类、磺胺类、万古霉素、四环素及氟喹诺酮类
3. 避免使用克林霉素，头孢菌素类，广谱青霉素类，以及在病例中引起腹泻的抗生素
4. 使用支持疗法
5. 纠正液体丢失和电解质平衡
6. 对中度以上的严重腹泻，应给予额外口服补液
7. 对于严重或脱水的腹泻，须进行静脉补液或口服补液，从而维持世界卫生组织推荐的电解质水平
8. 避免使用抗蠕动制剂
9. 遵守住院患者感染控制策略
10. 对于严重的腹泻，有结肠炎依据的，停用致腹泻制剂腹泻症状仍然持续的，或者需要继续治疗原发感染的，都要使用抗生素治疗
11. 通常的治疗包括每日 3 次口服甲硝唑 500mg，或者每日 4 次口服 250mg，维持 10 日
12. 对于孕妇，不能耐受甲硝唑，或者对甲硝唑治疗没有应答的患者，可以使用万古霉素 125mg，每日 4 次口服，维持 10 日
13. 培训医务人员认识感染复发的症状

甲硝唑或万古霉素对大多数难辨梭状芽胞杆菌感染均有效,如治疗无效,需评估依从性,搜寻其他诊断依据,以及检查是否存在梗阻或中毒性巨结肠,因为这些症状的存在会阻止药物到达病变部位。对于存在梗阻的患者,需要使用大剂量的万古霉素口服制剂(500mg 每日 4 次)才能使药物达到结肠内,或者通过胃管或肛管注射万古霉素或甲硝唑。对于极少数病情严重的患者,如对甲硝唑或万古霉素无效,则需进行肠切除。

【预防】

随着临床抗生素的广泛使用及新型抗生素的不断研制、生产及使用,社会人口的老龄化,与抗生素相关的伪膜性肠炎的发病率会逐年升高。由于其易感人群的特殊性,临床表现的多样性,病情发展的凶险性及治疗上的复杂性,临床医师应提高对该病的认识,以期做到对该病的早期诊断、早期治疗,从而降低病死率。同时要规范医疗行为,合理使用抗生素,对减少该病的发生亦有其积极意义。此外,部分病例发病时间与地点相对集中,表明本病可能还存在外源性交叉感染。因此,加强院内感染管理有助于预防本病的发生。对伪膜性肠炎患者进行隔离治疗,对病区采取有效的消毒措施,包括医务人员的手、各种检查仪器及换药用品进行严格消毒,这些措施可有效预防院内感染造成的伪膜性肠炎的发生。例如,医务人员应该经常用肥皂洗手。医生在检查患者时应该戴乳胶手套。医院的环境表面要用杀孢子制剂清洗。出现症状的患者应隔离,尤其当他们出现大便失禁时。出现暴发感染时应限制抗生素的使用。

(聂青和)

参考文献

1. 聂青和. 感染性腹泻研究最新进展(述评). 传染病信息,2011,24(2):75-78.
2. Viswanathan VK, Mallozzi MJ, Vedantam G. *Clostridium difficile* infection:an overview of the disease and its pathogenesis, epidemiology and interventions. Gut Microbes, 2010,1(4):234-242.
3. Dahman M, Krell R, Brayman K, *et al*. Simultaneous *Clostridium difficile*-associated colitis and late-onset intestinal cytomegalovirus disease in a renal transplant recipient. Ann Transplant,2010,15(4):72-76.
4. Umeda K, Seto Y, Kohda T, *et al*. A novel multiplex PCR method for *Clostridium botulinum* neurotoxin type A gene cluster typing. Microbiol Immunol,2010,54(5):308-312.
5. Cheng AC, Ferguson JK, Richards MJ, *et al*. Australasian Society for Infectious Diseases guidelines for the diagnosis and treatment of *Clostridium difficile* infection. Med J Aust,2011,194(7):353-358.
6. Fujitani S, George WL, Murthy AR. Comparison of Clinical Severity Score Indices for *Clostridium difficile* infection. Infect Control Hosp Epidemiol,2011,32(3):220-228.
7. Dubberke ER, Yan Y, Reske KA, *et al*. Development and validation of a *Clostridium difficile* infection risk prediction model. Infect Control Hosp Epidemiol,2011,32(4):360-366.
8. Siani H, Cooper C, Maillard JY. Efficacy of "sporicidal" wipes against *Clostridium difficile*. Am J Infect Control, 2011,39(3):212-218.
9. Fujitani S, George WL, Morgan MA, *et al*. Implications for vancomycin-resistant *Enterococcus* colonization associated with *Clostridium difficile* infections. Am J Infect Control, 2011,39(3):188-193.
10. Gouliouris T, Brown NM, Aliyu SH. Prevention and treatment of *Clostridium difficile* infection. Clin Med,2011,11(1):75-79.

第二十七节 致病性大肠埃希菌感染

大肠埃希菌(*E. coli*)习惯被称为大肠杆菌,分类上属于肠杆菌科埃希菌属(*Escherichia*),由 Escherich 于 1885 年发现。大肠埃希菌作为人及动物肠道中的常居菌,一般不致病,但作为条件致病菌,在一定条件下也可致肠道外感染。某些血清型菌株的致病性强,可致肠道或肠外感染。

大肠埃希菌系导致人类感染的重要病原体。目前一些致病菌的致病机制已经较明确,其中导致肠道感染的大肠埃希菌统称为致泻性(病原性)大肠埃希菌(此名称不易与致病性大肠埃希菌相混淆),一般包括六种:致病性大肠埃希菌(enteropathogenic *E. coli*, EPEC)、毒素性大肠埃希菌(enterotoxigenic *E. coli*, ETEC)、出血性大肠埃希菌(enterohemorrhagic *E. coli*, EHEC)、侵袭性大肠埃希菌(enteroinvasive *E. coli*, EIEC)、集聚性大肠埃希菌(enteroadhesive *E. coli*, EAggEC)及弥散黏附性大肠埃希菌(enteroadhesive *E. coli*, EAEC)。导致肠外感染的大肠埃希菌有两种:尿道致病性大肠埃希菌(UPEC)及新生儿脑炎大肠埃希菌(NMEC)。此外,亦有一些与疾病有关的大肠埃希菌陆续被文献报道，如产坏死性毒素大肠埃希菌（NTEC）、细胞脱附性大肠埃希菌（CDEC）、黏附侵袭性大肠埃希菌（AIEC），产志贺毒素性大肠埃希菌（SLTEC）及产志贺样毒素且具侵袭力大肠埃希菌（ESIEC）等（表17-27-1）。但目前尚未达成统一共识。

表17-27-1 致病性大肠埃希菌的特点

菌株	侵袭部位	疾病与症状	致病机制
ETEC	小肠	旅行者腹泻、婴幼儿腹泻、水样便、腹痛等	LT、ST
EPEC	小肠	婴幼儿腹泻、水样便发热、呕吐	病菌黏附、破坏细胞
EIEC	结肠	志贺样腹泻，脓血便	黏附、内毒素破坏细胞
EHEC	结肠	出血性结肠炎等	志贺样毒素（VERO毒素）
EAggEC	小肠	婴儿腹泻、水样便、脱水	黏附、毒素
DAEC	小肠	婴幼儿腹泻、水样便	黏附、毒素

【病原学】

大肠埃希菌为革兰阴性两端钝圆的短小杆菌，一般大小约(0.4～0.7)μm×(1.0～3.0)μm，因生长条件不同，个别菌体可呈近似球状或长丝状。约有50%左右的菌株具有周生鞭毛而能运动，但多数菌体只有1～4根，一般不超过10根，所以菌体动力弱。不形成芽胞。由于大肠埃希菌合成代谢能力强，在含无机盐、胺盐及葡萄糖的普通培养基上生长良好。

大肠埃希菌抗原结构较为复杂，主要有O、H及K三种抗原。O抗原>170种，为耐热多糖磷脂复合物，为血清学分型的基础；H抗原>56种，为不耐热的蛋白质；K抗原在100种以上，为包膜抗原，又可分为L、A、B三型。一个菌株中，一般只含有一个型别的K抗原。表示大肠埃希菌血清学的方式是按O∶K∶H排列。根据O抗原分型，寄生人体结肠的非致病性大肠埃希菌只有10个菌种（O1、O2、O4、O6、O7、O8、O25、O45、O75及O81），而致病性大肠埃希菌约有60个血清型，按其致病机制可将致病性大肠埃希菌分为5类：ETEC、EPEC、EIEC、EHEC及EAEC。

【流行病学】

大肠埃希菌性胃肠炎主要由致泻性大肠埃希菌所致。本病具有感染性，传染源主要是患者及病原携带者；某些动物，如家畜及家禽亦是本病传染源。大肠埃希菌系人及各种动物肠道中的正常寄居菌，常随粪便排出，广泛散播于自然界。因此，一旦检出大肠埃希菌，即意味着直接或间接地被粪便污染，因此该菌在卫生学上被用于饮水，牛奶或食品等粪源性污染的细菌学指标。

致泻性大肠埃希菌是导致人体以腹泻症状为主的全球性疾病，其中尤以EPEC、ETEC所占比例为大。尽管目前报道各地主要腹泻病系由志贺菌或轮状病毒所致，但是多年来致泻性大肠埃希菌所致腹泻病例始终处于第二位，可见大肠埃希菌肠道感染分布的广泛性。

致病性大肠埃希菌（EPEC）为大肠埃希菌性胃肠炎的常见病原体，在儿童中的发病率较高，尤其是3岁以下的婴幼儿。其在1885年由Escherich首次在患有肠炎的婴儿中分离出。但直到20世纪40年代，Kauffmann等建立了大肠埃希菌血清分型后，才逐渐认识了该菌在小儿肠炎中的致病性。目前已有18个血清群流行，尤其是O111、O55及O199等，均可导致全球腹泻的流行。通常认为旅行者腹泻的主要病原体ETEC。

肠毒素性大肠埃希菌（ETEC）是一种世界流行性疾病，以热带、亚热带及卫生条件比较落后地区发病高。热带及寒带地区发病有明显季节性，本病在我国多发生在炎热夏季6、7、8月。主要由进食、受污染的食物及水传播。ETEC是小儿腹泻的重要病原体，有研究估计每年全球5岁以下儿童因ETEC感染的病例高达2亿人次，它亦是导致“旅行者腹泻”的重要病原体。在发展中国家的调查显示30%～60%的旅游者腹泻由ETEC所致。

出血性大肠埃希菌（EHEC）所致肠炎以发热、腹泻血水便为特点，严重者可伴有溶血尿毒综合征(HUS),血栓性血小板减少性紫癜两大并发症。近年来由于暴发流行,为人们所重视。EHEC的传播途径主要通过受染食物、水源及接触传播,夏秋季高发,其传染性较强,且耐酸,只要有1000至10 000个细菌经口摄入,就可致病。人群普遍易感,儿童及老年人发病率明显高于其他年龄人群,且并发症发生率高。近年,德国等国家报道EHEC暴发流行,德国卫生部长丹尼尔·巴尔曾发出警告,由“毒芽菜”所致的出血性大肠埃希菌感染疫情致死人数有增加趋势,今后的疫情可能进一步上升。

侵袭性大肠埃希菌(EIEC)由日本学者Sakazaki于1971年报道,其从酷似痢疾的急性腹泻患者粪便中分离出一些不同于EPEC血清型的大肠埃希菌,如O124及O136等,至今已有14个“O”血清型流行。这些菌株能产生肠毒素,其可通过入侵上皮细胞致病,毒力较强。此菌与志贺菌属的某些血清型的抗原密切相关,临床上易于与志贺痢疾相混淆。EIEC性肠炎主要通过污染的食物及水源传播,亦可通过接触传播,传染源为患者及带菌者,人群普遍易感。欧美及亚洲均有EIEC暴发的报道。

集聚性大肠埃希菌(EAggEC)在1985年由Mathewson等首次从旅行者腹泻患者的粪便中分离得到,此菌含有一种黏附素,能黏附Hep-2细胞,不属于EPEC。区分黏附显型的主要特征是:EPEC呈局灶性黏附(LA),非EPEC呈现弥散性黏附(DA)。弥散型黏附又分成聚集性黏附(AA)及弥散性黏附(DA)两类,这两类大肠埃希菌分别是集聚性大肠埃希菌及弥散黏附性大肠埃希菌。

EAggEC对不同年龄的人群普遍易感。EAggEC是一些发展中国家婴幼儿持续腹泻的重要病原体,在智利、印度、墨西哥及巴西等地对持续性腹泻(腹泻日数≥4日)患者进行的研究显示,其在持续性腹泻患者中的检出率明显高于急性腹泻及无腹泻的人群,且在旅行者腹泻中的检出率与ETEC相近。EAggEC的感染无明显季节规律,有研究提示母乳喂养对婴儿可能有部分抵抗力。

弥散黏附性大肠埃希菌(EAEC)最初是指能黏附于HEp-2细胞但不形成EPEC的微菌落型黏附的大肠埃希菌,随着EAggEC的发现,多数学者认为DAEC是致泻性大肠埃希菌一个独立的类别,其黏附显型不同于EAggEC,呈弥散性黏附(DA)。早在1987年,许多学者就关注EAEC与腹泻的关系,但由于检测手段的不一、菌株的多样性及致病机制的复杂性,人们对EAEC的致病性存在争论。

细胞脱落性大肠埃希菌(CDEC),其名称来自其可使培养的HEP-2细胞自培养瓶脱落,表明有细胞毒性,为细胞毒坏死因子(CNF),分为CNF1、CNF2。它们可产生溶血素,但动物试验及临床研究均未能确证其致病性。

AIEC目前被认为与克罗恩病有关,此菌能黏附一种名为CEACAM6的基因,该基因异常表达会促使AIEC附着在肠道的上皮细胞上,且不断繁殖,从而引发消化系统炎症。有研究在36%的患者回肠里发现了这种存在表达异常的基因,而在正常人体内则处于“沉默”状态。

大肠埃希菌肠炎在我国是常见病之一,不同地区发病率及致病菌株有所不同,但主要致病菌以ETEC及EPEC为主,由于EHEC、EAEC等检测技术较为复杂,在我国有关这些菌株的流行病学调查结果较少。此外,近年我国发现了ESIEC,并证实了其在我国腹泻患者中的高比例,这些都提示了大肠埃希菌性肠炎在我国的发病率可能大于目前的估计,应引起重视。

【发病机制及病理改变】

大肠埃希菌的致病力主要包括侵袭力、肠毒素、黏附素、紧密素、eaeA基因族及类志贺毒素等,其中不同菌株的致病机制各不相同。

有侵袭力的菌株(EIEC)依靠自己的侵袭力(K抗原、菌毛)直接侵入肠黏膜上皮细胞并在其内繁殖。继而进入固有层继续繁殖,并引起小肠及结肠的炎症反应。该菌在固有层中被吞噬细胞吞噬,少量EIEC到达肠系膜淋巴结,很快被单核-吞噬细胞系统消灭。除小肠、结肠组织的炎症外,尚可引起固有层微循环障碍。

ETEC在生长繁殖过程中释放出来的毒素称大肠埃希菌肠毒素。按其对热的稳定性分为耐热肠毒素(ST)及不耐热肠毒素(LT)。ST及LT均由染色体外的遗传物质质粒所编码,控制合成。

黏附素(BFP,bundle-forming pili)曾称为致病性大肠埃希菌(EPEC)的黏附因子(EAF),是该菌的一个大质粒所编码的一种菌毛,与黏附作用有关。由BFP介导的黏附为局部黏附,细菌并非均匀地分布在细胞表面,而是成丛状或微菌落样存在于细胞上。这种黏附同时为远距离黏附,细菌菌体并不直接与细菌接触，两者靠菌毛相连。黏附素作用于细胞产生病理损害，主要破坏微绒毛。

紧密素亦称为EAE蛋白，是致病性大肠埃希菌的一种次要外膜蛋白，分子量为94kD。与耶尔森菌的侵袭素N末端区域有高度的同源性。其编码基因eaeA位于菌体的染色体上。新近发现出血性大肠埃希菌等亦有eaeA的类似结构。紧密素与宿主细胞膜上的相应受体结构结合后，导致细胞内Ca^{2+}浓度上升及蛋白质的磷酸化等作用，使得细胞支架发生重排，在细菌黏附处形成一个紧密的纤维样肌动蛋白垫，从而使细菌侵入细胞。此时感染的细胞表现为刷状缘脱落，并失去微绒毛。

类志贺毒素（Shiga toxin，stx），亦名Vero细胞毒素（VT），能产生Vero毒素的大肠埃希菌统称为产志贺毒素性大肠埃希菌（STEC）。EHEC O157∶H7即属于此类。按抗原性及免疫性等将该毒素分为Stx-1及Stx-2两种，其均具有神经毒素、细胞毒及肠毒素活性。Vero毒素由一个A亚单位及5个B亚单位组成，B亚单位主要与宿主肠壁细胞糖脂性受体GB3相结合，具有毒素活性的A亚单位则进入细胞，A亚单位具有RNA、N-糖苷酶活性，使得腺嘌呤游离出来，结果不仅阻碍了氨基酰-RNA结合，且改变60s核糖体的组成并干扰蛋白质的合成。故可损伤胃肠道黏膜、微血管导致肠黏膜缺血、水肿及炎性细胞浸润。由于人类的肾细胞亦有GB3糖蛋白，故类志贺毒素亦可损伤肾小球毛细血管内皮细胞导致溶血中毒综合征；此外受累的血管内皮细胞脱落，暴露胶原纤维血小板聚集，触发凝血、溶血过程，导致血栓性血小板减少性紫癜。

毒力岛或称致病岛（PAI）是近年来在医学微生物学领域对细菌致病机制研究中出现的一个新概念。各种病原菌的毒力因子都有一个原核基因组的特殊编码区，这个区域命名为毒力岛。毒力岛最初在人致病性大肠埃希菌中发现，与细菌的致病性密切相关。毒力岛的形成是细菌通过基因组水平转移，从一种病原菌转移到另一种细菌中，细菌的遗传物质亦随之从这种基因组转移到另一种细菌，并构成新的基因岛（genomic island）或毒力岛，使细菌在短期内发生质和量的变化，产生许多新的变种，这种演变是细菌进化的关键。毒力岛的功能是直接或间接地增强了细菌的适应性，使细菌与宿主之间相互影响，有助于细菌生态学的适应性及致病性，并推进了细菌的演变，是细菌演变及致病性的关键。

【临床表现】

由于不同类型的大肠埃希菌各菌型的毒力、侵袭力不同，侵袭部位及机体抵抗力的差异，临床表现不尽相同。

一般根据症状，可分为轻、中、重三型。轻型患者一般不发热，以食欲减退、腹泻为主要表现。中型患者除具有轻型症状外常常伴有恶心呕吐，腹泻次数较频繁，可有轻度脱水及酸中毒症状。重型患者除肠道症状外，多有中重度的脱水、电解质紊乱症状及酸中毒，水样泻患者可出现霍乱样症状，甚至出现急性肾衰竭。EIEC患者可出现中毒性菌痢症状。EHEC患者可并发HUS及TTP等并发症。如治疗不及时，患者尤其是婴幼儿患儿可出现死亡。

根据病程长短可分为急性腹泻、迁延性腹泻及慢性腹泻，大肠埃希菌性肠炎多表现为急性腹泻，但有些菌株，如EAggEC、DAEC等可表现为迁延性腹泻甚至是慢性腹泻。

一、肠毒素性大肠埃希菌（ETEC）肠炎

流行于夏季，潜伏期1～2日。轻症仅大便次数稍增多，性状轻微改变，排泄几次稀便后即痊愈。病情较重症可有发热，呕吐，腹泻频繁，量多，呈水样或蛋花样大便，镜检可有少量白细胞。可发生脱水、电解质紊乱及酸中毒。病程一般为3～7日，亦可较长。重者体温可持续在38～40℃，每日腹泻10～20次，常为黄绿色水样便，混有少量黏液，可有腥臭味，亦可有牛奶色或米汤水样便，多有恶心呕吐，婴幼儿常出现惊厥。由于大量吐泻呈现明显脱水及酸中毒症状，可出现急性肾衰竭。

二、致病性大肠埃希菌（EPEC）肠炎

症状与产毒性大肠细菌肠炎相似。主要表现为腹痛腹泻，腹泻为水样泻，可伴有发热、恶心呕吐等症状。严重者可发生脱水、电解质紊乱等并发症。

三、侵袭性大肠埃希菌（EIEC）肠炎

潜伏期13～24小时。起病急，高热，腹泻频

繁,大便黏冻样含脓血。常伴有恶心、呕吐、腹痛及里急后重。症状与细菌性痢疾极为相似,并可出现严重的全身中毒症状甚至休克。需做大便细菌培养以鉴别。

四、出血性大肠埃希菌(EHEC)肠炎

感染EHEC后潜伏期为3~4日,最长可达10日,临床表现轻重不一,轻者仅表现为非血水样便,常伴有腹痛,可有低热、恶心呕吐及上呼吸道感染症状。一般5~10日痊愈。重者起病急,腹痛较剧,排便开始为黄色水样便,后可转为血水便,有特殊臭味。大便镜检有大量红细胞,常无白细胞。约7%的病例可伴发溶血尿毒综合征(hemolytic uremic syndrome,HUS)及血小板减少性紫癜(thrombocytolytic purpura,TTP),多发生在婴幼儿及年老者。

五、黏附性大肠埃希菌(EAEC)肠炎

症状与产毒性大肠细菌肠炎相似,可有排便次数的增加及排水样便,严重者可累及结肠,排黏液便或血性便。并可有发热(38℃)及呕吐等症状。EAggEC及DAEC均可引起迁延性腹泻(腹泻>14日),因此除了早期可发生脱水及电解质紊乱等并发症外,后期可发生肠吸收不良、营养不良及并发感染等并发症。

【并发症】

一、脱水

由于腹泻与呕吐使体液丢失及摄入量不足,使体液总量尤其是细胞外液量减少,导致轻度、中度及重度不同程度的脱水。由于腹泻患者丢失的消化道液中所含水及电解质的比例不同,从而导致体液渗透压的改变,即等渗性脱水、低渗性脱水或高渗性脱水,临床呈现不同表现。

二、酸中毒

绝大多数患者都有不同程度的酸中毒,脱水愈重,酸中毒愈重。多表现为呼吸深快,口唇呈樱桃红色,呼吸可有酮味,重者可出现烦躁、嗜睡、昏迷、惊厥及休克等。检查多有CO_2结合力下降(<18mmol/L),严重者血pH值可低于7.35。

三、低钾血症

由于胃肠液中含钾较多,呕吐和腹泻时会丢失大量钾盐(腹泻时大便中含钾量约为17.9±11.8mmol/L),进食少及钾的摄入量不足,加上肾脏保钾功能比保钠功能差,缺钾时仍有一定量钾继续排出,所以腹泻病时常有不同程度的缺钾。当血清钾低于3.5mmol/L时,即出现不同程度的缺钾症状。低于2.5mmol/L时可出现肌麻痹、肠麻痹等,更低时可发生呼吸肌麻痹,昏迷、心律失常,甚至心脏骤停,危及生命。

四、低钙血症及低镁血症

脱水、酸中毒时由于血液浓缩、离子钙增多等原因,可不出现低钙的症状,待脱水、酸中毒纠正后离子钙减少,出现低钙症状(手足搐搦及惊厥)。极少数久泻和营养不良患者输液后出现震颤、抽搐。用钙治疗无效时应考虑低镁血症可能。

五、溶血尿毒综合征(HUS)三联征

溶血尿毒综合征(hemolytic uremic syndrome,HUS)三联征即微血管性溶血性贫血、血小板减少及急性肾衰竭。临床可表现为中重度贫血、皮肤黏膜出血、呕血、黑便及血尿、少尿甚至是无尿等,早期报道病死率高达30%~50%,近年来由于诊断水平的提高,病死率在5%左右。HUS还可并发癫痫、昏迷、发作性出血、慢性穿孔、胰腺炎、葡萄糖不耐受性肝胆管紊乱、高血压、ARDS及心肌炎等并发症。HUS患者完全恢复后多年,仍可有慢性肾功能异常,如蛋白尿、尿浓缩功能或滤过功能降低及高血压等,HUS亦与胰岛素依赖性糖尿病有关。另一较为严重的并发症是TTP,临床表现为血小板减少性紫癜,并可有微血管性溶血性贫血及神经系统并发症,亦有较高的病死率。

【实验室及辅助检查】

无菌方法采集各类感染标本应及时送检;粪便标本宜采集新鲜、有脓血、黏液的部分。标本接种于BAP、SS、MAC/EMB培养基、或增菌培养基,置35℃孵育18~24小时,观察菌落。本菌因发酵乳糖产酸在MAC上为红色菌落,在EMB上为紫黑色菌落。生化特性如符合即可鉴定为大肠埃希菌。但分别具有特殊的血清型、肠毒素或毒力因子。因此,须通过不同的方式来鉴定细菌种型。

一、肠毒素性大肠埃希菌(ETEC)

主要通过测定ST及LT肠毒素来鉴定。ST

检测传统应用乳鼠肠袢肿胀试验，现已有 RIA、ELISA 法检测 ETEC 培养液中的 ST。LT 检测传统应用 YI 肾上腺细胞或中国仓鼠卵巢细胞检测细胞毒，免疫学方法有 Biken 试验、ELISA、反向 Latx 凝集、葡萄球菌副凝试验，均有商品试剂。其他还有 DNA 探针，PCR 扩增。血清型作 O∶H 分型，常见血清型有：O6∶H16、O8∶H9、O11∶H27、O15∶H11、O20∶NM、O25∶H42（NM）及 O27∶H7 等。

二、致病性大肠埃希菌（EPEC）

其重要特征是 eae（+），毒素（-），EAF（+），非典型者 EAF（-）。用 EPEC 分型血清作 O∶H 分型，常见血清型有 O55∶H6（NM）、O86∶H34（NM）、O111∶H2（H12，NM）、O199∶H6（NM）、O25ac∶H21 等。表型特征通过 FAS 试验染色肌球蛋白观察。通过基因探针或 PCR 法可检查 eae 基因、EAF 质粒。

三、侵袭性大肠埃希菌（EIEC）

用 EIEC O∶H 血清进行分型；毒力试验为豚鼠角膜（Serey）试验、HEP-2 单层细胞侵入试验等。DNA 探针或 PCR 法可检查侵袭性大质粒。常见血清型有：Oac∶NM、O29∶NM、O112ac∶NM、O124∶H30（NM）、O136∶NM、O143∶NM 及 O144∶NM 等。与志贺菌主要鉴别试验是醋酸钠、葡萄糖铵及黏质酸盐试验，EIEC 均为阳性，而志贺菌均为阴性。

四、出血性大肠埃希菌（EHEC）

因其常发生暴发流行，流行株的分析主要应用 PEGE、RFLP 等法。美国 CDC 已建议将 O157∶H7血清型列为常规检测项目。对血便用山梨醇麦康凯琼脂（SMAC）培养，山梨醇阴性的菌落鉴定其 O、H 抗原。培养应早期进行，在发病 2 日内分离率达 100%。已有 ELISA 商品试剂盒直接自粪便中检查 O157 抗原。志贺毒素检查经典方法是用 Vero 细胞作细胞毒试验，其他方法有 ELISA 法、反向胶乳凝集法及免疫磁珠分离法等。DNA 探针及 PCR 可检测 stx 基因、eae 基因及 pO157 质粒等。EHEC 分离或 stx 检测不能确诊病例。

五、集聚性大肠埃希菌（EAggEC）

采用液体培养-凝集试验或 DNA 探针检测，检测细菌对 HEP-2 细胞或 Hela 细胞的黏附性。检测方法有 HEP-2 细胞黏附试验及 EAggEC 大质粒检测等。简易的肉汤表层聚集性生长有筛查意义。

【诊断】

在流行期，凡腹泻的患者应首先考虑为大肠埃希菌性胃肠炎，进行观察隔离治疗，等待病原体检查确诊。在非流行期，特别是散发病例，仅靠临床难以确诊，必须结合实验室检查确诊。

患者的相关病史、症状、体征及粪便的性状对诊断及治疗很有意义。如水样便患者多考虑为病毒性腹泻、EPEC、ETEC、EAEC、EAEC 及霍乱弧菌等感染所致。而黏液血便患者多考虑为侵袭性病原体感染，如 EIEC、细菌性痢疾、沙门菌、空肠弯曲菌、副溶血性弧菌及阿米巴痢疾等肠炎。血样便则可考虑 EHEC 感染所致。但具体病原体的确定需要依靠实验室检查确定。此外，患者年龄、合并疾病及相关药物特别是抗生素的应用对明确诊断亦有一定意义。

【鉴别诊断】

引起腹泻的病因比较复杂，感染性腹泻可有细胞、病毒及寄生虫等，非感染性腹泻需与炎症性肠病等免疫性疾病相鉴别，某些化学药品亦可导致腹泻。大肠埃希菌性肠炎应注意与下列疾病鉴别。

一、病毒性腹泻

轮状病毒是婴幼儿秋冬季腹泻最常见的病原，发达国家及发展中国家 5 岁以下有 20% ~ 70% 的婴幼儿都感染过轮状病毒，儿童与成年人可感染诺沃克病毒。

二、霍乱

多表现为剧烈的腹泻，之后出现呕吐，一般很少有恶心，呕吐物及粪便呈米泔水样，量多，一般无里急后重感，脱水严重者常引起肌肉疼痛性痉挛，皮肤皱瘪，体表温度低于正常，镜检可发现运动活跃的霍乱弧菌，进一步细菌培养可鉴别。

三、细菌性痢疾

常有流行病学病史，起病急，全身症状重。便次多，量少，排脓血便伴里急后重，大便镜检有较多脓细胞、红细胞及吞噬细胞，大便细菌培养有志贺菌生长可确诊。

四、副溶血弧菌性食物中毒

多与进食了被副溶血性弧菌污染的海产品有关，表现为急性起病，多有畏寒、腹痛，后出现呕吐腹泻，粪便多为水样便或血水样便，多为群发性，细菌培养可鉴别。

五、坏死性肠炎

中毒症状较严重，腹痛、腹胀、频繁呕吐、高热，初为黄色稀便，后大便呈现暗红色糊状或赤豆汤样血水便，腹部平片示小肠局限性充气扩张，肠壁积气，肠间隙增宽等。

六、其他病原体所致腹泻

长期使用抗生素可致肠道菌群失调，导致难辨梭状芽胞杆菌肠炎、金黄色葡萄球菌肠炎、铜绿假单胞菌肠炎及变形杆菌肠炎。常见寄生虫性腹泻还有蓝氏贾第鞭毛虫、隐孢子虫等所致的急性或慢性肠炎。可致腹泻的真菌有假丝酵母菌、曲霉及毛霉等。一些肠道外感染，如患中耳炎、上呼吸道感染、肺炎、泌尿系统感染、皮肤感染或急性感染病时，有时亦可产生腹泻症状。肠道外感染导致腹泻机制可能与发热、感染原释放的毒素、抗生素的应用、或病原体（主要是病毒）同时感染肠道有关。

【治疗】

一、治疗原则

基本原则是预防及纠正脱水、继续饮食、合理用药、加强护理、预防并发症。限制饮食过严或禁食过久常造成营养不良，并发酸中毒，以致病情迁延不愈影响生长发育。故应强调继续饮食，满足生理需要，补充疾病消耗，以缩短腹泻后的康复时间。应根据疾病的特殊病理生理状况、个体消化吸收功能及饮食习惯进行合理调整。严重呕吐者可暂时禁食4～6小时（不禁水），待好转后继续喂食，由少到多，由稀到稠。

二、液体疗法

（一）口服补液

ORS可用于腹泻时预防脱水及纠正轻、中度脱水。

（二）静脉补液

适用于中度以上脱水、吐泻严重或腹胀的患者。

三、控制感染

应根据临床特点，针对病原经验性选用抗菌药物，再根据大便细菌培养及药敏试验结果进行调整。不同致病菌所致腹泻，其治疗略有不同。选用敏感抗生素，疗程均为5～7日，常用药物有多西环素、复方磺胺甲噁唑、新霉素、诺氟沙星、阿米卡星、多黏菌素E、庆大霉素、氨苄西林及呋喃唑酮等。

四、微生态疗法

有助于恢复肠道正常菌群的生态平衡，抑制病原菌定植和侵袭，控制腹泻。常用双歧杆菌、嗜酸乳杆菌、粪链球菌、需氧芽胞杆菌及蜡样芽胞杆菌制剂。

五、耐药性

大肠埃希菌的耐药性主要表现在产生超广谱β-内酰胺酶（ESBL）。产ESBL细菌对青霉素类、第一、二、三代头孢菌素及单环菌素耐药，仅对头霉素类、碳青霉烯类及酶抑制剂（克拉维酸）敏感。

【预防】

疫情发生场所，应加强医学观察，特别是对炊管人员、食品加工销售人员、保育人员及给水人员等特殊工种人员的观察。必要时作粪便检查，及时发现患者及病原携带者。对出院患者要定期随访。

搞好给水卫生、管好饮食卫生、抓好粪便管理、搞好环境卫生、重视个人卫生、做好医学防护。加强体育锻炼，注意劳逸结合。根据疫情情况，选用适当疫苗，目前已有部分疫苗，如ETEC疫苗运用于临床，临床实验证实其能为人群提供免疫保护，必要时可对重点人群进行免疫接种。

（聂青和）

参考文献

1. 聂青和. 感染性腹泻的发病机制研究进展及治疗指导. 中华实验和临床感染病杂志，2007，1(3)：181-184.

2. 聂青和. 感染性腹泻的临床诊治. 传染病信息,2009,22(3):132-136.
3. 聂青和. 感染性腹泻研究最新进展. 传染病信息,2011,24(2):75-78.
4. Ogura Y. Comparative genomics reveal the mechanism of the parallel evolution of O157 and non-O157 enterohemorrhagic *Escherichia coli*. Proc Natl Acad Sci USA,2009,106(42):17939-17944.
5. Zhang JC, Sun L, Nie QH. Botulism, where are we now? Clin Toxicol (Phila),2010,48(9):867-879.
6. Scaletsky IC, Souza TB, *et al*. Genetic elements associated with antimicrobial resistance in enteropathogenic *Escherichia coli* (EPEC) from Brazil. BMC Microbiol,2010,10:25.
7. Dupont HL. Traveling internationally: avoiding and treating travelers' diarrhea. Clin Gastroenterol Hepatol, 2010, 8(6):490-493.
8. Featherstone CA, Foster AP, Chappell SA, *et al*. Verocytotoxigenic *Escherichia coli* O157 in camelids. Vet Rec, 2011,168(7):194-195.
9. Tetsch L, Koller C, Donhofer A, *et al*. Detection and function of an intramolecular disulfide bond in the pH-responsive CadC of *Escherichia coli*. BMC Microbiol, 2011,(11):74.
10. AlJarousha AM, El Jarou MA, El Qouqa IA. Bacterial enteropathogens and risk factors associated with childhood diarrhea. Indian J Pediatr,2011,78(2):165-170.
11. Jyotil A, Singh SP, Yashpal M, *et al*. Rapid detection of enterotoxigenic *Escherichia coli* gene using bio-conjugated gold nano-particles. J Biomed Nanotechnol,2011,7(1):170-171.

第二十八节 霍 乱

霍乱(cholera)系一种烈性肠道感染病,由霍乱弧菌(*Vibrio cholerae*)污染水及食物而引起传播。临床上以起病急骤、剧烈泻吐、排泄大量米泔水样肠内容物、脱水、肌痉挛及尿闭为特征。严重者可因休克、尿毒症或酸中毒而死亡。在医疗水平低下及治疗措施不力的情况下,病死率甚高。由于其传播快,常导致世界性大流行。前6次世界性霍乱大流行(1817—1923年)均系古典型霍乱弧菌所致,而第七次世界性大流行(1961年迄今)主要致病菌为埃托型霍乱弧菌,均属于O1群。第七次全球性霍乱大流行至今尚在持续。我国东南沿海亦受波及,并导致小流行,有向内陆扩散趋势。副霍乱由埃托生物型(El-Tor biotype)霍乱弧菌所致,与霍乱古典型(classical biotype)的表现基本一致。1992年10月以来,在印度及孟加拉国先后发生霍乱样疾病的严重流行,其病原菌既不与O1群霍乱弧菌混合多价血清发生凝集,又不与O1群霍乱单克隆抗体A、B及C因子发生凝集,亦不与已知的非O1群霍乱弧菌(O2~O138)的特异性血清发生凝集。经专家们研究证实,这是一种产毒素的新型非O1群霍乱弧菌,命名为O139血清群霍乱弧菌。该菌的发现使人们对霍乱的既往概念发生了改变。O139霍乱在印度次大陆出现以来,已波及泰国、中国、马来西亚、尼泊尔、沙特阿拉伯、巴基斯坦及缅甸等国。欧美部分国家有输入性病例报道。新型霍乱至少已波及亚、美、欧三大洲,构成了跨越国界、洲界的世界性大流行。目前认为,如果O139弧菌成为今后霍乱流行的主要病原菌,则可能预示第八次世界性霍乱大流行的开始。

【病原学】

霍乱弧菌是1883年第五次霍乱世界性大流行期间Koch在埃及发现。1905年Cotschlich在埃及西奈半岛El-Tor检疫站从麦加朝圣者的尸体分离出与霍乱菌类似的特殊弧菌株并命名为El-Tor弧菌。这种弧菌即de Moor与Tanamal等后来在印尼苏拉威西岛(1937—1960年)报道的副霍乱(para-cholera)病原体。1966年国际弧菌命名委员会将先后发现的两种病原性弧菌统称为霍乱弧菌的两个生物型,包括古典生物型及埃托生物型。在第七次世界性大流行中,后者逐渐取代了前者而成为霍乱流行的主要病原体。两种生物型在形态、动力、糖发酵及血清学上几乎相同,仅某些生物性状略异。霍乱弧菌长1~3μm,宽0.3~0.6μm,菌体弯曲呈弧形或逗点状,新鲜标本涂片镜检,排列如"鱼群"样(图17-28-1)。培养久则可失去弧形而呈杆状。革兰染色阴性,无芽胞及荚膜。菌体一端有单鞭毛,运动活泼。培养需氧,耐碱不耐酸,在pH 8.8~9.0的碱性蛋白胨水或碱性琼脂平板上生长良好,培养6小时即能在碱性蛋白胨水表层大量繁殖并形成菌膜。两个生物型弧菌均能发酵蔗糖、甘露糖,而不发酵阿拉伯糖。分解糖类时产酸不产气。绝大多数埃托生物型弧菌的V-P反应阳性,古典生物型则为阴性。阳性者亦即弧菌分解葡萄糖产生乙酰甲基甲醇,氧化形成双乙酰基后与蛋白胨中的胍基结合,在

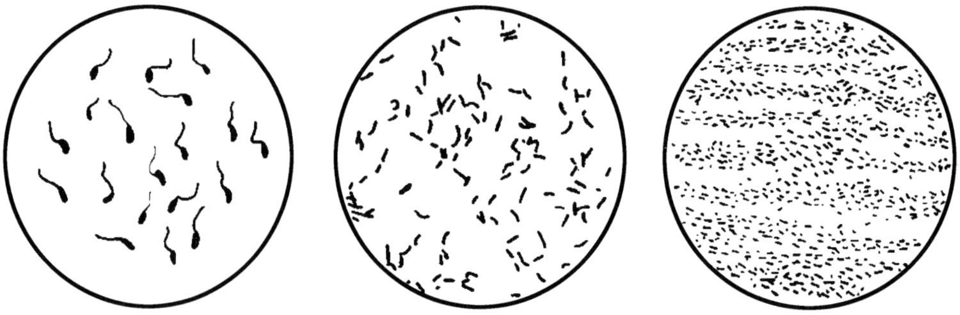

图 17-28-1　霍乱弧菌的形态

有氢氧化钾的情况下呈现红色。两个生物型霍乱弧菌在羊血细胞溶解及鸡血细胞凝集等方面亦有区别(表 17-28-1)。

表 17-28-1　霍乱弧菌鉴别

鉴别试验	古典型	埃托型	O139 型
Ⅳ组霍乱噬菌体裂解试验(10^6 颗粒单位)	+	-(+)	-
Ⅴ组霍乱噬菌体裂解试验	-	+	-
多黏菌素 B 敏感试验	+	-(+)	-
鸡血清凝集试验	-(+)	-(+)	+
V-P 试验	-	+(-)	+(-)
绵羊血球溶血试验	-	+(-)	+
O139 弧菌抑制试验	+	+	-
O139 血清凝集试验	-	-	+

注:括号内为少数菌株的反应

各群弧菌的鞭毛抗原(H)大多相同,仅菌体抗原(O)不同。根据菌体抗原将弧菌分成 O1 ~ O6 群(现已增至 72 群)。霍乱弧菌的两个生物型均能与抗菌体抗原的血清抗体产生凝集,均属于 O1 群。凡不属 O1 群的其他弧菌皆不凝集,统称非 O1 群弧菌。国际检疫的感染病病原,以检出 O1 群弧菌为准。1980 年世界卫生组织科学工作组的总结将霍乱弧菌分为 O1 群霍乱弧菌、O1 群不典型霍乱弧菌及非 O1 群霍乱弧菌,此后多依此命名。众多学者对霍乱弧菌菌体抗原进行分析研究得知 O1 群霍乱弧菌含有共同的特异性抗原 A 及不同的特异性抗原 B 和 C,据此将其分为三型,即稻叶型(Inaba,原型),含抗原 A、C;小川型(Ogawa,异型),含抗原 A、B;彦岛型(Hikojema,中间型),含抗原 A、B 和 C。有学者先后共发现 5 组霍乱噬菌体($V_1 \sim V_5$),因而又将霍乱弧菌分为五个型别。第Ⅳ组噬菌体颗粒数在 10^6 PFU(plaque-forming unit,空斑形成单位)时,能裂解所有古典生物型,第Ⅴ组则能裂解有致病性的埃托生物型,这就是鉴别霍乱弧菌两个生物型的依据之一。

上述噬菌体分型法,对部分霍乱弧菌尚难以分型,1993 年 Chattopadhy DI 以 MAK757 作为宿主菌,从地方性流行区样品中分离并纯化出 5 种高浓度的噬菌体 M_4、D_{10}、S_{20}、N_4 和 S_5,可对几乎 100% 的霍乱菌株分型,原 Basu 常规法与新噬菌体 5 型组成的 10 种噬菌体新分型方案能大大提高对 O1 群霍乱弧菌的分型能力。O139 血清群霍乱弧菌(同义词 Bengal,表示此菌最早是从孟加拉湾沿海城市分离出来)为短小弯曲,革兰阴性,镜下活菌可见穿梭运动,对营养条件要求不高,在普通平板上生长良好,在碱性蛋白胨水中生长迅速。在庆大霉素琼脂及普通琼脂平板上分离培养时,菌落与 O1 群难以区别,但在含明胶的培养基上,O139 弧菌可形成不透明的浅灰色菌落,周围常有一圈不透明带。将此菌落涂片染色,镜下可见荚膜,O1 群霍乱弧菌则无荚膜。O139 弧菌糖发酵反应属海伯 I 群,生物特性同 O1 群霍乱弧菌,但对弧菌抑制剂 O/129 不敏感。甲基红试验 90% 以上为阴性。O139 弧菌有产生霍乱毒素的能力,同 O1 群霍乱流行株具有相同的毒素基因,产毒量亦与之相当(约 10 ~ 80ng/ml 或更多),在兔回肠袢试验中可见典型的肠液积蓄。

霍乱弧菌对温热干燥抵抗力不强。耐碱不耐酸,在正常胃酸中仅存活 4 分钟,0.5% 石炭酸中数分钟可死亡。在含 1mg/L 余氯的水中 15 分钟致死,对常用浓度的肠道感染病消毒剂均敏感,1% 漂白粉液内 10 分钟致死。对多西环素、链霉素、四环素、复方新诺明、诺氟沙星及氧氟沙星等药物均敏感。对多黏菌素 B 及庆大霉素具有耐力，在坦桑尼亚已发现耐四环素的菌株。比较而言，埃托生物型对外界的抵抗力较古典生物型更强。如在过滤海水中埃托生物型可存活 18～21 日，而古典生物型只能存活 4 日。O139 弧菌在外环境中污染面广，比埃托弧菌在水中的生存力更强。对四环素、多西环素、诺氟沙星、庆大霉素、卡那霉素、先锋霉素、氨苄西林、氯霉素、红霉素及多黏菌素 B 等均敏感，对复方新诺明、呋喃唑酮及链霉素有耐药性。

霍乱弧菌产生三种（Ⅰ～Ⅲ型）毒素。Ⅰ型毒素为内毒素，耐热，不能透析，系多糖体，存在菌体内部，能导致豚鼠及小白鼠死亡，对鸡胚及其组织细胞具毒性，是制作菌苗引起抗菌免疫的主要成分。Ⅱ型毒素为外毒素，即霍乱肠毒素（enterotoxin）或称霍乱原（choleragen）。不耐热，56℃ 30 分钟可灭活，不耐酸，有抗原性，可激发机体产生中和抗体，经甲醛作用后产生类毒素。霍乱肠毒素使机体水和电解质从肠腺大量分泌，形成霍乱腹泻症状，是霍乱弧菌在体内繁殖中的代谢产物。此毒素为分子量 84kD 的蛋白质，有 A 及 B 两个亚单位；A 为毒性部分，能激活腺苷酸环化酶；B 为结合部分，能与细胞膜表面 GM. 神经节苷脂结合，以利于亚单位 A 穿过细胞膜与腺苷酸环化酶相互作用。两种亚单位若单独存在时并无显著毒性。完整的霍乱肠毒素具有 1 个 A 亚单位及 6 个 B 亚单位多肽（AB_6），有 6 条 B 链彼此连接形成环状，包围 A 亚单位。将霍乱毒素（CT）纯化时，亚单位重新排列，分成含 5 个亚单位 B（AB_5）的霍乱原及 6 个亚单位 B 而无亚单位 A 的自然类毒素（B_6）。后者有抗原表位，通过竞争靶细胞受体而能阻断完整肠毒素对细胞的毒性，故能用于预防。Ⅲ型毒素耐热，可从菌细胞扩散出来，容易透析，在发病作用上的意义不大。

1987 年 Taylor 等发现霍乱弧菌表面一种特殊菌毛，它能与 CT 协同调节表达，故命名为毒素共调菌毛（toxin coregulated pilus，TCP）。研究提示 TCP 是霍乱弧菌的一种重要定居因子，是一种“保护性”抗原，其抗血清对攻击菌有很强的保护力。

【流行病学】

自 1817 年以来曾发生过 6 次世界性大流行，均波及我国。1961 年以来由埃托生物型霍乱弧菌取代古典生物型所致的第七次世界性大流行仍在进行，至 20 世纪 80 年代发病人数逐年减少到大流行的初期水平，然而其波及国家却增加到 3 倍，并于 1991 年首次在南美洲发病，在秘鲁广泛流行。根据资料报道，自 1991 年至 1993 年末，该国共发生 212 642 例霍乱占南美洲病例总数的 67%。同期内霍乱流行波及中南美洲 15 个国家，累计病例 731 312 例，死亡 6323 例，流行面广，过程快速。事实上，霍乱已在拉丁美洲呈地方性流行，CDC 调查证明，秘鲁流行的菌株为埃托生物型的 Inaba 型霍乱弧菌。另一方面，1979 年以来，在孟加拉国一直流行着古典生物型霍乱（1982 年 9 月大量发现），并于 1992 年在南亚发生了 O139 群霍乱的流行。2010 年由于海地地震污染水源，造成当地霍乱流行统计表明，有 10 万余人染病，导致 2535 个死亡病例。现在霍乱每年有 550 万人发病，12 万人丧生。5 岁以下儿童死亡病因中，霍乱占 1/5。

一、传染源

霍乱的传染源是患者及带菌者。轻型患者、隐性感染者及恢复期带菌者所起的作用更大，隐性感染者可多达 59%～75%。

二、传播途径

霍乱的两个生物型均可经水、食物、苍蝇以及日常生活接触而传播。水型传播是最重要的途径。因为水最易受到感染者排泄物的污染，而霍乱弧菌在水中存活的时间较长（一般 5 日以上，可长达数十日），被污染的水可使许多生冷食品受到污染。食物传播的作用仅次于水，霍乱弧菌在食品上的存活时间可达 1～2 周或更长。1972 年曾有国际民航机上食物受染导致 40 余名乘客患霍乱的食物型暴发事例。海南省山区，曾多次因山民办丧事聚餐发生多起由小川 lb 型霍乱弧菌所致的食物中毒。日常生活接触及苍蝇的传播作用亦不可忽视，但其传播能力远不及前两个因素。

三、易感人群

人们不分种族、性别及年龄，对霍乱普遍易感。病后可获得一定免疫力，也存在再感染的可能性。1963 年孟加拉的报道，每年再感染率为 0. 22%，两次感染的间隔为 1. 5～60 个月，说明病后免疫力持续时间短暂。原有的霍乱菌苗(每ml中含小川型及稻叶型各40亿个死菌的菌苗)只能引起抗菌抗体而非抗毒素抗体,因而免疫效果不够理想,新的人工免疫制剂正在不断研制中。

四、流行特征

印度的恒河三角洲及印尼的苏拉威西岛分别为霍乱古典生物型及埃托生物型的地方性疫源地。霍乱常从这些地方性疫源地向东南亚传播并导致世界性流行。地方性疫区表现为长期散发(即缓慢的持续流行),亦可在一定期间内,由于水型及食物型暴发而发生较多病例形成流行高峰。新传入地区,常呈暴发流行。在沿海或沿江河城镇及附近村庄,特别是江河入海处的"咸淡水交接地区"及平原水网地带发病人数最多。主要由于这些地方交通便利,人员与船只往来频繁,水源易受污染,水质有利弧菌生存繁殖(氯化物含量及pH较高)等而利于传播。

1964年以来,霍乱屡次向亚洲内陆地区扩展,并曾流行于尼泊尔、阿富汗及伊朗等内陆高原及西非撒哈拉大沙漠地区。国际交往增多,交通便利,使霍乱易于实现远程传播的现象正日益引起人们的重视。我国历次霍乱流行,均由国外传入,曾经给我国造成极大危害。霍乱的发病以港湾工人、渔民及船民较多。地方性疫区内,儿童发病率显著高于成人,新疫区则成人发病率高。赤道两侧地区发病无严格季节性,北纬15°以北则季节分布明显,7~10月为高峰季节。一般认为霍乱不存在周期性。第七次世界性大流行就是发生突然,传播迅速,波及面广,持续时间长。

由O139血清群霍乱弧菌所致的霍乱流行,最早始于1992年10月19日,其势迅猛。在6个月的时间内,沿着孟加拉湾海岸线,到印度的马德拉斯、加尔各答及孟加拉国南部沿海地区广泛流行。同年12月底,仅加尔各答即发生病例15 000余人,患者临床症状重,病死率高(3.2%)。1993年头1个月内,孟加拉国南部发病1万例,病死率达5%。疫情迅速蔓延,相继波及泰国、中国、马来西亚、尼泊尔、沙特阿拉伯及巴基斯坦。1994年4~5月间缅甸发生O139霍乱暴发。美国、英国、新加坡、中国香港地区、日本、爱沙尼亚、德国及瑞士等国家或地区均有输入性病例报道。事实上构成超越国界、洲界的大流行态势。1993年5~9月,我国新疆阿克苏及喀什地区的5个县(82.5%的病例在柯坪县)发生了O139霍乱暴发流行,患者200例,带菌者225例,总发病率1.29/10万人,病死率2%,人群感染率2.74/10万人。此外,同年海南省亦有2例报道。概括O139霍乱的流行特征有:①患者及带菌者为传染源;②经水与食物传播;③人群普遍易感,无性别、年龄差异,O139弧菌感染与O1群及非O1群其他弧菌感染无交叉免疫力;④病例出现规律是先沿海后内陆,其地理分布与埃托型霍乱相一致;⑤疫情来势猛、传播快,病例分布以分散为主,未见明显家庭聚集现象。O139霍乱是否将导致第八次世界性大流行有待今后继续观察。

自然灾害的发生亦会导致霍乱流行,如:2010年1月12日,海地发生里氏7.3级强烈地震,使数以十万计的灾民居住在临时帐篷中,无法得到干净的饮用水,卫生设施亦极度缺乏,导致传染性很强的O1群小川型霍乱暴发流行。至2010年12月19日,霍乱导致2535死亡病例,还有10万人染病。

【发病机制】

霍乱患者具有特征性水样腹泻,从而导致脱水及代谢性酸中毒等系列变化。霍乱弧菌黏附并定居于小肠中,分泌的外毒素,是产生这些变化的主要因素。新近研究使原有理论更深入了一步,认为小肠黏膜上皮细胞的刷状缘存在霍乱肠毒素的受体GM1,已证明其为神经节苷脂,是细胞膜内的水溶性脂质。GM1的化学结构包括亲水性碳水化物与疏水性神经节苷脂两部分。前者为亲水糖链,后者为疏水长链烷基。脂溶性长链的烃基嵌在细胞膜中,糖链则暴露于细胞表面,可与霍乱肠毒素(CT)迅速紧密且不可逆地结合在一起。CT的亚单位B与GM1结合后,亚单位A得以穿入细胞膜。CT作为第一信使,引起前列腺素(PGE等,第二信使)的合成与释放增加。PGE使腺苷酸环化酶(AC)活性增高,催化ATP使之转化为环腺苷酸(cAMP,第三信使),从而使细胞膜内cAMP大量增加,促进细胞内一系列酶反应的进行,促使细胞分泌功能增强,细胞内水及电解质大量分泌。cAMP浓度增加抑制了小肠绒毛上皮细胞对钠的吸收并主动分泌氯化钠,导致水及电解质大量丧失。

CT一旦与GM1结合,则上述反应不可逆转,

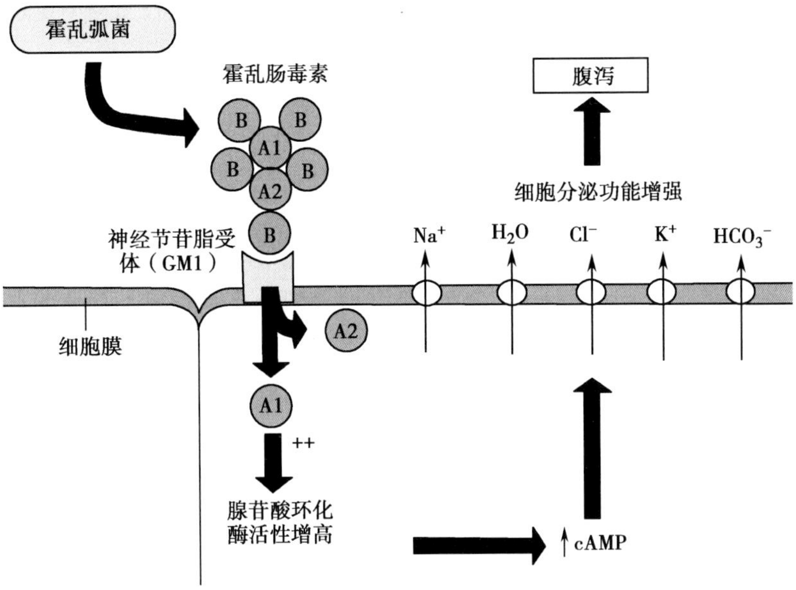

图 17-28-2　霍乱肠毒素作用机制示意图

其作用的自然持续时间（腹泻时间）在临床上可短至数小时或长 7～8 日。现认为另一种 O1 群霍乱毒素（无 CT 的基因）及埃托生物型产生的可溶素，可能亦是致病因子。此外，弧菌的动力鞭毛及菌体趋化因子受体与黏膜上皮中趋化因子形成的趋化性，是弧菌穿通黏液凝胶的先决条件。毒素共调菌毛（TCP）即是霍乱弧菌特有的定居因子，在致病性方面具有重要作用。

由于腹泻丢失大量肠液，产生严重脱水与电解质紊乱，血液浓缩，微循环衰竭。肌肉痉挛及低钠、低钾、低钙等是由伴随腹泻丢失大量电解质所致。碳酸氢根的丧失，导致代谢性酸中毒。胆汁分泌的减少，使吐泻物呈米泔水样。由于循环衰竭、肾血流量不足、低钾及毒素的影响，肾功能严重受损。

【病理改变】

本病病理特点主要是严重脱水所致的一系列改变。死者迅速尸僵，皮肤干燥发绀，皮下组织及肌肉干瘪。体内各处浆膜干皱无光，实质性脏器缩小，可见变性。肾血管扩，肾小管可见细胞肿胀变性及坏死。胆汁浓缩，肠内有米泔水样液体。肠黏膜轻度炎症，绒毛细胞及隐窝细胞变形，有伪足样突起伸至肠腔。上皮细胞的线粒体肿胀、高尔基体囊泡增多、内质网扩张并有囊泡形成。脏器内亦可见出血性变化。肠内容物镜检可见大量弧菌。

【临床表现】

除少数患者有短暂（1～2 日）的前驱症状表现为头晕、疲倦、腹胀及轻度腹泻外，多数为突然起病，病情轻重不一，轻型占有相当数量（埃托型约有 75% 的隐性感染者和 18% 的轻型病例）。

潜伏期最短者 3～6 小时，最长 7 日，多数为 1～3 日。典型病例临床经过分为三期。

一、泻吐期

大多数病例突起剧烈腹泻，继而呕吐，个别病例先吐后泻。腹泻为无痛性，亦无里急后重。每日大便可自数次至十数次，甚至频频不可计数。大便性质初为色稀水便，量多，转而变为米泔水样。少数病例出现血水样便。呕吐为喷射状，次数不多，亦渐呈米泔水样，部分病例伴有恶心。肛温可达 37.2～38.5℃。此期持续数小时，多不超过 2 日。有 O139 弧菌侵入血流导致菌血症/败血症的报道，尚未能排除是否偶然现象。

二、脱水虚脱期

由于持续而频繁的腹泻和呕吐，患者迅速出现失水及循环衰竭。可有烦躁不安，表情恐慌，或神志淡漠、表情呆滞及声音嘶哑。口渴、唇干皮皱，眼球下陷，鼻尖高、颊深凹。手足螺纹皱瘪如洗衣妇女，民间有称“瘪螺痧”者。呼吸短促，脉搏细弱，心音微弱，血压下降甚至测不到。成人常可神志尚清而死于虚脱。由于电解质的丧失，肌肉兴奋性改变，引起肌痉挛，常见为腹直肌及腓肠肌痉挛，故民间又称为“绞肠痧”及“吊脚痧”。由于低钾可致肌张力减退、肠鸣减弱，心动过速、心律不齐。患者可出现少尿、无尿等肾功能障碍。此期持续数小时至2~3日。

三、恢复期(反应期)

脱水得到纠正后，患者迅速恢复。吐泻停止，体温脉搏及血压恢复正常，尿量增多。若虚脱期过长，可出现反应性发热(残余毒素吸收或继发细菌感染引起)，少数患者尤其儿童可因高热或过高热而致死。

临床上通常根据脱水程度等将霍乱分成轻、中、重三型(表17-28-2)。

此外，还有暴发型(极罕见)，其特点是起病很急，尚未见泻吐即已死于循环衰竭，故又称“干性霍乱”。霍乱病程不长，轻型无并发症者，平均3~7日内恢复，个别病例腹泻可持续1周左右，并发尿毒症者恢复期可延至2周以上。

表17-28-2 霍乱等临床分型

	轻度	中度	重度
体重%	5%以下	5%~10%	10%以上
精神状态	好	呆滞	极度烦躁或静止不动
喑哑	无	轻	喑哑难以对话
皮肤	稍干，弹性略差	干燥，弹性差	弹性消失
发绀	无	存在	明显
眼窝	稍凹陷	明显下陷	深陷，目闭不紧
指纹	正常	皱瘪	干瘪
腓肠肌	无痉挛	痉挛	明显痉挛
脉搏	正常	细速	弱速、无脉
收缩压	正常	轻度下降	休克
尿量	稍减少	减少	无尿
血浆比重	1.025~1.03	1.03~1.04	>1.04

O139霍乱的临床表现基本与O1群霍乱一样。根据新疆对200例确诊病例的分析，腹泻者100%，呕吐者66.7%，其中先泻后吐者占49.1%，而伴有腹痛与里急后重的则分别为19.4%及4.9%，呕吐时伴有恶心的占23%，呈喷射状者19.4%。腹泻物多为水样，占68.5%，米泔水样占12.7%，脓血便7.3%，软稀便1.2%。腹泻次数少则每日1~2次，多则每日30次或更多，平均5.5次。每次腹泻量300~500ml。根据脱水程度区分，中、重型患者占94.4%。

【并发症】

一、肾衰竭

肾衰竭是最常见的严重并发症，亦是常见死因。由于未能及时纠正休克所致，表现为尿量减少及氮质血症，严重者出现尿闭，可因尿毒症而死亡。

二、急性肺水肿

由于代谢性酸中毒导致肺循环高压，治疗不当补充大量不含碱的盐水亦可导致肺循环高压加重，最终出现肺水肿。

三、其他

低钾综合征、心律不齐及孕妇流产等。

【实验室检查】

一、血常规及生化检查

由于失水导致红细胞、血红蛋白及血细胞比容增高，白细胞计数$(10\sim20)\times10^9/L$或更高，中性粒细胞及单核细胞增多。血清钾、钠、氯化物及碳酸盐均降低，血 pH 值下降，尿素氮及肌酐升高。治疗前由于细胞内钾离子外移，血清钾可在正常范围内，当酸中毒纠正后，钾离子移入细胞内而出现低钾血症。

二、尿常规

可有蛋白、红白细胞及管型。尿比重为 1.010～1.025 之间。

三、血清学检查

血清凝集试验。在发病第 1～3 日及第 10～15 日各取 1 份血清，若第 2 份血清的抗体效价比第 1 份增高 4 倍或 4 倍以上，有诊断参考价值。

四、病原菌检查

（一）涂片染色

取粪便或早期培养物涂片作革兰染色镜检，可见革兰阴性稍弯曲的弧菌。

（二）悬滴检查

将新鲜粪便作悬滴或暗视野显微镜检，可见运动活泼呈穿梭状的弧菌。

（三）制动试验

取急性期患者的水样粪便或碱性胨水增菌培养 6 小时左右的表层生长物，先作暗视野显微镜检，观察动力。如有穿梭样运动物时，则加入 O1 群多价血清一滴，若是 O1 群霍乱弧菌，由于抗原抗体作用，则凝集成块，弧菌运动即停止。如加 O1 群血清后，不能制止运动，应再用 O139 血清重作试验。

（四）增菌培养

所有怀疑霍乱患者粪便，除做显微镜检外，均应作增菌培养。留取使用抗菌药物之前粪便，尽快送到实验室培养。培养基一般用 pH 8.4 的碱性蛋白胨水，36～37℃培养 6～8 小时后表面能形成菌膜。此时应进一步作分离培养，并进行动力观察及制动试验，这将有助于提高检出率及帮助早期诊断。

（五）分离培养

用庆大霉素琼脂平皿或碱性琼脂平板。前者为强选择性培养基，在 36～37℃条件下，培养 8～10 小时霍乱弧菌即可长成小菌落。后者则需培养 10～20 小时。选择可疑或典型菌落，应用霍乱弧菌“O”抗原的抗血清做玻片凝集试验。

（六）核酸检测

通过 PCR 技术检测霍乱弧菌毒素基因亚单位 CtxA 和毒素协同菌毛基因（TcpA）来区别霍乱菌株及非霍乱弧菌。然后根据 TcpA 基因的不同 DNA 序列来区别古典生物型与埃尔托生物型霍乱弧菌。4 小时内可获结果，可检出每毫升碱性蛋白胨水中 10 条以下霍乱弧菌。

【诊断】

流行期间有典型症状的患者不难诊断，但流行初期首发病例及流行后期的轻型、不典型病例，则容易误诊及漏诊。诊断应根据流行病学资料、病情特征与实验室证据确定。参照 WS289-2008 霍乱诊断标准。

一、诊断依据

（一）流行病学

①生活在霍乱流行区、或 5 日内到过霍乱流行区，或发病前 5 日内有饮用生水或进食海（水）产品或其他不洁食物和饮料等饮食史；②与霍乱患者或带菌者有密切接触史或共同暴露史。

（二）临床表现

①轻型病例：无腹痛腹泻，可伴有呕吐，常无发热及里急后重表现。少数病例可出现低热（多见于儿童）、腹部隐痛或饱胀感，个别病例有阵发性绞痛；②中、重型病例：腹泻次数频繁或剧烈，粪便性状为水样便，伴有呕吐，迅速出现脱水或严重脱水，循环衰竭及肌肉痉挛（特别是腓肠肌）等休克表现；③中毒型病例：为一较罕见类型（干性霍乱），在霍乱流行期出现无泻吐或泻吐较轻，无脱水或仅轻度脱水，但有严重中毒性循环衰竭。

（三）实验室检测

①粪便、呕吐物或肛拭子细菌培养分离到 O1 群和（或）O139 群霍乱弧菌；②在腹泻病患者日常生活用品或家居环境中检出 O1 群和（或）O139 群霍乱弧菌；③粪便、呕吐物或肛拭子标本霍乱毒素基因 PCR 检测阳性；④粪便、呕吐物或肛拭子标本霍乱弧菌快速辅助检测试验阳性。

二、诊断原则

依据患者的流行病学、临床表现及实验室检查结果进行综合判断。

三、诊断

（一）带菌者

无霍乱临床表现，但符合“粪便、呕吐物或肛拭子细菌培养分离到 O1 群和（或）O139 群霍乱弧菌”者。

（二）疑似病例

符合下列情况之一者即可诊断：①具备流行病学第二项及临床表现第一项者；②具备临床表现第一项及实验室检测第三项者；③具备临床表现第一项及实验室检测第四项者；④具备临床表现第三项及实验室检测第三项者；⑤具备临床表现第三项及实验室检测第四项者；⑥具备临床表现第二项者。

（三）临床诊断病例

符合下列情况之一都即可诊断：①具备临床表现中任一项并同时具备实验室检测中第二项者；②在确认的霍乱暴发疫情中，暴露人群中具备临床表现中的任一项者。

（四）确诊病例

符合下列情况之一者即可确诊：①凡具备临床表现中的任一项并同时具备实验室检测中第一项者；②在疫源检索中，粪便培养检出 O1 群（或）O139 群霍乱弧菌后各 5 日内有腹泻症状者。

【鉴别诊断】

霍乱应与下列疾病相鉴别。

一、非 O1 群霍乱弧菌（O139 弧菌以外的不凝集弧菌）性腹泻

常在近海水域居民中导致轻度腹泻，弧菌的生化反应与霍乱相同，而凝集反应阴性，一般不致严重腹泻，不引起大流行（详见本书“其他弧菌性感染”）。运用非 O1 群诊断血清可对分离出的弧菌分型。

二、产肠毒素性大肠埃希菌感染

这种感染在腹泻患者中占相当数量，它的病原体可产生不耐热及耐热两种肠毒性（LT 及 ST），前者性质与 CT 很相似（有共同抗原关系）。临床上亦类似霍乱，但一般病程短，病原体形态及生化反应可与霍乱区别开。

三、急性菌痢

有里急后重、明显腹痛及大便量少，为黏液脓血便，易培养出痢疾杆菌。

四、细菌性食物中毒

均有明显食物型暴发特点，常先吐后泻伴有腹痛，可从食物及吐泻物中分离出相应细菌。其中副溶血弧菌食物中毒主要由海产食物所致，特点是剧烈腹痛与血水便。

五、胃肠型恶性疟疾

血中可找到疟原虫，大便中无霍乱弧菌检出。

六、婴幼儿消化不良

无米泔水样大便，有不合理喂养史，大便中查不出霍乱弧菌。

七、急性化学中毒

常见如砷中毒，多可查到服毒史，腹痛剧烈，血水便中无致病菌。

【预后】

以往病死率很高，曾有达 50% ~60% 者。近 30 年来，由于诊疗技术提高，已降至 1% 左右。老年人、儿童及孕妇预后较差。

【治疗】

最重要的治疗措施是及时足量的补液以纠正失水、酸中毒与电解质平衡失调，使心肾功能改善。

一、口服补液

口服补液疗法的适应对象是轻度和中度的霍乱患者及经静脉补液纠正休克而情况改善的重症霍乱患者。研究显示 80% 的患者可通过口服补液治疗得到治愈。世界卫生组织倡导使用口服补液盐（ORS）治疗霍乱，其效果已得到普遍肯定。

使用方法是，治疗最初 6 小时，成人每小时口服 750ml，儿童（20kg 以下）每小时给 250ml。以后每 6 小时的口服补液量为前 6 小时泻吐量的 1.5 倍。有学者主张以含量为 4%（117mmol/L）的蔗糖代替 ORS 中的葡萄糖，亦有学者主张用 30g/L 的米粉代替 ORS 中的糖，使 ORS 的渗透压降低而吸收更好。甘氨酸具有独特的吸收途径，可明显增强钠及水的吸收。因此，将甘氨酸（111mmol/L）加入 ORS 中可避免产生渗透性腹

泻而起到增强 ORS 的作用。

ORS 的配方有多种（表 17-28-3）。常用的 ORS 简便配方是氯化钠 3.5g、枸橼酸钠 2.9g、氯化钾 1.5g、葡萄糖 20g 加水至 1000ml。

表 17-28-3　几种口服糖/电解质的成分

	mmol/L							g/L	附注
	钠	钾	镁	氯	碳酸氢根	枸橼酸乳酸	磷	糖	
WHO-ORS	90	20		80				20	WHO 推荐
新 WHO-ORS	90	20		80		30		20	WHO 推荐
Ionmixture75-15	75	15		60		30		20	Finberg 处方，美国
SolitaT2 颗粒	60	20	3	50		20	10	22	日本商品，用于脱水
电解 A 溶液（EA）	80	20		60	35			12.6	Shariffyi 伊朗

二、静脉输液

适用于重症失水而又不能口服者。原则上应遵从损失多少补充多少，损失什么补充什么。量要足够、及时。注意“先盐后糖，先快后慢，纠酸补钙，见尿补钾”的方针。亦即早期快速补充含碱及钾的电解质溶液是首要步骤。

通常首先采用 2∶1 液（生理盐水 2 份及等渗碱液 1 份如 1.4% 碳酸氢钠或 M/6 乳酸钠），待血压回升后可静滴葡萄糖液，常改用 3∶2∶1 液（即 5% 葡萄糖 3 份，生理盐水 2 份，等渗碱液 1 份）。中、重度脱水及酸中毒严重者可增加碱性液分量，国内广泛应用 5∶4∶1 液（每升含氯化钠 5g、碳酸氢钠 4g 及氯化钾 1g），安全有效。

输液量应根据失水程度决定，以治疗初 24 小时计，轻型者为 3000 ~ 4000ml，儿童 120 ~ 150ml/kg，含钠液量为 60 ~ 80ml/kg；中型者 4000 ~ 8000ml，儿童 150 ~ 200ml/kg，含钠液量 80 ~ 100ml/kg；重型者 8000 ~ 12 000ml，儿童 200 ~ 250ml/kg，含钠液量 100 ~ 120ml/kg。中度以上患者最初 2 小时内应快速输入 2000 ~ 4000ml 液体，为此需使用多条输液管和（或）加压输液装置以保证输入量（每分钟 1ml/kg），视情况改善，逐步减慢速度。如快速输液后血容量改善而血压仍不上升，可加用血管活性药物（多巴胺及去甲肾上腺素等），直至血压恢复正常并保持稳定为止。每升液体中给氯化钾 10 ~ 15mmol 以纠正低钾。

三、抗菌疗法

仅作为液体疗法的辅助手段，可减少液体损失及缩短病程，但不能替代补液措施。常用的有效药物是四环素，每日 40mg/kg（最大剂量为每日 4g），分 4 次口服，连服 3 日（延长疗程并无必要），不能口服者经静脉给药。多西环素用量是 300mg，一次服用。已报道有耐四环素的霍乱菌株，故药物敏感试验对选择抗菌药物非常重要，喹诺酮类广谱抗菌药如诺氟沙星（400mg，每日 2 次）及氧氟沙星（500mg，每日 2 次）等亦有效。O139 弧菌对复方新诺明及链霉素耐药，需加以注意。

四、针对发病机制进行治疗

这方面的尝试主要有：①外源性特异性受体 GM_1 炭剂，能与肠腔内游离的肠毒素结合，从而减轻腹泻；②纯化 B 亚单位可用来封闭肠道细胞膜受体 GM_1；③阻止 cAMP 的形成，可口服或肌注氯丙嗪（1 ~ 4mg/kg），能使重症霍乱患者大便量迅速减少 65%，患者得到镇静、主观感觉改善。小檗碱亦是安全有效的抗分泌药物，在孟加拉国用日服 400mg 及 1200mg 的方法，效果良好。其他如吲哚美辛、肾上腺皮质激素等在动物实验中亦显示有阻碍 cAMP 及抑制霍乱液分泌的作用。

五、对症治疗

有心功能不全者，给予快速洋地黄制剂（毛花苷丙 4mg 或毒毛花甙 K 0.25mg 加入葡萄糖中缓慢推注）。肌肉痉挛者可静脉注射 10% 葡萄糖酸钙 10 ~ 20ml。若肾衰竭在纠正脱水后仍不能好转者，可考虑透析治疗。

【预防】

预防霍乱的主要措施如下：

一、切断传播途径

大力开展三管（管水、管粪及管饮食）、一灭（灭蝇）为中心的群众性卫生运动，以切断传播途径。

二、管理传染源

主要措施包括：①健全疫情报道制度，及早发现患者；②加强卫生检疫；③发现患者及带菌者，按规定进行隔离治疗，直至症状消失，连续大便培养（隔日 1 次）3 次阴性；④对接触者隔离 5 日，同时进行医学观察与 3 次粪检。

三、致力提高人群免疫水平

原来广泛使用的全菌灭活菌苗的保护率仅 52%，亚单位 B 菌苗的保护率亦只有 50%，维持免疫时间均不到 6 个月，而且只能降低发病率，不能减少带菌率，效果很不理想。对渔民、船民及码头职工给予霍乱菌苗接种，在疫区及邻近地区开展有计划的选择性接种，对减少急性病例，缩短流行过程，仍可起到一定作用。

当前预防接种的研究集中于口服菌苗方面，包括灭活弧菌与 B 亚单位的联合菌苗（WC/rBS）、口服减毒活菌苗（如 CVD103-HgR 菌苗）及口服杂交菌苗（如将霍乱弧菌 O 抗原基因插入伤寒杆菌 Ty2la 株中的 EX645 及 EX879）等，这些菌苗均有较好的预防作用。

以 TCP 为免疫原的菌苗，已在动物中开始实验。这些都给霍乱的预防带来更大希望。世界卫生组织的最新资料表明：WC/rBS 菌苗和 CVD103-HgR 菌苗安全、无不良反应，与过去的非肠道菌苗相比，这两种口服菌苗均有保护率高及抗体持续时间长等优点；但因其不能使 2 岁以下的幼儿产生有效的保护作用，不能列入儿童常规免疫中。到高危地区旅游的人群需接种 WC/rBS 及 CVD103-HgR 两种口服菌苗。紧急接种首选 CVD103-HgR 菌苗，接种后 7 日即可产生保护性抗体。而 WC/rBS 需接种 2 剂，至少间隔 1 周，在接种第 2 剂 1 周后才能产生保护性抗体。

四、遵守 WHO 相关条例

所有国家均应将 O139 所致的腹泻按《国际卫生条例》有关霍乱的规定进行报道及处理。

（成军　卢联合）

参 考 文 献

1. 吴捷，刁保卫，等. 2008 年海南省霍乱暴发分离株的分析. 中华预防医学杂志，2010，44（12）：1083-1086.
2. 许少洪，李映霞，等. 广州海珠地区非 O1/非 O139 群霍乱弧菌流行状况调查及生物学特征研究. 中华预防医学杂志，2010，44（12）：1087-1090.
3. 时念民，罗凤基，等. 大学生与务工人员服用口服重组 B 亚单位霍乱疫苗的安全性及效果分析. 中华医学杂志，2010，90（3）：192-195.
4. Kitaoka M，Miyata ST. Antibiotic resistance mechanisms of *Vibrio cholerae*. J Med Microbiol，2011，60（4）：397-407.
5. Nalin DR. Oral rehydration for cholera. Clin Infect Dis，2009，48（6）：839-840.
6. Smith，AM，Keddy KH，De-Wee L，*et al*. Characterization of cholera outbreak isolates from Namibia，December 2006 to February 2007. Epidemiol Infect，2008，136（9）：1207-1209.
7. Leidner AJ，Adusumilli NC. Estimating effects of improved drinking water and sanitation on cholera. J Water Health，2013，11（4）：671-683.
8. Gartley M，Valeh P，de Lange R，*et al*. Uptake of household disinfection kits as an additional measure in response to a cholera outbreak in urban areas of Haiti. J Water Health，2013，11（4）：623-628.

第二十九节　副溶血弧菌食物中毒

副溶血弧菌（*Vibrio parahaemolyticus*，VP）食物中毒由副溶血弧菌所致。我国曾称之为嗜盐菌（halophilic bacteria）食物中毒，但嗜盐菌并非都是副溶血弧菌。副溶血弧菌食物中毒在食物中毒疾病中占有重要地位，例如在 1983—1984 年中发生的 412 例食物中毒中，副溶血弧菌食物中毒占 26%，居首位。在中国台湾、日本及东南亚，副溶血弧菌亦是导致食物中毒的主要病原菌之一。患者多有食用海产食物史，常在夏、秋季集体发病。临床特点是腹痛、腹泻、呕吐及发热，易误诊为细菌性痢疾（菌痢）或肠炎。

【病原学】

副溶血弧菌 1966 年由国际弧菌命名委员会正式命名，属弧菌科弧菌属，革兰染色阴性，镜下呈两端浓染的多形性菌，常呈球杆状、弧状及棒状，甚至丝状，无芽胞，有一根端极鞭毛，运动活泼如穿梭。

本菌具有嗜盐特性，适宜在含3%～4%食盐的培养基上生长，在无盐培养基上不生长，其他营养要求不高。对酸碱改变敏感，在pH 7.5～8.8条件下生长良好，pH 9.4时仍能生长，酸性环境不利其生长。适合生长的温度约在20℃以上，温度在15℃以下时，生长会受到抑制；然而对热的耐受力相当低，使用一般的高温灭菌法即可完成杀菌。淡水中存活不过2日，海水中存活47日以上，置冰箱存活10多日。本菌对酸及温热敏感，在1%醋酸中1分钟即死，56℃30分钟灭活。对常用消毒剂（乙醇、0.05%石炭酸及0.1%甲酚皂溶液等）很敏感，均1分钟致死。对氯霉素、呋喃唑酮（痢特灵）、四环素及喹诺酮类均敏感，对青霉素及磺胺类耐药。

副溶血弧菌生化特点：氧化酶试验阳性，分解葡萄糖、果糖、半乳糖、甘露醇、麦芽糖、淀粉及糊精，产酸不产气。不分解乳糖、蔗糖、卫矛醇及木糖。能在7%氯化钠血琼脂平板上产生一种特殊的溶血现象，即溶解人或兔的红细胞，这种现象称神奈川现象（Kanagawa phenomenon，KP）。

副溶血弧菌的抗原结构组成，包括菌体抗原（O）、鞭毛抗原（H）及表面抗原（K）。O抗原耐热，具群特异性；K抗原是一种荚膜多糖抗原，被覆于菌体表面，可阻止活菌与同种抗O血清凝集，100℃加热1～2小时可去除，它具有型特异性；H抗原在各菌株均相同，无分型价值。迄今已有25个独立的O因子及71个型别的K抗原。国内已分出12个群（SP1～12）。噬菌体分型，我国可从分离出的噬菌体筛选出9株，将副溶血性弧菌分成67个型别。新的血清型及噬菌体型还将陆续被发现。

副溶血弧菌主要致病作用系通过产生的溶血毒素实现。主要的溶血毒素有耐热直接溶血素（thermostable direct hemolysin，TDH）、耐热直接溶血素相关溶血素（TDH related hemolysin，TRH）及不耐热溶血素（thermolabile hemolysin，TLH）。TDH由tdh基因编码。该毒素是致病性VP产生的不含糖或脂质的蛋白质，由两个相同的亚基组成，分子量为42kD。并对热耐受，70～100℃加热10分钟不失去活性，等电点为4～5，可表现出溶血活性、细胞毒性、心脏毒性及致死性等生物学活性。研究表明TDH是VP重要的致病因子，临床分离株90%以上为TDH阳性株，产生“神奈川现象”。TRH由trh基因编码，其分子量为48kD，等电点为4.6，但TRH不耐热，60℃以上10分钟即可灭活。TRH与TDH的氨基酸序列同源性达67%，且二者具有溶血作用及肠毒素作用，但引起溶血的敏感动物红细胞的种类与TDH不同。TLH由tlh基因编码，tlh基因位于染色体上，长约1.3kb。Taniguchi等对tlh基因的核苷酸序列研究发现前蛋白及成熟蛋白分别含有418及398个氨基酸，分子量分别为47.5kD及45.3kD。Yanagase等首次发现TLH需要卵磷脂存在才具有溶血活性，TLH不仅能溶解人的红细胞而且能溶解马的红细胞。生化试验表明TLH是一种非典型的磷脂酶（phospholipase，PLase），本身并没有直接溶血活性。

副溶血弧菌可产生尿素酶（Urease），尿素酶由Ure基因簇编码，Ure基因簇包含有8个结构基因，即UreD、A、B、C、E、F、G及UreR。UreR基因位于Ure上游5.2kb处，与其他7个基因方向相反。编码尿素酶亚单位的有UreA、UreB及UreC，上游紧邻的是编码监护蛋白的UreD，下游则是编码吸收镍离子进入脱辅基酶蛋白的附属基因UreE、UreF及UreG。尿素酶的分子量为275kD，其等电点为5.2。Kelly等在太平洋西北岸胃肠炎患者中分离到一种尿素酶阳性、KP阴性的VP。Cai等通过对纯化的尿素酶研究发现其可导致乳鼠肠液的积聚，表明尿素酶是细菌致病性的另一个重要致病因子。

近年来副溶血弧菌的蛋白酶（Protease）、黏附因子（adhesin）、侵袭力（invasion）、Ⅲ型分泌系统（type Ⅲ secretion system，TTSS）、脂多糖（lipopolysaeeharide，LPS）、外膜蛋白（outer memebrane protein，OMP）、摄铁系统（ferrie uptake system）等的致病力亦逐渐受到重视。

【流行病学】

1950年10月藤野等从日本大阪一起咸沙丁鱼导致的食物中毒死者肠内容物及沙丁鱼分离出本病原体，当时称为副溶血巴氏杆菌（*Pasteurella parahaemolytica*）。此后世界许多国家（包括日本、中国、澳大利亚、印度、美国、越南、多哥、泰国、印尼、马来西亚、新加坡、俄罗斯、巴拿马、新西兰、罗马尼亚及墨西哥等）陆续报道本病。以日本及我国分布最广，发病率最高。在日本本病占食物中毒的70%～80%。我国对本病的发现亦较早，

1958 年上海市防疫站从一次烤鸭所致食物中毒中分离出此细菌，当时被称为“致病性嗜盐菌”。20 世纪 60 年代初期，我国各地尤其沿海地区此种食物中毒暴发相当多见，至 20 世纪 80 年代它仍然在食物中毒中占有重要位置（表 17-29-1）。由于饮食卫生的改善，集体暴发已渐少见。20 世纪 90 年代在某些沿海地区发病率较高。21 世纪初仍有报道，深圳某区一次食物中毒事件中，从患者肛拭子及所食泥螺与小贝壳中均分离出副溶血弧菌。

表 17-29-1　20 世纪 80 年代部分地区食物中毒种类

年份	地区	病例总数	副溶血弧菌	葡萄球菌	沙门菌	蜡样芽孢杆菌	变形杆菌	其他	病因不明
1983—1984	上海	71	26	7	2	6	2	3	25
1984	浙江	105	35	2	17	7	9	2	33
1984	福建	51	31	1	12	1	1	2	3
1983	贵州	20	2	5	10	1		2	
1983—1984	云南	70		5	28	9	5	3	20
1984	陕西	65		18	14	1	8	10	14
1984	吉林	30	13	1		1	4	8	
合计		412	107	39	83	26	29	30	95

一、传染源

副溶血弧菌在人群间一般并不发生传播，人群中虽有带菌者（水产工人及沿海村镇居民可高达 5% ~9. 39%），但在本病传播上意义不大。副溶血弧菌食物中毒均直接或间接与带菌的海产品（鱼、虾、蟹及贝类）有关（表 17-29-2），偶与近海海水有关。在我国夏秋季节，墨鱼、黄鱼、带鱼、梭子蟹、海虾、蛤及蛏子等海产品带菌率极高，近海内河的淡水鱼亦有较高带菌率，有时河水中亦可检获本菌。

表 17-29-2　我国多起副溶血弧菌食物中毒中的含菌食物

食品种类	食品名	中毒次数	合计	构成比（%）
水产类	墨斗鱼	11	28	63. 6
	带鱼	9		
	杂鱼	3		
	黄花鱼	2		
	魟鱼	1		
	梭子蟹	1		
	咸梭子蟹	1		
肉类	咸肉	3	8	18. 3
	猪内脏	2		
	猪肉	2		
	肉丸	1		
禽（蛋）类	咸鸡鸭肉	3	6	13. 6
	鸭蛋	2		
	鸡蛋	1		
其他	咸蛋	1	2	4. 5
	咸菜	1		
合计		44		100. 0

二、传播途径

在日本生食海鱼等是重要的传播因素，我国亦有凉拌拼盘习惯。熟食品烹调加热不足亦可受染。食物被染菌的厨具或容器污染亦可导致传播。浙江曾调查 45 个食堂，砧板污染率达 87.9%，菜筐及菜刀等用具污染率亦很高。副溶血弧菌的增代时间仅 10 分钟，因此食物在适宜环境（25～30℃，pH 7.5～8.8 的含盐条件下）放置一定时间（外潜伏期）即可大量繁殖。

三、易感人群

任何年龄、性别均可染病。病后免疫力微弱而短暂。经常暴露于少量本细菌者似可获得较好的免疫，如浙江沿海居民经常生食或半生食海产品，但很少发生食物中毒。

四、流行季节

一般 5～11 月易发生流行，高峰在 7～9 月，有明显季节性。

【发病机制与病理改变】

本病的发病机制仍不十分清楚。已有资料证明，摄食一定数量活菌可使人致病（10^5～10^7个活菌），细菌能侵入肠黏膜上皮细胞。副溶血弧菌产生的溶血毒素、尿素酶及细菌的蛋白酶、黏附因子、侵袭力、Ⅲ型分泌系统、脂多糖、外膜蛋白及摄铁系统等参与发病过程。日本从本病死者尸解中亦发现肠道有病理损害，说明细菌直接侵袭是致病原因。由本菌所致的皮肤感染、耳部感染、肺炎及败血症等，亦说明此类菌有一定侵袭力。另一方面，本病病原菌可产生溶血毒素，类似霍乱弧菌的不耐热毒素（HLT），可通过 cAMP/cGMP 的介导而导致分泌性腹泻及水分和电解质代谢失调。另有动物实验证明，毒素对鼠及兔的心脏均有毒性，故患者中的心肌损害症状，可能与此毒素有关。此外，本菌的 TDH 及 TRH 可导致脱水性腹泻及休克等症状。

本病病理变化，主要在小肠，可见黏膜轻度糜烂、细胞坏死及炎性渗出等。

【临床表现】

本病潜伏期 2～48 小时，平均 15 小时，可短至 1 小时，最长达 99 小时。潜伏期长短与外潜伏期及摄入食物的含菌量密切相关，含菌量多则潜伏期短。与机体免疫水平亦有一定关系。

发病多急骤。82% 伴剧烈上腹绞痛，71% 有恶心，52% 有呕吐。98% 的患者有腹泻，大便水样或血水样，亦有痢疾样者。部分病例（27%）可发热，体温一般在 39℃以下，重症者可达 40℃。近半数（42%）病例伴有头痛。少数患者伴有脱水，个别可有循环衰竭、神志不清及全身痉挛。部分表现心电图异常，主要显示 T 波低平。美国曾报道有人因下海导致皮肤感染及败血症，出现内毒素休克，全身紫癜，左下肢栓塞及坏疽。

本病病程有自限性，一般 2～4 日，轻者数小时症状即消失，重者可延至 10 日。病死率<0.1%。

【实验室检查】

一、血、尿、便常规

血白细胞总数高达 $10\times10^9/L$ 以上者占 72%，分类中性粒细胞 0.8 以上者占 76%。约 1/3 患者尿中有蛋白。大便镜检可查到炎性细胞。

二、细菌培养

便培养阳性率以发病第 1、2 日最高，第 5 日多已转阴。患者病前剩余的食物中可培养出此致病菌。

三、免疫学检查

恢复期耐热直接溶血素抗体常明显升高。

四、PCR 检测

可用 PCR 检测副溶血弧菌的 DNA 及其 TDH 基因，快速准确的诊断本病。

【诊断与鉴别诊断】

诊断本病的主要依据有：①有进食海产品或被海产品污染的食物史；②经过短暂的潜伏期后集体发病；③急起腹痛、腹泻、恶心、呕吐及发热；④剩余食物及患者吐泻物中培养出副溶血弧菌（神奈川试验阳性）和（或）检出副溶血弧菌 DNA 与 TDH/TRH 基因。

本病与其他细菌性食物中毒、非细菌性食物中毒、霍乱、菌痢及病毒性肠炎等均应进行鉴别。

【治疗】

一、一般疗法

终止进食可疑的食物，给予流质或半流质饮食，有失水及酸中毒的病例应根据情况给予口服或静脉补液，腹痛者可给阿托品、山莨菪碱或普鲁本辛等解痉药物。

二、抗菌疗法

本病一般为自限性，对病情较重而伴有高热或黏液血便者，可选用氯霉素、黄连素、诺氟沙星及氧氟沙星等喹诺酮类药物治疗。

三、支持治疗

血压下降者，除补充血容量、纠正酸中毒等外，可酌情使用血管活性药。病情重者，积极对症支持治疗。

【预防】

主要应从以下三个方面进行预防：①认真贯彻我国食品卫生法规，加强食品卫生监督；②海产品需适当加热、炒熟、烧透后食用，对不能加热的凉拌食品必须慎重食用，以尽量不用此种食用方式为宜；③对已发生此种食物中毒的单位，应停止食用可疑食物，将剩余食物妥善处理，彻底消毒厨房及厨具。

（成军 徐艳利）

参考文献

1. 李研东，卢士英，任洪林，等. 副溶血弧菌外膜蛋白OmpK基因的克隆及原核表达. 中国实验诊断学，2009，13(5)：572-574.
2. 杨芳，李秀娟，徐保红，等. 副溶血弧菌分子致病机制研究进展. 中华疾病控制杂志，2010，14(6)：562-565.
3. 王国玲，栾玉明，刘达雄，等. 副溶血弧菌检测方法的研究进展. 中国卫生检验杂志，2010，20(6)：1574-1576.
4. Wang L，Shi L，Su J，*et al*. Detection of *Vibrio parahaemolyticus* in food samples using in situ loop-mediated isothermal amplification method. Gene，2013，515(2)：421-425.
5. Yu WT，Jong KJ，Lin YR，*et al*. Prevalence of *Vibrio parahaemolyticus* in oyster and clam culturing environments in Taiwan. Int J Food Microbiol，2013，160(3)：185-192.
6. Wang L，Ling Y，Jiang H，*et al*. AphA is required for biofilm formation，motility，and virulence in pandemic *Vibrio parahaemolyticus*. Int J Food Microbiol，2013，160(3)：245-251.
7. Xu J，Turner JW，Idso M，*et al*. *In situ* strain-level detection and identification of *Vibrio parahaemolyticus* using surface-enhanced raman spectroscopy. Anal Chem，2013，85(5)：2630-2637.
8. Sadok K，Mejdi S，Nourhen S，*et al*. Phenotypic characterization and RAPD fingerprinting of *Vibrio parahaemolyticus* and *Vibrio alginolyticus* isolated during Tunisian fish farm outbreaks. Folia Microbiol (Praha)，2013，58(1)：17-26.
9. Garcia K，Bastias R，Higuera G，*et al*. Rise and fall of pandemic *Vibrio parahaemolyticus* serotype O3：K6 in southern Chile. Environ Microbiol，2013，15(2)：527-534.
10. Walton WC，Nelson C，Hochman M，*et al*. Preliminary study of transplanting as a process for reducing levels of *Vibrio vulnificus* and *Vibrio parahaemolyticus* in shellstock oysters. J Food Prot，2013，76(1)：119-123.

第三十节 其他弧菌感染

弧菌科（*Vibrionaceae*）细菌包括弧菌属、类弧菌属及施万菌属。类弧菌属的亲水气单胞菌感染与类志贺毗邻单胞菌感染在本章另有专门阐述。弧菌属的霍乱弧菌与副溶血弧菌亦另有专述。本节主要涉及上述内容以外的弧菌属感染。这类弧菌感染，发病率逐年增加，其胃肠炎症等表现易与霍乱及细菌性痢疾等相混。

【病原学】

一、弧菌属

有100多种细菌，与人类疾病有关的仅10余种。1979年WHO专家委员会作了下列划分，沿用至今。

（一）流行株

即O1群霍乱弧菌，能被O1群霍乱多价抗血清凝集，产霍乱肠毒素。

（二）不典型O1群霍乱弧菌

能被多批多价O1群霍乱抗血清凝集，但在机体内、外不产生肠毒素，无致病性。部分菌株具有一些不典型生化特性，部分带有流行株的某些抗原特性。

（三）非O1群霍乱弧菌（非流行株）

亦称非霍乱弧菌或不凝集弧菌，其生化反应

与流行株相似，但不被 O1 群霍乱多价抗血清所凝集，与霍乱弧菌有同源性 DNA，生化反应相同，包括多种弧菌，目前已知 100 多个血清型。此类菌存在于井水、河水、湖水及各种生活污水中，人类粪便中亦可分离到这类细菌，其中绝大多数为不致病的腐物寄生菌，部分可导致胃肠炎症。其中霍乱弧菌 O139 已成为霍乱流行菌。

（四）其他弧菌

包括副溶血弧菌，溶藻弧菌（为副溶血弧菌的第 2 生物型）、河弧菌、弗利斯弧菌（河弧菌第 2 生物型）、霍利斯弧菌、拟态弧菌、创伤弧菌、梅契尼柯夫弧菌、海鱼弧菌、鳗弧菌、辛辛那提弧菌、麦氏弧菌及哈维氏弧菌（鲨鱼弧菌）等。这些弧菌在形态学上与 O1 群霍乱弧菌难以鉴别，但生化特点则有所不同（表 17-30-1）。

表 17-30-1　O1 群弧菌属和弧菌属其他弧菌的生化特点

	霍乱弧菌（O1 群）	不凝集弧菌（非 O1 群）	副溶血性弧菌	溶藻弧菌	河弧菌 1 型	河弧菌 2 型	拟态弧菌	霍利斯弧菌	弗尼斯弧菌	鳗弧菌	梅契尼柯夫弧菌	创伤弧菌	辛辛那提弧菌	麦氏弧菌
氧化酶	+	+	+	+	+	+	+	+	+	+	+	+	+	−
精氨酸二氢酶	−	−	−	−	+	+	−	−	+	+	+	+	−	−
赖氨酸脱羧酶	+	+	+	+	−	−	+	−	−	−	d	+	d	−
鸟氨酸脱羧酶	+	+	+	+	−	−	+	−	−	−	−	−	−	−
O/129* 敏感试验														
10μg	S	S	R	R	R	R	S	S	R	S	S			S
150μg	S	S	S	S	S	S	S	S	R	S	S			S
葡萄糖产气	−	−	−	−	−	+	−	−	+	−	−			+
VP 反应	D	d	−	+	+	−	−	−	−	+	+	−		−
吲哚	+	+	+	+	−/±	−/±	+		−/±	+	d	+		
阿拉伯糖产酸	−	−	D	−	+	+	−	+	+	D	−	−		−
肌醇	−	−	−	−	−	−	−		−	D	d		−	−
甘露醇	+	d	+	+	+	+	+	−	+	+	+	d		+
蔗糖	+	d	−	+	+	+	−	−	+	+	+	−		+
上叶苷水解作用	−	−	−	−	d	−		−	−	−	−	+		−
明胶酶	+	+	+	+	+	+	+	−	+	+	+			+
在 43℃生长作用	+	+	+	+	−	−	+	+	−	−	d			
在不同盐浓度中生长														
0%	+	+	−	−	d	d	+	−	d	−	−	−	−	−
3%	+	+	+	+	+	+	+	+	+	−	+	+	+	+
6%	D	d	+	+	+	+	d	d	+	D	+	+		+
8%	−	−	+	+	d	d	−	+	d	−	d	−		−
10%	−		−	+	−	−	−	−	−	−	−	−		−
TCBS 培基生长	+	+	+	+	+	+	+	−	+	+	+	+		

注：R：抵抗，S：敏感，+/−：反应存在于≥80% 菌株中，d：不同菌株反应不同；D：10% ～89% 阳性。*：二氨二异丙基蝶啶

1. 河弧菌　英国称为 F 群弧菌，美国 CDC 称为 EF-6 群弧菌。本菌属 Heiberg Ⅲ群，系一种嗜盐菌。1980 年因其在港口及河流中检出而命此名。革兰染色阴性，呈球杆状，顶端单鞭毛，具动力。在 TCBS（thiosulfate-citrate-bile-salts-sucrose）培养基或心脑浸液中可生长。最佳氯化钠

浓度为3% ~7%,无盐不生长。生化反应与气单胞菌十分相似,需用高浓度氯化钠鉴别。河弧菌原分Ⅰa及Ⅰb两个生物型,前者在腹泻患者中检出,后者见于动物粪中。近年来我国已有学者将河弧菌分为23个血清型,噬菌体分型工作亦取得进展。本菌对多数广谱抗生素敏感,但耐青霉素及头孢类。有研究认为本菌可产生一种类似NCV菌株的细胞外肠毒素,具有细胞毒性。

2. 拟态弧菌 从非O1群霍乱弧菌中独立出来,形似霍乱弧菌但生化反应不典型故命名。非嗜盐性,革兰染色阴性,单鞭毛,有动力。不发酵蔗糖,酯酶反应阴性,VP反应阴性,对常用抗生素均敏感。部分菌株含耐热肠毒素(ST),部分含不耐热肠毒素(LT)或不含肠毒素。含毒素者与腹泻有关。特异性的抗鞭毛H血清可使之凝集。

3. 霍利斯弧菌 原称肠道EF-13群弧菌,1982年经DNA杂交而确定为新种,以研究者之名命名,属嗜盐菌。为革兰阴性的细小杆状菌,稍弯曲,单鞭毛,能运动。在不含氯化钠的营养肉汤、双硫及TCBS等培养基上不生长,在血琼脂及海盐平板上生长良好,菌落四周有轻度溶血环,对大多数抗菌药物均敏感。

4. 弗尼斯弧菌 原被归入河弧菌的Ⅰb型,经DNA相关试验证实为一独立的种,1983年以研究者的名字命名。其生化特性与药敏试验,除少数外与河弧菌基本相同。本菌存在于海洋,可通过海产品传播。

5. 溶藻弧菌 为副溶血弧菌的第二生物型,致病报道尚少见。

6. 创伤弧菌 可导致创伤处感染及败血症。

7. 鳗弧菌 主要导致动物疾病,如海鱼疾病、牡蛎坏死等,与人类疾病关系尚需进一步研究。

8. 梅契尼柯夫弧菌 亦系动物致病菌,引起鸡的霍乱样病。最近已有致人疾病的报道。

9. 海鱼弧菌 本菌系1981年Love等首次在小热带鱼的鱼皮溃疡面分离发现,美国CDC曾将其称为EF-5群弧菌。它具有组织侵袭力与溶细胞毒素,近年已列为致病性弧菌之一,是人鱼共患病的病原体。本菌对诺氟沙星、复方新诺明、呋喃唑酮、庆大霉素及阿米卡星均敏感。

10. 辛辛那提弧菌 在人体中导致疾病的资料非常罕见,曾有本菌导致脑膜炎的报道。

11. 麦氏弧菌 主要导致人类的肠道外感染,首例人类感染报道于1981年。

12. 鲨鱼弧菌 沙鱼弧菌属海洋性弧菌,由Grimes等于1984年发现并创立,患者症状以腹痛、腹胀、呕吐及腹泻为主。

二、施万菌属

有30多个种,可从多种环境中分离出来。1985年,MaeDonell等根据5S rDNA序列数据分析,认为它是一个新属,建议命名为施万菌属,并将其归为弧菌科的一个新属。施万菌属分布于环境中,常见于海水和淡水中。与临床有关的种只有海藻施万菌和腐败施万菌,目前80%的临床分离菌是海藻施万菌,常见的海藻施万菌感染包括耳部和软组织的感染,比较严重的感染有菌血症、脑膜炎及心内膜炎。施万菌呈直杆状,大小为(0.8 ~1.3)μm×(1.8 ~2.4)μm。在陈旧培养物或不良培养条件下,通常可见到退化型。具有呼吸和发酵代谢类型。最适生长温度为18 ~25℃。

【流行病学】

20世纪80年代以来,除霍乱弧菌及副溶血弧菌以外,对上述一些新认识的弧菌在腹泻中的作用,医学界已有了更多的注意。

一、流行概况

本组疾病无明显季节性,每个季节均可发病,以夏季(4 ~6月)最多。近20年来已证明非O1群霍乱弧菌、河弧菌、弗利斯弧菌及拟态弧菌等在世界各近海国家的腹泻患者中及海产品中广泛存在,迄今至少已有亚、非、欧及美等18个港湾国家从腹泻患者中分离出河弧菌,腹泻呈水型暴发流行及食物暴发流行。1962—1979年从上海、广东、江苏、新疆及福建等地的某些腹泻患者粪便中分离出22株河弧菌,其后相继有更多报道。1986年上海华山医院从865例成人腹泻中检出弧菌科195株(占22.5%),其中弧菌属187株(占弧菌科中的96%),除副溶血弧菌142株外,还有拟态弧菌18株,河弧菌10株,溶藻弧菌7株,非O1群霍乱弧菌7株及梅契尼柯夫弧菌2株。1989年福建省防疫站等单位报道从729份海产品(包括6种海鱼及虾、蟹、花蛤、蛏及螺等)中分离出46株河弧菌,其中河弧菌Ⅰ型41株(89.1%),河弧菌Ⅱ型5株(10.9%)。同年该站又在92例重症腹泻患者的粪便中检出75株细菌,其中非O1群霍乱弧菌3株（占3.26%）。1987年温州市防疫站等报道一例由溶藻弧菌所致的肠炎。海口市防疫站对该市腹泻门诊的1461例腹泻患者进行病原性弧菌调查，共检出致病性弧菌438株（29.98%），其中NCV 173株（11.84%），副溶血弧菌219株（14.99%），河弧菌16株（1.1%）。1983年3月徐州市两煤矿因供水系统受污染导致780例腹泻（发病率9%），症状甚似霍乱，经病原学检查，证实是一起由河弧菌所致的水型暴发流行，河弧菌检出率42.37%。1985年7月，山东省陵县发现由拟态弧菌所致的腹泻患者。1993—1994年，解放军某医院从1918例急性感染性腹泻患者中作病原菌调查，水样便患者288份粪培养，检出弧菌属52例，检出率18.1%，检出的弧菌包括非O1群霍乱弧菌、副溶血弧菌、沙弧菌、拟态弧菌、霍利斯弧菌及梅契尼柯夫弧菌等6种。此外，杭州及温州等地报道，夏秋季腹泻占首位的病原菌是非O1群霍乱弧菌。可见原来少见和未见的弧菌，在腹泻流行中日益起到不可忽视的作用。至于1992年以来新发现的产毒性非O1群霍乱弧菌O139所致疾病，1993年曾在我国新疆流行，海南省及其他几个城市亦相继有病例发生。

二、传染源和传播途径

与副溶血性弧菌相似，上述弧菌感染的来源仍主要是海产品。污染的水源，可导致水型暴发流行，接触海水亦可导致创口感染。

三、易感人群

本组疾病无性别差异，青壮年患者较多。上海儿童医院从住院急性肠炎的患病儿童中发现了50例儿童弧菌性腹泻，其中弧菌属有27株，包括副溶血弧菌6株，拟态弧菌6株，溶藻弧菌5株，河弧菌5株，弗利斯弧菌2株，霍利斯弧菌1株，创伤弧菌1株及海鱼弧菌1株，可见儿童感染亦不少见。感染的发生主要与暴露机会有关，免疫缺陷者、酒精中毒及胆囊炎患者等易发生弧菌性败血症。

【发病机制与病理改变】

非O1群霍乱弧菌可产生肠毒素，但不同于霍乱肠毒素，它亦可引起兔肠袢积液，并致水样腹泻。部分菌株产生类似志贺毒素的细胞外肠毒素导致血性腹泻或痢疾样便。有免疫缺陷者亦可发生肠道外病变（如创伤或耳部感染）及非O1群霍乱弧菌败血症。多数实验结果认为河弧菌具有细胞毒性，具侵袭性（患者粪便中有血及白细胞）。而豚鼠角膜试验阴性又不支持河弧菌的侵袭性。这些弧菌感染病死者少，缺乏病理解剖资料，根据临床表现推测，病变应主要为小肠的炎症、渗出致细胞坏死。

【临床表现】

潜伏期多为数小时至3日，如河弧菌感染的潜伏期为3～72小时，平均24小时；弗利斯弧菌感染的潜伏期为5～20小时。弧菌感染的临床表现不一，归纳起来有两个方面：一是腹泻及其他胃肠炎症表现，有的酷似霍乱，有的呈痢疾样表现，如非O1群及河弧菌感染；另一是肠道外感染，常见有口、耳和伤口感染及败血症。这些肠道外感染可见于非O1群弧菌、拟态弧菌及创伤弧菌等感染者。

一、非O1群霍乱弧菌感染

据国外统计，由NCV所致的胃肠道感染中，100%均有腹泻，93%的病例有腹痛。血性腹泻者占25%。71%的病例有发热。恶心及呕吐者占21%。重症腹泻者可致脱水。平均病程6.4日（2～12日）。我国湖南省曾多次报道由NCV所致的集体食物中毒，主要因皮蛋、凉拌菜及腐乳等染菌所致。起病大多急骤，有寒战、发热、头痛、腹痛、呕吐及腹泻等表现。粪便为稀水样，一日数次，多者达数十次，少数患者粪便中混有黏液及血，病程2～5日。浙江大学郑经川等根据对所在医院4年中356例非O1群霍乱弧菌感染的分析，认为可将本病分为5个临床型，即肠炎型、胃肠炎型、痢疾型、消化不良型及类霍乱型。国外报道，肠道外病变较多是本病特点之一。约20%的NCV有败血症，创伤及耳部感染则各占10%。

二、河弧菌感染

河弧菌可导致急性胃肠炎综合征。1976年孟加拉国发生的暴发流行中，全部病例均有腹泻，水样便，量多，部分病例日排便量可达7000ml，伴中至重度脱水（占67%），大多数病例有呕吐（95%）及腹痛（75%），部分患者伴有发热（35%）。少数患者有血便、黏液血便及外周血白细胞增多。2/3的病例大便中有白细胞及红细胞。病程16～80小时。我国海口市资料显示与上述表现类似。

三、弗利斯弧菌感染

我国虽有多处分离出本致病菌，但独立描写本病的临床报道鲜见。美国记述过由弗利斯弧菌所致的3起急性胃肠炎流行，共发病119人，死亡1人。潜伏期5～20小时，主要表现为腹泻(77%～100%)，腹痛(26%～100%)，恶心(37%～89%)，呕吐(26%～78%)。病程为自限性，有的粪便中尚混有其他肠道致病菌。

四、拟态弧菌感染

本病有两种临床类型：①胃肠炎型：此型往往因细菌污染食物或水导致食物中毒。患者腹泻(94%)，水样或血性黏液便，部分为血便。2/3病例伴恶心、呕吐及腹痛。近半数患者发热，一般38℃左右，伴头痛。病程平均6日；②局灶感染型：表现为中耳炎及外伤性局灶感染等，患者均有明显的海水接触史。

五、霍利斯弧菌感染

迄今临床资料甚少，患者均有腹泻，部分有呕吐及发热(体温可高达40℃)，外周血白细胞增多。平均病程1日(4小时至13日)，均有生食牡蛎等海产品史。上海儿童医院报道过50例儿童弧菌性腹泻，其中有1例是由霍利斯弧菌所致。第二军医大学亦曾从腹泻患者的粪便中分离出4株霍利斯弧菌。

六、梅契尼柯夫弧菌感染

此种感染较为少见，但已多次从我国腹泻患者粪便中检出梅契尼柯夫弧菌，说明该菌是感染性腹泻的病因之一。已有梅契尼柯夫弧菌导致腹膜炎及菌血症的报道。1993年Hansen曾报道2例，均为高龄患者，其一为70岁男性，患有胰岛素依赖性糖尿病、肾功能不全、酒精性肝硬化、凝血异常及十二指肠溃疡等疾患，因呼吸困难、腹痛、腹泻伴恶心、呕吐入院，无进食鱼、虾及蟹史，胸透有肺部感染，3次血培养均获梅契尼柯夫弧菌；其二为82岁女性，因呼吸困难、极度衰弱及下肢溃疡入院。无进食海味史，亦无腹痛、腹泻；有肺气肿、哮喘、心功能不全及高血压病史，胸透有右胸腔积液；下肢皮肤溃疡处分离到梅契尼柯夫弧菌及其他多种杆菌，血培养3次，前2次阴性，第3次血培养获梅契尼科夫弧菌。故对于弧菌感染应予以重视。

七、海鱼弧菌感染

本病在我国报道甚少，据浙江大学对24个病例的分析，本病患者多有进食海产品史。临床上病情均较轻，全部有腹泻，粪呈黄水样，量较多，少数伴有黏液或黏液脓血，每日5次以上者占75%。83.3%的病例伴有阵发加剧的脐周腹痛及左下腹压痛。约1/3的病例伴有呕吐、毒血症与脱水征。少数患者有里急后重，部分患者大便镜检可见少许红细胞及白细胞，大便培养均检出海鱼弧菌。给予口服补盐液(少数加静脉补液)及诺氟沙星(0.2g，每日3次，连服2日)，全部治愈，无并发症。

八、溶藻弧菌感染

溶藻弧菌曾被认为通常不致病，但1987年温州曾报道1例由该菌所致的肠炎患者。后来上海报道50例儿童弧菌性腹泻中，5例由溶藻弧菌所致，症状较轻，腹泻为主要表现，脱水者不多见。

九、创伤弧菌感染

本病临床上尚不多见。国外1974年开始报道，国内1991年曾报道1例，2001年报道一组12例。临床特点是双下肢出血性水肿、疼痛、坏死等，进展甚快，全身情况迅速恶化。显示发热、全身中毒症状(脓毒血症)及脏器衰竭。从皮损处及血液取标本，可培养出创伤弧菌。本病病死率较高，心、肾衰竭、休克及DIC等是其主要死因。早期诊断、使用抗生素治疗及清创术是改善预后的关键。本病主要由接触海水及生食海鲜所致，沿海地带居民及医务人员应加强对本病的认识。

值得注意的是，部分腹泻患者(约1/3)的粪便中可能同时分离出数种致病菌，如NCV+副溶血弧菌，某弧菌+类志贺毗邻单胞菌，或某弧菌+产肠毒素性大肠埃希菌(ETEC)等。因而对于上述弧菌感染的个别临床表现(尤其是新发现的霍利斯弧菌等)尚须有更多观察与研究。

十、施万菌属感染

与临床有关的种仅有海藻施万菌及腐败施万菌。常见的海藻施万菌感染包括耳部及软组织的感染，比较严重的感染包括菌血症、脑膜炎及心内膜炎。1996 年，Dominguez 等首次报道了由海藻施万菌所致的菌血症及下肢溃疡的临床病例，之后陆续报道了海藻施万菌所致的血液透析败血症。肝硬化患者感染海藻施万菌表现为急性坏死性筋膜炎，原发性海藻施万菌血症、海藻施万菌导致骨髓炎、恶性肿瘤患者伴上消化道出血、洗胃及胃镜检查感染施万菌及海藻施万菌引起呈绿色心包渗出液的化脓性心包炎。施万菌曾导致韩国一家医院的综合外科病房呈暴发性感染，系由共用一个量杯所致的海藻施万菌及腐败施万菌感染。先后从 31 例患者的血液中分离到 9 株、胆汁中 8 株、腹水中 8 株，从一个共同的量杯表面分离出施万菌，并经脉冲场凝胶电泳实验有 12 株为同一感染源。说明施万菌已在医院出现，并成为潜在的人类病原体。汪永禄等人亦从两起聚餐性食物中毒腹泻患者标本中分离到海藻施万菌及腐败施万菌，这是国内外第一次从食物中毒标本中分离到施万菌的报道。

【诊断与鉴别诊断】

除进食海产品史及胃肠道表现外，接触海水史及部分患者的皮肤创伤感染与败血症表现，均可作为诊断的参考条件。然而，由于临床表现的多样性，确诊弧菌性感染并与其他病原体所致感染相区别，需依靠细菌分离培养与生化及血清学鉴定。

【治疗与预后】

一、支持及对症治疗

可参照霍乱及痢疾的治疗进行，有失水、酸中毒者，应采取包括口服补液盐在内的对症处理。次柳酸铋是近年欧美广为推荐的防治腹泻药物，它在胃肠内分解为铋与水杨酸，前者有广泛抗菌作用，后者有抗分泌与抗炎作用，且因吸收甚微，故很安全。

二、抗菌治疗

对侵袭性腹泻及伴有创伤感染或败血症者应采取相应的抗菌治疗。喹诺酮类抗菌药物具有广谱及抗菌力强的特点，是较好的药物。氧氟沙星及环丙沙星等均可采用。三代头孢菌素亦有良好疗效，多用于儿童及老年人。

致病性弧菌腹泻，为自限性疾患，合理治疗后，一般均预后良好。败血症患者的预后，取决于年龄大小、有无免疫缺陷及治疗措施是否妥当及时等诸多因素。

【预防】

加强饮食、饮水的卫生管理与消毒是主要预防措施。

（成军　徐艳利）

参考文献

1. 汪永禄，王多春，詹圣伟. 施万氏菌致病性的研究进展. 中国人兽共患病学报，2011，27(5)：444-446.
2. 邓馨，银林，喻华. 肝硬化患者血液中检出非 O1 群霍乱弧菌鉴定检测报告. 实用医院临床杂志，2011，8(2)：202-202.
3. Liu PY，Lin CF，Tung KC，*et al*. Clinical and microbiological features of *Shewanella* bacteremia in patients with hepatobiliary disease. Intern Med，2013，52(4)：431-438.
4. Shi M，Wu L，Xia Y，*et al*. Exoprotein production correlates with morphotype changes of nonmotile *Shewanella oneidensis* mutants. J Bacteriol，2013，195(7)：1463-1474.
5. Leon B，Fong JC，Peach KC，*et al*. Development of quinoline-based disruptors of biofilm formation against *Vibrio cholerae*. Org Lett，2013，15(6)：1234-1237.
6. Petrun B，Lostroh CP. *Vibrio fischeri* exhibit the growth advantage in stationary-phase phenotype. Can J Microbiol，2013，59(2)：130-135.
7. Kumar R，Lalitha KV. Prevalence and molecular characterization of *Vibrio cholerae* O1，Non-O1 and Non-O139 in tropical seafood in Cochin，India. Foodborne Pathog Dis，2013，10(3)：278-283.
8. Stamm Lv. Role of TLR4 in the host response to *Vibrio vulnificus*，an emerging pathogen. FEMS Immunol Med Microbiol，2010，58(3)：336-343.
9. Neupane GP，Kim DM. *In vitro* time-kill activities of ciprofloxacin alone and in combination with the iron chelator deferasirox against *Vibrio vulnificus*. Eur J Clin Microbiol Infect Dis，2010，29(4)：407-410.
10. Tsai YH，Hsu RW，Huang KC，*et al*. Laboratory indicators for early detection and surgical treatment of *Vibrio* necrotizing fasciitis. Clin Orthop Relat Res，2010，468(8)：2230-2237.
11. Tan CK，Lai CC，Kuar WK，*et al*. Purulent pericarditis with greenish pericardial effusion caused by *Shewanella algae*. J Clin Microbiol，2008，46(8)：2817-2819.
12. Oh HS. Kum KA. Kim EC，*et al*. Outbreak of *Shewanella*

algae and *Shewanella putrefaciens* infections caused by a shared measuring cup in a general surgery unit in Korea. Infect Control Hosp Epidemiol,2008,29(8):742-748.

第三十一节　厌氧菌感染

厌氧菌(anaerobic bacteria)是人体自身固有的主要正常菌群,分布在皮肤、口腔、胃肠及阴道黏膜等部位。它们可能成为机会性病原菌(opportunistic pathogens),并常与需氧菌一起,共同导致严重和致死性感染。人体的各个组织和器官对厌氧菌都是敏感的,在一定的条件下均能发生厌氧菌感染(anaerobic infection)。当机体全身免疫功能低下或人体微生态平衡失调的情况下,可发生厌氧菌内源性感染,人体外屏障遭到破坏也可发生外源性感染。

【病原学】

厌氧菌是一大群在无氧环境下生长的细菌。近年来由于厌氧菌培养方法的改进,现已查明厌氧菌感染几乎遍及临床。临床上重要的厌氧菌可分为以下五类:革兰阴性杆菌、革兰阴性球菌、革兰阳性有芽胞杆菌、革兰阳性无芽胞杆菌及革兰阳性球菌(表 17-31-1)。近十年来,无芽胞厌氧杆菌及球菌是细菌性感染的重要原因之一。

表 17-31-1　临床上重要的厌氧菌种类

厌氧菌属和种	正常菌群				相关感染
	皮肤	口腔	胃肠道	泌尿生殖系统	
革兰阴性杆菌					
脆弱类杆菌[*]			+	±	腹腔感染,生殖器感染,皮肤软组织感染,菌血症[+],骨感染,中枢神经系统感染
普氏菌属[*]、卟啉单胞菌属[*]、梭菌属[*]		+	+	+	脓肿,口腔颌面部感染,胸膜肺炎,生殖器感染,皮肤软组织感染,菌血症[+],骨感染,中枢神经系统感染[+](梭菌属)
嗜胆菌属、萨顿菌属		±	+	±	脓肿,腹腔感染,皮肤软组织感染[+],菌血症[+],胸膜肺感染[+]
阴道加德菌				+	细菌性阴道炎
革兰阴性球菌					
韦荣球菌属		+	±	±	机会性感染[+]
革兰阳性有芽胞杆菌					
难辨梭菌[*]			±		抗生素相关性腹泻,伪膜性结肠炎
产气荚膜梭菌			+	±	皮肤软组织感染(蜂窝织炎,肌炎,肌坏死,气性坏疽),腹腔感染,菌血症[+],中枢神经系统感染[+],食物中毒,坏死性肠炎[+]
产芽胞梭菌、诺维梭菌、索氏梭菌、溶组织梭菌			±		气性坏疽,菌血症[+]
破伤风梭菌			±		破伤风
肉毒杆菌、巴氏梭菌[+]、丁酸梭菌[+]			±		肉毒中毒
其他梭菌属			±		机会性感染
革兰阳性无芽胞杆菌					
放线菌		+	±	±	放线菌病,慢性眼睛感染,机会性感染[+]

续表

厌氧菌属和种	正常菌群				相关感染
	皮肤	口腔	胃肠道	泌尿生殖系统	
真杆菌属、迟缓优杆菌	±	+	+	±	腹腔感染，生殖器感染+，皮肤软组织感染
动弯杆菌属				±	细菌性阴道炎
丙酸菌属	+	±	±	±	粉刺，慢性眼睛感染，假体关节感染，菌血症+
乳酸杆菌属		+	+	+	菌血症+
革兰阳性球菌					
大芬戈尔德菌*、消化链球菌属*	+	+	+	+	口腔颌面部感染，胸膜肺炎，腹腔感染，生殖器感染，骨感染，皮肤软组织感染，菌血症

注：* 常见致感染菌；+ 罕见感染

一、革兰阴性杆菌

包括脆弱类杆菌（*B. fragilis*）、普氏菌属（*Prevotella*）、卟啉单胞菌属（*Porphyromonas*）、梭形杆菌属（*Fusobacterium*）、嗜胆菌属（*Bilophila*）、萨顿菌属（*Sutteralla*）、阴道加德菌（*Gardnerella vaginalis*）等。

二、革兰阴性球菌

主要指韦荣球菌属（*Veillonella*）等。

三、革兰阳性有芽胞杆菌

包括难辨梭菌（*Clostridium difficile*）、产气荚膜梭菌（*C. perfringenes*）、产芽胞梭菌（*C. sporogenes*）、诺维梭菌（*C. novyi*）、索氏梭菌（*C. sordellii*）、溶组织梭菌（*C. histolyticum*）、破伤风梭菌（*C. tetani*）、肉毒杆菌（*C. botulinum*）、巴氏梭菌（*C. baratii*）、丁酸梭菌（*C. butyricum*）、其他梭菌属等。

四、革兰阳性无芽胞杆菌

主要有放线菌属（*Actinomyces*）、真杆菌属（*Eubacterium*）、迟缓优杆菌（*Eggerthella*）、动弯杆菌属（*mobiluncus*）、丙酸菌属（*Propionibacterium*）、乳酸杆菌属（*Lactobacillus*）等。

五、革兰阳性球菌

包括大芬戈尔德菌（*Finegoldia*）、消化链球菌属（*Peptostreptococcus*）等。

【发病机制】

厌氧菌感染绝大部分为内源性感染，少数为外源性感染。厌氧菌缺乏完整的呼吸酶系统，只能在无氧环境中发酵，利用氧以外的其他物质作为受氢体，当机体氧化还原电势降低时，可使厌氧菌在组织中繁殖。外科感染和发病的因素取决于机体的防御能力、细菌毒力及环境因素三者是否异常。厌氧菌感染的发生与下列因素有关：

一、厌氧菌的致病性

厌氧菌的致病性与细菌的黏附、侵袭力、产生的毒素和酶，及细菌表面成分等毒力因素相关。毒素、荚膜、黏附因子（如菌毛可黏附宿主上皮细胞）、酶或代谢产物可使厌氧菌致病力增高。革兰阴性厌氧杆菌可产生内毒素、神经氨酸酶、纤溶酶、硫化氢、氨和β-葡萄糖醛酸酶等。脆弱类杆菌胞壁上的脂多糖（LPS）活性较一般革兰阴性杆菌为弱，能产生β-内酰胺酶、肝素酶、透明质酸酶、DNA酶和神经氨酸酶等，通过产生大量氨诱发牙周病。韦荣球菌、双歧杆菌、真杆菌、乳酸杆菌等菌属为致病性较弱的条件致病菌。厌氧菌的致病性和菌量决定感染的程度。

二、厌氧菌感染的易感条件

（一）人体防御功能的下降

厌氧菌感染多为机会感染，其发病与宿主免疫功能低下有关。抗体、补体系统和细胞免疫反应在预防厌氧菌感染中同样也具有相当重要的地位。体液免疫和细胞免疫功能的减弱利于厌氧菌感染的发生。糖尿病、严重肝病肝硬化、尿毒症、血过氧化氢酶缺乏症、长期接受放疗、长期使用免疫抑制剂或氨基糖苷类抗生素以及器官移植等容易感染厌氧菌。使用广谱抗生素（不能抑制厌氧菌）而致菌群失调等情况，也可引起相应的厌氧菌感染。

（二）皮肤、黏膜损伤或因手术而微生物得以侵入机体

完整的皮肤和黏膜是预防感染的天然屏障。在手术、外伤或某些疾病状态下，会引起皮肤黏膜屏障功能破坏，有利于厌氧菌入侵。

（三）组织内氧化-还原电势降低

利于组织内厌氧菌的繁殖。血液供应不足、组织坏死、需氧菌在伤口内生长均可导致氧化还原电势降低，因此血管疾患、注射肾上腺素、休克、水肿、创伤、外科手术、恶性肿瘤及需氧菌感染均可诱发厌氧菌感染。

【临床表现】

厌氧菌感染可发生于任何部位和脏器，但以胸腔、腹腔和盆腔感染为多见，占70%～90%以上，但1/3～2/3为厌氧菌与需氧菌混合感染。

一、中枢神经系统感染

厌氧菌是脑脓肿的主要致病菌。引起脑脓肿的厌氧菌中以脆弱类杆菌等类杆菌最多见，有时可见梭菌和放线菌。慢性中耳炎和乳突炎最为常见。鼻窦炎时厌氧菌（以类杆菌为最多见）可通过直接扩散引起脑脓肿，主要见于额叶和颞叶。临床表现主要为占位性病变症状，伴有头痛、意识障碍、视盘水肿等，感染严重时可迅速出现颅内压增高和化脓性脑膜炎症状。可通过脑CT、脑部磁共振、脑血管造影、放射性核素扫描等协助诊断和定位。脑脊液检查可见蛋白质增加，糖正常，白细胞可轻度增多。

二、败血症和心内膜炎

（一）败血症

引起败血症的厌氧菌多为革兰阴性杆菌，多数属于脆弱类杆菌（约占50%），其他有消化链球菌属及梭状芽胞杆菌属（各占10%），以及梭形杆菌属（约占5%）。近年研究显示，厌氧菌感染引起的菌血症有死灰复燃的迹象，每年报道的病例数都在增加。厌氧菌性败血症常继发于局灶性感染。容易导致厌氧菌性败血症的疾病有动脉硬化症、糖尿病、恶性肿瘤、肝脏严重损害以及腹膜透析、肾移植等。脆弱类杆菌性败血症，多数由肠道入侵，部分来自女性的生殖道。临床表现常有发热、白细胞计数增高、感染性休克和弥散性血管内凝血。新生儿厌氧菌性败血症的发病率较高。厌氧菌性败血症可呈暴发型且病死率高。

（二）心内膜炎

常见致病菌为类杆菌、梭形杆菌、厌氧芽胞梭菌、角化短棒菌苗及微需氧菌和厌氧链球菌。常见发病部位为口咽部。厌氧菌侵入破坏正常的瓣膜，常引起心力衰竭。

三、呼吸系统感染

（一）上呼吸道感染

常见者为梭形杆菌和消化链球菌，次为类杆菌。常引起慢性鼻窦炎、扁桃体周围脓肿、牙周感染、慢性中耳炎、乳突炎等。

（二）胸腔内感染

下呼吸道厌氧菌感染主要表现为吸入性肺炎、肺脓肿、坏死性肺炎和脓胸。厌氧菌胸腔感染大多为混合性。

四、腹腔感染

腹腔内感染常与肠道微生物的污染或紊乱的肠道菌群易位有关。致病性厌氧菌中以类杆菌最常见，约占65%，其次为梭状芽胞杆菌及厌氧球菌。临床表现为局限性或弥漫性腹膜炎，继之形成局限性脓肿。难辨梭状芽胞杆菌则可引起伪膜性肠炎。

五、女性生殖道和盆腔感染

厌氧菌可引起多种女性生殖道感染。常见的致病菌包括消化链球菌、普氏菌、梭菌等。多数女性生殖道感染为厌氧菌和需氧菌混合感染。

六、尿路感染

正常尿道也可见厌氧菌群，厌氧菌较少引起尿路感染，包括尿道炎、前列腺炎、肾周脓肿等。常见的致病菌为类杆菌、核梭形杆菌、产气荚膜梭菌等，可与需氧菌混杂，后者为肠道正常菌群（如大肠埃希菌、克雷伯杆菌、变形杆菌）、铜绿假单

胞菌和表皮葡萄球菌等。休克和尿道梗阻均有利于厌氧菌增生。

七、骨和关节感染

厌氧菌性骨髓炎较少见。分为放线菌性与非放线菌性两种。放线菌性骨髓炎主要在颏部或颈部有典型硬块，并有经常流脓并排出“硫黄颗粒”的窦道。大多为继发感染。非放线菌性厌氧菌骨髓炎多为厌氧和微需氧链球菌、梭形杆菌、脆弱类杆菌及其他类杆菌等所致。糖尿病患者易感。厌氧菌骨髓炎全身症状较轻，多有恶臭分泌物、坏死组织脱落、软组织积气和脓肿形成等。梭状杆菌、脆弱类杆菌、消化链球菌及梭菌等可引起大关节化脓性关节炎，如膝、髋、肘、胸锁、肩及骶髂关节等。胸锁关节和骶髂关节为厌氧菌关节炎的好发部位。

八、皮肤和软组织感染

常由产气荚膜梭菌、厌氧球菌所致。

【诊断】

厌氧菌感染的确诊主要依赖于厌氧菌培养，但感染部位和某些特殊的临床表现，对判断厌氧菌感染具有重要的参考价值。

一、临床诊断

临床上具有下列表现者，应考虑厌氧菌感染：①病变组织或渗出物中有气体，是厌氧菌感染的重要特征，最常见于产气荚膜杆菌感染，其次为厌氧球菌及类杆菌感染；②脓液或渗出液有恶臭味；③感染部位的渗出液为出血性或变为黑色，或在紫外线下发红色荧光，这是产黑色素类杆菌感染的特征，分泌物中含有黄色颗粒为放线菌感染所特有；④感染部位有组织坏死、坏疽或假膜形成，感染继发于恶性肿瘤、产后、胃肠道或泌尿生殖道手术后等；⑤败血症血栓性静脉炎、气性坏疽、破伤风及肉毒中毒等均提示厌氧菌感染；⑥常规血液（需氧）培养结果阴性的感染性心内膜炎；⑦氨基糖苷类和 β-内酰胺类抗生素应用后发生的感染；⑧有提示厌氧菌感染的某些临床表现：如败血性流产、吸入性肺炎、肠道手术后感染等；⑨典型临床表现（如气性坏疽、放线菌病和肺脓肿等）。

二、实验室诊断

厌氧菌的检出率受很多因素影响，包括实验室的设备条件、标本的采集、运送方法、培养基的选择和培养方法等。

（一）直接涂片染色

渗出物用革兰染色镜检，如细菌染色不均匀，形态奇特或多形性改变者，提示厌氧菌感染。脓液涂片有细菌存在而常规培养阴性，但细菌能在硫乙醇钠肉汤培养基中或琼脂深处生长者，提示厌氧菌感染。

（二）厌氧培养

目前普遍采用旋管培养、厌氧缸培养及厌氧室培养三种方法。厌氧菌的检出率基本相同。厌氧培养袋，可供床旁接种，使用方便。还可用气相色谱法、荧光抗体染色法、固相酶免疫法和厌氧菌 DNA 探针检测法等均可做快速诊断。美国临床实验室标准化委员会已推荐出可作为厌氧药敏试验的方法，如浓度梯度（Etest）法、琼脂稀释法。当用常规厌氧菌药物治疗无效时，可做药敏试验，用于纠正原有的方案。

【治疗】

大多数厌氧菌感染是内源性的和混合型的，抗菌药物治疗应包括抗厌氧菌和需氧菌。治疗原则为破坏厌氧环境（包括外科治疗）和抗菌药物治疗。对少数产外毒素的厌氧菌感染如破伤风、肉毒杆菌食物中毒，宜同时应用抗毒素。严重感染者应加强支持疗法，积极治疗原发疾病。

一、破坏厌氧环境

包括局部病灶的切开引流、坏死组织或无效腔的清除以及去除并存的血栓、异物、梗阻及恶性肿瘤等。必要时施行截肢、子宫切除等手术。浅表厌氧菌感染局部可用过氧化氢溶液冲洗。高压氧治疗适用于气性坏疽病例。

二、抗菌治疗

抗菌药物的选用应根据细菌培养及药物敏感度（药敏）试验测定结果。不同厌氧菌感染部位可以初步推断出适宜采用的抗菌药。一般横膈以上包括中枢神经系统、头颈部和胸膜肺部，致病菌（除类杆菌能产 β-内酰胺酶外）多对青霉素类药敏感。横膈以下（例如腹腔内和女性生殖道感染等）常见致病厌氧菌为脆弱类杆菌，治疗需选择特殊的抗菌药物。混合感染应采用多种药物联合治疗。常用的抗厌氧菌药物有甲硝唑、克林霉素和林可霉素、氯霉素、β-内酰胺类抗生素、大环内酯类及万古霉素和去甲万古霉素。四环素类(以多西环素较好)较氯霉素、克林霉素和甲硝唑差,除放线菌病外临床上不用于厌氧菌感染的治疗。厌氧菌感染部位不同,其致病菌种类也不相同,故可根据不同部位的致病菌种类,选用适当的抗菌药物。

(一) 中枢神经系统厌氧菌感染

常见致病菌为消化链球菌、梭杆菌、脆弱类杆菌,部分呈混合感染。选择可透血-脑屏障的药物,可选青霉素加甲硝唑或青霉素加氯霉素类。

(二) 口腔厌氧菌感染

致病菌为口腔寄殖菌群。首选青霉素,次选红霉素等大环内酯类或克林霉素。

(三) 呼吸系统厌氧菌感染

首选克林霉素,次选氯霉素或甲硝唑,均宜与氨基糖苷类抗生素联合。

(四) 腹腔内厌氧菌感染

首选甲硝唑或克林霉素,次选氯霉素,均宜与氨基糖苷类联合。

(五) 妇产科厌氧菌感染

首选青霉素类,次选克林霉素或甲硝唑。可与氨基糖苷类联合。

(六) 骨与关节厌氧菌感染

较少见。首选克林霉素,次选氯霉素或甲硝唑。

(七) 皮肤软组织厌氧菌感染

常由产气荚膜梭菌、厌氧球菌引起。首选青霉素,次选克林霉素。

(八) 艰难梭菌所致伪膜性肠炎

首选万古霉素(口服)或甲硝唑。

三、其他治疗

支持和对症治疗包括维持水、电解质平衡,输血,纠正休克,止痛、肾衰竭的治疗等。并发血栓性静脉炎或DIC时,可应用肝素等抗凝剂。破伤风或肉毒梭菌感染时应用抗毒素,必要时给氧,包括局部应用3%过氧化氢溶液冲洗和全身给药,重症患者可考虑高压氧舱治疗。

【预防】

临床医生要牢固树立整体观念,充分重视消毒隔离,有效地控制感染、切断传播途径,特别是外科医生要有最严格的无菌观念,保护病人。加强围生期的护理,尽量避免早产、宫内窘迫或窒息、胎膜早破和产伤,如一旦出现以上情况,应早期诊断,及时正确管理。严格控制手术指征,加强围生期手术管理,改善营养和全身情况,提高免疫功能。尽量减少手术创伤和出血,缩短手术及麻醉时间。

(邓国宏)

参考文献

1. 李梦东,王宇明,主编. 实用传染病学. 第三版. 北京:人民卫生出版社. 2004.
2. 罗予,冯羡菊,等. 临床厌氧菌检测及图解. 北京:中国协和医科大学出版社. 2007.
3. Brook I. The role of anaerobic bacteria in bacteremia. Anaerobe,2010,16(3):183-189.
4. Bartlett JG. Anaerobic bacterial infection of the lung. Anaerobe,2012,18(2):235-239.
5. Brook I. Anaerobic bacteria in upper respiratory tract and head and neck infections:microbiology and treatment. Anaerobe,2012,18(2):214-220.
6. Espinosa CM,Davis MM,Gilsdorf JR. Anaerobic osteomyelitis in children. Pediatr Infect Dis J,2011,30(5):422-423.
7. Quesada-Gómez C,Rodríguez-Cavallini E,Gamboa-Coronado MDM. Anaerobic bacteria as etiological agents of intraabdominal infections from a Costa Rican hospital. Intern J Infect Dis,2010,14(S1):e2-e190.
8. Brook I. Pericarditis caused by anaerobic bacteria. Int J Antimicrob Agents,2009,33(4):297-300.

第三十二节 巴西紫癜热

巴西紫癜热(brazilian purpuric fever,BPF)系由埃及嗜血杆菌所致的小儿急性暴发型感染病,1984年于巴西圣保罗州首先发现。90%以上的儿童病前先表现为化脓性结膜炎,多在约半个月后出现急性发热、腹痛、呕吐,广泛的皮肤黏膜瘀斑及紫癜,伴血压下降或休克,可表现为胃肠出血、肝功能减退、肾衰竭、代谢性酸中毒及DIC等多脏器损害,亦可并发神志不清及昏迷等,发生于10岁以下儿童,病死率高。

【病原学】

流感嗜血杆菌埃及生物型(*Haemophilus influenzae* biogroup aegypticus,HIBA)属于嗜血杆菌属(*Haemophilus aegypticus*),原称Koch-Weeks杆菌。

1883 年 Koch 从化脓性结膜炎患者分泌物中培养出此菌，认为该菌致病过程呈良性。1886 年 Weeks 亦从结膜炎患者培养出此菌，认为该菌有高度传染性及致病性，故称之为 Koch-Weeks 杆菌。1950 年 Pittman 等命名为埃及嗜血杆菌（*H. aegypticus*），1976 年 Killa 报道埃及嗜血杆菌的表型与流感杆菌生物Ⅲ型极为相似，故命名为流感嗜血杆菌埃及生物型。

与从非流行区单纯结膜炎患者分离的 50 株（称为非 BPF 株）进行多方比较后，发现 BPF 株有以下特点：①具有 AccI 限制性核酸内切酶活性约 32kb 的质粒；②以全细胞十二烷基硫酸钠聚丙烯酰胺凝胶电泳（whole-cell sodium dodecyl sulfate polyacrylamide gel electrophoresis，SDS-PAGE）为特征的 3031 型质粒；③多位点酶电泳（multilocus enzyme electrophoresis，MLEE）为 2 型；④两个密切相关的 EcoRI rRNA 基因限制模式之一（核糖体型 3 型及 4 型）；⑤均有 25kD 的菌毛蛋白；⑥对复方新诺明耐药。此外，BPF 株均产生 IgA 1 蛋白酶 2 型，而非 BPF 株产生蛋白酶 1 型；Quinn 等用单层人微血管内皮细胞株（HMEC-1）培养时，BPF 株可使微血管网破裂，细胞呈漂浮团块，非 BPF 株则无此细胞毒性作用；给新生幼鼠腹腔注射 BPF 株后，24 小时后 66% 引起菌血症，导致血红蛋白及血小板减少，还发生了脑膜炎。相比之下，非 BPF 株仅有 2% 导致菌血症。相关毒力因子有红细胞凝集素（60kD）、荚膜多糖、菌毛蛋白（25kD）、脂低聚糖（LOS）、IgA1 蛋白酶及脂多糖（LPS）等。以上诸方面区别导致 HIBA 菌具有不同的致病能力，从而导致不同临床表现。

该菌为革兰阴性杆菌，需氧或兼性厌氧。培养需要 X 因子（原卟啉Ⅸ或正铁血红素）和（或）V 因子（烟碱二核苷酸或烟碱二核苷酸磷酸盐）。常用 Adolfo Lutz 双相培养瓶增菌，进行其固相为 5% 巧克力兔血 Mueller-Hinton 琼脂，液相为脑心浸液肉汤、1.2% 明胶及 0.5% 聚茴香脑磺胺钠（sodium polyanetholesulfonate）。此外，Trans 分离培养基及 GIBCO 儿科培养基亦可培养 HIBA，4℃ 可保存 1 年。

HIBA 应与流感嗜血杆菌Ⅲ生物型相鉴别，HIBA 在缺乏 Vitale X 培养基上生长较差，不发酵木糖，能凝集人红细胞，对三乙酰夹竹桃霉素敏感。

1986 年从澳大利亚分离的 2 株虽从基因学上与巴西分离的菌株很相近，并不具有典型 BPF 株的 24mD 质粒及 3031 电泳型特点，但注射给幼鼠后亦可导致菌血症。而从美国分离的 HIBA 株既不同于澳大利亚，亦不同于巴西紫癜热患儿分离到的 BPF 株。

有学者根据 3031 型质粒的分离情况将 BIHA 分为 3 组：①A 组患者为典型的 BPF，已从血液、脑脊液、结膜分泌物及口咽部分离到；②B 组患者有化脓性结膜炎而无 BPF 表现，但与 BPF 病例有流行病学关联；③C 组患者有化脓性结膜炎，但与 BPF 病例无流行病学关联。24-Mda 的质粒可从所有 A 组患者、72% 的 B 组患者及 11% 的 C 组患者中分离到。其中 3031 型质粒在所有 A 组患者中分离到，而 92% 的 C 组患者缺如。因此，已将 3031 型质粒作为 BPF 克隆流行的标志。

【流行病学】

1984 年 10～12 月巴西圣保罗州一个农村小镇 Prosmissao 先后发生 10 例年龄不到 10 岁的一种小儿急性暴发感染病。临床表现有高热、腹痛、呕吐、紫癜性皮疹及休克等，进展迅速，全部病例均很快死亡。经调查发现，90% 以上病前半个月左右患过化脓性结膜炎。在调查期间，亦发现从 1984 年 2～7 月在 Parana 州的 Londrina 小镇暴发了 13 例类似病例，尽管缺乏脑膜炎表现，但均发生过结膜炎。在 1～6 月 Promissao 及 Londrina 还报道了 6 例散发病例。从 1984 年 10 月至 1985 年 2 月在 Prosmissao 相邻的其他 6 个小镇发现了 9 例符合病例定义的病例。

1985 年由泛美专家组及美国疾病控制中心（CDC）组成专题研究小组，进行了病原学、流行病学、临床表现及实验室检查资料等分析研究，认为该病系一种新的独立疾病，命名为巴西紫癜热。其后从患者的血、脑脊液及皮肤紫癜处分离培养出 HIBA。

1986 年 3～5 月，在圣保罗州的另一个 Serrana 小镇出现了 11 例病例，随后从典型病例皮肤紫癜处、血及脑脊液中培养出 HIBA，1986 年确认 HIBA 为巴西紫癜热的病原菌。同年，以色列、澳大利亚的西部及中部地区亦分别报道了 1 例 BPF 病例。

1987—1989 年，圣保罗州的 4 个城市报道了 29 例病例。随后的 1989 年 12 月至 1991 年 5 月，Mato Grosso 州先后发生两起暴发流行，共计 29 例病例。

1998 年 Virata 等报道了美国唯一 1 例 17 月龄疑似 BPF 病例。该患儿出现上呼吸道感染及化脓性结膜炎之后 24 日，表现为发热、寒战、黄疸、肢体远端麻疹样皮疹、中耳炎及昏睡等。其兄及堂兄近期亦有结膜炎史。该患儿最终死于肝、骨髓、淋巴结等组织坏死及颅内出血，血培养为埃及嗜血杆菌，但由于同时合并 EBV 感染、肠杆菌及粪肠球菌血症，故未能肯定为典型的巴西紫癜热。近十余年来，已无类似病例报道。

本病传染源为 BPF 及结膜炎的患者及带菌者，经呼吸道、直接接触或间接接触传播。患者多为 10 岁以下儿童，30 ~ 36 个月龄为高发人群。温暖季节多发，冬季发病少。可能与经济水平及卫生条件有关。

【发病机制与病理改变】

导致巴西紫癜热的 3 个克隆菌株具有以下特征：①发生菌血症的侵袭力；②细胞毒作用：如 Quinn 等用单层人微血管内皮细胞（HMEC-1）做实验，BPF-株被吞噬后可在细胞囊泡中生长、繁殖并释放到细胞外，导致细胞死亡，血管网破裂成团块；③内毒素：BPF 患儿血中的内毒素平均值为 675pg/ml，健康儿童仅为 25pg/ml，据此认为内毒素可能为导致多脏器损害的重要原因。

HIBA 菌侵入眼、鼻及咽部后在局部增殖并引起炎症，侵袭力及毒力不强的 HIBA 导致化脓性结膜炎，使结膜充血、水肿，可有脓性分泌物。较强的 BPF 株则可进入血流导致菌血症，释放内毒素，患儿急性期血中内毒素可达 1000 ~ 1600pg/ml。此外，BPF 株的直接侵袭，其细胞毒作用可导致血管内皮细胞死亡，血管网破裂成团块状，从而导致多脏器损害、出血。上述致病因子的作用机制和过程，尚需进一步研究才能阐明。

经尸解发现，组织病理学表现为出血、血管内微血栓形成及坏死。出血部位包括皮肤、肺及肾上腺等，以弥漫性出血为特征。皮肤及黏膜表现为暴发性紫癜，肢体远端及耳、鼻等处有缺血性坏死，而肺和肾上腺出血特别广泛。在上层真皮、肾小球、肺及肝血窦各组织小血管中可见微血栓形成；脾白髓及淋巴结内生发中心的淋巴细胞显著减少。中枢神经系统水肿但无脑膜炎或神经元或神经胶质细胞改变。急性呼吸窘迫综合征相关的肺泡透明膜形成及肺水肿很少见到；亦无血管炎及免疫病理学现象证据。

【临床表现】

迄今为止，BPF 仅见于 3 月龄至 10 岁的儿童。估计发病率为 0.23%，无性别差异。化脓性结膜炎可由毒力强的 BPF 株所致，亦可由非 BPF 的 HIBA 所致，临床表现与其他细菌导致的化脓性结膜炎无异。经抗生素滴眼治疗数日，一般即可痊愈。

90% 以上的儿童在患巴西紫癜热前患过化脓性结膜炎。在结膜炎消退后 1 ~ 2 周（1 ~ 60 日），患儿突然发热，常达 39℃ 以上，腹痛，呕吐，腹泻。发热 12 ~ 48 小时后皮肤及黏膜出现瘀斑及紫癜，迅速扩展到四肢、躯干及面部等处。血压可下降，甚至休克。患者出现发绀、胃肠道出血、尿少及肾功能减退，手、足、耳及鼻等处可出现缺血性坏疽，亦可出现酸中毒及 DIC。患者可有烦躁不安、意识不清、甚至昏迷，多在 1 ~ 2 日死亡。病死率为 70% 左右。

部分患儿发热程度轻、全身中毒症状不严重，未出现皮肤紫癜，或只伴发非出血性斑疹或斑丘疹，但血培养 BPF 株阳性，预后较好，可能与细菌毒力不强及早期抗菌治疗有关。

【实验室检查】

一、血常规

外周血白细胞升高，可达 $34\times10^9/L$，杆状及中性粒细胞增多，血红蛋白及血小板可减少，血小板可低至 $12\times10^9/L$。

二、生化检查

肝、肾功能可受损，血氧含量减低。可有酸中毒及 DIC 存在。脑脊液检查白细胞可轻度增多，平均 $26\times10^6/L$，大多数为多核，糖及氯化物多在正常范围。

三、血中内毒素

鲎试验含量检测明显升高。

四、病原学检查

皮肤紫癜、血液及脑脊液等标本培养获得 HIBA，即可确诊为 BPF。然而，从眼分泌物、鼻咽部培养得到 HIBA，则须做鉴定试验，以确定是否为 BPF 株。由于 BPF 株均有 25kD 的菌毛蛋白抗原，用此蛋白免疫动物可获得特异性抗体（单克隆或多克隆抗体），与 HIBA 进行免疫试验，可辨别是否为 BPF 株菌。

五、特异性抗体检测

检测菌毛蛋白（25kD），有以下方法：

（一）玻片凝集试验

可用于结膜炎暴发流行时快速筛选 HIBA，以评价人群中 BPF 的危险性。用多克隆抗血清检测 BPF 克隆菌株的敏感性及特异性均高，分别为 97% 及 89%。

（二）酶免疫试验（EIA）

用多克隆抗体 EIA 检测 BPF 克隆菌株的敏感性及特异性分别为 100% 及 94%。抗 BPF 单克隆抗体 EIA 作用慢且敏感性不如前者。

（三）乳胶免疫凝集试验（LIA）

可用于培养前直接的结膜标本中的 BPF 克隆菌株筛选，更为敏感，多克隆抗体 LIA 敏感性及特异性分别为 95% 及 54%。

（四）斑点免疫检测法

Ajello 等报道用此方法可直接检测结膜炎患者眼分泌物中是否有 25kD 菌毛抗原的 BPF 株菌，可很快获得结果。

六、实时聚合酶链反应（real-time PCR）

检测 BPF 株独特的基因有 bpf001、bpf002、NMB0419 及 NMB0420。可用于快速感染暴发的流行病学调查。

【诊断】

巴西关于 BPF 的病例诊断标准如下：

一、从发热儿童的血液或脑脊液分离到 HIBA。

二、月龄至 10 岁的儿童，急性起病，有如下特征：①发热≥38.5℃；②腹痛和（或）呕吐；③出现瘀点或紫癜。

三、发热前 30 日内曾患结膜炎。

四、下列两种脑膜炎球菌试有一项或全部阴性：①抗生素给药前的血培养；②血清或尿的抗原测定。

五、应尽可能检测的其他实验室资料：①CSF 中白细胞数≤100/mm^3 或更少，致病菌培养或其他抗原测定阴性（HIBA 除外）；②血中已知的病原菌（HIBA 除外）培养阴性；③已知的病原菌血清学试验阴性（HIBA 除外）。

因此，结合当地有化脓性结膜炎流行，对 10 岁以下的、临床表现为急起高热、腹痛、呕吐，1～2 日后出现皮肤黏膜紫癜的患儿，要高度怀疑可能是巴西紫癜热。对病前半月左右患过化脓性结膜炎，结合血白细胞增高、血小板可减少、肝功能及肾功能损害等多脏器功能障碍的，临床可诊断为 BPF，血培养获得 BPF 株的 HIBA 菌为确诊依据。

【鉴别诊断】

本病最初被疑诊为暴发型流行性脑脊髓膜炎，由于有脑水肿脑脊液中亦可有少量白细胞，但糖和氯化物不低。亦应与其他细菌所致的菌血症、败血症鉴别，主要依据细菌培养的结果。流行病学资料对鉴别诊断有很大意义。

【治疗】

一、病原治疗

HIBA 对氨苄西林、氯霉素、利福平、庆大霉素、氟喹诺酮类及头孢菌素类敏感，但大多数分离株对复方新诺明耐药。应尽快静脉输注足量有效的抗生素。如能争取在紫癜出现前治疗，可控制病情恶化。

二、对症治疗

紫癜出现后常伴发低血压及休克，应积极补充血容量、纠正酸中毒和电解质紊乱，输注新鲜血浆。中毒症状严重者还可应用肾上腺皮质激素类药物以对抗内毒素的毒性作用。

三、其他治疗

（一）化脓性结膜炎

除用氯霉素或氟喹诺酮类眼药水滴眼外，还需应用头孢菌素、利福平进行全身治疗，以防 BPF 发生。伴有低热时，口服抗菌药物，38.5℃以上时则静脉给药。

（二）巴西紫癜热

应尽快静脉给予足量有效的抗菌药物，在紫癜出现前用可明显控制病情的发展。在流行区，如果结膜炎伴有不能解释的发热，必须立即做血培养，而后用大剂量抗菌药物静脉给药，如氨苄西林或庆大霉素，亦可用头孢噻肟。如果已经出现大量紫癜甚至休克，同时抗休克、补充血容量、血管活性药物、纠正酸中毒、电解质紊乱，输注新鲜血浆。严重者给予肾上腺皮质激素。

【预后】

最初发现的10例典型BPF患儿全部死亡，不及时抗菌药物治疗及并发感染性休克者预后差。不同时期暴发流行的病死率不同，为40%～90%。在紫癜、休克出现前应用有效抗菌药物治疗是改善预后的关键。

【预防】

本病尚无预防性疫苗。对结膜炎患者应进行隔离，对其眼分泌物、手帕及面巾等被污染的用品进行消毒。用抗生素眼药水滴眼治疗同时，应口服抗生素进行全身治疗，以清除隐藏在体内的HIBA，可防止BPF的发生。流行地区应进行疫情监测，了解BPF克隆菌株在当地的分布及消长情况，预测BPF有无流行的可能，以采取相应的预防措施。对密切接触者可用利福平预防。

（成军　蒋荣猛）

参考文献

1. Strouts FR, Power P, Croucher NJ, *et al*. Lineage-specific virulence determinants of *Haemophilus influenzae* biogroup aegyptius. Emerg Infect Dis, 2012, 18(3): 449-457.
2. Papazisi L, Ratnayake S, Remortel BG, *et al*. Tracing phylogenomic events leading to diversity of *Haemophilus influenzae* and the emergence of Brazilian purpuric fever (BPF)-associated clones. Genomics, 2010, 96(5): 290-302.
3. Papazisi L, Ratnayake S, Remortel BG, *et al*. Tracing phylogenomic events leading to diversity of *Haemophilus influenzae* and the emergence of Brazilian purpuric fever (BPF)-associated clones. Genomics, 2010, 96(5): 290-302.
4. Santana-Porto EA, Oliveira AA, da-Costa MR, *et al*. Suspected Brazilian purpuric fever, Brazilian Amazon region. Emerg Infect Dis, 2009, 15(4): 675-676.
5. Harrison LH, Simonsen V, Waldman EA. Emergence and disappearance of a virulent clone of *Haemophilus influenzae* biogroup aegyptius, cause of Brazilian purpuric fever. Clin Microbiol Rev, 2008, 21(4): 594-605.

第三十三节　淋球菌感染

淋球菌感染（gonococcal infection）系指淋病奈瑟菌（*Neisseria gonorrhoeae*）所致的泌尿生殖系统感染和生殖器以外感染的总称，前者称为淋病，主要通过性接触传播。后者指淋球菌经血液或其他途径，引起全身播散。

【病原学】

一、一般生物学特性

淋病奈瑟菌（简称淋球菌）属氧化酶阳性、有菌毛、可带荚膜和耐药质粒的革兰阴性球菌，外形卵圆或豆状，大小（0.6～0.9）μm×0.5μm，常成对排列，相邻面扁平或稍凹陷。本菌无鞭毛和芽胞，急性期多在胞内，慢性期多在胞外。此菌娇嫩，不耐干热和寒冷，干燥环境下1～2小时死亡，但在不完全干燥的环境和脓液中能保持传染性10余小时甚至数日。39℃能存活13个小时，42℃时15分钟，52℃时5分钟，60℃时1分钟内死亡，100℃时立即死亡。一般消毒剂易将其杀死。本菌具有自溶性，离开人体环境即迅速死亡。

淋球菌为需氧双球菌，酶系统发育不完全，故对培养条件要求较高，常用的培养基有Thayer-Martin培养基、巧克力琼脂或血琼脂培养基，培养基中含有多种抗生素。最适生长环境为温度35～36℃、含2.5%～5% CO_2的环境中生长，24小时后可观察到菌落，并见细菌被菌毛（pillus）所覆盖，称P+，当细菌衰老时菌毛消失称P-。菌毛与淋球菌的侵袭力有关。

二、结构

淋球菌由内到外分别由核质、细胞质、细胞膜和细胞壁组成。细胞壁由黏肽层和外膜组成。黏肽层在细胞壁中间。由一系列糖和氨基酸连接在一起成为坚固的网状结构，可保持淋球菌结构的完整性。外膜暴露于环境中，主要由膜蛋白、脂多糖和菌毛构成。膜蛋白分为蛋白Ⅰ、Ⅱ及Ⅲ。蛋白Ⅰ为主要蛋白，占外膜蛋白的60%，不同菌株间其分子量有差异，且抗原性也不同。蛋白Ⅱ类似菌毛，能使淋球菌与宿主上皮细胞、白细胞相互粘合，现称为联接不透明外膜蛋白（OPAS），被认为具有配体功能。蛋白Ⅲ与蛋白Ⅰ形成复合物，在膜上形成穿孔蛋白（porins），使水溶性营养物质和其他对细菌代谢的重要物质通过孔道进入菌体内。外膜结构中的脂多糖为淋球菌的内毒素，是重要的致病物质。

三、分型

以往根据蛋白Ⅰ抗原性不同，可用单克隆抗体将淋球菌分为至少46个血清型。与菌毛和蛋白Ⅱ不同，菌株间蛋白Ⅰ抗原存在很大差异，但同一菌株在蛋白Ⅰ抗原表达是稳定的。蛋白Ⅰ有两种结构式即ⅠA和ⅠB，两者为同一基因中等位基因，每一种菌株只有其中一种。现可用蛋白ⅠA和蛋白ⅠB不同表位的单克隆抗体，能将淋球菌分为血清型ⅠA1～ⅠA24和ⅠB1～ⅠB32等血清型。淋球菌分型对开展流行病学调查有重要意义。

四、耐药性

由于抗生素广泛使用，使临床上相继出现不同的耐药菌株，这些耐药菌株包括质粒或染色体介导的耐药株，青霉素酶菌株（PPNG）、四环素质粒耐药菌株（TRNG）及耐喹诺酮菌株等，给临床治疗带来了挑战。

【流行病学】

人是淋球菌的唯一宿主，淋病患者是主要的传染源，无症状带菌亦可以成为重要的传染源，其中女性无症状带菌者占重要地位（女性可达50%）。细菌通常寄居于黏膜表面的柱状上皮细胞内，通过性接触传播。亦可通过污染的衣裤、床上用品、毛巾、浴盆等间接传播，新生儿结膜炎多从产道感染。

性交接触式淋病的主要传播方式，感染的几率与受染者接触方式有关。与男性淋病患者发生性关系的女性，约60%～80%发生宫颈炎。而与女性淋病患者发生性关系的男性，仅20%～30%感染淋病。女性经口交者，其咽部淋球菌感染机会极高，而男性经口交者，咽部感染机会较低。阴茎-直肠接触显然是最高的传播方式。淋病亦可通过非性交途径传播。孕妇淋病患者黏膜破裂，继发羊膜腔内感染，也可感染胎儿；产道感染可引起新生儿淋菌性结膜炎，成人偶可通过带菌的手指，毛巾和污染的床上用品，马桶，浴巾等发生淋球菌的间接感染。另外，淋病患者，尤其男性同性恋患者的重复感染率较高（18%～44%），重复感染淋球菌的患者，不仅是重要的传染源，而且多为耐药株的带菌者，需要在防治上更为谨慎。

淋病呈世界性流行，世界卫生组织（WHO）估计，每年大约有2亿淋病新患者，其中以欧洲和非洲尤甚，亚洲的情况亦较为严重。近年来随着HIV感染受到广泛关注并积极采取预防措施，全世界淋病整体发生率有下降趋势。但我国目前淋病发病率近年呈上升趋势，近年来甘肃，昆明及沿海城市报道淋病病例有增无减，已占所有性病首位。不同人群中，淋病流行的差异较大，发病与年龄，性别，受教育程度，性行为方式及免疫有关。社会经济地位和教育水平低的犯罪青年，感染率相对较高，且与其性生活混乱呈正相关。

【发病机制】

淋球菌感染的发生与发展，与侵入病原体数量、致病力特征及人体局部和全身免疫力相关。

淋球菌对单层柱状上皮细胞和移行上皮细胞（如前尿道、子宫颈、后尿道、膀胱黏膜）敏感，而对复层鳞状上皮细胞（如舟状窝、阴道黏膜）不敏感。因此，性接触后淋球菌首先累及前尿道和宫颈黏膜，藉助于菌毛、蛋白及其释放的IgA_1分解酶与上皮黏附。淋球菌被柱状上皮细胞吞饮后，进入细胞并大量繁殖，导致细胞损伤溶解，同时将淋球菌释放到黏膜下层，通过脂多糖、补体等相互作用，引起局部炎症反应。1～2日后炎症加重，黏膜广泛水肿，多形核白细胞浸润，引起黏膜糜烂、脱落，形成典型的尿道脓性分泌物。

宿主防御淋球菌除了靠正常黏膜及理化屏障外，主要依赖血清IgG、IgM和黏膜IgA与淋球菌的相互作用。人血清中抗菌毛抗体，抗脂多糖IgG、IgM抗体，还有针对外膜蛋白的IgG抗体，在补体的介导下对菌血症时的淋菌具有杀菌，起到保护作用。人体的调理-吞噬系统和中性粒细胞的杀菌作用对局限性淋球菌感染也起到相应的免疫效应；但细胞介导的保护性免疫，在淋菌感染时并不起重要作用。

淋菌在一定条件下可在局部蔓延或播散至全身。淋菌进入后尿道或宫颈，可蔓延引起泌尿生殖道和附近器官的炎症，如尿道旁腺炎、尿道球腺炎、前列腺炎、精囊炎、子宫内膜炎、输卵管炎等，严重者经血循环可播散至全身。淋球菌可长期潜伏在腺组织深部，形成慢性淋病而反复发作。后尿道及前列腺的慢性炎症可引起膀胱颈部纤维化,甚至引起慢性尿潴留。黏膜坏死后由鳞状上皮或结缔组织代替,引起尿道瘢痕性狭窄、输卵(精)管狭窄、梗阻、继发宫外孕和不孕。

【临床表现】

淋球菌感染可分为无并发症及有并发症感染,前者传统上局限于生殖器黏膜。男女淋球菌感染的临床表现有一定差别,其病谱也不尽相同(表 17-33-1)。

表 17-33-1　男女淋球菌感染疾病谱比较

男性	女性	男女均有
尿道感染	宫颈内膜感染	直肠炎
附睾炎	尿道炎	咽部
前列腺炎	输卵管炎	眼结膜炎
	前庭大腺和尿道旁腺炎	播散性淋球菌感染
	肝周炎	

一、男性淋病

潜伏期 7 ~ 9 日,一般 2 ~ 5 日。约有 5% 男性急性淋病呈无症状,10% ~ 15% 的症状轻微而成为带菌者和主要传染,亦有 5% ~ 10% 的急慢性淋病患者并发单侧附睾炎,精囊炎和前列腺炎。

(一) 淋球菌性尿道炎(gonococcal urethritis)

急性淋球菌性尿道炎最常见。初期突出表现为尿道前部的炎症,主要临床症状有:①尿痛:表现为排尿开始时呈灼热刺痛,排尿后疼痛减轻,如疼痛逐渐加重并向股部及睾丸放射,则说明炎症已累及后尿道。尿痛常常成为患者就诊的主要原因;②尿道口溢脓:尿道口间断排出深黄色或黄绿色液体,量较非淋菌性尿道炎多,易污染内裤。有时脓痂黏着堵塞于尿道口呈"糊口"现象,以早晨首次排尿前更常见;③尿频尿急:常伴有排尿困难,夜间尿频、终末血尿或血性精液等;④其他局部表现:部分患者可合并龟头炎、阴茎背面淋巴管发炎或腹股沟淋巴结肿大;⑤全身症状:少数患者可有发热(38℃左右)、寒战、食欲不佳、疲惫等。急性期如能及时治疗,3 ~ 4 日内症状明显好转,组织肿胀消退,分泌物变稀薄并逐渐消失,排尿恢复正常。如不治疗,症状经 2 ~ 4 周可减轻,但并未治愈,常转变为慢性淋病。另外,体虚多病者多见前后尿道炎并发,并较易变成慢性。

凡尿道炎症状持续 2 个月以上者称为慢性淋病。慢性期常由急性期转变而来,与急性期治疗不及时、不彻底和不合理,或反复感染、抵抗力下降、性生活过度或淋球菌耐药等有关。慢性期由于淋球菌潜伏于后尿道或深层腺体中,其症状一般较轻或隐匿,尿道刺激症可轻可重,且无一定规律,尿道常有痒感,排尿时有灼热感或轻刺痛,尿流变细,排尿无力,尿后滴沥,会阴部可有压痛,伴有乏力、精神不振等。大部分患者于清晨尿道有少量浆液痂封口,俗称"糊口"现象;若挤压会阴部或阴茎部常可见稀薄黏液流出,尿液基本清晰,但有淋丝。上述症状反复发作,尤其在过度疲劳、大量饮酒或性交等情况下加重,慢性感染可导致尿道狭窄和不育。

(二) 附睾炎(epididymitis)

约 5% ~10% 未治疗的淋病患者可并发附睾炎。附睾受累时可表现均匀肿大,呈樱桃大小,常与睾丸界限不清,伴局部自发痛和压痛,向股部及骶髋部放射,精囊有牵引痛。35 岁以下的性活跃期附睾炎常由淋球菌或沙眼衣原体所致,两者发生频率和症状无明显区别,多依赖实验室检查予以鉴别。年龄较大的男性,除淋球菌和衣原体外,大肠杆菌或其他细菌也是重要的病原体。

(三) 淋菌性前列腺炎(gonocloccal prostatitis)

淋球菌可进入前列腺的排泄管、腺体引起急性前列腺炎,有发热、寒战、会阴疼痛及排尿困难,前列腺肿胀伴压痛。淋球菌并非造成急性系列腺炎常见病因,多引起慢性前列腺炎,其症状轻微,有会阴部不适、阴茎痛、晨起尿道口有"糊口"现象,尿中见到淋丝。前列腺按摩液有白细胞增多,卵磷脂减少,涂片或培养找到淋球菌、肛门指检可在前列腺上触及小结节,并有不适或痛感。

二、女性淋病

潜伏期比男性长,一般 2 ~ 10 日。约半数淋球菌感染的女性可无症状或症状极轻。最常受累的部位为宫颈内膜(80% ~ 90%),其次为尿道(80%)、直肠(40%)及咽部(10% ~20%)。

(一) 淋菌性宫颈炎(gonococcal cervicitis)

为女性淋病常见类型,表现为阴道分泌物增

多、下腹坠胀感，少数患者下腹疼痛，且症状可随月经周期而变化。检查可见宫颈充血、水肿、触痛，或有糜烂，黏膜发脆，常有黄绿色或者脓性分泌物从宫颈中流出。

（二）淋菌性尿道炎（gonococcal urethritis）

常于性交后2～5日发生，尿频、尿急、尿痛，外阴刺痛及烧灼感，尿道口红肿、溃脓或按压尿道有脓性分泌物流出。多数与宫颈炎合并存在，也可单独表现为尿道炎。

（三）急性淋菌性输卵管炎（acute gonococcal salpingitis）

输卵管炎可为亚临床性，有时出现性交疼痛。急性发作时有下腹部和盆腔疼痛，有局限性肌紧张，下腹可有压痛和反跳痛，阴道有脓性分泌物，常为双侧。双合诊时随着宫颈和子宫的移动有明显的盆腔触痛、附件肿胀或肿块。

（四）前庭大腺炎（batholinitis）

前庭大腺炎位于大阴唇后下方，正常大小直径<0.5cm。淋球菌可引起前庭大腺炎，常为单侧。急性感染时，腺管周围有红晕、大阴唇后1/3处有脓液渗出，腺管阻塞可引起前庭大腺脓肿。

（五）炎症性盆腔疾病（pelvic inflammatory diseases，PID）

即盆腔炎。PID包括子宫内膜炎、输卵管炎、输卵管卵巢脓肿和盆腔腹膜炎等。同时存在沙眼衣原体感染可增加盆腔炎的发病率，淋球菌性宫颈炎约有15%发生PID。PID患者可表现为下腹部疼痛和触痛、附件触痛、宫颈举痛，伴恶心、呕吐，并可形成盆腔脓肿，其主要并发症为输卵管瘢痕形成和不孕。

（六）肝周围炎（perihepatitis）

淋球菌向上蔓延至上腹部，可引起肝周围炎，又称Fitz-Hugh-Curtis综合征。多见于性活跃期的青年女性。临床表现个体差异很大，从轻微症状到急性发作。表现为右上肢或上腹疼痛和触痛，类似急性胆囊炎，偶可有肝区摩擦音。急性阶段的肝周围炎实际上就是急性腹膜炎。慢性期可有琴弦状黏连，甚至持续数年，导致间歇性上腹部疼痛，月经期偶有加重，但很少形成膈下脓肿。

三、新生儿及儿童淋病

（一）新生儿淋病

淋球菌可感染新生儿结膜、咽部、呼吸道和肛管，甚至可发生淋球菌菌血症。新生儿眼炎较为常见，开始为结膜炎，多见于生后4日内出现症状，起病急，可双眼同时受累，眼结合膜高度充血、水肿，病情迅速进展，可出现眼睑肿胀、结膜充血，角膜混浊、溃疡、虹膜睫状体炎，有脓液外漏，俗称“脓漏眼”。若延误治疗，可导致角膜溃疡穿孔失明。从结膜分泌物中查见典型革兰阴性双球菌时高度提示淋球菌性眼炎，培养出淋球菌即可确诊。

（二）儿童淋病

幼婴由于缺乏抗淋病的杀菌性IgM抗体，因而易发展为菌血症。儿童淋病发生年龄有两个高峰，即1～6岁和9岁至青春期，女性比男性多见，以女阴阴道炎或尿道炎最常见，表现为外阴红肿、灼痛，阴道有脓性分泌物流出。合并尿道炎时可表现为排尿疼痛、尿频和尿急等。确诊依赖细菌培养。

四、男女共患淋球菌感染

（一）淋菌性直肠炎（gonococcal rectitis）

主要见于男性同性恋者发生于肛交之后，女性无肛交史的直肠感染是由于生殖器分泌物接种于肛门直肠黏膜所致。直肠淋球菌感染可以表现为无症状，或可能产生肛门直肠疼痛、瘙痒、下坠、里急后重、便血和脓性黏液自肛门排出。肛门直肠镜检查见肛门隐窝发红、水肿和脓液，直肠黏膜有渗出物。确诊依赖于肛门拭子标本培养阳性。

（二）淋菌性咽炎（gonococcal pharyngitis）

咽部淋球菌感染与性行为方式改变有关，主要见于女性和男性同性恋中口交（口淫）者，怀孕时女性有较多的口淫，也可以使咽部淋球菌感染率增加。约80%咽部淋球菌感染的患者无症状，有症状者仅感轻度咽痛和咽部发红，很少有急性渗出性炎症发生。咽部分泌物培养出淋球菌是确诊的依据。

（三）淋菌性关节炎（gonococcal arthritis）

男女淋病患者可发生淋菌性关节炎，其发病机制多与淋球菌直接侵入有关，也可因其毒素诱发变态反应而引起。临床表现以下特点：①起病急，可有间歇性发热；②可侵犯一个或多个关节，以腕、肘、膝关节为主，亦可侵犯其他关节，多不对称；③受累关节有红、肿、热、痛，严重者关节积脓和蜂窝织炎，后期因发生破坏性损伤，而影响正常关节功能；④关节滑膜液中可分离出淋球菌。

（四）皮肤损害

皮疹发生率3%～20%，主要分布于四肢远端，可为丘疹、斑丘疹、水疱、荨麻疹、结节性红斑、多形红斑样皮损、瘀斑、脓疱性或出血性皮肤损害。亦可表现为皮肤角化症。皮肤损害可以为淋球菌性败血症表现之一。

（五）淋球菌败血症（gonococcal septicemia）

国外报道较多，国内报道甚少。患者表现为发热、关节病变和皮疹。皮疹发生较早，初为细小红斑，以后出现水疱、脓疱或紫癜，多散在于四肢。诊断依赖血培养。

【诊断与鉴别诊断】

淋球菌感染的诊断主要依据：①流行病学资料：特别是性生活史对本病诊断帮助很大。注意追问患者有无非婚性生活，性伴人数及频度，性伴有无性病史，以及此次患病的潜伏期是否符合淋病的规律。非性行为注意间接传播等方式；②典型泌尿生殖系统症状群：如尿频、尿急、尿痛、尿道口流脓、阴道分泌物呈脓性等。实验室检查，主要依赖涂片和细菌培养，但不同临床表现其涂片和培养价值不一样，见表17-33-2。由于耐药菌株不断出现，故主张细菌培养同时宜作药敏试验，以指导临床治疗，一些新的分子生物学技术如PCR等对诊断有一定帮助，有条件可以开展，但要注意质量控制，防止假阳性和假阴性发生。

表17-33-2　诊断淋病涂片革兰染色和培养的敏感性和特异性

取材部位	革兰染色		培养敏感性（%）
	敏感性（%）	特异性（%）	
有症状男性尿道	95	95	96～100
无症状男性尿道	约60	95	96～100
有症状女性宫颈	40～70	95	96～100
无症状男性直肠	30～65	95	96～98
咽部	不推荐	不推荐	不明

淋病的鉴别诊断中应注意与非特异性泌尿生殖道感染相鉴别，特别是与性传播的非淋菌性尿道（宫颈）炎相鉴别（表17-33-3）。男性附睾炎应与结核性附睾炎鉴别，淋病阴道炎应与豆腐渣样白带、真菌性阴道炎和其他细菌性阴道炎鉴别。女性淋菌性盆腔炎应该与急性阑尾炎，宫外孕等鉴别。播散性淋球菌感染还应该与脑膜炎双球菌败血症，化脓性关节炎，Reiter综合征相鉴别。

表17-33-3　淋病与非淋菌性尿道炎的鉴别

	淋病	非淋菌性尿道炎
潜伏期	3～5日	1～3周或更长
尿痛	多见	轻微或不痛
全身症状	偶见	无
尿道分泌物	量多，脓性	量少，多为黏液状
镜检	白细胞内革兰阴性双球菌	无双球菌
培养	有淋球菌生长	沙眼衣原体或其他微生物

【治疗】

一、治疗原则

早期诊断、及时治疗、保证足量、规则用药，参照当地耐药菌株的流行情况选择敏感抗生素。无并发症淋病推荐用单次大剂量给药方法，以便有足够的血浓度杀死淋球菌。有并发症淋病连续每日给药，以保持足够的治疗时间。治疗期间严禁剧烈活动，禁酒、禁咖啡、禁房事。注意同时治疗性伴及其他混合感染如衣原体、支原体感染；治疗后随访复查。

二、治疗方案

不同淋球菌感染病谱，其治疗方法不一样（表17-33-4）。

三、治愈标准

治疗结束后2周内无性接触情况下符合以下标准：①症状和体征全部消失；②治疗结束后4～7日从患病部位取材做涂片和培养阴性。

表 17-33-4　淋病治疗方案

淋病分类	治疗方法
淋病性尿道炎（宫颈炎）	1. 头孢三嗪 250mg,1 次肌注;或头孢噻肟 1.0g,1 次肌注;或壮观霉素 2.0g(女 4.0g),1 次肌注;或头孢克肟 600mg,1 次口服。或氧氟沙星 600mg,1 次口服;或环丙沙星 500mg,1 次口服;以上两种氟喹诺酮类药物,肝肾功能障碍、孕妇、儿童及 18 岁以下少年禁用 2. 上述药物治疗后,防止衣原体感染,继续用强力霉素 100mg,每日 2 次,连服 7 日;或阿齐霉素 1g,1 次口服;或司巴沙星 0.2g,每日 1 次,连续 7 日
有并发症淋病（输卵管炎或附睾炎）	1. 头孢三嗪 250mg,肌注,每日 1 次,连续 10 日;或壮观霉素 2.0g,肌注,每日 1 次,连续 10 日;或氧氟沙星 200mg,每日 2 次,连续 10 日(肾功能障碍、孕妇、儿童及 19 岁以下少年禁用) 2. 如合并衣原体感染,在上述治疗后,用强力霉素 100mg,每日 2 次,连续 15 ~21 日;孕妇用红霉素 500mg,每日 4 次,连服 15 ~21 日
孕妇淋病	1. 头孢三嗪 250mg,1 次肌注;或头孢噻肟 1.0g,1 次肌注;或壮观霉素 4.0g,1 次肌注 2. 用上述药物后,疗效不好者,可用红霉素 500mg,每日 4 次,连服 7 日;孕妇禁用强力霉素和四环素
淋菌性眼炎	
成人	1. 头孢三嗪 1.0g,肌注,每日 1 次,连续 5 日;或头孢噻肟 1.0g,肌注,每日 2 次,连续 5 日;或壮观霉素 2.0g,肌注,每日 2 次,连续 5 日 2. 生理盐水冲洗眼部,每小时 1 次,冲后用 0.5% 红霉素或 1% 硝酸银液点眼
新生儿	1. 头孢三嗪 25 ~50mg/kg(总剂量不超过 125mg),静注或肌注,每日 1 次,连续 7 日(高胆红素血症婴儿,尤其未成熟儿慎用);或头孢噻肟 25mg/kg,静注或肌注,每日 1 次,连续 7 日;或壮观霉素 40mg/kg,肌注,每日 1 次,连续 7 日 2. 眼部处理同成人淋菌性眼炎,疗效不好者应考虑有衣原体感染 3. 美国 CDC 推荐方案为头孢三嗪 25 ~50mg/kg,单次静脉或肌内注射,剂量不超过 125mg
淋菌性咽炎	头孢三嗪 250mg,1 次肌注;或氧氟沙星 600mg,1 次口服;或环丙沙星 500mg,1 次口服;或阿齐霉素 1g,1 次口服;或强力霉素 0.1g,每日 2 次,连续 7 日。不用氨苄西林、阿莫西林及壮观霉素
淋菌性肛门直肠炎	头孢三嗪 250mg,1 次肌注;或氧氟沙星 600mg,1 次口服。不用氨苄西林、阿莫西林及四环素
儿童淋病	体重 45kg 以上按成人方案。小于 45kg 者用下列方法:头孢三嗪 125mg,1 次肌注;或头孢噻肟 25mg/kg,肌注,每 12 小时 1 次,共 2 次;或壮观霉素 40mg/kg,1 次肌注
播散性淋球菌感染	头孢三嗪 1.0g,每 12 小时静注 1 次,5 日后改用 250mg,肌注,每日 1 次,连续 7 日;或头孢噻肟,每 8 小时静注 1 次,5 日后改为 1.0g,肌注,每日 1 次,连续 7 日 淋菌性脑膜炎或心内膜炎:头孢三嗪 1 ~2g,静脉滴注,每 12 小时 1 次;前者疗程约 2 周,后者疗程至少 4 周

【预防】

首先要进行社会一级预防,加强性病防治宣传教育,提倡高尚性道德,洁身自爱,避免婚外性行为,不搞性乱,严禁卖淫嫖娼。早期发现患者,及时合理治疗,患病期间不与家人及女婴同床同浴,以控制传染源。在高危人群中进行筛查,以及追踪患者的传染源及接触者。加强个人防护,提倡使用阴茎套。普及耐药菌株的培养和鉴定技术,控制耐药菌株的流行,一般不主张系统应用抗生素,因为可能发生耐药菌株及对抗生素过敏问题。为预防新生儿发生淋菌性眼炎,应诊治感染的孕妇。新生儿出生后 1 小时内用 0.5% 红霉素眼药膏或 1% 硝酸银眼药水点眼 1 次。

（王宇明　晏泽辉）

参考文献

1. 邵长庚. 淋病. 赵辨,主编. 临床皮肤病学,第二版. 南京：江苏科技出版社，2001.
2. 吴志华，叶萍. 淋病. 吴志华，主编. 现代皮肤性病学. 广州：广东人民出版社，2000.
3. Hammett TM. Sexually transmitted diseases and incarceration. Curr Opin Infect Dis. 2009，22(1)：77-81.
4. Kenfak-Foguena A，Zarkik Y，Wisard M，*et al*. Periurethral abscess complicating gonococcal urethritis：case report and literature review. Infection，2010，38(6)：497-500.
5. Jerse AE，Deal CD. Vaccine research for gonococcal infections：where are we? Sex Transm Infect，2013，89 (Suppl 4)：iv63-68.

第三十四节　破　伤　风

破伤风(tetanus)是破伤风杆菌(*Clostridium tetani*)侵入人体伤口后，在厌氧环境下生长繁殖，以产生嗜神经外毒素而引起全身肌肉强直性痉挛为特点的感染病。典型表现为牙关紧闭、强直性痉挛(tonic spasm)及阵发性痉挛(clonic spasm)。重型患者可因喉痉挛或继发严重肺部感染而死亡。新生儿破伤风多由脐带感染引起，病死率很高。

【病原学】

破伤风杆菌属厌氧芽胞杆菌属，专性厌氧。菌体细长，长 4 ~ 8μm，宽 0.3 ~ 0.5μm，周身鞭毛；芽胞呈圆形，位于菌体顶端，直径比菌体宽大，似鼓槌状；革兰染色阳性，但在做伤口涂片检查时，可变为革兰染色阴性。破伤风杆菌在厌氧环境下繁殖，形成繁殖体并产生毒素，易被消毒剂及煮沸杀死；当环境条件不利时，形成芽胞。破伤风芽胞对外界环境有很强的抵抗力，能耐煮沸 15 ~ 90 分钟，在土壤中可存活数年，需采用高压消毒才能将其杀死；在 5% 苯酚(石炭酸)、1% 升汞及 2% 过氧化氢中可分别于 10 ~ 15 小时、2 ~ 3 小时及 24 小时内被杀灭。

破伤风外毒素可被胰蛋白酶处理分解为 α、β、γ 组分，各组分可引起不同临床效应，分别称为破伤风痉挛毒素、破伤风溶血素和溶纤维素。破伤风临床症状主要由毒性极强的痉挛毒素引起。

【流行病学】

虽然 WHO 积极推行全球免疫计划，但据估计全世界每年仍有近百万破伤风病例，发病率为 18/10 万人，年病死 40 万人；发展中国家由于免疫不普及，发病人数较多。每年新生儿破伤风 80 万例，死亡数十万例。破伤风也是我国内地新生儿死亡原因之一。

破伤风杆菌广泛存在于人、畜粪便和土壤中，极易通过灰尘或直接污染各类伤口而引起感染发病。除战伤外，平时常见于开放性骨折、深刺伤、深切割伤、挤压伤、动物咬伤及产道感染。偶有因注射或手术时消毒不严，或在卫生较差的环境条件下进行拔牙、穿耳等小手术而感染发病的病例。

近几年，医院侵入性检查所致的感染时有发生，吸毒感染者也屡有报道。破伤风也是地震、洪涝等灾害时易发生并需积极防控的次生灾害性疾病。受伤后通常先有化脓感染，特别是伤口较深、不易彻底清创引流或有异物残留的伤口，在受伤环境很脏、又未能及时充分处理时，极易感染破伤风。更有用不洁的泥土、香灰、纸灰包扎伤口而直接受染者。在家庭和卫生条件很差的场所接生，可造成新生儿脐带受染发生破伤风。

人群对破伤风普遍易感，各年龄组均有发病，但以青壮年男性、尤其以农民为多，这显然与受伤机会较多和环境受破伤风杆菌污染严重有关。患本病后无持久免疫力，故可再次感染发病。

【发病机制和病理】

本病感染必须先有入侵门户，如各种创伤等，破伤风杆菌芽胞侵入局部伤口后，一般不会立即生长繁殖。但如同时有葡萄球菌等需氧菌合并感染，组织创伤严重造成局部血循环不良，或有坏死组织及异物存留，从而形成局部厌氧环境，则极有利于破伤风杆菌繁殖，并产生大量痉挛毒素。破伤风杆菌无侵袭力，不侵入血循环，仅在局部伤口生长繁殖。其致病作用主要由产生的外毒素引起。

外毒素主要侵犯脊髓及脑干运动神经元，一旦与神经细胞结合，则不能被破伤风抗毒素中和。毒素先与神经末梢的神经节苷脂(ganglloside)结合，反向沿神经鞘经脊髓神经根传入髓前角神经元。正常情况下，当屈肌运动神经元受刺激兴奋时，冲动亦同时传入抑制性中间神经元，使之释放抑制性递质(甘氨酸和 γ 氨基丁酸)，抑制相应的伸肌运动神经元使伸肌松弛，与屈肌收缩相互协调。同对，屈肌运动神经元的兴奋状态还受到抑制性神经元的负反馈抑制，使之不会过度兴奋。

破伤风痉挛毒素能选择性地封闭抑制性神经

元，阻止神经递质抑制物的释放，使肌间收缩松弛平衡失调而同时强烈收缩。此外，破伤风毒素还能抑制神经肌肉接头处神经触突的传递活动，使乙酰胆碱聚集于胞突结合部，不断向外周发放神经冲动，导致持续性的肌张力增高和肌肉痉挛，形成临床牙关紧闭、角弓反张直至阵发性痉挛等主要症状。破伤风患者的交感神经抑制过程亦同时受到损伤，产生临床上各种交感神经过度兴奋的症状，如心动过速、体温升高、血压上升及出汗等。血和尿中可测得儿茶酚胺水平升高，并随病情改善而下降。

破伤风病理改变亦无特异性。多数器官损害由严重肌肉痉挛性抽搐、缺氧引起。如脑和脊髓充血及出血，重者有水肿。神经元细胞可见水肿、核肿胀和染色质溶解。病程长者大脑半球可出现脱髓鞘及神经胶质增多，其他器官如心、肝、肾、肺及胃肠道等有不同程度的充血和出血。肺部等继发感染者有炎性病变。

【临床表现】

绝大多数破伤风患者均有外伤史，伤口多先有或合并化脓性感染。一般伤口较深，常有异物或坏死组织残留。部分患者伤口较小且隐蔽，常被忽视而延误诊断和治疗，甚至因病情恶化而造成严重后果。破伤风的潜伏期平均为 6 ~ 10 日，亦有短于 24 小时或长达 20 ~ 30 日，甚至数月，或仅在摘除存留体内多年的异物如子弹头或弹片后，才发生破伤风。潜伏期长短与既往是否接受过预防注射、创伤的性质、创伤的部位及伤口的处理等因素有关。潜伏期持续时间愈短病情愈重，病死率越高，短于 7 日者多为重型破伤风。曾用破伤风类毒素主动免疫或受伤后进行预防性破伤风抗毒素注射者，潜伏期一般较长。新生儿破伤风一般在断脐带后 7 日左右发病，故俗称“七日风”。

患者先有乏力、头晕、头痛、咀嚼肌紧张酸胀、烦躁不安及打呵欠等前期症状。这些前期症状一般持续 12 ~ 24 小时，接着出现典型的肌肉强烈收缩，最初是咀嚼肌，以后依次为面肌、颈项肌、背腹肌、四肢肌群、膈肌及肋间肌。患者开始感到咀嚼不便，张口困难，随后牙关紧闭；面部表情肌群呈阵发性痉挛，使患者具有独特的“苦笑”表情。颈项肌痉挛时，出现颈项强直，头略向后仰，不能做点头动作。背腹肌同时收缩，但背肌力量较强，以致腰部前凸，头及足后屈，形成背弓，呈“角弓反张”状。四肢肌收缩时，因屈肌较伸肌更有力，肢体可出现屈膝、弯肘、半握拳等姿态。在持续紧张收缩的基础上，任何轻微刺激，如光线、声响、震动或触碰患者身体，均能诱发全身肌群的痉挛和抽搐。每次发作持续数秒至数分钟，患者面色发紫，呼吸急促，口吐白沫，流涎，磨牙，头频频后仰，四肢抽搐不止，全身大汗淋漓，非常痛苦。发作间歇，疼痛稍减，但肌肉仍不能完全松弛。强烈的肌痉挛，有时可使肌断裂，甚至发生骨折。膀胱扩约肌痉挛又可引起尿潴留。持续性呼吸肌群和膈肌痉挛，可以造成呼吸停止，致患者死亡。患病期间，患者神志始终清楚，一般无高热。高热的出现往往提示有肺炎的发生。病程一般为 3 ~ 4 周。自第二周后，随病程的延长，症状逐渐减轻。但在痊愈后的一个较长时间内，某些肌群有时仍有紧张和反射亢进的现象。

破伤风患者极易并发呼吸道感染，严重呼吸道感染为本病患者死亡的主要原因。患者因咽部肌肉强直而吞咽困难，喉部常积聚较多的分泌物。当患者发生阵发性肌痉挛时，极易吸入大量分泌物造成支气管肺炎或肺不张。感染发生后又因呼吸肌强直，无法有效咳嗽排痰。为抑制肌肉痉挛而应用的镇静剂和肌肉松弛剂，亦影响有助排痰的咳嗽反射，使肺部感染更为严重，且不易控制。为预防喉痉挛及加强肺部感染引流，常进行气管切开术，但术后如缺乏良好护理，可使气管内分泌物浓稠，积聚管壁形成干痂，外部病原菌更易侵入，进一步使肺部感染恶化和通气进一步受阻，甚至导致呼吸衰竭。

破伤风患者因口咽肌肉强直而无法进食，仅靠静脉输液和管喂饮食维持营养。加之全身肌肉持续强直痉挛的消耗，交感神经兴奋造成的能量消耗，患者常出现营养不良。患者病后迅速消瘦，在恢复期常“骨瘦如柴”，需经较长时间才逐渐恢复。为及时和正确地治疗患者，临床常根据患者的特点将破伤风分为轻、中、重 3 型。

一、轻型

潜伏期超过 10 日，全身肌强直程度较轻。可在起病后 4 ~ 7 日出现肌肉痉挛性收缩，但持续时间很短，一般数秒钟即停止，无阵发性肌痉挛。

二、中型

潜伏期 7 ~ 10 日，初痉期 2 ~ 4 日肌肉强直显著，具有典型的牙关紧闭及角弓反张，阵发性痉挛持续时间延长。持续 10 秒以上，且发作频率增加，但尚无呼吸困难和喉痉挛发生。适当应用镇静剂能控制痉挛。

三、重型

潜伏期短于 7 日，初痉期多短于 48 小时。全身肌肉强直明显，频繁发生痉挛性肌肉收缩。持续时间长。不易为镇静剂所控制。常致患者发绀，并易致喉痉挛窒息。患者常有高热及肺部感染，或因频繁抽搐缺氧而发生脑水肿。严重者发生昏迷，最终死于呼吸衰竭和全身衰竭。

少数患者表现为局部破伤风。仅有受伤部位肌肉的持续性强直，如仅单一肢体或上半身肌肉受累而下肢肌张力正常。可持续数周至数月，以后逐渐消退。但有时亦可发展为预后较佳的全身性破伤风。

新生儿破伤风由脐带感染引起，潜伏期通常为 7 日，早期症状是吮奶困难，以后出现与成人相似的症状，如角弓反张、面肌张力增高等，但不如成人明显。可表现一种皱额、闭眼、嘴唇收缩的特殊外貌，半数无牙关紧闭，但压下颌时有反射性牙关紧闭，亦可因喉肌痉挛窒息死亡。出现高热除交感神经兴奋性增高外，继发支气管肺炎亦为常见原因。

【实验室检查】

本病的实验室检查一般无特异性发现。在肺部继发感染时，白细胞可明显增高，痰培养可发现相应病原菌。血清谷丙转氨酶（ALT）、谷草转氨酶（AST）及肌酸激酶（CK）可增高。伤口分泌物常分离到需氧化脓性细菌，亦可经厌氧培养分离出破伤风杆菌。由于破伤风临床表现较为特异，尤其症状典型时诊断不难，故可不要求进行厌氧菌培养获得细菌学证据。

【诊断和鉴别诊断】

破伤风的诊断主要靠外伤史及典型的临床表现。如短期动态观察患者症状发展，亦能早期做出诊断。当患者有确切的外伤史或有感染伤口存在，继之发展为张口困难、全身肌张力增高等症状，诊断应无困难。如再发展阵发性肌痉挛，则可更加肯定诊断。但临床约有 20% 破伤风患者无明显外伤史。诊断主要靠特征性临床表现，此时，鉴别诊断十分重要。

本病应主要与引起肌张力增高和阵发性肌肉痉挛的其他疾病相鉴别。

一、口腔及咽部疾患

口腔及咽部疾患可引起张口困难，如咽后壁脓肿、牙周关节病等，除局部可见炎症表现和病变外，一般无全身肌张力增高和阵发性肌痉挛。

二、脑膜炎及脑血管意外

脑膜炎及脑血管意外，特别是蛛网膜下腔出血虽有“角弓反张”状和颈项强直等症状，但无阵发性痉挛。脑血管意外偶有癫痫样发作，但与破伤风强直性肌痉挛完全不同，且患者有剧烈头痛、高热、喷射性呕吐等，有时神志不清。脑脊液检查有压力增高、白细胞计数增多等。

三、狂犬病

狂犬病亦可引起咽肌痉挛，表现为吞咽和呼吸困难，但有明确被犬咬伤历史。临床有特征性恐水怕风症状，疾病发展主要是全身肌肉麻痹，而无全身肌张力增高。

四、其他

如颞颌关节炎、子痫、癔病等，可引起颈强直及四肢肌张力增高，但无阵发性肌痉挛和外伤史。

【治疗】

治疗是否适当是直接影响破伤风预后的关键。在破伤风治疗中，彻底地处理伤口，恰当地控制肌肉痉挛、防止喉痉挛，及有效地控制肺部感染最为重要。

一、伤口处理

本病的伤口情况直接与患者病情发展和预后有关。因此，伤口的处理十分重要。应彻底清除伤口异物和坏死组织，特别是表面已结痂甚至愈合的伤口，常因深部异物及感染的存在，病情不易控制或继续发展。此时应果断重新切开探查和充分引流。伤口应敞开而不宜包扎，最好用 3% 过氧化氢溶液浸泡或反复冲洗以消除厌氧环境。伤口周围可用破伤风抗毒血清作环形浸润阻滞，主要用于较深、较大、感染严重的伤口，以中和不断产生的外毒素，阻止其进一步与神经结合。对感染破伤风杆菌的伤口处理不宜保守，经伤口处理后仍有痉挛频繁发作和病情进展者，应再次检查伤口有无埋藏的异物，有局部压痛和疑有深部异物时，应果断切开探查，临床常有彻底引流后病情得以迅速缓解。对于严重的复杂伤口，难以彻底引流，如开放性骨折、严重的子宫腔内感染，在短期观察治疗后病情仍进展明显时，更应及时行外科手术切除病灶甚至截肢。临床屡有单纯为保留肢体而死亡的重型破伤风病例。因此，正确的伤口处理方案应根据短期对病情发展的观察和伤口情况，尽快与外科医师一道做出判定。临床经验已充分肯定，如能彻底清除引流病灶，将明显加快破伤风病情的控制。此外，亦应注意伤口与病情发展不一致的情况。如未查出明显外伤，或已经完全切除感染病变，而临床仍表现为重型破伤风，经治疗病情无缓解的病例，估计可能与个体对破伤风外毒素极度敏感有关，此时应加强对症状的控制。

二、破伤风抗毒素（tetanus antitoxin，TAT）及人破伤风免疫球蛋白（HTIG）的应用

破伤风毒素毒性较强，如经处理减低毒性而保留其免疫原性称为破伤风类毒素，用以免疫马后获得马破伤风抗血清（TAT）；直接从破伤风免疫注射后的志愿者中采血制备人破伤风免疫球蛋白（human tetanus immunoglobulin，HTIG）。主要作用为中和游离的破伤风毒素，对已与神经细胞结合的毒素无作用。对伤口感染较重且症状明显的患者，应争取发病后早期使用，并根据伤口情况及病情进展决定是否需要重复应用或加强局部应用，以中和新产生的毒素。

TAT 防治破伤风已近百年，在临床上挽救了无数人的生命。但 TAT 为马免疫血清，易发生超敏反应，有文献报道，其变态反应率为 5% ~ 30%，其中有大约 1/10 万人的病死率。因发生过敏性休克致死的人数与患破伤风致死的人数几乎相等，故部分发达国家早已禁止使用 TAT。HTIG 是由乙型肝炎疫苗灭活后再经吸附破伤风疫苗免疫的供血浆者中采集的破伤风抗体血清制品，含有高效价破伤风抗体，具有中和破伤风毒素的作用，无过敏类反应，IgG 分子小，易穿过毛细血管壁到达靶细胞中和游离毒素。故在治疗中已逐渐代替 TAT，但是其价格相对较高。

TAT 剂量不必过大，一般用 2 ~ 10 万 U 静滴或肌注。用前应先做皮试，以避免异种血清变态反应。如皮试阳性应进行脱敏注射，以抗血清 1∶20 稀释开始，0.1ml 皮下注射，以后每次注射间隔 20 分钟，血清稀释及注射方法依次为 1∶10 稀释 0.1ml 皮下注射，1∶1稀释 0.1ml 皮下注射及不稀释 0.2ml 肌注。0.5ml 肌注，最后一次将余量全部注射，共 6 次注射完毕。

HTIG 治疗剂量为 3000 ~ 6000IU，尽快用完，可多点注射，因静脉注射不良反应较严重，故不予推荐。

TAT 和 TIG 均不能透过血-脑屏障，有资料显示鞘内注射 TIG 能有效中和脑脊液中的游离毒素，且易进入神经元突触末梢，可能对解除肌肉痉挛、防止呼吸衰竭有一定作用，但确切疗效尚待进一步研讨。

三、病原治疗

破伤风杆菌不侵入血循环和其他器官组织，因此，如能彻底引流消除局部感染灶，清除厌氧环境，即能达到病原治疗的目的。应用抗生素的目的仅限于杀灭伤口内破伤风杆菌繁殖体，减少外毒素的产生，同时治疗金黄色葡萄球菌等需氧化脓细菌的夹杂感染。破伤风杆菌繁殖体对青霉素敏感，常用剂量为每日青霉素 G 160 万 ~240 万 U，分次肌注，如对青霉素过敏，或合并肺部感染且伤口感染严重，则应换用或根据细菌培养药敏试验结果选择其他抗菌药物，单用或联合应用均可。

四、对症治疗

（一）控制肌肉痉挛

选择合适镇静剂和肌肉松弛剂抗痉挛治疗，能有效减轻肌强直及阵发性肌痉挛。这不仅减轻患者痛苦，又能有效预防喉痉挛和减轻肺部感染。镇静剂常选用氯丙嗪及异丙嗪，肌肉松弛剂首选地西泮。剂量应根据病情和患者对药物的反应随时调整。方法为定时肌注或持续静滴，使药物能均匀进入体内，维持患者能安静入睡。镇静不足无法有效控制阵发性痉挛，镇静过度则不利患者排痰，并可能抑制呼吸。常用量为氯丙嗪每次 25 ~50mg，地西泮每次 10 ~20mg，每 4 ~6 小时交替应用。为减少刺激患者，最好加入 250ml 糖水或糖盐水中持续静滴。可根据患者痉挛发作情况

调整剂量和输液速度。10%水合氯醛灌肠具有快速、有效、安全等优点，但维持时间较短，适用于新生儿破伤风或需短时加强镇静的患者，如准备做气管切开术前等。

重型破伤风频繁发生肌肉痉挛，严重影响患者呼吸，造成缺氧并极易导致脑水肿昏迷和严重肺部感染，甚至呼吸衰竭。可采用0.25%硫喷妥钠缓慢静脉推注，但仅能暂时控制严重的频繁痉挛。有条件最好采用筒箭毒碱(tubocurarine)10～30mg肌注或静滴，可使全身骨骼肌暂时麻痹而控制痉挛。此时因呼吸肌麻痹需同时用间歇正压人工呼吸(intermittent positive pressure ventilation,IPPV)以维持患者呼吸。镇静剂及肌肉松弛剂随病情改善和稳定可逐渐减量维持，多数病例疗程3～4周。

（二）气管切开术

控制阵发性肌痉挛可以预防喉痉挛引起窒息及减轻吸入性肺部感染。但有下列情况的患者应尽早行气管切开：①抽搐频繁，解痉疗效不佳者；②有窒息性抽搐发作伴有发绀者；③合并有老年慢性支气管炎、肺气肿及肺部重度感染者；④呼吸道分泌物多，不易清除，有呼吸衰竭征兆者；⑤需用麻醉剂或肌松剂者。行气管切开后应加强护理，定时进行雾化吸入和定期滴入抗生素溶液。随时观察病情，及时吸出分泌物，清洁导管，以免因分泌物阻塞呼吸道引起窒息。

（三）支持和营养

本病患者因吞咽肌痉挛不能顺利进食，加之持续肌强直、肌痉挛和交感神经兴奋造成大量能量消耗，使患者迅速消瘦和营养不良。因此，除加强静脉补液外，有条件时可给予静脉高营养，补充脂肪乳剂、氨基酸和白蛋白，或在患者阵发性肌痉挛基本控制后，尽早管喂饮食。由于安放鼻饲管可诱发喉痉挛，对病情较重尚未作气管切开者，宜暂缓安放。即使痉挛已控制，亦应在充分镇静下由有经验的专科护士小心安放。鼻饲可给予高热量流质饮食以补充必需营养。鼻饲内容及数量应随患者反应而调整。

（四）环境及护理

本病患者常因外部刺激诱发痛苦的痉挛，甚至喉痉挛窒息死亡。因而，病室环境应安静、避光、避风，各种诊治措施操作应轻柔，尽量减少对患者的刺激。最好设专门病房由专职护士守护，严密观察病情变化，特别注意防止喉痉挛的发生与及时处理。同时做好镇静药物维持与调整、定时翻身、管喂饮食及气管切开后护理工作。此外心理康复治疗也不容忽视，患者大多来自近郊和农村，对疾病发展、治疗及转归认识不够，需要向患者和家属做心理治疗以配合治疗、护理，树立战胜疾病的信心，保持良好的心理状态，配合医护人员完成各种治疗护理直至康复。

【预后】

本病如能及早确诊和恰当治疗，一般预后较好。仅在恢复期明显消瘦，或全身肌肉发僵而活动不便，一般经2～3个月后逐渐恢复，不留后遗症。新生儿及老年患者、重型破伤风患者，病死率可达10%～40%，平均约20%病死患者还与受伤部位及处理是否及时恰当、潜伏期及初痉期长短、医生经验等密切相关。如在有经验的医师指导下监护治疗，及时彻底处理伤口，可明显降低病死率。死亡原因多为呼吸道并发症，如喉痉挛窒息、肺部感染、肺不张、气道分泌物阻塞、呼吸衰竭，以及全身严重感染等。

【预防】

本病的预防包括自动免疫、被动免疫和受伤后清创处理及围生期保护。

一、主动免疫

我国早已将百日咳菌苗、白喉类毒素和破伤风类毒素混合为3联疫苗，列入儿童计划免疫。接种对象为3～5月龄幼儿。第1年皮下注射0.25ml、0.5ml及0.5ml共3次，间隔4周。第2年皮下注射0.5ml 1次，并在1岁半至2岁再复种1次。以后每隔2年可加强注射1次1ml，直至入学前以保持抗体水平。对未进行过破伤风主动免疫的军人及易受伤的职业工作者，采用磷酸铝吸附精制破伤风类毒素进行人群免疫，既经济安全亦有效。方法为第1年肌注2次，每次0.5ml间隔4～8周。第2年肌注0.5ml以后每5～10年加强注射1次，即可维持有效抗体水平。在受伤时还可追加注射1次，以增强抗体水平。破伤风类毒素免疫性强，接种后成功率高，很少有接种后再发病者。在破伤风发病较高的地区，提倡孕妇在妊娠后期进行破伤风免疫。方法为每次破伤风类毒素0.5ml肌注，共注射3次，间隔4周，末次注射应在分娩前1个月。这不仅可保持产妇在分娩时有较高抗体水平，而且有足够的抗体传递给婴儿，达到有效保护预防作用。WHO 曾在全球推行儿童破伤风免疫计划，希望在 2000 年全球基本消灭破伤风，但这一目标尚未达到。美英等国家计划免疫监测报告显示，破伤风保护抗体随年龄增长而逐渐下降，仅约 60% 的成人具有保护性抗体，因而如何保护老年人和进一步在发展中国家普及破伤风免疫计划仍是尚待解决的问题。此外，开发免疫效果好、接种次数少的破伤风新型疫苗也是近年的研究热点。有报道利用某些新型药物对抗原可起到缓释的作用，从而可以刺激机体在较长的一段时间内维持理想的抗体水平，从而达到减少免疫次数，维持高水平抗体的效果。然而，目前这些新药尚处于研究阶段。

二、被动免疫

主要用于未进行破伤风主动免疫的受伤者。采用破伤风抗毒 TAT 1000～2000IU，1 次注射。注射前需皮试，如皮试阳性则应改为脱敏注射法分次给予。注射后可维持保护期约 10 日。亦可用 HTIG 500～1000IU 肌注，维持保护期 3～4 周。为加强保护效果，最好同时开始建立主动免疫。进行被动免疫后，仍有部分人可能发病，但通常潜伏期长，病情亦较轻。

目前国内外多个破伤风的预防方案均强调创伤后积极给予预防措施的重要性，强调根据伤口和免疫史的具体情况来确定预防措施，强调以主动免疫为主，在紧急预防时主动免疫和被动免疫的联合。

三、伤口处理

对伤口及时彻底清创处理。此外，如伤口较深或污染严重者，应及早用适当抗生素预防和控制感染。目的是控制需氧化脓菌感染，避免造成厌氧微环境，以控制和预防破伤风杆菌生长繁殖。

（翁心华　陈澍）

参 考 文 献

1. 马亦林. 传染病学. 第 4 版. 上海：上海科学技术出版社，2005.
2. 陈灏珠. 实用内科学. 第 13 版. 北京：人民卫生出版社，2009.
3. Ahmad A, Qaisar I, Naeem M, *et al*. Intrathecal anti-tetanus human immunoglobulin in the treatment of neonatal tetanus. J Coll Physicians Surg Pak, 2011, 21(9): 539-541.
4. Grover SS, Negi SS, Singh S, *et al*. Significance of circulating toxin and antitoxin in unimmunized tetanus cases of neonates and infants. Biologicals, 2012, 40(4): 262-265.
5. Mandell GL, Bennett JE, Dolin R, eds. Principles and practices of infectious diseases. 7th ed. Philadelphia: Churchill Livingstone. 2010: 3091-3096.

第三十五节　铜绿假单胞菌感染

铜绿假单胞菌（*Pseudomonas aeruginosa*）是临床最为常见的非发酵革兰阴性细菌，其在自然界分布广泛，一般认为属条件致病菌。但当机体免疫功能受损或缺损时，可引起严重的甚至致死性的感染；手术后或某些治疗操作后（气管切开、保留导尿管等）的患者也易罹患本菌感染，故亦为医院内感染的重要病原菌之一。

【病原学】

铜绿假单胞菌为需氧、无荚膜、无芽胞、能运动的革兰阴性杆菌，呈直线形或轻度弯曲，长 1～3μm，宽 0.5～1.0μm。其形态学特点为在培养基上能分泌产生多种色素，特别是荧光蓝绿色素-绿脓菌素（pyocyanin）。部分菌株形成红色或黑色克隆，这些菌株合成的色素分别为绿脓菌红素和黑脓素。铜绿假单胞菌亦可产生黄绿色或黄褐色的色素，与绿脓菌素一起分泌时，在固态培养基形成了典型的绿色或蓝绿色克隆。铜绿假单胞菌由此而得名。本菌为专性需氧菌，最适宜生长温度为 37℃，致病性铜绿假单胞菌在 42℃ 时仍能生长，据此可与荧光假单胞菌等进行鉴别，本菌生长对营养要求不高。

菌体 O 抗原有两种成分，一为内毒素蛋白（OPE），是一种保护性抗原，另一为酯多糖，具有特异性，根据其结构可将铜绿假单胞菌分成 12 个血清型，此外还可利用噬菌体或铜绿假单胞菌素分型。铜绿假单胞菌对外界环境抵抗力较强，在潮湿处能长期生存，对紫外线不敏感，湿热 55℃ 1 小时才被杀灭。

【流行病学】

假单胞菌属在自然界分布极广。土壤、淡水、海水、污水、动植物表面及各种蛋白质食物中均有存在。正常人体带菌率较低，但皮肤尤其潮湿部位如腋下、会阴部及耳道内以及呼吸道和肠道常可有该菌存在，在免疫低下、使用广谱抗生素或是住院患者中带菌率常升高。

在成人临床医疗中，铜绿假单胞菌是最常见的院内病原体。囊性纤维变性（CF）患者的生存时间延长，其医疗护理由儿科病房转到成人病房，因此慢性铜绿假单胞菌性 CF 肺病的治疗日益多见。铜绿假单胞菌仅需极少的营养即可在环境中生存。在医院里，铜绿假单胞菌可寄生在人体的湿润部位，如腋窝、耳和会阴，并可从潮湿的无生命的环境中（如洗涤槽和排水沟中的水、马桶和淋浴器）分离得到。致病菌株同样可以从病房里用于养花的水中分离得到。医院里的各种物品，如拖把、呼吸机、清洁液和食物及食物加工设备，都可以成为铜绿假单胞菌的源头。

过去 30 年内，根据美国院内感染监控系统跟踪报道，铜绿假单胞菌感染的发病率和感染部位相对稳定。资料显示近年来，铜绿假单胞菌的分离率约占医院分离的革兰阴性菌的 15% 居第 2～4 位。在呼吸系统感染中更为突出，根据美国疾病控制中心（CDC）的全国医院感染研究数据显示，铜绿假单胞菌肺炎的发生率在逐年升高，从 1975 年到 2003 年医院获得性肺炎（hospital-acquired pneumonia，HAP）中铜绿假单胞菌比例从 9.6% 上升至 18.1%，几乎翻了一倍。是院内分离到的最常见的肺部病原体之一。相较于院内感染，社区获得性铜绿假单胞菌感染要少得多，但仍能在某些潮湿环境中出现。社区获得性铜绿假单胞菌感染通常与热水管、回旋池、泳池和其他类型的浴室的使用关系密切，亦与佩戴隐形眼镜相关。铜绿假单胞菌可导致外耳炎。网球鞋刺伤可引发重症铜绿假单胞菌感染。外科手术或眼部外伤后铜绿假单胞菌性眼内炎可导致严重的视觉损害。铜绿假单胞菌性心内膜炎常见于静脉药瘾者。

【发病机制】

一、宿主因素

虽然铜绿假单胞菌感染多为医源性疾病，但 CF 患者的慢性肺部感染和隐形眼镜相关性溃疡性角膜炎患者中，很明显地，铜绿假单胞菌感染的可能性取决于宿主的卫生状况。例如，在烧伤和伤口感染中，铜绿假单胞菌可利用坏死或灌注不良的组织，在这些组织内繁殖，最终在伤口达到一定的密度而击溃宿主的天然免疫。黏膜屏障作用的缺失是另一个宿主因素，如机械通气患者的支气管内，铜绿假单胞菌可能是主要致病菌。通常，胃肠道和口咽部存在正常菌群，可竞争性抑制病原体的寄生和繁殖，但抗生素治疗可破坏正常菌群，从而导致病原体（如铜绿假单胞菌）寄生于黏膜表面。胃肠道蠕动、呼吸道黏膜纤毛的清除作用和泌尿道的排尿可使宿主清除外来的病原体，但铜绿假单胞菌仍可寄生于宿主，导致机会感染。

感染铜绿假单胞菌后，人类可产生一系列的细胞因子和炎症趋化因子，这些细胞因子和炎症趋化因子之间有着叠加、协同、互补及拮抗效应。因此，很难用一个细胞因子来阐述宿主对铜绿假单胞菌的抵抗机制。基于转基因鼠的研究，大多数认为某些细胞因子和炎症趋化因子，如白介素-1（IL-1）、肿瘤坏死因子-α（TNF-α）、IL-4、IL-6、IL-9、IL-10、IL-18、β-转化生长因子及和一氧化氮等，对铜绿假单胞菌感染的抵抗和促进方面起到至关重要的作用。

人类和实验动物感染铜绿假单胞菌时，各型已知细胞（包括单核细胞、粒细胞和淋巴细胞）在抵抗铜绿假单胞菌中起到一定影响，但显然，抵抗铜绿假单胞菌感染主要依靠多形核白细胞。与 20 世纪 70 年代相比，中性粒细胞减少的患者重症铜绿假单胞菌感染的发病率在过去的 10～15 年内已明显减少，但中性粒细胞减少仍然是铜绿假单胞菌感染的重要危险因子。动物实验再次证实，通过给予致死量的药物使试验动物的粒细胞减少 100 万～1000 万倍，可增加铜绿假单胞菌感染的可能性。

已发现上皮细胞特别是肺内上皮细胞是最早接触到铜绿假单胞菌的细胞类型。有关 CF 患者为何经常感染铜绿假单胞菌（15～20 岁患者中，感染率超过 80%）的研究显示，上皮细胞对铜绿假单胞菌感染的天然免疫上起到一定作用。由于遗传基因的缺失，导致囊性纤维化跨膜传导调节因子（CFTR）不能合成或合成功能失调的 CFTR，是铜绿假单胞菌的发病机制。上皮细胞通过结合 CFTR 吞噬细菌，从而导致快速细胞因子应答及中性粒细胞浸润，以防止细菌在支气管黏膜中进一步扩散。因此，有功能的 CFTR 的缺失，可导致宿主对铜绿假单胞菌感染的天然免疫力下降。铜绿假单胞菌在囊状纤维变性肺中生存，细胞应答的延迟，最终导致破坏性炎症反应。

二、细菌因素

铜绿假单胞菌是细菌研究的热点，由于其众多毒力因子的多样性和复杂性，对人类来说是一棘手的病原体。事实上，这一病原体的致病机制中包含了所有主要的细菌毒力体系（表 17-35-1），包括外毒素、内毒素、Ⅲ型分泌性毒素、菌毛、鞭毛、蛋白酶、磷脂酶、铁结合蛋白、表多糖、生物被膜（biofilm）形成的能力及以绿脓菌素为例的毒性小分子的作用等。铜绿假单胞菌致全身任一部位感染的可能性，归因于抵御宿主防御能力的一系列因子，包括由基因组编码的特异位点与宿主结合以及利用各种营养进行生长的能力等。

表 17-35-1　铜绿假单胞菌的毒力因子

位置或种类	举　例	对宿主的活性或影响
细胞表面	藻酸盐	吞噬或抵抗调理素的杀伤作用
	脂多糖	内毒素/抗吞噬/逃避由原 O 抗原所产生的预成抗体
	菌毛	颤抖样运动，形成生物被膜，黏附于宿主组织上
	鞭毛	能运动，形成生物被膜，黏附于宿主组织，构成黏蛋白
	Ⅲ型分泌性毒素的注入	PcrG、PcrV、PcrH、PopB 及 PopD 蛋白构成Ⅲ型效应器的桥梁
外膜	铁结合受体流出泵	为细菌生长和逃避抗生素提供铁
Ⅲ型分泌作用	ExoS、ExoT、ExoU、ExoY	兴奋细胞（ExoS/ExoT），产生细胞毒性（ExoU），破坏肌动蛋白细胞骨架
分泌的蛋白酶类	LasA 蛋白酶、LasB 弹性蛋白酶、碱性蛋白酶、蛋白酶Ⅳ	降低宿主的免疫效应（抗体，补体等），降解基质蛋白
铁的获得	脓绿素、铜绿假单胞菌铜绿假单胞菌螯铁蛋白	从宿主体内提取细菌所需要的铁
分泌性毒素	外毒素 A、杀白细胞素、磷脂酶类、溶血素类、鼠李糖脂	抑制蛋白质合成，杀死白细胞，溶解红细胞，降低宿主细胞表面糖脂
分泌的氧化因子	绿脓菌素、铁螯合物	产生活性氧（H_2O_2、O_2^-），破坏上皮细胞功能
群体效应	LasR/LasI、RhlR/RhlI、PQS	形成生物膜，调节毒力因子分泌

LPS：脂多糖；PQS：假单胞菌喹诺酮信号

铜绿假单胞菌寄生于宿主，可遇见大量天然的或获得性免疫因子，而这些免疫因子对感染的抵抗力强。细菌通过其脂多糖上表达的长 O 链以防止补体的溶菌作用，产生多种蛋白酶以灭活宿主的免疫效应器、杀伤免疫效应细胞、减少组织成分等途径促进病原体的传染。对铜绿假单胞菌所产生的蛋白酶已有深入研究，包括由 LasA 和 LasB 基因编码的促弹性组织解离的蛋白酶、碱性蛋白酶及蛋白酶Ⅳ等方面。

铜绿假单胞菌通过典型的铁结合系统来获取铁，包括脓绿素及铜绿假单胞菌螯铁蛋白。细菌分泌脓绿素，从而可从哺乳类动物体内提取铁，并且可与细菌膜受体 FpvA 结合以含铁脓绿素（ferri-pyoverdin）的形式将铁带入细胞。铜绿假单胞菌螯铁蛋白与细菌 fptA 基因编码的高铁铜绿假单胞菌铜绿假单胞菌螯铁蛋白受体结合。

外毒素 A 系由铜绿假单胞菌产生的重要细胞毒素，为腺苷二磷酸-核糖化毒素，其活性与白喉毒素类似。在动物实验中，纯化的外毒素 A 即使是很小的剂量也可致命。其产生受到铁含量的影响，作为嵌合蛋白与生长因子或靶向抗体融合，在自身免疫性疾病及癌症中可诱导异常细胞死亡。

铜绿假单胞菌菌株可产生 PlcHR（一种溶血性磷脂酶 C），从而导致血红细胞溶血。PlcN（一种非溶血性磷脂酶 C）也是由铜绿假单胞菌产生。

Ⅲ型分泌系统是包括铜绿假单胞菌在内的特征性细菌发病机制，具有高度保守性。此体系将细菌毒素直接注入真核细胞，抑制肌动蛋白细胞骨架，从而破坏细胞运输；也可影响蛋白质合成。临床上，表达Ⅲ型毒素的铜绿假单胞菌菌株常见于临床预后差的患者，急性感染者的病死率很高。ExoS、ExoT、ExoU 及 ExoY 是已知的主要效应器蛋白。由 pcrGVH-popBD 操纵子编码的 PcrG、PcrV、PcrH、PopB 及 PopD 蛋白，位于细菌表面，结构复杂，是注入细胞毒素的载体。

铜绿假单胞菌感染的过程中可出现广泛的细胞损伤（包括上皮细胞和内皮细胞），特别是在肺部感染时。细胞损伤由铜绿假单胞菌素介导，后者通过产生活性氧如过氧化氢和超氧化物导致细胞损伤。铜绿假单胞菌通过限制绿脓菌素的氧化-还原循环、产生 3 种过氧化氢酶（KatA、KatB、KatC）和 2 种超氧化剂物歧化酶（其中一种以锰为辅助因子，其他以铁为辅助因子），从而逃避宿主的防御。

当某一组织中的细菌数量增加到一定程度，可造成组织感染，即群体效应（QS）。目前，铜绿假单胞菌的 3 个相互关联的体系：Las、rhl 及 PQS，已众所周知，QS 系统的分子调节机制为细菌对环境应答中的自身调节作用。这三个体系与其他调节因子一起构成了复杂的、相互关联的系统，并受到基因转录和毒力因子产生的控制。

另一受到 QS 系统调节的细菌表型是铜绿假单胞菌生物被膜的形成。尽管对此已有深入研究，对于临床感染和发病的适用性有限。现代医疗中广泛应用可置入性的装置，细菌往往寄居在这些装置上，并形成生物被膜，导致感染。此外，在慢性感染中（如骨髓炎、CF 肺部感染），生物被膜起到了重要的病理作用。尽管在体外可以通过显微镜观察到铜绿假单胞菌生物被膜结构，但在受感染组织内并不能发现这一结构，特别是在 CF 患者的肺内。事实上，这中小集落是存在的，并且这些小集落中包含了细菌因子和宿主因子，如：宿主 DNA、黏液、肌动蛋白以及由死亡的或濒死的细菌或宿主细胞所产生的其他产物。体外研究中，这种小集落中可见生物被膜，但为何在体内观察不到，其机制尚不清楚，甚至有些研究者对此深表怀疑。

【临床表现】

一、败血症

铜绿假单胞菌败血症多继发于大面积烧伤、白血病、淋巴瘤、恶性肿瘤、气管切开、静脉导管、心瓣膜置换术及各种严重慢性疾病等的过程中。本菌引起的败血症约占革兰阴性杆菌败血症 7% ~18%，居第三至第四位，病死率则居首位。其临床过程与其他革兰阴性杆菌败血症相似，除早产儿及幼儿可不发热外，患者可有弛张或稽留热，常伴休克、成人呼吸窘迫综合征（ARDS）或弥散性血管内凝血（DIC）等。皮肤可出现特征性坏疽性深脓疱，周围环以红斑，皮疹出现后 48 ~72 小时，中心呈灰黑色坏疽或有溃疡，小血管内有菌栓，将渗液涂片革兰染色或培养易找到细菌。皮疹可发生于躯体任何部位，但多发于会阴、臀部或腋下，偶见于口腔黏膜，疾病晚期可出现肢端迁徙性脓肿。

二、呼吸道感染

呼吸道是铜绿假单胞菌感染最常见的部位。铜绿假单胞菌居呼吸机相关性肺炎（VAP）致病体的第一位或第二位。然而，自气管插管中抽取分泌物培养出铜绿假单胞菌，是否能证实铜绿假单胞菌可导致 VAP，这一问题仍是争论的中心。通常情况下，气管分泌物培养中还可见到正常菌群、含无毒力生物被膜的菌落或支气管炎症。在缺乏影像学依据的情况下，气管支气管分泌物中含有脓液是否考虑为铜绿假单胞菌感染，仍是一争论议题。目前普遍认为，侵袭性操作如支气管肺泡灌洗、毛刷抽取液中铜绿假单胞菌培养阳性，可确诊铜绿假单胞菌肺炎。

铜绿假单胞菌引起的慢性呼吸道感染，往往发生于有基础疾病或伴危险因素的情况下，最常见于 CF 患者（多发于白种人）在亚裔儿童中，多见于患有慢性或弥漫性全细支气管炎的患儿，此病的病原体目前尚不清楚。与 CF 不同，患儿可反复感染铜绿假单胞菌，表现为痰量增加、发热、局灶性肺炎。自患儿体内分离到的铜绿假单胞菌与来自 CF 患者的菌株具有相同类型的黏蛋白基因转化，由此产生大量的多糖（即藻酸盐），这也是慢性 CF 肺病的病理机制之一。

三、心内膜炎

常发生于原有心脏病基础上，心脏手术、瓣膜置换术后，细菌常接种于伤口缝线上或补缀物上，也可发生在烧伤或有药瘾患者的正常心脏瓣膜上。病变可累及心脏各个瓣膜，但以三尖瓣为多见，赘生物累及左心瓣膜者，则预后较严重。相对与草绿色链球菌引起的心内膜炎，本病的药物治愈率低，即便在敏感的抗菌药物治疗下治愈率仍不足30%，故应及早手术切除赘生物并置换病变瓣膜。

四、尿路感染

假单胞菌是医院内泌尿道交叉感染的常见菌，占院内感染尿路分离菌的第二位，留置导尿管是截瘫患者获得感染的诱因。其他如神经元膀胱、尿路梗阻，慢性尿路感染长期应用抗菌治疗亦易罹患假单胞菌感染。40%的铜绿假单胞菌败血症的原发病为尿路感染。

五、中枢神经系统感染

主要由铜绿假单胞菌引起。表现为脑膜炎或脑脓肿，常继发于颅脑外伤、头和颈部肿瘤手术及腰穿术或脑室引流术后，亦可由耳、乳突、鼻窦感染扩散蔓延。粒细胞缺乏、严重烧伤则为铜绿假单胞菌败血症过程中迁徙至脑部的危险因素。临床表现与其他细菌性中枢感染相同，但预后较差，病死率在60%以上。

六、骨关节感染

主要由于败血症的血行迁徙或来源于邻近组织感染病灶，老年人复杂性尿路感染及泌尿生殖系手术或器械操作，可致多发性椎体骨髓炎。近年来报道，注射海洛因者常致颈椎骨髓炎。临床过程无甚特殊，较少疼痛感，预后不良。

七、眼部感染

铜绿假单胞菌是角膜溃疡或角膜炎的常见病原菌之一，常继发于眼外伤或农村稻谷脱粒时角膜擦伤后。铜绿假单胞菌污染了隐形眼镜或镜片液是本菌感染眼睛的另一种重要方式。感染发展迅速，48小时内可累及全眼，可迅速引起角膜溶解，应予紧急处理，否则易导致失明。

八、耳、乳突及鼻窦感染

游泳后因水进入外耳道，使其pH值偏碱性，有利于铜绿假单胞菌生长，从而造成外耳道炎。糖尿病伴血管病变者，偶可发生铜绿假单胞菌所致慢性无痛恶性外耳道炎，如不及时治疗，后果较差。本菌所致的中耳炎及乳突炎常继发于恶性外耳道炎或急性中耳炎，有糖尿病或其他疾病时，铜绿假单胞菌可通过血管鞘而引起颅内感染。

九、皮肤软组织感染

败血症患者可继发红斑坏疽性皮疹、皮下结节、深部脓肿、蜂窝织炎等皮损。烧伤创面、压疮、外伤创口及静脉曲张溃疡面上，经常可培养出铜绿假单胞菌。

十、消化道感染

铜绿假单胞菌可在消化道任何部位产生病变，常见于婴幼儿以及肿瘤化疗致粒细胞低下的免疫缺损者，可引起婴幼儿腹泻及成人盲肠炎或直肠脓肿。消化道铜绿假单胞菌感染亦是败血症的重要入侵门户之一。

【实验室诊断】

取感染部位标本，如脓液、痰液、血、尿、皮疹、穿刺物或渗出液等进行细菌培养，根据微生物特性进行鉴定，可确立诊断。绿色脓液和脑脊液等可以先直接涂片或离心后取沉淀涂片染色，如为革兰阴性菌，则结合临床表现基本可明确诊断。培养阳性，并经生化鉴定为假单胞菌可以确诊。

可在选择培养基上并产生绿脓色素的即可鉴定为铜绿假单胞菌，若无色素或在鉴别培养基上不发酵乳糖或葡萄糖的革兰阴性杆菌，可行以下方法进一步鉴别：

一、色素鉴定

可将细菌接种于KingA、B斜面培养基，37℃ 24小时或置室温观察5日。

（一）绿脓色素

斜面呈深绿色，液体培养基接触空气处绿色明显。若色素不明显或混杂其他色素，可加氯仿于斜面，置室温观察1～24小时，如仍不明显，可在氯仿液中滴加稀盐酸，绿脓色素在酸液层呈红色。

（二）绿脓荧光色素

铜绿假单胞菌、荧光假单胞菌、恶臭假单胞菌在 KingB 培养基上呈现黄色荧光。

（三）脓红色素

在 KingA 培养基上呈红紫色，如置 37℃ 24 小时红色不明显，可再置室温 3 ~ 5 日观察。铜绿假单胞菌产生脓红毒素者较少见。

（四）脓黑毒素

铜绿假单胞菌在含蛋白胨培养基中生长时常有脓黑毒素产生。嗜麦芽黄单胞菌也有脓黑毒素产生。

二、其他鉴定

铜绿假单胞菌和其他假单胞菌的主要鉴别是葡萄糖氧化分解、氧化酶、精氨酸双水解、乙酰胺酶、葡萄糖酸氧化及硝酸盐还原产氨试验均为阳性。

铜绿假单胞菌败血症患者尿中出现铜绿色蛋白尿，将患者尿液调成酸性、碱性和中性，置于暗室分别用紫外线照射，如有铜绿蛋白尿则发生淡绿色荧光。

【治疗】

严重铜绿假单胞菌属感染的治疗应采用敏感药物联合治疗，剂量与疗程决定于感染部位与感染严重程度，若是慢性感染或有病灶处解剖结构的破坏，疗程常需数周乃至数月。对铜绿假单胞菌作用较强的抗菌药物有半合成青霉素，如阿洛西林及哌拉西林，其中以哌拉西林/他唑巴坦为最常用；第三代头孢菌素中以头孢他啶、头孢哌酮的作用较强；其他 β-内酰胺类药物中亚胺培南及氨曲南；氨基糖苷类如庆大霉素、妥布霉素、阿米卡星和异帕米星；氟喹酮类如氧氟沙星、环丙沙星及氟罗沙星，以及多黏菌素等都有一定作用。

铜绿假单胞菌的耐药率居高不下，尤其是耐多药（MDR）和严重耐药（XDR）现象始终较为严重。资料显示 PA 对阿米卡星、头孢哌酮-舒巴坦、头孢他啶、环丙沙星和哌拉西林-他唑巴坦的耐药率分别为 14.3%、19.8%、19.5%、20.8% 和 21.7%，对碳青霉烯类抗生素（美罗培南）耐药率也高达 30% 左右。

多黏菌素 B、多黏菌素 E，应用于 PA，在国外常用于尤其是 XDR-PA 和 PDR-PA 菌株感染。其 PA 敏感性达 96.2%。此类药物肾毒性明显，剂量选择必须根据肌酐清除率调整。由于存在明显异质性耐药，常需联合应用其他抗菌药物，可与抗假单胞菌碳青霉烯类/氨基糖苷类/喹诺酮类/其他抗假单胞菌 β 内酰胺类联合使用。

在药敏结果未获得前，可选用表 17-35-2 推荐的方案经验治疗。

表 17-35-2 假单胞菌属抗菌治疗的选择

感染类型	首选治疗	可选治疗	注意事项
败血症、心内膜炎、肺炎、伤口感染	哌拉西林+氨基糖苷类抗生素的一种	哌拉西林+环丙沙星；或第三代头孢、氨曲南、碳青霉烯类抗生素中的一种+氨基糖苷类或环丙沙星	败血症如由静脉留置管所致应拔除导管；心内膜炎患者常需行瓣膜置换术
中枢神经系统感染	头孢他啶+氨基糖苷类抗生素的一种	氨曲南或美罗培南	氨基糖苷类抗生素常需脑室内给药或鞘内给药，如脑脓肿直径>2cm 应外科引流
骨关节感染	哌拉西林+氨基糖苷类抗生素的一种	第三代头孢或氨曲南或碳青霉烯类抗生素的一种	疗程需 4 ~ 6 周，常需行外科清创术
尿路感染	环丙沙星	氨基糖苷类或抗铜绿假单胞菌青霉素或第三代头孢或碳青霉烯类抗生素中的一种	尿路结石、导尿管等异物应予去除；一般情况下不需联合治疗

【预防】

铜绿假单胞菌广泛存在于自然界，通过多种途径在医院内传播。因此，必须严格消毒器械及敷料，医务人员及护理员应勤洗手，认真执行无菌操作，患者应予隔离，其敷料应予焚毁。同时积极治疗原发疾患，去除诱发因素等。

铜绿假单胞菌菌苗分多价和单价两种，两者对感染的防治均有一定效果，与多价高效抗血清合用可以提高菌苗的免疫原性。其他如内毒素菌苗、OEP菌苗等以细菌组分制备的化学疫苗对保护同型菌株的攻击也有一定作用。

（翁心华　陈澍）

参考文献

1. ElSolh AA, Alhajhusain A. Update on the treatment of *Pseudomonas aeruginosa* pneumonia. J Antimicrob Chemother, 2009, 64(2): 229-238.

2. Moreau-Marquis S, Stanton BA, O′Toole GA. *Pseudomonas aeruginosa* biofilm formation in the cystic fibrosis airway. Pulm Pharmacol Ther, 2008, 21(4): 595-599.

3. Ledizet M, Murray TS, Puttagunta S, *et al*. The ability of virulence factor expression by *Pseudomonas aeruginosa* to predict clinical disease in hospitalized patients. PLoS One, 2012, 7(11): e49578.

第三十六节　李斯特菌感染

普通人群中单核细胞增生李斯特菌感染少见，但在新生儿、孕妇、老年人、器官移植受者及其他细胞免疫缺陷人群中该菌为引起脑膜炎、脑炎、血流感染、流产、新生儿感染等的重要原因。免疫缺陷者发生的严重感染，病死率可高达33%。

【病原学】

单核细胞增生李斯特菌为短小、兼性厌氧、无芽胞形成、触酶阳性、氧化酶阴性、不耐酸的革兰阳性杆菌，常成对排列。在20～25℃时形成周身鞭毛，有动力，37℃时鞭毛很少，甚至缺如，运动基本消失。该菌营养要求不高，在普通营养琼脂平板上能生长。在血平板上培养24～96小时，菌落周围有狭窄的溶血环。陈旧培养物中有时可变为革兰阴性菌。该菌生存能力强，可在3～45℃范围内生长。

李斯特菌属（*Listeria*）包括格氏李斯特菌（*Listeria grayi*）、无害李斯特菌（*Listeria innocua*）、伊李斯特菌（*Listeria ivanovii*）、单核细胞增生李斯特菌（*Listeria monocytogenes*）、斯李斯特菌（*Listeria seeligeri*）、威李斯特菌（*Listeria welshimeri*）6个菌种，其中仅单核细胞增生李斯特菌对人类具有致病性。根据菌体O抗原与鞭毛H抗原，单核细胞增生李斯特菌可分为至少13个血清型。但几乎所有感染均由血清型4b、1/2a和1/2b所致。60%～80%的菌株可进行噬菌体分型。许多新的分子生物学分型方法已用于流行病学调查。

【流行病学与发病机制】

单核细胞增生李斯特菌为人畜共患病的重要病原，特别是家养动物。该菌在自然界普遍存在，主要存在于土壤、烂菜及多数哺乳类动物的粪便中。5%的健康人群粪便中可分离出该菌，与感染患者接触人群中检出率更高。许多食物可被单核细胞增生李斯特菌污染，如蔬菜、牛奶、鱼、家禽及肉类等。

1个月以下的幼儿及60岁以上的老年人发病率最高，孕妇约占病例数的30%，60%的患者年龄为10～40岁，70%的非围生期感染见于血液系统恶性肿瘤、艾滋病（AIDS）、器官移植及肾上腺皮质激素治疗者。

李斯特菌系细胞内致病菌，不产生内毒素，可产生一种溶血素，是该菌的主要毒力因子之一。体液免疫对该菌不起作用，T细胞在清除本菌中起重要作用，细胞免疫功能低下和使用免疫抑制剂者较易感染。

该菌可直接感染胎盘、羊水、宫腔或胎儿，导致死胎、早产或新生儿感染，感染部位常能分离到细菌，以婴儿的胃肠道和肺部的细菌密度最高，提示感染系吸入羊水所致，并非血源性感染。兽医与实验室人员直接接触该菌可导致皮肤及眼感染。细菌可在脑、脑膜及肺、肝、脾等脏器形成播散性小脓肿或由巨噬细胞形成的粟粒样肉芽肿。

【临床表现】

感染后大多为暂时带菌。发病的儿童主要表现为脑膜炎及血流感染，成人主要表现为各种脏器的实质性病变。

一、妊娠感染

由于孕妇的细胞免疫功能下降，故易感染本

菌。患者出现畏寒、发热、头痛、肌痛、关节痛、背痛等类似上呼吸道感染症状。多发于妊娠第26～30周。症状如呈自限性，则不影响胎儿，但也可致早产、死产或新生儿脑膜炎。如伴有羊膜炎症，孕妇可持续发热，但感染后一般不会出现习惯性流产。

二、新生儿感染

分为早发型和迟发型。早发型在出生后即发病或出生后2～5日内发病，多为感染通过胎盘传播。常有血流感染表现，肝、脾、肺、肾、脑等脏器内有播散性脓肿或肉芽肿，躯干及肢端皮肤有红丘疹。迟发型在出生2周后发病，主要表现为脑膜炎。患儿可出现呼吸或循环衰竭，病死率高达33%～100%，早期诊断及恰当治疗可提高存活率。

三、血流感染

无局部病灶的血流感染为免疫缺陷者发生李斯特菌病的常见表现。临床症状有发热、肌痛，可有腹泻及恶心等先驱症状。

四、中枢神经系统感染

李斯特菌有嗜神经性，所以神经系统症状最为明显。表现为脑膜炎、脑干脑炎、脑脓肿等。本菌为淋巴瘤、器官移植或使用肾上腺皮质激素者发生脑膜脑炎的最常见病原。多呈急性起病，典型表现为发热、头痛、恶心、呕吐、脑膜刺激征、共济失调等，很少有昏迷。脑干脑炎患者均为成人，发病率低，但可出现脑神经非对称性偏瘫、共济失调等，约40%的患者出现呼吸衰竭，病死率高。

五、心内膜炎

多见于成人，患者可有心瓣膜病变或恶性肿瘤等基础疾病。约7.5%的患者感染该菌后出现心内膜炎，且伴发血流感染，病死率可高达48%。

六、胃肠道感染

为自限性胃肠炎，有腹泻、恶心、呕吐、发热等。

七、其他

本菌尚可引起肝炎、肝脓肿、胆囊炎、脾脓肿、关节炎、骨髓炎、脊髓炎、脑脓肿、眼内炎等。

【诊断】

下列临床情况应怀疑李斯特菌感染：①新生儿脓毒症或脑膜炎、血液系统恶性肿瘤、AIDS、器官移植、使用肾上腺皮质激素及50岁以上患者发生脑膜炎或脑实质感染、脑膜与脑实质同时发生感染、皮质下脑脓肿、妊娠期发热，特别是第26～30周；②白细胞计数及中性粒细胞增高，且单核细胞超过8%的患者；③血液、脑脊液或其他无菌部位标本革兰染色或培养报告为革兰阳性杆菌；④经食物传播的暴发性胃肠炎伴发热，且常规培养未能检出病原菌。

除临床表现外，确诊主要依据病原学检查，如血、脑脊液、关节腔液及其他无菌部位标本的涂片与培养等。MRI检测脑实质损害优于CT，特别是脑干损害。

【治疗】

多数抗菌药物对李斯特菌具有抗菌作用，治疗首选大剂量青霉素或氨苄西林。治疗脑膜炎、心内膜炎及严重T细胞功能损害者的血流感染时，上述抗菌药物与庆大霉素联合具协同作用。青霉素过敏患者可选用磺胺甲噁唑-甲氧苄啶或万古霉素，但亦有报道在后者用药过程中发生李斯特菌脑膜炎。治疗延误及严重新生儿血流感染或脑膜炎及脑炎患者常导致治疗失败。

本病血流感染患者用抗生素疗程应较长，一般为2周以上，脑膜脑炎患者疗程不少于3周，心内膜炎患者疗程4～6周，脑脓肿患者的疗程6周以上。

（翁心华　李光辉）

参考文献

1. Allerberger F, Wagner M. Listeriosis: a resurgent foodborne infection. Clin Microbiol Infect, 2010, 16(1): 16-23.
2. Posfay-Barbe KM, Wald ER. Listeriosis. Semin Fetal Neonatal Med, 2009, 14(4): 228-233.
3. Barbuddhe SB, Chakraborty T. *Listeria* as an enteroinvasive gastrointestinal pathogen. Curr Top Microbiol Immunol, 2009, 337: 173-195.
4. Drevets DA, Bronze MS. *Listeria monocytogenes*: epidemiology, human disease, and mechanisms of brain invasion. FEMS Immunol Med Microbiol, 2008, 53(2): 151-165.
5. Bortolussi R. Listeriosis: a primer. CMAJ, 2008, 179(8): 795-797.

第三十七节　不动杆菌感染

鲍曼不动杆菌是条件致病菌，广泛存在于自然界、医院环境及人体皮肤，主要引起呼吸道感染，亦可引发血流感染、泌尿系感染、脑膜炎、手术部位感染、呼吸机相关性肺炎等。多年来，本菌属的分类与命名历经变迁，目前命名为不动杆菌属（*Acinetobacter*），仅有一个菌种，即醋酸钙不动杆菌（*A. calcoaceticus*），分两个变种：硝酸盐阴性杆菌不动杆菌（*A. anitratus*）及洛菲不动杆菌（*A. lwoffi*）。近年来，通过DNA杂交研究，将该菌属分为21个种，其中7个种和2个同型种被分别命名。临床上以鲍曼不动杆菌、乙酸钙不动杆菌、洛菲不动杆菌及溶血不动杆菌的致病性较强，并对多种抗菌药物耐药。

【病原学】

本菌为革兰阴性球状或球杆菌，呈多形性，成对排列或呈短链，极易与脑膜炎球菌混淆（图17-37-1）。涂片时因革兰染色不易脱色而呈假阳性。无芽胞及鞭毛，无动力，有荚膜。专性需氧，触酶阳性，硝酸盐反应及氧化酶试验阴性，动力阴性，可以与肠杆菌科细菌及奈瑟菌属鉴别。需要注意的是，鲍曼不动杆菌革兰染色不易脱色，尤其是血培养阳性标本直接涂片染色，易染成革兰阳性球菌。

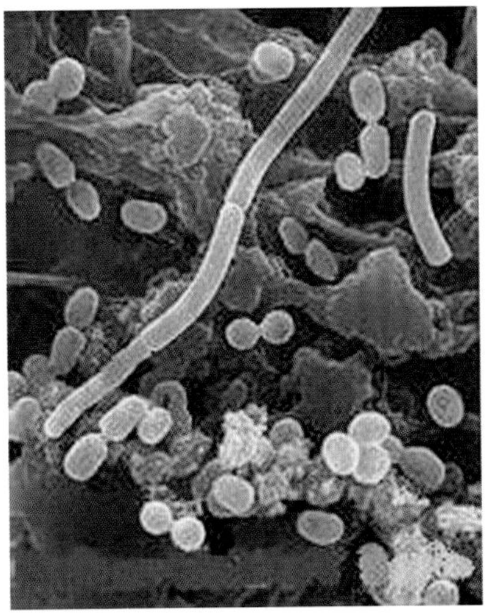

图17-37-1　不动杆菌属的扫描电镜

鲍曼不动杆菌强大的环境生存能力和广泛的耐药性决定了其成功地成为越来越重要的院内获得性感染的病原菌。近几年来，多重耐药鲍曼不动杆菌（multidrug resitance *Acinetobacter bamnaanii*，MDR AB）已经在全球各地出现流行甚至造成了暴发流行，且伴随着耐药性的不断增强。世界各地年相继报道了多重耐药鲍曼不动杆菌的流行地区，包括欧洲、北美、阿根廷、巴西、中国大陆、中国台湾、中国香港，日本、韩国，甚至偏远的西太平洋大西地岛等。这些多重耐药鲍曼不动杆菌常可引起整个城市、整个国家的流行，甚至在欧洲不同国家间广泛传播。从西班牙到挪威，出现了令人担忧的多重耐药鲍曼不动杆菌"入侵"现象。最近，多重耐药鲍曼不动杆菌又在驻阿富汗和伊拉克美军和英军的外伤士兵中流行，造成严重的公共卫生问题。

美罗培南年度药敏感试验信息收集（Meropenem Yearly Susceptibility Test Information Collection，MYSTIC）的数据显示，1998—2005年鲍曼不动杆菌对美罗培南的耐药率从5.9%上升到28.6%，敏感性从84.9%下降到64.4%。美国学者总结了MYSTIC、SENTRY（SENTRY Antimicrobial Surveillance Program）、TSAR（Taiwan Surveillance of Antimierobial Resistanee）、ICUSS（Intensive Care Unit Surveillance System）、TSN（The Surveillance Network）等几个临床细菌耐药监测的结果，显示鲍曼不动杆菌对环丙沙星、庆大霉素、亚胺培南、头孢他啶、头孢吡肟、氨苄西林/舒巴坦、哌拉西林/他唑巴坦、复方新诺明等的耐药性均在逐年升高。2010年CHINET监测网的数据表明，我国临床分离的鲍曼不动杆菌对亚胺培南、美罗培南和头孢他啶的耐药率分别达到57.1%、58.3%及64.2%。

【流行病学与发病机制】

不动杆菌属为条件致病菌，属奈瑟菌科，是医院感染常见病原菌之一，广泛分布于外界环境中，主要在水和土壤中，营养要求不高，适宜在潮湿环境中生长，如自来水、各种导管、液体去污剂、牛奶及冷冻食物中均有检出的可能。健康人群的皮肤、咽喉、结膜、尿、粪、阴道分泌物中亦能分离到不动杆菌，25%的正常人皮肤带菌，7%的健康人咽部带有该菌。而在潮湿条件下的医疗器械如空调机、机械通气装置、氧气湿化瓶及其管道、面罩、腹膜透析装置、保留导尿管等易被其污染。该菌可在干燥无生命物体上生存数日。

不动杆菌属在防御机制正常的宿主中不易致病，感染易发生于外科手术后，有严重原发病及免疫功能低下者，老年和早产儿、新生儿，气管切开插管、静脉导管、空气湿化、广谱抗生素的应用及长期处于监护室环境中等。本菌属已成为医院感染的重要致病菌之一，主要通过下列途径引起院内感染：①医务人员手：医务人员手带菌在治疗操作和护理中造成患者间的传播；②污染的医疗器械：因为医疗器械的污染和消毒不严可引起院内感染；③空气：本菌在干燥条件下如皮肤、钢板上存活时间长，易以气溶胶形式在空气中传播。医院中各科室不动杆菌属感染发生率依次为ICU、外科、内科、妇科、新生儿室、小儿科及产科，教学医院的发病率高于一般综合性医院。

【临床表现】

一、呼吸道感染

不动杆菌属偶可在正常小儿中引起气管支气管炎或细支气管炎，亦可在免疫缺陷成人引起气管支气管炎。外科手术后，应用广谱抗菌药物，有严重原发病，需要用人工呼吸器及气管切开插管者最易感染本菌。本菌是医院感染肺炎的常见病原菌。肺部X线检查可表现为多叶性气管支气管肺炎，偶有脓肿形成及渗出性胸膜炎，血流感染少见，如不及时治疗，则病死率较高。

二、血流感染

在革兰阴性杆菌血流感染中，由不动杆菌属引起者，国内外分别为4.6%和16%。其中16%~76%有原发病，大多经由呼吸道和静脉导管入侵，尿路、伤口和入侵者较少。病情轻重不一，轻者可仅有一过性血流感染；伴有休克的重症患者或有多种菌混合感染者病死率可达22%。并发症有心内膜炎、腹腔脓肿及血栓性静脉炎等。非鲍曼不动杆菌所致者病情常较轻。

三、伤口与皮肤感染

创伤伤口、烧伤创面、手术切口均易继发本菌的皮肤感染，并常与其他细菌如肠杆菌属、铜绿假单胞菌、肠球菌属、葡萄球菌属或化脓性链球菌造成混合感染。静脉导管污染本菌可引起严重的皮肤蜂窝织炎。严重的创口感染常合并血流感染。

四、其他

本菌属可引起膀胱炎、尿道炎、肾盂肾炎，在眼科可引起结膜炎、角膜溃疡及穿孔、白内障手术后眼内炎。在新生儿可引起不动杆菌脑膜炎，常与肺炎链球菌一起致病。颅脑外伤或神经外科手术后亦偶见该菌引起的脑膜炎。此外，不动杆菌属尚可引起心内膜炎、骨髓炎、口腔脓肿、化脓性关节炎以及胰腺炎、肝脓肿等。

【诊断】

诊断有赖于细菌培养，分离出细菌后，应根据临床情况判断其为定植菌、污染菌或病原菌，并应反复进行培养和密切观察病情。

【治疗】

对鲍曼不动杆菌的抗菌治疗原则应综合考虑感染病原菌的敏感性、感染部位及严重程度、患者病理生理状况和抗菌药物的抗菌作用和药代动力学/药效学（PK/PD）特点进行抗菌治疗并优化给药方案。治疗成功与否，关键是及早选用有效抗菌药物并及时纠正引起本病的诱因，如尽早减量或停用肾上腺皮质激素、拔除静脉导管等。

由于不动杆菌属对多数常用抗菌药耐药，且耐药菌株逐年增多且出现多重耐药，因而实验室获得阳性培养结果后，应即进行药敏测定，根据药敏结果选用有效药物。舒巴坦及舒巴坦复方制剂（如氨苄西林-舒巴坦、头孢哌酮-舒巴坦）对不动杆菌属有较好抗菌作用，部分不动杆菌属对第二组碳青霉烯类敏感（包括亚胺培南、美罗培南、帕尼培南等）。上述药物与氨基糖苷类联合在体外有协同作用，在治疗该菌引起的严重感染时可考虑上述药物与氨基糖苷类或氟喹诺酮类的联合应用。

多重耐药鲍曼不动杆菌的治疗可以选择黏菌素或多粘菌素B、含舒巴坦复合制剂或替加环素、米诺环素等。

一、多黏菌素

多黏菌素属于多肽类抗菌药物，来源于多黏芽胞杆菌。目前常用于临床的是多黏菌素E，体外药物敏感性试验表明，多黏菌素对不动杆菌表现出良好的抗菌活性，即使碳青霉烯类耐药鲍曼不动杆菌对多黏菌素亦高度敏感。目前黏菌素静脉给药治疗泛耐药鲍曼不动杆菌感染的临床研究发现,感染的好转率可达 57% ~80%,而肾毒性的发生率为 0% ~37%。因此,在使用多黏菌素过程中监测肾功能变化十分重要。鉴于部分临床研究为回顾性分析,缺乏良好的对照,不同研究中给药剂量和间隔时间不同,且难以判断肾功能损害是基础疾病所致还是多黏菌素所致,同时缺乏对远期预后的评估,因而对多黏菌素治疗 MDRAB 感染的有效性及肾毒性的发生率仍需进一步研究。黏菌素在临床除需要密切关注肾毒性和神经毒性外,近年报道了多例在使用过程中出现异质性耐药。体外研究发现,经过黏菌素诱导的鲍曼不动杆菌在含黏菌素平板上的生长率能够增加 100 ~10 000 倍。

多黏菌素雾化吸入可以减少全身用药所致的不良反应,同时在肺部组织可以达到较高的药物浓度。但大多数治疗经验限于伴有肺部多药耐药铜绿假单胞菌定植或感染的肺囊性纤维化患者。回顾性分析表明,多黏菌素 E 雾化吸入治疗泛耐药鲍曼不动杆菌引起的医院获得性肺炎可以取得较好的临床和微生物学改善,且未发生肾毒性及神经毒性。支气管痉挛是多黏菌素雾化吸入最严重的不良反应之一,预先给予支气管舒张剂可减少支气管痉挛的发生。

二、含舒巴坦制剂

舒巴坦是 β 内酰胺酶抑制剂,对不动杆菌和拟杆菌具有固有的抗菌活性。应用于临床治疗的舒巴坦多数以复合制剂的形式出现,如氨苄西林/舒巴坦和头孢哌酮/舒巴坦。在不同国家和地区,舒巴坦制剂对鲍曼不动杆菌的敏感性相差较大。2011 年 CHINET 监测网的数据表明在 6723 株不动杆菌属细菌中 88.6% 为鲍曼不动杆菌,该菌对亚胺培南和美罗培南的耐药率均 >60%;对头孢哌酮-舒巴坦和米诺环素的耐药率分别为 39.1% 和 27.3%,对其他测试药的耐药率多在 50% 以上,对多黏菌素 B 和多粘菌素 E 的敏感性均在 90% 以上。

三、四环素类

米诺环素对不同地区不同克隆鲍曼不动杆菌的耐药率有很大的差异(10% ~70%)。Wood 等发现用四环素类药物治疗多重耐药鲍曼不动杆菌有一定的疗效。患者分别静脉给予多西环素或米诺环素,平均给药时间为 13.5 日(9 ~20 日),结果表明该两种药物对呼吸机相关性的多重耐药鲍曼不动杆菌有效。

四、替加环素

替加环素为甘氨酰环素类抗菌药物,抗菌谱广,对革兰阳性菌、革兰阴性菌包括鲍曼不动杆菌、某些厌氧菌及不典型病原体均具抗菌活性,但对铜绿假单胞菌无作用。FDA 批准用于敏感菌所致社区获得性肺炎、复杂性皮肤软组织感染及复杂性腹腔感染。但替加环素上市不久就有以色列学者发现了多个对其耐药鲍曼不动杆菌克隆的出现和流行。也有多例鲍曼不动血流感染患者在治疗过程中出现耐药。目前认为介导鲍曼不动杆菌对替加环素耐药的机制可能与多重耐药外排泵系统 AdeABC 的高水平表达有关。世界各地的研究发现,鲍曼不动杆菌对替加环素的敏感性多在 90% 以上,但也有报道称从未接受替加环素治疗的患者分离的 MDR AB 对替加环素的耐药率高达 66%。目前,替加环素尚无统一的体外药物敏感性试验方案,且可靠性仍需进一步研究。

替加环素治疗鲍曼不动杆菌感染的可行性仍处于研究阶段。一项回顾性研究发现,应用替加环素治疗 34 例耐药鲍曼不动杆菌感染的患者,获临床症状好转的比率达 68%,但仅有 10% 的病例实现培养转阴,且最终的病死率仍高达 41%。遗憾的是,该研究未设置对照组,因而无法正确评价病情严重程度对最终预后造成的影响。同时,该研究中有 1/3 的患者伴有鲍曼不动杆菌血流感染,且 64% 的最终死亡患者患有脓毒血症。按推荐剂量给药后,替加环素的稳态血药浓度达 0.63mg/L,提示当本药用于治疗 MIC>1mg/L 的不动杆菌血流感染时,病原体实际上持续暴露在低于 MIC 的药物浓度中。有报道在应用替加环素治疗鲍曼不动杆菌血流感染时,细菌可从敏感转变为耐药。因此,一般不推荐替加环素单药治疗不动杆菌引起的血流感染。另一项系统回顾性研究发现,替加环素治疗 MDRAB 感染的总有效率为 76%。

五、联合治疗

体外药效学试验发现,多黏菌素 B+亚胺培南;多粘菌素 B+利福平+氨苄西林-舒巴坦;多粘菌素 B+利福平;多黏菌素 B+利福平+亚胺培南;

多黏菌素 B+亚胺培南+利福平;黏菌素+利福平、粘菌素+米诺环素存在协同作用,但目前缺乏相应的临床研究证据。

一项病例对照研究发现,多黏菌素联合美罗培南治疗 MDRAB 感染的好转率与单独应用多粘菌素组比较无统计学差异。但鲍曼不动杆菌对多黏菌素存在异质性耐药现象,且有报道在应用多黏菌素治疗亚胺培南/西司他丁耐药的鲍曼不动杆菌感染过程中出现由对多黏菌素敏感转变为耐药,而联合治疗在防止耐药性的产生上可能有积极的作用。

尽管体外试验发现氨苄西林/舒巴坦与多种抗菌药物存在协同作用,但仍需进一步的临床验证。在其他抗菌药物联合方面,亚胺培南联合利福平在体外试验中表现出对亚胺培南耐药的鲍曼不动杆菌有较好的抗菌活性,但在 1 项小样本量的前瞻性研究中并未获得预期效果。

头孢吡肟+阿米卡星及多黏菌素 B+碳青霉烯类、氨基糖苷类、氟喹诺酮类或 β 内酰胺类中一种或数种在临床上治疗有效。

总之,多黏菌所致严重感染可选用的有效药物不多,碳青霉烯类与阿米卡星对上述细菌中部分菌株有活性,含舒巴坦制剂对鲍曼不动杆菌可能有作用。多黏菌素作用最强,但已出现少数耐药株,此时上述抗生素联合(体外有效)成为唯一的选择,仅对某 1～2 种抗生素敏感的多重耐药菌感染采用单药治疗可能出现耐药菌,对此需要更多临床试验证实其疗效。

(翁心华　李光辉)

参考文献

1. 朱德姝,汪复,胡付品,等. 2010 年中国 CHINET 细菌耐药性监测. 中国感染与化疗杂志,2011,11(5):321-329.
2. Neonakis IK, Spandidos DA, Petinaki E. Confronting multi-drug-resistant *Acinetobacter baumannii*: a review. Int J Antimicrob Agents, 2011, 37(2):102-109.
3. Garnacho-Montero J, Amaya-Villar R. Multiresistant *Acinetobacter baumannii* infections: epidemiology and management. Curr Opin Infect Dis, 2010, 23(4):332-339.
4. Fishbain J, Peleg AY. Treatment of *Acinetobacter* infections. Clin Infect Dis, 2010, 51(1):79-84.
5. Michalopoulos A, Falagas ME. Treatment of *Acinetobacter* infections. Expert Opin Pharmacother, 2010, 11(5):779-788.
6. Towner KJ. *Acinetobacter*: an old friend, but a new enemy. J Hosp Infect. 2009, 73(4):355-363.
7. Pachón J, Vila J. Treatment of multiresistant *Acinetobacter baumannii* infections. Curr Opin Investig Drugs, 2009, 10(2):150-156.

第三十八节　克雷伯菌感染

克雷伯菌属(*Klebsiella*)存在于正常人的肠道和呼吸道,亦存在于水和谷物中。在免疫低下以及接受手术和侵袭性医源性操作的人群易罹患本属细菌感染,亦是社区获得性肺炎和医院获得性肺炎的常见病原体。

【病原学】

克雷伯菌属目前是除大肠埃希菌外最重要的条件致病菌,与沙雷菌属、肠杆菌属与哈夫尼亚菌生化反应很相似,某些氨基酸脱羧酶试验有助于鉴别。克雷伯菌属可分 7 个种,以肺炎克雷伯杆菌(*K. pneumoniae*)、产酸克雷伯杆菌(*K. oxytoca*)、鼻硬结克雷伯菌(*K. rhinoscleromatis*)和臭鼻克雷伯杆菌(*K. ozaenae*)的临床意义较大。在临床分离到的克雷伯菌属中,肺炎克雷伯菌占 80% 以上,是本属中最为重要和常见的病原菌。

本菌为长 1～2μm,宽 0.5～0.8μm 的粗短杆菌,可产生荚膜,无芽胞,无动力,常见端对端的成对发育。荚膜为不含氮的多糖物质,较厚,做革兰染色即可观察到,但以印度墨汁染色法较易观察。本菌最适生长温度为 37℃,可在 12～43℃ 范围生长,55℃ 30 分钟可被灭活。在鉴别培养基上因发酵乳糖而现有色菌落;在固体培养基上则可因产生大量荚膜物质而呈灰白色黏胨样菌落,菌落易互相融合,以接种环挑之易拉成丝;而在肉汤中培养数天后呈黏稠状液体。

克雷伯菌具有菌体抗原 O 和荚膜抗原 K,按荚膜抗原 K 的成分,肺炎克雷伯菌可分为 80 个型,但多半属荚膜 3 型及 12 型,臭鼻克雷伯杆菌有 4、5、6、15 等型以 4 型最常见,鼻硬结克雷伯菌则多为 3 型。

克雷伯菌毒力较强,极少量的肺炎克雷伯菌(100 个细菌)注射于小鼠腹腔即可引起小鼠死亡。本菌适应性强,能很快适应宿主环境而生存,对各种抗生素易产生耐药性,是产超广谱 β-内酰胺酶率最高的细菌之一，常同时对多种抗生素耐药。此种耐药性可以为染色体介导，亦可通过耐药质粒的传播在医院某些病房内造成感染局部流行。

【流行病学】

肺炎克雷伯菌是重要的医院内感染病原菌。据报道，肺炎克雷伯菌在临床标本中分离的革兰阴性杆菌中占第2位，仅次于铜绿假单胞菌；痰标本中最多，尿次之。正常人口咽部肺炎克雷伯菌的带菌率约1%～5%，结肠带菌率约为5%～35%。使用抗生素的患者粪便中细菌的检出率增加，有学者报道使用过抗生素的300份粪便标本中有43%有肺炎克雷伯菌生长。带菌者和患者是最为重要的传染源。

当人体的抵抗力下降时，正常带菌者可以发生局部或全身感染，称之为内源性感染；此外，在医院，细菌可以通过患者之间、工作人员和患者间的接触、人工呼吸器等医疗用具而传播。长期住院、手术、留置导尿管以及原发疾患等，引起患者全身或局部防御免疫功能减退是重要诱因。此外，医护人员带菌的手亦为细菌传播的重要途径。

硬鼻结克雷伯菌所致慢性肉芽肿性硬结症多见于欧洲中部及东南部、印度及中美洲。

【发病机制和病理】

克雷伯菌所致的肺炎可分为原发性肺炎和继发性肺炎。两者的界线有时颇难分清，一般认为在原有肺部感染性疾病的基础上，在一定致病条件下发生本菌的感染为继发性。

克雷伯菌的毒力可能与其荚膜有关，荚膜可以抑制巨噬细胞的趋化、吞噬作用，但确切的发病机制尚未完全阐明。本属细菌感染的病理特点是细菌生长繁殖快，在各脏器可形成单发或多发脓肿，渗出液中含大量带有荚膜的革兰阴性杆菌。

肺炎克雷伯菌引起的原发性细菌性肺炎，以老年患者、酒精中毒以及患有糖尿病、癌肿、血液病等严重原发疾患者为多。病理变化与肺炎球菌所致者不同，肺泡壁常坏死、液化，形成单个或多个脓腔。肺泡内含大量血性黏稠痰。脓腔表面多有纤维蛋白渗出物覆盖，早期即易发生胸膜粘连。脓胸的发生率约为25%，较肺炎球菌肺炎为高。病灶消散常不完全，引起纤维增生、残余性化脓性病灶或支气管扩张。

肺炎克雷伯菌感染占医院内感染的10%，常见者如尿路感染、呼吸道和伤口感染等。败血症病例中肝、肾、脑等均可出现多发性化脓病灶以及胸腔、心包腔积脓等。病变在结肠者尚可引起伪膜性肠炎，偶可致穿孔和弥漫性腹膜炎。

鼻硬结克雷伯菌和臭鼻克雷伯菌的致病性尚未完全阐明，前者可引起慢性肉芽肿性硬结症，后者可能与鼻黏膜和鼻甲萎缩所致的臭鼻症有关，是一种机会感染。

【临床表现】

一、呼吸道感染

肺炎克雷伯菌是呼吸道感染最常见的致病菌之一。在痰标本所得革兰阴性杆菌中占第二位，仅次于铜绿假单胞菌。国外报道有的占首位。医院内交叉感染常导致细菌在咽部寄殖，继引起支气管炎或肺炎。长期住院、应用抗菌药物等使患者咽部肺炎杆菌细菌下行而引起支气管及肺部感染。

肺炎克雷伯菌所致的急性肺炎与肺炎链球菌肺炎相似，起病急，常有寒战、高热、胸痛、痰液黏稠而不易咳出，痰呈砖红色或深棕色（25%～50%），亦可为血丝痰和铁锈色痰。部分患者有明显咯血。体检可发现患者呈急性面容、呼吸困难、发绀，少数患者可出现黄疸、休克。2/3患者体温在39～40℃间，口唇疱疹不常见，肺部有实变体征，有湿性啰音。X线表现多变，可有大叶实变、小叶浸润和脓肿等表现。大叶实变多位于上叶，由于炎症渗出液多而黏稠，故叶间裂常呈弧形下坠。炎症浸润也比其他肺炎浓密，边界锐利，16%～50%的患者有肺脓肿形成。少数呈支气管肺炎或两侧肺外周浸润，有时也可呈两侧肺门旁浸润。本病早期即常有全身衰竭，预后较差，病死率约50%，发生广泛肺坏疽者则预后更差。

肺炎克雷伯菌肺炎可表现为慢性病程，亦可由急性延续成慢性，呈肺脓肿、支气管扩张与肺纤维化的临床表现。

二、败血症

国外报道肺炎克雷伯菌败血症占革兰阴性杆菌败血症中的第2位，仅次于大肠埃希菌。绝大多数患者均有原发疾病和（或）使用过广谱抗菌药物、免疫抑制剂或抗代谢药物等。最常见的诱因是手术，入侵途径有呼吸道、尿路、肠道、腹腔、静脉注射及新生儿脐带等；染菌的静脉输液者可引起局部小流行。病情凶险，除发热、畏寒外，有时可伴发休克、黄疸。发热多呈弛张热，也可呈双峰热型。迁徙性病灶可见于肝、眼、肾、肺、骨骼、髂窝、脑膜及脑实质等，病死率30%～50%。

三、化脓性脑膜炎

肺炎克雷伯菌引起化脓性脑膜炎者日见增多，在革兰阴性菌脑膜炎中呈第二位。多见于脑外伤或脑手术后，新生儿也可发生，预后甚差。起病隐匿，常有发热、头痛、颈项强直等脑膜炎症状和体征，可出现颅内高压症状。脑脊液中白细胞及中性粒细胞增多，蛋白定量增高，糖和氯化物定量下降，涂片可发现含荚膜的革兰阴性杆菌，培养阳性可确立诊断。老年患者常合并有败血症存在，病死率高。

四、尿路感染

据报道尿路感染中肺炎克雷伯菌引起者占第3位。绝大多数患者有原发疾病如膀胱癌、前列腺肥大、膀胱无力、尿道狭窄等，也可发生在恶性肿瘤或其他严重全身疾病的患者，导尿、留置导尿管或尿路器械检查等是常见的诱因。经采用适当抗菌药物治疗后近期疗效较好。临床表现与其他病原所致尿路感染相同。

五、其他

如手术后伤口感染或其他创面感染、皮肤软组织感染、腹腔感染、心内膜炎、骨髓炎、关节炎等，均可由克雷伯菌引起。临床表现与其他细菌所致的疾病类似，较易形成脓肿。

鼻硬结克雷伯菌可致慢性肉芽肿性硬结症，最常累及鼻腔、鼻窦、咽喉部、气管及支气管等部位。其组织学上可有坏死和纤维组织增生，可见到具特征性的含革兰阴性杆菌的泡沫状细胞（即所谓Mikulicz细胞）。臭鼻克雷伯菌可引起鼻黏膜和鼻甲萎缩的臭鼻症，与硬结症不同的是，臭鼻症并非原发的细菌感染，还可能有其他因素参与其发病。

【诊断】

典型的肺炎克雷伯菌肺炎常发生于中老年男性、长期饮酒的慢性支气管肺病患者，有较典型的临床表现和X线征象，结合痰培养结果，不难诊断。但在有严重原发疾病基础上的发病者，临床表现多不典型，诊断较为困难。凡在原有疾病过程中出现高热、白细胞和中性粒细胞增多，X线胸片上出现新的浸润病灶，而青霉素治疗无效者应考虑本病。连续两次或两次以上痰培养阳性，或胸水、血培养阳性可以确诊。

多数败血症患者的白细胞总数明显增多，嗜中性粒细胞增高，但血液病患者或用抗代谢药物者白细胞数可不增加，或反有减少。其他如尿路感染及脑膜炎患者的尿液及脑脊液均有相应变化。确诊应根据细菌培养结果。

鼻硬结克雷伯菌所致慢性肉芽肿性硬结症，活组织检查中找到Mikulicz细胞具确诊价值。

【预后】

在抗生素应用之前，肺炎克雷伯菌肺炎的病死率高达51%～97%，在抗生素治疗下其病死率仍高达20%～50%左右。若并发广泛性肺坏疽，则病死率达100%。克雷伯菌败血症的病死率在30%～50%，并发休克或多器官功能衰竭的死亡率更高。克雷伯菌所致的化脓性脑膜炎预后亦欠佳。

【治疗】

积极有效的抗生素治疗是为克雷伯菌感染治疗的关键。本属细菌耐药现象严重，不同菌株之间对药物的敏感性差异甚大，故治疗药物的选用应以药敏结果为准。在未获药敏结果前根据病情可选用的药物有：第二、第三、第四代头孢菌素类；哌拉西林、氨苄西林等广谱青霉素类；其他β-内酰胺类，如单环类的氨曲南，碳青霉烯类的亚胺培南/西司他丁、美罗培南、帕尼培南/倍他米隆；β-内酰胺类抗生素与β-内酰胺酶抑制剂合剂，如氨苄西林/舒巴坦、阿莫西林/克拉维酸、哌拉西林/三唑巴坦、替卡西林/克拉维酸、头孢哌酮/舒巴坦等；庆大霉素、阿米卡星、异帕米星等氨基糖苷类；环丙沙星、氧氟沙星、左氧氟沙星、诺氟沙星等氟喹诺酮类药物。

肺炎克雷伯菌多数对氨苄（羧苄）西林耐药，而宜用头孢菌素类合并氨基糖苷类治疗。一般肺炎的疗程需3～4周或更长，而败血症与化脓性脑膜炎的临床可能需6周以上。克雷伯菌脑膜炎常伴有脑室炎，可选用庆大霉素等药物行脑室内给药，一次给药后24小时内大部分时间脑脊液药物浓度能达到治疗量的抗菌浓度4～6mg/L。近年国内产KPC酶耐碳青霉烯抗生素的菌株增长速度惊人，此时治疗十分困难，可考虑选用粘菌素、替加环素以及磷霉素等药物。

此外，保持气道通畅、氧疗、维持水、电介质平衡、补充不够的能量等支持疗法亦为治疗的重要组成部分。

鼻硬结克雷伯菌和臭鼻克雷伯菌感染据国外报道对氨基糖苷类抗生素、磺胺类药物、广谱青霉素、头孢菌素均敏感，可视病情选用；唯疗程宜长，通常应使用6～8周。

（翁心华　陈澍）

参考文献

1. 杨爱民，路娟. 肺炎克雷伯菌耐药监测分析. 中华医院感染杂志，2008，18(8)：1155-1157.
2. Yaita K，Komatsu M，Oshiro Y，*et al*. Postoperative meningitis and epidural abscess due to extended-spectrum β-lactamase-producing *Klebsiella pneumoniae*：a case report and a review of the literature. Intern Med，2012，51(18)：2645-2648.
3. Elemam A，Rahimian J，Mandell W. Infection with panresistant *Klebsiella pneumoniae*：a report of 2 cases and a brief review of the literature. Clin Infect Dis，2009，9(2)：271-274.
4. Nordmann P，Cuzon G，Naas T. The real threat of *Klebsiella pneumonia* carbapenemase-producing bacteria. Lancet Infect Dis，2009，9(4)：228-236.

第三十九节　肠球菌属感染

肠球菌（*Enterococcus*）属链球菌科，是人类和动物肠道正常菌群的一部分，通常在腹腔和盆腔感染患者分离的混合菌群中发现。既往认为肠球菌属系对人类无害的共栖菌，但近年研究证实肠球菌属的致病力。肠球菌属既可导致社区获得性感染，亦可导致医院获得性感染，且后者呈增多趋势。目前肠球菌属已成为医院感染重要病原菌之一，在尿路感染及手术部位感染病原菌中可占第二位，在血流感染病原菌中占第三位。肠球菌属不仅可引起尿路感染、皮肤软组织等感染，还可引起危及生命的腹腔感染、血流感染、心内膜炎及脑膜炎等。据报道近年来临床上还出现了万古霉素耐药肠球菌（VRE），其所致感染多发生于重症监护室、肿瘤、血液病等患者中。

【病原学】

一、生物学特征

肠球菌属为圆形或椭圆形、呈链状排列的革兰阳性球菌，无芽胞、无鞭毛，为需氧或兼性厌氧菌。肠球菌属对营养要求较高，在含有血清的培养基上生长良好（图17-39-1）。在血平板上经37℃培养18小时后，可形成灰白色、不透明、表面光滑、直径0.5～1mm大小的圆形菌落，不同的菌株可表现为β溶血或α溶血。与同科链球菌的显著不同点在于肠球菌在生化反应上能耐受高盐和胆汁培养基，并对许多抗菌药物表现为固有耐药。

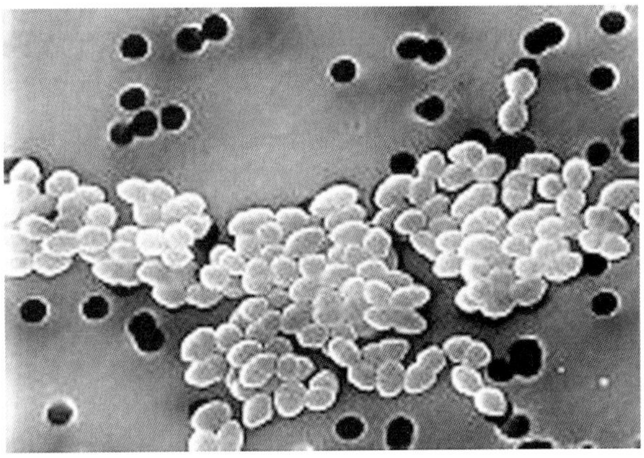

图17-39-1　肠球菌属

二、分类

肠球菌有30多个亚型属，其中从人分离的有以下菌种：鸟肠球菌、铅黄肠球菌、盲肠肠球菌、哥伦比亚肠球菌、殊异肠球菌、耐久肠球菌、粪肠球菌、屎肠球菌、黄色肠球菌、鹑鸡肠球菌、海肠球菌、病臭肠球菌、蒙肠球菌、类鸟肠球菌、棉子糖肠球菌、解糖肠球菌、杀鱼肠球菌、孤立肠球菌及硫磺肠球菌等。其中对人类致病者主要为粪肠球菌和屎肠球菌。在临床分离菌株中粪肠球菌占85%～95%，屎肠球菌占5%～10%，其余少数为耐久肠球菌和其他肠球菌。然而，近年来资料显示，屎肠球菌所占比例逐渐升高，可达20%～30%或以上。

三、耐药性

肠球菌属的耐药性包括固有耐药、获得性耐

药及耐受性3种，以前两者较为重要。由于肠球菌细胞壁坚厚，对头孢菌素类、林克酰胺类、大环内酯类、磺胺类等许多抗菌药物表现为固有耐药。对青霉素类、氨基糖苷类和万古霉素等常为获得性耐药。粪肠球菌对各种抗菌药的敏感性高于屎肠球菌。

肠球菌属对青霉素、氨苄西林、阿莫西林中度敏感。肠球菌属对青霉素类的耐药机制主要为细菌产生一种特殊的青霉素结合蛋白，后者对青霉素亲和力减低，从而导致耐药。此种耐药以屎肠球菌多见。青霉素类不能导致肠球菌属自溶，因此对肠球菌属而言，青霉素为抑菌剂，而非杀菌剂。少数情况下，细菌可产生大量青霉素酶导致耐药，但通常用头孢硝噻吩纸片不易检出。因此，其确切发生率可能被低估。

肠球菌属对氨基糖苷类的耐药性有2种，一种为中度耐药性，系细胞壁渗透障碍所致，此种耐药菌对青霉素或糖肽类联合氨基糖苷类敏感；另一种为高度耐药性（庆大霉素MIC≥500mg/L，链霉素≥2000mg/L），系细菌产生质粒介导的氨基糖苷类钝化酶APH(2″)-AAC(6″)所致，此种耐药菌青霉素或糖肽类与氨基糖苷类的协同作用消失。因此，测定氨基糖苷类的耐药程度，对于临床用药有重要参考意义。

肠球菌属对万古霉素的耐药表型有van A、van B、van C、van D、van E、van G及van L型，其中6种基因型系获得性耐药，仅有van C型系天然耐药。医院内流行的主要是van A及van B型。van A型对万古霉素及替考拉宁均高度耐药；van B型对万古霉素可呈现不同程度耐药，而对替考拉宁可呈现敏感；van C型为体质性耐药，细菌对万古霉素呈低度耐药，对替考拉宁敏感；van D型对万古霉素呈中度敏感，对替考拉宁呈低度耐药或敏感；van E型对万古霉素呈低度耐药，对替考拉宁敏感，但与van C的氨基酸序列同源性仅55%。中国CHINET细菌耐药检测资料显示2010年共检出73株VRE，其中1829株粪肠球菌中10株为VRE、1817株屎肠球菌中63株为VRE，上述VRE菌株中绝大部分van A型基因。

【发病机制】

肠球菌属为条件致病菌，引起肠球菌严重感染的危险因素为免疫功能损害的患者，如晚期肿瘤、肝硬化、糖尿病、粒细胞减少等严重原发疾病患者，长期住院、胃肠道外科手术、留置导尿管或血管内留置导管、腹膜透析、人工瓣膜植入、广谱抗菌药尤其对肠球菌不具抗菌活性的头孢菌素类的应用等。

以往认为肠球菌感染为内源性感染，即由于患者本身的肠球菌引起。动物实验显示在不同情况下，肠球菌具有自胃肠道移位至肠系膜淋巴结的能力。然而近期的研究显示肠球菌亦可通过医务人员的手间接传播，引起医院感染。

肠球菌属侵入机体局部皮肤、黏膜等破损处，可引起局部炎症，炎症部位细菌大量繁殖侵入血流引起血液感染，粪肠球菌易黏附于心瓣膜，引起心内膜炎。肠球菌心内膜炎的发病率增高与先天性心脏病生存时间延长、老年患者心瓣膜的退行性病变和尿路感染的增多等有关。患者大多为60岁以上，男性多见，占总发病数的57%～73%。

【临床表现】

一、尿路感染

粪肠球菌所致感染中最为常见，绝大部分为医院感染，多发生于留置导尿管、其他器械操作和尿路结构异常的患者。美国463所医院院内感染调查显示肠球菌是导尿管相关尿路感染第三位病原菌，粪肠球菌、屎肠球菌和其他肠球菌分别占40%、25%及35%。常表现为膀胱炎、肾盂肾炎，少数为前列腺炎和肾周脓肿，肾盂肾炎和肾周脓肿可伴有血液感染。老年男性容易发生肠球菌尿路感染，同时还可能合并前列腺炎或附睾炎。

二、血流感染

在肠球菌属感染中居第3位。医院获得性血流感染中由肠球菌属所致者，仅次于凝固酶阴性葡萄球菌和金葡菌居第三位，其中87%为粪肠球菌、9%为屎肠球菌、4%为耐久肠球菌。入侵途径多为尿路感染，腹腔感染、盆腔感染，创伤尤其是烧伤、压疮、糖尿病足合并感染，血管内导管，胆道感染等。相关危险因素为恶性肿瘤、粒细胞缺乏、肾功能不全、糖尿病、肾上腺皮质激素、应用对肠球菌属无抗菌活性的抗菌药物（如头孢菌素类）、外科手术、烧伤、多发性创伤、入住重症监护室及新生儿监护室等。病死率12.6%～57%。

三、心内膜炎

约5%～15%的心内膜炎由肠球菌属所致。

病原菌主要为粪肠球菌，少数为屎肠球菌、鸟肠球菌、铅黄肠球菌、耐久肠球菌、鹑鸡肠球菌及棉子糖肠球菌等。肠球菌心内膜炎患者多有基础心瓣膜疾病或人工瓣膜，主要累及二尖瓣及主动脉瓣，病原菌多来自泌尿生殖道，其他依次为胃肠道和牙科手术后，部分患者中该菌来源不明。常见诱因为膀胱镜检查、子宫全切术、前列腺切除术、经直肠前列腺穿刺活检、体外冲击波碎石术、结肠镜检查和肝活检等。大多数病例起病缓，呈亚急性表现，临床症状包括发热、消瘦、非特异性胸痛、疲乏等。主要体征包括瘀点、心脏杂音、奥斯勒结节（15%）。非典型症状包括多发性关节炎、椎间盘炎、痴呆症、迁徙性病灶、脾脓肿及脓胸等。常见并发症是心力衰竭（50%），多数需要做瓣膜置换，大约 27% ~43% 患者出现栓塞，常发生在脑部。心衰和栓塞的病死率为 11% ~35%。

四、腹腔、盆腔感染

在肠球菌属感染中居第 2 位。腹腔、盆腔感染中肠球菌属检出率低于大肠埃希菌和脆弱拟杆菌组居第 3 位，常系与后两者之一的混合感染。肠球菌属是肠道和泌尿生殖道正常定植菌，腹腔或盆腔感染时容易培养出肠球菌，通常与其革兰阴性菌和厌氧菌一起分离。但是否参与感染仍有争议，分析显示在 6 项应用无抗肠球菌活性的抗菌药物治疗腹腔感染的试验中，尽管开始治疗前 20% ~30% 分离出肠球菌，但未见例患者治疗失败。相反也有数项研究证实肠球菌能导致抗菌药物治疗失败，其中包括一项 330 例随机双盲试验显示肠球菌感染是可能导致治疗失败的独立因素之一。有资料显示肠球菌可能增加腹腔手术后感染率和病死率上升。

五、其他情况

其他少见情况下肠球菌属可引起外科伤口感染、烧伤创面、皮肤软组织感染、骨关节感染及脑膜炎，但呼吸道感染极少。

【诊断】

肠球菌属感染的诊断主要依靠各种不同部位感染的临床表现和有关标本（血、尿、腹腔渗出物、关节液、脑脊液等）的涂片和（或）培养找到病原菌。虽然痰液或支气管分泌物中经常分离到肠球菌，但该菌极少引起呼吸道感染，亦很少引起原发性蜂窝织炎。

【治疗】

治疗肠球菌属所致尿路感染可单用青霉素、氨苄西林或阿莫西林。由于多数肠球菌仍对呋喃妥因敏感，因此后者亦可用于肠球菌属所致下尿路感染的治疗。磷霉素在体外对粪肠球菌和屎肠球菌均有抗菌活性，可用于该类菌所致尿路感染的治疗。氟喹诺酮类抗菌药如左氧氟沙星、加替沙星对肠球菌属具有抗菌活性，可用于尿路感染。

肠球菌属所致腹膜炎、血流感染、心内膜炎和脑膜炎等的治疗宜选用青霉素或氨苄西林联合氨基糖苷类，后者一般选用庆大霉素。治疗肠球菌心内膜炎时药物剂量需大，疗程宜长，以减少复发。如患者对青霉素过敏或氨苄西林耐药，可改用万古霉素或替考拉宁，必要时联合氨基糖苷类，但必须监测两者的血药浓度。腹腔感染患者如腹腔引流液中分离出肠球菌，在下述情况下应进行抗肠球菌治疗：免疫缺陷患者、合并医院感染腹膜炎或腹腔脓肿的重症患者，瓣膜置换合并腹膜炎以及长期使用对肠球菌无效的广谱抗菌药物患者。

万古霉素耐药肠球菌的出现，使其所致感染的治疗颇为困难，基本原则为依据药敏试验结果和临床情况选择用药，宜联合用药。新抗菌药物利奈唑胺、替加环素、达托霉素等对 VRE 有效。利奈唑烷对 60% ~70% 万古霉素耐药粪肠球菌感染病例有效。达托霉素、替加环素体外有效。利奈唑胺对绝大部分屎肠球菌具抑菌作用，宜与氟喹诺酮类、氯霉素、利福平或多西环素联合应用。van B 菌株，如对氨基糖苷类并非高度耐药，替考拉宁与庆大霉素或链霉素联合可能有效。临床试验显示利奈唑胺治疗万古霉素耐药屎肠球菌感染有效率达 70%。

（翁心华　李光辉）

参考文献

1. 朱德妹，汪复，胡付品，等. 2010 年中国 CHINET 细菌耐药性监测. 中国感染与化疗杂志，2011，11（5）：321-329.
2. Arias CA，Contreras GA，Murray BE. Management of multidrug-resistant enterococcal infections. Clin Microbiol Infect，2010，16（6）：555-562.
3. Cantón R，Ruiz-Garbajosa P，Chaves RL，*et al*. A potential role for daptomycin in enterococcal infections：what is the

evidence? J Antimicrob Chemother,2010,65(6):1126-1136.

4. Wang JL,Hsueh PR. Therapeutic options for infections due to vancomycin-resistant *Enterococci*. Expert Opin Pharmacother,2009,10(5):785-796.

5. Arias CA, Murray BE. Emergence and management of drug-resistant enterococcal infections. Expert Rev Anti Infect Ther,2008,6(5):637-655.

第四十节　变形杆菌感染

变形杆菌(*Proteus bacilli*)属于条件致病菌,可引起泌尿系感染、食物中毒、菌血症及伤口感染等。在发达国家以泌尿系感染多见,在发展中国家则以食物中毒多见。食物中毒系因摄入大量活菌污染的食物所致,临床上主要表现为胃肠型和过敏型,以前者多见。

【病原学】

变形杆菌属于肠杆菌科,1885 年由 Hauser 第一次分离并描述该菌的基本特性,即该菌培养时可在培养基的表面爬行扩展。以后新的类似细菌不断被分离出来,现形成了三个菌属,即变形杆菌属(*Proteus*)、普罗菲登斯菌属(*Providencia*)及摩根菌属(*Morganella*)。变形杆菌属(*Proteus*)有 4 个种:普通变形杆菌(*P. vulgaris*)、奇异变形杆菌(*P. mirabilis*)、产粘变形杆菌(*P. myxofaciens*)及潘氏变形杆菌(*P. permeri*)。奇异变形杆菌和普通变形杆菌是导致大肠埃希菌泌尿道感染的主要病原菌,仅次于大肠埃希菌。肾结石和膀胱结石的形成可能与变形杆菌感染有关。部分菌株尚可引起脑膜炎、腹膜炎、败血症和食物中毒等。潘氏变形杆菌偶尔可以从临床标本中分离出,是导致医院感染的病原菌。产粘变形杆菌尚未从人类感染中分离到。引起变形杆菌食物中毒的变形杆菌主要是普通变形杆菌和奇异变形杆菌。变形杆菌不耐热,可产生具有抗原性的肠毒素。

变形杆菌为革兰阴性无芽胞杆菌,两端圆,有明显的多形性,在一定条件下可变成球杆状或长而弯曲的丝状。无荚膜,具有周身鞭毛,运动活泼。该菌为需氧或兼性厌氧,最适生长温度为 34~37℃,在 10~45℃之间均可发育生长。对营养要求不高,在普通培养基上生长良好,繁殖迅速,其菌落常有爬行特点,不形成单个菌落,如将琼脂量提高至 5%,可得到单个菌落。在血琼脂平板上有溶血现象。该菌产生尿素酶,可分解尿素,这是该菌的一个重要的鉴别特征。该菌发酵葡萄糖产酸产气,个别菌株可发酵乳糖。变形杆菌有菌体(O)和鞭毛(H)两种抗原成分,根据 O 抗原可分群,O 抗原和 H 抗原组合可分血清型。55℃水浴 1 小时可杀死该菌。

【流行病学】

变形杆菌广泛存在于自然界如水、土壤和肥料中,在腐败食物和垃圾中亦可检出该菌,采用四硫黄酸增菌培养能增加培养的阳性率。同时该菌是人和动物肠道内寄居的正常菌群的组成部分。动物带菌率 0.9% ~62.7% 不等,其中以犬的带菌率最高。

变形杆菌感染者多有解剖和生理缺陷,多发生于老年人、精神病患者、截瘫患者和重症监护病房患者,通常这些人都有免疫功能不全。感染由普通变形杆菌、潘纳变形杆菌和奇异变形杆菌引起,以后者最常见,原因是人类肠道中奇异变形杆菌的携带率最高。肠道中的变形杆菌可引发自身感染,亦可造成院内患者间传播和感染。

变形杆菌对外界环境适应力强,营养要求低,生长繁殖较迅速,在鱼、蟹类及肉类污染较高,在蔬菜中亦能大量繁殖。食品污染率高低与食品新鲜程度、运输和保藏时的卫生状况有密切关系。据调查,在炎热夏季,被污染的食物放置数小时即可含有足量细菌,引起人类食物中毒。此外,苍蝇、蟑螂、餐具及手亦可作为传播媒介。

【发病机制】

研究显示变形杆菌致病性与其结构及生化特征密切相关,影响因素包括菌毛、鞭毛、酶类(包括尿素酶、蛋白酶和氨基酸脱氨酶等)和毒素(包括溶血素和内毒素)。变形杆菌感染的第一步即关键的一步是与细胞黏附,菌毛在其中起着关键作用。鞭毛是细菌活动的动力,即为变形杆菌感染的扩散提供动力,特别在变形杆菌的泌尿系的逆行感染中起着重要作用。尿素酶可使细菌周围的 pH 值升高而致尿结石形成,同时尿素酶对细胞有一定的毒性。变形杆菌可产生 IgA 蛋白酶,降解 IgA,削弱黏膜免疫。溶血素具有细胞毒效应,内毒素可引发炎症反应。

变形杆菌引起食物中毒与否及病情轻重与摄入细菌数量及人体防御功能强弱有关。有人认为,变形杆菌产生的肠毒素在其引起食物中毒中起一定作用。

【临床表现】

变形杆菌为人体正常菌群,对人类一般不致病,但在一定条件下可成为条件致病菌,引起食物中毒、尿路感染、肺炎、心内膜炎、乳突炎、脑膜炎、创伤及烧伤感染等,亦能引起夏季婴儿腹泻及新生儿败血症。下面就泌尿系感染和食物中毒加以概述。

一、泌尿系感染

变形杆菌是泌尿系感染的重要病原菌,感染可分为血源感染和逆行感染,血源感染即在系统感染的基础上形成泌尿系感染。逆行感染是指变形杆菌通过尿道开口进入泌尿系统,经过尿道、膀胱和输尿管,最后到达肾脏所致的泌尿系感染。逆行感染多由奇异变形杆菌引起,并常发生在留置导尿和尿路结构异常的基础之上。变形杆菌泌尿系感染常为慢性感染,治疗困难,严重感染者可致死亡。泌尿系感染可并发尿结石(包括肾结石和膀胱结石)、尿路梗阻、导尿管不通和细菌尿。变形杆菌感染肾脏时可引起肾组织严重损伤,如急性肾盂肾炎。Larsson 等发现变形杆菌泌尿系感染男孩较女孩多见,而大肠埃希菌泌尿系统感染恰恰相反。

二、食物中毒

变形杆菌性食物中毒所致疾病可呈胃肠炎或过敏反应的表现,两者可同时发生于同一患者。

(一)胃肠型

潜伏期 3 ~20 小时,起病急,有恶心、呕吐、腹痛、腹泻、头晕、头痛和发热等。水样便,带黏液,恶臭,无脓血。每日数次至 10 余次。有 1/3 ~1/2 的患者在胃肠道症状之后出现发热伴畏寒,持续数小时后下降。严重者可发生脱水和休克。

(二)过敏型

潜伏期为 1/2 ~2 小时,主要表现为面部和上身皮肤潮红、头痛、酒醉貌、荨麻疹等。本病多自限,一般于 1 ~2 日内即自行恢复。一般预后良好。

(三)混合型

上述两型症状同时存在。

【诊断】

变形杆菌感染的诊断主要依据细菌培养。怀疑变形杆菌引起食物中毒时,应取可疑食物、呕吐物及粪便作细菌培养,分离出变形杆菌后,必须做血凝试验才能确定诊断。普通变形杆菌对 OX_{19},奇异变形杆菌对 OX_K 的凝集效价应在 4 倍以上增高时才能肯定诊断。

【治疗】

一、一般治疗

变形杆菌感染一般有潜在的基础疾病,如慢性肺部疾病、糖尿病、酒精中毒和肾脏病等,积极处理这些原发疾病,有利于改善病人机体状况,增加抵抗力。

二、抗菌治疗

由于许多菌株如普通变形杆菌、奇异变形杆菌等具有天然耐药性,因此在经验治疗的基础上一定要参考体外药物敏感试验结果。在体外细菌学及药物敏感试验结果出来前,对革兰阴性杆菌性肺炎尤其是院内获得性,目前主张选用针对革兰阴性杆菌的第三代头孢菌素,或与氨基糖苷类抗生素合用。对奇异变形杆菌以外的细菌常首选氨基糖苷类,但对有肾脏功能不全者或老年人应注意毒副反应,必要时可做血药浓度检测,可与第三代头孢菌素合用。对头孢菌素和氨基糖苷类抗生素反应不佳时可选用喹诺酮类抗生素。当取得病原学结果后,应及时根据药敏结果调整抗生素,选用敏感抗生素,对产超广谱 β-内酰胺酶(ESBLs)的菌株,可选用含有 β-内酰胺酶抑制剂的药物如舒他西林(氨苄西林/舒巴坦)、哌拉西林/三唑巴坦(哌拉西林/他唑巴坦)、头孢哌酮/舒巴坦,严重感染可选用亚胺培南。

三、对症治疗

变形杆菌引起的食物中毒多为自限性,不经治疗,1 ~2 日内能自行恢复。呕吐和腹泻严重者可给予补液等对症治疗。过敏型患者以抗组胺治疗为主,可选用扑尔敏 4mg,每日 3 次。严重者应用氢化可的松或地塞米松静脉滴注。

【预防】

因为变形杆菌泌尿系感染常发生在某些基础疾病之上，因此积极治疗原发病对防止此感染十分重要，同时由于留置导尿亦是该感染的促发因素，因此应尽量减少留置导尿。

搞好饮食卫生是预防变形杆菌食物中毒的关键，包括严格作好炊具、食具及食物的清洁卫生，禁食变质事物，食物应充分加热和凉拌菜须严格卫生操作等。

目前尚无有效的疫苗预防变形杆菌感染。

（陈　嵩）

参 考 文 献

1. Rózalski A, Kwil I, Torzewska A, *et al*. *Proteus bacilli*: features and virulence factors. Postepy Hig Med Dosw (Online), 2007, 61: 204-219.

2. Kwil I, Kaźmierczak D, Różalski A. Swarming growth and resistance of *Proteus penneri* and *Proteus vulgaris* strains to normal human serum. Adv Clin Exp Med, 2013, 22(2): 165-175.

第四十一节　肠杆菌属感染

肠杆菌属感染（*Enterobacter* infection）可感染多个部位，主要有肺部感染、菌血症、泌尿道感染及脑膜炎等。近年来，由于其大多为医院感染，较少为社区感染，且此菌属细菌对当前应用的抗菌药物耐药率极高，治疗失败者已不是个别现象，所以备受临床医生的关注。

【病原学】

肠杆菌属（*Enterobacter*）归属于肠杆菌科，它已有12个种，代表种为阴沟肠杆菌（*E. cloacae*）。其他种有坂琦肠杆菌（*E. Sakazakii*）、产气肠杆菌（*E. Aerogenes*）及聚团肠杆菌（*E. Agglomerans*）等，不过后者现归多源菌属（*Pantoea*）。它是革兰阴性杆菌兼厌氧菌，周身鞭毛，能运动。此菌属广泛分布于自然界，存在于人类与某些动物的肠道及粪便中，是典型的共生菌。作为一种机会致病菌，已成为引起医院感染的常见菌之一。

肠杆菌属细菌的染色体或质粒介导产生一类AmpC β-内酰胺酶（简称AmpC酶），导致该类细菌对头孢噻肟及头孢他啶耐药，但头孢吡肟对该类细菌产生的AmpC酶稳定，不易被AmpC酶灭活。菌株同时产超广谱β-内酰胺酶（extended-spectrum β-lactamase，ESBLs）时，仍可能对头孢吡肟耐药。如高产AmpC酶株合并外膜孔蛋白缺失时，可能对碳青霉烯类、青霉素类及头孢菌素类抗生素均耐药。阴沟肠杆菌对头孢他啶和头孢噻肟的耐药率分别为41.6%和53.7%，对哌拉西林-他唑巴坦、头孢吡肟、头孢哌酮-舒巴坦、阿米卡星、环丙沙星的耐药率均在20%以下，对亚胺培南和美罗培南的耐药率最低，均为5.4%，但对厄他培南的耐药率为12.7%。阴沟肠杆菌对部分头孢菌素和甲氧苄啶-磺胺甲噁唑的耐药率较产气肠杆菌高。产气肠杆菌和阴沟肠杆菌对所测试的β-内酰胺类、氨基糖苷类、氟喹诺酮类抗菌药物的耐药率基本相仿，见表17-41-1、表17-41-2。

表17-41-1　肠杆菌属细菌对常用抗菌药物的耐药现状（全国医院感染监控网资料，2010）

药　名	耐药率(%)
氨苄青霉素	93.2
氨苄西林-舒巴坦	66.7
哌拉西林	47.7
哌拉西林-他唑巴坦	18.1
头孢唑林	93.0
头孢呋辛	56.8
头孢他啶	38.6
头孢噻肟	52.1
头孢吡肟	15.7
头孢哌酮-舒巴坦	12.3
头孢西丁	93.1
亚胺培南	5.2
美罗培南	4.8
厄他培南	12.2
阿米卡星	11.1
庆大霉素	23.9
环丙沙星	18.2
复方新诺明	36.2

表 17-41-2　阴沟肠杆菌、产气肠杆菌对常用抗菌药物的耐药现状（全国医院感染监控网资料，2010）

药　名	耐药率(%)	
	阴沟肠杆菌	产气肠杆菌
氨苄青霉素	93.3	93.8
氨苄西林-舒巴坦	68.9	60.5
哌拉西林	49.8	42.3
哌拉西林-他唑巴坦	18.5	17.6
头孢唑林	95.5	84.2
头孢呋辛	58.2	54.2
头孢他啶	41.6	29.3
头孢噻肟	53.7	48.9
头孢吡肟	17.0	10.8
头孢哌酮-舒巴坦	13.8	7.2
头孢西丁	95.7	84.9
亚胺培南	5.4	4.2
美罗培南	5.4	2.5
厄他培南	12.7	10.3
阿米卡星	12.3	7.1
庆大霉素	26.0	16.4
环丙沙星	19.4	14.8
复方新诺明	39.5	70.3

【流行病学】

肠杆菌属感染主要是内源性感染，寄居在人体肠道的细菌“移位”至肠外某一部位，若有合适的条件，如接受某种呼吸辅助装置或宿主自身的免疫受损，或其胃腔的 pH 值升高，肠腔内细菌有机会移位在下呼吸道或其他部位，即可发生感染过程。本病亦存在外源性感染，如从静脉输入被阴沟肠杆菌、聚团肠杆菌污染的液体（以 5% 葡萄糖液最多见）后发生原发性菌血症。医用水被污染后，如用它清洗医疗器械或配制口服液后亦可发生感染。多见于重症监护病房、儿科病房等处。

易感者以中性粒细胞缺乏者、癌症患者较多，接受侵入性诊疗行为，特别是接受泌尿生殖系统手术者，易罹患本病。长期住院的患者，暴露在肠杆菌属之下的机会多，加之患者间直接或间接的接触，感染本病者亦不少见。广谱 β-内酰胺类抗生素的应用，是发生本病的重要诱因。多重耐药菌株可引起医院内肺炎的暴发。一旦发生感染流行，质粒分析不失为进行流行病学调查的有效方法之一。

本病无性别与年龄的差别，唯婴幼儿较多见。本病无季节性与地区性。

【发病机制】

发生肠杆菌属感染有两个条件，一是细菌有机会离开肠道，藉助它对其他部位的上皮细胞具有明显的黏附能力，在其侵入部位定居、繁殖，使发生感染成为可能；二是感染者存在某种易感因素，无法清除细菌而发病。

【临床表现】

一、下呼吸道感染

下呼吸道感染的临床特点表现多样而不典型，既可表现为化脓性支气管炎、肺脓肿及脓胸，亦可表现为无症状的单叶或多叶肺部感染。肺移植后肺炎的重要病原菌之一即为肠杆菌属细菌。

感染前，均能确认一定的诱因。治疗措施有反复吸痰、气管插管、气管切开、应用人工呼吸机、胸部手术及胸腔引流等。

二、泌尿生殖道感染

以菌尿症与膀胱炎为主，个别表现为肾盂肾炎。部分患者有反复导尿或留置尿管史。发病时多在接受上述措施 5～26 日之后，而与住院时间长短无关。

三、伤口、手术切口与软组织感染

主要由阴沟肠杆菌、产气肠杆菌引起，临床表现与其他细菌所致者并无差别。值得注意的是，其常为与金黄色葡萄球菌引起的混合感染。术前预防因用头孢菌素类抗菌药物时间较长，尤易发生阴沟肠杆菌的术后伤口及软组织感染。

四、菌血症

阴沟肠杆菌、坂琦肠杆菌、产气肠杆菌均可引起菌血症，其他诸种菌亦偶可引起菌血症。由于入侵途径较多（呼吸道、泌尿生殖道、静脉导管及外科伤口等），潜伏期长短不一，而原发性败血症的潜伏期可能只有几个小时。其临床表现与其他革兰阴性杆菌菌血症并无不同之处。正在应用抗生素者可无发热，重者可出现弥散性血管内凝血，累及主要脏器功能受损（肝、肾），但极少发现瘀点等。部分患者合并肺炎，婴幼儿坂琦肠杆菌菌血症，常并发脑膜炎。

五、其他

尚可出现心内膜炎、心包炎、胸膜炎、腹腔感染、胆道感染、中枢神经系统感染（脑膜炎多见于新生儿）、眼内感染及骨关节感染等。

上述各部位感染中，近半数同时或先后伴有其他菌的感染（90% 左右为革兰阴性杆菌）。

【实验室检查】

一、血常规

白细胞总数多在 10×10^9/L 以上，中性粒细胞增多较常见。约 1/4 患者并无白细胞总数及中性粒细胞增多。

二、细菌学检查

基本上与克雷伯菌感染相同。唯近年出现 L 型肠杆菌属所致的感染，为细菌学检查提出了新的要求。

【诊断】

当临床上怀疑某种感染为肠杆菌属所致，必须适时采取有关标本做细菌学检查。细菌学检查及其药敏试验，不仅是完成诊断过程必不可少的步骤，亦是选用敏感抗菌药物进行针对性治疗的前提条件。

【治疗】

除支持治疗与对症治疗外，在不放松基础疾病的前提下，重点是抗菌治疗。目前，头孢他啶、头孢哌酮-舒巴坦、亚胺培南、阿米卡星、环丙沙星及磷霉素等均较敏感。可单用亚胺培南或美罗培南（首选），亦可选第三代头孢菌素与阿米卡星（或环丙沙星、磷霉素）联用。对应用过广谱头孢菌素（如头孢他啶、头孢噻肟）的患者，如发生肠杆菌属感染，它们大多为耐多种 β-内酰胺类抗菌药物的菌株所致，所以临床医生在选用抗菌药物时，要特别注意。近年来，肠杆菌科的细菌中产 ESBLs 菌株的数量及产酶率都呈增长趋势。产 ESBLs 肠菌株对多种抗菌药交叉耐药。实验室应积极开展对产酶细菌的检测，严格遵循抗菌药物敏感试验结果，合理选择抗菌药物，以延缓细菌耐药菌株的产生和流行。

在应用某种广谱 β-内酰胺类药物的治疗过程中，肠杆菌属细菌有可能对相关药物由“敏感”变成“中介”甚至“耐药”，而使治疗不能奏效。在临床实践中应予高度警惕。

【预后】

由阴沟肠杆菌、产气肠杆菌、坂琦肠杆菌引起的菌血症病情重、预后差，病死率可达 20% 以上。死亡原因多系中毒性休克，多器官功能衰竭也是死亡原因之一。肺部感染的预后与菌血症相似或稍好。在应用大剂量或广谱抗菌药物过程中发生的肠杆菌属感染，预后较差。耐药菌株所致感染的预后较差。

【预防】

肠杆菌属感染者与其他患者最好能分室而居，并强化有效的隔离措施与消毒处理，以尽可能减少交叉感染。预防性应用抗菌药物保护易感者是不可取的。

注意各种医疗用水（包括供静脉输入液体）不被本属细菌污染。积极治疗基础疾病，掌握应用侵入性操作适应证，合理应用抗菌药物，可减少肠杆菌属感染（尤其是多重耐药菌株感染）。

（陈　嵩）

参考文献

1. 陈中举，孙自镛，徐英春，等. 2012 年中国 CHINET 细菌耐药性监测. 中国感染与化疗杂志，2012，12（3）：167-173.

2. Jacoby GA，Mills DM，Chow N，*et al.* Role of β-lactamases and porins in resistance to ertapenem and poneumoniae. Antimicrob Agents Chemother，2004，48（8）：3203-3206.

3. Carvalhaes CG，Picao RC，Nicoletti AG，*et al.* Cloverleaf-test（modified Hodge test）for detecting carbapenemase production in *Klebsiella pneumoniae* aware of false positive results. Antimicrob Chemother，2010，65（2）：249-251.

第四十二节　嗜麦芽窄食单胞菌感染

嗜麦芽窄食单胞菌（*Stenotrophomonas malto-*

philia)曾称为嗜麦芽假单胞菌,后又称为嗜麦芽黄单胞菌,1993 年 Phlleroni 及 Bradbury 改为现名。本菌是医院内感染重要病原菌,包括肺部感染、尿路感染、伤口感染、菌血症及心内膜炎等,且对多种抗生素耐药,已引起临床的密切关注。

【病原学】

嗜麦芽窄食单胞菌为细长略呈弯曲的革兰阴性杆菌,为一端丛毛菌,多数菌株鞭毛在 3 根以上。本菌为专性需氧菌,最适生长温度为 37℃,在 4℃不生长,在 42℃约有近半数菌株生长。在普通琼脂平板培养基上可形成不透明、淡灰黄色菌落;在血液琼脂平板上生长的本菌可产生氨味,不溶血,某些菌株可产生不扩散的黄色素。与大多数假单胞菌不同,本菌氧化酶阴性,葡萄糖氧化缓慢而不明显,麦芽糖迅速氧化分解。

嗜麦芽窄食单胞菌常表现为对多种抗生素耐药,对亚胺培南耐药率大于 90%。其耐药机制复杂,与 L1 和 L2 型 β-内酰胺酶、氨基糖苷类钝化酶等灭活酶、外膜通透性改变、靶位变异、SmeDEF 和 SmeABC 两个多药外排泵、生物膜形成及质粒、超级整合子、转座子介导的耐药基因转移等有关。

【流行病学】

本菌广泛存在于自然界,如水、土壤、植物、动物及腐烂的有机物,亦存在于人体。在医院内,可从瓶塞、蒸馏水、喷雾器、透析机、导管、血气分析仪及体温计等处分离出本菌。

嗜麦芽窄食单胞菌为机会致病菌,近十余年来其所致感染不断上升,已成为医院内感染的一个重要的致病菌,常发生于重症监护病房和肿瘤中心。高龄、严重基础疾病(包括心脑血管疾病、重症慢性阻塞性肺气肿、晚期癌肿、血液病、严重烧伤、糖尿病、尿毒症、重型肝炎及肝硬化等)、留置导管和长期应用广谱抗生素或激素均是发生本菌感染的危险因素。

【临床表现】

嗜麦芽窄食单胞菌可导致从皮肤到深部组织器官的多种感染,并可形成弥散性感染,常见的感染包括呼吸系统、尿路、创伤皮肤感染及菌血症等。呼吸系统和泌尿系统是本菌最常见的分离部位,但多数情况下,分离到细菌并不表示已形成感染,而只是本菌寄住于此部位。

一、肺部感染

嗜麦芽窄食单胞菌肺炎有两个感染途径,即呼吸道吸入性感染和血源性感染。肺炎患者通常都有基础疾病,如肺癌等。该肺炎的病死率高,特别是有呼吸道梗阻和继发败血症者,继发败血症者可发生休克和多器官功能衰竭。嗜麦芽窄食单胞菌肺炎患者不易早期诊断,常常被基础疾病所掩盖。临床可表现为不规则发热、乏力、食欲减退,轻度咳嗽,痰多且黏稠;形成菌血症时可有畏寒或寒战。肺部体征不典型,可发现呼吸音低和肺底湿啰音。X 线胸片常呈斑点状或小片状阴影,可出现小叶或大叶性病变。血培养可阳性。

二、尿路感染

尿路感染常发生在尿路肿瘤和尿路梗阻等多种疾病和留置尿管的基础上,临床特点为:①症状不典型:多被原发疾病所掩盖,1/3 病例无尿路刺激征,易导致误诊和漏诊,病情迁延,易造成慢性感染;②易并发败血症:如不能及时控制,病死率可高达 70%;③尿检查可见白细胞和红细胞,尿蛋白阳性;④血白细胞总数可升高或正常,中性粒细胞比值多在 0.8 以上;⑤部分患者可混有其他细菌感染,最常见为大肠埃希菌。

三、皮肤创面感染

感染皮肤创面包括烧伤创面、手术切口和导管插口等。烧伤创面感染最常见,多发生于Ⅲ度烧伤创面,60%以上病例创面混有其他细菌感染,以大肠埃希菌和金黄色葡萄球菌为主。手术切口感染多见于腹部手术。

四、败血症

败血症多发生在肺炎、尿路感染及创面感染基础上,亦可由动静脉插管所致。表现为畏寒或寒战、高热、血白细胞和中性粒细胞增高。病情危重,常因弥散性血管内凝血(DIC)而引发休克和多器官功能衰竭,也可引起心内膜炎。

五、其他感染

嗜麦芽窄食单胞菌还可引起腹腔、胸腔感染,脑膜炎,宫腔感染、结膜炎及急性乳头炎等。

【诊断】

临床微生物实验室常规检测嗜麦芽窄食单胞

菌药敏试验多采用纸片扩散法,可检测3种药物,然而对大多数药物如常用的洛美沙星、环丙沙星、替卡西林/克拉维酸及头孢哌酮-舒巴坦等仍推荐使用琼脂或肉汤稀释法。

【治疗】

临床上对于嗜麦芽窄食单胞菌引起的感染,应及时进行细菌学检查和药敏试验,根据药敏结果选用合理的抗菌药物进行治疗。嗜麦芽窄食单胞菌对多种抗生素具有耐药性,给临床抗菌治疗带来极大的困难。本菌可产生两种β-内酰胺酶,一种L1型青霉素酶,也叫碳青酶烯酶,酶抑制剂克拉维酸不能抑制其活性,它水解碳青霉烯类抗生素,此酶可以被亚胺培南诱导表达,因此本菌表现为对亚胺培南高度耐药;另一种为L2型头孢菌素酶,可水解氨曲南和大部分头孢菌素,克拉维酸可抑制其活性,能水解青霉素类和头孢类抗生素。由于两种β-内酰胺酶可同时产生,因而本菌表现为对几乎所有β-内酰胺类抗生素耐药。本菌对氨基糖苷类的耐药主要由水解氨基糖苷类抗生素的酶引起。此外,嗜麦芽窄食单胞菌的外膜通透性低是造成本菌对多种抗生素具有耐药性的原因之一。因此,避免使用氨基糖苷类、亚胺培南等碳青霉烯类抗生素,应考虑选用复方新诺明、多西环素、洛美沙星、左氧氟沙星、环丙沙星、替卡西林/克拉维酸、头孢哌酮-舒巴坦等抗生药物或按药敏选药。当病情严重、临床疗效差或药敏试验证明对较多抗菌药物耐药时,采用抗菌药物联合治疗,可望取得较好的治疗效果。

【预防】

严格消毒、隔离和及时彻底清洁医疗用水对预防、减少交叉感染非常重要。尽快拔除感染的留置装置,尽量避免异物或人工装置的长期植入。严格执行抗生素和免疫抑制剂使用规则,防止滥用,特别是对亚胺培南及第三代头孢类的应用。医务人员接触患者前后应洗手,呼吸治疗装置、体外循环装置、血液透析装置、制冰器械等应定期进行保养消毒,尤其是在医院内嗜麦芽窄食单胞菌感染暴发期间。

(陈 嵩)

参考文献

1. 方小龙,陈群. 嗜麦芽窄食单胞菌感染与控制的研究进展. 广东医学院学报,2007,25(1):80-82.
2. 黄尔,张亚彬,王加林,等. 嗜麦芽窄食单胞菌410株的分布和耐药分析. 中华临床医师杂志(电子版),2012,6(11):3117-3118.
3. Abbott IJ, Slavin MA, Turnidge JD, *et al*. *Stenotrophomonas maltophilia*: emerging disease patterns and challenges for treatment. Expert Rev Anti Infect Ther, 2011, 9(4):471-488.

第四十三节 布鲁司菌病

布鲁司菌病(brucellosis)亦称地中海弛张热、马尔他热、波浪热或波状热,系由布鲁司菌(*Brucella*)所致的人兽共患性全身感染病,其临床特点为长期发热、多汗、关节痛及肝脾大等,治疗上强调联合用药,剂量足,疗程够。

1814年Burnet首先描述"地中海弛张热",并与疟疾相鉴别。1860年Marston对本病做出系统描述,并将其与伤寒区别开来。1886年英国军医Bruce在马尔他岛从死于"马尔他热"的士兵脾脏中分离出"布鲁司菌",首次明确了该病的病原体。1897年Hughes根据本病的热型特征,建议称"波浪热"。后来,为纪念Bruce,学者们建议将该病取名为"布鲁司菌病"。1897年Wright与其同事发现患者血清与布鲁司菌的培养物可发生凝集反应,称为Wright凝集反应,从而建立了迄今仍用的血清学诊断方法。1904年马耳他医生Zammit确定羊为布鲁司菌的自然宿主,并同时发现新鲜羊奶可作为载体将本菌从动物传给人。我国古代医籍中对本病虽有描述,但直到1905年Boone才对本病作了正式报道。

【病原学】

布鲁司菌为革兰阴性短小杆菌,初次分离时多呈球状、球杆状及卵圆形,该菌传代培养后渐呈短小杆状,菌体无鞭毛,不形成芽胞,毒力菌株可有菲薄的荚膜。1985年WHO布鲁司菌病专家委员会根据DNA杂交及16sRNA序列分析把布鲁司菌属分为六个种19个生物型,即羊种(生物型1~3)、牛种(生物型1~7、9)、猪种(生物型1~5)以及绵羊型副睾种、沙林鼠种、犬种(各1个生物型)。我国已分离到15个生物型,即羊种(1~3型)、牛种(1~7、9型)、猪种(1、3型)以及绵羊副睾种、犬种各1个型。临床上以羊、牛、猪三种意义最大,羊种致病力最强。我国主要为羊种流行，牛种次之，猪种及犬种见于少数地区。多种生物型的产生可能与病原菌适应不同宿主而发生遗传变异有关。

本菌生长对营养要求较高，目前实验室研究多用牛、羊新鲜胎盘加10%兔血清制作培养基，其效果较好。但即使在良好培养条件下生长仍较缓慢，在不良环境，如抗生素的影响下，本菌易发生变异。当细菌壁的脂多糖（LPS）受损时细菌菌落即由S型变为R型。当胞壁的肽聚糖受损时，则细菌失去胞壁或形成胞壁不完整的L型布鲁司菌。这种表型变异形成的细菌可在机体内长期存在，待环境条件改善后再恢复原有特性。

本菌有A、M及G三种抗原成分，G为共同抗原。一般牛种菌以A抗原为主，A与M之比为20∶1；羊种菌以M为主，M与A为20∶1；猪种菌A与M为2∶1。制备单价A、M抗原可用于鉴定菌种。布鲁司菌的抗原与伤寒、副伤寒、沙门菌属、霍乱弧菌及变形杆菌OX19等的抗原有某些共同成分。本菌致病力与各型菌新陈代谢过程中的酶系统，如透明质酸酶、尿素酶、过氧化氢酶、琥珀酸脱氢酶及细胞色素氧化酶等有关。细菌死亡或裂解后释放内毒素是致病的重要物质。

布鲁司菌在自然环境中生存力较强，在病畜的分泌物、排泻物及死畜的脏器中能生存4个月左右，在食品中约生存2个月。加热60℃或日光下暴晒10～20分钟可杀死此菌，对常用化学消毒剂较敏感。

【流行病学】

本病流行于世界各地，据调查全世界160个国家中123个国家有布鲁司菌病发生，全世界每年新发病例超过50万人，主要发病位于地中海国家、中东、印度、中亚及中南美洲，多数学者认为实际发病率高于目前统计病例。我国多见于内蒙古、东北和西北等牧区。新中国成立前在牧区常有流行，在北方农业区也有散发。新中国成立后国家成立了专门防治机构，发病率逐年下降。但近年由于动物检疫的放松，在很多本已控制的地区又有新的人兽发病流行。

一、传染源

目前已知有60多种家畜、家禽及野生动物是布鲁司菌的宿主。与人类有关的传染源主要是羊、牛及猪，其次是犬。染菌动物首先在同种动物间传播，造成带菌或发病，随后波及人类。病畜的分泌物、排泄物、流产物及乳类含有大量病菌，如实验性羊布鲁司菌病流产后每毫升乳含菌量高达3万个以上，带菌时间可达1.5～2年，所以是人类最危险的传染源。各型布鲁司菌在各种动物间有转移现象，即羊种菌可能转移到牛、猪，反之亦然。羊、牛、猪是重要的经济动物，家畜和畜产品与人类接触密切，从而增加了人类感染的机会。

患者亦可从粪、尿、乳向外排菌，1991年Ruben等报道实验工作人员受染后将本菌传染给了其配偶，说明该菌可人传人，但极为少见。

二、传播途径

主要传播途径有4种，其中前三种途径在流行区可同时发生。

（一）经皮肤黏膜接触传染

直接接触病畜或其排泄物、阴道分泌物、娩出物及其尸体，或在饲养、挤奶、剪毛、屠宰及加工皮、毛及肉等过程中没有注意防护。可经皮肤微伤或眼结膜受染，也可间接接触病畜污染的环境及物品而受染。

（二）经消化道传染

食用被病菌污染的食品、水或生乳及未熟的肉和内脏而受染。

（三）经呼吸道传染

病菌污染环境后形成气溶胶，可发生呼吸道感染。

（四）其他途径

苍蝇携带、蜱叮咬亦可传播本病，但意义不大。

三、易感人群

人类普遍易感，病后可获得一定免疫力，不同种布鲁司菌间有交叉免疫，再次感染发病者有2%～7%，疫区居民可因隐性染病而获免疫。

四、流行特征

本病全年均可发病，但以家畜流产季节为多。发病率牧区高于农区，农区高于城市。流行区在发病高峰季节（春末夏初）可呈点状暴发流行。患病与职业有密切关系，兽医、畜牧者、屠宰工人及皮毛工人等明显高于一般人群。发病年龄以青壮年为主，男多于女。牧区存在自然疫源地，但疫区流行强度受布鲁司菌种和菌型、气候、生活水平及对牧畜和牧场管理状况等因素的影响。

【发病机制】

病菌自皮肤或黏膜侵入人体，随淋巴液达淋巴结，被吞噬细胞吞噬。如吞噬细胞未能将菌杀灭，则细菌在胞内生长繁殖，形成局部原发病灶。研究表明亚铁螯合酶(ferrochelatase)是该菌在细胞内生长繁殖及形成慢性感染的基础。此阶段有人称为淋巴源性迁徙阶段，相当于潜伏期。细菌在吞噬细胞内大量繁殖导致吞噬细胞破裂，随之大量细菌进入淋巴液和血循环形成菌血症。在血液里细菌又被血流中的吞噬细胞吞噬，并随血流带至全身，在肝、脾、淋巴结和骨髓等处的单核-吞噬细胞系统内繁殖，形成多发性病灶。当病灶内释放出来的细菌，超过了吞噬细胞的吞噬能力时，则在细胞外血流中生长、繁殖，临床呈现明显的败血症。在机体各因素的作用下，有些遭破坏死亡，释放出内毒素及菌体其他成分，造成临床上不仅有菌血症、败血症，而且还有毒血症的表现。内毒素在致细胞和组织损伤起着重要作用。机体通过细胞免疫及体液免疫清除病菌而获痊愈。如果部分细菌逃脱免疫，又可被吞噬细胞吞噬带入各组织器官形成新感染灶，有人称为多发性病灶阶段。经一定时期后，感染灶的细菌生长繁殖再次入血，导致疾病复发。组织病理损伤广泛。如此反复成为慢性感染，临床表现也就多样化。

未经治疗的患者血清抗体最先是 IgM 升高，随后是 IgG 升高，IgA 在其后呈低水平上升，持续约一年后下降。此后每当病情反复加重时，IgG 又可迅速回升。动物实验用牛种布鲁司菌免疫家兔，提取 IgM 和 IgG 分别作杀菌试验，证明 IgM 和 IgG 有较强的杀菌活性。用强毒羊种菌感染豚鼠后，提纯 IgG 和 IgM 能起保护作用。布鲁司菌抗原皮试在敏感患者呈典型超敏反应。说明细胞免疫在抗布鲁司菌感染上起着重要作用。本病的慢性期检测发现有循环免疫复合物增加，还可出现自身抗体，表明慢性期体液免疫也参与了病理损伤。有人报道慢性期 IgG 型循环免疫复合物升高占患者总数的 53.13%，IgM 型循环免疫复合物升高占患者 28.13%，故认为 1/2 以上的患者组织损伤可能为循环免疫复合物所致。研究还发现 1/3 的患者下丘脑-垂体-肾上腺系统功能减退，致机体失去了免疫稳定作用，也可能是疾病慢性化的原因之一。

机体的各组织器官，单核-吞噬细胞系统因细菌、细菌代谢产物及内毒素不断进入血流，反复刺激使敏感性增高，发生变态反应性改变。近期的研究表明，Ⅰ～Ⅳ型变态反应在布鲁司菌病的发病机制中可能起一定作用。疾病的早期人体的吞噬细胞、T 细胞及体液免疫功能正常，它们联合作用将细菌清除而痊愈。如果不能将细菌彻底消灭，则细菌、代谢产物及内毒素反复在局部或进入血流刺激机体，致使 T 淋巴细胞致敏，当致敏淋巴细胞再次受抗原作用时，释放各种淋巴因子，如淋巴通透因子、趋化因子、吞噬细胞移动抑制因子及吞噬细胞活化因子等。导致以单核细胞浸润为特征的变态反应性炎症，形成肉芽肿、纤维组织增生等慢性病变。

【病理改变】

本病病理变化广泛，受损组织不仅为肝、脾、骨髓及淋巴结，且还累及骨、关节、血管、神经、内分泌及生殖系统；不仅间质细胞，而且还损伤器官的实质细胞，其中以单核-吞噬细胞系统的病变最为显著。病灶的主要病理变化：①渗出变性坏死改变：主要见于肝、脾、淋巴结、心和肾等处，以浆液性炎性渗出，夹杂少许细胞坏死；②增生性改变：淋巴、单核-吞噬细胞增生，疾病早期尤著。常呈弥漫性，稍后常伴纤维细胞增殖；③肉芽肿形成：病灶里可见由上皮样细胞、吞噬细胞及淋巴细胞、浆细胞组成的肉芽肿。肉芽肿进一步发生纤维化，最后造成组织器官硬化。三种病理改变可循急性期向慢性期依次交替发生和发展，如肝脏，急性期内可见浆液性炎症，同时伴实质细胞变性、坏死，随后转变为增殖性炎症，在肝小叶内形成类上皮样肉芽肿，进而纤维组织增生，出现混合型或萎缩型肝硬化。

【临床表现】

本病临床表现复杂多变，症状各异，轻重不一，呈多器官病变或局限某一局部。根据 1977 年 9 月我国北方防治地方病领导小组办公室颁发的“人布鲁司菌病的诊断和治疗效果判定试行标准”，临床分型为急性期、慢性活动型和慢性期相对稳定型。国外按鲁德涅夫分期法分为：急性期，指患病 3 个月以内；亚急性期，3 个月至 1 年；慢性期，1 年以上。

本病的潜伏期通常为 2～4 周，少数患者可长达数月或1年以上。

一、急性期

80%起病缓慢，常出现前驱症状，其表现颇似重感冒。全身不适、疲乏无力、食欲缺乏、头痛、肌痛、烦躁及抑郁等，持续3～5日后进入发病期。10%～27%患者急骤起病。急性期以寒战、高热、多汗及游走性关节痛为主要表现。

（一）发热

76.8%以上有发热，典型病例热型呈波浪状，初起体温逐日升高，达高峰后缓慢下降，热程约2～3周，间歇数日至2周，发热再起，反复数次。但据729例热型分析，目前呈典型波状热仅占15.78%，低热占42.11%，不规则热占15.36%，间歇热为12.76%，其他尚有弛张热、稽留热型等。热前多伴寒战或畏寒。高热患者意识清晰，部分还可以下床活动，而热退后反而症状恶化，郁郁寡欢，软弱无力。

（二）多汗

本病的突出症状之一，每于夜间或凌晨退热时大汗淋漓。也有患者发热不高或处于发热间歇期仍多汗。汗味酸臭。盛汗后多数感软弱无力，甚至可因大汗而虚脱。

（三）关节痛

76.1%以上病例有关节痛，与发热并行。疼痛呈锥刺样或钝痛，痛剧者似风湿病，辗转呻吟，但关节疼痛程度与病理改变并不平行。病变主要累及大关节，如髋、肩、膝等，单个或多个，非对称性，局部红肿。也可表现为滑膜炎、腱鞘炎及关节周围炎。少数表现为化脓性关节炎。急性期患者疼痛多呈游走性，慢性期病变已定局，疼痛固定某些关节。肌肉也痛，尤其下肢肌及臀肌，重者呈痉挛性痛。

（四）泌尿生殖系病症

因睾丸炎及附睾炎引起睾丸肿胀是男性患者常见症状之一，多为单侧。个别病例可有鞘膜积液、肾盂肾炎。女性患者可有卵巢炎、子宫内膜炎及乳房肿痛。人类引起流产者少。

（五）其他

坐骨神经、腰神经、肋间神经及三叉神经等均可因神经根受累而疼痛。脑膜、脑脊髓膜受累可发生剧烈头痛和脑膜刺激征。其次还可出现肝脾大，淋巴结肿大以及皮疹。部分患者还可出现顽固性咳嗽，咳白色泡沫痰、鼻出血及便血等。

20世纪80年代以来，非典型病例增多，其特点是病程短（或长期低热），症状轻，淋巴结、肝脾大和骨关节变形强直者明显减少，代之为低热、乏力及关节痛等症状。某些患者还出现过去少见的临床经过，如胃肠道症状（食欲缺乏、恶心、呕吐及腹痛），可能与摄入受染肉和奶制品有关。肺部并发症、中枢神经脱髓鞘病及第6～8对脑神经麻痹等发生率明显增加。

二、慢性期

由急性期发展而来，也可缺乏急性病史由无症状感染者或轻症者逐渐变为慢性。慢性期症状多不明显，也不典型，呈多样表现。

慢性期活动型者可具有急性期的临床表现，也可长期低热或无热，疲乏无力，头痛，反应迟钝，精神抑郁，神经痛，关节痛一般局限某一部位，但重者关节强直、变形。一部分患者自述症状很多而缺乏体征，类似神经官能症；另一部分患者表现多器官和系统损害，如骨骼肌肉持续不定的钝痛，反复迁延不愈，晚期有的发展成为关节强直，肌肉挛缩，畸形，瘫痪。神经系统表现为神经炎、神经根炎，脑脊髓膜炎。泌尿生殖系统可有睾丸炎、附睾炎、卵巢炎及子宫内膜炎等。呼吸系统可有支气管炎或支气管肺炎。心血管系统可以发生心内膜炎，是引起死亡的最常见原因。另外尚有肝脾大，淋巴结肿大；视网膜血栓性静脉炎，视神经炎；乳突炎及听神经损伤等。

慢性期相对稳定型者，症状、体征较固定，功能障碍仅因气候变化、劳累过度才加重。但久病后体力衰竭、营养不良和贫血。

牛种型病例易表现为慢性，羊种型和猪种型病例病情较重，并发症较多。近年来本病有逐渐轻化的趋势，可能与预防接种及抗生素的普遍应用有关。

患病后复发率6%～10%，常在3个月以内发生。可能是细菌为细胞内寄生，不易为抗生素杀灭或者与疗程不够有关。

【辅助检查】

一、血常规

白细胞半数正常或轻度减少，淋巴细胞相对或绝对增多，分类可达60%以上。血沉在各期均增速。久病者有轻或中度贫血。

二、细菌学检查

患者血液、骨髓、乳汁及子宫分泌物均可做细菌培养。因牛种菌分离困难，要求严格的环境，故各种标本最好采集两份，一份用含肝浸液的肉汤做培养基，在 CO_2 孵箱中培养；另一份放一般环境中孵育，培养时间不得短于 2 周。急性期阳性率高，慢性期低。骨髓标本较血液标本阳性率高。有人建议将慢性布鲁司菌病患者的血液接种到鸡胚卵黄囊中可获较高阳性率。

三、免疫学检查

（一）血清凝集试验（Wright 试验）

试管法较灵敏。患者多在第 2 周出现阳性反应，1∶100 以上有诊断价值。病程中效价递增 4 倍及以上意义更大。正常人可有低滴度的凝集素，某些感染病的假阳性率可达 30% 以上，如兔热病该凝集效价升高，注射霍乱疫苗的人 90% 可呈假阳性，接种布鲁司菌活菌苗者，凝集效价也增高，诊断时要注意分析。另外由于抗体 IgA、IgG 和 IgM 量的比例不同，如 IgA 含量高则可出现患者血清低稀释度为阴性，高稀释度反为阳性的所谓前带现象。因此做该实验时应增大患者血清稀释范围。

（二）补体结合试验

补体结合抗体主要为 IgG，出现较迟，病程第三周才开始阳性，持续较久，一般 1∶16 以上即为阳性。由于操作复杂，多用于诊断困难的慢性患者。

（三）抗人球蛋白试验（Coombs test）

用于测定血清中的不完全抗体。不全抗体可阻断完全抗体与抗原的凝集反应，使凝集试验呈假阴性。Coombs 试验是使不完全抗体与不可见抗原结合的复合物通过抗人球蛋白血清结合成块，直接可见。故凝集试验阴性者可作此检查。1∶160 以上为阳性。

（四）酶联免疫吸附试验（ELISA）

本法 1∶320 为阳性。此法比凝集法敏感 100 倍，特异性也好。目前又发展有 Dot-ELISA，特异性更好。

（五）皮肤试验

为细胞介导的迟发型变态反应，发病后 2～3 周开始出现阳性反应。其方法是以布鲁司菌抗原做皮内试验，阴性有助于除外布鲁司菌感染。阳性仅反映过去曾有过感染。接种疫苗也可呈阳性，所以对无症状的阳性者不可视为本病现症患者。

（六）其他实验检查

琼脂扩散、对流电泳、被动血凝试验、放射免疫及免疫荧光抗体试验等均可应用，但当前在临床上几乎不用。

四、分子生物学试验

（一）分子杂交试验

以生物素标记布鲁司菌 DNA 片段为探针做分子杂交试验，查组织中的病原体，1g 组织中含有大于 10^5 个细菌时可呈现阳性反应。

（二）基因扩增试验

即利用 PCR 方法大量扩增布鲁司菌的基因，以检测标本中数量极少的细菌。Fekete 等人依据牛型布鲁司菌 43kD 外膜蛋白的基因序列为设计并合成一对各含 28 个碱基的引物，扩增产物大小为 123 个碱基，对布鲁司菌的六个种的扩增结果均为阳性，而对 10 余种与布鲁司菌同源性较高革兰阴性菌进行扩增，结果均为阴性。本方法敏感性高，可检测到 100 个以下的布鲁司菌，如对 PCR 产物做印迹杂交（Southern-blot），敏感性可进一步提高。

五、特殊检查

并发骨关节损害者可行 X 线检查，有心脏损害可做心电图，有肝损伤做肝功能检查。对于肿大的淋巴结必要时可做淋巴结活检，镜下看有无特异的肉芽肿。有脑膜或脑病变者可作脑脊液检查及脑电图。脑脊液变化类似结核性脑膜炎者，应当注意。

【诊断】

一、流行病学资料

是否有流行地区居留史和与病畜接触史，进食或接触未严格消毒的乳制品及未煮熟的畜肉史。

二、临床表现

反复发作的发热，伴有多汗、游走性关节痛。查体发现肝脾及淋巴结肿大。如有睾丸肿大疼痛，神经痛，则基本可确诊。

三、实验室检查

临床标本中如果培养出布鲁司菌可以确诊，血清学和免疫学检查有助于诊断。

【鉴别诊断】

本病主要与伤寒、副伤寒、风湿热、肺结核及疟疾等相鉴别。鉴别时注意体会本病特征性表现，如发热伴出汗、关节痛、神经痛及全身软弱，游走性关节痛，高热但神志精神尚可、很少有谵妄，再结合流行病学和实验室检查可以做出正确诊断。

【治疗】

一、治疗原则

治疗原则有以下几点：①早治疗：诊断一经确立，立即给予治疗，以防疾病向慢性发展；②联合用药，剂量足，疗程够：由于布鲁司菌为胞内寄生菌，为防止复发与耐药，一般联合两种抗菌药，连用 2～3 个疗程；③中西医结合：中医包括蒙医、藏医和汉医；④综合治疗：以抗菌药物为主，佐以支持疗法，以提高患者抵抗力；增强战胜疾病的信心。

二、基础治疗和对症治疗

应做好如下几点：①休息：急性期发热患者应卧床休息，除上厕所外，一般不宜下床活动；间歇期可在室内活动，也不宜过多；②饮食：应增加营养，给高热量、多维生素、易消化的食物，并给足够水分及电解质；③出汗要及时擦干，避免风吹。每日温水擦浴并更换衣裤；④高热者可用物理方法降温，持续不退者亦可用退热剂；中毒症状重、睾丸肿痛者可用肾上腺皮质激素；关节痛严重者可用 5%～10% 硫酸镁湿敷；头痛失眠者用阿司匹林、苯巴比妥等；⑤安慰患者，做好患者思想工作，以树立信心。

三、抗菌治疗

急性期要以抗菌治疗为主。常用抗生素有链霉素、四环素族药物、磺胺类及 TMP，另外氯霉素、利福平和氨苄西林也可试用。通常采用：①链霉素加四环素族药物或氯霉素：链霉素每日 2g，分 2 次肌注；四环素族类的四环素每日，分 4 次服；强力霉素较四环素强，仅需每日 1～0.2g；氯霉素每日 2g 次服；②TMP 加磺胺类药或加四环素族药：如复方新诺明（每片含 TMP 80mg、SMZ 400mg），2～3 片口服，每日 2 次。为了减少复发，上述方案的疗程均需 3～6 周，且可交替使用上述方案 2～3 个疗程。疗程之间间歇 5～7 日；③利福平为脂溶性，可透过细胞壁，抗菌谱较广，值得试用；④喹诺酮类抗生素对布鲁司菌有较好疗效，但单独使用复发率较高，需要联合利福平等使用，如氧氟沙星每日 400mg 联合利福平每日 600mg，疗程 6 周。

四、菌苗疗法

本法适用于慢性期患者，治疗机制是使敏感性增高的机体脱敏，减轻变态反应的发生。方法有静脉、肌内、皮下及皮内注射，视患者身体情况、接受程度而定。每次注射剂量依次为 40 万、60 万、80 万、200 万、350 万、1050 万、2550 万、6050 万菌体，每日、隔日或间隔 3～5 日注射 1 次。以 7～10 次有效注射量为 1 疗程。菌苗疗法可引起剧烈全身反应，如发冷、发热及原有症状加重，部分患者出现休克、呼吸困难。故肝肾功能不全者，有心血管疾病、肺结核者以及孕妇忌用。菌苗疗法也宜与抗菌药物同时应用。

五、水解素和溶菌素疗法

水解素和溶菌素系由弱毒布鲁司菌经水解及溶菌后制成，其作用与菌苗相似，疗效各说不一。

六、中医中药疗法

祖国医学认为急性期系外感湿热病邪为患，慢性期因久病正气耗伤，风、寒、湿三气杂合，表现为虚证、血瘀、痹证和湿热等。治疗应辨证施治。急性期给予清热、利湿、解毒方剂，如三仁汤、独活寄生汤等。慢性期根据证型分别用益气养阴煎、细辛牡蛎汤、复方马钱子散、逐瘀汤、化瘀丸、三黄一见喜汤、蜥蜴散或穿山龙制剂等。中国科学院流行病研究所应用白瓜丸（白芷、川草、木瓜、牛膝、防风、地骨皮、双花、乳香、当归、全虫、肉桂、生地、白芍、麦冬、甘草、连翘、青陈皮和黄连）治疗 190 例，总有效率达 93.68%，对疼痛改善尤为显著。针灸也有一定疗效。

七、并发症的治疗

有脑膜炎的治疗宜采取血-脑屏障渗透性好

的药物，疗程更长，如氧氟沙星联合利福平治疗6~8周。并发心内膜炎的在采取抗生素治疗同时，必要时可进行瓣膜置换术。

八、其他疗法

肾上腺皮质激素对中毒症状重者，伴有睾丸炎或顽固性关节痛者可应用。免疫调节剂如左旋咪唑、转移因子等对调节机体免疫力可能有益。物理疗法、对症治疗也可应用。

【预后】

本病经抗生素治疗后预后良好，极少数病死者的死因是心内膜炎和神经系统并发症，但慢性患者容易遗留关节病变。

【预防】

在我国推广以"检疫、免疫、捕杀病畜"的综合性防治措施，同时针对疾病流行的三个环节采取相应措施，已使人间发病率显著下降。

一、管理传染源

对牧场、乳厂和屠宰场的牲畜定期卫生检查。检出的病畜，及时隔离治疗，必要时宰杀之。病畜的流产物及死畜必须深埋。对其污染的环境用20%漂白粉或10%石灰乳消毒。病畜乳及其制品必须煮沸消毒。皮毛消毒后还应放置3个月以上，方准其运出疫区。病、健家畜分群分区放牧，病畜用过的牧场需经3个月自然净化后才能供健康家畜使用。

二、切断传播途径

加强对畜产品的卫生监督，禁食病畜肉及乳品。防止病畜或患者的排泄物污染水源。对与牲畜或畜产品接触密切者，要进行宣传教育，做好个人防护。

三、保护易感人群及健康家畜

除注意防护外，重要措施是进行菌苗免疫。对接触羊、牛、猪及犬等牲畜的饲养员，挤奶员、兽医、屠宰人员、皮毛加工员及炊事员等，均应进行预防接种。人用19-BA菌苗及104M菌苗，以后者效果稍好。免疫期均为1年，需每年接种1次，而多次接种又可使人出现高度皮肤过敏甚至病理改变。此外，接种后产生的抗体与自然产生的抗体无法鉴别，给诊断带来困难，因此近年主张不要广泛使用。新近从牛型布鲁司菌体中提取PI，进行了人群接种，表明免疫原性强，反应较轻，并有利于感染与免疫的鉴别。将来可能代替104M活菌苗，用于人群接种。

对健康畜进行预防注射，菌苗有牛型19号菌苗及猪型2号菌苗。预防注射对孕畜可引起流产，故应在配种前进行。近年牧区试验的猪型2号苗饮水免疫、羊5号菌苗气雾免疫及对羔羊和犊牛口服(100菌)免疫等都取得了很好效果，各地可因地制宜地采取。

前苏联各国进行多项试验，疫苗仅对个别种群有效，缺乏对多种群有效的疫苗，目前有关布鲁司菌病的疫苗研究主要集中在基因工程疫苗和DNA疫苗研制上，其应用潜力巨大，但距实用还有相当长的距离。

(吴亮　宁琴)

参考文献

1. Ahmetagic S, Tihic N, Ahmetagic A, *et al*. Human brucellosis in Tuzla Canton. Med Arh, 2012, 66(5):309-314.
2. Bouley AJ, Biggs HM, Stoddard RA, *et al*. Brucellosis among hospitalized febrile patients in Northern Tanzania. Am J Trop Med Hyg, 2012, 87(6):1105-1111.
3. Smailnejad Gangi SM, Hasanjani Roushan MR, Janmohammadi N, *et al*. Outcomes of treatment in 50 cases with spinal brucellosis in Babol, Northern Iran. J Infect Dev Ctries, 2012, 6(9):654-659.
4. Park SY, Kim TJ, Yoon H, *et al*. A retrospective study of the extensive eradication program for brucellosis outbreaks and control in Korea, 2002-2009. Jpn J Infect Dis, 2012, 65(5):427-429.
5. Shimol SB, Dukhan L, Belmaker I, *et al*. Human brucellosis outbreak acquired through camel milk ingestion in southern Israel. Isr Med Assoc J, 2012, 14(8):475-478.
6. Tarkhov AE, Ereniev SI, Demchenko VG, *et al*. The working conditions at animal farm complexes of workers with occupational brucellosis. Med Tr Prom Ekol, 2012, (5):5-9.
7. Karsen H, Koruk ST, Calisur C, *et al*. A case of brucellosis complicated with fatal capillary leak syndrome. Bratisl Lek Listy, 2012, 113(8):511-513.
8. Zeinalian Dastjerdi M, Fadaei Nobari R, Ramazanpour J. Epidemiological features of human brucellosis in central Iran, 2006-2011. Public Health, 2012, 126(12):1058-1062.

第四十四节 兔热病

兔热病(rabbit fever 或 tularemia)系由土拉弗朗西斯菌(*Francisella tularensis*,简称土拉弗菌)所致的人兽共患急性感染病,主要通过与动物直接接触,吸入气溶胶,摄入污染的食物、水或被节肢动物叮咬而感染。该病临床症状因不同类型而异,主要有发热、皮肤溃疡、眼结膜充血和溃疡、局部淋巴结肿大、呼吸道症状、消化道炎症及毒血症等。土拉弗菌具有传播途径多样、感染所需菌量低及致病性强等特征,在生物战中为 A 类生物战剂,有可能作为大规模的生物武器使用。

【病原学】

土拉弗菌为需氧球杆状小杆菌,大小为 0.2μm×(0.2~0.7)μm,无芽胞,无动力,革兰染色阴性,染色时不易着色。普通方法培养难生长,用含葡萄糖、胱氨酸及血液的琼脂培养生长最好。普通消毒剂及 60℃加热 10 分钟可杀灭本菌。对低温、干燥的抵抗力较强,在 4℃水及潮湿的土壤中可保持活力及毒力 4 个月以上,含菌兔肉在冰库中可维持传染性 3 年以上。实验室人员易感染,故须在隔离罩内操作。

土拉弗菌有 4 个亚种,即 A 型土拉热亚种、B 型全北区亚种、中亚细亚亚种及新凶手亚种。其中 A 亚种与 B 亚种是主要分离株,A 亚种主要见于北美洲,毒力最强;B 亚种常见于欧洲及亚洲,亦见于北美部分地区,毒力较低,一般不致死。我国可见 B 型株。

土拉弗菌有多糖抗原、细胞壁和胞膜抗原及蛋白抗原三种抗原,多糖抗原导致速发型变态反应,对机体无保护作用,细胞壁和包膜抗原有免疫原性及内毒素作用,蛋白抗原则导致迟发性变态反应。

【流行病学】

一、传染源

自然界百余种啮齿动物、家畜、鸟、鱼及两栖动物均曾分离出土拉弗菌,但绝大多数地区的主要传染源是野兔,其次是鼠类和羊。人—人传染未见报道。

二、传播途径

(一) 直接接触

土拉弗菌可直接穿透皮肤,如直接接触病死动物的血、肉及排泄物导致传染,这是人类受到感染的最常见方式。

(二) 经吸血性节肢动物传播

包括某些蜱类、鹿蝇、鼠蚤及蚊等,主要通过这些动物的叮咬或是排泄物污染宿主的皮肤而导致感染。

(三) 经口感染

动物间的传播多经食入或啃咬感染或病死动物的肉而感染,人的感染因进食未煮熟的含菌兔肉、其他污染食物或饮水而感染。

(四) 吸入感染

经呼吸道吸入含菌的尘埃及气溶胶而传播,一般 50 个细菌即可感染。此种传染方式虽较少发生,但却符合作为生物战剂的要件。

三、易感人群

各种年龄、性别及职业的人群均易感。猎民、屠宰、肉类皮毛加工、鹿鼠饲养、实验室工作人员及农牧民因接触机会较多,感染及发病率较高。本病隐性感染较多,病后可有持久免疫力,再感染者偶见。

四、国内外流行现状

兔热病广泛分布于北半球如斯堪的那维亚地区、北美、日本、俄罗斯等地,其中大部分地区都在北纬 30°以北。1912 年首次在美国加利福尼亚州土拉地区发现。进入 20 世纪后,经常暴发该病的国家如美国、瑞典每年的发病率有所下降,但一直以来该病仍未得到真正控制,如瑞典于 2000 年至 2003 年间暴发了两次,病例数以千计。近年来,众多以前从未发生过该疾病的国家如土耳其、前南斯拉夫、西班牙、科索沃及新西兰等亦有该病暴发的报道。2005 年 8 月间在俄罗斯中部地区该病暴发,有 100 多人发生不明原因感染。我国最早于 1957 年首次在内蒙古通辽地区从黄鼠体内首次分离出土拉菌,在西藏、青海及黑龙江等边远地区亦曾有病例报道,内地兔肉加工车间亦有暴发病例报道。

【发病机制与病理改变】

病原菌自破损皮肤侵入人体后,于 2~5 日内局部形成红斑或丘疹，皮损扩大并形成溃疡，基底陷落呈黑色，难愈合。细菌侵入人体进入附近淋巴结，导致淋巴结炎症及淋巴结肿大。淋巴结的坏死性炎症可能溃破，抽吸后易形成慢性窦道。在局部繁殖的细菌部分被吞噬细胞消灭，部分则从淋巴结进入血循环，侵入全身各组织，并释放出内毒素，导致临床症状的发生。临床症状恢复后，亦有部分患者在淋巴结或骨髓中长期带菌。

吸入感染者常为A型株，病原菌由呼吸道吸入后，可被肺泡内的吞噬细胞所吞噬，若在肺泡内不被消灭，则病原菌繁殖，周围可出现炎症反应，伴肺泡壁坏死，导致小灶性肺炎，气管旁及纵隔淋巴结肿大。

病埋变化可见局部淋巴结充血、肿胀，镜检可发现浆液性浸润及淋巴组织增生，病灶中心有坏死及化脓，称为原发溃疡。随着病情进展或慢性化，肝、脾及淋巴结发生继发性炎症，表现为结核样肉芽肿形成，具有一定特征。肉芽肿由上皮细胞构成，周围有淋巴细胞、浆细胞及中性粒细胞包围，中心往往发生坏死及化脓。但肉芽肿无出血现象，是有别于鼠疫的重要标志。

【临床表现】

潜伏期多为3～5日，亦可为1～21日。大多急剧起病，突然出现寒战，继而高热，体温达39～40℃以上，常有肝脾大及淋巴结肿大，偶有皮疹。自然病程2～4周。

临床类型因感染细菌的毒力、数量及入侵部位不同而分为以下六种：

一、溃疡腺型与腺型

此型约占80%，前者多见。主要特点是皮肤溃疡及痛性淋巴结肿大。与兔有关的患者皮损多在手指及手掌，蜱媒传播的患者皮损多在下肢与会阴。病原菌入侵1～2日后，入侵部位发生肿胀与疼痛，继而出现丘疹、水疱及脓疱。脓疱破溃后形成溃疡，溃疡呈圆形或椭圆形，边缘隆起有硬结感；周围红肿不显著，伴有疼痛，有时有黑色痂皮。依溃疡部位不同，发生相应处的淋巴结肿大压痛，常有肱骨内上髁、腋下及腹股沟淋巴结肿大。腺型患者仅出现局部淋巴结肿大疼痛，而无皮肤损害，约占5%～10%。腺肿以腋下或腹股沟多见，可大如鸡卵，开始疼痛明显，以后逐渐减轻。多在1～2月内消肿，亦有于3～4周时化脓而破溃，排出乳白色脓液，无臭，脓汁外溢可达数日不愈。

二、肺型

肺型表现为呼吸道卡他症状、肺炎及胸膜炎，X线示支气管肺炎，偶见肺脓肿、肺坏疽或空洞形成，可有肺门淋巴结肿大及胸腔积液，轻症患者的病程可达1个月以上。重症者有明显毒血症、感染性休克及呼吸困难。

三、胃肠型

病菌由消化道感染，表现为胃肠炎及腹部症状，主要为腹部阵发性钝痛，伴恶心、呕吐，偶可导致腹膜炎，肠系膜淋巴结常有肿大伴压痛。

四、伤寒型或中毒型

伤寒型或中毒型由大量毒力较强的菌株入侵所致，一般无局部病灶，起病急，体温迅速升达40℃以上，伴寒战、剧烈头痛、肌肉及关节疼痛、大汗、呕吐等。发热呈双峰热，热程10～15日。肝脾多肿大，偶有皮疹。可伴发肺炎，偶可并发脑膜炎、骨髓炎、心包炎、心内膜炎及腹膜炎等。

五、眼腺型

眼部感染时眼结膜高度充血、疼痛、流泪及畏光，结膜或角膜出现黄色小结节或溃疡，可致角膜穿孔、瘢痕形成而致失明。伴眼睑水肿、附近淋巴结肿大或化脓、全身毒血症状。病程3周至3月不等。

六、咽腺型

病菌经口进入后被局限于咽部，扁桃体与周围组织水肿、充血，并有小溃疡，偶见灰白色坏死膜。咽痛不明显，颈部及颌下淋巴结肿大伴压痛，多为单侧。亦可见口腔硬腭溃疡。

【实验室检查】

一、血常规

白细胞多在正常范围，少数病例可升达$(12\sim15)\times10^9/L$。

二、病原检查

取局部病灶分泌物、淋巴结穿刺液、血液及支气管洗出液等标本接种于特殊培养基，以分离出致病菌,但血培养的阳性率一般较低。溃疡渗液或血液等的细菌分离仅可在有隔离保护的实验室进行。

三、动物接种

将上述标本接种于小白鼠或豚鼠皮下或腹腔,动物一般于1周内死亡,解剖可发现肝及脾中有肉芽肿病变,从内脏中可分离出病原菌。

四、免疫学试验

(一)凝集试验

应用最为普遍。血清凝集试验于病后7~10日开始出现阳性,3~4周达峰值。间隔2周的双份血清效价升高4倍以上,或者单份血清1∶160以上有诊断意义。抗体滴度可持续升高6~8个月,而后于1~1.5年内逐步降至正常。接种菌苗后凝集效价亦见升高。还须注意与布鲁司菌有交叉反应,但布鲁司菌的滴度低,并迅速降至正常。

(二)荧光抗体试验

特异性及灵敏度较好,亦可用于早期快速诊断。

(三)皮肤试验

用稀释的死菌悬液或经提纯抗原制备的土拉菌素,接种0.1ml于前壁皮内,观察12~24小时,呈现红肿即为阳性反应。本试验灵敏性及特异性均非常高,操作简单,阳性结果出现早,病程第1~2周的阳性率分别为30%及95%。一年内可持续阳性,主要用于流行病学调查,亦可做临床诊断的参考。

(四)分子生物学方法

1. 16S土拉弗菌RNA杂交 用于快速鉴定。

2. 聚合酶链反应(PCR) 主要用于基因分型与土拉弗菌的直接检测,但要求标本新鲜。常用引物为编码外膜蛋白的基因如fopA或17-kD外膜脂蛋白基因。有报道检测土拉弗菌17-kD脂蛋白基因片段的方法,敏感性为73%。部分患者在治疗开始后仍可得到阳性结果。可用于早期快速诊断。

【诊断】

2周内曾接触过病兽或进食染菌兔肉,特别是有野兔接触史及相关职业特征者,并出现相关临床表现如皮肤溃疡、淋巴结肿大、眼结合膜充血及溃疡等,实验室检查符合上述结果者即可诊断。

【鉴别诊断】

兔热病须与鼠疫、炭疽、鼠咬热、立克次体病、伤寒、结核病、布鲁司菌病及多种病原体所致的肺炎相鉴别。

【治疗】

未经抗菌药物治疗的溃疡腺型病死率约为5%,伤寒中毒型伴发肺炎者约30%。经抗菌药物广泛应用后,本病病死率已由30%降至1%以下。

一、一般治疗及对症治疗

饮食应有足够热量及适当蛋白质,肺炎病例宜给氧,肿大淋巴结不可挤压,无脓肿形成,应避免切开引流,易用饱和硫酸镁溶液做局部湿敷。

二、病原治疗

土拉弗菌对氨基糖苷类、喹诺酮类、四环素类及氯霉素等均敏感。因氨基糖苷类能够杀菌,且复发率低,一直作为首选用药,氟喹诺酮类亦有良好疗效。重症患者可使用联合疗法(如氨基糖苷类与氟喹诺酮)。有禁忌时可改用四环素或氯霉素,复发率为5%~20%。迄今未发现耐药菌株。

【预后】

感染B型株兔热病,如不治疗病死率仅1%,疾病大多为自限性。使用抗生素后7~10日恢复。感染A型株而不治疗的肺型兔热病的病死率为30%~60%,抗菌治疗反应良好,病死率可降至1%以下,无肺部后遗症。

【预防】

因人与人之间不传播,患者可不隔离。但患者的溃疡渗液、眼部分泌物、肺型的痰及伤寒型的粪便须消毒处理。进入疫区应防蚊、蝇及蜱叮咬,接触野兔应防护,食用野兔肉必须煮熟。

用活菌苗划痕接种可保持较高的免疫力5~7年。主要免疫原是外膜多糖,亚单位菌苗正在试制中。主要用于高危人群,如实验室的标本采集工作人员、森林工作者、外伤及暴发流行时的暴露者。

(丁红方 宁琴)

参考文献

1. Sharma N, Hotta A, Yamamoto Y, *et al*. Detection of *Francisella* tularensis-specific antibodies in patients with tularemia by a novel competitive enzyme-linked immunosorbent assay. Clin Vaccine Immunol, 2013, 20(1): 9-16.
2. Kemaloglu YK. Letter regarding "Characteristics and management of intractable neck involvement in tularemia". Eur Arch Otorhinolaryngol, 2013, 270(1): 385-386.
3. Bulut OC, Dyckhoff G, Splettstoesser W, *et al*. Unmasked: when a clinically malignant disease turns out infectious. A rare case of tularemia. Int J Surg Pathol, 2013, 21(1): 76-81.
4. Rasmussen JW, Tam JW, Okan NA, *et al*. Phenotypic, morphological, and functional heterogeneity of splenic immature myeloid cells in the host response to tularemia. Infect Immun, 2012, 80(7): 2371-2381.
5. Clark DV, Ismailov A, Seyidova E, *et al*. Seroprevalence of tularemia in rural Azerbaijan. Vector Borne Zoonotic Dis, 2012, 12(7): 558-563.
6. Yesilyurt M, Kilic S, Celebi B, *et al*. Tularemia: are hunters really a risk group? Mikrobiyol Bul, 2012, 46(1): 153-155.
7. Altuntas EE, Polat K, Durmus K, *et al*. Tularemia and the oculoglandular syndrome of Parinaud. Braz J Infect Dis, 2012, 16(1): 90-91.
8. Hotta A, Tanabayashi K, Yamamoto Y, *et al*. Seroprevalence of tularemia in wild bears and hares in Japan. Zoonoses Public Health, 2012, 59(2): 89-95.

第四十五节　炭　　疽

炭疽(anthrax)系由炭疽杆菌(*Bacillus anthracis*)所致的动物源性感染病，为人兽共患疾病，主要经皮肤接触、呼吸道或消化道传播。临床上常表现为皮肤炭疽、肺炭疽及肠炭疽，严重时可致炭疽败血症。皮肤炭疽最为多见，以皮肤坏死、水肿、溃疡形成焦痂为特点。炭疽为我国感染病管理的乙类感染病，肺炭疽要求按甲类感染病上报疫情。

【病原学】

炭疽杆菌为革兰阳性需氧或兼性厌氧的粗大杆菌，长 3～9μm，宽 0.4～2μm，菌体两端平削呈竹节状长链排列，无鞭毛，不活动，在人和动物体内可形成荚膜。有荚膜者致病力强，无毒株不产生荚膜。在不利环境中可形成芽胞。芽胞具有很强的抵抗力，可在自然环境中长期存活。炭疽杆菌芽胞体可在土壤中存活 60 年。繁殖体对高温较敏感，56℃ 2 小时，60℃ 15 分钟，75℃ 1 分钟即可杀灭。对常用浓度消毒剂亦敏感。但在 -15℃保存的鲜肉中能存活 2 周以上，干燥血浆中存活 1 个月以上，在腌肉中亦能存活 1 个月以上。芽胞的抵抗力比繁殖体大得多，加热煮沸 15 分钟、高压蒸气需 5～10 分钟，干热 120～140℃ 3 小时才能将其杀灭。10% 甲醛溶液 15 分钟，3% H_2O_2 及 5% 高锰酸钾 15 分钟，1∶2000 升汞 40 分钟，20% 漂白粉液则需 24～48 小时才能将芽胞破坏。炭疽杆菌对碘比较敏感，1∶2500 的碘液 10 分钟可将芽胞杀灭。

炭疽杆菌有四种抗原成分，即荚膜抗原、菌体抗原、保护性抗原及芽胞抗原。荚膜抗原是一种多肽，有抵抗机体细胞的吞噬作用。菌体抗原为一种耐热的多糖类，但无毒力。保护性抗原为蛋白质，有很强的抗原性，为炭疽毒素组成部分，其诱生抗体能抵抗本菌感染。芽胞抗原有血清学诊断价值。

炭疽杆菌繁殖体可产生炭疽外毒素，此毒素由 3 种因子复合组成，第Ⅰ因子为水肿因子(edema factor, EF)，第Ⅱ因子为保护性抗原(protective antigen, PA)，第Ⅲ因子为致死因子(lethal factor, LF)。3 种因子单一成分注射动物均无毒性反应，只有组合起来才有致病作用。PA 使 EF 及 LF 进入靶细胞后才能发挥其水肿及致死作用。炭疽杆菌产生荚膜及外毒素的能力取决于细胞中存在的质粒-炭疽杆菌的毒素质粒 PXO_1 及荚膜质粒 PXO_2，并证明新生霉素可消除此质粒。无毒株菌如获得这两种质粒即可变为有毒株。炭疽杆菌亦可经 CP_{51} 噬菌体传递而获得某些耐药质粒，具有耐药性，增强其致病力。

【流行病学】

一、传染源

主要是患病的食草动物，如牛、马、羊、骆驼、驴及骡等家畜。其次为猪和狗。炭疽患者的带菌分泌物和粪便亦具有感染性。

二、传播途径

(一) 接触传播

直接接触病畜、死畜和患者为最主要的传播

途径。故牧民、屠宰工人、饲养员及兽医以及接触受染皮毛、肉类、骨粉等的加工者最易受染发病。接触被污染的土壤亦是一重要感染途径。

（二）呼吸道传播

多发生于羊毛加工厂的工人中，曾有“羊毛加工者病”之称。在羊毛加工的各个环节过程中，均可形成炭疽杆菌芽胞体气溶胶，经呼吸道吸入而感染。被污染的土壤，在干燥多风时亦可飞扬成气溶胶，吸入者可感染。

（三）消化道传播

摄入未煮熟的病畜肉，或食用被炭疽杆菌污染的食品，或饮用患病乳牛的生奶，均可导致感染。

（四）昆虫叮咬

吸血昆虫叮咬病畜后再叮咬人，偶可导致炭疽感染，但很少见。

三、易感人群

人群普遍易感，感染后可获较持久的免疫力。牧民、农民、屠宰厂、肉类及皮毛加工厂的工人、兽医及实验室人员为本病的高危人群。

四、流行情况

本病世界各地均有发生，常发生于夏秋季。病后有较持久的免疫力，动物和人群的发病密切相关。

【发病机制和病理改变】

炭疽杆菌可通过有损伤的皮肤、呼吸道及胃肠道黏膜而入侵，其荚膜对吞噬细胞作用，未被吞噬的细菌在局部繁殖，释放炭疽外毒素。水肿因子、致死因子再与保护性抗原结合进入靶细胞，导致局部组织水肿、坏死及出血，形成皮肤炭疽、肺炭疽及肠炭疽的原发病灶；被巨噬细胞吞噬的细菌可进入淋巴结及血循环，如未被消灭则可导致出血、坏死和明显水肿的淋巴结炎及菌血症、败血症和脑膜炎。细菌的外毒素可直接损伤毛细血管的内皮细胞，使血管通透性增高，血液外渗，血容量减少，组织灌注不足。又因血管内皮受损可激活凝血因子，释放凝血活酶而导致DIC的发生，加重微循环障碍，导致感染性休克，可使全身各脏器受到进一步的损害。

炭疽的基本病理变化为由外毒素导致组织坏死、出血性浸润及高度水肿，无炎性细胞浸润，故无化脓性病变。

皮肤炭疽病变中央部隆起，呈黑色焦痂，四周为凝固性坏死区，与正常皮肤界线清楚，呈红色浸润。镜下可见皮下组织结构成分离解，间质明显水肿，并呈急性浆液性出血性浸润。

肺炭疽可见出血性气管炎、支气管炎、支气管肺炎及肺梗死、肺水肿、胸膜炎及纵隔淋巴结炎等。

肠炭疽病变多在小肠，胃和大肠较少。肠壁可见局限性痈样病灶伴弥漫性出血性浸润，其周围肠壁亦有水肿及出血。肠系膜淋巴结肿大，腹腔可有血性渗液。

炭疽杆菌性脑膜炎者的软脑膜、脑实质均有充血、出血、坏死及水肿。败血症患者，各脏器均可发生水肿、出血及坏死的病变。所有病变部位均可检出炭疽杆菌，尸体的血液不凝固。

【临床表现】

潜伏期为1～5日（12小时至2周）。

一、皮肤炭疽（cutaneous anthrax）

临床表现以皮肤炭疽最为多见，占95%以上。多发生在面颊、颈、手、足、上下肢裸露的部位。与带菌物直接接触1～5日后局部皮肤出现小丘疹或斑丘疹，次日即可呈水疱，内含淡黄色液体，周围组织硬而水肿。第3～4日皮损中部出现坏死，呈稍低凹性，四周有成群小水疱，水肿区继续扩大。第5～7日坏死区破溃成浅表性溃疡，形成黑色焦痂，直径大小不一，可1～6cm不等，周围水肿区则可大到5～20cm。水肿为硬性非可凹性，皮损无疼痛，但可有轻度瘙痒感，为本病特点。起病后部分患者可伴有轻度发热、全身不适、头痛等毒血症表现。皮损于其后3～4周内水肿消退，焦痂脱落，创面肉芽组织增生至瘢痕而愈。皮损附近的淋巴结均可肿大。少部分抵抗力较低的患者，如皮损发生在皮下组织松软处如大腿、颈部及眼眶区等部位，则可出现大面积水肿及坏死，导致严重的毒血症、菌血症甚至败血症，导致休克及死亡。皮肤炭疽不经治疗，80%可自愈，20%可发展为败血症及其他类型炭疽而死亡。

二、肺炭疽（pulmonary anthrax）

本型多由吸入含有炭疽芽胞的尘埃所致，亦可由皮肤炭疽继发而来。初起病时类似感冒，有发热、全身不适、咳嗽、咳黏液痰带血、胸闷等。2～4

日后好转。重者突然又出现高热，寒战，呼吸急促，咳嗽，咯血性痰，发绀，心率增快，胸痛，出汗等重症表现，病程呈“双相型”经过。X线胸片可见纵隔增宽，肺部炎症、水肿、栓塞和胸腔积液等征象。肺炭疽较易并发败血症而出现感染性休克、中毒性脑病，亦有生发炭疽杆菌性脑膜炎者。病情多较凶险，如抢救不力多可于病后24～48小时内死亡。

三、肠炭疽(intestinal anthrax)

本型由食入含有大量炭疽杆菌的肉食或乳类所致。潜伏期短者12～48小时，长者可达4～5日。潜伏期短者临床表现类似食物中毒，可出现恶心、呕吐和腹痛、腹泻，多无血性便，持续2～3日后好转。潜伏期长者可出现急腹症样的临床表现，腹痛、腹胀、腹泻、排血水样便，伴有严重呕吐。可发生腹膜炎，腹腔有血性渗液。患者可因败血症发生感染性休克而死亡。

四、炭疽杆菌性脑膜炎(anthracis meningitis)

本型均继发于炭疽杆菌败血症。临床表现与其他细菌所致的脑膜炎类似，但病情凶险，进展快，有高热，剧烈头痛，呕吐，意识障碍，抽搐和昏迷，脑膜刺激征明显，脑脊液压力增高，多呈血性，白细胞可增多到100×10^6/L以上。本型患者预后差，病死率极高。

五、炭疽杆菌败血症(anthracis septicemia)

本型多继发于肺炭疽及肠炭疽，少数可继发于皮肤炭疽，但亦有原发病灶不明显的原发型败血症。临床表现与其他细菌性败血症相似，有高热、头痛、呕吐，易发生DIC及感染性休克。

【实验室及辅助检查】

一、血象检查

血象检查外周血白细胞一般增高达$(10\sim20)\times10^9$/L，少数亦有高达$(60\sim80)\times10^9$/L者，分类中性粒细胞增多。

二、细菌学检查

(一) 涂片检查

取病灶分泌物、痰液、脑脊液、胸腹水、呕吐物等涂片革兰染色检查，多可发现粗大竹节状革兰阳性杆菌。

(二) 细菌培养

取血、粪便及上述各种标本进行培养。血液标本可先用肉汤培养增菌后再接种到琼脂、血琼脂及碳酸氢钠平板培养基上。如有菌落生成，可作进一步鉴定。

(三) 动物接种

将患者的血、脑脊液及各种分泌物接种于小白鼠或豚鼠皮下组织，24小时如注射部位出现水肿及出血者为阳性反应，动物多于36～48小时内死亡。其血及内脏中发现大量有荚膜的炭疽杆菌存在。

(四) 细菌鉴定

用于鉴别炭疽杆菌和其他类炭疽杆菌。主要有青霉素串珠试验、特异性荧光抗体染色、噬菌体裂解试验。

三、血清免疫学检查

可用免疫荧光法检测炭疽杆菌的荚膜抗体。病期4～7日时阳性率可达68.2%，1周时大多可为阳性。荚膜抗体滴度随病后时间逐渐下降，9个月时仅有个别患者仍阳性，1年后抗体消失或仅呈低水平。

【诊断及鉴别诊断】

一、诊断依据

(一) 流行病学资料

患者生活在已证实存在炭疽的地区内，或在发病前14日内到达过该类地区；从事与毛皮等畜产品密切接触的职业；接触过可疑病死动物或其残骸；食用过可疑的病死动物肉类或其制品；在可能被炭疽芽胞杆菌污染的地区从事耕耘或挖掘等操作，均应作为流行病学线索。

(二) 临床表现

皮肤炭疽最为多见。皮损中部结有黑色焦痂，周围有小水疱及明显的非可凹性水肿，疼痛不明显，病损附近淋巴结常可肿大等，均为皮肤炭疽的特点。肺炭疽、肠炭疽及脑膜炎均较少见，临床表现与其他病原引起者相似，但在流行地区高危人群中，应考虑本病的可能。

(三) 实验室诊断

主要有三方面：①外周血白细胞增高达20×

10^9/L左右，分类中性粒细胞增多；②确诊主要依据是病原学检查。可尽快采取病灶处的分泌物做细菌涂片和培养。有全身症状者应行血培养。根据患者的病情尚可采集痰、脑脊液、胸腔及腹腔渗液、粪便等进行细菌涂片和培养。对可疑菌可进行特异性荧光抗体染色、青霉素串珠试验及噬菌体裂解等试验进行细菌鉴定。必要时还可做动物接种；③免疫荧光法检测患者血清中的特异性荚膜抗体，有协助诊断价值。

二、诊断

（一）疑似诊断

具有典型皮肤损害，或具有流行病学线索，具有任何一型炭疽的临床表现者。

（二）临床诊断

具有皮肤损害的分泌物，包括痰、呕吐物、排泄物，或血液、脑脊液等标本中，显微镜检查发现炭疽芽胞杆菌并具有任何一型炭疽的临床表现者。

（三）确定诊断

疑似及临床诊断患者，经细菌涂片、细菌培养、动物接种、血清免疫学检查任何一项实验结果证实有炭疽杆菌感染者可确定诊断。

三、鉴别诊断

皮肤炭疽应与痈、疖及蜂窝织炎相鉴别。痈、疖及蜂窝织炎均有明显疼痛，局部呈化脓改变，皮肤炭疽则疼痛不明显，病灶处呈坏死出血而非化脓。有焦痂者应排除恙虫病。恙虫病的焦痂多在皮肤潮湿及较隐蔽处，如会阴、肛门、腋窝等处，皮肤炭疽则多在皮肤裸露处。肺炭疽患者病程有双相型特点，中毒症状很严重，但肺部病变可不明显。表现为胃肠炎型的肠炭疽，症状和体征与急性胃肠炎相似。表现为急腹症者，腹水多呈血性液。鉴别主要依据流行病学及细菌学检查的结果，重点是应考虑到本病的可能性，对败血症和脑膜炎的鉴别诊断亦同样如此。

【治疗】

一、一般及对症治疗

首先应对患者进行严格隔离，对其分泌物、排泄物按芽胞消毒方法进行处理。不能进食者可予以输液。休克者应给予抗休克治疗。出血严重者可予以输血。有DIC发生者可用肝素治疗，可用氢化可的松每日100～200mg或地塞米松每日10mg静脉滴注。脑水肿者可脱水治疗。肺水肿者应限制液体入量，吸氧和强心治疗。烦躁者可用镇静剂如地西泮（安定）类药物。

二、病原治疗

青霉素G为治疗本病的首选药物，及时足量应用是改善预后，获得根治的关键。皮肤炭疽可用每日160万～400万U，分2～3次肌内注射，用药2日后病灶中的细菌即可消失。疗程为7～10日。肺炭疽、肠炭疽、脑膜炎及败血症者，则需将青霉素剂量加大到每日1200万～2400万U，分4次静脉滴流，同时可并用氨基糖苷类药物，如庆大霉素每日16万～24万U（即每日160～240mg），或阿米卡星每日0.4～0.8g，分2次肌注或静滴。疗程应延长至2周以上。对青霉素过敏者可选用红霉素每日1.5～2g，分3～4次静脉滴注。亦可用四环素，每日2g，分4次服用，或强力霉素，每日0.3～0.5g，疗程2～3周。

三、抗血清治疗

对毒血症严重的患者，尚可应用抗炭疽血清治疗。可肌内注射或静脉滴入。用量为第1日100ml，第2、3日用30～50ml，用前必须先作皮试。轻症患者勿用。

四、皮肤炭疽的局部处理

皮损处切忌挤压，亦不作外科切开引流，以防感染扩散。可用消毒液，如1∶2000高锰酸钾液或2%的过氧化氢液洗后，创面用四环素软膏纱布片覆盖后包扎。

【预后】

未用抗生素治疗之前皮肤炭疽的病死率为20%，用抗生素治疗之后下降到1%。皮肤型和胃肠炎型的肠炭疽预后较好，但急腹症型的肠炭疽、肺炭疽、败血症、脑膜炎等，由于病情凶险，发展迅速，虽经治疗，病死率仍在90%左右。

【预防】

一、管理传染源

对患者应隔离治疗到皮损的焦痂脱落，创面愈合，分泌物和排泄物细菌培养连续2次阴性（相隔5日),可解除隔离。病畜亦应隔离治疗,死畜应深埋到地下2米处,坑内尚应撒布漂白粉消毒剂。

二、切断传播途径

加强食品管理,严禁出售病畜肉、皮毛及乳类。对患者的排泄物、分泌物及应用过的敷料及器具应进行认真的消毒或焚烧。尸体火化。对可疑的皮毛、骨粉等,取材作Ascoli试验,如阳性则应严格消毒处理。

三、保护易感人群

对与动物经常接触的人,如牧民、饲养员、农民、屠宰场工作人员、肉类及皮毛收购、运输和加工人员,医务人员特别是兽医,应进行疫苗接种。减毒活菌苗每年1次,采用上臂皮肤划痕法,每次滴菌苗2滴,相距3~4cm。用消毒针在菌苗滴中划“井”字,以划破表皮而又不出血为好。此外已有保护性抗原疫苗,第1年肌注3次,相隔3周、6个月时接种第4次,以后每年注射1次,每次0.5ml,在牲畜中广泛接种疫苗,动物炭疽被控制后,人的感染才能消灭。密切接触者和疑似患者应留验8日,必要时早期应用青霉素、四环素预防性治疗。

(窦晓光 王静艳)

参考文献

1. Williams G, Linley E, Nicholas R, *et al*. The role of the exosporium in the environmental distribution of anthrax. J Appl Microbiol, 2013, 114(2): 396-403.
2. Friedman A and Yakubu AA. Anthrax epizootic and migration: persistence or extinction. Math Biosci, 2013, 241(1): 137-144.
3. Steelfisher GK, Blendon RJ, Brule AS, *et al*. Public response to an anthrax attack: a multiethnic perspective. Biosecur Bioterror, 2012, 10(4): 401-411.
4. Reddy R, Parasadini G, Rao P, *et al*. Outbreak of cutaneous anthrax in Musalimadugu village, Chittoor district, Andhra Pradesh, India, July-August 2011. J Infect Dev Ctries, 2012, 6(10): 695-699.
5. Munang'andu HM, Banda F, Siamudaala VM, *et al*. The effect of seasonal variation on anthrax epidemiology in the upper Zambezi floodplain of western Zambia. J Vet Sci, 2012, 13(3): 293-298.
6. Minc N and M Piel. Anthrax receptors position the spindle. Nat Cell Biol, 2012, 15(1): 11-13.
7. Meaney-Delman D, Zotti ME, Rasmussen SA, *et al*. Anthrax cases in pregnant and postpartum women: a systematic review. Obstet Gynecol, 2012, 120(6): 1439-1449.
8. Grunow R, Verbeek L, Jacob D, *et al*. Injection anthrax: a new outbreak in heroin users. Dtsch Arztebl Int, 2012, 109(49): 843-848.

第四十六节 鼻 疽

鼻疽(glanders)系因鼻疽杆菌(*Pseudomonas mallei*)所致的人兽共患感染病,可通过擦伤皮肤、直接接触和吸入本菌而感染。主要临床表现为急性发热,呼吸道(鼻腔、喉头、气管黏膜)、皮肤、肌肉等处出现蜂窝织炎、坏死、脓肿和肉芽肿及瘢痕。在肺脏、淋巴结或其他实质性器官产生鼻疽结节。部分患者呈慢性经过,间歇性发作,病程迁延可达数年之久。

【病原学】

鼻疽杆菌系革兰染色阴性微弯棒状杆菌,大小不一,多孤立,有时可成对排列,无活动,无鞭毛,不形成荚膜和芽胞。本菌为需氧菌,在温度37~38℃,pH 6.8~7.0最适宜生长。在脓汁中大部分游离细胞外,有时在细胞内见到。在普通培养基上本菌生长不佳,但在1%~5%的甘油肉汤中生长良好,在马铃薯培养基上能产生一层淡黄色蜂蜜样菌苔,以后逐渐变为棕红色。本菌生长较缓慢,一般需48小时。

本菌能产生两种抗原,即特异性多糖抗原和共同抗原(蛋白质成分),后者与类鼻疽杆菌在凝集试验和皮肤试验时均有交叉反应。本菌不产生外毒素,其菌体内毒素(鼻疽菌素,mallein)的蛋白质部分能使感染动物产生变态反应,可制作皮试抗原用于诊断。

鼻疽杆菌抵抗力较强,在粪、尿中可生存4小时,水中生存70日,灭菌的自来水中生存6个月。但在干燥的环境中仅生存10~15日,日光直接照射24小时可死亡,煮沸立即死亡。在3%煤酚皂溶液、10%石灰乳及2%甲醛(福尔马林)中,1小时即可杀死。

【流行病学】

一、传染源

主要为患病的马、骡和驴,羊、猫、犬、骆驼、家兔、雪貂等亦能感染鼻疽杆菌。患者作为传染源亦有可能。

二、传播途径

鼻疽的传播途径可能有三种：

（一）接触传播

直接接触传播是人感染的主要途径。由于皮肤外露或损伤部分直接接触到病马的分泌物或排泄物而受感染，尤其是饲养、医疗或屠宰病畜，处理病畜尸体时，鼻疽杆菌经皮肤或黏膜破损处侵入人体。

（二）呼吸道传播

当病畜咳嗽或打喷嚏时，可通过气溶胶使健康的家畜、兽医、饲养人员和实验人员感染。也可因清理病畜排泄物，或打扫马厩时吸入含致病菌的尘埃而受感染。新分离的致病菌，致病力较强，容易使实验室工作人员吸入感染而发病。

（三）消化道传播

这是家畜间传播的主要方式。因家畜吃了被污染的水、饲料或牧场的草而感染。人经饮水或进食被污染的食物受感染者较为少见，但有吃病马的肉而受感染的报告。

三、人群易感性

人鼻疽常为散发，往往与其职业接触有密切的关系。本病多发生于兽医、饲养员、骑兵及屠宰工人中，多数为男性，年龄常在 20～40 岁之间。实验室工作者因不慎亦可感染此病。

【临床表现】

人鼻疽潜伏期差异较大，一般为数小时至 3 周，平均为 4 日，甚至延迟至 10 年之久。临床上可有急性和慢性两种类型，但以前者为多见。

一、急性鼻疽

起病急骤，通常体温高达 40℃，呈不规则发热，伴有全身不适，多汗，头痛，周身酸痛，食欲不佳，呕吐，腹泻及脾大等。如致病菌由皮肤侵入，皮肤感染部位出现急性蜂窝织炎，局部肿胀，继则坏死及破溃，形成边缘不整，疮底灰白的溃疡，并覆有灰黄色的渗出物。附近淋巴结肿大，沿淋巴管出现多个肌肉及皮下结节性脓肿，脓肿溃破后，排出红色或灰白色脓液，其创面甚难愈合，可形成瘘管。如致病菌由上呼吸道侵入，可使鼻部出现蜂窝织炎，鼻腔、口腔黏膜溃疡及坏死，鼻中隔穿孔，腭和咽部亦有溃疡形成，常先排出血性分泌物，继而流出脓性分泌物。致病菌亦可侵犯下呼吸道，造成肺炎，肺脓肿，渗出性胸膜炎和脓胸。患者常极度衰竭，临床上酷似伤寒或播散性结核病。后期由于面、颈、躯干及四肢均可出现脓肿，常因脓毒血症发生循环衰竭而死亡。

二、慢性鼻疽

开始全身症状可不明显，仅有低热或不规则发热，出汗及四肢、关节酸痛。此后可有败血症或脓毒症发作，皮肤或软组织出现脓肿，附近淋巴结肿大，有时脓肿溃破流出多量脓液，亦可形成长期不愈的瘘管。关节、骨髓、肝、脾、肺、眼及中枢神经系统均可累及，病情发展缓慢，时好时坏，病程持续数月至数年以上。患者渐见消瘦，呈恶病质状态，常因逐渐衰竭或突然恶化而死亡，亦有自行痊愈的病例。

【实验室检查】

一、脓液或分泌物涂片检查及培养

涂片后，可做美蓝、吉姆萨、瑞特等染色，可见两极浓染的杆菌，但不易与类鼻疽杆菌相鉴别。近来多采用荧光抗体染色法，其特异性更高。培养亦有获得阳性的可能。

二、血液培养

伴有败血症者常获阳性结果，而其他患者阳性率不高。

三、免疫学检查

血清可作血凝及补体结合试验，前者敏感性较高，效价在 1∶640 以上才有诊断价值，后者特异性较强，但操作麻烦，效价>1∶20 有参考意义。应用鼻疽菌素作皮内试验，可在病程 4 周内呈阳性反应，此后持续数年。

【诊断和鉴别诊断】

鼻疽的临床表现较复杂，常不易诊断。可有与患病的马类接触，或实验室中曾处理过致病菌等流行病学史，分泌物、穿刺液及血液培养，血清学检查（血凝及补体结合试验），鼻疽菌素皮内试验，感染物豚鼠接种等检查，均有助于本病的诊断。

临床上应与类鼻疽、孢子丝菌病、链球菌蜂窝织炎、葡萄球菌感染及播散性结核病等鉴别。

【治疗】

患者需隔离，分泌物、排泄物及换药的敷料、纱布等均应彻底消毒。磺胺药、四环素、氯霉素和氨基糖苷类抗生素（包括链霉素、庆大霉素及阿米卡星）等均有一定疗效。一般应用链霉素或庆大霉素与磺胺嘧啶或四环素联合应用，直至症状消失。新的抗菌药物如第二代、第三代头孢菌素疗效肯定，但少见应用研究报道。对脓肿应切开引流，但必须小心谨慎，以免感染扩散。其他对症支持疗法亦很重要。

【预后】

急性鼻疽的预后极差，未经治疗者病死率在90%以上，但慢性或亚临床型患者治愈率可达30% ~50%。近年来应用抗生素及化学药物治疗后，病死率有明显下降。

【预防】

首先应消灭马群之间的流行，应用鼻疽菌素点眼试验，可做出初步诊断鉴别。目前认为，受感染的马类，不论其症状有无，都应立即处死，并深埋地下。对污染的马厩杂物，应使用含氯石灰（漂白粉）等彻底消毒。曾与病畜接触的马匹，即使其点眼试验阴性，亦应隔离3周观察。

对从事与马类有接触工作的人员，应进行预防知识的教育，对患者应特别注意排泄物及污染物的消毒。对从事鼻疽杆菌检验的实验室工作者，必须注意无菌操作与消毒，以预防感染。对可疑受染者进行医学观察3周。

（窦晓光　王静艳）

参考文献

1. Khaki P, Mosavari N, Khajeh NS, *et al*. Glanders outbreak at Tehran Zoo, Iran. Iran J Microbiol, 2012, 4(1):3-7.
2. Malik P, Singha H, Khurana SK, *et al*. Emergence and re-emergence of glanders in India: a description of outbreaks from 2006 to 2011. Vet Ital, 2012, 48(2):167-178.
3. Pal V, Kumar S, Malik P, *et al*. Evaluation of recombinant proteins of *Burkholderia mallei* for serodiagnosis of glanders. Clin Vaccine Immunol, 2012, 19(8):1193-1198.
4. Waag DM, England MJ, DeShazer D, *et al*. Humoral immune responses in a human case of glanders. Clin Vaccine Immunol, 2012, 19(5):814-816.

第四十七节　类　鼻　疽

类鼻疽（meloidosis）系由类鼻疽假单胞菌（*Pseudomonas pseudomallei*）所致的地方性人兽共患感染病，流行于东南亚和澳大利亚北部等热带和亚热带地区。人类接触污染的污水、土壤或通过直接接触（划破皮肤或擦伤）而进入人体。也可从呼吸道、消化道进入人体而感染。其中人类感染主要因破损皮肤污染土壤引起，故有土壤相关性疾病（soil-related disease）之称。类鼻疽患者中败血症常见，急性败血症者常伴化脓性损伤，慢性者类似空洞性肺结核表现，病情发展迅速，且类鼻疽常常无特殊症状，病原菌对常用抗生素耐药较为严重，所以容易误诊和延误治疗，故类鼻疽病死率较高。

【病原学】

类鼻疽杆菌属假单胞菌属，又称惠特莫尔杆菌，1912年首先在缅甸首都仰光被确定。

类鼻疽假单胞菌为具有动力的革兰阴性需氧菌，长1 ~2μm，宽0.5μm，呈卵圆形或长链状，用美蓝染色常见两端浓染。无芽胞，无荚膜，单端丛毛。该菌能在普通培养基上生长良好，菌落呈棕黄色，表面有蜂窝状皱褶并呈同心圆状，培养物有强烈的霉臭味。该菌系自然腐生菌，广泛分布于泥土、积水、池塘和多种农作物中。在水和土壤中可存活1年以上，在自来水中也可存活28 ~44日，加热56℃10分钟可将其杀死，常用的各种消毒剂也可将其迅速杀灭，但苯酚（石炭酸）和甲酚皂（来苏）溶液的杀菌效果不理想。一般选用5%的氯胺-T为常规的消毒剂。细菌培养液中含有致死性毒素（煮沸15分钟可灭活）和坏死性毒素（煮沸4分钟灭活）。

【流行病学】

类鼻疽杆菌的流行，几乎均发生在北纬20°至南纬20°之间，以东南亚国家及澳大利亚北部发病率最高。

一、传染源

本病的感染来源主要是流行区的水和土壤，

类鼻疽杆菌在流行区的水或土壤中是一种长居菌，可以在外界环境中生长，不需要任何动物作为它的储存宿主。羊、马、猪、猴和啮齿类动物都可能感染本病，但它们都是偶然的宿主。患者作为本病的传染源意义较少。

二、传播途径

本病传播途径可能有 4 种：①直接接触含有致病菌的水或土壤，经破损的皮肤而受感染，这是本病传播的主要途径；②经呼吸道感染：吸入含有致病菌的尘土或汽溶胶；③经消化道感染：食用被污染的食物；④人与人之间传播较少，已有报道可通过家庭密切接触、性接触等途径传播。

三、人群易感性

人群对类鼻疽杆菌普遍易感。新进入疫区、有基础疾病如糖尿病、白血病或实体肿瘤及系统性红斑狼疮等，以及酒精中毒、脾切除、HIV 感染等为易患因素。男性患者多于女性患者，可能与职业有关。

四、流行特征

该病一般为散发，也可呈暴发流行，高温多雨季节多发，多见于东南亚、澳大利亚北部及其邻近地区。国内曾在海南、广东、广西、湖南、贵州、台湾和香港等省、区 13 个县、市的土壤、水和患者与动物的标本中分离到该菌。在流行区，人群隐性感染率为 7% ~10%，家畜如马和猪的隐性感染率可分别达到 9% ~18% 及 35%，人群中带菌者极少见。

【发病机制及病理改变】

类鼻疽杆菌具有几种毒力，包括外毒素、内毒素及几种组织溶解酶，这些毒力在发病中的真正作用尚不明确。感染病菌后是否发病与受染者当时的状态有关。现已查明约 70% 发展为败血型者，病前多有糖尿病、肾病、结核病、吸毒或酗酒者，这些消耗性疾病也能使隐性感染者转为败血型，由此可见免疫缺陷（包括 AIDS）是败血型鼻疽发生的基础。

急性败血型类鼻疽的致病菌，可以扩散至全身各个器官，尤以肺、肝、脾和淋巴结最严重。肺部损害通常由于血型播散所致，有时亦可由肺部吸入含致病菌的汽溶胶而直接感染。病变主要为多发性小脓肿形成，脓肿内有坏死组织、中性粒细胞及大量致病菌，有时小脓肿融合成空洞累及血管可造成肺出血。慢性类鼻疽以肺部及淋巴结病变最突出，病灶呈现由中性粒细胞组成的中心坏死及周围肉芽肿混合而成，并可见巨细胞。病灶内致病菌稀少。

【临床表现】

类鼻疽的临床表现变化无常，潜伏期少则 2 ~3 日，多则数年。起病可急可慢，虽最常累及肺部，但人体内几乎每一器官均可受侵，因此误诊率极高。

肺类鼻疽病为最常见感染类型，表现为原发性或血源播散性肺炎。前者最易误诊为肺结核，除临床表现相似外，X 线胸片是导致误诊的重要原因。多侵袭肺上叶，呈实变或浓烟样浸润，并可有薄壁空洞（2 ~7cm）。少数患者并发胸腔积液、胸膜粘连及肺门淋巴结肿大。至于类鼻疽败血症及多部位脓肿的诊断，如无病原学根据，很难诊断。此类病例常见于免疫功能低下者，如糖尿病、酗酒、吸毒或因外伤等其他疾病诱发。临床上可分为急性败血型、亚急性或慢性及亚临床型三种。

一、急性败血型类鼻疽

起病较急，寒战、高热，并有气急、肌痛，同时出现肺、肝、脾及淋巴结脓肿形成的症状和体征。特别以肺脓肿为多见，好发于肺上叶并可累及胸膜，此时患者多有咳嗽、胸痛、咯血性和脓性痰，胸部可闻及干、湿性啰音及胸膜摩擦音，并有肺实变及胸膜积液（脓胸）的体征。肺部病灶融合成空洞。其他尚有腹痛、腹泻、黄疸、肝脾大及皮肤脓疱等。

二、亚急性或慢性类鼻疽

多数是急性感染消退后，而形成多处化脓性病灶，也可无明显急性症状，从亚急性过程逐渐发展而成慢性类鼻疽。肺、肝、皮肤、骨或软组织可有脓肿形成，溃破后可造成瘘管，长期不愈。典型病例以肺上叶空洞性病变（肺化脓症）为主，颇似结核病。在漫长的病程中，患者常有间歇性发热，逐渐消瘦及衰弱等。

三、亚临床型类鼻疽杆菌感染

流行区中有相当数量的人群，受类鼻疽杆菌

感染而临床症状不明显，血清中可测出特异性抗体。这种现象在东南亚国家（如泰国、越南与马来西亚）人群中约占6%～8%。

【实验室和X线检查】

一、血象

急性期白细胞总数增加，以中性粒细胞增加为主。多有贫血。

二、病原学检查

取患者的血液、痰、脑脊液、尿、粪便、局部病灶的脓性渗出物作细菌培养或动物接种，以分离类鼻疽杆菌。

（一）培养特性

在血平板上，经24小时培养呈细小菌落。48小时后，菌落增大至中等大小，灰黄色，外形似车轮状或菊花样。菌落周围呈半溶血状态。在液体培养中，初为混浊生长，后形成皱褶菌膜。在麦康凯平板上为分解乳糖的红色菌落；在SS平板上生长不良；在含2%和3% NaCl营养琼脂平板上不生长。所有生长菌落的平板均有浓烈的霉臭味。菌体形态为革兰阴性、两端浓染短杆菌，单极端有1～4根丛毛。

（二）生化反应特性

氧化酶、磷酸酯酶、硝酸盐还原酶阳性，色氨酸、尿素、DNA酶、乙酰胺酶、枸橼酸盐、H_2S、水杨素、丙二酸盐、七叶苷、亚碲酸盐、伏-普（VP）、赖氨酸、鸟氨酸、鼠李糖及ONPG均阴性。

三、血清学检查

分离菌株与标准类鼻疽假单胞菌诊断血清凝集反应阳性，对本病的诊断有较大价值。常用的有间接血凝试验效价在1∶40以上，补体结合试验效价在1∶8以上才有诊断意义。类鼻疽血凝抗体在发病后1周即可出现，4～5周阳性率可达90%以上，抗体效价可保持1年左右。由于血凝抗体出现较晚，对于病程较长，且随病情的发展而效价递增的病例诊断意义较大，而对于病程较短，迅速死亡的病例意义较小。补体结合抗体出现较早，效价上升也快，并保持2年以上，比血凝试验敏感，但特异性尚有问题，对同属的铜绿假单胞菌感染时，有交叉反应。

四、胸部X线检查

可示肺炎、肺化脓症（空洞）、化脓性胸膜炎等征象。

【诊断和鉴别诊断】

本病的分布有较严格的地区性，因此，在热带、亚热带地区患有原因不明发热，诊断细菌性脓肿者，或抗结核治疗无效的“肺结核”病，一方面使用替卡西林、阿莫西林或亚胺培南进行试验性治疗，另一方面须穿刺脓液培养鉴定，以免贻误治疗时机。凡来自疫区，怀疑有感染的患者，都应及时取材作细菌培养和该菌的血清学检测，以便尽早明确诊断，勿失治疗良机。

曾去过疫区的人出现原因不明发热或化脓性疾病均应考虑到该病。尤其是出现以下情况时：①暴发性呼吸衰竭；②多发性小脓疮或皮肤坏死、皮下脓肿；③X线检查表现为肺结核而又不能分离出结核杆菌时。病原学检查如体液培养和（或）血清学试验，均可作为确诊的依据。

本病在急性期应与伤寒、疟疾、葡萄球菌败血症和葡萄球菌肺炎相鉴别。在亚急性期或慢性期应与结核病相鉴别。

类鼻疽杆菌的生物性状颇似鼻疽杆菌，可通过动力或明胶液化等实验与鼻疽杆菌相鉴别。

【治疗】

主要是病原治疗和支持治疗。

一、病原治疗

一旦确诊为类鼻疽病，患者应立即隔离治疗。抗生素要及早应用，疗程要足，常需联合用药。对败血症类鼻疽病例必须采用强有力的抗生素。类鼻疽杆菌对目前临床上最常用的青霉素、庆大霉素，头孢唑啉、妥布霉素、喹诺酮类和氨曲南等有较强的耐药性，对氯霉素、四环素仅呈中等敏感。因而对败血型类鼻疽病例不能作为首选药物，推荐亚胺培南（敏感率最高达94%）或第三代头孢菌素与其他有效抗生素联用治疗。可选用头孢他啶每日2～4g联合复方磺胺甲基异噁唑2～3g；头孢曲松每日2～4g或头孢噻肟每日3～4g联用阿米卡星0.4～0.8g。而哌拉西林（piperiacillin）、奥格门汀（augmentin）等均有相当疗效。上述药物疗程一般需要30～90日。慢性病例的抗生素剂量是急性期的半量，但给药时间要更长些，并应根据抗菌药物的不良反应，适当加以调整。

二、支持治疗

维持水、电解质、酸碱平衡，给予富含维生素、蛋白质的食物，必要时静脉补充维生素和白蛋白，也可输用新鲜血、脂肪乳、丙种球蛋白、胸腺肽等，尤其对那些免疫功能低下的患者更应加强支持治疗。

三、外科治疗

有脓肿者宜作外科切开引流，对内科治疗无效的慢性病例，可采取手术切除病灶。痰培养转阴时间平均6周，若持续6个月仍为阳性，应考虑行肺叶切除术。

【预后】

未做治疗的急性败血型类鼻疽，其病死率在90%以上，随着近来诊断技术和抗菌药物的不断改进，病死率已降到30%左右。慢性类鼻疽病死率较低，治疗后可下降至10%或更低。

【预防】

尚无特效的预防方法，隔离患者非常关键。从疫源地进口的动物应予以严格检查及检疫。主要防止破损的皮肤、黏膜接触被类鼻疽假单胞杆菌污染的水和土壤。在可能染菌的条件下工作，应戴好防护口罩。受伤后要严格清理伤口。患者和病畜的排泄物和脓性渗出物应彻底消毒。医护人员和家属接触患者及病畜时应注意个人防护，接触后应做皮肤消毒。疫源地应做终末消毒，必须采取杀虫和灭鼠措施。对可疑受染者应进行医学观察2周。

（窦晓光　王静艳）

参考文献

1. Moir DT, Di M, Wong E, *et al*. Development and application of a cellular, gain-of-signal, bioluminescent reporter screen for inhibitors of type Ⅱ secretion in *Pseudomonas aeruginosa* and *Burkholderia pseudomallei*. J Biomol Screen, 2011, 16(7): 694-705.
2. Cooper A, Williams NL, Morris JL, *et al*. ELISA and immuno-polymerase chain reaction assays for the sensitive detection of melioidosis. Diagn Microbiol Infect Dis, 2013, 75(2): 135-138.
3. Wiersinga WJ, Currie BJ, Peacock SJ. Melioidosis. N Engl J Med, 2012, 367(11): 1035-1044.
4. Hodgson KA, Govan BL, Walduck AK, *et al*. Impaired early cytokine responses at the site of infection in a murine model of type 2 diabetes and melioidosis comorbidity. Infect Immun, 2013, 81(2): 470-477.
5. Kaestli M, Schmid M, Mayo M, *et al*. Out of the ground: aerial and exotic habitats of the melioidosis bacterium *Burkholderia pseudomallei* in grasses in Australia. Environ Microbiol, 2012, 14(8): 2058-2070.
6. Hin HS, Ramalingam R, Chunn KY, *et al*. Fatal co-infection-melioidosis and leptospirosis. Am J Trop Med Hyg, 2012, 87(4): 737-740.

第四十八节　鼠　疫

鼠疫（plague）系鼠疫耶尔森菌引起的自然疫源性疾病，我国将其列为法定甲类传染病之首。主要流行于鼠类及其他啮齿动物，主要以带菌的鼠蚤为传播媒介，经人的皮肤传入导致腺鼠疫；经呼吸道传入导致肺鼠疫，均可发展为败血症，传染性强，病死率高，是危害人类最严重的烈性感染病之一，属国际检疫感染病。在世界历史上，鼠疫曾发生三次大流行，分别在公元6世纪、14世纪及19世纪末，病死人数以万计。我国鼠疫疫源地分布广，面积大，从20世纪50年代开始，亦开展了大规模鼠疫自然疫源地的根除及防治工作，控制人间鼠疫疫情卓有成效。进入20世纪以后，世界上鼠疫的疫情相当活跃，仍然有60多个国家及地区曾有过鼠疫流行，病死率仍高达11.55%。由于它的自然疫源性，在一些静息了多年的疫源地又相继发现了新的鼠疫动物并活动，且呈逐年上升的趋势，人间鼠疫正处于自然周期性复发的边缘，应予足够重视。

【病原学】

鼠疫耶尔森菌（*Yersinia pestis*）亦称鼠疫杆菌，为两端钝圆，两极浓染椭圆形小杆菌。长1~1.5μm，宽约0.5~0.7μm，革兰染色阴性，无鞭毛、无芽胞，不活动，在动物体内或弱酸性含血的湿润培养基上可有荚膜形成。在普通培养基上生长缓慢。在陈旧的培养基或化脓性病灶中呈多形性。培养的最适温度为28~30℃，培养基的最适酸碱度为pH 6.9~7.2，通常需24小时便可形成典型的灰白或淡青色半透明中间隆起的小菌落。

鼠疫耶尔森菌菌体含有内毒素，并能产生鼠毒素和一些有致病作用的抗原成分。目前已证实有19种抗原，即A～K、N、O、Q、R、S、T、V、W，主要为FⅠ(fraction 1)抗原和毒力有关的V、W抗原。

主要致病物质为内毒素脂多糖，其所致的病理变化主要是末梢血管损伤、肾小管损伤及肝脏脂肪变性。该菌较其他革兰阴性菌内毒素毒性强，能导致发热、DIC、组织器官内溶血、中毒休克、局部及全身施瓦茨曼(Shwartzman)反应。鼠毒素或外毒素，为一种可溶性蛋白质，由18种氨基酸组成，对小鼠及大鼠有很强毒性，而对豚鼠、家兔及猴等则无毒性，所致病理变化主要是作用于末梢血管，导致血液浓缩及休克；肝脏出现脂肪变性及局部出血坏死病变。

鼠疫耶尔森菌分解葡萄糖、甘露醇、麦芽糖及果糖，产酸不产气。不能分解乳糖、蔗糖及尿素，不产生吲哚，过氧化氢酶反应阳性。MR(methyl red reaction)阳性，伏-普(VP)反应(Voges Proskauer reaction)阴性。

该菌对外界抵抗力较弱，对光、热、干燥及一般消毒剂均甚敏感。日光直射4～5小时即死，加热55℃ 15分钟或100℃ 1分钟、5%苯酚、5%甲酚皂，0.1升汞、5%～10%氯胺均可将病菌杀死。然而，在潮湿、低温与有机物内存活时间则较久，在痰及脓液中可存活10～20日，在蚤粪中可存活1个月，在尸体中可存活数周至数月。

【流行病学】

一、传染源

主要是鼠类及其他啮齿动物。主要储存宿主以黄鼠属及旱獭属最为重要，由于它们是冬眠啮齿类动物，感染后可越冬至翌春发病，再感染幼鼠，对鼠的自然疫源的形成及鼠疫耶尔森菌种族延续均起重要作用。褐家鼠、黄胸鼠是次要储存宿主，但却是人间鼠疫的主要传染源。其他如猫、羊、兔、骆驼、狼、狐等亦可成为传染源。

肺鼠疫患者是人间鼠疫的重要传染源。带菌者(包括健康带菌及恢复期带菌)作为传染源的可能性亦应引起重视。

二、传播途径

(一) 动物及人间鼠疫的传播

主要以鼠蚤为媒介，构成"啮齿动物→蚤→人"的传播方式。鼠蚤叮咬是主要传播途径。当鼠蚤吸入含有病菌的鼠血后，其中的鼠疫耶尔森菌在其前胃内大量繁殖，形成菌栓堵塞消化道，当蚤再叮咬其他鼠或人时，吸入的血受阻反流，病菌亦随之侵入人体构成感染。蚤类亦含病菌，可因抓痒通过皮肤伤口侵入人体。

(二) 经皮肤传播

少数可因直接接触患者的痰液、脓液或剥食病兽的皮、血、肉经破损皮肤伤口或黏膜受染。有旱獭出没的自然疫源地的首发病例，由于猎取旱獭等经济动物而经皮肤接触感染，更具重要意义。

(三) 呼吸道飞沫传播

肺鼠疫患者痰中的鼠疫耶尔森菌可藉飞沫构成"人→人"之间的传播，并可引起人间的大流行。一般情况下腺鼠疫并不造成对周围的威胁。

三、人群易感性

人群对鼠疫耶尔森菌普遍易感，可发生隐性感染，无性别年龄差别。病后可获持久免疫力。预防接种可获一定免疫力，可使易感性降低，接种疫苗后与患者接触常发生隐性感染。通过咽拭培养可查出鼠疫耶尔森菌。

四、流行特征

(一) 流行情况

人间鼠疫耶尔森菌感染以非洲、亚洲、美洲发病最多。亚洲主要在越南、尼泊尔、缅甸、印度、俄罗斯和蒙古国有流行或散发病例发生。我国主要发生在云南和青藏高原。发病最多是云南西部黄胸鼠疫源地和青藏高原喜马拉雅旱獭疫源地。

(二) 流行性

本病多由疫区通过交通工具向外传播。形成外源性鼠疫，引起流行甚至大流行。

(三) 人间鼠疫与鼠间鼠疫的关系

人间鼠疫流行，均发生于动物间鼠疫之后。首先是野鼠间鼠疫流行，再由野鼠传至家鼠，家鼠患病后大批死亡，鼠蚤离开死鼠另找新的宿主，人被叮咬后而被感染。

（四）季节性

与鼠类活动和鼠蚤繁殖情况有关，故本病流行于夏秋季。人间鼠疫多在 6～9 月，肺鼠疫多在 10 月以后流行。

（五）职业性

人间鼠疫的首发病例常与职业有关，如狩猎者等。

（六）隐性感染

在疫区已发现有无症状的咽部携带者。

【发病机制与病理改变】

鼠疫耶尔森菌经皮肤侵入后，通过荚膜、V/W 抗原被吞噬细胞吞噬，现在局部繁殖，随后又通过透明质酸及溶纤维素等作用，迅速经由淋巴管至局部淋巴结繁殖，引起剧烈的出血坏死性炎症反应，即原发性淋巴结炎（腺鼠疫）。鼠疫耶尔森菌经血液循环进入肺组织，则引起"继发性肺鼠疫"。由呼吸道排出的鼠疫耶尔森菌通过飞沫传入他人体内，则可引起"原发性肺鼠疫"。各型鼠疫均可发生全身感染、鼠疫败血症和严重感染中毒症状。

鼠疫的基本病理改变为血管及淋巴管内皮细胞损害及急性出血性、坏死性炎症病变。腺鼠疫表现为淋巴结的出血性炎症及凝固性坏死；肺鼠疫呈支气管或细菌性肺炎、支气管及肺泡有出血性浆液性渗出以及散在细菌栓塞引起的坏死性结节；鼠疫败血症则全身各组织、脏器均可由充血、水肿、出血及坏死改变，浆膜腔发生血性积液。

【临床表现】

腺鼠疫潜伏期多为 2～5 日（1～8 日）。原发性肺鼠疫潜伏期为数小时至 3 日。曾经接受预防接种者，可长达 9～12 日。临床上有腺鼠疫、肺鼠疫、败血型鼠疫及轻型等，除轻型外，各型初期的全身中毒症状大致相同。起病急骤，畏寒发热，体温迅速升至 39～40℃，伴恶心呕吐、头痛及四肢痛，颜面潮红、结膜充血、皮肤黏膜出血等。继而可出现意识模糊、言语不清、步态蹒跚、腔道出血及衰竭和血压下降等，它们各具其特征性表现。

一、腺鼠疫

最为常见，好发部位依次为腹股沟淋巴结（约占 70%）、腋下淋巴结（约占 20%）和颈部及颌下淋巴结（约占 10%），多为单侧。病初即有淋巴结肿大且发展迅速，淋巴结及其周围组织显著红、肿、热、痛并与周围组织粘连成块，剧烈触痛，患者处于强迫体位。4～5 日后淋巴结化脓溃破，随之病情缓解。部分红肿热痛，以病后 2～3 日最显著。若治疗及时，淋巴结肿大可逐步消退；如治疗不及时，1 周后淋巴结很快化脓、破溃，随之病情缓解，部分可发展为败血症、严重毒血症及心力衰竭或肺鼠疫。

二、肺鼠疫

病死率极高。该型既可是原发性，亦可为继发于腺鼠疫患者。原发肺鼠疫起病急骤，寒战，高热，在起病 24～36 小时内出现剧烈胸痛、咳嗽、咯大量泡沫血痰或鲜红色痰；呼吸急促，并迅速呈现呼吸困难及发绀；肺部仅可闻及少量散在湿啰音或轻微的胸膜摩擦音，较少的肺部体征与严重的全身症状常不相称。X 线胸片检查呈支气管肺炎改变。如抢救不及时，多于 2～3 日内，因心力衰竭、出血、休克而死亡。

三、败血症型鼠疫

亦称暴发型鼠疫，为最凶险的一型。原发败血症型鼠疫因免疫功能差，菌量多，毒力强，所以发展极速，较少见。继发败血症型病初有肺鼠疫或腺鼠疫相应表现但进一步加重。主要表现为寒战高热或体温不升、神志不清，谵妄或昏迷进而发生感染性休克、DIC 及皮肤黏膜广泛出血和坏死，鼻出血、呕吐、便血或血尿和心力衰竭，多在病发后 24 小时内死亡，很少超过 3 日。病死率高达 100%。因皮肤广泛出血、瘀斑、发绀、坏死，死后尸体呈紫黑色，俗称"黑死病"（"black death disease"）。

四、轻型鼠疫

亦称小鼠疫，发热轻，患者可照常工作，局部淋巴结肿大，轻度压痛，偶见化脓。血培养可阳性。多见于流行初、末期或预防接种者。

五、其他类型鼠疫

如皮肤鼠疫、肠鼠疫、眼鼠疫、脑膜型鼠疫、扁桃体鼠疫等，均少见。

【实验室检查】

一、常规检查

（一）血象

白细胞总数大多升高，常达（20～30）$\times10^9$/L以上。初为淋巴细胞增高，以后中性粒细胞显著增高，红细胞、血红蛋白与血小板减少。

（二）尿液

尿量减少，有蛋白尿及血尿。

（三）大便

肠炎型者呈血性或黏液血便，培养常阳性。

二、细菌学检查

（一）涂片检查

用血、尿、大便标本作涂片或印片，革兰染色，可找到革兰染色阴性两端浓染的短杆菌。阳性率约50%～80%，简单、快速。

（二）细菌培养

根据不同情况，分别取材于动物的脾、肝等脏器或患者的淋巴结穿刺液、脓、痰、血、脑脊液等，取材接种于普通琼脂或肉汤培养基均可分离出鼠疫耶尔森菌，进一步鉴定用生化反应、噬菌体裂解试验或血清试验。

（三）动物接种

试验动物接种以前述所取材料，以生理盐水调成乳剂，注射于豚鼠或小鼠的皮下或腹腔，24～72小时内死亡，解剖做细菌涂片及培养检查。

三、血清学检查

（一）间接血凝法（PHA）

以试验耶尔森菌FⅠ抗原检测患者或动物血清中FⅠ抗体，感染后5～7日出现阳性，2～4周达高峰，可持续1～4年，故常用于流行病学调查及回顾性诊断。

（二）酶联免疫吸附试验（ELISA）

较PHA更为敏感。用于检测F1抗体，亦可用抗试验耶尔森菌IgG测定F1抗原。适合大规模流行病学调查。经30日已经腐败的动物标本用甲醛处理后再检测，其滴度仍不受影响。

（三）荧光抗体法（FA）

用荧光标记的特异性抗原血清检测可疑标本，可快速准确诊断。特异性、灵敏性较高。

（四）放射免疫沉淀试验（RIP）

此种方法可查出28～32年前患过鼠疫康复者体内微量的F1抗体，可用于追溯诊断和免疫学研究。

四、分子生物学检测

主要有DNA探针及聚合酶链反应（PCR），具有快速、敏感性及特异性等优点，近来应用较多。

【诊断】

一、流行病学资料

在起病前10日内曾到过鼠疫流行区，有鼠疫动物或患者接触史。

二、临床表现

突然发病，高热，严重的全身感染中毒症状，白细胞剧增，在未用抗菌药物（青霉素无效）情况下，病情在24小时内迅速恶化并具有下列表现之一者，应作为疑似病例诊断：①急性淋巴结迅速肿大，红肿热痛，剧烈疼痛并出现强迫体位；②出现重度毒血症、感染性休克综合征而无明显淋巴结肿胀；③咳嗽、胸痛、痰中带血或咯血；④重症结膜炎并有严重的上下眼睑水肿；⑤剧烈头痛、昏睡、颈部强直、谵语妄动、脑压高、脑脊液浑浊。

三、实验室检查

取患者的淋巴结穿刺液、血液、痰液，咽部和眼分泌物及尸体脏器或管状骨骨骺取材标本进行细菌学检查和分子生物学检查。患者两次（间隔10日）采集血清，用PHA法检测F1抗体呈现4倍以上增长有助于诊断。

【鉴别诊断】

一、腺鼠疫

需与急性淋巴结炎和丝虫病的淋巴结肿大和兔热病相鉴别。重要区别是无鼠疫接触史和病原学诊断。

二、败血型鼠疫

需与其他原因所致败血症、钩端螺旋体病、流行性出血热、流行性脑脊髓膜炎相鉴别。应及时检测相应疾病的病原或抗体,并根据流行病学特征、症状体征鉴别。

三、肺鼠疫

需与细菌性肺炎、支原体肺炎、肺型炭疽等鉴别。主要依据临床表现及痰的病原学检查鉴别。

四、皮肤鼠疫

应与皮肤炭疽相鉴别。

【预后】

以往鼠疫病死率极高,肺鼠疫和鼠疫败血症型几乎无幸存者;腺鼠疫病死率亦高达50%,近年来随着抗生素的及时应用,病死率降至10%左右。

【治疗】

凡确诊或疑似鼠疫患者,均应迅速组织严密的隔离,就地治疗,不宜转送。

一、一般治疗及护理

(一) 严格的隔离患者和消毒

应严格隔离于隔离病院或隔离病区,病区内必须做到无鼠无蚤。入院时对患者做好卫生处理(更衣、灭蚤及消毒)。病区、室内定期进行消毒,患者排泄物和分泌物应用含氯石灰或甲酚皂液彻底消毒。患者需隔离至症状消失,局部分泌物、血或痰细菌培养每3日1次,病菌3次(肺鼠疫6次)阴性,可以出院。

(二) 饮食与补液

急性期应给患者流质饮食,或给予葡萄糖和生理盐水静脉滴注,以利毒素排泄。

二、病原治疗

早期应用抗生素是降低病死率的关键。原发性肺鼠疫于15小时内应用有效抗生素,亦可取得较好的疗效。治疗原则是早期、联合、足量、应用敏感的抗菌药物。

(一) 链霉素

成人首剂量1g,以后每次0.5g,每4~6小时1次,肌注,2日后改为每6小时1次,疗程一般为7~10日,甚至用至15日。链霉素可与磺胺类或四环素等联合应用,以提高疗效。对链霉素过敏者禁用,注意链霉素的肾毒性和听神经毒性。对链霉素过敏者可选择以下抗生素。

(二) 庆大霉素

成人每次8万U,每日2~3次,肌内注射,亦可静脉滴注,疗程7~10日。

(三) 四环素

成人每日2g,分4次口服或静脉滴注,好转后减量,疗程7~10日。

(四) 氯霉素

成人每日3~4g,分次静脉滴入或口服,退热后减半,疗程5~6日。对小儿及孕妇慎用。对脑膜型鼠疫尤为适宜。

(五) 其他抗菌药物

亦可选择第三代头孢菌素。

三、对症治疗

急性期需卧床,烦躁不安或疼痛者用镇静止痛剂。注意保护心肺功能,有心力衰竭或休克者,及时强心和抗休克治疗;有DIC者采用肝素抗凝疗法;中毒症状严重者可适当使用肾上腺皮质激素。

四、局部治疗

对腺鼠疫淋巴结肿切忌挤压,可用湿热敷或红外线照射,未化脓切勿切开,以免导致全身播散。软化有脓腔形成,一定切开引流。皮肤病灶可涂0.5%~1%链霉素软膏或四环素软膏。眼鼠疫结膜炎可用0.25%氯霉素滴眼,每日数次。

【预防】

一、管理传染源

应灭鼠、灭蚤,做好监测和控制鼠间鼠疫的工作。加强疫情报道。严格隔离患者,患者和疑似患者应分别隔离。腺鼠疫隔离至淋巴结肿大完全消散后再观察7日,肺鼠疫隔离至痰培养6次阴性。接触者医学观察9日,曾接受预防接种者应检疫12日。患者的分泌物与排泄物应彻底消毒或焚烧。鼠疫患者的尸体应用尸袋严密包扎后焚烧。

二、切断传播途径

加强国际检疫与交通检疫,对来自疫区的车、船、飞机进行严格检疫并灭鼠灭蚤。对可疑旅客应隔离检疫。

三、保护易感者

（一）加强个人防护

参与治疗或进入疫区的医护人员必须穿防护服和高筒靴，戴面罩、厚口罩、防护眼镜、橡皮手套等。

（二）预防性服药

可口服磺胺嘧啶，每次1.0g，每日2次。亦可用四环素，每次0.5g，每日4次口服，均连用6日。

（三）预防接种

主要对象是疫区及其周围的人群、参加防疫工作人员以及进入疫区的医务工作者。非流行区人员应在鼠疫菌苗接种10日后方可进入疫区。

（窦晓光 王静艳）

参考文献

1. Raoult D, Mouffok N, Bitam I, *et al*. Plague: History and contemporary analysis. J Infect, 2013, 66(1): 18-26.
2. Shelton AM, Naranjo SE, Romeis J, *et al*. Errors in logic and statistics plague a meta-analysis (response to Andow and Lovei 2012). Environ Entomol, 2012, 41(5): 1047-1049.
3. Sabbatani S, Manfredi R, Fiorino S, *et al*. The Justinian plague (part two). Influence of the epidemic on the rise of the Islamic Empire. Infez Med, 2012, 20(3): 217-232.
4. Oyston PC and Williamson ED. Modern advances against plague. Adv Appl Microbiol, 2012, 81: 209-241.
5. Nau JY. The plague according to Saint Yersin (2). Rev Med Suisse, 2012, 8(354): 1796-1797.
6. El-Bahnasawy MM, Gabr MS, Abdel-Fattah MA, *et al*. Is plague a problem in the Egyptians returning back from Libya? J Egypt Soc Parasitol, 2012, 42(2): 329-348.

第四十九节 麻 风

麻风（leprosy）系由麻风分枝杆菌（*Mycobacterium leprae*，以下称麻风杆菌）所致的慢性感染病，病理上表现为慢性肉芽肿，主要侵犯皮肤、外周神经、上呼吸道、眼前房及睾丸，机体免疫功能低下者可累及深部组织和内脏器官。麻风很少可引起死亡，但可导致患者肢体残疾或畸形。

人类认识麻风已有两千多年。早在公元前400年，我国《内经》就首次将麻风称为“大风（Dafeng）”。1873年Hansen证明麻风杆菌为本病的病原体，故又将麻风称为汉森病（Hansen disease）。此病曾流行范围甚广，发病人数较多，与结核病、梅毒并称为世界三大慢性感染病。1991年世界卫生大会通过了在2000年全球消灭作为公共卫生问题的麻风病的决议后，全球麻风发病人数显著下降。尽管目前在发达国家，麻风病已经不再是一种威胁健康的严重疾病，但在欠发达地区如非洲或南亚等地的国家，仍然还保留着这种疾病的高风险区。当前，世界上每年还有25万例麻风病患者。

【病原学】

麻风杆菌是麻风的病原菌，在细菌学分类的位置是细菌门、繁殖菌纲、放线菌目、分枝杆菌科、分枝杆菌属。

一、形态

光镜下完整的麻风杆菌呈短小棒状，长约2～6μm，宽约0.2～0.6μm，无鞭毛、芽胞和荚膜。麻风杆菌常聚集于组织中，形成团状或束状排列，抗酸染色显红色，革兰染色和荧光染色亦呈阳性，在形态上不易与其他分枝杆菌区别。麻风杆菌呈多形性，除上述完整的杆菌外，亦可呈短杆状、双球状、念珠状、颗粒状等，这些与细菌和活力、生存环境和染色方法等不同有关。有学者认为，染色均匀完整的杆菌是活菌，而染色不均匀、菌体呈断裂、颗粒状者为死菌，并主张作为确定治疗效果的指标之一。

麻风杆菌的细胞壁结构和成分较为复杂，本菌细菌壁中存在霉菌酸（mycolic acid），可能与抗酸性有关。细胞壁富含脂质及大分子物质，分内、中、外层。内层为电子致密的黏肽（peptidoglycan）；中层主要含酚糖脂（phenolic glycolipid，PGL）和霉菌-阿拉伯半乳聚糖（mycoly-arabinogalactan）衍生的酰基链，呈电子透明区；外层主要由多糖组成，含大量有麻风杆菌的种属特异性酚糖脂（PGL-1）和脂阿拉伯半乳聚糖（LAMB），这些成分与细菌的致癌性和激发人体免疫反应有一定关系。PGL-1是已经确定的第一种麻风杆菌特异性抗原，在大多数多菌型麻风患者血清中可检出PGL-1抗体，其滴度与菌量成正相关。

二、外界的抵抗力

麻风杆菌是一种专性细胞内寄生菌，在缺乏活组织条件下不能长期在自然干燥环境下只能存活2~9日，在0℃环境中可存活3~4周，日光暴晒下只能存活2~3小时，在60℃处理1小时，或经紫外线照射2小时，即完全丧失其生活力。常用的消毒方法如煮沸、高压蒸气灭菌、2%氢氧化钠、75%乙醇、2%碘酊、0.5%~1.0%甲酚皂溶液或漂白粉均能很快将其杀灭。

三、体内分布和排出

麻风杆菌主要侵犯并生存于皮肤、黏膜、周围神经、淋巴结和单核-吞噬细胞系统，可通过以下部位排出体外：①黏膜：包括鼻黏膜和喉黏膜，特别是瘤型麻风鼻分泌物中含有大量的麻风杆菌；②皮肤：麻风患者的皮损，特别是瘤型麻风皮肤结节破溃后形成的溃疡可以排出大量麻风杆菌；③其他：如乳汁、汗液、泪液、精液、大小便等分泌物，但含菌量较少。

四、人工培养和动物接种

体外培养包括人工培养基的培养和细胞培养一直未获得公认的成功，但人工培养仍然是今后努力的方向，这对阐明麻风杆菌致病性和完善药物敏感试验均十分重要，是麻风科研工作的重点。动物模型的建立，为本病的深入研究创造了良好的条件。1960年，Shephard将麻风杆菌接种于小鼠足垫中获得局部的有限繁殖。1971年，Kirchheimer等发现生活于美洲的低级哺乳动物犰狳(armadillo)体温较低，将麻风杆菌接种于犰狳的腹部和耳部皮肤，可以产生严重的播散性麻风病，神经也受侵犯，与人类瘤型麻风相似。由于犰狳寿命长，又能全身感染，被认为是一个较理想的动物模型。但犰狳人工饲养与繁殖较为困难，限制其应用的价值。近年来报道播散型多菌性麻风也可在新生大鼠、裸鼠、黑长尾猴、绒猴及非洲绿猴复制成功。我国学者用树鼩(tupaia)感染麻风杆菌亦获得成功。动物模型的建立，为研究麻风传播途径、发病机制、药物筛选和麻风菌苗研制创造了十分有利的条件。

五、全基因组测序及基因分型

早在2001年，研究人员已经测出一种来自印度的麻风分枝杆菌的全基因组序列。近期，来自巴西、泰国和美国的麻风分枝杆菌病株的基因组序列也进行了全基因组测序。尽管四种麻风分枝杆菌分别来自地理位置相距遥远的地方，但对这种四个基因组序列的对比分析显示，它们之间的同源度高达99.995%。麻风分枝杆菌缺少多样性的事实表示，药物对绝大多数的这类病菌将是有效的。此外，全基因组测序的完成，使麻风基因分型成为可能，也对麻风病的流行病学升入研究提供了证据。麻风基因分型的研究已经揭示了全球范围人类迁移，历史变迁与麻风菌种进化的关系，通过观察基因型异同来追踪传染源，研究传染链，且可用基因分型方法来鉴别复发与再感染。

【流行病学】

一、传染源

主要是多菌型麻风患者，其皮肤、黏膜，尤其是鼻腔和上呼吸道分泌物每日可排菌达数百万条。如患者接受正规联合化疗1周，即使查菌阳性，亦丧失传染性。以往认为麻风患者是本病的唯一传染源，但近年来已发现至少3种动物宿主，包括犰狳、黑猩猩和黑长尾猴，故有人认为麻风也是一种动物源性感染病，人类密切接触这些野生动物很可能受染。在美国路易斯安那州及得克萨斯州，约4%犰狳患有类似于麻风的自然获得性疾病。

二、传播途径

本病确切的传播方式仍不完全清楚，目前的观点有以下几种方式：

(一) 呼吸道传播

由于鼻腔和上呼吸道分泌物中可排出大量细菌，故推测麻风杆菌进入人体方式是借气溶胶经呼吸道吸入。

(二) 皮肤密切接触

长期皮肤密切接触是主要传播途径。在地方性流行区内，家庭内接触瘤型麻风患者后受感染的危险性是正常人家庭中的8倍。但50%以上患者称无麻风患者接触史，且夫妇麻风的发病率仅为5%。由于麻风杆菌仅位于皮肤深层，且经表皮脱落数量极少，故完整的皮肤一般不传播麻风，但溃疡性损害可排出大量细菌，可作为潜在的传染源。溃疡性皮损临床并不常见,故这种传播方式可能不是主要的。

（三）间接接触

由于麻风杆菌可以在患者的衣物或日用品上存活好几日,故通过穿着或使用多菌型麻风患者的衣物或日用品而被感染成为可能。麻风主要在农村流行的原因之一,可能是接触污染土壤,并经皮接种而传播,这种情况至少部分起源于赤脚行走。此外,使用带有麻风杆菌的针头进行注射或文身时,也可传播麻风病。实际上间接传播的情况很少见,在麻风的传播方式中并不占重要地位。

（四）其他传播方式

在多瘤型麻风患者的乳汁、精液、脐带、胎盘中以及某些昆虫体内虽查到麻风杆菌,但尚无确切证据证明可以造成麻风病的传播。通过输血被感染者已有报告,但通过消化道传染麻风病的可能性尚不能证实。偶尔接触者和医护人员并无危险性,医疗单位中无需采取隔离措施,即使是对未经治疗的麻风患者亦是如此。

三、易感人群

麻风可累及各种族和各年龄组人群。人对麻风杆菌有不同程度的自然获得性免疫,健康人群对麻风的易感性不高,易感性取决于细胞免疫状态,儿童及少数对麻风杆菌免疫力低下的人,易受感染。发病有两个高峰,即10～20岁和30～60岁,2岁以下的婴幼儿及70岁以上的老年人很少发病。儿童以结核样型麻风为主,无性别差异;成人中瘤型麻风多见于男性,男女之比为2～3∶1。

四、流行与分布

麻风为全球性分布,但发病率最高的地区是亚洲及非洲,全球80%病例发生于印度、缅甸、印度尼西亚、巴西和尼日利亚。发病率一般与国民收入成反比。中国是历史上全球公认的麻风流行最为严重的国家之一,经过半个多世纪的努力,我国麻风病防治取得了举世瞩目的成绩。1950—1997年,我国累计登记发现49万名麻风患者。1995年末,全国现症患者已降至1万名以下,麻风发病率已降至1/10 000人以下,其中85%的市县目前已达到1/100 000人。麻风在我国分布不均,沿海及西南地区为高流行区,华中为中流行区,西北为低流行区,北方及华北为非流行地区,其中以广东省发现的病例最多,占全国的1/5。

【发病机制】

麻风杆菌侵入人体后发病与否,以及发病后病理演变过程、临床表现等均取决于人体对麻风杆菌的免疫力。对麻风杆菌具有强免疫力者,虽受感染可不发病或发病后能自愈,即使发病也属结核样型。对麻风杆菌缺乏免疫力者,感染后表现为瘤型,传染性较强。因此,第六次国际麻风会议(马德里,1953年)将麻风分为两个相反的类型:瘤型(lepromatous,LL)及结核样型(tuberculoid,TT),未能划归这两型的病例则分为另两类:界线类(borderline,BB)及未定型类(imdeterminate)。这种分类一直沿用至今。Ridley及Jopling(1968年)根据免疫学及组织病理学表现将麻风分为五类,即结核样型(TT)、界线类偏结核样型(borderline-tuberculid,BT)、中间界线类(BB)、界线类偏瘤型(borderline-lepromatous,BL)及瘤型(LL)。TT及LL型在临床及组织病理学方面都较恒定,中间界线类可能向两极转化。

近年来对麻风的免疫学发病机制进行了较广泛的研究。麻风杆菌的细胞壁对于吞噬作用的抵抗力较强,补体的活化促进对麻风杆菌的调理作用,也促进吞噬作用,以后是吞噬性溶酶体的融合及细胞内杀灭作用。健康人接触麻风杆菌后可以识别抗原,并可有效地清除吞噬的细菌,而易感者则不能。健康人接触麻风患者后,其单个核细胞对多种麻风杆菌抗原起反应。易感者的免疫功能障碍是隐蔽的,可能有以下情况:

一、巨噬细胞对抗原的识别失常

巨噬细胞作为抗原提呈细胞和分泌细胞因子的细胞而有助于启动免疫应答。TT及LL型麻风的巨噬细胞在识别及提呈某些分枝杆菌抗原时均有功能不足,这可能不是麻风患者的内在缺陷,因为治疗后细菌学阴性的患者巨噬细胞可恢复正常的黏附功能。在麻风易感者,麻风杆菌抗原可特异抑制巨噬细胞的黏附作用,或中断巨噬细胞向致敏T细胞呈递麻风杆菌抗原的能力。

二、淋巴细胞-巨噬细胞相互作用的缺陷

淋巴细胞-巨噬细胞相互作用可能是麻风发

病机制的中心环节。易感者似乎对麻风杆菌特异性抗原的细胞免疫有缺陷甚至缺乏，而对其他感染并非如此。例如在LL型麻风时肺结核的临床经过与非麻风患者相似。LL型麻风患者的淋巴细胞会识别相类似或有交叉反应性抗原，但对麻风杆菌者却不起反应的原因尚未清楚，亦不清楚LL型麻风患者中有效辅助性T细胞较少的原因。但有证据表明一个以上麻风杆菌特有抗原可直接抑制T辅助细胞功能或引起抑制性T细胞对辅助性T细胞的抑制。某些研究者相信麻风菌素(lepromin)及PGL-I可以诱发LL型麻风患者抑制性T细胞活性，但在TT型麻风患者则不能，对这种见解仍有争议。

三、吞噬性溶酶体的融合受限

大多数观察认为，分枝杆菌感染时吞噬性溶酶体的融合受抑制。活的及死的麻风杆菌均可阻碍受感染者吞噬性溶酶体的融合，用抗血清包被的细菌能逆转这种抑制作用，恢复融合过程。因此，可以认为易感性与促进吞噬性溶酶体融合的特异性抗体的产生不足有关。

在LL型麻风患者的巨噬细胞内麻风杆菌过多，可能会干扰吞噬性空泡的功能。LL型麻风者的大单核细胞产生超氧阴离子(superoxide anion)的量多于TT型麻风及正常人者，过多的氧自由基也可抑制T细胞功能。

四、免疫活性细胞功能异常

尽管LL型麻风伴有高丙种球蛋白血症，并且与麻风杆菌的体液免疫和细胞免疫之间呈负相关，但特异性抗体可能不足或异常。约有1/2的麻风患者可出现急性反应，这种超敏现象可分为两类：逆向反应(reversal reaction，1型)属延迟性超敏反应；麻风结节性红斑(erythema nodosum leprosum，ENL，2型)属免疫复合物性损害。下调性(down-grading)逆向反应，指细胞免疫功能减退，主要见于TT型及界限麻风患者；上调性(up-grading)逆向反应，指免疫功能增加，被认为是由特异性致敏的记忆性T细胞，再次接触麻风杆菌抗原时，这些T细胞对抗原物质的反应过度强烈，释放出大量淋巴因子，这类物质可吸引并激活巨噬细胞以增加炎症反应。在组织学方面，有水肿及短暂性淋巴细胞及巨噬细胞增多，真皮内有纤维细胞增生，可能是活化的巨噬细胞释放IL-1刺激的结果。

【病理改变】

麻风的主要病理变化可从TT型麻风的迟发型超敏反应性肉芽肿，到LL型麻风的弥漫性淋巴细胞性皮肤浸润伴有麻风细胞。组织学改变随免疫学应答而变化，抗酸细菌数目随免疫性降低而增多。真皮及外周神经病变最为突出，但也可在眼、喉、口腔、淋巴结、脾、骨髓、肝、肾上腺及睾丸等处引起损害。中枢神经系统、心脏、肺及胃肠道一般不受侵犯。

一、瘤型

LL型麻风患者，由于免疫缺陷，主要表现为单一型组织细胞浸润。早期的皮肤、血管、神经及皮肤附件周围有少量麻风杆菌抗原及淋巴细胞浸润，以后有更多的细胞浸润，形成含有麻风细胞(亦称泡沫细胞，foamy cell)的病灶，表皮发生明显萎缩，细胞层数减少，真皮乳头层无肉芽肿浸润灶，故表皮下常被一薄层胶原与变平的表皮层分开，称“无浸润带”(grenz 带)。这种细胞反应常破坏皮肤的结构并可延伸到皮下组织。富含细菌的小血管内皮细胞增生，常发展成坏死性血管炎(可能为ENL型)，导致向外穿破形成溃疡。神经(特别是神经髓鞘)仅受压迫而不被破坏，神经膜不增生而变薄。LL型麻风经治疗之后，死菌及其碎片可存在较长时间，这些残留物会促进麻风结节性病变的缓慢消散，以致炎性反应长期存在。

二、结核样型

结核样型麻风早期在真皮浅层只有围绕毛细血管的淋巴细胞浸润，而无典型结核样结构。稍晚可有结核样结构出现，上皮样细胞肉芽肿与肉样瘤(sarcoidosis)及其他肉芽肿性疾病患者相似，但无逆向反应，也无坏死。典型的结核结节中心为上皮样细胞，偶可见郎罕(Langhans)巨细胞，外围一层淋巴细胞。此种结核样结构可发生于真皮浅层的乳头层、中层、深层及皮下组织。毛囊、汗腺、皮脂腺、血管和神经也遭受不同程度的破坏，当神经周围有浸润时，神经髓鞘常被破坏，神经膜增生变厚。只要证明对神经有选择性损害，或在神经组织内、竖毛肌或乳头状真皮内查到抗酸杆菌均可确立诊断。

三、界线类

界线类麻风的组织病理学及免疫学改变处在LL型和TT型之间，尚可分为界线类偏结核样型麻风、中间界线类麻风、界线类偏瘤型麻风，前者的病理改变为表皮下有狭窄的“无浸润带”，真皮内上皮样细胞组成的结核样结构周围淋巴细胞较少。神经小分支内有组织细胞和上皮细胞浸润，抗酸染色阳性。后者表皮下有明显“无浸润带”，真皮内浸润以泡沫细胞为主。中间界线类的表皮下亦可见明显“无浸润带”，真皮内浸润以组织细胞为主，有时一个标本上可见结核样型和瘤型的病理改变同时存在。最有价值的标准是细菌数量从BL型渐减少而到BT型。肉芽肿的细胞组成：在BT型及BB型，上皮样细胞突出而超过巨噬细胞；在BL型则不然，BT型的肉芽肿内或周围淋巴细胞数目多少不定，分布在外周，BB型淋巴细胞较少，BL型淋巴细胞丰富而分布弥漫。

四、未定型类

未定型类麻风并无特异的表现，通常代表一种早期，过渡期。皮肤的某些神经、血管束及皮肤附件周围呈现慢性炎症性浸润，虽然这对麻风的诊断并无确定价值，但如在较深的皮肤神经血管束周围有淋巴细胞的选择性浸润，这在其他炎症疾患中是不常见的。确定诊断有赖于在相应的神经或皮下组织内找到抗酸杆菌。

各型麻风的组织病理学特征见表17-49-1。

表17-49-1　各型麻风的组织病理特点

组织学变化	IL	TT	BT	BB	BL	LL
表皮下透亮区	0	0	++	++	+++	++++
细菌指数	0～1+	0	0～2+	1～3+	3～4+	5～6+
肉芽肿成分						
上皮样细胞	0	++++ 局灶性	+++ 局灶性	+++ 弥漫性	+ 弥漫性	0
Langhans巨细胞	0	++++	++	0	0	0
泡沫细胞	±	0	0	±	++	++++
菌球	0	0	0	±	++	++++
组织样细胞纤维细胞	±	0	0	0	++	++++
淋巴细胞分布						
肉芽肿周围	0	++	+++	++	0	0
弥漫性浸润	0	0	0	+	+++	++
皮肤附属器周围	++	0	0	0	0	0
神经受累						
神经周围套状浸润	+	++	+	0	0	0
Schwann细胞增生	+	0	0	++	++	+
肉芽肿浸润	0	++++	++	0	+	0～+(晚期)
神经脓肿	0	++++	+	0	+	0～很少

【临床表现】

麻风的潜伏期通常为2～5年，最短者仅3个月，长者可达26年。麻风的临床表现轻重不一，可为单纯的自愈性无症状皮疹，亦可为进行性破坏性疾患。感觉丧失性皮肤损害、外周神经肿大及皮肤破损处涂片有抗酸杆菌是麻风的三个基本特点，任何一项阳性即表示可能患麻风。本病的体征及症状主要来自三个相互的过程：麻风杆菌的生长及播散、宿主免疫应答及神经受损，但麻风的主要症状仍表现在皮肤和外周神经两方面。

一、麻风的皮肤损害

绝大多数患者有不同程度的皮肤损害，形态多样化，有斑疹、丘疹、斑块、浸润、水疱、溃疡及萎缩等。皮肤附件如毛发、眉毛、毳毛可脱落，汗腺和皮脂腺可被破坏，导致无汗和皮肤干燥。在皮损处多可查见麻风杆菌。皮损可发生于全身各处，但腋窝，腹股沟和骶骨等处罕见。

二、外周神经症状

几乎麻风患者均有不同程度的外周神经损害，部分患者仅有神经症状而无皮损，成为"纯神经炎麻风"，常被侵犯的外周神经干有尺、耳大、正中、腓总、眶上、面、桡及胫神经等。受累的外周神经可呈梭状、结节状或均匀粗大，有痛感或压痛，有时可出现干酪样坏死、纤维性变及钙化。由于神经受累，可出现下列功能障碍：①浅感觉障碍：温觉障碍出现最早，痛觉障碍次之，触觉障碍最晚；②运动障碍：是由肌肉萎缩或瘫痪所致，如尺神经受累可产生小指和无名指弯曲，小鱼际肌群及骨间肌萎缩，对指活动障碍，造成"爪形手"畸形。正中神经受累可使大鱼际瘫痪和萎缩，拇指旋后内收，掌面和手掌平行，形成"猿手"状。桡神经受累则形成垂腕及垂指畸形。腓总神经受累可产生足下垂。面神经受累则出现面神经瘫痪；③营养性障碍：乃调节血管舒缩的自主神经受累，可造成供血不足，皮肤干燥萎缩，易产生水疱和溃疡，指甲增厚失去光泽、易破裂，肌肉萎缩，手足骨质疏松；④循环障碍：出现手足发绀、温度降低或肿胀等。

三、临床类型及其演变

典型麻风最初期的体征是皮肤出现 1～2 个斑疹，红色或色泽浅淡，可有不同程度的浅感觉障碍，边缘清楚或不清楚。外周神经受累较轻。病菌检查阴性或稀少(+)。麻风菌素试验晚期反应多数阳性，少数可阴性。这种早期病例多属于未定型类。如患者对麻风杆菌易感，可直接发生瘤型或界线类麻风。患者对麻风杆菌抵抗力较强者，可发展成结核样型麻风(TT)。此型的特点是病菌在体内不能大量繁殖，故损害常为单侧性，范围较小，病情发展较慢，不侵犯内脏。典型皮肤损害是大片红色斑或由成簇丘疹形成的片状或环状损害，皮肤表面干燥，可有鳞屑，伴以毳毛脱落、闭汗和明显的浅感觉障碍。外周神经在早期即被累及，一般只有 1～2 根神经干受影响而变粗变硬，多有压痛。如仅有神经受累而不侵犯皮肤及其他组织，称为单纯性神经类型。本型局部细菌检查常为阴性，细胞免疫正常或接近正常。

界线类偏结核样麻风(BT)病情较重，皮肤损害较多，有时大的损害附近出现小的卫星状损害。有的损害中央有圆形或椭圆形空白区(或称免疫区)，使之呈内外界清楚的环状。外周神经受累数目较 TT 型为多，但分布不对称。眉毛一般不脱落(除皮损发生于眉部者外)，黏膜、淋巴结、睾丸、眼及内脏受累较少而轻。病菌检查阳性(+～++)。麻风菌素试验晚期反应为弱阳性或可疑，少数为阴性。细胞免疫功能较正常人低下。

中间界线类麻风(BB)患者，皮肤损害呈多形态、多颜色，表现为斑状、浸润与结节，面部损害常发生在鼻与两颧部，形成展翅的蝙蝠状，有时可见卫星状损害。部分损害中央内缘清晰，外缘边界则欠清楚。有的环状损害红白相间而呈靶形，部分似瘤型或结核样型。皮肤损害可呈浅层、红色、橘红色、橘黄色、红褐色、黄褐色等。损害的数目及大小介于结核样型和瘤型之间，分布较广泛，但不对称。外周神经干损害较结核样型者轻，较瘤型重，常为多发，但不对称。眉毛完整或有稀疏脱落。黏膜、淋巴结、睾丸、眼和内脏亦可受累。病菌检查阳性(+++～++++)。麻风菌素试验晚期反应阴性，细菌免疫介于结核样型和瘤型麻风之间。病情进一步加重，则发展成界线类偏瘤型麻风(BL)。皮肤损害内缘清楚，外缘模糊，损害不似瘤型光亮多结节。外周神经干受累数较多，受累者粗大、质软，但不明显对称。眉毛和睫毛稀少或脱落。早期可累及黏膜，中、晚期淋巴结、睾丸、眼及肝脾等常受累。病菌检查强阳性(++++～+++++)，麻风菌素试验晚期反应阴性，细胞免疫缺陷。

瘤型麻风的特点是患者对麻风杆菌的抵抗力很低，病菌侵入后即在体内大量繁殖和播散，故发展较快，损害多而对称。可分为早、中、晚期。

（一）早期瘤型

初发病损为浅色、浅黄或淡红色斑，小而多，分布对称，斑疹边缘不清楚，多见于四肢伸侧、面部、躯干等部位。神经症状轻微，皮疹浅感觉稍迟钝或正常。外周神经干无明显变化，有蚁行感或微痒。眉毛外1/3稀疏，病菌检查阳性。鼻黏膜充血、肿胀或糜烂，淋巴结或内脏受累不明显。

（二）中期瘤型

皮肤损害增多，分布更广泛对称，弥漫性浸润逐渐加深，有的形成结节。面部呈微红色，皮肤发亮，可出现浅感觉障碍，四肢呈套状麻木。眉、发脱落明显，睫毛和鼻毛亦可脱落。鼻及咽部黏膜损害更明显。外周神经普遍受累，除浅感觉障碍外，亦可有运动障碍和畸形，足底常可见到营养性溃疡。淋巴结、肝、脾等肿大，睾丸也可受累。

（三）晚期瘤型

除腋窝、腹股沟、骶部等处皮肤外观正常外，皮肤损害呈广泛性、弥漫性、深层浸润，常有暗红色坚实的结节。在面部由于多数结节或斑块融合构成大片凹凸不平的损害，称"狮面"，双唇肥厚，耳垂肥大，部分病例的鼻梁塌陷，鼻翼萎缩，鼻中隔穿孔。有的眼睛有麻风瘤，甚至失明。眉毛全脱落，头发可部分或大部分脱落，睫毛、鼻毛、阴毛等亦均可脱落。有的皮肤广泛萎缩，伴明显浅感觉和出汗障碍。外周神经受累可出现面瘫、手足运动障碍和畸形，骨质吸收，指端变尖等，足底溃疡也很常见。淋巴结、睾丸、眼和内脏显著受累，睾丸可萎缩，常引起不育、阳痿、乳房胀大等。病菌检查强阳性，麻风菌素试验反应阴性。细胞免疫明显缺陷。

各型麻风的临床特点见表17-49-2。

表17-49-2 各型麻风的临床特点

特点	IL	TT	BT	BB	BL	LL
病程	不稳定	稳定	不稳定	最不稳定	不稳定	稳定
皮损	单个或数个浅色斑或红斑，边界清楚或不清楚	单个或数个边界清楚的浅色斑或（和）红斑，边缘隆起，边干燥、脱屑，分布不对称；斑块表面呈鹅卵石样	多发，大小不等；环状损害内、外界清楚，缘隆起；斑疹或斑块边界清皮损中央常"空白区"	双相性损害，介于BT与BL之间，可见"空白区"皮损感觉减退，神经干麻痹	多发，较小，广泛分布；早期斑疹，发展为丘疹、结节、斑块，边缘模糊，中央浸润，可见"空白区"	多发，较小，对称分布；边界不清，表面光泽，有斑疹、斑块、结节及弥漫性浸润，或呈匐行疹（creeping eruption）
神经损害	轻微，不对称	突发、严重、不对称，皮损感觉早期丧失	皮损感觉早期丧失，神经干麻痹不对称，神经脓肿多见	皮损感觉减退，神经干麻痹	皮损常有感觉减退，神经干麻痹常对称	感觉减退为晚期表现，常见对称性肢端感觉丧失
并发症	无	结核样反应（急性加重）	降级或升级反应	降级或升级反应	降级或升级反应	系统性病变
抗酸杆菌	0～+	0	0～++	+～+++	+++～++++	+++++～++++++
麻风菌素试验	-～+	+++	+～++	-	-	-

四、麻风反应

在麻风病的慢性过程中，可发生症状短期内加重或活跃，出现急性或亚急性的病变，原有的皮肤损害或浅神经干炎症加剧，或出现新的皮肤损害或神经损害，或伴有恶寒、发热、疲乏、全身不适、食欲减退等症状，称为麻风反应。

（一）引起麻风反应的诱因

众多诱因可以引起麻风反应，主要包括以下几个方面：①药物：抗麻风药物，特别是砜类药物剂量过大往往可引起麻风反应。其他药物如碘化钾、氨硫脲等也可诱发麻风；②精神因素：过度紧张、精神创伤、抑郁等；③气候变化：春夏季节或气候骤变时可使麻风反应发生增多；④预防接种：如注射伤寒疫苗、接种卡介苗、种牛痘等均可以成为麻风反应的诱因；⑤并发其他感染：如上呼吸道感染、扁桃体炎、疟疾等；⑥内分泌功能失调：如月经不调、妊娠、分娩、哺乳等；⑦其他：如酗酒、暴饮暴食、过度疲劳、贫血、营养不良、外伤、外科手术等。

（二）发生麻风反应的机制

学说很多，有人认为是麻风杆菌繁殖的结果，有人认为是体内组胺增多所致，也有人认为是类脂质代谢紊乱或缺少某种酶。近年来由于免疫学的发展，一般认为麻风反应主要分为两型，两者发生的机制完全不同。

Ⅰ型麻风反应为细胞免疫型或迟发型变态反应，这型麻风反应主要发生于界线类麻风和一部分结核样型麻风患者。根据细胞免疫的增强或减弱又分为“升级”反应（或称“逆向”反应）和“降级”反应。“升级”反应时病变向结核样型端变化，“降级”反应时则向瘤型端变化。Ⅱ型麻风反应为抗原-抗体复合物型反应，以血管炎型变态反应为主。此型麻风主要发生于瘤型和某些界线类偏瘤型麻风的病例。

（三）麻风反应的症状

1. Ⅰ型麻风反应　全身症状轻微，主要表现为皮肤症状和神经症状。

皮肤症状：原有皮损部分或全部活跃，皮疹变红，充血水肿，高出皮面，局部发热。损害向周围扩大，消退时常有脱屑。剧烈反应时可发生坏死，破溃后形成溃疡，愈后遗留瘢痕。反应时可在原有皮损附近或其他部位出现新的皮损。常见的有红斑、斑块和结节。开始是潮红或鲜红色，以后逐渐变为暗红色。数目大小不等，视反应程度而定。皮疹分布不对称。“升级”反应时皮损边缘境界清楚，色鲜红或深红，抗酸杆菌减少或消失。“降级”反应的皮损边缘境界模糊，颜色带黄色或橘红色，抗酸杆菌增多，反应消退时，皮损表面出现鳞屑，有时很像银屑病。斑块消退后皮肤可发生萎缩。

神经系统：常见的浅神经干反应，表现为突然神经粗大疼痛，夜间尤甚，触痛明显。严重者可发生神经脓肿。神经炎可引起各种神经功能障碍，造成畸形残疾。有的患者由于迷走神经和吞咽神经的分布所构成的咽丛受累，可使软腭肌和咽肌麻痹，出现吞咽困难、鼻音、饮水自鼻孔反流等现象。神经血管功能障碍可引起肢端和面部水肿、肌肉萎缩和运动障碍。

2. Ⅱ型麻风反应　最常见的为麻风结节性红斑（ENL）。反应前患者往往有乏力、不适、畏寒、厌食、淋巴结肿大和掌跖触痛等前驱症状，全身症状明显，体温可达40℃以上，一般午后逐渐上升，深夜开始下降，ENL发生快，消退也快；小如花生米，大如鸡蛋，数目少者1～2个，多者数百个，半球状，高出皮肤表面；开始色鲜红，快者1～2日，慢者1～2周颜色逐渐消退，消退后留有一色素斑。坏死性结节性红斑消退后往往留下明显的瘢痕。

Ⅱ型麻风反应的神经反应比Ⅰ型麻风反应轻，很少发生神经脓肿。黏膜症状很常见，主要发生于鼻、咽、喉部黏膜，尤其是鼻黏膜，表现为充血肿胀、糜烂、溃破。患者有鼻塞、流涕、鼻出血、干咳、呼吸不畅等症状。喉头水肿严重者可造成窒息、危及生命。Ⅱ型麻风反应经常发生淋巴结肿痛，但表面皮肤无红肿现象，很少化脓溃破。虹膜睫状体炎也很常见，患者自觉眼痛流泪怕光，视力障碍。其他如关节炎、睾丸炎、胫前骨膜炎等均可出现，重者可损害肾脏、尿内可出现蛋白和红细胞。血白细胞增多，中性粒细胞可达90%以上，血沉增快，γ与α_2球蛋白增高。80%患者C反应蛋白和抗链球菌溶血素O水平增高。

【诊断与鉴别诊断】

一、诊断要点

（一）感觉障碍

伴有皮损或仅有麻木区。感觉障碍是麻风病常见而出现较早的一种表现，检查时应注意：①早期麻风有时只有轻度温度觉迟钝，而痛觉及触觉正常；②一般无深感觉障碍；③注意麻木区皮肤的色调、光泽，是否闭汗，毳毛有无脱落；④认真检查麻木区周围及其附近有无粗大的皮神经。触诊时如果麻木区发生疼痛，常常提示附近有发炎的神经。

（二）神经粗大

神经粗大是麻风病的特征，但神经鞘瘤、多发性神经纤维瘤、进行性增殖性间质性神经炎也伴有神经粗大。值得注意的是，有些麻风患者仅有皮损而无神经粗大。

（三）查到麻风杆菌

这是诊断麻风病的有力证据。早期瘤型麻风皮损不典型，感觉障碍及神经粗大均不明显，故查菌尤为重要。应注意单纯鼻黏膜查菌的结果有时不能作为诊断依据，因为鼻腔内有其他抗酸杆菌污染。

（四）典型组织病理变化

有下列之一者可诊断为麻风病：①病变中有典型的麻风杆菌和麻风细胞；②神经组织内有结核样肉芽肿组织变化；③神经内查见麻风杆菌。

二、检查方法

（一）病史询问

仔细询问病史对麻风病的诊断特别是早期诊断非常重要。由于麻风患者常有疑虑、悲观、失望等心理，或怕影响名誉、婚姻、家庭及职业等关系，而有隐瞒病情、讳疾忌医的情况。因此，医生要取得患者的信任与合作，如实反映病情，为正确诊断提供可靠的参考资料。

（二）体格检查

1. 皮肤检查要点　应注意：①辨认皮损；②注意皮损边缘境界是否清楚；③观察皮损的颜色和光泽；④皮损的大小、数量与分布。

2. 黏膜检查要点　注意鼻黏膜和口腔黏膜有无充血、肿胀、肥厚、糜烂、结节、溃疡和瘢痕等。

3. 神经检查要点　周围神经症状为麻风诊断的重要依据。检查要注意：①部位：常见受累的神经有眶上神经、耳大神经、尺神经、正中神经、桡神经、腓总神经、胫后神经及皮损周围的皮神经等。②神经的形态：应按顺序触摸各对神经，要注意对比两侧神经粗大的程度、硬度、有无结节和神经脓肿以及压痛情况。各主要神经之检查法见表17-49-3。③神经功能障碍的检查：感觉障碍是麻风病的重要症状之一，既可见于皮疹部位，也可见于受累神经支配的皮肤。感觉障碍一般先累及温觉，次为痛觉，最后累及触觉。深层感觉很少有影响。

表 17-49-3　麻风病常见受累神经检查要点

神经名称	来源	经路	皮肤感觉障碍部位	畸形	触摸神经方法
眶上神经	三叉神经眼支的一个分支	经眶上切迹出眶	额部皮肤		拇指贴于眶上缘内1/3与2/3交界处之眶上切迹处触摸
耳大神经	颈丛的分支	由胸锁乳突肌后缘中点突出，在皮下斜向内上方走行	耳后及部分耳廓的皮肤		让患者将头转向对侧，用手指在耳后下方之颈旁触摸
尺神经	由颈7～8、胸1、脊神经组成	沿肱二头肌内侧缘下行，经肱骨内上髁后，进入前臂尺侧及手	手之尺侧的皮肤	爪形手	让患者屈肘90度，在尺骨鹰嘴突后的尺神经沟处向上循神经触摸
正中神经	由颈6～8、胸1、脊神经组成	沿肱二头肌内缘下降进入前臂及手	手掌桡侧皮肤	猿手	沿肱二头肌内缘至肘窝方向触摸；在腕上近桡侧屈腕肌的内侧处触摸
桡神经	由颈6～8、胸1、脊神经组成	沿肱骨桡神经沟下降至前臂及手	手背桡侧皮肤	垂腕	在三角肌的肱骨止点的后外缘外触摸；在桡骨中下端的表浅节段触摸
腓总神经	由坐骨神经在腘窝上分出	绕过腓骨头下缘至小腿前外侧及足背	足背及小腿外侧皮肤	垂足	让患者下肢伸直，稍屈膝，在腘窝腓侧触摸
胫后神经	坐骨神经经腘窝直下	隐于小腿深浅屈肌之间下行经内踝后方至足底	足底皮肤	爪形趾	在内踝后方触摸

(三) 其他临床试验

主要包括：①组胺试验；②出汗试验；③立毛肌试验等。

(四) 细菌检查

凡疑为麻风或确诊麻风者均应查菌。取材部位一般主张查6~8处，包括皮损、眶上、耳垂、颧部和颌部。皮损取材应选浸润显著、色黄、红黄或红色皮损处。细菌检查报告应包括细菌数量和形态两个结果，前者叫细菌密度指数（BI），后者叫细菌形态指数（MI）。计算方法如下：

细菌计数法：①+：100个视野内有1~10条菌；②++：每10个视野内有1~10条菌；③+++：平均每个视野内有1~10条菌；④++++：平均每个视野内有10~100条菌；⑤+++++：平均每个视野内有100~1000条菌；⑥++++++：每个视野超过1000条菌。细菌指数（BI）=各部查菌“+”号数的总和/查菌部位数细菌形态指数（MI）=完整的杆菌数/观察的细菌总数。

(五) 组织病理检查

组织病理检查对麻风病的诊断、分型、判定疗效等都很重要。应选活动性明显的损害，如红斑、斑块、结节、浸润等。麻风组织病理学报告除常规病理描述外，应附组织学指数（即活检指数HI）以供临床判定疗效时参考。组织学指数计算法如下：

组织学指数=麻风浸润面积占整个切片真皮面积的比例×细菌指数（BI）/10

(六) 麻风菌素试验

麻风菌素试验对于麻风病的分类及判断预后有重要的参考价值，但无助于麻风病的诊断。方法是皮内注射，注射部位可在前臂或左上臂屈侧，注射量为0.1ml，局部皮肤用75%乙醇消毒。结果判断：

1. 早期反应　在注射后48小时观察并判断结果。阳性反应是在注射局部产生与结核菌素反应相似的浸润性红斑，根据红斑浸润的大小进行判定，标准如下：阴性（-）：无反应，或者红斑浸润直径在5mm以下；可疑（±）：红斑浸润直径在5~10mm之间；弱阳性（+）：红斑浸润直径为10~15mm之间；中等阳性（++）：红斑浸润直径在15~20mm之间；强阳性（+++）：红斑浸润直径在20mm以上。

2. 晚期反应　在注射后3星期观察并判断结果。阳性反应是在注射局部产生一个浸润性小结节，根据此结节的大小及有无破溃进行判定，标准如下：阴性（-）：局部无反应；可疑（±）：轻度结节浸润，直径在3mm以下，不易发现；弱阳性（+）：结节浸润明显，直径为3~5mm之间；中等阳性（++）：结节浸润直径大于5mm；强阳性（+++）：结节浸润有破溃。

(七) 免疫学检查

1. 荧光麻风抗体吸收试验（fluorescent leprosy antibody absorption test，简称FLA-ABS试验）　这是一种间接免疫荧光技术，基本原理和荧光梅毒螺旋体抗体吸收试验是一致的。它以麻风杆菌为抗原，检测人体血清中是否存在抗麻风杆菌特异抗原的抗体。试验时要先用心磷脂、卵磷脂、结核杆菌多糖等将患者血清中能与共同抗原起交叉反应的抗体吸收掉，然后使吸收后的血清与麻风杆菌特异抗原发生反应，再用已标记荧光素的抗人免疫球蛋白抗体与之反应，形成抗原-抗体-荧光标记抗体结合物，在荧光显微镜下可见与麻风杆菌形态一致的特异荧光，藉以判断患者血清中抗麻风杆菌特异抗原的抗体存在，并可测定其滴度。此法的特异性及敏感性均较高。在瘤型麻风阳性率及抗体滴度最高，界线类麻风次之，结核样型麻风则较低，这与麻风免疫光谱是一致的。此法对麻风病亚临床感染的研究和早期诊断具有参考价值。

2. 酶联免疫吸附法（ELISA）　此法是以麻风杆菌提取的酚糖脂（phenolic glycolipid，PG）为抗原，采用酶标方法检测患者血清中有无抗PG抗体。由于PG是麻风杆菌特有的抗原，故此法有较高的特异性。目前，PG已经能够人工合成，而且此法操作简便，适合于现场应用。

3. 放射免疫测定法　此法是用^{125}I标记麻风杆菌抗原。患者血清先用经过超声波击碎的卡介苗吸收后，用放射免疫测定法进行检测，结果瘤型及界线类麻风患者的阳性率很高，结核样型次之，健康人及结核病患者阴性，说明本法特异性及敏感性均较高，瘤型患者血清稀释度为10^{-5}时仍可检出抗麻风菌的特异性抗体。但是，此法操作比较复杂，难以在现场推广使用。

三、鉴别诊断

(一) 与皮肤病鉴别

与麻风皮疹相似的皮肤病甚多，主要区别在于：①多数皮肤病有痒感，无麻木闭汗；②浅神经不粗大；③麻风杆菌检查阴性。主要皮肤病鉴别有结节病、环状肉芽肿、寻常狼疮、结节性红斑等。

（二）与神经系统疾病的鉴别

麻风病与一般神经系统病的主要不同是，麻风病有皮损合并存在，常有浅神经粗大。结合病史、菌检、组织病理检查不难鉴别。易与麻风病混淆的常见的神经系统疾病有：①股外侧皮神经炎；②非麻风性周围神经炎；③进行性增殖性间质性神经炎。

（三）与其他疾病鉴别

如类风湿性关节炎、骨髓空洞症、进行性肌营养不良症、周围神经外伤、面神经麻痹等。

【治疗】

积极治疗麻风患者是控制和消灭麻风的一项重要措施。实践证明，只要早期、及时、规则的治疗，不但可以较快地恢复健康而且很少发生畸形残疾，而非“不治之症”，新中国成立以来，我国数以十万计麻风患者得到治愈就是明显的例证。

一、化学疗法

目前可供联合化疗的药物有以下几种：

（一）氨苯砜（4-4'-diaminodiphenyl-sulphone，DDS，Dapsone）

一般认为此药对麻风杆菌是抑菌药物，但在较大剂量时也有杀菌作用，其最低抑菌浓度为1～10μg/L，半衰期28小时。本品价格低廉，疗效较好，是目前治疗麻风的主要药物之一。临床上治疗麻风多采用口服法。每周服药6日，停药1日。开始剂量成人为25mg，对于瘤型及偏瘤型的麻风患者，现多主张一开始就用足量治疗，以后每2～4周增量1次，每次增加25mg，增至每日100mg时达到足量，不再增加，并作为维持量。儿童用量酌减。疗程较长，瘤型麻风的治疗平均约5～6年，界线类麻风平均为3～4年，结核样型麻风平均约为2～3年，未定类麻风约2年。临床治愈后，仍需继续巩固治疗，时间长短按不同临床类型而定。本品主要不良反应有贫血、药物性皮炎、粒细胞减少症、高铁血红蛋白血症、精神障碍。为保护抗麻风治疗的安全性，对具有下列情况的麻风患者应禁用或暂缓应用砜类药物：①对砜类药物过敏者；②有严重的肝肾功能障碍者；③一般情况极度衰弱的患者，尤其是严重贫血；④有精神病患者。

（二）氯法齐明（氯苯吩嗪，Clofazimine，Lamprene，B663）

本品为吩嗪类的衍生物，可干扰麻风杆菌的核酸代谢，又有抗炎作用，因此对麻风本病的治疗以及对麻风反应的控制均有效。治疗麻风时，每日口服100mg，每周服药6日，停药1日；也可每周服药2～3次，每次100mg。有学者主张采用间歇疗法，即每周服药1次，每次300mg。治疗麻风反应时应从大剂量开始，每日200～400mg，当反应控制后缓慢减量。不良反应有皮肤红染、色素沉着、皮肤干燥，恶心、呕吐、嗜睡等，一般较容易耐受。

（三）利福平

本品对麻风杆菌有显著和较迅速的杀灭作用，最低抑菌浓度为0.3mg/L，最低杀菌浓度为0.9mg/L，半衰期近3小时。一般采用口服法，每日450～600mg，清晨一次服用。本品近期疗效好，但远期疗效不理想，也易产生耐药，不宜长期使用。此外，尚有学者主张“冲击”治疗，即每3个月口服1次利福平，每次1500mg，并与氨苯砜或其他抗麻风药物联合使用。

（四）乙硫异菸胺（ethionamide）、丙硫异菸胺（prothionamide）

此两种药的剂量及作用相似，对麻风杆菌有中度杀灭作用，其杀菌速度较足量氨苯砜治疗稍快，而比利福平慢。本品最低抑菌浓度为50μg/L，主要用于多菌型麻风的联合治疗，特别适用于需要用3种药物治疗而患者拒服氯苯吩嗪者。本品易形成耐药性，且和硫脲类药物有交叉耐药，故宜与其他抗麻风药物合用。成人每日口服3次，每次0.1g，需连续服用，间歇使用不但疗效降低，而易引起耐药性。不良反应有胃肠道反应、多发性神经炎、肾功能障碍、药疹、血清氨基转移酶升高、黄疸，甚至发生急性肝衰竭而致死。疗程中应定期检查肝功能。有严重肝、肾疾患、糖尿病及对本品过敏者禁用。

（五）氧氟沙星

一种较强的杀麻风杆菌的药物，可用此药组成新的治疗方案。

（六）中草药

扫风丸口服每日2～3次，每次6～15g，宜从小剂量开始，以后逐渐增量。苦参散每日2次，每次9～15g，对少菌型麻风有一定的效果。

二、联合化疗

自1982年WHO推荐联合化疗(multidrug therapy,MDT)治疗麻风患者以来,至1989年末世界上已有180万人接受此疗法,90万患者已完成MDT,麻风患者大幅度减少,说明MDT对控制麻风起着重要作用。联合化疗是防止耐药麻风播散的唯一方法。氨苯砜与一种药物合用时,可能出现多重耐药。因此主张氨苯砜至少与另外两种药物合并使用,合用的两种药物必须是利福平或氯苯吩嗪,如因皮肤着色或患者因不良反应拒服时,可考虑用丙硫异菸胺代替。联合化疗的目的是:①在最短期间最大限度地杀灭麻风杆菌,减少传染性;②防止疗程中复发;③疗程结束后使复发率下降至1%以下;④保证停止治疗后,即使复发,麻风杆菌仍对氨苯砜敏感。

联合化疗方案众多,迄今尚无成熟经验,WHO研究组推荐的方案见表17-49-4。

表17-49-4　WHO麻风研究小组推荐的治疗方案

少菌型麻风:皮肤涂片查菌阴性者(包括IL、TT、BT)
氨苯砜:每日100mg(1~2mg/kg),自服6个月
利福平:体重超过35kg,每个月口服1次600mg
体重低于35kg,每个月口服1次450mg
监服6个月
患者每年接受检查1次,至少2年;在此期间如有可疑皮损出现,应作细菌检查
多菌型麻风:包括BB、BL、LL及皮损查菌阳性的IL和BT
氨苯砜:每日100mg,自服
利福平:每月1次600mg,监服
氯苯吩嗪:每日50mg,自服;每月1次300mg,监服
用本方案治疗应持续至少2年,最好持续至细菌指数阴性不耐受氯苯吩嗪者,可用乙硫异烟胺或丙硫异烟胺代替

三、耐药性问题

耐药性的产生,不仅对患者的治疗造成困难,而且也难以控制麻风的传染与流行。因此,对于抗麻风药物耐药性问题应该引起足够的重视。产生耐药的因素包括剂量不足或用药不当等。目前血中麻风杆菌耐药检测方法尚不够成熟,难以推广应用。临床治疗过程中,出现下列征象提示耐药已经发生:①在治疗过程中,出现麻风性皮损,同时可查到形态指数很高的麻风杆菌。在周密而严格的观察下继续治疗6个月,或改用注射的方法治疗半年后,临床症状未见进步,细菌的形态指数仍然较高者;②在治疗过程中细菌指数开始下降,后又出现持续回升,继续严格治疗后仍不见下降,当改换其他抗麻风药物后,细菌指数又重新下降者;③通过5年以上的抗麻风治疗后,细菌指数不降或继续上升者。

四、麻风反应的处理

麻风患者一旦发生麻风反应,应尽快处理,以防止畸形和失明。除严重的麻风反应或明显与麻风反应有关的反应可暂停治疗外,一般不停药或可减少药物的剂量。常见治疗麻风反应的药物:

(一)雷公藤(tripterysium wilfordiihook F)

每日15~30g生药,文火水煎2次,每次1小时,合并2次煎汁,分上下午2次内服。雷公藤对两型麻风反应,特别是第Ⅱ型麻风病效果较佳。ENL一般服药后第2日可见效,5~7日症状消退。此药常见不良反应为白细胞减少和胃肠道反应,故服药期间应定期检查血象。必要时应减少剂量或暂停用药。一般停药后或对症治疗不良反应均可消失。

(二)沙利度胺(酞咪哌啶酮,thalidomide)

1965年开始用以治疗麻风反应。此药对第Ⅱ型麻风反应疗效好。根据62个治疗中心观察结果证实其疗效可达99%。但此药对Ⅰ型麻风反应无效。剂量每日200~400mg,症状控制后,每日控制量50~100mg。此药不良反应有头晕、踝部水肿。因可产生畸胎,故育龄女患者应慎用,孕妇禁用。

（三）肾上腺皮质激素

这类药对两型麻风反应均有效，但久用可引起许多不良反应，故一般不赞成首选用以治疗ENL。神经炎、急性虹膜睫状体炎、睾丸炎等用其他药物治疗无效者可用肾上腺皮质激素控制，否则容易发生畸形或视力障碍。泼尼松初始剂量一般每日30～40mg，分3～4次口服，反应缓解后逐渐减量直至停药。在减量过程中或停药后常常出现症状反跳现象，有的患者甚至长期依赖该类药物，以致产生严重的不良反应，故不可滥用。

（四）氯法齐明（B663）

慢性结节性红斑反应可用B663治疗。用法及注意事项见前。

（五）锑剂

一般用1%酒石酸锑钾溶液静脉注射，每日或隔日1次，每次3～6ml，5～6次为1疗程。也有用斯锑墨克治疗麻风反应者。锑剂治疗麻风反应效果较好，但要注意安全，对于心、肝功能不好者忌用。

（六）其他

封闭疗法、大量维生素C静脉注射、抗组胺药物、抗疟药（氯喹或阿的平）、硫酸镁、钙剂、非激素类抗炎药（保太松、氟灭酸、消炎痛等）、砷剂和少量输血等均可用以治疗麻风反应。严重的神经炎在药物疗法无效时，可用神经松解术。

五、麻风并发症的处理及康复医疗

（一）并发症的处理

最常见的并发症是足底的慢性溃疡，不易愈合，故应积极预防，防止外伤。早期积极治疗，注意休息及局部清洁，防止感染，必要时可扩创或植皮，死骨或坏死组织则应及时除去。

对中、晚期瘤型麻风，特别是在发生麻风反应时，应注意眼部并发症，如发生虹膜睫状体炎，需及时作扩瞳处理，防止虹膜粘连，一般可用阿托品及可的松液滴眼。

（二）康复医疗

康复医疗一项特殊而重要的工作；麻风患者常因外周神经受侵犯而导致畸形及残疾。第三届国际麻风会议指出，对麻风的康复包含着康复医疗的基本原则，即预防为主，着眼于保存和恢复功能，并对患者从生理、心理、职业和社交上进行整体的康复。康复不仅使有病损和功能障碍的器官和肢体得到康复，而更重要的是使整个个人得到康复，也就是原来患者因麻风而被排斥于社会之外，经过康复医疗后患者能从个人生活、家庭以及职业等方面获得恢复，回到原来的社会中去，过正常人的生活。这正是我国麻风防治工作中一贯坚持的原则。

【预后】

麻风病的预后及其类型有关。结核样型麻风的病程长、发展慢，有的可自愈，皮损一般在治疗后1年左右消退，神经受累数虽少，但组织反应强烈，早期即可出现畸形，界线类偏结核样型的预后一般也较好，但易转化。中间界线类麻风的预后介于结核样型和瘤型之间，病程不稳定，如不及时治疗，常向瘤型方向发展。界线类偏瘤型的预后比瘤型好，但较结核样型差。瘤型麻风早期及时治疗后的预后尚好，中、晚期患者在疗程中易出现Ⅱ型麻风反应，常致难以恢复的畸形及残疾。

【预防】

在有麻风的地区，应建立麻风防治网，由专门机构负责，广泛深入开展宣传工作，消除对麻风的恐惧心理或无所谓态度，并组织和领导麻风防治工作。开展群众性调查，早期发现麻风患者。积极而普遍地治疗所有现症患者是控制和消灭传染源的关键。我国已往多强调对多菌型患者建立麻风村进行较长期隔离治疗，这在当时是必要的。而今则主张进行药物隔离治疗，采用院外治疗和短期住院治疗相结合的办法。随着各地麻风防治网的建立和健全，为今后逐步转向在家接受治疗的方针创造了条件。带菌多的病例治愈后仍可复发，故巩固治疗和对已治愈患者的定期随访也很重要。应对麻风患者的家属及密切接触者定期进行检查，并测定其对麻风的免疫状态。对麻风菌素或结核菌素试验晚期反应阴性者，尤其是儿童，可接种卡介苗以提高机体对麻风杆菌的免疫力。在麻风流行较严重的地区，对患者家属及密切接触者可用氨苯砜每日50mg作预防性服药；或肌注二乙酰氨苯砜油剂，每次1.5ml（含225mg），每隔75日注射1次，为期2年。在长期用氨苯砜治疗的地区，用药物预防时应短期服用利福平。麻风疫苗仍处在研究阶段，世界卫生组织麻风免疫计划及其他组织正在主持研究灭活的麻风杆菌疫苗，并比较自身裂解的麻风杆菌与此菌加卡介苗两种疫苗的效果。印度肿瘤研究集团实验室应用从人类麻风瘤分离出的细菌，经长期反复培养成为生长很慢的一种麻风杆菌衍生的分枝杆菌，试制另一种疫苗。印度还利用与麻风杆菌有交叉抗原性的另一种分枝杆菌（*Mycobacterium W*）试图发展第三种疫苗。

（王宇明　晏泽辉）

参考文献

1. 屠宇平. 2007 年全球麻风形势. 疾病监测，2007，22（9）：9-10.
2. 孙培文，余美文，严良斌，等. 中国 2010 年麻风病流行病学特征分析. 南京医科大学学报自然科学版，2012，32（2）：155-159.
3. Moreira SC，Batos CJ，Tawil L. Epidemiological situation of leprosy in Salvador from 2001 to 2009. An Bras Dermatol，2014，89（1）：107-117.
4. Han XY，Silva FJ. On the age of leprosy. PLoS Negl Trop Dis，2014，8（2）：e2544.
5. Smith CS，Noordeen SK，Richardus JH，*et al*. A strategy to halt leprosy transmission. Lancet Infect Dis，2014，14（2）：96-98.

第五十节　分枝杆菌感染

分枝杆菌属（*Mycobacterium*）在分类学上归纳于放线菌，有分枝或出现丝状体。本属细菌的主要特点是细胞壁含有大量脂质，主要是分枝菌酸。藉此分枝杆菌能抵抗强脱色剂盐酸乙醇的脱色，故亦称抗酸杆菌（acid-fast bacilli）。分枝杆菌种类较多，可分为结核分枝杆菌复合群、非结核分枝杆菌及麻风分枝杆菌三类。非结核分枝杆菌根据生长速度及产色等不同又分为 4 组。近年，由于结核病快速诊断技术及治疗水平的提高，全球结核病病例数及死亡数均有显著降低：全世界结核病病死率自 1990 年以来已经下降 40% 以上，发病率亦呈下降趋势。但耐药结核问题严重，据 WHO 估计，2011 年全世界约有 50 万耐多药结核病新发病例。这些病例中，约有 60% 就发生在巴西、中国、印度、俄罗斯联邦及南非。全世界约有 3.7% 的新发结核患者感染了耐多药结核菌株。

Ⅰ　肺　结　核

结核病（tuberculosis，TB）系由结核分枝杆菌（*Mycobacterium tuberculosis*）感染所致的感染病，全身各器官均可受累，以肺结核（pulmonary tuberculosis）最为常见。人感染结核分枝杆菌后是否发病取决于结核分枝杆菌的致病力及机体免疫力强弱。临床表现除中低度发热、乏力、盗汗及血沉增快外，可有咳嗽、咳痰、咯血、胸痛等症状。涂片或培养检出结核分枝杆菌即可确诊，但并非所有结核病均能检出结核分枝杆菌。早期合理应用抗结核药物是治愈本病及控制传播的前提。肺结核扩散可导致肺外结核。

【病原学】

结核分枝杆菌属于厚壁菌门、裂殖菌纲、放线菌目、分枝杆菌科、分枝杆菌属，对人有致病性者主要是人型分枝杆菌，牛型少见。结核分枝杆菌为细长稍弯曲的杆菌，大小约（1～4）μm×（0.3～0.6）μm。无鞭毛、无芽胞、无动力、无菌丝，其细胞壁脂质含量较高，约占干重的 60%，大量分枝菌酸（mycolic acid）包围在肽聚糖层外，影响染料穿透；在细胞壁外尚有一层荚膜，对细菌有一定保护作用；故结核分枝杆菌能抵抗强脱色剂盐酸乙醇的脱色，齐尼（Ziehl-Neelsen）抗酸染色法染色为红色，即以 5% 碳酸复红加温染色后用 3% 盐酸乙醇不能脱色（图 17-50-1），而其他细菌和物质再用美蓝复染为蓝色。抗结核药及溶菌酶等可影响细胞壁中肽聚糖的合成，导致产生细胞壁缺陷的 L 型细菌。异烟肼影响分枝菌酸的合成，产生的 L 型细菌可变为抗酸染色阴性。L 型分枝杆菌的致病性有所减弱，但由于 L 型分枝杆菌致病常不典型及染色特性的改变，常易误诊或漏诊。

近年结核分枝杆菌的耐多药菌株逐渐增多，既可由自发突变产生（原发性耐药）亦可由药物选择突变产生（继发性耐药）。由于结核分枝杆

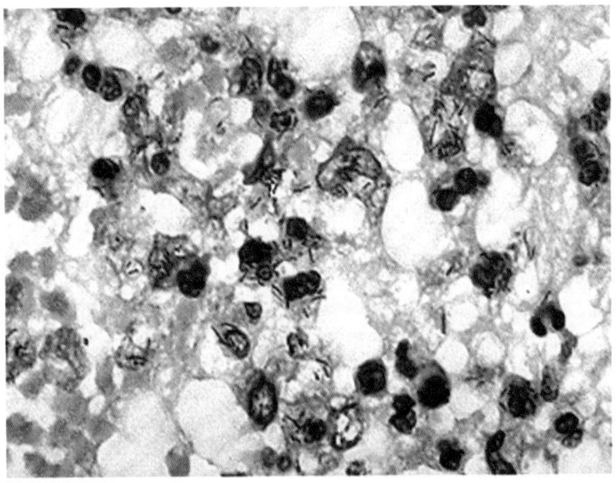

图 17-50-1　结核分枝杆菌（Ziehl-Neelsen 染色）

菌易对一线治疗药物异烟肼、利福平、链霉素等产生耐药性，因此多耐的产生主要由药物所致。对异烟肼耐药与 katG 基因丢失有关，而对利福平耐药与编码 RNA 多聚酶的基因(rpoB)突变有关。

结核分枝杆菌专性需氧，生长十分缓慢，在一般培养基中每分裂 1 代需 18～24 小时，营养丰富时亦需 5 小时。常用含新鲜全卵液、氨基酸、甘油、马铃薯、孔雀绿及无机盐等的改良罗氏(Lowenstein-Jensen)固体培养基培养，一般 2～4 周可见菌落生长。在液体培养基中生长较在固体培养基培养迅速，生长时间可缩短 1～2 周。常用液体培养基有米氏 7H9、7H12 及杜波斯液体培养基等。结核分枝杆菌不发酵糖类。

由于其细胞壁中含有大量脂质，故对乙醇敏感，对干燥抵抗力强，对湿热敏感。70% 乙醇 2 分钟、湿热 62～65℃ 15 分钟或煮沸即可杀灭结核分枝杆菌，但在干燥痰内可存活 6～8 个月。此外，结核分枝杆菌对紫外线敏感，日光直射数小时可被杀灭。结核分枝杆菌的抵抗力与环境中有机物的存在有密切关系，因大多数消毒剂可使痰等有机物中的蛋白质凝固，包在细菌周围，使细菌不易被杀死。

结核分枝杆菌的致病性与细菌在组织细胞内大量繁殖所致炎症、菌体成分(荚膜、脂质、蛋白质)和代谢物质的毒性及机体对菌体成分产生的免疫损伤有关。

一、荚膜

主要成分为多糖，含部分脂质和蛋白质。其作用有：①能与吞噬细胞表面的补体受体 3(CR3)结合，有助于结核分枝杆菌黏附及侵入宿主细胞；②荚膜中的多种酶可降解宿主组织中的大分子物质，提供结核分枝杆菌繁殖所需营养；③能防止宿主的有害物质进入结核分枝杆菌，甚至如小分子 NaOH 亦不易进入。故结核标本用 4% NaOH 消化时，一般细菌很快杀死，但结核分枝杆菌可耐受数十分钟。结核分枝杆菌入侵后，荚膜还可抑制吞噬体与溶酶体的融合。

二、脂质

研究表明结核分枝杆菌的毒力可能与其所含复杂的脂质成分有关，特别是糖脂质更为重要。①索状因子：是分枝菌酸与海藻糖结合形成的一种糖脂，亦称海藻糖 6′,6′-双分子酸酯。索状因子能使结核分枝杆菌在液体培养基中呈蜿蜒索状排列，但丧失毒力的结核分枝杆菌则不这样生长，故其与结核分枝杆菌毒力密切相关。此外，索状因子还能破坏细胞线粒体膜影响细胞呼吸、抑制白细胞游走及导致慢性肉芽肿；②磷脂：以结合形式存在于结核分枝杆菌的细胞壁中，主要有磷酰肌醇甘露醇、磷脂酰乙烷胺、磷脂酰肌醇及心脂等。能促使单核细胞增生，并使炎症灶中的巨噬细胞转变为类上皮细胞，形成郎罕巨细胞，从而形成结核结节；③硫酸脑苷脂(sulfatide)：亦是海藻糖的衍生物，可抑制吞噬细胞中吞噬体与溶酶体的结合，使结核分枝杆菌能在吞噬细胞中长期存活；④蜡质 D：是一种肽糖脂和分枝菌酸的复合物，具有佐剂作用，可激发机体产生迟发型超敏反应，在干酪样病灶的液化、坏死、溶解和空洞的形成中起重要作用。

三、蛋白质

结核分枝杆菌的菌体蛋白质以结合形式存在于菌体内，为一种完全抗原，是变态反应的反应原，与免疫反应无关，和蜡质 D 结合后能使机体发生超敏反应，引起组织坏死和全身中毒症状，并在形成结核结节中发挥一定作用。

【流行病学】

一、传染源

为肺结核患者，长期排菌的开放性肺结核患者是主要传染源，一般有效抗结核治疗后痰菌浓度逐渐降低，传染性亦随之下降。患结核病的牛通过带菌牛奶亦可传播本病。

二、传播途径

(一) 呼吸道传播

经飞沫及尘埃传播。当患者咳嗽、喷嚏、大声说话，呼出的气体将含有结核分枝杆菌的大小不等的飞沫扩散到空气中，小的飞沫水分很快蒸发，形成以结核分枝杆菌为核心的飞沫核飘浮在空气中；大的飞沫落在地面上，干燥后结核分枝杆菌附着于粉尘上，飘浮于空气中。健康人吸入含结核分枝杆菌的飞沫或尘埃而被感染。

(二) 消化道传播

较少见。进食结核分枝杆菌污染的食物偶可经肠壁淋巴滤泡形成感染。饮用未经消毒或消毒不彻底的牛型结核分枝杆菌污染的牛奶亦可引起感染。

（三）其他途径

罕见经皮肤伤口接触及母婴垂直传播感染。

三、易感人群

人群普遍易感，但人体感染结核分枝杆菌后是否发生结核病，一方面取决于感染结核分枝杆菌的数量及毒力，另一方面也取决于人体对结核分枝杆菌的特异和非特异免疫，免疫力低下时易患本病。过度劳累，营养状况差、妊娠、艾滋病（AIDS）、吸毒、免疫抑制剂的应用等都是本病的诱发因素。

四、流行特征

全球约1/3的人感染结核分枝杆菌。WHO 2013年2月发布报道，2011年有870万人罹患结核病，140万人死于结核病。95%以上的结核病死亡发生在低收入及中等收入国家，它还是导致15～44岁妇女死亡的三大原因之一。结核病在世界的每个地方都会发生。2011年，发生新发结核病病例最多的是亚洲，占全球新发病例的60%。然而，按人口计算，撒哈拉以南非洲出现新发病例的比例最大。2011年，每10万人中就有260多例病例。2011年报道发生的结核病例中，大约80%在22个国家。一些国家的病例数出现了大幅下降，而在其他一些国家，病例数的下降却极为缓慢。例如，过去20年中结核病病例出现持续下降的22个国家中有巴西和中国。在过去的10年中，柬埔寨的结核病发病率下降了近45%。1990年至2011年间，结核病病死率已下降了41%。目前，我国有500万活动性肺结核患者，在全球22个结核病高负担国家中排在第二位。据WHO估算，我国每年新发结核患者100万，年递降幅度为3%。每年有5万人死于结核病，相当于每10分钟就有1人死亡。

【发病机制】

吸入肺泡的结核分枝杆菌被肺泡巨噬细胞吞噬，可被巨噬细胞非特异杀菌活性所杀灭，而在细菌数量多、毒力强时，细菌繁殖并致巨噬细胞死亡，释放出结核分枝杆菌，再感染其他巨噬细胞。在这一过程中，机体将产生细胞介导免疫反应和迟发型变态反应，但结核分枝杆菌感染后形成持续感染、免疫损伤或免疫清除的确切机制尚不清楚。

一、细胞介导免疫反应

结核分枝杆菌是胞内感染菌，其免疫主要是以T细胞为主的细胞免疫。T细胞不能直接与胞内菌作用，必须先与感染细胞反应，导致细胞崩溃，释放出结核分枝杆菌。结核分枝杆菌侵入呼吸道后，肺泡中未活化的巨噬细胞抗菌活性弱，不能防止所吞噬的结核分枝杆菌生长，反可将结核分枝杆菌带到他处。递呈抗原，使周围T淋巴细胞致敏。致敏的淋巴细胞（主要是Th1细胞）产生多种因子，如IL-2、IL-6、IFN-γ，他们与TNF-α的共同作用可杀死病灶中的结核分枝杆菌。细胞因子中INF-γ是主要的，有多种细胞能产生INF-γ，浸润的先后为NK、γ/δT和$CD4^+$、$CD8^+$ α/βT细胞。$CD4^+$T细胞在保护性免疫中起关键作用，不同亚群T细胞介导对结核分枝杆菌感染的保护性免疫应答。在小鼠结核分枝杆菌感染模型中显示，发挥保护性免疫效力的强度是$CD4^+$T细胞>$CD8^+$T细胞>γ/δT细胞。这些T细胞亚群不仅通过分泌巨噬细胞激活因子（macrophage-activating factor，MAF）参与抗结核分枝杆菌保护性免疫，亦通过溶解结核分枝杆菌感染的靶细胞而参与抗结核分枝杆菌保护性免疫，结核分枝杆菌从溶解的靶细胞内释放出来后，迅速被新聚集来的巨噬细胞吞噬和杀伤。现已证明T细胞亚群不仅使受感染靶细胞溶解还能直接杀伤结核分枝杆菌。

二、迟发型超敏反应

由T细胞介导，以巨噬细胞为效应细胞。随着机体对结核分枝杆菌产生保护作用的同时，亦可产生迟发型超敏反应。用少量毒力株结核分枝杆菌对未经感染的豚鼠进行皮下注射，10～14日后在注射部位观察到缓慢发展的局部炎症，附近淋巴结肿大，接着有大量结核分枝杆菌迅速繁殖并引起播散性致死性感染；在既往已受结核分枝杆菌感染并证明结核菌素迟发型超敏反应阳性的豚鼠，皮下注射相同数量的毒力株结核分枝杆菌，则1～2日内迅速导致局部炎症和坏死，但易愈合，附近淋巴结不肿大，结核分枝杆菌在局部繁殖受到明显抑制，播散迟缓，动物死亡很慢，此称Koch现象。可见再感染时溃疡浅、易愈合、细菌不扩散，表明机体已有一定免疫力。但再感染时溃疡发生快，说明在产生免疫保护的同时有超敏反应的参与。近年来研究表明结核分枝杆菌诱导机体产生免疫和超敏反应的物质不同。超敏反应主要由结核菌素蛋白及蜡质D共同引起，而免疫反应则由结核分枝杆菌核糖体RNA（rRNA）引起。两种不同抗原成分激活不同的T细胞亚群释放出不同的细胞因子导致不同病理改变。

【病理改变】

结核病是一种慢性炎症，具有渗出、变质及增生三种基本病理变化，结核结节及干酪样坏死是其特征改变。

一、渗出性病变

表现为小血管充血及渗出，渗出物以浆液及细胞成分为主。肉眼可见渗出病灶呈灰白或灰黄色，半透明混浊状，边缘模糊，分界不清。镜下可见病灶中渗出物为含有蛋白的浆液、纤维素、巨噬细胞及淋巴细胞等，并可检出结核分枝杆菌。其发展演变取决于机体变态反应与免疫力之间的相互平衡。剧烈变态反应可致病变坏死，进而液化，若免疫力强，病变可完全吸收或演变为增生性病变。

二、变质性病变

表现为干酪样坏死，肉眼可见坏死组织呈黄色、干燥、质硬，似乳酪样半固体或固体。坏死区域周围逐渐有肉芽组织增生，最后成为纤维包裹的纤维干酪性病灶。镜下见细胞坏死崩解，失去原来的组织结构，呈一片红染无结构的颗粒状物质。干酪性坏死病变中结核分枝杆菌很少，坏死灶可多年不变，既不吸收亦不液化。若局部组织变态反应剧烈，干酪样坏死组织发生液化，经支气管排出即形成空洞，其内壁含有大量结核分枝杆菌。

三、增生性病变

当病灶内菌量少而致敏淋巴细胞数量多，则形成结核病的特征性病变，即结核结节（图17-50-2）：中央为巨噬细胞衍生而来的朗罕巨细胞，周围由巨噬细胞转化来的类上皮细胞成层排列包绕，在类上皮细胞外围还有淋巴细胞和浆细胞散在分布。朗罕巨细胞胞体大，胞核多达5～50个，呈环形或马蹄形排列于胞体边缘，也可集中于胞体两极或中央。单个结节直径约0.1mm，其中结核分枝杆菌极少而伴纤维化。结核结节可以互相融合形成融合型结节。增生型病变的另一种表现是结核性肉芽肿，是一种弥漫性增生型病变，多见于空洞、窦道及其周围以及干酪坏死灶周围，由类上皮细胞及新生毛细血管构成，其中散布在郎罕巨细胞、淋巴细胞及少量中性粒细胞，有时可见类上皮结构。

上述三种基本病理改变可互相转化，交错存在，很少单一病变独立存在，而以某一种改变为主。

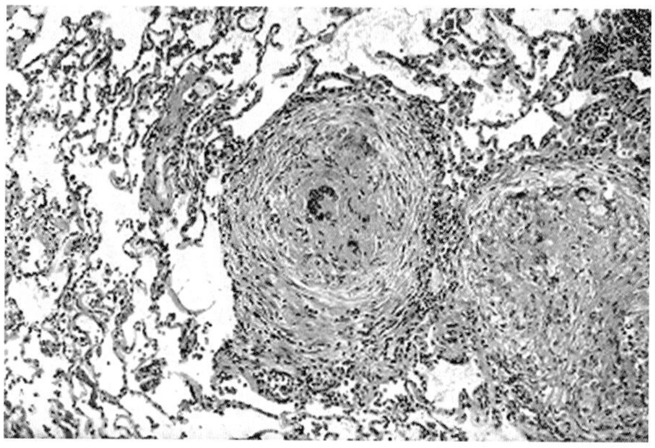

图17-50-2　结核结节

【临床表现】

2001年中华医学会结核病学分会发布的《肺结核诊断和治疗指南》沿用了《1998年中国结核病分类法》，将结核病分为原发型肺结核（Ⅰ型）、血行播散型肺结核（Ⅱ型）、继发型肺结核（Ⅲ型）、结核性胸膜炎（Ⅳ型）及其肺外结核（Ⅴ型），共计五类。

一、原发型肺结核

为原发结核分枝杆菌感染所致的临床病症，初次感染即发病的肺结核，又称初染结核，包括原发综合征及胸内淋巴结结核。典型病变包括肺部原发灶、引流淋巴管和肺门或纵隔淋巴结的结核性炎症，三者联合称为原发综合征。有时X线上仅显示肺门或纵隔淋巴结肿大，亦称支气管淋巴结结核。此型多见于儿童，偶尔见于未曾感染过的成年人，近年来青年和成年人原发肺结核发病有增高趋势。结核分枝杆菌进入肺泡即被巨噬细胞吞噬并在其中繁殖，达到一定数量后结核分枝杆菌便从中释放而在肺泡内生长繁殖，引起肺部原发性病灶，好发于上叶下部和下叶上部，靠近胸膜。由于初次感染时机体尚未形成特异性免疫，病菌沿所属淋巴管到肺门淋巴结，进而可出现早期菌血症。大约4～6周后免疫力形成，上述病变迅速被控制，原发灶及肺门淋巴结炎消退，仅遗留钙化灶，90%以上不治自愈。若原发感染时机体不能建立足够免疫力或变态反应强烈，则发展为临床原发型肺结核。少数严重者肺内原发灶可成为干酪性肺炎；淋巴结干酪性坏死入支气管引起支气管结核和沿支气管播散；肿大淋巴结压迫或大量坏死物破入和阻塞支气管可出现肺不张；早期菌血症或干酪化病变侵及血管可演进为血行播散型结核。多数原发型肺结核临床症状轻微，少数病例有低热、轻咳、食欲减退、消瘦、盗汗、乏力、疱疹性角膜结膜炎及皮肤结节性红斑等。少见的严重原发性结核可有高热、倦怠、乏力、厌食和性情烦躁等。

二、血行播散型肺结核

此型肺结核多由原发型肺结核发展而来，多见于儿童。成人多见于继发性肺结核或肺外结核病灶溃破入血而致，包括急性、亚急性及慢性三种类型。若大量结核分枝杆菌一次进入肺循环，可在肺内形成许多散在均匀一致如粟粒大的结核病灶，称为急性粟粒性肺结核。若大量一次进入体循环，则可在全身许多器官如肝、脾、肾、脑膜等器官引起前述同样病理改变，则称为急性全身性粟粒性结核。若结核分枝杆菌少量多次进入肺循环，可在肺及其他某些脏器内形成大小不等、新老不一的病灶，称亚急性及慢性血行播散型结核。急性粟粒性结核有严重的毒血症症状，高热、寒战、虚弱、脉搏细速、呼吸困难，甚至可有发绀，咳嗽常不明显（缺氧表现重于呼吸道症状）。有些病例可有周身浅表淋巴结肿大，皮肤可有皮疹（结核疹）。胸部检查常无阳性体征，有的肺部稍叩浊，听诊呼吸音减弱，粗糙，晚期可有少量啰音。不少患者有肝脾大。常伴有血液学异常，如各类血细胞减少或类白血病样反应。有时伴发结核性脑膜炎。亚急性及慢性血行播散型肺结核症状可轻可重，视播散细菌量的多少和人体免疫力高低的不同而异。亚急性患者可有反复的、阶段性的畏寒、发热，常有盗汗、疲乏、食欲不佳、消瘦、咳嗽、咳少量痰或血痰等症状。慢性患者常无明显症状，易伴发肺外结核，如骨-关节结核、肾结核、腹腔结核等，可疑时应进行有关检查。眼底检查约有20%～47%的患者在脉络膜上发现粟粒结节或结节性脉络膜炎，多与肺粟粒阴影同时出现。

三、继发型肺结核

是肺结核的一个主要类型，指原发感染过程中肺内遗留下的潜在性病灶重新复燃（内源性）或结核分枝杆菌再次感染（外源性）所致的肺结核，多见于成年人。内源性发病是主要途径。

受免疫与变态反应的相互关系及治疗措施等因素影响，继发型肺结核有多种病理和X线表现，可分为渗出型浸润性肺结核、增生型肺结核、纤维干酪性肺炎、空洞性肺结核、结核球（瘤）、慢性纤维空洞性肺结核等。但这些表现形式很少单一存在，常是多种形态并存，而以某一种形式为主，因此有些区分已无太大临床意义。继发型肺结核好发于两肺上叶尖后段或下叶尖段，肺门淋巴结很少肿大，病灶趋于局限，但易有干酪坏死及空洞形成，排菌较多，是重要的传染源。本型多数患者起病缓慢，只有少数干酪性肺炎的患者发病急剧。其临床表现多种多样，通常与病灶性质、范围、机体反应性等因素有关。常见症状有两类：一是全身中毒性症状如午后低热、盗汗、乏力、食欲不佳、消瘦、失眠、心悸、月经不调等；二是结核病灶所致的胸部症状，如咳嗽、咳痰、咯血、胸痛等。如病灶广泛或并发肺不张、胸膜炎等，可有气短、呼吸困难、胸痛等相应的症状。慢性纤维空洞肺结核患者可呈慢性面容，营养状态低下，消瘦，贫血，有气短或发绀。胸廓两侧多不对称，患侧胸部凹陷，肋间变窄，呼吸运动减弱，胸部肌肉萎缩，气管移向患侧，病变处叩浊或叩实，其余部位因代偿性肺气肿而呈过清音，听诊呼吸音减弱、粗糙，或可闻及气管呼吸音、干湿啰音、空瓮音。可有杵状指（趾），痰中易找到结核分枝杆菌。

四、结核性胸膜炎

结核性胸膜炎系由结核分枝杆菌及其代谢产物进入正处于高度过敏状态的胸膜腔中所致的胸膜炎症。结核分枝杆菌可通过病变直接蔓延、淋巴播散、血行播散三种途径到达胸膜腔。当机体处于高度变态反应状态，结核分枝杆菌及其代谢产物侵入胸膜，则导致渗出性胸膜炎；当机体对结核分枝杆菌过敏反应较低，则只形成局限性纤维素性胸膜炎（即干性胸膜炎），少数患者由干性胸膜炎进展为渗出性胸膜炎。胸膜炎症早期先有胸膜充血、水肿和炎细胞浸润(初以白细胞为主,随后淋巴细胞占优),胸膜内皮细胞脱落,其表面有纤维蛋白渗出,继而浆液渗出,形成胸腔积液,胸膜常有结核结节形成。

(一) 干性胸膜炎

可发生于胸膜腔的任何部位,症状轻重不一。有的起病较急,有畏寒、轻度或中度发热,主要症状是局限性针刺样胸痛。深呼吸和咳嗽时胸痛加剧。查体可见呼吸运动受限,局部有压痛,呼吸音减低。触到或听到胸膜摩擦音,呼气或吸气时均可听到,咳嗽后性质不变。由于本病症状缺乏特征性,加之无胸腔积液供化验检查,因此确诊较为困难,近年 T-SPOT 等技术的应用提高了临床诊断水平。

(二) 渗出性胸膜炎

多由干性胸膜炎发展而来,病变多为单侧,胸腔内有体积不等的渗出液,一般为浆液性,呈淡黄色,偶见血性,继发其他细菌感染时可为化脓性。典型渗出性胸膜炎起病多较急,有中度或高度发热、乏力、盗汗等结核中毒症状,发病初期有胸痛,多为刺激性剧痛,随胸水出现和增多,胸痛反而减轻或消失。但可出现不同程度的气短和呼吸困难,病初多有刺激性咳嗽,体位变化时明显,干咳或少痰。体征因胸水多少而异,少量积液可无明显体征;如果急性大量积液,因肺、心、血管受压,呼吸面积减少,心搏出量减少,患者可出现呼吸困难、端坐呼吸及发绀。患侧胸廓饱满,肋间隙增宽,呼吸运动减弱,气管纵隔向健侧移位;叩诊积液部位呈浊音或实音,听诊呼吸音减弱或消失。部分患者随着病程延长演变为局部包裹性积液。

【并发症】

一、咯血

是肺结核常见并发症之一,发生率在 20% ~ 90%。咯血量可由痰中带血、大咯血到致死性大咯血。

二、自发性气胸

肺结核患者合并自发性气胸的发生率约为 1.2% ~1.8%。一般认为其发生机制与结核病灶所致气肿性大泡破裂、肺结核空洞或干酪病灶直接破溃入胸膜腔有关。如为单纯性自发性气胸则危害较小,交通性气胸愈合较慢,张力性气胸则需要紧急处理,否则可严重影响呼吸及循环功能,甚至危及生命。

三、继发性肺部其他细菌感染

肺结核病的常见并发症之一。尤其是合并支气管病变、胸膜肥厚、肺气肿的重症肺结核及支气管内膜结核患者。常使患者发热、咳嗽及咳痰,或者原有的肺结核症状加重。需与肺结核本身症状和体征鉴别。发生在抗结核治疗后的患者还需与抗结核治疗所致的类赫茨-海默反应相鉴别。感染可导致结核病灶的引流支气管阻塞,使空洞填塞、扩大,加速肺纤维化、肺气肿的形成。严重者可诱发呼吸衰竭或多脏器功能衰竭,应及早发现和治疗。

四、支气管扩张症

结核病变累及支气管及其周围组织,致支气管狭窄、阻塞,最终导致远端支气管扩张。故肺结核并发支气管扩张症,多与结核病灶存在的部位相一致,并多呈柱状扩张。常无特征性临床表现,其症状往往被结核病症状所掩盖,或难以区分。胸片除结核病变阴影外,可见肺纹理紊乱、增粗、网状纹理增加,多与气管走行一致的条带状阴影。螺旋 CT 检查具有更高的敏感性、特异性,表现为支气管管腔增宽,管壁增厚,病变支气管可直达肺周边部,纵切面呈"轨道样",横切面则为圆形或卵圆形呈"印戒样"。若扩张的管腔内充满黏液,则表现为柱状或结节状高密度影。

五、肺不张

肺结核、支气管淋巴结核或支气管内膜结核,是肺不张常见的原因之一。可发生在单侧肺、单一肺叶或肺段。早期大部分是可逆的,治疗及时肺可以复张。若持续时间较久,大量纤维组织增生,广泛的纤维化使肺体积缩小,形成肺萎陷则呈不可逆性。

【实验室检查】

一、血常规

外周血白细胞总数正常或稍高。血行播散型肺结核患者可出现白细胞增高,核左移,有中毒颗粒,有的甚至出现类白血病反应。病程长者常有不同程度贫血。

二、血沉

多数活动性肺结核患者血沉增快。

三、结核菌素试验

结核菌素试验是应用结核菌素进行皮肤试验来测定机体对结核分枝杆菌是否能引起超敏反应的一种试验，是证实结核分枝杆菌感染与否的确切检查方法。

（一）结核菌素试剂

以往用旧结核菌素（old tuberculin，OT）。系将结核分枝杆菌接种于甘油肉汤培养基，培养4～8周后加热浓缩过滤制成。20世纪90年代后都用纯蛋白衍化物（purified protein derivative，PPD）。现使用的PPD有两种，一种是我国用人结核分枝杆菌制成的PPD-C，另一种为卡介苗制成的BCG-PPD。每0.1ml均含5单位。

（二）试验方法与意义

采用皮内注射法，将PPD-C 0.1ml（5IU）注入前臂掌侧下1/3中央处皮内。72小时（48～96小时）后观察反应。局部红肿硬结直径<5mm者为阴性，5mm≤直径<10mm为一般阳性反应，10mm≤直径<20mm为中度阳性反应，直径≥20mm或<20mm但有水疱或坏死为强阳性反应。一般阳性反应说明曾感染过结核或已接种卡介苗，3岁以内儿童未接种卡介苗表示体内有活动性结核病灶；新近阳转表示患病可能。强阳性反应可作为诊断结核病的特异性指征，成人提示体内有活动性病变，应认真查找病变部位，及时给予治疗；对于儿童即使未发现明确病灶亦应治疗。阴性反应表明未感染过结核分枝杆菌，但应考虑以下情况：①感染初期，因结核分枝杆菌感染后需4周以上才能出现超敏反应；②老年患者；③严重结核病患者或正患有其他感染病，如麻疹导致的细胞免疫功能低下；④获得性细胞免疫功能低下，如AIDS、肿瘤、系统性红斑狼疮、白血病等或用免疫抑制剂者；⑤约有5%已证实为活动性结核病的患者结核菌素试验为阴性，即所谓无反应（anergy）结核病。

四、抗原抗体结合试验

（一）结核抗原的检测

现常用匀化的方法，先将标本在米氏7H9选择性培养基或BACTEC瓶中作短期培养后检测，不仅可使结核抗原均一分布，而且抗原含量增加，检测阳性率大大提高，灵敏性和特异性均可达100%。阳性标本一般在培养4～14日内即可全部检出结核抗原。

（二）结核抗体的检测

分枝杆菌菌壁肽聚糖及其次级结构磷壁酸的分子构成已经明确。脂阿拉伯甘露聚糖（LAM）、脂甘露聚糖（LM）是被确定的有应用价值的菌壁糖脂。二者是磷酯酰肌醇（MIP）进一步糖基化的产物。现已有用LAM联合结核分枝杆菌蛋白16kD（rTPA16）和38kD（rtTPA38）三种抗原来检测患者体内特异性抗体用于临床诊断的技术。该技术以微孔滤膜为载体，利用微阵列技术LAM、rTPA16和rtTPA38三种抗原固相于同一膜片上，再加入待测血清后利用微孔滤膜的浓缩、凝聚和渗滤作用，使抗原抗体反应在固相膜上快速进行，再以免疫金作为显色剂直接在膜上显色。最后对不同点阵的灰度进行识别和分析。实现了对这三种抗原的抗体进行同步检测，可作为结核分枝杆菌感染的辅助方法，尤其对痰涂阴性肺结核的诊断有较好价值。可对血液、胸水、腹水、脑脊液进行检测。

五、结核感染特异性γ-干扰素释放实验

人体感染结核分枝杆菌后外周血中出现特异性T淋巴细胞，感染者体内的特异性T淋巴细胞再次受到结核抗原刺激后被激活，分泌包括γ干扰素（IFN-γ）在内的多种细胞因子。因此，体外可通过检测T淋巴细胞释放IFN-γ的水平来诊断结核分枝杆菌感染，可实现快速、特异、敏感、简便的目的，大大提高了临床诊断水平，可用于结核病或结核潜伏感染者的诊断。目前有两种γ-干扰素释放实验（interferor-γ release assay，IGRA）技术。

（一）IFN-γ体外释放试验

原理是用结核分枝杆菌特异抗原在体外刺激待检者全血，经24小时培养后定量检测培养上清中IFN-γ含量，以此判断受检者体内是否存在结核分枝杆菌特异性T淋巴细胞，确定结核分枝杆菌感染的存在。目前使用的抗原有ESAT-6、CFP-10。灵敏度达85%以上、活动性肺结核病例达90%。特异性达到90%以上，对非结核分枝杆菌

和 BCG 无交叉反应。

（二）结核感染特异性 T 细胞检测

原理是用抗体捕获经结核分枝杆菌特异抗原刺激培养的外周血单个核细胞所分泌的特异性 IFN-γ，并以酶联斑点显色方式将其表现出来，间接反应受检者外周血中结核分枝杆菌特异性 T 淋巴细胞的数量。目前使用的结核感染 T 细胞检测方法（T-SPOT. TB）是以细胞培养技术为基础，结合酶联免疫斑点技术（ELISPOT）及酶联免疫吸附技术（ELISA），是公认的最灵敏的抗原特异性 T 淋巴细胞的体外检测技术。该方法本质上仍然是 IFN-γ 释放实验（IGRA）。

由于效应 T 细胞存活时间很短，且具有特异性，因此可作为活动性感染的指标，用于结核分枝杆菌感染的早期诊断、潜伏感染的筛查等。美国 FDA 临床研究数据显示特异性达到 97.1%，敏感度达到 95.6%。同样不受环境分枝杆菌感染及 BCG 接种的影响。

六、分子生物学技术

（一）聚合酶链反应（PCR）

PCR 的特点是灵敏度高，可快速诊断，其检出率为高于抗体检测。一般可检测出 1～100fg 纯化结核分枝杆菌 DNA，相当于 1～20 个结核分枝杆菌。但采用单一 PCR 或巢式 PCR 的检出率并不理想。为了进一步提高 PCR 的敏感性，可采用多对引物的多重 PCR，有报道可明显提高检出率。近年多采用实时定量 PCR（real-time rPCR），它是在基因扩增的同时实时测定扩增产物的数量，使扩增和检测同时进行，不需人工检测，最大限度地避免实验室受污染。其灵敏度较普通定性 PCR 明显提高。

（二）基因芯片

基因芯片的基本原理是将多种探针固定在无机基片和有机合成物基片上，用待测样本的 DNA 或 RNA 进行杂交，通过检测每个探针分子的杂交信号强度进而获取信息，最后用计算机进行分析。基因芯片技术是核酸杂交技术的集成化和信息化，具有高通量的特点。现已用于结核分枝杆菌菌种鉴定、耐药性、基因组比较分析等的研究。

其他分子生物学技术方法还有加强的基因探针扩增结核分枝杆菌直接测试（enhanced gen-probe amplified *Mycobacterium*，E-MTD）、在 BACTEC 培养中用连接酶链反应（ligase chain reaction，LCR）、BD 探针链替代扩增测试技术（BD probe Tec Strand Displacement Amplification Assay）、QB 复制酶扩增法、限制性片段长度多态性分析（RFLP）等。对于涂阴的患者采用多种方法联合检测可明显提高检出率。

七、痰结核菌检查

结核病的症状及体征往往不典型，虽可藉助 X 线摄片诊断，但确诊仍有赖于细菌学检查。

（一）标本采集

标本的选择根据感染部位，可取痰液、尿、粪、脑脊液或胸、腹水。当患者痰少时，可采用高渗盐水超声雾化导痰、下呼吸道采样、支气管冲洗液、支气管肺泡灌洗液（BALF）、肺及支气管活检标本。痰标本质量好坏及是否正使用抗结核药直接影响结核分枝杆菌涂片检出率和培养分离率。晨痰涂片阳性率比较高，其他肺外感染可取血或相应部位分泌液或组织细胞。

（二）直接涂片镜检

标本直接涂片或集菌后涂片，用抗酸染色。若找到抗酸阳性菌即可初步诊断。抗酸染色一般用齐尼（Ziehl-Neelsen）法。为加强染色，可用 IK（intensified Kinyoun）法染色。将石炭酸复红染色过夜，用 0.5% 盐酸乙醇脱色 30 秒，则包括大多结核分枝杆菌 L 型亦可着色。为提高镜检敏感性，也可用金胺染色，在荧光显微镜下结核分枝杆菌呈现金黄色荧光。

（三）浓缩集菌

先集菌后检查，可提高检出率。培养与动物试验必须经集菌过程以除去杂菌。脑脊液和胸、腹水无杂菌，可直接离心沉淀集菌。痰、支气管灌洗液、尿、粪等污染标本需经 4% NaOH（痰和碱比例为 1∶4，尿、支气管灌洗液和碱的比例为 1∶1）处理 15 分钟（时间过长易使结核分枝杆菌 L 型与非结核分枝杆菌死亡）；尿标本先加入 5% 鞣酸、5% 乙酸各 0.5ml，静置于锥形量筒内，取沉淀物。经上述处理后的标本再离心沉淀，取沉淀物作涂片染色镜检。若需进一步作培养或动物接种，应先用酸中和后再离心沉淀。

（四）分离培养

将经中和集菌后的标本接种于改良罗氏固体培养基，器皿口加橡皮塞于 37℃ 培养，每周观察 1 次。结核分枝杆菌生长缓慢，一般需 2～4 周长成肉眼可见的菌落。液体培养可将集菌标本滴加于米氏7H9或7H12等培养基中,则可于1~2周在管底见有颗粒生长。取沉淀物作涂片,能快速获得结果,并可进一步作生化、药敏等测定和区分结核分枝杆菌与非结核分枝杆菌。结核分枝杆菌L型可存在于血细胞内或黏附于细胞表面,这种患者往往血沉加快,用低渗盐水溶血后立即接种高渗结核分枝杆菌L型培养基能提高培养阳性率。

由于上述常规培养方法耗时很长且阳性率低,近年发展了结核分枝杆菌快速分离培养技术,可将判定结果的时间缩短到1周以内。

1. Bactec 460系统 基本原理系利用分枝杆菌能分解棕榈酸的特性,将待检标本接种至含有^{14}C棕榈酸的12B培养基,37℃培养,若有分枝杆菌生长,其分解^{14}C棕榈酸,产生$^{14}CO_2$,Bactec仪自动检测$^{14}CO_2$含量,并换算成生长指数(GI)值,然后对GI值进行分析、报告。采用这一方法可将出报告时间缩短至5~7日。

2. Bactec MGTI 960系统及Bactec 9000 MB系统 是将分枝杆菌生长指示管(*Mycobacterium* growth indicator tube,MGIT)技术与计算机自动化技术相结合的自动化的高效检测分枝杆菌的培养系统,两者无本质差别。MGIT包括改良米氏7H9液体培养基及氧熄灭荧光感受器,开始溶解于培养基中大量氧可使荧光熄灭,但随着分枝杆菌生长代谢逐渐消耗氧,便产生了荧光,这样可通过紫外线透射仪进行检测。培养前在MGIT系统加入油酸-白蛋白-葡萄糖(OADC)作为营养物以及抗微生物制剂PANTA混合物抑制标本中残留细菌减少污染。Bactec MGTI 960系统及Bactec 9000 MB系统初代分离率高于固体培养基但略低于Bactec 460系统。污染率较BACTEC 460系统高,可能与其培养基营养丰富有关。Bactec MGTI 960系统和Bactec 9000 MB系统有以下优点:①无放射性污染;②全封闭、非侵袭性检测系统防止了交叉污染;③假阳性率低;④维修费用低。

其他快速分离培养的方法还有MB Redox系统、Difco ESP系统Ⅱ、MB/BacT系统等。

八、耐药性检测和监测

药敏试验时选择有效治疗药物的重要依据,常用的荧光检测技术结合肉汤培养基常用于一线药物的敏感性检测。判断结核病患者是否耐药,需要通过进行痰或胸液、脑脊液、尿液等体液的结核菌培养及药物敏感试验,但因培养阳性率低,临床上往往通过治疗效果来综合判定,具有一定的“经验主义”性质。因此,迫切需要发展新的技术。目前,随着耐药基因的不断确定,采用多种PCR、基因探针、基因测序、基因芯片技术等检测耐药基因已应用于临床,具有快速、准确、高效、操作简单的优点。主要针对结核3个耐药基因rpoB(耐利福平)、katG(耐异烟肼)及rpsL(耐链霉素)设计特异性引物和探针。WHO推荐使用线性探针检测及Xpert MTB/RIF两种技术进行耐药快速诊断。

【诊断】

肺结核的诊断主要根据临床表现、痰结核分枝杆菌检查(涂片、培养等)、影像学检查、结核特异IFN-γ释放实验及抗体检测等结果综合分析做出。

一、病史及临床表现

病史和临床表现是诊断的基础,只要仔细询问且认真查体,常能发现重要诊断线索。凡遇下列情况应高度警惕结核病:①咳嗽、咳痰3周或以上,可伴有痰中带血或咯血、胸痛等;②呼吸道感染经正规抗感染治疗无效;③不明原因长期发热;④肩胛间区有湿啰音或年轻患者有局限性哮鸣音;⑤有结核病诱因或接受激素和免疫抑制剂治疗者;⑥有关节疼痛、皮肤结节性红斑、泡性结膜炎等变态反应性表现;⑦有渗出性胸膜炎、长期淋巴结肿大。

肺结核诊断的记录须按病变范围及部位、分类类型、痰菌情况、化疗史等程序书写。如:右中原发型肺结核,涂(-),初治;双上继发型肺结核,涂(+),复治;左侧结核性胸膜炎,涂(-),培(-),初治。如认为必要,可在类型后加括弧说明,如血行播散型肺结核可注明急性或慢性;继发型肺结核可注明空洞或干酪性肺炎等。并发症(如自发性气胸、肺不张等)、并存病(如矽肺、糖尿病等)及手术(如肺切除术后,胸廓成形术后等)可在化疗史后按并发症、并存病、手术等顺序书写。

二、影像学检查

影像学检查是诊断肺结核的必须检查,除可明确诊断外,对确定病变部位、范围、性质,了解其演变及疗效判断具有重要价值。

（一）胸部计算机X线摄影（computed radiography，CR）

为新一代的X线成像技术，已取代普通X线检查。肺结核的CR表现取决于病变的类型和性质。①原发型肺结核的典型表现为哑铃状病灶，由肺内原发灶、淋巴管炎和肿大的肺门或纵隔淋巴结组成的。肺内原发灶以上叶下部或下叶上部近胸膜处居多。早期呈渗出性絮状模糊阴影。干酪性变时则密度增深，常伴明显的病灶周围炎使边缘常较模糊。肿大淋巴结多见于同侧肺门或纵隔，偶尔可累及对侧，可见结节型和炎症型，前者边缘光整，后者边缘模糊；②急性血行播散型肺结核的CR表现为两肺野可见分布较均匀、密度和大小相近的粟粒状阴影。病程的3～4周前不易发现，因此常延误诊断。必须摄取高质量胸片，亚急性和慢性血行播散型肺结核粟粒大小和密度不一，多趋于增生型，范围较局限，一般位于两上肺；③继发性肺结核的CR表现复杂多样，或云絮片状，或斑点（片）结节状，干酪性病变密度偏高而不均匀，常有透亮区或空洞形成。肺结核空洞又有"无壁"空洞（急性空洞）、厚壁空洞、薄壁空洞、张力性空洞、慢性纤维空洞等不同形态，一般说其洞壁比较光整，液平少见或仅有浅液平。病期稍长则同时出现纤维化或钙化病灶。慢性继发型肺结核的特征性CR征象是多形态病灶的混合存在。好发于上叶尖后段及下叶尖段，具有诊断意义。

（二）胸部CT

诊断肺结核的依据与CR胸片相同，但与普通CR胸片相比，胸部CT具有以下特点：①能较好显示隐蔽部位的结核灶、结核性支气管扩张及结核空洞；②可显示肺段、肺叶支气管狭窄及管壁增厚，有助于支气管内膜结核的诊断；③球形或肿块结核病灶藉助于增强扫描，有助于与肺炎和肺癌区别；④CT显示肺门及纵隔淋巴结肿大较准确，若密度均匀或环状增强有助于淋巴结结核的诊断；⑤由于CT分辨率高，可早期发现肺内粟粒阴影；⑥可检出少量胸腔积液、包裹积液、叶间积液及其他胸膜病变。

三、菌阴肺结核的诊断

菌阴肺结核系指3次痰涂片及1次培养阴性的肺结核，其诊断标准为：①典型肺结核临床症状和胸部影像学表现；②抗结核治疗有效；③临床可排除其他非结核性肺部疾患；④PPD（5IU）强阳性，血清抗结核抗体阳性；⑤痰结核菌PCR+探针检测呈阳性；⑥肺外组织病理证实结核病变；⑦BALF检出抗酸分枝杆菌；⑧支气管或肺部组织病理证实结核病变。具备1～6中3项或7～8条中任何1项可确诊。

【鉴别诊断】

典型肺结核的诊断并不困难，但肺结核的表现常多样化，要做好肺结核的鉴别诊断必须详细询问病史，认真做好体格检查，结合各种实验室及X线等辅助检查进行综合分析。

一、原发型肺结核的鉴别诊断

当X线显示肺内病灶而肺门淋巴结肿大不明显时，须与各类非特异性肺炎相鉴别。支气管淋巴结核须与中央型肺癌、结节病、淋巴瘤、组织细胞增生症及各恶性肿瘤所致的肺门及纵隔淋巴结转移相鉴别。一般恶性肿瘤发展较快，常伴有浅表淋巴结肿大。痰脱落细胞检查、支气管镜检查及经皮肺穿刺活组织检查有助于确诊。

二、血行播散型肺结核的鉴别诊断

由于早期血行播散型肺结核X线表现不明显，临床上多表现为无呼吸系统症状的高热，须与伤寒、败血症等急性发热性疾病相鉴别。X线粟粒状改变须与弥漫性细支气管肺泡癌，弥散性肺间质纤维化、粟粒型金黄色葡萄球菌肺炎、肺粟粒转移癌、急性血吸虫病肺损害等相鉴别。

三、继发型肺结核的鉴别诊断

浸润型肺结核应与肺炎球菌肺炎，金黄色葡萄球菌肺炎、肺炎杆菌肺炎、肺炎支原体肺炎等相鉴别。肺结核空洞应与肺脓肿、肺真菌病、肺寄生虫病及肺囊肿相鉴别。对痰及支气管冲洗液进行结核分枝杆菌及各种细胞学的检查是确诊的关键之一，特别是存在混合感染可能时尤为重要。

四、结核性胸膜炎的鉴别诊断

胸腔积液的原因国内仍以结核为主，亦可由严重的肝脏、肾脏、心脏疾病及肺部恶性肿瘤等所致，而这些器官病变所致的胸腔积液，多伴有相应器官病变的表现，易于鉴别。与癌性胸腔积液的鉴别需藉助CT等发现原发病灶，若于胸水中查找到病原及脱落细胞即可确诊。胸膜活组织检查做结核分枝杆菌培养和病理检查有助于结核性胸膜炎的诊断，各家报道的确诊率不一，但在50%以上。此外，癌性胸水常呈血性，生长快，抗结核治疗无效。

【治疗】

结核病的治疗包括抗结核化疗、对症治疗、免疫调节治疗及手术治疗等，其中化疗是治愈患者及防止传播的根本措施。同时规范化治疗是减少耐药株产生的关键。2001年中华医学会结核病学分会制定了《肺结核诊断和治疗指南》。

一、化学药物治疗

肺结核的治疗原则为早期、规律、全程、适量及联合五项原则。整个化疗方案分为强化及巩固两个阶段。多数肺结核患者采用不住院治疗，同样收到良好效果。在不住院条件下要取得化学疗法的成功，关键在于对肺结核患者实施有效治疗管理，即目前推行的在医务人员直接面视下督导化疗（directly observed treatment short-course，简称DOTS），确保肺结核患者在全疗程中规律、联合、足量及不间断地实施规范化疗，减少耐药性的产生，最终获得治愈。由于临床上患者对抗结核药物耐受性不一样，肝肾功能情况不同（尤其是老年患者）及存在耐多药结核（multi-drug-resistant tuberculosis，MDR-TB）患者，这时进行治疗亦应注意化疗方案制定的个体化，以确保化疗顺利完成及提高耐药结核痰菌阴转率。

（一）初治肺结核的治疗

有下列情况之一者为初治患者：①尚未开始抗结核治疗的患者；②正进行标准化疗方案用药而未满疗程的患者；③不规则化疗未满1个月的患者。

初治方案：强化期2个月/巩固期4个月。药名前数字表示用药月数，药名右下方数字表示每周用药次数。常用方案：2S(E)HRZ/4HR；2S(E)HRZ/4H_3R_3；2S_3(E_3)$H_3R_3Z_3$/4H_3R_3；2S(E)HRZ/4HRE；2RIFATER/4RIFINAH（RIFATER：卫非特；RIFINAH：卫非宁）。初治强化期第2个月末痰涂片仍阳性，强化方案可延长1个月，总疗程6个月不变（巩固期缩短1个月）。若第5个月痰涂片仍阳性，第6个月阴性，巩固期延长2个月，总疗程为8个月。对粟粒型肺结核（无结核性脑膜炎者）上述方案疗程可适当延长，不采用间歇治疗方案，强化期为3个月，巩固期为HR方案6～9个月，总疗程为9～12个月。菌阴肺结核患者可在上述方案的强化期中删除链霉素或乙胺丁醇。

（二）复治肺结核的治疗

有下列情况之一者为复治：①初治失败的患者；②规则用药满疗程后痰菌又复阳的患者；③不规律化疗超过1个月的患者；④慢性排菌患者。

复治方案：强化期3个月/巩固期5个月。常用方案：2SHRZE/1HRZE/5HRE；2SHRZE/1HRZE/5$H_3R_3E_3$；2$S_3H_3R_3Z_3E_3$/1$H_3R_3Z_3E_3$/5$H_3R_3E_3$。复治患者应做药敏试验，对于上述方案化疗无效的复治排菌病例可参考耐多药肺结核化疗方案并根据药敏试验加以调整，一般认为慢性排菌者用上述方案疗效不理想，具备手术条件时可行手术治疗。对久治不愈的排菌者要警惕非结核分枝杆菌感染的可能性。

（三）耐多药肺结核（MDR-TB）的治疗

对至少包括异烟肼和利福平两种或两种以上药物产生耐药的结核病为MDR-TB，因此耐多药肺结核必须要有痰结核菌药敏试验结果才能确诊。2011年WHO发布了《耐药结核病规划管理指南（更新版）》，将二线抗结核药品分为以下几组（表），并指出部分未被归为二线抗结核药品，亦被用于治疗耐药结核病，包括注射用紫霉素、氟喹诺酮类药物中的环丙沙星和司帕沙星、阿奇霉素、罗红霉素、大剂量异烟肼及硫利哒嗪，他们亦被归为第五组药品（表17-50-1）。

表17-50-1 耐药结核病规划管理指南中涉及的二线抗结核药品分组

分组	抗结核药品	缩写
二线注射剂	卡那霉素	Km
（抗结核药品注射剂）	阿米卡星	Amk
	卷曲霉素	Cm
氟喹诺酮类药品	左氧氟沙星	Lfx
	莫西沙星	Mfx
	加替沙星	Gfx
	氧氟沙星	Ofx
口服抑菌二线抗结核药品	乙硫异烟胺	Eto
	丙硫异烟胺	Pto
	环丝氨酸	Cs
	特立齐酮	Trd

续表

分组	抗结核药品	缩写
第五组药品	对氨基水杨酸	PAS
	氯法齐明	Cfz
	利奈唑胺	Lzd
	阿莫西林/克拉维酸	Amx/Clv
	氨硫脲	Thz
	克拉霉素	Clr
	亚胺培南	Ipm

该《指南》提出了治疗 MDR-TB 的药物方案组成建议，但循证医学证据均不高：①应使用氟喹诺酮类药品（强烈建议）；②应使用新一代而非老一代的氟喹诺酮类药品（一定条件下建议）；③应使用乙硫异烟胺（或丙硫异烟胺）（强烈建议）；④强化期应包括四种可能有效的二线抗结核药品（包括一种注射剂）和吡嗪酰胺（一定条件下建议）；⑤方案至少应包括吡嗪酰胺，一种氟喹诺酮类药品，一种注射剂，乙硫异烟胺（或丙硫异烟胺）及环丝氨酸。如果不能应用环丝氨酸则使用对氨基水杨酸替代（一定条件下建议）。建议疗程为强化期至少 8 个月，对于既往未接受过治疗的 MDR-TB 患者，治疗全疗程至少 20 个月，而对于经治患者疗程应更长。

2006 年以来，利用中国全球基金第五轮项目（GF5）及第七轮项目（GF7）的耐药肺结核管理策略（PMDRT）开展 MDR-TB 的诊断治疗试点工作。使用药物主要为吡嗪酰胺（PZA）、卡那霉素（Km）、左氧氟沙星（Lfx）、氧氟沙星（Ofx）、丙硫异烟胺（Pto）、对氨基水杨酸（PAS），推荐的标准方案为 6 Km Lfx（Ofx）Pto PAS/18 Z Lfx（Ofx）PtoPAS。对因部分药物不能耐受的患者给予替代药品治疗，替代药品为乙胺丁醇（EMB）及卷曲霉素（Cm）。患者 6 个月痰涂片阴转率为 66.4%，痰培养阴转率为 62.2%。

常用抗结核药物及抗结核固定复合剂的剂量、不良反应见表 17-50-2 与表 17-50-3。

表 17-50-2　常用抗结核药物剂量及不良反应

药名	每日剂量			间歇疗法		主要不良反应	用　法
	成人(g)		儿童	成人			
	50kg	>50kg	mg/kg	50kg	>50kg		
异烟肼（INH 或 H）	0.3	0.3	10～15	0.5	0.6	肝毒性	每日 1 次顿服
链霉素（SM 或 S）	0.75	0.75	15～30	0.75	0.75	听力障碍、眩晕、肾功能障碍、过敏反应	每日 1 次肌注
利福平（RFP 或 R）	0.45	0.6	10～20	0.6	0.6	肝毒性、胃肠反应、过敏反应	每日 1 次饭前 2 小时顿服
利福喷丁（RFT 或 L）				0.45	0.6	同利福平	每日 1 次，饭前或饭后顿服
吡嗪酰胺（PZA 或 Z）	1.5	1.5	20～30	2.0	2.0	肝毒性、胃肠反应、过敏反应、高尿酸血症	每日 1 次顿服或分 2～3 次服用
乙胺丁醇（EMB 或 E）	0.75	1.0	15～25	1.0	1.2	视力障碍、视野缩小	每日 1 次顿服
丙硫异烟胺（PTH 或 TH）	0.75	1.0	10～20			胃肠反应、口感金属味	每日 3 次服用
对氨基水杨酸钠（PAS 或 P）	8.0	8.0	15～50	10	12	肝毒性、胃肠反应、过敏反应	每日 3 次服用
阿米卡星（AMK 或丁胺卡那霉素）	0.4	0.4	10～20	0.4	0.4	同链霉素	每日 1 次肌注
卷曲霉素（CPM）	0.75	0.75		0.75	0.75	同链霉素、电解质紊乱	每日 1 次肌注

续表

药名	每日剂量		间歇疗法			主要不良反应	用法
	成人(g)		儿童	成人			
	50kg	>50kg	mg/kg	50kg	>50kg		
氧氟沙星(OFLX 或 O)	0.4	0.6				肝肾毒性、胃肠反应、过敏、光敏反应、中枢神经系统反应、肌腱反应	每日1次或分2~3次
左氧氟沙星(LVFX 或 V)	0.3	0.3				同氧氟沙星	每日1次或分2~3次
异烟肼对氨基水杨酸(帕星肼或 PSNZ)	0.6	0.9				同异烟肼	每日分2~3次

表 17-50-3 抗结核固定复合剂剂量及不良反应

药名	各药所含剂量(mg)	疗程(月)	每日用量	用法	不良反应
异烟肼、利福平、吡嗪酰胺(卫非特,RIFATER)	R120,H80,Z250	2	体重 50kg 4 片,60kg 5 片	每日1次,顿服	同异烟肼、利福平、吡嗪酰胺
异烟肼、利福平(卫非宁,RIFINAH)	R150,H100	4	3 片	每日1次,顿服	同异烟肼、利福平

二、并发症的治疗

(一)自发性气胸

可采用胸腔抽气、闭式引流术抽气及胸腔镜治疗等措施。

(二)大咯血的救治

大咯血是对肺结核患者的严重威胁,咯血者应进行抗结核治疗的基础上积极止血,保持气道通畅,注意防止窒息及出血性休克发生。一般改善凝血机制的止血药对肺结核大咯血疗效不理想。脑垂体后叶素仍是治疗肺结核大咯血最有效的止血药,可用5~10IU 加入25%葡萄糖40ml 缓慢静注,持续10~15ml。非紧急状态亦可用10~20IU 加入5%葡萄糖500ml 缓慢静滴。对脑垂体后叶素有禁忌的患者可采用酚妥拉明10~20mg 加入25%葡萄糖40ml 静注,持续10~15分钟或10~20mg 加入5%葡萄糖250ml 静滴(注意观察血压),必要时输血。以中下肺野病变为主,引起大咯血的肺结核,无膈肌粘连者亦可采用人工气腹萎陷疗法止血。近年支气管动脉栓塞术介入疗法治疗肺结核大咯血收到了近期良好的效果。药物难以控制而肺结核病变本身具备手术指征、心肺功能耐受者,手术治疗可以显著降低大咯血病死率。对于不能手术的大咯血可采取以下方法治疗:①经纤支镜止血:经纤支镜直视定位后向出血部位涂布或灌注缩血管药物,如肾上腺素、促凝血药或血管硬化剂(如鱼肝油酸钠),亦可经纤支镜插入带球囊导管,藉球囊充盈膨胀压迫止血;②支气管动脉栓塞:体循环胸主动脉分支的支气管动脉压高,是大咯血的主要来源。出血灶的血管影像学改变为血管增生、扭曲扩张及动脉瘤形成、支气管-肺循环分流和造影剂血管外渗。经血管造影定位后注入明胶海绵等栓塞材料,可以有效控制出血。肺结核空洞壁动脉瘤破裂大咯血,可联合经右心肺动脉插管暂时阻断血流,或经过超声选择插管至动脉瘤处进行病变局部血管栓塞。

窒息系大咯血致命性威胁,预防及抢救窒息可挽救患者生命于千钧一发之时。若发生窒息,应立刻畅通气道及进行生命支持。其主要措施:①体位引流:采取患侧卧、头低脚高位,并令患者张口或用开口器清除口腔积血,叩击背部刺激咳嗽;②气管插管:常规气管插至气管,通过吸引并藉助体位防止健侧吸入;③支气管镜检查:硬质支气管镜能保持充分通畅,便于引流;纤支镜操作容易,便于应用支气管腔内止血措施。大咯血时关于镇静剂及镇咳药使用问题,根据不同情况区别对待，审慎从事。剧咳诱发咯血者可适量应用镇咳剂，相反若是出血刺激咳嗽，则有弊无益。精神高度紧张者可适当小剂量应用镇静剂。

三、肾上腺皮质激素应用

在急性粟粒性肺结核及浆膜渗出性结核伴有高热等严重毒血症状时，肾上腺皮质激素有助于改善症状，亦可促进渗出液吸收，减少粘连。但必须在充分有效抗结核药物保护下早期应用，一般用强的松每日 30mg，疗程 1 月左右即应逐步撤停。其他类型结核病伴高热而抗结核药物短期难于控制者可应用非类固醇类退热剂。

四、手术治疗及萎陷治疗

经有效抗结核治疗，绝大多数患者可获治愈。但对药物失效或疾病危及生命的单侧特别是局限性病变，外科治疗仍是可选择的重要治疗方法。其征象：①化疗尤其是经过规则的强有力化疗药物治疗 9～12 个月，痰菌仍阳性的干酪性病灶、厚壁空洞、阻塞性空洞；②一侧毁损肺、支气管结核管腔狭窄伴远端肺不张或肺化脓症；③结核性脓胸或伴支气管胸膜瘘；④不能控制的大咯血；⑤疑似肺癌或并发肺癌可能。这些患者大多病情严重，有过反复播散、病变范围广泛，因此是否适宜手术尚须参考心肺功能与播散灶控制与否、手术效果、风险程度及康复方面全面衡量，以作出合理选择。药物治疗无效的大咯血者，人工气腹萎陷治疗仍不失一种退而求其次的有用方法，但不适用于厚壁空洞、慢性纤维空洞，以及伴有支气管结核或胸膜黏连者。

五、肺结核患者的治疗管理

保证患者在治疗过程中坚持规律用药、完成规定疗程是肺结核治疗能否成功的关键，为此必须对治疗中的患者采取有效管理措施，具体要求：①归口管理：目前结核病治疗管理已有较为完整的技术规范，结核病防治机构医务人员必须接受系统培训，并有专人管理负责到底，直至痊愈。按我国法规要求，各级医疗卫生单位发现肺结核患者或疑似肺结核患者时，应及时向当地卫生保健机构报告，并将患者转至结核病防治机构进行统一检查，督导化疗与管理；②督导化疗：结核病防治机构组织对痰菌阳性肺结核患者实施督导化疗管理，每次用药应在医务人员面视下进行，监控治疗。对不能实施督导管理的菌阳患者及菌阴肺结核患者亦要采用家庭访视、家庭督导等方法，加强治疗管理；③住院与不住院治疗：肺结核患者一般采用不住院化疗，结核病专科医院负责急、危、重肺结核患者和有严重并发症、药物不良反应及耐多药等肺结核患者的住院治疗，未愈出院患者转到结防机构继续督导化疗，完成规定疗程。

【预防】

防控结核病的传播是全球性问题，WHO 建议所有国家及合作伙伴均实施 WHO 控制结核战略。该战略旨在通过在国家及地方层面采取公共和私人行动，大幅度减少结核病。由 WHO 与国际防结核和肺病联盟等 5 个非政府组织经过 10 余年的研究，总结成 DOTS（directly observed treatment，short-course chemotherapy）防治结核策略，它不仅仅是一项医疗措施，而是将卫生行政管理与药物治疗相结合的综合防治系统，包括五个基本要素：①政府对结核病防治规划的承诺，包括组织领导、督导、资金保障等；②通过痰涂片镜检发现患者，确保病例的早期发现；③提供全程督导的标准化短程化疗；④建立正规的药物供应系统，确保药物的供应和管理；⑤建立对 DOTS 规划执行的监督、评价系统。

DOTS 策略可快速发现传染源，由于及时给予治疗几乎可以治愈所有新发现患者，从而能有效地减少耐药结核病的产生，最终实现减少传染源控制结核传播的目的。因此，各国及各级政府、医疗机构应不断加强和改进提高 DOTS 的实施质量。

一、卡介苗接种

卡介苗（Bacillus Calmette-Guerin，BCG）自 1921 年用于预防结核以来，对它的作用及价值仍有争论，BCG 预防肺结核的效果在不同人群有很大差别。预防婴儿和儿童肺外血源播散性结核，例如结核性脑膜炎和粟粒性结核，效果可达 80%；而预防成人肺结核效果则差。对这种差别有两种解释：①接种 BCG 后短期效果最明显，说明其诱导的保护性免疫力是暂时的；②接种 BCG 不能预防毒力株结核分枝杆菌原发性感染，但能防止血源性播散。因此 BCG 预防肺外血源播散性结核最有效，特别是儿童结核性脑膜炎及粟粒性结核。因此，目前比较普遍的看法是 BCG 尚不足以预防感染，但可显著降低儿童发病及其严重性，并可减少内源性恶化的可能。因此，仍应推行接种 BCG，并应做到早期接种。WHO 推荐在结核病患病率及发病率均高的国家，应尽可能在婴儿出生时或 1 岁以内接种 BCG，对已接种过 BCG 者，不提倡复种。对已具有 AIDS 症状的儿童不能接种卡介苗；在结核病患病率高的国家，受 HIV 感染而无症状者仍应接种卡介苗；感染 HIV 的母亲其表现正常的婴儿亦应接种。国内常用的卡介苗接种方法有 2 种，即皮内注射法与皮上划痕法。积极推广皮内注射法是提高接种质量的一种途径。世界卫生组织结核病专家委员会第 9 次报道中提到“应用针管、针头的皮内注射法仍然是注入规定剂量卡介苗的最准确的方法”，其他方法，如针刺法、划痕法、双叉针法、喷气法等都不够准确。皮内法接种采用 0.05～0.1mg 的剂量，这是最常用的剂量范围。皮内注射 0.1ml(0.5mg/ml)菌苗，3～6 个月后可产生直径 5～6mm 的卡介苗瘢痕，若多数接种者的瘢痕小于 4mm，甚至不见瘢痕，即可判定接种剂量不足。

二、化学预防

任何年龄结核菌素新近阳转者第 1 年发病危险是 3.3%，5 年内为 5%～15%，对有结核病高发病危险的结核菌素试验阳性者，可采用 6～12 个月的异烟肼药物预防。业已证实，对结核菌素试验阳性者采用 12 个月的异烟肼药物预防，有效作用可持续 20 年，若没有外界的再感染，这种效果可能保持终生。以下人群应优先应用药物预防，依次是：①HIV 感染者，以及有 HIV 感染危险因素怀疑为 HIV 感染者；②家庭内与新发现传染源有密切接触的结核菌素试验阳性（特别是强阳性）的少年儿童；③结核菌素试验阳性、影像学检查提示有非活动性病变，且以前没有经过抗结核药物治疗者；④新感染病例，特别是 5 岁以下婴幼儿或青春期结核菌素试验强阳性者；⑤结核菌素试验阳性，处于结核病高度好发的范畴内；⑥某些职业的 35 岁以下结核菌素试验 15mm 以上阳性人群。

方法为异烟肼每日 300mg，儿童 5～10mg/kg（总量<300mg），顿服，疗程 6～12 个月。疗程中应定期监测肝功能。

（毛　青）

参 考 文 献

1. 刘家云，郝晓柯. 结核病实验室诊断方法新进展. 临床检验杂志，2013，31(2)：115-117.
2. Zellweger JP，Zellweger A，Ansermet S，*et al*. Contact tracing using a new T-cell-based test：better correlation with tuberculosis exposure than the tuberculin skin test. Int J Tuberc Lung Dis，2005，9(11)：1242-1247.
3. WHO Guidelines Approved by the Guidelines Review Committee. Guidelines for the programmatic management of drug-resistant tuberculosis，2011 update.
4. WHO. The feasibility and efficiency of controlling MDR-TB using the DOTS-Plus strategy in the Russian Federation. Geneva，World Health Organization，2005（WHO/HTM/TB/2005.357C）.
5. Rapid Implementation of the Xpert MTB/RIF diagnostic test. Technical and operational "how-to" practical considerations. Geneva，World Health Organization，2011.
6. Rozales FP，Machado AB，DE Paris F，*et al*. PCR to detect *Mycobacterium* tuberculosis in respiratory tract samples：evaluation of clinical data. Epidemiol Infect，2013，10：1-7.
7. O'Brien DP，Jenkin G，Buntine J，*et al*. Treatment and prevention of *Mycobacterium* ulcerans infection（Buruli ulcer）in Australia：guideline update. Med J Aust，2014，200(5)：267-270.

第十八章

放线菌感染与诺卡菌病

第一节 放线菌病

放线菌病(actinomycosis)系由放线菌感染所致的慢性化脓性炎症,感染局部肿胀、脓肿形成、向周围组织扩展形成瘘管并排出带有"硫磺状小粒"的脓液及周围组织纤维增生是本病的特点。感染部位以口腔及颜面、颈部最为常见,亦可侵犯机体其他器官,包括胸腹部、盆腔及中枢神经系统,亦有肌肉骨骼受累的报道,全身播散较少见。

【病原学】

放线菌属于放线菌科放线菌属,98% ~99%的放线菌病的病原体为放线菌属中的无芽胞厌氧放线菌或微需氧放线菌。在30种放线菌中,主要引起人类疾病的包括衣氏放线菌(*A. israelii*)、龋齿放线菌(*A. odontolyticus*)、内氏放线菌(*A. naeslundii*)、黏性放线菌(*A. viscosus*)、脓性放线菌(*A. pyogenes*)及乔治放线菌(*A. georgiae*),其中以衣氏放线菌最常见。病原体为丝状、有分支、无芽胞、革兰染色阳性的厌氧或微需氧杆菌,抗酸染色呈阴性,生长要求较高,6% ~10%的CO_2浓度有利于其生长。在琼脂平板上,细菌可形成特征性的"臼齿"状菌落,在肉汤培养基中,菌落呈"面包屑"状。大多数情况下,放线菌感染常伴有其他需氧菌的混合感染,常见的混合感染菌如链球菌、葡萄球菌及肠杆菌等。

【病原学】

放线菌致病力弱,往往需合并有局部黏膜屏障受损时方能致病。放线菌感染常伴有机体炎症、肿瘤、创伤及免疫抑制等状态,如口腔、颜面部放线菌感染多伴发于龋齿、拔牙、牙龈炎、牙龈肿瘤、慢性扁桃体炎、耳炎或乳突炎,胃肠道放线菌感染多伴发于异物、手术、阑尾炎、憩室炎等,宫内节育器(intrauterine device,IUD)的使用增加了女性患生殖道放线菌感染的风险。其他易感因素包括类固醇药物、免疫抑制剂的使用及人类免疫缺陷病毒(human immunodeficiency virus,HIV)感染等。

其他细菌的混合感染可降低宿主的免疫屏障及形成局部的无氧环境,从而有助于放线菌的生长,一旦放线菌在局部大量繁殖,随后将沿着筋膜间隙及淋巴间隙进行性地向周围组织扩散,形成慢性的、化脓性的、肉芽肿性的感染灶,常合并有窦道形成(尤多见于盆腔及腹腔感染)。病灶周围纤维组织增生先于脓肿的形成,易误诊为肿瘤。虽慢性感染多见,亦可暴发起病。血源性播散极少见。

放线菌菌丝交错成簇生长,形成大小不一的细菌集落,病灶中有大量中性粒细胞浸润,同时还可见浆细胞及多形核巨细胞。肉眼可见的自窦道排出的细菌集落呈浅黄色,称为"硫磺状小粒"(以前称为"硫磺颗粒"),颗粒直径约1~2mm,除细菌外还含有磷酸钙。显微镜下颗粒核心染色嗜碱性,周围围绕嗜酸性的放线状排列的梨形棒状长丝。在每个窦腔内约含有1~6个"硫磺状小粒",而在一个感染部位可有数量高达50个的窦腔。

【流行病学】

放线菌正常寄居在口腔、胃肠道、上呼吸道及泌尿生殖道。目前尚无在自然界如土壤、稻草中等发现该菌存在的报道,人与人之间亦无直接传播的证据,故一般认为本病为内源性感染。人群普遍易感,但儿童及60岁以上的老人少见,15~35岁人群感染多见,男女之比约为3:1,可能与男性口腔卫生不良或口腔外伤较多有关。美国报道放线菌病的年发患者人次不到100例,但由于此菌体外培养的营养要求苛刻,体外培养的假阴性率高,实际发病率可能高于100例。

【临床表现】

一、面颈部放线菌病

面颈部是放线菌感染最常见部位，常为牙源性，好发于下颌下及周围区域，表现为局部软组织肿胀，伴或不伴有疼痛，颞下颌关节及颊部亦可受累。肿胀局部因纤维组织增生而呈板样硬结。起病形式因合并感染的菌种不同而表现为急性、亚急性或慢性，如合并金黄色葡萄球菌或β-溶血链球菌感染时呈急性起病，早期症状为痛性脓肿或蜂窝织炎；慢性起病者常表现为无痛性渗液及纤维硬结形成，逐渐形成多发脓肿及窦道。可同时伴有发热及牙关紧闭等症状，白细胞可增高，25%的患者排出含有“硫磺状小粒”的脓液。感染可向周围组织扩散，可侵犯咀嚼肌、颈动脉、鼻窦、舌、涎腺、耳、乳突、甲状腺、咽、喉、气管或胸腔，骨骼（尤其是下颌骨）亦可受累而导致骨膜炎或骨髓炎。颈椎及颅骨的受累可导致硬膜下积脓及中枢神经系统的感染。应注意与结核、真菌感染、其他化脓性感染及肿瘤相鉴别。

二、胸部放线菌病

胸部放线菌病可累及肺实质及胸膜，15%～30%的患者隐匿起病，疼痛不突出。自口咽部吸入带有放线菌的物质是此型的主要感染途径，其他少见感染途径包括食管瘘、颈部或腹腔感染灶的蔓延及血行播散。肺部感染灶经肺裂逐渐蔓延至胸膜及胸壁，最终形成瘘管并排出含有“硫磺状小粒”的脓液，但颗粒很少经痰液排出。少见情况下，病原体可侵犯纵隔、心包、心肌、胸椎及肋骨，由于抗生素应用日渐广泛，此类并发症已极少见。胸部放线菌病的症状不具特异性，常见主诉为胸痛、咳嗽咳痰、呼吸困难、体重下降及发热。实验室检查可发现贫血、轻度白细胞升高及血沉增快。患者常有肺部基础疾患，肺部影像学改变可为块状影、肺炎征象或类似于结核病（尤其是伴有空洞形成时）的改变，胸膜增厚、胸腔积液及肺气肿亦较常见。病变有时与芽生菌病不易区别，但后者较少形成窦道。诺卡菌病、支气管癌、隐球菌病、吸入性肺炎、其他细菌所致肺部感染及淋巴瘤均应注意与此病鉴别。

三、腹部放线菌病

腹部放线菌病为慢性局灶性炎症，可发生在胃肠黏膜受损后的数周、数月甚至数年。易感因素包括急性阑尾炎并穿孔、结肠憩室炎并穿孔及下位结肠创伤。最常见感染表现为回盲部肿块，感染灶能缓慢向邻近脏器蔓延扩散，尤以肝脏最常受累，亦可累及腹膜后器官如脊柱或腹壁。感染局部能够形成窦道，累及到肛周组织时易误诊为结核或克罗恩病。感染性包块由于有纤维组织的大量增生，触诊时呈板状，质地坚硬，易误诊为肿瘤。全身症状不具特异性，患者可有发热、腹泻或便秘、体重下降、恶心呕吐和腹痛，查体可扪及包块。CT 常见表现为浸润性肿块并不均匀增强影。

四、盆腔放线菌病

常见于使用IUD两年以上的女性，亦可由肠道放线菌感染如回盲肠炎直接蔓延而来。子宫内膜炎是感染的早期表现形式，若继续进展可导致输卵管、卵巢脓肿，同时可向周围毗邻组织蔓延，如侵犯至膀胱、直肠、腹壁、腹膜及骨盆，血行播散偶有发生。盆腔放线菌病其他感染形式可为慢性阴道炎、盆腔炎或炎性假瘤。患者常有发热、异常的阴道流血或分泌物增多，下腹部疼痛、月经过多及体重下降等表现。

五、中枢神经系统放线菌病

中枢神经系统放线菌病很少见，多由病原体血行播散所致，亦可由面颈部放线菌病直接蔓延而来。主要表现为单个或多个包裹性脑脓肿，CT平扫增强可见厚壁、不规则环形增强的结节影，不易与其他原因所致的脑脓肿相鉴别。放线菌性脑膜炎少见，多表现为慢性过程，颅底常为受累部位，脑脊液检查细胞数增多，以淋巴细胞为主，与结核性脑膜炎的改变相似。中枢神经系统放线菌病头痛是常见表现，依据病灶部位不同可出现相应的神经系统定位症状及体征。

【诊断】

放线菌病的正确诊断需结合病理改变及适当的微生物检测方法，病原体检测阳性是确诊依据。当临床医师高度考虑该病时要及时与检验医师沟通，送检标本可是瘘管引流物、细针抽吸的深部组织标本或是活检组织标本，有条件时送检多个病变部位的组织标本，且应争取在抗感染治疗前留取标本。若在脓液或组织标本中发现有革兰染色阳性、抗酸染色阴性、呈丝状分支的细菌则高度提示本病，“硫磺状小粒”对诊断亦有提示。“硫磺状小粒”组织切片HE染色表现为圆形或椭圆形的嗜碱性颗粒，周围有放射状排列的嗜酸性梨状小棒，但其他一些细菌如诺卡菌、单孢子菌、葡萄状霉菌感染时组织切片标本亦可出现类似颗粒，应注意鉴别。放线菌在HE染色下不易着色，使用其他着色方法如哥氏亚甲胺银染色（Gomori's methenamine silver nitrate stain，GMS）、对氨基水杨酸染色等可提高细菌检出率。细菌培养要使用厌氧培养基，由于常伴有复数菌感染而放线菌的生长又较缓慢，往往导致该菌培养的阳性率很低。放线菌与其他革兰染色阳性厌氧菌的鉴别可通过生长速率（放线菌慢）、过氧化氢酶发酵试验（除黏性放线菌，其他放线菌均为阴性）及气相液相色谱法检测肉汤培养基中的乙酸、乳酸、琥珀酸的产量以鉴定不同细菌。近年来直接荧光抗体结合实验及免疫荧光实验亦可用于快速鉴定病原体，但尚未在临床实验室开展。

影像学检查如X线、CT、MRI并无确诊意义，但有助于了解病变的范围及分析治疗应答。

【治疗】

推荐长疗程（至少6～12月）的治疗以防止复发，根据病变部位、临床疗效决定具体病例疗程。若有脓肿形成要尽可能地切开引流。

药物首选青霉素，大剂量长疗程以预防复发。静脉给药每日1000～2000万U，连续2～6周，后改为苯氧基青霉素每日口服2～4g。对于单纯的面颈部放线菌病，后续口服疗程持续数周即可，但对于病变广泛的肺部或腹部放线菌病，疗程则需12个月以上，目前尚无证据报道青霉素的长疗程会导致耐药菌株的发生。其他一线治疗放线菌病的药物还包括四环素、红霉素、氯霉素及克林霉素，第一代头孢菌素、头孢曲松及亚胺培南临床应用亦证实有效。甲硝唑、氨基糖苷类及抗真菌药物对此病无效。体外药物敏感试验可作为抗感染药物选择的参考依据，但应注意本病体外及活体抗感染效果可能存在差异。

关于是否需要联合治疗来杀灭与放线菌同时感染的其他细菌，目前仍存在争议。由于多种合并感染系常见病原微生物所致，可根据临床经验选择合适的抗感染药物。当有广泛的坏死及窦道形成、或是恶性肿瘤不能完全排除及巨大脓肿无法经皮抽吸完全时，常需要外科手术的干预。对于放置有IUD的女性，若出现明确的IUD相关症状且阴道分泌物涂片放线菌特异性的直接荧光抗体检查阳性时，IUD应考虑摘除，同时还要进行2周的抗感染治疗。

【预后】

随着抗感染药物的广泛应用，各种类型的放线菌病的治愈率均大大提高，畸形死亡皆不常见。

（谭德明　刘菲）

参考文献

1. Sahay SJ, Gonzalez HD, Luong TV, *et al*. Pancreatic actinomycosis as a cause of retroperitoneal fibrosis in a patient with chronic pancreatitis. Case report and literature review. JOP, 2010, 11(5): 477-479.
2. Acquaro P, Tagliabue F, Confalonieri G, *et al*. Abdominal wall actinomycosis simulating a malignant neoplasm: Case report and review of the literature. World J Gastrointest Surg, 2010, 2(7): 247-250.
3. Song JU, Park HY, Jeon K, *et al*. Treatment of thoracic actinomycosis: A retrospective analysis of 40 patients. Ann Thorac Med, 2010, 5(2): 80-85.
4. Sullivan DC, Chapman SW. Bacteria that masquerade as fungi: actinomycosis/nocardia. Proc Am Thorac Soc, 2010, 7(3): 216-221.

第二节 诺卡菌病

诺卡菌病（nocardiosis）系指由诺卡菌（*Nocardia*）感染所致的一类疾病，常见感染部位在肺部，亦可感染中枢神经系统及皮肤，感染常见于免疫力低下患者。

【病原学】

诺卡菌曾被列入真菌，因其无完整的核，细胞壁的成分及对噬菌体、抗生素的反应亦不同于真菌，现在将诺卡菌归属细菌，属诺卡菌科诺卡菌属，与放线菌近缘。能引起人类疾病的诺卡菌有许多种，但主要致病菌包括星形诺卡菌（*N. asteroides*）、巴西诺卡菌（*N. brasiliensis*）及皮疽诺卡菌（*N. farcinica*）。细菌为细小的革兰染色阳性杆菌，有细长的菌丝，菌丝末端不膨大。抗酸染色阳性，但在1%的盐酸酒精中较长时间可完全脱色，这可与结核杆菌相区别。本菌属为专性需氧菌，在普通培养基或沙氏琼脂培养基中生长缓慢，常需5～7日才形成肉眼可见菌落，在5%～10%的二氧化碳浓度及有氧条件下则生长旺盛。星形诺卡菌菌落表面无白色菌丝；巴西诺卡菌菌落表面有白色菌丝生长。诺卡菌在液体培养基中常在表面生长形成菌膜，下部液体澄清。

【流行病学】

诺卡菌广泛分布于土壤，亦可散落在稻草、牧场及腐烂的杂草中，非人体正常菌群，为外源性感染。因诺卡菌病非法定上报的感染病，该病流行特征尚不明确。虽然诺卡菌广泛分布，但它们很少在人类导致显性感染，据估计诺卡菌病年发病率约为1/25万人。然而，免疫系统受损的人群中如使用免疫抑制剂、HIV感染（尤其是$CD4^+$T淋巴细胞计数低于100×10^6/L患者）、使用抗炎药物如肾上腺皮质激素、抗肿瘤坏死因子单克隆抗体等，发生诺卡菌显性感染的风险将大大增高，发病率可为普通人群的1000倍以上。此外，罹患肿瘤、柯兴综合征、慢性肉芽肿、异常丙种球蛋白血症亦会增加诺卡菌病的发病风险，且慢性肺部疾病尤其是肺泡蛋白沉积症亦会增加诺卡菌的易感性；尚有1/3的诺卡菌病患者没有原发基础疾病存在。本病不存在人与人之间的直接传播。

【发病机制和病理生理】

诺卡菌主要通过呼吸道侵入宿主，少见直接污染皮肤伤口导致感染。细菌侵入机体后，机体的细胞免疫及体液免疫都会对细菌发挥抑制作用，但以细胞免疫为主。感染部位中性粒细胞及巨噬细胞将细菌吞噬并包被在吞噬体中，然后合成超氧化物及过氧化氢将吞噬体中的细菌杀灭。然而，诺卡菌能够通过自身的保护机制抵抗杀菌机制，如细菌可产生超氧化物歧化酶，能够灭活有毒氧代谢产物，同时诺卡菌亦能产生霉菌酸，又称为索状因子，能够阻止溶酶体与吞噬体的膜融合，阻止蛋白酶或其他一些抗菌物质直接与细菌接触，从而保护吞噬体内的细菌不被杀灭。因此，吞噬作用可抑制诺卡菌生长，却不能彻底将其消灭。当宿主存在细胞免疫及体液免疫受损的情况下，发生诺卡菌病的风险增高。诺卡菌所致的化脓性病变病理变化与其他细菌所致者相类似，但包裹脓肿周围的纤维组织增生甚少，病原体易于从原发病灶内播散出去。

【临床表现】

诺卡菌病的临床表现不具有特异性，误诊非常常见。肺部或皮肤的感染经常规抗感染治疗无效的情况下要考虑诺卡菌病的可能性。但对于免疫受损的特殊人群，诺卡菌病是需要考虑的一个常见疾病。

一、肺诺卡菌病

有2/3的诺卡菌感染者存在肺部病变，常误诊为真菌感染或结核病。肺诺卡菌病的症状以持续咳嗽及咯脓痰常见，同时伴有发热、食欲不佳及体重减轻等全身症状，脓胸及呼吸困难少见。咯血亦少见，当病变导致肺部形成大空洞时可出现咯血。起病常呈亚急性，但免疫力低下患者可以急性肺炎起病。胸部X射线检查可发现不同的病变影像，但无特征性。

二、脑诺卡菌病

有1/3的诺卡菌感染者存在脑部病变。多发的脑脓肿是脑诺卡菌病的常见表现，病原菌常由肺部原发病灶经血行播散至中枢神经系统。病变可位于颅内的任一部位，症状因病变部位不同而异。脑诺卡菌病的病初主诉常常是头痛，疼痛部位往往提示脑脓肿的所在，部分患者还可发生癫痫或其他神经系统受损表现。艾滋病（acquired immunodeficiency syndrome，AIDS）患者脑脓肿往往伴随有肺部的影像学改变，当肺部X线提示肺部结节同时颅内存在环形增强的病灶时易误诊为肺部肿瘤伴转移，此时还应注意与播散性曲霉感染及弓形虫病相鉴别。在非AIDS患者，脑诺卡菌病可不伴有肺部明显的影像学变化。脑膜炎在脑诺卡菌病不常见，若发生常呈亚急性或慢性起病，伴有发热、弥漫性头痛及颈项强直，脑脊液培养常为阴性，当经验抗感染治疗无效时需考虑此病。约40%的脑膜炎患者伴随有脑脓肿同时存在。

三、皮肤诺卡菌病

皮肤诺卡菌感染的病原体以巴西诺卡菌常见，感染途径常为破损皮肤直接接触带有细菌的土壤所致，患者常有外伤、手术、昆虫叮咬、荆棘擦伤或宠物抓伤病史。皮肤诺卡菌病初起表现为皮肤受损处小红斑或脓疱，继而发展为非波动性结节，红斑可沿着淋巴蔓延扩散，可伴随有痛性淋巴结肿大，类似皮肤病变还可见于猫抓病、兔热病、海分枝杆菌感染及孢子丝菌病。在免疫力低下的患者，播散性诺卡菌病患者的皮肤表现为多发性的红斑性凸起结节，往往提示预后不佳。在美洲中、南部的热带地区，诺卡菌常导致皮肤慢性化脓性肉芽肿，表现为肿胀、脓肿及多发性瘘管，在感染的组织及脓液内亦有类似"硫磺样颗粒"。此种感染通常发生在下肢远端，称为足分支菌病(maduromycosis)。

【辅助检查及诊断】

一、放射学

对于肺部诺卡菌病，肺部X线片的改变多种多样，最常见的病变为肺部结节影，此外尚可出现实变、伴有气液平面的空洞、渗出性肺间质性病变及胸腔积液等征象。计算机断层扫描(computed tomography，CT)能够更加有效地对病变的性质、部位及范围进行判断。AIDS患者肺部的渗出性病变常见于肺上叶，合并肺部结节的数量往往较多，较易出现结节空洞。在部分患者尤其是免疫力正常的患者，肺部渗出性病变可自行吸收消散。然而，数月后仍可能会发生脑脓肿，可能由短暂的诺卡菌血症所致。诺卡菌脑脓肿与其他细菌所致的脑脓肿影像学表现相似，但病灶内分隔常见，CT或磁共振(magnetic resonance imaging，MRI)增强影像最常见的改变为环形增强病灶。

二、组织病理学

诺卡菌病的组织病理学改变呈以中性粒细胞聚集为特点的急性炎症反应，常伴有多腔的小结节性脓肿形成。革兰染色可见革兰阳性、分支且呈串珠状排列的细菌，此细菌形态与放线菌属极为相似，但后者的抗酸染色阴性，而诺卡菌因细胞壁含有大量脂质表现为抗酸染色阳性。

三、细菌培养

脑脓肿组织标本体外培养分离得到诺卡菌是此病确诊依据，呼吸道或皮肤标本培养出诺卡菌高度提示本病。诺卡菌在5%～10%的二氧化碳浓度及有氧条件下生长旺盛，在血琼脂平板上则生长缓慢，常需3～5日才能形成肉眼可见菌落，若标本中(如痰或皮肤标本)含有其他生长快速的微生物，会掩盖诺卡菌菌落的存在，且许多革兰阴性细菌可抑制诺卡菌的生长。因此，如果临床上考虑诺卡菌病的可能，在培养时尽可能使用选择性培养基并延长培养时间。细菌培养阳性者须同时进行药物敏感实验。

【治疗】

肺部及皮肤诺卡菌感染的治疗首选磺胺类药物，复方磺胺甲基异噁唑。成人常用剂量为口服或静脉给予每日5～10mg/kg(以甲氧苄啶含量计算)，分2～4次给药。脑诺卡菌病及全身播散性诺卡菌病由于磺胺单药治疗的存活率不到50%，推荐联合治疗方案；此外，皮疽诺卡菌感染时亦需采用联合治疗，因该菌常发生血行播散，且此菌对磺胺耐药。经典联合治疗方案为静脉给予复方磺胺甲基异噁唑(剂量如前述)或阿米卡星(7.5mg/kg，每12小时1次)联合头孢曲松(2g，每12小时1次)或亚胺培南(500mg，每6小时1次)或利奈唑胺(600mg，每12小时1次)，长疗程治疗时药物可能对骨髓造血产生毒性作用，应注意监测患者的外周血象，建议每周至少复查一次血象。新一代喹诺酮类药物莫西沙星(每日400mg)及加替沙星(每日400mg)亦证实对多种诺卡菌有效，如皮疽诺卡菌、巴西诺卡菌。亦可选择米诺环素(100mg，每日2次)及阿莫西林-克拉维酸(875/125mg，每日2次)。个体化的治疗方案以细菌药物敏感试验结果为依据。因为诺卡菌在细胞内能够抵抗溶酶体的吞噬作用且生长缓慢，抗菌药物治疗疗程较长，对于免疫力正常的人群，用药4～6月，免疫力下降的患者需将用药疗程延长至6～12月以防止复发。对于有脑脓肿及皮下脓肿的患者必要时需外科引流进行辅助治疗。

【预后】

诺卡菌病的总体病死率约为25%，无基础疾病的人群感染及单纯的肺诺卡菌病病死率相对较低(15%)。影响预后的高危因素有：起病急、使用皮质类固醇或细胞毒性药物、器官移植受体、播散性诺卡菌病(包括有2个或2个以上非毗邻器官的病灶)者及诺卡菌脑膜炎患者。

(谭德明　刘非)

参考文献

1. Welsh O, Vera-Cabrera L, Salinas-Carmona MC. Current

treatment for *Nocardia* infections. Expert Opin Pharmacother,2013,14(17):2387-2398.

2. Song E,Jaishankar GB,Saleh H,*et al*. Chronic granulomatous disease: a review of the infectious and inflammatory complications. Clin Mol Allergy,2011,9(1):10.

3. Sullivan DC,Chapman SW. Bacteria that masquerade as fungi:actinomycosis/nocardia. Proc Am Thorac Soc,2010,7(3):216-221.

4. Lowman W,Aithma N. Antimicrobial susceptibility testing and profiling of *Nocardia* species and other aerobic actinomycetes from South Africa:comparative evaluation of broth microdilution versus the Etest. J Clin Microbiol,2010,48(12):4534-4540.

第十九章

巴尔通体病

第一节 概　　述

巴尔通体病(Bartonellosis)系由巴尔通体(*Bartonella*)感染所致的一类疾病。1909年,秘鲁医生Alberto Barton在血液中发现人类巴尔通体病Oroya热的致病因子;1913年,Battistini等分离出该病原体;为纪念Barton,将此病原命名为杆菌性巴尔通体(*B. bacilliformis*)。1993年发现罗克利马体菌属及格拉汉氏体属下的部分细菌,其16S RNA序列与巴尔通体属高度同源,故而在分类学上对上述三属细菌归类重组,现将巴尔通体归为变形菌门、α-变形菌纲、根瘤菌目、巴尔通体科、巴尔通体属。从20世纪80年代开始巴尔通体作为新发及老感染病的病原体,再次肆虐人类,并以新形式表现出来。

巴尔通体属包含有至少24个不同的种,仅有10种与人类疾病有关,其中主要包括汉赛巴尔通体(*Bartonella henselae*)、五日热巴尔通体(*Bartonella quintana*)、杆菌性巴尔通体(*Bartonella bacilliformis*)、伊莉莎白巴尔通体(*Bartonella elizabethae*)、万森巴尔通体(*Bartonella vinsonii*)及科勒巴尔通体(*Bartonella koehlerae*)等。近年来,越来越多的巴尔通体属下的菌种不断地从物体内被分离鉴定,因而巴尔通体属的队伍仍在扩大。

巴尔通体系一群革兰染色阴性、氧化酶阴性、营养条件要求苛刻的兼性细胞内寄生的需氧杆菌。病原体在Warthin-Starry银浸染色时易于观察到。巴尔通体有两个主要的基因群:休斯顿群(1型)及马赛群(2型)。在感染体内,巴尔通体常位于血管壁及淋巴结窦的巨噬细胞内,坏死组织的碎片中未见巴尔通体。

从组织学病变上可将巴尔通体感染所致的疾病分为三大类:血管增生性疾病、肉芽肿性疾病及以菌血症为特点的血管内病变。血管增生性疾病包括杆菌性血管瘤病和紫癜、秘鲁疣,前者主要由汉赛巴尔通体或五日热巴尔通体感染所致,后者主要为杆菌性巴尔通体感染后的主要特征。肉芽肿性疾病的典型代表是猫抓病,主要由汉赛巴尔通体感染所致,该病主要以淋巴结受累为特点,可致全身性的并发症。巴尔通体菌血症可见于任一类型的巴尔通体病,在此主要指以菌血症为主要表现的巴尔通体病,包括战壕热(由五日热巴尔通体感染所致)、感染性心内膜炎(可由汉赛巴尔通体,五日热巴尔通体,伊莉莎白巴尔通体,万森巴尔通体及科勒巴尔通体感染所致)及Oroya热(由杆菌性巴尔通体感染所致)。

不同巴尔通体菌株感染后组织的易嗜性、致病性及引起的宿主免疫反应均不相同,如五日热巴尔通体及汉赛巴尔通体均可导致杆菌性血管瘤病的皮肤改变,但前者还更易累及皮下组织及骨骼,而后者几乎是唯一可致肝、脾、淋巴结损害的巴尔通体。另外,宿主的免疫状态扮演着非常重要的角色,如在免疫力受损的人群感染汉赛巴尔通体后往往以杆菌性血管瘤病常见,而在免疫力健全的人群多发生猫抓病。

(谭德明　刘菲)

参 考 文 献

1. Hayman DT, McDonald KD, Kosoy MY. Evolutionary history of rat-borne *Bartonella*: the importance of commensal rats in the dissemination of bacterial infections globally. Ecol Evol, 2013, 3(10): 3195-3203.

2. Smit PW, Peeling RW, Garcia PJ, *et al*. Dried blood spots for qPCR diagnosis of acute *Bartonella bacilliformis* infection. Am J Trop Med Hyg, 2013, 89(5): 988-990.

第二节 战　壕　热

战壕热(trench fever)由五日热巴尔通体感染所致,又称为"五日热"、"城市战壕热"、"华伦热”、“胫骨热”。

【病原学】

五日热巴尔通体曾称为“五日热罗克利马体菌”、“五日热立克次体”，该菌基因组全长约1700～2174kb，为革兰染色阴性、生长条件要求苛刻的需氧棒状杆菌，细菌的生长条件与汉赛巴尔通体类似，在5% CO_2浓度及5%的绵羊或兔血清的培养基中生长旺盛。在原代培养基中，细菌要生长9～21日才能形成肉眼可见的菌落，但若与内皮细胞共培养，则生长快速。

【流行病学】

人类及人虱几乎是五日热巴尔通体的唯一储存宿主，亦是本病传染源。人虱是主要传播媒介，人与人之间没有直接传播，传播途径主要是破损皮肤伤口或人虱叮咬的伤口直接接触细菌污染的人虱代谢物。人群对该病普遍易感，高危因素包括流浪者、酗酒者、居住条件拥挤、低收入人群及不良卫生状况等。

【发病机制及病理改变】

战壕热的发病机制及病理变化目前尚不十分明确。五日热巴尔通体能够感染血管内皮细胞及红细胞，细胞受染后病原体将大量在细胞内繁殖，同时细胞出现核异型性，导致细胞凋亡受抑、前炎症因子释放及血管增生，患者出现相应临床表现如畏寒、发热、乏力等菌血症表现。细菌脂多糖(lipopolysaccharide，LPS)是一个重要的致病因子，能够对抗TLR-4(Toll-like receptor 4)的作用，同时病原体还能诱导巨噬细胞过度释放白介素-10(interleukin-10，IL-10)抑制机体的免疫作用。五日热巴尔通体还能刺激机体释放促血管生长因子，是导致杆菌性血管瘤的一个重要致病机制。心内膜炎是五日热巴尔通体病一个新的临床发现，常发生于既往有瓣膜病的患者，尤其是主动脉瓣的病变，感染巴尔通体后会导致瓣膜病的进一步加重，电镜下可见细菌在病变瓣膜的细胞内外大量积聚。患者皮肤病变处标本病理变化主要为血管周围淋巴细胞浸润，血管内皮细胞中未检出病原体，但在感染者(包括有症状或无症状者)外周血抹片中可看到存在于红细胞内的病原体。

【临床表现】

一、战壕热

战壕热的潜伏期为4～35日，平均22日。轻症患者发热仅持续4～5日，重症患者发热常反复发作3～5个周期，每次发作持续5日，故而又称为“五日热”。发热时伴有畏寒、乏力、食欲下降、盗汗及眼眶疼痛、颈背部及下肢的骨痛，骨痛尤以胫骨明显，故又称为“胫骨热”。大部分患者还有结膜充血、肝脾大、躯干红色斑丘疹、轻中度的白细胞增多。症状及体征在第一次发热发作周期最为明显和严重，在接下来的发热周期除了骨痛症状，其他上述症状都会有所减轻。

在战壕热症状恢复后，部分患者会存在慢性菌血症，最长的带菌时间可长达8年。患者可无症状而成为隐匿传染源。

二、巴尔通体感染性心内膜炎

巴尔通体感染所致的心内膜炎临床表现与其他普通细菌导致的心内膜炎相似。大部分患者有发热，体温通常高于38℃，40%的患者有栓塞表现，心脏超声检查可见瓣膜尤其是主动脉瓣赘生物。

三、杆菌性血管瘤病

杆菌性血管瘤病亦可由五日热巴尔通体感染所致，表现为皮肤的痛性损害，黏膜亦较常受累。皮肤损害特点有时不易与卡波西肉瘤相鉴别，皮损可为单发或多发，皮疹为红色、紫红色或肉色的圆顶状丘疹、结节或息肉状，随时间的延长可发生溃疡，继而形成痂皮或鳞屑。病变发展至皮下可累及骨骼及内脏如肝、脾、淋巴结、骨髓、肺和脑。内脏受累后可无症状或出现畏寒、发热、乏力、恶心等全身症状。

【实验室检查及诊断】

一、血清学诊断

间接免疫荧光试验是临床上最为常用的诊断方法，当抗体滴度≥1∶50时提示巴尔通体感染，当抗体滴度≥1∶800时提示心内膜炎可能。但本试验与其他病原体如肺炎衣原体有交叉反应。近年来结合蛋白印迹法及交叉吸附试验可弥补不同细菌间交叉反应的弊端，亦可对病原体进行分型。

二、细菌培养

最常用于分离五日热巴尔通体的方法是直接接种至固体培养基，培养时间至少需要 12～14 日，且由于细菌营养要求苛刻，培养的阳性率很低。

三、分子生物学方法

可用 PCR 的方法检测血或组织标本中巴尔通体的 DNA，方便、快速。扩增 16S rRNA 片段可检测巴尔通体属下的多种细菌，进一步可使用更加特异性的引物来对细菌进行种的划分。

四、免疫荧光检测病原菌

新鲜薄血片经甲醛固定后使用鼠特异性单克隆抗体进行免疫荧光检测可观察到红细胞内的五日热巴尔通体，进一步可在共焦显微镜下观察细菌在红细胞内的定位。

【鉴别诊断】

此病需与流行性斑疹伤寒、地方性斑疹伤寒、Q 热、落基山斑疹热、莱姆病、疟疾等疾病相鉴别。

【治疗】

灭虱是治疗的重要部分，由于人虱常在衣物上寄居，对患者衣物需进行彻底的消毒，如使用 10% 滴滴涕(DDT)、1% 马拉硫磷或 1% 扑灭司林。

巴尔通体对多种抗菌药物都敏感，包括青霉素类、头孢霉素类、氨基糖苷类、氯霉素、四环素类、大环内酯类、利福平、喹诺酮类及复方新诺明，其中仅大环内酯类药物具有杀菌作用。体外的最低抑菌浓度对指导活体用药剂量意义非常有限，可能是由于药物仅能抑制细菌繁殖而不能彻底杀灭细菌，同时由于细菌在红细胞内寄生，药物难以直接发挥作用。

尽管免疫力正常的个体感染巴尔通体菌血症后可自发清除细菌，但仍建议杆菌性血管瘤患者及巴尔通体菌血症的患者使用抗感染治疗。可采用多西环素 100mg(每日 2 次)联合利福平 300mg(每日 2 次)，杆菌性血管瘤患者疗程至少 8 周，巴尔通体菌血症的患者疗程至少 4 周。红霉素对杆菌性血管瘤的疗效突出，可能由于其有拮抗血管生成的作用，用量为 500mg(每日 4 次)，连服 3 月。

对于五日热巴尔通体心内膜炎患者，推荐的治疗方案为多西环素 100mg(每日 2 次)联合利福平 300mg(每日 2 次)，连服 6 周。阿奇霉素每日 500mg(第 1 日)，继以每日 250mg 口服亦证实有效，延长疗程至 2 周效果更好。同时应密切监测患者的血流动力学情况，根据既往经验，经过抗感染治疗的患者最终仍需接受瓣膜的修复治疗。

【预后】

战壕热经抗菌药物治疗后体温一般在 1～2 日下降，目前尚无死亡病例报道。杆菌性血管瘤患者使用抗菌药物后预后较好；心内膜炎患者即使经抗感染治疗，仍有 90% 的患者仍需接受外科治疗，病死率约 30%。

(谭德明　刘菲)

参考文献

1. Li H, Bai JY, Wang LY, *et al*. Genetic diversity of *Bartonella quintana* in macaques suggests zoonotic origin of trench fever. Mol Ecol, 2013, 22(8): 2118-2127.
2. Dimopoulos S, Eleftherakis E, Charitos C, *et al*. *Bartonella quintana* endocarditis as a cause of severe aortic insufficiency and heart failure. Hellenic J Cardiol, 2012, 53(6): 476-479.
3. Badiaga S, Brouqui P. Human louse-transmitted infectious diseases. Clin Microbiol Infect, 2012, 18(4): 332-337.
4. Vilibic-Cavlek T, Karlovic-Martinkovic D, Ljubin-Sternak S, *et al*. High prevalence of *Bartonella henselae* and *Bartonella quintana* antibodies in Croatian patients presenting with lymphadenopathy. Pol J Microbiol, 2012, 61(4): 315-317.

第三节　猫　抓　病

猫抓病(cat scratch disease, CSD)系由汉赛巴尔通体(*Bartonella henselae*)感染所致的一类临床上主要以发热及局部淋巴结肿大为特征的感染病。

【病原学】

猫抓病的病原体为汉赛巴尔通体。汉赛巴尔通体是体小(约 0.5μm×1μm)、微弯曲、革兰染色阴性的杆菌，营养要求高，在 35℃、高湿度、5%～

10%的 CO_2 及5%的绵羊或兔血清的培养基中生长旺盛。在原代培养基中，细菌要生长9～21日才能形成肉眼可见的菌落。

【流行病学】

猫科动物是汉赛巴尔通体的储存宿主和传染源。75%的患者病前有被猫抓伤或咬伤的流行病学史，因此猫抓伤或咬伤可能是本病的主要传播途径。人群普遍易感，尤其多见于5～14岁的儿童，发病多集中在7月至次年1月。我国近年有十几个省市报道发生CSD，均为依据临床症状及个别病理变化确定，尚未见有血清学检测及病原菌分离的报道。

【发病机制及病理改变】

在免疫力正常的个体，感染一般仅局限于淋巴管，为肉芽肿性及化脓性病变。感染早期出现淋巴样组织及微动脉的增生，淋巴结病检可见增宽的微动脉管壁，Warthin-Starry银浸染色早期易在组织中检出细菌。疾病继续进展逐渐出现肉芽肿性炎症，伴有病变中央的坏死及多形核巨细胞的浸润，导致巨噬细胞的活化及趋化，最终导致肉芽肿及微脓肿。免疫力低下的个体感染后易罹患杆菌性血管瘤病，表现为皮肤的血管性病变，病变部位血管增生，伴有多种炎症细胞的浸润。

【临床表现】

一、典型猫抓病

典型猫抓病的潜伏期为3～10日，50%以上的患者会在伤口局部出现红色斑丘疹，继而形成水疱、脓疱，1～3周后皮疹以痂皮形式愈合。约在暴露后的1～3周，伤口附近局部淋巴结开始肿大，伴有疼痛，以腋下及颈部最为常见。局部淋巴结的肿大持续2～4月。全身症状轻微，主要包括低热、乏力、恶心，不到10%的患者会出现体温高于39℃，亦有1/3的患者无发热。

二、其他不典型表现

（一）长程发热

汉赛巴尔通体感染可致长程发热，此时多伴有肝脾损害，被认为是儿童长程发热的一个重要病因。亦有部分患者仅有腹腔淋巴结的大、腹痛及发热，而不伴有肝脾的病变。

（二）肝脾病变

巴尔通体感染可致肝脾的微脓肿、严重的脾脏脓肿甚至脾破裂。常表现为脐周钝痛或上腹部剧烈疼痛，可有肝脏或脾脏的肿大，畏寒、头痛、肌痛及乏力等。化验血沉增快，白细胞及血小板正常或稍高，血清汉赛巴尔通体抗体滴度增高，超声检查可见肝脏或脾脏的低回声影像，病理检查提示病变为坏死的肉芽肿。紫癜肝病是在免疫力受损的人群感染巴尔通体后的一种特殊形式。患者出现畏寒、发热、消化道症状、肝脾大，肝脏特征性的改变是多发的膨大的毛细血管或充血的窦隙。病变一般持续1～2月。

（三）眼部巴尔通体感染

1. 帕里诺眼腺综合征　约有5%的猫抓病患者可出现此征。典型症状包括异样体觉、单侧结膜充血、眼分泌物增多。查体可发现结膜上皮坏死性肉芽肿伴有溃疡形成及局部淋巴结肿大包括耳前淋巴结、下颌下淋巴结及颈部淋巴结。数周后肉芽肿自行愈合不遗留瘢痕。

2. 视神经视网膜炎　主要特点为视神经乳头水肿及黄斑星状渗出，主要表现为突发的、单侧的无痛性视力丧失。黄斑渗出需要数月的时间才能缓解，但仍可能遗留视力障碍。

3. 其他眼巴尔通体感染　其他眼巴尔通体感染后期眼病还包括全葡萄膜炎、黄斑裂孔、玻璃体炎、视神经白斑等等。

（四）神经系统病变

汉赛巴尔通体感染后神经系统病变不常见（<2%）。主要是脑病症状，如头痛及精神状态改变，可有癫痫发作。脑脊液检查不具特异性，主要依靠血清学汉赛巴尔通体特异性抗体检测诊断。

（五）血液系统表现

儿童及成人感染汉赛巴尔通体后可导致血小板减少性紫癜及凝血时间的延长，有报道尚可导致溶血性贫血。

（六）骨骼表现

少见，可表现为溶骨性损害如骨髓炎，受累骨骼附近常有淋巴结肿大，病变活组织检查提示坏死性肉芽肿。少部分患者会出现关节疼痛及关节炎。

（七）心脏表现

巴尔通体感染是感染性心内膜炎的常见病因，尤其是在普通细菌培养结果为阴性的心内膜炎。既往有瓣膜病的儿童患病的风险较高，主动脉瓣受累常见。起病常较隐匿,症状无特异性,心脏超声示100%的患者有瓣膜赘生物。

（八）肾脏表现

少见,可出现肾小球肾炎,表现为肉眼或镜下血尿,多伴有发热及淋巴结大。

（九）肺部表现

少见,可出现肺炎及胸膜增厚。一般出现于淋巴结肿大后1～5周,预后良好。

【实验室及辅助检查】

一、常规血及血生化检查

一般不具特异性,可出现白细胞轻度增高,血小板计数可正常、升高或下降,血沉增快,肝病酶学及肾功能多正常。

二、细菌培养

由于巴尔通体生长缓慢,细菌培养时间长且阳性率低,不能作为常规临床早期诊断方法。

三、皮肤试验

在皮肤局部接种汉赛巴尔通体抗原,患者会在48～96小时之内出现阳性反应,虽然该方法的特异性达99%,但因为不同的抗原反应敏感性不同且目前尚无一个普遍公认的标准化抗原试剂,其临床实用价值不高。

四、病理检查

淋巴结病理检查是既往诊断猫抓病的一个常用方法,该病病理特点是肉芽肿性病变及滤泡增生及微脓肿形成,Warthin-Starry银浸染色能发现病检组织中的病原体。

五、分子生物学检测方法

PCR是近年来用于诊断的一个快速、特异的方法,主要扩增片段包括16S rRNA基因、柠檬酸酶合成基因(gltA)及汉赛巴尔通体的htrA基因。PCR的特异性可达100%,然而其敏感性仅有43%～76%。

六、血清学检查

常用方法有间接免疫荧光抗体试验(indirect fluorescence assay,IFA)及酶联免疫吸附试验(enzyme immunoassay,EIA)。IgM抗体阳性提示急性感染期,但由于持续时间短（一般<3个月）,因而IgM抗体阴性不能完全排除急性感染;IgG抗体随着时间的延长,滴度亦逐渐下降,75%的感染患者1年后血清中检测不到IgG抗体。

【诊断及鉴别诊断】

诊断需结合流行病学史、临床表现及实验室检查综合判断。目前沿用Margileth在2000年更新提出的标准,即在以下4个条件中满足3条即可诊断猫抓病:①猫科动物接触史(不论有无肉眼可见的皮肤破损);②排除其他可能导致淋巴结肿大的病因,同时自淋巴结无菌穿刺获得的脓液PCR反应阳性,和(或)CT扫描发现肝或脾的病变;③IFA检测抗体滴度≥1∶64;④病检提示肉芽肿性炎症或Warthin-Starry银浸染色发现杆菌。

猫抓病要注意与以下疾病相鉴别:化脓性淋巴结炎、分枝杆菌感染、兔热病、梅毒、真菌感染、弓形虫病、EB病毒或巨细胞病毒感染。

【治疗】

免疫力健全者患典型的猫抓病往往呈自限性,一般无需抗感染药物治疗,以对症治疗为主,随访病情变化。有免疫力受损的患者或症状严重及非典型的猫抓病患者应使用抗感染治疗,可用阿奇霉素每日10mg/kg(第1日),后减量至每日5mg/kg,继续使用4日;亦可选用利福平每日20mg/kg(分2次使用),疗程2～3周;环丙沙星每日20～30mg/kg(分2次使用),疗程2～3周;磺胺甲噁唑-甲氧苄啶每日10mg/kg(以甲氧苄啶计,分2～3次使用),疗程7～10日。必要时可考虑联合治疗。不推荐使用皮质类固醇。若有淋巴结化脓应行针刺抽吸脓液,不推荐切开引流以避免形成慢性窦道。

【预后】

本病为自限性疾病,免疫力健全的患者预后良好,免疫力受损的人群经抗感染治疗后多能顺利恢复。病死率不到1%。

（谭德明　刘菲）

参考文献

1. Batsos G, Kabanarou SA, Fotiou P, *et al.* Retinal arterial occlusive disease in a young patient with cat scratch dis-

ease. Case Rep Ophthalmol, 2013, 4(2): 87-92.

2. CJ. Hoesley, DA. Relman. Disease Caused By *Bartonella* Species//Lee Goldman, Dennis Ausiello. Cecil Medicine 23rd Edition. Saunders Elsevier, 2008: 336.
3. Florin TA, Zaoutis TE, Zaoutis LB. Beyond cat scratch disease: widening spectrum of *Bartonella henselae* infection. Pediatrics, 2008, 121(5): e1413-e1425.
4. Foucault C, Brouqui P, Raoult D. *Bartonella quintana* characteristics and clinical management. Emerg Infect Dis, 2006, 12(2): 217-223.
5. Pennisi MG, Marsilio F, Hartmann K, *et al*. *Bartonella* species infection in cats: ABCD guidelines on prevention and management. J Feline Med Surg, 2013, 15(7): 563-569.
6. Hatzenbuehler LA, Kaplan SL. Painful labia ulceration and neuroretinal cat scratch disease. Pediatr Infect Dis J, 2013, 32(9): 1041.

第二十章

螺旋体病

第一节 概　述

螺旋体(spirochetes)系一类细长、柔软、弯曲为螺旋状,能进行活泼的螺旋状运动的革兰阴性原核细胞微生物。以其螺旋数目、大小及形态等而分为不同的属,部分腐生性螺旋体不致病。对人类具有重要致病作用者包括:①密螺旋体(*Treponema*):具有8~14个细密而规则的螺旋,主要导致梅毒及雅司等疾病;②疏螺旋体(*Borrelia*):有3~10个不规则的螺旋,具有代表性的是回归热螺旋体;近年还证实伯道疏螺旋体可致莱姆病;③钩端螺旋体(*Leptospira*):具有更密更多的规则螺旋,且一端或两端有钩,可导致钩端螺旋体病。

螺旋体均由外膜、菌体及轴丝3部分组成。外膜蛋白为螺旋体的最外层结构,具有较强的抗原性,并与螺旋体的毒力及致病性有关。外膜蛋白亦能引起宿主的免疫反应而产生相应抗体,为目前钩体免疫研究及血清学诊断研究的重点。

螺旋体病是人类最古老的感染病之一,迄今仍是我国重要的感染病。近30余年来我国面临如何重新预防和消灭梅毒等性传播疾病的问题。自然疫源性疾病如钩端螺旋体病等仍威胁着我国广大农民的健康和生命,特别在洪水后的暴发流行。更有一些新的螺旋体病,如蜱媒螺旋体病在国内部分地区的病例不断增多,已引起医学界的关注和研究。此外,钩端螺旋体病对畜牧业的巨大影响,亦早已引起欧洲及澳大利亚学者的广泛研究及重视。

一般认为螺旋体难以穿过完整皮肤,但对有细小破损的皮肤或黏膜,螺旋体以其独特的螺旋状运动方式极易侵入人体而发生感染。因此亦曾将螺旋体病归入经皮肤感染类疾病。螺旋体侵入机体后,经血管或淋巴系统进入血液繁殖,产生轻重不等的全身感染症状,并可在局部侵入处形成特征性的皮肤及黏膜病损。进一步可侵入各自靶器官,出现不同的临床综合征。部分螺旋体病可在体内形成慢性感染或各种后遗症。

关于螺旋体病的诊断,传统方法是采血或从皮肤黏膜病损组织直接查找螺旋体,或通过培养分离螺旋体,或藉助血清学方法检测特异性抗体等。前者因螺旋体数量较少,尤其是在少量标本中不易查找,阳性率低,仅用于个别螺旋体病。特异性抗体仅在病程后期明显升高,无法用于早期诊断及疗效考核。培养分离螺旋体耗时较长,亦对早期诊断帮助不大。近年来分子生物学实验技术的飞速发展和应用,采用单克隆抗体、核酸探针及多聚酶链反应等技术诊断螺旋体感染已初步获得成功,对于早期诊断有较大帮助,亦有应用简便快速的浸渍纤维膜片法在现场流行中筛查患者的初步报道。但尚须进一步完善与规范化后,方能广泛地用于临床。

螺旋体对多种抗生素敏感,迄今尚无耐药株报道。杀菌性抗生素如青霉素,常在多种螺旋体病的治疗中引起赫茨-海默(Jarisch-Herxheimer)反应,可能与对抗生素敏感的螺旋体大量破坏有关,多发生在病程早期的螺旋体败血症阶段。赫茨-海默反应可使病情加重,促发致命性并发症,如钩端螺旋体病肺弥漫性出血型、Ⅲ期梅毒的内脏损害恶化。故应重视对赫斯-海默反应的预防及处理。

螺旋体病的预防和控制与社会制度和生活水平有密切关系。加强卫生宣传教育、强化法制管理对性传播螺旋体病的预防有重要作用。对人兽共患性自然疫源性螺旋体病的控制有一定难度,尤其是有大量野生动物作为传播媒介和储存宿主,主要依靠综合措施;环境及耕作习惯的改善、疫苗预防和化学预防等均有明显效果,但彻底消灭有较大困难。

(谢　青)

参 考 文 献

1. Harman M, Vig DK, Radolf JD, *et al*. Viscous dynamics of lyme disease and syphilis spirochetes reveal *flagellar torque* and drag. Biophys J, 2013, 105(10): 2273-2280.
2. Pujalte GG, Chua JV. Tick-borne infections in the United States. Prim Care, 2013, 40(3): 619-635.
3. Guerra MA. Leptospirosis: public health perspectives. Biologicals, 2013, 41(5): 295-297.

第二节 钩端螺旋体病

钩端螺旋体病(leptospirosis)简称钩体病,系由致病性钩端螺旋体(*Leptospira*,简称钩体)所致的急性动物源性全身感染病。钩体病可以在世界各地广泛流行,中国绝大多数地区都有不同程度的流行,尤以南方各省最为严重。鼠类和猪是主要传染源,经皮肤和黏膜接触含钩体的疫水而感染。其临床特征早期为钩端螺旋体败血症,中期为各器官损害及功能紊乱,以及病程后期的各种变态反应性并发症。重症患者可发生严重肝肾功能衰竭和肺弥漫性出血,常危及患者生命。

【病原学】

钩体体形纤细,故亦称细螺旋体,具有12~18个螺旋,两端有钩,长约6~20μm,呈活跃的旋转式运动,有较强穿透力。钩体由菌体、轴丝及外膜组成。菌体呈圆柱形,与两条轴丝缠绕,由胞壁、胞浆膜及胞浆内容物组成,后者包括核质、核糖体等胞内结构,是钩体代谢及分裂繁殖的部分。轴丝为钩体的运动器官,使菌体发生旋转运动,轴丝还有骨架支持作用。外膜位于菌体及轴丝的最外层,具有较强的抗原性和免疫原性,其相应的抗体为保护性抗体。实验研究证实,以外膜制备的菌苗较钩体全细胞菌苗预防效果显著。钩体在含兔血清的培养基内有氧条件下较易生长,但生长缓慢,需每5~7日取样检查1次,一般至少培养4周仍未生长,方可判断为阴性。采用敏感动物接种可显著提高阳性率,常用豚鼠或金地鼠作模型或分离钩体。钩体在体外温度和湿度适宜条件下,如在水或湿土中可存活1~3月,但对寒冷、干燥及一般消毒剂非常敏感,可迅速被杀灭。

钩体分类主要根据血清学反应。经典的方法是用显微镜下凝集试验或凝集素吸收试验,对菌株之间进行双相抗血清交叉吸收凝集反应。经异株菌抗血清交叉吸收后,抗血清对同株菌的凝集抗体效价仍在原效价的10%以上时,被判为不同的血清型(serovars),不同血清型而有部分共同抗原者,合并为同一血清群(serogroup)。全球已发现24个血清群,200多个血清型,新菌群仍在不断发现中,中国已知有19群,75型,并有新的型不断发现。常见的有黄疸出血型、七日热型、犬型、澳洲型、流感伤寒型、秋季热型及波摩那型等。此种分型方法准确性较差,容易导致错误判断,加之操作繁杂,需活菌进行操作等缺点,实际应用十分不便。近年来国内已成功地应用单克隆抗体技术对钩体进行分类,采用群特异及型特异的单克隆抗体,极大地提高了分辨的特异性,操作简便迅速,但筛选制备单克隆抗体需作大量工作。应用核酸探针等分子生物学技术对钩体进行分类鉴定,在国内已取得初步进展。钩体菌株核酸用不同的限制性内切酶作用后所显示的酶切图谱,可反映出不同群及型钩体间的核酸同源性和差异,这些差异有可能与菌株毒力大小有关。目前国内建立的钩体DNA探针已用于钩体的分类和鉴定,这些新的分类技术,对进一步研究钩体病的流行病学及钩体对宿主的致病力等方面,将发挥重要的推动作用。中国是世界上钩体血清群、型最多的国家,在各地分离鉴定的3万多株钩体,分属19个血清群,75个血清型。其中,突出的是我国发现的36株新血清型钩体,已经国际权威机构美国疾病控制中心(CDC)及荷兰皇家热带病研究所同时一致认证24株。

【流行病学】

一、传染源

钩体病为人兽共患疾病,亦称自然疫源性疾病,已查明多达80余种动物可感染发病或带菌,以鼠类及猪为重要储存宿主,亦是人类钩体病的主要传染源。鼠类以黑线姬鼠、黄胸鼠、褐家鼠及黄毛鼠为最重要,是我国南方稻田型钩体病的主要传染源。鼠感染钩体后带菌率高,带菌时间长,甚至终生带菌,由鼠排出钩体污染水、土壤及食物。鼠类所带菌群主要为黄疸出血群,其次为波摩那群、犬群及流感伤寒群。猪是我国北方钩体病的主要传染源,带菌率高、带菌时间长及排菌量最大,与人接触密切,易引起洪水型或雨水型流行。

二、传播途径

直接接触病原体是主要传播途径，带钩体动物排尿污染周围环境、人与环境中污染的水接触是本病的主要感染方式。皮肤，尤其是破损的皮肤及黏膜是钩体最主要入侵途径。

由于钩体在外界存活需适当的温度及湿度，因而钩体病的感染需在特定的环境下，并具特定的方式。我国南方各省主要以鼠类为传播动物。鼠类患病后，排出含大量钩体的尿液污染稻田及土壤，农民赤足下田劳作时，尤当手足皮肤有细微破损时，极易接触疫水而受染发病，称为稻田型。北方各省以猪为主要传染源，在雨季和洪水季节，由猪粪尿外溢污染环境而传播流行，称雨水型或洪水型。这两种特定的感染方式，使我国多数地区的钩体病发生和流行集中在多雨温暖的夏秋季节。在南方产稻区，当收割季节鼠类群集于田间觅食，导致短期内突发大量病例，出现局部流行或大流行。其他受感染情况包括渔民、屠宰场工人、下水道作业工人及矿工。上述几种受感染病例多为散发，数量较少。亦曾有报道实验室人员受感染。

三、人群易感性

人群对钩体普遍易感，感染后可获较强同型免疫力，但以青少年、孕妇及城市人员更易感染，并易发展为重型病例。我国南方以农民为主要易感人群，产稻区各省钩体病发病连年不断。近30年的监测发现，钩体病的流行似有一定规律，约5年左右有一次较大规模的流行。国内对现场患者的追踪观察发现，康复患者血清中抗体持续时间可超过10年。不同型别的钩体间无交叉免疫力，国外已证实不同型别的钩体可引起第二次发病。

四、流行特征

（一）地区分布

本病广泛流行于世界各地，以热带及亚热带地区常见。我国除北方少数省区外，均有本病的发生及流行。在20世纪90年代后，已报道在韩国、中美洲的玻利维亚、尼加拉瓜发生钩体病的较大规模流行，并发现有因肺出血致死的严重病例。1995年尼加拉瓜洪水发生后，报道有2259例钩体病，死亡15例。多数病例无黄疸及肾衰竭。死亡原因为肺出血，传染源为猪。亚洲常于洪水后暴发钩端螺旋体病，如2009年11月菲律宾是在洪水发生后暴发本病的。美国仅见散发流行，平均年发病率仅0.05/10万人，病例多集中在南方及海湾地区。发病最高的夏威夷地区发病率亦仅1.08/10万人。

（二）季节分布

主要流行于夏秋季，6～10月发病最多，但全年均可发生。

（三）年龄、性别及职业分布感染人群

自20世纪70年代从职业性接触向家庭及野外活动变动，青壮年为主，但中老年已取代青壮年成为我国钩体病主要危害人群。男性高于女性。疫区儿童易感染。多发生于农民、渔民、牧民、屠宰工人、野外工作者、兽医及矿工等。

【发病机制】

钩体经皮肤侵入人体后，可经淋巴系统或直接进入血循环繁殖，产生毒素引起初期的钩体败血症，出现临床上的全身毒血症状群。经动物模型及患者死后解剖证实，钩体败血症后，钩体即可广泛侵入几乎所有人体各内脏器官，包括中枢神经系统甚至眼前房，以及肝、脾、肾、肺、脑等实质性器官，尤以肝内数量最多，但钩体的大量存在与器官的病损程度并不一致。钩体本身似无直接的致病作用，所致的组织损伤和病变以毛细血管损害为主，系钩体毒素与器官组织间相互反应的结果，从而导致器官程度不等的功能紊乱，但对这些物质的分离和鉴定，尚未能肯定其致病作用。例如，钩体可侵入眼前房内，但并无出血和相应病变发生，甚至在严重的肺弥漫性出血及黄疸出血型患者肝、肺组织中存在大量钩体，死后解剖亦未发现明显组织结构破坏，而一旦抢救成功的病例，病情可迅速恢复而不留任何后遗症。因此可认为钩体病的发病过程系以钩体毒素所致的全身毛细血管病变为基础，以各重要器官功能严重紊乱为主要临床表现，以受累的主要靶器官不同而分成临床的不同类型。台湾学者报道肾衰竭的发生，经体外细胞培养试验证实为钩体外膜蛋白的一种毒性成分，激活引发了一系列细胞因子，特别是肿瘤坏死因子-α（TNF-α）的过度表达，导致了小管-间质肾炎。钩体病后期的并发症表现，主要由机体变态反应所致。

钩体病重症患者的出血倾向并非凝血酶原或

血小板减少，而由血管内皮损伤的血管炎导致的毛细血管损伤引起。黄疸出现是肝功能紊乱的主要症状，但组织学研究显示其实质性肝细胞坏死及炎症反应均很轻微，提示其肝功能紊乱主要由亚细胞水平上，酶系功能紊乱所致。

钩体病的临床类型及严重程度差异很大，因感染钩体的型别、毒力及数量，不同地区的人群及个体反应差异的不同而复杂多样。钩体对部分宿主致病，对另一些可不致病，其致病力大小，系直接来自数量众多的钩体直接作用，抑或是钩体裂解释放的毒素或其他代谢产物的作用尚无定论。近年来国内外研究发现，钩体结构组分上的差别可能与致病力有关，致病性和非致病性钩体外膜蛋白的各种电泳图谱有明显差别。将致病性和非致病性钩体菌株，分别进行全细胞溶解，再经蛋白酶K消化后的产物(主要是LPS)，进行比较亦发现有明显差别，如进一步提取后做细胞毒性试验，证明两者致病性及毒力有明显不同。此外，钩体轴丝蛋白在致病性和非致病性的钩体间亦有明显差别，轴丝是钩体的运动器官，与钩体的致病力和毒力显然有重要关系。

钩体在入侵组织前先要发生黏附，当钩体黏附于细胞时，局部并未发现有毒素存在，亦无细胞病变，但可发生穿透。国内用内皮细胞研究钩体的黏附及侵入时，亦发现能引起内皮细胞结构及功能的一系列变化。上述研究结果提示，虽然钩体病的发病机制尚未完全阐明，但重症病例的发病，必须具备钩体数量多、致病力强及毒力强三大发病要素，方能导致重症钩体病或实验动物重症模型。

【病理改变】

钩体病病理改变的突出特点是机体器官障碍的严重程度和组织形态变化轻微的不一致性。此种轻微组织结构变化极易恢复，包括出现严重临床症状的病例，病理改变仍相对轻微。肝脏的主要病变包括肝细胞变性肿胀，实质内炎性细胞浸润、淤胆及偶有小叶中央坏死。肾脏毛细血管病变导致间质水肿，轻度淋巴细胞浸润，严重者可有肾小管缺血性坏死，导致肾功能不全及肾衰竭。其引起病变的病理基础系缺血导致缺氧所致。肺脏的变化亦极轻微，最初的病变为出血而非炎症性，对严重的肺弥漫性出血病例，仅见毛细血管出现微型缺口，引起数量众多的红细胞溢入肺泡，病变迅速发展累及全肺，形成大片融合出血，此种肺泡内弥漫性充盈红细胞虽不常见，但为致命性的病变，患者可因下呼吸道梗阻窒息而死亡。在电镜下观察肺泡组织，亦未见有明显结构破坏。脑膜及脑实质有炎性细胞浸润及血管轻微病变。某些类型的钩体，如波摩那型，可导致眼及中枢神经系统的特异性免疫变态反应，导致眼葡萄膜炎及脑闭塞性动脉炎等严重并发症。虽然钩体可直接侵入眼部及中枢神经系统，但其血管的病理改变仍以内膜的明显增生为主，而炎症反应轻微，较符合变态反应性疾病的特点。此外，淋巴结、心肌及横纹肌可有间质性炎症、细胞肿胀、点状出血及坏死，尤以腓肠肌受累显著。上述有关钩体病病理改变均系非特异性中毒性炎性变化；具有特征性的病理检查，是在各组织切片上，经特殊染色后直接查找钩体，特别在肝、肾等实质器官中，有较多钩体存在。

【临床表现】

钩体病的潜伏期为7～14日，平均10日，最长者可达4周。本病的典型临床经过可分为三个阶段，即早期的钩体败血症、中期各器官损害症状群及晚期的变态反应症状。

一、早期(钩体败血症期)

起病后1～3日，发病急，以全身感染中毒症状为特点，是各型钩体病早期共有的表现。钩体败血症的典型症状有发热、头痛、全身乏力、眼结合膜充血、小腿肌肉酸痛和触痛，以及腋下和腹股沟淋巴结肿大。由于上述症状属一般感染中毒表现，缺乏特异性，加上不少病例未完全具备上述症状，使钩体病的早期诊断有一定困难，常易误诊。但如仔细观察，可发现钩体病的眼结合膜充血，不伴明显畏光，亦无分泌物，其肌肉疼痛以腓肠肌明显，其肿大的淋巴结质软、活动、有轻触痛等，仍有一定特征性。如结合流行病学资料，对早期诊断有较大帮助。

二、中期(器官损伤期)

起病后3～5日，为症状明显期，钩体经败血症期大量繁殖后，即侵入各个器官，并以某一器官的损害及功能障碍为突出的临床表现，形成各种特殊的临床类型，病情轻重亦较悬殊。

（一）流感伤寒型

是早期临床表现的继续，其器官损害并不明显，经治疗热退或自然缓解，主要由败血症阶段直接发展到免疫反应阶段，此类临床病例约占钩体病例的90%以上。

（二）肺出血型

我国较常见，在钩体血症基础上出现咳嗽、血痰或咯血。1958年我国四川省温江地区发生钩体病大流行，其中发现一组以肺部严重出血为主要临床表现的类型，其发生率大大超过黄疸出血型，并成为钩体病中致死的主要类型。经过多年的临床观察，近年又提出将肺出血型分为一般肺出血型及弥漫性肺出血型，两者临床表现与预后有很大差别。一般肺出血型虽然有咯血，胸部X线检查肺部有局限阴影，但无呼吸循环功能障碍，短期动态观察病情平稳，经治疗可迅速恢复，预后良好。肺弥漫性出血型一般无黄疸，经短期钩体毒血症症状后，于2～3日迅速出现进行性加重的呼吸循环功能障碍，临床上可有少量咯血或不咯血，但患者烦躁不安、面色苍白、进行性发展地呼吸困难、心率加快，可迅速死于肺弥漫性出血所致的窒息。此型来势凶猛的呼吸循环功能障碍患者，肺部湿啰音迅速增加，且扩散而满布全肺，胸部X线连续检查可发现迅速增加并形成大片融合的阴影，其中还可见含气小透明区为重要的特点。本型病死率很高，为便于临床治疗，可将其发展过程分为3个阶段。肺弥漫性出血早期，患者表现心慌烦躁、面色苍白，心率加快到100～120次/分，呼吸达30次/分左右，但神志清楚。肺部有散在湿啰音，X线肺部检查有散在点片状阴影，此时如得到及时诊断及恰当治疗，病情较易逆转恢复。肺弥漫性出血极期，患者极度烦躁，明显发绀，面色青灰，心率高达120～140次/分，呼吸可达40次/分。肺部湿啰音扩展至全肺，胸部X线检查显示肺部有大片融合阴影，仅有少量含气空泡残存。如此时未能控制病情发展，患者即进入肺弥漫性出血垂危期。患者表现神志不清、极度发绀，双肺满布大量湿啰音，可闻及喉间痰鸣，迅速因下呼吸道充满血液而窒息死亡。临终前可出现口鼻涌血，或在死后移动尸体时，血液自口鼻溢出。此种类型的出血，为钩体病的特点。本型多数仍由黄疸出血型钩体所致，我国学者对本型病原的独特性研究证实，肺弥漫性出血的发生，必须要钩体具备数量多、致病力大及毒力强三大因素同时存在方可引起。近年相继在南美、东亚钩体病流行中报道有肺出血死亡的病例。在夏季多雨引起洪水后流行病例不仅明显增多，而且主要的变化就是出现以大量肺出血致死的病例，并明确提出应重新评价它的严重性及发病机制。说明本型在流行中已越来越占主要地位。

（三）黄疸出血型

此型是国外和我国20世纪50年代钩体病流行中常见的严重类型，亦称外耳病（Weil's disease）。本型发病初期表现为全身感染中毒症状，于病程4～8日出现进行性加重的黄疸、出血倾向和肾功能损害。轻型病例只有黄疸，能在短期内恢复，重型病例常因肾衰竭、肝衰竭或大出血而死亡。出血部位以胃肠道最常见，亦可表现全身皮肤及黏膜广泛出血，如以肺部出血为主时，则多与肺弥漫性出血型同时存在。深度黄疸一般预后较差，但黄疸深浅与预后并无绝对关系。肝衰竭时常伴有全身广泛出血及肾衰竭，但肝衰竭并不是黄疸出血型病例死亡的主要原因。黄疸出血型钩体病以肾脏损害最为普遍，文献报道本型患者约90%有轻重不等的肾脏损害，轻者仅有少量蛋白尿、镜下血尿，重症多发生急性肾衰竭，肾衰竭为本型死亡的主要原因。黄疸出血型死亡病例中，急性肾衰竭、肝衰竭及严重出血分别占68.58%、14.28%及17.14%。值得注意的是国内外均发现黄疸出血型病例的发生率在逐渐下降，20世纪50年代国外报道高达80%以上，国内亦报道占60%～70%；但20世纪70年代以后，国内外大宗病例报道本型的发病率均在10%以下，据认为可能因早期诊断和及时给予有效治疗，以致发展至本型的病例已明显减少。引起本型的钩端螺旋体常为毒力强的黄疸出血型、秋季热型及澳洲型等。

（四）脑膜脑炎型及肾型

脑膜脑炎型及肾型为流行中少见类型，前者在感染中毒症状出现不久，即表现为非化脓性脑膜炎或脑炎的症状，如剧烈头痛、呕吐及颈项强直等脑膜刺激征，或出现不同程度的意识障碍、抽搐及颅压增高等表现。对钩体病所有各型患者进行脑脊液检查时，可发现多达70%的病例有细胞及蛋白增加等轻微变化，约半数病例脑脊液可培养出钩体，但仅有少数病例有脑膜脑炎的临床表现。以中枢神经系统为主要临床表现的钩体病虽较少见，但国外文献报道其临床表现极为多样。除化脓性脑膜炎外，还有脊髓神经根病、脊髓病、吉兰-

巴雷综合征、脑膜脑炎、颅内出血、脑功能紊乱、虹膜睫状体炎、震颤/强直、以及感觉异常和癫痫等。此外，有少数病例在恢复期退热后，再次出现发热、脑膜炎症状及脑脊液改变，但不易分离出钩体，属于感染变态反应的并发症，由于两者的治疗方法及预后不同，在临床上应加以区别。钩体病发生肾脏损害亦十分常见，轻者仅有少量蛋白尿、细胞及管型，重者因急性肾衰竭出现少尿或无尿，以及不同程度的氮质血症，但把肾型作为单独临床类型极为少见。国外曾有报道，少数病例表现为单独肾功能损害的钩体病，经腹膜透析或血透析而获得治愈。国内病例中有严重肾功能不全者，几乎均并发于重症黄疸出血型，并作为其主要致死原因。

三、后期（恢复期或并发症期）

此期出现的症状多与机体变态反应有关，如部分病例可出现第二次发热，称为后发热，无需治疗即自行消退。钩体病为急性感染病，多数患者热退后获得痊愈，一般不留后遗症。而少数类型的钩体，如波摩那型，早期临床表现为不明显的轻型或不典型病例，常未获得有效抗生素治疗，在病后2周至6月内，可出现眼及中枢神经系统损害的症状，称并发症，多与机体变态反应有关，亦有学者认为与钩体在组织中持续存在及损害有关。临床上除再次发热外，主要以眼葡萄膜炎、脑膜脑炎及闭塞性脑动脉炎为临床特点。上述典型临床经过并非所有钩体病患者均一致相同，甚至多数轻型病例经早期中毒症状后，不出现器官损害，特别是在及时获得有效抗生素治疗下，可直接进入恢复期，临床上将此类病例归为感染中毒型。亦有少数病例，起病后发展迅猛，很快出现器官损害的各种特殊表现。

近年对妊娠妇女患钩体病的影响亦作了较多的研究。研究发现如怀孕早期感染钩体病较易发生流产，在文献报道的15例中，有8例发生了流产。但因在宫内感染胎儿的情况十分罕见，故并无必要中止妊娠。为了胎儿的安全，在流行区应警告怀孕妇女避免感染钩体病，并应早期诊断且及时治疗。

【并发症】

钩体病急性期过后，在恢复期的早期或晚期，可出现发热、眼部症状或中枢神经系统症状等一系列临床表现，一般认为是由机体感染后的变态反应所致，称为钩体病的并发症，出现时间可在病后2周左右，亦可长达病后6个月，以波摩那型及犬型钩端螺旋体感染最常见。眼部并发症包括巩膜表层炎、中心性视网膜炎、玻璃体混浊及葡萄膜炎等，以葡萄膜炎最常见。葡萄膜炎常侵犯双眼，对视力影响较大，尤其是重症患者病情迁延，视力不易恢复。以炎症累及的部位不同，表现为虹膜睫状体炎、脉络膜炎及全葡萄膜炎。在波摩那型钩体病流行中，其发生率可高达30%～50%。钩体病神经系统并发症，包括脑膜炎、脊髓炎、多发性神经炎和脑动脉炎，以脑动脉炎最常见和最严重。神经系统并发症最常发生于急性期症状不典型或隐性染病者，其出现时间较晚，多数在发病后2～6个月，主要临床表现是由动脉炎所致脑缺血，因而引起渐进性瘫痪，常表现为短暂的反复发作，其瘫痪随着血管病变的好转或侧支循环的建立而逐渐恢复。此外，近来有临床研究显示急性胰腺炎亦为黄疸出血型钩体病的并发症，但比较罕见。

【诊断】

钩体病的临床表现复杂多样，在非流行情况下的散发病例，早期临床表现不典型的病例，或感染方式及途径不明确时，极易误诊。

钩体病的诊断主要依据流行地区及流行季节，有确切疫水接触史，表现钩体败血症及特殊的器官损害症状，即可做出临床诊断。流行病学资料是诊断钩体病的重要依据，如已确立有本病流行的存在，即使非典型病例亦较易获得诊断。钩体病败血症阶段，临床上将发热、身痛、全身乏力及眼结膜充血、腓肠肌疼痛、淋巴结肿大触痛归纳为“三症状、三体征”，其特征性仍为相对的，仅在本病流行时有一定的诊断价值。因此，钩体病的确诊依靠血及其他体液标本培养分离钩体或血清学试验。钩体的培养常用含10%兔血清的液体培养基，在有氧条件下进行，需时较长，一般约4～6周，血标本在发病10日内，尿标本可在病程第2周到30日内分离到钩体。由于培养时间长、钩体生长缓慢、培养基中应加脲嘧啶以抑制生长更快的其他污染杂菌、培养阳性率仅30%左右，因而血清学检查是钩体病诊断较为重要和普遍应用的方法。最常用的是显微镜下凝集试验（microscopic agglutination test，MAT），简称显凝试验，抗体效价>1∶400有诊断意义。印度报道在不同流行区应用MAT时应采用不同标准。经用受试者工作曲线(ROC)测定其最佳判定滴度建议为,低流行区1∶50,高流行区为1∶100(第1周)、1∶200(2~4周),但认为第1周应用MAT检测价值不大;最好采用早期及恢复期双份血清,间隔约2周,抗体效价上升4倍以上者可确定为阳性;活的钩体抗原的应用,使试验具有很好的型特异性。上述两种经典方法均无法早期诊断。近年来,采用抗钩体型或群特异性单克隆抗体,在早期钩体病患者血清中检测抗原,虽已建立了成功的方法,但因早期钩体抗原血症水平较低,无法提高其检测的阳性率。钩体DNA探针杂交及PCR法检测钩体病患者血中的钩体DNA,已用于本病的早期诊断。此外,当临床诊断为钩体病的患者,注射首剂青霉素后半小时至4小时内,如出现赫斯-海默反应,对诊断本病亦有重要参考价值。

【鉴别诊断】

钩体病的临床表现复杂多样,特别是病程早期极易误诊,尤其在非流行的年份,误诊率可高达30%以上。此外,钩体病应注意与下列疾病鉴别。

一、上呼吸道感染及流行性感冒

钩体病早期或感染中毒型病例,主要表现为发热、头痛及肌痛等症状,极似一般上呼吸道感染或流感,多数早期钩体病患者都被初步诊断为上感,但如有确切的流行病学资料对钩体病的诊断有较大帮助。上呼吸道感染者一般卡他症状较明显,而钩体病具一定特征性的眼结膜充血,无分泌物,不伴畏光,突出的腓肠肌疼痛及淋巴结肿大以及化验检查,均有助于鉴别诊断。

二、急性黄疸型肝炎

黄疸型肝炎与钩体病均在我国南方各省农村中广泛流行。黄疸型肝炎偏重型在临床上极易与黄疸出血型钩体病相混淆。除流行病学资料有一定帮助外,钩体病出现黄疸及黄疸高峰多在起病后1周内,黄疸持续时间较短,常与发热同时存在。急性黄疸型肝炎一般发热不高,常在热退后出现黄疸,逐渐加深,持续时间较长,常伴有明显食欲不佳、恶心及呕吐等消化道症状。实验室有关项目的检查对鉴别诊断帮助极大。

三、细菌性肺炎

钩体病的肺出血型极易与细菌性肺炎相混淆。肺出血型钩体病出现呼吸循环功能障碍时,可能会被误诊为休克型或中毒性肺炎。此时可能给予强有力的抗菌药物治疗及抗休克治疗,病情不能改善,反可诱发赫斯-海默反应;或血容量的大量补充,促发肺弥漫性出血的迅速发展,甚至导致死亡。因此,在临床上应特别注意两者鉴别,注重流行病学史的追询,警惕钩体病肺弥漫性出血型的进行性呼吸循环障碍的发展,特别在短期内动态观察症状和肺部湿啰音的发展,或X线肺部动态检查其阴影的迅速扩展融合,对诊断本型钩体病具有重要价值。患者如具有发病早期的“三症状三体征”,尿常规有明显变化,或X线检查在肺部融合阴影中发现夹杂有不规则的斑点状透明区,均与细菌性肺炎的临床表现有一定区别。此外,在一般肺出血性病例,其发热、咯血及肺部阴影,病情发展较缓慢者,可误诊为肺结核。取痰标本反复查抗酸杆菌,或钩体病的血清学检查,均有助于鉴别诊断。

四、其他

钩体病有脑膜脑炎表现时,应与其他原因的脑膜脑炎进行鉴别。钩体病一般有更明显的全身症状,如全身酸痛、腓肠肌压痛、眼充血及淋巴结肿大,结合流行病资料及化验检查,不难鉴别。在钩体病流行中,尚有以胃肠炎及心肌炎为主要临床表现者,多数仍同时有钩体毒血症表现,发生率很低,导致误诊的机会较少。确诊钩体病的主要依据仍是病原学及血清学检查。

【治疗】

钩体病的治疗包括一般治疗、抗菌治疗、各器官损害的治疗及并发症治疗,应根据患者的病情,确定不同的治疗方案。

一、一般治疗

钩体病急性期应卧床休息,高热及食欲不佳者给予足够的热量及液体。临床经验证实,病初表现为一般轻型病例,如未加重视而继续参加劳动,可迅速演变为重症病例。少数病例在急性钩体败血症阶段,出现高热、频繁吐泻,甚至出现溶血、休克及中毒性心肌炎等严重中毒症状,在给予有效抗生素治疗的同时,可给予短程药理剂量的肾上腺皮质激素,如氢化可的松每日300～500mg静滴,可迅速改善病情。此外,可给予适量的维生素C、维生素B等以补充过量消耗。迄今尚未见有钩体患者感染人的报道,故钩体病患者无需特殊隔离,但对其血及尿液应注意避免直接接触。

二、抗菌治疗

钩体病为自限性疾病,除少数类型的钩体病外,一般病例如未发生明显器官损害,经7～10日一般支持对症治疗,亦可痊愈。多数报道表明,在钩体病病程4日内,早期使用抗菌药物治疗,能有效地缩短发热期,加速症状的消退及恢复,并阻断器官损害的发生。钩体对多种抗菌药物敏感,如青霉素、庆大霉素、四环素、第三代头孢菌素及喹诺酮类等。青霉素为治疗钩体病首选药物,我国南方各省现场实践经验表明,在首剂青霉素注射后,有18%～70%的患者可出现赫斯-海默反应而加重病情,甚至导致死亡,其发生率及严重程度与首剂青霉素的剂量有一定关系,因此主张首剂青霉素剂量不超过40万U为宜。如病情较重者,可在2小时后追加注射40万U,每日总量为160万～240万U。有学者主张青霉素以小剂量肌肉开始,首剂5万U,4小时后10万U,逐渐过渡到每次40万U,或者在应用青霉素的同时静脉滴注氢化可的松200mg,以避免赫斯-海默反应。

三、各种临床类型的治疗

钩体病黄疸出血型病例多有肝肾功能损害及出血倾向,除支持治疗和抗菌治疗外,可注射维生素K,每日30～40mg,输入足够的热量及支链氨基酸,重症病例加用肾上腺皮质激素短程治疗,如泼尼松每日30～40mg,4～6周内逐渐减量撤停,同时输入鲜血或人体白蛋白等加强支持治疗。肾功能不全的处理,除注意水电解质平衡及酸碱平衡外,应及时采用腹膜透析或血液透析以挽救患者生命。国外最近报道应用血浆交换成功治疗钩体病重度黄疸伴肾衰竭病例,值得在临床进一步扩大应用。

钩体病一般肺出血型的治疗,与感染中毒型相同,病情可迅速恢复。如确定为肺弥漫性出血型的患者,应及时给予镇静剂,大剂量氢化可的松配合抗菌治疗以控制病情。镇静剂一般选用氯丙嗪25mg或异丙嗪50mg,肌注或静滴,视病情可联合使用或重复使用。个别极度烦躁的患者,必要时可用哌替啶50mg肌注,但应注意对患者呼吸的抑制作用。氢化可的松的用量应根据病情及治疗反应而定,开始可静脉缓慢推注100～200mg,继用200mg置于100～200ml的等渗葡萄糖水中静脉滴入。如首次推注后病情无改善,可在半小时到1小时内重复推注,直至患者出现颜面及全身皮肤潮红、全身出汗、逐渐安静、肺部湿啰音停止或减少,即表示病情已获控制。最初4～6小时的观察极为重要,如能使患者2～4小时开始稳定,6～12小时逐步改善,24小时后即可完全脱离危险而迅速恢复,X线检查发现肺部病变亦同时迅速消退吸收,氢化可的松用量可达1g以上。近年国外亦有应用肾上腺皮质激素冲击治疗钩体病肺出血型与对照组比较明显提高了存活率,激素治疗组死亡病例多数因用药过晚,即在发生呼吸困难后12小时才接受肾上腺皮质激素治疗。故主张应早期给药,并建立肾上腺皮质激素用于钩体病肺受累时的标准化方案。国内动物实验研究证实地塞米松能显著增加受染动物存活率外,经测定发现其机制可能与药理剂量的地塞米松能抑制糖原分解和增加线粒体中的氧化磷酸化过程有关。患者常同时表现有低血压状态,收缩压可下降至9kPa左右,但此时输液量应控制在每分钟1ml以内,一般切忌扩容及用升压药,以免促进肺弥漫性出血的发展,如心率超过每分钟120次以上,可给予毛花甙丙0.2mg缓慢静注,随着病情改善,血压亦自行回复正常。对肺弥漫性出血垂危期患者,因双肺肺泡内充满溢出的血液,导致下呼吸道梗阻,治疗十分困难。在上述措施基础上,做紧急气管切开术,不断吸出溢入气道的血液,并用呼气终末正压呼吸装置维持给氧和换气,同时输入鲜血等补充血容量,则有可能挽救患者生命。凡经抢救成功者,都能迅速恢复健康,不留后遗症。国外亦有应用机械通气或氧化氮吸入加血液透析治疗钩体病肺大出血,甚至同时伴肾衰竭的病例获得成功的报道。

脑膜炎型病例病情一般较轻,仅需给予对症及抗菌治疗;但脑膜脑炎型病情较重,除支持和抗菌治疗外,应注意脱水及防止脑水肿导致脑疝的发生,一般用20%甘露醇或25%山梨醇250ml静脉注射,亦可用呋塞米等快速强力利尿剂,给予肾上腺皮质激素如地塞米松等,有助于脑水肿的控制。

四、并发症的治疗

钩体病后发热多与机体免疫反应有关，一般无需特殊治疗，体温可自行消退。如症状明显者可用解热镇痛药及异丙嗪等抗过敏药物对症治疗。

钩体病眼并发症以眼葡萄膜炎常见，对视力影响较大，症状亦较明显，可用散瞳药物以减轻粘连，常用1%阿托品或10%新福林等滴眼，症状明显者合用肾上腺皮质激素，除口服泼尼松40～60mg外，局部用可的松滴眼，配合眼部热敷，口服血管扩张剂可以缓解症状，一般无需抗菌药物治疗。亦有主张适当应用抗菌药物，防止残存钩体导致疾病复发。

钩体病的神经系统并发症以脑动脉炎最多而且严重，可采用青霉素40万～80万U，每日肌注2次，疗程2周，泼尼松每日30～40mg，并配合血管扩张剂治疗效果较好。对有颅压增高、颅内出血或抽搐等并发症者，可给予相应的对症处理。国内报道采用中医辨证论治取得较好疗效。多数病例经治疗后恢复较好，部分患者可遗留瘫痪、失语或意识障碍等后遗症。

【预防】

钩体病的预防措施包括控制传染源、接触疫水时的个人防护、菌苗预防接种及口服化学药物预防四个方面。由于钩体病是人兽共患的自然疫源性疾病，彻底消灭传染源十分困难，但灭鼠和防止猪粪尿污染环境，对控制本病的流行有重要作用。尼加拉瓜在1995年洪水引起钩体病大流行后，采取改善水利及行为习惯后，控制钩体病的流行已取得显著成效。我国流行区曾广泛采用收割季节放干田水，改善受染环境而降低了钩体病的发病率。但仍受到不同自然条件的制约，如多雨季节及低洼田地均无法达到排干田水的目的。下田劳作时穿靴及戴防护手套可行性很差。近年因广泛使用化肥及耕作方式的改善，可能因传染源的减少及接触疫水机会减少，钩体病的流行已呈明显下降趋势。传统钩体病的预防主要依靠钩体菌苗接种和化学药物预防。

钩体菌苗预防注射在每年流行季节前半月到1个月开始，前后注射2次，相隔半月，第1次皮下注射1ml，第2次2ml，当年保护率可达95%以上。我国南方产稻区，多在每年8月收割开始前进行，由于接种后免疫力持续时间不长，每年均需重复接种，并根据流行优势菌株的变化，调整菌苗主要型别的组成。采用口服化学药物预防时，用每周1次口服多西环素200mg，在接触疫水期间按时使用，国外报道保护率为90%左右。化学药物预防还可作为在事先未进行菌苗接种的情况下，突然有钩体病流行时的应急措施。此种方法快速、简便、经济，广大农村乐于接受，值得推广应用。对实验室人员的意外感染，或易感人群偶然接触疫水，可肌注青霉素每日160万U，连续2日，亦能达到预防发病的目的。

（谢　青）

参考文献

1. 李秀苾，梁江明，黄君，等. 2007—2011年广西钩端螺旋体病流行病学分析. 实用预防医学，2013，20(2)：168-170.
2. 刘波，丁凡，殷文武，等. 2006—2010年中国钩端螺旋体病流行病学分析. 疾病监测，2012，27(1)：46-50.
3. Afiri M，Amara KA，Ait KD. Renal manifestations of leptospirosis：88 cases. Med Sante Trop，2013，23(2)：234-235.
4. Afiri M，Toudeft F，Ait KD. Leptospirosis epidemic：48 cases. Med Sante Trop，2013，23(2)：234-234.
5. Picardeau M，Bertherat E，Jancloes M，*et al*. Rapid tests for diagnosis of leptospirosis：current tools and emerging technologies. Diagn Microbiol Infect Dis，2014，78(1)：1-8.
6. Schneider MC，Jancloes M，Buss DF，*et al*. Leptospirosis：a silent epidemic disease. Int J Environ Res Public Health，2013，10(12)：7229-7234.
7. Martins G，Lilenbaum W. The panorama of animal leptospirosis in Rio de Janeiro，Brazil，regarding the seroepidemiology of the infection in tropical regions. BMC Vet Res，2013，9(1)：237.
8. Popa D，Vasile D，Ilco A. Severe acute pancreatitis-a serious complication of leptospirosis. J Med Life，2013，6(3)：307-309.

第三节　回　归　热

回归热(relapsing fever)系由回归热螺旋体(*Borrelia recurrentis*)经虫媒传播所致的急性感染病。根据传播媒介的不同分为虱传(louse-borne)回归热及蜱传(tick-borne)回归热两类。前者称流行性回归热，后者称地方性回归热，两类回归热的病原体亦不相同。临床表现基本相似，均以周期性高热、全身疼痛及肝脾肿大为特征，重症者有黄疸及出血倾向，短期热退呈无热间歇，数日后又反复发热，发热期与间歇期交替反复出现，故称回归热。回归热呈世界性分布，遍及热带及温带。历史上曾经有过多次大的虱传回归热流行，死亡人数逾 500 万，病死率高达 75%。新中国成立前，尤其是战争与饥荒之年，虱传回归热亦曾流行，发病率与病死率均甚高。新中国成立后，虱传回归热已得到控制，但又发现了蜱传回归热，这种回归热主要发生在新疆地区。

【病原学】

虱传回归热的病原体为回归热螺旋体，蜱传回归热的病原体命名是根据携带螺旋体的不同种类钝缘蜱（*Ornithodoros*）或地域演绎而来。较常见的在北美洲为托里卡达螺旋体（*B. turicatae*）、赫姆西螺旋体（*B. hermsii*）、派克螺旋体（*B. parkeri*），在非洲为杜通螺旋体（*B. duttonii*），在我国新疆的南疆为波斯螺旋体（*B. persica*）、北疆为拉迪什夫螺旋体（*B. latyschevi*）等。两种回归热的病原体，在形态上都难以区别，都属疏螺旋体，抗原性各异。一般长为 8～16μm，宽为 0.3～0.5μm。具 5～10 个粗而不规则的螺旋，两端尖锐，暗视野中可见弯曲、旋转的螺旋活动。电镜下可见体表有纤丝或“假鞭毛”和其他超微结构。赖特或吉姆萨染色，可染成红色或紫红色，革兰染色阴性。在普通培养基上不生长，在含血液、血清或兔组织碎片的肉汤中置厌氧环境下培养可以生长。能在多种温血动物的体内繁殖，能感染小白鼠。蜱传回归热螺旋体还能感染豚鼠，但拉迪什夫螺旋体不感染豚鼠而以小白鼠最敏感。蜱传回归热螺旋体能在鸡胚内繁殖。回归热螺旋体对低温抵抗力强，不耐高温和干燥。对常用化学消毒剂及四环素等抗菌药物较敏感。

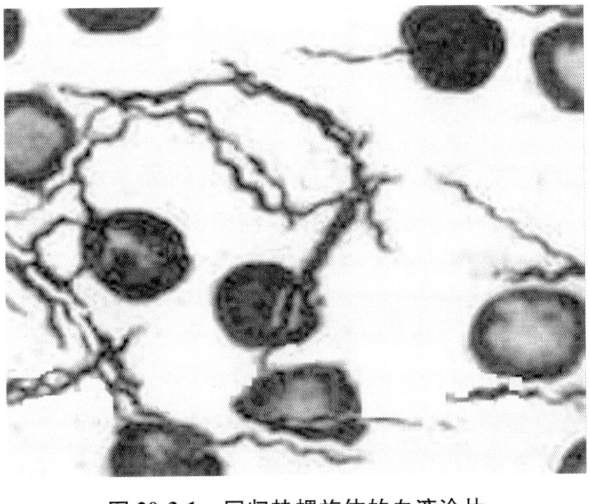

图 20-3-1　回归热螺旋体的血液涂片

【流行病学】

早在 1739 年，Rutty 就报道了在都柏林（Dublin）的“回归热”流行，1869 年 Obermeier 从患者血中发现了回归热螺旋体，1874 年 Munch 用患者的血做自身感染试验而患病。1891 年 Flügge 及 1907 年 Mackie 先后提出虱是传播媒介的观点，随后得到肯定。1904 年 Ross 等阐明蜱传回归热也是由螺旋体侵入血流所致。自 19 世纪以来，虱传回归热的流行，已遍及亚洲（包括我国各省）、欧洲、非洲及美洲的许多国家与地区。随着生活卫生条件的普遍改善及第二次世界大战以后基本的和平格局，虱传回归热的大流行已很少见，但在中部及东部非洲、秘鲁的安第斯及我国的部分偏僻地区，有时还发生地方性流行。1993 年以来在苏丹及埃塞俄比亚等国的饥民中有较广泛的流行。欧洲也有旅游者带入的散发病例。蜱传回归热具自然疫源性，因而有较严格的地区性。已知在非洲、南亚及中亚、欧洲、美洲等许多地区有地方性流行。我国在 1957 年首先证实在新疆喀什地区存在蜱传回归热的自然疫源地。此后进一步证实，南疆与北疆存在两种不同蜱传回归热的地方性流行。

一、传染源

患者是虱传回归热的唯一传染源，蜱传回归热的传染源主要是啮齿类动物，长寿且耐饥饿的钝缘蜱则是保持顽固性自然疫源地的稳定传染源。蟾蜍及牛、羊（绵羊）等家畜和狼、地松鼠、蝙蝠等野生动物均是钝缘蜱的供血动物，均为可疑宿主。乳突钝缘蜱（*Ornithodoros papillipes*）能经卵传递波斯螺旋体 2 代，且该蜱种的不同个体间可有相互叮食现象，如此造成螺旋体在蜱间的垂直与水平传播。在东非，杜通螺旋体（*B. duttoni*）常被家栖的 Moubata 钝缘蜱携带，从而使人成为其传染源。

二、传播媒介与感染方式

（一）流行性回归热

其传播是以虱为媒介，虱体被挤压碎裂后，螺旋体由虱体腔液中逸出（虱的唾液及粪中无螺旋体），经人的皮肤搔伤破损处或眼鼻黏膜而进入体内。

（二）地方性回归热

其传播是以钝缘蜱为媒介，螺旋体可到达蜱的唾液腺，随着蜱的吸血动作而进入人体。蜱被压碎，螺旋体亦可经皮肤破损处及黏膜入侵人体，但机会甚少。我国新疆地区的主要传播媒介乳突钝缘蜱及特突钝缘蜱（*Ornithodoros tar-takovskyi*）的自然感染率分别为88.8%及71%。

三、易感人群

人群对回归热普遍易感，青壮年患者较多。男女老幼的发病率一般无明显差别。病后产生抗体，有短暂免疫力，虱传者可持续2～6月，蜱传者约1年。某些个体感染痊愈后17日或23日即可再感染。蜱传回归热地方性流行区的外来人群，由于缺乏免疫力，常可暴发。目前对本病尚无有效的主动免疫方法。

四、季节性

虱传回归热有明显季节性，多见于冬末春初，一般发病高峰在3～4月。蜱传回归热多发生于4～8月。

【发病机制与病理改变】

回归热的发热及中毒症状与螺旋体血症有关。其发作及间歇之"回归"表现与机体免疫反应与螺旋体体表抗原变异有关。从感染性虱或蜱体内来的螺旋体，通过皮肤黏膜及皮下组织到达淋巴及血液循环。在潜伏期内通常无症状，蜱叮咬处可有特异性皮疹，从红色丘疹到水疱、硬结（0.5～1cm，个别可达10cm），最后色素沉着或抓破后结痂，可持续1～2周，痒感明显。螺旋体在血浆内繁殖，达到每毫升血液中10^6～10^8个时，即开始产生症状，出现寒战、高热、头痛及疲倦等（发作期症状）。与此同时，机体的免疫系统（尤其是体液免疫）活化，免疫球蛋白增加，凝集素、溶解素（lysin）和制动素（immobilizin）等效应物质及单核-吞噬细胞（包括中性粒细胞）发挥作用，使螺旋体从血流中清除，体温迅速恢复正常，病情进入间歇期。部分螺旋体未被消灭，在与人体免疫系统的相互作用下产生抗原遗传突变，每10^3～10^4个螺旋体中可自发产生1个新的变异株，它具有与初发感染或引起上次发作的菌株血清型不同的表面蛋白。当其潜伏在肝、脾、骨髓、肾及脑等脏器中，繁殖到相当数量时，再次入血，即引起再次发热和毒血症。如此周而复始，反复发作，直至机体的特异性抗体能完全控制病原体时，发作才告终结。故病原体的抗原易变性和机体的强烈免疫反应相互抗争是回归热患者周期性发作的原因。发作期间，由于补体的激活，凝血因子（如Hageman因子）的活化等系列变化，可并发DIC及低血压等。本病病理改变见于各重要脏器。脾的病变最明显，表现为肿胀、梗死，坏死灶内有巨噬细胞、浆细胞及白细胞浸润，脾髓内单核-吞噬细胞增生，白色小脓肿形成。肝大，坏死灶散在，库普弗细胞增生、肿胀，肝内可见出血及退行性改变。心脏有弥漫性心肌炎。肾浊肿、充血。肺、脑及骨髓均有充血、出血。皮肤亦可见到出血点。

【临床表现】

一、虱传回归热

潜伏期2～14日，多数为1周。起病多急骤，可有1～2日前驱期，患者突起畏寒、寒战，继而发热，伴有头痛、恶心、呕吐，四肢肌肉及关节酸痛，体温38.5～40℃，大多数呈稽留热，少数患者为弛张或间歇热型，剧烈头痛及全身肌肉骨骼疼痛为本病突出症状，尤以腓肠肌为显著。部分患者可有鼻出血、牙龈出血甚至呕血、便血。重者神志不清、谵妄、抽搐，常见轻度黄疸，少数患者黄疸较深。皮肤可见出血点或瘀斑，半数病例有肝脾大及压痛。心跳加速，神经系统症状明显者常伴有脑膜刺激征。初发期一般持续6～7日，然后体温骤降，进入间歇期。初发期后，有多次复发与间歇交替。间歇期患者常大汗淋漓或发生虚脱，软弱无力，精神萎靡，症状大都消失，肝脾可见缩小，黄疸减轻。一般间歇9日（3～27日）后症状复发，体温升高而进入复发期，复发期表现与初发期相同，故称"回归热"。复发期病情较初发期为轻，病程较短，数日后，复进入间歇期。通常发作数次后，热程渐短，间歇期渐长，最后痊愈。据统计，复发1次者约50%，2次者约35%，3～5次以上者较少。如无并发症，则预后较好，病死率约2%～8%，但有些国家的流行中，尚有病死率高达40%（未经治疗）者。

二、蜱传回归热

蜱传回归热潜伏期4～9日（2～15日）。临床表现与虱传回归热基本相同，但较轻。患者发病前在蜱叮咬的局部有炎症改变，初为斑丘疹，刺口有出血或小水疱，伴痒感，局部淋巴结可肿大。

肝、脾增大较虱传回归热为少且缓慢。复发次数较多，大多发作2～4次。

【并发症】

最常见的并发症为支气管肺炎，还可有结膜炎、虹膜睫状体炎、多发性关节炎、中耳炎、腮腺炎以及出血性脑膜炎等。严重病例可并发DIC。虱传回归热患者有的同时感染流行性斑疹伤寒。部分患者在抗菌药物治疗过程中产生赫斯-海默样（Jarisch-Herxheimer like）反应，突感非常不适，畏寒、剧烈头疼、肌肉酸疼，血常规中白细胞与血小板显著减少，螺旋体消失。体温升高，血压下降，需要及时予以处理，否则将有死亡危险。部分患者虽未接受抗菌药物治疗，亦可出现类似危象。

【辅助检查】

一、常规检查

多数患者白细胞增加，一般为$(15\sim20)\times10^9/L$，中性粒细胞相对增多，嗜酸性粒细胞减少。蜱传回归热的白细胞数可在正常范围。血小板常减少，出血及凝血时间正常，凝血酶原时间及部分凝血活酶时间延长。如合并DIC者，可有相应的血液学变化。反复发作者贫血显著。尿中常有微量蛋白、红细胞及管型。

二、病原体检查

患者发热期取末梢血或骨髓涂片，经瑞特或吉姆萨染色镜检，呈红色或紫色。如制成厚片，血量为薄片的3～4倍，可增加阳性率。亦可取血液、脑脊液等标本于暗视野显微镜下观察，可发现活的螺旋体。通常可取血液、脑脊液或骨髓寻找螺旋体，发作期及间歇期均可查见，发作期的检出率（尤其高热时）较高。由于血液中螺旋体数目很少，可通过反复检查和浓集、增菌等方法和动物接种，提高检出效果。比如取静脉血4～5ml，制备血浆经3000转/分、离心20～30分钟，取沉淀物涂片染色镜检，阳性率可达92%。患者间歇期可通过动物接种增加阳性率，小白鼠腹腔接种量通常为1～1.5ml，豚鼠为2～3ml，接种患者血液后第2日即可开始抽取动物血检查。在新疆的北疆需用小白鼠，南疆可用豚鼠。

三、血清学检查

阳性率不高，需发病至少一周以上可检测出。大多数虱传回归热及30%的蜱传回归热患者可产生OX_k凝集素，呈现OX_k的阳性血清反应。回归热与Lyme病的交叉免疫反应也有报道。

四、其他检查

血清丙氨酸氨基转移酶（ALT）常增高，约10%的患者可有假阳性梅毒反应。黄疸患者的血清结合胆红素及非结合胆红素均增多。脑脊液压力稍增高，蛋白和细胞数亦轻度增加。

【诊断与鉴别诊断】

根据发病季节、发病地区、个人卫生状况，以及有无生虱和被蜱叮咬等流行病学资料，结合发热、全身疼痛、肝脾大、皮疹及黄疸等临床特征，仔细从血、尿及脑脊液中查找回归热螺旋体，可以做出诊断。鉴别诊断方面应与疟疾、斑疹伤寒、伤寒、流行性感冒、钩端螺旋体病、布鲁司菌病、肾综合征出血热以及败血症相区别。两类回归热的区别可参考表20-3-1。

表20-3-1　两类回归热的鉴别

	蜱传回归热	虱传回归热
发病季节	主要在春末、秋初温暖季节	主要在冬春寒冷季节
热型	间歇热，较不规则，发作多在5次以上，初发期常持续1～2日	间歇热，较规律，发作很少超过5次，初发热常持续2～5日
皮疹	有特异性蜱咬斑疹	无蜱咬伤，部分患者有暂时性玫瑰疹，35%有出血性皮疹，重者有瘀斑
肝脾大	较慢，多次发作后才能触及	迅速肿大
血片中螺旋体	数目很少，发作及间歇期均可找到	发作期量多，间歇期难找
动物接种	易成功	难成功，豚鼠不敏感
病原体鉴定	波斯螺旋体或拉提什夫螺旋体等	回归热螺旋体

【治疗】

支持疗法很重要，应给予高热量、流质或半流质食物，酌情补给液体。毒血症严重者，可短期内给予肾上腺皮质激素。四环素和红霉素对本病有较好疗效。四环素每日 2g，持续 5 日，然后减半量，续服 5 日。七岁以下儿童及妊娠期妇女，禁用四环素，可采用红霉素。在埃塞俄比亚的虱传回归热流行中，采用单剂四环素 500mg 口服，获得与长程疗法相同的疗效。不能口服的患者，静脉滴注 250mg 四环素或红霉素。强力霉素可每日 100～200mg。单剂强力霉素 100mg 疗法，也有报道获良好效果者。青霉素曾用于本病，但清除螺旋体慢，现已少用。抗菌药物治疗中，有的患者产生赫茨-海默样反应，可采用输液及肾上腺皮质激素等进行处理。有学者推荐采用低剂量青霉素 10 万 U，肌注，可减少赫茨-海默样反应的发生率，但复发率会高一些。在赫斯海默样反应时伴有一过性血浆 TNF、IL-6 及 IL-8 水平的升高。

国外有学者提示可早期采用 TNF-α 抗体来预防赫茨-海默样反应，但尚未得到证实。

【预防】

提高卫生水平，改善卫生条件是预防虱传回归热的关键。对患者要严格灭虱，积极治疗并隔离至热退后 15 日。野外作业者要穿防护服，居住地点，定期灭鼠杀虫，防止被蜱叮咬。常用的一般杀虫剂如 DDT、DDVP 等对于蜱的灭杀效果均不满意。一般驱避剂对蜱效果不佳，2.5% 的凯杀灵做涂料或 0.5% 的凯杀灵喷洒，均有杀蜱的作用，WS-1 型卫生灭蚊涂料亦可用于涂墙或堵鼠洞以杀蜱。

（谢　青）

参考文献

1. Elbir H, Raoult D, Drancourt M. *et al.* Relapsing fever *borreliae* in Africa. Am J Trop Med Hyg, 2013, 89(2): 288-292.
2. Boutellis A, Mediannikov O, Bilcha KD, *et al. Borrelia recurrentis* in head lice, Ethiopia. Emerg Infect Dis, 2013, 19(5): 796-798.
3. El-Bahnsawy MM, Labib NA, Abdel-Fattah MA, *et al.* Louse and tick borne relapsing fevers. J Egypt Soc Parasitol, 2012, 42(3): 625-638.

第四节　蜱媒螺旋体病（莱姆病）

蜱媒螺旋体病（tick borne spirochetosis）系以蜱为媒介由螺旋体感染所致的一组感染病。其中，莱姆病（Lyme disease）或莱姆疏螺旋体病（Lyme borreliosis）是最常见的蜱媒螺旋体病，其他蜱媒螺旋体病还有蜱传回归热等。莱姆病是一种自然疫源性疾病，由伯氏疏螺旋体（*Borrelia burgdorferi*, Bb）感染所致。

莱姆病是一种新发现的感染病。1975 年，美国康涅狄格州 Old Lyme 及周边村庄的部分儿童出现原因不明的皮疹及关节炎等临床表现，经美国疾病控制中心（CDC）调查后发现本病系由蜱传播的一种多系统受累的感染病，1977 年命名为莱姆病。1982 年确定本病病原体为伯氏疏螺旋体。在病原体未确定前，由于本病在不同国家、地区的临床表现不尽相同，因而有多种名称，如青少年类风湿关节炎（juvenile rheumatoid arthritis）、慢性萎缩性肢皮炎（acrodermatitis chronic atrophican, ACA）、蜱传脑膜多神经炎（tick-brone meningopolyneuritis）、淋巴细胞性脑膜脊神经炎（lymphocytic meningoradiculitis）、慢性淋巴细胞脑膜炎（chronic lymphocytic meningitis）或 Banwarth 综合征等。20 世纪初在欧洲及前苏联报道的蜱性环形红斑可能也是本病。

目前在世界五大洲 70 多个国家中已发现莱姆病，是美国及欧洲最常见的虫媒感染病。我国于 1986 年首次在黑龙江省海林地区发现莱姆病，1987 年分离到病原体，并对其宿主动物、媒介及病原体特征及诊断方法等进行了研究。

【病原学】

伯氏疏螺旋体隶属于螺旋体目（*Order spirochaetales*）、螺旋体科（*Spirochaetaceae*）、疏螺旋体属（*Genus Borrelia*）。广义伯氏疏螺旋体（*Borrelia burgdorferi sensu lato*）由一群基因序列差异较大的疏螺旋体组成，目前至少分为 13 个基因型。与人类疾病有关的主要有三种基因型：*B. burgdorferi sensu stricto*、*B. garinii* 及 *B. afzelii*。各基因型分布有地域差异，在北美洲 *B. burgdorferi sensu stricto* 是唯一致病群，在欧洲以上三种基因型均存在，而 *B. garinii* 和 *B. afzelii* 为亚洲的主要致病群，也是中国的优势菌株。莱姆病临床表现有地域性差异的原因可能与其主要病原体致病群不同有关。其他基因型包括 *B. spielmani*、*B. andersoni*、*B. bissetti*、*B. japonica*、*B. lusitaniae* 及 *B. valaisiana* 等，其中大多为非致病性螺旋体，但近年来报道 *B. bissetti*、*B. lusitaniae* 及 *B. valaisiana* 亦具有致病性。

伯氏疏螺旋体形态呈不规则圈状，有 4～10 个大而稀疏的螺旋，长 20～30μm，直径 0.2～0.5μm，由内外两层膜、鞭毛、细胞壁及原生质柱（protoplasmic cylinder）组成。最外为疏松联系的外膜，外膜极易脱落形成半微球状体，去垢剂能在不损害细胞结构的情况下将外膜分离开来，其外膜与其他 G^- 菌的主要区别是脂多糖含量较少而脂蛋白含量较多。每端有 7～11 根鞭毛（flagella），鞭毛位于原生质柱和内膜之间，又称内鞭毛，美国株有 6～7 根鞭毛，欧洲株为 8 根，中国株则为 6～7 根或更多。暗视野显微镜观察，螺旋体运动迟缓并自身缓慢转动，鞭毛与螺旋体的运动有关。

伯氏疏螺旋体革兰染色呈阴性，赖特（Wright）或赖特-吉姆萨（Wright-Giemsa）染色呈淡红的蓝色，Eosin-thiazin 染色呈青紫到浅紫色。亦可用镀银染色、免疫荧光染色等方法观察到螺旋体。伯氏疏螺旋体在体外培养营养要求较特殊，在 BSK（Barbour-Stonner-Kely's medium）培养基上生长良好。

伯氏疏螺旋体基因是由染色体及多个质粒组成的 DNA 分子，其特征是染色体及部分质粒为线性结构。不同基因型伯氏疏螺旋体其质粒数有较大差异，不同基因型或同一基因型中不同菌株基因序列亦有较大差异。对 *B. burgdorferi sensu stricto* 标准株 B31 的全基因组测序工作已于 1997 年完成，B31 菌株基因组 DNA 有 1400kb，由一个 910kb 的线性染色体及至少 11 个线性及环状质粒组成。染色体含有蛋白质编码基因 853 个，质粒含蛋白质编码基因 430 个。1283 个基因中，570 个基因功能已基本阐明，其中参与生物合成的基因仅 9 个，只能合成少数与基因复制、转录及翻译相关的蛋白质，缺乏与细胞生物反应相关的基因，不能合成与糖、蛋白质、核酸代谢相关的酶。因此，其大多数营养需求要依靠宿主供应，在体外培养营养要求较高。

伯氏疏螺旋体基因编码 150 多种脂蛋白，已知的脂蛋白包括外膜蛋白（outer-surface protein，Osp）A～F。主要的外膜蛋白有 OspA、OspB 及 OspC。OspA、OspB 由相同的 50kb 线性质粒编码，且 56% 的序列相同，OspC 是由 26kb 环状质粒编码。OspA、OspB 及 OspC 的功能尚不清楚。在不同的生长环境，伯氏疏螺旋体外膜蛋白表达有较大差异，这种膜蛋白表达的改变可能有利于螺旋体适应不同的生长环境，亦与其逃避人体免疫反应、导致组织损伤有关。OspA、OspB 主要由位于蜱中肠的螺旋体表达，通过与位于蜱中肠上的受体结合有利于螺旋体的定植。当螺旋体向唾液腺移动及进入宿主后早期 OspA、OspB 表达明显下降，而 OspC 表达增加，OspC 可与蜱唾液内的 OspC 配体 Salp 15（salivary protein 15）结合，Salp15 可抑制宿主 $CD4^+$ 淋巴细胞活化和增殖，有利于伯氏疏螺旋体在宿主体内的早期繁殖及扩散。OspE 及 OspF 可通过与血液内 H 因子结合抑制补体 C3 活化。在螺旋体感染早期，还有一些分别表达的蛋白质，如 VIsE、脱核素结合蛋白（decorin-binding protein A and B，DbpA 及 DbpB）、47kD 的纤连素结合蛋白（fibronectin-binding protein）、39kD 包柔螺旋体蛋白 A（BmpA）、41kD 鞭毛抗原、60kD 及 73kD 热休克蛋白、66kD 完整外膜蛋白等。这些蛋白在螺旋体的生活周期及致病中的作用尚未完全清楚，目前已知螺旋体可通过 DbpA、DbpB 及纤维结合蛋白可与细胞外基质结合。

感染伯氏疏螺旋体后，鞭毛蛋白首先致机体产生特异性 IgM 抗体，其高峰常在感染 6～8 周以后下降。感染后 2～3 月，其外膜蛋白（主要为 31kD 及 34kD）致机体产生特异性 IgG 及 IgA 抗体，效价逐渐增加，可保留多年。近期实验研究表明，早期莱姆病患者（仅有游走性红斑，erythema migrans，EM）的血清，输注给 C3H 小鼠后 18～24 小时，用伯氏疏螺旋体攻击小鼠，血清并无保护作用；而晚期患者的血清（发病 6～18 个月期间已出现关节炎）可使小鼠不发病，呈现明显保护作用。免疫印迹分析表明晚期血清的保护作用乃对多种蛋白质的抗体应答所致，包括对 OspA 及 OspB 的应答抗体，而早期血清缺乏此类成分。

螺旋体脂蛋白的抗原特性在不同菌株之间存在差异，在不同宿主、不同媒介甚至同一来源的菌株，其抗原亦存在着明显不均质性，近年研究提示这种不同螺旋体种及株间抗原特性的差异是决定其毒力及致病力不同的一个主要因素。

在潮湿、低温条件下伯氏疏螺旋体抗力较强，但对热、干燥及一般消毒剂均较敏感。

【流行病学】

1900 年以来在欧洲的皮肤病文献中不断有慢性游走性红斑（erythema chronicum migrans，ECM）的报道。1965 年，在美国康涅狄格州的 Lyme 村已有病例发生，1970 年又有 ECM 病例发生于威斯康星州；1975 年之后，才以莱姆（Lyme）关节炎的名称出现在近代文献中；1983 年发现本病病原体并确定了病原学检测方法后，本病报道人数日渐增多，2005 年美国报道的莱姆病患者达 23 000 例，为美国及欧洲最常见的虫媒感染病。

一、传播媒介、传播途径与传染源

迄今已在 30 多种蜱及部分蚊、蝇、蚤类体内发现伯氏疏螺旋体，但只有硬蜱（*Ixodes*）能保持及传播伯氏疏螺旋体，为该病传播媒介。硬蜱通过吸食伯氏疏螺旋体储存宿主的血液获得并传播病原体。在不同地区莱姆病的传播媒介有所不同，在北美洲东部主要为肩突硬蜱（*Ixodes scapularis*）及齿形硬蜱（*Ixodes profile*），在北美洲西部为太平洋硬蜱（*Ixodes pacificus*），而在美国主要为肩突硬蜱，可携带 *B. burgdorferi sensu stricto*。在欧洲疫源地，篦子硬蜱（*Ixodes ricinus*）及全沟硬蜱（*Ixodes persulcatus*）为莱姆病的主要传播媒介，篦子硬蜱可携带 *B. burgdorferi sensu stricto*、*B. garinii* 及 *B. afzelii* 3 种基因型螺旋体，全沟硬蜱可携带 *B. garinii* 及 *B. afzelii* 2 种基因型的螺旋体。在中国已从日本血蜱（*Haemaphysalis japonica*）、全沟硬蜱、长角血蜱（*Haemaphysalis longicornis*）、嗜群血蜱（*Haemaphysalis concinna*）、粒形硬蜱（*Ixodes granulatus*）、寄麝硬蜱（*Ixodes moschiferi*）及二棘血蜱（*Haemaphysalis bispinosa*）体内分离到伯氏疏螺旋体，并证实全沟硬蜱是我国北方主要传播媒介，二棘血蜱及粒形硬蜱是南方的主要传播媒介。

传播途径主要是蜱叮咬时经唾液将螺旋体传染给人及其他动物。另外，从黑线姬鼠及白腹巨鼠的胎鼠中分离到螺旋体，证实该螺旋体可通过胎盘垂直传播。国外研究已经证实莱姆病螺旋体在人和牛、马、鼠等动物中可通过胎盘垂直传播，这对莱姆病自然疫源地的维持及扩大具有重要意义。目前研究表明存在非媒介传播。动物间可通过尿液相互感染，甚至可传给密切接触的人，然而，人与人之间是否可以通过接触体液而传染尚不清楚。

莱姆病属自然疫源性疾病，自然界多种野生动物（如鼠、鹿、浣熊、山狗、野兔、狐狸及狼等）、鸟类及多种家畜（如犬、牛及马等）可作为蜱的主要寄生宿主及螺旋体的宿主，蜱从这些动物吸食血液以完成其发育周期并导致螺旋体的传播。啮齿类动物小鼠数量多，分布广，感染率高，是本病主要传染源。在美国，白尾鹿及白足鼠带蜱率较高，是蜱的重要宿主，亦是本病最重要的传染源。据美国的一项调查，占捕获鼠总数 86% 的白足鼠，6 月份每鼠平均携幼蜱 29 只，鼠感染率高达 50% ~ 90%。在欧洲，姬鼠属及鼠平属是主要储存宿主，可终生带菌。鸟类可长距离传播伯氏疏螺旋体 *Borrelia garinii* 基因型，可使疫区扩大。在中国，血清学调查证实牛、马、羊、狗及鼠等动物存在莱姆病感染。已从棕背鼠平、大林姬鼠、小林姬鼠、黑线姬鼠、社鼠、花鼠、白腹巨鼠等多种野鼠及华南兔等多种动物分离出伯氏螺旋体。其中黑线姬鼠、黄鼠、褐家鼠、白足鼠及小家鼠是主要传染源。

野生动物及家畜感染伯氏疏螺旋体后，血清出现抗伯氏疏螺旋体抗体，但临床上并不一定表现出症状。莱姆病患者仅在感染早期血液中存在伯氏疏螺旋体，因而作为本病传染源的意义不大。由于莱姆病患者早期血中存在伯氏疏螺旋体，且血液中的伯氏疏螺旋体在血库 4℃ 储存 48 日仍有感染性，因而应警惕经输血传播的可能性。

二、地理分布

莱姆病为全球性分布的蜱媒感染病，世界五大洲近 70 多个国家，包括美国、德国、加拿大、澳大利亚、法国、比利时、奥地利、英国、瑞典、瑞士、丹麦、前苏联、捷克、斯洛伐克、埃及、南非及日本等均有本病发生，且发病区域及发病率呈扩大及上升趋势。美国 CDC 报道的莱姆病患者已达 15 多万例。欧洲每年亦有近 5 万病例报道。在我国，自 1986 年首次报道发现莱姆病以来，血清流行病学调查表明至少在 29 个省、市、自治区的人群存在伯氏疏螺旋体感染，人群血清抗体阳性率为 1.06% ~12.83%。从 19 个省、市、自治区（内蒙古、黑龙江、吉林、辽宁、河北、宁夏、新疆、山东、安徽、江苏、福建、四川、重庆、贵州、湖北、湖南、广东、广西、北京）的患者、蜱及野鼠、野兔等中分离得到病原体，证实莱姆病的自然疫源地几乎遍布我国所有山林地区，人群中有典型的莱姆病病例存在。本病的地区分布范围虽广，但疫区有相对集中的特点。在美国主要发生于东北部、中西部及西部三个地区，在我国主要分布东北三省及内蒙古、新疆的林区。

特别值得重视的是本病及森林脑炎都是自然疫源性地方性感染病，其传播媒介都是蜱类。有报道在内蒙古吉文林业局职工医院发现56例森林脑炎患者中有26例合并莱姆病，使本病病情更为复杂，给治疗增加更大困难。

三、发病季节

在不同地区，莱姆病发病时间虽略有不同。但均表现为一定季节性，大约有两个高峰，分别在每年的6月及10月，其中以6月份发病最突出。在美国东北部及中北部地区，64%的患者在5～8月间发病，而在近太平洋地区，多数患者发病时间为1～5月，这种季节性感染及发病高峰，与当地蜱类的数量及活动高峰相一致。

四、易感人群

人群对伯氏疏螺旋体普遍易感。不同年龄组的人群均可有莱姆病发生，但以<15岁及25～34岁年龄组的人群发病率较高。不同性别、种族的人群间，发病率亦无显著差异。

职业与本病关系较为密切，林区工人、牧民及边防战士等发病率较高。多数研究表明，室外工作者莱姆病的发病率比室内工作者高5倍，前者的两年累计发病率为3.9%，而后者仅为0.8%。在德国，疫区的森林工人血清抗伯氏疏螺旋体抗体阳性率高达33.6%。多种室外活动，如狩猎、垂钓及散步等亦可增加发病危险性。

人体感染伯氏疏螺旋体后，可表现为显性发病或无症状的隐性感染，两者比例大致为1∶1。但不论显性发病或隐性感染，感染者血清均可出现高效价的特异性IgM及IgG抗体。有学者用抗体捕获酶免疫法（antibody capture enzyme immunoassay）检测30例有ECM的莱姆病患者血清，发现在疾病早期，20例（67%）患者有特异性IgM升高；治疗1～4周后28例（93%）患者血清可检出升高的IgG或IgM；特异性IgM多在发病后1周出现，3～6周达最高水平，少数病例可迟至数月或1年才出现。IgM抗体一般持续存在数月，多数于4～16周内下降4倍以上。IgG始于感染后4～6周才能检出，至出现关节受累症状时（病后12～115周）达高峰，维持数月甚至数年，若检测病程早期及关节炎期患者双份血清，IgG效价多有4倍以上增长。

虽无症状染病或莱姆病患者经治疗或自然痊愈后，血清抗体可在体内长期保存下来，但临床上可见莱姆病重复感染。Steere亦报道无症状感染者，血清IgG抗体持续升高3～4年后，出现莱姆病的临床症状及体征。因此，血清特异性IgG抗体对人体是否有保护作用及其作用机制，尚待进一步研究。已知二次发病的间隔时间为5～7年。

【发病机制与病理改变】

莱姆病确切的发病机制尚不十分明确。感染的蜱叮螫人时，螺旋体随蜱唾液进入人体，寄生于细胞外，与宿主细胞粘连并逃逸宿主免疫攻击，通过在组织间迁移或血液循环到达各组织器官导致病变。

在伯氏疏螺旋体基因组分析未发现明显的毒力因子，所致的组织损伤可能与多种因素有关：①免疫反应所致的损伤：螺旋体到达局部组织后，可刺激免疫细胞如巨噬细胞、单核细胞及树突样细胞等释放前炎症细胞因子如IL-6、IL-8、IL-12、IL-18、IFN-γ等导致炎症反应，此外，亦可刺激局部免疫细胞产生趋化因子（chemotactic cytokines），募集中性粒细胞、淋巴细胞浸润而加重炎症反应。此外，OpsA可刺激局部B淋巴细胞产生特异性抗体，特异性抗体与抗原形成免疫复合物，在补体参与下，致白细胞释放各种针对免疫复合物的酶如胶原酶、蛋白酶等，这些酶侵袭组织亦可导致损伤。近来还发现伯氏疏螺旋体抗血清可与人类神经元轴突、滑液细胞、肝细胞、心肌及骨骼肌中的蛋白成分发生交叉反应，并发现人类淋巴细胞功能相关抗原（human leukocyte function-associated antigen，LFA-1）与伯氏疏螺旋体的OspA肽链部分一致，说明莱姆病的组织损伤可能还与自身免疫有关；②病原体直接侵犯：有研究发现伯氏疏螺旋体可通过OpsA与神经细胞或神经胶质细胞结合，诱导细胞凋亡。另外螺旋体可诱导神经细胞、神经胶质细胞或巨噬细胞产生细胞毒性因子，如一氧化氮（NO）、IL-6、TNF-α等导致细胞病变；③螺旋体脂多糖（lipopolysaccharide，LPS）的生物学活性作用：螺旋体脂多糖具有多种生物学活性，将其注射于兔背24小时可见环形皮损，并能刺激巨噬细胞产生IL-1。莱姆病患者的关节液中可检测到IL-1;IL-1刺激滑膜细胞产生胶原酶及前列腺素,前者可溶解关节结缔组织内的胶原纤维,导致关节侵蚀,后者可使疼痛加剧。

伯氏疏螺旋体进入人体后逃逸免疫攻击并在局部繁殖是其致病过程中的重要环节,其机制目前认为与下列因素有关:①通过改变螺旋体表面外膜蛋白的表达:OpsA具有较强的免疫源性,可激活免疫细胞产生多种细胞因子如IL-1、IL-6、TNF-α等促进炎症反应,而OspC可通过其配体Salp15抑制宿主淋巴细胞增殖及补体攻击。螺旋体进入宿主后具有调节膜蛋白表达的能力,OpsA表达明显下降,OpsC表达增加,有利于伯氏疏螺旋体逃逸免疫攻击。②引起宿主免疫效应因子失活:除蜱的唾液内含有补体中和物质外,螺旋体表面可表达一些补体结合蛋白,如补体调节因子获取表面蛋白(complement regulator-acquiring surface proteins,CRASPs)等,这些蛋白有助于螺旋体在宿主体内对抗补体攻击。③隐藏在免疫隔离部位:感染伯氏疏螺旋体后,部分患者即使产生了中和性抗体,体内仍有螺旋体存在,可能与螺旋体隐匿于细胞外基质等抗体不易到达的部位有关。螺旋体还可通过其OpsA与细胞外基质纤维蛋白溶酶原结合,使纤维蛋白溶酶原转变为纤维蛋白溶酶、上调基质金属蛋白酶-9等途径,导致细胞外基质降解,有利于螺旋体在组织间扩散。

螺旋体经循环系统至全身器官,导致病程Ⅰ期的皮肤原发性损害及螺旋体血症。在受损皮肤的浅层及深层血管周围有浆细胞及淋巴细胞浸润,表现为慢性游走性红斑或游走性红斑,伴有类流感综合征,局部淋巴结及肝脾大等。螺旋体经血液感染全身各组织器官后,则进入病程Ⅱ期,产生中枢神经系统特别是脑神经及心脏受损为主的病变。在脑皮质血管周围,脑神经特别是动眼神经和面神经及心脏组织内有单核细胞浸润。发病持续数月以上,则进入病程Ⅲ期,检测血清循环免疫复合物及冷沉淀物常为阳性,而患者又多为白细胞组织相容抗原(HLA)DR4和(或)DR2,故提示此期病变可能以免疫病理损伤为主,并与遗传因素有关,主要表现为关节特别是膝关节、皮肤及神经受累。

一、皮肤病变

早期为非特异的组织病理改变,可见组织充血,皮损中心的改变符合节肢动物叮咬后的反应,皮肤呈嗜酸性粒细胞浸润,偶见脉管炎或血管改变。周围皮肤及血管周围有密集淋巴细胞浸润,亦可见浆细胞、组织细胞及较少见的巨细胞或中性粒细胞。晚期则以浆细胞占优势,皮肤静脉扩张及内皮增生均较明显。在皮下胶原纤维及小血管内与其周围可查到螺旋体。ECM组织用苏木精伊红染色,仅见上皮增厚轻度角化,伴有密集单核细胞浸润及表皮层水肿,无化脓性或肉芽肿反应,恢复后不残留明显病变痕迹。

二、关节病变

关节液中白细胞数升高,滑膜可见炎症反应,以淋巴细胞及浆细胞为主。晚期则可见滑膜绒毛肥大,纤维蛋白沉着及单核细胞浸润等,在血管及其周围可见少数伯氏螺旋体存在。关节滑膜囊呈软组织增生,皮肤萎缩、脱色,或出现胶原束增粗、排列紧密,类似硬皮病样损害。神经病变处的血管周围有淋巴细胞浸润,血管壁变厚,神经有脱髓鞘改变,胶原纤维增生。有些患者于发病后12个月(4~14个月)可发生大关节的间歇性肿痛;少数病例可发生膝关节的增生性侵蚀性滑膜炎,伴有血管增生,骨及软骨的侵蚀等慢性损害,与类风湿性关节炎相似。

三、内脏病变

患者在病后几周内可出现心脏受累,在心肌血管周围有大量淋巴细胞浸润。其他可能受累脏器有肝、脾、脑、肾、膀胱及淋巴结等。动物实验显示受累组织主要为非化脓性细胞浸润,在病变局部可查到螺旋体。心脏受累时间短暂等表现,提示本病不像细菌的直接侵袭。多系统受累大多数能完全恢复。

四、神经系统病变

莱姆病的神经系统病变可累及脑膜、脑实质及脊髓等中枢神经系统,亦可侵犯神经根、肋神经或末梢神经等周围神经系统。主要表现为轴索性脱髓鞘及脊髓神经纤维化改变,脑脊液内可查到螺旋体存在,淋巴细胞轻度增加。

五、眼病变

本病可累及角膜、巩膜、血管膜(葡萄膜)、玻璃体及视神经等,眼底改变为视乳头色淡,黄斑间有渗出物,黄斑中心凹反光消失,局部呈污秽块状有白色或棕褐色色素沉着。

【临床表现】

本病潜伏期7～14日，短者3日，长者达3个月。莱姆病临床表现差异较大，与患者年龄、感染病原体基因型及其他因素有关。莱姆病临床分期现多按1998年Asbrink的建议分为早期感染及晚期感染两期。早期感染又根据病程进展分为局限性感染期及播散性感染期。因而，现多将典型莱姆病病程为三期，非典型莱姆病三期临床症状可重叠出现，或直接以神经、关节及心脏损害为首发表现。莱姆病各期的表现见表20-4-1。

表20-4-1　莱姆病各期的表现

系统	感染早期 第一期（局限性）	感染中期 第二期（播散性）	感染晚期 第三期（持续性）
皮肤	游走性红斑（EM）	继发性环状损害、颊部红疹、弥漫性红斑或风疹、淋巴细胞瘤	慢性萎缩性肢皮炎、局限性硬皮病样损害
骨髓		关节、肌腱、滑膜囊、肌肉及骨骼移动性疼痛；阵发性关节炎、肌炎、骨髓炎、脂膜炎	迁延性关节炎发作、慢性关节炎、外周表皮黏膜病、肢皮炎之后骨膜炎或关节半脱位
神经系统		脑膜炎、脑神经炎、Bell麻痹、运动或感觉性神经根炎、轻度脑炎、多发性单神经炎、脑假瘤、脊髓炎、小脑共济失调	慢性脑脊髓炎、痉挛性不全偏瘫、共济失调性步态、轻微精神障碍、慢性轴索性多发性神经根病
淋巴系统	局限性淋巴结病	局限性或全身性淋巴结病、脾肿大	
心脏		房室结性传导阻滞，心肌心包炎，全心炎	
眼		结合膜虹膜炎、脉络膜炎、视网膜出血或脱离、全眼炎	角膜炎
肝脏		轻度或复发性肝炎	
呼吸系统		非渗出性咽痛、无痰性干咳、急性呼吸窘迫综合征（ARDS）	
肾脏		显微镜下血尿或蛋白尿	
泌尿生殖系统		睾丸炎	
全身症状	轻微	显著乏力与疲劳	疲劳

一、第Ⅰ期（急性期、早期）

本期平均持续7日，具有感染病特征，中毒症状显著，表现为头痛、恶寒、发热、骨骼及肌肉移行性疼痛、关节痛、显著乏力，易疲劳及嗜睡。约60%～80%的患者于受咬处出现游走性红斑，此为本期的特征性表现（图20-4-1）。多出现在蜱叮咬后1～2周（3～30日），红斑初为红色小丘疹，逐渐扩张成环形、三角形、长条形或类似靶标形，多在肢体近端或躯干，如大腿、臀部或腋窝等处。半数患者仅1处病变，亦可有4～20处病变不等，其中多有1个初发部位。多数患者的红斑随病程而增大，1～7日平均直径为8～10cm，15～28日增为18～27cm甚至52cm。部分患者红斑有烧灼、瘙痒或痛感。红斑一般在3～4周消退。皮肤病变常见鲜红色的边缘与无损害的皮肤分开。在蜱咬处的红斑中心可见显著充血和皮肤变硬、有时还可见水疱或坏死。在红斑病灶外，可能发现数个小环形斑，中心部位呈青紫色，其后色调变淡。损害皮肤触之发热，常有疼痛。部分患者红斑不仅发生于蜱咬处，亦可出现于其他部位，是螺旋体早期血源性扩散的结果。此种红斑与原发病灶比较，其直径小且无变硬的中心区。本期可发生局部表浅淋巴结肿大及肝脾大。74%患者发生局部淋巴结炎。红斑经治疗后皮肤充血减轻，局部发热、疼痛和浸润消失，红斑在病因治疗后第3～18日逐渐减退，在5～34日完全消失。半数患者在红斑消失时该处瘙痒并发生中度糠麸

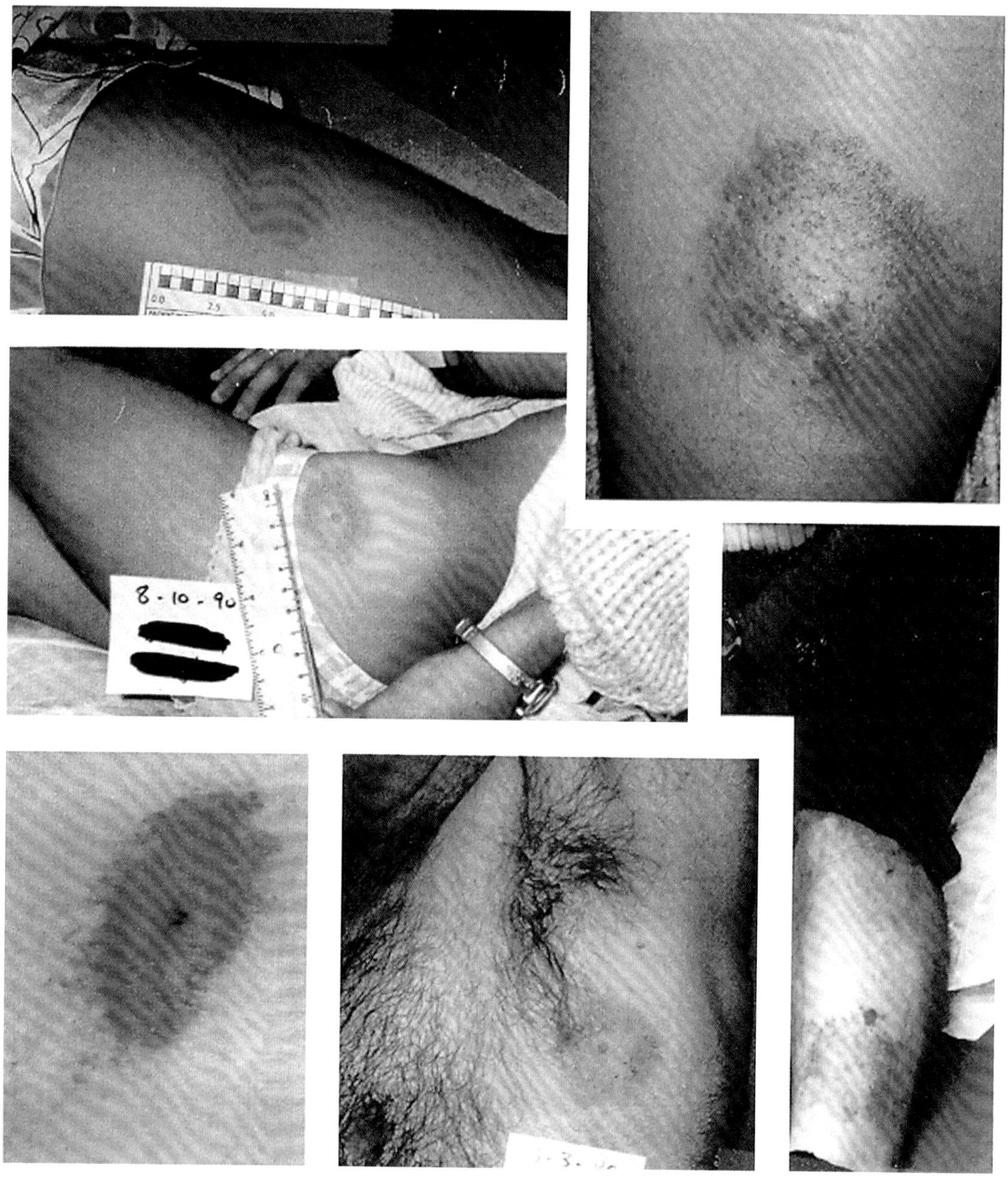

图 20-4-1　莱姆病第Ⅰ期游走性红斑

样皮肤落屑。多数患者红斑消失后无痕迹，仅20%患者残存色素斑。

全身中毒症状与红斑同时发生，头痛(43%)，全身不适和乏力(31%)，肌痛(18%)，发冷(12%)，头晕、恶心和食欲不佳(10%以下)。60%患者发热，其中半数为38～40℃，其余为低热，其发生时间与红斑同时者为52%，其余发生于第3～23病日，少数复发性红斑患者呈双峰热。

外周血白细胞多正常，个别患者中度增多，60%患者淋巴细胞百分数升高；46%患者血沉达20～45mm/小时。

二、第Ⅱ期(中间期、中期)

本期特点是在病后第2～4周发生神经及心血管系统并发症。轻微脑膜刺激症状可出现于皮肤红斑仍然存在的早期。约15%～20%患者可出现脑膜炎症状及体征。浆液性脑膜炎的表现是不同程度的头痛、恶心、呕吐、畏光、眼球痛及颈肌强直。脑脊液中淋巴细胞约为100个/mm^3，蛋白量升高，糖量正常或稍低。

中度脑炎症状可见于1/3患者，表现为睡眠障碍、注意力不集中、记忆力减退、兴奋性升高及精神错乱等。脑电图显示以尖波为主的生物电活动偏移。

约半数患者可同时有脑神经病变。第Ⅶ对脑神经损害最常见。多表现为面肌不全麻痹，受累半侧面部下垂，鼓腮、闭眼、闭嘴困难，面部麻木或刺痛，耳或下颌部疼痛，多无明显的感觉障碍，面肌不全麻痹常在治疗后恢复正常。此外，亦可使动眼、视、听神经受累，Ⅸ、Ⅹ对神经受累较少。约1/3患者有周围神经损害，表现为脊髓的颈、胸及腰段神经根感觉障碍，及相应的运动神经根神经炎或臂丛神经炎等，损害部位剧痛或麻木。还可表现出某些肌群乏力及反射减弱。神经障碍经数月后多数完全消失，但后期可能发生慢性神经障碍。上述任何一种系统损害均可单独出现而无红斑或全身感染症状。

在病后第5周或更晚，约8%患者可出现心血管系统症状，多为房室传导阻滞，以Ⅰ度房室传导阻滞最常见，Ⅱ度以上房室传导阻滞少见。少数患者可见弥漫性心脏损害、扩张型心肌病。心力衰竭及心脏瓣膜疾病罕见。心脏损害可持续数日至6周。部分患者亦可出现结膜炎、虹膜炎及全眼炎等眼病，以及节段性肌痛伴近端肌肿等深部肌炎的表现。

近半数病例可出现继发性红斑，发生在除掌部及黏膜以外的体表各部，该红斑较第Ⅰ期者小，很少移行，一般无症状。在欧洲，少数莱姆病患者的另一种皮肤病变是淋巴细胞瘤（borrelial lymphocytoma），表现为单一的皮肤肿胀结节，直径多为1～5cm，颜色为青紫色。儿童患者多见于耳垂，成人患者多见于胸部及乳头附近。通常比游走性红斑出现晚，但持续时间长。是皮肤和皮下组织B淋巴细胞浸润、增殖的结果。在少数患者淋巴细胞瘤是本期唯一的临床表现。

三、第Ⅲ期（慢性期、晚期）

莱姆病患者在早期及中期如得不到及时治疗，部分患者在病后数月至数年病情进展进入第Ⅲ期。此期的特点是出现关节病变。在美国早期报道中60%莱姆病患者有关节病变，但在近期的报道中<10%，可能与莱姆病早期诊断水平的提高、多数患者在早期得到有效治疗有关。关节病变在欧洲较少见。在EM发生后约4周（0.6～22周）开始出现关节症状，皮肤病变可能仍存在。关节炎通常从一个关节或少数关节开始，因之早期曾称为非对称的少发性关节炎（asymmetric oligoarticular arthritis）。膝关节最易发病，其次是肩、肘、踝、髋、腕及颞下颌关节，有时指趾小关节亦可受累，主要表现为关节肿胀，疼痛不明显，关节肿胀与疼痛程度不成比例是莱姆病关节炎的一个特点；关节炎症通常持续数周至数月后自行缓解，持续时间超过1年的非常少见，可在数月至数年内复发；部分患者的关节损害呈慢性并有骨及软骨的破坏，慢性关节炎表现为关节痛，常伴肿胀及积液。在滑膜液中性白细胞数平均可达$25.0\times10^9/L$，以中性粒细胞为主，蛋白量升高。类风湿因子试验及抗核因子试验通常为阴性。肝功能可异常，并可有间质性肾炎。本期不易分离出螺旋体，对抗生素治疗反应差。

本期可出现神经系统病变如脑脊髓炎、周围神经病变及脑神经病变，临床表现为嗜睡、痴呆、昏迷、共济失调、痉挛性下肢瘫痪及精神症状等，以及脱髓鞘综合征、截瘫、吉兰-巴雷综合征、间歇性远端感觉异常或根性疼痛。

本期常见的皮肤病变是慢性萎缩性肢皮炎（ACA），ACA多见于40岁以上的妇女，在欧洲多见，在北美洲少见，多见于*B. afzelii*感染。从蜱咬到此种损害的时间可为数月到数年不等，多见于手、腕、足及踝部皮肤，早期表现为皮肤稍肿胀、颜色紫红色或青紫色的局部皮损，多为单侧，经过数月至数年病变逐渐扩大，可发展为双侧病变，表现为皮肤水肿消退，色素沉着，皮毛脱落、皮肤萎缩、皮肤变薄、皮下血管显露。多数患者伴随有周围神经病变，表现为局部感觉丧失（图20-4-2）。

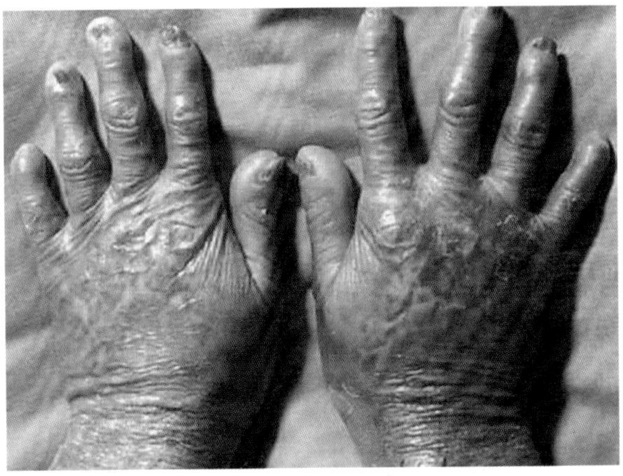

图20-4-2 慢性萎缩性肢皮炎（ACA）

已有证据表明，伯氏螺旋体可导致硬皮病样皮损，其临床与组织病理学特征与局部硬皮病或苔藓样硬化病难以区分。大约5%～10%的ACA

患者产生硬化病样损害，这种损害明显时，可导致炎性 ACA 消失，易误诊为局部硬皮病。此外，越来越多证据表明莱姆病与皮肤恶性淋巴瘤的发生相关，出现慢性萎缩性肢皮炎往往提示存在皮肤恶性淋巴瘤，应引起临床医生的高度重视。

【诊断】

莱姆病临床表现复杂，若对其丧失警惕，极易误诊或漏诊。其诊断依据主要是：

一、流行病学资料

发病前 30 日内到过疫区（以前至少有 2 例确诊的莱姆病患者或蜱媒介感染有伯氏疏螺旋体的地区）的森林、灌木丛或草地等潜在性蜱栖息地，有疫区暴露史或蜱叮咬史。

二、临床表现

莱姆病可出现皮肤、心脏、神经及关节等多器官、多系统受累的症状与体征，包括急性起病的一过性高度房室传导阻滞、淋巴细胞性脑膜炎、脑神经炎（特别是面神经麻痹）、神经根炎及脑脊髓炎，以及短暂、反复发作的非对称性单个或多个关节受累等。然而，除早期的皮肤损害（ECM）有诊断价值外，这些症状及体征多缺乏特异性。由于 ECM 仅见于 60% ~80% 的病例，因此莱姆病的临床诊断有赖于对流行病学资料、临床表现及实验室检查结果进行综合分析。

ECM 是一种皮肤损害，典型者开始为红色斑疹或丘疹，数日或数周内向周围扩散形成一个大的圆形或椭圆形皮损，其中心清楚，单个 ECM 直径应在 5cm 以上，ECM 发生时，多数患者可伴有疲劳、发热、头痛、轻度颈强、关节痛及肌痛等急性症状。

三、实验室检查

（一）一般检查

急性期部分患者有轻度贫血，白细胞增多、核左移，少许患者有显微镜下血尿及轻度蛋白尿。血沉及氨基转移酶增高。脑膜炎及晚期神经系统受损者，脑脊液淋巴细胞和蛋白增加。慢性关节炎患者的关节液，白细胞可达 $0.5\times10^9/L \sim 11.0\times10^9/L$，以中性粒细胞为主。

（二）病原体的检查

应用组织学染色、病原分离技术从感染组织或临床标本中检出或分离到伯氏疏螺旋体，是确诊莱姆病的直接依据。

1. 直接查找病原体　应用赖特染色、暗视野显微镜及镀银染色法等从受损皮肤、滑膜及淋巴结等标本中检查伯氏螺旋体，若用直接荧光抗体染色法镜检可提高检出率，主要用于莱姆病的宿主动物、传播媒介的带菌调查及临床患者的早期及快速诊断，但检出率较低，仅为 10% ~40%。

2. 病原体分离培养　可取莱姆病患者或动物宿主皮肤、淋巴结、血液、脑脊液、关节滑液及皮肤灌洗液等标本用 BSK 或改良的 Kelly-Pettenkofer（MKP）培养基 31 ~33℃ 恒温培养，再用荧光单克隆抗体或 PCR 方法进行鉴定。虽然病原分离培养是诊断的“金标准”，但由于伯氏疏螺旋体生长缓慢、条件要求严格及培养阳性率低，亦有慢性莱姆病患者经抗生素治疗后有莱姆病症状，但血液培养常呈阴性，故该方法不用于常规的临床诊断。未经抗生素治疗的莱姆病患者 ECM 活检标本培养阳性率为 20% ~90%（平均 50%），从其他临床标本中分离的阳性率较低，未经治疗的早期莱姆病患者血浆培养阳性率仅为 40%，脑脊液培养阳性率不到 10%，关节腔积液很少能培养出螺旋体。

3. 聚合酶链反应（PCR）　PCR 技术能检出感染者尿、血中微量病原体特异性核酸片段。每毫升内含相当于 10 条以下的螺旋体外膜蛋白基因即可为阳性，具很高的敏感性及特异性，特别适用于早期诊断。可用于莱姆病患者皮肤组织、脑脊液、关节液、血及尿等标本的检测。但由于感染伯氏疏螺旋体后螺旋体血症时间短，血液标本的阳性率不高。此外，如果检查标本中含有死的螺旋体 PCR 亦可出现阳性结果，故一般不单独以 PCR 检测结果作为实验室诊断的依据。

（三）特异性抗体检测

目前，确诊本病常用方法是在血清或脑脊液中检出特异性 IgM 或 IgG 抗体。感染伯氏疏螺旋体后在病程第 1 月可发现 IgM 抗体，第 2 月可发现 IgG 抗体，其后 IgG 抗体效价升高，但 IgM 抗体效价下降。从患者血清或脑脊液中检测出有诊断价值的特异性 IgM 和（或）IgG 抗体，有助于证实伯氏疏螺旋体的感染。目前已建立的特异性抗体检测方法较多，主要有间接免疫荧光抗体试验（IFA）、ELISA 及蛋白印迹法（Western blotting，WB）等。其中 IFA 敏感性差，ELISA 的敏感性较好。用重组或肽抗原取代全菌抗原可提高 ELISA 的敏感性及特异性。两次标本的抗体效价增高 4 倍以上，或一次标本 IgM 或 IgG 效价≥1∶128 时，均有助诊断。莱姆病血清学诊断的敏感性与病程有关，在疾病早期不超过 50%，而晚期近 100%。蛋白印迹法可检测特异性 IgM 及 IgG 抗体，其特异性较 ELISA 及 IFA 高，起病 4 周后可确定绝大多数患者诊断。

目前常用两步血清学诊断方法来检测莱姆病，以提高诊断的特异性。即用 IFA 或 ELISA 检出的阳性血清，再经 WB 法确定，如均为阳性可确诊，如仅仅用 IFA 或 ELISA 检出阳性，WB 阴性，可以排除诊断。

当前用于莱姆病特异性抗体检测的血清学试验都存在着一定的假阴性及假阳性结果，因此，血清学检测结果，必须结合患者的临床表现加以评价。

在判断血清学结果的临床意义时，应注意以下可能：①假阴性常出现在感染后数周内，若测细胞免疫，可见单核细胞对螺旋体出现增生性反应；②假阳性高效价的抗体可出现在其他螺旋体感染的患者血清中，如梅毒、雅司、品他（Pinta）及回归热等；亦可出现在落基山斑点热、自身免疫性疾病及其他神经性疾病。IgM 抗体可出现在健康人，假阳性在美国为 5%～10%，在欧洲更多见；③亚临床感染和显性感染后所产生的特异性 IgG 抗体可保留多年，一次抗体阳性不能区分现症感染与既往感染。因此，在分析血清学结果时更应结合临床加以考虑。

颅内感染伯氏疏螺旋体后，其血清中特异性抗体可低于诊断水平，而脑脊液中抗体的增加可与血清中不成比例，故可计算下列比值：（脑脊液中抗体效价/血清中抗体效价）×（血清球蛋白浓度/脑脊液球蛋白浓度）。若此值大于 1，可认为颅内有特异性抗体产生，有助于诊断。

四、诊断标准

1990 年，美国 CDC 制定了莱姆病流行病学监测的诊断标准。凡发病前有疫区暴露史或叮咬史，且具有下列条件之一者，即可确诊：其一是具有游走性红斑；其二是至少有一种晚期感染表现并经实验室检查证实者。对于发病前暴露史不清楚或非疫区病例，则必须具有 ECM 或两种以上晚期感染表现，并经实验室检查证实方可确诊。

【鉴别诊断】

由于本病为多系统损害，临床表现复杂。在皮肤病变方面，应与其他疾病的红斑、紫斑或硬皮病等鉴别。莱姆病神经病变要与其他原因的无菌性脑膜炎、脑炎、面瘫、吉兰-巴雷综合征、脊髓炎及周围神经炎等鉴别。莱姆病关节炎要与风湿或类风湿性关节炎相鉴别。莱姆病心肌炎要与其他原因所致的房室传导阻滞、心动过速鉴别。

在莱姆病流行地区，如果该地区还有其他蜱媒感染病流行，如森林脑炎、人粒细胞无形体病、血小板减少综合征等，伯氏疏螺旋体与这些蜱媒感染病病原体混合感染或重叠较常见。如患者出现以下情况应考虑有合并其他病原体感染的可能：①病情比普通莱姆病症状重，特别是高热持续时间超过 48 小时；②经病原治疗后 ECM 等皮肤表现有好转，但流感样症状仍持续；③原因不明的白细胞减少、血小板减少及贫血等表现。

【治疗】

在支持对症治疗的基础上，抗螺旋体治疗是最重要的治疗措施。抗生素对动物与人体内伯氏疏螺旋体的作用大致与体外试验结果相同。目前，已筛选出多种抗生素有抗螺旋体活性，包括多西环素、阿莫西林、头孢三嗪、米诺环素、四环素、红霉素、阿奇毒素及亚胺硫霉素等。青霉素似乎仅有中度抑制作用。标准抗生素治疗可缩短患者病程，防止感染慢性化及减少并发症，抗生素治疗后的长远预后也较好，复发罕见，至今尚未发现耐药螺旋体出现。抗生素的选择，用药方式及疗程要根据患者病期，临床表现及年龄确定。2006 年美国感染病学会推荐的抗菌治疗方案见表 20-4-2。

妊娠期妇女、哺乳期妇女及小于 8 岁的儿童应避免使用多西环素。对小于 8 岁的儿童患者，推荐使用阿莫西林每日 50mg/kg，分 4 次口服，或头孢呋辛酯每日 30mg/kg，分 2 次口服，疗程与成人相同。

Ⅱ、Ⅲ度房室传导阻滞、Ⅰ度房室传导阻滞但 P-R 间期>30 毫秒及有症状的心肌炎患者应住院治疗，有心肌炎的患者在开始抗生素治疗期间，应行心电描记监测。泼尼松每日 40～60mg 对莱姆病心肌炎有一定疗效。

莱姆病关节炎经口服抗生素后大多恢复较

表 20-4-2　莱姆病治疗方案

病情	治疗药物		
游走性红斑(第一期)	多西环素	100mg,口服	每日 2 次,14~21 日
	阿莫西林	500mg,口服	每日 3 次,14~21 日
	头孢呋辛酯(新菌灵)	500mg,口服	每日 2 次,14~21 日
急性神经系统病变(第二期)	头孢曲松	2g,静滴	每日 1 次,10~28 日
	头孢噻肟钠	2g,静滴	每日 3 次,10~28 日
	青霉素 G	2000 万 U	分 4 次静滴,10~28 日
	多西环素	100mg,口服	每日 3 次,14~28 日
慢性神经系统病变(第三期)	头孢曲松	2g,静滴	每日 1 次,14~28 日
	头孢噻肟钠	2g,静滴	每日 3 次,14~28 日
	多西环素	100mg,口服	每日 3 次,14~28 日
关节炎	多西环素	100mg,口服	每日 2 次,28 日
	阿莫西林	500mg,口服	每日 4 次,28 日
	头孢呋辛酯(新菌灵)	500mg,口服	每日 2 次,28 日
慢性萎缩性肢皮炎	多西环素	100mg,口服	每日 2 次,21 日
	阿莫西林	500mg,口服	每日 3 次,21 日
	头孢呋辛酯(新菌灵)	500mg,口服	每日 2 次,21 日
淋巴细胞瘤	多西环素	100mg,口服	每日 2 次,21 日
	阿莫西林	500mg,口服	每日 3 次,21 日
	头孢呋辛酯(新菌灵)	500mg,口服	每日 2 次,21 日
心脏病变	有症状:头孢曲松	2g,静滴	每日 1 次,14 日
	无症状:	口服或静脉用药	

好,但恢复较慢,约 10% 患者需要几个月的时间关节肿胀才能消退。少部分患者关节肿胀持续不消退或出现反复关节肿胀,需要再次治疗,可口服抗生素 4 周或静脉用药 2~4 周。如经过静脉用药关节炎仍无好转,并且关节液病原学检查阴性,可考虑用肾上腺皮质激素做关节腔内注射治疗。

抗生素治疗莱姆病有 10%~20% 患者可发生赫茨-海默反应,尤以早期病例较多见,常发生在首剂抗生素后 2~4 小时,表现为发热、寒战及游走性红斑、乏力、头痛、肌痛、神经根痛及其他症状加重。在 24 小时以后出现症状与体征者被称为延迟性赫茨-海默反应,其症状以皮肤、关节、心脏及淋巴结等部位明显。此种反应通常不必治疗。肾上腺皮质激素的疗效尚未证实。

经过抗生素治疗,即使螺旋体被完全清除后,部分临床表现亦需要几周时间才能完全恢复。约 10% 患者经抗生素治疗后 6 个月仍遗留有如乏力、肌痛、关节痛、情绪紊乱及记忆力下降等表现,称为莱姆病后综合征(post-Lyme disease syndrome),其原因尚不清楚。这些患者的病原学检查及血清学检查多为阴性,说明其体内无持续螺旋体感染,延长抗生素疗程亦不能降低其发生率。

应以临床症状是否好转而不是实验室检查来判断抗生素疗效,早期患者用抗生素治疗后,抗伯氏疏螺旋体 IgM 与 IgG 抗体效价通常降至正常,晚期患者 IgG 抗体效价通常缓慢降低,若抗生素治疗有效,其血中特异性 IgG 抗体效价 1 年内下降 4~6 倍。但效价升高并不意味着感染止在进行,因抗体一旦产生往往持续时间较长。近来一项研究约有 15% 慢性莱姆病患者用头孢三嗪首次治疗失败,如用抗生素治疗后症状与体征持续存在或复发,IgM 或 IgG 抗体效价持续升高或检出病原体,则应认为治疗无效,需重新进行治疗。

经过抗螺旋体治疗后,约 3%~28% 莱姆病患者会因为复发或重复感染而发病，复发与抗生素治疗不及时、疗程不够、合并其他病原体感染及免疫功能低下等因素有关，表现为在原发 EM 部位再次出现红斑，重复感染患者 EM 多发生在离原发皮损较远部位。对复发或重复感染患者需要重新治疗。

【预后与预防】

本病轻者可为自限性。慢性及重症者可致残疾，有报道本病致残率可高达 60%。本病为自然疫源性疾病，消灭疫源甚为困难。预防重点在于个人防护，最简易的办法是穿长裤、长袜，及时检查体表有无蜱叮咬，发现蜱叮咬尽早移除。肩板蜱属最易侵犯成人人体潮湿部位如腹股沟、腋窝等，对于儿童则可侵犯头颈部。杀虫剂二乙基甲苯酰胺（N, N-diethylmetatoluamide, DEET, 或称 permethrin）可有效杀死蜱，但仅能用于衣服，当过量用于皮肤时可导致严重不良反应。

因涉及多种动物宿主，对整个流行区进行灭蜱不切实际。无须对被蜱叮咬者用抗生素预防，因为被蜱叮咬后不一定发病，但应密切观察 30 日。如无多西环素禁忌证在以下情况下可考虑用多西环素 200mg 一次口服作暴露后预防：①当地蜱伯氏疏螺旋体感染率超过 20%；②蜱在体表存在时间可能超过 36 小时；③在蜱被移除后 72 小时内有条件服药者。如果被蜱叮咬者不易随访，或者患者十分焦虑，可考虑给予阿莫西林或多西环素进行预防性治疗，可能防止发病。

由于莱姆病流行区域较广，个人防护及环境控制性预防措施又比较困难，所以研制安全有效的疫苗很有必要。已知伯氏螺旋体在蜱中肠内会表达一种免疫原性外膜蛋白 OspA，用这种蛋白研制的疫苗可使人产生抗-OspA；当蜱吸血时，会将此抗体吸入，抗体进入蜱肠腔内将螺旋体杀死。该种疫苗保护率较高，仅有轻微局部及全身反应。因此，美国 1998 年已批准将这种疫苗扩大应用并上市销售，但 2002 年因担心其潜在的诱导自身免疫性疾病的可能性又中止了销售。应用其他蛋白质如 OspC、核心蛋白多糖结合性蛋白 A（decorin binding protein A）作为保护性疫苗的可能性尚处于探索之中。

（林世德）

参考文献

1. 李梦东，王宇明. 实用传染病学. 第 3 版. 北京：人民卫生出版社，2004.
2. Wormser GP, Dattwyler RJ, Shapiro ED, *et al*. The clinical assessment, treatment, and prevention of lyme disease, human granulocytic anaplasmosis, and babesiosis: clinical practice guidelines by the Infectious Diseases Society of America. Clin Infect Dis, 2006, 43(9): 1089-1134.
3. Bratton RL, Whiteside JW, Hovan MJ, *et al*. Diagnosis and treatment of lyme disease. Mayo Clin Proc, 2008, 83(5): 566-571.
4. Rupprecht TA, Koedel U, Fingerle V, *et al*. The pathogenesis of lyme neuroborreliosis: from infection to inflammation. Mol Med, 2008, 14(3-4): 205-212.
5. Antonara S, Ristow L, Coburn J. Adhesion mechanisms of *Borrelia burgdorferi*. Adv Exp Med Biol, 2011, 715: 35-49.
6. Stanek G, Strle F. Lyme borreliosis: a European perspective on diagnosis and clinical management. Curr Opin Infect Dis, 2009, 22(5): 450-454.
7. Bhate C, Schwartz RA. Lyme disease: Part Ⅰ. Advances and perspectives. J Am Acad Dermatol, 2011, 64(4): 619-636.
8. Bhate C, Schwartz RA. Lyme disease: Part Ⅱ. Management and prevention. J Am Acad Dermatol, 2011, 64(4): 639-653.
9. Roy-Dufresne E, Logan T, Simon JA, *et al*. Poleward expansion of the white-footed mouse (Peromyscus leucopus) under climate change: implications for the spread of Lyme diseases. PLos One, 2013, 8(11): e80724.

第五节　鼠　咬　热

鼠咬热（rat-bite fever）系由鼠类或其他啮齿类动物咬伤后所致的一种急性自然疫源性疾病，其病原体有小螺菌（*Spirillum minor*）和念珠状链杆菌（*Strepfobacillus moniliformis*），故临床上分为小螺菌型及念珠状链杆菌型两型，念珠状链杆菌鼠咬热又称哈佛希文热（Harverhill fever）或流行性关节红斑症（erythema arthriticum epidemicum）。本病的临床表现主要有急性或慢性复发性发热，常有斑点或瘀点出现，可累及手掌或足掌，伴有淋巴结肿大，约半数患者有非化脓性关节炎。

【病原学】

一、小螺菌

1887 年 Carter 在印度首先发现并命名为“小

螺菌（*Spirillum minor*）”，又称鼠咬热螺旋体（*Spirochaeta mosus muris*）。菌体长约1.5～6μm，宽约0.2～0.6μm。外形较僵直，革兰染色阴性。在暗视野显微镜下可见菌体有2～6个粗而规律的螺旋，菌体两端有一根或者一束鞭毛，运动迅速而不规则，可循长轴旋转、弯曲。镀银染色在顶端可见1～2根鞭毛。人工培养尚未获得成功，必须接种豚鼠或者小白鼠腹腔内方可检出。鼠类感染率高达20%，犬、猫、猪、黄鼠狼、松鼠、雪貂等也可感染，受染后血清能产生特异性抗体。

二、念珠状链杆菌

1916年Parker和Hulson从患者血中首先分离出此菌。菌体长约1～5μm，宽约0.3～0.7μm，有念珠状突起，常呈链状排列，可达100～300μm，亦可呈圆形、椭圆形或梭形，表现为多形性。革兰染色通常阴性，亦可用吉姆萨液或Wayson染色。本菌在含有20%新鲜兔血清的培养基中能够生长，需氧或兼性厌氧，不耐酸，该细菌体外培养需要含有10%～20%的血、血清、腹水的培养基，并可在5%～20% CO_2环境中生长。该菌还有自动形成和保持L型变异的能力。加热55℃ 30分钟即可杀灭。约50%野鼠的鼻咽部带菌，其他啮齿动物亦可受染。

【流行病学】

一、传染源

小螺菌鼠咬热主要传染源为家鼠，野生鼠也是带菌者。念珠状链杆菌鼠咬热主要传染源为野生鼠，其次为实验用大小白鼠，其他啮齿动物如猫、狗也偶可作为传染源。

二、传播途径

人类主要是病鼠啮咬而感染，病原菌从皮肤破损处进入人体。小螺菌来自鼠的牙龈、口腔损害的血液或者眼分泌物中，而唾液不含有小螺菌。啮咬时系由牙龈或者口唇破损处及泪管流入口腔，再经咬伤伤口侵入人体。念珠状链杆菌可存在于病鼠的唾液及鼻炎分泌物中，故念珠状链杆菌除经咬伤伤口侵入人体外，还可通过消化道传播，人可因进食被念珠状链杆菌污染的牛乳或者乳制品而传染。

三、易感人群

各种族及各年龄组人群均对本病易感，睡熟婴幼儿可被鼠咬伤而感染，实验室工作人员受鼠咬机会较多，故患本病的机会亦较多。

四、流行与分布

本病分布于世界各地，以亚洲为多。卫生状况不良，鼠类繁殖多的地区发病较多，近年来被实验室的带菌实验鼠及宠物咬伤而发病的也在增多。我国云南、贵州、江西、福建、山东、安徽、台湾、上海及北京等省、市均有病例报道，以小螺菌相对较多。念珠状链杆菌鼠咬热在我国已有少数报道。

【发病机制与病理改变】

鼠咬热的病变无特异性。发病机制尚未充分阐明，可能与体液、细胞免疫参与有关。

小螺菌经家鼠或其他啮齿类动物所咬的伤口侵入淋巴系统，在淋巴结内繁殖，引起局限淋巴结炎。以后病原菌进入体循环，形成菌血症，则引起一系列的临床表现。小螺菌型鼠咬热可周期性复燃，其原发灶中的病原菌周期性入血，导致临床症状呈周期性反复发作。小螺菌所致局部病灶可见上皮细胞变性、坏死，真皮和皮下脂肪层有单核细胞浸润和水肿。肝小叶中心充血、出血及坏死，局部淋巴结增生，皮疹内血管扩张，内皮细胞肿大，单核细胞浸润。肝脏及肾小管内有单核细胞浸润、中毒性出血性坏死，心、脾、脑膜充血、细胞水肿。小螺菌可在局部病灶，局部淋巴结，偶在血中找到。

念珠状链杆菌鼠咬热基本上同小螺菌型鼠咬热，念珠状链杆菌病菌大多一次释放入血，故临床上常无周期性发作。念珠状链杆菌所致病例变化主要是各脏器充血水肿和单核细胞浸润。念珠状链杆菌可从局部病变组织和血中检出。

【临床表现】

一、小螺菌鼠咬热

本型潜伏期1～36日，通常为1～4周。被鼠咬伤的损害如无继发感染常于数日内暂时愈合。潜伏期过后，在已愈合的伤口处又出现肿痛、紫色水肿或出现覆盖黑痂的硬结性溃疡，局部淋巴结肿大,有压痛。同时伴有寒战、发热、头痛、乏力、肌肉酸痛、恶心、呕吐等,体温可升达 39.5 ~ 40℃。约 50% 患者在四肢、躯干或面部出现暗红色斑丘疹,亦可见玫瑰疹或荨麻疹。重者可出现神志不清、健忘、脑膜刺激征,发热一般持续 3 ~6 日后迅速下降,此时患者其他症状消失,皮疹也随之消退。经过 3 ~7 日的间歇期,体温再度上升,上述症状体征又复出现呈现回归型反复发作。多数患者经过 3 ~8 周反复发作后可以自愈,少数患者可历时数月或数年。通常随着发作次数的增多而症状逐渐减轻,热性也不规则,使诊断变得困难。临床可表现为发作 1 ~2 次的顿挫型或者多次发作的迁延型。迁延型常伴有支气管炎、支气管肺炎、脑膜炎,心肌炎,肝炎,肾炎,贫血,局部化脓性感染和继发性败血症等并发症。

二、念珠状链杆菌鼠咬热

本型潜伏期较短,一般为 1 ~5 日,一般不超过 7 日,偶可长达 22 日。人体被病鼠咬伤后,伤口可以很快愈合,无硬节性溃疡,亦可出现红肿或继发感染,局部淋巴结肿大。潜伏期后,起病急骤,突发寒战、高热、头痛、肌痛、呕吐,热型不规则或显间歇热型,持续 2 ~5 日缓解,但可以再度上升。四肢特别是掌跖部位可见散在斑点状皮疹,压之褪色,严重者可出现紫癜或脓疱。病后第 2 周约半数患者有多发性关节炎,尤以腕和肘关节常见,受累关节红肿、痛、关节腔偶可积液,类似类风湿性关节炎。此外,少数患者偶可发生脑脓肿或心内膜炎、肺炎、栓塞等。严重并发症最常见的为细菌性心内膜炎,尤其是有心脏瓣膜病变的患者,是死亡的主要原因,亦有念珠状链杆菌感染引起既往健康人发生暴发性脓毒症死亡的病例报道。但若无并发症的发生,症状一般持续 1 ~2 周自行缓解,未经治疗者可持续和反复出现发热关节炎,皮疹一般不复发,偶可有不规则反复发作持续数周或数月甚至迁延数年者。经食物污染感染者,缺乏局部伤口和淋巴结肿大,其他临床表现相同。

【实验室检查】

血白细胞总数正常或升高,可达 30.0×10^9/L,中性粒细胞增多,且有核左移。小螺菌型多次复发者可出现贫血,血沉增快,尿中可出现蛋白、红细胞和白细胞。发热期取血、淋巴结抽取液或用伤口边缘的浆液,暗视野显微镜检查可发现短小而活动的病原菌。用伤口渗出液涂片做赖特染色可查见染红的病原菌。将血液、伤口渗出液和淋巴结穿刺液标本接种于豚鼠或小白鼠腹腔内,7 ~15 日后可取动物血液或者腹腔液做培养或者暗视野检查,可查到病原体。血清免疫学实验也有助于诊断,病后 2 ~3 周血中可检出特异性凝集素,但梅毒血清学试验极少阳性酶联免疫实验可检测念珠状连杆菌特异性抗体。国外研究这用 PCR 方法从水疱,血、尿等标本中提取致病菌核酸,扩增其 16sRNA 基因鉴定菌种,对未分离到病原体的疑似患者的诊断有一定的知道作用。但诊断步骤较繁琐,且特异性和敏感性有待进一步探讨。

【诊断与鉴别诊断】

根据鼠咬伤史、毒血症状,间歇性发热,皮疹,硬结性溃疡,关节症状,原发病灶及局部淋巴结肿大等典型症状,可诊断有重要价值,但确诊仍需结合实验室检查血液中或原发病灶中的病原菌检出或者特异性抗体升高。两型不同的鼠咬热其病原体,潜伏期和临床表现有一定的差异,应注意鉴别(表 20-5-1)。

表 20-5-1 两型鼠咬热鉴别表

	小螺菌型	念珠状链杆菌型
病原体	小螺菌	念珠状链杆菌
传播途径	鼠类或其他动物咬伤	除鼠类或其他动物咬伤外,尚可经食物污染传播
潜伏期	长,通常 1 ~4 周	短,通常 1 ~4 日
关节受累	罕见	常见
内脏受累	以中枢神经系统为主	心内膜、心包炎
周期性发作	常见	少见
病程	4 ~8 周	1 ~2 周
梅毒血清试验	常阳性	常阴性

鼠咬热如果无明显鼠咬史和局部病灶,易与丹毒、蜂窝织炎、布鲁司菌病、回归热、疟疾,立克次体病、钩端螺旋体病及脑膜炎球菌败血症等相混淆。应依靠血涂片、血培养、伤口渗出液、血液

和淋巴穿刺液动物接种，血清免疫学及分子生物学等手段予以鉴别。

【治疗】

一、局部治疗

咬伤部位予以对症处理，虽然局部治疗不能防止本病发生，但对防治继发感染甚为重要。一旦被鼠咬伤，应迅速用硝酸银烧灼咬伤处，或者采用浓苯酚涂皮肤伤口，继之以75%乙醇洗净中和并包扎。皮肤破溃定期采用0.02%呋喃西林，0.1%～0.2%的新霉素等溶液湿敷。

二、抗菌治疗

治疗上首选青霉素G。青霉素G成人每日160万U，分两次肌内注射。小螺菌型可用较小剂量，每日40万～80万U，分两次肌内注射（注意预防赫茨-海默反应），疗程7～14日。如果确定病原菌为L型耐药菌，则剂量加大为成人每日600万U以上。如果患者合并有心内膜炎，则剂量加大为成人每日1200万U以上，延长疗程至4～6周，必要时与氨基糖苷类抗生素联用。青霉素过敏者亦可选用红霉素，四环素，氯霉素及链霉素等，每日1.5～2.0g，分4次口服，连用7～10日。

【预防】

灭鼠并避免被鼠类或其他啮齿类动物咬伤是主要的预防措施。在多鼠环境下注意保护婴幼儿及体弱者；野外露宿或者在实验室工作，注意个人防护，避免鼠及其他啮齿类动物咬伤；妥善储存奶制品及食物免受污染。一旦被鼠咬伤，及时处理伤口，并可预防性注射青霉素。

（晏泽辉 王宇明）

参考文献

1. 龚震宇. 致命性鼠咬热. 疾病监测，2005，20(5)：278-278.
2. Mignard S, Aubry-Rozier B, de-Montclos M, *et al*. Pet-rat bite fever and septic arthritis: molecular identification of *Streptobacillus moniliforis*. Med Mal Infect, 2007, 37(5): 293-294.
3. McKee G, Pewarchuk J. Rat-bite fever. CMAJ, 2013, 185 (15): 1346.
4. Gaastra W, Boot R, Ho HT, *et al*. Rat bite fever. Vet Microbiol, 2009, 133(3): 211-228.

第六节 梅 毒

梅毒（syphilis）系由苍白螺旋体（*Treponema pallidum*）所致的一种慢性感染病。其症状及体征复杂，早期主要侵犯皮肤及黏膜，晚期可侵犯全身各器官和组织，特别易侵犯心脏和中枢神经系统，并可通过胎盘传给下一代，危害极大，亦可无症状潜伏多年，甚至终生。本病有“自愈”倾向，但易复发。

【病原学】

梅毒的病原体是苍白螺旋体，亦称梅毒螺旋体，是一种小而纤细的螺旋状微生物，长约5～20μm，平均为6～10μm，直径约0.1～0.18μm。苍白螺旋体由6～12个螺旋组成，螺旋排列整齐，固定不变。苍白螺旋体透明、不易染色、折光力强，较其他螺旋体亮，在暗视野显微镜下呈金色闪光；其行动缓慢而有规律，具有弯曲、转动和前后伸缩的运动特征。在电镜下呈蛇状，原浆内含有1～2个球形深色颗粒，前端有数根纤维束，体旁有球形分芽子。苍白螺旋体的最外层为外膜，其内为胞浆膜，两者之间是鞭毛。

人类是苍白螺旋体的唯一天然宿主，亦是其传播媒介。苍白螺旋体在动物体内以横断分裂方式进行繁殖，分裂周期约为30～33小时。苍白螺旋体属厌氧菌，对阳光、肥皂水、煮沸、干燥及一般消毒剂（如乙醇、新洁尔灭等）甚为敏感，故在人体外不易存活。其对热和干燥很敏感，在40℃时失去传染力100℃时立即死亡，但其耐寒力极强，在0℃冰箱中可存活48小时，但在潮湿环境内可存活数小时，在-78℃可存活数年且能保持其形态、活力和致病力。

【流行病学】

一、传染源

梅毒患者是梅毒的唯一传染源。

二、传播途径

传播途径有以下几种：①性接触：为主要传播途径；后天梅毒90%以上是通过性交传染的。据报道其半数感染量为50条螺旋体，在性交过程中通过皮肤和黏膜的损伤处传给对方。未经治疗的患者在感染后一年内的传染性最大,传染性随病期的延长而越来越小,到传染后2年,性接触一般无传染性;②胎传:患梅毒的孕妇可通过胎盘使胎儿受染,主要发生在妊娠4个月后。病程2年以上且未经治疗的梅毒孕妇,虽然通过性接触已无传染性,但仍可传染给胎儿,传染性也随病程延长而降低。仅有极少数患胎传梅毒的母亲传染给其子女,称为第三代梅毒;③其他方式:少数患者可通过接吻、哺乳等直接接触被传染,极少数可通过间接接触被污染的毛巾、玩具、衣服、餐具和医疗器械等被传染。输血偶尔亦可发生传染,但受染者不发生Ⅰ期梅毒损害,而直接进入Ⅱ期梅毒。

三、易感人群

男女普遍易感,人群对梅毒无先天免疫。

四、流行特征

本病分布于全世界。20世纪40年代以前,梅毒在世界各国流行,由于其居各种性病之首,故被称为第一性病。据WHO估计,1995年全球的梅毒患者数大约1200万,以南亚和东南亚的病例最多。年龄高峰在15~30岁,绝大多数为Ⅰ和Ⅱ期梅毒,男性以Ⅰ期梅毒为主,女性则以Ⅱ期梅毒为主,男女发病率相似,胎传梅毒的发病率很低,主要发生在部分发展中国家。新中国成立初期,梅毒也是我国最主要的性病,以少数民族地区最多。经过积极的防治,梅毒于20世纪60年代基本被消灭,但80年代后随着我国出国劳务和旅游业的发展,梅毒在我国地区不少地方再度流行,发病率逐年上升,且有从沿海和城市向内地和农村扩大的趋势。此外,近年来众多梅毒患者伴有其他性病如HIV感染,增加了管控的难度和风险。

【发病机制和病理】

迄今为止,对梅毒的致病机制尚未完全明确。患者的临床表现与梅毒螺旋体在体内大量繁殖及其引起宿主免疫功能的异常等密切相关。梅毒螺旋体通过皮肤和黏膜的轻微破损进入人体后,在数小时内即侵入附近的淋巴间隙,并在该处大量繁殖,经过2~4周(平均3周)的潜伏期,通过免疫反应引起侵入部位出现破溃,即硬下疳。螺旋体在原发病灶大量繁殖后,侵入附近的淋巴结,再经血液播散到全身其他组织和器官,患者表现为Ⅱ期梅毒。如不经治疗,部分患者可进展到Ⅲ期梅毒,发生心血管或神经系统损害,以及皮肤、骨与内脏的树胶肿损害。临床上常见早期梅毒自愈的病例,目前认为其原因可能是T细胞介导的迟发型变态反应(delayed-type hypersensitivity,DTH)。DTH是宿主清除梅毒原发性损害中病原体的主要机制,它的水平高低决定着梅毒疾病的发展过程,引起不同的临床表现。总的来说,早期梅毒螺旋体的数量多,分布广泛,传染性强,引起广泛多灶性的血管内膜炎症,有轻重不一的淋巴细胞和浆细胞浸润,但对机体的破坏性不严重;晚期梅毒螺旋体的数量少,范围局限,引起肉芽肿性病变,除血管内膜炎外,有上皮样细胞和巨细胞浸润,对局部组织的破坏性大,但传染性小。早期梅毒治愈后可再感染梅毒;而晚期梅毒则不再被感染,可能与机体已产生的细胞免疫有关。螺旋体得以逃脱免疫系统的作用可能与其暴露的跨膜蛋白质数量极少有关。

梅毒的基本病变为动、静脉内膜炎,内皮细胞肿胀和增生,血管周围大量淋巴细胞和浆细胞浸润。硬下疳可见血管壁增厚、管腔闭塞、血栓及小灶性坏死,渗出物中可查到梅毒螺旋体。Ⅱ期梅毒的皮损以血管周围大量淋巴细胞和浆细胞浸润,明显的动脉内膜炎和静脉炎为主,梅毒性皮疹表现为表皮的过度角化,真皮内皮细胞肿胀和毛细血管增生,中性粒细胞侵入真皮乳头。晚期结节性梅毒疹和树胶样肿可见巨细胞肉芽肿浸润,损害中心有凝固性坏死,边缘部血管周围显著炎性浸润,管壁增厚,管腔变窄闭塞,产生干酪样坏死。结节性损害的肉芽肿浸润限于真皮内,树胶样肿见于真皮和皮下组织。

【临床表现】

梅毒是多系统受侵犯的疾病,症状多种多样。由于梅毒螺旋体的活性和人体抵抗力之间的关系,病程可持续很长时间,症状的轻重、发病时间的早晚也不完全相同。

一、梅毒的分类和分期

梅毒可根据传染途径的不同分为后天梅毒(出生后被传染)和先天梅毒(又叫胎传梅毒)两类;每一类又可根据病情的发展分为早期和晚期(表20-6-1)。有临床表现的称为显性梅毒;无临床表现而只能靠血清检查来证实的称为潜伏梅毒或隐性梅毒。

表 20-6-1　梅毒的分期

后天梅毒		先天梅毒	
早期梅毒(<2 年)	晚期梅毒(>2 年)	早期梅毒(<2 年)	晚期梅毒(>2 年)
Ⅰ期(硬下疳)	良性梅毒(皮肤黏膜、骨、眼等)		树胶肿心血管梅毒
Ⅱ期	内脏梅毒(心血管、肝脏等)		神经梅毒
早期潜伏	神经梅毒		潜伏梅毒
	潜伏梅毒		

二、后天梅毒

(一) Ⅰ期梅毒(硬下疳)

主要症状是硬下疳,常发生在感染后 2 ~4 周。多在梅毒螺旋体侵入处,约 95% 发生于会阴部,如男性的阴茎冠状沟、包皮、龟头、系带或尿道外口,女性的大小阴唇、阴道和宫颈等处,偶尔可见于阴囊、阴阜、肛周、唇、舌、乳房及手指等处。典型的硬下疳为圆形,直径 1 ~2cm,边界清楚,稍高出皮面,表面清洁,呈肉红色糜烂,仅有少量渗液,触之有软骨样硬度,无疼痛及压痛,数目常为 1 个,不经治疗可于 3 ~8 周内自愈。硬下疳出现后约 1 周,距离下疳最近的一侧局部淋巴结肿大,2 周后对侧淋巴结也肿大,均无化脓破溃倾向,无疼痛及压痛,称为梅毒性横痃。硬下疳表面的渗液内和横痃的穿刺液中均含大量梅毒螺旋体。

在硬下疳的初期,大部分患者的梅毒血清反应为阴性,以后阳性率逐渐增高,到硬下疳出现后 6 ~8 周,全部患者血清反应变成阳性。未经治疗的硬下疳自愈后除血清反应仍为阳性外,无任何主观症状,进入潜伏状态,以后发生Ⅱ期梅毒。

(二) Ⅱ期梅毒

是梅毒螺旋体由局部经淋巴结进入血液,在人体内大量播散后而出现的全身表现,一般发生在硬下疳出现后 6 ~8 周。

早期症状表现为流感样综合征,半数以上出现全身淋巴结肿大,80% ~95% 的患者出现皮肤黏膜损害,皮损广泛且对称,形态多样,可模拟很多皮肤病的临床表现。斑疹(玫瑰疹)是Ⅱ期梅毒最早发生的皮肤损害;斑丘疹是Ⅱ期梅毒最常见的皮损,其中以掌跖部斑丘疹具特征性;铜红色丘疹也是Ⅱ期梅毒最常见并具特征性的损害。此外,还可出现丘疹鳞屑性梅毒疹、毛囊疹、脓疱疹、梅毒性白斑、溃疡疹和蛎壳状疹等损害。扁平湿疣属于湿性丘疹性梅毒疹,好发于肛周和外生殖器等皮肤潮湿和易摩擦部位,表现为肥厚斑块,表面扁平而有糜烂。黏膜损害中最典型的是黏膜斑,好发于口腔黏膜和外生殖器。扁平湿疣和黏膜斑的渗出物内含大量梅毒螺旋体,传染性极强,愈后常复发。约 10% 的Ⅱ期梅毒患者发生虫蚀状脱发,主要发生在颞部和后枕部,抗梅毒治疗可使头发再生。

Ⅱ期梅毒还可引起骨、眼和神经损害。骨损害主要表现为骨膜炎、关节炎、骨髓炎、骨炎、腱鞘炎和滑囊炎,多发生在四肢的长骨和大关节,白天活动时疼痛较轻,晚上和休息时疼痛较重。眼损害以梅毒性虹膜炎、虹膜睫状体炎、脉络膜炎和视网膜炎较多见。神经损害可分为无症状性和有症状性神经梅毒两类,前者仅有脑脊液异常,后者表现为急性梅毒性脑膜炎、脑血管梅毒及脑膜血管梅毒等的症状。

因抗梅毒治疗剂量不足或患者免疫力降低,Ⅱ期损害消退可重新出现,称为Ⅱ期复发梅毒。可有皮肤、黏膜、眼、骨损害的复发,最常见的是皮肤和黏膜损害复发。

(三) Ⅲ期梅毒(晚期梅毒)

约 30% ~40% 未经治疗的梅毒患者可发生各种活动性晚期梅毒,多发生在感染后 4 年以上,除皮肤和黏膜损害外,可侵犯任何内脏器官和组织,包括树胶肿性梅毒、心血管梅毒、神经梅毒等。

树胶肿性梅毒主要侵犯非致命的组织与器官,如皮肤、软组织、骨骼、软骨或睾丸等。Ⅲ期梅毒皮肤黏膜损害的特点是有树胶肿性(梅毒性肉芽组织)浸润所致的硬结,损害数目少,常局限于一处,分布不对称,可形成溃疡,有中心愈合,四周蔓延的倾向,可排列呈环形、多环形、马蹄形或肾形,破坏性大,愈后有萎缩性瘢痕,边缘有色素沉着。炎症现象及主观症状轻微。抗梅毒治疗愈合较快。骨关节损害以骨膜炎为常见,常侵犯长骨,疼痛较轻,病程较慢。其次是骨树胶肿性骨炎,常见于扁骨，如颅骨，可形成死骨及皮肤溃疡，还可发生硬化性骨炎。关节可发生强直、固定或功能丧失。少数可发生虹膜睫状体炎、视网膜炎及间质性角膜炎等，甚者可导致失明。

晚期心血管梅毒多发生在感染后10～30年，约25%同时合并神经梅毒。主要表现为：①梅毒性单纯主动脉炎：常发生于升主动脉。可有胸骨后不适感或疼痛；②梅毒性主动脉瓣闭锁不全；③梅毒性主动脉瘤：多发生于升主动脉及主动脉弓部。瘤呈梭状或囊状。主动脉瘤增大后，可发生压迫附近组织的症状。严重者血管瘤可发生破裂，导致患者立即死亡；④梅毒性冠状动脉口狭窄：症状类似心绞痛，但发作持续时间长且晚上加重，对亚硝酸盐疗效不佳。晚期神经梅毒主要表现为麻痹性痴呆和脊髓痨，罕见视神经萎缩。晚期梅毒还可侵犯呼吸、消化及泌尿等系统，但发生率不高，对患者的健康危害性小于心血管梅毒及神经梅毒。

三、先天梅毒（胎传梅毒）

先天梅毒是胎儿在母体内通过血源途径感染所致，先天梅毒不发生硬下疳，常伴有较严重的内脏损害，对胎儿的健康影响很大，病死率高。自1985年以来，先天梅毒发病率明显升高。胎传梅毒依据其发病时间可分为早期胎传梅毒（发病在2岁以内）和晚期胎传梅毒（发病在2岁以后），还有一种隐性胎传梅毒，无临床表现，但梅毒血清学阳性。

多数早期先天梅毒儿出生时除瘦小外，常表现正常，约2/3病例到3～8周才发生临床症状。新生儿出生时即有梅毒表现者常较严重，预后差。在早期先天梅毒导致的黏膜损害中，梅毒性鼻炎是最常见的。33%～58%的患者出生后6周发生皮肤损害，呈多种形态，对称泛发。骨骼损害发生于6个月内，长骨可有骨软骨炎，表现为梅毒性假性麻痹。眼睛发生脉络膜视网膜炎，在颗粒状眼底边缘产生“盐与花椒”状色素斑。以后成为晚期先天梅毒的一个标记。10%患儿发生神经梅毒，以脑膜血管神经梅毒为多见。

晚期先天梅毒发生于2岁以后，最常发生于7～15岁时，30岁以后发生者少见。由于儿童时期因其他感染而常应用抗生素，因此典型的晚期梅毒临床表现少见。其表现可为活动性损害所致的临床表现，也可为早期病变所遗留的畸形。后者已无活动性，但有特征性，包括前额圆凸、佩刀胫、口腔周围放射状皱纹、角膜瘢痕、马鞍鼻、郝秦生齿、桑椹齿（Moon齿）、胸锁骨关节骨质肥厚（Higoumenaki征）及视网膜炎等。

四、潜伏梅毒（隐性梅毒）

梅毒患者中最为多见者。感染梅毒之后，可发生各种早期和晚期的症状，这些症状不经治疗可自行消失，或经短暂的不彻底治疗后消失，患者外表虽健康，但并未完全痊愈，梅毒血清反应仍为阳性，称为潜伏梅毒。潜伏梅毒可分为早期和晚期，感染2年以内为早期，超过2年为晚期。

潜伏梅毒若不治疗，可经过一定的时间后出现临床症状；也可不出现症状，血清反应长期保持阳性，终生保持潜伏状态；还可既不出现临床症状，血清反应又自然转阴，达到自然痊愈。潜伏梅毒患者可生出先天梅毒患儿，尤其是早期潜伏梅毒患者。

【实验室检查】

实验室检查是诊断梅毒的重要方法之一，因为在许多梅毒患者的长期病程中，大部分时间处于潜伏梅毒状态，若没有实验室依据，便无从诊断。对临床表现不典型的患者，更需要实验室检查来明确诊断。

一、病原学检查

（一）暗视野显微镜检查

直接检查病损内的梅毒螺旋体，是能够立即在获得性或先天性梅毒的早期进行直接诊断的唯一方法。暗视野显微镜检查法具有快速、方便、易操作等特点，已被WHO确定为性病实验室必备项目之一。由于口腔中除了梅毒螺旋体外还有其他螺旋体，因此不推荐用来检测取自口腔皮损的材料。

（二）直接免疫荧光抗体试验（direct fluorescent antibody test，DFA）

标本用荧光抗体染色后，用荧光显微镜检查是否含梅毒螺旋体。DFA的特异性及敏感性均大于暗视野显微镜检测，当标本阳性时可确诊。由于此法可区分梅毒螺旋体与非致病性螺旋体，因此特别适用于口、肛周等部位损害的检查。

（三）银染色检查

梅毒螺旋体具有亲银性，可被银溶液染成棕

黑色，从而在普通高倍显微镜下观察到梅毒螺旋体。

二、血清学试验

梅毒血清学试验可根据所用抗原的不同而分为两类。一类是非螺旋体抗原血清试验，用心磷脂做抗原，检测血清中的抗心磷脂抗体；另一类是螺旋体抗原血清试验，用梅毒螺旋体抗原检测抗螺旋体抗体。

（一）非梅毒螺旋体抗原血清试验

目前所有的梅毒非螺旋体试验都是使用心磷脂、卵磷脂及胆固醇作为抗原的絮状凝集试验。常用的有性病研究实验室玻片试验（venereal disease research laboratory test，VDRL）、不加热血清反应素玻片试验（unheated serum reagent test，USR）、快速血浆反应素环状卡片试验（rapid plasma reagent circle card test，RPR）和甲苯胺红不加热血清试验（toluidine red unheated serum test，TRUST），一般用于常规试验和大规模筛查，可做定量试验，用于观察疗效、复发和再感染，鉴别早期和晚期潜伏梅毒。脑脊液 VDRL 检查可帮助诊断神经梅毒。所有方法的敏感性以及特异性十分相似，对Ⅰ、Ⅱ、Ⅲ期梅毒的敏感性分别为 75% ~ 86%、100%、96% ~98%，特异性均为 98%。

（二）梅毒螺旋体抗原血清试验

目前常用的有荧光螺旋体抗体吸收试验（fluorescent treponemal antibody-absorption test，FTA-ABS）、梅毒螺旋体血球凝集试验（*Treponema pallidum* hemagglutination assay，TPHA）、梅毒螺旋体明胶凝集试验（*Treponema pallidum* particle assay，TP-PA）、19s-IgM 梅毒螺旋体血球凝集试验（19s-IgM TPHA）和酶联免疫吸附试验（ELISA），这些方法均有很高的特异性，主要用于确诊试验，由于经过足够抗梅治疗患者的血清反应仍保持阳性，因此不用于观察疗效、复发和再感染。

1. FTA-ABS　即用间接免疫银光技术检测血清的抗病毒螺旋体 IgG 抗体，所有螺旋体试验中最敏感的方法，特异性也很强，但技术操作上也是最困难的。由于实验室操作繁琐以及主观判读经常产生错误结果，因此增加标记荧光染料的复染可减低标准化过程中的错误以及增加其可重复性。

2. TPHA/TPPA　即用致病梅毒螺旋体提取物致敏的红细胞微量血凝分析技术检测抗病毒螺旋体 IgM 和 IgG 抗体，该法比 FTA-ABS 易操作且稳定性好。它的敏感性除早期梅毒外与 FTA-ABS 相似，对大样本进行批量检测时也比 FTA-ABS 易操作。大部分实验室选用此法作为确证试验。

3. 梅毒螺旋体酶免疫试验　一种商品化的梅毒诊断试验，针对 7kD 蛋白质的单克隆抗体有诊断价值。它的特异性和敏感性可与 TPHA/TP-PA 相比。

（三）测定螺旋体 IgM 抗体的血清学试验

梅毒特异性的 IgM 抗体是梅毒感染最早期产生的抗体。由于其分子量较大，不能通过胎盘屏障以及血-脑屏障，因此在新生儿血中检测到 IgM 抗体表明有先天感染；如在患者的脑脊液中检测到 IgM 抗体表明有活动性神经梅毒；血液中或脑脊液中出现抗梅毒 IgM 抗体均表示需要治疗。目前，已有多种技术用于检测血液 IgM 抗体，包括免疫荧光、ELISA 及免疫印迹试验等。IgM 免疫印迹试验对先天性梅毒有至少 90% 的特异性和超过 80% 的敏感性。

应注意，非梅毒螺旋体抗原血清学方法在多种疾病，如急性病毒性感染、自身免疫性疾病、结缔组织病、静脉吸毒者及怀孕的妇女中均可出现阳性，因此当该类试验出现阳性时还应采用梅毒螺旋体抗原试验进行证实或排除。梅毒螺旋体抗原血清试验虽然特异，在一些自身免疫性疾病中可出现假阳性；有报道白血病、冠心病和脑供血不足等内科慢性病患者亦可引起 TPHA 假阳性，提示慢性疾病患者由于长期用药可使机体免疫功能发生改变，出现抗原-抗体交叉反应，干扰试验结果而出现假阳性。梅毒螺旋体抗原血清试验不能用于抗梅治疗效果的监测，因为阳性结果可能是既往梅毒的“遗留表现”。此外，接受治疗后的梅毒患者，应定期进行梅毒血清学检查。一般情况下，患者非梅毒螺旋体抗原血清学定量试验表现为滴度随疗程逐渐下降。完成治疗的患者在随访检查中若滴度升高 4 倍，应重新治疗。

三、脑脊液检查

对神经梅毒，尤其是无症状性神经梅毒的诊断、治疗和预后判断有重要意义。脑脊液检查包括常规检查、VDRL 及 FTA-ABS 试验。神经梅毒患者白细胞数升高，总蛋白量可稍升高，或高达 1 ~2g/L，IgG 特别是 IgM 可增高。VDRL 阳性具有诊断价值，FTA-ABS 若阴性一般可排除神经梅毒。

四、聚合酶链反应(PCR)

研究表明PCR对检查螺旋体敏感。苍白螺旋体的DNA可从梅毒患者的血清、脑脊液、羊水及石蜡包埋的组织中扩增。有学者曾利用PCR检测神经梅毒,发现在用青霉素静脉注射治疗后很长时间(可长达3年),还可以在脑脊液中查到苍白螺旋体DNA。这表明PCR在检测抗生素对神经梅毒的治疗效果时,有一定局限性。虽然PCR为梅毒的诊断增加了一项有利的武器,但是还需研究新的方法以证实其测出苍白螺旋体DNA是来自活的或已死的螺旋体,还是来自菌体溶解的DNA。

【诊断与鉴别诊断】

梅毒的病程长,症状复杂,可与很多其他疾病表现相像,因此,必须结合病史、体检及实验室检查结果,进行综合分析,才能做出可靠的诊断。需要梅毒其进行鉴别诊断的疾病很多,其中Ⅰ期梅毒应与龟头炎、腹股沟淋巴肉芽肿、软下疳、生殖器疱疹、固定型药疹和Behcet综合征等鉴别;Ⅱ期梅毒与药疹、玫瑰糠疹、银屑病、麻风、尖锐湿疣、扁平苔藓和丘疹坏死性结核疹等鉴别;Ⅲ期皮肤梅毒应与寻常性狼疮、瘤型麻风和慢性溃疡等鉴别。树胶肿还需与硬结性红斑、溃疡、癌肿等鉴别。

【治疗】

梅毒可以治愈,因此对每一位确诊患者应进行积极早期、规则、足量的正规治疗。青霉素从1943年开始到现在一直是系统治疗梅毒的首选药物,迄今尚未发现耐青霉素的梅毒螺旋体株。

一、治疗原则

必须给予及时、及早、规则而足量的治疗,治疗后应追踪足够的时间。大约90%的早期梅毒经充分治疗可根治,且越早治疗效果越好。不规则治疗可增多复发及促使晚期损害提前发生。早期梅毒未经治疗者,25%有严重损害发生,而接受不适当治疗者则为35%~40%,比未经治疗者结果更差。

二、治疗方案

(一)早期梅毒(包括Ⅰ期、Ⅱ期和早期潜伏梅毒)

普鲁卡因青霉素G,每日80万U,肌注,连续10~15日,总量800万~1200万U。或苄星青霉素G(长效西林),240万U,分二侧臀部肌注,每周1次,共2~3次。对青霉素过敏者用以下药物:盐酸四环素,500mg,每日4次,口服,每日总量2g,连服15日(肝肾功能不全者禁用)。或红霉素,用法同四环素;多西环素100mg,每日2次,连服15日。

(二)晚期梅毒(包括Ⅲ期皮肤、黏膜、骨骼梅毒,晚期潜伏梅毒或不能确定病期的潜伏梅毒)及Ⅲ期复发梅毒

普鲁卡因青霉素G,每日80万U,肌注,连续20日;亦可考虑给第二疗程,疗程间停药2周。或苄星青霉素G,240万U,肌注,每周1次,共3次。对青霉素过敏者口服盐酸四环素500mg,每日4次,连服30日。或红霉素,用法同四环素;多西环素100mg,每日2次,连服30日。

(三)心血管梅毒

如有心力衰竭,首先治疗心力衰竭,从小剂量开始以避免发生赫斯海默反应(Herxheimers reaction),导致病情加剧或死亡。水剂青霉素G,第1日10万U,一次性肌注;第2日10万U,肌注,每日2次;第3日20万U,肌注,每日2次;自第4日起按下列方案治疗:普鲁卡因青霉素G,每日80万U,肌注,连续15日为1疗程,疗程总量1200万U,共2个疗程,疗程间停药2周。对青霉素过敏者同晚期梅毒。

(四)神经梅毒

水剂青霉素G,每日1200万~2400万U静脉滴注(200万~400万U,每4小时1次)连续10~14日。继以苄星青霉素G,240万U,肌注,每周1次,共3次。或普鲁卡因青霉素G,240万U,肌注,每日1次,同时口服丙磺舒,0.5g,每日4次,共10~14日。必要时,继以苄星青霉素G,240万U,肌注,每周1次,共3次。对青霉素过敏者同晚期梅毒。

(五)孕妇梅毒

普鲁卡因青霉素G,每日80万U,肌注,连续10日。妊娠初3个月内和妊娠末3个月各注射一个疗程。治疗后每月作一次定量USR或RPR试验,观察有无复发及再感染。对青霉素过敏者,用红霉素治疗(禁用四环素)。服法及剂量与非妊娠患者相同,但其所生婴儿应该用青霉素再

治疗。

（六）胎传梅毒

早期胎传梅毒脑脊液异常者用水剂青霉素G静滴或普鲁卡因青霉素G肌注，5万U/kg，每日1次，连续10～14日。脑脊液正常者用苄星青霉素G分两侧臀部1次肌注，按5万U/kg给药。晚期胎传梅毒可用普鲁卡因青霉素G肌注，5万U/kg，每日1次，连续10日为1疗程。对青霉素过敏者，可用红霉素治疗，7.5～12.5mg/kg，分4次口服，连续30日。

三、抗梅毒治疗中青霉素的不良反应

青霉素是治疗梅毒有效而安全的药物，一般少有不良反应，但应注意青霉素治疗过程中可能发生的赫斯海默反应和治疗矛盾。为了防止这两种情况的发生，在对心血管梅毒、神经梅毒和其他重要脏器的晚期梅毒进行抗梅毒治疗时，切忌一开始就使用大剂量青霉素。

四、治疗梅毒的替代药物

青霉素治疗梅毒虽有特效，但仍有一定局限性，比如一些患者对该药过敏或不能耐受，抗梅毒所用的青霉素剂量不能透过血-脑屏障等。目前最常用的替代药物是四环素和红霉素类，但前者能影响胎儿骨骼和牙齿，后者具有肝毒性。1982年WHO推荐使用某些头孢类药物（包括头孢唑肟、头孢三嗪）治疗梅毒，国内外的一些报道表明，头孢三嗪对早期梅毒的疗效较好，血清转阴率达77%左右。头孢三嗪的半衰期长，一次注射后能在体内存在较长时间，并且能进入各种组织包括脑脊液，为治疗晚期梅毒提供了新的选择，但与青霉素可能有交叉过敏。因此，还有待在临床应用中权衡利弊，积累更多的经验，或继续寻找其他更好的替代药物。

五、治疗后的复查和随访

早期梅毒治疗后1年内，应做两次临床和血清学检查。用红霉素或四环素治疗者由于其疗效不如青霉素，应每3个月复查1次。若有临床症状复发，血清滴度上升或血清反应固定时，应考虑为复发或再感染，给予重复治疗。晚期梅毒治疗后应每年复查1次，神经梅毒应每年查脑脊液，心血管和神经梅毒应终生随访。

【预防】

梅毒可以预防。首先应及早发现和治疗传染源，治疗期间应避免性生活并与性伴同治梅毒；其次是切断传播途径，洁身自好，建立良好的性道德观，杜绝卖淫嫖娼；对出国劳务、旅游人员中高危人群进行RPR、TPHA常规检查；最后应加强婚前和产前检查，防止传染给胎儿而发生先天梅毒。

（晏泽辉　王宇明）

参考文献

1. 邵勇. 梅毒流行病学特点及防治研究. 临床和实验医学杂志 2008，7(2)：15-16.
2. Li J, Zheng HY. Early syphilis: serological treatment response to doxycycline/tetracycline versus benzathine penicillin. J Infect Dev Ctries, 2014, 8(2): 228-232.
3. Jo J, Heo ST, Kim JW, Kim J, *et al*. Secondary syphilis with nodular vasculitis mimicking Behçet's disease. Infect Chemother, 2013, 45(4): 451-454.
4. Abdul Wahab A, Rahman MM, Mohammad M, *et al*. Case series of syphilis and HIV co-infections. Pak J Med Sci, 2013, 29(3): 856-858.
5. Ahmed N, French P. Interpretation of syphilis serology. Br J Hosp Med (Lond), 2013, 74(7): C104-107.

第七节　雅　　司

雅司（yaws）系由雅司螺旋体（*Treponema pertenue*）接触传染而致的热带性地方病，以儿童及青少年多见。其皮肤损害酷似梅毒，但不累及心脏及中枢神经系统。

【病原学】

雅司螺旋体，亦称为纤细螺旋体，长10～13μm，直径约0.2μm，螺旋体紧密，有8～16个规则的密螺旋。其细胞含有壁酸及脂多糖，无定性核，以二分裂方式繁殖。雅司螺旋体不易着色，亦不能体外培养，可在特殊培养基中存活数日，但不繁殖，在-70℃低温条件下毒力可保持数年。与梅毒螺旋体、品他螺旋体同属密螺旋科，从形态、运动上无法区别，但各自的临床表现、流行病学及病理改变均有差异。

【流行病学】

雅司的传染源主要是患者。雅司是通过破损

皮肤接触含螺旋体的渗出液而传播，密切接触是传染的必要条件。儿童及青少年多见，男性多于女性。雅司螺旋体的传染力较梅毒螺旋体弱，故仅局限于少数热带地区流行。大气湿润、潮湿土壤和平均气温高于27℃是雅司传播的必要条件。穿衣少、赤足，居住拥挤和个人卫生不良等有利于雅司传播。我国抗战前并无雅司报道，但1941年日本侵入苏北后将此病传入我国，并在苏北地区发生大流行。1949年新中国成立后，由于政府采取一系列的防治措施，本病于20世纪60年代中期即被彻底消灭。目前，非洲、美洲、东南亚及大洋洲赤道线上的众多农村仍有雅司存在。

【发病机制与病理改变】

健康人通过破损的皮肤接触含有雅司螺旋体的渗出液而被感染。螺旋体入血后，侵犯骨骼、淋巴结及远处皮肤。

雅司的主要病理特征是皮肤损害。早期损害为皮肤表皮棘层水肿肥厚和乳头状增殖，大量中性粒细胞浸润，导致表皮内微脓肿形成；弥漫性骨膜炎及长骨皮质骨质疏松也是早期雅司病变。晚期可表现为动脉内膜炎、溃疡性肉芽肿性结节及皮肤和骨的树胶肿。骨骼病变可引起广泛畸形。

【临床表现】

本病的潜伏期为3～4周，患者在潜伏期中有周身不适，轻微肌痛和畏寒，但往往未引起注意。临床可分为三期。

一、Ⅰ期（母雅司期、原发损害期）

感染后经过潜伏期在感染部位发生单个皮疹，为扁平或半球状隆起的丘疹，逐渐增大突起，直径可达2～5cm，表面覆以黄褐色薄痂或厚痂，除去痂皮可见皮损呈淡红色肉芽，凹凸不平，含有大量螺旋体，此即称为原发疹，或母雅司（mother yaws）。好发于四肢及面部，尤以小腿为甚，其次是头颈部，躯干较少，婴幼儿常在会阴和臀部。患者自觉痒感，局部淋巴结肿大，无压痛。病程漫长，常于3～6个月内自愈。如系溃疡则需更长时间，愈后遗留具有诊断价值的萎缩性瘢痕。

二、Ⅱ期（雅司疹期）

本期大约发生于母雅司后1～3个月，相当于Ⅱ期梅毒疹。常有先驱症状如畏寒、发热、食欲不佳及全身酸痛等，但有时甚轻而被忽视，皮疹分为两型，其一为较小较密的小结节型，初起为微红小丘疹，以后发展成黄豆至米粒大小结节，显著高出皮面，呈圆形或稍不规则，表面粗糙不平，覆以干燥的灰色薄痂，疏散而对称性地分布于自头皮以下全身，特别是躯干和四肢。另一型也是由丘疹发展而成的结节，但数目较少，大如杨梅或更大，10余个至数十个。Ⅱ期皮疹亦可群集，中央皮疹消退后留有色素沉着，称为金钱癣样雅司（ringworm yaws）。位于肘窝、肛周、腹股沟部位的皮疹痂皮脱落后露出淡红色莓状肉芽面，有大量分泌物，形似扁平湿疣。Ⅱ期雅司的粟粒样皮疹好发于肩部，类似腺样苔藓，称为莓疮性苔藓（lichen frambesianus）。Ⅱ期雅司疹内含有大量细弱密螺旋体。局部淋巴结肿大，但不化脓。Ⅱ期雅司疹经数周或数月后可自然消失，不留痕迹或留有色素沉着。

三、Ⅲ期（溃疡结节性雅司期）

多数患者病程终止于Ⅱ期，但少部分患者于感染后5～10年后进入Ⅲ期。Ⅲ期雅司皮损类似于梅毒的树胶样肿，发生无痛性溃疡，边缘峻峭或呈缘下穿掘，向四周扩延。可融合成轮廓状或蛇行状，长期不愈。在其分泌物中查不到螺旋体。溃疡愈合后留有色素脱失的萎缩性瘢痕。有时可在掌跖部发生角化过度，呈弥漫性或点状，有皲裂或凹陷，形成典型斑驳状，以跖部多见。Ⅲ期雅司可在胫骨或其他长骨的骨膜发生树胶肿样损害，表现为骨膜炎、刀胫、骨质疏松甚至裂隙形成，Ⅲ期雅司的预后较梅毒良好，但痊愈后往往导致畸形与毁容。

【实验室检查】

一、病原体检查

将痂皮除去，用钝刀轻刮，以棉球拭去渗血，用玻片接取血清，倒放于载玻片上轻加压，置暗视野显微镜下检查，常可见到众多螺旋体，酷似梅毒螺旋体，但无螺旋体的特殊运动。

二、血清学检查

血清学梅毒抗体反应或螺旋体制动试验阳性。血清反应素及密螺旋体抗体检测沉淀反应亦常阳性。

【诊断与鉴别诊断】

根据本病流行区、传染史、典型皮肤损害，有助于本病的诊断。实验室检查皮疹渗出液，找出病原体，即可确立诊断。

本病首先须与梅毒、皮肤利什曼病鉴别。溃疡性挛缩和毁容性损害须与麻风、结核病相鉴别。足底角化过度常与其他跖部病变如跖沟状角化病、足底凹陷及热带角化过度相混淆。病损渗出物中，经暗视野检查发现螺旋体以及血清反应素和密螺旋体抗体测定阳性，有助于确诊。雅司与梅毒的鉴别要点见表 20-7-1。

表 20-7-1　雅司与梅毒的鉴别

	雅司	梅毒
性接触史	无	有
发病年龄	儿童、青少年	青壮年及性活跃人群
流行性	有明显地方性	散发
出疱部位	生殖器外	多在生殖器
Ⅱ期表现		
疹形	丘疹、结节为主	多形态，可有斑疹
黏膜受累	无斑疹	丘疹、结节等
瘙痒	明显	较轻或无
脱发	无	可有
眼部受累	无	可有
Ⅲ期表现		
中枢神经系统损害	无	可有
内脏损害	无	可有
脑脊液梅毒抗体	阴性	可阳性
预后	较好	较差

【治疗】

治疗的目的是治愈早期病损，防止晚期危象。青霉素为首选药物。成人肌内注射苄星青霉素 G 120 万 U，儿童减半，可使早期损害消失，不再复发。晚期雅司需反复治疗，7～10 日为 1 疗程，青霉素总量 600 万～1200 万 U，肌内注射或静脉给药，可用 3～5 个疗程。青霉素过敏者可用红霉素或四环素，每次口服 0.5g，儿童剂量酌减，疗程 2 周。晚期雅司的溃疡尚需局部应用防腐敷料，因慢性骨炎和挛缩所致的畸形，需外科整形手术处理。

【预后】

早期治疗，预后良好。周期性、传染性复发，将迁延多年。部分患者可获得自发性临床痊愈，亦有患者血清学检查亦无反应。晚期慢性病损的患者，往往为广泛性伤残、畸形及功能障碍。

【预防】

尽量避免与患者接触，并加强隔离消毒措施。对于皮肤有外伤、开放性创伤和擦伤者必须消毒处理。应防护昆虫叮咬，并改善个人卫生与社会卫生。目前尚无适当疫苗可供使用。

（晏泽辉　王宇明）

参考文献

1. Mitjà O, Asiedu K, Mabey D. Yaws. Lancet, 2013, 381 (9868): 763-773.
2. Rinaldi A. Yaws eradication: facing old problems, raising new hopes. PLoS Negl Trop Dis, 2012, 6(11): e1837.
3. Maurice J. WHO plans new yaws eradication campaign. Lancet, 2012, 379 (9824): 1377-1378.

第八节　品　他　病

品他病（pinta）系由品他密螺旋体（*Treponema carateum*）所致的慢性皮肤感染，也是三种非性病性密螺旋体病（nonvenereal treponematosis）中之一。临床上以皮肤鳞状丘疹、可变性色素沉着及角化过度为特征。呈地方性流行，几乎均在儿童期开始发病。我国尚未发现本病，青霉素治疗有效。

【病原学】

品他密螺旋体在形态及生物学性状上颇似苍白密螺旋体，宽 0.13～0.15μm，长为 10～13μm，运动方式多样。对苯胺染剂不易着染，亦不能在无生命的培养基上生长，但可感染人及黑猩猩。

【流行病学】

本病的传染源为患者，确切的传播途径尚未明确，可能与长期密切接触有关。因患者皮肤角化过度的皮损处常有溢出的渗出液，其中含有品他密螺旋体。亦可通过直接接触、苍蝇吸吮或者瘙痒等经伤口而传播。

本病主要发生于儿童及青壮年，流行于拉丁美洲如巴西、委内瑞拉、哥伦比亚、秘鲁、厄尔多尔、中美洲及墨西哥，尤其在巴西亚马逊州的一些地区成为本病的疫源地，东南亚、中部非洲及太平洋地区亦有少数病例报道，但对美洲以外地区品他病的存在尚有争议。居住和卫生条件较差，地处树木茂盛地区或近河岸的村庄发病率较高。在中美和南美1950年报道约有100万病例；20多年前全世界范围内仍有100万患者，据1982—1983年巴拿马流行区人群做血清学调查，其阳性率达20%，其中2%～3%的5岁以下儿童发现有活动性品他病。近年来发病明显减少，不过在流行区每年有数百例报道。

【发病机制与病理改变】

品他密螺旋体从皮肤破损处进入体内，在局部繁殖后随淋巴液或血液播散至全身，引起皮肤病变及淋巴结肿大。表皮早期有轻度棘层肥厚，晚期可有萎缩。基底细胞液化变性，色素失禁。真皮上部有大量噬色素细胞，另外可见淋巴细胞、浆细胞及少许组织细胞浸润。镀银染色可见螺旋体。色素减退皮损显示黑素细胞缺乏，无炎症细胞浸润。

【临床表现】

本病潜伏期一般为2～3周，最短为1周，最长为4个月。本病仅限于皮肤损害，不累及黏膜、心血管及神经系统，除局部淋巴结可肿大外，并无全身症状。其临床表现为丘疹、可变性色素沉着及角化过度，丘疹在犯病初期出现随着病情的发展出现皮肤色素沉着及角化过度的症状。根据品他病的临床发展表现可分为以下三期。

一、Ⅰ期（原发性丘疹期）

受感染部位最初出现数个小丘疹，丘疹逐渐增大后融合在一起，直径为1～2cm，随后表面脱屑和色素改变，常呈红棕色。以下肢腿部皮肤为主（约占80%），亦可分布在前臂和手背等处。受损皮肤出现红肿、瘙痒等，自觉症状轻重不同。

二、Ⅱ期（品他疹期）

约隔2～6个月后，皮疹播散到其他部位，但仍以下肢皮肤为主，亦可波及脸部、手臂及躯干。出现扁平环形红斑，直径可达10cm，边缘不规则，上覆有鳞屑，间有角化过度，并有红棕色、灰蓝色或浅色等多种色泽，故西班牙语称之为“画（paint）”，以此名为品他病。亦可在同一患者皮肤上见到苔藓样、湿疹样及银屑病样的改变，出现皮肤红肿、水疱或结痂、鳞屑脱落等。此期皮疹可持续数年，可自然痊愈，不遗留瘢痕，但破坏性病损可留下瘢痕，也可进一步恶化发展成三期病变。

三、Ⅲ期（色素障碍期）

多在感染后2～5年出现，主要表现为皮肤异常色素改变。开始时皮肤广泛发生病变，呈对称性分布，不同颜色的斑片可见于手、腕、踝、肘、足、面和头皮等处。随着病情的发展，病变的皮肤最后形成白瓷色斑块，并伴有皮肤萎缩或角化过度，角化过度常见于掌跖部，并可发生裂隙而导致行走困难。

【实验室检查】

血常规检查，可发现嗜酸性粒细胞增加。Ⅰ期、Ⅱ期病变时，通过皮损处刮出物的暗视野检查可找到螺旋体。血清做性病研究实验室（VDRL）试验，约有60%～75%阳性。

【诊断与鉴别诊断】

对居住在中、南美洲黑人中，发现手、腿等处皮肤患有鳞屑性丘疹或色素异常的皮损，应疑及本病。经实验室检查予以确诊。必须与银屑病（牛皮癣）、花斑癣（汗斑）、湿疹、白癜风及梅毒等疾病相鉴别。

【治疗】

青霉素治疗有相当疗效，一般剂量为120万～240万U，一次性肌内注射，一次量，或每隔3个月注射1次，皮损能较快治愈。亦可用苄星青霉素240万U，一次性肌内注射。对青霉素过敏者可用多西环素或红霉素类抗生素治疗，亦可获满意疗效。白斑消退较慢，经治疗后可在5年内逐渐消失。

【预后】

此病皮疹可持续数年，可自然痊愈，不遗留瘢痕。

【预防】

预防本病应对流行区患者进行群众性治疗，

以达到控制传染源。避免与患者的皮肤病变破损处接触。

（晏泽辉　王宇明）

参 考 文 献

1. Giuliani M, Latini A, Palamara G, *et al*. The clinical appearance of pinta mimics secondary syphilis: another trap of treponematosis? Clin Infect Dis, 2005, 40(10): 1548.
2. Farnsworth N, Rosen T. Endemic treponematosis: review and update. Clin Dermatol, 2006, 24(3): 181-190.
3. Centurion-Lara A, Giacani L, Godornes C, *et al*. Fine analysis of genetic diversity of the tpr gene family among treponemal species, subspecies and strains. PLoS Negl Trop Dis, 2013, 7(5): e2222.

第二十一章

深部真菌病

第一节 概　　述

深部真菌病(deep mycosis)系指致病性真菌(pathogenic fungi)侵入人体表层以下的组织,包括皮肤、黏膜、肌肉及内脏所致的各种感染,亦称全身的真菌病(systemic mycosis)或深部真菌感染(deep fungus infection),其感染可局限于某一脏器组织,亦可播散全身。仅有皮肤及附件感染者,称为浅表真菌病(superficial mycosis)。致病性真菌亦可导致真菌过敏(变态反应)及真菌中毒症(毒性反应)。

【病原学】

一、病原真菌分类

大多数已知的病原真菌属于真菌界中囊菌纲(*Ascomycetes*,如酵母菌)、半知菌纲(*Deuteromycetes*,如青霉菌、曲霉及假丝酵母菌)及接合菌纲(*Zygomtcetes*,如毛真菌及根真菌)。早期的真菌分类主要是基于表型特征,目前从核酸水平对真菌进行了更科学的分类,例如已将放线菌划归细菌门,卡氏肺孢子菌划归为真菌门。

(一) 按形态分类

真菌按其细胞的基本形态可分为酵母(yeast)、真菌(mould)及蕈菌三类。酵母及真菌是临床上导致深部真菌感染的主要病原体。它们由细胞组成体细胞。真菌的体细胞沿长轴方向延伸呈圆筒状,且边延长边分支形成菌丝,称为丝状真菌(filament fungi)。这两类细胞还通过形成新的、游离的、可重新发育成新个体细胞的孢子(spore),完成菌体的保存和繁殖。此外,部分真菌的形态可随培养条件而变化,在感染组织内寄生和在37℃高营养培养基上呈酵母相,在体外腐生及30℃培养时呈菌丝相,这种菌称为双向真菌(dimorphic fungi)。如球孢子菌、副球孢子菌、皮炎牙生菌、孢子菌及马内菲青真菌等,隐球菌则属于真正的酵母菌型增殖。

(二) 按真菌来源分类

临床上常根据不同的来源将真菌分为内源性及外源性两大类。前者存在于健康人的皮肤、口腔及黏膜等处,为内源性的条件致病菌。后者大多数存在于自然界,人体因接触而受染。

二、真菌的结构特征

真菌属于真核细胞,有核膜和核仁,在细胞质内有内质网、高尔基体、线粒体及核糖体等细胞器,在真菌胞核的染色体中 DNA 具有与组蛋白结合的特点。

三、真菌的生物学特点

真菌培养最常用的培养基为沙保(Sabouraud)培养基。最适宜的培养温度为35~37℃,培养时间为24~72小时。真菌对干燥、紫外线及一般的化学消毒剂的抵抗力较强,对常用抗生素亦不敏感,但对温度较敏感,一般在60℃30分钟,或用石炭酸可将其杀灭。

四、常见的致病性真菌

真菌普遍存在自然界,约有150万种,大多数真菌对人类有益,仅200余种对人类有致病性,其中21属48种能引起深部真菌病。常见的致病性真菌病见表21-1-1。

【诊断】

尽管深部真菌感染易在某些特殊人群中发生,由于无特异性的临床表现,缺乏充分可靠、特异、敏感的实验室诊断指标,无法制定出公认、统一的诊断标准。综合关于深部真菌感染诊断的专家意见分为确诊、疑诊及可能感染。

深部真菌感染常见的危险因素:①艾滋病(AIDS);②中性粒细胞缺乏或减少症;③接受异

表 21-1-1　临床常见致病性真菌种类

菌种名	英文名	菌种名	英文名
白色假丝酵母菌	*Candida albicans*	鼻孢子菌	*Rhinosporidium seeberi*
热带假丝酵母菌	*Candida tropicalis*	毛霉	*Mucor*
克柔假丝酵母菌	*Candida krusei*	根真菌属	*Rhizopus* spp
新型隐球菌	*Cryptococcus neoformans*	蛙粪真菌	*Basidiobolus* spp
孢子丝菌	*Sportrix schenckii*	犁头真菌属	*Absidis* spp
荚膜组织胞浆菌	*Histoplasma capsulatum*	念珠地丝菌	*Geotrichum candidum*
非洲织胞浆菌	*Histoplasma duboisii*	波迪足菌肿真菌	*Allescheriabodii*
着色真菌	*Dematiaceous/gngi*	尖端单孢子菌	*Monosporium apiospermum*
皮炎牙生菌	*Blastomyces dermatitidis*	曲霉属	*Aspergillus* spp
巴西牙生菌	*Blastomyces basiliensis*	诺卡菌属	*Nacardia* spp
链球牙生菌	*Blastomyces loboi*	卡氏肺孢菌	*Pneumocysis carinii*
球孢子菌	*Coccidioides immitis*	无绿藻	*Prototheca*
马内菲青霉菌	*Penicillium marneffei*	足分枝菌属	*Eumycetoma* spp

体造血干细胞移植，接受 T 细胞免疫抑制剂的治疗，先天性重度免疫缺陷；④恶性肿瘤、糖尿病、尿毒症等慢性消耗性疾病，大面积烧伤；⑤接受广谱抗菌药物、肾上腺皮质激素、细胞毒药物、免疫抑制剂治疗、放射治疗；⑥留置静脉导管、导尿管、脑室引流管及心血管手术操作等；⑦老年患者胃肠道内乳酸杆菌、双歧杆菌减少，菌群失调时，亦容易继发真菌感染；⑧ICU 内部温暖、潮湿及不通风的环境亦是医院内真菌感染不可忽视的原因之一。

一、确诊标准

深部真菌感染的确诊标准为：①经活体组织检查或尸检证实有真菌侵入性感染的组织学证据；②除尿液或痰液外，在任何两个单独、正常无菌的封闭体腔内或器官中发现有真菌感染的微生物学证据。

二、疑诊标准

深部真菌感染的疑诊标准为：①静脉穿刺血培养阳性；②在任何单一封闭、正常无菌体腔内或器官中真菌培养阳性（如因感染而开腹探查时术中的腹腔液体、腹腔脓肿经皮穿刺引流液、腹腔穿刺引流液、胆汁导管引流液培养阳性）；③按美国疾病控制中心（CDC）定义，深部外科感染坏死部位真菌培养阳性；④更换尿管前后两次尿培养阳性，或直接插管尿培养阳性。

三、可能感染标准

患者出现器官功能障碍，并发现有真菌定植的证据。可为临床诊断提供参考的辅助性检查如下：

（一）病原学检测

病原学诊断仍是深部真菌感染确诊的金标准，在无菌条件下获取的体液中检测出真菌，应考虑到有侵入性真菌感染，可以作为临床上开始治疗真菌的充分依据。确定真菌感染类型的标准方法包括：①直接镜检：通过临床标本（皮肤刮片、组织活检、痰液、脓汁、支气管肺泡灌洗液、鼻窦冲洗液及体液）发现真菌成分存在与否，包括革兰染色和 KOH 制备标本、印度墨汁染色等；②临床标本分离培养和鉴定：真菌培养法可直接观察病原菌的生长，明确致病菌种，并可同时做药敏试验，指导临床合理用药。其缺点是耗时长，敏感性较低；③血清学方法：检测体液中真菌抗原和抗体。临床常用的抗原检测方法目前主要有半乳甘露聚糖（GM）检测和 1，3-β-D-葡聚糖（BDG）检测。BDG 检测法对假丝酵母菌属、曲霉属及梭真菌属感染的患者效果较好，而对接合菌及隐球菌感染的患者则无效，因为这两种菌含有较少甚至不含 BDG。抗体检测方面有检测假丝酵母菌、曲霉及隐球菌的单克隆抗体等。血清试验的优点是无创且快速，适用于早期诊断及疗效监测。但血清抗体测定亦存在假阴性及假阳性，需结合临床综合判断;④病理学方法:其结果与直接镜检和培养法相结合,诊断的意义更大;⑤分子生物学方法:近年来聚合酶链反应(PCR)、DNA探针限制性酶切片段长度多态性分析(RFLP)、DNA指纹图谱、随机扩增DNA多态性(RAPD)等技术广泛应用于该病的诊断和分型研究,与传统方法相比,PCR法敏感度高、特异性强、快捷、方便、重复性好,特别是实时定量PCR技术等方法的开展和应用,能够高通量快速筛选临床标本,达到早期诊断的目的。但是,由于极微量的污染可能导致假阳性的结果使得PCR技术成为临床微生物常规检测方法的最大问题。除常用的真菌病原体诊断方法外,免疫组化特异抗体染色可对临床常见条件致病菌做出特异性诊断,但其特异性仍不尽如人意,尤其是对于曲霉。

(二) 影像学检查

真菌性肺炎影像学表现无特异性,病灶以两肺中下叶居多,可累及肺门及胸膜,常表现为以下6种类型:①肺纹理增粗、紊乱、模糊,可伴有斑点状、小斑片状影;②大小不等的局限性小片状影;③边缘不清的、互相融合的大片状模糊影或棉团样密度增高影;④空洞形成,空洞类似钟垂样影像是曲霉病的特征之一,经纤支镜刮检、活检及灌洗液病原学分析有助诊断;⑤圆形结节状或块状影;⑥胸腔积液。当真菌侵入肺小动脉致肺出血性梗死时,对应的影像学表现为肺部楔形或类圆形病灶,周围环绕磨玻璃状阴影(出血、渗出所致),形成"月晕征",隐球菌、曲霉及毛霉肺部感染均可出现此征象。肺曲霉病常呈孤立性,周边有低密度带的圆形较大损害区,后期特征为病灶增大,在肺空腔(如结核空洞、术后胸膜残腔、支气管扩张、先天肺囊肿及慢性肺脓疡等)内球形病灶与腔壁之间形成半月形或新月形透明区(新月形空泡征、偏心性镰刀状空泡征),球体随宿主体位改变而移动,是曲霉球的特征。肺假丝酵母菌病常常呈现为弥散性微结节样损害,无月晕征。

【治疗】

深部真菌感染病情较重,治疗棘手,常危及生命。一旦出现深部真菌感染,应积极采取有效措施。深部真菌感染治疗的关键是对患者进行早期诊断、早期进行经验性治疗。

一、治疗策略

深部真菌感染患者的治疗策略根据不同情况可分为预防性治疗、先发治疗、经验治疗和目标治疗。表21-1-2总结了近年国际上对于侵袭性真菌感染的治疗建议。

(一) 预防性治疗

即对尚未发生真菌感染的高危患者给予抗真菌药,可减少侵袭性真菌感染并减少抗真菌药的全身应用,降低与真菌感染相关的病死率和某些中性粒细胞缺乏及器官移植患者的总病死率。目前认为预防性治疗适应证为:①急性白血病诱导期采用细胞毒药物者;②同种异体造血干细胞移植受者及自身骨髓移植患者;③应用增强免疫抑制剂者;④AIDS患者;⑤肝移植受者术后早期。

(二) 经验治疗

中性粒细胞减少症发热患者经恰当抗菌药物治疗4~6日后仍持续发热,原因不明者可予以经验性抗真菌治疗。

(三) 先发治疗

先发治疗系对高危患者已有真菌感染迹象但尚无临床表现的患者进行抗真菌治疗。现已确认对移植物受者应监测CMV抗原、CMV培养及基因检测,如确证患者存在CMV脱壳时,在出现临床症状前开始抗病毒治疗,可提高治愈率。因此提示对高危患者采取先发抗真菌治疗可能是有益的。

(四) 目标治疗

对已明确病原真菌的深部真菌感染患者,针对病原真菌进行治疗。

二、抗真菌药物

目前应用于抗真菌药物主要分为以下三大类。

(一) 作用于真菌细胞膜的药物

1. 多烯类抗真菌药　其通过与真菌细胞膜上的麦角甾醇结合,使膜分解或增加膜通透性、导致细胞内容物外溢而死亡。两性霉素B(amphotericin B,AmB)来源于结节状链丝菌,抗菌谱广,对多种致病性酵母、隐球菌及真菌等均有良好的抑制作用,广泛应用于假丝酵母菌病、隐球菌病、组织胞浆菌病、曲霉病、球孢子菌病、副球孢子菌病及马内菲青霉病等,是治疗深部真菌感染良好的药物,但其急性输入性毒性(寒战、发热及头痛)和明显的不良反应(恶心、呕吐、低钾血症、血栓静脉炎及溶血)以及剂量限制性肾毒性等制约了临床应用。针对AmB的肾脏毒性,已有3种含脂类的AmB制剂上市:①AmB胶质分散体(am-

表 21-1-2　侵袭性真菌病(IFI)的治疗方案

临床情况	基础疾病/状况	药物选择	不良反应	替代药物
IFI 的预防	中性粒细胞减少患者伴恶性肿瘤/造血干细胞移植	泊沙康唑	胃肠道反应、细胞色素 P450 药物相互作用	伊曲康唑、氟康唑
IFI 的经验治疗	中性粒细胞减少患者伴恶性肿瘤/造血干细胞移植的、临床及/或影像学支持 IFI 但尚无实验室证据的、可能为侵袭性曲霉病的	卡泊芬净	发热、皮疹、头痛、血象异常、肝脏毒性及胃肠道反应	两性霉素 B 脂质体
IFI 的先发/目标治疗	中性粒细胞减少患者伴恶性肿瘤/造血干细胞移植的、有 IFI 的临床表现及真菌感染的实验室证据、可能或已确诊为侵袭性曲霉病的	静脉应用伏立康唑	肝脏毒性、唇炎、畏光、视觉模糊、细胞色素 P450 药物相互作用	静脉应用两性霉素 B 脂质体
ICU 内假丝酵母菌病的预防	中性粒细胞减少的患者	氟康唑		
侵袭性假丝酵母菌病的经验/目标治疗	中性粒细胞减少/造血干细胞移植患者	卡泊芬净	发热、皮疹、头痛、血象异常、肝脏毒性及胃肠道反应	两性霉素 B 脂质体
	非中性粒细胞减少/ICU 患者	棘白菌素(一旦获得敏感性数据,应及时更换为氟康唑)	发热、皮疹、头痛、血象异常、肝脏毒性、胃肠道反应、血栓性静脉炎、鼻出血及黏膜炎	两性霉素 B 脂质体

photericin B colloidal dispesion,ABCD)是 AmB 的异构体,它与 AmB 的分子量相同,且有同样的胆固醇硫酸基。但它的药代学和药效学与 AmB 不同,ABCD 进入体内后主要通过肝脏代谢,从而降低了肾毒性。且血浆浓度低,分布容积大,半衰期延长。ABCD 对哺乳动物细胞的细胞壁的亲和力要低于真菌的细胞壁,亦使不良反应减小。对于那些因使用 AmB 致肾功能损害的患者,ABCD 可替代 AmB 行序贯及长期治疗;②两性霉素 B 脂质体(amphotericin B liposome,AmBisome)是 AmB 被整合成单室脂质体的产物。当 AmBisome 和真菌细胞或者利什曼原虫接触,脂质降解,AmB 被释放并优先与真菌的细胞膜的麦角固醇结合,从而导致真菌及利什曼原虫崩解。同传统的 AmB 相比,它的肾毒性和致其他严重不良反应要明显偏低,致死率要低于 AmB 约 28%;③两性霉素 B 脂质复合物(amphoterin B lipid complex,ABLC)是 AmB 即由磷酸卵磷脂及磷脂酰甘油构成的双层膜性物质聚合而成。根据 ABLC 的药代动力学特性,它的血浆廓清率高,外周组织分布浓度高,致使血浆中的游离药物浓度降低,这使得同 AmB 相比不良反应大大降低。因此,ABLC 的剂量可比 AmB 的常规剂量大。对于那些 AmB 治疗失败或者不能耐受 AmB 的患者 ABLC 仍然有效。AmB 耐药主要是由于 ERG2 或 ERG3 基因的缺失导致麦角甾醇含量的降低。唑类抗真菌药能抑制麦角甾醇的生物合成,导致细胞膜中缺乏 AmB 结合位点,使真菌对 AmB 产生耐药性。两性霉素 B 的主要临床给药方法如下:

(1) 静脉点滴法:稀释液用 5% 葡萄糖液或右旋糖酐溶液,稀释浓度为 0.1mg/ml 以下。首剂每日 1mg,以后每日或隔日给药一次,每次递增 5~10mg,直至 50mg,总量不超过每日 1.5mg/kg。输注速度宜慢,每次要求在 3~6 小时内滴完。

(2) 鞘内及脑室内注射:开始用药为每日 0.1mg,吸入脑脊液 3~5ml 稀释,与地塞米松 2~4mg 混合后缓慢注入,以后隔日或 3 日给药一次,共 10 次,每次增加 0.25~0.5mg,最大剂量不超过每日 0.5mg,总剂量 10~20mg。小脑延髓池内注射,开始剂量为 0.25mg,以后逐渐增大至每日 0.5mg。注入前药物必须以脑脊液稀释 2~8 倍,每周注射 2 次。

（3）气管内注射：首剂量为每日1mg，以后从每日5mg开始，逐渐增加至每日10～20mg，隔日气管内滴注一次。药物用灭菌蒸馏水稀释。

（4）胸腔内注射：药物剂量从每日1mg开始，逐渐增量至5～20mg，每周1～3次，每次均应先抽胸腔积液后作胸腔内注射。

（5）皮内注射：用2%普鲁卡因溶液2ml加药物0.5～2mg，做病灶或皮下注射，每次药物总量不超过50mg，每隔10～30日注射一次。

（6）膀胱内注射：将药物15～20mg溶解于100ml注射用的蒸馏水中，每日1～2次膀胱内注射。

2. 吡咯类（或称唑类、三唑类）抗真菌药　吡咯包括咪康唑（miconazole，MCZ）、氟康唑（fluconazole，FLCZ）、伊曲康唑（itraconazole，ITCZ）、伏立康唑（voriconazole，VRCZ）、泊沙康唑（posaconazole）等，为目前临床应用最广的抗真菌药。FLCZ通过干扰真菌的细胞色素P-450合成，从而干扰真菌细胞膜麦角固醇的合成，生物利用度极好，抗菌谱广，为治疗白色假丝酵母菌的首选药物，但对光滑假丝酵母菌效果较差，克柔假丝酵母菌几乎是完全耐药，对曲霉无效。近年来耐FLCZ的白色假丝酵母菌亦有逐年增高趋势，加大FLCZ用量对某些病例仍然有效。ITCZ作用机制同FLCZ，但ITCZ优先与角蛋白组织（如指甲、头发和皮肤）结合，所以在治疗浅表、皮下真菌感染方面有良好的疗效。ITCZ对非白色假丝酵母菌和曲霉属的真菌有广谱抗菌活性，不仅具有抗真菌的活性且具有免疫调节功能，它能够协助巨噬细胞杀死皮炎芽生菌，对中性粒细胞减少的患者亦可有效预防及治疗全身真菌感染。但口服吸收差，限制了对深部真菌感染的治疗。VRCZ是新的三唑类广谱抗真菌药，其作用机制是抑制真菌细胞膜中的羊毛甾醇14α-去甲基酶，从而影响麦角固醇的合成，导致细胞死亡。VRCZ对酵母菌和真菌效果好，临床用于治疗侵袭性曲霉、波伊德假霉样真菌、足放线病菌及镰刀菌属感染。对耐FLCZ的白色假丝酵母菌和近平滑假丝酵母菌以及对FLCZ先天耐药的克柔假丝酵母菌，耐AmB的曲霉、隐球菌等VRCZ亦有良好疗效。泊沙康唑是一种新型的三唑类抗真菌药，是ITCZ的结构类似物，能较好透过脑脊液屏障，在脑中具有较高的生物利用度。对曲霉、荚膜组织胞浆菌、假丝酵母菌、新型隐球菌等多种真菌具有较好活性。泊沙康唑对AmB耐受菌株的活性优于ITCZ，即使对那些曾经有过接受其他抗真菌药物治疗失败的难治性病例同样安全有效。此外，泊沙康唑的耐药比其他三唑类药物要少，这是因为泊沙康唑对细胞色素类的突变不敏感，而细胞色素类的突变阻碍了其他三唑类抗真菌药物与真菌的结合才产生耐药。唑类药物发生耐药机制主要有：①唑类药物的靶酶14-α-去甲基化酶（14DM）发生改变，包括基因突变导致靶酶与药物的亲和力降低，以及靶酶的过度表达；②耐药菌细胞膜上外排泵基因的过度表达。主动外排系统包括两大类：一类是ATP结合盒转运子家族（ATP binding cassette，ABC）如假丝酵母菌耐药基因（*Candida* drug resistance，CDR）；另一类是主要易化超家族（major facilitator superfacilitater，MFS）如假丝酵母菌多药耐药基因（*C. albicans* multidrug resistance，CaMDR1）及（fluconazole resistance）flu1基因；③真菌细胞膜对抗真菌药的通透性下降；④生物被膜的形成，使真菌对多种唑类药物呈现高度耐药性，敏感性下降几十倍甚至几百倍。

3. 丙烯胺类抗真菌药　通过抑制角鲨烯环氧化酶，干扰真菌甾醇的生物合成，导致细胞内角鲨烯的堆积，使真菌的脂质代谢发生紊乱而起到抗真菌作用。代表药物有布替萘芬及特比萘芬，临床多用于浅部真菌感染。目前对丙烯胺类药物耐药性的报道较少，但临床已经出现了对特比萘芬耐药的毛孢子菌属（*Trichophyton rubrum*）。对这些耐药株的角鲨烯环氧化酶编码基因进行序列分析，结果显示每株都包含1个氨基酸突变1.393F。部分对氟康唑耐药的光滑假丝酵母菌表现出对特比萘芬的交叉耐药。而且CDR基因的产物与特比萘芬之间存在着交互作用。推测其耐药机制可能与CDR1介导的外流有关。

（二）作用于真菌细胞壁的药物

棘白菌素类，通过抑制真菌细胞β-葡聚糖合成酶的活性而抑制细胞壁1,3-β-D-葡聚糖合成，致使细胞破坏，细胞内容物渗漏，发挥抗真菌作用，已上市的品种有卡泊芬净（caspofungin）、米卡芬净（micafungin）及阿尼芬净（anidulafungin）。卡泊芬净具有广谱抗真菌活性，对耐FLCZ的假丝酵母菌、曲霉及孢子菌等真菌均有较好的活性及耐受性，不良反应小。主要是通过肝脏代谢，故没有肾毒性，对有肾脏功能不全的患者无需调整剂量。卡泊芬净治疗侵袭性假丝酵母菌感染时疗效与 AmB 相同,且可用于对其他抗真菌药物无效病例的治疗。卡泊芬净较常见的不良反应有寒战、发热、静脉炎、恶心、呕吐、皮疹、肝功能异常及血细胞减低等。静脉滴注时勿用葡萄糖稀释,血液透析不能清除该药。米卡芬净及阿尼芬净的活性谱与卡泊芬净相似,分布在肺组织中的药物浓度最高,其次为肝、脾、肾。米卡芬净在脑组织浓度极低或不可测,而阿尼芬净在脑组织中浓度相对较高。

(三)抑制真菌核酸生物合成的药物

代表药物为氟胞嘧啶(flucytosine,5-FC),很少单独应用,主要与其他药物合用治疗深部真菌感染。氟胞嘧啶通过真菌细胞的酶系统进入细胞内,转换为氟脲嘧啶(5-fluorouracil,5-FU),替代尿嘧啶进入真菌的脱氧核糖核酸中,阻断核酸的合成。氟胞嘧啶为抑菌剂,高浓度时有杀菌作用。氟胞嘧啶对隐球菌属、假丝酵母菌属及球拟酵母菌等具有较高的抗菌活性,对着色真菌、少数曲霉有一定抗菌活性,对其他真菌抗菌作用均差。真菌对本品易产生耐药。本品口服吸收迅速而完全,可经透析排出体外。不良反应有恶心、呕吐等消化道症状,肝脏血清转氨酶升高,偶发肝坏死,可使白细胞或血小板减少,偶发全血细胞减少、骨髓抑制和再生障碍性贫血。单独应用 5-FC 抗真菌治疗时有 10% ~15% 的真菌可产生耐药性。

【预防】

预防深部真菌感染,关键在于临床合理使用抗菌药物,保护皮肤,各种黏膜屏障的完整性,增强患者的免疫功能,注意医院环境的消毒灭菌工作。在血液病患者、肿瘤患者及器官移植等特定情况下,适当使用酮康唑或氟康唑等抗真菌药物预防病原真菌进一步侵入组织器官亦非常重要。

(刘 沛)

参 考 文 献

1. Alhmali N, Lindenlaub P, Ghebremedhin B, *et al*. Deep cutaneous mycosis due to *Alternaria infectoria* after liver transplantation: successful treatment with fluconazole. Eur J Dermatol, 2013, 23(1): 100-102.
2. Robinson J. Fungal skin infections in children. Nurs Stand, 2012, 27(11): 52-54, 56, 58.
3. Stevens DA. Advances in systemic antifungal therapy. Clin Dermatol, 2012, 30(6): 657-661.
4. Springer J, Einsele H, Loeffler J. Molecular techniques in the diagnosis of deep and systemic mycosis. Clin Dermatol, 2012, 30(6): 651-656.
5. Samaila MO, Abdullahi K. Cutaneous manifestations of deep mycosis: an experience in a tropical pathology laboratory. Indian J Dermatol, 2011, 56(3): 282-286.

第二节 组织胞浆菌病

组织胞浆菌病(histoplasmosis)系由组织胞浆菌(*Histoplasma*)所致的传染性较强的深部真菌病。此菌主要由呼吸道传染,急慢性肺部损害,严重者侵犯单核-吞噬细胞系统,乃至全身各器官导致播散性的全身感染。本病症状类似结核病或黑热病,未经治疗者病情将迁延不愈,预后不良。

【病原学】

1905 年美国医生 Samuel Darling 在巴拿马运河区检查黑热病时发现荚膜组织胞浆菌,当时误认为是原虫而命名为组织胞浆虫,1934 年被证实为真菌而更名。

该菌属于真菌界,半知菌纲,丛梗胞科。该菌有三种类型。对人类致病的有两种,一种是荚膜组织胞浆菌(*H. capsulatum*),又称小孢子型或美洲型,导致荚膜组织胞浆菌病;另外一种杜波组织胞浆菌(*H. duboisii*),又称大孢子型或非洲型,导致杜波组织胞浆菌病。两者均属于双相型真菌(dimophic fungus),在自然界中或 25 ~30℃ 培养时呈真菌型(菌丝相),小孢子真菌约为 2 ~6μm 球型小分子孢子,大孢子真菌为 8 ~14μm 的球型大分生孢子,在哺乳动物宿主内转变成酵母型(组织相),前者为 2 ~4μm 的小卵圆形酵母,后者为 7 ~15μm 的大卵圆形酵母,在组织中常见于巨噬细胞内,亦可见于大单核细胞、中性粒细胞内或细胞外。最近基因技术揭示,DRK1 蛋白和 RYP1 可能与调控组织胞浆菌由真菌型向致病性酵母型的转换有关。第三种 *H. capsulatum var. farciminosum*,是马科动物的致病菌,不能感染人类。

该菌于 Salbouraud 琼脂培养基上室温培养,在 1 ~4 周内生长,菌落呈白色棉花样或黑色绒毛样状,菌落下方可呈褐色。镜下可见成团透明、分隔、小菌丝、小孢子及较大的有诊断意义的结节性大孢子(直径 10 ~20pm)。该菌在 35 ~37℃ 培养时,不产生菌丝或孢子,仅产生酵母型。

对该菌进行限制性长度多态性分析(RFLP),发现迄今有6个基因型,美国中西部分离株多为2型,拉丁美洲分离株多为3型,中国分离株基因型不明。明确基因型可为临床追踪传染源,判定外源性感染或内源潜伏性感染急性发作等提供重要依据。

【流行病学】

一、传染源

组织胞浆菌的生长需要有机氮,故常能从富含鸟类或蝙蝠排泄物的土壤中分离出来。鸡、鸟、狗、猫及鼠等皆可为传染源。在美国、部分热带国家及东方各个国家的蝙蝠中可分离出该菌,且发现在蝙蝠生活的洞穴中本菌污染严重,对旅游者威胁较大。在陈旧的鸡舍中或大量鸟类栖息的城市公园中亦常分离出此菌。

二、传播途径

菌丝体产生的小孢子,可随气流携带进入人体肺组织,亦可经皮肤、胃肠黏膜受染。但人-人传播未见报道。

人群普遍易感,尤以免疫缺陷者,婴幼儿及老年患者多见,男性多于女性。此外,本菌的菌丝体对实验室工作人员也具有一定危险性,故本菌菌丝体制片应由有经验者在通风橱中进行。酵母型无实验室污染危险。

本病遍及全球,主要流行于温带地区,在美洲和亚洲、非洲的一些地方呈地方性流行。在某些地区,采用皮试调查表明超过一半的人群在早期曾经感染过组织胞浆菌。北美为重流行区,主要见于美国东部地区及密西西比河谷盆地。这种流行分布的具体原因目前尚未清楚,但是一般认为与适宜的气候、湿度及土壤特性有关。在世界诸多地区如美洲、欧洲、非洲、菲律宾群岛及爪哇等地区30多个国家有本病存在。我国自1995年广州报道第1例以来,陆续有本病报道。湖北省曾有12例被误诊为“黑热病”的报道。

【发病机制】

组织胞浆菌的分生孢子及菌丝体片段被吸入后,绝大多数被机体非特异性防御机制清除。到达肺部的病原体必须在中性粒细胞或肺泡巨噬细胞(Mφ)内经几小时至数日转化为酵母型方能致病。最近学者发现酵母型表面成分HSP60、α-葡聚糖、YPS3基因产物分别具有外源性血凝素、逃避吞噬细胞吞噬和参与向肺外组织播散的作用,在酵母型发病过程中起一定作用。该菌每15～18小时繁殖一代,引起巨噬细胞死亡并释放出酵母型再感染新的巨噬细胞。被吸入的孢子首先由机体细胞免疫杀灭病原菌,特别是巨噬细胞的作用。随炎症反应的增强而形成肉芽肿坏死。常为干酪样,可发生于不同受累部位,常难与结核病变区别。

少数菌细胞可通过肺门淋巴结到达肝脾形成结节,在免疫功能缺陷者尚可经血循环播散至全身,引起播散性组织浆膜病(disseminated histoplasmosis)。

该病变主要以钙化及纤维化方式愈合。儿童常在肺部及肺门出现钙化,类似肺结核原发综合征。钙化亦可见于肝脾。

【病理改变】

因宿主免疫功能不同,其病理损害程度有较大差异。临床常见三种类型:①急性播散型:弥漫性组织细胞增生,局部病变和坏死少见,以AIDS患者常见;②亚急性型或局灶型:以局部增生病变为主,组织坏死常见;③慢性型:类似结核、癌肿或结节病。后两者以肺部浸润性病变最常见。

【临床表现】

一、急性隐性肺部感染

本型在流行区约占感染者的50%。患者无任何症状和体征,仅组织胞浆菌素皮试或补体结合试验由阴性转为阳性。

二、急性肺部感染

急性肺部感染由呼吸道吸入所致。普通急性肺部组织胞浆菌病大部分发生在儿童第一次接触该病原菌时,且具有自限性。急性自限性肺组织胞浆菌病在将近5%的患者中伴随风湿病和皮肤表现。最常见的皮肤表现是结节性红斑和多形性红斑,这与机体对组织胞浆菌的超敏反应有关。关节痛和肌痛在急性感染中很常见,关节痛通常经过几周后消失,且对非类固醇类的抗炎药物有反应。具有肺门淋巴结病,关节痛和结节性红斑的患者有可能被误诊为肉样瘤病。在北美洲,它是引起肺部钙化的最常见原因。根据病情轻重可分为以下四型:①轻型:约占该病总数的25%,临床上有类似感冒样的症状,如低热、咳嗽及全身不适等,可持续数日至1周自愈。X线胸片多显示正常,少数有暂时性片状炎性浸润。②中型:约占总数的20%,临床上出现流感样症状,如畏寒、高热、咳嗽、胸痛、呼吸困难、乏力及食欲不佳等。X线胸片显示小叶性或大叶性炎性浸润,肺门淋巴结常肿大,少数可引起胸膜炎或心包积液。③暴发流行型:在同一区域的工作人员吸入大量组织浆膜菌分生孢子,在短期内多数人发病。大部分患者病情自限,可自愈。④急性空洞型:吸入分生孢子后一个月内即可形成薄壁空洞,多见于免疫功能低下者。

三、慢性肺部感染

此型约占组织胞浆菌病的5%,多为男性慢性阻塞性肺疾病患者,病理损害常见为间质性肺炎或迁延性空洞,临床表现为咳嗽、气短、胸痛、出汗、发热,酷似肺结核,但病理损害较肺结核轻。80%肺炎型患者在2~3月自愈,但部分患者可并发支气管炎及支气管扩张,后期由于纤维组织瘢痕收缩,可形成蜂窝样囊性阴影,肺功能常有不同程度的下降,严重者死于肺功能不全。空洞型病程短,发展快,患者常咳脓性痰、咯血,一般状况较差,X线胸片为厚壁空洞,易误诊为肺结核,可导致肺实质的破坏和纤维化,最终发生呼吸功能不全。

四、局限性的皮肤黏膜感染

此型临床上较少见。黏膜病变表现为局部红肿、斑块及溃疡等。常见于口腔、咽喉部、舌、唇及外耳道等处。发病前有皮肤外伤史,皮肤病变表现为丘疹、结节、脓疱及溃疡,呈疣状增生,常伴有附近淋巴结肿大。该病也常引起眼部损伤,表现为视力下降并伴有假性组织胞浆菌病综合征(presumed ocular histoplasmosis syndrome),表现为脉络膜穿孔、形成斑点状新生血管膜、玻璃体或前房内非炎症病变,其发病机制可能与机体对病原菌抗原的局部过敏反应有关。

五、播散性的组织胞浆菌病

此型以全身不适、体重减轻、发热头痛,颈阻抗、皮肤损害、口腔溃疡及肝脾大等为主要临床表现。主要见于婴幼儿、老年人及免疫功能低下的患者,尤其以器官移植及HIV感染的患者多见,故该病已成为AIDS患者常见的继发感染。病变可累及全身各器官包括肾上腺、心瓣膜、神经系统、骨骼、前列腺、睾丸、卵巢及子宫等。多数患者从胃肠道开始,逐渐波及全身。后期患者可因慢性纵隔纤维化,引起上腔静脉综合征,少数患者可以引起脑膜炎,脑肉芽肿、眼脉络膜炎及色素层炎,体重减轻、淋巴结肿大等。

六、非洲组织胞浆菌病

该病由非洲杜波组织胞浆菌所致,主要累及皮肤、淋巴结及骨组织,常引起皮下脓肿。

七、其他

有报道本病可以肝脏肉芽肿炎症病损为唯一表现,而无其他器官组织的受累,且发生在免疫功能正常者。也有引起舌结节、空回肠及直肠炎症、泌尿生殖道感染的报道,有的病例以不明原因发热为临床表现。

【并发症】

可引起心包炎、关节炎、皮肤结节、皮疹、纤维性纵隔炎(fiborosing mediastinitis)及纵隔肉芽肿(mediastinal granuloma)。约10%~20%的播散性组织胞浆菌病患者可并发脑炎。

【实验室检查】

组织胞浆菌病的实验室检查包括宿主功能性检测及病原学检测。

一、宿主功能性检测

检查项目包括常规、生化、免疫(尤其$CD4^+$、$CD8^+$T细胞)、影像学及组织病理学等,以明确患者机体状况。细胞学或组织病理学检测为可靠、快速的确诊方法。镜下难以确定时,可结合免疫组化方法。以组织胞浆菌素或菌苗进行的皮内试验可反映患者免疫功能,但对诊断意义不大,已不再用于临床。

二、病原学检查

主要从痰、肺组织、血、脑脊液及骨髓里检出胞浆菌,或测定血、尿、胸腔积液、脑脊液中的组织胞浆菌抗原。

（一）细胞水平检测

原发性肺组织胞浆菌病可取痰液及尿液培养分离真菌及直接镜检。播散性肺组织胞浆菌病可对血液、组织液、骨髓、脑脊液、溃疡刮取物、尿液、痰液、淋巴结及肝活检组织等进行真菌培养及菌种鉴定。

荚膜组织胞浆菌病在体内没有荚膜，为细胞内酵母样细胞，常常被误认为气泡或脂肪滴，有时被误认为利什曼原虫，观察难以确认时，可进一步用赖特或吉姆萨染色进行辨认。

（二）蛋白水平检测

抗原测定系统检测患者血、尿、胸腔积液及脑脊液中的组织胞浆菌糖原抗原。特异性达 98%，敏感性根据感染类型及标本而异（播散性者尿为 92%，血清 82%，急性肺部感染 44% ~75%，自限性感染 20% ~39%，慢性肺部感染 14% ~21%；脑膜炎 40% ~67%），阳性提示活动性感染，几乎没有假阴性，对早期诊断有较大帮助。对免疫缺陷者也具有诊断意义。抗体测定为筛选实验，一般在感染后 4 周产生，阳性仅提示感染，且不能区分现症或既往感染。由于易与其他真菌发生交叉反应，且免疫缺陷者可呈阴性，故价值不如抗原测定。测定方法包括补体结合试验、放射免疫法、酶联免疫吸附测定及免疫斑点法。

（三）核酸水平测定

PCR、RFLP 已用于该菌的鉴定、分型及其感染的流行病学调查。组织胞浆菌特异性 DNA 探针检测试剂可在几小时内做出诊断。

【诊断】

随着 HIV 及免疫缺陷疾病的增多，器官移植术的广泛开展及人口的老龄化，组织胞浆菌感染已引起临床广泛重视。凡有细胞免疫缺陷患者，具有明确的接触史，细胞组织胞浆菌抗原阳性、$CD4^{+}T$ 细胞<150×10^{6}/L，应视为高危人群。一旦出现类结核样或黑热病样表现，应高度怀疑本病并进一步仔细检查。

本病的诊断主要依靠病原学检查及病理学确认细胞内孢子，疑似患者可做组织胞浆菌抗原测定，抗体测定有助于非流行区患者的诊断。

【鉴别诊断】

急性肺组织胞浆菌病应与细菌性肺炎、肺结核及其他肺部真菌病等鉴别。在地方性流行区，对一切有发热伴急性呼吸道感染症状者，都应考虑本病的可能，尤其是近期内有密切接触鸡粪、鸟粪史者。重症患者有肝脾大、淋巴结肿大、贫血及白细胞减少，应与霍奇金病、白血病等区别。一切疑为肺结核而缺乏肺结核的明确证据者，应考虑本病的可能性。

【治疗】

急性肺部组织胞浆菌病一般无需治疗，而慢性肺部感染或播散性组织胞浆菌病应予化疗，并做到早期、足量及足疗程的治疗。

已经证明对组织胞浆菌病有效并可作为治疗该病的首选药物包括两性霉素 B 及其脂质体（liposomal amphotericin B）、两性霉素 B 脂质复合体（amphotericin B lipid eomplex）及伊曲康唑。

两性霉素 B 被用于有严重肺组织胞浆菌病或播散性组织胞浆菌病患者的治疗。两性霉素 B 作为单独用药是有效的，并可能在预先排除使用伊曲康唑或其他口服唑类药物的情况下作为首选治疗药物。通常在治疗初始阶段使用两性霉素 B，直到患者产生良好的应答后可以口服抗真菌药完成疗程。之后，用伊曲康唑作为后续的维持用药。伊曲康唑可作为轻度及中度组织胞浆菌病患者的首选口服用药，亦可作为剂量递减疗法（step-down therapy）用药，即在患者对两性霉素 B 产生初始应答后使用。

某些患者对伊曲康唑不耐受，或不能达到足够的血药水平，或者患者正在接受会与伊曲康唑发生严重相互作用的药物，氟康唑可作为一种备选疗法，但是其疗效不如伊曲康唑。对于没有 AIDS 的播散性组织胞浆菌病患者，氟康唑（每日 200 ~800mg）的有效率为 70%。对伴有 AIDS 的组织胞浆菌病患者，氟康唑的治疗效果不及伊曲康唑，且治疗失败的患者会对氟康唑产生抗药性。

酮康唑引发的不良反应较多，但其在治疗某些具有轻度临床表现的组织胞浆菌病（播散性或中枢神经组织胞浆菌病除外）时却表现出有效。

唑类药物泊沙康唑和伏立康唑在体外也具有抗荚膜组织胞浆菌的活性，但还没有足够的数据来支持将其列入推荐治疗方案，且伏立康唑及氟康唑均会引发荚膜组织胞浆菌的耐药。目前临床上使用的氟康唑、酮康唑、伏立康唑及泊沙康唑都是伊曲康唑的二线备选药物。

免疫缺陷者的播散性感染病情危重、并可有

中枢神经系统感染。治疗首选两性霉素 B 每日 0.6mg/kg，从每日 1mg 开始逐步加量，连用 10 日后改为每日 400mg 服用数月，可作为中枢神经系统外感染，尤其是骨与关节感染者的选用药物，也可用两性霉素 B 每日 0.5mg/kg。AIDS 患者应终生使用伊曲康唑 200mg，每日 1～2 次，维持血药浓度在≥2μg/ml，否则易复发。

对于肺部局限性病变，可考虑手术切除，亦有本病引起肠梗阻、类脑瘤而行手术治疗的报道。同时应加强支持及营养等综合治疗。纵隔纤维变性、支气管结石病、肺结节（组织浆细胞瘤）不推荐抗真菌治疗。

【预后】

预后取决于病情轻重，播散型者不治疗的病死率 80%，治疗后可降至 25%。

【预防】

应减少在鸡舍、蝙蝠巢穴等含菌环境的暴露，必要时戴口罩，有助于避免吸入分生孢子。免疫抑制的患者在特定情况下采用伊曲康唑（每日 200mg）进行预防治疗可能有效。尽管已有学者从荚膜组织胞浆菌的细胞壁和内膜上找到了抗原表位，通过动物实验发现其抗体有一定的保护作用，但该菌的疫苗研制尚有待进行。

（刘　沛）

参考文献

1. Kauffman CA. Histoplasmosis：a clinical and laboratory update. Clin Microbiol Rev，2007，20(1)：115-132.
2. Holbrook ED，Rappleye CA. *Histoplasma capsulatum* pathogenesis：making a lifestyle switch. Curr Opin Microbiol，2008，11(4)：318-324.
3. Wheat LJ，Freifeld AG. Clinical practice guidelines for the management of patients with histoplasmosis：2007 update by the Infectious Diseases Society of America. Clin Infect Dis，2007，45(7)：807-825.
4. Mambie A，Pasquet A，Melliez H，*et al*. A case of immune reconstitution inflammatory syndrome related to a disseminated histoplasmosis in an HIV-1 infected patient. AIDS，2013，27(13)：2170-2172.
5. Mansoor CA，Bhargavan PV，Rajanish R，*et al*. Disseminated histoplasmosis. Indian J Orthop，2013，47(6)：639-642.
6. Kalongolera L，Kamiza S，Bates J. Histoplasmosis in a Malawian patient on ART. Malawi Med J，2013，25(3)：93.
7. Choudhary N，Aggarwal I，Dutta D，*et al*. Acquired perforating dermatosis and Addison's disease due to disseminated histoplasmosis：presentation and clinical outcomes. Dermatoendocrinol，2013，5(2)：305-308.

第三节　球孢子菌病

球孢子菌病（coccidioidomycosis，coccidioides）系由粗球孢子菌（*occidioides immitis*）所致全身性深部真菌病。主要累及肺部，亦可播散到全身各脏器及组织。本病主要分布于美洲南北各地，国内亦有病例报道。

【病原学】

1892 年在阿根廷 Alexandro Posadas 首次描述球孢子菌病，1900 年 Ophuls 和 Moffitt 确认其是真菌。在 1990 年之前一直认为球孢子菌属只有一种。近来，DNA 多态性将加利福尼亚株与非加利福尼亚株区分开，一个名为 *C. posadasii* 的独立的种建议被命名为非加利福尼亚分支，原来名为 *C. immitis* 的原种保留命名为加利福尼亚分支；但亦有学者认为非加利福尼亚分支只是 *C. immitis var posadasii* 的变种。

粗球孢子菌是一种土壤双向真菌，与皮炎芽生菌及荚膜组织胞浆菌相似。在培养基及自然界为腐生相，形成菌丝体（mycelia），产生链状关节孢子（*Antroconidia*），关节孢子为 2～5μm 大小，表面的疏水层有利于其长期在体外存活，且常飘浮空中，易被吸入致病。该菌在组织中为寄生相，形成小球体，又称孢子囊（spherules），直径 20～100μm，在孢子囊内可产生大量的内生孢子，孢子囊破裂，内生孢子释出，在感染部位增殖为更多的孢子囊，在非感染部位则恢复为菌丝体。

【流行病学】

农民及经常接触土壤的人吸入关节孢子后易患本病。动物如鼠类、牛、犬及羊等家畜均可受染。尚未见动物传播到人及人与人之间传播的报道。气候、环境因素及宿主因素与发病都有关系。任何年龄组均可受染，多见于中年人，男性多于女性。该病一般在干燥、高热及多风地域易流行。

【临床表现】

潜伏期为 7～28 日，平均 10～15 日。约2/3～

1/2 感染者无自觉症状。一般儿童患病症状较轻,成人受染后大多数无自觉症状。仅少数可播散全身,病情较重。本病可累及肺、皮肤、皮下组织、淋巴结、骨、关节、内脏及脑等。

一、原发性皮肤球孢子菌病

本病较少见,可发生在身体暴露部位,多因外伤后接触病原菌而受染。局部皮肤出现皮疹及结节,表面糜烂,沿淋巴管形成散在结节,常见邻近的淋巴结肿大。该菌可播散全身,侵犯内脏器官。

二、早期的肺球孢子菌病

肺球孢子菌病多因吸入病菌所致。60% 的患者无明显症状,仅球孢子菌皮试呈阳性。首发症状常于暴露后 1 ~3 周出现,包括咳嗽、胸痛、呼吸急促、荨麻疹及猩红热样皮疹,多发生在腹股沟部,亦可见于掌跖部。少数患者可在胫前区发生结节样红斑,在上肢伸侧、手掌、前胸及颈部出现多形性红斑。极少数可伴发胸膜炎等。亦有报道一位 AIDS 携带者患肺球孢子菌病时出现气胸。免疫功能低下的患者常出现休克性肺炎,病死率高。

三、肺部结节或空洞

约 4% 的肺球孢子菌病患者可出现肺部结节或空洞。结节直径可达 5cm,一般无症状,但难与肿瘤结节区分。典型病变是在肺的中部及下部出现孤立、界限清楚的薄壁结核球样结节,可单发或多发,数月后可消散或发展为囊肿样空洞,极少数显示纵隔及肺门淋巴结肿大。肺部空洞见于肺部病变早、中期,空洞壁薄,可出现咳嗽、胸痛及咯血,亦可无症状,2 年内会自闭或穿入胸腔。

四、慢性纤维空洞型肺炎

本型与肺部空洞不同,既有肺部空洞,还有肺部炎性浸润,多见于糖尿病患者或肺纤维化吸烟患者,常有多个肺叶受累,出现盗汗、消瘦及肺部症状。外周血象嗜酸粒细胞持续增高者预后不良。

五、播散性球孢子菌病

约 0.5% 球孢子菌感染者发生该型,诱发因素包括 HIV 感染末期,抗实质器官移植排斥反应,大量应用肾上腺皮质激素,妊娠末期及霍奇金淋巴瘤。主要通过淋巴及血行播散全身,多见于原发感染早期,偶见于早期肺部病变已消散之后。临床表现为持续发热、乏力、畏食、消瘦、咳嗽及咳脓性痰。支气管纵隔淋巴结肿大,骨及邻近软组织可有肉芽肿形成,常见皮肤浸润及溃烂。当脑及脑膜被侵犯,可出现颅底受累的慢性脑膜炎及脑水肿症状,个别可出现脑积水,局限性脑脓肿,患者常于数周内死亡。

【实验室检查】

一、直接镜检

取患者痰或其他相关标本,用银染色、苏木素-伊红染色及荧光增白剂卡尔科弗卢尔荧光(calcofluor)染色,直接镜检有助于快速早期诊断。革兰染色无法显示该类真菌。

二、真菌培养

该菌在常规真菌或细菌培养基中孵育 5 ~7 日可生长,形成白色真菌。此时进行检查操作具有传染的危险,应在生物安全柜中打开平皿进行抗原检测或 DNA 探针杂交鉴定。

三、血清学试验

(一) 试管沉淀抗体(TP)试验

检测沉淀素(IgM),早期即可阳性,本实验有利于原发病变的早期诊断。

(二) 乳胶凝集试验

阳性可持续数周,重症患者持续时间更长,再感染时亦可阳性,有一定的假阳性。

(三) 补体结合试验

抗体出现较晚,可持续痊愈后数月至数年。抗体亦可用琼脂扩散法测定,其效价与病变的范围及程度呈正比。胸腔积液、脑脊液可检出此抗体,但效价低于血清。粗孢子菌、荚膜组织胞浆菌及皮炎芽生菌三者之间的皮肤试验和血清试验均有交叉反应,但异种抗原反应效价较低。

(四) 皮肤试验

用孢子菌素(菌丝其抗原)或小球素(新型抗原)做皮试,阳性者提示曾有或现有球孢子菌感染。应注意严重的播散型或球孢子菌肿瘤患者可呈阴性反应,阴性反应不能排除本病的可能。反复皮试仍无反应,提示预后不良。

【诊断】

居住于流行区或到过流行区的患者,或免疫功能低下患者出现上述临床表现,一般抗菌治疗无效时,应注意考虑本病,结合实验室检查,可做出诊断。

本病应与其他真菌或细菌所致的各种肺炎、肿瘤、肺脓肿及肺结核等鉴别。脑膜炎患者须与结核性、病毒性及其他真菌性脑膜炎鉴别。

【治疗】

抗真菌治疗可选择两性霉素 B、氟康唑或伊曲康唑。当患者病情呈进行性进展,并因此而入院及妊娠期感染时推荐应用两性霉素 B,脑膜炎患者首选氟康唑。棘白菌类素如卡泊芬净及阿尼芬净对球孢子菌效果很差。对于孤立的肺部肉芽肿结节,或慢性肺部空洞,药物治疗无效,宜手术切除。骨、关节及软组织病损一般可予以切除。脑积水患者应行脑室腹腔转流。对于免疫功能低下、糖尿病患者及复发性肺空洞患者,可试用免疫增强剂(如转移因子、干扰素等)以增强细胞免疫功能。

(刘　沛)

参 考 文 献

1. Sobonya RE, Yanes J, Klotz SA. Cavitary pulmonary coccidioidomycosis: pathologic and clinical correlates of disease. Hum Pathol, 2014, 45(1): 153-159.
2. Bhardwaj H, Bhardwaj B, Levin DC, *et al*. An unusual case of pulmonary coccidioidomycosis presenting as pneumothorax. J Okla State Med Assoc, 2013, 106(8): 315, 317-318.
3. Parish JM, Blair JE. Coccidioidomycosis. Mayo Clin Proc, 2008, 83(3): 343-348.
4. DiCaudo DJ. Coccidioidomycosis: a review and update. J Am Acad Dermatol, 2006, 55(6): 929-942.
5. Saubolle MA, McKellar PP. Epidemiologic, clinical, and diagnostic aspects of coccidioidomycosis. J Clin Microbiol, 2007, 45(1): 26-30.
6. Angelo KM, Nnedu ON. Rare manifestations of coccidioidomycosis. J La State Med Soc, 2013, 165(3): 137-139.

第四节　芽 生 菌 病

芽生菌病(blastomycosis),亦称 Gilchrist 病,芝加哥病及北美芽生菌病。该病系由皮炎芽生菌(*Blastomyces dermatitidis*)所致的慢性深部真菌感染病,主要累及肺部、皮肤、骨组织及泌尿生殖系统,以化脓性肉芽肿性损害为特点。本病主要流行于美国的密西西比河谷盆地及北非,目前世界各地均有病例报道。

【病原学】

皮炎芽生菌是皮炎菌病的唯一病原体。该菌为双相型真菌,酵母相:在组织中呈厚壁酵母型生长,直径约为 8~15μm,以出芽方式增殖,但并非所有酵母相均能出芽。其出芽细胞和母细胞膨大的接触面增宽,形成特殊的"宽基底芽生",在动物中该菌是唯一的以宽基底芽生为繁殖特点的酵母。在培养中先后形成孢子相及酵母相,在 Sabouraud 培养基中,室温(30℃)培养,菌落呈白色至褐白色绒毛状,孵育 1~3 周产生具有感染性的梨形孢子;将室温下的菌丝接种至脑心浸液平皿,37℃、1~3 周后可变成类似体内形成的酵母相。目前已经发现一个上游区位点是 GATA 的候补基因的表达产物,可能是具有转录因子作用的 SREB(siderophore biosynthesis repressor in *Blastomyces*)的靶目标,这是第一个鉴定出来的促进皮炎芽生菌从酵母相向孢子相转换的基因。

【流行病学】

该病于 1894 年由 Gilchrist 首次报道。目前见于北美洲、非洲、南美洲、印度及中东地区,致病菌在富含腐殖质的温度、潮湿的土壤生存,但难以持续从同一地点培养分离出来。传染源未明。感染途径为吸入芽生菌的分生孢子,引起化脓性病变,儿童及成人均可受染。以 30~50 岁左右的成年人居多,男性多于女性。一般为散发,亦有数起集体感染而暴发流行的报道。

【发病机制】

皮炎牙生菌细胞表面 120kD 的糖蛋白抗原 WI-1 具有黏附素及刺激细胞与体液免疫的双重功能,是重要的致病因子。而 α-1,3 葡聚糖、BAD1 是调节宿主与病原体相互作用的毒力因子。

【临床表现】

本病以肺部损害为原发表现,但亦常累及皮肤、骨组织及泌尿生殖系统。临床表现及病情进展取决于宿主的防御功能及病原体的毒力强弱。

一、急性芽生菌病

该病菌主要通过呼吸道吸入所致。约半数患者病初出现轻度非特异性、类流感样或上呼吸道感染症状，如发热、干咳或咳脓痰，少数有咯血，短暂胸痛，X 线所见为非特异的肺叶或肺段实变，偶有胸膜渗出。少数患者症状能缓解，但常需 4 周以上，胸片改善时间更长。多进展为以下病变。

二、慢性或复发性的肺部感染

急性肺部感染几个月后，病情仍进展，症状加重，发热、盗汗、食欲不佳持续存在，体重下降。肺部体征不明显，少数可闻及细湿啰音及实变的体征。X 线表现多种多样，与肺结核、癌瘤或其他呼吸道疾病相似，如细菌性肺炎实变或多发浸润改变，常有肺门淋巴结肿大，少数可见局限性的小结节，该病常难以自愈。

三、皮炎型芽生菌病

本病系肺部病变蔓延所致，40% ~80% 患者可合并肺部或其他肺外病变。病初时出现丘疹或脓疱，数周或数月内发展为溃疡或疣状病损，其病变的边缘呈蛇行状，呈暗红色或紫色，病损基底含数个小脓肿，病灶内可查到较多出芽的酵母相细胞（图 21-4-1）。治疗不当，其预后不良。

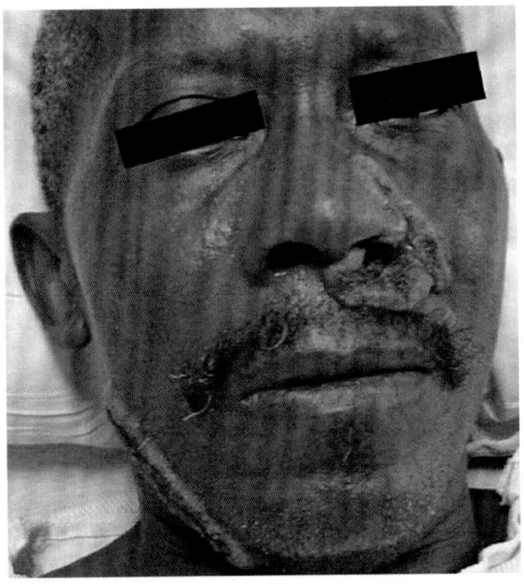

图 21-4-1　患者面部出现溃疡或疣状病损

四、骨与关节芽生菌病

本病临床发病率仅次于皮肤型，常见于长骨，椎骨及肋骨，少有骨痛，以局部软组织脓肿或窦道为主要特点，椎骨损害似结核，可发生椎旁脓肿。骨髓炎蔓延可致急性或慢性关节炎，关节液为化脓性，可检出病原体。

五、泌尿生殖系统芽生菌病

约 10% ~30% 男性患者可出现泌尿系统（主要为前列腺和附睾）受累症状，表现有脓尿、排尿困难及前列腺肥大。尿或前列腺菌培养可阳性。

六、中枢神经系统芽生菌病

免疫功能正常人群中枢神经系统受累低于 5% ，40% 的 HIV 感染者可出现中枢神经等多系统受累，表现为脑膜炎或脑脓肿。

七、其他系统芽生菌病

本病也可累及肝、脾、消化道、甲状腺、心包膜及肾上腺，呈肉芽肿病变，可形成脓肿，出现相应的症候。

【实验室检查】

一、直接镜检

取痰、脓液或病变组织制片，在载玻片上加 1 ~2 滴 10% KOH（清除细胞碎屑），可找到典型的出芽酵母细胞（宽基底芽生酵母细胞）。胸腔积液、尿液，脑脊液等进行离心后，取沉渣涂片检查。本实验快速简单，为临床上常用方法。

二、培养

根据不同病型进行取材，获得的痰、尿液或骨髓，其他活检或尸检组织，接种 Sabouraud、Sabhi、Gorman 或脑心浸液培养基，在 30℃ 条件下进行培养。再用针对该菌特异 RNA 的 DNA 探针进行鉴定。

三、组织病理学检查

病理组织可用银染、PAS 染色确认病原体，但不能用苏木素-伊红染色。

四、血清学试验

补体结合试验效价明显增高有诊断意义，但与荚膜组织胞浆菌有交叉反应。新近用 WI-1 抗原放射免疫法测定血清抗体，其有较高的敏感性及特异性。

【诊断】

芽生菌病是一种慢性感染病，主要累及肺部，以化脓性肉芽肿病变为特点。因其临床表现无特异性，常易与其他系统真菌病、结节病、急性细菌性肺炎及肺癌相混淆。皮肤损害亦常误诊为基底细胞癌、皮肤结核、溃疡性梅毒及脓皮病等，均应仔细鉴别。一般应获得病原体方可确诊。

【治疗】

由于芽生菌病极少自发缓解，且常进行性加重，故所有芽生菌病患者均应接受抗真菌治疗，并密切随访。两性霉素B临床应用多年，由于毒性反应重，临床应用受到一定限制。两性霉素B脂质体可克服毒性反应，用于重症或中枢神经系统感染。重症患者在两性霉素B脂质体治疗1~2周或临床症状改善后降阶梯治疗口服伊曲康唑每次200mg，每日3次，共3日，再改用每次200mg，每日2次，推荐总疗程6~12个月。伊曲康唑在口服至少2周后需要测定血药浓度以保证有足够的暴露药物。中枢神经系统感染在两性霉素B脂质体治疗超过4~6周后推荐继续口服唑类药物至少12个月，直到中枢神经系统异常得到解决。免疫功能正常者的轻、中度感染推荐口服伊曲康唑治疗。免疫抑制的患者包括艾滋病患者初始给予两性霉素B脂质体治疗治疗1~2周或临床症状改善后，推荐给予伊曲康唑降阶梯治疗，总疗程至少12个月，口服至少2周后需要测定血药浓度。而终生免疫抑制的患者或者曾经给予正确治疗复发的芽生菌病患者需要终生服用伊曲康唑。

（刘 沛）

参考文献

1. Chapman SW, Dismukes WE, Proia LA, *et al*. Clinical practice guidelines for the management of blastomycosis: 2008 update by the Infectious Diseases Society of America. Clin Infect Dis, 2008, 46(12): 1801-1812.

2. Gauthier GM, Sullivan TD, Gallardo SS, *et al*. SREB, a GATA transcription factor that directs disparate fates in *Blastomyces dermatitidis* including morphogenesis and siderophore biosynthesis. PLoS Pathog, 2010, 6(4): e1000846.

3. Bariola JR, Perry P, Pappas PG, *et al*. Blastomycosis of the central nervous system: a multicenter review of diagnosis and treatment in the modern era. Clin Infect Dis, 2010, 50(6): 797-804.

4. Guimarães MD, Marchiori E, de Souza Portes Meirelles G, *et al*. Fungal infection mimicking pulmonary malignancy: clinical and radiological characteristics. Lung, 2013, 191(6): 655-662.

5. Ortega-Loayza AG, Nguyen T. Cutaneous blastomycosis: a clue to a systemic disease. An Bras Dermatol, 2013, 88(2): 287-289.

第五节 副球孢子菌病

副球孢子菌病（paracoccidioidomycosis），亦称南美芽生菌病，系由巴西副球孢子菌（*Paracoccidioides brasiliensis*）所致的慢性进行性肉芽肿性病变，病变累及皮肤、黏膜、淋巴结及内脏器官（包括呼吸道、胃肠、肝脏、骨及心肌等）。本病主要见于拉丁美洲中南部，以巴西为多。

【病原学】

巴西浮球孢子菌为双相型真菌，在组织及渗出液中为多发性出芽的厚壁酵母菌，直径约4~40μm，较皮炎芽生菌的酵母细胞大，其芽以薄壁峡口为特征。在Sabouraud培养基上19~28℃条件下培养20~30日，37℃条件下培养5~10日，呈现白色膜状或皱缩的菌丝体，由分隔的菌丝及卵圆形的分生孢子组成，在脑浸液培养基上，37℃条件下培养，所产生酵母型与组织中所见相似。

【流行病学】

本病男性高于女性9倍，以手工劳动者及农民患病较多。传染源不明，呼吸道吸入分生孢子可能为其传播途径。该菌进入人体后可形成脓肿，亦可形成肉芽肿及干酪坏死。

【临床表现】

本病可表现为急性，亚急性或慢性，可引起局部或弥散性病损，取决于宿主的细胞免疫功能。最常累及鼻及口腔黏膜，并致淋巴结肿大。皮损常发生在面部，极少数病例可引起播散，累及各种内脏器官。

一、原发性副球孢子菌病

尽管真菌经呼吸道侵入，但肺部表现常常缺如，患者常以口腔、鼻黏膜受损如破溃、声音嘶哑、吞咽困难或面部皮损，淋巴结肿大就诊，极少数患者亦可出现全身中毒症状及呼吸道症状。

二、皮肤型副球孢子菌病

该型可呈现各种各样的皮肤损伤，如丘疹、脓疱等，数月后进展破溃，结痂，类似芽生菌病，但引起局部淋巴结肿大为其特点。

三、淋巴管炎型副球孢子菌病

本型可出现淋巴管炎及局部淋巴结肿大，化脓及溃破。病变部位以颈部及颌下淋巴结最常见（图 21-5-1）。

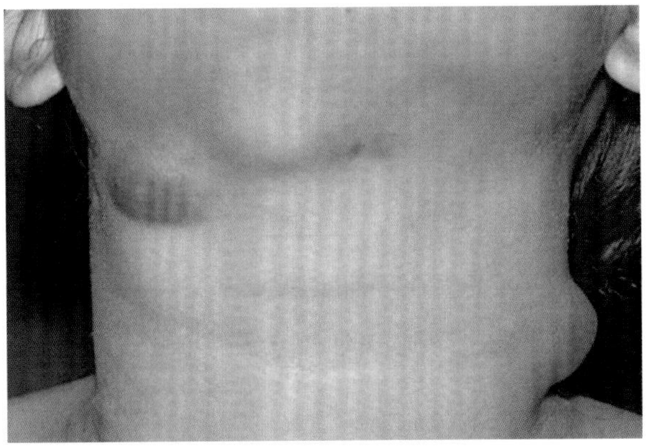

图 21-5-1 淋巴结肿大伴发炎症及脓肿

四、内脏型副球孢子菌病

该型极少见，以胃肠道为原发部位发病者最常见。血行播散可累及脾、肺、肝脏及肾上腺，心肌、骨骼及中枢神经系统较少受累。

【实验室检查】

一、直接镜检

将临床标本（脓液、分泌物、痰及病变组织）置于载玻片上，加 1～2 滴 10%～20% KOH，盖上载玻片，镜检可见有大的酵母细胞（4～40μm），多数有芽胞（直径 1～2μm）。本法简便、快捷。

二、培养

将上述临床标本用选择性培养基在室温下进行 6 周培养，阳性者予以鉴定。

三、血清学检查

以巴西副球孢子菌制成抗原作皮内试验、补体结合试验及免疫扩散试验，阳性反应有助于诊断。最近 gp43 和 gp70 抗原检测方法应用临床提高了重复检测性，并在抗真菌治疗过程中监测抗原的清除情况起一定作用。

【诊断】

根据临床表现、流行病学史及实验室检查可进行诊断。需与结核病、组织胞浆菌病、淋巴瘤、黑热病、麻风病及梅毒进行鉴别。

【治疗】

该病是唯一可用磺胺类药物（单用或联合 TMP）治疗的真菌病，亦可选用两性霉素 B 或伊曲康唑。疫苗及肽疫苗亦是非常有研究前景的治疗药物。HSP65 DNA 亦被证明可提高 Th1 细胞因子，从而达到降低老鼠体内的副球孢子菌数量，减轻肺损伤作用，这也表明免疫疗法可能在治疗副球孢子及其他真菌的感染有一定疗效。副球孢子菌病患者中感染 HIV 及未感染 HIV 对治疗的反应相似，但感染 HIV 的患者后期复发增多。在抗菌治疗同时应加强支持治疗。

（刘 沛）

参考文献

1. Travassos LR, Rodrigues EG, Iwai LK, *et al*. Attempts at a peptide vaccine against paracoccidioidomycosis, adjuvant to chemotherapy. Mycopathologia, 2008, 165(4-5): 341-352.
2. Morejón KM, Machado AA, Martinez R. Paracoccidioidomycosis in patients infected with and not infected with human immunodeficiency virus: a case-control study. Am J Trop Med Hyg, 2009, 80(3): 359-366.
3. Restrepo A, Benard G, de Castro CC, *et al*. Pulmonary paracoccidioidomycosis. Semin Respir Crit Care Med, 2008, 29(2): 182-197.
4. de Camargo ZP. Serology of paracoccidioidomycosis. Mycopathologia. 2008, 165(4-5): 289-302.
5. Marques SA. Paracoccidioidomycosis: epidemiological, clinical, diagnostic and treatment up-dating. An Bras Dermatol, 2013, 88(5): 700-711.

第六节 新型隐球菌病

新型隐球菌脑膜炎（cryptococcal neoformans meningitis, CNM）系新型隐球菌所致的最常见的隐球菌病（cryptococcosis），约占新型隐球菌感染的77%～80%。临床表现为亚急性或慢性经过，单纯性脑膜炎最常见，以头痛、呕吐及神智改变为主要特征。本病在国内分布广，近年呈上升趋势。国外文献报道艾滋病合并本病者可达35%以上。

【病原学】

隐球菌包括17个种及8个变种，其中致病的主要是新型隐球菌（*Cryptococcus neoformans*），又名溶组织酵母菌（*Toralahisiolytica*）。浅黄隐球菌（*Cryptococcus luteolus*）、浅白隐球菌（*Cryptococcus albidus*）及罗伦隐球菌（*Cryptococcus lauren*）等很少致病。隐球菌目前分为两大类：新型隐球菌及格特隐球菌（*Cryptococcus gattii*）。新型隐球菌及格特隐球菌包括血清B和C型，以及以前的格特变种隐球菌（*C. neoformans var. gattii*）。隐球菌血清学分为A、B、C、D及AD型，组成不同的种类隐球菌：*C. neoformans var. grubii*（血清A型）*C. neoformans var. neoformans*（血清D型）混合血清AD型及*C. gattii*（血清B和C型）。免疫功能低下的患者通常感染血清A或D型。而格特隐球菌在免疫功能正常的人群中已成为重要病原体。该菌为圆形或椭圆形，直径5～40μm，菌体裹以宽厚的多糖荚膜，出芽繁殖。独立因素主要是荚膜，以及该菌所包含的酚氧化酶系统，代谢产物甘露醇及细胞外蛋白酶等。37℃时在各种培养基上生长，Sabouraud琼脂培养基上初为白色后为棕褐色菌落。

该菌广泛存在于自然界，在土壤、腐烂水果、植物、牛乳、干燥鸽粪、鸟粪、人体皮肤，胃肠道及马、牛、羊、狗、猪、猫等动物中均可分离出该菌。鸽是主要传染源。

【发病机制】

新型隐球菌主要随尘埃吸入肺进入人体，可经皮肤、黏膜破损处或腰穿、手术侵入。在肺、皮肤等入侵处形成病灶，经血循环播散引起脑膜炎。脑膜脑炎则由脑膜感染后经血管周围进入脑实质，或因脑血管栓塞所致。肉芽肿或囊肿为该菌侵犯脑组织形成的炎性病变所致。该菌侵犯中枢神经系统的可能原因有：①脑脊液中的天门冬酰胺，肌酐等有利于该菌生长及荚膜形成；②颅内封闭性强，免疫功能不易起作用致使抗隐球菌抗体不足；③脑组织代谢旺盛，葡萄糖含量低可刺激酚氧化酶活性；④颅内有大量的儿茶酚胺作为酚氧化酶的底物。发病主要与T细胞介导的免疫功能低下有关。T细胞的功能是降低易感因素，易导致病灶扩散。少数患者无明显的免疫功能低下。

发病诱因包括：①慢性疾病：如肺结核、糖尿病、肝硬化、慢性肾脏病及系统性红斑狼疮等；②恶性肿瘤：如淋巴瘤及白血病等；③免疫缺陷性疾病：如艾滋病（AIDS）等；④长期广谱抗生素、肾上腺皮质激素、免疫抑制剂及抗癌药等；⑤器官移植：如肾移植及肝移植等。

主要病变在大脑、脑膜、中脑、小脑及延髓，以颅底软脑组织损害最显著。脑膜广泛浊肿，增厚、充血及水肿，布满小灰白色肉芽肿结节。蛛网膜下腔广泛渗出物聚集，内含单核细胞、淋巴细胞及病原体等，血管炎可致脑组织缺血、氧化及软化。可有局限性肉芽肿或囊肿。

【临床表现】

本病可发生在任何年龄，以青壮年最多见，男多于女，起病缓慢。按临床表现分为以下四型：

一、脑膜炎型

本型最常见，多为亚急性或慢性经过。多以上呼吸道感染症状，轻度的间隙性额部疼痛起病，逐渐加重伴恶心、呕吐及眩晕。可有中度的发热或高热。可出现谵妄、昏睡、精神错乱或昏迷等神经症状。体征有颈肌强直，视乳头水肿及凯尔尼格征阳性，亦可有瞳孔大小不等、偏瘫或共济失调等。脑神经受损以视神经最常见，表现为视物模糊、复视、视力减退或失明。还可出现动眼神经、外展神经、面神经及听神经损害等。

二、脑膜脑炎型

本型除脑膜受损外，脑实质如大脑、小脑、脑桥及延髓亦可有明显损害。根据脑实质受损部位出现相应的临床表现，如偏瘫、失语或局限性癫痫发作等。

三、肉芽肿型

本型较少见，好发于大脑、小脑、脑桥及延髓，其表现以肉芽肿部位及范围而异。脑实质肉芽肿者的表现与脑肿瘤相似，脑脊液及肉芽肿切片检出新型隐球菌即可确诊。

四、囊肿型

本型可有头痛、头晕、耳鸣、听力下降及偏瘫等表现。CT 或 MRI 可显示颅内占位病变的部位,偶可见病变区钙化灶,开颅术可见蛛网膜增厚及蛛网膜腔单个或多个囊肿。

本病预后与临床类型、治疗是否及时、有无基础疾病等因素有关。及时治疗者痊愈率可达80%,有艾滋病等基础疾病者病死率达50%以上,少数病程迁延多年不愈。

【实验室检查】

一、涂片查病原体

脑脊液离心墨汁染色阳性率达80%。镜下见淡灰色圆形或椭圆形约5~40μm的双环形菌体(新型隐球菌上海变种呈棒状或梭形),其无色层光带为荚膜。革兰染色菌体呈深蓝色,荚膜呈淡蓝色。美蓝染色菌体呈淡紫蓝色,荚膜呈深紫蓝色。吉姆萨染色菌体呈紫色荚膜不着色。普通涂片镜下不易见到荚膜,常误认为淋巴细胞或红细胞,应进行鉴别:①该菌大小不等,血细胞均匀一致;②菌体可出芽,菌体内有大小不等的反光颗粒,血细胞无出芽现象;③暗视野见菌体边缘有折光较强的荚膜,血细胞无荚膜;④加10% KOH溶液后血细胞溶解,而菌体仍清晰可见。

二、真菌培养

脑脊液接种于沙玻培养基,脑心浸液葡萄糖琼脂培养基或米粉琼斯培养基,在25~37℃条件下培养5~7日即可生长。可疑者应培养至2周。自动微生物系统(auto-microbiology system)对快速鉴定有一定的意义。培养基内加少量青霉素,庆大霉素等可防止其他细菌生长。

三、免疫学检查

本病早期或感染局限时,90%的病例血清或脑脊液可检出该菌特异性抗体。血清或脑脊液乳胶凝集试验检测该菌多糖抗原阳性率可达90%。菌量少或荚膜发育不全,抗原检测可为阴性。因荚膜抗原从脑脊液中清除缓慢,或死亡细胞仍可释放抗原,即使脑脊液中分离不出该菌而抗原检测仍可呈阳性。因此,抗原抗体检测的意义应结合临床及病原学判断。

四、动物接种

以脑脊液或菌落做成的悬液接种于小白鼠腹腔,颅内或尾静脉。2~8周小白鼠死亡后,取其脑组织或病灶涂片镜检可发现大量新型隐球菌。

五、病理检查

在该菌感染组织形成的角质样团块及肉芽肿病变内均可检出新型隐球菌。组织切片以苏木紫伊红染色该菌胞壁呈红色,荚膜不着色。

六、其他检查

血白细胞计数正常或增高,可有红细胞及血红蛋白降低。脑脊液压力增高,外观透明,白细胞多在300×10^6/L以内,以淋巴细胞为主,蛋白增高,糖及氯化物减低。

【诊断与鉴别诊断】

一、临床诊断

本病无特征性临床表现,因而诊断较困难,关键在于高度的警惕。对慢性消耗性疾病出现慢性或亚急性中枢神经系统感染,或疑为结核性脑膜炎、脑膜脑炎或颅内占位病变而无确切依据者均应考虑本病的可能性。确诊依赖于脑脊液检查新型隐球菌。

二、鉴别诊断

本病应与结核性脑膜炎、病毒性脑膜炎、脑脓肿及脑肿瘤等疾病进行鉴别。由于临床上无特殊的检查手段与结核性脑膜炎进行鉴别,两者确实难以区分,在没有做出病原学检查阳性可确诊之前,应在以下几点加以重视,可为诊断和治疗提供参考:①本病发病年龄较结核性脑膜炎患者偏大;②起病及病情进展比结核性脑膜炎缓慢;③早期多无发热,视乳头水肿及视神经萎缩均比结核性脑膜炎常见;④正规抗结核治疗无效。

【治疗】

在过去的20年中,HIV感染者隐球菌性脑膜脑炎的治疗得到了临床上极大关注。治疗上主要针对感染部位的高真菌负荷和重度受抑的免疫系统（即重度 $CD4^+T$ 细胞减少）开展。随着 HAART 的不断进展，隐球菌病治疗过程中可实现免疫系统的重建。这个结果可能导致正面的结果（患者体内真菌得到清除）和负面的结果（免疫重建炎性综合征）。因此，HIV 感染者脑膜脑炎的治疗引进诱导、巩固（清除）和维持（抑制）的概念，形成了较完善的重度免疫抑制患者侵袭性真菌感染治疗方案。

一、两性霉素 B

本品作用于真菌细胞膜麦角固醇使其双层脂膜呈多孔状态，造成氧化反应及膜离子运动失常，造成菌体溶解、破坏。

（一）静脉滴注

首剂每日 0.01mg/kg，逐渐增至每日 0.6～1.0mg/kg。疗程 1～2 个月，总量 4～6g。不良反应明显，如寒战、头痛、发热、呕吐及静脉炎等，亦可发生肝肾、心肌损害及低血钾、房颤或室颤等不良反应。减少不良反应的措施有：①两性霉素 B 加入 5% 葡萄糖（不用生理盐水，以免发生沉淀）500ml；②滴速减慢，每剂持续 6～8 小时；③避光以防该药被破坏；④输液中加地塞米松 2～5mg；⑤输药前肌注异丙嗪 25mg；⑥有严重反应者须对症处理或暂停用药。

（二）鞘内注射

对病情重、静滴两性霉素 B 无效、复发病例及肾损害不能用常规剂量者可在静脉滴注同时，以两性霉素 B 0.05～0.1mg（逐渐增加至 1.0mg）加地塞米松 2～3mg，在脑脊液稀释后缓慢峭内注射，隔日 1 次或 2 周 1 次，总剂量 10～20mg。其不良反应有头痛加剧、下肢疼痛、肌力减退、蛛网膜炎及括约肌功能障碍等。颅内高压或小脑疝者慎用。

（三）小脑延髓池内注射

两性霉素 B 首剂 0.025mg，其后逐渐增至每次 0.5mg，以脑脊液稀释 2～8 倍后缓慢小脑延髓池内注射，每周 1～2 次。不良反应有头痛、恶心及呕吐等。

两性霉素 B 脂质体（amphotericin B liposomes）每日 1mg/kg 治疗病原清除率可达 67%～85%。因脂质体可降低胆固醇的结合而增加了对麦角固醇的亲和力，故两性霉素 B 脂质体的不良反应较两性霉素 B 降低约 90%。

治疗期间每 1～2 周腰穿 1 次，如脑脊液中白细胞、生化指标恢复正常及真菌数量减少提示疗效较好。治疗结束后 1、2、3 个月及 6 个月应作脑脊液培养及抗原检测。

二、氟胞嘧啶（5-FC）

此药可进入新型隐球菌细胞内转化为氟尿嘧啶（5-FU），再形成脱氧尿苷并置换胸腺嘧啶核苷阻止该菌合成 DNA。单用易耐药且复发率高，与两性霉素 B 合用有协同作用。5-FC 用法为每日 50～150mg/kg，分 3～4 次口服，疗程 1～3 个月。5-FC 口服后 90% 以原型从肾脏排除。不良反应少而轻，如恶心、呕吐等。

三、氟康唑

本品可抑制细胞色素 P450 依赖的 14α-固醇去甲基酶，从而影响麦角固醇合成及新型隐球菌存活。口服吸收好，脑脊液浓度为血液的 90%。80% 经肾原形排出。初期临床应用效果好，远期疗效待观察。用法为首次 400mg，以后 200～400mg。口服或静滴，疗程 2～4 个月。不良反应少而轻，可有恶心，皮疹，血清转氨酶升高等。

四、伊曲康唑

本品不易透过血-脑屏障，但脑组织中可达到一定浓度。用法为 200～400mg，疗程 2～4 个月，有一定效果。不良反应较两性霉素 B 少。

五、其他治疗

颅内压高者静脉推注 20% 甘露醇等进行脱水治疗，每日 2～3 次。顽固性颅内压高者可行脑室引流。注意水、电解质平衡。有基础疾病者酌情给予相应治疗。

（刘　沛）

参 考 文 献

1. Thompson GR, Wiederhold NP, Fothergill AW, *et al*. Antifungal susceptibilities among different serotypes of *Cryptococcus gattii* and *Cryptococcus neoformans*. Antimicrob Agents Chemother, 2009, 53(1): 309-311.
2. Perfect JR, Dismukes WE, Dromer F, *et al*. Clinical practice guidelines for the management of cryptococcal disease: 2010 update by the infectious diseases society of America. Clin Infect Dis, 2010, 50(3): 291-322.

3. Patil RT, Sangwan J, Juyal D, *et al*. Meningitis Due to *Cryptococcus gattii* in an Immunocompetent Patient. J Clin Diagn Res, 2013, 7(10): 2274-2275.
4. Hasimoto e Souza LK, Costa CR, Fernandes Ode F, *et al*. Clinical and microbiological features of cryptococcal meningitis. Rev Soc Bras Med Trop, 2013, 46(3): 343-347.

第七节　孢子丝菌病

孢子丝菌病（sporotrichosis）系由申克孢子丝菌（*Sporothrix schenckii*）所致的以皮肤、皮下组织及其附近淋巴系统慢性感染为主的真菌病。其病变特征为形成结节、溃疡及脓肿。可经呼吸道吸入导致肺部感染，亦可导致消化道感染，少数可经淋巴-血源播散导致全身性真菌病。大多数孢子丝菌病病例感染局限于皮肤及皮下组织，罕有播散至骨关节及内脏，但在长期酗酒及免疫抑制如艾滋病（AIDS）患者群中比较常见。本病主要分布于温带及热带地区。我国东北及南方有流行或区域性小范围暴发流行。患者病前多有外伤史，各年龄组均可发病，女性略多于男性。

【病原学与发展机制】

申克孢子丝菌及其卢里变种（*Sporothrix schenchiivar luriei*）属于丝孢纲、丛梗孢目、丛梗孢科，是一种土壤腐生菌。该菌普遍存在于泥土中及植物上，能感染动物及人类。可经皮肤的损伤部位及呼吸道侵入致病，摄取带该菌的蔬菜、水果亦可引起口腔、咽喉及消化道感染。发病主要取决于是否暴露于污染的环境。申克孢子丝菌病经破损皮肤、黏膜或呼吸道吸入后，在局部皮肤生长繁殖从而引起炎症病变。因宿主细胞介导的免疫功能限制病变向皮肤以外部位扩散，大部分病变局限于皮肤，并可存在多年。申克孢子丝的毒力与真菌表面黏附的纤维连接蛋白亦有关，NO亦参与感染导致的免疫抑制的发生。多器官感染主要见于免疫功能低下者。本病基本病变是脓肿及肉芽肿形成。

【流行病学】

本病多发生于高湿度（85%～90%）及温度适宜的热带、亚热带及温带地区，多见于野外工作者、矿工、花农、园林及造纸厂工人。男性多发于女性，以年轻人（<30岁）多见。近年报道AIDS患者合并孢子丝菌病明显增多。尚未见人与人传播的报道。

【临床表现】

根据病变特点及病程演变情况，临床可分为下列几种类型。

一、皮肤淋巴管型

本型是临床最常见的类型。潜伏期为7～30日，最长可达6个月。原发病变多见于手、足及小腿等暴露部位，多为单侧（图21-7-1）。病变早期可见圆形，无痛的皮下结节，可移动，逐渐隆起并与皮肤粘连，进而皮肤呈暗红色，以后中央坏死溃烂形成溃疡，流出稀薄灰色或黄色脓液，常无全身性症状。可沿淋巴管不断出现新结节，呈向心性成串排列，在面部则呈上下放射状排列。重者可累及附近组织，骨及关节。旧病灶可自行结痂愈合，新皮损不断出现，可延续数周至数月。如未治疗病程迁延可达数年之久。

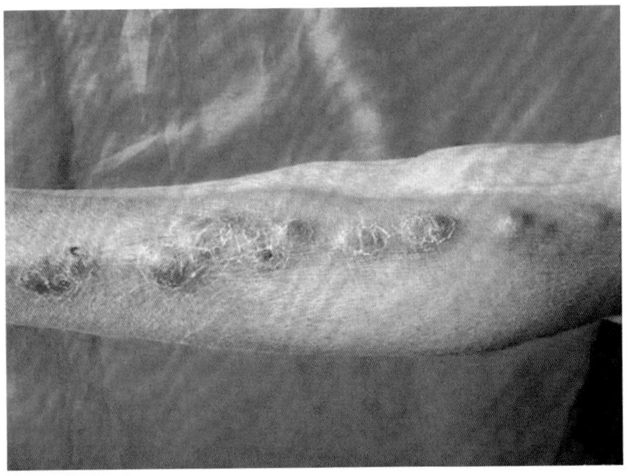

图21-7-1　皮肤淋巴管型孢子丝菌病

二、局限性皮肤型（固定型）

本型近年有逐渐增多趋势。发病部位为面、颈、躯干及手背等处（图21-7-2）。皮肤病变常固定于初发部位，一般不侵犯附近淋巴结。临床表现为多样性，根据其主要临床特点可分为结节型、肉芽肿型、溃疡型、浸润斑块型、痤疮型、疣状型、脓肿型脓皮病型及酒渣鼻等多种亚型。

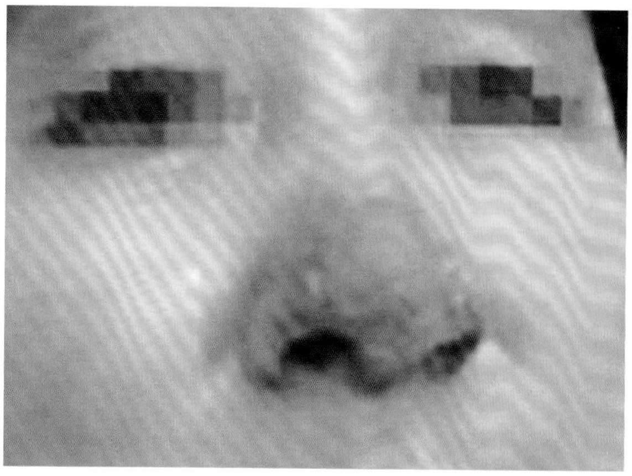

图 21-7-2　固定型孢子丝菌病

三、皮肤黏膜型

皮肤黏膜型可由全身播散性申克孢子丝菌感染所致。病变常发生于口腔，咽喉或鼻部。表现为红斑，溃疡或化脓性病灶，逐渐呈肉芽肿性，赘生性或乳头瘤样病变，可伴有局部疼痛。本型虽可自愈结痂，但局部仍有申克孢子丝菌存在。

四、肺型

此型多因直接吸入病原菌孢子导致原发性肺孢子丝菌病，由血行播散而波及者较为少见。临床为急性肺炎或支气管炎表现，有发热、咳嗽及乏力等，可发展为慢性肺炎，甚至在肺部形成空洞，易误诊为肺结核病。亦可表现为肺门淋巴结或支气管淋巴结肿大，易误诊为原发性淋巴结结核或肺部或纵隔肿瘤。

五、播散型

此型较少见。多发生在糖尿病、结节病及长期使用肾上腺皮质激素治疗者。播散型常继发于皮肤淋巴管型孢子丝菌病，经血源播散引起多部位多发性结节、败血性关节炎、骨髓炎、眼结膜、肺部、脏、肾脏及中枢神经系统损害。临床表现为发热、乏力、食欲不佳、贫血、白细胞增高、体重减轻及关节僵直等。多为急性起病，进展迅速，可发生多器官功能衰竭，如未及时治疗常于短期内死亡。

【诊断与鉴别诊断】

一、临床诊断

皮肤、皮下组织及其附近淋巴系统慢性感染，以结节、溃疡及脓肿等为主要表现者应考虑本病的可能性，外伤史是辅助诊断的依据之一，真菌检查阳性即可确诊。溃疡边缘坏死组织、脓液等标本革兰染色及 PAS 染色直接涂片可见申克孢子丝菌，但阳性率较低。分泌物、穿刺液或组织标本阳性率较高。电镜观察，免疫荧光法或 ELISA 法均可用于检测申克孢子丝菌，但要排除假阳性。病理检查发现典型结核样结构而抗酸染色阴性，如见雪茄样小体及星状小体有诊断价值。

二、鉴别诊断

本病表现无特异性，不同临床类型主要与相似疾病鉴别。皮肤淋巴管型孢子丝菌病应与原发性皮肤球孢子菌病、皮肤着色芽生菌病及原发性皮肤芽生菌病相鉴别。局限皮肤型孢子丝菌病应与皮肤结核、二期或三期梅毒、银屑病、足菌肿相鉴别。脓孢子丝菌病应与肺癌、肺结核等相鉴别。

【治疗】

孢子丝菌病很少自行恢复，绝大多数患者需要治疗。

一、碘化钾

皮肤淋巴管型孢子丝菌病在对伊曲康唑治疗没有反应后，可采用口服碘化钾结合外用药物的方案，其剂量为碘化钾饱和溶液每次 5 滴(使用标准眼滴管)，每日 3 次，耐受后 40 ~ 50 滴，每日 3 次。对碘化钾过敏或有结核病者忌用，无效者可采用其他方法治疗。

二、两性霉素 B

肺型或播散型等深部孢子丝菌病，尤其是病情严重，其可用两性霉素脂质体治疗。肾移植患者伴发孢子丝菌病联用两性霉素、氟康唑及伊曲康唑得到有效治疗。两性霉素脂质体每日 3 ~ 5mg/kg，治疗有效后要继续给予伊曲康唑 200mg，每日 2 次口服，疗程至少 12 个月，口服 2 周后要监测血药浓度。中枢神经系统感染的患者两性霉素脂质体每日 5mg/kg，共 4 ~ 6 周，继而使用伊曲康唑降阶梯治疗。

三、伊曲康唑

皮肤淋巴管型孢子丝菌病治疗用法为每日 200mg 口服，在恢复后继续治疗 2 ~ 4 周，通常需要3～6个月的疗程,患者耐药性较好。对不能耐受的可给予氟康唑。

皮肤孢子丝菌病用特比萘酚治疗亦有较好效果,其用法为每次500mg,每日2次,疗程3～6个月。还可采用冷冻疗法,必要时手术切除皮肤病灶。播散型的孢子丝菌病应给予两性霉素脂质体治疗。如果艾滋病等患者免疫状态不能恢复需要终生口服伊曲康唑治疗。存在免疫抑制的中枢神经系统感染者亦需要口服伊曲康唑每日200mg预防复发。

（刘　沛）

参考文献

1. Teixeira PA, de Castro RA, Nascimento RC, *et al*. Cell surface expression of adhesins for fibronectin correlates with virulence in *Sporothrix schenckii*. Microbiology, 2009, 155 (Pt 11): 3730-3738.
2. Kauffman CA, Bustamante B, Chapman SW, *et al*. Clinical practice guidelines for the management of sporotrichosis: 2007 update by the Infectious Diseases Society of America. Clin Infect Dis, 2007, 45(10): 1255-1265.
3. Gewehr P, Jung B, Aquino V, *et al*. Sporotrichosis in renal transplant patients. Can J Infect Dis Med Microbiol, 2013, 24(2): e47-49.
4. Chang S, Hersh AM, Naughton G, *et al*. Disseminated cutaneous sporotrichosis. Dermatol Online J, 2013, 19(11): 2040-2041.

第八节　假丝酵母菌病

假丝酵母菌(*Candida*),亦称念珠菌,是一类寄居人体的正常菌群,在一定条件下,转化为致病菌而侵犯皮肤、黏膜及内脏,表现为急性、亚急性和慢性炎症。假丝酵母菌病是临床最常见的机会性真菌感染。

【病原学】

假丝酵母菌属半支菌亚门-芽胞菌纲-隐球酵母科,目前已分离出170多种,但能对人致病的仅数种,以白色假丝酵母菌(*C. albicans*)最为常见,占所有感染的50%～70%;其他致病菌包括热带假丝酵母菌(*C. tropicalis*)、伪热带假丝酵母菌(*C. pseudotropicalis*)、克柔假丝酵母菌(*C. krusei*)、副克柔假丝酵母菌(*C. parakrusei*)、光滑假丝酵母菌(*C. glabrata*)、近平滑假丝酵母菌(*C. parapsilokis*)、高里假丝酵母菌(*C. quillermoudii*)及星型假丝酵母菌(*C. stellatoidea*)等。

假丝酵母菌为双相真菌,细胞可呈球形、椭圆形、圆筒形及长条形等;通过发芽繁殖可形成假菌丝,少数形成厚膜孢子及真菌丝。假丝酵母菌的结构自浆膜向外分为5层,分别为甘露聚糖、β-葡聚糖、甲壳质、β-葡聚糖蛋白及纤维蛋白。后三层是假丝酵母菌吸附及抗吞噬的毒力基础,甘露聚糖蛋白是血清诊断的靶抗原,根据主要抗原成分不同可分为A、B两型,在免疫功能正常人中A型多于B型2倍,而在免疫缺陷者中A、B两型相等或B型增多。

白色假丝酵母菌致病力最强,其菌体呈圆形或椭圆形,大小为3～6μm。革兰染色阳性,着色不均。通过芽生孢子出芽繁殖,孢子伸长形成芽管,不与母体分离,形成较长的假菌丝(图21-8-1)。在临床标本中如有大量菌丝,提示白色假丝酵母菌为致病状态,对诊断具有重要意义。

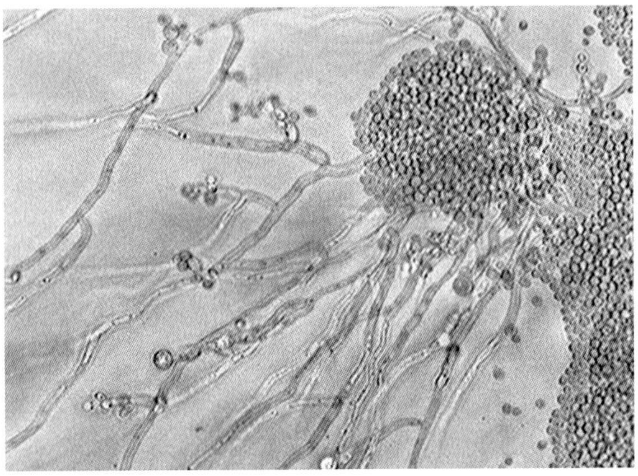

图21-8-1　假丝酵母菌直接涂片的光镜下形态(×40)

【流行病学】

一、传染源

假丝酵母菌广泛分布于自然界的土壤、医院环境、各种食物及物品表面。在正常人体的皮肤、口腔、肠道、肛门及阴道等处均可检出本菌,以消化道带菌率最高(50%),其次是阴道(20%～30%)、咽(1%～4%)及皮肤(2%)。本病患者、带菌者及被污染的物品均可成为传染源。

二、传播途径

大多数是自身内源性传播,在一定条件下,

致病菌大量繁殖并侵袭周围组织，导致感染；少部分为外源性传播，可通过直接接触病菌、医疗人员的手间接接触，还可经感染的产道传播给新生儿。

三、人群易感性

易发生在有严重基础疾病或防御力低下患者。如各种原因所致中性粒细胞缺乏、外科手术、烧伤致皮肤黏膜屏障破坏、长期使用广谱抗生素致菌群失调及机体免疫功能低下等患者。

【发病机制】

一、病原真菌因素

（一）黏附

黏附是假丝酵母菌入侵的第一步，真菌细胞壁的甘露糖蛋白是黏附的基础。在菌体内基因控制的转换系统作用下，使孢子转为芽管或菌丝，可促进其黏附。黏附力是其在宿主内形成集落及入侵细胞的前提。

（二）入侵

假丝酵母菌黏附于上皮细胞后，其芽管（菌丝）可直接插入细胞膜，在宿主细胞内又直接形成新的菌丝，进一步扩散。

（三）产生毒素

假丝酵母菌产生的毒素可抑制机体的细胞免疫功能，促进感染；产生的一些水解酶及酸性蛋白酶，如磷酸脂酶及卵磷酸脂酶等，可导致组织损伤，利于病菌进一步侵入。

二、宿主因素

（一）皮肤黏膜屏障破坏

各种烧伤、手术、创伤可使皮肤黏膜损伤，正常保护屏障遭到破坏。

（二）抗生素的广泛使用

尤其是长期抗生素的使用，导致正常菌群失调，促进致病真菌的繁殖而增加感染机会。

（三）免疫功能缺陷

肾上腺皮质激素、免疫抑制药的使用及放疗、化疗患者均可因免疫抑制而增加致病菌感染的机会。此外，HIV感染者由于免疫功能缺陷，亦是易感人群。

【病理改变】

浅部皮肤感染后组织病理改变为真皮层的慢性炎症或表皮的肉芽肿样改变；呼吸道、消化道黏膜感染后多呈炎症改变，病变表现为深红、肿胀，侵犯深入时可呈浅表性糜烂或小溃疡；而内脏感染后呈多发性脓肿改变，侵及心内膜可引起瓣膜增生性改变或赘生物附着。

【临床表现】

一、皮肤假丝酵母菌病

（一）糜烂红斑

本病为最常见的皮肤假丝酵母菌感染，好发于皮肤皱褶处，如腹股沟、乳房下、肛门、会阴部及指（趾）间等皮肤潮湿部位（图21-8-2）。特点是界限清晰的红斑，表面湿润、糜烂，皮损周围可散在丘疹、水疱或脓肿，渗出或结痂。成人可有指间（第3～4指间多见）糜烂红斑，少数出现疼痛。

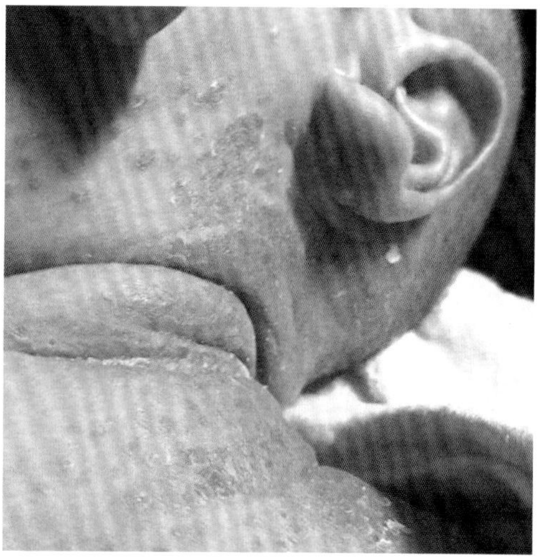

图21-8-2 假丝酵母菌糜烂红斑

（二）假丝酵母菌甲沟炎或甲床炎

多发于手足经常泡水者，为局限性炎症，甲沟出现红肿、潮红、渗出，但较少化脓。随着感染周期性加重，甲床上出现横纹，甲根处出现白斑，甲板常变厚呈淡褐色。

（三）假丝酵母菌皮肤肉芽肿

以头面、口腔、指甲及甲沟多见，不侵犯内脏。皮肤组织初为红斑、增生、溃疡，后形成结节、肉芽肿，多发生于儿童，病程迁延可长达数十年。发病年龄越早，病情越重，部分死于并发症（图21-8-3）。

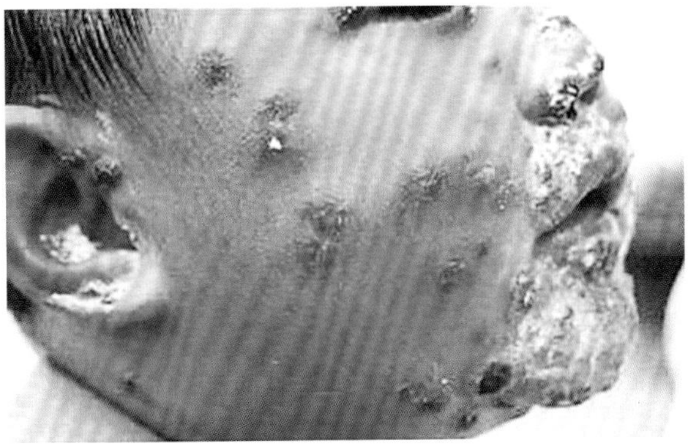

图 21-8-3　慢性假丝酵母菌皮肤肉芽肿

二、黏膜假丝酵母菌病

（一）口腔假丝酵母菌病

又叫鹅口疮，是最常见的浅表假丝酵母菌感染。临床可见灰白色假膜覆盖于口腔黏膜表面，界限清晰，散在或融合成片，擦去假膜可见红色湿润面，可累及喉、食管及气管等。本病多发生于老年人、儿童、慢性消耗性疾病患者及免疫功能低下者。发病较急、发展较快，如治疗不及时，可迅速扩散蔓延，引起深部病变（图 21-8-4）。

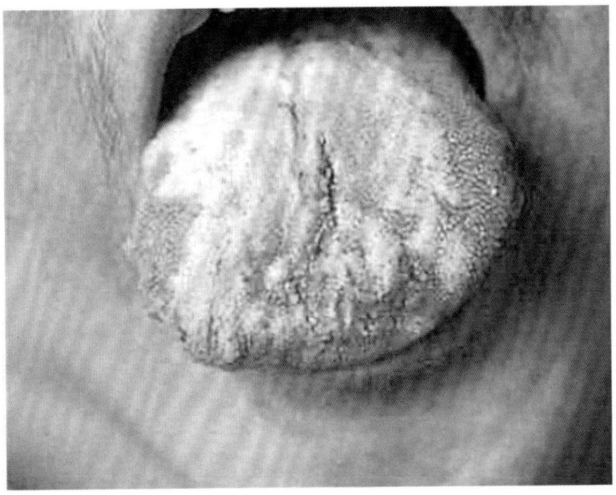

图 21-8-4　口腔假丝酵母菌病

（二）假丝酵母菌口角炎

单侧或双侧发生，口角区黏膜浸渍发白、皲裂，皲裂处常有糜烂、渗出、结痂，张口时疼痛或溢血。

（三）假丝酵母菌阴道炎

孕妇多发，与鹅口疮相似，阴道黏膜上有乳白色假膜附着。局部红肿、瘙痒、糜烂、溃疡。阴道分泌物呈黄色凝乳状，时有豆腐渣样白色分泌物，无恶臭。

（四）假丝酵母菌龟头炎

多由性传播，表现为阴茎、龟头、包皮潮红、干燥而光滑，龟头冠状沟白色乳酪样斑片，阴囊鳞屑性红斑。

三、系统假丝酵母菌病

（一）呼吸系统假丝酵母菌病

多为继发感染，从口腔直接蔓延或血行播散，导致支气管炎及肺炎。患者大多还合并细菌感染，主要表现为低热、咳嗽、咳白黏痰，痰中可见灰色小点，肺部听诊可闻及湿啰音。慢性病变者犹如肺结核，可伴有胸膜炎及胸腔积液。

（二）消化系统假丝酵母菌病

多为鹅口疮下行感染，导致食管炎及肠炎。食管感染后可表现为吞咽困难及胸骨后疼痛，甚至发生消化道出血。内镜可见食管壁充血、水肿，黏膜有白斑、溃疡等。肠道感染以儿童多见，症状表现不一，可有长期腹泻、腹胀、腹痛，粪便可呈水样、豆腐渣样，多有泡沫而呈黄绿色，偶有便血。肠壁被严重侵犯可出现肠穿孔。肝脾及腹腔感染多为播散型假丝酵母菌病的继发。

（三）泌尿系统假丝酵母菌病

泌尿系统感染多由上行感染所致，少数由血行播散而致。膀胱感染多为尿道插管所致，可表现为尿频、尿急及血尿等症状，尿常规可见红细胞及白细胞。肾脏感染多为血行播散，可累及皮质、髓质，表现为肾盂肾炎，出现蛋白尿、血尿，尿液中可见黄色胶状物。肾功能严重受损者可伴发热、腰痛，严重者可出现肾衰竭。

（四）假丝酵母菌败血症

常由肠道、肺、皮肤等局限性病灶入血循环所致，表现为多脏器感染，其中以肾脏及心内膜的损害突出，临床表现为长期发热，抗生素治疗无效，多脏器受累，病死率高。

（五）假丝酵母菌心内膜炎

常发生在心瓣膜病患者，临床表现与亚急性心内膜炎相似，可有发热、贫血、心脏杂音，充血性心力衰竭及脾大。心脏瓣膜赘生物较大，易脱落导致动脉栓塞，预后差。

（六）假丝酵母菌脑膜炎

少见，由血行播散而致。可导致脑膜炎及脑脓肿，表现为发热、头痛、呕吐、烦躁、颈项强直，但颅内压增高不明显。脑脊液细胞数轻度升高，糖含量降低，蛋白升高，真菌培养阳性。

【辅助检查】

一、直接镜检

取感染部位新鲜标本，经10%氢氧化钾或生理盐水纸片处理后直接镜检，发现菌丝及芽生孢子提示假丝酵母菌感染，可明确诊断。若只见芽胞而不见菌丝，可能是正常菌群。

二、分离培养

将标本接种于沙堡培养基37℃培养24～48小时，形成类酵母型菌落，镜下可见假菌丝及成群的芽生孢子。口腔分泌物、大便及阴道分泌物培养阳性不能确定相应部位酵母菌感染，从血液、体液或组织中培养分离出来的酵母菌感染是诊断的可靠依据。

三、血清学检测

用ELISA、乳胶凝集试验方法可检测血清中的假丝酵母菌抗原，然而不能区分是致病菌还是寄生菌的抗原。用ELISA、补体结合试验可检测血清中特异性抗体，一般高滴度或滴度升高可提示假丝酵母菌感染，但此试验对免疫功能抑制者无意义。G试验可用于深部真菌感染诊断，并能区分侵袭性感染与定植菌，不受机体免疫状态的影响，但不能用于诊断接合菌和隐球菌。

四、分子生物学检查

针对假丝酵母菌保守区域，设计引物及探针，可进行PCR、RFLP、DNA探针等方法检测，具有较高的敏感性，能检测到10CFU/ml的致病菌。

【诊断】

假丝酵母菌感染常不特异，较难与细菌感染相鉴别。因此，通常结合慢性消耗性疾病基础、抗生素治疗无效等因素，考虑假丝酵母菌感染的可能，通过病原学及血清学检查结果以确诊。

【鉴别诊断】

需与细菌感染相鉴别，正常人口腔、皮肤、尿液及肠道均可分离出假丝酵母菌，因此在检出假丝酵母菌应还需结合临床表现相鉴别。若血液或脑脊液检测（尤其是培养）阳性，则血行播散性假丝酵母菌或假丝酵母菌脑膜炎即可确诊。

【治疗】

一、对症治疗

治疗基础疾病、避免长期使用广谱抗生素，去除感染诱因。适当加强营养、提高机体免疫能力，可酌情使用IFN-γ、集落刺激因子等免疫调节剂；有感染病灶应及时引流，局部脓肿可行手术切除。

二、抗真菌治疗

（一）两性霉素B

静脉使用，首剂为每日0.02～0.1mg/kg，逐渐增加至每日0.5～1mg/kg，可联用氟胞嘧啶每日150mg/kg协同治疗，连用7日以上。严重不良反应者可改用脂质体两性霉素B。

（二）氟康唑

皮肤感染者，每日100～200mg，连用1～2周。系统感染者，首剂量400mg，后每日200～400mg，疗程7日以上。对高危人群如骨髓移植者可用氟康唑每日200～400mg，预防真菌感染。

（三）伊曲康唑

黏膜感染者，每日200mg，连用7日。对系统感染者，每次200mg，每日2次，疗程4周。

（四）伏立康唑

静脉剂量，首日6mg/kg，12小时1次，后每日4mg/kg，每日2次。口服剂量为首日每次200mg，12小时1次，随后每次100mg，每日2次。

（五）酮康唑

每日200mg，疗程视感染类型及患者的反应而定。肝功能异常者慎用，皮肤局部病变可用霜剂或栓剂。

（六）卡泊芬净

与唑类及多烯类药物无交叉耐药，首剂70mg，每日剂量50mg，仅供缓慢静脉滴注，持续1小时以上。肝功能严重不全者，酌情减量。

【预后】

局部假丝酵母菌预后尚好，但是血行播散感染会导致致命性危险，尽管有时假丝酵母菌数量并不多，但如果在慢性基础疾患者，如静脉插管、长期应用广谱抗生素、糖尿病、血液透析、器官移植等患者，极有可能发生全身性播散。

【预防】

可采取以下措施预防：①积极治疗原发病如

糖尿病、粒细胞减少等，避免长期使用抗生素，防止菌群失调；②注意清洁卫生，保持口腔、会阴部及皮肤黏膜生理屏障的完整，降低假丝酵母菌感染概率；③加强营养、加强运动锻炼，及时控制导致机体免疫力下降的各类疾病；④一旦受到假丝酵母菌感染要尽早治疗，避免播散转移。

（汪茂荣）

参考文献

1. Butler G, Rasmussen MD, Lin MF, *et al*. Evolution of pathogenicity and sexual reproduction in eight *Candida* genomes. Nature, 2009, 459(7247): 657-662.
2. Morace G, Borghi E. Fungal infections in ICU patients: epidemiology and the role of diagnostics. Minerva Anestesiol, 2010, 76(11): 950-956.
3. van deVeerdonk FL, Kullberg BJ, Netea MG. Pathogenesis of invasive candidiasis. Curr Opin Crit Care, 2010, 16(5): 453-459.
4. Chai LY, Denning DW, Warn P. *Candida tropicalis* in human disease. Crit Rev Microbiol, 2010, 36(4): 282-298.

第九节　曲　霉　病

曲霉病（aspergillosis）系由曲霉属（*Aspergillus*）所致的一种急性或慢性真菌病，可侵犯皮肤黏膜、内脏及神经系统等，表现为感染、过敏及中毒等症状。临床上主要分为侵袭性曲霉病、慢性和腐生性曲霉病及过敏性曲霉病。

【病原学】

曲霉在自然界分布广泛，可分为 1 个群，132 个种及 18 个变种，绝大多数为非致病菌。目前临床上常见的致病菌主要有：烟曲霉（*A. fumigatus*）、黑曲霉（*A. niger*）、黄曲霉（*A. flavus*）、土曲霉（*A. terreus*）、米曲霉（*A. oryzae*）、棒曲霉（*A. clauatus*）、杂色曲霉（*A. ornatus*）、构巢曲霉（*A. nidulans*）、灰绿曲霉（*A. glucus*）等。侵袭性曲霉最常见为烟曲霉，其次为黄曲霉、黑曲霉及土曲霉；部分医疗机构则以黄曲霉及土曲霉居多。土曲霉通常对两性霉素 B 耐药。图 21-9-1 为烟曲霉镜下形态。

【流行病学】

一、传染源

曲霉广泛分布于全世界，从南极到北极，从空气到土壤，在腐生植物、土壤中，可有大量曲霉孢子。曲霉孢子容易脱落，飞散于空气中，导致原发性曲霉病。

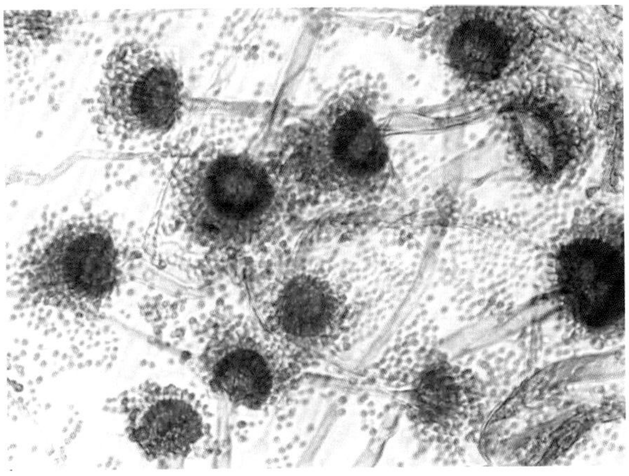

图 21-9-1　烟曲霉培养后光镜下形态（×640）

二、传播途径

外界环境中的曲霉孢子主要通过呼吸道进入人体，导致呼吸道疾患，亦可导致鼻窦、眼眶部感染；部分患者可通过皮肤创伤直接接触感染；机体免疫力差者可发生血行播散至全身。

三、人群易感性

主要出现在有严重基础疾病或机体免疫功能低下的患者。在艾滋病患者、慢性基础性疾病或长期使用大量抗生素、肾上腺皮质激素或抗细胞毒药物、烧伤或器官移植患者均易受感染而发病。

【发病机制】

曲霉孢子吸入肺内可不侵入组织，其抗原可致机体过敏。当肺部有基础疾病时，曲霉可寄生于这些疾病所致的空洞内，破坏空洞壁及周围的肺组织，导致慢性炎症性改变。只有在一种条件下，曲霉孢子大量繁殖，产生菌丝并侵入组织，发展成坏死出血性改变。曲霉侵入肺血管可导致血行播散，累及全身其他脏器。

【病理改变】

急性期表现为化脓坏死性改变，脓肿内可有曲霉存在，伴有大量淋巴细胞浸润。慢性期以肉芽肿改变为主，肉芽肿由上皮样细胞及巨噬细胞组成，伴有炎症细胞及淋巴细胞浸润，常见于鼻窦、眼、肺等病变。坏死性改变可见曲霉侵入组织所致的血管破坏、血栓形成及组织坏死，伴大量炎症细胞浸润，坏死区可见曲霉，最常见于曲霉性肺炎（图 21-9-2）。还有一种轻度非特异性炎症，主要见于外耳道、支气管感染，伴炎症细胞及淋巴细胞浸润，但组织内未见曲霉。

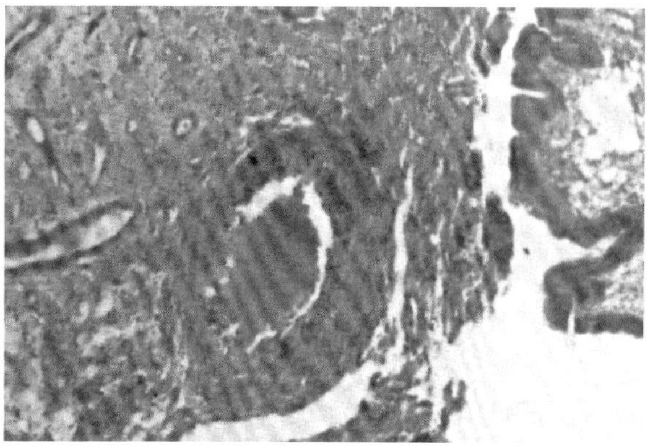

图 21-9-2　曲霉引起小动脉栓塞（光镜×400）

【临床表现】

一、呼吸系统感染

（一）过敏性支气管肺曲霉病

该变态反应主要由吸入曲霉孢子所致，可表现为喘息、畏寒、发热、刺激性咳嗽、咳棕黄色脓痰，偶有咯血。哮喘样发作时解痉平喘药无效。痰液检查可见嗜伊红细胞，曲霉培养阳性。X 线胸片可见肺上叶短暂性实变或不张。

（二）侵袭性肺曲霉病

系最常见的类型，较为凶险，多见于机体免疫低下患者。病灶呈急性凝固性坏死，坏死性血管炎、血栓及菌栓，甚至累及胸膜。症状以干咳、胸痛常见，部分患者有咯血，病变广泛时出现气急及呼吸困难，甚至呼吸衰竭。X 线胸片可见以胸膜为基底的多发楔形阴影或空洞。

（三）曲霉肿

亦称曲霉球，本病常继发于支气管囊肿、支气管扩张、肺脓肿及肺结核空洞。由曲霉在慢性肺组织空腔内繁殖、蓄积，与纤维蛋白、黏液及细胞碎屑凝聚成曲霉肿。临床主要表现为刺激性咳嗽、咯血、胸痛、低热。X 线胸片显示在原有的慢性空洞内有一团球影，随体位改变而在空腔内移动。

二、皮肤黏膜曲霉病

原发性较少，多继发于播散型曲霉所致的皮肤感染。皮损表现为红斑、丘疹、结节、脓肿及肉芽肿，严重可致溃疡及坏死。曲霉败血症患者的皮损常表现为皮下脓肿，真皮内蜂窝织炎或脓疱。

三、消化系统曲霉病

以肝脏受累多见，可达 20%，其次是小肠、胃、食管、舌及胰腺。在实质器官表现为脓肿或慢性纤维化，在胃肠道则可见溃疡形成，临床出现急性胃溃疡、急性胃扩张及上消化道出血等症状。

四、心血管系统曲霉病

通过血循环或直接蔓延累及心内膜、心肌或心包，导致化脓、坏死或肉芽肿病变。曲霉常侵犯中小动脉，导致血管壁坏死或血栓，较少侵犯大血管。

五、泌尿生殖系统曲霉病

以肾脏感染多见，可达 40%，有时前列腺亦受累。生殖器曲霉男女均可发生，阴道炎多由烟曲霉导致，主要症状为白带增多。

六、脑曲霉病

比较少见，由血行播散所致，预后不佳。可在颅内形成脑脓肿，临床表现如颅内占位性病变，出现发热、头痛、呕吐及脑膜刺激征，真菌培养阳性。

七、外耳道曲霉病

曲霉刺激外耳道皮肤，产生炎性反应及鳞屑，耵聍增多，可阻塞耳道而致听力减退。将耵聍除去后，其下皮肤充血潮红，增厚或呈皮革样硬化。如病变累及鼓膜，可见鼓膜充血，如鼓膜穿孔，则曲霉侵入中耳导致中耳炎。

八、鼻窦曲霉病

曲霉可由鼻腔进入鼻窦而感染致病，多数发生在鼻窦炎的基础上，属腐生性，但可发展为寄生性，导致化脓、坏死或肉芽肿，其中多数为非侵蚀性。曲霉在鼻窦内大量生长繁殖，可阻塞窦腔，引起鼻塞，局部酸胀以致头痛等症状，窦腔穿刺可得暗褐色稠腻样物质。鼻窦脓液镜检可发现大量曲霉，培养多为烟曲霉、黄曲霉或黑曲霉等。

九、眼曲霉病

以角膜损害为最常见，患者有角膜擦伤或异物入眼史，稻谷等弹伤史尤为重要。常见致病菌为烟曲霉和黄曲霉。表现为角膜的浸润性溃疡及皮下结节,局部疼痛、畏光及流泪等角膜刺激症状,严重者可致失明。

十、曲霉败血症

多继发于肺曲霉,通过血行播散而累及全身各组织及器官。多发生于白血病、肝衰竭、慢性肺疾病及恶性肿瘤患者。发病急骤,进展迅速,病死率高。临床表现为高热、胸痛、咯血、便血、休克及昏迷等症状。

【辅助检查】

一、病原学检查

痰及分泌物镜检可见分隔菌丝、分生孢子,有时可见分生孢子头。曲霉可在沙堡培养基25℃培养,致病菌种需进一步转种鉴定。ELISA可行血清学检查,然而在免疫低下患者中,抗体检测阳性率较低。而GM试验主要用于侵袭性曲霉感染的诊断。

二、X线检查

本检查对于肺部损害如曲霉球、肺曲霉等有帮助。

【诊断】

以找到病原菌为主要诊断根据,但由于曲霉为条件致病菌,又在自然界中广泛存在,因此不能单靠一次阳性结果就诊断为曲霉,必须多次培养阳性并结合临床症状(如有条件最好做病理检查,在组织中找到曲霉),才能作出可靠诊断。

本病诊断要点为:①反复做真菌直接涂片和培养,直接检查可见分隔菌丝,培养可得烟曲霉、黄曲霉、黑曲霉、土曲霉、杂色曲霉、小巢形曲霉及花斑曲霉等;②病理组织检查可见排列成放射状、分隔的菌丝,7~10μm直径,向一个方向呈45°角分支,苏木紫-伊红染色呈嗜碱性的曲霉。有时表现为平行的、分支不多的分隔菌丝,或可见孢子头,甚至孢子状(菌丝横切面)。组织改变可为坏死性、化脓性或肉芽肿性;③临床表现不能用其他疾病来解释者;④存在各种诱发因素。

【鉴别诊断】

本病临床表现无特异性,需与细菌及其他真菌感染相鉴别。曲霉球尚需与结核球、肺脓肿及肺癌等相鉴别。

【治疗】

一、对症治疗

治疗基础疾病、去除各种感染诱因、适当加强营养、提高机体免疫。局部曲霉球可采用手术摘除。

二、抗真菌治疗

两性霉素B仍为最有效药物,静脉使用首剂为每日0.02~0.1mg/kg,逐渐增加至每日0.6~1mg/kg,可与氟胞嘧啶150mg/kg联用。伊曲康唑每日200~400mg,治疗时间根据病情变化决定,慢性者需连用数月。对于肺部感染者,可同时配合两性霉素B及制霉素混悬液超声雾化吸入。伏立康唑静脉使用首日6mg/kg,每12小时1次,后4mg/kg,每12小时1次,直至临床改善,序贯口服伏立康唑(200mg,每12小时1次)。卡泊芬净静脉使用首日70mg,随后每日给予50mg的剂量。

【预后】

曲霉预后与早期诊断密切相关,早期诊断、及时治疗,预后好。侵袭性肺曲霉由于肺组织破坏严重,治疗困难,病死率高。曲霉败血症预后不佳。

【预防】

一、防止曲霉孢子进入机体

在疑有曲霉感染的环境工作时,应做好防护工作,如戴防护口罩。接触农作物时,尽量避免眼及皮肤的擦伤。

二、消除或减少各种诱因

尽量消除或减少各种诱发因素的影响,积极治疗慢性病。对长期使用抗生素患者要定期进行真菌检查。

三、严格消毒

严格消毒手术、治疗器械,防止曲霉菌污染的器械接触人体。

(汪茂荣)

参考文献

1. 赵蓓蕾.肺曲霉的诊治.中华结核和呼吸杂志,2009,32

(6):478-480.
2. Walsh TJ, Anaissie EJ, Denning DW, *et al*. Treatment of aspergillosis: clinical practice guidelines of Infectious Diseases Society of America. Clin Infect Dis, 2008, 46(3): 327-360.
3. Segal BH. Aspergillosis. N Engl J Med, 2009, 360(18): 1870-1884.
4. Lanternier F, Cypowyj S, Picard C, *et al*. Primary immunodeficiencies underlying fungal infections. Curr Opin Pediatr, 2013, 25(6): 736-747.

第十节 毛 霉 病

毛霉病(mucormycosis)亦称接合菌病(zygomycosis),系毛霉科(*Mucoraceae*)真菌所致的真菌感染。本病是条件致病性真菌感染,少见但较易致命。临床上多表现为发展迅速的急性炎症,常导致广泛播散,侵袭血管导致血栓及梗死,尤其是脑毛霉病可在短期内致患者死亡。本病由 Paltauf 于 1885 年首次报道,近年来发病率有明显增加趋势。

【病原学】

毛霉病真菌大多属于接合菌亚门-结合菌纲-毛霉目-毛霉科,主要致病菌属包括根霉菌属(*Rhizopus*)、根毛霉菌属(*Rhizomucor*)、毛霉菌属(*Mucor*)、犁头霉菌属(*Absidia*)、被孢霉菌属(*Mortierella*)、瓶霉菌属(*Saksenaea*)及小克银汉霉菌属(*Cunninghamella*)等。其中毛霉菌及根霉菌较为常见。毛霉菌常侵入肺部,根霉菌主要侵及鼻、鼻窦、脑及消化道,犁头霉菌及被孢霉菌致病较少见。

【流行病学】

一、传染源

毛霉菌是有机物的重要腐败菌,常在霉烂水果、蔬菜、干草及肥料内大量繁殖。因此土壤、空气内常有大量毛霉菌。

二、传播途径

毛霉菌孢子在空气中飞扬,随尘埃进入呼吸道,可停留在鼻或进入肺泡;或经皮肤、黏膜创伤而入侵机体;可通过摄入含霉菌孢子的食物而经消化道感染;亦可通过进入血液循环而播散至全身组织器官。

三、人群易感性

毛霉极少在健康人群中引起疾病,毛霉病几乎全在有基础疾病的患者中发病。糖尿病酮酸中毒症患者最易受感染,营养不良、慢性肾病及免疫抑制的患者,特别是伴有中性粒细胞减少症或接受大剂量肾上腺皮质激素治疗的患者均易发生机会感染。

【发病机制】

毛霉可存在于正常人口腔及鼻咽部,一般情况下不致病,以寄生形式存在于支气管及肺,此时不侵入组织,仅导致周围组织炎症、坏死性改变;在机体免疫功能低下时,霉菌孢子出芽形成菌丝,侵犯血管、神经、淋巴管及组织,尤其是大小动脉(较少侵犯静脉),在动脉内膜下层繁殖,导致动脉血栓及周围组织梗死,使组织发生坏死。由于坏死组织缺氧呈酸性,更适宜毛霉菌生长,导致病情恶性循环。国外有报道毛霉病见于用络合剂去铁胺的患者,解释为毛霉菌生长过程中需要铁,而铁络合剂正好提供给毛霉,促进其生长。

【病理改变】

毛霉病炎症改变无特异性,表现为水肿及中性粒细胞浸润,嗜酸性粒细胞较少见。严重感染时可见大片坏死组织及中性粒细胞,呈化脓性与肉芽肿性混合炎症,血管壁损害严重,表现为血栓形成、邻近组织梗死、缺血及坏死。

【临床表现】

一、鼻脑毛霉病

临床上最常见类型,发病率占毛霉病的 39% ~75%,由鼻窦的毛霉菌感染播散至眼眶、面部、腭及脑而致。通常为暴发性发病,进展迅速,起初症状与鼻炎、鼻窦炎相似,表现为鼻塞、疼痛及鼻腔充血。菌丝进一步侵犯鼻中隔、腭、眼眶或鼻窦周围骨骼,导致进行性组织坏死,表现为发热、头痛加重、流泪、眼部刺激、眶周麻痹、甚至失明等症状。检查可发现鼻内有褐色、暗红色血性微黏稠分泌物,感染侧腭部有黑色坏死焦痂,易被误认为干燥血块。病菌一旦侵入颅内,颅神经往往受累,特别是Ⅴ、Ⅶ颅神经功能障碍,可出现面部疼痛、瘫痪等症状。随着病情进展,病原菌侵入较大脑血管，导致梗死灶及坏死灶，患者出现颅内高压及脑疝，此时多数发展为昏迷状态，多数在7～10日内死亡。据报道鼻脑毛霉病患者约70%存在糖尿病。

二、肺毛霉病

本病可由吸入空气中的真菌孢子或其他病灶的血源播散所致。与侵袭性曲霉相似，开始为急性支气管炎症状，累及肺时导致肺实变及肺脓肿，并伴有血栓形成及梗死征象。突然发病时，严重者出现发热、咳嗽、痰中带血、胸闷、气急、呼吸困难、胸痛等，当累及肺动脉时，可导致致命性大咯血，两肺有广泛湿啰音及胸膜摩擦音。X片显示非特异性大片模糊阴影，可有结节影、空洞影、斑片状影或楔形肺梗死阴影。本病多同时合并其他脏器毛霉菌感染，故进展迅速，大多数在3日至3周内死亡。

三、皮肤毛霉病

原发性感染是由毛霉菌经破损皮肤、注射或插管部位入侵感染，皮损表现为红斑、丘疹、斑块、脓疱、溃疡及坏死等，一般不经血行播散，预后较好(图21-10-1)。继发于其他病灶的皮肤感染，表现为局部肿胀，皮损逐渐增大，呈梗死性结节性红斑，随后出现坏死、焦痂形成，中心溃疡及糜烂，周边呈灰白色，最外层是水肿性红斑。继发性皮肤毛霉病常发生于烧伤或糖尿病患者，这类患者死因常与合并其他部位感染有关。

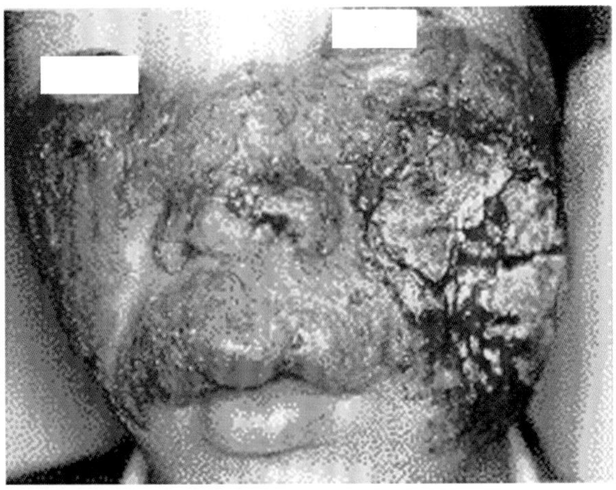

图21-10-1　原发性皮肤毛霉病

四、消化道毛霉病

原发性感染多由摄入污染真菌孢子的食物所致，发生在重度营养不良患者，尤其是儿童。本病可累及食管、胃、十二指肠及结肠，并可扩散到肝、脾、胰腺等部位，但以胃、十二指肠感染多见。常见症状是非特异性腹痛，可伴恶心、呕吐、腹泻、呕血或黑粪等。胃肠毛霉病多为暴发性，可因梗死、脓毒血症或出血性休克而迅速死亡。

五、播散性毛霉病

两个或两个以上器官出现毛霉菌感染可称为播散性毛霉病。各部位毛霉病均导致血行播散，多见于伴有中性粒细胞减少的肺毛霉菌感染者。病原菌经血液循环最易播散至脑，其他常见感染器官有脾脏、心脏及肾脏等，相应器官感染后出现炎症、肿胀、坏死或梗死。临床可表现为脑膜炎、心内膜炎、骨髓炎及肾盂肾炎等。播散性毛霉病因无特异性症状，早期诊断较难，治疗困难，预后极差。

【辅助检查】

一、病原学检查

（一）直接镜检

直接取上鼻甲刮片、鼻窦吸出物、痰液及活检标本等，用20%氢氧化钾制成湿片直接镜检，可见无色、厚壁、粗大菌丝（直径约5～15μm），分支不规则，无分隔或分隔稀少（图21-10-2）。

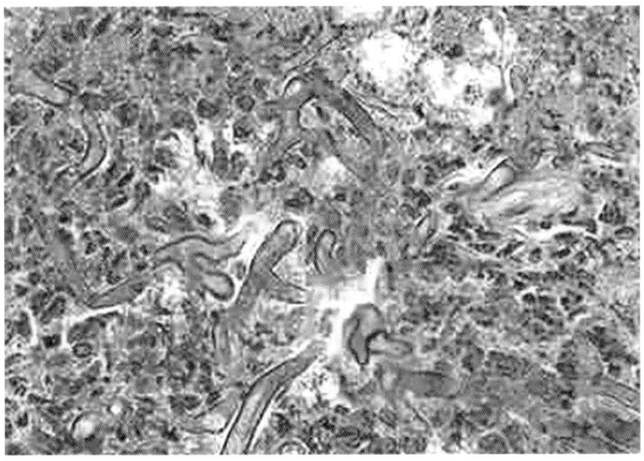

图21-10-2　镜下毛霉菌，菌丝粗大分支少（光镜×400）

（二）真菌培养

将临床标本接种于沙堡培养基中22～27℃培养，初起菌落表面呈白色棉花样，渐变为灰褐色或其他颜色，顶端有黑色小点（孢子囊）。与大多数真菌相反，毛霉菌易在HE染色的组织切片中发现。由于毛霉病进展迅速，而毛霉又常污染痰及环境，故直接镜检往往较培养更有意义。

二、X 线检查

对于不同临床症状，可选择相应检查。肺毛霉病 X 线显示非特异性肺炎和肺梗死。胃毛霉病钡餐常显示巨大溃疡龛影，胃蠕动差。

【诊断】

以血栓形成及引起出血的症状、体征为主要表现者疑似本病，确诊还需依据病理及实验诊断等。培养假阴性较多，坏死组织、痰液、支气管分泌物直接涂片找到毛霉菌，病理组织切片在血管壁内发现菌丝即可确诊。本病目前尚无检测毛霉菌抗原的特异性血清学试剂。

【鉴别诊断】

本病应与各种类似血栓形成的疾病相鉴别。肺毛霉病需与革兰阴性细菌性肺炎、病毒性肺炎及曲霉菌肺炎相区别。胃肠毛霉病或其他全身感染需与其他真菌或细菌所致肠炎、败血症等疾病相鉴别。

【治疗】

一、局部治疗

对脑鼻型、肺型、胃肠型、皮肤型等局限型病灶，如患者一般情况允许，宜尽早行手术切除治疗。然而，较广泛病变不宜外科干预。

二、对症治疗

积极治疗原发病，如糖尿病；加强营养、提高机体免疫力；积极给予全身支持治疗。

三、抗真菌治疗

首选两性霉素 B，首剂为每日 0.02～0.1mg/kg，逐渐增加至每日 1～1.5mg/kg。如不能控制感染或不能耐受不良反应者，可换用脂质体两性霉素 B，每日 3～5mg/kg，或氟胞嘧啶 150mg/kg 再加低剂量两性霉素 B 治疗。有报道两性霉素 B 加利福平每日 600mg 有效。治疗过程需持续数周至数月或更长，过早停药可复发。酮康唑、伊曲康唑治疗毛霉病疗效尚不确定。

【预后】

本病起病急骤、病程短、若不及时治疗，后果凶险，如伴发糖尿病酮症酸中毒、免疫缺陷等基础疾病，则病死率大大增加。因此，早期诊断、及时治疗是提高存活率的关键。

【预防】

由于毛霉菌是条件致病菌，对于那些糖尿病酮症酸中毒、营养不良、大面积烧伤、恶性肿瘤及艾滋病，或长期使用抗生素及免疫抑制药物治疗患者，需要积极治疗原有基础疾病、合理使用免疫抑制药物及定期作真菌检查。若怀疑本病时，及时给予抗真菌药物治疗。

（汪茂荣）

参 考 文 献

1. Kauffman CA, Malani AN. Zygomycosis: an emerging fungal infection with new options for management. Curr Infect Dis Rep, 2007, 9(6): 435-440.
2. Singh N, Aguado JM, Bonatti H, *et al*. Zygomycosis in solid organ transplant recipients: a prospective, matched case-control study to assess risks for disease and outcome. J Infect Dis, 2009, 200(6): 1002-1011.
3. Lass-Flörl C. Zygomycosis: conventional laboratory diagnosis. Clin Microbiol Infect, 2009, 15 (Suppl 5): 60-65.
4. Cornely OA, Arikan-Akdagli S, Dannaoui E, *et al*. ESCMID and ECMM joint clinical guidelines for the diagnosis and management of mucormycosis 2013. Clin Microbiol Infect, 2014, 20(S3): 5-26.

第十一节　着色真菌病

着色真菌病（chromomycosis）系一类由多种暗色真菌所致的，以疣状增生、瘢痕及化脓等为特征的真菌感染。由于该类真菌细胞壁含有黑色素样颜色，故而命名。着色真菌病在我国不少省市均有散发或流行，近年发病率有上升趋势。

1974 年 Ajello 提出根据致病菌在组织中的寄生形态，将着色真菌感染分为两大类：一类指由暗色孢科真菌（*Dematiacious fungi*）所致的皮肤及皮下组织慢性肉芽肿性疾病，称为着色芽生菌病（chromoblastomycosis）；另一类指其他着色真菌所致的从皮肤到内脏的着色真菌感染，亦称暗丝孢病（phaeohyphomycosis）。目前已分离出数百种着色真菌（表 21-11-1）。

表 21-11-1　常见着色真菌致病菌

着色芽生菌病	暗色丝孢霉病
裴氏着色真菌(*Fonsecaea pedrosoi*)	外瓶酶属(*Exophiala* spp.)
紧密着色真菌(*Fonsecaea compacta*)	皮炎外瓶霉(*E. dermatitidis*)
	棘状外瓶霉(*E. spinifera*)
疣状瓶真菌(*Phialophora verrucosa*)	甄氏外瓶霉(*E. jeanselmei*)
卡氏分枝孢菌(*Cladosporium carrionii*)	德氏酶属(*Drechslera* spp.)
	链格孢属(*Alternaria* spp.)
播水喙枝孢霉/皮炎瓶酶(*Rhinocladiella aquarspersa*)	离蠕孢属(*Bipolaris* spp.)
	明脐菌属(*Exserohilum* spp.)

一、着色芽生菌病

暗色孢科真菌在自然界分布很广,可存在于潮湿土壤及腐臭植物上。本病与机体外伤密切相关,致病菌可从伤口处侵入皮肤而感染,人与人之间不直接传染。全世界各地均有发生,以热带及亚热带发病率最高。1954 年我国在山东发现首例患者,在河南、广东等地陆续有报道。任何年龄均可发病,以中青年为多,患者主要从事农业或林业工作。

本病的发生过程与局部组织免疫有关。着色真菌通过破损皮肤,侵入皮下组织,1 ~ 3 周后出现丘疹或小结节,表面光滑,暗红至淡褐色,逐渐扩大成隆起斑块,进展缓慢,最后形成多发肉芽肿,可呈结节状、疣状、乳头状或菜花状。由于合并外伤易继发感染,皮损处可破溃而形成溃疡,常有少许脓性分泌物,有难闻臭味。重者可致深部组织发生纤维化,导致淋巴管阻塞,出现肢体的象皮肿(图 21-11-1)。病变多局限于皮肤及皮下组织,一般不侵犯其他组织,患者自觉症状多不明显,可数年不愈。根据皮损特点常分为五型:①疣状或乳头状瘤型;②疣状皮肤结核样型;③结节性梅毒疹样型;④银屑病样型;⑤象皮肿及瘢痕性。

取皮损处脓液、黑痂等组织检查,镜检可见单个或成簇棕色、分隔厚壁的孢子,即硬壳小体。沙氏培养基 25 ~ 27℃培养,4 ~ 5 日后可见黑色绒毛样菌落生长。局部组织病理变化主要为慢性化脓性肉芽肿性炎症。表皮呈假上皮瘤样增生,并有小脓肿及纤维化形成;真皮有肉芽肿,并有淋巴细胞、中性粒细胞、嗜酸性粒细胞及浆细胞浸润;在脓肿和多核巨细胞中可见不同形态的棕黄色硬壳细胞(厚壁孢子)。

本病易与疣状皮肤结核、梅毒、鳞癌及孢子丝菌病相混淆,通过病理及真菌检查可鉴别。在皮损表面找到病原菌或棕色硬化细胞可做出诊断。

本病系慢性病,清除组织中的致病菌并非容易,需要进行长期、综合性治疗。对于小片皮损病变可用电灼或电凝固,局部使用多烯类抗真菌药。大面积皮损可采用外科切除病变,然而晚期患者手术治疗后容易复发。全身治疗可静脉使用两性霉素 B、氟胞嘧啶、酮康唑、伊曲康唑等。由于病原菌的细胞壁太厚,药物不易进入,加之病程晚期常有瘢痕形成,局部血液循环差,药物不易达到,故药物治疗一般效果不太理想。

本病的发生主要与外伤有关,因此预防主要是保护皮肤,尤其在接触土壤、木屑、腐败植物时,如不慎刺伤,应及时冲洗伤口。小面积的皮肤感染如及时治疗可取得满意疗效,然而系统性感染如未早期诊断及治疗,治疗效果差且病死率高。

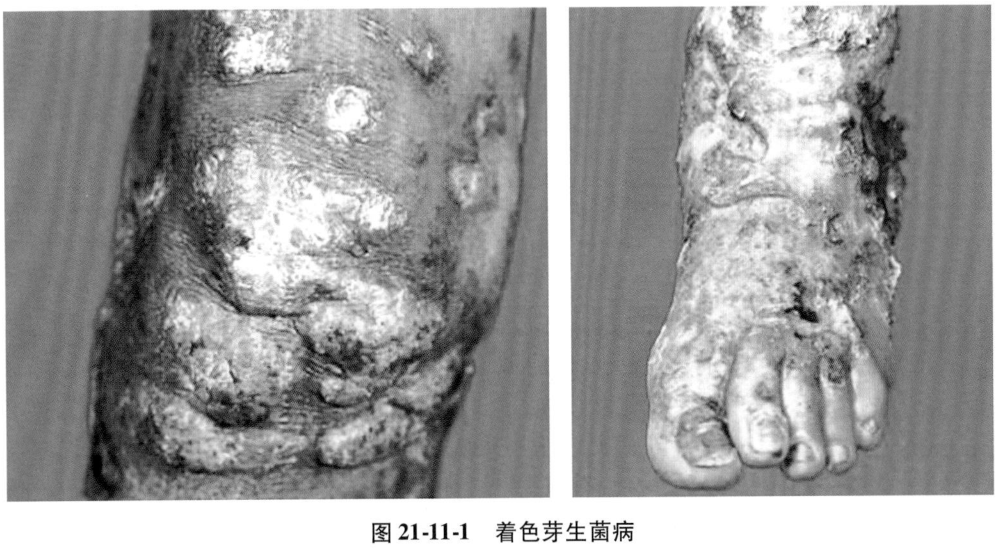

图 21-11-1　着色芽生菌病

二、暗色丝孢霉病

本病在世界各地均有散发病例报道，我国东北、山东、广东等地均有发现。致病菌广泛存在于土壤、烂木、腐叶及腐烂的水果之中。患者多为户外工作者或经常与腐物接触者，通过皮肤破损处或吸入真菌孢子而被感染。

根据感染部位不同，临床可分为四种类型：①浅表型暗色丝孢霉病；②皮肤和皮下组织暗色丝孢霉病；③暗色真菌性角膜炎；④系统性暗色丝孢霉病。

最常见的病变是由植物刺伤导致感染，形成皮下脓肿或化脓性肉芽肿，其中可见有各种不同形态的棕色真菌。皮炎外瓶霉感染可导致颅内感染，出现单发或多发性脑脓肿，少数为颅内肉芽肿或脑膜炎。临床表现为头痛、呕吐、偏瘫、精神错乱，甚至昏迷、死亡。皮炎外瓶霉亦可经血循环播散，导致肝、肾、脾及脑等多脏器损害，出现多器官功能衰竭。甄氏外瓶霉可导致眼部及球后组织感染并累及大脑。棘状外瓶霉可导致扁桃体化脓、坏死并播散至周围淋巴结。

本病与着色芽生菌病均可表现以慢性肉芽肿性改变，培养后的菌落都是黑色，不同之处是着色芽生菌病在组织中可见棕色、有厚壁的孢子，而暗色丝孢霉病直接镜检为有隔、分支的棕色菌丝。

本病诊断主要通过病理组织学检查，需与着色芽生菌病、细菌性或病毒性角膜炎、细菌或病毒系统感染、肿瘤相鉴别。治疗主要是手术切除囊肿、脓肿或肉芽肿，因大多数暗色真菌对抗真菌药不敏感，疗效欠佳，因此需要长期、大量用药。两性霉素 B、氟胞嘧啶、酮康唑、伊曲康唑等需连续使用 6 个月以上，才有治愈可能。为减少不良反应及耐药的发生，可采取联合用药的方式。

劳动生产中，遇有皮肤外伤，需及时妥善处理，如外涂碘酊，可预防本病发生。

（汪茂荣）

参 考 文 献

1. Santos AL, Palmeira VF, Rozental S, *et al*. Biology and pathogenesis of *Fonsecaea pedrosoi*, the major etiologic agent of chromoblastomycosis. FEMS Microbiol Rev, 2007, 31(5):570-591.
2. Correia RT, Valente NY, Criado PR, *et al*. Chromoblastomycosis: study of 27 cases and review of medical literature. An Bras Dermatol, 2010, 85(5):448-454.
3. Roy AD, Das D, Deka M. Chromoblastomycosis: A clinical mimic of squamous carcinoma. Australas Med J, 2013, 6(9):458-460.
4. Queiroz-Telles F, Santos DW. Challenges in the therapy of chromoblastomycosis. Mycopathologia, 2013, 175(5-6):477-488.

第十二节 肺孢子菌病

肺孢子菌病亦称为球孢子菌病（coccidioidomycosis），又称圣华金河谷热（San Joaquin Valley fever），或简称溪谷热（Valley fever）、沙漠风湿病（desert rheumatism），系由粗球孢子菌（*Coccidioides immitis*）所致的累及肺或其他器官的真菌病。肺是球孢子菌的侵入门户，亦是最常受累的器官。临床分为原发性及进行性。原发性为急性、自限性呼吸道感染；进行性表现为慢性、常为致死性全身感染。

【病原学】

粗球孢子菌属双相型真菌，在自然界为关节菌丝型，在宿主体内则形成小球体的孢子型，经过在成熟小球中形成内生孢子而繁殖。该菌对干燥、日光及紫外线耐受性较强，对甲醛较敏感，一般 60℃ 1 小时可杀灭。另一种病原体为粗球孢子菌的亚型即 *Coccidioides posadasii*，亦是一种双相型真菌，与粗球孢子菌形态相同，但遗传性质明显不同，曾称为非加利福尼亚粗球孢子菌，其发病特征与前者相同。

【流行病学】

本病属地方性疾病，主要流行于南美、中美及墨西哥北部，欧洲、亚洲及非洲等干旱与半干旱地区。然而，非疫区（包括纽约）亦有零星病例报道。感染率每年不同，但平均每年美国有 10 万人受到感染，感染后病情严重的患者比例较低，免疫力低下人群感染后的病情较严重，甚至导致死亡。粗球孢子菌已被列为潜在的生物恐怖因子，同时亦是研究致病真菌进化生物学的模型。球孢子菌可从流行地区土壤或灰尘中分离出，藉助尘埃、自然媒介或污染物传播至其他地区致病。本病多见于夏季及早秋季节。人因吸入或接触带孢子的灰尘或土壤，通过呼吸道或破损皮肤导致感染。各年龄组均可发病，男性多于女性。

【发病机制】

球孢子菌菌丝被吸入呼吸道后，在肺泡中繁殖，产生大量孢子。早期导致中性粒细胞为主的急性炎症反应。在孢子发育及形成内生孢子过程中，组织反应逐渐由急性化脓性炎症过渡到慢性肉芽肿。对球孢子菌的免疫主要是细胞免疫。宿主的细胞免疫反应对球孢子菌的杀死并不完全。球孢子菌所致疾病的表现与宿主的免疫状态相关。免疫力下降或受抑制使球孢子菌侵入寄生并大量繁殖而致病。有报道某些人种（黑种人及美国印第安人等）及某种血型（B 型、AB 型）较易感染或导致全身播散。球孢子病的组织病理改变为化脓性炎症与肉芽肿相互交替，在不同阶段同一部位可见不同组织反应。

【临床表现】

潜伏期约 7～30 日，平均 10～16 日。大多表现为自限性呼吸道感染。大部分以肺部感染起病，60%～65%患者呈无症状的亚临床经过，仅在球孢子菌皮试检查时发现。肺部感染者症状与其他呼吸道感染无明显差别，表现为发热、咽痛、咳嗽、头痛、乏力及胸痛等。大部分症状可在数周后消失，乏力可能持续数月。95%以上患者临床恢复后未见后遗症。30%～40%患者有轻度至重度肺炎表现。免疫缺陷患者如 HIV 感染，尤其是当 $CD4^+$低于 250/ml 时或使用肾上腺皮质激素等情况下，病情会明显加重或治愈后复发。其他可能导致加重的因素包括怀孕（且每三个月会有轻度加重）、淋巴瘤、肿瘤坏死因子（TNF）治疗，肿瘤化疗、糖尿病、原有心肺疾患及胸腺切除术后等。

临床类型

（一）原发性肺球孢子菌病

感染 10～16 日后出现流感样症状，干咳、偶有血丝痰。常有胸痛。胸部体征常阴性，25%患者及 50%儿童出现皮疹，表现为斑丘疹及荨麻疹，儿童多融合演变为变形性红斑，而结节性红斑大多见于流行地区，黑人、西班牙裔及菲律宾裔中亦少见，且女性多于男性。变形性红斑为对称性红色斑丘疹，中心常见水疱。结节性红斑可发于全身，更常见于小腿皮肤，呈直径 1～2cm 柔软结节。眼部过敏性反应常伴随结节性红斑出现，有泡性结膜炎、表层巩膜炎、巩膜炎及角膜结膜炎等。眼部病变的预后良好，由于代表了细胞介导的免疫反应，故出现眼部病变者，一般不会演进成播散性临床类型。皮肤过敏反应有别于皮肤感染肺球孢子菌，后者由血行播散至皮肤或皮肤直接接种孢子所致，局部可见出血及淋巴管炎，皮损处可找到病原体。丘疹、斑疹及疣状增生是皮肤感染的常见表现，典型表现为鼻唇沟或头面部其他部位可见疣状肉芽肿瘤，可深入皮下，形成脓肿及慢性溃疡。脓肿可能累及皮下骨骼及器官，面部损伤者可使肺球孢子菌脑膜炎发生率升高 10 倍。

可伴有多发性浆膜炎（胸膜炎、心包炎及关节炎）。病程呈自限性，6～8 周内症状可消褪。感染初期易发生临床的真菌血症，但导致肺外破坏性病变的甚少，主要见于皮肤、关节、骨骼及脑膜。X 射线表现为肺门淋巴结肿大，胸膜反应及胸腔积液。肺内结节病灶起病 6～8 周内可消退。极少残留肺部异常，多为肺球孢子菌结节及空洞。

（二）慢性进行性球孢子菌肺炎

原发感染 8 周以后，肺部病灶持续存在，且病变逐渐恶化。然而，即便在免疫缺陷患者中，亦仅有少数患者会出现肺衰竭，这取决于感染的孢子数量及肺内有否出血点。结节样改变中近半数可自行消散。未消散结节会演变成薄壁空洞，导致部分患者有咯血及气胸。病程缓慢而长，可达数月至数年。X 射线表现为肺段或肺叶的浸润阴影，多发性空洞及纤维结节病灶。多数空洞为2～4cm，少数为大空洞（>6cm），典型的为薄壁，周围无明显炎症浸润，以两上肺多见。球孢子菌性结节通常无钙化，倍增时间为 1 年以上。外周空洞破裂，进入胸膜属并发症范畴，多见于年轻人。原有糖尿病或因吸烟所致的支气管纤维化者，可进展为慢性支气管炎。表现为持续低热、咳嗽、厌食及体重下降。

（三）粟粒样肺球孢子菌病

此型为原发性肺球孢子菌病的严重并发症，病原菌经血行播散至全肺野及肺外其他脏器。常在原发性肺孢子菌病病程早期出现，亦可为慢性进行性的晚期并发症，如发于免疫抑制者和有严重基础病和易感种族，临床及 X 射线表现酷似粟粒性肺结核。免疫受损的宿主可迅速发展为呼吸衰竭。血源播散可累及皮肤、关节、淋巴结、脑膜及肝脾等脏器。

【实验室检查】

一、外周血象

外周血白细胞可增高，原发性肺球孢子菌常有血嗜酸细胞增高，发病第 2～3 周最明显。

二、球孢子菌皮肤试验

90%～95%患者原发感染 4 周后皮试反应即呈阳性，用球孢子菌素做皮内试验，剂量为 0.1ml，皮肤红肿范围≥5mm 为阳性，可持续 24～48 小时。但既往感染者亦可持续阳性。血源播散患者可阴性。

三、病原学检查

痰、穿刺液、纤支镜标本及胸膜活检标本，经氢氧化钾处理，涂片可见圆形厚壁，含内孢子的球体，在葡萄糖蛋白胨琼脂上培养 1 周有菌丝型菌落生长。肺球孢子菌培养阳性对诊断具有特殊意义。痰培养阳性率为 40%～60%，纤支镜标本阳性率较高。特异性基因探针已应用于肺球孢子菌病的快速诊断，48 小时可获结果。

四、血清学检查

血清学方法检测球孢子菌抗体极少假阳性，乳胶凝集试验敏感性达 90%，常用于初筛。补体结合试验检测 IgG 抗体，感染第 4 周有 50%患者阳性，第 8 周 90%患者阳性，6～8 个月消失。抗体滴度与疾病严重程度相关。试管沉淀试验检测 IgM 抗体，感染第 1 周有 50%患者阳性，适用于早期诊断。

五、X 射线检查

原发性肺球孢子菌病 X 射线表现为肺门淋巴结肿大，胸膜反应及胸腔积液。肺内结节病灶起病 6～8 周内可消退，极少残留肺部异常，多为肺球孢子菌结节及空洞。慢性进行性球孢子菌肺炎 X 射线表现为肺段或肺叶的浸润阴影，多发性空洞和纤维结节病灶。多数空洞为 2～4cm，少数为大空洞(>6cm)，典型者为薄壁，周围无明显炎症浸润，以两上肺多见。粟粒样肺球孢子菌病临床及 X 射线表现酷似粟粒性肺结核。

【诊断】

根据流行区域接触史、临床表现及 X 射线特征，免疫学检查可诊断，涂片或培养找到肺球孢子菌特有的球体可确诊。脑膜炎患者的脑脊液中嗜酸细胞增多及糖含量低下是其特征。

【鉴别诊断】

本病应与支气管炎、肺炎、肺结核、肺脓肿、肺肿瘤、急性呼吸窘迫综合征(ARDS)、酵母菌病、肠病性关节病、嗜酸性肺炎、组织胞浆菌病、淋巴瘤、骨髓病性贫血、陈旧性肉芽肿瘤、南美芽生菌病、急慢性心包炎、类肉状瘤病及孤立性肺结节等鉴别。

【并发症】

肺孢子菌性空洞潜在的并发症有继发细菌或其他真菌感染、空洞破裂及致命性大咯血三种。

【治疗】

原发性肺球孢子菌病大多可自愈，一般无需治疗，仅对症处理即可。根据 2009 年美国感染病学会制定的《肺孢子菌病治疗指南》，治疗前需综合评估患者的感染严重程度、人种、是否有糖尿病及器官衰竭等基础疾病等因素。

判断病变严重程度的指标有：①持续发热超过 1 个月；②体重下降超过 10%；③严重盗汗超过 3 周；④肺部病变涉及一侧肺的 50%，或双侧肺都有炎症；⑤严重或持续肺门腺病；⑥抗孢子菌补体结合试验(CF)IgG 滴度达到或超过 1∶16；⑦球孢子菌抗原皮肤试验阴性；⑧无法工作；⑨疾病症状持续超过 2 个月。

判断是否有扩散的危险因素有：①婴儿原发感染；②怀孕期感染，尤其是孕程后 1/3 即将要分娩；③免疫抑制患者，如 HIV/AIDS、器官移植后、接受大剂量肾上腺皮质激素或 TNF 治疗者；④有糖尿病、心肺功能衰竭等慢性疾病患者；⑤估计球孢子菌接种量大；⑥某些人种，如非洲裔、西班牙裔及菲律宾裔等；⑦年龄超过 55 岁。

可口服酮康唑每日 400mg，症状较重、迁延不愈或有播散高危因素患者，可给予两性霉素 B(总量 500～1000mg)加酮康唑治疗，以防播散及慢性化。慢性进行性球孢子菌肺炎，用两性霉素 B 每日 0.5～0.7mg/kg，或隔日 1mg/kg，静脉注射，至病情初步控制，常需 10～12 周，以后减为 1mg/kg，3 次/周，总量≥30mg/kg。脂质体两性霉素 B 用量为每日 2～5mg/kg。酮康唑可以改善症状，但停药后可能复发，一般可每日用 400mg，根据临床反应及毒性反应,逐渐增至 10～20mg/kg,疗程 3～6 个月或更长。粟粒样肺球孢子菌病一经诊断,应立即应用两性霉素 B,剂量快速达到每日 0.4mg/kg 以上,合并脑膜炎患者,需加用鞘内注射。氟康唑亦有一定疗效。对重症、播散型患者,综合治疗有助于改善病情,可用转移因子(TF)等。伊曲康唑 200mg,每日口服两次或三次。每日氟康唑 400～800mg,口服或静脉点滴。肺球孢子空洞持续 6 个月以上,伴有反复咯血、继发感染或高危患者(糖尿病)的症状性空洞,可行外科手术治疗。

此外,泊沙康唑、伏立康唑及卡泊芬净等 3 个新药对难治性患者的临床使用亦有报道。

总的来说,抗菌治疗的疗程至少 6 个月,或者 1 年,甚至更长。取决于症状改善情况、X 线(如 CT)检查结果及 CF 滴度的监测。如有免疫缺陷基础,或有脑膜炎者需终身治疗。

(龚启明　张欣欣)

参考文献

1. Galgiani JN, Ampel NM, Blair JE, *et al*. Coccidioidomycosis. Clin Infect Dis, 2005, 41(9): 1217-1223.
2. Kleiman, MB. Principles and Practices of Pediatric Infectious Disease. In: Long SS, Pickering LJ, Prober CG. *Coccidioides Coccidioides* spp. and *Coccidiodes posadasii* (coccidiodomycosis). Third edition, London: Elsevier Health Scionce, 2008, 1213-1217.
3. Parish JM, Blair JE. Coccidioidomycosis. Mayo Clin Proc, 2008, 83(3): 343-348.
4. Ampel NM. Coccidioidomycosis: a review of recent advances. Clin Chest Med, 2009, 30(2): 241-251.
5. Angelo KM, Nnedu ON. Rare manifestations of coccidioidomycosis. J La State Med Soc, 2013, 165(3): 137-139.
6. Nguyen C, Barker BM, Hoover S, *et al*. Recent advances in our understanding of the environmental, epidemiological, immunological, and clinical dimensions of coccidioidomycosis. Clin Microbiol Rev, 2013, 26(3): 505-525.

第十三节　其他深部真菌病

一、虫霉病

虫霉病(entomophthoramycosis)亦称皮下藻菌病,包括蛙粪霉病及耳霉病。它们组织学上相似,然而临床及真菌学表现均不一样。

(一) 蛙粪霉病

蛙粪霉病(basidiobolomycosis)系由固孢蛙粪霉(*B. haptosporus*)所致的一种慢性炎症性肉芽肿真菌病。蛙粪霉(*B. ranarum*)是腐生菌,不引起人类致病。本菌存在于腐烂植物及许多爬行动物及两栖动物的胃肠道,昆虫亦可称为传播媒介。

本病多见于儿童,感染后表现为逐渐增大的皮下结节,常仅有轻微痒感,无疼痛及压痛,质较硬,活动度好。结节偶可与皮肤粘连,但不与肌肉筋膜粘连,边界清楚。表面皮肤无明显改变,一般无糜烂、破溃(图 21-13-1)。皮下结节逐渐增大后可累及整个面部、颈部、肩臂、四肢等处,一般不涉及局部淋巴结,偶可发生全身感染。

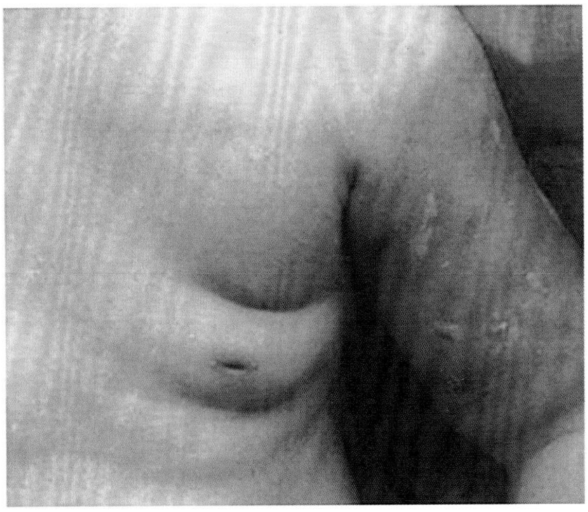

图 21-13-1　蛙粪霉病

患者感染后多为慢性发病过程,一般无全身症状,部分可有发热,很少危及生命。血常规可有白细胞计数及嗜酸性粒细胞增多,白细胞可达 20×10^9/L。病理改变以菌丝周围有嗜伊红细胞鞘为特征,不侵犯血管。根据临床症状及病变外观可疑诊本病,做真菌培养或病理检查进一步证实确诊。蛙粪霉病应与淋巴瘤、肉样瘤或结节性脂膜炎相鉴别,病理组织学检查及病原学检查有利于区别。治疗常用口服 10% 碘化钾每次 10ml,每日 3 次,疗程 1～3 个月,两性霉素 B、伊曲康唑对本病有一定效果,疗程需 8 个月以上。

(二) 耳霉病

耳霉病(conidiobolomycosis)系由耳霉属真菌所致的一种慢性深部真菌感染,主要致病菌有冠状耳霉(*C. coronatus*)及异孢耳霉(*C. incongruus*)。其中冠状耳霉约占 90% 以上。本菌是分布较广泛的昆虫病原真菌,可存在各种植物腐烂组织中,导致昆虫疾病,较少感染人。

耳霉病以热带、亚热带多发,我国在江西、浙江等地有报道发现。本病好发于成年男性，呈慢性病程，临床表现为鼻面部的局限非侵袭性毁容性肿块，肿块无明显疼痛，附近淋巴结无肿大，周边骨质无受累，损害界限清楚，皮肤表面结构完整。耳霉病组织病理呈肉芽肿改变，偶有小片灶状坏死，可在多核巨细胞内见到不规则分支、壁薄的宽菌丝。

治疗首先给予全身抗真菌，待炎症缓解后再考虑手术切除病灶。碘化钾、酮康唑、伊曲康唑、氟康唑、特比萘芬、两性霉素 B 等都对耳霉菌有效，但由于用药时间久，易产生耐药报道，一般建议联合用药。

二、马尔尼菲青霉病

马尔尼菲青霉病（penicilliosis marneffei）系马尔尼菲青霉菌（*Penicillium mameffei*，PM）侵袭人体所致的感染，主要侵犯淋巴结、骨骼、肝、脾及肺等组织。本病主要在东南亚及我国南方流行，是艾滋病患者常见的机会性感染。近年报道有增多趋势。

马尔尼菲青霉菌是双相菌，在自然界以菌丝体形式存在，在组织中则为酵母型。在竹鼠体内发现本菌，但其并非主要传染源。目前认为腐败植物中的孢子经空气传播，感染呼吸道而致病。临床分为局限型及进行性播散型。局限型症状类似于肺结核；而进行性播散性类似急性传染病，出现系统多器官病变，通常发生在免疫功能低下者。

实验室镜检可在巨噬细胞内见圆形及卵圆形有明显横隔的真菌细胞，通常不出芽（图 21-13-2）。因本菌系双相菌，在 25℃培养基中产生红素可溶性色素，而在 37℃脑心浸汁血培养基中呈酵母状。在不同组织中病理表现不同，可无反应或呈现化脓性改变或肉芽肿改变。目前还可通过血清学检查、PCR 分子检查协助诊断。

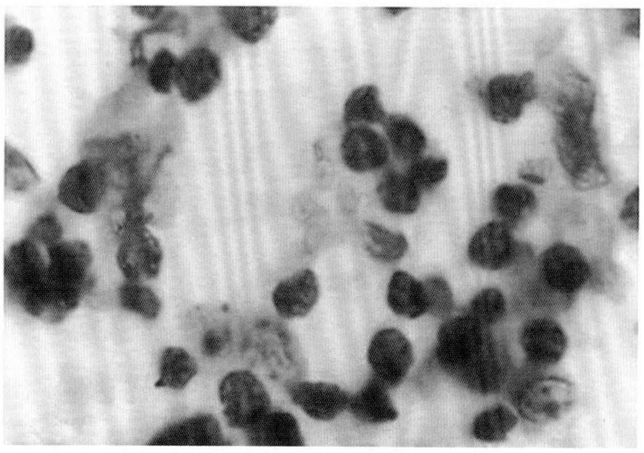

图 21-13-2　马尔尼菲青霉菌 PAS 染色（×1000）

治疗通常使用两性霉素 B、氟胞嘧啶、酮康唑、伊曲康唑及氟康唑等，早治疗，效果好。

三、鼻孢子菌病

鼻孢子菌病（rhinosporidiosis）系一种西伯鼻孢子菌（*Rhinosporidium seeberi*）侵犯鼻黏膜的真菌感染。在斯里兰卡及印度等地多发，我国亦曾有报道。

鼻孢子菌病的传染方式尚未明确，目前认为可能通过污染的水或土壤而传播。本菌入侵人的鼻、眼、耳及喉黏膜后，起初表现为小乳头瘤，然后进展为带蒂瘤，表面有裂隙、呈疣状，其上有黏液瘤性物质，内含灰白色斑点，即大包子囊。病变组织较脆，类似菜花状，易出血。亦可在泪囊、腭垂、耳、外阴、阴道及阴茎等部位发生感染；其中结膜损害开始表现为粉红色乳头状小结节，随后颜色变深并出现分叶（图 21-13-3）；阴茎损害类似尖锐湿疣；直肠及阴道损害有相似的临床表现，可类似于尖锐湿疣或息肉。本病可广泛播散至所有内脏器官。

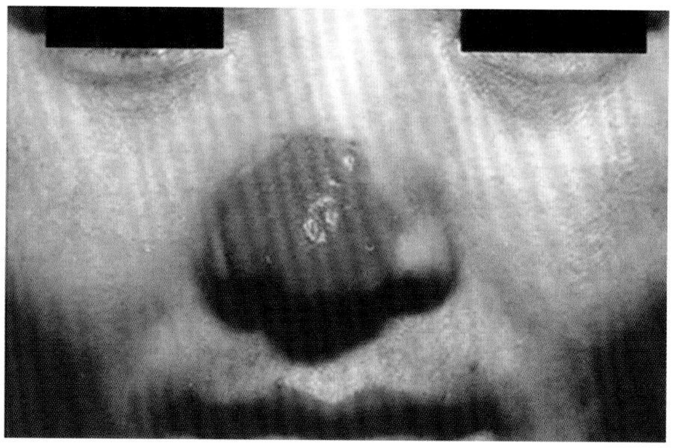

图 21-13-3　鼻孢子菌病

直接镜检可见圆形厚壁孢子囊，直径 50～500μm，囊内含有大量内生孢子，直径约 7～10μm，其中含有 10～16 个颗粒，用糖原及黏蛋白卡红染色，囊壁呈红色。

本病应与纤维血管瘤、鼻硬结病、鳞状乳头瘤、急性感染性息肉、恶性肿瘤、肉芽肿、结核等疾病相鉴别。外科手术切除是最好的治疗方法，药物治疗几乎无效。

四、透明丝孢霉病

透明丝孢霉病（hyalohyphomycosis）系指一类

无色真菌所致的皮肤及系统感染，这类真菌特点是在组织中形成有隔菌丝，然而细胞壁中透明无色素。自 1982 年 Ajello 提出命名以来，目前发现的致病菌有 27 个种属，近 70 个菌种。常见的致病菌有镰刀菌属（*Fusarium* spp.）、赛多孢子菌属（*Scedoporium* spp.）、青霉属（*Penicillium* spp.）、拟青霉属（*Paecilomyces* spp.）、木霉属（*Trichoderma* spp.）、枝顶孢霉属（*Acremonium* spp.）及帚霉属（*Scopulariopsis* spp.）等。

透明丝孢菌广泛分布于土壤、植物及空气中，可通过破损的皮肤感染，导致皮肤肉芽肿、溃疡、结节、坏死及脓肿等；可通过呼吸道吸入导致鼻及肺部感染，出现胸膜炎症状；亦可通过血行播散累及脑、心、肾等多个器官。诊断主要通过病原学检查，由于本病较少见，因此最佳治疗方案尚不确定，通常感染面积小者可手术切除，全身抗真菌治疗包括两性霉素 B 与氟胞嘧啶联合应用，伊曲康唑单用或与氟胞嘧啶联合应用。

（汪茂荣）

参 考 文 献

1. 赵国庆，冉玉平，向耘. 中国大陆马尔尼菲青霉病的临床表现及流行病学特征的系统评价. 中国真菌学杂志，2007，2(2)：68-72.
2. Naggie S, Perfect JR. Molds: hyalohyphomycosis, phaeohyphomycosis, and zygomycosis. Clin Chest Med, 2009, 30(2): 337-353.
3. Mehta V. Cutaneous hyalohyphomycosis in an immunocompetent host. Indian J Dermatol, 2013, 58(5): 411.
4. Bandyopadhyay SN, Das S, Majhi TK, *et al*. Disseminated rhinosporidiosis. J Laryngol Otol, 2013, 127(10): 1020-1024.

第二十二章

原 虫 病

第一节 概 述

原虫病(protozoiasis)系由多种医学原虫所致的一组疾病,广义上还包括无症状的原虫感染。原虫病是寄生虫病中一类十分重要的疾病,在世界卫生组织(WHO)确定的6大热带病中有3种是原虫病,即疟疾、黑热病及锥虫病,其中前两者曾在我国广泛流行,迄今仍在人群中传播。近年来,由于艾滋病(AIDS)的流行,器官移植及肿瘤患者大剂量、长时间使用免疫抑制剂,机会性致病原虫所致的原虫病对人类的危害越来越严重,如弓形虫病、卡氏肺孢子菌病、隐孢子菌病及微孢子菌病。其治疗的总体原则是病原治疗及全身支持治疗、对症治疗并重。

【病原学】

原虫为单细胞真核生物,体积微小而能独立完成生命活动的全部生理功能。在自然界分布广泛,种类繁多,迄今已发现约65 000余种,多数营自生或腐生生活,分布在海洋、土壤、水体及腐败物内。约有近万种为寄生性原虫,生活在动物体内或体表。寄生于人体某个部位,并与医学有关的原虫约40余种,分别属于孢子纲、叶足纲、动鞭纲及毛基裂纲。它们多为寄生型,亦有共栖型(如结肠内阿米巴)或自由生活型(如福氏耐格里阿米巴)。

原虫外形为球形、椭圆形或不规则形,由表膜、胞质及胞核组成。表膜亦称胞膜,作为与宿主或外环境直接接触的界面,可保持虫体的自身稳定性,并可与宿主相互作用。表膜的蛋白质分子中,存在多种抗原、酶类及受体等。抗原虫药与其相关受体结合,有利于发挥杀虫作用。在表膜之外,部分原虫可形成较坚韧的保护性囊壁,称包囊。胞质由均匀基质(内质及外质)、细胞器及内含物组成。细胞器又分为膜质细胞器(如线粒体、高尔基复合体、内质网及溶酶体等)、营养细胞器(如胞口、胞咽及胞肛等)及运动细胞器(如伪足、鞭毛及纤毛等)。后者是原虫分类的重要标志。胞核由核膜、核质、核仁及核染色质组成。上述形态多需经适当染色后,方能在光镜下辨认。辨认原虫的形态特点,特别染色后的胞核形态特点,是原虫病病原学诊断的重要依据。

上述致病性与非致病性原虫,系以其运动细胞器的有无和形态特征分类。孢子纲(*Sporozoa*)原虫以无运动细胞器为特征,如疟原虫、刚地弓形虫、隐孢子虫、卡氏肺孢子虫、肉孢子虫及等孢子虫等。叶足纲(*Lobosea*)原虫以伪足作运动细胞器,如溶组织内阿米巴、多种消化道内阿米巴(哈门内阿米巴、结肠内阿米巴、微小内蜒阿米巴、布氏嗜碘阿米巴与齿龈内阿米巴)和致病性自由生活阿米巴(福氏耐格里阿米巴、澳大利亚耐格里阿米巴)与棘阿米巴属。动鞭纲(*Zoomastigophora*)原虫是以鞭毛作为运动细胞器的,最重要的是利什曼原虫、锥虫、蓝贾第鞭毛虫(以下称贾第虫)及阴道毛滴虫。毛基裂纲(*Kinetofragminophora*)原虫是以纤毛作为运动细胞器的,有结肠小袋纤毛虫。

原虫的生理功能,主要是运动、摄食、代谢、排泄及生殖等。运动包括伪足运动、鞭毛运动及纤毛运动。摄食方法有渗透(被动扩散、易化扩散及主动运输)、胞饮或吞噬等。生殖方式有两种,一是无性生殖,包括二分裂(纵向分裂如贾第虫,横向分裂如结肠小袋纤毛虫)、多分裂(如疟原虫的裂体增殖、鞭毛虫的囊后增殖)与出芽生殖(如弓形虫);另一是有性生殖,表现为接合生殖(如纤毛虫)或配子生殖(如疟原虫)。阿米巴属、贾第属与毛滴虫属等为厌氧原虫。

寄生原虫的生活史,大致可分三型。一是人际传播型,只需一个宿主,故能在人群中直接传播,生活史仅有滋养体阶段(如阴道毛滴虫),或有滋养体、包囊两个阶段(如溶组织内阿米巴、贾第虫)。二是循环传播型,生活史需一种以上脊椎动物作为宿主,如弓形虫以猫为终宿主,以人、鼠或猪为中间宿主。三是虫媒传播型,生活史需吸血昆虫(如白蛉、蚊)完成无性或有性生殖,再传给人或动物,如利什曼原虫、疟原虫。

根据原虫的主要寄生部位,原虫病可大致作如下分类:①肠道原虫病:如贾第虫病(小肠上部)、肉孢子菌病、等孢子球虫病、圆孢子菌病、隐孢子菌病(小肠)、肠阿米巴病、小袋纤毛虫病(结肠)及人芽囊原虫(*Blastocystis hominis*,回盲部)感染等;②血液和组织原虫病:如疟疾(肝细胞、红细胞)、非洲锥虫病(血液、淋巴结)、巴贝虫病(红细胞)、肺孢子菌病(肺泡)、阴道毛滴虫病(泌尿生殖道)、原发性阿米巴性脑膜炎(中枢神经系统)、黑热病(单核-吞噬细胞系统)、弓形虫病(有核细胞、眼)、美洲锥虫病(吞噬细胞、心肌细胞、神经节细胞)、肉孢子菌病(肌肉组织)、皮肤利什曼病(皮肤)及黏膜皮肤利什曼病(黏膜、皮肤)等。

部分原虫可同时或先后多处寄生,如溶组织内阿米巴可先后在肠壁、肝脏等处寄生,上述分类就难以完全概括。

【流行病学】

人类原虫病种类较多,到2012年止,已有40余种。感染率相当高,它们的流行特点各异,因而面临着相当繁重的预防任务。

原虫病的传染源包括患者或带虫者及受感染的多种动物。部分原虫病是人兽共患病,例如黑热病(犬及某些野生动物)、阿米巴病(多种哺乳动物)、弓形虫病(猫、猪、羊、鸟类)、隐孢子菌病(哺乳动物、家禽)、肺孢子菌病(哺乳动物)、肉孢子菌病(猪、牛)及锥虫病(黄牛、多种野生动物)等。

原虫病的传播途径多种多样,部分以吸血昆虫为媒介(如按蚊、白蛉、锥蝽及蜱类,分别传播疟疾、黑热病、美洲锥虫病及巴贝虫病),部分经饮水或食物传播(如肠阿米巴病、贾第虫病、隐孢子菌病及肉孢子菌病等),部分经空气-飞沫传播(如肺孢子菌病),部分经接触传播(如弓形虫病及滴虫病等),部分经鼻腔传播(原发性阿米巴性脑膜炎),亦可经输血传播(如疟疾)、性接触传播(如滴虫病)。

各种原虫病在多种自然因素及社会因素影响下,形成不同的流行特点。疟疾及黑热病等虫媒原虫病受自然条件的影响尤为明显。肠道原虫病与当时当地的经济水平、卫生条件及居民的卫生习惯等有关。饲养宠物可使人的弓形虫病等增多。近年来,由于社会经济发展,生活条件改善,原虫感染率已有降低。

【发病机制】

致病性原虫对宿主的损伤及宿主对原虫抗原性物质的免疫应答,是探讨原虫病发病机制的基础。

原虫侵入宿主机体后,如能战胜宿主防御机能,增殖到一定数量,方能表现为明显损伤,或出现临床症状。可见,原虫数量是一个不可忽视的生物学条件。不仅如此,它继续其生活史,并具有向邻近或远处组织侵蚀及播散的倾向。虫体及其代谢产物可导致机械性(如贾第虫机械性阻止宿主肠黏膜的吸收功能而出现吸收不良;卡氏肺孢子虫黏附肺泡上皮细胞表面,使气体交换功能下降)、化学性(如溶组织内阿米巴的溶组织酶使宿主靶细胞,即肠黏膜上皮细胞溶解坏死)及生物性(如疟原虫破坏宿主红细胞)等损伤。一种原虫可存在多种损伤。损伤性质、特征及程度,与虫种及其毒力、数量及寄生部位等有关。

宿主的免疫状态及其对原虫多种抗原的免疫应答,在发病机制中占有相当重要的地位。部分原虫对健康宿主并不表现出明显致病性,而对免疫低下宿主可导致明显的临床感染过程。人体感染某些原虫后获得的特异性免疫(包括体液免疫及细胞免疫),表现为对同种原虫的再侵袭具有免疫力。然而,宿主体内往往必须继续有低密度同种原虫存在,此种免疫状态方能维持。大多数原虫感染后的免疫,往往不如感染微生物后获得的免疫力牢固,因而常可发生重复感染与再次感染。宿主能清除虫体后自愈,并对再感染具有免疫力者,仅可见于利什曼原虫感染等少数原虫病。

细胞免疫功能明显低下的宿主易罹患某些机会性感染,例如艾滋病患者易并发肺孢子虫肺炎、弓形虫或隐孢子虫感染就是一个典型的例子。宿主体内疟原虫的清除由T淋巴细胞起主要作用。利什曼原虫产生的病变,可能与宿主的细胞免疫应答受抑制有关。宿主对原虫感染亦可导致变态反应,发生一些免疫性病变。如疟原虫破坏红细胞后,可产生抗红细胞IgM抗体,溶解与破坏无疟原虫寄生的红细胞。

如宿主极度营养不良或晚期癌症，或长期应用免疫抑制剂（如肾上腺皮质激素制剂）常可发生致死性原虫感染。

部分原虫侵入宿主后，可逃避宿主的免疫应答。已知逃避免疫攻击的方式有多种，如原虫进入宿主细胞内（如疟原虫进入肝细胞，利什曼原虫、弓形虫进入巨噬细胞）；或其表面抗原变异（如冈比亚锥虫和罗得西亚锥虫的胞膜糖蛋白不断变异）；或效应细胞的抗原脱落（如溶组织内阿米巴、疟原虫的相应抗原脱落，使宿主免疫应答引离虫体）。此外，少数原虫（如利什曼原虫、疟原虫、溶组织内阿米巴）亦能干扰宿主的免疫应答。

总之，在原虫病的发病机制中宿主体内免疫抗虫与免疫原虫逃避并存，免疫保护与免疫损伤同时存在。

宿主在感染某些原虫后，对异种可溶性抗原的免疫应答降低，或受到抑制。如疟原虫感染后，对破伤风毒素、伤寒沙门菌的免疫应答均可降低等。

【诊断】

尽管各种原虫病的临床表现差别甚大，但它们均有各自的发展及演变的规律。如认识与运用得当，可形成合理的临床诊断线索，亦为采取适当的标本进行病原学、免疫血清学诊断提供依据，达到及时确诊的目的。

病原学诊断十分重要。对怀疑原虫病的患者，可分别采取血液（疟原虫及罗得西亚锥虫）、粪便（溶组织内阿米巴、结肠小袋纤毛虫、贾第虫及隐孢子虫）、分泌物（阴道毛滴虫）或骨髓液（利什曼原虫、疟原虫）、脑脊液（耐格里阿米巴）等，再经适当处理及染色后，在光学显微镜下检查相关原虫。需做活组织检查（皮肤利什曼原虫）、角膜刮片（棘阿米巴）进行检查。多次采取标本，可提高阳性率。人工培养原虫者（溶组织内阿米巴的培养）偶有用于病原学诊断者。

由于部分原虫寄生于宿主的实质器官，检查原虫的传统方法阳性率不高，建立对原虫病的免疫血清学诊断技术日益受到重视。近年来，原虫天然抗原的纯化及人工合成抗原的研制成功，已陆续建立了若干敏感性（能查出大多数感染者）及特异性强（应很少有假阴性与交叉反应）的血清学诊断方法，并逐渐有条件地用于临床，证实它们确有一定的诊断价值。如间接荧光抗体试验有助于肝阿米巴病、弓形虫病等的诊断和疟疾的流行病学调查及献血员的筛选；直接凝集试验用于内脏利什曼病的早期诊断；间接血凝试验用于弓形虫病、肝阿米巴病等的诊断；酶联免疫吸附试验（ELISA）用于肝阿米巴病、利什曼病、弓形虫病、贾第虫病及隐孢子菌病的诊断。此外，部分原虫病（如弓形虫病）已建立多种检测循环中特异性抗原与循环免疫复合物的方法，可用于抗体尚未产生时的诊断。近年来，分子杂交技术、多聚酶链反应（PCR）技术及其他分子生物学技术应用于疟疾、弓形虫病与隐孢子菌病等原虫病的诊断，正在评估其实用价值。

【治疗】

总体原则是病原治疗及全身支持治疗、对症治疗并重。当前有两种情况值得关注，其一是尚有若干原虫病（如原发性阿米巴性脑膜炎及隐孢子菌病等）至今在临床上仍无杀病原体的有效药物；其二是部分原虫对原来有效的药物已出现耐药性，如恶性疟原虫对氯喹的耐药性，溶组织内阿米巴对甲硝唑的耐药性，杜诺凡利什曼原虫对五价锑的耐药性。

为控制原虫病，根治患者及原虫携带者是一项非常重要又艰巨的任务，如疟疾的根治，溶组织内阿米巴包囊携带者的治疗。

人兽共患性原虫病涉及感染动物的处理，涉及面广，不易落实。

【预防】

对原虫病的预防，从原则上讲，必须采取综合性措施，但不同原虫病的重点不尽相同。主要措施是治疗与管理传染源、消灭媒介昆虫或防止被它们吸血，改善卫生条件及提高个人卫生水平。由于原虫抗原的复杂性，至今对疫苗的研究尚处于探讨阶段，而药物预防只限于个别原虫病（如疟疾）。

（韩梅芳　宁琴）

参考文献

1. Kushnir S, Cirstea IC, Basiliya L, *et al*. Artificial linear episome-based protein expression system for protozoon *Leishmania tarentolae*. Mol Biochem Parasitol, 2011, 176(2): 69-79.

2. Chandramathi S, Suresh K, Anita ZB, *et al*. Infections of *Blastocystis hominis* and *microsporidia* in cancer patients: are they opportunistic? Trans R Soc Trop Med Hyg, 2012, 106(4):267-269.
3. Religa AA, Waters AP. Sirtuins of parasitic protozoa: in search of function(s). Mol Biochem Parasitol, 2012, 185(2):71-88.
4. Proto WR, Coombs GH, Mottram JC. Cell death in parasitic protozoa: regulated or incidental? Nat Rev Microbiol, 2012, 11(1):58-66.

第二节　阿米巴病

阿米巴病(amebiasis)的定义，从广义上讲系叶足纲多种阿米巴原虫(amoeba)所致的一组原虫病的总称。然而，亦有学者仅把侵袭性溶组织内阿米巴所致的疾病称为阿米巴病。实际上阿米巴病应当包括其他由棘阿米巴属所致的角膜炎、亚急性肉芽肿性脑炎，耐格里属所致的原发性阿米巴性脑膜炎，对此应加以注意。

阿米巴病有广泛的感染谱，从无症状的包囊携带者，到轻重不一的肠阿米巴病(intestinal amebiasis)及表现多样的肠外阿米巴病。其中以肠阿米巴病及阿米巴肝脓肿(amebic liver abscess)最常见，将分别介绍。

Ⅰ　肠阿米巴病

【病原学】

自发现溶组织内阿米巴(*Entamoeba histolytica*)以来，经过长期深入的研究，在20世纪80～90年代发现它有两个种，即侵袭性溶组织内阿米巴及无侵袭性迪斯帕内阿米巴(*E. dispar*)。两个种的形态相似，但生物学及免疫学特点等不同，如后者并不引起宿主体液免疫反应。

过去曾认为全世界人口中约10%感染过溶组织内阿米巴，事实上大部分感染者系由形态学上相似但无致病性的迪斯帕内阿米巴所致。1925年首次提出这2种形态相似阿米巴的存在。然而，直到1978年才通过同工酶新技术分析找到二者存在的证据。结果表明，在高发区无症状患者中，迪斯帕内阿米巴的流行程度是侵袭性溶组织内阿米巴的10倍。迄今在发达国家的流行情况尚不清楚，估计两者的发生率均很低。

近年发现第三种与侵袭性溶组织内阿米巴形态学相同、非致病性的阿米巴新亚种，命名为莫氏内阿米巴，于1941年首次发现，在发达国家及不发达国家均有报道。莫氏内阿米巴通常呈非致病性，最近少许证据证实它在某些肠病中起着一定作用。莫氏内阿米巴的致病机制及流行病学方面尚不清楚。

溶组织内阿米巴有两种形态，即滋养体及包囊。滋养体又分大、小滋养体两个阶段。大滋养体直径20～40μm，内质呈细颗粒状，有细胞核(1个)，未染色时不易看到；外质透明，运动时外质伸出后形成伪足，有定向能力。电镜下，表膜上有许多含肌动蛋白的丝状突起(或称丝状伪足)，它参与对宿主肠壁的侵袭。在无氧条件下生长最佳，并与某些细菌间存在共生现象。它以吞噬组织碎片、红细胞与细菌等为食，从酵解糖原中获取营养。当宿主免疫功能正常，或肠道环境不利于其生存时，大滋养体可变为小滋养体，后者的直径缩减为10～20μm，内外质分界不清，其伪足短小，运动亦迟缓，虽仍以细菌及肠腔内容物为食，但不吞噬红细胞。反之，小滋养体在某种(些)因素影响下可入侵肠壁，并转变为大滋养体。

大滋养体有致病力，能侵袭宿主肠壁并进入肠外组织，故称组织型滋养体；而小滋养体多无致病力，在肠腔营共栖生活，故称肠腔型滋养体。在滋养体随着肠内容物下移过程中，生存环境发生变化，如肠内容物的水分逐渐被吸收等，它停止活动，进而团缩，排出未能消化的食物，并在表膜之外形成囊壁，终成包囊。组织内的滋养体不形成包囊。包囊呈球圆形，直径在10～16μm之间。经碘液染色后呈黄色，外层为一层透明囊壁。胞核分裂两次后成为有4个核的成熟包囊。新宿主误食被成熟包囊污染的食物或饮水后，胃酸未能将其杀灭，在肠腔内破囊而出，并分裂成4个小滋养体，再发育为大滋养体。后者不断以分裂法繁殖并终使宿主获得溶组织内阿米巴感染。可见，它的整个生活史过程仅需一个宿主。若误食被滋养体污染的饮食时，胃酸即将其杀灭，则不会出现感染过程。溶组织内阿米巴的生活史见图22-2-1。

滋养体寄生在人体的结肠肠壁黏膜皱褶或肠腺窝间，亦可经血流、淋巴系统或直接扩展到肠外组织，其中以侵犯肝脏最为常见。

滋养体对外环境的抵抗力弱，半小时即失去运动能力，如混入尿液或常用消毒液即迅速失活。

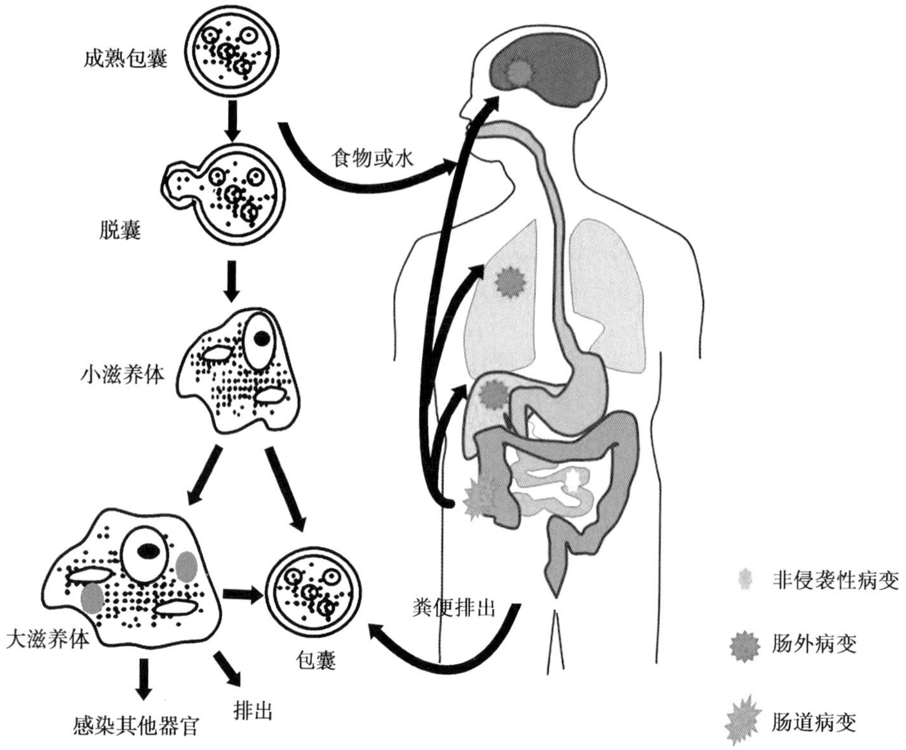

图 22-2-1 溶组织内阿米巴的生活史

而包囊有保护性外壁，其抵抗力颇强，经含氯消毒剂处理过的饮用水中的余氯，对它亦无杀灭作用。在粪便中，包囊可存活 2 周以上；在水体中，如条件适宜可存活 5 周或更长时间，但在体外则不能增殖。手被包囊污染后，存活时间较短，而在指甲缝内的包囊却能存活较长时间。在酱油、醋等调味品中，包囊均不能长期存活。

【流行病学】

一、传染源

人是溶组织内阿米巴的主要宿主。无症状排包囊者、慢性感染者与恢复期患者是本病的传染源。据估计，一位排包囊者，每日可随粪便排出包囊近 5000 万枚。主要是排出大滋养体的急性期患者，不是重要传染源。多种哺乳动物是溶组织内阿米巴的宿主，但其流行病学意义未明。

二、传播途径

主要是通过进食被成熟包囊污染的食品（尤其是生食被包囊污染的蔬菜、瓜果）与饮水传播。污染的人手、蝇类及蜚蠊等可携带原虫。至于滋养体直接侵入皮肤、黏膜传播本病者非常罕见。

三、易感人群

人群普遍易感，孕妇的易感性较高，而 10 岁以下儿童很少表现为有症状的阿米巴病。营养不良、免疫功能低下及男性同性恋者的感染率较高。

病后虽可产生 IgM 型与 IgG 型抗体，却无保护作用，故重复感染较常见。感染后在肠壁上的分泌型 IgA，具有一定的防止复发的作用。

四、流行特征

全球均见本病流行，而热带及亚热带地区为高发区，其中有部分地方性流行区。农村患者通常比城市多。夏秋季发病者较多。多呈散发性。影响发病率的因素有：社会经济状况不良、公共卫生设施差，粪便无害化处理未全面落实，公用水体被粪便污染以及个人卫生习惯不佳等。流动人群发病率较高，旅游者易患病。

【发病机制】

包囊进入宿主消化道后，随肠管蠕动下移至小肠下部，多在胰蛋白酶作用下脱囊，未成熟滋养体边摄食边发育，边下移至回盲部等处“定居”，一旦侵犯肠壁组织即可大量繁殖，并导致病变。

从原虫方面看，除伪足定向活动的机械性作用外，它对肠上皮细胞的接触、黏附、溶解、吞噬及降解等连续性损伤过程，是形成病理变化的基本原因。这涉及滋养体分泌的多种毒性蛋白质，包括介导与肠道上皮细胞黏附的植物血凝素、溶解宿主细胞的多肽——成孔肽（pore-forming peptide）及降解宿主组织的几种分泌性蛋白酶等。这是一系列的病理生理过程。首先表现为宿主靶细胞表膜的完整性受损，胞质及胞内小分子物质向外渗漏，最终是靶细胞坏死。据观察，靶细胞被大滋养体黏附后，大约20分钟左右死亡。胞外支架组织亦在多种酶（如胶原酶、透明质酸酶与蛋白水解酶）影响下崩塌。在此基础上，为滋养体入侵肠道组织创造条件。

从宿主方面看，感染者的全身状况（贫血、营养不良），尤其是胃肠道状况（有无黏膜损伤、肠功能紊乱、感染，尤其是慢性肠道细菌性感染等），均对溶组织内阿米巴是否侵入肠壁有不可忽视的影响。

【病理改变】

肠阿米巴病的基本病变是肠壁组织的溶解性坏死。然而，病变的发展呈渐进性，坏死与愈合常同时存在。

在急性期，肠壁先有浅表的黏膜糜烂灶散在，后发展为所谓"口小底大"的烧瓶样溃疡，呈圆形或椭圆形，溃疡边缘稍有隆起、不整齐，其基底已抵达黏膜肌层。溃疡内充满棕黄色坏死物质，内含细胞碎片及黏液。溃疡间的肠黏膜外观多正常，在肠黏膜下各溃疡却可有窦道相通。若病变较广泛，则可见肠黏膜大片坏死脱落。病变周围部分常有较多滋养体。溃疡病灶如涉及血管管壁，则可发生肠出血。溃疡过深时则穿越肌层，甚至穿破浆膜层，不过很少发生急性肠穿孔。

病灶如伴有细菌性感染，则出现急性炎症反应。随着病程迁延，溃疡底部出现肉芽组织，其周围纤维组织增生，最终可使肠壁增厚，肠腔变窄。如结缔组织反应过于强烈，出现的肉芽肿组织可呈瘤样增生，称"阿米巴瘤"（ameboma）。上述病变多见于回盲部与升结肠，直肠与乙状结肠亦常有病变，结肠的其他部位亦可累及。

【临床表现】

潜伏期大多在2～3周之间，亦有更长（几个月）或较短（4～5日）者。侵袭性肠道病变可能发生在初次感染后几日甚至几年，以腹痛及血性腹泻为特点。亦可出现水样或黏液腹泻，便秘及里急后重的症状。滋养体可侵袭肠黏膜下层，形成所谓的烧瓶样溃疡。多累及右侧结肠。严重的阿米巴结肠炎会出现大量血性腹泻，弥漫性腹痛及发热。大面积的暴发型坏死性结肠炎是阿米巴肠病最严重的形式，往往呈致死性。易出现暴发型坏死性结肠炎患者包括儿童，老人，怀孕或接受激素治疗的患者。感染HIV的患者亦存在重症化的危险。阿米巴肠病的并发症包括肠道狭窄、直肠阴道瘘、阿米巴肉芽肿、肠梗阻、肛周皮肤溃疡、中毒性巨结肠、肠穿孔、腹膜炎及休克等。慢性阿米巴肠病患者往往出现多年的间歇性腹痛，腹泻及体重减轻。

一、无症状型

感染者往往从粪便检出包囊后认定。并无确切临床表现，肠镜检查偶有轻微的肠壁病变。此型患者大多携带迪斯帕内阿米巴，仅部分携带溶组织内阿米巴，后者在条件适宜时最终易导致侵袭性病变，出现有临床症状的肠阿米巴病，甚至是肠外阿米巴病。

二、普通型

由于病变涉及范围与程度不一，以及病程长短不等，临床表现差别甚大。典型表现为阿米巴痢疾（amebic dysentery）。缓慢起病，每日腹泻数次至10余次不等，伴腹部不适、胀气、腹痛及肠鸣。里急后重较少见。大便多呈血性黏液样，唯血色较暗，量中等，可有腥臭味。回盲部与升结肠处常有轻度压痛。患者多不发热、中毒症状轻微，亦很少有恶心、呕吐及明显失水表现。轻者仅偶有便次稍多，大便呈稀水样，或偶有黏液及带少许血液的黏液便。腹部亦可无确切的压痛区。易慢性化是本型的临床特点。

三、暴发型

本型病情严重，多见于营养不良、老年人及孕妇，某些慢性疾病或应用免疫抑制剂者。往往是突然起病，便次多，呈黏液血便或血水样便，排便前伴有下腹部剧痛，亦可有里急后重。全身情况亦严重，有持续高热。常因失水而出现虚脱。体检时可发现明显腹胀，全腹广泛压痛，肠鸣音减少。肝脏肿大亦常见，亦可有触痛。可并发肠出血，偶有肠穿孔。若诊治不力，可于 1～2 周死亡。

上述三型中，以无症状型最多见，暴发型最少见。

四、慢性型

本型往往是普通型未能得到正确、彻底治疗迁延不愈的结果。临床特点是反复发作，其间歇期有长（数月至数年）有短（数周）。表现为腹泻与便秘交替出现。粪便性状特点与普通型无明显差别，唯有恶臭者更多。发作前可能有某种诱因，如紧张、疼痛、饮酒、饮食不当或受凉等。病程长者，有体重下降、营养不良、贫血、低蛋白血症及维生素缺乏等，亦有继发菌群失调者。

【并发症】

一、肠道并发症

（一）阑尾炎

急性阿米巴性阑尾炎往往伴有化脓性细菌感染，而慢性阿米巴性阑尾炎的表现类似慢性细菌性阑尾炎。

（二）肠出血

肠出血可表现为急性大出血（病变侵及肠壁较粗血管，或病变广泛，多个小血管渗血），亦有表现慢性出血者。

（三）肠穿孔

急性肠穿孔常引起弥漫性腹膜炎，但很少见。慢性肠穿孔多局限为脓肿，或形成内瘘（如直肠-膀胱瘘、直肠-结肠瘘）。

（四）阿米巴瘤

阿米巴瘤多见于盲肠，亦见于乙状结肠及降结肠。它并无特殊性临床表现。瘤体过大者，下腹部可扪及包块，亦可导致肠梗阻。易误为肠道肿瘤。

此外，尚有中毒性巨结肠等。

二、肠外并发症

滋养体可由肠壁病变经血流或淋巴系统迁徙至远处器官，或直接蔓延至邻近器官，而发生多种肠外并发症，最常见的是由肠道经门静脉向肝脏播散，以阿米巴肝脓肿最重要，由于肝右叶接收了来自右结肠大部分的静脉血，因此肝右叶被播散的几率是肝左叶的 4 倍。阿米巴肝脓肿在不同性别年龄均可出现，在 20～40 岁的成人最常见。肝脓肿可能在病原暴露后几年或免疫抑制时出现。滋养体亦可累及肺、胸膜、心包及脑部，亦有直接蔓延至腹腔、泌尿生殖系统、会阴部及邻近皮肤者。

【实验室检查】

一、粪便检查

（一）粪常规检查

肉眼观察时，典型患者的粪便呈暗红色果酱样，粪质中混有血液及黏液，味腥臭。加生理盐水涂片后镜检，可见大量成团的红细胞、少量的白细胞及夏科-雷登结晶（Charcot-Leyden crystals）。镜下见有活动的、吞噬红细胞的滋养体，鉴定是溶组织内阿米巴，具有确诊价值。并注意与哈门内阿米巴（*E. hartmanni*）及结肠内阿米巴（*E. coli*）相鉴别。为此，多次留取新鲜的含有异常成分的粪便，则可提高滋养体与包囊的检出率。

（二）包囊浓集法

适用于基本上是成形粪便的慢性患者，粪便直接涂片未能找到包囊者。粪便以硫酸锌浮聚法或汞碘醛离心沉淀法浓集后涂片再用碘液染后镜检。包囊呈黄色，易于辨认。

二、肠镜检查

目前多选用电子肠镜进行肠镜检查。部分患者可观察到结肠病变，即有大小不一的溃疡散在，特点是溃疡边缘整齐，中心区有渗出，其周围有红晕围绕。诸溃疡之间的黏膜正常，取溃疡边缘部分涂片及活检，较易发现滋养体。结肠镜能发现多种肠道病变表现，从轻度的大肠溃疡到弥漫性的黏膜溃疡、出血，结肠狭窄及阿米巴脓肿。这些表现与炎症性肠病相似，因此需要组织病理学及实验室检查结果来鉴别诊断。有严重腹膜炎，重度脱水及休克征兆的患者结肠镜检属禁忌。

三、血清学检查

溶组织内阿米巴感染者，病程 1 周以上即可检出抗体（用对流免疫电泳或酶联免疫吸附试验等），而迪斯帕内阿米巴“感染”者（排包囊者）血清抗体检查阴性。至于血凝抑制试验检测抗体，阳性结果持续时间颇长，可达数月至数年，只有在非流行区方有临床价值；而在流行区，此抗体阴性者即可排除侵袭性溶组织内阿米巴感染的诊断。

四、分子生物学检查

诊断溶组织内阿米巴敏感性及特异性最高的是 DNA 定性及定量检测。主要方法包括 PCR 及实时 PCR 定量方法。目前该方法主要用于实验室研究。

至于阿米巴培养，已有多种可供选用的培养基，但目前只限于某种目的或需要的条件下采用，而不做临床常规检查手段。

【诊断】

由于肠阿米巴病缺乏特殊症状与体征，对起病缓慢、全身中毒症状较轻、便次不多的腹泻患者，病情有反复发作倾向时应想到本病。经验证明，对病因未明确的腹泻或有慢性消化道症状的患者，按急性细菌性痢疾治疗疗效不满意，或按慢性细菌性痢疾治疗久治不愈者，均应考虑本病。

首先应多次从粪便或肠壁组织病变处取肠内容物检查病原虫，有时应藉助肠镜取适当标本寻找滋养体。必要时，可做血清学检查。对病原学检查未能解决诊断问题，而临床上又不能排除本病者，可选用抗阿米巴药做诊断性治疗。

【鉴别诊断】

对慢性腹泻为主要表现者，需与细菌性痢疾（表 22-2-1）、血吸虫病、慢性非特异性溃疡性结肠炎、小袋虫病及旋毛虫病等鉴别。以非痢疾症状为主者，需与溃疡性肠结核、结肠癌、Crohn 病等鉴别。无腹泻者，易误诊为应激性肠综合征、憩室炎及局限性肠炎等，应注意鉴别诊断。

表 22-2-1　阿米巴痢疾与细菌性痢疾的鉴别

鉴别要点	阿米巴痢疾	细菌性痢疾
流行病学	常散发	可流行
全身症状	轻，多无发热	较重
腹痛、腹泻	轻、每日泻数次或十数次	较重、频数
里急后重	轻	明显
压痛部位	右下腹为主	左下腹为主
粪便肉眼观	粪质多、恶臭、暗红色果酱样	粪质少、黏液脓血便、血色鲜红
粪便镜检	红细胞黏集成串，间有脓细胞，有滋养体、包囊，夏科-雷登结晶	成堆脓细胞，红细胞分散，有巨噬细胞
粪便培养	溶组织内阿米巴滋养体	痢疾志贺菌
肠镜检查	散在溃疡，边缘隆起、充血，溃疡间黏膜正常	肠黏膜弥漫性充血、水肿，浅表溃疡

血吸虫病与肠阿米巴病不易鉴别，如二者并存，颇易漏掉某一个。前者往往有肝、脾大，嗜酸性粒细胞增加，粪便孵化出毛蚴，或肠镜检查到虫卵；后者无脾大，嗜酸性粒细胞不增加，需从粪便或肠镜检查采取标本寻找阿米巴滋养体或包囊。

溃疡性肠结核患者有发热、盗汗及体重下降等全身症状，往往有腹泻与便秘交替史，多有肺结核病史。粪便多系稀糊样，带黏液而少脓血。胸部与胃肠道的影像学检查有助于诊断，肠镜检查亦可帮助鉴别。

当结肠癌的癌肿组织坏死后常形成溃疡，可表现为痢疾样大便，临床表现与肠阿米巴病十分相似。若怀疑有结肠癌，直肠指诊、直肠镜检对左侧结肠癌的诊断有帮助。若不能排除右侧结肠癌，要仔细询问病史，有无排便不畅感，有无进行性贫血、不规则发热、体重下降等，检查局部有无可疑肿块，并及时做纤维肠镜检查以明确诊断（表 22-2-2）。

【治疗】

一、基础治疗

肠道隔离至临床症状消失，且粪检连续 3 次（隔日 1 次）找不到包囊为止。宜用流质或少渣饮食。有液体丢失、电解质失衡及维生素等缺乏时，应酌情处理。

表 22-2-2 阿米巴瘤与结肠癌的鉴别要点

	阿米巴瘤	结肠癌
好发部位	多见于回盲部,亦见于乙状结肠与降结肠	多见于乙状结肠
病变范围	往往累及较长的一段结肠,病变部位与健康部位间呈渐进性	多仅累及较短一段结肠,病变部位与健康部位之间往往呈突变性
肿物数目	可表现为多发性	常表现为单发性
肠梗阻特点	多为不完全肠梗阻,较少出现梗阻性肠绞痛	可为完全性肠梗阻,梗阻性肠绞痛较常见
钡剂灌肠	病变部位有锯齿状阴影,常可见到钡剂通过障碍	病变部位有充盈缺损
肠阿米巴史	不一定有,如有相关病史可成为诊断线索	无相关病史
粪便检查	可找到溶组织内阿米巴	常有红细胞甚至血性便
抗阿米巴治疗	肿块能显著缩小或消匿	无变化

二、病原治疗

对经鉴定为溶组织内阿米巴所致的感染,无论有无症状,均应接受病原治疗。当鉴定为携带迪斯帕内阿米巴者,不必进行抗阿米巴治疗。对无症状的排包囊者,在未对虫种做出特异性鉴定前,匆忙给予病原治疗。对暂时难以鉴定虫种者,如病情较典型或较重者,可做试验性治疗。

目前,已有的多种抗阿米巴病药,可分为以下三类:①抗肠腔内及组织内阿米巴药物,包括甲硝唑(metronidaze)、替硝唑(tindazole)及哌硝噻唑(piperanitrozole)等;②抗组织内阿米巴病药物,包括依米丁(emetine,吐根硷)、去氢依米丁(dehydroemetine,去氢吐根硷)及氯喹(chloroguine)等;③抗肠腔内阿米巴病药物,包括喹碘方(chiniofon,药特灵)、双碘喹啉(diodoquin)、二氯尼特(diloxanide,安特酰胺糠酸酯)及卡巴胂(carbarson)等,巴龙霉素(paromomycin)与鸦胆子、白头翁、大蒜等对肠腔内阿米巴滋养体亦有杀灭作用。临床实践表明,多数情况下,需要多药同时或先后应用,方能彻底根治。

(一)对无症状包囊排出者,可选下列方案之一进行治疗

1. 二氯尼特　本品是目前最有效的杀包囊药,能直接杀灭肠腔中的包囊,故为首选药。用法为每次0.5g,每8小时1次,连用10日为1疗程。儿童每日20mg/kg,分3次服,疗程与成人同。不良反应轻,腹胀等较常见。

2. 巴龙霉素　本品不仅能抑制肠内菌群的正常繁殖,还对肠腔中的原虫有接触杀灭作用。用法为每日25~30mg/kg,分3次服,7~10日为1疗程。口服极少吸收,不良反应轻微。

3. 四环素类　此类药物已很少选用。本品主要是通过抑制肠道共生菌,影响原虫生长繁殖。对合并肠道细菌感染者疗效尤佳。每日1g,分4次服,连用10~15日为1疗程。

4. 卤化喹啉类　典型代表为双碘喹啉,用法为每次650mg,每日3次,14~21日为1疗程。间隔2~3周后可给第2个疗程。本品能直接抗溶组织内阿米巴,可发挥清除肠腔内包囊的作用。本品口服后很少吸收,故不良反应低。亦可用喹碘方替代双碘喹啉,每次0.5~1.0g,每日3次,8~10日为1疗程。

(二)普通型的治疗

1. 甲硝唑　本品的优点是广泛分布体内各组织,对肠腔内及组织内滋养体均有强大杀灭作用。用法如下:①每次0.4~0.6g,每日3次,5~10日为1疗程;②每次2.4g,每日1次,连用2~3日。可口服,亦可静滴。儿童用量为每日50mg/kg,疗程与成人相似。考虑到甲硝唑口服后吸收完全,在肠腔内浓度偏低,宜加用二氯尼特(或巴龙霉素),量同前。本品不良反应轻,且与剂量相关,有食欲减退、恶心、口腔金属味,以及神经系统反应如头痛、眩晕等。本品可透过胎盘,可从乳汁排泄,由于在动物实验中有致畸,故妊娠早期与哺乳期应避免使用。

2. 依米丁加二氯尼特(或巴龙霉素)　本品针对不能耐受甲硝唑者的治疗。依米丁是目前作用最强,效果最快的杀阿米巴药。用量为每日

1.0mg/kg，最高日剂量不应超过90mg，分2次深部肌注，6日为1疗程。本品毒性大，有心、肾及肌肉疾病者忌用。主要毒性反应有恶心、呕吐、腹泻、腹绞痛、无力、肌痛、心动过速、低血压、心前区疼痛及心电图异常等。用药期间，应加强监护与临床观察。有鉴于此，本品尽量不用于孕妇与儿童。如确需重复使用，至少要间隔6周。它能杀灭肠壁内滋养体，但对肠腔内包囊无效。急性肠阿米巴病接受此药治疗后，虽可迅速控制症状，但50%左右易复发或转为慢性。依米丁对慢性肠阿米巴病与无症状携带包囊者基本无效。二氯尼特用于肃清肠腔内包囊。

3. 其他药物　替硝唑与甲硝唑相似，口服易吸收，半衰期长（分别为13小时及8小时）。2g，每日1次，3～5日为1疗程，疗效不亚于甲硝唑。塞克硝唑（seconidzole）亦名甲硝唑丙醇，亦为5-硝基咪唑类药物，半衰期更长（19～20小时）。1.5～2.0g，每日1次，3～5日为1疗程。

去氢依米丁的优点是蓄积性、毒性均比依米丁低（其原因与心肌内浓度低有关）。用量为每日1.25mg/kg，皮下注射，3～10日。主要用于甲硝唑疗效不佳的患者。

卡巴胂仅用于轻型患者，或在用甲硝唑后应用，以提高根治率。用法为0.25g，每日2～3次，10日为1疗程。

氯喹的肠壁组织内浓度低，不适用治疗肠阿米巴病。

（三）暴发型的治疗

用甲硝唑加二氯尼特治疗，用法见前。

【预后】

肠阿米巴病的预后，与是否得到合理治疗有关。多数患者预后良好。如并发肠外阿米巴病，又未能得到正确诊断与治疗，则影响预后。复发往往与治疗不充分有关。然而，重复感染不易与复发相区别。

【预防】

对排包囊者，不应从事与饮食有关的工作，亦不宜在公共供水系统有关部门工作；有条件社区，可定期对包囊携带者及感染者进行抗病原治疗。避免食用可能被污染的食物与饮水，生食的蔬菜最好先用沸水浸烫。

Ⅱ　阿米巴肝脓肿

【发病机制与病理改变】

阿米巴肝脓肿（amebic liver abscess）与肠阿米巴病有密切关系，是寄生于肠壁的滋养体经过一种或多种途径侵入肝脏的结果。主要途径是血流，其他途径可经肠壁直接扩散至肝脏及经淋巴系统，并最终经门静脉系统进入肝脏。

进入肝脏的滋养体，仅少数能在肝内存活并繁殖，多数在肝内被Kupffer细胞等消灭。滋养体的损害过程从轻微的炎症反应开始，加之原虫在门静脉分支内形成栓塞及原虫的溶解肝细胞作用等，共同导致局灶性坏死，最终出现“脓肿”。在脓肿中央为坏死区，脓液呈巧克力酱样外观，镜下可见已溶解与坏死的肝细胞、残余组织、脂肪、红细胞、白细胞及夏科-雷登结晶，在脓肿周边的病变组织中，可观察到滋养体。诸脓肿之间为正常肝组织。经过一段时间后，脓腔出现由结缔组织形成的壁。慢性脓肿极易发生继发性细菌感染，曾分离到大肠埃希菌、变形杆菌、产气肠杆菌、产碱杆菌、葡萄球菌及肠球菌等。细菌感染后的脓液多呈黄色或黄绿色，有臭味，镜下的脓细胞、白细胞明显增多。脓肿穿破后，发生细菌感染的机会增加。

脓肿增大后，肝脏亦会相应肿大。肝脏被阿米巴滋养体侵入后可出现明显的组织破坏，并伴有中性粒细胞浸润，细胞坏死，微小脓肿形成进而融合成大脓肿。大部分65%～75%的患者仅有单个脓肿；然而少部分患者会出现多个脓肿。脓肿由软的，坏死的黄棕色碎片组成，像“果酱”。阿米巴原虫很少在抽出物里发现，因为它们一般在脓肿的外周部位。脓肿可逐渐扩大，并向邻近组织或器官穿破而出现相应症状与体征。

脓肿多在肝脏右叶的顶部，此与肠阿米巴病病变多在升结肠、病变处的滋养体随着肠系膜上静脉进入肝脏右叶有关。

【临床表现】

本病的临床表现具有多样化的特点，与病程长短、脓肿部位及大小等有关，亦与是否接受病原治疗、治疗迟早及有无并发症等相当密切的关系。

阿米巴肝脓肿发展隐匿，主要表现如下：

一、发热

早期均有发热、多为39℃左右的持续发热，可伴有畏寒及盗汗等。热型多不规则，接受过退热药、肾上腺皮质激素者尤其如此。热程有长有短。脓肿形成后，可无发热，或仅有低热。若合并细菌感染，或脓腔穿破至邻近部位，可出现40℃以上的高热。

二、疼痛

疼痛多局限于右上腹，亦可在剑突下、左上腹或右腰部疼痛；还可向右肩，右腋部或后背部放射。疼痛常为持续性，亦有呈阵发性者。疼痛感轻重不一，亦有自觉仅感沉重或闷胀者。往往在咳嗽、深呼吸或卧于健侧时，出现疼痛加剧现象。疼痛与脓肿部位，距离肝包膜的远近、病变发展速度与病变范围等有关，患者的反应差异亦影响到疼痛的特点。

三、肝脏大

大多患者有进行性肝脏大，但其程度不一。当脓肿浅表时，可在右侧腋下线下部肋间隙触到最显著的压痛点（Ludlow征），亦可见局部隆起现象。肝区叩击痛较明显。

四、其他表现

可有消化道症状，如恶心、呕吐、食欲较差或消化不良、腹胀等。右上腹部可有腹膜炎的征象，如全腹肌紧张、压痛及反跳痛，肠鸣音减少或消失。偶有肝细胞性黄疸。

有学者将肝脓肿分为急性期与慢性期。急性期起病较急，发热往往高于40℃，上腹痛明显，白细胞总数与中性粒细胞增加显著，全身状况较好；慢性期起病较缓，发热较低，白细胞总数与中性粒细胞多在正常范围或轻度增加。急性期1个月至数个月后转为慢性期。患者往往有营养不良、体重下降、贫血及低白蛋白血症等全身表现。

如肝脓肿靠近膈面，可有少量右侧胸腔积液；如脓肿穿破至右肺，可出现肝-肺相通性脓肿，或肝-支气管瘘。如炎症蔓延至肾周围，可出现肾周脓肿的表现。

【并发症】

阿米巴肝脓肿的并发症，一是脓肿继发性感染；另一是脓肿向邻近组织穿破，如穿破膈肌形成脓胸与肺脓肿，破至支气管形成胸膜-肺-支气管瘘，穿破至心包形成心包炎，穿破至腹腔形成腹膜炎，亦可穿破至胃及大肠，右侧肾盂及胆总管，偶可穿破至下腔静脉等处。

【实验室检查】

一、病原学检查

可参考肠阿米巴病，但粪便检查、肠镜检查的阳性率均较低。血清学检查诊断价值有限。肝穿刺抽脓既是诊断手段，亦是治疗方法。典型脓液黏稠，呈棕褐色，无特殊气味。脓液中可找到夏科-雷登结晶。在最后抽出脓液中，可发现滋养体。脓汁原虫培养，可提高滋养体的阳性率。

二、特殊检查

（一）放射学检查

胸部X线透视与摄片时，如脓肿近膈面，可能见到有包块状阴影，自横膈向肺下野局限性隆起，右侧横膈升高，其活动度受限，甚至固定。

（二）超声波检查

肝区可见液性暗区。超声与CT检查能测出病变大小、数目、位置，判断囊性病变还是实质性病变。

（三）核素显像

放射性核素检查可发现肝内有分布不规则的稀疏区或缺损区，但不能定性。

【诊断与鉴别诊断】

阿米巴肝脓肿的临床表现，可归纳如下：①感染导致的全身症状（发热、大汗）与白细胞总数及中性粒细胞增加；②肝脏方面的表现（肝脏肿大、疼痛，肝区压痛及叩击痛）；③有痢疾史或腹泻史；④影像学检查可显示肝脏有占位性病变；⑤特征性的肝穿刺引流液。

阿米巴肝脓肿有时需与以下诸病鉴别。

一、细菌性肝脓肿

本病与阿米巴肝脓肿的鉴别见表22-2-3。

二、原发性肝癌

本病与阿米巴肝脓肿的临床表现相似，应注意鉴别。肝癌往往有肝硬化的基础，肝脏质地较

表 22-2-3　阿米巴肝脓肿与细菌性肝脓肿的鉴别

	阿米巴肝脓肿	细菌性肝脓肿
既往病史	有肠阿米巴病史	有菌血症史或腹部化脓性疾病史
临床特点	起病较慢,全身中毒症状不重	起病急,高热、全身中毒症状显著
肝脏	以单个大型脓肿为主,可有局部隆起,肝脏肿大显著	以多个小型为主,多无局部隆起,肝脏肿大不显著
白细胞总数	呈轻、中度增加	多呈显著增加
血液细菌培养	阴性	阳性
肝穿刺	脓量多,呈巧克力色	脓量少,呈黄白色
治疗	甲硝唑、氯喹治疗有效	敏感的抗菌药物有效
预后	较好(相对而言)	易复发

硬,亦可在肝区触到结节。肝脏的影像学检查、放射性核素扫描,血清甲胎蛋白定量试验及抗阿米巴药物的试验性应用等,均有助于二者鉴别。

三、急性血吸虫病

在血吸虫病流行区,有将阿米巴肝脓肿误诊为急性血吸虫病者。原因是两病均有持续发热、腹泻及肝脏肿大等,然而,急性血吸虫病常有脾脏肿大,外周血嗜酸性粒细胞显著增多等表现,粪便检查有无溶组织内阿米巴滋养体包囊、血吸虫卵,或孵化毛蚴,有助于鉴别。

四、肝包虫病

二病均有肝脏肿大。但肝包虫病很少有持续发热、肝区疼痛,CT 检查如发现肝脏内大小不等的圆形或椭圆形低密度影,其边缘部分显示大小不等的车轮状囊肿影,更应多考虑肝包虫病,可做适当的血清学试验以明确诊断。

【治疗】

一、病原治疗

(一) 甲硝唑加二氯尼特(或巴龙霉素)

甲硝唑 800mg,每日 3 次,7 ~ 10 日,投药 72 小时后病情缓解,发热在 6 ~ 9 日内消退,而脓腔缩小约需 4 个月左右。替硝唑用于替代甲硝唑,最好与氯喹交替应用以巩固疗效。继用二氯尼特(或巴龙霉素)以利根除复发。诸药的日用量可参见肠阿米巴病。

(二) 依米丁加二氯尼特(或巴龙霉素)

依米丁每日 1.0 ~ 1.5mg/kg,疗程 5 日。优点是肝内浓度高。二氯尼特、巴龙霉素用量同前。用于甲硝唑疗效不满意者。

(三) 氯喹

本品基质 600mg,每日 1 次,连用 2 日,继而 300mg,每日 1 次,2 ~ 3 周。本品的肝内浓度比血浆浓度高几百倍,缺点是复发率较高。

(四) 哌硝噻唑

亦可选用本品,其优点是黄疸消退与肝脏回缩迅速。

二、肝穿刺引流

在抗阿米巴治疗 5 ~ 7 日后,如临床表现无明显改善或脓肿局部隆起明显,有穿破危险者,应适时做穿刺引流。引流部位与脓肿位置有关,通常选用局部隆起或压痛明显处。每次穿刺时,应尽量抽净脓液。若脓液量较多,在 200 ~ 300ml 以上者,3 ~ 5 日后可重复抽吸。穿刺引流有利于脓腔缩小及康复。超声检查有助于穿刺定位与判定脓腔回缩情况。

三、手术治疗

手术治疗的主要适应证有:①病原治疗失败;②穿刺引流无改善;③脓肿已破入腹腔或邻近器官;④脓肿位置特殊(在肝左叶、或贴近肝门、大血管,或离体表过深),无法穿刺引流或穿刺易伤及邻近器官;⑤多发性肝脓肿或脓肿继发细菌感染及药物治疗失败者。

【预后】

阿米巴肝脓肿的预后,取决于确诊的早晚与

治疗措施的是否得当。患者全身情况较差或有严重并发症的预后较差。

Ⅲ 原发性阿米巴性脑膜脑炎

原发性阿米巴性脑膜脑炎(primary amebic meningoencephalitis, PAM)系福氏耐格里阿米巴(*Naegleria fowleri*)所致的中枢神经系统感染。1967年报道全球首例,1979年报道国内首例。它以起病急、进展快与预后差而备受关注。虽散见于世界各地,但发病者尚少。

【病原学】

福氏耐格里阿米巴是一种自由生活的阿米巴(free-living ameba),在自然界广泛存在,见于土壤、水体(淡水、微咸水与天然温泉)及空气中。供水系统如同时有军团病杆菌污染,有利于其存活。

滋养体为椭圆形,大小约为22μm×27μm,有伪足。胞浆有颗粒,在其核仁与核膜间,有圆而厚的透明圈。以细菌为食料。二分裂方式繁殖,喜温暖,45℃时仍能生长良好。它在<37℃条件下,可转变为鞭毛型,有2~4根鞭毛,运动活泼,48小时后又能恢复到滋养体型,为其重要特征。包囊直径7~10μm,囊壁光滑,呈圆形。在人体组织中尚未发现过包囊。

【流行病学】

本病主要是直接接触传播,人往往是在接触污水(如游泳、嬉水)过程中受染。在干旱多风地区,曾有吸入包囊后发病者。

本病多见于夏秋季。易侵犯少年与青年。

【发病机制与病理改变】

原虫侵入人体破损鼻黏膜后,先在局部增殖,穿过黏膜经颅底筛板扩散至大、小脑各部位,再扩散至脉络丛,最终抵达蛛网膜下腔。此原虫能分泌溶组织酶,以及其胞饮作用而引起宿主的病变。

本病以化脓性脑膜炎及出血、坏死性脑炎为特点。小血管周围炎广泛存在,尤以皮质表层及基底部最常见,病变处可见到大量滋养体。

【临床表现】

本病出现临床症状者只是少数,多数为亚临床型感染。潜伏期5~8日(波动在2~15日之间)。起病急。前驱期可能有鼻塞、流涕与咽痛。随后患者有头痛及低热、并逐渐加重,出现剧烈头痛、呕吐与高热。每伴有味觉、嗅觉功能减退。颈项强直,凯尔尼格征与布鲁斯基征阳性。1~2日后,在前述表现的基础上,出现嗜睡、谵妄、局部性或全身性惊厥,甚至癫痫发作,精神错乱。3~5日后,患者转变为瘫痪与昏迷,或出现定位体征。起病4~6日后死于呼吸衰竭与心力衰竭。

【实验室检查】

一、血常规及脑脊液检查

白细胞总数与中性粒细胞增加,中性粒细胞核左移。脑脊液外观可为脓性或脓血性,细胞数在(100~2000)×10^6/L之间,以中性粒细胞为主,蛋白增加,可达1.26~6.50g/L,葡萄糖减少,<0.56mmol/L(10mg/dl),氯化物稍低,涂片可见到活动的滋养体,其胞浆中有颗粒,可形成伪足,但标本冷却后虫体失去活力而难辨认。

二、血清抗体检测

利用间接免疫荧光法、间接血凝法与免疫过氧化酶标记法检测感染者血清抗体,可能有助于诊断。至于运用PCR技术检测特异性DNA片段,尚未用于临床。

【诊断与鉴别诊断】

对发病前5~7日有在不流动水体(淡水或稍咸的水体)中游泳史的人,如出现前述中枢神经系统症状与脑脊液化验特点者,应积极寻找原虫以确定诊断。

本病应与化脓性脑膜炎、棘阿米巴性脑膜脑炎及阿米巴性脑脓肿鉴别。

【治疗】

此虫敏感的药物有两性霉素B、咪康唑、四环素、磺胺嘧啶及利福平等,但多用两性霉素B,用药方法可参考新型隐球菌脑膜炎。一般一个疗程总量约需3g。可缓慢静脉点滴,或并用鞘内(或小脑延髓池)注射。由于病情凶险且进展快,若诊断不及时,或治疗不力,病死率极高。

【预防】

目前主要是尽量避免在不流动温水中游泳,

或水体中加 0.7% 氯化钠，可有助于减少本病的感染。

Ⅳ　棘阿米巴角膜炎

棘阿米巴角膜炎（*Acanthamoeba* keratitis）系由自由生活的棘阿米巴属所致的角膜感染，以眼球剧烈疼痛与角膜基质环形浸润为临床特点。系一种进行性角膜炎及角膜溃疡。它本是一种少见的原虫病，但随着应用角膜接触镜的人数增加，现已成为一种并非少见的医源性感染。然而，目前对它尚缺乏较深入的认识。

【病原学】

已知有多种棘阿米巴属原虫可致本病，它们是卡氏棘阿米巴（*Acanthamoeba Castellanii*）、柯氏棘阿米巴（*A. Culbertsoni*）、多噬棘阿米巴（*A. polyphaga*）、条脊棘阿米巴（*A. rhysodes*）及哈氏棘阿米巴（*A. Hatchetti*）等。

此原虫有滋养体与包囊两种形态。滋养体的形态特征是有多个尖细的棘足（acathopadia），能缓慢移动，直径平均 24～26μm。包囊呈球形，直径在 10μm 以上，单核，外囊壁有特征性的皱纹。外界环境适宜时，以滋养体形式存在，以细菌为食物，在病变处，亦以角膜上皮细胞、基质细胞为食。当外界环境不利时，如缺少食物、干燥，则以包囊形式存在。包囊对外环境抵抗力强，耐干燥、寒冷，可随空气流动、尘土飞扬而播散。

【流行病学】

一、传染源

在病变角膜、上呼吸道与健康人咽部均检出过棘阿米巴，故患者与带虫者可能是传染源。

二、传播途径

棘阿米巴在淡水、污水、自来水、游泳池水及地表、泥土中普通存在。主要是接触传播，如角膜接触镜被水体中的棘阿米巴污染，游泳池水亦可直接污染角膜、眼结合膜。其他传播途径，如空气飞沫传播尚待证实。

三、易感人群

佩戴角膜接触镜的人，如对接触镜的保洁与消毒措施执行不力，佩戴不当而损伤角膜，则易发生感染。无年龄与性别差异，但年轻人多见。

本病遍及全球，往往呈散发性，无季节性升高。

【发病机制与病理改变】

在佩戴软性角膜接触镜的状态下，角膜缺氧程度不等而干扰角膜上皮的代谢活动，并影响泪液的正常循环，使其局部的防御功能下降。佩戴非软性角膜接触镜亦有发生本病者。对镜片、镜盒保洁、清洗不当，或只用自来水或自制生理盐水冲洗增加被污染的几率。角膜接触镜如被棘阿米巴污染，即为其侵入佩戴者角膜创造了条件。戴镜过程极易使角膜轻微擦伤、磨损，为感染提供机会。加之软性角膜镜本身容易被蛋白质、细菌及其他污染物吸附，以及镜片保养液被污染，均为入侵的棘阿米巴及微生物提供了有利它生长繁殖的环境。

角膜病变在初期为浅表性角膜炎，其上皮病变与单纯疱疹病毒所致的树枝状角膜炎相似，形成点状或树枝状上皮浸润。此后，多呈亚急性（或慢性）发展，滋养体破坏基质层，其炎性浸润以中性粒细胞与巨噬细胞为主，在角膜旁中心呈环状或弧形。此种环形角膜基质浸润具有特征性。后期病损为弥漫性、化脓性角膜溃疡，可并发虹膜睫状体炎；当基质层在棘阿米巴滋养体侵蚀下变薄后，后弹力层膨出，或发生角膜穿孔。

【临床表现】

潜伏期未确定，可能为数周或数月。

早期自觉眼部不适、异物感，视物模糊，畏光流泪，每伴有剧烈眼痛，其程度常超过当时的炎症程度。检查时可见角膜表面粗糙，光泽差。随后视力明显下降，角膜混浊，有溃疡形成，典型者呈白色环状或半圆状，环状病变中央的角膜基质仍透明。有或无分泌物。角膜知觉减退。后期，部分患者出现并发症。此时极易合并细菌感染，可有前房积脓、虹膜粘连，继发青光眼、白内障。

总之，病程呈进行性，常常在短暂缓解后又见加重。以上角膜病变多见于单眼。

【实验室检查】

取角膜刮片经 10% 氢氧化钾湿封片后在光镜下检查。棘阿米巴滋养体与巨噬细胞、单核细胞或变性上皮细胞类似，不易区别；而双层壁的包囊易辨认，有诊断意义。如经特殊染色，则易于观察与辨认。Hemocolor染色后，滋养体胞浆呈淡紫色，包囊囊壁呈深紫色。三重染色后，滋养体胞核染呈粉红色，胞浆呈淡绿色，包囊囊壁呈红色。

病灶刮取物、手术切下的角膜亦可进行棘阿米巴培养，不仅可在倒置显微镜下直接观察到滋养体与包囊，还可用于虫种鉴定与药敏试验。

此外，藉助共聚焦显微镜可直接观察角膜前部基质内的棘阿米巴包囊。

【诊断与鉴别诊断】

本病主要患者是佩戴角膜接触镜或有角膜外伤的人。单眼急性发病，眼球剧烈疼痛及角膜基质环形浸润是重要特点，病程呈进行性加重，其间常有暂时性缓解，均为诊断本病的线索。确诊有赖于从角膜标本、镜片保养液中找到棘阿米巴包囊或滋养体。

本病早期应与单纯疱疹病毒性角膜炎、细菌性及真菌性角膜炎鉴别。除临床方面的特点外，关键在病原学诊断。

【治疗】

治疗原则是在局部彻底清创的基础上，局部应用杀棘阿米巴药物。在充分控制感染的基础上，酌行外科治疗（如角膜成形术等）。

一、病原治疗

早期用甲硝唑滴眼，或同时口服甲硝唑，可挽救患者部分视力。用药疗程应长，至少3个月以上。目前推荐以0.02%氯己定（商品名洗必泰）加0.1%苯咪丙醚、依西酸丙咪（propamidine isethionate）联合应用。头3日每小时滴眼1次；第4～7日，白日每2小时1次，晚间每4小时1次；第8～10日，每4小时1次，此后次数逐渐减少。1疗程至少4个月，直至痊愈为止。亦可用0.02%聚六甲基双胍（polyhexamethyl biguanide，PHMB）替代洗必泰。

已知氯己定、PHMB及苯咪丙醚对滋养体有较强的杀灭作用，但对包囊的杀灭作用较差。还可并用新霉素、多黏菌素B滴眼。有时尚需加用抗病毒药或抗真菌药。

除非有明确的适应证，如已并发巩膜炎及葡萄膜炎等，一般不主张应用肾上腺皮质激素。

二、外科治疗

早期可考虑用冷冻法或局部清创术，以除去角膜组织内的原虫，并配合病原治疗。偶需角膜板层移植或穿透性角膜移植，术后再给予病原治疗，但不能完全避免复发。

【预后】

能否及早（发病2周内）做出诊断，并实施有效病原治疗，是关系到预后的关键。否则发生并发症（角膜穿孔、前房积脓）及视力丧失或极度下降者较多。

【预防】

对佩戴接触镜者实施卫生教育，选用透气性好、设计合理、加工精度高的软性接触镜。减少戴镜时间。应做好镜片清洗、保洁、防污染及消毒工作，不用自来水或自制生理盐水冲洗镜片。训练最佳装镜方法，尽量减少对角膜的损伤。不戴接触镜淋浴、游泳与泡温泉。一旦角膜可疑损伤或感染，立即就医。

（韩梅芳　宁琴）

参 考 文 献

1. Chacin-Bonilla L. Current pharmacotherapy of amebiasis, advances in new drugs, and design of a vaccine. Invest Clin, 2012, 53(3): 301-314.
2. Verkerke HP, Petri WA Jr, *et al*. The dynamic interdependence of amebiasis, innate immunity, and undernutrition. Semin Immunopathol, 2012, 34(6): 771-785.
3. Heredia RD, Fonseca JA, Lopez MC. *Entamoeba moshkovskii* perspectives of a new agent to be considered in the diagnosis of amebiasis. Acta Trop, 2012, 123(3): 139-145.
4. Myint T, Ribes JA, Stadler LP. Primary amebic meningoencephalitis. Clin Infect Dis, 2012, 55(12): 1737-1738.
5. Yoder JS, Straif-Bourgeois S, Roy SL, *et al*. Primary amebic meningoencephalitis deaths associated with sinus irrigation using contaminated tap water. Clin Infect Dis, 2012, 55(9): e79-85.
6. Gautam PL, Sharma S, Puri S, *et al*. A rare case of survival from primary amebic meningoencephalitis. Indian J Crit Care Med, 2012, 16(1): 34-36.
7. Al Kharousi N, Wali UK. Confoscan: an ideal therapeutic aid and screening tool in *Acanthamoeba keratitis*. Middle East Afr J Ophthalmol, 2012, 19(4): 422-425.

8. Wanachiwanawin D, Booranapong W, Kosrirukvongs P. Clinical features of *Acanthamoeba keratitis* in contact lens wearers and non-wearers. Southeast Asian J Trop Med Public Health, 2012, 43(3): 549-556.
9. Yokogawa H, Kobayashi A, Yamazaki N, *et al*. Bowman's layer encystment in cases of persistent *Acanthamoeba keratitis*. Clin Ophthalmol, 2012, 6: 1245-1251.

第三节 小袋纤毛虫病

小袋纤毛虫病(balantidiasis)是结肠小袋纤毛虫(*Balantidium coli*)寄生于人体结肠，侵犯宿主的肠壁组织而引起的以腹泻为主要临床表现的原虫病。本病流行于热带和亚热带地区，我国山西、河南和山东以南各地均有散发的病例报道。

【病原学】

结肠小袋纤毛虫是寄生人体的最大的医学原虫，它的生活史分为滋养体和包囊两个阶段(图22-3-1)。滋养体虫体透明，或呈浅灰绿色，多呈椭圆形。长50～200μm，宽25～120μm。虫体外表被短纤毛均匀覆盖，纤毛有节奏地协调摆动，则形成波状运动。前端有纵裂胞口。胞质内有一肾形大核和一球形小核。滋养体以细胞碎片、细菌、淀粉颗粒及黏液等为食，并经胞口送入体内。消化后残渣由临时性胞肛排出。该虫以横向二分裂生殖为主，但也可有接合生殖。滋养体是引起宿主肠壁病变的阶段。

包囊呈圆形或卵圆形，色淡黄或淡绿，直径40～60μm。成囊后不再分裂，新鲜包囊内的滋养体能活动，脱囊时一个包囊仅产生一个滋养体。包囊对外界环境有很强的抵抗力，在潮湿环境中可存活2个月以上，但在干燥和阳光直射条件下迅速死亡。

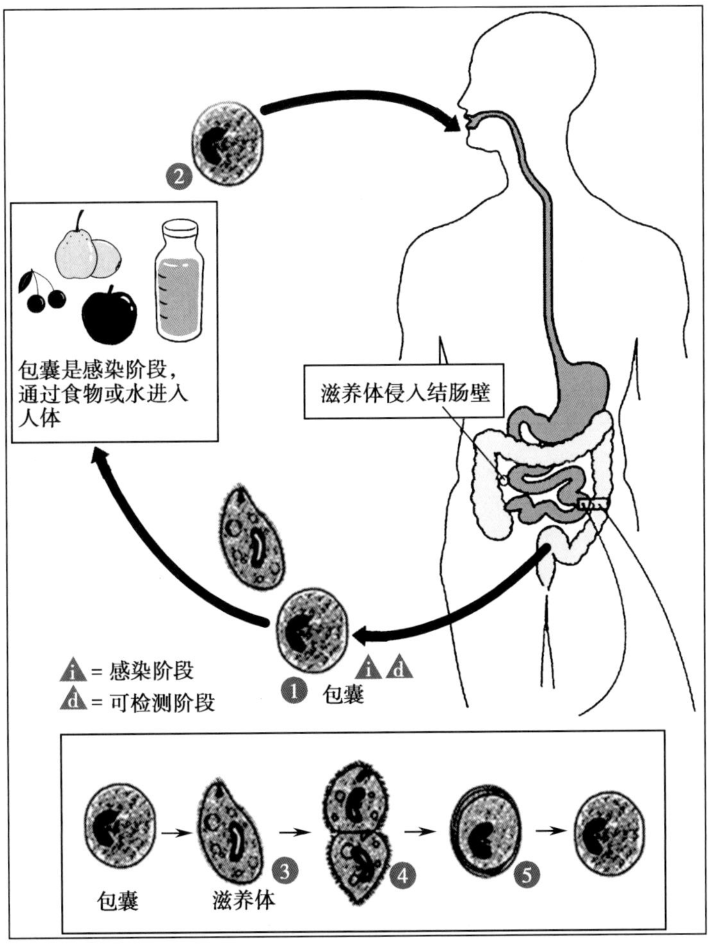

图22-3-1 结肠小袋纤毛虫在人体内的生活史

注：①如果饮用水或食物不慎被包囊污染，其他人就有可能被感染；②被包囊污染的水果和蔬菜可成为传染源。底部的插图表示了纤毛滋养体以横二分裂无性模式增殖

【流行病学】

从粪便排出结肠小袋纤毛虫包囊的人和多种哺乳动物（如猪、猴、猫和鼠等30多种），均可成为传染源或储虫宿主。家猪的结肠小袋纤毛虫的感染率颇高（20%～80%以上），是重要的保虫宿主，但并不发病，与猪接触多的人（如养猪者、宰猪工人）感染率亦高。人在误食被其包囊污染的饮食或饮水而受到感染。本病广泛分布于世界各地，小袋纤毛虫感染率大约在0.02%～1%，以热带、亚热带地区较多见，拉丁美洲、菲律宾、巴布亚新几内亚等地区为感染高发区。

【发病机制与病理改变】

当包囊进入宿主消化道后，受消化液等的影响在小肠内脱囊而成滋养体。滋养体进入宿主胃内则被胃酸杀灭。未被杀死的滋养体在肠道内摄取食料的同时，藉助其纤毛以螺旋形旋转的方式向前运动，至碱性低氧环境的回盲部与结肠，如生存条件合适（肠腔有充足的淀粉粒、肺炎克雷伯菌、金黄色葡萄球菌、肠杆菌属等）可大量繁殖。滋养体除自身的机械运动外，还分泌透明质酸酶，溶解肠壁细胞间质，侵入肠壁黏膜及黏膜下层，引起炎症充血水肿并最终形成口小底大的溃疡。此种溃疡与肠阿米巴病溃疡的不同点是口较宽、颈较粗短。溃疡处有圆形细胞、嗜酸性粒细胞浸润，亦能见到滋养体。病变多见于大肠肠壁，偶见于回肠末端与阑尾。若溃疡波及肠壁肌层，偶可发生肠穿孔及腹膜炎症。肠外组织很少有结肠小袋纤毛虫发现。滋养体主要随粪便排出体外，也可在结肠下段演变成包囊后再排出体外。

肠道外小袋纤毛虫感染导致肺出血的病理改变仅见个案报道。

【临床表现】

小袋纤毛虫病可分为急性型和慢性型，急性型临床表现为腹痛、腹泻、黏液脓血便、里急后重、发热等，慢性型病人则表现为便秘与腹泻交替或周期性腹泻。仅部分感染者有临床症状，而多数为无症状的包囊携带者。

一、急性型

本型少见。常突然起病，以腹泻为主，伴腹痛、下坠及里急后重，或伴厌食、恶心及呕吐。大便每日3～15次不等，常有黏液，部分有脓血，但多无阿米巴痢疾的腥臭味。肠鸣音可增强，脐部下方或两下腹有压痛。重者有中、低度发热（2～3日），甚至脱水。本型病程较短，2～5日不等，常可自愈。

二、慢性型

本型起病隐匿，以反复发作的腹泻为主要表现，病程常常超过2个月，可长达数月至数年，并呈周期性发作，常因劳累受凉、饮酒或进食脂肪食物而诱发。大便每天数次多为糊状或水样，有黏液但脓血少见。少数患者表现为腹泻与便秘交替。患者多伴有腹胀阵发性腹痛，肠鸣音活跃，双下腹压痛等。病程长者可有消瘦、贫血、体重下降、易激动、失眠等。偶可并发阑尾炎，罕有引起结肠穿孔及腹膜炎者。

【实验室检查】

粪便镜检可见少量白细胞或脓细胞，找到结肠小袋纤毛虫滋养体或包囊可确诊本病。无论是急性型或慢性型，主要是靠从粪便中找到结肠小袋纤毛虫滋养体。方法为直接涂片或浓集后湿涂片镜检，而染色后镜检则效果不佳。滋养体随粪便排出后，4小时其活动减少，6小时则多已死亡，因此检查滋养体的粪便必须新鲜。由于体内滋养体很少形成包囊，包囊往往呈间断性从粪便排出，为提高检出率，常需多次检查。若经肠镜活检取材检查，阳性率往往较高。

【诊断与鉴别诊断】

对急、慢性感染性腹泻病因未明，按细菌性腹泻（包括细菌性痢疾）治疗未能奏效者，应考虑有无原虫性腹泻的可能，除临床表现可大致区别外（表22-3-1），应多次采取新鲜粪便检查有无结肠小袋纤毛虫及溶组织内阿米巴滋养体或包囊以明确诊断。有时，还应与非特异性溃疡性结肠炎、肠结核等鉴别。

【治疗与预防】

本病的诊断一旦成立，应给予针对原虫的药物。目前以甲硝唑或替硝唑的疗效较佳。硝基在虫体内还原，产生细胞毒物质，抑制其DNA合成而发挥抗原虫作用。据报道，服药后虫体胞膜破

表 22-3-1　小袋纤毛虫病的鉴别诊断

	小袋纤毛虫病	细菌性痢疾	阿米巴痢疾
流行特点	散发	流行或散发	散发
临床表现			
起病	多缓起	以急起为主	多缓起
发热	偶有	常有	多无
毒血症	不明显	常明显	多不明显
里急后重	可有	常见	较少
腹部压痛	在脐下方或两下腹	多在左下腹	多在右下腹
外周血白细胞	总数多正常	急性期总数及多形核白细胞增多	早期总数可增多
粪便检查	脓细胞较少，可找到结肠小袋纤毛虫滋养体	脓细胞与红细胞较多，培养生长志贺菌	脓细胞较少，可找到溶组织内阿米巴滋养体

溃，核崩解直到消失。甲硝唑用量：成人 0.4～0.6g，每日 3 次，7～10 日为 1 疗程。替硝唑用量：成人 0.5g，每日 2 次，首剂宜加倍，5～7 日为 1 疗程。慢性型的疗程酌情延长。一般在服药后48～72 小时粪便中虫体消失。至于双碘喹啉、喹碘仿、四环素及中药苦参、蛇床子等，似亦有一定疗效。双碘喹啉 650mg，每日 3 次，需用药 20 日。四环素 0.5g，每日 4 次，连用 10 日。接受过抗原虫治疗者，如日剂量与疗程合适，预后良好。

为预防本病，要管好人粪便及其他有关动物（尤其是猪）的粪便。注意饮食卫生，以及良好的个人卫生习惯，对预防本病亦有意义。

（宁琴　许东）

参 考 文 献

1. 张美玲，程源. 结肠小袋纤毛虫合并梨形鞭毛虫及真菌感染的诊疗体会. 中华医院感染学杂志，2011，21（24）：5328-5328.
2. Ponce-Gordo F，Fonseca-Salamanca F，Martinez-Diaz RA. Genetic heterogeneity in internal transcribed spacer genes of *Balantidium coli* （*Litostomatea*，*Ciliophora*）. Protist，2011，162（5）：774-794.
3. Koopowitz A，Smith P，van Rensburg N，*et al*. *Balantidium coli*-induced pulmonary haemorrhage with iron deficiency. S Afr Med J，2010，100（8）：534-536.
4. Maino A，Garigali G，Grande R. *et al*. Urinary balantidiasis：diagnosis at a glance by urine sediment examination. J Nephrol，2010，23（6）：732-737.
5. Schuster FL，Ramirez-Avila L. Current world status of *Balantidium coli*. Clin Microbiol Rev，2008，21（4）：626-638.

第四节　贾 第 虫 病

蓝氏贾第鞭毛虫病简称贾第虫病（giardiasis），系由蓝氏贾第鞭毛虫（*Giardia lambila*）所致的肠道感染病。蓝氏贾第鞭毛虫简称贾第虫，寄生于人体小肠，特别是十二指肠多见，偶尔寄生于胆道或胆囊内，可引起腹痛、腹泻及吸收不良等症状。本病除地方性流行外，还可导致水源暴发性流行。在旅游者中发病率较高。近年发现艾滋病（AIDS）患者常合并本虫感染，贾第虫已被认为是一种机会致病性原虫。由于贾第虫可感染人及多种野生动物及家养动物，目前国际上已将贾第虫病列入人兽共患寄生虫病。

【病原学】

蓝氏贾第鞭毛虫（*G. lamblia*）属于肉足鞭毛门、动鞭毛纲、六鞭虫科、双滴虫目、贾第属。蓝氏贾第鞭毛虫生活史中有滋养体和包囊两个不同的发育阶段。

一、形态

（一）滋养体

呈倒置梨形，前端圆钝，后端尖细，侧观背面隆起呈半圆形，腹面扁平，长约 9～21μm，宽 5～15μm，厚 2～4μm。腹部前半部内陷形成吸盘状陷窝，藉此吸附在宿主肠黏膜上。有四对鞭毛，按其位置分别为前侧鞭毛、后侧鞭毛、腹鞭毛和尾鞭毛各一对，依靠鞭毛的摆动，虫体可做迅速的翻转运动或左右摆动。经苏木精染色后可见有 1 对并列在吸盘状陷窝底部的卵形的泡状细胞核，各核内有一个大的核仁。虫体有轴柱 1 对，纵贯虫体中部，不伸出体外。在轴柱中部有一对半月形的中体(median body)，轴柱前端，介乎两盘状陷窝前缘之间有基体复合器，为 4 对鞭毛的发源处。滋养体期细胞质中充满游离核糖体和多聚核蛋白体，但无线粒体、滑面内质网、高尔基体及溶酶体等细胞器，以渗透方式吸收营养物质。

(二) 包囊

为椭圆形，囊壁较厚，长约 8～12μm，宽 7～10μm。碘液染色后呈黄绿色，囊壁与虫体间有不均匀的空隙，未成熟包囊有两个核，成熟包囊有四个核。囊内虫体除无游离的自由鞭毛外其余结构与滋养体相同。

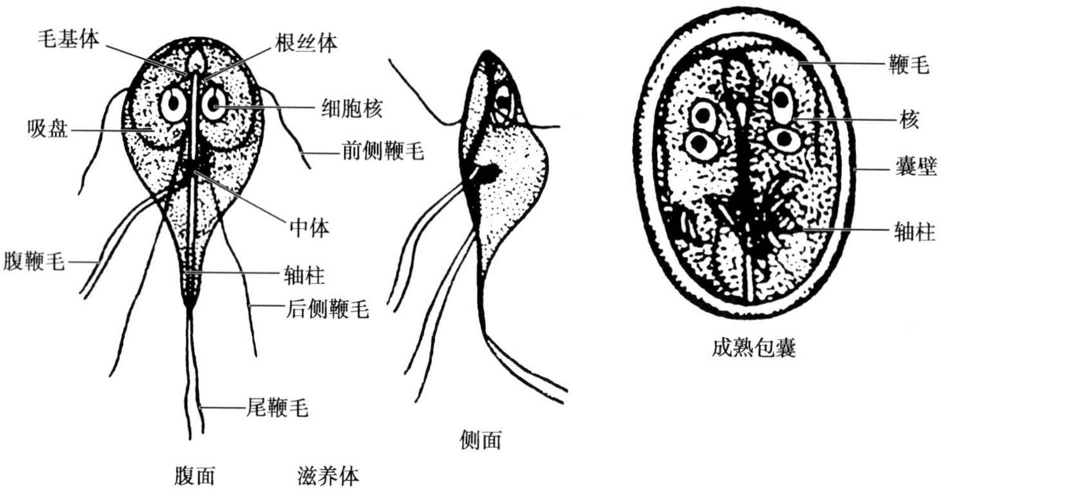

图 22-4-1　贾第鞭毛虫模式图

二、生活史

成熟的四核包囊具有感染性，包囊随食物和饮水进入人体，经胃进入十二指肠，暴露于胃酸和胰酶后包囊内四核虫体在十二指肠内脱囊形成 2 个滋养体。滋养体寄生在小肠，尤其以十二指肠最多，胆囊、肝脏、胰腺等均可发现。滋养体靠吸盘附着于肠黏膜上皮细胞上，以纵二分裂法繁殖，继续下一个生命周期。部分滋养体从肠壁脱落，随内容物进入小肠末段或结肠并形成包囊，随粪便排出体外。在急性期腹泻稀便中为滋养体，慢性期成形便中则以包囊为主。人粪便中包囊数量较大，1 克粪便可排出成百上千个包囊。

包囊在外界抵抗力较强，为传播阶段，包囊在潮湿的粪便里能存活 3 周，在冷水、温水中可存活 1～3 个月，-20℃时 10 小时仍存活。包囊在苍蝇消化道可存活 24 小时，在蟑螂消化道内经 12 日仍有活力。但在 50℃或干燥环境中很容易死亡，加热到 100℃立即死亡，在含 0.5%氯的水中可存活 2～3 日。常规剂量的消毒剂对包囊无效，但在 5%的苯酚或 3%的甲酚皂液中仅存活 3～30 分钟。

【流行病学】

贾第虫病呈世界性分布，最常见于热带和亚热带地区。由于粪便中包囊的数量大，在外界环境中抵抗力强，感染方式简单，故本病流行分布广泛。多数散在发病，在特殊情况下如水源被污染时可引起暴发性流行。在我国各地均有贾第虫病，但以南方多见。5%左右的旅游者腹泻是由蓝氏贾第鞭毛虫引起，当旅游至东南亚、亚洲南部、热带非洲、南美洲以及前苏联的一些地区，发病率增加。本病全年均可发病，夏秋季高发，儿童高于成人。

一、传染源

粪便内含有包囊的患者和无症状带包囊者系主要传染源，往往一人带包囊全家感染。包囊是传播的主要环节。保虫宿主包括作为水污染之源的海狸，以及牛、马、羊、狼和犬等。

二、传播途径

主要为粪-口途径。人食用被包囊污染的食

物或水而感染。苍蝇、蟑螂在某些情况下可成为传播媒介，导致本病的流行。近年有报道性接触可传播本病。

三、人群易感性

本病在人群中的感染率从 0.16% ~30% 不等。发展中国家一些地区，贾第虫感染发病率最高达 20% ~30%，而工业化国家则在 2% ~5%。各年龄组均可受感染。高危人群包括婴幼儿、旅游者、男男同性恋者、胃切除患者、胃酸缺乏及免疫功能缺陷患者。发病率从婴儿到儿童期逐渐增加，到青少年时下降。在发展中国家小于 10 岁儿童贾第虫感染的发病率为 15% ~20%。

【发病机制】

一般认为发病机制与虫株的毒力、机体免疫状况及共生内环境等多方面因素有关。滋养体通过吸盘吸附于肠黏膜表面，造成机械性刺激与损伤导致黏膜炎症，虫体大量繁殖时，可大片覆盖肠黏膜，影响脂肪及脂溶性维生素等物质的吸收，虫体还与宿主竞争腔内营养，肠内菌群的改变，在不同程度上可使肠功能失常。

贾第虫的滋养体通过两种可能机制吸附到肠上皮细胞的刷状缘。第一，通过吸盘的收缩蛋白或鞭毛介导的水动力学来参与吸附；第二，可能与植物血凝素样分子(lectin-like molecules)介导的受-配体作用有关。吸附作用限制了滋养体的移动。

对于引起发病的确切机制，近年已有一些新的观察发现。首先，由于微绒毛损伤和绒毛萎缩导致刷状缘破坏，可引起双糖酶缺乏。估计这种损伤由蛋白酶或植物血凝素样分子引起。第二，隐窝内增加的上皮翻转影响吸收，这可能是由不成熟的肠上皮细胞所致，T 淋巴细胞可能导致这种隐窝过度增生。第三，有报道贾第虫病患者胆盐浓度下降，以及随之而来的胰脂肪酶活力降低和脂肪消化受损。胆盐能激活酯酶，消化脂肪释放出脂肪酶，杀死滋养体。贾第虫病患者的低胆盐浓度可能与同时定植的肠杆菌或酵母菌有关。第四，贾第虫感染能抑制胰蛋白酶。这样，双糖酶缺乏，肠上皮细胞不成熟，脂肪酶和胰蛋白酶的受抑制均提示贾第虫病的腹泻主要是消化吸收障碍所致。

近年来研究还认为，贾第虫感染产生细胞免疫反应。外周血中的粒细胞及肠淋巴细胞均对贾第虫有细胞毒作用，可能是宿主抵抗贾第虫的重要机制。巨噬细胞吞噬抗原既引起细胞反应又诱生抗体。IgM 及 IgG 通过旁路途径杀死贾第虫。IgA 对感染的清除与预防更加重要。肠腔内 IgA 可防止黏附。慢性贾第虫病与产生 IgA 失败有关。免疫缺陷综合征患者贾第虫病流行增多，表明免疫力在宿主防御中起作用。艾滋病和其他免疫功能缺陷患者，由于不能产生有效的免疫反应，因而对本虫易感且易发生严重感染。

已发现贾第虫能产生对滋养体起保护作用的 IgA 蛋白水解酶。一次感染后不产生保护性免疫，可能是因为抗原的多样性和基因组的适应性。但小儿发病率高和久居疫区者症状轻提示至少有部分免疫性保护。小于 6 个月婴儿感染少见，这与母乳的保护作用有关，因为抗体和来自母乳中甘油三酯产生的游离脂肪酸对贾第虫有细胞毒作用。

【病理改变】

病变多累及十二指肠及空肠上段，严重者胆囊、胆管、小肠末端、阑尾、结肠、胰管及肝管等均可受到侵袭。局部肠黏膜充血、水肿、炎症细胞浸润及浅表性溃疡，肠微绒毛水肿、变性、移位，滋养体下面的黏膜柱状上皮高度降低，肠腺增生及空泡形成，伴有不同程度的黏膜萎缩。在微绒毛之间、隐窝、上皮细胞内、黏膜下层、固有层及肌层可发现滋养体。重度感染时微绒毛萎缩，黏膜下层及固有层有大量淋巴细胞、浆细胞和中性粒细胞浸润。

【临床表现】

本病的潜伏期为 7 ~21 日，平均为 12 ~15 日。贾第虫感染后可表现为无症状的带虫状态，自限性腹泻，有症状者以胃肠道症状为主。

急性期的典型症状为暴发性腹泻，水样大便，量多并有恶臭，可有少量黏液，但多无脓血，一日数次或十数次不等。其他症状包括恶心、呕吐、腹胀、嗳气，腹痛常见，多在中上腹，绞痛，部分患者有低热、发冷、头痛、乏力及食欲减退等全身症状。由于腹泻可导致吸收不良综合征，但体重减轻不多见。儿童患者可由于腹泻，引起贫血等营养不良，导致生长滞缓。症状通常自限在 2 ~4 周。30% ~50% 的急性期患者如治疗不及时，即可能转为亚急性或慢性感染。

亚急性感染主要表现为间歇性腹泻、腹痛、食欲减退等，可持续数月。

慢性期主要表现为反复发作或持续稀便，多

为周期性短时间腹泻，大便为表面漂浮黄色泡沫的稀便，恶臭，每日多在10次以下，腹泻与便秘交替，腹胀、嗳气、厌食、恶心、进食后腹痛，但腹部绞痛少见，病程可长达数年。儿童病例和严重感染者因长期吸收不良可导致消瘦、体重减轻、发育障碍、贫血等。

如虫体侵犯胆囊和胆管时，患者表现为胆囊炎和胆管炎症状，右上腹或剑突下疼痛、恶心、呕吐、发热、胆囊区压痛等，病变累及肝脏，患者以肝区疼痛、肝脏肿大伴压痛及肝功能损害为主要表现。此外，部分患者可表现为胃炎、阑尾炎等。

【并发症】

急性期贾第虫病偶见荨麻疹和反应性关节炎。可见胆道疾病，胰腺炎以及视网膜动脉炎和虹膜睫状体炎。慢性期则常有生长发育损害和营养不良。

【实验室及辅助检查】

一、常规检查

血常规白细胞计数正常，无嗜酸性粒细胞增多。可见由叶酸缺乏所致的大细胞性贫血。一般血常规中红细胞、白细胞、潜血均为阴性。慢性期患者可有典型吸收障碍的生化改变，如低蛋白血症。

二、病原体检查

（一）粪便检查

新鲜腹泻便中可发现滋养体，糊状便和成形便中多为包囊。在急性期取新鲜粪便加生理盐水直接涂片检查活动的滋养体。因粪便中的滋养体排出数小时之内即可崩解，故检测滋养体要求新鲜液体粪便标本。半成形或成形的粪便经2%碘液染色涂片可查到包囊。但为了提高包囊的检出率，常选用醛-醚沉淀法或33%硫酸锌漂浮法等浓集法检查包囊。由于病原体是呈周期性从大便中排出，通常一次便检可有50%～70%的检出率，而2～3日内3次粪检可使检出率达到85%～90%，所以粪便检查应“三送三检”，在做出阴性结论之前应至少检测3份粪便标本。

（二）十二指肠引流液或胆汁检查

粪便多次阴性者可用此法，以提高阳性检出率。

（三）肠检胶囊法

让受试者吞下装有尼龙线的胶囊，线的游离端留于口外，胶囊溶解后，尼龙线自然伸展，禁食患者尼龙线经4～6小时到达十二指肠和空肠，滋养体可黏附于尼龙线上，然后慢慢地拉出尼龙线，刮取附着物镜检，均可查到滋养体。

三、免疫学试验

为辅助诊断，可分为检测血清内抗体和粪抗原两类。

（一）检测抗体

酶联免疫吸附试验（ELISA）检查患者血清抗体，其中IgM或IgA与IgG滴度相比更能提示近期的感染。ELISA具有高度敏感性（87%～100%）和特异性（99%～100%）。间接荧光抗体试验（IFA）适用于受训人员少、规模较小的实验室。IFA和ELISA方法均用于检测抗体，在疾病流行期间为了筛查的目的，需要诊断或排除贾第虫病时这两种方法具有高于其他方法的优势。

（二）检测抗原

用贾第虫包囊或滋养体免疫家兔，使免疫动物产生高效价抗血清，用酶联免疫试验（双夹心法）、斑点酶联免疫吸附试验（Dot-ELISA）、对流免疫电泳（CIE）等来检测新鲜或低温保存的粪便标本内的贾第虫抗原。双夹心法ELISA阳性率高达92%，Dot-ELISA也可达91.7%，CIE则可达94%，检测粪抗原不但可用于辅助诊断，也可以监测疗效。

四、分子生物学诊断

分子生物学诊断包括聚合酶链反应（PCR）、实时荧光定量PCR（real-time PCR）、反转录PCR（RT-PCR）等，其中PCR可对贾第虫进行检测、基因分型和流行病学调查，Real-time PCR可对环境样品贾第虫含量进行定量分析，RT-PCR主要是对环境样品中含有的包囊进行活性和感染力的检测，均具有较高的敏感性和特异性。

五、其他实验室检查

腹部超声可了解肝、胆情况，小肠X线摄片常显示非特异性的肠黏膜水肿。

【诊断】

如果患者有腹泻、腹胀、上腹部疼痛或不适

感，粪便恶臭，要怀疑贾第虫病。但贾第虫病的症状是非特异的，诊断的关键是在粪便或小肠内容物中查到包囊或滋养体。同标准的粪检方法相比，ELISA 和 IFA 可用于检测贾第虫抗体，还可应用 CIE 来检测贾第虫抗原，对于辅助诊断有帮助。

【鉴别诊断】

鉴别诊断应考虑阿米巴痢疾，细菌性痢疾或其他原因引起的胃肠炎，如小球隐孢子虫、轮状病毒以及产毒性大肠埃希菌等所致的腹泻。慢性期除与小球隐孢子虫和溶组织内阿米巴所引起的感染相鉴别外，还应注意到与炎症性肠病、肠激惹综合征、膈疝、溃疡和胆囊炎相鉴别。表现为上腹部疼痛、肝大压痛，肝功能受损者则考虑胆囊炎、胆道感染及病毒性肝炎，反复查找贾第鞭毛虫是鉴别的重要步骤。

【治疗】

患者应按肠道感染病隔离，控制饮食。合并细菌感染时应给予抗生素。对确诊患者和高度怀疑本病者应给予抗病原体药物治疗。

一、甲硝唑(metronidazole)

甲硝唑为目前治疗本病首选药物。成人200mg/次，3次/日，疗程5～7日，疗效可达90%以上。儿童每日15mg/kg，分3次口服，疗程5～7日。一般服药3日粪便中原虫即可转阴，症状逐渐消失。约有10%的患者1个疗程不能治愈，需要进行2个疗程。患者服用此药同时饮酒可能会出现颜面潮红、心率增快及恶心的感觉，故服药期间应禁酒。常见不良反应有口腔金属味感、恶心、倦怠及嗜睡等。孕妇及哺乳期患者禁用。

二、替硝唑(tinidazole)

替硝唑亦可作为一线用药，剂量为2g顿服，疗程3～5日。

三、呋喃唑酮(痢特灵)

为治疗贾第虫病的二线药物。成人剂量为每次100mg，每日4次，疗程7～10日。液体剂型更适用于儿童。儿童每日5～10mg/kg，分4次口服，疗程10日。治疗有效率为80%。不良反应为胃肠道反应。

各分离株对药物敏感性不定，已有甲硝唑及呋喃唑酮耐药的报道。

四、巴龙霉素

巴龙霉素硫酸盐是氨基糖苷类药物，成人每日剂量为25～30mg/kg，分3次口服，疗程5～7日。有效率仅为60%～70%，因其口服吸收较差，更适用于妊娠期使用。

五、阿苯达唑(albendazole)

成人每次250mg，每日2次；儿童每次50～100mg，每日2次，均连服3日，疗效可达90%～100%，与甲硝唑相比，不良反应少，是一种很有前途的抗蓝氏贾第鞭毛虫药物。

六、吡喹酮(praziquantel)

成人每日600mg，分2次口服，连服3日。也可每日20mg/kg，分3次口服，连服2日。本药治疗效果尚待进一步研究确定。

其他治疗贾第虫病药物包括夫西地酸钠、普萘洛尔、甲氟喹、多西环素及利福平。

孕期贾第虫病治疗原则为妊娠期间最好避免治疗。若病情严重必须立即治疗，可使用巴龙霉素，不要在妊娠早期应用甲硝唑，因妊娠早期服用甲硝唑有引起胎儿畸形的可能，妊娠3个月之后可能相对安全。

【预后】

目前尚不清楚贾第虫病的自然病程。部分患者可发展为慢性持续性腹泻，尤其见于儿童可出现生长缺陷和营养不良。在绝大多数患者，经过治疗的贾第虫病预后较好。

【预防】

加强水源卫生管理，以氯化、沉淀及过滤方法处理公共水源，在野外用水应先将水煮沸或加热到70℃保持10分钟可达到消毒的目的。贾第虫包囊对常规氯化浓度有抵抗力，必须用含碘消毒剂并维持8小时以上。注意饮食卫生。彻底治疗患者和无症状包囊携带者，消灭蟑螂、苍蝇等传播媒介，做好粪便无害化处理，保持正常免疫功能等，都是预防本病发生或流行的重要措施。

（牛俊奇）

参考文献

1. 商立民，金洪涛，刘全. 贾第虫病分子生物学诊断方法及其应用. 中国人兽共患病学报,2011,27(7):660-662.
2. Cantey PT, Roy S, Lee B, *et al*. Study of nonoutbreak giardiasis: novel findings and implications for research. 2011, 124(12):1175. e1-8.
3. Huang DB, White AC. An updated review on *Cryptosporidium* and *Giardia*. Gastroenterol Clin North Am, 2006, 35(2):291-314.
4. Tian HF, Chen B, Wen JF. Giardiasis, drug resistance, and new target discovery. Infect Disord Drug Targets, 2010, 10(4):295-302.
5. Tejman-Yarden N, Eckmann L. New approaches to the treatment of giardiasis. Curr Opin Infect Dis, 2011, 24(5):451-456.

第五节　滴　虫　病

在人体内寄生的滴虫(*Trichomonas*)有阴道毛滴虫(*Trichomonas vaginalis*)、人毛滴虫(*Trichomonas hominis*)及口腔毛滴虫(*Trichomonas buccalis*)三种,分别寄生在泌尿生殖系统、肠道及口腔。临床上的滴虫病(trichomoniasis)通常系指由阴道毛滴虫感染所致的一种常见的泌尿生殖道感染。滴虫病女性发病率高于男性,尤以中年妇女多发。女性感染阴道毛滴虫后可导致阴道炎、外阴炎,临床上称为滴虫性阴道炎。男性感染阴道毛滴虫后大多无症状,有症状者可表现为非淋菌性尿道炎及龟头炎。感染滴虫而无临床症状者称为带虫者。

【病原学】

阴道毛滴虫属于厌氧寄生原虫,只有滋养体期而无包囊期。主要寄生在女性阴道后穹隆,在男性则主要寄生在前列腺和尿道。典型的阴道毛滴虫为梨形或椭圆形,长7~32μm,宽5~12μm,活体呈无色透明,有折光性,体态多变,活动力强。死后或退化的虫体变圆、细胞质中充满折光颗粒。

虫体前端有5颗排列成环状的毛基体,由此发出4根前鞭毛和1根后鞭毛,同时发出波动膜和基染色杆或称肋。波动膜是虫体细胞膜和细胞质向体外延伸形成的波浪形膜结构。后鞭毛附在波动膜一侧与之平行,向后延伸。虫体借其前端4根鞭毛摆动前进,以波动膜的波动作螺旋式运动。虫体有1根轴柱,纤细透明,纵贯虫体,自后端伸出体外,有附着作用。胞质内有深染的颗粒,为该虫特有的氢化酶体(hydrogenosome),沿轴柱和基染色杆分布。虫体可形成伪足,供其摄食或附着用。电镜下,虫体由双层质膜包围,虫体前1/3有一椭圆形泡状细胞核,核膜双层,膜上有核孔,核内有6~10个电子密度高、大小相近的染色质颗粒。核膜外周可见内质网,并与核孔间有微管相通。在核附近有副基体和副基纤维。在核与副基纤维的背侧有高尔基复合体。虫体前端有一锥形中心体器(毛基体复合体),由3部分组成,外面为双层膜的鞘,中央为中心体环,内有5个毛基体的中心体。虫体以二分裂法或多分裂法繁殖。通过渗透方式吸取营养。阴道毛滴虫的结构见图22-5-1。

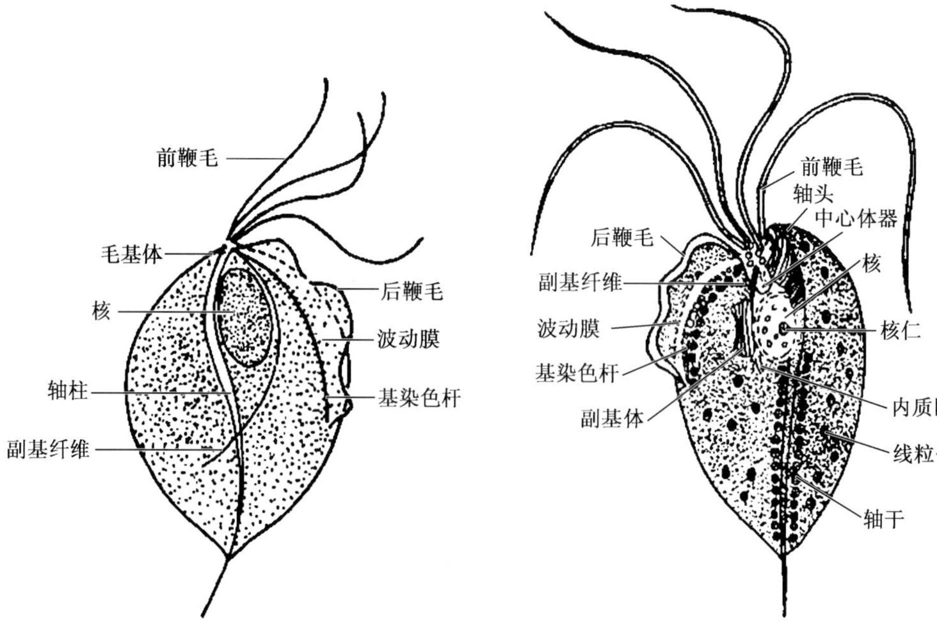

图22-5-1　阴道毛滴虫的结构及超微结构示意图

阴道毛滴虫对环境有较强的适应性，喜潮湿，在3～5℃能存活21日，46℃时仍能生存20～60分钟，在25～42℃中生长繁殖。脱离人体后在半干燥状态下生存能力较差，但亦能存活6小时，所以毛滴虫离开人体后也能传播。滴虫最适宜在35～37℃，pH 5.5～6.0环境下生长繁殖，pH<4.5或pH>7.5时其生长繁殖均受到抑制。

【流行病学】

阴道毛滴虫是所有致病原虫中最常见者。据估计，世界范围内每年有1.8亿妇女感染阴道毛滴虫，仅在美国每年就有多达300万的妇女受染。滴虫病与其他性传播疾病（STD）有密切的流行病学相关性。阴道毛滴虫可在30%～40%感染妇女的男性伴侣中发现。患阴道毛滴虫病的危险因素包括性活动、妊娠、绝经期。阴道毛滴虫已被列为性传播疾病。

一、传染源

滴虫性阴道炎患者、带虫者及男性感染者为传染源。

二、传播途径

滋养体既是繁殖阶段，也是感染和致病阶段。该虫通过直接或间接接触方式在人群中传播，主要通过性接触而传播。本病的最高发病率见于有多个性伴侣的妇女以及有其他STD者。阴道毛滴虫能在潮湿环境中生存一定时间，可发生非性交感染，如被污染的浴池、浴巾、游泳池、衣物、污染的器械及坐式马桶等感染。本病也可由被感染的母亲通过产道传给新生儿。

三、人群易感性

人群普遍易感。妇女妊娠或月经后发病率高。感染后不形成持久免疫力，故可反复感染。

阴道毛滴虫在男性尿道炎病因中的重要性尚有争议。研究表明阴道毛滴虫与非淋病性尿道炎之间有较高的相关性。

【发病机制】

毛滴虫的致病力随着虫株及宿主生理状况、免疫功能、内分泌以及阴道内细菌或真菌感染等而改变。正常阴道分泌物中含有大量乳酸杆菌，可分解阴道内的糖原而产生乳酸，故正常阴道pH 3.8～4.4，不利于滴虫生长，称为阴道的自净作用。然而虫体在阴道壁上皮细胞生长时，滴虫能消耗阴道内的糖原，阻碍了阴道内乳酸菌酵解产生乳酸的作用，使阴道的pH值由正常的酸性变为中性或碱性，即破坏了所谓的阴道“自净作用”。尤其是妇女在妊娠及泌尿生殖系统生理失调时更易出现炎症。妊娠及月经后的阴道生理周期使pH值接近中性，这些都有利于滴虫繁殖，因而感染和复发率较高。

感染初期，毛滴虫对阴道上皮细胞黏附，并产生细胞外毒性因子。黏附过程除涉及至少四种黏附蛋白（2～65kD）的参与外，还与毛滴虫的阿米巴样变形有关。已报道毛滴虫分泌的毒性因子包括细胞分离因子、两种半胱氨酸蛋白酶（30kD和6kD）及一种溶血毒素。溶血作用可能是滴虫与红细胞直接作用的结果。

【病理改变】

阴道前庭、阴道黏膜及宫颈充血、水肿、上皮细胞变性脱落或出现散在出血点。阴道黏膜可见红色斑点，以后穹隆处多见，这就是所说的滴虫病的“草莓子宫颈”表现，为炎症部位的血管扩张所致。镜下观察，阴道黏膜覆盖一层凝固性物质，内含阴道毛滴虫、白细胞和红细胞。阴道上皮一般是完整的，但由于毛滴虫在细胞间移行，有些细胞边缘呈腐蚀现象。表皮下层为淋巴细胞及浆细胞浸润，有时可见明显的坏死区，其内常可见毛滴虫。

【临床表现】

潜伏期通常为4～7日。大多数的女性阴道毛滴虫感染是无症状的。有症状者表现为持续性阴道炎，常见症状为外阴瘙痒与白带增多。白带可呈白色、赤色、泡沫状，脓状或水状，常以泡沫状为典型。阴道黏膜出血可引起赤带，有化脓性细菌同时存在可呈脓带。可伴有排尿困难，或性交疼痛。急性期持续1周或数月，病情轻重常有波动，月经期后症状加重。随后阴道分泌物减少，症状减轻，也可完全消失，但患者成为带虫者。阴道毛滴虫若在尿道或膀胱寄生，则可引起毛滴虫性尿道、膀胱炎，可有尿频、尿急及排尿时烧灼痛，甚至出血。阴道毛滴虫能吞噬精子，可致不孕。

妇科检查时阴道黏膜及外宫颈呈充血和水肿，有散在的点状出血，肉眼检查不易见到“草莓子宫颈”，但进行阴道镜检查，则在大约半数受感染的妇女中可观察到。阴道后穹隆常充满稀薄、灰黄色及泡沫状分泌物。阴道内容物的 pH 值常高于 5.0。

男性感染阴道毛滴虫后，如仅侵犯前尿道，患者多无症状，呈带虫状态，常导致性伴侣的连续、重复感染。如毛滴虫侵犯后尿道或前列腺时，可发生尿痛、尿道口有痒感，或尿道口有分泌物，但量很少。约 5% ~15% 可表现为非淋菌性尿道炎。男性滴虫性尿道炎多数呈自限性，可能为前列腺液中的抗滴虫成分所致。在少数情况下，阴道毛滴虫可导致附睾炎，包皮下的浅表阴茎溃疡。

【并发症】

滴虫感染可并发气肿性阴道炎，充满空气的组织囊带遍布于阴道壁。这种状况可在抗滴虫治疗后缓解。患滴虫性阴道炎的患者若子宫切除易于发生术后阴道断端蜂窝织炎。若为孕妇易于发生过早、过晚膜破裂，早产，低出生体重儿流产后感染。有报道，阴道毛滴虫还能引起阴道细胞发育异常及细胞核异常，因此，癌症的发生率显著高于无滴虫妇女。

【辅助检查】

一、悬滴法

滋养体藉助鞭毛引起的颤动而运动，悬滴法检测的精确性是基于以特殊形态学确定活动的原虫。女性由阴道后穹隆、子宫颈及阴道壁拭取分泌物；男性取晨起第一次排尿前的尿道分泌物或晨起第一次尿的沉渣或前列腺液镜检。取材后置于含有温热生理盐水的载玻片上混匀，制成悬液，立即镜检。如有滴虫，可见卵圆形的、有鞭毛、可运动的寄生虫呈波状游动。这种检测常规用于评估妇女阴道滴虫病，在大约 60% 的感染妇女阴道分泌物湿载片上可见滋养体，但用于男性患者尿道分泌物敏感性低。

采用悬滴法检查时应注意保暖，以免阴道毛滴虫活动力下降影响观察。检查前不做阴道灌洗或局部用药，取材前 24 ~48 小时避免性生活。

二、涂片染色法

取分泌物涂在玻片上，待自然干燥后作瑞特或姬姆萨染色镜检。这种方法阳性率高于悬滴法，且可同时看到阴道内存在的其他微生物。

三、培养法

培养法是诊断最可靠的方法，较直接镜检更敏感，现已经有市售的试剂盒供应。将阴道分泌物或尿道分泌物加入培养基内，置 37℃ 温箱中厌氧培养 48 小时，每隔 72 小时接种 1 次，取培养混匀液 1 滴涂片，染色镜检，其准确率可达 98%。

四、免疫学方法

检测阴道毛滴虫特定的抗原。常用的方法有荧光抗体检查法，酶联免疫吸附试验（ELISA），胶乳凝集法等，其阳性率较涂片法高，但临床一般不采用免疫学方法检查。

五、分子生物学方法

近来的研究证明 Gen-Probe 的 APTIMA 检测通过检测寄生虫独特的基因编码能提高阴道毛滴虫的检出率。其敏感性高于涂片镜检和培养法。

【诊断】

根据临床表现初步考虑本病，若在阴道分泌物、尿道分泌物、尿沉渣或前列腺液中查到滴虫诊断即可确立。

【鉴别诊断】

滴虫病应注意与外阴阴道念珠菌病、细菌性阴道病相鉴别。

一、外阴阴道念珠菌病（vulvovaginal candidiasis，VVC）

通常系由白色假丝酵母菌所致，偶也可由其他假丝酵母菌或酵母菌引起。其发病率仅次于滴虫性阴道炎。VVC 的典型症状包括瘙痒、阴道灼痛、性交痛、排尿痛和阴道分泌物异常，典型的分泌物呈凝乳状或为片块状，阴道黏膜高度红肿，可见白色鹅口疮样斑块附着，易剥离，其下为受损黏膜的糜烂基底，或形成浅溃疡，严重者可遗留瘀斑。阴道分泌物湿片（盐水、10% KOH）或革兰染色可见酵母菌、菌丝或假菌丝。培养或其他方法证实酵母菌阳性。VVC 患者阴道 pH 值正常（<4.5）。

二、细菌性阴道病（bacterial vaginosis，BV）

本病是一种由于阴道内正常的产过氧化氢

(H_2O_2)的乳酸杆菌被高浓度的厌氧菌(如普雷沃菌、动弯杆菌)、阴道加德纳菌、溶脲脲原体、支原体和许多难以培养或无法培养的厌氧菌替代而导致的多种微生物群改变的临床综合征。可通过性接触传播。此病的典型临床症状为阴道异常分泌物明显增多,呈稀薄均质状或稀糊状,为灰白色、灰黄色或乳黄色,带有特殊的鱼腥臭味。由于碱性前列腺液可造成胺类释放,故表现为性交时或性交后臭味加重。阴道液 pH>4.5。一般无外阴刺激症状。部分患者出现性交痛。极少数患者出现下腹疼痛、性交困难及排尿异常感。阴道黏膜上皮在发病时无明显充血表现。胺试验阳性,镜检条索状细胞阳性。

【治疗】

在全球范围内加强对滴虫病的有效治疗非常重要,但更重要的是在那些医疗保健贫乏而 HIV 高度传播的发展中国家加强本病治疗。策略在于治疗妇女感染,并确认性伴侣也被治疗。复发主要来自性伴侣的再感染或未能完成全程治疗。近年来对滴虫病高度关注是因为阴道炎的存在增加 HIV 传播的可能性。

治疗原则为早期、足量、足疗程治疗。可采用全身用药和局部用药。由于阴道毛滴虫常伴泌尿系统的滴虫感染,不仅存在于阴道内,还可隐藏于宫颈腺体、阴道皱襞及泌尿道下段,单纯局部用药不能彻底消灭滴虫,停药后易复发,因此应首选全身治疗,并主张单剂量一次给药。

一、全身用药

甲硝唑(灭滴灵)和其他硝基咪唑类药物(如奥硝唑、替硝唑、尼莫唑、卡硝唑、塞克硝唑)是 FDA 批准用于治疗滴虫病的唯一药物种类。甲硝唑方案对滴虫病的治愈率为 90% ~95%,替硝唑方案对滴虫病的治愈率为 86% ~100%。推荐方案为甲硝唑 2.0g,一次顿服;或替硝唑 2.0g,一次顿服。替代方案为甲硝唑 500mg 口服,每日 2 次,连服 7 日。

如果甲硝唑 2g 治疗失败,可选用甲硝唑 500mg 口服,每日 2 次,连服 7 日;或替硝唑 2.0g,一次顿服。如果上述治疗失败,则考虑替硝唑或甲硝唑 2.0g,每日 1 次口服,连用 5 日。因本病月经后易复发,故下次月经过后最好再治疗 1 个疗程,以巩固疗效。可在 5 ~7 日和 30 日左右重复检测来评估治疗的迅即成功及短期复发率。治疗后检查阴道毛滴虫阴性时,连续 3 次月经后复查阴道分泌物,如为阴性可作为治愈。

甲硝唑的不良反应偶见胃肠道反应,症状轻者可不必停药,若出现皮疹或白细胞减少时应立即停药。甲硝唑也有戒酒硫样作用,患者服用此药同时饮酒可发生严重的恶心、呕吐和潮红,故用药期间应避免酒精饮品。

二、局部用药

采用 0.5% 的乳酸或醋酸溶液,或 1∶5000 的高锰酸钾溶液冲洗阴道可增强阴道防御能力。合并细菌感染者,可用 1∶2000 的新洁尔灭溶液冲洗,然后乙酰胂胺(滴维净)1 片,或卡巴砷 400mg,或甲硝唑 200mg,塞入阴道后穹隆内,每晚或隔晚 1 次,7 ~10 日为一疗程,可连用 2 ~3 个疗程。

三、性伴侣及带虫者治疗

性伴侣导致的再感染是滴虫病的一个主要问题。性伴侣治疗可明显减低再感染发生。带虫者多为女性,也应积极治疗。治疗方法见全身用药。

四、孕期及哺乳期治疗

所有有症状的妊娠妇女不论处于妊娠的任何阶段都应给予治疗。处在妊娠任何阶段的妇女均可用 2g 甲硝唑单次给药治疗。多项研究的 Meta 分析证实,妊娠期使用甲硝唑与婴儿畸形或突变效应不相关。替硝唑在妊娠妇女中应用的安全性尚未得到很好的评估。

哺乳妇女在甲硝唑用药期间及最后 1 次服药后的 12 ~24 小时内禁止哺乳,可减少婴儿对甲硝唑的吸收。使用替硝唑者,在治疗期间和最后 1 次服药后的 3 日内禁止哺乳。

五、HIV 感染

对 HIV 感染合并阴道滴虫病妇女进行随机对照临床试验研究,结果表明口服甲硝唑 7 日的疗法优于口服甲硝唑 2g 单剂量疗法,对 HIV 感染妇女阴道滴虫病应采取多剂量方案。

六、难治的滴虫病

甲硝唑有时治疗无效。部分系因再感染所致,其他则因顺应性不良所致,但部分患者系因对甲硝唑存在耐药性。由于耐药并非绝对的,且甲硝唑耐药滴虫病从未在人群中大规模出现,多数临床医生会用高剂量的甲硝唑,经常是口服、局部和静脉内结合用药来解决耐药性。这种方法取得了一定的成功。有报道应用巴龙霉素和砷(乙酰砷胺)阴道栓剂,硫酸锌灌洗结合甲硝唑,聚乙烯吡酮碘灌洗或结合甲硝唑制成栓剂。壬苯醇醚和聚乙烯吡酮碘都能使滴虫性阴道炎的妇女症状得以缓解,但不能根除感染。

由于毛滴虫能消耗阴道内的糖原,改变阴道内的酸碱度,破坏阴道内的防御功能,容易引起继发细菌感染。所以,在治疗毛滴虫性阴道炎时要根据继发感染的轻重,加入有效的抗生素。

【预防】

如同其他 STD 一样,滴虫病所面临的一个主要问题是那些疾病高危人群,包括有多个性伴侣的人,是很难管理、随访的。但其较高的发病率及其与 HIV 传播之间的可能相关,使这方面的工作显得尤其重要。应加强卫生宣传教育,开展普查普治工作,以减少传染源,并加强对感染途径的消毒管理。具体包括:医疗单位应作好严格消毒隔离,防止交叉感染。滴虫病患者及带虫者不得进入公共游泳池,洗澡用淋浴。治疗期间保持外阴清洁,每日清洗 1~2 次,避免性生活或采用避孕套以防止交叉感染。内裤、毛巾等应煮沸消毒至少 15 分钟。

(牛俊奇)

参 考 文 献

1. 樊尚荣,张慧萍. 2010 年美国疾病控制中心阴道炎治疗指南. 中国全科医学,2011,14(3):821-822.
2. Wendel KA, Workowski KA. Trichomoniasis: challenges to appropriate management. Clin Infect Dis, 2007, 44 (3): S123-129.
3. Sobel JD. What's new in bacterial vaginosis and trichomoniasis? Infect Dis Clin North Am, 2005, 19 (2): 387-406.
4. Nye MB, Schwebke JR, Body BA. Comparison of APTIMA *Trichomonas vaginalis* transcription-mediated amplification to wet mount microscopy, culture, and polymerase chain reaction for diagnosis of trichomoniasis in men and women. Am J Obstet Gynecol, 2009, 200 (2): 188e1-7.

第六节 疟 疾

疟疾(*malaria*)系由疟原虫(*Plasmodium*)感染所致的寄生虫病,主要由雌性按蚊(*Anopheles*, *Anopheline mosquito*)叮咬传播。疟原虫侵入红细胞后大量繁殖,导致红细胞成批破裂而发病。临床上以反复发作的间歇性寒战、高热、继之大汗后缓解为主要特点。其中间日疟(*P. vivax*)及卵形疟(*P. ovale*)可出现复发,恶性疟(*P. falciparum*)的热型常不规则,病情往往较重,导致急性重症器官功能障碍,并可引起脑型疟等凶险发作。主要流行区域为热带、亚热带,近 30 亿人受到疫情威胁,每年导致数千万病例,绝大多数为撒哈拉以南非洲儿童。

【病原学】

疟原虫在分类学上属于真球虫目、血孢子虫亚目、疟原虫科、疟原虫属,能寄生人体并致病的疟原虫有 5 种,即恶性疟原虫,引起间日疟的间日疟原虫,引起三日疟的三日疟原虫(*P. malariae*),引起卵形疟的卵形疟原虫;还有一种新近发现可以感染人类的诺氏疟原虫(*P. knowlesi*),既往认为仅感染猕猴,而目前在东南亚森林地区时有发生人类感染,包括重症病例。间日疟和恶性疟为最常见的疟疾病原体,其中非洲地区主要流行恶性疟原虫,三日疟及卵形疟均较为少见。

【流行病学】

疟疾是人类最主要的寄生虫疾病,每年均导致超过百万人病死,主要流行于热带、亚热带地区,包括中部和南部美洲、非洲、中东、印度次大陆、东南亚和大洋洲,其中发病率及病死率最高的地区是非洲,以恶性疟为著;其他地区则是恶性疟、间日疟的发病率基本类似。此外,氯喹耐药疟原虫分布更为广泛,对疟疾防治提出了新的挑战(图 22-6-1)。人群普遍易感,尤其是儿童,发病率及病死率尤其高;其次为孕妇,感染恶性疟后常常导致母亲及胎儿死亡。疟疾高流行地区的卫生经济负担非常严重,而经济落后又加重疟疾疫情,形成某种恶性循环。

20 世纪 40 年代末,我国每年估计病患者数超过 300 万,病死率约 1%。新中国成立后,在北纬 25°以南,主要包括广东、广西大部分及云南昆明以南部分,多为高疟区或中疟区,是我国疟疾疫情程度最严重的地方,恶性疟较多,经全国开展大规模防治后,本土原发恶性疟已仅在海南及云南地区存在。2006 年全国 23 个省(市、区)917 个县

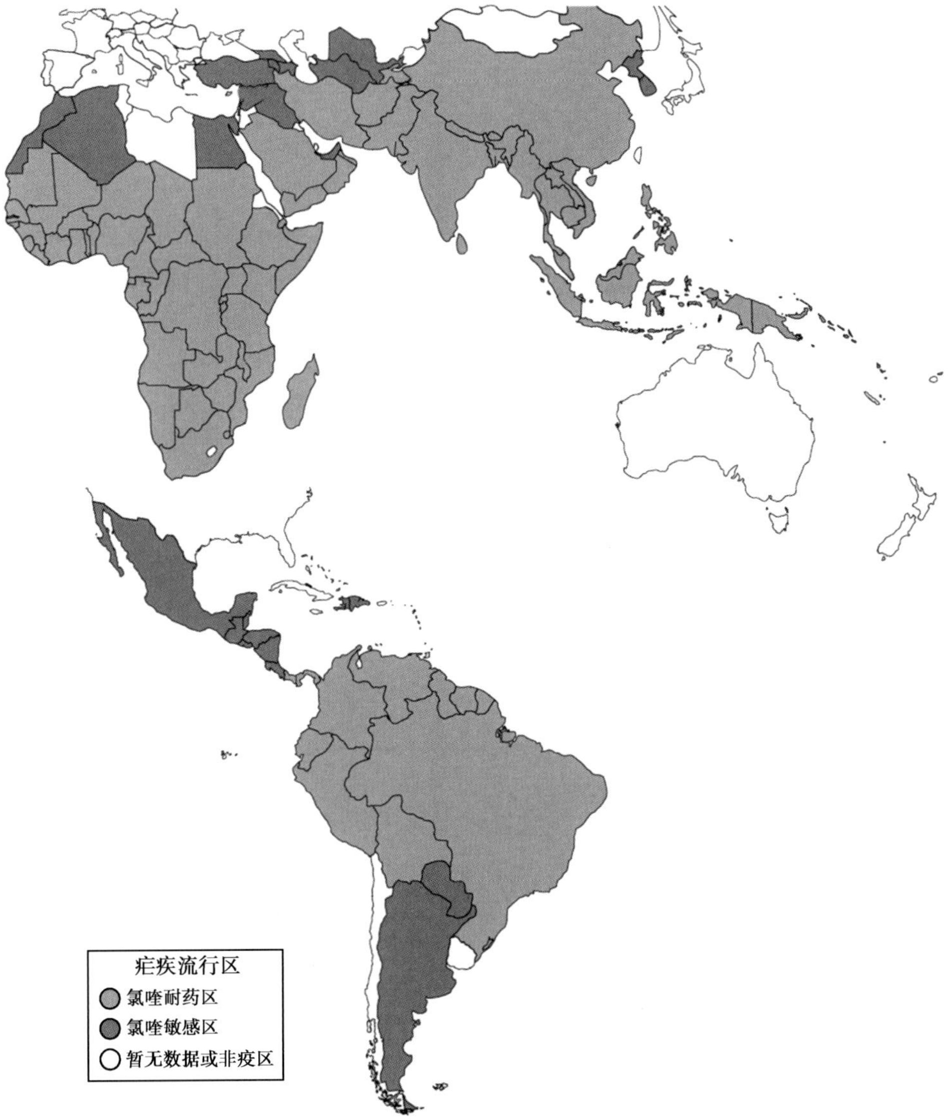
疟疾流行区
氯喹耐药区
氯喹敏感区
暂无数据或非疫区

图 22-6-1　全世界疟疾流行及氯喹耐药株分布图

有疟疾病例报道，全国发病 64 178 例，报道疑似病例 52 082 例。发患者数较多的依次为安徽、云南、河南、海南及湖北等 5 个省，占全国发病总数的 95.4%，其中恶性疟 3469 例，占疟疾总发病数的 5.4%，云南及海南分别占 89.1% 和 4.3%。

我国政府于 2010 年启动了中国消除疟疾行动，提出 2020 年实现全国消除疟疾的目标。即至 2020 年，在我国具备敏感的监测系统前提下，连续 3 年没有当地感染的疟疾病例。自 2010 年我国启动消除疟疾工作以来，全国疫情总体呈持续下降趋势。根据中国疾病预防控制中心统计，2009 年全国报道疟疾病例 14 140 例，(其中间日疟10 691例，恶性疟 1041 例)，死亡 10 例；2010 年 7433 例(其中间日疟 4943 例，恶性疟 1287 例)，死亡 15 例；2011 年发病 4088 例，死亡 30 例；2012 年发病 2451 例，死亡 15 例。但我国消除疟疾工作仍然面临着一个较大的问题，即输入性恶性疟病例逐年增多，每年都有较多死亡病例发生。输入性疟疾疫情不但严重威胁我国公共卫生安全及人民群众身体健康，亦对我国消除疟疾工作带来挑战。面临的主要问题：①我国赴非洲、东南亚等疟疾高流行区劳务输出、商务、旅游、学习、维和等出入境人员数量大量增加，给输入性疟疾防治管理带来更大挑战；②出境人员普遍缺乏疟疾自我防护知识及主动求诊的意识，不少患者因此错过最佳就医时机，贻误病情，甚至因此丧失抢救的最佳时机而导致死亡；③我国非疟区、低疟区等很多地区的临床医师普遍缺乏恶性疟诊治经验及技能，亦缺乏特效的救治药品。

疟疾的传播媒介昆虫是按蚊，在我国平原流行区是中华按蚊（*Anopheles sinensis*），山区为微小按蚊（*Anophelesminimus*），在海南岛是大劣按蚊（*Anopheles dirus*），此外尚有嗜人按蚊（*Anopheles anthropophagus*）分布在广西、贵州及四川等地流行区。疟原虫在蚊体内仅在一定范围的温度内发育，就最低环境温度而言，间日疟原虫为 14.5 ~ 15℃，恶性疟原虫为 19℃。

第二次世界大战以来，人类试图控制甚至根除疟疾疫情的努力在欧美国家获得了成功，然而在热带地区的效果很差，主要原因包括经济及社会动荡、蚊虫控制投入不足、疟原虫和蚊虫分别对抗疟药及杀虫剂产生抗药性等。最近一段时间，世界卫生组织通过推广室内高效杀虫剂、浸药蚊帐、高危人群使用预防药物、新药研发等措施，在疟疾中等流行区取得显著成效，如非洲及东南亚的某些地区。上述措施能否推广至高度流行区并获得成效，尚不得而知。

非洲地区不仅仅是疟疾高发区，亦是艾滋病（AIDS）高发区，重叠感染病例日益增多。近来的研究对于疟原虫与人类免疫缺陷病毒（human immunodeficiency virus，HIV）之间相互作用，有了更多认识。HIV 感染可破坏机体对于疟原虫建立的特异性免疫反应，从而增加发病率并加重病情；疟疾可提高 HIV 病毒载量，增加了 AIDS 传播风险；AIDS 严重抑制机体免疫功能，可能与疟疾的疗效降低相关；同时，两种疾病同时治疗可能增加药物不良反应。然而，对于 HIV 感染的常规干预措施亦有可能减少疟疾发病，例如 AIDS 患者往往会常规服用复方磺胺甲噁唑（trimethoprim-sulfamethoxazole）以预防或治疗肺孢子菌感染，而此药物对于疟原虫亦有一定作用。

【发病机制】

一、疟原虫生活史

疟原虫发育过程需两个宿主，在人体内进行无性繁殖，在蚊体内进行有性繁殖，故人类为中间宿主，蚊为终末宿主。四种疟原虫的生活史基本相同。典型的疟原虫生活史见图 22-6-2，其中肝细胞感染期无明显症状，随着多个循环的裂殖子增生及红细胞的成批破裂，临床症状逐渐加重。

二、发病机制

疟原虫每个红细胞繁殖周期的结束会导致大批红细胞破裂，除了释放新一代裂殖子、代谢产物及红细胞物质外，亦会诱发高水平的炎症因子如肿瘤坏死因子（tumor necrosis factor-α，TNF-α）等释放入血。然而除了诱导发热外，目前这些炎症因子在发病中的具体作用尚未完全阐明。恶性疟原虫可侵犯所有阶段的红细胞（幼稚、成熟、衰老），因此通常会导致高原虫血症——可感染超过 1% 的全身所有红细胞，约合每毫升血液中超过十万个红细胞受染。其他类型的疟原虫可侵犯的红细胞较少，因此病情相对较轻，且由于原虫在红细胞内发育基本同步，其发作周期相对固定（诺氏疟为 24 小时；间日疟为 48 小时；三日疟为 72 小时），每个发作周期之间的临床表现较轻微。

疟原虫毒力表位与疾病严重性之间的关系尚不明确。恶性疟原虫的一个关键性生物特性是能够介导受染红细胞与血管内皮细胞若干配体进行黏附，通过这种黏附作用，带有疟原虫的红细胞往往会黏附在脑部及内脏毛细血管中，而不是进入循环，从而避免通过脾脏而被清除。这种现象被称为“细胞粘连”（cytoadherence）。细胞粘连现象阻塞器官微小血管并上调局部炎症反应，从而导致若干重要器官功能障碍，如脑型疟、非心源性肺水肿、肾衰竭、严重贫血、酸中毒、低血糖等，引起疟疾凶险发作。部分恶性疟原虫可选择性结合至胎盘受体，特别是缺少相应抗体的初产妇容易受到影响，往往导致胎儿宫内发育迟滞、自发流产及低体重新生儿。恶性疟的一个常见致死原因是严重贫血，特别是儿童患者。贫血的原因包括红细胞大量破坏、造血功能下降及出血。高流行区常见儿童的慢性恶性疟感染导致的慢性贫血，在疟疾急性发作时往往缺乏储备能力，预后不良。而重症恶性疟亦有其发病机制（图 22-6-3）。

恶性疟原虫通过抗原表位变异来规避宿主免疫系统的攻击。例如，介导细胞粘连的主要蛋白质是恶性疟原虫红细胞膜蛋白 1（*P. falciparum* erythrocyte membraneprotein-1，PfEMP-1），此蛋白在被输送至红细胞表面后成为免疫系统攻击的靶抗原，所以恶性疟原虫每次仅表达 PfEMP-1 家族 60 余种变异蛋白中的一种，每个繁殖周期改变一

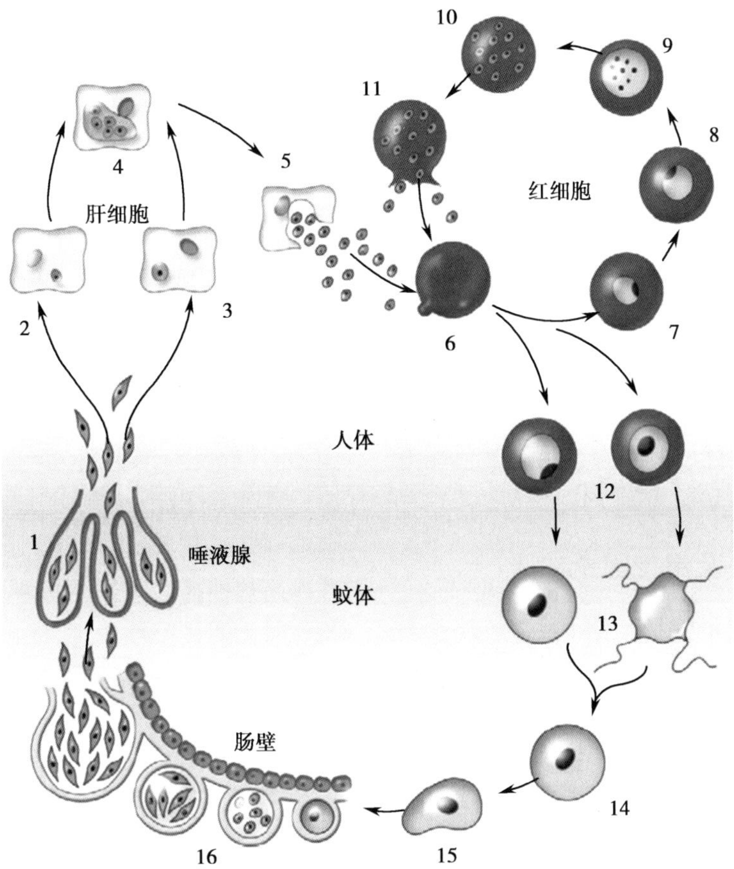

图 22-6-2　疟原虫生活史

注:1. 寄生于雌性按蚊体内的感染性子孢子(sporozoite)于按蚊叮人吸血时随其唾液腺分泌物进入人体皮肤,经血液循环进入肝脏; 2. 在肝细胞内发育为成熟的裂殖体(schizont); 3. 间日疟和卵形疟的迟发型子孢子(bradysporozoite)或称休眠子(hypnozoite),会潜伏一段时间后再行发育和繁殖,其他疟原虫无迟发型子孢子; 4 和 5. 当被寄生的肝细胞破裂时,释放出大量裂殖子(merozoite)并进入血液循环; 6. 裂殖子侵犯红细胞,开始红细胞内的无性繁殖周期; 7 和 8. 裂殖子侵入红细胞后发育为早期滋养体,即环状体(ring); 9. 经滋养体(trophozoite)阶段; 10. 再次发育为成熟的裂殖体; 11. 当包含有裂殖体的红细胞(parasitized erythrocytes)破裂时,释放出下一代裂殖子及代谢产物,引起临床上典型的疟疾发作。释放的裂殖子再侵犯未被感染的红细胞,重新开始新一轮的无性繁殖,形成临床上周期性发作。间日疟及卵形疟于红细胞内的发育周期约为 48 小时,三日疟约为 72 小时,诺氏疟原虫约为 24 小时,恶性疟的发育周期为 36~48 小时(且发育并不同步,故临床发作无明显规律); 12. 部分疟原虫裂殖子在红细胞内经数代增殖后发育为雌性配子体(female gametocyte)与雄性配子体(male gametocyte); 13. 当雌性按蚊吸血时,配子体被吸入其体内,开始其有性繁殖期,雌、雄配子体在蚊体内分别发育为雌、雄配子(gamete); 14. 两者结合后形成接合子(zygote); 15. 发育后成为动合子(ookinete); 16. 成熟的动合子侵入按蚊的肠壁发育为囊合子(oocyst),每个囊合子中含有数千个子孢子母细胞(sporoblast),发育后形成具感染力的子孢子,这些子孢子可主动地移行于按蚊的唾液腺中,当按蚊再次叮人吸血时,子孢子就进入人体,并继续其无性繁殖周期

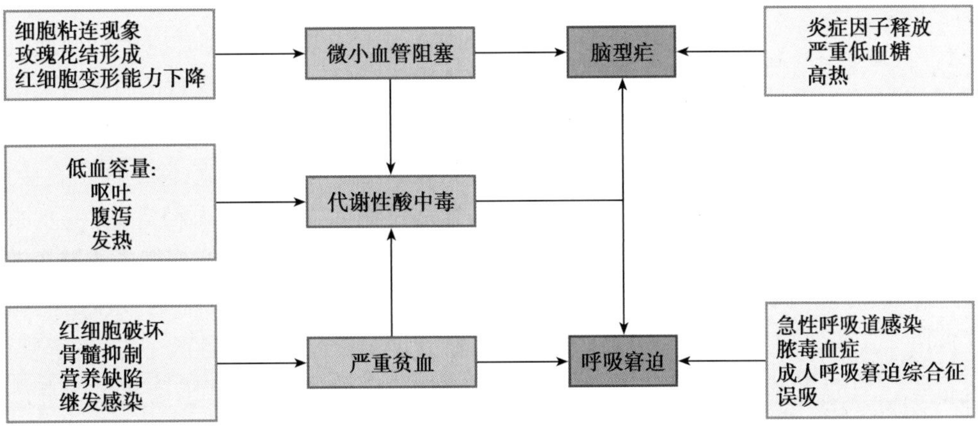

图 22-6-3　重症恶性疟的发病机制示意图

次，以此来逃避攻击。这种高度变异的抗原家族可能是机体很难获得完全保护性免疫的机制之一，临床上往往可以看到被反复感染的病例。

非恶性疟原虫感染不会诱导细胞粘连，且受染的红细胞数量较少，因此一般认为病情相对较轻，并发症少。但新近的观察发现，间日疟的重症化比例亦不少，尤其是以呼吸道并发症为多，同时也较其他类型更易于导致脾破裂。三日疟通常是轻中度病情，但反复或慢性感染可引发免疫复合物介导的肾小球肾炎、肾病综合征。诺氏疟原虫可致重症感染乃至死亡，可能与其快速繁殖能力有关（红细胞内期仅为24小时）。

三、宿主免疫及遗传因素

针对疟原虫感染的保护性免疫反应机制迄今未能详细阐明，已知体液免疫及细胞免疫均参与其中，但充分免疫保护需要在很长时间及数次重复感染之后才能完全建立，因此在高流行区可以看到，6个月至5岁的婴幼儿往往会被重复感染并伴随较重的临床表现，而稍年长些的儿童虽被感染，但临床症状较轻或缺乏。不过，抗疟疾免疫并不持久，因此患者如果在非流行区居住一段时间后回到流行区，依然有被再次感染的风险。

若干人类基因多态性与疟疾抗性有关。例如，镰状红细胞S杂合子基因产物可以部分抵抗恶性疟原虫感染；类似的例子还包括血红蛋白C、血红蛋白E、地中海贫血、葡萄糖-6-磷酸脱氢酶缺乏症等。Duffy抗原是一种功能未知的红细胞趋化因子受体，亦是间日疟原虫黏附并入侵红细胞的主要受体，而多数非洲人种缺少红细胞Duffy抗原，能够天然抵抗间日疟感染。正如流行病学研究发现的那样，非洲大部分地区都没有间日疟的流行。

【临床表现】

一、无并发症的疟疾

绝大部分疟疾，包括恶性疟，都是无并发症的。从被带虫按蚊叮咬后算起，恶性疟的潜伏期通常为10～14日，其他疟疾的潜伏期大约是2周；如果是非恶性疟的重复感染（宿主有一定特异性免疫），潜伏期可以延长很多。疟疾的主要临床表现是发热，往往伴有非特异性的流感样前驱症状，包括头痛、乏力。此后是典型的周期性疟疾发作：寒战、高热、热退伴大汗；每个周期之间，患者可以无明显临床症状。寒战常持续20～60分钟，随后体温迅速上升，通常可达40℃以上，伴头痛、全身酸痛、乏力，但神志清楚；发热常持续2～6小时，随后开始大量出汗，体温骤降，持续时间约为30分钟至1小时。此时，患者自觉明显好转，但常感乏力、口干。疾病早期的发作无明显规律，若得不到治疗，非恶性疟的周期规律性逐渐稳定：间日疟及卵形疟是48小时，三日疟是72小时。其他临床症状包括：头痛、全身不适、肌痛、关节痛、咳嗽、胸痛、腹痛、厌食、恶心呕吐、腹泻等。数次高热抽搐后可发生惊厥，尤其是婴幼儿。体检有时无明显阳性发现，或出现贫血貌、黄疸、脾大及轻度肝大，通常无明显皮疹或者浅表淋巴结肿大。

再燃（recrudescence）系由血液中残存的疟原虫所致，因此各种疟疾都有发生再燃的可能性。再燃多见于病愈后的1～4周，可多次出现。复发（relapse）系由寄生于肝细胞内的迟发型子孢子所致，只见于间日疟及卵形疟，复发多见于病愈后3～6个月。

二、重症疟疾

重症疟疾的标志是器官功能障碍或者高原虫血症等（表22-6-1）。脑型疟是儿童恶性疟中最常见的严重并发症，病死率高达15%～25%，存活病例中约10%有神经系统后遗症，但经过适当治疗后大多数患者可以完全恢复。

严重贫血是常见表现，特别是婴幼儿。若有严重并发症，应考虑输血治疗。非心源性肺水肿在成人较为常见，必要时应予机械通气。由低灌注及急性肾小管坏死导致的急性肾衰竭亦是成人常见，血液透析等治疗有利于病情恢复。肝功能损害如黄疸等时有发生，除疟原虫直接损害外，溶血亦是病因之一。低血糖常见，主要原因是疟原虫消耗、机体需求增加、血糖生成减少或奎宁诱导的胰岛素释放，应密切监测及控制血糖水平。乳酸代谢异常导致代谢性酸中毒，电解质紊乱、凝血障碍导致的出血、细菌感染甚至脓毒血症等均可出现。恶性疟并发症发生率（表22-6-2）。

表 22-6-1 重症恶性疟临床特征

临床特征	相应指标
主要表现	
昏迷/脑水肿	对于外来刺激缺乏正确反应，惊厥后昏迷持续时间大于 30 分钟
酸血症/酸中毒	动脉 pH 小于 7.25 或血浆碳酸氢盐小于 15mmol/L；静脉乳酸大于 5mmol/L；常表现为呼吸窘迫或呼吸费力
严重贫血	红细胞容积小于 15% 或血红蛋白小于 50g/L（同时伴有疟原虫大于 10 万/μl）
肾衰竭	24 小时成人尿量小于 400ml 或儿童尿量少于 12ml/kg；水化后无改善；血清肌酐水平大于 265μmol/L
肺水肿/急性呼吸窘迫综合征	非心源性肺水肿，过度液体复苏可能加重病情
低血糖	血糖低于 2.2mmol/L
低血压/休克	1～5 岁儿童的收缩压低于 50mmHg，成人收缩压低于 80mmHg；内脏/体表温度差大于 10℃，毛细血管充盈时间大于 2 秒
出血/弥散性血管内凝血（DIC）	严重的鼻出血、牙龈出血或胃肠道出血；弥散性血管内凝血证据
惊厥	24 小时内全身发作超过 2 次，或抽搐持续
血红蛋白尿	肉眼可见黑色、棕色或红色尿液（非药物因素）
次要表现	
意识不清	不能自主坐起或站立
非常衰弱	活动受限，懒言懒动
高原虫血症	原虫血症大于 20%（任何患者）
黄疸	总胆红素水平大于 50mmol/L，合并其他重要器官功能障碍证据

表 22-6-2 各类人群恶性疟并发症相对发生率

并发症	非孕期成人	孕妇	儿童
贫血	+	++	+++
惊厥	+	+	+++
低血糖	+	+++	+++
黄疸	+++	+++	+
肾衰竭	+++	+++	-
肺水肿	++	+++	+

注：-：罕见；+：不常见；++：常见；+++：频繁

三、非恶性疟的并发症

亚洲及大洋洲的研究表明，住院的四分之一间日疟儿童患者属于重症病例，病死率约 1%，常见的并发症包括严重贫血及呼吸窘迫。其他并发症包括脾大、脾功能亢进、脾破裂、肾病综合征（多见于三日疟）等。

【辅助检查】

一、血涂片

疟原虫的主要诊断方法仍然是厚血涂片镜检——将外周血滴在载玻片上，红细胞溶解后行吉姆萨染色，通过与白细胞计数做对比，可以粗略估计原虫密度。这种方法不能观察红细胞形态，但阳性率较高。吉姆萨染色的薄血涂片上红细胞形态及原虫形态保持较好，可以用于鉴别疟原虫种类（图 22-6-4）。在裂殖子等无性疟原虫被清除后，配子体仍可单独持续存在数周以上，但不代表现症感染。

二、抗原检测

疟疾实验室诊断手段的一个重要进展是抗原检测，目前已有多种检测试剂盒可以在数十分钟内完成 1～2 种抗原检测。目前非洲最常用的方法是测定富组氨酸蛋白 2（histidine-rich protein-2），此抗原仅由恶性疟原虫产生，滴度较高且持久；疟原虫乳酸脱氢酶（plasmodial lactate dehydrogenase）及二磷酸果糖酶（aldolase）检测亦被用于疟疾诊断，这两种抗原可由所有人类疟原虫产生。

三、其他检测手段

疟原虫抗体的产生较慢，持续时间很长，因此

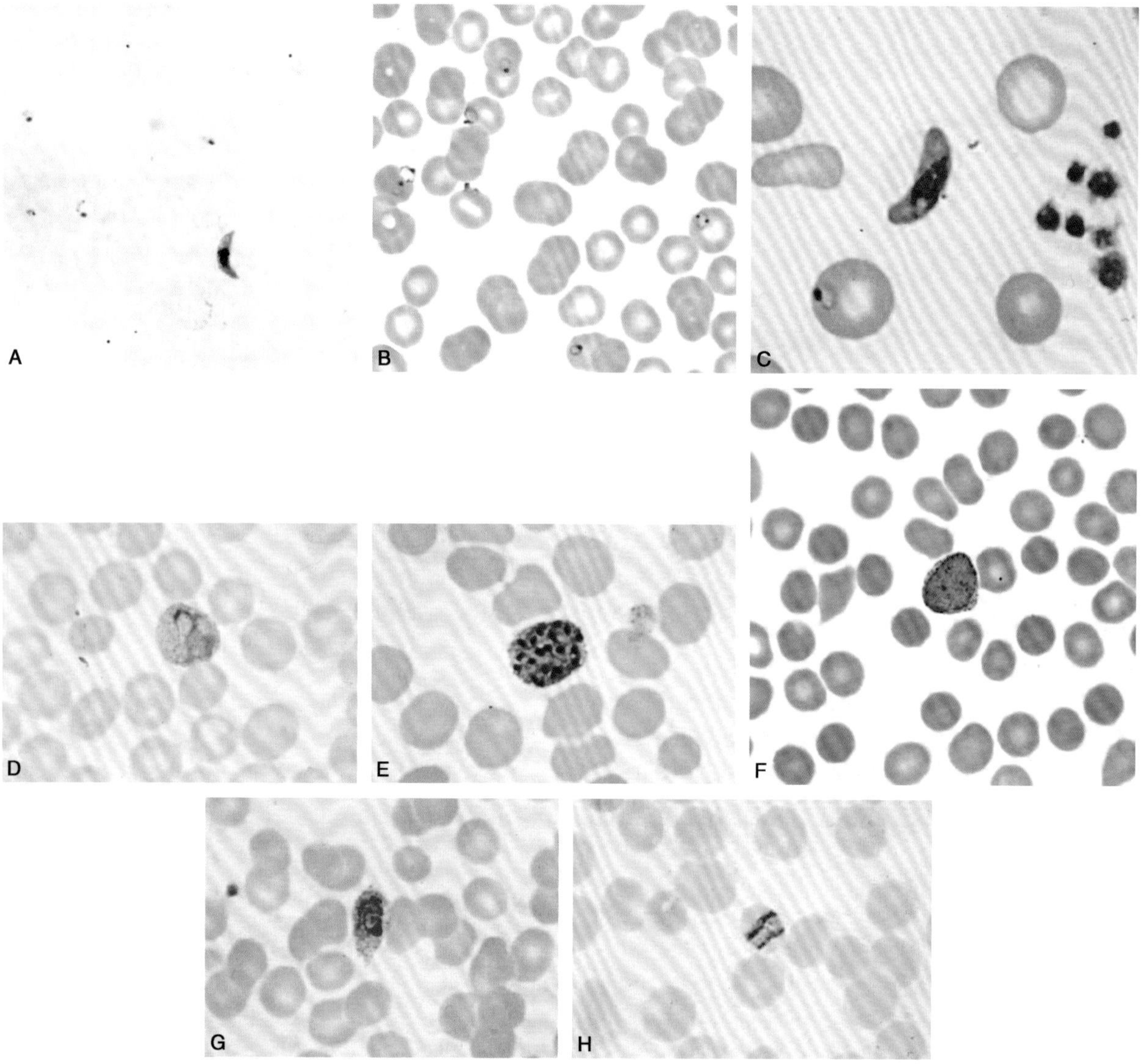

图 22-6-4　吉姆萨染色血涂片镜下疟原虫形态

注：A：厚血涂片中可见多个恶性疟原虫环形滋养体；B：薄血涂片中恶性疟原虫的早期滋养体（环状体）；C：恶性疟原虫独特的香蕉形配子体；D：间日疟原虫为阿米巴样，其感染的红细胞体积增大（卵形疟原虫也会使受染红细胞体积增大）；E：间日疟原虫裂殖体；F：间日疟原虫球形配子体；G：卵形疟原虫滋养体（受染红细胞呈卵形）；H：三日疟原虫特征性的条带型滋养体和疟原虫色素小点（B-H 图均为薄血涂片镜下形态）

抗体检测除了用于回顾性鉴别既往无疟疾病史的发热患者外，对于诊断现症感染的价值有限。聚合酶链反应（polymerase chain reaction，PCR）可以检测疟原虫种属特异性基因序列，目前往往用于现场流行病学调查等研究目的，其敏感性较其他方法更高，但耗时较长、易受污染，成本亦高，目前尚未投入广泛临床应用。常用的疟疾实验室诊断方法一览表（表 22-6-3）。

【诊断与鉴别诊断】

有过疟疾疫区旅行或居住历史的发热患者必须考虑到疟疾的可能性，特别是有典型寒战、高热、大汗的患者，应做进一步检查。在患者血涂片染色后显微镜下找到疟原虫，或检测到疟原虫抗原，即可确诊。

有着疟疾样表现的疾病包括很多种，但是只要曾经有过疫区居住或旅行史的发热患者，都要首先考虑是否为疟疾。据估计，每年有将近 3 千万人次前往疟疾疫区，其中约 25 000 人患上疟疾。鉴别诊断方面，对于临床特征的分析及快速判断非常重要，因为那些与疟疾相似的疾病需要非常规手段分离病原体才能确诊。首先流行病学

表 22-6-3　常用的疟疾实验室诊断方法一览表

方法	过程	优点	缺点
厚血涂片	血涂片应厚度不均，以吉姆萨或 Field 染色，计数每 200 个白细胞相应的疟原虫数量，配子体单独计数	敏感（0.001% 原虫血症）；种属特异性；价廉	对读片技术及经验的要求较高；易于低估原虫数
薄血涂片	以吉姆萨或 Field 染色已固定的薄血片，计数每 1000 个红细胞中带有疟原虫的细胞数，估计原虫的发育阶段，计数包含原虫染色小体的白细胞数量，配子体单独计数	快速；种属特异性；价廉；有一定预后判断价值	敏感性较低，（0.05% 原虫血症）；间日疟导致红细胞体积增大从而使原虫分布不均
PfHRP2 检测	将血样滴于卡片或测试棒上，浸入洗液，以单抗结合并显色后判读	一致性好；相对廉价；快速；敏感性接近于厚血涂片；	仅能检测恶性疟原虫；无法定量计算原虫数量
疟原虫 LDH 检测	将血样滴于卡片或测试棒上，浸入洗液，以单抗结合并显色后判读：1 条显色为所有疟原虫，2 条为恶性疟原虫	快速；对于恶性疟原虫的敏感性接近于厚血涂片	较 PfHRP2 检测略显繁琐；无法定量计算原虫数量；有时对非恶性疟原虫的敏感性较差
离心管浓缩吖啶橙染色	在含有吖啶橙、抗凝剂的特制微量离心管中放入血样，离心，以荧光显微镜观察	敏感性甚至超过厚血涂片；适合快速进行大规模流行病样本筛查	不能定量或对种属定性；需要荧光显微镜

注：LDH：乳酸脱氢酶（lactate dehydrogenase）；PfHRP2：恶性疟原虫富组胺蛋白 2（*P. falciparum* histidine-rich protein 2）

史可以提供很重要的线索，例如亚洲及印度很少有黄热病，与淡水接触过的旅行者要考虑有无钩端螺旋体或血吸虫感染，蚊虫肆虐的季节易于传播登革热，不洁饮食可能是伤寒的传播途径；其次还要仔细询问疫苗的接种情况以及预防措施，例如接种过甲型肝炎疫苗及黄热病疫苗的患者很难感染甲型肝炎及黄热病；不过，即便是采取了防蚊措施或者服用了化学预防药物，仍不能完全除外疟疾，因为这些方法并非百分之百有效。

鉴别诊断方面，可重点考虑如下疾病：

一、流感（influenza）

与疟疾类似，流感患者往往存在发热、头痛、肌肉酸痛及全身不适感，但流感的上呼吸道症状相对较重，如鼻涕、咽痛及干咳，有助于临床鉴别。通过流感抗原、抗体筛查可以确诊。

二、伤寒（enteric fever）

伤寒沙门菌及副伤寒沙门菌与疟原虫的世界分布有类似之处，均于卫生条件较差的地方较为高发。伤寒有发热、头痛、恶心厌食、肌肉酸痛等与疟疾相似，但相对而言其胃肠道症状较重，如腹痛、便秘或腹泻；查体可见玫瑰疹、相对缓脉；患者可能有不洁饮食史。既往接种过伤寒疫苗的发热患者，未必能排除伤寒（目前疫苗的有效率仅仅 50% ~80%，且无法防御副伤寒）。

三、登革热（dengue fever）

登革热亦系由蚊虫传播，典型的症状包括发热、头痛、恶心、不适及厌食。但登革热相对疟疾而言，其肌肉酸痛的程度较重，由躯干向四肢发展的皮疹、瘀点、淋巴结肿大、结膜炎等临床表现有助于鉴别，此外，登革热的潜伏期是 4 ~7 日，较疟疾的潜伏期为短。

四、钩端螺旋体病（leptospirosis）

钩体病广泛分布于热带及温带地区，患者暴露于含钩体的疫水后 7 ~12 日发病，发热、头痛、恶心及肌肉酸痛是常见表现。相对于疟疾，钩体病的结膜炎及皮疹较为明显，肝肾损害及出血倾向较重（类似于疟疾），但高胆红素血症是钩体病特征性表现。

五、非洲锥虫病（African trypanosomiasis）

非洲锥虫病亦称睡眠病（sleeping sickness），其病原体是罗得西亚锥虫（*Trypanosoma brucei rhodesiense*），由非洲舌蝇（tsetse fly）传播。非洲锥虫病同样有发热、头痛、肌痛、不适及厌食，但舌蝇叮咬部位的红色硬下疳、颈后三角部淋巴结肿大是其特征性临床表现。要注意的是，锥虫病亦可进展为多器官功能衰竭，包括中枢神经系统。

六、黄热病(yellow fever)

黄热病病毒也是由热带地区蚊子传播，典型的临床表现和疟疾类似：发热、头痛、恶心、厌食及皮肤黄染，同样可以进展至肝衰竭及出血倾向。但黄热病潜伏期仅有3～6日，结膜充血明显，同时也有相对缓脉。黄热病疫苗的有效性很高，可维持长达10年，因而有此疫苗接种史的发热患者，需考虑疟疾的可能性。

【治疗】

恶性疟的治疗多年以来一直饱受疟原虫耐药性困扰，近年来由于广泛推广以青蒿素(artemisinin)为基础的联合治疗方案，耐药问题获得很大改观。非恶性疟的治疗既往以氯喹(chloroquine)为基本药物，由于耐药日渐增加，多项替代方案已逐渐成为临床一线选择(成人患者抗疟药物选择表22-6-4和表22-6-5)。

表22-6-4　成人抗疟治疗的标准方案

氯喹耐药的恶性疟原虫、耐药间日疟原虫、未分型疟原虫	
无并发症患者	
复方蒿甲醚(蒿甲醚20mg+苯芴醇120mg)	口服，每日2次，每次4片，共3日
或	
Malarone(阿托伐醌250mg+氯胍100mg)	口服，每日1次，每次4片，共3日
或	
硫酸奎宁650mg	口服，每日3次，共5～7日
联合	
多西环素100mg	口服，每日2次，共7日
或联合	
克林霉素600mg	口服，每日2次，共7日
有并发症或不能耐受口服用药患者	
静脉使用青蒿琥酯	第1日，2.4mg/kg，每12小时1次；第2、3日，2.4mg/kg，每日1次
静脉使用葡萄糖酸奎尼丁	静滴，10mg/kg，输入时间大于1～2小时，然后每分钟0.02mg/kg；或静滴15mg/kg，输入时间大于4小时，此后7.5mg/kg，输入时间大于4小时。每8小时1次
静脉使用盐酸奎宁	静滴，20mg/kg，输入时间大于4小时，此后10mg/kg。每8小时1次
肌内注射蒿甲醚	肌注3.2mg/kg，1次，此后每日肌注1.6mg/kg
氯喹敏感的恶性疟和其他种类疟原虫	
磷酸氯喹	口服，1g；此后500mg(第6、24、48小时分别口服1次)或口服1g(第0和24小时)，然后口服0.5g(第48小时)
联合	
磷酸伯氨喹(仅限间日疟或卵形疟)	口服52.6mg，每日1次，共14日

表22-6-5　发展中国家恶性疟治疗推荐方案

方案	备　注
复方蒿甲醚(蒿甲醚-苯芴醇)	一线治疗选择，FDA已批准
青蒿琥酯-阿莫地喹	许多非洲国家的一线治疗选择，但很多地区已出现阿莫地喹耐药现象
青蒿琥酯-甲氟喹	东南亚地区标准治疗方案
青蒿琥酯-磺胺多辛-乙胺嘧啶	研究认为其有效性较其他方案为低
双氢青蒿素-哌喹	亚洲地区的研究认为有效性很高，疗程1～2日
阿莫地喹-磺胺多辛-乙胺嘧啶	可作为过渡或替代方案使用

注：根据WHO 2010年指南制定本表——Guidelines for the Treatment of Malaria. Geneva：World Health Organization，2010. ISBN 9789241547925

一、氯喹和其他氨基喹啉类药物

氯喹被广泛用于疟疾的治疗已经超过 60 年，至今仍是治疗非恶性疟或某些地区不耐药恶性疟（如中美洲和加勒比地区）的首选药物之一，作用迅速，不良反应较小，亦可以作为化学预防药物。对于间日疟及卵形疟，必须同时给予伯氨喹（primaquine）以根除肝细胞内的迟发型子孢子（休眠子），防治复发。阿莫地喹（amodiaquine）与哌喹（piperaquine）和氯喹的作用机制基本一致，但药效更强，耐药机制有所差异，故可用于氯喹耐药株的治疗。目前认为，上述药物都不应进行单药治疗，通常应作为组分成为以青蒿素为基础的联合治疗方案的一部分。阿莫地喹的耐受性相对较差，短期使用的安全性良好，但长期使用可能导致少见的严重不良反应如肝脏和骨髓毒性，因此不推荐作为化学预防药物。哌喹曾在我国广泛使用，安全性良好，但根据既往报道，耐药率可能较高。

二、甲氟喹（mefloquine）、卤泛群（halofantrine）和苯芴醇（lumefantrine）

甲氟喹可作为氯喹耐药株的治疗药物或预防药物，耐药少见，东南亚部分地区可有耐药株存在。根据美国 CDC 的推荐，联用甲氟喹和青蒿琥酯（artesunate）是标准的恶性疟化学预防方案之一。其治疗剂量下的神经毒性及胃肠道反应较大，应用受到一定限制。卤泛群的疗效不错，但偶尔会导致显著的心律紊乱；苯芴醇与卤泛群是同类药物，但无心律方面的不良反应，目前往往与蒿甲醚（artemether）一起组成复方蒿甲醚（coartem）投入使用，具有协同作用。

三、奎宁（quinine）和奎尼丁（quinidine）

作为已沿用数百年的经典抗疟药，奎宁理论上可快速杀灭所有种类的疟原虫。目前由于恶性疟原虫对奎宁的耐药率非常高，且胃肠道反应大、非特异性毒性高，通常仅用于无并发症的非恶性疟的联合治疗(3 日疗程)。奎尼丁可通过静脉治疗重症疟疾，但需要密切监测心率，及时处理其不良反应。

四、伯氨喹

伯氨喹是目前唯一可用于根除间日疟和卵形疟迟发型子孢子的药物，同时也是化学预防药物的替代方案，其主要的不良反应是在葡萄糖-6-磷酸脱氢酶缺陷患者中诱发溶血和高铁血红蛋白症（methemoglobinemia），因此使用伯氨喹前最好测定一下患者的葡萄糖-6-磷酸脱氢酶水平。

五、叶酸（folate）代谢抑制剂

二氢叶酸还原酶（dihydrofolate reductase）及二氢叶酸合成酶（dihydropteroate synthase）是疟原虫叶酸代谢过程中必须的两种关键物质，抑制这两种酶的活性，可以有效治疗及预防疟原虫感染。磺胺多辛-乙胺嘧啶（sulfadoxine-pyrimethamine）既往被广泛使用以治疗无并发症的恶性疟，但近期耐药率明显上升，目前已少用于临床一线治疗。不过在高流行区的孕妇和儿童中间断给予预防剂量，可有效降低感染率，耐受性良好。此外，甲氧苄氨嘧啶-磺胺甲噁唑（trimethoprim-sulfamethoxazole）是 HIV 患者预防机会性感染的常规口服药，亦作为酶抑制剂降低疟原虫感染风险。

六、青蒿素类

2011 年 8 月，中国中医科学院研究员屠呦呦带领课题组人员，历时数十年，研制了新型抗疟药物青蒿素及还原青蒿素，获得拉斯克医学奖。青蒿素类药物能够快速杀灭外周血疟原虫及其配子体，不仅治疗现症感染，亦减少传播风险。此类药物作用短暂，因此单药短期治疗往往不能根除疟原虫，目前常与其他长效抗疟药联合使用，3 日疗程即可治愈大多数轻中症疟疾。常见的复方制剂包括：蒿甲醚-苯芴醇、青蒿琥酯-阿莫地喹、青蒿琥酯-甲氟喹、双氢青蒿素-哌喹等。其中蒿甲醚-苯芴醇的使用最为广泛。近来，耐青蒿素类药物的疟原虫也渐渐出现，往往需要延长疗程以彻底根治。在重症疟疾的治疗中，青蒿素类的作用更加突出。例如，全球多项研究证实，静脉使用青蒿琥酯较奎宁有着明显治疗优势及安全性。蒿甲醚肌注或青蒿琥酯直肠给药亦具有良好疗效。目前，美国 CDC 已将静脉用青蒿琥酯作为重症疟疾的一线用药进行推荐。

七、阿托伐醌-氯胍（atovaquone-proguanil，Malarone）

阿托伐醌具有独特的抗疟原虫机制，氯胍是二氢叶酸还原酶抑制剂。这两种药物的联合制

剂对于绝大多数疟疾都有卓越的疗效，不良反应小（偶有胃肠道反应、肝酶升高、头痛与皮疹），目前已被美国批准用于各种疟疾的治疗及预防，应用日渐广泛。本制剂价格昂贵，亦有耐药性的报道。

八、抗生素

部分抗生素亦有一定的抗疟作用。四环素、克林霉素、多西环素已知具有杀灭疟原虫的作用，但往往作为二线药物和复方制剂的组分来使用。其中多西环素被批准用于化学药物预防，特别是前往东南亚地区的旅行者可作为首选。此外，大环内酯类药物似乎亦有抗疟作用，目前已有相关研究以证实其治疗及预防作用。

九、重症疟疾的治疗

即使是危重症疟疾，通过及时、恰当的治疗护理，亦可获得迅速恢复。正如前面所述，由于具备更高疗效及安全性，静脉给予青蒿琥酯已逐渐替代奎宁/奎尼丁成为重症疟疾的一线选择，有可能成为全球范围内的标准治疗方案。对症支持治疗对于重症疟疾是非常关键的，包括密切监测、维持水电解质平衡、血糖调节、呼吸及血流动力学支持、必要时的输血、抗惊厥、必要时的抗生素、血液净化治疗等。积极的液体复苏及针对轻中度贫血的输血治疗是否有明显临床价值，还有待商榷。度过急性期后，应给予口服抗疟药（如甲氟喹、Malarone 即阿托夸酮+氯胍、多西环素、青蒿素类复方制剂）以完成疗程，巩固疗效。

十、儿童患者抗疟药物选择

对于无并发症疟疾（氯喹敏感的恶性疟、间日疟、卵形疟、三日疟、诺氏疟），可选择磷酸氯喹，10mg/kg（最大 600mg）口服，此后分别在 6、24 小时及 48 小时分别口服 5mg/kg 剂量。

无并发症疟疾（氯喹耐药株），可以有如下选择：①甲氟喹：15mg/kg 口服，6～12 小时再次口服 10mg/kg；②硫酸奎宁联合多西环素：8～12 岁的儿童奎宁 10mg/kg，8 小时 1 次（共 3 日），多西环素 2mg/kg，12 小时 1 次（共 7 日）；小于 8 岁的儿童奎宁 10mg/kg，8 小时 1 次（共 7 日）；③Malarone（阿托伐醌+氯胍）：体重 5～8kg 为 2 片儿童剂量，每日 1 次，共 3 日；体重 9～10kg 为 3 片儿童剂量，每日 1 次，共 3 日；体重 11～20kg 为 1 片成人剂量，每日 1 次，共 3 日；体重 21～30kg 为 2 片成人剂量，每日 1 次，共 3 日；31～40kg，3 片成人剂量，每日 1 次，共 3 日；大于 40kg 体重为 4 片成人剂量，每日 1 次，共 3 日。

重症疟疾（恶性疟或诺氏疟）：①葡萄糖奎尼丁：静脉用药，剂量及用法同成人；②青蒿琥酯：静脉用药，剂量及用法同成人；③盐酸奎宁：静脉用药，20mg/kg 起始剂量，5% 葡萄糖溶液，恒定速率输入 4 小时以上；此后每 8 小时输入 1 次，10mg/kg，输入时间大于 3 小时（每日最大剂量 1800mg）；④蒿甲醚：肌内注射，3.2mg/kg 起始剂量，此后每日 1.6mg/kg 连续使用 4 日。

十一、预后

间日疟、卵形疟和三日疟通常对治疗反应良好，绝大多数患者可完全恢复。氯喹耐药的间日疟或初始疗效不佳患者，经过及时更换方案，亦可获得治愈。恶性疟患者若能获得早期有效治疗，无其他严重并发症，其病死率仅为 0.1%。延误治疗及方案不佳是影响预后的最主要因素，不过，即便是伴有器官功能障碍的重症疟疾，通过积极救治，仍有很大机会完全康复。

【预防】

根据近年来世界卫生组织的经验，在疟疾高流行区的主要干预措施应当是控制疟疾的媒介——按蚊。室内喷洒杀虫剂及使用浸药蚊帐是最简便有效的方案。积极治疗现症患者，可有效控制传染源；高危人群经常使用化学预防药物可有效降低感染率。目前尚无疟疾疫苗问世，但多项研究正在进行中，预计近期可取得一定突破。

对于我国而言，疟疾的预防主要应当针对前往高流行区的旅行者人群。到达疫区后，应当减少夜间活动、使用个人防蚊剂、尽量在有浸药蚊帐的室内睡眠是有效减少被按蚊叮咬的措施。可以根据前往地区的疟原虫耐药性选择相应的化学预防药物——中美洲和加勒比地区推荐使用氯喹，前往其他地区的旅行者可每日服用 Malarone 或多西环素，亦可每周服用甲氟喹，剂量应个体化。此外，从疫区返回后亦应持续服用一段时间以杀灭从肝细胞中逸出的疟原虫。若从间日疟疫区返回，可考虑进行一次全疗程的伯氨喹治疗，以杀灭迟发型子孢子（表 22-6-6）。

表 22-6-6 疟疾的化学药物预防方案

前往氯喹耐药恶性疟的疫区	
Malarone(阿托夸酮 250mg+氯胍 100mg)	口服,1 片,每日 1 次,提前 2 日开始
甲氟喹	口服,250mg,每周 1 次,提前1~2 周开始
多西环素	口服,100mg,每日 1 次,提前 2 日开始
伯氨喹	口服,30mg,每日 1 次,提前 2 日开始
前往无氯喹耐药恶性疟的疫区	
磷酸氯喹	口服,500mg,每周 1 次,提前1~2 周开始

应当指出,即便是使用了适当的防蚊措施及化学预防药物,也未必能够完全避免被感染。因此,从疟疾疫区返回的旅行者若有明显发热症状,必须充分考虑疟疾的可能性。2007 年 5 月,第六十届世界卫生大会通过决议,决定从 2008 年起将每年 4 月 25 日或个别成员国决定的一日或数日作为"世界疟疾日"。2013—2015 年"世界疟疾日"的主题已确定为"投资未来:击溃疟疾(Invest in the future:defeat malaria)"。2010 年 5 月,卫生部等 13 个部门联合印发《中国消除疟疾行动计划(2010—2020 年)》,提出到 2020 年要在全国范围内消除疟疾。为实现上述目标,将通过开展发热患者血检,加大疟疾病例发现力度,同时,对可能发生传播的疟疾疫点进行疫点处置。目前,中央财政和中国全球基金疟疾项目对疟疾流行区开展发热患者血检予以补助,在所有疟疾流行区的疾病预防控制机构可领取到免费抗疟药品。

(汤 勃)

参考文献

1. Freedman DO. Malaria prevention in short-term travelers. N Engl J Med,2008,359(6):603-612.
2. Kappe SHI,Vaughan AM,Boddey JA,*et al*. That was then but this is now:malaria research in the time of an eradication agenda. Science,2010,328(5980):862-866.
3. Lin JT,Juliano JJ,Wongsrichanalai C. Drug-resistant malaria:the era of ACT. Curr Infect Dis Rep,2010,12(3):165-173.
4. Taylor SM,Molyneux ME,Simel DL,*et al*. Does this patient have malaria? JAMA,2010,304(18):2048-2056.
5. Wellems TE,Hayton K,Fairhurst RM. The impact of malaria parasitism:from corpuscles to communities. J Clin Invest,2009,119(9):2496-2505.
6. Dondorp AM,Nosten F,Yi P,*et al*. Artemisinin resistance in *Plasmodium falciparum* malaria. N Engl J Med,2009,361(5):455-467.
7. Sinclair D,Donegan S,Lalloo DG. Artesunate versus quinine for treating severe malaria. Cochrane Database Syst Rev,2011,16(3):CD005967.
8. Dondorp AM,Fanello CI,Hendriksen IC, *et al*. Artesunate versus quinine in the treatment of severe *falciparum* malaria in African children (AQUAMAT):an open-label,randomised trial. Lancet,2010,376(9753):1647-1657.
9. Gomes MF,Faiz MA,Gyapong JO,*et al*. Pre-referral rectal artesunate to prevent death anddisability in severe malaria: A placebo-controlled trial. Lancet,2009,373(9663):557-566.
10. Rosenthal PJ. Artesunate for the treatment of severe falciparummalaria. N Engl J Med, 2008, 358(11): 1829-1836.
11. Weinberg JB, Lopansri BK, Mwaikambo E, *et al*. Arginine,nitricoxide,carbon monoxide,and endothelial function in severe malaria. Curr Opin Infect Dis, 2008, 21(5):468-475.
12. Kai OK, Roberts DJ. The pathophysiology of malarial anaemia:where have all the red cells gone? BMC Med, 2008,6:24-27.
13. Krishna S. Adjunctive management of malaria. Curr Opin Infect Dis,2012,25(5):484-488.
14. Crompton PD,Pierce SK,Miller LH. Advances and challenges in malaria vaccine development. J Clin Invest, 2010,120(12):4168-4178.
15. Portual S,Carret C,Recker M,*et al*. Host-mediated regulation of superinfection in malaria. Nat Med, 2011, 17(6):732-737.
16. Riley EM,Stewart VA. Immune mechanisms in malaria: new insights in vaccine development. Nat Med,2013,19(2):168-178.
17. Miller LH,Ackerman HC,Su XZ,*et al*. Malaria biology and disease pathogenesis:insights for new treatments. Nat Med,2013,19(2):156-167.

第七节 内脏利什曼病(黑热病)

内脏利什曼病(visceral leishmaniasis,VL),亦称黑热病(kala-azar),系利什曼原虫以雌性白蛉为媒介感染人体所致慢性地方性寄生虫病。我国及其他亚洲、非洲地区的黑热病病原体为杜诺凡利什曼原虫(*Leishmania donovani*)；地中海地区及南美洲地区则为婴儿利什曼原虫(*Leishmania infantum*)及恰加斯利什曼原虫(*Leishmania chagasi*)。本病临床特点是长期不规则发热、进行性消瘦、肝脾大、全血细胞减少及血浆球蛋白增高等。

【病原学】

利什曼原虫有两种形态：寄生于人、犬等脊椎动物的单核-吞噬细胞内，呈圆形或椭圆形小体-无鞭毛体(amastigote,图 22-7-1)；寄生在白蛉等昆虫宿主体内的细滴形前鞭毛体(promastigote,图 22-7-2)。杜诺凡利什曼原虫的无鞭毛体亦称为利什曼-杜诺凡体(*Leishmania-donovani* body,L-D body,利-杜体)。白蛉吸血时，无鞭毛体被摄入其胃内并转变为前鞭毛体。成熟的前鞭毛体呈梭形，大小约为(10～12)μm×(1.5～1.8)μm，其前端有一根伸出体外的鞭毛、长约 11～16μm。前鞭毛体仅有 1 层胞膜，细胞核位于虫体中部，鞭毛的细胞内部分为基体，动基体则位于细胞核与基体之间。无鞭毛体有 2 层胞膜，大小约(2.9～5.7)μm×(1.8～4.0)μm 的卵圆形，赖特(Wright)染色为胞质呈蓝色；核为红色或紫色、偏于周边部位；核旁为动基体、呈紫红色、细小、杆状。超微结构显示腊肠状的动基体是一束与长轴平行的纤丝，该纤丝由 DNA 构成，在虫体发育过程中可分化出新的线粒体。因此，动基体实际上是 1 个大线粒体。细胞核内有 1～2 个核仁。

杜诺凡利什曼原虫的生活史包括在人或其他哺乳动物宿主及白蛉体内的发育(图 22-7-3)。雌性白蛉叮咬人或其他动物宿主时，单核-吞噬细胞

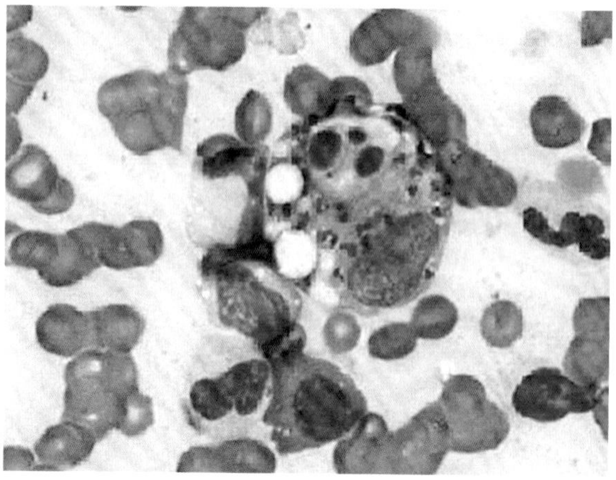

图 22-7-1　骨髓涂片中的利-杜体

图 22-7-2　利什曼原虫的前鞭毛体

中的无鞭毛体随血液进入白蛉胃内，以二分裂法增殖并变成前鞭毛体，随着数量剧增，前鞭毛体逐渐向白蛉的前胃、食管及咽部移动。一周后，具有感染力的成熟前鞭毛体大量聚集在白蛉的口腔及喙。当白蛉叮咬人时，前鞭毛体即随唾液进入易感人体或宿主皮下组织。进入人体的前鞭毛体一部分被多核白细胞吞噬消灭、一部分侵入单核-吞噬细胞系统，并在此失去鞭毛的体外部分，转化为无鞭毛体。无鞭毛体在单核-吞噬细胞中不断分裂增殖、终使细胞破裂，无鞭毛体逸出并再进入其他未感染的单核-吞噬细胞，重复上述增殖过程。

【流行病学】

黑热病呈地方性流行，每年新发病例约 50 万人，病死者约 5 万人。约 90% 的病例发生在印度、孟加拉、尼泊尔、埃塞俄比亚、苏丹及巴西部分地区，而印度、孟加拉、尼泊尔的病例数占全球总病例数的 67%。迁移、缺乏控制措施、HIV 相关利什曼原虫合并感染系导致黑热病患者增多的 3 大原因。疾病主要累及贫穷地区。

本病新中国成立前广泛流行于我国长江以北的农村，是危害我国人民健康的五大寄生虫病之一。新中国成立后，人民政府非常重视本病的防治。经积极有效防治，我国于 1958—1960 年间，各流行区基本达到消灭黑热病的要求。历年来，我国一直对黑热病进行严密监测。近年来，本病主要发生在新疆、甘肃、四川、内蒙古、陕西及山西等省区，但湖北、河南等新中国成立前的高流行区一直没有新疫情发生。然而，少数地区的疫情有

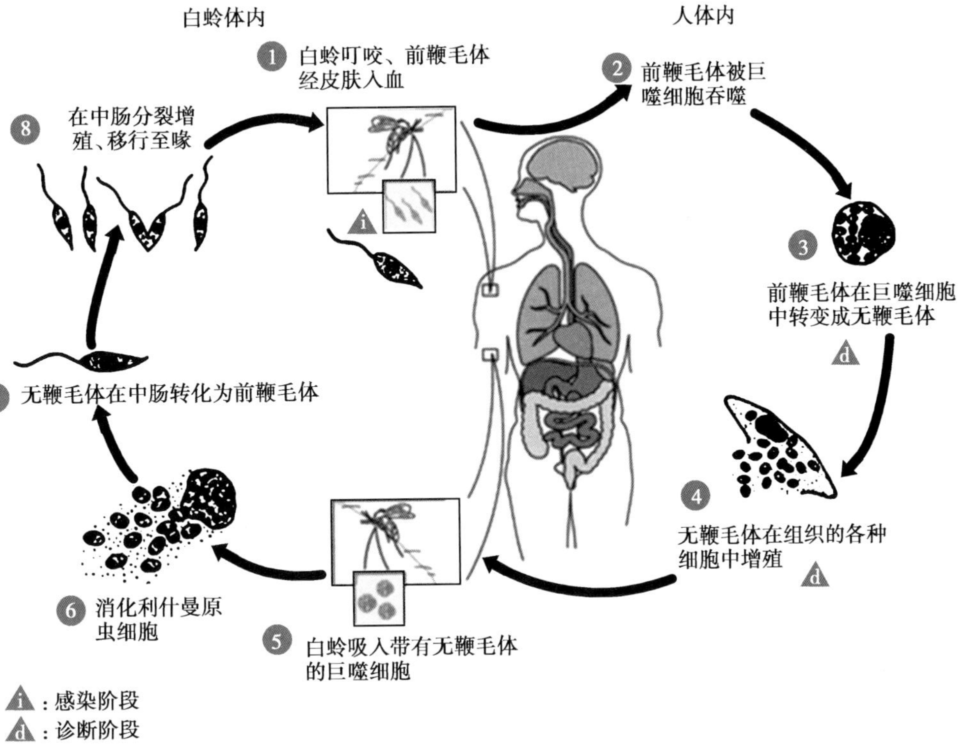
白蛉体内
人体内
1 白蛉叮咬、前鞭毛体经皮肤入血
2 前鞭毛体被巨噬细胞吞噬
3 前鞭毛体在巨噬细胞中转变成无鞭毛体
4 无鞭毛体在组织的各种细胞中增殖
5 白蛉吸入带有无鞭毛体的巨噬细胞
6 消化利什曼原虫细胞
7 无鞭毛体在中肠转化为前鞭毛体
8 在中肠分裂增殖、移行至喙
i：感染阶段
d：诊断阶段

图 22-7-3　利什曼原虫的生活史

所回升，主要与养犬有关。目前，川北及陇南地区系我国黑热病的高发区，患者有增无减，每年至少有 300 余例。

黑热病主要流行于农村，患者以儿童及青少年为主。但各地患者在年龄分布上有显著差别。甘肃、川北及辽宁等山区多为 10 岁以下儿童，婴儿患病的较多；新疆及内蒙古的患者几乎均为 3 岁以下的婴幼儿；苏北平原以成人患者较多，婴儿很少感染。从各地查见的患者中，男性感染率高于女性，男女之比为 1.5∶1。

患者、病犬及某些受染野生动物均可成为传染源。我国黑热病的主要传播媒介为中华白蛉（*Phlebotomus chinensis*），其次为长管白蛉（*Ph. C. longiductus*）、硕大白蛉吴氏亚种（*Ph. Maior Wui*）及亚历山大白蛉（*Ph. alexandri*）。中华白蛉分为家栖型及野栖型。前者见于广大平原地区，自 5 月中下旬出现至 8、9 月消失、6 月最多，飞行能力弱，主要吸取人血。后者多见于山丘地区，活动季节长、10 月尚可见，飞行能力强，吸血对象包括人、犬、各种牲畜及野生动物（狼、狐等）。白蛉多栖息于室内外的阴暗避风处（如房角、地窖、墙缝、鼠洞及阴沟等）。雌性白蛉多于黄昏后至黎明前叮咬吸血。除经白蛉叮咬传播外，利杜体亦可经皮肤破口、胎盘或输血传播。人群对黑热病普遍易感。

根据不同的流行病学特点，可将我国的黑热病分为人源型（平原型）、犬源型（山丘型）及自然疫源型（荒漠型）三种（表 22-7-1）。

利什曼原虫感染人后，可诱导产生特异性免疫应答，但特异性抗体无保护性免疫作用。患者的细胞免疫功能受抑制，病愈后细胞免疫应答恢复正常，并可获终生免疫。

在免疫功能低下或接受免疫抑制剂治疗的人群中［如 HIV 感染者、艾滋病（AIDS）患者及器官移植者等］，利什曼原虫是一种重要的致病原。利什曼原虫感染可以是无症状 HIV 感染者的首发机会性感染，亦可出现在 $CD4^{+}T$ 淋巴细胞低于 $0.2\times10^{9}/L$ 的晚期 AIDS 患者。HIV 阳性者感染利什曼原虫后发病快，虽然患者可表现为发热、肝脾大，但多数患者临床表现不典型。疗效较 HIV 阴性者差。

【发病机制与病理改变】

人被雌性白蛉叮咬后，利什曼原虫在巨噬细胞中转化为利杜体，并分裂增殖至细胞无法容纳而破裂，逸出的利杜体随血流分布于全身，再被其

表 22-7-1　三型黑热病的比较

	人源型	犬源型	自然疫源型
地区分布	鲁南、苏北、皖南、豫东、湖北及陕西关中及新疆喀什三角洲等平原地区	甘肃、青海、宁夏、川北、陕北、豫西、冀东北、辽宁及北京市郊等山丘地区	新疆和内蒙古的荒漠地区
病原体	杜诺凡利什曼原虫	婴儿利什曼原虫	不明
传染源	患者为主	病犬为主	尚未明确的某些野生动物宿主
传播媒介	家栖型中华白蛉及近家栖型的长管白蛉	野栖型中华白蛉	野生野栖的吴氏白蛉和亚历山大白蛉
易感人群	年龄较大的儿童和青少年为主，婴儿很少感染，成人得病较多	多为 10 岁以下的儿童，婴儿的发病率较高，成人很少感染	主为荒漠附近的居民及进入荒漠的移民，婴幼儿多见
相似疾病	印度的黑热病	地中海及中亚细亚的婴儿利什曼病	中亚细亚的自然疫源型黑热病

他巨噬细胞吞噬继续增殖。主要病变基础是巨噬细胞的大量破坏及极度增生并存；浆细胞数量显著增加，大量合成、分泌球蛋白。细胞免疫应答是决定疾病进程的重要因素。Th1 型细胞免疫应答有助于清除感染。白细胞介素-12（IL-12）可促进 Th1 型细胞免疫应答，IL-10 则起抑制作用。

富含巨噬细胞的肝、脾、骨髓、淋巴结为主要病变场所，又以脾脏病变最显著。脾脏明显肿大，内有大量巨噬细胞浸润，几乎所有细胞中均充满利杜体，同时浆细胞明显增多。脾内血管受压、静脉充血、小动脉血行淤阻并可有梗死。晚期可有网状纤维及结缔组织增生，脾脏变硬、可达 4～5kg。

肝脏病变较脾脏稍轻，常为轻或中度肿大。Kupffer 细胞及游离于肝窦内的巨噬细胞内均充满利什曼原虫，致使细胞肿胀、窦道阻塞。汇管区结缔组织内有含原虫的巨噬细胞及浆细胞浸润。肝细胞因受压缺血而萎缩，脂肪变性。晚期可有纤维组织增生，发生肝硬化。

淋巴结轻中度肿大，其内可见含原虫的巨噬细胞，深层皮质小淋巴细胞几乎全部消失。有时，治疗后肝脾骨髓内找不到原虫时，淋巴结内仍可查见原虫。

骨髓造血组织显著增生，脂肪明显较少，内有大量含原虫的巨噬细胞及浆细胞。中幼粒细胞减少、晚幼粒细胞及分叶核细胞显著减少、嗜酸粒细胞几乎消失；有核红细胞增加；巨噬细胞数正常或减少，血小板形成明显减少。

小肠、睾丸、肺、肾、肾上腺、心肌及扁桃体等均有巨噬细胞增生并含有原虫。肾小球系膜内可见免疫复合物沉积。

患者血浆球蛋白明显增加，主要是 IgG，白蛋白/球蛋白比例倒置。因脾脏明显增大致脾功能亢进，故骨髓造血旺盛但患者全血细胞减少。因肝组织受损而致肝功能异常、白蛋白合成减少。患者红细胞表面可附有原虫抗原，故可出现溶血性贫血。

【临床表现】

潜伏期多为 2～6 个月，短者不足 10 日，长者可达 34 个月。被白蛉叮咬后，局部出现淡红色或深红色的斑丘疹，内含原虫。因皮损症状不明显，多被忽视。无症状感染者及有临床表现患者间的比例在各流行区有所不同。

本病多起病缓慢，早期症状主要是不规则发热、食欲不佳及腹部不适等非特异性症状。发热可见于 90% 以上的患者。热型不规则，约 1/3～1/2 的患者为双峰热，午后和傍晚发热，可伴有轻度寒战，体温最高可达 41℃。此时虽有高热，但全身中毒症状不明显，多可正常生活。发热常持续 3～5 周后自行缓解，间隔 2～3 周后体温复升，如此迁延数月。儿童患者常有明显的消化道症状，早期可有脾大和浅表淋巴结肿大。

起病 3 个月后，发热渐为长期不规则热，病情日益加重，消瘦、食欲缺乏、腹胀、乏力、心悸、头晕、鼻出血和牙龈出血明显。发热持续2周后即可触及肿大的脾脏，年龄越小脾脏肿大出现的越早。早期较为光滑、质软、无触痛，4～6个月后常平脐或达脐下，最终可进入盆腔内。晚期脾脏常变硬。脾脏一般无压痛，但如脾内有梗死、出血或脾周围炎，可有左上腹脾区痛和压痛。肝脏可轻或中度肿大，常发生在脾肿大之后。肝脏常可肿大至肋缘下1～2cm、无触痛，超过肋缘下5cm者罕见。病程长、营养不良的患者，约93.2%可有肝脾同时肿大。淋巴结常轻、中度肿大。

病程中病情可有缓解。缓解期症状好转，脾脏缩小、血象好转。病程越长、缓解期越短，终至症状持续而无缓解期。晚期患者多有营养不良、消瘦、精神萎靡、皮肤粗糙干燥、毛发稀少无华，手、脚、面部及腹部皮肤因有色素沉着而发黑，黑热病由此得名。儿童患者发育受阻。重度贫血者可伴有浮肿。并发肝硬化者可有腹水、黄疸。

成人由于具有一定的免疫力或经锑剂治疗后，可使感染局限于皮肤或淋巴结内，临床上表现为皮肤型或淋巴结型黑热病，分别以皮肤损害或淋巴结肿大为主要或唯一症状。苏丹的黑热病患者发生淋巴结肿大的较印度患者多。

皮肤型黑热病常见于印度，新中国成立后共有106例皮肤型黑热病，20世纪80年代后偶有个案报道。皮肤病变可表现为结节型及褪色斑型，前者较常见。初起为红色斑丘疹，逐渐形成结节：大小不一、光滑、无痛痒、不破溃。结节可散在或密集融合，有时与瘤型麻风相似，但无感染征象。皮肤感觉正常。褪色斑为针尖大小至7～8mm、偶可融合成片，先见于脸、颈及前臂，继而播及全身。皮肤型患者一般情况良好，多可正常生活。

在我国，淋巴结型黑热病仅见于内蒙古额济纳旗的荒漠地区，主要表现为淋巴结肿大，腹股沟及股部常见。肿大淋巴结可单独存在或数个融合在一起。局部无红肿、压痛。患者一般情况良好，少数有低热、乏力。肺门淋巴结肿大者可有咳嗽。

全球范围内已有35个国家发现HIV和黑热病合并感染病例。因对利什曼原虫的体液免疫和细胞免疫功能降低，一旦感染利什曼原虫更易发生黑热病，血液和骨髓中的原虫量较多，血清学诊断检测的敏感性降低，治疗效果差。免疫功能严重低下患者（$CD4^+T$细胞计数低于$0.05\times10^9/L$），临床表现可不典型。

【并发症】

常见于晚期患者。最常见的并发症是各种细菌感染，常见部位为皮肤、呼吸道及中耳。坏死性口腔炎（走马疳）多见于营养不良的患儿：局部病灶迅速恶化，数日内即可使颊部烂穿，病情危重，常可致命。此外可并发脾功能亢进、出血（鼻出血、瘀斑等）、急性粒细胞缺乏症、重度贫血、营养不良及肝硬化等。国内尚有用锑剂治疗后并发上消化道出血的报道。

【实验室及辅助检查】

黑热病缺乏特异性临床表现，由于对于后者目前没有有效、安全的治疗药物，但可传播本病，因此要求能对急性感染和无症状感染的患者做出鉴别。

一、病原学检查

从富含巨噬细胞的肝、脾、骨髓、淋巴结穿刺，以穿刺标本做涂片、培养或动物接种，寻找病原体。脾穿刺的阳性率最高可达90%～99%，但可发生脾出血（～0.1%），并可危及生命。骨髓穿刺的阳性率略低，为85%，但较为安全，且易于操作。肝穿刺的阳性率与骨髓穿刺相似，但亦有出血的危险。淋巴结穿刺的阳性率较低为46%～87%，但在复发病例和HIV感染者的阳性率较高。上述穿刺标本涂片，赖特染色找到利-杜体可以确诊。将穿刺标本接种于含兔血的培养基或NNN培养基（Novy McNeal Nicolle medium）中，22～26℃温箱中，7～10日后查见运动活泼的前鞭毛体为阳性结果。HIV阳性者的外周血培养也可有阳性结果。将上述穿刺标本接种于敏感动物（如金地鼠、Balb/C小鼠等）腹腔内，1～2个月后取肝、脾，做印片染色镜检找到利-杜体，为阳性结果。

应用分子生物学技术，如聚合酶链反应（PCR）等，可检测到患者外周血中极少量的特异性利什曼原虫 DNA 片段，可极大减少患者痛苦，从而有较好的应用价值。目前，该技术尚未在临床推广使用。

二、免疫学检查

用同源性或某些异源性抗原或抗体检测黑热病患者体内的特异性抗体或抗原的方法，可协助诊断和流行病学调查。

（一）循环抗原检测

血清中循环抗原出现早，含量与原虫数量正相关并随原虫死亡而消失，故循环抗原的监测不但可用于早期诊断，且可用于判断预后和疗效评估。主要方法有三：①单克隆抗体-抗原斑点试验（monoclonal antibogy-antigen spot test，McAb-AST）：阳性率高达 97% 以上，且需血量少（1 ~ 2μl 血清）。②斑点酶联免疫吸附法：现症患者的阳性率为 90.6%，对照血清为阴性。③竞争酶联免疫吸附法：可区分出急性期和感染后期患者。

（二）血清抗体检测

以利什曼原虫前鞭毛体的可溶性抗原或全虫抗原检测患者体内抗体的方法有：①间接荧光抗体试验：阳性率达 100%，假阳性率仅为 0.09%。患者治愈后 5 年仍可阳性，故不可用于疗效评估。②直接凝集试验效价 1∶128 以上为阳性。③间接血凝试验的阳性效价也为 1∶128 以上。这些抗体检测方法可与皮肤利什曼病、疟疾、血吸虫、弓形虫病、美洲锥虫病和麻风病患者发生交叉反应。④免疫层析试验（immunochromatographic test，ICT）是将利什曼原虫类 kinesin 基因中编码 39 个氨基酸的重组基因片段的表达产物 RK39 做抗原、制备成试纸条，检测抗利-杜抗体。阳性率可达 93% ~ 100%、特异性为 97% ~ 98%，假阳性率低，交叉反应率低。在试纸条上完成此反应（rK39 strip test，rK39-ICT），操作简单、携带方便，仅需 2 ~ 5 分钟即可获得结果，适宜基层和大规模现场流行病学调查时应用。

免疫功能正常的黑热病患者体内有高滴度的抗利-杜体抗体，HIV 阳性者体内没有或仅有低滴度抗体。临床治愈患者和无症状感染者的血清抗体检测均可呈阳性。因此，须结合临床诊断标准正确诠释抗体检测结果的意义。

（三）皮内利什曼素试验（leishmanin dermal test，LDT）

为迟发型超敏反应。皮内注射抗原后 24 小时观察结果。黑热病患者为阴性，治愈或自然缓解者多为阳性。仅适用于流行病学调查，对诊断的帮助不大。

三、血常规检测

可有全血细胞降低。贫血和白细胞降低明显，降低程度与病程正相关。白细胞计数常低于 $(1.5 \sim 3.5) \times 10^9/L$、最低可在 $1.0 \times 10^9/L$ 以下，主要是中性粒细胞即多形核白细胞减少。贫血为正细胞正色素性，多为中度贫血，可能与脾功能亢进、溶血、出血、血液稀释和细胞因子如 TNF-α 等有关。血小板减少，多在 $(40 \sim 80) \times 10^9/L$。血沉加快。

四、其他检测

血浆球蛋白明显增高，主要为 IgG 增多，可能与多克隆 B 细胞活化有关。白蛋白降低。白蛋白/球蛋白比例明显倒置。肾脏可有免疫复合物沉积，可有轻度肾小球肾炎，极少发生肾衰竭。类风湿因子（RP）可阳性。

【诊断】

有流行区居住史、临床表现为长期不规则发热而中毒症状较轻、肝脾肿大、消瘦、全血细胞降低、高球蛋白血症等，均应考虑黑热病。确诊有赖于病原学阳性结果，免疫学检查可协助诊断。近年来，因人口流动、养犬增多及野生动物宿主的存在，一些地区黑热病发病率增高，而医务人员对黑热病的认识不足，造成临床误诊有所增加，应提高警惕。

【鉴别诊断】

黑热病急性期应与伤寒、疟疾、斑疹伤寒、急性血吸虫病、粟粒性结核和阿米巴肝脓肿等鉴别。亚急性或慢性黑热病应与布鲁司菌病、组织胞浆菌病、传染性单核细胞增多症、淋巴瘤、白血病、原因不明的骨髓外造血、血吸虫病、慢性疟疾、肝硬化、瘤型麻风等相鉴别。

【治疗】

一、对症支持治疗

应卧床休息。给予高蛋白饮食、加强支持治疗、纠正营养不良。积极预防和治疗感染。给予升白细胞药、铁剂、叶酸及升血小板药物，必要时可少量多次输血。对于经杀虫治疗后仍有脾脏明显肿大并伴有脾功能亢进者，可行脾脏切除术。

二、病原治疗

（一）五价锑剂（pentavalent antimonials，pentostam）

即葡萄糖酸锑钠（stibogluconate sodium，商品名为斯锑黑克），为国内首选药物。常规用法：总剂量成人为110mg/kg，儿童为120～180mg/kg，分为6次，每日1次，肌内或静脉注射。一般用药3～4次后，体温可降至正常，全身症状好转；半个月后，血象逐渐恢复正常，骨髓内原虫消失；2个月后，脾脏逐渐回缩。1个疗程的治愈率可达80%～95%。复发时再用此药1～2个疗程，总剂量按照原剂量酌加1/3，分8次注射，多数均可治愈。累计治愈率为99%。3个疗程后仍无效者为耐药，改用其他疗法。近年在川北、陇南及华东地区的治疗经验表明：该药的剂量应加大，200～240mg/kg（平均230mg/kg）为宜，复发率可降至4%～16.5%；再加大剂量对降低复发率无甚作用。凡有肺炎、肺结核和严重心、肝、肾病患者，应禁用此药。用药过程中，有体温突然升高或粒细胞减少，或有大出血倾向时，应减量或停药。本药不良反应轻微，主要表现为消化道不适，偶有白细胞减少，停药可恢复。

（二）戊烷脒（pentamidine，喷他脒）

疗效不如葡萄糖酸锑钠，仅用于皮肤型黑热病或对锑剂耐药或禁用者。剂量为每日4mg/kg，临用前配制成5%～10%的溶液，肌内注射或者静脉点滴，15～20日为1疗程。一般仅需1个疗程，个别病例需2个疗程。肌内注射局部可有硬结、血肿。本药可使肺结核病灶恶化。治疗早期可有发热增高和脾增大。较大剂量可引起肾和胰腺损害。印度应用此药较多。

（三）羟脒替（hydroxystilbamidine isethionate）

适应证同戊烷脒，不良反应少。剂量为3mg/kg，先用少量蒸馏水溶解，再用1%普鲁卡因稀释成2.5%～5.0%的溶液，肌内注射；或用25%葡萄糖液稀释成0.2%的溶液缓慢静脉点滴，每日1次。10日为1疗程，共3个疗程，疗程间隔7日，总剂量为90mg/kg。

（四）两性霉素B

脂质体两性霉素B是目前美国药品食品管理局（FDA）唯一批准用于黑热病的药物。与五价锑剂相比，该药的毒性更低。免疫功能正常者，治疗第1～5日、第14、21日每日给予3mg/kg，7日为1疗程。可重复使用多个疗程达到清除原虫的目的。免疫抑制者，治疗第1～5日、第10、17、24、31、38日每日给予4mg/kg，10日为1疗程。HIV阳性者常复发，需重复给药。国内可试用两性霉素B，小剂量开始，逐日递增至每日1mg/kg，成人总剂量可增至1.5g。

（五）联合治疗

联合干扰素-γ（IFN-γ）每日100μg/m^2，皮下注射，疗程28日和锑剂治疗对锑剂治疗失败或治疗后复发者或AIDS患者，效果肯定。单独应用IFN-γ治疗难治性黑热病的疗效不肯定。

三、治愈标准

原虫清除及临床症状消失，每3个月复查1次，1年不复发者为治愈。

四、复发治疗

本病常在停药后6个月内复发。HIV阳性者易复发，故应长期治疗，但最佳治疗药物和疗程未定。

合并HIV感染的患者，无论采取何种抗利什曼原虫药物，治疗失败率均较高。治疗原则是选择不良反应少的药物以尽量减少对患者的损伤和防治复发。2007年世界卫生组织（WHO）推荐脂质体两性霉素B为治疗合并感染的一线药物。合并感染时需同时应用高效抗逆转录病毒治疗，以有助于恢复机体的免疫功能。临床资料显示，联合治疗有助于降低感染率、但无助于降低复发率。

【预后】

治疗不及时,常于1～2年内死于并发症。最常见的死亡原因是细菌性肺炎、脓毒血症、结核病和出血。无严重并发症的病例,病程可迁延数十年,个别病例治疗后又可远期复发。

【预防】

应采取控制媒介白蛉、监察和消灭保虫动物宿主、治疗患者的综合预防措施。可于白蛉孳生季节初,用残效较长的六六六(至少0.12g/m^2)、二二三(至少0.15g/m^2)或溴氰菊酯等杀虫剂,在全村做室内滞留喷洒,可使村内白蛉消灭殆尽,不再继续繁殖。在山丘和荒漠地区,可在皮肤涂抹国产蚊怕水(MRL)或驱蚊露(MRP)或N,N-二亚基间甲苯甲酰胺等驱避剂,作用可持续6～8小时。野栖蛉种可因大面积开垦而无法生存,从而使荒漠型黑热病日趋消灭。此外,川北及陇南等山丘地区是目前防治黑热病的重点地区,必须加强对犬的管理:限制犬的数量、对必须留养的家犬应定期检查、发现病犬应立即捕杀掩埋。白蛉季节应当推行用溴氰菊酯为家犬做药浴。有效的预防疫苗正在研制中。

(赵鸿　斯崇文)

参考文献

1. Copeland NK, Aronson NE. Leishmaniasis: treatment updates and clinical practice guidelines review. Curr Opin Infect Dis,2015,28(5):426-437.
2. Chappuis F, Sundar S, Hailu A, *et al.* Visceral leishmaniasis: what are the needs for diagnosis, treatment and control? Nat Rev Microbiol,2007,5(11):873-882.
3. van Griensven J, Balasegaram M, Meheus F, *et al.* Combination therapy for visceral leishmaniasis. Lancet Infect Dis,2010,10(3):184-194.
4. Strelkova MV, Ponirovsky EN, Morozov EN, *et al.* A narrative review of visceral leishmaniasis in Armenia, Azerbaijan, Georgia, Kazakhstan, Kyrgyzstan, Tajikistan, Turkmenistan, Uzbekistan, the Crimean Peninsula and Southern Russia. Parasit Vectors,2015,8:330.
5. Jain K, Jain NK. Vaccines for visceral leishmaniasis: A review. J Immunol Methods,2015,422:1-12.
6. Sinha S, Kumar A, Sundaram S. A comprehensive analysis of LACK (Leishmania homologue of receptors for activated C kinase) in the context of visceral Leishmaniasis. Bioinformation,2013,9(16):832-837.

第八节　弓形虫病

弓形虫病(toxoplasmosis)系由刚地弓形虫(*Toxophasma gondii*)所致的人兽共患病。它广泛寄生于人及动物的有核细胞内。在人体多为隐性感染;发病者临床表现复杂,其症状和体征又缺乏特异性,易造成误诊,主要侵犯眼、脑、心、肝及淋巴结等。弓形虫是孕期宫内感染导致胚胎畸形的重要病原体之一,亦是造成免疫缺陷患者机会性感染的重要病原。

【病原学】

弓形虫为细胞内寄生性原虫。其生活史中出现5种形态,即:①滋养体(速殖子,tachyzoite):呈弓形、月牙形或香蕉形,一端尖,一端钝,大小为(4～7)μm×(2～4)μm。核位于虫体中央稍偏后,多出现在发病急性期,有时在宿主体内可见许多速殖子簇集在一起,形成"假包囊(pseudocyst)",速殖子以内二分裂法增殖。无性生殖常可造成全身感染;②包囊:呈圆形或椭圆形直径10～200μm,可长期存活于组织内,一般出现在慢性病例,见于脑、肌肉等组织。细胞内繁殖积聚成球状体,自身形成富有弹性的囊壁,囊内虫体为缓殖子;③裂殖体:见于终末宿主肠上皮细胞内,直径12～15μm,内有4～20个裂殖子,前端尖,后端钝圆;④配子体:见于终末宿主,分大配子体、小配子体两种;⑤卵囊(oocyst):见于终末宿主粪便内(图22-8-1)。前3期为无性生殖,后2期为有性生殖。弓形虫可藉助虫体的伸缩运动,在1秒钟内活动的距离为其本身长度的1～2倍,15～20秒钟内即可侵入细胞。弓形虫在不同发育阶段对外界的抵抗力不同,以游离弓形虫最弱,包囊抵抗力强,卵囊抵抗力最强。

弓形虫的生活史可分为无性生殖(在中间宿主包括禽类、哺乳类动物及人的体内发育)及有性生殖(在终宿主猫与猫科动物体内,既有无性生殖,又有有性生殖)二个阶段(图22-8-2)。

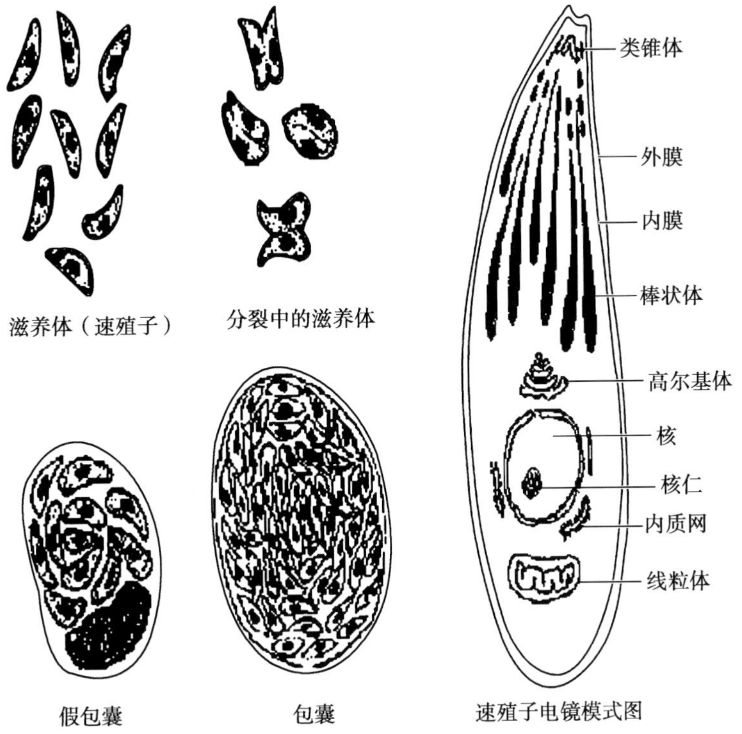

图 22-8-1　刚地弓形虫形态

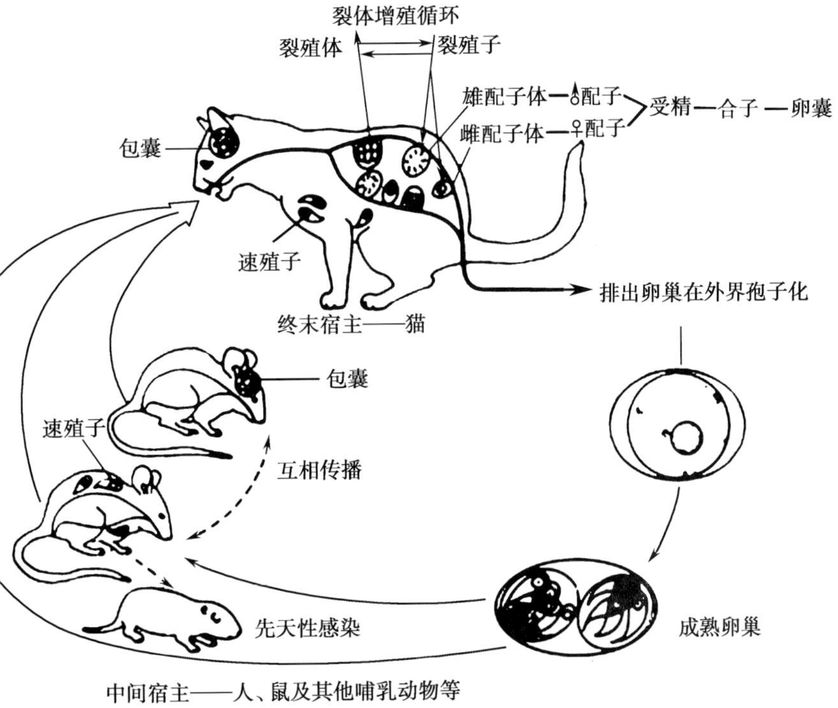

图 22-8-2　弓形虫生活史示意图

一、在中间宿主体内的发育阶段

中间宿主因吞食卵囊、缓殖子或速殖子而感染，进入消化道后，弓形虫很快经淋巴及血液到达各个组织器官，主动侵入有核细胞，或被吞噬细胞吞噬后，在其胞内发育繁殖成为速殖子。宿主细胞破裂后，速殖子又进入新的细胞继续发育增殖。部分速殖子侵入宿主脑、眼、骨骼肌等组织细胞时，变成生长缓慢的缓殖子，分泌一些物质形成囊壁，撑破宿主细胞后成为独立的包囊。包囊在中间宿主体内可存在数月、数年，甚至终生。当宿主免疫功能降低时，可再次出现弓形虫血症。

二、在终宿主体内的发育阶段

卵囊、包囊及假包囊被猫科动物吞食后，释出子孢子、速殖子及缓殖子，速殖子及缓殖子在猫科动物体内进行无性生殖。卵囊在终宿主小肠肠黏膜上皮细胞内发育增殖，形成裂殖体。细胞破裂后裂殖子逸出，侵入附近细胞，继续增殖。数代增殖后，部分发育为雌雄配子体，进行配子增殖，雌雄配子体结合为合子，最后发育成卵囊。卵囊成熟后从宿主肠上皮细胞脱出，落入肠腔，随粪便排出。卵囊在适宜温度（24℃）及湿度环境中，约经2～4日发育成熟，含有2个孢子囊，每个孢子囊有4个子孢子，具有感染性，抵抗力强，可存活1年以上。

【流行病学】

弓形虫病呈全球流行。我国属低感染区，感染率为0.09%～34%，但呈现逐年上升趋势。据调查，目前在我国几乎各省、市、自治区均证实本病存在。正常人群感染率多在10%以下；特殊人群如肿瘤患者、精神病患者、先天性缺陷婴幼儿、免疫抑制或免疫缺陷患者感染率较高。弓形虫病是一种人兽共患原虫病。在家畜中对猪、羊危害最大，尤其是猪，可引起暴发流行。

一、传染源

根据病原学调查，证实有弓形虫的哺乳动物有141种，但对人来说，感染弓形虫的畜、禽是弓形虫病的重要传染源，尤其是感染弓形虫的猫及猫科动物，在传播本病上具有重要意义。

二、传播途径

弓形虫病的传播途径有先天性及获得性两种，前者系指在宿主免疫功能低下时发病，在母体子宫内可经胎盘传播至胎儿；后者系指出生后主要经口感染，可食入未煮熟的含弓形虫的肉制品、蛋品、奶类等而获得的感染。经损伤的皮肤及黏膜亦是一种传播途径。此外，接触被卵囊污染的土壤、水源亦为重要的途径。人经输血、器官移植是医源性传播的重要途径。节肢动物携带卵囊亦具有一定的传播意义。

三、人群易感性

人类对弓形虫普遍易感。尤其是胎儿、婴幼儿、肿瘤及艾滋病（AIDS）患者等。长期应用免疫抑制剂及免疫缺陷者可使隐性感染复燃而出现症状。职业、生活方式、经济水平、饮食习惯、卫生条件、文化素质与弓形虫感染有密切关系。

本病具有一定职业分布特点，动物饲养员、屠宰人员、肉类加工工人及弓形虫病实验室研究人员等均为易感人群；此外，本病还具有一定的民族分布特点，少数民族受害于弓形虫病比汉族严重，可能与某些生活、饮食习惯及卫生状况有关。

【发病机制与病理改变】

宿主感染弓形虫后既可表现为显性感染，亦可是隐性感染，与宿主的免疫状态密切相关。免疫功能正常的人群感染后多呈无症状带虫状态，但在免疫功能受损或缺陷者及先天性感染者常出现严重的症状。孕妇感染可致流产、早产甚至死胎。AIDS患者常可导致严重并发症甚至死亡。以往研究认为树突状细胞、T淋巴细胞在抗感染中起关键作用。然而近年研究发现，B淋巴细胞亦起不容忽视的作用。因此，增强易感者的免疫力十分重要。

弓形虫不同于其他大多数细胞内寄生病原体，几乎可感染所有各种类型细胞。弓形虫从入侵部位进入血液后散布全身并迅速进入单核-吞噬细胞及宿主的各脏器或组织细胞内繁殖，直至细胞胀破，逸出的速殖子又可侵入邻近细胞，如此反复不已，造成局部组织的灶性坏死及周围组织的炎性反应，此为急性期的基本病变。如患者免疫功能正常，可迅速产生特异性免疫而清除弓形虫、形成隐性感染；原虫亦可在体内形成包囊、长期潜伏，一旦机体免疫功能降低，包囊内缓殖子即破囊逸出，引起复发。如患者免疫功能缺损，则虫体大量繁殖，引起全身播散性损害。弓形虫并可作为抗原，引起过敏反应、形成肉芽肿样病变。此外，弓形虫所致的局灶性损害，尚可引起严重的继发性病变、如小血栓形成、局部组织梗死，周围有出血及炎症细胞包绕，久而形成空腔或发生钙化。

弓形虫可侵袭各种脏器或组织，病变的好发部位为中枢神经系统、眼、淋巴结、心、肺、肝及肌肉等。

组织病理学检查常显示淋巴结出现典型的滤泡增生，局灶性损伤并伴有单核细胞浸润及胞浆嗜酸性浓染的组织吞噬细胞不规则浓聚。少见粒细胞浸润及脓肿形成。

【临床表现】

一般分为先天性及后天获得性两类，均以隐性感染为多见。临床症状多由新近急性感染或潜在病灶活化所致。

一、先天性弓形虫病

孕妇感染弓形虫而未经治疗，可经胎盘传染给胎儿而患先天性弓形虫病。先天性感染发生率及严重性与孕妇感染时间早晚有关：妊娠早期感染致胎儿先天性感染率低，但病情严重。妊娠晚期感染先天性弓形虫感染率高，但病情较轻。先天性弓形虫病临床表现复杂多样。在妊娠期可表现早产、流产或死产。出生后可出现多种先天性畸形，有脑积水、小脑畸形、脊椎裂、小眼、无眼、兔唇腭裂等；因弓形虫脑病而致精神运动障碍，而有智力障碍、癫痫、肌强直、痉挛及麻痹；眼部病变较多见，为脉络膜视网膜炎（图 22-8-3）、眼肌麻痹、虹膜睫状体炎、白内障、视神经炎及视神经萎缩等；此外，患儿出生后，有发热、皮疹、肺炎、肝脾大、黄疸等。弓形虫感染孕妇亦可增加妊娠并发症，有宫缩无力、产后出血过多、子宫复旧不全、子宫内膜炎等。受染孕妇如能接受治疗，则可使先天性感染的发生率降低 60% 左右。

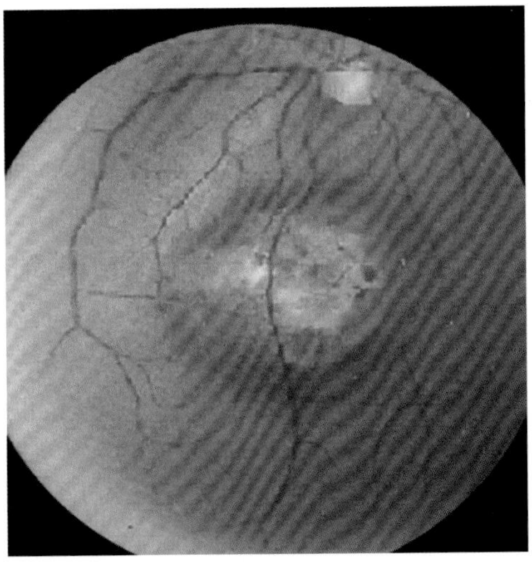

图 22-8-3　脉络膜视网膜炎

二、获得性弓形虫病

后天获得性弓形虫病表现更为复杂，病情轻重不一，从亚临床性至暴发性感染不等，与免疫功能是否健全有关。

（一）免疫功能正常的获得性弓形虫病

80% ~90% 为隐性感染或颈部淋巴结肿大。10% ~20% 患者有临床症状，表现为寒战、发热、头痛、肌痛、咽炎、皮疹、肝脾大、全身淋巴结肿大，除浅表淋巴结肿大外，亦可累及纵隔、腹膜后或肠系膜淋巴结肿大，腹腔淋巴结肿大时可有腹痛，亦可发生脉络膜视网膜炎。

大多数患者病程呈良性、自限性，通常数周至数月，很少超过一年。淋巴结病变大多自行缓解，少数患者转为慢性。极少数病例可出现肺炎、急性呼吸窘迫综合征、心肌炎、心包炎、多发性肌炎、肝炎及脑炎等。

（二）免疫功能缺陷的获得性弓形虫病

免疫缺损者如 AIDS、器官移植、淋巴瘤等感染弓形虫或潜在性感染复发患者，可有显著全身症状，如高热、斑丘疹、肌痛、关节痛、头痛、呕吐、谵妄等，并可发生播散性及严重的多器官感染。

1. 中枢神经系统弓形虫感染　主要包括以下三种类型：①局灶性脑病：表现为脑内占位性病变，如头痛、偏瘫、癫痫、视力障碍及神志不清等；②弥漫性脑病：较少见，但起病急，发展迅速。有神志障碍与脑膜刺激征等脑膜脑炎；③脊髓炎：见于 AIDS 患者的弓形虫感染。可有一侧或多个肢体的运动和感觉障碍。

2. 肺弓形虫病　多见于晚期 AIDS 患者。有长期发热、咳嗽、呼吸困难等。

3. 眼弓形虫病　主要表现为脉络膜视网膜炎。有视力减退、视物变形等。

4. 其他弓形虫病　垂体功能减退，尿崩症；腹痛、腹泻、腹水及急性肝衰竭等。

【实验室及辅助检查】

外周血白细胞总数通常在正常范围内或轻度增加。分类可见淋巴细胞增多，但增高比例一般不超过 10%，可见异常淋巴细胞；嗜酸粒细胞比例亦可增加。弓形虫脑病时，典型的脑脊液可见白细胞总数增高，以单核细胞为主；蛋白增高，糖正常，氯化物减少。脑脊液离心吉姆萨染色有时可见速殖子。

一、病原学检查

病原学检测由于其操作复杂、检出率低、且为有创检测，目前临床应用较少。直接镜检患者血液、骨髓、脑脊液、淋巴结、肌肉、肝脾、胎盘等组织的细胞内外可找到速殖子、假包囊或发现缓殖子可以诊断,但阳性率不高。动物接种或组织培养可用于弓形虫的鉴定。目前用多聚酶链反应(PCR)、实时定量 PCR 方法可诊断本病,特异性强和敏感性较高。

二、免疫学检查

免疫学检测的操作简便、快速,敏感性及特异性均较高,因此目前临床应用最为广泛。

血清特异性抗体检测

弓形虫感染后,IgM 抗体在第 5 ~7 日即可出现。IgM 阳性或 IgG 在 2 周内有 4 倍以上增长,可早期诊断现症感染。常用的检测方法有 Sabin-Feldman 染色试验(Sabin-Feldman,SFDT)、间接荧光抗体试验(IFA)、间接血凝试验(IHA)、酶联免疫吸附试验(ELISA)、放射免疫试验(RIA)等。其中 ELISA 灵敏度高、特异性强,临床应用广泛。

三、血清循环抗原检测

常用 ELISA 检测血清中的弓形虫循环抗原,敏感性和特异性较高,可作为早期诊断和确诊的可靠方法。

四、皮内试验

以受染小白鼠腹腔液或鸡胚液作皮内试验。一般在感染后 4 ~18 个月才出现阳性,仅可用作流行病学调查。

【诊断】

一、先天性弓形虫病

本病临床表现复杂,诊断较难。如临床出现脉络膜视网膜炎、脑积水、小头畸形、颅内钙化等应考虑本病可能。确诊有赖于病原学检查。血清学检查是最常用的诊断方法。急性期 IgM 在一周内即可阳性。如初次检查 IgM 阳性、IgG 阴性,2 周后复查 IgM 及 IgG 均阳性则支持此诊断。由于不需直接接触猫科动物即能感染弓形虫,因此猫接触史并非诊断的必须要素。然而,由于灵敏度及特异性的问题,弓形虫病的诊断不能依赖于任何一种检测方法。高危人群(如孕妇、免疫功能低下者)需要做多种血清学检测方法进一步诊断。

二、获得性弓形虫病

免疫功能正常的宿主如出现急性淋巴结病变,血清学 ELISA 检查 IgM 阳性,2 周后 IgM 和 IgG 均出现阳性,可诊断为弓形虫淋巴结炎。IgM 和 IgG 均阴性可除外此诊断。如血清学 ELISA 结果可疑,可进一步作其他血清学检测方法(如染色试验等)或 PCR 检测弓形虫 DNA 确诊。如临床出现眼部病变,需检测眼内相关样本的弓形虫抗体以确诊。

AIDS 患者合并脑弓形虫病多可表现为脑实质内多发、高密度病灶,并伴有水肿。如有临床头痛、颈强直等症状者应该做 CT 或 MRI。MRI 相对 CT 灵敏度更高。SPECT 和 PETCT 能从影像学上区分脑淋巴瘤和感染(包括弓形虫感染)。必要时可作脑组织活检。

由于 AIDS 患者的弓形虫病是潜伏性感染复发,患者体内已经有 IgG 抗体,不出现 IgM 抗体,且只有不到 1/3 的患者抗体滴度升高,故抗体阴性不能除外弓形虫病。为此,一旦 AIDS 患者具有以下 3 种表现,包括 $CD4^+$ 细胞计数 $<0.1\times10^9/L$,血清学检查 IgG 阳性,同时脑影像学检查可见典型表现,即可做出疑似诊断,并接受经验治疗。如 3 个诊断要点不能同时具备,则需做脑活检或其他诊断性检测。

【鉴别诊断】

先天性弓形虫病应与 TORCH 综合征(风疹、其他先天异常、巨细胞病毒感染、单纯疱疹及弓形虫病)中的其他疾病相鉴别。此外,尚需与先天性梅毒等鉴别。

弓形虫淋巴结肿大应与淋巴结结核、细菌性淋巴结炎和淋巴瘤等鉴别。

急性弓形虫病伴有全身症状应与 EB 病毒或巨细胞病毒感染、败血症、猫抓热、兔热病、布鲁司菌病等鉴别。

中枢神经系统弓形虫病应与病毒性、细菌性、结核性与真菌性脑膜炎、脑炎及脑膜脑炎等鉴别。

【治疗】

一、抗弓形虫治疗适应证

主要适应证有:①免疫功能正常的弓形虫病患者而有严重症状及有重要脏器受累者,如脑弓形虫病、眼弓形虫病；②免疫功能缺陷患者有显性及隐性弓形虫感染；③先天性弓形虫病患儿；④血清学试验由阴性转为阳性而有近期弓形虫感染的孕妇。

二、抗弓形虫治疗的药物及方法

目前抗弓形虫药物对滋养体疗效可靠，但对包囊尚无有效药物，因此近期疗效好但易复发。结合我国2001年全国第四届弓形虫病学术研讨会推荐治疗方案如下：

（一）免疫功能正常的急性弓形虫病

一线治疗方案为乙胺嘧啶每日50mg，分2次给药，首剂加倍，同时联合磺胺嘧啶每日80mg/kg，分4次口服，首剂加倍；或复方磺胺甲基异噁唑每次2片，每日2次，首剂加倍。疗程15日。磺胺嘧啶过敏或不能耐受者可改为乙胺嘧啶联合克林霉素。克林霉素每日10～30mg/kg，分3次口服，疗程10～15日。由于乙胺嘧啶可致叶酸缺乏，需加用亚叶酸钙。二线方案为乙胺嘧啶联合阿奇霉素每日5mg/kg，每日1次，首剂加倍，疗程10日；或乙胺嘧啶联合阿托伐醌，阿托伐醌每次口服750mg，每日4次，疗程4周。以上治疗方案需根据病情，间隔5～7日后再重复1～2个疗程。

（二）妊娠期治疗

孕妇忌用乙胺嘧啶（具有致畸作用）及磺胺。妊娠早期弓形虫病，推荐用螺旋霉素治疗。剂量为每日3～4g，分3次口服。20日为一疗程。或阿奇霉素，剂量每日5mg/kg，每日1次，首剂加倍，妊娠早期宜用两个疗程。妊娠晚期可用一个疗程。

（三）新生儿感染治疗

国外新生儿显性弓形虫病推荐治疗方案为：乙胺嘧啶每日2mg/kg，治疗2日，后改为每日1mg/kg，维持2～6个月，然后每周给药3次，继续治疗6个月；磺胺嘧啶每日100mg/kg，分两次给药，及亚叶酸钙每日5～10mg，每周给药3次。新生儿无症状的先天性弓形虫病接受乙胺嘧啶及磺胺嘧啶治疗可改善患儿的神经系统症状及发育。国内推荐螺旋霉素联合磺胺嘧啶或乙胺嘧啶联合磺胺嘧啶或阿奇霉素。

（四）免疫缺陷的弓形虫病治疗

免疫功能低下者，以上治疗方案疗程最少不低于2个疗程。一线治疗方案为：乙胺嘧啶每日50mg联合磺胺嘧啶每日6～8g，同时加用亚叶酸钙。疗程至少6个月。

1. 脑弓形虫病　可用乙胺嘧啶联合磺胺嘧啶。乙胺嘧啶每日100mg，分两次给药，治疗2日，后改为每日50mg，和磺胺嘧啶每日100mg/kg，分两次给药，治疗2日，随后改为每日75mg/kg，分两次给药。最大剂量每日4g。治疗应答良好患者，标准剂量治疗，一般疗程6周。慢性者，第二次疗程可降低剂量：磺胺嘧啶每日2～4g，分2～4次给药，同时联合乙胺嘧啶每日25～50mg，加用亚叶酸钙每日10～25mg。对存在颅内病变者，病程最初48小时可使用肾上腺皮质激素。通常选用地塞米松，6小时4mg。同时密切监测其他机会感染的发生，并加用抗生素预防细菌继发感染。影像学检查及神经系统检查可作为观察疗效的指标。

其他治疗方案为：克林霉素每8小时600mg联合乙胺嘧啶每日25～50mg及亚叶酸钙每日10～25mg。或阿托伐醌750mg，每日2～4次口服，单用或联合口服乙胺嘧啶每日25mg及亚叶酸钙每日10mg。

对于AIDS合并弓形虫病患者如符合AIDS抗病毒指征，应使用高效抗逆转录病毒治疗（HAART），同时用上述免疫缺陷的弓形虫病的标准治疗方案治疗。根据美国CDC/NIH/HIVMA（HIV Medicine Association of the Infectious Diseases Society of America）指南推荐：如果AIDS患者$CD4^+$细胞计数超过$0.2\times10^9/L$以上并维持至少3个月者，即可停止初发弓形虫病治疗。AIDS患者$CD4^+$细胞计数超过$0.2\times10^9/L$以上并维持至少6个月，慢性脑弓形虫病的治疗可停止。一旦$CD4^+$细胞计数降至$0.2\times10^9/L$，需重新开始标准治疗。

2. 眼弓形虫病　乙胺嘧啶每日75mg，分2次给药；加磺胺嘧啶每日2g，分两次给药，疗程4周以上。亦可用克林霉素，每次口服300mg，每日4次，疗程3周以上。

【预后】

取决于宿主的免疫功能状态以及受累组织及器官。严重先天性感染预后多恶劣。未经治疗的先天性弓形虫病预后很差，长期生存率与中枢神经系统受累程度相关。脉络膜视网膜炎继而可导致患儿角膜损伤，最终可致失明。经治疗后，患儿弓形虫眼病预后良好，但仍有部分患儿在出生多年以后出现迟发型角膜病变并可反复发作。治疗对颅内钙化亦有一定效果。成人免疫功能缺损，如有 AIDS、恶性肿瘤、器官移植等，弓形虫病易呈全身播散性、预后差。单纯淋巴结肿大型预后良好。成人眼部弓形虫病亦常反复发作。

【预防】

弓形虫病流行广泛，人和动物均易感。针对其传播环节以及免疫预防方面应积极采取措施。①注意饮食卫生，肉类要充分煮熟，生熟分开；②猫要家养，避免猫从消化道通过污染的食物受染和传播；③要注意日常卫生，养宠物者，接触动物排泄物后要认真洗手；④孕妇怀孕期间要避免接触猫及其粪便；密切监测弓形虫 IgM 和 IgG；必要时抽取羊水行免疫学检查。如有急性感染证据，应考虑是否终止妊娠；⑤对 AIDS 患者等重点高危人群定期进行弓形虫感染监测；养成良好的卫生和饮食习惯，不吃生食和未煮熟的肉、蛋、奶，不喝生水；⑥对农牧业生产者、皮毛加工者、屠宰者、肉制品加工者、实验动物饲养及使用者等，应加强预防知识的培训。弓形虫疫苗正在研究中，尚未用于免疫预防。

（王艳　斯崇文）

参 考 文 献

1. 张欠欠，惠清法. 弓形虫病流行病学研究现状. 中国医疗前沿，2008，3(20)：11-14.
2. 王萌，王艳华，蔡志杰，等. 弓形虫病的分子诊断技术研究进展. 中国人兽共患病学报，2010，26(12)：1160-1162.
3. 谷俊朝，甘绍伯. 弓形虫病的现状和展望. 北京医学，2008，30(12)：729-731.
4. 范久波，舒衡平. 弓形虫病核酸疫苗研究进展. 中国病原生物学杂志，2008，3(11)：868-871.
5. Bachmeyer C, Mouchnino G, Thulliez P, *et al*. Congenital toxoplasmosis from an HIV-infected woman as a result of reactivation. J Infect, 2006, 52(2): 55-57.
6. Furco A, Carmagnat M, Chevret S, *et al*. Restoration of *Toxoplasma gondii*-specific immune responses in patients with AIDS starting HAART. AIDS, 2008, 22(16): 2087-2096.
7. Kaplan JE, Benson C, Holmes KH, *et al*. Guidelines for prevention and treatment of opportunistic infections in HIV-infected adults and adolescents: recommendations from CDC, the National Institutes of Health, and the HIV Medicine Association of the Infectious Diseases Society of America. MMWR Recomm Rep, 2009, 58(RR-4): 1-207.
8. Schallhorn JM, Gonzales J. Ocular toxoplasmosis: the treatment dilemma. J AAPOS, 2013, 17(5): 454-455.
9. Dupont CD, Harms Pritchard G, Hidano S *et al*. Flt3 Ligand is essential for survival and protective immune responses during Toxoplasmosis. J Immunol, 2015, 195(9): 4369-4377.
10. Avci ME, Arslan F, Çiftçi Ş. et al. Role of spiramycin in prevention of fetal toxoplasmosis. J Matern Fetal Neonatal Med, 2015, 12: 1-4.

第九节　巴 贝 虫 病

巴贝虫病(babesiosis)系巴贝虫通过蜱类媒介，感染脊椎动物的红细胞所致寒战、发热、脾大、黄疸及溶血等为临床特征的人畜共患寄生虫病。

【病原学】

巴贝虫(*Babesia*)是寄生于脊椎动物红细胞内的蜱媒原虫。1888 年 Babes 发现动物感染巴贝虫以来，已知巴贝虫属中有 90 余种感染野生动物和家畜。至少有 3 种感染人体。

原虫在脊椎动物的红细胞内寄生阶段是进行无性芽生增殖(budding)的过程，它们不断破坏红细胞。被蜱摄入后，在蜱体内发育阶段为有性阶段，形成合子(zygote)，不断分裂增殖产生大量弯体虫(vermicule)。从蜱肠上皮细胞逸出入肠腔，继而进入蜱涎腺细胞，即经裂体增殖(schizogony)而呈半圆梨形体。此腺型原虫随蜱吸血可感染给脊椎动物。

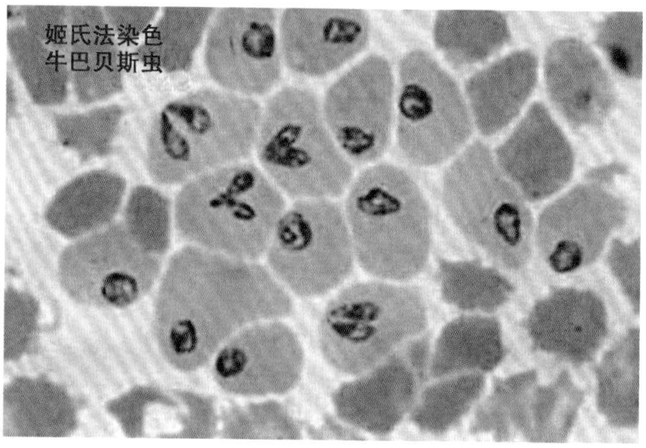

图 22-9-1　巴贝虫患者血涂片
血涂片中可见红细胞内有巴贝虫滋养体，但无色素颗粒

【流行病学】

在美国部分地区，爱尔兰和前南斯拉夫等地

区均有巴贝虫患者。我国云南省亦发现有本病患者。

一、传染源

本病为典型的动物源性疾病，患病家畜如牛、马、羊、猪、犬等和感染带虫的啮齿动物如田鼠、小鼠、金花地鼠及人无症状带虫者，均可成为传染源。

二、传播途径

人被带原虫的蜱类叮咬而感染发病。巴贝虫可通过蜱卵传给幼虫，因此硬蜱不仅是传播媒介，也是储存宿主。输入带虫者的血液亦为传播途径之一。此外，还可通过母体感染经胎盘传给胎儿。

三、人群易感性

不分种族、年龄、性别，普遍易感。脾切除者更易受染。从事畜牧业者有职业暴露可能。

家畜巴贝虫病在我国分布很广，如牛巴贝虫病在华中、华南、华东、西南十二个省均有发现。马巴贝虫病在东北、华北及西北七个省亦有发现。野鼠体发现有微小巴贝虫。如条件适宜，通过蜱叮咬可引起本病传播。

【发病机制与病理改变】

电镜下观察，微小巴贝虫的裂殖子首先用其前端贴近红细胞。当迅速侵入红细胞时，将部分红细胞膜带进，使其凹入而形成空泡。直到红细胞膜裂解时，空泡随之消失。原虫则分布于胞浆中，终致红细胞发生溶解。大量含有原虫的红细胞集聚于小血管和毛细血管壁上，导致血管管腔堵塞，最终使受累器官局部缺血坏死。

由于肝血窦血流淤滞，致肝细胞肿胀、变性坏死，以中心静脉周围最为多见。此外，肝、脾、骨髓等造血组织增生，脾增大可达2～5倍，肾脏亦可肿大并伴有出血点。脑膜和脑实质充血及水肿。

【临床表现】

潜伏期为1～6周。通过输血传播的巴贝虫病的潜伏期为1～9周。

临床症状的轻重与巴贝虫的虫种以及宿主的免疫功能有关。无症状的感染可持续数月至数年，特别是40岁以下健康人可能在整个过程中保持亚临床状态。

临床类型：①轻型：大多自限，典型表现为进行性乏力、不适。可有发热，一般在38℃左右。可伴有畏寒、出汗、头痛、肌痛、关节痛和厌食。淋巴结无肿大；②中型：起病急骤，高热达39～40℃，寒战，大汗不止。头痛剧烈，肌痛，甚至周身关节疼痛。有时畏光，精神抑郁或烦躁不安，神志恍惚。可能出现恶心、呕吐，但无脑膜刺激症状。脾脏有轻度至中度肿大，淋巴结无异常。无皮疹；③重症：起病时临床表现同中型。危重患者，溶血性贫血发展迅速，伴发黄疸、蛋白尿、血尿及肾功能不全等。脾切除患者、接受免疫抑制剂治疗患者、合并HIV感染及年龄超过50岁的患者临床表现常较严重，可出现急性呼吸窘迫综合征（ARDS）、DIC、充血性心力衰竭、肾衰竭、心肌梗死、脾梗死或脾破裂等致命并发症。重型多于起病后5～8日内死亡。

【辅助检查与诊断】

一、实验室检查

血常规示红细胞比容降低、血红蛋白降低、总胆红素和间接胆红素水平升高、结合珠蛋白降低和（或）网织红细胞升高等溶血性贫血的表现。血小板降低，外周血白细胞通常正常，ALP、AST、ALT、LDH等转氨酶升高。

二、诊断

1. 可有蜱叮咬史。

2. 可有典型临床表现　有寒战、发热、大汗、头痛、肌肉和关节疼痛、贫血和脾大等。

3. 血涂片中发现巴贝虫即可确诊　用PCR技术检测巴贝虫DNA也有助于诊断。血清学试验：可用间接免疫荧光法（IFA）或酶联免疫吸附试验（ELISA）检测特异性IgM抗体滴度≥1∶64或特异性IgG抗体滴度≥1∶1024可诊断急性或近期感染，抗体滴度有≥4倍动态升高，诊断意义更大。

本病主要应与疟疾鉴别。

【治疗】

很多患者只需对症处理，但出现持续高热、原虫血症急剧增多及严重溶血使红细胞压积迅速下降的重症患者应给予输血、换血等特殊治疗，并推荐如下针对病原的治疗：

一、奎宁

用法为650mg，每日3次口服，加克林霉素600mg，每日3次口服或300～600mg每日4次静脉滴入，连用7～10日。儿童剂量为奎宁8mg/kg，每6小时至每8小时口服，加克林霉素每日7～10mg/kg，每6小时至每8小时1次。不良反应有腹泻及耳鸣，听力下降和眩晕，有1/3患者因严重不良反应而减量或停药。

二、阿托伐醌

用法为750mg，每12小时1次和阿奇霉素，第1日500～1000mg，第2日开始每日250mg联合治疗，疗程7～10日。此方案耐受性较好。不良反应包括腹泻、皮疹。在免疫功能下降的患者阿奇霉素每日可加量至600～1000mg。儿童两药联合的剂量为：阿托伐醌20mg/kg，每12小时1次；阿奇霉素第1日10mg/kg，第2日开始每日5mg/kg。

【预防】

避免媒介蜱类活动季节进入疫区。集体和个人均应采取防蜱措施，如注意从衣服上检蜱，穿着防护衣袜，使用杀蜱和驱蜱剂。对家畜要定期灭蜱，包括畜体和畜舍及其环境的灭蜱处理。加强畜间检疫，早期发现患畜，采取有效隔离措施，并给予积极治疗。尽量避免与野生啮齿动物接触。对疫区的献血者，应做认真的检查，任何有疑似病史及久住疫区者不宜献血。对接受输血者的血源，严格检查以保证不被感染。

（王艳　斯崇文）

参考文献

1. 何登明，王宇明. 人巴贝虫病研究进展. 中华传染病杂志，2012，30(10)：638-640.
2. Vannier E，Gewuriz BE，Krause PJ. Human babesiosis. Infect Dis Clin North Am，2008，22(3)：469-488.
3. Siński E，Welc-Faleciak R，Pogłód R. Babesia spp infection transmitted through blood transfusions. Wiad Parazytol，2011，7(2)：77-81.
4. White NJ. Cardiotoxicity of antimalarial drugs. Lancet Infect Dis，2007，7(8)：549-558.
5. Krause PJ，Gewurz BE，Hil D，*et al*. Persistent and relapsing babesiosis in immunocompromised patients. Clin Infect Dis，2008，46(3)：370-376.
6. Carnevale J，Feller R，Shalvoy RM. Transfusion-transmitted babesiosis during total hip arthroplasty. Orthopedics，2015，38(9)：e852-855.

第十节　等孢子球虫病

人等孢子球虫病（human isosporiasis）系由贝里等孢子球虫（*Isospora belli*）寄生于人体肠道、引起以腹泻为主要表现的一种肠道原虫病。

【病原学】

1860年Virchow率先发现贝里等孢子球虫，并于1923年由Wenyon命名，属真球虫目、肉孢子虫科、等孢子球虫属，是人类及哺乳类、鸟类与爬行类动物肠道内的寄生性原虫。

贝里等孢子球虫生活史包括滋养体、裂殖体、配子体及卵囊，只需要一个宿主。卵囊（oocyst）呈长椭圆形、大小为（20～33）μm×（10～19）μm，成熟的卵囊内含有2个椭圆形孢子囊（sporocyst）、无卵囊残留体，每个孢子囊大小为（14～19）μm×（7～12）μm、含有4个半月形的子孢子（sporozoite）和1个残留体。成熟与未成熟的卵囊可同时由粪便排出，未成熟卵囊可继续在体外发育成熟。含有子孢子的成熟卵囊是本病的感染阶段。人因食入被成熟卵囊污染的食物或水后，卵囊进入消化道、并在小肠上段脱囊释放出8个子孢子，子孢子在其顶端的类锥体、棒状体与微线体等细胞器的帮助下侵入小肠黏膜上皮细胞，发育为圆形的滋养体，经裂体增殖发育为成熟裂殖体（mature schizogony）。当裂殖体发育成熟后，被寄生的肠上皮细胞破裂，裂殖子散出、并侵入附近新的肠上皮细胞、形成第二代裂殖体。经数代增殖后，部分裂殖子发育为雌、雄配子体而进行有性生殖。雌雄配子结合形成合子发育为卵囊，人肠上皮细胞出来进入肠腔，随粪排出体外。卵囊在体外环境中可存活数月。

【流行病学】

人孢子球虫病呈世界性分布，但主要流行于热带及亚热带地区，在非洲、亚洲及南美洲呈地区性流行。免疫力低下者较易感染，艾滋病（AIDS）患者贝里等孢子球虫感染率在海地为15%、刚果民主共和国为19%、赞比亚为14%～16%、巴西为10%、美国洛杉矶（1985—1992年）为0.78%、印度为26.1%、法国为8.7%。我国也有本病发生,呈散发分布。人类是贝里等孢子球虫的唯一宿主,患者的粪便里含有大量卵囊,多数患者在症状消失后仍有卵囊排出,是主要传染源。健康带虫者及恢复期带虫者也是重要传染源。

【发病机制与病理改变】

贝里等孢子球虫广泛存在于哺乳类、鸟类及爬行类动物中。人是否感染贝里等孢子球虫,与机体免疫功能状态有关。Assefa等报道,214例HIV感染者贝里等孢子球虫感染率为12.2%,而164例非HIV感染者贝里等孢子球虫感染率为0;在HIV感染者中,贝里等孢子球虫的感染率随外周血$CD4^+$细胞计数的降低而升高,当$CD4^+$细胞计数为$\geq 500\times 10^6$/L、$350\sim 499\times 10^6$/L、$200\sim 349\times 10^6$/L及$<200\times 10^6$/L时,贝里等孢子球虫的感染率分别为0%、2.2%、12.1%及29.5%。感染后的发病与否及病情的轻重,也主要取决于机体免疫功能状态。免疫功能正常者,常不发病或呈自限性腹泻,排虫量较少,排虫期较短。免疫功能低下者,常表现为重度感染或慢性腹泻,排虫量大而持久。感染后患者血清中可检出抗卵囊特异性抗体,此抗体可能有一定保护作用、或能降低再感染的严重程度。

贝里等孢子球虫主要寄生于小肠上皮细胞内,十二指肠远端及空肠近端是该虫最多的部位,严重者可扩散至整个消化道,甚至肠系膜淋巴结、脾及肝等器官。虫体侵入肠黏膜上皮并反复分裂,导致肠黏膜损伤、黏膜吸收功能减退,引起腹泻。活组织检查表明,肠黏膜萎缩、绒毛缩短、隐窝增生肥大,固有层炎症细胞浸润、特别是嗜酸性粒细胞浸润,并可见发育各期的虫体。电镜观察等孢子球虫的无性及有性繁殖期均可在寄生性空泡内见到。

【临床表现】

潜伏期平均为1周。起病较急,有发热、头痛、肌肉痛、食欲减退及全身乏力。恶心、呕吐,痉挛性腹痛及腹泻为主要症状,多为水泻,每日数次到数十次不等,大便中无脓血。腹泻严重者可导致不同程度脱水。病程长者多有体重下降,脂肪吸收障碍。病情可呈自限性,经1~2周后逐渐好转而痊愈;亦可转为慢性,迁延数月;病情重者可致死亡。恢复期患者粪便可持续排卵囊长达120日。感染贝里等孢子球虫引起慢性腹泻或病情严重者,多为免疫功能低下的人群,如AIDS患者、婴儿或营养不良儿童、胸腺瘤患者及肝、肾、小肠等器官移植患者。严重的感染使AIDS患者病死率大大增加。

【诊断与鉴别诊断】

人等孢子球虫病较少见,临床上易被忽略。对有热带、亚热带地区旅游或居住史的不明原因腹泻患者应考虑是否存在本病。急性起病者表现为痉挛性腹痛、水样便及大便中含脂肪球;慢性起病或复发的免疫功能低下者表现为黏液样便,血中嗜酸性粒细胞增加等均应考虑本病。病原学检测方法是目前诊断本病的主要手段,常用的检查方法有:

一、收集患者粪便找贝里等孢子球虫卵囊

可采用生理盐水直接涂片或硫酸锌浓集法或漂浮法查卵囊,一旦查到该虫卵囊即可确诊。涂片检查时,粪膜制成后,自然干燥,再加甲醇固定5分钟后备检,为便于辨认,可用碘染色或金胺-碱性蕊香红染色或加热番红-亚甲蓝染色法检查,同时应作湿涂片检查及抗酸染色,特别是当粪便中含有其他细胞或大量非特异性颗粒性物质而影响识别时。紫外自动荧光显微镜检查,也是一种简单、快速而敏感的诊断方法。当用330~380mm紫外滤器时,贝里等孢子球虫卵囊自发荧光为蓝色,比较容易辨认。新鲜粪便经抗酸染色后,卵囊中的孢子囊被染成深红色,尽管卵囊壁本身不着色,但它通常可被染色沉淀物显示出卵囊壁的轮廓。

二、十二指肠活组织检查找贝里等孢子球虫

对于高度怀疑本病、而多次粪便检查未能找到贝里等孢子球虫卵囊的患者,应作十二指肠黏膜活组织检查,一旦发现肠内期虫体即可确诊。

三、采用聚合酶链反应(polymerase chain reaction,PCR)

技术检测粪便中的贝里等孢子球虫DNA,近年研究显示,采用实时(real-time)PCR技术检测粪便中的寄生虫DNA,是一种敏感而特异的肠道

内寄生虫感染的诊断方法。ten Hove 等报道，实时(real-time)PCR 技术检测粪便中贝里等孢子球虫 DNA 对于诊断人等孢子球虫病的特异性与敏感性均高达 100%。PCR 扩增贝里等孢子球虫 DNA 的引物为 5′-ATATTC CCT GCA GCATGT CTG TTT-3′及 5′-CCA CAC GCG TAT TCC AGA GA-3′，扩增长度为 89bp。

本病应与多种病原引起的感染性腹泻相鉴别，尤其是与隐孢子虫病鉴别。AIDS 患者可同时伴发贝里等孢子球虫和隐孢子虫感染，根据卵囊的大小与形状，一般可鉴别出来。

【治疗】

本病病程较短，并多为自限性。对于急性腹泻、呕吐等胃肠炎患者，主要是给予支持与对症治疗，酌情补充液体与电解质。

针对病原治疗，首选复方新诺明(磺胺甲基异噁唑-甲氧苄氨嘧啶)，每次 960mg(2 片)、每日 4 次、连用 10 日，然后改为每日 2 次，连用 3 周。对于 $CD4^+T$ 淋巴细胞计数<200/μl 的患者应给予复方新诺明(每次 4 片，每日 1 次或每周 3 次)维持治疗直至 $CD4^+T$ 淋巴细胞计数>200/μl 并持续 3～6 月后方可停止。

动物实验显示环丙沙星(ciprofloxacin)以及其他氟喹诺酮类(fluoroquinolones)药物具有抗球虫的活性，因此，也可用作该病的二线治疗药物。

其他药物如罗红霉素、奥硝唑、甲硝唑、呋喃唑酮等亦可用于人等孢子球虫病的治疗。

(张绪清)

参 考 文 献

1. Kochhar A, Saxena S, Malhotra VL, *et al*. *Isospora belli* infection in a malnourished child. J Commun Dis. 2007, 39(2): 141-143.
2. Arora DR, Arora B. AIDS-associated parasitic diarrhoea. Indian J Med Microbiol, 2009, 27(3): 185-190.
3. ten Hove RJ, vanLieshout L, Brienena EAT, *et al*. Real-time polymerase chain reaction for detection of *Isospora belli* in stool samples. Diagn Microbiol Infect Dis, 2008, 61(3): 280-283.

第十一节 隐孢子虫病

隐孢子虫病(cryptosporidiosis)系由隐孢子虫(*Cryptosporidium*)所致的以腹泻为主要临床特点的人兽共患性肠道寄生虫病。本病呈世界性分布，是全球最常见的 6 种腹泻病之一，并被世界卫生组织(WHO)和美国疾病控制中心(CDC)列入新发感染病。感染隐孢子虫并能排出卵囊的人和动物都是本病的传染源，主要经粪-口途径传播，人群普遍易感，艾滋病(AIDS)、恶性肿瘤等免疫功能低下者及幼龄儿童的感染率与发病率尤其高。

【病原学】

隐孢子虫是一种原虫，属真核生物总界(*Empire Eukaryota*)、原生动物界(Kingdom *Protozoa*)、复顶门(*Apicomplexa*)、球虫纲(*Coccidea*)、真球虫目(*Eucoccidiorida*)、隐孢子虫科(*Cryptosporidiidae*)、隐孢子虫属(*Cryptosporidium*)。目前已确认的隐孢子虫有 18 个种，40 多个基因型。引起人感染与发病的主要是人隐孢子虫(*C. homoinis*)及微小隐孢子虫(*C. parvum*)；火鸡隐孢子虫(*C. meleagridis*)、猫隐孢子虫(*C. felis*)、犬隐孢子虫(*C. canis*)、猪隐孢子虫(*C. suis*)、牛隐孢子虫(*C. bovis*)、鼠隐孢子虫(*C. muris*)及贝氏隐孢子虫(*C. baileyi*)等亦可引起人感染与发病。对 2000 年至 2008 年英国 14 469 例隐孢子虫病散发病例的研究显示，人隐孢子虫单独感染者占 51.4%，微小隐孢子虫单独感染者占 44.0%，人隐孢子虫与微小隐孢子虫混合感染者占 0.4%，其他隐孢子虫感染者仅占 4.2%。

隐孢子虫的生活史包括卵囊、滋养体、Ⅰ型裂殖体、Ⅱ型裂殖体、雌雄配子体及合子等阶段，均在同一宿主体内完成，生活周期大约 5～15 日。卵囊呈圆形或椭圆形，直径仅 4～6μm，无色透明；卵囊壁光滑，厚薄均匀，囊内含有月牙状子孢子 4 个及 1 个残余体。当卵囊进入人体后，在小肠内脱囊，释出子孢子，藉助其前部的细胞器及某些分泌物质进入肠上皮细胞。在微绒毛区(刷状缘)围绕子孢子形成纳虫空泡(parasitophorous vacuole)。在空泡内，子孢子先发育成滋养体，然后进一步发育为含 6～8 个裂殖子的Ⅰ型裂殖体和含 4 个裂殖子的Ⅱ型裂殖体。Ⅰ型裂殖体释出的裂殖子侵入邻近的肠上皮细胞，再进行裂体生殖，Ⅱ型裂殖体释出的裂殖子侵入新的肠上皮细胞后发育为雌性或雄性配子体。雄性配子体产生 16 个雄配子，自肠细胞内逸出。雌性配子体转变为雌配子，与雄配子体交合后形成合子。约 80%

的合子发育为厚囊壁的卵囊，内含4个子孢子，排出肠腔，随粪便排出体外，即具有感染性。另20%的合子发育为仅由单层膜围绕的薄壁卵囊，在肠腔内释出其子孢子再侵入肠上皮细胞，形成体内自身感染。

卵囊对多种常用消毒剂（如漂白粉）及一般化学品有较强抵抗力，1%甲醛、5%氨水2小时及3%过氧化氢30分钟可使其灭活。65℃条件下30分钟，或45～55℃的湿热条件下20分钟，可使其感染力消失，在潮湿环境中，卵囊存活2～6个月；在湿冷的环境下可存活数月或1年左右，仍具有感染性。

【流行病学】

隐孢子虫感染及隐孢子虫病到处都存在，除南极洲外全球6大洲均有隐孢子虫病的发生与流行。Adal等报道发达国家免疫功能正常人群隐孢子虫感染率为2.05%（2235/109 270），HIV阳性人群感染率为13.35%（148/1109），发展中国家免疫功能正常人群感染率为5.44%（1547/28 514），HIV阳性人群感染率为20.70%（125/604）。在美国，报道的隐孢子虫病病例数2006年为6479例、2007年为11 657例、2008年为10 500例；在英国，经实验室证实每年约有3000～6000例隐孢子虫病的新增病例。大洋洲、北美、南美、亚洲及非洲隐孢子虫病患者以人隐孢子虫感染为主，大部分欧洲的研究报道微小隐孢子虫的感染比人隐孢子虫感染更普遍，部分英国地区以人隐孢子虫感染为主。我国自1987年以来已有10多个省、市、自治区证实本病存在，人群隐孢子虫感染率为1.4%～13.3%。

感染隐孢子虫并能排出卵囊的人及多种动物，都是本病的传染源。已知有170种以上的动物，包括哺乳动物（如牛、羊）、鸟类、家禽、爬行类动物及鱼类等，皆可成为宿主。交叉试验证实，牛、羊、猫、犬及兔等动物的隐孢子虫卵囊亦可感染人，成为畜牧地区及农村的重要动物源性传染源。患隐孢子虫病的人及动物不仅在整个腹泻期始终排出卵囊，已不腹泻的恢复期亦可排卵囊数日至5周，但数量较少。曾有呕吐物检出卵囊的报道。健康带虫者和恢复期带虫者也是重要的传染源。

隐孢子虫病的传播主要以粪-口途径为主。在患者、畜禽的粪便中含有大量的卵囊，含有卵囊的粪便通过污染环境、饮水及食物等经口进入人体而感染。人际之间的相互接触也是重要的传播途径。在拥挤的家庭、幼儿园或托儿所及医院接触的传播率也很高。隐孢子虫可在肺部寄生，痰液中亦可排出卵囊。因此，经口腔分泌物或飞沫，随着灰尘吸入而感染的可能性存在，尤以免疫功能缺陷（如AIDS患者）或免疫抑制者（如长期应用免疫抑制剂）更易通过呼吸道分泌物而受感染。同性恋者口交行为（特别是在AIDS患者）也是感染隐孢子虫的重要途径。

人对隐孢子虫普遍易感。婴幼儿、AIDS患者、接受免疫抑制剂治疗的患者以及先天或后天的免疫功能低下者更易感染隐孢子虫。大量应用多种抗生素、患水痘、麻疹和经常感冒者等均易感该虫。美国2006年至2008年的疾病监测数据显示，1～9岁儿童的发患者数最多，没有性别差异。赵雪妮等对哈尔滨地区931例不明原因腹泻的婴幼儿隐孢子虫感染情况进行调查，检出隐孢子虫卵囊13例，感染率为1.39%，其中农村患儿隐孢子虫的感染率为2.68%（11/421），明显高于城市患儿的感染率0.39%（2/510）。美国CDC的调查表明，美国及欧洲约11%～21%的AIDS患者腹泻便中可发现隐孢子虫卵囊；在非洲等发展中国家，则可高达12%～48%。约2%～10% HIV感染者粪便中可发现隐孢子虫卵囊。据Adal等报道，HIV阳性者隐孢子虫感染高达15.94%，远高于免疫功能正常者（2.75%）。恶性肿瘤患者免疫功能受到不同程度的抑制，对隐孢子虫易感性增加。朱敬等的调查结果显示，217例恶性肿瘤住院患者粪便隐孢子虫卵囊检出率高达48.85%。

本病可散发，亦可集中发病，常在集体机构如军队、托儿所呈小流行，有时也可通过污染水源引起暴发流行，1993—1998年美国曾先后发生12起暴发流行，其中在威斯康星州发生的暴发流行，40.3万人发生了腹泻，4400人住院治疗，69人死亡。1996年，日本的Saitame县也暴发了因水源污染而引起的隐孢子虫病，在总共14 000位居民中，8800位居民患病。本病全年均可发生，但夏秋季节多见。

【发病机制与病理改变】

具有感染性的成熟卵囊进入人体肠道后，子孢子逸出、并藉助其顶端的复合型子孢子糖蛋白

CSL 与肠黏膜上皮细胞膜中的相应受体(85kD 的表面蛋白)结合而黏附于肠上皮绒毛膜,在其膜下形成的寄生空泡内完成生活史。虫体侵犯部位的肠上皮细胞绒毛萎缩、变钝、甚至融合或脱落,肠腔表面积减少,肠黏膜吸收功能削弱而引起水样腹泻。隐孢子虫感染对肠上皮细胞膜结合乳糖酶也有明显影响,肠道乳糖的丢失,也是引起腹泻的原因。近年研究发现,隐孢子虫患者血清 IL-1、IL-6、IL-8、TNF-α 等炎症细胞因子水平明显升高,它们诱导肠上皮细胞内源性前列腺素表达增加,从而使细胞内 cAMP 水平升高,肠上皮细胞分泌亢进,并对水、电解质吸收减少,引起类似于霍乱的分泌性腹泻。此外,固有层可见单个核细胞浸润为主的轻度或中度炎症反应。

在免疫功能健全,隐孢子虫感染多层限于空肠、回肠末端。在免疫功能受损者(如 AIDS),隐孢子虫可累及整个肠道、胆管、胆囊及胰腺等,但以小肠下半部最常见。胆囊与胆管上皮可有水肿,囊壁增厚,黏膜下有少量淋巴细胞浸润。有时,扁桃体及呼吸道黏膜上皮亦可有类似病变,甚至表现为浆细胞浸润为主的间质性肺炎。

感染者是否发病,以及病情的轻重与转归,主要取决于机体的免疫功能和营养状态,亦与卵囊数目多少有一定关系。细胞免疫功能正常者,常呈带虫状态,或呈自限性腹泻,排虫期较短,排出量较少。细胞免疫功能有缺陷者,原虫持续繁殖而呈重度感染,往往表现为持续腹泻,排出量大,排虫持久,甚至使感染者死亡。宿主清除隐孢子虫感染的机制尚未阐明,已有的研究显示天然(固有)免疫与获得性(特异性)免疫对宿主清除隐孢子虫感染都是必需的,其中 γ 干扰素(IFN-γ)与 $CD4^+$ 辅助性 T 细胞起关键作用。IL-4、IL-12、IL-18 及 IL-23 等细胞因子及 $CD8^+$ 细胞毒性 T 细胞也发挥着抗虫作用。感染后,患者血清中可检出抗卵囊特异性抗体 IgM 与 IgG;这些抗体可能对宿主有一定的保护作用,或能降低再感染时的病情严重程度。动物实验研究显示,被动输入抗隐孢子虫的单克隆抗体能降低隐孢子虫感染率、减少卵囊脱落和腹泻发生率,但不能清除隐孢子虫感染。

【临床表现】

本病潜伏期为 4～14 日,平均为 10 日。人隐孢子虫病的临床表现主要取决于患者的免疫功能状态,尤其是细胞免疫功能状态。免疫功能正常或轻度受损者($CD4^+T$ 细胞>$0.18\times10^9/L$)多表现为急性自限性胃肠炎或急性肠炎;免疫功能缺陷($CD4^+T$ 细胞<$0.18\times10^9/L$)多表现为慢性腹泻;严重免疫缺陷者($CD4^+T$ 细胞<$0.05\times10^9/L$)可出现典型的。胆道隐孢子虫病的临床表现。在美国,$CD4^+T$ 细胞小于 $0.03\times10^9/L$ 的 AIDS 合并隐孢子虫病的患者可出现 4 种不同的临床综合征,即霍乱样腹泻(40%)、慢性腹泻(27%)、间歇性腹泻(17%)和一过性腹泻(3%)。

一、急性胃肠类型

免疫功能正常或轻度受损者,往往表现为急性胃肠炎或急性肠炎,主要是腹泻,每日 4～10 次不等,大便呈糊状,也可呈带黏液的水样便,偶有少量脓血,可有恶臭。患者常有上腹不适或腹痛,食欲减退,恶心,呕吐,有时腹胀,部分患者出现发热、乏力及口渴等症状。病情呈自限性。外周血白细胞总数多正常。大便常规检查可发现白细胞或脓细胞,但无红细胞。此期粪便排出卵囊可持续 12～14 日,多无复发。

二、慢性腹泻

免疫功能缺陷者,尤其是 AIDS 患者常表现为慢性腹泻,缓慢起病,腹泻持续,症状多,病情重且持续时间长,病程 20 日至 2 年。有些患者表现为持续霍乱样水泻,偶有血性便,常伴有严重脱水,甚至可出现循环衰竭而死亡。腹泻次数多在每日 10 次左右。其他尚有厌食、腹痛、乏力、低热及营养不良等。同时还伴有其他并发症,如"瘦削病(slim disease)"。

三、肠外表现

在免疫功能缺陷患者中,偶有发生呼吸道感染,如支气管炎和肺炎,出现慢性咳嗽及呼吸困难等。胆道感染亦不少见。儿童患者可有生长发育迟缓。部分患者常合并其他寄生虫感染。

【实验室检查】

一、病原体检查

(一)收集患者粪便找隐孢子虫卵囊

收集患者粪便检查隐孢子虫卵囊仍是目前诊断隐孢子虫感染的金标准,但敏感性低、且需要熟练的技术人员才能完成。先将粪便直接涂片，或浓集、沉淀后涂片，制成粪便膜后自然干燥，再加甲醛固定5分钟，然后染色镜检。目前常用的金胺-酚染色法较简便，适用于过筛检查，在荧光显微镜下，卵囊为圆形、发生乳白色略带绿色荧光，中央淡染，似环状。改良抗酸染色法，背景为蓝绿色，卵囊呈玫瑰红色，内部结构明显。金胺-酚染色加改良抗酸复染法能提高检出率与准确性，卵囊呈玫瑰红色，其他非特异性颗粒呈蓝黑色，两者颜色明显不同，有利于鉴别。偶尔也采用自小肠或结肠黏膜活检取标本检查卵囊。

（二）采用聚合酶链反应（PCR）技术检测粪便中的隐孢子虫 DNA

采用实时（real-time）PCR 技术检测粪便中的隐孢子虫 DNA，其敏感性和特异性均较好。

二、免疫学检查

（一）检测粪便中的隐孢子虫特异性抗原

用免疫层析法（immunochromatographic dipstick tests，ICT）检测隐孢子虫特异性抗原的商业用试剂主要有：Rida Quick *Cryptosporidium*（R-Biopharm，Darmstadt，Germany）和 *Cryptosporidium*-Strip（Coris BioConcepts，Gembloux，Belgium）。用酶联免疫吸附试验（ELISA）检测隐孢子虫特异性抗原的商业用试剂主要是 Ridascreen *Cryptosporidium*（R-Biopharm）。上述3种试剂盒检测的特异性在98.5%以上，敏感性在75%以上。

（二）酶联免疫吸附试验（ELISA）检测隐孢子虫特异性抗体

将提纯的卵囊抗原制成悬液作包被抗原，采用酶联免疫吸附试验检测患者粪便、血清、十二指肠液的特异性 IgG、IgM 及 IgA，对诊断有所帮助。特异性 IgM 出现早，但消失快，实用性较差。特异性 IgG 在感染后60日出现，可持续1年左右，适用于流行病学调查。

【诊断与鉴别诊断】

对急、慢性腹泻患者，尤其是以水样腹泻为特点的患者及有免疫缺陷的成年患者，若不能排除隐孢子虫病者，应多次取粪便按上述方法进行隐孢子虫相关病原体检查，并注意有无引起腹泻的其他病因，以明确诊断。

【治疗】

免疫功能正常成年隐孢子虫病患者多呈自限性，仅需支持对症治疗。有免疫缺陷者或营养不良的儿童患隐孢子虫病后，病情较重，病程迁延，预后较差，除需对症支持治疗外，还应进行抗隐孢子虫治疗。对于 AIDS 合并隐孢子虫病患者，进行高效抗逆转录病毒治疗也有利于隐孢子虫病的控制。此外，部分免疫疗法对控制隐孢子虫病，亦可能有益。

一、支持与对症治疗

首先是补充液体及电解质，以纠正脱水，并注意纠正酸中毒与电解质紊乱。严重腹泻者，可酌情应用前列腺素抑制剂吲哚美辛（又名消炎痛），以减少大便次数，而鸦片、哌二苯丁胺等止泻剂无效。如已有低蛋白血症、维生素缺乏症及贫血等，应给予相应处理。经验表明，发作期间避免食含有脂肪及乳糖较多的食物，有助于缓解症状。另外，应用谷氨酰胺及其衍生物可能对缓解症状有一定帮助。

二、病原治疗

硝唑尼特（nitazoxanide），一种噻唑类（thiazole）化合物，是唯一被美国 FDA 批准用于治疗隐孢子虫感染的药物，该药对细菌、病毒与寄生虫等具有广谱抗病原活性。国外的6个临床试验显示，对于免疫功能正常的隐孢子虫病患者（成人与儿童）及轻中度 T 淋巴细胞功能缺陷的 AIDS 合并隐孢子虫病患者，硝唑尼特（nitazoxanide，NTZ）治疗能减轻隐孢子虫病的临床症状，缩短其病程。但也临床研究显示，硝唑尼特对 AIDS 合并隐孢子虫病患者无治疗作用。目前研究较多并认为有一定前途的药物还有螺旋霉素（spiramycin）、阿奇霉素（azithromycin）、巴龙霉素（paromomycin）、克林霉素（clindamycin）、利福霉素（rifamycin）、二氯散糠酸酯、呋喃唑酮及复方新诺明等。国内外部分文献报道螺旋霉素、巴龙霉素、阿奇霉素及 nitazoxanide 单用或相互联合应用可缓解病情、减轻腹泻及减少排卵囊数量，但不能避免复发。国内报道用大蒜素治疗隐孢子虫病，临床疗效较好，其考核指标为腹泻减轻及粪便卵囊转阴，但均缺乏临床对照病例的观察。鉴于隐孢子虫病及其发病特点与免疫功能关系密切，因此许多学者探讨用高效价免疫牛初乳、特异性牛转移因子、IFN-γ、胸腺素 α-1 等免疫方法治疗本病，其临床疗效还需进一步研究。正在使用免疫抑制剂者，如能停药则病情可减轻。

【预防】

预防本病的关键在于切断粪-口传播途径，对于排卵囊的人和动物（尤其是家畜、家禽）的粪便，应加强管理，防止其污染水源、食物。患者需隔离，患者粪便等污染的衣物及用具应加热杀虫。患者用过的便盆、肠镜，在1%甲醛溶液或5%氨水中浸泡2小时后再清洗。注意个人卫生。接触患者或感染动物，要注意防护，接触后要做好洗手与消毒。

（张绪清）

参考文献

1. O'Connor RM, Shaffie R, Kang G, *et al*. Cryptosporidiosis in patients with HIV/AIDS. AIDS, 2011, 25(5): 549-560.
2. Cabada MM and White AC. Treatment of cryptosporidiosis: do we know what we think we know? Curr Opin Infect Dis, 2010, 23(5): 494-499.
3. Petry F, Jakobi V, Tessema TS. Host immune response to *Cryptosporidium parvum* infection. Exp Parasitol, 2010, 126(3): 304-309.
4. Adler SC, Ward HD. Cryptosporidiosis: environmental, therapeutic, and preventive challenges. Eur J Clin Microbiol Infect Dis, 2010, 29(8): 927-935.
5. Xiao LH. Molecular epidemiology of cryptosporidiosis: An update. Exp Parasitol, 2010, 124(1): 80-89.
6. Jothikumar N, da Silva AJ, Moura I, *et al*. Detection and differentiation of *Cryptosporidium hominis* and *Cryptosporidium parvum* by dual TaqMan assays. J Med Microbiol, 2008, 57(pt9): 1099-1105.
7. Tzipori S, Widmer G. A hundred-year retrospective on cryptosporidiosis. Trends Parasitol, 2008, 24(4): 184-189.
8. Snelling WJ, Xiao LH, Ortega-Pierres G, *et al*. Cryptosporidiosis in developing countries. J Infect Develop Countries, 2007, 1(3): 242-256.

第十二节　圆孢球虫病

圆孢球虫病（亦称圆孢球虫性腹泻）系一种较新发现的、由卡耶潭圆孢球虫（*Cyclospora cayetanensis*）所致的肠道寄生虫病。其主要症状为迁延性腹泻。本病呈世界性分布，1979年最早在人粪便中发现，近10余年来因艾滋病（AIDS）流行，其发病率有逐年增加趋势。1990年美国芝加哥医院的医生宿舍曾因水源污染而发生本病的首次暴发流行，我国于1995年首次在福建发现1例本病患儿，以后各地多见散发病例。

【病原学】

圆孢球虫是一种专性细胞内生长的寄生原虫，它是导致圆孢球虫病的病原体。国内有学者译为圆孢子虫或环孢子虫。自然界动物体内广泛存在，如蛇、鼹鼠、啮齿类及多足类等。

该虫寄生于人的空肠部位，新鲜粪便中的圆孢球虫卵囊大多尚未孢子化。卵囊呈球形，直径8～10μm，有2层囊壁，厚约113nm。外壁较粗糙，厚63nm；内壁光滑，厚约50nm。内含1个6～7μm大小、包裹在膜内成团的可反光淡绿色桑葚体。除改良抗酸染色及番红染液外，其他染液均不能使之着色。即使经抗酸染色后，卵囊着色的深浅并非一致，部分甚至不着色。在紫外线照射下卵囊可显示自发荧光。卵囊随粪便排出后于适宜条件下（25～30℃）经1～2周后成熟而具有感染性，在已成熟并有孢子形成的卵囊中有2个孢子囊，其平均大小为4.0×6.3μm。每个孢子囊内各有2个1.2μm×9.0μm大小、呈新月形的子孢子。国内张炳翔等曾在光镜下对圆孢球虫孢子化过程进行了仔细观察。成熟卵囊被宿主吞食后，子孢子在消化道内脱囊而出，侵入小肠黏膜上皮细胞，在细胞内进行两代无性繁殖发育成裂殖体。第一代裂殖体内有8～12个成熟的裂殖子，其大小为0.5μm×(3～4)μm。而第二代的裂殖体内仅有4个(0.7～0.8)μm×(12～15)μm大小、已充分分化的裂殖子。后者进入新的上皮细胞形成配子。部分配子增大成为雌性配子，部分经减数分裂后形成很多带有鞭毛的雄性配子。雌雄性配子结合成为合子，外有具有弹性的外壁包裹即为卵囊。孢子生殖过程约需7～12日。

圆孢球虫卵囊对外界环境理化因素的抵抗力较强。一般消毒剂不能将其灭活，但经20℃ 24小时或60℃ 1小时则可使之失去活性。

虽然人们早已从哺乳动物、食虫动物、多足动物及啮齿动物中发现圆孢球虫，但其卵囊大小与人圆孢球虫卵囊有所不同。国外学者曾以人圆孢球虫卵囊感染小鼠、大鼠、沙鼠、鸡、鸭、兔、白鼬、猪、狗及猴等实验动物，但研究未获成功。我国戈建军等先用氢化可的松与环磷酰胺注射大白鼠，然后分别于第6日及第28日喂以人源性圆孢球虫卵囊，发现感染后第5日及第7日大鼠粪便中排出的卵囊达到高峰。受试动物均出现症状。

【流行病学】

一、流行地区

本病呈世界性分布。一般在发展中国家本病常为地区性散在发生；而在发达国家则多由外来食品导致暴发流行。在美洲大陆、加勒比地区、英国、东欧、非洲、南亚次大陆、东南亚及澳大利亚等地均有病例报道。1996 年在北美洲曾发生本病食源性暴发流行，波及美国 20 个洲及加拿大 2 个省，患者数多达 14 000 例。我国于 1995 年首次报道福建 1 例本病患儿，此后在陕西、云南、南京、温州、淮南及蚌埠等地相继发现有本病病例。

二、流行季节

本病多发生于气温高及雨量多的季节。本病在尼泊尔多见于夏季；在秘鲁，发病高峰集中在 4～6 月；1995—1999 年在美国及加拿大发生本病的暴发流行时，4～7 月为发病高峰期；在土耳其发病高峰期为夏季及初秋；而在热带地区则多见于潮湿而凉爽的季节。

三、易感人群

儿童与成人、免疫功能正常或免疫功能低下者均可受染，但儿童的发病率高于成人，农村人群较城市居民感染率高，免疫功能低下者较健康人易于感染，男性感染率稍高于女性。在秘鲁 28% 的儿童粪检为阳性，1.5～5 岁儿童感染率最高，随着年龄增大感染率逐渐下降。

四、传播途径

经受染食物及水源传播是本病的主要传播途径。木莓、莴苣及罗勒等水果和蔬菜是重要传播媒介。1996—1997 年北美洲发生的暴发流行就是由危地马拉进口受染覆盆子、罗勒及莴苣沙拉所致。1999 年在加拿大安大略湖的一次聚餐上，因浆果被污染而导致流行。秘鲁利马市郊贫民区小市场中 1.8% 的蔬菜上有圆孢球虫卵囊，部分蔬菜虽经过清洗，其表面仍可检出卵囊。在部分发展中国家，特别是农村，泥土常被受染的人及家畜的粪便严重污染，是污染水源及传播本病的重要因素。有的居民家中可能同时存在 2～3 名患者，说明本病在人与人之间传播的可能性亦不能绝对排除。由于圆孢球虫卵囊从宿主体内排出后需在 25～30℃ 条件下经 1～2 周才能成熟而具有感染性，因此经粪-口途径直接传播的可能性不大。

【发病机制与病理改变】

本病的发病机制尚未完全清楚。虫体进入肠道细胞的机制尚不能明确。虫体寄生可能导致肠道菌群失调，此外，虫体产生的内毒素样物质或许是导致宿主腹泻的原因。患者粪便中很少有红、白细胞，因此可认为圆孢球虫的致病作用不具侵袭性。部分患者连续多年均罹患本病或重复感染，可能系因其体内缺乏持久的特异性免疫功能。

本病的病变部位在小肠，食管、胃及结肠黏膜多未见异常。内镜检查可见十二指肠末端及空肠黏膜充血。显微镜下可见小肠黏膜绒毛萎缩、变粗、变短并出现融合，隐窝加深，黏膜固有层有弥漫性、非特异性炎性改变，浆细胞增多，绒毛细血管扩张充血，在小肠绒毛上皮细胞近肠腔端的纳虫泡内可见不同发育阶段的虫体。

【临床表现】

本病多为急起，潜伏期为 1～6 日。在芝加哥某医院宿舍的暴发流行中，患者多在饮用遭到污染的饮水后 1～7 日发病。临床症状主要为持久性腹泻，每日 3～5 次。大便呈水样，恶臭。可有少量黏液，但无脓血。患者常伴有阵发性、痉挛性腹痛、腹胀、恶心、呕吐、食欲减退及乏力，脱水，体重下降，部分患者有低热。病程较长，通常为 4～6 周。部分患者腹泻呈间歇性，个别病例可无任何症状。

免疫功能缺陷者，特别是 HIV 阳性者感染本病后起病较隐匿，病程较长，在持续数月的病程中，腹泻可反复发生。在少数病例中圆孢球虫亦可引起胆道系统炎症，表现为右上腹痛、ALP 升高及胆囊壁增厚。迄今已先后从 2 例 HIV 阴性、有咳嗽症状的患者痰中检出圆孢球虫卵囊。圆孢球虫是否是呼吸道疾病新的病原体，有待进一步观察。

【实验室检查】

一、检测卵囊

检查患者粪便中的圆孢球虫卵囊，是确诊本

病简便而可靠的方法。可取患者粪便涂片作改良抗酸染色，于光镜下检测圆孢球虫卵囊，最好每隔2～3日检测1次，连续检测3次。但应注意测量卵囊大小，以免与隐孢子虫卵囊混淆。Dixon等认为采用流式细胞计数术检测粪便标本中的卵囊更为灵敏。采用新鲜粪便做湿片置于紫外线显微镜波长365nm光源照射下，卵囊可呈蓝色自发荧光。此外，亦可取十二指肠液查找卵囊，必要时可做小肠黏膜活体组织检查。其他苏木精染色、银染色、革兰染色及Giemsa染色均无效。

二、孢子化试验

将圆孢球虫卵囊置于2.5%重铬酸钾中，在室温下经7～13日卵囊可完成孢子化。镜下可见卵囊中有2个孢子囊，每一孢子囊中有2个子孢子。此试验可检测卵囊活性。迄今尚无圆孢球虫血清学试验以供实际应用。

三、PCR技术

Relman等利用圆孢球虫的18S rDNA基因序列设计引物，曾成功建立巢式PCR检测技术。此法灵敏度高，可用于检查粪便及水果中的圆孢球虫卵囊。据Mundaca等介绍，PCR检测的阳性率较光镜检测高2.2倍。

四、病理检查

小肠活检可见绒毛变平、萎缩，有急慢性炎症改变，隐窝畸形增生。病理改变严重程度与临床症状一致。

【诊断与鉴别诊断】

临床诊断根据流行病学史，结合临床持续水样便腹泻，每日4～6次，伴有腹痛、呕吐及消瘦等症状，应考虑圆孢球虫病。

本病易与隐孢子虫病混淆，但前者病程长、卵囊较大且在紫外线照射下卵囊能自发荧光。此外，还应该注意与阿米巴原虫、蓝贾第鞭毛虫、人芽囊原虫、等孢子球虫与微孢子虫、溃疡性结肠炎、肠结核、沙门菌肠炎及短肠综合征等所致的腹泻相鉴别。

【并发症】

患者偶伴有胆道系统炎症。除腹泻外常伴有右上腹疼痛及低热，胆囊黏膜可出现急性及慢性炎症。合并急性感染性多神经炎的患者常表现为腱反射减弱或消失、四肢肌力减退及轻瘫。个别患者未得到及时治疗时可出现反应性关节炎（赖特尔综合征），出现眼部炎症、关节炎及无菌性尿道炎等临床症状。并发症极少发生，且经治疗后均能迅速恢复。

【治疗与预防】

本病患者多能在数日或2周内自愈，仅须适当补充液体，保持水电解质平衡。复方增效磺胺（含甲氧苄氨嘧啶160mg及磺胺甲噁唑800mg）是目前治疗本病最有效的药物，可使排卵囊时间从9日缩短至1.3日，2日止泻。用法2片，每日两次，连服7日。此外，对磺胺过敏的患者，可用乙胺嘧啶、硝唑尼特及环丙沙星治疗。国内亦有报道使用大蒜素治疗收到良好疗效，并认为这是由于大蒜素的有效成分—大蒜辣素中的氧分子与病原体生长所必需的半胱氨酸分子中的巯基结合抑制了病原体的生长。所用剂量为儿童20mg，每日3次；成人40～60mg，每日4次；7日为一个疗程。

本病预防主要在于个人饮食卫生。由于圆孢球虫在加氯处理的饮水中不能被杀灭，因此，最好饮用开水或经孔径8μm的滤膜滤过的饮用水。蔬菜、水果在食用前应清洗干净。此外，应加强人兽粪便管理，避免其污染水源。

尽管我们对本病的研究取得了很大进展，但仍有不少问题，如人圆孢球虫是否存在其他种或亚种，本病是否存在动物储存宿主，及稳定可靠的实验动物模型的建立等，均有待进一步研究及探求。

（张欣欣　龚启明）

参考文献

1. Chacin-Bonilla L. Epidemiology of *Cyclospora cayetanensis*: a review focusing in endemic areas. Acta Trop, 2010, 115(3): 181-193.
2. Stark D, Barratt JL, van Hal S, *et al*. Clinical significance of enteric protozoa in the immunosuppressed human population. Clin Microbiol Rev, 2009, 22(4): 634-650.
3. van Lieshout L, Verweij JJ. Newer diagnostic approaches to intestinal protozoa. Curr Opin Infect Dis, 2010, 23(5): 488-493.
4. Chacin-Bonilla L. Transmission of *Cyclospora cayetanensis* infection: a review focusing on soil-borne cyclosporiasis.

Trans R Soc Trop Med Hyg,2008,102(3):215-216.

5. Lalonde LF, Gajadhar AA. Highly sensitive and specific PCR assay for reliable detection of *Cyclospora cayetanensis* oocysts. Appl Environ Microbiol, 2008, 74(14): 4354-4358.

6. Nundy S, Gilman RH, Xiao L, *et al*. Wealth and its associations with enteric parasitic infections in a low-income community in Peru: use of principal component analysis. Am J Trop Med Hyg, 2011, 84(1):38-42.

第十三节　人芽囊原虫病

人芽囊原虫(*Blastocystis hominis*)系寄生于高等灵长类及人类肠道内可致病的原虫。人芽囊原虫可侵入肠黏膜上皮。临床表现轻重不一,带虫者可高达44.12%。感染重者可有消化道症状,如腹泻、腹胀、厌食、恶心及呕吐,甚至出现发热、寒战等。免疫功能正常的患者多数为自限性。艾滋病(AIDS)患者容易感染人芽囊原虫,而且症状严重,治疗十分困难。

【病原学】

人芽囊原虫广泛分布于世界各地。曾经长期被认为是一种对人体无害的酵母菌,近年来大量证据表明,该虫是寄生于高等灵长类及人类肠道内可致病的原虫。有关其分类地位争论较久,曾先后被归入孢子虫亚门(1967年)和肉足虫亚门、阿米巴目、芽囊原虫亚目(1988年)。1967年及1988年,Zierdt等通过人芽囊原虫与酵母菌在超微结构方面的比较研究,论述了该虫的形态学及生物学特征,提出该虫应属于肠道原虫。然而,众多学者对这种分类提出异议。1993年江静波等提出该虫应属芽囊原虫新亚门,芽囊原虫纲、芽囊原虫目、芽囊原虫科及芽囊原虫属。Silberman等研究者则提出该虫属于不等鞭毛类(Stramero-piles),成为第一个能致病的不等鞭毛类生物,但该观点未被所有学者接受,故有关该虫的分类尚需进一步研究。

该虫大小差异较大,直径4～63μm,多数为6～15μm,形态结构复杂,各型之间体积不同。体外培养有空泡型、颗粒型、阿米巴型及复分裂型4种类型虫体,粪便中常见为空泡型。光镜下碘染,空泡型虫体呈圆形,直径4～15μm。中央见透亮的大空泡。核呈月牙状或块状。核数1～4个不等。颗粒型虫体充满颗粒状物质,颗粒分为代谢颗粒、脂肪颗粒及繁殖颗粒3种,活体观察阿米巴型虫体形似溶组织内阿米巴滋养体,形态多变,体内有许多明显的小颗粒物质,伪足伸缩过程中未见虫体移动,运动迟缓或不运动。复分裂型虫体可见一个虫体分裂成3个、4个或更多。人芽囊原虫严格厌氧。在真菌及细菌的培养基上不生长,在固体培养基上不生长,生长时需要特定的细菌存在。能在肠道原虫培养基上生长,能摄食细菌及其他颗粒状物质。

人芽囊原虫生活史尚不完全清楚,有学者认为其生活史有空泡型-阿米巴型-空泡型。空泡型亦可转变为颗粒型和复分裂型。阿米巴型是致病型虫体。通过光镜和电镜观察其生殖方式,包括二分裂生殖;空泡型虫体中心出现颗粒,转变为颗粒型虫体,虫体生殖颗粒发育成子细胞;内二芽生殖及裂体增殖四种方式。该虫广泛寄生于人及其他灵长类动物,以及狗、猪、猫、小鼠、大鼠、家兔、豚鼠、蛙、蛇、蚯蚓及家禽等,主要寄生于回盲部。

【流行病学】

人芽囊原虫呈世界性分布,高发于热带及亚热带地区,人群普遍易感。该虫有无致病性仍存在争议。近年来频有报道,在发展中国家感染率尤高。发达国家人芽囊原虫感染率为1.5%～15.0%(加拿大感染率为13%,瑞典为4.7%,日本为0.5%),发展中国家则为30%～50%(巴布亚新几内亚为54%,尼泊尔33%)。德国HIV感染患者粪便检出率为38%,腹泻的旅行者中14.7%。美国男性同性恋者检出率50%以上。非洲国家卫生条件落后地区,人芽囊原虫成为当地腹泻的主要原因。国内人群感染率多在10%以下,各省市感染率差异很大,广州最高,为16.02%,新疆最低,为0.02%。广西地处亚热带,毗邻东南亚,为寄生虫病高发区。据研究,该虫的人群感染率远比溶组织内阿米巴及隐孢子虫等肠道致病原虫高,提示它在寄生虫性肠炎中具有重要意义。土耳其的一项研究发现,粪便中存在人芽囊原虫的儿童与粪便中无任何寄生虫的相比,生长发育有迟缓现象。

凡粪便中排出人芽囊原虫的患者、带虫者或保虫宿主均可成为传染源。由于常在患者粪便中同时发现人芽囊原虫与溶组织阿米巴,提示这两种原虫具有相同宿主,共同传染源及类似的感染途径,粪便管理不当,使人芽囊原虫通过水源、食物及用具而传播。有研究提示蟑螂是重要传播媒介。有报道在52例患者中与猪或禽类密切接触约半数以上(57.6% ~75.0%),故应考虑接触感染所致。人群普遍易感,性别、年龄及种族等在感染率上无显著差异。

本病一年四季均有感染发生,以秋季感染率最高,其次为夏季。

【病理改变】

人芽囊原虫发病机制尚未明确。对实验感染动物的病理检查显示,人芽囊原虫可侵入肠黏膜上皮。死亡患者及动物尸检中亦观察到虫体侵入黏膜,肠腔中含大量虫体。目前许多研究表明,人芽囊原虫感染可有症状型及非症状型。临床表现轻重不一。对该原虫的DNA研究,发现其可分散成7种以上核型,但核型与症状的关系至今尚未阐明。

【临床表现】

人芽囊原虫感染可有症状型及非症状型。曾认为必须经大量的虫体感染才会导致临床症状,然而新近研究发现症状是否出现与虫量无关。更多的研究发现人芽囊原虫感染易发生于有免疫缺陷的患者中,包括肾移植及AIDS患者。

本病临床表现轻重不一。感染者可有消化道症状。如腹泻、腹胀、厌食、恶心、呕吐,甚至出现发热及寒战等。一般症状持续或反复出现,可持续数日至数月,甚至几年,间歇时间为数日或数月。大便可无特殊性状,亦有少数呈白色胶冻样。慢性迁延性病程多于急性病程,免疫功能正常的患者多数为自限性,其病程1 ~3日。

【诊断及鉴别诊断】

从粪便中检获虫体可确诊,常用方法有生理盐水直接涂片、碘液染色法、固定染色法(如姬氏或瑞氏染色法)及培养法。亦可粪便浓集后检查,以提高检出率。要注意与溶组织内阿米巴(*Entamoeba histolytica*)、哈门氏内阿米巴(*Entamoeba harmons*)、微小内蜒阿米巴(*Entamoeba nana*)的包囊及隐孢子虫(*Cryptozoite*)卵囊甚至真菌相鉴别。血清学诊断几乎无应用价值。国外资料提示需与蛋白质丢失肠病鉴别。

【治疗】

多种药物用于人芽囊原虫病的治疗,但每种药自身治疗效果对于不同患者均有不同。轻微症状者无需治疗,当大量寄生或出现严重症状而又排除其他感染时可用甲硝唑治疗,有时效果并不明显。用法每日35 ~50mg/kg,分3次口服,10日为一疗程。双碘喹啉每日40mg/kg,分三次口服,20日为一疗程。硝唑尼特每日500mg,分2次口服,2日为一疗程。替硝唑2g顿服,5 ~7日为一疗程。对饮食行业人员要定期检查并及时治疗,对灭滴灵有抗性的虫株可用复方新诺明等。亦可用甲硝唑、替硝唑、复方新诺明及大蒜素等交替使用,以提高疗效。免疫调节药物,如胸腺肽类可辅助使用。

【预防】

预防应加强卫生宣传教育、注意个人卫生及饮食卫生;勿食用未煮熟食品。农村应做到粪便无害化处理。保护水源,杀灭传播媒介昆虫。

(张欣欣　龚启明)

参 考 文 献

1. Graczyk TK,Shiff CK,Tamang L,*et al*. The association of *Blastocystis hominis* and *Endolimax nana* with diarrheal stools in Zambian school-age children. Parasitol Res, 2005,98(1):38-43.
2. Ertug S,Karakas S,Okyay P,*et al*. The effect of *Blastocystis hominis* on the growth status of children. Med Sci Monit,2007,13(1):40-43.
3. Laodim P,Intapan PM,Sawanyawisuth K,*et al*. Hypoalbuminemia as a predictor of diarrhea caused by *Blastocystis hominis*. Southeast Asian J Trop Med Public Health,2013, 44(3):374-378.
4. Laodim P,Intapan PM,Sawanyawisuth K,*et al*. A hospital-based study of epidemiological and clinical data on *Blastocystis hominis* infection. Foodborne Pathog Dis,2012,9(12):1077-1082.
5. Sekar U,Shanthi M. *Blastocystis*:Consensus of treatment and controversies. Trop Parasitol,2013,3(1):35-39.

第十四节　肉孢子虫病

肉孢子虫病(sarcosporidiosis)系一种广泛寄生于人类、哺乳动物、鸟类及爬行动物等细胞内的寄生虫病。其产生的肉孢子虫毒素能严重损害宿主中枢神经系统及其他重要器官,因而是一种重要的,甚至是致死性的人兽共患寄生虫病。本病在世界各地均有流行。人食入含有活的肉孢子囊（成熟包囊）的生牛肉或猪肉后，一般6～8小时可出现恶心、腹痛、腹胀及腹泻，2日之后症状逐渐减轻，并自行消退。约经2周后，随着进入卵囊排出高峰期，可再次出现腹痛、腹泻及排非脓血便糊状便。部分患者伴有乏力、头晕，查外周血可见嗜酸性粒细胞增高。病理剖检可见肌肉色淡、贫血、黏膜上有出血斑点，在不同部位的横纹肌、心肌及舌肌中可见到大小不等的包囊（毛发状至2～3cm）。目前尚无特效疗法，以对症治疗为主。

【病原学】

肉孢子虫（*Sarcocyst*）属真球虫目、肉孢子虫科，最早于1882年在猪肉中发现，到20世纪初才被确认为一种常见于食草动物（如牛、羊、马及猪等）的寄生虫。该虫所致的肉孢子虫病为一种人兽共患性疾病，呈世界性分布，主要对畜牧业造成危害，偶尔寄生于人体。

肉孢子虫种的鉴别与分类颇为混乱，一般认为寄生于人体小肠并以人为终宿主的肉孢子虫有2种，即猪人肉孢子虫（*S. suihominis*）及人肉孢子虫（*S. hominis*）。猪人肉孢子虫中间宿主为猪。人肉孢子虫中间宿主为牛。上述两种均寄生于人的小肠，故又统称人肠肉孢子虫。此外，以人为中间宿主，在人的肌肉组织内形成肉孢子虫囊的为人肌肉肉孢子，亦称林氏肉孢子虫。其终宿主尚不清楚。这三种肉孢子虫在我国均有人体病例报道。1983年左仰贤首次在我国云南发现2例猪人肉孢子虫患者，1986年李逸明及连自强在云南耿马县首次报道人体自然感染人肉孢子的病例。

肉孢子虫囊呈圆柱形或纺锤形，大小差别很大；长径1～5cm，横径0.1～1cm，囊壁内有许多间隔把囊内虫体—缓殖子分隔成簇。成熟卵囊长椭圆形，内含2个孢子囊，因囊壁膜脆弱，常在肠内自行破裂，孢子囊即脱出。孢子囊呈现椭圆形或卵圆形，壁双层而透明，内含4个子孢子，大小为（13.6～16.4）μm×（8.3～10.6）μm。人肉孢子虫的孢子囊较猪人肉孢子虫的孢子囊稍大。人、猕猴及黑猩猩等食肉类动物为肉孢子虫的终宿主。终宿主从粪便中排出包囊，被中间宿主（食草类）食入后，在小肠内释放出子孢子，穿过肠壁进入血液，并在血管壁内皮细胞中形成裂殖体，进行几代裂体增殖后，裂殖子进入肌肉组织（多为横纹肌及心肌）中发育为肉孢子虫囊。肉孢子虫囊内滋养母细胞（metrocyte）增殖生成缓殖子。中间宿主肌肉中的肉孢子虫囊被终宿主吞食后，缓殖子释出并侵入小肠固有层，无需经过裂体增殖就直接形成配子，雌雄配子结合成为卵囊，卵囊在小肠固有层逐渐发育成熟。人肌肉肉孢子虫的中间宿主为人，其终宿主可能是食肉类哺乳动物、猛禽或爬行类动物。

【病理生理】

人感染肉孢子虫后的病理转归因人作为中间宿主还是终宿主而不同。人作为中间宿主时，包囊在小肠内释放出子孢子，穿过肠壁进入血液，进而侵犯肌肉组织，人肌肉中的肉孢子虫囊可破坏所侵犯的肌细胞，当长大时可致邻近细胞压迫及萎缩，伴有肌痛及皮下肿胀等，如囊壁破裂可释放出一种很强的毒素—肉孢子毒素，作用于神经系统、心、肾上腺、肝及小肠等，大量时可致死。

人通过食入生的或未煮熟的牛、猪等中间宿主肌肉中的肉孢子虫囊而感染。虫囊可到达肠壁并进入肠管随粪便排出体外，可无临床症状。

人感染肉孢子虫后，一般没有症状，除非感染了心肌、膈肌、骨骼肌及喉头肌等重要或特殊部位，才会出现相应症状。

【临床表现】

人体感染后主要可出现消化道症状如间歇性腹痛、腹胀、腹鸣、腹泻、食欲减退、恶心及呕吐，严重者可发生贫血及坏死性肠炎等。肌肉肿胀、无力、疼痛、压痛，可能伴有发热、皮疹。侵犯心肌一般症状不明显，但少数有2度房室传导阻滞。肌肉有病变的患者中可发现直径1～3cm小结节，伴发热、有压痛，肌肉无力，甚至有支气管痉挛，然而这种情况极少，全世界仅有近百例报道。

【诊断及鉴别诊断】

虽然本病无种族特异性、性别差别及年龄特征，但在东南亚高发区旅游是诊断本病的重要提示。诊断通常用硫酸锌浮聚法检查粪便。加藤浓集涂片法（Kato thick smear）是一项新技术，具有较高阳性率。伴有肌炎者血常规中嗜酸细胞升高，此外肌酸激酶升高。肉孢子虫囊寄生于肌肉的人肌肉肉孢子虫病可通过肌肉活检诊断。间接荧光免疫抗体检测有种属特异性，但较少开展。

本病应与隐孢子虫、囊虫病、贾第鞭毛虫病、等孢子球虫病及弓形虫病等相鉴别。肉孢子虫及弓形虫高碘酸希夫反应(PAS染色)阳性,而锥虫染色阴性。

【治疗】

目前尚无特效药物治疗。但肌肉病变时可适当应用肾上腺皮质激素,以减轻炎症反应。

【预防】

预防人肠肉孢子虫病应加强猪、牛肉、羊等动物的饲养管理,加强肉类卫生检疫,勿食未熟肉类,切生熟肉的砧板要分开,对患者可试用磺胺嘧啶、复方新诺明及吡喹酮等治疗,有一定疗效。预防人肌肉肉孢子虫病,需加强终宿主调查,防治其粪便污染食物及水源。

(张欣欣 龚启明)

参考文献

1. Guarner J, Bhatnagar J, Shieh WJ, *et al*. Histopathologic, immunohistochemical, and polymerase chain reaction assays in the study of cases with fatal sporadic myocarditis. Hum Pathol, 2007, 38(9): 1412-1419.
2. Tungtrongchitr A, Chiworaporn C, Praewanich R, *et al*. The potential usefulness of the modified Kato thick smear technique in the detection of intestinal sarcocystosis during field surveys. Southeast Asian J Trop Med Public Health, 2007, 38(2): 232-238.
3. Bunyaratvej S, Unpunyo P, Pongtippan A. The *Sarcocystis-cyst* containing beef and pork as the sources of natural intestinal sarcocystosis in Thai people. J Med Assoc Thai, 2007, 90(10): 2128-2135.
4. Tappe D, Abdullah S, Heo CC, *et al*. Human and animal invasive muscular sarcocystosis in Malaysia-recent cases, review and hypotheses. Trop Biomed, 2013, 30(3): 355-366.
5. Makhija M. Histological identification of muscular sarcocystis: a report of two cases. Indian J Pathol Microbiol, 2012, 55(4): 552-554.

第十五节 锥虫病

锥虫病(trypanosomiasis)系由锥虫(*Trypanosoma*)感染所致的原虫感染病。锥虫病包括非洲锥虫病及美洲锥虫病。二者传染源、临床表现及治疗均不同。非洲锥虫病以神经系统病变为主,亦称睡眠病。由冈比亚锥虫及罗得西亚锥虫所致,前者分布于非洲西部及中部,主要传染源是人;后者分布于非洲东部,动物及人均为传染源,传播媒介均为舌蝇。美洲锥虫病由Carlos Chagas首先于1911年在巴西儿童中发现并描述,故亦称恰加斯病(Chagas disease),由克氏锥虫所致。人类感染后,大多没有症状,部分患者会在首次感染数年后出现心脏及消化道症状。在拉丁美洲流行区,此病已成为充血性心衰竭的首要病因。近来亦有个案报道因来氏锥虫所致的锥虫病,不做主要介绍。

Ⅰ 非洲锥虫病

非洲锥虫病亦称昏睡病,流行于非洲,由冈比亚锥虫及罗得西亚锥虫所致,前者症状较后者为轻。传播媒介为舌蝇(俗称采采蝇)。主要流行因素与舌蝇密度明显相关。1920—1950年曾出现暴发流行,进行了广泛深入的治疗。50年免疫期过后,目前又开始在原流行区出现。

【发病机制】

锥虫有虫体内及人体内两个生活史,采采蝇叮咬患有锥虫病的人或动物后,在虫体中肠内繁殖2~3周后,进入唾液腺,进一步成熟为短膜型锥虫,再叮咬人体,在叮咬部位造成硬结,成熟后分别进入血液系统及淋巴系统。出现间歇热、不适及乏力等症状。进入人体的锥虫依靠其体表的变异糖蛋白,逃避宿主体液免疫攻击。这种在红细胞、心脏、中枢神经系统及身体其他各脏器的不完全的免疫应答,最终导致溶血、贫血、脑炎及心包肌内膜炎。体表的高敏反应会导致持续的荨麻疹、瘙痒及面部水肿。脾脏及淋巴结内升高的淋巴细胞会导致纤维化,但极少造成肝脾肿大。血管内大量的单核细胞、巨噬细胞及浆细胞损失,导致血管内膜炎,使血管通透性增加。东非锥虫病患者的心脏损伤严重,部分患者甚至在中枢神经系统症状出现前,就已死于心衰竭。

【临床表现】

分两个阶段,第一阶段患者表现为间歇发热伴头痛及乏力,淋巴结炎以颈部为特征,皮疹常见于叮咬后6~8周,表现为短暂的荨麻疹、红斑或丘疹,典型的锥虫红表现为躯干部边界不清的、环形红色斑块或斑点,中央有苍白区。第二阶段以中枢神经系统受累为特征,表现为剧烈头痛,需用镇静剂控制。行为改变，情绪波动甚至有抑郁、语言障碍及精神错乱等表现，睡眠昼夜颠倒，食欲减退，体质消耗、体重下降，儿童可有癫痫，而成人少见。体检可发现感觉障碍震颤、共济失调。

相比而言，东非锥虫病发病更早，往往在叮咬后1个月出现症状，而西非锥虫病则要在叮咬后数月、甚至1年后才发病。且东非锥虫病病情进展更快，通常在一个月内出现心脏及中枢神经系统病变。后者表现为行为异常，白天嗜睡，夜间失眠，神志恍惚，不经治疗会很快昏迷并死亡。西非锥虫病的潜伏期较长，往往表现为逐渐加重的皮疹、衰弱及体重下降，神经系统症状较隐匿，脑膜刺激征罕见，常死于吸入性窒息或癫痫。

【实验室检查】

常见贫血、血小板降低、血沉加快、球蛋白升高、白蛋白降低及补体降低，但嗜酸细胞及肝功能通常正常。西非锥虫病患者的血及脑脊液中IgM明显升高。

【诊断】

依据血片、骨髓、淋巴结穿刺液或脑脊液中找到锥虫，血清免疫学检查亦有一定价值。但在高发区受限于实验室条件，常依据临床经验做出诊断。

【治疗】

在非洲，轻症患者先在非洲锥虫病院前护理中心治疗，主要针对第一阶段患者。如出现严重神经系统症状，则需在ICU作气管切开，以免发生吸入性窒息而导致死亡。不同阶段需不同药物治疗（表22-15-1）。

表22-15-1　非洲锥虫病治疗用药

锥虫病分型	第一阶段用药	第二阶段用药
西非锥虫病	舒拉明静注，第1日5mg/kg，第3日10mg/kg，之后第7、14、21日20mg/kg，总量5g	硫胂密胺每日2～3.6mg/kg静注3日，1周后每日3.6mg/kg静注3日，10～21日后重复疗程
东非锥虫病	同上，或羟乙基磺酸戊烷脒每日4mg/kg，肌注10日	同上，或依氟鸟氨酸每日400mg/kg，分4次静注，共14日

Ⅱ　美洲锥虫病

美洲锥虫病（亦称恰加斯病）系一种流行于美洲的寄生虫病，多见于儿童。由克氏锥虫所致，传播媒介为锥蝽属昆虫。

【发病机制】

锥虫感染曾被认为会导致神经节及神经纤维丢失，或是对虫体的致敏反应。然而，新近研究发现了在克氏锥虫与哺乳动物神经组织间有交叉反应的单克隆抗体。经叮咬进入人体后的克氏锥虫被组织细胞或炎性细胞吞噬后，在这些细胞内成熟增殖，经血流或淋巴液到达各脏器。尤其是单核-吞噬细胞系统、心脏、骨骼、平滑肌及神经细胞，最易被感染。急性期心脏损伤首当其冲，心肌有局灶坏死，纤维化及淋巴、单核细胞浸润。慢性期神经细胞进行性破坏，心肌广泛纤维化，心肌壁变薄，心脏扩大，尤以右心房为重。一半以上病例可出现左心室顶端动脉瘤，但极少破裂。严重者出现房颤及心房、心室内血栓形成，易导致脑、肺及肾等脏器栓塞。消化道中以食管及结肠受累最重，出现自主神经系统紊乱，消化道分泌、吸收及蠕动均异常，黏膜下和肌层去神经化、纤维化，导致肠腔扩张、肥大及梗阻。

【临床表现】

急性期大多无症状，出现症状的多为10岁以下儿童，以发热、全身性淋巴结肿大及心脏扩大为主要特征，约5%～10%患者在急性期死于心力衰竭及脑膜脑炎。慢性期则在感染后数周至数年发病，病程隐匿，进展缓慢。以心肌炎、心脏扩大、食管或结肠扩张为主要特征。表现为吞咽困难、呃逆、食管返流及便秘腹痛。少见的巨食管症可导致营养不良、吸入性气管炎及肺炎。巨肠症患者可出现肠胀气、顽固性便秘及粪块梗阻。少数累及神经系统的患者可出现中枢神经、周围神经及自主神经系统功能障碍，出现抽搐、轻瘫、小脑功能紊乱、神经根炎及周围神经炎。

【诊断】

起病6～12周血片或体液中找到克氏锥虫，但感染晚期血涂片常为阴性，需作特殊培养或动物接种。血清免疫学检查对诊断亦具有一定价值。感染15日后特异性IgM可阳性，17～45日为抗体高峰期，慢性阶段以IgG及IgA为主，但特异性抗体检测阳性率低，且无法标准化。因此可采用其他血清学试验，如补体结合试验、间接血凝试验及间接免疫荧光试验等，注意疟疾、利什曼原虫病、梅毒及血管胶原病可导致假阳性。新近发展起来的间接血凝试验、直接凝集试验、乳胶凝集试验及絮凝试验已可使流行区的阳性率达到95%以上。

【治疗】

硝呋噻氧或苄硝唑用于急性期患者，疗效颇佳。硝呋噻氧儿童1～10岁每日15～20mg/kg，每8小时口服1次，11～16岁每日12.5～15mg/kg，每8小时口服1次，疗程均为90日；成人每日8～10mg/kg，每日3～4次口服，疗程90～120日。苄硝唑为：儿童<12岁每日10mg/kg，分2次口服，疗程30～90日；成人5～7mg/kg，顿服，疗程30～90日。苄硝唑无效者，可用伊曲康唑（itraconazole），剂量每日6mg/kg，持续120日治疗有效。

慢性期患者亦可用苄硝唑治疗，有一定疗效。对有心律失常、食管及结肠并发症者对症处理。

（张欣欣 龚启明）

参考文献

1. Chappuis F, Loutan L, Simarro P, *et al*. Options for field diagnosis of human african trypanosomiasis. Clin Microbiol Rev, 2005, 18(1):133-146.
2. Brun R, Balmer O. New developments in human African trypanosomiasis. Curr Opin Infect Dis, 2006, 19(5):415-420.
3. Rosenblatt JE. Laboratory diagnosis of infections due to blood and tissue parasites. Clin Infect Dis, 2009, 49(7):1103-1108.
4. Lescure FX, Le Loup G, Freilij H, *et al*. Chagas disease: changes in knowledge and management. Lancet Infect Dis, 2010, 10(8):556-570.
5. Teixeira AR, Hecht MM, Guimaro MC, *et al*. Pathogenesis of Chagas' disease: parasite persistence and autoimmunity. Clin Microbiol Rev, 2011, 24(3):592-630.

第二十三章

蠕虫病

第一节 概述

由寄生人体的蠕虫(helminth)所致的一类疾病称蠕虫病(helminthiasis)。蠕虫系指可借助于自身肌肉伸缩而蠕动的多细胞无脊椎动物,可分为环节动物门、扁形动物门、棘头动物门及线性动物门。寄生蠕虫的宿主范围很广,从植物、无脊椎动物到哺乳动物和人。寄生人体的蠕虫称医学蠕虫,主要分属于扁形动物门的吸虫纲(*Trematoda*)和绦虫纲(*Cestodea*),及线虫动物门的线虫纲(*Nematoda*),由它们所致的疾病则分别称为吸虫病(trematodiasis)、绦虫病(cestodiasis)、线虫病(nematodiasis)。棘头动物门所属的若干虫种是动物寄生虫,仅少数虫种偶然寄生人体,引起人类疾病。

【病原学】

蠕虫成虫虫体两侧对称,无体腔或仅有假体腔,具有不同程度的组织和器官分化。蠕虫种类繁多,皆肉眼可见,外形和大小各异,可短至数毫米,长至数米。寄生蠕虫无运动器官,但可有特殊的附着器官,如吸盘、齿及钩等,构成某些蠕虫特殊的识别器官。蠕虫的消化器官简单、退化甚至缺如。生殖器官特别发达,且可有雌雄同体。

蠕虫的生活史包括虫卵经幼虫到成虫的个体发育过程。根据蠕虫的发育方式不同,将蠕虫分为土源性蠕虫和生活源性蠕虫两大类。土源性蠕虫的生活史简单,无需中间宿主,大多数线虫生活史属于此类。生活源性蠕虫的生活史复杂,需要中间宿主,故生活史中既有宿主转换,又有世代交替,所有吸虫、棘头虫、大部分绦虫和个别线虫生活史属于此类。

【流行病学】

人体蠕虫感染几乎遍及世界各地,但蠕虫病流行区主要在热带、亚热带和温带地区,常成为这些地区,特别是发展中国家的主要公共问题之一。20世纪90年代初,我国报道的230种人体寄生虫中,吸虫最多,有54种,绦虫16种,线虫35种,但线虫感染率最高,在全人口中约占59%。原卫生部于2001年6月至2004年底在全国(除台湾、香港、澳门外)进行了人体重要寄生虫病现状调查,报告显示蠕虫总感染率为21.74%,其中土源性线虫感染率为19.56%(包括钩虫6.12%、蛔虫12.72%、鞭虫4.63%),带绦虫感染率为0.28%,华支睾吸虫感染率为0.58%。

对于大多数土源性蠕虫,人是其唯一传染源。这类蠕虫的传播阶段直接在外界环境中发育至感染期,人受直接感染,或吞食了感染期虫卵,或由于感染期幼虫直接经皮肤进入体内。绝大多数生物源性蠕虫是人兽(畜)共患的动物源性寄生虫病(parasitic zoonosis),除人体外,传染源还可以是家畜或野生动物储存宿主。这类蠕虫的幼虫需在中间宿主体内发育至感染期,人的感染必须通过特定中间宿主或媒介植物,也可通过转续宿主,除个别种类外(如血吸虫),多为食源性感染。一般认为,蠕虫感染不能诱导宿主产生有效、稳固和持续的抗再感染的免疫力,故人群对蠕虫普遍易感,在流行区,居民常反复感染。

蠕虫的流行区常具有明显地域性,影响蠕虫病流行的因素复杂多样。气候条件和地区及生态环境可直接影响蠕虫病的流行,而社会制度、经济状况、生活条件、受教育程度、公共卫生设施状况和卫生行为、风俗习惯,特别是饮食习惯和生产方式等,在蠕虫病的流行中亦有重要作用。

【临床表现】

人体感染蠕虫后可出现不同的临床后果,取决于包括虫种毒力、寄生虫数量及寄生虫逃避宿主反应的能力及宿主的营养和免疫状态等多因素。蠕虫对器官、组织造成的损伤或生理功能障碍若能被宿主迅速修复或代偿,则不出现症状或体征,此时称带虫状态或蠕虫感染。若蠕虫的寄生导致人体出现不同程度的临床疾病现象,则称蠕虫病。

大多数蠕虫感染无显著的急性期,蠕虫病在临床上多呈慢性经过,这是蠕虫感染的一个基本临床特征。在疾病被诊断时,即已处于慢性或亚临床状态;或仅有轻微的、一过性的急性期症状,不经治疗逐渐进入慢性持续感染。但若是初次重度感染,可出现严重的急性症状,如急性血吸虫病时,表现为与成虫产卵时间一致的严重的类血清病样综合征。

蠕虫病的疾病状态可呈全身性或播散性,亦可为蠕虫寄生的器官或组织的局部反应。

在蠕虫感染中,血清 IgE 水平升高也是常见现象。IgE 介导的免疫反应是某些蠕虫幼虫移行期宿主全身或局部变态反应症状的病理因素。棘球蚴病中棘球蚴囊破裂可引起过敏性休克亦归因于 IgE 介导的变态反应。除免疫病理作用外,蠕虫感染亦已证明存在 IgE 介导的保护作用,如血吸虫感染。

【诊断】

由于蠕虫轻度感染时症状、体征不明显,且不同虫种可引起相似的症状,甚至与其他疾病的临床症状难以区别,因此蠕虫病的临床症状、体征的临床确诊价值不大,而从流行病学角度询问病史具有重要的辅助诊断价值,例如是否接触过疫水,是否有排节片史,是否有不良饮食习惯等分别是血吸虫病、带绦虫病和食源性蠕虫病(肺吸虫病、肝吸虫病、旋吸虫病、广州管圆线虫病及姜片虫病)诊断的重要依据。

蠕虫病的确诊主要依赖实验室检查,特别是病因(原)学检查及寄生虫学检查,从粪、尿、血、痰及活体组织标本中检出病原体是确诊的主要依据。从特定的标本中检出虫源性 DNA 虽与病原学检出具有同等意义,但在蠕虫病诊断中的实用意义值得商榷。

其他实验室检查,如基于特异性抗体或循环抗原的免疫学或血清学检查,对既往无某种特定蠕虫感染史的就诊患者,具有重要的辅助诊断价值;外周血及其他体液中的嗜酸性粒细胞增多也具有重要的诊断意义。

影像学检查在某些蠕虫病的诊断中,因特殊的病理影像特征,亦具有重要的参考价值。

(任红　蔡大川)

参考文献

1. 钱门宝,陈颖丹,周晓农. 重要蠕虫病控制与消除进程中的研究重点. 中国寄生虫学与寄生虫病杂志,2013,31(2):155-159.
2. Uneke CJ. Soll transmitted helminth infections and schistosomiasis in school age children in sub-saharan Africa:efficacy of chemotherapeutic intervention since World Health Assembly Resolution 2001. Tazania J health Res,2010,12(1):86-99.

第二节　血吸虫病
(附　异位血吸虫病)

日本血吸虫病(schistosomiasis japonica)系日本血吸虫(*Schistosoma. japonicum*)寄生于门静脉系统所致的疾病。因皮肤接触含尾蚴的疫水而感染,主要病变为肝与结肠由虫卵引起的肉芽肿。急性期患者有发热,腹泻或脓血便,肝大与压痛,血中嗜酸性粒细胞显著增多等症状。慢性期以肝脾肿大为主。晚期则以门静脉周围纤维化病变为主,可发展为门静脉高压症,巨脾与腹水,亦可发生血吸虫病异位损害。

【病原学】

能寄生于人体的血吸虫主要有五种,即曼氏血吸虫(*Schistosoma mansoni*)、埃及血吸虫(*S. haematobium*)、日本血吸虫(*S. japonicum*)、间插血吸虫(*S. intercalatum*)与湄公血吸虫(*S. mekongi*)。

日本血吸虫成虫寄生于人或其他哺乳类动物的肠系膜静脉中,雌雄异体。合抱的雌雄成虫在小静脉分支内交配产卵,一条雌虫每日可产卵1000 个左右。虫卵在血管内发育成熟,内含毛蚴。大部分虫卵滞留于宿主肝脏及肠壁内,部分虫卵可藉助毛蚴的溶组织作用和肠的蠕动,从肠壁穿破血管,随粪便排至体外。从粪便中排出的虫卵入水后,在适宜温度(25 ~ 30℃)下孵出毛蚴,毛蚴又侵入中间宿主钉螺体内,经过母胞蚴和子胞蚴二代发育繁殖,约 7 ~ 8 周后即有尾蚴不断逸出,每日数十条至百余条不等。尾蚴从螺体逸出随水流在水面漂浮游动,或存活于岸上青草露水中。当人、畜接触疫水时,尾蚴在极短时间内借助溶组织作用从皮肤或黏膜侵入,进入表皮蜕尾后变为童虫。童虫侵入真皮层的淋巴管或微小血管至静脉系统，然后随血液循环流经肺而终达肝，约30日左右在肝内发育为成虫，又逆血流移行至肠系膜下静脉中定居、产卵，完成其生活史。从尾蚴经皮肤感染至交配产卵最短需要23～35日，一般为30日左右。成虫在宿主体内生存2～3年即死亡，有的成虫在患者体内可存活30年以上。

日本血吸虫生活史中，人是终宿主，钉螺是唯一必需的中间宿主。除人以外，自然界中尚有41种哺乳动物可作为日本血吸虫的储存宿主。家畜，如牛、猪、羊、狗、猫等，一方面受日本血吸虫感染的危害，另一方面排出虫卵，污染水源，增加血吸虫病传播及阻碍防治工作的进行。

【流行病学】

一、传染源

本病的传染源是患者和保虫宿主。保虫宿主种类较多，主要有牛、猪、犬、羊、马、狗、猫及鼠类。传染源视流行地区而异。在水网地点区以患者为主，湖沼地区除患者外，感染的牛与猪亦是重要传染源。而山丘地区野生动物，如鼠类亦是本病传染源。

二、传播途径

造成传播必须具备以下三个条件：即带虫卵的粪便入水，钉螺的存在、孳生及人体接触疫水。

（一）粪便入水

患者的粪便可以各种方式污染水源：如河、湖旁设置厕所，河边洗刷马桶等。病生畜随地大便亦可污染水源。

（二）钉螺孳生

钉螺是日本血吸虫的唯一中间宿主，水陆两栖，生活在水平面上下，孳生在土质肥沃、杂草丛生，潮湿的环境中。它可随着水草、牲畜及人的鞋夹带等方式扩散至远处，寒冷的冬季在地面荫蔽处蛰伏越冬，并能深入地缝数厘米。钉螺感染的阳性率以秋季为高。

（三）接触疫水

本病感染方式可因生产（捕鱼、种田等）或生活（洗涤、洗手洗脚、戏水等）而接触疫水，导致感染。饮用生水后尾蚴也可自口腔黏膜侵入。赤足行走在河边亦有感染可能。

三、易感人群

人群普遍易感，患者的年龄、性别、职业分布均随接触疫水的机会而异，以男性青壮年农民和渔民感染率最高，夏秋季感染机会最多，感染后有部分免疫力，无免疫力的非流行区的人如遭受大量尾蚴感染，则呈暴发流行。儿童初次大量感染也常发生急性血吸虫病。

四、历史与地理分布

早在公元前206年湖南长沙马王堆出土女尸的内脏中就发现有血吸虫卵，因此本病在我国已有2000年历史。

全球75个国家有一种或多种血吸虫病流行。据世界卫生组织（WHO）估计，6亿人口受血吸虫感染威胁，约2亿人受感染。流行区分布于非洲、亚洲与拉丁美洲。日本血吸虫病流行于中国、菲律宾与印度尼西亚。在我国流行的只有日本血吸虫病，主要分布在长江流域及其以南的12省、市、自治区。20世纪50年代，我国约有1000万人受感染。2011年全国推算血吸虫患者286 836例，其中晚期血吸虫病患者30 028例。其中，江苏、安徽、江西、湖北、湖南湖区5省血吸虫患者达282 530例，占98.50%。

除我国外，日本、菲律宾、印度尼西亚、马来西亚和泰国等亦有本病流行。在我国主要分布于江苏、浙江、安徽、江西、湖北、湖南、广东、广西、福建、四川、云南及上海等12个省、市、自治区。根据地形、地貌、钉螺生态及流行特点，我国血吸虫病流行区可分为湖沼、水网和山丘三种类型。疫情以湖沼区为重要，2011年监测显示全国实有钉螺面积372 664.10hm^2，其中湖沼型地区有螺面积359 133.11hm^2（垸外占94.23%，垸内占5.77%），占全国实有钉螺面积的96.37%；钉螺（oncomelania）成片分布的江、浙两省，钉螺随河沟成网状分布；山丘型见于各省，钉螺面积和患者较少，呈点状分布，给防治工作造成困难。

【发病机制与病理改变】

一、发病机制

血吸虫尾蚴、幼虫、成虫、虫卵对宿主可引起一系列免疫反应。幼虫表面存在C3激活剂，能促使补体旁路激活，产生趋化因子和免疫黏附，吸引肥大细胞和嗜酸性粒细胞，并诱导T淋巴细胞与B淋巴细胞活化，引起局部炎症，此种炎症反应兼有速发与迟发两型变态反应成分。幼虫移行过程中，其体表抗原表位逐渐向宿主抗原转化，以逃避宿主的免疫攻击，因此不引起严重组织损伤或炎症。成虫表膜具抗原性，可激发宿主产生相应抗体，直接作用于新入侵童虫，发挥一定的保护作用。成虫肠道及器官的分泌物和代谢产物作为循环抗原，可与相应的抗体形成免疫复合物出现于血液或沉积于器官，引起免疫复合物病变。虫卵是引起宿主免疫反应的主要因素，由含有毛蚴的虫卵，通过卵壳上微孔释放可溶性虫卵抗原，使T淋巴细胞致敏，释放各种淋巴因子，吸引大量大单核细胞、嗜酸性粒细胞等，形成虫卵肉芽肿。在日本血吸虫卵肉芽肿中可检测出高浓度可溶性虫卵抗原。虫卵周围有嗜酸性辐射样棒状物，系抗原与抗体结合的免疫复合物，称为Hoeplli现象。急性血吸虫病患者血清中检出循环免疫复合物与嗜异抗体的阳性率甚高，故急性血吸虫病是体液与细胞免疫反应的混合表现；而慢性与晚期血吸虫病的免疫病理变化则属于迟发型变态反应。

人体感染血吸虫后可获得部分免疫力。即患者门静脉血管内仍有成虫寄生，对再感染有一定免疫力，但这种免疫力无损于体内的成虫。这种免疫被称为带虫免疫。实验证明，血吸虫表面覆盖有宿主抗原，由于其抗原伪装，可逃避机体免疫的攻击而长期寄生。血吸虫病引起肝纤维化是在肉芽肿基础上产生的。可溶性虫卵因子、巨噬细胞与T淋巴细胞均产生成纤维细胞刺激因子，促使成纤维细胞增殖与胶原合成。血吸虫性纤维化胶原类型主要是Ⅰ、Ⅲ型。晚期血吸虫病肝内胶原以Ⅰ型为主。

二、病理过程

虫卵肉芽肿反应是本病的基本病理改变。但自尾蚴钻入皮肤至成虫产卵，每个发育阶段均可造成人体损害。

（一）第一阶段

尾蚴钻入皮肤部位，其头腺分泌的溶组织酶和其死亡后的崩解产物可引起组织局部周围水肿，毛细血管扩张、充血、白细胞、嗜酸性粒细胞浸润、局部发生红色丘疹，称“尾蚴性皮炎”，持续1～3日消退。

（二）第二阶段

幼虫随血流入右心而达肺，部分经肺毛细血管可穿破血管引起组织点状出血及白细胞浸润，严重时可发生“出血性肺炎”。

（三）第三阶段

成虫及其代谢产物仅造成局部轻微静脉内膜炎，轻度贫血，嗜酸性粒细胞增多。虫体死后可引起血管壁坏死和肝内门静脉分支栓塞性脉管炎，较轻微，不造成严重病理损害。而虫卵引起本病主要病理损害，形成典型的虫卵肉芽肿。

三、病理改变

日本血吸虫主要寄生于肠系膜下静脉与直肠痔上静脉内。虫卵沉积于肠壁黏膜下层，顺门静脉血流至肝内分支，故病变以肝与结肠最显著。

（一）结肠

病变以直肠、乙状结肠、降结肠为最重，横结肠、阑尾次之。早期为黏膜充血水肿、片状出血，黏膜有浅表溃疡等。慢性患者由于纤维组织增生，肠壁增厚，可引起息肉和结肠狭窄。肠系膜增厚与缩短，淋巴结肿大与网膜缠结成团，形成痞块，可发生肠梗阻。虫卵沉积于阑尾，易诱发阑尾炎。

（二）肝脏

早期肝脏明显充血，肿胀，表面光滑，有黄褐色粟粒样虫卵结节，晚期肝内门静脉分支的虫卵结节形成纤维组织，呈典型的干线状纤维化。因血循环障碍，导致肝细胞萎缩，表面有大小不等结节，凹凸不平，形成肝硬化。由于门静脉血管壁增厚，门静脉细支发生窦前阻塞，引起门静脉高压，致使腹壁、食管、胃底静脉曲张，易破裂引起上消化道出血。

（三）脾脏

早期轻度充血、水肿、质软，晚期肝硬化引起门静脉高压、脾淤血、组织增生、纤维化、血栓形成，呈进行性增大，可出现巨脾，继发脾功能亢进。

（四）异位损害

指虫卵或（和）成虫寄生于门静脉系统之外的器官病变。以肺与脑较为多见。肺部病变为间质性虫卵肉芽肿伴周围肺泡炎性浸润。脑部病以颞叶与顶叶的虫卵肉芽肿为多，多发生在感染后6个月至1年内。

【临床表现】

血吸虫病临床表现复杂多样，轻重不一。由

于感染程度、时间、部位和病程不同，临床表现各异。我国现将血吸虫病分以下四型。

一、急性血吸虫病

发生于夏秋季，以7～9月常见。男性青壮年与儿童居多。患者常有明确疫水接触史，如捕鱼、摸蟹、游泳等，常为初次重度感染。约半数患者在尾蚴侵入部位出现蚤咬样红色皮损，2～3日内自行消退。从尾蚴侵入至出现临床症状的潜伏期长短不一，80%患者为30～60日，平均40日。感染重则潜伏期短，感染轻则潜伏期长。

（一）发热

患者均有发热。热度高低及期限与感染程度成正比，轻症发热数天，一般2～3周，重症可迁延数月。热型以间歇型、弛张型多见，早晚波动很大，温差可相差5℃左右。一般发热前少有寒战。高热时偶有烦躁不安等中毒症状，热退后感觉良好。重症可有缓脉，出现消瘦，贫血，营养不良和恶病质，甚至死亡。

（二）过敏反应

除皮炎外还可出现荨麻疹，血管神经性水肿，淋巴结肿大，出血性支气管哮喘等均可能发生。血嗜酸性粒细胞显著增多，对诊断具有重要参考价值。

（三）消化系统症状

发热期间，多伴有食欲减退，腹部不适，轻微腹痛，腹泻、呕吐等。腹泻一般每日3～5次，个别可达10余次，初为稀水便，继则出现脓血、黏液、粪检易找到虫卵，孵化阳性率高。热退后腹泻次数减少。危重患者可出现高度腹胀、腹水、腹膜刺激征。经治疗退热后6～8周，上述症状可显著改善或消失。

（四）肝脾大

90%以上患者肝大伴压痛，左叶肝大较显著。半数患者轻度脾大。

（五）其他

半数以上患者有咳嗽、气喘、胸痛。危重患者咳嗽较重、咳血痰，并有胸闷、气促等。呼吸系统症状多在感染后两周内出现。另外重症患者可出现神志淡漠、心肌受损、重度贫血、消瘦及恶病质等，亦可迅速发展为肝硬化。

二、慢性血吸虫病

在流行区占绝大多数。在急性症状消退而未经治疗或疫区反复轻度感染而获得部分免疫力者，病程经过半年以上，称慢性血吸虫病。临床表现以隐匿型间质性肝炎或慢性血吸虫性结肠炎为主。

（一）无症状型

轻型感染者大多无症状，仅粪便检查中发现虫卵，或体检时发现肝大，B超检查可呈网络样改变。

（二）有症状型

主要表现为血吸虫性肉芽肿肝病和结肠炎，两者可同时出现，亦可仅以一种表现为主。最常见症状为慢性腹泻，脓血黏液便，这些症状时轻时重，时发时愈，病程长者可出现肠梗阻，贫血，消瘦，体力下降等。重者可有内分泌紊乱，性欲减退，女性有月经紊乱，不孕等。早期肝大、表面光滑，质中等硬。随病程延长进入肝硬化阶段，肝大、质硬、表面不平，有结节。脾脏逐渐增大，超过肝脏。下腹部可触及大小不等的痞块，系增厚的结肠系膜，大网膜和肿大的淋巴结，因虫卵沉积引起纤维化及粘连所致结节。

三、晚期血吸虫病

反复或大量感染血吸虫尾蚴后，未经及时抗病原治疗，虫卵损害肝脏较重，发展成肝硬化，有门静脉高压，脾显著大和临床并发症。病程多在5～15年以上。儿童常有生长发育障碍。根据患者受累脏器病变程度不同，又可分为以下4型。同一患者可具有二、三个型的主要表现。

（一）巨脾型

是晚期血吸虫病肝硬化门脉高压的主要表现，约占70%。脾脏进行性肿大，下缘可达盆腔，表面光滑，质坚硬，可有压痛，经常伴有脾功能亢进症。肝脏因硬化逐渐缩小，有时尚可触及。因门静脉高压，可发生上消化道出血，易诱发腹水。

（二）腹水型

是严重肝硬化的重要标志，约占25%。腹水可长期停留在中等量以下，但大都进行性加剧，以致腹部极度膨隆，下肢高度水肿、呼吸困难，难以进食，腹壁静脉怒张，脐疝和巨脾。每因上消化道出血，促使肝衰竭，肝性脑病或感染败血症死亡。

（三）结肠肉芽肿型

以结肠病变为突出表现。病程3～6年或以上，亦有10年者。患者经常腹痛、腹泻、便秘或二者交替出现，有时水样便、血便、黏液脓血便，有时出现腹胀、肠梗阻。左下腹可触及肿块，有压痛、纤维结肠镜下可见黏膜苍白，增厚，充血水肿，溃疡或息肉，肠狭窄，较易癌变。

（四）侏儒型

极少见。为幼年慢性反复感染引起体内各内分泌腺出现不同程度的萎缩，功能减退；以垂体前叶和性腺功能不全最常见。患者可有慢性或晚期血吸虫病的其他表现外，身材矮小，面容苍老，生长发育低于同龄人，无第二性征，但智力正常。X线摄片骨骼生长成熟迟缓等为其主要特征。

四、异位血吸虫病

血吸虫虫卵肉芽肿亦可引起肝、肠以外的器官或组织的损害，统称为异位损害或异位血吸虫病。常见的异位血吸虫病有肺血吸虫病、脑血吸虫病及胃血吸虫病等。虫卵可通过充血扩张的肝窦至肝静脉，经体循环散布于体内各处，首先是肺，门静脉高压时，虫卵通过门体侧支循环，由门静脉到达体循环；血吸虫童虫异位寄生成熟，就地产卵。异位损害较常见于急性期和重度感染者，比较常见的异位损害部位是肺、脑，其次是皮肤、肾、胃及阑尾。眼结膜、腮腺、腰大肌、膀胱、前列腺、输尿管、鞘膜囊壁、阴囊、睾丸、附睾、输卵管、子宫颈等处有血吸虫沉着的报道，但均比较罕见。

【实验室与辅助检查】

一、血象

急性期外周血象以嗜酸性粒细胞显著增多为其主要特点。白细胞总数在$10\times10^9/L$以上。嗜酸性粒细胞一般占0.2～0.4，最多者可高达0.9以上。慢性血吸虫病患者一般轻度增多在0.2以内，而极重型急性血吸虫病患者常不增多，甚至消失。晚期患者常因脾功能亢进引起红细胞、白细胞及血小板减少。

二、粪便检查

粪检发现虫卵和孵出毛蚴是确诊血吸虫病的直接依据。但一般急性期检出率较高，而慢性和晚期患者的阳性率不高。常用改良加藤厚涂片法或虫卵透明法检查虫卵。

三、肝功能试验

急性血吸虫病患者血清中球蛋白增高，血清ALT、AST轻度增高。晚期患者由于肝纤维化，出现血清白蛋白减少，球蛋白增高，常出现白蛋白与球蛋白比例倒置现象。慢性血吸虫病尤其是无症状患者肝功能试验大多正常。

四、免疫学检查

免疫学检查方法较多，而且敏感性与特异性较高，采血微量与操作简便。但由于患者血清中抗体在治愈后持续时间很长，不能区别过去感染与现症患者，并有假阳性、假阴性等缺点。近年来基因组学、蛋白质组学、免疫学以及材料科学的发展，使新一代的试剂盒具有敏感性高、特异性好、交叉反应极低、操作简便、快速、适宜于现场应用等优点，代表了目前免疫诊断发展的动向。

（一）皮内试验

属速发型变态反应。若受试者曾感染过血吸虫，则有相应抗体。当受试者皮内注射少量血吸虫抗原后，抗原即与细胞表面上的相应抗体结合，产生局部组织反应，呈现红、肿、痒现象，即阳性反应。作为感染过血吸虫的过筛方法，阳性者需作进一步检查。

（二）环卵沉淀试验（COPT）

当成熟虫卵内毛蚴的分泌、排出物质与血吸虫患者血清内相应抗体结合后，在虫卵周围形成特异性沉淀物，即为阳性反应。可作为诊断患者及考核疗效。

（三）间接血凝试验（IHA）

将可溶性血吸虫卵抗原吸附于红细胞表面，使其成为致敏红细胞，这种红细胞与患者血清相遇时，由于细胞表面吸附的抗原和特异抗体细胞结合，红细胞被动凝集起来，肉眼可见称阳性反应。在流行地区，该法可作为过筛或综合查病的方法。

（四）酶联免疫吸附试验（ELISA）

检测患者血清中的特异性抗体，使之成为抗原-抗体复合物，经与特殊的酶结合后显色。此法可用作诊断及考核疗效。

（五）循环抗原酶免疫法（EIA）

循环抗原的存在表明有活动性感染血清和尿中循环抗原水平与粪虫卵计数有较好的相关性。本方法敏感、特异、简便、快速。对血吸虫病的诊断、疗效考核和防治效果的评定，都具有重要价值。

五、直肠活检

是血吸虫病原诊断方法之一。通过直肠或乙

状结肠镜，自病变处取米粒大小黏膜，置光镜下压片检查有无虫卵。以距肛门 8～10cm 背侧黏膜处取材阳性率最高。

六、肝影像学检查

（一）B 型超声波检查

可判断肝纤维化程度。可见肝、脾体积大小改变，肝表面结节、门静脉血管增粗、呈网织改变。并可定位进行肝穿刺活组织检查。

（二）CT 扫描

晚期血吸虫病患者肝包膜与肝内门静脉区常有钙化现象，CT 扫描可见肝包膜增厚钙化等特异图像。重度肝纤维化可表现为龟背样图像。

【并发症】

一、上消化道出血

为晚期患者重要并发症，发生率 10% 左右。出血部位多为食管下端和胃底冠状静脉。多由机械损伤、用力过度等而诱发。表现为呕血和黑便。出血量一般较大。

二、肝性脑病

晚期患者并发肝性脑病多为腹水型。多因大出血、大量放腹水、过度利尿等诱发。

三、感染

由于患者免疫功能减退，低蛋白血症，门静脉高压等，极易并发感染，如病毒性肝炎、伤寒、腹膜炎、沙门菌感染、阑尾炎等。

四、肠道并发症

血吸虫病引起严重结肠病变所致肠腔狭窄，可并发不完全性肠梗阻，以乙状结肠与直肠为多。血吸虫病患者结肠肉芽肿可并发结肠癌。大多为腺癌，恶性程度较低。

【诊断与鉴别诊断】

一、诊断

（一）流行病史

有血吸虫疫水接触史是诊断的必要条件，应仔细追问。急性期多于发病前 2 周至 3 个月有接触史。

（二）临床特点

具有急性或慢性、晚期血吸虫病的症状及体征，如发热、皮炎、荨麻疹、咳嗽、腹痛、腹泻、肝脾大压痛等。

（三）实验室检查

结合寄生虫学与免疫学检查指标进行诊断。粪便检出活卵或孵出毛蚴。一般粪便检查的诊断方法有一定局限性。轻型患者排出虫卵较少，而且间歇出现，需反复多次检查。晚期血吸虫病由于肠壁纤维化，虫卵不易从肠壁中排出，故阳性率低。免疫学方法特异性、敏感性较高，血液循环抗原检测阳性均提示体内有活的成虫寄生。其他血清免疫检测阳性均表示患者已感染过血吸虫。但应注意假阳性与假阴性。

二、鉴别诊断

急性血吸虫病可误诊为伤寒，阿米巴肝脓肿、粟粒性结核等。血象中酸性粒细胞显著增多有重要鉴别价值。慢性血吸虫病肝脾肿大型应与无黄疸型病毒性肝炎鉴别，后者食欲减退、乏力，肝区疼痛与肝功能损害均较明显。血吸虫病患者有腹泻、便血，粪便孵化阳性，而且毛蚴数较多，易与阿米巴痢疾，慢性细菌性痢疾鉴别。晚期血吸虫病与门静脉性及坏死后肝硬化鉴别，前者常有慢性腹泻便血史，门静脉高压引起巨脾与食管下段静脉曲张较多见，肝功能损害较轻、黄疸、蜘蛛痣与肝掌较少见，但仍需多次病原学检查与免疫学检查才能鉴别。此外，在流行区的癫痫患者均应排除外脑血吸虫病的可能。

【预后】

本病预后与感染程度、病程长短、年龄、有无并发症、异位损害及治疗是否及时、彻底有明显关系。急性患者经及时有效抗病原治疗多可痊愈。慢性早期患者接受抗病原治疗后绝大多数患者症状消失，体力改善，粪及血清学检查转阴，并可长期保持健康状态。晚期患者虽经抗病原治疗，但肝硬化难以恢复，预后较差。

【治疗】

一、病原治疗

（一）吡喹酮

动物及临床实验证明吡喹酮毒性小、疗效好、给药方便、适应证广，可用于各期各型血吸虫病患者。

1. 原理　吡喹酮对血吸虫各个发育阶段均有不同程度的杀虫效果。对成虫和虫体有兴奋、挛缩，影响其蛋白和糖代谢的作用，使虫体皮层呈空泡变性等，以达到杀灭成虫的作用。对发育成熟的虫卵有效，含毛蚴的虫卵治疗后呈空泡样变性。对尾蚴有强杀伤作用，作用相当于成虫的数百倍。

吡喹酮口服后迅速吸收，1～2 小时后达血药峰值。经肝脏代谢，主要分解成羟基代谢产物，门静脉血浓度较外周血高数至数十倍以上，主要分布在肝，其次为肾、肺、脑、垂体等。半衰期为 1～1.5 小时。80% 药物于 4 日内以代谢产物形式由肾排出，其中 90% 在 24 小时内排出。

2. 不良反应　吡喹酮毒性较低，治疗量对人心血管、神经、造血系统及肝肾功能无明显影响，无致畸、致癌变发生。主要不良反应一般于用药后 0.5～1 小时出现，不需处理，数小时内便消失。少数患者出现早搏。偶有室上性心动过速，房颤等，心电图可见短暂的 T 波改变，ST 段压低等，神经肌肉反应以头晕、头痛、乏力较常见。消化道反应轻微，可有轻度腹痛与恶心，偶有食欲减退、呕吐等。少数患者可见胸闷、心悸、黄疸。

3. 用法和疗效　不同类型应区别对待：①急性血吸虫病：总量按 120mg/kg，分次服完，2～3 日，其中 50% 必须在前两日服完，体重超过 60kg 者仍按 60kg 计；②慢性血吸虫病：成人总量按 60mg/kg，2 日内分 4 次服完，儿童体重在 30kg 以内者总量可按 70mg/kg，30kg 以上者与成人相同剂量；③晚期血吸虫病：一般总量可按 40～60mg/kg，2 日分次服完，每日量分 2～3 次服。年老、体弱、有其他并发症者可按总量 60mg/kg，3 日内分次服完。感染严重者可按总量 90mg/kg，分 6 日内服完；④预防性服药：间接血凝试验阳性率占单位总人数 25% 以上时，对该单位人群应行预防性服药，在下疫水前 1～2 小时和接触疫水后 4～5 周内，每次服药总量按 40mg/kg，1 日内一次顿服或分 2 次服完。

吡喹酮正规用药治疗后，3～6 个月粪检虫卵阴转率达 85%，虫卵孵化阴转率为 90%～100%。血清免疫诊断转阴时间有时需 1～3 年。

（二）青蒿素及其衍生物

自 20 世纪 80 年代初以来，大量的研究表明青蒿素及其多种衍生物（如青蒿琥酯与篙甲醚）具有抗日本血吸虫作用。近年来青蒿琥酯或蒿甲醚的现场试验与研究证实，它是目前有推广应用价值的预防日本血吸虫感染的药物。

1. 药理作用　青蒿素类药物抗血吸虫活性基团是过氧桥。青蒿素对虫体的作用机制是影响其糖代谢。青蒿琥酯是还原青蒿素的琥珀酸单酯，对日本血吸虫童虫的能量代谢和肠壁对红细胞的消化有抑制作用，对童虫的皮层、肌层和肠壁上皮均有直接损害作用，其杀虫作用优于吡喹酮。蒿甲醚是通过影响虫体皮层对葡萄糖的摄入，干扰虫体的能量代谢，影响其肠管消化功能，使肝期童虫组织发生病理改变，糖原减少以及碱性磷酸酶（ALP）的活性受到抑制。蒿甲醚对 7 日童虫敏感性较大，对短期接触疫水人群亦能起预防保护作用。

2. 给药方案　一般于接触疫水后 7～10 日开始口服青蒿琥酯，剂量为 6mg/kg，顿服，体重超过 50kg 者，按 50kg 计算，以后每周 1 次，离开疫区后再加服 1 次。

3. 不良反应　口服青蒿琥酯后一般反应轻微，发热、头痛、恶心、呕吐、食欲减退、腹胀、腹痛、皮疹及瘙痒等不良反应发生率一般在 1% 以下。

二、对症治疗

（一）急性期血吸虫病

高热、中毒症状严重者给以补液、保证水和电解质平衡，加强营养及全身支持疗法。合并其他寄生虫者应先驱虫治疗，合并伤寒、痢疾、败血症、脑膜炎者均应先抗感染后用吡喹酮治疗。

（二）慢性和晚期血吸虫病

除一般治疗外，应及时治疗并发症，改善体质，加强营养，巨脾、门静脉高压、上消化道出血等患者可选择适当时机考虑手术治疗。有侏儒症时可短期、间隙、小量给予性激素和甲状腺素制剂。

【预防】

一、控制传染源

（一）普查与普治患者

在普查的基础上对查出的血吸虫病，普遍进行治疗，既可及时治疗患者保护劳动力，又可迅速控制传染源，兼收防治结合之效。普查主要是采取综合查病的方法，根据病史，皮内试验、体检、环卵沉淀试验、虫卵孵化、直肠黏膜活组织检查等进行综合判断，确定需治疗的患者。建立普查普治患者卡，并详细登记，正确统计与观察本病的消长情况。

（二）普查、普治病牛

普治病牛是控制传染源的又一重要措施。而且对发展畜牧业有重要意义。在普查的基础上，确定治疗对象，病牛的治疗可使用硝硫氰胺静脉注射疗法。

二、切断传播途径

（一）查螺、灭螺

灭螺是切断传播途径的关键。灭螺应结合农田基本建设、兴修水利，彻底改变钉螺孳生和分布环境。因地制宜采用物理方法和化学药物灭螺。

（二）粪便管理

防止人畜粪便污染水源。厕所应建在水淹不到的地方，棚区粪便要集中处理，勿入江河、湖塘；严格做到无害化处理。

（三）水源管理

保护水源，改善用水，做到饮用水无害化处理。

三、保护易感人群

提高疫区群众自我保健意识和防护能力，杜绝非必要性接触疫水。雨后及早晨勿在河边草地赤足行走。在湖沼地区因收割、捕捞、作战训练而必须与疫水接触时，应确实做好个人防护措施。条件许可，可穿桐油布鞋，长筒胶鞋、塑料防护裤等，也可将1%氯硝硫胺碱性溶液浸渍衣裤，以稀盐酸中和。与疫水接触前皮肤涂擦15%邻苯二甲酸丁二酯，原液涂布1次能维持8小时有效，乳剂涂布1次，防护效果维持4小时。用2%氯硝硫胺的脂肪酸制成的防蚴笔（2%氯硝硫胺和10%松节油制成）具有强大杀灭尾蚴作用，涂擦暴露皮肤，防护效果持续10小时以上。已接触疫水者和怀疑接触疫水者，应在接触疫水之日起23～26日内服用吡喹酮40mg/kg，一次顿服。

（任红　蔡大川）

参 考 文 献

1. 中华人民共和国卫生部疾病控制司编. 血吸虫病防治手册. 第三版. 上海：上海科学技术出版社，2000.
2. 李梦东，王宇明. 实用传染病学 第三版. 北京：人民卫生出版社，2004.
3. 司武敏. 日本血吸虫病诊断抗原研究进展. 中国血吸虫病防治杂志，2012，24(3)：345-349.
4. 郑浩，张利娟，朱蓉，等. 2011年全国血吸虫病疫情通报. 中国血吸虫病防治杂志，2012，24(6)：621-626.
5. 汪玉玲. 血吸虫病肝纤维化的发病机制和治疗研究进展. 热带病与寄生虫学，2012，10(1)：55-58.
6. Wang W, Liang YS, Hong QB, *et al*. African in mainland China: risk of transmission and countermeasures to tackle the risk. Parasit Vectors, 2013, 6(1): 249.
7. Jenkins-Holick DS, Kaul TL. Schitomomiasis. Urol Nurs, 2013, 33(4): 163-170.

附　异位血吸虫病

血吸虫主要寄生于门静脉系统而引起相应病理损害，虫卵可通过充血扩张的肝窦至肝静脉，经体循环散布于体内各处，首先是肺，门静脉高压时，虫卵通过门体侧支循环，由门静脉到达体循环；血吸虫童虫异位寄生成熟，就地产卵。主要病变为虫卵沉积于肝脏和结肠引起虫卵肉芽肿及继发肝肠纤维化。临床主要有急性、慢性及晚期血吸虫病。血吸虫虫卵肉芽肿亦可引起肝、肠以外的器官或组织损害，统称为异位损害或异位血吸虫病。常见的异位血吸虫病有肺血吸虫病、脑血吸虫病，其次是皮肤、肾、胃及阑尾。眼结膜、腮腺、腰大肌、膀胱、前列腺、输尿管、鞘膜囊壁、阴囊、睾丸、附睾、输卵管、子宫颈等处有血吸虫沉着的报告，但均比较罕见。

一、肺型血吸虫病

肺型血吸虫病为最常见的血吸虫异位病之一，多见于急性血吸虫感染。5%的血吸虫病患者在病程中伴有咳嗽、胸闷、咳痰等呼吸系统症状。当急性血吸虫感染时，大量虫卵或尾蚴通过门静脉系统进入体循环，在肺内移行可致过敏性肺泡炎、肉芽肿性病变及肺间质性病变。呼吸道症状大多轻微，且常被全身症状所遮盖，表现为轻度咳嗽与胸部隐痛、痰少，咯血罕见。肺部体征亦不明显，有时可闻干、湿啰音，但重型患者肺部有广泛病变时，胸部X线检查可见肺部有弥漫云雾状、点片状、粟粒样浸润阴影，边缘模糊，以中下肺野为多，肺部病变经病原学治疗后3～6个月内逐渐消失。

【病理特征及临床表现】

血吸虫导致机体肺部病变主要因虫卵在肺

组织沉积所致，而尾蚴经肺移行时可致肺组织出血及损害，并可产生大量异性蛋白导致过敏反应。上述病理变化可引起相应肺部临床变化及体征。

（一）急性血吸虫病

患者于感染后2～3周，出现发热、厌食、腹痛、干咳，胸部X线呈弥漫性粟粒状分布，以双下肺野内带为主，称之为Katayama综合征。患者体内存在高水平免疫复合物，其机制可能与虫卵或尾蚴所致过敏性肺泡炎有关。

（二）慢性血吸虫病

此种形式累及肝脾病变，门静脉高压形成，虫卵经门脉侧支进入肺循环导致肺动脉炎，血管周围围绕富含巨噬细胞、嗜酸性粒细胞的肉芽组织，约5%患者出现肺动脉高压、肺心病。第三种形式与抗血吸虫治疗后虫卵大量移行至肺有关，胸片上表现为新近出现肺浸润病变。

【诊断】

大便虫卵检查为血吸虫病最常用的重要检查手段，肺血吸虫病患者大便虫卵阳性可达60%～70%。血吸虫血清学试验目前有血凝试验、酶联免疫吸附试验、间接荧光试验及环卵沉淀试验，其中环卵沉淀试验（COPT）简便易行，阳性率达95.0%以上，且很少出现交叉反应。对虫卵阴性患者环卵沉淀试验不失为重要的实验室检测方法。关于肺血吸虫病胸部X线检查表现无特异性。肺血吸虫病胸部X线改变距首次接触疫水后2～4月最多见，平均3个月。

尾蚴侵入的早期病变为间质性及支气管肺炎，伴小点状出血。一般可归纳为4种表现：粟粒阴影、片状或絮状阴影、大片状或不规则状阴影、小结节阴影。这种胸片表现易误诊，应与支气管肺炎、粟粒样肺结核等加以鉴别诊断。

肺血吸虫病诊断原则：①高度重视流行病原资料，特别是疫区疫水的接触史；②临床症状及胸部X线检查无特异性，极易误诊；但对伴有呼吸系统症状的血吸虫病患者，则应重视胸部X线的检查。③常规应用实验室基本检查：即嗜酸性粒细胞计数及分类、大便虫卵检查、环卵沉淀试验。

【治疗】

目前，吡喹酮对血吸虫病有显著疗效，不良反应轻微、短暂，仍为治疗肺血吸虫病的首选用药。单一采用吡喹酮治疗肺血吸虫病，能很快控制发热及呼吸系统症状。肺部病变即虫卵沉积及嗜酸性细胞浸润可迅速消退、吸收。早期诊断及治疗，对预后有重要意义。

二、脑血吸虫病

脑血吸虫病是血吸虫虫卵侵犯脑部血管，造成脑组织一系列病理损害的一种严重异位血吸虫病，常可引起中枢神经系统一系列症状，严重者可直接威胁患者生命。脑血吸虫病诊断困难，易与脑部其他疾病特别是脑部肿瘤等混淆。因此，常用脑部CT及MRI等进行辅助诊断及病理确诊。早期诊断及早期治疗预后良好。

【临床表现】

临床上可分为急性与慢性两型，均以青壮年患者多见，发病率约1.7%～4.3%。急性脑血吸虫病临床表现酷似脑膜脑炎，常与肺部病变同时出现，症状为：意识障碍，脑膜刺激征，瘫痪、抽搐，腱反射亢进，锥体束征等。脑脊液嗜酸性粒细胞可增高或蛋白质及白细胞轻度增多。慢性型主要症状为癫痫发作，尤以局限性癫痫多见。患者约有2%～4%出现脑部并发症。慢性涉及细胞递质免疫反应，在脑内形成的肉芽肿可误诊为脑肿瘤。感染1周至1个月后免疫复合体形成可作为急性型诊断依据。血吸虫卵可见于大脑、小脑、脑干、软脑膜及脉络丛。血吸虫卵经动脉系统，尤以存在肺动-静脉瘘时，经Baton静脉丛退化静脉传播以及蠕虫异位移行进入脑内；或居于脑静脉的成虫直接排卵在脑内沉积，引起血吸虫卵异位性损害，产生一系列神经系统症状。

【诊断及鉴别诊断】

脑型血吸虫病主要依靠流行病学资料和临床诊断标准。近年来，随着医学影像技术的进步和发展，CT、螺旋CT及MRI等先进技术已广泛应用于脑型血吸虫病诊断和鉴别诊断。血清和脑脊液的间接血凝试验，杀虫药诊断治疗也可帮助脑型血吸虫病的确认。

CT及MRI扫描为目前诊断脑血吸虫的主要影像学检查方法，但二者比较，MRI具有多序列、多参数、多方位成像功能，空间分辨力高，能清楚显示脑实质、脑膜的病理变化，特别是探查病变易累及的小脑半球时，克服骨性伪影干扰，能全方位显示脑顶部的病灶形态及范围，T2WI 能清楚显示水肿轮廓。在增强方面，MRI 避免了碘过敏反应。因此在显示病变的主要病理改变时，其敏感性和准确性均较 CT 高。

CT 与 MRI 增强扫描脑血吸虫病主要表现为：①脑皮质或皮质下斑片状、砂粒样、结节状均匀强化，可见 2 个以上小结节呈簇状聚集融合成团块状强化灶；CT 主要遗漏小脑半球及顶叶区病灶；对小斑片状及砂粒样强化灶显示不如 MRI；②炎性水肿其中心有散在小点状、砂粒样、不典型强化。CT 显示欠佳，仅在 MRI 上可见。

在影像学鉴别诊断方面，脑血吸虫病肉芽肿及周围炎性反应、胶质增生常需与以下病变鉴别：①脑炎：急性期。CT 表现为不规则的边界模糊低密度区，或不均匀混杂密度影，MRI T2WI 该区呈明显高信号，中心脑炎区呈略低信号；增强后强化或呈不规则斑点状或脑回样强化。此期鉴别困难，血清免疫学检查为阴性有助鉴别；②胶质瘤：一般以单个结节或环状强化常见，也可见病变呈囊样伴壁结节，并位于脑白质区深部，水肿较轻，不规则，占位效应明显。肿瘤内可出现血、囊变、坏死。而脑血吸虫肉芽肿位于皮质及皮质下区，呈簇状聚集融合成团块状伴周围散在小结节状强化。血清免疫学检查为阴性可与之鉴别；③脑脓肿：最常见表现为薄而光滑的一个或多个环状强化；病变周围水肿明显，有时呈单个结节状强化，其内示小囊样坏死区，在临床上可有颅外感染源和发热史；④转移瘤：一般为多发病灶为主，水肿明显，有原发灶病史与之鉴别；单发病灶成结节状强化，周围水肿明显，可伴有出血；单个环状强化，其壁厚薄不均，与脑血吸虫肉芽肿呈簇状聚集的小结节融合成团块状强化较易鉴别；⑤脑囊虫病：呈散在分布的环状及结节状强化，环内可见囊尾蚴头呈点状强化为特征性征象，水肿不明显，主要位于脑白质区，也可发生于脑室及蛛网膜下腔。血清学检查有助于鉴别。

急性期脑炎性改变需结合临床以及血清免疫学检查才能做出诊断，血吸虫肉芽肿需借助相关辅助检查与脑内其他病变相鉴别。对鉴别较困难的病例可行血吸虫治疗 1～2 个月后复查来明确诊断。由此可见，在脑血吸虫病的诊断上，CT 和 MRI 扫描都具有重要的临床价值，但 MRI 明显优于 CT。

因此，对于慢性脑血吸虫病的诊断应重视：①血吸虫病疫区和疫水接触史及血吸虫病感染史，若发生渐进性颅压增高综合征，或有癫痫发作史，应考虑脑型血吸虫病的可能，增加血清学或脑脊液的间接血凝试验的检测，有助于快速确认；②仔细分析影像学资料：尽管脑影像学包括 CT、MRI 扫描对脑血吸虫病尚无确诊性特异表现，但应高度重视其影像特点。CT 表现具有一定特点，即病灶位于皮质内，皮质下或浅层白质内，平扫呈单个或多个等密度或略高密度结节状或不规则状病灶，无囊变，通常病灶小而水肿广泛，增强扫描病灶较明显均一强化。脑血吸虫病 MRI 表现有较高的特异性，平扫呈短 T1、长 T2 信号，肉芽肿呈等、稍长 T1 和稍长 T2 信号，可伴有出血，增强后呈斑点状、砂粒样及结节状或环形强化，灶周水肿明显，幕上病变占位效应轻，幕下病变可有不同程度阻塞性脑积水。对不典型病例应结合临床资料及实验室检查做出诊断，凡来自疫区，临床有颅内高压或癫痫者，均应考虑本病的可能。MRI 能早期发现病变，明确病变范围和类型，为临床治疗提供可靠的信息，而且是术后随访和疗效观察的重要方法。MRI 和 CT 诊断应紧密结合临床表现和实验室检查，不仅有利于与脑肿瘤等疾病鉴别，而且有利于选择药物治疗或手术治疗，并可作为治疗效果动态观察的重要依据。此外，脑脊液细胞学检查，本病具有持续性嗜酸性粒细胞增多的特点，有助于脑寄生虫病的诊断；③结合实验检查综合加以分析：大便中查到虫卵或结肠镜活检虫卵阳性属有力的诊断依据。环卵试验（COPT）、ELSA 阳性对诊断具有重要参考价值。对确与脑瘤等难以鉴别者，在病情允许情况下，试行抗血吸虫药物诊断性治疗不失为可取的方法。如病变对吡喹酮治疗有良好效应者可确诊为脑血吸虫病。

【治疗】

脑部血吸虫肉芽肿内活动性虫卵的病期较长，并非虫卵循血行沉积在脑部一处，而可能是成虫在局部排卵所致。因此，此类病例应称为慢性脑血吸虫病的活动期，并建议早期开始药物治疗。杀虫药物适合本病的每个患者，并应尽早实施；若少数病例因病灶大，颅内压增高症状在使用杀虫药治疗后仍不能缓解和控制，则应手术治疗。对已施行手术的患者，考虑病灶不易被完全切除，仍应加用杀虫药物治疗。

三、肺、脑以外异位血吸虫病

血吸虫异位损害除最常见的肺血吸虫病和脑血吸虫病外，血吸虫虫卵及虫体还可在机体的其他脏器及组织寄生并发生病变。

（一）胃血吸虫病

由于静脉系统压力改变，虫卵经胃冠状静脉及胃幽门静脉逆流沉积于胃幽门静脉或胃左静脉的起始端，形成肉芽肿，虫卵结节阻塞门静脉分支末梢或机械压迫，理化刺激和免疫变态反应，导致胃壁病变。多发于中年以上慢性血吸虫病男性患者；病变多见于胃窦幽门部，常可引起幽门不全梗阻；消化性溃疡症状较为突出，出血率高，多数表现为黑便，严重者可出现大量呕血而致休克；癌变率高；内镜下以胃窦部溃疡多见，而其特征与消化性溃疡无明显差别，常累及幽门孔而致幽门孔变形；胃血吸虫病常与胃溃疡及胃癌同时存在，它们之间似有一定联系。

（二）胆囊血吸虫病

慢性胆囊炎急性发作患者，行胆囊切除后做病理检查均见黏膜萎缩，肌层轻度纤维组织增生，全层有较多淋巴细胞、浆细胞浸润，肌层内可见钙化血吸虫卵沉积。血吸虫尾蚴随体循环的途径，胆囊感染血吸虫应该是多见的。因在术前无法确诊，只能在术后经病理检查才偶然发现，是胆囊血吸虫病极少被发现的原因。

（三）肾性血吸虫病

血吸虫卵偶然可异位沉着于肾，产生散在性虫卵肉芽肿，但并不导致弥漫性肾损害，一般在尸检中才能发现，且无临床症状。另一种情况，肾并无虫卵沉着，却存在以肾小球病变为主的肾损害。免疫病理研究表明，这是一种血吸虫病免疫复合物性肾损害。

（四）阑尾血吸虫病

阑尾血吸虫病在流行区较为多见，约占手术送检的 6.67%。血吸虫病变在肠腔常累及盲肠至直肠肠段，而阑尾最易受累。血吸虫卵在组织中产生机械刺激及分泌毒素引起黏膜组织坏死、出血、继发细菌感染，可能是阑尾血吸虫病易并发感染的直接原因。

（五）其他血吸虫异位病变

有资料报道，血吸虫可造成异位皮肤损害，侵袭女性生殖系统，包括形成卵巢血吸虫病、宫颈血吸虫病、乳腺血吸虫病；血吸虫睾丸炎；血吸虫寄生脊髓造成脊髓血吸虫病等。

在血吸虫病流行区，应提高对血吸虫异位病变的认识和诊断，加强实验室检查，影像学技术的应用及手术组织病理学检查，亦可尝试吡喹酮治疗性诊断。确诊各种异位血吸虫损害及异位血吸虫病，均应及时早期进行血吸虫病的杀虫病原学治疗，并选择手术等其他治疗，促进患者康复。

第三节 并殖吸虫病

并殖吸虫病（paragonimiasis）又名肺吸虫病，系由主要寄生于肺部的吸虫所致的一种慢性寄生虫病。人因吞食带有并殖吸虫活囊蚴的蟹或蝲蛄而感染。除人以外，许多野生食肉类动物亦能自然感染。因此，并殖吸虫病亦是自然疫源性疾病。

我国在 1930 年首次报道 2 例并殖吸虫病例，此后又经研究证实了其第一、第二中间宿主。从 20 世纪 50 年代起，国内学者对并殖吸虫病的病原学、流行病学、病理及临床等方面均进行了大量研究，积累了大量的科学资料，并在防治中取得巨大成绩。

【病原学】

一、分类

能引起人畜感染的并殖吸虫均隶属于吸虫纲（*Trematoda*）的并殖吸虫属（*Paragonimus*），世界上已知有 48 种（或亚种），其中分布在亚洲最多，有 31 种。在亚洲对人类致病的主要是卫氏、斯氏、四川、全同、异盘、团山、空崎、大平、肺生等并殖吸虫，其中以卫氏并殖吸虫（*P. westermani*）及四川并殖吸虫（*P. szechuanensis*）或斯氏狸殖吸虫（*Pagumogonimusskrjabini*）分布地区较广泛，感染人数也最多，是国内最重要的致病虫种。

并殖吸虫分类复杂，1962 年以来，根据成虫形态和生活史、生态、免疫、细胞学、分子生物学等特征，提出了许多新的种、亚种及变种，随着分类研究向微观发展，有学者以染色体作为分类依据，染色体数目可用以说明系统发育的亲缘关系。发现卫氏并殖吸虫可有三倍体型、二倍体型及嵌合体型。引起肺型的典型临床表现主要为三倍体型。近年来应用分子生物学方法对卫氏并殖吸虫二倍体型和三倍体型进行了重复 DNA 序列的比较，发现二型存在着差异。以限制性酶切（BamH

Ⅰ、Hae Ⅲ及 Hind Ⅲ)长度差异分析,不仅能明确鉴别卫氏与四川(斯氏)并殖吸虫,又能显示同种不同地区虫体的微小差异。现已制成各虫种基因组的重复 DNA 序列带型图谱,从图谱中可找出其亲缘关系及其代表性特异性带。总之,虽然在并殖吸虫分类方面取得很大成绩,但也存在一些问题,特别在种的独立地位方面更需深入研究。

二、形态

并殖吸虫雌雄同体,成虫体肥厚,背侧略隆起,腹面扁平。活体呈红褐色,活动时虫体体型多变。中间固定,染色后在光镜下可见体表布满小棘。形态、排列方式在不同虫种有不同表现。卫氏并殖吸虫呈椭圆形,大小为(7.5 ~ 12)mm×(4 ~6)mm,厚 3.5 ~ 5.0mm,宽长之比为 1∶2左右,皮棘单生,腹吸盘位于虫体中横线之前。四川并殖吸虫虫体呈长条形,两端较尖,大小为(3.1 ~6.0)mm×(11 ~18.5)mm,宽长之比为 1∶2.4 至1∶3.2,皮棘混生,腹吸盘稍大于口吸盘,位于体前 1/3 外。虫卵为椭圆形,壳较厚,呈金黄色,大小为(80 ~118)μm×(48 ~60)μm,上端有盖,接近卵盖部壳较肥厚,形成不明显肩峰。囊蚴呈圆球形或椭圆形,直径为 300 ~400μm,乳白色,有内外两层囊壁,外壁薄而易破,内壁厚甚坚韧,后尾蚴卷曲于囊内。

三、生活史

并殖吸虫各虫种的生活史过程及其与宿主的关系基本相同,仅对中间宿主种类的要求及在各种宿主体内的适应性因虫而异。包括第一、第二中间宿主。国内已证实的第一中间宿主为生活于淡水的川卷螺,属黑螺科(*Melaniidae*),包括放逸短沟(*Semisulcospiralibertina*)、黑龙江短沟蜷(*S. amurensis*)、瘤拟黑螺(*Melanoidesruberculata*)、斜粒粒蜷(*Tarebia granifera*)等。第二中间宿主为淡水蟹类,如溪蟹(*Potamon* spp.)、华溪蟹(*Sinopotamon* spp.)、拟溪蟹(*Parapotamon* spp.)、石蟹(*Isolapotamon* spp.)、绒螯蟹(*Eriocheir* spp.)等约二十余种蟹及东北的笏蛄(*Cambaroides* spp.)。此外,一些淡水虾亦可作为中间宿主。如卫氏并殖吸虫第一中间宿主为短钩蜷,第二中间宿主为溪蟹或蝲蛄,而斯氏并殖吸虫第一中间宿主为拟钉螺、小豆螺和伪小豆螺,第二中间宿主为多种华溪蟹。

虫卵随终末宿主之痰或粪便排到外界,落入水中,在 25 ~30℃经 15 ~20 日,卵细胞发育成为毛蚴,毛蚴破卵盖钻出,侵入第一中间宿主淡水螺,毛蚴钻入螺体内以无性生殖方式发育,需 3 个月经胞蚴、母雷蚴、子雷蚴而变成尾蚴。尾蚴的尾部呈球形,在水中活动范围小,遇第二中间宿主淡水或半淡水生活的甲壳类(如华溪蟹或蝲蛄),尾蚴可从其体表关节之间或腹部体节间钻入蟹体,或可由口入,常在蟹足肌、胸肌、鳃、肝等部位形成囊蚴,囊蚴是并殖吸虫的感染期。人因生食或半生食含囊蚴的溪蟹或蝲蛄而感染,囊内幼虫在小肠内逸出,侵入组织,发育为成虫而产卵。卫氏并殖吸虫成虫主要寄生于终宿主的肺组织,以宿主的血液及组织液为食物,能存活 6 ~20 年。人并非四川并殖吸虫适宜的终宿主,囊蚴进入人体后,只能以童虫形式在体内移行,不能发育成熟。

【流行病学】

一、流行范围

并殖吸虫病在世界范围内流行很广,包括中国、朝鲜、日本、菲律宾、几内亚、美国、加拿大、墨西哥、巴西等。我国并殖吸虫种类多,分布广。目前除西藏、新疆、内蒙古、青海、宁夏未见并殖吸虫报道外,其他 23 个省、市、自治区均有该虫存在,其中人体与动物感染均有报道者计有 20 个省。据粗略估计,中国至少有 500 万患者。

本病流行区的形成与是否有适宜中间宿主直接有关,只有同时存在第一、二中间宿主,且与终末宿主有密切生活关系的地方才能构成自然疫源或疫区。我国地域广阔,不同地区的纬度、地势、地貌,水系、气候等自然条件不同,造成宿主种类不同,它们又有其独特的栖息地点和生活习性,这就形成不同的疫区类型及分布。例如,卫氏并殖病流行区依第二中间宿主的不同分为溪蟹型疫区及蝲蛄型疫区。溪蟹型疫区广泛分布在我国大部分地区,而蝲蛄型疫区仅限于东北地区。斯氏狸殖吸虫分布地与溪蟹型卫氏并殖吸虫一致。

二、传染源

凡能排出并殖吸虫卵的患者、感染者、受感染的兽、畜均为并殖吸虫病传染源。有些并殖吸虫感染人体后能发育至成熟,卵从痰或粪便排出,人可为传染源,而有些种类进入人体后不能发育至成熟，人虽成为感染者或患者，但不能成为传染源。本虫的保虫宿主种类多，数量大，分布广，感染的机会多，受感染后虫子往往能发育至成熟，排出虫卵进入水中感染中间宿主的机会也大。因此，这些受感染的兽、畜是更为重要的传染源。

三、传播途径

本病多在山区或丘陵地带流行，山涧溪流适合第一和第二中间宿主繁殖生长与共居。淡水螺类主要栖居于水流较缓且河底岩石粗糙的溪流中，分布较局限，所以并殖吸虫病常呈点状分布。第二中间宿主为甲壳动物，我国有 16 种以上，南方以溪蟹为主，而东北地区主要为蝲蛄。在流行区，多因生食或半生食溪蟹或蝲蛄而得病，亦可因饮用含有囊蚴的生水而引起感染。另外也有因生吃转续宿主（paratenichost）而感染的患者，现发现转续宿主主要有野猪，以及啮齿类动物如鼠类等，由于鼠类数量大，种类多，易被肉食性动物所捕食，故在构成自然疫源地方面有着重要意义。

四、易感人群

不同性别、年龄均可感染，以青少年、儿童为多，尤其多见于学龄前儿童。流行区的感染率平均为 20%。在感染者中，30% 以上为无症状感染。

【发病机制与病理改变】

一、发病机制

并殖吸虫童虫游走或成虫定居均可造成机械性损伤，虫体代谢产物等抗原物质可造成机体的免疫病理反应。

（一）童虫所致的病变

当人吞食含有活囊蚴的蟹或蝲蛄后，囊蚴经胃到十二指肠，受人体内温度、胆汁及肠液的作用，囊壁被溶化，1 小时左右脱囊，后尾蚴逸出。后尾蚴呈椭圆形，虫体伸缩活动力强，并具有能分泌酸性和碱性物质的腺体，可引起人体免疫反应，破坏组织。尾蚴穿过肠壁进入腹腔，在腹腔各脏器间游走。穿孔部位周围有肠黏膜的炎症和出血，于腹腔游走时，可损害腹内器官组织，产生广泛腹部炎症和粘连。多数幼虫穿过膈肌，游走于胸腔，刺激胸膜而发生胸膜炎症。童虫在移行过程中逐渐增长发育，并侵入肺脏，破坏肺组织。在细支气管附近形成囊肿，虫体在囊内继续发育为成虫。每个囊内一般有 2 个虫体同时寄居。

（二）成虫所致病变

成虫所致病变范围较大，可固定在人体内某一部位，也可游走于各疏松组织间，从而累及多种脏器，较严重病变系指沿颈部大血管周围疏松组织，侵入脑组织。此外，虫体进入腹腔可引起混浊或血性积液并含大量嗜酸性粒细胞。虫体进入腹壁可致出血性或化脓性肌炎。虫体侵入肝脏，肝脏表面呈“虫蚀”样，肝脏出现局部硬变。虫体进入胸腔可致浆液纤维蛋白胸膜炎。

并殖吸虫成虫所致的基本病理过程可分三个阶段：

1. 脓肿期　主要为虫体移行引起组织破坏和出血、病变处呈窟穴状或隧道状，内有血液。随后出现炎性渗出，继而，病灶四周产生肉芽组织而形成薄膜状脓肿壁，并逐渐形成脓肿。

2. 囊肿期　由于渗出性炎症，大量细胞浸润，聚集，最后死亡，崩解液化，脓肿内容物逐渐变成赤褐色黏稠状液体。四周有肉芽组织增生，并逐渐形成纤维状囊壁，构成并殖吸虫性囊肿。囊内含黏稠液体，有时可找到虫体。镜检可见虫卵、夏科-雷登晶体、嗜酸性粒细胞等。由于成虫有游走性，虫体可离开囊肿而在邻近形成新的囊肿。成为多发性囊肿。

3. 纤维瘢痕期　当囊内虫体移行他处或死亡，囊内容物排出或被吸收后，周围肉芽组织填充，纤维化，最后病灶形成瘢痕。以上三期可同时出现。

（三）虫卵所致病变

虫卵可出现于囊肿或囊肿间的隧道间，也可见于成虫所经组织中，虫卵所引起的病变较轻，一般仅有机械或异物刺激作用，属于一种异物型肉芽肿反应，主要原因是人体内虫卵细胞不能发育成毛蚴，也不分泌可溶性抗原。

（四）宿主的免疫应答

并殖吸虫抗原分子量为 27 000kD。宿主感染并殖吸虫后，血液中存在其循环抗原，尿中也能检出特异性抗原性物质。而成虫的特异性抗体感染后 60 日左右出现，以后逐渐上升，至 80 日达高峰。此后下降，到一定水平后保持不变。但这种特异性抗体无明显的保护作用。此外，宿主的免疫系统对虫体抗原可产生由 T 淋巴细胞介导的细胞免疫应答。

二、病理改变

(一) 腹腔

并殖吸虫在腹腔内移行时,可引起广泛炎性反应和粘连,同时形成囊肿。可分散也可聚集成团块。肠的浆膜面充血,粘连,也可出现少量腹水。肝也会造成一定损害,汇管区细胞浸润及间质的纤维结缔组织轻度增多。肝表面可见童虫移行穿通的窦道或虫穴,肝组织可见急性嗜酸性粒细胞脓肿及片状或带状出血性坏死区。

(二) 胸腔

虫体进入胸腔后,常引起胸膜炎,继而胸膜增厚,表面可见分散或聚集成团的囊肿。囊肿大小不一,其中可找到虫卵,童虫或成虫。如虫体有侵犯支气管可引起支气管扩张。四川并殖吸虫病患者肺内极少能找到虫卵。

(三) 脑及脊髓

虫体可进入颅内,可引起脑组织破坏,出血和炎性细胞浸润,虫体多自颞叶或枕叶底部侵入大脑;以后亦可侵犯白质,内囊,基底节和侧脑室,以右侧大脑较多见。由于病灶呈占位性,脑室通路阻塞,导致脑室萎陷或扩大,以及视神经受压等。囊肿内可见大量虫卵,有时可见虫体。如虫体进入椎管内侵犯硬膜时,可形成硬膜或硬膜内囊肿病变,多见于第 10 胸椎平面以下,个别病例可累及颈、胸椎之间水平。

【临床表现】

并殖吸虫病为一种全身性疾病,临床表现复杂多样。

一、潜伏期

潜伏期长短不一,主要与机体免疫状况、感染囊蚴数量,虫种有直接关系。最短的报道有 2 日,最长者 10 多年,但以 1 ~12 个月最为多见。

二、急性期

全身症状轻重不一,急性患者可出现畏寒、发热、头晕、头痛、胸闷、腹痛等症状,重者可表现为全身过敏症状,高热伴胸痛、咳嗽、气促、荨麻疹、肝大等、白细胞数增多、嗜酸性粒细胞一般占 20% ~40% 。

三、慢性期

按被损器官分为以下几型。

(一) 胸肺型

以咳嗽、胸痛、咳出果酱样或铁锈色血痰等为主要症状。血痰中可查见虫卵。胸膜受累时可导致渗出性胸膜炎,胸膜积液、胸膜增厚粘连、心包积液及心包炎等。

(二) 腹型

虫体可损伤肠壁,出现腹痛、腹泻,腹痛多为隐痛,部位不定。虫体因在腹腔游走,可引起广泛炎症、粘连,并出现腹水。虫体侵及肝脏,则导致肝损害,尤以儿童多见。

(三) 皮下包块型

以游走性皮下包块为主要表现,呈单发或多个成串。其大小不一,表面皮肤正常,包块滑动,有痒感或疼痛感。人体各部位皆可出现。好发部位以腹壁为主,也见于胸背部,腰背、腹股沟、阴囊、会阴等部位。

(四) 脑脊髓型

脑部寄生的虫体可破坏脑组织,早期为渗出性炎症改变,后出现水肿,继而形成囊肿。由于虫体游走,造成多处损伤。其临床表现因侵犯脑组织的部位及病理改变程度而异。常见症状有:阵发性剧烈头痛、癔病样发作、癫痫、瘫痪。也可表现为颅内占位性病变、脑膜炎、视神经受损、蛛网膜下腔出血等。脊髓型患者主要表现为脊髓受压,下肢无力或麻木,甚至截瘫等。

(五) 亚临床型

本型患者大多在人群普查或因其他疾病就诊时被查出。无明显症状、体征。皮试及血清免疫学检测阳性,嗜酸性粒细胞增加,有时伴有肝功能损害。他们可能为感染早期或轻度感染,也可是虫体已消失的感染者。

并殖吸虫由于种类多,累及器官广,因而临床表现复杂,临床上有多种分型法,但难以全面概括。

【实验室及辅助检查】

并殖吸虫病的实验诊断,因虫种及临床类型而异。如胸肺型可在痰或粪中查到虫卵,其他型则很少或查不到虫卵,需综合考虑,方能做出诊断。

一、病原学检查

(一) 痰液

卫氏并殖吸虫病患者痰液镜检可见虫卵,嗜

酸性粒细胞及夏科-雷登晶体。四川并殖(或斯氏狸殖)吸虫病患者痰中往往有大量嗜酸性粒细胞和夏科-雷登晶体,极少见虫卵。

(二) 粪便

虫卵可随咽下的痰液在粪便中找到,卫氏并殖吸虫患者可有15% ~40%阳性,而四川并殖(或斯氏狸殖)吸虫病患者粪便中极少能找到虫卵。

(三) 脑脊液及其他体液检查

脑脊髓型患者脑脊液中可查见嗜酸性粒细胞,蛋白含量轻度增加,其他正常,偶可见虫卵。胸水多呈草黄色或血性,偶见夏科-雷登晶体,胆固醇晶体或虫卵。

二、免疫学检查

对早期感染或亚临床型患者及其他胸肺外型患者有一定诊断价值。

(一) 皮内试验

常用于普查时筛选,阳性率高达98% ~100%,但与多种吸虫,如华支睾吸虫、血吸虫等有交叉反应而出现假阳性。

(二) 后尾蚴膜反应

此法具早期诊断价值,阳性率达97.3%,具有一定的特异性及敏感性。然而,受囊蚴来源及新鲜度限制,也可与其他吸虫存在交叉反应。

(三) 血清免疫学试验

有琼脂双向扩散,对流免疫电泳,间接免疫荧光及ELISA试验等,后者敏感性、特异性为最高。血清免疫学试验对四川并殖(或斯氏狸殖)吸虫病诊断意义最大。

三、X线检查

并殖吸虫病大多有肺部病变,以中、下肺野和内侧带居多,约占90%以上。肺部的X线变化因病程而异。浸润期表现为直径1 ~2cm或更大云絮状,边缘模糊,密度不均匀的圆形或椭圆形浸润阴影,单侧或双侧,病灶位置变迁较多,这一期对应病理改变的组织破坏、脓肿期。在囊肿期X线表现为边缘锐利,密度均匀和外形规则的圆形或椭圆形,单房或多房,实质性或空泡性,大小不等阴影,可见于肺野的任何部位。持续时间长,此为胸肺型并殖吸虫病特征性表现。纤维瘢痕期,胸片出现大小不等的致密点状或索状阴影,呈圆形或椭圆形,孤立分布,同时胸膜粘连、增厚较普遍。由于虫体的不断移行,因此在同一患者的胸片上往往同时可见上述改变。

四、活组织检查

皮下结节或包块病理检查可见虫卵、童虫、成虫引起的组织病变。由四川并殖(或斯氏狸殖)吸虫所致的皮下包块病理检查可见典型嗜酸性肉芽肿,部分患者可见童虫,但未见虫卵。

【诊断与鉴别诊断】

一、诊断

本病一般不难做出诊断,但由于人们对本病警惕不够,特别是在远离疫区或未发现过此病的地区,更易漏诊或误诊。

(一) 流行病学诊断

凡在流行区,有吃生或半生溪蟹、蝲蛄或野猪肉、生饮溪水,都有感染本病的可能。

(二) 临床表现

早期有腹痛、腹泻、发热,继而咳嗽、咯铁锈色痰、胸痛伴有胸腔积液或游走性皮下结节或包块,均应考虑本病。

(三) 实验室检查

痰、粪中找到虫卵或在皮下结节中找到虫体是确诊依据,血清学、免疫学均有辅助诊断价值。

(四) X线检查

X线检查适用于胸肺型。

二、鉴别诊断

胸肺型并殖吸虫病临床表现与肺结核及结核性胸膜炎的临床表现相似,应注意鉴别。脑型并殖吸虫病有癫痫发作时易误诊为癫痫,可通过脑CT、免疫学查检结果可将两者鉴别。脑型并殖吸虫病应与颅内肿瘤相鉴别。

【治疗】

一、药物治疗

(一) 对症治疗

对咳嗽、胸痛者可镇咳、镇痛,癫痫发作者可用苯妥英钠、苯巴比妥等口服预防。颅内高压可应用脱水剂。

(二) 病原治疗

吡喹酮为首选,对卫氏及四川(或斯氏狸殖)

吸虫病均有良好疗效，剂量为每日 75mg/kg，分 2～3 次口服，每日或隔日一次，10～20 次为一疗程，本药不良反应较大，常见有腹痛、腹泻、恶心、呕吐等。偶可发生中毒性肝炎。

二、手术治疗

对皮下包块可手术摘除。对已确诊的脑、脊髓型并殖吸虫病，如有压迫症状，可考虑外科手术。

【预防】

在流行区广泛开展对本病危害的防治知识宣传，在流行区传授正确的烹饪方法。彻底治疗患者及感染者，治疗或捕杀病猫、病狗以减少传染源。管理粪便，杀灭痰、粪中虫卵，防止虫卵入水。

（任红　蔡大川）

参考文献

1. 李梦东，王宇明，主编. 实用传染病学. 第三版. 北京：人民卫生出版社，2004.
2. 陈翠娥，张悟澄. 我国并殖吸虫病的防治研究进展. 国际医学寄生虫病杂志，2009，36(5)：323-331.
3. 阮树松. 11 例肺吸虫病例误诊分析. 临床肺科杂志，2012，17(2)：365.
4. Diaz JH. Paragonimiasis acquired in the United States: native and nonnative species. Clin Microbiol Rev，2013，26(3)：493-504.
5. Fischer PU，Curtis KC，Folk SM，*et al*. Serological diagnosis of North American Paragonimiasis by Western blot using *Paragonimuskellicotti* adult worm antigen. Am J Trop Med Hyg，2013，88(6)：1035-1040.

第四节　华支睾吸虫病

华支睾吸虫病（clonorchiasissinensis）俗称肝吸虫病，是由华支睾吸虫（*clonorchissinensis*）寄生于人体肝内胆管所致的寄生虫病。其临床特征为精神不振、上腹隐痛、腹泻、肝大等，严重者可发生胆管炎、胆石症及肝硬化等并发症，感染严重的儿童常有营养不良及发育障碍。

【病原学】

华支睾吸虫外形似葵花籽仁，虫体狭长、扁平状，前端较窄，后端钝圆，大小约(10～25)mm×(3～5)mm，半透明，雌雄同体，有口、腹两个吸盘。雄性生殖器官有 1 对分支状睾丸，前后排列在虫体后 1/3 处。雌性生殖器官有 1 个分叶状的卵巢，位于睾丸之前。虫卵小，黄褐色，前端较窄，后端钝圆，形似灯泡状，大小约（27.3～35.1）μm×（11.7～19.5）μm，是寄生人体的最小蠕虫卵。卵前端卵盖明显，卵盖周缘隆起呈肩峰状，后端有一逗点状突起，卵壳厚，内含发育基本成熟的毛蚴。

成虫寄生于人或哺乳动物肝内中、小胆管内，有时移居较大胆管甚至胆总管。产卵后，虫卵随胆汁进入肠道，随粪便排出体外。虫卵入水被第一中间宿主（淡水螺）吞食后，在螺消化道内孵出毛蚴，并穿过肠壁向肝脏移行，经胞蚴、雷蚴的无性增殖阶段产生大量尾蚴。尾蚴成熟后自螺体逸出，尾蚴在水中侵入第二中间宿主（淡水鱼、虾）体内发育为囊蚴。囊蚴椭圆形，内含一条幼虫，终宿主（人或哺乳动物）因食入未煮熟的淡水鱼、虾而受染。囊蚴在人或哺乳动物胃肠内经消化液的作用后，幼虫在十二指肠内脱囊逸出，继而从胆总管或穿过肠壁经腹腔进入肝脏，在肝内中、小胆管内发育为成虫。从感染囊蚴到成虫成熟产卵需 1 个月左右，成虫在人体内的寿命可长达 2～30 年。

【流行病学】

华支睾吸虫病主要分布于东亚和东南亚，如中国、朝鲜半岛、日本、越南等。我国除西北地区尚未见报道外，已有 24 个省、市、自治区有本病发生或流行。

一、传染源

感染华支睾吸虫的哺乳动物（猫、犬、狗、猪等）和人为主要传染源。

二、传播途径

人因生食或半生食含有华支睾吸虫囊蚴的淡水鱼或虾而感染，我国部分地区尤其因生食受感染麦穗鱼。感染方式因生活习惯、饮食嗜好而异。但多因生食鱼肉、虾，也有由于烤、烧、炒、煎小型鱼类不熟而感染。此外，用切生鱼肉的刀及砧板切熟食，用盛生鱼的器皿盛食，甚至饮用囊蚴污染的生水亦可受染。

三、人群易感性

人对本病普遍易感，无年龄、性别、种族之分。感染率高低与居民生活、卫生习惯及饮食嗜好有密切关系。

【发病机制与病理解剖】

华支睾吸虫主要寄生于人肝内中小胆管，但亦可在胆总管、胆囊、胰腺管甚至十二指肠或胃内发现。寄生于人体的虫数一般为数十条至数百条。感染轻者，虫数自十余条至几十条，无临床症状，亦无肉眼可见病变。感染较重者，虫数可达数千条，肝内胆管及其分支均充满虫体和虫卵，可发生胆管阻塞、胆汁淤积等病变。

发病与虫体机械性阻塞、虫体以胆管上皮细胞为食并吸血导致胆管的局部损害和黏膜脱落，虫体代谢产物（分子量为24 000的半胱氨酸蛋白酶）和虫体直接刺激引起局部胆管的炎症、继发性细菌感染及宿主的年龄、营养、抵抗力以及其他疾病的存在等有关。

病变主要发生于肝内胆小管。早期或轻度感染可无明显病理变化，感染较重时，胆管可发生囊状或圆柱状扩张，管壁增厚，周围有纤维组织增生。严重感染时，管腔内充满华支睾吸虫及淤积胆汁。病变以肝左叶较明显，可能与左叶胆管较平直，童虫易于侵入有关。

本病一般不引起肝硬化，但严重感染的病例，肝细胞可有变性坏死，儿童尤甚，如同时合并营养不良，可发展为肝硬化，导致死亡。

【临床表现】

本病一般起病缓慢。潜伏期一般为1～2月。

轻度感染者无明显症状或仅在食后上腹部有重压感、饱胀、食欲下降或轻度腹痛，容易疲劳或精神欠佳。

普通感染者有不同程度的乏力、食欲下降、腹部不适，肝区隐痛、腹痛、腹泻较常见。24%～96.3%的病例有肝大，以左叶明显，表面似有不平，有压痛和叩击痛。部分患者伴有贫血、营养不良和浮肿等全身症状。

较重感染者通常起病较慢，除普通感染者症状外，可伴有头晕、失眠、疲乏、精神不振、心悸、记忆力减退等神经衰弱症状。个别患者因大量成虫堵塞胆总管而出现梗阻性黄疸，甚至发生胆绞痛。

严重感染者常呈急性起病。潜伏期短，仅15～26日。患者突发寒战及高热达39℃以上，呈弛张热。食欲下降、厌油腻食物、肝大伴压痛，有轻度黄疸，少数出现脾大。数周后急性症状消失而进入慢性期，表现为疲乏、消化不良等。

慢性重复感染的严重病例发展为肝硬化及门静脉高压时，出现消瘦、贫血、腹壁静脉曲张、肝脾大、腹水、黄疸等。严重感染的儿童可出现营养不良和生长发育障碍，甚至可致侏儒症。

【并发症】

一、急性胆管炎和胆囊炎

为最常见的并发症。有疫区居住、旅游史且生食鱼（虾）史的患者，粪检即使未见虫卵，亦不能排除华支睾吸虫感染导致的胆管炎。

二、胆结石

华支睾吸虫与胆结石的形成二者有明显的关系。虫卵、死亡的虫体、脱落的胆管上皮细胞可成为结石的核心或诱发结石形成。

三、胰腺炎

成虫阻塞胰管可引起胰腺炎，少数患者伴有糖尿病，临床上可发生高血糖及糖尿。

四、肝胆管癌

成虫寄生可诱发肝胆管癌。

【实验室检查】

一、血象

白细胞总数及嗜酸性粒细胞轻、中度增加，嗜酸性粒细胞一般在10%～40%之间。个别病例出现粒细胞类白血病反应。可有轻度贫血。

二、肝功能试验

肝功能轻度损害。在重度感染者及有肝、胆并发症者，特别是儿童营养不良时，碱性磷酸酶（ALP）升高。

三、虫卵检查

粪便及十二指肠引流胆汁检查发现虫卵是确诊华支睾吸虫病的直接依据。十二指肠引流胆汁发现虫卵机会大于粪检。

四、免疫学检查

主要用于感染程度较轻者，或用于流行病学

调查。常用的方法有成虫纯C抗原皮内试验(ID)、间接细胞凝集试验(IHA)、酶联免疫吸附试验(ELISA)。

五、其他

超声波检查、CT和磁共振(MRI)可显示扩张胆管内有虫体及其他改变。但影像学改变多属非特异性,不能作为明确的诊断依据。

【诊断】

一、流行病学资料

居住或到过流行区,有生食或半生食鱼虾史。

二、临床表现

当出现腹胀、腹泻等消化不良及头晕、失眠等神经衰弱症状,并伴有肝大或其他肝胆系统表现时,应考虑本病的可能。

三、实验室检查

确诊有赖于粪便或十二指肠引流液中找到虫卵。IHA、ELISA等免疫学方法,可作辅助诊断。

【鉴别诊断】

一、异形吸虫病

由异形吸虫或横川后殖吸虫等所致。这些吸虫也是通过生食或半生食淡水鱼而感染,虫卵与华支睾吸虫卵极相似。临床上,当反复投以驱虫药后,虫卵仍不转阴时,可考虑抽取十二指肠液检查,如未获得虫卵,应考虑异形吸虫感染,可通过粪检虫卵鉴别。

二、病毒性肝炎、肝炎肝硬化

消化道症状及肝功能损害明显,病毒性肝炎血清抗原抗体阳性,粪便检查未见华支睾吸虫卵可鉴别。

三、单纯性消化不良

单纯性消化不良患者,食后胃部不适,亦伴有腹泻,但肝脏未见肿大,粪中无虫卵,可见未消化食物残渣,无生食或半生食鱼虾史。

四、胆囊炎、胆石症

华支睾吸虫所引起的胆囊炎、胆石症应与胆石症合并细菌感染引起的胆囊炎相鉴别,它们的临床症状相似,粪便检查发现虫卵可明确诊断。

【预后】

轻症患者经过治疗,预后良好。至于反复感染的重症患者,已发展到肝硬化,经驱虫治疗后,一般情况和肝脏病变也可好转。合并病毒性肝炎者,能加重肝炎症状、延长病程,肝功能不易恢复正常。重度感染和病程较长的重症患者,出现肝硬化、腹水或伴有病毒性肝炎等并发症时,治疗较为困难。

【治疗】

一、一般治疗和对症治疗

对重症感染并伴有较重营养不良及肝硬化患者,应先予以支持疗法,如加强营养、保护肝脏、纠正贫血等,待全身情况好转时再予以驱虫治疗。

二、病原治疗

1. 吡喹酮(praziquantel)　吡喹酮为本病首选药物,具有疗效高,毒性低,反应轻,在体内吸收、代谢、排泄快等优点。治疗剂量为每次20mg/kg,每日3次,连服2~3日。此药物的不良反应一般轻微且短暂,当胆管内华支睾吸虫被大量驱出时,有时可引起胆绞痛。虫卵转阴率几乎达100%。

2. 阿苯达唑(albendazole)　阿苯达唑又名肠虫清,对本病亦有较好疗效。每日10~20mg/kg,分2次服,7日为1疗程。虫卵阴转率可达95%以上。

3. 外科治疗　患者并发急性或慢性胆囊炎、胆石症或胆道梗阻时,即给予手术治疗。继发细菌感染者,同时加用抗菌药物,术后应继以病原治疗。

【预防】

一、控制传染源

应开展对本病流行病学调查,及时治疗患者病畜,以控制或消灭传染源。

二、切断传播途径

加强粪管水管管理,不用未经处理的新鲜粪

便施肥，不随地大便；不在鱼塘上或河边建厕所。应禁止用粪便喂鱼，以防虫卵污染水体。开展卫生宣教，改变不良饮食习惯，不生食或半生食鱼、虾。

（任红 蔡大川）

参考文献

1. 李梦东，王宇明. 实用传染病学，第三版. 北京：人民卫生出版社，2004.
2. 杜洪臣，刘忠智，武立杰，等. 华支睾吸虫病 2840 例临床分析. 中国实用医药，2008，3(25)：96.
3. 何志伟，赵学文，王任国，等. 肝吸虫病的 CT 诊断(附 40 例报道). 海南医学，2009，20(8)：40-42.
4. 马云祥，王昊. 60 年来我国华支睾吸虫病流行病学新进展. 国际医学寄生虫病杂志，2009，36(5)：362-367.
5. Bae YA, Cai GB, Kim SH, *et al*. Expression pattern and substrate specificity of *Clonorchis sinensis* tyrosinases. Int J Parasitol, 2013, 43(11): 891-900.
6. Qian MB, Yap P, Yang YC, Liang H, *et al*. Efficacy and safety of tribendimidine against *Clonorchis sinensis*. Clin Infect Dis, 2013, 56(7): e76-e82.

第五节 肝片形吸虫病

肝片形吸虫(*Fasciola hepatica*)系牛羊及其他哺乳动物胆管内的常见寄生虫，人体亦可因生食水生植物或饮用生水而被感染，由肝片形吸虫所致的疾病称肝片形吸虫病(fascioliasis hepatica)。急性期有高热、腹痛及肝大，慢性期可出现阻塞性黄疸，并发胆道出血，长期重复感染会导致胆汁性肝硬化。

【病原学】

肝片形吸虫与姜片虫同属片形科(*Fasciolidae*)，是大型吸虫之一。寄生于人体的肝片形吸虫有属于片形科片形属的肝片形吸虫(*Fasciola hepatica*)和巨片形吸虫(*F. gigantica*)两种。该虫成虫形态背腹扁平，呈叶状，长约 50～60mm。活时成虫呈红色，可蠕动变形。虫体前端有一头锥，头锥下为口吸盘。腹吸盘稍大，与口吸盘的位置相近。虫体全身体表有皮棘。两种肝片形吸虫形态相似，巨片形吸虫与肝片形吸虫体宽几乎相同，但体长大于后者。其与姜片虫的不同点有：①成虫较狭长，体前端有一锥形突起称头锥；②腹吸盘较小，不甚明显，位于头锥基部水平；③肠支有许多侧分支；④睾丸两个，分支很细，约占虫体面积二分之一；⑤卵巢较小，分支细。

肝片形吸虫成虫寄生于终宿主(食草类动物)肝胆管内，中间宿主为椎实螺类，在我国已证实的有：截口土蜗(*Galba truncatula*)、小土蜗(*G. pervia*)、耳萝卜螺(*Radix auriculata*)及斯氏萝卜螺(*R. swinhoei*)。生活史包括胞蚴Ⅰ～Ⅱ代和雷蚴Ⅰ～Ⅲ代。尾蚴自螺体逸出后在水草等水生植物上形成囊蚴。囊蚴被终宿主食入后在肠中脱囊成后尾蚴，其穿过肠壁，经腹腔侵入肝脏而转入胆管，也可经肠系膜静脉或淋巴管进入胆管。在移行过程中，部分童虫可停留在各种脏器如肺、脑、眼眶及皮下等处异位寄生，造成损害。自感染囊蚴至成虫产卵最短需 10～11 周。成虫每日可产卵约 20 000 个。在绵羊体内寄生的最长记录为 11 年，在人体可达 12～13 年。

【流行病学】

肝片形吸虫呈世界性分布。国外个别地区有局部流行区存在。肝片形吸虫广泛分布于温带，但亦见于澳大利亚、南美、北非和非洲、亚洲的热带高原地区。我国华北和西北一带的羊以肝片形吸虫较为普遍，华南和华中的牛以巨片形吸虫为常见，而云南山羊主要以肝片形吸虫为主。在我国，人群感染率为 0.002%～0.171%，散发于 15 个省市，其中以甘肃省为最高。估计全国感染人数为 12 万左右。

肝片形吸虫寄生的宿主甚为广泛，除牛、羊外，亦可寄生于猪、马、犬、猫、驴、兔、猴、骆驼、大象、熊及鹿等动物。因自然因素不同，本病流行程度亦有不同，一般以多雨的年份特别严重，因为雨水多、水位高，螺类容易繁殖；虫卵易落入水中，进行孵化；还可使囊蚴广泛散布，严重污染水草，易被宿主吞食。南方适于虫卵和幼虫发育的季节，也正是中间宿主大量繁殖的季节。人体感染多因生食水生植物如水田芹等茎叶。

【发病机制】

肝片形吸虫引起的损害主要表现在两个方面：①童虫移行期对各脏器特别是肝组织的破坏，引起肝的炎症反应及肝脓疡，出现急性症状如高热、腹痛、荨麻疹、肝大及血中嗜酸性粒细胞增多等；②成虫对胆管的机械性刺激和代谢物的化学性刺激而引起胆管炎症、胆管上皮增生及胆管周围的纤维化。胆管上皮增生与虫体产生大量脯氨酸有关。胆管纤维化可引起阻塞性黄疸,肝损伤可引起血浆蛋白的改变(低蛋白血症及高球蛋白血症),胆管增生扩大可压迫肝实质组织引起萎缩、坏死以至肝硬化,还可累及胆囊引起相应病变。

【临床表现】

自囊蚴经口感染至出现临床症状为潜伏期。潜伏期长短与感染囊蚴的数量及宿主反应有关,一般在数日至2~3月不等。肝片形吸虫感染者的临床表现可分为急性、潜隐及慢性3个时期。亦有少数为无症状带虫者。

一、急性期

相当于童虫在组织中的移行过程,亦称侵袭期。发生在感染后2~12周不等,突发高热、腹痛,体温可在38~40℃之间,可持续1~2周,长者可达8周以上。腹痛以右上腹痛为主,并可因咳嗽或活动加剧,常放射至肩部。常伴有胀气、呕吐、腹泻或便秘等消化道症状。肝大、贫血和血中嗜酸性粒细胞明显增高等表现。有些患者还可出现肺部和皮肤变态反应症状。

二、潜隐期

通常在感染后4个月左右,相当于虫体已进入胆管。患者的急性症状减退或消失,在数月或数年内无明显不适,或稍有胃肠道不适症状,而病变在发展之中。

三、慢性期

为成虫因寄生胆管内导致胆管炎和胆管上皮增生这一阶段,亦称阻塞期。以成虫阻塞胆管,摄取宿主营养以及虫体分泌物对胆管上皮的刺激引起的症状为主。主要有乏力、右上腹疼痛或胆绞痛、恶心、厌食脂肪食物、贫血、黄疸和肝大并有触痛等表现。慢性期患者最常见的体征之一是贫血,其原因与成虫吸血及寄生过程对胆管上皮损伤引起出血有关,粪便隐血实验常为阳性。

四、异位损害

又称肝外肝片形吸虫病。童虫在腹腔中移行时,可穿入或随血流到达肺、胃、脑、眼眶及皮下等处。常在手术后始获确诊。在有生食牛、羊肝习惯的地方,虫体可寄生在咽部,引起咽部肝片形吸虫病。

【实验室及辅助检查】

一、病原学检查

粪便和十二指肠引流液镜检获虫卵是确诊肝片形吸虫病的根据,但应与姜片虫卵、棘口吸虫卵相鉴别。

二、免疫学检查

对急性期胆管阻塞的患者以及异位寄生的病例,采用免疫学检测有助于本病的诊断。如酶联免疫吸附试验(ELISA)、间接血凝试验(IHA)及间接荧光抗体试验(IFA)等方法检测患者血清中的特异性抗体均有较高的敏感性。但须注意免疫实验中与其他蠕虫抗原可能的交叉反应。

三、血常规和肝功能等检查

血中白细胞总数及嗜酸性粒细胞增多,尤以急性期明显;血沉较快,ALT、AST升高;胆管阻塞期则可见血清胆红素显著增高;慢性患者有明显血浆蛋白改变,总蛋白可在正常范围内,但表现为低白蛋白和高免疫球蛋白血症,后者以IgG为主,亦可见IgM及IgE升高。

【诊断与鉴别诊断】

需注意询问患者相关生活史,尤其是饮食史;在流行地区,具有上述症状,外周血中嗜酸性粒细胞明显增多,伴有上腹部阵发性疼痛者应怀疑本病的可能;实验检查以粪便内或十二指肠引流液内虫卵检查为主。腹腔镜检查有助于诊断。逆行胰胆管造影(ERCP)可见肝内造影剂异常牵拉像。B超、CT或MRI肝扫描亦可见肝内占位性病变。

本病须与胆道结石、胆道炎症引起的上腹痛鉴别。

【治疗】

治疗患者的药物首选硫双二氯酚(bitin),每日30~50mg/kg,连用10~15次。其他药物有吡喹酮、阿苯哒唑及三氯苯哒唑等。一般患者经及时治疗,预后良好。因本病致死者临床罕见。

【预防】

预防人体感染主要是注意饮食卫生，勿生食水生植物。

（任红　蔡大川）

参 考 文 献

1. 李梦东，王宇明. 实用传染病学. 第三版. 北京：人民卫生出版社，2004.
2. 张国丽，苏慧勇，周俊，等. 片形吸虫病11例临床分析. 传染病信息，2012，25(4)：242-246.
3. McVeigh P，Maule AG，Dalton JP，*et al*. *Fasciola hepatica* virulence-associated cysteine peptidases：a systems biology perspective. Microbes Infect，2012，14(4)：301-310.
4. Robinson MW，Dalton JP，O'Brien BA，*et al*. *Fasciola hepatica*：the therapeutic potential of a worm secretome. Int J Parasitol，2013，43(3-4)：283-291.

第六节　姜片虫病

姜片虫病（fasciolopsiasis）系由布氏姜片吸虫（*Fasciolopsis buski*）寄生于人、猪肠内所致的人兽共患寄生虫病。以腹痛、腹泻、消化功能紊乱为主要表现。

【病原学】

姜片虫呈椭圆形、扁平似生姜片，虫体大而肥厚，呈肉红色，雌雄同体，是寄生于人体最大的吸虫。虫体长达20～75mm，宽8～20mm，厚达0.5～3mm。成虫有口及腹吸盘各一个，两吸盘相距较近，口吸盘位于虫体前端，腹吸盘呈漏斗状、较大、肉眼可见。成虫每日产卵约25 000个，虫卵为椭圆形，约130μm×80μm，为人体蠕虫卵中最大者，卵内含有一个未分裂的卵细胞和20～40个卵黄细胞，呈棕黄色或淡黄色。

姜片虫需有两个宿主（扁卷螺及人或猪）才能完成其发育、繁殖的生活史。虫卵随粪便排出体外后，在自然界水中的适宜温度（26～32℃）与湿度下，经3～7周发育成毛蚴孵出。毛蚴侵入其中间宿主扁卷螺，经胞蚴、母雷蚴、子雷蚴等阶段发育成尾蚴，尾蚴从螺体内逸出吸附在水生植物如菱角、荸荠、藕节的表面，蜕去尾部成囊蚴。自毛蚴侵入扁卷螺需25～59日发育成尾蚴而逸出。当终宿主人或猪生食受染的水生植物时，囊蚴进入人体或猪体，在小肠经消化液和胆汁作用下，囊壁破裂，尾蚴逸出，藉助吸盘吸附于十二指肠或空肠上段黏膜上吸取营养，约经1～3月发育为成虫并产卵。成虫的寿命在人体内一般为4～4.5年之久，在猪体内约为1年。

【流行病学】

本病是地方性感染病，流行于亚洲的温带与热带地区，如东南亚各国。我国除东北、内蒙古、新疆、西藏、青海和宁夏外，其余18个省（自治区）均有人或猪姜片虫病流行，以水乡为主要流行区，并取决于居民是否有生食水生植物的习惯。感染有明确季节性，一般发生在9～11月份。

一、传染源

患者和受感染的猪为本病主要传染源，猪又是姜片虫的保虫宿主。

二、传播途径

流行区人群因生食含有囊蚴的水生植物而被感染，也可能因饮用带有囊蚴的水而被感染。常见的水生植物有大红菱、大菱、四角菱、荸荠和茭白。流行区多以水浮莲等喂猪，故猪的感染率很高。

三、人群易感性

人群普遍易感，5～20岁的儿童与青少年发病率最高。但在重流行区，60岁以上的人群感染率亦很高。感染后人对再感染无明显保护性免疫。

【发病机制与病理改变】

主要为机械性损伤及虫体代谢产物被吸收后所致的变态反应和毒性反应。成虫以强大的腹吸盘吸附在十二指肠和空肠上段黏膜上，可致被吸附的黏膜及邻近组织发生炎症、充血、水肿、点状充血，甚至形成溃疡或脓肿。病变部位黏膜与黏膜下层可见淋巴细胞、中性粒细胞、嗜酸性粒细胞浸润。虫体代谢产物可致过敏反应，血中嗜酸性粒细胞增多。虫体大量摄取肠道内养分，致使患者的消化功能障碍和营养不良。姜片虫数量很多时，可成团堵塞肠腔，形成肠梗阻。

【临床表现】

潜伏期为1～3个月。感染轻者多无症状或

症状轻微，如食欲缺乏，偶有上腹部不适。中、重度者可有恶心、呕吐、食欲减退等胃肠道症状。常有间歇性上腹部隐痛，少数为脐周痛，发生于早晨空腹或饭后，偶有剧痛或绞痛。可有腹泻、或腹泻与便秘交替出现。腹泻每日数次、量多、奇臭，内含未消化的食物。更重者，如儿童，可出现全身乏力、精神萎靡、消瘦、贫血，有不同程度的水肿。不少患者有自动排虫史或吐虫史。儿童常有神经症状如夜间睡眠不好、磨牙、抽搐。少数患者由于长期慢性腹泻水样便或黏液血便，引起严重营养不良、继发肠道和肺部感染而发热，并可发展至全身衰竭而死亡。大量感染者（虫体数可达数千条）可因虫体成团而并发肠梗阻。

【实验室检查】

一、血象

患者血象呈轻度贫血，白细胞计数稍高，嗜酸性粒细胞增高，可达10%～20%。

二、粪便检查

直接涂片法或沉淀集卵法可找到姜片虫卵，因姜片虫卵大，易于发现。

【诊断】

凡在姜片虫流行区有生食水生植物史，伴有消化不良、慢性腹泻、上腹部隐痛、食欲减退等胃肠道症状及营养不良者，应考虑本病。粪便中查出姜片虫卵或在呕吐物中发现成虫时，可确诊此病。

【治疗】

一、一般治疗

本病预后良好。重症患者应先加强支持疗法，改善营养，纠正贫血，然后进行驱虫治疗。

二、驱虫治疗

（一）吡喹酮（praziquantel）

可作为治疗本病的首选药物，具有高效、低毒、使用方便等优点，且不良反应轻微。常用剂量为10～20mg/kg，分早、中、晚三次口服，一日内服完。治疗后一个月虫卵阴转率为97.5%～100%。

（二）硫氯酚（bithionolsulfoxide）

成人剂量为3g，儿童为50mg/kg，晚间顿服或连服2晚，便秘可加服泻剂，一次服药后疗效可达70%以上。

（三）其他

槟榔煎剂、硝硫氰胺亦有一定疗效。

【预防】

针对本病的流行环节提出预防措施，加强卫生宣传教育。

一、管理传染源

普查、普治患者，直至治愈。流行区内的猪应加以圈养。猪姜片虫病应给予药物如吡喹酮等治疗。

二、切断传播途径

教育儿童不要生食菱角、荸荠等水生植物，不喝生水。猪食的青饲料或其他水生植物应煮熟后喂食，管好猪粪。养殖水生植物的池塘禁用新鲜粪便，粪便应经无害化灭卵处理后方可使用。积极开展养鱼灭螺或化学灭螺。

（任红　蔡大川）

参考文献

1. 李梦东，王宇明. 实用传染病学. 第三版. 北京：人民卫生出版社，2004.
2. 向才碧，张青松，张登斌，等. 我国人群感染片形吸虫的调查分析. 职业与健康，2003，19（11）：90.
3. 张勇，杨佐南，蒋宁，等. 24例姜片虫病感染早期患者的临床症状及胃镜下表现. 中华传染病杂志，2009，27（8）：500-501.
4. Lee TH，Huang CT，Chung CS. Gastrointestinal：*fasciolopsisbuski* infestation diagnosed by upper gastrointestinal endoscopy. J Gastroenterol Hepatol，2011，26（9）：1464.
5. Bhattacharjee HK，Yadav D，Bagga D. Fasciolopsiasis presenting as intestinal perforation：a case report. Trop Gastroenterol，2009，30（1）：40-41.

第七节　丝虫病

丝虫病（filariasis）系指由丝虫寄生于人体淋巴系统、皮下组织或浆膜腔所致的寄生虫病。临床上早期主要表现为反复发作的淋巴管炎和淋巴结炎，晚期为淋巴管阻塞引起的不同部位淋巴水肿、象皮肿和睾丸鞘膜积液。治疗特效药为乙胺嗪。本病流行面广，危害严重但当前发病率显著下降。

【病原学】

对人致病的丝虫有 8 种,其中寄生于淋巴系统的有班氏丝虫、马来丝虫及帝纹丝虫,寄生于皮下组织的有盘尾丝虫、罗阿丝虫及链尾丝虫,寄生于腹腔或其他浆膜腔的有常现丝虫及欧氏丝虫。我国仅有班氏丝虫(*Wuchereria bancrofti*)及马来丝虫(*Brugia malayi*)两种。

成虫为乳白色细长的圆形线虫,头部钝圆稍膨大,尾部细而弯曲,雌雄异体,常缠绕在一起。流行于我国的马来丝虫与班氏丝虫形态相似,主要不同点为马来丝虫虫体较细短,雄虫泄殖腔两侧乳突数较少,交合刺较小,形状、结构略异常。

受精卵在雌虫子宫内直接发育为幼虫,称为微丝蚴。班氏微丝蚴和马来微丝蚴形态显著不同,藉此可判断所感染丝虫的种类。主要区别在于(图 23-7-1):①班氏微丝蚴较细长,马来微丝蚴细短;②班氏微丝蚴虫体柔和,弯曲自然,无小弯;马来微丝蚴较硬,大弯以前常有小弯;③班氏微丝蚴头端空隙较短,长宽基本相等;马来微丝蚴头端空隙较长,长度较宽度大 1~2 倍;④班氏微丝蚴体核排列整齐,彼此分开;马来微丝蚴体核排列不整齐,核与核聚集;⑤班氏微丝蚴排泄孔与肛孔均较小,马来微丝蚴则较大;⑥班氏微丝蚴尾部尖细,无尾核;马来微丝蚴有尾核 2 个,前后排列,有尾核处较膨大。

微丝蚴自雌虫逸出后,大多进入血循环,且具

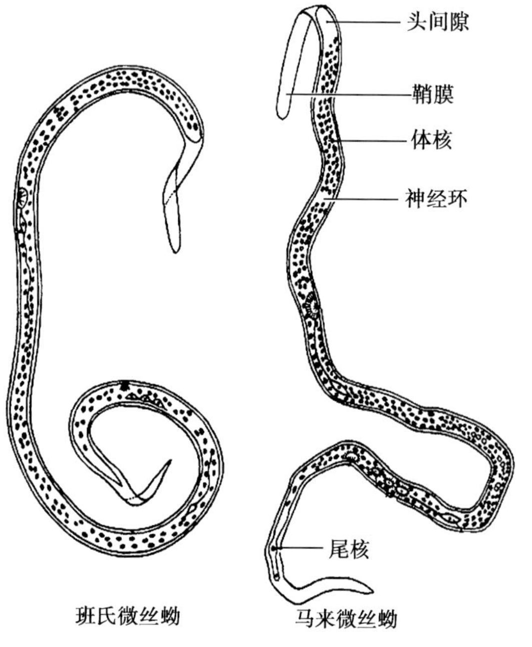

图 23-7-1　丝虫微丝蚴

有明显周期性,白日微丝蚴聚集于肺部毛细血管中,夜间出现于外周血循环。马来微丝蚴从晚 8 时至次晨 4 时达高峰;班氏微丝蚴从晚 10 时到次晨 2 时达高峰,这种周期性发生的机制尚未阐明。微丝蚴不能在人体内发育为成虫,必须在蚊体内完成其幼虫期发育,并经蚊虫叮咬感染另一宿主,才能发育为成虫。

幼虫在蚊体内,成虫在人体内发育。蚊虫为中间宿主。媒介蚊吸吮微丝蚴阳性的血液时,微丝蚴随血进入蚊体内发育成感染期幼虫,到达蚊的下唇,此时当蚊再吸血时,幼虫进入人体后迅速侵入淋巴管,并随淋巴液移行到淋巴结,在淋巴系统中发育为成虫。自幼虫侵入人体至微丝蚴出现于外周血液,马来丝虫约需 3 个月,班氏丝虫则需 6~12 个月。

成虫寿命 10~15 年,微丝蚴在人体内可存活 2~3 个月。

【流行病学】

丝虫病是一种全球性感染病,全世界感染者约 1.2 亿,其中约 2/3 在亚洲,被世界卫生组织(WHO)列为第二位的长期或永久性致残的原因。我国曾是丝虫病流行最严重的国家之一,在 20 世纪 50 年代后期及 70 年代初期的两次全国调查中显示,丝虫病流行遍及我国中部及南部 16 个省、自治区、直辖市的 861 个县、市(未包括台湾省),其中班氏丝虫病 462 个县、市,马来丝虫病 221 个县、市,两种丝虫病兼有的 181 个县、市。除山东及台湾为单纯班氏丝虫病流行外,其余均为班氏及马来两种丝虫混合感染。长江以北主要是班氏丝虫,长江以南则两种丝虫同时存在。据流行病学调查估计,我国未进行防治前共有丝虫病患者 3099.4 万人,其中 2559.4 万人为有传染性的微丝蚴血症者,540 万人有淋巴系统急性炎症或淋巴水肿和象皮肿、鞘膜积液及乳糜尿等慢性丝虫病临床表现,受威胁人口约 3.3 亿。

1949 年新中国成立以来,党和政府十分重视丝虫病防治,其列入优先防治的疾病之一,各流行区开展了大规模的调查和防治工作。在疫情严重,且缺乏可资借鉴防治经验的情况下,我国研究者针对丝虫病传播与流行的重要环节,以丝虫病的病原与媒介生物学、流行病学特点与传播规律的研究为基础,深入现场,防治结合,经过半个世纪努力,实施"通过群体化疗以消灭传染源"为主

导的防治策略,2006 年我国向 WHO 递交了"中国消除淋巴丝虫病国家报告",并于 2007 年 WHO 认证确认我国实现了全国消除丝虫病。然而,近年来调查研究发现:①丝虫病传播阻断后,少数残存疫点的居民微丝蚴血症阳性率达 1.81%,仍属于低度流行区;②来自于残存疫点的外来务工人员中存在个别输入性微丝蚴血症者,随着流动人口增加,需警惕这些输入性病例的传播;③部分地区蚊虫的感染率仍在 0% ~0.06% 或更高。因此,我国丝虫病的防治任务尚未结束,还尚需密切检测,防止疫情发展,特别要加强对外来务工人员中输入性病例的监测和治疗。

一、传染源

血中有微丝蚴的患者及无症状的带虫者为本病的主要传染源。人是班氏丝虫的唯一终宿主及储存宿主。马来丝虫除在人体寄生外,还可在猴、猫及穿山甲等动物体内寄生;这些动物可成为马来丝虫的主要储存宿主及可能传染源。

二、传播途径

蚊虫叮咬为主要传播途径。我国班氏丝虫的主要传播媒介,在北纬 32 度以北为淡色库蚊,以南为致倦库蚊;马来丝虫传播媒介则以中华按蚊及雷氏按蚊嗜人亚种为主。

三、易感人群

进入流行区的人普遍易感。男女发病无差别。病后可获一定程度的低水平免疫力,但不能阻断再次感染的发生。

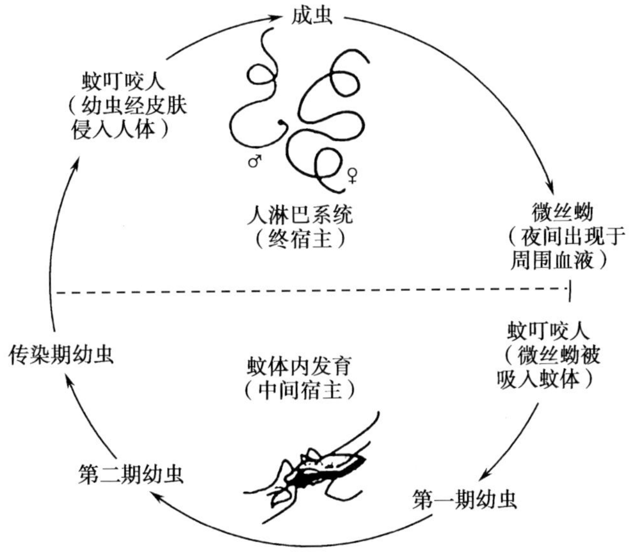

图 23-7-2　丝虫生活史

夏秋季节气温高,湿度大,雨量丰富,适于蚊虫繁殖及微丝蚴在蚊体内发育,故每年 5 ~6 月为丝虫病高发季节。环境卫生差,住室拥挤,生活工作条件潮湿或多露宿者发病率较高。

热带及亚热带终年均可见发病。

【发病机制】

丝虫病的发生与发展与多种因素有关,包括宿主的机体反应性、感染虫种、数量与程度、虫体的发育阶段、重复感染的次数、寄生部位及虫体成活情况等。目前认为丝虫的成虫、感染期蚴、微丝蚴对人体均有致病作用,其中以成虫为主。虽然丝虫病的具体发病机制至今仍未完全阐明,但多认为与幼虫蜕皮、成虫分泌物及代谢产物引起的宿主的机体免疫反应有关,主要是Ⅰ型及Ⅲ型变态反应。同时,由于丝虫与宿主免疫系统相互作用较为复杂,常导致不同的免疫结局(图 23-7-3):①阻止感染;②特异性 T 细胞应答不足及抗原呈递细胞(APC)功能的改变;③慢性感染;④防止免疫病理反应;⑤抗炎的旁路抑制。

近年来研究表明丝虫病慢性症状与体征的产生与宿主对丝虫抗原免疫应答特别增强有关,这种高度免疫应答所致的局部强烈炎症反应可使宿主组织受损。象皮肿的形成可能与宿主对死亡成虫强烈的细胞免疫应答相关;而淋巴水肿则可能与活成虫产生的某些抗原性物质与宿主体液免疫和细

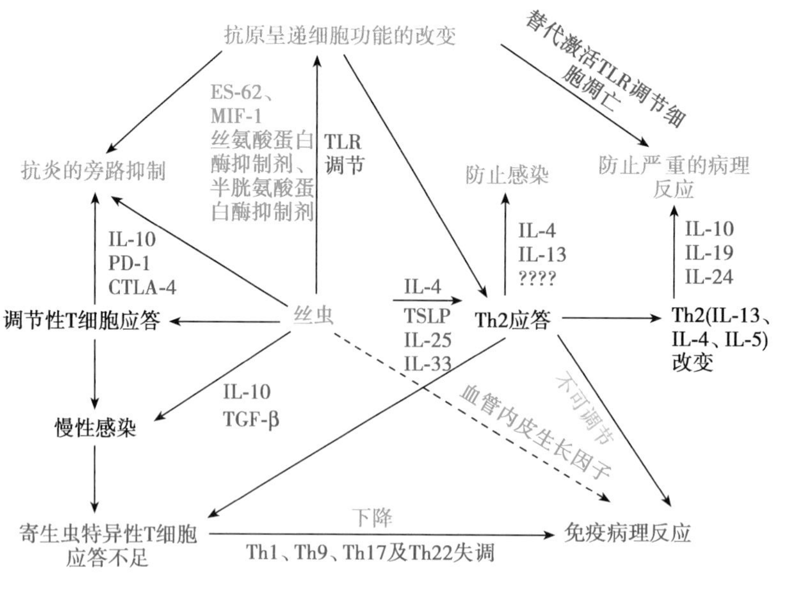

图 23-7-3　丝虫感染的免疫应答调节

注：程序性死亡分子 1（PD-1）；细胞毒性 T 淋巴细胞相关抗原 4（CTLA-4）；胸腺基质淋巴细胞生成素（TSLP）；Toll 样受体（TLR）；转化生长因子 β（TGF-β）；辅助性 T 细胞（Th）；白细胞介素（IL）

胞免疫应答相互作用导致淋巴引流不畅有关。

【病理改变】

丝虫病的病变主要由成虫所致。微丝蚴与主要病变关系不大，但可导致热带嗜酸性粒细胞增多症；大量微丝蚴在短期死亡时，可产生全身性过敏反应及局部损伤性炎症；当并发细菌感染时，丝虫病的表现更为复杂。

感染期幼虫随蚊咬后钻入人体，经 4 次蜕皮，辗转到达人体淋巴系统发育为成虫。在此发育阶段，幼虫和成虫所产生的代谢产物及成虫本身的机械性刺激均能导致局部淋巴管炎、淋巴结炎及全身过敏反应，如发热及嗜酸性粒细胞增多等。淋巴结内虫体周围有以嗜酸性粒细胞、淋巴细胞及巨噬细胞等浸润为主的肉芽肿样变化，炎症反复发作导致淋巴窦纤维组织增生，从而导致淋巴结阻塞。丝虫寄生的淋巴管早期呈现内膜肿胀，内皮细胞增生，管壁及周围组织有以嗜酸性粒细胞、淋巴细胞为主及少数中性粒细胞的炎细胞浸润；最后因纤维组织增生，管壁变厚，导致淋巴管阻塞。成虫死亡时，引起局部炎症反应，组织坏死，并有大量嗜酸性粒细胞积聚而形成嗜酸性脓肿。继淋巴管的阻塞性病变后，淋巴回流障碍，导致淋巴管曲张及象皮肿。在丝虫病后期，链球菌及葡萄球菌感染是病变恶化的重要因素。早期的炎性病变与晚期的阻塞性病变常交叉混合出现。

【临床表现】

丝虫病的临床表现轻重不一。50% ~70% 无症状感染者，仅血内有微丝蚴而不表现临床症候。潜伏期 4 月 ~1.5 年，平均半年。

一、早期（急性炎症期）

（一）淋巴管及淋巴结炎

班氏和马来丝虫病急性期的临床表现之一，大多发生于下肢，常呈周期性发作，每月或数月发作一次，每次发作多在劳累之后，以夏秋多见。淋巴结炎可单独发生，亦可与淋巴管炎同时发生。发作时伴有发热（38 ~39℃），腹股沟或股部淋巴结肿痛，然后沿大腿内侧淋巴管有一红线自上向下蔓延发展，即所谓“逆行性淋巴管炎”。当炎症波及皮内毛细淋巴管时，局部皮肤出现一片弥漫性红肿、发亮，有压痛及灼热感，称“丹毒样皮炎”，俗称“流火”。一般持续 2 ~3 日即自行消退，如继发细菌感染，可形成脓肿。

（二）丝虫热

系指急性发热性发作，表现为畏寒、寒战及发热，体温常为 38 ~39℃，局部体征不明显，有时伴腹痛，可能为深部淋巴管炎和淋巴结炎所致。周期性发作，每年发生 6 ~10 次，每次持续 3 ~7 日。

（三）精索炎、附睾炎及睾丸炎

见于班氏丝虫病。表现为反复发作的发热和

一侧腹股沟向下蔓延的阴囊疼痛，放射至大腿内侧。睾丸和附睾肿大，有压痛、精索上有结节性肿块，压痛明显，炎症于数日内自行消退，肿块变小变硬。反复发作使肿块逐渐增大。

（四）肺嗜酸性粒细胞浸润综合征

又称“丝虫性嗜酸性粒细胞增多症”（filarial hypereosinoplhilia）。表现为畏寒、发热、咳嗽、哮喘及淋巴结肿大等。肺部有游走性浸润灶，胸片示肺纹理增粗及广泛粟粒样斑点状阴影，痰中可见嗜酸性粒细胞及夏科-雷登结晶。周围血液嗜酸性粒细胞计数可达 $3\times10^9/L$ 以上，占白细胞总数的 20%～80% 不等。周围血液中较难找到微丝蚴，但有高滴度抗丝虫抗体及 IgE 增高。乙胺嗪治疗有效。

感染丝虫后 6～12 个月血液中可找到微丝蚴；如不治疗，微丝蚴血症可持续 10 年左右。Lin 等实验报告人感染班氏丝虫 7 日后发生全身皮肤瘙痒，继之有淋巴结炎，手及腹部肿胀，轻度发热持续近 3 个月，嗜酸性粒细胞持续增高，可有荨麻疹和血管神经性水肿；142 日首次检出微丝蚴血症。

二、晚期（淋巴阻塞性病变期）

晚期临床表现多由淋巴系统增生及阻塞所致。但炎症仍反复出现，因此多数病例炎症与阻塞性病变常交叉或重叠出现。

（一）淋巴结肿大及淋巴管曲张

反复发作的淋巴结炎和淋巴结内淋巴窦曲张导致淋巴结肿大，肿大的淋巴结及其周围向心性淋巴管曲张常于腹股沟处形成肿块，触诊似海绵样包囊，中有硬核感觉，穿刺可得淋巴液，有时可找到微丝蚴。精索淋巴管曲张常互相粘连而成索状，触诊不易与精索静脉曲张相鉴别，且二者可同时存在。

（二）鞘膜积液

主要是睾丸鞘膜腔积液，系班氏丝虫病最常见的慢性体征。患者主诉患部坠胀沉重，外观阴囊肿大，个别大如儿头或排球，不对称，皮肤紧张，表面光滑，皱褶消失，肿物卵圆形，囊样，无压痛，同侧睾丸不易触及（图 23-7-4）。1983 年刘心机等观察 202 例鞘膜积液患者，其中 59 例（29.2%）双侧鞘膜积液，182 例（90.1%）睾丸外周积液，20 例（9.9%）精索和睾丸下方的鞘膜腔内积液。检查其中 58 例，一般积液量为 300ml 以内，最多达 700ml，多数积液量为黄色透明的淋巴液，少量呈乳糜、血性或棕色；少数患者的积液内可查见微丝蚴。

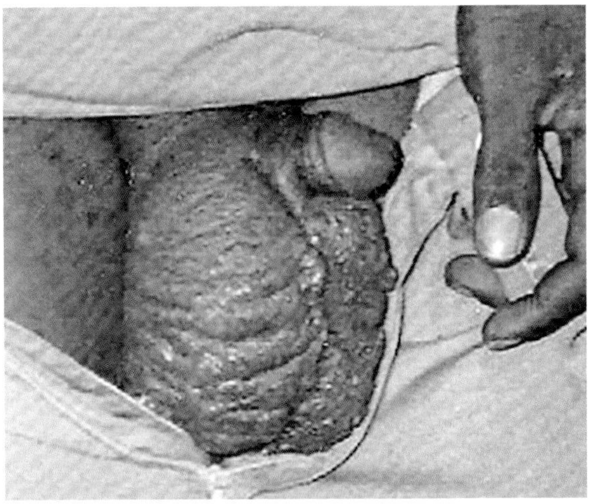

图 23-7-4　丝虫病的睾丸鞘膜腔积液

（三）乳糜尿

乳糜尿为班氏丝虫病常见临床表现之一。乳糜尿常间歇发生，间歇期短仅数日，长至数年，少数患者可长期持续不愈。单纯性乳糜尿的尿液呈乳白色，或因混有血液而呈粉红色、淡血色甚至全血色。尿液的混浊度常因运动、进食脂肪等而异。一般晨尿较清，午后较浊。如尿内有凝块，可导致排尿困难。忌脂肪饮食和休息后症状可减轻或消失；反之，高脂肪饮食及过度劳累可致复发。1988 年陈敬亭分析山东省 333 例乳糜尿患者的发病规律，发现 76.7% 的患者呈不规则间歇发作，5.7% 呈有一定规律的间歇发作，15.6% 持续 3 年以上且间歇不足 1 个月即发作一次。

乳糜尿静置后不久可分为三层，上层为脂肪，呈胶状凝块于表面；中层为乳白色或白色较清之液体，常混有小凝块；下层为沉淀物，含红细胞和白细胞。

公茂庆等（1922 年）检测 93 例患者的乳糜尿，均含有蛋白，其中 59.1%（55/93）的蛋白含量为 0.21～2.00g/L，最多达 6.25g/L。上海市第一人民医院（1976 年）观察证实，大多数乳糜尿中含有淋巴细胞，而这些患者血中淋巴细胞常低于正常水平。山东省寄生虫防治研究所（1983 年）报道，在 60 例患者中，3 例的乳糜尿中查见微丝蚴。

（四）淋巴水肿及象皮肿

班氏丝虫病的重要临床表现。好发部位依次为肢体（尤以下肢为多见）、外生殖器及乳房（图

23-7-5)。淋巴水肿为皮下淋巴积液的泛称,局部肿胀,皮肤紧张,按之有凹陷,有坚实感。下肢象皮肿又称象皮腿,单侧或双侧,患部肿大,皮肤粗厚、干燥,坚实感加重,汗毛脱落,肤色加深变暗。病情进一步发展可出现瘤状隆起和结节以及疣状赘生物,肿大处出现深沟皱褶,外观呈畸形。下肢象皮肿易遭继发感染而引发急性淋巴结及淋巴管炎。

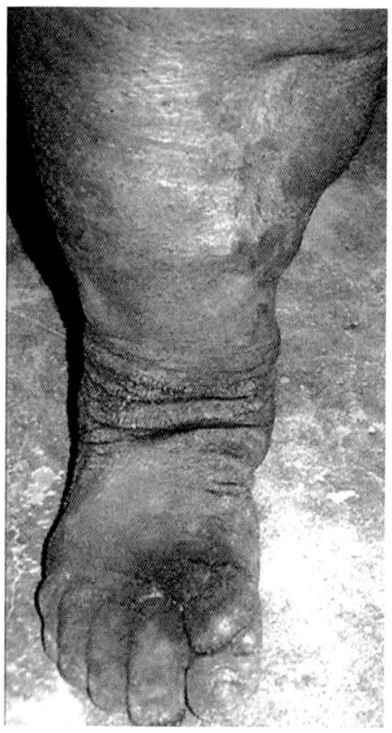

图 23-7-5　淋巴丝虫病下肢象皮肿

在 2000 年 WHO 的淋巴丝虫病防治教材中,将下肢淋巴水肿分为七期:①Ⅰ期:肿胀经休息过夜可消退;②Ⅱ期:肿胀经休息过夜不能消退;③Ⅲ期:患部有浅的皱褶;④Ⅳ期:患部有瘤状隆起及结节;⑤Ⅴ期:患部有深沟皱褶;⑥Ⅵ期:患部有疣状增生;⑦Ⅶ期:患者因严重象皮肿导致生活不能自理。

(五) 其他临床表现

1. 乳房丝虫性结节　我国部分班氏丝虫病流行区已报道乳房丝虫性结节数百例,患者多为 16～70 岁农村妇女,以 30～49 岁为最多。结节多为单侧单发,少数病例有 2～3 个结节,偶见双侧结节。结节生长缓慢,一般如蚕豆大小,无触痛或局部略有压痛。急性期皮肤微红,少数有橘皮样变。有报道 131 例患者半数以上曾被误诊为各种乳房肿瘤,病理学检查 126 例的结节中有丝虫成虫。

2. 眼部丝虫病　眼前房及眼睑曾发现班氏丝虫成虫,前房中有大量渗出物,穿刺液中可见微丝蚴。我国报道证实为班氏丝虫所致的眼部丝虫病 5 例。

3. 肾损害　1992 年 Dreyer 等报道 20 例住院的班氏丝虫微丝蚴血症者半数有血尿(或)蛋白尿。给予乙胺嗪治疗后,90% 的患者出现上述临床表现。

4. 其他　与班氏丝虫病有关的其他特殊临床表现尚有胸腹腔乳糜积液、乳糜腹泻、乳糜血痰、心包炎、多发性关节炎、肝脓肿及骨髓内检查见微丝蚴等。

马来丝虫病的临床表现与班氏丝虫病相似,但由于马来丝虫的成虫主要寄生于四肢浅部淋巴系统,尤以下肢为多见,故显示以下特点:①急性淋巴结、淋巴管炎的发作次数较频,病程较长,症状亦较重;②下肢急性炎症和淋巴水肿、象皮肿以小腿及足部为主,极少累及大腿;③无鞘膜积液、乳糜尿、阴囊象皮肿等因深部淋巴回流障碍所致的症状和体征。

【实验室检查】

一、白细胞计数与分类

早期伴有过敏反应的患者,白细胞总数常在 $(10\sim20)\times10^9/L$,以嗜酸性粒细胞增加为主。伴有细菌感染者可有中性粒细胞显著增高。

二、血液微丝蚴检查

血液中找到微丝蚴是诊断早期丝虫病的唯一可靠方法。我国的丝虫病防治技术方案规定晚上 9 时开始采血,凌晨 2 时前结束。方法有三:①厚血膜法:20 世纪 50 年代后期起,即确定采血量为 60μl(约 3 大滴);于 20 世纪 80 年代起又统一规定为 120μl,即 6 大滴双片法。在普查中普遍采用耳垂采血。对血片进行吉姆萨染色和苏木素染色多应用于流行病学调查、鉴别虫种和教学标本制作;丝虫病防治普查采用的是简便、价廉的硼砂美蓝染色法;②鲜血法:取耳垂血 20μl,在低倍镜下找微丝蚴。阳性者可见微丝蚴自由摆动,前后卷曲,较易识别;③浓集法:取静脉血 2ml 注入含抗凝剂的试管内,加蒸馏水 10ml 摇匀,离心后取沉渣检查微丝蚴;此法阳性率特别高。亦可用微孔膜过滤法。

三、乳糜尿与淋巴尿检查

乳糜尿呈乳白色,可用乙醚提取,苏丹Ⅲ醋酸酒精液染色后，在显微镜下可见红黄色脂肪颗粒。淋巴尿的外观与正常尿无异，蛋白含量明显增高，有少数红细胞，但无管型。两者的沉渣中都可找到微丝蚴。

四、活组织检查

可用注射器从可疑的结节中抽取成虫，或切除可疑结节，在解剖镜下剥离组织检查成虫。

五、病理切片检查

取下的可疑组织切片可发现成虫体的剖面。

六、免疫学试验

（一）皮内试验

注射犬恶丝虫抗原0.05ml于受试者前臂，15分钟后丘疹超过0.9cm者为阳性。此试验与血中带微丝蚴阳性符合率为86.2%～94.1%。近来应用取自马来丝虫（长爪沙鼠模型）的成虫制成抗原，其敏感性更高。

（二）间接荧光抗体试验

对丝虫病具有高度特异性及敏感性。适用于流行病学调查，又可反映防治成果。以间接荧光法检测班氏及马来丝虫患者血清抗体，阳性率85%～99.2%。

（三）免疫酶染色试验（IEST）

本试验敏感性和特异性高，适用于流行病学调查。

（四）酶联免疫吸附试验

国内应用微量法诊断人体马来丝虫病，灵敏度高，特异性强，且不需夜间采用，是本病较为理想的辅助诊断。

（五）循环抗原检测

丝虫特异性循环抗原检测被WHO认为是诊断丝虫病的“金标准”。近年有报道，在夜间静脉血液样本中找到微丝蚴而确诊的256例淋巴丝虫病男性患者，循环抗原试验诊断准确率为96.69%（246/256），而超声检测只有73.44%（186/256），表明循环抗原检测是一种易行、实用及快捷的检测方法。研究发现，利用高亲和力单克隆抗体检测临床标本中班氏丝虫的循环抗原，具有高度敏感性，可作为诊断疾病的实验室手段，有助于流行地区的流行病学研究。此外，近来研究发现，采用特异性DNA探针、多重PCR及重组抗原-抗体等检测技术对丝虫病的诊断有很高的敏感性及特异性。

【诊断】

根据WHO于1992年发布的淋巴丝虫病发病率评价的原则及我国于1996年发布的国家标准（丝虫病诊断标准及处理原则）提出以下关于微丝蚴血症和急、慢性丝虫病的临床诊断原则。

一、微丝蚴血症

诊断依据有：①流行季节丝虫病流行区居住史；②夜间采血检查微丝蚴阳性。

二、急性丝虫病

诊断依据有：①流行季节丝虫病流行区居住史；②反复发作的非细菌感染性肢体（或阴囊、女性乳房）淋巴结炎/淋巴管炎（或精索炎、附睾炎及睾丸炎）、局部疼痛、触痛、肿胀、温热感或丹毒样皮炎，症状持续超过3日，伴有发热、头痛、不适等全身症状；③夜间采血检查微丝蚴阳性或血清学检测抗体阳性。

三、慢性丝虫病

诊断依据有：①较长期丝虫病流行区居住史；②不对称性肢体淋巴水肿、象皮肿、鞘膜积液、乳糜尿及阴囊或女性乳房肿大；③夜间采用检查微丝蚴阳性或血清学检查抗体阳性；④有时可在尿液、淋巴液及鞘膜积液（或其他抽出液）内查见微丝蚴，或淋巴管、淋巴结内查见成虫，病理组织切片查见丝虫断面。

【鉴别诊断】

丝虫性急性淋巴结、淋巴管炎应与细菌性炎症相鉴别，前者无外伤史与细菌感染史，淋巴管炎呈离心性发展，常反复发作；后者淋巴管炎呈向心性扩散，一般可找到局部病灶，且中毒症状较重，局部疼痛和触痛较显著，血液中粒细胞明显增高，少有反复发作史。

鞘膜积液应与疝相鉴别，后者平卧后可减轻，有咳嗽冲动。

乳糜尿虽多见于班氏丝虫病，但应与妊娠、肿瘤及胸导管受压损伤等所引起者加以鉴别。正常人偶尔亦出现乳白色尿，是由于尿液酸碱度改变致使无机盐沉淀而致，若在尿液中加入少量醋酸，使盐类溶解，尿质很快变清。如为乳糜尿，则加入乙醚或二甲苯后脂肪被溶解，使尿液变清。

丝虫性淋巴水肿和象皮肿应与细菌感染性、症状性（如肿瘤或淋巴结摘除后）、先天性及家族性者相鉴别。

【治疗】

一、病原治疗

（一）乙胺嗪

1947年美国研制成功口服抗丝虫药物乙胺嗪（diethylcarbamazine，DEC），又名海群生（hetrazan），制剂为枸橼酸盐，迄今仍是治疗丝虫病的首选药物。本品能使血中的微丝蚴集中到肝脏微血管中，被吞噬细胞所消灭，对马来丝虫微丝蚴的作用较班氏丝虫微丝蚴更为迅速。服用大剂量对成虫有杀灭作用。一般需在数年内多次反复治疗才能达到治愈。

乙胺嗪是哌嗪类衍生物，易溶于水，性质稳定，熔点为135℃，一般加热不受破坏。口服乙胺嗪后很快经消化道吸收。口服乙胺嗪10mg/kg后3小时，血中药物浓度达到峰值4～5mg/ml，24小时内血中药物浓度逐渐降低到零。乙胺嗪在体内代谢，24小时内约70%哌嗪代谢物从尿排出，10%～20%以原药排出，48小时后不能再查到。乙胺嗪被吸收后均匀分布于除脂肪组织外的所有器官，亦能进入鞘膜积液，但积液内的药物浓度比血液低。乙胺嗪毒性甚低，小鼠LD_{50}腹腔注射和口服分别为200mg/kg和600mg/kg，健康人每日口服10～14mg/kg，连服数日无不良反应。

乙胺嗪对微丝蚴和成虫均有良好的杀灭作用。微丝蚴血症者口服乙胺嗪后可出现因大量微丝蚴被杀灭而释放异性蛋白所致的治疗应答。应答的出现率与虫种、微丝蚴密度、机体反应性及一次服药量等因素有关。常见不良反应有过敏反应，包括畏寒、发热、头晕、头痛、肌肉关节酸痛、皮疹及瘙痒等，偶见眼睑、唇部、喉头水肿及支气管痉挛等。在大规模防治丝虫病中，亦曾出现一些罕见反应，如乳糜腹水、过敏性紫癜、血胸及严重过敏反应，甚至死亡。大剂量乙胺嗪治疗尚可导致儿童发生蛔虫性肠梗阻、阑尾蛔虫及胆道蛔虫等。乙胺嗪治疗后出现的淋巴管炎、淋巴结炎、精索炎、附睾炎及局部淋巴结节形成系成虫被杀灭所致。

乙胺嗪治疗剂量、用法及疗程可根据丝虫种类、患者一般情况及感染程度而定。治疗方法有四种：①短程疗法：1.5g顿服，或0.75g，日服2次，一般用于马来丝虫病的治疗；②中程疗法：成人每日0.6g，分2次口服，连服7日。常用于班氏丝虫病的治疗；③间歇疗法：成人每日0.5g，每周1次，连续7周为1疗程，最好连用3个疗程。此疗法效果肯定，微丝蚴阴转率高，反应小。疗程中可出现一时性过敏反应，个别可有喉头水肿或支气管痉挛，应予抗过敏及对症治疗；④海群生普治：在流行区实行全民服用海群生，20世纪70年代始服用海群生药盐，浓度为0.3%，疗程3～6月，每人约服海群生总量4.5～12g，可重复服用，能基本上达到消灭或完全消灭丝虫的目的。

（二）呋喃嘧酮（furapyrimidone）

在体内外对丝虫成虫及微丝蚴均有直接杀灭作用。剂量为每日20mg/kg，分3次服用，连续7日为1疗程。

（三）左旋咪唑（Levamisole）

对微丝蚴有疗效，每日4～8mg/kg，疗程3日，10日后用第2个疗程，但复发率高，现已少用。

（四）伊维菌素（ivermectin）

对微丝蚴有与海群生同样的效果，但不良反应明显减轻，最近发现有杀成虫效果。该药为大环内酯类药物，对班氏及马来丝虫均有疗效。

（五）珊瑚黏菌素（corallopyronin）

黏细菌（myxobacteria）广泛分布于土壤、腐烂植物及素食动物的粪便中。20世纪70年代开始，对黏细菌进行了普遍的筛选以期获得新的抗生素生产菌。研究发现，黏细菌次级代谢产物中抗菌活性物质的检出率非常高，且许多均是新发现的抗生素，其中包括珊瑚黏菌素等。近年来研究发现，珊瑚黏菌素有望成为抗丝虫的有效的抗生素，但仍需进一步研究验证。

二、症状及体征治疗

（一）急性淋巴管炎、淋巴结炎

一般应用1‰肾上腺素皮下注射，或消炎镇痛药，可减轻症状，缩短病程。合并细菌感染者，加用抗菌药物治疗。

（二）鞘膜积液

采用鞘膜外翻手术治疗，效果良好，必要时进行阴囊皮肤部分切除整形术。

（三）乳糜尿

乳糜尿的治疗，目前内科尚无满意疗法。中医中药的传统治疗方法，虽有不同程度的近期疗效，但部分疗法稳定性较差，尚待进一步发掘。以中链油（中碳链甘油三酯）代替日用食油，由于其不需皂化成乳糜后由肠绒毛的中心淋巴管吸收，因此不形成乳糜，对控制乳糜尿有一定作用，但未能根治。外科手术治疗一般采用肾蒂淋巴管结扎，目的是切断淋巴道与泌尿道间的通路，阻止腹膜后广泛曲张的淋巴管中的乳糜尿向肾蒂及肾内淋巴管反流，但并非根治手术，常因结扎不彻底而复发，或一侧结扎后，另一侧又可以出现乳糜尿。长期坚持严格的低脂低蛋白饮食、多饮水、注意休息是 WHO 目前推荐的乳糜尿治疗方法。

（四）淋巴水肿及象皮肿

可采用烘绑疗法，即对患肢采用辐射或微波透热烘疗后用弹性绷带包扎，每日 1 次；前者每次 1 小时，20 次为 1 疗程，休息半个月，进行下一疗程；后者每次 30 分钟，15 次为 1 疗程，休息 2 个月，进行下一疗程。在烘疗及休息期间，每日均需用弹性绷带持续包扎患肢，治疗 2～3 个疗程。

药物治疗可服用不抗凝的香豆素每日 400mg，连服 1 年，增粗腿围可减少 20%，对淋巴水肿有一定疗效。不良反应有 ALT 增高及胃肠道症状。苯并吡喃酮具有加强巨噬细胞活力、增加蛋白分解、抑制产生胶原酶而使纤维组织溶解的作用，结合按摩治疗有一定疗效。象皮肿患者合并真菌感染发生率高，可用酮康唑、硝酸咪康唑或制霉菌素治疗，并发细菌感染者采用敏感的抗菌药物治疗。

手术治疗包括：①切除病变组织：适用于皮肤及皮下组织病变明显，肢体周径比健侧增粗在 10cm 以上者；②重建淋巴管手术：适于中度病例，皮肤尚柔软，周径增粗<10cm，感染轻的病例。手术方法有深筋膜切除开窗手术、真皮瓣成形术、正常组织移植到水肿肢体、近端术及淋巴管移植手术等。近期疗效 91.8%，远期疗效 62.1%，淋巴阴囊时可行阴囊大部分切除。

WHO 现正推广适宜于在社区内开展的、简便易行的肢体水肿及象皮肿的治疗方法为：①用肥皂水彻底清洗患部，包括每个皱褶深处，并使干燥，每日至少 1 次；②处理皮肤侵入性损害，外搽抗菌制剂；③肢体运动和抬高患肢以助淋巴回流；④穿鞋和绷带扎患肢。继发感染者合并抗生素治疗。以上方法长期坚持可减轻症状，缓解病情发展。

巨大的阴囊象皮肿可手术切除整形治疗，但下肢象皮肿采取手术切除整形治疗的效果多不理想。

【预后】

丝虫病对生命威胁不大，早期能及时彻底治疗，一般可很快恢复健康。但反复发作的淋巴管炎和晚期象皮肿，影响劳动力甚大，亦可因局部慢性溃疡而招致全身性细菌感染，危及生命，持续乳糜尿对患者危害较大。

【预防】

一、控制传染源

在流行区进行普查治是预防丝虫病的重要措施，微丝蚴阳性或微丝蚴阴性但有典型丝虫病病史及体征者皆列为普治对象。在班氏丝虫和马来丝虫病低度流行区、马来丝虫病中度流行区，通过反复查治多可达到基本消灭丝虫病标准。在班氏丝虫病中高度流行区及马来丝虫高度流行区，则采取对象治疗结合全民服药或全民食用海群生药盐法。两种措施均可将微丝蚴阳性率由防治前 10% 左右降至 1% 以下。

二、灭蚊

在流行区开展群众性防蚊灭蚊工作，掌握“打早、打小、打了”的原则，消灭蚊虫传播媒介。

三、基本消灭丝虫病后的监测工作

应健全监测组织，监测内容包括病原、蚊媒及血清学三方面。微丝蚴率达 0.1% 以下、阳性者微丝蚴密度 60μl 外周血降至 5 条以下、未发现新感染者及蚊媒监测未发现感染期蚴虫可取消监测。

四、抗丝虫疫苗

由于丝虫生活史及抗原分子的复杂性，目前尚无特效的疫苗预防。然而，近年来随着对免疫机制的深入认识及分子生物学、分子免疫学的迅速发展，抗丝虫疫苗的研究取得了很大进展，其中包括热休克蛋白、脂肪酸结合蛋白、丝虫循环抗原及多价融合蛋白疫苗等均有望成为抗丝虫的预防性疫苗，但仍需进一步研究。

（王宇明）

参考文献

1. 黎学铭,杨益超,黄铿凌,等.广西富川县班氏丝虫病传播阻断后残存疫点的发现.中国寄生虫学与寄生虫病杂志,2008,26(6):404-408.
2. 张贤昌,黄少玉,邓卓晖,等.广东省输入性丝虫病病例调查.中国寄生虫学与寄生虫病杂志,2008,26(6):409-411.
3. 张华勋,王莉莉,陈建设,等.湖北省消除丝虫病后重点地区专项调查报告.中国病原生物学杂志,2011,6(6):452-454.
4. Palumbo E. Filariasis:diagnosis,treatment and prevention. Acta Biomed,2008,79(2):106-109.
5. Pandiaraja P, Arunkumar C, Hoti SL, *et al*. Evaluation of syntheticpeptides of WbSXP-1 for the diagnosis of human lymphatic filariasis. Diagn Microbiol Infect Dis,2010,68(4):410-415.
6. Pandey V, Madhumathi J, Karande AA, *et al*. Antigen detectionassay with parasite specific monoclonal antibodies for diagnosis oflymphatic filariasis. Clin Chim Acta,2011,18(19-20):1867-1873.
7. Pandiaraja P, Arunkumar C, Hoti SL, *et al*. Evaluation of syntheticpeptides of WbSXP-1 for the diagnosis of human lymphatic filariasis. Diagn Microbiol Infect Dis,2010,68(4):410-415.
8. Nuchprayoon S. DNA-based diagnosis of lymphatic filariasis. Southeast Asian J Trop Med Public Health,2009,40(5):904-913.
9. Rocha A, Braga G, Bel6m M, *et al*. Comparison of tests for the de-tection of circulating filarial antigen(Og4C3-ELISA and AD12-ICT) and ultrasound in diagnosis of lymphatic filariasis in individu-als with microfilariae. Mem Inst Oswaldo Cruz,2009,104(4):621-625.
10. Latrofa MS, Weigl S, Dantas-Torres F, *et al*. A multiplex PCR for the simultaneous detection of species of filarioids infesting dogs. Acta Trop,2012,122(1):150-154.
11. Nutman TB. Insights into the pathogenesis of disease in human lymphatic filariasis. Lymphat Res Biol. 2013,11(3):144-148.
12. Taylor MJ, Hoerauf A, Bockarie M. Lymphatic filariasis and onchocerciasis. Lancet,2010,376(9747):1175-1185.
13. Schäberle TF, Schiefer A, Schmitz A, *et al*. *Corallopyronin* A-A promising antibiotic for treatment of filariasis. Int J Med Microbiol,2013,1438-4221(13):134-141.
14. Simonsen PE, Mwakitalu ME. Urban lymphatic filariasis. Parasitol Res,2013,112(1):35-44.
15. Dakshinamoorthy G, Samykutty AK, Munirathinam G, *et al*. Multivalent fusion protein vaccine for lymphatic filariasis. Vaccine,2013,31(12):1616-1622.

第八节　钩　虫　病

钩虫病(ancylostomiasis, hookworm disease)系由十二指肠钩口线虫(*Ancylostoma duodenale*,简称十二指肠钩虫)和(或)美洲板口线虫(*Necator americanus*,简称美洲钩虫)寄生于人体小肠所致的疾病,俗称"黄肿病"、"懒黄病"。临床上以贫血、营养不良及胃肠功能失调为主要表现;严重者可导致心功能不全及儿童发育障碍;轻者可无症状,称钩虫感染。动物钩虫如狗、猫的锡兰钩虫、犬钩虫等偶尔在人肠内发育为成虫,巴西钩虫的蚴虫则可导致皮肤的匍行疹。

【病原学】

一、成虫

虫体细长,约1cm,半透明,肉红色,死后呈灰白色,雌雄异体(图23-8-1)。虫体前端有发达口

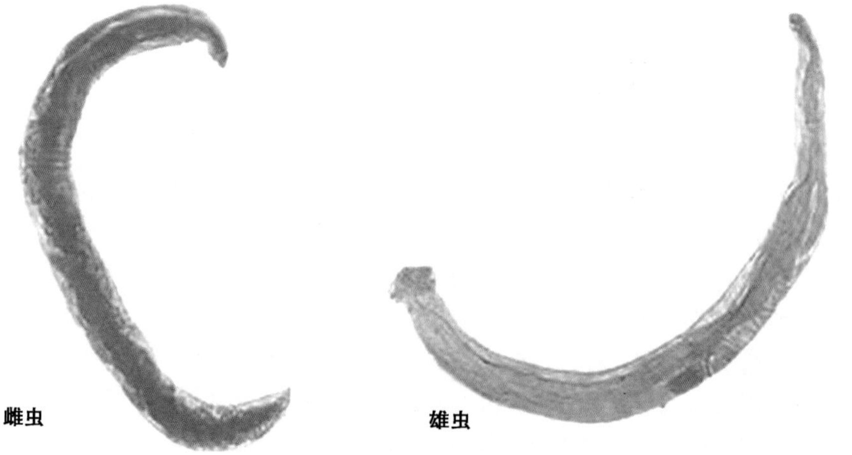

图23-8-1　雌性与雄性钩虫成虫

囊，是附着于宿主肠壁的器官。十二指肠钩虫呈C形，口囊腹面前缘有切齿2对。美洲钩虫头部后仰，呈S形，口囊呈椭圆形，其腹侧缘有板齿1对，背侧缘则有1个呈圆锥状的尖齿（图23-8-2）。

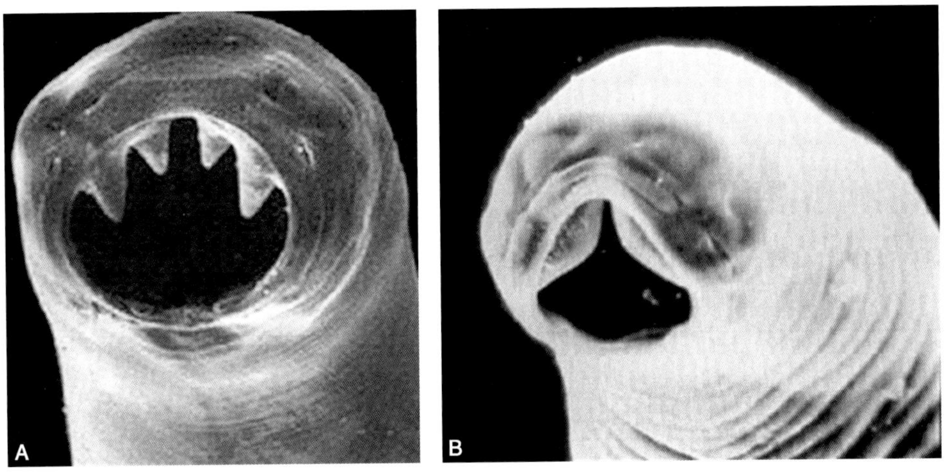

图23-8-2　两种钩虫成虫口囊比较

注：（A）十二指肠钩虫有两对切齿；（B）美洲钩虫有一对板齿

二、虫卵

椭圆形，壳薄，无色透明，内含2～8个卵细胞，卵壳与卵细胞间有明显空隙。成熟十二指肠钩虫雌虫每日产卵10 000～30 000个，美洲钩虫每日产卵5000～10 000个。十二指肠钩虫卵与美洲钩虫卵极为相似，不易区别。

三、幼虫

钩虫幼虫通称钩蚴，包括杆状蚴及丝状蚴。后者为感染期幼虫。两种钩虫杆状蚴相似，但丝状蚴有明显差别。

四、生活史

十二指肠钩虫与美洲钩虫的生活史基本相似。成虫寄生于小肠上段，藉助口囊内钩齿（或板齿）吸附于肠黏膜上，以宿主血液、淋巴液、肠黏膜及脱落上皮细胞为营养食物。雌虫经交配后产受精卵。虫卵随宿主粪便排到外界，在适宜温度（25～30℃）、湿度（60%～80%）及荫蔽且含氧充分的疏松土壤中，24小时即可孵出第一期杆状蚴，48小时后蜕皮后成为第二期杆状蚴，再经5～6日发育为丝状蚴，亦称感染期蚴。与人体皮肤或黏膜接触时，藉助机械作用及酶的作用钻入皮肤，进入毛细血管或淋巴管，随血液经右心至肺部；大部分幼虫可穿破肺部微血管进入肺泡，藉助支气管及气管壁上皮细胞的纤毛运动上行至会厌，随宿主吞咽经食管、胃到达小肠。幼虫大约于感染后的第4～9日进入小肠，再经3～4周发育为成虫。自幼虫侵入至发育成熟、交配产卵，一般需5～7周（图23-8-3）。

【流行病学】

钩虫病是常见的人体肠线虫病之一，感染遍及全球，估计全球感染人数达5.76亿人，我国约有3900万人。感染高度流行区（感染率在80%以上）常位于热带、亚热带地区尤其是发展中国家的农村。其环境及社会经济情况，如潮湿的环境、缺乏粪便的无害化管理及赤足步行等，均有利于本病流行。近年来，我国广大地区开展了对肠道线虫病的防治，钩虫感染率逐步下降。重庆市2次土源性线虫调查显示，感染率由2001年的32.12%下降至2010年的14.46%，下降了54.99%，其中钩虫下降了52.23%，呈显著下降趋势。2001～2003年对山东省流行钩虫病的10个县（市、区）进行了钩虫病调查，调查研究发现人体钩虫感染率为0.65%，与1990年山东省首次人体寄生虫分布调查结果（4%）比较，下降了83.75%。2009年对三峡库区钩虫病调查显示钩虫感染率为4.18%，较1990年全国第一次寄生虫病分布调查下降了90.70%。从近年来我国对钩虫病的流行病学调查研究发现，钩虫感染以居住农村的人群为主，其中以务农的老年人及学生感染率较高。这可能与近年来青壮年外出打工，中老年人在家留守，从事生产劳动及种菜接触感

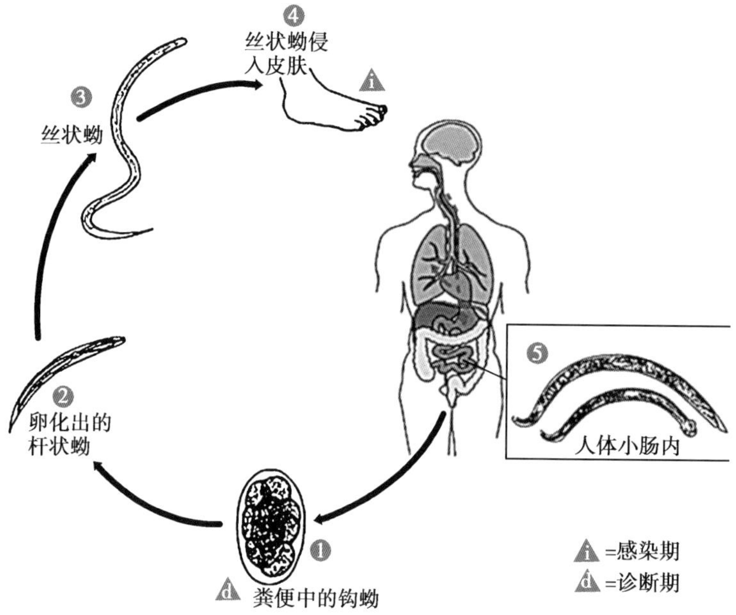

图 23-8-3 钩虫生活史

染的机会较多有关;而学生健康意识较差,存在不良生活习惯的可能性较大。因此,今后钩虫病防治重点仍应放在农村,重点人群为留守在家务农的老年人及学生。

一、传染源

主要是钩虫感染者及钩虫病患者。含有钩虫卵的人粪便未经处理就作为肥料应用,使农田广泛被钩虫卵污染,传染性最大。

二、传播途径

人体感染钩虫主要是钩蚴经皮肤而感染,当赤手裸足下地劳动与污染的地面接触,极易受到感染。亦可通过生食含钩蚴蔬菜或经口腔黏膜侵入。

三、易感人群

普遍易感。在一般流行区,农村青壮年感染率高,且易多次重复感染。在高流行区,由于儿童的皮肤经常暴露于含钩蚴的土壤,所以钩虫感染率高于成人。夏秋季为感染高峰。

【发病机制与病理变化】

一、皮肤损害

钩虫的丝状蚴经皮肤侵入人体后,数分钟内侵入处出现充血斑点或丘疹,1~2 日出现水疱、充血、水肿及细胞浸润的炎症反应。镜下可见真皮细胞与纤维分开,血管扩张导致出血,伴有中性粒细胞、嗜酸性粒细胞浸润,单核细胞及成纤维细胞增多。在结缔组织、淋巴管及血管内均可见钩虫。

二、肺部病变

当钩虫幼虫移行至肺,穿破微血管,到达肺泡时,可导致肺间质及肺泡点状出血和炎症。患者可出现咳嗽、痰中带血,并常伴有发热及畏寒等全身症状。感染严重者,可产生支气管肺炎,有剧烈干咳及嗜酸性粒细胞增多性哮喘。

三、小肠病变

钩虫的成虫利用其口囊吸附于肠黏膜上,以摄取血液、黏膜上皮与肠液为食。且每日更换吸附部位,并分泌抗凝血物质,导致黏膜伤口渗血,渗血量远较钩虫吸血量为多,同时在小肠黏膜上产生散在出血点和极小溃疡。多呈散在性,大小约 3~5mm 的浅层出血或糜烂,有时为大块出血性瘀斑,深的可达黏膜下层,甚至肌层,偶可见涉及肠壁各层的大量出血,引起消化道大出血。慢性失血是钩虫病贫血的主要原因,长期小量失血可消耗体内铁质储存,产生低色素性小细胞性贫血。部分学者用^{51}Cr 测定美洲钩虫的致失血量,报告为每日 0.013~0.014ml,平均每日 0.03ml±0.17ml;十二指肠钩虫为每日 0.152ml±0.124ml,平均每日 0.26ml±0.045ml。看来,由十二指肠钩虫所致的失血量似较美洲钩虫为高。长期严重的贫血与缺氧,可引起心、肝、肾、脾有不同程度的脂肪变性及退行性改变。儿童严重感染可导致生长发育障碍。

【临床表现】

临床症状取决于感染轻重程度及病程长短。轻度感染大多数无临床症状;感染较重者可出现明显的临床表现,约10%左右。临床表现可分为幼虫及成虫所致的两个不同阶段。

一、幼虫引起的症状

(一) 钩蚴皮炎

当丝状蚴进入皮肤后,患者在数分钟内即可有烧灼、针刺或发痒等感觉,随即出现充血斑点或丘疹,奇痒无比,继而出现红肿及含浅黄色液体的水疱。搔破后常有继发细菌感染,成为脓疱,最后结痂、脱皮而愈。此过程俗称为“打粪毒”和“地痒疹”。常见于足趾间或手指间皮肤轻薄处,亦可见于手足背部。一般3~4日后炎症消退,7~10日后皮损自行愈合。其他动物钩虫,尤以巴西钩虫及犬钩虫幼虫所致的皮疹、炎症反应较为严重,持续时间长,可构成“皮肤幼虫移行病”。

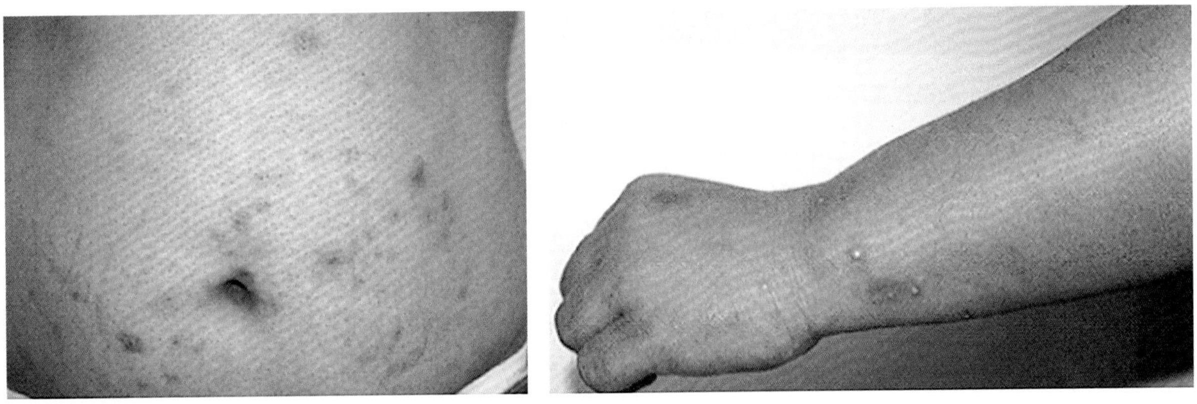

图23-8-4 钩虫毛囊炎

(二) 呼吸道症状

感染后1周左右,当幼虫移行至肺时,患者可出现咳嗽、痰中带血,夜间尤甚,并常伴有发热、畏寒等全身症状。重者可有剧烈干咳、阵发性哮喘、咽喉发痒及声音嘶哑等呼吸道症状。肺部检查可听到干啰音或哮鸣音。X线检查显示肺纹理增粗,或出现点片状浸润阴影,经数日后自行消退。同一时期内进入肺泡的幼虫越多,表现的症状亦越严重。

二、成虫所致的症状

(一) 消化道症状

患者大多于感染后1~2个月开始出现临床症状。初期表现多为上腹部不适或隐痛感,继之可出现消化功能紊乱,如恶心、呕吐、腹泻或腹泻与便秘交替出现,消瘦,乏力,常易被误诊为消化性溃疡及慢性胃炎等;部分患者食欲明显增加,有些患者喜食生米、豆类、茶叶,甚或泥土、瓦片、煤渣、破布及碎纸之类,称为“异嗜症”。引起“异嗜症”的原因目前尚不清楚,可能为一种神经精神变态反应,似与铁质缺乏有关。研究发现,绝大多数患者在服用短时间的铁剂以后,“异嗜症”即可自行消失。近年来时有钩虫寄生引起消化道大出血的临床报道,值得注意。胃肠道钡餐X线检查常可见十二指肠下段及空肠上段黏膜纹理紊乱、增厚,肠蠕动增加、被激惹而呈节段性收缩现象等。内镜检查是诊断钩虫病的有效辅助手段之一,发现虫体可提供重要的线索,但诊断准确率依赖检查者对本病的认识和经验。胃镜常规插镜至十二指肠降段;肠镜常规检查插镜至回肠末端或回盲部,适当注气使肠腔充分扩张,环形皱襞变浅,以便发现隐藏在皱襞内的虫体,尤其应对农村患者作详细观察,以免漏诊误诊(图23-8-5)。

(二) 贫血及相关临床表现

贫血是钩虫病的主要症状。患者皮肤蜡黄、黏膜苍白、眩晕、乏力、劳动力减退,严重时出现心慌气促、面部及下肢水肿、心功能不全等贫血性心脏病表现。听诊心前区可闻及收缩期杂音,血压降低,脉压差增宽,心脏扩大,甚至心力衰竭。钩虫病贫血患者由于血浆蛋白丧失,故重症患者常有眼睑、足部甚至全身水肿,有时可有腹水;水肿与贫血程度相平行。

(三) 婴儿钩虫病

大多见于1岁以内的婴儿,几乎均由十二指

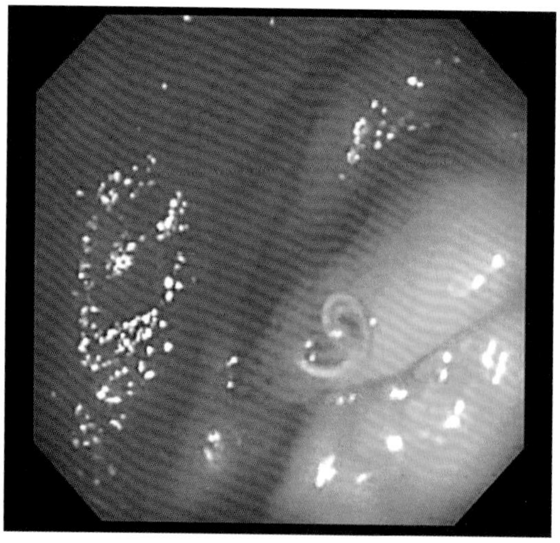

图 23-8-5　肠镜检查示钩虫成虫

肠钩虫所致。婴儿血量少，处于生理性缺铁性贫血期，且肠黏膜柔嫩，被钩虫咬附后容易出血。故贫血常甚严重。患儿面色苍白，精神和食欲减退，哭闹不安。有腹泻与黑便，有时为血性水样便，消化功能紊乱，生长发育迟缓及营养不良等。如不及时诊断与治疗，可导致死亡。据国内不完全统计，441 例婴儿钩虫病发病年龄多在 10 ~ 12 个月，最早者为出生 3 日，亦有个别出生后即排黑绿色大便，患婴多因黑便就诊，贫血多较严重，预后较差，病死率为 3.6% ~ 6.0%，个别地区高达 12%。

（四）孕妇钩虫病

较易并发妊娠高血压综合征，在妊娠期由于缺铁量增加，钩虫感染更易发生缺铁性贫血，可导致流产、早产或死胎，新生儿病死率亦可增高。

【实验室检查】

一、血常规

常有不同程度贫血，红细胞中央苍白区增大，体积变小，属低色素小细胞性贫血。网织红细胞正常或轻度增高。部分患者可查见异形红细胞及多染性现象。白细胞总数多在正常范围内，但在发病初期可能轻度增高。嗜酸性粒细胞增多，约 10% ~30%，特别在感染初期及中期，严重病例较为明显。重症患者血浆白蛋白及血清铁蛋白含量均明显降低，一般在 9μmol/L 以下。

二、骨髓象

可见造血旺盛现象，但红细胞发育阻滞于幼红细胞阶段，中幼红细胞显著增多；骨髓因贮铁减少，游离含铁血黄素与铁粒细胞减少或消失。

三、粪便检查

（一）便隐血试验

可呈阳性。

（二）粪便中检出钩虫卵或孵出钩蚴

确诊的依据。常用的方法有：

1. 直接涂片法　最简单的定性方法。①薄涂片法：所用粪便量极少，对轻度感染很容易漏诊。当每克粪便所含虫卵数小于 400 时，此法不易查到阳性结果，甚至在虫卵数为 1200 个左右时，亦常有漏诊可能；②厚涂片法：取粪便 0.3g，均匀涂布于载玻片上，使其厚度达薄涂片的 5 ~ 10 倍，置室温中使其自然干燥，镜检时加油数滴（香柏油、冬青油及液体石蜡均可）于粪膜上，加盖片后观察。油可使粪便变为透明，虫卵易于查见。此法检出率较薄片法可高出 10% ~15%。

2. 浮聚法　由于钩虫卵较轻，在比重较高的溶液内钩虫卵多浮聚于表面而易于查出，检出率远较直接涂片法为高。浮聚液的种类较多，如饱和盐水、33% 硫酸锌溶液及饱和硝酸钠溶液均可采用。

3. 钩蚴培养法　采用滤纸试管法，将定量的粪便涂片在滤纸上，然后置于小试管内于 20 ~ 30℃培养 3 ~5 日，对孵出的丝状蚴进行虫种鉴别和计数。此法检出率远远高于以上二法；还可鉴别虫种，有利于驱虫治疗时选择药物及疗效考核，同时亦适用于流行病学调查的需要。

（三）感染度的测定

在流行病学调查及药物疗效考核方面，常需测定患者单位量（g 或 ml）粪便所含虫卵数，藉以推算患者体内寄生的成虫数。可采用的方法有饱和盐水浮聚计数法、试管培养计数法及定量板-甘油纸透明计数法等。

（四）成虫检查法

驱虫治疗后收集 24 ~48 小时内全部粪便，用水冲洗。主要用于疗效考核及流行病学调查，并可用于鉴别钩虫的虫卵及雌雄。常采用细箩筛滤水冲洗法，或水洗沉淀收集虫体。

四、免疫学检查

免疫学方法在钩虫产卵前应用，结合病史等资料可早期诊断。目前认为应用成虫抗原检测钩虫感染者血清中的相关抗体具有较高的敏感性及特异性，ELISA 可作为诊断钩虫感染的一种方法。

【诊断与鉴别诊断】

在流行区，有赤手裸足下田劳动史、“粪毒”史及贫血等临床症状，应怀疑钩虫病。粪便检查发现钩虫卵者即可确诊。

钩虫病患者常有上腹痛、黑粪等消化道症状，需与溃疡病、慢性胃炎及胃癌等鉴别。钩虫病贫血需与其他原因所致的缺铁性贫血相鉴别，如婴幼儿、妇女妊娠期及哺乳期由于摄入不足及需铁量增加所致的贫血，胃切除术后、萎缩性胃炎时因铁吸收不良或慢性失血所致的贫血。严重钩虫病患者出现急性便血时，需与溃疡病出血、食管-胃底静脉曲张破裂出血、消化道肿瘤及肠息肉等疾病相鉴别。总之，凡是失血程度与粪便虫卵不相称时，应寻找其他原因。

【预后】

钩虫病患者经驱虫治疗均可治愈。重度感染有严重贫血与水肿、并发贫血性心脏病或合并妊娠，以及婴儿钩虫病应及早诊断与治疗。补充营养，纠正贫血及驱虫治疗，预后仍属良好。

【治疗】

一、病原治疗

（一）局部治疗

在钩蚴感染后 24 小时内可用左旋咪唑涂擦剂（左旋咪唑 750mg，硼酸 1～3g，薄荷 1～3g，加 50% 酒精至 100ml）或 15% 阿苯达唑软膏涂擦患处，每日 3 次，连用 2 日。能杀灭停留于皮肤的部分钩蚴，不仅可以较快地消肿、止痒，还能预防呼吸道症状的发生。

（二）驱虫治疗

对一般情况较差的重度感染者，应首先加强综合治疗，纠正心功能不全后再服驱虫药，以减少不良反应。常用的驱虫药如下：

1. 阿苯达唑（albendazole、丙硫咪唑、肠虫清）　本药为新型广谱驱虫药。成人及 2 岁以上钩虫病患者顿服 400mg，隔 10 日再服 1 次。1～2 岁儿童剂量减半，服法同成人。在此剂量下，十二指肠钩虫的虫卵阴转率为 82%～97%，美洲钩虫虫卵阴转率为 81%～96%。少数病例可发生头痛、头晕及胃肠道不适等，停药后可自行消失。孕妇及哺乳妇女不宜服用。

2. 甲苯咪唑（mebendazole）　不论年龄、体重，剂量均为 100mg，每日 2 次，连服 3 日。十二指肠钩虫虫卵阴转率为 75%～100%，美洲钩虫虫卵阴转率为 76.6%～86.6%。每次 200mg，每日 2 次，延长疗程至 4 日，可提高疗效。少数病例有短暂头晕、乏力及腹痛等。本药作用缓慢，可引起蛔虫游走。因有致畸作用，故孕妇及哺乳期妇女禁用。

3. 氟苯达唑（flubendazole）　抗虫作用与甲苯咪唑相同，但无致畸作用，对大多数线虫病如钩虫病、蛔虫病、鞭虫病及蛲虫病等具有良好疗效。本品剂量单一，成人、儿童均为每日 300mg，顿服，连服 2 日，钩虫卵阴转率为 42.1%～51.8%；若改为 100mg，每日 2 次，连服 3～4 日，虫卵阴转率可达 95.6%～100%。不良反应有恶心、腹痛及肠鸣等。

4. 左旋咪唑（lerimisole）　常用剂量为 1.5～3.5mg/kg，每日 1 次，连服 2～3 日。十二指肠钩虫虫卵阴转率为 80%～96%，但美洲钩虫的虫卵阴转率仅为 5%～25%。不良反应有头晕、恶心、呕吐及腹痛等。多数在数小时后自行恢复，个别病例可引起精神反应、过敏反应及白细胞减少等。妊娠期和哺乳期妇女以及肝肾疾病患者忌用。

5. 丙氧达唑（oxibendazole）　剂量为每日 10mg/kg，顿服，连服 2 日。钩虫卵阴转率 55.6%～66.7%；若采用 3 日疗法，则虫卵阴转率均可达 100%。本品未见明显不良反应，主要为头晕及乏力。

6. 双羟萘酚噻嘧啶（pyrantelpamoate，噻嘧啶）　常用剂量按基质计算 6～10mg/kg，成人 1 次口服，间隔 1 周，可反复应用。一次顿服后，十二指肠钩虫卵阴转率为 81.1%～96.7%，美洲钩虫卵阴转率为 22.6%～80%。增加剂量和延长疗程，如以 12.5mg/kg 顿服，连服 3 日，美洲钩虫卵阴转率可提高至 89%。本品不良反应为恶心、眩晕及腹痛，偶有呕吐、畏寒等。急性肝炎、肾炎、严重心脏病或发热患者，应暂缓给药。孕妇禁用，冠心病及胃溃疡者慎用。

7. 噻乙吡啶（thioupydin）　剂量 5mg/kg，成人常用量 250mg，半空腹一次顿服。十二指肠钩虫阴转率 88.7%，美洲钩虫卵阴转率 29.8%。不良反应多为头晕、恶心及腹痛等。

8. 甲胺苯咪(amidantel)　剂量 80mg/kg,一次顿服。十二指肠钩虫卵阴转率为 80.4%,美洲钩虫卵阴转率仅为 22.4%。服药后 0.5 ~1 小时出现头晕、恶心及胃不适等症状,无需处理,可自行消失。肝功能异常及心脏疾病者慎用。

9. 三苯双脒(tribendimidine)　400mg 一次顿服,儿童减半。三苯双脒为甲氨苯脒类药物,是我国自主研制的广谱、低毒、高效的新型驱虫新药。与阿苯达唑相比,三苯双脒在治疗钩虫感染时具有见效快、用药量少及不良反应发生率低等优点,是目前驱除美洲钩虫较好的药物。

10. 联合用药　为提高疗效,常需多次反复给药,尤其是在混合感染地区。联合用药的方法有:①复方甲苯达唑:每片含甲苯达唑 100mg、盐酸左旋咪唑 25mg。成人及 4 岁以上儿童常用量为每次 1 片,每日 2 次,连服 3 日;十二指肠钩虫及美洲钩虫虫卵阴转率分别为 98.8% 和 81%;②甲苯达唑:300mg 即噻嘧啶 250mg,一次顿服,连服 3 日,钩虫虫卵阴转率为 93.6%;③噻嘧啶:250mg 及噻乙吡啶 100mg,每日 1 次,连服 3 日,美洲钩虫虫卵阴转率可达 75% ~93.5%;④噻嘧啶:250mg 及左旋咪唑 45mg,半空腹一次顿服,美洲钩虫虫卵阴转率可达 80.2% ~88.9%;⑤复方噻嘧啶:每片含噻嘧啶及酚嘧啶基质各 50mg,每日 2 次,每次 3 片,连服 2 日,钩虫虫卵阴转率为 95.5%。

二、对症治疗

纠正贫血是重要的治疗措施,方法有:①给予富含铁质、蛋白质及维生素的饮食;②特别注意补充铁剂,可用硫酸亚铁 0.3 ~0.6g,每日 3 次,或 10% ~20% 枸橼酸铁铵 10ml,每日 3 次,餐后服用;为利于铁剂吸收,同时服用稀盐酸或维生素 C;③如有重度贫血(血红蛋白 30g/L 以下),心肌缺氧劳损较重,心力衰竭,体力特别衰弱或临产孕妇等,应小量多次输血;输血时注意切勿增加心脏负担,预先采取措施,可服用利尿剂以减少血容量等。

【预防】

一、普查普治

每年进行 1 ~2 次,连续 3 年可使钩虫感染率降至5% 以下,在钩虫病感染率高的地区开展集体驱虫治疗,如对中小学生用复方甲苯达唑或阿苯达唑每年进行驱虫,效果较好,有利于阻断钩虫病的传播。

二、加强粪便管理

粪便无害化处理极为重要,采取沉淀发酵式粪池、沼气池及堆肥等方法以杀死钩虫卵后再施肥到地,亦可用化肥或机械操作耕种。

三、个人防护

在感染作物区劳动时提倡穿鞋下地、下矿。个人防护局部可用 25% 白矾水、2% 碘液及左旋咪唑涂肤剂等,以防止钩蚴进入皮肤。勿生食蔬菜可防止钩虫幼虫经口感染。

四、抗钩虫疫苗

目前尚无有效的钩虫疫苗。迄今为止,钩虫疫苗研究仅停留在动物实验阶段,要进入临床,还有多虫种感染虫体间是否有交叉反应、其对免疫反应的调节及对感染和再感染的影响等许多亟待研究和解决的问题。同时,一项基础研究表明,钩虫慢性感染患者会导致免疫抑制,但部分患者用驱虫药治疗后,又重新获得了免疫能力,这预示着在钩虫疫苗接种之前需经一轮驱虫化疗。

(王宇明　张大志)

参考文献

1. 吴成果,蒋诗国,肖邦忠,等. 2001、2010 年重庆市人群土源性线虫感染流行趋势调查. 重庆医学,2012,41(20):2064-2066.
2. 吴成果,罗飞,蒋诗国,等. 三峡库区土源性线虫感染现状流行病学调查. 热带医学杂志,2011,11(12):1425-1427.
3. 陈延平,万功群,刘新,等. 山东省人群钩虫感染情况调查. 中国血吸虫病防治杂志,20(2):142.
4. 张剑辉,肖树华,吴中兴,等. 三苯双脒肠溶片治疗 1292 例肠道线虫感染者Ⅳ期临床试验. 中国寄生虫学与寄生虫病杂志,2008,26(1):6-9.
5. Bethony J, Brooker S, Albonico M, *et al*. Soil-transmitted helminth infections: ascariasis, trichuriasis and hookworm. Lancet, 2006, 367(9521):1521-1532.
6. Rivera-Roig V, Sánchez JL, Hillyer GV. Hookworm folliculitis. Int J Dermatol, 2008, 47(3):246-248.
7. Wang YP, Xie WF. Endoscopic diagnosis of hookworm-induced intestinal bleeding. Dig Liver Dis, 2011, 43(10):e21.

8. Pearson MS, Tribolet L, Cantacessi C, *et al*. Molecular mechanisms of hookworm disease: stealth, virulence, and vaccines. J Allergy Clin Immunol, 2012, 130(1): 13-21.
9. Wang CH, Lee SC, Huang SS, *et al*. Hookworm infection in a healthy adult that manifested as severe eosinphilia and diarrhea. J Microbiol Immunol Infect, 2011, 44(6): 484-487.
10. Bungiro R, Cappello M. Twenty-first century progress toward the global control of human hookworm infection. Curr Infect Dis Rep, 2011, 13(3): 210-217.
11. Schneider B, Jariwala AR, Periago MV, *et al*. A history of hookworm vaccine development. Hum Vaccine, 2011, 7(11): 1234-1244.
12. Bottazzi ME. The human hookworm vaccine: recent updates and prospects for success. J Helminthol, 2015, 89(5): 540-544.

第九节 蛔 虫 病

蛔虫病(ascariasis)系似蚯蚓蛔线虫(*Ascaris lumbricoides*)寄生于人体小肠或其他器官所致的常见疾病。本病患者以儿童居多。临床多数患者无明显自觉症状(蛔虫感染)。幼虫在体内移行导致呼吸道炎症与过敏症状,成虫在小肠内寄生导致消化不良及腹痛等胃肠功能紊乱,有时虫体可阻塞小肠或进入胆道、肝脏、胰腺管及阑尾等器官引起严重并发症。

【病原学】

人蛔虫属线形动物门、蛔虫亚目、蛔虫科的蠕虫,为寄生人体内最大线虫之一。雌雄异体。成虫呈乳白色,有时微带粉红色。头尾两端较细,形状似蚯蚓。雄虫较小,长15~31cm,尾部卷曲,有交合刺2枚。雌虫较大,长20~35cm,尾部垂直,体内子宫中含虫卵多至2000余万枚,每日产卵量平均为20万枚(图23-9-1)。蛔虫卵分未受精型与受精型两种;未受精卵无发育的可能,亦无感染致病的能力,只有受精卵才能进一步发育。

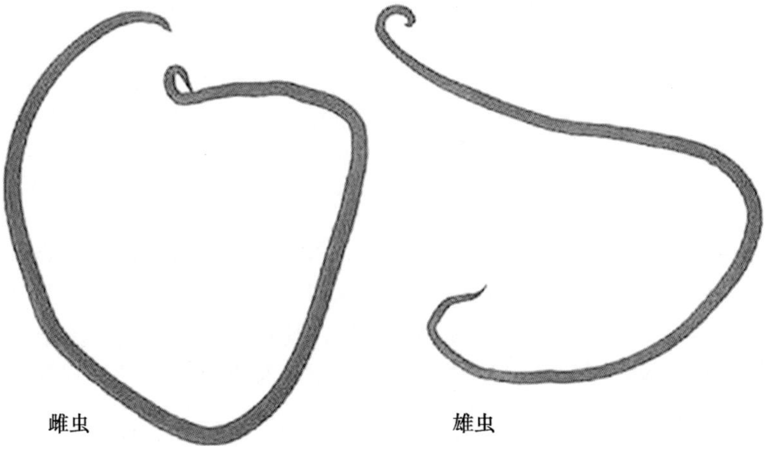

图23-9-1 雌性与雄性人蛔虫

蛔虫卵对化学物质抵抗力较强,一般杀虫药或农业化肥不影响其发育;但对高温、干燥及日光则抵抗力较弱。例如在50℃水中只能生存半小时,60~65℃热水中5分钟即死亡,直射的阳光由于高温及干燥作用可很快杀死虫卵。

蛔虫生活史无需中间宿主,受精卵自粪便中排出,若温度及湿度适宜,经3周后即发育成为感染性虫卵,能在水中或湿土内生存数月,甚至1年。此种虫卵被人吞食后,于胃中大部被胃酸杀死,仅少数进入小肠,卵壳在肠内溶解,幼虫乃脱壳而出。幼虫穿破肠黏膜经毛细血管入门静脉,再经肝脏、下腔静脉而达右心;亦可经肠系膜淋巴管、胸导管及锁骨下静脉而达右心;再经肺动脉,穿破肺毛细血管进入肺泡,继沿支气管、气管移行至会厌,再经吞咽进入消化道,在小肠内发育为成虫,以吸取食糜为主,亦能分泌消化酶,消化及溶解附着处及附近肠黏膜作为营养来源。成虫寄生部位以空肠为多见,回肠次之,十二指肠最少。幼虫亦可移行至甲状腺、胸腺、脾脏、脑及脊髓等处,此时则可产生相应的异位病变。(图23-9-2)

自吞食感染性虫卵至成虫产卵共需10~11周,有时长达15周。蛔虫在小肠寄生期限为9~12月,很少超过15个月。

寄生人体的成虫数目,多为1条至数十条。

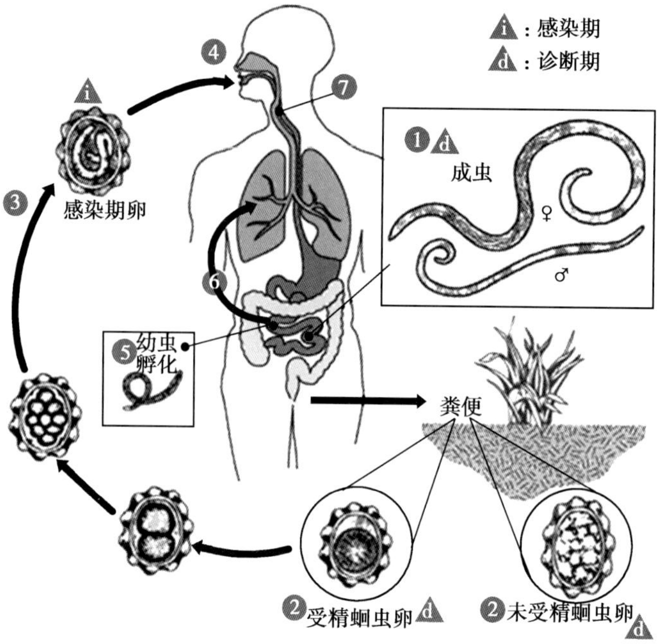

图 23-9-2　蛔虫生活史

但有报道在尸体解剖时肠内找到 2000 余条蛔虫者。一般雌虫多于雄虫，虫体的大小与宿主营养状态及虫数有关。

【流行病学】

蛔虫感染在世界各地最为常见，全世界约有 1/4 的人口感染蛔虫，主要在温带及热带，经济不发达、温暖潮湿及卫生条件差的国家或地区流行更为广泛。我国各省区均有蛔虫流行，农村高于城市，儿童高于成人。根据 WHO 专家委员会对蛔虫流行区的分级，我国大部分农村地区属高度流行区（感染率超过 60%）及中度流行区（感染率 20% ~60%）。近年来，随着城乡环境的改善，健康教育在学校的广泛开展，健康意识的进一步加强，其蛔虫感染率显著下降。根据卫生部 2005 年发布的《全国人体重要寄生虫病现状调查报告》显示，我国蛔虫感染率约 12.72%，中心城区 14 岁以下儿童蛔虫卵感染率约为 1.89%。

一、传染源

人是蛔虫的唯一终宿主。蛔虫患者粪内含有受精卵者，是人群蛔虫感染的传染源。每条雌虫每天排卵量极大，受精卵在人体肠内不能发育，在外界适宜温度、湿度及氧气的环境中，开始发育，约经 24 日后发育为含胚胎的感染期虫卵。

猪蛔虫与人蛔虫形态相似，但为两个不同的虫种。人亦偶可发生猪蛔虫幼虫病。

二、传播途径

在流行地区，用人粪做肥料及随地大便是蛔虫卵污染土壤及地面的主要方式。在外界发育为感染期的虫卵可通过多种途径使人感染。人因接触外界污染的泥土，如农田、庭院地面等，经口吞入附于手指上的蛔虫卵而感染。或者食用带有蛔虫卵的甘薯、胡萝卜、腌菜及甘蔗等食物而发生暴发性蛔虫性哮喘。用人粪施肥的带有泥土的蔬菜常携带有蛔虫卵，在江西南昌、福建福州及江苏镇江等地区已经调查证实，国外亦有类似报道。蛔虫卵附着于蔬菜上被带进室内，并可污染室内的地面、家具、食具及人的衣服和手指。部分蛔虫卵已含有幼虫，具有传染性；部分蛔虫卵则可在室内的适宜环境里发育。这种通过蔬菜传播蛔虫卵的途径可使众多住户被污染，成为居民在室内感染蛔虫卵的一个重要来源。此外，猪、犬、鸡、鼠、蝇及蜚蠊等动物及昆虫，因吃人粪或接触被人粪污染的土地而散播蛔虫卵。蛔虫卵亦可随灰尘飞扬而被吸入鼻咽部咽下而感染。此外，儿童喜将手指放入口内吸吮，喜在地上爬滚玩耍，如饭前无洗手习惯，极易感染。

三、易感人群

人对蛔虫普遍易感，而以儿童感染率为最高。

感染蛔虫后可产生一定免疫力，这是成人比儿童感染率低的原因之一。

四、流行特征

蛔虫的地理分布为世界性，在温带、亚热带及热带均有流行，而在气候适宜、生活水平低、环境卫生及个人卫生差的地方尤为常见。

人感染蛔虫卵的主要方式是吞入感染期虫卵。吸入附着于尘土上的感染期虫卵，经咽部咽下或饮用含有感染期虫卵的生水皆可导致感染。人群的蛔虫感染率在地区分布上农村高于城市。在年龄分布上儿童高于成人。年龄增长，多次感染产生免疫力是成人感染率降低的重要因素。人群感染蛔虫的季节与当地气候、生产及生活活动有密切关系，一般认为感染期虫卵的出现率以7、8月为最高。由于蛔虫产卵数量很大，因此感染性虫卵在地面散布极为普遍，同时对外界环境适应能力较强，造成了蛔虫病的流行。

【发病机制与病理改变】

一、幼虫的致病作用

主要是蛔蚴侵入小肠黏膜并使上皮细胞裂解。在肠黏膜及肝实质内幼虫可由嗜酸性粒细胞、中性粒细胞及组织细胞形成的肉芽肿所包围。在肺内幼虫损伤肺毛细血管可导致出血，有炎症及肉芽肿反应围绕幼虫，肺泡内有浆液性渗出物、支气管有嗜酸性粒细胞浸润，支气管黏液分泌增加，且可导致支气管痉挛。蛔虫感染后分泌抗原物质，宿主可产生 IgE 及 IgM 型抗体，分别导致Ⅰ型和Ⅱ型变态反应。

重度感染时，移行的幼虫可通过肺毛细血管、左心进入大循环，侵入淋巴结、甲状腺、胸腺、脾脏、脑及脊髓等处，引起异位病变；亦可到达肾脏，经尿排出；或通过胎盘，到达胎儿体内。

二、成虫的致病作用

蛔虫寄生于小肠内，虫体分泌消化物质于附着处的肠黏膜，导致局部黏膜上皮细胞脱落或轻度炎症反应。蛔虫唇齿的机械作用，代谢产物或毒素（溶血毒素、内分泌毒素、过敏毒素、酶性毒素及神经毒素）能引起人体中毒症状，可有营养障碍、消化道功能失调及异性蛋白反应，亦可使小肠黏膜（主要是空肠黏膜）损伤，皱壁变粗，小肠可出现痉挛性收缩和局部缺血。

蛔虫对肠壁的机械性刺激或损伤，偶可导致机械性肠梗阻，肠扭转或肠套叠。

蛔虫有钻孔乱窜习性，当受刺激时，如高热、驱虫不当、胃肠功能失调及季节变化等可钻入生理性狭窄部位，导致各种严重并发症，其中以胆道蛔虫病为常见（图23-9-3）。蛔虫进入胆道后可引起胆道痉挛而产生胆绞痛。胆道中的蛔虫卵、炎性渗出物或蛔虫残片，可成为胆结石的核心，诱发胆石症。蛔虫侵入胆道后，亦可导致化脓性胆囊炎、化脓性胆管炎甚至细菌性肝脓肿，偶可发生急性出血性坏死性胰腺炎。

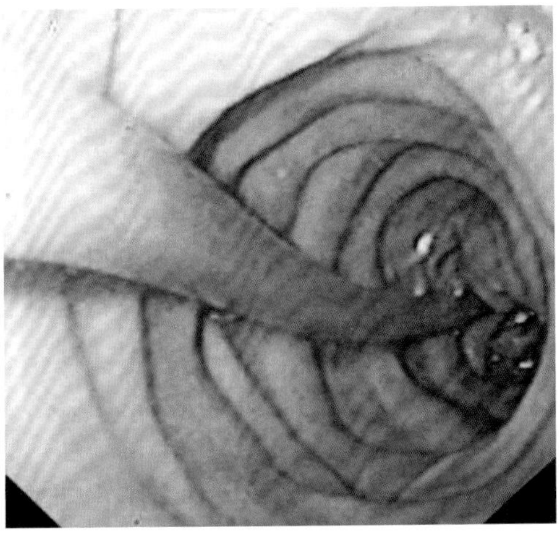

图 23-9-3　蛔虫钻入胆道

蛔虫有时亦能钻入阑尾、耳咽管等部位，甚至有钻入气管导致窒息者。蛔虫穿破肠壁后可由穿孔处相继而出，多数蛔虫进入腹腔，形成蛔虫性化脓性腹膜炎。

如果雌蛔虫侵入肝、腹腔或肺等处，可排出虫卵。蛔虫卵在组织内引起肉芽肿，由嗜酸性粒细胞、巨噬细胞、成纤维细胞及纤维母细胞所组成。

人感染蛔虫后，可产生一定免疫力，即血液内可出现特异性抗体—沉淀素。沉淀素可在幼虫的口腔、肛门周围形成沉淀物，影响幼虫活动。同时，在幼虫周围出现以嗜酸性粒细胞为主的细胞浸润。在特异性抗体及浸润细胞的共同作用下，可部分地杀死幼虫。当具有免疫力的人再感染蛔虫时，不少蛔虫在移行过程中即被消灭，因此能到达小肠寄生的虫数较少。成人在多次受蛔虫感染后免疫力增强，儿童免疫力则往往较弱。

【临床表现】

人体感染蛔虫后，症状有无、病情轻重差别很大，这与虫数及人体反应性有关。多数患者无明显症状，但儿童及体弱者则症状明显。

一、幼虫引起的症状

短期内吞食大量感染性蛔虫卵后7～8日，大量幼虫经过肺部时，常有蛔虫性哮喘，以及由于继发细菌感染等所致的支气管炎，严重者病变融合而成肺炎病变。临床上出现咳嗽、哮喘、气促及发热，甚至体温可高达40℃。部分患者可有白色泡沫痰，痰中可能发现蛔蚴，少数患者可有咯血、胸闷，气喘比较严重时可出现端坐呼吸或有发绀，肺部听诊有哮鸣音或啰音。部分患者兼有食欲缺乏、胃痛及腹泻等胃肠症状，肝脏可肿大。X线检查显示两侧肺阴影增深，肺野可有点状或絮片状阴影，以中下叶为主，阴影不固定，呈“游走性”，一般在1～2周内可自行消退，称为蛔虫性嗜酸性肺炎或蛔虫性哮喘病。痰中可检测到嗜酸性粒细胞、夏科-雷登结晶及蛔虫幼虫。血中白细胞总数增多，其中嗜酸性粒细胞明显增加，一般占20%～30%。国内曾有因吃污染有感染期蛔虫卵的甘薯、胡萝卜、腌菜而发生暴发性蛔虫性哮喘的报道。

二、成虫引起的症状

主要表现在三个方面：①胃肠功能失调：人体感染虫数少时，临床症状不明显或仅有轻微消化不良、食欲缺乏、厌食及易于饥饿等症状。亦可有多食，甚至异嗜癖。常突然发生脐周围阵发性疼痛，按之无压痛，亦无腹肌抵抗，片刻即行缓解。亦可有鼓肠、便秘、腹泻；②精神神经症状：儿童患者较常见，如精神不宁、易受刺激、夜惊、咬牙、瘙痒及惊厥等，少数病例有智力迟钝及发育障碍；③过敏反应：如荨麻疹、气喘或发热等过敏现象，亦可表现为肠痉挛、皮肤瘙痒，偶有顽固性荨麻疹、血管神经性水肿。

蛔虫病患者如发生细菌性痢疾，易转变为慢性或成为带菌者。

【并发症】

一、胆道蛔虫病

本症是最常见的并发症，以中、青年组居多，女性多于男性。蛔虫侵入部位多在总胆管，较少进入肝胆管，窜入胆囊内者最少。虫体数目为1～5条者占80%，最高有达103条者，雌虫较多。虫体有时可自行退出，但一般在胆管内短期死亡。

临床表现为腹痛常突然发作，以剑突下偏右阵发性绞痛为特点，可有钻顶感，患者常坐卧不安。疼痛可放射至右肩及背部，同时常有呕吐，有时可吐出蛔虫。缓解期间局部压痛不明显或无压痛。若虫体完全钻入胆道，甚至进入胆囊，疼痛反而减轻，但炎症现象进一步发展，表现为明显的固定压痛、发热、白细胞计数增多，或可出现黄疸。个别患者蛔虫可直接窜入肝脏引起出血、脓肿或虫体钙化。

胆道蛔虫病在临床上可分为5种类型：①胆绞痛型：最为常见，系有蛔虫钻入十二指肠壁上的壶腹孔引起Oddi括约肌与胆总管痉挛所致；②急性胆囊炎型：蛔虫侵入胆管后，可导致无胆石性胆囊炎；蛔虫偶尔进入胆囊，产生胆囊管阻塞，以致胆汁淤积，随虫体进入的细菌（多数为大肠埃希菌）得以繁殖，导致严重感染，并发胆管炎、胆囊炎及胰腺炎等；③急性胆管炎：如患者腹痛不缓解，出现寒战、高热，提示并发急性胆管炎；④急性胰腺炎：胆总管或胰管部分阻塞致胆汁反流，激活胰酶，导致急性胰腺炎；⑤肝脓肿：蛔虫进入肝脏带入的细菌可感染形成细菌性肝脓肿。此外，个别胆道蛔虫病患者由于蛔虫强烈刺激，引起胆管大量出血，可出现便血或呕血等症状。

胆道蛔虫病患者可因蛔虫再感染、再次侵入胆管而复发（15.2%）。少数患者在随访复查时发现胆石症，均为胆色素性泥沙样结石，位于肝内胆管为多。组织学检查发现胆结石以蛔虫碎片与虫卵为核心，说明两者有一定因果关系。

胆道蛔虫病的预后一般良好。若诊断与治疗不及时，一旦发生严重并发症，其病死率可高达15%。并发症有化脓性胆管炎、胆囊炎、胆道大出血、胆囊破裂、胆汁性腹膜炎、急性出血性坏死性胰腺炎及败血症等。

二、蛔虫性肠梗阻

多见于6～8岁学龄儿童。这是因蛔虫堵塞肠管或蛔虫寄生部位肠段的正常蠕动障碍所致，大部分为单纯机械性或不完全性梗阻，其部位多在回肠下段，空肠结肠部位少见。

发病的特点是在脐周或右下腹部突然发生阵

发性绞痛，持续数分钟，短暂间歇后可再出现，伴有呕吐、腹胀、肠蠕动亢进、腹泻或便秘等症状，发作时伴有连续高调的肠鸣音，并可见肠型及肠蠕动波。多数病例在脐部右侧可触及软的、无痛性、可移动的团块或香肠型索状物。在肠梗阻早期可出现低热、白细胞增多；晚期可出现不同程度的脱水和酸中毒，严重者可发生休克。蛔虫性肠梗阻可并发肠扭转或肠套叠。

三、蛔虫性肠穿孔

蛔虫可使有病变或正常的肠壁发生穿孔，其临床表现为亚急性腹膜炎。发热不明显，伴有恶心及呕吐，腹胀逐渐明显。腹部检查有柔韧感，腹腔穿刺有渗出液，并可能检到蛔虫卵，亦可形成局限性腹膜炎或脓肿。

四、蛔虫性阑尾炎

蛔虫钻入阑尾所致的阑尾炎多见于儿童，主要症状为突然发生全腹或脐周围的阵发性绞痛，以后转移至右下腹部。主要体征为右下腹部有明显压痛及皮肤痛觉过敏，可有发热及白细胞增多。阑尾坏死穿孔后，蛔虫可进入腹腔，导致腹膜炎。

此外，在应用大量镇静药或昏迷的患者，可能发生蛔虫向上窜，经咽部钻入气管导致窒息。

蛔虫卵尚可形成结核样肉芽肿，累及腹腔内各器官，如腹膜、胰腺、肝、脾、肾及肠表面等。症状并无特异性，仅在剖腹及活组织检查时才获确诊。

【实验室检查】

一、粪便检查

因蛔虫排卵数多，一般可用生理盐水直接涂片法3片检出率可达95%。饱和盐水漂浮法能提高虫卵检出率。

二、血常规

大量蛔蚴移行时，白细胞总数明显升高，平均在$(15\sim20)\times10^9/L$，嗜酸性粒细胞平均为30%，最高可达65%。成虫感染者嗜酸性粒细胞可轻度增加。

三、皮内试验

用成虫抗原作皮内试验或皮肤划痕试验，阳性者提示有蛔虫感染。

四、超声检查

超声检查的临床普及为肠道蛔虫症的诊断提供了一种新途径。胆道蛔虫病患者腹部超声检查有时可发现蛔虫位于扩张的胆管腔内，并在内活动，但阳性率不高。对疑似病例需进一步作静脉胆管造影证实。

五、内镜逆行胆胰管造影术

内镜检查可发现十二指肠内蛔虫，取出钻入壶腹孔的虫体，可使胆绞痛立即缓解。逆行胆胰管可显示胆管内虫体，并可对胆管阻塞进行减压与引流。

【诊断】

一、肠蛔虫病

脐周疼痛，按之无明显压痛，应考虑蛔虫病。如有吐蛔虫、便蛔虫的历史，或在粪便中检到蛔虫卵，为本病诊断的依据。肠内如仅有雄虫寄生（约占感染的3.4%～5%）则诊断较为困难，可用驱虫药试验治疗。有时肠道X线检查发现肠内的蛔虫阴影亦可协助诊断。

二、蛔虫性哮喘

常以暴发形式出现。如果在2周内有多数患者相继发生，临床以咳嗽、哮喘及发热为主，伴有明显的嗜酸性粒细胞增高的血常规变化，结合当地流行病学调查，一般不难做出诊断。

三、并发症的诊断

诊断有时较为困难，但在儿童、青壮年，尤其是在农村地区，有蛔虫病史、粪便有蛔虫卵者，发生急腹症时即应慎重考虑蛔虫并发症的可能。但由于蛔虫感染极为普遍，因此应与其他腹痛鉴别。相反，如果症状典型，能除外其他疾病时，即使未作粪便检查，或粪便中未找到虫卵，亦应按蛔虫病并发症处理。

【预后】

蛔虫病预后一般良好，但有严重并发症者，如化脓性胆管炎伴中毒性休克、肠梗阻并穿孔、肠扭转或肠坏死及出血性坏死性胰腺炎与蛔虫性肝脓肿者,预后严重,应及早诊断与治疗。

【治疗】

除一般治疗外,对贫血较重者,于驱虫治疗前可先给予富有营养的饮食、维生素及铁剂等,待全身情况好转后,再进行驱虫治疗。

一、常用的治疗药物

(一) 阿苯达唑(zentel,丙硫咪唑,肠虫清)

本品是一种安全有效的跨纲广谱抗蠕虫药,具有杀灭成虫、幼虫及虫卵的作用。能抑制所有寄生虫对葡萄糖原的吸收,因而导致虫体葡萄糖原能量的耗竭,起到对虫体各生命周期的杀灭作用。适用于治疗蛔虫、鞭虫、蛲虫、美洲钩虫、十二指肠钩虫、绦虫及粪类圆线虫所致的单独或混合感染,并能破坏肠虫再次感染的生活周期。

本品应放于凉暗处,密封保存。每片含量200mg。用法:成人及2岁以上儿童治疗蛔虫、蛲虫、鞭虫、钩虫的常用剂量为400mg(一次顿服2片即可有效)。可吞服、口嚼或研碎后与食物一起吞服,服药前勿需空腹或灌肠。

服用本药少数病例伴有胃肠道不适、头痛,一般在48小时内可自行消失。本品不良反应甚少,经长期大剂量与多次重复治疗,肝肾功能、血常规、尿常规检验及心电图检查均无明显变化。2岁以下儿童、孕妇和哺乳期妇女、急性疾病、肾脏病、化脓性或弥漫性皮炎、有癫痫病史及其他药物过敏史者,不宜服用本药。

(二) 甲苯达唑及复方甲苯达唑

甲苯达唑是广谱驱虫药,可阻断虫体对葡萄糖的摄取,导致虫体糖原耗竭及ATP生成减少,影响虫体生殖和生活能力,以致虫体被排出。用法:成人与儿童均为100mg,每日2次,连服3日。200mg顿服疗效亦较好,该剂量日服2次,连服3日,疗效最好。此药不良反应轻微,服药过程偶有头晕、腹痛及腹泻,无需处理即自行消失。少数病例服药后可引起蛔虫骚动及游走导致腹痛或吐出蛔虫。孕妇一般忌用,2岁以下儿童亦不宜使用。该药对蛔虫作用缓慢,单独使用不多,多主张与小剂量噻嘧啶或左旋咪唑合并应用。

复方甲苯达唑(速效肠虫净,mebendazole compositae)利用甲苯达唑及左旋咪唑对虫体不同的作用机制和特点而配伍制成,两药合用后,可使排虫时间集中、提前,克服了单用甲苯达唑偶有吐虫和作用较慢、单用左旋咪唑较高剂量时不良反应明显的缺点。每片含甲苯达唑0.1g,左旋咪唑25mg,顿服2片。

(三) 双萘羟酸噻嘧啶

本品是广谱驱虫药,能使蛔虫肌肉剧烈收缩,并导致痉挛性麻痹。用法:每日5~10mg/kg,每晚顿服,1~2日为1疗程。不良反应包括头痛、头晕、呕吐、腹痛及腹泻,对孕妇、2岁以下幼儿、急性肝炎、肾炎、严重心脏病或发热患者应暂缓治疗。

(四) 哌嗪枸橼酸盐(piperazine cirtate,驱蛔灵)

本品是低毒高效驱蛔药。哌嗪具有抗胆碱能的作用,在蛔虫的肌肉神经接头处阻断乙酰胆碱对肌肉的作用,使蛔虫麻痹,最后因肠道的蠕动随粪便排出体外。由于它在麻痹蛔虫前无兴奋作用,不会引起肠梗阻等并发症,故较安全。一般不需加用泻剂,亦可用于早期胆道蛔虫病和蛔虫所致不完全性肠梗阻。治疗剂量时,其不良反应轻微,偶有恶心、呕吐、腹痛、腹泻及荨麻疹等反应,一般不必停药,亦可连续用药。慢性肝、肾疾患,有癫痫史及黄疸者应慎用。用法:儿童用量为每日75~150mg/kg,早晚分服,连服1~2日,每日总量不超过3g。成人用量每日3~3.5g,空腹1次,或早晚分服,连服2~3日;或每次1g,每日3次。驱蛔灵糖浆每1ml含哌嗪枸橼酸盐0.16g。

(五) 左旋咪唑

本品是广谱驱虫药,具有抑制蛔虫肌肉内延胡索酸还原酶的作用,能阻断延胡索酸还原为琥珀酸,导致肌肉能量减少,使虫体麻痹而被排出。驱虫作用较哌嗪为强,也可用于胆道蛔虫病和蛔虫所致的不完全性肠梗阻的驱虫治疗。不良反应轻微,偶有恶心、呕吐、食减、腹痛及头晕,多在短时后消失。少数患者服药后出现轻度肝功能损害,在早期妊娠及肝、肾疾患时应慎用或不用。成人睡前一次顿服150mg;儿童2.5mg/kg,睡前顿服或早晚分服。

(六) 中药

从川楝树中提取的川楝素及使君子(含使君子酸钾)亦有一定的驱蛔效果,但剂量大,有毒性作用,目前已较少用。

二、并发症的治疗

(一) 胆道蛔虫病

可先用内科疗法,包括解痉止痛,注意水与电解质平衡，预防或控制感染，可早期驱虫以防止胆道感染、胆管坏死、肝脏病变等并发症。如有胆道感染，可选用合适的抗菌药物。少数患者须手术治疗，其指征为：合并肝胆系统严重感染，并发胆管大出血、腹膜炎及中毒性休克，疼痛持续存在并伴有感染症状1周以上或经胆道造影证明蛔虫已完全钻进胆道而死虫长期不能排出者。

（二）蛔虫性肠梗阻

如属不完全性肠梗阻可用内科疗法，包括禁食、静脉补液，注意水与电解质和酸碱平衡，必要时进行胃肠减压、镇静及解痉止痛。腹痛缓解后进行驱虫。服用豆油或花生油80～150ml（儿童用量为60ml）可使蛔虫团松解，缓解症状，症状消失后1～2日再驱虫。用氧气疗法，亦可使蛔虫松解，使其发生麻痹后排出。用胃管将氧气缓慢通入胃内，儿童每岁100～150ml，胃肠道溃疡及老年人不宜应用。如经内科治疗无效，症状加重，出现完全性肠梗阻或腹膜刺激症状时，应及时进行手术治疗。

（三）蛔虫性肠穿孔

如出现腹膜炎的症状或体征，诊断明确后应早期手术治疗。

【预防】

一、控制传染源

积极开展查治病员、驱除蛔虫不仅是保障人民健康，而且能消除传染源，降低虫卵污染土地的密度，减少传播机会。

在感染重的地区，例如居民感染率在50%以上，可采用集体驱虫治疗。治疗时间选择在感染高峰的2～3个月后进行，例如秋季或冬季。单用驱虫治疗可降低感染率并改善儿童的营养状况。由于再感染，感染率可重新上升，尽管感染度较驱虫前为低。因此，在集体驱虫以后，需要间隔一定时间，对粪检虫卵阳性者进行再驱虫（选择性驱虫），这项工作必须反复进行，还须有其他预防措施的配合，才能控制整个地区的蛔虫病。驱出的蛔虫及粪便应及时处理，以免污染环境。

二、切断传播途径

广泛深入开展卫生宣传工作，使群众掌握蛔虫病的防治知识。养成良好的个人卫生习惯，饭前便后洗手，教育儿童不要随地大便，不吃生菜及不洁瓜果等。改善环境卫生，搞好粪便管理，对粪便进行无害化处理，减少传播。

（王宇明　张大志）

参 考 文 献

1. 陈颖丹，臧炜，张雪强，等. 2006～2010年我国土源性线虫病监测回顾. 国际医学寄生虫病杂志，2012，39（6）：325-326.
2. 路月华. 不同频率超声对肠道蛔虫症的诊断价值. 医学影像学杂志，2011，21（3）：467-468.
3. Lubis IN，Pasaribu S，Lubis CP. Current status of the efficacy and effectiveness of albendazole and mebendazole for the treatment of *Ascaris lumbricoides* in North-Western Indonesia. Asian Pac J Trop Med，2012，5（8）：605-609.
4. Bethony J，Brooker S，Albonico M，*et al*. Soil-transmitted helminth infections：ascariasis，trichuriasis and hookworm. Lancet，2006，367（9521）：1521-1532.
5. Alavi Majd H，Najafi Ghobadi K，Akbarzadeh Baghban A，*et al*. Detecting and Accommodating Outliers in Meta-Analysis for Evaluating Effect of Albendazole on Ascaris-lumbricoides Infection. Iran Red Crescent Med J. 2014，16（5）：e17648.
6. Dold C，Holland CV. Ascaris and ascariasis. Microbes Infect，2011，13（7）：632-637.

第十节　鞭　虫　病

鞭虫病（trichuriasis）系由毛首鞭形线虫（*Trichuris trchiura*，简称人鞭虫）寄生于人体盲肠中所致的一种肠道线虫病。轻度感染者常无症状，重度感染者可出现腹泻、腹痛、贫血及直肠脱垂等表现。

【病原学】

成虫为鞭形，前细后粗，细部约占体长的3/5。雄虫长30～40mm，尾端向腹面弯曲呈螺旋形。雌虫较雄虫长而大，长35～50mm（图23-10-1）。成虫寄生于盲肠内，感染多时也见于阑尾、回肠下段及结肠、直肠等。雌虫每日产卵3000～10 000个，随宿主粪便排出体外。卵呈纺锤形，大小（50～54）μm×（22～23）μm，黄褐色，卵两端狭尖，各具一透明塞状物；卵自人体排出时，其中细胞尚未分裂，在适宜温、湿度的条件下，在泥土中约经3周发育为感染期虫卵，污染蔬菜及其他食物和水源，人因误食该虫卵而感染。虫卵在小肠内孵出幼虫，侵入局部肠黏膜，摄取营养并发育，约10日左右移行至盲肠发育为成虫（图23-10-2），雌、雄虫比值为（1.30～2.38）∶1，平均1.68∶1。自感染期卵进入人体到粪便中发现虫卵，约需1个月时间。成虫自然寿命约3～5年。虫卵在自然界中抵抗力强。在10～40℃环境中能够生存，在温暖、潮湿、荫蔽及氧气充足的土壤中可存活数年。

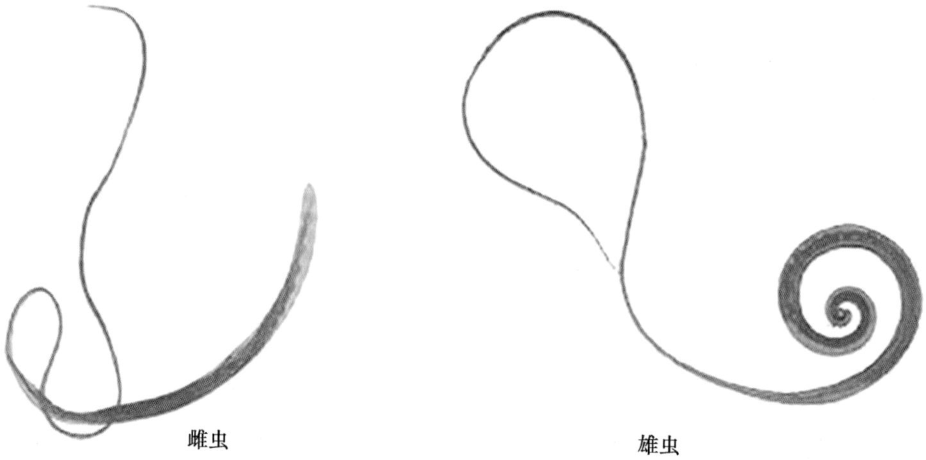

图23-10-1　雌性与雄性毛首鞭形线虫

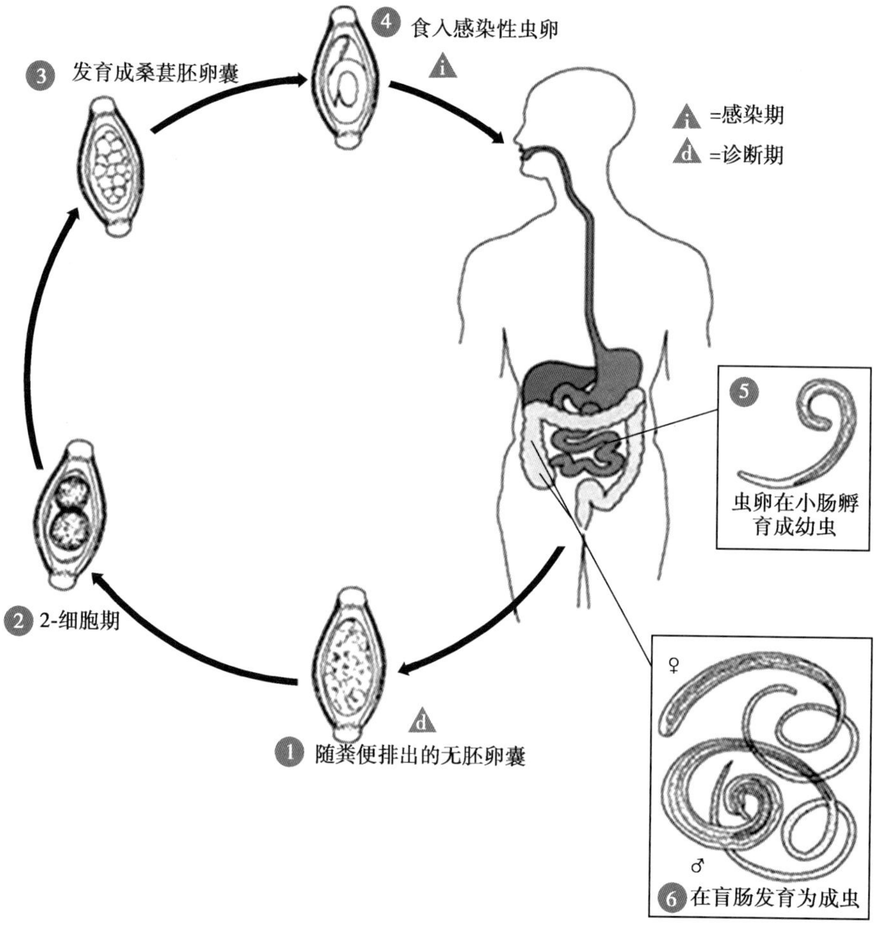

图23-10-2　鞭虫生活史

【流行病学】

根据湖北江陵县马山砖厂一号战国楚墓古尸的研究，证实在2300多年前就有鞭虫寄生于人体。鞭虫病呈世界性分布，以热带及亚热带地区多见。在我国分布亦是以温暖、潮湿的南方地区为主。分布地区与蛔虫病相似，但感染率和感染度一般低于蛔虫病。在我国，鞭虫呈全国性分布，感染人数众多，对人群特别是少年及儿童健康造成很大危害。1988—1991年，我国首次人体寄生虫分布调查结果显示，人群鞭虫感染率为19.92%。然而，随着我国特别是西部广大农村地区经济、教育、文化及卫生事业的快速发展，改厕、改水使环境状况逐渐改善，健康教育的普及深入，群众不良的饮食、生活卫生习惯得到不断改善，健康需求及自我防护意识增强，以及防治工作大面积开展，从而有效遏制了人群鞭虫感染的发生和流行传播。在2001—2004年，卫生部统一部署进行的全国（除港、澳、台外）重要寄生虫病现状的调查显示，我国鞭虫感染率已从10年前的19.92%降至4.63%，下降76.76%。研究发现，鞭虫感染分布仍然是女性高于男性，5～15岁组高于其他年龄组，渔民高于其他职业，少数民族高于汉族。这可能与女性的工作性质、受教育程度，少年儿童的卫生习惯，少数民族的生活环境，生活及饮食习惯等有关。因此，在今后的鞭虫防治工作中应当引起重视。

鞭虫主要寄生于人体，亦可寄生于猿猴，因为猿猴在人群中的传播作用不大，故人是唯一传染源。

鞭虫病传播途径及方式与蛔虫病相似。用新鲜人粪施肥或随地大便使虫卵污染土壤或蔬菜。苍蝇、蟑螂及鸡等可携带虫卵，在传播中起一定作用。

人的感染主要是由于食入被感染期鞭虫卵污染的蔬菜、瓜果等食物所致。饮用含虫卵的水亦可感染。儿童的感染率及感染度均高于成人。在18个月至2岁之间的儿童即可开始感染鞭虫，甚至发生在6个月的婴儿；感染率在10～14岁年龄组为最高，这可能与儿童卫生习惯差，接触感染期虫卵机会多有关。

【发病机制与病理改变】

成虫寄生于回盲部，以其前端侵入黏膜层、黏膜下层，有时深达肌层，甚至穿入腹腔。由于虫体的机械性损伤及分泌代谢产生的刺激作用，可致肠壁黏膜组织出现充血、水肿或点状出血。严重者可出现黏膜糜烂，浅表溃疡及出血灶；新鲜出血灶不易凝固，以致长期慢性失血。虫体头部钻入肠黏膜，深度多达10mm，局部伴有炎性改变，这是引起腹痛的主要原因。黏膜内有中性粒细胞和嗜酸性粒细胞浸润，黏膜下层血管扩张，间质水肿。少数患者肠壁组织明显增厚可形成炎性肉芽肿。有时虫体侵入阑尾腔，机械性损伤黏膜，阻塞阑尾腔，继发细菌感染，导致鞭虫性阑尾炎，有的易并发阿米巴病变。偶有因大量虫体寄生，引起肠管不规则痉挛性收缩，导致肠梗阻、肠套叠及肠扭转等急腹症。

患者贫血与鞭虫的吸血活动、肠黏膜损伤及宿主慢性腹泻等因素有关。

【临床表现】

成虫寄生于盲肠，以其细长的前体部钻入肠黏膜、黏膜下层乃至肌层，吸取组织液及血液为食，每条虫吸血量为每日0.005ml，如寄生虫数>1000条时，可导致缺铁性贫血。

Bundy及Cooper认为鞭虫病伴有贫血，系红细胞从肠表面损失。原因包括以下几方面：①自损伤的上皮和浅表固有层血液渗出，如患者食物中铁补偿不足，或虫荷重时，则可出现贫血；鞭虫本身可食入渗出的血液；②当伴有痢疾或直肠脱垂而出现大量出血，则可导致严重甚至危及生命的贫血。

虫体的机械性刺激及其分泌物的作用可导致局部肠壁组织充血、水肿及出血等炎症反应，部分患者肠壁增厚，并可有肉芽肿形成，严重者可导致出血性结肠炎及肠黏膜脱落等。

鞭虫病的临床表现包括胃肠症状及全身症状。前者如食欲缺乏、恶心、呕吐、腹痛、腹泻、里急后重及偶尔粪中混有血丝等。后者有头痛、失眠、面色苍白、贫血、消瘦，面部及四肢水肿以及变态反应症状。血嗜酸性粒细胞明显增多，可达10%～15%，并有发热及荨麻疹等。感染严重者可有小红细胞低血红蛋白性贫血和低蛋白血症、直肠脱垂、杵状指、发育迟缓及营养不良等。

有学者收集近年来国内外关于鞭虫病临床表现的文献，认为鞭虫病的临床表现可分为痢疾型

（鞭虫痢疾综合征）及慢性鞭虫结肠炎。常见症状包括腹泻、贫血，发育迟缓（身高为主），粪中有血，有约半数患者有食土癖，1/3 左右患者有直肠脱垂。轻度感染者仅有腹泻。有报道 1 例急性盲肠梗阻，系由大量缠结成团的鞭虫附着肠黏膜，导致升结肠穿孔，腹膜脓肿。此外，鞭虫感染似可诱发或加重其他疾患，如阿米巴痢疾、细菌性痢疾及阑尾炎等。

【并发症】

严重鞭虫感染可导致消化道出血、阑尾炎、肠梗阻、腹膜炎、阿米巴病及肠套叠等并发症。

【诊断】

一、临床诊断

轻度鞭虫感染者一般无显著症状，中度、重度感染者可有明显消化道症状、全身性表现，甚至出现并发症。在本病流行区，患者有慢性腹泻、腹痛、贫血、直肠脱垂及慢性阑尾炎等表现者，应考虑本病可能。进一步进行粪便检查，以便做出诊断。

二、粪检虫卵

粪便中查到虫卵可确诊。常用方法有粪便直接涂片法、水洗沉淀法、饱和盐水浮聚法等。若要了解感染度，可使用定量透明厚涂片法（改良加藤法）做虫卵计数。因鞭虫卵较小，容易漏检，需反复检查，以提高检出率。

三、内镜检查

对于疑似本病，虫卵粪检阴性的患者可行纤维结肠镜检查。将纤维结肠镜插至回盲部，可观察到寄生的成虫及损伤的肠黏膜。

四、钡剂灌肠及双重对比造影检查

对不能明确诊断者可用此法。本法可显示单个虫影或扭结的团状虫影。

【鉴别诊断】

鞭虫感染虽然常见，但在临床上常被忽视。当出现严重症状或并发症时往往不能及时正确诊断，有时可误诊为溃疡病出血、钩虫病及结肠癌，甚至有将阑尾鞭虫病误诊为右输尿管结石的报道。因此，临床上患者出现贫血、消化道出血及右下腹痛等病症，并伴有一般消化道症状时，应考虑本病可能。长期严重感染鞭虫，可出现类似钩虫病的临床表现，以痢疾伴里急后重而与钩虫病鉴别，阿米巴痢疾与鞭虫病痢疾的临床表现相同，但鞭虫病痢疾多为慢性，且常有营养不良及杵状指，更易引起直肠脱垂。

【预后】

鞭虫病患者经适当的药物驱虫治疗，可以痊愈。出现严重并发症的如能及时明确诊断，预后良好。

【治疗】

一、药物治疗

过去认为鞭虫不易彻底根治，一般服药可使寄生虫数减少，症状减轻。近年应用下列药物效果较好。

（一）甲苯达唑

100mg 每日 2 次，连服 3 日，虫卵减少率达到 90% 以上，治愈率 70% ~85%。此药无明显不良反应。对重症鞭虫病间歇使用 2 ~3 疗程，可达治愈的效果。

（二）复方甲苯达唑

每片含甲苯达唑 100mg，盐酸左旋咪唑 25mg。用法为 1 片，每日 2 次，连服 3 日，治疗后 8 日虫卵阴转率 92.9%，治疗后 30 日 77.8%。

（三）奥克太尔（间酚嘧啶，oxantele）

每次 10 ~20mg/kg，严重感染者可连服 2 ~3 日。对鞭虫病有特效。

（四）氟苯达唑（flubendazole）

每日 200mg，连服 3 日，治愈率达 91%。偶有胃肠道反应，轻微而短暂。

（五）阿苯达唑（albendazole）

单剂口服 400mg，治愈率为 72.2% ~90%。

（六）复方噻嘧啶

每片含噻嘧啶、奥克太尔各 100mg，用两药各 5mg/kg，每晚半空腹服用，连服 2 日，虫卵阴转率达 93.8%。

二、纤维结肠镜治疗

鞭虫寄生于回盲部，头部钻入肠黏膜，感染严重时使用药物治疗常不能完全治愈。对于药物治疗不能痊愈者或行纤维结肠镜检查时确诊者,可用内镜钳取法治疗鞭虫感染。

三、并发症的治疗

鞭虫性阑尾炎可用药物驱虫及抗菌治疗。如继发细菌感染成为急性化脓性或坏疽性阑尾炎时,应及早行阑尾切除术,以防穿孔。术后出院前常规进行药物驱虫。肠梗阻患者用中西医结合疗法,待梗阻缓解后进行驱虫。消化道大出血者,可通过手术止血。急性失血量大或重度贫血的患者,根据病情可先输血、纠正贫血,待全身情况改善后进行药物驱虫治疗。

【预防】

预防措施与蛔虫病相同,应加强个人卫生及饮食卫生,并保护饮用水的清洁,加强粪便管理。

(王宇明　张大志)

参考文献

1. 王世海,陈兆义,唐丽娜,等. 我国人群鞭虫感染现状与流行因素分析. 中国病原生物学杂志,2008,3(12):929-932.
2. Bethony J,Brooker S,Albonico M,*et al*. Soil-transmitted helminth infections:ascariasis,trichuriasis and hookworm. Lancet,2006,367(9521):1521-1532.
3. Pham-Duc P,Nguyen-Viet H,Hattendorf J,*et al*. *Ascaris lumbricoides* and *Trichuris trichiura* infections associated with wastewater and human excreta use in agriculture in Vietnam. Parasitol Int,2013,62(2):172-180.
4. Cooper P,Walker AW,Reyes J,*et al*. Patent human infections with the whipworm,*Trichuris trichiura*,are not associated with alterations in the faecal microbiota. PLoS One,2013,8(10):e76573.
5. Salat H,Salat MS,Beg MA. Colonoscopic diagnosis of *trichuris trichiura* in a patient with pulmonary tuberculosis;there is more than what meets the eye. J Pak Med Assoc,2014,64(12):1438-1439.
6. Mekonnen Z,Levecke B,Boulet G,*et al*. Efficacy of different albendazole and mebendazole regimens against heavy-intensity *Trichuris trichiura* infections in school children,Jimma Town,Ethiopia. Pathog Glob Health,2013,107(4):207-209.
7. Klementowicz JE,Travis MA,Grencis RK. Trichuris muris:a model of gastrointestinal parasite infection. Semin Immunopathol,2012,34(6):815-828.

第十一节　蛲　虫　病

蛲虫病(enterobiasis)系由蠕形住肠线虫(*Enterobius vermicularis*,简称人蛲虫)寄生于人体结肠及回盲部所致的疾病,以儿童常见。本病主要症状为肛门周围及会阴部瘙痒、烦躁不安等。蛲虫是较早认识的寄生虫之一,在近万年前的人类化石中已发现蛲虫卵,在2100多年前的西汉古尸中亦查见蛲虫卵,此虫在我国古代医籍中早有记载,如隋巢元方《诸病源候论》谓:“蛲虫犹是九虫内之一虫也”。又说:“蛲虫至细微,形如菜虫状。居胴肠之间”。“轻则或痒,重者侵入肛门溃烂”。

【病原学】

成虫细小,呈乳白色,雌、雄虫大小悬殊。雄虫微小,长2~5mm,宽0.1~0.2mm,体后端向腹面卷曲,有尾翼及数对乳突,尾端有泄殖腔开口,其中有一交合刺,长约70μm。雌虫长8~13mm,宽0.3~0.5mm,虫体中部膨大,略呈纺锤形,尾端直而尖细,尖细部约占体长的1/3。阴门开口于虫体前、中1/3交界处腹面正中线上,肛门约位于虫体中、后1/3交界处(图23-11-1)。

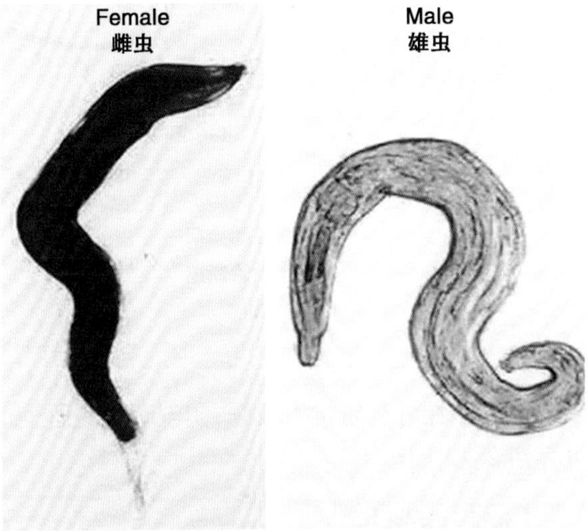

图23-11-1　蠕形住肠线虫

虫卵呈长圆形,无色透明,长宽为(50~60)μm×(20~30)μm,壳较厚,一侧略扁平,另一侧略凸出,故两侧不对称。

蛲虫无需中间宿主。成虫寄生于结肠上部,主要在盲肠及升结肠,有时亦可见于阑尾及回肠下端。雌雄成虫交配后,雄虫多即死亡。雌虫发育为母虫，一般不在肠内产卵，而沿结肠下行，自宿主肛门爬出，因受温度及湿度改变和空气的刺激，在肛门周围、会阴及女阴皱褶内大量产卵。一般在宿主入睡后2小时内（约晚间10时左右）为产卵高峰。一条雌虫约产卵10 000个，雌虫排卵后大多干燥死亡，但部分亦可再返回肛门甚至阴道膀胱等处。

虫卵在肛门附近因温度（34～36℃）及相对湿度（90%～100%）适宜，氧气充足，可很快（约6小时）发育成感染期卵。当患者用手搔抓肛门附近皮肤，虫卵污染手指并经口再自身感染。感染期虫卵亦可散落在室内用具及食物上，经口吞食或随空气吸入等方式使人感染。虫卵进入十二指肠内孵出幼虫，幼虫沿小肠下行途中蜕皮两次，至结肠再蜕皮一次而发育为成虫（图23-11-2）。自吞食虫卵至发育为成虫约需15～43日。由于蛲虫存活时间很短，一般不超过2个月，故如无重复感染，很快可被消灭。但由于反复感染，可使感染持续多年。曾有记载，虫卵可在肛门附近孵化，幼虫经肛门进入肠内并可发育为成虫，称逆行感染。但蛲虫卵能否在人体肛周孵化，仍尚待证实。

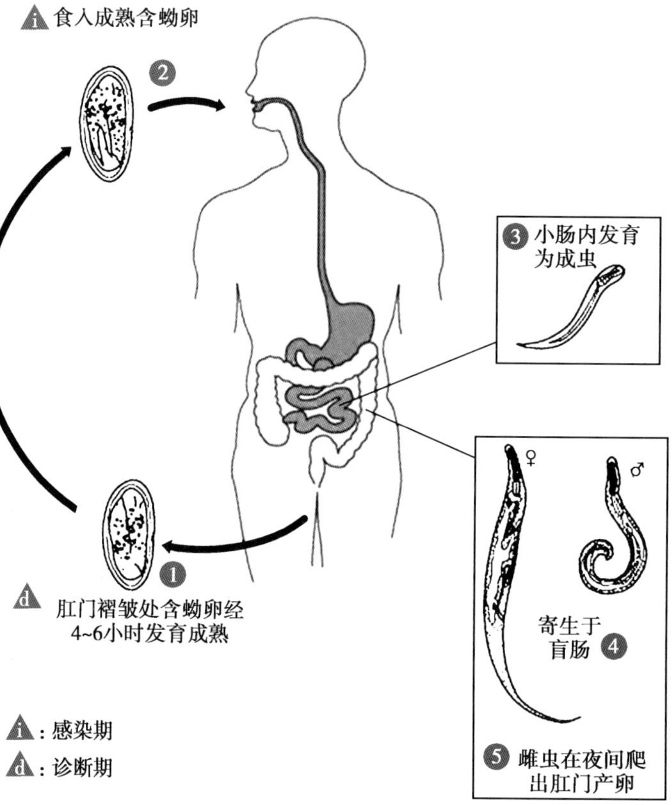

图23-11-2　蛲虫生活史

蛲虫卵在外界抵抗力较强，阴湿环境更适宜，可存活2～3周以上。

【流行病学】

蛲虫病是世界广泛流行的寄生虫病。温带地区感染率高于热带地区。患者以儿童为多。在集体机构，如托儿所、幼儿园、小学校生活的儿童，如无良好卫生习惯，包括穿开裆裤及饭前饭后不洗手等，则本病尤易传播和流行。

人是唯一的传染源，感染方式主要有：①直接从肛门通过污染的手指经口感染，常是自身再感染的最重要途径。雌虫产卵时肛门周围皮肤受到激惹，每有奇痒，患者常以手搔痒，手指或指甲缝中常附着虫卵，而儿童的手又常易和口接触，从而发生感染；②虫卵通过内衣内裤、被褥、地板、桌面、玩具及门把手等污染手指或食物经口感染。经调查，以上这些被服与用具上均可发现虫卵；③含有虫卵的尘埃通过空气传播至呼吸道及口腔，最后吞下而感染；④经肛逆行感染：据报道蛲虫卵可在肛门外皮肤上自动孵化出幼虫，幼虫可经肛门移行至肠内，发育为成虫并产卵；这给蛲虫病的防治增加了难度。

国内各地感染亦较普遍，儿童高于成人，在集体生活中的儿童感染率可高达40%～70%。近年来已有逐步下降趋势，2011年4～12月分别选取广东、广西、海南、重庆、四川、浙江、福建、安徽及贵州等9省(区、市)的省会(或地级市)和1个县(市、区)共18个调查点进行儿童蛲虫感染的调查，调查结果显示儿童蛲虫总感染率为17.8%，其中海南省感染率最高，为51.1%；而安徽省最低，为0.8%。农村儿童的蛲虫感染率28.5%高于城市儿童7.3%。蛲虫感染的主要影响因素为儿童居住地、父母亲职业及文化程度、教室地面情况及儿童寄读境况等。从近年的调查研究发现，虽然蛲虫感染率逐年下降，但高感染地区依然存在，各地仍需开展监测工作。

由于蛲虫生活史简单，无需中间宿主，虫卵发育迅速，感染期卵有较强抵抗力，感染方式多样，儿童卫生习惯不良，因此蛲虫病在人群中极易造成广泛传播流行。

人体感染蛲虫后似无明显的保护性免疫。

【发病机制与病理改变】

雌蛲虫在肛门周围和会阴部产卵的刺激作用，可导致局部皮肤出现炎症反应、湿疹或皮肤角化(图23-11-3)。若皮肤抓破，可继发细菌感染，成虫寄生于肠内，附着处的黏膜受损，呈现慢性炎症。亦可形成小的溃疡，导致出血。有时出现嗜酸性粒细胞浸润。合并细菌感染，可产生黏膜下脓肿。

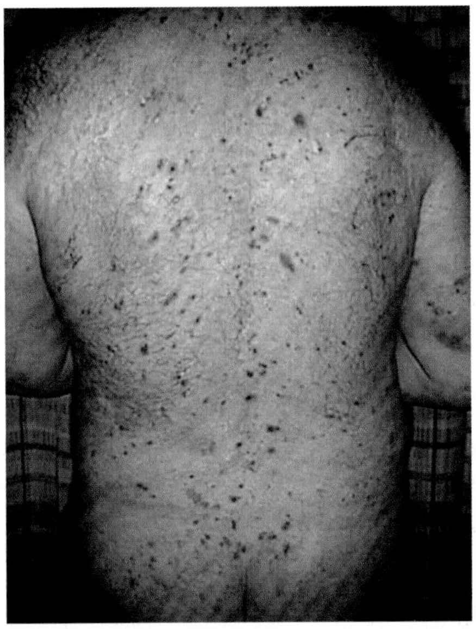

图23-11-3　蛲虫所致皮炎

蛲虫虽然是肠道寄生虫，但有时可侵入肠壁组织、阑尾组织，甚至肠外的一些组织与器官异位寄生，引起局部炎症，形成肉芽肿病变。肉眼观肉芽肿为灰白色中心微黄色的小硬结。显微镜下可见其中心为含有成虫残体或虫卵的坏死区，周围有大量嗜酸性粒细胞和巨噬细胞浸润，有时可见夏科-雷登结晶，最外层是由胶原纤维包绕的被膜。

【临床表现】

蛲虫寄生数一般在100条左右，多时可达5000条。虫体在寄生部位以头部刺入黏膜，可致卡他性炎症、溃疡及出血等病理变化。雌虫在肛门产卵时，激惹皮肤，导致瘙痒和局部湿疹、出血和继发细菌性感染。约有1/3的蛲虫感染者可完全无症状，或有极轻微的肛门瘙痒。主要临床表现如下：

一、肛门瘙痒及相关表现

成虫在夜间爬至宿主肛门周围及其附近皮肤上产卵时的刺激可致局部奇痒，因患者熟睡时常不自觉地搔痒，以致皮肤被抓破、出血及继发细菌感染。由于局部经常有痒感、刺痛或剧痛感。儿童患者常表现精神不安、失眠、烦躁易怒及害羞自卑。有时可出现食欲缺乏、腹痛、消化不良、恶心及呕吐等消化道症状。

二、寄生于回盲部引起的表现

蛲虫在回盲部寄生可导致局部刺激和卡他性炎症或微小的溃疡。重度感染时可伴有腹泻、粪便中粘液增多或稍带血丝。蛲虫寄生于阑尾中可导致炎症、出血、坏死或类似阑尾炎的临床症状。

三、异位寄生引起的表现

蛲虫异位寄生可涉及多种器官，主要见于女性患者，雌蛲虫在肛门外产卵时可移至女性外阴部，进入阴道、子宫颈、子宫及输卵管，并导致该器官炎症。雌蛲虫偶可从尿道进入泌尿系统引起炎症，男性尿道中亦可发现雌蛲虫，可引起小便频繁。蛲虫偶尔通过输卵管侵入腹腔，此时可引起急性腹膜炎，或病程较缓而类似结核性腹膜炎。国内报道有因之而剖腹探查，发现肉芽肿病变，病理切片发现成虫及虫卵的病例。曾在鼻、口、食管、胃及肺部见到蛲虫，虫卵、幼虫或成虫均可引起过敏性反应。皮肤异位寄生可形成皮下肿瘤或肛门瘘管。

【诊断】

在集体机构内的儿童患者肛门周围及会阴瘙痒者应怀疑本病。母亲在儿童入睡后 1～2 小时，检查儿童的肛门周围有无雌虫，亦可作为诊断方法。如连续检查 10 个晚上，其阳性率相当于胶玻纸试法。此法在街道居民中普查普治时采用，不需特殊设备。

由于蛲虫爬出肛门产卵，粪便检查虫卵的阳性率一般仅 5% 左右，故不宜根据粪便检查诊断蛲虫病。检查蛲虫卵的方法均采用在肛门刮取污物镜检，阳性率较高。常用检查方法有：

一、透明胶纸黏卵法

将(2×6)cm 的透明胶纸贴于载玻片上备用。检查时将胶纸一端掀起，用胶面粘贴受检者肛门周围皮肤，可用棉签按压无胶一面，使胶面与皮肤充分粘贴，然后将胶纸平贴于载玻片上，镜检有无蛲虫卵。

二、棉签拭子法

将棉签用生理盐水浸湿后，挤去多余的盐水，在受检者肛周皮肤上擦拭，然后将棉拭子的粘附物涂于滴加有生理盐水的载玻片上，加盖玻片镜检。亦可将棉拭子放入盛有生理盐水的试管中荡洗，离心沉淀，取沉渣镜检。或将棉拭子在盛饱和盐水的青霉素瓶中荡洗，加饱和盐水至满，覆以载玻片，15 分钟后翻转载玻片镜检有无虫卵。

三、肛周检查成虫

雌蛲虫成虫夜间爬出肛门产卵。夜间小孩熟睡后，侧卧将肛门暴露在灯光下，仔细检查肛门周围，若发现白色小虫，用镊子夹入盛有 70% 乙醇的小瓶内送检。若为阴性应连续查几日。这种方法简便易行，无需特殊设备。

不论采用何法，均必须在早晨检查，最好在起床前，未大便及沐浴时检查。由于蛲虫并不每晚产卵，故 1 次检出率约 60%。如果连续检查 6 次，检出率可接近 100%。

【鉴别诊断】

蛲虫病的诊断并不困难，当异位寄生或出现并发症时应与其他疾病相鉴别。虽然蛲虫性阑尾炎有右下腹阵痛，血常规检查白细胞可以正常，但有时诊断较为困难，因为儿童阑尾炎本身有时症状就不典型。一般阑尾炎可以明确诊断，但蛲虫性阑尾炎常常是在手术后通过病理检查确诊。蛲虫的泌尿生殖道感染应与细菌性感染相区别，前者用抗生素效果不佳。临床上对于久治不愈的泌尿生殖系统感染、盆腔炎等，应考虑本病的可能。

【预后】

无并发症的蛲虫感染，作驱虫治疗预后良好。出现急性阑尾炎、急性腹膜炎应及时对症治疗，以免产生不良后果。

【治疗】

蛲虫在人体内存活不超过 2 个月，故如能防止重复感染，虽不用药物治疗，亦可自愈。但因患者大多是儿童，易于再度感染，因此必须注意预防。

治疗期间患儿应穿满裆裤，睡时使手不接触肛门。每日早晨用肥皂或温水清洗肛门周围，换下的内裤高温消毒，连续 10 日。

近年来驱蛲虫药物较多，疗效好，不良反应亦轻。如在集体儿童机构或家庭内感染率超过 50% 时，可以集体全部治疗，7～10 日及 1 个半月后重复 1 次，这样既可达到治疗目的，又有预防效果。

一、驱虫药

(一) 阿苯达唑(albendazole)

儿童 200mg，1 次顿服；成人 400mg，1 次顿服。虫卵阴转率 100%。本药疗效高，耐受好，疗程短，门诊及集体治疗均可应用。服药后有轻度的头痛、头晕、恶心及腹泻等，发生率小于 10%，常不需处理即自行缓解。孕妇和哺乳期妇女忌用，有严重肝、肾、心脏功能不全及活动性溃疡病患者慎用。

(二) 甲苯达唑(mebendazole)

100～200mg 顿服，治愈率 90%～100%，或每日 100mg，连服 2～3 日，治愈率 95%～100%。服用本剂后偶有恶心、腹部不适、腹泻、头晕、嗜睡或皮肤瘙痒，无需处理。本药可刺激蛔虫游走，导致吐蛔，不满 2 岁幼儿不宜使用，严重心、肝疾病患者慎用。此外本药可致畸胎，孕妇忌用。

（三）复方甲苯达唑（速效肠虫清）

每片含甲苯达唑100mg，盐酸左旋咪唑25mg。1片顿服的阴转率达95.6%。二药配伍使用，可克服单用甲苯达唑引起吐蛔的缺点，且有广谱驱除肠道线虫的作用。

（四）双萘羟酸噻嘧啶（pyrantel pamoate）

简称噻嘧啶。本药常用量为基质10mg/kg顿服，治愈率59%～80%。如以12mg/kg的量，分为2日共4次口服，治愈率可达94.4%。本药不良反应小，有轻微的腹痛、腹泻、恶心及呕吐等。有急性肝炎、肾炎、严重心脏病及孕妇应暂缓给药，有冠心病及严重溃疡病史者宜慎用。本药系广谱驱虫剂，疗效好，不良反应小，价格低廉，国内外已广泛应用。

（五）复方噻嘧啶

每片含噻嘧啶50mg、奥克太尔50mg，用于驱除蛲虫时，两药基质总量各按12mg/kg计算，分2日，4次服用，治愈率95.9%。

（六）双萘羟酸苄酚宁（pyrvinium pamoate）

亦称扑蛲灵，属于花青染料类药物。剂量为5mg/kg，顿服，治愈率可达90%以上。服药后1～2日可使粪便染成红色，故不太受欢迎。

（七）三苯双脒

系我国研制的一种广谱抗蠕虫新药。200mg顿服，虫卵阴转率约为74.10%及77.58%。另有研究显示，采用200mg顿服连服2日的虫卵阴转率可达97.14%，与甲苯达唑治疗效果相仿。

（八）外用药

用蛲虫膏、2%白降汞软膏等涂在肛门周围，有止痒和杀虫作用。生理盐水灌肠配合药物治疗可提高疗效。

二、并发症治疗

对于急性或亚急性阑尾炎，宜及早手术治疗，以免继发化脓性细菌感染，导致阑尾穿孔或腹膜炎。切除的阑尾做病理检查，观察有无蛲虫成虫或虫卵。对确诊的蛲虫性阑尾炎患者，不论施行手术否，均应进行驱虫治疗。泌尿生殖系统、盆腔及腹腔的感染，使用上述驱虫药物；继发细菌感染者，应联合使用抗生素。

【预防】

根据蛲虫生活史短、雌虫在肛门外产卵、接触传播及自身再感染等特点，需要有效且持久的预防措施，治疗效果才能巩固。预防原则是：①加强卫生宣传教育，提高卫生知识水平；②养成良好的卫生习惯，饭前便后洗手，勤剪指甲，不吸吮手指等。睡前及清晨应清洗肛门，以减少及防止再感染的机会；③搞好室内环境卫生，如洒水清扫，用湿布抹除灰尘，经常晒洗玩具等物品，勤换洗床单及内衣裤等，以减少和防止虫卵污染室内环境的机会；④有组织地进行集体性反复查治。

（王宇明　张大志）

参考文献

1. 陈颖丹，王聚君，朱慧慧，等. 中国9省（区、市）儿童蛲虫感染调查. 中国寄生虫学与寄生虫病杂志，31（4）：251-255.
2. 吴成果，罗兴建，谢君，等. 重庆市儿童蛲虫感染现状及影响因素分析. 中国血吸虫病防治杂志，2012，24（6）：703-706.
3. 陈颖丹，臧炜，张雪强. 2006～2009年土源性线虫病监测分析. 国际医学寄生虫病杂志，2011，38（3）：173-176.
4. 周新亚，凌莉，臧玉英. 三苯双脒对蛲虫感染的治疗效果. 中国血吸虫病防治杂志，2008，20（3）：226.
5. Kim DH，Son HM，Kim JY，*et al*. Parents' knowledge about enterobiasis might be one of the most impotant risk factors for enterobiasis in children. Korean J Parasitol，2010，48（2）：121-126.
6. Remm M，Remm K. Case-based estimation of the risk of enterobiasis. Artif Intell Med，2008，43（3）：167-177.
7. Cranston I，Potgieter N，Mathebula S，*et al*. Transmission of *Enterobius vermicularis* eggs through hands of school children in rural South Africa. Acta Trop，2015，150（11）：94-96.
8. Raghallaigh SN，Powell FC. *Enterobius vermicularis* dermatitis. Clin Exp Dermatol，2010，35（3）：e32-33.
9. Shetty JB，Kulkarni DV，Prabhu V. Eggs containing larvae of *Enterobius vermicularis* in vaginal smear. J Cytol，2012，29（1）：94-96.

第十二节　线虫病分类及特征

线虫病（nematodiasis）是由线形动物门线虫纲的多种线虫感染人体所致的一类蠕虫病。线虫目前发现共有一百多万种，多数自由生活，少数需要中间宿主，其中间宿主可以是人类、动物或植物。目前发现感染人或家畜的主要包括丝虫目、蛔虫目、旋尾目、杆形目、圆形目、毛首目、膨结目、尖尾目和驼形目等,其中蛔虫、钩虫和鞭虫等最常见肠道丝虫目前感染人数约30亿,而丝虫病感染人数也超过10亿,因此线虫病给人类带来了巨大的灾难,每年经济损失高达数百亿美元。

【病原学】

虫体大小不等,小者不足1mm,大者可达数米;虫体细长,呈线柱状、圆锥或圆柱状,表面呈乳白色、淡黄色或棕黄色,多为雌雄异体,一般雌虫大于雄虫。虫体可分三层,从外到内分别为角质层、表皮层和肌层。角质层较厚,表面僵硬,但伸展、弯曲活动不受限,多有横纹结构,气体和水能自由通过,有呼吸功能,虫体在发育过程中通过脱离角质层来改变体型;角质层内为表皮层和肌层,其中肌肉纵行分布,因此多数丝虫只能左右弯曲,不能爬行。虫体含有较发达的消化、生殖和神经系统,一般不含呼吸系统和循环系统。其中以消化道最为发达,多贯穿整个虫体;神经系统较发达,同时含有多种感受器,包括触觉、化学、光感受器等。口囊和食管可作为不同线虫目的鉴别依据。

线虫一般要经历5个发育阶段,其中经历4次蜕皮,根据线虫生长发育过程中是否需要中间宿主可分为直接发育型和间接发育型。其中直接发育型线虫不需要中间宿主,又称为土源性线虫,包括圆形线虫和尖尾线虫等;而间接发育型线虫在发育过程中需要中间宿主,因此又称为生物源性线虫,包括副丝虫、后圆线虫等。

【流行病学】

本病多为世界性分布,尤其是钩虫、蛔虫、蛲虫、鞭虫等土源性丝虫病;而生物源性线虫要受到中间宿主分布的影响。我国以夏秋季节多见,一般农村高于城市,经济发达地区高于经济欠发达地区。

成虫产生的虫卵和幼虫感染人体后可引起本病,因此幼虫和能排出虫卵的宿主为本类疾病的传染源,常见的保虫宿主包括人、鼠、蛇及猪、牛、羊、狗、猫、狐狸等牲畜和青蛙等。感染途径包括消化道、破损的皮肤黏膜或呼吸道等,消化道粪口途径可以是生饮被幼虫、虫卵污染的水源、生食被上述污染的食物或生食寄生的中间宿主而被感染;皮肤黏膜接触感染包括被犬类、猫、鼠等叮咬、抓伤,呼吸道感染系指被虫卵污染的空气飞沫传染。人群普遍易感,其中以农村田间作业者、畜牧工作人员和学龄期小孩发病更高。

【发病机制及病理改变】

线虫引起机体损害包括虫体直接损害和继发免疫性损害,其中直接损害包括相应腔道阻塞,继发引起相应脏器功能紊乱,如消化道内虫体增殖后可致消化道阻塞,继发引起腹胀、腹痛、腹泻、消化吸收不良等,长期消化道黏膜损害引起慢性失血可致慢性贫血,移行到非常规寄生部位可引起相应腔道阻塞,如胆道蛔虫病等,移行至淋巴管可致淋巴管阻塞,导致淋巴管炎、淋巴管漏、乳糜尿等,部分线虫幼虫移行至肺部可致肺炎、肉芽肿等;而间接损害主要包括虫体引起机体免疫反应,包括发热、嗜酸性粒细胞升高、相应部位皮肤黏膜皮疹、皮肤瘙痒、水泡等。

【临床表现及并发症】

临床表现各异,主要与虫体数量、感染部位及机体免疫状况等有关,多数无明显临床表现。临床症状中,全身表现可表现为发热、体型消瘦、发育不良等,其他系统可见皮肤皮疹、水泡和溃疡,消化道可表现为慢性消化道出血、腹胀、腹痛、腹泻、恶心、呕吐、异食癖和磨牙等,呼吸系统可表现为咳嗽、咳痰、咯血等,血液系统可表现为贫血、嗜酸性粒细胞升高,泌尿系统可表现为乳糜尿,还可累及心血管系统、神经系统等。严重患者可表现为肠梗阻、肠穿孔、梗阻性黄疸、重症肺炎、脑炎、失明、象皮腿等。

【实验室检查和诊断】

本病常见的检测包括血常规可见嗜酸性粒细胞升高、小细胞低色素性贫血,粪便常规发现相应虫卵或虫体、粪便隐血阳性,肺部影像学检查可见肺炎、炎性包块等改变。较为特异的检查包括血清免疫学方法检测相应抗体、PCR方法检测相应核酸以及免疫印迹染色等方法。

长期田间作业或来自牧区的患者伴有生食、饮生水习惯者,临床检查血常规可见嗜酸性粒细胞升高,大便隐血阳性,血涂片、粪便常规可见线虫虫卵或虫体或者粪便孵化出线虫虫体者可以确诊。累及到肺部可见肺炎、占位性表现,累及中枢神经系统可表现为脑脊液改变、脑电图异常,头颅MRI提示颅内严重或占位性表现。

本病要注意与嗜酸性粒细胞增多症、血液系

统肿瘤、肺炎、肺结核、肠道肿瘤及其他过敏性疾病等鉴别。

【治疗和预后】

针对线虫感染，目前药物治疗效果较为理想，常用药物包括：阿苯达唑、甲苯咪唑、左咪唑、噻苯唑、噻嘧啶、苯硫咪唑和丙硫咪唑等，总体治疗效果理想，严重并发症少见。

【预防】

线虫病预防包括控制传染源、切断传播途径和保护易感人群。其中控制传染源和保护易感人群是防治本病关键，包括改善生活饮食习惯，牲畜圈养，管理粪便，不饮生水，不进生食，饭前、便后洗手，同时做好防蚊、消灭苍蝇和蟑螂等传播媒介等工作。对于疫区患者和受感染的猪、牛、羊、犬等线虫保虫宿主同时进行治疗。进入疫区劳作要做好个人防护工作。

（盛吉芳）

参 考 文 献

1. Lambshead PJ, CJ Brown, TJ Ferrero, *et al*. Biodiversity of nematode assemblages from the region of the Clarion-Clipperton Fracture Zone, an area of commercial mining interest. BMC Ecol, 2003. 3:1.
2. Yin Y, J Martin, S Abubucker, *et al*. Molecular determinants archetypical to the phylum Nematoda. BMC Genomics, 2009, 10:114.

第十三节　龙 线 虫 病

龙线虫病（dracunculiasis, dracontiasis）是由麦地那龙线虫（*Dracunculus medinensis*）雌性成虫寄生于人体所致的一种人兽共患的蠕虫病。本病呈世界分布，曾给中东、南亚、非洲等热带及亚热带地区带来重大灾难。经过全球公共努力，目前本病主要集中在非洲少数国家，其中97%的病例集中在南苏丹地区。由于本病曾对几内亚造成重大灾难，因此本病又称几内亚蠕虫感染（guinea worm infection）。本病主要表现为皮肤皮疹、过敏、溃疡等，既往致残率很高，目前总体预后良好，极少数累及中枢神经系统可致截瘫。

【病原学】

麦地那龙线虫属于旋尾目（*Spirurata*）、龙线虫科（*Dracunculidae*）、龙线虫属（*Dracunculus*）。成虫细长，呈线柱状，乳白色，体表含角质层，有横纹结构。麦地那龙线虫雌雄异体，雌虫明显大于雄虫，雌性成虫长约60～120cm，直径约0.9～2.0mm。雄性成虫长约12～4mm，直径约0.4mm。雄虫尾端卷曲，具交合刺2根，交配后即死去，因此感染人体的成虫基本为雌性成虫。虫体两端圆顿，表面有含有横纹结构的角质层，口器呈三角形，无唇。麦地那龙线虫含有一条食管，食管内含有突起的腺体。雌性成虫两端含有子宫腔，里面充满100万～300万第一期幼虫。

麦地那龙线虫属于生物源性线虫，其生长发育过程需要经历5个阶段（图23-13-1）。其中间宿主主要为剑水蚤，终末宿主为人或动物。第一期幼虫在水中一般可存活7日，在此期间被其中间宿主剑水蚤吞食后，很快穿过剑水蚤肠壁进入血液中，在25～30℃条件下14日内二次蜕后皮发育成具有感染性的第三期幼虫，人或动物在此时吞食含有感染性幼虫的剑水蚤后，在人或动物的十二指肠内第三期幼虫从剑水蚤体内逸出进入宿主肠腔，随后穿过肠壁经过肠系膜、胸腹肌到达皮下结缔组织，约100日左右雌雄虫穿过皮下结缔组织移行到达腹股沟和腋窝等部位并发育为成虫。在上述区域成虫受精后，雄虫数月内死亡，而受精的雌虫经过8～12个月发育为成虫并移行至宿主的肢端皮下寄生，此时雌虫子宫腔内的第一期幼虫又完全成熟。在外力挤压皮肤时引起成熟雌虫破裂，幼虫从子宫腔内释放出来导致相应疾病。患者与水接触时，成熟雌虫受冷水刺激引起虫体收缩，虫体前端可经人体破损的皮肤处伸出来，部分子宫从虫体破裂处或口部脱出并释放出大量第一期幼虫进入水中。当人体离开水体后雄虫可缩回皮下，再次遇到冷水刺激可再次释放幼虫，如此反复至幼虫排完，排完幼虫后雌虫死亡。水中幼虫可再次被剑水蚤吞食。

【流行病学】

本病呈世界分布，曾经给中东、南亚、非洲等热带及亚热带地区带来重大灾难。本病十分古老，在古埃及木乃伊中曾发现雌性麦地那龙线虫。据报道，在过去的20多年里，全球20多个国家有3.5亿人口患本病。20世纪80年代，WHO曾倡导2009年全球消灭龙线虫病，目前本病基本得到控制，2010年全球共有1797例病例。而WHO于

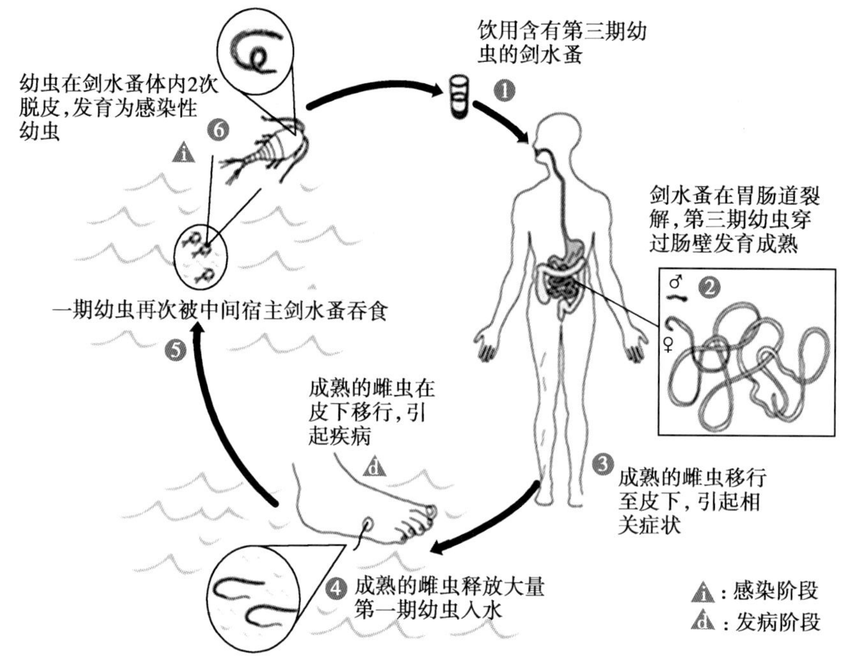

图 23-13-1 龙线虫病生活周期

2012 年 1 月 13 日日内瓦会议报道称 2011 年 1 月 1 日到 2011 年 12 约 31 日，全球报道本病 1060 例，其中苏丹南部 1030 例（97%）、马里 12 例、乍得 10 例及埃塞俄比亚 8 例（其中 2 例来自南苏丹地区）。到 2012 年 3 月，全球 192 个国家或地区消除了龙线虫病，较 1989 年首次提出消灭本病来，感染人数下降了 99%，但目前仍不能放松，希望进一步加快消灭龙线虫速度。

一、传染源

患者是主要传染源，主要为患者感染后在水中受精成熟的雌虫释放大量的第一期幼虫入水导致感染，同时马、牛、犬、猫及狐狸等亦可成为传染源。

二、传播途径

主要通过消化道感染，人或其他宿主吞食含有感染期幼虫的剑水蚤而感染本病。亦有报道含有感染期幼虫的剑水蚤经阴道感染人体，因为阴道酸性环境破坏剑水蚤，引起感染期幼虫进入阴道，穿过阴道壁进入组织导致感染。

三、易感人群

人群普遍易感，感染后无免疫力，可反复感染，大部分患者集中在 14～40 岁，发病季节多在干旱缺水的季节，地点多在经济卫生状况差的偏远农村地区。

【发病机制及病理改变】

龙线虫所致机体损害包括免疫性损害及直接性损害。其中免疫性损害主要与龙线虫在人体内的活动和生命周期有关，成熟雌虫在宿主体内移行过程中释放多种物质，引起机体免疫反应；同时成熟的雌虫子宫腔破裂释放出大量的第一期幼虫时也可释放大量的毒性产物，引起相应的临床症状。虫体的移行有“向地性”，及虫体前端多朝向地面或下肢，因此龙线虫引起局部损害多见于下肢，亦可见于生殖器、臀部、背部。成虫移行至皮肤排卵前临床症状少见，而成虫穿破释放幼虫部位皮肤时局部可出现水疱，水疱形成时机体释放大量组胺样物质，导致机体发热、局部皮肤烧灼性疼痛和消化道、呼吸道症状，继发溃疡、脓肿、蜂窝织炎等改变；雌虫排完第一期幼虫后死亡，机体逐渐吸收机化，可致无菌性炎症反应。

【临床表现及并发症】

本病潜伏期为 8～12 个月，此时可无明显临床症状。

一、全身表现

主要为机体免疫反应所致，表现为皮肤过敏，荨麻疹、发热、恶心、呕吐、头晕、乏力、腹泻等，少数患者可出现呼吸困难、哮喘发作等，继发感染时上述症状可以加重。尤其以水疱形成时为明显，水疱破裂后上述症状可逐渐缓解。

二、局部表现

多在双下肢出现皮疹、水疱、溃疡，伴疼痛明显，活动障碍。患者水疱破裂后可形成疼痛性浅表溃疡，直径1.2～1.8cm，中央可见一小孔，有时可见成虫部分躯体从孔中伸出来。患者幼虫排除为间隙性，当幼虫排放完毕，雌虫很快死亡，若将雌虫取出，溃疡无感染时4～6周愈合，继发感染时可出现局部脓肿、蜂窝织炎，严重时可导致坏疽。当雌虫没有取出，会被局部吸收引起无菌性炎症反应，皮下结节甚至钙化。少数患者虫体移行到其他部位导致相应疾病，包括无菌性关节炎、滑膜炎、睾丸炎、附睾炎及关节活动障碍，关节强直，极少数患者虫体累及中枢神经系统可导致截瘫。

三、并发症

本病最常见的并发症是继发感染，局部表现为脓肿形成、蜂窝织炎，少数患者还可引起破伤风，继发感染是导致本病致伤、致残的主要原因。

【辅助检查】

本病常见的检测包括在感染早期血常规可发现嗜酸性粒细胞升高，影像学检查部分患者可见局部包块、虫体钙化影。查体可见游走皮下条索样包块，局部皮肤可见溃疡形成，溃疡中心可见小孔，部分可见孔内部分成虫或乳浆样液体排出，在溃疡及其周边组织、无菌性积液中找到幼虫可确诊。较为特异血清免疫学方法如虫体抗原皮内实验、荧光抗体检测等有一定参考价值，但目前技术还有待进一步改进。

【诊断】

长期田间作业者或来自疫区伴有生食、饮生水习惯的患者，临床检查血常规可见嗜酸性粒细胞升高，影像学检查可见局部脓肿、虫体影或虫体样钙化，体检发现典型溃疡形成，溃疡中心见部分虫体或乳浆样液体渗出，在溃疡周围组织中找到幼虫等可以确诊。虫体抗原皮内试验或抗体检查有参考价值。

【鉴别诊断】

本病要注意与嗜酸性粒细胞增多症、血液系统肿瘤、曼氏裂头蚴及其他过敏性疾病等鉴别。

【治疗】

本病尚无特效疗法，摘出虫体是唯一可靠方法，其他方面主要是对症支持治疗，预防感染等并发症。

一、取虫疗法

本病流行区居民自古以来习惯采用的行之有效的治疗方法，即将暴露的虫头端缠缚于一根小棒上，慢慢卷绕其虫体，每次可卷出5cm长，每日重复1次，约3周可将虫体完全卷出。若整个虫体已在皮肤内或在深部脓肿内，可采用外科手术取出。

二、药物治疗

阿苯达唑每次15～20mg/kg，每日2次，服2日或3日；甲硝唑（metronidazole）400mg/次，每日3次，服10～20日，可迅速缓解症状，并减轻局部炎症与水肿，促进虫体自行排出或较易摘除。

三、对症支持治疗

包括抗过敏、止痛、抗感染及破伤风抗毒素等对症治疗。皮肤局部可用氢化可的松软膏涂布。

本病总体预后较好，没有并发感染的患者，下肢溃疡多为3～4周愈合，若继发感染，可延长愈合时间，同时少数严重感染时，由于当地医疗卫生经济等因素，可导致败血症甚至死亡。由于本病好发于农忙季节，因此短期可造成大量劳动力丧失，为当地经济带来重要影响。

【预防和预后】

线虫病预防包括控制传染源、切断传播途径及保护易感人群。控制传染源主要是患者切勿将患肢浸泡在水中；切断传播途径主要是消灭剑水蚤，在含有剑水蚤的水源区域式样柳条鱼等嗜食剑水蚤的鱼类，亦可加氯等化学方法杀死剑水蚤。保护易感人群主要是改善生活饮食习惯，不饮生水，不进食生食，饭前、便后要养成洗手习惯，并改善当地饮水条件。对于疫区患者和受感染的猪、牛、羊及犬等线虫保虫宿主同时进行治疗。进入疫区劳作要做好个人防护工作。

（盛吉芳）

参考文献

1. Monthly report on dracunculiasis cases, January-November 2011. Wkly Epidemiol Rec, 2012, 87(6): 59.
2. Bakiri AH, Mingomataj EC. Parasites induced skin allergy: a strategic manipulation of the host immunity. J Clin Med Res, 2010, 2(6): 247-255.
3. Gulanikar A. Dracunculiasis: two cases with rare presentations. J Cutan Aesthet Surg, 2012, 5(4): 281-283.
4. Visser BJ. Dracunculiasis eradication—finishing the job before surprises arise. Asian Pac J Trop Med, 2012, 5(7): 505-510.

第十四节　类圆线虫病

类圆线虫病（strongyloidiasis）系由类圆线虫寄生人体所致的一类寄生虫病。目前发现的类圆线虫有50余种，绝大部分不感染人体，其中感染人体的主要是粪类圆线虫（*Strongyloides stercoralis*）。本病主要分布在热带和亚热带地区，部分温带地区也可感染，主要与当地经济卫生状况有关，目前感染人数高达1亿。感染粪类圆线虫后大部分无明显症状，少部分表现为腹胀、腹痛、腹泻、荨麻疹、生长发育缓慢、胸闷气急及休克等。本病总体预后良好，极少数免疫功能低下患者累及消化道外可引起危及生命的并发症。由于本病主要由粪类圆线虫感染人体所致，因此本节主要描述由粪类圆线虫感染引起的类圆线虫病。

【病原学】

粪类圆线虫属于杆形目、类圆科、类圆属。雌虫细长，雄虫短小。粪类圆线虫为兼性寄生虫，包括自生世代和寄生世代，可在自生世代和寄生世代之间进行转变，并具有自身感染和宿主体内自身繁殖的能力。

自生世代雌虫大小约为1.0mm×(0.05～0.075)mm，生殖系统为双管型，子宫前后排列，成熟虫体子宫内有呈单行排列的各发育期虫卵；雄虫大小约为0.7mm×(0.04～0.05)mm，尾端向腹面卷曲，具2根交合刺。寄生世代雌虫大小约为2.2×mm(0.03～0.074)mm，虫体半透明，体表具有角质层，表面含有横纹结构，口腔短，咽管细长，约为虫体长的1/3～2/5，子宫前后排列，其内各含8～12个虫卵。虫卵椭圆形，大小为43μm×70μm，壳薄而透明，5～6小时即可孵化为杆状蚴，因此大便中多为杆状蚴，在少数严重腹泻的患者大便中可见到虫卵。杆状蚴经过2次蜕皮后形成具有感染性的丝状蚴，也可经历4次蜕皮发育为自生世代的雌雄成虫。杆状蚴头端钝圆，尾部尖细，长约0.2～0.45mm，具双球型咽管。丝状蚴有感染性，经皮肤侵入人体开始寄生世代，丝状蚴虫体细长，长约0.6～0.7mm，咽管约为体长的1/2，尾端分叉。粪类圆线虫生活史见图23-14-1。

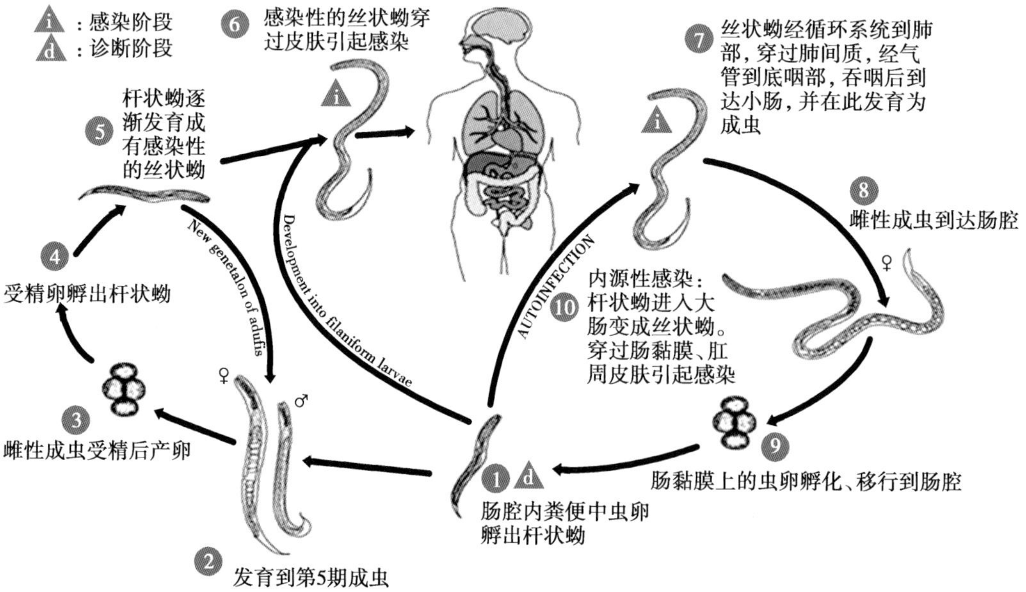

图23-14-1　粪类圆线虫生活史

【流行病学】

粪类圆线虫主要分布在热带和亚热带地区，温带及寒带地区多为散发感染。感染区域主要在东南亚、拉丁美洲、非洲及美国东南部。国外部分区域感染高达10%以上，而国内人群感染率大多在10%以下，但近年在广西东南地区，人群感染率有增高趋势(图23-14-2)。

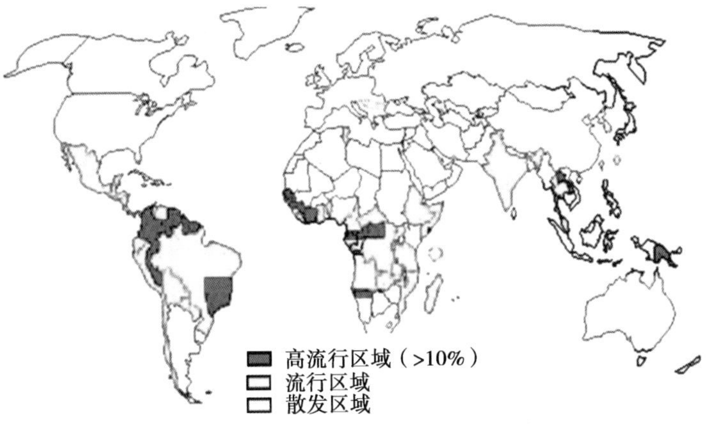

图23-14-2　粪类圆线虫流行分布图

一、传染源

患者是主要传染源，感染粪类圆线虫的猫、狗等也可称为传染源。

二、传播途径

本病的主要传播途径是皮肤黏膜感染，即丝状蚴通过皮肤面膜进入机体引起疾病。部分患者也可通过自体感染，主要为卵在肠道快速孵化形成杆状蚴，而杆状蚴在肠道或直肠等部分发育为丝状蚴，丝状蚴穿破肠黏膜或肛周皮肤今日机体引起自体感染。部分幼儿、同性恋或精神病患者吞食含有丝状蚴的粪便、生水等也可感染。

三、易感人群

人群普遍易感，感染后无免疫力，可反复感染，大部分为青壮年农民。对于免疫力亏损患者，包括AIDS、终末期肾病、糖尿病、细胞免疫缺失的患者或器官移植、血液系统肿瘤、胶原结缔组织疾病等需要长期应用肾上腺皮质激素、他克莫司等免疫抑制剂的患者均为粪类圆线虫病的高危人群，上述人群一旦感染后易导致严重类圆线虫病。

【发病机制及病理改变】

粪类圆线虫的致病包括直接虫体直接损害和继发性损害。直接损害主要是虫体穿破肠黏膜、皮肤引起的机械性损害，幼虫在皮下移行可引起变化的荨麻疹，主要见于肛周、臀部。同时丝状蚴移行至不同部位可发育成熟，引起相应损害，包括支气管黏膜成熟后出现慢性支气管炎、支气管哮喘，进入肝脏可引起继发局部细菌感染及宿主炎性反应引起水肿、溃疡、脓肿等表现。粪类圆线虫感染机体后，机体主要通过细胞免疫清除病原体，因此机体T淋巴细胞功能异常人群，包括HIV、某些血液系统肿瘤化疗病人、长期应用肾上腺皮质激素及他克莫司等免疫抑制剂的患者易引起粪类圆线虫播散，引起超感染，病死率可高达87%。

【临床表现及并发症】

感染后宿主临床表现主要与机体免疫力相关，免疫力正常人群感染粪类圆线虫后大部分无明显临床症状，少数因自体感染可表现为慢性症状，免疫力低下人群可引起丝状蚴的全身播散，引起不同脏器的疾病，极少数患者可引起严重的超感染。

一、急性期感染

患者表现为低中度发热、足部皮肤瘙痒和皮疹。皮疹多见于肛周、臀部，皮疹多开始于肛周皮肤，逐渐蔓延，伴明显皮肤瘙痒，该类型的皮疹又称为肛周匍行疹，是由丝状蚴肛周穿过皮肤引起的一种自体感染，目前认为是粪类圆线虫感染较为特异性的临床表现，症状常持续数小时，也可间隙数周或数月后再次发作。同时还可出现中上腹隐痛、腹胀、腹泻及恶心呕吐等，当虫体移行至肺部还可引起咳嗽、喘鸣等不适。

二、慢性期感染

多由于自身感染引起，仍可见肛周的匍行疹，反复发作的慢性荨麻疹、反复腹胀、腹痛、间歇性腹泻，少数腹泻与便秘交替出现。反复发作时还可出现体重减轻，发育障碍等。

三、重度感染

常为播散性感染引起，患者多存在免疫缺陷，病原体累及不同脏器可出现不同症状，患者多起病隐匿，累及消化系统表现为严重的腹痛、恶心、呕吐、腹泻，偶可见便血、中毒性肠病、腹膜炎、感染性休克等；累及呼吸道可出现咳嗽、喘鸣、发绀、咯血、呼吸窘迫等；累及中枢神经系统可出现头痛、烦躁、抑郁、失眠等意识障碍，颈抵抗阳性；累及尿路可出现尿频、尿急等症状。全身可表现为畏寒、高热、寒战、全身不适。此时病情往往十分严重，可引起全身播散性感染，病死率高达 80%。

四、并发症

本病总体预后较好，并发症主要见于免疫能力低下患者，可出现感染性休克、呼吸衰竭、多脏器衰竭及脑病等。

【实验室检查】

一、常规检查

急性感染时，50% 的患者血常规可见白细胞和嗜酸性粒细胞升高，嗜酸性粒细胞比值常在 0. 25 ~ 0. 35 之间，偶可高达 0. 85。急性期过后患者血常规可恢复正常，同时在全身播散性类圆线虫病患者白细胞、嗜酸性粒细胞可以正常。

二、病原学检查

是确诊本病的金标准。可以在患者大便、呼吸道、肠道、脑脊液、痰、尿液等体液中找到或培养到幼虫或丝状蚴。常见的是患者粪便中可发现粪圆线虫幼虫，对于明显腹泻患者，也可能发现虫卵。但由于虫体少，间歇性排虫，常规单次粪便涂片、沉淀法找幼虫和虫卵的成功机会较少，漏诊可高达 70%。因此需要反复多次采集标本，同时通过改良的 Baermann 分离法或琼脂平板法，可明显提高敏感性。对于某些初次标本中发现的难以鉴定的幼虫或虫卵，可将标本放置在室温内数小时，待杆状蚴变成丝状蚴后进一步确诊（图 23-14-3）。众多的病原学检测方法中，目前公认粪便中检测粪类圆线虫的经典方法仍然是 Baermann 漏斗方

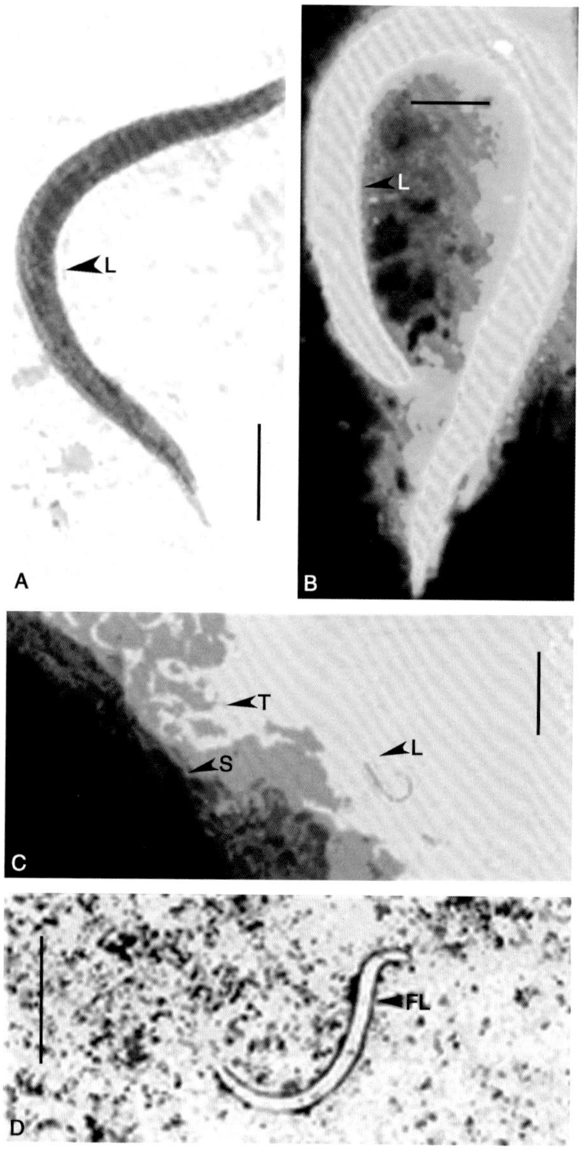

图 23-14-3　粪类圆线虫的检测

注：A. 杆状蚴卢戈碘染色（标尺 = 25μm）：该技术在临床微生物实验室应用最为广泛，单次粪检仅可检出 30% 感染者；B. 人粪便槐黄（金胺）O 染色（标尺 = 25μm）：杆状蚴在紫外线下显现出橙黄荧光。痰液或其他呼吸道分泌物（如支气管灌洗液）和粪便的常规抗酸染色也是有效的显示方法；C. 琼脂平板：培养可见活动的杆状蚴，以及幼虫在标本附近活动形成的典型的轨迹或沟槽。这一方法费时（需 2 ~ 3 日），费力，但敏感性高达 96%；轨迹已标记（箭头，T）；S：琼脂平板上的粪便标本；L：幼虫（标尺 = 250μm）；D. 丝状蚴革兰染色（标尺 = 250μm）：痰液的革兰染色是诊断肺粪类圆线虫病的较好方法

法(图 23-14-4)。Baermann 漏斗方法是用一段橡胶管套住漏斗管部并以夹子夹闭,漏斗的筛网内放入粪便,并加水使覆盖粪便,筛网内衬一张滤纸用于分隔并尽可能减慢粪便的漏过。线虫离开粪便,穿过虑纸层,在夹子夹闭的橡胶管中聚集。经过 2~3 日后,松开夹子使少量的溶液进入烧杯中,收集烧杯中的溶液在显微镜下检测病原体。

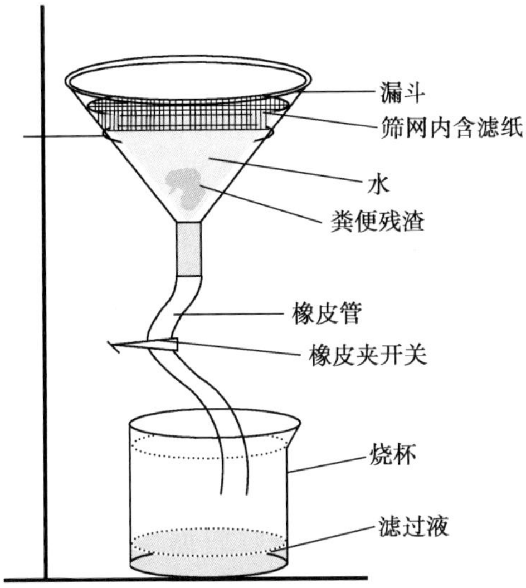

图 23-14-4　Baermann 漏斗方法检测粪类圆线虫

三、免疫学检查

可以检测患者外周血丝状蚴抗原 IgG 和 IgM,也可行成虫抗原皮内实验和间接荧光实验检测成虫抗原。目前也可采用 ELISA 方法检测幼虫,其敏感性高达 95%。

【诊断及鉴别诊断】

本病诊断包括有疫区生活史,临床检查血常规可见嗜酸性粒细胞升高,大便中找到幼虫或虫卵可以确诊。也可采用免疫学方法检测丝状蚴的抗体或 ELISA 检测幼虫。

本病要注意与嗜酸性粒细胞增多症、血液系统肿瘤、钩虫病和其他过敏性疾病等鉴别。

【治疗和预后】

本病治疗相对其他线虫要困难,治愈标准难以把握。目前常用的粪便中幼虫检测阴性并不完善,常规情况下漏检率高达 70%。粪类圆线虫病治疗包括非重症和重症线虫病的治疗。

一、药物治疗

目前常用的药物是伊维菌素(stromectol,Mectizan 商品名海正麦克丁),主要药理机制是伊维菌素与无脊椎动物神经肌肉细胞谷氨酸门控的氯离子通道选择性结合,导致细胞死亡,半衰期为 16 小时,主要通过肝脏转化,粪便排泄。大于 2 岁的患者每日 200μg/kg 口服,连用 2 日;小于 2 岁患者每日 200μg 口服;对于新生儿和孕妇,目前不推荐,该药过敏或妊娠 3 个月内禁用本药。对于无症状的慢性粪类圆线虫患者,可单次给药,对于慢性患者或有免疫抑制的患者,可重复给药,具体为每隔 3 个月给 1 次伊维菌素,连续三次粪检阴性即可停药。其他还可选用阿苯达唑 100mg,每日 2 次,连用 4 日;噻苯咪唑 25mg/kg,每日 2 次,连用 2~4 日,注意肝肾功能损害;丙硫咪唑每日 6mg/kg,连用 3 日,15 日重复 1 疗程;丙噻咪唑 5mg/kg 顿服。

二、对症支持治疗

主要是针对重症粪类圆线虫病或播散性感染的患者,这类患者多处于免疫亏损状态,要注意并发革兰阴性菌感染可能,可考虑予以广谱抗生素预防感染;同时对于并发细菌性脑膜炎的患者参照细菌性脑膜炎治疗。

急性或慢性类圆线虫病患者总体预后较好,若没有治愈,患者可终生带虫,也可反复感染。对于严重播散性类原虫患者预后极差,病死率可高达 100%。

【预防】

类圆线虫病预防包括控制传染源、切断传播途径和保护易感人群。控制传染源主要是患者排泄的粪便需无害化处理。由于丝状蚴可直接经皮肤黏膜感染人,也可在外界发育为成虫,因此切断传播途径和保护易感人群主要是疫区户外工作人员尤其是小孩要穿鞋,以减少丝状蚴穿破皮肤黏膜进入人体。同时要养成良好的生活饮食习惯,不饮生水,不进食生食,饭前、便后要养成洗手习惯。本病目前尚缺乏有效疫苗。

(盛吉芳)

参考文献

1. Croker C, Reporter R, Redelings M, *et al*. Strongyloidiasis-

related deaths in the United States,1991-2006. Am J Trop Med Hyg,2010,83(2):422-426.

2. Asdamongkol N, Pornsuriyasak P, Sungkanuparph S. Risk factors for strongyloidiasis hyperinfection and clinical outcomes. Southeast Asian J Trop Med Public Health,2006,37(5):875-884.

3. Concha R, HarringtonW Jr. AI Rogers, Intestinal strongyloidiasis: recognition, management, and determinants of outcome. J Clin Gastroenterol,2005,39(3):203-211.

4. Page WA, Dempsey K, McCarthy JS. Utility of serological follow-up of chronic strongyloidiasis after anthelminthic chemotherapy. Trans R Soc Trop Med Hyg, 2006, 100 (11):1056-1062.

第十五节　毛圆线虫病

毛圆线虫病(trichostrongyliasis)是由毛圆线虫(*Trichostrongylus*)寄生于人体或反刍类动物消化道所致人兽共患寄生虫病。其中感染人体的毛源线虫至少10多种,常见者有东方毛圆线虫、蛇行毛圆线虫、艾氏毛圆线虫和枪行毛圆线虫等。人群普遍易感,与经济状况明显相关,好发于中东、亚洲地区。宿主主要通过进食被感染期幼虫污染的食物、水体等感染,也可经皮肤黏膜感染,其临床表现与钩虫相似,多无明显症状,少数患者可出现乏力、头晕、嗜睡等贫血、营养不良表现,亦可出现腹胀、腹泻及腹痛等消化道症状。本病总体预后较好。

【病原学】

毛圆线虫属于毛圆线虫科、毛圆线虫属。雌虫细长,雄虫短小。感染人体的毛源线虫至少10多种,包括东方毛圆线虫(*Trichostrongylus orientalis*)、蛇形毛圆线虫(*T. colubriformis*)、突尾毛原线虫(*T. probuluru*)、艾氏毛圆线虫(*T. axei*)、短毛圆线虫(*T. brevis*)、斯氏毛圆线虫(*T. skrjabini*)和透明毛圆线虫(*T. vitrinus*)等,其中我国最常见的是东方毛圆线虫。东方毛圆线虫成虫细长,无色透明,雄虫长4.3~5.5mm,宽约70mm,尾端有交合伞和交合刺,其中交合伞由左右两叶组成,交合刺末端有小钩;雌虫长5.5~6.5mm,宽约70mm,尾端呈锥形,子宫内有虫卵5~16个。虫卵呈不规则长椭圆形,无色透明,大小为(80~100)μm×(40~47)μm,壳薄,新鲜粪便中的虫卵,内含10~20个葡萄状胚细胞(图23-15-1)。

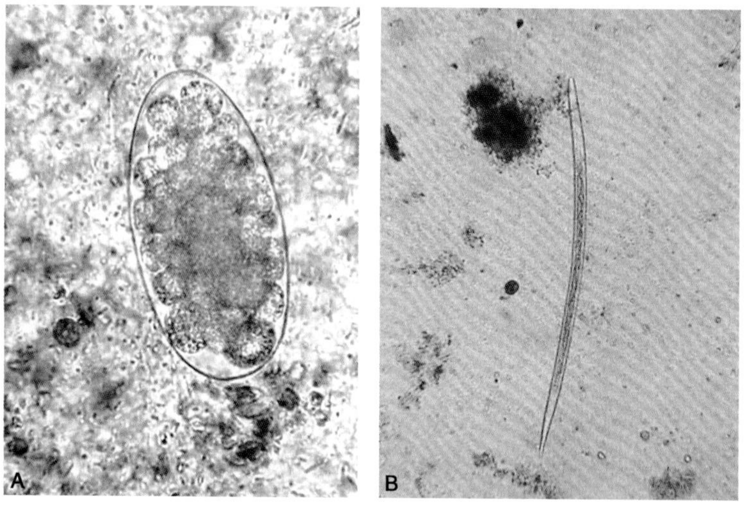

图23-15-1　蛇形毛圆线虫虫卵和第三期幼虫
注:A. 为蛇形毛圆线虫虫卵(×200倍);B. 为粪便中分离的蛇形毛圆线虫第三期幼虫(×50倍)

生活史与钩虫相似,成虫主要寄生在胃下部、十二指肠和空肠。交配后产卵,虫卵随粪便排出体外,虫卵在外界适宜温度、湿度的土壤中发育,孵出第一期幼虫,经过5~10日二次蜕皮后发育为具有感染性的第三期幼虫—丝状蚴,丝状蚴主要通过口腔、部分通过皮肤黏膜感染人体,第三次蜕皮后侵入小肠黏膜下层,经4日左右自黏膜层逸出,第四次蜕皮后附着于肠壁发育为成虫。雌虫一般于20~30日内发育成熟产卵(图23-15-2)。

【流行病学】

本病呈世界分布,动物毛圆线虫好发于牧区,

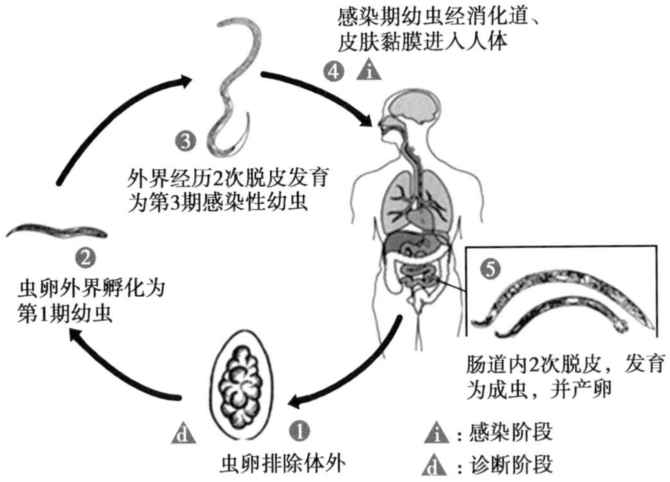
感染期幼虫经消化道、
皮肤黏膜进入人体
外界经历2次脱皮发育
为第3期感染性幼虫
虫卵外界孵化为
第1期幼虫
肠道内2次脱皮，发育
为成虫，并产卵
虫卵排除体外
：感染阶段
：诊断阶段

图 23-15-2　毛圆线虫生活周期

人相关的毛圆线虫好发于中东、前苏联和东南亚地区，包括埃及、伊朗、伊拉克、印度、日本、巴基斯坦、朝鲜、我国大部分地区。其中我国以东方毛圆线虫为主，东南亚地区以蛇形毛圆线虫为主。我国重庆市潼南、合川等县农村东方毛圆线虫感染率分别为高达 40% 以上，而老挝部分村庄蛇形毛圆线虫感染率高达 93.5%。

一、传染源

包括受感染的患者和动物，由于动物感染后多无明显症状，因此对于无症状患者或动物作为隐性传染源更明显，常见感染的动物包括马、牛、氧、骆驼、驴等动物。

二、传播途径

本病最主要传播途径是粪口途径，即吞噬含有活的第三期幼虫的食物、水引起本病的感染，部分患者也可能通过皮肤黏膜进入机体引起感染。

三、易感人群

人群普遍易感，感染后无免疫力，可反复感染，大部分为青壮年农民。

【发病机制及病理改变】

毛圆线虫的致病包括直接虫体直接损害和继发性损害。直接损害主要是虫体穿破肠黏膜、皮肤引起的机械性损害，同时虫体直接引起肠黏膜、血管损害和机械性梗阻等，引起腹胀、食欲减退、贫血等消化道症状和全身症状。毛圆线虫感染机体后，机体主要通过细胞免疫清除病原体，免疫可引起其他改变。

【临床表现及并发症】

本病多数无明显临床表现，少数可出现食欲减退、腹胀、腹痛等消化道症状，由于部分毛圆线虫易合并钩虫感染，因此可表现为乏力、头晕等贫血表现。本病总体预后较好。

【实验室检查】

一、常规检查

约 10% ~30% 的患者血常规可见嗜酸性粒细胞升高，部分患者可见红细胞、血红蛋白降低等贫血表现，多表现为小细胞低色素性贫血。粪便隐血试验可呈阳性，部分患者大便涂片可见毛圆线虫虫卵。

二、病原学检查

是确诊本病的金标准，包括检测虫卵和虫体。检测虫卵常见检测方法是采取患者粪便置入饱和浓盐水中浸泡后取其液体制成厚的玻璃涂片后显微镜下观察，亦可在十二指肠引流液中找到虫卵，但有时难以区分毛圆线虫虫卵和钩虫虫卵，此时可采用 PCR 方法进一步鉴别，一般采用种属特异性的 ITS-1 序列检测；亦可采用虫卵孵化培养形成感染期丝状蚴后再进一步鉴别。

【诊断及鉴别诊断】

本病诊断包括有疫区生活史，临床检查血常规可见嗜酸性粒细胞升高，大便中找到虫卵可以确诊。本病要注意与嗜酸性粒细胞增多症、血液系统肿瘤、钩虫病和其他过敏性疾病等鉴别。

【治疗和预后】

本病治疗与钩虫治疗相似。包括抗寄生虫治疗和对症支持治疗。其中抗毛圆线虫治疗常用的药物包括阿苯达唑 100～200mg，每日 2 次，连用 3～4 日；噻嘧啶（双萘羟酸噻嘧啶）每日 10～20mg/kg，顿服或连服 2 日。其他常见的驱虫药物包括甲苯咪唑、丙硫咪唑、左旋咪唑等。儿童、老年及体弱者的剂量和疗程应酌情减量。对严重感染或混合感染者可采用联合疗法。

贫血患者驱虫治疗同时予以补充铁剂和高蛋白饮食。补充铁剂临床常用硫酸亚铁，每次 0.3～0.6g，每日 3 次，疗程宜长，以补足组织内储铁。不能耐口服铁剂的患者可肌内注射铁剂，常用的右旋糖酐铁，首次为 50mg，以后每日或间日注射 100mg，总量不超过 2.5～3.0g，两侧臀部肌内交替注射。严重贫血伴有胃酸缺乏可加服 10% 稀盐酸或胃蛋白酶液。

【预防】

毛圆线虫病预防包括控制传染源、切断传播途径和保护易感人群。控制传染源主要是患者、其他宿主排泄的粪便的无害化处理。由于感染期幼虫主要通过消化道感染人体，因此需要养成良好的生活饮食习惯，不饮生水，不进食生食，饭前、便后要养成洗手习惯。同时毛圆线虫虫卵外界发育为感染期幼虫后也可通过皮肤黏膜感染人，因此疫区户外工作人员要做好防护措施，减少感染期幼虫穿破皮肤黏膜进入人体。迄今为止本病尚缺乏有效疫苗。

（盛吉芳）

参 考 文 献

1. Lattes S, Ferte H, Delaunay P, *et al*. *Trichostrongylus colubriformis* nematode infections in humans, France. Emerg Infect Dis, 2011, 17(7): 1301-1302.
2. Yong TS, Lee JH, Sim S, *et al*. Differential diagnosis of *Trichostrongylus* and hookworm eggs via PCR using ITS-1 sequence. Korean J Parasitol, 2007, 45(1): 69-74.
3. Sato M, Yoonuan T, Sanguankiat S, *et al*, Short report: Human *Trichostrongylus colubriformis* infection in a rural village in Laos. Am J Trop Med Hyg, 2011, 84(1): 52-54.

第十六节　筒 线 虫 病

筒线虫病（gongylonemiasis）系由筒线虫（*Gongylonema*）寄生于鸟及哺乳动物消化道所致的一类人兽共患的寄生虫病。目前发现筒线虫属共有 38 个种，很少引起人类感染，目前导致人体感染的主要是美丽筒线虫（*Gongylonema pulchrum*），报道有过感染的国家和地区有欧洲、中国、中东地区、美国、澳大利亚及新西兰等。本病主要通过消化道传播，临床可表现为乏力、食欲减退、皮疹及异物感等，主要治疗方法是取出虫体，预后一般较好。

【病原学】

筒线虫属于筒线虫科筒线虫属。成虫细长，乳白色，表面有横纹结构，雌性成虫大于雄性成虫，寄生于人体内的成虫约小于寄生动物体内的成虫。寄生于人体内的雌性成虫长 32～150mm，宽 0.2～0.53mm，雄虫长 21.5～62.0mm，宽 0.1～0.3mm。虫体前段表皮具明显纵行波浪状表皮突起，前段排成 4 行，靠近侧翼处增为 8 行。口位于前端中央，两侧有分叶的侧唇，两侧唇间的背、腹侧各有间唇 1 个。雄虫尾部有膜状尾翼，两侧不对称，交合刺 2 根，长短、形状各异。雌虫尾部呈钝锥状，不对称，子宫粗大，内含大量虫卵。虫卵椭圆形，壳厚透明，直径（50～70）μm×（25～42）μm。

筒线虫成虫寄生于在鸟和哺乳动物等终末宿主消化道，其中美丽筒线虫偶尔寄生于人体口腔、咽部、食管黏膜及黏膜下层，虫体可在黏膜及黏膜下层自由移动，雌性成虫在人体寄生一般不产卵，在其他终宿主体内产出含蚴卵，含蚴卵可从黏膜破损处进入消化道，随唾液及粪便排出体外。蚴卵在体外若被蜚蠊、甲虫、螳螂、蝗虫、蟋蟀及天牛等中间宿主吞噬后，在其消化道内孵化形成第 1 期幼虫，第 1 期幼虫穿过消化道进入体腔，经历 2 次蜕皮后发育为具有感染性的第 3 期幼虫——囊状蚴。终末宿主吞噬含有感染期幼虫的中间宿主或是含有感染期幼虫的水、食物后，囊状蚴可进入终末宿主消化道内，囊状蚴破囊而出，钻入胃肠黏膜，并向食管、咽部及口腔等黏膜下组织移行，移行速度较快，在移行过程中再经历 2 次蜕皮发育为成虫，成虫在人体内可存活数年。终末宿主体内可同时存在多条筒线虫。

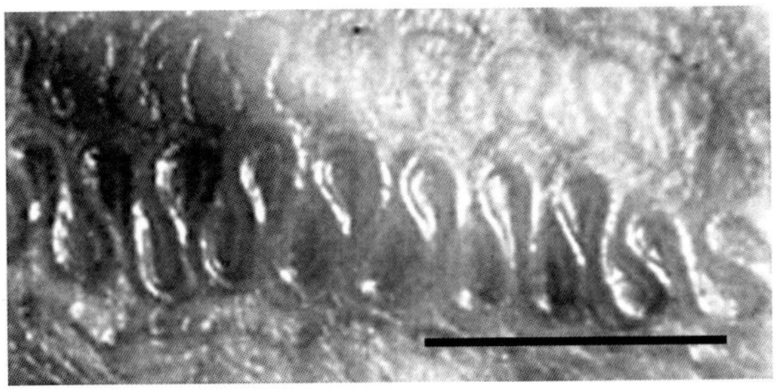

图 23-16-1　成虫寄生在牛食管黏膜上皮下呈曲线形隆起
注:黑线表示长度为 1cm

【流行病学】

筒线虫在动物间流行呈世界性分布,美丽筒线虫病人群间散在分布,目前报道的国家及地区有欧洲、中国、中东地区、美国、澳大利亚及新西兰等。1955 年河南发现首例患者,迄今国内已报道百余例,分布于山东、黑龙江、内蒙古、四川、北京、上海及广东等 19 个省(市、区),其中山东报道的病例最多,故本病以北方较为常见。

一、传染源

主要是保虫终末宿主,常见的动物包括羊、马、牛及猪等家畜,亦包括猴、骆驼、驴及其他反刍动物。

二、传播途径

本病最主要传播途径是粪-口途径,即吞噬含有活的第三期幼虫的食物或水后导致本病感染。

三、易感人群

人群普遍易感,主要与个人饮食及卫生状态有关。感染后无免疫力,可反复感染。

【发病机制及病理改变】

筒线虫致病包括虫体直接损害及继发性损害。直接损害主要是虫体在消化道黏膜及黏膜下层快速移行所致的机械性损害,此外筒线虫局部寄生部位黏膜鳞状上皮细胞增生、炎症细胞浸润等,表现为黏膜溃疡、出血、消化道异物感;某些筒线虫可能与食管癌发病有关。

【临床表现及并发症】

本病多数无明显临床表现,少数有上消化道麻木、异物感、瘙痒及疼痛等。虫体在体内快速移行,移行至不同脏器导致不同表现;累及口腔可见唇、颊、舌等感觉麻木、肿胀、疼痛、黏膜粗糙及唾液多等,重症患者可出现舌头僵硬,吞咽困难,语言表达异常;累及声带可表现为声音嘶哑;累及食管可形成食管浅表溃疡,有时可致吐血及黑便等。内镜下可见上消化道局部小白泡及乳白色线形弯曲隆起。极少数患者因美丽筒线虫寄生于阴道可导致阴道瘙痒、白带增多,甚至可出现精神不安、恐惧及失眠等表现。长期慢性失血患者可出现乏力、头晕等慢性贫血表现,一般导致大出血的概率较小。本病总体预后较好。

【实验室及辅助检查】

一、常规检查

血常规可见嗜酸性粒细胞升高,部分患者可见红细胞及血红蛋白降低等贫血表现,多表现为小细胞低色素性贫血。粪便常规可见隐血试验阳性。

二、病原学检查

确诊本病的金标准,主要是从黏膜隆起处挑出虫体,可以确诊。

【诊断及鉴别诊断】

本病诊断包括有疫区生活史,临床检查血常规可见嗜酸性粒细胞升高,口腔或胃镜下食管黏膜可见水泡、溃疡或弯曲性隆起,针挑找到虫体可确诊。

本病要注意与嗜酸性粒细胞增多症、血液系统肿瘤及其他肠道寄生虫性疾病等鉴别。

【治疗及预防】

本病治疗主要是通过挑破寄生部位黏膜取出虫体。为了增加虫体取出的成功率,可在虫体寄生的黏膜处涂搽普鲁卡因等麻醉剂,以增加取虫的成功率。药物方面可考虑予以甲硝唑每日口服 400mg,尤其是在阴道美丽筒线虫感染时,加用甲硝唑冲洗阴道。贫血患者可予以补充铁剂及高蛋白饮食。

筒线虫病预防包括控制传染源、切断传播途径及保护易感人群。筒线虫主要在动物间传播,美丽筒线虫等偶尔导致人体感染,控制传染源主要是对筒线虫的保虫宿主粪便进行无害化处理，同时消除蜚蠊、甲虫、螳螂、蝗虫、蟋蟀及天牛等中间宿主。养成良好的生活饮食习惯，不饮生水，勿进生食，饭前、便后要养成洗手习惯。禁食被中间宿主或筒线虫第三期幼虫污染的水源、食物，本病目前尚缺乏有效疫苗。

（盛吉芳）

参考文献

1. 张志伟，张海芳，高春艳. 内镜诊治食管美丽筒线虫病的探讨. 中外医疗，2011，2（6）：31.
2. Esperón F, Martín MP, Lopes F. Gongylonema spp. infection in the scops owl (Otusscops). Parasitol Int, 2013, 62(6): 502-504.
3. Sato H, UneY, TakadaM. High incidence of the gullet worm, *Gongylonemapulchrum*, in a squirel monkey colony in a zoological garden in Japan. Vet Parasitol, 2005, 127(2): 131-137.
4. Allen JD, Esquela-Kerscher A. *Gongylonemapulchrum* infection in a resident of Williamsburg, Virginia, verified by genetic analysis. Am J Trop Med Hyg, 2013, 89(4): 755-757.

第十七节　广州管圆线虫病

广州管圆线虫病（angiostrongyliasis cantonensis）系由广州管圆线虫（*Angiostrongylus cantonensis*）寄生人体内所致的一种人兽共患的食源性寄生虫病。该虫主要寄生在老鼠的肺动脉内，因此又称之为“鼠肺丝虫”（rat lungworm）。人主要通过进食含有活体广州管圆线虫的食物、水体等后感染，主要表现为嗜酸性粒细胞增多性脑炎或脑膜炎，因此又称为嗜酸性粒细胞增多性脑膜炎。本病好发于东南亚、太平洋岛国或环太平洋地区。

【病原学】

广州管圆线虫属于线形动物门、线虫纲、尾感器亚纲、圆线目、管圆科及管圆线虫属。成虫为白色线状，体表角质层较厚，有横纹，虫体头端钝圆，头顶中央有一小圆口，缺口囊。雌雄异体，雄虫长11～26mm，宽0.21～0.53mm，交合伞对称。雌虫长17～45mm，宽0.3～0.66mm，尾端呈斜锥形，子宫双管形，白色，与充满血液的肠管缠绕成红白相间的螺旋纹，十分醒目，阴门开口于肛孔之前。

成虫寄生于多种鼠类的肺动脉内，虫卵产出后进入鼠等终末宿主的肺毛细血管，第一期幼虫孵出后穿破肺毛细血管进入肺泡，沿呼吸道上行至咽，再吞入消化道，随后与宿主粪便一起排出。此期幼虫被吞入或主动侵入中间宿主（螺类、蜗牛及蛞蝓等软体动物）体内后，在其组织内先后发育为第二及第三期幼虫，第三期幼虫有感染性。鼠吞噬含有第三期幼虫的中间宿主后，感染期幼虫穿破肠壁进入到血管、组织导致疾病，部分感染期幼虫沿颈动脉进入颅内，发育为第四期幼虫，第四期幼虫在穿破蛛网膜下腔时发育为第五期幼虫童虫，童虫可在经过经脉流入鼠的肺动脉，并在此逐渐发育为成虫（图23-17-1）。广州管圆线虫感染人体后，很少发育至童虫再回流入肺部发育为成虫，多止于颅内。

【流行病学】

本虫最早于1933年由我国寄生虫学家陈心陶在广东家鼠及褐家鼠体内发现，曾被命名为广州肺线虫。1944年我国台湾的Nomura和Lim首次发现脑膜炎患者的脑脊液中发现本病原体，同时指出患者感染本病可能与食物被老鼠污染有关，但因报道论文未翻译成外文，因此其发现未被广泛认可。1955年Mackerass和Sanders发现本病的中间宿主和老鼠体内的发育过程。本病好发于东南亚、太平洋岛国或环太平洋地区。由于其他地方居民的饮食、生活习惯改变，含有中间宿主或储存宿主的非环太平洋地区也开始发现本病。具体分布情况见图23-17-2。同时国内近年来广州管圆线虫病例有增加趋势，2004年卫生部将广州管圆线虫病列为新发感染病。

一、传染源

包括终末宿主和中间宿主，广州管圆线虫的终末宿主主要是龋齿类动物，如家鼠；中间宿主包括螺类、蜗牛和蛞蝓等软体动物，常见的螺类有揭云玛瑙螺、皱疤坚螺、短梨巴蜗牛、中国圆田螺、方形环棱螺、福寿螺等。而某些转续宿主蟾蜍、虎皮蛙、金线蛙、鱼、虾和蟹等吞噬第3期广州管圆线虫后也可能传染本病。人群间传染本病的可能性不大，因为广州管圆线虫感染人体后多在颅内发育终止，难以再次发育为感染期幼虫。

二、传播途径

本病主要通过消化道传播，人体进食含有活

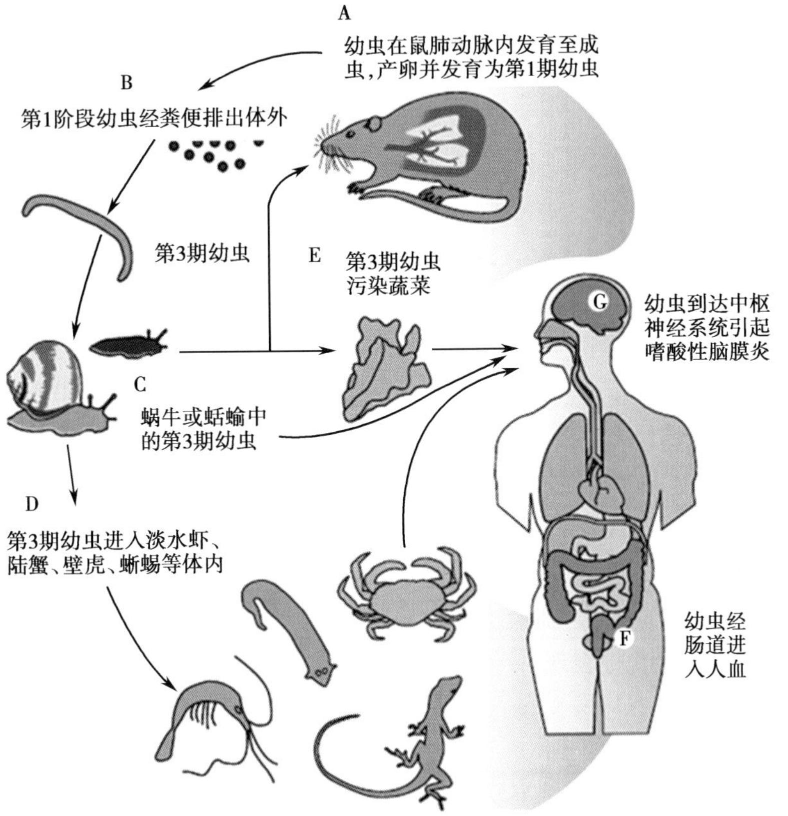

图 23-17-1　广州管圆线虫生活周期

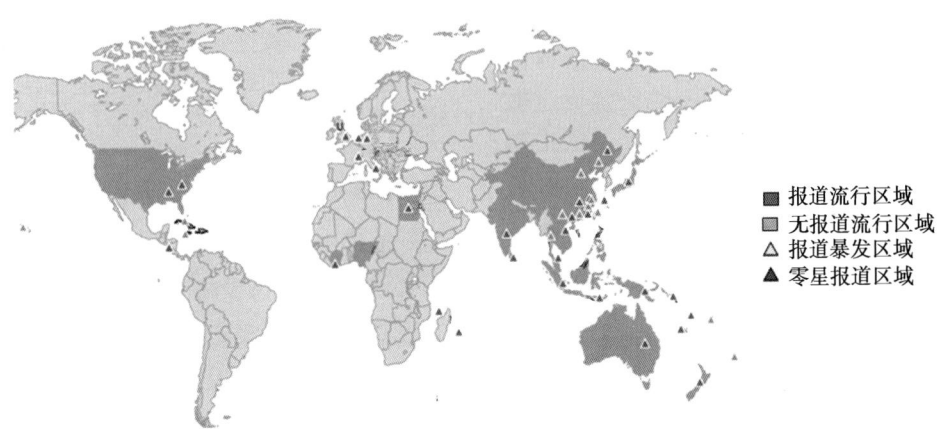

报道流行区域
无报道流行区域
报道暴发区域
零星报道区域

图 23-17-2　广州管圆线虫全球分布情况

的第三期感染性幼虫污染的水源、食物后感染本病。包括进食含有活体第三期幼虫的中间宿主、转续宿主或终末宿主，也可是食进被活的第三期幼虫污染的水体、蔬菜等后感染本病。极少部分患者也可能通过感染期幼虫穿破皮肤黏膜进入机体导致感染。

三、易感人群

人群普遍易感，感染后无免疫力，可反复感染，青少年、儿童等相对多见，具体分布见图 23-17-3。出现这种现象可能与其饮生水等有关。

【发病机制及病理改变】

广州管圆线虫引起机体损害包括直接机械性损害和继发免疫性损害。损伤的部位主要是中枢神经系统和呼吸系统。中枢神经系统包括不同脑组织的炎症损害，肉眼下多不明显，在显微镜下可表现为水肿、少量出血、血管炎或幼虫移行后流下的空腔，部分患者可见虫卵、幼虫或不成熟的成虫，周围邻近组织的嗜酸性粒细胞、巨噬细胞、淋

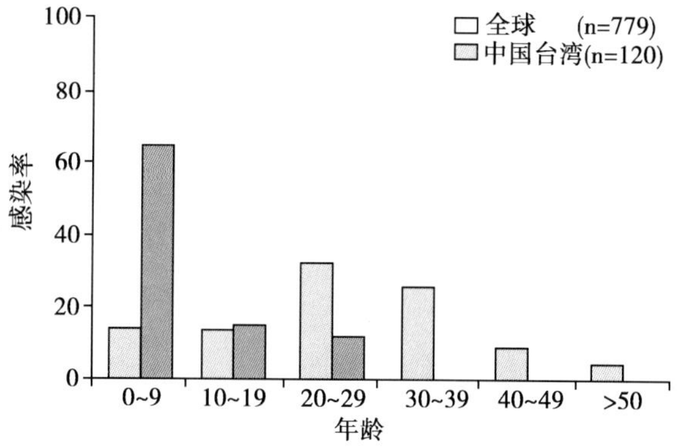

图 23-17-3　广州管圆线虫感染率在不同地区及年龄中的分布情况

巴细胞等炎症细胞的浸润，尤其是虫体死亡后周围的软组织中。

肺部直接损害主要是肺动脉的虫体栓塞、肺部出血或炎症反应。部分可见虫体，肺部虫体以成虫多见，偶可见虫体机化钙化等表现。

【临床表现及并发症】

部分患者无明显临床表现，潜伏期数日到数月不等，2006 年北京广州管圆线虫暴发流行的 160 例患者其中 80% 患者发病时间在感染后 7 ~ 35 日。本病主要表现为中枢神经系统症状和消化系统症状。中枢神经系统症状早起包括抑郁症，共济失调，肌肉萎缩，进行性麻木，腰痛觉过敏和四肢麻痹等，随着病情进展，可表现严重的中枢神经系统感染的症状，包括头痛、恶心、呕吐等高颅压症状和脑膜刺激征阳性等；而消化系统症状包括食欲减退、腹胀、腹痛、便秘和腹泻等；其他还包括广州管圆线虫性眼病和皮疹等。本病总体预后较好，但部分未及时有效治疗脑膜脑炎和眼病患者预后欠佳。

【实验室检查】

一、常规检查

部分患者血常规可见嗜酸性粒细胞升高，白细胞计数可正常或轻度升高。脑脊液常规多提示颜色浑浊，李凡他试验阳性，白细胞升高，可达 $(500 \sim 2000) \times 10^6/L$，嗜酸性粒细胞升高为主，可高达 20% ~ 70%；脑脊液生化提示蛋白轻度升高，而糖和氯化物可正常。

二、影像学检查

广州管圆线虫性脑炎患者头颅 MRI、CT 等影像学检查可见脑组织斑片状改变，尤其是在头颅 MRI 弥散相更明显。部分患者肺部 CT 可见两肺周边小结节占位，结节周边可见毛玻璃样改变。脑电图可见 α 波变慢。

三、特异性检查

包括病原学检查、血清学检查和核酸检查。

（一）病原学检查

为确诊本病的金标准，主要是在脑脊液中发现广州管圆线虫的第四、第五期幼虫，肉眼下呈黄白色细棉线状，长约 1.3 ~ 4.5cm；显微镜下可见典型虫体。但虫体检测率很低。部分累及眼球的患者可在眼中发现虫体。

（二）血清学检查

主要采用 ELISA 方法检测脑脊液、外周血中特异的可溶性抗原或相应虫体抗体。该方法是目前诊断本病最常用的免疫学检测方法，当前主要采用 31、29kDa 广州管圆线虫抗原进行检测检测。其他的血清学检测方法还包括免疫印迹法和膜斑点 ELISA 法。

（三）核酸检测

是可能最有前景的检测方法，但目前该方法假阳性率高。荧光定量 PCR 的完善和Ⅳ期 cDNA 文库的构建可为广州管圆线虫的诊治提供更为广阔的平台。

【诊断及鉴别诊断】

本病诊断包括有疫区生活史，临床检查血常规、脑脊液常规可见嗜酸性粒细胞升高，部分患者脑脊液或眼中可找到虫体可以确诊。目前常用的检测方法是采用 ELISA 检测对应抗原。

本病应与嗜酸性粒细胞增多症、血液系统肿瘤、曼氏裂头蚴病、嗜酸性筋膜炎和其他过敏性疾病等鉴别。

【治疗和预后】

本病治疗包括抗寄生虫治疗和对症支持治疗。其中抗广州管圆线虫治疗常用的药物包括阿苯达唑 100 ~ 200mg，每日 2 次，连用 3 ~ 5 日后改为 200mg，每日 2 次，再连用 5 ~ 7 日，总疗程 10 日左右。其他常见的氟苯达唑、帕苯达唑可能有效，而甲苯咪唑、噻苯唑、左旋咪唑等疗效欠佳。儿童、老年、体弱者剂量和疗程酌情减量。广州管圆线虫性眼病患者可采用外科手术方面取出虫体或眼球摘除。

对症支持治疗包括注意休息，予以清淡易消化食物，适当补充维生素。对于颅内感染较重患者要在有效抗寄生虫治疗的同时可酌情予以地塞米松抗炎治疗，每日 10mg，连用 3～5 日后逐渐减量，总疗程 8～20 日。而高颅压表现明显时可用甘露醇脱水降颅内压减少脑疝形成。

【预防】

广州管圆线虫病预防包括控制传染源、切断传播途径和保护易感人群。控制传染源主要是防鼠灭鼠，不要用螺肉喂养鸡鸭等。由于感染期幼虫主要通过消化道感染人体，因此需要养成良好的生活饮食习惯，不饮生水，不进食生食和未煮熟的淡水螺、鱼虾、蛙等，饭前、便后要养成洗手习惯。同时不要让小孩尤其是婴幼儿在有蜗牛的地方玩耍。本病目前尚缺乏有效疫苗。

（盛吉芳）

参 考 文 献

1. Li H, Xu F, Gu JB, *et al*. A severe eosinophilic meningoencephalitis caused by infection of *Angiostrongylus cantonensis*. Am J Trop Med Hyg, 2008, 79(4): 568-570.
2. Ramirez-Avila L, Slome S, Schuster FL, *et al*. Eosinophilic meningitis due to *Angiostrongylus* and *Gnathostoma* species. Clin Infect Dis, 2009, 48(3): 322-327.
3. Sawanyawisuth K, Takahashi K, Hoshuyama T, *et al*. Clinical factors predictive of encephalitis caused by *Angiostrongylus cantonensis*. Am J Trop Med Hyg, 2009, 81(4): 698-701.
4. Wang QP, Wu ZD, Wei J, *et al*. Human *Angiostrongylus cantonensis*: an update. Eur J Clin Microbiol Infect Dis, 2012, 31(4): 389-395.
5. Wang QP, Lai DH, Zhu XQ, *et al*. Human *angiostrongyliasis*. Lancet Infect Dis, 2008, 8(10): 621-630.
6. Sawanyawisuth K. Treatment of angiostrongyliasis. Trans R Soc Trop Med Hyg, 2008, 102(10): 990-996.

第十八节　旋毛虫病

旋毛虫病（trichinosis）系旋毛虫（*Trichinella spiralis*）所致的动物源性人兽共患寄生虫病，因生食或半生食含有旋毛虫幼虫包囊的猪肉或其他动物肉而被感染。临床表现多样，以发热、水肿（面部为著）、头痛、肌痛、腹泻及外周血嗜酸性粒细胞增多为特点；当幼虫移行至心、肺、脑组织时，可发生心肌炎、肺炎或脑炎。

【病原学】

旋毛虫属线形动物门，线虫纲，旋毛线虫属。成虫为雌雄异体，寄生于十二指肠及空肠上段肠黏膜内。雌虫稍大，长 3～4mm，宽 0.05～0.06mm；雄虫较小，长 1.4～1.6mm，宽 0.04～0.05mm。幼虫大小约（111～124）μm×6μm，前宽后窄。成虫及幼虫均寄生于同一宿主。包囊长约 0.25～0.5mm，菱形，囊内有卷曲的幼虫，一般含 1～2 个幼虫，偶可多至 6～7 个。包囊不但有感染性，且抵抗力较强：猪肉包囊中的幼虫在 -15℃ 可存活 20 日，在腐肉中存活 2～3 个月。

人或动物吞食了含有幼虫包囊的肉类数小时后，包囊壁被胃液、肠液消化，幼虫在十二指肠逸出并寄生于十二指肠、空肠及回肠黏膜内，经 5～7 日、4 次蜕皮发育为成虫。雌、雄虫交配后。雄虫死亡，雌虫在交配后 5～7 日胎生出幼虫。每条雌虫可产出 1500～2000 条幼虫。少数幼虫可自肠腔排出体外，多数在肠黏膜内的幼虫侵入淋巴管及小血管，随血循环到达全身各组织器官，此即移行期。只有到达横纹肌的幼虫才可继续发育生长，到达非横纹肌的幼虫不形成包囊而被分解。骨骼肌是幼虫侵犯的主要部位，最常见部位是膈肌、肋间肌、腓肠肌、颊肌、三角肌、肱二头肌、舌肌、喉肌及腰肌，其次为腹肌、眼肌、胸肌、项肌及臂肌。幼虫进入横纹肌后，穿破血管进入肌纤维内迅速增长至 1mm；并出现两性分化，开始卷曲、盘绕成螺旋状，形成长轴与肌纤维平行的梭状包囊。感染性包囊被人或动物吞食后感染新宿主，重复生活史。包囊可在 6～18 个月发生钙化，幼虫死亡，平均寿命为 5～10 年，最长可存活 31 年。旋毛虫的生活史（图 23-18-1）。

【流行病学】

本病与饮食习惯密切相关，在有食生肉的地区尤为多见。本病常在当地传统节日或婚丧等宴会时暴发流行。全球约有 20% 的国家有病例报道，主要见于 55 个国家。每年约有 10 000 例临床报道，病死率约为 0.2%。对全球 494 篇文献的荟萃分析提示：自 1986 年至 2009 年间，全球 41 个国家共报道了 65 818 例患者、其中 42 例死亡，发病率约为 1.1～8.5/100 000 人。发病主因生

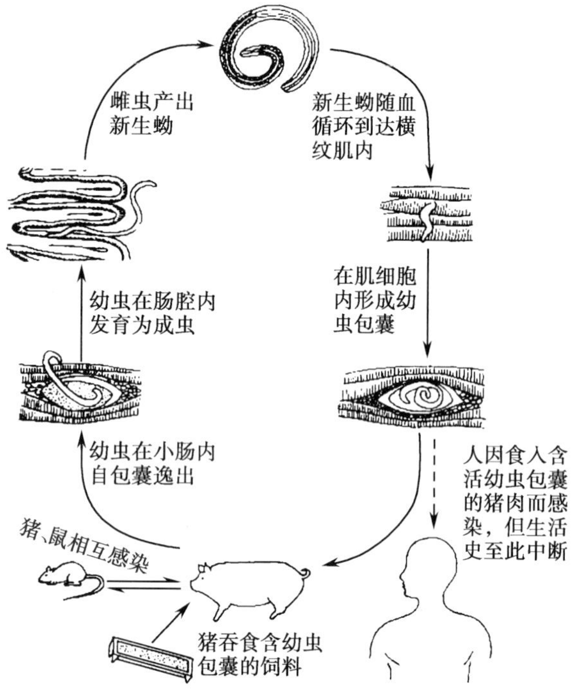
雌虫产出
新生蚴
新生蚴随血
循环到达横
纹肌内
幼虫在肠腔内
发育为成虫
在肌细胞
内形成幼
虫包囊
幼虫在小肠内
自包囊逸出
人因食入含
活幼虫包囊
的猪肉而感
染，但生活
史至此中断
猪、鼠相互感染
猪吞食含幼虫
包囊的饲料

图 23-18-1 旋毛虫生活史

食或半生食习惯所致,有此饮食习惯的国家及地区发病率较高。

我国云南、广西、西藏、吉林、黑龙江、辽宁、湖南、湖北、福建、广东、内蒙古、四川、河南及河北均有本病流行。2009 年 10 省市的血清学调查结果显示,人群阳性率为 3.2%。西南 4 省(云南、西藏、广西及四川阿坝藏族羌族自治州)主因生吃习俗导致暴发流行,人群血清阳性率为 5.5%;河南、湖北 2 省,主因进食半生猪肉致病,人群血清阳性率为 2.8%;黑龙江、吉林、辽宁 3 省,多因生食狗肉或涮羊肉致病,人群血清阳性率为 2.2%。

一、传染源

猪是人旋毛虫病的主要传染源,其他食肉家畜及野生哺乳动物如犬、猫、鼠、野猪、羊及狐等百余种,均可为传染源。

二、传播途径

最常见的传播途径为生食或半生食含旋毛幼虫包囊的动物肉(以猪肉最多见)。包囊抵抗力较强,涮、烤、腌及加热时间不足均可使食者被感染。生或熟食不分的刀或砧板亦可成为传播途径之一。

三、人群易感性

人群对本病普遍易感,但以青壮年(30 ~ 50 岁)男性多见,可能与进食猪肉较多、肌肉发达,有利于移行期幼虫寄生发育有关。感染旋毛虫后,人可获得一定程度的免疫力,但不足以消除感染,在感染后可无或仅有较轻的临床症状。

进入 20 世纪以来,随着国际肉类贸易及旅游业的发展、食物的多样化、过分追求原生态产品等因素共同作用下,旋毛虫病流行出现了新特点:食熟肉地区发病率有所升高、传染源多样化、局部暴发为主。

【发病机制与病理改变】

旋毛虫对人体的致病作用及病情轻重与感染幼虫包囊的数量、不同的虫体发育阶段及人体对旋毛虫的免疫反应密切相关。

旋毛虫成虫及幼虫寄生于十二指肠、空肠及回肠黏膜,可导致小肠黏膜充血、水肿、灶性坏死及浅表性溃疡,出现消化道症状。幼虫自肠黏膜侵入血循环并随血液到达全身的幼虫移行阶段,可产生代谢产物及毒素,导致全身中毒症状及炎症、过敏反应,出现发热、荨麻疹、血管神经性水肿及嗜酸性粒细胞增高等。另外,幼虫的机械性穿透作用导致脏器血管损伤,引起急性炎症及间质水肿,如肺炎、肺水肿及心肌炎等。幼虫侵入脑组织中,导致全身及脑组织局部的炎性反应及坏死。大脑白质及皮质深部可见肉芽肿性结节,附近的神经细胞有各种变性改变。脑及脑膜中的血管周围有明显的淋巴细胞浸润。幼虫可游离于脑组织中,偶可在脑脊液中查见。

幼虫侵入骨骼肌后,可穿破血管进入肌纤维。因幼虫的机械刺激及其代谢产物的刺激,可发生肌纤维受损,炎细胞浸润,肌纤维变性及横纹消失。形成包囊后,因炎症反应可致肌纤维萎缩,并有剧烈肌痛及功能障碍。

【临床表现】

本病潜伏期长短因侵入的幼虫数量及人体免疫力强弱而异。短者数小时,长可达 46 日,平均为 6 ~ 20 日。旋毛虫幼虫可随血循环侵入全身各组织器官。患者因感染程度、主要侵袭部位及个体免疫力的不同,临床表现复杂多样。轻者可无症状,重者可死亡。根据幼虫的不同发育阶段,可将临床过程分为小肠侵入期、幼虫移行期及包囊形成期。

一、小肠侵入期

从食入包囊,幼虫从包囊内蜕出在小肠黏膜发育为成虫这一阶段,称为小肠侵入期。此期主要是小肠黏膜的炎症,表现为腹痛、腹泻、稀水便,恶心及呕吐等。此期持续约1周左右。

二、幼虫移行期

此期相当于雌虫产生大量幼虫,侵入血循环并移行至全身各组织器官。主要表现为发热、肌痛、水肿及组织器官受累的相应表现。发热多为38～40℃,一般为弛张热,亦可呈不规则热,可伴有畏寒、头痛及出汗等。部分患者可有斑丘疹。猩红热样皮疹或荨麻疹。此期患者的全身肌肉剧烈疼痛为本病最突出表现,同时肌肉肿胀,有硬结感,有明显压痛、触痛。肌痛以腓肠肌最明显,患者可呈强迫屈曲状。严重患者咀嚼、吞咽及语言困难,有些甚至呼吸时亦觉疼痛。水肿可见于大多数患者,自眼睑及面部开始,可扩展至四肢,重者可有浆膜腔积液。重症患者可出现肺炎、心肌炎、心功能不全、脑膜炎及脑炎等脏器受累表现。此期持续2周至2个月左右。

三、包囊形成期

感染后1个月左右,幼虫在骨骼肌内逐渐形成包囊,即为包囊形成期。此期发热、水肿等急性炎症症状消退,全身症状减轻甚至消失,但肌痛、乏力等可持续数月。

【实验室检查】

一、免疫学检查

(一) 血清抗体检测

人感染旋毛虫后,血清中可检出特异性抗体,主要为特异性IgG抗体。IgG抗体的检出率高。常用检测方法有间接免疫荧光法及酶联免疫吸附法等。其中,酶联免疫吸附法的敏感性高、特异性强,感染后第1周即可阳性,第3周后阳性率达90%以上,第6周后为100%。免疫印迹法可作为确证试验。

(二) 血清循环抗原检测

可作为本病的早期诊断、有无活虫及疗效考核的指标。

(三) 皮内试验

用旋毛虫幼虫可溶性抗原作皮内注射,常于病后2周即可出现阳性并可持续约20年,但有假阳性。一般用于临床筛查及流行病学调查。

二、病原学检查

(一) 肌肉组织压片活检

常取胸大肌或腓肠肌,压片镜检见肌肉组织内有菱形包囊,内有卷曲的幼虫,可确诊。本法阳性率可达50%。压片镜检发现钙化的包囊或幼虫,提示为陈旧性感染。

(二) 分子生物学技术

根据旋毛虫感染早期,幼虫在血循环中移行的特点,可用PCR技术在体外扩增血浆中特异性旋毛虫DNA。该法敏感性高、特异性强,有望用于人畜旋毛虫感染的早期诊断及监测。

三、其他检测

血常规中白细胞总数增高,可达(10～20)×10^9/L;嗜酸性粒细胞明显升高;肌酶增高均为旋毛虫病的非特异性实验室异常。嗜酸性粒细胞增多的出现早于临床表现,见于病程的第2周至第5周。急性期感染的重症患者,嗜酸性粒细胞水平明显下降常提示预后不良。血清中肌酶(磷酸肌酸激酶、乳酸脱氢酶、醛缩酶)升高率可达75%～90%,常见于病程第2周至第5周的患者,并可持续4个月。

【诊断与鉴别诊断】

一、诊断

在流行地区,病前2周内有进食生的或未熟的猪肉或其他动物肉类制品史,可有集体发病史。临床表现以胃肠道症状、发热、肌痛、水肿及嗜酸性粒细胞增多、肌酶升高为特点。确诊依据为肌肉活检发现包囊或旋毛虫特异性抗体检测结果阳性。

2007年WHO发布的诊断标准由临床表现、病原学检查及流行病学资料三方面组成。临床表现需同时具备以下6点中的3点:发热、肌肉酸痛、消化道症状、颜面部水肿、嗜酸性粒细胞增多、结膜下和(或)视网膜和(或)甲床下出血。病原学检查需具备以下2项中的1项:肌肉活检找到旋毛虫包囊及旋毛虫特异性抗体应答(间接免疫荧光法、酶联免疫吸附法及免疫印迹法）。流行病学资料需具备以下3点中的1点：进食确实感染了旋毛虫的肉类；进食了可能被旋毛虫感染的动物制品；与已确诊病例进食同样食物。具有符合标准的临床表现及流行病学资料者，为疑诊病例；符合病原学诊断标准且在2个月内有符合临床诊断标准的表现者，则为确诊病例。

二、鉴别诊断

持续时间较长的腹泻需与沙门菌、志贺菌、病毒及寄生虫等感染鉴别；高热伴肌痛需与流感、钩端螺旋体病鉴别；发热伴眶周水肿或颜面水肿需与肾小球肾炎、血清病、药物过敏、毒物中毒、多发性肌炎、多发性动脉炎及皮肌炎鉴别；剧烈头痛、发热、脑膜刺激征、意识改变需与脑膜炎及脑炎等中枢神经感染病鉴别；发热伴嗜酸性粒细胞增多需与急性血吸虫病及弓形虫病等寄生虫感染鉴别。

【治疗】

一、一般治疗

急性期应卧床休息，改善营养，补充水分。保持水及电解质平衡，必要时予血浆、白蛋白。心功能不全时给予强心药。烦躁不安、头痛者可予镇静、止痛等对症治疗。脑水肿时给予脱水治疗。

二、肾上腺皮质激素治疗

对高热和（或）有明显毒血症和（或）有心肌炎、脑炎者，可与病原治疗合用。开始使用地塞米松每日5mg或氢化可的松每日100~200mg静脉滴注，待症状减轻后可改口服泼尼松每日30mg，疗程5~7日。重者可加大用量、延长时间至7~10日。

三、病原治疗

可使用阿苯达唑（albendazole，丙硫咪唑）及甲苯咪唑（mebendazole）等。首选阿苯达唑，疗效可达100%；该药不但可抑制雌虫产幼虫，且对移行期及包囊期幼虫和成虫均有杀灭作用；剂量为每日800mg或每日15mg/kg，2岁以上的儿童为每日10mg/kg，分2次口服，8~14日为1疗程。重症患者可重复治疗，2个疗程间隔5日。一般于治疗后2日体温下降、4日后降至正常，水肿及肌痛逐渐减轻或消失；少数患者因虫体死亡、崩解，释放出异性蛋白，可出现心慌、头晕、恶心及体温升高等；需常规监测肝功能及血常规。亦可选用甲苯咪唑200~400mg，每日3次，连用3日；随后400~500mg，每日3次，连用10日为1疗程，间隔5日后开始又一疗程。该药在不同患者的血药浓度差别较大，使用时需监测药物浓度。该两种药物均不可用于2岁以下儿童及孕妇。

感染的早期阶段给予病原学治疗的效果好。但绝大多数的病例都是在包囊形成后才得以确诊。一旦包囊形成将在肌肉中存活数年。阿苯哒唑在慢性旋毛虫病的治疗无效。

【预后】

重症者、并发心肌炎、脑炎及肺炎患者预后不良。伴有心脏及脑实质受累的重症病例预后差。感染原虫量多的病例病死率可达5%。轻症患者预后良好，症状在2~6个月内消失。在治愈患者中，个别病例可存留慢性肌痛或风湿痛。

【预防】

加强卫生宣传教育，使广大人民群众充分认识旋毛虫病的危害，自觉采取预防措施，不食生肉或半生的肉或肉制品。加强肉类食品的检疫，对生猪统一屠宰检疫，减少病猪入市，控制传染源。猪应圈养，饲料应加热至70℃以上；病猪应隔离治疗或宰杀。积极灭鼠，减少食物及猪饲料的污染。

尽管尚无确凿证据表明鼠与旋毛虫感染直接相关，但资料提示，鼠多、活动猖獗的养猪地区，猪的旋毛虫感染率明显较高。因此，国际旋毛虫委员会认为，啮齿类动物可能是传播旋毛虫病的一个重要途径，并建议在养殖场及其附近需消灭鼠等啮齿类动物。

（赵鸿　斯崇文）

参考文献

1. Wilson NO, Hall RL, Montgomery SP, Jones JL. Trichinellosis surveillance—United States, 2008-2012. MMWR Surveill Summ, 2015, 64 Suppl 1:1-8.
2. Van De N, Thi Nga V, Dorny P, *et al*. Trichinellosis in Vietnam. Am J Trop Med Hyg, 2015, 92(6):1265-1270.
3. Shimoni Z, Froom P. Uncertainties in diagnosis, treatment and prevention of trichinellosis. Expert Rev Anti Infect Ther, 2015, 13(10):1279-1288.
4. Cui J, Wang ZQ, Xu BL. The epidemiology of human trichinellosis in China during 2004-2009. Acta Tropica,

2011,118(1):1-5.
5. Gottstein B, Pozio E, Nockler K. Epidemiology, diagnosis, treatment, and control of trichinellosis. Clin Microbiol Rev, 2009, 22(1):127-145.
6. Murrell KD, Pozio E. Worldwide occurrence and impact of human trichinellosis, 1986-2009. Emerg Infect Dis, 2011, 17(12):2194-2202.

第十九节　绦　虫　病

由寄生在人类小肠的绦虫所致的一组疾病称为绦虫病(taeniasis)。我国常见的猪带绦虫(*Taenia solium*)及牛带绦虫(*Taenia saginata*)病分别因进食有活囊尾蚴的猪肉或牛肉而致。其他常见绦虫有短膜壳绦虫(*Hymenolepis nana*)、缩小膜壳绦虫(*Hymenolepis diminuta*)、犬复孔绦虫(*Dipylidium caninum*)及曼氏叠宫绦虫(*Spirometra mansoni*)等。

Ⅰ　猪带绦虫病

猪带绦虫病亦称猪肉绦虫病,系进食含有活的猪带绦虫(又称链状带绦虫、有钩绦虫)。人食入含囊尾蚴的猪肉,导致囊尾蚴在人体小肠发育为成虫,寄生在人体小肠导致猪带绦虫病。其幼虫可寄生在人体皮下、肌肉、脑及眼等组织中,发育为囊尾蚴,导致猪囊尾蚴病(cysticercosis cellulosae),亦称囊虫病(cysticercosis)。

【病原学】

猪带绦虫成虫为乳白色,扁长如带、长2～4m,分为头节、颈部及链体三部分。头节顶部中央隆起为顶突,周围有2圈、约25～50个小钩,因此得名“有钩绦虫”。颈节不分节。链体分为幼节、成节及孕节。孕节中的子宫侧支数(每侧约有5～10个)较牛带绦虫少而细,可自动脱落随粪便排出或在肠蠕动挤压下破裂使虫卵逸出。每个孕节中约有4万个虫卵。排出的虫卵为棕黄色、有放射状条纹,其内为六钩蚴。

猪带绦虫及牛带绦虫有不同的形态及虫体结构,区别其不同有助于虫体或孕节排出虫体时进行虫种鉴别(表23-19-1)。

表23-19-1　猪带绦虫与牛带绦虫的鉴别

鉴别点	猪带绦虫	牛带绦虫
虫长	2～4m	5～8m
节片	700～1000节	1000～2000节
头节	球形,直径约1mm,有顶突及两圈小钩	略呈方形,直径1.5～2.0mm,无顶突及小钩
孕节	子宫分支不整齐,每侧分7～13支	子宫分支整齐,每侧分15～30支
囊尾蚴	头节有顶突和小钩,可寄生于人体引起囊尾蚴病	头节无顶突及小钩,不寄生于无囊尾蚴病人体无囊尾蚴病

虫卵被猪等中间宿主进食后,经消化液作用、六钩蚴逸出并钻入肠壁,随血液循环至全身各组织,尤其是骨骼肌。2月余即可发育成囊尾蚴,这种猪肉俗称“米猪肉”、“豆猪肉”。人进食含活囊尾蚴的猪肉后,囊尾蚴的外囊壁被胃液消化、头节受胆汁刺激在小肠内翻出、以吸盘及小钩吸附在肠壁上,经2～3个月后发育为成虫并排出孕节及虫卵。成虫至少可在人体内存活25年。人是猪带绦虫的唯一终宿主。

人食入被虫卵污染的食物或饮水后,六钩蚴亦可穿过小肠壁经血液流至全身各处,只在人体骨骼肌、脑、皮下、眼组织中发育为囊尾蚴,导致囊虫病。但不能继续发育为成虫。因此,人既可成为终宿主,亦可成为中间宿主。

【流行病学】

呈世界性分布,发展中国家常见。我国主要见于东北及华北等地。

一、传染源

感染猪带绦虫的患者是本病传染源。

二、传播途径

本病主要经食生的或半生的含囊尾蚴的猪肉途径传播,亦可因餐具或食物被有活囊尾蚴污染而传播。

三、易感人群

人对本病普遍易感。男性多于女性，青壮年居多。感染后可产生一定程度的免疫力，为带虫免疫。感染后一般为1条成虫寄生在人体，仅个别患者因重复感染可有多条寄生。

【发病机制与病理改变】

成虫以头节吸盘吸附于小肠黏膜上，可导致黏膜局部损伤、轻度炎症反应，并可干扰小肠运动，导致腹胀、腹痛及腹泻等临床表现。虫体较多或扭转成团时，可致肠梗阻。部分患者可出现外周血嗜酸性粒细胞增多、血清中IgE增高。成虫体表的绒毛吸收宿主肠内营养成分，导致患者营养发育不良及贫血等。

【临床表现】

自食入囊尾蚴至粪便中出现虫体节片为潜伏期。猪带绦虫病的潜伏期为2～3个月。

患者常因发现大便中有绦虫节片就诊，多数患者无明显临床表现。约半数患者可有以消化道症状为主的不适：食欲减退或食欲亢进、恶心、腹痛、腹胀、腹泻或便秘及消瘦等；个别患者可有头晕及失眠等神经系统不适；偶可见肠穿孔、肠梗阻等。约2.5%～25%的猪带绦虫病患者，可因自体感染而患囊虫病。

【诊断】

主要根据曾进食生或半生猪肉、大便中有白色带状节片排出或找到虫卵，可确诊。

粪便中排出的猪带绦虫节片常数节相连、与牛带绦虫的节片相比，节片较短，孕节中子宫分枝数常少于13个。粪便中虫卵检出率低。

免疫学检查有皮内试验、环卵沉淀试验、补体结合试验及乳胶凝集试验等，阳性率为73%～99%，但假阳性率可达7%～10%，在诊断时须排除假阳性反应。对流免疫电泳及间接荧光抗体法，可提高阳性率，降低假阳性率。亦可用酶联免疫吸附试验检测粪便中抗原及PCR法检测粪便中虫体及虫卵特异性DNA。由于临床诊断简易明确，上述检测方法操作复杂，并有假阳性，临床较少应用。

【治疗】

一经诊断，即应开始驱虫治疗，以降低囊虫病的发病率；驱虫治疗时需注意预防呕吐反应，避免虫卵反流入胃而致囊虫病。

一、槟榔、南瓜子合剂

使虫体麻痹后排出体外。成人空腹服用南瓜子仁粉100g，1小时后服用槟榔煎剂（槟榔切片80g加500ml水、煎至150～200ml），30分钟后服用30g硫酸镁。儿童酌减。多数患者在服药后3～6小时排出虫体。

二、吡喹酮（praziquantel）

为广谱驱虫药，主要作用可使虫体痉挛性麻痹从肠壁脱落，虫体皮层细胞坏死，抑制虫体核酸及蛋白质合成。清晨空腹顿服10～15mg/kg。不良反应轻微，可有头痛、头晕、恶心、腹痛及腹泻，常为一过性，停药后可自行缓解。

三、阿苯达唑（albandazole，丙硫咪唑）

抑制虫体内的生化代谢，每日800mg，连用3日。因动物实验有致畸作用，故孕妇禁用。

四、氯硝柳胺（niclosamide，灭绦灵）

有抑制虫体的氧化磷酸化作用。常晨起空腹顿服研碎的药片2g，儿童1g。不良反应少。

五、甲苯咪唑（mebendazole）

可抑制虫体对葡萄糖的摄取，能量产生及利用障碍，使虫体麻痹。成人及儿童剂量均为300mg，每日2次，连服3日。此药有致畸作用，孕妇禁用。为防止因孕节反流导致自身感染囊虫病，可在服用驱虫药前，先用止吐药。

服上述驱虫药后应收集患者的全部粪便，检查发现有头节排出为治愈；否则需于治疗后3～4个月检查粪便，如发现虫卵或节片，则需复治。

【预防】

一、大力开展卫生宣教

应将生、熟食分开，不进食生或未煮熟的猪肉。加强粪便管理、厕所和猪圈分开。

二、加强卫生检疫

严禁“米猪肉”上市。

三、普查普治

彻底治疗患者,对流行区及屠宰场工作人员定期普查、发现患者即予治疗。

Ⅱ 牛带绦虫病

牛带绦虫病,亦称牛肉绦虫病,系牛带绦虫(肥胖带绦虫、牛肉绦虫及无钩绦虫)的成虫寄生与人体小肠所致的疾病,临床表现以粪便中排出带状节片为主要特点。

【病原学】

成虫为乳白色、长约5~8m,分为头节、颈节、体节。头节上有4个吸盘、无顶突及小钩;体节由1000~2000个节片构成,其中长方形的孕节最大,其内子宫呈树枝样、整齐分布,每侧约15~30枝,每一孕节中可有数万个虫卵。圆球形虫卵外层呈棕黄色、薄壁,内层为胚膜,内含六钩蚴。

人是牛带绦虫成虫的唯一终宿主。人进食生的或半生的含有囊尾蚴的牛肉后,囊尾蚴中的头节翻出后、吸附在人体小肠肠壁经2~3个月发育为成虫,充满虫卵的孕节常单节或数节相连脱落并随粪便排出体外。成虫寿命可长达数十年。

牛科动物、绵羊、野山羊、野猪及狐狸等均是牛带绦虫的中间宿主。牛食用被牛带绦虫卵污染的饲料后,可在小肠被肠液溶解卵壳,释出六钩蚴穿入肠壁血管,经血流进入全身肌肉组织尤其是骨骼肌发育为囊尾蚴,导致牛囊尾蚴病;虫卵不能在人体内发育为囊尾蚴,故人无牛囊尾蚴病。

【流行病学】

本病呈世界性分布,在喜食牛肉地区,尤其是有生食习惯地区可呈地方性流行,其余地区为散发。我国多见于少数民族地区、青壮年居多、男性稍多。饮食习惯(食生)及粪便污染是导致疾病的主要因素。

一、传染源

感染牛带绦虫患者是本病的传染源。牛带绦虫在牛体内只发育为囊尾蚴,不发育为成虫,仅为中间宿主。

二、传播途径

进食生或半生带有牛囊尾蚴的牛肉、或者被牛囊尾蚴污染的食物,可导致人罹患本病。

三、人群易感性

各个年龄人群均为易感人群,但以青壮年、男性患者稍多。流行区人群感染率约为5%~20%。

【发病机制与病理改变】

成虫以头节吸盘吸附于人体小肠黏膜上,导致局部黏膜损伤及轻度炎症。成虫依靠虫体表面的微绒毛吸收营养,时间长将造成人体消化不良、营养吸收障碍,终致营养不良。多虫感染或感染时间较长,可造成肠痉挛、甚至不完全性肠梗阻。

【临床表现】

潜伏期为2~3个月。感染虫数少者,多无自觉症状,常因粪便中发现白色节片,或节片自肛门逸出,肛门周围瘙痒等就诊。感染虫数较多者,可有非特异性消化道症状,有恶心、腹泻或便秘、上腹或脐周隐痛。病程较长者可有消瘦、营养不良等。偶有患者因虫体较大或多虫寄生,导致阑尾炎或肠梗阻。

【实验室及辅助检查】

一、外周血象

本病血象多正常,可有血嗜酸性粒细胞增多。

二、虫卵

患者粪便中可见棕黄色虫卵,卵壳内含六钩蚴。虫卵无法用于鉴定虫种。

三、成虫节片

患者粪便中或自肛门逸出的白色节片为牛带绦虫的孕节。可据孕节中子宫分支整齐及每侧分支数目超过13支,确定为牛带绦虫,用以区别猪带绦虫。

四、免疫学检查

亦有环卵沉淀试验、补体结合试验及乳胶凝集试验等检查血中抗体。应用酶联免疫吸附试验检测粪便中抗原特异性很高。

五、聚合酶链式反应(PCR)

检测粪便虫卵及虫体的特异性DNA,敏感性及特异性很高。

【诊断】

粪便中发现白色节片或肛门排出节片常为患者首诊主诉。粪便中对虫体长度、头节及孕节的鉴定，是确诊及鉴定虫种的依据。粪便中找到虫卵亦有助于诊断。

【治疗】

治疗用药与猪带绦虫病相同。服药后应收集患者的全部粪便，检查发现头节为治愈；否则需于治疗后 3～4 个月检查粪便，如发现虫卵或节片，则需复治。

【预防】

本病主要预防措施有：①彻底治疗患者，定期普查高危人群；②加强粪便管理、保持牧场清洁，减少及避免牛吞食虫卵的机会；③开展卫生宣传教育，注意饮食卫生、改变不良饮食（生食或半生食）习惯；④加强肉类检疫，禁止出售含有囊尾蚴的牛肉。

（赵鸿　斯崇文）

参考文献

1. Coral-Almeida M, Gabriël S, Abatih EN, et al. *Taenia solium* human cysticercosis: a systematic review of sero-epidemiological data from endemic zones around the world. PLoS Negl Trop Dis, 2015, 9(7): e0003919.
2. Del Brutto OH, García HH. Taenia solium cysticercosis: the lessons of history. J Neurol Sci, 2015, 395(1-2): 392-395.
3. Ito A, Wandra T, Li T, et al. The present situation of human taeniases and cysticercosis in Asia. Recent Pat Anti-infect Drug Discov, 2014, 9(3): 173-185.
4. Raoul F, Li T, Sako Y, et al. Advances in diagnosis and spatial analysis of cysticercosis and taeniasis. Parasitology, 2013, 140(13): 1578-1588.
5. Alexander AM, Prabhakaran V, Rajshekhar V, et al. Long-term clinical evaluation of asymptomatic subjects positive for circulating *Taenia solium* antigens. Trans R Soc Trop Med Hyg, 2010, 104(12): 809-810.
6. Praet N, Rodriguez-Hidalgo R, Speybroeck N, et al. Infection with versus exposure to *Taenia solium*: what do serological test results tell us? Am J Trop Med Hyg, 2010, 83(2): 413-415.

第二十节　猪囊尾蚴病

猪囊尾蚴病（cysticercosis cellulosac）俗称囊虫病（cysticercosis），系猪带绦虫（*Taeniasolium*）的幼虫（囊尾蚴或称囊虫）寄生于人体所致的疾病，是一种危害严重的人兽共患寄生虫病。其危害程度因囊尾蚴寄生的部位和数量而异。此病多呈地方性散发，但分布极广且多呈隐性感染，尤其是脑囊尾蚴病，致残率、病死率均较高，一直是我国重点防治的人体寄生虫病之一。

【病原学】

猪囊尾蚴（*Cysticercuscellulosae*）又称猪囊虫（bladder worm），为充满液体的白色半透明的囊泡，多呈卵圆形，大小约 10×5mm，囊壁薄，囊壁内有一米粒大小的白点，为翻卷在内的头节。头节上有 4 个吸盘、顶突和两圈小钩，囊尾蚴的头节常有畸形，如吸盘数 2～7 个、可具有双顶突、小钩数也有很大差异。囊尾蚴大小、形态可因寄生部位、营养条件和组织反应的差异而不同。在疏松组织与脑室中多呈圆形，约 5×8mm；在肌肉中则略长；在脑底部可达 25mm，并可分支或呈葡萄状，称葡萄状囊尾蚴（*Cysticercus racemosus*）。电镜下，囊壁由皮层和实质组成。皮层表面密布微毛，皮层内有囊泡、短管样内质网、线粒体等，实质内有实质细胞、皮层细胞、成石灰小体细胞、成肌细胞、实质肌束、排泄系统及神经。

猪肉绦虫生活史如图 23-20-1 所示，猪肉绦虫寄生于人的小肠内（终宿主），虫卵及孕节随粪便排出，猪食入后，成为中间宿主，感染的猪肉俗称“米猪肉”，人食入“米猪肉”后，可患猪肉绦虫病。此外，人食入虫卵及孕节后，可患猪囊尾蚴病（中间宿主）。人既是终宿主，也可作为中间宿主。

人食入虫卵或孕节后，虫卵在小肠内经消化液作用，于 24～72 小时后六钩蚴破胚膜而出，激活的六钩蚴藉小钩和分泌物的作用，1～2 日内钻入肠壁，随后进入血循环到达全身各处，即进入六钩蚴后的发育。虫体迅速进行结构改变，六钩蚴中央形成空腔，然后变成一个充满液体的囊泡，20 日后囊壁上出现凹陷，2～3 个月该处形成头节。囊尾蚴在猪体内的发育时间约 60～270 日。囊尾蚴在中间宿主体内的寿命为 3～10 年，少数长达

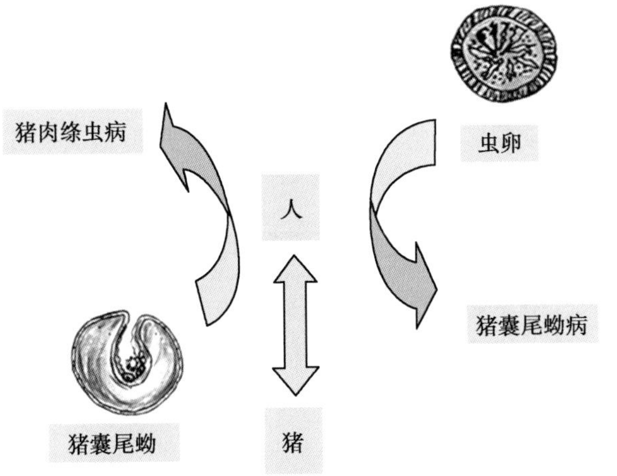

图 23-20-1　猪肉绦虫生活史

20 年以上。虫体死亡后发生纤维化和钙化。

【流行病学】

在欧洲、亚洲、非洲及南美许多国家均有本病流行。猪肉绦虫感染的主要影响是神经系统猪囊尾蚴病，据报道，在地方性流行的国家，伴癫痫的神经系统猪囊尾蚴病患者超过 29%，我国报道脑囊尾蚴病占猪囊尾蚴病的 80% 以上。我国凡有猪肉绦虫流行的地区均有猪囊尾蚴病发生，以东北、西北、华北、云南及广西较多。1990 年全国人群寄生虫病调查，各省市均有猪囊尾蚴病病例，多数病例与生食猪肉相关，尤其在西南地区如贵州、四川及云南省。根据 2001—2004 年全国重要寄生虫病调查报告，以血清学检查为标准，抽样调查了 31 省市 69 008 人，发现我国人体囊虫病感染率为 0. 58%，与 1992 年的 0. 01% 比较，全国平均感染率呈暴发式增长，山西省最高(3. 35%)，其次为福建(1. 96%)，而北京、天津、江苏、浙江、湖南和重庆无血清阳性者。2005 年，鲁北地区对 31 124 人囊虫病特异 IgG4 抗体检测，发现阳性率为 1. 38%。近年，一项对北方省市 720 例儿童脑囊虫病的流行病学分析显示，1984—2008 年期间，儿童脑囊虫病病例呈逐年下降趋势，71% 的患儿来自农村。猪肉绦虫病/猪囊尾蚴病的世界范围内的分布见图 23-20-2。近年资料显示，我国猪囊尾蚴病流行的新特点有：就诊患者来自城市的患者比例增多；患病者呈现职业分布特点，聚餐或在餐馆就餐机会多的干部、教师和工人患病率超过农民、学生和儿童；儿童患者有上升趋势；分布由相对集中到相对分散分布。

一、传染源

猪肉绦虫病患者是囊虫病的唯一传染源。随患者粪便排出的虫卵或孕节对患者自身及周围人群均有传染性。人肠道寄生的猪肉绦虫时间越长，发生囊虫病的可能性越大，作为传染源的危险性也越大。

二、传播途径

人误食猪肉绦虫卵为主要传播途径，与卫生习惯不良密切相关。感染方式包括：①异体感染，即本人无肠绦虫病，因食入污染猪肉绦虫虫卵的食物、瓜果、蔬菜等而感染；②自体内重复感染，即猪肉绦虫病患者因恶心、呕吐使小肠内绦虫孕节反流入胃，虫卵再经胃、十二指肠液消化作用，六钩蚴逸出而致感染；③自体外重复感染，指猪肉绦虫病患者手指污染自己粪中的猪肉绦虫卵又食入胃中而致感染。猪肉绦虫卵在外界环境中扩散力、抵抗力很强，散落在泥土中的虫卵可存活数

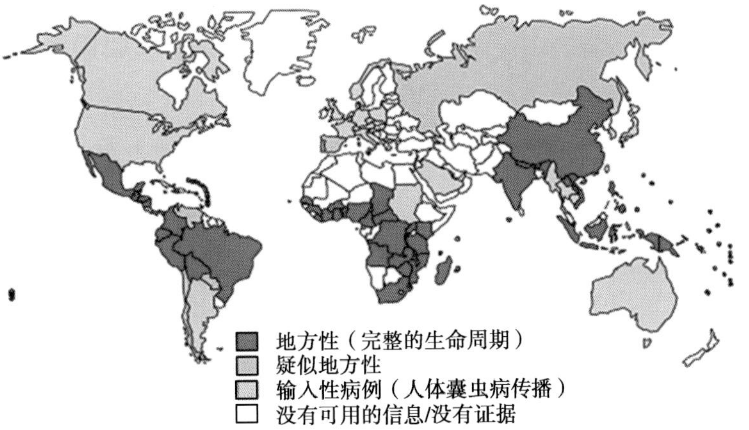

图 23-20-2　猪肉绦虫病/猪囊尾蚴病世界范围内的分布

周,37℃可存活1周。虫卵可伴随飞扬的尘土污染水和饮食,吃生菜、喝生水及饭前便后不洗手等不良卫生习惯,很容易误食虫卵。有报道,16%～25%的猪带绦虫病患者伴有囊尾蚴病,而囊尾蚴病患者中约半数伴有猪带绦虫寄生。

三、易感人群

人群普遍易感,但以21～40岁青壮年多见,农民占首位,男女感染率之比约(2～5):1。

【发病机制与病理改变】

六钩蚴随血流到达人体各组织,在六钩蚴周围有大量巨噬细胞和嗜酸性粒细胞浸润,大部分六钩蚴遭杀灭,仅少量得以生存并发育成囊尾蚴。囊尾蚴病的好发部位依次为皮下组织、肌肉、脑、眼,其次为心、舌、肝、肺、腹膜、喉、口、上唇、乳房、脊髓、椎管等。病理变化主要由虫体的机械性刺激和毒素作用所致。囊尾蚴引起占位性病变,压迫、破坏局部组织,若压迫管腔可引起腔道梗阻;囊尾蚴在生活过程中不断向宿主排泄代谢产物及释放毒素类物质,引起明显的局部组织反应和全身程度不等的血嗜酸性粒细胞增多,并能诱生相应的特异性抗体。

囊尾蚴引起的病变可分为三个阶段:①刺激组织产生细胞浸润,病灶处有中性粒细胞、嗜酸性粒细胞、淋巴细胞、浆细胞及巨噬细胞等浸润;②肉芽肿样改变及纤维化,可见纤维细胞、上皮细胞、多核细胞及淋巴细胞等;③钙化,虫体死亡钙化。整个过程约3～5年。部位不同,病理变化略有差异。

一、脑囊尾蚴病

囊尾蚴可寄生于中枢神经系统的任何部位。寄生脑实质的称大脑型,位于灰质与白质交界处;寄生于脑室内的称为脑室型,常为单个,游离或带蒂系于脑室壁,在脑室孔处可造成活瓣型阻塞,发生间歇性脑积水,虫体常较大,呈多囊性,似葡萄;位于软脑膜下、蛛网膜下腔或颅底则称软脑膜型,脑膜增厚、粘连,类似结节性脑膜炎,粘连重者,脑脊液循环、吸收障碍,形成脑积水;部分患者有上述几型混合并存,称混合型,其脑组织破坏及炎症反应均重。囊尾蚴周围脑组织反应包括4层,自内向外依次为细胞层(纤维母细胞及多核巨细胞等)、胶原纤维层、炎细胞层(以淋巴细胞为主,有少量浆细胞及嗜酸细胞)及神经组织层(星形胶质细胞及小胶质细胞)。此外,周围的脑组织也常有弥漫性改变,并有水肿、血管增生及血管周围浸润现象。脑囊尾蚴的寄生,易致乙型脑炎病毒感染,且病死率增高。

二、皮下及肌肉囊尾蚴病

囊尾蚴多分布于躯干、头部及四肢,数量从几个到上千个。病理切片可见囊虫体壁呈裙边样凹凸不平,囊腔内见头节,虫体周围有包囊,陈旧者可见与外周组织界限明显的纤维组织膜。

三、眼囊尾蚴病

囊尾蚴可寄生于视网膜、玻璃体、眼肌、眼结膜下、前房及框内眼睑等部位,病理改变可见囊尾蚴及其所致的炎症反应如视网膜炎、视网膜剥离、玻璃体混浊等。

猪囊尾蚴感染人体,免疫系统常发生不同程度的变化,但免疫机制尚不清楚。研究报道,患者血清中IgG、IgE、一氧化氮(NO)水平增高,可能与抗寄生虫免疫有关。IgG_4在脑囊尾蚴病患者的抗感染免疫中起重要作用。患者T细胞亚群$CD3^+$与$CD4^+$细胞百分率均较正常人升高,$CD4^+/CD8^+$比值亦较正常人升高,提示T细胞亚群比例失调,免疫功能紊乱。细胞因子在囊尾蚴病发病过程中的作用已有报道。

【临床表现】

猪囊尾蚴对人体危害远大于猪肉绦虫成虫,其危害因寄生的虫数、寄生的部位及寄生时间的不同有很大差异。潜伏期约需3个月(自吞噬虫卵至发育成囊尾蚴)。依据囊尾蚴寄生部位的不同,囊尾蚴病可分为:

一、皮下及肌肉囊尾蚴病

表现为皮下结节,皮下组织较松,故囊尾蚴较大,大小约0.5～1.5cm,数目可由1个至数百乃至数千个。结节多为椭圆形,触摸时与周围组织无粘连、无压痛、可移动、硬度近似软骨。结节以躯干、头部和大腿上端较多,常分批出现,可自行消失。多数患者无任何症状,感染严重时,可感到肌肉酸痛无力、发胀、麻木或呈假性肌肥大症等。

二、脑囊尾蚴病

脑囊尾蚴病是最常见的脑部寄生虫病,其临

床表现与囊尾蚴寄生部位、数量及生物学状态(发育、静止、死亡)有关。临床表现复杂多样,轻重不一,以癫痫发作最为常见。患者可终生无症状,也可突然致死。成人脑囊尾蚴病多以头痛头晕症状起病,起病相对缓慢,症状不明显,也可见无症状病例,可伴有皮下结节或眼部病灶。儿童脑囊尾蚴病多以癫痫起病,症状明显,均有症状。根据2001年7月哈尔滨全国囊虫病学术研讨会的临床分型意见,将脑囊尾蚴病分为五型。

(一) 癫痫型

约占脑囊尾蚴病患者的81.4%。囊尾蚴多寄生在大脑皮层运动区。发作前常有一过性记忆丧失,然后是癫痫发作,发作时间可长可短。严重者可致瘫痪、失语。发作可以是大发作、小发作或精神运动性发作。大发作的频率一般较低,大多数为3个月以上才发作1次,部分患者若干年才发作1次,约1/10的患者癫痫发作可自行缓解。发作形式的多样性和易转换性为本病的特征之一。

(二) 高颅压型

有颅内压增高者占42.3%～51.2%,表现为头痛、呕吐、视力障碍、视乳头水肿等。颅内压增高的原因有:①脑实质内囊尾蚴增加了脑的容积;②脑室内囊尾蚴梗阻了脑脊液循环;③颅底的囊尾蚴引起蛛网膜粘连,妨碍脑脊液循环;④脑膜脑炎增加了脑脊液的分泌量;⑤引起脑的变态反应导致脑水肿。

(三) 脑膜脑炎型

约占囊尾蚴病的10%。囊尾蚴寄生于软脑膜引起脑膜炎,本型以急性和亚急性脑膜刺激症状为特点,并长期持续或反复发作,病变以颅底及颅后凹多见,表现有头痛、眩晕、恶心、呕吐,重者有颈项强直、共济失调等。发病时可有发热,多在38℃左右,持续3～5日。腰椎穿刺时脑脊液压力升高,细胞数为(10～100)$\times10^6$/L,以淋巴细胞为主;蛋白量增高,糖、氯化物多正常。

(四) 精神障碍型

常见症状有精神衰弱、精神分裂、抑郁、言语不清或失语、类狂躁及痴呆等。

(五) 脑室型

约占囊尾蚴病的10%,以第四脑室囊尾蚴病为多见。由于脑室孔被囊尾蚴阻塞,故早期出现颅内压增高。囊尾蚴悬于脑室壁,呈活瓣状,患者急转头部可突然发生晕厥、头痛、呕吐或循环呼吸障碍而猝死,或发生小脑扁桃体疝。这种现象称Brun征,或体位改变综合征。这类患者常有颈项强直、强迫头位。

三、眼囊尾蚴病

占囊尾蚴病1.8%～15%,多为单眼受累。囊尾蚴可寄生于眼的任何部位,但多半在眼球深部,如玻璃体(占眼囊尾蚴病的50%～60%)和视网膜下(占28%～45%)。位于视网膜者可引起视力减退乃至失明,常为视网膜剥离原因之一。寄生于玻璃体及前房者,患者感眼前黑点或黑影飘动。寄生于外眼可见结膜下或睑内包块。囊尾蚴眼内寄生还可引起虹膜睫状体炎、脉络膜炎,从而致眼压增高继发青光眼。眼底镜、裂隙灯检查时可见寄生于视网膜下或玻璃体内的囊尾蚴呈一浅灰色圆或椭圆形囊泡,周围显红晕光环,有时可见虫体蠕动。彩色眼底照相特征性改变可见视网膜前囊泡表现,其内有一白色、较致密的光团(为凹陷入囊泡的头节)(图23-20-3)。B超特征性表现可见玻璃体腔内一圆形或椭圆形囊泡样回声光团,囊泡内有一高回声光斑(囊尾蚴头节)(图23-20-4)。眼内囊尾蚴寿命1～2年。当眼内囊尾蚴存活时患者常可忍受,当虫体死后因虫体分解产物的刺激,可导致色素膜、视网膜、脉络膜的炎症、脓性全眼球炎、玻璃体混浊等,或并发白内障、青光眼,终致眼球萎缩而失明。眼囊尾蚴病临床上已不多见,当合并有严重的眼内炎症、视网膜脱离时,易与葡萄膜炎、渗出性视网膜脱离相混淆,因此详细的病史询问、眼部检查及全面的影像学检查有助于早期诊断和治疗,以免漏诊和误诊。

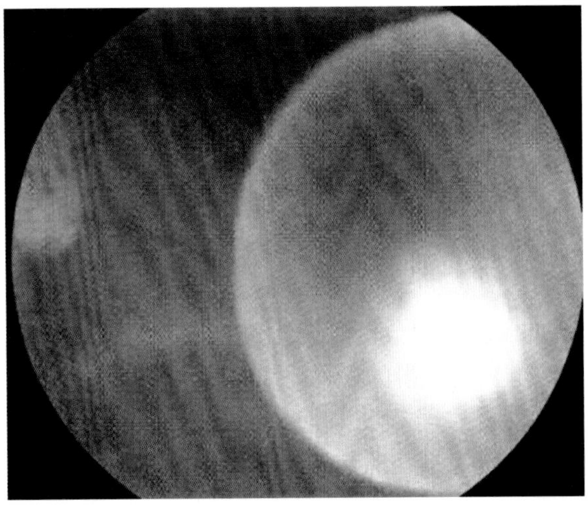

图23-20-3　眼囊尾蚴病彩色眼底照相

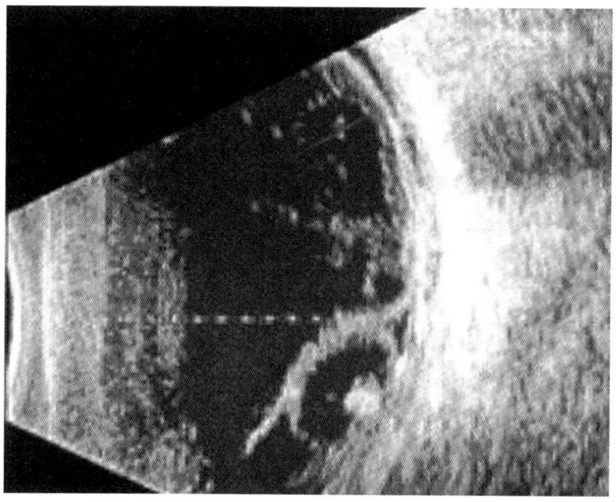

图 23-20-4　眼囊尾蚴病 B 超特征

四、其他型

囊尾蚴可寄生于椎管，压迫脊髓产生截瘫症状。可寄生于舌、口腔黏膜、声带。大量囊尾蚴感染者亦可见于心、肝、肺、肾等，但生前不易诊断。

五、混合型

具备两型以上者。

【诊断与鉴别诊断】

一、诊断

（一）流行病学资料

在流行区有生食或喝生水习惯者、猪肉绦虫病患者及与猪肉绦虫病患者一起生活的人等，有可能感染猪囊尾蚴病。

（二）临床表现

在流行区，发生无痛性、活动性、游走性皮下结节、无明确病因的癫痫、持续性头痛、呕吐、视力障碍、精神障碍、步态异常等颅内压增高及其他神经症状者应疑及本病。

（三）病原学检查

病原学检测是猪囊尾蚴病最直接的诊断方法，检出囊尾蚴即可明确诊断，发现虫卵有助于诊断。

1. 皮下结节活组织检查　发现内含囊液及头节的白色光滑的囊肿即囊尾蚴，可明确诊断。

2. 免疫学检测　特异性抗原抗体检测有助于诊断。抗原出现早且与囊尾蚴活动状态相关。抗体阳性维持时间长，在囊尾蚴死亡后若干年仍可检出，故对判定杀虫疗效、现症患者有局限性。

（1）循环抗原或抗体检测：酶联免疫吸附试验、单克隆抗体酶联免疫吸附试验（McAb-ELISA）、斑点免疫金染法、斑点免疫金银染色法（Dot-IGSS）及滴金法等对血清和脑脊液中抗原检测均具有良好的特异性及敏感性。

（2）金标抗人 IgG4 单抗检测：特异性 IgG4 在脑囊尾蚴病患者，其阳性率及强度与囊尾蚴在脑组织内寄生数量及存活、死亡相关，可反映脑组织内囊虫感染状态，表明血清 IgG4 检测具有早期诊断价值。

3. 其他　粪便直接涂片及漂浮法查虫卵有助于诊断。眼囊尾蚴病外眼病变活检发现囊尾蚴可明确诊断。

（四）影像学检查

1. 脑囊尾蚴病　颅脑 CT 及 MRI 在脑囊虫病的临床诊断中占有极其重要的地位。由于囊虫侵入颅内的数目、时间、部位不同、囊虫的发育过程和死亡不一，故颅脑 CT 表现复杂多样，CT 平扫加强能提高对脑囊虫病的检出和诊断的准确率。特征性病灶表现为圆形或椭圆形低密度灶，其内壁可见点状高密度影（头节），增强后可见结节状或环状强化，还可见钙化灶。CT 可显示囊尾蚴的生物学性状，活动期囊尾蚴的典型征象表现为清晰的边缘、壁内低密度液体，其内小圆点状高密度头节；蜕变死亡期囊尾蚴主要表现为病灶头节消失，壁与周围组织间分界模糊，伴脑内小脓肿或脑积水或脑梗死（虫体崩解、异体蛋白刺激脑组织引起炎性反应所致）；钙化为原发灶的后遗表现，四脑室内钙化灶伴脑积水、脑实质内不对称钙化、脑内多发直径约 3～5mm 高密度结节伴脑白质水肿为脑囊虫病的诊断依据。MRI 检查活动性病灶更灵敏，显示头节更清晰，但对钙化灶的显示不如 CT。

2. 眼囊尾蚴病　彩色眼底照相及 B 型超声检查均有特征性改变。

（五）其他

患者血中嗜酸细胞数量增高。脑脊液检查显示细胞数及蛋白轻度增高，嗜酸细胞轻度增高，糖和氯化物正常或略低。

二、鉴别诊断

皮下结节应与皮脂囊肿、多发性神经纤维瘤、风湿结节、肺吸虫皮下结节鉴别。脑囊尾蚴病应与原发性癫痫、颅内肿瘤、结核性脑膜炎相鉴别；

眼囊虫病应与眼内肿瘤、异物、葡萄膜炎、视网膜炎等鉴别。

【治疗】

一、病原治疗

主要药物有阿苯达唑、吡喹酮及中药治疗等。

（一）阿苯达唑（albendazole）

又名丙硫咪唑，是广谱抗寄生虫药，为目前治疗猪囊尾蚴病的首选药物。疗效确切，起效缓慢，不良反应相对轻。它的作用机制可能与其抑制虫体对糖原的吸收和抑制丁烯二酸还原酶有关。常用药方案为每日 20mg/kg，分 3 次口服，10 日为一个疗程，一般需 1～3 个疗程，疗程间隔视病情而定。治疗脑囊虫病常用剂量是每日 15mg/kg，分 2 次口服，需 2～4 个疗程，疗程间歇 1～2 个月。

患者对阿苯达唑有较好的耐受性。不良反应主要有头痛、呕吐、低热、视力障碍、癫痫等。个别患者反应较重，原有癫痫发作者更甚，脑水肿加重，可发生脑疝、脑梗死、过敏性休克甚至死亡。反应多发生在服药后最初 2～7 日，常持续 2～3 日。

（二）吡喹酮（praziquantel）

广谱抗寄生虫药，对脑、眼、皮下肌肉的囊尾蚴都有杀灭作用，但不同类型应采用不同剂量。一般情况，每日 50～60mg/kg，分 3 次口服，3～5 日为 1 个疗程，可重复 1～2 个疗程。对脑囊尾蚴病，一般采用小剂量长疗程，每日 20mg/kg，分 3 次口服，9 日为 1 个疗程，总量为 180mg/kg，需 3～4 个疗程，疗程间隔 3～4 个月。有报道大剂量吡喹酮联合地塞米松治疗脑囊尾蚴病 717 例分析显示无严重的不良反应，远期疗效达 100%，治疗方案为每疗程吡喹酮总量为 310mg/kg，分 7 日、每日 3 次口服，同时口服地塞米松每次 0.75～1.5mg，每日 3 次，共 5 个疗程，疗程间歇 3 个月。

人体对吡喹酮有很好的耐受性。服药后有患者会出现头晕、乏力、出汗、头痛、失眠、肌肉颤动、多梦、眼球震颤、肢端麻木和轻度腹泻等不良反应。以饭后半小时或餐间服用为好，以减少消化道反应。

二、对症治疗

对症治疗是脑囊尾蚴病的关键措施，这是由于杀虫治疗过程中，虫体死亡所致的炎症反应会进一步加剧脑水肿或癫痫，致患者突然死亡，故此，脑囊尾蚴病在杀虫治疗前应首先对症治疗。对颅内压增高者，可用 20% 甘露醇加地塞米松降低颅内压或根据病情行减压手术处理；对伴癫痫者，可用苯巴比妥、地西泮、苯妥英钠等控制癫痫；皮质类固醇是抗炎治疗的有效药物，可缓解死亡虫体所致的炎症反应。

三、手术治疗

治疗猪囊尾蚴病首选的治疗方法是手术摘除囊尾蚴。脑囊尾蚴病外科治疗手术适应证：脑内直径>4cm 的单发大囊泡型；脑内直径<4cm 单发或有限多发囊尾蚴，伴局灶性神经损害症状，切除病变不影响重要神经功能者；弥漫性多发脑囊虫病引起广泛脑水肿及颅高压，非手术治疗无效者；梗阻性脑积水；交通性脑积水。手术方式有囊尾蚴摘除术，减压术，脑室分流术。近年报道采用神经内镜治疗脑室内囊尾蚴病，安全，微创，效果满意。眼囊尾蚴病一经确诊，应尽早手术取出。对于皮肌型囊尾蚴病及其他部位囊尾蚴病，手术治疗不仅可切除肿物，还可进行活检。

四、治疗中注意事项

主要注意事项有：①所有患者必须住院治疗，密切观察服药后的病情变化；②脑囊尾蚴病患者，抗囊尾蚴治疗前首先对症治疗，降颅压、抗癫痫、肾上腺皮质激素抗炎等；③钙化病灶所致的反复癫痫发作，需长期抗癫痫治疗，不再需抗囊尾蚴治疗；④眼囊尾蚴病患者应手术治疗，不可采用杀虫治疗，因为杀虫后炎症反应会加重视力障碍，甚至失明；⑤单纯皮肌型患者的治疗，药物剂量及疗程可酌减；⑥囊尾蚴病合并猪肉绦虫病者，应先治肠绦虫病。

【预防】

囊尾蚴病的传染源是猪肉绦虫病患者，故预防囊尾蚴病的首要措施是根治猪肉绦虫病患者，以预防他人和自身感染囊尾蚴病。预防措施参见猪肉绦虫病节。

（王小红）

参 考 文 献

1. 徐安健，谷俊朝. 中国囊虫病现状分析及流行趋势. 中国热带医学，2010，10(2)：230-240.

2. 李娟娟,黎铧,董建芝.眼内猪囊尾蚴病的影像学特征.眼科研究,2010,28(10):925-926.
3. 徐安健,谷俊朝.囊虫病的临床诊断及治疗进展.中国热带医学,2010,10(4):506-508.
4. Kinger A,Kawatra M,Chaudhary TS. Case of lingual cysticercosis and review of literature. J Lab Physicians,2012,4(1):56-58.
5. Sharma R,Gautam P,Kumar S,*et al*. Isolated *Cysticercosis-cellulosae* of sternocleidomastoid muscle:a case report with review of literature. Indian J Otolaryngol Head Neck Surg,2011,63(Suppl 1):127-130.

第二十一节　棘球蚴病

棘球蚴病(echinococcosis)又称包虫病(hydatidosis,hydatid disease),系由棘球属绦虫的幼虫——棘球蚴(又称包虫)寄生人体所致的重要寄生虫病,为人兽共患疾病,我国是棘球蚴病的高发区。目前公认棘球属绦虫有4种,即细粒棘球绦虫、多房棘球绦虫、少节棘球绦虫和福氏棘球绦虫,分别引起不同类型的棘球蚴病,具有不同的流行特点及地方性。我国人群存在囊性和泡性棘球蚴病的严重流行。成虫主要寄生在狗、狼、狐狸的小肠里,牛、羊是中间宿主。棘球蚴的感染与农牧区生活及与犬、羊有密切接触史有关。棘球蚴在人体内可寄生于几乎所有部位,以肝脏最为常见,占所有寄生部位的53%~75%,其次为肺、腹腔。

Ⅰ　囊性棘球蚴病(囊性包虫病)

【病原学】

细粒棘球绦虫的幼虫——细粒棘球蚴引起囊性棘球蚴病(cystic echinococcosis,CE),亦称囊性包虫病(cystic hydatid disease,CHD)。细粒棘球绦虫的生活史包括"成虫-虫卵-棘球蚴-成虫"。犬科动物是细粒棘球绦虫的终宿主,羊、牛、猪及人等为中间宿主。成虫寄生于狗的小肠上端,体长2~11mm,多在5mm以下,虫体由头节、颈、幼节、成节及孕节组成。孕节内含100~1500个卵。孕节被终宿主排出后,具有独自移动的能力,可爬上植物茎或沿草爬行,从而助长了虫卵的散播。虫卵为圆形或椭圆形,与带绦虫卵极为相似,内含六钩蚴。虫卵对低温和消毒液有较强的抵抗力,但在高温和干燥环境中则很快死亡。孕节或虫卵随终宿主狗粪便排出,污染牧场、禽舍、皮毛、蔬菜、土壤、水源等,虫卵被中间宿主牲畜或人吞食后,在胆汁和消化酶作用下,卵内六钩蚴迅速逸出,钻入肠壁后,经血循环至肝、肺等处,约经5个月发育成棘球蚴。当终宿主吞食感染棘球蚴的动物脏器时,原头节进入消化道,在其小肠内经3~10周发育为成虫。人是偶然的中间宿主,不参与细粒棘球绦虫的生活史。

细粒棘球蚴呈圆形囊状物,随寄生时间长短、寄生部位和宿主不同,大小可由数厘米至数十厘米。细粒棘球蚴为单房性囊,囊壁由两层构成,内层直接包裹着囊液,称为生发层(genminal layer),由有核细胞组成,厚约7~15μm,生发层以芽生方式向囊内长出许多原头节(protoscolex)和子囊(daughter cyst)。生发层之外为角质层,由生发层分泌形成,为无细胞的较坚韧的板层状结构,乳白色。囊液透明,内有原头节、育囊和子囊,子囊的结构与母囊相同。子囊内再生孙囊,如此子孙数代含有数百万个原头节。原头节脱落则游离于囊液中,称为棘球蚴砂(hydatid sand)。一旦母囊破裂,每一原头节在组织内又可发育成新的棘球蚴囊。

能够产生原头节的囊称为能育囊(fertile cyst),不能形成原头节的称为不育囊(sterile cyst)。一般来说,在不适宜中间宿主体内多为不育囊。儿童感染棘球蚴病,90%以上不含子囊,这与棘球蚴囊的生长时间有关。

【流行病学】

囊型棘球蚴病呈世界性分布,地方性流行,主要流行于畜牧区。高发区包括欧亚部分地区,如地中海、俄罗斯及其附近的独立国家、中国、非洲北部和东部、澳大利亚及南美。

一、地理分布

细粒棘球绦虫对宿主有较广泛的适应性,在一定自然环境中,终宿主和中间宿主常形成较固定的动物间循环关系链。依据这种关系链,可将流行区大致分为两型:①森林型(北极型):分布于较寒冷的地带,主要在犬、狼及鹿之间形成野生型动物循环;②畜牧型:分布较广泛,遍及世界各大洲牧区,以犬与偶蹄类家畜之间形成家养动物循环,其中有羊/犬、牛/犬和猪/犬、马/犬等不同类型。我国分布较广的是绵羊/犬循环,其次是牦牛/犬循环。

在我国,西北、华北、东北以及西南广大牧区有地方性流行区,涉及22个省区,新疆、青海、甘肃、宁夏、西藏、内蒙古、陕西、河北、山西、四川、黑龙江、吉林、辽宁、河南、山东、安徽、湖北、贵州和云南等均有流行或散在病例报道。其中以新疆、青海、西藏、甘肃、宁夏、内蒙古和四川西部流行严重。各地应用B超进行普查的患病率,新疆为0.6%~3.2%(局部地区达5.4%),青海果洛5.5%,甘肃日祝1.8%,西藏察隅4.5%,宁夏西吉2.3%。

人类的感染及在人群中的流行强度取决于绵羊/犬循环的传播水平及人类与之接触的密切程度,犬感染率高,人棘球蚴病发病率也高。国内流行区家犬的感染率为7%~71%之间。青海海晏地区2009年棘球蚴病流行病学调查显示,绵羊感染率为46.13%,牦牛感染率为16.85%,犬细粒棘球绦虫感染率为33.33%,人感染率为0.69%。

二、传染源

家犬是最主要的传染源。寄生在犬小肠中的成虫每7~14日虫卵成熟、孕节脱落1次,但在感染犬的粪便中有持续虫卵排出。犬粪中虫卵或孕节污染犬全身皮毛,人与其接触极易遭到感染。

三、传播途径

(一)直接经口感染

人与犬密切接触,犬皮毛上虫卵污染手指后经口感染。

(二)间接经口感染

虫卵污染蔬菜、水源等,人生食污染的蔬菜或饮生水而间接感染。牧区养犬防狼,犬羊集居,羊皮毛也可被污染虫卵,接羊羔、剪羊毛、屠宰活动等均可间接感染。

(三)其他

在干旱多风地区,虫卵随风飘扬,有经呼吸道感染的可能。

四、易感人群

人群普遍易感。感染与否与接触虫卵机会和卫生习惯密切相关。因此,牧区生活者感染率高,与民族无关;儿童喜爱玩狗,感染较成人高(新疆15 289例患者中,15岁以下者占32.1%)。牧区女性感染率高,与其从事家务劳动及接触犬羊机会多有关。

【发病机制与病理改变】

细粒棘球绦虫卵进入人体后,经胃酸、胆盐和蛋白酶等作用,使六钩蚴孵化和激活,然后移行到适当组织并定位发育。肠黏膜的分泌型IgA有阻止六钩蚴入侵的作用。六钩蚴在移行过程中定位于何种组织,与虫株的生物学特点有关。阿拉斯加由鹿株(北方生物型)引起的病例主要定位于肺脏,表现出明显嗜肺性倾向。其他流行区以肝脏为主。棘球蚴病的危害与棘球蚴的寄生部位、体积、数量、寄生时间长短有关。国外报道52%~77%的病例定位于肝脏,8.5%~44%在肺,其他器官和组织占13%~19%。新疆统计的16 197例患者中,肝占75.2%,肺占22.4%,腹腔4.7%,脾1.0%,盆腔0.5%,肾0.4%,脑0.4%,胸腔0.2%,骨骼0.2%,其余为其他部位。棘球蚴囊在人体内生长速度变异很大,有报道4岁儿童的肝棘球蚴囊达11cm。棘球蚴囊在人体内生活时间很长,可持续数10年。

棘球蚴病的基本病变以机械性损害为主,巨大囊肿压迫周围器官产生相应症状。棘球蚴外囊中无血管,但胆管或支气管可以存在于外囊中,形成外囊腔与胆管或支气管之间相通,明显时形成胆瘘和支气管瘘,易引起继发性细菌感染。肝棘球蚴囊因机械性或化学性(胆汁)损伤而退化或年老衰亡,外囊逐渐增厚并钙化。但其子囊、孙囊仍存活。如囊泡破裂,内含的原头节脱落移植至另一组织又可发育为继发性棘球蚴囊。棘球蚴在肺内生长较快,1年可长至4~6cm。但肺棘球蚴多不含子囊,易破入支气管,囊液与原头节咳出体外。囊泡破裂时囊液中的异性蛋白溢出,可使机体产生过敏反应,甚至诱发过敏性休克。

在棘球蚴感染过程中,宿主免疫应答机制十分复杂,包括炎症反应,特异性体液免疫和细胞免疫,过敏反应以及免疫逃避等多方面问题。宿主感染棘球蚴后可产生一定的免疫保护力,表现为伴随免疫(concomitant immunity),即棘球蚴逃避宿主的免疫作用而维持本身生存的同时,刺激宿主产生对不同类型感染的免疫排斥,即这种免疫效应对已成功寄生的棘球蚴囊不起作用,但可控制后来的感染。其效应机制是在作用于六钩蚴表面组分的抗体介导下补体依赖性溶解作用。主要抗体亚类是IgG_2,在与中性粒细胞表面Fc受体结合后,中性粒细胞发挥主要的效应细胞作用。在棘球蚴患者血清中，IgG、IgM、IgA、IgE 的浓度均高于正常人，其中主要的特异性抗棘球蚴的免疫球蛋白为 IgG 类。寄生于不同组织器官的棘球蚴诱导宿主所产生的抗体类型不同，肝棘球蚴主要产生的是 IgG 抗体，肺棘球蚴主要是 IgM 抗体。抗棘球蚴特异性 IgM 抗体的检测，不仅可作为感染早期诊断的指征，也可作为手术疗效预后观察的指标。临床病例研究提示，患者的抗体免疫应答程度不仅与棘球蚴生活状态和寄生部位有关，而且与其大小、数量呈正相关。

【临床表现】

通常囊性棘球蚴病的病程缓慢，潜伏期 1～30 年。多数患者早期可无任何症状，多在体检中发现。主要的临床表现是棘球蚴囊在寄生部位的占位性压迫、刺激症状以及囊破裂所致的过敏症状。临床上依据棘球蚴寄生的脏器，而命名为相应的棘球蚴病。

一、肝棘球蚴病

本病临床最常见。

（一）棘球蚴囊占位性表现

肝区隐痛或持续性钝痛、上腹饱胀、食欲减退。主要体征为肝大、右上腹包块、肝区叩痛，少数患者出现门静脉高压症表现。肝顶部近膈肌的棘球蚴囊压迫刺激可致右胸腔积液。巨大棘球蚴囊压迫胆总管时可致阻塞性黄疸。外伤或穿刺可引起棘球蚴囊合并细菌感染，酷似肝脓肿。

（二）棘球蚴囊破裂引起的表现

破入腹腔最为常见，患者突然出现上腹部疼痛，类似消化道穿孔的表现，但数十分钟后可自行缓解，多数患者伴随严重的过敏反应，表现为皮肤红斑、荨麻疹、瘙痒、恶心、胸闷等现象，少数人会发生过敏性休克，后者常为棘球蚴囊破裂的严重后果，是患者死亡的主要原因。破入胆管，可致胆绞痛、阻塞性黄疸。破入胸腔可引起肺支气管瘘。破入泌尿道，则发生腰痛、排尿不畅或肾绞痛。需要注意的是棘球蚴囊破裂，可造成原头节播散、移植，引起继发性棘球蚴病如腹腔继发性棘球蚴病。

二、肺棘球蚴病

早期往往无明显症状，常因 X 线透视而发现。棘球蚴囊肿压迫肺组织和支气管可致胸闷、胸痛、刺激性咳嗽（晨起及夜间）。肺部棘球蚴囊破裂时，出现突发性刺激性咳嗽，呼吸困难，甚至发生呼吸道阻塞、窒息；破入气管、支气管，咳出大量清水样囊液或粉皮样内囊碎片和子囊，易继发细菌感染；若穿入胸腔，可发生液（脓）气胸，随后继发多发性胸膜囊性棘球蚴病。同时，可伴有过敏反应，甚至休克。若大血管破裂，可出现大咯血。有个案报道，肺棘球蚴囊肿可合并曲霉感染。

三、其他部位的棘球蚴病

囊性棘球蚴病可发生于脑、眼、腹腔、盆腔、脾、肾、骨、肌肉等部位，表现为相应的占位性局部压迫、刺激及过敏反应等临床症状和体征，均少见。有个案报道，患者可先后发生重症多发性肝、腹腔、肺囊性棘球蚴病。

【诊断与鉴别诊断】

一、诊断

卫生部于 2006 年发布了《包虫病诊断标准》（WS 257—2006）。诊断原则是根据流行病学史、临床表现、影像学特征和实验室检查结果综合诊断。

（一）流行病学史

有在流行区的居住、工作、旅游或狩猎史，或与犬、牛、羊等家养动物或狐、狼等野生动物及其皮毛的接触史；在非流行区有从事对来自流行区的家畜运输、宰杀、畜产品和皮毛产品加工等接触史。

（二）临床表现

早期可无任何临床症状，多在体检中发现。主要临床表现为棘球蚴囊占位所致压迫、刺激或破裂引起的一系列症状。可发生在全身多个脏器，以肝、肺多见。

（三）实验室检查

1. 血常规　嗜酸性粒细胞增多。一般为 4%～12%，亦可高达 20%～30%以上。

2. 免疫学检查　ELISA、间接红细胞凝聚试验、PVC 快速 ELISA、免疫印迹技术等检测棘球蚴病相关的特异性抗体或循环抗原或免疫复合物。

（四）影像学特征

1. B 超的特征影像　B 超影像分为六型。①囊型病灶：囊壁不清晰，含回声均匀内容物，一般呈圆形或椭圆形；②单囊型：棘球蚴囊内充满水样囊液，呈现圆形或卵圆形的液性暗区，可见界限分明的囊壁。特征性影像为内外壁间有潜在的间隙界面，出现双壁征。棘球蚴囊后壁呈明显的增强效应，用探头震动囊肿时，在暗区内可见浮动的小光点，称为“囊沙”影像特征；③多子囊型：在母囊暗区内可呈现多个较小的球形暗影及光环，形成“囊中囊”特征性影像。B 超及 CT 呈现花瓣形分隔的“车轮征”或者“蜂房征”；④破裂型：肝棘球蚴囊破裂后，囊液进入内、外囊壁间，出现“套囊征”；若部分囊壁由外囊壁脱落，则显示“天幕征”；囊壁塌陷，收缩，卷曲皱折，漂游于囊液中，出现“飘带征”；⑤实变型：棘球蚴囊退化，囊液吸收，坏死溶解呈干酪样变，B 超显示密度强弱相间的“脑回征”；⑥钙化型：棘球蚴囊密度增高且不均匀，囊壁呈絮状肥厚，并伴宽大声影及侧壁声影。

2. X 线影像　X 线胸部检查对肺棘球蚴病有重要诊断价值。直径小于 2cm 的棘球蚴囊尾密度较低、边缘粗糙、模糊不清的球形阴影。较大的棘球蚴囊轮廓清晰，边缘整齐，界限锐利，密度均匀，圆形、卵圆形或有切迹呈分叶状、单发或多发的孤立的囊性阴影。肺下叶的棘球蚴囊出现可随呼吸而变形的特征（包虫呼吸症）。

3. CT 影像　CT 扫描对棘球蚴囊在肝、脑中的确诊定位、大小测量和计数最为可靠。肝实质内显示大小不等的类圆形囊状占位阴影。内囊壁光滑，CT 值 30～40Hu。囊内呈水样密度，CT 值 10～20Hu。外囊壁可呈双壁征，CT 值 30～50Hu，界线清楚。增强扫描时棘球蚴囊密度不增加，边界清楚，可与肝癌及肝血管瘤鉴别。子囊液的密度低于母囊，含有子囊时，显示有密度略低的多个较小的圆形低密度影。过多的子囊可充满母囊，相互挤压呈方形、菱形呈蜂房状。钙化的外囊呈不规则的“蛋壳”状结构，CT 值>60Hu。内囊破裂后，可形成不规则的图像。棘球蚴死亡后，表现为实质性肿瘤影像，但 CT 增强扫描时不出现强化。

4. 磁共振影像（MRI）　与 CT 比较，在子囊的显示上两者相同，但 MRI 对囊壁的显示更加清楚可靠；同时，MRI 可提供更清楚的解剖学定位关系。T1、T2 加权像均呈低信号的不规则病灶，病灶周边的新生小囊侵蚀肝组织，呈现“晕带征”。棘球蚴腔壁呈 T1W1 和 T2W1，均呈较低信号，外周浸润带呈低信号的“地图征”。

（五）病原学检测活检、手术切除病灶或排出物中发现棘球蚴囊壁、子囊、原头节或头钩。

二、鉴别诊断

本病需与多囊肝、肝脓肿、胆总管囊肿、肺脓肿、巨型肾积水、结核病、颅内肿瘤等相鉴别。

【治疗】

棘球蚴病的治疗采取以外科治疗为主、药物治疗为辅的治疗方式。手术以内囊摘除为主。阿苯哒唑（albendazole，ABZ，又称丙硫咪唑）是经典抗棘球蚴病药物之一，单一应用 ABZ，临床治疗效果不理想，长期使用易对机体造成损害，虫体易产生免疫耐受。中西药物联合 ABZ 治疗棘球蚴病可提高疗效。

一、手术治疗

外科手术是根治本病的主要方法。内囊摘除术是肝棘球蚴病最常用的手术方法。但术后复发值得注意，国内外报告术后复发率为 7%～30.1%。术中应严防囊液外溢，外囊与内囊仅轻度粘连，极易剥离，术中操作谨慎，完整取出，必要时可谨慎用细针抽取部分囊液再行剥离。肺棘球蚴病可做肺叶切除，术后复发或残留率约有 10%。棘球蚴病手术后，常需配合药物治疗，以防复发。

二、药物治疗

由于手术后复发问题未能得到有效解决，药物辅助治疗仍是重要的治疗措施。

（一）阿苯哒唑

在肝内代谢为丙硫咪唑亚砜，可透过囊壁、进入囊液，通过抑制虫体摄取葡萄糖，使虫体生发层细胞糖原耗竭、内质网小体和线粒体变性，溶酶体增加，最终导致虫体死亡。国际推荐的治疗剂量是每日 8～15mg/kg，连服 4 周，停 2 周，可反复进行 3～4 个疗程。国内普遍使用片剂的剂量为每日 20mg/kg，但疗效未见提高。治愈标准为：临床症状和体征消失，且 B 超检查显示棘球蚴囊消失或囊壁完全钙化或囊内容物实变。治疗过程中应注意不良反应的处理及随访。用药后出现重度不良反应者及治疗无效或病情恶化者应及时停药。

ABZ 治疗时应注意：妊娠期间和哺乳期的妇女、2 岁以下的儿童、有蛋白尿、化脓性皮炎及各种急性疾病患者禁用。合并结核病的患者，首先治疗结核病,治愈后再进行棘球蚴病治疗。有肝、肾、心、造血系统疾病、胃溃疡病史及 HIV 感染者,应慎重。

(二) 其他药物

甲苯咪唑、吡喹酮、伊维菌素等对棘球蚴的疗效不理想,目前研究认为分别与 ABZ 联合可能会提高疗效。

(三) 中药与 ABZ 联合治疗

目前研究发现中药铁筷子多糖、骆驼蓬籽、苦参碱、青蒿素及其衍生物、槐耳浸膏等,与 ABZ 联合应用可起到协同作用,比单一用药具有更好的抗棘球蚴作用,同时,减少不良反应。

【预防】

我国对棘球蚴病的防治策略为健康教育、传染源管理、中间宿主的防治、发现和治疗患者的综合性防治措施。

Ⅱ　泡状棘球蚴病(泡状包虫病)

多房棘球绦虫幼虫——多房棘球蚴引起泡状棘球蚴病(alveolar echinococcosis,AE),亦称泡状包虫病(alveolar hydatid disease,AHD)、泡球蚴病(alveococcosis)。是一种少见的危害严重的寄生虫病,几乎都原发于肝脏,可以转移到全身任何部位,一旦发生肝外转移,往往提示病变预后不佳,甚至是病变晚期。

多房棘球绦虫的形态和生活史与细粒棘球绦虫很相似,其幼虫多房棘球蚴也称泡状棘球蚴或泡球蚴(alveolar hydatid cyst),与细粒棘球蚴完全不同。多房棘球蚴是由许多小囊泡组成的,小囊泡固定在结缔组织形成的纤维基质中,为蜂窝状或海绵状。每小囊泡的直径 0.1 ~ 3mm,囊壁由角质层和生发层构成,生发层在囊壁外层。囊泡内充满胶状物质。在角质层和生发层组成的育囊内含有原头节。每个囊泡的生发层细胞呈丝状向囊外延伸,不断形成新的囊泡。在人体内常表现为囊泡群或团块物,含少量胶状物,质地较硬,表面凸凹不平,无纤维组织被膜,与周围组织界线不清。泡球蚴以外生性出芽增殖,不断以浸润方式长入周围组织,1 ~ 2 年即可全部占据所寄生的器官,并可蔓延至体腔内,犹如恶性肿瘤,又称为“虫癌”。外生性子囊可经血液及淋巴液迁移到其他部位,发育为继发性的泡球蚴。

多房棘球绦虫的生活史包括虫卵、泡球蚴及成虫三个阶段。其终宿主为狐,其次为野狗、狼、獾和猫等,孕节及虫卵随粪便排出。中间宿主为啮齿类和兔形目动物,主要为鼠兔及青海田鼠,人偶尔成为中间宿主而患病。多房棘球绦虫主要在野生动物中循环。

本病分布于北半球,流行地区遍及欧洲、亚洲北部和北美洲的大部分区域。我国泡状棘球蚴病的分布区域大致可分为 4 片:①中部疫源地:六盘山区域、甘肃南部包括宁夏西吉、甘肃漳县、岷县等;②青藏高原疫源地:包括西藏、青海南部高原和四川西部甘孜地区;③西部疫源地:包括新疆北部的西部日山、阿尔泰山、塔尔巴哈台山等广大区域;④东部疫源地:内蒙古东部呼伦贝尔草原。

感染早期可没有任何临床症状。潜伏期为 5 ~ 15 年。主要为上腹部隐痛,有时伴腹部绞痛和寒战高热等感染症状;肝大或在肝区有明显的肿块,质地坚硬;有不同程度的胆汁淤积性黄疸和门脉高压征表现。泡球蚴具有“类肝癌”样浸润性生长特点,可发生转移并出现转移病灶所在脏器的症状。主要并发症是胆道阻塞、感染而致的脓毒症或中毒性休克、肝衰竭甚至多器官功能衰竭。

本病诊断较为困难,流行病学史能提供诊断的重要线索,包括在流行区的居住史、猎狐史,接触过狐狸的尸体、生狐皮或在野外饮生渠水、泉水,生食蔬菜、瓜果等。影像学及免疫学检查有助于诊断。肝泡球蚴病在 B 超影像上分为三型:①浸润型:肝脏增大,探及低密度与高密度共存的回声光团,周围边界模糊,后方声束衰减;②病灶钙化型:肝内探及低中密度占位病变,内有散在钙化点或不规整的大片钙化强回声光团伴声影;③病灶液化空洞型:在不均质强回声光团内出现形态不规则、无回声的大块液性暗区,后方回声增强,呈“空腔征”。CT 扫描对肝泡球蚴病诊断具有重要价值,可见形态不规整、不均匀低密度阴影,增强扫描病灶无强化效应;并可见泡球蚴向周边扩张而形成的低密度的“浸润带”,退行性病变伴钙盐沉积,呈现“钙化带”;高密度钙化病灶内出现低密度积液腔,大小不一,形态不规整,液化区周围是钙化壁形成“岩洞征”,液化区边缘大钙化影伸入液化区内则呈现“半岛征”。泡球蚴外生性出芽增殖,形成“小泡征”,增强扫描病灶无强化效应,提示为新鲜病灶。病灶内出现多个同心圆状细颗粒钙化影是泡状棘球蚴病的特征性 CT 表现。

治疗药物及治疗原则同囊性棘球蚴病。若病变局限，可手术切除。研究显示已酮可可碱、汉防己甲素、苦参碱、川芎嗪等与ABZ联合，可提高单药抗泡状棘球蚴的疗效。

（王小红）

参考文献

1. 金宁一，胡仲明，冯书章．新编人兽共患病学．第1版．北京：科学出版社，2007.
2. 王虎，李丽，张斌，等．人体棘球蚴病现状调查报告//全国人体重要寄生虫病现状调查，北京：人民卫生出版社，2008.
3. 汪天平．人兽共患寄生虫病．第1版．北京：人民卫生出版社，2009.
4. 韩秀敏，王虎，蔡辉霞，等．青海省达日县棘球蚴病流行病学调查．中国寄生虫学与寄生虫病杂志，2009，27（1）：22-26.
5. 李艳芳，李德寿．海晏地区棘球蚴病流行情况调查．中国动物检疫，2010，27（5）：38-38.
6. 赵瑞，李燕兵，黄菱，等．宁夏1339例细粒棘球蚴病分析．中国人兽共患病学报，2009，25（1）：84-86.
7. 姜秀峰，王彤，卞涛，等．重症多发性肝、腹腔、肺细粒棘球蚴病1例．中国寄生虫学与寄生虫病杂志，2011，29（1）：78-79.
8. 张宏伟，彭心宇．中西药联合阿苯达唑治疗棘球蚴病研究进展．中国病原生物学杂志，2009，4（9）：705-708.

第二十二节　曼氏裂头蚴病

曼氏裂头蚴病（sparganosismansoni）系曼氏迭宫绦虫（*Spirometramansoni*）的幼虫裂头蚴寄生人体所致的疾病，为食源性、水源性、接触源性或亲源性等多种方式传播的人兽共患寄生虫病。全球裂头蚴病病例属散发，未呈地方性流行。常因用蛙肉敷眼或食生蛙、蛇肉而感染。临床上出现眼、皮下、腹壁、脑等寄生部位炎症反应、包块及继发感染。

【病原学】

裂头蚴是迭宫绦虫的幼虫，目前研究显示裂头蚴病的致病种有两种，即欧猬迭宫绦虫及拟曼氏迭宫绦虫，中国的致病种为欧猬迭宫绦虫裂头蚴。Kobayashi于1930—1931年阐明了欧猬迭宫绦虫的生活史，包括虫卵-钩球蚴-原尾蚴-裂头蚴-成虫。成虫寄生在终宿主（猫科、犬科动物，包括野生及家养）肠道，虫卵随粪便排出体外，入水后，常温下约经2～5周发育成钩球蚴（coracidium），从卵内孵出，借纤毛在水中作无定向螺旋游动，钩球蚴被剑水蚤（第一中间宿主）摄入，在其消化道内脱去纤毛和钩球蚴鞘，六钩蚴在15～30小时内穿越肠壁至血腔，进一步发育成长椭圆形或纺锤状的原尾蚴（procercoid），约经10～14日，当原尾蚴后端出现小尾球或尾泡时成为感染期原尾蚴，一只剑水蚤可感染约25个原尾蚴，具感染期原尾蚴的剑水蚤，被第二中间宿主蝌蚪（蛙）摄入后小尾球脱落，在蛙肌肉和体腔内逐渐形成被囊包绕的裂头蚴（plerocercoid），其发育率为每日1～5mm，1年的虫体可长达40～50cm。裂头蚴头节具再生虫体后部的能力，去头节的虫体移植至适宜宿主体内，具有限的局部生长能力，但不能再生头节。存活16年后的裂头蚴仍具感染力和正常的生长率。当犬、猫等食肉动物捕食蛙等动物宿主后，裂头蚴进入消化道，以头节的吸槽吸附于肠壁并生发节片，经3～12周发育为成虫。如蛙体内的裂头蚴被蛇、猪、鸟类等转续宿主食入后，裂头蚴在这些动物肠内不能发育为成虫，而移行至腹腔、皮下和肌肉等处继续生存。转续宿主体内的裂头蚴被终宿主食入，仍可发育为成虫。人是偶然的终宿主，当裂头蚴进入人肠道后，逐渐发育为成虫，但在人的感染率很低或极低。人还可作为迭宫绦虫的转续宿主。

迭宫绦虫成虫长60～100cm，宽0.5～0.6cm；头节细小，长1～1.5mm，呈指状，背腹侧各有一条纵行的吸槽。颈节细长，链体上有约1000个节片。虫卵两端稍尖似橄榄形，浅灰褐色，卵壳较薄，一端有卵盖，内有一个卵细胞和多个卵黄细胞，扫描电镜下，卵壳表面可见大量不同大小和不同深度的窝。裂头蚴外形近似成虫，带状、细而长，大小（0.5～80）cm×（0.3～1）cm，体呈白色，当虫体被围于出血区时可出现黄色，前端略粗，圆形或圆锥形，为初生的头节，其顶端至中部可见有浅凹面，为原始吸槽（primordial bothrium）或吸槽裂（bothrial slit），体不分节而具横纹，末端钝平。

【流行病学】

裂头蚴病是动物源性人兽共患病，在猫科和犬科等食肉动物，蛙、蛇等两栖、爬行动物间循环传播。人感染后发病，成为终止宿主，无流行病学意义。曼氏迭宫绦虫分布很广，但其成虫寄生于人体的报告较少见，国外见于日本、前苏联等少数国家，我国则在上海、福建、广东、四川、台湾等省、市共报告17例。裂头蚴病多见于东亚和东南亚各国，中国裂头蚴病至1998年记载632例，1999年以来新增约100多例，是病例数最多的国家，日本报道至2003年有470多例，迄今，韩国报道200多例，泰国报道36例。裂头蚴病在中国分布于广东、海南、湖南、湖北、福建、江西、浙江、江苏、安徽、山东、河南、河北、辽宁、吉林、黑龙江、广西、云南、贵州、四川、宁夏、新疆、北京、上海、重庆、台湾、香港、澳门等27省、市、自治区及地区，呈散发，未呈地方性流行。

一、传染源

曼氏裂头蚴病的传染源主要是蛙。易感蛙的种类多（超过14种），分布广，感染率也高，其中以江西泽蛙和黑斑蛙感染率最高，分别为94.87%和91.67%。其次是蛇（26种），贵州及辽宁的虎斑游蛇感染率达100%。哺乳类动物感染裂头蚴的种类也很多。值得重视的是猪的感染较普遍，云南报道猪感染率达43.96%，辽宁省庄河县猪的平均感染率1.88%，最高者达17%；故猪也可成为裂头蚴病的传染源。其他值得注意的是果子狸、刺猬、鸡鸭及家雀等有感染报道。2008年在河南省漯河市开展曼氏裂头蚴病流行病学调查显示当地剑水蚤、蛙类和蝌蚪的感染率分别为3.5%（3/85）、35.9%（120/334）及16.8%（75/446），当地居民有生食蝌蚪的不良习俗是感染曼氏裂头蚴的主要原因。

二、传播途径

人体被感染的主要方式有两种，第一是裂头蚴或原尾蚴经皮肤或黏膜侵入，第二是误食裂头蚴或原尾蚴。具体的感染途径有三：①局部敷贴生蛙肉为主要感染途径。民间传说蛙有清凉解毒作用，常用生蛙肉敷贴伤口或脓肿，包括眼、口颊和外阴等部位。若蛙肉中有裂头蚴即可经伤口或正常皮肤、黏膜侵入人体。②吞食生的或未煮熟的蛙、蛇、鸡或猪肉，也是重要的感染途径。民间仍有吞食活蛙治疗疮疖和疼痛的陋习，或喜食未煮熟的肉类，如吞食到裂头蚴，裂头蚴即可穿过肠壁入腹腔，然后移行到其他部位。生食蛇肉、生饮蛇血、生吞蛇胆所致感染均见有报道。③误食感染的剑水蚤。饮生水或游泳时误吞湖、塘水，可因同时误吞感染有原尾蚴的剑水蚤而感染，原尾蚴在组织中发育为裂头蚴。

三、易感人群

人群普遍易感，以青少年（10～30岁）及壮年（30～50岁）多见，男女无差别。各民族均有感染。

【发病机制与病理改变】

裂头蚴病的严重性因裂头蚴的移行及寄生部位而异。裂头蚴在人体的寄生部位广泛，几乎遍及全身各种组织；较多见于眼睑、四肢、腹壁、颊和口腔等部位，也可侵犯脑、脊髓及内脏等。寄生虫数通常为1～2条，但多者可达10数条。裂头蚴所致基本病理变化是虫体在组织内移行形成的匐行性管道（穴道）和虫体分泌物与排泄物或虫体死亡后裂解产物所引起的嗜酸性炎性肉芽肿病变，穴道内带状的虫体可有可无，也可见被纤维化囊包着或无囊包着的虫体，囊膜外层为纤维组织，内层为肉芽组织、嗜酸性粒细胞、上皮样细胞与异物样细胞，此外，腔内除虫体外，尚可见白色豆腐渣样渗出物，由凝固性坏死组织、纤维蛋白与少量红细胞组成，夏科-雷登结晶并不常见。Horii等指出欧猬迭宫绦虫裂头蚴的可溶性提取液或排泄分泌物，存在嗜伊红细胞趋化因子（eosinophil chemotactic facter，ECF）和中性粒细胞趋化因子（neutrophil chemotacic factor，NCF），与嗜酸性肉芽肿的形成有关。

【临床表现】

裂头蚴病潜伏期长短与感染方式有关，直接局部侵入感染，约2～10日，个别可达2～3年。吞入感染，潜伏期较长，约1年至数年。裂头蚴移行期无症状。依据侵入途径和寄生部位的不同，临床表现可归纳为五型：

一、皮下裂头蚴病

较常见，占患者总数（472例）的37.71%。多累及四肢、腹壁、外生殖器、胸壁、乳房、头颈、腰背等，呈移动性皮下包块，圆形、柱状或条索状，直径0.5～5.0cm，多为1个，也有多个，常形成游走性皮下结节。硬度中等，与皮肤无粘连、无压痛。如合并有炎症，可有间歇性或持续性疼痛或触痛。活检可见裂头蚴。

二、眼裂头蚴病

较常见，占44.74%。其中以寄生于眼睑最常见。多数为单眼，双眼均有寄生者较罕见。主要表现为眼睑红肿及下垂、结膜充血、畏光、流泪、微痛、奇痒、异物感和虫爬感，有时伴发热、恶心、呕吐等症状。可反复发作，多年不愈。若裂头蚴侵入眼球内可致严重后果，如眼球突出、眼球运动障碍、角膜溃疡、穿孔、虹膜睫状体炎、玻璃体混浊等，最终导致视力严重减退，甚至失明、耳聋。

三、口腔颌面部裂头蚴病

占21.03%，以颊部及口腔为最多见。患处皮肤、黏膜红肿，触之有硬结或条索状肿物，直径0.5～3cm。有痒感或虫爬感。患者常自述有"小白虫"（裂头蚴）逸出史。

四、脑裂头蚴病

较少见，占3.18%，但病情重，危害大。表现为阵发性头痛、喷射性呕吐、视力模糊、癫痫样发作、肢体发作性不自主抽搐、肢体麻木无力、进行性肌无力或偏瘫等，常误诊为脑瘤。脊髓及椎管内裂头蚴病更少见，可表现为肢体进行性麻木，感觉异常，轻瘫等症状。

五、内脏裂头蚴病

罕见，占0.85%。临床表现因裂头蚴移行定居部位而定。肠穿孔、肠梗阻、阴囊坏死性肌膜炎、肉芽肿性睾丸炎和附睾炎，心包炎、象皮病、乳腺炎、肝脓肿等均有报道。此型不易诊断，多在剖腹探查时发现虫体而确诊。

【诊断与鉴别诊断】

一、诊断

（一）流行病学资料

对疑似患者应详细询问其进食习惯，有无蛇肉、蛙肉敷贴伤口或消炎史，有无食半生不熟或生蛙蛇肉或其他动物的生肉史，有无食生蛇胆史。

（二）临床表现

临床上发现移行性肿块（眼、口腔及皮下）或有"小白虫"（裂头蚴）逸出史，应疑及本病。

（三）病原学检查

活体组织检查发现白色带状虫体是确诊的依据，活虫蜷曲成团，能蠕动，体不分节，头部膨大，体前端中央呈唇状凹陷，末端钝圆，体表具明显横皱褶，体内含有大量石灰小体。免疫学检查可作为辅助诊断方法，皮内试验，间接荧光抗体试验及ELISA均可获较满意结果。

（四）影像学检查

脑裂头蚴病脑CT和MRI检查具有一定的特征性改变，典型的四联特征为：①CT显示白质区不规则、不均匀的低密度占位灶，MRI表现为T1W低信号，T2W高信号，邻近脑室可有扩大；②点状钙化影；③病灶点状增强或迂曲的线条状增强或串珠状增强影；④病灶迁徙性，表明虫体仍然存活。

二、鉴别诊断

裂头蚴病易误诊。应与乳腺炎、乳腺癌、软组织瘤、脂肪瘤、血管瘤、神经纤维瘤、结核瘤和眼蜂窝织炎等相鉴别。此外，还应与移行性颚口线虫病、皮肤并殖吸虫病及非移行性囊虫病、棘球蚴病和皮下恶丝虫病相鉴别。

【治疗】

裂头蚴病最主要的治疗手段为手术治疗。

一、手术治疗

迄今，手术切除病灶取虫是裂头蚴病主要的治疗方法。取虫务尽，如体内余留虫体，则可移行至其他脏器，并可能引起严重的全身性并发症。取虫务全，避免手术中头节遗留在体内，引起裂头蚴的再生和裂头蚴病复发。

对于不能手术去除的虫体，可向硬结节内注射40%乙醇普鲁卡因以杀死裂头蚴。或用含5～10mg的糜蛋白酶液5～10ml，局部注射，每5～10日1次，一般2～3次即愈。

二、药物治疗

对于内脏曼氏裂头蚴病及不适宜手术治疗者可口服驱虫药治疗，以吡喹酮每日60～75mg/kg，顿服或分2次服用，连服2～4日；也有用每次25mg/kg，每日3次，连服2日，总剂量150mg/kg；必要时1周后重复1次。吡喹酮对脑裂头蚴病无效。甲苯咪唑对肺裂头蚴病无效。

【预防】

加强卫生宣传教育，不用蛙或蛇的皮肉敷贴

伤口，不食用生或半生的蛙、蛇、鸟、猪及其他动物肉类。加强对鸡、鸭、猪等食肉动物的喂饲管理及肉类检查，对预防本病亦有一定意义。

（王小红）

参考文献

1. 裘明华，裘明德. 人裂头蚴病和无头蚴病：Ⅰ. 病原学的过去和现在. 中国寄生虫学与寄生虫病杂志，2009，27(1)：54-59.
2. 裘明华，裘明德. 人裂头蚴病和无头蚴病：Ⅱ. 病理学、临床、流行病学及控制的过去和现在. 中国寄生虫学与寄生虫病杂志，2009，27(3)：251-260.
3. 蔺西萌，刘长军，张红卫，等. 曼氏裂头蚴病流行病学调查及动物实验. 中国寄生虫学与寄生虫病杂志，2010，28(2)：132-134.
4. 汪文胜，宋亭，王颖，等. 脑裂头蚴病的影像学特征. 临床放射学杂志，2010，29(5)：579-583.

第二十三节 猪巨吻棘头虫病

猪巨吻棘头虫病（acanthocephaliasis）系由猪巨吻棘头虫（*Macracathorhynchus hirudinaceus*）偶尔寄生于人体肠道所致的疾病，临床上表现为腹痛、腹泻，甚至肠穿孔、腹膜炎等急腹症。1776 年 Pallas 首先发现此虫，1782 年 Bloch 将之定名为猪巨吻棘头虫，1859 年捷克 Lamble 报道了首例人体感染病例。此病国外报道甚少。我国自 1964 年冯兰洲等发现本病以来，在辽宁、山东、河北、河南、安徽、广东、海南、吉林、内蒙古及西藏等省及自治区相继报道了约 360 例。

【病原学】

猪巨吻棘头虫虫体粗大，乳白色或淡红色，圆柱形，体前部较粗，向后逐渐细小，尾部膨大钝圆，体表具横纹，前端有一可伸缩的吻突，吻突的表面凹凸不平，有 36 个吻钩分 6 列螺旋形排列其上。在人体寄生的棘头虫有两种：一是猪巨吻棘头虫；一是寄生鼠肠内的链状棘头虫。雌雄异体，雌虫大，长 20～65cm，宽 0.4～1.0cm；雄虫长 5～10cm，宽 0.3～0.5cm。无口腔及消化系统，靠体表渗透吸收营养。一条雌虫每日产卵 57.5 万～68.0 万个。成熟的虫卵为椭圆形，深褐色，约(67～110)μm×(40～65)μm，外壳厚，其内有具小钩的棘头蚴。

成虫主要寄生于猪、野猪的小肠，偶在人、犬及猫体内寄生。发育过程包括虫卵、棘头蚴、棘头体、感染性棘头体及成虫等阶段。虫卵随终宿主粪便排出体外，被甲虫类幼虫吞食后，在肠液作用下卵壳破裂，棘头蚴逸出，穿破甲壳虫肠壁进入体腔，经 3～5 个月发育成感染性棘头体；在甲虫各发育阶段（幼虫、蛹及成虫），感染性棘头体可在其体内存活 2～3 年并保持感染力。当含感染性棘头体的甲虫被猪吞食后，棘头体在猪小肠内经 1～3 个月发育为成虫。人如食入含活感染性棘头体的甲虫亦可被感染，但人不是本虫的适宜宿主，大多数棘头虫在人体内不能发育成熟和产卵。

【流行病学】

猪是本病的重要传染源。在猪体内本虫感染很普遍，呈世界性分布；国内辽宁地区，猪的感染率可高达 44.4%。因棘头虫在人体内不能发育成熟，故人作为本病的传染源意义不大。

鞘翅目的某些甲虫既是本虫的中间宿主，又是其传播媒介。

人可通过生食或半生食中间宿主（甲虫类）或棘头体污染的水或食物而感染。辽宁某些地区居民有烧虫甚至生吃大牙锯天牛（*Dorysthenes paradoxus*）的习惯，在山东某些地区亦有捕食曲牙锯天牛（*Dorysthenes hydropicus*）及鳃金龟（*Melolontha hippocastani*）的习惯，致使本病在人群中流行。男女老幼均可受染。在流行区儿童常喜捕食甲虫，故 15 岁以下儿童发病数多，且男孩多于女孩。本病流行有明显的季节性及地区性，这与甲虫的地区分布与繁殖期有关。辽宁流行季节为 9 月，山东为 6～8 月。

【发病机制与病理改变】

虫体主要寄生在回肠，病变以回肠中下段最明显，受累肠管达 30～200cm，重者可累及整个小肠。棘头体被吞食后在肠道伸出吻突，以角质吻钩挂于小肠壁黏膜上，或吻突侵入肠壁，形成一个圆柱形小窦道，导致机械性损伤，同时吻腺分泌的毒素作用可使吻突入侵部位的周围组织出现坏死、炎症，继而形成溃疡、穿孔。虫体在发育过程中还常更换附着部位，从而使损伤范围扩大，炎症反应加重，形成新旧深浅不一的病灶。当虫体不断入侵而累及浆膜层时，可穿破肠壁导致局限性腹膜炎。小的慢性穿孔部位结缔组织增生，肠管增厚，或形成腹内炎性包块，并发细菌感染形成脓肿、粘连性肠梗阻等。随着机体的防御功能增强，炎症修复，局部区域纤维组织增生，形成圆形或椭圆形的棘头虫结节，直径0.7～1.0cm，突出于浆膜面，质硬，中心灰白色，外周充血呈暗红色，且大多数结节与大网膜或附近肠管形成包块。显微镜下见结节中心为凝固性坏死，中心有虫的吻突或吻突侵入所造成的空隙，外层为嗜酸性粒细胞、浆细胞组成的炎性肉芽肿。溃疡深入浆膜，则浆膜面常有纤维素渗出，与大网膜粘连。肠系膜淋巴结明显肿大，且有大量嗜酸性粒细胞浸润。

【临床表现】

潜伏期为从吞食感染棘头体甲虫到棘头体发育成为成虫，约30～70日，最长3个月。临床症状与感染虫数量有关。轻者常无症状，仅粪中排出虫体或呕出虫体。感染虫数多者，可出现食欲不佳、消化不良及不规则腹痛，继而病情逐渐发展，腹痛加重，多在小腹或脐周，呈阵发性或持续性；明显消瘦，贫血，发热，并有腹泻与黑便，腹内出现包块，单个或多个，大小不同，有明显压痛。虫体的代谢产物及毒素被吸收后患者可出现恶心、呕吐、睡眠不安及惊叫等神经症状。

本病约3/4病例可发生肠穿孔、腹膜炎及肠梗阻等外科急腹症。辽宁省庄河县医院外科1973年报道在每年9～11月间行手术发现小儿肠穿孔、局限性腹膜炎多由棘头虫所致，占外科手术病人的10%～20%、小儿穿孔手术的90%以上。如并发大的穿孔，则发生肠出血、腹膜炎；穿孔后大网膜包裹则成为脓肿，可出现发热、腹痛、局部包块及腹水，常危及生命。慢性小穿孔可致结缔组织增生、肠粘连及肠梗阻。

【诊断】

一、流行病学依据

在流行地区、流行季节（7～12月），有生食或半生食甲虫史有助诊断。

二、临床表现

应注意腹痛性质、部位。在流行区的儿童如发生局限性腹膜炎甚至肠穿孔，应疑及本病。一旦发现粪中排出虫体或呕出虫体，即可确诊。

三、实验室检查

外周血嗜酸性粒细胞增多，粪便潜血试验阳性。免疫学检查以虫卵制成抗原液做皮试，阳性者有一定诊断价值。

人粪中很少查出虫卵，猪及野猪粪中均可检出虫卵，检查方法以汞醛浓集法为最好。

四、其他

服用驱虫药而排出虫体，手术时见棘头体结节，或肠组织活检见到虫体，或发现肠腔内有虫体，均可确诊。

具备下述一条即可为早期诊断提供线索：①流行地区的猪粪中检出虫卵；②学龄儿童有服甲虫史；③儿童反复脐周痛或右下腹剧痛，伴恶心、呕吐；④嗜酸性粒细胞增多。

【鉴别诊断】

本病极易与肠道蛔虫病、消化不良相混。发生肠穿孔、肠出血及腹膜炎者应根据流行病学资料、临床表现及实验室检查等与相关疾病进行鉴别。

【治疗】

一、对症治疗

腹痛时给予解痉剂；营养不良、贫血者应加强营养，补充铁剂。

二、驱虫治疗

本病一般预后良好。尚无特殊药物。可服丙硫咪唑，成人400～600mg，顿服；儿童200～400mg，顿服。左旋咪唑亦可试用，成人150～200mg，儿童2.5～3.5mg/kg，顿服。甲苯咪唑与复方甲苯咪唑（含甲苯咪唑及左旋咪唑）亦可应用。

三、手术治疗

肠道病变演变成急腹症者，应立即手术，并钳出虫体。对于术中发现儿童多发小肠穿孔的病例，应警惕其是否系猪巨吻棘头虫病引起的并发症，若不针对病因手术取虫、驱虫，而仅做穿孔肠管修补，很可能导致小肠再次穿孔。

【预防】

加强卫生宣传教育，特别是教育儿童和小学生不要进食生的或半生的甲虫。对猪实行圈养，饲料避免含甲虫。猪粪无害化处理，杀死虫卵后再用于施肥。如猪已感染应行驱虫治疗。

（王宇明　徐宝燕）

参 考 文 献

1. 吕传江. 小儿猪巨吻棘头虫病致小肠多发穿孔. 中国社区医师,2012,14(2):100.
2. 郑德福,肖宁,冯萍,等. 国内人体猪巨吻棘头病的流行病学特征. 寄生虫病与感染性疾病,2012,10(4):183-187.
3. Richardson DJ, Brink CD. Effectiveness of various anthelmintics in the treatment of moniliformiasis in experimentally infected Wistar rats. Vector Borne Zoonotic Dis, 2011, 11(8):1151-1156.

第二十四节　蠕虫蚴移行症

蠕虫蚴移行症(larva migrans)系指部分动物蠕虫幼虫在人体皮肤及各器官内移行和寄生时所致的一类疾病。人是动物蠕虫生活史中的一种特殊中间宿主,称为转续宿主(paratenic host, transport host)。这些幼虫在人体内大多发育受阻,不能发育为成虫,即便偶可发育为成虫亦无繁殖能力。在其移行过程中,可使被侵犯组织(皮肤)及器官(如肝、肺、脑、眼、肠等)产生特殊的局部病变,出现炎症、肉芽肿,并可导致全身症状,使被寄生的宿主出现比较明显而持久的以嗜酸性粒细胞增多、发热、高球蛋白血症等变态反应现象。诊断需结合流行病学资料、临床表现及病原学或血清学进行。

根据病变部位及临床表现的不同,大体上可把蠕虫蚴移行症分为三大类:皮肤蠕虫蚴移行症(cutaneous larva migrans, CLM)、内脏蠕虫蚴移行症(visceral larva migrans, VLM)及皮肤、内脏混合型蠕虫蚴移行症。皮肤蠕虫蚴移行症大多经皮肤感染,蠕虫蚴长期在皮肤组织中移行,临床表现以皮肤损害为主,可出现缓慢地弯曲前进的线状红色疹,称匐行疹(creeping eruption)。内脏蠕虫蚴移行症主要经口摄入虫卵、幼虫或囊蚴等感染,蠕虫蚴在小肠孵出后入侵某些脏器并在其中移行导致局部组织损害及全身症状。某些经口吞食感染的蠕虫,如重翼吸虫、棘颚口线虫等,可同时具有皮肤、内脏蠕虫蚴移行症的表现。

【病原学】

一、皮肤蠕虫蚴移行症的病原体

可致皮肤蠕虫蚴移行症的病原体种类甚多,以巴西钩口线虫(*Ancylostoma braziliense*)的幼虫最为常见,此外,狭头弯口线虫、羊仰口线虫、牛仰口线虫、管形钩口线虫、类圆线虫、重翼吸虫、犬钩口线虫、棘颚口线虫、鸟毕吸虫、小毕吸虫、毛毕吸虫、巨毕吸虫及东毕吸虫等的幼虫亦可导致游走性皮下结节或包块。

二、内脏蠕虫蚴移行症的病原体

能引起内脏蠕虫蚴移行症的病原体主要有三大类即动物线虫、绦虫及吸虫。

(一) 动物线虫

以犬弓首线虫(*Toxocara canis*)为代表,这是最初在人体内被确认的病原体。此外,猪弓首线虫、猫弓首线虫、犬恶丝虫、小兔唇蛔线虫、海异尖线虫及广州管圆线虫(*Angiostrongylus cantonensis*)等线虫的幼虫亦可导致内脏蠕虫蚴移行症。

蛔虫蚴移行症主要见于短期内食入大量感染期虫卵污染的食物。可致肺、神经系统及眼等部位的蠕虫蚴移行症。浣熊贝利斯蛔虫(*Baylisascaris procyonis*)的幼虫主要导致人类的神经系统蠕虫蚴移行症(neural larva migrans, NLM),多见于儿童。见于北美洲,亦可见于南美洲、欧洲及日本等地。

广州管圆线虫幼虫所致的内脏蠕虫蚴移行症主要表现为嗜酸性脑膜脑炎。幼年存在于脑、脊髓及眼前房等组织中。人因食用了未煮熟的中间宿主,如陆生或淡水生螺类、蜗牛等而被感染;亦有报道通过食用淡水虾、蟹、蝲蛄等甲壳动物及蛙、蟾蜍等而感染。本病主要见于我国、东南亚及太平洋岛屿。

动物钩虫如犬钩口线虫的幼虫,可侵入所有哺乳动物,甚至蟑螂。幼虫侵入这些作为其转续宿主的动物(如小白鼠)体内后,可长期寄生在肌肉组织中,当被犬、猫等吞食后,便可继续发育为成虫。此种幼虫侵入人体除可导致匐行疹及侵犯眼前房。有学者认为由某些动物钩虫所致的皮肤蠕虫蚴移行症,皮肤症状可自行消退,但这并不意味着幼虫已死亡,而是移行入深部组织,如肺脏,导致内脏蠕虫蚴移行症,可出现肺部症状、嗜酸性粒细胞增多,可在痰中发现幼虫。

(二) 绦虫

绦虫中的曼氏迭宫绦虫(*Spirometra mansoni*)的裂头蚴(第Ⅲ期幼虫)具有较强的游走性,可导致内脏蠕虫蚴移行症,亦可导致皮肤蠕虫蚴移行症。因饮用含原尾蚴的剑水蚤的生水，或因生食含裂头蚴的转续宿主（鸟类、兽类）或第二中间宿主（龟、蛇）而感染。裂头蚴可在人体许多器官组织中被发现，通常多见于体表。本病在我国分布广泛，南方各省特别是东南沿海一带已有较多曼氏迭宫绦裂头蚴病的病例报道。成虫寄生于人体的病例极为少见。

（三）吸虫

斯氏狸殖吸虫（*Pagumogonimus skrjabini*）在我国分布甚广，以童虫在体内各脏器间游走为主要特点。从中间宿主螺类中逸出的叉尾蚴钻入蝌蚪体内发育为中尾蚴，当蝌蚪成为蛙时，中尾蚴并不发育，可转入小哺乳动物体内寄生，后者为其转续宿主。这些含中尾蚴的动物一旦被犬、猫等终宿主吞食后，中尾蚴便可发育为成虫。中尾蚴在人体中不发育为成虫。

三、混合型蠕虫蚴移行症的病原体

孟氏裂头绦虫寄生于猫、狗等动物小肠内，虫卵随粪便排出体外，在水中发育，孵出钩毛蚴。后者在第一中间宿主（剑水蚤）及第二中间宿主（蝌蚪、蛇、鸟、鼠及猪等）的肌肉与肺组织中发育为裂头蚴。人通过生食或黏膜接触受染生肉，或饮用含原尾蚴剑水蚤污染的生水而受染。本病呈世界性分布，以东南亚地区多见。我国见于福建、广东等东南沿海各省，四川、吉林等省亦有病例报道。

棘颚口线虫成虫寄生于狗、猫及虎等动物的胃壁中。虫卵随粪便排出体外，在水中孵出第一期幼虫，此后进入剑水蚤成为第二期幼虫，然后在蛙、蛇、淡水鱼、禽等肌肉中形成第三期幼虫。猫、狗等吞食感染的鱼、泥鳅、蛙等后，第三期幼虫在其胃壁发育为成虫。动物宿主分布于东南亚及日本。人通过进食未煮熟的鱼、蛙、蛇等而感染。幼虫（第三期）侵入人体后不再发育，主要寄生于皮肤深层及肌肉内，形成游走性肿块或脓肿，亦可侵入其他器官组织。幼虫机械性或毒素刺激与过敏反应可致急性阑尾炎、胸膜炎及膀胱炎，但均较少见。亦可导致嗜酸粒细胞脑脊髓炎，泰国多见，表现为上行性瘫痪的神经根炎，伴四肢或躯干剧烈疼痛；突然发生神志改变、昏迷、死亡。脑脊液血性或黄色，有嗜酸性粒细胞。

四、我国发病情况

我国蠕虫蚴移行症多散发，与饮食、文化及经济关系密切。其中，以曼氏裂头蚴病及犬弓首线虫病较为多见，广州管圆线虫病、棘颚口线虫病、斯氏狸殖吸虫病及喉兽比翼线虫病亦偶有发生。我国暂无异尖线虫病的病例报道，但2004年8月，浙江宁波市疾病预防控制中心对宁波市部分肉菜市场、饭店出售的海鱼进行了随机抽样检查，结果在63条海鱼中有18条分离出异尖线虫幼虫，其中1条鱼体内最多分离出129条幼虫。据了解，目前已查明中国东海与黄海有25种鱼、北部湾有15种鱼受到异尖线虫幼虫的感染，这提示若进食未煮熟的海鱼就有可能患异尖线虫病。

【发病机制】

某些寄生虫幼虫在中间宿主体内发育为感染期幼虫，感染期幼虫如进入适宜的宿主体内便进一步发育为成虫；但如进入某些非适宜宿主体内则处在停滞发育状态，这种停滞发育状态的虫体一旦有机会转入适宜的宿主体内，又可进一步发育为成虫，故这种停滞发育状态的幼虫称为等待期（waiting stage）幼虫，而含有等待期幼虫寄生的非适宜宿主称为转续宿主或等待宿主（waiting host）。这种寄生现象称为转续寄生（paratenesis）。通过转续宿主传播寄生虫病的方式称转续传播（paratenic transfer），这是部分寄生虫病的另一种感染途径。感染期幼虫被人吞食后，在人体内的寄生情况与在猪、鼠等动物体内相似，不能发育为成虫，但可在人体内长期移行，造成损害，出现蠕虫蚴移行症。

【临床表现】

因导致蠕虫蚴移行症的病原涉及多种蠕虫，其对人体的感染方式、损害部位等不尽相同，因此临床表现具有多样性。

一、皮肤蠕虫蚴移行症

（一）匐行疹型

亦称钩蚴皮炎，以动物钩虫蚴所致的匐行疹最常见。表现为红斑、线状隆起及疱疹，伴有强烈痒感，可伴有发热、荨麻疹及淋巴结肿大。皮肤病变多见于与泥土接触的部位。病程较长，可持续数周。钩虫亦可导致毛囊炎，病变部位亦可见于口腔黏膜，较罕见。

（二）皮下包块型

斯氏狸殖吸虫童虫、棘颚口线虫及曼氏迭宫

绦虫裂头蚴所致的皮肤蠕虫蚴移行症常出现在皮层深部或肌层中，呈移动性的皮下肿块。可伴有局部皮肤发热、发红及瘙痒等。常并发内脏蠕虫蚴移行症，伴有内脏器官受损的临床表现。

（三）尾蚴性皮炎

由动物血吸虫尾蚴所致。初次感染轻，再次感染症状加重。可出现丘疹、疱疹及水肿，伴有强烈痒感。尾蚴不能在皮肤中持久存活，不侵入真皮层，病程较短，约 2 周。

二、内脏蠕虫蚴移行症

内脏蠕虫蚴移行症的基本特征是嗜酸性粒细胞明显增多，伴有各受损脏器的相应症状，有时伴有高热、乏力等全身症状，血沉往往加快。

（一）热带嗜酸粒细胞增多症

热带嗜酸粒细胞增多症以嗜酸粒细胞显著增多、阵发性咳嗽及哮喘发作及游走性肺部病变为其临床特征。嗜酸粒细胞比例可达 20% ~90%。多为阵发性刺激性干咳，有时伴白色黏液痰，偶带血。哮喘发作轻重不一。本病与动物丝虫微丝蚴、动物与人蛔虫蚴有关。

（二）弓首线虫蚴病（toxocariasis）

弓首线虫蚴病是较常见的内脏蠕虫蚴移行症，其中以犬弓首线虫蚴病较为多见。因其幼虫比人似蚓蛔线虫的幼虫还小，故可通过肺脏分布到全身，进行“体移行”，刺激组织形成嗜酸性肉芽肿。最常见寄生部位是肝脏，可导致多发性肝脓肿，需要与肝癌鉴别。病程长达半年至一年以上。80% 患者有肝大及持久的嗜酸性粒细胞增多症。50% 的病例有肺部症状，即吕氏综合征，表现为咳嗽、发热及呼吸困难等，伴有血浆球蛋白显著增高及血沉增快。如蠕虫蚴侵及脑部，可导致癫痫等神经症状。部分病例可发生慢性肉芽肿性眼炎，或导致视网膜炎及视神经乳头炎，需与视网膜母细胞瘤相鉴别。

神经系统蠕虫蚴移行症主要由浣熊贝利斯蛔虫蚴所致，神经系统损害表现为脑膜脑炎，脑脊液及外周血嗜酸性粒细胞增多。侵犯眼睛可导致眼蠕虫蚴移行症（OLM），通常表现为弥漫性单侧亚急性视网膜炎。一旦出现视觉干扰，视力则很难恢复。浣熊贝利斯蛔虫蚴相关的种属亦见于臭鼬、獾及其他食肉动物，在美国及南美洲的猫熊中亦有发现，亦见于长鼻浣熊（coatis）及尖吻浣熊（olingos）等。

（三）异尖线虫蚴病

异尖线虫蚴病由生食感染异尖线虫幼虫的海鱼所致。以胃肠道症状为主，幼虫钻入胃壁或肠壁可导致急剧腹痛或慢性上腹绞痛伴间歇性加剧，可有恶心、呕吐及腹泻。幼虫亦可侵犯食管，亦可穿过消化道管壁进入腹腔，到达肝、肠系膜、卵巢、肺、咽喉及口腔黏膜等处致异位异尖线虫病。

（四）管圆线虫蚴移行症

管圆线虫蚴移行症分嗜酸粒细胞性脑膜炎（eosinophilic meningitis）及嗜酸粒细胞性胃肠炎（eosinophilic gastroenteritis）两类。

1. 嗜酸粒细胞性脑膜炎　由寄生于鼠肺动脉的广州管圆线虫幼虫侵入人体后所致，幼虫在体内移行，主要侵犯大脑及脑膜，亦可累及小脑、脑干及脊髓等处，导致机械性损伤及组织炎性反应。潜伏期约为 3 ~36 日，有严重头痛、脑膜刺激征、视力减退甚至失明，发热不常见，个别患者有精神异常、严重者可瘫痪、嗜睡、昏迷甚至死亡。但多数病例可短期自愈，病死率低。脑脊液细胞数常超过 500/mm^3，以嗜酸性粒细胞为主，蛋白质增多，外周血中嗜酸性粒细胞达 10% 左右者占 1/3，最高可达 50% 以上。

2. 嗜酸粒细胞性胃肠炎　由鼠类哥斯达黎加管圆线虫幼虫侵入人体所致。流行于拉丁美洲，常被误诊为阑尾炎，以胃肠道局部有弥散性或局限性嗜酸性粒细胞浸润为特征。有上腹部痉挛性疼痛，可伴恶心、呕吐、发热。外周血中嗜酸性粒细胞达 11% ~80%。

三、混合型蠕虫蚴移行症

（一）孟氏裂头蚴病

孟氏裂头蚴病系由孟氏裂头蚴寄生于人眼部、皮下组织或内脏所致的疾病。眼裂头蚴病变表现为反复发作的眼睑肿胀、畏光、流泪等；上、下眼睑深部或结膜下游走性结节，结节破溃幼虫爬出可自愈；幼虫侵入球后或球内导致突眼、角膜溃疡、前房积脓等；裂头蚴多见于体表，皮肤裂头蚴病，原有皮损加重、流脓，可有幼虫爬出；皮下裂头蚴病表现为胸腹壁、颈部等处游走性硬结节，活检可见幼虫；内脏裂头蚴病表现为自腹腔移行至肠系膜、肾周脂肪、各脏器等处寄生后导致相应症状。

（二）棘颚口线虫病

棘颚口线虫病系由棘颚口线虫幼虫侵入人体所致的蠕虫蚴移行症。棘颚口线虫幼虫在体内移动无定向，可在许多器官组织移行而使临床症状多样化。多数病例可在体表检获虫体而被确诊，部分病例可在眼、子宫颈部、尿或痰液中发现虫体。感染当天及第二日出现恶心、呕吐、上腹不适，伴有皮肤瘙痒、荨麻疹及嗜酸性粒细胞显著增多；继之出现右上腹疼痛及压痛，表明虫体已进肝内；以后症状多变，因虫体可在胸腹部各器官或体壁中移动。部分被误诊为急腹症及肺结核等。棘颚口线虫尚可导致嗜酸性脑膜炎，临床表现为严重的神经根痛、四肢麻痹，或突然从嗜睡到深度昏迷。脑脊液大多为血性或黄色。大多患者在感染后一个月内出现皮肤蠕虫蚴移行症的症状。

（三）斯氏狸殖吸虫病

斯氏狸殖吸虫病系由寄生狸、猫的斯氏狸殖吸虫幼虫侵入人体所致的疾病。临床表现与棘颚口线虫病相似，可导致游走性皮下肿块或结节，亦可伴肝大及腹部、胸膜或肺部症状，或侵犯中枢神经系统及眼和心包等重要器官。

【诊断】

蠕虫蚴移行症的共同特征是持续性嗜酸性粒细胞增多，免疫球蛋白升高，影像学检查显示局部缓慢移动性病变，及幼虫在皮肤和各器官中移行所致的以嗜酸性粒细胞浸润为主的肉芽肿性损害。临床诊断需结合流行病学及实验室检查资料，包括与动物粪便污染的泥土的接触史、饮食习惯及特异的饮食史等，并需与近似疾病鉴别。流行病学资料明确诊断依据为检出病原体或特异性抗原、抗体，核酸检测阳性。

一、皮肤蠕虫蚴移行症

以动物钩虫蚴所致的匐形疹最常见，不易与人体钩虫及粪类圆线虫的幼虫所致的皮炎相鉴别。人体钩虫所致皮炎在症状消退后不久，即可从粪便中查见钩虫卵；而粪类圆线虫不仅有皮肤损害，且幼虫移动迅速，并可有肠道症状，亦可通过粪便检查确诊。

二、内脏蠕虫蚴移行症

（一）弓首线虫病

根据患者年龄，不洁饮食史，与犬、猫等动物密切接触史，长期间歇性中等发热，支气管哮喘样症状，肝大、肝内占位性病变，X 线检查有肺炎性变，及持续性嗜酸性粒细胞增多，IgG、IgM、有时 IgE 水平升高等做出诊断。

1. 病原学诊断　弓首线虫幼虫在人体内不能发育为成虫，故粪便中不能查见虫卵。对疑似患者可行肝脏或其他罹患脏器的穿刺或剖腹标本小块做连续切片，观察组织病变并寻找幼虫。

2. 免疫学诊断　对内脏蠕虫蚴移行症具有较高的诊断价值，应用标准化的弓首线虫幼虫抗原液作皮内试验具有敏感性及特异性。血清学方法更为常用，以第二期犬弓首线虫幼虫作抗原进行间接血凝试验，有较高的特异性及敏感性。沉淀试验、荧光抗体试验等亦有一定价值。应用弓首线虫含胚的提取物作抗原，进行酶联免疫吸附试验（ELISA），可与丝虫病及旋毛虫病等进行血清学上的鉴别。

3. 影像学诊断　由于肝脏血供的重要来源之一为门静脉，门静脉由脾静脉及肠系膜上静脉汇合而成，而内脏蠕虫蚴主要在小肠孵出。故内脏蠕虫蚴移行症多侵犯肝脏。肝脏的影像学改变需与肝细胞癌（HCC）、转移瘤、间充质囊性错构瘤及肉芽肿性疾病等鉴别。

（二）异尖线虫病

异尖线虫病主要表现为胃肠道症状，饮食可提示诊断，胃镜检出幼虫可明确诊断。但并非所有病例均能检获虫体。肠外的异尖线虫病，需做活组织检查以发现虫体。采用异尖线虫幼虫切片作抗原，进行荧光抗体试验，有一定辅助诊断价值。

（三）管圆线虫病

诊断根据脑膜脑炎表现及嗜酸性粒细胞增多，同时了解有无吞食及接触此寄生虫的中间宿主或转续宿主的历史。用广州管圆线虫成虫制备的纯化抗原做皮内试验，可用于流行病学调查。用 ELISA 检测血清抗体的灵敏度及特异性都较高。

三、混合型蠕虫蚴移行症

棘颚口线虫病、孟氏裂头蚴病及斯氏狸殖吸虫病，同时具有皮肤及内脏蠕虫蚴移行症的临床表现者考虑诊断混合型蠕虫蚴移行症。这三种病原体虽分属不同纲，但其所致症状却颇为相似，仅根据临床表现较难鉴别。因虫体检出率低，在很大程度上依赖免疫学诊断。应用棘颚口线虫成虫或幼虫抗原对已确诊病例作对流免疫电泳，可呈阳性反应。我国对斯氏狸殖吸虫病的诊断已广泛应用成虫抗原作皮内试验，进行流行病学调查及病例初选。亦可应用ELISA试验。

【治疗】

以病原治疗为主，杀灭蠕虫蚴，辅以对症治疗。常用于杀灭吸虫类、绦虫类蠕虫蚴的药物是吡喹酮；常用于杀灭线虫类蠕虫蚴的药物是阿苯达唑、伊维菌素(ivermectin)及三苯双脒(tribendimidine)。

一、皮肤蠕虫蚴移行症

对线虫类引起广泛皮肤损害者，口服噻苯达唑，按25mg/kg，每日2次，连服5日，间隔2日后再服5日。亦可按50mg/kg，每日2次，连服3日，间隔3日。再服1～2疗程。局部使用噻苯达唑亦有效，该药能进入皮肤，对幼虫直接发挥作用，如用2%噻苯达唑于90%二甲亚砜中涂擦患处；或用噻苯达唑100mg/ml的混悬液涂布于皮肤上，再涂一层1%地塞米松油膏，上覆聚乙烯薄膜封闭。亦有用0.5g噻苯达唑于5g凡士林中，涂布5日。钩虫蚴性皮炎可试用左旋咪唑涂肤剂。

匐形疹可采用透热疗法或冷冻疗法，亦可用液氮、氯乙烷或二氧化碳霜局部喷雾，以杀死幼虫。普通皮损只需止痒、消炎、抗过敏等对症治疗，继发感染可用抗菌药物。

对于由动物血吸虫尾蚴所致的皮肤蠕虫蚴移行症，应杀灭水体中的螺类及入水前采取必要的防护措施(如涂擦防护药或穿戴防护衣裤等)。应用吡喹酮每日按20mg/kg，连服3～4日，治疗各种吸虫所致的皮肤蠕虫蚴移行症，可获较好疗效。由斯氏狸殖吸虫蚴及裂头蚴等扁形蠕虫蚴所致的皮下包块型损害，可手术摘除并结合药物治疗。

二、内脏蠕虫蚴移行症

以病原治疗为主。常用于杀灭吸虫类、绦虫类蠕虫蚴的药物是吡喹酮；常用于杀灭线虫类蠕虫蚴的是阿苯达唑。阿苯达唑对犬弓首线虫病、猫弓首线虫病、广州管圆线虫病、海异尖线虫病、颚口线虫病等都有疗效，每日按20mg/kg，分2～3次口服，1个疗程为15日。必要时可用于间隔2～4周后重复治疗。疗程中应密切观察和及时处理可能发生的严重不良反应，如过敏性休克、颅内压增高等。绦虫、吸虫类蠕虫蚴移行症的治疗可选用吡喹酮。剂量为每次按20～25mg/kg，每日3次口服，连服3日(裂头蚴病)或5日(斯氏狸殖吸虫病)，必要时可于间隔2～4周后重复治疗。浣熊贝利斯蛔虫蚴病眼内的幼虫可通过光凝术杀灭。

【预防】

蠕虫蚴移行症所涉及的病原寄生虫的适宜宿主，大多是与人有较密切关系的家养动物(犬、猫、猪、牛、羊等)及野生动物(鼠、狐、虎、豹等)，人们由于生产及生活的多种活动而受染。犬弓首线虫病多见于西方国家喜欢饲养犬、猫的儿童及妇女。钩虫蚴性皮炎及尾蚴性皮炎除常见于生产者外，亦好发于赴浴场避暑或旅游区度假及进行野营活动者。又如因开发山区、林区或湖区，人们有较多机会吃到可作为寄生虫转续宿主的鱼、虾、蟹、蛙、蛇、螺、鸟禽及兽类等而受染。因此，预防蠕虫蚴移行症的发生，应从多方面着手。首先应提高人们的卫生知识水平，了解病原寄生虫的感染方式及预防措施，改善居住条件及卫生设施，不吃生螺、虾，不喝生水，生熟餐具分开使用，以免污染。同时，要提高医疗卫生工作人员的专业知识及技术水平，识别及治疗这类疾病。

(王宇明)

参考文献

1. 马亦林. 蠕虫移行症. 见：马亦林主编. 传染病学. 第4版. 上海：上海科学技术出版社，2005.
2. Damante JH, Chinellato LE, Oliveira FT, *et al*. Larva migrans in the oral mucosa: report of two cases. Braz Dent J, 2011, 22(2): 166-170.
3. Ramachandran J, Chandramohan A, Gangadharan SK, *et al*. Visceral larva migrans presenting as multiple liver abscesses. Trop Doct, 2013, 43(4): 154-157.
4. Ezzedine K, Pistone T. Hookworm folliculitis. CMAJ, 2013, 185(4): E213.

第二十四章

体外寄生虫病

第一节 医学节肢动物与感染病

医学节肢动物（medical arthropod）系指与医学有关即危害人畜健康的节肢动物，由于昆虫纲在节肢动物中占绝大多数，故有时将其统称为“医学昆虫”。医学节肢动物对人畜的危害性除了直接寄生、吸血及骚扰外，主要作为多种疾病的传播媒介，与人类疾病的关系十分密切。

一、医学节肢动物的主要形态特征和种类

节肢动物系无脊椎动物，是动物界中种类最多的一门，占已知100多万种动物种类的85%左右，在各种生态环境中，均为当地动物群落的主要成员之一。节肢动物种类繁多，形态多样，但均有如下主要特征：①虫体两侧对称，多数种类的躯体和附肢有分节，如躯体和附肢（如足、触角、触须等）既是分节，又是对称结构；②体壁较坚硬，体表骨骼化，其内附着肌肉，由几丁质及醌单宁蛋白质（quinone tanned protein）组成的表皮，亦称外骨骼；外骨骼与肌肉相连，可作敏捷的动作；③循环系统开放式，体腔称为血腔，含有无色，或不同颜色的血淋巴；④发育过程中大都有蜕皮（ecdysis）和变态（metamorphosis）现象；⑤雌雄异体，卵生或卵胎生为主要繁殖方式。

节肢动物门分为10多个纲，与医学有关的是甲壳纲（*Crustacea*）、多足纲（*Myriopoda*）、唇足纲（*Chilopoda*）、五口纲（*Pentastomida*）、蛛形纲（*Arachnida*）及昆虫纲（*Insecta*）等6个纲，最重要的是昆虫纲及蛛形纲。各纲（节肢动物的成虫简要的形态特征如下：①昆虫纲节肢动物虫体分头、胸、腹3部；头部有触角一对，胸部有足3对，有1~2对翅或无翅。能传播疾病或引起疾病的有蚊、蝇、白蛉、蠓、蚋、虻、蚤、虱、臭虫、蟑螂、锥蝽、桑毛虫、松毛虫、毒隐翅虫等；②蛛形纲虫体分头胸部、腹部2部或头胸腹融合成躯体；无触角，头上有螯肢和须肢，成虫有4对足。代表种蛛、蝎、蜱、螨都可致螯咬伤，常致过敏或中毒，后两类传播疾病；③甲壳纲虫体分头胸和腹两部；触角2对，着生在头胸部前方，步足5对，生于头胸部两侧，多数种类营水生生活。与医学有关的种类有：淡水蟹、淡水虾、蝲蛄、剑水蚤、镖水蚤等。部分水生是蠕虫的中间宿主。例如淡水蟹或蝲蛄是并殖吸虫的第二中间宿主；淡水桡足类中的剑水蚤、镖水蚤是阔节裂头绦虫、曼氏迭宫绦虫、棘颚口线虫及麦地那龙线虫等的中间宿主；④唇足纲虫体窄长，腹背扁，多节，由头及若干形状相似的体节组成。头部有触角1对，每一体节各有足1对。第一体节有1对毒爪，螯人时毒腺排出有毒物质伤害人体，如蜈蚣；⑤倍足纲虫体呈长管形，多节，由头及若干形状相似的体节组成。头部有触角1对，除第一体节外，每节有足2对，所分泌的物质常引起皮肤过敏，如马陆；⑥五口纲虫体长形，头、胸、腹不能区分，口器简单，成虫无附肢，幼虫有足2对，如舌形虫。

二、医学节肢动物对人体的危害

节肢动物对人体的危害是多方面的，大致可分为直接危害及间接危害两大类，前者是以其本身损害人体，后者是指其携带病原体并传播疾病，是对人体的主要危害。

（一）直接危害

1. 吸血和骚扰　蚊、白蛉、虱、臭虫、蚋、蠓、虻、蜱、螨等昆虫都能叮刺吸血，被叮刺处有痒感，重者出现丘疹样荨麻疹，影响工作和睡眠。如疥螨，主要寄生在人体皮肤表层内，以前足跗节爪突机械性刺激损伤皮肤，引起散在性小丘疹、水疱，奇痒无比，夜间入睡尤甚。

2. 蜇刺和毒害　有些节肢动物有毒腺、毒毛或体液有毒，蜇刺时将毒液注入人体而使人受害。如蜂类蜇人后，毒液进入受蜇者体内，引起局部红

肿疼痛，并向四周扩散，重者出现心悸、出汗、血压下降等休克症状。毒蜘蛛在受惊扰时出现防卫蜇刺反应，毒液注入后，局部可出现烧灼、疼痛感或坏死，严重时可出现全身神经麻痹、心律不齐等，在有出血性溶血现象时，常发现多器官充血，血管内血栓形成，常可致死。某些蜱类的唾腺能分泌较强的毒素，引起宿主急性上升性运动神经元麻痹，肌肉无力，运动失调、不能站立或坐，最后头部无力、吞咽困难，延髓麻痹，呼吸衰竭而死亡。桑毛虫幼虫有大量微小毒毛，内贮毒液。老熟幼虫毒毛常脱落，随风飘扬，若落到暴露的皮肤和晾晒的衣服上，均可触刺皮肤，毒液外溢引起局部刺痒感，继而出现水肿性斑疹、斑丘疹等。

3. 过敏反应　节肢动物的涎腺、分泌物、排泄物和脱落的表皮都是异源性蛋白，可引起过敏反应。昆虫叮刺引起的过敏反应多局限于皮肤，偶可引起全身性超敏反应如尘螨引起的哮喘、鼻炎等。

4. 寄生　蝇类幼虫寄生引起蝇蛆病，疥螨寄生于皮下引起疥疮，蠕形螨寄生于毛囊导致蠕形螨病，某些仓贮螨类如粗脚粉螨、椭圆食粉螨，腐酪食螨、粉尘螨、屋尘螨、肉食螨等经呼吸道吸入可导致肺螨症。

（二）间接危害

按其传播过程中与节肢动物媒介的关系可分为机械性传播及生物性传播。

1. 机械性传播（mechanical transmission）　节肢动物对病原体的传播仅起携带及输送作用。病原体可附在节肢动物的体表、口器上或通过消化道散播，但其形态和数量均不发生变化。如蝇通过接触患者的粪便、排泄物、伤口分泌物、脓血等腥臭的污物等，将病原体机械地从一个宿主传给另一个宿主，或通过污染食物、餐具等将病原体传送给另一个宿主。

2. 生物性传播（biological transmission）　病原体在节肢动物体内经历发育或/与繁殖的阶段，才能传播到新宿主。对病原体来说，这是完成其生活史不可缺少的过程。病原体在适宜媒介昆虫体内，经过一定时间的发育或繁殖后才具有感染力。通常根据病原体在节肢动物体内的发育与繁殖的情况，将病原体与媒介节肢动物的关系分为四种形式：①发育式：病原体在节肢动物体内只有发育而没有繁殖过程，即病原体在节肢动物体内仅有形态结构及生理特性的变化，在数量上并未增加。例如，丝虫幼虫在蚊体内的发育；②繁殖式：节肢动物仅为病原体繁殖的场所，病原体在节肢动物体内经过繁殖，数量增多，但无形态变化。例如黄热病毒、登革病毒在蚊虫体内，恙虫病立克次体在恙螨体内，鼠疫杆菌在蚤体内，回归热螺旋体在虱体内的繁殖等；③发育繁殖式：病原体在节肢动物体内，不但发育而且繁殖，不仅有形态上的变化，而且在数量上增加。病原体只有在媒介昆虫体内完成发育和繁殖过程后才能传染给人。例如疟原虫在按蚊体的发育和繁殖；④经卵传递式：某些病原体不仅在节肢动物体内繁殖，而且能侵入卵巢，经卵传递到下一代并使之也具有感染性。例如恙螨幼虫叮刺宿主感染了恙虫病立克次体后，病原体经成虫产卵传递给下一代幼虫并使之具有感染性。森林脑炎（蜱媒脑炎）、克里木-刚果出血热（蜱媒出血热）、Q 热等病原体、乙型脑炎病毒和登革病毒等均可经卵传递。经卵传递可产生众多的感染后代，因而具有更大的传播作用。

三、医学节肢动物与感染病

医学节肢动物携带病原微生物或寄生虫，在人和动物之间传播，这种由节肢动物传播的疾病称为虫媒病（arbo-disease），在感染病中具有重要地位。由于虫媒病的病原体众多，如病毒、细菌、立克次体、螺旋体、原虫和蠕虫等，所以节肢动物传播的感染病的方式亦多种多样，常见的由医学节肢动物传播的疾病有：①病毒病：流行性乙型脑炎、登革热、森林脑炎、新疆出血热和黄热病等；②细菌病：鼠疫等；③立克次体病：流行性斑疹伤寒、鼠型斑疹伤寒和恙虫病等；④螺旋体病：虱传回归热、蜱媒回归热和莱姆病等；⑤原虫病：疟疾、黑热病和利什曼病等；⑥蠕虫病：丝虫病，线虫病和绦虫病等。

在虫媒病的流行病学调查和防制工作中，判定一种医学节肢动物能否作为感染病的传播媒介是一项非常重要的工作。一般情况下，判定媒介要有下列几方面的证据：①生物学证据：与人的关系密切，许多重要疾病都是通过节肢动物吸血而传播的，尤以嗜吸人血者更重要；非吸血种类则其活动必须与人的生活有密切关系，如舔吸人的食物或在食物上排泄等。而且节肢动物的个体必须有较长的寿命，以保证病原体有完成发育和增殖所需要的时间。例如，蚊传疟疾，按蚊的寿命至少应长于完成孢子增殖、子孢子进入涎腺所需的时间。②流行病学证据:在某种虫媒病发生流行时,媒介节肢动物的地理分布和季节消长应与虫媒病的流行地区及流行季节相一致或基本一致。一般这种节肢动物必须有较大的数量,往往是当地的优势种群。③病原学证据:主要从实验室感染和自然感染两方面进行调查。应用人工感染的方法在实验室内证明病原体能够在某种节肢动物体内发育或增殖并能感染易感的实验动物。自然感染的证据是在流行季节采集可疑的节肢动物,并在实验室里能分离到自然感染的病原体,特别是查到感染期虫体,如按蚊涎腺的子孢子、库蚊或按蚊体内的丝虫感染期幼虫。符合上述三个方面条件的,可初步判断为某种疾病在某一地区的传播媒介。应该指出,一种虫媒病的传播媒介,在不同的流行区可相同,亦可不同;在一个地区的某种虫媒病的传播媒介可能只有一种,亦可不止一种,这时区别主要媒介和次要媒介具有重要意义。

四、医学节肢动物的防制

防制医学节肢动物,是切断其引起或者传播的感染病的传播途径,有效的控制或者消灭病媒节肢动物是预防虫媒感染病的重要措施,对这类感染病的预防至关重要。从 20 世纪 40 年代起,由于发现了 DDT 的高效杀虫性能,继之许多有机杀虫剂的不断发展和广泛应用,使得医学节肢动物的防制和虫媒病的控制取得了重要的进展。然而,随着杀虫剂长期、大量使用,节肢动物的抗药性越来越普遍,杀虫剂对环境污染及其对生态平衡的影响也越来越严重。由此,人们不得不寻求更加科学有效的防制途径和策略。害虫综合治理(integrated pest management)既是一种方法学,又是防制理论。它从媒介与生态环境和社会条件的整体观点出发,采取综合治理的方法、降低媒介昆虫的种群数量或缩短其寿命,将其控制在不足以传播疾病的程度。医学节肢动物的防制方法包括环境治理、物理防制、化学防制、生物防制、遗传防制及法规防制等六方面。

(一) 环境治理

环境治理是根据媒介节肢动物的生态和生物学特点,通过改变环境达到减少媒介孳生、预防和控制虫媒病的目的。如排水、翻缸倒罐清除无用积水、修整沟渠、平整土地,消除蚊蝇孳生地等;此外,可通过改善人们的居住条件和生活习惯,搞好环境卫生,减少或避免人、媒介、病原体三者的接触机会,防止虫媒病的传播。

(二) 物理防制

利用各种机械、热、光、声、电等手段,以捕杀、隔离或驱赶害虫。如装纱窗纱门防止蚊蝇等进入室内;挂蚊帐防止蚊虫叮咬;以及高温灭虱、用捕蝇笼、捕蝇纸诱捕蝇等。

(三) 化学防制

使用天然或合成的对节肢动物有毒物质,诱杀、毒杀或驱避节肢动物。常用的化学杀虫剂有以下几类:①有机氯类(第一代杀虫剂),包括 DDT、六六六及氯丹等。这类化合物结构简单、合成方便、价格优廉、广谱,曾在全世界的防疟中发挥了重要作用。但是由于其化学性质稳定,能在自然界和人、动物体内累积,并且污染环境,因而已在世界范围内被禁止或限制使用;②有机磷化合物和氨基甲酸酯(第二代杀虫剂),目前使用较多。一般具有快速触杀和胃毒作用,有的兼具熏杀或空气触杀或内吸作用,有机磷杀虫剂的代表品种有敌敌畏、敌百虫、马拉硫磷、辛硫磷、倍硫磷、毒死蜱等。主要用于公共场所、疫区以及垃圾处理场等地;③拟除虫菊酯(第三代杀虫剂),主要产品包括丙烯菊酯、胺菊酯、苄呋菊酯、二氯苯醚菊酯、溴氰菊酯等。它们大多对害虫具有强烈的触杀作用,其蒸气对害虫有熏蒸和驱赶作用,高效广谱,而且对哺乳动物低毒,易于降解,不污染环境,特别是对害虫能快速击倒。所以它们已成为目前防制家庭、畜舍及仓贮害虫的理想药剂并适合于多种公共卫生场所;④昆虫生长调节剂,生长调节剂通过阻碍或干扰节肢动物的正常发育而致死亡,其优点是生物活性高,作用特异性强,对非靶标生物无毒或毒性小。如甲氧保幼激素和抑制发育的灭幼脲。

(四) 生物防制

生物防制是指利用生物或生物的代谢产物以防制害虫,其特点是不污染环境,对害虫有长期抑制作用。生物防制可分为三类:①生物杀虫剂,如苏云金杆菌、球形芽胞杆菌等;②捕食性生物,如养鱼以捕食蚊幼虫等;③致病性生物,如真菌、原虫(微孢子虫)、线虫(索虫)、寄生蜂等。

(五) 遗传防制

广义而言,遗传防制是通过改变或移换昆虫的遗传物质,以降低其繁殖势能或生存竞争力,从而达到控制或消灭一个种群的目的。例如释放大量用照射、化学剂、杂交的方法处理的绝育雄虫,令其数量远远超过目标种群，迫使其雌虫与绝育雄虫交配，产出未受精卵。还有通过释放遗传变异的能育害虫，包括胞质不育、染色体易位、性畸变和带致死因子的害虫，与目标种群交配，使种群自然递减的尝试。

（六）法规防制

指利用法律或条例规定，防止媒介节肢动物的传入，对某些重要害虫实行监管，或采取强制性措施消灭某些害虫。这通常包括检疫、卫生监督和强制防制三方面。

（晏泽辉　王宇明）

参考文献

1. 陈佩慧. 医学节肢动物与感染病传播. 见：张玲霞，周先志. 现代传染病学. 第2版. 北京：人民军医出版社，2010.
2. Brewer MS, Swafford L, Spruill CL, *et al.* Arthropod phylogenetics in light of three novel millipede (*myriapoda*: *diplopoda*) mitochondrial genomes with comments on the appropriateness of mitochondrial genome sequence data for inferring deep level relationships. PLoS One, 2013, 8(7): e68005.

第二节　虱　病

虱病（pediculosis）是虱寄生于人体皮肤表面，通过叮刺人体吸血引起的一种瘙痒性皮肤感染病，又称虱咬症。

【病原学】

虱属昆虫纲（*Isecta*）、虱目（*Anoplura*）、虱科（*Pediculidae*），是一种永久性体外寄生虫，种类较多，包括人虱、猪虱、猫虱、牛虱及犬虱等，可寄生在人和动物的体表。人虱的宿主只能是人，它不能寄生于其他动物身上，除叮咬皮肤引起皮肤损害外，还能传播流行性斑疹伤寒、回归热及战壕热等疾病。虱发育过程分卵、稚虫及成虫三个时期，人虱寿命30～60日，可产卵300个左右。胚胎在卵内发育，从卵发育到成虫约需3～4周。

根据寄生部位不同及形态、习性的差异，人虱分为头虱、体虱（又称衣虱）及阴虱三种。成虫头部有一对触角和一对复眼，胸部6节，腹部7节，足3对。虱卵为白色椭圆形，长约0.6～1.0mm，外层是透明的圆锥形囊，表面有黏质。头虱和体虱形态相近，成虫灰色或灰白色，有刺吸式口器，头小，足末端的爪与胫指形成把推器可紧握毛发或织物纤维。头虱较小，雄虱长2mm，体色略深，雌虱长2.8～3.0mm。体虱较大，雄虱长2.7～3.6mm，体色略浅，雌虱长2.7～4.4mm。雌虱产卵时分泌的胶液可将白色虱卵黏着于毛发或衣物纤维上。阴虱体形宽短，呈灰白色，雌虱长1.5～2mm，雄虱稍小，呈灰白色。人虱寄居的适宜温度是29～32℃，当人发热、出汗或死亡后，虱就离开人体另寻新宿主。

【流行病学】

世界各地均有发病。早在1941年英国调查发现，40%的学龄前男孩和50%的女孩患有头虱，1975年的患病率为2.44%，主要集中在郊区和农村。常发生于卫生条件差、生活贫穷和居住拥挤的地区和人群中。在人群中主要通过直接接触而被传染，亦可通过头巾、帽子、衣被、梳子、被褥等间接传播。目前阴虱在发达国家已很少见，主要在少数发展中国家流行，该病主要是通过性接触传播，夫妻常同患此病，亦可通过毛巾被褥等被传染。近年来，以阴虱为代表的虱病发病率又有增高，应引起重视。

【发病机制】

虱以刺器刺入皮肤吸吮人血维持生活。虱的稚虫及成虫都能吸血，稚虫每日至少吸血1次，成虫吸血数次。由于虱喜阴暗，畏强光，多在夜间或人静息时吸血，每次吸血3～10分钟，在吸血的同时释放出有毒的唾液，并有边吸血边排便的习性。毒汁、粪渣及吮血时的机械刺激均能引起炎症反应、皮疹及皮肤瘙痒。

【临床表现】

虱叮咬人后一般均能引起皮疹和不同程度的瘙痒，痒感因人而异。根据寄居部位不同，临床表现亦有不同。

一、头虱

以卫生条件较差的妇女和儿童多见，寄生于头皮、毛发部位，尤其多见于耳后发际和头后部，少数可寄生于睫毛及胡须等处，藏在发中或附着于头发上。头皮被虱叮咬处可见红斑、出血及丘疹，瘙痒剧烈。搔抓后引起表皮剥蚀和血痂等，毛发粘连、失去光泽，继发感染时还可出现头颈部淋巴结炎。少数患者可出现结膜炎及角膜溃疡。

二、体虱

多寄居在衣裤缝隙、裤裆和皱折处，多毛者还可寄生在胸毛和其他体毛上。皮疹多发生在肩胛、颈、腰、臀部，皮疹特点为红斑、丘疹和风团，中心可见出血点，好发于冬季，常因剧痒而影响休息。

三、阴虱

寄生于阴部或肛周的体毛上，偶可侵犯腋毛、眉毛或睫毛。阴虱活动性较小，常紧伏在皮肤表面静止不动或牢固附在阴毛毛干基部。叮咬皮肤引起局部红斑及丘疹，自觉剧痒而搔抓，从而引起毛囊炎、抓痕、血痂等继发性损害，久之外阴皮肤发生湿疹样改变。

【诊断与鉴别诊断】

根据病史及患者局限性瘙痒，皮肤上抓痕血痂及在头发、阴毛或内衣、被褥中寻找虱或虱卵，亦可取头发、内衣、被褥、阴毛等处的虱或虫卵压片后显微镜下直接观察，即可确诊本病。需与皮肤瘙痒症、湿疹、疥疮及头皮糠疹等皮肤病相鉴别。

【治疗】

一、灭虱及虱卵

以灭虱及虱卵为主要治疗目的。头虱可剃去毛发并烧掉，或头皮外用50%百部酊或25%苯甲酸苄脂乳剂，每晚封包1次，连用3日，第4日洗头后用梳子除去已死的虫卵及成虫。近年有学者发现0.5%伊维菌素洗剂对头虱有效。发现体虱应及时沐浴，将换下的内衣、被单煮沸或熨斗烫消毒。阴虱患者应剃去阴毛并烧掉，外用50%百部酊或25%苯甲酸苄脂乳剂，切不可外用敌敌畏或其他剧毒农药，以免引起有机磷中毒。近年来有研究发现胜红蓟属类具有抑菌及杀虫特性，故有可能将其提取后加入杀虫剂治疗虱病。

二、同治原则

家庭内或宿舍内同时患虱病者应同时灭虱治疗，以免传染给他人。

三、对症治疗

若皮疹处瘙痒剧烈，可外用肾上腺皮质激素制剂或清凉止痒剂，口服抗组胺药；有感染时口服或外用抗生素。

【预防】

积极开展爱国卫生运动，加强个人清洁卫生，增强卫生防范意识。养成良好的卫生习惯，常洗澡，勤换衣及理发。还应注意避免和有虱病的人直接或间接接触。对学校等集体场所，应注意早发现、早诊断和早治疗，避免相互传染。

（晏泽辉　王宇明）

参考文献

1. Gunning K, Pippitt K, Kiraly B, *et al*. Pediculosis and scabies: treatment update. Am Fam Physician, 2012, 86(6): 535-541.
2. Shailajan S, Wadke P, Joshi H, *et al*. Evaluation of quality and efficacy of an ethnomedicinal plant Ageratum conyzoides L. in the management of pediculosis. J Young Pharm, 2013, 5(4): 139-143.
3. Deeks LS, Naunton M, Currie MJ, *et al*. Topical ivermectin 0.5% lotion for treatment of head lice. Ann Pharmacother, 2013, 47(9): 1161-1167.

第三节　疥　　疮

疥疮（scabies）系由疥螨（*Sarcoptes scabiei*）即疥虫，寄生于人体皮肤表层内所致的接触性传染性皮肤病，俗称“疳疮”、“闹疮”。

【病原学】

疥螨属于螨类，是一种永久性表皮内寄生螨。疥螨属于蛛形纲、疥目，种类很多，寄生于人体称为人型疥螨，此型也可侵犯动物；寄生于牛、马、羊、猪、家禽等动物身上称为动物疥螨，偶可侵犯人类，但不能长久生存。

疥螨很小，雌雄异体，雌虫长约0.2～0.4mm，肉眼刚能看到；雄虫约为雌虫的一半。螨体呈半球形，黄白色，背面有横纹和皮棘，腹面有4对足，足呈圆锥形，两对在前，两对在后。疥螨的生活史分卵、幼虫、若虫及成虫四期，完成一代生活史需8～17日，生活周期主要受外界温度的影响。夜间雄虫与雌虫在皮肤表面交配后不久即死亡，雌虫在交配后钻入皮肤角质层内并用螯肢边挖隧道边产卵，卵呈球形，3～5日后孵化为幼虫，再经3～4日变为若虫，经两次蜕皮后变为成虫，寄生在人体表皮角质层内。雌虫每日产卵2～4个，一生共产卵40～50个，寿命5～6周，最后死于隧道末端。疥虫离开人体后还能生活3～10日。

【流行病学】

本病分布很广，在世界各地均有流行，据估计全球每年近3亿人感染，主要发生在发展中国家，特别是在经济和卫生条件较差的地区。我国在公元前14世纪的甲骨文中就有关于疥的记载。新中国成立前，疥疮流行于我国广大农村城镇，新中国成立后一度被消灭，但近几年又广泛流行，应引起重视。从许多地区的流行状况发现，一次大规模的疥疮流行要经历大约15年的时间，两次流行中间隔15～30年。其原因可能是因为大多数易感人群在疥疮流行过程中可获得免疫力，从而患病率下降。但经过若干年后这种免疫力逐渐消退，又引起新一轮的疥疮流行。

一、感染途径

传染源是患者，主要是由与患者直接接触皮肤传染，如握手、同床睡眠等。由于疥虫离开人体后仍能生存3～10日，可存在于患者的内衣及被褥上，因此也能通过接触患者使用过的物品而被间接传染，易在家庭或集体宿舍中造成流行。动物的疥疮可以传染给人，但由于以动物为宿主的疥虫不喜欢寄生在人的皮肤上，因此引起的症状轻，病程短，亦不会导致流行。

二、易感人群

多发生于学龄前儿童和青年集体，个人卫生状况差者更易被感染。

【发病机制】

疥螨的致病作用主要有以下三方面：①机械性损伤：是由于疥虫在皮肤角质层内挖掘遂道而引起的。疥螨白日多潜伏在隧道内不动，夜间开始活动，因此患者常在夜间感剧烈瘙痒；②疥虫分泌毒素：引起皮疹（如丘疹、水疱）和瘙痒；③变态反应：人体对疥虫代谢产物致敏而引起炎性结节。

【临床表现】

疥疮好发于冬季，皮疹好发于皮肤薄嫩部位，如指缝、腕屈侧、脐周、乳房下、肘窝、下腹部、腋窝前缘、腹股沟、大腿上部内侧、臀部及外阴部。婴幼儿可有头面部和掌跖部位的发疹。皮疹形态多种多样，基本损害是丘疹、水疱、隧道和结节。在感染的早期，皮疹散在较少，双手指缝和外阴部的皮损具有一定的诊断价值，特别是指缝中长约1cm、呈灰白色或浅灰色的隧道和外阴部位的结节性损害。疥疮结节好发于男性阴囊和阴茎皮肤上，绿豆至黄豆大，淡红色或红褐色，有时在身体其他部位皮疹痊愈后结节仍能长期存在。患者常在夜间感到剧烈瘙痒，由于剧烈搔抓可引起抓痕、血痂、色素沉着、湿疹样变或继发感染。病程长短不一，如未能得到及时治疗，可迁延数月之久。发生于卫生状况良好者的疥疮是目前的常见类型，其特点是皮疹数目少，不明显，很难发现隧道，有时仅有几个发痒的小丘疹，易被误诊。

此外有一种特殊类型的疥疮，好发于免疫功能低下或身体虚弱的人，称为"挪威疥疮"（Norwegian scabies）。患者大多个人卫生很差、营养不良或患有肺结核等疾病。病情严重，表现为全身皮肤干燥、角化、结痂、感染化脓严重，尤以指（趾）端有大量银屑病样鳞屑，同时指甲变形，毛发脱落，有特殊的臭味，皮疹中能查到大量疥螨。

【实验室检查】

疥螨病原体直接检查对确诊有重要意义。方法有以下两种，两种方法都操作简单，便于开展。

一、刮片法

适用于丘疹水疱性损害。用刀片刮取丘疹或水疱处皮屑及疱液，涂于载玻片上，加盖玻片后在低倍镜下观察疥虫或虫卵。

二、针挑法

适用于找隧道内的疥虫。用6号注射针头的针尖挑破隧道盲端，可见针尖上有一黄白色小点，涂于载玻片上后低倍镜下观察疥虫。

【诊断与鉴别诊断】

根据有感染病患者接触史、皮疹的好发部位、皮疹特点和夜间剧痒不难诊断，若能找到疥螨可确诊。由于近年来皮质类固醇的广泛使用,许多疥疮患者的症状不典型,容易造成误诊。有人对误诊疥疮患者进行分析,发现误诊率最高的是婴幼儿和老年患者,其中 48.57% 被误诊为湿疹,22.86% 被误诊为皮肤瘙痒症。因此,诊断时应注意鉴别。

湿疹无特殊的好发部位,皮疹常呈多形性,有融合倾向,无传染接触史,易复发等有助于与疥疮鉴别。丘疹性荨麻疹好发于夏秋季节,为散在性梭形或纺锤状水肿性红斑、丘疱疹及水疱,皮疹常反复成批发生,无特殊的好发部位,常有虫咬史。皮肤瘙痒症无原发皮损及特殊的发疹部位,无传染性,常表现为抓痕、血痂及苔藓样变;早期疥疮瘙痒重而皮疹少时,应与之鉴别。

【治疗】

治疗目标主要是杀虫、止痒及治疗并发症。治疗应做到早发现、早诊断、早治疗,家中或集体单位的患者应同时治疗,避免反复交叉感染。

一、灭疥药物

(一) 5%~10%硫黄软膏(婴幼儿用5%)

擦药方法不当会影响疗效。正确的方法是:热水肥皂洗澡后自颈以下全身擦药,并适当加压按摩,直到皮肤有发热的感觉,每日早晚各 1 次,连搽 3 日,第 4 日洗澡,换清洁衣被,同时用开水烫洗换下来的衣被以杀死上面的疥虫。必要时可重复进行第 2 个疗程。此药对婴幼儿及孕妇有较好的安全性。

(二) 1%丙体六六六霜剂(商品名疥得治,疥灵霜等)

本药通过破坏疥螨的中枢及周围神经系统使之中毒死亡。用法为洗澡后自颈以下全身擦药 1 次,24 小时后洗澡更换衣被。本药有毒性,适用于成人,婴幼儿和孕妇禁用。

(三) 25%苯甲酸苄酯乳剂或洗剂

洗澡后自颈以下全身擦药,次日再擦 1 次即可痊愈。本药杀虫作用强,亦无刺激和致敏性,可用于有继发感染和湿疹样变者。

(四) 10%优力肤霜

每日擦药 1 次,连续 2 日,治愈率明显高于硫黄软膏。治疗后观察 2 周,若无新发皮疹即为治愈。

二、镇静、止痒药和短程适量肾上腺皮质激素

适用于皮疹泛发、瘙痒严重者的对症处理。

三、疥疮结节的治疗

可使用肾上腺皮质激素,确炎舒松混悬液加 2% 利多卡因溶液各 1ml,混匀后结节内注射,每周一次。艾洛松霜外用亦有一定效果。亦可使用液氮冷冻及焦油凝胶。

四、抗生素

若皮损合并感染,可外用或(和)口服抗生素。

【预防】

加强卫生宣传教育,注意个人卫生,勤洗澡、勤换衣、勤晒被褥。学校、幼儿园、集体宿舍和家庭中一旦发现疥疮患者,应立即隔离治疗,换下的衣服、寝具应煮沸烫洗或干燥放置 1 周以灭疥虫。不与患者握手、同居及混穿衣服。还应防治动物疥螨。

(晏泽辉 王宇明)

参 考 文 献

1. Shimose L, Munoz-Price LS. Diagnosis, prevention, and treatment of scabies. Curr Infect Dis Rep, 2013, 15(5): 426-431.
2. Goldust M, Rezaee E, Raghifar R, *et al*. Treatment of scabies: the topical ivermectin vs. permethrin 2.5% cream. Ann Parasitol, 2013, 59(2): 79-84.
3. Bernard J, Depaepe L, Balme B. Histopathology of scabies. Ann Dermatol Venereol, 2013, 140(10): 656-657.

第四节 蝇 蛆 病

蝇蛆病(myiasis)系由双翅目(*Diptera*)昆虫幼虫,主要是蝇的幼虫(即蛆)寄生于人或动物的器官或组织中而致的寄生虫病。根据蝇蛆寄生部位的不同可引起多种蝇蛆病,常见的有眼蝇蛆病、口腔、耳鼻蝇蛆病、胃肠蝇蛆病、创口蝇蛆病、泌尿生殖道蝇蛆病、内脏蝇蛆病及皮肤蝇蛆病等。

眼蝇蛆病主要为狂蝇科和皮蝇科的某些蝇类的幼虫所致,在我国以羊狂蝇感染多见。口腔、耳鼻蝇蛆病常由麻蝇和丽蝇幼虫梭子,多见于口腔

脓肿、化脓性中耳炎、慢性鼻窦炎、萎缩性鼻炎及臭鼻症患者。胃蝇科、麻蝇科及丽蝇科的蝇类卵和幼虫经污染的食物和水进入人体可导致胃肠蝇蛆病，表现为消化功能紊乱，恶心、呕吐及腹痛腹胀等胃肠道症状。麻蝇科、丽蝇科及厕蝇科的幼虫还可感染泌尿生殖道，表现为尿道炎、膀胱炎，阴道炎，偶可侵入子宫而致病。内脏蝇蛆病多为皮蝇幼虫导致的皮肤蝇蛆病的并发症，即伴有不同程度的内脏器官损害。

皮肤蝇蛆病系指某些蝇的幼虫钻入皮肤内引起的炎症反应，多见于牧区如内蒙古等地。以下将皮肤蝇蛆病做主要介绍。

【病原学】

蝇属双翅目蝇科（*Muscidae*），种类很多，其中绿蝇、麻蝇、大头金蝇、狂蝇、厕蝇、马蝇、牛皮蝇、胃蝇、人皮蝇、纹皮蝇等幼虫可致本病。在我国主要分布于内蒙古、西北、东北及四川，以纹皮蝇（内蒙古、沈阳）及牛皮蝇（青海）较多见。蝇的生活史分为卵、幼虫、蛹及成虫四个时期。成蝇交配后5～6日即产卵，在夏季经1日左右可孵出幼虫。蝇的幼虫为白色，无足，长约10～15mm，分14节，其中头节1个，胸节3个，腹节10个，喜钻小孔，十分活跃，通常寄生于牛、羊、鹿等偶蹄动物的皮下。

【流行病学】

本病多发生在内蒙古、西藏、青海、东北、华北的牧区，好发于夏秋季节，患者常有接触牛、马的病史。传染源是带蝇蛆的动物或蝇，感染途径主要有三种：①蝇在皮肤和黏膜破损的伤口内产卵，卵很快孵化成蛆而引起的疾病叫外伤性蝇蛆病，多见于战争时期；②蝇产卵于正常皮肤或毛发、衣服上，孵化后的幼虫穿过正常皮肤、黏膜进入皮下组织而致病，多见于牧区；③某些带有蝇卵的蚊虫，在吸人血时将蝇卵带入皮肤。成蝇能携带多种病原体，可传播甲型肝炎病毒、乙型肝炎病毒、痢疾杆菌、阿米巴原虫及伤寒杆菌等病原体。

【发病机制】

蝇蛆通过上述三种途径侵入人的皮下，在皮下潜行引起机械性损伤。寄生在皮下时破坏人体正常组织，其代谢产物可引起变态反应性损害。

【临床表现】

临床上表现为疖肿型及匐形疹型两种类型。

一、自觉症状

全身不适、低热、恶心、头痛及倦怠等症状，全身皮肤有痒麻或窜痛的感觉。少数患者出现弛张热。

二、疖肿型

皮损多发生在皮肤松弛部位如眼睑、口唇、腰、腹、臀及前臂深处，数目1～2个或10余个不等，损害可陆续发生。皮疹初发时为皮肤上大小不等、深浅不一的风团样结节或肿块，有游走性，局部红、肿、热、痛。当蛆即将钻出皮肤时，结节迅速肿大，疼痛加剧，几小时后在结节中央出现血性水疱，破溃后能挤出蝇蛆和恶臭脓液，炎症随之迅速消退。若结节不破溃，蝇蛆可在皮下潜行，数日后原有结节消退，距原结节数厘米处出现新的结节或肿块，肿块表面可出现小丘疹，形成假性脓肿，称变异性蝇蛆病。

三、匐形疹型

蝇蛆在皮下移行时产生本型皮疹，表现为红色出血性条纹或红色线状弯曲的肿块，其末端为水疱，幼虫隐藏在疱前端的正常皮肤内。

【实验室检查】

一、血嗜酸性粒细胞

常增高，一般高达20%～40%以上。

二、组织病理

真皮及皮下组织中大量嗜酸性粒细胞及组织细胞浸润，在皮下或结节内能找到虫体的断面。

【诊断】

皮肤上出现游走性疼痛性包块，血中嗜酸性粒细胞明显增高，再加上有在流行地区接触牛、马等牲畜史，应考虑本病的可能。如果在结节内或皮下肿块内找到虫体即可确诊。

【治疗】

对本病目前尚无特效药物治疗，一般无并发

症者预后良好,蝇蛆排净后即自愈,若有继发感染可用抗生素控制。

一、手术治疗

适用于疖肿型和匐形疹型。将2%普鲁卡因水溶液注入皮损中,切开皮肤,用摄子将皮下组织内蝇蛆取出或用刮匙将之刮除,亦可等蝇蛆自行爬出。对创伤性蝇蛆病,可用15%氯仿植物油清洗伤口,待蝇蛆麻痹后将之取出。

二、药物治疗

可试用磷酸氯喹0.25g,口服,每日2~3次,或乙胺嗪0.2g,口服,每日3次,连服2周。若有全身症状可使用抗组胺药或肾上腺皮质激素。

三、其他

用手挤压肿块以捏死蝇蛆。对于表浅皮损可用液氮冷冻杀死蝇蛆。

【预防】

搞好环境卫生,特别要加强粪便及牲畜棚圈的管理,对较脏的地面可喷洒敌敌畏等杀虫剂,杀虫剂对成蝇有良好的杀灭效果。及时消灭地面的蝇蛆和蛹。注意个人卫生,勤洗澡、勤换衣,尽可能减少成蝇的叮咬,皮肤出现伤口时要及时处理。

（晏泽辉　王宇明）

参 考 文 献

1. Fydryszewski NA. Myiasis: diagnosis, treatment and medical use of maggots. Clin Lab Sci, 2013, 26(2): 76-81.
2. Dias E, Dias M. Cutaneous myiasis. Indian Pediatr, 2011, 48(11): 907.

第五节　螨 虫 皮 炎

凡因螨虫叮咬而致的皮炎统称螨虫皮炎(acarodermatitis, mite dermatitis),因该病多发生在秋收季节接触谷物的农民,故又称谷痒症(grain itch)。螨种类繁多,本节仅介绍由虱螨及粉螨引起的皮炎。

【病原学】

螨虫长约0.2mm,肉眼仅能看到,虫体为土黄色,形状为纺锤形,即两头小中间大,胸腹各有两对足,头部有短小针样口器。在我国常见有以下两类:①虱螨科类:常见袋形虱螨,为胎生螨,在温暖季节卵在母体内孵出幼虫,一出生即为性成熟的成虫,每个雌虫可产50~300个小螨,其中仅4%为雄虫,留在雌螨的生殖孔旁,等待和以后孵出的雌螨交配;②粉螨科类:为肉眼刚能看见的白色小形螨。本科中常见粗足粉螨及腐食酪螨。

【流行病学】

螨虫常寄生于小麦、棉花、稻草及豆类等农作物上,还可寄生于青草、树木、花卉等植物上,以及鸡、鸭、狗、猫、牛、羊等动物皮毛上,同时还好滋生于阴暗潮湿的墙角边、水泥地、地板缝里,以及粉尘、土尘中。螨虫还可随风飘扬到人的皮肤上,亦可与人的皮肤直接接触。因此本病多发生于经常接触农作物及其制品的农民、搬运工人、制粉工人,常睡草垫的人亦偶可发生。好发于夏季温暖潮湿季节。

【临床表现】

螨虫以其口器叮螫人的皮肤,将其腺体分泌物注入人体皮肤,引起人体皮肤过敏反应。螨虫皮炎好发于人体颈、胸腹、背及四肢皮肤,一般认为是机体对螨的分泌物或螨的脱皮发生过敏反应。被螨叮咬后局部皮肤持续性剧痒,夜间为甚。皮疹特点为水肿性红斑、丘疹、丘疱疹及风团,中央常有虫咬瘀点。先发生于身体接触部位或露出部位,以后侵及衣服遮盖部位,以颈、躯干多见,重者皮疹泛发全身。有不同程度的全身症状,如发热、头痛、乏力、气喘及腹泻等。约1周左右皮疹开始消退,瘙痒减轻,留下色素沉着斑片,常因搔抓而出现抓痕、血痂、湿疹样变或继发感染、局部淋巴结肿大。个别患者可出现蛋白尿、结合膜充血、哮喘等。粉螨常随污染的食物被吞食可引起肠黏膜溃疡,称之为肠螨症,出现腹痛、腹泻、消瘦,病程可达数月,大便中常能查到螨或虫卵。粉螨亦可引起尿路感染,血液中性粒细胞升高,嗜酸性粒细胞亦可增高。

【诊断】

根据在温暖潮湿季节接触谷物杂草后,露出部位发生瘙痒性水肿性红斑,停止接触污物后,病情可较快得到控制等特点不难诊断。外周血白细胞及嗜酸性粒细胞增高。若在接触物和患者身上发现虫体可确诊。注意与丘疹性荨麻疹、疥疮及水痘鉴别。

【治疗】

治疗和消除螨虫性皮炎的关键是去除病因，仅靠对症治疗是很难治愈；找出病因给以合理科学的生活指导是治疗的基础和关键。首先要脱离有螨虫的环境，及时更衣洗澡。局部涂搽消炎止痒药，如1%酚或薄荷炉甘石洗剂、20%蛇床子、乙醇等。如皮疹广泛炎症显著，可给予抗组胺药或肾上腺皮质激素。由粉螨引起的肠螨症、肺螨症或尿路感染可口服氯喹。

【预防】

螨虫怕光照、高温及干燥环境，故居室、仓库、货柜、容器及谷物要保持通风干燥，经常在强光下暴晒，如发现螨虫应及时喷洒消毒杀虫毒物。勿直接使用新草席、新竹席、新毛毯、席梦思床等，使用前先用开水烫洗，或喷洒灭害灵、雷达、必扑、滴滴涕等杀虫剂，然后再太阳暴晒。皮肤不要直接接触草丛、树叶、动物皮毛，在有螨虫场所工作时应穿长袖上衣，扎紧袖口、裤脚，戴手套，穿鞋袜。此外要加强个人防护，工作后要及时洗澡更衣，皮肤上可涂5%萘酚硫黄膏或疥疮搽剂，苯甲酸苄酯搽剂，既可防止螨虫的侵袭，亦可杀灭螨虫。宠物的皮毛要经常清洗和喷洒杀虫剂。

（晏泽辉　王宇明）

参考文献

1. 催顺玉，王爽. 自制灭螨霜治疗蠕形螨虫皮炎50例疗效观察. 皮肤病与性病，2005，(3)：33.
2. 何巨堂，南兴远，安熙兰，等. 甘肃某县家储小麦寄生螨引发皮炎调查研究. 现代预防医学，2009，(5)：959-960.
3. Moingeon P，Batard T，Nony E，*et al*. Quality control of house dust mite extracts for allergen immunotherapy. Int Arch Allergy Immunol，2013，161(3)：285-286.

第二十五章

常见综合征及感染病研究领域中的热点

第一节　感染相关疾患

在19世纪细菌学几乎占领了整个医学舞台，以Louis Pasteur为首的占主导地位的看法是："一切疾病均有病原菌"。随着大量非感染性疾病的发现，疾病的感染病因学说受到动摇。然而，在当前高水平诊断技术的带动下，近年来在越来越多的传统"非感染性综合征"(non-infectious syndrome)中发现了感染因子的参与，有的已明确由病原体感染所致。现将相关文献介绍如下。

一、病毒与"非感染性综合征"

（一）人类免疫缺陷病毒(HIV)

HIV特异性侵犯$CD4^+$T淋巴细胞，导致以$CD4^+$细胞缺损和功能障碍为中心的严重免疫缺陷。机体的细胞免疫和体液免疫作用可在一段时间内控制HIV的复制及扩散。然而，由于病毒的变异和重组，可逃脱免疫监视，不被机体的免疫系统彻底清除。当机体的免疫系统被进一步破坏时，在某些触发因素的作用下，使HIV大量复制和播散，最终导致艾滋病(AIDS)的发生。HIV感染AIDS期常合并继发性肿瘤，以Kaposi肉瘤最为常见，其次还包括躯干部浅表基底细胞癌、日光暴露部位的鳞状细胞癌、生殖器部位人类乳头瘤病毒诱发的鳞状细胞癌及淋巴结外B及T淋巴细胞瘤等。HIV感染还可致HIV相关性皮肤瘙痒及HIV相关性脑病，如AIDS性痴呆综合征。目前认为AIDS性痴呆综合征与HIV-1感染有关，但其病理改变部位测不出明确的HIV-1标志。HIV感染者除发生原发性中枢神经系统淋巴瘤外，尚可发生其他原发性颅内肿瘤，如恶性胶质瘤，且未被证实有HIV感染。

HIV感染继发肿瘤和机体免疫功能破坏直接相关，但可能不是唯一原因。当HIV感染者出现B细胞淋巴瘤时与EBV病毒感染有关，HIV并不能直接引起肿瘤，在肿瘤细胞DNA内并未发现HIV序列存在。

（二）肝炎病毒

HBV和HCV可导致肝硬化和肝癌已是不争的事实，另外还可发生肝性脑病、肝肾综合征、肝肺综合征、肝源性糖尿病及脂肪肝等。HAV相关的特发性血小板减少性紫癜及HBV相关性关节炎均有报道，乙型肝炎疫苗接种后关节炎有增多趋势。HCV感染可引起多发性骨髓瘤，多发性骨髓瘤患者HCV感染的主要基因型是HCV-2型。HCV感染者并发重症肌无力病例亦有报道。肝炎病毒的感染也是再生障碍性贫血原因之一。HEV感染可并发格林-巴利综合征。

（三）风疹病毒

风疹病毒是致人类关节炎最常见的病毒之一。目前由于有效接种风疹疫苗，风疹病毒性关节炎发病率下降，但却发现了风疹疫苗引起的反应性关节炎。妊娠早期感染风疹病毒，则胎儿感染的风险可高至90%，有报道先天性风疹综合征在世界上不同地区发展中国家的发生率为0.4～2.2/1000活胎。风疹病毒通过胎盘感染胎儿后可破坏细胞有丝分裂，干扰组织器官生长发育，可致死、流产或出生后婴儿先天性损害，包括失明，耳聋，先天性心脏缺损和智力发育不全等畸形后果，以及发育迟缓、骨炎、血小板减少性紫癜、肝脾大、溶血性贫血等非畸形后果。先天性风疹综合征的临床表现分成3种情况：①一过性新生儿期表现：主要表现为出生时体重低、肝脾大、脑膜脑炎、血小板减少性紫癜等，这些症状可以在短期内自发痊愈；②永久性器官畸形和组织损伤：包括心脏缺陷、眼睛缺陷、中枢神经系统问题、小头畸形和感觉神经的或中枢听觉性耳聋；③慢性疾病或自身免疫引起的晚发疾病：由于先天性风疹综合征婴儿在出生后多年风疹病毒仍存活于某些组织器官内，因此有些婴儿出生后不一定即刻出现症状,而在数周、数月、数年后才逐渐表现出来,甚至十余年后还可有严重的进行性神经系统退行性变,包括糖尿病、行为和认知困难以及进行性全脑炎等。

(四) 疱疹病毒

疱疹病毒是产生自身免疫性疾病的可能病因。氨基酸序列分析表明,EB病毒的衣壳抗原及人类巨细胞病毒的IE2蛋白与人类Ⅱ型HLA-DR具有同源性,使病毒产生的相应抗体可能与机体的HLA或具有抗原相似结构的蛋白质发生抗原抗体反应,“分子模拟”机制可能是病毒引起自身免疫性疾病的重要原因之一。

1. EB病毒(EBV)　EBV与多种良、恶性疾病有关,如传染性单核细胞增生症、Burkitt淋巴瘤、未分化鼻咽癌、器官移植或HIV感染后的B细胞淋巴瘤、T细胞淋巴瘤、霍奇金淋巴瘤、鼻腔T/NK淋巴瘤等密切相关。此外,有学者发现EBV与胃癌、下直肠癌等非鼻咽肿瘤关系密切,并认为肺癌、乳癌及大部分消化道肿瘤在其发生、发展中可见EBV激活现象。EBV相关胃癌(Epstein-Barr virus-associated gastric carcinoma, EBVaGC)平均发病率占胃癌患者的7.5%,其中亚洲6.1%,美洲9.4%,欧洲9.1%。拉丁美洲国家EBVaGC发病率分别为巴西11.3%,哥伦比亚13%,智利16.8%及墨西哥7.3%。

EB病毒感染使肿瘤相关基因表达异常,微环境改变,乃至胃黏膜上皮细胞获得永生细胞。EB病毒编码的RNA直接激活生长因子类基因表达,被激活的胰岛素样生长因子通过自分泌的方式促使肿瘤细胞的生长;EBVaGC中多种肿瘤相关基因的启动子高甲基化,高甲基化下调肿瘤相关基因的表达,导致细胞因子等表达下调,可能与EBVaGC的发生发展相关;EB病毒感染可能通过引起抑癌基因脆性组氨酸三联体基因异常,其产物蛋白的缺失,可导致胃黏膜上皮细胞癌变;EBVaGC组织中抑癌基因p53基因蛋白表达明显低于non-EBVaGC;细胞周期调节因子、Wnt途径、NF-κB途径中缺失p21、大肠腺瘤样息肉基因可能与EBVaGC致癌作用相关;EB病毒感染引起EBVaGC的另一个重要机制是通过调节凋亡相关癌基因和抑癌基因引发胃癌。

EBV除与肿瘤关系密切外,还可引起特发性血小板减少性紫癜及多发性硬化症等。

2. 人类巨细胞病毒(HCMV)　先天性和获得性HCMV感染均可引起特发性血小板减少性紫癜。在先天性HCMV感染患者中也发现巨核细胞形态异常,并存在核内病毒包涵体,说明病毒直接损伤巨核细胞,使血小板生成减少,急性HCMV感染患者血清中出现抗血小板自身抗体和HCMV特异抗体IgG,但至今尚未鉴定出抗血小板自身抗体特异的靶抗原。间接证据表明,HCMV感染是动脉粥样硬化的危险因素。目前认为HCMV参与动脉粥样硬化的作用机制有:①HCMV感染导致一氧化氮合成和分泌减少,使血小板状态从抗凝状态转变为促凝状态,血管内皮的黏附性增加,血栓形成增加;②HCMV引起炎性反应,斑块稳定性下降;③HCMV感染导致脂质沉积增加等代谢紊乱现象;④HCMV感染平滑肌细胞可促进血小板衍生生长因子表达,从而促进新内皮细胞的形成和平滑肌细胞增殖,导致动脉粥样硬化再狭窄形成和发展。

3. 人类疱疹病毒8型(HHV-8)　HHV-8是一种新型疱疹病毒,主要存在于AIDS患者的卡波西肉瘤组织和淋巴瘤组织中。HHV-8与卡波西肉瘤的发生、血管淋巴细胞增生性疾病及一些增生性皮肤疾病的发病有关。已经发现其与Kaposi肉瘤、原发渗出性淋巴瘤、多中心性Castleman病相关,而与多发性肌髓瘤的关系尚处于争议中。HHV-8基因组编码多种细胞同源物,它们在细胞周期调控、细胞凋亡、信号传导和血管新生等方面发挥作用。

HHV-8可通过性传播,由于病毒可在B淋巴细胞中复制,故能通过输入污染的血细胞传播。尽管HHV-8感染B细胞,但患者并无免疫功能障碍。

(五) 麻疹病毒

多发性硬化症是一种后天获得性慢性中枢神经系统白质病变,以缓解和复发交替发生为特征。多发性硬化症病因不明,曾提出与遗传、免疫、病毒及环境因素有关。考虑过的病毒有呼吸道病毒(如麻疹病毒及腺病毒)、肠道病毒、疱疹病毒等。多发性硬化症与病毒感染相关的依据有:①抗病毒免疫可损害病毒感染的中枢神经系统;②抗病毒应答允许免疫细胞进入血-脑屏障,与脑内抗原相接触;③上述病毒与神经系统内的结构有同源性,从而易于诱发自身免疫反应;④某些病毒产生的超抗原分子能直接诱导CTL反应;⑤病毒感染常激活高突变的人类基因组区域如alu重复序列，转录后产生新抗原，从而受到免疫攻击。

（六）人乳头瘤病毒（HPV）

HPV 属于乳多空病毒科的乳头瘤空泡病毒 A 属，是球形 DNA 病毒，能引起人体皮肤黏膜的鳞状上皮增殖。目前已分离出 130 多种，不同的型别引起不同的临床表现，根据侵犯的组织部位和是否致癌可分为皮肤低危型、皮肤高危型、黏膜低危型及黏膜高危型。HPV-16、18、30、31、33、35 及 39 与宫颈癌、直肠癌、口腔癌及扁桃体癌等有关；HPV-5、8、14、17、20、36 及 38 等，与外阴癌、阴茎癌、肛门癌、前列腺癌、膀胱癌等有关。

（七）人类微小病毒 B19（HPV B19）

HPV B19 感染为诱发特发性血小板减少性紫癜最常见的病毒。许多报道 HPV B19 感染引起血小板减少症的机制里，中枢性的是由于其产生的某种蛋白抑制了骨髓巨核细胞集落形成，外周性的是由于免疫介导的血小板抗体产生，使血小板在单核-吞噬细胞系统中过多地被清除。此外，HPV B19 感染常发生相关性关节炎，与其他病毒性关节炎相比，症状持续时间长，但预后良好。

（八）流感病毒

帕金森病的发病机制主要与遗传因素、环境因素、兴奋性毒素、氧化应激过度及免疫学异常等有关。然而，以下发现提示流感病毒与帕金森病相关：①动物实验及临床均发现流感 A 病毒感染常见脑炎/脑病，且呈急性经过；②流感病毒 A 病毒抗原可见于上述脑炎/脑病者中枢神经系统的神经元，特别是分泌儿茶酚胺的神经元内，可能与脑炎后帕金森病有关；③流感大流行前后出生人群中帕金森病发病率高；④流感病毒无慢性持续性感染，帕金森病患者脑组织亦未见流感病毒核酸及抗原检出；⑤流感病毒感染后，机体抗病毒应答产生一种具有细胞凋亡作用的蛋白 MxA，该蛋白实为帕金森病脑组织的 Lewy 小体；⑥帕金森病患者少见感冒；⑦IFN 对帕金森病患者 MxA 的诱导能力显著高于正常对照。

（九）博纳病病毒（Bornavirus）

博纳病病毒（BDV）因 1894—1896 年德国博纳地区发生马的脑炎大流行而得名。1985 年德国 Rott 等研究发现，美德两国精神病患者 979 人中 BDV 抗体阳性占 16 例（0.16%），而对照者 200 人全部阴性。1999 年 Cygan 等进一步发现海马硬化症 3 例尸检患者均有 BDV p24 及 p40 表达产物的检出，而其他精神疾病及对照者则全部为阴性。BDV 是一种高度嗜神经的 RNA 病毒，是人畜共患病博纳病（Borna disease，BD）的病原体，可引起从鸟到灵长类的多种动物的中枢神经系统感染，表现为以中枢神经系统功能障碍为特征的 BD。近年研究发现 BDV 感染与一些神经精神疾病的发病有关，尤其是精神疾病。抑郁症及帕金森病患者中亦存在博纳病病毒感染。

二、细菌与“非感染性综合征”

（一）幽门螺杆菌（Hp）

Hp 与消化性溃疡、萎缩性胃炎和胃癌的关系已为人们所共识。Hp 感染是颈动脉粥样硬化病变的重要危险因素，特别是细胞毒素相关蛋白 A（cytotoxin-associated protein A，CagA）阳性菌株，Hp 可能通过影响血脂代谢和增强炎症反应来促进和加重颈动脉粥样硬化形成。此外，有报道 Hp 与肝硬化患者（尤其是年轻的失代偿性肝病患者）肝性脑病（HE）有关，Hp 根治疗法可以有效改善轻微肝性脑病的临床症状并降低血氨水平。

（二）大肠埃希菌 O157∶H7

O157∶H7是肠出血性大肠埃希菌的主要血清型，5 岁以下儿童易感，主要特征是出血性结肠炎、严重腹泻和血便，病情严重者可发生溶血-尿毒综合征和脑炎，造成肾功能不全和脑性障碍。

（三）空肠弯曲菌（*Campylobacter jejuni*，CJ）

CJ 主要引起婴幼儿急性肠炎，此外可发生自身免疫性疾病，包括格林-巴利综合征（GBS）及反应性关节炎等。

CJ 与 GBS 相关的证据有：①GBS 神经症状出现前 1～2 周常见感染前驱症状（80% 以上），包括咳嗽（52%）、发热（50%）、咽痛（39%）、腹泻（24%）及头痛（15%）；②GBS 患者发病早期常见 CJ 检出高达（32%）；③CJ 具有 50 种血清型（Penner 分型）。日本资料显示，GBS 患者半数分离株为 Penner 19 型，而该型在 CJ 肠炎患者仅占 50% 以上，提示该型与 GBS 发病相关；④CJ 肠炎后 GBS 常出现特定人类自身抗体。CJ 诱发 GBS 的机制有两种学说，即分子模拟学和离子通道学说，具体发病机制仍有待进一步阐明。推测是具有某种易感基因的人群发生 CJ 感染后，机体产生 CJ 抗体，该抗体与含相同表位的神经节苷脂发生交叉抗原抗体应答；在补体参与及细胞因子协同作用下，改变离子通透性，造成相应的神经传导功能障碍，最终产生不同程度的轴索变性及髓鞘脱失等病变。其中神经轴索变性可能与体液免疫应答的关系更密切，而细胞免疫因素则可能与施万细胞损伤及髓鞘脱失更为相关。

（四）其他细菌与“非感染性综合征”

常见有链球菌感染后风湿热、葡萄球菌感染后反应性关节炎、耶尔森菌感染后反应性多发性关节炎以及伤寒杆菌感染后溶血-尿毒综合征等。

三、肺炎衣原体（Cpn）与“非感染性综合征”

（一）Cpn与动脉粥样硬

Cpn是最早被发现存在于动脉粥样硬化患者病灶中的微生物。相关证据表明Cpn全程参与了动脉粥样硬化斑块的形成，从最初的炎性病变到最后斑块破裂。Cpn经呼吸道感染后，被吞噬细胞吞噬，在其中生殖繁衍，并被其携带入血。携带有Cpn的吞噬细胞向血管内膜的迁移和分化是Cpn影响形成动脉粥样硬化的第一步；被Cpn感染的血管内膜能分泌生长因子，协同被感染巨噬细胞分泌的细胞因子刺激平滑肌细胞大量增殖，并趋化其从血管中膜迁入内膜，从收缩表型转变为合成表型，分泌大量的胶原弹力纤维、蛋白多糖等基质成分，从而形成了粥样硬化斑块纤维帽；粥样斑块的易损性，甚至破裂及血栓的形成同样与Cpn的感染相关，巨噬细胞产生的基质金属蛋白酶能使组成纤维帽的细胞外基质降解，强度降低，从而使斑块纤维变薄容易破裂，同时受感染的内膜细胞和平滑肌细胞能上调组织因子和血浆酶原激活酶抑制因子-1，从而提高了易损斑块破裂及血栓形成的几率。

（二）Cpn与哮喘

研究表明，Cpn感染在哮喘的发病中起重要作用，急性肺炎衣原体感染在急性发作期的哮喘患者中较为常见，约10%左右。Cpn感染在哮喘患者中主要表现为慢性感染或重复感染，而且混合感染也很常见。研究表明Cpn抗体的产生与哮喘的发作密切相关。Cpn感染可能通过Ⅰ型变态反应、炎症反应及作为辅助因子导致哮喘的发作。

（三）Cpn与Reiter综合征

该综合征临床以复发性关节炎、结膜炎和尿道炎为三大特点，临床确诊为本病的患者，至少有半数血清测得有高滴度的Cpn抗体，提示新近有过感染。但其直接的病因关系尚待进一步研究。

四、未明病原体与“非感染性综合征”

已有证据表明，自身免疫性肝炎与病原体感染有关。从流行病学资料发现，原发性胆汁性肝硬化（PBC）发病率在英国为150～240/百万人，远高于澳大利亚的英国移民（47/百万人）及土著人（9/百万人）。同样，PBC在印度较为少见，在其英国移民中亦少见（14/百万人）。此外，PBC呈一定地区分布，如英国谢菲尔德某些地区PBC发病率达115/百万人，而另一些地区则为13/百万人。PBC患者行肝移植后亦常见复发，可能也和某些病原体感染有关。

PBC的可能病原体有支原体、细菌及病毒三类。Vilagut等报道，19例PBC患者血清与非典型支原体 *M. gordonae* 提取物发生交叉反应，经鉴定发现65～70kD及55kD两条多肽，而对照组未见此反应。PBC两个主要的线粒体抗原PDH-E2及BCKDH-E2亦与抗支原体抗体发生反应。然而，尚未见针对支原体感染的T细胞应答，且肝组织未见支原体DNA。此外，抗支原体药物利福平对PBC未见明显疗效。

关于PBC的细菌病因研究，曾探讨肠道细菌特别是大肠埃希菌与PBC的关系，但至今未得出明确结论。Tanaka等检查了PBC患者在肝组织的Hp，在29例患者中仅见1例阳性。然而，Nilsson等在9/12例原发性硬化性胆管炎（PSC）及11/12例PBC的肝组织中检出了Hp，而13例非PSC和非PBC肝移植移出肝组织仅见1例Hp阳性。作者分析两家Hp检出率呈明显差异的原因与方法学不同有关。鉴于PSC亦见Hp阳性，故并非PBC所特有。

有报道指出，甲型肝炎可引起自身免疫性肝炎，EBV感染可引起自身免疫性肝炎急性加重。藉助于各种基因测序和分析技术，在PBC患者胆汁上皮组织中发现了可传播的逆转录病毒。在双盲研究中，受检测的5个标本有4个显示可疑的病毒基因序列，而在对照组10名患有其他肝病的患者标本中，只有1名显示出了可疑的病毒基因序列。通过电子显微镜也在PBC患者体内分离的细胞标本中观察到病毒样颗粒，且该病毒不像是内源性的。

五、有关病原体与“非感染性综合征”关系研究的意义

最近 Louria 等将与病原体相关的非感染病分为三类，包括与病原体相关的非肿瘤疾病（表 25-1-1）、与病原体相关的肿瘤（表 25-1-2）及疑有感染源的疾病（表 25-1-3）。这些发现均基于人类-微生物相互作用的大量研究资料。然而，对不同个体或群体，病原体的作用差异较大，对部分病例可能是直接原因，而对其他病例则可能是参与因素或危险因子。在部分病例，病原体的作用仅见间接证据，如病程中经抗微生物治疗获显著疗效，或发现组织中存在的微生物与该病的病理生理有一定关系。

表 25-1-1　与病原体相关的非肿瘤疾病

疾病分类	病名	病原体
胃肠疾病	慢性胃炎	Hp
	胃溃疡	Hp
	克隆病	*Tropheryma whipplelii*
神经系统疾病	格林-巴利综合征	CJ
	面神经麻痹（Bell 麻痹）	伯氏疏螺旋体（*Borrella burgdorferi*）、单纯疱疹病毒（HSV）
	热带强直性瘫痪	人类 T 细胞白细胞病毒-1（HTLV-1）
肾脏疾病	溶血-尿毒综合征	大肠埃希菌 O157：H7
	血栓性血小板减少性紫癜	大肠埃希菌 O157：H7
血管疾病	结节性多关节炎	HBV
	混合性冷球蛋白血症	HCV
内分泌疾病	冠状动脉粥样硬化	Cpn、CMV、Hp
	胰岛素依赖性糖尿病	肠道病毒
关节疾病	反应性关节炎	沙门菌属、耶尔森菌属、沙眼衣原体

表 25-1-2　与可传播病原体相关的肿瘤性疾病

肿瘤	因子
人类 T 细胞白血病	HTLV-1
毛细胞白血病（Hairly cell leukemia）	HTLF-2
肝细胞癌	HBV、HCV
宫颈癌	HPV
皮肤癌	HPV
Burkitt 淋巴瘤	EBV
鼻咽淋巴瘤	EBV
AIDS 相关中枢神经系统淋巴瘤	EBV
胃癌	Hp
MALT 淋巴瘤	Hp
Kaposi 肉瘤	HSV-8
AIDS 相关体腔淋巴瘤	HSV-8
Castleman 病	HSV-8
膀胱癌	HPV

表 25-1-3　疑有感染源的疾病

疾病	可疑因子
Alzheimer 病	HSV-1
派杰特病（Paget 病）	副黏病毒（paramyxovirus）
多发性硬化	EBV、麻疹病毒
抑郁症	博纳病病毒

据统计，高达 84% 的肿瘤病例与病毒、寄生虫或细菌有关（表 25-1-2）。WHO 估计每年约 15% 的新癌症病例可通过预防感染病而避免，这些措施对于传染病作为病死率首要原因的人群来说尤为重要。

随着越来越多的病原体被发现与非感染病相关，众多学者在惊呼：难道所有的疾病都是病原体引起的吗？回答当然是否定的。例如，遗传病和创伤就不是病原体所致。考虑到感染病范围正在扩大，今后有必要将其分成两类来加以研究，一类是直接因果关系者，如 TB、流脑等由细菌直接引起的炎症；第二类是间接因果关系者，如感染相关性变态反应疾病及癌症等。总之，有关感染因子与“非感染性综合征”关系的研究拓宽了感染病的研究范围，增加了“非感染性综合征”的治愈的可能，推动了不明病原体研究的发展。

（王宇明　何登明）

参考文献

1. 王铃艳，谢红付，施为，等. Reiter 综合征. 临床皮肤科杂志，2005，34（11）：791-792.
2. 吴娟. 幽门螺杆菌在轻微肝性脑病发病机制中的作用及 HP 根治治疗后临床影响. 中华医院感染学杂志. 2013，23（15）：3642-3644.
3. 曹佳超，张东. 肺炎衣原体感染与动脉粥样硬化. 中国卒中杂志. 2013，8（1）：64-68.
4. 郭欢，王涛，苏海翔. EB 病毒与胃癌发生的研究进展.

世界华人消化杂志,2013,21(17):1616-1622.

5. Singh G, Palaniappan S, Rotimi O, *et al*. Autoimmune hepatitis tiggered by hepatitis A. Gut, 2007, 56(2):304.
6. Koay LB, Tsai SL, Sun CS, *et al*. Chronic auto immunehepatitis with Epstein-Barr virus superinfection: a casereport and review of literature. Hepatogastroenterology, 2008, 55(86):1781-1784.
7. Ogoina D, Onyemelukwe GC. The role of infections in the emergence of non-communicable diseases (NCDs): compelling needs for novel strategies in the developing world. J Infet Pub Health, 2009, 2:14-29.
8. Scully C, Bagan J. Oral mucosal diseases: erythema multiforme. Brit J Oral Max Surg, 2008, 46(2):90-95.
9. Dulsat C, Mealy N. Kawasaki's Disease. Drug Future, 2009, 34(5):401-404.
10. Cornblath DR, Hughes RAC. Treatment for Guillain-Barre syndrome. Ann Neurol, 2009, 66(5):569-570.
11. Vucic S, Kiernan MC, Cornblath DR. Guillain-Barre syndrome: An update. J Clin Neurosci, 2009, 16(6):733-741.
12. Pillebout E, Nochy D, Therve E. Henoch-Shonlein purpura. Nephrol Ther, 2009, 5(7):663-675.
13. Ahn SY, Ingulli E. Acute poststreptococcal glomerulonephritis: an update. Curr Opin Pediatrs, 2008, 20(2):157-162.
14. Ghosh A, Pradhan S, Swami R, *et al*. Reye's Syndrome: a case report with review of literature. J Nepal Med Assoc, 2008, 47(1):34-37.
15. Carapetis J, Steer A. Prevention of rheumatic fever. Pediatr Infect Dis J, 2010, 29(1):91-92.

第二节　输入及旅行相关感染

随着经济的发展,全球的旅游业迅猛增长。据联合国世界旅游组织最新发布报告显示2010年国际旅行人数达到9.4亿人次,中国入境旅游接待人数及国际旅游收入在全球分别居第三和第四位。在旅游消费方面,中国排名第三。旅游业的发展一方面加速了生物物种在全球的迁徙及有害病原体的传播,导致局部地区新疾病的出现。另一方面,由不同地区旅游者中疾病隐性感染率或疫苗接种获得的免疫力不同;旅游中居住环境、公共卫生设施及卫生条件相对较差;交通工具、旅馆环境相对封闭,起居习惯改变、应激等因素均可能导致严重公共卫生问题。此外,航空旅游的便捷使到达目的地时间常短于潜伏期,亦给疾病检疫带来新的挑战。所有这些都可导致旅行相关感染,亦可出现旅行目的地的输入性感染。

【概念与分类】

输入性疾病(imported diseases)系指现有疾病在本国或本地区不存在、或曾经有但已经消灭、自国外或其他地区传入的疾病。旅行相关感染(travel-related infection)系指旅行者离开原住地时不处于潜伏期,在旅行中发生的感染;或旅行中感染,尚在潜伏期,回到原住地后发病。输入和旅行相关感染并非具体的疾病,而是一大类疾病的总称,根据病因及流行病学主要分为以下几类:

表 25-2-1　主要输入及旅行相关疾病

分类	疾 病 种 类
全球常见的感染病	流行性感冒、旅行者腹泻、社区获得性肺炎、尿路感染、脑脊髓膜炎、性传播疾病
与气候或环境有关的感染病	皮霉癣菌感染、毛囊炎、节肢动物叮咬导致的皮肤感染、海洋生物导致的皮肤感染
公共卫生措施可控制的感染病	甲型肝炎、戊型肝炎、病毒性肠炎、旅行者腹泻、细菌性食物中毒、细菌性痢疾、伤寒、副伤寒、霍乱、贾第虫病、阿米巴病、隐孢子虫病、蠕虫感染、脊髓灰质炎、白喉、性传播疾病、HIV 感染、钩端螺旋体病、钩虫病、类圆线虫病、血吸虫病、肝吸虫病、麦地那龙线虫病
节肢动物传播的感染病	登革热、虫媒病毒性脑炎、立克次体感染、鼠疫、莱姆病、疟疾、黑热病、锥虫病、丝虫病
重要人兽共患病	布鲁司菌病、弓形虫病、包柔螺旋体病(莱姆病)、汉坦病毒感染、鼠疫、土拉菌病、狂犬病、炭疽
病毒性出血热	黄热病、登革出血热、拉沙热及其他沙粒病毒感染、马尔堡病、埃博拉热、克里米亚-刚果出血热

【流行病学】

美国 CDC 关于国际旅行者健康黄皮书调查显示 22% ~64% 到发展中国家的旅行者自我报道发生了健康问题，大多数为轻中度，自限性疾病，如旅行者腹泻、呼吸系统感染、皮肤病等。其中约 8% 的旅行者疾病比较严重，需要在当地或回国后在医疗卫生机构就诊。未经药物预防到非洲的旅行者疟疾感染风险高，部分病情较重，可危及生命。到发展中国家旅游时，存在的主要健康问题发生率以感染病最高（图 25-2-1）。

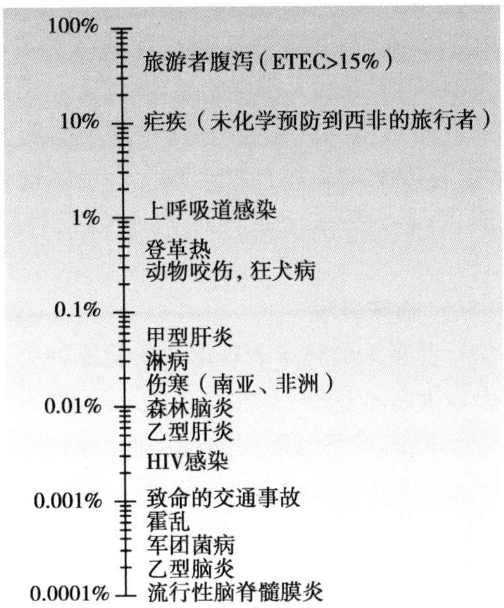

图 25-2-1 赴发展中国家旅行的主要健康问题（国际旅行医学学会）

【传播途径】

了解输入和旅行相关感染的传播途径，为旅行前预防、旅行后检查、旅行相关感染诊治提供帮助。其中主要的传播途径包括以下几种：

一、呼吸道传播

见于开放性结核病、麻疹、水痘、白喉、百日咳、腮腺炎、流行性脑脊髓膜炎、肺鼠疫、SARS 及流感等。儿童、老年人、体弱者及慢性病患者应尽量避免到人多拥挤或空气不流通的场所，外出应戴口罩。

二、消化道传播

主要通过食物及水传播。多见于旅行者腹泻、霍乱、隐孢子虫病、贾第虫病、甲型肝炎、戊型肝炎、李斯特菌病、伤寒及副伤寒等疾病。

个人卫生及饮食卫生是这类疾病最有效的防护措施。其他措施包括忌食生的或未煮熟的食物及再次加热的肉类，微波加热食物要彻底，水果需去皮，奶制品需煮沸或巴氏法消毒。参观动物园或访问农场应避免随意进食。多数溪流、池塘、灌溉渠及井水不应直接饮用。广泛使用的水净化措施包括煮沸、氯化物消毒等，在野外不具备这些条件时，可使用过滤器过滤细菌及寄生虫，亦可清除部分附着在较大颗粒上的病毒。

三、虫媒传播

系由病媒生物传播的自然疫源性疾病，常见几种虫媒传播疾病（表 25-2-2）。主要使用的驱虫剂包括植物来源及化学制剂。雌蚊依据热度、湿度、二氧化碳等感受叮咬部位，DEET（避蚊胺，二乙基甲苯酰胺）通过掩盖人体散发的二氧化碳及乳酸发挥作用，对蚊、蜱的效果好，对苍蝇、跳蚤及螨虫的效果欠佳，对黄蜂及蜜蜂无效。使用蚊帐是避免蚊虫叮咬的经典措施，能防止疟疾、乙型脑炎等疾病。伊蚊在白天叮咬易感者，传播登革热、黄热病等，穿长衣、长裤及长靴可避免感染，杀虫剂浸泡或喷洒衣物可显著增强防护力。

表 25-2-2 常见的虫媒传播疾病

传播媒介	主要传播的疾病
钉螺	血吸虫病
蚋	盘尾丝虫病
跳蚤	盘尾丝虫病、地方性斑疹伤寒、莱姆病、鹦鹉热、弓形虫病
蚊子	
伊蚊	登革热、黄热病、立夫特山谷热、基孔肯雅病
按蚊	疟疾、丝虫病
库蚊	流行性乙型脑炎、丝虫病、西尼罗河热
白蛉	黑热病
蜱	新疆克里米亚-刚果出血热、莱姆病、回归热、Q 热、斑点热、森林脑炎、土拉菌病
锥蝽	南美洲锥虫病
舌蝇	非洲锥虫病（昏睡病）

四、动物传播

接触动物后一定要洗手。被动物咬伤、与动物密切接触或接触动物排泄物、体液、进食动物源性食物(肉类或奶制品)等传播均可被感染,主要包括狂犬病、土拉菌病、布鲁司菌病、钩端螺旋体病及出血热等。

预防措施包括避免激惹、惊吓动物,在狂犬病流行区避免接触犬、猫或其他野生动物及动物的排泄物、体液等。进食动物性食物要充分烹饪及煮熟。被动物咬伤、抓伤后立即处理伤口并进行免疫接种。

五、性传播

旅行过程中的无保护性性行为可感染淋球菌、HBV、HIV、梅毒螺旋体等。避免不洁性行为,使用避孕套、阴道隔膜,不仅可防止感染病,阻止流行及蔓延,亦是控制及消灭性传播疾病的有效方法。

六、血液体液传播

HBV、HCV、HIV、疟原虫等可通过文身、输血、针灸、共用注射针头等方式传播。

七、土壤

受损皮肤接触包含细菌芽胞的土壤或扬尘可致炭疽或破伤风。蛔虫、鞭虫等蠕虫可通过未洗净蔬菜传播。吸入污染的泥土可导致真菌感染。

【主要的输入和旅行相关感染】

由于大多数输入和旅行相关疾病在相应章节已有详细的讲述,本节着重介绍疾病的地理分布及旅行相关的预防措施。

一、旅行者腹泻

经典旅行者腹泻系指出现每天 3 次或以上不成形大便,伴腹痛、发热、恶心、呕吐等至少一项症状,自然病程约 4 日。赴非洲及拉丁美洲旅行者发病率可高达 25% ~75%,大多发生在逗留的前 3 周内。胃酸缺乏、服用质子泵抑制剂、20 ~29 岁的旅行者属高危人群。

(一) 病原体

旅行者腹泻可由多种病原体所致,不同地区有所不同。在世界范围内,细菌所致的旅行者腹泻占 80% ~90%,其中产毒性大肠埃希菌为最主要病原,其他细菌、病毒、原虫等病原检出率较低,约 10%。检出率依次为:大肠埃希菌 30% ~ 70%,志贺菌 5% ~10%,沙门菌<5%,空肠弯曲菌<5%,轮状病毒<5%,贾第鞭毛虫<5%,溶组织阿米巴<3%,隐孢子虫<3%;不明原因 30% ~ 40%。

(二) 发病机制

不同病原体导致腹泻机制不同。病原体主要通过进食未烹调食物、未去皮水果,或未经冷冻长时间保存的食物进入消化道。有的病原体直接侵犯肠壁,导致局部病变,如志贺菌属、沙门菌属、少数大肠埃希菌等。有的病原体产生肠毒素导致分泌性腹泻,如产毒性大肠埃希菌、霍乱等。病毒性腹泻系由病毒侵入上皮细胞后导致小肠功能紊乱,大量液体渗出肠腔及吸收减少。贾第鞭毛虫所致腹泻与小肠绒毛改变及乳糖酶活性降低有关。

(三) 临床表现

旅行者腹泻的临床表现取决于病原种类。腹泻大多发生在抵达旅行地的 3 ~7 日内,平均持续 3 ~5 日。除志贺菌属所致的细菌性痢疾外,其他几种腹泻主要表现为水样便,可伴有发热、食欲下降、恶心、呕吐、腹痛及脱水等临床表现。贾第鞭毛虫腹泻潜伏期 1 ~3 周,可返家后发病,病程长达 2 周。

(四) 治疗

轻度腹泻表现为自限性。脱水者给予口服补液盐。口服诺氟沙星等喹诺酮类抗生素对 80% 的细菌性腹泻有效。东南亚及印度出现耐喹诺酮弯曲菌,但对阿奇霉素敏感。

(五) 预防

保证食品、饮水卫生健康是预防旅行者腹泻的根本措施。由于该病对治疗反应良好,一般不建议抗生素预防。晚期 HIV 感染者及有严重基础疾病者可服用喹诺酮类抗生素预防。

二、疟疾

目前至少 100 个国家及地区存在疟疾流行,每年超过 1.25 亿旅行者暴露于流行区,1 万以上人次回国后报道发病,但据估计实际发病患者数至少在 3 万人次以上。离开疟疾流行区 3 个月左右出现发热者应该高度警惕感染疟疾。

（一）流行病学

疟疾患者及带疟原虫者为传染源，雌性按蚊叮咬是主要传播途径，叮咬主要发生在黎明或黄昏。人群普遍易感，尤其是非流行区的旅行者到达流行区或者流行区的居民在非流行区居住超过6个月后返回原居住地。

疟疾的流行主要发生在非洲，中美洲及南美洲，加勒比地区，亚洲（包括东南亚，南亚，中东），东欧及南太平洋，20世纪大规模暴发的地区有印度、俄罗斯、斯里兰卡、巴西、埃及、埃塞俄比亚、海地、土耳其、阿富汗、伊拉克、塔吉克斯坦、阿塞拜疆。2010年最新全球疟疾分布（图25-2-2）。到东南亚及加勒比海附近的旅行者很少发病。中国90%以上感染病例主要分布在云南、海南、安徽、湖北、河南的农村地区，近年来中国疫区呈扩大趋势。20世纪80年代后，中国报道不少境外输入疟疾病例。

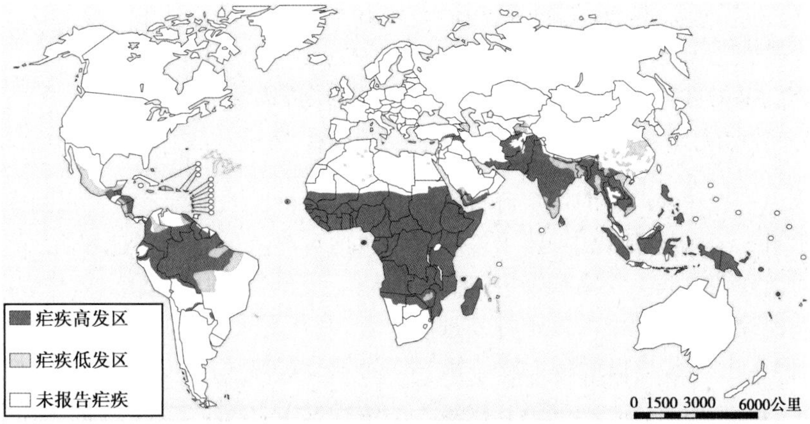

图 25-2-2　疟疾在全球的分布和流行（WHO）

（二）预防

旅行者需要注意以下四条原则（ABCD）：具有风险意识（aware of the risk）、避免叮咬（avoid being bitten）、采取化学预防（chemoprophylaxis）、快速诊断（immediately seek diagnosis）。避免疟疾感染主要在于避免蚊子的叮咬，在此基础上根据到达目的地的发病风险（图25-2-2）制定化学预防方案。低风险区域，无需化学预防；间日疟流行区或氯喹敏感的恶性疟原虫流行区，采用氯喹化学预防；间日疟原虫及恶性疟原虫混合流行区域，及氯喹耐药疟原虫流行区，实施氯喹-氯胍联合预防方案；在恶性疟原虫高流行区及低水平抗疟原虫耐药区域、恶性疟原虫中低流行区及高水平抗疟原虫耐药区域，实施多西霉素或阿托伐醌-氯胍预防方案（根据当地耐药流行情况选择）。

避免蚊虫叮咬的方法包括使用驱虫剂（有效成分为二乙基甲苯酰胺）、蚊香（有效成分为合成除虫菊酯）、物理屏障如蚊帐、长袍等。

三、黄热病

黄热病系由黄热病病毒所致的急性病毒性出血感染病，高达50%的严重感染病例若不经治疗，会死于黄热病，估计全世界每年有20万人感染黄热病，3万人死亡。黄热病是唯一要求出示国际疫苗接种证明书的疾病。黄热病最初出现在非洲，输入美洲后在当地广泛传播。美洲及非洲赤道两侧回归线之间是黄热病的自然疫源地（图25-2-3）。

（一）病原学

黄热病病毒属于黄热病科黄热病毒属，为RNA病毒，具有嗜内脏性及嗜神经性。黄热病是一种蚊媒性自然疫源性疾病，伊蚊为主要传播媒介。蚊虫在房屋四周（居家环境）、丛林中（野外）或水陆两栖地（半居家环境）繁殖，包括城市型、中间型及丛林型三类传播链。

（二）流行病学

1. 城市型黄热病　如果受染者把病毒带入人口稠密地区，而这些地区若有大部分人缺乏免疫力，并有伊蚊生存繁殖，就会发生大流行。受染蚊子在人与人之间传播病毒。

2. 中间型黄热病　在非洲潮湿或半潮湿地区，时而发生小规模流行病。由半家居环境中的蚊子（在野外及房屋四周繁殖）感染猴子及人。人与受感染的蚊子接触机会增多，导致病毒传播。一个地区可有许多单独的村庄同时出现病例。在非洲，这类疫情最为常见。如果在感染传入地区

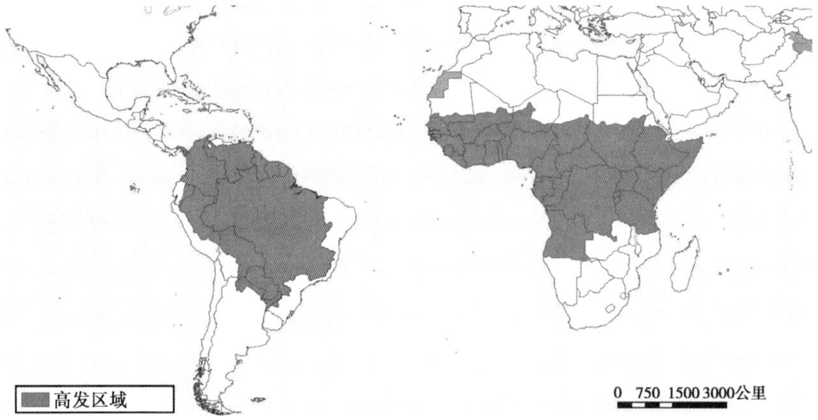

图 25-2-3　黄热病在全球的发病分布图(WHO)

的家居环境中有蚊子生存,而人没有接种过疫苗,疾病疫情就可能成为一种较为严重的疾病流行。

3. 丛林型黄热病　在赤道雨林中,猴子被野外蚊虫叮咬受染而出现黄热病。受染猴子再将病毒带给叮咬其的其他蚊子。受感染的蚊子叮咬进入林区的人,导致偶尔出现黄热病病例。感染大多发生在林区工作的青年男子身上。蚊虫叮咬感染者血液后,约37℃经4日即能传播本病。感染的蚊虫可终生带毒,并可经卵传播。无免疫力的人群对黄热病普遍易感,隐性感染或发病后均能获得持久免疫力,其体内产生的中和抗体可保持终身,未发现再感染者。流行区内成人大多有免疫力,故儿童发病占多数。流行区旅行者是黄热病的高危人群,尤其是进入森林或丛林者。消灭伊蚊便可使黄热病得到控制及消灭,而目前从技术上及生态学上均难以实现。如果在伊蚊重新增多的地方有传染源进入可再次引起暴发流行。非洲及南美洲流行季节多在3、4月份,此时多雨,气温高,湿度大,利于蚊虫滋生及病毒在蚊体内的繁殖。流行区散发者季节性不明显,全年均可发病。

历史上,黄热病在欧洲、非洲、美洲均有灾难性流行,尚未累及亚洲。目前大多数病例发生在撒哈拉沙漠以南地区,中美、南美以及加勒比群岛地区亦是黄热病高发区。2008年WHO报道的黄热病高危地区分布(图25-2-3)。由于疫苗的广泛接种,加上监测网络不健全,导致流行区域内一些国家尚未报道感染病例。

(三)预防

防止蚊虫叮咬是预防黄热病的基本措施,接种疫苗是最有效的预防策略。17D黄热病病毒减毒活疫苗安全有效,接种后1周保护率达95%以上。每剂0.5ml,1次接种保护时间可达10年之久。除9月以下的婴儿、孕妇及有禁忌证者,所有进入流行区的旅行者需要强制接种。接种禁忌证包括对鸡蛋蛋白严重过敏者、先天性或获得性细胞免疫缺陷、HIV感染、9月以下的婴儿。旅行者,尤其是从非洲或拉丁美洲前往亚洲的旅行者,必须有黄热病疫苗接种证明。如因身体原因不能接种疫苗,按照《国际卫生条例》规定,必须由有关当局出具证明。

四、脑膜炎球菌病

脑膜炎球菌病系由脑膜炎奈瑟菌所致的经呼吸道传播的一组疾病。包括流行性脑脊髓膜炎,暴发型脑膜炎球菌败血症,呼吸道、关节、心包、眼、泌尿系统感染。脑膜炎奈瑟菌为革兰阴性菌,目前已知12个血清群(serogroup),与疾病有关的5个主要血清型为A、B、C、Y及W-135型。中国及非洲流行的主要是A群,欧洲及北美流行的主要是B群,Y群主要见于美国,2001年及2002年沙特阿拉伯朝圣季节发生的流行主要由W-135群所致。中国流行区B群及C群有上升趋势,个别省份有C群的局部暴发流行。

(一)流行病学

带菌者及流脑患者是主要传染源,尤其是前者。患者从潜伏期至发病后10天均具有传染性,病原菌借飞沫经空气传播,进入呼吸道感染。该病呈全球性分布,在温带地区,大多数病例集中于冬春季。从塞内加尔到埃塞俄比亚有横跨非洲大陆的"脑膜炎带"(meningitis belt)(图25-2-4),然而,其暴发可能发生于世界任何地方。一般来讲,旅行者发病的风险较低,但到非洲、沙特阿拉伯朝圣感染风险较大。相对封闭的军营、集体宿舍、宿营聚集地感染风险高。

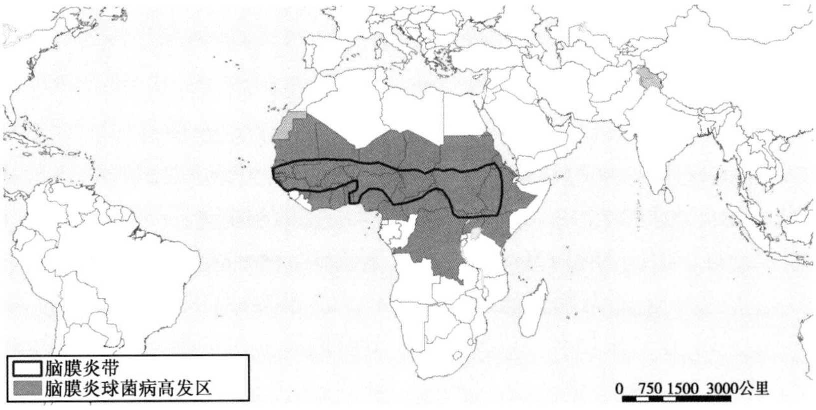

图 25-2-4 脑膜炎球菌病高发区及非洲“脑膜炎带”(CDC)

（二）预防

脑膜炎球菌疫苗包括 A 群及 C 群的脂多糖抗原，接种一次可以为旅行者提供 3～5 年的保护效应，接种对象包括 2～55 岁的人。2 岁以内的儿童可接种共价 C 群疫苗，到沙特阿拉伯朝圣者，推荐接种多价 A/C/Y/W135 疫苗，每年朝圣期间，沙特阿拉伯要求入境者出示过去三年的脑膜炎球菌疫苗接种证明。

五、霍乱

系由霍乱弧菌感染所致的以腹泻为主要表现的急性肠道感染病，夏季为霍乱高发期。全球 100 多个国家及地区有病例报道，非洲撒哈拉沙漠以南地区、印度等经济欠发达地区是霍乱的高发区（图 25-2-5），在亚、非、欧美各洲曾先后发生过 7 次世界性大流行。对一般旅行者来讲，感染霍乱的风险极低，约 1/50 万人，高风险环境下如难民营或救助中心服务的工作者或志愿者属于高危人群，因手术、药物导致胃酸分泌减少的旅行者患病的风险增加。

霍乱的临床表现差异较大，75% 的感染者无症状或只有轻微的腹泻，2%～5% 的感染者有严重症状，如剧烈的水样泻、呕吐、肌肉疼痛及严重脱水。补液是治疗关键，口服补液盐，必要时静脉输液，及时及足够的补液可将病死率降低至 1% 以下。在严重感染时，可选择合适抗生素进行治疗。

饮用未加处理的水、进食生的或者未煮熟的海鲜或食品是导致霍乱流行或暴发的主要原因。到卫生条件极差的国家或地区的旅行者推荐接种疫苗，如难民营中的救助人员或医疗卫生工作者。在美国目前没有批准注射的霍乱疫苗。目前由荷兰及印度生产的口服疫苗的保护效率在 80% 以上。现今研制的 B 亚单位 rBS 或 B 亚单位-全菌体疫苗（rBS-WC）口服疫苗，不良反应小，免疫效果好，在孟加拉现场试验表明对霍乱的保护作用至少可持续 3 年。在 2006 年，世界卫生组织发布了在复杂突发事件中使用口服霍乱疫苗的正式建议。全菌体疫苗及 B 亚单位-全菌体疫苗在>5 岁人群中均显示至少 3 年的有效保护作用，含 B 亚

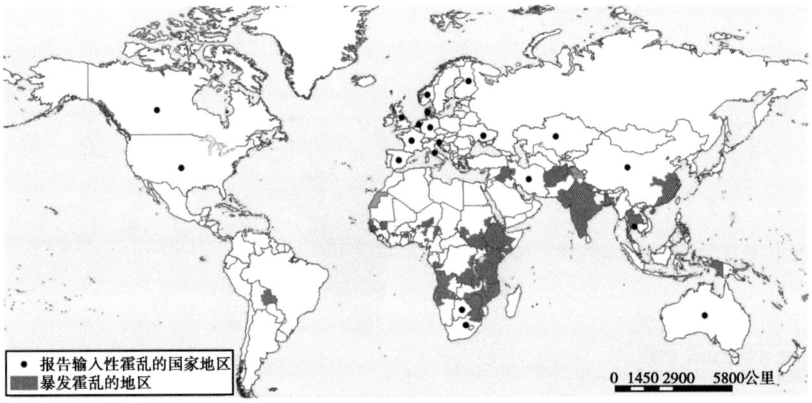

图 25-2-5 2007—2009 年霍乱在全球暴发分布图（WHO）

单位的霍乱疫苗还表现出对 *E. coli* 导致的腹泻的交叉保护作用。

六、流行性乙型脑炎

流行性乙型脑炎(简称乙脑),又称日本脑炎,系蚊虫传播的人兽共患的自然疫源性疾病,主要流行于东南亚、西太平洋地区,每年报道约 30 000 ~ 50 000 例临床病例(图 25-2-6)。乙型脑炎病毒通过蚊虫叮咬传播,库蚊、伊蚊、按蚊中均有一些种可传播本病,但以三带喙库蚊为主要传播媒介,发病及流行与蚊虫活动一致。发病高峰期与蚊虫数量相关,热带地区全年发生,亚热带温带地区多为7 ~ 9 月。库蚊多在水域中繁殖(如稻田)。猪等家畜及鸟类是乙脑病毒的主要储存宿主。因此,参观农耕地、种稻区及养猪场感染的风险高。疫区约 1% ~3% 的库蚊携带病毒,库蚊通常在夜间活动,白天感染的风险小。随着计划免疫的规范实施,中国乙脑年平均发病率从 20 世纪 60 年代的 11. 90/10 万人降至 20 世纪 90 年代的 2. 63/10 万人,大部分病例集中在贵州、陕西、河南、安徽、河北、云南、江西、湖南及广西等中西部地区。新疆、西藏、青海 3 个省属于乙脑非流行区。

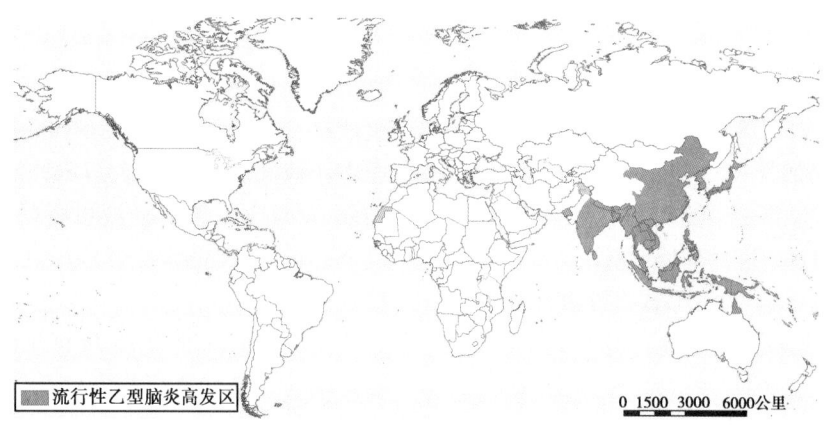

图 25-2-6　乙型脑炎的全球分布(WHO)

旅行者需要做好防范蚊虫叮咬的措施。赴东南亚旅行者,尤其是到稻田区或养猪场附近,建议接种乙型脑炎疫苗。接种方法为三次剂量疫苗,第 0、7 及 30 日注射。若 30 日注射时程不允许,推荐第 0、14 日两次接种,可获得 80% 的保护效力。

七、血吸虫病

血吸虫病(裂体吸虫病)系由血吸虫所致的寄生虫病,主要流行于热带及亚热带地区。全球 70 多个国家的 6. 5 亿人生活在血吸虫病流行区,全球现症感染者 2 亿多人,尤其在饮水及食品卫生差的贫穷地区,每年有超过 100 万人死于血吸虫病。其中 85% 的感染发生在非洲,此外南美洲(巴西、委内瑞拉、苏里南)及中东和亚洲的部分国家亦存在血吸虫病流行(图 25-2-7)。主要分布在这些国家的淡水流域,如尼罗河、埃塞俄比亚的

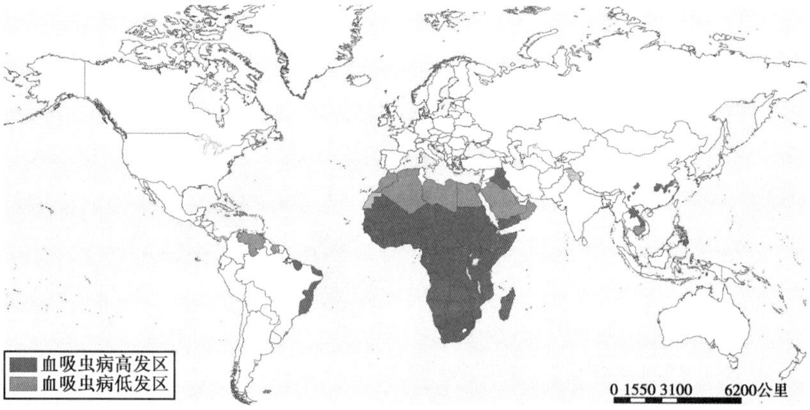

图 25-2-7　血吸虫病在全球的发病率(CDC)

奥莫(Omo)河、维多利亚湖、马拉维湖、津巴布韦的卡里巴(Kariba)湖、加纳的沃尔特湖、底格里斯河及幼发拉底河流域,中国主要分布在长江流域及以南省份。海水及含盐的水不适宜钉螺滋生,相对安全。

目前尚无预防血吸虫病的有效疫苗。在流行地避免接触疫水系最重要的预防措施,不在疫区的湖水、河塘、水渠里游泳、戏水;洗浴及生活用水需经过化学处理或加热50℃ 5分钟以上、或在容器中停留48小时以上。吡喹酮是唯一有效地降低血吸虫病发病率的药物,过去20多年间,在巴西、柬埔寨、埃及、中国及毛里求斯等国家,吡喹酮的应用已在很大程度上降低了血吸虫病的发生率。在儿童期至少三次的治疗可以有效阻止成年期发病。WHO推荐定期、有目标地在高危人群中进行吡喹酮预防性治疗。

八、海拔疾病

高海拔环境的压力,包括冷、湿度低、低气压、紫外线辐射增加等均会影响高海拔地区旅游者健康,其中最严重的是缺氧。低氧损伤的程度取决于高度、上升速率及暴露时间等。所致疾病包括急性高山病、高海拔脑水肿及高海拔肺水肿等。

人体能够自我调整来耐受中度缺氧,在旅游中可通过每天逐步登高、前2日内避免饮酒、前2日仅进行温和的运动措施来减少海拔疾病的发生。必要时可服用乙酰唑胺、地塞米松等药物预防缺氧性水肿的发生。

九、交通工具相关性感染

(一) 飞机

长途飞行可能对乘客造成健康损害,除了低氧、低压、臭氧、宇宙射线、晕动病、静脉血栓外,偶可见感染。主要与拥挤、相对封闭的环境、机舱换气系统故障等因素有关。最常见的感染为流感,亦有结核病及SARS在机舱内传播的可能。

(二) 船只

船只上暴发的肠道感染与食物及饮水卫生有关,诺如病毒(Norovirus)感染最为常见,通过食物和水在人与人之间传播,在一次旅程的暴发流行中,可有多达80%的乘客感染。流行性感冒和呼吸道感染亦常见。军团菌具有嗜水性,过去30年,超过50起军团菌感染与船舶有关。水痘及风疹可在船舶上集中暴发。

十、全球常见的感染性疾病

全球常见的感染性疾病对任何旅行者都构成一定的威胁,拥挤、疲劳、应激及改变的卫生设施等因素增加了旅行者的易感性。

(一) 流感的预防

根据抗原结构不同,流感病毒分为甲、乙、丙3型,20世纪发生的4次世界大流行均为甲型流感所致,乙型亦可引起流行,丙型流感多为散发。接种疫苗是预防流感的基本措施,到流感流行地区旅行的老人、儿童、各种原因所致的免疫抑制者,需要接种疫苗。

(二) 其他呼吸道感染

年长者、免疫功能低下者及原有基础疾病者是肺炎链球菌感染的高危人群。近年来,耐青霉素肺炎链球菌及多重耐药肺炎链球菌在局部地区流行。2岁以上的高危人群需要接种23价脂多糖肺炎链球菌疫苗,2岁以下儿童可接种7价肺炎链球菌疫苗。空调冷却塔及供水系统是军团菌的定植场所,到热带地区旅行尤其应该重视。

【输入和旅行相关疾病的诊断】

输入和旅行相关感染的诊断需密切结合旅行者的基础健康状态、旅行路线图(途经地及目的地)、行程表(在各地逗留时间)、暴露史(饮食、性活动、动物接触、蚊虫叮咬)、旅行方式(农村或城市、酒店或旅馆的卫生条件、露营)、免疫接种史、目的地及途经地疾病流行病学资料等做出。

【预防措施】

一、旅行前健康咨询

旅行前健康咨询是预防旅行相关感染病的主要方法之一。

(一) 一般建议

旅行前健康咨询需要考虑旅行的目的地及途经地、旅行者的健康状况、行程表、旅行过程中的生活方式等方面的问题。出国旅行前需要详细了解所到国家及地区主要感染性疾病相关信息、总体卫生状况、医疗水平、气候和海拔,通过互联网(wwwn.cdc.gov/travel)可获得实时更新的不同国别及地区旅行健康相关信息。

(二) 疫苗接种

疫苗接种系疾病预防的主要有效措施。由于

多数疫苗起效需要一段时间，部分疫苗需要序贯多次接种，建议旅行前4～6周进行健康咨询。接种的疫苗分为常规疫苗，旅行相关疫苗及强制接种的疫苗。CDC推荐接种旅游相关疫苗（表25-2-3）。常规疫苗主要针对全球性常见疾病，根据患者年龄与风险推荐不同疫苗，不论旅游与否。旅行相关疫苗系参考旅游目的地等推荐的预防性疫苗。强制接种疫苗系旅游目的地国家要求旅客必须接种的疫苗，携带相关接种证明才能进入该国。接种疫苗可保护旅行者减少感染机会，亦为保护当地居民。黄热病预防接种证书是世界卫生组织唯一要求的国际旅行预防接种证书，而仅在个别国家要求霍乱预防接种证书。沙特阿拉伯要求入境朝圣者出示过去3年内的脑膜炎球菌疫苗接种证明。鉴于上述多种不同免疫要求，旅行者应在出行前4～6周到国境卫生检疫机关咨询或网络查询（www.cdc.gov/travel），以便出行前做好接种。

表25-2-3　主要旅行相关疫苗接种要求

类别	疫苗针对的感染/病原体	接种方法
常规推荐疫苗	白喉 甲型肝炎 乙型肝炎 b型流感嗜血杆菌（*Haemophilus influenzae* type b） 带状疱疹人类乳头状瘤病毒（human papillomavirus，HPV） 流感 麻疹 脑膜炎球菌 流行性腮腺炎 百日咳 肺炎球菌 脊髓灰质炎 轮状病毒 风疹 破伤风水痘	针对全球性常见疾病，根据患者年龄与风险推荐不同疫苗，不论旅游与否均推荐接种
旅行相关疫苗		参考旅游目的地等，推荐接种的预防性疫苗
	甲型肝炎	除了到日本、澳洲、西欧、北欧、美加地区的旅客都需要接种甲型肝炎疫苗
	乙型肝炎	如果到高流行区域居住超过6个月以上，一般都建议接种；无乙型肝炎 病毒感染史者表面抗原阴性、表面抗体阴性者出行前进行疫苗接种
	乙型脑炎	如果旅游的目的地是乙型脑炎流行区，且属于长时间停留的旅客，都建议接种
	脑膜炎球菌	一般对于头年12月到来年6月至撒哈拉沙漠区域旅行的旅客，特别是与当地人有较密切接触的话，均建议接种
	脊髓灰质炎	前往脊髓灰质炎流行区旅游的个人，如果在过去服用过3剂或3剂以上的口服脊髓灰质炎疫苗，应在出发前追加服用一剂
	狂犬病	工作或旅游中长时间可能与野生或家养动物接触者，需接种狂犬病疫苗

续表

类别	疫苗针对的感染/病原体	接种方法
	伤寒	如果旅客所到的地区有暴露或不洁饮食环境可选择接种
	黄热病	如果要到非洲或是南美洲，建议出行前接种黄热病疫苗，除了巴西以外大部分的国家都会在入境许可上要求出示黄热病疫苗证明
强制接种疫苗		旅游目的地国家要求旅客必须接种的疫苗，携带相关接种证明才能进入该国
	黄热病	如果要到非洲或是南美洲，建议出行前接种黄热病疫苗，除了巴西以外大部分的国家都会在入境许可上要求出示黄热病疫苗证明
	脑膜炎双球菌	一般对于头年12月到来年6月至撒哈拉沙漠区域旅行的旅客，特别是与当地人有较密切接触时，均建议接种
	脊髓灰质炎	前往脊髓灰质炎流行区旅游的个人，如果在过去服用过3剂或3剂以上的口服脊髓灰质炎疫苗，应在出发前追加服用一剂

注：旅行相关疫苗和强制接种疫苗在不同国家和地区略有不同，一是按世界卫生组织规定，要求国际旅行者接种黄热病、霍乱等疫苗；二是按对方国家要求，对准备出行者接种疫苗；如美国的一些州要求入境者接种麻风腮（麻疹、风疹、腮腺炎三联疫苗）、俄罗斯要求接种白喉疫苗，有的国家则要求必须带抗疟药物等；三是建议去卫生条件较差的国家和地区的人员，有必要接种霍乱、甲型肝炎、伤寒等疫苗，并随身携带抗疟药物；去澳洲、欧美等发达国家出国旅游，要接种麻疹疫苗。去非洲要接种黄热病疫苗、登革热疫苗、必备抗疟药；流感流行季节，世界卫生组织推荐所有旅行者接种流感疫苗

（三）中国的计划免疫

现行的乙型肝炎疫苗、卡介苗、脊髓灰质炎疫苗、百白破疫苗、麻疹疫苗、白破疫苗等属国家计划免疫，在2011年6月30日发布的《扩大国家免疫规划实施方案》中已将甲型肝炎疫苗、流脑疫苗、乙脑疫苗、麻腮风三联疫苗纳入国家免疫规划，对适龄儿童进行常规接种。

在重点地区对重点人群进行出血热疫苗接种；发生炭疽、钩端螺旋体病疫情或发生洪涝灾害可能导致钩端螺旋体病暴发流行时，对重点人群进行炭疽疫苗和钩体疫苗应急接种。

二、回国后的健康评估

目前对于旅行相关疾病的流行病学，国际旅行医学会（ISTM）及美国CDC建立了协作网络，监测旅行相关疾病，并根据目的地分层分析。基于6个国家31个监测点的17 353名回国旅行者的研究发现，旅行者的目的地对疾病风险影响较大，自世界不同洲回国后出现的健康问题存在差异（wwwn. cdc. gov/travel）。回国后的主要症状为发热、急性腹泻、皮肤疾患、慢性腹泻及呼吸系统疾病。

有发热表现的疾病主要见于到非洲或亚洲的旅行者。疟疾发病率较高，居前三位。发热性疾病中登革热的比例上升，尤其是到非洲以外的地区旅行者。在撒哈拉沙漠以南的地区，立克次体病的发病率仅次于疟疾，到东南亚发生呼吸道疾病的风险相对较高，急性腹泻在中亚及南亚多见。

自疟疾流行区归来的旅行者出现发热应受到密切关注，首先需要考虑疟疾。来自非洲、大洋洲或回国后2个月内发热者高度怀疑疟疾，亦应考虑甲型肝炎、戊型肝炎、伤寒、细菌性肠炎、虫媒病毒感染（登革热）、立克次体感染（莱姆病、斑疹伤寒及Q热）。钩端螺旋体病、急性HIV感染、阿米巴肝脓肿较少见。美国CDC及旅行医学学会调查了3907名旅行后发热的患者，发现疟疾主要来自非洲及南美洲。登革热主要来自东南亚及加勒比海地区。伤寒多来自南亚，支原体感染来自非洲南部。至少25%未能发现明确原因，但疾病最终自愈。

充分了解旅行目的地的高发感染病，进行有效地旅行前咨询，采用应有的预防措施，了解相关预防知识，可有效降低旅行相关感染病的发生。

（赵英仁）

参考文献

1. 叶晓军,范伟忠.构建输入性传染病预警指标体系的研究.浙江预防医学,2013,25(6):20-23.
2. WHO. International travel and health. *http://www.who.int/ith/en/CDC*. Traveler's Health. *http://wwwnc.cdc.gov/travel/content/yellowbook/home-2010.aspx*.
3. International Society of Travel Medicine. *http://www.istm.org/*.
4. Yombi JC, Jonckheere S, Colin G, *et al*. Imported malaria in a tertiary hospital in Belgium: epidemiological and clinical analysis. Acta Clinica Belgica, 2013, 68(2): 101-106.
5. Zamarrón Fuertes P, Pérez-Ayala A, Pérez Molina JA, *et al*. Clinical and epidemiological characteristics of imported infectious diseases in Spanish travelers. J Travel Med, 2013, 17(5): 303-309.
6. McFee RB. Travel-related illness. Dis Mon, 2013, 59(12): 434-436.
7. Wu D, Guo CY. Epidemiology and prevention of hepatitis A in travelers. J Travel Med, 2013, 20(6): 394-399.

第三节 先天性、围生期及儿童感染

先天性、围生期及儿童感染病在个体成长过程中占有重要地位,感染可发生在胎儿期、新生儿期或儿童期,病原体包括细菌、病毒、寄生虫、支原体、衣原体(*Chlamydia*)及螺旋体等。风疹病毒(rubella virus,RV)、巨细胞病毒(cytomegalovirus,CMV)、单纯疱疹病毒(herpes simplex virus,HSV)、弓形虫(*Toxoplasma*)、细小病毒B19(parovirus B19)、乙型肝炎病毒(hepatitis B virus,HBV)等是导致宫内感染的常见病原体,是导致流产、早产、胎儿宫内发育迟缓、胎儿畸形及死亡的重要原因。目前我国以CMV、HBV及弓形虫感染最为常见。近年来,先天性梅毒病例有所增加,人类免疫缺陷病毒(human immunodeficiency virus,HIV)等新的病原体亦可致新生儿感染。甲型流感病毒H1N1(influenza A H1N1)感染儿童一般病情较轻,然而,5岁以下患者仍有死亡病例报道,疫苗免疫有效。做好婴幼儿及儿童感染病的防治工作对降低其病死率有重要意义。

儿童感染可发生于出生前、出生时或出生后:①出生前感染:病原体从母亲血液通过胎盘感染胎儿,亦称宫内感染;此外,母亲生殖道病原体上行性感染,取绒毛标本、羊膜囊穿刺、取脐带血等有创操作时消毒不严亦可导致胎儿感染;②分娩时感染:因孕妇产道为有菌环境,当胎膜早破、产程延长时,病原体上行污染羊水;胎儿吸入了产道中污染的分泌物;使用产钳等助产时损伤胎儿皮肤等均可使胎儿感染;③出生后感染:可通过飞沫、皮肤黏膜,脐部创面、呼吸道和母乳感染;消毒不严的雾化器、吸痰器、呼吸机及各种管道亦可造成医源性感染。

Ⅰ 败血症

败血症(septicemia)系指病原体侵入婴儿血液后生长、繁殖、产生毒素所致的全身性反应。常见病原体为细菌,亦可为真菌、病毒或原虫等其他病原体。败血症在新生儿感染病中发病率高,病死率亦高。尽管医学和抗菌药物发展迅速,然而,新生儿败血症的发病率和病死率仍居高不下,耐药菌株的产生和细菌种类的变异成为当今研究的热点。本节重点介绍细菌所致的败血症。

【发病机制与病理改变】

一、病原菌

因不同地区和年代而异,在我国仍以金黄色葡萄球菌和大肠埃希菌感染为多见。近年来随着新生儿重症监护室(NICU)的发展,静脉留置针,呼吸机及广谱抗生素的广泛应用及极低出生体重儿存活率的提高等因素,机会致病菌(表皮葡萄球菌、铜绿假单胞菌、克雷伯杆菌、肠杆菌、变形杆菌、不动杆菌、沙雷菌及微球菌等),厌氧菌(脆弱类杆菌、产气荚膜梭菌)及耐药菌株所致的感染有增加趋势。空肠弯曲菌、幽门螺杆菌等已成为新的致病菌。B族溶血性链球菌(group B *Streptococcus*,GBS)及李斯特菌成为欧美新生儿感染常见的致病菌,然而国内极少见。

二、非特异性免疫功能

①屏障功能差,皮肤角质层薄、黏膜柔嫩、脐残端有创面;胃液酸度低、胆酸少使消化液的杀菌力弱,加上肠黏膜通透性大;血-脑屏障功能薄弱;以上因素均有利于细菌进入;②淋巴结发育不全,缺乏吞噬细菌的过滤作用,不能将感染局限在局部淋巴结;③经典补体途径及替代补体途径的部分成分(C3、C5、调理素等)含量低,机体对细菌抗原的调理作用差;④中性粒细胞趋化性和黏附性

低，备解素、纤维结合蛋白、溶菌酶含最低，吞噬和杀菌能力不足，影响中性粒细胞吞噬和杀菌能力；⑤单核细胞产生粒细胞-集落刺激因子（G-CSF）、白细胞介素 8（IL-8）等细胞因子的能力低下。

三、特异性免疫功能

①新生儿体内 IgG 主要来自母体，胎龄越小，其含量越低，因此早产儿更易感染；②IgM 和 IgA 分子量较大，不能通过胎盘，新生儿体内含量很低，因此易感染革兰阴性菌，也易患消化道及呼吸道感染；③T 细胞不能产生足量的细胞因子，对外来特异性抗原的应答差；④巨噬细胞、自然杀伤细胞活性低。

【临床表现】

根据败血症发病时间的早晚可分为早发性和晚发性。早发性在出生后 7 日以内起病，而大多数症状出现在出生后 24 小时内。感染发生在宫内或分娩时，典型临床表现为呼吸窘迫和非特异性症状。晚发性感染多发生在出生后，病原体可来自产道、医院内感染或周围环境，常有脐炎、肺炎或脑膜炎等局灶性感染。

新生儿败血症的早期症状常不典型，早产儿尤其如此。表现为进奶量减少或不食、神萎、嗜睡或烦躁不安、反应低下、少动、少哭、哭声低、溢乳、发热或体温不升、面色苍白或灰脐、体重不增等症状。出现以下表现时应高度怀疑败血症发生：①黄疸：有时可为败血症的唯一表现。表现为生理性黄疸消退延迟、黄疸迅速加深、或黄疸退而复现，无法用其他原因解释；②肝脾肿大：出现较晚，一般为轻至中度肿大；③出血倾向：皮肤黏膜瘀点、瘀斑、紫癜、针眼处流血不止，呕血、便血、肺出血、严重时发生 DIC；④休克：面色苍白，皮肤呈大理石样花纹，脉细速，血压下降，尿少或无尿；⑤其他：中毒性肠麻痹、呼吸窘迫、肺炎、脑膜炎、坏死性小肠结肠炎、化脓性关节炎及骨髓炎等。

【实验室及辅助检查】

一、外周血象

正常新生儿外周血白细胞计数波动范围大，因此计数增高诊断意义不大。若白细胞总数$<5.0\times10^9$/L、中性粒细胞中杆状核细胞所占比例≥0.2、粒细胞内出现中毒颗粒或空泡，血小板计数少于 100×10^9/L 有诊断价值。

二、细菌培养

应在使用抗生素之前做血培养，同时作 L 型细菌和厌氧菌培养可提高阳性率。因新生儿抵抗力低下，故即使血中培养出机会致病菌亦应予以重视，阴性结果不能排除败血症。脑脊液、胃液、外耳道分泌物、尿液、咽拭子、皮肤拭子，脐残端等均可做细菌培养，若培养出的细菌与血培养一致则意义更大。

三、直接涂片找细菌

肝素血离心后吸取白细胞层涂片找细菌，脑脊液亦可直接涂片找细菌。

四、急性期蛋白

C 反应蛋白（C-reactive protein，CRP）、触珠蛋白（Hp）、α1-酸性糖蛋白（α1-AGP）、α1-抗胰蛋白酶（α1-AT）等在急性感染早期即可增加。CRP 测定在国内已普遍开展，细菌感染后 6～8 小时即上升，最高可达正常值（<8mg/L）的数百倍以上，当感染被控制后短期内即可下降，因此有助于疗效观察和预后判断。

五、鲎试验

用于检测血和体液中细菌内霉素，阳性提示有革兰阴性细菌感染。

六、病原菌抗原检测

采用对流免疫电泳（countercurrent immuno-electrophoresis，CIE），酶联免疫吸附试验（enzyme-linked immunosorbent assay，ELISA）、乳胶颗粒凝集（latex agglutination，LA）等方法用于血、脑脊液和尿中致病菌的检测。

七、基因诊断方法

应用质粒（plasmid）分析、限制性内切酶分析（restriction endonuclease analysis，REA）、核酸杂交（nucleic acid hybridization）、聚合酶链反应（polymerase chain reaction，PCR）等方法用于鉴别病原菌的生物型和血清型，这些方法分辨率高、重复性好、精确度亦高。

【诊断】

根据病史中有高危因素、临床症状体征、周围血象改变、CRP增高等可考虑本病诊断，确诊有赖于病原菌和病原菌抗原的检出。

【治疗】

一、抗生素治疗

用药原则包括以下几点：①早用药：对临床拟诊败血症的新生儿，不必等血培养结果即应使用抗生素；②合理、联合用药：病原菌明确前，可结合当地流行病学特点和耐药菌株情况选择两种抗生素联合使用；明确病原菌后改用敏感的抗菌药；对临床有效、药敏试验结果显示不敏感者可暂不换药；③静脉给药；④疗程足量：血培养阴性者经抗生素治疗，病情好转时应继续治疗5～7日；血培养阳性者至少需10～14日；有并发症者应治疗3周以上；⑤注意药物的不良反应：1周以内的新生儿尤其是早产儿，因肝肾功能不成熟，给药次数宜减少，每12～24小时给药1次；头孢三嗪及头孢他啶易影响凝血机制，使用时要警惕出血；氨基糖苷类抗生素可能产生耳毒性不宜使用。

二、处理严重并发症

①及时纠正休克：输新鲜血浆或全血，多巴胺和多巴酚丁胺；②纠正酸中毒和低氧血症；③积极处理脑水肿和DIC。

三、清除感染灶

局部有脐炎、皮肤感染灶、黏膜溃烂或其他部位化脓病灶时，应及时予以相应处理。

四、支持疗法

注意保温，供给足够热量和液体。

五、免疫疗法

静脉输注免疫球蛋白每日300～500mg/kg，3～5日；对重症患者可交换输血；中性粒细胞明显减少者可应用粒细胞集落因子（G-CSF）。

Ⅱ 细菌性脑膜炎

新生儿细菌性脑膜炎（neonatal bacterial meningitis），亦称新生儿败血症脑膜炎（neonatal sepsis-meningitis），系新生儿期由细菌所致的最常见的一种颅内感染病，病情凶险，但治疗及时能够见效。绝大多数病例与新生儿败血症有关，病原菌绝大多数由血行播散至中枢神经系统，与败血症的病原菌相同。少数细菌从脊柱裂、脑脊膜膨出处入侵，或者由头颅血肿继发感染、中耳炎等邻近组织感染蔓延所致。早产儿血-脑屏障功能薄弱，更容易发病。

【临床表现】

早期症状与败血症相似，神经系统症状表现为嗜睡、激惹及抑制交替、双目凝视、眼球上翻、肌张力改变、惊厥。晚期可出现前囟饱满、颅缝增宽和脑膜刺激征（抬头屈颈时哭吵），最后可呈昏迷及角弓反张状，其主要并发症有脑室管膜炎、硬膜下积液和脑积水等。

【实验室及辅助检查】

一、脑脊液

正常新生儿脑脊液的细胞数、蛋白和糖含量均高于其他年龄组，且差异大。化脓性脑膜炎时可表现为压力增高（$>80mmH_2O$，0.79kPa）；白细胞数$>20\times10^6/L$时应高度怀疑，$>30\times10^6/L$时基本可确诊；糖下降<1.5～2.0mmol/L；蛋白增高，涂片染色找细菌阳性。

二、血培养

血培养阳性结果有助于估计脑膜炎的病原菌。

三、头部影像学检查

CT、MRI及B超检查可表现为脑实质水肿和脑膜增厚；对诊断脑室管膜炎、硬膜下积液、脑脓肿、脑积水等并发症亦有较大价值。光导纤维无创前囟测压仪连续监测前囟门压力（anterior fontanel pressure，AFP）有助于及时发现颅内压增高。

【治疗】

早期诊断和及时有效的治疗对于减少病死率和后遗症的发生有重要的意义。

一、抗菌治疗

药物选用原则同新生儿败血症，由于血-脑屏障的存在，还应遵循以下几条原则：①早期、大剂量、联合、静脉途径给药；②病原菌未明时，结合病史、发病时间、临床特点、流行病学特点用药，目前多采用青霉素加第三代头孢菌素治疗；③选择通过血-脑屏障较好的抗菌药物；④用药疗程要足，革兰阳性菌引起的化脓性脑炎至少治疗2周，革兰阴性菌化脓性脑炎至少3周。

二、对症处理

使用苯巴比妥钠止痉。颅内压增高时用甘露醇脱水、呋塞米等利尿。

三、支特疗法

保证水和电解质平衡及能量的供给。因患儿多伴有不同程度脑水肿，每日补液量宜在60～80ml/kg，若伴有休克时，可适当增加补液量，并根据“边补边脱”原则来调整脱水剂和补液的速度。在使用脱水剂时，易引起低钠、低钾血症，宜每日监测血电解质1～2次。给予鲜血浆、静脉免疫球蛋白（IVIG）有利于增强机体免疫力。

四、肾上腺皮质激素

早期使用可减少炎症渗出，减轻脑水肿和后遗症发生。新生儿可酌情使用。

Ⅲ 感染性肺炎

感染性肺炎系新生儿常见疾病，称为新生儿感染性肺炎（neonatal infectious pneumonia），可发生在产前、产时和产后，可由细菌、病毒或原虫等病原体所致，是新生儿死亡的重要原因之一。

【病原学】

感染可发生在产前、产时或产后，由细菌、病毒或其他各种病原体感染所致。产前感染病原体经血行通过胎盘、羊膜侵袭胎儿，常见病原体为巨细胞病毒、弓形虫、大肠埃希菌、金黄色葡萄球菌、克雷伯杆菌、李斯特菌及支原体等。产时感染发生在分娩过程中，胎儿吸入污染的羊水或母亲的宫颈分泌物所致，常见病原体为大肠埃希菌、肺炎球菌、克雷伯杆菌、李斯特菌及B族链球菌等。产后感染病原体主要通过婴儿呼吸道、血行或医源性途径传播，常见病原体为金黄色葡萄球菌、大肠埃希菌、克雷伯杆菌、铜绿假单胞菌、表皮葡萄球菌、沙眼衣原体、真菌、合胞病毒、腺病毒及解脲脲原体等。

【诊断】

一、产前感染性肺炎

在出生时常有窒息史，多在出生后24小时内发病。可见呼吸快、呻吟、体温不稳定，肺部听诊可发现粗糙、减低或可闻及啰音。合并心力衰竭者心脏扩大、心率快、心音低钝、肝大。血行感染者常缺乏肺部体征，而表现为黄疸、肝脾大及脑膜炎等多系统受累。严重病例可发生呼吸衰竭、抽搐、昏迷、DIC、休克和持续肺动脉高压等。周围血象白细胞大多正常，亦可减少或增加。脐血IgM>200mg/L或特异性IgM增高者对产前感染有诊断意义。X线胸片病毒性肺炎显示为间质性肺炎改变，细菌性肺炎则为支气管肺炎表现。

二、产时感染性肺炎

发病时间因不同病原体而异，一般在出生数日至数周后发病，细菌性感染在生后3～5日发病，Ⅱ型疱疹病毒感染多在生后5～10日，而衣原体则长达3～12周。生后立即进行胃液涂片找白细胞和病原体，或取血标本、气管分泌物等进行涂片、培养和对流免疫电泳等检测有助于病原学诊断。

三、产后感染性肺炎

表现为发热或体温不升、气促、鼻扇、发绀、吐沫、三凹征等。肺部体征早期常不明显，病程中可出现双肺细湿啰音。呼吸道合胞病毒肺炎可表现为喘息，肺部听诊可闻哮鸣音。鼻咽部分泌物细菌培养、病毒分离和荧光抗体，血清特异性抗体检查有助于病原学诊断。金黄色葡萄球菌肺炎易合并脓气胸，X线检查可见肺大疱。

【治疗】

一、呼吸道管理

雾化吸入，体位引流，定期翻身、拍背，及时吸净口鼻分泌物，保持呼吸道通畅。

二、供氧

有低氧血症时可用鼻导管、面罩、头罩给氧。呼吸衰竭时可使用人工呼吸机，维持血气在正常范围。

三、抗病原体治疗

细菌性肺炎者可参照败血症选用抗生素。重症或耐药菌感染者可用第三代头孢菌素；李斯特菌肺炎可用氨苄青霉素；衣原体肺炎首选红霉素；单纯疱疹性肺炎可用无环鸟苷；巨细胞病毒性肺炎可用更昔洛韦。

四、支持疗法

纠正循环障碍和水、电解质平衡紊乱，输液注意勿过多过快，以防心力衰竭、肺水肿；保证能量和营养成分的供给，静脉输给血浆、白蛋白和免疫球蛋白等。

Ⅳ　破　伤　风

新生儿破伤风（neonatal tetanus）系由破伤风杆菌（*Clostridium tetani*）侵入脐部所致的急性感染病，主要表现为牙关紧闭和全身肌肉强直性痉挛，病死率高，一般在出生后4～7日发病，故俗称“七日风”。随着我国城乡新法接生技术的推广及医疗水平的提高，本病发病率已显著降低。

【临床表现】

潜伏期多为4～7日，此期愈短、病情愈重、病死率亦愈高。破伤风杆菌产生的痉挛毒素侵入中枢神经系统引起全身肌肉强烈收缩和交感神经兴奋。早期仅有哭闹和吃奶困难，此时用压舌板检查口腔时，愈用力张口愈困难，称为“锁口”，此有助于本病诊断。逐渐出现张口困难、奶头无法放入口中，进一步发展为牙关紧闭、“苦笑”面容、阵发性全身肌肉强直性痉挛和角弓反张，呼吸肌和喉肌痉挛可引起呼吸停止。痉挛发作时患儿神志清楚。经合理治疗1～4周后痉挛逐渐减轻、发作间隔时间延长，能吮乳，完全恢复约需2～3个月。病程中常并发肺炎和败血症。

【治疗】

宜将患儿置于安静而避光的环境中，尽量减少刺激以减少痉挛发作。病初应禁食，待痉挛减轻后试用胃管喂养。脐部用3%过氧化氢或1∶4000高锰酸钾清洗，涂抹碘酒、消毒酒精。

一、中和毒素

破伤风抗毒素（tetanus antitoxin，TAT）可中和游离破伤风毒素，愈早用愈好。TAT 1万～2万U肌注或静脉滴注，另取3000IU作脐周注射，用前须做皮肤过敏试验。或者用破伤风免疫球蛋白（tetanus immune globulin，TIG）500～3000IU肌注，本药半衰期较TAT长，且不会发生过敏反应，不需做过敏试验。

二、止痉药

①地西泮（安定）：首选药，每次0.3～0.5mg/kg，缓慢静脉注射，4～8小时1次；亦可用鼻饲维持，剂量为每日2.5～7.5mg/kg，分6次，维持4～7日，以后逐渐减量，用药期间注意观察呼吸、肌张力，防止药物不良反应；②苯巴比妥钠：在地西泮使用过程中仍有痉挛者加用，首次负荷剂量为15～20mg/kg，静脉注射，维持量为每日5mg/kg，肌注或静脉注射，分为4～8小时1次；③10%水合氯醛：剂量为每次0.5ml/kg，胃管或灌肠。

三、抗生素

用于杀灭破伤风梭状芽胞杆菌。青霉素每日20万U/kg，或头孢菌素、甲硝唑，静脉滴注，疗程7～10日。

【预防】

做好新法接生可预防本病的发生。一旦接生时未严格消毒，须在24小时内将患儿残留脐带剪去一段，重新结扎，重新消毒脐带，同时肌注TAT 1500～3000U，或注射TIG 75～250U。

Ⅴ　巨细胞病毒感染

孕妇为巨细胞病毒（cytomegalovirus，CMV）携带者时，病毒可通过胎盘感染胎儿，CMV是宫内感染最常见的病原体，亦可在出生时经产道吸入含CMV的分泌物或产后经母乳排毒感染。宫内感染的患儿主要表现为早产儿、低出生体重、小于胎龄儿。

【临床表现】

宫内CMV感染的患儿多见于早产儿、低出生体重、小于胎龄儿，主要表现为黄疸、肝脾大、抽搐、脉络膜视网膜炎、小头畸形、智力低下、皮肤瘀斑、血小板减少、肌张力障碍、脑室旁钙化等，后遗症有智力低下、运动障碍、癫痫等，尤其是神经性耳聋较常见。分娩时或出生后感染的患儿在新生儿期及婴儿期可表现为肝脾大和间质性肺炎，足月儿常呈自限性，早产儿部分亦可出现心肌炎，关节炎、肾炎、间质性肺炎、脑膜脑炎等。婴儿期感染后多为隐性感染。

【诊断】

新生儿出现黄疸、惊厥、皮肤瘀点、肝脾大者即应考虑先天性 CMV 感染。婴儿期肝脾大、肝功能异常（黄疸可无），迁延反复的间质性肺炎亦需考虑生后 CMV 感染。需做以下检查进一步确诊：①脱落细胞检查：取新鲜晨尿或脑脊液的沉渣作涂片，瑞氏加吉姆萨染色作光镜检查，受感染细胞变大、核内有嗜酸性巨细胞包涵体（cytomegalic inclusion），直径 8～10μm，占核中央区的大部分，呈紫红色，周围有一亮圈与核膜分离，似猫头鹰眼。本法特异性高，但阳性率低，有时需多次采样才获阳性结果。②血清学检查：用 ELISA 方法检测血清中 CMV-IgG、IgM 抗体，IgG 阳性，可能为来自母体的抗体，若双份血清 IgG 滴度超过 4 倍升高提示近期感染。IgM 抗体不能通过胎盘，若升高有诊断价值。单克隆抗体免疫荧光法可从受检的组织或细胞中检测到 CMV 感染后产生的早期抗原，该方法有较高的敏感性和特异性。③病毒分离：尿或脑脊液标本接种于成纤维细胞可分离出病毒。④多聚酶链反应（PCR）：可检测到尿、脑脊液和组织中的 GMV DNA，其敏感性高，但假阳性率也高。

【治疗】

更昔洛韦（丙氧鸟苷，ganciclovir）有一定疗效。胎龄大于 32 周，出生体重大于 1200g 的剂量为每日 5.0～6.0mg/kg，分为每 12 小时 1 次，静脉滴注，疗程 6 周，其疗效和安全性正在进一步研究中。不良反应主要有白细胞和血小板减少、肝功能损害和脉络膜视网膜炎等。其他治疗包括支持疗法和对症处理。

Ⅵ　人类免疫缺陷病毒感染

人类免疫缺陷病毒（HIV）感染主要由 HIV-1 所致，在西部非洲地区可见由 HIV-2 所致。未经治疗的围生期感染婴儿症状出现的平均年龄为 12～18 个月龄，但儿童感染者在青春期才出现症状。

【临床表现】

婴幼儿和青少年 HIV 感染可引起一系列疾病表现各种各样的临床过程。艾滋病（AIDS）代表最严重的临床终末期。儿科分类系统强调 $CD4^+T$ 淋巴细胞作为免疫学评估和预后指标的重要性，分类不依据 HIV RNA PCR 定量检测的病毒载量。儿童 HIV 感染表现包括全身淋巴结肿大、肝大、脾大、生长迟缓、口腔假丝酵母菌病、反复腹泻、腮腺炎、心肌炎、肝炎、肾病、中枢神经系统疾病（包括小头畸形、反射亢进、阵挛及发育迟缓）、淋巴样间质性肺炎、反复侵袭性细菌感染、机会感染和特异性恶性肿瘤。在高效抗逆转录病毒治疗（HAART）前时代，HIV 感染儿童的各种机会性感染率随年龄、病原体、既往机会感染和免疫状态而变化，常见的机会感染有：白色假丝酵母病、严重细菌感染、带状疱疹、播散性鸟分枝杆菌群感染、耶氏肺孢子菌肺炎，CMV、结核分枝杆菌、隐孢子虫等孢子虫属或其他肠道致病菌感染；使用 HARRT 后，由于机会性感染大大减少，有关 HIV 感染儿童机会性感染的描述已很有限。在 HIV 感染儿童，恶性肿瘤并不常见，但平滑肌肉瘤和某些淋巴瘤，包括伯基特类型（Burkitt type）的中枢神经系统和非霍奇金 B 淋巴细胞淋巴瘤在 HIV 感染儿童较免疫正常儿童常见；卡波西肉瘤在 HIV 高感染区儿童中常见。发生机会性感染，特别是肺孢子菌肺炎，进行性神经系统病和严重消耗与不良预后有关。在缺乏治疗时，围生期感染婴儿若病毒超过 10^5 拷贝/ml、$CD4^+T$ 淋巴细胞计数和百分比低以及在出生后第 1 年内出现临床症状者预后差。

【实验室及辅助诊断】

婴儿期 HIV 感染的实验室诊断依赖于病毒或病毒核酸的检测。

一、PCR 检测 HIV DNA 或 RNA

HIV 感染母亲的新生儿在出生后头 48 小时内应接受 HIV DNA PCR 或 HIV RNA PCR 检测以确定是否发生宫内感染，第 2 次检测应在 1～2 月龄时进行，第 3 次检测推荐在 2～4 月龄时进行；任何时候出现婴儿检测结果阳性，均应尽快重复检测第 2 份血标本以明确诊断；如两份独立标本 DNA 或 RNA PCR 结果均阳性，可考虑婴儿 HIV

感染。对于非母乳喂养婴儿，在≥1 月龄及≥4 月龄时检测 2 次 HIV DNA 或 RNA PCR 结果均阴性，有理由排除 HIV 感染。2 次 HIV DNA 或 RNA PCR 结果阴性的婴儿在 12～18 月龄时（血清逆转）证实 HIV 抗体阴性可明确排除 HIV 感染。婴儿在 6 月龄后间隔至少 1 个月采集 2 份血标本的 HIV 抗体均阴性，亦可认为未被感染。

二、酶免疫法（EIA）和 Western blot 检测 HIV 抗体

EIA 被广泛用于血清 HIV 抗体的初筛检测。这些检测方法具有高度的敏感性和特异性。初筛阳性标本常需重复 EIA 检测，并且随后进行 Western blot 分析以证实 HIV 特异性抗体的存在。18 月龄或更大儿童出现 HIV 抗体检测（EIA 及随后的 Western blot 分析）结果阳性提示感染，但有极少数婴儿被动获得的母传抗体会持续存在超过 18 个月。围生期婴儿感染最显著的实验室发现是高病毒载量（HIV-1 RNA PCR 检测），HIV RNA 在 1 岁以内并不会迅速下降，除非开始应用联合抗病毒治疗。

三、T 淋巴细胞检测

出生时及感染后第 1 年，外周血淋巴细胞计数可以正常。以后会出现 $CD4^+$T 淋巴细胞比率下降。此类反应亦可发生于其他病毒感染，包括 CMV 和 EB 病毒感染。

【治疗】

大多数 HIV 感染儿童具有抗逆转录病毒治疗适应证。根据病毒学、免疫学和临床标准启动抗逆转录病毒治疗。建议对 12 月龄以下 HIV 感染者，一旦确诊，不管临床、免疫学和病毒学指标如何，均要开始抗逆转录病毒治疗；对于 1 岁以上且疾病进展危险性较低，如病毒载量<10^5拷贝/ml、无症状且 $CD4^+$T 淋巴细胞>25% 的儿童，可不启动治疗。青少年的治疗原则同成人。早期诊断和积极治疗机会感染可延长生存时间。HIV 感染儿童应适龄接种各类灭活疫苗，并每年接种流感疫苗。

Ⅶ　衣原体感染

衣原体（*Chlamydia*）系必须在活细胞内生活、增殖的一类微生物，分为沙眼衣原体（*C. trachomatis*, Ct）、肺炎衣原体（*C. pneumonia*, Cpn）、鹦鹉热衣原体（*C. psittaci*）和 pecorum 衣原体（*C. pecorum*）4 种。其中 Ct 是一种含 DNA 及 RNA，但不能产生 ATP 而只能寄生在活细胞内的病原体，主要通过性接触传播，可通过胎盘或胎膜感染胎儿，引起早产、小于胎龄儿、甚至死胎。有些患儿在分娩时通过产道感染，为新生儿衣原体感染，病原体主要为沙眼衣原体。

【临床表现】

先天性衣原体感染可表现为早产、小于胎龄儿、甚至死胎。新生儿衣原体感染以结膜炎，肺炎最常见，其他包括中耳炎、鼻咽炎及女婴阴道炎。衣原体结膜炎一般在生后 5～14 日内发病，分泌物初为黏液性，后为脓性，眼睑水肿，结膜充血水肿，以下睑结膜及下穹隆处明显。衣原体肺炎多在生后 2～4 周发病；早期表现为上呼吸道感染症状，无热或低热，伴有结膜炎及黏液性鼻涕；逐渐出现气促、呼吸暂停及阵发断续性咳嗽；肺部可闻及散在湿啰音及少量喘鸣音；胸部 X 线表现较临床症状为重，表现为肺透亮度增高，双肺不同程度间质和（或）肺泡广泛浸润，支气管周围炎及散在分布的局灶性肺不张，罕见胸腔积液。常持续数周至数月。如不治疗，病程迁延数周至数月。

【诊断】

根据典型的结膜炎及肺炎症状，结合胸片、实验室病原学检查及抗体检测，可明确诊断。患儿眼下穹隆和下睑结膜刮片用 Gimsa 染色或碘染色可找到胞质内包涵体。直接荧光抗体法、间接免疫荧光法检测衣原体 IgG、IgM，ELISA 检查衣原体抗原，敏感性和特异性均高；PCR 技术检测衣原体 DNA 有较高的敏感性。

【治疗】

治疗首选红霉素，每日 50mg/kg，分 3～4 次口服，疗程 10～14 日。阿奇霉素比红霉素吸收好，易进入细胞内，每日 10mg/kg，1 次服用，连服 3 日。衣原体结膜炎局部用 0.1% 利福平或 10% 磺胺醋酰钠眼液滴眼。

Ⅷ　弓形虫感染

母体感染弓形虫可经胎盘传播导致胎儿弓形虫感染。活产婴儿先天性感染的发生率约为

0.1%～0.6%，系导致小儿中枢神经系统先天畸形及智力发育障碍的重要病因。

【临床表现】

先天性弓形虫感染以中枢神经系统及眼的症状最常见。约85%的患儿出生时无症状，直至数月、数年后才逐渐出现中枢神经系统和眼的渐进性损害，少数患儿在出生时即有明显症状。患儿常表现为宫内发育迟缓和早产，其他有发热、呕吐、贫血、黄疸、肝脾大、皮肤紫癜、斑丘疹、水肿、淋巴结肿大、肺炎、心肌炎、肾炎等。中枢神经系统表现为脑膜炎和脑炎的症状和体征，脑脊液呈黄色，细胞数增多，以淋巴细胞为主，蛋白增高。头部CT可见脑积水、脑皮层钙化和各种畸形。脑积水有时是先天弓形虫感染的唯一表现，可发生在出生时，或出生后逐渐加重。眼部表现有脉络膜视网膜炎、小眼球、无眼球等。脉络膜网膜炎、脑积水、脑钙化灶、精神障碍构成先天性弓形虫病四联症。

【诊断】

诊断须结合孕母感染史、临床表现和实验室检查。后者包括：①ELISA检测血清弓形虫IgG、IgM；②直接涂片找病原体；③易感动物（鼠、兔）接种或组织细胞培养分离病原体；④PCR检测弓形虫DNA。

【预防和治疗】

避免与猫、狗等密切接触，勿食用未煮熟的食物。孕妇应进行血清学检查，妊娠初期感染弓形虫者应终止妊娠，中后期感染者应予治疗。药物治疗：①磺胺嘧啶每日50～100mg/kg，分4次口服；②乙胺嘧啶1mg/kg，每12小时1次，2～4日后减半；疗程4～6周，治疗3～4个疗程，每疗程间隔1月，两药联用效果好，但可引起骨髓抑制和叶酸缺乏，用药期间应定期观察血象并服用叶酸5mg，每日3次；③螺旋霉素：在胎盘组织中浓度高，不影响胎儿，适用于弓形虫感染的孕妇及天性弓形虫病。儿童每日100mg/kg，分2～4次服用。

Ⅸ　梅毒螺旋体感染

胎传梅毒亦称先天性梅毒（congenital syphilis）、新生儿性梅毒（neonatal syphilis），系梅毒螺旋体从母体经胎盘进入胎儿血循环所致的感染。近年来，我国先天性梅毒有显著上升趋势。受累胎儿约有50%发生早产、流产、死胎或死产。生存婴儿发病年龄不一，2岁以内发病者为早期梅毒，2岁以后为晚期梅毒，晚期梅毒有在20年后才发病者。

【临床表现】

大多数患儿出生时无症状，于2～3周后逐渐出现症状。若母亲在妊娠早期感染梅毒又未及时治疗，则新生儿发病时间早且病情重。主要症状如下：①一般症状为发育、营养差，皮肤萎缩，貌似老人，哭声嘶哑，低热，贫血，易激惹、黄疸、低血糖等；②皮肤黏膜损害：常于生后2～3周出现，皮疹为多形性，可表现为全身散在斑丘疹，梅毒性天疱疮、口周或臀部皮肤呈放射状裂痕。梅毒性鼻炎表现为鼻塞、脓血样分泌物，即“涕溢”，累及鼻软骨时以后形成“鞍鼻”，累及喉部引起声嘶；③骨损害：约占90%，多发生于生后数周，因剧痛而造成“假瘫（parrot's pseudoparalysis）”，X线片可见对称性长骨骨骺端横行透亮带；④肝、脾、全身淋巴结肿大：几乎所有患儿均有淋巴结肿大；滑车上淋巴结肿大有诊断价值；⑤中枢神经系统症状：在新生儿罕见，多在生后3～6个月时出现急性化脓性脑膜炎样症状，脑脊液中细胞数增加，以淋巴细胞为主，糖正常；⑥其他：尚可见视网膜脉络膜炎、胰腺炎、肺炎及心肌炎等。

【诊断】

主要根据母亲病史、临床表现和实验室检查进行诊断，出生时胎盘大而苍白是宫内感染的指征。性病研究实验室试验（venereal disease research laboratories，VDRL）作为筛查试验，荧光螺旋体抗体吸附试验（fluorescent *Treponema* antibody-absorption，FTA-ABS）则有助于确诊。

【治疗】

抗梅毒治疗首选青霉素，为避免因大量杀灭螺旋体而释放出异性蛋白质所致不良反应，应从小剂量开始使用，每次5万U/kg，静脉滴注，每12小时1次，7日后改为每8小时1次，每次剂量同上，再用10～14日。或用普鲁卡因青霉素，每日5万U/kg，肌注，共10～14日。青霉素过敏者，可用红霉素每日10～15mg/kg，连用12～15日，口服或注射均可。治疗结束后，应在1、4、6、9个月及 12 个月时进行 VDRL 试验监测，直至其滴度下降或转阴。及时正规治疗孕妇梅毒是降低先天性梅毒发病率的最有效措施。

X 结核性脑膜炎

结核性脑膜炎（tuberculous meningitis）简称结脑，系小儿结核病中最严重的类型。常在结核杆菌原发感染后 1 年以内发生，尤其在初染结核杆菌 3 ~ 6 个月最易发生结脑。多见于 3 岁以内婴幼儿，占 60%。自普及卡介苗接种和有效抗结核药物应用以来，本病发病率较过去显著降低，预后有很大改进。然而，若诊断不及时和治疗不当，病死率及后遗症的发生率仍较高，故早期诊断和合理治疗是改善本病预后的关键。

【发病机制】

结核性脑膜炎常为全身性粟粒性结核病的一部分，通过血行播散而来。婴幼儿中枢神经发育不成熟、血-脑屏障功能不完善、免疫功能低下与本病的发生密切相关。结脑亦可由脑实质或脑膜的结核病灶破溃，结核菌进入蛛网膜下腔及脑脊液中所致。偶见脊椎、颅骨或中耳与乳突的结核灶直接蔓延侵犯脑膜。

【病理改变】

结脑主要有以下病理改变。

一、脑膜病变

软脑膜弥漫充血、水肿、炎性渗出，并形成许多结核结节；渗出物中可见上皮样细胞、郎格汉斯细胞及干酪坏死。

二、颅神经损害

浆液纤维蛋白渗出物波及脑神经鞘，包围挤压颅神经引起损害，常见第Ⅶ、Ⅲ、Ⅳ、Ⅵ、Ⅱ对颅神经障碍的临床症状。

三、脑部血管病变

在早期主要为急性动脉炎，病程较长者可见栓塞性动脉内膜炎，严重者可引起脑组织梗死、缺血、软化而致偏瘫。

四、脑实质病变

炎症可蔓延至脑实质，或脑实质原已有结核病变，可致结核性脑膜脑炎。

五、脑积水及室管炎

室管膜及脉络丛受累，出现脑室管膜炎；脑底部渗出物机化、粘连、堵塞使脑脊液循环受阻可致脑积水。

六、脊髓病变

有时炎症蔓延至脊膜、脊髓及脊神经根，脊膜肿胀、充血、水肿和粘连，蛛网膜下腔完全闭塞。

【临床表现】

典型结脑起病多较缓慢，逐渐进展。根据临床表现，病程大致可分为以下 3 期。

一、早期（前驱期）

约 1 ~ 2 周，主要症状有发热、食欲缺乏、盗汗、乏力、消瘦等结核病中毒症状，可有性格改变，如少言、懒动、易倦、烦躁、易怒等，便秘（婴儿可为腹泻）等；年长儿可自诉头痛，多轻微或为非持续性，易呕吐，婴儿则表现为蹙眉皱额，或有发育迟滞等。

二、中期（脑膜刺激期）

约 1 ~ 2 周，体温进一步升高，并出现明显神经系统表现。剧烈头痛、喷射性呕吐、惊厥等颅内高压表现；有意识障碍，嗜睡及昏睡；明显脑膜刺激征，颈项强直，凯尔尼格征（Kerning 征）、布鲁津斯基征（Brudzinski 征）阳性；幼婴则表现为前囟膨隆、颅缝裂开；此期可出现颅神经障碍，最常见者为面神经瘫痪，其次为动眼神经及外展神经瘫痪；部分患儿出现脑炎体征，如定向障碍、运动障碍或语言障碍；眼底检查可见视乳头水肿、视神经炎或脉络膜粟粒状结核结节。

三、晚期（昏迷期）

约 1 ~ 3 周，以上症状逐渐加重，昏迷；阵挛强直性惊厥频繁发作；患儿高热、极度消瘦，呈舟状腹，常出现水、盐代谢紊乱；最终因颅内压急剧增高导致脑疝致使呼吸及心血管运动中枢麻痹而死亡。

不典型结核性脑膜炎表现为：①婴幼儿起病急，进展较快，有时仅以惊厥为主诉；②早期出现脑实质损害者，可表现为舞蹈症或精神障碍；③早期出现脑血管损害者，可表现为肢体瘫痪；④合并脑结核结节者可似颅内肿瘤表现；⑤当颅外结核病变极端严重时，可将脑膜炎表现掩盖而不易识别；⑥在抗结核治疗过程中发生脑膜炎时，常表现为顿挫型。

根据小儿结脑的病理变化、病情轻重及临床表现，可分为以下4型：

（一）浆液型

其特点为浆液渗出物仅局限于脑底，脑膜刺激征及颅神经障碍不明显，脑脊液变化轻微；常在粟粒型结核病常规检查脑脊液时发现；多见于疾病早期，病情较轻。

（二）脑底脑膜炎型

为最常见的一型；浆液纤维蛋白性渗出物较弥漫，炎性病变主要位于脑底；其临床特征有明显脑膜刺激征，颅高压及颅神经障碍突出，但无脑局灶性症状。脑脊液呈现典型结脑改变；多见于疾病中期，病情较重。

（三）脑膜脑炎型

脑膜和脑实质均受累；脑血管变化明显，可出现脑局灶性症状，如肢体瘫痪或偏瘫，语言障碍，甚至失语，手足徐动或震颤，颅高压或脑积水症状显著；脑脊液改变较轻，恢复较快，与临床表现不平行；此型病程长，易于发生迁延不愈或恶化、复发，预后差。

（四）脊髓型

炎症蔓延至脊髓膜或脊髓，除脑及脑膜症状明显外，尚出现脊髓和神经根障碍，如截瘫、感觉障碍、括约肌功能障碍等；因脑脊液通路梗阻，脑脊液可呈黄色，有明显蛋白细胞分离现象；此型病程长，多见于年长儿，临床恢复慢，常遗留截瘫后遗症。

【诊断】

早期诊断主要依靠详细的病史询问，周密的临床观察及对本病高度的警惕性，综合资料全面分析，最可靠的诊断依据是脑脊液中查见结核杆菌。凡有结核病史的患儿出现性格改变、头痛、不明原因的呕吐、嗜睡或烦躁不安相交替及顽固性便秘时，即应考虑本病的可能。眼底检查发现有脉络膜粟粒结节对诊断有帮助。脑脊液检查对本病的诊断极为重要：脑脊液压力增高，外观无色透明或呈毛玻璃样，蛛网膜下腔阻塞时，可呈黄色，静置12～24小时后，脑脊液中可有蜘蛛网状薄膜形成，取之涂片作抗酸染色，结核杆菌检出率较高；白细胞数多为$(50\sim500)\times10^6/L$，分类以淋巴细胞为主，但急性进展期，脑膜新病灶或结核球破溃时，白细胞数可$>1000\times10^6/L$，其中1/3病例分类以中性粒细胞为主；糖和氯化物均降低为结脑的典型改变；蛋白量增高，一般多为1.0～3.0g/L，椎管阻塞时可高达40～50g/L。对脑脊液改变不典型者，需重复化验，动态观察变化。脑脊液（5～10ml）沉淀物涂片抗酸染色镜检阳性率可达30%。其他检查，如结核菌抗原、抗体检测，腺苷脱氨酶活性测定，结核菌素试验，脑脊液结核菌培养，PCR检测结核菌DNA，X线检查、CT扫描或磁共振检查等有助于协助诊断。

【治疗】

治疗时应抓住抗结核治疗和降低颅高压两个重点环节。

一、一般疗法

应卧床休息，细心护理，对昏迷患者可予鼻饲或胃肠外营养，以保证足够热量，应经常变换体位，以防止压疮及坠积性肺炎；做好眼、口腔、皮肤的清洁护理。

二、抗结核治疗

联合应用易透过血-脑屏障的抗结核杀菌药物，分阶段治疗。

（一）强化治疗阶段联合使用INH、RFP、PZA及SM

疗程3～4个月，其中INH每日15～25mg/kg，RFP每日10～15mg/kg（每日<450mg），PZA每日20～30mg/kg（每日<750mg），SM每日15～20mg/kg（每日<750mg）。开始治疗的1～2周，将INH全日量的一半加入10%葡萄糖注射液中静脉滴注，余量口服，待病情好转后改为全日量口服。

（二）巩固治疗阶段继用INH、RFP或EMB

RFP或EMB治疗9～12个月；抗结核药物总疗程不少于12个月，或待脑脊液恢复正常后继续治疗6个月。早期患者可采用9个月短程治疗方案（3HRZS/6HR）。

三、降低颅高压

脱水剂治疗常用20%甘露醇，一般剂量为每次0.5～1.0g/kg，于30分钟内快速静脉注入，4～6小时1次，脑疝时可加大剂量至每次2.0g/kg，2～3日后逐渐减量，7～10日停用；利尿剂可选用乙酰唑胺(diamox)，一般于停用甘露醇前1～2日加用该药，每日20～40mg/kg(每日<0.75g)口服，根据颅内压情况，可服用1～3个月或更长。侧脑室穿刺引流适用于急性脑积水而其他降颅压措施无效或疑有脑疝形成时；腰穿减压及鞘内注药适应证为颅内压较高、应用肾上腺皮质激素及甘露醇效果不明显、但急需作侧脑室引流或未做侧脑室引流条件者，脑膜炎症控制不好以致颅内压难于控制者，脑脊液蛋白量>3.0g/L以上者；侧脑室小脑延髓池分流术适应证为脑底脑膜粘连发生梗阻脑积水患者。

四、肾上腺皮质激素

早期使用效果好，一般使用泼尼松，每日1～2mg/kg(每日<45mg)，1个月后逐渐减量，疗程8～12周。

五、对症治疗

主要是抗惊厥和对水、电解质紊乱的处理。

（任红　许红梅）

参考文献

1. Gouache E, Chantier E, Hubert N, *et al*. Dermohypodermitis and gut translocation *Escherichia coli* septicemia in a newborn infant. Arch Pediatr, 2013, 20(1): 26-29.
2. Ram R, Swarnalatha G, Rao TM, *et al*. Pneumatoceles following septicemia due to uncuffed internal jugular vein catheter. Hemodial Int, 2013, 17(2): 329-330.
3. Ben Hamouda H, Ben Haj Khalifa A, Hamza MA, *et al*. Clinical outcome and prognosis of neonatal bacterial meningitis. Arch Pediatr, 2013, 20(9): 938-944.
4. Thwaites GE, van Toorn R, Schoeman J, *et al*. Tuberculous meningitis: more questions, still too few answers. Lancet Neurol, 2013, 12(10): 999-1010.
5. Ackerman AD, Singhi S. Pediatric infectious diseases: 2009 update for the Rogers' Textbook of Pediatric Intensive Care. Pediatr Crit Care Med, 2010, 11(1): 117-123.
6. Halasa NB. Update on the 2009 pandemic influenza A H1N1 in children. Curr Opin Pediatr, 2010, 22(1): 83-87.

第四节　全身炎症反应综合征

全身炎症反应综合征(systemic inflammatory response syndrome, SIRS)系指感染或非感染性损伤因子刺激机体后出现的、以全身过度炎症反应(exaggerated or uncontrolled inflammatory response)为特征的一种临床过程，其发生机制主要是体内产生的众多炎性细胞因子(cytokines)及其他炎性介质的综合作用，而非损伤因子本身的直接打击效应。多器官功能障碍综合征(multiple organ dysfunction syndrome, MODS)是SIRS的重要并发症，可逆转，亦可进一步发展为"多器官功能衰竭(multiple organ failure, MOF)"。从SIRS开始出现到MODS再到MOF，过度炎症反应贯穿整个过程。机体针对SIRS可出现代偿性抗炎反应综合征(compensatory anti-inflammatory response syndrome, CARS)，严重时两者可相互恶化而导致混合性拮抗反应综合征(mixed antagonist response syndrome, MARS)。这些新概念的提出反映了人们对感染和(或)非感染性损伤因子刺激后机体复杂病理生理反应过程认识的加深，涉及疾病特别是各种危重病症发生发展的本质过程和应当采取的诊治措施，具有十分重要的意义。由感染所致的SIRS称为"脓毒症(sepsis)"，在本章第五节"菌血症与脓毒症"中详细介绍。

【SIRS的定义及解析】

1991年8月，美国胸科医师学会(ACCP)及危重病医学会(SCCM)在芝加哥市举行的会议上首次提出SIRS，将其定义为"各种严重损伤作用于机体导致全身过度炎症反应的一种临床过程"。其临床诊断标准，见图25-4-1。

正确理解SIRS应把握如下几点：

一、感染及非感染因素均可引起SIRS

由感染所致的SIRS就称为脓毒症(sepsis)。非感染性因素如严重创伤等可直接诱发所谓无菌性SIRS，亦可因继发感染而发生脓毒症。

二、临床过程及生理指标变化相似

尽管损伤因子的种类及由其所决定的疾病特异性表现不同，但机体对这些致伤因子刺激所做出的炎症反应本质上相似，因此有相似的临床过程及生理指标的变化。在初始刺激的种类及强度相似的情况下，决定患者病情严重程度及是否存活的关键往往决定于机体对损伤刺激所做出的全身炎症反应的程度。

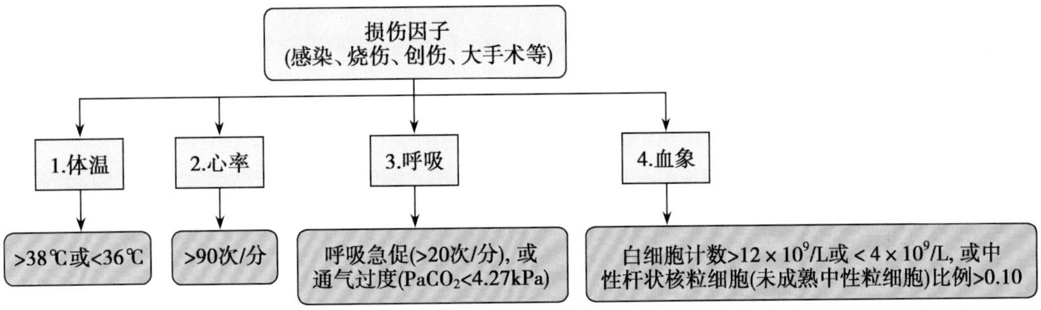

图 25-4-1 全身炎症反应综合征(SIRS)的临床诊断标准

注:在除外贫血、运动、情绪激动、原发性粒细胞减少等条件下,损伤因子作用于机体引起体温、心率、呼吸、血象 4 项中任意 2 项或 2 项以上异常,临床即可诊断 SIRS

三、SIRS 以过度炎症反应、高动力循环状态、持续高代谢状态为特征

过度炎症反应主要指体内有多种炎性介质过度释放,引起局部及全身炎症反应。高动力循环状态表现为心输血量增加及外周血管阻力降低。持续高代谢状态表现为耗氧量及通气量增加,如血糖、血乳酸升高,蛋白质分解加速等。

四、机体在发生 SIRS 的同时发生代偿性抗炎反应

包括 Th2 细胞活性增加,内源性抗炎介质如白细胞介素 10(IL-10)、IL-13、转化生长因子 β(TGF-β)、IL-1 抑制物(IL-1 INH)等释放增多,肾上腺皮质激素水平升高,从而抑制炎性介质的合成、分泌及活性,减轻 SIRS 引起的自身组织损伤。但若代偿过度,则将发生代偿性抗炎反应综合征(CARS),使机体免疫功能受损,继发感染可能性增加。若 SIRS 持续加重,则可导致严重并发症 MODS 甚至 MOF。

五、现行诊断标准准确性有待提高

SIRS 的现行诊断标准较为宽松,覆盖的疾病范围很广,但特异性较低,符合上述标准者未必就存在 SIRS。例如体育锻炼时体温、脉搏、呼吸均可上升,白血病时白细胞计数可显著升高,再生障碍性贫血及粒细胞缺乏症时白细胞可以很低;因此,特别强调在特定的病因和病理生理条件下出现上述表现方可考虑 SIRS。由于上述诊断标准仅以临床观测为依据,因此今后有必要参考合适的病理生理学指标及生物学标志物以提高 SIRS 诊断的准确性。

【发病机制】

SIRS 的主要发病机制可概括为:①嗜中性粒细胞、单核-吞噬细胞等固有免疫系统细胞及血管内皮细胞等的活化;②大量炎性细胞因子、炎症介质乃至抗炎因子的产生,是最为关键的机制;③体内氧化及抗氧化系统平衡失调;④下丘脑-垂体-肾上腺轴(hypothalamic-pituitary-adrenal axis,HPA)、交感-肾上腺髓质系统(sympathetico-adrenomedullary system,SAS)及肾素-血管紧张素-醛固酮系统(renin-angiotensin-aldosterone system,RAAS)等亦直接或间接参与 SIRS 的形成。

一、参与 SIRS 形成的介质

SIRS 的发生机制主要系由损伤因子刺激机体所诱生的多种炎性细胞因子及其他化学介质的综合作用。这些介质来源于:①可溶性细胞源性介质系统,包括各种细胞因子、多种黏附分子、血小板活化因子(PAF)、花生四烯酸代谢产物、一氧化氮(NO)及 NO_2-和 NO3-、反应氧(reactive oxygen species,ROS)等;②主要血浆级联反应系统,包括凝血系统、纤溶系统、激肽系统、补体系统等。

(一)细胞因子

机体在损伤性刺激后可出现“高细胞因子血症(hypercytokinemia)”甚至所谓“细胞因子风暴(cytokines storm)”。这些细胞因子可分为:①致炎因子(proinflammatory cytokines),主要有肿瘤坏死因子 α(TNF-α)、IFN-γ、IL-1β、IL-6、IL-8、粒-巨细胞集落刺激因子(GM-CSF)等;②抗炎因子(anti-inflammatory cytokines),主要有 IL-10、IL-13 及 TGF-β 等。

TNF-α 主要由巨噬细胞等产生,细菌内毒素或脂多糖(LPS)是其强烈诱生剂。可介导白细胞

黏附于血管内皮细胞及在炎症位置积聚，激活中性粒细胞以杀灭微生物；刺激单核细胞及其他细胞产生 TNF-α、IL-1、IL-6、IL-8 等炎性细胞因子；激活内皮细胞和成纤维细胞合成 CSF；激活 T 细胞，促进 B 细胞产生抗体。大量 TNF-α 进入血流可引起发热等全身反应，增加肝脏合成急性期蛋白，引起心血管功能变化及代谢紊乱。TNF-α 的受体有 R55 及 R75 两个亚型。R55 缺陷的小鼠能抵抗内毒素性休克及 TNF-α 介导的毒性；R75 缺陷的小鼠，皮下注射 TNF-α 所致的组织坏死显著减轻。有报道 SIRS 患者白细胞 R55 表达增强。R55 与 R75 的功能可能不同，提示干预细胞因子的治疗应考虑受体亚型特异性。

IFN 包括 IFN-α、IFN-β、IFN-γ，均具有抗病毒、抗肿瘤、免疫调节等活性。IFN-γ 主要由 T 细胞及 NK 细胞产生，作用的靶细胞主要是单核-吞噬细胞、NK 细胞、内皮细胞等。它和 LPS、TNF-α 等均是单核-吞噬细胞的强力激活剂，亦可激活血管内皮细胞及 CD4+T 细胞。GM-CSF 由活化的 T 细胞、单核细胞、血管内皮细胞等产生。外周 T 细胞、巨噬细胞来源的 GM-CSF 可激活免疫反应及炎症部位的成熟白细胞。粒细胞集落刺激因子（G-CSF）则通过促进髓外粒细胞的成熟而影响髓外炎症反应。

IL-1 主要由活化的单核-吞噬细胞产生，参与免疫调节及介导炎症反应；能刺激各种免疫细胞，尤其是中性粒白细胞释放炎症蛋白及炎症介质；作用于单核-吞噬细胞及血管内皮细胞，促进凝血及白细胞黏附；促进上述细胞合成 IL-8 家族成员；对中性粒细胞、巨噬细胞、淋巴细胞等有趋化作用，并促进吞噬；可充当内源性致热原引起发热，诱导肝脏合成多种急性期蛋白，引起高分解代谢性消耗；亦可诱导内皮细胞表达内皮黏附分子。

IL-6 由多种淋巴细胞（如 Th 细胞、B 细胞）及非淋巴细胞（如单核-吞噬细胞、Kupffer 细胞、内皮细胞及成纤维细胞）产生，能影响粒细胞、巨噬细胞的分化，诱导肝细胞合成急性期反应蛋白，引起发热等。

IL-8 可由 LPS 或 TNF-α 等激活的单核-吞噬细胞、内皮细胞，或抗原及植物血凝素激活的 T 细胞，或血小板、中性粒细胞等产生；注入动物组织可引起炎症反应，是典型的炎症介质；对中性粒细胞、嗜酸性粒细胞、嗜碱性粒细胞及 T 细胞等有较强的趋化作用，其家族成员单核细胞趋化蛋白-1（MCP-1）对单核细胞有特异趋化作用；TNF-α 和 IL-1 可借诱生 IL-8 而诱导中性粒细胞活化及脱颗粒。

IL-10 主要由 Th2 细胞产生，巨噬细胞、Kupffer 细胞等亦可产生；是参与抑制细胞合成炎性细胞因子的主要负反馈调节机制，能广谱抑制单核-吞噬细胞合成和表达 IL-1、IL-6、IL-8、TNF-α 等，并抑制 Th1 细胞产生 IL-2、IL-3、IFN-γ、TNF-β、GM-CSF 等。

IL-13 在人类主要由活化的 CD4+或 CD8+T 细胞产生，肥大细胞及嗜酸性粒细胞亦可产生。其对单核细胞、巨噬细胞、B 淋巴细胞、嗜酸性粒细胞、内皮细胞的功能均有复杂的调节作用。其抗炎机制主要是抑制 LPS 诱导单核细胞、巨噬细胞等产生 IL-1、IL-6、IL-8 及 TNF-α 等炎性细胞因子。此外，IL-13 还能诱导 15-脂氧合酶的表达，从而阻止白三烯的致炎作用；抑制环氧合酶-2（Cox-2），从而抑制前列腺素 E-2（PGE-2）等炎症介质的产生；抑制巨噬细胞等合成超氧阴离子等炎症介质。

TGFβ 主要由抗原激活的 T 细胞、LPS 激活的单核-吞噬细胞及多种肿瘤细胞产生，可抑制免疫活性细胞的增殖、分化和功能表达，抑制 TNF-α、IFN-α 等的产生，拮抗炎性因子的作用等。

IL-2、IL-4、IL-5、IL-12、IL-17、IL-18、IL-21、IL-22、IL-23、IL-25、IL-33、IL-35、内皮素-1（endothelin-1，ET-1）等细胞因子亦参与 SIRS 形成。上述因子间有着复杂的调节关系。

（二）黏附分子

是一大类细胞表面糖蛋白，能介导细胞与细胞、细胞与细胞外基质间的黏附作用，参与炎症反应、免疫应答及其他多种生理及病理过程。这些分子或受体在 SIRS 患者表达或分泌异常，参与 SIRS 的发生发展过程。

选择素 P（selectin P）存在于迅速活化的内皮细胞及血小板，主要参与介导白细胞与内皮细胞的起始黏附，该过程需要 PAF 的协同。在 LPS、TNF-α、IL-1 等刺激下，活化的内皮细胞可产生选择素 E，介导白细胞和内皮细胞的黏附，且不依赖于白细胞的活化及白细胞整合素（integrin）的参与，有助于白细胞稳定黏附于内皮细胞及迁移至血管外。

选择素 L 主要存在于多形核白细胞（PMNs）、单核细胞、淋巴细胞上，介导其起始黏附于活化的内皮细胞；白细胞活化后，选择素L便迅速从细胞表面脱落下来，有助于起始黏附细胞与内皮细胞脱离。

整合素的主要功能是参与免疫细胞的黏附作用、血栓形成及伤口修复等。细胞间黏附分子-1（ICAM-1）在IL-1、TNF-α、IFN-γ等炎性细胞因子的刺激下，可表达于活化的T细胞、单核细胞、内皮细胞及杀伤细胞的靶细胞等处，增强白细胞与内皮细胞间的黏附，促进炎症发生发展。血管细胞黏附分子-1（VLAM-1）可介导淋巴细胞与内皮细胞的黏附。

（三）非细胞因子性炎性介质

非细胞因子性细胞源性介质，如细胞膜磷脂被磷脂酶A2（PLA2）酶解生成花生四烯酸再进一步代谢后的产物前列腺素（PG）、血栓素B2（TXB2）、白三烯（LT），一氧化氮（NO）及NO_2^-和NO_3^-，O_2^-、$HCLO_3^-$等活性氧基团（ROS），由肥大细胞、嗜碱粒细胞、血小板等释放的组胺和5-羟色胺（5-HT），肥大细胞、肺和腹腔巨噬细胞在受刺激时临时合成的磷脂介质PAF，一些溶酶体成分等。血浆源性炎性介质主要来源于凝血、纤溶、补体、激肽四大级联反应系统同时或先后被激活后的代谢产物，特别是纤维蛋白肽、纤维蛋白（原）降解产物（FDP）、过敏毒素C3a和C5a、缓激肽等。在不同的病因及打击程度下，炎性介质的种类、构成和含量可能有所不同。

二、固有免疫系统模式识别受体通路在SIRS/MODS发生发展中的作用

近年研究发现，哺乳动物的模式识别受体（pattern recognition receptors，PRRs）通路在感染及创伤等损伤因子引发炎症反应的过程中起着十分重要的作用。这类受体包括连接于细胞膜的Toll样受体（Toll-like receptors，TLRs）、细胞浆内感受危险信号的核苷酸结合性寡聚区蛋白（nucleotide-binding oligomerization domain proteins，NOD）样受体（NOD-like receptors，NLRs）以及主要识别病毒的维甲酸诱导基因Ⅰ（retinoic acid-inducible gene Ⅰ，RIG-Ⅰ）样受体（RIG-Ⅰ like receptors，RLRs）等。其中以TLRs的相关研究最为丰富。

TLRs既可识别外源性的病原体相关分子模式分子（pathogen-associated molecular pattern molecules，PAMPs），又可识别内源性的损伤相关分子模式分子（damage-associated molecular patterns，DAMPs），从而被这些分子活化。TLRs表达于固有免疫系统（innate immune system）多形核白细胞（polymorphonuclear leukocytes，PMNs）、巨噬细胞、树突状细胞（DC）、B细胞、某些T细胞，以及内皮细胞、上皮细胞和平滑肌细胞等。TLRs活化后，通过髓样分化蛋白（myeloid differentiation protein，MyD88）依赖性途径最终激活核因子κB（NF-κB）及活化蛋白-1（AP-1），通过TRIF途径激活Ⅰ型干扰素等的表达。

PAMPs来自细菌、真菌等各种病原体，包括内毒素、外毒素、肽聚糖、脂磷壁酸、真菌多糖等多种病原体成分。DAMPs来自各类宿主细胞，既可由坏死细胞释放（非凋亡细胞），亦可由激活的炎症细胞分泌，可启动和维持对创伤、缺血及组织损伤等的免疫应答。感染既可导致PAMPs的释放，又可导致组织及细胞损伤，继而引起DAMPs的释放；反之，创伤等非感染性因素引起的损伤既可引起DAMPs的释放，亦可使患者对感染易感，继发感染时释放PAMPs。PAMPs和DAMPs分子及其相互作用可充当危险信号或求救信号，与TLRs等多种相关特异性受体结合，从而活化固有免疫系统，启动自噬作用，促进及增强持续而有害的全身炎症反应及器官损伤，引起包括急性肺损伤（ALI）在内的MODS甚至MOF（图25-4-2）。

近年研究显示，反应氧（ROS）可影响细胞的基因表达、增殖、死亡、迁移及炎症反应等，是TLRs（包括TLR-4和TLR-2等）之间相互感知及肺部浸润PMNs与肺泡巨噬细胞及内皮细胞之间相互作用的关键介质。因此，有学者推测，同时针对TLRs及ROS的靶向性治疗可能是SIRS有希望的潜在疗法。

三、肠道在SIRS发病中的地位

严重感染、创伤等均可致内脏低灌流。肠道对低灌流及缺血缺氧很敏感，可产生肠黏膜屏障损伤、肠黏膜细胞结构及功能改变、通透性增加；肠道细菌易位，进入肠黏膜、血流及肠外器官和组织，大量肠源性LPS释放入血。而LPS可充当外源性致热原，激活补体及凝血因子，激活单核-吞噬细胞和Kupffer细胞等释放炎性细胞因子及其他炎症介质，抑制肠黏膜细胞的线粒体呼吸，使ROS产生增多，并转而加重肠黏膜的缺血缺氧性损伤。以上均是SIRS发病的重要因素，在此基础

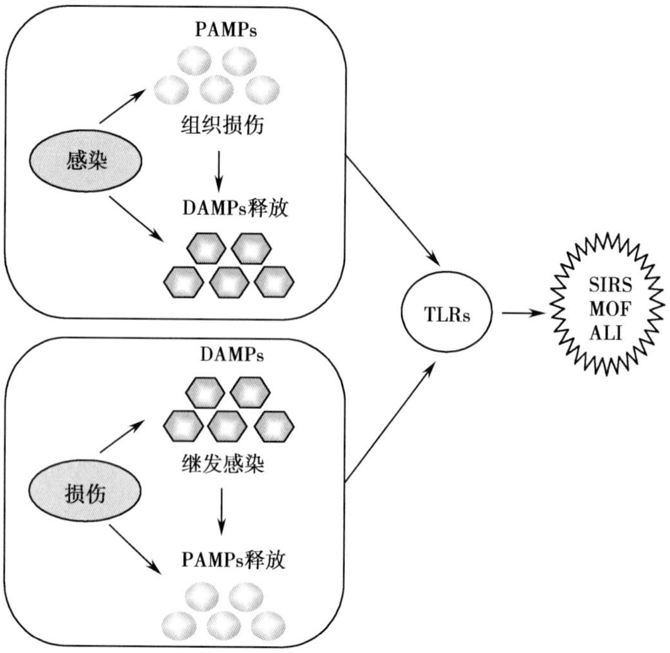

图 25-4-2　TLRs 在介导炎症反应及器官损伤中的作用

上可进一步发生 MODS 甚至 MOF。因此，有学者形象地将肠道称为 SIRS 和 MODS 的"发动机"。肠道既可作为 SIRS 及 MODS 的发动者，亦可成为其受害者。

四、微量元素在 SIRS 发病中的作用

某些微量元素与机体的防病、抗病能力密切相关。硒（Se）是谷胱甘肽过氧化物酶（SeGSH-Px）活性中心的组成部分，参与构成细胞内重要的抗氧化系统。这些"硒酶（selenoenzymes）"可催化 H_2O_2 及数种过氧化物变成毒性较低的产物。肝脏疾病、炎症性肠病、营养性疾患等情况下患者常缺硒，缺硒可使机体对氧化性肺损伤敏感。SIRS 时氧自由基等产生增多，氧化压力增加，SeGSH-Px 等消耗过多，硒绝对或相对不足。硒亦可能直接影响炎症基因的表达，并有助于防止炎症反应的不适当扩大。据报道 SIRS 患者血硒浓度明显低于无 SIRS 者；健康对照者血硒浓度约 1.0～5.0μmol/L，而严重脓毒症及感染性休克者仅约 0.2～0.72μmol/L，每日静脉补硒 40μg，连续治疗两周亦不能完全纠正缺硒状态。

五、SIRS 发生的"三阶段"学说

有学者将从损伤作用于机体至出现 SIRS 的过程大致分为三个阶段：

（一）第一阶段

感染等损伤导致局部环境产生相应细胞因子。这些因子除参与局部炎症形成外，可加快创伤的修复，募集效应细胞消灭病原微生物。

（二）第二阶段

少量细胞因子释入血流，其量可能很少而不能测及，主要针对局部环境起防御作用。机体继续募集吞噬细胞和血小板，并有相应生长因子产生。正常情况下细胞因子反应被内在的介质网络密切调控，通过下调有关细胞因子的产生或拮抗其活性而将炎症反应控制在适当程度。如果由于某些原因而出现炎症反应失控，则将进入下一阶段。

（三）第三阶段

全身性炎症反应失控，细胞因子表现出损伤效应而不是保护作用，血循环中炎症介质异常增多，毛细血管壁完整性毁损；细胞因子进入外周器官，并通过多种机制损伤器官。除非炎症反应得到控制，否则将发生 MODS。

上述理论有助于理解炎症介质、炎症细胞和炎症反应效用的时相性及两面性、SIRS 的内涵及其与一般炎症反应的区别。但炎症反应失控的机制和界限较难确定，有待深入研究。

【并发症】

MODS 系指急性疾病时出现≥两个器官（系统）功能障碍，导致机体环境稳态失衡。其临床演变特点是序贯性、渐进性加重，早期可能仅有实

验室检查指标变化，并无临床表现，终末阶段为MOF。MODS既可加重，亦可逆转，因此应力争早期诊断、及时治疗。

原发性MODS系指明确的病因直接作用所致，故常早期出现，如创伤的即刻后果引起的肺挫伤，伴有横纹肌溶解时可引起肾衰竭，多次输血可引起凝血功能障碍等。继发性MODS是非原发病因所直接引起，是机体应答急性损伤出现过度炎症反应的结果，即全身炎症反应失控而造成的远距离多器官功能障碍。比较而言，临床上继发性MODS更常见，意义亦较大。

MODS是SIRS发展的严重并发症，而SIRS则是多种原因所致MODS的共同发病基础。在SIRS至MODS的发展过程中，可同时或序贯出现急性肺损伤(ALI)、急性肾衰竭(ARF)、DIC、急性胃肠道出血等，过度的炎症反应贯穿整个过程。

MODS目前尚无统一的诊断标准，严重脓毒症(severe sepsis)中有关器官功能障碍的简要判断标准可供参考(参见本章第五节“菌血症和脓毒症”表25-5-1)。此外，Ogawa等对器官功能障碍的分级可供参考(表25-4-1、表25-4-2)。

表25-4-1　器官功能障碍分级

阶段	Ⅰ	Ⅱ	Ⅲ	Ⅳ
基础分级	SIRS*	DOF	SODS或MODS	MOF(ROF)
感染时的分级	感染性SIRS	感染性DOF	感染性SODS或感染性MODS	感染性MOF
器官功能状况	无障碍	有障碍，可不给予干预治疗	有障碍，必须给予干预治疗	功能衰竭，对任何治疗均无反应

注：* 此处SIRS特指发病初期阶段尚无明显器官功能障碍的状况。DOF：deteriorated organ function，器官功能减退(轻度障碍)；SODS：single organ dysfunction syndrome，单-器官功能障碍综合征；MODS：multiple organ dysfunction syndrome，多器官功能障碍综合征；MOF：multiple organ failure，多器官功能衰竭；ROF：refractory organ failure，难治性器官功能衰竭。阶段Ⅱ、Ⅲ的判断标准见表25-4-2

表25-4-2　DOF、SODS、MODS的判断标准

阶段	Ⅱ(DOF)	Ⅲ(SODS或MODS)
肺脏	吸氧后 $PaO_2 \leq 70mmHg(9.3kPa)$ 或胸片示双侧肺浸润	a) $P(A\text{-}a)O_2>450mmHg(60kPa)$ b)在 $FiO_2>0.6$ 时 $PaO_2<100mmHg(13.3kPa)$
心血管	补液后收缩压≤90mmHg(12kPa)或有明显的休克症状	a)需多巴胺或多巴酚丁胺>每分钟20μg/kg维持；或 b)需肾上腺素或去甲肾上腺素>每分钟0.1μg/kg；或 c)需主动脉内气囊泵、体外生命支持或心室辅助设备
肾脏	血清肌酐≥2.4mg/dl(212.16μmol/L)或 血尿素氮≥30mg/dl(10.71mmol/L)	a)血清肌酐≥5mg/dl(442μmol/L)；或 b)肌酐清除率<10ml/分钟；或 c)需要持续血液双滤过或血液透析
肝脏	血清胆红≥3.0mg/dl(51.3μmol/L)或 谷草转氨酶(AST)或谷丙转氨酶(ALT)≥100IU/ml	a)血胆红素>10mg/dl(171μmol/L)，同时血NH3≥100μg/dl或PTA≤40%；或 b)需持续血液双滤过或血浆交换疗法
肠道	轻度出血	坏死，或严重出血而需要输血
中枢神经	嗜睡	半昏迷至昏迷
血液	血小板 $<5\times10^4/\mu l$	DIC

注：DOF指符合Ⅱ中至少一项且大于24小时者

【SIRS 病情轻重的评估与预后】

SIRS 的轻重及预后可通过符合基本诊断标准的条数及各指标的异常程度、是否出现 MODS 等加以粗略判断。但相对准确的评价则需制订或参照更详细的指标。危重急救医学中广泛应用于病情估计的急性生理和慢性健康状态评估系统(acute physiology and chronic health evaluation，APACHE)已越来越多地应用于判断 SIRS 患者的病情，此处简要介绍。

APACHE 系统于 1981 年由 Knaus 等首创，其制订基础是多种生理学指标的异常可以量化。1985 年又修订提出 APACHE Ⅱ，由急性生理评分(12 个参数)、年龄评分、慢性健康状态评分三部分组成，总分 0 ~71 分，得分越多，病情越重，预后越差，据统计很少有患者超过 55 分。APACHE Ⅱ因计分容易、相对准确而被广泛接受，目前应用仍广。1991 年又推出 APACHE Ⅲ，由两大部分组成：①APACHE Ⅲ评分，包括生命体征和实验室检查指标(含脉搏、平均血压、呼吸频率、PaO_2、$A\text{-}aDO_2$、血细胞比容、外周血白细胞计数、2 项肌酐测定值、血尿素氮、血钠、血白蛋白、血糖等 16 个项目)、酸碱异常的评分(综合 pH 和 $PaCO_2$ 的结果进行计分)、神经系统异常的评分(眼征及神志)，以及年龄评分和慢性健康状态评分，合计 0 ~299 分；②APACHE Ⅲ预测方程，用所得的 APACHE Ⅲ分值、主要疾病种类(78 种，包括 sepsis)的有关资料对病死率做多元 logistic 回归分析，以判断病死率与生理指标异常、年龄、慢性健康状态、疾病种类之间的关系。APACHE Ⅲ在 APACH Ⅱ的基础上做了重大修改，扩大了数据搜集范围，增补了疾病类别并做统计学处理，提高了急性生理异常的计分，降低了慢性病计分，在整体上提高了评估急性病情和预测病死率的准确性，据统计准确率可达 90% 左右。Sun 等报道 SIRS 患者达到如下标准时应视为高危人群：①发生 SIRS 持续≥3 日；②APACHE Ⅲ计分≥50 者。

据统计 SIRS 的发病率约占总住院患者的 1/3，总 ICU 患者的 50% 以上；在外科 ICU 患者，SIRS 的发生率大于 80%。创伤患者 SIRS 的发生率特别高，且绝大多数无感染证据。随着符合 SIRS 诊断标准条数的增多，感染及其严重程度亦增加。SIRS 中约 1/3 患者存在或进展为脓毒症。脓毒症可见于约 25% 的 ICU 患者，其中 50% 以上可进展为严重脓毒症。住院患者中严重脓毒症和脓毒性休克(感染性休克)的发生率约 2% ~3%，而在 ICU 患者约占 10% ~15% 或更多。25% 严重脓毒症患者会发生休克。从 SIRS 到脓毒症到严重脓毒症再到感染性休克，28 日病死率分别为 10%、20%、20% ~40%、40% ~60%。不论病历中是否明确记载有感染，对应各阶段的病死率是相似的；尽管感染的来源与临床预后相关，但微生物自身的特征似乎并不显著影响预后。影响脓毒症患者临床结局的主要决定因素是基础疾病及脓毒症的严重程度、休克及器官衰竭的存在状况。

【诊断】

在损伤因子的作用下，患者出现 SIRS 基本标准≥两项表现，即可诊断为 SIRS。检测有关细胞因子、黏附分子及其受体的变化，可作为诊断参考。用多聚酶链式反应(PCR)检测血清中细菌 16S 核糖体 RNA 比常规血培养及免疫学方法等更能发现 SIRS 时是否存在细菌感染，但需注意严格防止污染。此处重点介绍近年来报道的可用于 SIRS 辅助诊断及病因分析的几个参数。组合检测多种参数可能更有助于分析评估 SIRS。

一、C 反应蛋白(C-reactive protein，CRP)

目前最常用的评估炎症反应的参数之一。由肝细胞在损伤因子特别是 LPS 攻击时合成。Povoa 等报道血 CRP≥50mg/L 高度提示脓毒症，敏感性及特异性分别达 98.5% 和 75%。每日测定血 CRP 水平用于监控脓毒症，比体温、外周血白细胞计数等可能更好。

二、前降钙素(procalcitonin，PCT)及其相关肽

正常人血中可测及少量完整 PCT 及其氮末端相关肽(nPCT)、降钙素碳末端肽-1(CCP-1)、降钙素与其碳末端肽-1 的融合分子(CT：CCP-1)、游离成熟的降钙素(mCT)、降钙素基因相关肽(CGRP)。SIRS/脓毒症时 PCT、nPCT、CT：CCP-1 常有不同程度升高，但由于此类状况下翻译后处理常不全，因此 mCT 常“正常”或仅轻度升高。SIRS/脓毒症者的高 PCT 水平可能是在致炎因子作用下持续分泌的结果；血清 PCT 和 nPCT 水平显著正相关，但 nPCT 在较低水平即

很敏感，对早期诊断 SIR/脓毒症可能更有用。Al Nawas 等报道血清 PCT<0.1ng/ml 时，严重感染的可能性不大，血 PCT>0.5ng/ml 很可能存在感染，介于两者之间时则不能确定也不能排除感染，提示血 PCT 可作为判断是否存在感染及感染是否得到控制的有用参数。Boeken 等报道，脓毒症患者血 PCT 水平明显高于健康对照，确诊后第 2 日达峰值(18.6±6.3ng/ml)，无感染证据的 SIRS 患者 PCT 水平常较低(<0.9ng/ml)或基本正常。

三、脂多糖结合蛋白(lipoplolysaccharide binding protein，LBP)

亦为一种急性期反应标志物，能结合和转运细菌的 LPS。血清 LBP 水平显著影响宿主对 LPS 刺激后产生的反应及抵抗败血症的能力。LBP 及其他的 LPS 识别分子是监控炎症急性期及机体对 LPS 挑战后反应能力的良好参数，在早期诊断及监控脓毒症等方面具有良好的应用前景。

四、小肠脂肪酸结合蛋白(intestinal fatty acid binding protein，iFABP)

iFABP 是诊断肠黏膜损伤的特异标志。大多数 SIRS 患者血中均可测及 iFABP，提示此时亚临床肠黏膜损伤是一个常见现象。血中测及 iFABP 常提示预后不良。SIRS 患者尿 iFABP 常升高，与临床进展相关，可作为 SIRS 及器官功能障碍的预测指标。

五、血浆瓜氨酸(citrulline)水平

瓜氨酸是主要由小肠细胞合成的一种氨基酸。任何原因(包括严重 SIRS 及休克等危重急症状态)引起的小肠细胞急剧减少或功能失常，均可引起血浆瓜氨酸水平明显下降。因此，测定血浆瓜氨酸水平可能有助于判断 SIRS 及休克时的小肠损伤及功能状态。

六、细胞外磷脂酶 A2(PLA2)

急性胰腺炎时细胞外 PLA2 与 SIRS 的发生及其他全身并发症有关。据报道急性胰腺炎合并 SIRS 者，其血清Ⅱ类 PLA2 水平显著高于未合并 SIRS 者，可反映急性胰腺炎相关的全身炎症在加重。

七、髓源性细胞表达的可溶性触发受体-1(soluble triggering receptor expressed on myeloid cells-1，sTREM-1)

髓源性细胞表达的触发受体-1(TREM-1)属于免疫球蛋白超家族成员，能介导对微生物产物的急性炎症应答。细菌和真菌等病原体感染时，嗜中性粒细胞和单核-吞噬细胞表达 TREM-1 上调。从活化的吞噬细胞释放的可溶性 TREM-1(sTREM-1)可存在于血液、尿液、脑脊液、胸腔积液、支气管灌洗液等各种体液中，可能是较 CRP 及 PCT 更直接反映感染存在的生物学标志物。新近一项荟萃分析显示，sTREM-1 对诊断脓毒症及区分感染与非感染因素所致的 SIRS 具有中等度准确性，敏感性及特异性分别达 79% 和 80%。

八、血浆可溶性 CD14 分子(Presepsin)

新近研究显示，血浆 Presepsin 水平对脓毒症的早期诊断及预后均有较高的判断价值。

九、其他潜在生物学标志物

近 10 年来陆续报道，B 型利钠肽(B-type natriuretic peptide，BNP)、脑利钠肽 N-末端激素原(N-terminal prohormone of brain natriuretic peptide，NT-proBNP)及高敏感肌钙蛋白 T(high-sensitive troponin T，hsTNT)等的水平在 SIRS 时可以升高，其升高的时相特点及程度可能有助于鉴别非感染性 SIRS 及脓毒症，并对判断预后有一定价值。另有研究显示，血浆硫氧还原蛋白(thioredoxin，Trx)水平与巨噬细胞游走抑制因子(macrophage migration inhibitory factor，MIF)在不伴嗜中性粒细胞减少的 SIRS/脓毒症患者明显升高，其意义有待进一步观察。亦有研究提示，可溶性尿激酶型纤溶酶原激活物受体(soluble urokinase-type plasminogen activator receptor，suPAR)水平升高对 SIRS/脓毒症的诊断价值不大，但与其他预测指标联合应用时，有助于准确判断这类患者的病情严重程度和预后。

【治疗】

一、病因治疗

选用合适的抗菌药物控制感染，积极救治烧伤、创伤，治疗自身免疫性疾病，纠正缺血、缺氧状

态等。不合理应用乙酰水杨酸达血浓度 33.5 ~ 67.6mg/dl 的毒性水平时，亦可诱发 SIRS，这种情况下禁忌使用水杨酸类抗炎药。

二、针对发病机制和病理生理过程的治疗

(一) 抗 LPS 治疗

可应用氟哌酸、新霉素、巴龙霉素等抑制肠道革兰阴性细菌繁殖，减少肠源性 LPS 生成；用消胆胺、活性炭、白陶土等吸附 LPS 及阻止其吸收。抗 LPS 单克隆抗体如 HA-1A 虽可中和 LPS，但因发现可诱导一些 ICU 患者 IL-6 水平增高并与病死率上升有关，现已停用。干预 LPS 诱导单核-吞噬细胞合成细胞因子的信号转导途径是一个新的动向，但目前尚无相关制剂可供临床使用。

(二) 血液滤过和/或吸附疗法

细胞因子的滤过效率不仅与其分子量大小等有关外，亦受下列因素影响：①能否和血浆白蛋白结合，例如 TNF-α、IL-1 等可与白蛋白结合而使分子直径增大，滤过效率下降；②是否形成多聚体，例如 TNF-α 单体分子量约 17.5kD，但在血中它呈三聚体结构，分子量约 45 ~ 55kD，因而滤过率很低。有报道血液滤过可增加 IL-6 的清除，但不能增加 TNF-α 的清除，可能与上述因素有关。

通过吸附除去细胞因子是另一种手段，吸附程度与吸附性物质及炎性介质本身均有关，缺点在于随时间延长可出现吸附饱和现象而降低效率。

生物去毒血浆滤过系统(biologic-detoxification plasma filtration system，DTPF)将去毒血液双吸附系统(DThemodiabsorption system)及推拉微球滤过系统(push-pull pheresis PF system，一种包绕 0.5μm 血浆滤膜的粉末状吸附剂悬浮体)组合起来，双向血流(80 ~ 100ml/分钟)通过 PF 膜，在血浆蛋白与粉末吸附剂间提供直接接触，以每分钟 15 ~ 25ml 的速率去除 TNF-α、IL-1β、IL-6 等细胞因子。据报道应用此种装置可改善患者病情，使血压回升，对升压药需量下降，APACHEII 评分好转。

(三) 经肠道免疫调节性营养治疗

ω-3 聚不饱和脂肪酸(ω-3-polyunsaturated fatty acids，PUFAs)、各种核苷酸及条件必需性氨基酸(conditionally essential amino acids)如精氨酸、谷氨酰胺、L-半胱氨酸、氨基乙磺酸等成分具有营养及免疫调节双重作用，被称为“免疫营养物质(immunonutrition components)”。PUFAs 有抗炎、抗血栓作用。在 SIRS/脓毒症等情况下，患者常存在高分解代谢；分解代谢增强又将导致特异性及非特异性免疫活性细胞功能不足，形成免疫缺陷状态。在 SIRS 早期应用免疫营养物质及时进行全胃肠营养(TEN)，可延缓病情恶化，降低病死率。首选经肠道途径给予；如不能进食，亦可作为全胃肠外营养(TPN)的组成部分。

(四) “全内脏复苏(total splanchic resuscitation，TSR)”治疗

或称“联合干预治疗”，主要措施包括：①给予谷氨酰胺经肠饮食，以利肠黏膜细胞的分化、分布，维持肠黏膜屏障的功能，防止细菌易位；②经肠或全身给予抗氧化剂治疗，减少肠黏膜损伤、限制通透性增加；③减少胃酸分泌；④应用能选择性改善胃肠黏膜血供的血管活性药物，这可能在 TSR 中起中心作用。低灌注压时，肠道血管的慢波血流运动可改善组织灌注、减少白细胞黏附、提高血管内外成分的交换及淋巴回流。多巴酚丁胺及多培沙明(dopexamine)均可通过增强胃肠道血管的慢波血流运动而改善胃肠道血供，前者尚具有提升胃肠黏膜 pH 的作用。多巴胺可降低血压正常的脓毒症动物模型回肠黏膜动脉的这种慢波血流运动，故认为不宜用于 TSR 疗法。

(五) 补充硒等微量元素

可每日静脉补硒 40μg，持续两周以上或至病情基本稳定，亦可每日口服硒胱氨酸 50 ~ 100mg 或 1g/L 的亚硒酸钠口服液 50 ~ 100ml。可同时静脉补充维生素 E 每日 11.2U，和(或)其他抗氧化剂如辅酶 Q、半胱氨酸等。动物试验提示，硒与锗、锌有协同作用，特别是与锌有协同增加免疫功能的作用，可同时适量补充。

(六) 静脉注射用人免疫球蛋白(human intravenous immunoglobulin，IVIG)

能中和超抗原及细菌毒素，拮抗细胞因子及抗独特型效应(anti-idiotype effects)，阻断 Fc 受体，加速内源性致病性自身抗体的清除，抑制某些补体成分等。IVIG 还可能具有抑制单核-吞噬细胞的高反应性或矫正其功能失常而又不损伤正常细胞免疫。

(七) 肾上腺皮质激素

据研究 TNF-α、IL-1、IL-6 可影响下丘脑-垂体-肾上腺轴(HPA)，通过肾上腺皮质激素对细胞

因子的基因表达进行负反馈调节。少量、短期的肾上腺皮质激素治疗，配以合适的抗生素，可能有助于补偿 HPA 轴相对和暂时的功能缺陷，重建细胞因子释放的生理性调控机制。

（八）特异性拮抗炎性细胞因子

应用针对 IL-1、TNF-α、IL-6、IL-8 等的特异性单克隆抗体或受体拮抗剂，理论上可达到拮抗炎性细胞因子的功能、下调炎症反应的目的，但临床试验显示此类疗法的效果并不理想，可能因为：①在拮抗细胞因子有害作用的同时，亦削弱了其生理功能；②脓毒症等疾病时多种炎症瀑布反应的复杂性使单一免疫制剂效果不明显；③细胞因子受体存在不同的亚型，其功能可能亦不同；④有增加 CARS 发生的危险。此外，核因子 κB（NF-κB）是重要的转录因子复合物，通过激活细胞因子瀑布等的产生而在急性炎症的调节中起一种基础作用；抑制 NF-κB 的活性可能是今后更深层次免疫治疗的研究方向。

（九）其他机制治疗

C1 抑制剂（C1 INH）可抑制补体成分（C1 酯酶）及接触阶段的凝血因子（Ⅺ、Ⅻ）和激肽释放酶。抗-凝血酶Ⅲ（AT-Ⅲ）或水蛭素与 C1 INH 的融合蛋白可改善脓毒症诱导的 DIC。中和过敏毒素 C3a 及 C5a、干扰补体受体 3（CR3，CD18/11b）介导的炎症细胞向血管内皮细胞的黏附亦有待继续探索的治疗策略。缓激肽拮抗剂对 SIRS/脓毒症的治疗效果尚需更多观察。可适当使用非甾体类消炎药物以减少花生四烯代谢产物的产生。

三、对症支持治疗

补充足够的液体、电解质、能量，纠正酸碱失衡等。如出现 MODS 或 MOF，则根据特定器官功能障碍或衰竭时的救治原则进行积极治疗。

（于乐成）

参考文献

1. 李梦东，王宇明，主编. 实用感染病学. 第 3 版. 北京：人民卫生出版社，2004.
2. Dellinger RP, Levy MM, Carlet JM, *et al*. Surviving Sepsis Campaign: International guidelines for management of severe sepsis and septic shock: 2012. Crit Care Med, 2013, 41(2): 580-637.
3. Jaffer U, Wade RG, Gourlay T. Cytokines in the systemic inflammatory response syndrome: a review. HSR Proc Intensive Care Cardiovasc Anesth, 2010, 2(3): 161-175.
4. Socha LA, Gowardman J, Silva D, *et al*. Elevation in interleukin 13 levels in patients diagnosed with systemic inflammatory response syndrome. Intensive Care Med, 2006, 32(2): 244-250.
5. Wu Y, Wang F, Fan X, *et al*. Accuracy of plasma sTREM-1 for sepsis diagnosis in systemic inflammatory patients: a systematic review and meta-analysis. Crit Care, 2012, 16(6): R229.
6. Piton G, Manzon C, Cypriani B, *et al*. Acute intestinal failure in critically ill patients: is plasma citrulline the right marker? Intensive Care Med, 2011, 37(6): 911-197.
7. Claus RA, Otto GP, Deigner HP, *et al*. Approaching clinical reality: markers for monitoring systemic inflammation and sepsis. Curr Mol Med, 2010, 10(2): 227-235.
8. Tang D, Kang R, Coyne CB, *et al*. PAMPs and DAMPs: signal 0s that spur autophagy and immunity. Immunol Rev, 2012, 249(1): 158-175.
9. Kumpf O, Schumann RR. Genetic variation in innate immunity pathways and their potential contribution to the SIRS/CARS debate: evidence from human studies and animal models. J Innate Immun, 2010, 2(5): 381-394.
10. Leaver SK, MacCallum NS, Pingle V, *et al*. Increased plasma thioredoxin levels in patients with sepsis: positive association with macrophage migration inhibitory factor. Intensive Care Med, 2010, 36(2): 336-341.
11. Fernández J, Gustot T. Management of bacterial infections in cirrhosis. J Hepatol, 2012, 56(Suppl 1): S1-12.
12. Mancini N, Carletti S, Ghidoli N, *et al*. The era of molecular and other non-culture-based methods in diagnosis of sepsis. Clin Microbiol Rev, 2010, 23(1): 235-251.
13. Hardy G, Hardy I, Manzanares W. Selenium supplementation in the critically ill. Nutr Clin Pract, 2012, 27(1): 21-33.
14. Mejia P, Davis AE 3rd. C1 inhibitor suppresses the endotoxic activity of a wide range of lipopolysaccharides and interacts with live gram-negative bacteria. Shock, 2012, 38(2): 220-225.

第五节 菌血症与脓毒症

菌血症（bacteremia）及脓毒症（sepsis）是两个密切相关的概念。血液中存在活菌即称为菌血症，其潜在损害效应可被宿主免疫防御系统所控制或终止，不引起或仅引起轻微的临床疾病。若病原菌与机体免疫防御系统之间失去平衡，则菌血症将导致明显的全身性炎性损害，从而发展为脓毒症。脓毒症的现代定义泛指任何病原体（细菌、支原体、衣原体、立克次体、螺旋体、真菌、病毒、寄生虫等）感染所致全身炎症反应综合征（systemic inflammatory response syndrome，SIRS）。例如，细菌感染可引起细菌血症及细菌性脓毒症，真菌感染可引起真菌血症（fungemia）和真菌性脓毒症，某些病毒感染可导致病毒血症（viremia）及病毒性脓毒症，某些寄生虫感染可导致寄生虫血症（parasitemia）及寄生虫性脓毒症等。虽然细菌和真菌以外的病原体，及结核分枝杆菌和伤寒杆菌等感染所致的 SIRS 亦符合广义上的脓毒症现代定义，但属于特定疾病并有专门章节介绍。本节根据传统习惯，介绍细菌及真菌感染所致的脓毒症。

【概念辨析】

菌血症（bacteremia）、脓毒症（sepsis）、败血症（septicemia）、毒血症（toxemia）及全身炎症反应综合征（SIRS）均是与感染及炎症密切相关的概念。1991 年美国胸科医师学会（American College of Chest Physicians，ACCP）和危重病医学会（Society of Critical Care Medicine，SCCM）在芝加哥会议上首次提出 SIRS 概念，并将脓毒症重新定义为感染引起的 SIRS，这些新概念和新定义现已逐渐得到相关临床学科的广泛认可及应用。SIRS 在内涵上与毒血症最为接近甚至等同，但 SIRS 着重强调损伤因子作用于机体所诱发的各种炎性细胞因子及炎症介质等内在的“毒”所引起的全身过度炎症反应；而毒血症的“毒”则既指侵入体内的外源性“毒素”，亦包括其所诱生的炎性细胞因子及炎症介质等内在的“毒”。根据脓毒症的新定义，不论感染因子是局限于机体局部还是进入血液循环，只要其引起 SIRS，均属于脓毒症。因此，败血症特指血液中有病原菌大量繁殖并产生毒素的脓毒症；而脓毒症并不完全等同于败血症，因某些脓毒症并不伴有菌血症，例如金黄色葡萄球菌（简称金葡菌）引起的月经期中毒性休克综合征（mTSS）。菌血症的国际定义则包含了国内狭义的菌血症定义及败血症。由于临床上常难以明确外源性毒素的种类及血液中是否有病原菌存在及繁殖，在临床及文献中有以 SIRS 取代毒血症、以脓毒症取代败血症等称谓的趋势。

一、菌血症

国内习惯上将菌血症定义为一种狭义概念，系指少量病原菌侵入血液循环，不繁殖或很少繁殖，迅即被机体防御系统清除，不会或仅引起轻微炎症反应的情况。例如拔牙、内镜检查等引起组织轻度损伤后 12～48 小时内可在血液中检测到细菌，但很快被宿主免疫防御系统清除而不引起明显临床表现；尿路、肠道感染等亦常可引起暂时性、自限性菌血症。菌血症在国际上泛指血液循环中存在活菌，不论其数量、繁殖速度、产生毒素、持续时间及所致临床症候的轻重。因此，菌血症的国际定义既包括国内狭义的“菌血症”，亦包括“血液中有病原菌大量繁殖和产生毒素的脓毒症（即败血症）”。本节采用菌血症的国际定义。

二、败血症（septicemia）、脓毒血症（pyemia）及脓毒败血症（septicopyemia）

败血症是指细菌或真菌侵入血液循环，持续存在及繁殖，产生大量毒素，在体内诱生大量炎症介质，引起寒战、高热、呼吸急促、心动过速、皮疹、出血、淋巴结及肝脾大、白细胞计数及分类增高等全身中毒表现的临床综合征。在菌血症基础上出现全身炎症反应综合征（SIRS），即为败血症。局部化脓性病灶伴 SIRS，病原菌尚未进入血液循环，此时可称为“脓毒血症（pyemia）”；但这通常是短暂的过渡过程，病原菌很快侵入血液循环，演变为典型的“脓毒败血症”。脓毒败血症为败血症情形之一，但多强调化脓菌感染或存在原发性/迁徙性化脓性病灶。

三、毒血症

毒血症是指血液循环中存在大量毒素，诱生大量炎症介质，从而引起寒战、高热等全身反应，严重时可发生心、肝、肾等实质器官变性及坏死，甚至出现休克。毒素可来自非感染性因素（例如直接大量输入内毒素引起的输液反应、坏死组织吸收等），亦可来自引起感染的各类病原体。

四、全身炎症反应综合征

SIRS 泛指各种非感染（机械创伤、烧伤等）或感染因子作用于机体导致全身过度炎症反应的一种病理生理过程，反映了众多炎性疾病病理生理过程的共性。其主要发病机制包括白细胞及血管内皮细胞等的活化，大量炎性细胞因子及炎症介质的产生，交感-肾上腺髓质系统及肾素-血管紧张素-醛固酮系统（RAAS）等的活化，及体内氧化和抗氧化系统之间的失衡等。针对 SIRS,机体可出现代偿性抗炎反应综合征(compensatory anti-inflammatory response syndrome,CARS);严重时 SIRS 与 CARS 可相互恶化,导致混合性拮抗反应综合征(mixed antagonist response syndrome,MARS)。在 SIRS 进展过程中可出现多器官功能障碍综合征(multiple organ dysfunction syndrome,MODS)甚至多器官功能衰竭(multiple organ failure,MOF)。SIRS 的诊断、发病机制及防治等详见本章第四节全身炎症反应综合征。

表 25-5-1　脓毒症的分级

分级	定　义
脓毒症	存在感染证据,并符合 SIRS 临床诊断标准
严重脓毒症	在上述基础上出现下述任意一项或多项器官功能障碍: • 低血压:收缩压<90mmHg 或较基线下降>40mmHg,排除失血等非感染性因素所致 • 乳酸中毒:乳酸水平高于正常上限值 • 急性肺损伤伴 PaO_2/FiO_2<250(无肺部感染时)或<200(肺炎是感染源时),或动脉血压分压下降、胸部 X 线检查异常等 • 少尿:在充分液体复苏情况下,每小时尿量<30ml 或<0.5ml/kg,并持续 2 小时以上 • 肌酐>2mg/dl(176.8μmol/L) • 肝功能异常:总胆红素>2mg/dl(34.2μmol/L),ALT 升高等 • 血小板计数<100 000/μl(排除原发性血小板减少症及各种原因引起的脾功能亢进) • 凝血病:国际标准化比率(INR)>1.5 • 意识障碍
脓毒性休克	在严重脓毒症基础上病情持续加重,虽大量补液但仍发生低血压及灌注异常表现。但如加用血管活性药物,可不出现低血压。若积极补液及应用血管活性药物 1 小时后仍不能纠正低血压,提示存在顽固性脓毒性休克

五、脓毒症

其现代定义为"感染引起的 SIRS"。感染因子可以是细菌,亦可以是真菌、病毒、寄生虫等,不再强调存在化脓性病灶或化脓菌感染。根据微循环障碍及器官损伤程度,又分为子概念"sepsis、severe sepsis、septic shock"(表 25-5-1),通常译为"脓毒症、严重脓毒症、脓毒性休克(感染性休克)"。脓毒性休克(感染性休克)在本章第六节详细介绍。若临床上不能发现明确感染源及确定病原菌但又不能排除感染的可能,可使用"sepsis-like"一词,以免因单纯诊断 SIRS 而忽视感染的存在及处理。

【病原学和流行病学】

菌血症/脓毒症在临床上十分常见,并呈增多趋势。有资料显示,患者入院时约 1% 存在菌血症,住院患者 10% 以上存在脓毒症。重症监护病房(ICU)患者近 70% 符合脓毒症,其中约 30% 存在菌血症。临床报道的菌血症/脓毒症约 60% 来自住院患者,以新生儿及老年人发病率最高。约 5% 脓毒症由假丝酵母菌等真菌感染所致。由于许多病例未获明确诊断,且不少实验室未能坚持报道规则,因此菌血症/脓毒症的实际发生率远高于此数。

菌血症/脓毒症的病原菌种类及病情严重程度随环境及基础疾病不同而有差异。常见原发感染部位为皮肤及软组织、肺部、血液(深静脉置管等)、胆道、肠道及泌尿生殖道等。革兰阴性菌可产生内毒素(endotoxin),相对易于引起脓毒性休克。

引起菌血症/脓毒症的常见病原菌有:

一、葡萄球菌

金葡菌是导致菌血症/脓毒症最常见的病原菌之一,可发生于所有年龄组,病死率高达 25%(70% 以上为老年患者)。原发感染可来自皮肤(静脉药瘾者血液金葡菌最常见的来源)或鼻咽部(约 50%),侵入性静脉内装置或新安装的起搏器(约 25%),骨关节病或手术及假肢(约 10%),泌尿生殖器官疾病或手术(约 2%),以及生物充填剂或心脏瓣膜受损等。近半数为社区获得性感染，有时因感染呈潜隐性而致使诊断延迟；医院获得性感染则呈上升趋势。

某些金葡菌毒株带有 Panton-Valentine 杀白细胞素（Panton-Valentine leukocidin，PVL）基因，其脓毒症的发生更早、更重。耐甲氧西林金葡菌（methicillin-resistant *Staphylococcus aureus*，MRSA）感染在不少国家及地区已占金葡菌血症/脓毒症的半数以上。耐万古霉素金葡菌（vancomycin-resistant *Staphylococcus aureus*，VRSA）感染亦不少见。

金葡菌中毒性休克综合征（staphylococcal toxic shock syndrome，Staphy TSS）在 1980 年前后多见于经期妇女，其中 92% 因使用高吸湿性卫生栓导致金葡菌在阴道局部大量繁殖并分泌中毒性休克综合征毒素-1（toxic shock syndrome toxin-1，TSST-1）吸收入血而发病。自此类卫生栓退出市场后，月经期 TSS 发病率已趋少见。

凝固酶阴性葡萄球菌（coagulase negative *Staphylococcus*，CNS）包括表皮葡萄球菌、腐生葡萄球菌、人葡萄球菌、溶血葡萄球菌等十余种。表皮葡萄球菌（包括耐甲氧西林表皮葡萄球菌，methicillin-resistant *Staphylococcus epidermidis*，MRSE）感染占菌血症/脓毒症总数的 10% ~15%。包括耐甲氧西林 CNS（MRSCN）在内的凝固酶阴性葡萄球菌菌血症/脓毒症约 50% 是由于深部静脉内置管、安装起搏器、血液透析等，亦可由于腹膜透析、颅内分流及人工心脏瓣膜等，是常见的医源性感染之一。

二、链球菌

肺炎链球菌（包括耐青霉素肺炎链球菌，penicillin-resistant *Streptococcus pneumoniae*，PRSP）感染占链球菌血症/脓毒症的半数以上，所致脓毒症病死率达 20% 以上。原发感染可来自肺部（约占 50%，尤多见于老年人），颅内或脑膜（约 10%），任何年龄的免疫虚损性疾患（脾切除、糖尿病、酗酒、慢性肺病、慢性肝病、慢性肾病、心脏病、镰状细胞病等）（约 10%），偶可来自产褥感染或腹膜炎。

A 群链球菌（化脓性链球菌）感染占链球菌感染的 90% 以上。其菌血症/脓毒症大多数继发于皮肤软组织感染，偶可来自产褥感染、泌尿生殖道疾病或手术、骨关节感染、咽喉炎等。B 群链球菌是新生儿及婴幼儿菌血症/脓毒症最常见的病原菌，亦可见于泌尿生殖道手术或感染。C 群及 G 群链球菌血症/脓毒症主要源自皮肤软组织感染。米勒链球菌（*Streptococci milleri*）可源自脑膜炎、脑室炎、脑及肝脓肿等。

链球菌中毒性休克综合征（streptococcal toxic shock syndrome，Strep TSS）主要由 A 群链球菌致热外毒素（streptococcal pyrogenic exotoxins，SPE）所致，多见于手术创伤、蜂窝织炎、化脓性扁桃腺炎等软组织损伤及感染。欧美报道发病率为 5 ~ 10/100 000 人。我国江苏长江沿岸地区 1990 年秋至 1991 年春发生数千例猩红热样疾病流行，约 21.24% 符合链球菌 TSS 表现，咽拭子培养以草绿色链球菌为主。1998 年 7 ~8 月，又出现猪链球菌Ⅱ型感染暴发流行，14 人死亡，其中 13 例符合 TSS 表现。

三、肠球菌

包括粪肠球菌、屎肠球菌等，约占院内感染病原菌的 10%，是仅次于葡萄球菌的医院感染病原菌。耐万古霉素肠球菌（vancomycin-resistant *Enterococcus*，VRE）感染近年快速增加。

四、肠杆菌科及其他革兰阴性杆菌

大肠埃希菌（*Escherichia coli*）菌血症约占革兰阴性菌菌血症的 50%，占所有菌血症的 25%，原发感染源通常为尿道定植或感染（尤其在器械检查后），亦可来自肠道或胰胆管疾病及侵入性诊疗。肠杆菌属（*Enterobacter*）及沙雷菌属菌血症在 ICU 及免疫抑制患者常见。肺炎克雷伯菌菌血症，包括产超广谱 β-内酰胺酶（extended-spectrum β-lactamases，ESBLs）菌株感染，可源自化脓性小叶性肺炎或肝脓肿等。变形杆菌属、摩根菌属、普罗威登斯菌属菌血症可源自泌尿生殖道疾病（包括尿路结石）、盆腔疾病及侵入性诊疗操作等。柠檬酸杆菌属亦可致菌血症。上述菌属感染绝大多数为医院获得性感染，但沙门菌属中的伤寒杆菌及副伤寒杆菌一般是在社区通过粪-口传播获得感染进而引起菌血症/脓毒症。

铜绿假单胞菌（包括多重耐药铜绿假单胞菌，multidrug-resistant *Pseudomonas aeruginosa*，MDR-Pa）、嗜麦芽窄食单胞菌、溶血/鲍曼不动杆菌、阴沟肠杆菌等革兰阴性杆菌均可导致菌血症/脓毒症。

五、厌氧菌

主要有厌氧性消化链球菌、脆弱类杆菌、拟杆菌、梭状芽胞杆菌属、产气荚膜杆菌等。所致脓毒症占细菌性脓毒症的5% ~7%。主要为医院获得性机会性感染，多见于老年、术后、疲劳或免疫抑制患者。

六、其他细菌

单核细胞增多性李斯特菌（多见于免疫虚损患者及孕妇感染）、聚团肠杆菌等所致感染累有报道。脑膜炎奈瑟菌感染多见于4岁以下或10余岁两个年龄段的患者。炭疽杆菌、红斑丹毒丝菌等亦可导致菌血症/脓毒症。获得性免疫缺陷综合征（AIDS）或长期使用免疫抑制剂者，偶可发生分枝杆菌血症/脓毒症。

七、真菌

以白色假丝酵母菌感染占绝大多数，热带假丝酵母菌、毛霉等亦可导致败血症。器官移植及恶性肿瘤患者可发生曲霉脓毒症。

八、复数菌感染

在排除血液标本污染的条件下，自同一份血标本或3日内不同份次血标本中培养分离出≥2种致病菌，称为复数菌感染（multiplicity of infection，MOI）。多见于ICU及长期应用广谱抗生素或免疫抑制剂的患者。

【发病机制】

一、病原菌入侵途径

病原菌可通过黏附于呼吸道、消化道、泌尿生殖道等处的黏膜上皮细胞再进入血液循环（例如肺炎球菌、脑膜炎奈瑟菌、流感嗜血杆菌等）；或从自然定植部位因创伤、炎症或恶性肿瘤等而突破局部皮肤黏膜屏障侵入血流；或自局部化脓性病灶通过肉芽创面进入血液循环；或经静脉内置管、安装起搏器、针刺、搔抓、蚊虫叮咬、动物咬伤、创伤等直接将细菌带入血流，或细菌在局部创口繁殖后继而侵入血流。

二、发病危险因素

病原菌侵入血流后，若毒力强、数量多、繁殖快，超过宿主血液杀菌体系的清除能力，则将迅速进展为脓毒症。血液杀菌体系主要有：①嗜中性粒细胞的趋化及吞噬，单核-吞噬细胞的吞噬及抗原呈递等；②经典途径补体活化，能直接杀灭病原菌，并产生众多趋化因子以募集吞噬细胞及细胞毒性细胞；③旁路途径补体活化，对防御革兰阴性菌感染尤其重要，例如备解素（P因子）缺乏者发生侵袭性和暴发性脑膜炎奈瑟菌或淋球菌血症/脓毒症的风险加大；④特异性抗体，具有中和、调理、激活补体、抗体依赖性细胞介导的细胞毒作用（ADCC）等；⑤铁结合蛋白，可竞争性夺获细菌复制所需的铁，抑制细菌繁殖；⑥脾脏提供的吞噬环境可捕获血流中被包裹的病原菌及吞噬有病原菌的吞噬细胞，并协助其他细胞清除之。

人体免疫防御功能下降是发生脓毒症的高危因素，例如老年人或新生儿，皮肤黏膜屏障毁损，中性粒细胞减少或缺乏（尤其是低于0.5×10^9/L时），AIDS、器官移植、恶性肿瘤化疗或放疗，使用免疫抑制剂，滥用广谱抗菌药物，严重烧创伤或大手术后，应用呼吸机、侵入性导管或引流管，糖尿病、肝硬化等慢性基础病。长期使用肾上腺皮质激素及广谱抗菌药物常与二重感染及真菌败血症相关。

宿主的某些分子遗传学特性可能与感染后SIRS的强度相关。例如新近有研究提示，内皮细胞蛋白C受体（endothelial protein C receptor，EPCR）基因多态性与蛋白C的细胞保护及抗凝途径相关，同时携带属于H1及H3单倍型的小等位基因的患者，发生严重脓毒症的风险相对较低。TNF-α等炎性细胞因子的基因多态性亦可能与SIRS的强度相关。

三、病原菌致病的物质基础及机制

病原性细菌藉助黏附因子、荚膜与微荚膜及侵袭性酶等机制侵入机体后，所引起的全身中毒表现主要与所产生的内毒素及（或）外毒素有关。

（一）内毒素

内毒素即细菌脂多糖（lipopolysaccharide，LPS），广泛存在于革兰阴性细菌、螺旋体、立克次体等微生物细胞壁中，在病原菌死亡崩解后释放入血，形成内毒素血症。LPS可刺激单核-吞噬细胞、嗜中性粒细胞、血管内皮细胞，以及补体、激肽、凝血、纤溶、交感-肾上腺髓质系统，诱生TNF-α、IL-1、IL-8等大量炎性细胞因子及炎症介质（参见 SIRS 发病机制），出现发热、微循环障碍、低血压、酸中毒、DIC、全身组织器官出血坏死（Shwartzman 反应）、MODS 等脓毒症表现，严重者可出现脓毒性休克及 MOF。

LPS 诱生炎性细胞因子的分子机制：首先在血液中与 LPS 结合蛋白（LPS binding protein，LBP）形成复合物，然后转运至单核-吞噬细胞表面与 CD14 等受体相结合，被 Toll 样受体-4（toll-like receptors，TLR-4）等识别，通过髓样分化蛋白（myeloid differentiation protein，MyD88）依赖性途径（图 25-5-1）及非依赖性途径（图 25-5-2），在一系列衔接分子和激酶的转导下，将刺激信号从细胞膜转入细胞内，使核因子-κB（nuclear factor-κB，NF-κB）等转录因子激活并向核内易位，与细胞因子基因结合并启动 mRNA 转录，最终引起效应细胞合成 TNF-α 等大量炎性细胞因子。

另一方面，人体内存在多种 LPS 解毒物质，包括杀菌/渗透性增加蛋白（bactericidal/permeability-increasing protein，BPI）、人阳离子抗微生物多肽-18（human cationic antimicrobial peptides，hCAP-18）、血清淀粉样 P 组分（serum amyloid P component，SAP）、自然杀伤细胞溶解素（NK lysin，NKL）、乳铁蛋白（lactoferrin，LF）、血浆脂蛋白（plasma lipoproteins，LP）、酰氧酰基水解酶（acyloxyacyl hydrolase，AOAH）等。这些蛋白质分子可抑制或拮抗 LPS 的毒性，其中最重要的是 BPI。

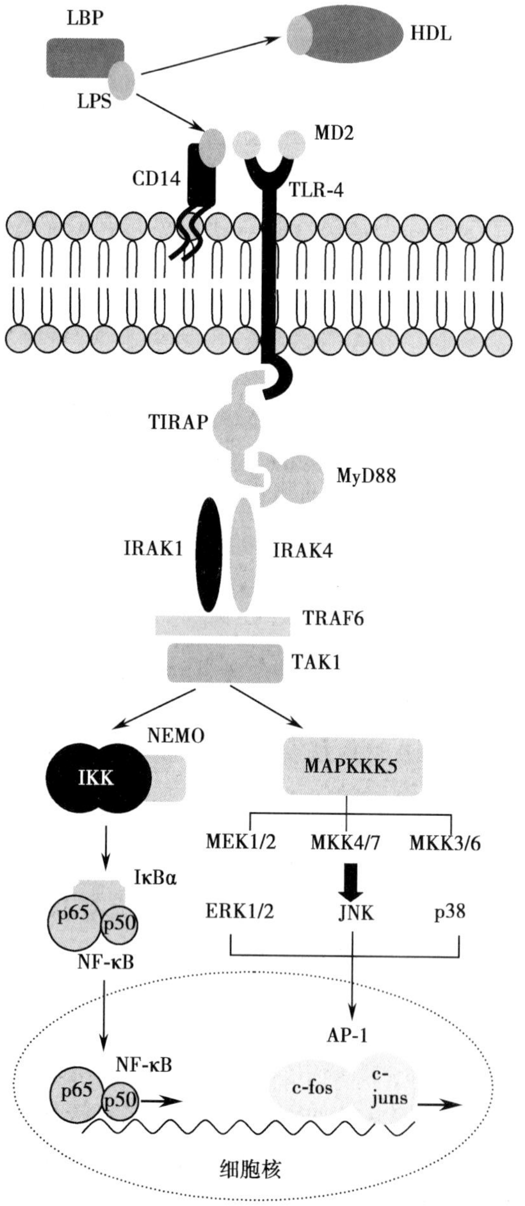

图 25-5-1　LPS 通过 MyD88 依赖性途径转导致炎信号和诱导炎性细胞因子合成

注：LPS：lipopolysaccharide，细菌脂多糖；LBP：LPS binding protein，LPS 结合蛋白；CD14：分化抗原 14，LPS 的受体；TLR-4：toll-like receptor-4，Toll 样受体-4；MD2：淋巴细胞抗原 96（lymphocyte antigen 96，LY96），可与 TLR-4 结合并协助其接受 LPS 刺激信号；HDL：high density lipoprotein，高密度脂蛋白，可结合 LPS；TIRAP：toll/interleukin-1 receptor（TIR）domain containing adapter protein，含衔接蛋白的 Toll 样/IL-1 受体结构域；MyD88：myeloid differentiation protein，髓样分化蛋白，是一种衔接蛋白，为髓样分化初次应答基因 88（myeloid differentiation primary response gene 88）表达产物；IRAK：interleukin-1 receptor-associated kinase，IL-1 受体相关激酶；TRAF：TNF receptor associated factor，肿瘤坏死因子受体相关因子；TAK1：transforming growth factor-beta（TGF-β）activated kinase-1，转化生长因子 β 活化的激酶-1；NEMO：NF-κB essential modulator，NF-κB 基本调节子；IKK：IkappaB kinase，IκB 激酶，可使 IκB 的丝氨酸残基磷酸化；IκBα：胞浆中去磷酸化的 IκB 使 NF-κB 失活，而磷酸化后则失去对 NF-κB 的抑制，NF-κB 得以活化和进入细胞核；NF-κB：nuclear factor-κB，核因子 κB。最常见由 p65 和 p50 两亚基组成，活化后可与 DNA 紧密结合，是多种致炎细胞因子基因活化的开关；MAPKKK5：mitogen-activated protein kinase kinase kinase -5，丝裂原活化的蛋白激酶（MAPK）激酶激酶-5；MEK：MAPK/ERK kinase，丝裂原活化的蛋白激酶/ERK 激酶；MKK：MAPK kinase，MAPK 激酶；ERK：extracellular signal regulated kinase，细胞外信号调节的激酶；JNK：c-jun N-terminal kinase，c-jun N 末端激酶；AP-1：activator protein-1，激活蛋白-1，由 c-fos/c-jun 两亚基组成，可增强 NF-κB 与 DNA 模板的结合，促进细胞因子 mRNA 转录

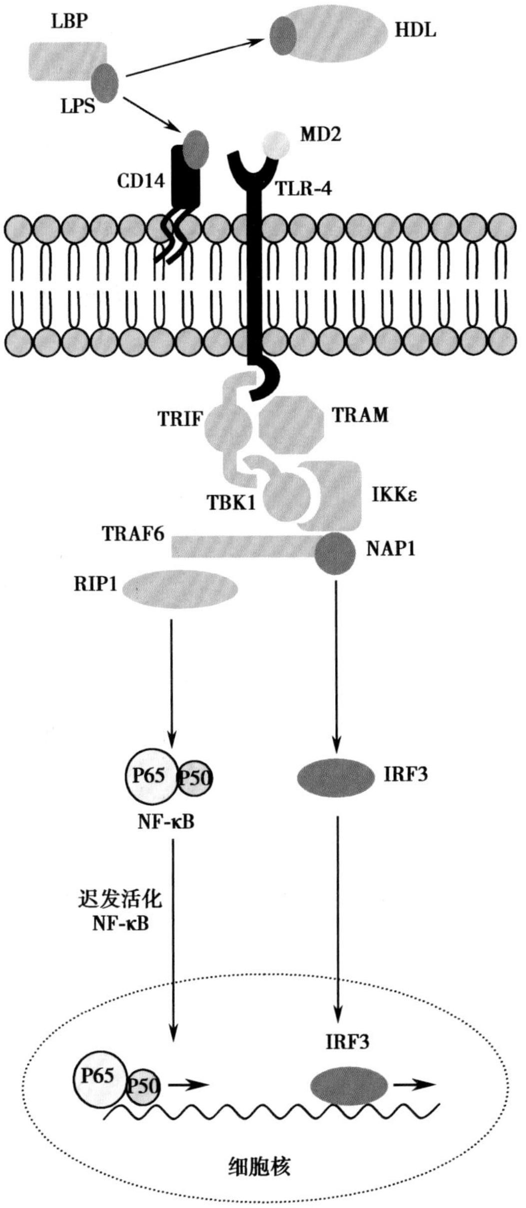

图 25-5-2　LPS 通过 MyD88 非依赖性途径（TRIF 依赖性途径）转导致炎信号和诱导炎性细胞因子合成

注：TRIF：toll/interleukin-1 receptor containing adapter inducing interferon beta，含干扰素 β 诱导性衔接蛋白的 Toll 样/IL-1 受体，亦称含衔接分子的钟样/IL-1 受体同源域（toll/IL-1R homology domain-containing adapter molecule，TICAM-1）；TRAM：TRIF-related adapter molecule，TRIF 相关衔接分子；TBK1：TANK-binding kinase-1，TANK 结合激酶。TANK 为肿瘤坏死因子受体相关因子家族成员相关性 NF-κB 激活因子（TNFR-associated factor family member-associated NF-kappaB activator）；IKKε：IkappaB kinase-related kinase epsilon，IκB 激酶相关激酶 ε；NAP1：NAK-associated protein-1，NAK 相关蛋白-1。NAK 为 NF-κB 激活激酶（NF-kappaB-activating kinase）；RIP1：Receptor-interacting protein，与受体相互作用的蛋白-1；IRF3：interferon regulatory factor 3，干扰素调节因子-3。可激活多种干扰素诱导性基因，如干扰素诱导蛋白 10（interferon inducible protein-10，IP10）和肾上腺皮质激素衰减应答基因-16（glucocorticoid-attenuated response gene 16，GARG16）等。其余缩写同图 25-5-1

（二）外毒素

外毒素（exotoxin）有多种，化学成分多为蛋白质，一般在活菌体内合成后再分泌至菌体外。主要由金葡菌、链球菌等革兰阳性菌产生，痢疾志贺菌、肠产毒型大肠埃希菌、铜绿假单胞菌等少数革兰阴性菌亦可产生。金葡菌中毒性休克综合征毒素-1（TSST-1）、肠毒素、α-溶血素、杀白细胞素、剥脱性毒素，A 群链球菌致热外毒素（SPE），铜绿假单胞菌外毒素 A、磷脂酶 C 等，均可诱生众多炎症因子而参与脓毒症的发生发展。其中，TSST-1 及 SPE 等外毒素可充当超抗原（参见本章第七节“中毒性休克综合征”），无需经典的抗原处理及呈递过程，能在与经典抗原结合位点不同的部位与单核-吞噬细胞等抗原呈递细胞的Ⅱ类主要组织相容性复合物（MHC Ⅱ）以及 T 细胞受体（TCR）不同的 Vβ 区高亲和性结合，导致单核-吞噬细胞活化、T 细胞多发性激活，大量释放 IL-1、TNF-α、TNF-β、IFN-γ、IL-6、IL-8 等炎性细胞因子，引起剧烈全身炎症反应。

真菌的感染和致病亦需依赖其侵袭力及毒力。侵袭力包括各种黏附能力及隐球菌荚膜的抗吞噬能力等。在毒力方面，白色假丝酵母菌、黄曲霉及烟曲霉等的细胞壁糖蛋白具有内毒素样活性，可引起化脓性反应及感染性休克；一些真菌的菌丝、孢子或真菌毒素可引起超敏反应和（或）多器官系统的损伤。

【病理改变】

菌血症/脓毒症病理变化随致病菌种类、感染严重程度及原发感染部位等的不同而呈多样性。毛细血管损伤时可出现皮肤黏膜瘀点、瘀斑等。心、肝、肾等重要脏器可呈现细胞水肿、灶性坏死、脂肪变性等。病原菌随血流播散可引起肺、肝、肾、脾、骨及皮下组织等的迁徙性脓肿，可并发心内膜炎、脑膜炎、骨髓炎等。单核-吞噬系统常增生活跃，肝、脾可肿大。全身免疫功能低下或骨髓抑制者，渗出性反应及细胞浸润减弱，病变以充血、坏死为主。脓毒性休克（感染性休克）时，除原发病病理改变外，更易出现多脏器损害（参见本章第六节“感染性休克”）。

【临床表现和并发症】

一、基本表现

（一）毒血症状

常有寒战、高热，可为弛张热、间歇热、稽留热、不规则热或双峰热，严重时可有体温不升。全身不适，软弱无力，头痛，肌肉酸痛。呼吸、脉搏加快。可有恶心、呕吐、腹痛、腹泻。严重时可出现中毒性脑病、中毒性心肌炎、肠麻痹、DIC、血压降低等。

（二）皮疹

瘀点最常见。亦可为猩红热样皮疹、烫伤样皮疹、荨麻疹、脓疱疹等，多见于金葡菌及 A 群链球菌脓毒症。坏死性皮疹可见于铜绿假单胞菌脓毒症。

（三）肝脾大

肝脾多为轻度肿大，并发中毒性肝炎或肝脓肿时肝脏可明显肿大，肝区胀痛、叩痛，可有黄疸等肝功能损害表现。

（四）关节症状

可有红肿、疼痛、活动受限、关节腔积液或积脓，多见于革兰阳性球菌及产碱杆菌脓毒症。

（五）原发/迁徙性感染灶

原发感染灶可见于皮肤等软组织、呼吸道、泌尿生殖道、胆道、肠道等。部分病例可无明确原发感染灶。迁徙性病灶可为皮下及深部软组织脓肿、肺脓肿、骨髓炎、关节炎、心包炎、感染性心内膜炎等，主要见于病程较长的革兰阳性球菌及厌氧菌菌血症/脓毒症。

（六）脓毒性休克

脓毒症病情严重者可发生脓毒性休克（感染性休克），表现为脉压明显减小，血压下降至 $<90mmHg$。面色、皮肤苍白或花斑，肢端厥冷，呼吸急促，脉搏细速，心率增快，尿少。严重者可出现 DIC 以及心、脑、肺、肾等多器官功能障碍甚至衰竭。少数患者可呈暖休克。

二、不同病原菌血症/脓毒症的临床特点

（一）革兰阳性球菌血症/脓毒症

金葡菌血症/脓毒症多继发于严重疖痈、急性蜂窝织炎、骨关节化脓症、大面积烧伤时。起病急，寒战，多呈弛张热或稽留热。近 25% 病例伴大关节红、肿、疼痛。脓点、脓疱、瘀点、多形皮疹常见。易并发迁徙性化脓性病灶是一大特征，导致感染性心内膜炎（尤其是有心瓣膜病或其他基础病的老年人及静脉药瘾者）、心包炎、化脓性脑膜炎等。脓毒性休克发生率相对低，出现较晚，血压下降相对缓慢。MRSA 菌血症/脓毒症多见于免疫缺陷者，病情严重。

表皮葡萄球菌血症/脓毒症多为人工瓣膜、人工关节、导管及起搏器安装后的医院内感染，耐药情况严重。肠球菌血症/脓毒症多为机会性感染，主要见于抵抗力低下、消化道肿瘤、腹腔感染者，常见入侵途径为泌尿生殖道，易并发心内膜炎，对头孢菌素等多种药物耐药。

（二）革兰阴性杆菌血症/脓毒症

发病前多有免疫功能严重低下，或使用免疫抑制药物。致病菌常为大肠埃希菌、铜绿假单胞菌、肺炎克雷伯菌等。原发感染包括肺炎、泌尿道感染、腹膜炎及胆道感染等。临床常以寒战开始，双峰热或间歇热，可呈相对缓脉，严重时体温不升或低于正常。脓毒性休克发生率高达 20% ~ 60%，且出现早，持续时间长。铜绿假单胞菌脓毒症可有中心坏死性皮疹。

（三）厌氧菌血症/脓毒症

占菌血症/脓毒症的 7% ~20%。其中 80% 以上由脆弱类杆菌所致，此外有厌氧链球菌、产气荚膜杆菌等。厌氧菌常与需氧菌或兼性菌共同引起混合性感染，侵入途径常为消化道、胆道、女性生殖道、皮肤坏疽等。约 30% 可发生脓毒性休克及 DIC。临床表现有一定特征性：①10% ~40% 的病例可有黄疸，尤其是新生儿及小儿；②易引起

感染性血栓性静脉炎，以及胸腹腔、心肺等处迁徙性脓肿；③局部分泌物常有特殊腐败臭味；④局部病灶常有气体形成，以产气荚膜杆菌为明显；⑤严重的溶血性贫血主要见于产气荚膜杆菌。

（四）真菌血症/脓毒症

常有严重基础疾病及长期使用抗生素史，或导致免疫屏障受损的诊疗操作史，尤多见于医院感染。致病菌常为白色假丝酵母菌及热带假丝酵母菌，曲霉感染有增加趋势。常累及肺、脾、心内膜等。临床表现似革兰阴性细菌败血症，病情严重，可有寒战、发热、肝脾大等。病程进展多缓慢。偶为低热或不发热，毒血症被细菌感染及原发病所掩盖，部分病例死后方被确诊。病死率20%～40%。

三、特殊情况下的菌血症/脓毒症

（一）新生儿菌血症/脓毒症

多经母亲产道、吸入羊水、脐带或皮肤感染等所致。致病菌以大肠埃希菌、B群溶血性链球菌为主。因血-脑屏障不健全，易并发中枢神经系统感染。

（二）老年人菌血症/脓毒症

多继发于压疮或肺部感染。主要由大肠埃希菌、克雷伯杆菌、厌氧菌等引起。易并发心内膜炎，易因心、肺、脑、肾等功能障碍而死亡。

（三）烧伤菌血症/脓毒症

多发生于烧伤后2周，常见致病菌为金葡菌、铜绿假单胞菌、大肠埃稀菌、变形杆菌等。早期多为单一细菌感染，晚期常为多种细菌或真菌混合感染。临床表现较一般败血症为重，发热可达42℃以上，弛张热多见，严重时可呈低体温，可出现脓毒性休克、中毒性心肌炎、中毒性肝炎、麻痹性肠梗阻等。

（四）医院感染菌血症/脓毒症

约占菌血症/败血症病例的30%～60%，多有严重基础疾病、免疫缺陷病、长期全身应用免疫抑制剂、不合理应用广谱抗生素、大手术、创伤或烧伤、血液透析或长期动静脉置管等病史，预后差，病死率高。致病菌以大肠埃希菌、铜绿假单胞菌、克雷伯杆菌、不动杆菌、阴沟肠杆菌等革兰阴性耐药菌为主；革兰阳性球菌多为MRSA及MRSE；真菌感染亦越来越多见。临床表现常因基础疾病的掩盖而不典型，例如中性粒细胞缺乏症患者因炎症反应差，因此体温超过38℃即应警惕存在感染。

【实验室及辅助检查】

一、血液常规

革兰阳性菌及大多数革兰阴性菌感染时，外周血白细胞总数多增高，可达$(10\sim30)\times10^9/L$，中性粒细胞比例增高，明显核左移，细胞内有中毒颗粒。某些革兰阴性菌感染及炎症应答低下者，白细胞数可正常或降低，但中性粒细胞比例常增高。血细胞压积及血红蛋白增高提示体液丢失、血液浓缩。感染病程长或并发出血时可有贫血。休克晚期并发DIC时，血小板计数进行性减少。

二、病原学检查

（一）标本培养药敏试验

血液及骨髓培养是诊断菌血症最重要的依据之一，应尽可能在抗感染药物应用前、寒战高热时留取标本。静脉血每次最好能采集2～3份进行培养，成人患者每份血（每培养瓶）至少10ml，婴幼儿患者每份血一般0.5～2ml。骨髓培养抽取骨髓至少2ml，其阳性率多高于血培养。≥2次以上血培养或骨髓培养阳性，且为相同病原菌时可确诊。普通培养为阴性时，应特别注意进行厌氧菌培养、L型细菌培养、结核分枝杆菌培养及真菌培养等。瘀点、静脉导管尖部等标本培养亦有助于诊断菌血症。脓液、痰液、脑脊液、尿液、粪便等标本培养不能用于确诊菌血症，但有助于判断脓毒症病原菌。培养阳性时应测定最低抑菌浓度（MIC）及最低杀菌浓度（MBC）以指导选用抗菌药物。

（二）涂片检查

快速简便。流脑时取皮肤瘀点或脑脊液涂片及革兰染色后镜检，有可能找到脑膜炎奈瑟菌。疑为新生隐球菌感染，应采用印度墨汁负染。

（三）细菌免疫学及分子生物学检查

主要用于快速检测生长缓慢或不易培养的细菌。应用免疫学方法可检测相关病原菌的特异性抗原或抗体。采用PCR法可检测病原体DNA或RNA。

（四）细菌内毒素检测

采用鲎溶解物试验（limulus lysate test，LLT）可测定内毒素以协助诊断革兰阴性菌感染。

（五）真菌抗原或抗体检测

G 试验利用鲎的 G 凝血因子可被真菌细胞壁抗原成分 1,3-β-D 葡聚糖激活形成凝固蛋白的原理，以浊度定量法检测血浆中真菌 1,3-β-D 葡聚糖浓度。通常 1,3-β-D 葡聚糖>20pg/ml 时，可诊断深部真菌感染，且浓度越高，常提示感染越重。G 试验适用于除隐球菌及毛霉以外所有深部真菌感染的早期诊断，尤其是假丝酵母菌及曲霉，但不能确定菌种。G 试验能很好地区分假丝酵母菌的定植与深部感染。GM 试验采用 ELISA 方法检测曲霉细胞壁特有的半乳甘露聚糖（galactomannan，GM），适用于侵袭性曲霉早期感染的诊断。亦可检测曲霉 GM 抗体。G 试验和 GM 试验均需注意排除假阳性及假阴性。

三、炎症相关指标

测定血浆 C 反应蛋白（CRP）、前降钙素（procalcitonin，PCT）、TNF-α 等的水平有助于判断炎症应答的强度。嗜中性粒细胞及单核-吞噬细胞等髓源性细胞表达并释放的可溶性触发受体-1（soluble triggering receptor expressed on myeloid cells-1，sTREM-1）可能是较 CRP 和 PCT 更直接反映感染存在的生物学标志物，其诊断脓毒症及区分感染与非感染因素所致的 SIRS 的敏感性和特异性分别达 79% 和 80%。血浆可溶性 CD14 分子（Presepsin）水平对脓毒症的早期诊断及预后似有较高的判断价值。IL-10 及血浆可的松浓度可反映机体的代偿性抗炎状态。小肠脂肪酸结合蛋白（intestinal fatty acid binding protein，iFABP）可特异性反映肠黏膜的损伤。

四、DIC 检查

血液高凝状态见于 DIC“高凝期”。血小板计数明显降低，凝血因子显著减少，出血时间、凝血时间、凝血酶原时间、凝血活酶时间均延长，纤维蛋白原减少，见于 DIC“消耗性低凝期”。血浆鱼精蛋白副凝试验（3P 试验）阳性及 D-二聚体（DD）水平明显增高，提示血液中纤维蛋白降解产物（FDP）明显增多，是判断 DIC“继发性纤溶亢进期”的重要指标。

五、器官功能检查

尿中出现蛋白、红细胞、白细胞或管型，尿比重<1.015 且固定，尿钠>40mmol/L，尿渗透压降低（<350mOsm/kg 或尿/血渗透压之比<1.5），尿/血肌酐比值<10∶1，提示肾衰由功能性转为器质性。血尿素氮及肌酐可升高。血钠多偏低，血钾可升高或降低。血清丙氨酸氨基转移酶（ALT）、门冬氨酸氨基转移酶（AST）及胆红素水平升高提示肝功能受损。肌酸磷酸激酶、乳酸脱氢酶同工酶升高提示心肌受损。血气分析有助于判断酸碱平衡紊乱及缺氧状况等。

六、其他辅助检查

可按需进行 B 超、X 线、计算机断层扫描（CT）、磁共振（MRI）及心电图等检查。

【诊断】

临床存在创伤、手术、局部感染灶、深静脉置管或其他侵入性导管，或有可导致免疫功能低下的相关基础疾病等情况，存在 SIRS 表现，血常规明显异常，则应注意菌血症/脓毒症可能。若≥2 次血培养或骨髓培养发现相同致病菌，可明确诊断为菌血症/脓毒症。根据典型临床表现及血流动力学特征，亦不难做出脓毒性休克诊断。

【鉴别诊断】

一、不同病原体感染的鉴别

包括常见不同致病菌感染之间的鉴别，伤寒杆菌、结核分枝杆菌与其他致病菌感染之间的鉴别，细菌与真菌、病毒、寄生虫（疟疾等）感染之间的鉴别等。

二、成人 Still 病（旧称变应性亚败血症）

主要表现为发热、皮疹、关节痛、咽痛、淋巴结及肝脾大，中性粒细胞增高。本病极易与败血症混淆，不同之处：①高热病程可达数周或数月，但无明显其他毒血症状，可有缓解期；②皮疹短暂但反复出现；③反复血及骨髓培养均无细菌生长；④抗菌药物治疗无效；⑤肾上腺皮质激素或非甾体消炎药物可使症状缓解。

三、血液系统疾病

白血病、淋巴瘤、恶性组织细胞病（大淋巴细胞瘤）等血液系统恶性疾病在临床表现上可拟似或与脓毒症同时存在，需通过血液和骨髓涂片及培养、淋巴结或其他组织活检等进行鉴别。

四、结缔组织病

脓毒症亦应与系统性红斑狼疮等结缔组织病相鉴别。

【预后】

菌血症/脓毒症的预后因体质、原发病、病原菌、并发症、治疗及时性等因素的不同而有较大差异。耐药菌感染，年龄过大或过小，有严重基础疾病，并发休克或 MODS 者预后恶劣。革兰阴性杆菌脓毒症病死率 40% 左右。铜绿假单胞菌脓毒症、真菌脓毒症病死率可达 40% ~80%。肠球菌脓毒症病死率为 15% ~35%。肺炎链球菌、溶血性链球菌脓毒症病死率相对较低。

【治疗】

总的治疗原则是：积极控制或去除原发感染灶，及时合理的抗感染治疗，积极防治脓毒性休克、DIC 及多器官功能障碍。

一、源头控制(source control)

包括引流、清创、组织结构矫正、去除感染导管等，是积极去除原发感染灶、及时有效控制脓毒症及预防感染复发极为必要的措施。

二、抗感染治疗

(一) 一般原则

抗感染治疗是成功救治菌血症/脓毒症的根本措施，应遵循以下原则：

1. 尽早开始经验性广谱抗感染治疗，尽可能覆盖多种可能的细菌和(或)真菌。对伴有免疫缺陷、中性粒细胞减少症及疑有多重耐药菌感染(特别是不动杆菌属和假单胞菌属)脓毒症的患者，尤应早期联合应用多种抗感染药物。

2. 初始经验性治疗通常采用氨基糖苷类抗生素(阿米卡星、奈替米星、庆大霉素、妥布霉素)与下列之一联用：第三代头孢菌素如头孢噻肟、头孢唑肟、头孢哌酮、头孢曲松、头孢他啶等，抗假单胞菌青霉素如替卡西林、哌拉西林、美洛西林等，β-内酰胺类抗生素/β-内酰胺抑制剂复方制剂如替卡西林/克拉维酸、哌拉西林/他唑巴坦等，碳青霉烯类如亚胺培南/西司他丁、美罗培南、比阿培南，甘氨酰环素类如替加环素等联用。必要时可联合应用 3 种抗菌药物，例如腹腔感染引起的脓毒症可应用头孢菌素+氨基糖苷类+甲硝唑或替硝唑。

3. 早期经验性广谱抗感染治疗一般不应超过 3 ~5 日。

4. 在抗感染治疗前，应先进行规范的血培养。一旦获得培养及药敏试验结果，应及时换用相对单一的针对特定病原体的敏感抗感染药物。

5. 应注意体外药敏试验结果与体内药敏模式可存在差异，某些情况下体外试验不敏感的抗生素在体内仍可能有效。

6. 抗菌药物必须足量、足程，通常至少需应用 7 ~10 日。在临床应答缓慢、局部感染灶引流不良、金葡菌败血症、某些真菌感染、中性粒细胞减少症等免疫缺陷情况，疗程应适当延长。合并感染性心内膜炎者，疗程 4 ~6 周。若发生脓毒性休克，则抗菌药物常首剂加倍，2 ~3 种药物联用，静脉给药，尽可能在诊断后 1 小时内开始使用。高度怀疑或确诊真菌感染时，应及早应用适当的抗真菌药物，疗程通常为 1 ~3 个月或更长。

7. 每日评估疗效及可能的强化或降阶梯治疗方案，以减少耐药及药物中毒风险，控制费用。

(二) 针对不同病原体的抗感染治疗

1. 革兰阳性细菌血症/脓毒症　应根据原发感染部位及耐药情况等选择抗感染药物：①不产青霉素酶金葡菌、A 群溶血性链球菌、肺炎链球菌等所致的感染，首选青霉素；②若为对甲氧西林仍敏感的产青霉素酶葡萄球菌(MSSA)感染，可选用耐青霉素酶的半合成青霉素如苯唑西林、氯唑西林、双氯西林、氟氯西林等，相关复方制剂如氨苄西林/舒巴坦、哌拉西林/他唑巴坦、阿莫西林/克拉维酸等，第一代头孢菌素如头孢噻酚、头孢唑林、头孢拉定等，第二代头孢菌素如头孢克洛、头孢呋辛等，第四代头孢菌素如头孢吡肟等，氟喹诺酮类如氧氟沙星、左氧氟沙星、环丙沙星等，氨基糖苷类如阿米卡星、卡那霉素、庆大霉素等；③B 群链球菌感染宜选用第一代头孢菌素，或与氨基糖苷类联合；④对产酶 MRSA 及 MRSCN(包括 MRSE)感染，通常首选万古霉素或去甲万古霉素，必要时亦可选用替考拉林(teicoplanin)、利奈唑胺(linezolid)、夫西地酸钠(fusidate sodium)、链霉杀阳菌素(streptogramin)类药物如奎奴普丁/达福普汀(quinupristin/dalfopristin)等。替加环素对此类细菌感染也可能有效。此外，氨基糖苷类、氟喹诺酮类、碳青霉烯类、利福平、磷霉素等也可酌情选用；但一般不宜选用β-内酰胺类抗生素，因其可诱导青霉素结合蛋白2a（PBP_{2a}）的产生；⑤对PRSP感染可选用头孢托仑酯、司帕沙星、头孢特仑、头孢泊肟酯、头孢克洛、头孢匹罗、亚胺培南、万古霉素等；⑥屎肠球菌感染可选用氨苄西林/氨基糖苷类、氨苄西林/链霉杀阳菌素或万古霉素/链霉杀阳菌素联合；⑦粪肠球菌感染可选用碳青霉烯类、大环类酯类、氟喹诺酮类、达托霉素等，但粪肠球菌对链霉杀阳菌素无效，对氨基糖苷类常耐药，对头孢菌素及青霉素部分耐药；⑧耐万古霉素粪肠球菌（VRE）感染可用利奈唑胺治疗。

2. 革兰阴性细菌血症/脓毒症　易早期并发脓毒性休克和DIC，加之当前多数革兰阴性菌耐药情况严重，故抗菌药物应尽早联合应用。常用联合方案有β-内酰胺类+氨基糖苷类，β-内酰胺类+氨基糖苷类+利福平，或亚胺培南+喹诺酮+氨基糖苷类。大肠埃希菌、克雷伯菌、肠杆菌属菌感染可选用头孢噻肟、头孢曲松、头孢吡肟等。铜绿假单胞菌感染可选用头孢哌酮、头孢他啶、亚胺培南/西司他丁、美罗培南、环丙沙星等。不动杆菌感染可选用头孢他啶+阿米卡星，或氨苄西林/舒巴坦+妥布霉素，或头孢哌酮/舒巴坦，或多黏菌素等。

3. 厌氧菌血症/脓毒症　常用替硝唑或奥硝唑。头孢西丁、头孢替坦、亚胺培南对常见脆弱杆菌属敏感。需氧菌常与兼性厌氧菌混合感染，治疗应兼顾需氧菌。

4. 真菌血症/脓毒症　可选用氟康唑、伊曲康唑、脂质体两性霉素B、5-氟胞嘧啶、伏立康唑（voriconazole）、卡泊芬净（caspofungin）等。

（三）针对发病机制及病理生理过程的治疗

机制治疗是指清除或抑制毒素及炎症介质、控制全身炎症反应的治疗。

1. 特异性抗内毒素治疗　包括抗内毒素抗体、杀菌/渗透性增强蛋白（BPI，中和内毒素）、高密度脂蛋白（HDL，吸附内毒素）、内毒素类似物E-5531（竞争性抑制LPS与效应细胞结合）、抗CD14单克隆抗体、抑制内毒素信号转导途径、干扰内毒素合成等，但其临床效果尚不理想。

2. 特异性抗炎症介质治疗　大规模临床验证过的制剂有抗TNF抗体、可溶性TNF受体融合蛋白、IL-1受体拮抗剂、PAF拮抗剂、前列腺素拮抗剂、缓激肽拮抗剂等，NO抑制剂、中性粒细胞黏附分子拮抗剂、抗TLR单克隆抗体、C1抑制剂等亦在研发和评估中。其中，有研究显示抗TNF制剂可缓解脓毒症患者的炎症反应，降低病死率；但另有研究显示，一些因慢性炎症而长期应用TNF-α拮抗剂的患者，发生菌血症及脓毒症的风险反而增加。此外，以雄性小鼠进行的动物试验显示，生长停滞特异性蛋白6（growth arrest-specific protein 6，Gas-6）作为参与先天免疫应答NF-κB信号途径的广泛调节因子，可减轻脓毒症时嗜中性粒细胞的迁移和急性肺损伤（ALI），可能是治疗脓毒症及ALI的新的潜在药物。

3. 静脉注射用免疫球蛋白（intravenous immunoglobulin，IVIG）　能中和某些细菌毒素，拮抗细胞因子，阻断Fc受体，加速自身抗体的清除，抑制某些补体成分，抑制单核-吞噬细胞的高反应性，但不损伤正常细胞免疫效能。

4. 血液净化　血浆交换、滤过和吸附可减少血循环中的毒素及炎症介质，减轻炎症反应。

5. 抗氧化制剂　可酌用硒、锌、维生素E、半胱氨酸、还原型谷胱甘肽等。

6. 免疫调节性营养治疗　ω-3聚不饱和脂肪酸、核苷酸、精氨酸、谷氨酰胺、L-半胱氨酸、氨基乙磺酸等具有营养、免疫调节、抗炎、抗血栓等作用，可经肠道或胃肠外途径给予。

7. 全内脏复苏治疗（total splanchic resuscitation，TSR）　口服谷氨酰胺，以利肠黏膜细胞分化、分布；口服或静脉给予抗氧化剂，减少肠黏膜损伤；预防应激性溃疡；给予多巴酚丁胺或多培沙明以增强胃肠血管慢波血流运动，改善胃肠道血液灌注，减少白细胞黏附，提高淋巴回流。

（四）防治脓毒性休克（感染性休克）

积极控制感染和全身炎症反应，及时采取补液、纠正酸中毒、应用血管活性药物甚至肾上腺皮质激素、防治DIC、保护重要脏器功能等综合性救治措施。详见本章第六节“感染性休克”的治疗。

（五）支持对症治疗

高热时宜先予物理降温，必要时酌用退热药物。维持水、电解质、酸碱及能量平衡。适当补充维生素B、C及硒和锌等微量元素等以改善细胞代谢。适当输注新鲜血浆、蛋白质或全血。维持血糖不超过150mg/ml（8.3mmol/L），血红蛋白不低于8g/dl。积极治疗基础疾病。长期卧床和某些慢性基础疾病合并菌血症/脓毒症时易发生深静脉血栓（DVT），有脱落及猝死风险，可应用低分子量肝素（LMWH）等进行防治，禁忌证为严重凝血功能障碍及活动性出血。

【预防】

一、积极防治原发病

及时治疗创伤及各类局部感染。有肝硬化、糖尿病、恶性肿瘤、器官移植、免疫抑制等严重基础疾病者，尤其应警惕合并各种感染。

二、减少医源性感染及药菌株的发生

严格无菌操作。合理掌握侵入性诊疗操作的适应证。合理应用广谱抗生素，防止耐药菌株的产生及交叉感染。慎用免疫抑制剂。

（于乐成　王宇明）

参考文献

1. 王宇明. 感染病学. 第 2 版. 北京：人民卫生出版社，2010.
2. 于乐成. Sepsis 含义变迁及临床价值探讨. 中华内科杂志，2006，45（11）：959-960.
3. 陈灏珠，林果为. 实用内科学. 第 13 版. 北京：人民卫生出版社，2010.
4. Sprung CL，Annane D，Keh D，*et al*. Hydrocortisone therapy for patients with septic shock. N Engl J Med，2008，358（2）：111-124.
5. Dellinger RP，Levy MM，Carlet JM，*et al*. Surviving Sepsis Campaign：International guidelines for management of severe sepsis and septic shock：2012. Crit Care Med，2013，41（2）：580-637.
6. Pradipta IS，Sodik DC，Lestari K，*et al*. Antibiotic resistance in sepsis patients：evaluation and recommendation of antibiotic use. N Am J Med Sci，2013，5（6）：344-352.
7. Ulla M，Pizzolato E，Lucchiari M，*et al*. Diagnostic and prognostic value of Presepsin in the management of sepsis in the emergency department：a multicentre prospective study. Crit Care，2013，17（4）：R168.
8. Wacker C，Prkno A，Brunkhorst FM，*et al*. Procalcitonin as a diagnostic marker for sepsis：a systematic review and meta-analysis. Lancet Infect Dis，2013，13（5）：426-435.
9. Contrin LM，Paschoal VD，Beccaria LM，*et al*. Quality of life of severe sepsis survivors after hospital discharge. Rev Lat Am Enfermagem，2013，21（3）：795-802.
10. Iskander KN，Osuchowski MF，Stearns-Kurosawa DJ，*et al*. Sepsis：multiple abnormalities，heterogeneous responses，and evolving understanding. Physiol Rev，2013，93（3）：1247-1288.
11. Wu Y，Wang F，Fan X，*et al*. Accuracy of plasma sTREM-1 for sepsis diagnosis in systemic inflammatory patients：a systematic review and meta-analysis. Crit Care，2012，16（6）：R229.

第六节　感染性休克

感染性休克（septic shock）亦称脓毒性休克，系指感染的全身炎症反应综合征（systemic inflammatory response syndrome，SIRS）即脓毒症（sepsis）最严重的表现形式，是由病原体特别是病原微生物和（或）其毒素作用于机体，激活宿主的各种细胞及体液系统，产生大量炎性细胞因子及各种炎症介质，作用于机体的各种组织、器官及系统，引起低血压及急性微循环灌注不足，导致组织器官缺血、缺氧、细胞损害、代谢及功能障碍，甚至出现多器官功能障碍综合征（multiple organ dysfunction syndrome，MODS）直至多器官功能衰竭（multiple organ failure，MOF）的危重感染中毒性综合征，如不积极救治，常危及生命。病原体特别是病原微生物的数量、毒力，宿主免疫系统的功能状态和应答强度，以及抗感染和抗休克治疗的及时性和合理性，共同决定感染性休克的发生、发展及转归。罹患糖尿病等各种慢性疾病、长期营养不良、免疫功能缺陷、恶性肿瘤、严重烧伤或创伤、大手术后的患者，以及老年人和婴幼儿尤易发生。感染性休克（脓毒性休克）常在败血症基础上发生，因此有时亦称为败血症性休克。但需注意，感染性休克不仅可由细菌和真菌所致，亦可由病毒等其他病原体引起，此时并不存在败血症；即使是细菌及其毒素引起的感染性休克，亦未必伴有败血症。

【病原学】

凡能引起败血症的各类细菌及真菌，均可成为引起感染性休克的病原体（参见本章第五节“菌血症与脓毒症”病原学）。概括而言，引起感染性休克的病原体可为细菌、真菌、立克次体、螺旋体、病毒甚或寄生虫等。以细菌特别是革兰阴性菌最常见，如大肠埃希菌、肺炎克雷伯菌、假单胞菌属、不动杆菌属、痢疾志贺菌及脑膜炎奈瑟菌等。革兰阳性菌如葡萄球菌、A 群链球菌、肺炎链球菌、梭状芽胞杆菌等引起的感染性休克亦不少见。汉坦病毒、埃博拉病毒、马尔堡病毒等出血热病毒感染亦可引起感染性休克。

【流行病学】

临床常见的导致感染性休克的疾病主要有革兰阴性细菌败血症、暴发型流脑、中毒性菌痢、葡萄球菌或链球菌中毒性休克综合征、中毒性肺炎、化脓性胆管炎、弥漫性腹腔感染、汉坦病毒感染引起的肾综合征出血热等。

金黄色葡萄球菌中毒性休克综合征（Staphy TSS）在1980年前后多见于经期妇女，92%因使用高吸湿性月经塞而发病。自此类月经塞退出市场后，月经期Staphy TSS发病率已显著下降，而其他部位感染引起的Staphy TSS比例则有上升趋势。

链球菌TSS（Strep TSS）多由A群链球菌感染所致，主要伴发于皮肤软组织创伤、蜂窝织炎及化脓性扁桃腺炎等。欧美报道发病率为5～10/100 000人。我国江苏长江沿岸地区1990年秋至1991年春曾发生草绿色链球菌感染所致的猩红热和Strep TSS暴发流行，1998年7～8月又出现猪链球菌Ⅱ型感染引起的Strep TSS暴发流行。

近十余年来，感染性休克，特别是与败血症相关的感染性休克的发病率呈增高趋势，原因有：①广谱抗生素大量使用，导致耐药菌感染越来越严重；②各种免疫抑制剂的应用，使得条件致病菌感染增多；③侵入性诊疗操作的发展，使导管相关败血症（catheter-related septicemia，CRB）发病率增高；④各类慢性病及恶性肿瘤发病率增高，使高危人群扩大。

【发病机制】

感染性休克的发生发展取决于病原体的数量及其毒力（特别是毒素）与宿主免疫防御系统之间复杂的相互作用。病原体数量越多，毒力越强，越易引起机体发生全身过度炎症反应，直至出现感染性休克。人体免疫防御功能下降是发生脓毒症及感染性休克的高危因素，常见有罹患糖尿病、肝硬化等慢性基础病，严重烧创伤或大手术后，器官移植，恶性肿瘤化疗或放疗，使用免疫抑制剂，侵入性导管或引流管，应用呼吸机，滥用广谱抗菌药物，中性粒细胞减少症，获得性免疫缺陷综合征（AIDS），老年人或婴幼儿等。

病原体的种类和毒素性质不同，其启动全身炎症反应和感染性休克的机制亦存在差异。例如，革兰阴性细菌主要通过内毒素启动炎症反应，其所致的感染性休克常被称为内毒素性休克（endotoxic shock）；金黄色葡萄球菌可通过中毒性休克综合征毒素-1（toxic shock syndrome toxin-1，TSST-1）及肠毒素，链球菌可通过致热外毒素（streptococcal pyrogenic exotoxins，SPE）等超抗原（superantigen）物质引起感染性休克，这种休克称为中毒性休克综合征（toxic shock syndrome toxin-1，TSS）；汉坦病毒可直接或通过免疫反应引起广泛性血管损伤及通透性增加，血浆外渗，血容量下降，导致肾综合征出血热休克；霍乱弧菌感染性休克主要是由霍乱肠毒素引起剧烈吐泻所致的低血容量性休克，全身炎症反应并不明显，这与其他感染性休克又有不同。

感染性休克是感染所致全身炎症反应综合征（SIRS）最严重的阶段，病原菌感染诱发炎症反应的机制参见本章第五节“菌血症与脓毒症”，全身过度炎症反应发生发展的机制参见本章第四节“全身炎症反应综合征”，TSS的发病机制详见本章第七节“中毒性休克综合征”。虽然不同病原体感染性休克的启动机制存在差异，但其基本病理生理机制相似，均包括急性微循环障碍和休克细胞（shock cell），以及在此基础上发生的代谢异常。简述如下。

一、微循环障碍

其分期及发生机制如下：

（一）休克Ⅰ期（微循环痉挛期，缺血性缺氧期；休克可逆期）

可发生在血压明显下降之前，脉压差明显下降，比收缩压下降更具早期诊断意义。发生机制有：①儿茶酚胺大量释放α-受体兴奋，使皮肤、腹腔内脏、肾脏等的微动脉及毛细血管前扩约肌强烈收缩，而微静脉收缩较弱，导致微循环灌流减少；②β-受体兴奋，使动-静脉吻合支开放，形成动-静脉短路；③直捷通路，加重组织缺血缺氧；④血管紧张素Ⅱ、TXA_2、白三烯、内皮素等促使微血管收缩；⑤内毒素本身有拟交感作用，使血管强烈收缩。代偿意义有：①皮肤及大部分内脏血管收缩，外周血管阻力增加，心肌收缩增强，血压得以维持；②血液重分配，保证心、脑等重要脏器的血供；③真毛细血管流体静压降低，促使组织液回吸收（自身输液）；④肝脾等的小静脉及肌性微静脉收缩，增加回心血量（自身输血）。

（二）休克Ⅱ期（微循环扩张期，淤血性缺氧期；休克进展期）

微血管舒张，微静脉阻力增加，使微循环血液淤滞，血浆外渗，有效循环血量及回心血量进一步减少，心排出量降低，血压明显下降。微血管舒张机制：①长时间缺血缺氧引起酸中毒，使血管平滑肌对儿茶酚胺反应性降低；②组胺、缓激肽、腺苷、NO等扩血管物质生成增多；③细胞损伤时 K^+ 外流增多，Ca^{2+} 内流减少，血管反应性及收缩性降低。微静脉阻力增加的机制：①血流缓慢使红细胞易在微静脉聚集；②血管通透性增加和血浆外渗使血液黏滞度增高；③灌流压下降使白细胞易于贴壁和黏附。

（三）休克Ⅲ期（微循环衰竭期；休克难治期）

微血管平滑肌麻痹，对血管活性药物失去反应。毛细血管网血流淤滞加重。凝血途径被激活，导致DIC，微循环内有大量微血栓形成，继之由于凝血因子耗竭、纤溶亢进而有明显出血。常出现MODS甚至MOF，休克很难纠正。

感染性休克的血流动力学特点分为三类：①低排高阻型：为α-受体兴奋占优势所致。心排出量降低，总外周阻力增高；代偿期血压降低不明显，但脉压明显减少，脉搏细速；皮肤血管收缩，花斑样皮肤，皮温降低，面色苍白，四肢厥冷，亦称"冷休克"。此型多见；②高排低阻型：可能为β-受体兴奋所致。心排出量增高，总外周阻力降低；代偿期血压可稍降，脉压增大，脉搏有力；动-静脉短路开放，皮肤血管扩张，皮温增高，颜面潮红，四肢温暖，亦称"暖休克"。此型罕见；③低排低阻型：实为休克失代偿。心排出量、总外周阻力、血压均明显降低。

二、休克细胞

休克时发生损伤的细胞称为"休克细胞"，可由毒素或炎症介质直接损伤所致，亦可继发于微循环障碍。休克细胞是发生器官功能障碍的基础，并使对休克机制的认识由微循环障碍扩展到细胞及分子水平。

细胞损伤最早发生于细胞膜。Na^+-K^+-ATP酶功能障碍，出现细胞水肿。线粒体在休克初期仅发生功能损害，后期可发生肿胀及结构毁损。溶酶体可发生肿胀、空泡形成；溶酶体酶的释放可引起细胞自溶。细胞死亡以坏死为主，亦存在凋亡。

三、休克时的代谢失衡

休克早期可因换气过度而出现呼吸性碱中毒。若病情不能及时控制，则组织摄氧不足，三羧酸循环受抑，ATP生成减少，乳酸生成增多，出现代谢性酸中毒。休克后期可因肺、脑等器官严重损害，出现混合性酸中毒。偶可出现代谢性碱中毒。

严重酸中毒可抑制心血管对儿茶酚胺的反应性；诱导和增加折返节律，诱发室颤；抑制无氧糖酵解；增加细胞膜 H^+-K^+ 交换，导致高血钾；脑代谢及能量调节受损，导致进行性反应迟钝；促进DIC等。

【病理改变】

除原发感染病的病理改变外（参见本章第五节"菌血症与脓毒症"及其他章节感染病的病理改变），感染性休克时可出现多脏器损害。急性肺损伤多见，严重时可出现急性呼吸窘迫综合征（ARDS），肺泡微萎陷，肺部DIC、微血栓形成，肺组织淤血、出血，肺水肿，肺泡透明膜形成。肾脏损伤在早期可表现为功能性肾衰竭而无器质性改变；休克持续存在可致肾小管坏死；并发DIC时，肾小球广泛微血栓形成，肾实质坏死，出现器质性急性肾衰竭。心脏可出现心肌纤维变性、坏死、断裂、间质水肿，心肌收缩力减弱甚至心力衰竭。脑部改变主要是星形细胞、血管内皮细胞肿胀，可出现脑细胞死亡、脑水肿、颅内压增高甚至脑疝等。肝脏肿大，可出现肝细胞变性、肿胀、坏死等；脾脏肿大，髓质常高度增生；单核-吞噬系统增生活跃。胃肠黏膜极易受损，可出现肠缺血、应急性溃疡等。

【临床表现】

感染性休克的临床表现，是在各种原发感染性疾病临床特点的基础上叠加休克的表现。休克本身的表现随进程不同而变化。

一、休克早期

因交感神经兴奋，出现面色和皮肤苍白，肢端厥冷；呼吸急促；脉搏细速，心率增快；脉压明显减小，血压正常或偏低，若并发严重失液或失血亦可导致血压骤降；尿少。烦躁，焦虑，但因脑灌流尚可保证，故神志尚清。可有恶心、呕吐。眼底及甲皱微循环检查可见动脉痉挛。少数患者可呈"暖休克"。

二、休克中期

血压进行性下降，收缩压可降至80mmHg以下，脉压显著减小，酸中毒明显。皮肤发凉加重，发绀，可出现花斑。因心脑血管不能继续从自身调节及血液重分布中获得优先灌注，故出现心脑功能障碍，心率加快，心音低钝，脉搏细速，烦躁不安、嗜睡甚或神志淡漠、昏迷。尿量更少或无尿。

三、休克晚期

出现难以纠正的顽固性低血压，发绀明显，脉搏细弱、频速，中心静脉压(CVP)降低，静脉塌陷。虽大量输液和使用血管活性药物而有可能使血压暂时回升，仍不能恢复毛细血管血流。常并发DIC、MODS直至MOF。

【实验室及辅助检查】

一、血液常规

感染性休克时，外周血白细胞计数常增高，最高可达$30\times10^9/L$左右；中性粒细胞比例增高，明显核左移，细胞内有中毒颗粒。某些革兰阴性菌感染及炎症应答低下的患者，外周血白细胞计数可正常或降低，但中性粒细胞比例常增高。肾综合征出血热时，白细胞数亦常增高，可有异型淋巴细胞。体液丢失及血液浓缩时可出现外周血血细胞比容和血红蛋白浓度增高。并发DIC时，血小板计数减少。

二、病原学检查

在应用抗感染药物前，应尽可能取血液甚至骨髓、脑脊液、尿液、粪便、肛拭子、局部病灶的渗出物等进行常规细菌培养及厌氧菌培养，必要时行L菌培养；阳性者应进行药敏试验，以指导抗感染药物的选用。可取皮肤瘀点、脑脊液、尿液、渗出液等标本进行涂片染色镜检细菌和真菌。可应用鲎溶解物试验(LLT)检测内毒素水平，应用G试验及GM试验诊断深部真菌感染。

三、炎症相关指标

可检测血浆C反应蛋白(CRP)及前降钙素(PCT)等的水平以助判断炎症应答的强度。

四、DIC检查

可通过检测血液黏滞度、血小板计数、出血时间、凝血时间、凝血酶原时间、凝血活酶时间、纤维蛋白原水平、血浆鱼精蛋白副凝试验(3P试验)、D-二聚体(DD)水平等对DIC状态进行判断，以指导救治。

五、血气分析及器官功能检查

血气分析有助于判断酸碱失衡、电解质紊乱及缺氧状况。功能性肾衰竭转为器质性肾衰竭可根据下列指标判断：尿中出现蛋白、红细胞、白细胞或管型，尿比重<1.015且固定，尿钠>40mmol/L，尿渗透压<350mOsm/kg，尿/血渗透压之比<1.5，尿/血肌酐比值<10∶1。血尿素氮及肌酐可升高。肝功能受损可出现血清丙氨酸氨基转移酶(ALT)、门冬氨酸氨基转移酶(AST)及胆红素水平升高。心肌受损可出现肌酸磷酸激酶、乳酸脱氢酶同工酶升高。

六、其他辅助检查

视病情需要选择B超、X线、计算机断层扫描(CT)、磁共振(MRI)及心电图等检查。

【诊断】

具备感染及休克两大要素，并可排除失血等其他原因引起的休克，即可诊断感染性休克。

一、感染证据

应根据患者的病史、症状、体征、影像及血常规等实验室检查尽可能查找原发感染部位，例如败血症、急性皮肤软组织化脓性感染、肺部感染、暴发性流脑、中毒性菌痢、急性梗阻化脓性胆管炎、重症肝病合并自发性腹膜炎、深静脉导管及导尿管感染等。对少数不易找到明确细菌或真菌感染部位，但又能排除急性失血或心源性休克等非感染性休克的患者，应注意病毒或其他病原体感染起的感染性休克。

二、休克的诊断

若患者出现血压下降、脉压减小、心率加快、呼吸急促、面色苍白、口唇及甲床苍白或发绀、皮肤湿冷或花斑、肢端与躯干皮肤温差增大、尿量减少、神志改变(烦躁不安后转为抑郁、淡漠、嗜睡)、两便失禁等表现，临床上即应考虑发生休克。休克进一步发展还可出现皮肤瘀斑、出血不止甚至抽搐、昏迷等表现。

出现感染性休克的典型临床及血流动力学特征时，不难做出感染性休克诊断，但以下几点需特别注意：①低血压（<90/60mmHg）是休克的重要表现之一，但休克早期血压未必下降；②脉压明显下降（≤20mmHg）对早期判断休克比动脉血压更敏感；③微循环障碍往往在血压下降之前即已存在；④DIC、MODS或MOF是休克晚期的重要并发症，但亦可发生于非休克状态。

【鉴别诊断】

感染性休克应与低血容量性休克、过敏性休克、心源性休克、神经源性休克、创伤性休克等相鉴别。不同感染因子引起的休克亦应相互鉴别。某些休克是非感染性及感染性因素共同作用的结果，例如烧伤性休克早期主要与剧痛及低血容量有关，晚期因继发感染而发生感染性休克。

【预后】

感染性休克的预后受原发病种类、患者体质状况、救治的及时性及合理性等多种因素的影响。革兰阴性杆菌败血症病死率40%左右，医院感染败血症、铜绿假单胞菌败血症、真菌败血症病死率可达40%～80%，肠球菌败血症病死率为15%～35%，在这些类型败血症基础上发展为感染性休克的患者，其病死率将进一步增高。金葡菌TSS的病死率约3%～6%。链球菌TSS常在深部软组织感染及败血症基础上发生，即使积极治疗，病死率仍在30%以上。肾综合征出血热休克的病死率约3%～5%。耐药菌感染所致休克预后较差。若伴有严重基础疾病、重度酸中毒、DIC及MODS，预后不良。

【治疗】

感染性休克的治疗应包括三大方面：①积极抗感染，处理局部感染灶；②控制全身过度炎症反应；③积极抗休克，维持重要脏器功能。前两方面的治疗原则同本章第五节“菌血症和脓毒症”的治疗。但需特别指出，抗菌药物常首剂加倍，2～3种药物联用，静脉给药，尽可能在诊断后1小时内开始使用。肾综合征出血热在发病4日内给予利巴韦林每日1000mg，持续静滴，疗程3～5日，可缓解病情。

感染性休克诊断一旦确定，应争分夺秒给予综合性抗休克治疗。主要目标：保证有效组织灌流、纠正微循环障碍、维持细胞正常代谢、维护重要脏器功能。休克初期6小时内的紧急“早期目标治疗（early goal-directed therapy，EGDT）”对提高救治成功率至关重要，应力求达到：①收缩压>90mmHg，脉压>30mmHg，平均动脉压（MAP）>65mmHg，CVP达8～12mmHg；②中心静脉氧饱和度（$SCVO_2$）≥70%或混合静脉血氧饱和度（SVO_2）≥65%；③尿量>每小时0.5ml/kg；④血乳酸盐降至正常水平，神志转清，肢端转暖，发绀缓解，脉搏、心跳有力；⑤血红蛋白维持不低于7～9g/L。

一、液体复苏治疗

主要目的是纠正血容量不足。一般原则是先快后慢，先多后少，先晶后胶（先补充晶体溶液、后补充胶体溶液），先盐后糖（先补充含盐溶液、后补充葡萄糖溶液）。对低血容量患者，先尝试补液冲击试验，30分钟内输入晶体溶液500～1000ml或胶体溶液300～500ml，以判断对液体复苏治疗的反应及补液量。

（一）晶体溶液

液体复苏治疗的主要手段。成人感染性休克第一个24小时内常需输入5000～10 000ml晶体液。晶体溶液易漏出到血管外，输入1000ml等渗晶体溶液可望使血容量增加200ml左右。常用晶体溶液有平衡液、乳酸林格液、1.4%或5%碳酸氢钠溶液、0.9%生理盐水等，酸中毒时多选用前三者，明显肝功能不全时多选用碳酸氢钠溶液。5%或10%葡萄糖液主要供给水分及能量，25%或50%葡萄糖液尚有短暂扩容及渗透性利尿作用，但休克早期均不宜应用。

（二）胶体溶液

主要作为晶体溶液治疗的补充，必要时可同时或优先输入。欲获得相同的血容量补充，所需胶体溶液约为晶体溶液的1/3量。初期治疗最好应用5%白蛋白溶液，其1000ml可使血浆扩容500～1000ml。低分子右旋糖酐可提高血浆胶体渗透压，抑制血栓形成，降低血液黏稠度，且有渗透性利尿作用；但有出血倾向或心肾功能不全者慎用，过敏者禁用。6%羟乙基淀粉溶液的胶体渗透压约30mOsm/L，其1000ml可使血浆扩容700～1000ml，且在24小时内能持续维持最大扩容量的40%，但新近多项研究显示其不仅不能改善病死率，甚至还可能增加病死率，因此国际战胜脓毒症运动（Surviving Sepsis Campaign，SSC）指南制定委员会 2012 年防治指南已不推荐其用于严重脓毒症及脓毒性休克的救治。

二、纠正酸中毒

休克时的酸中毒通常为乳酸性酸中毒。适当范围的酸中毒在缺氧时对组织细胞具有代偿性保护作用，可诱导能量节约，减轻细胞内 Ca^{2+} 超载引起的不良效应等，因此在 pH≥7.15 时，循证医学不推荐应用碳酸氢钠溶液进行纠酸治疗。在 pH<7.15 时应积极纠正酸中毒。首选 5% 碳酸氢钠溶液，每日 250～800ml。或按 5% 碳酸氢钠溶液 0.5ml/kg、11.2% 乳酸钠溶液 0.3ml/kg、3.63% 三羟甲基氨基甲烷（THAM）0.6ml/kg 均可使 CO_2CP 提高 0.449mmol/L 计算。11.2% 乳酸钠不宜用于高乳酸血症及严重肝功能损害者。THAM 虽能提升血液 pH 和细胞内 pH 而不产生额外 CO_2，但可导致高血钾、低血糖、外渗性坏死、新生儿肝坏死等不良反应。

三、心血管活性药物的应用

应根据休克的类型（"冷休克"还是"暖休克"）、血容量补充是否充分、心脑肾等重要脏器的灌注及功能状态等合理选用心血管活性药物。SSC 指南制定委员会严重脓毒症及脓毒性休克防治指南（2012 年版）推荐如下用药方案：

（一）缩血管药物

适用于：①出现危及生命的低血压，应在积极扩容的基础上及时应用血管加压药物，维持 MAP 不低于 65mmHg；②与 α-受体阻滞剂合用，消除 α-受体兴奋作用而保留 β-受体兴奋作用，并对抗 α-受体阻滞剂的降压作用，此种联合尤适于抢救低排高阻型休克伴心力衰竭患者；③高排低阻型休克；④扩血管药物治疗无效者。

主要措施有：①首选去甲肾上腺素（norepinephrine，NE），0.5～1mg 加入 100ml 液体中，4～8μg/min 或每分钟 0.01～3.3μg/kg。本品缩血管作用强烈，必要时与 α-受体阻滞剂联用，且需防止渗漏引起皮肤及皮下组织坏死；②间羟胺 10～20mg 加入 100ml 液体中，200～400μg/分钟；③若对 NE 或间羟胺应答不佳，首选肾上腺素；④在应用 NE 的基础上，可给予加压素（vasopressin）0.03U/分钟以上，以减少 NE 用量及更好地达到目标 MAP。不推荐单用低剂量加压素；⑤多巴胺主要在下列情况下代替 NE：患者发生快速心律失常的风险较小，或有绝对或相对心动过缓。尤适用于心收缩力减弱、尿量较少而血容量已补足者。中剂量每分钟 6～15μg/kg，主要兴奋 β1-受体，使心肌收缩力增强，心排出量增加。大剂量>每分钟 20μg/kg，主要兴奋 α-受体，使血管收缩，提升血压。常用 20～60mg，加入 250ml 液体中，根据需要调整滴速；⑥去氧肾上腺素仅在下述情况下可应用：NE 引起了严重的心律失常；心排出量高，而血压持续低；应用增强心肌收缩的药物、血管加压药物及低剂量加压素不能达到目标 MAP 时。

（二）增强心肌收缩的药物

多巴酚丁胺每分钟 2～20μg/kg，主要激动心脏 β1 受体，增强心肌收缩及心排出量，亦有较弱的扩血管作用。一般不单独使用，推荐在下列情况下使用：①心脏充盈压增加，心排出量降低，提示心肌功能减弱时；②经液体复苏及缩血管药物等治疗，血容量已补足，MAP 已达标的情况下，仍有低灌注持续存在的征象。异丙肾上腺素增加心肌耗氧和心室应激性，易并发心律失常，故较少应用。

（三）扩血管药物

对于已进行充分液体复苏治疗或应用增强心肌收缩药物，但心排出量仍持续降低、全身外周血管阻力增加而血压仍正常的患者，加用扩血管药物有可望逆转休克。

抗胆碱能药物可抑制交感神经，解除血管痉挛；兴奋呼吸中枢，解除支气管痉挛；调节迷走神经，提高窦性心律，降低后负荷；稳定溶酶体膜，抑制血小板及中性粒细胞聚集等。不良反应有口干、皮肤潮红、散瞳、兴奋、心跳加快等，青光眼忌用。用法为山莨菪碱 0.3～0.5mg/kg（儿童酌减），东莨菪碱 0.01～0.03mg/kg，或阿托品 0.03～0.05mg/kg，每 10～30 分钟静脉注射 1 次。连用 5～10 次而无效者可加用或改用其他药物。

酚妥拉明能非选择性阻断 α1 及 α2-受体，解除微血管痉挛及微循环瘀滞，减轻心脏负荷，促进肺循环血液流向体循环，适合抢救休克并心功能不全及肺水肿者。心功能不全时，可与等量去甲肾上腺素同时滴注，以防血压骤降。不宜用于心肌梗死者。用法为 5～10mg，或 0.1～0.5mg/kg（儿童 0.1～0.2mg/kg），加入 100～500ml 液体中静脉滴注；紧急时以 1～5mg 稀释至 10～20ml 后静脉缓注，余量静滴。

氯丙嗪能阻断α-受体，导致血管扩张；阻断大脑D2受体，发挥镇静及镇吐作用；亦能降低体温。因此可用于休克伴高热、烦躁不安、惊厥者。不良反应主要有口干、便秘、视力模糊，老年人、动脉硬化、肝损害时慎用。用法：0.5～1mg/kg，静脉滴注或肌注，必要时重复。

其他具有扩张外周血管作用的药物包括氨力农(amrinone)、米力农(milrinone)及依诺昔酮(enoximone)等Ⅲ型磷酸二酯酶抑制剂，钙增敏剂左西孟坦(levosimendan)、硝基血管扩张剂、前列环素、非诺多泮(fenoldopam)及己酮可可碱等，必要时可酌情选用。

四、肾上腺皮质激素

能提高心血管对儿茶酚胺的敏感性，减少儿茶酚胺类药物的用量及疗程，增强心肌收缩，提高MAP，加快缩血管药物依赖性感染性休克的逆转；还能抑制过度炎症反应，减少炎性渗出，维护细胞膜的稳定性，减轻组织细胞水肿等。但是否能改善存活率仍有争议，且有增加继发感染的风险。

感染性休克患者约50%～75%存在肾上腺皮质功能相对不全(RAI)，部分患者还存在外周肾上腺皮质激素抵抗。既往认为促肾上腺皮质激素(ATCH)刺激试验有助于判断肾上腺皮质功能状态，但近年多项研究显示，根据ACTH试验进行的肾上腺皮质激素治疗未能显著提高休克救治成功率，因此国际战胜脓毒症运动(SSS)2012版指南已不建议对休克患者进行ACTH刺激试验。

总之，若补液和应用缩血管药物能够保持血流动力学稳定，则不建议应用肾上腺皮质激素进行治疗。反之，应持续静脉滴注氢化可的松每日200～300mg，每日1次。不宜采用静脉多次推注给药。不再需要应用血管加压药物后，激素应在数日内逐渐减量直至停药。

五、防治DIC

应积极控制感染、纠正微循环障碍。DIC早期，血液处于高凝状态，宜尽早给予肝素0.5～1mg/kg(1.0mg=125IU)，每4～6小时静滴1次；同时积极监测凝血时间，使保持在15～30分钟或正常的2～3倍。亦可酌用双嘧达莫(dipyridamole，潘生丁)、小剂量阿司匹林、丹参注射液、抑肽酶。肝素过量时可用等量鱼精蛋白对抗。DIC消耗性低凝期，补充全血、血浆、凝血酶原复合物、纤维蛋白原、血小板等。继发纤溶亢进时，可酌用6-氨基己酸、抗纤溶芳酸等。

重组人活化蛋白C(recombinant human activated protein C，rhAPC)在2008年前后曾被欧美列入成人严重脓毒症及感染性休克的标准治疗方案。但最新循证医学研究显示其并不能改善感染性休克患者的病死率，且本品已退市，因此SSC严重脓毒症和脓毒性休克防治指南(2012年版)已不再推荐应用。

六、维护重要脏器功能

应在积极抗感染、纠正休克及严重酸中毒等基础上进行。

(一) 心脏

休克后期易并发心功能不全。救治要点：①适当控制输液量；②给予毛花苷C等强心苷药物；③酌用多巴胺、多巴酚丁胺等血管活性药物，或血管解痉剂联合去甲肾上腺素，或同时使用适量肾上腺皮质激素；④纳洛酮可使心搏量增加，血压上升，抵抗心肌抑制因子(MDF)的作用，一般需与其他抗休克药物合用。

(二) 肺脏

并发ARDS时的救治要点：①积极治疗心功能不全；②通畅气道；③吸入氧浓度一般为40%，流量5～8L/分钟；可间歇正压给氧，必要时给予呼气末正压呼吸(PEEP)；④休克纠正后，控制晶体溶液入量，以减轻肺水肿；⑤给予酚妥拉明、山莨菪碱或氨茶碱等解除肺血管痉挛，降低肺循环阻力；⑥早期应用适量肾上腺皮质激素，尤其是幼儿，疗程2～3日为宜；⑦己酮可可碱能抑制细胞膜磷脂酶的活化，减少炎症介质的产生及肺部白细胞浸润，降低肺毛细血管通透性，防治肺水肿；⑧防治呼吸道继发感染；⑨补充肺表面活性物质；⑩适当使用镇静剂，避免使用神经肌肉阻滞剂。

(三) 肾脏

如血容量已补足、血压已基本稳定而尿量仍少，应快速多次给予适量20%甘露醇，和(或)速尿40～200mg静脉注射。必要时给予持续静脉-静脉血液滤过(continuous veno-veno hemofiltration，CVVH)或间歇血液透析(intermittent hemodialysis，IHD)等肾替代疗法。研究显示，小剂量多巴胺并不能明显改善肾功能，不推荐单纯为了改善肾功能而使用多巴胺。

（四）脑

休克时易发生脑水肿、颅内压增高甚至脑疝，应予头部降温，酌用甘露醇、速尿、肾上腺皮质激素等；必要时可给予山莨菪碱解除脑血管痉挛。

（五）胃肠道

防治应激性溃疡，可给予 H-2 受体阻滞剂或奥美拉唑等制酸剂及硫糖铝等胃黏膜保护剂。

七、其他治疗

合理补充能量、维生素、微量元素等以改善细胞代谢。

（于乐成）

参考文献

1. 陈灏珠，林果为，主编. 实用内科学. 第 13 版. 北京：人民卫生出版社，2010.
2. 王宇明. 感染病学. 第二版. 北京：人民卫生出版社，2010.
3. Dellinger RP，Levy MM，Carlet JM，*et al*. Surviving Sepsis Campaign：International guidelines for management of severe sepsis and septic shock：2012. Crit Care Med，2013，41(2)：580-637.
4. Wacker C，Prkno A，Brunkhorst FM，*et al*. Procalcitonin as a diagnostic marker for sepsis：a systematic review and meta-analysis. Lancet Infect Dis，2013，13(5)：426-435.
5. Maloney PJ. Sepsis and septic shock. Emerg Med Clin North Am，2013，31(3)：583-600.
6. Sprung CL，Annane D，Keh D，*et al*. Hydrocortisone therapy for patients with septic shock. N Engl J Med，2008，358(2)：111-124.
7. Iskander KN，Osuchowski MF，Stearns-Kurosawa DJ，*et al*. Sepsis：multiple abnormalities，heterogeneous responses，and evolving understanding. Physiol Rev，2013，93(3)：1247-1288.

第七节　中毒性休克综合征

中毒性休克综合征（toxic shock syndrome，TSS）系由细菌超抗原性外毒素所致的急性严重症候群，临床主要表现为急性发热、皮疹伴脱屑、低血压及多器官系统损伤。TSS 最初专指葡萄球菌中毒性休克综合征（staphylococcal toxic shock syndrome，Staphy TSS），后来发现其他多种致病因子和（或）其毒素亦可导致相似临床特征，因此其含义现已明显扩展。目前 TSS 按病因大致分为以下五类：①由金黄色葡萄球菌（简称金葡菌）中毒性休克综合征毒素-1（toxic shock syndrome toxin-1，TSST-1）或（和）葡萄球菌肠毒素（staphylococcal enterotoxins，SE）及肠毒素样（SE-like）蛋白等所致的 Staphy TSS；②化脓性链球菌致热外毒素等所致的链球菌中毒性休克综合征（streptococcal toxic shock syndrome，Strep TSS）；③污泥梭状芽胞杆菌（*Clostridium sordellii*）所致的 TSS；④腺病毒-3 型导致的 TSS；⑤人体内源性超抗原（superantigen）有导致 TSS 的可能。临床病例绝大多数为 Staphy TSS 或 Strep TSS。

Ⅰ　葡萄球菌中毒性休克综合征

Staphy TSS 系由金葡菌产生的中毒性休克综合征毒素-1（TSST-1）及肠毒素所致，以高热、低血压、猩红热样皮疹、多器官系统受损甚至衰竭为主要特征的临床综合征，病死率不高。可分为月经相关性 TSS（menstrual-related TSS，mTSS）及非月经相关性 TSS（nonmenstrual-related TSS，nmTSS）两种类型。前者与使用高吸湿性月经阴道月经塞有关，近年来已较少见。后者可继发于多种类型的感染等之后，发病率有上升趋势。

【病原学】

Staphy TSS 主要由血浆凝固酶阳性金葡菌所致，但有报道凝固酶阴性金葡菌亦可引起。1999 年以前与 Staphy TSS 相关的金葡菌基本上对耐酶青霉素敏感，但近年来陆续有耐甲氧西林金葡菌株（methicillin-resistant *Staphylococcus aureus*，MRSA）导致 Staphy TSS 的报道。金葡菌以外的葡萄球菌因罕见产生相关外毒素，故很少引起本病。

金葡菌可产生多种外毒素，导致 mTSS 及 nmTSS、金葡菌肺炎、金葡菌暴发性紫癜、食物中毒等多种疾病，并可能与特应性皮炎、川崎病、鼻息肉及某些自身免疫性疾病相关。这些外毒素主要有三类：

一、中毒性休克综合征毒素-1（TSST-1）

引起 Staphy TSS 最重要的外毒素，与以往所称的肠毒素 F 为同一种蛋白质。长 194 个氨基酸，分子量约 22kD，经木瓜蛋白酶分解后可产生 16.3、12.4、9.7kD 三个片段，仅前两个片段具有血清学及生物学活性。TSST-1 的编码基因 tst 位于噬菌体-Ⅰ群金葡菌染色体上，由一个被称为附属基因调节器的整体系统进行控制;该系统控制很多分泌性蛋白质的产生,其中某种蛋白达到一定的细胞外浓度时似能促发 tst 基因活化,这可能是 TSST-1 的产生受细菌密度影响的重要机制。另一方面,TSST-1 可能在基因转录水平直接负反馈调节(抑制)其自身及其他多种细菌蛋白的产生。从临床分离的金葡菌株,约 20% 左右能产生 TSST-1;而自 mTSS 患者分离的金葡菌株,95% ~ 98% 可产生 TSST-1。

二、葡萄球菌肠毒素(SE)及 SE 样蛋白

SE 和 SE 样蛋白是一组热稳定的单纯蛋白质,分子量 26 ~ 30kD。约 1/3 ~ 1/2 临床分离的金葡菌可产生 SE。目前确认的 SE 有 A、B、C(又分 C-1、C-2、C-3 等亚型)、D、E 及 I。SE 样蛋白包括 G、H、J、K、L、M、N、O、P、Q、R、S、T、U 等,其中 R、S、T、U 的生物学活性尚待阐明。SE 主要引起特征性食物中毒,以 A、D 引起者多见,B、C 引起者次之。A、B、C、D 亦是某些 Staphy TSS 病例的重要致病因子,G、I 亦可能导致 Staphy TSS。B 具有类似 TSST-1 的自身负反馈调节及抑制其他细菌蛋白产生的能力,而 A、K、L 等则不具有这种特点,机制尚不清楚。约 60% 的金葡菌分离株至少含有 SE、SE 样蛋白或 TSST-1 中的一种基因。

三、表皮剥脱毒素(exfoliative toxin)

由噬菌体-Ⅱ群金葡菌产生,有 A、B 两型,引起葡萄球菌烫伤样皮肤综合征(staphylococccal scalded skin syndrome,SSSS)。

【流行病学】

Staphy TSS 由 Todd 等 1978 年首先报道,他们发现 7 例年龄在 8 ~ 17 岁的儿童发生了以高热、明显低血压、过度腹泻、弥漫性红斑、意识障碍、肾衰竭及皮肤剥脱等为特征的金葡菌感染性综合征,并命名为 TSS。后来分析 Staphy TSS 其实与 1927 年以来一种被称为葡萄球菌猩红热(staphylococcal scarlet fever,SSF)的散发性疾病系同类综合征。以往认为 SSF 是由噬菌体Ⅱ群金葡菌产生的表皮剥脱毒素所致,但以后研究显示此病更主要由葡萄球菌肠毒素(SE)、SE 样蛋白及 TSST-1 引起。Lina 等 1997 年报道 17 例 SSF,仅 1 例与表皮剥脱毒素有关,其余 16 例均为 TSST-1 和(或)SE 所致,据此认为 SSF 更可能是一种流产型 TSS(abortive form of TSS),而不是以往所认为的轻型葡萄球菌烫伤样皮肤综合征(SSSS)。

1980 年前后高吸湿性月经阴道月经塞进入美国市场,随后(1980—1981 年)mTSS 发病率显著上升。回顾性分析显示,自 1970—1982 年约有 1700 例 Staphy TSS 被报道至美国疾病控制中心(CDC),其中 96% 为妇女,且 92% 的妇女是在月经期发病;98% ~ 99% 的发病妇女有使用阴道月经塞史。约 75% Staphy TSS,包括几乎所有 mTSS,系由 TSST-1 所致。自高吸湿性月经塞退市后,mTSS 的发病率显著下降。美国 19 ~ 44 岁的妇女 mTSS 的发病率自 1980 年的 6/100 000 人降至 1986 年以后的 1/100 000 人,病死率亦由原先的 5.6% 降至 3.3%。估计近年来行经年龄妇女 mTSS 的发病率在每年 1 ~ 3/10 000 人。

西方发达国家近 30 年来 Staphy TSS 的流行病学特点:①nmTSS 发病率及重要性相对突出,发病前多有使用抗生素史,多在医院内获得感染。常继发于皮肤或其他部位局灶性金葡菌感染,亦可继发或伴发于骨髓炎、流感或水痘等。总体上约 40% 的 nmTSS 继发于看似良性的创伤,如疝修补术、乳房成形术、关节镜检查术、腹腔镜诊疗术及外伤沾染之后。在美国,鼻部手术或鼻腔纱条填塞引起 Staphy TSS 的几率约 16.5/100 000 人;②部分 nmTSS 仍与阴道定植的产外毒素性金葡菌有关,但未必是在月经期发病,例如阴道感染、使用避孕器具、扩宫颈使用昆布塞条、流产、生产及产后;③更易发生肾脏和中枢神经系统并发症;④男女发病率之比约 1∶3;⑤仅约 50% 病例与 TSST-1 有关,其余病例与 SE-B、SE-C 或其他毒素有关。自患者分离所得 TSST-1、SE-B 及 C 的阳性率分别约 75%、23% 和 2%。在法国,SE-C 阳性率可能相对略高。偶见 SE-A、SE-I 及 SE 样蛋白 G 引起本病的报道;⑥2009 年以来美国明尼苏达州卫生署报道,由于 MRSA 等耐药菌株增多导致社区及医院循环金葡菌株的构成发生改变,以及青春期女性月经初潮提前等因素,当地 2000 ~ 2006 年金葡菌 TSS 的发病率保持稳中有升的趋势。当地医疗机构分离到金葡菌株并要求微生物参比实验室检验 TSST-1 等超抗原的次数呈上升趋势。统计的 TSS 发病率亦与监测方法有关,例如在出院时采用第 9 版国际疾病分类法(ICD-9)的 TSS 特异性编码进行主动监测,可发现约 55%

的 Staphy TSS 患者，而被动监测仅能发现约 30% 的 Staphy TSS 患者。

Staphy TSS 病原菌多来自患者自身黏膜或皮肤，亦可来自其他患者、带菌者或周围环境。主要见于美国、加拿大、澳大利亚、法国、英国、瑞典、荷兰、比利时等国家。我国亦有一些散发病例报道，几乎均为 nmTSS，主要见于黏膜及皮下组织感染、输液反应、上呼吸道感染、鼻腔术后填塞物留置过久等。

Staphy TSS 易感人群主要有：①缺乏 TSST-1 特异性抗体者；②幼年烧伤患者。所有烧伤患儿均应视为 Staphy TSS 高危对象，因烧伤部位常有金葡菌感染，而这类患儿大多缺乏 TSST-1 抗体。英国格拉斯哥某医院报道，收住院的烧伤患儿1/4在烧伤部位已有金葡菌感染，其中 38% 能产生 TSST-1。另有报道对 1992—1997 年间 582 例烧伤患儿的研究表明，约 1/3 在入院后感染了金葡菌，其中 32% 产生了 TSST-1；平均年龄为 27 个月的 13 例幼儿患 Staphy TSS，另有 7 例儿童存在不太严重的毒素诱发性疾病；③有过敏性疾病家族史的人群。有哮喘、湿疹等家族史的人群似对 Staphy TSS 特别易感。有学者统计 23 例 Staphy TSS 患者，其中至少 16 例血液中 IgE 抗体水平升高，患者父母几乎均有未治愈的过敏性疾病。Wedi 等报道 SE-A、B、C 和 TSST-1 可抑制嗜酸性粒细胞凋亡，与特应性皮炎相关，也支持有过敏体质者可能易患 Staphy TSS；④有严重基础疾病者，例如恶性肿瘤、系统性红斑狼疮（SLE）、糖尿病等，可能与这些情况下免疫功能低下或紊乱等因素有关。

【发病机制】

Staphy TSS 的发生机制涉及金葡菌外毒素、机体局部病理生理环境、宿主防御能力及免疫反应性等多个方面。

一、金葡菌外毒素是促发 Staphy TSS 的根本因素

在绝大多数 Staphy TSS 病例，金葡菌常在宿主局部定植和繁殖，很少侵入血流。金葡菌产生的外毒素自局部吸收入血而致病，因此 Staphy TSS 在本质上主要是一种毒素病（toxinoses），亦即由细菌外毒素引起的临床综合征。引起 Staphy TSS 最主要的外毒素是 TSST-1，其次是 SE-B 或 C 等。这些外毒素含有相似的超抗原基序（superantigen motif），因此被称为细菌性超抗原（bacterial superantigens）。超抗原分子无需经典的抗原处理及呈递过程，能在与经典抗原结合位点不同的部位与单核-吞噬细胞等抗原呈递细胞（APC）的人类白细胞抗原系统Ⅱ类分子（HLA-Ⅱ）及 T 细胞受体（TCR）不同的 Vβ 区高亲和性结合（图 25-7-1），导致单核-吞噬细胞活化、T 细胞多发性激活，释放 TNF-α、IFN-γ、IL-1、IL-6、IL-8 等炎性细胞因子（图 25-7-2）。不同型别的 HLA-Ⅱ对外毒素的亲和力不同，所形成的复合物对不同 TCR Vβ 区的结合常数亦不同，因此不同情况下细胞因子的

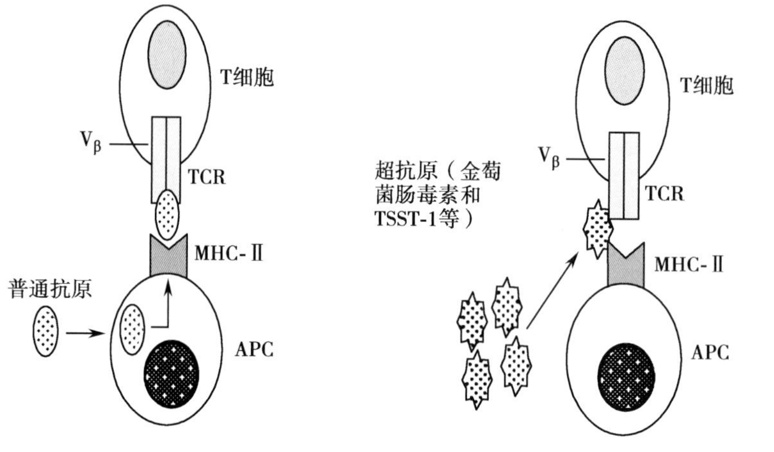

图 25-7-1　普通抗原和金葡菌超抗原的区别

注：金葡菌中毒性休克综合征毒素-1（TSST-1）和肠毒素（SE）等可充当超抗原，直接结合抗原呈递细胞（APC）的人类白细胞抗原系统Ⅱ类分子（HLA-Ⅱ）和 T 细胞受体（TCR）的 Vβ 区，而不需要经过普通抗原被 APC 摄取、处理和呈递的过程

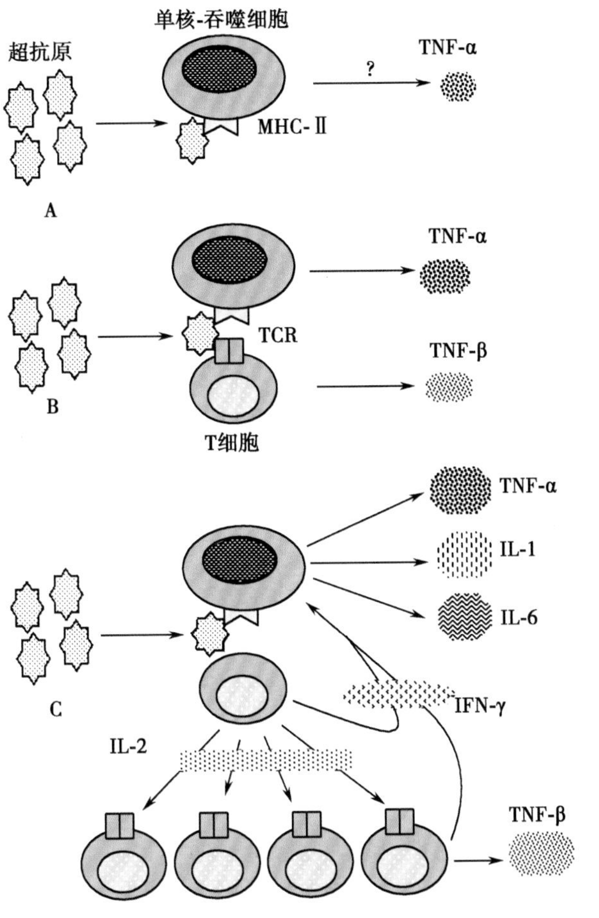

图 25-7-2 超抗原诱导细胞因子的产生

注:A. 超抗原诱导单核-吞噬细胞等抗原呈递细胞(APC)产生肿瘤坏死因子 α(TNF-α),但尚不确定这是否仅由于超抗原的直接刺激作用;B. 超抗原诱导 APC 产生 TNF-α,同时和 T 细胞受体(TCR)特定 Vβ 区结合,诱导 T 淋巴细胞合成淋巴毒素,即 TNF-β;C. T 细胞在超抗原刺激下合成白细胞介素-2(IL-2),后者导致 T 淋巴细胞克隆增殖,协调性产生干扰素 γ(IFN-γ)和 TNF-β;IFN-γ 可诱导单核-吞噬细胞等大量合成 TNF-α、IL-1、IL-6 等细胞因子

数量及种类各有差别。少量超抗原性外毒素(10^{-3} ~ 10^{-4}mol/L)即可引发细胞因子大量释放,产生发热、休克等全身反应;共刺激信号途径可能也起一定作用。超抗原对淋巴细胞的激活率约 1/5,而通常的抗原呈递过程对淋巴细胞的激活率仅 1/1000。

TSST-1 具有如下作用:①诱导外周血单个核细胞(peripheral blood mononuclear cells,PBMC)释放 IL-1、TNF-α、IL-6、IL-8 等炎性细胞因子,导致急性发热等临床表现;②诱导 T 淋巴细胞增殖、分化,产生众多细胞因子;③抑制 TNF-α 所致中性粒细胞趋化;④增强迟发型皮肤超敏反应;⑤封闭单核-吞噬细胞系统对内毒素的捕获、处理过程,造成内毒素在体内蓄积从而显著提升其对组织器官的毒性。用 TSST-1 预处理、然后用内毒素攻击小鼠或兔,动物体内 TNF-α 水平较未用 TSST-1 预处理者高 1000 ~ 1500 倍以上;⑥刺激单核-吞噬细胞释放多种血管活性介质,增加毛细血管通透性及引起心血管系统功能损害,诱发低血容量性中毒性休克;⑦诱导人类阴道黏膜上皮细胞(human vaginal epithelial cells,HVEC)解聚素(disintegrin)及金属蛋白酶 17(metalloproteinase 17,ADAM17)表达上调。ADAM17 可促使双向调节因子(amphiregulin,AREG)、多配体蛋白聚糖(syndecan-1,SDC1)、转化生长因子 α(transforming growth factor α,TGF-α)、肿瘤坏死因子受体 1(TNF receptor 1,TNFR1)等自 HVEC 脱落。上皮生长因子受体(EGFR)信号对 AREG、TGF-α 及 TNFR1 的脱落及 IL-8 表达上调亦很重要。这提示 TSST-1、ADAM17 与 EGFR 之间的信号传递使得 HVEC 内形成致炎正反馈环路,在 mTSS 初始阶段起某种重要作用;⑧抑制免疫球蛋白合成;⑨直接引起阴道、胃肠道等处黏膜及皮肤损害;⑩导致新生儿 TSS 样发疹性疾病(neonatal toxic shock syndrome-like exanthematous disease,NTED),这类患儿体内 IL-10 水平明显升高,可能是其病情轻于典型 TSS 的重要原因;但其 IL-10 水平明显升高的机制尚不清楚,且在 NTED 起病后 3 ~9 日内迅速下降。

金葡菌肠毒素(SE)是金葡菌食物中毒的主要致病因素。据推测食物中毒时超抗原可以结合并激活肥大细胞释放多种毒性效应因子,还能激活交感神经使肠蠕动活跃,导致剧烈腹泻。食物中毒时的剧烈呕吐可能是 SE 引起的一种中枢神经系统效应。

TSST-1 及 SE 主要藉超抗原活性发挥毒性作用,但不排除有一定的直接毒性。葡萄球菌溶素(stapylolysin)、革兰阴性细菌内毒素等可能与 TSST-1 或 SE 有协同致病作用。

内皮细胞的激活可能在外毒素循环与皮疹、水肿、低血压等临床表现之间提供某种连接。

二、炎性细胞因子和介质的大量产生是 Staphy TSS 进展的关键机制

Staphy TSS 在本质上属于一种特殊类型的感染性休克。TSST-1 及 SE 的直接致病作用并不显著,而主要是作为超抗原高效激活宿主单核-吞噬细胞及 T 淋巴细胞,可能还有内皮细胞等,产生

IL-1、IL-2、TNF-α、IFN-γ、IL-6、IL-8等大量炎性细胞因子，以及血小板活化因子（PAF）、前列腺素、白三烯、5-羟色胺、组胺、补体成分等炎症介质，从而导致严重的急性临床症候群。部分Staphy TSS可能有革兰阴性细菌内毒素的参与，而内毒素亦可诱生众多炎性细胞因子及介质。不同患者有不尽相同的致病因子组合，这些细胞因子或介质的种类及产量亦可能有所差别，因而不同患者的临床表现不完全一致。

有研究显示，在含有少量HLA-DR+ T细胞的培养体系中，TSST-1低浓度（1～10pg/ml）时倾向于诱导Th0细胞向Th2细胞分化并产生Th2样细胞因子（如IL-4），高浓度（100pg/ml）时倾向于诱导Th0细胞向Th1细胞分化并产生Th1样细胞因子（如IFN-γ）。抗原呈递细胞（APC）种类不同，TSST-1对Th0细胞的极化作用亦不同，例如B细胞存在时倾向于诱导向Th2分化，而单核细胞存在时倾向于诱导向Th1分化。因此，TSST-1浓度与宿主免疫细胞构成的差异可影响体内细胞因子产生的种类及数量，导致不同患者临床表现各有差别。

三、宿主局部病理生理环境与Staphy TSS的关系

mTSS大多数情况下并非真正的金葡菌感染，而主要是由于金葡菌在阴道月经塞中滋生、产生大量毒素并被吸收入血所致。使用高吸湿性月经塞可在阴道内营造下列病理生理环境：①局部氧分压及CO_2分压适合金葡菌生长和基因表达所需的兼性厌氧或需氧条件；②低镁离子浓度；③偏中性pH值；④色氨酸含量减少；⑤合适的温度等。这些因素有助于TSST-1等毒素大量产生。

应用兔子进行的动物试验显示，TSST-1在阴道黏膜似较其他部位更易激发病变。TSST-1被引入阴道30分钟内即可扩散至血液及尿液中，并在剂量低至18.5μg时即可引起严重而迅速进展的TSS；发病之快、病情程度明显重于经皮下或静脉注射者。这种差别可能也是nmTSS患者女性多于男性的原因之一，其机制可能与阴道黏膜上皮细胞（HVEC）在TSST-1刺激时可形成致炎正反馈环路等因素有关。

四、宿主防御能力可明显影响Staphy TSS的发生及进展

金葡菌通常是无害地生活在人体皮肤、鼻腔、腋窝、腹股沟或阴道内，几乎每3人中即有一位带菌者。TSST-1中和性抗体在一般人群中的阳性率约90%，提示大部分健康人群接触过产TSST-1金葡菌并获得保护性免疫。绝大部分Staphy TSS患者，包括几乎所有mTSS患者在发病时体内均不能测及TSST-1中和性抗体，可能因为这些患者存在某种免疫缺陷，从而比其他人群对TSST-1更为易感。这不仅说明TSST-1及SE在TSS的发生中起关键作用，亦说明宿主的特异性免疫能力对Staphy TSS的发生发展有重要影响。如果体内存在足够的针对外毒素的中和性抗体，即使有TSST-1或SE释放入血，也未必发生TSS。

美国一项普查研究显示，婴儿在出生时基本上都带有TSST-1抗体，表明在宫内获得保护性免疫；但抗体水平在生命第1年内下降，12月龄时仅约10%的婴儿仍有抗体，但到7岁时免疫力又上升至50%；十几岁的儿童80%以上已产生保护性抗体，提示已接触过产TSST-1金葡菌。

【临床表现】

mTSS主要见于月经阴道月经塞流行使用的年代，多见于使用高吸湿性月经塞的15～25岁年轻妇女，可在月经期或月经刚结束时发病。75%的nmTSS仍见于妇女。nmTSS在发病前可有局灶性感染、外伤、侵入性诊断或治疗操作等病史，且继发于创伤及诊疗术之后者多在此后2日左右发病，而创伤部位常无明显感染征象。继发于阴道感染、使用避孕器具、生产、流产及产后者多在此后12小时至8周发病。不同患者相关症状和体征的轻重组合存在一定差异。

一、发热等一般表现

患者常突发高热，体温高达38.9℃以上，可伴有寒战。发热前后常有头痛、咽痛、明显肌肉酸痛、全身不适、恶心、呕吐、水样腹泻等症状。部分患者早期即可出现神情淡漠、意识模糊，但无神经系统定位体征与脑膜刺激征。mTSS患者常有阴道异常排泌物。

二、皮肤、黏膜损害

多在起病2～3日后出现皮肤红斑，为本病突出特点。红斑最初多出现于手掌和足底，然后进展为广泛的融合性病变，呈日灼样弥漫性皮肤发红或猩红热样，可伴点状红疹，瘙痒感不明显，压

之可褪色。重者皮疹可为全身性，可有疱疹及瘀点。阴道和宫颈黏膜充血、溃疡，眼结合膜、口咽部黏膜充血、可呈红斑性改变；部分病例可见杨梅舌。发病7～14日后出现皮肤，尤其是手掌和足底皮肤脱落；与SSSS相比，其病变较深，严重时可呈全厚层手套状脱皮。躯干和四肢可有糠秕样脱屑。少数患者可有脱发及指甲脱落，甚至足趾和皮肤坏死。

T细胞严重缺乏的患者可不出现皮肤黏膜损害。Kamel等报道3例多发性骨髓瘤患者，在高强度化疗杀灭体内所有T细胞以备接受骨髓移植时发生金葡菌性脓毒症和脓毒性休克（感染性休克），其中2例有典型Staphy TSS的所有其他临床表现，但无黏膜充血、皮肤红斑和脱皮，PCR检测显示存在超抗原性毒素；据此推测皮肤黏膜损害主要与T细胞及T细胞源性细胞因子有关。

三、低血压和休克

患者常在起病后72小时内发生明显低血压，可表现为直立性晕厥，有时较顽固。随着体液的继续丢失，出现低血容量性休克；严重者起病后48小时内即可进展至重度休克。

四、多系统器官损害

多器官系统损害早期即可出现，器官衰竭的出现可早可晚。肾脏、肝脏、肺脏、心脏、血液造血系统、中枢神经系统、胃肠道、肌肉、皮肤黏膜等均可受累并出现相应症状、体征和实验室检查异常。肾衰竭可以是少尿性或非少尿性的，但常常是可逆性的。肺脏受累在发病早期多不显著，若病情进展迅速或防治不当，可出现急性呼吸窘迫综合征（ARDS）。心脏受累可表现为心力衰竭、心肌炎、心包炎、房室传导阻滞等。中枢神经系统受累可出现头痛、嗜睡、眩晕、定向力障碍、精神错乱、幻觉甚至昏迷，脑膜刺激征可阳性，一般无局灶性病变体征；可有脑水肿所致颅内压增高表现；偶有脑脊液血细胞增加。

五、后遗症

大多数患者可完全康复。少数患者可有后遗症，主要表现为持续性神经精神改变如情绪不稳定、记忆力下降、注意力不集中、脑电图异常、轻度肾功能异常、迟发性红斑、肢端发绀等。持久的低血压和肢端血液循环不良可能会导致肢端坏疽。

六、Staphy TSS的再发

mTSS常可反复发作，多在月经期再发，但强度下降。首次发生mTSS时未接受治疗并继续使用月经塞的妇女，约2/3的患者可在5个月内复发。如果接受规则的抗生素治疗但仍使用阴道月经塞，则TSS会频繁再发；如果不接受抗生素治疗但终止使用月经塞，TSS可间歇性再发；如果接受完整抗生素治疗并终止使用月经塞，则TSS的再发率较低，约16%。

nmTSS亦可再发，但一般较mTSS的再发少见，可能因为nmTSS病原菌滋生的环境并不反复出现。易于再发的患者体内常缺乏外毒素特异性抗体。

【实验室检查】

一、病原学检查

自85%～98% mTSS患者阴道内或阴道排泄物中可分离出金葡菌，而健康对照的带菌率仅约8%～10%。在40%～60% nmTSS患者的局灶性感染部位、外伤创口或手术切口等处也有可能分离出金葡菌；创伤部位金葡菌分离阳性率可达41%；亦有少数报道称可从患者气管、肺、粪便、骨骼等处分离出金葡菌。因此，临床上应注意对表面看来正常的伤口进行细菌培养。Staphy TSS血培养一般阴性，个别病例可阳性；脑脊液培养几乎均为阴性。

二、血常规、血液和体液生化检查

患者外周中性粒细胞计数常增多，比例增高，并有核左移和中毒颗粒；血小板减少；可有贫血。血肌酸磷酸激酶（CK）升高；血尿素氮和肌酐水平上升，无菌性脓尿；血清胆红素和氨基转移酶升高。常有电解质紊乱（低钠血症、低钾血症，尤其是低钙血症和低磷血症等），酸碱平衡紊乱（常见代谢性酸中毒，出现ARDS时酸碱失衡更复杂）。

三、其他检查

应用PCR方法扩增TSST-1及SE基因有助于快速诊断。血清TSST-1抗体检查主要用于流行病学调查；如果恢复期效价较发病初期升高，有回顾性诊断意义。

【诊断】

mTSS 诊断较易，nmTSS 因缺乏规则的流行病学特征，诊断常较困难。术后 Staphy TSS 的诊断特别易于疏忽，因手术切口炎症常很轻微，且早期症状常呈非特异。从局部感染病灶中培养出产 TSST-1 金葡菌对明确诊断极有帮助，虽然美国 CDC 尚未正式将其列入诊断标准。Staphy TSS 有其诊断标准（表 25-7-1）。

表 25-7-1 Staphy TSS 诊断标准

指标分类	指标描述
临床诊断指标	1. 发热：多≥38.9℃（102℉）
	2. 皮疹：弥漫性红斑，呈日光过度照射或猩红热样
	3. 皮肤脱屑或剥脱：发病后 1～2 周出现，尤多见于手掌和足底
	4. 低血压：收缩压<90mmHg，或直立性晕厥等
	5. 多器官系统损害：出现≥3 项以上：
	胃肠道：恶心、呕吐
	骨骼肌：肌痛、CPK 在 5×ULN 以上
	黏膜：结膜水肿、充血，阴道、口咽充血
	肾脏：尿素氮或肌酐>2×ULN，而脓尿无明显尿道感染证据
	肝脏：胆红素或氨基转移酶>2×ULN
	血液学改变：血小板计数<100 000/mm^3
	中枢神经系统：意识障碍但无局灶性神经体征
	肺脏：急性呼吸窘迫综合征（ARDS）
病原学诊断指标	6. 存在金葡菌感染或皮肤黏膜定植
排除性诊断指标	7. 在血清学上除外落基山斑点热、麻疹、钩端螺旋体病等

注：符合所有标准，可确诊 Staphy TSS。若缺乏第 6 项病原学指标，则下列 2 种情况应高度疑诊本病：①有第 3 项皮肤脱屑或剥脱，同时符合其他≥3 条以上诊断标准；或②虽无皮肤剥脱但符合所有其他 5 条标准。ULN，正常上限值

必须指出，轻症患者发热、低血压、皮疹和脱屑、器官受累数量和程度可能达不到上述标准或采集不到相应病史，因此较易漏诊。Jeffrey Parsonnet 指出，这种情况下实验室检查极具诊断价值，并应主要考虑 3 项检查：①金葡菌是否存在；②存在的金葡菌能否产生 TSST-1 或 SE；③宿主是否具有抵抗 TSST-1 等外毒素的免疫力。若缺乏金葡菌，或虽有金葡菌但不能产生 TSST-1 等毒素，或宿主存在针对该毒素的特异性抗体，则有助于排除 TSS 诊断。他甚至认为，若实验室检查发现从特异性抗体缺乏的患者分离出产 TSST-1 金葡菌，则仅需 2～3 项临床体征即可考虑 Staphy TSS。另有学者提出，当诊断标准不够充分而有高度怀疑 TSS 者，可用"TSS 样（TSS-like）"一词作为诊断描述。

【鉴别诊断】

本病应与其他可导致红斑、低血压、发热等表现的疾病相鉴别，主要有：

一、链球菌中毒性休克综合征（Strep TSS）

参见下文介绍。

二、川崎病

又称皮肤黏膜淋巴结综合征（mucocutaneou lymphnode syndrome，MCLS）或 Kawasaki 综合征，好发于婴幼儿及儿童。临床特征为持续发热（5 日以上）、结膜炎、手足硬性红肿、多形性皮疹、颈部淋巴结急性非化脓性肿大等，常有贫血，血小板显著升高平均达 800×10^9/L。本病多呈良性经过，但近年来危重病例有增多趋势，是儿童获得性心脏病的主要原因，可因严重心血管系统并发症而突然死亡。部分患儿可出现川崎病休克综合征（Kawasaki disease shock syndrome，KDSS），尤其需与 TSS 相鉴别。

川崎病病因尚不明确。由于它与 Staphy TSS 有很多共同的临床和免疫学特征，因此可能是以类似于 Staphy TSS 的方式由某种细菌毒素诱发，

经过免疫系统中介，导致血管广泛炎症。有资料显示，Staphy TSS 和川崎病均快速发病，有高热、皮疹、多器官损害；从川崎病患者的不同部位可分离出 TSST-1，且所有患者均缺乏 TSST-1 保护性抗体；不同之处在于 Staphy TSS 进展更迅速，多在 2 日内就医，而川崎病患者往往发病 6 日左右就医。Nigel Curtis 报道 1 例 2 月龄男婴具有 Staphy TSS 所有临床特征，但检查亦发现了川崎病典型的心血管病变和动脉瘤；自患儿鼻腔内分离出 1 株金葡菌，可产生 SE 但没有 TSST-1。Curtis 据此评论认为，Staphy TSS 患者也可能发生动脉瘤；Staphy TSS 和川崎病可能是同一系列疾病的两极，该疾病由细菌超抗原性外毒素诱发并由未确定的宿主因素决定其临床表现。Nomura 等报道 15 例不足 6 月龄的 Kawasaki 综合征患儿，其体内可检出 TSST-1，但检测不出 SE-B、链球菌致热外毒素 C 和 A；患儿母亲体内平均 TSST-1 抗体滴度明显低于健康成人对照。这提示 TSST-1 与 Kawasaki 综合征的发生有关；如果母亲有足够的 TSST-1 抗体，可保护婴儿不发生 Kawasaki 综合征。

三、葡萄球菌烫伤样皮肤综合征（SSSS）

本病主要由噬菌体Ⅱ群金葡菌产生的表皮剥脱毒素所致。多见于新生儿、幼儿和免疫功能低下者。主要表现为皮肤弥漫性红斑、水疱形成，继以表层上皮大片脱落，受累部位炎症轻微，有时能找到少量病原菌。如进行适当处理，痊愈较快，病死率很低。

四、斑点热（spotted fever）等立克次体病

斑点热是由一组不同种立克次体所引起的、症状和体征相似的疾病，不同斑点热地区分布不同。落基山斑点热（rocky mountain spotted fever）由蜱传立克次体引起，主要流行于美国及南美洲等处，临床多表现为突然起病、寒战、持续高热、头痛、肌肉及关节酸痛、出血性皮疹等，皮疹多随热而退，可有短暂色素残留和糠皮状脱屑；可有多器官损害，重者可致死；外斐反应 OX_{19}、OX_2 及 OX_K 均可阳性。我国有北亚蜱传斑点热和螨传立克次体病，前者临床特点有发热、初疮、局部淋巴结肿大、皮疹等，后者有发热、头痛、背痛、全身性丘疹、水疱等。

五、其他可导致发热、皮疹、低血压、休克或多器官损害的疾病

包括发疹性病毒感染（如麻疹、EB 病毒感染）、钩端螺旋体病、流行性脑脊髓膜炎、其他原因感染性休克、药物诱导的多形红斑及中毒性表皮坏死溶解症等。根据流行病学资料、病史、临床表现及有关实验室检查多可与 Staphy TSS 做出鉴别。

【预后】

如能及时救治，大多数 Staphy TSS 患者能完全康复。病死率不高，一般为 3% ~6%。mTSS 因临床上多已保持警惕，能够及时诊断和治疗，故病死率稍低；而 nmTSS 常不易早期诊断从而延误治疗，故病死率稍高。死亡原因多为 ARDS、心脏疾或顽固性休克等。再发患者预后通常较好。

【治疗】

应及时去除或控制金葡菌外毒素的来源，积极给予抗休克等对症支持治疗。

一、对症支持治疗

目标是维持有效血容量、提升血压、纠正酸中毒、改善微循环、改善组织器官灌注、控制多器官损害进展。主要措施如下：①取平卧或头部稍低位，吸氧；②密切监测动脉血压、中心静脉压、尿量、心率、呼吸、神志等；③积极补充有效血容量。低血压和休克发生的重要机制之一是毛细血管通透性增加引起的血管有效血容量下降，故应补充足量晶体和胶体液。具体参见本章第六节“液体复苏治疗”；④适当使用血管活性药物。Staphy TSS 患者的血流动力学多呈高排低阻型，应在充分补充有效血容量的基础上适当使用血管加压药物以提升血压。具体参见本章第六节“心血管活性药物的应用”；⑤注意监测和纠正酸碱失衡及电解质紊乱。积极防治急性肾衰竭、ARDS、心功能不全、DIC、脑水肿等严重并发症；⑥中毒症状显著、休克顽固、病情危重者，可适当静脉给予短程肾上腺皮质激素治疗。

二、病原治疗

（一）病原菌滋生部位的处理

对 mTSS，应立即取出阴道月经塞，充分冲洗

阴道。对 nmTSS,应对局部感染创口进行清洗、消毒及引流。

（二）抗菌治疗

应积极静脉给予抗感染治疗,控制局灶性感染或可能存在的菌血症。对于非 MRSA 感染,可按表 25-7-2 方案进行治疗。由于 β-内酰胺类抗生素可能暂时性提高 TSST-1 产量,而体内外试验均显示克林霉素能抑制 TSST-1 等细菌蛋白的合成,因此常联合使用耐 β-内酰胺酶青霉素制剂与克林霉素,至少首日治疗应当如此。在无血运性播散、骨髓炎、感染性心内膜炎等情况时,抗感染治疗一般不超过 10～15 日,否则应适当延长疗程。皮肤红斑恶化需与 β-内酰胺类抗生素过敏反应鉴别。必要时换用头孢菌素或万古霉素与克林霉素合用。

表 25-7-2　Staphy TSS 的抗生素治疗

	药物/剂量/使用途径/疗程
首选措施	PRSP*,连用 10～14 日。加克林霉素,900mg,静推,8 小时 1 次
备择措施	头孢唑啉,1～2g 静推,8 小时 1 次,连用 10～14 日。加克林霉素,900mg,静推,8 小时 1 次
青霉素过敏时	万古霉素,15mg/kg 静推,12 小时 1 次,连用 10～14 日。加克林霉素,900mg,静推,8 小时 1 次

注:*耐青霉素酶半合成青霉素(penicillinase-resistant semi-synthetic penicillin)。主要有:苯唑西林钠(oxacillin sodium,新青霉素Ⅱ)1.0～2.0g,肌内注射或静滴,每4～6 小时一次。萘夫西林钠(nafcillin,新青霉素Ⅲ)1.0～1.5g,肌内注射或静滴,每 6 小时一次。氯唑西林钠(cloxacillin sodium)0.5～1.0g,肌注或静滴,每4～6 小时一次。双氯西林钠(dicloxacillin sodium)0.5～1.0g,肌内注射或静滴,每 6 小时一次。氟氯西林钠(flucloxacillin sodium)0.25～1.0g,肌内注射或静滴,每 6 小时一次

近十余年来,社区获得性耐甲氧西林金葡菌株(community-acquired MRSA,CA-MRSA)及医院获得性耐甲氧西林金葡菌株(hospital-associated MRSA,HA-MRSA)与 Staphy TSS 的关系值得重视。某些地区及医院 MRSA 感染尤其严重。已经有报道显示某些 MRSA 分离株可产生大量 TSST-1 或 SE-C,引起 nmTSS 及新生儿 TSS 样发疹性疾病(NTED)。对 MRSA 感染所致的 Staphy TSS,需应用万古霉素、甲基万古霉素、替考拉林、利奈唑胺或夫西地酸钠等药物联合克林霉素进行治疗,疗程可参考表 25-7-2。

（三）针对 TSST-1 和 SEB 等外毒素的治疗

研制针对 TSST-1 和 SEB 等肠毒素等的保护性抗体是一项有意义的工作。体外细胞培养和动物试验显示,TSST-1 特异性和 SEB 特异性单克隆抗体均能有效中和对应的毒素,阻止或显著减少致炎细胞因子的释放,提高实验动物的存活率。但其进入临床应用为时尚早。

静脉注射用免疫球蛋白(intravenous immunoglobulin,IVIG)对 Staphy TSS 的治疗价值尚缺乏足够证据支持。有研究显示,在外科手术治疗清除感染灶和抗感染治疗的基础上联合 IVIG,对一部分 Staphy TSS 患者有效。危重病例可应用 IVIG,400mg/kg,单次或多次使用。

据报道,中药清开灵、双黄连能抑制 TSST-1 和内毒素诱导 PBMC 产生 IL-1β、IL-6、TNF-α、IFN-γ 等炎性细胞因子以及巨噬细胞炎症蛋白-1α(MIP-1α)、MIP-1β、单核细胞趋化蛋白-1(MCP-1)等,并能调节中性粒细胞等炎症细胞的趋化活性,对 Staphy TSS 有一定治疗价值。

【预防】

mTSS 的预防措施主要是进行卫生教育,避免使用月经阴道月经塞或类似物品,提倡外用消毒卫生巾,注意经期局部卫生。首次 mTSS 发作后静脉给予足够、有效的抗生素治疗并停止使用月经塞,一般可预防或减少再发。

nmTSS 的预防较为困难,主要措施是注意减少感染机会、及时发现感染灶并给予适当的抗生素等综合治疗,也有赖临床医师对本病保持足够警惕以便及时发现和处置。

制备 TSST-1 类毒素,或应用基因工程手段研制相关超抗原组分,有望用来对易感人群进行主动保护性免疫。经鼻黏膜诱导对外毒素的免疫耐受,可能有助于预防某些患者发生 Staphy TSS。

Ⅱ　链球菌中毒性休克综合征

链球菌中毒性休克综合征(streptococcal toxic shock syndrome,Strep TSS)曾被称为中毒性休克样综合征(toxic shock-like syndrome,TSLS),是由链球菌产生的某些外毒素引起的急性严重症候群;临床主要表现为高热、局部剧烈疼痛、低血压以及多系统器官受损甚至衰竭等,病死率较高。前述 nmTSS 狭义是指除 mTSS 以外的 Staphy TSS,广义上亦包括 Strep TSS。

【病原学】

国外报道本病主要由侵袭性 A 群链球菌(group A *Streptococci*, GAS)感染所致。B 群链球菌(无乳链球菌, *Streptococcus agalactiae*)、C 和 G 群链球菌的机会性感染也可引起本病。我国报道主要为草绿色链球菌(*Streptococcus viridans*)中的缓症链球菌(*Streptococcus mitis*)和猪链球菌Ⅱ型。美国等国家也有少量关于缓症链球菌引起 Strep TSS 的报道。极少数情况下肺炎链球菌可能成为 Strep TSS 和坏死性筋膜炎的病原菌。

GAS 亦称化脓性链球菌(pyogenic Streptococcus),具有很强的侵袭力,并能产生多种外毒素和胞外酶;主要毒力因子见图 25-7-3。目前报道 GAS 至少可产生 5 种不同的链球菌致热外毒素(streptococcal pyrogenic exotoxins, SPE),即 SPE-A、SPE-C、SPE-F、促有丝分裂因子(mitogenic factor, MF)和链球菌超抗原(streptococcal superantigen, SSA),据报道还存在 SPE-J、SPE-K 和 SPE-L(主要见于 M-3 型 GAS)。

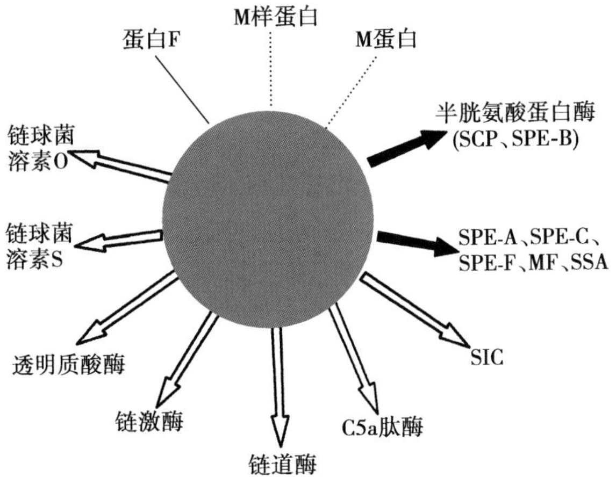

图 25-7-3　A 群链球菌(GAS)的毒力因子

注:MF:mitogenic factor,促有丝分裂因子;SIC:streptococcal inhibitor of complement,链球菌补体抑制因子;SPE:streptococcal pyrogenic exotoxins,链球菌致热外毒素;SSA:streptococcal superantigen,链球菌超抗原

SPE-A 由噬菌体传输,其稳定产生有赖溶原性转化。产量在不同的菌株相差很大,调控过程尚不清楚。回顾分析显示,产 SPE-A 菌株与重度猩红热和 Strep TSS 相关。SPE-C 也由噬菌体传输,其表达同样也存在很大差别。英美等国的不少轻度猩红热病例与 SPE-C 阳性菌株有关。所有 GAS 均含链球菌半胱氨酸蛋白酶(streptococcal cysteine protease, SCP;即以往称为 SPE-B)基因,但数量在不同菌株相差很大。

SPE-A、SPE-C、SCP(SPE-B)曾称猩红热毒素(scarlatina toxins, scarlet fever toxins)或红疹毒素(erythrogenic toxins),可诱导淋巴细胞母细胞化、增强内毒素诱导的休克、引起发热、抑制抗体合成、充当超抗原、引起猩红热红斑(scarlatina erythema)等。SPE-F、SPE-MF、SPE-SSA 的功能仍待研究。所有这些毒性物质可能与本病的发生均有不同程度关联。

【流行病学】

Strep TSS 病例描述最早见于 20 世纪 80 年代中后期,其后北美、欧洲、澳大利亚、亚洲等地不断有关于本病的报道。多为散发,也可呈局部小流行。发病率约为 5～10/100 000 人;发病率最高的地区是美国明尼苏达州的一个小镇,达 26/100 000人。1986—1988 年北美及欧洲等地青少年和成人侵袭性 GAS 菌血症等的发生率较往年升高 800%～1000%,除部分病例与静脉药物滥用、新生儿经产道获得感染的脓毒症有关外,大多数见于 Strep TSS 病例约 50% 感染途径不明。约 50% 的 Strep TSS 病例与坏死性筋膜炎有关,后者常起始于轻微创伤部位的深部软组织。

GAS 是 Strep TSS 最主要的致病菌,近 20 年来侵袭性 GAS 感染有明显增加趋势。GAS 可分离自 60% Strep TSS 病例的血液中、95% 病例的病变深部软组织中。M-1、M-3、M-12、M-18、M-28 型是最常见的分离株,占总分离株的 60%～70%,其余为多种不同的 M 或非 M 型分离株。重症患者中绝大部分能分离出 SPE-A 和(或)SCP(SPE-B),但体外检测发现这些毒素在不同个体水平相差很大。某些新发现的 SPE 可能是近年来一些 GAS 株毒力较高的原因。

B、C、G 群链球菌等多呈机会性感染。约 25% 的孕期妇女在外阴、阴道、直肠等处有 B 群链球菌定植,故这些妇女的新生儿经产道时可发生 B 群链球菌感染;近年 B 群链球菌感染在成人也有上升趋势,尤多见于孕妇和有糖尿病、恶性肿瘤等基础疾病的人群。C 和 G 群链球菌感染与卫生条件不良密切相关。约 50% 患者链球菌的侵入门户为皮肤、咽部或阴道黏膜,皮肤是最主要的侵入部位,但许多病例的入侵部位不明。

Strep TSS 的发病危险因素主要有:①年龄:

虽然成人 Strep TSS 病例相对多见，但一般认为年龄过小（特别是新生儿）或过大（老年人）是易罹患本病的危险因素之一。②基础疾病：有糖尿病、终末期肾病、皮肤慢性损害（如银屑病）、慢性酒精中毒、恶性肿瘤等基础疾患的人群相对易于发病。③外科手术：脂肪抽吸术、子宫切除术、阴道分娩、放置宫内节育器、拇囊炎切除术、乳房复位成形术、疝修补术、骨钉固定术、输精管切除术等均可能为病原菌入侵提供门户。④创伤：穿透性创伤如昆虫叮咬伤、撕裂伤、切割伤、擦伤、烧伤等，非穿透性创伤如血肿、撞击伤、肌肉扭伤、关节积血等。⑤水痘、感冒等病毒感染：可为 Strep TSS 提供入侵门户。⑥链球菌性咽喉炎：少数病例可继发 Strep TSS。⑦密切接触患者或带菌者：口交、家庭成员密切接触等均可传播能引起 Strep TSS 的链球菌。⑧社区高侵袭性菌株的流行：咽部毒力较大的 M-1 或 M-3 链球菌分离株的流行预示该社区 Strep TSS 发病率会升高。⑨应用非甾体类抗炎药物：治疗肌肉扭伤、创伤和产后疼痛等的非甾体类抗炎药物，可会掩盖链球菌感染的早期征象，使这些患者更易罹患坏死性筋膜炎和 Strep TSS 等严重疾病。

我国 Strep TSS 的情况与国外有所不同。1990 年秋至 1991 年春，江苏海安、无锡、如东等长江三角洲地区发生数千例猩红热样疾病流行；其中海安县报道 532 例，113 例（21.24%）有高热、休克、多系统器官受累等 Strep TSS 表现；无锡市报道 9 例患者符合 TSS 表现；患者咽拭子培养以草绿色链球菌（缓症链球菌）为主。此后上述地区每年同一时节均有散发病例。1998 年 7 月下旬至 8 月上旬，几乎在同一疫区，江苏省南通、如皋、海安、泰兴等地暴发流行猪感染病，使数万头生猪死亡，至少 25 人染病并有 14 人死亡，其中 13 例死亡符合 Strep TSS 表现；调查显示为猪链球菌Ⅱ型所致，病猪为传染源，由猪传染给人。此次链球菌Ⅱ型流行特点是：生猪疫情发生在人间疫情之前；猪疫情最严重的地区，发患者数亦最多；所有病例均与病、死猪有密切接触史，并多有破溃伤口；采取禁止宰杀病、死猪等措施后，人间疫情迅速控制；未见人与人之间传播的证据，也未见因食用病、死猪而发病者，发病仅与密切接触病、死猪有关。

【发病机制】

Strep TSS 的发生机制主要包括细菌毒力尤其是外毒素的作用和宿主的反应性两大方面。

一、细菌的侵袭力和外毒素

GAS 可通过机体受损的防御屏障或穿透咽部等破损的黏膜而侵入深部组织和血流。若从黏膜入侵，GAS 首先必须藉 M 蛋白、脂磷壁酸（lipoteichoic acid，LTA）、菌毛以及纤维结合素结合蛋白（fibronectin binding protein，蛋白 F）等黏附于黏膜上皮。在组织内，链球菌可通过透明质酸荚膜（hyaluronic acid capsule）、C5a 肽酶（能灭活补体源性化学趋化剂和调理素）、免疫球蛋白结合蛋白（immunoglobulin binding protein）、链球菌补体抑制因子（streptococcal inhibitor of complement，SIC）等躲避宿主的调理、吞噬。M 蛋白的表达有助于细菌逃避宿主多形核白细胞（polymorphonuclear leukocytes，PMN）的吞噬。细菌周围较高浓度的链球菌溶血素 O（streptolysin O，SLO）可破坏趋近的吞噬细胞，而远离感染灶的低浓度 SLO 可刺激 PMN 黏附于内皮细胞，有效阻止粒细胞迁移，促进局部血管损伤。

致热外毒素 SPE-A、SPE-C 具有如下活性：①引起发热；②增强宿主对内毒素的敏感性；③抑制 IgM 的合成；④充当超抗原，与抗原呈递细胞的 HLA-Ⅱ及 T 细胞受体 Vβ 区结合，刺激 T 细胞应答，诱导产生单核因子（TNF-α、IL-1β、IL-6、IL-8）和淋巴因子（TNFβ、IL-2、IFN-γ）等。

SCP（SPE-B）具有如下活性：①将 IL-1β 前体水解为有活性的 IL-1β；②激活内源性金属蛋白酶，将高分子量激肽原水解成缓激肽，缓激肽可强力扩张全身血管（包括肺血管），部分与 Strep TSS 早期低血压的发生有关；③具有与 SPE-A、SPE-C 相似的生物学活性，包括超抗原活性。

SPE-MF、SPE-SSA、M 蛋白片段也能充当超抗原，诱生致炎细胞因子。肽聚糖、LTA、SLO 等也是 GAS 的毒力因子，也能诱导 TNFα、IL-1β 等的产生。其中 SLO 与 SPE-A 有协同刺激 IL-1β 产生的作用。

总之，GAS 的 SPE-A、SPE-C、SCP（SPE-B）等超抗原性外毒素可能是 Strep TSS 的主要激发因子，其他多种细菌毒力因子也参与致病。肺炎链球菌不产生这些外毒素，其导致 Strep TSS 的机制尚不明确。目前亦无 α-溶血性链球菌可产生致热外毒素的报道，故我国缓症链球菌和猪链球菌Ⅱ型的致 Strep TSS 机制尚不清楚。用从缓症链球菌提取的所谓“外毒素”注射给新西兰兔，动物出现发热、对内毒素致死性休克的敏感性增加、多系统器官损害甚至死亡等 Strep TSS 表现。有认为可能是细菌发生变异所致，其毒素性质需要进一步研究。

二、宿主的免疫性和反应性

宿主的免疫性包括皮肤、黏膜、单核-吞噬细胞系统等非特异性免疫屏障结构及功能的完整性，以及针对细菌各型M蛋白和SPE的特异性抗体等。外伤、手术、上呼吸道感染、某些基础疾病等可损伤宿主的非特异性免疫屏障，为GAS等病原菌提供了入侵门户；但若宿主特异性免疫功能足够完好，多能及时清除病原菌及其毒素。若缺乏M蛋白型特异性抗体和(或)SPE抗体，则可能发生各种严重GAS感染包括Strep TSS。Strep TSS患者体内针对一种或多种这些毒素的中和性抗体水平很低甚至不能测及，早期应用特异性中和性抗体有可能阻断Strep TSS的发生。

宿主的反应性主要是指宿主受刺激后产生致炎细胞因子和化学介质、抗炎细胞因子(如IL-10、IL-13等)以及维持两者之间平衡的能力。宿主体内多种炎性细胞因子的诱导合成在休克和器官衰竭的发生中起关键作用。一系列炎性细胞因子和缓激肽等炎性介质可引起低血压、白细胞滞留等，最终出现休克、微血管损伤、器官衰竭甚至死亡。TNF-α在其中起中心作用。狒狒GAS菌血症模型显示，当出现明显的低血压时，体内TNF-α的水平很高；而应用TNF-α中和性单克隆抗体可使血压复常、病死率降低50%。

【临床表现】

国外报道约半数以上Strep TSS病例与坏死性筋膜炎及坏死性肌炎相关，故此处先简要介绍这两种疾病，以便全面了解Strep TSS的伴发背景及临床表现。

一、坏死性筋膜炎和坏死性肌炎

坏死性筋膜炎可发生于多种截然不同的流行病学背景，可由多种需氧或厌氧性微生物，包括链球菌(主要是GAS，偶见B、G群链球菌以及肺炎球菌等、产气荚膜梭状芽胞杆菌(*Clostridium perfringens*)、败血梭状芽胞杆菌(*Clostridium septicum*)及金葡菌等所致，临床表现不一。

链球菌坏死性筋膜炎以往称为链球菌性坏疽(streptococcal gangrene)，是最严重的侵袭性GAS感染之一，伴或不伴TSS。20世纪80年代中后期有增加趋势，引人注目。本病是一种皮下组织的深在性感染，可导致筋膜及脂肪组织进行性毁损，但对皮肤组织本身影响不大(后期可出现皮肤坏死)。早期常难以诊断，从不典型的局部临床体征向剧烈局部疼痛的演变过程往往是得出正确诊断的唯一线索。大多数患者起病后数小时至数日可发生Strep TSS，表现为低血压及多器官功能衰竭等。胸部等处可能会出现模糊红斑。

链球菌坏死性筋膜炎可起始于外科切口、烧烫伤、昆虫叮咬、水痘等明确存在的病损，但约50%患者无明确入侵门户，感染自皮下深部开始，常常是血肿、肌肉扭伤或创伤性关节损伤。可有发热、咽痛、呕吐、腹泻等感冒样前驱症状。初期24小时内可表现为局部轻度肿胀、发热、压痛，但水肿常常是唯一表现。然后病变迅速自原发部位向肢体远端及近躯干部位扩展，24～48小时内红肿加深，由红色变为紫色再变为蓝色，出现水疱及大疱，内含清澈的黄色液体。常有菌血症，可能出现转移性脓肿。在第4～5日，青紫区出现明显坏疽性改变。第7～10日，病变组织轮廓非常清晰，局部皮肤坏死，外科手术可见沿筋膜分布的大块组织坏死。患者日渐行动不便、体质衰弱、愁容满面甚至精神错乱。Meleney等1924年报道经积极的筋膜切开术、清创术、Dakan液充分灌洗等治疗，虽然缺乏适当抗菌药物，病死率仍可控制在20%左右。但1989年以来，坏死性筋膜炎较Meleney等描述的病情更加迅猛严重，相关的坏死性肌炎亦更常见；尽管给予积极的综合处置(包括抗生素治疗)，病死率仍高达30%～80%，超过50%的幸存者需要清创及截肢；这可能与链球菌毒力升高有关。

链球菌坏死性肌炎可与坏死性筋膜炎及Strep TSS伴随发生。本病自1900—1985年间仅有21例报道，以后在美国、挪威、瑞典等地发病率增加。多呈自发性发病或继发于钝性非穿通性创伤之后，合并明显咽炎或穿通伤者很少见；病原菌很可能是通过血液循环自咽部到达深部组织。剧烈肌痛可以是唯一局部症状，亦可有红肿。大部分病例表现为单一肌群受累，但由于患者常有菌血症，因此亦可发生多部位肌炎或脓肿。全身中毒症状常见。肌炎和坏死性筋膜炎临床表现有所重叠，且两者可同时发生；通过外科探查和创口活检，在解剖学上鉴别不难。肌炎与产气荚膜梭状芽胞杆菌、败血梭状芽胞杆菌等引起的自发性气性坏疽鉴别较为困难，局部组织捻发音及气体存在支持梭状芽胞菌感染。肌肉组织的感染及炎症可致局部压力过高，妨碍动脉灌流，必须给予紧急筋膜切开和清创；青霉素治疗效果较差。病死率高达80% ~100%。

二、Strep TSS 的临床表现

本病潜伏期短暂。患者可有轻微创伤史、近期手术史或水痘感染等。约20%患者有感冒样前驱症状，表现为发热、畏寒、肌痛、恶心、呕吐、腹泻。发热常呈持续性，多为高热。前驱症状可能是某种诱使TSS发生的病毒性疾病的表现，亦可能是TSS自身发展过程的表现。约55%的患者有意识模糊或烦躁不安。

软组织是感染的主要部位，且50% ~70%的患者可进展至坏死性筋膜炎或肌炎；其他感染形式包括肺炎、脑膜炎、眼内炎、腹膜炎、心肌炎、关节炎、宫内感染、败血症、蜂窝织炎等。

突发进行性剧烈疼痛是与坏死性筋膜炎相关的Strep TSS患者的常见首发突出症状。疼痛常位于某一肢端，亦可发生于其他部位而拟似腹膜炎、盆腔炎、急性心肌梗死或心包炎。在不少情况下，患者会自行服用非甾体抗炎止痛药物，例如产后妇女常常使用这类药物及麻醉制剂作为常用止痛措施；这将掩盖疼痛、发热等初始症状，使Strep TSS及死性筋膜炎的早期诊断变得困难、休克等易于发生。然而，如果使用止痛剂后疼痛不仅不减轻，反而加重，则应当注意产后宫内感染可能。对继发于钝性创伤或肌肉扭伤的Strep TSS，最易误诊为深部血栓性静脉炎；有高热、局部剧痛，特别是在无深部血栓形成危险因素的患者，应充分注意深在性感染的可能性。

就诊时约80%患者有心动过速，半数以上患者收缩压<110mmHg；就诊时血压正常者，多在入院4小时内出现低血压倾向，多数患者在起病24 ~48小时后出现低血压。休克多较早且常突然出现，休克及多器官功能衰竭进展很快，许多患者在住院24 ~48小时内死亡。出现休克及多器官功能衰竭而缺乏局部症状和体征者预后更差，因为此时常不能及时获得正确诊断并给予外科清创处理。

肾功能异常可在低血压出现之前即发生，亦可在休克之后发生；尽管给予治疗，许多患者病情仍继续恶化，需要透析治疗；存活的患者，血清肌酐水平多在4 ~6周内恢复正常。急性呼吸窘迫综合征（ARDS）可见于约55%的患者。

【实验室及辅助检查】

外周血白细胞计数在初期仅轻度增多，但有显著核左移（约43%白细胞为带状、晚幼粒细胞、中幼粒细胞）。入院时平均血小板计数可正常，但入院后48小时可显著下降，是DIC早期征象。

血清肌酸磷酸激酶（CK）水平在坏死性筋膜炎及坏死性肌炎时显著升高。

血清白蛋白浓度在入院时多已中度降低（33g/L），其后48 ~72小时内进一步降低。低钙血症，包括离子化低钙血症，常在入院时即已存在，并可因弥漫性毛细血管渗漏综合征而继续显著下降。低氧血症、酸中毒常见。

肾脏损害可出现血尿、血红蛋白尿、蛋白尿，肌酐>2倍正常上限。

感染部位标本或血液培养常可发现GAS或其他病原菌生长。在我国江苏疫区，多可自患者分离出缓症链球菌或猪链球菌Ⅱ型。亦可采用PCR或免疫学方法检测SPE等。

【诊断和鉴别诊断】

GAS所致的Strep TSS诊断要素（表25-7-3）；其他链球菌所致的Strep TSS，除分离到的病原菌不同外（其余项目参照表25-7-3）。Strep TSS主要应与Staphy TSS相鉴别，鉴别要点（表25-7-4）。

表25-7-3　Strep TSS诊断建议*

Ⅰ. 分离出A群链球菌（化脓性链球菌）
A. 分离自正常无菌部位（如血液、脑脊液、胸膜液或腹膜液、活检组织、外科切口等）
B. 分离自非无菌部位（如咽喉部、痰液、阴道、表皮损害灶等）
Ⅱ. 有严重临床症候群
A. 低血压：成人收缩压≤90mmHg，儿童收缩压<5th百分位数（percentile）
B. 出现下述2或2组以上异常：
• 肾脏损害：成人血清肌酐≥177μmol/L（2mg/ml），或≥2倍正常上限。若原先存在肾脏疾病，则≥2倍患者血清肌酐基础值
• 凝血病：血小板≤100×10^9/L，或有凝血时间延长、血浆纤维蛋白原水平下降、出现纤维蛋白降解产物等DIC表现
• 肝脏损害：血中丙氨酸氨基转移酶（ALT）、天冬氨酸氨基转移酶（AST）或总胆红素水平≥2倍正常上限。如果原先存在肝脏疾病，则≥2倍平素基础值
• ARDS：无心功能衰竭存在下的急性发作的弥散性肺浸润、低氧血症，或弥散性毛细血管渗漏（急性肺水肿），或伴有低白蛋白血症的胸腹腔积液
• 可导致皮肤剥脱的弥漫性红斑
• 软组织坏死，包括坏死性筋膜炎、肌炎或坏疽

注：*符合ⅠA和ⅡA、ⅡB者可明确诊断为Strep TSS。符合ⅠB和ⅡA、ⅡB者，如无其他可致病因素，基本可诊断为Strep TSS

表 25-7-4　Strep TSS 与 Staphy TSS 鉴别要点

	Strep TSS	Staphy TSS
病原菌	主要为 GAS；也可为 B、C、G 群链球菌、缓症链球菌、猪链球菌Ⅱ型等	噬菌体Ⅰ群金葡菌
致病毒素	SPE-A、SPE-C、SCP（SPE-B）等	主要为 TSST-1；肠毒素 A、B、C、D、I，以及肠毒素样蛋白 G 亦可能引起
发病机制	细菌的侵袭作用+外毒素的作用	外毒素的作用
发病年龄和性别	多在 50 岁以内；亦可见于老年人	mTSS 见于青春期妇女；nmTSS 可见于各年龄人群，男性：女性约为1∶3
诱因	多种原因引起的局部感染	mTSS 因经期使用阴道月经塞；nmTSS 多因局部感染
局部剧痛	有	无
猩红热样皮疹	少数有	有
恢复期脱皮	少数有	有
咽红、草莓舌、结膜充血	少数有	常见
呕吐、腹泻	较少见	常见
血培养	大多为阳性	一般为阴性
感染部位标本培养	阳性	阳性
病死率	30%以上	mTSS 约 3%；nmTSS 约 5%

坏死性筋膜炎的诊断及鉴别诊断：早期诊断关系到本病的成功救治。发热及剧痛常是本病首发表现及最早的临床诊断线索，若疼痛进行性加重则更有意义。对儿童在水痘或 4 日以上持续发热期间出现中毒性表现者，应注意本病可能。常规摄片检查、CT、MRI 可以发现深部组织肿胀，但无明显脓肿或气体。发热、持续加重的局部疼痛、不能解释的心悸、明显的白细胞核左移、升高的肌酸磷酸激酶等均提示坏死性筋膜炎的诊断，需要对深部组织迅速给予外科探查。抽吸局部液体染色可发现革兰阳性链球菌；少数情况下还可发现白细胞。冰冻组织活检亦有助于坏死性筋膜炎的诊断。缺乏明确细菌入侵门户的坏死性筋膜炎可拟似深静脉血栓炎，特别是位于低垂部位的病变，应注意鉴别。

【预后】

与主要由外毒素刺激所致的 Staphy TSS 不同，Strep TSS 与菌血症、深部软组织感染、细菌外毒素等多种因素相关，且不少患者不能及时获得早期诊断及处理，因此即使在诊断后给予积极的综合治疗，病死率仍高达 30%以上。

【治疗】

一、对症支持治疗

Strep TSS 对症支持治疗比照 Staphy TSS 的对症支持治疗执行，尤需要强调如下几点：①由于顽固的低血压及弥漫性毛细血管渗漏，成人患者常需大量静脉补液（每日 10 000～20 000ml）；②许多患者血清白蛋白水平下降至 20g/L 或更低，应补充白蛋白；③对 Strep TSS 顽固性低血压，必要时可使用高剂量多巴胺、肾上腺素或苯福林，但在有 DIC、寒战、手指发绀的患者应十分慎重，使用不当可能会加重组织器官缺血；④可给予高压氧治疗，但不能当替代必需的外科清创。

二、病原学治疗

怀疑 Strep TSS 但不能确诊时，可斟酌选用经验性广谱抗菌药物。一旦证实 GAS 等链球菌感染，首选静脉应用大剂量青霉素及林霉素，主要依据是：①GAS 大多仍对青霉素敏感；②GAS 在静止期不表达青霉素结合蛋白(penicillin binding protein,PBP),因此对有大量细菌存在的严重深部感染,青霉素效果很差,应加用克林霉素;③在坏死性筋膜炎及坏死性肌炎实验模型中,克林霉素有较好的抗 GAS 活性;④克林霉素能抑制 GAS 产生 SPE 和 M 蛋白;⑤克林霉素及阿齐霉素可抑制人类单核细胞产生 TNF-α 等细胞因子;⑥克林霉素有较长的半衰期及抗生素后效应(post-antibiotic effect);⑦克林霉素受细菌生长周期的影响不明显;⑧GAS 对克林霉素耐药尚不多见;⑨在合适的临床药物浓度范围内,青霉素与克林霉素合用,相互之间不存在拮抗效果。具体用法(表 25-7-5)。

表 25-7-5 Strep TSS、坏死性筋膜炎和坏死性肌炎的抗菌治疗*

	儿　童	成　人
首选措施	青霉素 G 每日 25 万 U/kg,分 4~6 次静注;加克林霉素 25~40mg,分 3~4 次静推	克林霉素每日 1800~2100mg,分 3~4 次静推;每 4 小时加青霉素 G 200 万 U,静推†
青霉素过敏时	克林霉素,用法同上 亦可选用万古霉素或红霉素等	克林霉素,用法同上 亦可选用万古霉素或红霉素等

注:* 治疗时间至少 10 日以上,合并感染性心内膜炎至少需治疗 3~4 周

† 在坏死性筋膜炎/肌炎动物模型体内对 GAS 的效果不如体外试验所显示的良好效果

在某些情况下,青霉素的体外试验敏感而体内效果较差,可能原因有:

(一) 同时感染的微生物产生 β-内酰胺酶

这些微生物包括脆弱拟杆菌、流感嗜血杆菌、金葡菌等;同时应用阿莫西林及克拉维酸盐或克林霉素,可提高治疗效果。

(二) 遗传性耐药

这类菌株生长较慢,被青霉素杀灭也慢,缺乏 β-内酰胺诱导性菌体裂解,其机制尚不完全清楚。

(三) 接种物效应(inoculum effect)

动物试验显示青霉素只有早期使用或在链球菌(即所谓接种物)数量较少时才能发挥效果。当临床诊断 Strep TSS、坏死性筋膜炎或肌炎时,有可能链球菌并未处于对数生长期。青霉素在细菌对数生长期抗菌效果最好,此期细菌表达青霉素结合蛋白(PBP);相反,在静止期,细菌缺乏对青霉素具有最高亲和力的两种 PBP。比较而言,克林霉素具有更好的治疗效果,即使治疗延迟达 16 小时。

B 群链球菌一般仍然对青霉素 G 敏感,但所需最低抑菌浓度(MIC)为 0.04μg/ml,较 GAS 高得多。对氨苄西林、第一代头孢菌素有较好的敏感性,但对红霉素及克林霉素的耐药率在不同分离株中约 1% ~18%,对四环素的耐药率高达 85% ~92%。对氨基糖苷类抗生素亦耐药,但联合应用青霉素或第一代头孢菌素及庆大霉素,有协同治疗效果,在体外可加快 B 群链球菌的杀灭;若有明显肾功能损害,则应慎用氨基糖苷类抗生素。对 C、G 群链球菌,如果上述抗感染治疗无效,应注意寻找是否存在基础疾病或未引流的感染灶。

链球菌对青霉素耐药虽然远不如葡萄球菌耐药多见,但近年来对青霉素亦有耐药增多趋势。耐红霉素 GAS 菌株在某些地区流行,耐药率可达 40%,这与大环内酯类抗生素的滥用有关。由于多种新的高效抗生素的出现,临床上可根据感染严重程度和耐药情况等作必要调整。

三、拮抗毒素、细胞因子等治疗

抗生素治疗可减少毒素的继续产生,但对已进入血液循环及组织器官中的毒素无效。1924 年 Gorge 和 Gladys Dick 报道恢复期猩红热患者的血清可中和红疹毒素,输入严重猩红热患者体内可减轻病情。抗红疹毒素马血清在美国已有商业化供应,但由于抗生素的良好治疗效果和重症猩红热发病率的降低,这种制剂极少使用。

静脉用免疫球蛋白(IVIG)对 Strep TSS 的疗效尚缺乏足够的随机双盲对照资料。一项对照研究显示 IVIG 治疗组存活率显著高于对照组,两组病死率分别为 34% 及 67%。亦有研究显示,对 Strep TSS 患儿应用 IVIG 未能明显改善病死率,却可增加医疗费用。如果使用 IVIG,应及早给予;且不应拘泥于同一剂量,因为不同批号的 IVIG 中和链球菌外毒素的能力不同。

理论上,应用 TNFα 单克隆抗体等免疫制剂可以拮抗 TNF-α 等炎性细胞因子的活性;但由于细胞因子网络复杂的调节关系,这类免疫制剂常难以取得理想效果。曾有报道显示,在积极综合

治疗的基础上，早期大剂量应用 C1 酯酶抑制剂（总量 6000～10 000U，入院后 24 小时内分 2～3 次静脉给予）对 Strep TSS 伴坏死性筋膜炎有显著治疗效果，但尚需进一步验证。某些抗生素如克林霉素等既有抗菌活性，亦可抑制 TNFα 等细胞因子的产生，因而是治疗 Strep TSS 较理想的药物。

血液透析可能有助于减少体内过多的炎性细胞因子和炎性化学介质。

四、伴发软组织感染的处理

坏死性筋膜炎与 Strep TSS 常同时发生，两者的治疗同等重要，应同时进行；若坏死性筋膜炎不能及时得到正确处置，则威胁生命的休克及器官衰竭将进行性发展。清创、切除坏死组织是坏死性筋膜炎刻不容缓的治疗措施，必要时需截肢，同时联合使用青霉素及克林霉素等抗菌药物。

【预防】

注意避免皮肤、黏膜、上呼吸道、软组织等感染。注意预防局部创伤及手术切口感染，及时消毒、清创、给予必要的抗生素治疗。临床医师对本病应保持必要的警惕，以便早期诊断、及时治疗、提高救治成功率。研制中的 SPE-A 类毒素、SPE-C 类毒素等疫苗可能对本病有一定预防效果。

Ⅲ　其他原因引起的 TSS

除上述 Staphy TSS 及 Strep TSS 外，其他原因所致的 TSS 少见，迄今报道有以下三类：

一、污泥梭状芽胞杆菌所致的 TSS

梭状芽胞杆菌（*Clostridium*，简称梭菌）系厌氧革兰阳性杆菌，自然寄生于土壤、水、人和动物的胃肠道、5%～10% 妇女的生殖道中。在非性交传播生殖道感染病原体中，梭菌约占 4%～20%，以威尔士梭菌（*Clostridium welchii*）最常见，但导致 TSS 的主要是污泥梭菌（*Clostridium sordellii*）。

污泥梭菌既往在临床分离标本中十分罕见，但 2000 年以来与其相关的感染及 TSS 报道有所增加，多与产后或流产后感染、与海洛因注射或创伤相关的坏死性软组织感染、骨肌肉移植物术后感染等。污泥梭菌可产生致死性毒素（lethal toxin，TcsL）和出血性毒素（hemorrhagic toxin，TcsH），抗原性和生物学活性分别类似艰难梭菌毒素 B 和 A，一旦感染对宿主有致死性威胁。1999 年以前文献中仅有 6 例由此菌所致产后子宫内膜炎和坏疽的报道，均为致死性；另有 1 例系自发性子宫内膜炎。这些病例的主要临床特征为：原本健康的妇女突然出现流感样症状、进行性顽固性低血压、局灶性及播散性组织水肿、多无发热（可能与病情进展过快过重有关）；实验室检查可见显著白细胞增多、红细胞容积升高等。2000 年丹麦医师 Rorbye 等报道了世界第 7 例致死性产后污泥梭状芽胞杆菌感染患者符合 TSS 表现，认为系由本菌所致的 TSS。2002 年加拿大医师 Sinave 报道 1 例年轻妇女应用米非司酮（mifepristone）诱导流产后 7 日发生的污泥梭状芽胞杆菌 TSS，患者在起病后 3 日内死亡。近十余年来多地陆续有本病的相关报道；近年有报道显示，由污泥梭菌或产气荚膜杆菌引起的育龄妇女梭菌 TSS 病死率约为 1/200 人。

梭菌 TSS 的治疗原则为积极去除原发感染灶、合理的抗感染治疗、抗休克综合治疗等。

二、腺病毒-3 型感染引起的 TSS

2001 年美国学者通过不明原因死亡及重要疾病计划（Unexplained Deaths and Critical Illnesses Project，UNEX）发现 1 例具有免疫功能的 28 岁男性患者符合 TSS 临床诊断标准，认为系腺病毒-3 型感染所致。

三、人体内源性超抗原有引发 TSS 的可能

人内源性逆转录病毒-K18（human endogenous retroviral，HERV-K18）是一种多形性、缺陷性原病毒（provirus），含有 IDDMK（1，2）22 基因及 2 个全长包膜（envelope）基因共 3 个等位基因，均能编码超抗原性蛋白；IFNα 可诱导这些超抗原性蛋白的表达。EB 病毒（EBV）可在转录水平激活 HERV-K18 的 env 基因表达超抗原，推测此即以往所描述的 EBV 相关性超抗原活性。有学者形容这是人类与潜伏于自身体内的敌人共眠，不排除这些人体内源性超抗原在 EBV 感染或免疫系统功能失调等情况下引发 TSS 的可能。

（于乐成　王宇明）

参 考 文 献

1. 陈灏珠，林果为. 实用内科学. 第 13 版. 北京：人民卫生

出版社,2010.
2. 于乐成,王宇明. 中毒性休克综合征. 李梦东,王宇明. 实用感染病学. 第3版. 北京:人民卫生出版社,2004.
3. Schaefers MM, Breshears LM, Anderson MJ, *et al*. Epithelial proinflammatory response and curcumin-mediated protection from staphylococcal toxic shock syndrome toxin-1. PLoS One, 2012, 7(3): e32813.
4. Breshears LM, Schlievert PM, Peterson ML. A disintegrin and metalloproteinase 17 (ADAM17) and epidermal growth factor receptor (EGFR) signaling drive the epithelial response to *Staphylococcus aureus* toxic shock syndrome toxin-1 (TSST-1). J Biol Chem, 2012, 287(39): 32578-32587.
5. Seishima M, Kato G, Shibuya Y, *et al*. Cytokine profile during the clinical course of toxic shock syndrome. Clin Exp Dermatol, 2009, 34(8): e632-35.
6. Lesher L, Devries A, Danila R, *et al*. Evaluation of surveillance methods for staphylococcal toxic shock syndrome. Emerg Infect Dis, 2009, 15(5): 770-773.
7. DeVries AS, Lesher L, Schlievert PM, *et al*. Staphylococcal toxic shock syndrome 2000-2006: epidemiology, clinical features, and molecular characteristics. PLoS One, 2011, 6(8): e22997. doi: 10.1371/journal.pone.0022997.
8. Lappin E, Ferguson AJ. Gram-positive toxic shock syndromes. Lancet Infect Dis, 2009, 9(5): 281-290.
9. Tilahun AY, Holz M, Wu TT, *et al*. Interferon gamma-dependent intestinal pathology contributes to the lethality in bacterial superantigen-induced toxic shock syndrome. PLoS One, 2011, 6(2): e16764.
10. Khan AA, Priya S, Saha B. IL-2 regulates SEB induced toxic shock syndrome in BALB/c mice. PLoS One, 2009, 4(12): e8473.
11. Low DE. Toxic shock syndrome: major advances in pathogenesis, but not treatment. Crit Care Clin, 2013, 29(3): 651-675.
12. Shah SS, Hall M, Srivastava R, *et al*. Intravenous immunoglobulin in children with streptococcal toxic shock syndrome. Clin Infect Dis, 2009, 49(9): 1369-1376.
13. Lin YC, Anderson MJ, Kohler PL, *et al*. Proinflammatory exoprotein characterization of toxic shock syndrome *s*. Biochemistry, 2011, 50(33): 7157-7167.
14. Takahashi N, Hasegawa H, Komiyama M, *et al*. Selective excretion of anti-inflammatory cytokine interleukin-10 in a superantigen-inducing neonatal infectious disease. Cytokine, 2009, 45(1): 39-43.
15. Kashiwada T, Kikuchi K, Abe S, *et al*. Staphylococcal enterotoxin B toxic shock syndrome induced by community-acquired methicillin-resistant *Staphylococcus aureus* (CA-MRSA). Intern Med, 2012, 51(21): 3085-3088.
16. Xu SX, McCormick JK. Staphylococcal superantigens in colonization and disease. Front Cell Infect Microbiol, 2012, 2: 52. doi: 10.3389/fcimb.2012.00052.
17. John CC, Niermann M, Sharon B, *et al*. Staphylococcal toxic shock syndrome erythroderma is associated with superantigenicity and hypersensitivity. Clin Infect Dis, 2009, 49(12): 1893-1896.
18. Ganem MB, De Marzi MC, Fernández-Lynch MJ, *et al*. Uptake and intracellular trafficking of superantigens in dendritic cells. PLoS One, 2013, 8(6): e66244.
19. Smit MA, Nyquist AC, Todd JK. Infectious shock and toxic shock syndrome diagnoses in hospitals, Colorado, USA. Emerg Infect Dis, 2013, 19(11): 1855-1858.
20. Xia T, Liang S, Wang H, *et al*. Structural basis for the neutralization and specificity of Staphylococcal enterotoxin B against its MHC Class II binding site. MAbs, 2014, (1): 119-129.
21. Stich N, Model N, Samstag A, *et al*. Toxic shock syndrome toxin-1-mediated toxicity inhibited by neutralizing antibodies late in the course of continual *in vivo* and *in vitro* exposure. Toxins (Basel), 2014, 6(6): 1724-1741.
22. Wang K, Gan L, Jiang L, *et al*. Neutralization of staphylococcal enterotoxin B by an aptamer antagonist. Antimicrob Agents Chemother, 2015, 59(4): 2072-2077.
23. Lin YJ, Cheng MC, Lo MH, *et al*. Early Differentiation of Kawasaki disease shock syndrome and toxic shock syndrome in a pediatric intensive care unit. Pediatr Infect Dis J, 2015, 34(11): 1163-1167.

第八节 成人呼吸窘迫综合征

成人呼吸窘迫综合征(adult respiratory distress syndrome, ARDS)系指心源性以外的各种肺内外致病因素所致的急性、进行性、缺氧性呼吸衰竭。属于急性肺损伤(acute lung injury, ALI)的严重阶段,可相继或同时发生多脏器功能衰竭。临床特征为顽固性低氧血症、进行性呼吸窘迫、肺顺应性下降及广泛的肺浸润。机械通气仍是目前主要的治疗手段。病死率仍然很高,多数文献报道高于50%,上海ARDS协作组调查结果表明可接近70%。

【病因及发病机制】

ARDS可继发于多种临床疾患,如感染(脓毒血症、肺炎及结核病等)、误吸(胃酸、溺水、腐蚀性液体)、创伤(肺挫伤、头部创伤、烧伤、脂肪栓塞等)、休克、药物(鸦片制剂、水杨酸盐及镇静催眠药等)、DIC(血栓性血小板减少性紫癜、溶血尿毒综合征及其他血管炎性综合征)、胰腺炎、吸入有毒物质(高浓度氧、氨、烟、光气及氮氧化合物等)、代谢紊乱(尿毒症,糖尿病等)、中枢神经系统疾病(癫痫、高颅压等)及其他因素(大量输血、体外循环、血液透析、空气或羊水栓塞等)。其中严重感染、DIC、胰腺炎等是难治性 ARDS 的常见原因。多种致病因子存在时,ARDS 发病率增加。各种疾患对肺脏的损伤分为直接损伤(如吸入胃内容物、肺炎等)和由循环物质介导的间接损伤(脓毒血症、代谢紊乱等)。

目前认为,ARDS 的发生系由于以中性粒细胞为主的细胞介导性损伤,其病理生理基础为肺泡-毛细血管的炎症损伤。最初的内皮损伤导致炎症介质和细胞因子等物质的释放,这些物质可引起体循环血管扩张、微血管收缩、毛细血管微栓塞等变化,导致肺毛细血管通透性增加、血管内液体流失、间质内液体积聚、微循环血流障碍以及脏器氧合不足,最终形成 ARDS。

肺损伤的机制尚不十分清楚,但已确认系全身炎症反应综合征(systemic inflammatory response syndrome,SIRS)在肺部的表现。这一过程中,多种效应细胞(中性粒细胞、单核-吞噬细胞、肺毛细血管内皮细胞及肺泡上皮细胞等)活化,释放多种细胞因子及炎症介质介导肺损伤。中性粒细胞是 ARDS 发病过程中重要的效应细胞,其在肺泡内大量募集是发病早期的组织学特征。中性粒细胞释放其产物(活性氮、活性氧、细胞因子、蛋白酶)导致肺泡上皮细胞和血管内皮细胞损伤,这是肺损伤的重要环节。ARDS 患者体内的细胞因子反应相当复杂,包括促炎因子、抗炎因子及促炎因子内源性抑制剂等相互作用,研究发现细胞因子之间的平衡是炎症反应程度和持续时间的决定因素。在 ARDS 发病早期,炎症因子如 IL-1β、TNF-α 及相关的内源性抑制剂如 IL-1β 受体拮抗剂、可溶性 TNF-α 受体均有明显升高。一项研究结果表明,核因子 κB(NF-κB)活性水平可能是决定 ARDS 预后的指标。除细胞因子反应外,ARDS 患者肺部的氧化和抗氧化反应严重失衡,凝血因子异常导致凝血与抗凝失衡参与介导肺损伤。肺毛细血管内皮细胞的损伤导致肺毛细血管通透性增高,是 ARDS 发病过程中的一个重要环节。而肺泡上皮细胞受损造成肺间质压力增高促进肺水肿发生。肺泡Ⅱ型上皮细胞合成表面活性物质减少、成分改变及功能抑制导致肺泡萎缩及低氧血症。

ARDS 为多种原发疾病所致的一组具有病理和临床表现相类似的综合征,其发病机制难以用某一种效应细胞或介质予以全面解释,而是诸多因素在多个环节共同作用的结果。ARDS 发病机制有以下特征:①感染、创伤,休克等因素所致全身炎症反应在 ALI 发生发展过程中起主要作用。多器官功能障碍也是 SIRS 的常见并发症,进一步发展为多器官功能障碍综合征(MODS)和多器官功能衰竭(MOF),肺为这一病理进程中易受损伤的首位器官,MOF 则是其严重的后果,ARDS 只是 MOF 在肺部的表现;②各种效应细胞不仅可以通过合成和释放多种炎性介质参与 ALI,而且介质之间可互相刺激诱生,互相影响,构成一个复杂的调控网络;③中性粒细胞激活释放氧自由基、细胞因子等介质损伤肺泡毛细血管,并通过上述介质激活补体、凝血、纤溶和激肽系统,产生级联反应,这是 ARDS 难以治愈的主要原因之一。

【病理改变与病理生理】

ARDS 病因各异,但病理改变类似,以急性肺泡毛细血管膜损伤为特征。ARDS 的病理变化分为三个连续而又重叠的时期,即急性期(渗出期)、增殖期、慢性期(纤维化期)。病程 1~3 日为急性期,主要为广泛肺泡毛细血管内皮和肺泡上皮损伤所致的肺间质水肿、肺泡水肿和炎性细胞浸润,肺泡腔可见出血,肺泡毛细血管管腔内可伴有纤维蛋白性微血栓形成。肺透明膜形成是此期最具特征性的病理改变,存在于肺小气道腔内表面,尤以扩张的肺泡最为显著。病程的 3~10 日为增殖期,主要标志是Ⅱ型上皮细胞增生,并有成纤维细胞增生和胶原沉积。病程 10 日后肺泡内胶原纤维迅速增加,细胞数量减少,进入纤维化期。2~3 周后出现肺泡隔、气腔壁及肺毛细血管壁广泛纤维化。

基本病理生理改变为:①肺泡通气/血流比例失调:肺毛细血管内皮细胞受损,导致肺毛细血管壁通透性增加,出现肺间质和肺泡水肿;同时由于肺泡Ⅱ型细胞破坏,肺泡表面活性物质减少,肺泡陷闭,导致肺不张、透明膜形成,血液通过上述低通气区域,通气血流比(V/Q)降低,功能性分流和真性分流,肺内分流增加是 ARDS 发生低氧血症的重要机制；②肺顺应性降低：肺泡表面张力增高、肺不张和肺水肿导致肺顺应性下降，功能残气量减少；③弥散功能障碍：肺间质和肺泡水肿、透明膜形成及纤维化可致弥散功能减退，使气体交换不充分；④肺泡通气量减少：肺顺应性下降、通气血流比失调、肺内静动脉分流增加及弥散功能减退导致气体交换障碍，肺泡通气量减少，导致缺氧、CO_2 潴留，出现混合性酸中毒。

【临床表现】

ARDS 临床表现因潜在疾病和受累器官的数目与类型不同而有很大差别。ARDS 发病迅速，常在原发病后 12～48 小时发病，多发生在原发病发展过程中，易误诊为原发病病情加重，在此期间症状体征多为原发病表现，肺部无异常发现，肺部X 线检查也可无异常发现，或仅有肺纹理增多、模糊。动脉血气分析显示 PaO_2 降低，$PaCO_2$ 正常或偏低。随着病情进展，出现呼吸窘迫，主要表现为气促和呼吸次数增快，呼吸次数多在 25～50 次/分之间。因缺氧可出现口唇和指甲发绀，心率加快，呼吸窘迫经吸氧后难以缓解。肺部可闻及干湿性啰音。X 线检查呈广泛肺间质浸润，可见两肺弥漫性斑片状阴影。肺泡水肿引起重力依赖性肺部影像学变化，渗出液由于重力依赖性作用易沉积在下垂的肺区域，CT 检查发现肺部斑片状阴影主要位于下垂肺区，变换体位扫描容易发现重力依赖性变化，与心源性肺水肿的体位性影像学变化难以区别。PaO_2 进一步降低，可因过度通气使 $PaCO_2$ 降低，出现呼吸性碱中毒。病情进行性加重，明显的呼吸窘迫、发绀，可出现昏迷、心脏停搏，肺部听诊呼吸音减低，呈肺实变体征。两肺斑片状阴影融合成大片状，肺含气量极低，可发展成“白肺”，PaO_2 显著降低，CO_2 潴留使 $PaCO_2$ 增高，出现混合性酸中毒。

【实验室及辅助检查】

一、动脉血气分析

PaO_2 低于 8kPa(60mmHg)，即使吸入氧浓度(FiO_2)>0.5，PaO_2 仍低于 6.67kPa 时，可作为诊断 ARDS 的一项重要依据。氧合指数(PaO_2/FiO_2)降低反映低氧血症，$PaO_2/FiO_2 \leq 40$kPa(300mmHg)为急性肺损伤，$PaO_2/FiO_2 \leq 26.6$kPa(200mmHg)为 ARDS。需要注意的是，对于未建立人工气道者氧合指数测定结果常有一定误差。发病早期因过度通气，$PaCO_2$ 多降低，常低于 4.67kPa 或更低，出现呼吸性碱中毒，晚期肺泡通气量减少，$PaCO_2$ 多升高，出现呼吸性酸中毒。肺内分流量(Q_S/Q_T)增加是 ARDS 的一项重要病理生理改变，高于 10% 有助于 ARDS 诊断，高于 20% 应考虑使用机械通气。

二、呼吸系统顺应性(C_{RS})测定

C_{RS}指的是使肺和胸腔容量增加所需的压力。对使用机械通气患者应测定有效呼吸系统顺应性(C_{EFF})，C_{EFF}相当于潮气量与(最大气道压一呼气末正压)的比值。C_{RS}测定可用于诊断、判断疗效和指导治疗(如脱机时机的判定)。

三、肺泡毛细血管通透性测定

ARDS 最重要的特征是肺毛细血管内皮、肺泡上皮通透性增高导致血浆蛋白漏至肺泡腔。测定肺血管通透性(PVP)是发现肺损伤的可靠方法。肺损伤后，由于微血管屏障功能受损不能有效地限制血浆蛋白流到血管外，肺水肿液蛋白与血浆蛋白浓度比值>0.7。应用放射性核素标记技术检测肺、心放射活性，计算肺/心比值，ARDS 患者比值升高，提示通透性增加。

四、其他检查

与疾病有关指标的检测可协助诊断，但检测结果应结合临床进行综合判定。这些指标包括Ⅷ因子相关抗原($_{V}$WF)、C5a～9、TNF-α、PS、嗜酸性粒细胞阳离子蛋白、乳铁蛋白、细菌脂多糖、白三烯、过氧化氢、甲烷，乙烷及细胞因子等。一些反映 ARDS 患者内皮细胞和上皮细胞损伤的标志物相继被研究，其中内皮素(ET)是一种由损伤内皮细胞释放的缩血管多肽，Ⅷ因子相关抗原(vWF)在内皮细胞损伤时释放入血；Ⅱ型肺泡上皮细胞损伤时，涎液化糖链抗原(KL-6)表达增加，但尚未明确其临床意义，有待进一步研究。

【诊断与鉴别诊断】

ARDS 目前尚无统一的诊断标准，需要结合临床、实验室检查综合判定。中华医学会呼吸病分会提出急性肺损伤/ARDS 的诊断标准(草案)：

急性起病，具有本病各种致病高危因素，在此基础上出现进行性呼吸窘迫，顽固性低氧血症，急性肺损伤时 $PaO_2/FiO_2 \leqslant 40kPa$（300mmHg），ARDS 时 $PaO_2/FiO_2 \leqslant 26.6kPa$（200mmHg），胸部影像学检查两肺浸润阴影，肺毛细血管楔压（PCWP）≤18mmHg 或排除心源性肺水肿和导致呼吸衰竭的慢性肺疾病，即可做出诊断。欧美学者 1994 年发表的诊断标准与此类似。目前诊断标准中后两者的判定仍存在争议，为解决这些问题，在疾病早期可增加肺泡毛细血管通透性测定，ARDS 时肺水肿液蛋白与血浆蛋白浓度比值>0.7，高压性肺水肿时比值通常<0.6，比值在 0.6～0.7 之间时提示高压性与高通透性肺水肿并存。

ARDS 应与心源性肺水肿鉴别（表 25-8-1）。

表 25-8-1　ARDS 与心源性肺水肿鉴别特征

	ARDS	心源性肺水肿
年龄	多<60 岁	多>60 岁
病史	无心脏病病史，有感染、休克、创伤等	有心脏病病史、高血压、胸痛等
体检	颈静脉正常，一般无水肿，中、后期出现肺部散在湿啰音，生理性奔马律	颈静脉充盈；腰骶部、下肢水肿；肺底部湿啰音，出现早，随体位变化；心脏增大，出现第三、四心音及杂音
心电图	窦性心率过速，非特异性 ST-T 改变	室上性心动过速，心肌缺血
X 线检查	心脏大小正常，广泛肺浸润，支气管气象影多见	心脏增大，肺门、肺底部浸润，Kerley 线，胸腔积液、支气管气象影
血流动力学	肺动脉楔压<2.0kPa，每分钟心脏指数>3.5L/m^2	>2.4kPa，每分钟心脏指数<3.5L/m^2
治疗	强心利尿无效	强心利尿有效

【治疗】

多年来，ARDS 病死率居高不下，近几年随着机械通气的合理运用，同时配合综合性治疗使情况有所改善。然而，仍然没有能确切改变其病理生理过程的治疗措施，目前尚无有效的方法能终止 ARDS 的炎症性肺损伤，也无修复肺损伤的药物应用于临床。目前，治疗的重点包括，给予呼吸支持以纠正低氧血症；同时积极治疗原发病，避免进一步的肺损伤和其他器官损伤；积极和有力的抗感染措施；给予营养支持及纠正水、电解质紊乱及酸碱失衡。众多的治疗措施中得到循证医学肯定（B 级推荐）的是肺保护性通气策略（LPVS）。

一、呼吸支持治疗

提高 FiO_2 可改善低氧血症，ARDS 患者的低氧血症是肺泡内渗出和肺不张所引起的分流样效应，仅提高吸氧浓度所起作用有限，且长时间持续吸入高浓度氧本身可引起肺损伤，故主张及早应用机械通气治疗。

（一）机械通气

机械通气是 ARDS 最基本的治疗手段。其优点是促进气体交换功能的改善，但也可能导致肺损伤。ARDS 时参与气体交换的肺容量减至正常肺容量的 35%～50%，当使用适用于全肺通气的大容量高气道压通气时，势必使肺泡遭受气压伤及容量伤。另外反复开闭肺泡的切变力也会进一步加重肺损伤，从而影响机体的氧合功能和肺组织的修复。目前提倡机械通气应能维持适当的氧合和组织供氧，同时减轻或不加重肺损伤，即为肺保护性通气策略。①呼气末正压通气（PEEP）：PEEP 能使陷闭的支气管和肺泡复张，降低肺内分流，改善通气/血流比例和弥散功能，改善氧合，提高肺顺应性，克服内源性 PEEP（PEEPi）。一般认为，当常规机械通气，FiO_2 为 0.6 仍难以提高 PaO_2 至 8kPa 时，应考虑使用 PEEP。为避免 PEEP 所致心排出量下降和气压伤，调节合适的 PEEP 水平非常重要，原则上 PEEP 水平的调节应既能使低顺应性肺区肺泡开放，同时又不使正常顺应性肺区肺泡过度扩张，即最佳 PEEP，相当于压力-容积曲线稍高于低位拐点（lower inflection point，LIP）的水平。一般先从低水平 3～5cmH_2O 开始，逐步增加压力达到最佳 PEEP，即当 FiO_2 在 0.5 以下，使 PaO_2 大于 8kPa 而心排出量无明显下降的 PEEP 水平，通常小于 15～20cmH_2O；②吸气末正压能使陷闭肺泡开放，但使用不当会增加肺损伤。为减小肺泡跨壁压，避免肺泡过度扩张，吸气末正压应不高于高位拐点（upper inflection point，UIP）的水平，相当于气道平台压低于 30～35cmH_2O；③压力调节容量控制通气（PRVC）：PRVC 在保证一定通气容量的基础上，通过连续监测，反馈调节，降低气道吸气压，综合容量控制及压力控制的优点，从而减少气压伤的发生，保护已损伤的肺组织；④低潮气量（6～8ml/kg）通气导致容许性高碳酸血症（permissive hypercapnia，PHC）可避免显著的机械通气负效应。高碳酸血症可致颅内压升高，并可引起心肌收缩力减退，禁用于有脑水肿及严重心功能不全患者；⑤应用指令性通气时，呼吸频率以每分钟 25～30 次为宜。为满足合适的呼吸频率应降低潮气量，使患者处于镇静状态。

潮气量及气道峰压增加使肺泡过度膨胀从而加重肺损伤，定压型通气模式同定容型通气模式相比，更能减少气压伤和机械通气对血液循环的影响，更适合 ARDS 患者应用。在非感染性急性肺损伤和 ARDS 的早期，患者自主呼吸能力较强，多能耐受经鼻面罩机械通气。而感染患者病程长、病情重、病灶吸收缓慢，多需要长时间机械通气，故应尽早建立人工气道。

对 ARDS 患者应尽量减少机械通气的强制性，加强自主呼吸的作用，促进机械通气与自主呼吸的协调。双相正压通气（BIPAP）属于自主性通气模式，可满足从指令到间歇指令和自主呼吸的不同需要，克服传统机械通气时，自主呼吸与控制通气不能并存的缺点，提高人机配合，避免人机对抗。也可采用气道压力释放通气（APRV）来达到此目的，BIPAP 实际应用价值高于 APRV。压力支持通气（PSV）多应用于定压型通气模式，与 PEEP 并用，也是常用的自主性通气模式。

反比通气（IRV）系使吸气时间延长，呼气时间缩短，包括容量控制反比通气（VC-IRV）和压力控制反比通气（PC-IRV）。IRV 可以减低气道峰压，提高气道平均压，形成适当水平的 PEEPi 改善氧合，有利于陷闭肺泡复张，减少肺泡表面活性物质的丢失。为减轻患者不适反应，可使用镇静剂。IRV 主要用于正比通气无效的患者。

损伤性机械通气可能通过加重已有的肺损伤，从而延长机械通气使用时间，增加并发症的发生，促进了患者的死亡。目前已有的机械通气策略可能无法完全预防呼吸机相关性肺损伤，需要进一步改进发展新的治疗方法改善患者预后。

（二）体外生命支持

以肺外气体交换装置提供必要的氧合和 CO_2 排出，既能够支持气体交换，又不引起进一步的肺损伤，达到使“肺休息”的目的，即为体外生命支持。其中包括体外膜肺氧合（ECMO）、体外膜肺排除 CO_2（$ECCO_2R$）及静脉内氧合（IVOX）。

不同年龄的患者，其原发病变的可逆性不尽相同，肺修复的潜力也不同，选用 ECMO 的标准也将有差异，其成功率随年龄增大而相应降低。现已达成共识，ECMO 应使用于生命受到严重威胁、对传统治疗已多无反应、但肺损伤仍具有可逆性的患者。推荐成人 ECMO 实施标准为：①传统的机械通气或反比通气已不能纠正缺氧及提高肺顺应性；②$FiO_2>0.6$ 时，肺内分流>30%；③肺静态顺应性<0.5ml/cmH_2O（或<30ml/cmH_2O，在 Vd=10ml/kg 时）；④胸片示肺弥散障碍。ECMO 禁忌证包括全身抗凝时、疾病终末期、中至重度慢性肺病、进展的多脏器功能衰竭、严重的免疫抑制、中枢神经系统损伤、重度脓毒性休克。相对禁忌证为机械通气时间超过 7 日，年龄超过 60 岁。与 ECMO 相关的并发症常为与抗凝相关的出血、弥散性血管内凝血及神经并发症。

ECMO 实际疗效并不比常规机械通气优越，而且出现动静脉分流引起肺血流量减少，肺血管血栓形成，以及全身血液通过 ECMO 所致的补体激活及出血等并发症，近年来加以改进，将摄氧和排 CO_2 分离，使用低频正压通气体外膜肺排除 CO_2（LFPPV-$ECCO_2R$）法，但确切疗效有待进一步临床评估。

因应用 ECMO 需要体外泵的支持，不可避免会给血液带来一定程度的损害。根据梯度驱动原理设计的 IVOX 装置是一种中空纤维式的膜式氧合器，不需体外人工泵的辅助，因而不但可以避免机械通气带来的肺损伤，而且不会对血流动力学产生影响。但 IVOX 同样有其自身局限性，故应谨慎选择治疗对象，同时应注意血栓、出血等有关问题。

（三）吸入一氧化氮（NO）

NO 是强力的血管扩张剂，可通过吸入释放到肺血管结构中而不引起系统血管扩张。NO 能提高 PaO_2，降低肺动脉压和肺血管阻力，不影响体循环血管扩张和心排出量，具有抑制血小板黏附和聚集作用。已有吸入 NO 成功治疗 ARDS 的报道，但近来的试验却表明吸入 NO 没有减少病死率或缩短机械通气时间，其改善氧合的作用不持久，降低肺动脉压力作用有限，目前尚不能推荐 NO 作为常规治疗手段。在临床中主要用于：①伴急性肺动脉高压的 ARDS 患者；②用于抑制炎症反应；③作为实施体外膜肺和肺移植前的过渡性治疗措施。

（四）其他辅助通气措施

包括高频通气（HFV）和气管内吹气（TGI），其目的在于减少无效腔通气，提高 PaO_2 的同时促进 CO_2 排出，降低 $PaCO_2$ 减轻肺损伤。但这些方法也缺少多中心前瞻性随机临床研究，临床应用时需谨慎选择。

二、肾上腺皮质激素的应用

肾上腺皮质激素治疗 ARDS 可能的机制为：①抑制与炎症相关的多种细胞因子。肾上腺皮质激素可抑制核因子-κB（NF-κB）的活性及 κB 抑制蛋白的降解，从而抑制细胞因子的转录使细胞因子在 ARDS 时释放减少；②作用于不同的炎症介质；③减少中性粒细胞对血管内皮的黏附，并刺激骨髓产生中性粒细胞；④调节免疫功能。肾上腺皮质激素能增加肺表面活性物质的合成，抑制后期肺纤维化等作用。目前有研究证明早期应用肾上腺皮质激素对肺机械特性、气体交换或已形成的 ARDS 结局无确切影响，另一些研究则有限地证实了其对晚期 ARDS 的有益作用。低剂量肾上腺皮质激素可减少脓毒性休克，可降低 ARDS 的发生，但大剂量肾上腺皮质激素增加感染危险性。最近肾上腺皮质激素被试用于治疗 ARDS 后期的纤维化性肺泡炎。关于肾上腺皮质激素应用过程中给药方式、给药时机、用药时间的设计，还有待进一步研究。

三、去除病因及防治肺水肿

积极早期诊断和治疗原发病，如果基础疾病为感染，应尽早经验性应用抗生素，根据治疗反应及药敏试验结果调整用药。并采取必要措施减少院内感染率。避免高浓度吸氧，保护性机械通气也有助于预防机械通气相关性肺损伤。正确输液是 ARDS 治疗过程中一个关键问题，既要维持有效循环血容量、稳定血压、保证充足的靶器官血流灌注，又要防止液体输注加重肺水肿。建议进行液体限制，避免大量输血输液，一个合理的策略是在保持适当系统灌注的前提下保持低水平的血管内容量，要求出入液量轻度负平衡。同时应监测尿量、意识状况、血压及毛细血管楔压等参数，避免出现血容量不足、血压下降及肺血流灌注不足等情况加重病情。如果恢复血管内容量后不能保持系统灌注，如感染性休克时应使用血管加压药物恢复器官灌注保证氧供。

四、其他治疗措施

（一）补充肺表面活性物质

经呼吸道补充肺表面活性物质可改善气体交换、缓解病情，能显著降低新生儿及未成熟儿 ARDS 的病死率，对成人患者亦有一定治疗作用，但也有研究证实，表面活性物质雾化吸入对 ARDS 结果并无改善。临床应用肺表面活性物质治疗 ARDS 尚处于探索阶段，尚需解决过敏反应，药物用量及用药途径等难题。

（二）前列腺素 E1（PGE1）

PGE1 能选择性作用于肺血管，减轻肺动脉高压；调节中性粒细胞和巨噬细胞介导的炎症反应；抑制血小板聚集，早期应用能防止肺损伤的发生、发展。有报道前列腺素可在减低肺动脉压力的同时，不明显影响气体交换，但缺乏大规模临床验证。

（三）应用血管活性剂

ARDS 多伴有肺动脉高压，并可引起右心功能紊乱，影响预后。静脉给予硝普钠、PGE_1、PGI_2 及腺苷等血管扩张药可作用于肺循环，逆转肺血管收缩，降低肺动脉压。但血压下降，影响重要器官的灌注，增加肺内分流等负效应限制了应用。近来研究表明，气道给药途径能产生选择性肺血管扩张效应和最小的全身不良反应。

（四）氧自由基清除剂、抗氧化剂、免疫治疗

近来对脓毒症引发的 ARDS 患者使用氧自由基清除剂治疗后，发展为功能不全的器官数目显著减少，存活率有改善趋势。动物实验证实乙酰半胱氨酸能预防氧化剂介导的损伤。免疫治疗是通过中和致病因子，减轻炎症反应来治疗 ARDS。目前使用的免疫治疗药物有抗内毒素抗体、TNF 拮抗剂、IL-1 受体拮抗剂、抗黏附蛋白抗体等。

（五）血液净化

近年来随着血液净化技术的进步，血液净化和体外膜肺技术联合被尝试用于治疗重症 ARDS。有研究表明，使用高通透性滤器可清除大量炎症细

胞因子，甚至改善组织病理学和肺水肿，但具体应用临床还有待进一步研究。

五、防治并发症

ARDS 本身及机械通气治疗容易出现较多并发症，包括呼吸机相关肺炎，气压伤，应激性溃疡，多脏器功能不全等。治疗过程中出现上述并发症应及时处理，同时应积极避免并发症的发生。包括治疗原发病，控制感染，采取积极措施缩短病程和机械通气时间，加强支持治疗，尽可能采用无创通气，尽量减少气道压力，积极纠正缺氧，纠正水、电解质紊乱及酸碱失衡，保护胃肠道黏膜，肺部物理治疗等方法。

【预后】

预后与年龄、脓毒症、肺损伤严重程度及多脏器功能衰竭的进展相关。ARDS 主要死亡原因可能为脓毒血症和多脏器功能衰竭。呼吸衰竭及院内肺部感染亦是常见原因。病死率 50% ~70%。

生存者中约 60% 肺功能完全恢复，少数因肺纤维化遗留显著的肺功能损害，有报道提出，一部分患者出院后出现认知功能减退，记忆力、注意力及智力有不同程度损伤。

（牛俊奇）

参 考 文 献

1. Dickson RP. Mechanical ventilation of patients with and without ARDS: how far have we come? Respir Care, 2013, 58(4): 712-714.
2. The Acute respiratory Distress syndrome Network Ventilation with lower tidal volumes as compared with traditional tidal volumes for acute lung injury and the acute respiratory distress syndrome. N Engl J Med, 2000, 342(18): 1301-1308.
3. Ferguson ND, Cook DJ, Guyatt GH, *et al*. High-frequency oscillation in early acute respiratory distress syndrome. N Engl J Med, 2013, 368(9): 795-805.
4. Mann A, Early GL. Acute respiratory distress syndrome. Mo Med, 2012, 109(5): 371-375.
5. Shafeeq H, Lat I. Pharmacotherapy for acute respiratory distress syndrome. Pharmacotherapy, 2012, 32(10): 943-957.

第九节 感染病中的弥散性血管内凝血

弥散性血管内凝血（disseminated intravascular coagulation, DIC）系在许多疾病的基础上，致病因素损伤微血管体系，导致凝血活化、全身微血管血栓形成、凝血因子大量消耗并继发纤溶亢进，引起以出血及微循环衰竭为特征的临床综合征。早在 1920 年，Rytel 就报道细菌性肺炎合并血小板减少、血凝异常及皮肤瘀斑，可能是合并 DIC 的最早病例报道。后有报道证实肺炎链球菌荚膜具有激发 DIC 的作用。在流行性脑膜炎大流行的 20 世纪 60 ~70 年代，流脑所致的 DIC 占当时 DIC 的一半以上。近年研究发现，机会病原体亦会导致 DIC 的发生。DIC 并非独立疾病，而是众多疾病复杂病理过程中的中间环节。其主要基础疾病包括严重感染、恶性肿瘤、病理产科、手术及外伤等，其中感染所致的 DIC 约占 30% ~50%。DIC 的出现会使患者现有病情更加的复杂并影响预后。

【病原学】

导致 DIC 的病因很多，可以并发于多种临床疾病。根据资料分析，在我国以感染最常见，恶性肿瘤（包括急性白血病）次之。国外报道则以恶性肿瘤（尤其是有转移病变）占首位。广泛组织创伤、体外循环及产科意外亦是 DIC 发病的常见病因。感染系导致 DIC 的首要原因，占 DIC 患者的 30% ~50%，感染是否并发 DIC 除与病原体毒素或代谢产物相关外，尚与患者年龄及基础疾患性质有关，老年、幼儿及孕妇的并发率较一般人群为高。常见感染包括：①细菌感染：如大肠埃希菌、铜绿假单胞菌、变形杆菌等革兰阴性菌感染；溶血性链球菌、肺炎链球菌、金黄色葡萄球菌等革兰阳性菌感染；②病毒感染如肾病综合征出血热、HBV、HCV 及麻疹病毒等；③立克次体感染如斑疹伤寒及恙虫病等；④原虫感染如恶性疟疾及黑热病等。⑤其他感染如钩端螺旋体病、回归热、组织胞浆菌病及真菌感染等。恶性肿瘤是仅次于感染的第二大病因，约占 20% ~30%，常见的有前列腺癌、肺癌、乳腺癌等。产科病例约占 DIC 患者的 10%，可见于羊水栓塞、前置胎盘、胎盘早剥等。手术与创伤及各种全身系统性疾病。

【发病机制】

在生理状态下，血液凝固及纤溶是处于动态平衡的一对矛盾体，正常人体内有完整凝血、抗凝及纤维蛋白溶解系统，血液中如果有少量活性凝血中间产物形成，就迅速被单核-吞噬细胞系统清除，或被血液中的抗凝物质中和，纤溶系统能不断溶解小血管破损处所形成的少量纤维蛋白。DIC发病的关键环节是凝血酶生成失调及过量，并导致进行性的继发性纤溶亢进。感染、手术等或导致血管内皮及组织创伤进而导致大量组织因子合成及释放，导致DIC发生。不同病因通过激活体内内源性（血液内）及外源性（血管外组织）凝血系统而导致DIC。对于感染病而言，微生物（细菌、病毒等）及内毒素、抗原抗体复合物通过引起血管内皮、红细胞、血小板及组织损伤进而导致凝血及抗凝失衡的发生，促进DIC发生。

一、血管内皮细胞及组织损伤

不同病因通过内源性及外源性凝血系统促进DIC发生。严重感染、恶性肿瘤、病理产科、手术及外伤等皆可损伤血管内皮细胞，使胶原层暴露。通过与以上各种因素所诱导释放的内毒素、抗原抗体复合物等物质及暴露的胶原层的接触，凝血因子Ⅻ被激活，转化为Ⅻa，进一步激活激肽释放酶，使内源性凝血系统的反应加速，纤溶、激肽及补体系统相继被激活，促进DIC的发生。基础疾病亦可导致组织损伤，从而促进组织因子的释放入血，与凝血因子Ⅳ（Ca^{2+}）及凝血因子Ⅶ形成复合物，促进因子X活化为Xa，与Ca^{2+}、血小板磷脂等形成凝血酶原激活物，促进凝血酶原转变成凝血酶，促进凝血发生。

二、大量促凝物质进入血液循环

大量促凝物质产生并进入血液常见于产科疾病，如羊水栓塞、胎盘早期剥离及死胎滞留等疾病，亦可见于转移细胞癌或其他异物颗粒等疾病。除了诱导释放大量组织因子进入血循环促进DIC发生外，亦可通过促进纤维蛋白原的转化，激活内源性凝血系统，促进DIC的发生。而肿瘤细胞含有的组织凝血活性物质，激活外源性凝血系统，产生大量凝血酶而促发凝血。肿瘤细胞中的蛋白酶类物质亦可激活凝血因子，起促凝作用。当化疗及放疗杀灭肿瘤细胞释出其中促凝物质，DIC更容易发生。

三、红细胞、血小板及白细胞损伤

微生物（细菌、病毒等）及内毒素和其他病因所形成的抗原抗体复合物造成了红细胞、血小板及白细胞的破坏或损伤，从而释放类似组织因子的磷脂类物质。中性粒细胞亦参与DIC的发生，可能与因子Ⅻa激活补体的作用有关。

四、其他因素

单核-吞噬细胞受损、妊娠期妇女、抗纤溶药物的长期使用及内分泌失调等因素都会促进DIC发生。在正常人的血液中，当有少量具有活性的凝血中间产物形成，会迅速被单核-吞噬细胞系统消除，或被血液中的抗凝物质所中和，而在存在急性肝坏死或肝硬化等可导致细胞吞噬及清除功能减弱的疾病时，易发生DIC。此外，长期的应用大剂量肾上腺皮质激素导致单核-吞噬细胞受损亦可诱发DIC。如妊娠妇女常有高凝倾向，营养不良尤其是糖代谢紊乱，容易发生DIC。纤维蛋白溶解系统受抑制如长期大量使用抗纤溶药物、电解质紊乱及内分泌失调等，均与DIC的发生有关。

【病理改变】

除原发性疾病所致的病理改变外，DIC的主要病理变化为微血管内广泛的血栓形成，常见该种血栓的组成有纤维蛋白、血小板、红细胞及白细胞等。血栓可发生与各个脏器，以肺、肾、胃肠道及肾上腺等器官较为常见，常合并有组织出血及小灶状坏死。

在尸解中，可发现血管内有微血栓形成或纤维蛋白沉着，以肺、肾、胃肠道、肾上腺等较常见，在血液循环内难以发现。但是应用电镜，结合特殊染色则可发现血管内皮表面有纤维蛋白沉着。

【临床表现】

感染所致的DIC的病原体虽然不同，但其临床表现多相似，多呈急性或暴发性经过，除原发病的征象外，主要有出血、休克、栓塞及溶血四方面的表现。根据病情特点可将DIC分急性、亚急性及慢性三种，其中急性占大多数，多突发起病，常发生于原发病发生后数小时或1～2日内发病，持续时间较短，一般持续数小时至数日，然而，病情凶险，出血倾向严重，常伴有休克，常见于革兰阴性杆菌感染、败血症、肾综合征出血热及产科意外等疾病；亚急性在数日至数周内起病，进展较缓慢，多见于白血病、各种癌肿及癌转移或死胎滞留等。慢性者少见，常在原发病发生后数月后发生，临床表现可为原发性疾病所掩盖，容易漏诊或误诊，常在尸解中发现，多见于系统性红斑狼疮、卵巢癌肿、巨大血管瘤及晚期糖尿病等。然而，由于DIC并非一种独立疾病，其临床表现常与原发病的症状混杂在一起，甚至被原发病的症状、体征所掩盖，增加识别困难。

一、出血

多发性出血是DIC的主要临床表现。DIC患者出血多由于凝血物质大量消耗，继发性纤溶功能增强，纤维蛋白（原）降解产物的抗凝作用，血管损伤等原因导致出血，通常以不同程度的出血为初发症状，其发生率非常高。急性DIC时，出血往往严重而广泛，可表现为急性广泛内脏出血，亦可表现为皮肤瘀点、瘀斑，注射部位的瘀斑。在注射部位及穿刺部位可出现注射后持续渗血，手术切口或外伤创面及内脏穿刺的针孔或胃肠溃疡部位均可发生持续性的严重出血，甚至导致患者死亡。而女性患者则可见月经量增多、月经期延长或误诊为月经失调。此外，呼吸道、消化道、泌尿系、颅内等部位亦可见出血，而颅内出血是DIC致死的主要因素之一。

二、休克

微血栓形成、出血、心功能降低等多种因素均可导致低血压或休克的发生，休克的发生率在不同报道不尽相同，多为30%～60%，亦有报道超过70%，其程度可轻可重，可呈短暂一过性，亦可不可逆。DIC与休克之间并非简单递进过程，休克既是DIC发展的一种表现，亦可反过来促进DIC，相互影响，形成恶性循环，导致病情复杂化，影响预后。急性DIC时，内脏及周围小血管阻塞，肺动脉压及门静脉压显著升高，回心血量减少，心排出量下降导致动脉压下降等系列血流动力学障碍，使DIC加重，当血压下降时，患者四肢尚无明显症状，继续发展就会手足厥冷、脉搏细弱、气促及尿少等，导致休克不可逆。但是DIC常出现与失血量不成比例的组织、器官低灌注。轻者表现为一过性血压下降，重者则表现为不可逆性休克。

三、血栓栓塞

DIC可出现全身性或局限性微血栓形成，常见于肾、肺、肾上腺、皮肤、胃肠道、肝、脑、胰、心等，其发生率在不同研究所占比例不尽相同，有高有低，多在40%～70%之间。由于DIC发生原因和受累脏器及各脏器中形成微血栓的严重程度不同，故不同器官系统发生代谢与功能障碍或缺血性坏死的程度亦可不同，受累严重者可导致脏器功能不全甚至衰竭。广泛散在的微血栓导致血流学动力障碍，使受累部位缺血、缺氧、代谢紊乱、功能障碍以致衰竭。若血栓不能及时清除，则会导致组织坏死。血栓局部的充血及出血，则可能导致血管远端末梢的阻塞，皮肤出现瘀斑，胃肠道因坏死而出血。当栓塞出现在多个器官，会使病情更为复杂，可出现少尿、呼吸困难、昏迷、晕厥、腹痛、腹泻等多器官功能失调综合征。DIC时导致多器官功能衰竭（MSOF）的机制，与微血栓形成及微循环灌流障碍、缺血再灌注损伤、白细胞激活及炎症介质的损伤作用，以及器官功能障碍作为后果对其他脏器产生的影响等有关。MSOF是DIC致死的重要原因。栓塞时间长而严重时，会导致下肢、指端等部位干性坏死。

四、血管内溶血

DIC血管内溶血的发生率约为10%～20%。DIC时红细胞可被阻留于微血管内。当红细胞通过裂隙处时受到血流冲击、挤压，导致对红细胞的机械性损伤，产生不同形态的红细胞碎片，这些红细胞及细胞碎片的脆性明显增高，容易破裂发生溶血。红细胞破裂可促进DIC发生，DIC又可促进红细胞裂解。DIC早期溶血较轻，不易察觉，后期常可外周血发现各种具特殊形态的红细胞畸形，主要临床表现为黄疸、贫血、血红蛋白尿、少尿甚至无尿等。

【辅助检查】

DIC的检查项目繁多，但缺乏特异性、敏感性高且简便、快速的方法。有些试验比较精确，但花费时间太多，难以适合急症诊断要求。由于DIC病情发展快，变化大，化验结果必须及时正确，必要时需要反复检查。DIC的实验室检查主要分以下几种：

一、血小板数量与功能检测

1. 血小板计数　约95%的病例都存在有血小板减少，一般低于100×10^9/L或呈进行减少有意义。血小板计数在150×10^9/L时，基本可排除DIC。对于存在慢性肝病等导致患者血小板基数下降的患者或其他原因导致血小板计数增加的患者,动态观察血小板计数对于诊断 DIC 更有意义。当 DIC 未经彻底治疗,虽经输鲜血或血小板,血小板计数仍不增加。

2. 出血时间延长。

二、血浆凝固因子检测

1. PT 及 APTT　PT 为外源性凝血系统过筛方法,为常规检查方法,动态监测更有意义,时间延长表明外源系统因子Ⅱ、Ⅴ、Ⅶ、Ⅹ大量消耗,血浆中纤维蛋白原降解产物及抗凝物质增多,阳性率可达 90% 以上。除非在 DIC 发生的极早期,凝血酶原时间测定正常,一般不支持 DIC 的诊断。正常凝血酶原时间为 12.0±0.1 秒,延长 3 秒以上则有意义。APTT 间接反映内源性第一阶段凝血因子减少,超过正常对照 10 秒为异常。PT、APTT 同时延长对 DIC 诊断更具有意义,正常亦不能完全排除。

2. 纤维蛋白原　约在 70% 左右的 DIC 病例出现减少,纤维蛋白原低于 1.5g/L 有诊断意义。在原有较高纤维蛋白水平或 DIC 的早期阶段,纤维蛋白原降低不显著,定量测定正常,动态观察就可见到纤维蛋白原有持续减少的倾向,一般低于 1.50g/L 即有诊断意义。

3. 凝血时间试管法　正常为 4 ~ 8 分钟,此法简单但敏感性较低,结果异常则有一定意义,完全不凝固时提示纤维蛋白原极低或肝素过量,常用来检测肝素治疗。

4. 其他　如凝血时间延长、血块退缩不良、部分凝血时间延长,对诊断亦有参考意义,有助于 DIC 的诊断。

三、纤维蛋白溶解活性检测

1. 凝血酶凝固时间　62% ~ 85% 的 DIC 患者由于纤维蛋白原消耗及纤维蛋白降解产物(FDP)增加,导致凝血酶凝固时间延长。然而,因早期 DIC 由于纤维蛋白原有应激性增多,即使 FDP 增多,时间仍可正常。同时受肝素治疗的影响。

2. FDP　正常人血清中仅有微量 FDP。如 FDP 明显增多,即表示有纤维蛋白溶解亢进,间接反映出 DIC。测定的方法很多,包括免疫法 Fi 试验(即乳胶颗粒凝集试验),FDP 絮状试验、放射免疫扩散法、鞣酸比红细胞间接血凝抑制试验(正常血清 FDP 值<10μg/dl,DIC 时超过 20μg/dl),酶膜免疫吸附技术等。如果 FDP 增多,表示有急性 DIC 的可能。

3. 血浆鱼精蛋白副凝固试验(简称 3P 试验)这是常用的 FDP-纤维蛋白单体的定性试验。当血管内凝血时,FDP 与纤维蛋白的单体结合形成可溶性复合物,不能被凝血酶凝固。鱼精蛋白具有使纤维蛋白单体从可溶性复合物游离出来的特性,纤维蛋白单体再聚合成不溶性纤维蛋白丝,呈胶冻状态。因此,该试验阳性反映纤溶亢进,纤维蛋白单体增多。正常值为阴性。3P 试验阳性,常见于弥散性血管内凝血(DIC)伴继发性纤溶的早期。而在 DIC 后期,因纤溶物质极为活跃,纤维蛋白单体及纤维蛋白碎片 X(大分子 FDP)均被消耗,结果 3P 试验反呈阴性。3P 试验为诊断 DIC 的化验项目,该实验原理为纤维蛋白在纤溶酶的作用下产生 FDP,纤维蛋白单体(FM)与 FDP 的碎片可形成可溶性复合物,当加入鱼精蛋白后可使该复合中的 FM 游离,FM 再自行聚合呈肉眼可见的纤维状,胶状或胶冻状,反映 FDP 的存在,为阳性反应。

4. 优球蛋白溶解时间　优球蛋白是血浆在酸性环境中析出的蛋白成分,其中含纤维蛋白原、纤维蛋白溶解原及其活化素,但不含纤维蛋白溶解抑制物,可用以测定纤维蛋白溶酶原激活物是否增加。正常值为 2 ~ 24 小时。在 DIC 中晚期,此时间明显缩短,若缩短至 90 分钟以内,表明纤溶亢进。

5. 血块溶解实验　正常血块在 24 小时内不溶解,但是若存在纤溶亢进,则溶血块时间明显缩短,血块明显变小甚至消失。

纤溶系统活化指标有:①D-D 二聚体:为交联纤维蛋白的特异性降解产物,其水平的升高标志着机体凝血及纤溶系统的双重激活,是继发性纤溶亢进的敏感指标及特异性指标。检测 D-D 二聚体对诊断 DIC 价值较大,并可用于鉴别原发性及继发性纤溶亢进;②FDP:为综合反映纤溶亢进的敏感指标,原发性纤溶亢进及继发性纤溶亢进时其含量均可升高;③PAP:为 α2-纤溶酶抑制剂及纤溶酶的复合物,是直接反映纤溶酶生成的分子标志物;④t-PA 及 PAI-1:多用于评价 DIC 的预后。

四、其他检查

1. 细胞形态学　在血清中可见到畸形红细

胞，如碎裂细胞及盔甲细胞等。血片检查见破碎及变形的红细胞比例超过2%时，对DIC诊断有参考价值。

2. 其他　其他新的实验方法包括：①抗凝血酶Ⅲ（AT-Ⅲ）的含量测定：DIC中，AT-Ⅲ大量消耗，早期即有明显减少，测定结果不受FDP影响，其测定方法有凝血活性及琼脂扩散法免疫活性两种方法；②用51Cr标记血小板或用^{125}I标记纤维蛋白原测定血小板寿命是否缩短；③血小板β球蛋白（β-TG）及血小板第4因子（PF4）含量的测定：血小板聚集时β-TG及PF4可被释放至血循环中。β-TG及PF4增高反映血管内血小板功能亢进，消耗时则见降低；④纤维蛋白分解产物的测定：当血管内有凝血及凝血酶活性增高时，纤维蛋白原的分解增加，纤维蛋白肽A（FPA）增加。可用放射免疫法测定。在色谱分析中可发现有纤维蛋白单体、双体及多聚体增加。

【诊断】

DIC的发生有赖于基础疾病的存在，在此基础上结合临床表现及实验室检查才能做出正确诊断。由于DIC是一个动态复杂的病理变化过程，不能仅仅依靠单一的实验室检测指标及一次的检查结果得出结论，需强调综合分析及动态监测。一般诊断标准包括：

一、临床表现

1. 存在易于导致DIC的基础疾病，如感染、恶性肿瘤、病理产科、大型手术及创伤等。

2. 有下列一项以上临床表现　①多发性出血倾向；②难以以原发病解释的微循环衰竭或休克；③多发性微血管栓塞症状、体征，如皮肤、皮下、黏膜栓塞坏死及早期出现的肾、肺、脑等脏器功能不全。

二、实验室检查

在上述指标存在的基础上，同时有以下三项以上异常：①血小板<100×10^9/L或进行性下降；②纤维蛋白原<1.5g/L或呈进行性下降，或>4.0g/L；③3P试验阳性或FDP>20mg/L或D-D二聚体水平升高（阳性）；④凝血酶原时间缩短或延长3秒以上或APTT延长10秒以上。

尽管血液学指标对于诊断DIC非常有用，其应用还应与DIC的基础疾病相关联，例如凝血酶原时间，它本身是一个非常灵敏的诊断指标，然而却对感染病所致的DIC并不敏感，有效的与潜在疾病结合，避免误诊或漏诊对患者造成的严重后果。

【鉴别诊断】

一、重症肝病

重症肝病时，因肝脏合成凝血因子减少、血小板减少及功能异常导致多发性出血、肝细胞受损及其他原因所致的黄疸、意识障碍、肾衰竭及凝血酶原时间延长，难以与DIC鉴别。然而，肝病无血栓栓塞表现，3P试验阴性，FDP及优球蛋白溶解时间正常。

二、血栓性血小板减少性紫癜

本病主要表现为毛细血管内微血栓的广泛形成，导致有微血管病性溶血、血小板减少性紫癜、肾脏及神经系统损害，与DIC相似。但凝血酶原时间及纤维蛋白原一般正常，有时亦可异常，3P试验阴性，病理活检可以确诊。

三、原发性纤溶亢进

因为本病与DIC可由同一病因所诱发，且都存在纤溶亢进的特点，故难以鉴别。但是原发性纤溶亢进较罕见，两者区别主要是纤溶部位不同，DIC局限于微循环，而原发性纤溶亢进则是在大血管。一般无凝血功能亢进，因此除纤维蛋白原以外的凝血因子及血小板数量应正常，无进行性下降趋势。无纤维蛋白单体形成，D-D二聚体阴性。

【治疗】

DIC的治疗原则是序贯性、及时性、个体性及动态性，目前观点认为，原发病的治疗是终止DIC病理过程的最为关键及根本的治疗措施。主要包括：①治疗基础疾病及消除诱因；②通过抗凝治疗阻断血管内凝血过程；③补充血小板及血浆凝血因子；④抗纤溶治疗；⑤溶栓治疗；⑥对症及支持治疗。

一、抗感染等针对基础疾病的治疗及诱因的治疗

对于感染所致的DIC，抗感染治疗是根本性

措施，感染得到控制后，DIC 可望自然缓解及终止。感染所致的 DIC 病原菌以革兰阴性杆菌居多，在无细菌培养及药敏结果时，可经验性的选用广谱 β-内酰胺类药物静脉点滴联合氨基糖苷类抗生素肌内注射方案。但是若存在有感染病灶必须手术清除，如胃肠穿孔并发腹膜炎等。然而，任何手术都有可能诱发术后血凝亢进及纤溶抑制，进而导致 DIC。所以针对患者具体情况，采取合理及时的治疗非常重要。其他如补充血容量、防治休克、改善缺氧及纠正水、电解质紊乱等，亦有积极作用。输血时更应预防溶血反应。在去除病因后，病情可迅速缓解，消除 DIC 的诱因亦有利于防止 DIC 的发生及发展。只有消除感染等 DIC 的基础疾病和诱因，才有望 DIC 的缓解及终止。

二、抗凝治疗

抗凝治疗是终止 DIC 病理过程、减轻器官损伤、重建凝血-抗凝血平衡的重要措施。临床上常用的有肝素及低分子肝素。肝素可以抑制Ⅶ、Ⅸ因子的活性，抑制凝血酶活性及抑制纤维蛋白原变为纤维蛋白，主张早期应用、低剂量、皮下注射。使用肝素时应注意禁忌证（如出血性疾病、严重肝病、存在活动性出血、DIC 晚期、多种凝血因子缺乏或明显纤溶亢进）及不良反应（出血、血小板减少及过敏反应等）。当出血症状停止或减少、休克纠正或改善、尿量增多、PLT 及 Fbg 水平未进行下降、其他指标逐步恢复正常等均可以提示肝素的治疗作用效果。普通肝素一般不超过每日 12 500U，每 6 小时用量不超过 2500U，静脉或皮下注射，根据病情应用 3～5 日左右，而低分子肝素剂量为每日 3000～5000U，皮下注射，根据病情应用 3～5 日。可同时并用抗血小板聚集及降低血液黏度的药物，如阿司匹林、前列腺素 E 及低分子右旋糖苷等。补充新鲜血浆或 AT-Ⅲ制剂，在 AT-Ⅲ的活性低于 50% 时，肝素治疗效果下降，低于 30% 时，肝素治疗无效。补充重组人活化蛋白 C，水蛭素等其他治疗方法。

三、替代治疗

替代治疗是以控制出血风险和临床活动性出血为目的。适用于有明显的血小板或凝血因子减少证据且进行病因和抗凝治疗后，DIC 未能得到良好控制、有明显出血者。主要治疗方法有补充血小板及凝血因子。DIC 时由于大量血小板及凝血因子在微血栓形成过程中被消耗而导致出血，故可进行补充，但一般只能在充分抗凝基础之上，否则会使病情加重。输入新鲜全血、新鲜血浆、纤维蛋白原、血小板悬液、凝血酶原复合物及维生素 K 等。

四、溶栓治疗

溶栓治疗用于 DIC 后期，脏器功能衰竭明显，有明显血栓栓塞的临床和辅助检查证据及经前述治疗未能有效纠正者，如 t-PA、尿激酶、单链尿激酶型纤溶酶原激活剂（Scu-PA），多主张在肝素基础上使用。

五、纤溶抑制药

DIC 的过程中多存在纤溶活性降低，因此不主张常规使用抗纤溶制剂。适于基础疾病及诱发因素已经消除或控制，但有明显继发纤溶亢进的证据并已成为迟发性出血的主要原因者，应与抗凝药同时应用。如氨基已酸（EACA）、氨甲环酸、氨甲苯酸氨基已酸及抑肽酶等.

六、其他治疗

对症治疗，如抗休克治疗、纠正酸碱中毒、缺氧及水电解质紊乱。以下情况可考虑使用肾上腺皮质激素：①基础疾病治疗需要；②感染中毒休克并 DIC 已经有效抗感染治疗者；③并发肾上腺功能不全。

【预后】

由于 DIC 病情复杂，应采用综合措施进行防治。主要原则是恢复体内正常的凝血及抗凝血的平衡，具体原则如下：①预防及去除导致 DIC 的原发性疾病，终止促凝物质入血；②改善组织灌流，其中包括补充血容量、纠正酸中毒、应用血管活性药物、增强心功能；③恢复凝血及纤溶的正常的动态平衡，临床上 DIC 时凝血和纤溶两个病理过程往往交错在一起，但治疗以抗凝为主，即使在后期以纤溶为主的 DIC 患者亦不主张单独使用抗纤溶药物。应用最广的抗凝血药物是肝素，它不仅可以抑制凝血系统的活化，亦能促进纤溶、保护内皮细胞及减轻炎症反应。肝素对已形成的血栓无清除作用。继发性纤溶带来大量出血时，可应用纤溶抑制剂来抑制纤溶酶活性。临床上常将肝素与

6-氨基己酸（纤溶酶抑制剂）并用，治疗持续性凝血和过度纤溶，以便恢复正常的凝血与纤溶的平衡。

【预防】

对于 DIC 患者，多由于基础疾病所诱发，所以针对基础疾病的预防对于 DIC 的预防非常有效，亦应对 DIC 高危患者密切监视，及时处理。

（王贵强　贾伟）

参 考 文 献

1. 中华医学会血液学分会血栓与止血学组. 弥散性血管内凝血诊断与治疗中国专家共识（2012 年版）. 中华血液学杂志，2012，33（11）：978-979.
2. 刘伟，柴家科. 弥散性血管内凝血的研究现状. 中华损伤与修复杂志，2011，6（3）：447-453.
3. Levi M，Toh CH，Thachil J，*et al*. Guidelines for the diagnosis and management of disseminated intravascular coagulation. Br J Haematol，2009，145（1）：24-33.
4. Thachil J，Toh CH. Current concepts in the management of disseminated intravascular coagulation. Thromb Res，2012，129（Suppl 1）：S54-59.
5. Kawasugi K，Wada H，Hatada T，*et al*. Prospective evaluation of hemostatic abnormalities in overt DIC due to various underlying diseases. Thromb Res，2011，128（2）：186-190.

第十节　皮肤黏膜淋巴结综合征

皮肤黏膜淋巴结综合征（mucocutaneou lymphnode syndrome，MCLS）亦称川崎病（Kawasaki disease，KD），因日本学者川崎在 1967 年首次报道而得名。本病系一种儿童常见的急性自限性免疫性血管炎综合征，以发热、结膜炎、皮疹、肢端改变及颈部淋巴结肿大为特点，在发达国家已经取代风湿热成为儿童获得性心脏病的首要原因。

【病原学】

本病病因尚未完全明确，目前认为其与多种细菌、病毒、支原体等感染有关。国内外报道的与川崎病有关的病原微生物有数十种，包括金黄色葡萄球菌、溶血 A 组链球菌、副流感病毒、肺炎支原体、寄生虫、沙眼衣原体、真菌及嗜淋巴组织病毒（如麻疹病毒、人类免疫缺陷病毒、疱疹病毒及轮状病毒等）。在细菌感染后致使细菌超抗原超强激活免疫细胞，最终导致免疫性血管炎性损伤。

【流行病学】

本病好发于儿童，尤其是年龄在 6 个月至 5 岁之间的儿童，男女发病比例约为 1.5～1.8∶1。婴幼儿、成人病例较为罕见。在我国，5 岁以下儿童川崎病的发病率约为 35.68～50.78/10 万人。川崎病在全球各地均有报道，如美国、加拿大、俄罗斯、英国、德国、澳大利亚及荷兰等，但高发地域为亚洲地区，以日本、中国及韩国的发病率最高。全年均可发病，以冬春至早夏时节较为多见。

【发病机制】

本病主要与以下因素有关：

一、微生物毒素类超抗原介导作用

超抗原系致病微生物分泌的一类家族性蛋白或外毒素，无需抗原呈递细胞处理，可直接与抗原呈递细胞及淋巴细胞结合，使靶细胞产生非特异性免疫反应，通过与细胞受体结合，引起细胞受体限制性细胞多克隆激活，同时激活细胞，导致细胞与分子暴发瀑布样炎性反应，导致免疫性血管损伤。

二、免疫系统异常激活

T 细胞异常活动是川崎病免疫系统激活导致血管免疫损伤的始动环节。急性期及亚急性期外周血 T 细胞亚群失衡，T 淋巴细胞总数下降，$CD4^+$ 细胞数目增多，$CD8^+$ 细胞数目减少，使细胞处于免疫活化状态。异常活化的 T 细胞及单核细胞释放大量细胞因子及炎性介质，如肿瘤坏死因子（TNF）、干扰素（IFN）、白细胞介素 1（IL-1）、白细胞介素 6（IL-6）、白细胞介素 8（IL-8）、白细胞介素 10（IL-10）、内皮素血小板源生长因子、超氧自由基、可溶性黏附分子 P-选择素及一氧化氮等，以上多方面因素影响损伤血管内皮，肿瘤坏死因子-α（TNF-α）系主要促炎性因子。国外学者在川崎病小鼠模型中已证实 TNF-α 是诱导冠状动脉病变及冠状动脉瘤形成的必要条件。此外，在川崎病急性期及亚急性期，B 细胞异常激活产生了抗内皮细胞自身抗体，直接破坏血管内皮屏障，并通过补体依赖的细胞毒作用损伤血管内皮。

三、血管内皮损伤

由于免疫失衡，川崎病患儿血管壁中趋化黏附大量的细胞因子及炎性介质，伴有局部高凝状态，导致血管内皮细胞损伤、凋亡甚至坏死。受损内皮细胞能表达过多的单核细胞趋化蛋白1，在单核细胞趋化蛋白1的趋化下，不仅刺激单核细胞合成IL-1及IL-6等细胞因子，亦能促进单核细胞转变为巨噬细胞，通过分泌MMPs降解细胞外基质的组成成分，破坏血管内皮的屏障作用，进一步加重血管炎形成。

四、种族遗传因素

川崎病可发生于世界各地的所有种族，以亚洲人发病率更高，尤其是日本人，居住在美国夏威夷的日本人后裔川崎病发病率与国内相当，且同胞兄妹患病的相对危险性远高于同龄的健康人群，提示遗传因素在川崎病的发生及发展中起一定作用。众多学者主要报道的相关基因有MMPs基因、血管紧张素转化酶基因、血管源性生长基因、人类白细胞抗原（HLA）基因、TNF-α基因及白细胞介素基因等。

【病理改变】

全身小血管周围炎结节样损害系本病基本病理改变，冠状动脉最易受累。急性期可见中等动脉（如冠状动脉、肾叶间动脉等）的血管炎。血管炎以急性炎症为特征，持续7周左右，不一定伴有纤维素样坏死。心脏及髂动脉等大中动脉的血管炎常见，有时亦可见于其他动脉，如肠系膜动脉及肾动脉。此外，心肌炎、心内膜炎、胆管炎、胰腺炎、脑膜炎及淋巴结炎亦可见。

【临床表现】

本病典型患者可分为三期：

一、急性期

急性期病程约1～2周。

1. 发热　发热系本病最突出症状。全部患者均有发热，通常为弛张热或稽留热，可高达39℃以上，常持续5日以上，但多数患者发热可在3周内消退。体温亦可自然缓慢下降，重症者亦可长期持续发热，呈双峰热或三峰热。可有感冒样前驱症状，亦可无任何前驱症状。

2. 眼结合膜改变　发热不久即可出现双眼结合膜充血（图25-10-1），少数病例可发生滤泡性睑结膜眼。角膜、晶体及视网膜常无明显改变，双眼无分泌物。

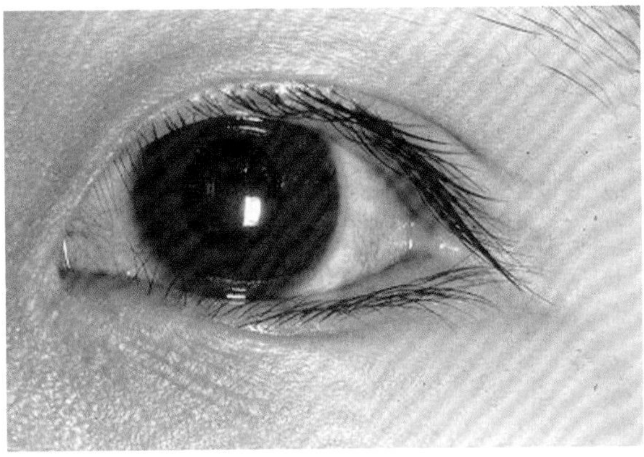

图25-10-1　眼睑结膜充血

3. 口唇及口腔黏膜变化　口唇变红，然后裂口、渗血。口腔黏膜形成弥漫性红斑，可见“杨梅舌”或“草莓舌”。

4. 四肢变化　肢体末端变化亦是川崎病的特征性变化，对本病诊断具有重要意义。患者手掌及足心可出现大片红斑，呈深红色，局部明显水肿，皮肤变硬，类似畸形硬化性皮炎的改变。指（趾）呈梭形肿胀，患者常因肢体关节剧烈疼痛不能站立或完成精细动作。

5. 皮肤改变　皮疹有荨麻疹、猩红热样皮疹及幼儿急疹等多形性皮疹，个别患者亦可出现形态典型的渗出性红斑，一般无瘙痒感。皮疹以躯干为多，可见于颜面及四肢。卡介苗注射部位可明显发红充血。皮疹多于发病后第3天开始出现，可持续1～10日不等，愈合后无色素沉着。

6. 非化脓性淋巴结病　大约半数患者可出现颈部淋巴结肿大，呈单侧或双侧性，为一过性淋巴结肿大，以发病5日左右最为明显，有局部压痛，但未见化脓征象。肿大淋巴结内小动脉有内膜、中膜炎，血管周围结缔组织高度水肿，有明显炎性细胞浸润。血管周围吞噬细胞浆内常可发现立克次体样颗粒。

二、亚急性期

本期历时1月，急性期症状随体温逐渐消失。

1. 心血管系统表现　心脏受累系该病主要特点。在急性期80%以上患者有心肌炎症状。心肌炎可在第1周出现，表现为心脏杂音、奔马律、心音遥远，心电图检查显示 P-R 延长，STT 改变，R 波电压低，胸 X 线显示心脏增大，可能由心肌炎和（或）心包炎所致。约 20% ~25% 未经治疗患者可出现冠状动脉异常病变，发热开始时用二维超声诊断即可测得冠状动脉弥漫性扩张，患病第 1 周末可测得冠状动脉瘤形成，后者通常在 3 ~4 周时达高峰。川崎病血管炎亦可累及冠状动脉以外的中等动脉，未经治疗的病例中约 2% 可能发生全身性血管炎，较常受累的动脉有肾、卵巢、附睾、肠系膜、胰腺、髂部、肝、脾及腋动脉。

2. 脱皮　退热 1 周后开始出现单侧或双侧手掌及足部大片脱皮，躯干部可呈糠屑样脱皮。

3. 其他表现　关节炎及关节痛约占 1/3，急性期多为小关节受累，负重的大关节受累多在病后第 2 ~3 周。一般持续 2 周，亦可长达 3 个月。泌尿系异常有尿道炎伴无菌性脓尿、阴茎异常搏起、睾丸-附睾炎、膀胱炎、前列腺炎、急性肾衰竭、间质性肾炎及肾病综合征。肺炎的临床症状多不明显，但 X 线可见肺炎改变。

三、恢复期

恢复期一般持续 2 ~3 个月，此期症状基本消失，后期部分患者出现指甲横切沟状改变。

【辅助检查】

在诸多实验室检查指标中，最为重要的是全身炎性指标，如疾病急性期 C-反应蛋白（CRP）明显增加及红细胞沉降率（ESR）明显增快等。此外，凝血状态指标、D-二聚体、超声心动图显示冠状动脉异常亦是支持诊断川崎病的主要根据之一。

川崎病诊断指南推荐的 8 项实验室指标：①CRP≥30mg/L；②ESR≥30mm/h；③血浆白蛋白（ALB）≤30g/L；④贫血；⑤ALT 升高；⑥PLT>450×10^9/L；⑦外周血白细胞≥15×10^9/L；⑧尿白细胞≥10 个/Hp。

【诊断与鉴别诊断】

临床诊断标准如下：①发热≥5 日；②末梢肢端改变：如手足部的红斑或水肿，指（趾）尖脱皮，指甲横切沟状改变；③多形性皮疹；④口唇及口腔改变：如口唇及口腔黏膜红斑、充血、干裂，“杨梅舌”或“草莓舌”样改变；⑤非渗出性双眼结合膜充血（5% 为渗出性）；⑥颈部淋巴结肿大。

指南指出典型的川崎病诊断根据发热≥5 日及≥4 条主要临床特征诊断。然而，由于这些临床特征不可能同时出现，因此有时诊断川崎病需要观察等待。但当二维超声心动图或冠状动脉造影发现冠状动脉病变时，患儿发热≥5 日但<4 条主要临床表现亦可诊断为川崎病。当临床表现已足够≥4 条标准，可在起病第 4 日诊断川崎病。需要强调的是任何儿童出现不能解释的发热≥5 日并有任何川崎病的主要表现均应考虑川崎病。

本病需与以下疾病鉴别：严重的链球菌及葡萄球菌感染、风疹、玫瑰疹、胃肠道病毒感染、幼年型类风湿性关节炎、药物疹、非淋巴性关节炎及红皮水肿性多发性神经痛等。

【治疗】

一、急性期治疗

1. 阿司匹林　属于非甾体类抗炎药，大剂量时具有抗炎效应，小剂量则有抗血小板聚集及防止血管内血栓形成的作用。其作用机制是抑制血小板环氧酶产生，阻断血栓素 A_2 生成，防止血小板凝集及血栓形成。美国心脏病学会（AHA）推荐剂量为每日 80 ~100mg/kg，分 4 次口服；日本大多医师认为小剂量为佳，建议每日 30 ~50mg/kg。由于阿司匹林不能有效防止急性冠状动脉病变发生，因此川崎病急性期治疗建议合用 IVIG。

2. 人血丙种球蛋白（IVIG）　IVIG 是目前治疗川崎病的主要药物，早期应用能尽快缓解临床症状，其预防冠状动脉瘤发生的作用已被肯定。推荐单剂量用法，每日 2g/kg，滴注时间 12 小时以上。该治疗方案应在起病最初 10 日内开始，如有可能 7 日内开始。如果已经错过治疗的最佳时机，即发病已达 10 日以上，患儿仍存在无法解释的发热或存在冠状动脉瘤或有系统性炎症表现及 ESR 及 CRP 仍增高时，亦应予以 IVIG 治疗。

3. 肾上腺皮质激素　肾上腺皮质激素系其他多种血管炎症性疾病的治疗选择，但因其可致血小板聚集，在川崎病治疗中仍存在争议。

4. 其他药物　双嘧达莫、阿昔单抗、乌斯他汀及某些中药亦有用于治疗川崎病的相关报道，但其临床效果仍需进一步探讨。

二、恢复期治疗

无心血管系统并发症的患者应用阿司匹林进

一步巩固，每日 3～5mg/kg，每日 1 次，持续 6～8 周。超声证实有冠状动脉异常者，建议使用上述剂量阿司匹林同时口服双嘧达莫。对于合并有冠状动脉瘤或者血栓形成的患者，应加用小剂量华法令或肝素抗凝治疗。

【预后】

本病为自限性疾病，病程 6～8 周，有心血管症状时可持续数月至数年。冠状动脉损害是导致猝死的主要原因。

【预防】

本病目前病因尚未完全明确，尚无有效预防方法。如果发现有类似症状，应该及时到医院就诊。早诊断、早治疗是把川崎病的损伤降到最低的有效办法。本病治愈后亦有一定复发率，应定期到医院随访。

（王贵强　方雨晴）

参考文献

1. 刘芳. 川崎病的病因及发病机制研究进展. 实用儿科临床杂志，2011，26(21)：1617-1618.
2. 张庆. 川崎病的治疗现状. 心血管病学进展，2010，31(5)：766-769.
3. Bayers S, Shulman ST, Paller AS. Kawasaki disease: Part I. Diagnosis, clinical features, and pathogenesis. J Am Acad Dermatol, 2013, 69(4): 501. e1-11.
4. Bayers S, Shulman ST, Paller AS. Kawasaki disease: Part II. Complications and treatment. J Am Acad Dermatol, 2013, 69(4): 513. e1-8.
5. Luca NJ, Yeung RS. Epidemiology and management of Kawasaki disease. Drugs, 2012, 72(8): 1029-1038.

第十一节　感染中毒性脑病

感染中毒性脑病（infectious toxic encephalopathy，ITE）亦称急性中毒性脑炎（acute toxic encephalitis），系指急性感染过程中全身毒血症、代谢紊乱及缺氧等因素所致的一种脑部中毒性反应。本病定义包括以下内容：①所涉及的急性感染系指中枢神经系统以外的全身性急性感染；②病程中产生的毒性物质导致脑功能障碍或造成继发性病理改变而出现精神神经症状；③中枢神经系统感染所致的精神神经症状则不属于本病的范畴。本病的基本病理改变为脑水肿，脑脊液多无炎症改变，临床症状复杂多样，轻者表现为头痛、烦躁不安、精神恍惚及谵妄，重者可有定向障碍、意识丧失、昏迷及瘫痪等。本病多呈可逆性或一过性表现，全身感染控制后，脑病症状逐步好转。本病预后良好，若治疗及时合理，一般无后遗症。亦有学者认为本病是非中枢神经系统感染病过程中高级神经活动受到极度抑制所导致的继发性或症状性临床综合征。

【病原学】

细菌、病毒或其他病原体导致中枢神经系统以外的全身性急性感染是本病发生的基础。①急性细菌性感染：本病的主要病因，如败血症、伤寒、肺炎、痢疾、猩红热、白喉、肾盂肾炎等急性细菌感染过程中均可出现本病；②急性病毒感染：亦是导致本病的重要原因，如流感病毒、副流感病毒、合胞病毒、腺病毒所致的急性呼吸道感染及肾综合征出血热病毒所致的肾综合征出血热等均可导致本病；③其他病原体：疟原虫、钩端螺旋体等病原体感染亦可导致本病。

【发病机制】

全身毒血症、代谢紊乱及缺氧是导致本病的主要发病机制。以上因素单独或共同作用使脑血管痉挛、通透性增加、脑缺氧及脑水肿，进而导致神经细胞变性及脑组织对毒素的敏感性增加等病理及病理生理改变。脑缺氧导致脑细胞无氧代谢增加或完全依赖无氧代谢，结果致使细胞内乳酸堆积、三磷酸腺苷（ATP）生成减少，Na^+-K^+-ATP 酶活性降低，最终导致脑细胞内水钠潴留。严重感染时，尤其是并发肝肾功能不全时，体内蓄积的毒素对脑细胞毒性作用可使脑细胞 Na^+-K^+-ATP 酶活性进一步降低。严重感染所致的水电解质及酸碱平衡紊乱也可引起脑功能障碍或脑水肿等病理改变。例如，当血浆渗透压高于 320mOsm/L 时即可发生脑细胞脱水，而低钠血症时又可导致脑细胞水肿；缺氧及二氧化碳（CO_2）潴留使动脉血二氧化碳分压（$PaCO_2$）及氢离子（H^+）浓度增高，当血液 pH 值降至 7.0 以下时，CO_2 向神经系统弥散可使神经突触传递受阻。全身性严重感染如败血症、菌血症、病毒血症、脓毒血症或血内毒性成分蓄积时，会导致脑内血管痉挛及血管通透性增加，脑内缺血及脑水肿可使活性氧浓度显著降低，由此引起一系列病理生理改变。脑血管缺血可引起谷氨酸释放增多及摄入减少，于是细胞外谷氨酸浓度增高而导致 Ca^{2+} 流入，造成线粒体损伤、蛋白分解和脂肪分解，再经花生四烯酸作用，使细胞发生坏死，这是出现脑病症状的病理组织学基础。实际上，全身毒血症、代谢紊乱和缺氧三种因素存在相互促进的关系。全身毒血症会加重代谢紊乱和脑缺氧，脑缺氧会增加脑细胞对毒素及代谢紊乱的敏感程度，代谢紊乱可导致或加重脑缺氧，也会与毒素形成协同作用。

神志意识的产生与维持有赖于正常的大脑皮质和脑干网状上行激活系统。大脑皮层的广泛损伤可引起脑病。某些因素一旦影响上行激活系统，便可阻断其投射功能，大脑皮质的兴奋状态便不能得以维持，也可出现脑病症状。不同原因引起的感染中毒性脑病，其发生机制亦有所差异。例如，重症伤寒时伤寒杆菌及其内毒素与巨噬细胞相互作用可使巨噬细胞释放毒性物质，这些毒性物质单独或与内毒素共同作用干扰基底节的胆碱与多巴胺调控，从而导致脑病发生。肾综合征出血热时，全身毛细血管和小血管广泛损伤，血管麻痹、扩张、脆性增加及通透性增强可致脑血管和血-脑屏障受损，成为精神神经症状的病理学基础。急性微循环障碍是中毒型菌痢的基本发病机制，痢疾杆菌产生强烈的内毒素，加之机体对内毒素敏感性增加而产生强烈的过敏反应，导致血中儿茶酚胺等多种血管活性物质增加，使全身小血管痉挛而引起急性微循环障碍。由于内毒素损伤血管壁可引起弥散性血管内凝血（DIC）及血栓形成而加重微循环障碍，引起感染性休克及重要脏器功能衰竭，脑组织病变严重者可引起脑水肿甚至脑疝，患者可出现昏迷、抽搐及呼吸衰竭。百日咳时剧烈咳嗽所致的脑部缺氧或出血以及毒素作用，也可引起脑病。接种“百白破”疫苗之后亦有引发脑病者。在脑型疟疾时，血中裂殖体使受感染的红细胞破坏，释放出激肽类物质，其作用类似于细菌内毒素，可引起血管通透性及血流动力学改变，造成脑组织水肿并使交感神经兴奋。

【病理改变】

脑组织早期病理改变主要表现为脑血管痉挛，中后期可能出现的病理改变包括弥漫性脑水肿、点状出血、毛细血管扩张及通透性增加、大脑皮质神经细胞变性、海马区选择性坏死等。软脑膜可见充血、水肿、静脉瘀血或血栓形成等病理改变。概括起来说，本病的共性病理改变包括脑实质充血水肿，神经细胞混浊肿胀、核质溶解和浆内空泡形成，以及崩解坏死细胞形成脑组织的小病灶等。肾综合征出血热时，还可发生脑内炎症细胞浸润和胶质细胞增生，丘脑下部呈脑炎样病变，上述病变随着病程的进展而逐渐加重，至少尿或无尿期时，因尿毒症、高血容量或（和）并发感染、电解质与酸碱平衡紊乱等因素，可导致脑损伤的进一步加重。中毒性菌痢及败血症时脑水肿实际上是感染性脑水肿（infectious brain edema），即血管源性脑水肿与细胞毒性脑水肿的混合型，主要表现为大脑及脑干水肿，其病理所见仍以间质充血水肿与神经细胞变性为主，可见点状出血。恶性疟疾患者的脑组织水肿、充血显著，白质内有弥漫性小出血点。显微镜下脑内微血管明显充血，管腔内充满疟原虫与疟色素，含疟原虫的红细胞常呈凝集现象，阻塞微血管引起灶性坏死与环状出血。

【临床表现】

本病多见于 2～10 岁儿童，婴儿期少见。基本临床表现是在原发病临床表现的基础上出现类似于脑炎的精神神经症状。大多于急性感染病病程前 3 日内发生，部分患儿在急性感染起病后数小时发生。患儿常有高热、严重头痛、呕吐、烦躁不安、谵妄乃至昏迷，常伴有惊厥发作，持续时间长短不一，多为全身性强直样发作或全身性强直阵挛样发作。此外，可有阳性锥体束征、肢体瘫痪、失语、瞳孔异常等，可出现不同程度的脑膜刺激征。患儿依病情轻重而有不同转归。重症者可有不同程度的视力障碍、听力减退、脑神经麻痹、单瘫或多肢瘫、智能减退及其他精神障碍，少数患儿可从昏迷转为去大脑皮质状态或去大脑强直状态，轻症者多可恢复，但仍可遗留注意力不集中、学习能力降低、行为异常和性格改变等。

伤寒伴感染中毒性脑病者主要表现为持续高热的基础上，出现精神恍惚、表情淡漠、呆滞、反应迟钝、听力减退，严重者可出现剧烈头痛、头晕、眩晕、食欲消失或频繁呕吐，也可表现为烦躁不安、谵妄、双目凝视、神志模糊甚至昏迷，并常有幻视、幻听或睡眠过程中出现惊叫，或伴有癫痫样抽搐、尿失禁等，甚至出现吞咽与眼球运动障碍、面瘫乃至偏瘫等。查体可发现颈强直、肌张力增强、腱反射亢进、克尼格征阳性等体征。以上精神神经症状一般与病情轻重密切相关，多发生于极期，随着病情改善及体温下降而恢复。

中毒性菌痢脑病型多发生于学龄前健壮小儿，起病急骤，病情凶险，进展迅速，以严重毒血症及中毒性脑病为主要临床表现，可伴有或不伴有休克表现。病儿高热常达 40℃以上，由于脑血管痉挛引起脑缺血、缺氧、脑水肿及颅内压增高，严重者可发生脑疝。临床表现为精神萎靡、嗜睡、昏迷或烦躁不安、抽搐，瞳孔大小不等，对光反射迟钝或消失，亦可出现呼吸异常及呼吸衰竭。伴有休克者除严重脑病症状外，尚有面色苍白、口唇发灰等表现。重症患者末期可出现全身多脏器功能衰竭而死，偶可因脑疝而突然死亡。

肾综合征出血热患者在发热期即可出现中毒性精神神经症状，表现为嗜睡、烦躁、谵妄或抽搐等，出现精神神经症状者多发展为重型。低血压休克期由于有效血容量下降导致脑供血不足，患者可出现烦躁、谵妄等症状。少尿期由于高血容量综合征、氮质血症、酸中毒及电解质平衡紊乱等原因可引起脑水肿及脑功能障碍，患者可出现顽固性呃逆、头晕、头痛、烦躁、嗜睡甚至昏迷、抽搐。进入多尿期后，还可发生高钠血症而引起高渗性昏迷及脱水热。

败血症大多起病急骤，以毒血症状为主要表现。患者常有寒战与高热，发热多呈弛张型或间歇型，少数可呈稽留热或不规则热、双峰热，同时伴有不规则寒战，可有出汗，但出汗后症状不见缓解。除发热、寒战及出汗外，患者多有全身不适、头痛、肌肉关节酸痛、软弱无力、不思饮食以及脉率与呼吸加速等，少数患者可有恶心、呕吐、腹痛、腹泻等胃肠道症状。重症者出现中毒性脑病、中毒性心肌炎、中毒性肝炎、中毒性肠麻痹、感染性休克及 DIC 等。与其他原因引起的感染中毒性脑病一样，败血症引起中毒性脑病所表现的精神神经症状亦无特异性，包括精神萎靡、嗜睡、昏迷、烦躁不安、抽搐及异常呼吸等。

疟疾流行地区的一些重症病例或某些延误诊治的病例，可因血流中疟原虫数量骤然增加而出现凶险的脑病症状，称为脑型或昏迷型疟疾。脑型疟疾来势凶猛，病死率高，多发生于缺乏免疫力的儿童及初次进入疟区的外来人口，病后不及时治疗者更易发生。脑型疟疾主要发生于恶性疟疾，在高疟区与暴发流行区占恶性疟疾的 2%～5%，偶见于间日疟及三日疟。多急起高热并伴有剧烈头痛、呕吐、烦躁不安、谵妄及抽搐，进而陷入意识障碍、昏迷不醒，可伴有偏瘫、斜视、失语和耳聋等表现。经腰椎穿检查，可见脑脊液压力增高，白细胞大多正常或轻度增多，蛋白质轻度增高，糖与氯化物正常。严重者可发生脑水肿及呼吸衰竭而死亡。

重型麻疹多见于麻疹合并严重继发性感染或免疫力低下者，如营养不良或已患有其他疾病的儿童易发生重型麻疹，病死率较高。重型麻疹中毒性脑病的主要表现为严重的高热中毒症状，起病即高热持续在 40℃以上，早期出现大片紫蓝色融合性皮疹，伴气促、发绀，常有谵妄、昏迷及抽搐。需要指出的是，麻疹脑炎及亚急性硬化性全脑炎不属于麻疹合并中毒性脑病的范畴。

【临床分型】

感染中毒性脑病属于可逆性或一过性反应，在病因治疗有效的情况下，尽管病程中常出现意识障碍乃至昏迷，但一般预后较好。为便于临床观察和疗效评价，其临床表现可分为 5 型或 5 级（度）。

一、谵妄型

本型系兴奋性增强的高级神经中枢活动处于失调状态。患者多诉头痛、眩晕、恶心呕吐，伴高热惊厥及烦躁不宁。对于高热伴发痉挛的病例，若 24 小时内痉挛发作 3 次以上，每次持续 20 分钟以上则为危险指标。患者常不能准确回答自己的姓名与生辰等问题，或反应迟钝。

二、嗜睡型

本型仅有轻度意识障碍，患者处于病理性睡眠状态，能被轻刺激或语言唤醒，醒后多迅速入睡。浅反射可有可无，深反射正常存在，呼吸及循环调节功能正常。

三、意识模糊型

本型意识障碍程度较嗜睡型为深，然在强刺激下仍可唤醒。醒时思维与语言不连贯欠清晰，答问含糊或答非所问。可有定向障碍和幻觉、错觉，浅反射消失，深反射减弱。呼吸与循环调节功能尚可保持基本正常。此型常见于急性重症感染的高热期。

四、昏迷型

本型意识障碍程度较深，更进一步发展意识可能完全丧失。对于强刺激（痛觉）虽仍可有一定反应，但已不能唤醒，无自主运动。吞咽反射等脑干反射减弱或消失，呼吸常表现为深、慢而节律不整。

五、沉睡型

本型意识障碍陷入最严重的程度或阶段，神志完全丧失，对一切刺激均无反应，肌肉松弛瘫软，深浅反射全部消失或深反射亢进，出现病理反射。呼吸和循环功能均有受损征象，表现为节律不整，处于奄奄一息状态。

【诊断与鉴别诊断】

感染中毒性脑病仅发生于非中枢神经系统急性感染病的基础上，通常是在高热期中出现精神神经症状，有时也可能于退热之后再次突发高热并出现精神神经症状，若可除外中枢神经系统感染和颅内占位性病变者，便应考虑本病。根据患者的基础疾病、高热中毒症状及精神神经症状、少数阳性神经系体征以及脑脊液检查结果（压力增高而常规、生化检测正常或基本正常），即可诊断。实践中，须掌握下列诊断原则：①有肯定的急性全身性感染史；②在原发病的基础上出现脑病表现；③脑脊液仅有压力增高，常规与生化检查正常或仅有蛋白和细胞数的轻微增加（肾综合征出血热可有例外）；④除外神经系统的炎症性疾病及颅内占位性病变，否定神经系统定位体征。本病常需与以下疾病鉴别：

一、病毒性脑炎

经虫媒传染的病毒性脑炎见于夏秋季，其他病毒性脑炎可为散发。多呈亚急性起病，脑脊液检查除压力升高外，还可见脑脊液轻微混浊、白细胞数增加及蛋白含量增高。

二、病毒感染后脑炎

多发生于麻疹、流感、流行性腮腺炎、水痘等病毒感染后 1～2 周，在原发病开始缓解时起病。脑白质有散在小静脉周围灶性脱髓鞘和单个核细胞浸润。脑脊液检查白细胞轻度增加、蛋白升高及出现寡克隆 IgG 区带。

三、急性细菌性脑膜炎

起病急，有高热、剧烈头痛和呕吐，可迅速出现惊厥、精神障碍和意识障碍，脑膜刺激征明显。脑脊液改变显著，白细胞数明显增加，中性粒细胞占绝对优势，有时白细胞内还可见吞噬的细菌，蛋白含量增高，糖及氯化物下降。

四、发热惊厥

多见于婴幼儿。一般在感染病体温升至 38℃以上时即可发生，多呈全身强直或强直阵挛样发作，发作后不遗留明显脑损害。

【治疗】

一、积极治疗原发病

感染中毒性脑病多紧随原发病起病后发生，在诊断本病之后必须抓紧对原发疾病进行治疗，如选择有效抗生素治疗细菌性感染，采用利巴韦林、干扰素治疗病毒性感染等。若原发感染病得到有效控制，脑病症状一般会逐渐恢复。

二、降温

当体温超过 39℃时应采用物理降温措施，如采用头部冰袋、冰枕或冰帽降温，也可用冷毛巾、乙醇擦浴等。若持续高热，在充分抗感染措施的前提下，可临时应用类固醇激素药物（地塞米松静脉滴注），也可应用小剂量消炎痛。还可采用人工冬眠疗法，给予氯丙嗪和异丙嗪（1mg/kg）肌内或静脉注射，2～6 小时 1 次。冬眠时间随病种及病情区别掌握，灵活运用。退热降温的目的是降低脑代谢、减少脑耗氧量，这对于保护脑组织、减少后遗症是非常必要的。高热病例体温每下降 1℃，脑代谢率约可下降 6.7%，颅内压降低 5.5%。

三、防治惊厥

在体温升高至 39℃以上时，为减轻患者烦躁不安和预防惊厥，可给予小剂量安定口服，在出现惊厥时应予安定静脉缓注，还可用更强效的硫喷妥钠静注。

四、减轻脑水肿

针对脑水肿和脑疝（高颅压综合征）的抢救

处置，要求特别紧急而果断。应用20%甘露醇等高渗脱水剂，每次1～2g/kg快速静滴。一般在用药后10分钟便可生效，2～3小时后达到效果高峰。临床上，宜先以1～1.5g/kg于10分钟内输完，继以相同剂量在1～1.5小时内连续输注，则可缓解反跳现象。应用脱水剂的同时，并用利尿剂（速尿等）常有协同作用。在应用脱水剂之前即用利尿剂，对心功能减退者尤为适宜。肾上腺皮质激素有减轻血管壁渗透性作用，对血管源性脑水肿有应用价值，但于用药后12～36小时始现疗效，4～5日达效果高峰，虽起不到紧急降低颅内压的作用，但却能维持效果。常用地塞米松每次10mg，每日2次，或氢化可的松每日100～300mg。

五、吸氧

给予氧气吸入可改善脑缺氧，有利于减轻脑水肿，有利于预防和控制惊厥，也有利于促进脑细胞代谢、保护脑组织及防治中枢性高热。

六、促进脑细胞代谢药物

此类药物可激活细胞呼吸，改善脑细胞代谢与功能，从而促进昏迷苏醒。常用药物有：①能量合剂：即三磷酸腺苷20mg、辅酶A 50U、细胞色素C 15～30mg稀释于5%～10%葡萄液250～500ml内静滴；②乙酰谷氨酰胺：0.25g肌注，或0.72g稀释于10%葡萄糖液250ml内静滴，每日1次；③氨酪酸：3.0g稀释于10%葡萄糖液100ml内静滴，每日1次，连用1～2周；④其他药物：如甲氯芬酯（meclofenoxan）、氨乙异硫脲（antiradon）、AT-3樟柳碱和胞二磷胆碱（cytidinedipphosphate choline）等中枢神经系统苏醒剂，均可选用。

七、其他

还应注意保持水、电解质平衡，防治吸入性肺炎，纠正心功能不全等。急性期后如遗留重要的神经功能缺损，应积极予以治疗。除针灸、中药外还可应用紫外线照射血液疗法及都可喜片（阿米三嗪与萝巴新的复合制剂）等脑循环改善药物口服。针刺疗法在急性期可以促使症状缓解，可用作辅助治疗，在恢复期或后遗症期，可作为主要治疗手段。

（陈耀凯）

参考文献

1. Ak O, Biteker F, Cag Y, *et al*. Influenza B-associated encephalopathy in two adults. J Infect Chemother, 2012, 18(6): 961-964.
2. Tsai CK, Lai YH, Yang FC, *et al*. Clinical and radiologic manifestations of H1N1 virus infection associated with neurological complications: a case report. Neurologist, 2011, 17(4): 228-231.
3. Vinnard C, Barton T, Jerud E, *et al*. A report of human herpesvirus 6-associated encephalitis in a solid organ transplant recipient and a review of previously published cases. Liver Transpl, 2009, 15(10): 1242-1246.
4. Ng WF, Chiu SC, Lam DS, *et al*. A 7-year-old boy dying of acute encephalopathy. Brain Pathol, 2010, 20(1): 261-264.

第十二节　病毒感染与肿瘤

肿瘤相关病毒系导致人或动物产生肿瘤或在体外能使细胞恶性转化的病毒。病毒感染所致肿瘤的深入研究，有助于揭示肿瘤发生机制及开辟治疗及预防肿瘤的新途径。20世纪初，病毒学家就已认识到病毒可致肿瘤，直到20世纪70年代才引起人们的广泛注意。1911年，Rous就发现鸡白血病细胞及鸡肉瘤细胞的滤过液能分别诱发鸡白血病及肉瘤，分离出的病毒被命名为Rous肉瘤病毒（Roussarcomavirus，RSV）。1932年Shope证明，兔的黏液瘤、纤维瘤及乳突状瘤等均由病毒所致。然而，由于缺乏更多的资料说明其他病毒与各种肿瘤之间的关系，尤其缺乏各种人类肿瘤与病毒相关的资料，Rous放弃了他早先开始的病毒与肿瘤关系的研究。通过大规模的流行病学调查及分子生物学研究，现已证实HBV、HCV、EBV及HPV等与肿瘤的发生关系密切。近十几年来又相继发现了人类T细胞白血病病毒（HTLV）及人类免疫缺陷病毒（HIV）与人类肿瘤的发生有关。第一个逆转录病毒—HTLV的发现，再次激起了学者对病毒感染与肿瘤发生关系研究的兴趣。初步结果显示，病毒感染与20%以上人类肿瘤的发生有关。目前，已知部分病毒及相关肿瘤与人类肿瘤发生关系密切（表25-12-1）。

表 25-12-1　与人类肿瘤发生有关的主要病毒及相关肿瘤

病毒	相关肿瘤
DNA 病毒	
EBV(Epstein-Barr virus)	Burkitt 淋巴瘤、鼻咽癌、腭扁桃体癌、霍奇金病
HPV(human Papillomavirus)	宫颈癌、上皮黏膜癌
HBV(hepatitis B virus)	原发性肝癌
RNA 病毒	
HTLV(human T-lymphotropic virus)	白血病
HIV(human immunodeficiency virus)	卡波西肉瘤、淋巴瘤、非霍奇金病
HCV(hepatitis C virus)	原发性肝癌

一、EBV 与 Burkitt 淋巴瘤及鼻咽癌

EBV 是一种疱疹病毒，病毒核酸为 DNA，基因组全长约 172.3kb，以共价闭合超螺旋分子形式存在于受染细胞核内。EBV 基因组表达多肽的确切数目尚不清楚。该病毒对淋巴细胞及上皮细胞的隐性感染与 Burkitt 淋巴瘤及鼻咽癌的发生关系密切。肿瘤细胞中可发现 EBV，8% 的患者血清 EBV 抗体阳性，包括病毒核壳抗体(VCA)、早期抗体(EA)及 EBV 核抗原抗体(EBNA)等。鼻咽癌不同于其他 EBV 感染者，血清持续存在高水平的 IgA 抗体。国内曾用 IgA-VCA 进行人群普查，发现了一些早期病例。

Burkitt 淋巴瘤主要发生在赤道非洲疟疾全年流行的地区。鼻咽癌在我国广东及东南亚地区的广东移民中发病率高。EBV 并不能在正常上皮细胞中生长，鼻咽部上皮细胞恶性变的机制不明。目前认为部分鼻咽部上皮细胞有 EBV 的受体，反复上呼吸道感染、吸烟等因素导致 EBV 对上皮细胞的非增殖性感染；或者通过携带 EBV 的 B 淋巴细胞与鼻咽部上皮细胞融合而将基因导入，促使上皮细胞癌变。

尚有 2% ~5% 的 Burkitt 淋巴瘤及鼻咽癌的发生与 EBV 无关，提示 EBV 并不是上述两种肿瘤发生的唯一病因。此外，部分报道认为 EBV 与霍奇金病发生有关，在霍奇金病淋巴瘤组织中可检出 EBV 晚期抗原。

二、乳头状瘤病毒(HPV)与宫颈癌

HPV 系一类在脊柱动物中广泛存在的病毒，它可在人类传播，与许多人类常见疾病有关，特别是与生殖道及口腔黏膜肿瘤的发生关系密切。HPV 为双股 DNA 病毒，病毒颗粒直径为 55nm，呈 20 面对称体，其 DNA 全长 7.9kb。衣壳由两种不同的蛋白 L1 及 L2 组成，二者之间由二硫键相连，像 SV40 与多瘤病毒一样。HPV 有 50 个不同的型别，相互之间存在 DNA 序列的差异。主要的开放读码框架均存在于其中的一条 DNA 链上，编码 8 个蛋白。这些蛋白的表达出现于 DNA 复制开始之前。与细胞转化有关的基因可能是 E6 及 K7，在体外它们能使细胞永生，并可在人宫颈肿瘤细胞中检测到。E2 基因产物似乎能与细胞的某个启动子结合，参与早期基因的表达。

最近发现，E6 及 E7 基因产物能与视网膜母细胞瘤的易感基因产物 RB 蛋白相结合，HPV-16 的 E6 蛋白能与细胞的 P53 蛋白结合，复合物所致的细胞变化能解释多瘤病毒的致瘤机制。HPV-16 的 E6 蛋白与 P53 蛋白结合机制同许多腺病毒及 SV40 相似。因此，该病毒有可能以相似途径导致细胞转化。

人们早就认识到宫颈癌是性工作者中常见却在修女中极为少见的一种疾病，且与不洁性生活关系密切，提示宫颈癌的发生与某种性传播因子的感染有关。虽然血清抗体检测发现部分患者单纯疱疹病毒 2 型(HSV-2)抗体阳性，但很少能在宫颈肿瘤中检测到该病毒的 DNA。后来的大量研究也未能证实宫颈癌的发生与 HSV-2 的感染有何联系，却发现同牛多瘤病毒、棉尾兔多瘤病毒相似的 HPV 与该恶性肿瘤的发生可能有关。

HPV 的 6、11、16、18、31、33、35、42 及 45 型可感染女性外生殖道，引起宫颈组织的坏死性改变。检测 HPV 的唯一可靠方法是 DNA 印迹杂交法。尖锐湿疣(CA)、子宫颈上皮肉瘤(CIN))及浸润性癌组织标本中均可检测到 HPV。

三、HBV 与原发性肝癌

大量的血清流行病学调查表明 HBV 感染与原发性肝细胞癌(HCC)有病因学联系。在我国，66% ~80% HCC 患者能检出 HBsAg，而一般人群仅 10% ~15%(表 25-12-2)。多人群前瞻性调查表明，HBsAg 携带者较一般人群发生 HCC 的几率高 100 倍。

表 25-12-2　肝癌患者与一般人群的血清 HBV 标志物(HBV-M)检出率

地区	肝癌患者		一般人群	
	HBsAg(%)	总 HBV-M(%)	HBsAg(%)	总 HBV-M(%)
中国	66%～80%	98%	10%～15%	70%
日本	40%～60%	75%	2%～5%	30%
南非	58%～65%	85%	10%～15%	40%
南欧	20%～55%	80%	2%～5%	40%
西欧、美国	15%～25%	50%～60%	0.2%～0.3%	7%～12%

虽然已经明确 HBV 与 HCC 之间有着因果关系，但其机制至今尚未完全阐明。目前认为，其机制分为非病毒直接致病及病毒直接致病两条途径。非病毒直接致病途径主要为病毒导致肝细胞的炎症反应及再生，在细胞再生过程中，出现正常肝细胞的癌变。因此，减少肝细胞的炎症，就会减少肝细胞癌的发生。大量的流行病学资料表明，HCC 的发生与是否存在肝硬化有关。在 HBV 感染人群中，如果没有发生肝硬化，HCC 的发生率在高加索人及亚洲人中分别为每年 0.02%～0.3%及 0.4%～0.6%。而如果有肝硬化，HCC 的发生率在高加索人及亚洲人中则分别达到 2.2%及 3.7%。在已经感染 HBV 的患者中，抗病毒治疗是降低 HCC 发生最好的策略。

病毒直接致病途径主要为 HBV DNA 与宿主染色体整合。用重组 HBV 探针分子杂交试验证实，在 HBV 持续感染过程中，可发生 HBV DNA 与肝细胞 DNA 的整合。在含游离和复制型 HBV DNA 的肝细胞膜上，由于有病毒抗原表达，成为靶细胞最终被免疫清除；含整合型 HBV DNA 的肝细胞膜，因不表达靶抗原，肝细胞逃避免疫杀伤而得以保存，并通过肝细胞再生机制形成优势细胞，甚至呈克隆性增殖。病毒基因整合存在于 HCC 发生前。在 HBsAg 阳性的 HCC 中，几乎均可检出整合型的 HBV DNA。在 HBsAg 阴性的 HCC，甚至由酒精性肝硬化发展而来的 HCC，亦曾检出整合的 HBV DNA。部分由 HCC 患者建立的 HCC 细胞系亦多有整合的 HBV DNA，如最早建株的 PLC/PRF/5 细胞携带有 6～8 个整合的病毒拷贝。

在 HCC 细胞内，HBV 的全基因组或基因片段以单体或寡核体形式整合，不同肝细胞 HBV DNA 整合部位可以不同；同一细胞内亦可存在多个整合部位，提示 HCC 并不存在特定的整合形式及整合部位。整合的 HBV DNA 与邻近的肝细胞 DNA 常呈多种重排现象，包括缺失、倍增、逆转、插入、转位、突变及染色体易位等。最常见重排是缺失。大多数整合的 HBV DNA 不完整，可有少数核苷酸或成段基因的缺失。C 基因区的部分或全部缺失最为常见，而非癌部位的基因重排极为罕见。基因的整合和重排可诱发癌变，但癌变的分子基础尚未阐明。曾有学者提出了几种模式，以期从不同角度阐明 HBV 的致癌机制。

（一）被整合的病毒 DNA 激活细胞基因（顺式作用）

此模式认为，HBV 整合于细胞癌基因附近，其基因组中的增强子或启动子激活细胞癌基因而使该癌基因不正常表达，导致细胞转化。

（二）病毒产物激活细胞基因（HBxAg 的反激活作用）

自从发现 HTLV 的某些产物具有激活其他病毒增强子的反式激活作用后，由于 HBV 与逆转录病毒基因组结构十分相似，很自然使人联想到 HBVX 区读码框架编码的 HBxAg 可能是一个反式激活因子，参与肝细胞的癌变。目前已有不少实验证实了 HBxAg 的反式激活功能。但 HBxAg 是如何通过反式激活作用、最终导致 HCC 发生的详细机制仍不清楚。

（三）多阶段、多因素模式

肝细胞的癌变是一个渐进过程，HBV DNA 整合人细胞 DNA 仅是肝细胞恶性转化的开始。被 HBV 基因整合的肝细胞，因缺乏 HBV 复制，抗原表达发生改变，可逃避宿主的免疫保护性攻击而存活下来。部分被病毒感染的细胞被免疫应答所清除，导致肝组织修复与再生；而逃避免疫攻击的细胞则可大量增生，产生有异常遗传特性的肝细胞，即细胞转化，最终变为 HCC。

（四）HBV 整合后导致抑癌基因突变失活与癌变

抑癌基因 p53 在 HCC 发生中的作用备受重视。研究表明，HBV DNA 整合体出现在细胞染色体 17q11.2～17q2 位点，该位点非常接近 p53 基因位点，在肝癌演变中，不论有无 HBV DNA 整合，p53 基因及其表达水平都不高。p53 的异常表现为 p53 变异和含 p53 染色体特定区域的缺损等变化。在我国启东地区及南非发生的肝癌中，p53 基因中第 249 密码子中 G 被 T 替代的碱基点突变率很高，并且含 p53 的 17 号染色体短臂的一部分缺失并表达异常。由 HBV 所致的 p53 突变可能有两个机制：其一为慢性 HBV 感染导致 p53 的一个等位基因突变，另一个等位基因随后因其他原因也发生突变；其二为 HBV 可以引起单个等位基因的显性突变而导致 p53 功能丧失。p53 与 HBVX 基因的拮抗现象引起学者的兴趣。p53 基因与细胞周期有密切关系，可与转录结合蛋白（TBP）及 TAF 相互作用，抑制癌基因 c-fos、c-myc 的表达，对细胞周期进行负调节。HBVX 基因可直接与 p53 结合而妨碍其功能实现。亦有人证实，X 基因通过最小启动子启动转录而抑制 p53 基因的表达。X 基因对 p53 基因的拮抗作用在癌变初期起主要作用，细胞癌基因的活化和抑癌基因的变异，将最终导致完全癌变。

四、HCV 与原发性肝癌

1989 年 HCV 分子克隆获得成功，之后丙型肝炎的特异性检测方法不断涌现，使深入进行 HCV 感染与肝癌关系的研究成为可能。短短几年内，这方面的研究发展十分迅速，取得了许多进展。HCV 在肝癌病因学方面的重要作用已达成共识。在肝癌高发区的日本，自积极开展乙型肝炎的免疫预防以来，虽然急性乙型肝炎的发病率已逐渐下降，但与预期的结果相反，肝癌发病率及病死率反而上升，特别是在男性人群。大阪地区男性肝癌的发病率，1966—1968 年为每年 16.3/10 万人，1981—1982 年升至 34.2/10 万人。肝癌占尸检恶性肿瘤的构成比，1958—1959 年为 5.78%，1982 年升至 14.0%。同期另一个显著变化是单纯肝硬化向伴肝癌肝硬化的转变。1958—1961 年单纯肝硬化与合并肝癌的肝硬化之比在尸检时大致相等，1980—1983 年合并肝癌的肝硬化则是单纯肝硬化的两倍以上。

进一步调查发现，HBsAg 阴性肝癌病例的增加是日本肝癌发病及病死率上升的主要原因。HBsAg 阴性肝癌在全部肝癌中的构成比，20 世纪 70 年代以免疫沉淀技术检测占 40%，80 年代以较敏感的方法检测却不到 20%。每年每 10 万人群中肝癌病死率，HBsAg 阳性组在 1968—1977 年为 3.9，1984—1985 年为 4.0，并无增加，但在 HBsAg 阴性组相同期间却自 5.6 上升至 12.1，增加了 2.14 倍。许多学者对 HBsAg 阴性病例的肝癌组织进一步以比免疫学方法敏感的分子杂交进行研究，结果多数病例亦不能检出 HBV DNA，说明 HBsAg 阴性的肝癌多不存在隐匿性 HBV 感染。以斑点杂交技术检测日本国立癌症中心医院 1970—1987 年手术切除的肝癌标本 79 例，结果血清 HBsAg 阴性的肝癌中，92.5%（49/53）的病例在其肝组织中检不出 HBV DNA。

在肝癌低发区如美国及西欧，亦有与日本类似的一些发现。HBV 血清学标志阳性的肝癌占全部肝癌的比例不到 1/4。HBV 血清学标志阴性的肝癌，除其中部分与酒精性肝硬化及血色病等有关外，多数病例缺乏明确致癌因素。美国及意大利的调查亦发现，伴肝硬化的肝癌的发病率升高。最近，对 HBV 血清学标志阴性肝癌患者的肝组织，以分子杂交法检测，有 75%～100% 病例测不到 HBV DNA；以 PCR 法检测，亦有 50%～90% 病例测不出 HBV DNA。

临床流行病学调查亦发现输血史与肝癌发生有一定联系。有作者统计分析大阪地区 299 例肝癌及 266 例非肝癌对照，经年龄、性别及其他重要因素调整以后，发现输血史与肝癌有显著关联，相对危险度为 4.3（95% 可信区间为 1.9～9.6）。日本肝癌研究组于 1990 年公布的资料则表明，23%（777/3377）的肝癌病例曾有输血史，其中 63.2% 的病例是在肝癌诊断 10 年以前输的血，认为 HBsAg 阴性肝癌发病率上升，可能与第二次世界大战期间，众多伤员接受大量输血致输血后非甲非乙型肝炎发病率增高有关。新近的调查发现，抗-HCV 阳性肝癌病例的输血史远较抗-HCV 阴性肝癌病例多见，进一步证实了既往输血与肝癌发生有关的看法。

大量血清流行病学调查发现，抗-C100 在肝癌中的检出率很高，与其在健康人群（0.5%～2.1%）形成鲜明对比。肝癌中抗-C100 的阳性率，以乙型肝炎低发区如日本、欧洲国家较高

(58% ~76%),而在美国、南非和乙型肝炎高发区的我国内地、台湾则相对较低(20% ~53%)。同时发现,相当部分(12% ~75%)HBsAg 阳性的肝癌同时抗-C100 也是阳性,从而使人们考虑 HCV 及 HBV 存在协同致癌作用的可能性。为增加调查结果的准确性,最近应用新一代检测方法作了深入研究,从免疫及分子生物学两方面进一步证实了 HCV 感染与 HCC 的发生存在流行病学相关性。

涉及 HCV 致癌机制研究的报道较少。迄今为止,尚未证实 HCV 基因能整合于宿主基因组,因此,HCV 致癌的机制可能不同于 HBV。1992 年有学者首次建立了一株 HCV 相关性肝癌细胞系,但以全巢式 PCR(5′-NC 区探针)检测培养基上清液及培养癌细胞中的 HCV RNA,结果均为阴性。近年研究揭示,肿瘤的发生与癌基因激活和抑癌基因失活有关,其中抑癌基因 p53 和 p21 可能参与大多数常见肿瘤的发生、发展过程。一般认为,HCV 核蛋白可抑制对细胞周期有负调节作用的抑癌基因 p53 及 p21 的启动子功能,促进肝细胞转化,参与肝癌的发生。亦有学者证实,HCV 核蛋白可在转基因鼠中诱发肝癌;将 HCV 的非结构蛋白 NS3 的一部分导入 NIH3T3 细胞,可使该细胞发生转化。

五、HTLV 与相关肿瘤

HTLV 属于逆转录病毒科的 RNA 致瘤病毒亚科,是一种外源性 C 型致瘤病毒。HTLV-1 主要流行于日本及加勒比海地区。人类 T 淋巴细胞是该病毒的靶细胞,其基因组的分子结构可能与小鼠、猫等的白血病病毒相似。病毒 RNA 由约 9kb 的核苷酸组成,包括两端的长末端重复序列及 4 个主要的开放读码框架,从 5′端至 3′端分别为 gag、poi、env 及 px 基因。gag 基因编码病毒的主要结构蛋白,亦是该病毒包装过程中所必需蛋白的编码基因;Poi 基因编码病毒的聚合酶,enx 基因为该病毒的包膜蛋白基因,px 基因则编码调节蛋白。

研究结果表明,HTLV-1 的感染与急性 T 淋巴细胞白血病(ATLL)发生之间存在着密切关系。所有 ATLL 患者 HTLV-1 阳性患者的恶性细胞含有 HTLV-1 基因组。可表现为慢性骨髓异常增生或进行性急性白血病或淋巴瘤。

尽管研究结果表明 HTLV-1 与白血病有密切联系,目前尚无确切证据能说明 HTLV-1 是导致白血病的唯一病原,也许还需第二个致癌因素的参与。有资料表明,px 基因高度保守,转化细胞必需,类似于 DNA 肿瘤病毒的转化基因。px 基因不但激活该病毒基因的转录,亦能正向或负向调节某些细胞基因转录。在病毒感染过程中,该基因激活可致感染细胞的永生化,然后引起该细胞转化。最近报道 px 基因具有反式激活作用,能激活 IL-2 受体基因,导致 IL-2 受体的表达增强而促进淋巴细胞无限制增殖。

六、HIV 与相关肿瘤

HIV 系导致人类 AIDS 的病原,它有两个血清型。HIV Ⅰ是从欧洲及美洲分离毒株的总称,HIV Ⅱ是从中非的妓女分离的毒株。HIV Ⅱ与猴 AIDS 病毒更为相似,其感染者的发病率较低,属于逆转录病毒科的慢病毒亚科。同 HTLV 一样,每一单链 RNA 由 9749 个核苷酸组成,两端为长末端重复序列,含有 9 个基因,gag、pol 和 env 三个基因分别编码结构蛋白,其他均为调节基因。env 基因的编码蛋白产物是 160kD 的糖蛋白,它经加工成为 gp41 的跨膜蛋白及 gp120 的外膜蛋白。gp120 蛋白能与 T4 抗原受体结合。此外,HIV 还能感染抗原呈递细胞,如巨噬细胞。由于感染者体内 T4 淋巴细胞的消耗以及巨噬细胞等抗原呈递细胞的功能紊乱,患者免疫系统受到严重损害。与 HIV 感染最常见的相关肿瘤是非霍奇金淋巴瘤及卡波西肉瘤。淋巴瘤细胞分化程度不一,其分化程度可通过细胞对抗原刺激的增殖水平区分。HIV 感染患者经抗原刺激可引起多克隆增殖,导致免疫球蛋白增加,产生全身淋巴结病。高分化的 B 淋巴细胞损害常伴有淋巴细胞的缺失,失去对克隆的永生化及恶性克隆控制的能力,有可能使中分化程度的淋巴瘤能发展成低分化程度的淋巴瘤。

卡波西肉瘤是一种良性多发性的血管瘤,对治疗的反应良好。与 HIV 相伴随的卡波西肉瘤则是进行性的,常累及内脏而导致患者窒息或胃肠道出血死亡。目前尽管进行了许多研究,但尚未确定出它的感染因子。感染 HTLV-2 的淋巴细胞能产生一种生长因子,使卡波西肉瘤细胞能在体外生长。

近来的研究表明,HIV 虽并不感染内皮细胞,但其 tat 基因能直接促进内皮细胞的生长。卡波西肉瘤常常发生在HIV感染的同性恋者，而很少发生于血友病患者、受血者及药物依赖者，提示卡波西肉瘤的发生亦需要某种辅助因素的参与。

（赵英仁）

参考文献

1. Long HM, Taylor GS, Rickinson AB. Immune defence against EBV and EBV-associated disease. Curr Opin Immunol, 2011, 23(2): 258-264.
2. Vereide D, Sugden B. Insights into the evolution of lymphomas induced by Epstein-Barr virus. Adv Cancer Res, 2010, 108: 1-19.
3. Schiffman M, Wentzensen N, Wacholder S, *et al*. Human papillomavirus testing in the prevention of cervical cancer. J Natl Cancer Inst, 2011, 103(5): 368-383.
4. Michielsen P, Ho E. Viral hepatitis B and hepatocellular carcinoma. Acta Gastroenterol Belg, 2011, 74(1): 4-8.
5. Bartosch B, Thimme R, Blum HE, *et al*. Hepatitis C virus-induced hepatocarcinogenesis. J Hepatol, 2009, 51(4): 810-820.
6. McGivern DR, Lemon SM. Virus-specific mechanisms of carcinogenesis in hepatitis C virus associated liver cancer. Oncogene, 2011, 28; 30(17): 1969-1983.
7. Martin D, Gutkind JS. Human tumor-associated viruses and new insights into the molecular mechanisms of cancer. Oncogene, 2008, 27(2): S31-42.
8. Jeang KT. HTLV-1 and adult T-cell leukemia: insights into viral transformation of cells 30 years after virus discovery. J Formos Med Assoc, 2010, 109(10): 688-693.
9. Epeldegui M, Vendrame E, Martínez-Maza O. HIV-associated immune dysfunction and viral infection: role in the pathogenesis of AIDS-related lymphoma. Immunol Res, 2010, 48(1-3): 72-83.
10. Cáceres W, Cruz-Amy M, Díaz-Meléndez V. AIDS-related malignancies: revisited. P R Health Sci J, 2010, 29(1): 70-75.

第十三节　医院获得性感染

医院获得性感染（hospital acquired infection, nosocomial infection），简称医院感染（hospital infection），旧称院内感染或医院内感染，系指发生在医院及其他医疗机构内所有人群（包括患者、医务人员、陪护及探视者等）的感染，主要是住院患者在医院内获得的感染（包括在住院期间发生的感染及在医院内获得出院后发病的感染）。医院工作人员在医院内获得的感染亦属医院感染。目前我国卫计委、美国疾病预防与控制中心（CDC）等权威机构均规定，无明确潜伏期的感染在入院48小时后发病者，或有明确潜伏期的感染入院时间超过平均潜伏期后发病者为医院感染。医院感染威胁着公共卫生安全，不仅会增加疾病的发病率及病死率，且可大量增加医疗费用。

【流行病学】

一、发病率

医院感染的发病率因地区、医院类别及各临床科室床位构成等因素而异，发达国家一般为5%～10%，而发展中国家更高，且规模较大的医院（>500张床）、公立医院及教学医院发病率较高。我国医院感染监测系统报道的医院感染发病率为3.1%～9%。医院感染中以尿路感染、下呼吸道感染、伤口感染及血行感染为多见。如美国CDC的统计资料显示，医院感染中尿路感染最常见，其他依次为外科伤口感染、下呼吸道感染、血行性感染等。上海的一项调查则显示下呼吸道感染最多见，其他依次为尿路感染、外科伤口感染、肠道感染、血行感染等。

二、传染源

外源性病原体来自患者体外，包括其他住院患者、医院工作人员、陪护家属、探望者及医院环境，亦称为交叉感染（cross-infection）。内源性病原菌为患者皮肤、口腔、咽部及胃肠道的正常菌群或住院期间新的定植菌，亦称为自身感染（autogenous infection）。

三、传播方式

医院感染的传播方式以接触传播最为多见，其次为血液传播，空气及消化道传播较少见。

（一）接触传播

主要包括：①直接接触传播：病原体在患者之间或由患者到医务人员再到患者间传播，如母亲产道的病原体B群链球菌、淋病奈瑟菌、单核细胞增多性李斯特菌、沙门菌属、单纯疱疹病毒（HSV）、沙眼衣原体、乙型肝炎病毒（HBV）等在分娩时均可传给新生儿；②间接接触传播：病原体由感染源污染传播至医院设施、医疗器械、患者用具或他人等媒介，随后再经被污染媒介传播导致感染，其中医院工作人员与患者接触频繁，通过污染的手在患者间传播感染，是非常重要的医院感染传播方式。此外，侵袭性操作时医疗器械不仅可导致外源性感染，亦可将患者自体细菌带入无菌部位导致内源性感染，如导尿时可将会阴部细菌带到膀胱。

（二）血液传播

HBV、HCV、HIV、CMV 及弓形虫通过血液和血制品传播的病例国内外均有大量报道，后果极其严重。

（三）空气传播

空气传播多见于流感病毒、结核分枝杆菌、疱疹病毒、曲霉等。葡萄球菌和链球菌虽可藉空气传播，但较接触传播为少。铜绿假单胞菌、不动杆菌属、肺炎克雷伯菌、嗜肺军团菌等可通过雾化吸入器和氧气湿化瓶及空调系统等散播。

（四）消化道传播

常见于 HAV 及感染性腹泻等，但这一途径导致医院感染者现在已较少见。

四、易患因素

易感人群包括：①细胞或体液免疫缺陷患者，中性粒细胞<500×10^6/L（500/mm^3）者；②新生儿、婴幼儿和老年人（<1 岁或>65 岁者）；③糖尿病、肝病、肾病、结缔组织病、慢性阻塞性肺疾患及恶性肿瘤患者；④烧伤或创伤产生组织坏死者等。

广谱抗菌药物的应用可引起机体菌群失调而致二重感染（superinfection），肾上腺皮质激素、免疫抑制剂、抗癌药及侵袭性操作则可导致全身或局部免疫损害而易患医院感染。常见侵袭性操作包括：①静脉导管、气管切开或插管、心导管、导尿管、“T”管引流、人工呼吸器、腹膜或血液透析、腰椎穿刺等；②异物的植入，如人工心脏瓣膜、人工关节或乳房假体；③器官移植或血管移植；④手术操作，尤其是污染手术和持续时间较长的手术。

【病原学】

导致医院感染的病原绝大多数为细菌，革兰阴性杆菌仍占第一位，但近年来革兰阳性球菌分离率呈上升趋势。此外，真菌、病毒及支原体属等亦是重要病原体。

一、细菌

约 90% 以上的医院感染为细菌所致，其中约 60% 为革兰阴性杆菌，主要有大肠埃希菌、克雷伯菌属、肠杆菌属等肠杆菌科细菌，以及近年来逐渐增多的铜绿假单胞菌、不动杆菌属、嗜麦芽窄食假单胞菌、伯克霍尔德菌及黄杆菌属细菌等对糖不发酵细菌，这些细菌可导致下呼吸道、外科伤口、尿路、血行感染等各类医院感染。此外，嗜肺军团菌及其他军团菌属亦可导致医院肺部感染。医院感染分离的革兰阴性杆菌由于产各类灭活酶（包括 ESBLs 及 AmpC 酶菌株）、通透障碍及靶位改变等机制，对第三代头孢菌素、氟喹诺酮类、氨基糖苷类等常用抗菌药物的耐药性亦逐年增高，且常表现为多重耐药，给医院感染的治疗带来极大困难。

金黄色葡萄球菌（简称金葡菌）、凝固酶阴性葡萄球菌及肠球菌属等革兰阳性球菌亦是常见病原菌，尤多见于外科伤口感染及血行感染中。近年来，凝固酶阴性葡萄球菌由于已成为静脉导管、脑室引流管、骨科人工装置、人工心脏瓣膜等部位感染重要病原菌，而日益受到重视。随着头孢菌素类的广泛应用，各种肠球菌属感染有增多趋势，其中主要导致尿路及伤口感染。B 群溶血性链球菌为新生儿脑膜炎及败血症的主要致病菌，A 群溶血性链球菌可导致术后伤口感染。近年来，上述细菌对抗菌药物的耐药性日趋严重，对青霉素、红霉素、苄卡西林、苯唑西林的耐药率达 50% ~ 91.67%。部分国家粪肠球菌耐万古霉素菌株分离率逐年上升，达 10% ~20%，屎肠球菌则可达 50%。而在美国和日本等国已经发现了对万古霉素低度耐药的金黄色葡萄球菌（VISA）。

生长较快的分枝杆菌，如鸟分枝杆菌、龟分枝杆菌及偶然分枝杆菌等可在心脏手术后导致胸骨骨髓炎、心包炎及心内膜炎，引起其他外科手术后伤口感染或肌内注射部位感染。胎儿弯曲杆菌为腹泻的致病菌之一。

拟杆菌属为厌氧菌感染最常见的病原菌，可导致胃肠道和妇科手术后的腹腔和盆腔感染。梭杆菌属、消化球菌属及放线菌属等可致口腔及呼吸系统感染，如吸入性肺炎、坏死性肺炎、肺脓肿及脓胸等。拟杆菌属、丙酸杆菌尚可导致败血症及心内膜炎。艰难梭菌可引起假膜性肠炎，常见于抗菌药物导致的严重菌群失调。

二、真菌

由于侵袭性操作、各类留置导管、广谱抗生素及静脉营养的广泛应用，兼以实验室诊断水平的提高，近年来真菌在医院感染病原体中比例显著升高，其中假丝酵母菌属最为常见，约 80% 为白色假丝酵母菌。近年来热带假丝酵母菌、近平滑假丝酵母菌、光滑假丝酵母菌及克柔假丝酵母菌等其他假丝酵母菌也有增多趋势。假丝酵母菌属除可导致医院肺部感染外，亦可因留置静脉导管引起败血症或在免疫缺陷患者中造成黏膜皮肤假丝酵母菌病。在免疫缺陷患者中，可发生曲霉肺部感染及新生隐球菌性脑膜炎。白色假丝酵母菌以外的其他假丝酵母菌大多对氟康唑耐药，曲霉仅对两性霉素 B 和伊曲康唑、伏立康唑等新一代三唑类药物敏感，而新生隐球菌的可靠治疗有赖于两性霉素 B 与 5-氟胞嘧啶的联合应用。

三、病毒

流感病毒、呼吸道合胞病毒、腺病毒、副流感病毒均和风疹病毒可导致医院呼吸道感染。在器官移植及骨髓移植患者中，多见 CMV 感染。医院内感染的病毒性肝炎主要为乙型及丙型肝炎，与输血及其他血制品、血液透析等因素密切相关。柯萨奇病毒 B 可引起新生儿感染并形成流行。由轮状病毒和诺瓦克因子所致的腹泻多发生于婴儿和老年人。HSV 及 VZV 皆可通过呼吸道或产道在医院内传播。

四、其他

沙眼衣原体所致的结膜炎和肺炎见于新生儿。解脲支原体和阴道加德纳菌可定植于肾移植患者，肾移植患者易感染肺孢子菌和弓形虫。输血时可传播疟疾等。阿米巴原虫、犬弓首蛔虫及粪类圆线虫感染常见于精神病患者或智能低下儿童。粪类圆线虫亦可藉助器官移植而传播。近年来朊粒导致医院感染的危险亦受到关注。

【临床表现】

尽管医院感染与相应社区获得性感染（community acquired infection）的临床特征基本相似，但两者在以下方面存在明显差异：①相同部位医院和社区获得性感染的病原体构成不同；②即使相同病原菌，医院感染分离菌株对抗菌药物敏感性较社区感染分离菌株差，常表现为多重耐药；③由于患者基础疾患的掩盖及各种治疗措施的干预，医院感染的临床表现常较隐匿且不典型；④患者多合并导致免疫功能低下的基础疾病或接受影响机体免疫力的治疗，医院感染常常更加危重、难治，病死率高。基于以上因素，无论是在病原体未明时的经验治疗，还是针对已知病原体的目标治疗，医院感染与社区获得性感染的治疗方案都迥然不同。因此，在治疗各类感染病时首先正确区分感染获得场所（医院或社区）至关重要。

一、尿路感染

医院尿路感染的主要入侵途径是逆行入侵，其中尤以沿导尿管管腔或导尿管与尿道黏膜间的薄层液体上行入侵为多见，尿道口病原体或污染的导尿管、膀胱镜及尿路冲洗液等均可成为传染源。少数医院尿路感染为血源性或不明原因。约 90% 的患者与导尿或尿路器械操作有关，其中 75% ~80% 患者的感染由导尿所致，另外的5% ~10% 与膀胱镜检查等其他尿路操作有关。感染发病率随导尿管放置时间而增加，每放置一日出现菌尿症的机会为 5% ~10%，放置 2 周后 50% ~100% 的患者将发生感染。此外，密封式导尿系统反复打开，膀胱冲洗，或集尿袋位置高于耻骨联合水平，以及女性、老年、尿路梗阻、膀胱输尿管反流、膀胱排空障碍等均为易患因素。

二、外科伤口感染

手术患者伤口感染发病率 1.5% ~13%，其中清洁伤口感染为 1% ~2%，清洁-污染伤口感染为 2% ~10%，污染伤口为 10% ~20%。手术后伤口感染占医院感染的 10% ~24%，位居医院感染的第 2 ~ 3 位。外科部位感染包括表浅切口（superficial incisional site）、深部切口（deep incisional surgical site）、器官/腔室（organ/space surgical site）部位感染，以及接受冠状动脉绕道手术-包括胸部与腿部切口（CBGB）后，胸部切口之表浅切口感染、胸部切口之深部切口感染、腿部取血管处之表浅切口感染、腿部取血管处之深部切口感染。

外科伤口感染的传染源包括：工作人员手、头发、呼吸道等携带的细菌，患者皮肤、消化道、呼吸道及泌尿生殖道的正常菌群，患者会阴、鼻及皮肤破损区带有的金葡菌等细菌，污染的手术器械、敷料、消毒剂及手术室环境中细菌。外科伤口感染主要通过直接接触传播，即手术人员或患者手、皮肤及衣物上细菌直接进入伤口，或空腔脏器切开后，细菌污染伤口，污染的媒介亦可间接传播。手术室空气消毒或超净层流室可减少术后感染，提示部分伤口感染系经空气传播。新生儿、老年人及肥胖患者易于发生伤口感染，糖尿病、肾上腺皮质激素治疗及免疫抑制剂应用皆可增加患者对伤口感染的易感性。术前住院时间长、长期卧床、低蛋白血症、手术时间长、失血量多及引流等皆可使感染发生的机会增多。

伤口感染的主要致病菌为金黄色葡萄球菌、凝固酶阴性葡萄球菌及肠球菌属等革兰阳性球菌，以及铜绿假单胞菌、大肠埃希菌、克雷伯菌属及肠杆菌属细菌等革兰阴性杆菌。金黄色葡萄球菌、凝固酶阴性葡萄球菌及肠球菌属，分别占伤口感染的病原体的 17%、20% 和 13.3%。革兰阴性杆菌所致的伤口感染约占全部伤口感染的 50%。类杆菌等厌氧菌是妇科手术后感染的常见致病菌。此外，尚有少量真菌感染。

三、肺炎

国外医院感染肺炎发病率为 0.5% ~2%，占医院感染的 15% ~20%，位居医院感染第二位。国内报道医院肺炎发病率为 0.5% ~5%，占医院感染的 10% ~33%，位居医院感染第一位。医院肺部感染多见于有严重基础疾病患者，病死率高，可达 20% ~50%，呼吸机相关的肺炎病死率更可高达 70%。

医院肺炎的主要入侵途径为上呼吸道定植菌的吸入，在住院早期为口咽部正常菌群，住院 5 日以上后则为革兰阴性杆菌及金黄色葡萄球菌。患者间交叉感染亦可导致医院肺炎，工作人员的手、呼吸器、喷雾器、增湿器、空调系统等皆可成为细菌传播的媒介。此外，少数情况下金黄色葡萄球菌及革兰阴性杆菌的血行播散亦可引起医院肺炎。留置胃管或使用 F12 受体阻滞剂等制酸剂后胃肠道细菌逆行入侵在医院肺炎发生中的意义则存在较大争议。医院肺炎的易患因素包括机械通气、入住监护室、气管插管、意识障碍、手术后、老年人、慢性肺部疾病及低蛋白血症。对我国医院肺炎报道的分析显示，老年人、入住监护室、机械通气患者发生医院肺炎的相对危险度分别为 3.85%、12.78% 及 43.27%。

住院 3 ~5 日发生医院肺炎的病原菌包括肺炎链球菌（*S. pneumoniae*）、流感嗜血杆菌（*H. influenzae*）及卡他莫拉菌（*Moraxella catarrhalis*）等社区获得性肺炎病原菌，但其仅占医院肺炎病原菌的 3% ~10%。医院肺部感染的病原菌主要为革兰阴性杆菌及金黄色葡萄球菌，其中革兰阴性杆菌占 50% ~60%，金黄色葡萄球菌占 19% ~27%。住院 3 ~5 日感染分离菌株主要为甲氧西林敏感株，住院 5 日以上感染分离菌株则多数为甲氧西林耐药株。昏迷、休克等患者可因吸入口腔分泌物而发生厌氧菌（消化球菌、消化链球菌及梭杆菌属等）或厌氧菌与需氧菌混合感染。亦有军团菌导致医院肺炎暴发流行的报道。医院肺炎患者中假丝酵母菌属的分离率为 0.7% ~7%，但研究表明呼吸道标本检出假丝酵母菌患者中真正为侵袭性感染者仅占少数。在细胞免疫功能低下患者，病原体尚包括曲霉、假丝酵母菌属、卡氏肺孢子菌、CMV、VZV、沙眼衣原体及非典型分枝杆菌属等。

四、血行感染

医院血行感染的发病率为 0.3% ~2.8%，仅占医院感染的 1.6% ~5%，但为高危的医院感染，病死率达 20% ~50%。病原菌为铜绿假单胞菌、沙雷菌属、克雷伯菌属、类杆菌或假丝酵母菌。休克、来源于腹腔或下呼吸道感染、老年人、监护室患者及伴有化脓性迁徙性病灶者等为死亡危险因素。

原发血行感染（由静脉输液、血管内检测装置及血液透析引起或原发感染病灶不明的感染）约占血行感染的半数，其主要入侵途径为插管局部感染沿导管入侵或病原体随污染的输液或导管入侵。继发血行感染则来源于尿路、外科伤口、下呼吸道、皮肤和腹腔、盆腔等感染。血行感染的易患因素包括新生儿、65 岁以上老年人、慢性肾病、肝硬化、糖尿病、肿瘤及血液病等免疫缺陷疾病，重度创伤或烧伤，粒细胞缺乏症，应用肾上腺皮质激素或免疫抑制剂，化疗，静脉高营养，血管插管，血液透析，其他侵袭性操作等。血管导管的类型、部位及放置时间等均与血行感染发病率相关，中心静脉导管发病率高于周围静脉，塑料导管高于金属导管，股静脉导管高于锁骨下或颈静脉导管，放置 3 日以上高于 3 日以内。一项调查显示，无静脉输液、采用周围静脉输液和中心静脉插管输液患者血行感染的发病率分别为 0.05%、0.37% 及 4.48%。

自 20 世纪 80 年代中后期开始，随着第三代头孢菌素等广谱抗生素的广泛应用，医院血行感染病原菌的构成呈现革兰阴性杆菌减少、革兰阳性球菌增加趋势。目前革兰阳性球菌已居优势地位，同时真菌感染比例亦明显升高。美国近期一项对10 000余例血行感染的调查显示：革兰阳性球菌占64.4%以上，革兰阴性菌占27.0%，真菌占7.6%。病原体依次为凝固酶阴性葡萄球菌占31.9%、金黄色葡萄球菌占15.7%、肠球菌属占11.1%、假丝酵母菌属占7.6%、大肠埃希菌占5.7%、克雷伯菌属占5.4%，以及肠杆菌属、铜绿假单胞菌、沙雷菌属和草绿色链球菌。

五、消化系统感染

（一）抗生素相关性肠炎

抗菌药物尤其是口服药物和胆道浓度高的药物可导致以腹泻为主要表现的胃肠炎症状，发病率为3.2%～29%，其中最严重的类型为假膜性肠炎，重症者的病死率可达30%。抗生素相关性肠炎（antibiotic associated colitis）的主要病原菌为艰难梭菌，可从50%～75%的病例中分离出，而在假膜性肠炎中分离率更高达90%以上，其他可能的病原菌包括假丝酵母菌属及产气荚膜梭菌等。假膜性肠炎尤易发生于胃肠道手术后、肠梗阻、尿毒症、糖尿病、再生障碍性贫血及老年患者应用抗菌药物过程中。除万古霉素等少数抗菌药物外，大多数抗菌药物可导致本病，其中氨苄西林、林可霉素、克林霉素、β-内酰胺类药物最为多见。

（二）其他消化道传播疾病

其他在社区经消化道传播的病原体亦可导致医院感染，如甲型和戊型病毒性肝炎，沙门菌属、致病性大肠埃希菌、葡萄球菌、志贺菌属、空肠弯曲菌、小肠结肠炎耶尔森菌、溶组织内阿米巴、轮状病毒、诺瓦克类病毒等所致的胃肠炎等。

六、血液、血制品及移植物传播感染

部分肝炎病毒、HIV、疱疹病毒、EB病毒等可经血液、血制品及移植物传播，我国HBV感染率高，HIV感染率尚在上升中，应加强对血液、血制品采集、应用的管理和对移植器官、组织的筛选，以避免这类传播导致严重后果。

（一）病毒性肝炎

医院感染主要为乙型和丙型肝炎，近年来丁型肝炎亦时有报道。传播途径主要为：①输血或血制品；②血液透析；③污染针头刺伤；④感染性的血或体液自有轻微损伤的皮肤、口腔黏膜、眼结膜侵入；⑤实体器官移植；⑥污染医疗器械。这类疾病可在血液、血制品和器官供者向受者、医院工作人员及患者之间传播。内科和口腔科医师乙型肝炎发病率为一般人群的5倍，而外科医师、血液透析部门工作人员及接触血液的实验室人员发病率达一般人群10倍。被HBeAg阴性血污染针头刺伤后传染乙型肝炎的发病率为1%～6%。如果被HBeAg阳性血污染针头刺伤，发病率可达22%～40%。输血后病毒性肝炎的发病率与接受输血次数及输血量密切相关，既往输血后丙型肝炎的发病率为3%～21%，乙型肝炎为5%～10%，但随着管理的加强和病毒检测水平的提高，输血后病毒性肝炎的发病率显著下降。以美国为例，目前输血后乙型肝炎发病率降至每63 000例次输血发生1例，丙型肝炎则为121 000例次输血发生1例。血液透析后丙型肝炎发病率，美国为10.4%，意大利为20%～40%，委内瑞拉更高达71%，乙型肝炎的发病率美国为2.4%～7.8%。

（二）AIDS

HIV可通过以下途径在医院工作人员与患者之间及患者之间传播：①血液或血制品传播；②污染针头刺伤；③污染血或体液自有轻微损伤的皮肤、口腔黏膜、眼结膜侵入；④污染器械。其中血液或血制品传播是AIDS传播的重要途径，许多国家报道过污染血液或Ⅷ因子、白蛋白、丙种球蛋白等血制品导致AIDS的事例。在美国，逾8000例患者由于输血或血制品而感染HIV，由于检测技术不能保证敏感性为100%，其中39例接受HIV筛选试验阴性血制品后发病。

（三）其他疾病

输血、血制品及器官移植尚可导致巨细胞病毒感染、EB病毒感染、梅毒及疟疾等众多其他疾病的传播。

七、中枢神经系统感染

中枢神经系统感染常见于颅脑手术及脑脊液分流术后，病原菌主要为肠杆菌属、铜绿假单胞菌及不动杆菌属等革兰阴性菌，以及金黄色葡萄球菌和凝固酶阴性葡萄球菌等革兰阳性球菌。脑脊液鼻漏时则以肺炎链球菌多见。

八、腹腔感染

腹腔手术，包括由于肿瘤、结石、囊肿等各种原因需进行的肝、胆、胰、脾等手术均有可能发生手术后腹腔感染。尤其是坏死性胰腺炎者，各种引流管多，因此发生腹腔感染的机会多，病死率增高。常见病原菌包括大肠埃希菌、肠杆菌属、克雷伯菌属等肠杆菌科细菌，铜绿假单胞菌等糖非发酵菌，肠球菌属、葡萄球菌等革兰阳性球菌，以及脆弱类杆菌等厌氧菌。腹腔感染常为需氧菌和厌氧菌混合感染。坏死性胰腺炎合并感染病原体为假丝酵母菌属等真菌亦非少见。

九、植入物感染

人工关节、心脏瓣膜及乳房假体等一些植入物可并发感染。人工关节置换术后感染发病率，国外报道为2.5%～8.9%，国内报道为5%。骨关节感染的最常见病原菌为金黄色葡萄球菌和凝固酶阴性葡萄球菌，其他病原菌包括肠杆菌科细菌和假单胞菌属等。心瓣膜术后可发生感染性心内膜炎，手术2个月内病原菌主要为凝固酶阴性葡萄球菌和金黄色金葡萄球菌，偶见革兰阴性杆菌及真菌。乳房假体植入后感染病原菌以葡萄球菌为多。

植入物感染的治疗除药物外，常需取出植入物，增加患者痛苦和医疗费用，因此目前多主张在植入前应用抗菌药物预防。

【医院感染的控制】

医院感染的控制有赖于广泛、可靠的医院感染监测和防治网络，切实、有效的预防措施，及对医院感染积极、合理的治疗。

一、医院感染监测和防治机构

（一）组织机构

各医院应组成由感染科医师、专职护士、微生物学家、流行病学专家及管理人员等参加的医院感染控制机构，主要工作内容有：①根据医院特点制订相应医院感染防治措施；②医院感染监测；③监督医院感染防治措施的执行；④有关医院感染知识的宣传和教育。医院感染控制机构在医院感染控制中发挥核心作用，但全体医院工作人员认真协助完成医院感染监测工作、严格执行医院感染防治措施同样重要。

（二）医院感染的监测

通过对医院感染发生和分布及各种影响因素的分析，为医院感染的控制提供依据。监测内容包括：①医院感染总发病率、各科室发病率、各部位感染发病率，高危人群及高危科室发病率；②危险因素；③病原体构成；④漏报率；⑤细菌耐药性监测；⑥暴发流行情况；⑦环境监测等。

医院感染发病率的计算方法有以下两种：

患者感染率（%）＝新发生感染例数（或例次数）/同期住院人数×100

患者日感染率（‰）＝新发生感染例数（或例次数）/出院患者总住院日数×1000

我国主要采取前者，但国外如美国CDC趋于采用后者。

由于单个医院监测资料有限，发达国家建立了国家和地区医院感染监测网络，参加医院以统一诊断标准进行医院感染监测并将资料汇总，从而积累了翔实的医院感染发生、分布、危险因素、病原构成、细菌耐药性等资料。目前我国已初步建立医院感染监测网络。此外，DNA指纹、耐药谱、血清学分型等众多技术及方法的应用，使感染源和传播途径的追踪更为完善。这些工作为医院感染预防措施和治疗方案的制订提供了坚实基础。

二、预防措施

尽管目前尚无法完全避免医院感染尤其是内源性医院感染，但研究表明有效的预防措施可减少20%～35%的医院感染。因此，通过控制传染源、切断传播途径及减少易患因素三个环节来降低医院感染发病率具有重要价值。

（一）控制传染源

主要措施有：①积极治疗医院感染患者；②严格环境消毒措施；③妥善处理患者排泄物、分泌物和污染物品、器械；④对医院工作人员进行全面体检，以避免医院工作人员传播结核、病毒性肝炎及伤寒等疾病；⑤携带者的处理，如以莫匹罗星软膏治疗鼻腔携带金黄色葡萄球菌工作人员。

（二）切断传播途径

主要措施有：①医院布局合理，减少医院感染传播机会；②对不同传播途径疾病采取相应隔离措施；③严格无菌手术和操作；④医务人员检查患者前后均应以流动水洗手；⑤严格血液、血制品和移植器官、组织的筛选和管理，确保排除感染各类肝炎病毒、HIV等病原体的供者；⑥严格器械消毒；⑦对符合适应证者予以手术前抗菌药物预防用药。

（三）减少易患因素

应尽量做到：①缩短患者住院时间和入住ICU时间；②避免不必要侵袭性操作；③避免应用机械通气、各类导管，或缩短应用时间；④避免滥用广谱抗菌药物；⑤及时纠正或改善患者免疫缺陷状态。

三、医院感染的诊治

目前，国内外根据大量医院感染监测资料，已制订肺炎、血行感染及中枢神经系统等各类医院感染的诊疗指南，对医疗实践有重要指导意义。各科医师应在了解当地、近期各类医院感染病原体构成及细菌耐药性情况下，参考相应部位感染诊疗指南，确定治疗方案。在诊疗中应注意以下原则：①医院感染表现可能较为隐匿且非典型，应提高警惕，尽早采取各种诊断措施发现医院感染；②医院感染更为危重，应根据可能病原及时选用杀菌作用强、疗效高的抗菌药物予以经验治疗；③医院感染常由多重耐药菌引起，应尽早进行细菌培养和药敏试验检查，以保证治疗具针对性；④患者多合并免疫缺陷疾病或被实施抑制免疫的诊疗措施，除抗感染治疗外，应尽量纠正免疫抑制因素，如纠正低蛋白血症、粒细胞缺乏，停用肾上腺皮质激素、免疫抑制剂和化疗药物，移去导管、植入物等。

（施光峰）

参考文献

1. Yu F, Li T, Huang X, *et al*. Virulence gene profiling and molecular characterization of hospital-acquired *Staphylococcus aureus* isolates associated with bloodstream infection. Diagn Microbiol Infect Dis, 2012, 74(4): 363-368.
2. Azira NM, Zairi NZ, Amry AR, *et al*. Case series of naturally acquired *Plasmodium knowlesi* infection in a tertiary teaching hospital. Trop Biomed, 2012, 29(3): 398-404.
3. Greene MT, Chang R, Kuhn L, *et al*. Predictors of hospital-acquired urinary tract-related bloodstream infection. Infect Control Hosp Epidemiol, 2012, 33(10): 1001-1007.
4. Ricard JD, Conti G, Boucherie M, *et al*. A European survey of nosocomial infection control and hospital-acquired pneumonia prevention practices. J Infect, 2012, 65(4): 285-291.
5. Ostovar GA, Kohn N, Yu KO, *et al*. Nosocomial influenza in a pediatric hospital: comparison of rates of seasonal and pandemic 2009 influenza A/H1N1 infection. Infect Control Hosp Epidemiol, 2012, 33(3): 292-294.
6. Greig JD, Lee MB. A review of nosocomial norovirus outbreaks: infection control interventions found effective. Epidemiol Infect, 2012, 140(7): 1151-1160.
7. Lopez-Cerero L, Fernandez-Cuenca F, Pascual A. The Microbiolgy laboratory in nosocomial infection surveillance and control. Enferm Infect Microbiol Clin, 2013, 31(1): 44-51.
8. Chai WZ, Wang XT, Zhou J, *et al*. Control method exploration of nosocomial bloodstream infection and its effect evaluation. Chin Med J (Engl), 2012, 125(17): 3044-3047.

第十四节　免疫缺陷与感染

免疫（immunity）是人体的生理功能，依靠由物理屏障、化学屏障、非特异性免疫功能、特异性免疫功能组成的免疫系统识别自身与异己物质，通过免疫应答清除抗原性异物，从而维持机体生理平衡。免疫系统中任何一个环节或部分因先天发育不全或后天各种因素所致损害均可导致免疫缺陷，包括原发性（先天性）和继发性（获得性）免疫缺陷，主要表现为易受各种病原微生物感染。近年来，随着HIV病毒的传播、实体器官移植、造血干细胞移植、肿瘤放化疗等技术的推广、免疫抑制药物的广泛应用，免疫缺陷所引起的感染引起学界的高度重视，本节重点讨论免疫缺陷患者感染的发病机制、病原、临床表现、诊断及治疗。

【发病机制】

免疫缺陷可分为原发性（先天性）和继发性（获得性），原发性免疫缺陷病（primary immunodeficiency disease, PID）系一组由不同基因缺陷导致免疫系统功能损害的疾病，累及天然性免疫或获得性免疫应答，发病率低，多在婴幼儿或儿童时期发病。后者临床常见，多由烧伤、肿瘤、代谢性疾病、脾切除、接受放疗、免疫抑制或细胞毒性药物及肾上腺皮质激素的治疗以及诊断或治疗器械操作的影响所致（AIDS另做一章讨论）。临床常见免疫缺陷病的发病机制根据其受累环节可分为以下几种类型，其中部分患者可能有多种发病机制的重叠作用。

一、理化屏障完整性受损

严重创、烧伤，各种侵入性导管留置、心瓣膜置换术等皆可引起局部防御屏障损害，导致其邻近部位寄殖病原微生物（如寄殖于皮肤的葡萄球菌属）或医院内耐药菌入侵形成感染。各种实体瘤所致的空腔器官阻塞也可损伤局部防御功能，使感染易于发生，如支气管肺癌导致支气管阻塞，局部引流不畅，易致肺部感染；泌尿系统肿瘤、尿路结石及尿道阻塞常引起尿路感染。此类免疫缺陷者的感染以固定部位的复发性细菌性感染为特点。湿疹性皮炎、皮肤针刺或创伤常并发金黄色葡萄球菌或化脓性链球菌的局部或全身感染。静脉药瘾者和慢性血液透析患者常因金葡菌局部感染而致脓毒血症或心内膜炎。

二、吞噬作用受损

由中性粒细胞、单核细胞或巨噬细胞数量减少或吞噬功能障碍（包括趋化性障碍、吞噬作用减弱和杀菌活性降低）所致，占原发性免疫缺陷病的1%～2%。当外周血绝对粒细胞计数（ANC）$<0.5\times10^9/L$，或$<1\times10^9/L$但预计将在24～48小时之内降至$<0.5\times10^9/L$者称为粒细胞缺乏症（agranulocytosis）。遗传性白细胞减少症常于出生后第一周内发生感染，周期性白细胞减少症则表现为每23～28日出现一次白细胞突然降低，同时易发生感染。白细胞数量和质量异常时的常见感染为葡萄球菌和革兰阴性杆菌所致皮肤和软组织感染、菌血症、肺炎、骨髓炎及肠道感染等。中性粒细胞功能不良包括中性粒细胞趋化性疾病、ChediakHigash综合征、慢性肉芽肿性疾病、遗传性髓过氧化酶缺乏等。吞噬作用受损患者易发生条件致病菌如铜绿假单胞大肠埃希菌、肺炎克雷伯菌、金黄色葡萄球菌、表皮葡萄球菌和有荚膜的细菌以及假丝酵母菌、曲霉等真菌的感染。

三、体液免疫缺陷

包括免疫球蛋白缺乏和补体缺乏。免疫球蛋白缺乏多是由B细胞发育和（或）功能异常所致，约占原发性免疫缺陷病的50%～70%，包括各类免疫球蛋白均缺少的低丙种球蛋白血症和某一类Ig选择性缺陷。当IgG或其亚型（如IgG2）的生成缺乏时常见复发的全身性及肺部荚膜细菌感染，尤以肺炎球菌多见，这与IgG对该菌具有重要的调理作用有关。IgA缺乏者较少见，易发生呼吸道、胃肠道和泌尿道的感染。单独IgM缺乏者罕见，很少因此发生临床感染。

补体是人血清中一组具有重要非特异性免疫功能的蛋白质，它有协同抗体效应、加强吞噬、促进炎症反应以及免疫溶菌等作用。补体缺乏多为先天性，临床上可见于各种单一补体组分缺陷、补体抑制物缺陷、补体活化中某因子缺陷及补体受体缺陷相关的病征。C1、C2、C4缺乏主要表现为狼疮样综合征；C3缺乏易发生复发性菌血症和由荚膜细菌引起的肺炎，主要与调理功能减退有关；终末膜攻击复合物（C5～C9）的成分缺乏则易致淋球菌或脑膜炎球菌的感染。

四、细胞免疫缺陷

因胚胎期胸腺发育不全致使T细胞数目减少或功能障碍所致，占原发性免疫缺陷病的5%～10%。DiGeorge综合征或先天性胸腺发育不全是该类免疫缺陷病的代表。原发性细胞免疫缺陷者常在成年之前死于条件致病菌感染，临床所见多为继发性，如淋巴瘤患者、肿瘤患者接受放疗或化疗者、器官移植及应用免疫抑制剂者，亦包括结核病、获得性免疫缺陷综合征（AIDS）等。细胞免疫缺陷者易发生细胞内细菌、真菌、病毒和原虫等感染。其中，细菌感染主要有李斯特菌、军团菌及分枝杆菌；真菌感染主要有皮肤黏膜假丝酵母菌感染及进行性全身真菌感染如组织胞浆菌、球孢子菌及隐球菌感染，肺部则多为近年来新划入真菌范畴的耶氏肺孢子菌感染所致卡氏肺孢子菌肺炎（PCP）；病毒感染主要有单纯疱疹病毒、水痘-带状疱疹病毒和巨细胞病毒；寄生虫感染主要有弓形虫、粪类圆线虫、隐孢子虫及溶组织阿米巴原虫等所致感染。

五、联合免疫缺陷

因T细胞和B细胞发育、数量和功能异常引起体液和细胞免疫均缺陷，约占原发性免疫缺陷病的10%～25%，婴儿的Nezelof综合征、Wiskott-Aldrich综合征及共济失调毛细血管扩张症（Ataxia-telangiectasia）均属联合免疫缺陷。此类患者易发生严重感染，甚至是致命性感染，使用较大剂量肾上腺皮质激素不仅可降低中性粒细胞黏附和渗出，而且还可抑制抗体的生成及细胞免疫功能，从而容易导致各种感染；接受异体器官移植患者常用的细胞毒药物如硫唑嘌呤、T辅助细胞抑制剂如环孢菌素A及大剂量肾上腺皮质激素等，在抑制后早期阶段及器官排斥阶段常并发各种感染；

严重烧伤患者除失去正常的皮肤和黏膜屏障外，可因免疫球蛋白漏出至烧伤部位，使循环免疫球蛋白减少，细胞免疫应答也同时降低，从而易发生多种感染。

【病原学】

随着现代医学的进步，器官移植（包括造血干细胞移植）、恶性肿瘤放、化疗、自身免疫性疾病的免疫抑制治疗逐渐普及，加之机械通气、血液净化、肠外营养等生命支持技术的日趋成熟使得很多原来难以挽救的危重病例得以存活，免疫缺陷患者逐渐增加，其感染的病原谱也在不断发生变化，近来免疫缺陷在感染的病原学变迁可总结如下：

一、革兰阳性球菌感染增多

主要为凝固酶阴性葡萄球菌、链球菌、金黄色葡萄菌和肠球菌属等。增多的原因有：采用强化抗癌治疗、广泛应用留置静脉导管、粒细胞减少者常伴有消化道黏膜破坏、广泛采用抗生素预防等。

二、革兰阴性杆菌感染中病原菌的变迁

大肠埃希菌及铜绿假单胞菌感染有所减少，而克雷伯菌属、肠杆菌属及嗜麦芽窄食假单胞菌有所增多。

三、分枝杆菌属感染增多

除结核分枝杆菌外尚有鸟分枝杆菌、龟分枝杆菌、偶然分枝杆菌、溶血分枝杆菌等非结核分枝杆菌。

四、真菌、病毒、原虫感染有所增加

真菌中隐球菌属、曲霉、念珠菌、肺孢子菌属；病毒中水痘-疱疹病毒、巨细胞病毒、肝炎病毒等；原虫中弓形虫、粪类圆线虫等的感染有所增加。

五、耐药菌增多

耐甲氧西林金黄色葡萄球菌（MRSA）、耐青霉素肺炎球菌（PRSP）、多重耐药肠球菌属、肠杆菌属、假单胞菌属、克雷伯菌属中的耐药株、多重耐药结核杆菌（尤其多见于 AIDS 患者）、耐阿昔洛韦的疱疹病毒株等。新近出现的超级细菌、耐碳青霉烯类的假单胞菌及不动杆菌更成为治疗极为棘手的难题。不同类型免疫缺陷者感染的常见病原微生物见表 25-14-1。

表 25-14-1　常见致病微生物与免疫缺陷类型的关系

疾病	免疫缺陷	病原微生物
再生障碍性贫血、急性白血病、自身免疫性疾病、肿瘤化疗	中性粒细胞减低	肠杆菌科细菌、铜绿假单胞菌、金黄色葡萄球菌、表皮葡萄球菌、真菌
器官移植后、淋巴瘤、肿瘤化疗	细胞免疫缺陷	李斯特菌、军团菌、结核杆菌、麻风杆菌、其他分枝杆菌、水痘-疱疹病毒、巨细胞病毒等、念珠菌属、隐球菌、曲霉、卡氏或耶氏肺孢子菌、弓形虫等
补体缺乏症、丙种球蛋白减低、多发性骨髓瘤、脾切除	体液免疫缺陷	肺炎链球菌、流感嗜血杆菌、脑膜炎球菌等有荚膜细菌
实体瘤（支气管肺癌、前列腺癌）	肿瘤所致空腔器官阻塞	局部器官感染（各种病原微生物均有）
静脉导管、脑室导管、导尿管留置、气管切开等	局部防御功能缺陷	金黄色葡萄球菌、表皮葡萄球菌、邻近器官寄殖菌

【临床表现】

免疫缺陷者的感染可表现为局部（呼吸道、消化道、泌尿系、中枢神经系统、皮肤黏膜）或全身感染。由于免疫功能缺陷，机体对病原微生物入侵后免疫反应与一般人群不同，其临床表现常不典型，现按不同病原所致感染分述如下。

一、细菌感染

理化屏障、吞噬功能、细胞免疫和体液免疫均参与对细菌的防御机制，因此，几乎所有免疫功能缺陷者均对细菌易感。

常见的革兰阳性致病菌为金葡菌、表皮葡萄球菌、肺炎链球菌及其他链球菌等，可引起局部或全身感染。从局部皮肤化脓到肺炎、肺脓肿、脑膜炎、伪膜性肠炎及菌血症等，其临床表现为发热伴相应受累系统的症状，缺乏特异性；各种遗传性免疫缺陷患儿常发生肺炎链球菌化脓性感染；急性白血病患者常见下呼吸道、肛门直肠、咽及食管的感染；分枝杆菌感染亦不少见，如霍奇金病患者的结核病发病率较高，鸟分枝杆菌为AIDS的常见致病菌；肠球菌（包括耐万古霉素的肠球菌）是肝移植后引起感染的主要病原；肺炎链球菌是脾切除患者和感染HIV者发生菌血症的主要病原；骨髓移植患者（特别是在移植后100日左右）对有荚膜的细菌易感，尤其是肺炎球菌。常见的革兰阴性致病菌为肺炎克雷伯菌、铜绿假单胞菌和大肠埃希菌等。肺炎克雷伯菌肺炎起病急，轻者咳黏稠棕红色胶冻状痰液，重者可出现黄疸、紫癜，甚至出现循环衰竭而死亡；铜绿假单胞菌可致多叶肺泡受累，呈双侧性分布，以肺底为主，其临床表现常被原发病所掩盖，早期胸部X线常无明显异常，多在72小时后才出现阳性结果。肝衰竭患者易发生革兰阴性杆菌感染，以大肠埃希菌最多见，所致感染有自发性腹膜炎、肺炎、菌血症、尿路感染及肠炎等，表现常不典型，易漏诊。单纯由厌氧菌引起的感染比较少见，一般多见于混合感染，如坏死性牙龈炎、腹腔脓肿、肛周蜂窝织炎等。

二、病毒感染

病毒感染常见于细胞免疫缺陷的患者，常见病毒有单纯疱疹病毒、水痘-带状疱疹病毒及巨细胞病毒等。单纯疱疹病毒感染较常见，多局限化，但在严重免疫缺陷者则可发生播散；水痘-带状疱疹病毒（VZV）多见于霍奇金病等恶性肿瘤、放射治疗、肾上腺皮质激素或免疫抑制剂治疗及骨髓移植患者，皮疹的形态、分布无特殊性，但病情较重，易引起皮损泛化及脑炎，其中带状疱疹可以反复发生于同一部位，可作为免疫缺陷患者的标志性疾病，具有重要的诊断提示意义；巨细胞病毒常见于器官移植、白血病、淋巴瘤及其他恶性肿瘤，因该病毒在一般人群中有极高的流行率（有文献报道成年健康志愿者CMV-IgG抗体阳性率可达40%～100%），故多为潜伏病毒的激活，临床表现主要为发热、肝炎、单核细胞增多及间质性肺炎等。此外，EB病毒、呼吸道合胞病毒可引起骨髓移植者严重感染；人类细小病毒B19可引起免疫缺陷者的慢性贫血而易致感染；麻疹可发生于免疫缺陷的易感者，其临床表现与正常人群相似，如有中性粒细胞减少则易继发细菌感染。

三、真菌感染

当吞噬功能和细胞免疫功能受损时，易发生条件致病真菌的感染。真菌感染范围很广，从一般真菌如皮肤真菌和指甲真菌到深部真菌如假丝酵母菌和曲霉都有。在过去20年间，由于医学科学技术的飞速发展，医疗干预和支持水平不断提高，人口的老龄化趋势以及AIDS、肿瘤化疗、器官移植后免疫抑制剂使用的增加以及广谱抗生素、肾上腺皮质激素大量应用，造成深部真菌感染的急剧增加。念珠菌是免疫缺陷者真菌感染中最常见的致病菌，在急性白血病的真菌感染中约占一半，可引起皮肤、黏膜及内脏的感染，其中鹅口疮最具特征性，而内脏感染多无任何特征；近年来曲霉感染明显增加，病变多在肺部，表现为发热、肺部实变，一般死于病程1～3周；新出现的机会致病菌如镰孢霉菌（*Fusarium*）和毛孢子菌属（*Trichosporon*）常导致中性粒细胞减少者的感染，且易播散；毛霉菌肺部感染常见于糖尿病及肾功能不全者，临床表现无特异性；隐球菌感染临床表现与结核性脑膜炎相似；孢子丝菌感染常见于糖尿病、结节病及使用肾上腺皮质激素者，多为全身性感染，病情较重；既往称为的卡氏肺囊虫经过晚近的基因组分析，被重新定义为真菌，也是免疫缺陷者的肺部感染重要病原，主要表现为严重的呼吸困难、低氧血症和与症状不相符的肺部体征，影像学可有典型的毛玻璃样变，后期可发展为肺纤维化。

四、寄生虫感染

常引起免疫缺陷者感染的寄生虫主要有弓形虫、隐孢子虫及粪类圆线虫，而肺孢子虫如前所述已被划为真菌。其中，弓形虫感染最为常见，主要发生于AIDS、淋巴瘤、器官移植及结缔组织病患者，尤其是AIDS，其感染率高达30%～40%，主要表现为发热、斑丘疹、心肌炎、肺炎及肝炎等；隐孢子虫所致感染在AIDS患者中仅次于弓形虫，表现为长期水样腹泻；粪类圆线虫感染可发生于恶性肿瘤、麻风、结核病及应用免疫抑制药物时，主要引起严重的胃肠道病变，并可侵入脑、心、肺、肝、脾、淋巴结及泌尿生殖系等处，引起相应的临床症状，重者可导致死亡。此外，阿米巴原虫亦可致免疫缺陷者感染，表现为解果酱样便的阿米巴痢疾及阿米巴肝脓肿。

【诊断】

免疫缺陷患者出现感染时往往很难得到早期及时的诊断，其原因包括：①免疫缺陷和原发疾病的存在使感染的临床表现常不典型；②其病原常是条件致病微生物，临床医师对此类感染的临床表现和诊断方法多不熟悉，有时甚至可能将体液的阳性培养结果误认为采集标本污染所致；③混合感染较多，增加了病原诊断的难度。因此，临床上及时明确感染的性质和患者的免疫状况对早期、正确诊断免疫缺陷者的感染至关重要。

一、病史

详细了解病史，尤其是流行病学史，对于正确诊断免疫缺陷者的感染有重要意义。如来自结核病高发区或有密切接触史的患者出现午后低热、盗汗、咯血等症状时提示结核病；在热带或亚热带地区，类圆虫和疟原虫感染较多；饲养家猫可感染弓形虫，饲养家鸽可感染隐球菌等。

二、基础疾病

器官移植者、肿瘤患者、接受广谱抗生素或长期应用激素、免疫抑制剂者，很多处于免疫抑制状态，容易发生机会性感染。中性粒细胞减少者，由于免疫功能低下，炎症的症状和体征常不明显，病原菌及感染灶也不明确，发热可能是严重潜在感染的唯一征象，感染相关病死率高。一旦出现发热应考虑并发感染的可能。

三、根据感染部位和病原推断患者的免疫状态

主要表现如下：

1. 局部复发性细菌感染提示局部防御功能缺陷。

2. 金黄色葡萄球菌或肠道革兰阴性菌所致全身严重感染及机会性真菌或努卡菌所致内脏感染提示中性粒细胞数量或质量异常。

3. 鹅口疮可作为中性粒细胞严重减少的早期表现。

4. 局部化脓性细菌感染而很少形成脓液者应考虑白细胞减少及趋化障碍。

5. 严重或复发性荚膜细菌感染提示补体或补体系统缺乏。

6. 顽固性腹泻常发生于调理素功能缺陷者。

7. 细胞内致病菌、原虫、真菌或DNA病毒的全身性感染提示细胞免疫缺陷。

8. 肠道吸收不良常发生于各种重型联合免疫缺陷者。

9. 如感染自婴儿时期开始，应考虑先天性或遗传性免疫缺陷。

四、免疫功能检查

1. 细胞免疫检查 检测末梢血中T淋巴细胞计数、$CD4^+/CD8^+$ T细胞比值、淋巴细胞转化率、细胞因子等。

2. 体液免疫检查 可作免疫球蛋白定量（包括IgG、IgA、IgM、IgD、IgE和IgG亚群等）、血清蛋白电泳、同种血细胞凝集素、免疫后抗体反应等。

3. 补体、吞噬功能检查 可检测血清总补体活性及C3、C4水平、外周血白细胞计数、中性粒细胞计数及其黏附、趋化、吞噬、脱颗粒、杀菌活性和四唑氮蓝（NBT）还原实验。

五、病原学检查

随着分子生物学、免疫学、微生物学的迅速发展，病原学检测技术近年来有了重大发展。传统的细菌分离培养法阳性率较低，近年来应用于临床的自动血培养连续检测系统使培养阳性率显著提高；针对结核分枝杆菌，传统使用的改良罗氏培养法细菌周期长，不利于临床应用，全自动分枝杆菌快培技术检测系统可将培养阳性时间从平均23日缩短到10日左右。核酸分子杂交和PCR技术可用于检测播散性真菌感染和刚地弓形虫感染；特异性探针可检测疱疹病毒和巨细胞病毒等的病毒基因或基因产物；在真菌检测方面，由于痰培养标本极易受到污染，血培养阳性率低，因此侵袭性曲霉感染，特别是肺部曲霉感染诊断率一直较低，近期开展的血清半乳甘露聚糖检测（GM试验）对曲霉具有较高的特异性和敏感性，有效地提高了曲霉的诊断率，改善了疗效。此外，DNA探针的使用、细胞因子的测定、支气管肺泡灌洗（BAL）等方法均有助于分枝杆菌感染和卡氏肺孢子虫肺炎等的诊断；同时，影像学检查技术的进步也提高了作为辅助诊断手段的价值，如深部真菌病中超过半数

病例可通过CT、MRI检测到病变，而且最新使用的放射闪烁显像法具有更好的效果。

【治疗】

免疫缺陷者感染的治疗相对复杂，应根据病原体、感染部位及免疫缺陷的类型和程度选择合理的给药方案。

一、治疗原则

1. 尽早开始经验治疗　免疫缺陷者出现发热，应首先考虑感染的可能。在留取血、痰、咽拭子等标本进行病原检查的同时，应尽早开始抗感染的经验治疗。选用的抗感染药物应具备下列条件：广谱、高效、低毒且不易导致耐药菌出现的杀菌剂。用药原则为早期、足量、联合、广谱，如为危重病例应采取"重拳猛击"的策略，待病情稳定后采取降阶梯治疗。

2. 根据病原微生物选择抗感染药物，及时换用有针对性、窄谱的药物，避免二重感染。

3. 尽可能纠正同时存在的免疫缺陷。

4. 减少不必要的侵入性操作，减少继发感染的机会，如高度怀疑导管相关性感染时，尽早拔除导管。

二、经验治疗

（一）目前推荐的经验治疗方案

方案内容有①中性粒细胞减低、患者年龄在60岁以上或血肌酐值在110μmol/L以上可选用哌拉西林+头孢他啶；②中性粒细胞数在500×10^6/L以上、病情稳定者选用阿米卡星+苯唑西林（或氯唑西林或头孢唑林），或单用头孢他啶或单用亚胺培南；③合并弥漫性肺浸润者加用SMZ-TMP，多发性肺实变加用红霉素或克拉霉素，导管感染者加用万古霉素，严重腹泻或有明显腹部症状者加用甲硝唑；④经广谱抗生素治疗无效者可加用两性霉素B，对部分患者有效。新的含脂质两性霉素B的肾毒性较两性霉素B常规制剂显著为低，可通过加大剂量而提高疗效。

（二）中性粒细胞缺乏伴发热的治疗

根据患者病情可分为高危、低危两组，分别给予不同的治疗策略。

1. 高危患者

（1）严重中性粒细胞缺乏（$<100\times10^6$/L）或预计中性粒细胞缺乏持续7日以上。

（2）有以下任一种临床并发症（包括但并不限于）：①血流动力学不稳定；②口腔或胃肠道黏膜炎，吞咽困难；③胃肠道症状，包括腹痛、恶心、呕吐或腹泻；④新发的神经系统改变或精神症状；⑤血管内导管感染，尤其是导管隧道感染；⑥新发的肺部浸润或低氧血症，或有潜在的慢性肺部疾病。

（3）肝功能不全（定义为转氨酶水平>5倍正常上限）或肾功能不全（定义为肌酐清除率<30ml/分钟）。

2. 低危患者　低危患者是指中性粒细胞缺乏预计在7日内消失，无活动性并发症，同时肝肾功能正常或损害较轻并且稳定。不符合上述低危标准的患者在临床上均应按照高危患者指南进行治疗。

高危患者应静脉注射可覆盖铜绿假单胞菌和其他革兰阴性菌的广谱抗菌药物。初始治疗加用万古霉素并不能使发热时间缩短或总病死率明显降低，因此不推荐初始治疗加用万古霉素或其他抗革兰阳性球菌的药物，但合并以下几种情况时，包括：①血流动力学不稳定或有其他严重血液感染证据；②影像学确诊的肺炎；③血培养为革兰阳性菌；④临床疑有严重导管相关感染；⑤皮肤或软组织感染；⑥耐甲氧西林金黄色葡萄球菌（MRSA）、耐万古霉素肠球菌（VRE）或耐青霉素肺炎链球菌（PRSP）定植；⑦已预防应用氟喹诺酮类药物且经验性应用头孢他啶治疗时出现严重黏膜炎，可给予万古霉素、替考拉宁或利奈唑胺等药物。对于持续性发热、血流动力学不稳定的患者，可给予改用碳青霉烯类，也可以加用一种氨基糖苷类药物、环丙沙星、氨曲南或万古霉素。

低危患者可给予口服环丙沙星或阿莫西林/克拉维酸经验性治疗，但必须接受密切的医学观察，如出现发热或原有病情加重，应立即改用静脉注射抗生素。

（三）器官移植后感染的治疗

器官移植术后感染主要与免疫抑制剂的使用有关，感染类型随时间发生变化如下。

1. 术后一个月　大约90%的感染与免疫功能正常的术后患者感染谱相同，主要为院内感染的细菌或念珠菌。

2. 术后一个月至半年　病毒感染多见，包括EB病毒，巨细胞病毒、乙型肝炎病毒、丙型肝炎病毒等，肺孢子菌、曲霉、李斯特菌感染也有可能发生。

3. 术后半年以上　有三种情况可能发生：①80%以上的患者一般状况可，以一般社区获得性呼吸道感染为主；②10%的患者发生慢性病毒感染并导致并发症，包括EBV感染引起淋巴瘤、肝炎病毒感染引起肝硬化、巨细胞病毒感染引起视网膜炎等；③5%～10%患者由于排斥反应导致免疫抑制药物的用量增加，引起慢性病毒感染和机会性感染，如新型隐球菌、努卡菌、李斯特菌、耶氏肺孢子菌等。

预防用药原则：移植术后4～12个月内，口服SMZ-TMP预防耶氏肺孢子菌、李斯特菌、努卡菌和弓形虫。CMV抗体阳性的患者需接受抗淋巴细胞抗体治疗之前应给予更昔洛韦预防。

（四）AIDS机会性感染的治疗

详见获得性免疫缺陷综合征一章。

（五）经病原检查获阳性结果者可按不同病原微生物选用适宜抗菌药物。

如为细菌感染应根据药物敏感试验结果调整用药。如经过治疗仍有持续发热>3日，应再次进行全面检查评估病情并留取标本进行病原学检查，经一周抗感染治疗效果不佳者，其中30%左右伴有系统性真菌感染，应及时加用卡泊芬净、两性霉素脂质体等抗真菌药物。对于中性粒细胞缺乏患者，抗感染疗程应覆盖整个粒细胞缺乏期。

三、抗感染药物在经验治疗中的评价

（一）抗细菌药

1. 第三代头孢菌素　由于产超广谱β内酰胺酶和AmpC酶细菌的增多，头孢他啶的使用受到限制，可与氨基糖苷类联合应用。对于碳青霉烯类药物治疗效果不佳，有耐碳青霉烯类革兰阴性杆菌感染可能性的患者，可以考虑给予具有较好抗非发酵菌活性的头孢哌酮-舒巴坦。

2. 第四代头孢菌素　头孢吡肟为代表的第四代头孢菌素对产AmpC酶的肠杆菌、枸橼酸杆菌、草绿色链球菌、肺炎链球菌的均具有良好抗菌活性，可以单独应用于中性粒细胞缺乏发热患者的经验性治疗。

3. 糖肽类抗生素　细菌检查证实的革兰阳性菌感染或有严重脓毒症表现的粒细胞减低伴发热的肿瘤患者，可早期加用万古霉素或替考拉宁。

4. 氨基糖苷类　作为初始经验治疗细菌检查证实病原菌为铜绿假单胞菌、肠杆菌属、沙雷菌属及枸橼酸杆菌属时，采用头孢他啶与氨基糖苷类联用；如采用替卡西林或哌拉西林时必须与氨基糖苷类联用。

5. 碳青霉烯类抗生素　肿瘤粒细胞减低伴发热者可采用本品单药治疗；严重铜绿假单胞菌感染应与氨基糖苷类如阿米卡星等联用；可能合并厌氧菌感染者如坏死性牙龈炎或直肠周围感染等适合采用本类抗生素，但中枢神经系统肿瘤患者不适用亚胺培南，在已有的碳青霉烯类药物中，神经系统毒性最小的是美罗培南，其导致痉挛的ED_{50}是亚胺培南的将近30倍。

6. 单环类抗生素　氨曲南抗菌活性较差，适用于对β-内酰胺类过敏者作为经验治疗，但必须与万古霉素联用。

7. 氟喹诺酮类　环丙沙星静脉制剂可用于多重耐药性革兰阴性杆菌感染，对链球菌属和厌氧菌属作用差。对于低危组的中性粒细胞缺乏患者，可给予口服环丙沙星或左氧氟沙星抗感染，但必须密切观察。

（二）抗病毒药

1. 阿昔洛韦　可用于肿瘤化疗患者发生Ⅰ型及Ⅱ型单纯疱疹病毒感染的治疗或预防，也适用于骨髓移植、器官移植等患者发生上述感染时。用于带状疱疹病毒及水痘病毒感染时需加大剂量。

2. 更昔洛韦　适用于免疫缺陷者发生巨细胞病毒视网膜炎；对骨髓移植血清巨细胞病毒呈阳性反应者可预防巨细胞病毒肺炎。需注意的是，更昔洛韦较阿昔洛韦具有更为明显的骨髓抑制作用。

3. 膦甲酸钠　该药适用于对阿昔洛韦或更昔洛韦耐药的单纯疱疹病毒、巨细胞病毒和水痘-带状疱疹病毒感染的治疗。

（三）抗真菌药

1. 两性霉素B　该药用于肿瘤粒细胞减低伴发热经广谱抗感染治疗无效者。可于治疗的第4日（EORTC多中心临床试验协作组）或第7日（美国国家肿瘤研究所临床试验组，NIC）加用两性霉素B作为经验治疗，每日0.5mg/kg，如疑为曲霉感染时应加大剂量至每日1～1.5mg/kg，并联合氟胞嘧啶。肝、脾假丝酵母菌病需每日1mg/kg，疗程宜长。由于其肾毒性较强，近年来多使用两性霉素B脂质体或脂质体复合物，有效减轻肾脏损害的发生。

2. 吡咯类　伊曲康唑、伏立康唑、泊沙康唑等可用于免疫缺陷者合并口腔及食管假丝酵母菌感染；AIDS 患者发生隐球菌脑膜炎后预防复发。

3. 棘白菌素类　卡泊芬净可用于疗效不理想的侵袭性曲霉和侵袭性假丝酵母菌病患者，米卡芬净可用于移植术前对假丝酵母菌感染的预防。

（四）抗原虫药及抗寄生虫药

1. 卡氏肺孢子菌　首选用 SMZ-TMP 或戊烷脒，对 SMZ 过敏者可选用氨苯砜+TMP、克林霉素+伯氨喹林或阿托伐醌治疗，疗程一般在 14～21 日。

2. 弓形虫　首选用乙胺嘧啶+SD，替代方案为克林霉素+乙胺嘧啶、罗红霉素或阿齐霉素治疗。

3. 梨形鞭毛虫　可用米帕林、甲硝唑或呋喃唑酮治疗。

4. 粪类圆线虫　可用噻苯达唑治疗，亦可每月一次作为预防复发用药。

四、细胞因子在免疫缺陷者感染中的应用

一些重要的与感染有关的细胞因子已开始或将用于免疫缺陷者的感染，主要有 GM-CSF（粒细胞巨噬细胞集落刺激因子）、G-CSF（粒细胞集落刺激因子）、M-CSF、IL-1，3 及 IFN-γ 等。这些细胞因子和造血因子对免疫缺陷者感染的患者可能具有早期恢复造血系统和免疫功能的作用，吞噬、杀菌作用增强，从而减少严重细菌和真菌感染的发生，但能否提高患者的存活率目前尚无定论，且价格昂贵、具有相当毒性，使细胞因子在免疫缺陷者感染中的应用指征有待进一步确定。此外多种细胞因子联合或细胞因子与抗感染药物联合以期提高疗效也需要进一步确定。

五、防御因子在免疫缺陷者感染中的应用

迄今为止，已发现的人类防御因子是 3～6kd 的包含 3 个二硫化物的 β 构型片段，体外试验表明它们具有广谱的抗细菌和真菌能力，甚至有包被病毒的作用，为防御因子在宿主防御免疫方面开辟了一个新的研究方向。

【预防】

免疫缺陷者一旦发生感染，病情进展迅速，预后严重，故预防感染的发生尤为重要。预防措施有下列几方面。

一、严格掌握有创诊疗措施

尽可能减少各种导管（尤其是导尿管）的使用，在病情好转后尽早去除不必要的导管，在怀疑导管相关性血液感染时应分别自导管处和其他部位采集标本进行培养；各种内镜检查、血管造影、牙科手术等只能在有绝对指征时才用，并必须做好严格消毒，在操作前后给予短期抗菌药物预防。

二、患者周围环境严密消毒

免疫缺陷者尤其是中性粒细胞严重减少者（低于 1×10^9/L）应予隔离，所有患者用水、饮食及医疗器械等均需经过严格消毒，必要时应转入层流病房，如同时预防性口服抗菌药物可有一定效果。

三、抗菌药物的预防应用

采用口服抗菌药物以消灭患者肠道的细菌、真菌等病原微生物。所用药物有新霉素、巴龙霉素、SMZ-TMP、氟喹诺酮类、制霉菌素及甲硝唑等。但预防用药的胃肠道反应多见，患者常难以完成疗程，过早停药后感染发生率反而升高，并易诱发细菌耐药性。目前认为此举并非经济有效的措施，不宜常规采用，建议在某些特定情况下短期采用。

四、改善机体防御功能

包括免疫球蛋白、转移因子等的应用，输注中性粒细胞、注射疫苗等。

（王福生　张昕）

参 考 文 献

1. 中华医学会血液学分会，中国医师协会血液科医师分会. 中国中性粒细胞缺乏伴发热患者抗菌药物临床应用指南. 中华血液学杂志，2012，33（8）：693-696.
2. 中华医学会器官移植学分会. 实体器官移植患者侵袭性真菌感染的诊断和治疗指南. 中华器官移植杂志，2009，30（7）：440-441.
3. Freifeld AG，Bow EJ，Sepkowitz KA，*et al*. Clinical practice guideline for the use of antimicrobial agents in neutropenic patients with cancer：2010 update by the Infectious Diseases Society of America. Clini Infect Dis. 2011，52（4）：e56-e93.
4. Perfect JR，Dismukes WE，Dromer F，*et al*. Clinical practice guidelines for the management of cryptococcal disease：2010

update by the Infectious Diseases Society of America. Clin Infect Dis,2010,50(3):291-322.

5. Hospital-acquired pneumonia guideline committee of the American Thoracic Society and Infectious Diseases Society of America. Guideline for the management of adults with hospital-acquired, ventilator-associated, and healthcare-associated pneumonia. Am J Respir Crit Care Med, 2005, 171(4):388-416.

6. Pappas PG, Kauffman CA, Andes D, *et al*. Clinical practice guidelines for the management of candidiasis: 2009 update by the infectious diseases society of America. Clin Infect Dis, 2009, 48(5):503-535.

第十五节　老年感染病的特点

有研究表明,在超过 65 岁的人群中,40% 的病死率系因感染所致,而 85 岁以上人群,在住院疾病及病死原因中,与 25～44 岁的人群相比,感染最为常见,表现在老年人感染病死率上升了 9 倍以上。

【概述】

由于细胞(特别是淋巴细胞)增生能力下降、细胞因子及抗体减少、皮肤黏膜变薄,免疫力衰退是老年人常见情况。随着年龄增加,T 细胞比例发生变化。记忆性 T 细胞比例增加,而未致敏的 T 细胞(naïve T cell)比例显著下降。记忆性 T 细胞是既往已经过病原体抗原激活的,而未致敏 T 细胞则是应对新感染病原体的,可迁移至感染部位,表达相应受体,引发一系列抗感染免疫反应。研究认为,由于未致敏 T 细胞数量下降,老年人应对新病原体感染能力随之削弱。与此类似,$CD27^+$的记忆性 B 细胞比例增加,而 $CD27^-$ 的未致敏 B 细胞比例下降,同样削弱老年人对新病原体的抵抗能力。皮肤破损亦会使老年人易被病原体攻击。老年人皮肤缺乏足够胶原,表皮-真皮连接减弱,表皮细胞更新时间由大约 20 日增加到 30 日,这些都是老人皮肤伤口愈合减慢的重要因素,相应增加感染机会。老年性皮肤瘙痒亦会使老人抓挠皮肤,导致破损。此外,老年人往往患有多种慢性疾病(如糖尿病、高血压),营养不良常见(部分研究认为,住院的老年患者有近 70% 存在营养不良),从而可致疫苗应答下降、伤口延迟愈合、医院感染增加等。此外,住院患者常用的医院感染控制手段之一是隔离,但隔离对于老年患者而言,明显增加其发生意外跌倒、压疮、水电解质紊乱的发生率,故需慎重。口腔护理对于老年人相当重要。口腔不洁将导致细菌定植数量明显增加,积极的口腔护理、清洁可以减少细菌,且刺激口腔内 P 物质(substance P)的增加,有助于咳嗽反射及吞咽反射。

由于老年人的生理衰退,感染病临床表现的特点亦有些不同的特点,往往表现不典型。例如 30%～50% 的老年感染病患者没有明显的发热,或发热程度较年轻患者为低。按照美国医师主管协会(American Medical Directors Association, AMDA)的老年人医护指南定义,体温较基础体温上升 1.1℃、口温两次超过 37.2℃(或单次超过 37.8℃)、肛温两次超过 37.5℃,即可定义为发热,需警惕有无感染。其他老年人感染相关的不典型临床表现包括食欲下降、对于原本感兴趣活动的兴趣明显减退、烦躁、频繁意识模糊或行为异常、跌倒次数增加等。由于上述表现亦可能出现在非感染性疾病,因此诊断变得较为困难。

对于老年感染病患者的抗菌药物使用,需考虑其分布容积改变、代谢及排泄变化所带来的药物动力学变化;此外,老年人往往长期使用某些药物如地高辛、华法林、降压药物、降糖药物及制酸剂等,给予抗菌药物等时应了解药物相互作用。给予抗菌药物之前,应评估病情,判断是否存在感染(表 25-15-1)。

表 25-15-1　老年常见感染判断的基本标准表

感染状态	基本判断条件
尿路感染(无导尿管)	发热且有如下表现之一的:新发或加重的尿急、尿频、耻骨弓上疼痛、肉眼血尿、肾区叩痛、尿失禁
尿路感染(留置导尿)	发热或有如下表现之一的:肾区叩痛、寒战、神志不清
皮肤及软组织感染	发热或有局部红肿热痛
呼吸道感染	体温>38.9℃,伴有呼吸频率>25 次/分或咳嗽咳痰 体温介于 37.8～38.9℃之间,伴有如下之一的:呼吸频率>25 次/分钟,脉搏>100 次/分钟,寒战,神志不清 未发热的慢性阻塞性肺病(chronic obstructive pulmonary disease, COPD)伴有持续脓痰 未发热的慢性阻塞性肺病伴有咳嗽加重及呼吸频率>25 次/分钟

【常见老年人感染病】

一、肺炎

根据美国的研究,肺炎病例中有超过50%的患者年龄在65岁以上,居家或养老院需要长期护理的人群中,2年内发生肺炎的概率达30%,病死率可高达23%。

比较常见的肺炎病原体包括肺炎链球菌(*Streptococcus pneumoniae*)、革兰阴性杆菌如流感嗜血杆菌(*Haemophilus influenza*)及克雷伯杆菌(*Klebsiella*)、金黄色葡萄球菌(*Staph aureus*)等。

老年肺炎的主要临床表现是发热伴咳嗽咳痰、神志改变等。根据病原体及并发症的不同,胸片或肺部CT影像学可有多种表现。细菌性肺炎往往表现为支气管肺炎或细菌性肺炎,病毒性肺炎则多为肺间质浸润,吸入性肺炎局限于右肺中叶或呈现弥漫性病变。

在治疗方面,社区获得性肺炎可使用带有β内酰胺酶抑制剂的β内酰胺类抗生素,或头孢菌素(头孢曲松或头孢噻肟),必要时可联合大环内酯类药物。在门诊患者中,养老院老年人或明确COPD患者的肺炎病原体多为耐药肺炎链球菌,氟喹诺酮类如左氧氟沙星(levofloxacin)、司帕沙星(sparfloxacin)、莫西沙星(moxifloxacin)是较为合适的首选药物。

很多老年人因脑血管意外导致较长期的吞咽障碍,从而诱发吸入性肺炎的可能性较年轻人高很多。这种吸入性肺炎可以是多种微生物同时感染,故治疗时应采用降阶梯策略(step down approach),初始抗生素应为广谱抗生素,然后再根据病原分离鉴定结果调整用药。如果患者既往有明确的耐甲氧西林金黄色葡萄球菌(methicillin resistant *Staph aureus*, MRSA)感染史,则应首选万古霉素(vancomycin)或利奈唑胺(linezolid),直到病原鉴定排除了MRSA。

抗菌药物的疗程不定,单纯的无并发症肺炎可以在8日左右停药,而复杂重症医院获得性肺炎(例如假单胞菌感染)需2周以上治疗。

老年肺炎的预防措施包括疫苗接种、禁烟、积极治疗基础疾病如脑卒中后遗症、减少催眠药物使用等。

二、流感

老年人的流感发病率同样较年轻人为高,多发季节是每年10月至次年3月。流感可有多种表现,往往难以与普通感冒相鉴别,但二者之间亦有主要不同点(表25-15-2)。

表25-15-2 老年人流感与普通感冒在临床表现上的主要差异

症状	流感	普通感冒
起病	急骤	缓慢
发热	37~40℃	较基础体温略有升高
肌肉酸痛	严重,常见	不常见
关节痛	严重,常见	不常见
头痛	严重,常见	轻度,常见
食欲减退	常见	不常见
干咳	严重,常见	轻中度
全身不适	严重	轻微
疲劳	通常持续2~3周	轻度,持续时间较短
胸部不适感	严重,常见	轻中度
鼻塞	偶有	常见
喷嚏	偶有	常见
咽痛	偶有	常见

鼻咽拭子流感抗原检测的敏感性及特异性较高,可达80%~90%,同时亦有利于流感病毒及呼吸道合胞病毒(respiratory syncitial virus, RSV)之间的鉴别。由于免疫力不完整,呼吸道合胞病毒可致反复的流感样症状,甚至严重肺炎。

流感治疗强调早期,在症状出现的24~48小时内开始的治疗措施能够取得最佳疗效,如果发病72小时后才开始接受治疗,应考虑相应综合支持治疗。M2受体抑制剂如金刚烷胺(amantadine)及金刚乙胺(rimantadine)能够有效抑制甲流,然而不良反应亦相当明显,如视力模糊、排尿困难、幻觉等。神经氨酸酶抑制剂如扎那米韦(zanamivir)及奥司他韦(oseltamivir)可抑制甲型流感病毒及乙型流感病毒,由于奥司他韦有胶囊剂型,在老年患者中优先选用。

上述几种抗病毒治疗药物在养老院中可与疫苗一起作为预防措施,适当使用能够减少约90%的重症病例(由于金刚烷胺可致不良反应问,应避免作为首选药物)。市售流感疫苗的预防效果大约为80%,但往往需要提前2周接种才能产生足够抗体滴度。目前有两类流感疫苗,三价灭活流感疫苗(trivalent inactivated influenza vaccine, TIV)及减毒活流感疫苗(live attenuated influenza vaccine),5岁以下儿童、65岁以上老年人、孕妇、严重慢性病患者、免疫受损人群应接种TIV,其他人群主要应接种减毒活疫苗。匹兹堡大学的研究人员新近发现,标准剂量的流感疫苗往往对于65岁以上老年人的效果较差,不能诱导足够免疫力;若将疫苗中病毒抗原提高4倍,免疫效果可提高近1/4,同时无明显不良反应。

在日常活动中,良好个人卫生习惯是预防流感的重要措施,经常洗手、口罩均可有效预防流感或者RSV感染。

三、尿路感染(urinary tract infections, UTIs)

对于超过65岁的老年人来说,尿路感染系最常见的感染之一,尤其是住院患者(据估计,约40%的留置尿管是不必要的)。老年男性往往由于前列腺肥大或糖尿病性神经反射障碍导致膀胱不能完全排空,前列腺本身亦可作为病原体存储库,因此老年男性的尿路感染年发病率可达10.9%;与此同时,由于女性泌尿系统解剖特点,老年女性的年发病率更高,可达14%。老年尿路感染病原体与年轻患者基本一致,均为革兰阴性杆菌如大肠埃希菌。然而,老年人UTIs耐药菌感染概率明显升高,如铜绿假单胞菌(*Pseudomonas aeuginosa*)、肠球菌(*Enterococci*)、凝固酶阴性葡萄球菌、无乳链球菌(*Streptococcus agalactiae*)等;若留置导尿管,则常见金黄色葡萄球菌或真菌(如假丝酵母菌属)感染。

老年尿路感染的临床特征是尿频、尿急及排尿困难,往往没有明显发热。抗菌药物的选择包括氟喹诺酮类、阿莫西林及第一代头孢菌素,复方磺胺甲噁唑的耐药率相对较高。如果治疗有效,3日内可以观察到症状改善,但疗程需14日以上(若同时治疗前列腺感染,疗程可长达6周)。必要时可行尿培养以明确病原体及药敏状态。

四、难辨梭菌(*Clostridium Difficile*)的胃肠道感染

这种类型的感染,往往发生于抗菌药物改变了结肠黏膜微生态环境之后,特别是氟喹诺酮类、克林霉素(clindamycin)、氨苄西林、阿莫西林等易于导致难辨梭菌感染。

临床表现多样,常有发热、肠痉挛、恶心、乏力及腹泻等,腹泻的程度从轻微到严重水样便,常带有特征性的恶臭气味。结肠镜下可见结肠黏膜充血,散在黄色斑片状病灶。大便样本中检出难辨梭菌毒素A或毒素B可作为诊断依据。

在治疗方面,首选口服甲硝唑(metronidazole)。如果两个疗程的甲硝唑治疗无效的话,可以改用口服万古霉素。

五、感染性心内膜炎(infective endocarditis, IE)

由于老年人心脏人工瓣膜置换的概率较高,感染性心内膜炎亦更为常见。急性、亚急性心内膜炎的常见病原体有所不同(表25-15-3)。

表25-15-3　感染性心内膜炎常见病原体

急性	亚急性	瓣膜置换术后2个月内	瓣膜置换术后2个月以上
金黄色葡萄球菌	草绿色链球菌(*Strep viridans*) 肠球菌 革兰阳性菌 革兰阴性菌 酵母菌 真菌	凝固酶阴性葡萄球菌 凝固酶阳性葡萄球菌 革兰阴性菌 真菌	链球菌 凝固酶阴性葡萄球菌

临床表现包括发热、新发或不同的心脏杂音、系统性血管栓塞表现(Janeway皮损或Roth斑),血培养阳性及心脏瓣膜赘生物系主要的辅助检查特征。急性心内膜炎往往有40℃以上的突发高热,血管栓塞表现明显,病死率很高;亚急性心内膜炎发病较缓慢,体温多低于39.4℃,有渐进性心脏结构损害。Duke标准系感染性心内膜炎的诊断标准,若存在2个主要指标阳性、1个主要指标及3个次要指标阳性、5个次要指标阳性,即可确定诊断。

表 25-15-4　感染性心内膜炎诊断标准

主要指标	次要指标
感染性心内膜炎血培养阳性 两次血培养检出如下细菌： 草绿色链球菌 牛链球菌（*Strep. bovis*） HACEK 细菌包括嗜血菌属（*Haemophilus*）、放线杆菌（*Actinobacillus*）、人心杆菌（*Cardiobacterium hominis*）、艾肯菌属（*Eikenella*）、金氏杆菌（*Kingella kingae*） 金黄色葡萄球菌 社区获得性肠球菌	心脏基础疾病或较长期静脉用药 如下血管病变之一： 主要动脉栓塞 脓毒性肺梗死 真菌性动脉瘤 颅内出血 结膜出血 Janeway 皮损
IE 相关性细菌持续培养阳性： 相隔 12 小时抽血均为阳性 3 次血培养均为阳性或 4 次以上血培养多数阳性 伯内特考克斯体（*Coxiella burnetii*）单次培养阳性	如下免疫系统表现之一： 肾小球肾炎 Osler 结节（指趾尖端掌面紫红色、米粒大、有明显压痛的结节） Roth 斑 类风湿因子阳性 体温超过 38℃ 如下微生物学证据之一： 血培养阳性（不在主要指标之列的细菌） IE 相关病原体活动性感染的血清学证据

超声心动图的主要表现包括：①无法用解剖结构解释的心内摆动性团块影——瓣膜上、瓣膜周围、反流路径；②脓肿；③新发的人工瓣膜部分裂口；④新发的瓣膜反流；⑤原有杂音的增加或改变。

在治疗方面，主要应依据病原体种类给予相应的静脉抗菌药物治疗，典型疗程为 4～6 周。若 7～10 日的内科抗菌药物治疗无效、瓣膜反流（特别是主动脉人工瓣膜）伴急性心力衰竭，应考虑手术治疗。持续发热、持续的血管栓塞病变或持续血培养阳性，提示治疗反应不佳，应及时改变治疗方案。

六、结核病

结核病的典型临床表现系持续消瘦、夜间盗汗、慢性咳嗽和（或）血性痰。其他不典型表现包括全身乏力、厌食、低热等。老年结核病患者更易于出现肺外病变，例如结核性脑膜炎、骨髓炎及泌尿生殖系感染。现症患者既可是初次感染，亦可为原有病灶再激活。

在诊断方面，通过 DNA 探针检测痰、尿等体液中结核分枝杆菌核酸，或者细菌培养等，可获得明确病原学证据。结核分枝杆菌纯化蛋白衍生物（purified protein derivative，PPD）皮试是常用的结核诊断试验，皮下注射 PPD 试剂 48～72 小时后判断结果。不同人群 PPD 皮试结果若符合标准（表 25-15-5），可有助于临床医师判断为结核感染。需要注意的是，由于老年人免疫反应较慢，建议对疑似结核患者进行相隔两周的两次 PPD 皮试，如果第二次的皮试红晕≥10mm 或者较第一次的红晕增大超过 6mm，则认为是皮试阳性。

表 25-15-5　PPD 皮试判断标准表

红晕直径≥5mm	红晕直径≥10mm	红晕直径≥15mm
HIV 感染者	养老院或监狱等密闭环境居住人群	所有其他人群
胸部 X 线片存在结核病灶	既往 PPD 皮试红晕<5mm 者	
与活动性结核患者密切接触史	5 年内从结核流行区而来的新近移民	
免疫抑制（如器官移植、应用强的松龙每日 15mg 以上超过一个月）	静脉药瘾者	
	伴有诸如胃切除、营养不良、慢性肾病、糖尿病、矽肺、淋巴瘤、白血病或头颈肺部的肿瘤	

活动性结核病的治疗,目前一线用药依旧是四联疗法:异烟肼(isoniazid)、利福平(rifampin)、吡嗪酰胺(pyrazinamide)、乙胺丁醇(ethambutol)或链霉素(streptomycin),最常用的标准疗程是四联疗法强化治疗2个月,然后使用异烟肼加利福平巩固治疗4个月。

如果PPD皮试阳性而无症状的高危人群,可以单用异烟肼9个月以预防结核感染,或在患者不耐受异烟肼不良反应的情况下加用吡哆醇(pyridoxine)以改善外周神经状况。

七、带状疱疹

既往感染的水痘-带状疱疹病毒(varicella-zoster virus,VZV)可长期隐藏在背根神经节及颅神经节中,身体抵抗力下降的情况下,病毒重新激活,导致带状疱疹。而老年人的细胞免疫力本身就有所退化,带状疱疹的发病率较年轻人为高,其他危险因素包括女性、移植、HIV感染及肿瘤。荷兰的一项研究表明,老年人VZV血清标志物阳性率可高达97.5%,年均发病率为325/10万人。水痘带-状疱疹病毒不通过空气传播。既往未感染过水痘病毒的人,在接触到感染性水疱液时可被感染。如果患者的皮损尚未出现或已经结痂,则传染性基本消失。

带状疱疹的临床表现比较有特征性。前驱症状为持续或间断的皮肤疼痛,可为钝痛或锐痛,持续时间约2~7日,此后躯干一侧出现红色斑疹并伴有疼痛,1~2日后皮疹逐渐进展至成群疱疹,沿肋间神经呈带状分布,疼痛亦明显加剧。从水疱出现到脓疱再到结痂,通常需要7~10日。受影响部位可同时存在各个阶段的皮疹。伴随症状可能有发热、全身不适及食欲减退,由于其典型的临床表现,诊断并不困难。但免疫缺陷患者的皮损可能不止一处,症状亦不典型。带状疱疹可以出现严重的并发症,如脑炎、脊髓炎、迟发型偏瘫、急性视网膜坏死等;最常见的并发症是疱疹后神经痛(postherpetic neuralgia,PHN),老年患者尤甚。一般而言,皮疹出现后90~120日仍有神经痛的可定义为PHN,持续时间可长达1年。

抗病毒治疗应尽早开始,皮疹出现后72小时内开始治疗,效果较好。可选的治疗方案包括泛昔洛韦(famciclovir)500mg或伐昔洛韦(valacyclovir)1g口服,每日3次;阿昔洛韦800mg口服,每日5次。疗程通常为7日。积极的治疗可能缩短病程1~2日,或者减少疱疹后神经痛的延续时间。皮疹结痂处往往在3~4周后痊愈。有研究认为泛昔洛韦在减轻PHN方面较阿昔洛韦更加有效。

必要时可接种水痘带状疱疹疫苗,能够为老年人提供可靠的保护。

八、骨髓炎(osteomyelitis)

老年人骨髓炎最常见的感染来源是压疮或者糖尿病足部感染,最常见病原体系金黄色葡萄球菌。然而,相对于年轻人,老年性细菌性骨髓炎病原菌是胃肠道或泌尿生殖道寄生菌群的可能性更大。因此,血培养或者伤口分泌物培养是必要的。同时也要意识到,伤口创面的微生物污染较为严重,培养结果还需认真分析。根据患者病痛部位,配合X线或MRI影像学检查,可作出骨髓炎的临床诊断。

治疗方面,积极的静脉给予抗菌药物是基本方案,所选抗菌药物应覆盖需氧及厌氧菌。手术清创有时是预防压疮相关骨髓炎或减少截肢风险的必要手段。

九、不明原因发热(fever of unknown origin,FUO)

研究表明,老年人中90%以上的FUO可查到病因,其中约三分之一系感染所致。常见感染包括腹腔内脓肿、细菌性心内膜炎、结核、骨髓炎等。同时,老年人FUO病因中胶原血管性病变更为多见,如巨细胞性动脉炎(giant cell arteritis)、风湿性多肌痛(polymyalgia rheumatica)、结节性多动脉炎(polyarteritis nodosa)等,恶性肿瘤及药物热的发生率亦显著增高。

目前不明原因发热的诊断主要采用Petersdorf标准:①发热病程≥3周;②体温多次≥38.3℃;③经一周详细检查仍未明确诊断者。需同时满足以上3个条件才能诊断。此概念剔除了短期内可确诊或可自愈的某些感染,且剔除了表现为低热的功能性发热。因此,实际上不明原因发热的概念系指真正的、较难诊断的那部分疾病群体。

随着疾病种类的不断变化,如HIV感染的出现及中性粒细胞减少症患者数量的增加,1991年Durrack及Street提出一个更加全面的FUO定义,他们根据潜在病因将FUO分为4种亚型-经典型

(classic FUO)、医院型(nosocomial FUO)、免疫缺陷型(neutropenic FUO)及 HIV 相关型(HIV associated FUO)。每一亚型均根据症状及体征的差别而制定有不同的诊断标准。

(一) 经典型

满足经典型的诊断标准需要至少 3 次医院内病情的评估,3 次看门诊,或在门诊经过一周的检查而未确诊。经典型 FUO 最常见的原因是感染性疾病,恶性疾病和结缔组织及炎性血管疾病。

(二) 院内型

院内型系指住院至少 24 小时出现发热而入院前无明显感染迹象的 FUO,至少 3 日未确诊可考虑此诊断。此类疾病包括脓毒性血栓性静脉炎,肺栓塞,艰难梭菌小肠结肠炎及药物热。在鼻胃插管或鼻气管插管的患者中,鼻窦炎亦可能是一原因。

(三) 免疫缺陷型

免疫缺陷型系指中性粒细胞数 500/mm^3或更少的患者的反复发热,3 日后仍未确诊。此类中的大多数患者,发热原因是机会性细菌感染。通常会采用广谱抗菌药物来覆盖最可能的致病原。如白色假丝酵母菌假丝酵母菌及曲霉所致的真菌感染必须要考虑。少见的有带状疱疹病毒感染。

(四) HIV 相关型

包括 HIV 感染的门诊患者持续 4 周的反复发热,或住院的 HIV 感染患者持续 3 日的反复发热。尽管急性 HIV 感染是经典型 FUO 的一个重要原因,然而 HIV 病毒可导致患者易于发生机会感染。此类疾病包括鸟分枝杆菌感染,卡氏肺孢子菌肺炎及巨细胞病毒感染。亦有卡波西肉瘤、淋巴瘤等。

评估 FUO 老年患者,首要的是进行病史采集,包括近期旅行经历、用药史(如抗菌药物、肾上腺皮质激素、化疗药物等)、近期手术情况。亦应仔细询问有无结核病暴露或 HIV 感染可能。详细体检之后,血常规、肝肾功能、血沉及不同部位采集的血培养都是必须的实验室检查。此外,根据患者病史的不同,可考虑进行 PPD 皮试、甲状腺功能、自身抗体或 HIV 抗原抗体检测。如果上述检验无明确阳性结果,应进行有针对性的影像学或病理学检查,例如胸部、腹部或盆腔 CT 可发现深部淋巴结病变、肿瘤或脓肿;如果怀疑存在颞动脉炎(temporal arteritis),可行颞动脉活检;骨髓活检或肝活检有助于诊断某些血液病、伤寒、肝脓肿等。如果上述检查检验均未能获得明确诊断,可考虑行 PET-CT 或其他类型的放射性核素扫描。必要时,可进行经验性或诊断性治疗。

(汤　勃)

参 考 文 献

1. Palmer DB. The Effect of age on thymic function. Front Immunol,2013,4(316):1-6.
2. Falsey,AR,Hennessey PA. Respiratory syncytial virus infection in elderly and high-risk adults. N Engl J Med, 2005,352(17):1749-1759.
3. Flevari A,Theodorakopoulou M,Velegraki A,*et al*. Treatment of invasive candidiasis in the elderly:a review. Clin Interv Aging,2013,8(9):1199-1208.

第十六节　溶血-尿毒综合征

溶血-尿毒综合征(hemolytic uremic syndrome,HUS)系一种以微血管病性溶血性贫血、血小板减少及急性肾衰竭(acute renal failure,ARF)为主要临床特征的疾病。本病由 Gasser 等在 1955 年首次报道,常见于婴幼儿及学龄期儿童。由于 HUS 与血栓性血小板减少性紫癜(thrombotic thrombocytopenic purpura,TTP)在病因、发病机制、病理改变及临床表现方面均有共同之处,越来越多的学者认为两者是同一疾病的不同阶段,可统称为 HUS/TTP 综合征或血栓性微血管病(thrombotic microangiopathy,TMA)。

【病原学】

本综合征的病因尚未完全清楚,大致可将其分为感染因素、药物和器官移植因素、遗传因素及免疫功能紊乱 4 类。

一、感染

目前认为感染是诱发 HUS 的首要因素。①Vero毒素:1972 年 Kono Walchuk 等发现了 Vero 毒素,后来又在大肠埃希菌中检测出 O157∶H7菌株能产生 Vero 毒素,而欧美、日本等国家的研究证实 Vero 毒素与 HUS 显著相关。产志贺毒素或志贺样毒素细菌感染所致的 HUS 占绝大多数,其中又以 O157∶H7 出血性大肠埃希菌感染为主。典型 HUS(腹泻后 HUS)与肠道微生物感染有密切关系,产志贺样毒素的大肠埃希菌(主要血清型 O157∶H7)是其主要致病原;②肺炎链球菌感染：肺炎链球菌感染所致的 HUS 并非罕见，肺炎链球菌能使红细胞、血小板、血管内皮细胞表面的 T 抗原或 T-F 抗原与自身的 T-F 抗体反应，造成血细胞凝集而诱发 HUS；③其他感染：大肠埃希菌、志贺痢疾杆菌、伤寒杆菌及柯萨奇病毒、埃可病毒及 HIV 等感染亦可诱发 HUS。

二、药物和器官移植

常见的有抗肿瘤药物（如长春新碱、柔红霉素）、抗血小板药物（如双嘧达莫）等，亦有使用环孢素的患者出现 HUS 的病例报道。骨髓、肾等移植后及某些癌症亦可诱发 HUS。移植相关 HUS 患者，可能与移植后放疗、大剂量化疗、急性移植物抗宿主病、感染等多种因素密切相关。

三、免疫功能紊乱因素

对不典型 HUS 的分子遗传学研究发现补体调节蛋白基因的异常与 HUS 相关，其中包括补体调节因子 H、因子 I 及膜辅助因子蛋白（MCP）基因突变 3 型，使得机体的补体替代激活途径不能正常进行，损伤机体的免疫系统导致易患不典型 HUS。此外，许多自身免疫紊乱疾病，如系统性红斑狼疮、抗磷脂抗体综合征、硬皮病及结节性多动脉炎等患者体内的抗体及免疫复合物可以诱导内皮损伤及触发大量血小板和多形核白细胞在微血管聚集，进而导致 HUS。

四、遗传因素

许多研究显示 HUS 患者存体内在补体 C3 和因子 H 的遗传异常，说明遗传因素亦在 HUS 的发生过程中发挥一定作用。国内曾有同胞兄弟三人均发病的报道。基因 ADAMTS13 家族的异常亦与 HUS 的发病密切相关，可分为 ADAMTS13 的先天性缺陷和后天获得性的 ADAMTS13 自身抗体所致的 HUS。

【流行病学】

本病几乎发生于世界各地，在南美、阿根廷、美国及法国多见，一直是欧美国家发生急性肾衰竭的第一病因。而在我国急性肾炎是发生急性肾衰竭的第一大病因，但是随着对 HUS 了解的加深，其在急性肾衰竭发病中所占比例正在逐步升高。近年来 HUS 有增多趋势，在发达国家尤为明显。本病可散发，一年四季均可发病，有报道 HUS 发病高峰在晚春及早夏。男女均可发病，主要见于儿童，特别是婴幼儿，可有家族遗传史。由于发病急、病情重，其病死率曾居高不下，近年来由于综合疗法特别是血液净化的应用，病死率明显下降，在发达国家其病死率已下降至 3% ~ 5%。在存活者中多有肾功能损害，部分发展为慢性肾衰竭（CRF）。

【发病机制】

本病的发病机制因致病因素不同而各有差异，很多研究认为 HUS 的基本病理生理过程是 DIC，毛细血管内皮细胞损伤是 HUS 发病的中心环节。其中尤以大肠埃希菌及志贺痢疾杆菌 I 型所产生的志贺毒素（Shiga toxin，STX）所致的内皮细胞损害最为典型，其他如病毒及细菌产生的神经氨基酶、循环抗体及药物等均可导致内皮损伤。毒素与肾小球毛细血管内皮细胞、足细胞、肾小管上皮细胞、系膜细胞等细胞上表达的特异性神经酰胺三己糖苷受体（Gb3Cer）以高亲和力结合后，主要通过以下两种途径造成内皮细胞损伤：一是通过启动系列的信号传导，激活核因子-κB（NF-κB），诱发对黏附分子及趋化因子编码基因的表达，增强内皮细胞的白细胞黏附作用，从而增加白细胞介导的损伤。NF-κB 亦可启动凋亡程序，致内皮细胞凋亡；二是毒素与内皮细胞上的受体结合，经吞噬进入细胞质后分解为 A 链及 B 链。A 链可裂解核糖体转运 RNA 的腺嘌呤，使蛋白合成障碍致细胞受损或死亡。在内皮细胞损伤、凋亡及死亡后，导致胶原暴露从而激活血小板黏附及凝聚，红细胞通过沉积的纤维素时可使之机械变形进而发生溶解。同时，被毒素激活的内皮细胞失去正常的抗凝血功能，从而启动微血管血栓的形成。由于肾脏内 Gb3Cer 高表达，使肾脏广泛的细胞受损，形成微血栓及管腔狭窄，导致肾脏缺氧缺血损害、功能障碍。此外，在内皮细胞损伤后，内皮细胞分泌的前列腺素减少，而前列腺素具有扩张血管及抑制血小板聚集的作用。正常情况下，血小板的聚集与抑制聚集处于动态平衡之中，在内皮细胞受损后，平衡被打破，从而促进血小板聚集、凝血发生。有研究提出多种其他细胞因子、遗传及补体调节的失衡对于本病亦有促进作用。

【病理改变】

本病的主要受累器官为肾脏，但近年来有报

道在大脑、肾上腺、肝、脾、心肌及肠亦可见血栓形成及纤维素坏死。光镜下可见肾小球毛细血管壁增厚、管腔狭窄、血栓及充血，可伴有纤维素样基质样物质增生或轻重不同的肾小球基底膜（GBM）分裂、系膜增生，偶有新月体形成。急性期小动脉的损伤可表现为血栓形成及纤维素样坏死。随着治愈可见内膜纤维增生闭塞、中层纤维化，与高血压血管病变相似。可有轻至重度肾小管间质病变，免疫荧光镜检查可见肾小球毛细血管内及血管壁有纤维蛋白原、凝血Ⅷ因子及血小板膜抗原、IgM 及 C3 沉积。电镜下毛细血管壁增厚、管腔狭窄，管腔内可见红细胞碎片或皱缩的红细胞。上述变化可为局灶性，在较严重的病例可见广泛的肾小球及血管血栓形成伴双侧皮质坏死。这些病变亦可见于成人的 HUS 及血栓性血小板减少性紫癜（TTP）。

【临床表现】

HUS 的典型临床特征为微血管病性溶血性贫血、血小板减少及肾脏损害。本病根据有无前驱腹泻病史可分为两个亚型：典型 HUS（腹泻后 HUS）及非典型 HUS（无腹泻 HUS）。

一、典型 HUS

本病主要发生于儿童，约占全部病例的 90%，可散发或流行，多数由食用未煮熟的牛奶及汉堡包所致。*E. Coli* O157∶H7释放 Vero 毒素系最常见致病原，此外，产毒志贺菌释放的（STX）及梭状芽胞杆菌、肺炎链球菌及病毒感染亦见报道。一般发病前 2～14 日常有先兆性腹泻，且多为出血性腹泻，因腹痛、呕吐症状突出，易误诊为急腹症。除消化道症状外，临床还常见到水、电解质紊乱、肾脏受累（如镜下血尿甚至肉眼血尿、中等至大量蛋白尿、肾病综合征等）及中枢神经症状（昏睡、惊厥、抽搐）等表现。

二、非典型 HUS

本型以成年女性多见，约占 HUS 的 5%～10%，以复发型为主，部分可有呼吸道症状，或有家族史，另外与肿瘤等有关。非典型 HUS 常存在药物、感染、移植及自身免疫性疾病等诱因，肺炎链球菌所致的症状较重，可伴有呼吸窘迫、神经系统症状等。本型的前驱期为 3～12 日，前驱期后经过数日或数周间歇期，随即急性起病，数小时内即出现严重症状。临床表现主要以恶性高血压多见，肾功能进行性受损，需长期血透治疗，肾功能恢复机会较少，预后不佳。

三、药物相关性 HUS

已知某些化疗药物，如长春新碱、丝裂霉素、环孢素 A、奎宁、抗血小板凝集药物、口服避孕药、可卡因等可致 HUS。药物相关性 HUS 病死率高达 60%～70%，度过急性期后大部分留有不同程度的肾功能受累，需长期血透维持。

四、移植相关性 HUS

肾移植后 HUS 与血管排斥反应临床及实验室检查很难辨别，受累血管内径大小及对血浆置换的反应可能有助于鉴别。亦有作者提出肾移植后 HUS 预后较血管排斥反应好。骨髓移植后 HUS 的发生可能与免疫抑制剂、大剂量化疗药物及移植物抗宿主反应有关，预后不佳，病死率高。

五、肿瘤相关性 HUS

淋巴瘤、前列腺癌及消化道肿瘤可并发 HUS，可能与单克隆 B 淋巴细胞功能紊乱有关。病程凶险，预后极差。

六、妊娠相关性 HUS 和产后 HUS

妊娠 HUS 主要与妊娠高血压综合征、先兆子痫、胎盘早剥，及某些凝血因子如Ⅴ、Ⅶ、Ⅷ因子升高，纤维蛋白原升高，局部血液流变学变化，损伤血管内皮细胞有关。及时终止妊娠可治愈。产后 HUS 常发生于产后 3 个月内，常伴有严重高血压，预后不佳，病死率高，即使度过急性期，亦常有不同程度的肾功能受累。

七、家族遗传性 HUS

常染色体等位基因隐性遗传所致的反复发作性家族性 HUS 多有报道。HUS 可由感染等诱因促发，肾小球发现有 C3 沉积。预后不佳，多数患者幼年死亡。

【并发症】

患者发病后可出现各种急性肾衰竭的并发症，如充血性心力衰竭、肺水肿、高血压脑病、高钾血症及代谢性酸中毒等。慢性期可出现慢性肾功能不全、神经系统损害后遗症，如智力低下、肢体瘫痪、精神行为异常及癫痫发作等。

【辅助检查】

一、血液学改变

血液学改变主要有：①血红蛋白（Hbg）可下降至 30～50g/L，但下降程度与肾衰竭程度不一定相符；②血管内溶血表现，网织红细胞、未结合胆红素水平明显升高，血涂片可见红细胞形态异常，表现为大小不等、嗜多染、菱形、三角形、芒刺状及红细胞碎片等；③血小板减少，严重者可低至 10×10^9/L，大多在 2 周内恢复；④白细胞升高，可达 $20\sim30\times10^9$/L；⑤血浆 LDH 水平升高，转氨酶升高，总蛋白及白蛋白下降；⑥可存在代谢性酸中毒、氮质血症、高钾、高磷、低钙及稀释性低钠血症；⑦早期可有凝血酶原时间延长，纤维蛋白原降低，纤维蛋白降解产物升高，Ⅱ、Ⅷ、Ⅸ、Ⅹ等凝血因子减少。

二、尿液检查

可表现为血尿、蛋白尿、血红蛋白尿，尿沉渣镜检可见红细胞碎片、白细胞及管型。

三、大便检查

HUS 患者大便中可检出大肠埃希菌 O157：H17 和志贺毒素，或培养出产志贺毒素大肠埃希菌。

四、其他检查

B 超可见肾脏增大，晚期肾脏缩小。肾脏病理可见相应改变，典型者表现为广泛的肾小球血栓形成。

【诊断与鉴别诊断】

根据先驱腹泻症状及突然出现的溶血性贫血、血小板减少及急性肾衰竭三大特征不难做出诊断。根据国外已发表的典型 HUS 及非典型 HUS 诊治指南，新入院患者考虑诊断 HUS 时，应根据其临床表现及相关检查确定其为典型 HUS 还是非典型 HUS。主要通过 3 个步骤进行鉴别：①伴有腹泻或出血性腹泻的 6 岁以上患儿需要完善相关检查，确定是否有肠出血性大肠埃希菌或痢疾杆菌Ⅰ型感染；②考虑为侵入性葡萄球菌感染的患儿，应寻找相关感染依据；③无腹泻或排除以上细菌感染的患儿均可视为非典型 HUS 并应该全面检查，找出病因。

本病需与以下几种疾病鉴别：

一、血栓性血小板减少性紫癜（TTP）

TTP 主要发生于成年人，而 HUS 主要好发于儿童，特别是婴幼儿。当肾脏病变突出、以 ARF 表现为主且几乎无神经系统病变时称为 HUS；当神经系统症状突出、血小板减少为主、肾脏改变轻时成为 TTP，TTP 常发生于成人。两者病理变化均为内皮细胞损害、微血管内血栓形成，因此亦有不少学者将两者视为同一种疾病的不同时期的表现。

二、黑尿热

本病为疟原虫感染所致的自身免疫反应，常发生急性血管内凝血，导致血尿、血红蛋白尿，亦可出现蛋白尿、管型尿，严重者出现肾缺血及肾小管坏死。患者多有黄疸、肝功能异常，但无血小板减少及凝血机制异常，血液及骨髓中检出疟原虫即可明确诊断。

三、自身免疫性溶血性贫血

由于免疫功能紊乱，产生抗体能与自身正常的红细胞表面的抗原结合或激活补体，引起红细胞过早破坏而导致的一组获得性溶血性贫血。患者有溶血的表现，球形红细胞明显增多。Coomb 试验阳性，可与 HUS 鉴别。

【治疗】

目前，HUS 缺乏统一有效的治疗方法，常采取综合治疗。治疗关键是早期诊断并尽快控制严重的肾衰竭、溶血及血小板减少。主要的治疗措施包括抗感染、血浆输注及置换、血液透析、抗凝、纠正电解质紊乱等综合治疗。

一、一般治疗

患者应卧床休息，高热者给予物理降温。注意皮肤及口腔护理，防止压疮感染。适当补充热量，及时纠正电解质紊乱。

二、抗感染治疗

关于抗生素的应用尚有争议。有学者认为 HUS 的发生与抗生素使用有一定关系，但很多动物实验及临床研究认为,抗生素的早期应用可降低志贺菌毒素的浓度,对 HUS 的发生有预防作用。有相关 Meta 分析结果显示,抗生素的使用并未增加 HUS 的发病率,故目前多主张在疾病早期使用有效且肾毒性小的抗生素。

三、血浆输注和置换

目前,血浆输注及血浆置换是治疗 HUS 最有效的方法,大大提高患者存活率。输注新鲜冰冻血浆或冷沉淀上清血浆可去除血小板聚集物质,补充抗血小板聚集物质,常用剂量为每次 15～30ml/kg,1～2 日输注 1 次。血浆置换可清除患者血液循环中的毒性物质,尤其当患者合并心、肾功能不全是应首选血浆置换。对于抗 ADAMTS13 抗体阳性的患者,血浆置换可清除血中的致病性抗体。血浆置换可能对循环蛋白缺乏的患者有效,但血浆治疗对膜锚定蛋白突变的患者无效。在骨髓移植相关性 HUS 病例中应用血浆置换治疗通常治疗效果不满意。对大多数补体调节疾病而言,HUS 发生只是由于血浆中缺乏某个补体调节而已,血浆置换并不能补充这种缺失,还得通过输注新鲜血浆或者重组蛋白来获得。因此,血浆置换未必优于输注新鲜血浆。当然,血浆置换减少血容量为输注大量新鲜血浆创造了条件,这可能是血浆置换治疗成功的主要因素。对于肺炎链球菌感染所致的 HUS,血浆治疗是禁忌,因为血清中含有针对 Thomsen-Friedenreich 抗原的抗体,可能会加重患者病情。英国的临床实践指南中指出,所有 D-HUS 患者均应接受血浆输注和(或)血浆置换的试验性治疗。对于适合血浆置换治疗的患者,美国血库协会推荐每日进行血浆置换,直至血小板计数达到 150×10^9/L 以上 2～3 日。

四、血小板输注

关于输注血小板悬液,其目的是防止严重血小板减少所致的危及生命的出血,但输注血小板可加重血小板聚集和微血管血栓事件的发生,进而加重病情,故目前绝大多数学者认为针对急性 HUS 患者,除非有危及生命的出血,一般禁止单独输注血小板。

五、血液透析

可迅速降低血肌酐浓度,改善肾功能,纠正水、电解质紊乱。透析适应证为:血钾>6mmol/L,水负荷过重并肺水肿,氮质血症伴脑病或肌酐进行性升高,持续无尿 24 小时以上。

六、抗凝治疗

抗凝治疗目前存在争议,临床上选用到以下几种药物:①肝素每次 100U/kg,溶于 50g/L 的葡萄糖注射液中静脉滴注;②低分子肝素每次 80U/kg,皮下注射;③口服阿司匹林每日 1～3mg/kg;④口服双嘧达莫每日 3～5mg/kg;⑤尿激酶每日 3～6U,溶于 50g/L 的葡萄糖注射液中静脉滴注。

七、肾上腺皮质激素治疗

本病是否使用肾上腺皮质激素仍有争议。对溶血难以控制的重症病例,早期采用甲泼尼龙冲击治疗能控制溶血发展,抑制免疫功能,减少炎症瀑布反应,有助于减轻对肾脏的进一步损害,通常使用剂量为每日 10～30mg/kg,3 日为 1 疗程。另有研究显示,在 HUS 急性期肾上腺皮质激素并不能改善血液学神经学及肾病学方面的临床参数,不应作为首选治疗。

八、其他治疗

出现急性肾衰竭的患者,应按照治疗原则,严格限制水、钠的入量,纠正电解质紊乱、氮质血症及代谢性酸中毒。维生素 E 可抑制环氧化酶及脂氧化酶的活性进而影响前列腺素的代谢,影响血小板聚集,亦可用于本病治疗。如上述治疗方法均失败,还可以考虑肾脏移植。

【预后】

20 世纪 60 年代末本病的急性期病死率达 50%以上,近几年由于对急性肾衰竭治疗方法得到改进,病死率可降至 5%～10%以下。溶血-尿毒综合征的预后取决于肾脏损伤程度,偶可由于神经系统严重损害或因少尿、严重贫血、电解质紊乱、高血压诱发充血性心力衰竭、心跳骤停而致死。早期诊断、正确治疗及早行血浆置换和血液透析是降低急性期溶血-尿毒综合征病死率的关键。部分溶血-尿毒综合征患者可在病情缓解后演变为慢性肾功能不全,需长期肾脏替代治疗维持生命。

【预防】

目前,针对 HUS 的治疗仍无突破性进展,使用抗生素尚不能有效预防或阻止疾病的发生和进展，公共卫生干预仍然是预防 HUS 的关键。本病与感染有关，具体预防措施包括注意个人卫生，保证更安全的屠宰场，规范肉类加工，生肉产品的加工烹饪标准等。然而，这些耐寒病原体仍无处不在，需在门诊、急诊设置一个快速检验大便志贺毒素的测试机构。另一种可能有效的预防措施是使用能与内皮细胞表面或循环中的 GB3 受体结合的抗体，从而阻断其信号传导途径。

（王贵强　方雨晴）

参考文献

1. 刘小荣. 溶血尿毒综合征的诊治新进展. 临床血液学杂志，2012，25（1）：9-12.
2. 易著文，张辉. 溶血尿毒综合征发病机制及诊治进展. 实用儿科临床杂志，2011，26（18）：1385-1387.
3. 武宇辉，李成荣，杨燕澜等. 小儿溶血尿毒综合征 21 例临床分析. 儿科药学杂志，2012，18（10）：1-4.
4. Taylor CM，Machin S，Wigmore SJ，*et al*. Clinical practice guidelines for the management of atypical haemolytic uraemic syndrome in the United Kingdom. Br J Haematol，2010，148（1）：37-47.
5. Page AV，Tarr PI，Watkins SL，*et al*. Dysregulation of angiopoietin 1 and 2 in *Escherichia coli* O157：H7 infection and the hemolytic-uremic syndrome. J infect Dis，2013，208（6）：929-933.
6. Thomas DE，Elliott EJ. Interventions for preventing diarrhea-associated hemolytic uremic syndrome：systematic review. BMC Public Health，2013，13（1）：799.

第十七节　肝　硬　化

肝硬化（liver cirrhosis）系由不同病因所致肝脏的慢性、进行性、弥漫性病变。其主要病理变化是在肝细胞广泛性坏死的基础上产生的肝脏纤维组织大量增生，并形成再生结节及假小叶，导致肝组织正常结构破坏。临床上出现肝功能损害及门静脉高压的相应表现，晚期可出现多种并发症。肝硬化是一种全球性疾病，每年全世界有数十万人死于肝硬化。

【病因】

肝硬化的致病病因多种多样，包括病毒性肝炎、酒精性肝病、自身免疫性肝病、胆汁淤积性肝病、代谢性肝病及血吸虫病等。在中国以乙型病毒性肝炎最为常见，酒精性肝病次之。近年，自身免疫性肝病所致肝硬化患者亦较为常见。而在国外尤其是欧美国家，则以酒精性肝病最为常见。此外，尚有 5% ~10% 的肝硬化患者经过详细的临床病史、实验室检查、影像学及组织病理等检查仍无法明确其病因，被称为隐源性（cryptogenic）肝硬化。常见病因归纳见表 25-17-1。

表 25-17-1　肝硬化的病因

病毒性肝炎
乙型肝炎、丙型肝炎、丁型肝炎
慢性酒精中毒
长期酗酒（10 年以上，每日摄入乙醇量≥80g）
非酒精性脂肪性肝炎（NASH）
肥胖（内脏性肥胖）、高血压、2 型糖尿病
化学毒物或药物
双醋酚酊、甲基多巴、四环素、异烟肼、磷、砷及四氯化碳等
遗传代谢性疾病
血色病、肝豆状核变性（Wilson 病）、半乳糖血症、α1-抗胰蛋白酶缺乏症、糖原储积症、酪氨酸血症
心血管疾病
Budd-Chiari 综合征、慢性充血性心力衰竭、慢性缩窄性心包炎及肝小静脉闭塞症等
自身免疫性疾病
自身免疫性肝炎（AIH）、原发性胆汁性肝硬化（PBC）、原发性硬化性胆管炎（PSC）、系统性红斑狼疮
长期胆汁淤积
各种原发性及继发性因素导致长期慢性肝内外胆管梗阻、华支睾吸虫病
其他
营养不良、感染等

肝硬化可按以下方式进行分类：

一、按病原学分类

可分为肝炎肝硬化乙型、肝炎肝硬化丙型及肝炎肝硬化重叠感染（乙型和丁型，或乙型和丙型）。

二、按病理形态学分类

可分为小结节性肝硬化、大结节性肝硬化及大小结节混合性肝硬化。

三、按是否有炎症活动分类

可分为活动性肝硬化及静止性肝硬化。

四、按肝功能及并发症情况分类

可分为代偿期肝硬化及失代偿期肝硬化。

【发病机制及病理生理】

肝硬化的致病机制因病因及启动环节不同而不同，但基本病理生理基础相同，即肝纤维化的发生及发展，最终导致肝硬化。肝纤维化是可逆性的病理过程，以细胞外基质（extracellular matrix，ECM）在肝内过度沉积为主要特征。ECM 主要由激活的肝星状细胞（hepatic stellate cell，HSC）分泌。肝损伤后，转化生长因子（transforming growth factor，TGF）-β、TGF-α、胰岛素样生长因子（insulin-like growth factor，IGF）1/2、血小板衍生生长因子（platelet-derived growth factor，PDGF）、表皮生长因子（epidermal growth factor，EGF）、成纤维细胞生长因子（fibroblast growth factor，FCF），白细胞介素（interleukin，IL）-10、IL-6、干扰素（interferon，IFN）等炎症介质释放增加，激活 HSC，导致 ECM 沉积。HSC 的激活受旁分泌及自分泌细胞因子调节。HSC 激活及 ECM 沉积是纤维化发生发展的中心环节。此外，慢性肝病时，肝细胞、胆管上皮细胞等可通过上皮细胞间质转型（epithelial-to-mesenchymal transition，EMT）转化为肌成纤维样细胞（myofibroblasts，MFs），亦参与 ECM 合成与分泌。不同病因导致肝纤维化时，其沉积的 ECM 成分相似。ECM 包括胶原、非胶原糖蛋白及蛋白多糖等三类大分子，其中胶原为富含脯氨酸和甘氨酸的蛋白分子、可分为 14 型，肝脏中仅有Ⅰ、Ⅲ、Ⅳ、Ⅴ、Ⅵ五型；非胶原糖蛋白包括一系列对细胞分化、生长、代谢发挥重要调控作用的蛋白，如纤维连接蛋白（fibronectin）、层黏连蛋白（laminin，LN）等；蛋白多糖是一类侧链为糖胺多糖的大分子，包括硫酸乙酰肝素、透明质酸及硫酸软骨素等。针对 HSC 激活和 ECM 沉积的不同环节进行干预，可能为阻止肝纤维化向肝硬化发生及进展提供治疗途径。另一方面，ECM 成分如 LN、透明质酸及纤维连接蛋白等亦是临床上监测肝纤维化的检测指标。

肝脏是机体合成和代谢的重要脏器，肝硬化时肝脏的合成及代谢功能显著下降，白蛋白及凝血因子合成、胆色素代谢，激素灭活、解毒功能下降，同时出现门静脉高压，导致腹水、侧支循环形成、内分泌及血液系统等病理生理改变。

肝硬化腹水形成的病理生理学机制尚未完全明确，主要有以下四种学说：①充盈不足学说（underfill theory）：认为门静脉压力增加及低蛋白血症是腹水形成的始动因素。血管内液体及肝淋巴液漏入腹腔，导致血管内充盈不足，继而激活肾素-血管紧张素-醛固酮系统及交感神经系统，诱发钠水潴留，进一步加重腹水形成；②泛溢学说（overflow theory）：认为钠水潴留为始动因素。此外，肝内低压性感受器被激活及肝-肾反射加重钠水潴留从而导致动脉过度充盈，血容量增加并溢漏入腹腔，形成腹水；③周围动脉扩张学说（peripheral arterial vasodilation theory）：认为周围动脉扩张是肝硬化钠水潴留的始动因素并在肝硬化腹水形成中起中心作用。激活肾素-血管紧张素-醛固酮系统、交感神经系统，使血管加压素、抗利尿激素分泌增加，引起钠水潴留，并导致血容量增加、血管过度充盈，诱发腹水形成；④腹水形成前相学说（forward theory of ascites formation）：近年来在周围动脉扩张学说的基础上，建立了肝硬化腹水形成新学说。此学说认为肝硬化、门静脉高压所致的内脏动脉扩张是腹水形成的原因。内脏动脉扩张后，一方面直接影响内脏微循环，促进微循环毛细血管压和滤过系数增加，导致内脏淋巴液生成及回流增多，且淋巴液的生成大于回流；另一方面内脏动脉扩张、充盈不足则通过神经、体液因素诱导体内钠水潴留，最终导致腹水形成。该学说较为完整和系统地解释了肝硬化腹水的形成机制。

肝性脑病的发病机制迄今为止仍不清楚。目前认为肝性脑病是多种因素共同作用的结果。主要涉及三个环节：①肝功能损伤和（或）门体侧支分流是病理生理基础；②循环毒素与炎症介质的产生；③突破血-脑屏障的循环毒素和炎症介质在不同水平上对脑功能的损害。毒素与炎症介质包括氨、γ-氨基丁酸与内源性苯二氮䓬、锰离子、芳香族氨基酸与假神经递质、炎症介质如 IL-1、IL-6、TNF-α 及神经甾体等；毒素与炎症介质对中枢神经系统的影响包括神经递质作用异常、脑能量障碍及星形细胞受损与脑水肿。

肝肾综合征（hepatorenal symdrome，HRS）的发生与肝硬化合并大量腹水存在的“高动力型血液循环”有关。一般认为，肝硬化大量腹水患者外周及内脏动脉系统广泛舒张，从而导致动脉血压及系统血管阻力下降，这种血流动力学改变导致患者有效血容量不足,机体通过增强内源性血管收缩反应如激活肾素-血管紧张素-醛固酮系统(RAS)及交感神经系统,分泌抗利尿激素及各种血管活性因子等,以代偿外周阻力及动脉压下降趋势;此外,机体增强心排血量以代偿中心血容量下降。肾脏血管对这种代偿机制尤为敏感,从而引起肾血管的广泛收缩和钠水潴留,导致肾功能障碍。

【肝脏组织学】

典型肝硬化肝脏体积缩小,质硬,表面凸凹不平(图25-17-1)。切面见小结节周围为纤维组织条索包绕(图25-17-2)。镜下可见肝小叶结构被破坏,广泛增生的纤维组织将肝小叶分割包绕成大小不等、圆形或椭圆形肝细胞团,即假小叶(图25-17-3)。假小叶内肝细胞索排列紊乱,小叶中央静脉缺如、偏位或有两个以上。亦可见再生的肝细胞结节(亦可形成假小叶),其特点是肝细胞排列紊乱,胞体较大,核大染色较深,常出现双核肝细胞。小胆管因受增生的纤维组织压迫可引起淤胆。此外还可见到增生的细小胆管和假胆管。肝细胞坏死、纤维组织增生及假小叶形成,破坏并改建了肝内血管系统,导致异常吻合支的形成及血管网的减少。假小叶内肝细胞常有不同程度的变性和胆色素沉着。假小叶间的纤维间隔厚薄不均,可见大量炎性细胞浸润(图25-17-4)。

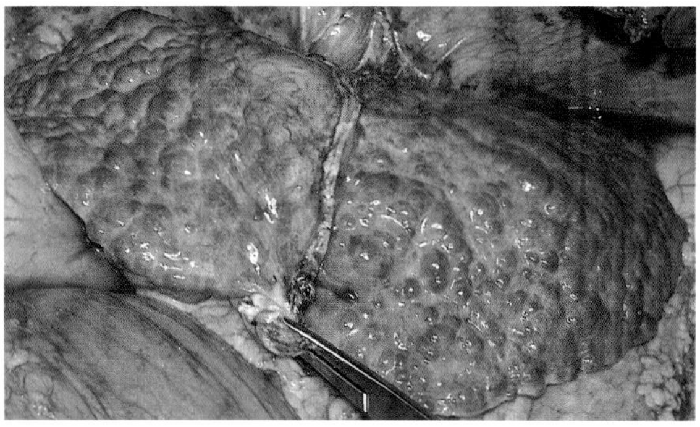

图 25-17-1 硬化肝脏的大体外观

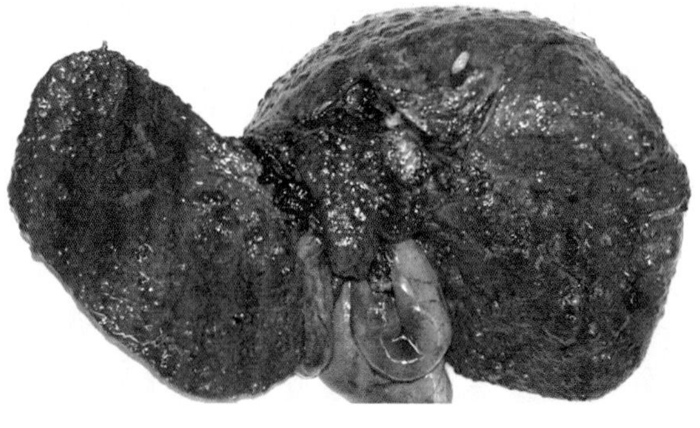

图 25-17-2 硬化肝脏的剖面

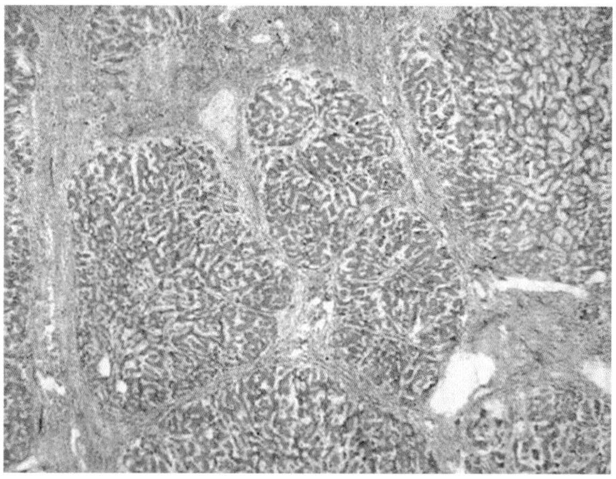

图 25-17-3 肝硬化患者的肝组织假小叶形成

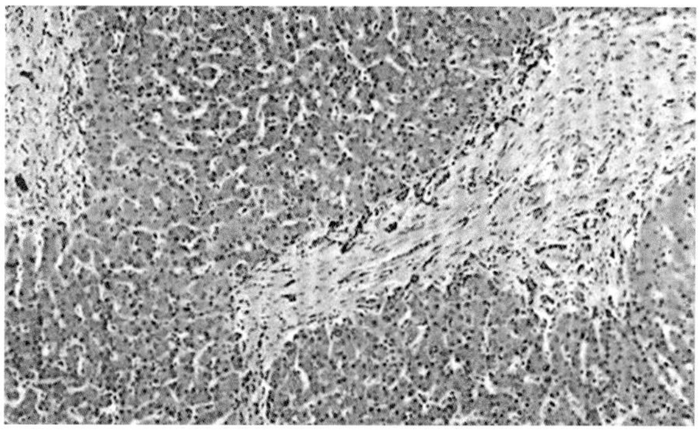

图 25-17-4 肝硬化患者的肝组织纤维间隔炎症细胞浸润

【临床表现】

多数肝硬化患者起病隐匿、病程发展缓慢,可潜伏3~10年以上,症状与慢性肝炎无明显分界线。目前根据临床表现将肝硬化分为代偿期和失代偿期,但两者之间的界限尚不清楚。

一、代偿期

代偿期患者症状较轻、缺乏特异性,可表现为轻度乏力、消瘦、食欲减退、腹胀、厌油、上腹部不适及右上腹隐痛等;部分患者无明显症状,在正常体检或因其他疾病检查时偶然发现。体格检查时,部分患者可触及质地较硬的肝脏,边缘较钝。肝功能正常或轻度异常。

二、失代偿期

失代偿期患者症状明显,以门静脉高压症及

肝细胞功能减退为主要表现，可伴随多种并发症如顽固性腹水、消化道出血及肝性脑病等。

（一）肝功能减退的临床表现

1. 全身表现　主要有消瘦（图 25-17-5）、营养不良、食欲缺乏、皮肤干枯粗糙、面色晦暗及蜘蛛痣（图 25-17-6）。部分患者伴有口角炎及多发性神经炎等。

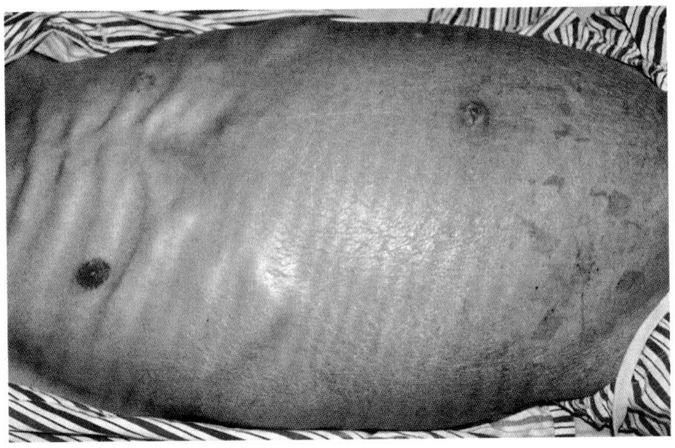

图 25-17-5　肝硬化患者腹水表现

2. 黄疸　肝硬化失代偿期患者可不出现黄疸。如出现黄疸且色渐加深则提示肝脏仍有炎症活动，黄疸较重者，病情发展快，预后不良。

3. 出血倾向及贫血　肝脏合成凝血因子减少、门静脉高压导致脾大、脾功能亢进、血小板减少及毛细血管脆性增加，失代偿期肝硬化患者存在明显的出血倾向，常可出现鼻出血、齿龈出血、胃肠黏膜弥漫出血及皮肤紫癜等表现。由于营养缺乏、肠道吸收功能下降、失血及脾功能亢进等因素，肝硬化患者可出现贫血。

4. 消化道表现　失代偿期患者消化道症状明显，可表现为食欲缺乏、恶心、呕吐、腹胀及腹泻等，进食含脂餐饮食时更为明显。这与门静脉高压消化道淤血及肠道菌群失调有关。

5. 内分泌失调　女性患者可出现月经失调，男性可出现性欲减退、睾丸萎缩、毛发脱落、乳房发育及胀痛等，这可能与诸多激素（雌/雄激素）和大分子物质在肝脏合成及灭活障碍有关。此外，雌激素增加可能与蜘蛛痣形成及毛细血管扩张有关。醛固酮及抗利尿激素灭活减少可导致水钠潴留，诱发水肿并参与腹水形成。继发性肾上腺素皮质功能减退可促进皮肤，尤其是面部及其他暴露部位皮肤色素沉着。

（二）门静脉高压症的临床表现

门静脉高压症（portal hypertension）系指门静脉系统血流受阻和（或）血流量增加，导致门静脉及其属支血管内静水压持续升高。门静脉压力超过正常值 5～10mmHg 或肝静脉压力梯度（hepatic venous pressure gradient，HVPG）超过 5mmHg 即可诊断为门静脉高压症。大部分门静脉高压症同时存在门静脉血管的高阻力及高动力状态。门静脉血管的高阻力状态是门静脉高压症的启动因素；而侧支循环的广泛建立，门静脉血流量增加对门静脉高压状态的维持至关重要。

1. 脾大、脾功能亢进　一般为中度肿大，有时为巨脾。

2. 侧支循环建立与开放　常见的侧支循环可形成于食管下端胃底部、前腹壁脐周、直肠下端肛周等部位，其中以食管胃底静脉曲张最为常见，其破裂出血是门静脉高压症患者的重要死亡原因之一。门静脉系的直肠上静脉和下腔静脉系的直

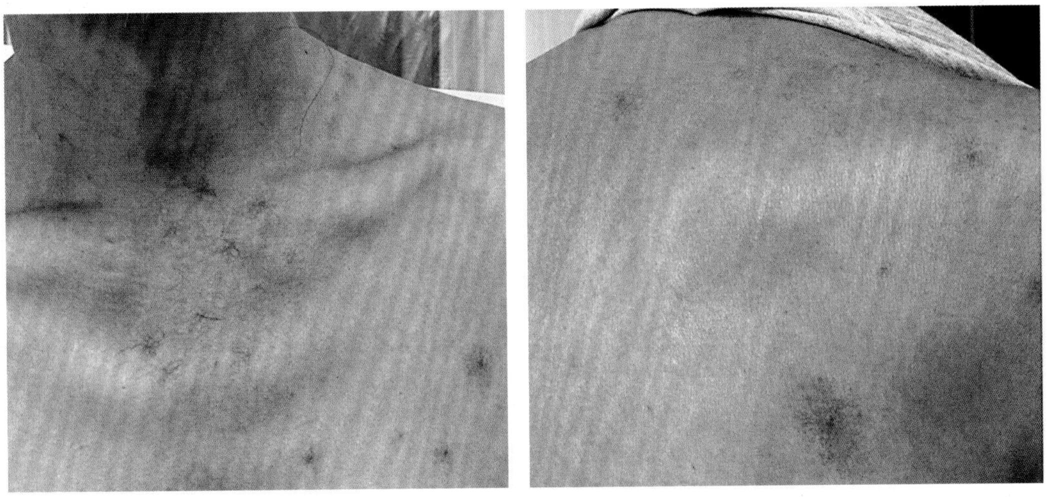

图 25-17-6　蜘蛛痣

肠中、下静脉吻合而成的痔静脉破裂可导致便血。腹壁及脐周静脉曲张可缓解食管胃底静脉曲张破裂大出血的危险。

3. 腹水　出现明显腹胀、不适、消化不良、腹围增大(图25-17-5)及移动性浊音阳性等。大量腹水时因腹内压力增大可致呼吸困难、气急及端坐呼吸,部分患者还可出现脐疝或腹股沟斜疝。多数患者可出现胸闷、心慌及气急等压迫症状。亦有患者可出现胸腔积液,右侧多见,双侧次之,单纯左侧胸腔积液较少。可能与胸腔负压及横膈解剖异常有关。

4. 门静脉高压性胃病(portal hypertensive gastropathy,PHG)　门静脉高压症患者胃黏膜可出现特殊病变,组织学上表现为胃黏膜及黏膜下层血管、毛细血管明显扩张、扭曲而没有明显炎症改变,内镜下表现为各种类型的充血性红斑及糜烂,伴或不伴出血。

(三) 常见并发症

1. 食管胃底静脉曲张破裂大出血　肝硬化患者食管下端及胃底部的侧支循环因门静脉高压而开放表现为食管胃底静脉曲张。由于食管下端胃底部常受到食物摩擦及胃液侵蚀,且此处黏膜下组织较为薄弱,故肝硬化患者易发生食管胃底曲张静脉破裂大出血。粗大扭曲的静脉发生出血的危险性较高,是出血的最强预警指标;Child B、C级的患者出血风险较大;内镜下出现红色条状标志(红色征)及出血点时,出血危险性高;HVPG超过12mmHg时,出血风险明显增大。

食管胃静脉曲张破裂大出血是肝硬化患者死亡的主要原因之一,出血后6周内病死率达20%。其中以食管曲张静脉破裂出血最为常见,胃曲张静脉破裂出血较食管曲张静脉出血少见,但出血量更大,病情更重,病死率达45%。

临床主要表现为呕血,多为鲜红血液,亦可为暗红色血液。出血量多,来势凶猛,可呈喷射状,一次可上千毫升。呕血之前可有上腹部饱胀感、恶心及呃逆等先兆症状。部分患者可有黑便,柏油样或紫红色大便。同时伴心悸、心率加快、晕厥、皮肤灰白湿冷及血压下降等表现。72小时内出现以下征象提示出血未控制:①6小时内输血4单位以上,生命体征仍不平稳,收缩压<70mmHg,心率>100次/分钟或心率增加>20次/分钟;②间断呕血或便血,收缩压降低20mmHg以上或心率增加>20次/分钟,继续输血才能维持血红蛋白含量稳定;③药物及内镜治疗后新鲜呕血,在未输血的情况下,血红蛋白含量下降30g/L以上。

2. 感染　肝硬化患者易发生各种感染,包括各种病原体如细菌、真菌、病毒及特殊病原体如结核分枝杆菌等。感染可发生于身体各组织器官,如上呼吸道、肺部、胸腔、肠道、胆道及腹腔等。最常见的感染为自发性细菌性腹膜炎(见其他章节描述)。

3. 肝性脑病(hepatic encephalopathy, HE)　肝性脑病是肝衰竭或门体分流所致的严重的中枢神经系统功能紊乱的临床综合征,主要表现为注意力下降、定向力及计算力下降、人格改变、行为失常、扑翼样震颤(flapping tremor)、反射亢进及肌阵挛。重者出现意识障碍、昏迷及死亡,常伴有不同程度的脑水肿。失代偿期肝硬化患者常见反复发作的肝性脑病,常见诱发因素有感染、高蛋白饮食、电解质紊乱、消化道大出血、大量放腹水及腹泻/便秘等。肝硬化患者肝性脑病常可逆转,但易于反复发作。以慢性反复发作性木僵与昏迷为突出表现。根据意识障碍程度,HE可分为四期。Ⅰ期(前驱期)为轻度的性格改变和行为失常,可有扑翼样震颤;Ⅱ期(昏迷前期)以意识错乱、嗜睡障碍、行为失常为主,有明显神经体征;Ⅲ期(昏睡期)以昏睡和精神错乱为主,各种神经体征持续或加重;Ⅳ期(昏迷期)从浅昏迷发展到深昏迷,最后死亡。

轻微型肝性脑病(minimal hepatic encephalopathy,MHE)过去称亚临床肝性脑病,系指临床上无肝性脑病表现,常规精神神经系统检查无异常发现,但神经系统电生理检查和心理(智力)测试异常的非显性(overt)肝性脑病。

4. HRS　HRS是失代偿肝硬化或急性肝衰竭时发生的以严重肾脏血管收缩为特征的一种不同类型的急性或亚急性肾衰竭。以肾功能不全、内源性血管性物质异常及血流动力学异常为特征。患者可突然出现少尿或无尿、氮质血症、稀释性低钠血症和低尿钠。常继发于胃肠道出血、感染、电解质紊乱、大量放腹水、剧烈呕吐、严重腹泻。治疗相当困难,预后差,3个月病死率高达80%~100%。HRS临床分为2型即1型和2型,各自特点见表25-17-2。

5. 门静脉血栓形成(portal vein thrombosis, PVT)　门静脉血栓形成系指发生在门静脉主干、肠系膜上静脉、肠系膜下静脉或脾静脉的血栓。

肝硬化患者 PVT 的形成与血液淤滞、血液黏稠度升高及血管壁损伤有直接关系，可为自发性，亦可为医源性。根据病变发展速度及受累程度不同，临床表现各异。

表 25-17-2　肝肾综合征临床分型

	1 型	2 型
血清肌酐	快速，2 周内	缓慢，数月
进展	快，中位存活时间 1～2 周	相对慢，6ms
病死率	高	高
促成因素	有，包括 SBP、病毒性肝炎、大手术及急性酒精肝炎等	无
处置	较急，去除促成因素、肝移植评估	较缓

SBP：spontaneous bacterial peritonitis，自发性细菌性腹膜炎

（1）急性门静脉血栓形成：急性门静脉血栓形成（acute portal vein thrombosis，APVT）指症状发生在入院时间为 60 日以内者。主要表现为急性肠淤血及缺血，典型表现包括突发腹痛、腹胀、腹泻、血便、恶心、呕吐、发热、脾大，或伴有腹水。门静脉高压症术后患者如果出现逐渐加重的腹痛，排除腹痛常见的原因，需考虑门静脉血栓形成。合并感染或门静脉炎时，腹水加重，且消退减慢，不规则或持续发热，并可发生上消化道出血、黄疸及肝性脑病等。

门静脉血栓累及肠系膜静脉，可能会导致肠缺血，甚至肠坏死、穿孔、腹膜炎、休克及多脏器衰竭以致死亡。急性肠坏死是急性门静脉血栓最严重的并发症之一，其发生率约 5%，应予以充分重视。

（2）慢性门静脉血栓形成：慢性门静脉血栓形成（chronic portal vein thrombosis，CPVT）指症状发生在入院时间为 60 日以上者。主要表现为食管胃底静脉曲张、消化道出血、皮下侧支静脉开放、脾大、全血细胞减少（脾功能亢进）等，随时间的延长，门静脉可完全阻塞，有时甚至形成门静脉海绵样变。门静脉压力进一步升高，门静脉高压症的各种并发症如顽固性腹水、脾大、脾功能亢进、门静脉高压性胃病等明显加重。此外，潜在的并发症有肠缺血及门静脉性胆病，10%～20% 的患者可出现黄疸。

6. 原发性肝癌　肝硬化并发原发性肝癌的发生率高达 10%～25%。早期小肝癌患者无明显症状。当肝硬化患者出现下列征象时应警惕肝癌的发生：①经积极治疗，病情仍发生难以解释的发展和恶化；②出现难以解释的肝区胀痛、右上腹饱满或发热；③进行性肝脏肿大；④血性腹水；⑤甲胎蛋白持续或进行性升高；⑥超声或 CT 检查发现占位性病变，性质难以明确。

【诊断与鉴别诊断】

一、实验室检测及辅助检查

（一）肝功能检测

1. 血清肝酶谱　包括丙氨酸氨基转移酶（ALT）、天门冬氨酸氨基转移酶（AST）、γ-谷氨酰转肽酶（GGT）及碱性磷酸酶（ALP）。ALT 与 AST 是反映肝细胞损伤的敏感指标，但不能反映肝脏储备功能。肝硬化时，ALT 及 AST 常呈低水平升高，部分患者 ALT 正常，AST 轻度升高。90% 肝硬化患者可出现 GGT 升高，70% 患者 ALP 升高，特别是在淤胆、酒精性肝硬化或合并肝癌的患者升高更为明显。

2. 血清白蛋白、球蛋白、前白蛋白　肝脏是白蛋白及前白蛋白合成的唯一器官，白蛋白及前白蛋白水平反映肝脏的蛋白合成能力。球蛋白升高是肝硬化的免疫反应，蛋白电泳可显示 β、γ 球蛋白增加，免疫球蛋白 IgG 升高。正常人白、球蛋白比（A/G）为 1.5∶1～2.5∶1，肝硬化时可出现 A/G 降低或倒置。前白蛋白半衰期仅 2 日，受机体其他因素影响更小，较白蛋白能更好地反映短期内肝脏蛋白合成功能。

3. 总胆红素（T.Bil）　肝硬化患者 T.Bil 升高通常为肝细胞性，常出现轻度高胆红素血症。肝硬化出现重度黄疸提示预后差。

4. 凝血酶原时间（PT）　PT 亦是反映肝脏合成能力的重要指标，PT 延长与肝细胞受损程度呈正相关，且注射维生素 K 难以纠正。

5. 总胆固醇　主要在肝脏合成，失代偿期肝硬化患者血清总胆固醇，尤其是胆固醇酯明显降低。

6. 胆汁酸　肝脏是胆汁酸产生的唯一脏器，也具有胆汁酸清除功能。肝硬化时，肝脏清除胆汁酸减少，可出现血清总胆汁酸升高，尤其餐后 2 小时升高明显。

7. 肝脏储备功能检测　口服或静脉注射某些药物，从代谢、排泄角度判断肝功能状况。常用

的检测手段包括吲哚菁绿（ICG）清除试验、利多卡因代谢物生成试脸、氨基比林呼吸试验（ABT）、半乳糖负荷试脸、色氨酸耐量试验、咖啡因清除试验等。肝硬化代偿期，在其他肝功能指标出现异常前，这些检测可能已出现异常。

（二）诊断性腹腔穿刺术

腹水实验室检查是明确腹水原因和性质的关键，目前推荐对于所有新发生的中度以上腹水患者、不明原因腹水加重的住院患者、肝硬化腹水患者如果出现不明原因的发热、休克、肝性脑病、消化道出血、肝肾衰竭者应进行诊断性腹腔穿刺术。0.5%～1.3%的肝硬化腹水可呈乳糜样。肝硬化腹水蛋白浓度差别很大（5～60g/L），故采用腹水蛋白浓度来判别腹水性质准确性有限。

近年来，血清-腹水白蛋白梯度（serum-ascites albumin gradient，SAAG）在腹水鉴别诊断中的价值得到肯定。SAAG是指患者腹水及血清白蛋白的差值。SAAG≥11g/L提示门静脉高压性腹水，<11g/L提示非门静脉高压性腹水，诊断准确率可达97%，血清与腹水标本应在同一小时或同日内抽取。需要指出的是，SAAG≥11g/L不能排除门静脉高压基础上并发的腹水感染或腹腔肿瘤转移，也无助于鉴别门静脉高压的病因。

（三）病因检测

根据已知可导致肝硬化的病因进行相关检查，如肝炎病毒标志物、自身抗体谱、血清游离铜、铜蓝蛋白、血清铁、铁蛋白及转铁蛋白等检测有助于病毒性肝炎、自身免疫性肝病及代谢性肝病等诊断。甲胎蛋白检测有助于鉴别是否合并肝癌。甲状腺功能检测有助于甲状腺疾病的诊断。心血管疾病如扩张性心脏病、缩窄性心包炎及布-卡综合征等相关检查以排除这些疾病所致肝硬化的可能性。

（四）肝纤维化检查

1. 肝纤维化血清标志物　常用的肝纤维化血清标志物包括Ⅲ型前胶原氨基端肽（procollagen Ⅲ of aminoterminal propeptide，PⅢNP，PⅢP）、Ⅳ型胶原、透明质酸（hyaluronic acid，HA）、LN、组织金属蛋白酶抑制剂（tissue inhibitor of metalloproteinase，TIMP）及脯氨酰羟化酶（prolyl hydroxylase，PH）等，对肝纤维化诊断有一定意义，但均存在敏感性或特异性不高的缺陷，单一检测价值不大，联合检测有助于判断肝纤维化程度及评估抗纤维化疗效。

2. 肝脏瞬时弹性测定（fibroscan）　肝脏瞬时弹性测定又称肝纤维化扫描，是建立在超声诊断基础上的快速便捷、非侵袭性地检测肝硬度的一项技术，可评估肝脏纤维化的程度并进行定量分级。研究表明该方法测量的硬度值与病理肝纤维化分期有显著相关性。

（五）影像学检查

1. 超声波检查　可判断肝脾大小、形态、有无腹水、门静脉高压及与占位等。肝硬化患者显示肝形态失常，左叶及尾状叶增大、右叶萎缩，表面凹凸不平呈锯齿状，肝实质内回声弥漫性增粗，强弱不均。门静脉高压时可见脾脏肿大，门静脉直径大于14mm，多普勒超声显示门静脉血流减慢，有时可见侧支循环。有腹水时可见液性暗区。

2. CT、磁共振（MRI）增强检查　CT及MRI检查可显示肝脾形态改变（图25-17-7），肝叶大小比例失调及肝内占位等，对肝硬化诊断最有意义。增强CT及MRI造影，对早期肝癌诊断优于B超。血管成像技术可清晰地显示静脉曲张血管（图25-17-8）。对门静脉血栓形成（图25-17-9）的诊断亦是重要检测技术。

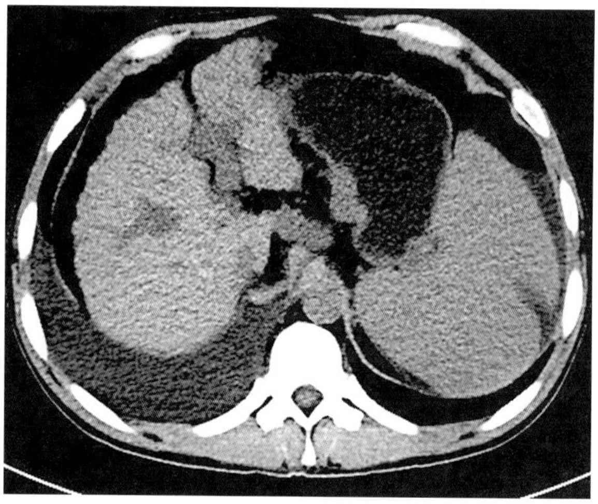

图25-17-7　肝硬化的上腹部CT表现（肝脏缩小，表面不平，肝裂增宽，脾大）

（六）上消化道内镜检查

内镜检查是诊断静脉曲张的金标准。对肝硬化患者，我国指南建议每两年复查一次上消化道内镜；对肝病逐渐进展者、失代偿期肝硬化或已有轻度静脉曲张者，各指南均建议每年复查上消化道内镜。日本、欧美及我国都相继建立了食管静脉曲张的内镜下分级方法（表25-17-3）。

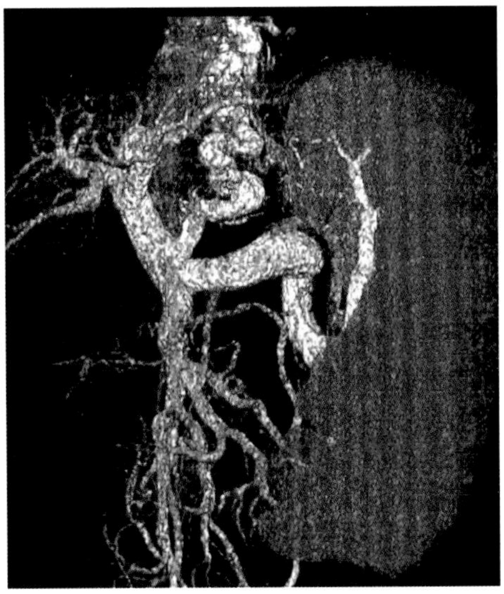

图 25-17-8　肝硬化上腹部 CT 增强血管成像（曲张血管）

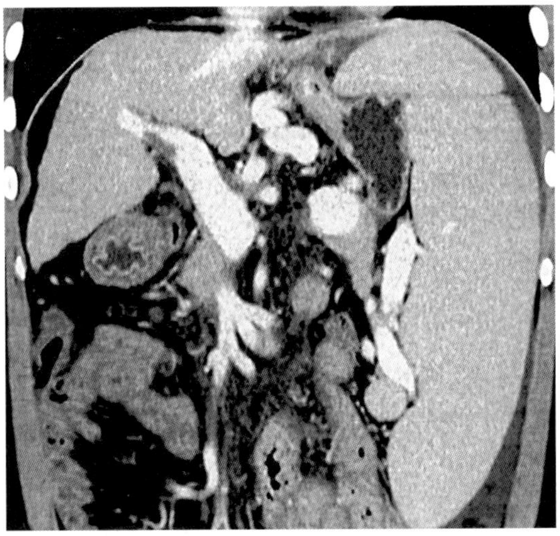

图 25-17-9　肝硬化上腹部 CT 增强（门静脉血栓形成，巨脾）

表 25-17-3　食管静脉曲张的内镜分级

分级	曲张静脉的表现	红色征（RC）
轻度（GⅠ）	曲张静脉呈直线型，直径≤0.3cm	无
中度（GⅡ）	曲张静脉直径≤0.3cm	有
	曲张静脉呈蛇形迂曲隆起，最大直径 0.3～1.0cm	无
重度（GⅢ）	曲张静脉最大直径 0.3～1.0cm，且有曲张静脉呈串珠状、结节状或瘤状；曲张静脉最大直径 1.0～1.5cm	无或有

对于上消化道出血患者而言，在 48 小时内进行急诊上消化道内镜检查是判断食管胃曲张静脉破裂出血的唯一可靠方法，故所有上消化道出血患者在生命体征平稳的情况下均应尽早进行消化道内镜检查。内镜下可见曲张静脉活动性出血（喷射性出血或渗血），若内镜下见曲张静脉表面覆盖血凝块或有“白色血栓头”，又未发现其他潜在出血部位，亦应考虑为静脉曲张破裂出血。

（七）肝组织活检

肝活检是确诊肝硬化的金标准，可进行病理、电镜、组化、酶学免疫组化、病毒学及金属酶含量分析等。代偿期肝硬化诊断或其病因不明确时可考虑进行。失代偿期肝硬化及诊断明确的肝硬化无需肝活检。为了减小肝组织病理学判断误差，肝组织标本长度须在 1cm 以上（1.5～2.5cm），至少在镜下包括 3 个以上汇管区。我国目前采用 2000 年西安全国传染病寄生虫病学术会议制定的肝组织病理分级分期标准（表 25-17-4）。国际

表 25-17-4　2000 年西安全国传染病寄生虫病学术会议制定的肝组织病理分级分期标准

分级	炎症活动度（G）		纤维化程度（S）	
	汇管区及周围	小叶内	分期	纤维化程度
0	无炎症	无炎症	0	无
1	汇管区炎症	变性及少数点、灶状坏死	1	汇管区纤维化扩大，局限在窦周及小叶内纤维化
2	轻度 PN	变性，点、灶状坏死或嗜酸小体	2	汇管区周围纤维化，纤维间隔形成，小叶结构保留
3	中度 PN	变性、融合坏死重或见 BN	3	纤维间隔伴小叶结构紊乱，无肝硬化
4	重度 PN	BN 范围广，累及多个小叶（多小叶坏死）	4	早期肝硬化

注：PN：碎屑坏死；BN：桥形坏死

上常用的肝组织病理分期分级标准有 Knodell 评分、Ishak 分级（表 25-17-5）及 Metavir 评分（表 25-17-6），三者间关系见图 25-17-10。

表 25-17-5　Knodell 与 Ishak 评分

Knodell HAI	评分	Ishak	评分
门静脉周围±桥接坏死（碎片状坏死）		**门静脉周围或窦周界面肝炎（小片状坏死）**	
无	0	无	0
轻度碎片坏死	1	轻度（点状、较少的门管区）	1
		轻/中度（点状、较多门管区）	2
中度碎片状坏死（≤多数肝门束周长的 50%）	3	中度（连续面积<50%肝门束或三角区）	3
显著碎片状坏死（>多数肝门束周长的 50%）	4	严重（连续面积>50%肝门束或三角区）	4
		融合坏死	
		无	0
		点状融合坏死	1
		部分部位 3 点融合	2
		较多部位 3 点融合	3
中度碎片状坏死+桥接坏死	5	3 点融合+少量门静脉-中央静脉桥接	4
显著碎片状坏死+桥接坏死	6	3 点融合+多个门静脉-中央静脉桥接	5
多小叶坏死	10	全小叶或多腺泡坏死	6
小叶内变性和局灶性坏死		**点状溶解坏死、细胞凋亡、局灶性炎**	
无	0	无	0
轻度［嗜酸小体、空泡变性、和（或）散在局灶性坏死累及<1/3 小叶或结节］	1	<1/10Hp	1
中度（累及 1/3～2/3 小叶或结节）	3	2～4/10Hp	2
显著（累及>2/3 小叶或结节）	4	5～10/10Hp	3
		>10/10Hp	4
门静脉周围炎		**门静脉周围炎**	
无	0	无	0
轻度（少量的炎细胞浸润<1/3 肝门束）	1	轻度、部分或全部门管区	1
中度（较多的炎细胞浸润 1/3～2/3 肝门束）	3	中度、部分或全部门管区	2
显著（密集的炎细胞浸润>2/3 肝门束）	4	中度/重度、全部门管区	3
		重度、全部门管区	4
纤维化		**Ishak 分期**	
无	0	未见纤维化	0
门静脉区纤维化扩大	1	部分汇管区纤维化，有/无少量的纤维隔	1
		大部分汇管区纤维化，有/无少量的纤维隔	2
		大部分汇管区及少量门静脉之间纤维化	3
		汇管区纤维化和显著的门静脉之间，门静脉和中央静脉之间	4
桥接纤维化（门静脉之间、门静脉和中央静脉之间）	3	显著的门静脉之间，门静脉和中央静脉之间伴有偶发的纤维结节（不含肝硬化结节）	5
肝硬化	4	可能或明确的肝硬化	6

注：Knodell 评分系统在炎症活动度方面划分较细致，但在纤维化分值方面偏低，过于简单。Ishak 评分组织形态特征明确，能准确反映肝组织的病理改变，但过于繁琐

表 25-17-6　Metavir 评分系统

A. Metavir 炎症分级

碎片状坏死(PMN)	肝小叶坏死(LN)	活动性
0	0	A0
	1	A1
	2	A2
1	0、1	A1
	2	A2
2	0、1	A2
	2	A3
3	0、1、2	A3

注:PMN 0:无、1:轻度,2:中度,3:严重;LN 0:无或轻度,1:中度,2:严重;A0:无,A1:轻度,A2:中度,A3:严重

B. Metavir 纤维化分期

纤维化情况	纤维化分期
无纤维化	F0
肝门束扩大,但未形成间隔	F1
肝门束扩大,有小的间隔形成	F2
间隔很多,无肝硬化	F3
肝硬化	F4

二、肝硬化的诊断

肝硬化的诊断依赖于肝损伤的病因及病史,肝功能损害及门静脉高压的症状、体征、实验室检测及辅助检查依据。完整的肝硬化诊断包括病因、肝功能状况及并发症的诊断。目前临床一般采用 Child-Pugh 分级方法评判肝功能(表 25-17-7)。

表 25-17-7　肝功能 Child-Pugh 分级标准

临床生化指标	1 分	2 分	3 分
总胆红素(μmol/L)*	<34	34～51	>51
白蛋白(g/L)	>35	28～35	<28
PT 延长(s)	<4	4～6	>6
腹水	无	轻度	中重度
肝性脑病	无	Ⅰ～Ⅱ期	Ⅲ～Ⅳ期

注:*对 PBC 患者进行评分时要求相应提高为:17～68(1 分);68～170(2 分);>170(3 分)。总分:A 级:5～6 分;B 级:7～9 分;C 级:10～15 分

失代偿期肝硬化依据门静脉高压及肝功能减退的表现,临床诊断通常并不困难。代偿期肝硬化往往症状体征不典型,诊断较为困难,以下几点可能有助于早期发现代偿期肝硬化:①对病毒性肝炎、长期饮酒、长期营养不良、慢性肠道感染的患者,密切随访,必要时进行肝活检;②对于不明原因肝大者,特别是肝脏质硬,表面不光滑者,应尽量采用多种方法,包括影像学、腹腔镜检查及肝活组织检查等尽早确定其性质。早期肝硬化患者可能会出现嗜睡、疲劳、脸色发黑、体力减退、腹胀、便秘、腹泻、肝区隐痛、肝掌、蜘蛛痣及脾大等症状及体征,故对相应症状者亦应考虑本病。

(一) 肝性脑病的诊断

在临床实践中,应特别强调对肝性脑病的筛

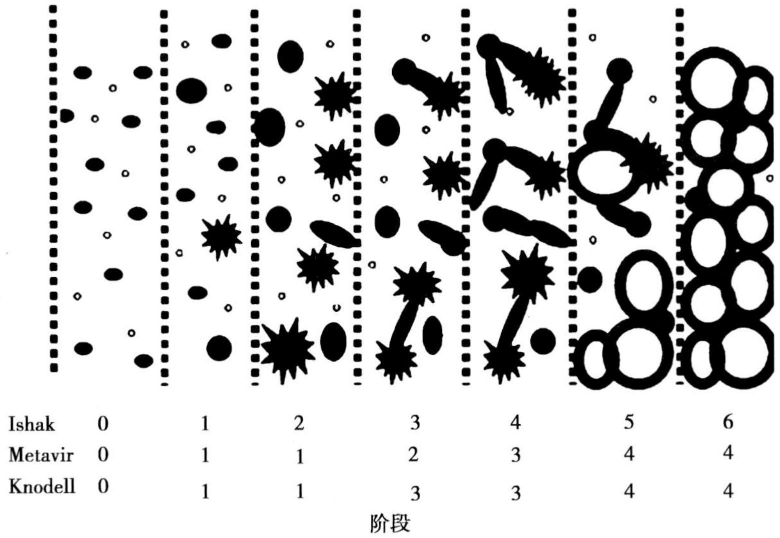

图 25-17-10　Knodell、Ishak 及 Metavir 评分系统比较

查与早期诊断，尤其对早期发现 MHE 及Ⅰ期肝性脑病，防止意外，及时治疗，改善预后具有实际意义。血氨测定、脑电图及脑电地形图、心理智能测试、脑电诱发电位及神经影像学检查均有助于诊断。

（二）HRS 的诊断

1996 年国际腹水俱乐部（International Ascites Club，IAC）首次提出 HRS 的诊断标准，2007 年 IAC 进行了修订。美国及欧洲肝病学会相关临床指南均引用了 IAC 修订后的诊断标准。其诊断的主要依据为：①肝硬化合并腹腔积液；②SCr>133μmol/L；③排除休克；④停利尿剂至少 2 日以上，并经白蛋白扩容后 SCr 值未改善（未降至 133μmol/L 以下），白蛋白推荐剂量为每日 1g/kg，最大量每日可达 100g；⑤目前或近期没有应用肾毒性药物；⑥排除肾实质性疾病：尿蛋白每日<0.5g、尿红细胞<50 个/Hp 和（或）超声下无肾实质病变。

（三）门静脉血栓形成的诊断

肝硬化门静脉高压患者不明原因突发腹痛、腹胀、血便，合并有血液高凝状态，特别是脾切除分流术后的患者，应警惕门静脉及肠系膜静脉血栓形成。本病诊断主要依靠彩色多普勒超声或 CT 检查，必要时 MRI 血管成像、门静脉造影可确诊。彩色多普勒超声是首选的一线检查手段，敏感性可达到 81%，主要表现为门静脉内等回声、高回声或低回声团块，门静脉血流变细，完全阻塞时血流信号消失，栓塞远侧静脉扩张。CT 增强扫描敏感性可达到 94%，典型表现为门静脉腔内呈不强化低密度条状或块状充盈缺损，门静脉血流变细或中断，相应肝段低灌注。MRI 血管成像对于门静脉系统的评价较超声及 CT 能提供更多的有关侧支循环的信息，反映门静脉血管阻塞程度及分支的通畅性等，敏感度及特异性更高。数字减影血管造影可显示血栓形成的位置及范围。

三、鉴别诊断

早期肝硬化常表现为肝脏大，此时应注意与慢性肝炎、原发性肝癌，尤其肝硬化合并肝癌等鉴别，必要时可进行肝活检。脾大是肝硬化门静脉高压的重要表现，部分患者可能仅因脾功能亢进、贫血或血小板减少等就诊，此时需注意与慢性肝炎、慢性疟疾、血吸虫病、特发性血小板减少性紫癜、慢性溶血性贫血、白血病、淋巴瘤及恶性组织细胞病等导致的脾大鉴别。肝硬化腹水需与心脏、肾脏疾病及肿瘤、结核病等疾病引起的腹水相鉴别。HRS 需与急性肾小管坏死、肾小球疾病、肾前性氮质血症及药物诱发的肾衰竭鉴别。急性门静脉血栓形成主要与胃穿孔、急性胆囊炎及急性胰腺炎等急腹症鉴别。慢性门静脉血栓形成需要门静脉癌栓等疾病鉴别。

【治疗】

肝硬化的治疗是综合性的，主要治疗原则包括：①控制病因，预防为主；②避免肝损害；③恢复肝功能、维持机体代谢；④防治并发症。代偿期肝硬化的治疗目标是延缓肝硬化进展；失代偿期肝硬化的治疗目标是防治并发症，延长生存期及提高生存质量。

一、一般治疗

代偿期肝硬化患者提倡劳逸结合，可参加一般轻微工作。而失代偿期患者应卧床休息，出现并发症者宜绝对卧床。肝硬化患者以摄入高热量、高蛋白质、高维生素及易消化食物为宜，肝性脑病前兆时禁高蛋白饮食。肝硬化患者均严禁饮酒，应限制脂肪，尤其是动物脂肪的摄入。有腹水者，应限制钠盐摄入；有食管胃底静脉曲张者，应避免进食坚硬、粗糙的食物。

二、病因治疗

停用肝毒性药物，酒精性肝硬化患者禁酒，继发性胆汁性肝硬化尽量解除胆道梗阻，肝豆状核变性采用驱铜治疗等。HBV 所致肝硬化抗病毒治疗是关键措施，各国相关指南建议只要 HBV DNA 阳性，均应采用高效低耐药的核苷类似物抗病毒药物作为最佳的一线治疗，且需要长期治疗。对于丙型肝炎病毒所致肝硬化，由于治疗方案有限，目前我国只有干扰素联合利巴韦林一种方案，其不良反应多见，肝硬化患者耐受性差，在代偿期可在有经验的专科医师指导下谨慎进行抗病毒治疗；而失代偿期患者是不能耐受这种治疗方案的，故以护肝、对症处理及防治并发症为主。国外已上市的抗丙型肝炎病毒新药蛋白酶抑制剂等国内尚未上市。

三、药物治疗

主要包括保护肝功能的药物及抗肝纤维化的

药物。保护肝功能的药物有甘草酸苷、水飞蓟素、还原型谷胱甘肽、双环醇及熊去氧胆酸(UDCA)等。值得注意的是,鉴于大部分药物均经过肝脏代谢,故不提倡过多使用,滥用药物对肝脏可能弊多利少。目前临床使用的抗肝纤维化药物多为中成药,主要有复方鳖甲软肝片、扶正化瘀胶囊、安络化纤丸、复方牛胎肝提取物及肝复乐等。迄今为止尚无抗肝纤维化的理想药物,因此抗肝纤维化药物仍然是目前研究热点。

四、并发症的治疗

(一)肝硬化腹水的治疗

主要包括限盐、利尿及治疗性放腹水。难治性腹水(refractory ascites)可采用腹水浓缩回输、腹腔-颈静脉转流、经颈静脉肝内门体分流术(transjugular intrahepatic portosystemic shunt, TIPS)及肝移植等。难治性腹水系指经限钠及利尿剂治疗无效的腹水,或经大量放腹水(large-volume paracentesis, LVP)等治疗后利尿剂未能防止复发,4 周内腹水快速回聚者。肝硬化腹水治疗中应重视纠正低蛋白血症与电解质紊乱及防治腹腔感染。欧洲肝病学会“肝硬化腹水、自发性细菌性腹膜炎、肝肾综合征诊疗指南”推荐根据肝硬化腹水的程度采取不同的治疗方式(表 25-17-8)。

表 25-17-8 肝硬化腹水的分级及推荐处理方法

腹水分级	定义	处理方法
1 级	轻微腹水,仅腹部超声检查发现	无须处理
2 级	中等腹水,腹部中度膨隆	限盐及利尿为主
3 级	大量腹水,腹部明显膨隆	限盐、利尿、大量放腹水

(二)食管胃底静脉曲张破裂大出血的治疗

包括控制急性出血、预防食管胃底静脉曲张首次出血(一级预防)及再出血(二级预防)。

1. 急性出血的治疗 主要原则为尽快降低门静脉压力,迅速控制出血,维持血流动力学稳定,并积极防治并发症。

(1)一般治疗:患者应卧床,禁食,密切观察血压、脉搏等生命体征,监测尿量,迅速建立静脉通路并维持通畅,维持水电解质及酸碱平衡。烦躁不安者可给予氯丙嗪或地西泮,禁用吗啡及哌替啶。由于大量出血易导致误吸,因此保持气道通畅、防治吸入性肺炎十分重要,必要时可采用气管插管;尤其是对于肝性脑病患者,内镜检查前必须进行气道保护;输血应以新鲜血为宜。值得注意的是有研究表明充分补足血容量可导致门静脉压力显著升高,增加再出血率及病死率。因此,食管胃底静脉破裂出血时补足血容量不宜过于迅速充分,维持血流动力学稳定并使血红蛋白保持在 80g/L 以上即可。

(2)药物治疗:药物治疗是静脉曲张出血的首选治疗手段。急性出血时禁止使用非选择性β-受体阻滞剂,宜选用降低门静脉压力的药物。常用药物有以下几种:①生长抑素及其类似物:生长抑素(somatostatin)及其类似物是目前治疗急性食管胃底曲张静脉破裂出血的主要及首选药物。这类药物能选择收缩内脏血管平滑肌、抑制其他扩血管物质;增加食管下端括约肌压力,减少侧支循环血流;抑制胃泌素分泌,减少胃酸形成,减少再出血危险性;减少肝动脉血流量,降低肝内血管阻力。此外,该类药物还可有效预防内镜治疗后的 HVPG 升高,提高内镜治疗成功率。常用药物包括生长抑素的人工合成物施他宁(stilamin)及生长抑素类似物奥曲肽(octreotide);②血管加压素(vasopressin, VP):国内常用制剂为垂体后叶素,除含血管加压素外,还含缩宫素(催产素)。由于价格便宜,迄今仍是治疗急性曲张静脉破裂出血的一线药物之一。可收缩内脏血管,减少门静脉血流量,降低门静脉及其侧支压力。血管加压素治疗门静脉高压症食管胃底曲张静脉破裂出血的止血成功率为 40% ~60%,但不良反应很多,包括诱发冠状动脉痉挛、血栓形成、高血压及心肌梗死等严重心脑血管并发症,近年来该药使用已有所减少;③特利加压素(terlipressin, TP)及其他血管加压素衍生物:TP 是一种新型的人工合成的长效血管加压素,本身无活性,在体内经氨基肽酶作用,脱去其 N 末端的 3 个甘氨酰残基后,缓慢降解为有活性的赖氨酸加压素。其主要作用是收缩内脏血管平滑肌,减少内脏血流量,从而减少门静脉血流、降低门静脉压;收缩食管和子宫等平滑肌;降低血浆肾素浓度,减少血管紧张素Ⅱ产生,减轻肾血管收缩,改善肾功能;④抗感染治疗:25% ~65% 的肝硬化门静脉高压症食管胃底曲张静脉出血患者可合并感染(包括菌血症及自发性细菌性腹膜炎等），在严重肝衰竭或重度出血的患者中该比例甚至更高。预防性应用喹诺酮类及头孢菌素类抗菌药物可明显降低感染导致的病死率及其他并发症发生率。伴有感染的肝硬化曲张静脉出血患者止血治疗效果差，再出血几率及发生肝肾综合征等严重并发症的可能性均明显升高，病死率大大增加。因此，抗感染治疗是肝硬化门静脉高压上消化道出血治疗的重要组成部分，但其具体疗程尚有争议；⑤其他药物：组胺 H_2 受体拮抗剂及质子泵抑制剂能提高胃内 pH 值，促进血小板聚集和纤维蛋白凝块的形成，避免血凝块过早溶解，有利于止血及预防再出血。此外，凝血酶、止血药等亦可作为一般止血措施使用。

（3）内镜治疗：内镜治疗包括内镜下曲张静脉套扎术（endoscopic esophageal varix ligation，EVL）、硬化剂治疗（endoscopic injection sclerotherapy，EIS）及组织黏合剂注射治疗等，亦是防治门静脉高压症食管胃静脉曲张出血的一线方法，可明显降低急性出血的病死率。

（4）气囊压迫止血：目前主要应用于急性食管胃底静脉曲张出血药物无法控制又无条件进行急诊内镜治疗或内镜治疗失败时的补救治疗，或作为内镜治疗前的过渡治疗，使用双气囊三腔管时，一般先向胃囊注气，使胃囊压力达到 50mmHg（6.6kPa）；若无效可向食管囊注气，使食管囊压力达到 30～40mmHg（4～5.3kPa）。使用双气囊三腔管时间不宜过长，一般不超过 72 小时，若出血不止可适当延长。使用过程中应根据病情 8～24 小时放气 1 次，止血后 24 小时内可放气观察 24 小时，若仍无出血即可拔管。

（5）介入治疗：目前，经颈静脉肝内门体分流术（transjugular intrahepatic portosystemic shunt，TIPS）被推荐为其他止血措施失败的补救措施。近期一项随机对照研究发现急性出血后早期（72 小时内）进行 TIPS 术可明显提高止血成功率，平均随访 16 个月，患者再出血率及病死率均显著降低。因此，有条件的单位亦可考虑急性出血时行 TIPS 治疗。

（6）外科手术：内科措施不能控制的出血，可考虑外科手术，但应极为慎重，Child-Pugh C 级患者手术病死率超过 50%。

2. 一级预防　目前一级预防主要适用于出血风险较大（Child-Pugh B、C 级或红色征阳性）的轻度静脉曲张者及中重度静脉曲张者。非选择性β-受体阻滞剂是最常用的一级预防药物，包括普萘洛尔（心得安，propranolol）及纳多洛尔（羟萘心安，nadolol）、噻吗洛尔（噻吗心安，Timolol）等。普萘洛尔起始剂量 10mg，每日 2 次，如患者无特殊不适可逐渐增加剂量，每 3～5 日增加 10mg，直至最大耐受剂量，此时患者心率不应低于 55 次/分钟，且应长期使用。

3. 二级预防　据统计，未经预防治疗的患者 1～2 年内平均出血复发率为 60%，病死率更高达 1/3。因此，食管胃底曲张静脉破裂出血的二级预防（预防再出血）一直是门静脉高压症治疗的重点之一。二级预防开始的时间应当在患者出血停止 24 小时之后，其手段包括药物、内镜、介入及手术治疗等。我国指南目前推荐的二级预防方案为：对于从未接受一级预防者，可使用非选择性β-受体阻滞剂、套扎治疗、硬化治疗或药物与内镜联用；对于已接受非选择性β-受体阻滞剂进行一级预防者，建议加行套扎及硬化治疗。

（三）肝性脑病的治疗

1. 及早识别并纠正或去除诱因　大约 80% 肝性脑病的发病通常可找到明确诱因，部分患者仅通过去除诱因而无需采取进一步措施，便可获得病情改善或 HE 逆转。如及时控制消化道出血和清除肠道积血；预防或纠正水、电解质和酸碱平衡失调；积极控制感染；慎用或禁用镇静药，如患者出现躁狂，应以异丙嗪、氯苯那敏等抗组胺药代替镇静药；如有睡眠节奏紊乱者可在睡着口服褪黑素以纠正其生物钟的紊乱；注意防治顽固性便秘等。

2. 针对致病机制的措施　去除胃肠道氨的来源如限制蛋白质摄入、口服不吸收双糖如乳果糖（β-半乳糖果糖）和乳梨醇（β-半乳糖山梨醇）及清洁肠道；减少肠道内氨的生成与吸收如口服抗生素（2005 年美国 FDA 批准利福昔明口服用于肝性脑病的治疗，具有耐受性好、起效快等优点。推荐剂量一般为每日 1200mg）、微生态制剂如乳酸菌、肠球菌、双歧杆菌、酪酸杆菌等；促进体内氨的代谢如 L-鸟氨酸门冬氨酸及锌制剂。重度肝性脑病（Ⅲ级）可予以纳洛酮治疗。

（四）肝肾综合征的治疗

1. 一般支持疗法　食用低蛋白、高糖及高热量饮食，以减轻氮质血症，降低组织蛋白的分解。积极治疗肝脏原发病及其他并发症如上消化道出血、肝性脑病，维持水、电解质及酸碱平衡。避免使用氨基糖苷类等肾毒性较大的抗生素。

2. 药物治疗

(1) 特利加压素:各相关指南均建议特利加压素(1mg/4～6h,静脉推注)联合白蛋白作为Ⅰ型HRS的一线用药,对于改善患者的短期生存率有较好疗效。特利加压素联合白蛋白治疗对Ⅱ型HRS患者的有效率达60%～70%,但尚无足够数据评价该治疗对临床转归的影响。特利加压素治疗禁忌证包括缺血性心血管疾病,应密切监测心律失常的发生、内脏或肢端缺血体征及液体超负荷。

(2) 其他药物:如米多君、奥曲肽、去甲肾上腺素及持续小剂量多巴胺等均有一定疗效。

3. 控制腹水 张力性腹水患者,腹腔穿刺放液联合白蛋白输注有助于缓解患者症状。对于Ⅱ型HRS患者,适度腹腔穿刺放液可减轻腹内压、肾静脉压力和暂时改善肾血流动力学。但大量放腹水,特别是不补充白蛋白或血浆扩容,可诱发或加重肾衰竭。

4. 连续性肾脏替代治疗 连续性肾脏替代治疗(continuous renal replacement therapy,CRRT)具有稳定血流动力学,精确控制容量,维持水、电解质酸碱平衡,改善氮质血症的作用,是治疗急、慢性肾衰竭的有效方法,对HRS可能有一定疗效。

5. 其他措施 肝移植是Ⅰ型和Ⅱ型HRS最有效的治疗方法,但因供体肝源不足,使其应用受到限制。分子吸附再循环系统(molecular adsorbent recirculating system,MARS)可清除TNF、IL-6等细胞因子,对减轻炎性反应及改善肾内血液循环有益,部分患者经MARS治疗可改善肝肾功能,提高短期存活率。TIPS对HRS的疗效临床资料有限。

(五) 门静脉血栓形成的治疗

急性门静脉血栓形成是临床上的一种危急重症,其处理原则是:①预防血栓进一步发展,尽快恢复门静脉再通;②治疗并发症(如急性肠坏死);③如果可能,治疗潜在的促进血栓形成的危险因素。目前主要的治疗方式有:内科溶栓抗凝、血管内介入溶栓碎栓及外科手术取栓等。慢性门静脉血栓形成的处理主要在于预防及治疗门静脉高压症的并发症。晚期患者最终需要进行肝移植治疗,甚至肝肠联合移植。

五、干细胞移植

随着干细胞领域研究的进展,干细胞移植开始试用于肝硬化治疗,小规模的临床试验显示对肝硬化患者有一定疗效。干细胞移植对肝硬化患者的作用及不良影响尚需进一步研究。

六、肝移植

肝移植是失代偿期肝硬化的最终治疗手段。不同原因导致的终末期肝硬化均可考虑肝移植。终末期肝病模型(model for end-stage liver disease,MELD)评分是目前评判肝移植指征的重要指标,它利用血清肌酐、胆红素、凝血酶原时间(PT)的国际正常化比值(international normalized ratio,INR)和病因四个较为客观的指标评价终末期肝病时的肝脏储备功能和死亡风险,计算公式为:R=9.6×In(肌酐 mg/dl)+3.8×In(胆红素 mg/dl)+11.2×In(INR)+6.4×病因(胆汁淤积性和酒精性肝硬化为0,病毒等其他原因肝硬化为1)。对于年龄≥12岁的患者,R值越高,代表死亡风险越大,越需优先考虑肝移植。

【预后】

肝硬化的预后一般不佳。门静脉高压症患者中静脉曲张的年发病率为2%～8%,其中约1/3患者出现出血。食管胃静脉曲张首次出血的年发生率为5%～15%,1年内再出血率更高达60%～80%,病死率很高。HVPG对预测门静脉高压患者预后有很大价值。HVPG<10mmHg时,通常不发生静脉曲张;HVPG≥12mmHg时,出血风险显著增加;而HVPG>20mmHg是出血预后的重要预测指标。肝硬化腹水的出现往往提示预后不良,2年病死率高达50%。其中,难治性腹水占5%～10%,中位生存时间仅约6个月。肝性脑病患者的1年预计生存率为42%,3年为23%。

(王小红)

参 考 文 献

1. 林勇. 肝硬化//谢渭芬、陈岳祥. 临床肝脏病学. 第1版. 北京:人民卫生出版社,2012.

2. 中华医学会肝脏病学分会,中华医学会感染病学分会. 慢性乙肝肝炎防治指南(2010年版). 中华肝脏病杂志,2011,19(1):13-24.

3. 中华医学会消化内镜学分会食管胃静脉曲张学组. 消化道静脉曲张及出血的内镜诊断和治疗规范试行方案(2009 年). 中华消化内镜杂志,2010,27(1):1-4.
4. 中华医学会传染病与寄生虫病学分会、肝病学分会. 病毒性肝炎防治方案. 中华肝脏病杂志,2000,8(61):324-329.
5. Parikh S Shah R, Kapoor P. Portal vein thrombosis. Am J Med,2010,123(2):111-119.
6. Kisseleva T, Gigante E, Brenner DA. Recent advances in liver stem cell therapy. Curr Opin Gastroenterol,2010,26(4):395-402.
7. European Association for the Study of the Liver. EASL clinical practice guidelines on the management of ascites, spontaneous bacterial peritonitis, and hepatorenal syndrome in cirrhosis. J Hepatol,2010,53(3):397-417.
8. Fabrizi F, Aghemo A, Messa P. Hepatorenal syndrome and novel advances in its management. Kidney Blood Press Res,2013,37(6):588-601.
9. Ramakrishna G, Rastogi A, Trehanpati N, *et al*. From cirrhosis to hepatocellular carcinoma: new molecular insights on inflammation and cellular senescence. Liver Cancer, 2013,2(3-4):367-383.
10. Singh D, Das CJ, Baruah MP. Imaging of non alcoholic fatty liver disease: a road less travelled. Indian J Endocrinol Metab,2013,17(6):990-995.
11. Karlsen TH, Vesterhus M, Boberg KM. Review article: controversies in the management of primary biliary cirrhosis and primary sclerosing cholangitis. Aliment Pharmacol Ther,2014,39(3):282-301.

第十八节 肝 衰 竭

肝脏具有复杂的代谢、生物合成、生物转化、解毒及排泄等功能,这些功能主要由肝实质细胞完成。各种原因引起肝实质细胞的大块/亚大块坏死(massive/submassive necrosis)将导致肝衰竭(liver failure, hepatic failure),而肝衰竭将造成严重的代谢紊乱和毒物聚积,并常导致肝外其他脏器功能衰竭,形成多器官功能衰竭(MOF),病死率极高。

【概念与分类】

肝衰竭是多种因素引起的严重肝脏损害,导致其合成、解毒、排泄和生物转化等功能发生严重障碍或失代偿,出现以凝血功能障碍、黄疸、肝性脑病、腹水等为主要表现的一组临床症候群。

国外将其分为"急性肝衰竭(acute liver failure, ALF; acute hepatic failure, AHF)"和"慢性肝衰竭(chronic liver failure, CLF; chronic hepatic failure, CHF)"两大类。1970 年 Trey 等提出"暴发性肝衰竭(fulminant hepatic failure, FHF)"这一诊断名词,其定义包括四方面内容:①一种有潜在可逆性的综合征;②由严重肝损害所致;③出现首发症状 8 周内发生肝性脑病;④既往无肝脏病史。该名称及定义至今仍被全世界广泛采用。1986 年 Gimson 等以"急性肝衰竭"取代"暴发性肝衰竭",并提出"迟发性肝衰竭(late onset hepatic failure, LOHF)"概念。1993 年 O'Grady 等主张将急性肝衰竭再分为"超急性"、"急性"及"亚急性"三个型。1999 年国际肝病研究协会专题委员会在其发表的推荐意见中,建议将急性肝脏病引起的肝衰竭分为"急性肝衰竭(AHF)"和"亚急性肝衰竭(SAHF)",并认为 AHF 和 SAHF 是两个独立体而不是一个综合征的两个亚型。以上分型方法均有其合理之处,但也存在明显的缺陷,因而至今未获统一。"慢性肝衰竭"的概念始见于20 世纪 70 年代,其基础病变主要是不同原因所致的失代偿性肝硬化(Child-Pugh 标准 B 级与 C 级)、门-体分流、Wilson 病、α1-抗胰蛋白酶(α1-AT)缺乏症、原发性硬化性胆管炎、Buddi-Chiari 综合征以及某些化学毒品中毒等,临床表现主要是严重的慢性基础肝脏疾病和慢性肝性脑病。

欧美日国家由肝炎病毒感染所致的肝衰竭较少见,而药物和毒品引起者则较常见,因此他们主要从肝衰竭角度进行研究,除了日本有"剧症肝炎"的命名外,绝少有"重型肝炎"的表述。国内因病毒性肝炎病情恶化而发生急性肝衰竭的病例在所有病因引起的急性肝衰竭病例中占压倒性多数,所以病毒性肝炎所致的急性肝衰竭是研究重点。发生急性肝衰竭的病毒性肝炎被称为"重型肝炎",临床上分为"急性重型肝炎(ASH)"、"亚急性重型肝炎(SSH)"及"慢性重型肝炎(CSH)"三型。

2012 年我国《肝衰竭诊治指南》已正式出台,根据病理组织学特征和病情发展速度,肝衰竭可分为四类:急性肝衰竭(acute liver failure, ALF)、亚急性肝衰竭(subacute liver failure, SALF)、慢加急性肝衰竭(acute-on-chronic liver failure, ACLF)及慢性肝衰竭(chronic liver failure, CLF)。分类见表 25-18-1。

表 25-18-1　肝衰竭的分类及定义

肝衰竭的分类	定义
急性肝衰竭	急性起病，无基础肝病史，2 周以内出现以Ⅱ度以上肝性脑病为特征的肝衰竭临床表现
亚急性肝衰竭	起病较急，无基础肝病史，2～26 周出现肝功能衰竭的临床表现
慢加急性/亚急性肝衰竭	在慢性肝病基础上，出现急性(通常在 4 周内)肝功能失代偿的临床表现
慢性肝衰竭	在肝硬化基础上，出现肝功能进行性减退引起的以腹水或肝性脑病等为主要表现的慢性肝功能失代偿的临床表现

【病因】

肝衰竭的病因非常复杂，不同地区之间存在很大差异。在我国引起肝衰竭的主要病因是肝炎病毒，主要是乙型肝炎病毒(HBV)，其次是药物及肝毒性物质(如乙醇、化学制剂等)。在欧美国家，药物是引起急性、亚急性肝衰竭的主要原因；酒精性肝损害常引起慢性或慢加急性肝衰竭。儿童肝衰竭还可见于遗传代谢性疾病(表 25-18-2)。

表 25-18-2　肝衰竭的病因

肝炎病毒
甲型、乙型、丙型、丁型、戊型肝炎病毒(HAV、HBV、HCV、HDV、HEV)
其他病毒
巨细胞病毒(CMV)、EB 病毒(EBV)、肠道病毒、疱疹病毒等
药物及肝毒性物质
对乙酰氨基酚、抗结核病药物(异烟肼、利福平、吡嗪酰胺等)、抗代谢药、抗肿瘤化疗药物、部分中草药(如土三七)、抗风湿病药物、乙醇、毒蕈等
细菌及寄生虫等病原体感染
严重或持续感染(如败血症、血吸虫病等)
妊娠急性脂肪肝
自身免疫性肝病
代谢异常
肝豆状核变性、遗传性糖代谢障碍等
缺血缺氧
休克、充血性心力衰竭等
肝移植、部分肝切除、肝脏肿瘤
先天性胆道闭锁
胆汁淤积性肝病
其他
创伤、辐射等

【流行病学】

我国肝衰竭的病因主要是 HBV 感染，亦是我国最常见的肝病主要死亡原因，以慢加急性肝衰竭为主，其次是药物及肝毒性物质(如乙醇、化学制剂等)导致的肝衰竭。在我国免疫抑制剂是 HBV 再激活的重要诱因之一，任一 HBV 血清标志物阳性的感染者均可发生肝衰竭，为直接致病机制。大量病毒复制导致肝细胞营养耗竭，免疫麻痹(与免疫耐受完全不同)是损伤前提。

HBV 相关肝衰竭病情严重、并发症多、治疗困难、病死率高。在发病人群中，以男性居多，女性较少，年龄则以青壮年为主，且呈上升趋势。这可能与男性更容易发生重型肝炎有关，亦可能与饮酒因素相关。职业以农民、工人所占比例为最多，除农民所占人口比例较大外，可能与该人群的生活工作环境、生活方式、医疗条件以及文化水平较低而不能正确认识疾病，无法及时就诊从而贻误最佳治疗时机有关。在多种民族中，以汉族最多，少数民族较少。随着 HBV 相关肝衰竭的分型发展及其演变，在我国，急性肝衰竭和亚急性肝衰竭呈减少趋势(因抗病毒治疗有效阻断了 CHB 的重症化过程)，慢加急性肝衰竭和慢性肝衰竭则呈增加趋势(因现有的慢性肝病患者常因各种诱因发生急、慢性肝功能失代偿)。

【发病机制】

学术界一直认为，由于肝衰竭病因众多，其发病机制非常复杂，且多种因素可相互影响。主要机制包括两种：一种是各种因素对肝细胞的直接损伤，如药物、病毒等对肝细胞的直接破坏作用，造成肝细胞不同程度坏死；另一种则为免疫机制，例如通过细胞因子或内毒素等介导的免疫损伤。下面将常见因素的发病机制总结如下。

一、宿主因素

目前，有关宿主因素主要研究发现有宿主遗传及免疫两大方面。对 HBV 感染与清除、慢性 HBV 感染相关肝硬化及肝癌等疾病表型的遗传因素研究较多，但对重型乙型肝炎遗传易感性研究较少。仅有的少量研究资料大多来自亚洲人群，是采用候选基因-疾病关联研究策略。有众多证据显示宿主遗传背景在乙型肝炎重症化过程中的重要性，主要包括针对涉及乙型肝炎免疫反应通路的基因，如肿瘤坏死因子（tumor necrosis factor，TNF）包括 TNF-α 及 TNF-β、白细胞介素-10（IL-10）、干扰素诱生蛋白 10（IP-10，CXCL-10）、维生素 D 受体（VDR）、人白细胞抗原（HLA）等。宿主免疫在肝衰竭发病中的作用已被广泛认可，其中以 CTL 为核心的细胞免疫在清除细胞内病毒方面起关键作用，同时也是造成细胞凋亡或坏死的主要因素，但具体环节仍未阐明。

二、病毒因素

病毒因素主要通过激发宿主免疫应答发生炎症损伤，但在免疫抑制等条件下可发生病毒对肝脏的直接作用。研究表明细胞内过度表达的 HBsAg 可导致肝细胞损伤及功能衰竭；HBV 的 X 蛋白亦可引起肝脏损伤，在感染早期，X 蛋白使肝细胞对 TNF-α 等炎性介质更敏感而诱导细胞凋亡，这可能与重型乙型肝炎发病有关；研究表明，HBV 基因变异可引起细胞坏死，导致严重的肝脏损害。

三、毒素因素

在严重肝病患者，由于肝内库普弗细胞功能严重受损，来自门静脉的大量内毒素未经解毒而溢入体循环。内毒素可直接或通过激活库普弗细胞释放的化学介质引起肝坏死，且还是其他肝毒物（如半乳糖胺、CCl_4和乙醇等）所致肝坏死的辅助因素，从而导致肝衰竭。

四、代谢因素

各类慢性肝病患者皆存在不同程度的肝脏微循环障碍，血流受阻致使血液难以进出肝脏，无法保证对肝细胞的营养供应。同理，胃肠道吸收的营养成分难以通过血流进入肝脏，导致消化不良；吸收在血液中的药物难以进入肝脏与肝细胞接触，无法有效发挥药物疗效；代谢废物难以排出肝脏，成为毒素，导致肝细胞损伤，从而加快肝病进展。

【病理改变】

肝衰竭的肝脏病理改变随病因不同而有所差别。由肝炎病毒感染引起者主要表现为肝脏弥漫性炎性坏死；由药物反应引起者主要表现为肝脏中央带坏死、出血性坏死、过敏性坏死或急性脂肪浸润；由毒品中毒引起者主要表现为中毒性肝坏死。

免疫抑制诱导性暴发性肝衰竭有其独特的病理特征，大块/亚大块肝坏死性病变少见，肝组织炎症轻微，主要表现为门管区周围纤维化、肝内胆汁淤积、肝细胞气球样变性及毛玻璃样肝细胞等。目前，肝衰竭的病因、分类和分期与肝组织学改变的关联性尚未取得共识。鉴于我国 HBV 感染所致的肝衰竭最为多见，2012 年《肝衰竭诊治指南》中以 HBV 感染所致的肝衰竭为主，同时介绍各类肝衰竭的典型病理表现。

一、急性肝衰竭

肝细胞呈一次性坏死，可呈大块或亚大块坏死，或桥接坏死，伴存活肝细胞严重变性，肝窦网状支架塌陷或部分塌陷。

二、亚急性肝衰竭

肝组织呈新旧不等的亚大块坏死或桥接坏死；较陈旧的坏死区网状纤维塌陷，或有胶原纤维沉积；残留肝细胞有程度不等的再生，并可见细、小胆管增生和胆汁淤积。

三、慢加急性肝衰竭

在慢性肝病病理损害的基础上，发生新的程度不等的肝细胞坏死性病变。

四、慢性肝衰竭

主要为弥漫性肝脏纤维化以及异常增生结节形成，可伴有分布不均的肝细胞坏死。

【临床表现】

肝衰竭患者的基本临床表现主要是健康状况全面衰退、显著乏力、消化道症状严重、黄疸进行性加深、出血倾向明显、焦虑和烦躁、低热及出现肝臭等。病毒性肝炎引起的肝衰竭病情发展到一定程度，即发生急性肝性脑病或腹水，肝硬化失代偿引起的肝衰竭病程往往较长，出现急性肝性脑病或慢性肝性脑病。病情进一步发展，则可以出现脑水肿、肝肾综合征、上消化道出血、严重继发感染等致命性并发症。

肝性脑病的临床表现因原有肝病的类型、肝细胞损害的程度、起病的缓急以及不同的诱因而有所不同。大多数肝性脑病患者最早出现的是性格改变，这种改变没有固定模式，可偏重欣快，也可偏重抑郁或孤僻。早期患者还可出现昼夜睡眠规律颠倒或失眠。肝性脑病患者可出现扑翼样震颤，这是一种相对特异的体征，在肝性脑病早期、中期直至完全昏迷前均可出现，亦可见舌、下腭及面部的微细震颤。随着病情进展，一切震颤均消失。患者的智能发生改变，表现为时间和空间概念不清，人物概念模糊，吐词不清，颠三倒四，书写困难，对简单的计算不能做出正确的回答或回答缓慢。继智能障碍之后，患者可出现较明显的意识障碍，开始处于昏睡状态，但对刺激尚有反应，各种反射或可引出。此后肝性脑病进一步发展，患者即进入全昏迷状态，各种反应、反射均消失，可有脑水肿表现。为了早期诊断，应重视并加强对亚临床脑病的研究。

根据肝性脑病的发生、发展及病情的缓急轻重，可分为急性型、慢性型及肝脑变性型。急性型与慢性型肝性脑病的主要表现与区别见表 25-18-3。在慢性肝性脑病患者中，特别是自发性或手术后的门-体静脉分流患者，肠源性毒性物质不断随着肝内外分流注入体循环，患者中枢神经系统经常暴露于毒性代谢产物或代谢失衡作用之下，逐渐出现一些不可逆的精神、神经症状。本型已不

表 25-18-3　急性肝性脑病和慢性肝性脑病的区别

特征	急性	慢性
起病速度	急剧	缓慢
肝脏急性萎缩	显著	不明显
腹壁侧支循环	多无	有
腹水	无或有	常见
扑翼样震颤	可见	常见
躁狂	常见	罕见
血清胆红素	显著升高	轻中度升高或正常
血氨	升高或不升高	显著升高
血清氨基酸	除支链氨基酸外，普遍增加	芳香氨基酸增加，支链氨基酸降低
中枢神经系统	脑水肿常见，易形成脑疝	神经胶质异常极常见（Ⅱ型星状胶质细胞增生）
肝脏病变	坏死表现	肝硬化表现

是单纯的功能性改变而是具有脑组织的广泛退行性变，包括 AlzheimerⅡ型星状胶质细胞增生或皮质脊髓小脑囊和后索的脱髓鞘变化，从而产生一系列的脑脊髓损害表现。因与脑组织变性有关，故称为肝脑变性型。

腹水是肝衰竭的常见体征。少量腹水只能在肘膝位叩诊脐部显示浊音而确定，中等量腹水则出现显著的移动性浊音。大量腹水时两侧胁腹膨出如蛙腹，检查时将左手常置于患者的右侧腹壁，以右手指叩击左侧腹壁，左手掌便可感觉到一种波动感。病毒性肝炎肝衰竭发生的腹水一般不伴有腹壁静脉怒张，而肝硬化门静脉高压发生的腹水往往伴有不同程度的腹壁静脉怒张。

出血症状也是肝衰竭的常见表现。据统计肝衰竭时出血的总发生率高达 73%，其中严重出血发生率可达 30% 以上。最常见的出血部位是胃肠道，主要是胃黏膜糜烂和食管胃底静脉曲张破裂所致。其他尚可见到鼻咽、肺、腹膜后、肾脏和皮肤注射部位的出血。

【并发症】

一、脑水肿

肝衰竭时，中枢神经系统的主要并发症是脑水肿，严重者可发生脑疝。缺氧、毒素、脑代谢异常和脑血流动力学改变等因素是引起脑水肿的主要原因。

二、急性肾损伤及肝肾综合征

在肝衰竭或失代偿期肝硬化时，由于内毒素血症、肾血管收缩、肾缺血、前列腺素 E2 减少以及有效血容量下降等因素导致肾小球滤过率和肾血浆流量降低，从而引起急性肾损伤（acute kidney injury，AKI），其中非容量相关者称为肝肾综合征，其肾衰竭多为功能性的，但亦可发展为急性肾小管坏死。

三、肝肺综合征

肝衰竭或失代偿期肝硬化患者可出现气促、呼吸困难、肺水肿、间质性肺炎、盘状肺不张、胸腔积液和低氧血症等病理和功能改变，统称为肝肺综合征。产生的原因是肺内毛细血管扩张或（和）动静脉分流所致。

四、低钠血症及顽固性腹水

长期以来，已公认低钠血症-顽固性腹水-急性肾损伤是严重肝病最常见的并发症，临床症状严重，病死率高。相对血容量不足最初导致了水钠潴留（腹水形成），增加了血管内容量和心排出量。随着肝硬化的进展，血管扩张恶化及血管收缩系统激活导致了血管收缩和肾血流量减少。此外，增加的心输出量不足以维持灌注压（高输出性心力衰竭），进一步造成肾血流量减少和肾衰竭，最终造成AKI。

五、急性呼吸窘迫综合征（ARDS）

急性肝衰竭时，肺内血液分流量增大，血液氧合度下降，加之肝昏迷易致呼吸道分泌物滞留、肺部感染和出血，以及大量腹水使横膈抬高而压迫双肺，均可严重影响换气功能，引起低氧血症。低氧血症导致血管内皮细胞损伤和代谢性酸中毒，使肺毛细血管通透性增加。内毒素直接或间接损伤肺毛细血管-肺泡界面，促使血浆外渗。肝细胞广泛坏死释放大量凝血活酶入血，触发凝血系统，加之内毒素血症的促凝作用，均易致DIC，加重肺脏及其他脏器微循环障碍，以上因素共同促使ARDS的发生。

六、继发感染

肝衰竭患者常伴有免疫功能下降，容易发生继发感染。据估计约80%的肝衰竭患者可发生细菌和真菌感染，其典型改变分别为自发性细菌性腹膜炎（SBP）及肺部感染，甚者可见脓毒症。继发感染是肝衰竭患者的主要死亡原因之一。

七、颅内大出血

某些肝衰竭患者在病程中突然发生死亡，但找不到直接致死原因，通过小脑延髓池穿刺证实为颅内大出血。颅内出血虽然少见，但后果严重，应引起重视。

【实验室检查】

一、病原学检查

虽然肝衰竭病因较多，但国内肝炎病毒感染占很大的比重。通过免疫学检测及聚合酶链反应（PCR）等方法可发现肝炎病毒（主要是HBV及HCV）感染的证据及病毒复制状态。

二、肝功能检查

（一）血清胆红素

肝衰竭患者由于肝细胞严重损伤、胆小管阻塞及破裂等原因，血清内总胆红素（T. Bil）明显升高（>171μmol/L）或在短期内迅速升高。直接胆红素与间接胆红素均有升高。

（二）血清酶学检查

各种原因所致的肝细胞损伤都会导致血清ALT及AST活性增高。但肝衰竭时，由于肝细胞大量坏死，ALT及AST活性反而迅速下降。与此形成对比的是，血清胆红素显著升高，此现象称为“胆酶分离”现象。急性肝炎时，血清CHE活性增高，但肝衰竭时由于肝细胞严重损害与坏死，此酶活性显著降低。此外，血清ALP及GGT可有不同程度增高。

（三）蛋白代谢检查

肝脏是体内合成白蛋白的场所，肝细胞大量坏死可导致血清白蛋白降低，血清白蛋白逐渐下降者多预后不良，但这种变化的敏感度不高。球蛋白含量及γ-球蛋白比例增高提示慢性肝病的存在。

（四）血清总胆汁酸

急性肝炎、慢性肝炎、肝衰竭及胆道梗阻时，胆汁酸的合成、摄取及排泄均存在障碍，因此血清胆汁酸水平明显升高。高水平血清总胆汁酸水平见于重型病毒性肝炎及肝外胆道梗阻。

三、凝血功能检查

（一）凝血酶原时间（PT）

凝血因子Ⅰ、Ⅱ、Ⅴ、Ⅶ、Ⅸ、Ⅹ中任何一种缺乏均可致PT延长。PT的表示方法有三种：①PT延长的秒数，比对照值延长3秒为异常；②国际标准化比值（INR），即通过一定的校正系数计算病人PT与正常对照者PT的比值，>1.2为异常；③凝血酶原活动度（PTA）由PT计算而来。急性肝衰竭患者由于肝脏合成上述凝血因子障碍，PT明显延长，PTA<40%。

（二）活化部分凝血活酶时间（APTT）

参与内源性凝血系统的任何因子缺乏时均可致APTT延长。APTT延长首先提示因子Ⅷ、Ⅸ、Ⅺ、Ⅻ缺乏，但也提示Ⅰ、Ⅱ、Ⅴ、Ⅹ因子缺乏。肝衰竭时APTT延长非常常见。

（三）纤维蛋白原定量

失代偿性肝硬化及急性肝衰竭时，由于肝细胞合成能力降低及并发 DIC 等原因，可出现血浆纤维蛋白原含量降低。

四、血氨测定

肝衰竭时，肝细胞合成尿素功能障碍，体内氨不能被清除，加之门-体分流使来自肠道的氨直接进入体循环，因此可出现血氨增高。

五、血清电解质

肝衰竭时，血清电解质平衡紊乱极为常见，其中以低钾血症、低钠血症及低氯血症最为常见，但有时也可出现高钾血症、高钠血症及高氯血症。

六、酸碱平衡检查

急性肝衰竭时常出现酸碱平衡失调，其中以呼吸性碱中毒较为常见，其次是代谢性碱中毒。

【诊断】

急性肝衰竭的诊断要点包括患者的全身状况极差，高度乏力，显著厌食，恶心，呕吐，厌油，呃逆，腹胀，黄疸迅速加深，出血倾向明显，言语性格改变，不同程度的意识障碍，肌张力增强，扑翼样震颤阳性，出现肝臭，肝浊音界进行性缩小，腹水迅速出现，胆酶分离现象，胆碱酯酶活性显著降低，PTA≤40%，血清胆固醇及胆固醇酯降低，血浆鲎溶解物试验阳性，血氨水平升高，血清 AST/ALT 比值增高，血浆支链氨基酸/芳香氨基酸比值下降等。

慢性肝衰竭的诊断要点与急性肝衰竭相似，但有失代偿期肝硬化的临床表现，黄疸可以不明显，亦可无黄疸，肝浊音界变化不大，PTA 不一定降至 40% 以下，但血氨水平较高。

急性肝衰竭在临床上可分为早期、中期和晚期。

一、早期

主要表现有：①有极度乏力，并有明显厌食、呕吐和腹胀等严重消化道症状；②黄疸进行性加深（T. Bil≥171μmol/L 或每日上升≥17.1μmol/L）；③有出血倾向，30%<PTA≤40%，或 1.5<INR≤1.9；④未出现肝性脑病或其他并发症。

二、中期

在肝衰竭早期表现基础上，病情进一步发展，出现以下两条之一者：①出现Ⅱ度以下肝性脑病和（或）明显腹水、感染；②出血倾向明显（出血点或淤斑），20%<PTA≤30%，或 1.9<INR≤2.6。

三、晚期

在肝衰竭中期表现基础上，病情进一步加重，有严重出血倾向（注射部位淤斑等），PTA≤20%，（或 INR≥2.6），并出现以下四条之一者：肝肾综合征、上消化道大出血、严重感染、Ⅱ度以上肝性脑病。

考虑到一旦发生肝衰竭治疗极其困难，病死率高，故对于出现以下肝衰竭前期临床特征的患者，需引起高度的重视，进行积极处理：①极度乏力，并有明显厌食、呕吐和腹胀等严重消化道症状；②黄疸升高（T. Bil≥51μmol/L，但≤171μmol/L），且每日上升≥17.1μmol/L；③有出血倾向，40%<PTA≤50%（或 1.5<INR≤1.6）。

【鉴别诊断】

一、胆道阻塞性疾病及严重胆道感染

此类疾病一般黄疸深而肝功能损害轻，ALT 上升幅度小，但常有发热、腹痛、肝大等特点可资鉴别。肝衰竭可因 ALT 正常或轻度升高而被误诊为肝外阻塞性疾病，特别是肝衰竭伴有胆囊肿大者更易混淆。

二、肝内胆汁淤积综合征

肝内胆汁淤积综合征特别是胆汁淤积性肝炎，黄疸可以很深，有时会误诊为重型肝炎。但本症存在“三分离”特点：黄疸深而消化道症状轻；黄疸深而血清 ALT 不很高；黄疸深而 PT 延长不明显。患者多有明显皮肤瘙痒及粪便颜色变浅，血清 ALP 及 GGT 活性明显升高，极少出现肝性脑病、出血及腹水。

三、高黄疸病毒性肝炎

患者血清 T. Bil 超过 171μmol/L，甚至达到 500～600μmol/L，但一般情况较好，全身乏力和消化道症状不很严重，出血倾向不明显，PTA>40%。此类患者预后较好，但也可进一步加重而发生肝衰竭。

四、重度肝性脑病应与其他原因引起的昏迷相鉴别

许多疾病可致昏迷，如重症乙型脑炎、暴发性流行性脑脊髓膜炎、中毒型菌痢、肾综合征出血热等感染病，以及尿毒症、低血糖昏迷、水电解质紊乱等非感染性疾病。严重输液反应亦可致意识障碍、黄疸、休克、出血及肾衰竭。应注意鉴别。

【治疗】

一、支持疗法

患者应绝对卧床休息，尽可能减少饮食中的蛋白质，以控制肠道氨的来源。进食不足者，可静脉滴注10%～25%葡萄糖液及脂肪乳剂，补充足量的B族维生素、维生素C及维生素K。静脉输入人血浆白蛋白或新鲜血浆，注意维持水和电解质平衡。

二、病因及对症治疗

根据急性肝衰竭发病原因及其机制的各个环节进行相应的治疗。可采取的措施有以下几种：

（一）保护肝细胞、改善肝内微循环及促进肝细胞再生

改善肝细胞代谢状态或纠正肝细胞代谢功能不足，促进肝细胞再生，抑制肝细胞的进行性坏死，保护肝细胞膜，改善胆汁酸循环，改善肝脏的微循环障碍以缓解肝细胞的缺血缺氧性损伤等。可选用的药物有还原型谷胱甘肽、多烯磷脂酰胆碱、腺苷蛋氨酸、肝细胞生长因子（HGF）、生长激素、前列腺素E1（PGE1）、门冬氨酸钾镁及胰高血糖素-胰岛素疗法（G-I疗法）等。

（二）抗病毒治疗

抗病毒治疗的作用日益受到重视，表现在近期有助于阻断过强免疫反应所致肝坏死，远期则可预防肝炎复发。目前提倡放宽的适应证，尽早、及时并坚持核苷（酸）类似物（NUCs）治疗，并应注意长期治疗及药物的安全性。同时，对免疫抑制剂所致HBV再激活者应以预防为主。

（三）免疫调控治疗

在肝衰竭早期，若病情发展迅猛，为了抑制强烈的免疫反应和炎症反应，抑制其向中晚期转化，可选用肾上腺皮质激素，但若病情发展较缓，则一般不用该药。中晚期病例用此方法弊多利少，当属禁忌。PT超过30秒者常难以奏效。目前有不少学者主张用免疫调控剂胸腺素α-1进行治疗，并取得一定疗效。该药具有双向免疫调节作用，即能增强Th1细胞的功能，同时又可抑制TNF-α等炎性因子的活性。

（四）抗内毒素治疗

间歇使用抗菌药物抑制肠道细胞生长，减少内毒素释放。口服乳果糖浆可促进肠道内毒素排泄，并有抗内毒素功能。

（五）防治肝性脑病

应采取综合治疗措施，积极消除诱因，保持热量、水电解质及酸碱平衡，净化肠道和抑制毒性物质的生成与吸收，促进血内及脑内毒性物质的清除，纠正血浆氨基酸失衡和维护血-脑屏障的正常竞争性抑制，防治并发症尤其是上消化道出血及感染等。

（六）防治腹水

主要措施有输注人血白蛋白、血浆，合适的利尿剂组合，控制腹腔感染等，托伐普坦可用于低钠血症及顽固性腹水。

（七）纠正凝血功能障碍

肌注或静滴维生素K1，输注新鲜血浆或全血以补充凝血因子，或直接输注凝血酶原复合物及其他凝血因子，血小板过少时补充血小板。

三、人工肝支持治疗

人工肝支持系统是治疗肝衰竭有效的方法之一，其治疗机制是基于肝细胞的强大再生能力，通过一个体外的机械、理化和生物装置，清除各种有害物质，补充必需物质，改善内环境，暂时替代衰竭肝脏的部分功能，为肝细胞再生及肝功能恢复创造条件或等待机会进行肝移植。

人工肝支持系统分为非生物型、生物型和混合型三种。非生物型人工肝已在临床广泛应用并被证明确有一定疗效。在临床实践中血液净化常用方法有血浆置换（plasma exchange，PE）、血液/血浆灌流（hemoperfusion，HP或plasma perfusion，PP）、血液滤过（hemofiltration，HF）、血浆胆红素吸附（plasma bilirubin absorption，PBA）、连续性血液透析滤过（continuous hemodiafiltration，CHDF）等，我国学者创建了新一代个体化的非生物型人工肝支持系统：PE（血浆置换）、PEF（血浆置换联合持续血液滤过）、PED（血浆滤过透析）、PEAF（血浆置换联合体外血浆吸附和血液滤过）。上述技术针对不

同病因、不同病情、不同分期的肝衰竭患者均有较显著疗效，统称为李氏人工肝系统（Li's Artificial Liver System，Li-ALS）。临床上应根据患者的具体情况合理选择不同方法进行个体化治疗。

四、防治并发症

在肝衰竭的中晚期，常出现水电解质和酸碱平衡紊乱、肝肾综合征、脑水肿、消化道出血及继发感染等。上述严重并发症的出现常使病情更加复杂化，并常成为致死性因素。因此应针对不同并发症的发生机制进行综合防治。

五、肝移植

通过以上综合措施仍不能使肝组织再生的患者，可进行原位肝移植。随着肝移植技术的不断发展，术后存活率已有了明显提高。病毒性肝炎肝衰竭患者肝移植术后的肝炎病毒再感染是一个棘手的问题，但拉米夫定等核苷类似物及高价乙肝免疫球蛋白制剂的应用已在防治肝移植术后HBV再感染方面取得了良好的效果。

【预后】

肝衰竭尚缺乏敏感、可靠的临床评估指标或体系。多因素预后评价模型如皇家医学院医院（King's College Hospital，KCH）标准、终末期肝病模型（MELD）、序贯器官衰竭评估（Sequential Organ Failure Assessment，SOFA）、Child Pugh-Turcotte 评分（CTP）等，以及单因素指标如 T. Bil、凝血酶原时间、血肌酐、CHE、血脂、血清钠等对肝衰竭预后评估有一定价值，可在临床参考应用。

（王宇明）

参 考 文 献

1. 王宇明. 肝衰竭命名、分型和诊断的新认识. 中华肝脏病杂志，2010，28（11）：803-804.
2. 中华医学会感染病学分会肝衰竭与人工肝学组，中华医学会肝病学分会重型肝病与人工肝学组. 肝衰竭诊疗指南（2012 年版）. 中华临床感染病杂志，2012，5（6）：321-327.
3. Kelly DA，Managing liver failure. Postgrad Med J，2002，78（925）：660-667.
4. Liu C，Wang YM，Fan K. Epidemiological and clinical features of hepatitis B virus related liver failure in China. World J Gastroenterol，2011，17（25）：3054-3059.
5. Yan ZH，Tan W，Wang YM，*et al.* A Cis-acting regulatory variation of estrogen receptor α gene is associated with hepatitis B virus related liver cirrhosis. Human Mutation，2011，32（10）：1128-1136.
6. Kumar R，Shalimar，Sharma H，*et al.* Prospective derivation and validation of early dynamic model for predicting outcome in patients with acute liver failure. Gut，2012，61（7）：1068-1075.
7. Rutherford A，King LY，Hynan LS，*et al.* Development of an accurate index for predicting outcomes of patients with acute liver failure. Gastroenterology，2012，143（5）：1237-1243.
8. Zamora Nava LE，Aguirre Valadez J，Chávez-Tapia NC，*et al.* Acute-on-chronic liver failure：a review. Ther Clin Risk Manag，2014，10：295-303.
9. Yang WB，Chen EQ，Bi HX，*et al.* Different models in predicting the short-term prognosis of patients with hepatitis B virus-related acute-on-chronic liver failure. Ann Hepatol，2012，11（3）：311-319.
10. Wigg AJ，Chinnaratha MA，Wundke R，*et al.* A chronic disease management model for chronic liver failure. Hepatology，2015，61（2）：725-728.

第十九节　原发性肝癌

原发性肝癌（primary liver cancer）是全球最常见的5种恶性肿瘤之一。病死率高，在恶性肿瘤死亡顺位中仅次于肺癌、胃癌、食管癌而居第4位，在我国部分地区的农村中则占第2位，仅次于胃癌。根据肿瘤细胞的起源，原发性肝癌可进一步分为肝细胞癌（hepatocellular carcinoma，HCC）、胆管细胞癌（cholangiocellular carcinoma，CCC）及混合型肝癌（HCC/CCC）。在绝大多数国家与地区，约80%的原发性肝癌是肝细胞癌，20%为胆管细胞癌，混合型肝癌较少见。慢性乙型肝炎病毒（HBV）和丙型肝炎病毒（HCV）感染者是肝细胞癌的主要高危人群。定期检测血清甲胎蛋白（AFP）与腹部超声检查是早期发现亚临床型肝癌的有效方法。肝癌的治疗仍以手术切除为首选，早期手术切除是提高生存率的关键，肿瘤越小五年生存率越高。

【流行病学】

原发性肝癌是全球最常见的5种恶性肿瘤之一，全世界每年报道的新增病例大约在50万～100万人，其中82%在亚洲、非洲等发展中国家，我国独占55%。根据每10万常住男性居民肝癌年发生病例的多少，将全球分为极高（>20/10万人）、高

(11～20/10 万人)、中度(5～10/10 万人)和低度(<5/10 万人)等 4 个流行区。极高流行区主要有中国、中部非洲国家、日本和东部非洲国家;高流行区主要是东南亚、美拉尼西亚、西部非洲国家、南欧洲国家、玻利尼西亚(中太平洋群岛);中度流行区主要是南部非洲国家、东欧、西欧、北美等国家;低度流行区主要是中美洲、西亚、北非、澳大利亚、新西兰、南美、北欧与中南亚等国家(图 25-19-1)。我国沿海地区肝癌发生高于内地,东南和东北高于西北、华北和西南;沿海江河海口或岛屿又高于沿海其他地区。广西扶绥、江苏启东、福建等地区,肝癌年病死率可高达 40/10 万人以上。原发性肝癌,特别是肝细胞癌可发生于各个年龄组,高流行区发病以 20～40 岁年龄组最高,低流行区发病以 50～60 岁年龄组最高。男女性别之比在肝癌高流行区中约 3～4∶1,在低流行区中约 1～2∶1。

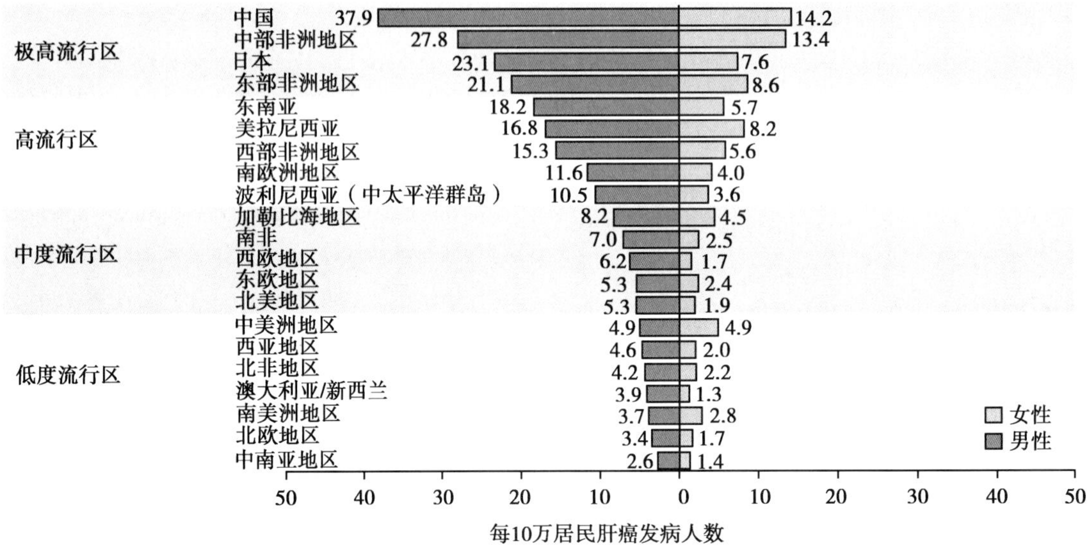

图 25-19-1　全球原发性肝癌病例分布

【病因与危险因素】

原发性肝癌、特别是肝细胞癌是一种与多个危险因素相关的复杂疾病,根据高发区流行病学调查,以下因素可能与肝癌流行有关。

一、病毒性肝炎和肝硬化

70%～80%的肝细胞癌是在肝硬化基础上发生的,大约 20%的肝硬化患者会发展为肝细胞癌,因此引起肝硬化的常见病因通常被认为是导致肝癌的关键危险因素。在与肝癌相关的众多危险因素中,慢性 HBV 和 HCV 感染是最重要的危险因素。据估计,全球 50%～80%的肝细胞癌病例是由慢性 HBV 感染所致,10%～25%的肝细胞癌病例是 HCV 感染的结果。流行病学研究显示,肝细胞癌流行的地区分布与 HBV 感染的流行分布基本一致,HBV 感染高流行区肝细胞癌的发病率也高。中国台湾学者对 19 253 名血清 HBsAg 阴性的男性居民和 3454 名男性慢性 HBsAg 携带者进行长期随访研究,结果显示慢性 HBsAg 携带者肝细胞癌的年发病率为 494/10 万人,而 HBsAg 阴性的男性居民肝细胞癌的年发病率仅为 5/10 万人。另一研究显示,中国北方 119 例病理证实的肝细胞癌患者中,99%(118/119)存在慢性 HBV 感染。多项研究显示,肝细胞癌的发生与 HBV 高病毒载量密切相关,有效的抗 HBV 治疗能显著降低慢性 HBV 感染者发生肝细胞癌的风险。以上说明慢性 HBV 感染与肝癌关系密切,是肝癌发生的重要危险因素。在 HBV 感染低流行区,HCV 感染是肝细胞癌发生的重要危因素。Ohishi 等报道,日本 224 例肝细胞癌患者中,61%(137/224)与 HCV 感染有关,15%(34/224)与慢性 HBV 感染有关。在美国,306 例肝细胞癌患者中,36%(110/306)与 HCV 感染有关,16%(49/306)与慢性 HBV 感染有关。重叠丁型肝炎病毒(HDV)或人类免疫缺陷病毒(HIV)能显著增加慢性 HBV 感染者发生肝癌的风险。

二、黄曲霉毒素

在亚洲与非洲等肝细胞癌高发区的流行病学

调查显示，肝癌的流行可能与黄曲霉毒素（aflatoxin）对粮食的污染有关。黄曲霉毒素可能与慢性HBV感染相互作用，共同参与增加人群肝癌发生的风险。黄曲霉毒素B1是动物肝癌最强的致癌剂，但与人肝癌的关系迄今尚无直接证据。

三、饮水污染

江苏启东饮用沟塘水者肝癌发病率为60～101/10万人，饮用井水者仅为0～19/10万人。调查发现沟塘水中有一种蓝绿藻产生藻类毒素可能是饮水污染与肝癌发生的有关线索。

四、酒精

酒精能与其他致癌物质共同参与诱导肝细胞癌变。酒精与黄曲霉毒素联合作用能使黄曲霉毒素的致癌能力增加35倍。酒精性肝硬化患者发生肝细胞癌的危险性大约为15%或22.6%。另外，酒精有可能增加慢性HBV或HCV感染者发生肝癌的危险。

五、药物

已有资料显示长期服用甲氨蝶呤、甲基多巴、男性激素/合成代谢类固醇、雌激素衍生物/口服避孕药、醋酸去乙酰环丙氯地孕酮等药物也可能是诱发肝细胞癌发生的高危险因素。

六、遗传因素

与其他恶性肿瘤一样，遗传因素也可能在肝细胞癌的发生中起一定作用。大约22%的肝细胞癌患者也可发生其他器官肿瘤。酪氨酸血症（Ⅰ型）、糖原贮积病（Ⅰ型）、α1-抗胰蛋白酶（α1-AT）缺乏症、半乳糖血症、血色病等遗传和代谢性疾病被认为也能增加肝细胞癌发生风险。糖尿病和肥胖也可能是肝细胞癌的高危因素。有趣的是肝豆状核变性患者罕见肝细胞癌的发生，推测铜可能有抗癌作用。

七、其他

引起肝癌的其他致癌物质或致癌因素被疑及的尚有：①亚硝胺；②农药如有机氯类等；③中华分支睾吸虫感染，刺激胆管上皮增生而产生胆管细胞癌；④电离辐射如钍、X线等。

总之，目前尚难以一种因素能全面解释我国和世界各地肝癌的发病原因和分布情况，肝癌的发生可能由多种因素经多种途径引起；不同地区致癌和促癌因素可能不完全相同，什么是主要因素，各因素之间相互关系如何等尚有待进一步研究。

【发病机制】

原发性肝癌的确切发病机制至今尚未阐明，不同原因所致肝癌的发病机制也不完全相同。目前认为肝细胞癌变是多种不同因素经多种途径诱导肝细胞持续异常分裂增生的结果。肝细胞癌变过程大致分为三个阶段：①起始阶段（initiation），各种危险因素通过不同机制诱导肝细胞损伤、肝组织炎症反应与肝硬化，在肝组织炎症损伤过程中伴有细胞因子与氧自由基的产生、基因组DNA损伤频率增加和高代谢率，从而增加肝细胞发生遗传与表观遗传调控异常的可能性，此时肝细胞发生的DNA损伤、遗传与表观遗传调控缺陷可通过自身内源机制修复，因而是可逆的。②促进（promotion）或癌变前（pre-neoplastic lesion）阶段，如果肝细胞发生的DNA损伤、遗传与表观遗传调控缺陷不能得到修复，肝细胞将在各种外源性危险因素与内源性细胞因子、氧自由基的刺激下开始出现有丝分裂产生子代肝细胞，并将已存在的DNA损伤、遗传与表观遗传调控缺陷转移给子代肝细胞，从而使肝细胞转化为具备异常分裂增殖能力的恶变细胞（malignatized cells）。③癌变（carcinogenesis）或进展（progression）阶段，恶变细胞无限克隆性增殖形成肝细胞癌。在上述肝细胞癌变的各个阶段，致癌因子（如HBV X蛋白、黄曲霉毒素等），原癌基因、肿瘤抑癌制基因（如p53、p16INK4a、SOCS-1、p15、E-cadherin、GSTP）与免疫功能相关基因（如Ⅱ类反式激活因子CIITA）的遗传与表观遗传调控异常及生长因子（如肝细胞生长因子HGF及胰岛素样生长因子IGF等）均起重要作用。

【病理学】

一、巨体分型

我国根据500例肝细胞肝癌尸检大体形态结果，将肝癌分为块状型、结节型、弥漫型及小癌型四种。

（一）块状型

单个癌块直径在5cm以上的称块状型、其中起过10cm者为巨块型，约占74%。根据癌块的多少，可进一步分为单块、多块及融合块状三个亚型。

（二）结节型

癌结节最大直径不超过5cm的称结节型，约占22.2%。根据癌结节的多少，可进一步分为单结节、多结节及融合结节三个亚型。

（三）弥漫型

癌结节较小，弥漫地分布于整个肝脏而与肝硬化不易区别者称弥漫型，约占2.6%。

（四）小癌型

单结节肿瘤直径小于3cm、或相邻两个癌结节直径之和小于3cm者称小癌型。患者多无临床症状，但血清甲胎蛋白阳性，肿瘤切除后降至正常。

胆管细胞性肝癌的癌肿大多为单个肿块，因有较多结缔组织间质，色泽灰白，质坚实，且趋向于四周不规则浸润。

二、组织学分型

根据肿瘤细胞的起源，原发性肝癌可进一步分为肝细胞型、胆管细胞型及混合型。

（一）肝细胞型

癌细胞由异常增生的肝细胞恶变而来，大多伴有肝硬化。癌细胞可呈多角形、多晶形、透明细胞形及小细胞形，核仁明显，胞质丰富。肿瘤分化程度按Edmonson标准分为高分化、中分化、低分化与未分化4级，以2、3级为多，但同一病例可呈现不同分化程度。

（二）胆管细胞型

癌细胞呈立方或柱状、排列成腺体，多来自小胆管上皮，也有来自大胆管上皮的。

（三）混合型

部分组织形态似肝细胞，部分似胆管上皮细胞，有些癌细胞呈过渡形态。

三、肝细胞癌的生长类型

肝细胞肝癌在组织学上可分为小梁型、假腺泡型、硬癌型、实心型、纤维板层样型及纺锤细胞型等6种生长形式，其中小梁型是最常见的生长方式。

（一）小梁型（trabecular type）

通常由高分化的多角形肿瘤细胞组成，在多层小梁内围绕血生长。

（二）假腺泡型（pseudoglandular type）

常与小梁型共同存在，其特征是有腺泡样结构形成，腺泡内有碎石、胆汁或液体样物质。

（三）硬癌型（scirrhous type）

显示大量硬化的结缔组织沉积，肿瘤细胞数量相对较少，肿瘤组织内无坏死或出血。中分化的肿瘤细胞位于纤维间隔中，类似于结缔组织。常见于化疗或放疗之后的患者。

（四）实心型（solid type）

一种未分化型肝细胞癌，肿瘤细胞显示出相当多的细胞多态性，小梁组织结构消失，肝窦受压导致肿瘤组织紧密。

（五）纤维板层样型（fibrolamellar type）

很少见，包绕癌巢有板层状纤维，手术切除率高，以年轻人多，预后较普通型肝癌好。

（六）纺锤细胞型（spindle-cell type）

很少见，成束的肉瘤样生长模式，预后明显比其他类型肝细胞癌差。

四、转移

（一）肝内转移

肝内血行转移发生最早，也最常见，可侵犯门静脉并形成癌栓。癌栓脱落在肝内可引起多发性转移病灶，门静脉主干癌栓阻塞可引起门静脉高压与顽固性腹水。

（二）肝外转移

肝癌细胞可通过血行转移（约占50%～60%）、淋巴转移（约占30%）和种植转移等方式转移至肺、骨、肾上腺、脑、腹膜等肝外器官。

【临床表现】

起病隐匿，多数患者是在肝病随访中或体检普查中应用AFP及B型超声检查偶然发现，此时病人既无症状，也缺乏肿瘤本身的体征，此期称之为亚临床型肝癌。一旦出现症状而来就诊者其病程大多已进入中晚期。不同阶段的肝癌，其临床表现差异很大。

一、症状

肝区疼痛、乏力、食欲减退、消瘦是肝癌患者最常见的临床症状。

（一）肝区疼痛

最常见，间歇或持续性，钝痛或胀痛，但不容易与慢性肝炎、肝硬化患者常出现的肝区疼痛相鉴别，缺乏特征性。肿瘤侵犯膈肌时，疼痛可放射至右肩或右背。向后生长的肿瘤可致右腰疼痛。突然出现的剧烈腹痛和腹膜刺激征提示癌结节包膜下出血或向腹腔破溃。

（二）肝病相关症状

乏力、食欲减退、消化不良、恶心、呕吐和腹泻或大便不规则等。

（三）消瘦与恶病质

慢性肝炎或肝硬化患者短期内体重显著减轻时应高度怀疑肝癌，晚期少数病人可呈恶病质症状。

（四）发热

一般为低热，偶尔可达39℃以上，呈持续或午后低热或弛张型高热。

（五）转移灶症状

肿瘤转移之处有相应症状，有时成为发现肝癌的初现症状。如肺转移时可引起咳嗽咯血，胸膜/腹膜转移时可引起胸痛/腹痛和血性胸水/腹水。

（六）伴癌综合征

癌肿本身代谢异常或癌组织对机体发生各种影响引起的内分泌或代谢方面的综合征称之为伴癌综合征，有时可先于肝癌本身的症状，常见的有自发性低血糖症、红细胞增多症、高脂血症、高钙血症等。

二、体征

由于肝癌绝大多数是在慢性肝炎或肝硬化的基础上发生的，因此具有肝掌、蜘蛛痣、脾大、腹水、黄疸等慢性肝病常见的体征。肝癌最常见的特征性体征之一是进行性肝大，伴或不伴明显压痛。少数患者可闻及肝区血管杂音与肝区摩擦音。

三、临床分期

中国抗癌协会肝癌专业委员会2001年拟定的临床分期标准如下：①单个肿瘤最大直径≤3cm，无癌栓、腹腔淋巴结及远处转移，肝功能分级Child A；②单个或两个肿瘤最大直径之和≤5cm，在半肝，无癌栓、腹腔淋巴结及远处转移，肝功能分级Child A；③单个或两个肿瘤最大直径之和≤10cm，在半肝或两个肿瘤最大直径之和≤5cm，在左、右两半肝，无癌栓、腹腔淋巴结及远处转移，肝功能分级Child A；④单个或两个肿瘤最大直径之和>10cm，在半肝或两个肿瘤最大直径之和>5cm，在左、右两半肝，或多个肿瘤无癌栓、腹腔淋巴结及远处转移，肝功能分级Child A。肿瘤情况不论，有门静脉分支、肝静脉或胆管癌栓和（或）肝功能分级Child B；⑤肿瘤情况不论，有门静脉主干或下腔静脉癌栓、腹腔淋巴结或远处转移之一，肝功能分级Child A或B；⑥肿瘤情况不论，癌栓、转移情况不论，肝功能分级为Child C。

四、并发症

并发症可由肝癌本身或并存的肝硬化所致，常见于病程中晚期，故常是致死的原因。常见的并发症有慢加急性肝衰竭、肝性脑病、肝肾综合征、消化道出血、肝癌结节破裂出血、酸碱失衡与电解质紊乱、血性胸腹水与继发细菌及真菌感染等。

【实验室与器械检查】

一、血清学

（一）AFP

AFP是当前诊断肝细胞肝癌最特异的标志物。AFP是胎儿时期肝细胞合成的一种胚胎蛋白，当成人肝细胞恶变后又可能重新获得这一功能。另外，肝坏死后，新再生的肝细胞也能合成AFP。血清AFP升高可见于孕妇、新生儿、睾丸或卵巢的生殖腺胚胎癌、慢性肝炎、重型肝炎/肝衰竭、肝硬化与肝细胞肝癌。由此可见，AFP对肝细胞肝癌仅有相对特异的诊断价值，且必须联系临床才有诊断意义。

（二）其他肝癌标志物的检测

近年来发现血清AFP正常的原发性肝癌有增多趋势，因此，开发更新、更特异、更灵敏的标志物已成为更紧迫的课题。近年来国内外报道对肝癌诊断具有较高价值的有：

1. γ-GT同工酶（GGTⅡ）　应用聚丙烯酰胺梯度电泳分离法可显示同工酶12条带。Ⅰ'、Ⅱ'、Ⅲ'带是原发性肝癌的特异条带，阳性率为79.7%，AFP阴性者此酶阳性率为72.7%。

2. 脱-γ-羧基凝血酶原（des-γ-carboxy prothrombin，DCP）　肝脏合成凝血酶原无活性前体，经维生素K，γ羧化为活性形式。肝癌细胞的微粒体内维生素K依赖性羧化体系功能障碍，羧化酶活性下降，导致谷氨酸羧化不全，从而形成

DCP。肝癌细胞自身具有合成和释放DCP的功能。现有的大量资料表明,DCP作为肝癌标志物具有较好的灵敏度和特异性,能反映肝癌负荷,而且与AFP具有互补性,因而对AFP阴性肝癌的早期诊断、预后判断和复发监测等方面均具有临床应用价值。

3. AFP异质体(AFP-L3) 国内外许多研究表明,肝癌细胞合成的AFP在一级结构上与良性肝病产生的AFP虽无二致,但在翻译后糖基化方面却存在显著差异,AFP糖链变异体测定无论对于良恶性肝病的鉴别诊断还是对于肝细胞肝癌的早期诊断、疗效评价、病情监测等都是一个重要的实验依据,因此越来越受到推崇。汇总文献提示,AFP异质体对肝癌的总敏感性为50%~60%,对大肝癌(≥5cm)的敏感性为80%~90%,特异性为95%以上,显著高于单纯AFP定量测定。邝妙欢等报道AFP-L3在诊断肝细胞肝癌中的敏感性与特异性分别为48.7%与97.7%。

4. 血清岩藻糖苷酶(AFU) AFU是广泛分布于人体正常组织、血液、体液中的溶酶体酸性水解酶。一些研究表明联合监测AFU水平可以作为AFP的有效补充。但对于一些非肝癌的肝病以及糖尿病、胰腺炎、甲减患者中,其血浆AFU水平也会升高;且标本的存放时间会影响其测定的结果,因此AFU作为肝癌肿瘤标志物的诊断价值目前尚无定论。

5. CA125与CA19-9 CA125属糖类抗原,由于最初克隆的抗体是针对乳腺癌和卵巢癌细胞,故分别认为是诊断乳腺癌和卵巢癌的特异性指标,但随着临床应用和研究的深入,该标志物也可在肝癌、胰腺癌、肺癌等多种肿瘤患者血清中表达。CA19-9是肠道肿瘤标志物,30%~50%的肝癌可表达。

6. 磷脂酰肌醇蛋白聚糖-3(GPC-3) GPC-3是硫酸乙酰肝素糖蛋白家族中的一员,它通过C端与糖基磷脂酰基醇的结合而锚定于细胞外膜上。80%的肝癌患者有GPC-3 mRNA和蛋白的表达。但正常人肝细胞中缺乏GPC-3表达。Nakatsur等用酶联免疫吸附法检查发现,40%~53%肝癌患者血清GPC-3蛋白阳性,而在20例肝炎肝硬化患者血清中仅检测到1例阳性,正常人血清中未检测到,提示GPC-3作为一个新的很有价值的肝癌标志物,可望成为肝癌的早期诊断、治疗和判断预后的辅助参考指标,具有一定的临床应用前景。

另外,M_2型丙酮酸激酶、同工铁蛋白、α_1-抗胰蛋白酶、醛缩酶同工酶A等在肝癌诊断中也有一定的参考价值。

二、肝脏影像诊断学检查

肝脏影像诊断学检查是发现和临床确诊原发性肝癌的重要方法,目前常用的有实时超声显像与彩色多普勒血流成像、电子计算机断层扫描(CT)、磁共振成像(MRI)、肝血管造影和放射性核素显像等。

三、肝组织活检或细胞学检查

近年来在实时超声或CT导引下活检或细针穿刺行组织学或细胞学检查,是目前获得2cm直径以下小肝癌确诊的有效方法。但近边缘的肝癌易引起肝癌破裂,此外,还有针道转移的危险。

【诊断与鉴别诊断】

一、诊断

中晚期肝癌的诊断一般不难,如有困难尚可借助血清肝癌标志物和酶学、各种影像诊断技术、实时超声或CT导引下活检或细针穿刺行组织学或细胞学检查等明确诊断。亚临床型肝癌的诊断,主要依靠血清AFP的检测和实时超声显像。中国抗癌协会肝癌专业委员会2001年拟定的原发性肝癌临床诊断标准如下:①AFP≥400μg/L,能排除妊娠、生殖系胚胎源性肿瘤、活动性肝病及转移性肝癌,并能触及肿大、坚硬及有大结节状肿块的肝脏或影像学检查有肝癌特征的占位性病变者;②AFP<400μg/L能排除妊娠、生殖系胚胎源性肿瘤、活动性肝病及转移性肝癌,并有两种影像学检查有肝癌特征的占位性病变或有两种肝癌标志物(DCP、GGT Ⅱ、AFU及CA19-9等)阳性及一种影像学检查有肝癌特征的占位性病变者;③有肝癌的临床表现并有肯定的肝外转移病灶(包括肉眼可见的血性腹水或在其中发现癌细胞)并能排除转移性肝癌者。

二、鉴别诊断

原发性肝癌有时须与继发性肝癌、肝炎肝硬化、慢性肝炎、肝脓肿及肝血管瘤、肝囊肿、肝包虫病、胆囊癌、胆管癌等肝脏其他良、恶性肿瘤或病变相鉴别。

【治疗】

早期治疗是改善肝癌预后的最主要因素，早期肝癌应尽量采取手术切除。对不能切除的大肝癌亦可采用多模式的综合治疗。

一、手术治疗

（一）手术根治

切除肝癌的治疗仍以手术根治切除为首选，早期根治切除是提高生存率的关键，肿瘤越小，5年生存率越高。大约30%的患者在诊断肝癌时存在手术根治切除的机会。

手术适应证为：①诊断明确，病变局限于一叶或半肝者；②无明显腹水、黄疸或远处转移者；③肝功能代偿尚好，凝血酶原活动度不低于50%者；④心、肾功能能耐受者。

手术禁忌证为：①多中心肿瘤灶；②肝外肿瘤转移者；③肿瘤侵犯肝静脉或门静脉者；④肝功能严重失代偿者（Child-Pugh 评分为 C 级）；⑤存在失代偿性门静脉高压者（存在腹水、肝性脑病等）。

（二）异体肝移植

对于肝脏储备功能差的早期肝癌或手术切除根治可能性小的肝癌，可选用异体肝移植治疗。由于肝移植后需长期使用免疫抑制剂治疗、且我国肝癌绝大多数是由 HBV 感染所致，因此预防移植肝再感染 HBV 及肝癌复发是改善肝移植患者远期预后的关键。为了控制肝移植后肝癌复发，建议进行新型辅助化疗，如肝动脉内注射或全身静脉输注顺氯氨铂（CDDP）与阿霉素（ADM）、并联合干扰素。术前与术后应用核苷（酸）类抗乙肝病毒药物（拉米夫定、替比夫定、阿德福韦酯、恩替卡韦、替诺福韦酯）和高效价乙肝免疫球蛋白是预防和控制移植肝再感染 HBV 的关键措施。

二、非手术局部干预治疗

对于不能进行手术根治切除治疗与异体肝移植治疗的肝癌患者，可考虑选用非手术局部干预治疗，目前常用的非手术局部干预治疗措施主要有：①经皮肿瘤内注射治疗：包括经皮酒精注射（percutaneous ethanol injection，PEI）和经皮醋酸注射（percutaneous acetic acid injection，PAI）；②经肝动脉介入治疗：包括经肝动脉化疗（transarterial chemo-therapy，TAC）、经肝动脉栓塞（transarterial embolization，TAE）治疗、经肝动脉栓塞化疗（transarterial chemoembolization，TACE）和经肝动脉放射（transarterial radiation，TAR）治疗；③经皮热消融治疗：包括射频消融（radiofrequency ablation，RFA）、激光诱导热疗法（laser induced thermotherapy，LITT）和微波凝固疗法（microwave coagulation therapy，MCT）。

（一）经皮肿瘤内注射治疗

超声导引下经皮肝穿于肿瘤内注入无水酒精或 40% ~ 50% 醋酸治疗肝癌。以肿瘤直径≤3cm，结节数在 3 个以内者伴有肝硬化而不能手术切除的肝癌为首选；对小肝癌有可能治愈；对肿瘤直径>5cm 的肝癌效果差；肝功能严重失代偿者（Child-Pugh 评分为 C 级）禁用此疗法。经治疗后，肿瘤复发率约为 60%，3 年存活率为 68% ~ 80%，5 年存活率约为 50%，远期疗效主要取决于肿瘤的大小、数量及肝功能状况等。主要并发症有急性胆囊炎、胆管炎、出血、肝脓肿、胸膜渗出，门静脉血栓形成等。

（二）经皮热消融治疗射频消融（RFA）

作为一种治疗肝癌安全、有效的新方法，具有操作简便、创伤小、不良反应及并发症少、疗程短和安全可靠的优点，并在国内外的临床实践中得到认可。RFA 的原理是将射频电极插入组织内通过射频发生器发射 460 ~ 500kHz 的射频电流，使组织带电粒子振荡摩擦产热而直接毁损病灶。RFA 的常见不良反应有疼痛、发热和恶心。RFA 的常见不良反应有疼痛、发热和恶心，发生率约为 87%，也被称为 RFA 后综合征。Mulier 等综合分析了 82 份报道得出以下结论：RFA 后常见的并发症为 8.9%，病死率为 0.5%；经皮 RFA 的并发症为 7.2%，腹腔镜 RFA 的并发症为 9.5%，开腹 RFA 的并发症为 9.9%。RFA 的术后并发症可以归纳为以下几种：①出血、肝内血肿及包膜下血肿；②散在的皮肤烧伤；③肝脓肿；④腹膜炎；⑤胆管损伤，包括外周胆管狭窄、中央胆管胆汁淤积（这多发生在 RFA 4 个月后）以及胆管漏等；⑥肝衰竭；⑦肺的并发症，主要有气胸和胸膜渗出，成人呼吸窘迫综合征少见；⑧血管并发症，有门静脉血栓形成、肝静脉血栓形成及肝动脉损伤；⑨内脏损伤，如横膈、胆囊、结肠、腹壁、空肠、胃、肾脏烧伤以及膈肌麻痹等；⑩心脏并发症，包括心搏过缓、心室纤颤、心梗以及心脏起搏器功能障碍等。

激光诱导热疗法(LITT)、微波凝固疗法(MCT)的适应证及疗效,与RFA疗法相似,且目前在临床上应用较少。

(三)经肝动脉介入治疗

经肝动脉化疗(TAC)是指通过选择性肝动脉导管向肿瘤局部灌注能抑制肿瘤细胞生长的化疗药物,目的在于提高肿瘤局部化疗药物浓度、杀死肿瘤细胞,并最大限度地避免全身应用化疗药物所致的不良反应。经肝动脉栓塞(TAE)治疗是指用胶原微粒、聚乙烯醇、明胶海绵或半乳糖球等栓塞肿瘤近端肝动脉,使之难以建立侧支循环,致使肿瘤病灶缺血坏死。经肝动脉放射(TAR)治疗是指通过肝动脉导管将^{131}I-碘化油或^{90}钇(Y)微球植入肝癌组织内,从而杀死肿瘤细胞。鉴于单用TAC、TAE或TAR的疗效有限,目前多采用肝动脉栓塞联合局部应用化疗药物(TACE)治疗肝癌。TACE是20世纪80年代开始开展的一种非手术的肿瘤治疗方法,对肝癌有很好疗效,甚至被推荐为非手术疗法中的首选方案。目前国内外多采用碘化油混合化疗药物栓塞肿瘤远端血供,或再用明胶海绵栓塞肿瘤近端肝动脉,致使肿瘤病灶缺血坏死。常用方案是先用顺氯氨铂(CDDP)80~100mg先行动脉内灌注,再混合阿霉素40~60mg或联合5FU 1000mg于超声乳化的碘化油内行远端肝动脉栓塞。经肝动脉栓塞化疗应反复多次治疗,效果较好。30%~60%的肝癌患者经TACE治疗后病情得到缓解,并可使部分不能手术切除的肝癌患者肿瘤缩小获得手术切除机会。TACE的常见不良反应有:发热、恶心、呕吐、上腹部疼痛、胰腺炎、胆囊梗死、肿瘤破裂与肝衰竭等。

三、内科治疗

长期以来国内外学者一直在寻找针对中晚期肝癌的内科治疗措施,如化疗、免疫调节治疗、中医中药、分子靶向治疗等。现有的循证医学数据显示,单独采用全身化疗、免疫调节、中医中药等措施治疗肝癌的疗效十分有限。分子靶向治疗(molecularly targeted therapy)是近几年才用于肝癌治疗的新方法。肝细胞癌分子靶向治疗,是以肿瘤细胞过度表达的细胞受体、关键基因和某些标志性分子为靶点,选择特异性阻断剂,有效干预细胞受体、关键基因和标志性分子调控和密切相关的信号转导通路,从而达到抑制肿瘤生长、进展及转移的效果,具有特异性强、疗效显著、基本不损伤正常组织的优点。索拉非尼(sorafenib)为首个获准上市的多靶点靶向治疗药物,是一种新型多靶点信号转导抑制剂,亦为口服多激酶抑制剂,通过靶向作用于Raf/MEK/ERK信号转导通路中的Raf激酶阻断HCC细胞增殖和VEGFR-2/3发挥抗血管生成效应,且还能诱导HCC细胞凋亡。Lovet等报道了著名的SHARP研究,即索拉非尼与安慰剂对照治疗晚期HCC的多中心、随机、Ⅲ期临床研究的结果。该研究共入组602例患者,随机分为索拉非尼组($n=299$)和安慰剂组($n=303$)。在对321例患者死亡资料进行分析后显示,索拉非尼组较对照组的生存改善了44%,中位生存期分别为10.6个月和7.9个月。主要不良事件包括腹泻、手足皮肤反应、出血等,但通常容易控制。鉴于目前晚期HCC还没有一个标准治疗,这些研究的结果意义重大,索拉非尼是目前唯一可以延长晚期HCC患者生存时间的药物,也确立了索拉非尼作为晚期HCC患者一线治疗方案的地位。另外,表皮生长因子受体抑制剂、肝细胞生长因子及其受体抑制剂、血管内皮生长因子抑制剂、血管生成抑制剂等可能用于肝癌治疗的小分子物质正处于研究开发阶段,也可能是肝癌内科治疗的重要发展方向。

【预后】

国内一组数据显示,AFP低水平升高至亚临床型肝癌(早期)诊断确立、肝癌早期至出现临床症状(中期)、肝癌中期至晚期及肝癌晚期至死亡的间隔时间大约分别为10、8、4及2个月,说明肝癌有一相对长的自然发展过程,其自然病程至少为24个月。肝癌患者的自然生存时间与肿瘤的数目、大小、分化程度,肝功能状况,是否存在肝硬化,遗传背景,诊断时的临床分期等因素密切相关。大约3%的肝细胞肝癌患者自然存活时间超过5年。文献资料显示,Ⅰ、Ⅱ、Ⅲ期肝癌患者未经治疗时的1年存活率分别只有39%、12%及3%。小肝癌(<3cm)的预后相对较好,1年、2年及3年的存活率分别为91%、55%及13%。

【预防】

慢性肝炎及肝硬化患者是肝癌的高危人群,目前已知HBV、HCV是人们公认的致癌微生物。因此,有效预防HBV、HCV感染是预防肝癌的第一步。HBV感染的预防策略是全国实施新生儿、学龄前儿童的乙型肝炎疫苗计划免疫，可以有效降低人群 HBV 感染率，也是降低肝细胞肝癌发病率的最有效措施之一。由于 HCV 的易变性，当前还没有能制备成丙型肝炎疫苗，预防措施主要是严格把住输血及输注途径关。世界卫生组织(WHO)癌症专家认为，积极进行 Ⅰ 级预防，控制致癌因素，降低发病率，做好这项工作大约可预防 1/3 癌的发生。HBV、HCV 感染多经过慢性肝炎、肝纤维化、肝硬化而发展成肝癌。因此，慢性肝炎患者应注意休息，避免多种肝炎病毒重叠感染，减少肝炎发作次数，控制肝组织炎症活动及积极进行抗病毒与抗肝纤维化治疗，防止其迅速发展为肝硬化，对降低肝癌的发生率有重要意义。目前的研究已经证实针对乙、丙型肝炎的抗病毒治疗能延缓或阻止肝硬化的发生，并能降低肝癌的发生率。对于肝硬化患者，积极进行抗病毒与抗肝纤维化治疗也能延缓其肝纤维化进程，从而有利于降低肝癌的发生率。

采用各种有效措施，使癌症患者得到早发现、早诊断，进而早治疗，达到降低病死率，提高治愈率的目的。这是现阶段癌症控制中更为切实可行的做法。世界卫生组织(WHO)癌症专家认为，上述三早工作可使约 1/3 癌症患者得以治愈。在进行肝癌Ⅱ级预防前，统计全国 3000 多例到医院就诊的肝癌，早期诊断仅占 0.4%。晚期患者占有 52.6%(其中 43.3% 患者初诊时已发现腹水)，仅 23.2% 患者可行手术切除，5 年生存率仅 2.6%。经Ⅱ级预防后早期发现的亚临床肝癌可占25% ~ 44.7%，手术切除率达 53.8%，5 年生存率提高到 20.6%(早期发现的小肝癌 5 年生存率提高到 72.9%)。肝癌的高危人群(Ⅱ级预防对象)为：30 ~ 59 岁慢性 HBV 感染者；30 ~ 59 岁有慢性乙、丙型肝炎病史、肝炎肝硬化者；有肝癌家族史者。对高危人群定期进行 AFP 检查，并辅以 B 超等(防止 AFP 阴性被漏检)。每年至少进行 1 次 AFP 检查，并建立有关检查档案，动态观察检查结果，如 AFP 升高伴血清 ALT 高于正常值的 3 ~ 5 倍，以慢性肝炎可能性大；如 AFP 上升而血清 ALT 正常，则肝癌的可能性大。特别要重视 AFP 低水平持续上升，因为这种患者随访 1 年内，8.5% ~ 27.3% 被诊断为肝癌。

(张绪清)

参考文献

1. 袁青领，黄修燕，郑起. 肝细胞癌分子靶向治疗的研究新进展. 医学综述，2010，16(6)：849-852.
2. Tao C, Yang LX. Improved radiotherapy for primary and secondary liver cancer: stereotactic body radiation therapy. Anticancer Res, 2012, 32(2): 649-655.
3. Durham JD, RayCE. How I do it: triaging patients with hepatocellular carcinoma. Semin Intervent Radiol, 2012, 29(1): 64-68.
4. Venook AP, Papandreou C, Furuse JJ, *et al*. The Incidence and epidemiology of hepatocellular carcinoma: a global and regional perspective. The Oncologist, 2010, 15(4): 5-13.
5. Oyagbemi AA, Azeez OI, Saba AB. Hepatocellular carcinoma and the underlying mechanisms. Afr Heal Sci, 2010, 10(1): 93-98.
6. Kew MC. Hepatitis B virus x protein in the pathogenesis of hepatitis B virus-induced hepatocellular carcinoma. JGastroenterol Hepatol, 2011, 26 (1): 144-152.
7. Sangro B, Carpanese L, Cianni R, *et al*. Survival after yttrium-90 resin microsphere radioembolization of hepatocellular carcinoma across Barcelona clinic liver cancer stages: a European evaluation. Hepatology, 2011, 54(3): 868-878.
8. Kang JY, Choi MS, Kim SJ, *et al*. Long-term outcome of preoperative transarterial chemoembolization and hepatic resection in patients with hepatocellular carcinoma. Kor J Hepatol, 2010, 16(4): 383-388.
9. Kim HY, Park JW. Molecularly targeted therapies for hepatocellular carcinoma: Sorafenib as a stepping stone. Dig Dis, 2011, 29(3): 303-309.

第二十节　自发性细菌性腹膜炎

自发性细菌性腹膜炎(spontaneous bacterial peritonitis, SBP)系指无明显腹腔内感染来源、最可能由肠道细菌移位进入血流并通过菌血症所致的腹水感染。严重肝病等基础疾病若合并 SBP，病死率很高，其中约 1/3 病例直接死于 SBP，但及时给予合理的抗感染等综合治疗可控制许多患者病情的进展。SBP 是肝硬化腹水的常见并发症。在肝硬化腹水住院患者中，初发率约 10%，再发率累积可达 50%，平均约 30%，大多数患者属于院内感染。近年来关于 SBP 的资料很多。在第 33 届欧洲肝病年会上国际腹水委员会(International Ascites Club, IAC)委托专家小组就 SBP 的诊断、治疗及预防达成一致意见。

【发病机制】

肝硬化患者易发生 SBP，主要是因为肝脏结构及功能损害,腹水调理活性低下。

肝硬化患者消化功能紊乱,肠道菌群失衡,肝内外有较多动静脉短路,含有细菌的门静脉血液不经肝血窦中库普弗(Kupffer)细胞的吞噬滤菌而直接进入体循环,发生菌血症,进而导致腹膜感染。肝硬化时肠黏膜常有充血、水肿、糜烂、通透性增高,肠道细菌易向外扩散、转位(translocation),尤其在肠道感染时,细菌可直接通过肠壁进入腹膜腔。

细菌只有被补体等调理后才能被嗜中性粒细胞和(或)库普弗细胞识别、吞噬、消灭。肝硬化时肝脏合成补体 C3 减少,而 C3 正是补体活性中的重要因子。肝硬化患者存在多方面免疫缺陷,包括血清及腹水补体水平下降、腹水调理活性减弱、单核-吞噬系统和嗜中性粒细胞的功能明显低下等。腹水调理活性与其蛋白含量密切相关,蛋白含量低的调理活性亦低。腹水蛋白<1.5g/dl 的患者中,25% 在住院期间可发生腹腔感染。肝病愈严重,愈易发生细菌感染。

SBP 的致病菌以肠道来源的单一病原菌多见,多数为革兰阴性需氧菌,约占 60% ~80%。大肠埃希菌、肺炎链球菌、肺炎克雷伯菌是目前 SBP 的主要致病菌种。近年来,随着抗生素的广泛使用,革兰阳性菌有所增加,耐药菌的比例亦升高。

【临床特点】

一、临床表现

常见发热、腹痛、腹部压痛及反跳痛、肠鸣音减低。出现腹水或原有腹水增加。血象中白细胞及中性粒细胞分类增高。此外,腹泻、低血压、肾功能降低和肝性脑病亦是诊断线索,但约 20% 的 SBP 并无上述症状。

SBP 大多症状轻微,有的患者并无腹部体征,可能由于漏出的腹水使炎性渗出的腹膜刺激症状缓和,或因患者处于衰竭状态而呈现全身和局部反应迟钝。SBP 能否及时诊断与医生的警惕性亦有密切关系。

二、腹水细胞计数

腹膜感染引起的炎性反应导致腹水中分叶核细胞数增加。临床表现明显、腹水分叶核细胞(PMN)即中性粒细胞增加的 SBP 患者,即使最灵敏的培养方法仍有约 40% 患者腹水培养阴性,故抗感染治疗不应推迟到获得明确微生物学结果之后,在发现局部炎症反应的客观证据(如腹水分叶核细胞数增高)后即应开始经验性治疗。根据目前所获得的数据,最敏感的诊断 SBP 的标准是腹水分叶核细胞计数≥250/mm^3;对于血性腹水患者,分叶核细胞与红细胞的比率为 1∶250(这是正常外周血中所能达到的最大期望值)。SBP 的诊断必须建立在腹水分叶核细胞计数上,分叶核细胞计数>250/mm^3 时需要高度怀疑 SBP 的诊断并进行经验性治疗。腹水分叶核细胞计数>500/mm^3 对于诊断 SBP 更为特异,分叶核细胞计数位于 250 ~500/mm^3 之间的 SBP 患者亦需要治疗。腹水分叶核细胞计数低于 250/mm^3 时可以排除 SBP 的诊断。目前认为不宜以腹水白细胞总数和分叶核细胞比例来判断 SBP。

三、腹水培养

具有明显临床表现和腹水分叶核细胞增高的 SBP 患者,采用常规培养技术约有 60% 培养结果为阴性,其原因可能与腹水中细菌浓度较其他体液(如尿液)中的细菌浓度相对较低有关。前瞻性对照研究表明床边直接接种腹水于厌氧和(或)需氧培养基进行培养,可以将细菌检出率提高到 90%。亦可用特意设计的培养方法,甚至使用血培养瓶(至少 10ml/瓶)进行腹水培养,但仍有大约 30% ~50% 的腹水分叶核细胞数增高的患者培养不出阳性结果。这种腹水分叶核细胞数增高而培养阴性的情况在不同病程的患者中均可见到。

目前,仅少数患者腹水离心沉淀后涂片革兰染色检查阳性,这可能是因为 SBP 在病程早期即可诊断,而此时腹水中病原体浓度很低。

腹水中分叶核细胞数增高的患者尽管腹水和血培养阴性也同样认为是患有 SBP。这种情况一般称为培养阴性 SBP。

四、细菌性腹水

细菌性腹水系指腹水中无炎性反应而有细菌存在。有些患者的细菌性腹水是由于伴随腹膜外感染引起的继发性细菌感染所致,这些患者一般有全身或局部的感染征兆。亦有一些患者腹水中细菌生长是由腹水中自发产生,这些患者往往为临床上为无症状带菌者或是有腹痛或发热表现。

一些患者特别是无症状患者表现为潜伏性或自发逆转性细菌性腹水表现，而另外一些患者有临床症状的细菌性腹水是 SBP 的早期表现。

细菌性腹水症的标准为：①阳性腹水培养；②腹水中分叶核细胞数<250/mm^3；③全身或局部感染的表现缺如。

一旦细菌性腹水症诊断成立（通常在穿刺后 2～3 日，此时常已获得微生物学检测结果），推荐重复腹腔穿刺行腹水分叶核细胞计数及培养，并给予相应的治疗。可能存在三种情况：①腹水 PMN>250/mm^3，抗生素治疗应马上开始，因为此时细菌性腹水症可能已发展为 SBP；②腹水 PMN<250/mm^3，腹水培养仍阳性，亦应给予抗生素治疗，并进一步研观察以正确评估其诊断；③腹水 PMN<250/mm^3，腹水培养此时为阴性，表明细菌性腹水症已经自行缓解，不需进一步处理。

腹水培养阳性、腹水 PMN 计数<250/mm^3，但有腹膜外感染症状及体征（如肺炎、尿路感染）的患者，应根据腹水中分离出的微生物药敏结果给予抗生素治疗，因为这种微生物可能也是腹膜外感染的病原体。大多数腹水培养阳性、腹水 PMN 计数<250/mm^3并有腹膜感染临床体征的患者几日内均会发展为 SBP，这些患者应接受适当的抗生素治疗。

五、与继发性细菌性腹膜炎的鉴别

大多数有腹水及腹膜感染的肝硬化患者都患有 SBP。然而一小部分患者的细菌性腹膜炎继发于腹腔器官的穿孔或急性炎症，或腹部外科手术。继发于后两种情况的腹膜感染的性质较易明确。区别自发性（原发性）与继发性腹膜炎有时是比较困难的，有下列特征之一的患者应怀疑为继发性腹膜炎：①抗生素治疗无反应，即治疗期间多次穿刺的腹水 PMN 计数无明显下降，甚至上升；②腹水中分离出不止一种生物体（尤其当有厌氧菌生长或观察到真菌时）；③腹水中至少有两种下列情况：葡萄糖水平<50mg/dl，蛋白浓度>10g/L，乳酸脱氢酶浓度>正常血清水平。

上述标准看起来在监测继发性腹膜炎时很敏感，但它们的特异性较低，还应进行适当的放射学检查，如 CT 扫描。有必要进行大量患者的研究来改进自发性和继发性腹膜炎鉴别诊断的方法。

当怀疑继发性腹膜炎时，抗生素治疗应覆盖厌氧菌和肠球菌。

六、自发性细菌性胸膜积脓

自发性细菌性胸膜积脓是在胸腔积液基础上发生的感染，比较少见，确切发生率不详，约 50% 的病例发生与 SBP 有关，其诊断依靠诊断性穿刺进行胸水分析。迄今报道的最大的一项观察性研究中，在没有肺部感染时，若培养阳性、中性粒细胞数>250 个/ml，或培养阴性、中性粒细胞数>500 个/ml，可诊断自发性细菌性胸膜积脓。用血培养瓶培养胸水，阳性率约 75%。自发性细菌性胸膜积脓相关处理与 SBP 类似。

【治疗】

一、经验性抗生素治疗

诊断成立后，经验性抗生素治疗应立即开始，肠杆菌及非肠球菌链球菌家族中的革兰阴性需氧菌系最常见致病微生物，最初的 SBP 经验性抗生素治疗应该覆盖这些微生物。另外，所选抗生素的药代动力学应适合腹膜感染的治疗（例如，腹水中抗生素浓度大于致病微生物 MIC_{90}）。作为 SBP 经验性抗生素治疗的抗生素，其疗效和安全性列举如下：

（一）头孢噻肟

此抗生素已在 SBP 患者中进行了最广泛的研究。头孢噻肟较氨苄西林加妥布霉素对于缓解 SBP 及其他感染更为有效，且没有发生肾损害及二重感染，然而这两种并发症在接受氨苄西林加妥布霉素治疗的患者中发生率超过 10%。有研究显示头孢噻肟（2g，每日 3 次）5 日疗法和 10 日疗法在感染的缓解率、住院期间 SBP 的复发率及医院病死率方面一致。另据报道静脉输注头孢噻肟 2g，每日 4 次或 2 次，对 SBP 患者产生相似的缓解率和存活率。可见，短疗程治疗及偏低的剂量亦能保持头孢噻肟对 SBP 的高疗效；按上述剂量应用头孢噻肟，腹水中可以达到合适的药物浓度。

（二）其他头孢菌素

应用头孢尼西、头孢曲松、头孢唑肟、头孢他啶等治疗 SBP，缓解率和患者的存活率亦高，与所报道的头孢噻肟应用情况无明显差别。

（三）氨基糖苷类与β-内酰胺类药物联用

如上所述，氨苄西林和妥布霉素联合应用于伴发严重感染的肝硬化患者已经作出相应评价。

其他联合方案如头孢噻吩加庆大霉素或妥布霉素、美洛西林加奈替米星，其疗效仅达中等水平，且肾毒性发生率高。所以，这些抗生素的联合应用不作为首选的经验性抗生素治疗方案。

（四）氨曲南

本品是一种单环β-内酰胺类抗生素，对肠道杆菌有效，但对革兰阳性球菌无效。据报道氨曲南联合其他抗革兰阳性菌的抗生素对SBP的疗效不如头孢噻肟，因此不适合作为SBP的经验性治疗。

（五）阿莫西林加克拉维甲酸

研究显示，静脉推注1g阿莫西林联合20mg克拉维甲酸，每日3次，对SBP患者的治疗有效率达85%（23/27）。阿莫西林-克拉维甲酸治疗SBP，其效果与头孢噻肟相当，也未出现相关不良反应。另外，其花费较低是该方案的重要优势。

（六）口服抗生素

大多数情况下，SBP患者可以口服药物治疗。有资料显示，口服培氟沙星，单用或联合其他口服抗生素如复方新诺明、阿莫西林、头孢羟氨苄或复方新诺明加甲硝唑，可获得87%的SBP缓解率、13%的二重感染发病率及60%的存活率。另一项研究涉及非复杂性SBP患者的随机对照实验（无休克、肠梗阻、胃肠道出血、严重的肝性脑病或血清肌酐>3mg/dl），比较发现口服氧氟沙星（400mg，每日2次）和头孢噻肟（2g，每日4次），患者的感染缓解率、抗生素治疗时间及存活率相似。未观察到氧氟沙星的不良反应，治疗费用较头孢噻肟更低。

部分接受喹诺酮类药物预防的患者，其SBP通常是由革兰阳性球菌或耐喹诺酮的革兰阴性菌所致。头孢噻肟对这些患者很有效。目前还没有针对β-内酰胺类药物敏感的患者的研究。喹啉药物的疗效在一些病例中的疗效不定，氨基糖苷类药物应当避免在初始治疗时间使用。

二、抗生素疗效评价

上述治疗方案可治愈大约90%的SBP。治愈标准包括：腹水分叶核细胞数<250/mm^3，白细胞计数正常和腹水培养阴性。但部分患者即使正确更改治疗方案，病死率依然较高；对这些患者应尽早判断治疗失败的可能性。治疗前和治疗2日后腹水分叶核细胞数的变化情况是判断治疗应答的最好标志，调查结果显示最终存活的患者在治疗2日后腹水分叶核细胞数较治疗前降低92%±9%，而最终死亡的患者仅降低66%±38%。

治疗应答评价还应当依据：①感染症状及体征的阶段性变化；②于抗生素治疗治疗2日后至少1次腹水分叶核细胞计数。抗生素治疗开始后几小时后出现临床表现恶化和穿刺检查腹水分叶核细胞数较治疗前降低少于25%，则预示治疗失败。

若治疗失败，腹水细菌阳性患者根据药敏试验结果，腹水培养阴性患者根据经验尽快更改治疗方案。同时要充分注意继发性腹膜炎的可能性并且全程进行监察。

三、白蛋白的辅助治疗

SBP可导致腹腔内一氧化氮等物质释放增加，导致全身血管扩张，突发循环障碍，诱发Ⅰ型肝肾综合征（HRS）、急性肝衰竭、肝性脑病等。一项随机对照研究发现，与单用头孢噻肟的患者相比，联合使用白蛋白（诊断第1日1.5g/kg，第3日1g/kg）的患者能显著减少Ⅰ型HRS的发病率（从30%降低为10%），降低病死率（从29%降低为10%）。最近一项Meta研究表明，与对照组相比，输注白蛋白的SBP患者的肾功能损伤的发生率由30.6%降至8.3%，病死率由35.4%降至16.0%，两组均有应用抗生素治疗。尚不清楚白蛋白在基线血清胆红素<68μmol/L和血清肌酐<88μmol/L的亚组患者是否同样有效，因为这类人群Ⅰ型HRS的发病率非常低（应用白蛋白为7%，未使用时为0%）。目前指南不推荐所有SBP患者均接受广谱抗生素联合白蛋白治疗。对于能否使用胶体或人工晶体替代白蛋白在SBP患者发生HRS中的预防作用，尚不清楚。

【预防】

一、肝硬化并发消化道出血

所有并发上消化道出血，不论是否有腹水的肝硬化患者，在出血最初几日内已有继发严重细菌感染的危险，包括SBP。约20%的患者在住院时已伴发感染，50%患者则在入院后发生感染。

引起肝硬化患者感染的多数病原微生物是肠源性的，故选择口服抗生素可有效预防伴发上消化道出血的肝硬化患者的感染。一项研究显示，联合应用口服非吸收抗生素可明显降低感染的发生率，对照组感染率从 35% 降至 16%，治疗组感染率从 21% 降至 9%。另一项实验表明，接受诺氟沙星（400mg，每日 2 次）治疗 7 日的患者发生感染的几率较对照组低（10% 对 37%）；治疗组中菌血症发病率为 3%，对照组为 17%。这两项研究发现肠源性细菌引起的感染率明显降低，而外源性细菌感染率的降低无统计学意义。

关于肝硬化伴发消化道出血的患者预防性全身应用抗生素，应用诺氟沙星（最初静脉给药，后期口服给药）加用阿莫西林-克拉维甲酸，或环丙沙星联合阿莫西林-克拉维甲酸（先静脉给药，出血控制后改为口服），或单独口服环丙沙星。结果显示，治疗组的细菌感染率（10% ~20%）明显低于相应的对照组（45% ~66%）。未发现严重不良反应，耐药性病原体所致的感染率亦无升高。Meta 分析显示使用抗生素预防可明显提高肝硬化伴消化道出血患者的存活率，且口服给药和静脉给药无明显差别。这些研究的一个不足是将 SBP 和菌血症同时分析，不能说明抗生素对 SBP 的预防效果。这主要是因为纳入研究的腹水患者例数较少，不能单独分析 SBP 的发病率。全部感染（SBP 及其他感染）的发生率明显下降和接受抗生素预防组存活率明显提高，支持对肝硬化伴消化道出血患者应用药物预防。仅针对 SBP 病例的 Meta 分析则显示治疗组有 95% 的患者消除 SBP，而对照组仅为 87%。

无论是否有腹水，肝硬化伴消化道出血的患者应当接受抗生素预防，这将有效预防细菌感染，改善存活率。诺氟沙星费用低、易控制用量，因此可将口服诺氟沙星 400mg、每日 2 次作为首选，至少服药 7 日。

二、非出血性肝硬化伴腹水

对于非出血性肝硬化伴腹水的患者，SBP 发生的危险性在下列患者中增高：

（一）既往患 SBP 的患者

这类患者 1 年内 SBP 复发率约 40% ~70%。

（二）从未患 SBP 的患者伴有血清胆红素增高和/或腹水蛋白浓度降低

一项研究显示，血清胆红素>2.5mg/dl 的患者 1 年内患 SBP 的可能性为 43%。另一项调查显示，伴腹水蛋白低浓度（<10g/L）的患者，约 15% 在住院期间发生 SBP。另据报道在胃肠道损伤出血时接受抗生素预防的患者，1 年内 SBP 的发生率为 20%，而在未接受预防的患者为 40%。既往无 SBP、腹水蛋白浓度较高的患者，SBP 的发生率很低，若在胃肠道出血时使用抗生素预防，其 1 年和 3 年的发生率分别为 0% 和 3%。

三、非出血性肝硬化伴腹水的患者 SBP 的预防

（一）口服诺氟沙星

在非出血性肝硬化伴腹水的患者中进行的随机对照研究显示，曾患 SBP 的患者继续按每日 400mg 口服诺氟沙星，1 年内 SBP 复发率为 20%，而安慰剂组为 68%；SBP 复发率的降低是因为肠道需氧革兰阴性杆菌由 60% 降到 3%。在腹水蛋白浓度<15g/L 的肝硬化患者中，部分患者曾患 SBP，住院期间一直按每日 400mg 服用诺氟沙星，SBP 院内发生的几率在对照组为 20%，而在治疗组为 0%。腹水蛋白浓度<15g/L 且从未患过 SBP 的肝硬化患者中，连续 6 个月预防性应用诺氟沙星每日 400mg，SBP 在 6 个月内的发生率为 0%，而安慰剂组为 9%。

（二）其他抗生素

对照研究证实预防性使用环丙沙星 6 个月，每周 750mg，可有效降低低腹水蛋白肝硬化患者 SBP 的发生率：在治疗组为 4%，而在安慰组为 22%。该研究包含了曾患及未患 SBP 的患者，没有分别评价两者 SBP 的发生情况。

对肝硬化伴腹水患者持续给予口服甲氧苄啶-磺胺甲基异噁唑，每周服用 5 日，结果 SBP 的发生率在治疗组中为 3%，对照组为 27%。该研究中患者每组仅 30 人，而且对发生 SBP 的危险性（例如腹水蛋白浓度、既往是否曾患 SBP 等）未作详细评价，使得结果可信度下降。

【预后】

患 SBP 后的生存预期值较短，1 年及 2 年内的生存可能性分别为 30% ~50% 和 25% ~30%。由于近年来肝脏移植使生存期望值大大增高，SBP 后恢复的患者应当被视为肝脏移植的候选者。推荐持续按每日 400mg 口服诺氟沙星，用于自 SBP 恢复的肝硬化患者，并为肝移植做准备。

对于无 SBP 病史、腹水蛋白高浓度（>10g/L）的肝硬化患者，无需长期抗生素预防性口服，因为假如在病期对胃肠道出血给予充分预防，SBP 的发病率微乎其微。对于无 SBP、有腹水蛋白低浓

度的肝硬化患者，是否需要抗生素预防尚未达成一致意见，主要原因是：应用不同抗生素预防肝硬化患者发生 SBP，尚不能明确对何种类型的患者有益。

【附】

国际腹水委员会（IAC）2000 年讨论通过的 SBP 及细菌性腹水症的诊断标准及处理原则：

一、SBP 的诊断标准及处理

（一）临床表现

入院时具有以下任一项：①腹膜炎局部征兆（疼痛、呕吐、腹泻、肠梗阻）；②感染的全身性征兆（发热、白细胞增多、败血症性休克）；③无明确诱因的肝性脑病；④无明确原因的快速肾功能损害；⑤胃肠道出血进行抗生素预防前。

（二）腹水细胞计数

分叶核细胞数>250/mm^3，或血性腹水分叶核细胞与红细胞比例为 1∶250。

（三）细菌培养

床边血培养瓶接种腹水培养，最小量为 10ml；同时进行血培养。

二、细菌性腹水症的诊断及处理

（一）诊断标准

腹水培养阳性，腹水分叶核细胞数<250/mm^3，无局部或全身感染表现。

（二）处理原则

一旦诊断为细菌性腹水症，须重复穿刺行腹水检查。处理原则主要有：①若腹水分叶核细胞数>250/mm^3，开始抗生素治疗；②若腹水重复培养阴性，细菌性腹水症消失，不需治疗；③若腹水重复培养阳性，分叶核细胞数<250/mm^3，有局部或全身感染表现，则给予抗生素治疗。

（侯金林）

参 考 文 献

1. 张继明，翁心华. 自发性细菌性腹膜炎的诊断及防治. 中华肝脏病杂志，2005，13（6）：459-460.
2. 刘华汉. 肝硬化并自发性细菌性腹膜炎的治疗新进展. 医学理论与实践，2013，26（10）：1295-1303.
3. 赵莹莹，全敏，王琦，等. PCR 方法在自发性细菌性腹膜炎快速诊断中的应用. 中华实验和临床感染病杂志，2013，7（2）：193-196.
4. Fernandez J，Navasa M，Gomez J，*et al*. Bacterial infections in cirrhosis：epidemiological changes with invasive procedures and norfloxacin prophylaxis. Hepatology，2002，35（1）：140-148.
5. Syed VA，Ansari JA，Karki P，Regmi M，*et al*. Spontaneous bacterial peritonitis（SBP）in cirrhotic ascites：A prospective study in a tertiary care hospital，Nepal. Kathmandu Univ Med J（KUMJ），2007，5（17）：48-59.
6. European Association for the Study of the Liver. EASL clinical practice guidelines on the management of ascites，spontaneous bacterial peritonitis，and hepatorenal syndrome in cirrhosis. J Hepatol，2010，53（3）：397-417.
7. Wiest R，Krag A，Gerbes A. Spontaneous bacterial peritonitis：recent guidelines and beyond. Gut，2012，61（2）：297-310.
8. Salerno F，Navickis RJ，Wilkes MM. Albumin infusion improves outcomes of patients with spontaneous bacterial peritonitis：a meta-analysis of randomized trials. Clin Gastroenterol Hepatol，2013，11（2）：123-130.

第二十一节　婴儿肝炎综合征

婴儿肝炎综合征（infantile hepatitis syndrome，IHS）是指 1 岁以内的婴儿（包括新生儿），因多种病因所致以黄疸、肝大或肝脾大、肝功能异常为主要表现的临床综合征。其病因繁多，症状表现不一，预后悬殊。自本病首次被提出来，命名术语繁多，诊断名称各异，迄今概念范畴仍未完全统一，国内 20 世纪 80 年代初决定使用此命名，但目前仍有很多人使用“新生儿肝炎（NH）”、“新生儿肝炎综合征”、“婴儿肝病综合征”的命名，相互之间有很多重叠之处，随着病因及发病机制等方面研究进展，有望进一步统一命名。

【病因学】

婴儿肝炎综合征病因复杂，主要包括感染、先天性遗传代谢性疾病及肝内外胆道畸形。由环境因素、遗传因素单独或共同影响而导致病变。

一、感染因素

能够引起婴儿肝脏损害的病原微生物包括病毒、细菌、弓形虫以及梅毒螺旋体及钩端螺旋体等。

病毒感染是婴儿肝炎综合征的最常见病因，以巨细胞病毒（CMV）和乙型肝炎病毒（HBV）较多见，国内报道，在婴儿肝炎综合征中抗-CMV 检测阳性率为40%～80%，HBV的检出率随着计划免疫的普及逐渐下降，其次包括风疹病毒、单纯疱疹病毒、柯萨奇病毒、EB病毒、HAV、HCV、腺病毒及CHO病毒等。

细菌感染亦是婴儿肝炎综合征的常见原因之一，其中以金葡菌、B组β溶血性链球菌、大肠埃希菌及李斯特菌属多种，其次包括表皮葡萄球菌、类白喉杆菌、沙门菌属、分枝杆菌、肺炎链球菌、铜绿假单胞菌及各种条件致病菌，病原微生物可通过胎盘感染胎儿，也可在产程中或生后感染致病。先天性梅毒也是本病的病因之一，且近年来的发病率有增加趋势。寄生虫感染，如弓形虫病，先天性感染尚可伴有中枢神经系统病变如颅内钙化等。

围生期感染意义重大，现提出以STORCH（S代表梅毒，T代表弓形虫，O代表其他，R代表风疹，C代表巨细胞病毒，H代表单纯疱疹）代表宫内感染的主要病原体。

二、先天遗传代谢性疾病

（一）糖代谢障碍

如半乳糖血症、遗传性果糖不耐症、糖原累积病Ⅳ型等。半乳糖血症是由于缺乏1-磷酸半乳糖尿苷酰转移酶（galactose-1-phosphate uriny 1 transferase），不能将从乳类食物中消化吸收来的半乳糖转化为葡萄糖供人体使用，引起半乳糖代谢障碍，从而导致1-磷酸半乳糖堆积及半乳糖血症造成肝脏、脑及肾脏的损害，并有白内障和低血糖等；磷酸果糖醛缩酶缺陷可引起磷酸果糖蓄积而导致果糖不耐受症；葡萄糖-6-磷酸激酶（G-6-PD）缺陷可导致糖原累积病。

（二）氨基酸代谢障碍

典型改变有酪氨酸血症，由于缺乏氨基酸分解代谢的最后一种酶，即延胡索酰乙酰乙酸水解酶（fumarylacetoacetate hydrolase，FAH），致代谢不全产物在体内积聚，造成肝、肾及周围神经损害。重者可在生后两周发病，发病越早，预后越差。

（三）胆汁酸及胆红素代谢异常

如家族性进行性肝内胆汁淤积综合征（PFIC），包括以下三类：①PFIC-1型：Byler病、FIC1缺乏、ATP8B1基因缺陷；②PFIC-2型：BSEP缺乏、ABCB11基因缺陷；③PFIC-3型：ABCB4/MDR3基因缺陷。Citrin缺乏致新生儿肝内胆汁淤积症（NICCD）、Aagenaes综合征（遗传性胆汁淤积伴淋巴水肿）、新生儿Dubin-Johnson综合征（MRP2缺乏症）及Zellweger综合征（脑-肝-肾综合征）等。

（四）脂类代谢障碍引起肝脏病变的主要分以下两大类

1. 溶酶体累积病 如尼曼-匹克病、戈谢病及Wolman病。

2. 先天性线粒体脂肪酸氧化缺陷 人体在饥饿时先进行糖原分解，然后再动员体内脂肪氧化产生能量。因缺乏某种酶，脂肪酸不能正常氧化，于饥饿时产生低血糖，又有酸中毒，损伤肝脏和中枢神经系统。其中多数可有二羟酸尿症。

（五）其他代谢障碍

如有机酸代谢障碍、遗传性血色病及α1抗胰蛋白酶缺乏症等。

三、肝内、外胆管及间质发育障碍

肝内组织结构异常见于肝内胆管缺如、新生儿硬化性胆管炎、Caroli综合征及胆汁浓缩综合征等。而肝外胆管疾病见于肝外胆道闭锁、胆总管囊肿及发样胆管综合征等。

四、其他

包括朗汉斯（Langhans）巨细胞性组织细胞增多症、化学物和药物中毒等。国内外资料表明，至今仍有不少患儿的病因不明，有待进一步寻找。

【流行病学】

婴儿肝炎综合征病因复杂，给流行病学研究带来较大困难，发病率等研究结果难以达成一致。目前认为本病多见于男性患儿及低出生体重儿。

不同病原体感染的传播途径各有不同。新生儿巨细胞病毒感染主要是通过母婴垂直传播，经过胎盘或宫颈感染胎儿为先天感染，出生时经产道吸入生殖道被活化病毒污染的分泌物为产时感染。产后可通过母乳、唾液、输血等途径获得感染。产时感染是单纯疱疹病毒感染最常见的传播途径。EB病毒感染的主要传播途径为生后通过唾液、母乳、呼吸道或输血，宫内是否能垂直传播尚有争议。有研究表明，约59%的肠道病毒感染是通过母婴垂直传播，出生后可通过消化道或呼吸道传播病毒，新生儿可因护理人员的感染或与其他婴儿期的交叉感染而发病。风疹病毒感染在新生儿均为宫内感染。HBV既有垂直传播又有水平传播途径。弓形虫宫内感染为新生儿肝炎的主要传播途径。初次感染弓形虫的孕妇,30% ~ 50%可经胎盘将感染传给胎儿,导致先天感染,生后可通过胃肠道、接触、输血以及器官移植等方式传播感染。新生儿感染李斯特菌属可通过胎盘和脐静脉途径,也可在通过产道时吸入受染的羊水以及生后从周围环境中获得感染。分枝杆菌可引起宫内感染,其他细菌主要通过产时和产后感染婴儿。梅毒螺旋体感染可通过胎盘传播给胎儿,是新生儿感染的主要途径,亦可在通过产道时接触感染灶发生直接感染。

【发病机制】

本病发病机制复杂,随病因而异。

病原微生物感染时,肝细胞受到病原体直接损伤或免疫损伤发生大量肝细胞病变、坏死和凋亡,导致胆红素代谢障碍。不同病原体作用于肝细胞的机制各有差异。人 CMV 吸附与穿入细胞可能与细胞表面存在 CMV 受体有关,β2 微球蛋白可能在病毒包膜糖蛋白和细胞受体之间起桥梁作用。CMV 进入宿主体内后,通过血液传播到全身各器官,病毒可持续存在或终生在机体某些组织或器官中潜伏,此时病毒与机体相对平衡,一旦这种平衡被破坏,则可导致病毒复制被激活,在感染局部繁殖,出现临床症状,并从感染部位排毒。有关 HBV 致病机制,目前一致认为病毒感染导致肝脏受损并不是病毒在肝内复制繁殖的直接结果,而是机体对病毒表达产物的免疫应答反应所致。弓形虫侵入机体后,随淋巴和血液循环到达单核-吞噬细胞和各组织器官的实质细胞内繁殖引起炎症和坏死病变。在所有感染过程中,细胞和体液免疫不同程度参与发病。有研究表明,细胞因子参与婴儿肝炎综合征发病。患儿血清中 TNF-α、IL-6、IL-8、IFN-α 含量明显高于正常对照组,分析可能细胞因子在增强机体抵抗力的同时,也参与整个炎症反应,诱导活性氧产生,引起中性粒细胞介导的毒性损伤,加重肝细胞炎症和免疫损伤。

各种先天性遗传代谢性疾病主要是在先天发育缺陷基础上,各种毒性代谢产物直接损害肝脏或间接使肝细胞变性和受损,使肝内细小胆管如毛细胆管、肝管和小叶间胆管受压而发生肝内胆汁淤积。同时可能有感染的叠加作用。

以肝内、外胆管发育异常引起者,先引起胆汁流通不畅,胆管内压力增高和胆管增生,发生胆汁淤积,进而使肝内毛细血管和小血管血流受阻,肝细胞受挤压,影响肝细胞的营养代谢而使其发生病变,可发展成肝硬化。

【病理改变】

婴儿肝炎综合征病因虽多,但主要病理改变相似。不同程度地存在下列 3 种主要征象:①肝细胞坏死,多核巨细胞形成;②汇管区和边缘胆小管增生,不仅见于胆道闭锁者,亦可见于某些代谢障碍病和肝细胞损害时;③在增生的胆小管周围见到纤维母细胞性活动,表现为形成胶原的酶活力增高,血清中结缔组织形成的标记物增多,肝内纤维组织增生。此外,有的还有肝小叶和汇管区内炎性细胞浸润,重者尚有肝硬化形成。

遗传代谢性疾病除相似的主要病理改变外,半乳糖代谢障碍者可见门管区纤维化,假性胆管增生,胆栓形成,肝细胞排列紊乱和脂肪沉积等改变。果糖不耐受者以肝脏脂肪变性为突出改变。不同病原体感染,肝脏病理可有细微特征性差异。CMV 感染的特征为受累细胞内可见核内包涵体,包涵体周围与核膜之间有一清晰的透明圈隔开,似猫头鹰眼睛,有诊断价值。这种巨大的包涵体细胞一般限于胆管上皮细胞,尤其门管区周围的胆管,也可见于库普弗细胞内。单纯疱疹病毒感染时镜下可见坏死灶边缘的肝细胞内有强嗜酸性的核内包涵体。EB 病毒感染以局限性及血管周围单核细胞(包括异型淋巴细胞)浸润为主要病理特点。柯萨奇病毒和 ECHO 病毒感染以引起弥漫性出血、坏死为特点。风疹病毒、肝炎病毒、腺病毒感染所致肝炎的病理改变类似成人肝炎。李斯特菌属感染特征为病程早期坏死灶周围缺乏细胞反应,在坏死区与正常肝组织之间不存在过渡区域。弓形虫病的特点是在病变部位可见弓形虫滋养体和包囊。先天性梅毒的肝脏病理改变以明显的纤维化和髓外造血为特征。

【临床表现】

婴儿肝炎综合征的临床表现多样,主要有黄疸、肝功能损伤及血清 ALT 升高为主,常伴有 AST 升高,胆红素升高明显,胆汁淤积者,直接胆红素和间接胆红素均升高;合并肝脏大,部分脾大等;亦可出现其他症状:如发热、呕吐、腹泻、尿色变深,大便变浅至白陶土色,消化吸收功能差,免疫细胞和免疫分子功能低下,易产生各种并发症。

一、典型表现

一般可分两型:

(一) 肝炎型

胃肠道症状一般较为明显,可有食欲减退,恶心、呕吐、腹胀、腹泻,大便色泽正常或较黄。黄疸轻至中度,肝脏轻度到中度肿大,质地一般偏硬或中等硬度。随病情好转黄疸逐渐消退,肝脏回缩。少数患儿表现为急性重症或亚急性重症肝炎,黄疸进行性加重,有明显的精神神经症状和出血倾向,以及多系统功能衰竭,预后恶劣。

(二) 淤胆型

黄疸较深,持续较久,大便浅黄或呈白陶土色。肝脏进行性肿大,质地中度到重度坚硬。由于胆汁淤积,十二指肠胆汁量减少或缺乏,常伴发脂肪泻、脂溶性维生素吸收障碍、生长停滞及出血。若病情进一步恶化,导致胆汁性肝硬化。

二、疾病发展

轻症经一般处理后,大多逐步好转,大便首先变黄,黄疸逐渐消退,肝脏缩小,生长发育良好,整个病程约4~6周左右。部分病例发展缓慢,因症状不明显不易被发觉,逐渐转为重症。也有急性起病的重症病例,黄疸持续加重,大便呈白陶土样,肝脾明显增大,质地较硬。可出现腹壁静脉曲张、腹水、会阴及下肢水肿,甚至发展为肝昏迷,或因胃肠道大出血等并发症死亡,存活者多留有不同程度的后遗症。

少数病程迁延者可发展为肝硬化,表现为经久不退的黄疸,出现肝掌、面部毛细血管扩张,肝左叶质地硬而大,右叶缩小,脾肿大,伴有食管静脉曲张和生长发育迟缓。

三、并发症、后遗症及预后

肝脏受损后影响脂溶性维生素的吸收和利用,同时有凝血酶原合成障碍,可以发生皮肤干燥、角膜软化、肝性佝偻病,低钙性惊厥以及出血等并发症。还可出现来自于肝硬化的胃肠道出血,维生素K缺乏所致的颅内出血,以及各种继发感染、胆红素脑病、白内障、精神运动发育迟缓。

预后一般较好,60%~70%可治愈。多数病例的黄疸可于2~4月内消退,肝功能于6~12个月内恢复正常。转为肝硬化或病死者少见。国内统计资料显示病死率为13%左右。肝衰竭、肝硬化、并发肺炎为常见死因。

【实验室及辅助检查】

一、肝功能检查

(一) 血清胆红素

血中结合胆红素和非结合胆红素值均升高,常以结合胆红素升高为主。

(二) 血清丙氨酸转氨酶(ALT)

升高程度不一,与肝细胞损害程度有关,当病情恢复时逐渐降至正常。

(三) 血清γ-谷氨酰转肽酶(GGT、γ-GT)、5′-核苷酸酶(5′-NT)、碱性磷酸酶(ALP)及血清胆汁酸等检查,在伴有胆汁淤积时明显升高。但由胆酸代谢酶缺陷引起的肝细胞内胆汁淤积时则不增高。

(四) 凝血酶原时间

能早期反映肝脏功能,当肝细胞损害时凝血酶原时间显著延长。

(五) 血清白蛋白

重症时血清白蛋白常降低。

(六) 血氨测定

肝性脑病时血氨增高;由于尿素循环酶缺陷时明显增高。

二、病原学检测

(一) 病毒感染标记物检查

如血抗-HAV IgM检查有无甲型肝炎病毒感染;血清HBsAg、HBVDNA检查有无乙型肝炎病毒(HBV)感染;血清抗-CMV IgM和血清抗-EBV IgM检查有无巨细胞病毒和EB病毒感染。在新生儿因为产生IgM抗体的能力较弱,因而会有假阴性存在。此外进行尿液抗-CMV培养,能提高诊断率。

(二) 细菌培养

血培养和中段尿培养以发现有无败血症和泌尿系感染。

(三) 血抗弓形虫抗体检查

行血抗弓形虫抗体检查以发现弓形虫感染。

三、代谢病筛查

如应用质谱检测尿液中的还原物质和空腹血糖、半乳糖值以发现半乳糖血症、果糖不耐症或糖原累积病。测血清 α1-AT 值以发现 α1-AT 缺乏症等。血氨基酸及有肌酸检测发现其他代谢疾病。婴儿肝炎综合征时由于碘化原氨酸5′脱碘酶的障碍或缺乏，使 T_4 转化为 T_3 减少，γT_3 清除率下降，导致 T_3 降低，γT_3 升高，T_4 及 TSH 水平多正常。因活性较高的 T_3 减少，而无活性的 γT_3 增高，可使机体维持较低代谢率，免于代谢消耗，是一种保护性反应。

四、其他

核酸杂交技术、PCR 等基因诊断技术具有敏感性及特异性高，耗时短的优点，可代替病毒培养对婴儿感染作出早期诊断。病理学检查可发现特征性改变，如疱疹病毒感染时常出现核内包涵体，同时可通过染色涂片等方法直接确定病原体。末梢血象在 EB 病毒感染时有特异性改变，异型淋巴细胞超过 10% ~30%。

五、影像学检查

（一）肝脏超声

可发现肝内异常病变、有无胆囊及胆总管囊肿，并可检查肝脏血流，有助于发现门静脉高压。

（二）CT 或 MRI 检查

可发现肝内胆管囊性扩张、胆管增生或稀少，发现肝内胆道闭锁和胆总管囊肿。还可提示铁沉着。

（三）经皮胆管造影

可发现肝内胆管发育障碍。

（四）肝胆核素扫描

有助于先天性胆道闭锁的诊断。

六、病理检查

经皮肝穿、直视下（腹腔镜）取肝组织，做组织病理、组织化学和酶学等检查，可发现肝细胞病变、肝内胆管缺如、肝纤维化、各种代谢病以及异常细胞浸润等。

【诊断与鉴别诊断】

一、诊断

凡黄疸发生在婴儿期（主要为生后 2 个月内），大便颜色变白，尿色深黄，肝脾大，实验室检查血清胆红素升高，肝功能异常者可诊断为婴儿肝炎综合征。病因诊断很重要，不同病因的病例处理原则不尽相同，及早发现病因，并给予适当治疗能够增加康复的机会。

二、鉴别诊断

（一）与新生儿胆道闭锁相鉴别

目前仍未弄清新生儿胆道闭锁与婴儿肝炎综合征之间的关系。二者在病原体感染等方面的相似之处，使部分学者认为这两种疾病实际上是同一疾病的不同发展阶段。亦有相反观点，认为新生儿胆道闭锁来自先天肝胆发育障碍，但目前倾向于认为胆道闭锁后天形成可能性大。尽早做出新生儿胆道闭锁与婴儿肝炎综合征的鉴别诊断至关重要。因为胆道闭锁通常在新生儿生后 3 个月左右发展成肝硬化，此时已经失去手术时机，早期手术可提高存活率，故应争取在 3 个月内做出鉴别诊断。但是二者的临床表现和血生化检查有很多重叠之处，且缺乏特异性，给早期鉴别诊断带来较大困难。具体鉴别要点如下：

1. 临床特点　①黄疸出现时间：生理性黄疸持续不退或加深，多为新生儿胆道闭锁；生理性黄疸退而复现则婴儿肝炎综合征可能性大；②粪便颜色：生后即发白，考虑新生儿胆道闭锁的可能，若生后粪便由黄转白则婴儿肝炎综合征及新生儿胆道闭锁均有可能，前者多见；③出生体重和食欲：胆道闭锁患儿出生体重和生后初期食欲均正常；婴儿肝炎综合征宫内感染者发育多落后，出生体重偏低，可小于胎龄儿，生后食欲较差；④肝脏触诊：胆道闭锁患儿肝脏肿大多于肋下 4cm 以上，早期可发生肝硬化；婴儿肝炎综合征患儿肝脏肿大多小于 4cm，质地多较软，除先天性遗传代谢性疾病，一般不易发展为肝硬化。

2. 实验室检查　①胆红素：胆道闭锁患儿病程早期结合胆红素持续升高，后转为双相改变；婴儿肝炎综合征患儿多为双相改变，动态观察波动较大。②ALT 与 GGT 新生儿胆道闭锁时 ALT 一般不升高，而婴儿肝炎综合征在疾病早期即升高。胆道闭锁患儿血清 GGT 水平通常高于 300IU/L，婴儿肝炎综合征患儿血清 GGT 常小于此值。③AFP婴儿肝炎综合征时 AFP 呈阳性，定量时数值多较高；而新生儿胆道闭锁时 AFP 多为阴性，即使出现阳性，数值一般不高。二者结果有部分重叠。④脂蛋白-X（LP-X）：LP-X 于阻塞性黄疸增高。新生儿胆道闭锁时 LP-X 阳性，多高于 4g/L（400mg/dl），而婴儿肝炎综合征时 LP-X 多为阴性，有明显胆汁淤积者可呈阳性，一般小于4g/L(400mg/dl)。目前，由于乙醚提取测磷法测定LP-X不甚方便，本法已经很少应用。⑤动态持续十二指肠液检查胆道闭锁患儿十二指肠液中无胆汁，持续引流可由白色变为淡黄色，十二指肠液总胆红素<8.5μmol/L；婴儿肝炎综合征时十二指肠液中有胆汁，持续引流颜色变浅。重型肝炎胆汁排泄障碍，24小时引流液中可无胆汁，应延长引流时间以助诊断。⑥核素肝胆显像本法通^{99m}Tc标记各种亚氨基二乙酸结合计算机断层扫描可特异诊断肝外胆道闭锁，用于鉴别诊断敏感性高。胆道闭锁时肝脏放射性滞留，肠道不显像；而婴儿肝炎综合征除严重胆汁滞留时肠道均显像。扫描前3～5日口服苯巴比妥可增加显像效果。⑦肝活检：胆道闭锁时肝小叶结构正常，胆管增生明显，有胆栓形成，轻度肝间质细胞浸润；婴儿肝炎综合征时肝小叶结构紊乱，巨细胞变明显，肝细胞坏死，明显肝间质细胞浸润。⑧肝胆超声：胆道闭锁时显示胆道发育不良或缺如，婴儿肝炎综合征时肝脏回声增强或基本正常。⑨给苯巴比妥或胆酪胺后血清胆酸动态观察：有报道苯巴比妥能使部分有肝内胆汁淤积患儿血清胆盐和胆红素浓度降低；胆酪胺在肠道内与鹅胆酸结合，原发性肝细胞病变患儿给此药后其血清胆酸盐与鹅胆酸比例增加。胆道闭锁患儿均无上述效应。⑩试验治疗：肝炎时泼尼松治疗有效(用药3周内)，可见粪便转黄，黄疸减轻，若用药无效(6周)应考虑剖腹探查，但此方法耗时过长，不利于争取手术时间。

(二) 有无肝内结构异常

包括肝内胆管稀少、囊性扩张、缺如等。多通过肝组织活检判断，此类患儿多早期继发肝硬化，伴脾大，胆管缺如者预后不佳。

(三) 有无代谢性疾病

不同代谢物质异常血与尿中代谢产物有所不同，故多通过气相/液相质谱检测诊断，此类疾病常因病因未除、异常代谢没有纠正而导致病情继续恶化。

【治疗】

婴儿肝炎综合征以综合治疗为主，强调早期、系统、中西结合方法，尽早找出病因，以结合病因治疗，并积极治疗并发症。

一、一般治疗

一般治疗包括营养、护肝、对症及支持治疗。对诊断尚未明确的患儿应动态观察，避免不必要的手术，对误诊为胆道闭锁的肝炎患儿行手术反而有可能加重病情。首先应合理喂养，保证营养适当，因肝炎时有碳水化合物及氨基酸代谢障碍，每日应有一定量的糖及蛋白质供应，但不可过量。脂肪的分解和吸收不足，故脂肪供应宜减少，并补充脂溶性维生素和钙剂。肝功能障碍时芳香族氨基酸增高，重症时应给予支链氨基酸(缬氨酸、亮氨酸、异亮氨酸)以促进蛋白质合成，选用葡醛内酯、维生素C等进行保肝治疗。

代谢异常患者膳食疗法很重要，如半乳糖血症患儿应停用一切乳类及乳制品，酪氨酸血症应采用低苯丙氨酸、低酪氨酸饮食。铜代谢异常应避开铜含量高的饮食，同时给予对症、支持治疗以延长患儿生命。对于重症感染患儿可应用丙种球蛋白、血浆输注，或给予免疫增强剂以达到支持治疗的目的。

针对细菌感染应使用敏感抗生素，弓形虫病的特效药为乙胺嘧啶和磺胺嘧啶，青霉素是治疗梅毒螺旋体感染的首选药物。青霉素过敏者换用红霉素。肝脏移植是α_1-抗胰蛋白酶(α_1-AT)缺乏症目前唯一的根治方法。特异性丙种球蛋白可用于单纯疱疹病毒、CMV、肠道病毒感染以及细菌感染的治疗。

二、抗病毒治疗

婴儿肝炎综合征只有在有疱疹病毒及CMV感染证据时才主张应用。抗病毒药物主要为以下几种：

(一) 阿昔洛韦

又称无环鸟苷(acyclovir，ACV)。病毒DNA复制依靠病毒编码的DNA多聚酶，而三磷酸无环鸟苷可作为DNA多聚酶的抑制剂，特异性地抑制病毒合成。无环鸟苷可在疱疹病毒感染细胞中被胸苷激酶激活而磷酸化从而发挥抑制作用，故对疱疹病毒作用最为显著，对CMV亦有抗病毒活性。每日剂量15～30mg/kg，分3次静注，连用10～14日。主要不良反应是短暂性肾功能不全。

(二) 更昔洛韦

又称丙氧鸟苷(ganciclovir，GCV)。本品与无环鸟苷同为嘌呤核苷的衍生物，其疗效明显强于无环鸟苷，还可与CMV的DNA结合，有很强的抑制CMV繁殖的作用。剂量为急性期每日5～15mg/kg，分2～3次静脉用药，疗程10～14日。

急性期后可用维持量，每日 5mg/kg，每周 5 ~ 7 日。用药超过 1 周的患儿可出现骨髓抑制，多表现为粒细胞或血小板减少，这种反应一般是可逆的，若减少明显则应减量或停药。

（三）阿糖腺苷

此药用于疱疹病毒感染，能阻碍病毒 DNA 合成。每日 10 ~ 15mg/kg，每日静滴 12 小时，疗程 10 ~ 14 日，药物浓度不超过 700mg/L。不良反应较多，肾功能不全者慎用。

三、中药治疗

中医中药治疗婴儿肝炎综合征疗效显著，如茵栀黄、茅根木贼汤合四苓汤加减等具有退黄作用，而且不良反应小，可以长期应用。

四、肾上腺皮质激素的应用

肾上腺皮质激素有利胆退黄作用，它可保护肝细胞内亚微结构，稳定溶酶体，抑制毛细胆管的通透性，减轻水肿，促进胆汁的合成与分泌，使胆道内淤胆消退，有利于胆红素代谢。地塞米松 0. 15 ~ 0. 3mg/kg 或强的松每日 1mg/kg。

五、肝移植

对病情不断进展、肝硬化失代偿的患儿有条件时可予以肝移植治疗。

【预防】

对于由感染所致的婴儿肝炎综合征患儿应隔离并积极治疗，同时注意对患儿用品消毒以切断传播途径，避免感染扩散。有病毒携带的妇女应给予孕前治疗。患有生殖道疱疹病毒感染的孕妇可通过剖宫产来分娩。既往育有畸形新生儿的妇女，最好间隔 3 年以上再怀孕。患二期梅毒的孕妇于妊娠末一个月给予适当驱梅治疗，可使先天性梅毒的发生率明显下降。在某病毒感染高发区开展筛查，检查出病例应加以诊治。对可能被感染或已受染的婴儿采用丙种球蛋白或高效特异免疫球蛋白进行短期保护性免疫，对易感人群的保护以疫苗接种最为适宜，但多数病毒的预防疫苗尚处于研究阶段，目前仅有乙型肝炎疫苗、风疹疫苗应用于临床，婴儿肝炎综合征常为多种病原体合并感染，单价疫苗很难达到预期效果。

（牛俊奇　王朝霞）

参考文献

1. 郑佳佳，许红梅. 婴儿肝炎综合征病因学研究进展. 中华肝脏病杂志，2012，20(7)：558-560.
2. 胡艳，陈黎，舒静，等. 中药治疗婴儿巨细胞病毒性肝炎 60 例疗效观察. 中国中西医结合儿科学，2012，4(2)：98-99.
3. 吴薇，黄志华，董永绥，等. 肝组织病理学检查在肝外胆道闭锁与婴儿肝炎综合征鉴别诊断中的意义. 临床儿科杂志，2009，10(10)：912-915.
4. Song YZ, Deng M, Chen FP, *et al*. Genotypic and phenotypic features of citrin deficiency: five-year experience in Chinese pediatric center. Int J Mol Med, 2011, 28(1): 33-40.
5. Lambie H, Cook AM, Scarsbrook AF, *et al*. $^{99}Tc^{m}$-hepatobiliary iminodiacetic acid (HIDA) scintigraphy in clinical practice. Clin Radiol, 2011, 66(11): 1094-1105.

第二十二节　性病的研究概况

在感染病中，性病是一种传染病，主要通过密切的性接触而传播，过去的经典性病主要包括梅毒、淋病、软下疳及性病性淋巴肉芽肿 4 种。数十年来，随着医学科学的发展以及国际上性概念的一些变化，性病逐渐被性传播疾病（sexually transmitted diseases, STD）这一新的概念所代替，包括各种性行为能够传染的疾病，迄今在国际上被列入 STD 的已达 20 余种。我国卫生部根据我国具体情况，在《性病防治管理办法》中规定以下八种重点防治的性病，即梅毒、淋病、尖锐湿疣、生殖器疱疹、非淋菌性尿道（宫颈）炎、软下疳、性病性淋巴肉芽肿和艾滋病（AIDS）。引起性传播疾病的病原体种类很多，包括病毒、衣原体、支原体、螺旋体、细菌、真菌、原虫与寄生虫等。由于这些疾病大多已在各有关章节进行了介绍，本节着重讨论非淋菌性尿道炎、性病性淋巴肉芽肿、软下疳、尖锐湿疣。

Ⅰ　非淋菌性尿道炎

非淋菌性尿道炎（non-gonococcal urethritis, NGU）是指由性接触传染的尿道炎，其特点是在临床上有尿道炎的表现而尿道分泌物中查不到淋球菌。NGU 包括淋病后尿道炎，即淋病患者经治疗后症状缓解 2 ~ 3 周后重新出现尿道炎症状，但尿道分泌物中查不到淋球菌。由于女性患病时不仅有尿道炎的表现，还可有子宫颈炎等生殖道的炎症，因此有学者认为本病称为非特异性生殖道感染(non-specific genital infection，NSGI)似乎更为确切。

【病原学】

非淋菌性尿道炎并非淋菌除外的一切微生物引起的尿道炎，目前已证实主要由沙眼衣原体和支原体引起，其中40%～50%由沙眼衣原体引起，20%～30%由解脲支原体引起，其余10%～20%可能由单纯疱疹病毒、生殖支原体、白色假丝酵母菌、阴道毛滴虫及腺病毒等所致，但不包括金黄色葡萄球菌、大肠埃希菌、铜绿假单胞菌及肺炎链球菌等感染。

沙眼衣原体是介于细菌和病毒之间的微生物，专性细胞内寄生，革兰染色阴性，能通过细菌滤器。据其抗原性不同，将其分为15个血清型，不同的血清型引起的疾病亦不同，如A、B、Ba、C型引起沙眼，D～K型引起尿道炎、前列腺炎、宫颈炎、盆腔炎和Reiter病等，L1、L2和L3型引起性病性淋巴肉芽肿。沙眼衣原体在光镜下有原体和始体两种形态。原体体积较小(直径200～500nm)，具传染性，是沙眼衣原体的传染型。它进入感染细胞后体积变大(直径600～1200nm)，胞浆变疏松，成为始体，又叫网状体，具有新陈代谢活性，是沙眼衣原体的繁殖型，能在宿主细胞内以二分裂的方式生长繁殖。大量始体和原体聚积在细胞内称为包涵体，最后胞膜破裂，原体从胞内释放出来再去感染其他细胞。

支原体能在人工培养基上生长，由于没有细胞壁而形态多种多样，能在固体或半固体培养基上培养形成特殊形态的“油煎蛋样”菌落。人类泌尿生殖道能检出7种支原体，其中引起NGU的支原体主要是解脲支原体，包括至少16个血清型。实验研究显示解脲支原体在自然条件下有致病性，但常在正常人群中检出，推测只有某些血清型具有致病性，如第4型和第5型，它引起的尿道炎可以是亚临床性和自限性的。解脲支原体集落较小，在生长密处仅10μm，基本形态为丝状和球状，无鞭毛，吉姆萨染色呈淡紫色。它常寄生在尿道上皮内，能将尿素分解成氨。另一种新近从人类生殖道内分离出的支原体是生殖支原体，可能是引起某些持久不愈尿道炎的病原体。

沙眼衣原体和支原体对外环境的抵抗力都比较弱，56℃ 5～10分钟即可将之杀死，对常用的消毒剂也极敏感，但在冻干条件下可保存数年。

【流行病学】

一、传染源

NGU患者或隐性感染者。

二、传播途径

主要通过性交传染。有文献报道，与NGU患者性交后，女性比男性易患NGU。围生期感染沙眼衣原体可引起早产、死产、低体重儿及新生儿死亡，分娩时通过产道感染的婴儿10%～20%患新生儿眼炎、35%～50%患包涵体结膜炎。使用避孕套者发病率降低。

三、易感人群

好发于性生活活跃的年轻人。对众多因素进行分析后发现，年龄因素与衣原体感染密切相关，29岁以下的青年人易被感染。感染后不易获得免疫力。

四、流行特征

无论在发达国家或发展中国家，NGU都是常见的性病之一。在欧美国家，NGU的发病率已经超过了淋病，尤其是衣原体感染的水平较高。据美国1989—1993年间在妇产科门诊调查发现，门诊妇女的衣原体感染为4.5%～8.5%。近年，NGU在我国的发病率不断增高，仅次于淋病和尖锐湿疣，位于性病的第三位。据全国监测系统统计，1998年的病例数是121 564例，占所有STD的19.2%，较1997年增长41.5%，以20～39岁年龄组发病率高，占22%。我国20世纪90年代初的调查表明，门诊患者的沙眼衣原体感染率为10.0%，妓女为20.8%，男性性活跃人群为1.3%。好发年龄依次在20～24岁和25～30岁两个年龄段，25岁以下的占60%，男女均可发生，国外(美国)报道女性高于男性(5.9∶3.3)，但国内报道男性高于女性。国外资料显示，与淋病相比，本病较多发生于社会阶层较高、性伴侣较少和受过良好教育者。

【发病机制】

虽然NGU的发病率高，流行广泛，但目前对其病因和发病机制尚不完全清楚。

沙眼衣原体感染宿主上皮细胞后进入胞浆，分化为繁殖型的始体，吸取宿主细胞内的营养物质进行生长繁殖，直至返回原体，从宿主细胞释放出去后再感染邻近的上皮细胞。由于许多实验只能在体外或动物模型中进行，因此目前对沙眼衣原体感染的致病机制所知尚少。现有资料显示，沙眼衣原体感染引起的宿主免疫反应具有清除感染和免疫损伤的双重性，持续性感染是沙眼衣原体感染的主要特征，可能是引起沙眼衣原体慢性并发症的重要原因。

支原体黏附于宿主是重要的致病因素，无黏附能力就无致病力。解脲支原体黏附在宿主细胞受体上，通过释放有毒代谢产物使宿主细胞受损；通过与宿主竞争营养或生物合成前体物质可破坏宿主细胞的完整性，改变其功能；还能通过改变宿主细胞膜表面抗原结构产生自身抗体引起自身免疫反应。

【临床表现】

潜伏期1～3周，平均2周。以前可有淋病史或不洁性交史。30%～40%男性，80%～90%女性无自觉症状，或者症状很轻未能引起患者注意。典型症状为尿痛及尿道少许黏液性或黏液脓性分泌物，量少，有时需要挤压前尿道才能发现少许分泌物。男性和女性患者的症状有所不同。

男性患者主要表现为尿道炎的症状，如尿道口刺痒、刺痛或烧灼感、尿急、排尿困难等，时轻时重，疼痛的程度比淋病轻。尿痛可以单独发生（约15%），也可与尿道分泌物同时出现（约占40%）。30%～40%患者可无任何症状或症状不典型，其中约25%的患者能分离出沙眼衣原体，是重要的传染源。查体可见尿道口轻微红肿，流少量稀薄浆液性分泌物，晨起首次排尿前或长时间不排尿时尿道分泌物会结成痂封住尿道口或污染内裤。50%～70%的男性患者如不经治疗，可在1～3个月内自愈。

女性患者的症状常不明显和不典型。宫颈是女性主要感染部位，主要表现为黏液脓性宫颈内膜炎，1/3患者阴道分泌物增多，自觉外阴不适、下腹痛等，妇科查体可见宫颈充血、水肿、黏液脓性分泌物。当有尿道炎时，约50%患者有尿急、尿频和排尿困难，但无尿痛或仅有轻微尿痛。查体可见尿道口红肿、压迫局部可有少量淡黄色分泌物溢出。有些患者表现为前庭大腺炎的症状。由于衣原体和支原体不寄生在复层鳞状上皮，因此感染只发生于子宫颈柱状上皮而不出现阴道炎。

【并发症】

一、男性NGU的并发症

（一）前列腺炎

由感染沿小管内上行引起。主要症状为排尿不适感，急性期排尿有较剧烈的疼痛感，可向阴囊和臀部放射，少数伴发热或全身不适。但多数患者起病即为慢性前列腺炎的表现，常自觉会阴部、耻骨联合上部和腰背部的酸胀和疼痛，排尿不适。直肠指检可发现前列腺变硬、肿大或有硬结。

（二）精囊精索炎

常与前列腺炎同时存在，临床表现也与前列腺炎相似，还可有射精痛、精液带血、遗精次数增多等症状。查体可发现前列腺上部两侧压痛，可触及条索状物。

（三）附睾炎

由感染沿输精管蔓延至附睾引起，发生率约1%～10%。35岁以下的男性附睾炎主要由沙眼衣原体引起，占45%～60%，极少数由解脲支原体所致。急性非淋菌性附睾炎较少见且多为单侧，主要表现为附睾肿大、触痛，输精管常增粗、疼痛，可伴有阴囊水肿。慢性非淋菌性附睾炎常可因性生活过度或酗酒等诱发急性发作。

（四）直肠炎

主要见于同性恋男性，表现为肛门疼痛、瘙痒及分泌物增多。

（五）Reiter病

多见于HLA-B27阳性的男性，发生率约1%，主要由沙眼衣原体引起，患者同时有尿道炎、眼结膜炎和多发性对称性关节炎，受累关节以膝、踝、肘和跖关节多见，关节渗出液中有时可查到衣原体。部分患者有环状龟头炎，偶尔并发心肌炎、胸膜炎和多发性神经炎。

（六）成人包涵体性结膜炎

多发生在口腔性行为后，1%～2%由于自身接种引起，病原为沙眼衣原体，潜伏期2～19日，表现为结膜充血，滤泡肥大，以淋巴样滤泡为主，下睑内侧多见，常伴脓性分泌物。

（七）不育

解脲支原体与男性不育的关系目前尚有争议。有研究表明与 NGU 不育关系最密切的是第 8 型解脲支原体的感染，常出现精子数量减少、运动力低下、对卵细胞穿透能力减低、异常的精子增多和黏滞度异常等。

（八）其他

偶有并发肾盂肾炎、尿道结石和结节性红斑等。

二、女性 NGU 患者的并发症

（一）盆腔炎

分为急性和慢性。急性盆腔炎时全身症状明显，表现为发热、食欲缺乏及恶心呕吐等消化道症状，下腹痛剧烈。查体下腹部有压痛和反跳痛，子宫体和宫体两侧压痛。慢性盆腔炎时全身症状大多不明显，主要表现为白带增多、下腹坠胀、腰酸痛及月经不调等。

（二）子宫内膜炎

由沙眼衣原体感染向上蔓延引起，表现为月经量增多，经期延长或缩短以及下腹痛。多见于使用宫内节育器者。

（三）输卵管炎

发生率约 10%，临床症状轻，主要表现为下腹部疼痛。查体一侧或两侧输卵管增粗呈条索状，有压痛。若反复发作长期不愈能引起输卵管阻塞，出现不孕、宫外孕、流产及死胎等。

（四）围生期感染

约 37% 被沙眼衣原体感染的孕妇可出现产后盆腔感染，也可引起羊膜炎，导致早产和死胎等。

（五）直肠炎

症状同男性患者，可能是由于含病原体的分泌物从泌尿生殖道流出感染肛门所致。

（六）前庭大腺炎

前庭大腺开口处红肿、疼痛，严重时可形成脓肿，慢性反复发作可形成前庭大腺囊肿。

（七）肝周炎

由沙眼衣原体感染引起的肝脏表面和邻近腹膜的限局性纤维素性炎，可以引起肝和膈肌粘连，表现为发热、肝区痛和盆腔痛。

（八）腹膜炎

刘水萍报道 12 例由支原体和衣原体引起的腹膜炎，患者均为女性，其中 9 例发生在月经末期，3 例在人流术后。

【实验室检查】

NGU 的实验室检查主要是指沙眼衣原体和解脲支原体的病原学和血清学检查。

一、沙眼衣原体实验室检查

由于沙眼衣原体寄生于细胞内，取标本时必须将拭子在受感染的黏膜上用力摩擦，以获得受沙眼衣原体感染的柱状上皮细胞。

（一）细胞学检查

感染细胞直接染色涂片，见到一定数量的特征性沙眼衣原体包涵体则可做出诊断。染色方法有碘染色、吉姆萨染色和免疫荧光法。仅用于诊断新生儿眼结膜感染，对 NGU 检查不敏感。

（二）沙眼衣原体的培养

该法是诊断沙眼衣原体感染的金标准方法，具有很高的特异性，敏感性为 70% ~80%。由于操作复杂，在出现检测抗原的直接免疫荧光法和酶联免疫吸附试验（ELISA）法后，现已很少应用。

（三）直接荧光抗体测定

利用荧光抗体检测沙眼衣原体抗原是目前特异性、敏感性较高而简便的一种方法，敏感性达 68% ~100%，特异性可达 80% ~95%，可用于检测沙眼衣原体感染引起的各种疾病。

（四）酶免疫检测

利用酶联免疫试验（ELISA）检测患者泌尿生殖道标本中的衣原体抗体，敏感性达 60% ~90%，特异性为 92% ~97%。该法操作简便、快速、观察结果客观，是目前临床上用于检测泌尿生殖道沙眼衣原体感染的常用方法。

（五）聚合酶链反应（PCR）

PCR 具有微量、灵敏、特异、重复性好、操作自动化、较快获得结果等优点，敏感性和特异性分别达 93% ~100% 和 99% ~100%，逐渐在临床上得到推广，可用于检测沙眼衣原体、解脲支原体、生殖支原体及其他病原体。由于 PCR 是检测病原体的 DNA，因此不宜用作判断患者是否治愈的标准。

（六）连接酶链反应（LCR）和核酸探针检测法

特异性比 PCR 更高，但目前主要作为一种实验研究手段，未在临床上推广。

（七）抗体检测

血清中测到抗体 IgG，提示曾有衣原体感染，但并不表明有活动性疾患。检测到 IgM 表明有近期感染。

二、解脲支原体的实验室检查

（一）解脲支原体的培养

解脲支原体培养是目前临床上用于检测解脲支原体的常规方法，缺点是操作繁琐费时。低倍镜下观察“油煎蛋样”集落即为阳性。

（二）免疫学检测方法

现有多种方法可用于解脲支原体的免疫学鉴定，如支原体杀菌试验、生长抑制试验、菌落免疫荧光试验、代谢抑制试验、免疫酶试验及金标法等。前 4 种方法因操作繁琐、条件苛刻而难以在临床上推广，仅限于实验室研究用。斑点免疫金渗滤法是新近用于检测解脲支原体的快速（半小时内）简便、敏感特异方法，随着其检测试剂盒研制成功，将逐渐取代培养法而成为临床上检测解脲支原体的常规方法。

【诊断】

对 NGU 的诊断，应结合冶游史、潜伏期长短、临床表现和实验室检查来综合判断。有尿道炎表现，且分泌物中含较多多形核白细胞，又无革兰阴性双球菌的可诊断本病。对无明显分泌物的患者，可取清晨首次尿或间隔2～3小时后的尿 10～15ml，离心后高倍镜（400 倍）下观察沉淀物，平均每个视野大于 15 个多形核白细胞有诊断意义。但作为临床诊断，一般革兰染色每一油镜视野平均大于 5 个多形核白细胞即有诊断意义；病原学诊断可通过实验室检查明确。

【鉴别诊断】

本病主要与淋球菌性尿道炎鉴别。有资料表明，从临床表现看，同一患者若同时有分泌物和尿痛则可能是淋病，若只具两者之一则更可能是 NGU，但两者的最终鉴别需通过实验室检查（表 25-22-1）。

表 25-22-1　非淋菌性尿道炎和淋病的鉴别

项　　目	非淋菌性尿道炎	淋　　病
潜伏期	1～3 周	3～5 日
尿痛和排尿困难	轻或无	多见，较严重
全身症状	无	偶见
尿道分泌物	量少或无，多为稀薄浆液性	量多，脓性
分泌物涂片检查：白细胞内革兰阴性双球菌	（－）	（＋）
病原体培养	多数为沙眼衣原体和解脲支原体	淋球菌
无症状带菌者	多	有，但不多

【治疗】

由于 NGU 起病较缓慢，症状也较轻并可持续数月之久，并有发生并发症的可能，因此一经确诊应立即进行治疗，以口服抗生素治疗为主，采用广谱抗生素疗法，并且强调要连续不间断用药，要规则、定量、彻底治疗。治疗后要复查。注意是否合并其他性传播疾病。由于 NGU 可由不同的病原体引起，因此治疗方案也应有针对性。

一、治疗方案

目前常用的方案有以下几种。

（一）四环素类

作用机制是通过抑制病原体蛋白质合成而抑制病原体生长，高浓度有杀菌作用，对沙眼衣原体和支原体均有效。常用药物有：

1. 盐酸四环素　500mg，口服，每日 4 次，至少7 日，一般 2～3 周。孕妇和 7 岁以下儿童忌用。

2. 多西环素　100mg，口服，每日 2 次，连服 7～10 日。

3. 美满霉素（盐酸二甲胺四环素）　100mg，口服，每日 2 次，连服 10 日。由于具有高脂肪亲和力，在泌尿生殖道的药物浓度高且能通过前列腺屏障，因此适用于合并前列腺炎的患者。国外报道美满霉素对NGU的治愈率为83%～92%。

（二）大环内酯类

适用于对四环素禁忌或不耐受者，对沙眼衣原体和解脲支原体均有效。

1. 红霉素　500mg，口服，每日4次，连服7日。

2. 罗红霉素　150mg，口服，每日2次，连服10日或300mg，口服，每日1次，7～10日。

3. 阿奇霉素　是红霉素的衍生物，具有抗菌谱广、活性强且耐酸耐酶的优点，但在15岁以下人群中的安全性和疗效尚未得到证实。用法：1g，饭前1小时或饭后2小时顿服。

4. 土霉素　250mg，口服，每日4次，连服7日。

（三）喹诺酮类

通过抑制病原体DNA螺旋酶，干扰DNA合成而使病原体死亡，具有强效、长效和不易产生耐药的优点。美国疾病控制中心已将其列为治疗沙眼衣原体NGU的首选药物，有效率达81%～100%。

1. 氧氟沙星　0.2g，口服，每日2次，连服7～10日。

2. 环丙沙星　500mg，口服，每日1～2次，共7日。

（四）特殊人群的用药

由于孕妇不宜用四环素类和喹诺酮类药物，可首选红霉素类，新生儿患衣原体性结膜炎时可选用红霉素干糖浆粉剂30～50mg/kg，分4次口服，连续2周。

（五）联合治疗方案

由于目前耐青霉素淋球菌菌株流行，且高达45%的淋病患者同时感染衣原体，而目前尚无快速可靠的方法来检测衣原体，因此美国疾病控制中心（CDC）于1993年推荐采用头孢曲松（250mg，1次肌注）和多西环素（100mg，口服，每日2次，连服7日）联合治疗NGU和淋病。

（六）其他

中医中药和局部治疗也可试用。刘忠义等报道解脲支原体对黄柏、白芷、地肤子和大黄等有较高的敏感性。

目前WHO正在全球推行性病的病征处理方案，即对于有尿道分泌物的患者，无需做复杂的实验室检查，可根据病征处理流程图，同时给予淋病和沙眼衣原体的治疗，以使患者得到快速、经济和有效的处理。

二、复发性持续性NGU的治疗

首选应排除功能性原因或其他疾病以确定尿道炎的存在。其次可以进行尿道分泌物的检查，如阴道毛滴虫、真菌和单纯疱疹病毒等，如有阳性发现给予相应治疗，如果是感染了耐四环素的解脲支原体可改用红霉素治疗。如果患者虽经治疗但症状仍持续存在或症状反复出现，则可能是因性伴侣未治而发生的再感染。如果患者及其性伴侣经过多次重复治疗，仍有一些非典型症状，可不必再做进一步的抗生素治疗，嘱患者定期复诊即可，绝大多数患者经过一定时间后症状可自行缓解。

三、性伴侣处理

NGU患者的性伴侣均应同时检查和治疗。治疗方案同上。尽管这种治疗并不一定能降低NGU的复发率，但对性伴侣本身的健康是有利的，同时也能降低传染性。

四、治愈的标准

患者的自觉症状消失，无尿道分泌物，尿沉淀无白细胞。在判断治愈时，一般不必做病原体检查。

【预防】

要广泛开展的性病防治宣传，推广使用避孕套等隔膜性工具，尤其对青少年和重点人群开展，加强社会主义精神文明建设。对高危人群进行筛查以及时发现患者和无症状感染者，并对他们进行及早而且正规的治疗，对性伴侣也要做检查和治疗，治愈之前避免性接触，做到及时控制传染源和切断传播途径。注意治疗后的复查。

Ⅱ　性病性淋巴肉芽肿

性病性淋巴肉芽肿（lymphogranuloma venereum，LGV）又称为第四性病或腹股沟淋巴肉芽肿（lymphogranuloma inguinale），是经典性病中的一种，由沙眼衣原体L1、L2及L3血清型所致，经性接触传播，表现为外生殖器溃疡、腹股沟及直肠周围淋巴结炎症。

【病原学】

本病由 L1、L2 和 L3 血清型沙眼衣原体所致，病原体可在组织培养中生长，接种于豚鼠、家兔、猴子、猫等脑组织可繁殖致病，比引起非淋菌性尿道炎和眼部感染的其他型沙眼衣原体更有侵害性。病原学可参考非淋菌性尿道炎的有关内容。

【流行病学】

本病目前在欧美少见，美国每年平均报道595例。最常见于热带和亚热带地区，流行于东西非、南美和东南亚等地。新加坡的调查表明，LGV 在生殖器溃疡中占约 1%。由于 LGV 在大多数国家并未被列为法定报道的传染病，其流行率尚不清楚。在新中国成立初期本病在皮肤科门诊较常见，据上海 8 家医院的统计，占经典性病的2%；20 世纪 60 年代以后的 20 多年中未再发现此病；近几年全国报道的临床病例在 200 例左右，但多未经血清学或病原学检查证实。

【发病机制】

本病病原体主要侵犯淋巴组织，主要病理过程是血栓性淋巴管炎和淋巴管周围炎。炎症可持续数周至数月，然后消退，发生组织纤维化，结果导致局部慢性水肿、纤维硬化。LGV 的原发病理变化一般只局限于一组或几组淋巴结，有时也可进入血流，侵犯中枢神经系统。本病的局部扩散和播散受机体免疫功能的影响。机体免疫可抑制衣原体的复制，但不能清除之，从而使衣原体处于潜伏状态。推测 LGV 的组织损害大多与针对衣原体抗原引起的细胞介导超敏反应有关。

【临床表现】

潜伏期为 1 ~6 周，一般为 2 ~3 周左右。易感因素包括包茎、湿疹、尿道炎、包皮龟头炎、外阴阴道炎及直肠炎。病程分为三期。

一、早期（生殖器原发损害期）

病原体进入体内经过潜伏期后可发生初疮，发生率 5% ~25%，损害初为针头至黄豆大小的丘疱疹、脓疱，很快破溃形成边界清楚的圆形表浅糜烂或溃疡，直径 1 ~4mm，周围红晕，常为单发，也有多发者，不痛。男性好发于龟头、冠状沟和阴茎包皮内侧。女性好发于大小阴唇、宫颈和阴道后穹隆等处。生殖器以外的初疮可发生在手指、肛门及口唇上，但很少见。由于无明显自觉症状，且损害经 10 ~20 日自行消退，不留瘢痕，常被患者忽视而延误诊断。

二、中期（淋巴播散期或腹股沟横痃期）

初疮出现时间为 1 ~6 周，平均 3 周后出现腹股沟淋巴结肿大。由于男性的外生殖器淋巴液回流入腹股沟淋巴组，因此容易发生腹股沟淋巴结病，表现为腹股沟淋巴结肿大，称为腹股沟横痃或第四性病横痃。2/3 男性病例为单侧腹股沟淋巴结肿大，肿大的淋巴结初为孤立散在，质硬。可有自觉疼痛和触痛，继而相互融合，与周围组织粘连，表现皮肤发红或呈青紫色，高低不平。由于肿大的淋巴结团块位于腹股沟韧带两侧，呈两侧隆起中间凹陷的长条沟槽状，称之为槽沟征（groove sign），此征并非本病所特有，在软下疳中也可出现。淋巴结团块渐化脓穿孔，有多个瘘管流出脓性浆液后痊愈，留下不规则瘢痕，也有少数患者不破溃而自行消退。病程缓慢，常历时数月。

女性生殖部位淋巴液除外阴部和阴道下段回流入腹股沟淋巴组外，阴道上 2/3 和宫颈的许多交通支直接与直肠淋巴结相通。由于女性初疮常发生在宫颈附近，因此病原体可直接传到直肠引起直肠炎和直肠周围炎，即所谓的生殖器肛门直肠综合征。临床上表现为腹痛、腹泻、脓血便、里急后重，有时便秘。

此期可伴有轻重不等的全身症状，如畏寒、发热、厌食和关节痛等。

三、晚期（后遗症期）

表现为慢性淋巴结和淋巴管炎引起的象皮肿和瘢痕收缩引起的直肠狭窄，常在数年后发生。象皮肿多见于女性阴唇及阴蒂，男性的阴茎和阴囊，皮肤呈坚硬的肿胀肥厚，表面可发生疣状增生及息肉样改变。直肠狭窄逐渐产生排便困难，病情发展缓慢，愈久愈严重，可促进肛门直肠肿瘤的发生。女性还可发生直肠阴道瘘、尿道阴道瘘和肛门周围瘘，少数患者肛门外周可继发癌变。

本病还可引起其他病变，如眼视神经乳头周围水肿、骨膜炎及关节炎等。

病理检查示初疮呈非特异性炎症改变。淋巴结病变可以高度提示本病，早期上皮样细胞聚集成小岛状，以后中心出现大片凝固性坏死，并被大量中性粒细胞和一些巨噬细胞充填，形成特有的星状脓肿，环绕的上皮细胞呈栅状排列。

【实验室检查】

急性期可有血沉增快，慢性时有白球比例倒置和高球蛋白血症。

一、血清学试验

（一）补体结合试验

是常用的检查方法。用患者血清与致本病的衣原体抗原做补体结合试验来检测患者血清中产生的衣原体抗体，常在感染4周后出现阳性，滴度≥1∶64才有诊断意义；滴度≥1∶256表示有力支持LGV的诊断；滴度≤1∶16或阴性则可排除本病。本方法操作繁琐，技术要求高，而且难有高质量的抗原供应，目前较少使用。

（二）微量免疫荧光试验

本法建立于20世纪70年代，主要用于血清流行病学的研究，测定沙眼衣原体的型特异性抗体，抗衣原体IgG抗体的存在表明衣原体既往感染，而高滴度的IgM抗体表明近期感染。敏感性和特异性比补体结合试验强，滴度大于1∶512才有意义。可用于鉴别LGV和其他衣原体感染。

（三）酶联免疫吸附试验（ELISA）

用于检测针对沙眼衣原体属特异性抗原的血清抗体，敏感性很高，但与肺炎衣原体有交叉反应。

二、衣原体培养

将穿刺横痃的脓汁接种于小白鼠脑内或鸡胚卵黄囊内培养出病原体，用免疫荧光法鉴别其血清型。对确诊本病有重要意义，但敏感性不够高，加上对培养技术要求高，因此诊断LGV的常用方法仍然是血清学方法。

【诊断】

根据当地的流行病学资料，起病前有不洁性生活史，临床上有腹股沟淋巴结肿大、破溃形成瘘管、经久不愈及组织病理的特征性改变可做出临床诊断，确诊还需补体结合试验滴度大于1∶64，或细胞培养分离到沙眼衣原体L1、L2及L3血清型。

【鉴别诊断】

本病应与软下疳、梅毒、生殖器疱疹、腹股沟肉芽肿及直肠癌等相鉴别，见表25-22-2。

表25-22-2　软下疳、梅毒和性病性淋巴肉芽肿的淋巴结炎鉴别

项目	软下疳	梅毒	性病性淋巴肉芽肿
潜伏期	2~5日	5~6周	2~4周
病原体	杜克雷嗜血杆菌	梅毒螺旋体	沙眼衣原体L1、L2、L3型
淋巴结病变			
分布	单侧或双侧	双侧	单侧或双侧
数目	单个或多个	数个	多个
大小	鸡蛋大或更大	拇指大小	鸡蛋大或更大
红肿及化脓	有	无	有
瘘管	少	无	多
槽沟征	可有	无	有
疼痛	有	无	有
发热	有时有	无	常有
梅毒血清反应	阴性	阳性	阴性

【治疗】

一、药物治疗

目前主要使用以下药物：①多西环素 100mg，口服，每日2次；②四环素或红霉素 500mg，口服，每日4次；③复方新诺明2片，口服，每日2次。以上药物任选一种，连服14~21日。此外还可采用阿奇霉素、诺邦及美满霉素等。

二、局部治疗

皮损无破溃时外用鱼石脂或红霉素软膏，对形成脓肿的淋巴结可行穿刺抽出脓液，应注意从远处正常皮肤刺入脓腔，切忌切开引流，以免延长愈合时间。溃破后先行局部冲洗，再外用红霉素软膏。

三、手术治疗

适用于严重直肠狭窄者及象皮肿者。

患者在治疗后的最初一年内应每3个月复查一次LGV抗体滴度，若滴度上升4倍以上，或有临床症状的反复，应予复治。性伴侣也应同时治疗。

【预防】

性病性淋巴肉芽肿主要经过性交传染，洁身自好是远离本病最好的手段。一旦怀疑患病，就要去正规医院就诊，以免延误治疗。罹患本病后一定要及早治疗，才有可能避免晚期的多器官狭窄。

Ⅲ　软　下　疳

软下疳（chancroid, soft chancre, ulcus molle）系由杜克雷嗜血杆菌（*Hemophilus Ducreyi*）所致的经典性病之一，以往软下疳发病率次于梅毒和淋病而居第三位，因此也称第三性病。临床上表现为生殖器1个或多个剧痛性溃疡，可伴腹股沟淋巴结化脓性炎。目前研究表明，本病是HIV-1在异性间传播的重要辅助因素之一，在HIV感染及AIDS的流行中起重要的作用。因此，软下疳的积极防治对预防和控制HIV感染及AIDS的流行具有重要意义。

【病原学】

杜克雷嗜血杆菌为兼性厌氧菌，革兰染色阴性，菌体呈球杆状，两端钝圆，无鞭毛和荚膜，不形成芽胞，长约1.5~2.0μm，宽约0.2~0.5μm，常排列成平行或链状，在溃疡面脓液中的菌体为链锁状、双球菌状、大球菌、棒状等多形性，从病灶中或培养菌落中取材检查可呈特征性的“鱼群状”或“指纹状”排列。在淋巴结组织切片中可见典型的连锁杆菌。人工培养必须供给新鲜血液才能生长，故称嗜血杆菌。大多在细胞外生长，少数在细胞内呈团状分布。将腹股沟脓肿的脓液接种于兔血琼脂培养基或胎牛血清琼脂培养基分离出本菌。培养48小时的菌落特征为灰白色，直径约2mm，表面光滑，边缘整齐，单个菌落中细菌结合紧密。

本菌耐寒能力很强，低温条件下可长期生存，5℃中可生存1周，冻干时可能生存1年。但对温热耐受力较差，65℃时即很快死亡，43~44℃以上温度则失去抵抗能力，20分钟即可死亡。对42℃抵抗性稍强，但4小时死亡。在37℃中可活6~8日，10~20℃之间7~10日后可死亡，在此温度中较大肠埃希菌、葡萄球菌抵抗力弱，较淋球菌强，对寒冷抵抗力较强，对干燥的抵抗性弱。

【流行病学】

据世界卫生组织估计，全世界每年患软下疳者约700万例，主要流行于热带及亚热带地区的贫困阶层。据统计，南非地区的男性软下疳病例占生殖器溃疡的22%，女性占14%。近年来一些西方发达国家如美国、加拿大等发现有软下疳的暴发，主要发生在贫穷的、异性恋的人群中，这些人常与娼妓有性接触，其中男性软下疳患者50%以上是与娼妓接触传染的。中国在20世纪40年代以前发病率较高，60年代以后经大力防治几乎绝迹，1991年以后开始有个案报道，现有上升趋势，病例主要在沿海地区，但都未经培养鉴定证实。由于软下疳在邻国发病较高，极有可能传入我国，可能因为缺乏敏感性和特异性的检测手段，也可能是真正的发病情况已被抗生素的广泛应用控制。

本病主要由性交传染，妓女是杜克雷嗜血杆菌的主要储主，60%的男性患者与妓女接触而被传染。多项调查表明，在软下疳的流行地区，本病常见于男性，女性相当少见，男女之比约为9:1，可能由于发生于阴道及宫颈的损害不引起症状，难以发现之故。最近研究发现，软下疳是促进人类免疫缺陷病毒(HIV-1)在异性间传播的重要辅助因子,认为控制和消灭软下疳是减少 HIV-1 在异性间传播的有效措施之一。

【发病机制】

杜克雷嗜血杆菌引起生殖器溃疡的发病机制尚不清楚。有学者认为外伤或皮肤破损是杜克雷嗜血杆菌进入表皮必备条件,但需要接种的量还不太清楚。目前尚未证实杜克雷嗜血杆菌有毒素或细胞外酶,与其毒力有关的因子包括菌毛、脂多糖、铁离子相关蛋白、热休克蛋白、溶血素等。有毒力的杜克雷嗜血杆菌能抵抗中性粒细胞吞噬和杀灭,能诱导机体免疫应答产生迟发型超敏反应而引起组织损伤。

机体感染杜克雷嗜血杆菌后,人体主要靠中性粒细胞参与清除软下疳局部细菌。别的免疫途径是否参与杀灭细菌作用尚不清楚,如补体激活的替代途径,补体是否参与了杀灭血清中的杜克雷嗜血杆菌,这个过程可能主要是抗体依赖性的。补体起到增强抗体的作用。应用杜克雷菌抗原免疫印迹吸附试验可检测到血清 IgG、IgM 抗体增多。通过血清抗体试验表明存在特异性抗原表位。用杜克雷菌作兔皮内感染实验可引起很强的抗体反应,其抗体合成的经过与其他细胞感染相同。然而目前杜克雷菌的免疫应答对宿主本身所起的作用仍不清楚,人类可重复感染。因此不存在完全保护性免疫。

【临床表现】

本病的最突出特点是溃疡疼痛剧烈。潜伏期最短 1 日,长者可达 10 日以上,大多在性接触后 4～5 日发病。患者女性较多,男女比例约为 1∶2,但女性症状较轻或无症状,男性多从患病的妓女处感染而患病。但也有人认为男性多于女性,原因是男性外生殖器部位的损害容易被发现,而女性在阴道或宫颈的损害常因无症状而被忽略。

男性损害好发于冠状沟、包皮系带、包皮内侧、尿道口、龟头和阴茎;女性多见于阴唇、阴道口、阴蒂和肛门等处,少数发生在宫颈和尿道内。生殖器以外的损害也曾有报道。初起损害为小的炎性丘疹,1～2 日后迅速变为脓疱,然后破溃形成表浅溃疡,溃疡边界清,可呈圆形、椭圆形或不规则形,边缘不整齐,直径约 2～2cm,深约 2～3mm,周围皮肤发红,基底有脓性分泌物,除去后可见基底为血管丰富的肉芽组织,触之柔软剧痛,易出血。起初溃疡数目多为一个,但因自身接种可出现多个,亦可扩展到腹部、大腿、手、唇及会阴等处。女性患者发生在阴道及宫颈的溃疡很少疼痛,但常诉尿液流经溃疡时烧灼样痛。溃疡一般经过 1～2 个月后愈合,遗留瘢痕。

此外,还可发生异型软下疳,如毛囊性、滤泡形、隆起性、崩蚀性或匐行性软下疳等。

病理检查示急性化脓性炎症改变,溃疡显示三个区的特殊病变:浅区由中性白细胞、纤维蛋白、红细胞、坏死组织和细菌构成一狭窄带;中区较宽,有很多新生血管并有结缔组织水肿;深区在真皮深部,有密集的浆细胞和淋巴细胞浸润。

【并发症】

一、腹股沟淋巴结炎和淋巴结周围炎

软下疳发生 1～3 周后,有 10%～50% 患者出现单侧或双侧急性腹股沟淋巴结炎和淋巴结周围炎,俗称横痃。淋巴结肿大、疼痛,表面皮肤发红、肿胀,可有剧痛、高热及全身不适。肿大的淋巴结可化脓破溃形成溃疡,常为单腔穿孔,俗称“鱼口”。通常需 2～4 周才能愈合。女性淋巴结炎相对少见,可能与女性生殖道淋巴引流与男性不同有关。

二、包茎或嵌顿包茎

若患者原有不完全包茎,当包皮发生软下疳时,因炎症水肿可引起完全包茎或嵌顿性包茎。

三、其他

合并梅毒形成混合性下疳。

【实验室检查】

一、分泌物或脓液直接涂片

阳性率 30%～50%。从溃疡边缘或底部取材,或从横痃中抽取脓液涂片,做革兰染色,能检出革兰阴性短杆菌,排列成短链。敏感性达 40%～60%。但由于溃疡分泌物中可以有其他类似形态的微生物,而横痃中的脓液较难找到病原体,涂片检查结果只能作为一种推测,不能确诊。

二、细菌分离培养

本法敏感性不高,低于 80%。将未破的横痃

内脓液接种在培养基上，加万古霉素（3μg/ml）抑制其他微生物生长，在潮湿，pH 7.0～7.2，温度32～34℃，含5%二氧化碳的条件下培养。在血琼脂上生长的菌落呈半透明状，灰黄或灰白色，直径1～2mm。挑取菌落作革兰染色及生化反应可鉴定菌种。本菌具有硝酸盐还原酶，能使硝酸盐还原成亚硝酸盐，氧化酶试验阳性，过氧化酶试验阴性。

三、血清学检测

感染杆克雷嗜血杆菌能产生抗体，通过血清学检查，不论是补体结合，凝集反应以及荧光抗体间接法等均可证实，但尚未推广，目前研究发现抗-IgM敏感性为74%，抗-IgG敏感性为94%，其特异性分别为84%和64%。上述数据提示本法准确率有待提高。

四、PCR检测杜克雷嗜血杆菌

此方法检测细菌DNA，科研上应用多，临床诊断未有可用试剂。

【诊断】

根据当地流行病学资料，起病前4～5日有不洁性生活史，外生殖器部位疼痛性溃疡，基底软，表面有脓性分泌物，腹股沟淋巴结肿大、疼痛，暗视野检查和梅毒血清试验阴性应考虑本病，若涂片查到革兰阴性短棒状杆菌，接种分离出杜克雷嗜血杆菌即可确诊。

主要诊断依据有：①一个或多个阴部溃疡；②暗视野显微镜检查梅毒螺旋体阴性；③梅毒血清学试验阴性；④病损潜行性边缘取材涂片，用瑞氏染色未发现朵诺凡小体（肉芽肿荚膜杆菌），而用革兰染色可找到短小的革兰阴性杆菌。

【鉴别诊断】

一、梅毒性硬下疳

潜伏期较长，数目少，多为1个，溃疡基底呈软骨样硬度，而非柔软性溃疡，溃疡不痛，基底分泌物为浆液性，腹股沟淋巴结无痛性肿大，不破溃。暗视野检查可发现梅毒螺旋体，梅毒血清反应阳性。

二、性病性淋巴肉芽肿

外生殖器的原发溃疡很轻微，且常无明显自觉症状，数日自愈不留瘢痕。腹股沟淋巴结炎为主要临床表现，病程多为慢性，全身症状比软下疳轻。

三、生殖器疱疹

为群集性水疱，破后形成表浅糜烂，少量渗出，局部有微痒或疼痛，病程短，1周左右可痊愈，但容易复发，皮疹处可分离出单纯疱疹病毒。

四、急性女阴溃疡

多见于青年女性，可无性接触史，在阴唇部出现多发性痛性溃疡，可反复发作，溃疡分泌物中能查到革兰阳性粗大杆菌。

【治疗】

治疗应及时、足量、规则。在治愈前，应避免性生活。在随诊期间，性生活应使用避孕套。

一、药物治疗

磺胺和四环素曾经是治疗软下疳的首选药物，但因耐药菌株的出现已不再使用。目前常用药有：①氧氟沙星：首次400mg，以后200mg，口服，每日2次，共6日；②红霉素：500mg，口服，每日4次，连服10～14日；③头孢曲松：250mg，1次肌注；④阿奇霉素：1g，1次口服。亦可根据当地病原体的药物敏感试验来选择药物。

二、局部治疗

为减轻疼痛可做湿敷，未破溃的丘疹或结节，外用鱼石脂或红霉素软膏。对于软下疳或淋巴结溃疡，可用双氧水或高锰酸钾液冲洗后外擦红霉素软膏，因软下疳易于自身接种，应做好局部清洁消毒。对腹股沟脓肿穿刺抽脓后注入药物。

三、手术治疗

晚期已形成组织破坏、瘢痕及畸形者，可行外科手术治疗。对包茎患者应先用以上药液浸泡或湿敷，治愈后应行包皮切除术。

【预防】

应检查在患者出现症状前10日内的性伴侣，无论有无症状均应治疗。其余预防措施参见非淋菌性尿道炎。

Ⅳ　尖锐湿疣

尖锐湿疣(condyloma acuminatum)又叫尖锐疣、生殖器疣或性病疣,是由人乳头瘤病毒(human papilloma viruses,HPV)感染所致的增生性疾病,是最常见的性传播疾病之一,以外生殖器和肛周为主要发病部位。以往认为尖锐湿疣是种无足轻重的疾病,随着研究发现其与生殖器癌的发生有关,且发病率逐年增高,引起人们越来越多的重视。

【病原学】

人乳头瘤病毒是引起尖锐湿疣的病原体。HPV是一种环状双链超螺旋结构的DNA病毒,其外部有72个壳微粒,排列成正20面体,约有8000对碱基,分子量约5×10^6,直径约45~55nm。HPV具有高度的宿主和组织特异性,仅侵犯人体皮肤和黏膜的鳞状上皮,不侵犯动物的皮肤,也不产生系统感染。随着现代分子生物学技术的发展,目前已分离出100型以上的HPV。不同型别的HPV感染可引起不同的临床表现,与尖锐湿疣密切相关的型别有15~30种,其中最常见的有HPV6、11、16、18、31型及33型。在宫颈部位的感染中,HPV的类型与致癌性有关,HPV16、18型和39型具高度致癌性,常可引起鳞癌;HPV31型和33型具中等致癌性;HPV6型和11型不含癌基因,致癌性小。对尖锐湿疣的遗传易感性研究发现,女性发病与HLA-A3、(40)、DQ2及A10有关。有学者报道10%宫颈感染HPV的妇女在1年内将发展成宫颈上皮内瘤,但生殖器部位感染HPV16或18也不一定发展成恶性肿瘤,还需有其他因素协同,如合并微生物或其他病毒感染、宿主免疫状态改变及吸烟等。还有作者报道能引起尖锐湿疣的HPV6、11感染率高,提示尿道和宫颈隐性低危型HPV感染是HPV传播和尖锐湿疣流行的一个重要因素。HPV不侵入血液,亦不产生病毒血症。

【流行病学】

一、传染源

传染源是尖锐湿疣患者、HPV携带者和HPV亚临床感染者,目前HPV亚临床感染比临床患者更常见。

二、传播途径

HPV通过含有大量病毒颗粒的脱落表皮细胞或角蛋白碎片进行病毒传播。性接触传染是最主要的途径;少部分患者可通过接触患者使用过的物品而间接发病;如果母亲被HPV感染,胎儿分娩时经过被HPV感染的产道或出生后与母亲密切接触而被传染。

三、易感人群

好发于免疫功能低下,尤其是细胞免疫功能低下者、AIDS、糖尿病、恶性肿瘤、肾移植、妊娠、长期使用大剂量免疫抑制剂和肾上腺皮质激素者。在性关系比较混乱的人群中也易发生。

四、流行特征

尖锐湿疣全球流行,是目前欧美国家最常见的性病之一,在高危人群中的患病率可高达23%~52%。我国统计资料表明,尖锐湿疣在新中国成立初期非常少见,自1987年至1999年,尖锐湿疣占性病发病率的第2位,且仍有继续增长趋势。南方发病高于北方,女性发病高于男性,男女性别比为1∶1.2,但女性的实际发病率可能比男性更高。

【发病机制与病理改变】

HPV通过与宿主密切接触后,与易感上皮细胞表面的HPV受体结合后进入宿主细胞,可先潜伏在基底细胞内,潜伏期约3~8个月。在此期间,HPV的早期基因开始表达,其E6和E7的基因产物可以改变细胞周期,使上皮细胞迅速分裂,引起细胞增殖和棘层肥厚。此时HPV开始表达晚期基因蛋白,启动HPV病毒基因的复制,待包装病毒的DNA形成完整的病毒颗粒,便可释放并播散到上皮的表面,经过密切接触传染给他人。

主要病变为表皮角化过度和角化不全,棘细胞层增生肥厚,表皮突延长呈乳头瘤状,棘层上部颗粒层细胞空泡形成,真皮内血管扩张,周围有中等度慢性炎细胞浸润。

【临床表现】

潜伏期长短不一,一般为3~8个月,平均3个月。20~40岁患者占80%以上,大于60岁者少见。

女性患者的尖锐湿疣好发于大小阴唇、阴道口、尿道口、阴道壁、宫颈等,约 20% 可累及会阴和肛周;男性患者依次好发于冠状沟、龟头、包皮、尿道、阴茎体、肛门和阴囊等,肥胖患者易发生于臀间隙。偶见于腋下、腹股沟、乳房下、趾间、口腔内及面部。大约 15% 的阴茎尖锐湿疣患者伴发肛周疣,同性恋患者肛周疣的发病率比阴茎疣高,国外曾有报道 402 例同性恋中肛周疣是阴茎疣的 5 倍,但我国男性肛周疣患者多否认同性恋史。皮疹初为单个或多个散在或密集约针头大丘疹,淡红、淡褐、深褐或正常皮色,逐渐增大,一般达米粒至红枣大小,可呈指状、菜花状、鸡冠状或乳头状,疣表面粗糙。皮损可孤立散在,相邻皮损在增大的同时可互相融合成肥厚的肿块,严重者能累及整个包皮、龟头、尿道或阴道。发生在温暖潮湿黏膜部位的皮损生长较快,生长在阴茎、会阴等光滑干燥皮肤上的损害生长较慢,可表现为表面光滑的粟粒大丘疹,连续数月不增大。妊娠妇女疣体生长较快,治疗后易复发,可能与体内性激素的改变有关。大多数患者无不适感,若疣体因浸渍或摩擦而破溃、出血或感染,可出现痒痛感。

巨型尖锐湿疣又称为 Buschke-Lowestein 巨大型尖锐湿疣,1925 年被首次报道,多发生在男性龟头,也可见于女阴和肛门,表现为生长迅速、呈疣状或菜花状、表面类似鳞癌的巨大包块。虽然组织病理检查无恶性改变,但多种致癌因素可促发癌变。有作者报道 42 例巨大尖锐湿疣,恶变率达 56%,复发率高达 66%,但无远处转移,都在复发后死亡,病死率 20%,复发后手术切除的治愈率明显高于化疗或放疗。因此巨型尖锐湿疣具有复发和恶变特性,临床治疗上应予足够的重视。

尖锐湿疣亚临床感染比较常见,既可单独存在,也可与可见的尖锐湿疣同时存在。女性宫颈部位肉眼可见的尖锐湿疣并不常见,大多数是亚临床感染。男性尖锐湿疣患者中有 22% 伴阴囊的亚临床 HPV 感染,用醋酸白试验可帮助诊断。除了尖锐湿疣的亚临床感染外,还有一种 HPV 潜伏感染,既带病毒状态,表现为在患者外观正常、醋酸白试验阴性的皮肤黏膜上,能检测出 HPV 病毒,经过一段时间,部分患者发展成典型的尖锐湿疣。

【并发症】

大量流行病学资料表明,尖锐湿疣与生殖器癌的发生有密切关系,5% 女阴癌和 15% 阴茎癌是在原有尖锐湿疣的基础上发生的,尖锐湿疣并发宫颈癌的几率更高。

【实验室检查】

一、醋酸白试验

用棉拭子将 5% 醋酸溶液涂在可疑受 HPV 感染的皮肤黏膜上,1 ~ 5 分钟后有 HPV 感染的部位呈均匀一致的变白区域为阳性。醋酸白试验的机制尚不清楚,有人认为是 5% 醋酸能使有 HPV 感染的细胞产生蛋白质凝固。本试验对指导尖锐湿疣的诊治有一定的价值。

二、细胞学检查

取疣组织涂片后做巴氏染色,若同时找到空泡细胞和角化不良细胞则有诊断价值。此方法不敏感,常用来检测无症状宫颈 HPV 感染。

三、组织病理学检查

切取可疑受染皮肤或疣体,若见到典型的棘细胞空泡变则有助于诊断。

四、免疫组织细胞化学检查法

用带过氧化物酶的抗体检查 HPV 抗原,有空泡化细胞核内有褐色颗粒沉着为阳性,具有对病原进行组织定位的优点,阳性率为 40% ~60%。

五、HPV DNA 分子生物学检测法

(一) DNA 吸引转移技术

是本法将患者标本的 DNA 分成小片段,分别用已知的 DNA 探针进行检测,是目前检测 HPV DNA 最敏感的方法之一。

(二) 聚合酶链反应(PCR)

目前各大医院开展较多,具有敏感性高、特异性强的优点。

(三) 脱氧核糖核酸杂交(DNA 杂交)

应用已知 HPV DNA 或 RNA 探针来进行核酸杂交以鉴别 HPV DNA 型别,较为敏感。

总之,HPV DNA 的分子生物学检测法敏感性高,特异性强,对判断 HPV 的感染型别有一定的价值。

【诊断】

根据性接触感染史和生殖器部位典型疣状增

生的皮疹形态等，一般诊断不难，不典型者可做醋酸白试验、PCR 及组织病理等检查。

【鉴别诊断】

一、假性湿疣

好发于 20～30 岁女性外阴，表现为小阴唇内侧和阴道前庭 1～2mm 大小淡红色丘疹，群集分布，表面光滑如鱼子状或绒毛状。

二、阴茎珍珠状丘疹病

好发于青春期后，皮疹为 1～2mm 皮色半透明小丘疹，圆锥形或球形，成数行排列在冠状沟，长期不消退，无自觉症状。PCR 检查 HPV DNA6、11、16、18 型均阴性。

三、鲍温样丘疹病

好发于男性阴茎、龟头或阴囊，女性外阴和会阴，为褐色或皮色扁平丘疹，直径约 3～7mm，表面呈天鹅绒样外观。属良性疾病，可自然消退。组织病理是原位癌表现，PCR 法可检测出 HPV DNA，提示可能与 HPV 感染有关。

四、鲍温病

好发于躯干和腰部，多为单发棕红色斑块，边缘不规则，表面少量鳞屑或结痂。可能与 HPV16、18、31 型感染有关，组织病理显示原位癌改变。其发展为浸润癌的几率不到 50%。

五、扁平湿疣

为二期梅毒疹，好发于肛周和会阴部，是扁平湿润的褐色或黏膜色丘疹、斑块，有臭味，暗视野检查见皮疹及分泌物内大量梅毒螺旋体，梅毒血清学反应强阳性。

【治疗】

尖锐湿疣治疗的目的是去除疣体，改善症状，避免复发，应尽快尽早治疗，且应与性伴侣一起治疗，还要注意合并其他性病的治疗。目前对尖锐湿疣的治疗方法众多，大多近期疗效良好。

一、物理治疗

（一）电外科治疗

临床上多使用高频电刀、多功能电子治疗仪等，操作方便，对烧灼的深浅和范围容易掌握，疗效与二氧化碳激光类似。在治疗前应做醋酸白试验，以发现和治疗亚临床损害。

（二）冷冻治疗

常使用液氮冷冻，无需局部麻醉，每次冷冻 5～30 秒，对阴茎、肛周和女阴尖锐湿疣疗效好，术后可有局部的红肿水疱、色素减退和瘢痕形成等，治愈率 63%～88%，但复发率较高。

（三）二氧化碳激光

有出血少、见效快、治愈率高的优点，但烧灼过深可有瘢痕形成。

二、局部化学药物治疗

使用方便，患者在医生指导下可在家里自己使用。适用于皮疹小、数目多和尿道直肠内的损害。缺点是需反复多次用药，可引起局部红肿和疼痛，复发率较高。

（一）细胞毒类药物

1. 足叶草酯毒素酊　1990 年世界卫生组织（WHO）推荐的治疗尖锐湿疣的一线药物，1994 年卫生部防疫司推荐为治疗尖锐湿疣的首选外用药。主要是通过抑制受 HPV 感染细胞的有丝分裂，达到使生殖器疣体坏死脱落。1994—1995 年全国范围内对此药的临床观察显示痊愈率约 90%，有效率约 98%。用法为每日 2 次，连搽 3 日后停药观察 4 日，必要时可重复一个疗程。

2. 5-氟脲嘧啶　选择性作用于被 HPV 感染的代谢旺盛的细胞，临床常使用 2.5% 溶液或 5% 乳剂外搽，每日 2 次，连搽 7 日为一疗程，疗效较好，但孕妇禁用。

3. 秋水仙碱　作用与 5-氟脲嘧啶类似，用 8% 秋水仙碱外搽或尿道灌注，治愈率可达 30%～50%。

（二）化学腐蚀性药物

1. 40%～60% 三氯醋酸　能使疣体很快凝固而干燥脱落，适用于阴道和阴道穹隆处的尖锐湿疣，使用时要注意保护周围正常组织。治疗中可能会出现一过性烧灼感及疼痛。

2. 99% 冰醋酸　外用，每日 1 次，直到疣体脱落。

3. 高浓度碘　为含碘和碘化钾各 25% 的乙醇溶液，外用，每日 3～5 次，3～5 日一个疗程。

（三）免疫调节剂

Imiquimod 既是免疫调节剂，又是干扰素诱导剂。5% Imiquimod 霜剂外搽,每周 3 次,可获得 71% 的痊愈率。其不良反应是局部皮肤的刺激性红斑。

三、手术切除

适用于孤立且体积较大的疣体,对疣体小数目少的可用刮匙刮除。

四、免疫治疗

(一) 干扰素-α(IFN-α)

在治疗尖锐湿疣时常选用 IFN-α,可与其他方法连用以达到辅助治疗和减少复发的目的。可肌内注射或皮损内注射,每次 100 万 ~300 万 U,每周 3 次,10 ~ 15 次为一个疗程。有研究发现,皮损内注射的疗效优于肌内注射。

(二) 白介素-2(IL-2)

是生物细胞受损伤后产生的一类介质,治疗尖锐湿疣用 IL-2,它是由活化 T 淋巴细胞产生的糖蛋白,对减少尖锐湿疣复发有一定的作用。

五、中医中药

中医对尖锐湿疣的辨证为湿毒下注。治疗方法有中药内服、外洗、外搽和浸浴,可内服配合外用。

六、妊娠期尖锐湿疣的治疗

由于妊娠期体内激素水平的变化,尖锐湿疣增大十分迅速,建议手术切除。以往认为剖宫产可有效预防新生儿 HPV 感染,但现在发现 HPV 感染引起的喉乳头瘤病在剖宫产的婴儿中亦有发现。因此,为防止新生儿 HPV 感染而行剖宫产并不可取。

(王宇明 晏泽辉)

参考文献

1. Markle W, Conti T, Kad M. Sexually transmitted diseases. Prim Care, 2013, 40(3): 557-587.
2. Shim BS. Current concepts in bacterial sexually transmitted diseases. Korean J Urol, 2011, 52(9): 589-597.
3. Harling G, Subramanian S, Bärnighausen T, *et al*. Socioeconomic disparities in sexually transmitted infections among young adults in the United States: examining the interaction between income and race/ethnicity. Sex Transm Dis, 2013, 40(7): 575-581.
4. Saunders JM, Mercer CH, Sutcliffe LJ, *et al*. Factors associated with asymptomatic non-chlamydial non-gonococcal urethritis in heterosexual men: findings from a case-control study. Int J STD AIDS, 2013, 24(8): 627-631.
5. Takahashi S, Hamasuna R, Yasuda M, *et al*. Clinical efficacy of sitafloxacin 100mg twice daily for 7 days for patients with non-gonococcal urethritis. Sexu Transmt Infections, 2013, 89(Suppl 1): A118-A119.
6. Shi YJ, Yang J, Yang W. Mechanistic investigation of immunosuppression in patients with condyloma acuminata. Mol Med Rep, 2013, 8(2): 480-486.
7. Hawkins MG, Winder DM, Ball SL, *et al*. Detection of specific HPV subtypes responsible for the pathogenesis of condylomata acuminata. Virol J, 2013, 10: 137-146.

第二十三节 生物战剂与生物恐怖的防护

生物战剂为生物武器的关键核心,生物武器与核武器、化学武器同为现代化战争大规模杀伤的特种武器,虽早已被全世界呼吁禁止使用,有的还早就签订了禁止使用的国际条约或协定,如 1972 年联合国大会就通过《禁止试制、生产、储备、并销毁细菌(生物)武器和毒剂公约》,160 多个国家参与了签约、生效、并曾实施多次核查。然而,由于这些武器具有极大的杀伤力和威胁力,发动突然袭击时难以预防,故许多国家仍以防护为基调,继续进行研究与发展。事实证明,公约的约束力是有限的,生物战剂在未来战争中使用的潜在威胁依然存在。

当今世界冲突不断,恐怖分子采用各种恶毒阴险的恐怖袭击,不断加剧恐怖活动,包括利用生物战剂进行生物恐怖(biological terror),导致人、畜突发疾病或死亡,经济财产损失,社会秩序紊乱,从而达到用平常方式达不到的非正常目的。恐怖活动对社会造成的严重危害,已引起世界各国广泛关注,打击恐怖主义成为大多数国家和人民的共识。

一、生物战剂与生物恐怖的几个基本概念

生物战剂与生物恐怖的概念广泛,涵盖内容极多,几个相关概念有:

(一) 生物战剂(biological agent)

生物战剂是指利用微生物及生物毒素,作为病原体在战争中使用,以伤害对方人员或动植物,

从而削弱其战斗力，获取战争胜利。用作生物战剂的病原体较多，均属微生物范围，故称生物战剂。历史上最早用作生物战剂的有天花、霍乱、鼠疫、炭疽等病原微生物，习惯称为细菌战剂。目前生物战剂中以病毒占绝大多数，并有种类繁多的其他病原体，毒素亦不仅限于细菌的毒素，故通称生物战剂更为贴切。

（二）生物武器（biological weapon）

用生物战剂的干粉或液体制成特殊的生物炮弹（biological shell），加上发射、散布、传播生物战剂或载有生物战剂昆虫的武器，统称生物武器。核武器、化学武器和生物武器为现代化威力巨大的三种特种武器，简称核化生武器，研究和预防此三种武器的医学防护即为传统的“三防医学”。近年来又出现不少杀伤力大的新概念武器，如激光武器、高功率微波武器、贫铀武器等，应引起高度重视。

（三）生物战（biological warfare）

运用生物武器参与战争，导致发生传染病或死亡，以打击和削弱对方战斗力，这种战争即称为生物战（细菌战）。早在第一次世界大战时，德国首先研究和使用了细菌武器，第二次世界大战期间，德、日法西斯主义都曾惨无人道地使用过生物武器，英、美和前苏联等国也相继研究和拥有。美帝国主义侵朝战争中，在朝鲜和我国边境地区还多次施放生物战剂，导致烈性感染病的发生和人员死亡。

（四）生物战剂气溶胶（biological agent aerosol）

以病原体的固体或液体微粒通过喷雾装置发射、悬浮于空气中，形成气溶胶状态，用以作为施放生物战剂的手段，称为生物战剂气溶胶。气溶胶的微粒（particle）大小以 0.5～5μm 为宜，可长时间悬浮于大气中，有利于进入呼吸道，造成人或动物吸入性感染而致病。气溶胶是生物战剂使用中最广泛、最主要的一种施放方式。

（五）恐怖主义（terrorist）

恐怖主义是指一些极端分子采用极为隐蔽、突然、残酷的非常手段，如各种爆炸、煽动暴乱、劫持暗杀、放毒偷袭等，以制造突发事件，杀人放火，毁灭财物，袭击军政或要害部门，造成人心惊恐，社会紊乱。近年来国际恐怖势力遍布于世界各地，不断制造危害和平、诱发战争的不安定因素，已引起国际反恐怖主义的重视，坚决采取相应的防范、打击的反恐措施。

（六）生物恐怖（biological terror）

指蓄意使用并扩散生物战剂（病原微生物或生物毒素）的方式进行袭击，以制造人或动物发病和死亡，从而扰乱人心、制造恐慌、震撼社会的突发性事件。因为少量生物战剂即可造成某些烈性感染病的暴发或中毒，甚至导致死亡，具有强大的惊恐效应。恐怖分子多不具备使用生物武器或生物战剂气溶胶的能力，但有可能采用小范围的局部施放生物战剂，如以邮递夹有生物战剂的信件包裹；撒布染有生物战剂的杂物、昆虫；或直接在水源或食物中投放细菌或生物毒素等，以制造生物恐怖。

二、生物战剂的种类与特性

生物战剂包括病毒、细菌、立克次体、衣原体、真菌及某些毒素等，过去战争中部分生物战剂，如天花病毒、鼠疫杆菌、炭疽杆菌、霍乱弧菌等已在实地使用，并造成极大危害，但大部分战剂为近年涌现、尚未经实践检验。然而，这些病原体均证明其具有生物战剂的特性，已被某些国家或世界卫生组织（WHO）列为生物战剂范畴，甚至编号划为未来战争的准装备。

（一）生物战剂的分类

1. 通常可从军事意义或战剂的性能上分为：

（1）致死性与失能性战剂：致死性战剂是指该战剂感染人体后，侵袭力和毒力极强，病死率较高，如天花病毒、鼠疫杆菌、肉毒毒素等，其病死率都在 20%～30% 以上，如未及时治疗，甚至高达 100%，可造成极大的伤亡；失能性战剂是指人感染后在一定时间内丧失功能或发病，失去或减弱战斗力，而病死率较低，如布鲁司菌、Q 热立克次体等。一般说，病死率在 2% 以上的战剂为致死性，小于 1%～2% 者为失能性。生物战剂感染后是否致死，除病原种类和毒力强弱外，尚取决于感染剂量、传播途径、机体抵抗力、防护措施和治疗等多因素，不能一概而论。

（2）传染性与非传染性战剂：传染性战剂指生物战剂进入机体后，不但能大量繁殖，使受染者致病，而且还能不断向体外排出病原体，传播给周围人群，导致感染发病，甚至引起疾病的流行或大流行，如天花、鼠疫、霍乱等；非传染性战剂能使受袭击者感染发病或致死，但感染者不排菌或排出后对周围人群不构成威胁，不会因“人-人”而产生续发病例，如布鲁司菌、土拉杆菌、肉毒毒素等。

（3）长潜伏期与短潜伏期战剂：长潜伏期战剂为感染后潜伏期较长，如布鲁司菌病潜伏期1～3个月，甚至更长；Q热立克次体感染后2～4周才发病，这些生物战剂主要用于攻击战略后方，不在于当时的作用。而短潜伏期战剂其潜伏期只有1～3日，甚至几小时，如流感病毒、霍乱弧菌、肉毒毒素等，短潜伏期战剂常用来直接打击战术目标。

2. 按照生物学分类法则有：

（1）病毒类战剂：此类战剂占现有生物战剂的半数以上，许多都是新近发现的病毒，过去曾使用或有代表性的如天花病毒、黄热病毒、东部马脑炎病毒、圣路易马脑炎病毒、委内瑞拉马脑炎病毒、登革病毒、基孔肯亚病毒、新型流感病毒、拉沙病毒、马尔堡病毒、埃博拉病毒等。

（2）细菌类战剂：细菌性战剂在生物战中的认识和使用最早，故原有细菌武器之称。常见的病原菌有鼠疫杆菌、炭疽杆菌、霍乱弧菌、鼻疽杆菌、类鼻疽杆菌、土拉弗朗西斯菌、布鲁司菌、军团杆菌、伤寒杆菌、志贺痢疾杆菌等。

（3）立克次体类战剂：对人类致病并可作为生物战剂的有：落基山斑点热立克次体、Q热立克次体、斑疹伤寒立克次体等。立克次体对外界环境抵抗力较强，容易通过气溶胶感染，是比较理想的生物战剂。

（4）衣原体类战剂：衣原体可用作生物战剂的只有鹦鹉热衣原体一种，对人体的致病力弱，使用的可能性较少。

（5）真菌类战剂：真菌广泛分布于自然界，种类繁多，可能作为生物战剂的有两种，即组织胞浆菌和球孢子菌。

（6）毒素类战剂：有肉毒杆菌毒素、葡萄球菌肠毒素、河豚毒素、蓖麻毒素、真菌毒素等。真菌产生毒素的种类不下几十种，对人畜均有伤害。过去在海湾战争和东南亚曾使用过的“黄雨”，就是化学毒素与一种镰刀菌产生的单端孢霉烯类毒素（trichothecences，TS）混合施放所致。

美国疾病预防控制中心（CDC）2004年按照生物战剂的威胁和危害将其分为三类：①A类：炭疽杆菌、肉毒杆菌毒素、鼠疫杆菌、天花病毒、土拉弗朗西斯菌、埃博拉病毒、马尔堡病毒、拉沙病毒及马秋波病毒等；②B类：布鲁司菌、产气荚膜梭菌、霍乱弧菌、沙门菌、大肠埃希菌O157：H7、志贺菌属、类鼻疽、鹦鹉热、Q热、蓖麻毒素、葡萄球菌肠毒素、普氏立克次体、委内瑞拉马脑炎病毒、东方马脑炎病毒、西方马脑炎病毒及小球隐孢子虫等；③C类：尼帕病毒、汉坦病毒等新型感染病病原。

通常认为最可能被选用的生物战剂病原体为炭疽杆菌、鼠疫杆菌、天花病毒、委内瑞拉马脑炎病毒、出血热病毒、肉毒毒素、蓖麻毒素、Q热立克次体、霍乱弧菌、痢疾志贺菌、大肠埃希菌O157：H7和沙门菌等12种及一些新发现的病原体。

（二）生物战剂的特性

生物战剂的共同特点是自身增殖力强，极少量病原体进入人体，就能以几何级数迅速大量繁殖，引起疾病，一般均具有毒性大、致病力强、容易传播、能大量生产、便于储存和施放、难以检测和鉴定、以及防治困难等特性，故被列为大规模杀伤武器之列。近年来，应用现代科学技术改进病原因子，使其毒性更猛烈、致病率和病死率极高、危害性也更大。过去曾在生物战中使用过的病原体仍是最大的威胁，如临床上的天花病例在世界上虽早已绝迹（现只在美国和俄罗斯的少数重点实验室仍封存有病毒），但因其传染性大、毒力强、病死率极高，加之全球已多年停止预防天花的疫苗接种，人群对此病缺乏免疫力，又无有效治疗措施，故以天花病毒作为生物战剂仍有极大的危险。炭疽杆菌在普通培养基上就能繁殖，培养方法简单易行，一般实验室即可大量生产，炭疽孢子保存时间长，在土壤中存活40年之久仍能致病，通过气溶胶感染，病死率亦极高。鼠疫、霍乱都是烈性感染病，病情危重，致死率高，施放容易。许多新近发现或经基因技术改变结构与毒性的病原体，病情严重、防治困难，极有可能被作为生物战剂。这些特性都提示其应用作为生物战剂的危险性更大。

生物武器被称为“穷人的原子弹”，因为它造价低、技术难度不大、隐蔽性强，可在任何地方研制生产，对一些缺乏雄厚资金来研究高技术杀伤性武器的国家或恐怖分子来说，更受青睐。有资料显示，在每平方公里导致50%病死率的武器成本分别为：传统武器2000美元，核武器800美元，化学武器600美元，生物武器只需1美元，当然，这只是单纯计算单一生产成本。据美国测算，假如一枚带炭疽孢子的“飞毛腿”导弹落在华盛顿，则可夺去10万人的生命。1千克肉毒毒素气溶胶通过肺部吸入、皮肤、眼接触或食入感染，至少可毒死150万人，面对如此可怕的生物战剂威胁，如不全面禁止，世界不可能安宁。

生物战剂的最大缺陷是稳定性差，储存时间短，多数生物战剂的半衰期只有3～4年，储存稍久，即逐步失去应有效能，故欲使用生物战剂必须具备短时内能大量生产的能力；同时由于生物战剂是活的微生物，以气溶胶施放时必须解决制备、保存、运输、使用等关键技术外，还受各种环境因素，如温度、湿度、日光、大风、地形等影响；因此，使用生物战仍受到诸多限制。

三、生物战剂与生物恐怖袭击的判断

生物战剂一般都是蓄意使用与突然袭击，造成感染病的发生或死亡。因此，必须随时提高警惕，做好充分预估，以及时发现，及早采取防护措施。

（一）判断敌情随时警惕使用生物战剂的可能性

知己知彼，才能百战百胜，对敌人可能使用生物战剂的先兆和使用的特征，应有充分地预估和判断：

1. 掌握敌人动态，及时发现使用生物战剂的苗头　平时应了解和掌握敌人对生物战剂的研制、生产、储存和使用的可能性，并密切监测其动态。世界上许多国家如美国、俄罗斯、欧盟多国、日本、澳大利亚、伊朗和以色列等，都拥有设备一流的研究和生产机构、高精尖的技术和人才，一旦需要，就能大规模生产和使用生物战剂，他们平时是着力进行生物战剂防护的研究，但并不排除进攻性研究的可能。还有些其他国家和地区也在秘密研制某些生物战剂，早年签订的国际公约只是一纸空文，随时都可能被撕毁，也未能抑制这些年来生物武器构成的威胁，我们不可不防。

2. 密切监视敌人使用生物战剂的可疑迹象　战时通过监视哨，及时发现生物战剂攻击时可能出现的疑点。生物战剂最常用的施放手段是气溶胶，气溶胶虽无色无味，不易被发觉，但使用气溶胶受一定条件影响，如气溶胶施放时间最适于拂晓、黄昏、夜间或阴天，攻击的目标区以地形平坦、植被低而少的地区为宜，以尽量减少影响效果的因素。通过飞机施放气溶胶时，飞机一般是低飞、来回盘旋以选择目标区，喷洒气溶胶时可见机尾有烟雾，若为生物炮弹，或导弹发射小航弹袭击，爆破时声音小、闪光弱、弹坑浅小，弹片的直接杀伤力不大，爆炸点附近有液滴或粉末，或有不明来源的异常容器，这些都应疑为敌人使用生物战剂的迹象。

发现投掷违反季节、不符合时宜的昆虫、动植物或杂物，亦为施放生物战剂的一大特征，如未进行人工灭鼠，野外突然出现大批死鼠，或有非当地常见的动物；天寒地冻季节，户外出现苍蝇、跳蚤、蚊虫、蜱等昆虫；或水源附近发现海产贝、蛤类或不应有的羽毛、杂物等，应疑为敌人投撒染有生物战剂的可能。

在交通要道、政要部门、军事设施、通讯枢纽、能源、水源等重要场所，更是敌人利用各种手段突然袭击、破坏的目标，包括利用敌特人为施放生物战剂。美国在侵朝战争中曾企图用感染霍乱弧菌的蛤蜊空投入朝鲜的一个大水库，意欲造成霍乱流行，结果投掷目标欠准，战剂落在水库岸边山地被发现，仅引起少数人患病。

（二）生物战剂导致感染病的反常现象

平时感染病自然发生或流行都有一定的规律和特点，如发病地区、季节、流行特征等，若敌人使用生物战剂导致感染病，则可有许出现多种反常现象。除短时间内突发大量某种不明原因疾病或异常死亡的模式外，可根据下列异常来评估是否遭到生物战剂袭击。

1. 发病地区反常　当地一直没有发现或少见的感染病，突然发生甚至流行，如一直流行于南、北美洲的各种马脑炎、落基山斑点热，或最近只在非洲发现的拉沙热、马尔堡病毒和埃博拉病毒感染等，在非流行区突然出现这些感染病，或平时少见的感染病发病率突然增多，应视为极大异常。

2. 流行季节反常　一般说呼吸道感染病以冬春季多见，肠道感染病常见于夏秋季节，通过昆虫感染者亦以夏秋多见。敌人使用生物战剂时，大多通过气溶胶传播，可以完全不受季节影响，如天花发病不在冬春，由蚊虫在夏秋季节传播的登革热亦可在其他季节出现。

3. 传播途径反常　这是生物战剂的最大特点，许多平常由消化道或昆虫传播的疾病，都可通过气溶胶经呼吸道感染。如炭疽平时以接触染病动物发生皮肤炭疽最常见，若通过气溶胶传播，则主要为吸入感染。肉毒毒素、葡萄球菌肠毒素通常为消化道食入致病，但经气溶胶吸入也可感染，且感染所需剂量更少，致病力更强。

4. 流行规律反常　这一点更加常见，平时感染病的流行，从感染发病的首例初始，经过几日或数月的时间，逐渐形成流行高峰，而生物战剂感染，往往短时内呈现暴发，数小时或数日即达高峰。平时有些感染病的发病常呈现年龄、性别、职业等特点，而生物战剂袭击造成感染时，则可打破这些界限，暴露或接触的任何人群都可染病。

（三）现场监测与侦察

敌人使用生物战剂时，有效地减少伤亡的关键是进行现场快速监测与侦察，以尽早识别和确定是否生物战剂。鉴于2/3以上的生物战剂都是通过生物气溶胶施放，因此如何早期、快速发现这种无色无味的气溶胶，是各国研究的重点，目前都集中于发展灵敏度高、功能齐全、反应迅速、小型轻便的侦察仪，以便及时、快捷、精确检出病原因子。

生物传感器（biosensors）是现场侦察仪的关键部件，具有专一、灵敏及响应快等特点，在化学和生物战剂检测方面具有独特的优势。生物传感器主要依赖选择性好的免疫分析法，可以快速探测和区别某一种化学和生物战剂。目前各国研究生物传感器的重点有免疫传感器、酶传感器、核酸探针传感器、受体传感器等，如用抗体光纤生物传感器，检测病毒、细菌和生物毒素，具有高度的特异性，可检测的浓度为ppb（10^{-9}），并可自动化。近年来有采用DNA或RNA探针技术进行检测，有可能成为唯一可用的快速、精确地鉴定病毒、细菌等生物战剂的手段。有报道美军已研制成功激光雷达、质谱仪和生化检测仪系统三种功能较全、灵敏度较高、反应快的侦检系统。20世纪90年代海湾战争中，美军就曾用一种小型轻便的化生战剂检测仪（XM19/XM2）装备部队，以进行现场监测。随着生物技术和微电子技术的发展，必将更快地推进生物战剂检测技术的发展，设计出快速、准确、灵敏度和特异性更高和简便实用的新一代报警、侦检仪器，以用于现场侦检。

（四）恐怖主义及生物恐怖的罪恶行径

恐怖主义是个人或集团为达到某种政治或经济目的，而采取极为残酷暴虐的偷袭手段，袭击人员或毁损财物，造成政府或社会秩序混乱，人心惶恐。恐怖活动的罪恶方式极多，花样不断翻新，如制造爆炸、暴乱、绑架、劫持、暗杀、纵火、放毒、扣押人质，甚至使用最现代化的方式，制造骇人听闻的惊恐事件。2001年9月11日，恐怖分子制造飞机撞毁美国纽约最高的摩天大楼（世界贸易组织大厦），是震惊世界的大事之一。近年来，发生恐怖活动最多的地方为中东、南亚、非洲、南北美洲、欧洲等地。号称世界最强大的美国，发生恐怖事件也最多，其驻外使馆和人员经常遭受袭击。自杀式爆炸袭击更为频发。

生物恐怖是恐怖分子可能采取的手段之一，由于恐怖分子所掌握的设备和条件限制，不可能大规模地生产、使用生物战剂，但他们可选择生产方法简单、成本低廉、能在普通实验室小范围地制造常见的病原和生物毒素，采用最简单的方法蓄意进行恐怖袭击，也是极为危险的。美国2001年9·11事件后，两个多月内恐怖分子接连采用邮寄带有炭疽孢子的信件、包裹10多起，造成感染炭疽病23例，其中吸入性11例，死亡5人，病死率达45.5%，使得人心大乱，惶恐不安，由于炭疽孢子邮件闯进了美国国会大厦，迫使国会大厦内停止办公，关门消毒处理。以后又在其他国家相继发现可疑带有炭疽孢子的邮件，甚至有恶作剧的恐怖分子在互联网上传播所谓“炭疽信息”，闹得全世界沸沸扬扬。

在美国发生的以炭疽孢子通过邮件进行生物恐怖所导致的疾病，称为生物恐怖相关炭疽（bioterrorism-related anthrax），总结其流行特征有：①由人为因素引起，局部暴发；②波及面广，覆盖所有领域；③通过邮件、包裹远距离传播；④经吸入或接触感染；⑤病情危重，病死率高；⑥暴露人群多，任何人接触或吸入都可能感染。

四、生物战剂疾病的临床诊断

生物战剂引起的感染病，既有平时感染病的一般表现，又有生物战剂袭击后的特殊征象，且与袭击时的防护、暴露时间、战剂种类，以及病例轻重、典型与不典型等多因素相关联，诊断时必须全面分析、综合判断。

（一）平时感染病的临床表现

生物战剂所致感染病与平时感染病的表现，大多基本相同或近似。首先是有感染病的共性症状，如发冷、高热、乏力、头痛、全身酸痛等毒血症状，或有皮疹、出血、肝脾与淋巴结肿大，以及消化道症状、呼吸系统或中枢神经系统表现等。这些共性表现提供患者可能是感染的依据，但不能凭此确诊为何种感染病，也很难区分为平时的感染病抑或为生物战剂感染所致。

其次，应抓住该病最突出的特殊征象，为诊断提供第一印象和主要依据。如鼠疫中腺鼠疫有显著而迅速发展的淋巴结炎、剧烈疼痛，肺鼠疫呈现严重的毒血症状、咳血痰和呼吸窘迫。炭疽病中皮肤炭疽有典型皮肤损害，表现为非化脓性、无痛性溃疡，表面覆盖黑色干痂，病变周围皮肤广泛肿胀，或有小水疱，肺炭疽则有严重毒血症伴有肺部症状和体征，脑膜炭疽呈血性脑脊液。霍乱为突然出现剧烈的吐泻，排出物为水样或米泔水样，迅即有脱水表现。天花有严重毒血症和脓疱疹，疱疹呈离心性、同期性分布；落基山斑点热、登革热等有典型的皮疹。各种病毒性出血热，常有大量皮肤瘀点瘀斑和腔道出血，重者有低血压、休克等。肉毒中毒以眼肌、咽肌等肌肉麻痹为特征。这些特殊表现为临床诊断提供了极其重要的依据。

（二）生物战剂所致感染病的群体表现

生物战剂所致感染病，除上述平时感染病的表现外，尚有许多群体特殊征象，甚至与平时发生的感染病表现完全不同。

1. 发病集中，迅即形成高峰　生物战剂引起的感染病发病比平时更集中，短时间内迅速形成发病高峰，特别是通过气溶胶袭击时，大气中形成高浓度大面积病原体覆盖，同一时间内暴露和遭受感染的人员多，常引起暴发，表现发病集中、快速的特征，短时内迅速形成发病高峰。如 1940 年侵华日军在浙江宁波空投带有鼠疫杆菌的疫蚤，导致鼠疫暴发流行，34 日内仅一条街附近发生鼠疫死亡 106 人，为控制疫情被迫焚毁该地住房 115 户 137 间。

2. 感染率高，发病更急　由于生物战剂气溶胶经呼吸道吸入，暴露人员容易遭受感染，且较其他途径感染剂量少，发病率高，如通常人体食入土拉菌 1 亿个才能感染，但通过呼吸道吸入只要 10～50 个菌就能感染发病；肉毒毒素经气溶胶吸入感染的剂量仅为消化道感染量的 1‰～1%，即可致病，而且潜伏期更短，发病更急。

3. 临床类型多有改变　生物战剂引起的感染病与平时发病的临床类型可有不同，如炭疽系人畜共患病，平时在牧区与畜群及畜产品接触机会多者，容易感染发病，且 98% 以上为皮肤炭疽，若炭疽孢子通过气溶胶感染，短时内可发生大批吸入性炭疽病例，皮肤炭疽反而较少；鼠疫亦然，平时发病常先在啮齿动物中流行，经蚤传给人时以腺鼠疫为多，而气溶胶传播时则以肺鼠疫和败血症鼠疫多见。

4. 临床表现异常　有些感染病在平时发病时根本没有或很少有的临床表现，而遭受生物战剂损害时则可出现，如各种马脑炎平时为中枢神经系统表现，落基山斑点热主要引起皮疹和出血，若经气溶胶感染，可有呼吸道的症状和体征；葡萄球菌肠毒素平时为食入感染，多表现为恶心、呕吐等消化道症状，经气溶胶吸入感染，则有肺水肿、肺出血等表现。

5. 病情危重，病死率　高生物战剂的病原体毒力强、致死率高，如 1997 年非洲暴发埃博拉病毒感染，病死率即高达 80%。当人群缺乏免疫力和抵抗力，发病后临床表现就更严重，病死率极高，未经及时治疗者，部分病死率可达 100%。近年来，通过基因工程技术，改变病原体的基因，更加强了病原体的毒力和致病性，危害更大。有实验证明类鼻疽杆菌经小鼠连续传几代后，可提高其毒力成万倍，引起症状亦更严重。

6. 混合感染所致病情更复杂　几种生物战剂混合使用，或与化学毒素同时使用，致使临床表现更复杂。1984 年伊拉克轰炸马杰诺岛时，曾使用真菌毒素（单端孢霉烯类毒素）混合普通化学战剂，施放后造成倾盆“黄雨”几个小时，严重伤害 5000 多人，其中病死率 15%，表现皮肤烧伤、严重眼刺激伤和呼吸道症状，甚至多脏器损伤，病情十分复杂，20 世纪 60 年代美国在柬埔寨山区亦曾使用过此战剂。最近有报道，俄罗斯科学家已将一种埃博拉病毒基因加入天花病毒基因组，更加强了原有毒力，一旦用于生物武器，几乎所有的感染者都将难以幸存。

（三）实验室检查

实验室检查有助于临床诊断，若查出病原体更是确诊依据。

1. 常规检查　周围血象、粪、尿常规及其他一般检查与平时该病的改变基本相同，有一定的辅助诊断价值。

2. 病原学检查　细菌所致的疾病在血液、粪便、尿液、分泌物或各种穿刺液中直接涂片染色镜检或培养分离出病原体，这是目前诊断许多感染病最基本和快速的方法。有的病也可通过动物或组织细胞接种寻找病原体。但鉴于培养分离或动物与组织细胞接种的周期较长，方法繁琐，近年来采取各种快速检测法，如免疫电镜、免疫荧光、放射免疫等法直接查病原体，或用核酸探针、聚合酶链反应等基因技术，检测病原体DNA片段，质谱仪检测毒素等，为生物战剂微量、早期、快速诊断提供了可能性。

3. 血清学检测　用已知的抗原或抗体检测患者血中相应抗体或抗原，是大多数病毒性疾病的可靠诊断方法，血清学检测方法较多，过去常用的有凝集试验、沉淀试验、补体结合试验、中和试验等。近年来迅猛发展的灵敏度高、特异性强的试验如酶联免疫吸附试验、放射免疫测定，以及分子生物学技术检测方法，如分子杂交、聚合酶链反应、单克隆抗体、基因重组技术等，已广泛用于科研和临床，将有可能取代过去的一些常规方法，为快速诊断生物战剂所致疾病，提供有力的检测手段。

4. 特殊检查　根据不同疾病和临床病情需要，尚可采用X线检查、B型超声波检查、计算机断层扫描（CT）、磁共振（MRI）、纤维内镜检查、活组织病理检查等特殊检查法，以达对疾病的辅助诊断或确诊目的。

总之，这些常规的实验室检查仍不能满足生物战剂快速检测的需要，现正致力于研制可前沿部署的现代化装备和诊断测试系统，如快速鉴定盒、快速诊断标本的便携式装置，包括应用分子基因技术等，以尽早、尽快、更方便、更准确地检出生物战剂。有报道最近美军研究和推出了一种用于探测生物武器袭击的生物学集成检测系统（Biological Integrated Detection System，BIDS），已开始装备部队。

五、生物战剂的防护策略

生物战剂防护涉及政治、军事、战时、平时、军用、民用等各个领域，从医学上看主要目的是防止和减少疾病的发生，控制感染病的播散，保障人员健康。防护措施很多，包括个人与集体防护、一般与专业防护、临时与长远防护等，总体而言应根据实际情况，强调综合措施，在袭击前以预防为主，做好充分应急准备，遭受袭击后更应分秒必争，防止战剂污染扩散，积极抢救病员，以减少病死率。

（一）生物战剂袭击前的防护

未来战争中，在敌人使用生物战剂袭击前或恐怖分子蠢蠢欲动时，就须做好充分的应变准备。袭击前的准备大致有以下几方面：

1. 随时掌握敌情动态　敌人或恐怖分子蓄意使用生物战剂时，虽然隐蔽，但总有些蛛丝马迹，情报部门应随时掌握其动向，监测恐怖分子踪迹，以及他们可能使用生物战剂的种类、性质、袭击方式，攻击目标与范围等。对重点地区必须严密防范，平时做好快速的应急反应和保持高度持久的警惕性。打击形形色色的恐怖主义则应加强国际、国内和地区的协作，共同对抗生物武器这个“死神的使者”。

2. 做好应变准备，提高防范意识　针对生物武器或生物恐怖的隐蔽性、突然性、暴发性和致命性，应对所有人员加强思想和有关知识的教育，认识生物战剂的种类、性质、危害和防范办法，既要了解生物战剂的威胁力和危害性，又要掌握一旦遭受袭击时的快速防护措施，甚至可在适当时期进行遭受大规模生物恐怖袭击的应对演习。抵御生物恐怖主义袭击的实质，也是加强生物安全和提高群众防御意识的能力问题，使人人都能遇事不惊，进行自我防护。

3. 设立专门的防护机构　包括领导组织、防疫部门、现场监测和预警系统以及快速、机动的反恐部队。当前WHO已建立“全球疾病暴发警告和反应网络”，可快速监测大多数感染病的暴发流行。各地应设立适当的监测手段和快速的协调反应机构，在战争的前沿地区部署现代化的快速检测诊断装备，以随时监测和迅速开展侦察与检验。准备好能大规模进行流行病学调查、对可疑人员进行隔离和检疫，以及收治大批突发感染病员的场所。

4. 做好充分的物资器材准备　遭受生物战剂袭击时，所需要的防护物资器材种类繁多，包括各种战备物资、防护器材、生活保障和医疗设备等各个方面。一旦突发特殊情况遭受袭击时，不但所需物资器材数量极大，而且十分紧迫，所以平时应根据不同要求和可能，做好充分的储备，建立和健全有力的保障机制。

5. 研制新的药物与预防疫苗　敌人使用生物战剂常选择一些新发现或毒力强而耐药的病原体，以增加防治的困难性，因此，平时应针对可能使用的战剂，加强研制和开发最有效的防治办法，如对某些相关疾病的新型特效药物，特别是某些耐药菌株的治疗新药，以及改进现有疫苗和开发新的有效预防疫（菌）苗等。对药物和疫苗的研制、开发、生产、储备和应用都要从平战结合或能迅速民转军用的原则为出发点。美国在遭受炭疽恐怖事件后于 2009 年开始研究炭疽治疗用人单克隆抗体药物 ABthrax（raxibacumab），并大量储备以预防和治疗炭疽病例。

（二）疫（菌）苗预防接种

许多感染病都可通过自动或被动免疫进行防护。暴露前应对相关人员进行基础预防接种，以提高机体免疫力，减轻或完全防止生物战剂攻击后的危害。实践证明疫苗对预防感染病效果十分显著，如肆虐人类几个世纪的烈性感染病天花，自牛痘苗问世并普遍接种后，1980 年世界卫生组织（WHO）宣布全球已彻底消灭了天花。儿童中流行广泛的脊髓灰质炎、麻疹、白喉等感染病，经预防接种后，发病率也显著减少。

对生物战剂病原体的疫（菌）苗我国已研制成功或引进的包括炭疽、鼠疫、兔热病、布鲁司菌病、天花、委内瑞拉马脑炎、东方马脑炎、西方马脑炎、森林脑炎及肉毒毒素等，国外尚在研制的还有 Q 热、落基山斑点热、基孔肯雅病、立夫特山谷热、拉沙热、埃博拉病毒和马尔堡病毒等疫苗。目前大多都致力于多价、高效、无毒活疫苗的研制，已初步研制出部分疾病的基因重组疫苗、DNA 疫苗、亚单位组合疫苗等，有待进一步验证。在实验和使用上要注重军民两用，既供平时接种预防发病、控制疫情，一旦战时或特殊需要，即可大批量投入生产以供急用。

免疫防护是生物战剂防护中极为重要的一环，针对有良好预防效果的疾病和敌人可能使用的生物战剂，应对可能暴露的易感人员，有计划地进行基础免疫。注意选择预防注射疫苗的种类、时机和方法，这与预防效果密切相关。自动免疫接种后产生免疫力的时间至少需 1～2 周，免疫力一般可持续 1～5 年，有的疫苗尚需进行第二次加强注射，以提高免疫效果。被动免疫主要是注射特异性免疫球蛋白，使机体迅速获得抗病力，但在体内持续时间短，一般仅用于感染后紧急救护。

（三）袭击后的紧急处置

1. 立即进行侦检、报警　发现敌人有使用生物战剂的迹象时，应采用最现代化的设备在现场第一时间内进行侦检、采样，初步确定有生物战剂可能时，立即发出警报，采取紧急措施。

2. 封锁现场　首先确定污染区或疫区范围，可能使用的战剂种类，划分区域，进行封锁；禁止无关人员进入区内，进出人员都应有预防接种证明书；对区内所有暴露的人员不能随意外出，必须进行检疫，防止疾病扩散。

3. 现场处置　根据具体情况采取有针对性的措施。如施放的气溶胶，经过封锁时间（白天 2 小时，夜间或阴天 8 小时）后，气溶胶可自净消除；如遇敌人投撒带有致病微生物的昆虫、动物、杂物等，则应立即消除可见物，彻底杀虫灭鼠，随时就地掩埋；对环境物体、军事设施、物资器材等表面污染，可采用消毒液或清洗液喷洒、冲洗等洗消处置，彻底排除沾染；对暴露的所有人员应进行卫生处理；食物、饮水必须彻底消毒。

4. 隔离和检疫　若已发现患者，应根据不同病种予以相应隔离，立即救治，与患者接触或曾暴露于生物战剂的人员一律检疫，隔离和检疫的时间依不同疾病而定。应有组织、有序地安排患者住院和接触者的检疫，考虑到生物战剂损伤时短时内发病和需要隔离检疫者众多，与野战条件下人力、物质条件有限的矛盾，可因地制宜、因陋就简采取措施，轻症患者或需隔离检疫者可就地设点，重症患者应急送至有条件、设备好的医院抢救。转送途中仍须达到隔离、检疫目的，防止疫情进一步扩散。

（四）积极治疗和抢救患者

对生物战剂所致感染病患者，应根据不同疾病和病情，采取有针对性的治疗。细菌和立克次体所致感染病多有抗病原的特效药物，应及早使用。具体选用的药物、剂量、用法，各相关章节中均有介绍，此处不赘述。但应特别注意：①此类疾病诊断困难，若一时病原不明确应按可疑疾病早期、立即救治；②生物战剂往往是敌人经过深入研究、选择或改变了病原体的生物特性，导致基因突变，对诸多抗菌药物可能已产生抗药性，故不能固守传统方法，应不断研制和使用新的药物和新疗法，必要时应联合用药，或根据药敏试验有针对性地调整；③混合感染或临床表现复杂者多，严重并发症多，救治时一定要全面考虑，分清主次、全方位照顾；④有些疾病尚无特效药物，主要是对症、支持等综合治疗，必须争取时机、措施有力，抢救得当、防止疾病进一步发展。总的治疗原则是以特效药物为主的综合疗法，加以全力积极抢救，以减轻症状、阻止病情发展、降低病死率。

（五）暴露后预防性治疗

对暴露于生物战剂或接触患者的人群，除须检疫、监测有无带菌或发病外，应进行预防性药物治疗。预防性治疗是防护的应急措施之一，根据初步判断的生物战剂种类，给暴露人群服用相应药物，进行预防性治疗常可收到显著效果。因受染后到发病有一定潜伏期，在此期间进行治疗，控制或消灭病原体，即可防止发病、减轻病情和降低病死率。如受炭疽孢子袭击后，实践证明采用一线药物环丙沙星或多西环素，对暴露于炭疽菌的预防性治疗效果较好。

（胡仕琦）

参考文献

1. 李兰娟，主编. 传染病学，北京：人民卫生出版社，2008.
2. 刘克洲，陈智，主编. 人类病毒性疾病（第 2 版），北京：人民卫生出版社，2010.
3. 程天民，主编. 军事预防医学，北京：人民军医出版社，2006.
4. 王宇明，胡仕琦主编. 新发感染病，北京：科学技术文献出版社，2006.
5. 李莹，张传本，王累，等. 美国针对 A 类生物恐怖剂的医学防护技术研究进展. 国际流行病学传染病学杂志，2008，35（2）：106-110.
6. 田德桥，郑涛，沈倍奋. 1997—2006 年主要国家（地区）生物恐怖剂文献统计分析. 军事医学科学院院刊，2007，31（6）：543-548.
7. Daddario-Dicaprio KM，Geisbert TW，Stroher U，*et al*. Postexposure protection against Marburg haemorrhagic fever with recombinant vesicular stomatitis virus vectors in nonhuman primates：an efficacy assessment. Lancet，2006，367（9520）：1399-1404.
8. Sullivan NJ，Geisbert TW，Geisbert JB，*et al*. Accelerated vaccine for Ebola vinus hemorrhagic fever in non-human primates. Nature，2003，424（6949）：681-684.

第二十四节　感染病与互联网

随着信息化时代的到来，各种各样的信息充斥着我们的生活。感染病学作为一门独立学科，其专业信息对该领域的每一位医疗工作者均非常重要。与其他学科相比，感染病专科医生掌握及应用互联网的重要性还在于，他们不仅要获取所需信息，还将通过信息共享及交流，使包括从政府、防疫部门、医疗机构到社会民众均掌握传染病流行情况，以便采取快速有效的防治措施，最大限度地控制感染病。然而，如何能够快速、准确地获取所需信息是困扰许多人的难题，尤其是对刚刚进入该领域的人。本节将提供一些使用互联网的建议，以便最大限度地利用其在感染病研究领域的潜力。

一、医生、患者及互联网

感染病是一类影响人类上千年的古老疾病，并随着自然环境与人类生活方式的改变而不断产生新的疾病种类，如近年来新出现的由 SARS 冠状病毒所致 SARS，新型甲型流感病毒所致多种类型流感等，无时无刻不影响着人类的生活与健康。计算机与互联网技术方兴未艾，基于计算机及互联网平台的医学研究亦得到很大的发展。现在计算机与互联网已广泛应用于全球社会生活的各个方面，特别是在信息通讯与生物医学研究方面。在生物信息学发展的基础上，多种新发感染病（emerging infectious diseases，EID）的研究周期变短，例如 2013 年在中国发生的甲型 H7N9 新型禽流感，国内外的临床医生及科学家对其及时进行了深入的研究，并在最短的时间内将研究结果发表在知名医学期刊上，及时传递了 EID 的相关信息，对全球的 EID 研究起到了巨大的推动作用。在当代的生物-心理-社会医学模式下，医生与患者的交流仍是最重要的医疗活动方式。然而，如何界定医生、患者及互联网三者之间的关系，成为研究现代医学伦理学的一个重要问题。

目前，医生对疾病进行诊断治疗的最重要方式还是面对面的问诊查体，并辅助先进的检测技术，对疾病进行综合判断并给出指导意见，这些还一时难以完全为现有的互联网模式所替代。当前兴起的远程就诊医疗系统亦有着十分广泛的应用空间，对于弥补基层小型医院医疗力量的不足有着十分重要的作用。一些大型医院的专家可通过远程医疗系统指导基层医院的一线医生对疑难患者的病情进行分析，制订更为科学合理的治疗方案，并及时进行讨论改进，对于提高基层医疗质量有着十分重要的作用。

目前虽然绝大多数患者仍以直接到医院就诊为主，但由于互联网信息的开放性及普及性，越来越多的患者亦求助于互联网来咨询医疗情况及寻找更好更适合自己的医院及医生。此种方式可望成为一种基于互联网的双向选择。患者通常会使用一些简便的搜索引擎，对疾病相关的一些名称进行简要的搜索查看，如使用谷歌（Google）、百度（Baidu）、搜狗（Sougou）等公用搜索引擎；另一种方式是直接搜索医院或者医生的名字。像病毒性肝炎中的慢性乙型肝炎(CHB)及慢性丙型肝炎(CHC)、艾滋病这样的慢性病,更多的时间是在院外进行随访治疗,患者通常会通过互联网获取一些治疗信息。在临床诊疗中,医生经常碰到患者就诊时带着一个特定问题,或是一堆从相关的医学网站上搜索下来的激光打印文件。一方面,这些问题是及时的、很好的信息,医生亦能从患者那里学到一些创新,增强对这种来自患者所访问信息的需求,对医生是有益的。而另一方面,网上的健康信息缺乏对等的回复,或抽象难懂,或通过虚假宣传或广告传达错误信息等,对于缺乏医学专业训练的人可能会被这些信息误导,这对患者是有害的。因此,这就需要医生对患者进行正确引导,取长补短,将正确信息及时传递给患者;同时,患者将特定问题传达给医生,增加创新。由此可见,互联网是医生与患者之间的一个良好的纽带,有利于实现医生和患者的双向互动有助,既可开拓医生的创新能力,又有利于患者获取正确医疗知识,从而有助于病情的恢复。

二、医学数据库

医学论文数据库是目前查询专业医学资料最重要的工具,对于临床医生及研究者而言,是不可或缺的工具。目前在世界范围内仍以英文的医学数据库作为主流,它们的功能也更为全面实用。例如,PubMed、SCI 及 EMBASE 等,均为在世界范围内使用十分广泛的数据库,且需要投入大量资金才能建立及运行。随着国民经济的发展,我国亦开始建立基于中文的医学数据库,并取得了一些进展,但距离欧美国家仍有相当大的差距,应用范围也相对有限。然而,鉴于建立中文的数据库对于国内的医学研究具有十分重要的意义,相信随着不断的发展改进,中文医学数据库的功能将得到很大的提高。

(一) PubMed 网络数据库(集成了 Medline 数据库)

在网络信息平台建设方面,发展靠前的当属欧美国家。美国每年投入大量的预算经费用于医疗卫生事业,美国国立图书馆(NCBI)建立了全球免费共享的搜索引擎——PubMed。PubMed 提供生物医学方面的论文及摘要的搜索,其数据库来源为 Medline,核心主题为医学,亦包括其他与医学相关的领域,例如护理学或其他健康相关学科。PubMed 同时也对相关生物医学资讯提供十分全面的支持,如生物化学与细胞生物学。该搜索引擎是由美国国立医学图书馆提供,可作为 Entrez 资讯检索系统的一部分。PubMed 的资讯并不包括期刊论文的全文,但可能提供指向全文提供者(付费或免费)的链接。其包含护理、兽医、健康保健系统及临床科学的 1 万~600 万余条书目数据(2005 年的数据),记录的标记为“PubMed-indexed for MEDLINE”。这些数据来源于 70 多个国家和地区的 400~800 多种生物医学期刊,近年来的数据涉及 30 多个语种,回溯至 1966 年的数据涉及 40 多个语种,90% 左右为英文文献,70%~80% 的文献有著者撰写的英文摘要,而这些免费提供的英文摘要对生命科学研究者而言是十分宝贵的资源,便于进一步查询文献信息。

(二) EMBASE 数据库

EMBASE 数据库系由荷兰 Elsevier 公司研制的数据库,它涵盖了 70 个国家或地区出版的 3800 多种期刊,包括大量的疾病与药物信息,是最强大的欧洲研究文献汇总,同时亦包含大量的北美及亚洲地区的研究文献。其运行界面简洁,具有快速、高级、字段、药物、疾病、文章等检索功能。

(三) CLINICALKEY 数据库

CLINICALKEY 数据库系 Elsevier 公司于 2012 年授权开发,目前已在中国大陆地区公开使用,可从爱唯医学网站(中文网站)进行链接,也可以直接使用,网址为 https://www.clinicalkey.com/,具有简洁的搜索界面,内容主要集成了 Elsevier 公司旗下的大量高质量医学杂志及书籍内容,包含医学论文全文、图片、指南及书籍等,使用也十分方便。

(四) 科学引文数据库

科学引文数据库,英文全称为 Science Citation Index(SCI),系美国科学情报研究所(Institute for Scientific Information,ISI)出版的一部世界著名的期刊文献检索工具,其出版形式包括印刷版期刊和光盘版及联机数据库,还发行了互联网上的 Web 版数据库。SCI 以布拉德福(Bradford S. C.)文献离散律理论及加菲尔德(Garfield E.)引文分析理论为主要基础,通过论文的被引用频次等的统计,对学术期刊和科研成果进行多方位的评价研究,从而评判一个国家或地区、科研单位、个人的科研产出绩效,以期反映其在国际上的学术水平。因此,SCI 是目前国际上公认的最具权威的科技文献检索工具,其重要的评价参数——影响因子(impact factor,IF)也是目前评价期刊及论文最重要的标准。其操作界面简洁,最突出的特点是其可以生成文献引证视图,可查看论文引用与被引用的情况,且可适时跟踪文献被引用的情况。然而,SCI 并非像 PubMed 一样的免费开放型数据库,需要单独购买使用,且几乎所有的 SCI 收录的论文摘要及题目均可在 PubMed 中检索到。因此,在有条件的情况下,可与 PubMed 联合使用。

(五) 中国生物医学文献数据库(CBMdisc)

CBMdisc 属于文献题录型数据库,建有多种检索词表,为文献检索提供了便利。该数据库可查看文章摘要及题目,部分论文可指向全文链接,使用十分方便,是目前国内应用最广泛的文摘数据库。

(六) 中国期刊网

中国期刊网(网址为 http://www.cnki.net)提供3 种数据库:题目、摘要及全文数据库。提供的检索途径有作者、关键词、期刊名等。中国期刊网纳入了大量的中文文献及摘要,然而,目前尚未收录中华医学会下属的相关刊物,这对于中文医学数据库内容的完整性而言是一大遗憾。

三、使用互联网工具保持感染病学科资讯更新

随时接收最新的医学资讯是件困难的事情,当前各种各样的医学出版物都以迅猛的势头增长,而我们的医学工作者及研究学者们却被大量的工作所压迫而无暇分身去搜集资料。传统的纸质出版物逐渐消亡,几乎每个杂志都有自己的在线浏览内容。事实上,有了如此多的数字信息,能够帮助人们节省大量搜集与阅读的时间。幸运的是,几乎所有期刊均可提供额外工具来筛选相关文献。电子表格目录(electronic table of contents, eTOCs),简单咨询整合工具(auto-alerts, really simple syndication, RSS),视讯博客(podcast),社交网络服务(例如微博、个人社交网页等)以及 APPS 智能手机应用程序等都极大程度上改变了信息检索与分享的方式(参见注释 1)。这些均能帮助医生缩短检索符合他们兴趣与需求的文献的时间。此外,在线医学期刊亦越来越受到欢迎和接受。但这些工具与使用方法并没有被广泛系统地在医学院及医院里应用。以下介绍的内容将会极大地提高医生们的检索时间,帮助他们更有效地搜寻符合个人需要的相关文献,从而让他们更加专注于文献的内容本身。

(一) 电子表格

目录几乎所有被频繁引证的文献及排名靠前的期刊都有 eTOCs。欲获取这些资讯,需要在网上注册一个免费订阅账号,通常只需要花费约 10 分钟。一般来说还会有额外服务,比如选择提前获知相关文献的发布或者医学类的继续教育信息等。一旦 eTOCs 系统设置好,所有最新资讯都会第一时间自动发送到客户的个人电子邮箱内供其查阅文章题目及摘要。在单独的一家期刊上订阅 eTOCs 服务,亦能额外享受到其他期刊的信息提醒服务。例如:http://www.jpeds.com/user/alerts/savetocalert(免费)网站允许客户选择更广泛的 eTOCs 期刊服务,包括《北美传染病临床杂志,Infectious Disease Clinics of North America》、《传染病杂志,Journal of Infection》、《儿科呼吸评论,Pediatric Respiratory Reviews》、《北美儿科临床杂志,Pediatric Clinics of North America》等。作为一种选择,许多机构都在全球知名数据库有订阅服务,比如 Web of Knowledge、OVID 及 EBSCo 等,都能在广阔的期刊数据中提供尽可能的提醒服务。从单个网站上对多种期刊的 eTOCs 系统管理对订阅信息的重新整合与评估尤为有帮助,建议用户定期检查订阅设置,及时删除无效信息及不匹配信息。否则可能导致大量无用信息堆积,影响阅读。

(二) RSS 阅读及视讯博客

RSS 阅读能够将最新资讯内容从信息源头如网站等传递给用户,要获取这些信息,您需要一个 RSS 阅读器,如 RSS reader 或 Feedreader,可是基于网站的应用,亦可是安装在电脑上的软件,或者是在网站订阅的电子邮件等。对 RSS 阅读及安装方法不熟悉的用户,可以在网上观看视频“用流利英语进行 RSS”,便可得到 RSS 订阅如何工作的精彩解说。大多数在线医学信息网站都在主页提供 RSS 订阅服务且通常免费,有效性可在网页的橙色标志上看出。RSS 阅读可被当作 eTOCS 系统的替代工具,用于将 MEDLINE/PubMed 及其他医学期刊上的最新视讯博客内容与研究文献保存并发送至用户邮箱,而 Pod-casts 工具则能够下载最新的医学信息视频文件,许多有影响力的期刊和网页都提供此项服务。这里为大家提供 3 个

网站，整理了各种最新的视频集合及最新版本：①http://jama.jamanetwork.com/multi-media.aspx；②http://www.nejm.org/multime-dia/audio-summary；③http://www.thelan-cet.com/multimedia。其他网站如 http://www2c.cdc.gov/podcasts/亦发布了一些视频短片，涵盖了许多主题摘要及最新资讯。此外，一些医学团体如欧洲儿科感染病协会及美洲感染病协会等机构会发布医学视频供会员下载。

（三）社交网络和 APPS 智能手机应用程序

社交网络包括微博、个人主页等工具能帮助用户在网络上与他人分享信息，自 20 世纪 90 年代后便在年轻人中迅速流行起来。而现在，这些工具亦引起学术界的重视，许多权威期刊如《新英格兰杂志》、《英国医学杂志》、《柳叶刀》等纷纷开设微博账号及个人主页，用于发布相关信息便于用户查阅。订阅这类订阅服务后，便会有短信提醒用户最新发表的研究及业界新闻。通常这样的消息短小精悍，不超过 220 字，使用户能够在简洁的语句中及时了解最新的业界动态。然而，仅仅包含特定主题的新闻内容会让部分用户不感兴趣，所以如何选择短信包含的主题与研究内容则需要编辑慎重考虑。随着智能手机的兴起，手机应用软件逐渐普及，许多期刊都提供这样的软件供用户搜寻当前及过往的研究，以便他们随时随地接受信息。例如，PLOS Medicine 杂志可提供应用软件，使用户能查阅全文。此外，部分 APP 可获取几种期刊的摘要，例如，“医学阅览器”APP 能够阅读 NEJM、JAMA 及 Lancet 等期刊摘要。

（四）META 荟萃分析期刊

另一个资讯来源就是 META 荟萃分析期刊，包含了针对各种医学期刊上发表的论文及指南等的分析荟萃，内容简明扼要，配有简短的总结，以邮件形式发送给用户。部分荟萃分析需收取一定订阅费用，表 25-24-1 中附有几个荟萃分析期刊。

（五）个性化服务

互联网上有许多工具为用户提供个性化提醒服务。如：MEDLINE/PubMed、Web of Knowledge 及 Ovid 等，能够记忆将用户搜索过的内容并自动保存并筛选条件及关键词，一旦其他同类型的研究发表或更新，便会以邮件形式及时通知用户。这些服务通常免费，但需要在页面上设置订阅服务。

表 25-24-1　META 期刊

网站名称	内容	费用	优点	缺点
Amadeo http://www.amedeo.com	每周发送最新电邮	免费	免费选择多种期刊订阅，无广告	由药商赞助，在感染病领域的主题内容有限
MDLinx http://www.mdlinx.com/internal-medicine	综合多家同行审稿期刊，每日资讯领先业界	免费	更新内容为电子邮件	信息太杂（包含新闻、文献等），网页广告太多
Medscape Infectious Diseases http://www.medscape.com/infectious diseases	综合各种感染病学术动态，文献及会议信息等	免费	电邮更新，有网络咨询功能	信息太杂
Journal Watch http://infectious-diseases.jwatch.org/	最新资讯及相关研究，均由编委会审阅及评论	免费，文献全文阅读 119 美金/月	电邮按种类更新，包括感染病研究，文章链接等	刊登的文章要先经过编委会审定，阅读全文需交费
AAP Grand Round http://aapgrandrounds.aappublications.org/	最新研究专题的摘要及评论	130 美金/月	文章包含其他感染病专题	关于儿科感染病的文章太少，每个主题只有 1～2 篇

保持资讯的更新依然是众多事务繁重的临床工作者的一大挑战，而互联网技术则为我们提供了个性化资讯定制的良机，它能够自动向用户传递相关信息。而订阅这些信息亦需要用户对个性化需求进行定期、及时的评估与更新，以免收到不合适信息。合理运用互联网工具能够帮我们更加系统、有效地接受当下的最新资讯与文献。这个领域的发展是迅速的，及时更新我们所学的技能

十分重要。

四、常用的医学网址

表25-24-2及表25-24-3列举了一些感染病科医生感兴趣的互联网资源网址。艾滋病（AIDS）的管理、新发感染病（EID）及有关疫苗接种的问题都可在互联网上进行检索（表25-24-4）。本节提供目录并不完全，且一些互联网上的地址可能会有变动。然而，这对那些希望获得感染病临床与基础知识的人来说，是有用的基本资料。其中的学术期刊数据网站，大多可以通过PubMed上的文摘题录进行链接，让基于PubMed的文献搜索显得更为重要。

近几年来，一些国际权威杂志的网站开始提供免费的全文下载服务。免费医学杂志网站（网址为http://www.freemedicaljournals.com）促进了互联网上医学杂志免费阅读和下载服务的发展。感染病专业医生访问免费科技资源，将对医学实践产生巨大影响，并吸引更多互联网用户阅览这些杂志。表25-24-5列举了常用的与感染病相关的免费期刊网址。表25-24-6为部分细菌耐药检测网址。

表25-24-2　互联网的公众卫生资源

资源	网址	描　　述
PubMed	http://www.ncbi.nlm.nih.gov/sites/entrez	从Medline和其他数据库获取信息，NLM提供两类免费的搜索环境：PubMed，无需专门培训；Internet Grateful Med，能力更强大，但使用较复杂。仅使用一个URL地址即可访问两者
Biomednet	http://www.bmn.com/	Biomednet是从事生物医学研究人员常用的资源。它是用户访问多个研究数据库的入口
Medical Matrix	http://www.medmatrix.org	感染病领域的专用指南，包含感染病专栏
Medscape	http://www.medscape.com	Web上最大的、免费提供临床医学全文文献及继续医学教育资源（CME）的网点，包含感染病专栏

表25-24-3　感染病科医师常用的互联网资源

资源	网址	描　　述
丁香园医学网	http://www.dxy.cn	大型的医学类综合网站，提供最新的医学资讯，并按专业划分板块，有专业论坛、文献互助、网络调查、资源共享、基金查询、试剂订购等功能，是目前国内开办较好的医学专业网站
爱唯医学网	http://www.elseviermed.cn	爱思唯尔公司开发的中文医学网站，集成了大量医学资讯及该公司旗下医学期刊的信息
国家人口与健康科学数据共享平台	http://www.ncmi.cn	基于该数据平台可免费获得国内感染病的部分原始数据资料及信息
疾病控制与预防中心（CDC）	http://www.cdc.gov	CDC主页
CDC次级网站	http://www.who.ch	感染病研究和实践的优化连线
中国疾病预防控制中心	http://www.chinacdc.net.cn	由政府举办的实施国家级疾病预防控制与公共卫生技术管理服务的事业单位
世界卫生组织（WHO）	http://www.who.int/zh/index.html	WHO主页，用户可从此网页获得多种计算机程序
世界卫生组织：流行病与大流行病预警与反应	http://www.who.int/emc	网站提供“疾病暴发新闻与每周流行病疫情”的摘要、旅游信息及暴发感染病的特殊信息
美国食品药品监督管理局	http://www.fda.gov	美国食品药品监督管理局隶属于美国卫生教育福利部，负责全国药品、食品、生物制品、化妆品、兽药、医疗器械以及诊断用品等的管理

续表

资源	网址	描述
国家食品药品监督管理局	http://www.sfda.gov.cn	国家食品药品监督管理局是国务院综合监督食品、保健品、化妆品安全管理和主管药品监管的直属机构，负责对药品的研究、生产、流通、使用进行行政监督和技术监督；负责食品、保健品、化妆品安全管理的综合监督、组织协调和依法组织开展对重大事故的查处；负责保健品的审批等
中华预防医学会	http://www.cqma.org.cn	中华预防医学会包括：流行病学、劳动卫生与职业病、儿少卫生、医学寄生虫、生物制品、妇女保健、儿童保健、预防医学情报专业委员会、感染控制、放射卫生专业委员会、职业病专业委员会等分会
中国消毒信息网	http://www.disinfection-china.com	由上海消毒品协会主办，是我国目前唯一的消毒行业协会
全球流感信息情报网	http://www.flu.org.cn/scn	积极促进与流感相关的研究及教育，通过信息共享，使病毒研究人员、公共卫生从业人员、决策者及全球相关人员能及时掌握最前沿、权威及全面的流感相关信息，为全球研究者构建一个实时、高效的互动沟通平台
APEC 紧急感染网络系统感染病	http://www.apec.org/infectious	华盛顿大学和 CDC 提供的暴发感染病信息网
MedNet 感染病连接	http://www.sermed.com/infect.htm	访问在线杂志、流行病信息及感染病相关网站

表 25-24-4 特殊感染病的互联网资源

资源	网址	描述
AIDS 健康基金会	http://www.aidshealth.org/nh/index.html	全球最大的 AIDS 健康基金会。一个全国性的，政府、非政府组织和国际组织共同参与的信息交流与共享平台，先后得到很多国内外相关机构和项目的大力支持
中国红丝带网	http://www.chain.net.cn	中国的 AIDS 信息资源网络
AIDS 学习中心	http://www.csa.za.org/	1999 年由 Pretoria 大学所建立
AIDS 资源中心	http://www.healingwell.com/AIDS	AIDS 的医疗信息、资料、社区通报、聊天室、免费邮箱、书刊、新闻通讯及网络链接等
在线期刊	http://www.newslettasonline.com	美国健康护理协会建立，包含感染病疫情报告
美国微生物学协会网	http://www.asmus.org（欧亚读者专用）	10 种 ASM 期刊全文本，包括：Antimicrobial Agents and Chemotherapy、Journal of Clinical Miorobiology、Journal of Virology
感染控制专业人员协会（Mosby）	http://www.mosby.com	美国的感染控制相关资源
美国抗微生物化疗协会	http://www.oup.co.uk/jac	抗微生物化疗资源
CDC 的 EID	http://www.cdc.gov/ncidod/eid/index.htm	CDC 的一个新发感染病分支
医院感染协会	http://www.hbulc.co.uk/wbs/jhi	医院感染资源
专业团体	http://www.slackinc.com/general/iche/ichehome.htm	美国健康护理与流行病学会（Siak：Infection Control and Hospital Epidemiology）
美国感染病学会	http://www.idsociety.org/index.html	美国感染病学会的网站

续表

资源	网址	描　　述
全球感染病学会	http://www.idlinks.com/international-id/int-soc.html	全球感染病学会的网站
国家感染病基金会	http://www.nfid.org	国家感染病基金会的网站
特殊感染病	http://www.ishtm.ac.uk/mp/bcu/ental/home.htm	阿米巴病相关资源
欧洲幽门螺杆菌研究小组	http://www.helicobacter.org	欧洲幽门螺杆菌研究小组网站
幽门螺杆菌基金会	http://www.helicobacter.com	幽门螺杆菌基金会网站
肝炎信息网	http://www.hepnet.com	提供研究状况、新闻综述及所有病毒网站的链接
疱疹	http://www.viridae.com	疱疹病毒相关信息网站
组织胞浆菌病	http://www.iupui.edu/it/histodgn	由印第安纳大学创立
军团病	http://www.cdc.gov/ncidod/diseases/legion/legion.htm	CDC 下属的军团病资源网站
军团病(匹兹堡大学)	http://www.legionella.org	匹兹堡大学下属的军团病资源网站
麻风病	http://www.who.int/lep	麻风病资源网站
新泽西莱姆病网站	http://www.lymenet.org	有关莱姆病的科研、法律以及社会新闻的优秀网站
WHO	http://www.med.monash.edu.au/micro/malaria	由澳大利亚 Monash 大学提供
分支菌学	http://www.ulst.ae.uk/faculty/science/bms	由英国分支菌学会创立
寄生虫学	http://www.cdfound.to.it/html/atlas.htm	寄生虫学资源网站
狂犬病	http://www.rabies.com	狂犬病相关资源网站
旅行家医学与预防中心	http://www.tmvc.com.an	由澳大利亚提供
消除结核病分会	http://www.cdc.gov/nchstp/tb	CDC 下属的消除结核病分会资源网站
WHO 全球感染病程序	http://www.who.int/gtb	WHO 下属的全球感染病程序资源网站

表 25-24-5　感染病相关的免费期刊网址

期刊名	网址	描　　述
Emerging Infectious Diseases	http://www.cdc.gov/ncidod/eid/	CDC 所属国家感染病中心提供的免费期刊，提供临床相关的生物学研究的重要发现
Journal of Clinical Investigation	http://www.jci.org/	专业的临床研究杂志
British Medical Journal	http://bmj.com/	提供重要的临床资料，以帮助医生和医学专业学生从事临床工作和研究学习
Journal of Virology	http://www.intl.jvi asm.org/	美国微生物学会提供的有关病毒学研究的国际权威期刊，它提供由生物化学、生物物理学、细胞生物学、遗传学、免疫学、分子生物学、形态学、生理学、发病机制与免疫等多种方法研究所得的重要信息
Science	http://www.sciencemag.org/	美国科技发展协会和斯坦福大学提供的国际权威科学期刊，它反映当今世界科技发展的最新动态，并展望重要科技领域未来的发展趋势

续表

期刊名	网址	描述
Proceedings of the National Academy of Sciences. USA	http://www.pnas.org/	美国科学院提供的国际权威科技期刊
Journal of Bacteriology	http://jb.asm.org/	1916年创刊,美国微生物学会出版。刊载细菌和其他微型有机体,包括真菌和其他单细胞和原核有机体方面的基础研究论文
The Journal of Infectious Diseases	https://jid.oxfordjournals.org/	美国感染病学会提供的感染病学专业期刊,阐述感染病的发病机制、诊断及治疗
Journal of Clinical Microbiology	http://jcm.asm.org/	1975年创刊,美国微生物学会出版。刊载微生物对人类与动物的侵袭和感染方面的研究论文,内容侧重于病原、诊断和流行病学的研究
Antimicrobial Agents and Chemotherapy	http://aac.asm.org/	1972年创刊,美国微生物学会出版。刊载抗微生物剂、抗寄生物剂、抗癌剂和化疗方面的最新实验和临床研究论文
Abstracts on Hygiene & Communicable Diseases	http://www.cabi.org/AbstractDatabases. asp? SubjectArea=&PID=70	1926年创刊,月刊。原名 Bulletin of Hygiene,1968年改为 Abstracts on Hygiene,从1981年(Vol. 56 NO. 1)起改为现名。由英国卫生学与热带疾病局编辑,英国国际农业与生物科学中心出版,属文摘刊物。摘录各国图书、期刊和会议记录中发表的有关公共卫生、环境卫生、职业卫生、食物与食物中毒、非传染性疾病、真菌、微生物学和免疫学等方面的文献。从1981年起,增加了感染病学及有关方面的内容
Clinical Microbiology Reviews	http://cmr.asm.org/	评论临床微生物学和免疫学,包括细菌学、病毒学、真菌学、寄生虫学等领域的近期研究进展
Clinical Infectious Diseases	https://cid.oxfordjournals.org/	该期刊出版了包括微生物学方面讲述临床技巧的文章,其中部分板块涵盖了对AIDS/TB等知识的正规注释,还有医学和法定的论点,定期的医护座谈会以及评论文章,这些都是根据某一特定领域或一个相关话题,统观发展进程的研究文献

表 25-24-6 细菌耐药检测网址

网站名称	网址
European Antimicrobial Resistance Surveillance System	http://www.rivm.nl/earss/
Intensive Care Antimicrobial Resistance Epidemiology	http://www.sph.emory.edu/ICARE/index.php
National Antimicrobial Resistance Monitoring System	http://www.cdc.gov/narms
FoodNet-Foodborne Diseases Active Surveillance Network	http://www.cdc.gov/foodnet
WHO Global Salm-Surv	http://www.who.int.salmsurv/en
Mystic 监测系统	http://www.mystic-data.org/main.htm
Alexander 监测网络	http://www.alexander-network.com

五、展望

在信息时代,人们徜徉在信息的海洋里,却又同时面临着信息过剩的苦恼。查询者被海量的信息所淹没,却又不知如何及时有效地获取所需的信息,从而产生了所谓的“信息焦虑”现象。现提出有关今后研究方向如下:首先,面对良莠不齐,甚至真假不一的大量信息,如何去粗取精,去伪存真将是一大挑战，如何搜索引擎可提供辨别，将有助于提供真正有用信息，避免以讹传讹。其次，迄今为止人们最苦恼的是当无搜索引擎可以直接查到有用信息，而常常混杂了大量无用或不相关的信息，为此亟需改良现有搜索引擎，以期准确搜出有用信息。最后，有些关键性有用信息较为陈旧，不能及时反映最新有用信息，故如何快速、准确、高效收集相关最新有用信息至关重要。因此，今后应突破阻碍搜索相关有用信息的瓶颈，建立一个快速、准确、全面的搜索引擎，这对于医学信息的获取具有重要的意义。

（王宇明　陈嵩）

参考文献

1. 陈嵩，李继荣. 传染病学信息化教学的实践与探索. 西北医学教育，2009，17(5)：1048-1050.
2. 胡睿. 论网络信息检索引擎查询技巧. 科技情报开发与经济，2011，21(27)：132-134.
3. 王真，刘海燕. 搜索引擎的比较及在网络信息检索中的作用. 黑龙江科技信息，2011，18：106-221.
4. 张联锋. 大学生网络信息检索技巧研究. 现代情报，2011，31(4)：133-136.
5. ChenY，Liang W，Yang S，*et al*. Human infections with the emerging avian influenza A H7N9 virus from wet market poultry：clinical analysis and characterization of viral genome. Lancet，2013，381(9881)：1916-1925.
6. Lortholary O. Pasteur Institutes：a worldwide network to fight infectious disease. Med Sci (Paris)，2013，29(6-7)：559-560.
7. Miller JC. Cocirculation of infectious diseases on networks. Phys Rev E Stat Nonlin Soft Matter Phys，2013，87(6-1)：060801.
8. Lentz HH，Selhorst T，Sokolov IM. Spread of infectious diseases in directed and modular metapopulation networks. Phys Rev E Stat Nonlin Soft Matter Phys，2012，85(6Pt2)：066111.
9. Falagas ME，Karveli EA，Panos G. Infectious diseasecases for educationalpurposes：open-access resources on the Internet. Clin Infect Dis，2007，45(4)：495-500.
10. Phillips B，Wacogne I. Web 2 and you. Arch Dis Child，2007，92(11)：941-942.

第二十六章

附　　录

附录一　常用抗微生物药物的剂量与用法

表 26-1-1　常用抗微生物药物的剂量与用法

抗微生物药物	口服		肌注		静注或静滴	
	成人	儿童	成人	儿童	成人	儿童
青霉素(G)			80万~200万U 分3~4次	2.5万~5万U/kg 分3~4次	200万~1000万U 分2~4次	5万~20万U/kg 分2~4次
普鲁卡因青霉素(G)		40万~160万U 分1~2次	40万~80万U/kg 分1~2次			
苄星青霉素(G)		60万~120万U每月1~2次	30万~60万U/kg			
青霉素(V)	1~2g 分4次	25~50mg/kg 分4次				
苯唑西林	2~6g 分4~6次	50~100mg/kg 分4~6次	4~6g 分4次	100~150mg/kg 分4次	4~12g 分2~4次	50~200mg/kg 分2~4次
氯唑西林	2~6g 分4~6次	50~100mg/kg 分4~6次	4~6g 分4次	100~150mg/kg 分4次	4~8g 分2~4次	50~200mg/kg 分2~4次
双氯西林	2~3g 分4次	30~60mg/kg 分4次				
氨苄西林	2~4g 分4次	50~100mg/kg 分4次	4~6g 分4次	100~150mg/kg 分2~4次	4~12g 分2~4次	100~200mg/kg 分2~4次
阿莫西林	1.5~4g 分3~4次	40~80mg/kg 分3~4次				
羧苄西林			4~8g 分4次	100~200mg/kg 分4次	10~30g 分4次	200~600mg/kg 分4次
替卡西林			4~6g 分3~4次	50~150mg/kg 分3~4次	12~24g 分2~4次	200~400mg/kg 分2~4次
哌拉西林			4~8g 分4次	100~150mg/kg 分4次	8~16g 分4次	100~300mg/kg 分4次
美洛西林			100mg/kg 分4次	100mg/kg 分4次	200~250mg/kg 分4次	200~250mg/kg 分4次
美西林			1.6~2.4g 分4次	30~50mg/kg 分4次	1.6~2.4g 分4次	30~60mg/kg 分4次
头孢噻吩			2~6g 分4次	50~150mg/kg 分4次	4~8g 分4次	100~150mg/kg 分4次

续表

抗微生物药物	口服		肌注		静注或静滴	
	成人	儿童	成人	儿童	成人	儿童
头孢氨苄	1～2g 分4次	20～40mg/kg 分4次				
头孢羟氨苄	1～2g 分2次	20～40mg/kg 分2次				
头孢唑林			2～4g 分2～4次	40～80mg/kg 分2～4次	4g 分2～4次	50～100mg/kg 分2～4次
头孢拉定	1～2g 分3～4次	20～40mg/kg 分3～4次	2～4g 分3～4次	50～100mg/kg 分3～4次	4～6g 分2～4次	50～150mg/kg 分2～4次
头孢呋新			2.25g 分3次	30～60mg/kg 分3～4次	3～6g 分2～4次	50～100mg/kg 分2～4次
头孢呋新酯	0.5～1g 分2次	0.25～0.5mg/kg 分2次				
头孢克罗	1～2g 分4次	20～40mg/kg 分4次				
头孢丙烯	0.5～1g 分2次	15～30mg/kg 分2次				
头孢替安			1～2g 分2～4次	50～100mg/kg 分2次	4～6g 分2～4次	50～100mg/kg 分2～4次
头孢孟多			2～4g 分2～4次	100～150mg/kg 分2次	6～12g 分3～4次	100～150mg/kg 分3～4次
头孢噻肟			2～6g 分3～4次	50～100mg/kg 分3～4次	2～8g 分2～4次	50～150mg/kg 分2～4次
头孢唑肟			2～4g 分4次	40～100mg/kg 分4次	2～8g 分4次	40～150mg/kg 分4次
头孢曲松			0.5～2g 分1～2次	50～80mg/kg 分2次	1～4g 分2次	50～100mg/kg 分2次
头孢哌酮			2～4g 分2次	50～100mg/kg 分2～3次	3～9g 分3次	100～200mg/kg 分2～3次
头孢他定			1.5～3g 分3次	50～100mg/kg 分3次	2～6g 分2～3次	100～200mg/kg 分2～3次
头孢克肟	0.4g 分2次	8mg/kg 分2次				
头孢布烯	0.4～0.8g 分1～2次	8mg/kg 分2次				
头孢地尼	0.3～0.6g 分3次					
头孢吡肟						2～4g 分2次
头孢匹罗						2～4g 分2次

续表

抗微生物药物	口服		肌注		静注或静滴	
	成人	儿童	成人	儿童	成人	儿童
头孢地嗪			1~2g 分2次		2~4g 分2次	60mg/kg 分1~2次
头孢西丁			3g 分3~4次		3~8g 分3~4次	50~150mg/kg 分3~4次
头孢美唑			1~4g 分2次		3~8g 分2次	50~150mg/kg 分2~4次
亚胺培南			1~2g 分3~4次		2~3g 分2~4次	30~60mg/kg 分3次
美罗培南					1~4g 分2~3次	30~60mg/kg 分2~3次
帕尼培南					1~2g 分2~4次	30~40mg/kg 分2~4次
氨曲南			2~4g 分2~3次	40~80mg/kg 分3~4次	3~8g 分2~3次	60~150mg/kg 分3~4次
拉氧头孢					1~4g 分2~4次	40~80mg/kg 分2~4次
氟氧头孢					1~4g 分2~4次	60~80mg/kg 分3~4次
阿莫西林/克拉维酸	1.5~3g 分3~4次					
替卡西林/克拉维酸					9.3~9.6g 分3次	
氨苄西林/舒巴坦			1.5~6g 分2~3次	150mg/kg 分2~3次	6~12g 分2~3次	150mg/kg 分2~3次
头孢哌酮/舒巴坦			2~3g 分2次	50~100mg/kg 分2次	4~6g 分2~3次	100mg/kg 分2~3次
哌拉西林/三唑巴坦					4.5g 每日3次	10mg/kg 每日3次
链霉素			2~4g 分4次	50~80mg/kg 分4次	0.75~1.5g 分1~2次	15~30mg/kg 分2次
庆大霉素	240~640mg 分4次	5~10mg/kg 分4次	3~5mg/kg 分4次	3~5mg/kg 分4次	3~5mg/kg 分4次	3~5mg/kg 分4次
卡那霉素	2~4g 分4次	40~80mg/kg 分4次	1~1.5g 分2~3次	20mg/kg 分2次	1~1.5g 分2次	20mg/kg 分2次
妥布霉素			3~5mg/kg 分3次	3~5mg/kg 分3次	3~5mg/kg 分3次	3~5mg/kg 分3次
阿米卡星			15mg/kg 分2~3次	15mg/kg 分2次	0.8~1.2g 分2次	15mg/kg 分2次
奈替米星			4~6mg/kg 分2~3次	4~6mg/kg 分2~3次	4~6mg/kg 分2~3次	4~6mg/kg 分2~3次

续表

抗微生物药物	口服		肌注		静注或静滴	
	成人	儿童	成人	儿童	成人	儿童
依替米星						200～300mg 分2次
异帕米星						400mg 分1～2次
核糖霉素			1～2g 分2次	0～40mg/kg 分2次		
新霉素	1～4g 分4次	25～80mg/kg 分4次				
巴龙霉素	30～50mg/kg 分4次	30～50mg/kg 分4次				
小诺霉素			120～240mg 分4次		120～240mg 分4次	
大观霉素			2g单次			
四环素、土霉素	1～2g 分4次	20～40mg/kg 分4次				
甲烯土霉素	600mg 分2～4次	10mg/kg 分2次				
多西环素	100～200mg 分1～2次	2～4mg/kg 分2次				
米诺环素	100～200mg 分1～2次	2～4mg/kg 分2次				
氯霉素	1.5～3g 分4次	25～50mg/kg 分4次	1.5～3g 分2～3次	25～50mg/kg 分2次	2～3g 分2次	25～50mg/kg 分2次
甲砜霉素	1.5～3g 分4次	25～50mg/kg 分4次				
红霉素	0.75～1.5g 分3～4次	20～40mg/kg 分3～4次			20～30mg/kg 分2次	20～30mg/kg 分2次
麦迪霉素	0.8～1.2g 分3～4次	20～30mg/kg 分3～4次				
螺旋霉素	2～3g 分2～4次	50mg/kg 分2～4次				
乙酰螺旋霉素	0.8～1.2g 分3～4次	20～30mg/kg 分3～4次				
交沙霉素	800～1200mg 分3～4次	30mg/kg 分3～4次				
乙酰麦迪霉素	0.6g 分3次	20～40mg/kg 分3～4次				
罗红霉素	300mg 分2次	5～10mg/kg 分2次				
克拉霉素	0.5～1g 分2次	15mg/kg 分2次				

续表

抗微生物药物	口服		肌注		静注或静滴	
	成人	儿童	成人	儿童	成人	儿童
阿奇霉素	(首剂)500mg 顿服(第2~5日)250mg,顿服	10mg/kg 顿服 5mg/kg 顿服				
林可霉素	1.5~2g 分3~4次	30~60mg/kg 分3~4次	1.2~1.8g 分2~3次	15~30mg/kg 分2~3次	1.2~2.4g 分2~3次	15~30mg/kg 分2~3次
克林霉素	0.6~1.8g 分2~3次	10~30mg/kg 分3~4次	0.6~1.8g 分2~3次	20~30mg/kg 分2~3次	0.6~1.8g 分2~3次	20~30mg/kg 分2~3次
多粘菌素B			50万~100万U 分2~3次	1.5万~2万U/kg 分2~3次	50万~100万U 分1~2次	1.5万~2万U/kg 分1~2次
万古霉素	1~2g 分2~4次				1~2g 分2~4次	20~40mg/kg 分2~4次
去甲万古霉素	1.6g 分2~4次				0.8~1.6g 分2~4次	16~32mg/kg 分2~4次
磷霉素	2~4g, 50~100mg/kg	50~100mg/kg 50~100mg/kg			6~16g 分2~4次	200~300mg/kg 分2~4次
吡哌酸	1~2g 分2~4次					
诺氟沙星	600~800mg 分2~3次					
培氟沙星	400~800mg 分2次				400~800mg 分2次	
依诺沙星	400~800mg 分2次					
氧氟沙星	400~800mg 分2次				400~800mg 分2次	
环丙沙星	0.5~1.5g 分2~3次				200~400mg 分2次	
氟罗沙星	400mg 1次顿服					
洛美沙星	400~600mg 分1~2次					
左氧氟沙星	200~400mg 分2~3次				200~400mg 分2次	
托氟沙星	300~600mg 分2~3次					
司氟沙星	首日400mg顿服,以后200mg,顿服					
磺胺甲噁唑	2g 分2次	50~60mg/kg 分2次			2g 分2次	

续表

抗微生物药物	口服		肌注		静注或静滴	
	成人	儿童	成人	儿童	成人	儿童
磺胺嘧啶	首剂 2g，以后 2g 分 2 次				首剂 50mg/kg，以后 100mg/kg 分 2 次	同成人
磺胺甲氧吡嗪	0.5～1g 每 2～3 日 1 次	10～20mg/kg 每 2～3 日 1 次				
磺胺多辛	首日 1g，以后 0.5g 1 周 1 或 2 次	15～20mg/kg 1 周 1 或 2 次				
复方磺胺甲噁唑	4 片分 2 次	1/10 片/kg 分 2 次			4 支 分 2 次	
复方磺胺嘧啶	4 片分 2 次	1/10 片/kg 分 2 次				
甲氧苄啶	200～400mg 分 2 次	2～5mg/kg 分 2 次				
呋喃妥因	200～400mg 分 4 次	5～7mg/kg 分 4 次				
呋喃唑酮	0.3～0.4g 分 3～4 次	5～7mg/kg 分 3～4 次				
甲硝唑	0.6～1.5g 分 3 次	15～22.5mg/kg 分 3 次			1.0～1.5g 分 2～3 次	15～30mg/kg 分 2～3 次
替硝唑	1～2g 分 2 次				800～1600mg 分 2 次	
利福平	450～900mg 分 1～2 次	10～20mg/kg 分 1～2 次				
利福喷丁	每次 600mg 每周 2 次					
异烟肼	4～6mg/kg 顿服或分 2～3 次	5～10mg/kg 分 2～3 次			5～10mg/kg 每日 1 次	同成人
乙胺丁醇	15～20mg/kg 顿服	10～15mg/kg 顿服				
对氨水杨酸	150～200mg/kg 分 3～4 次	200mg/kg 分 3～4 次				
吡嗪酰胺	20～35mg/kg 分 3～4 次	20～35mg/kg 分 3～4 次				
乙硫异烟胺	0.5～0.75g 分 2～3 次	10～15mg/kg 分 2～3 次				
卷曲霉素			1g 每日 1 次	15mg/kg 每日 1 次		
环丝氨酸	0.75～1.0g 顿服	15mg/kg 顿服				
氨苯砜	100mg 顿服					

续表

抗微生物药物	口服		肌注		静注或静滴	
	成人	儿童	成人	儿童	成人	儿童
氯法齐明	300mg 每月 1 次或 0～100mg，每日 1 次					
两性霉素 B					0.1～0.7mg/kg，从 1～5mg 开始逐渐增大	同成人
两性霉素 B 脂质复合物					5mg/kg，每日 1 次 滴速 2.5mg/kg/h	同成人
两性霉素 B 脂质体					3～5mg/kg，每日 1 次 滴注 2 小时以上	同成人
两性霉素 B 胆固醇复合物					3～4mg/kg，每日 1 次 每小时滴注 1mg/kg	同成人
氟胞嘧啶	100～150mg/kg 分 3～4 次	100～150mg/kg 分 3～4 次			100～150mg/kg 分 2 次	同成人
酮康唑	200～400mg 顿服或分 2 次	50～200mg 分 2 次				
咪康唑	1.5～3g 分 3 次	125mg 每日 2～3 次			0.6～1.2g 分 3 次	
氟康唑	100～200mg 顿服				200～400mg 分 2 次	
伊曲康唑	200～400mg 分 1～2 次					
灰黄霉素	0.5～1g 分 2 次	10～15mg/kg 分 3～4 次				
制霉菌素	200 万～400 万 U 分 3～4 次	5 万～10 万 U/kg 分 3～4 次				
金刚烷胺	200mg 分 2 次					
金刚乙胺	200mg 分 1～2 次					
阿糖腺苷					10～15mg/kg 每日 1 次	
阿昔洛韦	800～1000mg 分 4～5 次				10～15mg/kg 分 3 次	
伐昔洛韦	250～500mg 每日 3 次					
更昔洛韦	1g，每日 3 次				5～10mg/kg 分 1～2 次	

续表

抗微生物药物	口　服		肌　注		静注或静滴	
	成　人	儿　童	成　人	儿　童	成　人	儿　童
利巴韦林	1.5～4g 分3～4次				1.5～4g 分3～4次	
膦甲酸钠					6g，分2次	
齐多夫定	600mg 分3次				300～600mg 分6次	
去羟肌苷	400mg 分2次					
扎西他滨	1.5～2.25g 分3次					
干扰素			300万～600万U			
氯喹	疟疾 首剂0.6g，第2、3日各0.3g 阿米巴肝病 首剂0.6g×2日 继以0.25g，每日2次×3周	首剂10mg/kg，第2、3日各5mg/kg			1mg/kg	
羟氯喹	首剂0.8g， 6小时后0.4g	首剂10mg/kg， 6小时				
甲氟喹	治疗1.25g，顿服					
乙胺嘧啶	耐氯喹恶性疟： 首日50mg 次日25mg 弓形虫病： 25mg，连服3～4周					
青蒿素	片剂；首剂1g，第2、3日各0.5g					
蒿甲醚			首剂160mg，第2、3日各80mg			
伯氨喹	15mg每日1次	0.3mg/kg，顿服				
卤泛曲林	0.5g，每6小时1次	8mg/kg，每6小时1次×3次				
氯胍	每日0.2g	每日量<1岁25mg 2～4岁50mg 5～8岁100mg 9～10岁150mg 至离开疫区后4周				
硫酸奎宁	0.6g，每日3次×2日 后0.3g每日3次×5日	10mg/kg×3～7日				

续表

抗微生物药物	口服		肌注		静注或静滴	
	成人	儿童	成人	儿童	成人	儿童
喷他脒			4mg/kg，每日 1 次，14 日			
聚乙二醇干扰素 α-2a（PEG-IFN-α-2a）			180μg，每周 1 次，若出现中度和重度不良反应可调整剂量，则初始剂量一般减至 135μg，有些病例需减至 90μg 或 45μg			
聚乙二醇干扰素 α-2b（PEG-IFN-α-2b）			1.0μg/kg（佩乐能），180μg（派格宾），每周 1 次，若出现严重不良反应，可调整剂量直至不良反应消失或减轻			
拉米夫定	每日 100mg					
阿德福韦酯	每日 10mg					
恩替卡韦	每日 0.5mg（对拉米夫定耐药者每日 1mg）*					
替比夫定	每日 600mg					
替诺福韦酯	每日 300mg					

*：并非优先推荐方案

附录二　常见传染病的潜伏期、隔离期及检疫期

表 26-2-1　常见传染病的潜伏期、隔离期及检疫期

法定传染病	潜伏期		隔离期	接触者观察期及处理
	常见	最短至最长		
病毒性肝炎甲型	30 日左右	5～15 日	自发病之日起 3 周	密切接触者检疫 45 日，每周查 ALT 一次，以便早期发现，观察期间可用丙种球蛋白注射；接触后 1 周内肌注丙种球蛋白预防有效
乙型	60～90 日	30～180 日	急性期最好隔离至 HBsAg 阴转，恢复期仍不阴转者按病原携带者处理，HBV DNA 阳性者应调离食品、自来水或托幼工作；不能献血	HBVM 阴性的急性肝炎密切接触者应医学观察 45 日并进行乙型肝炎疫苗注射，托幼机构发现病人后的观察期不办理入托或转托手续，疑诊肝炎的托幼、饮食行业人员停止原工作

续表

法定传染病	潜伏期		隔离期	接触者观察期及处理
	常见	最短至最长		
丙型	40 日左右	15～80 日	急性期隔离至病情稳定，ALT 恢复正常；饮食行业、托幼人员治愈后需血清 HCV RNA 阴转方能恢复工作；不能献血	同乙型肝炎
丁型	重叠感染 混合感染	3～4 周 6～12 周	同乙型肝炎	同乙型肝炎
戊型	40 日左右	10～75 日	自发病之日起 3 周	密切接触者应医学观察 60 日
脊髓灰质炎	1～14 日	3～35 日	自发病之日起隔离 40 日，第 1 周为呼吸道及消化道隔离，第 2 周后为消化道隔离	密切接触者医学观察 20 日，观察期可减毒活疫苗进行快速预防
霍乱	1～3 日	数小时～7 日	腹泻停止后 2 日，隔日大便培养 1 次，连续 3 次阴性或症状消失后 14 日解除隔离	密切接触者应留验 5 日，大便培养连续 3 次阴性后解除隔离，阳性者按病人隔离
细菌性痢疾	1～3 日	数小时～7 日	隔离至急性期症状消失后，连续 2 次大便培养阴性可解除隔离	医学观察 7 日。饮食行业人员观察期间应送粪便培养 1 次，阴性可解除隔离观察
伤寒	8～14 日	3～60 日	症状消失后 5 日起间歇大便培养（相隔 5 日）连续 2 次阴性或症状消失后 15 日解除隔离	医学观察伤寒 23 日，饮食业人员观察期间应送大便培养 1 次，阴性者方能恢复工作
副伤寒甲、乙	6～10 日	2～15 日	同伤寒	医学观察 15 日
副伤寒丙	1～3 日	2～15 日	同伤寒	医学观察 15 日
沙门菌食物中毒	4～24 小时	数小时～3 日	症状消失后连续 2～3 次大便培养阴性解除隔离	同食者医学观察 1～2 日
阿米巴痢疾	7～14 日	4 日～1 年	症状消失后，大便连续 3 次检查溶组织阿米巴滋养体及包囊阴性者，可解除隔离	接触者不隔离。饮食工作者发现本病时，其他人员查大便，发现溶组织阿米巴滋养体或包囊者调离饮食工作
耶尔森菌肠炎	4～10 日	数小时至 10 日	症状消失后解除隔离	不检疫
病毒性肠炎	1～3 日	1～10 日	症状消失后解除隔离	不检疫
流行性感冒	1～3 日	数小时～4 日	退热后 48 小时解除隔离	大流行时集体单位应进行检疫，出现发热等症状时应早期隔离
麻疹	8～12 日	6～21 日	隔离自发病之日起至退疹时或出疹后 5 日	密切接触而未接种疫苗的儿童医学观察 21 日，并肌注丙种球蛋白。接种过被动免疫者医学观察 28 日
风疹	18 日	14～21 日	隔离至出疹后 5 日解除隔离	一般不检疫，对孕妇尤其早孕 3 个月以内者，可肌注丙种球蛋白预防
水痘	14～16 日	10～21 日	隔离至水痘疱疹全部脱痂，但不少于发病后 14 日	医学观察 21 日，免疫力低者可注射丙种球蛋白

续表

法定传染病	潜伏期		隔离期	接触者观察期及处理
	常见	最短至最长		
幼儿急疹	10 日	3～15 日	一般不需隔离	医学观察 1～2 周
流行性腮腺炎	14～21 日	8～30 日	应隔离至肿胀的腮腺完全消退，约 3 周左右	成人一般不隔离。托幼机构及部队密切接触者医学观察 30 日，可做咽培养
流行性脑脊髓膜炎	2～3 日	1～10 日	隔离至症状消失后 3 日，但不少于发病后 7 日	医学观察 7 日，密切接触的儿童可服磺胺或利福平预防
白喉	2～4 日	1～7 日	隔离至症状消失后咽培养 2 次（间隔 2 日，第 1 次培养不得早于第 14 病日）连续阴性或至症状消失后 14 日解除隔离	医学观察 7 日
猩红热	2～5 日	2～12 日	隔离至症状消失后，咽培养连续 3 次阴性或发病后 6 日	医学观察 7～12 日，接触儿童咽培养，可疑者隔离治疗
百日咳	7～10 日	2～23 日	隔离至痉咳后 30 日或发病后 40 日	医学观察 21 日，观察期儿童可用红霉素等预防
流行性乙型脑炎	7～14 日	4～21 日	隔离至体温正常，并隔离在有防蚊设备的室内	接触者不需要检疫
森林脑炎	10～15 日	7～30 日	可以不隔离	不需检疫
流行性斑疹伤寒	10～14 日	5～23 日	彻底灭虱后，隔离至体温正常后 12 日	密切接触者彻底灭虱后医学观察 15 日
地方性斑疹伤寒	7～14 日	4～48 日	隔离至症状消失	不需检疫，进入疫区被蜱叮咬者可口服多西环素预防
恙虫病	10～14 日	4～20 日	不需隔离	不需检疫
虱传回归热	7～8 日	2～14 日	彻底灭虱，隔离至退热后 15 日	彻底灭虱后，医学观察 14 日
肾综合征出血热	7～14 日	4～60 日	隔离期 10 日，或隔离至热退	不需检疫
登革热	5～8 日	3～19 日	隔离至起病后 7 日	不需检疫
钩端螺旋体病	10 日左右	2～28 日	隔离至治愈	密切接触者不检疫，疫水接触者应医学观察 14 日，观察期间可酌情预防性注射青霉素
淋病	2～10 日		患病期间性接触隔离	对性伴侣进行检查，阳性者进行治疗
梅毒	2～4 周	10～90 日	不隔离	对性伴侣定期检查观察
急性出血性结膜炎	2～3 日	12 小时～6 日	隔离至症状消失	不需检疫
腺鼠疫	2～4 日	1～8 日	就地隔离至痊愈后 4 周或腺、皮肤、败血症鼠疫痊愈后，经培养 3 次（每次间隔 3 日）阴性后解除隔离	接触者检疫 9 日，并服四环素或磺胺嘧啶预防，发病地区进行疫区检疫

续表

法定传染病	潜伏期		隔离期	接触者观察期及处理
	常见	最短至最长		
肺鼠疫	1～3日	数小时～3日	就地单独隔离至症状消失后，并经痰培养连续6次阴性后解除隔离	同腺鼠疫
狂犬病	4～12周	5日～10年以上	病程中应隔离治疗	接触者不需检疫。被可疑狂犬或狼咬伤者医学观察，并注射免疫血清及狂犬疫苗
布鲁司菌病	14日	7日～1年以上	急性期临床症状消失后解除隔离	不需检疫
炭疽	1～5日	12小时～12日	皮肤炭疽隔离至创口痊愈、痂皮脱落、淋巴结肿消退；其他类似患者症状消失后分泌物或排泄物连续2次（间隔3～5日）细菌培养阴性可解除隔离	密切接触者医学观察12日，肺炭疽病人的密切接触者，可应用青霉素、四环素预防
疟疾				
间日疟	12～14日	2日～1年		
恶性疟	7～12日	6～27日	不需隔离（但病室应防蚊、灭蚊）痊愈后原虫检查阴性解除隔离	不需检疫
三日疟	21～30日	8～45日		
卵形疟	13～15日			
丝虫病	班氏丝虫 马来丝虫	约1年 约3个月	不需隔离，但病室应防蚊、灭蚊	不需检疫
黑热病	3～5个月	10日～9年	不需隔离，但病室应防蛉、灭蛉	不需检疫
艾滋病	15～60日	9日～10年以上	HIV感染者及患者均应隔离至HIV或P24核心蛋白从血液中消失；不能献血	密切接触者或性伴侣应医学观察2年
内脏利什曼病	3～5个月	10日～9年	隔离至症状消失，原虫检查阴性	不需检疫
破伤风	7～14日	2日～数月	不隔离	不需检疫
传染性非典型肺炎（SARS）	4～7日	2～21日	隔离期3～4周（待定）	接触者隔离3周，流行期来自疫区人员医学观察2周
禽流感	1～4日	数小时～7日，最长21日	症状消失后7日，儿童自发病日起至21日	医学观察3周
甲型H1N1流感	1～3日	数小时～7日	症状消失后次日起连续2次咽拭甲型H1N1流感病毒核苷酸检测阴性	对确诊患者的密切接触者应接受暴露后的药物治疗（奥司他韦或扎那米韦），均应在暴露后48小时之内使用，并接受为期1周的医学观察
甲型H5N1流感	2～5日	数小时～9日	症状消失后次日起连续2次咽拭甲型H5N1流感核苷酸检测阴性	对确诊患者的密切接触者应接受暴露后的药物治疗（奥司他韦或扎那米韦），并接受为期1周的医学观察

附录三 计划免疫程序及其接种程序

一、计划免疫的意义

计划免疫(planned immunization)系指我国根据某些传染病发病动态监测结果和人群免疫水平分析,制定一定的免疫程序有计划地对特定人群进行预防接种免疫制品,以提高人群免疫水平达到控制甚至消灭某些传染病的目的。计划免疫是我国贯彻预防为主方针的具体体现。世界卫生组织(WHO)将扩大免疫计划(EPI)作为实现2000年人人享受有卫生保健总目标的一部分。计划免疫工作不仅是技术工作,亦是重要的群众工作,不仅对人民群众健康有益,而且也对社会稳定和经济发展起重要影响,它既是医药卫生行业的任务,更需要各级政府的支持和其他各行业的密切配合。

计划免疫接种疫苗是由国家卫计委规定的,其中第一类为国家免费提供的儿童计划免疫用疫苗,包括冻干皮内接种卡介苗(BCG)、口服脊髓灰质炎活疫苗(OPV,简称脊灰活疫苗)、吸附白百破联合疫苗(DPT)、白喉破伤风类毒素二联疫苗(DT)及冻干麻疹活疫苗(MV);第二类为卫生部刚纳入儿童计划免疫管理的疫苗,即乙型肝炎疫苗(HBV),由中央协同各省市自治区集资提供儿童免费接种;第三类为各省市自治区纳入或拟纳入儿童计划免疫管理并适当收费的疫苗,如流行性乙型脑炎疫苗、A群流行性脑脊髓膜炎多糖疫苗、风疹疫苗、流行性腮腺炎疫苗及甲型肝炎疫苗等。

二、计划免疫接种程序

制定计划免疫接种程序主要根据:①某些感染病高发年龄组及高发季节,应于发病高峰前实施免疫;②接种几种疫苗或联合疫苗,要考虑到疫苗,尤其是口服减毒活疫苗各自产生免疫互不干扰;③初次接种后,复种加强的间隔时间依据人群免疫水平和疫(菌)苗免疫的持续时间来确定。依据上述原则,在原全国范围内使用的乙型肝炎疫苗、卡介苗、脊灰疫苗、百白破疫苗、麻疹疫苗、白破疫苗等6种国家免疫规划疫苗基础上,将甲肝疫苗、流脑疫苗、乙脑疫苗、麻腮风疫苗纳入国家免疫规划,对适龄儿童进行常规接种。同时,在重点地区对重点人群进行出血热疫苗接种;发生炭疽、钩端螺旋体病疫情或发生洪涝灾害可能导致钩端螺旋体病暴发流行时,对重点人群进行炭疽疫苗和钩体疫苗应急接种。有关我国制定的现在实施的计划免疫程序,参见表26-3-1。

表26-3-1 我国现行计划免疫疫(菌)苗的接种程序

疫苗	接种对象月(年)龄	接种剂次	接种部位	接种途径	接种剂量/剂次	备注
乙型肝炎疫苗	0、1、6月龄	3	上臂三角肌	肌内注射	酵母苗5μg/0.5ml,或CHO苗10~20μg/ml	出生后24小时内接种第1剂次,第1、2剂次间隔≥28日
卡介苗	出生时	1	上臂三角肌中部略下处	皮内注射	0.1ml	
脊髓灰质炎疫苗	2、3、4月龄,4周岁	4		口服	1粒	第1、2剂次,第2、3剂次间隔均≥28日
百白破疫苗	3、4、5月龄,18~24月龄	4	上臂外侧三角肌	肌内注射	0.5ml	第1、2剂次,第2、3剂次间隔均≥28日
白破疫苗	6及16周岁	2	上臂三角肌	肌内注射	0.5ml	
麻疹疫苗	8月龄	1	上臂外侧三角肌下缘附着处	皮下注射	0.2ml	
麻腮风疫苗	18~24月龄	1	上臂外侧三角肌下缘附着处	皮下注射	0.5ml	
乙脑减毒活疫苗	8月龄、2周岁	2	上臂外侧三角肌下缘附着处	皮下注射	0.5ml	

续表

疫苗	接种对象月(年)龄	接种剂次	接种部位	接种途径	接种剂量/剂次	备注
A 群流脑疫苗	6~18 月龄	2	上臂外侧三角肌附着处	皮下注射	30μg/0.5ml	第 1、2 剂次间隔 3 个月
A+C 群流脑疫苗	3 周岁,6 周岁	2	上臂外侧三角肌附着处	皮下注射	100μg/0.5ml	2 剂次间隔≥3 年;第 1 剂次与 A 群流脑疫苗第 2 剂次间隔≥12 个月
甲型肝炎减毒活疫苗	18 月龄及 2 岁	1	上臂外侧三角肌附着处	皮下注射	1ml	
出血热疫苗(双价)	16~60 周岁	3	上臂外侧三角肌	肌内注射	1ml	接种第 1 剂次后 14 天接种第 2 剂次,第 3 剂次在第 1 剂次接种后 6 个月接种
炭疽疫苗	炭疽疫情发生时,病例或病畜间接接触者及疫点周围高危人群	1	上臂外侧三角肌附着处	皮上划痕	0.05ml(2 滴)	病例或病畜的直接接触者不能接种
钩体疫苗	流行地区可能接触疫水的 7~60 岁高危人群	2	上臂外侧三角肌附着处	皮下注射	成人第 1 剂 0.5ml,第 2 剂 1.0ml 7~13 岁剂量减半,必要时 7 岁以下儿童依据年龄、体重酌量注射,不超过成人剂量 1/4	接种第 1 剂次后 7~10 日接种第 2 剂次
乙脑灭活疫苗	8 月龄(2 剂次)、2 周岁、6 周岁	4	上臂外侧三角肌下缘附着处	皮下注射	0.5ml	第 1、2 剂次间隔 7~10 日
甲型肝炎灭活疫苗	18 月龄,24~30 月龄	2	上臂三角肌附着处	肌内注射	0.5ml	2 剂次间隔≥6 个月

1. CHO 疫苗用于新生儿母婴阻断的剂量为 20μg/ml。2. 未收入药典的疫苗,其接种部位、途径和剂量参见疫苗使用说明书

三、预防接种注意事项

为保证疫苗的预防效果和接种安全,在施行预防接种时,应注意下列事项。

(一) 禁忌证

①发热、感染及各种传染病患者;②各种主要脏器疾病及其他严重疾病;③有过敏史者、湿疹患者、过分体衰、佝偻病及营养不良者;④有特殊禁忌者,如结核菌素皮试阳性禁接种卡介苗。

(二) 其他注意事项

1. 认真仔细地阅读疫(菌)苗说明书,在计划免疫程序中,疫(菌)苗起始接种月龄不能提前,一种疫苗的两次接种间隔不能缩短,严格遵守每一种疫(菌)苗的接种剂量和接种途径,国内曾发生皮内注射或皮肤划痕的疫苗如卡介苗误作皮下接种,造成皮下脓疡长期不愈合的接种事故。

2. 实行无菌操作,确实做到"一人一针一针管"的接种要求,避免经预防接种引起感染或交叉感染。

3. 接种抗毒素等制剂,必须按要求进行皮肤过敏试验,接种疫苗的现场必须备有肾上腺素等急救药物,以备不测。

4. 一旦发生与疫(菌)苗接种严重不良反应有关的可疑病例,应积极抢救治疗并报告上级卫生单位,但任何医师不得自行确诊及开列诊断证明,应遵照卫生部《计划免疫工作条例》规定,请中央或各地区预防接种异常反应诊断小组进行鉴定诊断。

(三) 预防接种的反应及防治方法

1. 局部反应 接种 24 小时左右局部可出现

红、肿、热、痛，并可伴有附近淋巴结肿痛。

2. 全身反应　发热，可伴寒战、头痛及消化道症状等。

预防接种者绝大多数反应轻微，局部反应重者可热敷。全身反应重者，可给解热止痛药等对症处理。

3. 晕厥　个别人可能发生晕厥，应立即平卧取头低位，松解衣领，针刺人中及合谷等穴位，如血压下降，可按休克处理，饥饿、疲劳紧张等易致晕厥，应当避免。

4. 过敏性休克　个别人在注射抗毒血清或类毒素后数秒至2小时内可发生过敏性休克。故在注射前应先作皮试，如阳性又需用时，应作脱敏注射。注射抗毒血清或类毒素后应观察半小时左右。应备有肾上腺素等急救药品，一旦发生过敏性休克，立即按休克处理。

5. 血清病样反应　注射白百破（破伤风类毒素）混合制剂后8～12日可发生血清病样反应。第二次注射时，潜伏期可缩短。表现为发热、荨麻疹、淋巴结大、关节痛、蛋白尿、哮喘或眼睑水肿等。可按反应轻重，口服或静脉使用激素等。

6. 其他　常见皮疹、血管神经性水肿，可口服泼尼松等药物，偶发变态反应性脑脊髓炎，接种局部无菌性脓肿或溃疡，应适当处理。

（王宇明）

附录四　常见感染病的消毒方法

消毒（disinfection）系用物理、化学、生物等方法杀灭或清除不同传播媒介上的病原微生物，使其达到无害化。消毒是感染病防治工作中的重要环节，是控制传染源、切断传播途径的有效措施之一，藉以阻止和控制感染病的传播和流行。

一、感染病消毒的目的和意义

感染病消毒的目的主要是杀灭或清除不同传播媒介上的病原体，藉以切断传播途径，阻止和控制感染病的传播和流行，以保护易感人群包括医务人员免受其感染。同时，亦可预防医院内感染的发生。

在感染病防治工作中，消毒的作用是切断传播途径。对于不同传播途径所致的感染病，消毒的意义和效果亦有所不同。如胃肠道感染病的病原体随排泄物或呕吐物排出体外，污染饮水、食物、餐具等，经粪-口传染，污染范围较为局限，如能及时对排泄物或呕吐物及饮水、食物、餐具等进行消毒，则能切断其传播途径，预防其传播的效果较好。而呼吸道感染病的病原体随呼吸、咳嗽、喷嚏而排出，再通过飞沫和尘埃而播散，污染范围不确切，进行消毒较为困难，须同时采取空间隔离，才能阻断其传播。

然而，对不同传播途径的感染病消毒的意义不同，其内容亦不相同，主要有以下不同之处：①呼吸道感染病主要通过空气、飞沫或气溶胶传播，如流行性感冒、流行性脑脊髓膜炎、白喉、百日咳、结核病、军团病、球孢子菌病及支原体肺炎等，除空气消毒外，还应注意环境表面消毒；②肠道感染病主要通过食品、饮水、手和各种用具的污染经粪-口传播，如细菌性痢疾、伤寒、副伤寒、甲型和戊型病毒性肝炎、脊髓灰质炎、霍乱等，除饮水、食品、餐具及环境消毒外，应特别强调注意个人卫生；③接触性感染病主要通过日常生活接触传播，如沙眼、急性细菌性结膜炎、淋病、梅毒、假丝酵母菌病、单纯疱疹等，除注意周围污染物品消毒外，还应防止与传染源的接触；④经皮肤、黏膜传播感染病，如狂犬病、破伤风、钩端螺旋体病、日本血吸虫病、钩虫病等，除注意环境消毒、伤口处理外，还应做好畜病防治，杀虫、灭鼠，避免接触疫水；⑤多途径感染病，如流行性出血热、病毒性脑炎、炭疽、布鲁司菌病等及虫媒感染病，如流行性乙型脑炎、斑疹伤寒、疟疾等，除环境消毒外，应特别注意杀灭蚊虫及灭鼠。

二、感染病消毒的种类

感染病的消毒分为疫源地消毒及预防性消毒两类。

（一）疫源地消毒

疫源地消毒系指对有传染源（病者或病原携带者）存在的地区进行消毒，以免病原体扩散。疫源地消毒又分为随时消毒及终末消毒两种。

1. 随时消毒　指及时杀灭并消除由传染源排出的病原微生物而随时进行的消毒工作。

2. 终末消毒　指传染源住院隔离、痊愈或死亡后，对其原居地点进行的彻底消毒，以期将感染病所遗留的病原微生物彻底消灭。在医院中传染源停止隔离出院后，对物品及病房的消毒亦为终末消毒。

疫源地消毒的原则是:①甲类感染病(鼠疫、霍乱)和乙类感染病中的肺炭疽及艾滋病(AIDS)在接到疫情报告后,城市要求在6小时、农村要求在12小时内进行消毒,其他感染病可在24~48小时内落实消毒措施;②消毒范围的确定以传染源排出病原体,可能造成污染的范围为依据;③对疑似感染病疫源地,按疑似该感染病消毒;④对不明感染病疫源地,应根据流行病学特征确定消毒范围和消毒对象,采取严格的消毒措施进行消毒;⑤消毒措施持续时间应以感染病流行和病原体监测的结果为依据;⑥消毒方法的选择要根据病原体的抗力、存在状态和污染的程度,并要考虑被消毒物品对消毒因子的耐受能力和使用价值。

(二)预防性消毒

指没有发现传染源的情况下,对可能被病原体污染的物品、场所及人体所实施的消毒措施,如饮水及餐具消毒、运输工具消毒、公共场所消毒、饭前便后洗手、医院手术室及医护人员的消毒、医疗器械灭菌及诊疗用品的消毒等均属预防性消毒,以预防感染病的发生。

三、消毒方法的选择及影响消毒的因素

为使消毒工作顺利进行,取得较好效果,须根据不同情况,选择适当方法。一般应考虑以下几个问题。

(一)病原体的种类

不同感染病病原体各有特点,对不同消毒方法的耐受性不同。如细菌芽胞对各种消毒措施的耐受力最强,必须用杀菌力强的灭菌剂、热力或辐射处理,才能取得较好效果,故一般将其作为最难消毒的代表。其他如结核杆菌对热力消毒敏感,而对一般消毒剂的耐受力却比其他细菌为强。真菌孢子对紫外线抗力很强,但较易被电离辐射所杀灭。肠道病毒对过氧乙酸的耐受力与细菌繁殖体相近,但季胺盐类对之无效。肉毒杆菌素易被碱破坏,但对酸耐受力强。至于其他细菌繁殖体和病毒、螺旋体、支原体、衣原体及立克次体对一般消毒处理耐受力均差。常见消毒方法一般均能取得较好效果。

常见需要消毒的感染病有:①肠道感染病,如霍乱、痢疾、伤寒、副伤寒、甲型肝炎、戊型肝炎、脊髓灰质炎等;②呼吸道感染病,如传染性非典型肺炎、肺结核、流脑、流行性腮腺炎、百日咳、白喉、猩红热、风疹等;③血源性感染病,如乙型肝炎、丙型肝炎、丁型肝炎及AIDS等;④虫媒传感染病,如流行性乙型脑炎、斑疹伤寒及回归热等;⑤动物源性感染病,如鼠疫、炭疽、布鲁司菌病、狂犬病及肾综合征出血热等。

(二)消毒对象的性质

同样的消毒方法对不同性质物品、效果往往不同。对油漆光滑的墙面,喷洒药液不易停留,应以冲洗、擦拭为宜。对较粗糙墙面,易使药液停留,可用喷洒消毒。环氧乙烷熏蒸,对易于吸收药物的布、纸张效果较好,而对金属表面,需延长时间。粪便、痰液消毒不宜用凝固蛋白质药物处理,因蛋白质凝固对病原体可起保护作用。高压蒸气杀菌效果虽好,但不宜用于毛皮、塑料和人造纤维制品。环氧乙烷熏蒸赛珞璐制品,高浓度过氧乙酸或含氯消毒剂如漂白粉浸泡棉织品,甲酚皂溶液液多次长时间浸泡乳胶手套,均可造成损坏。对于食品及餐具不宜用有毒或有恶臭的消毒液处理。

(三)消毒场所的特点

消毒应根据不同的场所条件,采用不同的消毒措施。在室内消毒时,密闭性好的房屋,可用熏蒸消毒,密闭性差者应用消毒液擦拭或喷洒。通风良好的房屋,可用通风换气法消毒;通风换气不良,污染空气长期贮留处应当用药物熏蒸和喷洒。人口稠密地区勿用刺激性强气体消毒。接近火源不宜用环氧乙烷等易燃物消毒。

(四)卫生防疫方面的要求

不同条件下传播机会不同,在防疫方面要求不同。感染病流行时,发病严重的疫区,应集中应用效力好的药物与器械。发病少的外围地区,可采用简易消毒方法。感染病院或病房,患者集中,污染严重,消毒量大,应采用固定设备和高效措施。病家消毒属于临床措施,且工作量小,则可采用简易措施及方法。饮水应在净化基础上煮沸,而生活用水净化后加氯消毒即可。对呼吸道感染病,强调空间隔离、通风和合理的戴口罩。对胃肠道病应强调用具、粪便、呕吐物消毒及接触后洗手。不同病种的消毒,应注意区别对待。病毒性肝炎患者不宜应用季胺盐及甲酚皂溶液等一般消毒剂处理,而应该用较强含氯消毒剂或氧化剂消毒。

此外,在消毒工作时还须注意可以影响消毒的因素,如消毒的种类、剂量、配方及浓度,消毒物品污染的程度,外界的温度、湿度及酸碱度,消毒

物品上是否有化学拮抗物，消毒剂的穿透力及表面张力等。

四、感染病消毒方法

常见的感染病消毒方法有物理方法、化学方法及生物方法，但生物方法利用生物因子清除病原体，作用缓慢，而且灭菌不彻底，一般不用于传染疫源地消毒，故消毒主要应用物理及化学方法。

（一）物理消毒法

1. 机械消毒　部分或全部消除但不能杀灭病原体，如刷洗、通风、过滤等。一般应用肥皂刷洗、流水冲净，可消除手上大部分甚至全部细菌及病毒等病原微生物；使用多层口罩可防止病原体自呼吸道侵入或排出。通风可使室内空气中微生物显著减少（换气1次可清除空气中原有微生物的60%），加用通风装置过滤器可使手术室、实验室及隔离病室的空气保持无菌状态；防化服能有效地防止冠状病毒污染医务人员，工业用防尘口罩可阻留90%的病原体以预防呼吸道感染病。

2. 热力消毒　高温对细菌有明显的杀灭作用。热力灭菌主要是利用高温使菌体变性或凝固，酶失去活性，而使细菌死亡。此外，高温亦可导致细胞膜功能损伤而使小分子物质以及降解的核糖体漏出。热力灭菌是最可靠而普遍应用的灭菌法，包括湿热灭菌和干热灭菌法。

（1）湿热灭菌法：在同样的温度下，湿热的杀菌效果比干热好，其原因有：①蛋白质凝固所需的温度与其含水量有关，含水量越大，发生凝固所需的温度越低。湿热灭菌的菌体蛋白质吸收水分，因此比在同一温度的干热空气中易于凝固。②湿热灭菌过程中，蒸汽释放出大量潜热，加速提高湿度，故湿热灭菌比干热灭菌所需温度低。在同一温度下，则湿热灭菌所需时间也比干热灭菌所需时间短。③湿热的穿透力比干热大，使消毒物品深部也能达到灭菌温度，故湿热比干热效果好。湿热灭菌法包括：①煮沸法：煮沸100℃ 10～30分钟能杀灭一般细菌的繁殖体，许多细菌芽胞如肉毒杆菌芽胞、破伤风杆菌芽胞需经煮沸5～6小时才能灭活，肝炎病毒在100℃ 15～30分钟也能灭活。水中加入1%～2%碳酸氢钠或0.5%肥皂等碱性溶液，有去污、防锈、去脂、溶解蛋白质的作用，并可提高沸点达105℃，可促进细菌芽胞的杀灭，增强杀菌效果。煮沸法可用于饮水、耐热物品以及金属医疗器械的消毒。②高压蒸气消毒法：高压蒸气消毒是在专门的压力蒸气容器中进行的，是热力消毒中使用最普遍、效果最可靠的一种方法。通常采用压力为98.0kPa（735mmHg）、温度121～126℃ 15～30分钟即能彻底杀灭病原体，包括各种细菌芽胞及真菌孢子。适用于耐高温、高压物品的灭菌如一般金属、橡皮、玻璃、敷料、器皿、溶液及被服等。其优点是穿透力强，灭菌效果可靠，且经济、快速、无臭、无味和无毒性；③预真空型压力蒸气消毒法：先使消毒压力容器形成负压，再导入蒸气，能加强蒸气对消毒物品的穿透力，2分钟内即能杀灭细菌芽胞，消毒物品也能迅速干燥。本法尤其适用于各种纤维织物、手术器械、器皿、塑料或橡胶管等物品的消毒灭菌，但不能用于液体类物品的消毒灭菌。④巴氏消毒法：适用于不耐高温物品、器械及牛奶、酒类的消毒。一是利用热水杀菌；另一是利用蒸气通入密闭柜内进行消毒，温度一般为65～75℃，时间为10～15分钟，可杀灭细菌繁殖体、结核杆菌、真菌、病毒等，但不能杀灭细菌芽胞，因此达不到灭菌效果。⑤流通蒸气消毒法：一般采用流通蒸汽灭菌器，相对湿度80%～100%，温度近100℃ 15～30分钟，利用蒸气在物品表面凝聚，释放热能而杀灭病原体。当蒸气凝聚收缩产生负压时，可促进外层热蒸气进入补充，穿透至物品深处，加速热量释放，促进消毒。

（2）干热灭菌法：干热空气传导差，热容量小，穿透力弱，物体受热较慢，因此干热灭菌比湿热灭菌需要更高的温度及较长的时间。一般干热灭菌需160～170℃ 1～2小时才能灭菌，适用于不能带水分的玻璃容器、金属器械等的消毒。

干烤消毒：利用干烤箱加热160～180℃ 2小时，可以杀灭病原体包括细菌芽胞。主要用于玻璃器皿、瓷器等的消毒灭菌。

火烧法消毒：火烧是直接用火焰杀灭病原微生物，凡经济价值小的污染物、金属器械及尸体等均可用此法。简便经济、效果稳定。然而，火烧应在专用的焚烧炉内进行。

3. 辐射消毒　包括非电离辐射与电离辐射两种。前者有紫外线、红外线和微波，后者包括丙种射线的高能电子束（阴极射线）。

红外线和微波主要依靠产热杀菌。电离辐射设备昂贵，对物品及人体有一定伤害，故使用较少。目前应用最多为紫外线，可引起细胞成分，特别是核酸、原浆蛋白及酸发生变化，导致微生物死亡。紫外线波长范围2100～3280A，杀灭微生物的波长为2000～3000A，以2500～2650A作用最强。对紫外线耐受力以真菌孢子最强，细菌芽胞次之，细菌繁殖体最弱。紫外线穿透力差，3000A以下者不能透过2mm厚的普通玻璃。空气中尘埃及相对湿度可降低其杀菌效果。对水的穿透力随深度和浊度的增加而降低。然而，因紫外线使用方便，对药品无损伤，故广泛用于空气及一般物品表面消毒。由于紫外线照射人体能发生皮肤红斑、紫外线眼炎及臭氧中毒等，使用时人应避开或用相应的保护措施。

日光暴晒亦依靠其中的紫外线，但由于大气层中的散射和吸收使用，仅39%可达地面，因此仅适用于耐力低的微生物，且须较长时间暴晒。

电离辐射消毒用于消毒灭菌的辐照射线有两种，即γ射线（由核素^{60}Co或^{137}Cs产生）和β射线（由电子加速器发射的高速电子流）。具有较高的能量和穿透力，可在常温下对不耐热物品进行消毒灭菌，因此又称“冷灭菌”。其消毒灭菌原理为：①干扰微生物的代谢；②水分子波高速粒子打入后产生过氧化氢，使微生物死亡；③破坏微生物细胞内膜，导致酶系统紊乱而死亡。其优点为消毒效果彻底可靠，不引起温度明显变化；穿透力强，物品灭菌前即可包装以防止再污染；可连续照射消毒，故适于大批量物品的消毒，如各种缝线、敷料、导管、注射和采血用品、手术器械、精密医疗仪器（包括人工心肺机、透析器、吸引器等）和生物工程制品（包括心脏瓣膜、人工器官等）的消毒。此外，还适用于药品、食品、毛皮和污水的消毒，特别适于忌热忌湿物品的消毒灭菌，一次性使用的物品多用此法消毒灭菌。但电离辐射设备昂贵，对人体有一定伤害。

（二）化学消毒法

化学消毒法是利用化学药物作用于病原体，影响其酶活性、蛋白质及其生物活性，从而杀灭病原体。化学消毒法使用简单灵活，处理面积大，有着不可替代的优越性，但随着人们环保意识的提高，化学消毒剂的污染问题亦日益突出。

用于消毒的化学药物称为化学消毒剂。化学消毒剂从状态上可分为液体消毒剂、固体消毒剂和气体消毒剂3大类，而根据其对病原微生物的杀灭作用可分为高效、中效、低效化学消毒剂3类：①高效化学消毒剂是指能杀灭各种细菌包括细菌芽胞、真菌及病毒的消毒剂，故称灭菌剂。常用的高效化学消毒剂有过氧化物类（过氧乙酸、过氧化氢、臭氧等）、醛类（甲醛、戊二醛）、环氧乙烷类、含氯消毒剂（有机氯、无机氯）等；②中效化学消毒剂是指能杀灭细菌繁殖体、真菌和病毒，但不能杀灭细菌芽胞的消毒剂如乙醇、酚类等；③低效化学消毒剂指只能杀灭部分细菌繁殖体、真菌和亲脂病毒，不能杀灭结核杆菌、细菌芽胞及抵抗力较强的真菌和病毒的消毒剂如苯扎溴铵（新洁尔灭）等。

1. 化学消毒剂　根据其对病原体蛋白质的作用机制不同可分为以下几类。

（1）凝固蛋白类化学消毒剂：包括酚类、醇类及酸类消毒剂。

酚类消毒剂：主要有煤酚皂、石炭酸和六氯酚等。具有特殊气味，杀菌力有限。可使纺织品变色，橡胶类物品变脆，对皮肤有一定的刺激。因此，除煤酚皂溶液外，石炭酸和六氯酚应用较少。煤酚皂溶液是以47.5%甲酚与钾皂配制而成，红褐色，易溶于水，性质稳定，有去污作用，杀菌效力较石炭酸强2～5倍，可杀灭细菌繁殖体与某些亲脂病毒，但对细菌芽胞效果较差。常用为1%～5%水溶液，可用于喷洒、擦拭、浸泡容器及洗手等。衣服、被单用1%～3%溶液浸泡30～60分钟，再用清水洗净；结核患者衣物则用5%溶液浸泡1小时；室内家具、便器、运输工具等也可用1%～3%溶液擦拭或喷洒，需作用30～40分钟；手用2%溶液浸泡2分钟后，清水洗净。

醇类消毒剂：最常用的是乙醇和异丙醇。75%乙醇可迅速杀灭细菌繁殖体，对一般病毒作用较慢，对肝炎病毒无效；对真菌孢子有一定杀灭作用，对细菌芽胞无作用。常用于皮肤消毒和体温计浸泡消毒，因不能杀灭细菌芽胞，故不能用于手术器械浸泡消毒。异丙醇对细菌杀灭能力大于乙醇，经肺吸收可导致麻醉，但对皮肤无损害，可代替乙醇应用。

酸类消毒剂：对细菌繁殖体及芽胞均有杀灭作用，但易损伤物品，故一般不用于居室消毒。5%盐酸溶液可消毒洗涤食具、水果，乳酸常用于空气消毒，100m^{3}空间用10g乳酸熏蒸30分钟，即可杀灭葡萄球菌及流感病毒。

（2）溶解蛋白类消毒剂：主要为碱性化学药物，常用有氢氧化钠、石灰等。

氢氧化钠：白色结晶，易溶于水，杀菌力强，2%～4%溶液能杀灭病毒及细菌繁殖体，10%溶液能杀灭结核杆菌，30%溶液作用10分钟能杀灭细菌芽胞。然而，因腐蚀性强，故极少使用，仅用于杀灭炭疽杆菌芽胞。

石灰：遇水可产生高温并溶解蛋白质，杀灭病原体。常用10%～20%石灰乳消毒排泄物，用量需2倍于排泄物，搅拌后作用4～5小时；20%石灰乳用于消毒炭疽杆菌污染场所，每4～6小时喷洒1次，连续2～3次。因性质不稳定，故应用时应新鲜配制。

（3）氧化蛋白类消毒剂：包括含氯消毒剂和过氧化物类消毒剂。因消毒力强，故目前在医疗防疫工作中应用最为广泛。

含氯消毒剂：指溶于水产生具有杀灭病原体活性的次氯酸消毒剂，其杀灭病原体的有效成分常以有效氯含量表示。次氯酸分子量小，易扩散到病原体表面，并穿透至细胞内，氧化细胞酶硫氢基团、破坏其代谢。含氯消毒剂可杀灭各种病原微生物，包括细菌繁殖体、病毒、真菌、结核杆菌和细菌芽胞。这类消毒剂包括无机氯化合物如次氯酸钠（10%～12%）、漂白粉（25%）、氯化磷酸三钠（3%～5%）和有机氯化合物如二氯异氰尿酸钠（60%～64%）、三氯异氰尿酸（87%～90%）、氯胺T（24%）等。无机氯性质不稳定，易受光、热和潮湿的影响而丧失其有效成分；有机氯则相对稳定，但溶于水后均不稳定。它们对病原微生物的杀灭作用明显受浓度、作用时间的影响，一般有效氯浓度越高、作用时间越长消毒效果越好；pH越低消毒效果越好，温度越高则杀灭微生物作用越强。但是当有血液、唾液和排泄物等存在时消毒效果可明显下降，此时应加大消毒剂使用浓度或延长作用时间。但是高浓度含氯消毒剂对人呼吸道黏膜和皮肤有明显刺激作用，对物品有腐蚀和漂白作用，大量使用还可污染环境。因此，使用时应按不同病原微生物污染的物品选用适当浓度和作用时间。此类消毒剂常用于环境、物品表面、食具、饮用水、污水、排泄物、垃圾等消毒。目前常用的含氯消毒剂包括：①漂白粉：应用最广泛。主要成分为次氯酸钙，含有效氯25%～30%，性质不稳定，可为光、热、潮湿及CO_2所分解。故应密闭保存于阴暗干燥处，时间不超过1年。酸性环境中杀菌力强而迅速，高浓度能杀灭细菌芽胞。粉剂常用于粪、痰、脓液等排泄物和分泌物消毒，每升加干粉200g，搅拌均匀后放置1～2小时；尿液每升加干粉5g，放置10分钟即可。10%～20%漂白粉乳剂除消毒排泄物和分泌物外，可用于喷洒厕所、污染的车辆等。漂白粉澄清液可用于浸泡、清洗、擦拭、喷洒墙面，对结核杆菌和肝炎病毒可用5%澄清液作用1～2小时；②氯胺T：为有机氯消毒剂，含有效氯24%～26%，性质较稳定，密闭保持1年仅丧失有效氯0.1%。微溶于水，刺激性和腐蚀性较小，作用较次氯酸缓慢。0.2%溶液1小时可杀灭细菌繁殖体，5%溶液2小时可杀灭结核杆菌，杀灭细菌芽胞则需10小时以上，1%～2.5%溶液对肝炎病毒也有作用；③二氯异氰尿酸钠：含有效氯60%～64.5%，具有高效、广谱、稳定、溶解度高、毒性低等优点。水溶液可用于喷洒、浸泡、擦抹，亦可用干粉直接消毒污染物、处理粪便等排泄物，对肝炎病毒有杀灭作用。直接喷洒地面，剂量为10～20g/m²。与多聚甲醛干粉混合点燃，气体可用于熏蒸消毒。

过氧化物类消毒剂：具有强氧化能力，各种病原微生物对其十分敏感，可将所有病原微生物杀灭，其优点是消毒后在物品上不留残余毒性。但由于化学性质不稳定，需现配现用，且其氧化能力强，高浓度时可刺激、损害皮肤黏膜，腐蚀物品。过氧化物消毒剂主要包括：①过氧乙酸：常用于被病毒污染物品或皮肤消毒，0.5%溶液10分钟可杀灭细菌繁殖体，1%溶液5分钟可杀灭细菌芽胞；消毒皮肤时浓度为0.2%～0.4%，作用时间为3分钟。在无人密闭环境中可用于空气消毒，以2%过氧乙酸喷雾（按8ml/m³计算），或加热过氧乙酸熏蒸（按0.75～1g/m³计算），作用1小时后开窗通风；②臭氧：也是一种强氧化剂，溶于水时杀菌作用更为明显，常用于水的消毒，饮用水消毒时加臭氧量为0.5～1.5mg/L，水中余臭氧量0.1～0.5mg/L维持10分钟可达到消毒要求，水质较差时应加大臭氧加入量达3～6mg/L。

（4）烷基化消毒剂：包括醛类消毒剂和环氧乙烷。①醛类消毒剂：包括甲醛和戊二醛。醛类消毒剂是活泼的烷化剂，作用于病原微生物蛋白质中的氨基、羧基、羟基和巯基，破坏蛋白质分子而杀灭微生物。甲醛及戊二醛均可杀灭各种病原微生物，由于对人体皮肤、黏膜有刺激和固化作用并可使人致敏，因此不可用于空气、食具等消毒。一般仅用于医疗器械的消毒或灭菌，且经消毒或灭菌的医疗器械必须用灭菌水将残留的消毒液冲洗干净后方可使用。戊二醛性质稳定，腐蚀性小。

戊二醛原液用0.3%碳酸氢钠溶液配制成2%水溶液，主要用于麻醉科、外科、口腔科、泌尿科器械的浸泡消毒，金属、橡胶、塑料制品和内镜均可浸泡，作用时间为30分钟至3小时。②环氧乙烷：属高效化学消毒剂，可杀灭所有病原微生物，常温下为气体灭菌剂。其作用为通过烷基化，破坏微生物的蛋白质代谢。一般消毒剂量为0.5～0.7kg/m^3，15℃持续作用12～48小时。温度升高10℃，杀菌力可增强1倍以上，相对湿度30%灭菌效果最佳。具有活性高、穿透力强、不损伤物品、不留残毒等优点，可用于纸张、书籍、布、皮毛、塑料、人造纤维、金属及精密医疗器械的消毒。因穿透力强，故需在密闭容器中进行消毒；须避开明火以防燃爆，消毒后通风防止吸入。

（5）阳离子表面活性剂：主要有季铵盐类如苯扎溴铵，高浓度可凝固蛋白质，低浓度可抑制细菌代谢。有杀菌和去污作用，毒性和刺激性小，无漂白及腐蚀作用，无臭、稳定、水溶性好。但杀菌力不强，尤其对细菌芽胞效果不佳，受有机物影响较大，配伍禁忌较多。苯扎溴铵对化脓菌、肠道菌及某些病毒如流感病毒、疱疹病毒等亲脂病毒有较好杀灭能力，但对结核菌及真菌作用差，对细菌芽胞只有抑制作用，对肝炎病毒无灭活作用。苯扎溴铵可用0.1%～0.5%溶液喷洒、浸泡、擦抹。对于餐具、痰盂、便器等消毒，可洗净后用0.5%溶液浸泡30～60分钟；体温计浸泡15分钟，亦可用0.1%～0.5%溶液对皮肤消毒，0.02%溶液可用于妇产科、泌尿科、眼科等作黏膜冲洗。不宜用做排泄物及分泌物消毒用。苯扎溴铵易被微生物污染，故消毒液应随用随配，使用不得超过3日。

（6）其他消毒剂包括：①含碘消毒剂：包括碘酊和聚维酮碘（碘伏），碘通过卤化作用，干扰蛋白质代谢，可杀灭细菌繁殖体、真菌和部分病毒，作用迅速而持久，无毒性，受有机物影响小。可用于皮肤、黏膜消毒，医疗器械应急处理。一般碘酊的浓度为2%，聚维酮碘的浓度为0.3%～0.5%；②双胍类消毒剂：双胍化合物氯己定醇（洗必泰）有较强的消毒作用，可用于手、皮肤、医疗器械及衣物等消毒，常用浓度为0.2%～1%。

常见各种物品常用消毒方法见表26-4-1。

表26-4-1　常见各种物品常用消毒方法

消毒对象		消毒剂	消毒方法		时间	备注
名称	性质		剂型与浓度	用量/用法		
衣服、被单等	棉织品	煮沸	加（或不加）0.5%～1%碱或肥皂		30分钟	芽胞1小时或以上
		高压蒸气	压力1.2kg/cm^2		15～30分钟	
		湿热空气	平压，相对湿度30%～100%，湿度100℃		30分钟	可用蒸笼代替
		甲酚皂溶液	3%～5%	4～5l/kg	2小时	
	丝织品及皮毛类等	甲醛	加热蒸发甲醛消毒室	12.5～20ml/m^3，繁殖型75ml/m^3，芽胞200ml/m^3	10～24小时，1.5～20小时	要求温度15℃以上
		环氧乙烷	蒸发	0.5～0.7l/m^3	14～48小时	排气时注意通风
食具	瓷器及搪瓷类	煮沸	加（或不加）1%～2%碱	完全淹没消毒物品	15分钟	金属食具不用漂白粉，玻璃及塑料食具不宜蒸煮
		漂白粉	0.2%～1%澄清液	同上	30分钟	
		湿热空气	100℃	同上	15分钟	
		新洁尔灭	0.5%	完全淹没消毒物品	15分钟	

续表

消毒对象		消毒剂	消毒方法		时间	备注
名称	性质		剂型与浓度	用量/用法		
居室及日常用品	家具	漂白粉	0.2% ~1%澄清液	200ml/m³ 喷洒或湿抹	1 小时	金属或油漆家具不用漂白粉，肝炎病房或病家消毒可用戊二醛，芽胞类用 2%碱性戊二醛，体温表、水果、鸡蛋亦可用过氧乙酸消毒
		甲酚皂溶液	3% ~5%	200ml/m³ 喷洒或湿抹	1 小时	
		氯胺等	0.2% ~0.5%	200ml/m³ 喷洒或湿抹	1 小时	
		戊二醛	2%	200ml/m³ 喷洒或湿抹	1 小时	
	塑料制品	过氧乙酸	0.5%	浸胞，完全淹没消毒物品	25 分钟	
	书籍	甲醛	加热蒸发	12.5 ~50ml/m³	10 ~24 小时	
		环氧乙烷	蒸发	0.5 ~0.7kg/m³	24 ~48 小时	
	地面墙壁	漂白粉及氯胺等	与家具同	与家具同	与家具同	
	空气	人工紫外线	2700A 左右		30 分钟	
		乳酸	熏蒸	2 ~4ml/100m³	30 分钟	
粪便	稀	漂白粉	干粉	200g/l	2 小时	充分搅匀，成形粪便可用 20%漂白粉乳剂
		氯胺等	3%	完全淹没粪便	2 小时	
		石灰	20%乳剂	完全淹没粪便	2 小时	
尿		漂白粉	干粉	2g/l	2 小时	
痰或脓		漂白粉	干粉	5g/l，200g/l	15 分钟，1 小时	
便盆尿壶等	搪瓷、木器	漂白粉	0.2% ~0.5%澄清液	浸泡	30 分钟	
		氯胺等	0.2% ~0.5%	浸泡	30 分钟	
残余食物	固体	漂白粉	10% ~20%乳剂	浸泡，完全淹没消毒物品	30 分钟	
皮肤	手或其他污染部位	洗必泰	0.2‰ ~0.5‰	浸泡洗手	5 ~10 分钟	亦可煮沸消毒
		新洁尔灭等	0.1%	浸泡洗手	5 ~10 分钟	
		甲酚皂溶液	3% ~5%	浸泡	5 ~10 分钟	
		过氧乙酸	0.5‰ ~1‰	浸泡	5 ~10 分钟	
皮毛	可疑污染的生皮毛	盐酸加食盐	2.5%盐酸加热至 25 ~30℃ 15%食盐	500 ~ 1000ml/m² 喷洒，浸泡	40 小时	
		环氧乙烷	蒸发	0.5% ~0.7kg/m³	24 ~43 小时	
炭疽疫源地(厩舍)	地面	氢氧化钠	10%溶液	涂抹 2 次	间隔 30 分钟	
	墙壁	漂白粉	20%溶液	涂抹 2 次	间隔 30 分钟	
	病房交通工具	甲醛	熏蒸	15 ~200ml/m³	12 ~24 小时	

2. 应用化学消毒时应注意的问题　化学消毒法是应用化学消毒剂作用于病原微生物,使微生物蛋白质变性而杀灭病原体。而病原体在实际条件下不是以纯培养物形式存在,而是与患者的分泌物或排泄物(如黏液、脓液、粪、尿等)及其他微生物共同存在,并且附着在外界物体上。因此,使用化学消毒法时应注意以下情况:①需将消毒剂配成溶液,且使化学消毒剂与分泌物或排泄物中的病原微生物直接接触;当消毒含有大量蛋白质的分泌物或排泄物时,需将分泌物或排泄物与消毒剂充分搅拌。②消毒剂的浓度和用量须符合规定。③消毒必须达到规定的作用时间。④注意温度对消毒效果的影响,温度低于16℃时,一般化学消毒剂对大部分病原体丧失作用。⑤化学消毒剂对分泌物所附着的物品应无损坏作用。

(三)常见感染病消毒效果检查

感染病消毒效果的检查目前多采用条件致病菌作为间接指标。肠道感染病以大肠埃希菌为指标,呼吸道感染病以溶血性链球菌为指标。如消毒前后均未检出大肠埃希菌或溶血性链球菌,则以消毒后自然菌落总数降低的百分率评价。消毒后自然菌落总数下降80%以上为效果良好,降低70%为较好,减少60%以上为一般,减少60%以下为不合格。具体检查方法如下。

1. 物品表面检查在消毒物品相邻部位划出两个$10cm^2$范围,消毒前后分别以无菌棉签采样,接种后培养24~48小时观察结果。

2. 排泄物检查消毒前后各取0.2ml排泄物的稀释液接种肉汤管,37℃培养24小时后再取样转种相应的培养基,24~48小时后观察结果。

3. 空气消毒效果检查一般用自然沉降法。消毒前后在消毒空间的不同平面和位置放置4~5个平皿培养基,暴露5~30分钟后盖好,培育24~48小时观察结果。

(王宇明)

附录五　实验室检验项目及其正常值

一、血液一般检查

项　目	正　常　值
总血量	60~80ml/kg体重
比重　全血	男性　1.054~1.062
	女性　1.048~1.059
血浆	1.024~1.029
渗透压	
血胶体渗透压	(2.8±0.4)kPa;(21±3)mmHg
血晶体渗透压	(280~310)mOsm/kg
红细胞数目(RBC)	
男性	$(4\times10^{12}\sim5.5\times10^{12})/L$
女性	$(3.5\times10^{12}\sim5.0\times10^{12})/L$
血红蛋白(HGB)	
男性	120~160g/L(12~16g/dl)
女性	110~150g/L(11~15g/dl)
血细胞比容(HCT)	
男性	0.42~0.49
女性	0.37~0.48
红细胞平均直径(MCD)	(7.33±0.29)μm
红细胞平均体积(MCV)	80~100fl
红细胞平均血红蛋白(MCH)	26~32pg
红细胞平均血红蛋白浓度(MCHC)	310~350g/L
红细胞体积分布宽度(RDW)	<0.15

续表

项　　目	正　常　值
红细胞生存时间	110～130d
网织红细胞百分比(Ret%)	0.5%～1.5%
绝对计数	$(24\sim84)\times10^9/L$
白细胞数目(WBC)	$(4\sim10)\times10^9/L$
白细胞分类计数	
中性粒细胞百分比(Neu%)	50%～70%
嗜酸性粒细胞百分比(Eos%)	0.5%～5%
嗜碱性粒细胞百分比(Bas%)	0～1%
淋巴细胞百分比(Lymph%)	20%～40%
单核细胞百分比(Mon%)	3%～8%
中性粒细胞计数绝对值(Neu)	$(2\sim7)\times10^9/L$
淋巴细胞计数绝对值(Lymph)	$(0.8\sim4)\times10^9/L$
单核细胞计数绝对值(Mon)	$(0.12\sim0.8)\times10^9/L$
嗜酸性粒细胞计数绝对值(Eos)	$(0.05\sim0.5)\times10^9/L$
嗜碱性粒细胞计数绝对值(Bas)	$(0\sim0.1)\times10^9/L$
血小板数目(PLT)	$(100\sim300)\times10^9/L$
血小板比容(PCT)	0.1%～0.3%
平均血小板体积(MPV)	(10.46±2.80)fl
血小板体积分布宽度(PDW)	0.15～0.17
中性粒细胞碱性磷酸酶	
阳性率	10%～40%
积分值	40～80
红细胞沉降率(ESR)(魏氏长管法)	
男性	<15mm/h
女性	<20mm/h

二、溶血检查

项　　目	正　常　值
红细胞渗透性脆性试验	0.42%～0.46%氯化钠液内开始溶解 0.32%～0.34%氯化钠液内全部溶解
变性珠蛋白小体(Heinz bodies)生成实验	<30%
血浆游离血红蛋白	<40mg/L
血清结合珠蛋白(HP)	0.5～1.5g/L
血红蛋白电泳	
血红蛋白 A(HbA)	>95%
血红蛋白 A_2(HbA_2)	1.5%～3.5%
胎儿血红蛋白(HbF)	<2%
高铁血红蛋白	0.3～1.3g/L
高铁血红蛋白还原实验	>75%
抗人球蛋白试验(Coombs 实验)	直接和间接实验均阴性
酸溶血实验(Ham 实验)	阴性
外周血 CD55 阴性、CD59 阴性红细胞	<5%

续表

项目	正常值
外周血CD55阴性、CD59阴性中性粒细胞	<5%
冷热溶血试验(Donath-Landsteiner试验)	阴性
热变性试验	阴性
红细胞包涵体试验	阴性
血红素结合蛋白测定	0.5～1.0g/L(50～100mg/dl)
蔗糖溶血试验	阴性
酸化甘油溶血试验	阴性

三、出凝血检查

项目	正常值
血小板聚集实验(注:MAR为最大聚集率)	
ADP	1.0μm/L MAR 62.7%±16.1%
肾上腺素	0.4mg/L MAR 67.8%±17.8%
胶原	3mg/L MAR 71.7%±19.3%
瑞斯托霉素	1.5g/L MAR 87.5%±11.4%
血浆β-血栓蛋白	15～70μg/L
血浆血栓素B_2(TXB_2)	(136±81.60)ng/L
血小板表面α颗粒膜蛋白-140(GMP-140)	9.4～20.8ng/ml
出血时间(BT)	
(Duke法)	1～3分钟
(Ivy法)	2～6分钟
凝血因子功能活性检查	
因子Ⅱ促凝活性	82%～114%
因子Ⅴ促凝活性	60%～175%
因子Ⅶ促凝活性	70%～120%
因子Ⅷ促凝活性	76%～130%
因子Ⅸ促凝活性	70%～130%
因子Ⅹ促凝活性	84%～122%
因子Ⅺ促凝活性	80%～120%
因子Ⅻ促凝活性	72%～112%
血管性血友病因子抗原测定(vWf:Ag)ELISA法	70%～150%
血浆纤维蛋白原	2～4g/L
全血凝块溶解试验	24小时内不发生溶解
血浆纤维蛋白(原)讲解产物(FDP)	
免疫比浊法	<5.0μg/L
血浆纤维蛋白肽A	0.4～2μg/L
血浆纤维蛋白肽$B\beta_{1-42}$	0.74～2.24nmol/L
血浆纤维蛋白肽$b\beta_{15-42}$	1.56～1.20nmol/L
3P试验	阴性
血浆D-二聚体(D-Dimer)	
免疫比浊法	<0.8mg/L
血浆纤溶酶原	
发色底物法	94.48%±8.95%

续表

项　目	正　常　值
组织纤维溶酶原激活物(t-PA)	
发色底物法	1.2～2.6IU/ml
ELISA	1～12ng/ml
纤溶酶原激活剂抑制物(PAI)	
ELISA	5～45ng/ml
蛋白 C	
活性	87%～113%
放射免疫	(3.1±0.5)μg/ml
蛋白 S 活性	88%～107%
血浆抗凝血酶(AT)	
火箭电泳法定量	(290±60)mg/L
凝血酶凝胶空斑法	活性 64%～116%
血清 α_2-巨球蛋白(α_2-MG)	2.5～4g/L
抗心磷脂抗体	阴性
阿司匹林耐量实验	服药后 2 小时和 4 小时出血时间比服药前延长 2 分钟之内
凝血时间(CT)	
玻管法	5～10 分钟
塑料管法	10～19 分钟
硅管法	15～30 分钟
凝血酶原时间(PT)	11～13 秒(90%～110%)
蝰蛇蛇毒时间(RVVT)	13～14 秒,比正常对照延长 3 秒以上有意义
凝血酶原消耗时间(PCT)	>25 秒
血块退缩时间	30～60 分钟开始,24 小时完全退缩,血块收缩率 48%～64%
活化部分凝血活酶时间(APTT)	35～45 秒,比正常对照延长 10 秒以上有意义
复钙时间(RT)	1.5～3 分钟
凝血活酶生成试验(TGT)	在 4～6 分钟内基质血浆凝固时间为 9～11 秒。受检标本与基质血浆混合后的最短时间比正常值>5 秒为异常。各凝血因子活性>60%为正常
简易凝血活酶生成试验(STGT)	10～14 秒
凝血酶时间(TT)	16～18 秒,比正常对照延长 3 秒以上有意义
凝血酶时间延长纠正试验(甲苯胺蓝纠正试验)	加甲苯胺蓝后 TT 恢复时间正常或缩短 5 秒以上表示受检血浆中存在肝素或肝素抗凝物质
凝血酶原活动度(PTA)	75%～120%
国际标准化比值(INR)	0.85～1.15

四、血液流变学检查

项　目	正　常　值
全血高切黏度	
男	5.63～6.87
女	4.74～5.86
全血低切黏度	
男	7.51～10.1
女	5.84～8.14

续表

项目	正常值
血浆比黏度	1.64～1.77
聚集指数(低切/高切)	
男	1.28～1.58
女	1.15～1.47
红细胞电泳	15.02～17.32 秒
血小板电泳	19.38～22.23 秒

五、血液化学检查

项目	正常值
血清葡萄糖(葡萄糖氧化酶法)	3.9～6.1mmol(70～110mg/dl)
血清糖化血红蛋白(HbA1c)	4%～6%(高效液相色谱法)
血清果糖胺	0～285μmol/L
血浆乳酸	<2.4mmol/L(5～20mg/dl)
全血丙酮酸	0.03～0.10mmol/L(0.3～1.0mg/dl)
二氧化碳结合率(CO_2CP)	23～29mmol/L
阴离子间隙(AG)	8～16mmol/L
血清钠	136～145mmol/L(310～330mg/dl)
血清钾	3.5～5.3mmol/L(16～22mg/dl)
血清钙(总钙)	2.25～2.75mmol/L(9～11mg/dl)
血清磷	1.0～1.6mmol/L(3.2～5.0mg/dl)
血清氯化物	96～108mmol/L(570～620mg/dl)
血清铁	
男	11～30μmol/L(60～170μg/dl)
女	9～27μmol/L(50～150μg/dl)
血清总铁结合力	
男	50～77μmol/L(280～430μg/dl)
女	54～77μmol/L(300～430μg/dl)
血清铁饱和度	20%～55%
血清铁蛋白	30～400ng/ml
血清转铁蛋白	2.12～3.60g/L
血清铜	11.0～22.0μmol/L(70～140μg/dl)
血清锌	11.5～18.4μmol/L(70～120μg/dl)
血清镁	0.8～1.2mmol/L(2～3mg/dl)
尿素	2.5～7.1mmol/L(尿素氮 7～18mg/dl)
尿酸	
男	210～420μmol/L(3.5～7.2mg/dl)
女	150～350μmol/L(2.6～6.0mg/dl)
肌酐	
男	62～115μmol/L(0.7～1.3mg/dl)
女	53～97μmol/L(0.6～1.1mg/dl)

六、血脂

项　　目	正　常　值
总胆固醇(Tcho)	3. 1 ~ 5. 9mmol/L(117 ~ 220mg/dl)
甘油三酯(TG)	0. 56 ~ 1. 7mmol/L(50 ~ 150mg/dl)
高密度脂蛋白-胆固醇(HDL-ch)	0. 4 ~ 2. 0mmol/L(>40mg/dl)
低密度脂蛋白-胆固醇(LDL-ch)	2. 0 ~ 3. 1mmol/L(<120mg/dl)
脂蛋白(a)[LP(a)]	0 ~ 300mg/L
载脂蛋白 A1(apo A1)	1. 0 ~ 1. 3g/L
载脂蛋白 B_{100}($apoB_{100}$)	0. 6 ~ 0. 9g/L
载脂蛋白 E(apo E)	29 ~ 53mg/L
血清蛋白总量	60 ~ 80g/L
白蛋白	35 ~ 55g/L
球蛋白	20 ~ 30g/L
血清蛋白电泳(醋纤膜法)	
白蛋白	63% ~ 71%
球蛋白	
α_1	3% ~ 4%
α_2	6% ~ 10%
B	7% ~ 11%
γ	9% ~ 18%
血清前白蛋白	0. 18 ~ 0. 45g/L
β_2-微球蛋白(β_2-MG)	0. 7 ~ 1. 8mg/L
血清铜蓝蛋白	150 ~ 600mg/L
血清总胆红素(TB)	1. 7 ~ 17. 1μmol/L(0. 1 ~ 1. 0mg/dl)
血清结合胆红素(CB)	0 ~ 6μmol/L(0 ~ 0. 2mg/dl)
血清总胆汁酸	<10mmol/L
血氨	11 ~ 35μmol/L(40 ~ 490μg/dl)
血清维生素 B_{12}	200 ~ 900pg/ml(148 ~ 664pmol/L)
维生素 B_{12} 吸收(Schiling)实验	>7%
血清叶酸	6 ~ 21ng/ml(13. 6 ~ 47. 6nmol/L)
血清Ⅲ型前胶原(PⅢP)	<18ng/ml
血清Ⅳ型胶原(PⅣP)	30 ~ 140ng/ml
层黏连蛋白(LN)	<150pg/ml
肌钙蛋白(cTnT)	<0. 1ng/ml
肌红蛋白(Myo)	<70ng/ml
纤维结合蛋白(FN)	250 ~ 486μg/ml

七、血清酶血

项　目	正　常　值
血清丙氨基转移酶(ALT)	
赖氏法	<40IU/L(5～25IU/L)
酶-速率法	<75IU/L
血清天冬氨酸氨基转移酶(AST)	
赖氏法	<40IU/L(8～20IU/L)
酶-速率法	<75IU/L
血清碱性磷酸酶(ALP)	15～115IU/L
血清酸性磷酸酶(ACP)	<11IU/L
血清乳酸脱氢酶(LDH)	109～245IU/L
血清乳酸脱氢酶同工酶	
LDH_1	24%～34%
LDH_2	35%～44%
LDH_3	19%～27%
LDH_4	0～5%
LDH_5	0～2%
血清 γ-谷氨酰转肽酶(γ-GT)	5～54IU/L
血清胆碱酯酶(ChE)	30～80IU/ml
血清溶菌酶	5～30μg/ml
(尿液溶菌酶 0μg/ml)	
血清淀粉酶(AMS)	148～333IU/dl
(尿液淀粉酶 100～1200U/dl)	
血清脂肪酶(LPS)	0～160IU/L
血清胰蛋白酶	<400ng/ml
血清肌酸激酶(CK)	10～110IU(30℃)
血清肌酸激酶同工酶	
CK-MB	<4%～6%　男性<4.94ng/ml　女性<2.88ng/ml
CK-MM	>94%～96%
CK-BB	0 或微量
血清腺苷脱氨酶(ADA)	0～25IU/ml
胸水腺苷脱氨酶	<45IU/dl

八、免疫学检查

项　目	正　常　值
IgG	7.60～16.60g/L
IgA	0.71～3.35g/L
IgM	0.60～2.12g/L
IgD	1～4mg/L
IgE	0.1～0.9mg/L
血清冷球蛋白	<80μg/ml

续表

项　　目	正　常　值
血清总补体溶血活性(CH_{50})	50～100 CH_{50}U/ml
C3	(1.14±0.27)g/L
C4	(0.55±0.11)g/L
C1q	(0.20±0.04)g/L
B因子	0.01～0.40g/L
循环免疫复合物(CIC)	
PEG沉淀比浊法	2.3%～6.3%
ELISA法	<28.4μg/ml
外周血单个核细胞	
T细胞表面标志	
CD3	
免疫荧光法	63.1%±10.8%
流式细胞术	61%～85%
CD4	
免疫荧光法	42.8%±9.5%
流式细胞术	28%～58%
CD8	
免疫荧光法	19.6%±5.9%
流式细胞术	19%～48%
CD4∶CD8	0.9∶1～2.1∶1
B细胞表面标志	
SmIg	12%～34%
CD19	12%～25%
CD20	12%～25%
淋巴细胞毒试验	死亡着色细胞<10%
淋巴细胞混合培养	转化率<10%
抗体依赖的杀伤细胞(K细胞)杀伤活性	
细胞毒指数	55.35%±14.92%(LDH释放法)
自然杀伤细胞(NK细胞)活性	
^{51}Cr释放法	47.6%～76.8%
硝基四唑氮蓝试验(NBT)	<10%
血清白介素-2受体(SIL-2R)	100～500IU/L
血清C反应蛋白(CRP)	0～9.7mg/L
血清纤维结合蛋白(Fn)	(231±46)μg/ml
抗中性粒细胞胞浆抗体(ANCA)	阴性(免疫荧光法)
抗髓过氧化物酶抗体(anti-MPO)	<20RU/ml(ELISA)
抗蛋白酶3抗体(anti-PR3)	<20RU/ml(ELISA)
抗肾小球基底膜抗体(anti-GBM)	<20RU/ml(ELISA)
抗核抗体(ANA)	阴性(间接免疫荧光法)
抗双链DNA(ds-DNA)抗体	<100IU/ml

续表

项 目	正 常 值
抗可提取性核抗原(ENA)抗体谱	
抗核糖核蛋白抗体(抗 RNP)	阴性
抗酸性核蛋白抗体(抗 Smith,Sm)	阴性
抗干燥综合征-A-抗体(抗 SS-A)	阴性
抗干燥综合征-B-抗体(抗 SS-B)	阴性
抗系统性硬化症抗体(抗 Scl-70)	阴性
抗线粒体抗体(AMA)	阴性
抗平滑肌抗体(ASMA)	阴性
类风湿因子	0～15IU/ml
抗链球菌溶血素"O"抗体	0～200IU/ml
抗链球菌激酶抗体	<1∶40
抗透明质酸酶抗体	<1∶2048
抗甲状腺球蛋白(TG)抗电化学发光法	<115IU/ml
抗甲状腺过氧化物酶抗体(TPO)	<34IU/ml

九、内分泌功能检查

项 目	正 常 值
血清生长激素(GH)	3ng/ml
血清催乳激素(PRL)	
男	<15μg/L[(6.2±0.6)μg/L]
女	<20μg/L[(9.0±0.6)μg/L]
分娩时	150～200μg/L
血清促甲状腺激素(TSH)	0.27～4.2μIU/ml
血清促肾上腺皮质激素(ACTH)	
化学发光法	<46pg/ml
血清促性腺激素	
促卵泡激素(FSH)	
卵泡期	4～17mIU/ml
排卵前期	4～15mIU/ml
黄体期	4～15mIU/ml
绝经期	30～200mIU/ml
成年男性	4～13mIU/ml
促黄体生成激素(LH)	
卵泡期	5～30mIU/ml
排卵前期	75～90mIU/ml
黄体期	3～41mIU/ml
绝经期	30～200mIU/ml
成年男性	6～23mIU/ml
精氨酸血管加压素 AVP(抗利尿激素 ADH)	2.7～7.4pmol/L(2.5～8ng/L)
甲状腺和甲状旁腺	
总甲状腺素(TT_4)	5～10.2μg/dl
总三碘甲状腺原氨酸(TT_3)	100～150ng/dl
血清游离甲状腺素(FT_4)	0.92～1.32μg/L(12～22pmol/L)
血清游离三碘甲状腺原氨酸(FT_3)	3.0～7.5pmol/L
^{125}I-T_3血浆结合比值(与正常比)	0.99±0.1

续表

项　　目	正　常　值
甲状腺^{131}I吸收率（高峰多在24小时出现）	
3小时平均值	5%～25%
24小时平均值	20%～45%
血清甲状旁腺素（PTH）	16～65pg/ml
血清降钙素（CT）	<100pg/ml
血浆总皮质醇	
上午8时	140～690nmol/L（5～25μg/dl）
下午4时	80～300nmol/L（3～12μg/dl）
血浆11-羟皮质类固醇	16～25μg/dl
尿17羟类固醇（17-OHCS）	
男性	5～15mg/24h（8.3～27.6μmol/24h）
女性	4～10mg/24h（5.5～22.1μmol/24h）
尿17酮类固醇（17-KS）	
男性	8～20mg/24h（30～70μmol/24h）
女性	6～15mg/24h（20～50μmol/24h）
尿17-生酮类固醇（17-KGS）	
男性	5～23mg/24h
女性	3～15mg/24h
尿游离皮质醇	20～100μg/24h（55.2～276mmol/24h）
血浆醛固酮	
卧位	0.03～0.14nmol/L（1～5μg/dl）
立位	0.14～0.42nmol/L（5～15μg/dl）
尿醛固酮	5.5～27.7nmol/d（2～10μg/24h）
尿儿茶酚胺总量	
肾上腺素为标准	0～20μg/24h
去甲肾上腺素为标准	10～80μg/24h
血浆儿茶酚胺（CA）	<1ng/ml（<5.91nmol/L）
尿3-甲基4-羟基苦杏仁酸（VMA）	2～6.8mg/24h
血浆胰岛素（空腹）	2.6～24.9μU/ml
血清C肽（C-P）	1.1～5.0ng/ml
尿C肽	（36±4）μg/24h
血浆胰高血糖素（空腹）	50～120pg/ml
血浆肾素活性（PRA）	（0.7±0.3）ng/ml
血浆血管紧张素Ⅱ（AⅡ）	（19±10）pg/ml
血浆心钠素（ANP）	（575±112）pg/ml
血浆促胃液素（空腹）	15～105pg/ml
血甘胆酸（CG）	0～250μg/dl
血浆促胰液素	<100pg/ml
血管活性肠肽（VIP）	90～101pg/ml
血清缩胆囊素（CCK）	（88.5±3.9）pg/ml

十、肾功能试验

项目	正常值
浓缩稀释试验(Mosenthal 法)	
夜尿量	<750ml
日尿量与夜尿量之比	3:1～4:1
最高比重	>1.018
自由水清除率(C_{H2O})	25～100ml/h
菊粉肾清楚率	
男性	(124±25.8)ml/min
女性	(119±12.8)ml/min
内生肌酐清除率	109～148L/24h(平均 128/24h),或者(90±10)ml/min
肾小管葡萄糖最大重吸收量(TmG)	
男性	300～450mg/min
女性	250～350mg/min
肾小球率过滤分数(FF)	0.18～0.22(平均 0.20)
肾血流量	1200～1400ml/min
肾血浆流量	600～800ml/min
肾小管酸中毒试验	
氯化铵(氯化钙)负荷试验	尿 pH<5.3
碳酸氢离子重吸收排泄试验	排泄分数为 0

十一、骨髓检查

表 1 正常人骨髓血细胞分类计数(髂骨)

细胞名称	最低值～最高值(%)	细胞名称	最低值～最高值(%)
粒细胞系统		红细胞系统	
原始粒细胞	0～2.5	原红细胞	0～1.9
早幼粒细胞	0.4～3.9	早幼红细胞	0.2～2.6
中性粒细胞		中幼红细胞	2.6～10.7
中幼	2.2～12.2	晚幼红细胞	5.2～17.5
晚幼	3.5～13.2	淋巴细胞系统	
杆状核	16.4～32.1	原淋巴细胞	0～0.4
分叶核	4.2～21.2	幼淋巴细胞	0～2.1
嗜酸性粒细胞		淋巴细胞	10.7～43.1
中幼	0～1.4	单核细胞系统	
晚幼	0～1.8	原单核细胞	0～0.3
杆状核	0.2～3.9	幼单核细胞	0～0.6
分叶核	0～4.2	单核细胞	1.0～6.2
嗜碱性粒细胞		浆细胞系统	
中幼	0～0.2	原浆细胞	0～0.1
晚幼	0～0.3	幼浆细胞	0～0.7
杆状核	0～0.4	浆细胞	0～2.1
分叶核	0～0.2		

续表

细胞名称	最低值～最高值(%)	细胞名称	最低值～最高值(%)
其他细胞		脂肪细胞	0～0.1
组织细胞	0～1.0	分类不明细胞	0～0.1
内皮细胞	0～1.4	细胞分裂	
巨核细胞	0～0.3	红细胞系统	0～17
吞噬细胞	0～0.4	粒细胞系统	0～7
组织嗜碱细胞	0～0.5	粒细胞:有核红细胞	2:1～5:1
组织嗜酸细胞	0～0.2		

表 2 骨髓各成形物比积

脂肪层	约 0.5%～3.0%
血浆层	约 39%～48.5%
有核细胞层	约 4.0%～6.0%
红细胞层	约 4.0%～6.0%
骨髓液有核细胞计数	约(10～100)×10^9/L
巨核细胞数	单位面积(1.5cm×3.0cm)巨核细胞计数 7～35 个
分类计数	原始型 0,早幼型 0～5%,中幼型 10%～27%,晚幼型 44%～60%,裸核 8%～30%,变性 2%

十二、肿瘤标志物

项目	正常值
甲胎蛋白(AFP)	<20ng/ml
甲胎蛋白异质体测定	阴性
癌胚抗原(CEA)	<5.0ng/ml
糖链抗原 19-9(CA19-9)	<37.0IU/ml
癌抗原 125(CA125)	<35.0IU/ml
癌抗原 15-3(CA15-3)	<25.0IU/ml
糖链抗原 72-4(CA72-4)	<6.9IU/ml
癌抗原 242(CA242)	<29.0IU/ml
癌抗原 50(CA50)	<25.0IU/ml
神经元特异烯醇化酶(NSE)	<15.2ng/ml
细胞角蛋白 19 片段(CYFRA 211)	<3.3ng/ml
鳞癌抗原(SCC)	<1.5ng/ml
总前列腺特异性抗原(TPSA)	0.01～4.0ng/ml
游离前列腺特异性抗原(FPSA)	0.01～2.0ng/ml
前列腺酸性磷酸酶(PAP)	<2.0μg/L
组织多肽抗原(TPA)	<130U/L
肿瘤相关抗原(MG-Ags)测定	<27kU/L
异常凝血酶原(DCP)	<20μg/L
5′核苷酸酶(5′NT)	2～17IU/L
A-L-岩藻糖苷酶测定(AFU)	234～414μmol/L

十三、感染性疾病相关检测

项 目	正 常 值
甲型肝炎病毒抗体测定	阴性
甲型肝炎病毒抗原测定	阴性
乙型肝炎病毒表面抗原定性(HBsAg)测定	阴性
乙型肝炎病毒表面抗原定量(HBsAg)测定	
化学发光法	0~1
乙型肝炎病毒表面抗体定性(抗-HBs)测定	阴性或阳性
乙型肝炎病毒表面抗体定量(抗-HBs)测定	
化学发光法	0~10IU/L
乙型肝炎病毒 e 抗原定性(HBeAg)测定	阴性
乙型肝炎病毒 e 抗原定量(HBeAg)测定	
化学发光法	0~1
乙型肝炎病毒 e 抗体定性(Anti-HBe)测定	阴性
乙型肝炎病毒 e 抗体定量(Anti-HBe)测定	
化学发光法	>1
乙型肝炎病毒核心抗原(HBcAg)定性测定	阴性
乙型肝炎病毒核心抗体(Anti-HBc)测定	阴性
乙型肝炎病毒核心抗体 IgG(Anti-HBcIgG)测定	阴性
乙型肝炎病毒核心抗体 IgM(Anti-HBcIgM)测定	阴性
乙型肝炎病毒外膜蛋白前 S1 抗原测定	阴性
乙型肝炎病毒外膜蛋白前 S1 抗体测定	阴性
乙型肝炎病毒脱氧核糖核酸(HBV DNA)扩增定性检测	阴性
乙型肝炎病毒脱氧核糖核酸(HBV DNA)扩增定量检测	<1000IU/L
高精度乙型肝炎病毒脱氧核糖核酸(HBV DNA)定量检测	
国产 HBV 试剂	<500IU/L
COBAS TaqMan HBV	<50IU/L
丙型肝炎病毒抗体(Anti-HCV)测定	阴性
丙型肝炎病毒(HCV)核心抗原测定	阴性
丁型肝炎病毒抗体(Anti-HDV)测定	阴性
丁型肝炎病毒抗原(HDVAg)测定	阴性
戊型肝炎病毒抗体(Anti-HEV)测定	阴性
庚型肝炎病毒抗体(Anti-HGV)测定	阴性
人类 T 淋巴细胞白血病病毒抗体检测	阴性
人免疫缺陷病毒抗体(Anti-HIV)试验	阴性
冷凝集素试验(感染性疾病检测)	效价<1:32
肥达反应	
伤寒杆菌凝集价	H<1:160,O<1:80
副伤寒凝集价	A<1:80,B<1:80,C<1:80

十四、尿液一般检查

1. 尿常规

项　　目	正　常　值
比重	1.005～1.025(晨尿在1.20左右)
pH值	5.0～8.0
亚硝酸盐(NIT)	阴性
蛋白(PRO)	阴性
葡萄糖(GLU)	阴性
酮体(KET)	阴性
胆红素(BIL)	阴性
尿胆原(UBG)	3～17μmol/L
红细胞(RBC)	0～3/Hp
白细胞(WBC)	0～5/Hp
透明管型	阴性
颗粒管型	阴性
尿渗量	一般在600～1000mOsm/kg 24小时内最大范围为540～12 400mOsm/kg 晨尿>800mOsm/kg 禁水12h>850mOsm/kg
尿渗量:血浆渗量	3:1～4.7:1
蛋白定量	0～0.15g/d
尿白蛋白定量	<29mg/d(20μg/min)
糖定量(氧化酶法)	0.56～5.0mmol/d(100～900mg/d)
12小时尿沉渣计数(Addis计数)	
白细胞及上皮细胞	<100个
红细胞	<50万个
管型	<5000个
3小时细胞排除率	
白细胞	男性<70 000/h　女性<140 000/h
红细胞	男性<30 000/h　女性<40 000/h
管型	0

2. 尿生化

项　　目	正　常　值
肌酐	6.2～13.2mmol/24h(男性略高于女性)
肌酸	0～1.52mmol/24h
尿素氮	357～535.5mmol/24h
尿酸	
男性	149～416μmmol/L
女性	89～357μmmol/L
氯	170～250mmol/24h(10～15g/24h)
钠	40～220mmol/24h(3～5g/24h)
钾	25～100mmol/24h(2～4g/24h)

续表

项　　目	正　常　值
钙	2. 5～7. 5mmol/24h(0. 1～0. 3g/24h)
磷	22. 4～48mmol/24h(0. 7～1. 5g/24h)
铅	<0. 39μmmol/24h(<80μg/24h)
粪卟啉	75～375nmol/24h(50～250μg/24h)
尿卟啉	12～36nmol/24h(10～30μg/24h)
δ-氨基 γ-酮戊酸	45. 8μmmol/L(6mg/L)(正丁酮抽提法)
尿胆原	<6. 76μmmol/24h(<4mg/24h)
尿胆原稀释试验	1∶20 为阴性反应
肌红蛋白	<4mg/L
尿纤维蛋白降解产物(FDP)	
ELISA 法	(54. 64±32. 06)ng/ml
$β_2$-微球蛋白	<0. 2mg/L(<370μg/24h)
$α_1$-微球蛋白	0～15mg/L
Bence-Jones 蛋白	阴性
尿含铁血黄素试验(Rous 试验)	阴性
尿隐血试验	阴性
尿骨钙素	21～83mmol　BCE/L
尿免疫球蛋白轻链(比浊法)	
κ 轻链	598～1329mg/L
λ 轻链	280～665mg/L
κ/λ	1. 47～2. 95

附录六　中华人民共和国传染病防治法

(1989 年 2 月 21 日第七届全国人民代表大会常务委员会第六次会议通过 2004 年 8 月 28 日第十届全国人民代表大会常务委员会第十一次会议修订)

目录

第一章　总则
第二章　传染病预防
第三章　疫情报告、通报和公布
第四章　疫情控制
第五章　医疗救治
第六章　监督管理
第七章　保障措施
第八章　法律责任
第九章　附则

第一章　总　　则

第一条　为了预防、控制和消除传染病的发生与流行,保障人体健康和公共卫生,制定本法。

第二条　国家对传染病防治实行预防为主的方针,防治结合、分类管理、依靠科学、依靠群众。

第三条　本法规定的传染病分为甲类、乙类和丙类。

甲类传染病是指:鼠疫、霍乱。

乙类传染病是指:传染性非典型肺炎、艾滋病、病毒性肝炎、脊髓灰质炎、人感染高致病性禽流感、麻疹、流行性出血热、狂犬病、流行性乙型脑炎、登革热、炭疽、细菌性和阿米巴性痢疾、肺结核、伤寒和副伤寒、流行性脑脊髓膜炎、百日咳、白喉、新生儿破伤风、猩红热、布鲁氏菌病、淋病、梅毒、钩端螺旋体病、血吸虫病、疟疾。

丙类传染病是指:流行性感冒、流行性腮腺炎、风疹、急性出血性结膜炎、麻风病、流行性和地方性斑疹伤寒、黑热病、包虫病、丝虫病,除霍乱、细菌性和阿米巴性痢疾、伤寒和副伤寒以外的感染性腹泻病。上述规定以外的其他传染病,根据其暴发、流行情况和危害程度,需要列入乙类、丙类传染病的,由国务院卫生行政部门决定并予以公布。

第四条　对乙类传染病中传染性非典型肺炎、炭疽中的肺炭疽和人感染高致病性禽流感,采取本法所称甲类传染病的预防、控制措施。其他乙类传染病和突发原因不明的传染病需要采取本法所称甲类传染病的预防、控制措施的,由国务院卫生行政部门及时报经国务院批准后予以公布、实施。

省、自治区、直辖市人民政府对本行政区域内常见、多发的其他地方性传染病,可以根据情况决定按照乙类或者丙类传染病管理并予以公布,报国务院卫生行政部门备案。

第五条　各级人民政府领导传染病防治工作。县级以上人民政府制定传染病防治规划并组织实施,建立健全传染病防治的疾病预防控制、医疗救治和监督管理体系。

第六条　国务院卫生行政部门主管全国传染病防治及其监督管理工作。县级以上地方人民政府卫生行政部门负责本行政区域内的传染病防治及其监督管理工作。

县级以上人民政府其他部门在各自的职责范围内负责传染病防治工作。

军队的传染病防治工作,依照本法和国家有关规定办理,由中国人民解放军卫生主管部门实施监督管理。

第七条　各级疾病预防控制机构承担传染病监测、预测、流行病学调查、疫情报告以及其他预防、控制工作。医疗机构承担与医疗救治有关的传染病防治工作和责任区域内的传染病预防工作。城市社区和农村基层医疗机构在疾病预防控制机构的指导下,承担城市社区、农村基层相应的传染病防治工作。

第八条　国家发展现代医学和中医药等传统医学,支持和鼓励开展传染病防治的科学研究,提高传染病防治的科学技术水平。国家支持和鼓励开展传染病防治的国际合作。

第九条　国家支持和鼓励单位和个人参与传染病防治工作。各级人民政府应当完善有关制度,方便单位和个人参与防治传染病的宣传教育、疫情报告、志愿服务和捐赠活动。居民委员会、村民委员会应当组织居民、村民参与社区、农村的传染病预防与控制活动。

第十条　国家开展预防传染病的健康教育。新闻媒体应当无偿开展传染病防治和公共卫生教育的公益宣传。各级各类学校应当对学生进行健康知识和传染病预防知识的教育。

医学院校应当加强预防医学教育和科学研究,对在校学生以及其他与传染病防治相关人员进行预防医学教育和培训,为传染病防治工作提供技术支持。疾病预防控制机构、医疗机构应当定期对其工作人员进行传染病防治知识、技能的培训。

第十一条　对在传染病防治工作中做出显著成绩和贡献的单位和个人,给予表彰和奖励。对因参与传染病防治工作致病、致残、死亡的人员,按照有关规定给予补助、抚恤。

第十二条　在中华人民共和国领域内的一切单位和个人,必须接受疾病预防控制机构、医疗机构有关传染病的调查、检验、采集样本、隔离治疗等预防、控制措施,如实提供有关情况。疾病预防控制机构、医疗机构不得泄露涉及个人隐私的有关信息、资料。卫生行政部门以及其他有关部门、疾病预防控制机构和医疗机构因违法实施行政管理或者预防、控制措施,侵犯单位和个人合法权益的,有关单位和个人可以依法申请行政复议或者提起诉讼。

第二章　传染病预防

第十三条　各级人民政府组织开展群众性卫生活动,进行预防传染病的健康教育,倡导文明健康的生活方式,提高公众对传染病的防治意识和应对能力,加强环境卫生建设,消除鼠害和蚊、蝇等病媒生物的危害。各级人民政府农业、水利、林业行政部门按照职责分工负责指导和组织消除农田、湖区、河流、牧场、林区的鼠害与血吸虫危害,以及其他传播传染病的动物和病媒生物的危害。铁路、交通、民用航空行政部门负责组织消除交通工具以及相关场所的鼠害和蚊、蝇等病媒生物的危害。

第十四条　地方各级人民政府应当有计划地建设和改造公共卫生设施,改善饮用水卫生条件,对污水、污物、粪便进行无害化处置。

第十五条　国家实行有计划的预防接种制度。国务院卫生行政部门和省、自治区、直辖市人民政府卫生行政部门,根据传染病预防、控制的需要,制定传染病预防接种规划并组织实施。用于预防接种的疫苗必须符合国家质量标准。国家对儿童实行预防接种证制度。国家免疫规划项目的预防接种实行免费。医疗机构、疾病预防控制机构与儿童的监护人应当相互配合,保证儿童及时接受预防接种。具体办法由国务院制定。

第十六条 国家和社会应当关心、帮助传染病病人、病原携带者和疑似传染病病人,使其得到及时救治。任何单位和个人不得歧视传染病病人、病原携带者和疑似传染病病人。传染病病人、病原携带者和疑似传染病病人,在治愈前或者在排除传染病嫌疑前,不得从事法律、行政法规和国务院卫生行政部门规定禁止从事的易使该传染病扩散的工作。

第十七条 国家建立传染病监测制度。国务院卫生行政部门制定国家传染病监测规划和方案。省、自治区、直辖市人民政府卫生行政部门根据国家传染病监测规划和方案,制定本行政区域的传染病监测计划和工作方案。各级疾病预防控制机构对传染病的发生、流行以及影响其发生、流行的因素,进行监测;对国外发生、国内尚未发生的传染病或者国内新发生的传染病,进行监测。

第十八条 各级疾病预防控制机构在传染病预防控制中履行下列职责:

(一)实施传染病预防控制规划、计划和方案;

(二)收集、分析和报告传染病监测信息,预测传染病的发生、流行趋势;

(三)开展对传染病疫情和突发公共卫生事件的流行病学调查、现场处理及其效果评价;

(四)开展传染病实验室检测、诊断、病原学鉴定;

(五)实施免疫规划,负责预防性生物制品的使用管理;

(六)开展健康教育、咨询,普及传染病防治知识;

(七)指导、培训下级疾病预防控制机构及其工作人员开展传染病监测工作;

(八)开展传染病防治应用性研究和卫生评价,提供技术咨询。国家、省级疾病预防控制机构负责对传染病发生、流行以及分布进行监测,对重大传染病流行趋势进行预测,提出预防控制对策,参与并指导对暴发的疫情进行调查处理,开展传染病病原学鉴定,建立检测质量控制体系,开展应用性研究和卫生评价。设区的市和县级疾病预防控制机构负责传染病预防控制规划、方案的落实,组织实施免疫、消毒、控制病媒生物的危害,普及传染病防治知识,负责本地区疫情和突发公共卫生事件监测、报告,开展流行病学调查和常见病原微生物检测。

第十九条 国家建立传染病预警制度。国务院卫生行政部门和省、自治区、直辖市人民政府根据传染病发生、流行趋势的预测,及时发出传染病预警,根据情况予以公布。

第二十条 县级以上地方人民政府应当制定传染病预防、控制预案,报上一级人民政府备案。传染病预防、控制预案应当包括以下主要内容:

(一)传染病预防控制指挥部的组成和相关部门的职责;

(二)传染病的监测、信息收集、分析、报告、通报制度;

(三)疾病预防控制机构、医疗机构在发生传染病疫情时的任务与职责;

(四)传染病暴发、流行情况的分级以及相应的应急工作方案;

(五)传染病预防、疫点疫区现场控制,应急设施、设备、救治药品和医疗器械以及其他物资和技术的储备与调用。地方人民政府和疾病预防控制机构接到国务院卫生行政部门或者省、自治区、直辖市人民政府发出的传染病预警后,应当按照传染病预防、控制预案,采取相应的预防、控制措施。

第二十一条 医疗机构必须严格执行国务院卫生行政部门规定的管理制度、操作规范,防止传染病的医源性感染和医院感染。医疗机构应当确定专门的部门或者人员,承担传染病疫情报告、本单位的传染病预防、控制以及责任区域内的传染病预防工作;承担医疗活动中与医院感染有关的危险因素监测、安全防护、消毒、隔离和医疗废物处置工作。疾病预防控制机构应当指定专门人员负责对医疗机构内传染病预防工作进行指导、考核,开展流行病学调查。

第二十二条 疾病预防控制机构、医疗机构的实验室和从事病原微生物实验的单位,应当符合国家规定的条件和技术标准,建立严格的监督管理制度,对传染病病原体样本按照规定的措施实行严格监督管理,严防传染病病原体的实验室感染和病原微生物的扩散。

第二十三条 采供血机构、生物制品生产单位必须严格执行国家有关规定，保证血液、血液制品的质量。禁止非法采集血液或者组织他人出卖血液。疾病预防控制机构、医疗机构使用血液和血液制品，必须遵守国家有关规定，防止因输入血液、使用血液制品引起经血液传播疾病的发生。

第二十四条　各级人民政府应当加强艾滋病的防治工作，采取预防、控制措施，防止艾滋病的传播。具体办法由国务院制定。

第二十五条　县级以上人民政府农业、林业行政部门以及其他有关部门，依据各自的职责负责与人畜共患传染病有关的动物传染病的防治管理工作。与人畜共患传染病有关的野生动物、家畜家禽，经检疫合格后，方可出售、运输。

第二十六条　国家建立传染病菌种、毒种库。对传染病菌种、毒种和传染病检测样本的采集、保藏、携带、运输和使用实行分类管理，建立健全严格的管理制度。对可能导致甲类传染病传播的以及国务院卫生行政部门规定的菌种、毒种和传染病检测样本，确需采集、保藏、携带、运输和使用的，须经省级以上人民政府卫生行政部门批准。具体办法由国务院制定。

第二十七条　对被传染病病原体污染的污水、污物、场所和物品，有关单位和个人必须在疾病预防控制机构的指导下或者按照其提出的卫生要求，进行严格消毒处理；拒绝消毒处理的，由当地卫生行政部门或者疾病预防控制机构进行强制消毒处理。

第二十八条　在国家确认的自然疫源地计划兴建水利、交通、旅游、能源等大型建设项目的，应当事先由省级以上疾病预防控制机构对施工环境进行卫生调查。建设单位应当根据疾病预防控制机构的意见，采取必要的传染病预防、控制措施。施工期间，建设单位应当设专人负责工地上的卫生防疫工作。工程竣工后，疾病预防控制机构应当对可能发生的传染病进行监测。

第二十九条　用于传染病防治的消毒产品、饮用水供水单位供应的饮用水和涉及饮用水卫生安全的产品，应当符合国家卫生标准和卫生规范。饮用水供水单位从事生产或者供应活动，应当依法取得卫生许可证。生产用于传染病防治的消毒产品的单位和生产用于传染病防治的消毒产品，应当经省级以上人民政府卫生行政部门审批。具体办法由国务院制定。

第三章　疫情报告、通报和公布

第三十条　疾病预防控制机构、医疗机构和采供血机构及其执行职务的人员发现本法规定的传染病疫情或者发现其他传染病暴发、流行以及突发原因不明的传染病时，应当遵循疫情报告属地管理原则，按照国务院规定的或者国务院卫生行政部门规定的内容、程序、方式和时限报告。军队医疗机构向社会公众提供医疗服务，发现前款规定的传染病疫情时，应当按照国务院卫生行政部门的规定报告。

第三十一条　任何单位和个人发现传染病病人或者疑似传染病病人时，应当及时向附近的疾病预防控制机构或者医疗机构报告。

第三十二条　港口、机场、铁路疾病预防控制机构以及国境卫生检疫机关发现甲类传染病病人、病原携带者、疑似传染病病人时，应当按照国家有关规定立即向国境口岸所在地的疾病预防控制机构或者所在地县级以上地方人民政府卫生行政部门报告并互相通报。

第三十三条　疾病预防控制机构应当主动收集、分析、调查、核实传染病疫情信息。接到甲类、乙类传染病疫情报告或者发现传染病暴发、流行时，应当立即报告当地卫生行政部门，由当地卫生行政部门立即报告当地人民政府，同时报告上级卫生行政部门和国务院卫生行政部门。疾病预防控制机构应当设立或者指定专门的部门、人员负责传染病疫情信息管理工作，及时对疫情报告进行核实、分析。

第三十四条　县级以上地方人民政府卫生行政部门应当及时向本行政区域内的疾病预防控制机构和医疗机构通报传染病疫情以及监测、预警的相关信息。接到通报的疾病预防控制机构和医疗机构应当及时告知本单位的有关人员。

第三十五条　国务院卫生行政部门应当及时向国务院其他有关部门和各省、自治区、直辖市人民政府卫生行政部门通报全国传染病疫情以及监测、预警的相关信息。毗邻的以及相关的地方人民政府卫生行政部门，应当及时互相通报本行政区域的传染病疫情以及监测、预警的相关信息。县级以上人民政府有关部门发现传染病疫情时，应当及时向同级人民政府卫生行政部门通报。中国人民解放军卫生主管部门发现传染病疫情时，应当向国务院卫生行政部门通报。

第三十六条　动物防疫机构和疾病预防控制

机构，应当及时互相通报动物间和人间发生的人畜共患传染病疫情以及相关信息。

第三十七条 依照本法的规定负有传染病疫情报告职责的人民政府有关部门、疾病预防控制机构、医疗机构、采供血机构及其工作人员，不得隐瞒、谎报、缓报传染病疫情。

第三十八条 国家建立传染病疫情信息公布制度。国务院卫生行政部门定期公布全国传染病疫情信息。省、自治区、直辖市人民政府卫生行政部门定期公布本行政区域的传染病疫情信息。

传染病暴发、流行时，国务院卫生行政部门负责向社会公布传染病疫情信息，并可以授权省、自治区、直辖市人民政府卫生行政部门向社会公布本行政区域的传染病疫情信息。公布传染病疫情信息应当及时、准确。

第四章 疫 情 控 制

第三十九条 医疗机构发现甲类传染病时，应当及时采取下列措施：

（一）对病人、病原携带者，予以隔离治疗，隔离期限根据医学检查结果确定；

（二）对疑似病人，确诊前在指定场所单独隔离治疗；

（三）对医疗机构内的病人、病原携带者、疑似病人的密切接触者，在指定场所进行医学观察和采取其他必要的预防措施。拒绝隔离治疗或者隔离期未满擅自脱离隔离治疗的，可以由公安机关协助医疗机构采取强制隔离治疗措施。医疗机构发现乙类或者丙类传染病病人，应当根据病情采取必要的治疗和控制传播措施。医疗机构对本单位内被传染病病原体污染的场所、物品以及医疗废物，必须依照法律、法规的规定实施消毒和无害化处置。

第四十条 疾病预防控制机构发现传染病疫情或者接到传染病疫情报告时，应当及时采取下列措施：

（一）对传染病疫情进行流行病学调查，根据调查情况提出划定疫点、疫区的建议，对被污染的场所进行卫生处理，对密切接触者，在指定场所进行医学观察和采取其他必要的预防措施，并向卫生行政部门提出疫情控制方案；

（二）传染病暴发、流行时，对疫点、疫区进行卫生处理，向卫生行政部门提出疫情控制方案，并按照卫生行政部门的要求采取措施；

（三）指导下级疾病预防控制机构实施传染病预防、控制措施，组织、指导有关单位对传染病疫情的处理。

第四十一条 对已经发生甲类传染病病例的场所或者该场所内的特定区域的人员，所在地的县级以上地方人民政府可以实施隔离措施，并同时向上一级人民政府报告；接到报告的上级人民政府应当即时作出是否批准的决定。上级人民政府作出不予批准决定的，实施隔离措施的人民政府应当立即解除隔离措施。在隔离期间，实施隔离措施的人民政府应当对被隔离人员提供生活保障；被隔离人员有工作单位的，所在单位不得停止支付其隔离期间的工作报酬。

隔离措施的解除，由原决定机关决定并宣布。

第四十二条 传染病暴发、流行时，县级以上地方人民政府应当立即组织力量，按照预防、控制预案进行防治，切断传染病的传播途径，必要时，报经上一级人民政府决定，可以采取下列紧急措施并予以公告：

（一）限制或者停止集市、影剧院演出或者其他人群聚集的活动；

（二）停工、停业、停课；

（三）封闭或者封存被传染病病原体污染的公共饮用水源、食品以及相关物品；

（四）控制或者扑杀染疫野生动物、家畜家禽；

（五）封闭可能造成传染病扩散的场所。上级人民政府接到下级人民政府关于采取前款所列紧急措施的报告时，应当即时作出决定。紧急措施的解除，由原决定机关决定并宣布。

第四十三条 甲类、乙类传染病暴发、流行时，县级以上地方人民政府报经上一级人民政府决定，可以宣布本行政区域部分或者全部为疫区；国务院可以决定并宣布跨省、自治区、直辖市的疫区。县级以上地方人民政府可以在疫区内采取本法第四十二条规定的紧急措施，并可以对出入疫区的人员、物资和交通工具实施卫生检疫。省、自治区、直辖市人民政府可以决定对本行政区域内的甲类传染病疫区实施封锁；但是，封锁大、中城市的疫区或者封锁跨省、自治区、直辖市的疫区，以及封锁疫区导致中断干线交通或者封锁国境的，由国务院决定。疫区封锁的解除，由原决定机关决定并宣布。

第四十四条 发生甲类传染病时，为了防止该传染病通过交通工具及其乘运的人员、物资传播，可以实施交通卫生检疫。具体办法由国务院制定。

第四十五条　传染病暴发、流行时，根据传染病疫情控制的需要，国务院有权在全国范围或者跨省、自治区、直辖市范围内，县级以上地方人民政府有权在本行政区域内紧急调集人员或者调用储备物资，临时征用房屋、交通工具以及相关设施、设备。紧急调集人员的，应当按照规定给予合理报酬。临时征用房屋、交通工具以及相关设施、设备的，应当依法给予补偿；能返还的，应当及时返还。

第四十六条　患甲类传染病、炭疽死亡的，应当将尸体立即进行卫生处理，就近火化。患其他传染病死亡的，必要时，应当将尸体进行卫生处理后火化或者按照规定深埋。为了查找传染病病因，医疗机构在必要时可以按照国务院卫生行政部门的规定，对传染病病人尸体或者疑似传染病病人尸体进行解剖查验，并应当告知死者家属。

第四十七条　疫区中被传染病病原体污染或者可能被传染病病原体污染的物品，经消毒可以使用的，应当在当地疾病预防控制机构的指导下，进行消毒处理后，方可使用、出售和运输。

第四十八条　发生传染病疫情时，疾病预防控制机构和省级以上人民政府卫生行政部门指派的其他与传染病有关的专业技术机构，可以进入传染病疫点、疫区进行调查、采集样本、技术分析和检验。

第四十九条　传染病暴发、流行时，药品和医疗器械生产、供应单位应当及时生产、供应防治传染病的药品和医疗器械。铁路、交通、民用航空经营单位必须优先运送处理传染病疫情的人员以及防治传染病的药品和医疗器械。县级以上人民政府有关部门应当做好组织协调工作。

第五章　医 疗 救 治

第五十条　县级以上人民政府应当加强和完善传染病医疗救治服务网络的建设，指定具备传染病救治条件和能力的医疗机构承担传染病救治任务，或者根据传染病救治需要设置传染病医院。

第五十一条　医疗机构的基本标准、建筑设计和服务流程，应当符合预防传染病医院感染的要求。医疗机构应当按照规定对使用的医疗器械进行消毒；对按照规定一次使用的医疗器具，应当在使用后予以销毁。医疗机构应当按照国务院卫生行政部门规定的传染病诊断标准和治疗要求，采取相应措施，提高传染病医疗救治能力。

第五十二条　医疗机构应当对传染病病人或者疑似传染病病人提供医疗救护、现场救援和接诊治疗，书写病历记录以及其他有关资料，并妥善保管。医疗机构应当实行传染病预检、分诊制度；对传染病病人、疑似传染病病人，应当引导至相对隔离的分诊点进行初诊。医疗机构不具备相应救治能力的，应当将患者及其病历记录复印件一并转至具备相应救治能力的医疗机构。具体办法由国务院卫生行政部门规定。

第六章　监 督 管 理

第五十三条　县级以上人民政府卫生行政部门对传染病防治工作履行下列监督检查职责：

（一）对下级人民政府卫生行政部门履行本法规定的传染病防治职责进行监督检查；

（二）对疾病预防控制机构、医疗机构的传染病防治工作进行监督检查；

（三）对采供血机构的采供血活动进行监督检查；

（四）对用于传染病防治的消毒产品及其生产单位进行监督检查，并对饮用水供水单位从事生产或者供应活动以及涉及饮用水卫生安全的产品进行监督检查；

（五）对传染病菌种、毒种和传染病检测样本的采集、保藏、携带、运输、使用进行监督检查；

（六）对公共场所和有关单位的卫生条件和传染病预防、控制措施进行监督检查。省级以上人民政府卫生行政部门负责组织对传染病防治重大事项的处理。

第五十四条　县级以上人民政府卫生行政部门在履行监督检查职责时，有权进入被检查单位和传染病疫情发生现场调查取证，查阅或者复制有关的资料和采集样本。被检查单位应当予以配合，不得拒绝、阻挠。

第五十五条　县级以上地方人民政府卫生行政部门在履行监督检查职责时，发现被传染病病原体污染的公共饮用水源、食品以及相关物品，如不及时采取控制措施可能导致传染病传播、流行的，可以采取封闭公共饮用水源、封存食品以及相关物品或者暂停销售的临时控制措施，并予以检验或者进行消毒。经检验，属于被污染的食品，应当予以销毁；对未被污染的食品或者经消毒后可以使用的物品，应当解除控制措施。

第五十六条　卫生行政部门工作人员依法执

行职务时，应当不少于两人，并出示执法证件，填写卫生执法文书。卫生执法文书经核对无误后，应当由卫生执法人员和当事人签名。当事人拒绝签名的，卫生执法人员应当注明情况。

第五十七条　卫生行政部门应当依法建立健全内部监督制度，对其工作人员依据法定职权和程序履行职责的情况进行监督。上级卫生行政部门发现下级卫生行政部门不及时处理职责范围内的事项或者不履行职责的，应当责令纠正或者直接予以处理。

第五十八条　卫生行政部门及其工作人员履行职责，应当自觉接受社会和公民的监督。单位和个人有权向上级人民政府及其卫生行政部门举报违反本法的行为。接到举报的有关人民政府或者其卫生行政部门，应当及时调查处理。

第七章　保 障 措 施

第五十九条　国家将传染病防治工作纳入国民经济和社会发展计划，县级以上地方人民政府将传染病防治工作纳入本行政区域的国民经济和社会发展计划。

第六十条　县级以上地方人民政府按照本级政府职责负责本行政区域内传染病预防、控制、监督工作的日常经费。国务院卫生行政部门会同国务院有关部门，根据传染病流行趋势，确定全国传染病预防、控制、救治、监测、预测、预警、监督检查等项目。中央财政对困难地区实施重大传染病防治项目给予补助。省、自治区、直辖市人民政府根据本行政区域内传染病流行趋势，在国务院卫生行政部门确定的项目范围内，确定传染病预防、控制、监督等项目，并保障项目的实施经费。

第六十一条　国家加强基层传染病防治体系建设，扶持贫困地区和少数民族地区的传染病防治工作。地方各级人民政府应当保障城市社区、农村基层传染病预防工作的经费。

第六十二条　国家对患有特定传染病的困难人群实行医疗救助，减免医疗费用。具体办法由国务院卫生行政部门会同国务院财政部门等部门制定。

第六十三条　县级以上人民政府负责储备防治传染病的药品、医疗器械和其他物资，以备调用。

第六十四条　对从事传染病预防、医疗、科研、教学、现场处理疫情的人员，以及在生产、工作中接触传染病病原体的其他人员，有关单位应当按照国家规定，采取有效的卫生防护措施和医疗保健措施，并给予适当的津贴。

第八章　法 律 责 任

第六十五条　地方各级人民政府未依照本法的规定履行报告职责，或者隐瞒、谎报、缓报传染病疫情，或者在传染病暴发、流行时，未及时组织救治、采取控制措施的，由上级人民政府责令改正，通报批评；造成传染病传播、流行或者其他严重后果的，对负有责任的主管人员，依法给予行政处分；构成犯罪的，依法追究刑事责任。

第六十六条　县级以上人民政府卫生行政部门违反本法规定，有下列情形之一的，由本级人民政府、上级人民政府卫生行政部门责令改正，通报批评；造成传染病传播、流行或者其他严重后果的，对负有责任的主管人员和其他直接责任人员，依法给予行政处分；构成犯罪的，依法追究刑事责任：

（一）未依法履行传染病疫情通报、报告或者公布职责，或者隐瞒、谎报、缓报传染病疫情的；

（二）发生或者可能发生传染病传播时未及时采取预防、控制措施的；

（三）未依法履行监督检查职责，或者发现违法行为不及时查处的；

（四）未及时调查、处理单位和个人对下级卫生行政部门不履行传染病防治职责的举报的；

（五）违反本法的其他失职、渎职行为。

第六十七条　县级以上人民政府有关部门未依照本法的规定履行传染病防治和保障职责的，由本级人民政府或者上级人民政府有关部门责令改正，通报批评；造成传染病传播、流行或者其他严重后果的，对负有责任的主管人员和其他直接责任人员，依法给予行政处分；构成犯罪的，依法追究刑事责任。

第六十八条　疾病预防控制机构违反本法规定，有下列情形之一的，由县级以上人民政府卫生行政部门责令限期改正，通报批评，给予警告；对负有责任的主管人员和其他直接责任人员，依法给予降级、撤职、开除的处分，并可以依法吊销有关责任人员的执业证书；构成犯罪的，依法追究刑事责任：

（一）未依法履行传染病监测职责的；

（二）未依法履行传染病疫情报告、通报职责，或者隐瞒、谎报、缓报传染病疫情的；

（三）未主动收集传染病疫情信息，或者对

传染病疫情信息和疫情报告未及时进行分析、调查、核实的；

（四）发现传染病疫情时，未依据职责及时采取本法规定的措施的；

（五）故意泄露传染病病人、病原携带者、疑似传染病病人、密切接触者涉及个人隐私的有关信息、资料的。

第六十九条　医疗机构违反本法规定，有下列情形之一的，由县级以上人民政府卫生行政部门责令改正，通报批评，给予警告；造成传染病传播、流行或者其他严重后果的，对负有责任的主管人员和其他直接责任人员，依法给予降级、撤职、开除的处分，并可以依法吊销有关责任人员的执业证书；构成犯罪的，依法追究刑事责任：

（一）未按照规定承担本单位的传染病预防、控制工作、医院感染控制任务和责任区域内的传染病预防工作的；

（二）未按照规定报告传染病疫情，或者隐瞒、谎报、缓报传染病疫情的；

（三）发现传染病疫情时，未按照规定对传染病病人、疑似传染病病人提供医疗救护、现场救援、接诊、转诊的，或者拒绝接受转诊的；

（四）未按照规定对本单位内被传染病病原体污染的场所、物品以及医疗废物实施消毒或者无害化处置的；

（五）未按照规定对医疗器械进行消毒，或者对按照规定一次使用的医疗器具未予销毁，再次使用的；

（六）在医疗救治过程中未按照规定保管医学记录资料的；

（七）故意泄露传染病病人、病原携带者、疑似传染病病人、密切接触者涉及个人隐私的有关信息、资料的。

第七十条　采供血机构未按照规定报告传染病疫情，或者隐瞒、谎报、缓报传染病疫情，或者未执行国家有关规定，导致因输入血液引起经血液传播疾病发生的，由县级以上人民政府卫生行政部门责令改正，通报批评，给予警告；造成传染病传播、流行或者其他严重后果的，对负有责任的主管人员和其他直接责任人员，依法给予降级、撤职、开除的处分，并可以依法吊销采供血机构的执业许可证；构成犯罪的，依法追究刑事责任。非法采集血液或者组织他人出卖血液的，由县级以上人民政府卫生行政部门予以取缔，没收违法所得，可以并处十万元以下的罚款；构成犯罪的，依法追究刑事责任。

第七十一条　国境卫生检疫机关、动物防疫机构未依法履行传染病疫情通报职责的，由有关部门在各自职责范围内责令改正，通报批评；造成传染病传播、流行或者其他严重后果的，对负有责任的主管人员和其他直接责任人员，依法给予降级、撤职、开除的处分；构成犯罪的，依法追究刑事责任。

第七十二条　铁路、交通、民用航空经营单位未依照本法的规定优先运送处理传染病疫情的人员以及防治传染病的药品和医疗器械的，由有关部门责令限期改正，给予警告；造成严重后果的，对负有责任的主管人员和其他直接责任人员，依法给予降级、撤职、开除的处分。

第七十三条　违反本法规定，有下列情形之一，导致或者可能导致传染病传播、流行的，由县级以上人民政府卫生行政部门责令限期改正，没收违法所得，可以并处五万元以下的罚款；已取得许可证的，原发证部门可以依法暂扣或者吊销许可证；构成犯罪的，依法追究刑事责任：

（一）饮用水供水单位供应的饮用水不符合国家卫生标准和卫生规范的；

（二）涉及饮用水卫生安全的产品不符合国家卫生标准和卫生规范的；

（三）用于传染病防治的消毒产品不符合国家卫生标准和卫生规范的；

（四）出售、运输疫区中被传染病病原体污染或者可能被传染病病原体污染的物品，未进行消毒处理的；

（五）生物制品生产单位生产的血液制品不符合国家质量标准的。

第七十四条　违反本法规定，有下列情形之一的，由县级以上地方人民政府卫生行政部门责令改正，通报批评，给予警告，已取得许可证的，可以依法暂扣或者吊销许可证；造成传染病传播、流行以及其他严重后果的，对负有责任的主管人员和其他直接责任人员，依法给予降级、撤职、开除的处分，并可以依法吊销有关责任人员的执业证书；构成犯罪的，依法追究刑事责任：

（一）疾病预防控制机构、医疗机构和从事病原微生物实验的单位，不符合国家规定的条件和技术标准，对传染病病原体样本未按照规定进行严格管理，造成实验室感染和病原微生物扩散的；

（二）违反国家有关规定，采集、保藏、携带、运输和使用传染病菌种、毒种和传染病检测样本的；

（三）疾病预防控制机构、医疗机构未执行国家有关规定，导致因输入血液、使用血液制品引起经血液传播疾病发生的。

第七十五条　未经检疫出售、运输与人畜共患传染病有关的野生动物、家畜家禽的，由县级以上地方人民政府畜牧兽医行政部门责令停止违法行为，并依法给予行政处罚。

第七十六条　在国家确认的自然疫源地兴建水利、交通、旅游、能源等大型建设项目，未经卫生调查进行施工的，或者未按照疾病预防控制机构的意见采取必要的传染病预防、控制措施的，由县级以上人民政府卫生行政部门责令限期改正，给予警告，处五千元以上三万元以下的罚款；逾期不改正的，处三万元以上十万元以下的罚款，并可以提请有关人民政府依据职责权限，责令停建、关闭。

第七十七条　单位和个人违反本法规定，导致传染病传播、流行，给他人人身、财产造成损害的，应当依法承担民事责任。

第九章　附　　则

第七十八条　本法中下列用语的含义：

（一）传染病病人、疑似传染病病人：指根据国务院卫生行政部门发布的《中华人民共和国传染病防治法规定管理的传染病诊断标准》，符合传染病病人和疑似传染病病人诊断标准的人。

（二）病原携带者：指感染病原体无临床症状但能排出病原体的人。

（三）流行病学调查：指对人群中疾病或者健康状况的分布及其决定因素进行调查研究，提出疾病预防控制措施及保健对策。

（四）疫点：指病原体从传染源向周围播散的范围较小或者单个疫源地。

（五）疫区：指传染病在人群中暴发、流行，其病原体向周围播散时所能波及的地区。

（六）人畜共患传染病：指人与脊椎动物共同罹患的传染病，如鼠疫、狂犬病、血吸虫病等。

（七）自然疫源地：指某些可引起人类传染病的病原体在自然界的野生动物中长期存在和循环的地区。

（八）病媒生物：指能够将病原体从人或者其他动物传播给人的生物，如蚊、蝇、蚤类等。

（九）医源性感染：指在医学服务中，因病原体传播引起的感染。

（十）医院感染：指住院病人在医院内获得的感染，包括在住院期间发生的感染和在医院内获得出院后发生的感染，但不包括入院前已开始或者入院时已处于潜伏期的感染。医院工作人员在医院内获得的感染也属医院感染。

（十一）实验室感染：指从事实验室工作时，因接触病原体所致的感染。

（十二）菌种、毒种：指可能引起本法规定的传染病发生的细菌菌种、病毒毒种。

（十三）消毒：指用化学、物理、生物的方法杀灭或者消除环境中的病原微生物。

（十四）疾病预防控制机构：指从事疾病预防控制活动的疾病预防控制中心以及与上述机构业务活动相同的单位。

（十五）医疗机构：指按照《医疗机构管理条例》取得医疗机构执业许可证，从事疾病诊断、治疗活动的机构。

第七十九条　传染病防治中有关食品、药品、血液、水、医疗废物和病原微生物的管理以及动物防疫和国境卫生检疫，本法未规定的，分别适用其他有关法律、行政法规的规定。

第八十条　本法自 2004 年 12 月 1 日起施行。

附录七　突发公共卫生事件应急条例

第一章　总　　则

第一条　为了有效预防、及时控制和消除突发公共卫生事件的危害，保障公众身体健康与生命安全，维护正常的社会秩序，制定本条例。

第二条　本条例所称突发公共卫生事件（以下简称突发事件），是指突然发生，造成或者可能造成社会公众健康严重损害的重大传染病疫情、群体性不明原因疾病、重大食物和职业中毒以及其他严重影响公众健康的事件。

第三条　突发事件发生后，国务院设立全国突发事件应急处理指挥部，由国务院有关部门和军队有关部门组成，国务院主管领导人担任总指挥，负责对全国突发事件应急处理的统一领导、统一指挥。

国务院卫生行政主管部门和其他有关部门，在各自的职责范围内做好突发事件应急处理的有关工作。

第四条　突发事件发生后，省、自治区、直辖市人民政府成立地方突发事件应急处理指挥部，省、自治区、直辖市人民政府主要领导人担任总指挥，负责领导、指挥本行政区域内突发事件应急处理工作。

县级以上地方人民政府卫生行政主管部门，具体负责组织突发事件的调查、控制和医疗救治工作。

县级以上地方人民政府有关部门，在各自的职责范围内做好突发事件应急处理的有关工作。

第五条　突发事件应急工作，应当遵循预防为主、常备不懈的方针，贯彻统一领导、分级负责、反应及时、措施果断、依靠科学、加强合作的原则。

第六条　县级以上各级人民政府应当组织开展防治突发事件相关科学研究，建立突发事件应急流行病学调查、传染源隔离、医疗救护、现场处置、监督检查、监测检验、卫生防护等有关物资、设备、设施、技术与人才资源储备，所需经费列入本级政府财政预算。

国家对边远贫困地区突发事件应急工作给予财政支持。

第七条　国家鼓励、支持开展突发事件监测、预警、反应处理有关技术的国际交流与合作。

第八条　国务院有关部门和县级以上地方人民政府及其有关部门，应当建立严格的突发事件防范和应急处理责任制，切实履行各自的职责，保证突发事件应急处理工作的正常进行。

第九条　县级以上各级人民政府及其卫生行政主管部门，应当对参加突发事件应急处理的医疗卫生人员，给予适当补助和保健津贴；对参加突发事件应急处理作出贡献的人员，给予表彰和奖励；对因参与应急处理工作致病、致残、死亡的人员，按照国家有关规定，给予相应的补助和抚恤。

第二章　预防与应急准备

第十条　国务院卫生行政主管部门按照分类指导、快速反应的要求，制定全国突发事件应急预案，报请国务院批准。

省、自治区、直辖市人民政府根据全国突发事件应急预案，结合本地实际情况，制定本行政区域的突发事件应急预案。

第十一条　全国突发事件应急预案应当包括以下主要内容：

（一）突发事件应急处理指挥部的组成和相关部门的职责；

（二）突发事件的监测与预警；

（三）突发事件信息的收集、分析、报告、通报制度；

（四）突发事件应急处理技术和监测机构及其任务；

（五）突发事件的分级和应急处理工作方案；

（六）突发事件预防、现场控制，应急设施、设备、救治药品和医疗器械以及其他物资和技术的储备与调度；

（七）突发事件应急处理专业队伍的建设和培训。

第十二条　突发事件应急预案应当根据突发事件的变化和实施中发现的问题及时进行修订、补充。

第十三条　地方各级人民政府应当依照法律、行政法规的规定，做好传染病预防和其他公共卫生工作，防范突发事件的发生。

县级以上各级人民政府卫生行政主管部门和其他有关部门，应当对公众开展突发事件应急知识的专门教育，增强全社会对突发事件的防范意识和应对能力。

第十四条　国家建立统一的突发事件预防控制体系。

县级以上地方人民政府应当建立和完善突发事件监测与预警系统。

县级以上各级人民政府卫生行政主管部门，应当指定机构负责开展突发事件的日常监测，并确保监测与预警系统的正常运行。

第十五条　监测与预警工作应当根据突发事件的类别，制定监测计划，科学分析、综合评价监测数据。对早期发现的潜在隐患以及可能发生的突发事件，应当依照本条例规定的报告程序和时限及时报告。

第十六条　国务院有关部门和县级以上地方人民政府及其有关部门，应当根据突发事件应急预案的要求，保证应急设施、设备、救治药品和医疗器械等物资储备。

第十七条　县级以上各级人民政府应当加强急救医疗服务网络的建设，配备相应的医疗救治药物、技术、设备和人员，提高医疗卫生机构应对各类突发事件的救治能力。

设区的市级以上地方人民政府应当设置与传染病防治工作需要相适应的传染病专科医院，或者指定具备传染病防治条件和能力的医疗机构承担传染病防治任务。

第十八条　县级以上地方人民政府卫生行政主管部门，应当定期对医疗卫生机构和人员开展突发事件应急处理相关知识、技能的培训，定期组织医疗卫生机构进行突发事件应急演练，推广最新知识和先进技术。

第三章　报告与信息发布

第十九条　国家建立突发事件应急报告制度。

国务院卫生行政主管部门制定突发事件应急报告规范，建立重大、紧急疫情信息报告系统。

有下列情形之一的，省、自治区、直辖市人民政府应当在接到报告1小时内，向国务院卫生行政主管部门报告：

（一）发生或者可能发生传染病暴发、流行的；

（二）发生或者发现不明原因的群体性疾病的；

（三）发生传染病菌种、毒种丢失的；

（四）发生或者可能发生重大食物和职业中毒事件的。

国务院卫生行政主管部门对可能造成重大社会影响的突发事件，应当立即向国务院报告。

第二十条　突发事件监测机构、医疗卫生机构和有关单位发现有本条例第十九条规定情形之一的，应当在2小时内向所在地县级人民政府卫生行政主管部门报告；接到报告的卫生行政主管部门应当在2小时内向本级人民政府报告，并同时向上级人民政府卫生行政主管部门和国务院卫生行政主管部门报告。

县级人民政府应当在接到报告后2小时内向设区的市级人民政府或者上一级人民政府报告；设区的市级人民政府应当在接到报告后2小时内向省、自治区、直辖市人民政府报告。

第二十一条　任何单位和个人对突发事件，不得隐瞒、缓报、谎报或者授意他人隐瞒、缓报、谎报。

第二十二条　接到报告的地方人民政府、卫生行政主管部门依照本条例规定报告的同时，应当立即组织力量对报告事项调查核实、确证，采取必要的控制措施，并及时报告调查情况。

第二十三条　国务院卫生行政主管部门应当根据发生突发事件的情况，及时向国务院有关部门和各省、自治区、直辖市人民政府卫生行政主管部门以及军队有关部门通报。

突发事件发生地的省、自治区、直辖市人民政府卫生行政主管部门，应当及时向毗邻省、自治区、直辖市人民政府卫生行政主管部门通报。

接到通报的省、自治区、直辖市人民政府卫生行政主管部门，必要时应当及时通知本行政区域内的医疗卫生机构。

县级以上地方人民政府有关部门，已经发生或者发现可能引起突发事件的情形时，应当及时向同级人民政府卫生行政主管部门通报。

第二十四条　国家建立突发事件举报制度，公布统一的突发事件报告、举报电话。

任何单位和个人有权向人民政府及其有关部门报告突发事件隐患，有权向上级人民政府及其有关部门举报地方人民政府及其有关部门不履行突发事件应急处理职责，或者不按照规定履行职责的情况。接到报告、举报的有关人民政府及其有关部门，应当立即组织对突发事件隐患、不履行或者不按照规定履行突发事件应急处理职责的情况进行调查处理。

对举报突发事件有功的单位和个人，县级以上各级人民政府及其有关部门应当予以奖励。

第二十五条　国家建立突发事件的信息发布制度。

国务院卫生行政主管部门负责向社会发布突发事件的信息。必要时，可以授权省、自治区、直辖市人民政府卫生行政主管部门向社会发布本行政区域内突发事件的信息。

信息发布应当及时、准确、全面。

第四章　应急处理

第二十六条　突发事件发生后，卫生行政主管部门应当组织专家对突发事件进行综合评估，初步判断突发事件的类型，提出是否启动突发事件应急预案的建议。

第二十七条　在全国范围内或者跨省、自治区、直辖市范围内启动全国突发事件应急预案，由国务院卫生行政主管部门报国务院批准后实施。省、自治区、直辖市启动突发事件应急预案，由省、自治区、直辖市人民政府决定，并向国务院报告。

第二十八条　全国突发事件应急处理指挥部对突发事件应急处理工作进行督察和指导，地方各级人民政府及其有关部门应当予以配合。

省、自治区、直辖市突发事件应急处理指挥部对本行政区域内突发事件应急处理工作进行督察和指导。

第二十九条　省级以上人民政府卫生行政主管部门或者其他有关部门指定的突发事件应急处理专业技术机构，负责突发事件的技术调查、确证、处置、控制和评价工作。

第三十条　国务院卫生行政主管部门对新发现的突发传染病，根据危害程度、流行强度，依照《中华人民共和国传染病防治法》的规定及时宣布为法定传染病；宣布为甲类传染病的，由国务院决定。

第三十一条　应急预案启动前，县级以上各级人民政府有关部门应当根据突发事件的实际情况，做好应急处理准备，采取必要的应急措施。

应急预案启动后，突发事件发生地的人民政府有关部门，应当根据预案规定的职责要求，服从突发事件应急处理指挥部的统一指挥，立即到达规定岗位，采取有关的控制措施。

医疗卫生机构、监测机构和科学研究机构，应当服从突发事件应急处理指挥部的统一指挥，相互配合、协作，集中力量开展相关的科学研究工作。

第三十二条　突发事件发生后，国务院有关部门和县级以上地方人民政府及其有关部门，应当保证突发事件应急处理所需的医疗救护设备、救治药品、医疗器械等物资的生产、供应；铁路、交通、民用航空行政主管部门应当保证及时运送。

第三十三条　根据突发事件应急处理的需要，突发事件应急处理指挥部有权紧急调集人员、储备的物资、交通工具以及相关设施、设备；必要时，对人员进行疏散或者隔离，并可以依法对传染病疫区实行封锁。

第三十四条　突发事件应急处理指挥部根据突发事件应急处理的需要，可以对食物和水源采取控制措施。

县级以上地方人民政府卫生行政主管部门应当对突发事件现场等采取控制措施，宣传突发事件防治知识，及时对易受感染的人群和其他易受损害的人群采取应急接种、预防性投药、群体防护等措施。

第三十五条　参加突发事件应急处理的工作人员，应当按照预案的规定，采取卫生防护措施，并在专业人员的指导下进行工作。

第三十六条　国务院卫生行政主管部门或者其他有关部门指定的专业技术机构，有权进入突发事件现场进行调查、采样、技术分析和检验，对地方突发事件的应急处理工作进行技术指导，有关单位和个人应当予以配合；任何单位和个人不得以任何理由予以拒绝。

第三十七条　对新发现的突发传染病、不明原因的群体性疾病、重大食物和职业中毒事件，国务院卫生行政主管部门应当尽快组织力量制定相关的技术标准、规范和控制措施。

第三十八条　交通工具上发现根据国务院卫生行政主管部门的规定需要采取应急控制措施的传染病病人、疑似传染病病人，其负责人应当以最快的方式通知前方停靠点，并向交通工具的营运单位报告。交通工具的前方停靠点和营运单位应当立即向交通工具营运单位行政主管部门和县级以上地方人民政府卫生行政主管部门报告。卫生行政主管部门接到报告后，应当立即组织有关人员采取相应的医学处置措施。

交通工具上的传染病病人密切接触者，由交通工具停靠点的县级以上各级人民政府卫生行政主管部门或者铁路、交通、民用航空行政主管部门，根据各自的职责，依照传染病防治法律、行政法规的规定，采取控制措施。

涉及国境口岸和入出境的人员、交通工具、货物、集装箱、行李、邮包等需要采取传染病应急控制措施的，依照国境卫生检疫法律、行政法规的规定办理。

第三十九条　医疗卫生机构应当对因突发事件致病的人员提供医疗救护和现场救援，对就诊病人必须接诊治疗，并书写详细、完整的病历记录；对需要转送的病人，应当按照规定将病人及其病历记录的复印件转送至接诊的或者指定的医疗机构。

医疗卫生机构内应当采取卫生防护措施，防止交叉感染和污染。

医疗卫生机构应当对传染病病人密切接触者采取医学观察措施，传染病病人密切接触者应当予以配合。

医疗机构收治传染病病人、疑似传染病病人，应当依法报告所在地的疾病预防控制机构。接到报告的疾病预防控制机构应当立即对可能受到危害的人员进行调查，根据需要采取必要的控制措施。

第四十条　传染病暴发、流行时，街道、乡镇以及居民委员会、村民委员会应当组织力量，团结协作，群防群治，协助卫生行政主管部门和其他有关部门、医疗卫生机构做好疫情信息的收集和报告、人员的分散隔离、公共卫生措施的落实工作，向居民、村民宣传传染病防治的相关知识。

第四十一条　对传染病暴发、流行区域内流动人口，突发事件发生地的县级以上地方人民政府应当做好预防工作，落实有关卫生控制措施；对传染病病人和疑似传染病病人，应当采取就地隔离、就地观察、就地治疗的措施。对需要治疗和转诊的，应当依照本条例第三十九条第一款的规定执行。

第四十二条　有关部门、医疗卫生机构应当对传染病做到早发现、早报告、早隔离、早治疗，切断传播途径，防止扩散。

第四十三条　县级以上各级人民政府应当提供必要资金，保障因突发事件致病、致残的人员得到及时、有效的救治。具体办法由国务院财政部门、卫生行政主管部门和劳动保障行政主管部门制定。

第四十四条　在突发事件中需要接受隔离治疗、医学观察措施的病人、疑似病人和传染病病人密切接触者在卫生行政主管部门或者有关机构采取医学措施时应当予以配合；拒绝配合的，由公安机关依法协助强制执行。

第五章　法 律 责 任

第四十五条　县级以上地方人民政府及其卫生行政主管部门未依照本条例的规定履行报告职责，对突发事件隐瞒、缓报、谎报或者授意他人隐瞒、缓报、谎报的，对政府主要领导人及其卫生行政主管部门主要负责人，依法给予降级或者撤职的行政处分；造成传染病传播、流行或者对社会公众健康造成其他严重危害后果的，依法给予开除的行政处分；构成犯罪的，依法追究刑事责任。

第四十六条　国务院有关部门、县级以上地方人民政府及其有关部门未依照本条例的规定，完成突发事件应急处理所需要的设施、设备、药品和医疗器械等物资的生产、供应、运输和储备的，对政府主要领导人和政府部门主要负责人依法给予降级或者撤职的行政处分；造成传染病传播、流行或者对社会公众健康造成其他严重危害后果的，依法给予开除的行政处分；构成犯罪的，依法追究刑事责任。

第四十七条　突发事件发生后，县级以上地方人民政府及其有关部门对上级人民政府有关部门的调查不予配合，或者采取其他方式阻碍、干涉调查的，对政府主要领导人和政府部门主要负责人依法给予降级或者撤职的行政处分；构成犯罪的，依法追究刑事责任。

第四十八条　县级以上各级人民政府卫生行政主管部门和其他有关部门在突发事件调查、控制、医疗救治工作中玩忽职守、失职、渎职的，由本级人民政府或者上级人民政府有关部门责令改正、通报批评、给予警告；对主要负责人、负有责任的主管人员和其他责任人员依法给予降级、撤职的行政处分；造成传染病传播、流行或者对社会公众健康造成其他严重危害后果的，依法给予开除的行政处分；构成犯罪的，依法追究刑事责任。

第四十九条　县级以上各级人民政府有关部门拒不履行应急处理职责的，由同级人民政府或者上级人民政府有关部门责令改正、通报批评、给予警告；对主要负责人、负有责任的主管人员和其他责任人员依法给予降级、撤职的行政处分；造成传染病传播、流行或者对社会公众健康造成其他严重危害后果的，依法给予开除的行政处分；构成犯罪的，依法追究刑事责任。

第五十条　医疗卫生机构有下列行为之一的，由卫生行政主管部门责令改正、通报批评、给予警告；情节严重的，吊销《医疗机构执业许可证》；对主要负责人、负有责任的主管人员和其他直接责任人员依法给予降级或者撤职的纪律处分；造成传染病传播、流行或者对社会公众健康造成其他严重危害后果，构成犯罪的，依法追究刑事责任：

（一）未依照本条例的规定履行报告职责，隐瞒、缓报或者谎报的；

（二）未依照本条例的规定及时采取控制措施的；

（三）未依照本条例的规定履行突发事件监测职责的；

（四）拒绝接诊病人的；

（五）拒不服从突发事件应急处理指挥部调度的。

第五十一条　在突发事件应急处理工作中，

有关单位和个人未依照本条例的规定履行报告职责，隐瞒、缓报或者谎报，阻碍突发事件应急处理工作人员执行职务，拒绝国务院卫生行政主管部门或者其他有关部门指定的专业技术机构进入突发事件现场，或者不配合调查、采样、技术分析和检验的，对有关责任人员依法给予行政处分或者纪律处分；触犯《中华人民共和国治安管理处罚条例》，构成违反治安管理行为的，由公安机关依法予以处罚；构成犯罪的，依法追究刑事责任。

第五十二条　在突发事件发生期间，散布谣言、哄抬物价、欺骗消费者，扰乱社会秩序、市场秩序的，由公安机关或者工商行政管理部门依法给予行政处罚；构成犯罪的，依法追究刑事责任。

第六章　附　　则

第五十三条　中国人民解放军、武装警察部队医疗卫生机构参与突发事件应急处理的，依照本条例的规定和军队的相关规定执行。

第五十四条　本条例自公布之日起施行。

附录八　突发公共卫生事件与传染病疫情监测信息报告管理办法

（卫生部令第37号，2006年8月24日修改）

第一章　总　　则

第一条　为加强突发公共卫生事件与传染病疫情监测信息报告管理工作，提供及时、科学的防治决策信息，有效预防、及时控制和消除突发公共卫生事件和传染病的危害，保障公众身体健康与生命安全，根据《中华人民共和国传染病防治法》（以下简称传染病防治法）和《突发公共卫生事件应急条例》（以下简称应急条例）等法律法规的规定，制定本办法。

第二条　本办法适用于传染病防治法、应急条例和国家有关法律法规中规定的突发公共卫生事件与传染病疫情监测信息报告管理工作。

第三条　突发公共卫生事件与传染病疫情监测信息报告，坚持依法管理，分级负责，快速准确，安全高效的原则。

第四条　国务院卫生行政部门对全国突发公共卫生事件与传染病疫情监测信息报告实施统一监督管理。

县级以上地方卫生行政部门对本行政区域突发公共卫生事件与传染病疫情监测信息报告实施监督管理。

第五条　国务院卫生行政部门及省、自治区、直辖市卫生行政部门鼓励、支持开展突发公共卫生事件与传染病疫情监测信息报告管理的科学技术研究和国际交流合作。

第六条　县级以上各级人民政府及其卫生行政部门，应当对在突发公共卫生事件与传染病疫情监测信息报告管理工作中作出贡献的人员，给予表彰和奖励。

第七条　任何单位和个人必须按照规定及时如实报告突发公共卫生事件与传染病疫情信息，不得瞒报、缓报、谎报或者授意他人瞒报、缓报、谎报。

第二章　组 织 管 理

第八条　各级疾病预防控制机构按照专业分工，承担责任范围内突发公共卫生事件和传染病疫情监测、信息报告与管理工作，具体职责为：

（一）按照属地化管理原则，当地疾病预防控制机构负责，对行政辖区内的突发公共卫生事件和传染病疫情进行监测、信息报告与管理；负责收集、核实辖区内突发公共卫生事件、疫情信息和其他信息资料；设置专门的举报、咨询热线电话，接受突发公共卫生事件和疫情的报告、咨询和监督；设置专门工作人员搜集各种来源的突发公共卫生事件和疫情信息。

（二）建立流行病学调查队伍和实验室，负责开展现场流行病学调查与处理，搜索密切接触者、追踪传染源，必要时进行隔离观察；进行疫点消毒及其技术指导；标本的实验室检测检验及报告。

（三）负责公共卫生信息网络维护和管理，疫情资料的报告、分析、利用与反馈；建立监测信息数据库，开展技术指导。

（四）对重点涉外机构或单位发生的疫情，由省级以上疾病预防控制机构进行报告管理和检查指导。

（五）负责人员培训与指导，对下级疾病预防控制机构工作人员进行业务培训；对辖区内医院和下级疾病预防控制机构疫情报告和信息网络管理工作进行技术指导。

第九条　国家建立公共卫生信息监测体系，

构建覆盖国家、省、市（地）、县（区）疾病预防控制机构、医疗卫生机构和卫生行政部门的信息网络系统，并向乡（镇）、村和城市社区延伸。

国家建立公共卫生信息管理平台、基础卫生资源数据库和管理应用软件，适应突发公共卫生事件、法定传染病、公共卫生和专病监测的信息采集、汇总、分析、报告等工作的需要。

第十条　各级各类医疗机构承担责任范围内突发公共卫生事件和传染病疫情监测信息报告任务，具体职责为：

（一）建立突发公共卫生事件和传染病疫情信息监测报告制度，包括报告卡和总登记簿、疫情收报、核对、自查、奖惩。

（二）执行首诊负责制，严格门诊工作日志制度以及突发公共卫生事件和疫情报告制度，负责突发公共卫生事件和疫情监测信息报告工作。

（三）建立或指定专门的部门和人员，配备必要的设备，保证突发公共卫生事件和疫情监测信息的网络直接报告。

门诊部、诊所、卫生所（室）等应按照规定时限，以最快通讯方式向发病地疾病预防控制机构进行报告，并同时报出传染病报告卡。

报告卡片邮寄信封应当印有明显的“突发公共卫生事件或疫情”标志及写明XX疾病预防控制机构收的字样。

（四）对医生和实习生进行有关突发公共卫生事件和传染病疫情监测信息报告工作的培训。

（五）配合疾病预防控制机构开展流行病学调查和标本采样。

第十一条　流动人员中发生的突发公共卫生事件和传染病病人、病原携带者和疑似传染病病人的报告、处理、疫情登记、统计，由诊治地负责。

第十二条　铁路、交通、民航、厂（场）矿所属的医疗卫生机构发现突发公共卫生事件和传染病疫情，应按属地管理原则向所在地县级疾病预防控制机构报告。

第十三条　军队内的突发公共卫生事件和军人中的传染病疫情监测信息，由中国人民解放军卫生主管部门根据有关规定向国务院卫生行政部门直接报告。

军队所属医疗卫生机构发现地方就诊的传染病病人、病原携带者、疑似传染病病人时，应按属地管理原则向所在地疾病预防控制机构报告。

第十四条　医疗卫生人员未经当事人同意，不得将传染病病人及其家属的姓名、住址和个人病史以任何形式向社会公开。

第十五条　各级政府卫生行政部门对辖区内各级医疗卫生机构负责的突发公共卫生事件和传染病疫情监测信息报告情况，定期进行监督、检查和指导。

第三章　报　　告

第十六条　各级各类医疗机构、疾病预防控制机构、采供血机构均为责任报告单位；其执行职务的人员和乡村医生、个体开业医生均为责任疫情报告人，必须按照传染病防治法的规定进行疫情报告，履行法律规定的义务。

第十七条　责任报告人在首次诊断传染病病人后，应立即填写传染病报告卡。

传染病报告卡由录卡单位保留三年。

第十八条　责任报告单位和责任疫情报告人发现甲类传染病和乙类传染病中的肺炭疽、传染性非典型肺炎、脊髓灰质炎、人感染高致病性禽流感病人或疑似病人时，或发现其他传染病和不明原因疾病暴发时，应于2小时内将传染病报告卡通过网络报告；未实行网络直报的责任报告单位应于2小时内以最快的通讯方式（电话、传真）向当地县级疾病预防控制机构报告，并于2小时内寄送出传染病报告卡。

对其他乙、丙类传染病病人、疑似病人和规定报告的传染病病原携带者在诊断后，实行网络直报的责任报告单位应于24小时内进行网络报告；未实行网络直报的责任报告单位应于24小时内寄送出传染病报告卡。

县级疾病预防控制机构收到无网络直报条件责任报告单位报送的传染病报告卡后，应于2小时内通过网络进行直报。

第十九条　获得突发公共卫生事件相关信息的责任报告单位和责任报告人，应当在2小时内以电话或传真等方式向属地卫生行政部门指定的专业机构报告，具备网络直报条件的要同时进行网络直报，直报的信息由指定的专业机构审核后进入国家数据库。不具备网络直报条件的责任报告单位和责任报告人，应采用最快的通讯方式将《突发公共卫生事件相关信息报告卡》报送属地卫生行政部门指定的专业机构，接到《突发公共卫生事件相关信息报告卡》的专业机构，应对信息进行审核，确定真实性，2 小时内进行网络直报，同时以电话或传真等方式报告同级卫生行政部门。

接到突发公共卫生事件相关信息报告的卫生行政部门应当尽快组织有关专家进行现场调查，如确认为实际发生突发公共卫生事件，应根据不同的级别，及时组织采取相应的措施，并在 2 小时内向本级人民政府报告，同时向上一级人民政府卫生行政部门报告。如尚未达到突发公共卫生事件标准的，由专业防治机构密切跟踪事态发展，随时报告事态变化情况。

第二十条　突发公共卫生事件及传染病信息报告的其他事项按照《突发公共卫生事件相关信息报告管理工作规范（试行）》及《传染病信息报告管理规范》有关规定执行。

第四章　调　　查

第二十一条　接到突发公共卫生事件报告的地方卫生行政部门，应当立即组织力量对报告事项调查核实、判定性质，采取必要的控制措施，并及时报告调查情况。

不同类别的突发公共卫生事件的调查应当按照《全国突发公共卫生事件应急预案》规定要求执行。

第二十二条　突发公共卫生事件与传染病疫情现场调查应包括以下工作内容：

（一）流行病学个案调查、密切接触者追踪调查和传染病发病原因、发病情况、疾病流行的可能因素等调查；

（二）相关标本或样品的采样、技术分析、检验；

（三）突发公共卫生事件的确证；

（四）卫生监测，包括生活资源受污染范围和严重程度，必要时应在突发事件发生地及相邻省市同时进行。

第二十三条　各级卫生行政部门应当组织疾病预防控制机构等有关领域的专业人员，建立流行病学调查队伍，负责突发公共卫生事件与传染病疫情的流行病学调查工作。

第二十四条　疾病预防控制机构发现传染病疫情或接到传染病疫情报告时，应当及时采取下列措施：

（一）对传染病疫情进行流行病学调查，根据调查情况提出划定疫点、疫区的建议，对被污染的场所进行卫生处理，对密切接触者，在指定场所进行医学观察和采取其他必要的预防措施，并向卫生行政部门提出疫情控制方案；

（二）传染病暴发、流行时，对疫点、疫区进行卫生处理，向卫生行政部门提出疫情控制方案，并按照卫生行政部门的要求采取措施；

（三）指导下级疾病预防控制机构实施传染病预防、控制措施，组织、指导有关单位对传染病疫情的处理。

第二十五条　各级疾病预防控制机构负责管理国家突发公共卫生事件与传染病疫情监测报告信息系统，各级责任报告单位使用统一的信息系统进行报告。

第二十六条　各级各类医疗机构应积极配合疾病预防控制机构专业人员进行突发公共卫生事件和传染病疫情调查、采样与处理。

第五章　信息管理与通报

第二十七条　各级各类医疗机构所设与诊治传染病有关的科室应当建立门诊日志、住院登记簿和传染病疫情登记簿。

第二十八条　各级各类医疗机构指定的部门和人员，负责本单位突发公共卫生事件和传染病疫情报告卡的收发和核对，设立传染病报告登记簿，统一填报有关报表。

第二十九条　县级疾病预防控制机构负责本辖区内突发公共卫生事件和传染病疫情报告卡、报表的收发、核对、疫情的报告和管理工作。

各级疾病预防控制机构应当按照国家公共卫生监测体系网络系统平台的要求，充分利用报告的信息资料，建立突发公共卫生事件和传染病疫情定期分析通报制度，常规监测时每月不少于三次疫情分析与通报，紧急情况下需每日进行疫情分析与通报。

第三十条　国境口岸所在地卫生行政部门指定的疾病预防控制机构和港口、机场、铁路等疾病预防控制机构及国境卫生检疫机构，发现国境卫生检疫法规定的检疫传染病时，应当互相通报疫情。

第三十一条　发现人畜共患传染病时，当地疾病预防控制机构和农、林部门应当互相通报疫情。

第三十二条　国务院卫生行政部门应当及时通报和公布突发公共卫生事件和传染病疫情，省

（自治区、直辖市）人民政府卫生行政部门根据国务院卫生行政部门的授权，及时通报和公布本行政区域的突发公共卫生事件和传染病疫情。

突发公共卫生事件和传染病疫情发布内容包括：

（一）突发公共卫生事件和传染病疫情性质、原因；

（二）突发公共卫生事件和传染病疫情发生地及范围；

（三）突发公共卫生事件和传染病疫情的发病、伤亡及涉及的人员范围；

（四）突发公共卫生事件和传染病疫情处理措施和控制情况；

（五）突发公共卫生事件和传染病疫情发生地的解除。

与港澳台地区及有关国家和世界卫生组织之间的交流与通报办法另行制订。

第六章　监督管理

第三十三条　国务院卫生行政部门对全国突发公共卫生事件与传染病疫情监测信息报告管理工作进行监督、指导。

县级以上地方人民政府卫生行政部门对本行政区域的突发公共卫生事件与传染病疫情监测信息报告管理工作进行监督、指导。

第三十四条　各级卫生监督机构在卫生行政部门的领导下，具体负责本行政区内的突发公共卫生事件与传染病疫情监测信息报告管理工作的监督检查。

第三十五条　各级疾病预防控制机构在卫生行政部门的领导下，具体负责对本行政区域内的突发公共卫生事件与传染病疫情监测信息报告管理工作的技术指导。

第三十六条　各级各类医疗卫生机构在卫生行政部门的领导下，积极开展突发公共卫生事件与传染病疫情监测信息报告管理工作。

第三十七条　任何单位和个人发现责任报告单位或责任疫情报告人有瞒报、缓报、谎报突发公共卫生事件和传染病疫情情况时，应向当地卫生行政部门报告。

第七章　罚　　则

第三十八条　医疗机构有下列行为之一的，由县级以上地方卫生行政部门责令改正、通报批评、给予警告；情节严重的，会同有关部门对主要负责人、负有责任的主管人员和其他责任人员依法给予降级、撤职的行政处分；造成传染病传播、流行或者对社会公众健康造成其它严重危害后果，构成犯罪的，依据刑法追究刑事责任：

（一）未建立传染病疫情报告制度的；

（二）未指定相关部门和人员负责传染病疫情报告管理工作的；

（三）瞒报、缓报、谎报发现的传染病病人、病原携带者、疑似病人的。

第三十九条　疾病预防控制机构有下列行为之一的，由县级以上地方卫生行政部门责令改正、通报批评、给予警告；对主要负责人、负有责任的主管人员和其他责任人员依法给予降级、撤职的行政处分；造成传染病传播、流行或者对社会公众健康造成其他严重危害后果，构成犯罪的，依法追究刑事责任：

（一）瞒报、缓报、谎报发现的传染病病人、病原携带者、疑似病人的；

（二）未按规定建立专门的流行病学调查队伍，进行传染病疫情的流行病学调查工作；

（三）在接到传染病疫情报告后，未按规定派人进行现场调查的；

（四）未按规定上报疫情或报告突发公共卫生事件的。

第四十条　执行职务的医疗卫生人员瞒报、缓报、谎报传染病疫情的，由县级以上卫生行政部门给予警告，情节严重的，责令暂停六个月以上一年以下执业活动，或者吊销其执业证书。

责任报告单位和事件发生单位瞒报、缓报、谎报或授意他人不报告突发性公共卫生事件或传染病疫情的，对其主要领导、主管人员和直接责任人由其单位或上级主管机关给予行政处分，造成疫情播散或事态恶化等严重后果的，由司法机关追究其刑事责任。

第四十一条　个体或私营医疗保健机构瞒报、缓报、谎报传染病疫情或突发性公共卫生事件的，由县级以上卫生行政部门责令限期改正，可以处100元以上500元以下罚款；对造成突发性公共卫生事件和传染病传播流行的，责令停业整改，并可以处200元以上2000元以下罚款，触犯刑律的，对其经营者、主管人员和直接责任人移交司法机关追究刑事责任。

第四十二条　县级以上卫生行政部门未按照

规定履行突发公共卫生事件和传染病疫情报告职责，瞒报、缓报、谎报或者授意他人瞒报、缓报、谎报的，对主要负责人依法给予降级或者撤职的行政处分；造成传染病传播、流行或者对社会公众造成其他严重危害后果的，给予开除处分；构成犯罪的，依法追究刑事责任。

第八章　附　　则

第四十三条　中国人民解放军、武装警察部队医疗卫生机构突发公共卫生事件与传染病疫情监测信息报告管理工作，参照本办法的规定和军队的相关规定执行。

第四十四条　本办法自发布之日起实施。

中文索引

A

A 群链球菌　839
阿苯哒唑　1305
阿苯达唑　334,1175,1257,1264,1268,1272,1294,1301
阿根廷出血热　670
阿米巴原虫　1157
阿米巴病　1157
阿米巴肝脓肿　1163
埃博拉病毒　17
埃及血吸虫　1222
埃立克体属　797
埃利希体　18,795
埃利希体病　795
埃文埃立克体　797
艾滋病　714
奥克太尔　1268

B

B 群链球菌　841
巴贝虫　1204
巴贝虫病　1204
巴尔通体　18,1074
巴尔通体病　1074
巴西副球孢子菌　1130
巴西紫癜热　978
白蛋白透析　205
白喉　857
白喉棒状杆菌　857
白喉类毒素　232
白蛉热　695
白塞病　340
白色假丝酵母菌　317
白细胞介素　264
百日咳　863
百日咳杆菌　863
百日咳疫苗　232
败血症　1342,1362
班氏丝虫　1244
斑点热　791
斑点热群立克次体　791
斑点杂交　134
棒状杆菌属　857
包虫病　1302
孢子丝菌病　1135
贝里等孢子球虫　1206
贝纳克柯斯体　789
鼻孢子菌病　1152
鼻病毒　459
鼻窦炎　343
鼻疽　1030
鼻疽杆菌　1030
鼻硬结克雷伯菌　1004
吡喹酮　1175,1294,1301
鞭虫　317
鞭虫病　1265
变形杆菌　1010
变异革蜱　795
表皮剥脱毒素　1381
丙型病毒性肝炎　552
丙型肝炎病毒　17
并殖吸虫病　1232
病毒性出血热　618
病毒性肝炎　520
病毒性脑膜炎　702
病毒性脑炎　604
病毒性胃肠炎　580
病原体　100
波瓦桑脑炎　614
玻利维亚出血热　672
伯氏疏螺旋体　18
博德特菌属　863
博纳病病毒　1329
不动杆菌属　1001
不明原因发热　1438
布鲁司菌　1016
布鲁司菌病　1016
布鲁司菌病活菌(疫)苗　231
布尼亚病毒科　607,660
布氏姜片虫　317
布氏姜片吸虫　1242

C

C 组链球菌　842

苍白螺旋体　266,1106
查菲埃立克体　797
查菲尔立克次体　18
产气荚膜杆菌　314
产酸克雷伯杆菌　1004
产外毒素金黄色葡萄球菌　18
肠出血性大肠埃希菌(EHEC)O104:H4　18
肠道病毒　18,581
肠道菌素　322
肠杆菌属感染　1012
肠球菌　1007
肠炭疽　1028
肠腺病毒　313,581
超抗原　1380
超敏反应　232
成孔肽　1159
成人呼吸窘迫综合征　1396
虫媒病毒　593,606
虫霉病　1151
臭鼻克雷伯杆菌　1004
川崎病　1408
穿透支原体　809
传染性单核细胞增多症　505
传染性红斑　518
传染性淋巴细胞增多症　509
唇足纲　1317
丛林斑疹伤寒　786
粗球孢子菌　1126,1148

D

大肠埃希菌　314
大肠埃希菌 O157:H7　18
大流行　101
大牙锯天牛　1310
代偿性抗炎反应综合征　1352,1363
丹毒　816
单纯疱疹病毒　487
胆管细胞癌　1465
蛋白吸附再循环系统　206
登革热　652
滴虫　1176
滴虫病　1176
地方性　101
地方性斑疹伤寒　784
丁型病毒性肝炎　558
丁型肝炎病毒　17
东部马脑炎　607
毒力　58
毒血症　1362
杜克雷嗜血杆菌　1492
杜诺凡利什曼原虫　1192
短膜壳绦虫　1293
多器官功能衰竭　1352,1373
多器官功能障碍综合征　1352,1363,1373
多足纲　1317

E

EB 病毒　336,505
恶性疟　1180
鄂木斯克出血热　688

F

发酵支原体　809
发热　255
发热伴血小板减少综合征布尼亚病毒　643
发疹性　258
发疹性感染病　277
放线菌病　1068
非淋菌性尿道炎　1484
非特异性免疫　73
肺孢子菌病　1148
肺炭疽　1027
肺炎克雷伯杆菌　1004
肺炎链球菌　266,820
肺炎球菌　820
肺炎衣原体　769
分枝杆菌属　1053
分子吸附再循环系统　206
奋森咽峡炎　340
粪类圆线虫　317,1278
风疹　474
风疹冻干活疫苗　233
氟苯达唑　1257,1268
附红体病　799
附红细胞体　799
复顶门　1208
复发　1184
复方甲苯达唑　1273
复方噻嘧啶　1273
复数菌感染　1365
副流感病毒　336,344
副黏病毒科　344
副黏病毒属　344
副球孢子菌病　1130
副溶血弧菌　314,964
副伤寒　897

副伤寒沙门菌　897
腹泻　257

G

肝脓肿　361
肝片形吸虫　1240
肝片形吸虫病　1240
肝肾综合征　1445
肝衰竭　1458
肝细胞癌　1465
肝性脑病　1448
肝硬化　1444
肝脏瞬时弹性测定　1450
感染　1
感染病　1,4,17
感染性　101
感染性腹泻　913
感染性心包炎　406
感染性心肌炎　402
感染性心内膜炎　389,411
感染性休克　1373
感染中毒性脑病　1411
刚地弓形虫　1198
睾丸炎　383
隔离　226
根岸脑炎　615
更昔洛韦　1347
弓首线虫蚴病　1314
弓形虫病　1198
钩虫　317
钩虫病　1252
钩端螺旋体　1080
钩端螺旋体病　1081
钩端螺旋体灭活菌(疫)苗　232
骨关节感染　418
骨髓炎　419
瓜纳里托病毒　17
冠状病毒　313,461,585
广州管圆线虫　1286
广州管圆线虫病　1286

H

H10N8 禽流感病毒　18
H7N9 禽流感病毒　18
HIV 相关性外周神经病　747
含铁脓绿素　995
汉赛巴尔通体　1076
汉坦病毒　17,620
汉坦病毒分离株　17
亨得拉病毒　18
喉气管支气管炎　344
猴痘病毒　18
后遗症　102
呼吸道感染　336
呼吸道合胞病毒　336,346
弧菌科　968
华-弗综合征　860
华支睾吸虫　1237
华支睾吸虫病　1237
化脓性关节炎　430
化脓性脑膜炎　295,852
化脓性细菌　419
淮阳山病毒　18
环孢子虫　317
黄病毒科　593,602,652
黄病毒属　602,606
黄疸　260
黄热病　648
恢复期　102
回归热　1088
回归热螺旋体　1088
蛔虫病　1259
混合性拮抗反应综合征　1352,1363
活性炭吸附　206
获得性免疫缺陷综合征　714
霍乱　955
霍乱弧菌　314,955

J

基孔肯雅热　690
基萨那森林热　689
基因疫苗　241
基因诊断　131
基因治疗　196
急性出血性结膜炎　741
急性胆囊炎　362
急性喉气管支气管炎　342
急性喉炎　341
急性化脓性胆管炎　365
急性会厌炎　343
急性肾盂肾炎　375
急性细菌性膀胱炎　379
急性纤维蛋白性喉气管支气管炎　342
急性咽炎　339
棘阿米巴角膜炎　1167
棘球蚴病　1302

脊髓灰质炎 566
计划免疫 1527
继发性化脓性腹膜炎 369
寄生物 58
加利福尼亚脑炎 615
甲苯达唑 334,1272
甲苯咪唑 1257,1294
甲壳纲 1317
甲硝唑 1175
甲型 H1N1 流感病毒 18
甲型病毒性肝炎 521
甲型肝炎病毒 17
甲型脑炎 591
贾第虫病 1171
假丝酵母菌 1137
尖锐湿疣 1495
间插血吸虫 1222
间日疟 1180
艰难梭菌 314
姜片虫病 1242
交叉感染 1420
结肠小袋纤毛虫 317,1169
结核病 1053
结核分枝杆菌 1053
结核性脑膜炎 301,1350
疥疮 1321
疥螨 1321
金黄色葡萄球菌 314,883
紧密连接封闭蛋白-1 594
进行性多病灶性脑白质病 517
进行性多灶性白质脑病 744
进行性风疹全脑炎 744
巨细胞病毒 360
军团病杆菌感染 875
军团菌属 875
菌落原位杂交 134
菌血症 1361,1362

K

卡介苗 231
卡晏环孢子球虫 18
卡耶潭圆孢球虫 1212
康纳立克次体 792
抗病毒药物 163
抗寄生虫药物 175
抗生素 153,323
抗原特异性细胞毒性 T 细胞 507
柯萨奇病毒 573
科罗拉多蜱热 698
克雷伯菌属 1004
克里米亚-刚果出血热 659
克里米亚-刚果出血热病毒 659
空肠弯曲杆菌 18
空肠弯曲菌 1329
口腔毛滴虫 1176
口腔支原体 809
口蹄疫 705
狂犬病 708
昆虫纲 1317

L

拉沙病毒 708
拉沙热 664
蜡样芽孢杆菌 314
蓝氏贾第鞭毛虫 317,1171
类鼻疽 1032
类鼻疽假单胞菌 1032
类丹毒 819
类丹毒杆菌 819
类圆线虫病 1278
类志贺毗邻单胞菌 942
梨支原体 809
李斯特菌属 999
立夫特山谷热 673
立克次体 776
立克次体病 776
立式立克次体 792
粒细胞无形体病 643
连续性肾脏替代疗法 639
链道酶 839
链激酶 839
链球菌科 838
链球菌致热外毒素 1364
链球菌中毒性休克综合征 1364,1380
链球菌属 838
邻单胞菌属 314
淋巴细胞脉络丛脑膜炎 616
淋巴细胞脉络丛脑膜炎病毒 616
淋病奈瑟菌 982
淋菌性前列腺炎 984
淋球菌感染 982
淋球菌性尿道炎 984
流感病毒 336
流行病学 2
流行性 101
流行性斑疹伤寒 779

流行性感冒 345,439
流行性脑脊髓膜炎 844
流行性腮腺炎 464
流行性腮腺炎活疫苗 234
流行性乙型脑炎 592
龙线虫病 1275
龙线虫科 1275
龙线虫属 1275
路德维希咽峡炎 340
旅行相关感染 1332
氯硝柳胺 1294
挛缩膀胱 385
卵形疟 1180
轮状病毒 313,581
螺旋体 1080
螺旋体科 1092
螺旋体目 1092

M

麻风 1040
麻风分枝杆菌 1040
麻疹 467
麻疹病毒 336
马尔尼菲青霉病 723,1152
马来丝虫 1244
麦地那龙线虫 1275
螨虫皮炎 1325
曼氏迭宫绦虫 1307
曼氏叠宫绦虫 1293
曼氏裂头蚴病 1307
曼氏血吸虫 362,1222
慢病毒感染 743
慢病毒亚科 738
慢病毒属 715
慢性疲劳综合征 588
猫抓病 1076
毛霉病 1144
毛霉科 1144
毛首鞭形线虫 1265
毛圆线虫 1282
毛圆线虫病 1282
梅毒 1106
湄公血吸虫 1222
美洲板口线虫 1252
美洲钝眼蜱 795
门静脉血栓形成 1448
弥散性血管内凝血 1402
泌尿生殖系统感染 371
泌尿生殖系支原体感染 807
密螺旋体 1080
免疫 1426
免疫层析试验 1196
免疫调节 187
免疫缺陷病 1426
免疫吸附 206
免疫性 102
免疫血清 192
免疫诊断 120
莫氏立克次体 784
墨莱河谷脑炎 613

N

耐甲氧西林金葡菌株 1380
耐万古霉素肠球菌 1364
难辨梭状芽胞杆菌 944
难辨梭状芽胞杆菌结肠炎 944
囊虫病 1293
囊性包虫病 1302
囊性棘球蚴病 1302
蛲虫 317
蛲虫病 1269
脑脊液 832
脑膜炎奈瑟菌 845
内罗病毒属 660
内氏放线菌 1068
内脏利什曼病 1191
尼派病毒 18
逆转录病毒科 715,738
黏细菌 1250
黏性放线菌 1068
尿道炎 380
凝固酶阴性葡萄球菌 1364
牛带绦虫 1293
牛肉绦虫 317
纽扣热 792
脓毒败血症 1362
脓毒血症 1362
脓毒症 1361,1362
脓性放线菌 1068
疟疾 1180
疟原虫 1180
诺卡菌 1070
诺卡菌病 1070
诺如病毒 313,581
诺氏疟原虫 18
诺沃克病毒 17

O

O139 霍乱弧菌　18

P

泡球蚴　1306
泡球蚴病　1306
泡状包虫病　1306
泡状棘球蚴　1306
泡状棘球蚴病　1306
披膜病毒　474
披膜病毒科甲病毒属　606
皮肤黏膜淋巴结综合征　1408
皮肤炭疽　1027
皮内利什曼素试验　1196
皮炎芽生菌　1128
皮疹　107
蜱媒螺旋体病　1092
片形科　1240
品他病　1114
品他密螺旋体　1114
破伤风　988
破伤风杆菌　988,1346
破伤风类毒素　232
葡萄球菌肠毒素　1380
葡萄球菌感染　883
葡萄球菌烫伤样皮肤综合征　1381
葡萄球菌猩红热　1381
葡萄球菌中毒性休克综合征　1380
葡萄糖酸锑钠　1197
普氏立克次体　779
普通感冒　337

Q

Q 热　789
气单胞菌属　314
恰加斯病　1218
恰加斯利什曼原虫　1192
前驱期　102
潜伏期　102
羟脒替　1197
乔治放线菌　1068
亲水气单胞菌　939
禽流感病毒　18
球孢子菌病　1126,1148
球虫纲　1208
曲霉病　1141
曲霉属　1141
曲牙锯天牛　1310
龋齿放线菌　1068
全沟硬蜱　795
全身炎症反应综合征　1352,1373
犬复孔绦虫　1293
犬细小病毒　17

R

人杯状病毒　583
人等孢子球虫病　1206
人工肝　205
人工肝支持系统　205
人巨细胞病毒　360,498,508
人类免疫缺陷病毒　17,313,714
人类逆转录病毒　18
人类偏肺病毒　336,346
人粒细胞无形体病　796
人毛滴虫　1176
人疱疹病毒 6 型　17,492
人疱疹病毒 7 型　493
人疱疹病毒 8 型　18,493
人禽流行性感冒　443
人肉孢子虫　1217
人乳头瘤病毒　514,1495
人嗜 T 细胞病毒Ⅰ型　17
人嗜 T 细胞病毒Ⅱ型　17
人细小病毒 B19　517
人腺病毒　511,584
人芽囊原虫　1215
日本血吸虫　321,362,1222
日本血吸虫病　1222
溶血-尿毒综合征　1439
溶血素　839
溶组织内阿米巴　317,1157
肉孢子虫　1217
肉孢子虫病　1216
肉毒中毒　926
蠕虫　1221
蠕虫病　1221
蠕虫蚴移行症　1312
乳多空病毒科　514
软下疳　1492
朊粒　17
朊粒病　750

S

SARS 冠状病毒　336,345
SARS 相关冠状病毒　18

SARS 相关性冠状病毒　448
萨比亚病毒　17
腮腺炎性睾丸炎　384
鳃金龟　1310
森林脑炎　602
沙粒病毒属　664
沙门菌属　314
沙眼衣原体　773
伤寒　890
伤寒 Vi 多糖疫苗　232
伤寒沙门菌　890
社区获得性肺炎　820
申克孢子丝菌　1135
深部真菌病　1117
神经节苷脂　988
肾积脓　377
肾疖　378
肾痈　378
肾盂肾炎　375
肾周围炎　378
肾自截　385
肾综合征出血热　620
生产性感染　501
生物恐怖　1498,1499
生物武器　1499
生物战　1499
生物战剂　1498
生物战剂气溶胶　1499
生殖支原体　809
圣路易脑炎　611
虱病　1320
虱科　1320
虱目　1320
施瓦兹曼反应　846
十二指肠钩口线虫　1252
适应性免疫　80
嗜肺军团菌　18,875
嗜麦芽窄食单胞菌　1014
嗜人类 T 淋巴细胞病毒　737
嗜睡性脑炎　591
嗜血杆菌属　978
手足口病　495
疏螺旋体　1080
疏螺旋体属　1092
输入性疾病　1332
输血传播病毒　18
鼠弓形虫　63
鼠伤寒沙门菌　898
鼠咬热　1103
鼠疫　1035
鼠疫活菌(疫)苗　231
树脂吸附　206
双萘羟酸苄酚宁　1273
双萘羟酸噻嘧啶　1273
水痘-带状疱疹病毒　336,482
丝虫病　1243
丝状病毒属　678
似蚯蚓蛔线虫　1259
似蚓蛔线虫　317
苏格兰脑炎　614
速效肠虫清　1273
缩小膜壳绦虫　1293

T

炭疽　1026
炭疽杆菌　1026
炭疽杆菌败血症　1028
炭疽杆菌性脑膜炎　1028
炭疽活菌(疫)苗　231
弹状病毒科　708
绦虫纲　1221,1293
体液免疫　80
替硝唑　1175
天花　480
铜绿假单胞菌　993
筒线虫　1284
筒线虫病　1284
头痛　261
透明丝孢霉病　1152
透明质酸酶　839
土拉弗朗西斯菌　1023
兔热病　1023
唾液支原体　809

W

外毒素　1367
弯曲菌肠炎　932
弯曲菌感染　932
弯曲菌属　314
微小病毒　585
伪膜性肠炎　944
委内瑞拉马脑炎　609
胃肠道感染　313
瘟病毒　585
污泥梭状芽胞杆菌　1380
五口纲　1317

戊烷脒 1197
戊型病毒性肝炎 561
戊型肝炎病毒 17

X

西伯利亚立克次体 792
西部马脑炎 608
西尼罗河热 693
西尼罗脑炎 612
吸虫纲 1221
细胞免疫 80
细菌素 323
细菌性感染 811
细菌性痢疾 904
细菌性食物中毒 922
细小病毒 B19 17
下刚果病毒 18
先天性梅毒 1349
线虫病 1273
线虫纲 1221
腺病毒 336,346
腺病毒感染 511
腺病毒科 511
腺热新立克次体 797
消毒 224
小袋纤毛虫病 1169
小儿腹泻轮状病毒 17
小核糖核酸病毒科 706
小圆病毒 313
哮吼 344
心包炎 406
心肌炎 402
辛德比斯脑炎 610
新发感染病 17
新立克次体属 797
新生儿感染性肺炎 1345
新生儿破伤风 1346
新生儿细菌性脑膜炎 1344
新型布尼亚病毒 18
新型肠道病毒感染 577
新型隐球菌脑膜炎 1131
星状病毒 313,581
猩红热 813
性病性淋巴肉芽肿 1489
性传播疾病 1484
旋毛虫 317,1289
旋毛虫病 1289
旋尾目 1275
血管性紫癜 519
血浆置换 207
血清混浊因子 839
血象 108
血液灌流 205
血液滤过 205
血液透析吸附 206
血液吸附 205

Y

芽生菌病 1128
雅司 1112
雅司螺旋体 1112
亚急性硬化性全脑炎 743
咽后脓肿 344
严重急性呼吸综合征 345,448
炎性细胞因子 1352
厌氧菌 974
厌氧菌感染 974
恙虫病 786
恙虫病东方体 786
药物 714
耶尔森菌病 929
耶尔森菌属 314
液相杂交 133
伊维菌素 334
衣氏放线菌 1068
衣原体 765,1348
医学节肢动物 1317
医院获得性感染 1420
胰腺感染 366
遗传学 37
乙型病毒性肝炎 526
阴道毛滴虫 1176
隐孢子虫 18,317,1208
隐孢子虫病 1208
隐孢子虫科 1208
隐孢子虫属 1208
隐球菌脑膜炎 306
英铭格 262
婴儿肝炎综合征 1478
婴儿利什曼原虫 1192
鹦鹉热 767
鹦鹉热衣原体 767
蝇蛆病 1323
幽门螺杆菌 18,314,935
幼儿急疹 478
原虫病 1154

原发性阿米巴性脑膜脑炎 1166
原发性腹膜炎 367
原发性肝癌 1465

Z

再发感染病 19
再燃 1184
早老性痴呆 743
札如病毒 583
战壕热 1074
真球虫目 1208
正粘病毒科 440
症状明显期 102
支原体 802
支原体肺炎 803
志贺菌病 904
志贺菌属 314
致病力 58
致病性真菌 1117
中东呼吸系统综合征冠状病毒 18
中毒性休克综合征 1380
中毒性休克综合征毒素-1 1380
中枢神经系统感染 295
猪带绦虫 1293,1296
猪巨吻棘头虫 1310
猪巨吻棘头虫病 1310
猪链球菌 834
猪链球菌感染 834
猪流感病毒 H3N2 变异株 18
猪囊尾蚴病 1293,1296
猪人肉孢子虫 1217
猪肉绦虫 317
蛛形纲 1317
锥虫 1218
锥虫病 1218
着色真菌病 1146
自发性细菌性腹膜炎 1473
自身感染 1420
组织胞浆菌 1122
组织胞浆菌病 1122
左旋咪唑 334

英文索引

A

A. georgiae 1068
A. israelii 1068
A. naeslundii 1068
A. odontolyticus 1068
A. pyogenes 1068
A. viscosus 1068
albendazole 1305
Acanthamoeba keratitis 1167
acanthocephaliasis 1310
acarodermatitis 1325
Acinetobacter 1001
acquired immunodeficiency syndrome, AIDS 714
actinomycosis 1068
activated carbon adsorption 206
acute bacterial cystitis 379
acute cholecystitis 362
acute epiglottitis 343
acute fibrinous laryngotrcheobrochitis 342
acute hemorrhagic conjunctivitis, AHC 741
acute laryngitis 341
acute laryngotracheobronchitis 342
acute obstructive suppurative cholangitis, AOSC 365
acute pharyngitis 339
acute pyelonephritis 375
adaptive immunity 80
adenovirus hominis 584
adenovirus infection 511
adenovirus 346, 511
Adnenoviridae 511
adult respiratory distress syndrome, ARDS 1396
ADV 346
Aeromonas hydrophila 939
Aeromonas spp. 314
albandazole 1294
albendazole 334, 1175, 1257, 1268, 1272, 1301
albumin dialysis, AD 205
Alphaviruses 606
alveococcosis 1306
alveolar echinococcosis 1306
alveolar hydatid cyst 1306
alveolar hydatid disease, AHD 1306
Alzheimer 743
Amblyomma ammericanum 795
amebiasis 1157
amebic liver abscess 1163
anaerobic bacteria 974
anaerobic infection 974
Ancylostoma duodenale 1252
ancylostomiasis, hookworm disease 1252
angiostrongyliasis cantonensis 1286
Angiostrongylus cantonensis 1286
Anoplura 1320
anthracis meningitis 1028
anthracis septicemia 1028
anthrax attenuated live vaccine 231
anthrax 1026
antibiotics 153, 323
antiviral drugs 163
Apicomplexa 1208
Arachnida 1317
Arborvirus 593
Arbovirus 606
Arenavirus 664
Argentinian hemorrhagic fever, AHF 670
artificial liver support system, ALSS 205
artificial liver 205
ascariasis 1259
Ascaris lumbricoides 317, 1259
aspergillosis 1141
Aspergillus 1141
astrovirus 313, 581
autogenous infection 1420
autonephrectomy 385
avian influenza A H10N8 virus 18
avian influenza A H7N9 virus 18
avian influenza virus, H5N1 18
avian influenza 443

B

Babesia 1204
babesiosis 1204
bacillary dysentery 904

Bacillus anthracis 1026
bacillus Calmette-Guerin vaccine 231
Bacillus cereus 314
bacteremia 1361,1362
bacterial food poisoning 922
bacterial infection 811
bacterocins 323
balantidiasis 1169
Balantidium coli 317,1169
Bartonella henselae 18,1076
Bartonella 1074
Bartonellosis 1074
Bas-Congo virus,BASV 18
Behcet's disease 340
biological agent aerosol 1499
biological agent 1498
biological terror 1498,1499
biological warfare 1499
biological weapon 1499
Blastocystis hominis 1215
Blastomyces dermatitidis 1128
blastomycosis 1128
blood picture 108
Bolivia hemorrhagic fever,BHF 672
bone and joint infection 418
Bordetella pertussis 863
Bordetella 863
Bornavirus 1329
Borrelia burgdorferi 18
Borrelia recurrentis 1088
Borrelia 1080
botulism 926
bountonneuse fever 792
brazilian purpuric fever,BPF 978
Brucella 1016
brucellosis attenuated live vaccine 231
brucellosis 1016
Brugia malayi 1244
Bunyaviridae 607,660

C

C. immitis 1126
California encephalitis,CE 615
Campylobacter enteritis 932
Campylobacter infection 932
Campylobacter jejun 18
Campylobacter jejuni,CJ 1329
Campylobacter spp. 314
Candida albicans 317
Candida 1137
canine parvovirus,CPV 17
cat scratch disease,CSD 1076
cellular immunity 80
central nervous system infection 295
cerebro-spinal fluid,CSF 832
Cestodea 1221
Chagas disease 1218
chancroid,soft chancre,ulcus molle 1492
Chikungunya fever 690
Chilopoda 1317
Chlamydia trachomatis,CT 773
Chlamydia 765,1348
Chlamydophila pneumoniae 769
cholangiocellular carcinoma,CCC 1465
cholera 955
chromomycosis 1146
chronic fatigue syndrome,CFS 588
clonorchiasissinensis 1237
clonorchissinensis 1237
Clostridium difficile 314
Clostridium difficile-associated diarrhea,CDAD 944
Clostridium dificile 944
Clostridium perfringens 314
Clostridium sordellii 1380
Clostridium tetani 988,1346
coagulase negative 1364
Coccidea 1208
Coccidioides immitis 1148
coccidioides 1126
coccidioidomycosis 1126,1148
colony *in situ* hybridization 134
Colorado tick fever,CTF 698
common cold 337
community-acquired pneumonia,CAP 820
compensatory anti-inflammatory response syndrome, CARS 1352,1363
condyloma acuminatum 1495
congenital syphilis 1349
continuous renal replacement therapy,CRRT 639
contracted bladder 385
convalescent period 102
Coronavirus,CoV 461
coronavirus 313,585
Corynebacterium diphtheriae 857
Corynebacterium 857
Coxiella burnetii 789

coxsackie virus 573
Crimean-Congo hemorrhagic fever virus, CCHFV 659
Crimean-Congo hemorrhagic fever, CCHF 659
cross-infection 1420
croup 344
Crustacea 1317
cryptococcal meninigitis 306
cryptococcal neoformans meningitis, CNM 1131
Cryptosporidiidae 1208
cryptosporidiosis 1208
Cryptosporidium parvum 18
Cryptosporidium 317, 1208
cutaneous anthrax 1027
Cyclospora cayatanensis 18
Cyclospora cayetanensis 1212
Cyclospora 317
cystic echinococcosis, CE 1302
cystic hydatid disease, CHD 1302
cysticercosis cellulosae 1293, 1296
cysticercosis 1293
cytokines 1352
cytomegalovirus, CMV 360, 498
cytotoxic T lymphocyte, CTL 507
C. gravis 857
C. intermedius 857
C. mitis 857

D

deep mycosis 1117
dengue fever, DF 652
Dermacentor variabilis 795
dermexanthesis 258
diarrhea 257
diphtheria toxoid 232
diphtheria 857
Dipylidium caninum 1293
disinfection 224
disseminated intravascular coagulation, DIC 1402
Dorysthenes hydropicus 1310
Dorysthenes paradoxus 1310
dot blotting 134
dracunculiasis, dracontiasis 1275
Dracunculidae 1275
Dracunculus medinensis 1275
Dracunculus 1275

E

E. chaffeensis 797
E. ewingii 797
Eastern equine encephalitis, EEE 607
Ebola virus 17
EBV 336
echinococcosis 1302
Ehrlichia chafeensis 18
Ehrlichia 18, 795, 797
ehrlichiosis 795
emerging infectious diseases 17
encephalitis A 591
encephalitis lethargica 591
endemic typhus 784
endemic 101
Entamoeba histolytica 317, 1157
enteric adenovirus 313, 581
Enterobacter infection 1012
enterobiasis 1269
Enterobius vermicularis 317, 1269
enterocins 322
Enterococcus 1007
enterovirus 18, 581
entomophthoramycosis 1151
Eperythrozoon 799
eperythrozoonosis 799
epidemic cerebrospinal meningitis 845
epidemic encephalitis B 592
epidemic parotitis, mumps 464
epidemic typhus 779
epidemicity 101
epidemiology 2
Epstein-Barr virus, EBV 505
Epstein-Barr virus 336
eruptive infectious diseases 277
eruptive 258
erysipelas 816
erysipeloid 819
Erysipelothrix rhusiopathiae 819
erythema infectiosum 518
Escherichia coli O157:H7 18
Escherichia coli 314
Eucoccidiorida 1208
exanthem subitum 478
exanthesis 258
exfoliative toxin 1381
exotoxin 1367

F

Fasciola hepatica 1240

fascioliasis hepatica 1240
Fasciolidae 1240
fasciolopsiasis 1242
Fasciolopsis buski 317,1242
ferri-pyoverdin 995
fever of unknown origin,FUO 1438
fever 255
fibroscan 1450
filariasis 1243
filovims 678
Filoviridae 678
Flaviviridae 593,652
flaviviridae 602
Flaviviruses 602,606
flubendazole 1257,1268
foot and mouth disease,FMD 705
forest encephalitis 602
Francisella tularensis 1023

G

ganciclovir 1347
ganglloside 988
gastrointestinal infection 313
gene diagnosis 131
gene therapy 196
gene vaccine 241
genes Paramyxovirus 344
genetics 37
Genus Borrelia 1092
Giardia lambila 317,1171
giardiasis 1171
glanders 1030
Gongylonema 1284
gongylonemiasis 1284
gonocloccal prostatitis 984
gonococcal infection 982
gonococcal urethritis 984
group A *streptococcus*,GAS 839
group B *Streptococcus* 841
group C *Streptococcus* 842
Guanuarito virus 17

H

H1N1 influenza A virus 18
Haemophilus aegypticus 978
hand foot and mouth disease,HFMD 495
Hanta virus isolates 17
Hantaan virus 17
Hantavirus 620
headache 261
Helicobacter pylori,HP 18,314,935
helminth 1221
helminthiasis 1221
hemodiasorption 206
hemofiltration 205
hemolytic uremic syndrome,HUS 1439
hemoperfusion 205
Hemophilus Ducreyi 1492
hemorrhagic fever with renal syndrome,HFRS 620
hemosorption 205
Hendra virus 18
hepatic encephalopathy,HE 1448
hepatic failure 1458
hepatitis A virus 17
hepatitis C virus 17
hepatitis D virus 17
hepatitis E virus 17
hepatocellular carcinoma,HCC 1465
hepatorenal symdrome,HRS 1445
herpes simplex virus,HSV 487
Histoplasma 1122
histoplasmosis 1122
HIV associated peripheral neuropathy 747
HIV 313
hMPV 336,346
Hookworms 317
hospital acquired infection 1420
Huaiyangshan virus 18
human calicivirus,HuCV 583
human cytomegalovirus,HCMV 498,508
human granulocytic anaplasmosis,HGA 643,796
human herpesvirus-6,HHV-6 17,492
human herpes virus-7,HHV-7 493
human herpesvirus-8,HHV-8 18,493
human immunodeficiency virus,HIV 17,714
human isosporiasis 1206
human mepapneumovirus 346
human metapneumovirus 336
human papilloma virus,HPV 514
human papilloma viruses,HPV 1495
human parvovirus B19 517
human retroviruses 18
human T-lymphotropic virus 1,HTLV-Ⅰ 17
human T-lymphotropic virus 2,HILV-Ⅱ 17
human T-lymphotropic virus,HTLV 737

humoral immunity 80
hyalohyphomycosis 1152
hyaluronidase 839
hydatid disease 1302
hydatidosis 1302
hydroxystilbamidine isethionate 1197
Hymenolepis diminuta 1293
Hymenolepis nana 1293
hypersensitivity 232

I

immune regulation 187
immune serum 192
immunity 102,1426
immunoadsorption 206
immunochromatographic test,ICT 1196
immunodiagnosis 120
imported diseases 1332
incubation period 102
infantile hepatitis syndrome,IHS 1478
infection 1
infections of the genitourinary system 371
infectious diarrhea 913
infectious diseases 1,4,17
infectious lymphocytosis 509
infectious mononucleosis 505
infectious toxic encephalopathy,ITE 1411
infective endocarditis,IE 389,411
infective myocarditis 402
infective pericarditis 406
infectivity 101
influenza virus 336
influenza 345,439
Insecta 1317
inteferon,IFN 264
interleukin,IL 264
intestinal anthrax 1028
isolation 226
Isospora belli 1206
ivermectin 334
Ixodes persulcatus 795

J

jaundice 260

K

Kawasaki disease,KD 1408
Klebsiella 1004
Kyasanuer forest fever 689
K. oxytoca 1004
K. ozaenae 1004
K. pneumoniae 1004
K. rhinoscleromatis 1004

L

larva migrans 1312
laryngotracheobronchitis 344
Lassa fever 664
Legionella pneumophila 18,875
Legionella 875
legionellosis 875
Leishmania chagasi 1192
Leishmania donovani 1192
Leishmania infantum 1192
leishmanin dermal test,LDT 1196
Lentivirus 715,738
leprosy 1040
Leptospira 1080
leptospirosis inactivated vaccine 232
leptospirosis 1081
levamisole 334
Listeria 999
liver abscess 361
liver cirrhosis 1444
liver failure 1458
Ludwig's angina 340
lymphocytic choriomenningitis virus,LCMV 616
lymphocytic choriomenningitis 616
lymphogranuloma venereum,LGV 1489
Lyssa virus 708

M

Macracathorhynchus hirudinaceus 1310
malaria 1180
mansoni 1293
measles virus 336
measles 467
mebendazole 334,1257,1272,1294
medical arthropod 1317
meloidosis 1032
Melolontha hippocastani 1310
meningococcal meningitis 844
methicillin-resistant 1380
metronidazole 1175
Middle East respiratory syndrome-coronavirus 18
mite dermatitis 1325

mixed antagonist response syndrome, MARS 1352, 1363
molecular adsorbent recirculating system 206
monkeypox virus 18
mucocutaneou lymphnode syndrome, MCLS 1408
Mucoraceae 1144
mucormycosis 1144
multiple organ dysfunction syndrome, MODS 1352, 1363, 1373
multiple organ failure, MOF 1352, 1373
multiplicity of infection, MOI 1365
mumps attenuated live vaccine 234
mumps orchitis 384
Murray Valley encephalitis 613
Mycobacterium leprae 1040
Mycobacterium tuberculosis 1053
Mycobacterium 1053
mycoplasma 802
mycoplasmal pneumonia 803
myiasis 1323
myocarditis 402
Myriopoda 1317
myxobacteria 1250
M. fementens, Mf 809
M. genitalium 809
M. orale 809
M. penetrans, Mpe 809
M. pirum, Mpi 809
M. salivarium 809

N

N. sennetsu 797
Nairovirus 660
Necator americanus 1252
Negishi encephalitis 615
Neisseria gonorrhoeae 982
Neisseria meningitides, Nm 845
Nematoda 1221
nematodiasis 1273
neonatal bacterial meningitis 1344
neonatal infectious pneumonia 1345
neonatal tetanus 1346
Neorickettsia 797
New Bunia virus 18
new enterovirus infection 577
niclosamide 1294
Nipah virus 18
Nocardia 1070
nocardiosis 1070
nonspecific immunity 73
non-gonococcal urethritis, NGU 1484
norovirus 313, 581
Norwalk virus 17
nosocomial infection 1420

O

Omsk hemorrhagic fever, OHF 688
opacity factor, OF 839
orchitis 383
Order spirochaetales 1092
Orientia tsutsugamushi 786
Orthomyxoviridae 440
osteomyelitis 419
oxantele 1268

P

P. falciparum 1180
P. ovale 1180
P. vivax 1180
pancreatic infection 366
pandemic 101
Papovaviridae 514
Paracoccidioides brasiliensis 1130
paracoccidioidomycosis 1130
paragonimiasis 1232
Parainfluenza virus 344
parainfluenza virus 336
Paramyxoviridae 344
parasites 58
paratyphoid fever 897
parvovirus B19 17
parvovirus 585
pathogen 100
pathogenic fungi 1117
pathogenicity 58
Pediculidae 1320
pediculosis 1320
Penicilliosis maneffei, PSM 723
penicilliosis marneffei 1152
pentamidine 1197
Pentastomida 1317
pericarditis 406
perinephritis 378
period of apparent manifestation 102
pertuss, whooping cough 863
pertussis vaccine 232
pestivirus 585

Phlebotomus fever 695
Picornaviridae 706
pinta 1114
plague attenuated live vaccine 231
plague 1035
planned immunization 1527
plasma exchange 207
Plasmodium knowlesi 18
Plasmodium 1180
Plesiomonas shigelloides 942
Plesiomonas spp. 314
Pneumococci 820
Polio 566
poliomyelitis 566
pore-forming peptide 1159
portal vein thrombosis, PVT 1448
Powassan encephalitis, POW 614
praziquantel 1175, 1294, 1301
primary amebic meningoencephalitis 1166
Primary immunodeficiency disease, PID 1426
primary liver cancer 1465
primary peritonitis 367
prion diseases 750
Prion 17
prodromal period 102
productive infection 501
progressive multifocal leukoencephalopathy, PML 517, 744
progressive rubella panencephalitis 744
protein absorbent recirculating system 206
Proteus bacilli 1010
protozoiasis 1154
Pseudomembranous colitis, PMC 944
Pseudomonas aeruginosa 993
Pseudomonas mallei 1030
Pseudomonas pseudomallei 1032
psittacosis 767
pulmonary anthrax 1027
purulent meningitis 295, 852
pyelonephritis 375
pyemia 1362
pyogenic bacteria 419
pyonephrosis 377
pyrantel pamoate 1273
pyrvinium pamoate 1273
pyuria 385

Q

query fever 789

R

rabbit fever 1023
rabies 708
rash, eruption 107
rat-bite fever 1103
recrudescence 1184
relapse 1184
relapsing fever 1088
renal carbuncle 378
renal furuncle 378
resin adsorption 206
respiratory syncytial virus 336, 346
respiratory tract infection 336
retropharyngeal abscess 344
Retroviridae 715, 738
re-emerging infectious diseases, REID 19
Rhabdoviridae 708
rhinosporidiosis 1152
rhinovirus, RhV 459
Richettsia mooseri 784
Rickettsia conorii 792
Rickettsia prowazekii 779
Rickettsia ricdettsii 792
Rickettsia 776
Rickettsiasibirica 792
rickettsiosis 776
Rift Valley fever 673
rota virus 17
rotavirus 313, 581
RSV 336, 346
rubella attenuated live vaccine 233
rubella 474
rubeola 467

S

S. hominis 1217
S. suihominis 1217
Sabia virus 17
Salmonella paratyphi 897
Salmonella spp. 314
salmonella typhi 890
Salmonella typhimurium 898
sapovirus, SV 583
Sarcocyst 1217
Sarcoptes scabiei 1321
sarcosporidiosis 1216
SARS coronavirus 336, 345

SARS 345
SARS-associated coronavirus 18,448
SARS-CoV 336,345,448
scabies 1321
scarlet fever 813
Schistosoma japonicum Katsurada 321
Schistosoma mansoni 1222
Schistosoma. japonicum 1222
Schistosomiasis japonica 362,1222
Schistosomiasis mansoni 362
Scotland encephalitis/Louping illness, LI 614
scrub typhus 786
secondary pyoperitonitis 369
sepsis 1361,1362
septic arthritis 430
septic shock 1373
septicemia 1342,1362
septicopyemia 1362
sequela 102
severe acute respiratory syndrome, SARS 345,448
severe fever with thrombocytopenia syndrome bunyavirus, SFTSV 643
sexually transmitted diseases, STD 1484
Shigella spp. 314
shigellosis 904
Shwartzman reaction 846
Sindbis encephalitis 610
sinusitis 343
slow virus infection, SVI 743
small round virus 313
smallpox 480
solution hybridization 133
sparganosismansoni 1307
Spirochaetaceae 1092
spirochetes 1080
Spirometra 1293
Spirometramansoni 1307
Spirurata 1275
spontaneous bacterial peritonitis, SBP 1473
Sporothrix schenckii 1135
sporotrichosis 1135
spotted fever group *Rickettsiae* 792
spotted fever 791
staphylococcal enterotoxins, SE 1380
staphylococcal infection 883
staphylococcal scarlet fever, SSF 1381
staphylococcal toxic shock syndrome, Staphy TSS 1380
staphylococccal scalded skin syndrome, SSSS 1381
Staphylococcus aureus, MRSA 314,883,1380
Staphylococcus, CNS 1364
Stenotrophomonas maltophilia 1014
stibogluconate sodium 1197
Streptococcaceae 838
streptococcal pyrogenic exotoxins, SPE 1364
streptococcal toxic shock syndrome, Strep TSS 1364,1380
Streptococcus pneumoniae 266,820
Streptococcus suis infection 834
Streptococcus suis 834
Streptococcus 838
streptodornase, SD 839
streptolysin 839
striptokinase, SK 839
Strongyloides stercoralis 317,1278
strongyloidiasis 1278
St. Louis encephalitis, SLE 611
subacute sclerosing panencephalitis, SSPE 743
sumatriptan 262
superantigen 1380
swine flu H3N2 virus variants, H3N2v 18
syphilis 1106
systemic inflammatory response syndrome, SIRS 1352,1373
S. haematobium 1222
S. intercalatum 1222
S. mekongi 1222

T

Taenia saginata 317,1293
Taenia solium 317,1293
taeniasis 1293
Taeniasolium 1296
tetanus toxoid 232
tetanus 988
tick borne spirochetosis 1092
tight-junction claudin-1 594
tinidazole 1175
Togavirus 474
toxemia 1362
toxic producing strains of *Staphylococcus aureus* 18
toxic shock syndrome toxin-1, TSST-1 1380
toxic shock syndrome, TSS 1380
toxocariasis 1314
Toxophasma gondii 1198
Toxoplasma gondii 63
toxoplasmosis 1198
transfusion transmitting virus 18
travel-related infection 1332

Trematoda 1221
trench fever 1074
Treponema carateum 1114
Treponema pallidum 266,1106
Treponema pertenue 1112
Treponema 1080
Trichinella spiralis 317,1289
trichinosis 1289
Trichomonas buccalis 1176
Trichomonas hominis 1176
Trichomonas vaginalis 1176
Trichomonas 1176
trichomoniasis 1176
trichostrongyliasis 1282
Trichostrongylus 1282
trichuriasis 1265
Trichuris trchiura 1265
Trichuris trichiura 317
Trypanosoma 1218
trypanosomiasis 1218
tsutsugamushi disease 786
tuberculosis 1053
tuberculous meningitis 301,1350
tularemia 1023
typhoid fever 890
typhoid Vi polysaccharide vaccine 232

U

urethritis 380
uro-genital mycoplasma infection 807

V

vancomycin-resistant *Enterococcus*, VRE 1364
varicella-zoster virus, VZV 336,482
variola 480
vascular purpura 519
Venezuelan equine encephalitis, VEE 609
Vibrio cholerae O139 18
Vibrio cholerae 314,955
Vibrio parahaemolyticus, VP 314,964
Vibrionaceae 968
Vincent's angina 340
viral encephalitis 604
viral gastroenteritis 580
viral hemorrhagic fever, VHF 618
viral hepatitis A 521
viral hepatitis B 526
viral hepatitis C 552
viral hepatitis D 558
viral hepatitis E 561
viral hepatitis 520
viral meningitis 702
virulence 58
visceral leishmaniasis, VL 1191
VZV 336

W

Waterhouse-Friderichsen syndrome 860
West Nile encephalitis, WNE 612
West Nile fever 693
Western equine encephalitis, WEE 608
Wuchereria bancrofti 1244

Y

yaws 1112
yellow fever 648
Yersinia spp. 314
yersiniosis 929

Z

zentel 1264